ウィリアムス産科学

原著 25 版

監修
岡本愛光

監訳
佐村　修　種元智洋　上出泰山

翻訳
東京慈恵会医科大学産婦人科学講座
「Williams OBSTETRICS」翻訳委員会

南山堂

Williams Obstetrics, Twenty-Fifth Edition

Edited by F.Gary Cunningham, M.D., Kenneth J.Leveno, M.D.,
Steven L.Bloom, M.D., Jodi S.Dashe, M.D., Barbara L.Hoffman, M.D.,
Brian M.Casey, M.D., Catherine Y.Spong, M.D.
Copyright ©2018 by McGraw-Hill Education. All rights reserved.
Japanese translation rights arranged with McGraw-Hill Education INC.
through Japan UNI Agency, Inc., Tokyo.

献　辞

産科の発展のために努力するように私たちに促す指導者へ，
産科医および婦人科医のためのすばらしいロールモデルである私たちの同僚に，
毎日，私たちがより良い教師になるような機会を与えてくれる私たちの学生とレジデントのために，
もっと大胆に考えるようにと私たちを高めてくれる仲間へ，
私たちが患者のニーズを第一に考えるように勧める看護師へ，
緊急事態に直面しても効率的に対応できるようサポートしてくれるスタッフへ，
そして，私たちを愛し，私たちの努力を可能にしてくれる私たちの家族に捧げる．

翻訳者一覧 [翻訳順/（　）内は翻訳担当章]

監修者　岡本愛光　東京慈恵会医科大学産婦人科学講座 主任教授
監訳者　佐村　修，種元智洋，上出泰山
編集協力者
　三浦裕美子，青木宏明，宮美智子，堀谷まどか，梶原一紘，井上桃子，
　高橋有希子，小西晶子，佐藤泰輔

佐村　修	東京慈恵会医科大学産婦人科学講座 准教授	(1, 36)
大久保春菜	東京慈恵会医科大学産婦人科学講座	(2)
井上桃子	東京慈恵会医科大学産婦人科学講座	(2, 57)
楠原淳子	東京慈恵会医科大学産婦人科学講座	(3, 6)
宮美智子	東京慈恵会医科大学産婦人科学講座	(4, 48)
松岡知奈	東京慈恵会医科大学産婦人科学講座	(5)
川畑絢子	東京慈恵会医科大学産婦人科学講座	(7)
三浦裕美子	立川病院産婦人科 医長	(8, 15)
永江世佳	東京慈恵会医科大学産婦人科学講座	(9)
大久保美紀	東京慈恵会医科大学産婦人科学講座	(10)
舟木　哲	東京慈恵会医科大学産婦人科学講座	(10, 34, 35, 48)
粟谷慶子	東京慈恵会医科大学産婦人科学講座	(11)
佐藤泰輔	東京慈恵会医科大学産婦人科学講座	(11, 43, 53)
青木宏明	青木産婦人科医院 院長	(12, 31, 39)
上出泰山	東京慈恵会医科大学産婦人科学講座	(13)
種元智洋	東京慈恵会医科大学産婦人科学講座	(14)
和田誠司	国立成育医療研究センター周産期・母性診療センター胎児診療科 診療部長	(16)
梶原一紘	東京慈恵会医科大学産婦人科学講座	(17, 26)
横溝　陵	東京慈恵会医科大学産婦人科学講座	(18)
泉　明延	東京慈恵会医科大学産婦人科学講座	(19)
矢内原臨	東京慈恵会医科大学産婦人科学講座 准教授	(20)
正古悠一	東京慈恵会医科大学産婦人科学講座	(21)
近藤息吹	東京慈恵会医科大学産婦人科学講座	(21, 23)
森　祐介	東京慈恵会医科大学産婦人科学講座	(22)
髙橋　健	東京慈恵会医科大学産婦人科学講座	(24, 60)
藪﨑惠子	東京慈恵会医科大学産婦人科学講座	(25, 40)
岡　和彦	東京慈恵会医科大学産婦人科学講座	(26)
平山佳奈	東京慈恵会医科大学産婦人科学講座	(27)
田中昌哉	東京慈恵会医科大学産婦人科学講座	(28)
窪谷祐太郎	東京慈恵会医科大学産婦人科学講座	(29, 48)
梅原永能	国立成育医療研究センター周産期・母性診療センター産科 診療部長	(29, 32)
佐藤琢磨	東京慈恵会医科大学産婦人科学講座	(30)
小林律子	東京慈恵会医科大学産婦人科学講座	(31)

齋藤理恵	東京慈恵会医科大学産婦人科学講座	(32)
河越ゆかり	東京慈恵会医科大学産婦人科学講座	(33)
小西晶子	東京慈恵会医科大学産婦人科学講座	(33, 51)
酒井杏菜	東京慈恵会医科大学産婦人科学講座	(34, 35)
中島あかり	東京慈恵会医科大学産婦人科学講座	(37)
松野香苗	東京慈恵会医科大学産婦人科学講座	(38)
小池勇輝	東京慈恵会医科大学産婦人科学講座	(39, 62)
江島瑠李子	東京慈恵会医科大学産婦人科学講座	(40)
關 壽之	東京慈恵会医科大学産婦人科学講座	(40)
毛利 心	東京慈恵会医科大学産婦人科学講座	(40)
鶴岡佑斗	東京慈恵会医科大学産婦人科学講座	(41)
山村倫啓	東京慈恵会医科大学産婦人科学講座	(41)
下舞和貴子	東京慈恵会医科大学産婦人科学講座	(41)
宇田川治彦	東京慈恵会医科大学産婦人科学講座	(42)
嶋﨑美和子	東京慈恵会医科大学産婦人科学講座	(43, 48)
北村直也	東京慈恵会医科大学産婦人科学講座	(44)
長谷川瑛洋	東京慈恵会医科大学産婦人科学講座	(45, 54)
田畑潤哉	東京慈恵会医科大学産婦人科学講座	(46)
堀谷まどか	東京慈恵会医科大学産婦人科学講座	(47, 64)
松井仁志	東京慈恵会医科大学産婦人科学講座	(48, 55, 62)
高橋有希子	東京慈恵会医科大学産婦人科学講座	(49, 61)
福島蒼太	東京慈恵会医科大学産婦人科学講座	(50)
伊藤由紀	東京慈恵会医科大学産婦人科学講座	(50, 56)
田知本里恵	東京慈恵会医科大学産婦人科学講座	(52)
大西純貴	東京慈恵会医科大学産婦人科学講座	(54)
加藤さや子	東京慈恵会医科大学産婦人科学講座	(58)
野口幸子	東京慈恵会医科大学産婦人科学講座	(58)
富田圭祐	東京慈恵会医科大学産婦人科学講座	(59)
柳田 聡	東京慈恵会科大学婦人科学講座 講師	(59)
堀川真吾	東京慈恵会医科大学産婦人科学講座	(60)
松本夏生	東京慈恵会医科大学産婦人科学講座	(61)
松田祐奈	東京慈恵会医科大学産婦人科学講座	(63)
竹中将貴	東京慈恵会医科大学産婦人科学講座	(63)
池永晃大	東京慈恵会医科大学産婦人科学講座	(64)
小竹 譲	おおたかの森ウィメンズケアクリニック 理事長	(64)
笠原佑太	東京慈恵会医科大学産婦人科学講座	(65)
日向 悠	東京慈恵会医科大学産婦人科学講座	(付録)

EDITORS

F. Gary Cunningham, MD
Beatrice & Miguel Elias Distinguished Chair in Obstetrics and Gynecology
Professor, Department of Obstetrics and Gynecology
University of Texas Southwestern Medical Center
Parkland Health and Hospital System
Dallas, Texas

Kenneth J. Leveno, MD
Professor, Department of Obstetrics and Gynecology
University of Texas Southwestern Medical Center
Parkland Health and Hospital System
Dallas, Texas

Steven L. Bloom, MD
Jack A. Pritchard MD Chair in Obstetrics and Gynecology
Professor and Chair, Department of Obstetrics and Gynecology
University of Texas Southwestern Medical Center
Chief of Obstetrics and Gynecology
Parkland Health and Hospital System
Dallas, Texas

Jodi S. Dashe, MD
Professor, Department of Obstetrics and Gynecology
University of Texas Southwestern Medical Center
Director of Prenatal Diagnosis
Parkland Health and Hospital System
Dallas, Texas

Barbara L. Hoffman, MD
Professor, Department of Obstetrics and Gynecology
University of Texas Southwestern Medical Center
Parkland Health and Hospital System
Dallas, Texas

Brian M. Casey, MD
Professor, Department of Obstetrics and Gynecology
Director, Division of Maternal-Fetal Medicine
University of Texas Southwestern Medical Center
Chief of Obstetrics
Parkland Health and Hospital System
Dallas, Texas

Catherine Y. Spong, MD
Bethesda, Maryland

ASSOCIATE EDITORS

Mala S. Mahendroo, PhD
Associate Professor, Department of Obstetrics and Gynecology and Green Center for Reproductive Biological Sciences
University of Texas Southwestern Medical Center
Dallas, Texas

Diane M. Twickler, MD, FACR
Dr. Fred Bonte Professorship in Radiology
Professor, Department of Radiology and Obstetrics and Gynecology
Vice Chairman for Academic Affairs, Department of Radiology
University of Texas Southwestern Medical Center
Medical Director of Obstetrics and Gynecology Ultrasonography
Parkland Health and Hospital System
Dallas, Texas

J. Seth Hawkins, MD, MBA
Assistant Professor, Department of Obstetrics and Gynecology
University of Texas Southwestern Medical Center
Parkland Health and Hospital System
Dallas, Texas

CONTRIBUTING EDITORS

April A. Bailey, MD
Assistant Professor, Department of Radiology and Obstetrics and Gynecology
University of Texas Southwestern Medical Center
Parkland Health and Hospital System
Dallas, Texas

Donald D. McIntire, PhD
Biostatistician
Professor, Department of Obstetrics and Gynecology
University of Texas Southwestern Medical Center
Dallas, Texas

David B. Nelson, MD
Dedman Family Scholar in Clinical Care
Assistant Professor, Department of Obstetrics and Gynecology
University of Texas Southwestern Medical Center
Medical Director of Prenatal Clinics
Parkland Health and Hospital System
Dallas, Texas

Jeanne S. Sheffield, MD
Professor, Department of Obstetrics and Gynecology
Director, Division of Maternal-Fetal Medicine
Johns Hopkins University School of Medicine
Baltimore, Maryland

Weike Tao, MD
Associate Professor, Department of Anesthesiology and Pain Management
University of Texas Southwestern Medical Center
Parkland Health and Hospital System
Dallas, Texas

C. Edward Wells, MD
Professor, Department of Obstetrics and Gynecology
University of Texas Southwestern Medical Center
Parkland Health and Hospital System
Dallas, Texas

Myra H. Wyckoff, MD
Professor, Department of Pediatrics
University of Texas Southwestern Medical Center
Director, Newborn Resuscitation Services
Parkland Health and Hospital System
Dallas, Texas

序

　私たちは初期の編集者たちがこの教科書にもたらした洞察力と専門知識を高く評価して、この第25版ウィリアムス産科学の出版を祝福します。最初の作者であるJ. Whitridge Williamsに敬意を表すために、私たちの各章の始めは、最初の版からの引用部分から開始しています。この引用作業の間に、私たちは現代の産科がもたらした1903年の出版以降の進歩に驚きました。同様に、私たちはまだ存続する古典的な問題に関して悩まされています。早産、妊娠高血圧腎症、感染症などがその例です。とは言っても、これらの進歩の多くは厳密なエビデンスに基づいた研究から生まれたものです。そして、私たちはこれから何十年にもわたって、専門性をさらに発展させるために、この学術的理想の力を認め支持します。

　この第25版のために、母体の解剖学と生理学、妊娠前および出生前のケア、陣痛、分娩、産褥などの基本的な産科学の詳細な基礎部分をわれわれは提示し続けます。これらには、早産、出血、高血圧など、多くの産科合併症の詳細な議論が伴います。周産期における「M」を強調するために、私たちは妊娠に合併する多くの内科的および外科的疾患を繰り返し提示しています。そして、私たちの2人目の患者である胎児に関しては、胎児疾患の診断と治療に特化したすべての部分で特別な注意を払っています。これらすべてのために、われわれはもう一度生化学的および生理学的な原則に特に重点を置いて臨床産科の科学的根拠を示します。以前までの版の特徴であったように、これらとエビデンスに基づく臨床を結びつけます。専門家の知識と経験に裏打ちされた、現場での診断・治療に役立つ「格言」はこれらの議論に深みを与え、忙しい臨床医のために書かれています。

　これらの目標を達成するために、このテキストは2017年までの3,000以上の新しい文献引用で更新されました。900近くの図の多くは新しくなり、グラフ、超音波断層像、MRI、写真、顕微鏡写真、そしてデータグラフはほぼ全部、鮮やかな色で掲載しました。オリジナルのアートワークの多くは私たち自身の医療イラストレーターによってレンダリングされました。

　また、以前と同様に、専門的な学術的組織であるthe American College of Obstetricians and Gynecologists, the Society for Maternal-Fetal Medicine, the National Institutes of Health and the National Institute for Child Health and Human Development, the Centers for Disease Control and Preventionやその他の権威ある情報源のガイドラインより引用しました。これらのデータの多くは100個近くの表にまとめられており、そこには情報が読みやすく使用しやすい形式で配置されています。さらにすみやかに臨床医を導くために、いくつかの診断や管理についてのアルゴリズムを加えてあります。われわれはこれらの管理指針にエビデンスに基づく複数のオプションを提供するために、多数の文献を引用し、一方で大規模な産科診療を行っているわれわれ自身のパークランド病院での臨床経験を盛り込みました。なぜかというと、エビデンスに基づいて行う産科医療は、一つの管理方法のみで構成されているわけではないことが一目瞭然であるからです。

F. Gary Cunningham
Kenneth J. Leveno
Steven L. Bloom
Jodi S. Dashe
Barbara L. Hoffman
Brian M. Casey
Catherine Y. Spong

謝　辞

　本書の刊行に際して，内外にわたり，多くの有能な産婦人科の専門家にご援助やご支援をいただくことができました．まず初めに，この大事業を進める上で Dr. Barry Schwarz の経済的・学術的な基盤に基づく，揺るぎない支援は必要不可欠であり，これなしではここまでは成し得なかったことに謝意を示します．

　この第 25 版は，ウィリアムス産科学の以前の版から貴重な編集援助をいただいた 3 人の同僚がいません．テキサス大学サウスウェストメディカルセンターの同僚には，現在，アメリカ産科婦人科理事会の理事長を務めている Dr. George Wendel, Jr.（第 22 版および第 23 版の副編集長）がいます．Dr. Jeanne Sheffield は，産科感染症および周産期感染症の専門知識を活かして，ダラスを離れ，ジョンズホプキンス大学医学部の Maternal-Fetal Medicine 部門の部長を務めています．21～23 版の編集者を務めたアラバマ大学バーミンガム校の Dr. John Hauth は，慢性高血圧症，早産および分娩誘発に関する章に貴重な貢献をしました．その部分の本版でのアップデートは大変苦労しました．

　私たちは，戻ってきた 2 人の Associate Editors の貢献に特に感謝しています．Dr. Mala Mahendroo は有能な基礎科学者であり，人間の生殖に関する基礎科学的な側面を首尾一貫して臨床に提供するという素晴らしい仕事を続けています．完璧な放射線科医である Dr. Diane Twickler は，私たちのレジデント，同僚，そして教員にとって非常に貴重な指導者でした．彼女はこの教科書にかなりの深みを加えるために，胎児と母体の画像に関する臨床的かつ技術的な進歩の素晴らしい経験と知識を与えてくれました．この版では，Dr. Seth Hawkins が Associate Editor としても活躍し，臨床および学術的な周産期医学の分野にさらなる強みをもたらしてくれました．母体の生理学，胎児の成長障害，肥満，肝疾患，および分娩誘発のトピックに関する証拠に基づいたデータの彼の厳密な分析は，これらの章に新しい展望を加えました．

　学術的な幅を広げるために，私たちはテキサス大学サウスウエストメディカルセンターの編集者就任を新たにお願いしました．各編集者は，周産期医学の分野に関する重要な専門知識を持っています．周産期部門の Dr. C. Edward Wells からは既往帝王切開の分娩と産科超音波検査の章で彼の広範な臨床経験と素晴らしい技術をいただきました．放射線科と産婦人科部門で共同で任命された Dr. April Bailey は，超音波検査，X 線撮影，CT および MRI 検査に関する胎児および母体のイメージングに関する彼女の途方もない知識を共有してくれました．Dr. David Nelson から，早産，死産，産科出血の管理，妊娠中の精神障害，および多胎妊娠に関する非常に強力な臨床知識をいただきました．麻酔科からの Dr. Weike Tao には産科麻酔における学術的洞察力と臨床手技を提供していただきました．同様に，Dr. Erica Grant はこのトピックの議論を丁寧にそして巧みに進めました．小児科の Dr. Myra Wyckoff は，正期産児と早産児に関する章に大きく貢献しました．通常の正期産児に関するケアとより難しい新生児の治療の両方における彼女の専門知識は，これらの章のエビデンスに基づく内容を大いに強化しました．全体として，各編集者の力が，私たちの学術的努力をまとめて成果を出すためにつけ加えられました．

　このような広範囲にわたる学術的な編集をする際には，重要で最新の情報を追加するために多くの同僚の専門知識が必要でした．そして他の学術的な医療センターから共同研究者のパンテオンにアクセスすることができたのは私たちにとって本当に幸運でした．われわれの産婦人科から，全国的に知られている骨盤の解剖学者，Dr. Marlene Corton が，解剖学の章のためのグラフィックの傑作を用意しました．Dr. Elysia Moschos は，妊娠初期および子宮奇形の超音波画像を多数提供しました．Dr. Claudia Werner と Dr. William Griffith は頸部異形成の管理に貴重な洞察を与えました．Dr. Emily Adhikari は，母体感染症と周産期感染症に関する章の作成において非常に貴重な情報源でした．最後に，臨床写真は多くの教員とフェローによって提供されました．教員とフェローは Dr. Patricia Santiago-Muñoz, Dr. Julie Lo, Dr. Elaine Duryea, Dr. Jamie Morgan, Dr. Judith Head, Dr. David Rogers, Dr. Kimberly Spoonts と Dr. Emily Adhikari です．放射線科からは Dr. Michael Landy, Dr. Jeffrey Pruitt, Dr. Douglas Sims がより深い洞察を加え，CT 画像と MRI 画像を提供しました．病理学科から，Dr. Kelley Carrick は模範的な顕微鏡写真を寛大に寄付してくれました．サイトゲノミクスマイクロアレイ解析ラボのディレクターである Dr. Kathleen Wilson は，私たちの細胞遺伝学的検査結果の命名のアップデートついて協力いただきました

私たちは国内および国際的な同僚によってなされた貢献に大変にお世話になっています．専門知識と画像を共有した胎盤病理学の専門家には Dr. Kurt Benirschke, Dr. Ona Marie Faye-Petersen, Dr. Mandolin Ziadie, Dr. Michael Conner, Dr. Brian Levenson, Dr. Jaya George, Dr. Erika Fong が含まれます．高血圧疾患の章の作成協力は Dr. John Hauth, Dr. Marshall Lindheimer, Dr. Gerda Zeeman および手術による経腟分娩は Dr. Edward Yeomans，そして重要な図は Dr. Kevin Doody, Dr. Timothy Crombleholme, Dr. Michael Zaretsky, Dr. Togas Tulandi, Dr. Edward Lammer, Dr. Charles Read, Dr. Frederick Elder, Dr. April Bleich, Dr. Laura Greer および Dr. Roxane Holt によって提供されました．

これらの貢献者に加えて，私たちは周産期部門の同僚に大いに頼りました．これらの専門家は，専門的なコンテンツを提供することに加えて，執筆および編集に特に時間がかかる場合に臨床業務をカバーすることによって私たちを温かく支援してくれました．これらは以下の人たちを含みます．Dr. Scott Roberts, Dr. Oscar Andujo, Dr. Vanessa Rogers, Dr. Charles Brown, Dr. Julie Lo, Dr. Robyn Horsager, Dr. Patricia Santiago-Muñoz, Dr. Shivani Patel, Dr. Elaine Duryea, Dr. Jamie Morgan, Dr. Morris Bryant, Dr. Shena Dillon, Dr. Denisse Holcomb, Dr. Robert Stewart, Dr. Stephan Shivers, Dr. Ashley Zink と Dr. Mark Peters です．また，レジデンシーディレクターの Dr. Vanessa Rogers および Associate Program Director の Dr. Stephanie Chang に心からの感謝の意を表します．同様に，私たちの周産期部門準フェローシップディレクター，Dr. Charles Brown は私たちの MFM フェローの有能な指導を通して私たちの仕事を助けてくれました．

私たちはまた，ウィリアムス産科学の出版は，周産期のフェローと産婦人科のレジデントの助けなしには実現可能ではないだろうことを強調します．彼らの飽くことのない好奇心は，古くからの真実，新しいデータ，そして最先端の概念を伝えるための新しく効果的な方法を見つけるために，私たちを勇気づけるのに役立ちます．彼らの論理的かつ重要な質問は私たちの文章の弱点を明らかにし，それによって，私たちが常にこの仕事を改善するのを助けます．さらに，産科病理学的異常所見と正常所見の両方の顕著な例の写真を撮ってくれた彼らの慎重さに心から感謝します．例えば，この版に含まれているいくつかの写真は，以下の Dr によって寄贈されたものです．Dr. Devin Macias, Dr. Maureen Flowers, Dr. Paul Slocum, Dr. Jonathan Willms, Dr. Stacey Thomas, Dr. Kara Ehlers, Dr. Nidhi Shah, Dr. Abel Moron, Dr. Angela Walker と Dr. Elizabeth Mosier です．

この版には，重要な超音波検査所見の例がたくさんあります．私たちは Dr. Diane Twickler と Dr. April Bailey の指導と才能に感謝しています．そして Mary Gibbs, RDMS; Rafael Levy, RDMS; Michael Davidson, RDMS らのパークランド病院の多くの有能な超音波検査技師に感謝します．

McGraw-Hill Education からの多額の資金のおかげで，この第 25 版は 200 以上のカラーイラストを含みます．これらのほとんどは Ms. Marie Sena, Ms. Erin Frederickson, Mr. Jordan Pietz, Ms. SangEun Cha と Ms. Jennifer Hulsey を含む，熟練した医療イラストレーターによって作成されました．これらの才能のある芸術家のすべては，Mr. Lewis Calver の指導の下にここテキサス大学サウスウエスタンで訓練を受けました．MPS North America LLC の Mr. Jason McAlexander と Ms. Suzanne Ghuzzi が，この版を強化するために使用したフルカラーグラフと線画を提供しました．彼らのチームは執筆者とアーティストの間の努力を精力的に調整し，そして私たちの数多くの変更と調整に丁寧に対応しました．

5,000 ページにも渡る原稿の製作は，苦労を共にしてくれる献身的なチームの存在がなくては成り立たなかった．また重ねて，私たちは原稿制作に尽力してくれた Ms. Dawn Wilson と Ms. Melinda Epstein に深く感謝します．Ms. Mercedes Salinas は優れた，良心的な原稿の

援助を提供してくれました．情報技術のサポートは，非常に知識豊富で反応の早い Mr. Charles Richards と Mr. Thomas Ames によって提供されました．名前が掲載されていない多くの人に関しても，彼らの専門知識なしに私たちは仕事をすることができなかったでしょう．

私たちにとって McGraw-Hill Education からの献身的な専門家たちと仕事をすることはまた特権であり喜びです．Mr. Andrew Moyer は，この版のウィリアムス産科学に，彼の重要な知性，揺るぎない仕事の倫理，および創造性をもたらしてくれました．可能な限り最高の教科書を作成するという彼の献身は私たちの努力に匹敵し，そして私たちは彼の生産的で丁寧なスタイルに畏敬の念を抱いています．彼のアシスタントである Ms. Jessica Gonzalez は，プロのタイムリーな，そしていつも明るい援助を提供しました．Mr. Richard Ruzycka は，この教科書のこの版の制作責任者を務めました．彼は一連の潜在的なハードルを通して，私たちのプロジェクトを巧みに軌道に乗せ続けました．最後に私たちは Mr. Armen Ovsepyan と協力して，多くの章のアートワークを調整したことは喜びでした．彼の組織をまとめる力と効率は比類のないものです．

私たちのテキストは，Aptara, Inc が私たちのテキスト文字に細心の注意を払って完成しました．Ms. Indu Jawwad に，植字を丁寧にそして巧みに調整し監督してくれた彼女の才能に感謝します．細部および構成への彼女の熱心な注意力は私たちのプロジェクトの完成に不可欠でした．また，Aptara, Inc では，Mr. Mahender Singh が品質管理に重要な任務を果たしました．また，Mr. Surendra Mohan Gupta および Mr. Anil Varghese とともに，美しいチャプターレイアウトを作成して，私たちのコンテンツを美しく有益なものにするための支援もしてくれました．この版の章は，初めて印刷される前に掲載され，オンラインで利用できるようになりました．このコンテンツをとても素晴らしく準備してくれた Mr. Braj Bhushan と Mr. Ashish Kumar Sharma に感謝します．Ms. Kristin Landon にも感謝します．Williams Obstetrics と Williams Gynecology の両方のエディションのコピーライターとして，Kristin は私たちの努力に，正確さと明快さを追加してくれました．多くの挑戦的な章を通して彼女の持久力と喜ばしいプロ意識は私たちのテキストをさらに良くしました．

最後に─正確には最後ではないが─われわれは産科医療のために自分たちと生まれていない子どもたちを私たちに託してきた女性たちへ非常に感謝しています．臨床の専門知識やこの教科書に掲載された多くの図を用いた解説は，われわれの産科的知識を高めようとすることに対する彼女らの協力なしでは不可能でした．われわれはまた，家族や友人にも，心から感謝の意を捧げます．彼らの忍耐，寛大さや激励がなければこの仕事は不可能でした．

F. Gary Cunningham
Kenneth J. Leveno
Steven L. Bloom
Jodi S. Dashe
Barbara L. Hoffman
Brian M. Casey
Catherine Y. Spong

監修・監訳者序文

　本書の原著『Williams Obstetrics 25th Edition』が出版されたのは 2018 年 4 月のことでした．ご存じのように，この本は長年，周産期領域でバイブルとして利用されており，産婦人科で周産期領域に携わる者は必ず目を通す本であります．われわれはこの前版である第 24 版を翻訳し，2015 年に出版しました．幸いにも第 24 版の翻訳本は多くの周産期医療に携わる人たちに受け入れられ使用されています．この度，『Williams Obstetrics』の最新版が 4 年を経て発刊され，その内容を見ると，前版と比較して，新たに 3,000 以上の新しい文献を引用・更新し，さらに，900 枚近くの超音波断層法画像，MRI 画像，写真，顕微鏡写真，グラフなどを色彩豊かに盛り込んだ，まさに周産期領域のバイブルにふさわしい内容となっています．日本の周産期の現場は，労働環境が非常に厳しくなっており，英語でこの本をじっくり読み理解する時間がないことが以前より問題になっていました．今回，周産期医療の現場で働く関係者に，「この素晴らしい本の最新の翻訳書をできるだけ早く届けたい」との思いで東京慈恵会医科大学関連の産婦人科医師が翻訳に協力し，原著発刊から 1 年で出版することができました．

　日本でも日進月歩の周産期医療に対応すべく，「産婦人科診療ガイドライン─産科編」が 2008 年より定期的に発刊されるようになり，いわゆるエビデンスに基づいた診断治療を行うことが必要になってきています．医学の進歩は周産期医療だけでなく，どの分野でも急速であり，今後もこの傾向は変わることはないと思います．医療を行うためには現時点でわかっていること，わかっていないことを明らかにして，その中から標準となる診断，治療を行っていかなくてはなりません．その際には道標となるガイドラインや，このような本が必要となります．この本に書かれている項目は多岐にわたりますが，あくまで現時点でのその領域のまとめを示したにすぎません．また，アメリカでの医療について述べられているために，日本での標準的な医療と大きく異なることもあります．周産期医療に携わる者は，このことを踏まえてこの本を利用していただき，日本とアメリカの違いを理解し，その中から日本発の世界的エビデンスの確立を目指していただければ幸いです．

　監訳に当たっては，訳文を原文と照合してできる限り原文に忠実に，そして日本語としても読みやすくなるよう心がけましたが，なお未熟な点があろうかと思われます．ご叱正いただければ幸いです．

　本書は持ち運べるような本ではありません．また，机の上や本棚に飾っておく教科書でもありません．診療の場ですぐ手にとって開いて調べることができる実用書として，これだけまとまった本はありません．毎日使っていると表紙カバーは汚れて破損してきますが，その時は，ぜひカバーを取ってみてください．カバーの下に隠れている装丁も洋書風に素敵に仕上げてもらいました．

　最後に，この短い時間の中で，忙しい仕事の合間に翻訳に協力いただいた東京慈恵会医科大学産婦人科学講座「Williams OBSTETRICS」翻訳委員会のメンバーの方々，ならびに南山堂の高見沢恵氏，松村みどり氏のご尽力に，心から謝意を表します．そして，この翻訳本を作成する上でさまざまな場面で助けていただいた親愛なる家族へ改めて感謝いたします．

2019 年 4 月

岡本愛光
佐村　修
種元智洋
上出泰山

目　次

Section 1　総　説　1
Overview

1. 産科の概要 ─────────────────────────── 2
- 人口統計 ………………………………………… 2
- アメリカでの妊娠率 …………………………… 4
- 産科に関する統計 ……………………………… 4
- 産科領域における最近のトピックス ………… 8

Section 2　母体の解剖と生理　15
Maternal Anatomy and Physiology

2. 母体の解剖学的構造 ───────────────────── 16
- 前腹壁 ………………………………………… 16
- 外性器 ………………………………………… 18
- 内性器 ………………………………………… 25
- 下部尿路の構造 ……………………………… 33
- 骨盤の筋骨格 ………………………………… 33

3. 先天性泌尿生殖器異常 ─────────────────── 38
- 泌尿生殖器官の発生 ………………………… 38
- 性分化 ………………………………………… 43
- 性分化異常 …………………………………… 43
- 膀胱と腹膜異常 ……………………………… 47
- ミュラー管異常 ……………………………… 48
- 子宮の屈位 …………………………………… 53

4. 母体の生理 ───────────────────────── 57
- 生殖器官 ……………………………………… 57
- 乳　房 ………………………………………… 62
- 皮　膚 ………………………………………… 62
- 代謝性変化 …………………………………… 63
- 血液の変化 …………………………………… 67
- 心循環系 ……………………………………… 71
- 呼吸器系 ……………………………………… 75
- 泌尿器系 ……………………………………… 77
- 消化管 ………………………………………… 80
- 内分泌系 ……………………………………… 81
- 骨格系 ………………………………………… 85
- 中枢神経系 …………………………………… 86

Section 3　胎盤形成，胎芽形成，胎児発育　95
Placentation, Embryogenesis, and Fetal Development

5. 着床と胎盤の発生 ───────────────────── 96
- 卵巣-子宮内膜周期 …………………………… 96
- 脱落膜 ………………………………………… 103
- 着床と初期栄養膜の形成 …………………… 105
- 胎盤と絨毛膜 ………………………………… 109
- 羊　膜 ………………………………………… 115
- 臍　帯 ………………………………………… 118
- 胎盤ホルモン ………………………………… 118
- 胎児副腎と胎盤の相互作用 ………………… 126

6. 胎盤の異常 — 136
- 正常胎盤 ……………………… 137
- 形と大きさ …………………… 137
- 絨毛膜外性胎盤 ……………… 138
- 循環障害 ……………………… 138
- 胎盤の石灰化 ………………… 140
- 胎盤腫瘍 ……………………… 141
- 羊膜異常 ……………………… 142
- 臍帯の異常 …………………… 142

7. 胎芽形成と胎児発育 — 151
- 妊娠週数 ……………………… 151
- 胎芽発育 ……………………… 152
- 胎児発育と生理機能 ………… 153
- エネルギーと栄養 …………… 167
- 胎児発育における胎盤の役割 … 169

Section 4　妊娠前と出生前のケア　177
Preconceptional and Prenatal Care

8. 妊娠前カウンセリング — 178
- カウンセリング・セッション … 179
- 病　歴 ………………………… 179
- 遺伝性疾患 …………………… 182
- 妊娠歴 ………………………… 184
- 両親の年齢 …………………… 184
- 社会歴 ………………………… 185
- スクリーニング検査 ………… 187

9. 妊娠管理 — 193
- アメリカの妊娠管理 ………… 193
- 妊娠の診断 …………………… 194
- 初期の妊娠評価 ……………… 196
- その後の妊婦健診 …………… 201
- 栄養カウンセリング ………… 203
- 一般概念 ……………………… 209

Section 5　胎　児　221
The Fetal Patient

10. 胎児の画像診断 — 222
- 産科領域における超音波断層法 … 222
- 胎児の解剖（正常と異常）…… 232
- 3次元・4次元超音波断層法 … 256
- ドプラ ………………………… 258
- MRI …………………………… 260

11. 羊　水 — 273
- 正常羊水量 …………………… 273
- 羊水過多 ……………………… 275
- 羊水過少 ……………………… 279

12. 奇形，催奇形物質，胎児毒性物質 — 284
- 奇形学 ………………………… 285
- 催奇形物質曝露に対するカウンセリング … 289
- 既知のあるいは疑われている催奇形物質 … 290

13. 遺伝学 — 309
- 産科におけるゲノミクス ……………… 309
- 染色体異常 ……………………………… 310
- 遺伝様式 ………………………………… 322
- 遺伝学的検査 …………………………… 329

14. 出生前診断 — 339
- 歴史的観点 ……………………………… 339
- 染色体異数性スクリーニング ………… 341
- 遺伝性疾患の保因者スクリーニング … 352
- 出生前診断と着床前検査 ……………… 357

15. 胎児異常 — 367
- 胎児貧血 ………………………………… 367
- 母児間輸血 ……………………………… 375
- 胎児血小板減少症 ……………………… 376
- 胎児水腫 ………………………………… 378

16. 胎児治療 — 386
- 内科的治療 ……………………………… 386
- 外科的治療 ……………………………… 390

17. 胎児の評価 — 405
- 胎動 ……………………………………… 405
- 呼吸様運動 ……………………………… 407
- 子宮収縮負荷試験 ……………………… 408
- ノンストレステスト …………………… 409
- 音響刺激 ………………………………… 412
- Biophysical profile …………………… 413
- 羊水量 …………………………………… 415
- ドプラ速度計測 ………………………… 415
- 出生前検査のまとめ …………………… 417

Section 6　妊娠初期の合併症　421
Early Pregnancy Complications

18. 流産 — 422
- 分類 ……………………………………… 422
- 第1三半期の自然流産 ………………… 423
- 反復流産 ………………………………… 430
- 中期流産 ………………………………… 432
- 人工妊娠中絶 …………………………… 437
- 第1三半期の人工妊娠中絶法 ………… 438
- 第2三半期の人工妊娠中絶法 ………… 444
- 選択的人工妊娠中絶のその後 ………… 447
- 人工妊娠中絶後の避妊 ………………… 447

19. 異所性妊娠 — 456
- 卵管妊娠 ………………………………… 456
- 間質部妊娠 ……………………………… 466
- 帝王切開瘢痕部妊娠 …………………… 468
- 頸管妊娠 ………………………………… 469
- 腹腔内妊娠 ……………………………… 470
- 卵巣妊娠 ………………………………… 471
- その他の異所性妊娠 …………………… 471

20. 妊娠性絨毛性疾患 — 477
- 胞状奇胎 ………………………………… 477
- 妊娠性絨毛性腫瘍 ……………………… 483
- 絨毛性疾患後の妊娠 …………………… 486

Section 7　陣痛　489
Labor

21. 分娩の生理 — 490
- 母体と胎児の仕切り … 490
- 性ホルモンの役割 … 492
- プロスタグランジンの役割 … 492
- フェーズ1：子宮静止と頸管の軟化 … 493
- フェーズ2：分娩の準備 … 500
- フェーズ3：分娩 … 505
- フェーズ3のウテロトニン … 510
- フェーズ4：産褥 … 512

22. 正常分娩 — 517
- 分娩機序 … 517
- 正常分娩の特徴 … 527
- 正常分娩の管理 … 531
- 分娩管理のプロトコル … 537

23. 異常分娩 — 541
- 難産 … 541
- 娩出力の異常 … 542
- 正期産における前期破水 … 549
- 急産 … 550
- 児頭骨盤不均衡 … 550
- 難産の合併症 … 557

24. 分娩時の評価 — 561
- 電気的胎児モニタリング … 561
- その他の分娩中評価手技 … 577
- 胎児機能不全 … 580
- 分娩中の子宮活動の測定 … 588

25. 産科麻酔 — 597
- 一般原理 … 598
- 陣痛発来時の鎮痛や鎮静 … 599
- 区域麻酔 … 601
- Neuraxial analgesia … 603
- 帝王切開における局所浸潤麻酔 … 612
- 全身麻酔 … 612
- 出産後の麻酔 … 615

26. 分娩誘発, 分娩促進 — 619
- 分娩誘発 … 619
- 分娩誘発前の頸管熟化処置 … 621
- 分娩誘発・促進の方法 … 626

Section 8　分娩　635
Delivery

27. 経腟分娩 — 636
- 分娩準備 … 636
- 前方後頭位 … 637
- 持続性後方後頭位 … 640
- 肩甲難産 … 641
- 特殊な例 … 646
- 分娩第3期 … 648
- 即時的な産後ケア … 650

28. 骨盤位分娩 — 665
- 骨盤位の分類 — 665
- 診　断 — 666
- 分娩方法 — 667
- 陣痛と分娩管理 — 670
- 外回転術 — 677

29. 器械分娩 — 683
- 適　応 — 683
- 分類と条件 — 684
- 合併症 — 684
- 器械分娩の試み — 687
- 訓　練 — 687
- 鉗子分娩 — 688
- 吸引分娩 — 694

30. 帝王切開と周産期子宮摘出術 — 700
- アメリカにおける帝王切開 — 700
- 帝王切開の危険因子 — 701
- 患者の術前準備 — 703
- 帝王切開の手技 — 705
- 周産期子宮摘出術 — 714
- 術後管理 — 720

31. 既往帝王切開の分娩 — 728
- 100年間にわたる論争 — 728
- 帝王切開後試験分娩にあたって影響を及ぼす因子 — 730
- 帝王切開後試験分娩と選択的反復帝王切開の危険性 — 730
- 帝王切開後試験分娩の適応 — 732
- 陣痛と分娩 — 735
- 子宮破裂 — 737
- 反復帝王切開 — 739
- 帝王切開後経腟分娩の2017年時点の最新の知見 — 739

Section 9　新生児　745
The Newborn

32. 新生児 — 746
- 肺呼吸への移行 — 746
- 分娩室でのケア — 747
- 新生児状態の評価 — 751
- 予防的ケア — 755
- 新生児ルーチンケア — 756

33. 正期産児の疾患・外傷 — 762
- 呼吸窮迫 — 762
- 新生児脳症・脳性麻痺 — 764
- 新生児禁断症候群 — 770
- 血液疾患 — 770
- 新生児の外傷 — 772

34. 早産児 — 783
- 呼吸窮迫症候群 — 783
- 壊死性腸炎 — 786
- 未熟児網膜症 — 787
- 脳障害 — 787
- 脳性麻痺 — 789

35. 死 産 — 794
- 胎児死亡率の定義 …… 794
- 胎児死亡の原因 …… 796
- 危険因子 …… 796
- 死産の評価 …… 797
- 精神的側面 …… 799
- 死産既往 …… 799
- 死産率の推移 …… 800

Section 10　産　褥　803
The Puerperium

36. 産　褥 — 804
- 生殖器官の復古 …… 804
- 尿　路 …… 807
- 腹膜と腹壁 …… 807
- 血液学的な指標と妊娠循環血液量増加 …… 808
- 乳房と授乳 …… 809
- 病院でのケア …… 813
- 家庭でのケア …… 818

37. 産褥合併症 — 823
- 産後の骨盤内感染 …… 823
- 乳房感染 …… 833

38. 避　妊 — 839
- 子宮内器具 …… 840
- プロゲスチンインプラント …… 848
- プロゲスチン単独避妊法 …… 849
- ホルモン剤による避妊方法 …… 850
- バリア法 …… 856
- 妊娠可能期間を知る方法 …… 858
- 殺精子剤 …… 858
- 緊急避妊法 …… 859
- 産褥避妊 …… 859

39. 不妊手術 — 868
- 産褥時卵管不妊手術 …… 868
- 非産褥期卵管不妊手術 …… 870
- 長期合併症 …… 870
- 経頸管的不妊手術 …… 872
- 精管切除 …… 872

Section 11　産科合併症　877
Obstetrical Complications

40. 高血圧性疾患 — 878
- 用語と診断 …… 878
- 発症率と危険因子 …… 881
- 病態発生 …… 882
- 病態生理 …… 887
- 予　測 …… 897
- 予　防 …… 899
- 妊娠高血圧腎症 …… 902
- 子　癇 …… 909
- 管理の考察 …… 915
- 長期的な結果 …… 922

41. 産科出血 ... 937

- 総論 ... 937
- 子宮弛緩 ... 941
- 子宮内反症 ... 945
- 産道の損傷 ... 947
- 胎盤早期剥離 ... 952
- 前置胎盤 ... 961
- 癒着胎盤 ... 966
- 消費性凝固障害 ... 972
- 出血の管理 ... 979

42. 早産 ... 1001

- 早産の定義 ... 1001
- 早産率の推移 ... 1002
- 早産児における罹病率 ... 1003
- 早産の原因 ... 1008
- 寄与因子 ... 1013
- 診断 ... 1015
- 早産予防 ... 1017
- 早産期の前期破水の管理 ... 1022
- 未破水例での切迫早産管理 ... 1026

43. 過期妊娠 ... 1044

- 推定妊娠週数 ... 1044
- 発症率 ... 1045
- 周産期死亡率と罹病率 ... 1045
- 病態生理 ... 1046
- 合併症 ... 1049
- 出生前管理 ... 1050
- 分娩時の管理 ... 1052

44. 胎児の発育異常 ... 1056

- 胎児発育 ... 1056
- 胎児発育不全 ... 1059
- 胎児過剰発育 ... 1071

45. 多胎妊娠 ... 1080

- 多胎妊娠の仕組み ... 1081
- 多胎の診断 ... 1087
- 多胎への母体適応 ... 1089
- 母体合併症 ... 1089
- 多胎特有の合併症 ... 1092
- 双胎の発育の不均衡 ... 1102
- 胎児死亡 ... 1103
- 妊娠中の管理 ... 1105
- 早産 ... 1106
- 分娩 ... 1109
- 選択的減胎と娩出 ... 1114

Section 12　合併症妊娠　1123
Medical and Surgical Complications

46. 総論と母体評価 ... 1124

- 母体生理学と検査値 ... 1124
- 投薬および手術 ... 1125
- 腹腔鏡下手術 ... 1126
- X線撮影法 ... 1129
- 超音波検査法 ... 1135
- 磁気共鳴画像法 ... 1135

47. 集中治療と外傷 ... 1143

- 産科集中治療 ... 1143
- 急性肺水腫 ... 1145
- 急性呼吸窮迫症候群 ... 1146
- 敗血症症候群 ... 1150
- 外傷 ... 1156
- 熱傷 ... 1162
- 心肺蘇生 ... 1163
- 動物咬傷，刺傷での毒物注入 ... 1164

48. 肥満 — 1170
- 総論 … 1170
- 妊娠と肥満 … 1173
- 分娩前の管理 … 1177
- 分娩中の管理 … 1178
- 肥満手術 … 1180

49. 心血管疾患 — 1186
- 妊娠中の生理学的考察（特徴） … 1186
- 心疾患の診断 … 1187
- 周産期管理 … 1190
- 心疾患に対する外科的治療 … 1192
- 弁膜症 … 1194
- 先天性心疾患 … 1198
- 肺高血圧症 … 1201
- 心筋症 … 1202
- 心不全 … 1205
- 感染性心内膜炎 … 1206
- 不整脈 … 1207
- 大動脈疾患 … 1209
- 虚血性心疾患 … 1210

50. 高血圧症 — 1219
- 概要 … 1219
- 妊娠中の診断と評価 … 1221
- 妊娠への悪影響 … 1222
- 妊娠中の管理 … 1225

51. 肺疾患 — 1234
- 喘息 … 1235
- 急性気管支炎 … 1239
- 肺炎 … 1240
- 結核 … 1244
- サルコイドーシス … 1246
- 嚢胞性線維症 … 1247
- 一酸化炭素中毒 … 1249

52. 血栓塞栓症 — 1256
- 病態生理 … 1256
- 血栓症 … 1257
- 深部静脈血栓症 … 1263
- 表在性静脈血栓症 … 1270
- 肺塞栓症 … 1270
- 血栓症予防 … 1274

53. 腎泌尿器疾患 — 1281
- 妊娠による泌尿器系の変化 … 1281
- 尿路感染症 … 1283
- 腎結石症 … 1288
- 腎移植後の妊娠 … 1289
- 多嚢胞性腎症 … 1291
- 糸球体疾患 … 1291
- 慢性腎臓病 … 1294
- 急性腎障害 … 1297
- 下部生殖器障害 … 1299

54. 消化管疾患 — 1305
- 総論 … 1305
- 上部消化管疾患 … 1307
- 小腸・大腸の疾患 … 1312

55. 肝，胆道系，膵臓疾患 — 1326
- 肝臓疾患 … 1326
- 胆嚢疾患 … 1341
- 膵臓疾患 … 1342

56. 血液疾患 —————————————————————————————— 1349
- 貧　血 ·································· 1349
- 多血症 ·································· 1356
- 異常ヘモグロビン症 ······················ 1356
- サラセミア症候群 ························ 1360
- 血小板障害 ······························ 1362
- 遺伝性凝固障害 ·························· 1366
- 血栓形成傾向 ···························· 1369

57. 糖尿病 ——————————————————————————————— 1376
- 糖尿病のタイプ ·························· 1376
- 糖尿病合併妊娠 ·························· 1377
- 妊娠糖尿病 ······························ 1389

58. 内分泌疾患 —————————————————————————————— 1403
- 甲状腺疾患 ······························ 1403
- 副甲状腺疾患 ···························· 1415
- 副腎疾患 ································ 1418
- 下垂体疾患 ······························ 1421

59. 結合組織疾患 ————————————————————————————— 1429
- 自己免疫性の結合組織疾患 ················ 1429
- 全身性エリテマトーデス ·················· 1430
- 抗リン脂質抗体症候群 ···················· 1435
- 関節リウマチ ···························· 1440
- 全身性硬化症（強皮症） ·················· 1443
- 血管炎症候群 ···························· 1444
- 炎症性ミオパチー ························ 1445
- 遺伝性結合組織疾患 ······················ 1446

60. 神経疾患 ——————————————————————————————— 1453
- 中枢神経系画像診断 ······················ 1453
- 頭　痛 ·································· 1454
- 発作性疾患 ······························ 1456
- 脳血管疾患 ······························ 1458
- 脱髄性または変性疾患 ···················· 1463
- 神経障害 ································ 1466
- 脊髄損傷 ································ 1468
- 特発性頭蓋内圧亢進症 ···················· 1468
- 母体の脳室シャント ······················ 1469
- 母体の脳死 ······························ 1469

61. 精神障害 ——————————————————————————————— 1475
- 妊娠に対する心理的調節 ·················· 1475
- 気分障害 ································ 1478
- 統合失調症スペクトラム ·················· 1483
- 摂食障害 ································ 1484
- パーソナリティ障害 ······················ 1484

62. 皮膚疾患 ——————————————————————————————— 1489
- 妊娠期特有の皮膚疾患 ···················· 1489
- 妊娠に特異的でない皮膚疾患 ·············· 1492
- 皮膚科学的治療法 ························ 1494

63. 腫瘍性疾患 —————————————————————————————— 1497
- 妊娠中の癌治療 ·························· 1498
- 生殖器系の腫瘍 ·························· 1500
- 乳　癌 ·································· 1510
- 甲状腺癌 ································ 1512
- リンパ腫 ································ 1512
- 悪性黒色腫 ······························ 1514
- 消化器癌 ································ 1515
- その他の腫瘍 ···························· 1515

64. 感染症 — 1522

- 母体，胎児の免疫能 …… 1522
- ウイルス感染 …… 1523
- 細菌感染症 …… 1535
- 原虫感染症 …… 1542
- 真菌感染症 …… 1545
- 妊娠中の渡航に関する注意点 …… 1545
- バイオテロ …… 1545

65. 性感染症 — 1554

- 梅　毒 …… 1554
- 淋　菌 …… 1559
- クラミジア感染症 …… 1561
- 単純ヘルペスウイルス …… 1562
- 軟性下疳 …… 1566
- ヒトパピローマウイルス …… 1567
- 腟　炎 …… 1568
- ヒト免疫不全ウイルス …… 1570

付　録 — 1583

索　引

- 日本語索引 …… 1603
- 外国語索引 …… 1620

翻訳にあたっての留意事項

　用語の選定は，日本産科婦人科学会の用語集，日本医学会医学用語辞典などに従い，できるだけ原文に忠実に翻訳するようにしましたが，一部適切な日本語訳があてはまらず原文表記のものもあります．薬剤に関しては片仮名が一般的になっているものや日本で発売されているものは片仮名で表記し，それ以外は原文のままとしました．原著の中で明らかに誤植と思われる箇所は，適宜変更しました．本文中の表や図もできるだけ日本語表記にしました．略語に関しては，別項の略語一覧を参照願います．また，原著における "References" は原著同様に各章ごとにまとめました．索引は，訳者による追加等もあり，改めて編集し直してあります．

　本書に記載されている診断法や治療法に関しては，原著が発刊された時点におけるアメリカの最新情報に基づいて作成されています．そのため，医学・医療の進歩からみて，記載された内容があらゆる面において正確かつ完全であると保証するものではありません．また，あくまでもアメリカにおける標準的な診断および治療に関しての記載であるため，日本では行われていない，あるいは認められていない診断法や治療法の記載もあります．熟知していない，あるいは汎用されていない新薬を初めとする医薬品の使用，検査の測定および判読にあたっては，まず医薬品添付文書や機器および試薬の説明書で確認の上，常に最新のデータにあたり，本書に記載された内容が正確であるか，読者ご自身で細心の注意を払われることを要望します．

　アメリカと日本における医療システムや法律の相違により，本文中の記載に一部，日本の標準医療と異なる点があることをご了承ください．

　以上の点に留意し，原著にできるだけ忠実に翻訳するよう努めましたが，読者において気づかれた点がありましたらご指摘いただければ幸いです．

略語一覧

略語	英文
AACE	American Association of Clinical Endocrinologists
AAP	American Academy of Pediatrics
ACC	American College of Cardiology
ACE	angiotensin-converting enzyme
ACOG	American College of Obstetrics and Gynecology
ACTH	adrenocorticotropic hormone
ADHD	attention deficit hyperactivity disorder
ADPKD	autosomal dominant polycystic kidney disease
AEP	atopic eruption of pregnancy
AFI	amniotic fluid index
AFP	alpha-fetoprotein
AHA	American Heart Association
AIT	Alloimmune thrombocytopenia
ALT	alanine transaminase
AMP	antimicrobial prophylaxis
Ang	angiopoietin
ANP	atrial natriuretic peptide
APS	antiphospholipid syndrome
ARDS	acute respiratory distress syndrome
ARPKD	autosomal recessive polycystic kidney disease
ART	assisted reproductive technology
ASA	American Society of Anesthesiologists
ASCCP	american society for colposcopy and cervical pathology
AST	aspartate transaminase
ATA	American Thyroid Association
ATPase	adenosine triphosphatase
AVM	arteriovenous malformations
BCG	bacille Calmette-Guérin
BMI	body mass index
BMP-15	bone morphogenetic protein 15
BNP	B-type natriuretic peptide
BPD	biparietal diameter
CAH	congenital adrenal hyperplasia
cAMP	cyclic adenosine monophosphate
CAOS	chronic abruption-oligohydramnios sequence
CAP	Community-acquired pneumonia

略語	英文
CAPs	contractionassociated proteins
CCAM	congenital cystic adenomatoid malformation
CCSS	childhood cancer survival study
CDC	Centers for Disease Control and Prevention
CDH	congenital diaphragmatic hernia
CDMR	cesarean delivery on materal request
CEC	circulating endothelial cell
CF	classic cystic fibrosis
cGMP	cyclic guanosine monophosphate
CHAOS	Congenital High Airway Obstruction Sequence
CHCs	combination hormonal contraceptives
CIN	cervical intraepithelial neoplasia
CMA	chromosomal microarray analysis
CNP	C-type natriuretic peptide
CNV	copy number variant
CPAM	congenital pulmonary airway malformation
CPAP	continuous positive airway pressure
CPD	cephalopelvic disproportion
CPR	the international consensus on cardiopulmonary resuscitation
CRH	corticotropin releasing hormone
CRL	crown-rump length
CSEA	combined spinal-epidural analgesia
CSF	cerebrospinal fluid
CSP	cesarean scar pregnancy
CT	computed tomography
Cu-IUDs	copper intrauterine devices
CVS	chorionic villus sampring
D&E	dilatation and evacuation
D&X	dilatation and extraction
DDS	dose-dependent sex reversal
DDT	dichlorodiphenyltrichloroethane
DES	diethylstilbestrol
DGI	disseminated gonococcal infection
DIC	disseminated intravascular coagulopathy
dNK	decidual natural killer cells
DOT	directly observed therapy
DV	domestic violence

略語	英文
EAS	external anal sphincter
EASI	extra-amnionic saline infusion
ECMO	Extracorporeal membrane oxygenation
ECT	electroconvulsive therapy
EFM	electronic fetal monitoring
EGF	epidermal growth factor
EIAs	enzyme immunoassays
EIF	echogenic intracardiac focus
ELISA	enzyme-linked immunosorbent assay
EMP	endothelial microparticles
eNOS	endothelial nitric oxide synthase
EPDS	Edinburgh postnatal depression scale
ERCD	elective repeat cesarean delivery
ERCP	endoscopic retrograde cholangiopancreatography
ERα	estrogen receptor α
ERβ	estrogen receptor β
ESR	erythrocyte sedimentation rate
EXIT	ex-utero intrapartum treatment
FETO	fetal endoscopic tracheal occlusion
FEV_1	forced expiratory volume in 1 second
fFN	fetal fibronectin
FL	femur length
FNAIT	fetal and neonatal alloimmune thrombocytopenia
FRC	functional residual capacity
FSH	follicle-stimulatimg hormone
FVC	forced vital capacity
GAGs	Glycosaminoglycans
GDF9	growth differentiation factor 9
GFR	glomerular filtration rate
GGT	γ-glutamyl transpeptidase
GLUTs	glucose transport protein
GnRH	gonadotropin-releasing hormone
GRPs	gastrin-releasing peptides
GTD	gestational trophoblastic disease
GTN	gestational trophoblastic neoplasia
HA	hyaluronan
HAART	highly active antiretroviral therapy
HAP	hospital-acquired pneumonia
HCAP	Health care-associated pneumonia
hCG	human chorionic gonadotropin

略語	英文
HDFN	hemolytic disease of the fetus and newborn
HDL	high-density lipoprotein
HELLP	hemolysis, elevated liver enzymes,and low platelet count
HER2	human epidermal growth factor receptor 2
HFOV	high frequency oscillatory ventilation
HIE	hypoxic ischemic encephalopathy
HLA	human leukocyte antigen
hPL	human placental lactogen
HPV	human papillomavirus
HSV-1	herpes simplex virus-1
HSV-2	herpes simplex virus-2
HUS	hemolytic uremic syndrome
IAS	internal anal sphincter
ICRP	International Commission on Radiological Protection
ICS	treponemal immunochromatographic strip
ICSI	intracytoplasmic sperm injection
ICU	intensive care unit
IFA	immunofluorescence assay
Ig	immunoglobulin
IGRAs	interferon-gamma release assays
IL	interleukin
IRIS	immune reconstitution inflammatory syndrome
ITP	idiopathic thrombocytopenic purpura
IUDs	intrauterine devices
IVF	in vitro fertilization
IVIG	intravenous immunoglobulin
LARC	long-acting reversible contraception
LDL	low-density lipoprotein
LEEP	loop electrosurgical excision procedure
LGV	lymphogranuloma venereum
LH	luteinizing hormone
LHR	lung-head ratio
LQP	liquid plasma
MCA	middle cerebral artery
MDR-TB	multidrug-resistant tuberculosis
MMPs	Matrix metalloproteases
MOMS	Management of Myelomeningocele Study
MPS	Massively parallel sequencing
MRA	magnetic resonance angiography

略語	英文
MRCP	magnetic resonance cholangiopancreatography
MRKH	Mayer-Rockitansky-Kuster-Hauser
MS	multiple sclerosis
MSAFP	maternal serum alpha-fetoprotein
NAIT	neonatal alloimmune thrombocytopenia
NAT	nucleic acid amplification test
NCHS	National Center for Health Statistics
NHANES	national health and nutrition examination survey
NHAO	nursing home-acquired pneumonia
NIH	National Institutes of Health
NIPT	non-invasive prenatal testing
NK	natural killer
NT	nuchal translucency
NTDs	Neural-tube defects
OA	occiput anterior
OP	occiput posterior
PACs	Premature atrial contractions
PAF	platelet-activating factor
PAPP-A	pregnancy-associated plasma protein A
PCR	polymerase chain reaction
PEF	peak expiratory flow
PET	posistron emission tomography
PGD	Preimplantation Genetic Diagnosis
PGDH	prostaglandin dehydrogenase
PICC	peripherally inserted central catheter
PID	pelvic inflammatory disease
PIGF	placental growth factor
PKU	phenylketonuria
PPD	purified protein derivative
PPHN	persistent pulmonary hypertension of the newborn
PPROM	preterm premature rupture of membranes
PR	progesterone receptor
PR-A	progesterone receptor type A
PRAMS	pregnancy risk assessment monitoring system
PR-B	progesterone receptor type B
PTH	parathyroid hormone
PTHrP	parathyroid hormone-related protein
PUBS	percutaneous umbilical cord blood sampling
PUL	pregnancy of unknown location

略語	英文
PUPPP	pruritic urticarial papules and plaques of pregnancy
RDS	respiratory distress syndrome
ROP	right occiput posterior
SARS	severe acute respiratory syndrome
SCT	sacrococcygeal teratoma
sEng	Soluble endoglin
SERM	selective estrogen-receptor modulator
sFlt-1	soluble FMS-like tyrosine kinase 1
SGA	small for gestational age
SIDS	sudden infant death syndrome
SNRIs	serotonin-norepinephrine reuptake inhibitors
SRY	sex-determining region
SSRI	selective serotonin-reuptake inhibitor
STI	sexually transmitted infections
STIC	spatiotemporal image correlation
SVT	supraventricular tachycardia
TAPS	twin anemia-polycythemia sequence
TBG	thyroxine-binding globulin
Tc	T-cytotoxic
TDF	testis-determining factor
TERIS	Teratogen information system
TGFα	transforming growth factor
Th	T-helper
TIA	transient ischemic attack
TNF-β	tumor necrosis factor-β
TOLAC	trial of labor after cesarean
TRALI	transfusion-related acute lung injury
TRAP sequence	twin reversed arterial perfusion sequence
TRH	thyrotropin-releasing hormone
TSH	thyroid-stimulating hormone
TST	tuberculin skin test
TTP	thrombotic thrombocytopenic purpura
TTTS	twin-twin transfusion syndrome
TVS	transvaginal sonography
uNK	uterine decidual natural killer
UPD	uniparental disomy
UPJ	ureteropelvic junction
USPSTF	US Preventive Services Task Force
VAIN	vaginal intraepithelial neoplasia
VAP	ventilator-associated pneumonia

略語	英文
VBAC	vaginal birth after cesarean
VEGF	vascular endothelial growth factor
VIN	vulvar intraepithelial neoplasia
VLDL	very low-density lipoproteins

略語	英文
VSD	ventricular septal defect
VT	tidal volume
VUR	vesicoureteral reflux
XDR-TB	extensively drug-resistant tuberculosis

Section 1

総　説
Overview

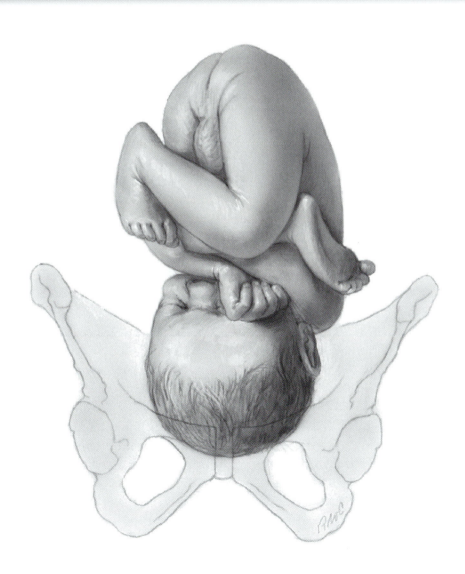

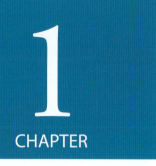

産科の概要
Overview of Obstetrics
CHAPTER 1

人口統計 2
アメリカでの妊娠率 4
産科に関する統計 4
産科領域における最近のトピックス 8

> *In the following pages I have attempted to set forth, as briely as seemed to be consistent with thoroughness, the scientific basis for and the practical application of the obstetrical art. At the same time, I have endeavored to present the more practical aspects of obstetrics in such a manner as to be of direct service to the obstetrician at the bedside.*
>
> —J. Whitridge Williams (1903)

Williamsは本書の第1版の導入部分で，**学生や臨床家が使用する産科学のテキストブックである**と紹介している．この第25版では，Williamsの指針に従うよう努めている．そして，各章は彼の元の教科書の引用から始まっている．

産科学とは人間の生殖に関する学問である．周産期ケアの質を通して，専門的に妊婦と胎児の健康と良好な状態を促進する．このようなケアは，合併症の適切な認識と治療，陣痛と分娩の管理，新生児の初期ケア，および産褥の管理を必要とする．産後ケアは健康を促進し，家族計画のオプションを提供する．

国家の生活健康の質の指針として，妊婦と新生児管理のアウトカムを使用することは，産科学の重要性を反映している．産科と周産期の指標が悪いということは，その地域の人すべてに対する医療ケアが乏しいという仮説に直観的につながっている．それらの考えに従って，産科学に関連した事項として，アメリカの現在の妊婦と新生児の健康状態の概要をわれわれは提供する．

人口統計

アメリカの国家人口動態統計システムは，公衆衛生における政府機関で最も古く，最も成功した例とされている．この機関は，さまざまな管轄区域で運営されている重要な登録システムを通じて統計を収集する．これらのシステムは，出生，胎児死亡，死亡，結婚，離婚の登録に法的責任がある．法務当局は50州それぞれに存在し，そのほかに二つの地区（コロンビアとニューヨーク市の地区）と五つの地域（アメリカ領サモア，グアム，北マリアナ諸島，プエルトリコ，バージン諸島）に存在する．

標準的な出生証明書は，1989年に改訂され，そのなかに医療および生活習慣の危険因子および産科的処置に関するより多くの情報を含むことになった．2003年には，さらに広範に改訂された出生証明書の発行がアメリカで実施された．強化されたデータカテゴリとそれぞれの具体例は，表1-1に要約されている．2013年までに，35州がすべての出生の76％に相当する改訂出生証明書を実施している（MacDorman, 2015）．重要なことは，2003年の死亡診断書には，すべての州で妊娠の有無に関するチェックリストが含まれている（Joseph, 2017）．

表 1-1　2003 年の改訂版の出生証明に加えられた
　　　　カテゴリーと新情報の例

- 妊娠における危険因子―例：早産，妊娠高血圧腎症
- 産科手技―例：子宮収縮抑制，縫縮術，外回転
- 陣痛―例：非頭位胎位，肺成熟を目的としたステロイド投与，陣痛時の抗菌薬投与
- 分娩―不成功に終わった手術的経腟分娩，既往帝王切開の試験分娩
- 新生児―補助呼吸，サーファクタント治療，先天奇形

■ 定　義

標準的な定義の統一された使用は，アメリカ小児科学会（AAP）とアメリカ産婦人科学会（ACOG）と同様に WHO より推奨されている（2017）．このような統一は，州または国の地域のデータ比較を可能にするだけでなく，国家間の比較も可能にする．しかし，いまだすべての定義が統一されているわけではない．たとえば，ACOG は，死産でも生産でも最低 500 g の体重がある胎児と新生児のすべてを登録することを推奨している．しかし，すべての州がこの勧告に従っているわけではない．28 の州は，妊娠 20 週以降の胎児死亡を記録することを規定している．また八つの州は，妊娠中のすべての死亡を胎児死亡として報告する．その他の州は，それぞれ 350 g，400 g，500 g の最低出生体重を胎児死亡と定義している．さらに混乱することには，国家人口動態統計局は胎児死亡を妊娠 20 週以降で集計している（CDC, 2016）．妊娠 20 週で，胎児体重の 50 パーセンタイルは 325〜350 g であり，これは定義となる 500 g よりかなり小さいため，問題となる．実際は，妊娠 22 週で，出生体重の 50 パーセンタイルが，500 g に近づくことになる．

国立健康統計センターと CDC が推奨する定義は以下のとおりである．

周産期期間：妊娠 20 週以降に生まれ，出生後 28 日に終了する期間のことである．周産期期間の定義が，妊娠週数よりも出生体重を基に定義するのであれば周産期は出生体重 500 g で始まるとすることが推奨される．

出産：妊娠 20 週以降での母からの胎児の完全な排出，娩出である．上述のように正確な妊娠週数測定が存在しない場合は，胎児体重が 500 g 未満の胎児の娩出は出産ではなく，人口動態統計においては流産と定義される．

出生時体重：出産後に新生児の重量は直ちに決定される．最も近い g で表現する．

出生率：人口 1,000 人当たりの出生数．

妊娠率：15〜44 歳の女性 1,000 人当たりの出生数．

生産：娩出後に自発呼吸や，心臓の拍動や，明らかな自発的運動を認める児を出産すること．心臓の拍動は一過性の心臓収縮とは区別されており，呼吸は一過性呼吸やあえぎとは区別される．

死産または胎児死亡：分娩時または分娩後に生の徴候が存在しない場合．

早期新生児死亡：生後 7 日以内の死亡．

後期新生児死亡：生後 7 日以降で 29 日より前までの死亡．

死産率または胎児死亡率：死産児と生産児 1,000 人当たりの死産児数．

新生児死亡率：1,000 出生当たりの新生児の死亡者数．

周産期死亡率：1,000 出生当たりの死産児と早期新生児死亡の合計数．

乳児死亡数：誕生から生後 1 年以内の総死亡数．

乳児死亡率：1,000 出生当たりの乳児死亡者数．

低出生体重児：出生体重が 2,500 g 未満の新生児．

極低出生体重児：出生体重が 1,500 g 未満の新生児．

超低出生体重児：出生体重が 1,000 g 未満の新生児．

正期産児：妊娠 37〜42 週（260〜294 日）の出生児．ACOG（2016b）とアメリカ周産期学会（SMFM）は，この定義を保証し奨励している．**早期正期産児**は妊娠 37 週 0 日〜38 週 6 日の出生児で，**正期正期産児**は妊娠 39 週 0 日〜40 週 6 日の出生児で，**後期正期産児**は妊娠 41 週 0 日〜41 週 6 日での出生児．

早期産児：妊娠 36 週 6 日までに生まれた新生児（259 日まで）．妊娠 34 週未満で生まれた児を early preterm 児，妊娠 34〜36 週に生まれた児を late preterm 児と呼ぶ．

過期産児：妊娠 42 週 0 日以後に生まれた新生児（295 日以降）．

流産：胎児または胚が子宮から妊娠 20 週以内に排出されること，あるいは正確な妊娠週数がわからないときは 500 g 未満での児の排出．

妊娠の中断：生産児を出産するためではなく，それが生産児の出生につながらず，単に子宮内の児を排出すること．この定義は，胎児死亡後の子宮内の児を排出することは含まない．

直接的産科死亡：妊娠，陣痛，産褥の産科的合併症による妊産婦死亡，医療的介入，治療の脱落，不正確な治療，またはこれらのいずれかから生じる一連の事象による妊産婦死亡．たとえば，子宮破裂後の失血による妊産婦死亡である．

間接的産科死亡：産科的原因でない妊産婦死亡，以前から存在する既存の疾患，または妊娠中，分娩中，産褥期に発症した疾患が妊娠に対する生理学的適応により悪化したことによる妊産婦死亡．たとえば，僧帽弁狭窄症の合併症による死亡である．

非妊産婦死亡：妊娠とは関係ない事故や偶発的な原因による妊産婦死亡．たとえば，自動車事故または，妊娠と同時に発生した悪性腫瘍による死亡である．

妊産婦死亡率：妊娠に関連する疾患で死亡となった出生10万人当たりの死亡数．より一般的に使用されるが，あまり正確でない用語である**妊産婦死亡比率**や**母体死亡率**という言葉もある．用語の**比率**は，たとえば，出生，死産，異所性妊娠などの妊娠経過にかかわらず死亡した数を分子に含むためにより正確である．しかしながら，分母には出生数を含んでいる．

妊娠合併による死亡：死亡の原因も関係なく，また妊娠の期間とか部位にかかわらず，妊娠中もしくは妊娠終了後1年以内に起こった女性の死亡のこと．

妊娠関連死：妊娠に合併した死亡のうち以下の三つの結果により生じた死亡．①妊娠の合併症自体，②死につながった妊娠時に開始された事象の連鎖，③妊娠中の生理的もしくは薬理作用による妊娠とは無関係な疾患の悪化．

アメリカでの妊娠率

CDCによれば，アメリカにおいて2015年は15〜44歳の女性の妊娠率は1,000人当たり62.5人であった（Martin, 2017）．この妊娠率は1990年よりゆっくりと減少し始め，総人口が減少となるレベルの下まで減少している（Hamilton, 2012）．2015年に，398万出生であったが，これは1,000人当たり12.3とアメリカのこれまでの記録のなかで最低の出生率であった．出生率はすべての主要な民族・人種で減少し，また若者と未婚女性，および20〜24歳人口においても減少した．30歳以上の女性は，出生率はわずかに増加した．2010年出生の新生児の事実上半分は少数民族で，ヒスパニック系25％，アフリカ系アメリカ人14％，アジア系は4％であった（Frey, 2011）．

2015年の妊娠総数とその結果を表1-2に示す．Guttmacher研究所（2016b）によれば，45％の妊娠が，妊娠した時点では意図しない妊娠であった．重要なのは，2001年以来，意図しない妊娠率は少ししか減少していないことである．未婚女性，黒人女性，低学歴低収入の女性は，より計画性のない妊娠をしている傾向がある．

表1-2における，人工流産の情報は，Guttmacher研究所データと45州からのCDC中絶監視データに基づいている．これらのデータは1976年に収集が開始された．アメリカでRoe v. Wade中絶法の合法化以来，合法的に人工妊娠中絶を選択した女性は約4,600万人を超えると推定される．後述するように，これは，簡単にアクセスできる家族計画を設立するための説得力のある引用数となっている．

表1-2 2015年のアメリカにおける妊娠数とその結果

結果	数または%
出生数	3,988,076
帝王切開分娩	32.2%
早産児（37週未満）	9.5%
低出生体重児（2,500g未満）	8.0%
人工流産数	664,435
すべての妊娠数[a]	4,652,511

[a] 自然流産と異所性妊娠は除く． （Data from Martin, 2017）

産科に関する統計

周産期死亡率

産科と周産期管理のアウトカムとして用いられる重要な統計の尺度がいくつかある．先に定義し

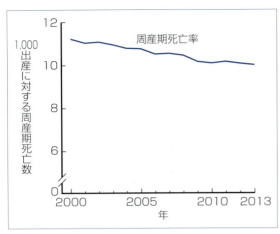

図 1-1 2000〜2013 年のアメリカの周産期死亡率
(Reproduced with permission from MacDorman MF, Gregory EC: Fetal and perinatal mortality: United States, 2013. Natl Vital Stat Rep. 2015 Jul 23; 64(8):1-24)

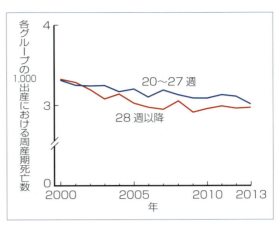

図 1-2 2000〜2013 年のアメリカにおける妊娠週数別の胎児死亡率
(Modified with permission from MacDorman MF, Gregory EC: Fetal and perinatal mortality: United States, 2013. Natl Vital Stat Rep. 2015 Jul 23; 64(8):1-24)

たように，周産期死亡率は出産 1,000 当たりの死産数と新生児死亡数の和である．周産期死亡率は 2013 年には 1,000 出産当たり 9.98 であった（図 1-1）(MacDorman, 2015)．妊娠 20 週以降の胎児死亡が 25,972 であった．1990 年以来，妊娠 28 週以降の胎児死亡は減少しているが，妊娠 20〜27 週の胎児死亡率は変化していない（図 1-2）．これらを比較すると 2006 年には，19,041 人の新生児死亡があり，これは，アメリカにおける周産期死亡の 60％近くが胎児死亡であることを意味する．

■ 乳児死亡

2001 年には 1,000 出生に対して，6.8 人の乳児死亡があったが，2013 年には 6.1 であった（MacDorman, 2015）．乳児死亡の三つの主要な死亡原因は，先天異常，低出生体重，乳幼児突然死症候群で，この三つで死亡原因のほぼ半分を占めていた（Heron, 2015）．早産低出生体重児が，実質的にこれらの死亡率を高めている．たとえば，2005 年における乳児死亡の 55％は，全体のわずか 2％にすぎない妊娠 32 週未満の出生児のなかから起こっていた．実際，早産に関連した乳児死亡は 2000 年の 34.6％から 2005 年には 36.5％に増加した．出生時体重で分析した場合，乳児死亡の 2/3 は低出生体重新生児であった．したがって，現在は，新生児集中治療を提供される出生時体重が 500 g 未満の児に注目が集まっている．

■ 妊産婦死亡

図 1-3 に示すように，アメリカでは 20 世紀の間に急激に妊産婦死亡率は減少した．妊娠に関連した死亡は一般的ではないので，10 万出生当たりで算出される．1986 年以来，CDC（2017a）は **Pregnancy Mortality Surveillance System** において，妊娠関連の死亡に関するデータを管理している．最新の報告書で，Creanga ら（2017）は，2011〜2013 年の間の 2,009 人の妊娠に関連した死亡について分析している．約 5％は異所性妊娠や流産による妊娠初期の疾病に関する妊産婦死亡であった．出血，妊娠高血圧腎症，そして感染は，産科死亡に至る三大原因で，全産科関連死亡の 1/3 を占める（図 1-4）．血栓塞栓症，心筋症，および他の心血管疾患による死亡は 1/3 を占めた．他の重要な原因は，羊水塞栓症（5.3％）と脳血管障害（6.2％）であった．麻酔関連の死亡は常に低頻度であり，わずか 0.7％であった．同様な原因が，2008〜2009 年と 2013〜2014 年の，選択的なコホート研究においても報告されている（MacDorman, 2017）．

図 1-5 に示すように，2014 年における妊娠関連死亡率は 10 万出生当たり 23.8 人で，過去 40 年間で最高値であった．Health Metrics 研究所によれば，2013 年は 10 万出生当たり 28 人であっ

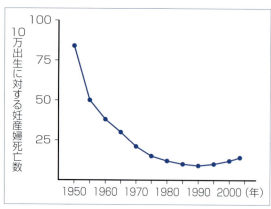

図1-3　1950～2003年までのアメリカにおける妊産婦死亡率

(Date from Berg, 2010;Hoyert, 2007)

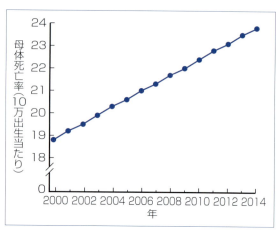

図1-5　48州とコロンビア自治区の推定母体死亡率

(Data from MacDorman, 2016)

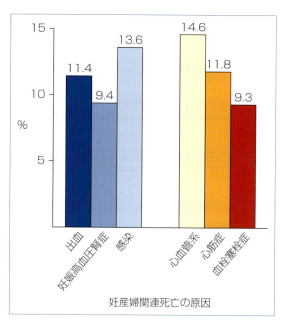

図1-4　2006～2010年のアメリカにおける妊産婦死亡の六つの原因の割合

(Data from Creanga, 2015)

に，改訂版の死亡届に妊娠に関連する場合のチェックボックスが付け加えられた影響もある（Main, 2015）．第四に，重症の疾患をもつ妊娠女性の割合が増えていることが関係している（CDC, 2017a）．最後に，40歳以上で分娩する妊婦の割合が増加していることが，妊産婦死亡増加に関連している（MacDorman, 2017）．

原因が何であれ，死亡率の急激な上昇は，産科学会の行動を促している（Chescheir, 2015）．Barbieri（2015）によれば，合同委員会は，バースセンターが標準化されたプロトコルを確立し，シミュレーションを実施することを勧告している．D'Altonら（2016）は，罹患率と死亡率を低下させるための作業部会の意見を記載した．

もう一つ考慮すべき点は，図1-6に示すように，非ヒスパニック系黒人女性の死亡率がヒスパニック系，および非ヒスパニック系白人に比較して明らかに高いという格差である．人種格差はすなわち，医療ケアの有効利用，医療資源へのアクセス，または医療資源の有効的利用の違いにつながっている（Howell, 2016；Moaddab, 2016）．そして，妊産婦死亡率は首都圏と比較して農村部では著しく高い（Maron, 2017）．

重要なことは，報告されている妊産婦死亡の多くは予防可能と考えられていることである．Bergら（2005）は，白人女性の妊娠に関連した死亡者の1/3，黒人女性の死亡者の半分は予防可能であると推定した．被保険者集団のコホート研究では，98人の妊産婦死亡のうち28％が予防可

た（Tavernise, 2016）．これは，単により多くの死亡を意味しているのかもしれないが，他の要因が，1990～2013年に2倍になった説明になる（Joseph, 2017）．第一に，1999年にできた新しい国際疾病分類第10版（ICD-10）による人工的な増加かもしれない．第二に報告システムの改善が明らかに増加に寄与している（MacDorman, 2016b, 2017）．以前は，母体死亡は明らかに過少報告されていた（Koonin, 1997）．第三に，第二の理由とも関連しているが，増加の割合のなか

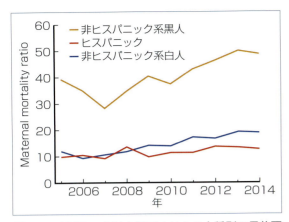

図 1-6 2005〜2014 年アメリカの人種別の母体死亡率（10 万出生当たり）の傾向

(Date from Moaddab, 2016)

能であると判断された（Clark, 2008）．したがって，ここまで重要な進歩があったが，21 世紀の産科医にとってはさらなる努力が不可欠である．

■ 重症妊産婦疾患罹患率

　これは，予防効果を判定する別の尺度として役立つ．医療過誤率を下げることは，妊産婦死亡率または重度の母体罹患率のリスクを減少させるのに役立つ．ニア・ミスやクローズ・コールという用語が導入され，患者に直接の被害は及んでいないが，そうなる可能性のある想定外の事象として定義された（Institute for Safe Medication Practices, 2009）．これらニア・ミス例は医療過誤事例よりはるかに一般的に起こるが，それを特定し定量化することは明らかに困難である．報告を奨励するように設計されたシステムは，さまざまな機関に設置されており，集中した安全性の評価を可能にしている（Clark, 2012；Main, 2017；Shields, 2017）．ACOG と SMFM（2016f）は，この目的のための推奨スクリーニングトピックのリストを提供している．

　いくつかのデータシステムでは，有害事象を引き起こす可能性のあるエラーによって起こった想定外のイベントの指標を測定している．不十分ではあるが，母体の合併症が反映される進化した入院コーディングもできている．したがって，コーディングインジケータまたはその修飾情報が重篤な有害臨床事象の分析を可能にするために使用されている（Clark, 2012；King, 2012）．このよう

表 1-3 重症母体合併症の指標

急性心筋梗塞
急性腎不全
成人呼吸窮迫症候群（ARDS）
羊水塞栓症
心静止，心室細動
播種性血管内凝固症候群（DIC）
妊娠高血圧腎症
妊娠中の心不全
胸部，腹部，骨盤部の外傷
頭部外傷
周産期脳血管系疾患
肺水腫
重篤な麻酔合併症
敗血症
ショック
鎌状赤血球クライシス
血栓塞栓症
心臓モニタリング
心調律の変更
子宮摘出
心臓手術
気管切開
人工呼吸

(Summarized from the Centers for Disease Control and Prevention, 2017b)

なシステムは WHO によって導入された．ブラジルで検証され，妊産婦の死亡率を正確に反映している（Souza, 2012）．イギリスでは，同様のシステムは，**UK Obstetric Surveillance System (UKOSS)** としてイギリスで使用されている（Knight, 2005, 2008）．アメリカでは，The National Partnership for Maternal Safety がその一例である（D'Alton, 2016；Main, 2015）．

　アメリカでは，重篤な妊娠合併症を検討するために，CDC は全国の入院患者のサンプルにおいて，1998〜2009 年の間の 5,000 万人以上の出産記録を分析した（Callaghan, 2012）．彼らは ICD-9-CM コードを使用し，妊婦 10,000 人当たり 129 人が少なくとも一つは重篤な合併症を発症していると報告した（表 1-3）．したがって，妊産婦死亡 1 人に対して，およそ 200 人の女性が重篤な合併症を経験している．CDC（2017b）は，年間 65,000 人の妊婦がそのような重篤な合併症を有すると推定している．そのような重症合併症罹患妊婦は年間 1,000 件未満分娩数の小規模病院で最も多い（Hehir, 2017）．最後に，死亡率と同

様に，重症の合併症罹患率には人種や民族間の格差が深刻であり，黒人女性は絶望的に罹患率が高い（Creanga, 2014）.

産科領域における最近のトピックス

この教科書の前版発行以降の4年間で，さまざまなトピックスが産科医療の前に出現している．この章で，これらのトピックスを述べる．

■ 危機にあるアメリカのヘルスケア
◆オバマケアとメディケイド

2016年のジャーナル・オブ・アメリカ・メディカル・アソシエーション（Journal of the American Medical Association：JAMA）で，当時のバラク・オバマ大統領は，いわゆるオバマケアという Affordable Care Act（ACA）の総説を発表した．彼は，成功したこと，先行する課題，この政策の意味について説明した（Bauchner, 2016）．彼は ACA の経験から学んだ三つの教訓をまとめた．まず第一に，超党派政治にもかかわらず，変化は特に難しいこと．第二に，特別な利益は，変化のための継続的な障害を提起すること．第三に，彼は現実主義の重要性を強調した．ここでは，ACA が導入の1日目に効果的に機能しなかったときには，現実主義が必要であると指摘していた．

これと同時に，メディケイドへの厳しいカットが提案され，オバマ大統領は共和党のオハイオ州知事ジョン・カシッヒの引用で JAMA の報告書を終えていた．「人生の闇で生きる人たち，私たちのなかのごく一部の人たちのために，私たちの国で最も傷つきやすい人たちは無視されるべきだという事実を受け入れません．私たちは彼らを助けることができます」．

メディケイドへの潜在的影響は，産科分野の特殊性に波及する．2010年には，メディケイドがアメリカにおける出産費用の48％をカバーしたと推定された（Markus, 2013）．重要なことは，メディケイドは，合併症をもつ出産の不釣り合いな数をカバーしていた．具体的には，メディケイドは，早産や低出生体重児の全入院期間の費用の半分以上を払っており，先天奇形の乳児の病院滞在費用の約45％をカバーしていた．

◆廃止と改変

ACA の長期的な持続可能性を財政的に確実にし，ACA を永久的に強化すると期待されていた若い健康なアメリカ人は，最終的には不十分な数しか登録しなかった．したがって，長期的な選択肢には，ACA の改変または廃止が含まれる．アメリカの大統領選挙中におけるドナルド・トランプのキャンペーンの間，彼は ACA の廃止を彼の立候補における政策の焦点にした．この執筆時点では，アメリカの下院と上院はともに，「廃止と改変」を6ヵ月間取り組んでいる．予算事務局（CBO）によると，これによって2,300万人のアメリカ人が医療保険を失い，メディケイド予算を削減する結果となる（Fiedler, 2017）．後者は，メディケイドの資金援助を連邦政府から州に移すことによって達成された．これらの潜在的な結果は，有権者の間でかなりの議論を促し，「廃止と改変」は政治的課題となった．現在，上院は，このような法案の上院通過のために十分な共和党議員投票を確保することができなかった．ヘルスケアの危機は，医療費と医療資源利用の厳密な分析に代えて，再構成し直すべきである．

◆母子保健医療費

Centers for Medicare and Medical Services（CMS）は，2015年のアメリカにおけるヘルスケアへの支出が GDP の17.8％を占めていると推定した（Voelker, 2010）．医療費の総額3.2兆ドルは1人当たり10,000ドルと見積られている．さらに，他の12の高所得国と比較して，アメリカにおける GDP の割合としての医療支出は，次に高い国よりも約50％も高かった．しかし，新生児死亡率を含む医療ヘルスケアの成果は，アメリカではより悪化していた．また，アメリカの新生児死亡の約2/3は早産による合併症の結果である（Matthews, 2015）．実際，2010年の世界的な早産妊娠報告書では，妊娠37週前に54万人以上の新生児が生まれることから，早産の認知と予防についてアメリカは非営利団体である March of Dimes から「D」の評価を受けた．

アメリカにおける過度の医療費の原因は，部分的には，医療技術のより多くの使用と過剰価格によるものである（Squires, 2017）．最近の二つの研究では，産科の有害な影響が医療費に反映していることが示されている．Nelson ら（2017）の

最初の報告では，17α-ヒドロキシプロゲステロンカプロン酸塩（17-OHP-C）は早産の再発を防ぐために無効であると述べた．この試験の方法論は第42章に示されている．この研究からいくつかの教訓を学ぶことができる．第一に，17-OHP-Cの使用は，アメリカにおいて，専門家の意見を反映して国家コンセンサス委員会によって正当化された．FDAが，早産予防の証拠に関していくつかの重要な点が欠落していたと結果を保留していたにもかかわらず，見解が公布された．しかし，いったん承認されると，17-OHP-Cは，ある製薬会社が1回250 mgの注射可能な用量を1,500ドルで販売した．驚くべきことに，この同じ用量を配合したものが，地元の薬局から25ドルで購入することができる．その後の価格競争論議では，アメリカ議会のメンバーは，この安価な17-OHP-Cの継続的な使用を許可するために介入した．

二番目の研究は，早産を予測するために子宮頸管長短縮をスクリーニングする経腟超音波検査の有効性に関する多施設の前向き試験である（Esplin, 2017）．合計9,410人の未経産女性について研究された．SMFMとACOG（2016d）は共同のCommittee Opinion（Bloom, 2017）で**普遍的な**子宮頸部スクリーニングを提唱した．そして，78の周産期フェローシッププログラムを調査した結果，2015年までに68％が日常的に子宮頸部スクリーニングを使用して早産を予測していた（Khalifeh, 2017）．子宮頸管長スクリーニング超音波検査は1回につき237ドルが医療費に追加され，計約3億5,000万ドルの医療費増をもたらすと推定された．しかし，Esplinら（2017）は，子宮頸管長短縮の**日常的な**スクリーニングは有益ではないことを見いだした．つまり，広く使われていた介入は実際には効果がなかった．これは，証明されていない技術が広く臨床に浸透する可能性があるという明確な例である．

この二つの報告は，アメリカ医療における重大な問題を強調している．すなわち，効果的ではない高価な介入が，強力な証拠がなくても広範に使用されたということである．また，二つの報告は，しっかりとした科学的証拠の必要性にも言及している．入院価格，手術手技の価格，健康保険会社から請求される価格などの医療パラダイムにおける他の因子の精査は，医療財政危機に対する同様の貢献を明らかにするかもしれない．

■ 帝王切開率

この教科書の過去の版では，帝王切開率の上昇が問題視されていた．最近はこの率は横ばいであるが，この率を下げる努力がいまだに緊急の課題として進行中である．帝王切開率の付随的な原因の一つは，子宮切開の既往がある女性における癒着胎盤の罹患率の増加である．このことは第31章と第41章に述べている．

■ ゲノム解析技術

胎児の検査と診断のブレークスルーは，引き続き驚きである．2012年までは，出生前の遺伝子マイクロアレイ技術が臨床管理に使用されていた（Dugoff, 2012）．これらの技術の利点は，第13章および第14章に概説されている．Wapnerら（2012）は，母体血の染色体マイクロアレイ分析と染色体異常の核型分析を比較した．Reddyら（2012）はこの技術を死産原因の検索に適用し，核型検査よりも優れていると報告した．Talkowskiら（2012）の別の報告では，母体血を用いた胎児の全ゲノム配列決定が報告された．

Cell-free DNA（cfDNA）を用いた胎児異数性のスクリーニングは，2011年に初めて導入された．この技術は第14章に記載されており，母体血中の遊離胎児（胎盤）DNAの単離に基づいている．画期的な研究として，Nortonら（2015）は，21トリソミー胎児の標準的な出生前スクリーニングと比較して，cfDNAによるスクリーニングがより高感度でかつ高い特異度を有することを見いだした．しかしながら陽性のcfDNA検査結果を確認するためには，現在でも侵襲的検査が必要である（Chitty, 2015；Snyder, 2015）．

■ 産婦人科の病院医

「病院医」という用語は1990年代に造語され，病院に入院した患者の一般化されたケアを行う医師を指していた．この概念から，入院した産科患者をケアし，緊急事態を管理するのを主な役割とする産科・婦人科入院医となった．これらの医師は緊急の婦人科ケアと救急部からのコンサルテーションを受けることもできる．代替用語には「産

科入院医」または「分娩担当医」が含まれるが，ACOG（2016e）の標準化された用語はOb/Gyn hospitalistである．

産科医と婦人科医の専門医とは認められていないが，Ob/Gyn hospitalist運動の勢いは増している．Ob/Gyn hospitalist協会は2017年には528人のメンバーを有していた（Burkard, 2017）．幅広い産科診療のニーズに応じて，さまざまな実践モデルが記載されている（McCue, 2016）．Ob/Gyn hospitalistは，ライフスタイルの変更に加えて，女性へのサービスの質と安全性を改善し，有害事象を減らすためにいくつかの病院で採用されている．陣痛誘発率の低下の可能性を除いて，これらの提供者（ACOG, 2016e；Srinivas, 2016）の成果が改善されたか実証するための研究が必要である．

■ 医療の責任

ACOGは，臨床における職業の責任の負担について，専攻医に対して定期的に調査している．2015年の職業責任に関する調査は，1983年以来の第12回目報告であった（Carpentieri, 2015）．この調査から，依然として「責任の危機」が存在し，その理由は複雑であると思われる．主に金銭や政治によって影響されるので，コンセンサスはほとんどみられない．いくつかの利害はまったく正反対であるが，他の要因が問題の複雑さに寄与する．たとえば，各州には不法行為改革に関する独自の法律や意見がある．いくつかの州では，産科医の年間保険料は30万ドルに達しており，少なくとも部分的には患者や全医療制度によってそれが負担される．2011年，アメリカの不法行為費用はすべて約2,650億ドルであった．驚くべきことに，それは国内総生産の1.8％であり，市民1人当たり平均838ドル（Towers Watson, 2015）の費用である．

ACOG（2016a,c）は，医療過誤訴訟や**maloccurrence訴訟**の公正な制度を採用するうえで主導権を握っている．そして全国的には，トランプ政権下での連邦不法行為改革の可能性がある（Lockwood, 2017；Mello, 2017）．

■ 自宅分娩

1990～2004年にかけてわずかに減少した後，アメリカにおける病院外出生の割合は，2014年までに0.86～1.5％（ほぼ75％）に増加した（MacDorman, 2016a）．これらの家庭内出産のうち，1/3だけは，アメリカの助産師認定委員会（Grünebaum, 2015；Snowden, 2015）によって認定された看護師，助産師が立ち会う．

イギリスやオランダのようなヨーロッパの国からの観察データの成功部分を，自宅分娩の支持者は引用している（de Jonge, 2015；Van der Kooy, 2011）．しかし，アメリカのデータは，説得力が低く，周産期の罹患率と死亡率が高いことを示している（Grünebaum, 2014, 2015；Snowden, 2015；Wasden, 2014；Wax, 2010）．これらの後者の指摘は，計画された家庭内出産への参加の倫理についてChervenak（2013, 2015）に疑問を抱かせた．Greeneら（2015）はより広い視野を取り入れた．これらのより最近引用された研究から得られたデータをみると，これらが女性に自宅分娩に関する合理的な決定を下すことを可能にしていると考えられる．ACOG（2017b）は，病院と，認定されたバースセンターが最も安全な環境を提供していると考えているが，各々の女性は医学的に情報提供を受けた後に分娩場所を決定をする権利があると認めている．

■ 家族計画サービス

長年にわたり政治と宗教は女性の生殖の権利への政策的な干渉を行ってきた．これらの干渉は，貧困女性と若者にかなり影響を与えた．これが，そのようなプログラムの圧倒的成功の報告にもかかわらず起こっている．一つの例は，テキサス州メディケイドサービスの家族計画プログラムから，Planneal Parenthoodを排除したことである．女性の一部のグループでは，避妊が中止され，メディケイドの出生率が上昇した（Stevenson, 2016）．

Guttmacher Institute（2016a）によると，2,000万人のアメリカ人女性が公的資金提供の家族計画サービスを必要としている．2014年には，このようなサービスによって，アメリカでの約200万件の意図しない妊娠と70万件の中絶が防止された．2017年のアメリカのヘルスケア法（American Health Care Act：AHCA），または「トランプケア」の規定に関する決定を待ってい

る間，家族計画サービスの運命は完全にはまだ決定されていない．AHCA が避妊サービスを排除するというニュースへの応答のなかで，ACOG の理事長である Haywood Brown 博士（2017）は，これを女性の健康を非常に無視しているとした．

■ 妊娠中のオピオイド乱用

CDC（2014）によると，2012 年には，オピオイド治療薬について 2 億 5,900 万件の処方箋が作成されている．2013 年には，アメリカの成人の 1/3 以上にオピオイドが処方されたと報告した（Han, 2017）．処方箋を必要とするが，自由に利用可能である中毒性薬物はオピオイドの乱用と関連している．オピオイド使用に催奇形性があるかどうかは不明である（Lind, 2017）．それでも，妊婦のオピオイドの乱用は，**新生児離脱症候群**の前例のない増加を引き起こしている．これは第 12 章と第 33 章に記載されている．妊娠およびその後遺症におけるオピオイド乱用の治療は，入院費用として毎年 15 億ドルに達する．

産科医がオピオイド中毒の妊婦とその胎児や新生児をよりよく扱うために，**Eunice Kennedy Shriver** National Institute of Child Health and Human Development（NICHD）は，その問題の多くの側面を研究するために 2016 年にワークショップを開催した（Reddy, 2017）．そのワークショップは，ACOG, AAP, SMFM, CDC, および March of Dimes の共催で行われた．いくつかの話題が取り上げられ，これらの知見の実施が，母体治療と新生児予後の改善に役立つことが期待される（ACOG, 2017a）．

■ 素晴らしい新たな世界

体外受精（*in vitro* fertilization：IVF）の大胆な新概念により，1978 年にイギリスで最初の IVF の赤ちゃんが生まれた．そして 1981 年にアメリカでも IVF の技術により児が誕生した．40 年後，Society for Reproduction Technology（SART）は，440 の診療所（Fox, 2017）が提供する補助生殖医療（assisted reproductive technologies：ART）を使用して，アメリカで 100 万人以上の乳児が生まれたと報告している．

15 年間の実験準備を経て，スウェーデンで IVF 受精した受精卵をヒト子宮移植後の子宮に入れて，その後に生児が誕生した（Brännström, 2015）．妊娠中，母親はタクロリムス，アザチオプリン，副腎皮質ステロイドで治療され，妊娠高血圧腎症および胎児心拍数異常のために妊娠 32 週で帝王切開を受けた．その後には，ダラスの Cleveland Clinic と Baylor Medical Center（Flyckt, 2016, 2017, Testa, 2017）の子宮移植プログラムが続いた．2017 年，スウェーデンのチームは 9 人の患者の試験を完了した．そのなかで 7 人の女性が妊娠し，5 人が出産した（Kuehn, 2017）．また，ダラスでは，アメリカで最初の新生児が生まれた（Rice, 2017）．

一方，Children's hospital of Philadelphia の研究者は，人工子宮の研究を行い 20 年目の目標を追求した（Yuko, 2017）．インキュベータ技術を使用して，チームは人工羊膜嚢を考案した．これを介して，臍帯血管を灌流して排液し，血液を体外膜酸素化および透析を行うシステムに戻した．今日まで，羊の胎児は人工子宮の中で 1 ヵ月間生存していた．脳血管性低血圧および低酸素血症の有害事象が推定され，非常に心配されることである．

これらの新技術の倫理的および法的課題の解決は困難である．しかし，IVF から生じたもののうち，ほとんどが解決されている．他の二つの取り組みについては，長年にわたる倫理的および法的な問題が残る可能性がある．

（訳：佐村　修）

References

American Academy of Pediatrics, American College of Obstetricians and Gynecologists: Guidelines for perinatal care, 8th ed. Elk Grove Village, AAP, 2017.

American College of Obstetricians and Gynecologists: Coping with the stress of medical professional liability litigation. Committee Opinion No. 551, January 2013, Reaffirmed 2016a.

American College of Obstetricians and Gynecologists: Definition of term pregnancy. Committee Opinion No. 579, November 2013, Reaffirmed 2016b.

American College of Obstetricians and Gynecologists: Disclosure and discussion of adverse events. Committee Opinion No. 681, December 2016c.

American College of Obstetricians and Gynecologists: Prediction and prevention of preterm birth. Practice Bulletin No. 130, October 2012, Reaffirmed 2016d.

American College of Obstetricians and Gynecologists: The obstetric and gynecologic hospitalist. Committee Opinion No. 657, February 2016e.

American College of Obstetricians and Gynecologists: Opioid use and opioid use disorder in pregnancy. Committee Opinion No. 711, August 2017a.

American College of Obstetrics and Gynecologists: Planned home birth. Committee Opinion No. 697, April 2017b.

American College of Obstetricians and Gynecologists; Society for Maternal-Fetal Medicine: Severe maternal morbidity: screening and review. Obstetric Care Consensus No. 5, September 2016f.

Barbieri RL: Reducing maternal mortality in the United States—let's get organized! OBG Manag 27(9):8, 2015.

Bauchner H: The Affordable Care Act and the future of US health care. JAMA 316(5):492, 2016.

Berg CJ, Callaghan WM, Syverson C, et al: Pregnancy-related mortality in the United States, 1998 to 2005. Obstet Gynecol 116:1302, 2010.

Berg CJ, Harper MA, Atkinson SM, et al: Preventability of pregnancy-related deaths. Results of a state-wide review. Obstet Gynecol 106:1228, 2005.

Bloom SL, Leveno KJ: Unproven technologies in maternal-fetal medicine and the high cost of US health care. JAMA 317(10):1025, 2017.

Brännström M, Johannesson L, Bokström H, et al: Livebirth after uterus transplantation. Lancet 385(9968):2352, 2015.

Brown HL: We're seeing a deep disregard for women's health. ACOG Government Affairs, June 7, 2017.

Burkhard J: Personal communication. May 2017.

Callaghan WM, Creanga AA, Kuklina EV: Severe maternal morbidity among delivery and postpartum hospitalizations in the United States. Obstet Gynecol 120(5):1029, 2012.

Carpentieri AM, Lumalcuri JJ, Shaw J, et al: Overview of the 2015 American Congress of Obstetrics and Gynecologists survey on professional liability. Clinical Review 20:1, 2015.

Centers for Disease Control and Prevention: National Center for Health Statistics: Fetal death. 2016. Available at: https://www.cdc.gov/nchs/nvss/fetal_death.htm. Accessed September 6, 2017.

Centers for Disease Control and Prevention: Pregnancy mortality surveillance system. 2017a. Available at: https://www.cdc.gov/reproductivehealth/maternalinfanthealth/pmss.html. Accessed September 6, 2017.

Centers for Disease Control and Prevention: Severe maternal morbidity in the United States. 2017b. Available at: https://www.cdc.gov/reproductivehealth/maternalinfanthealth/severematernalmorbidity.html. Accessed September 6, 2017.

Centers for Disease Control and Prevention: Vital signs: opioid painkiller prescribing. 2014. Available at: https://www.cdc.gov/vitalsigns/opioid-prescribing/index.html. Accessed September 6, 2017.

Chervenak FA, Grünebaum A: Home birth: the obstetrician's ethical response. Contemp Ob/Gyn May 8, 2015.

Chervenak FA, McCullough LB, Brent RL, et al: Planned home birth: the professional responsibility response. Am J Obstet Gynecol 208(1):31, 2013.

Chescheir NC: Enough already! Obstet Gynecol 125(1):2, 2015.

Chitty LS: Use of cell-free DNA to screen for Down's syndrome. N Engl J Med 372(17):1666, 2015.

Clark SL, Belfort MA, Dildy GA, et al: Maternal death in the 21st century: causes, prevention, and relationship to cesarean delivery. Am J Obstet Gynecol 199(1):36.e1, 2008.

Clark SL, Meyers JA, Frye DR, et al: A systematic approach to the identification and classification of near-miss events on labor and delivery in a large, national health care system. Am J Obstet Gynecol 207(5):441, 2012.

Creanga AA, Bateman BT, Kuklina EV, et al: Racial and ethnic disparities in severe maternal morbidity: a multistate analysis, 2008–2010. Am J Obstet Gynecol 210(5):435.e1, 2014.

Creanga AA, Berg CJ, Syverson C, et al: Pregnancy-related mortality in the United States, 2006–2010. Obstet Gynecol 125:5, 2015.

Creanga AA, Syverson C, Seed K et al: Pregnancy-related mortality in the United States, 2011–2013. Obstet Gynecol 130(2):366, 2017.

D'Alton ME, Friedman AM, Smiley RM, et al: National partnership for maternal safety: consensus bundle on venous thromboembolism. Obstet Gynecol 128:688–98, 2016.

de Jonge A, Geerts CC, van der Goes BY, et al: Perinatal mortality and morbidity up to 28 days after birth among 743,070 low-risk planned home and hospital births: a cohort study based on three merged national perinatal database. BJOG 122(5):720, 2015.

Dugoff L: Application of genomic technology in prenatal diagnosis. N Engl J Med 367(23):2249, 2012.

Esplin MS, Elovitz MA, Iams JD, et al: Predictive accuracy of serial transvaginal cervical lengths and quantitative vaginal fetal fibronectin levels of spontaneous preterm birth among nulliparous women. JAMA 317(10): 1047, 2017.

Fiedler M, Aaron HJ, Adler L, et al: Moving in the wrong direction—health care under the AHCA. N Engl J Med 376(25):2405, 2017.

Flyckt R, Kotlyar A, Arian S, et al: Deceased donor uterine transplantation. Fertil Steril 107(3):e13, 2017.

Flyckt RL, Farrell RM, Perni US, et al: Deceased donor uterine transplantation: innovation and adaptation. Obstet Gynecol 128(4):837, 2016.

Fox M: A million babies have been born in the U.S. with fertility help. Health NBC News, April 28, 2017.

Frey WH: America reaches its demographic tipping point. 2011. Available at: https://www.brookings.edu/blog/up-front/2011/08/26/america-reaches-its-demographic-tipping-point./ Accessed September 6, 2017.

Greene MF, Ecker JL: Choosing benefits while balancing risks. N Engl J Med 373(27):2681, 2015.

Grünebaum A, McCullough LB, Brent RL, et al: Perinatal risks of planned home births in the United States. Am J Obstet Gynecol 212(3):350, 2015.

Grünebaum A, Sapra K, Chervenak F: Term neonatal deaths resulting from home births: an increasing trend. Am J Obstet Gynecol 210:S57, 2014.

Guttmacher Institute: Fact sheet: publicly funded family planning services in the United States. 2016a. Available at: https://www.guttmacher.org/fact-sheet/publicly-funded-family-planning-services-united-states. Accessed September 6, 2017.

Guttmacher Institute: Fact sheet: unintended pregnancy in the United States. 2016b. Available at: https://www.guttmacher.org/fact-sheet/unintended-pregnancy-united-states. Accessed September 6, 2017.

Hamilton BE, Martin JA, Osterman MJ, et al: Births: final data for 2014. Natl Vital Stat Rep 54:1, 2015.

Hamilton BE, Martin JA, Ventura SJ: Births: preliminary data for 2011. Natl Vital Stat Rep 61(5):1, 2012.

Han B, Compton WM, Blanco C, et al: Prescription opioid use, misuse, and use disorders in U.S. adults: 2015 National Survey on Drug Use and Health. Ann Intern Med 167(5):293, 2017.

Hehir MP, Ananth CV, Wright JD, et al: Severe maternal morbidity and comorbid risk in hospitals performing <1000 deliveries per year. Am J Obstet Gynecol 216(2):179.e1, 2017.

Heron M: Deaths: leading causes for 2011. Natl Vital Stat Rep 64(7):1, 2015.

Howell EA, Egorova NN, Balbierz A, et al: Site of delivery contribution to black-white severe maternal morbidity disparity. 215(2):143, 2016.

Hoyert DL: Maternal mortality and related concepts. Vital Health Stat 3(33):1, 2007.

Institute for Safe Medication Practices: ISMP survey helps define near miss and close call. Medication Safety Alert, September 24, 2009. Available at: https://www.ismp.org/newsletters/acutecare/articles/20090924.asp. Accessed September 6, 2017.

Joseph KS, Lisonkova S, Muraca GM, et al: Factors underlying the temporal increase in maternal mortality in the United States. 129(1):91, 2017.

Khalifeh A, Quist-Nelson J, Berghella V: Universal cervical length screening for preterm birth prevention in the United States. J Matern Fetal Neonatal Med 30:1500, 2017.

King JC: Maternal mortality in the United States—why is it important and what are we doing about it? Semin Perinatol 36(1):14, 2012.

Knight M, Kurinczuk JJ, Tuffnell D, et al: The UK obstetric surveillance system for rare disorders of pregnancy. BJOG 112:263, 2005.

Knight M, UKOSS: Antenatal pulmonary embolism: risk factors, management and outcomes. BJOG 115:453, 2008.

Koonin LM, MacKay AP, Berg CJ, et al: Pregnancy-related mortality surveillance—United States, 1987–1990. MMWR 46(4):17, 1997.

Kuehn BM: US uterus transplant trials under way. JAMA 317(10):1005, 2017.

Lind JN, Interrante JD, Ailes EC, et al: Maternal use of opioids during pregnancy and congenital malformations: a systematic review. Pediatrics 139(6):e20164131, 2017.

Lockwood CJ: Is federal medical liability reform possible? Contemp OB/GYN July 2017.

MacDorman MF, Declercq E: Trends and characteristics of United States out-of-hospital births 2004–2014: new information on risk status and access to care. Birth 43(2):116, 2016a.

MacDorman MF, Declercq E, Cabral H, et al: Recent increases in the U.S. maternal mortality rate: disentangling trends from measurement issues. Obstet Gynecol 128(3):447, 2016b.

MacDorman MF, Declercq E, Thoma ME: Trends in maternal mortality by sociodemographic characteristics and cause of death in 27 states and the District of Columbia. Obstet Gynecol 129(5):811, 2017.

MacDorman MF, Gregory EC: Fetal and perinatal mortality: United States, 2013. Natl Vital Stat Rep 64(8):1, 2015.

Main EK, Cape V, Abreo A, et al: Reduction of severe maternal morbidity from hemorrhage using a state perinatal quality collaborative. Am J Obstet Gynecol 216(3):298.e1, 2017.

Main EK, Goffman D, Scavone BM, et al: National partnership for maternal safety: consensus bundle on obstetric hemorrhage. Obstet Gynecol 126(1):155, 2015.

Markus AR, Andrés E, West KD, et al: Medicaid covered births, 2008 through 2010, in the context of the implementation of health reform. Womens Health Issues 23(5):e273, 2013.

Maron DF: Maternal health care is disappearing in rural America. Scientific American, February 15, 2017.

Martin JA, Hamilton BE, Osterman MJK, et al: Births: final data for 2015. National Vital Statistics Report 66:1, 2017.

Matthews RJ, MacDorman MF, Thoma ME: Infant mortality statistics from the 2013 period linked birth/infant death data set. Natl Vital Stat Rep 64(9):1, 2015.

McCue B, Fagnant R, Townsend A, et al: Definitions of obstetric and gynecologic hospitalists. Obstet Gynecol 127(2):393, 2016.

Mello MM, Kachalia A, Studdert DM: Medical liability—prospects for federal reform. N Engl J Med 376(19):1806, 2017.

Moaddab A, Dildy GA, Brown HL, et al: Health care disparity and state-specific pregnancy-related mortality in the United States, 2005–2014. Obstet Gynecol 128:869, 2016.

Nelson DB, McIntire DD, McDonald J, et al: 17-Alpha hydroxyprogesterone caproate did not reduce the rate of recurrent preterm birth in a prospective cohort study. Am J Obstet Gynecol 216:600.e1, 2017.

Norton ME, Jacobsson B, Swamy GK, et al: Cell-free DNA analysis for noninvasive examination of trisomy. N Engl J Med 373(26):2582, 2015.

Reddy UM, Davis JM, Ren Z, et al: Opioid use in pregnancy, neonatal abstinence syndrome, and childhood outcomes. Obstet Gynecol 130(1):10, 2017.

Reddy UM, Page GP, Saade GR, et al: Karyotype versus microarray testing for genetic abnormalities after stillbirth. N Engl J Med 367(23):2185, 2012.

Rice S: Baylor doctors deliver first baby born in U.S. after uterine transplant. Dallas Morning News. December 2, 2017.

Shields LE, Wiesner S, Klein C, et al: Early standardized treatment of critical blood pressure elevations is associated with a reduction in eclampsia and severe maternal morbidity. Am J Obstet Gynecol 216(4):415.e1, 2017.

Snowden JM, Tilden EL, Snyder J, et al: Planned out-of-hospital birth and birth outcomes. N Engl J Med 373:2642, 2015.

Snyder MW, Simmons LE, Kitzman JO, et al: Copy-number variation and false positive prenatal aneuploidy screening results. N Engl J Med 372(17):1639, 2015.

Souza JP, Cecatti JG, Haddad SM, et al: The WHO maternal near-miss approach and the maternal severity index model (MSI): tools for assessing the management of severe maternal morbidity. PLoS One 7(8):e44129, 2012.

Squires D, Anderson C: US health care from a global perspective, spending, use of services, prices, and health in 13 countries. Issue Brief (Commonw Fund) 15:1, 2015.

Srinivas SK, Small DS, Macheras M, et al: Evaluating the impact of the laborist model of obstetric care on maternal and neonatal outcomes. Am J Obstet Gynecol 215:770.e1, 2016.

Stevenson AJ, Flores-Vazquez IM, Allgeyer RL, et al: Effect of removal of Planned Parenthood from the Texas women's health program. N Engl J Med 374(9):853, 2016.

Talkowski ME, Ordulu Z, Pillalamarri V, et al: Clinical diagnosis by whole-genome sequencing of a prenatal sample. N Engl J Med 367(23):2226, 2012.

Tavernise S: Maternal mortality rate in U.S. rises, defying global trend, study finds. New York Times, September 21, 2016.

Testa G, Koon EC, Johannesson L, et al: Living donor uterus transplantation: a single center's observations and lessons learned from early setbacks to technical success. Am J Transplant, April 22, 2017 [Epub ahead of print].

Towers Watson: Update of U.S. tort cost trends. Available at: towerswatson.com. Accessed July 30, 2017.

Van der Kooy J, Poeran J, de Graaf JP, et al: Planned home compared with planned hospital births in the Netherlands. Obstet Gynecol 118(5):1037, 2011.

Voelker R: US preterm births: "D" is for dismal. JAMA 303(2):116, 2010.

Wapner RJ, Martin CL, Levy B, et al: Chromosomal microarray versus karyotyping for prenatal diagnosing. N Engl J Med 367(23):2175, 2012.

Wasden S, Perlman J, Chasen S, et al: Home birth and risk of neonatal hypoxic ischemic encephalopathy. Am J Obstet Gynecol 210:S251, 2014.

Wax JR, Lucas FJ, Lamont M, et al: Maternal and newborn outcomes in planned home birth vs planned hospital births: a metaanalysis. Am J Obstet Gynecol 203(3):243, 2010.

Yuko E: Weighing the ethics of artificial wombs. New York Times, May 8, 2017.

Section 2

母体の解剖と生理

Maternal Anatomy and Physiology

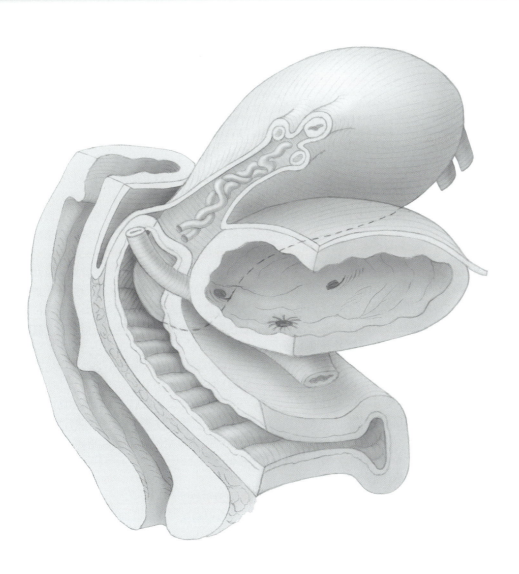

母体の解剖学的構造

Maternal Anatomy

CHAPTER 2

前腹壁 …………………………………………… 16
外性器 …………………………………………… 18
内性器 …………………………………………… 25
下部尿路の構造 ………………………………… 33
骨盤の筋骨格 …………………………………… 33

> *As the mechanism of labour is essentially a process of accommodation between the foetus and the passage through which it must pass, it is apparent that obstetrics lacked a scientific foundation until the anatomy of the bony pelvis and of the soft parts connected with it was clearly understood.*
>
> —J. Whitridge Williams (1903)

前腹壁

■ 皮膚，皮下および筋膜

　前腹壁は腹部臓器を納め，子宮の拡張に合わせて伸び，内性器への外科的アクセスの場となる．したがって，外科的に腹腔内に到達するためには，腹壁の層構造に関する総合的知識が必要である．

　ランゲル線は，皮膚の線維の方向を示しており，前腹壁では，それらは横方向に走行している．その結果，垂直方向に皮膚を切開すると，横方向の張力が高まるため，一般により広い傷跡を生じる．これに対し，Pfannenstielといった下部の横方向の切開はランゲル線に沿って行うので，美容的に優れている．

　皮下組織は，浅層の脂肪に富むCamper筋膜と，深層の線維膜状のScarpa筋膜とに分けることができる．Camper筋膜は会陰部へ続き，恥丘と大陰唇の脂肪組織となり，坐骨肛門窩の脂肪と融合する．後で述べるように，Scarpa筋膜は，Colles筋膜として下方の会陰部へ続く．

　皮下組織より下層では，正中腹直筋と錐体筋ならびに外腹斜筋，内腹斜筋，および腹横筋からなる前腹壁筋が腹壁全体に及んでいる（図2-1）．このうち外腹斜筋，内腹斜筋，および腹横筋の線維性腱膜は，前腹壁の一次筋膜を形成する．これらは，通常，臍下で幅が10〜15 mmの正中にある白線で癒合する（Beer, 2009）．著しく広範囲に離開した場合，腹直筋離開ないしヘルニアを起こす恐れがある．

　さらに，これらの三つの腱膜は，腹直筋鞘として腹直筋を包んでいる．この鞘の構造は，弓状線という境界線の上下で異なっている（図2-1）．弓状線より頭側では，腱膜が背側と腹側の両方で腹直筋の筋腹を包んでいる．弓状線より尾側では，腱膜は腹直筋の前面すなわち浅部にのみ位置し，腹直筋の下の層は薄い腹横筋膜と腹膜のみで構成される（Loukas, 2008）．このような腹直筋鞘組織の移行は，上腹部1/3の正中切開で最もよく観察することができる．

　一対の小さな三角形である錐体筋は恥骨稜から起始し，白線に付着する．錐体筋は腹直筋より浅側に位置するが，腹直筋鞘前葉より深側に存在する．

■ 血液供給

　浅腹壁動脈，浅腸骨回旋動脈，浅外陰動脈は，大腿三角内の鼠径靱帯の直下である大腿動脈から

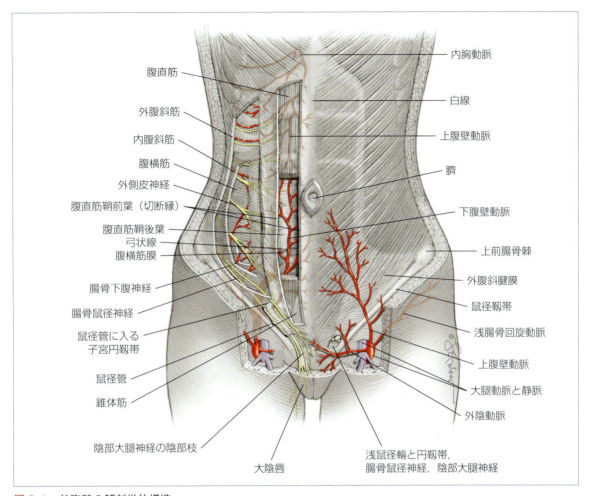

図 2-1　前腹壁の解剖学的構造
(Modified with permission from Corton MM: Anatomy. In Hoffman BL, Schorge JO, Bradshaw KD, et al (eds): Williams Gynecology, 3rd ed. New York, Mc-Graw-Hill Education, 2016)

起始する(図2-1).これらの血管は前腹壁の皮膚と皮下および恥丘を栄養する.3本の血管のなかでも,浅腹壁動脈は産科医にとって重要である.起始部から臍に向け斜めに走行しており,下腹部横切開では皮膚と腹直筋鞘前葉の中間の深さで特定することができる.浅腹壁動脈はScarpa筋膜上にあり,正中線から数cm離れたところに位置する.これを確認し結紮することが理想的である.

対照的に,下"深"腹壁動脈は,外腸骨動脈の分枝であり,前腹壁の筋肉と筋膜を栄養する.下腹壁動脈がはじめは腹直筋の外側を走行した後,後方を走行し,腹直筋を栄養することは外科的に重要である.弓状線より上では,下腹壁動脈は腹直筋鞘後葉の腹側を通過し,腹直筋鞘後葉と腹直筋の後面との間に位置する.臍の近くでは,下腹壁動脈は内胸血管の分枝である上腹壁動脈および静脈と吻合する.臨床的には,帝王切開術でMaylard切開を行う場合,筋肉を横切開する際に腹直筋の外側で下腹壁動脈を損傷するおそれがあるため,予防的に下腹壁動脈を同定し結紮することが望ましい.まれに腹部外傷に伴い下腹壁動脈を損傷することにより,腹直筋鞘血腫を生じることがある(Tolcher, 2010;Wai 2015).

前腹壁下部には,外側を下腹壁血管,下方を鼠径靱帯,内側を腹直筋外縁に囲まれたHesselbach三角と呼ばれる部位が存在する.Hesselbach三角の腹壁を貫くヘルニアは,直接鼠径ヘルニアといわれる.これに対し,間接鼠径ヘルニアは,この三角の外側にある深鼠径輪を貫き,浅

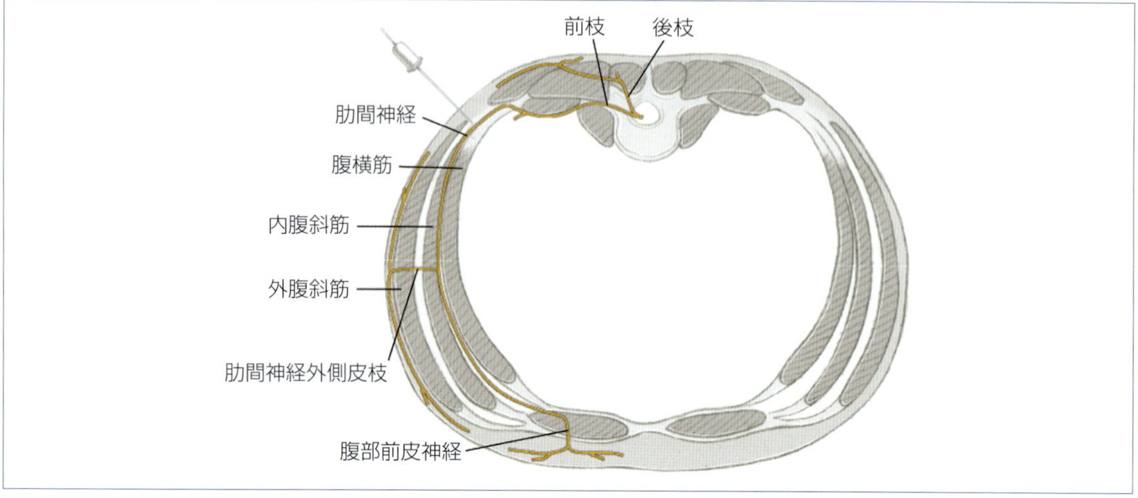

図 2-2
肋間神経・肋下神経は，脊髄神経の腹側の枝である．この図では，一つの肋間神経が腹横筋と内腹斜筋の間を腹側に伸びている．その過程で，肋間神経から肋間神経外側皮枝・腹部前皮神経が起始し，前腹壁を神経支配する．図に穿刺針を示したように，腹横筋膜面（TAP）ブロックはこの解剖学的構造を利用している．
(Modified with permission from Hawkins JL: Anesthesia for the pregnant woman. In Yeomans ER, Hoffman BL, Gilstrap LC III, et al: Cunningham and Gilstraps's Operative Obstetrics, 3rd ed. New York, McGraw Hill Education, 2017)

鼠径輪より脱出する．

■ 神経分布

前腹壁には，肋間神経（T_{7-11}），肋下神経（T_{12}），および腸骨下腹神経と腸骨鼠径神経（L_1）が分布している．これらのうち，肋間神経と肋下神経は，胸椎神経の前枝であり，体幹の側方を走行し，腹横筋と内腹斜筋の間の前腹壁を通る（図2-2）．この部分を腹横筋膜面といい，帝王切開後の神経ブロックに用いられる（第25章参照）（Fusco, 2015；Tawfik, 2017）．腹直筋鞘または腸骨鼠径-腸骨下腹神経ブロックが術後疼痛を減少させるという報告もある（Mei, 2011；Wolfson, 2012）．

腹直筋の外縁近くでは，肋間神経と肋下神経の前枝は，後鞘と腹直筋を貫通し，前鞘から皮膚に達する．したがって，これらの神経分枝は，腹直筋鞘前葉が腹直筋から離れる部位で，Pfannenstiel 切開により切断される可能性がある．

対照的に，腸骨下腹神経と腸骨鼠径神経は，第1腰椎神経の前枝から起始する．これらの神経は，腸腰筋の外側へ出て，腰方形筋を後腹膜方向へ走行し，内側の腸骨稜に向かう．この稜の近くで，両方の神経は腹横筋を貫通し，腹側正中へ向かう．上前腸骨棘の2～3 cm 内側の部位で，神経は内腹斜筋を貫通し，正中に向かってその表面へ走る（Whiteside, 2003）．腸骨下腹神経は，外腹直筋縁近くの外腹斜筋腱膜を貫通し，恥骨上部の皮膚の感覚を支配する（図2-1）．腸骨鼠径神経は，その内側で鼠径管を通り，外腹斜筋腱膜が分離して形成する浅鼠径輪を通って出る．この神経は，恥丘，上大陰唇，内側上大腿の皮膚を支配する．

腸骨鼠径神経と腸骨下腹神経は，特に切開が腹直筋の外縁を越える場合，下部横切開の際に切断されたり，縫合時に絞扼されたりしうる（Rahn, 2010）．これらの神経は，感覚のみを伝達しており，損傷により支配領域の感覚消失をきたす．まれに，慢性疼痛を発症することもある（Whiteside, 2005）．

T_{10} の皮膚分節は，おおよそ臍のレベルである．この領域の麻酔は陣痛・経腟分娩に適している．帝王切開または産後の不妊手術のための区域麻酔は，T_4 まで広がっていることが理想である．

外性器

■ 外陰

◆ 恥丘，陰唇，陰核

外陰部は恥骨結合から会陰体までの領域におけ

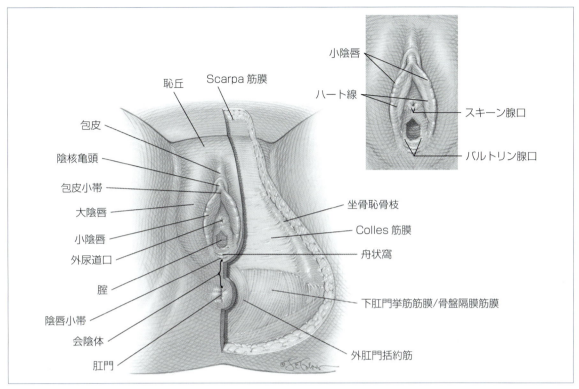

図 2-3　外陰の構造と前会陰三角の皮下層．Colles 筋膜と Scarpa 筋膜の連続性の特徴
挿入図：腟前庭の境界と腟前庭への開口部
(Reproduced with permission from Corton MM: Anatomy. In Hoffman BL, Schorge JO, Bradshaw KD, et al (eds): Williams Gynecology, 3rd ed. New York, McGraw-Hill Education, 2016)

る可視的な構造組織である．これに含まれるのは，恥丘，大陰唇と小陰唇，陰核，処女膜，前庭，尿道口，大前庭腺すなわちバルトリン腺，小前庭腺および傍尿道腺である（図 2-3）．外陰部の神経分布および血液供給は，陰部神経から与えられている．

恥丘は，恥骨結合を覆う脂肪に満ちたクッションである．思春期後，恥丘の皮膚は縮毛で覆われ，恥骨結合の上縁を底辺とした三角形を形成する．男性や多毛の女性では陰毛の生える範囲は臍に向かって前腹壁まで及ぶ．

大陰唇は通常長さ 7 ～ 8 cm，幅 2 ～ 3 cm，厚さ 1 ～ 1.5 cm である．大陰唇の上部は恥丘と直接つながっており，上縁は子宮円索帯へと続く．大陰唇は陰毛に覆われており，アポクリン腺，エクリン腺，皮脂腺が豊富である．皮下は密な結合組織層で構成され，筋肉はほとんどなく弾性線維と脂肪組織が豊富である．この脂肪組織は大陰唇の大部分を占め，豊富な静脈叢に供給される．こ

の静脈叢は，特に経産婦では，妊娠中に子宮が大きくなることにより静脈圧が増え，静脈瘤を形成することがある．うっ血した蛇行静脈ないしぶどうの房のように見えるこの静脈瘤は，通常は無症候性であり治療の必要はない．

小陰唇は，大陰唇の内側にある薄い組織ひだである．小陰唇は上方へ伸び，それぞれが二つの薄層へ分かれる．下の薄層は陰核小帯を形成し，上の層は融合されて包皮小帯を形成する（図 2-3）．下方では，陰唇小帯を形成する組織の下縁の正中まで小陰唇は伸長する．小陰唇の大きさは個人差が大きく，長さ 2 ～ 10 cm，幅 1 ～ 5 cm である（Lloyd, 2005）．

構造的には，小陰唇は血管豊富な結合組織，エラスチン線維，およびわずかな平滑筋からなる．また，多くの神経終末に支配されるため，極めて敏感である（Ginger, 2011a；Schober, 2015）．小陰唇の上皮は，場所によって異なる．小陰唇の外側の表面は薄く角化した重層扁平上皮に覆われて

いる．これに対し内側の表面は，外側部分はハート線と呼ばれる境界線までは同様の角化した上皮で覆われるが，この線より正中側は非角化扁平上皮で覆われている．小陰唇は毛包，エクリン腺，アポクリン腺を欠くが，皮脂腺は豊富である（Wilkinson, 2011）．

陰核は，主な女性性感器官である．包皮の下，包皮小帯と尿道の上に位置し，腟口に向けて内下方へ隆起している．陰核は，長さ2cmを超えることはまれで，亀頭，体，および2本の脚からなる（Verkauf, 1992）．亀頭は通常，直径0.5cm未満で，重層扁平上皮で覆われ，神経が豊富に分布している．陰核体は二つの海綿体を含む．陰核体から伸びて，各海綿体は外側へ分かれ，長く狭い脚を形成する．各脚は，その各坐骨恥骨枝の下面に沿った，坐骨海綿体筋の深部にある．陰核の血液供給は内陰部動脈の分岐に由来する．特に，陰核の深動脈は陰核体を栄養する一方，陰核の背側動脈は亀頭と包皮を栄養する．

◆ 腟前庭

成人女性では，腟前庭では外側はハート線，内側は処女膜の外面に囲まれ，前方は陰核小帯，後方は陰唇小帯で囲まれたアーモンド形の部位である（図2-3）．腟前庭は，尿道，腟，2本のバルトリン腺管，および最大の傍尿道腺であるスキーン腺の2本の腺管の6ヵ所が開口している．陰唇小帯と腟口との間である腟前庭の後方部分は舟状窩と呼ばれ，未産婦にのみ認められる．

大前庭腺とも呼ばれるバルトリン腺は，直径0.5〜1cmの大きな腺である．左右それぞれの腺管は前庭球より下部に位置し，球海綿体筋の下端より深部に存在する．腺管は長さ1.5〜2cmであり，バルトリン腺から内側に伸び，処女膜輪の遠位に開口する一方は腟前庭の5時方向，他方は7時方向である．このためバルトリン腺管は外傷や感染により腫脹したり，嚢胞や膿瘍を形成することがある．対照的に小前庭腺は，単純なムチンを分泌する上皮に覆われた浅い腺であり，ハート線に沿って開口している．

傍尿道腺は腺の分枝の集合体であり，多数の細い腺管が主に尿道下面に沿って開口する．最大の2本はスキーン腺と呼ばれ，腺管が尿道口の近くの遠位側に開口している．臨床的には，どの傍尿道腺が炎症や閉塞を起こしても，尿道憩室の形成の原因となる．尿道口は腟前庭の正中腺上にあり，恥骨弓の1〜1.5cm下方，腟口の直上に位置する．

■ 腟と処女膜

成人女性では，処女膜はさまざまな厚さの膜で，腟口のほぼ全周を囲んでいる．主に弾性のコラーゲン性結合組織からなり，内外の表面は非角化重層扁平上皮で覆われている．損傷がない処女膜の開口部の直径は，極めて小さいものから1〜2本の指が入るものまでさまざまである．一般に処女膜は，最初の性交時に数ヵ所が引き裂かれるが，ほかにも月経中に使用するタンポンなどによっても損傷する場合がある．破れた組織の縁は，すぐに上皮が再生する．妊婦では，処女膜上皮は厚く，グリコーゲンが豊富である．出産で処女膜に生じる変化は，通常，容易に認識できる．例えば，時間の経過とともに処女膜は，処女膜小丘ないし処女膜痕と呼ばれる，さまざまな大きさの小結節へと変化する．

腟は処女膜の近位から子宮に達する筋粘膜の管であり，膀胱と直腸との間に存在する（図2-4）．前方では，腟は結合組織，つまり膀胱腟中隔で膀胱と尿道から分離されている．後方では，下部の腟と直腸の間に，直腸腟中隔を一緒に形成する同様の組織がある．腟の上1/4は，直腸子宮窩すなわちダグラス窩により直腸と分離されている．

通常，腟内の前後壁は接しており，外側縁の間にあるわずかな腟しかない．腟の長さはかなり多様だが，通常は前壁が6〜8cmである．一方，後壁は7〜10cmである．腟円蓋の上端は，子宮頸により前方，後方および2つの側方円蓋へ分かれる．内骨盤器官は通常これらの円蓋の薄い壁を通じ触診できるため，臨床上重要である．

腟粘膜は，非角化重層扁平上皮とその下の粘膜固有層からなる．閉経前の女性の腟粘膜は，粘膜ひだとして知られる多くの薄い横走稜線に変わり，前後腟壁の内側を覆う．この深部に筋肉層があり，平滑筋，コラーゲン，エラスチンを含む．筋層の下にはコラーゲンとエラスチンからなる外膜層がある（Weber, 1997）．

腟には腺組織は存在しない．代わりに，腟上皮下毛細血管叢に起始し，透過性上皮を横断する滲出物が腟を潤滑する（Kim, 2011）．妊娠中に増加

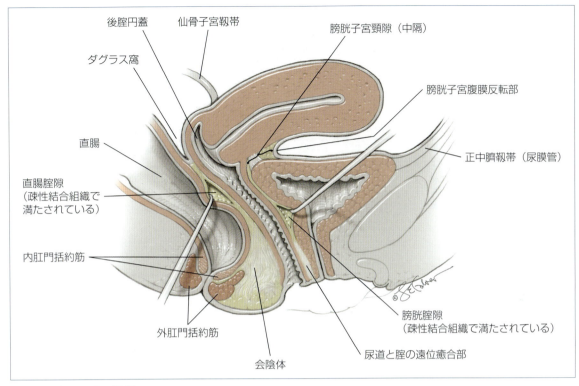

図2-4　腟と周囲の解剖
(*Reproduced with permission from Corton MM: Anatomy. In Hoffman BL, Schorge JO, Bradshaw KD, et al (eds): Williams Gynecology, 3rd ed. New York, McGraw-Hill Education, 2016*)

する血管分布により，腟分泌物は著しく増加する．時折，これは破水と混同されることがあり，これら二つの臨床上の区別については，第22章で述べる．

出産による上皮の損傷と治癒により，層状上皮の一部が腟粘膜下に埋没することがある．本来の組織と同様に，この埋没した上皮組織は，変性した細胞やケラチンを排除していく．その結果，ケラチンの壊死組織片で満たされた硬い表皮封入体嚢胞が形成されることがあり，これが一般的な腟嚢胞である．

腟への血液供給は豊富である．近位部分は，子宮動脈の頸管下行枝と腟動脈から供給される．後者は，子宮動脈，下膀胱動脈または直接内腸骨動脈からとさまざまな血管から供給される．中直腸動脈は腟後壁への供給に寄与する一方，遠位側は内陰部動脈から供給を受ける．各レベルでの前後腟壁で，反対側の対応する脈管と吻合を形成する．

広範囲な静脈叢が腟に隣接して取り囲み，動脈の進路に従っている．下1/3では，リンパ管は外陰に沿って主に鼠径リンパ節へ流入する．中1/3は，内腸骨節へ流入し，また，上1/3は，外，内，および総腸骨節へ流入する．

■ 会 陰

両大腿の間のダイヤモンド形の部位は，骨盤出口部の骨格を反映している．すなわち，前方は恥骨結合，前外側は坐骨恥骨枝と坐骨結節，後外側は仙結節靭帯，そして，後方は尾骨部分と対応している．坐骨結節線により，会陰は尿生殖三角とも呼ばれる前頸三角と，肛門三角と呼ばれる後頸三角に分けられる．

会陰体は，前後頸三角の正中にみられる筋線維の塊である（図2-5）．会陰腱中心とも呼ばれる会陰体は，超音波断層法で測定すると高さ8mm，幅・厚さ14mmである（Santoro, 2016）会陰体は，さまざまな構造物との接合部として機能し，会陰をしっかりと支持している（Shafik, 2007）．表層では，球海綿体筋，浅会陰横筋，外肛門括約筋が会陰体に収束している．そして深部では，会

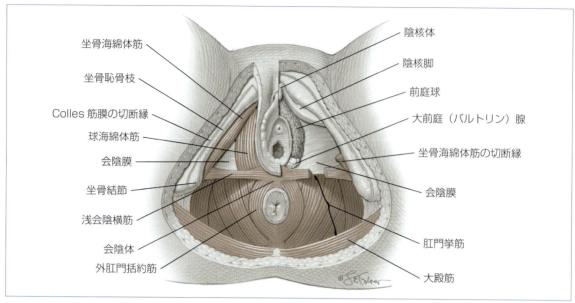

図 2-5　前会陰三角と後会陰三角
図の左側は，Colles筋膜を取り外したもの．右側は，前会陰三角の浅在筋肉を取り外したもの．
(Modified with permission from Corton MM: Anatomy. In Hoffman BL, Schorge JO, Bradshaw KD, et al (eds): Williams Gynecology, 3rd ed. New York, Mc-Graw-Hill Education, 2016)

陰膜，恥骨尾骨筋，内肛門括約筋が結合している (Larson, 2010)．会陰体は，会陰切開により切られる部分であり，第2，第3，第4度裂傷となる．

◆ **前会陰三角の浅会陰隙**

　前会陰三角は，上方では恥骨枝と，外側では坐骨結節と，また後方では浅会陰横筋と結合している．会陰膜によって浅会陰隙と深会陰隙に分かれる．この膜による仕切りは，尿生殖隔膜の下骨盤間膜筋膜として知られる線維性の膜である．会陰膜は，外側が坐骨恥骨枝，内側が尿道と腟の遠位1/3，後方は会陰体，前方は恥骨の弓状靱帯へ付着している (図2-5)．

　前会陰三角の浅会陰隙は，深部では会陰膜と，浅部ではColles筋膜と結合している．先に述べたとおり，Colles筋膜はScarpa筋膜が会陰へつながったものである．会陰では，Colles筋膜は外側では恥骨枝と大腿筋膜へ，下方では浅会陰横筋と会陰膜の下縁，および内側では尿道，陰核，腟へ付着している．このように，前会陰三角の浅会陰隙は比較的閉鎖された空間である．

　この浅い袋状構造にはいくつかの重要な構造組織が含まれており，バルトリン腺，前庭球，陰核体と脚，陰部血管と神経の分枝，坐骨海綿体筋，球海綿体筋，浅会陰横筋などがある．これらの筋肉のうち，坐骨海綿体筋は，下方では坐骨結節内側に，外側では坐骨恥骨枝へそれぞれ付着している．前方では，それぞれが陰核脚へ付着し，静脈脱血を防ぐため脚を圧迫することで陰核勃起を維持することができる．両側の球海綿体筋は，前庭球とバルトリン腺の上に重なっており，前方は陰核体に，後方は会陰体に付着している．球海綿体筋は腟内腔を収縮させ，バルトリン腺からの分泌物を放出させる．さらに，陰核の深背側静脈を圧迫することで陰核勃起に寄与する．また，球海綿体筋と坐骨海綿体筋は，陰核を下方へ引っ張っている．浅会陰横筋は，外側は坐骨結節に，内側は会陰体に付着している細い筋肉である．菲薄化していたり，退化していることもあるが，存在する場合は，会陰体を支持している (Corton, 2016)．

　前庭球は長さ3～4cm，幅1～2cm，厚さ0.5～1cmのアーモンド形の静脈集合体であり，両側の前庭にある球海綿体筋の下に存在する．前庭球は，下方では腟口の中央部に付着し，陰核に向けて上方へ広がる．また，前方は陰核体の下で正中線と交わる．前庭球の静脈は分娩中に断裂したり破裂したりすることがあり，前会陰三角の浅会陰隙に外陰部血腫を生じる (図41-11 参照)．

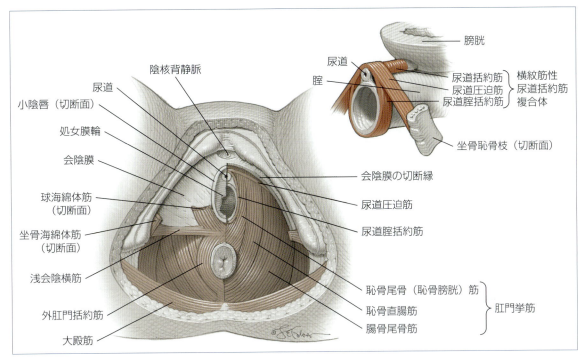

図 2-6　前会陰三角部の前三角深会陰隙
この図の右側は会陰膜を取り除いた構造．左側は会陰体に接した構造，すなわち，球海綿体筋，浅会陰横筋，外肛門括約筋，恥骨会陰筋および会陰膜を示している．

(Reproduced with permission from Corton MM: Anatomy. In Hoffman BL, Schorge JO, Bradshaw KD, et al (eds): Williams Gynecology, 3rd ed. New York, McGraw-Hill Education, 2016)

◆ **前会陰三角の深会陰隙**

　前会陰三角の深会陰隙は会陰膜の深部にあり，骨盤まで伸びている（Mirilas, 2004）．浅会陰隙とは対照的に，深会陰隙は骨盤腔と上部で連続している（Corton, 2005）．これには，尿道と腟の一部や，内陰部動脈の一部の分枝，および尿生殖器の横紋筋性括約筋複合体が含まれる（図 2-6）．

・**尿道**

　女性の尿道は長さ 3〜4cm であり，膀胱三角から起始する．尿道の遠位側 2/3 は腟壁腹側と癒合している．尿道の上皮の細胞は，近位側では移行上皮であり，遠位側では非角化重層扁平上皮へと変化する．尿道壁は 2 層の平滑筋からなり，内側は縦走し，外側は輪走している．これはさらに**尿道括約筋**または**横紋筋性括約筋**と呼ばれる輪状の骨格筋の層に囲まれる（図 2-6）．尿道の中央から下部 1/3 にかけて，会陰膜の直上，つまり深側には，**尿道腟括約筋**および**尿道圧迫筋**と呼ばれる 2 本の帯状の骨格筋がある．尿道括約筋とともに，これらは**横紋筋性尿道括約筋複合体**をなす．

この複合体が一定の筋緊張を保ち，反射的な収縮を行うことにより排尿の随意調節が可能となる．

　会陰膜より遠位側では，尿道壁は線維組織からなり，尿の流れる方向を決めるノズルの役割を担う．この部分の粘膜下層は，ホルモン感受性の重層扁平上皮に覆われている．前述した傍尿道腺は尿道の粘膜下層の背側（腟側）表面に位置する．

　尿道は下部膀胱動脈や，腟動脈，内側外陰動脈の分枝から血流を受ける．いまだ議論されるところではあるが，外陰神経が横紋筋性尿道括約筋複合体の遠位側を神経支配していると考えられている．S_{2-4} からの体性遠心性神経の枝は，下下腹神経叢と伴走し，尿道括約筋を神経支配する．

◆ **骨盤隔膜**

　前後会陰三角の深部にみられる，この広い筋肉索は，骨盤内の内臓をしっかり支持している．骨盤隔膜は，肛門挙筋と尾骨筋からなる．肛門挙筋は，恥骨尾骨筋，恥骨直腸筋，腸骨尾骨筋から構成される．恥骨尾骨筋は恥骨膀胱筋とも呼ばれ，付着部の位置と機能により細分化される．これに

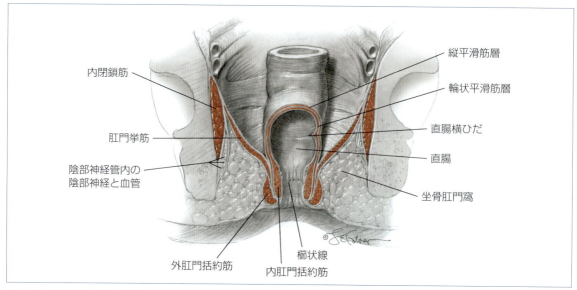

図2-7　肛門管と坐骨肛門窩
(Reproduced with permission from Corton MM: Anatomy. In Hoffman BL, Schorge JO, Bradshaw KD, et al (eds): Williams Gynecology, 3rd ed. New York, McGraw-Hill Education, 2016)

含まれる恥骨腟筋，恥骨会陰筋，恥骨肛門筋は，それぞれ腟，会陰体，肛門へ付着している（Kearney, 2004）．

経腟分娩は，肛門挙筋ないしその支配神経が損傷するリスクをもたらす（DeLancey, 2003；Weidner, 2006）．さらに，肛門挙筋の損傷により骨盤臓器脱のリスクが上昇することはエビデンスにより裏づけられている（Dietz, 2008；Schwertner-Tiepelmann, 2012）．このため，現在は分娩による肛門挙筋の損傷を最小限に抑える研究が行われている．

◆ 後会陰三角
　後会陰三角は，坐骨肛門窩，肛門管，肛門括約筋複合体からなる．肛門括約筋複合体には内肛門括約筋，外肛門括約筋，恥骨直腸筋が含まれる．さらに，陰部神経と内陰部動脈の分枝もこの三角内に存在する．

• 坐骨肛門窩
　坐骨肛門窩は坐骨直腸窩としても知られ，肛門管の両側にみられる脂肪に満たされた楔形の領域であり，後会陰三角の大部分を占める（図2-7）．外表部は皮膚に覆われ，深部の頂点は肛門挙筋と内閉鎖筋の結合部から形成される．このほか，それぞれ外側は内閉鎖筋膜と坐骨結節，正中下部は肛門管と括約筋複合体，正中上部は傾斜した肛門挙筋下面の筋膜，後方は大殿筋と仙骨結節靱帯，前方は，前会陰三角の下縁に接する．

　窩内にみられる脂肪は，周囲の器官を支持するほか，排便時の直腸膨張や分娩時の腟伸展を可能にしている．後会陰三角の血管を損傷した場合，坐骨肛門窩に血腫を形成する．また，この空間は容易に膨張可能であるため，血腫が増大しやすい．さらに，二つの窩の背側は肛門管の後方で交通している．このため，会陰切開部の感染や血腫が，一方の窩から他方へ拡大する恐れがあるので注意が必要である．

• 肛門管
　肛門管は直腸の遠位端から連続しており，直腸の肛門挙筋付着部から肛門皮膚まで続いている．4〜5 cmの長さにわたっており，最上部の粘膜は円柱上皮からなるが，歯状線とも呼ばれる櫛状線から肛門縁までは重層扁平上皮である．肛門縁の扁平上皮には，ケラチンと皮膚付属器が加わっている．

　肛門管には，複数の組織層が存在する（図2-7）．内層は，肛門粘膜，内肛門括約筋，および肛門括約筋間隙で構成される．肛門括約筋間隙には，直腸の縦走平滑筋層の連続部分が含まれる．外層は，頭側は恥骨直腸筋からなり，尾側は外肛門括約筋からなる．

肛門管内には，肛門クッションという三つの高度に血管が分布した粘膜下動静脈叢があり，管の完全閉鎖と便意自制を助ける．子宮の増大，過度の緊張，硬い便などにより圧を生じ，クッションの支持結合組織の変性や弛緩につながることがある．すると，これらのクッションは，肛門管の中へ押し出され，下方へ進む．これはクッション内の静脈うっ血となり痔核と呼ばれる．静脈うっ血は，炎症やクッションの上皮びらんを起こし出血を生じる．

外痔核は櫛状線の遠位側に生じ，重層扁平上皮に覆われ，下直腸神経から知覚支配を受ける．したがって，痛みと触知可能な腫瘤が典型的な症状である．縮小しても肛門皮膚と線維性組織からなる痔核のポリープが残ることがある．これに対し内痔核は，櫛状線の上に形成され，知覚のない肛門直腸粘膜に覆われる．このため脱出したり出血したりすることはあるが，血栓形成や壊死を起こさない限り，痛みを生じることはまれである．

• **肛門括約筋複合体**

肛門管を囲む内外の肛門括約筋が便意の抑制に寄与している．いずれも腟の近くに位置するため，経腟分娩の際に断裂する恐れがある．内肛門括約筋（internal anal sphincter：IAS）は，直腸輪走平滑筋層の遠位側と連続しており，骨盤内臓神経を経て副交感神経線維に支配され，上，中，下直腸動脈に栄養される．IAS は，肛門管静止圧により排便を自制しており，排便前に弛緩する．IAS の長さは 3～4 cm であり，遠位端では外肛門括約筋と 1～2 cm 重なっている（DeLancey, 1997）．この重複部分の遠位端を肛門括約筋間溝といい，直腸診により触知できる．

一方，外肛門括約筋（external anal sphincter：EAS）は横紋筋輪で，前方は会陰体に付着し，後方は肛門尾骨靱帯を介し尾骨と結合している．EAS は，便意自制を助ける安定した静止収縮を維持し，便意自制が切迫したとき追加の圧力をかけるが，排便時には弛緩する．外肛門括約筋は，内陰部動脈の分枝である下直腸動脈から血液供給を受けている．陰部神経の下直腸枝からの体性運動神経に支配されている．IAS および EAS は経腟分娩時の第 3 度および第 4 度裂傷で断裂する恐れがあるが，損傷部の修復の際は肛門括約筋の縫合が不可欠である（第 27 章参照）．

◆ **陰部神経**

陰部神経は，S_{2-4} 脊髄神経の前枝から形成されている．梨状筋と尾骨筋の間を通り，仙棘靱帯の後方，坐骨棘のすぐ内側の位置で大坐骨孔を通って骨盤外に出る（Barber, 2002；Maldonado, 2015）．したがって，陰部神経ブロックのため局所麻酔薬を注射するとき，坐骨棘は識別可能な目印の役割を果たす（第 25 章参照）．陰部神経は，その後仙棘靱帯の下および仙結節靱帯の上を走行し，内閉鎖筋に沿って小坐骨孔で再び骨盤内に入る．内閉鎖筋の上方では，陰部神経は内閉鎖筋を包む筋膜が分裂して形成される陰部神経管（アルコック管とも呼ばれる）の内部に存在する（Shafik, 1999）．一般に陰部神経は，仙棘靱帯の後方および陰部神経管内で比較的固定されている．したがって，分娩時に骨盤底が下方に偏位する際に進展損傷のリスクがある（Lien, 2005）．

陰部神経が陰部神経管を出て会陰に入ると，3本の終末分枝へ分かれる（図 2-8）．1 本目は陰核の背側神経であり，坐骨海綿体筋と会陰膜の間を走り，陰核亀頭を神経支配する（Ginger, 2011b）．2 本目である会陰神経は，会陰膜の浅部を走る（Montoya, 2011）．会陰神経は，後陰唇枝と筋肉枝に分かれ，それぞれ陰唇皮膚と前会陰三角筋を支配する．3 本目の下直腸枝は，坐骨肛門窩を通り抜け外肛門括約筋，肛門粘膜，肛門周囲の皮膚を支配する（Mahakkanukrauh, 2005）．会陰への主な血液供給源である内陰部動脈も，陰部神経と同様に分枝する．

内性器

子宮

非妊娠時には子宮の前方には膀胱，後方には直腸が位置する．子宮後壁はほぼ全面が漿膜，つまり臓側腹膜で覆われている（図 2-9）．この腹膜の下部は，直腸子宮窩，すなわちダグラス窩の前縁を形成する．子宮前壁の上部のみが臓側腹膜に覆われている．その下縁では，腹膜が膀胱円蓋の前方へ反転し，膀胱子宮窩を形成する．その結果，子宮前壁の下部は，明確な疎の結合組織である膀胱子宮間隙によってのみ，膀胱後壁と隔てられる．帝王切開では，膀胱子宮窩の腹膜を鋭的に切開することで膀胱子宮間隙に到達する．子宮摘

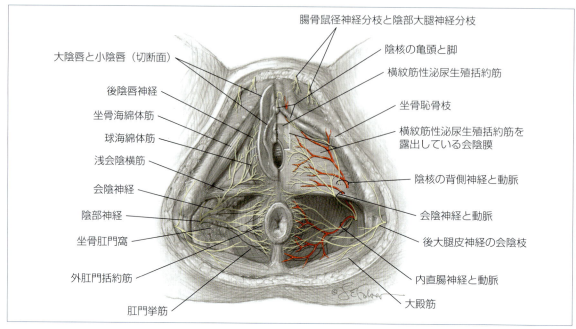

図 2-8　陰部神経と脈管
(Reproduced with permission from Corton MM: Anatomy. In Hoffman BL, Schorge JO, Bradshaw KD, et al (eds): Williams Gynecology, 3rd ed. New York, McGraw-Hill Education, 2016)

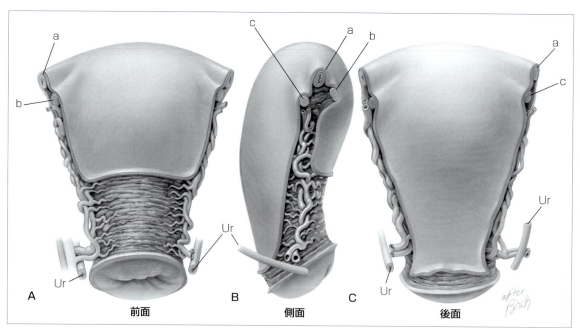

図 2-9　成人女性の子宮の前面（A），右側面（B），後面（C）
a＝卵管，b＝子宮円索，c＝固有卵巣索，Ur＝尿管.

出術や帝王切開術の際は，膀胱子宮間隙内で尾側方向に剝離することにより，安全に子宮下節から膀胱を離すことができる（第30章参照）．

子宮は梨の形をしており，大きさの異なる二つの部分からなる．上部にある大きい部分が子宮体部であり，下部にある子宮頸部は腟内に突出している．子宮峡部は，これら二つが結合する部位である．子宮峡部は妊娠中に子宮下部を形成するた

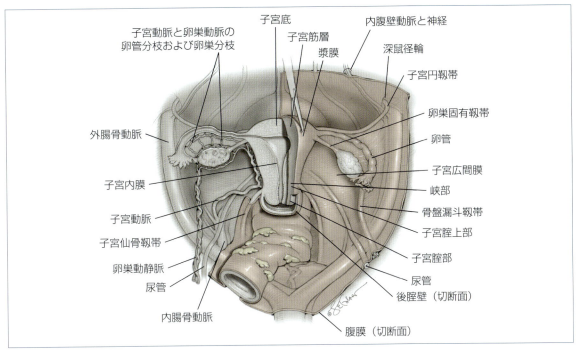

図 2-10 子宮，子宮付属器および関連解剖組織
(Reproduced with permission from Corton MM: Anatomy. In Hoffman BL, Schorge JO, Bradshaw KD, et al (eds): Williams Gynecology, 3rd ed. New York, McGraw-Hill Education, 2016)

め，特に産科的に重要である．子宮体部の両側の上外側縁にはそれぞれ子宮角があり，そこから卵管が伸びている．さらに，この部位には子宮円靱帯と卵巣固有靱帯の起始部が存在する．両側の卵管付着部の間には子宮底という凸状の子宮上部が存在する．

子宮頸部ではなく子宮体部の大部分は筋肉である．前壁と後壁の内面はほとんど接しており，前後壁の間の腔はわずかな隙間を形成している．子宮の長さは，経産婦では 9～10 cm であるのに対し，未妊婦では 6～8 cm である．子宮重量は平均 60 g で，通常，経産婦はさらに重い（Langlois, 1970；Sheikhazadi, 2010）．

妊娠により筋肉線維が肥大し，子宮は著しく増大する．妊娠前は卵管挿入部の間の平らな凸面であった子宮底は，ドーム状になる．さらに，子宮円靱帯は中 1/3 と上 1/3 とが結合する部位に付着しているようにみえる．卵管は長くなるが，卵巣は肉眼的には変わらない．

◆ 子宮頸部
子宮頸部は円柱状で，両端には小さな開口部，すなわち内外の子宮口が存在する．子宮頸管は子宮頸部を走行し，内外の子宮口をつないでいる．子宮頸部は腟の付着部により上部と下部に分けられる．子宮頸部の上部，すなわち腟上部の上端は内子宮口であり，これは腹膜が膀胱の上に反転する高さと一致する（図 2-10）．子宮頸部の下部は，腟部として腟内に突出している．

出産前の外子宮口は小さく，均整のとれた，卵形の開口部である．出産後，特に経腟分娩後では，開口部に横裂が入り，いわゆる子宮腟部の前唇および後唇となる．分娩中に深く裂けると，子宮頸部は不整，結節状ないし放射状に治癒することがある（図 36-1 参照）．

外子宮口を取り囲む子宮頸部の外表部分を子宮腟部といい，大部分が非角化重層扁平上皮に覆われている．これに対し，子宮頸管は，単層の粘液産生円柱上皮で覆われており，深い裂溝様の陥入つまり「腺」を形成する．妊娠中は，子宮頸管上皮は外反し，子宮腟部に移動する（第 4 章参照）．

子宮頸部の基質は，主にコラーゲン，エラスチン，プロテオグリカンからなるが，平滑筋はとても少ない．第 21 章で述べるが，これらの構成要素の量，構成，向きが変化することにより，分娩

開始に先立って子宮頸管が熟化する．妊娠初期では，子宮頸部の基質内の血管分布が増加し，チャドウィック徴候と呼ばれる子宮腟部の青色変化が起こる．子宮頸部は浮腫により軟化しグデル徴候を呈する．一方，子宮峡部は軟化によりヘガール徴候を呈する．

◆子宮筋層と子宮内膜

子宮の大半は子宮筋層からなる．子宮筋層は弾性線維の豊富な結合組織により束ねられた平滑筋束である．交差した筋線維は子宮筋層の脈管を取り囲み，収縮してこれらを圧迫する．このような解剖学的構造は，分娩第3期の胎盤付着部の止血に不可欠である．

子宮筋層における筋線維の数は，場所によって異なり（Schwalm, 1966），尾側にいくにつれ，しだいに減少し，子宮頸部では組織量の10％のみとなる．子宮体部では，内層は外層より比較的筋肉量が多く，前後壁の筋肉は，側壁より多い．妊娠中に，子宮上部の筋層は著しく肥厚するが，子宮頸部では筋肉の含有量に有意な変化はない．

子宮内腔は上皮，陥入腺，脈管からなる子宮内膜に囲まれている．第5章で述べたとおり，子宮内膜は，月経周期とともに大きく変化する．この層は，月経によって脱落する機能層と，月経後に機能層を再生する役目を果たす基底層へ分かれる．妊娠中は，子宮内膜は脱落膜と定義され，ホルモンの作用により劇的に変化する．

■ 靱帯

子宮表面から骨盤壁に向けて伸びる靱帯には，子宮円靱帯，子宮広間膜，基靱帯，仙骨子宮靱帯などがある（図2-10, 2-11）．子宮円靱帯および子宮広間膜は実際には子宮を支持しておらず，これと対照的に基靱帯や仙骨子宮靱帯は子宮を支持している．

子宮円靱帯は卵管起点のやや前下方に起始する．この位置づけは産褥期の不妊手術中の卵管の確認に役立つ．特に骨盤の癒着により卵管の可動

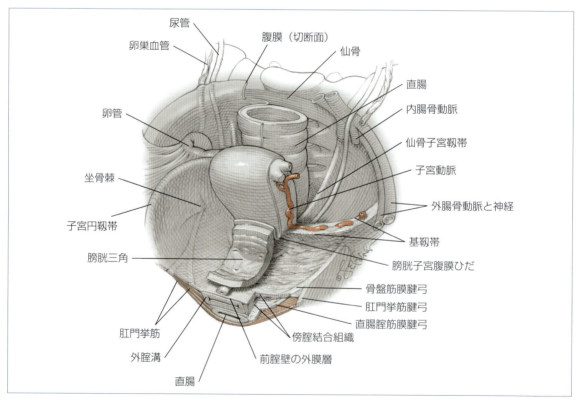

図2-11 骨盤内臓および支持結合組織
(Reproduced with permission from Corton MM: Anatomy. In Hoffman BL, Schorge JO, Bradshaw KD, et al (eds): Williams Gynecology, 3rd ed. New York, McGraw-Hill Education, 2016)

性が制限され，卵管や卵管采の同定が困難な場合，重要となる．子宮円索帯は外側へ伸び，鼠径管を通り，大陰唇上部に到達する．子宮動脈の分枝である Sampson 動脈は，子宮円索帯の内部を走行する．非妊女性では，子宮円索帯の直径は 3～5mm とさまざまで，線維組織中隔で分離された平滑筋束からなる（Mahran, 1965）．妊娠中は，これらの靱帯はかなり肥厚し，長さと直径が増加する．

子宮広間膜は二つの翼状構造で，子宮外側から骨盤壁まで伸びている．各々の子宮広間膜は 2 層の腹膜のカーテンからなる．子宮広間膜の前後の層はそれぞれ前葉・後葉と呼ばれる．腹膜は子宮角から伸びる構造物を覆い，子宮広間膜を形成している．卵管を覆う腹膜は卵管間膜と呼ばれ，子宮円索帯を囲む腹膜は円索間膜，卵巣固有靱帯の周囲の腹膜は卵巣間膜である．卵管采の末端から骨盤壁に向かって広がる腹膜は，骨盤漏斗靱帯または卵巣提索と呼ばれる靱帯を形成する．骨盤漏斗靱帯は神経と卵巣血管を含む．妊娠中はこれらの脈管，特に静脈叢は，劇的に拡張する．特に，卵巣血管の茎部の直径は，0.9cm から妊娠満期には 2.6cm へ増加する（Hodgkinson, 1953）．

基靱帯は子宮頸横靱帯または Mackenrodt 靱帯とも呼ばれ，子宮と腟上部を中央に固定している．また，基靱帯は子宮広間膜の厚い底部である．cesarean hysterectomy を行う際には，基靱帯をしっかりと挟鉗し，縫合してから離断・結紮しなくてはならない．

子宮仙骨靱帯は，多少の相違はあるが，腟上部の後側面から起始し，仙骨上の筋膜へ付着している（Ramanah, 2012；Umek, 2004）．この靱帯は，結合組織，血管と神経の小さな束，および平滑筋からなる．また，腹膜で覆われ，ダグラス窩の外側の境界を形成する．

子宮傍結合織は，子宮広間膜内の子宮外側に隣接する結合組織を総称する用語である．子宮頸部傍結合織は子宮頸部に隣接する一方，傍腟結合織は腟壁外側の組織である．

■ 骨盤の血液供給

妊娠中に，主に子宮動脈と卵巣動脈から供給される子宮脈管系は著しく肥大する（図 2-10）．内腸骨動脈の主な分枝である子宮動脈は，子宮広間膜の基部に流入し，子宮の側面へ向かって走行する．子宮動脈は，子宮頸部の約 2cm 外側で尿管と交差する．このように子宮動脈と尿管は近接しているため，子宮を摘出する際に，子宮の血管を挟鉗し結紮する操作により尿管を損傷したり結紮したりしてしまう恐れがある．

子宮動脈は子宮頸部の腟上部に達すると分離する．細い子宮動脈下行枝は，子宮頸部下部と腟上部へ血液を供給する．子宮動脈の本幹は，急峻に上方へ曲がり，子宮の外側縁に沿って頭側に伸びる．この走行に沿い，子宮動脈本幹は子宮頸部上部に大きな枝を出し，その後多くの内側枝が連続して子宮体部を貫き弓状動脈をなす．この名前にも示されるように，各々の枝が漿膜面直下の子宮筋層をアーチ状に通る．両側の弓状動脈は子宮の正中で吻合する．放射動脈は弓状動脈から直角に起始し，子宮筋層を横切って子宮内膜に入り，基底動脈やらせん動脈に分岐する．らせん動脈は，機能層へ血流供給する．基底動脈は直動脈とも呼ばれ，基底層にのみ伸びる．

子宮動脈が頭側に伸びる際に，子宮円索帯の Sampson 動脈が分岐する．子宮動脈本幹は卵管に到達する直前で，3 本の終末分枝へ分かれる．子宮動脈の卵巣枝は，卵巣動脈の終末分枝と吻合する．卵管枝は卵管間膜を通り卵管の一部を栄養し，子宮底の分枝は子宮最上部を貫通する．

子宮動脈に加え，子宮は卵巣動脈からも血液供給を受ける（図 2-10）．この動脈は大動脈の直接分枝であり，骨盤漏斗靱帯を通り子宮広間膜に入る．卵巣門で，卵巣に入る細い分枝へ分かれる．卵巣動脈は門に沿って走行し，卵管間膜で分かれる数本の分枝が卵管を栄養する．しかしながら，その主幹は子宮広間膜の全長を横断し，子宮角へ進む．ここで子宮動脈の卵巣分枝と吻合する．この二重の血液供給により血管予備能が保たれるため，産後の過多出血への対応として子宮動脈ないし内腸骨動脈を結紮した場合でも，子宮は虚血には至らない．

子宮静脈は，各動脈に伴走している．したがって，弓状静脈は結合して子宮静脈を形成し，これは内腸骨静脈に注ぎ，次に総腸骨静脈へ出る．子宮上部，卵巣，子宮広間膜の上部からの血液の一部は，数本の静脈により回収される．子宮広間膜内で，これらの静脈は，卵巣静脈で終わる大きな

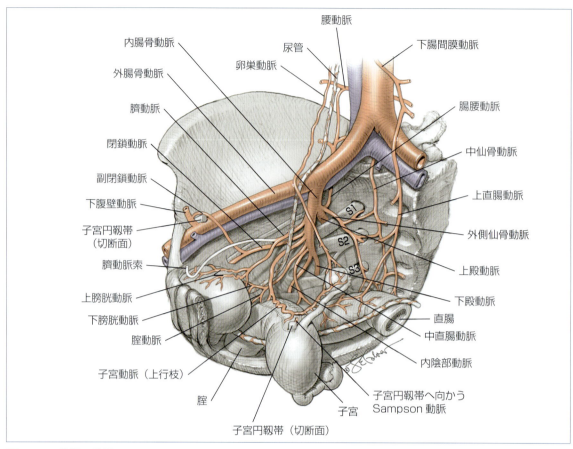

図 2-12　骨盤の動脈
(Reproduced with permission from Corton MM: Anatomy. In Hoffman BL, Schorge JO, Bradshaw KD, et al (eds): Williams Gynecology, 3rd ed. New York, McGraw-Hill Education, 2016)

つる状静脈叢を形成する．右卵巣静脈は下大静脈へ注ぐ一方，左卵巣静脈は左腎静脈へ注ぐ．

　骨盤への血液供給は，主に内腸骨動脈の分枝から供給される（図2-12）．これらの分枝は，前後へ分かれ，以降の分枝は個人差がある．前方は，骨盤内臓器と会陰へ血液を供給し，下殿動脈，内陰部動脈，中直腸動脈，腟動脈，子宮動脈，閉鎖動脈，臍動脈および上膀胱動脈を分岐する．後方の分枝は，殿部と大腿へ伸び，上殿動脈，外側仙骨動脈，腸腰動脈を含む．よって，内腸骨動脈を結紮する際は，後方の分枝が栄養する部位への血流障害を避けるため，後方枝の分岐部より遠位での結紮が推奨される（Bleich, 2007）．

■ リンパ管

　子宮体部からのリンパ管は，二つのグループのリンパ節に分布する．1組のリンパ管は，内腸骨リンパ節へ流出する．他方の1組は，卵巣領域からのリンパ管と合流し，傍大動脈リンパ節に達する．子宮頸部からのリンパ管は，主に総腸骨血管の分岐付近にある内腸骨リンパ節まで到達する．

■ 神経分布

　簡単に要約すると末梢神経系は，骨格筋に分布する体性神経系と平滑筋，心筋，および腺に分布する自律神経系とに分かれる．骨盤内臓神経分布は，自律神経が優勢である．さらに，自律神経は，交感神経と副交感神経に分かれる．

　骨盤内臓への交感神経分布は，仙骨前神経ともいわれる上下腹神経叢から起始する（図2-13）．大動脈分岐部の下から起始し下方の後腹膜へ伸びる，この神経叢は，T_{10}からL_2までの脊椎レベルから起始する交感神経線維から形成される．この上下腹神経叢は，仙骨岬角のレベルで左右の下

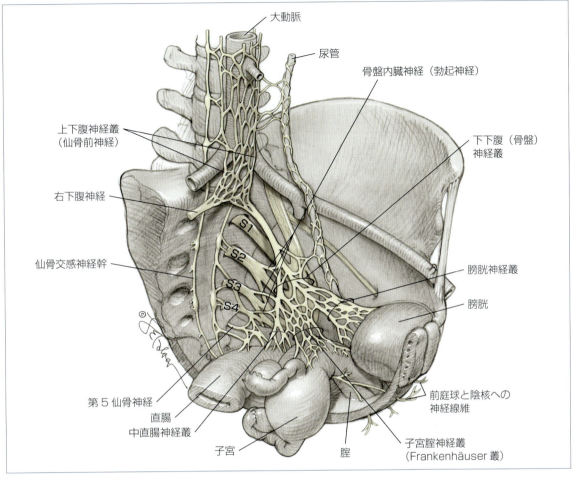

図2-13　骨盤神経分布
(Reproduced with permission from Corton MM: Anatomy. In Hoffman BL, Schorge JO, Bradshaw KD, et al (eds): Williams Gynecology, 3rd ed. New York, McGraw-Hill Education, 2016)

腹神経へ分かれ，骨盤側壁に沿って下方へ走る (Ripperda, 2015).

　対照的に，骨盤内臓への副交感神経分布は，S_2 から S_4 までの脊椎レベルのニューロンから出ている．その軸索は，それらのレベルの脊髄神経の前枝の一部として存在する．これらはそれぞれ結合し，勃起神経ともいう骨盤内臓神経を形成する．

　2本の下腹神経（交感神経）と2本の骨盤内臓神経（副交感神経）が混合して，骨盤神経叢とも呼ばれる下下腹神経叢を形成する．後腹膜神経叢は，S_4 と S_5 レベルにある（Spackman, 2007).この神経叢の線維は，内腸骨動脈からの各骨盤内臓への枝と伴走する．したがって，下下腹（骨盤）神経叢は，三つの神経叢に分かれる．膀胱神経叢は膀胱へ分布し，中直腸神経叢は直腸へ分布

する．Frankenhäuser 神経叢とも呼ばれる子宮腟神経叢は，卵管の近位部，子宮，腟上部に分布する．さらに，下下腹神経叢は，腟と尿道に沿って会陰へ到達して陰核と前庭球に分布する（Montoya, 2011).子宮腟神経叢はさまざまな大きさの神経節からなるが，特に子宮頸部両側の子宮仙骨靱帯と基靱帯の近傍では大きな神経節板からなる (Ramanah, 2012).

　子宮における求心性の感覚神経線維の多くは，下下腹神経叢を通じて上行し，T_{10} を介して脊髄に入り，T_{12} および L_1 脊髄神経に達する．このようにして，子宮収縮の痛み刺激を中枢神経系へ伝達する．子宮頸部と上部産道の感覚神経は，骨盤内臓神経を通過して第2，第3，第4仙骨神経へ向かう．下部産道の感覚神経は，主に陰部神経

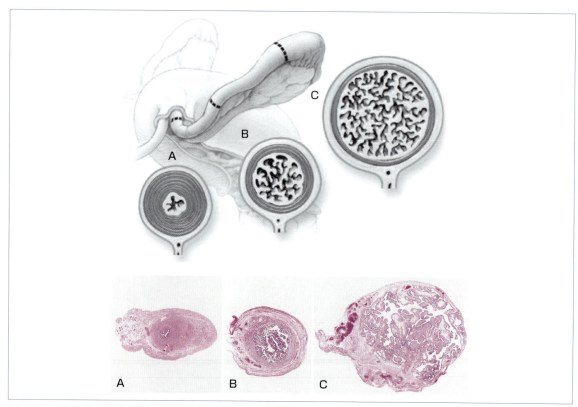

図 2-14 成人女性卵管の断面図
A．峡部，B．膨大部，C．漏斗部．下図は対応する組織断面を示す．　　　(Used with permission from Dr. Kelley S. Carrick)

を通過する．分娩時に使用される麻酔ブロックは，この神経分布を標的にしている．

■ 卵　巣

各々の卵巣は，骨盤側壁に沿って，内腸骨血管と外腸骨血管との間の小さなくぼみであるワルダイエル卵巣窩に位置する．妊娠可能年齢では，長さは 2.5～5 cm，幅は 1.5～3 cm，厚さは 0.6～1.5 cm である．

卵巣固有靱帯は，子宮上後方部の卵管付着部直下から起始し，卵巣子宮端へ伸びている（図 2-10）．この靱帯の長さは数 cm で，直径は 3～4 mm である．筋肉と結合組織からなり，腹膜つまり卵巣間膜で覆われている．卵巣への血液供給はこの 2 層の卵巣間膜を通じて卵巣門に入る．

卵巣は皮質と髄質からなる．若い女性では，皮質は平滑で，表面は暗白色であり，ワルダイエルの生殖上皮と呼ばれる，単層の立方上皮に覆われる．上皮は白膜という圧縮した結合組織に裏打ちされている．この下の皮質には卵母細胞と発育卵胞がある．髄質は疎性結合組織や，多数の動脈，静脈，少数の平滑筋線維からなる．

卵巣は，交感神経と副交感神経の両方により支配されている．交感神経は主に，腎神経叢より分岐し卵巣血管と併走する卵巣神経叢に由来する．その他は，子宮動脈の卵巣枝を囲む神経叢に由来する．副交感神経への入力は，迷走神経から伝達する．求心性感覚神経は，卵巣動脈と併走し，T_{10} の脊髄レベルに入る．

■ 卵　管

卵管は子宮角から 8～14 cm 外側に伸びる蛇行状管である．解剖学的には卵管の全長に沿って間質部，峡部，膨大部，漏斗部と分類されている（図 2-14）．最も近位にある間質部は，子宮筋層内に位置する．幅 2～3 mm の峡部はしだいに広がり，幅 5～8 mm となって膨大部につながる．漏斗部は，漏斗型を呈した卵管の遠位部であり，房状の末端である卵管采は腹腔内へ開口している．後者の三つの子宮外部分は，子宮広間膜の上

縁で卵管間膜に覆われている.

断面では，子宮外卵管は，卵管間膜，卵管筋膜，卵管内膜からなる．外側の卵管間膜は，臓側腹膜として機能する単細胞中皮層である．卵管筋膜では，平滑筋は内輪走筋と外縦走筋で構成されている．卵管筋組織は，絶えず律動性収縮をしており，その周期は卵巣ホルモン変化により変動する.

卵管粘膜すなわち卵管内膜は，薄い粘膜固有層と線毛細胞と分泌細胞と中間細胞からなる単一円柱上皮である．卵管内膜は卵管筋膜と緊密に接しているため，異所性の栄養膜細胞が侵入しやすい．粘膜は，卵管采に向けて縦ひだがしだいに複雑になる．膨大部では，内腔はほぼ完全に樹枝状粘膜で占められている．卵管線毛の流れは，子宮内腔へ向かっている．線毛と筋層収縮により生じる卵管の蠕動は，卵子輸送の重要な要因であると考えられる（Croxatto, 2002）.

卵管は，弾性組織，血管，リンパ管が豊富である．卵管の交感神経分布は，副交感神経分布とは対照的に広範囲であり，卵巣神経叢や子宮腟神経叢に由来する．求心性感覚神経線維は，T_{10} レベルへ上行する.

下部尿路の構造

■ 膀　胱

膀胱は，前方では恥骨の内側に接し，充満すると前腹壁にも接する．後方では，腟と子宮に接する．膀胱は尿管口の高さで，頂部と底部に分けられる．頂部の壁は薄く伸縮性があるが，底部の壁は厚く，充満してもさほど進展しない．膀胱三角は膀胱底部にあり，尿管口と内尿道口とが開口する（図 2-11）．尿道内腔は内尿道口から膀胱底部を 1 cm 弱走行する．尿道内腔が膀胱底部を横切るこの領域は，膀胱頸部と呼ばれる.

膀胱壁は排尿筋として知られる粗な平滑筋の束からなり，排尿筋は尿道の近位側まで伸びている．排尿筋と粘膜との間には粘膜下層が存在する．膀胱粘膜は移行上皮と，その下の粘膜固有層からなる.

膀胱への血流は，上・中・下膀胱動脈が供給する．上膀胱動脈は臍動脈の開口部の枝である．中・下膀胱動脈は，内陰部動脈または腟動脈から起こる（図 2-12）．膀胱の神経支配は，下下腹神経叢から派生する膀胱神経叢から受ける（図 2-13）.

■ 尿　管

尿管は骨盤内に入ると総腸骨動脈の分岐部と交差し，卵巣血管のすぐ内側を走行する（図 2-10）．そして骨盤内を下降しながら内腸骨動脈の内側，仙骨子宮靱帯の前外側を通り，子宮頸部の 1～2 cm 外側で基靱帯を横切る．子宮峡部の近傍で子宮動脈の下を通り，膀胱底部に向かって前内側方向に走る．この際，腟前壁上 1/3 の近傍を走行する（Rahn, 2007）．膀胱に到達すると，約 1.5 cm 迂回して尿管口に開口する.

骨盤内では尿管は通過した血管から血液供給を受ける．すなわち総腸骨血管，内腸骨血管，子宮血管，上膀胱血管である．尿管はこれらの血管の内側を走行するため，血液供給は外側から尿管に到達する．このことは尿管を分離する際に重要である．尿管を取り囲む結合組織の血管は長軸方向のネットワークを形成する.

骨盤の筋骨格

■ 骨　盤

骨盤は，四つの骨，すなわち，仙骨，尾骨，および二つの寛骨からなる．また，寛骨は，三つの骨，すなわち，腸骨，坐骨，恥骨からなる（図 2-15）．寛骨は，仙腸骨結合で仙骨と結合する．さらに両側の寛骨は恥骨結合で結合している.

■ 骨盤の関節

骨盤は前方では恥骨結合でつながっている．恥骨結合は線維軟骨と上下の恥骨靱帯からなる．後恥骨靱帯は，恥骨の弓状靱帯で構成されている．後方では，仙骨と寛骨の腸骨部が結合し，仙腸関節を形成している.

骨盤の関節の可動性は通常は制限されているが，妊娠満期では著しく弛緩し，仙腸関節が上方へ滑る．特に分娩時の砕石位では，これにより骨盤出口の直径が 1.5～2.0 cm 増加する（Borell, 1957）．さらに，肩甲難産の際に行う McRoberts 法による肩甲の娩出も，仙腸関節の可動性によると考えられる（第 27 章参照）．このような骨盤の

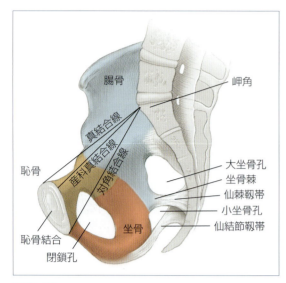

図 2-15
寛骨は恥骨（茶），坐骨（赤），腸骨（青）からなる．骨盤入口の三つの前後径のうち，対角結合線のみが臨床的に測定可能である．重要な産科的結合線は，対角結合線から 1.5 cm 引いたものである．

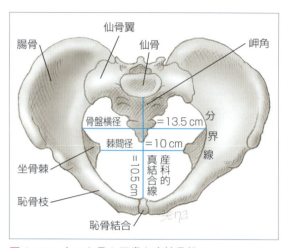

図 2-16 上から見た正常な女性骨盤
臨床的に重要な産科的真結合線および骨盤横径を示す．骨盤中央部の棘間径も示した．

変化は蹲踞位により分娩第 2 期が短縮する一因ともなっている（Gardosi, 1989）．蹲踞位では棘間径と骨盤出口径が広がると考えられている（Russell, 1969, 1982）．

■ 骨盤の平面と直径

骨盤は，大骨盤と小骨盤とに分けられる．大骨盤は分界線の上に，小骨盤は分界線の下に位置する（図 2-16）．大骨盤は後方を腰椎に，側方を腸骨窩に囲まれる．前方は前腹壁下部が境界となる．

骨盤には四つの平面があるとされている．
1. 骨盤入口面―骨盤上口．
2. 骨盤出口面―骨盤下口．
3. 骨盤峡部面―最も小さい骨盤平面．
4. 骨盤闊部面―最も広い骨盤平面．産科的には重要でない．

◆ 骨盤入口

骨盤上口ともいわれる骨盤入口は，小骨盤の上面である．後方は岬角と仙骨翼，側方は分界線，前方は水平の恥骨枝と恥骨結合が境界となっている．分娩時は児頭の大横径が骨盤上口を通過することによって児頭が固定される．

骨盤入口の四つの直径は，通常，前後径，横径，および二つの斜径として記述される．これらのうち，前後径は，特定の指標を使用して規定されている．前後径は最も頭側にあり，真結合線とも呼ばれており，恥骨結合最上縁から仙骨岬角への距離を指す（図 2-15）．臨床的に重要な産科真結合線は，仙骨岬角と恥骨結合の間の最短距離である．通常，この距離は 10 cm 以上であるが，内診で直接計ることができない．したがって，産科真結合線は，対角結合線から 1.5〜2 cm を差し引いて，間接的に測定する．対角結合線を測定するには，手掌を外側に向け，示指を岬角に伸ばす．このとき，指先から指の付け根が恥骨結合の下縁にぶつかったところまでの距離である．

骨盤横径は，産科真結合線に対し直角に形成され，両側分界線の間の最長距離を示す（図 2-16）．岬角から約 5 cm 前側で産科真結合線と交差し，約 13 cm である．

◆ 骨盤峡部と骨盤出口

骨盤峡部は坐骨棘の高さにあり，中央面または最小骨盤面ともいう（図 2-16）．分娩中の児頭の小骨盤への下降度は station で表されるが，骨盤峡部や坐骨棘は station 0 の指標となる．棘間径は約 10 cm であり，最小の骨盤径であることが多い．坐骨棘の高さにおける前後径は，通常は 11.5 cm 以下である．

骨盤出口は，先に述べた会陰三角と境界が類似した二つの三角部からなる．これらの三角部はいずれも両側の坐骨結節の間を結ぶ線を底辺とする．後側の三角の頂点は仙骨尖であり，側面の境

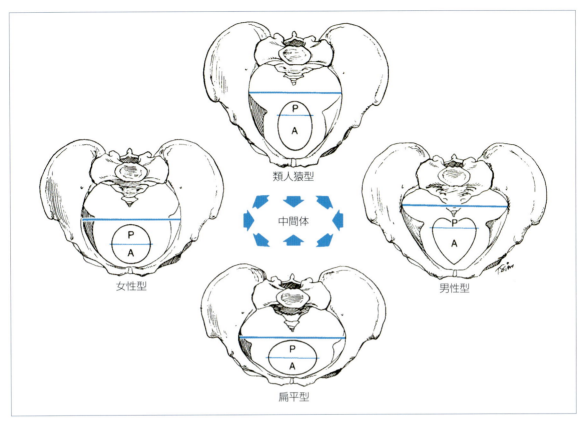

図 2-17　Caldwell-Moloy 分類の四つの骨盤型
最大横径で骨盤入口を後（P）と前（A）に分けている．

界は仙結節靭帯と坐骨結節である．前側の三角は，恥骨の下行枝から形成される．二つの下行枝は 90～100°で交わり，児頭が通過するアーチを形成する．明らかな骨盤骨の異常がない限り，骨盤出口が経腟分娩を妨げることはまれである．

■ 骨盤の形状

Caldwell-Moloy（1933, 1934）の骨盤の解剖学的分類は形状に基づいており，その概念は，分娩のメカニズムを理解するのに役立つ．特に，入口の最大横径とその前後区分により，女性型，類人猿型，男性型，扁平型に分類される．後部は骨盤の型を決定する一方，前部は骨盤の傾向を決定する．多くは混合型であるため，これらは双方で決定される．たとえば，男性型傾向のある女性型骨盤とは，後部が女性型であり，前部が男性型であることを指す．

図 2-17 の四つの基本型をみると，女性型骨盤の形状は，直感的に経腟分娩に適しているようにみえる．Caldwell（1939）によると，実際に約半数の女性が女性型骨盤であった．

（訳：大久保春菜，井上桃子）

References

Barber MD, Bremer RE, Thor KB, et al: Innervation of the female levator ani muscles. Am J Obstet Gynecol 187:64, 2002.

Beer GM, Schuster A, Seifert B, et al: The normal width of the linea alba in nulliparous women. Clin Anat 22(6):706, 2009.

Bleich AT, Rahn DD, Wieslander CK, et al: Posterior division of the internal iliac artery: anatomic variations and clinical applications. Am J Obstet Gynecol 197:658.e1, 2007.

Borell U, Fernstrom I: Movements at the sacroiliac joints and their importance to changes in pelvic dimensions during parturition. Acta Obstet Gynecol Scand 36:42, 1957.

Caldwell WE, Moloy HC: Anatomical variations in the female pelvis and their effect in labor with a suggested classification. Am J Obstet Gynecol 26:479, 1933.

Caldwell WE, Moloy HC, D'Esopo DA: Further studies on the pelvic architecture. Am J Obstet Gynecol 28:482, 1934.

Caldwell WE, Moloy HC, Swenson PC: The use of the roentgen ray in obstetrics, 1. Roentgen pelvimetry and cephalometry; technique of pelviroentgenography. AJR 41:305, 1939.

Corton MM: Anatomy. In Hoffman BL, Schorge JO, Bradshaw KD, et al (eds): Williams Gynecology, 3rd ed. New York, Mc-Graw-Hill Education, 2016.

Corton MM: Anatomy of the pelvis: how the pelvis is built for support. Clin Obstet Gynecol 48:611, 2005.

Croxatto HB: Physiology of gamete and embryo transport through the fallopian tube. Reprod Biomed Online 4(2):160, 2002.

DeLancey JO, Toglia MR, Perucchini D: Internal and external anal sphincter anatomy as it relates to midline obstetric lacerations. Obstet Gynecol 90:924, 1997.

DeLancey JOL, Kearney R, Chou Q, et al: The appearance of levator ani muscle abnormalities in magnetic resonance images after vaginal delivery. Obstet Gynecol 101:46, 2003.

Dietz HP, Simpson JM: Levator trauma is associated with pelvic organ prolapse. BJOG 115(8):979, 2008.

Fusco P, Scimia P, Paladini G, et al: Transversus abdominis plane block for analgesia after Cesarean delivery. A systematic review. Minerva Anestesiol 81(2):195, 2015.

Gardosi J, Hutson N, Lynch CB: Randomised, controlled trial of squatting in the second stage of labour. Lancet 2:74, 1989.

Ginger VA, Cold CJ, Yang CC: Structure and innervation of the labia minora: more than minor skin folds. Female Pelvic Med Reconstr Surg 17(4):180, 2011a.

Ginger VA, Cold CJ, Yang CC: Surgical anatomy of the dorsal nerve of the clitoris. Neurourol Urodyn 30(3):412, 2011b.

Hawkins JL: Anesthesia for the pregnant woman. In Yeomans ER, Hoffman BL, Gilstrap LC III, et al: Cunningham and Gilstraps's Operative Obstetrics, 3rd ed. New York, McGraw-Hill Education, 2017.

Hodgkinson CP: Physiology of the ovarian veins during pregnancy. Obstet Gynecol 1(1):26, 1953.

Kearney R, Sawhney R, DeLancey JO: Levator ani muscle anatomy evaluated by origin-insertion pairs. Obstet Gynecol 104:168, 2004.

Kim SO, Oh KJ, Lee HS, et al: Expression of aquaporin water channels in the vagina in premenopausal women. J Sex Med 8(7):1925, 2011.

Langlois PL: The size of the normal uterus. J Reprod Med 4:220, 1970.

Larson KA, Yousuf A, Lewicky-Gaupp C, et al: Perineal body anatomy in living women: 3-dimensional analysis using thin-slice magnetic resonance imaging. Am J Obstet Gynecol 203(5):494.e15, 2010.

Lien KC, Morgan DM, Delancey JO, et al: Pudendal nerve stretch during vaginal birth: a 3D computer simulation. Am J Obstet Gynecol 192(5):1669, 2005.

Lloyd J, Crouch NS, Minto CL, et al: Female genital appearance: "normality" unfolds. BJOG 112(5):643, 2005.

Loukas M, Myers C, Shah R, et al: Arcuate line of the rectus sheath: clinical approach. Anat Sci Int 83(3):140, 2008.

Mahakkanukrauh P, Surin P, Vaidhayakarn P: Anatomical study of the pudendal nerve adjacent to the sacrospinous ligament. Clin Anat 18:200, 2005.

Mahran M: The microscopic anatomy of the round ligament. J Obstet Gynaecol Br Commonw 72:614, 1965.

Maldonado PA, Chin K, Garcia AA, et al: Anatomic variations of pudendal nerve within pelvis and pudendal canal: clinical applications. Am J Obstet Gynecol 213(5):727, 2015.

Mei W, Jin C, Feng L, et al: Bilateral ultrasound-guided transversus abdominis plane block combined with ilioinguinal-iliohypogastric nerve block for cesarean delivery anesthesia. Anesth Analg 113(1):134, 2011.

Mirilas P, Skandalakis JE: Urogenital diaphragm: an erroneous concept casting its shadow over the sphincter urethrae and deep perineal space. J Am Coll Surg 198:279, 2004.

Montoya TI, Calver L, Carrick KS, et al: Anatomic relationships of the pudendal nerve branches. Am J Obstet Gynecol 205(5):504.e1, 2011.

Rahn DD, Bleich AT, Wai CY, et al: Anatomic relationships of the distal third of the pelvic ureter, trigone, and urethra in unembalmed female cadavers. Am J Obstet Gynecol 197(6):668.e1, 2007.

Rahn DD, Phelan JN, Roshanravan SM, et al: Anterior abdominal wall nerve and vessel anatomy: clinical implications for gynecologic surgery. Am J Obstet Gynecol 202(3):234.e1, 2010.

Ramanah R, Berger MB, Parratte BM, et al: Anatomy and histology of apical support: a literature review concerning cardinal and uterosacral ligaments. Int Urogynecol J 23(11):1483, 2012.

Ripperda CM, Jackson LA, Phelan JN, et al: Anatomic relationships of the pelvic autonomic nervous system in female cadavers: clinical applications to pelvic surgery. Oral presentation at AUGS Annual Scientific Meeting, 13–17 October, 2015.

Russell JG: Moulding of the pelvic outlet. J Obstet Gynaecol Br Commonw 76:817, 1969.

Russell JG: The rationale of primitive delivery positions. BJOG 89:712, 1982.

Santoro GA, Shobeiri SA, Petros PP, et al: Perineal body anatomy seen by three-dimensional endovaginal ultrasound of asymptomatic nulliparae. Colorectal Dis 18(4):400, 2016.

Schober J, Aardsma N, Mayoglou L, et al: Terminal innervation of female genitalia, cutaneous sensory receptors of the epithelium of the labia minora. Clin Anat 28(3):392, 2015.

Schwalm H, Dubrauszky V: The structure of the musculature of the human uterus—muscles and connective tissue. Am J Obstet Gynecol 94:391, 1966.

Schwertner-Tiepelmann N, Thakar R, Sultan AH, et al: Obstetric levator ani muscle injuries: current status. Ultrasound Obstet Gynecol 39(4):372, 2012.

Shafik A, Doss SH: Pudendal canal: surgical anatomy and clinical implications. Am Surg 65:176, 1999.

Shafik A, Sibai OE, Shafik AA, et al: A novel concept for the surgical anatomy of the perineal body. Dis Colon Rectum 50(12):2120, 2007.

Sheikhazadi A, Sadr SS, Ghadyani MH, et al: Study of the normal internal organ weights in Tehran's population. J Forensic Leg Med 17(2):78, 2010.

Spackman R, Wrigley B, Roberts A, et al: The inferior hypogastric plexus: a different view. J Obstet Gynaecol 27(2):130, 2007.

Tawfik MM, Mohamed YM, Elbadrawi RE, et al: Transversus abdominis plane block versus wound infiltration for analgesia after cesarean delivery: a randomized controlled trial. Anesth Analg 124(4):1291, 2017.

Tolcher MC, Nitsche JF, Arendt KW, et al: Spontaneous rectus sheath hematoma pregnancy: case report and review of the literature. Obstet Gynecol Surv 65(8):517, 2010.

Umek WH, Morgan DM, Ashton-Miller JA, et al: Quantitative analysis of uterosacral ligament origin and insertion points by magnetic resonance imaging. Obstet Gynecol 103:447, 2004.

Verkauf BS, Von Thron J, O'Brien WF: Clitoral size in normal women. Obstet Gynecol 80(1):41, 1992.

Wai C, Bhatia K, Clegg I: Rectus sheath haematoma: a rare cause of abdominal pain in pregnancy. Int J Obstet Anesth 24(2):194, 2015.

Weber AM, Walters MD: Anterior vaginal prolapse: review of anatomy and techniques of surgical repair. Obstet Gynecol 89:311, 1997.

Weidner AC, Jamison MG, Branham V, et al: Neuropathic injury to the levator ani occurs in 1 in 4 primiparous women. Am J Obstet Gynecol 195:1851, 2006.

Whiteside JL, Barber MD: Illioinguinal/iliohypogastric neurectomy for management of intractable right lower quadrant pain after cesarean section: a case report. J Reprod Med 50(11):857, 2005.

Whiteside JL, Barber MD, Walters MD, et al: Anatomy of ilioinguinal and iliohypogastric nerves in relation to trocar placement and low transverse incisions. Am J Obstet Gynecol 189:1574, 2003.

Wilkinson EJ, Massoll NA: Benign diseases of the vulva. In Kurman RJ, Ellenson LH, Ronnett BM (eds): Blaustein's Pathology of the Female Genital Tract, 6th ed. New York, Springer, 2011, p 3.

Wolfson A, Lee AJ, Wong RP, et al: Bilateral multi-injection iliohypogastric-ilioinguinal nerve block in conjunction with neuraxial morphine is superior to neuraxial morphine alone for postcesarean analgesia. J Clin Anesth 24(4):298, 2012.

先天性泌尿生殖器異常
Congenital Genitourinary Abnormalities

CHAPTER 3

- 泌尿生殖器官の発生 38
- 性分化 43
- 性分化異常 43
- 膀胱と腹膜異常 47
- ミュラー管異常 48
- 子宮の屈位 53

Abnormalities in the development or fusion of one or both Müllerian ducts may result in malformations which sometimes possess an obstetrical significance. Pregnancy may be associated with any one of these malformations, provided an ovum be cast off from the ovaries and no serious obstacle be opposed to the upward passage of the spermatozoa and their subsequent union with it.

—J. Whitridge Williams (1903)

泌尿生殖器官の発生

女性の外性器，性腺，ミュラー管はそれぞれ異なった原基に由来し，尿路系と後腸は密な関連がある．生殖器官の発生異常は多因子異常と考えられていて，散発的な異常となる．不妊および妊孕能の低下，流産や早産の原因ともなることがあり，このような女性の先天性疾患を理解するには泌尿生殖器の発生を理解することが不可欠である．

■ 泌尿器系の発生

胎生3～5週の間に，両側の中間中胚葉の隆起（尿生殖堤）が泌尿生殖管になり始める．続いて尿生殖堤は，卵巣となる生殖堤と，後述する造腎堤とに分かれていく（図3-1）．

造腎堤は，中腎と総排泄腔につながる両側の中腎管（ウォルフ管）に発生し，早期の尿路となる（図3-2A）．さらに前腎と中腎は退行し，後腎が最終的な永久腎として発達する．胎生4～5週の間に中腎管から尿管芽が発生し，それぞれの中腎に向かって頭側に発育する（図3-2B）．さらに中腎芽は伸長しつつ，最終的に腎となる後腎への分化を誘導する（図3-2C）．中腎は第1三半期終わりまでに退縮し，テストステロンがないと中腎管も同様に消失する．

総排泄腔は胎児の泌尿器，生殖器，消化管の開口部として発生する．胎生7週時に尿直腸中隔によって，肛門と尿生殖洞が区分される（図3-2D）．尿生殖洞は三つの部分に分けられる．①膀胱になる頭側の囊胞部，②女性の尿道になる尿道骨盤部，③腟と大前庭腺（バルトリン腺）と傍尿道腺になる腟前庭部である．

■ 生殖管の発生

卵管，子宮，腟上部は中腎と隣接した中腎傍管とも呼ばれるミュラー管から発生する．（図3-2B）これらの生殖管は，尾側に伸びたのちに内側に向かい，正中で癒合する．この2本のミュラー管の結合によって，胎生10週頃に子宮が形成される（図3-2E）．子宮をつくる癒合は，正中で始まり，頭側と尾側に伸びる．上部の細胞が増殖し，厚い組織により子宮に特徴的な梨型を形成する．同時に子宮下部では細胞の分離が起こり，子宮の内腔が形成される（図3-2F）．胎生20週時には上部の隔がゆっくりと再吸収され，通常の子宮

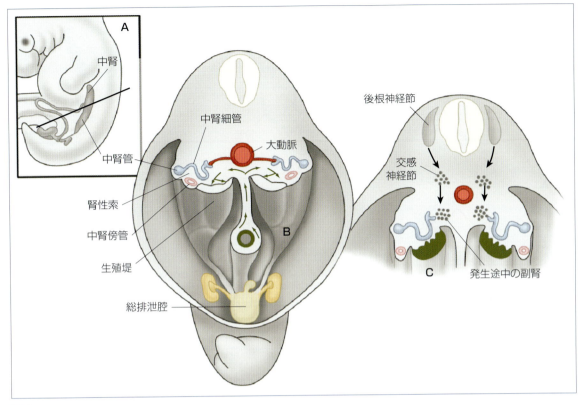

図 3-1
A. 胎生 4〜6 週の胎児の横断面. B. 始原生殖細胞が卵黄嚢から生殖隆起の胚上皮へ移動する. C. 脊髄神経節から発生段階の腎へ交感神経細胞が移動する.

の形となる. ミュラー管の癒合不全が起こると, 子宮角が離開したままとなる. 対照的に, それらの組織吸収不全はさまざまな度合いの子宮中隔の原因となる.

融合したミュラー管が尿生殖洞につながると, 内胚葉組織が洞腔球を形成する. 洞腔球はふくらみ, 20 週までに腟腔を形成する. しかし, 腟腔は処女膜で尿生殖洞と隔てられたままである. この膜はやがて退化し処女膜輪として残る.

中腎管（ウォルフ管）と中腎傍管（ミュラー管）の関係の近さは, 同じような構造異常が起こることからもわかる. Kenney ら（1984）は子宮腟奇形のある女性の半数が尿管の欠損があることを報告している. 腎欠損に最も合併しているのが, 単角子宮, 重複子宮, 無形成症候群で, 弓状子宮や双角子宮はあまり関連がないといわれている（Reichman, 2010）. 診断には尿路系は MRI や超音波検査, 経静脈性尿管造影が有用である（Hall-Craggs, 2013）. 最終的には, このような症例では, 卵巣の機能は正常だが, 骨盤内での位置の下降異常が起こりやすい（Allen, 2012；Dabirashrafi, 1994）.

中腎管は通常退化するが, 遺残構造として残っていることがある. 中腎管やウォルフ管の痕跡は Gartner 管嚢胞になることがある. これらは典型的には近位前方の腟側壁にあるが, 腟の長さによっては別の位置にみられることもある. 軟部組織の表面に関して, 優れた画像分解能を有する MRI で, さらに判別できる. 多くの嚢胞は症状はなく良性であり, 外科的に切除する必要もない. 女性のウォルフ管遺残は卵巣間膜内に卵巣上体および子宮に隣接する卵巣傍体として認められる（図 3-2F）（Moore, 2013）. 卵巣上体および卵巣傍体は臨床的に確認できる嚢胞に発達することもある.

■ 性腺の発生

胎生 4 週頃, 性腺は, 第 8 胸部と第 4 腰部の間

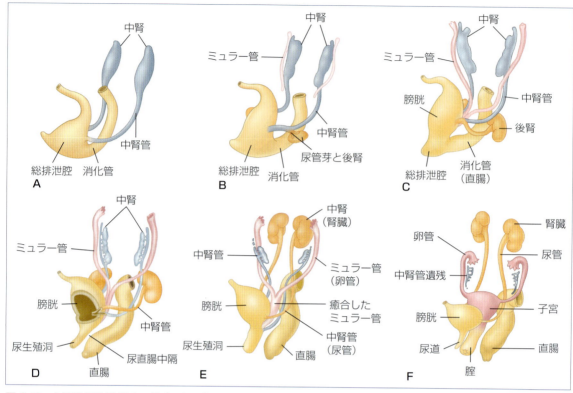

図 3-2 女性泌尿生殖器官の発生（A-F）
（Reproduced with permission from Shatzkes DR, Haller JO, Velcek FT: Imaging of uterovaginal anomalies in the pediatric patient, Urol Radiol 1991; 13(1): 58-66）

で腎性索の内側および腹側の体腔上皮から発生する．この性腺とミュラー管の別々の由来により，ミュラー管欠損の女性でも通常，機能的に正常な卵巣を有し，表現型は女性となる．体腔上皮は厚くなり，gonadal ridge としても知られている生殖隆起となる．これらの上皮細胞は間葉に伸び，一次性索となる．6週までに卵黄嚢から生殖堤の間葉に原始生殖細胞は移行する（図3-3）．そこで原始生殖細胞は一次性索に組み込まれる（図3-3）．

胎生7週には性別が区別でき，きれいに放射状に伸びた精巣索によって分割された精巣が顕微鏡的に確認できる．精巣索は，白膜となる間質によって体腔上皮から分離され，精細管と精巣網に分化する．精巣網は，中腎管からの小管とつながる．この小管は，精巣上体さらに精管へ続く輸出管となり，主に中腎管から派生している．

女性では，一次性索は一時的な髄質索となり，その後すぐに退化する．体腔上皮は下層の間葉で再び増殖し皮質索となる．この皮質索は，胎生4ヵ月までに原始卵胞と呼ばれる孤立した細胞塊を形成し始める．これらの卵胞は原始卵胞に由来しており，皮質索由来の扁平な1層の卵胞細胞に囲まれており，卵祖細胞を含んでいる．卵胞細胞は支持栄養細胞として機能している．卵巣は胎生8ヵ月までに，卵巣間膜で体壁に固定された細長い小葉構造になる．体腔上皮は，皮質からの結合組織である卵巣白膜によって仕切られ，この段階で皮質には卵胞が存在し，また豊富な血管，リンパ管，および神経線維からなる髄質も明確に確認できる．

■ 外性器の発生

外性器の初期の発生は，どちらの性別においても同様である．胎生6週までに，総排泄腔膜を囲むように三つの隆起が出現する．これらは左右の総排泄腔ひだと，それらが腹側で交わり形成する生殖結節である（図3-4）．総排泄腔膜が肛門膜と尿生殖膜に分かれると，総排泄腔膜ひだは肛門ひだと尿道ひだになる．尿道ひだの側方には生殖

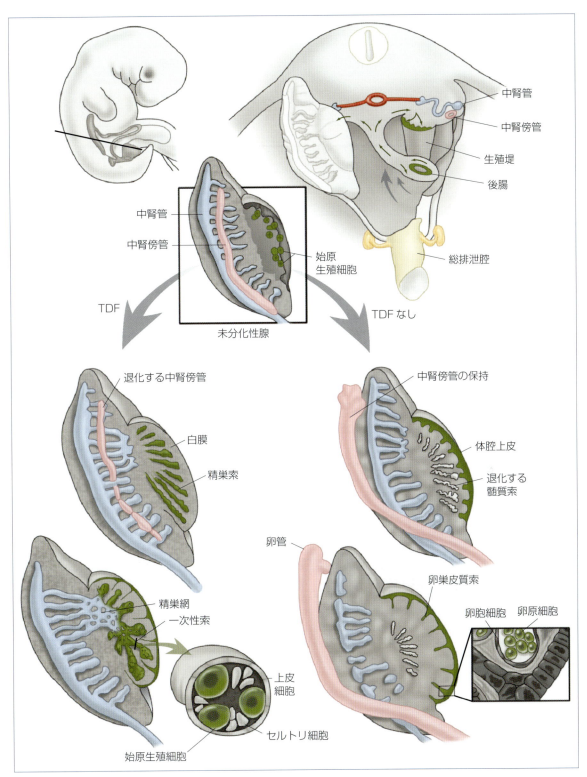

図3-3 性分化の過程
TDF：精巣決定因子.

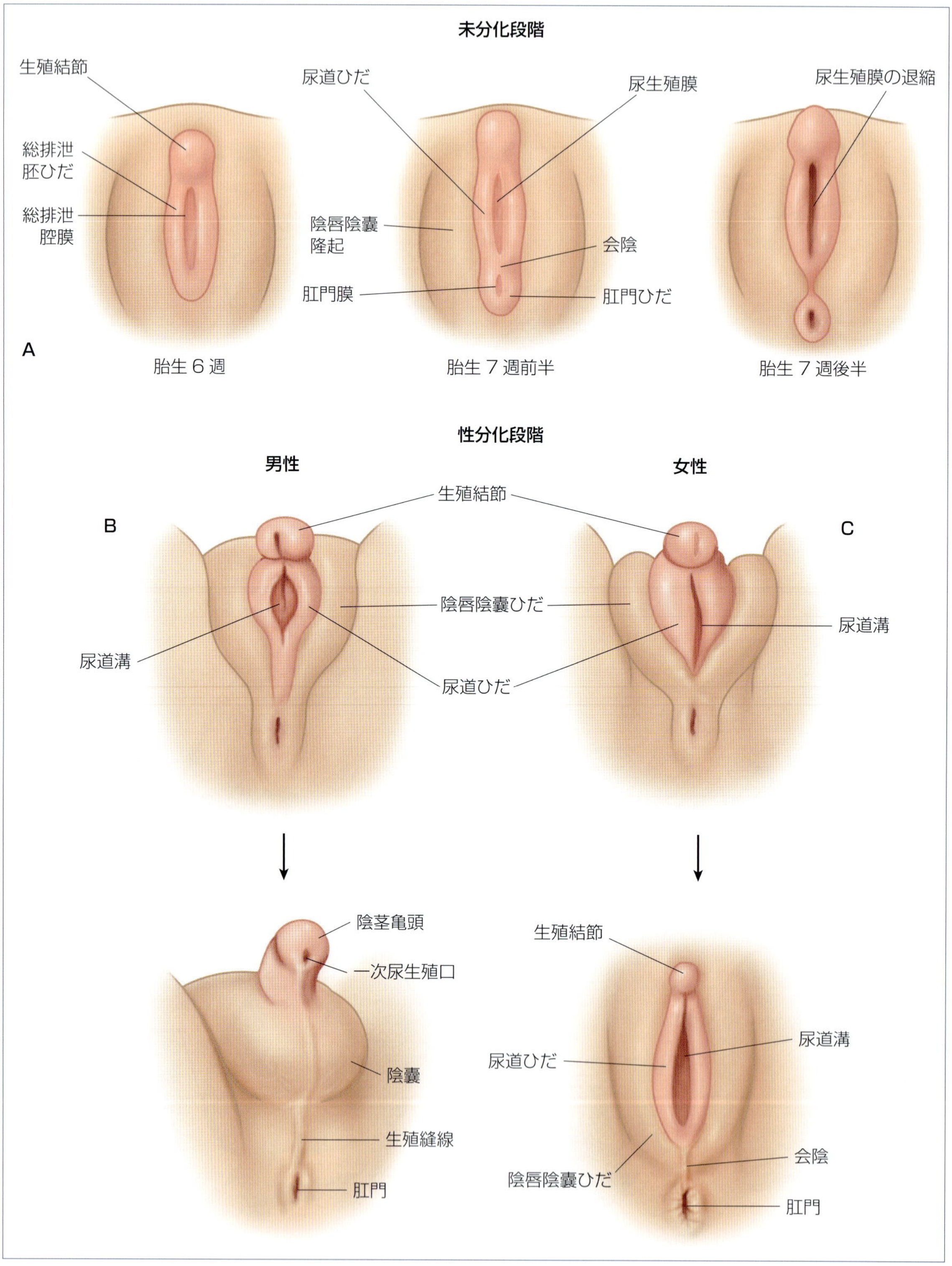

図 3-4　外性器の分化
A. 未分化段階. B. 外性器の男性化. C. 外性器の女性化.
(Reproduced with permission from Bradshaw KD: Anatomical disorders. In Hoffman BL, Schorge JO, Bradshaw KD, et al (eds): Williams Gynecology, 3rd ed. New York, McGraw Hill Education, 2016)

隆起が出現し，これらは陰唇陰嚢隆起となる．尿道ひだの間では，尿道溝を形成するために尿生殖洞が拡張した生殖結節の表面まで延長する．7週までに尿生殖膜は破裂して，尿生殖洞の内腔は羊水にさらされる．

　生殖結節は伸長して，男性では陰茎を，女性では陰核を形成する．しかし12週までは，外性器の男女を視覚的に区別することは不可能である．男性ではテストステロンの5-α reductionによってジヒドロテストステロン（dihydrotestosterone：DHT）が産生される．DHTは肛門性器間の距離を延長して陰茎を伸長し，陰唇陰嚢ひだを陰嚢に癒合形成する．

　DHTのない女性では肛門性器間の距離は延長せず，陰唇陰嚢ひだと尿道ひだは癒合しない（図3-4C）．生殖結節は尾側に伸長し陰核となり，尿生殖洞は腟前庭部を形成する．陰唇陰嚢ひだは大陰唇となり，一方で尿道ひだは小陰唇となる．女性の外性器分化は11週までに完成し，男性の外性器分化は14週までに完成する．

性分化

　ジェンダーの定義は，遺伝的性別，生殖器，および表現型の性別を含む．**遺伝による性別**，XXまたはXYは，受精時に確立される．しかし，最初の6週間は，男女の胚の発生は形態学的には区別がつかない．

　生殖腺の性別は，原始生殖腺の精巣または卵巣への分化によって誘導される．Y染色体が存在する場合，性腺は精巣へ分化する．さらに精巣の発生は，遺伝子の転写を調節する**精巣決定因子**（testis-determining factor：TDF）と呼ばれるタンパク質によって誘導される．TDFは，Y染色体上の短腕に位置する**性決定領域**（*sex determining region*：*SRY*）遺伝子によってコードされる．しかし精巣の発達ははるかに複雑で，そのほかに常染色体遺伝子の関与も必要となる（Nistal, 2015a）．

　*SRY*遺伝子の重要性は，いくつかの非典型的な状況において示される．第一に，46,XX 表現型の雄は，雄性生殖細胞の減数分裂中に*SRY*を含むY染色体断片がX染色体への転座したことで生じる（Wu, 2014）．同様に，*SRY*遺伝子に突然変異を有する場合，46,XYの人は表現型が女性となることがある（Helszer, 2013）．

　最後に**表現型の性別**は胎生8週間に分化が始まるが，この前の期間であれば，尿路性器の性別は区別できない．それ以降は，雄の表現型に対する内外の生殖器は，精巣の機能に依存し分化する．精巣が存在しない場合，遺伝的性別にかかわらず，女性型への分化が起こる（表3-1）．

　男性では，胎児の精巣はミュラー・インヒビター（müllerian inhibiting substance：MIS）と呼ばれるミュラー管抑制因子〔抗ミュラー管ホルモン（antimüllerian hormone：AMH）とも呼ばれる〕タンパク質を分泌する．これは，ミュラー管の退行を引き起こすパラクリン因子として局所的に作用し，子宮，卵管および腟上部への分化を妨げる．AMHは精細管のSertoli細胞から分泌されるが，重要なことは，胎児生殖腺の発生上において，テストステロン合成の細胞であるLeydig細胞の分化前に分泌されることである．AMHは胎生7週目には分泌され始め，ミュラー管の退行は胎生9〜10週に完結する．AMHは発生部位に対し局所的に作用するため，一方側のみでも精巣がない場合は，その側のミュラー管が作用し，子宮および卵管が一側に発生する．

　胎児精巣は，ヒト絨毛性性腺刺激ホルモン（human chorionic gonadotropin：hCG），およびその後の胎児の下垂体性黄体ホルモン（luteinizing hormon：LH）で刺激され，テストステロンを分泌する．このホルモンは，ウォルフ管に直接作用し，精管，精巣上体，および精嚢の発生をもたらす．テストステロンはまた，血中から外性器原基に作用し，5α-DHT に変換されると外生殖器の分化を誘導する．

性分化異常

■ **定　義**

　前述のとおり，性分化異常には性腺，内部管系，外性器が含まれる．発生頻度は出生1,000〜4,500例におよそ1例と推定される（Murphy, 2011；Ocal, 2011）．性分化異常（disorders of sex development：DSDs）は新たに分類され，①性染色体DSDs，②46,XY DSDsおよび，③46,XX DSDs（表3-2）（Hughes, 2006）が含まれる．

表 3-1　胎児尿生殖器とそれらの相同器官

未分化構造	女性	男性
生殖堤	卵巣	精巣
始原生殖細胞	卵子	精子
性索	顆粒膜細胞	細精管，Sertoli 細胞
導帯	卵巣固有靱帯，円靱帯	精巣導帯
中腎細管	卵巣上体，卵巣傍体	精巣輸出管，精巣傍体
中腎管	Gartner 管	精巣上体，精管，射精管
中腎傍管	子宮，卵管，腟上部	前立腺小室，精巣垂
尿生殖洞	膀胱，尿管，腟，傍尿道腺，大前庭腺（バルトリン），小前庭腺	膀胱，尿道，前立腺小室，前立腺球尿道腺
生殖結節	陰核	陰茎亀頭
尿生殖ひだ	小陰唇	陰茎尿道
陰唇陰嚢ひだ	大陰唇	陰嚢

ほかの重要な用語は，所見となる異常な表現型を記述する．第一に性分化異常は，異常な分化不良の性腺，すなわち**性腺形成不全**と関連している．これにより，精巣が形成不全の場合は**精巣形成不全**と呼ばれ，卵巣が形成不全の場合は**索状性腺**と呼ばれる．罹患患者では，未分化の性腺は最終的に機能しなくなり，これはゴナドトロピン値によって示される．また Y 染色体を有する患者では，性腺形成不全に胚細胞性腫瘍を発生するリスクが高いことが臨床上重要である．

第二の用語として，**性別不明性器**（ambiguous genitalia）とは男性か女性かはっきりしない性器を指す．異常には尿道下裂，停留精巣，小陰茎または肥大した陰核，陰唇癒合，陰唇腫瘤などが含まれる．

最後に，**卵精巣性**（ovotesticular）とは同一個体内に卵巣組織と精巣組織が存在する状態と定義される．以前は半陰陽と呼称されていた．これらの場合，異なる種類の性腺を有する可能性があり，その性腺の種類には，正常精巣，正常卵巣，索状性腺，精巣形成不全，卵精巣がある．卵精巣では，同一性腺に卵巣組織と精巣組織が混在している．卵精巣性 DSDs では，内部管系構造は，同側性腺およびその決定因子の程度に依存する．具体的には，AMH およびテストステロンの量が，男性化または女性化の程度を決定する．テストステロン不足のために，外性器は性別不明または低男性化徴候となる．

■ 性分化における性染色体異常

◆ Turner 症候群と Klinefelter 症候群

性分化における性染色体異常は，典型的には性染色体の数的異常から生じ，これらのうち，Turner 症候群と Klinefelter 症候群の頻度が最も高い（Nielsen, 1990）．

Turner 症候群は，表現形が女性であるが，一つの X 染色体の新生の欠損または重度の構造異常によって引き起こされる．

多くの罹患胎児は自然流産に至る．しかし生存した Turner 症候群の胎児では表現型は多岐にわたるが，ほとんどすべての罹患者は低身長となる．合併疾患には，心奇形（特に大動脈縮窄症），腎臓奇形，聴覚障害，中耳炎と乳様突起炎があり，さらに高血圧，無塩酸症，糖尿病および橋本病の発生頻度が増加する．原発性卵巣機能不全につながる最も一般的な性腺形成不全の形態である．これらの場合，子宮と腟は正常であり，外因性ホルモンに反応することができる（Matthews, 2017）．

もう一つの性染色体異常として，**Klinefelter 症候群**（47,XXY）がある．高身長，女性化乳房で男性化が弱い，小さく固い精巣などの傾向がある．精巣細胞障害による性腺機能低下によって，妊孕能の低下をきたす．また，胚細胞腫瘍，骨粗

表 3-2 DSD の分類

性染色体 DSD
- 45,X（Turner 症候群[a]）
- 47,XXY（Klinefelter 症候群[a]）
- 45,X/46,XY（混合型性腺形成不全）
- 46,XX/46,XY〔卵精巣性 DSD〕

46,XY DSD
- 精巣分化異常
  - 完全型性腺形成不全
  - 部分型性腺形成不全
  - 卵精巣性
  - 精巣退縮
- アンドロゲン合成障害・作用異常
  - アンドロゲン合成障害
  - アンドロゲン不応症
  - LH/hCG 受容体異常
  - AMH

46,XX DSD
- 卵巣分化異常
  - 卵精巣性
  - 精巣性
  - 性腺形成不全
- アンドロゲン過剰
  - 胎児性
  - 母体性
  - 胎盤性

[a] バリアントを含む．

（Adapted with permission from Hughes IA, Houk C, Ahmed SF, et al: Consensus statement on management of intersex disorders. J Pediatr Urol 2: 148, 2006）

鬆症，甲状腺機能低下症，糖尿病，乳癌，心血管異常，および心理社会的な問題などのリスクが上昇する（Aksglaede, 2013；Calogero, 2017）．

◆ 染色体性卵精巣性 DSD

いくつかの核型は卵巣と精巣を共存して形成することができ，したがって卵精巣性 DSD は三つすべての DSD カテゴリーにみられる．性染色体群では，卵精巣性 DSD は 46,XX/46,XY 核型から生じることがある．この場合では，卵巣，精巣，または卵精巣が対になることがある．卵精巣性疾患の一般的な表現型は前述のとおりである．

性染色体 DSD 群のその他には，卵精巣性疾患は 45,X/46,XY のような染色体モザイクから生じる．この核型では，片側に索状性腺ともう片側に形成不全または正常の精巣といった混在した性腺形成不全の画像を呈する．表現型は，男性化の弱い男性から性別不明性器，Turner 徴候にまで及ぶ．

■ 46,XY DSD

男性になるはずの胎児への不十分なアンドロゲン曝露は 46,XY DSD につながる（以前の男性仮性半陰陽）．核型は 46,XY で，精巣がほとんどの症例に存在する．子宮は，Sertoli 細胞からの正常な AMH 分泌のため認めない．精子形成異常による不妊，小陰茎による性的機能不全を呈する．表 3-2 のように，病因は，精巣分化異常またはアンドロゲン産生異常またはアンドロゲン作用異常である．

◆ 46,XY 性腺形成不全

性腺の分化不全のスペクトルには，純粋型または完全型，部分型，混合型 46,XY 性腺形成不全などが含まれる．これらは正常な精巣組織の量と核型により定義される．性腺が腹腔内に存在するもしくは精巣形成不全の場合では，胚細胞腫瘍のリスクとなるために性腺摘出を勧められる（Jiang, 2016）．

これらのうち**純粋型性腺形成不全**は *SRY* 遺伝子または精巣を決定する他の遺伝子の変異に起因し（Hutson, 2014），アンドロゲンまたは AMH の生成不全となる性腺形成不全となる．Swyer 症候群とも呼ばれ，病態としては思春期前の女児と同じ表現型で，AMM 欠損により正常なミュラー管構造をとる．

部分型性腺形成不全とは，正常と形成不全精巣の中間を指す．未分化精巣の割合に応じて，ウォルフ管とミュラー管の構造と性別のあいまいさが変化する．

混在型性腺形成不全は，卵精巣性 DSD の一つの型である．前述したように，片側の性腺は索状卵巣であり，他側は正常または形成不全精巣である．そのうち 15% が 46,XY と報告されている（Nistal, 2015b）．部分型性腺形成不全と同様に表現型は様々である．

精巣退縮は，初期の精巣分化により生じる．表現型のスペクトルは広く，精巣の形成不全のタイミングに依存する．

◆ アンドロゲン合成障害・作用異常

46,XY DSD の原因は以下の異常より起こる．①テストステロン生合成，②LH 受容体機能，③AMH 機能，④アンドロゲン受容体機能．まず，性ステロイド生合成経路では，テストステロンの生産をブロックする酵素の欠失が原因となる．ブ

ロックの時期と程度によって，男性化の弱い男性か表現型女性となりうる．これらの中枢性の酵素欠損に対して，末梢性の酵素欠損のほうが原因となるであろう．すなわち，5α還元酵素Ⅱ型の異常は，テストステロンからDHTへの転換の異常により，男性化の障害につながる．

　第二に，精巣内のhCG/LH受容体異常は，Leydig細胞の無形成または低形成とテストステロンの生成障害につながる．対照的に，AMHとAMH受容体の障害はミュラー管遺残症候群（persistent müllerian duct syndrome：PMDS）になる．患者の表現型は男性となるが，AMH作用不全のため，子宮と卵管が存在する．

　最後に，アンドロゲン受容体に欠陥があると，アンドロゲン不応症候群（androgen-insensitivity syndrome：AIS）となる可能性がある．アンドロゲンの耐性は不完全で，さまざまな程度の男性化と性別不明に関連している．軽症でも，重度の男性不妊と男性化不全が知られている．

　完全型アンドロゲン不応症候群（complete androgen-insensitivity syndrome：CAIS）の女性では，出生時には正常女性の表現型を呈すが，しばしば思春期に原発性無月経となる．また，外性器は正常で，恥毛・腋毛は少ないかほとんどない．そして，腟は短いか盲端に終わり，子宮と卵管は存在しない．しかし，思春期成熟時に，アンドロゲンからエストロゲンへの変換が起こると，乳房発育を認める．精巣は陰唇または鼠径部で触知されるか，または腹腔内に認めることがある．20〜30％の頻度で認める胚細胞腫瘍のリスク減少のため，思春期後の精巣の外科的切除が推奨される．

■ 46,XX DSD

　表3-2にあるように，46,XX DSDの病因は卵巣の分化異常もしくは過剰なアンドロゲン曝露に起因するかもしれない．

◆卵巣分化異常

　46,XXの卵巣分化異常には，①性腺形成不全，②精巣性DSD，③卵精巣性DSDが含まれる．

　46,XX性腺形成不全ではTurner症候群と同様に，索性性腺分化となる．これらは性腺機能低下，思春期前の正常な女性の生殖器，および正常なミュラー管構造となるが，他のTurnerの徴候はみられない．

　46,XX精巣性DSDでは，いくつかの遺伝的変異により，索状卵巣や精巣形成不全，卵精巣を生じる．X染色体上へのSRY遺伝子の転座に起因する場合がある．SRYの転座を伴わない個体では，精巣を決定する他の遺伝子が活性化された可能性が高い．それにもかかわらずAMHの産生はミュラー管の退縮を促し，アンドロゲンはウォルフ管の発生と外性器の男性化を促進する．しかしY染色体の長腕の上にある必要な遺伝子の欠損のため，精子形成は行われず，通常は思春期もしくは不妊の検査まで診断されない．

　46,XX卵精巣性DSDでは，卵精巣と対側の卵巣または精巣，または両側卵精巣となる．表現型は，アンドロゲン曝露の程度に依存し，前述した他の卵精巣性DSDsと同様である．

◆アンドロゲン過剰

　胎生期の過剰なアンドロゲン曝露は，性腺の性別（46,XX）と外性器（男性型）の不一致の原因となる可能性がある．これは以前，女性仮性半陰陽と定義されていたもので，卵巣と女性の内部管構造（子宮，子宮頸管，腟上部）が存在する．潜在的には妊孕性も認めるが，外性器はアンドロゲン曝露の時期や量によってさまざまな程度の男性化を認める．アンドロゲン値の上昇または卵巣分化障害によって一般的に影響を受ける三つの胎児構造は，陰核，陰唇陰嚢隆起，尿生殖洞である．結果として，男性化は軽度の陰核肥大から後方の陰唇癒合および陰茎尿道を伴う陰茎までさまざまである．男性化の程度はPrader scoreによって判定され，正常女性の外見である0から正常な男性に男性化した5までとなる．

　過剰なアンドロゲンは胎児や胎盤，母体から由来する．母体由来のアンドロゲン過剰は黄体腫やSertoli-Leydig細胞腫瘍のような卵巣腫瘍や副腎腫瘍からのホルモンによるが，幸いなことに，これらはアロマターゼを介してC19ステロイド（アンドロステンジオンおよびテストステロン）をエストラジオールに変換する胎盤の合胞体栄養細胞の働きにより，胎児への影響はまれにしか引き起こさない（第5章参照）．このほかにテストステロンやダナゾール，アンドロゲン誘導体が胎児の男性化を起こしうる．

　胎児由来では，胎児の先天性副腎過形成（congenital adrenal hyperplasia：CAH）がある．胎

児のステロイド合成経路における酵素欠乏に起因し，アンドロゲンの蓄積をもたらす．21水酸化酵素欠損が最も頻度が高く，出生1万～2万人に約1人の頻度である（Speiser, 2010）．

CAHでは，表現型は，ステロイド合成経路における酵素欠損の位置と酵素欠損の重症度に依存する（Miller, 2011）．重度の酵素欠乏症では，罹患児は致死的な塩類喪失と男性化となる．その他の突然変異として，単純男性型がある（Auchus, 2015）．酵素活性の障害の程度が軽いものを，「非古典型」，「遅発型」または「成人発症型」CAHと分類される．思春期にステロイド合成が増加することで，初めて軽度酵素欠損欠乏が診断されることがある．過剰なアンドロゲンは，視床下部のゴナドトロピン放出ホルモン（gonadotropin-releasing hormone：GnRH）受容体に負のフィードバックをもたらす．これらの患者は多毛症，痤瘡，無排卵症を呈することが多く，遅発型CAHは，多囊胞性卵巣症候群と同様の症状を呈する（McCann-Crosby, 2014）．CAHは，胎生期に診断されることがある．早期に発見治療を開始すれば，デキサメタゾン療法でアンドロゲン過剰を抑制し，男性化を最小限に抑えることが可能である（第16章参照）．

胎盤由来はまれだが，胎児CYP19遺伝子変異による胎盤アロマターゼの欠損は，胎盤でのアンドロゲンの蓄積とエストロゲン生成を抑制する（第5章参照）（Jones, 2007）．そのため，母体と46,XX胎児ともに男性化を認める．

■ 性決定

性分化障害を有する児の出産は，緊急に治療を要する可能性，また患者自身と家族にとって長期的な性心理的および社会的な影響をもたらす可能性がある．理想的には，罹患新生児は出生後安定したら，まずは両親が子どもを抱きしめ声をかけたのちに，陰茎や性腺，ひだ，および泌尿生殖洞の未分化部位などの診察を行う．産科医は，両親に生殖器の不完全形成を説明し，状況の重大さ，迅速な診察と検査の必要性を伝える．

同様の表現型でも病因が異なることがあり，性分化異常疾患の特定には複数の診断的検査が必要となる（McCann-Crosby, 2015）．新生児の身体検査として，①陰唇陰囊または鼠径部の性腺の触診，②直腸診による子宮の触診，③陰茎の大きさ，④生殖器の色素沈着，および⑤その他の合併症の存在を確認する．CAHの鑑別のため，高カリウム血症，低ナトリウム血症，および低血糖症を評価する．同時に，母体は高アンドロゲン徴候がないかどうか検査される．他の新生児検査として，遺伝的検査，ホルモン測定，画像検査，場合によっては内視鏡検査，腹腔鏡検査，性腺生検が含まれる．超音波検査は，ミュラー管またはウォルフ管構造の有無，性腺の位置の特定，腎臓奇形などの合併奇形の特定に有用である．

膀胱と腹膜異常

発生の早い段階で排泄腔膜は胚盤の尾側に位置し，臍下部腹壁を形成する．通常，中胚葉は排泄腔膜の外胚葉と内胚葉の間で内に向かって発生し，下腹壁筋や骨盤に向かっていく．この膜が強化されないと排泄腔膜はすぐに破裂し臍下欠損や総排泄腔外反，膀胱外反，尿道上裂を引き起こす．

総排泄腔外反はまれな疾患で，臍帯ヘルニアや膀胱外反，鎖肛の三徴がある．

膀胱外反は膀胱が腹部に露出したもので，その頻度は低い．関連所見として，離解した恥骨結合と外生殖器異常があげられる．しかし同時に，まれなミュラー管の癒合異常を除き，子宮，卵管，卵巣は正常であることが多い．膀胱外反を伴う妊娠では，分娩前の腎盂腎炎，尿閉，尿管閉塞，骨盤組織脱，早産，骨盤位のリスクが非常に高い．アメリカ泌尿器科学会（AUA）は妊娠管理のガイドラインを出している（Eswara, 2016）．広範囲の癒着と想定される奇形のために，高度医療を受けられる施設での帝王切開が勧められている（Deans, 2012；Dy, 2015；Greenwell, 2003）．

膀胱外反を伴わない**尿道上裂**はまれで，拡張尿道や欠損または二分した陰核，陰唇の融合不全，扁平恥骨，脊椎疾患や恥骨結合離開などの合併を伴う．

陰核奇形は多くない．そのなかでも陰核の重複や二分した陰核の頻度はまれで，膀胱外反や尿道上裂に合併していることが多い．女性の陰茎尿道は，尿道が陰核に開いている．出生児の陰核肥大は胎児期の過度なアンドロゲン曝露が考えられる．新生児期の一時的なアンドロゲン濃度のた

め，超低出生体重児で陰核肥大が認められることがある（Greaves, 2008）．

処女膜は胎生期のミュラー管と尿生殖洞の境界から発生する．処女膜の奇形は，無孔処女膜，不完全穿孔，節状処女膜（ざる状），舟状処女膜，中隔処女膜などがあげられる．処女膜の奇形は腟板の管状化不全で起こる．頻度は1,000〜2,000人に1人である〔アメリカ産婦人科学会（ACOG），2016〕．新生児の粘液の分泌は母体エストロゲン刺激による．処女膜閉鎖では分泌物がたまり，半透明の黄灰色の腫瘤が腟口で腟粘液瘤となって認められる．たいてい症状はなく，エストロゲンのレベルが低下し，粘液は再吸収されるため問題とならないが，まれに腫瘤により周産期の尿漏れを起こす（Johal, 2009）．

ミュラー管異常

ミュラー管の欠損には発生の段階から四つに分けられる．①部分的，もしくは全長にわたり両側とも無形成，②片側のミュラー管のみが発育し，反対側は完全もしくは一部欠損した状態，③欠損や不完全な管の融合不全，④管の形成不全．さまざまな分類があるが，表3-3にアメリカ不妊学会（AFS）（1988）の指標を示す．グループごとに臨床症状や妊娠の予後，治療方法が分類されている．この分類には胎児期のジエチルスチルベストロール（diethylstilbestrol：DES）に曝露したことによる異常も含まれ，さまざまな分類法が提唱されているなかで，最も頻用されている（Acién, 2011；Di Spiezio Sardo, 2015；Oppelt, 2005）．

ミュラー管異常は症候や腟中隔や盲端腟，双頸子宮といった身体所見から疑われるであろう．無月経が最初の徴候となることもある．出口が閉鎖している場合では，子宮内膜が排出されないため月経血が蓄積され，腟，子宮，または卵管を圧迫，下腹部痛が起こることもある．子宮内膜症および付随する月経困難症，性交疼痛および慢性疼痛を合併することもある．

■ ミュラー管無形成

Class Iの中隔欠損は図3-5にあるようにミュラー管の低形成や無形成によって起こる．欠損したミュラー管の発達では腟や子宮頸部，子宮や卵

表3-3 ミュラー管異常の分類

I．部分的なミュラー管の形成不全や無形成
　a．腟
　b．子宮頸部
　c．子宮体部
　d．卵管
　e．複合異常

II．単角子宮
　a．副角腔と交通あり
　b．副角腔と交通なし
　c．副角腔なし
　d．副角なし

III．重複子宮

IV．双角子宮
　a．完全型─内子宮口への隔壁
　b．不完全型

V．中隔子宮
　a．完全─内子宮口への中隔
　b．不完全型

VI．弓状子宮

VII．diethylstilbestrol related（DES関連）

（Data from American Fertility Society: The American Fertility Society classifications of adnexal adhesions, distal tubal occlusion, tubal occlusion secondary to tubal ligation, tubal pregnancies, Müllerian anomalies and intrauterine adhesions, Fertil Steril 1988 Jun; 49(6): 944-955）

管にも影響があり，他のミュラー管異常と独立している場合と合併している場合がある．

■ 腟の異常

腟の異常のうち，腟の無形成は重篤な症候の一つであり，単独または他のミュラー管異常と関連して発生する．Mayer-Rockitansky-Küster-Hauser（MRKH）症候群は，上部腟形成不全であり，子宮無形成か低形成を伴う．この症候群は腎臓，骨格，聴覚の異常も合併する．この三徴は頭文字をとってMURCS（ミュラー管形成不全，腎無形成，頸胸椎体節奇形）として知られている（Rall, 2015）．

妊娠，分娩では腟の異常はその障害の度合いにより異なる．完全な腟欠損では有効な修復をされない限り，通常の性交での妊娠は難しい．MRKH症候群では機能的な腟がつくられたとしても，子宮の無形成により出産は不可能である．しかしながらこれらの女性では，卵巣は存在し，体外受精（in vitro fertilization：IVF）の技術で

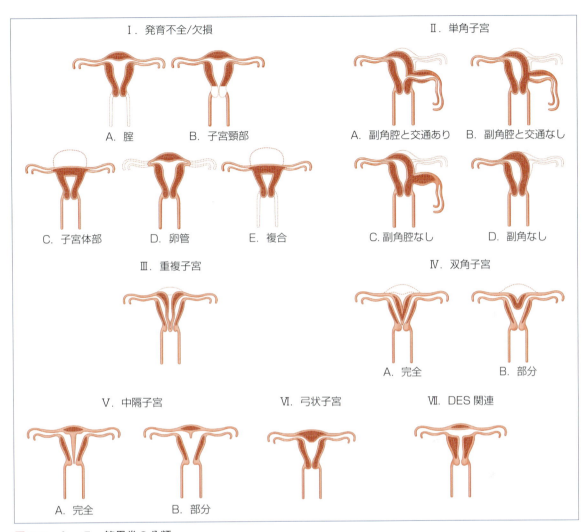

図 3-5　ミュラー管異常の分類
(Modified with permission from American Fertility Society: The American Fertility Society classifications of adnexal adhesions, distal tubal occlusion, tubal occlusion secondary to tubal ligation, tubal Pregnancies, Müllerian anomalies and intrauterine adhesions, Fertil Steril 1988 Jun; 49(6): 944-55)

卵子を回収することもできるので，代理母への受精卵移植で児を得ることが可能である（Friedler, 2016）．子宮移植は実験段階であるが，これらは将来的に有効な手段となる可能性がある（Johannesson, 2016）．

　腟の異常として，腟縦中隔または腟横中隔があり，融合不全または再吸収障害から生じる．腟縦中隔は腟を左右に分割する．腟縦中隔は完全で腟全長に達するであろう．部分的な場合はたいてい腟上部であるが，下部に及ぶこともある．中隔異常は典型的にはミュラー管異常と関連することが多い（Haddad, 1997）．

　完全な腟縦中隔では，分娩中，児頭は腟を十分に通過できるので難産の原因とならない．不完全もしくは部分的な腟縦中隔のほうが児頭の下降の妨げとなりうる．分娩時には，たまに遠位の腟中隔を有する女性もみられる．腟縦中隔は，分娩第2期に児頭圧迫により薄くなった際に，適切な鎮痛後，中隔の下部結合部を結紮し，切断することができる．中隔上部は，胎盤娩出後に尿管損傷に注意しながら切断することができる．

　腟横中隔の厚さはさまざまで腟のどの高さでも生じうるが，腟内の下方1/3に認めることが多い（Williams, 2014）．中隔は穿孔しているときと，していないときがあり，閉塞または不妊に関してはさまざまである．分娩時は狭窄した穿孔は腟上

部だと間違えられ，中隔の穴は拡張しない子宮口だと認識される（Kumar, 2014）．もし分娩時に初めて発見され，外子宮口が完全に開いていたら，児頭は中隔に突き当たり，中隔を下方に膨隆させる．中隔が消失しないときは，中隔を少し押して穴が開けば，たいていは拡張できるが，ときに分娩時に十字切開が必要なこともある（Blanton, 2003）．しかし，腟横中隔が厚ければ帝王切開での分娩となることもある．

■ 子宮頸部の異常

子宮頸部の発生による異常は，部分もしくは完全無形成，重複子宮，腟縦中隔である．無形成では治療なしでは妊娠できないため，IVFによる代理母出産が必要である．外科的に子宮と腟が吻合できれば，妊娠に至る例もある（Kriplani, 2012）．修復術での問題として，術前の解剖学的評価の重要性がRock（2010）とRobertsら（2011）により提唱され，子宮頸部無形成には子宮全摘，また頸部発育不全の度合いにより再建を検討する．

■ 子宮の異常

さまざまな形態があるが，一般的な子宮の先天異常を表3-3に示す．子宮奇形の有病率は一番有効な診断が侵襲的であるため難しいが，画像診断で報告されたなかでは0.4〜10％で，習慣流産の女性では特に多いとされる（Byrne, 2000；Dreisler, 2014；Saravelos, 2008）．一般的に，弓状子宮が最も多く，中隔子宮，双角子宮，重複子宮，単角子宮と続く（Chan, 2011b）．

ミュラー管異常は内診や帝王切開時，不妊症検査や卵管不妊のための腹腔鏡検査などで発見される．診断には超音波検査，子宮卵管造影検査（hysterosalpingography：HSG），MRI検査，腹腔鏡検査，子宮鏡検査が用いられる．それぞれ単独の検査ではすべての異常がわからなくても，組み合わせることで解剖がはっきりする．不妊症の検査をしている人では，子宮卵管造影検査は通常，子宮腔と卵管疎通性を調べるが，子宮卵管造影検査は子宮の外の輪郭の描出には適さず，開いている内腔のみ描出できる．また子宮卵管造影検査は妊婦には禁忌である．開通性に関しては，単角子宮では痕跡状の卵角に内腔は認めず，出口の閉塞では造影剤は充満されない

多くの臨床の場では，2-D経腟超音波検査（two-dimensional transvaginal sonography：2-D TVS）をまず行う．子宮奇形の検出を目的とした経腟超音波検査では90〜92％が診断可能となる（Pellerito, 1992）．生理食塩水を使用した子宮内腔検査（saline infusion sonography：SIS）では子宮内膜の描出と子宮の形態をよりよく描出するが，子宮内腔しか描出できない．また通水検査も妊婦では禁忌である．3-D超音波検査はさまざまな角度から子宮を示せるので，2-D超音波検査より的確に診断できる．冠状断は子宮の内外の両方を評価するのに適している（図3-6）（Grimbizis, 2016）．2-D超音波検査も3-D超音波検査も妊娠中にも適している．

ミュラー管異常においては3-D経腟超音波検査とMRIはよく相関すると報告もあるが，最近ではMRI検査のほうが子宮奇形の検査に用いられている（Deutch, 2008；Graupera, 2015）．MRIは特に術前評価として有用であり，子宮内外の両方の複雑な解剖を明確にして，ミュラー管の評価において100％の適中率である（Bermejo, 2010；Pellerito, 1992）．さらには合併奇形や腎臓や骨格の異常など，他の合併症も診断が可能である．妊娠中のMRI検査についての注意事項は第46章で示す．

不妊治療検査での，子宮鏡検査や腹腔鏡検査ではミュラー管異常だけではなく，子宮内膜症や卵管因子や子宮内腔病変などの評価もできる（Puscheck, 2008；Saravelos, 2008）．妊娠中においては，これらの方法はミュラー管異常の診断にはめったに用いられず，子宮鏡は妊娠中は禁忌である．

◆ 単角子宮（class Ⅱ）

単角子宮は発育不全または未発達なままの子宮角がない状態である．子宮角があったとしても交通していないこともあり，子宮内膜がないこともある（図3-5）．単角子宮は4,000人に1人と報告されている（Reichman, 2009）．不妊症検査のための子宮卵管造影検査時に発見されることが多い．しかし前述のとおり，交通のないまたは内腔のない子宮角には造影剤は注入されない．単角子宮が疑われるときは，3-D超音波検査の診断率は高いが，MRIのほうが望ましいであろう．重要なのは単角子宮の女性の40％に腎奇形があ

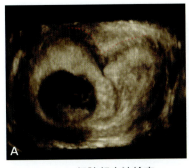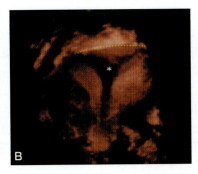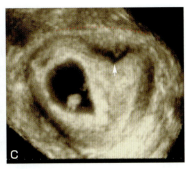

図3-6　3-D 経腟超音波検査
A．胎生8週の双角子宮．子宮底の外輪郭（赤点線）が中央でくぼみ，子宮内腔は交通している．
B．胎生5週の中隔子宮．子宮底の外輪郭は通常（黄色点線）だが，長い中隔（*）を中央に認める．
C．胎生8週の弓状子宮．子宮底の外輪郭は通常（赤点線）だが，子宮内腔にへこみを認める（矢印）．

り，それを診断することである（Fedele, 1996）．

このようなミュラー管奇形は胎位異常，胎児発育不全や胎児死亡，前期破水，早産など，時には第1，第2三半期での流産も含めた産科リスクがある（Chan, 2011a；Hua, 2011；Reichman, 2009）．異常な子宮の血流や頸管無力症，小さな子宮腔，偏側子宮の筋層腫瘍がこれらの原因となる（Donderwinkel, 1992）．

未発達な子宮角は重篤な子宮外妊娠のリスクも増やす．精子は腹膜を移動することがあるため，交通していない痕跡子宮でも子宮外妊娠の可能性がある（Nahum, 2004）．そのような妊娠の70症例の報告では痕跡子宮は妊娠20週までに破裂することが多いと報告されている（Rolen ら，1966）．1900～1999年までのレビューで588症例の痕跡子宮での妊娠例が報告されている（Nahum, 2002）．半数は子宮破裂，その80％は第3三半期前に破裂する．588例のなかで生産児は6％だけであった．

画像診断は痕跡子宮での妊娠をより早期から診断ができ，破裂する前にメトトレキサートまたは外科的な対応をすることができる（Dove, 2017；Edelman, 2003；Khati, 2012；Worley, 2008）．図3-5では強調されていないが，未発達側の子宮角は内腔と血流がある．

もし妊娠前に診断されたら，腔をもつ副角の予防的切除が推奨されている（Fedele, 2005；Rackow, 2007）．予防切除後の妊娠に関する報告は少ないが，帝王切開にて生児を得た8症例の報告がある（Pados, 2014）．

◆ 重複子宮（class Ⅲ）

このミュラー管異常は融合不全から起こり，二つの子宮，頸部，腟部からなる（図3-5）．アメリカオポッサムのような有袋類で認められ，人では多くは二つの腟をもつか，一つの腟縦中隔がある．重複子宮は孤発性に起こるか，もしくはHerly-Werner-Wunderlich症候群として知られている片側腟閉鎖，同側の腎無形成（obstructed hemivagina and with ipsilateral renal agenesis：OHVIRA）の三主徴の一徴候としてみられる（Tong, 2013）．

重複子宮は内診時に腟中隔と二つの子宮頸部があることで疑われる．不妊検査のための子宮卵管造影検査または2-D経腟超音波検査では二つに分離した子宮頸部がみられる．これらの分離した非交通性の紡錘形の子宮腔はそれぞれ一つずつ卵管とつながっている．不妊治療の目的を除いて，2-Dまたは3-D経腟超音波検査は有用で，分離した子宮と大きく裂けた子宮底部の割れ目が見える．子宮内腔は均一に分かれている．MRI検査は典型的でない症例の診断に役立つ．

単角子宮と比べると重複子宮の産科的リスクは同じだが，単角子宮に認められるものよりは頻度は少ない．流産，早産，胎位異常のリスクが増える（Chan, 2011a；Gimbizis, 2011；Hua, 2011）．

重複子宮や双角子宮への子宮形成術は子宮筋層の切開と底部の再結合である（Alborzi, 2015）．一般的な手術ではなく，手術を行っても有効である証拠はないので，原因不明流産の患者など適応を慎重に選んで行うべきである．

◆ 双角子宮（class Ⅳ）

　この癒合奇形では半分の子宮が二つとなる．図3-5に示すように，中央の子宮筋層が，部分的にまたは完全に子宮頸部に達する．完全な双角子宮は内子宮口に連続（双角単頸子宮）または外子宮口に連続（双角双頸子宮）する．重複子宮と同じく，腟縦中隔があることはめずらしくない．

　画像による鑑別で中隔子宮と双角子宮との鑑別は難しい．しかしながら，中隔子宮は子宮鏡下中隔切除で治療ができるので，この区別は重要である．子宮卵管造影検査または2-D経腟超音波検査において，最初に奇形を疑うかもしれないが，その区別には3-D経腟超音波検査またはMRIが使用される（図3-6）．両子宮の間の内角が105°以上なら双角子宮である．75°以下なら中隔子宮である．底部の輪郭も参考となり，画像の子宮卵管口をつないだ直線が定義の閾値となる．双角子宮では子宮底部に1cm以上のへこみがあり，中隔子宮では1cm未満または正常の輪郭である．

　双角子宮もまた，流産，早産，胎位異常などの産科合併症のリスクが増える．前述のとおり，子宮形成術は症例をよく検討して行うべきである．

◆ 中隔子宮（class Ⅴ）

　中隔子宮は子宮縦中隔が再吸収されなかったために完全または一部の子宮縦中隔が残る（図3-5）．まれな症例では，完全に腟，子宮頸部，子宮に中隔が認められることもある（Ludwin, 2013）．多くの症例が不妊治療や習慣流産の評価の際に診断される．子宮卵管造影検査または2-D経腟超音波検査で発見されるが，MRI検査，3-D経腟超音波検査が双角子宮との鑑別に必要である（図3-6）．

　中隔子宮は流産，早産，胎位異常など産科合併症に加え，不妊症の原因ともなる（Chan, 2011a；Ghi, 2012）．子宮鏡下中隔切除術は妊娠率と予後を改善する（Mollo, 2009；Pabuçcu, 2004）．Valleら（2013）によるメタ解析からは，治療後では63％の妊娠率と50％の出産率との報告がある．

◆ 弓状子宮（class Ⅵ）

　弓状子宮は正常子宮と大きな違いはない．妊娠には影響がないとされる一方で，妊娠第2三半期の流産，早産，胎位異常の増加の報告もある（Chan, 2011a；Mucowski, 2010；Woelfer, 2001）．

◆ 頸管縫縮術

　子宮奇形や反復流産に対し，経腟的もしくは経腹的子宮頸管縫縮術が有効であることがある（Golan, 1992；Groom, 2004）．局所的な子宮頸管閉鎖や子宮低形成にも有効なことがある（Hampton, 1990；Ludmir, 1991）．頸管縫縮術の適応は，このような先天奇形でない場合は，いくつかの基準がある（第18章参照）．

■ ジエチルスチルベストロール（DES）関連の生殖管異常（class Ⅶ）

　1960年代，合成非ステロイド系エストロゲンのジエチルスチルベストロール（DES）が切迫流産や早産，子癇や糖尿病の治療に用いられたが，その治療は有効ではなかった．そのうえ，曝露されて出生した児が腟の明細胞腺癌，頸部上皮内癌，頸部小細胞癌，腟の腺疾患などの生殖管系の異常をもつリスクが増えることがわかった．曝露された女性の1/4に腟横中隔などさまざまな子宮頸部の構造異常が認められた．さらには，小さな子宮内腔，短い上部子宮，T状やその他の不規則な形態の子宮腔などがあげられる（図3-5）（Kaufman, 1984）．

　着床障害など不妊の原因にもなり，特に構造異常があると高頻度の流産，異所性妊娠，早産の原因にもなる（Kaufman 2000；Palmer, 2001）．現在DES禁止後50年以上が経過しているが，DESに曝露された女性の早発閉経，子宮頸部上皮腫瘍，乳癌の合併症が報告されている（Hatch, 2006；Hoover, 2011；Troisi, 2016）．

■ 卵管異常

　卵管はミュラー管が癒合しなかった部分から発生する．卵管の先天異常は副孔，部分的もしくは無形成，胚嚢胞遺残などがある．モルガニー嚢胞と呼ばれる卵管の遠位側にできる小さな良性の嚢胞が最もよくみられる．ほかの症例では良性の傍卵管嚢胞は中腎か中腎を起源としたものがある．最後に胎児のDESの曝露では，短かったり，蛇行していたり，しわがよった卵管やさまざまな卵管奇形が認められ，不妊の原因となる（DeCherney, 1981）．

子宮の屈位

妊娠子宮は，まれに極端な屈位を示すことがある．軽度または中等度の屈曲が一般的で特に臨床症状と関連することはないが，先天的もしくは後天的な前屈が産科合併症となることがある．

子宮**前屈**は矢状断で子宮底が前側に屈曲しているものを表す．極度の前屈は妊娠初期には問題とならないが，腹直筋離開や腹壁ヘルニアのような腹壁に緩みがあると，子宮は前側に倒れ込んでくる．極端な場合では子宮底部が恥骨結合の下部にある．子宮の位置によって，微弱陣痛の原因になることもあるが，たいていは位置を修復したり腹部を支えることで改善する．

子宮**後屈**は子宮底部が後方に屈曲したもので，時に仙骨のくぼみに嵌入することがある．腹部不快，骨盤の圧迫感，頻尿，尿閉などの機能障害を起こすこともある．内診の双合手診では子宮頸部は前方で恥骨の後面に，子宮は骨盤内で触れる．超音波検査やMRI検査は診断に有用である（Gardner, 2013；Grossenburg, 2011；van Beekhuien, 2003）．

子宮が大きくなるにつれて，嵌頓子宮は，1～2週間のうちに自然に改善する．膀胱を空にするために，尿道カテーテルや断続的な自己導尿が一時的に必要となるかもしれない．持続する例では，用手的な修復が必要となる．この場合は，膀胱カテーテルを挿入後，胸膝位をとることで，子宮が骨盤内から出るかもしれない．しばしば経直腸的な手指による圧排が最善なこともある．静脈麻酔下，脊椎麻酔下，全身麻酔下での修復が必要になることがある．修復後，尿道カテーテルは膀胱に尿意がはっきりするまで留置しておく．やわらかいペッサリーを数週間挿入して，再発を防ぐ．

修復が困難であった7症例のうち，2症例では妊娠14週時に腹腔鏡下で円帯を牽引して修復した（Lettieriら，1994）．ほかには嵌頓した子宮に大腸内視鏡またはその通気法が用いられた2症例の報告もある（Dierickx, 2011；Newell, 2014；Seubert, 1999）．

まれではあるが，**嵌頓子宮**は妊娠子宮が骨盤に絞扼され，子宮下部が拡張して起こると思われる（図3-7）．超音波検査やMRI検査で解剖がわかることもある（Gottschalk, 2008；Lee, 2008）．嵌頓子宮が疑われたら，帝王切開での分娩が必要である．その際，その解剖の把握が重要である（Spearing, 1978）．骨盤の奥にある児頭の位置より上に引き伸ばされた腟があるときは嵌頓子宮か腹壁妊娠を疑う．膀胱カテーテルが臍部にあるときもある．Spearing（1978）は腹部切開を臍部まで延長し，子宮を切開する前に腹部から子宮全体を持ち上げることを推奨している．必ずしも可能ではないが，このようにすることで解剖的な位置がわかり，腟や膀胱への切開を防げる．残念なことに，これがいつも可能というわけではない（Singh, 2007）．子宮憩室は子宮嵌頓と間違いやすいことに注意が必要である（Rajiah, 2009）．

妊娠中は子宮は右側に偏位する．子宮が捻じれて180°以上回旋し，捻転を起こすことはほとんどない．ほとんどの症例が子宮筋腫やミュラー管異常，胎位異常，骨盤の癒着，腹壁や子宮帯の弛緩などが合併している．Jensen（1992）は212症例を報告し，関連する徴候として難産，腹部や膀胱の症状，腹痛，子宮の過緊張，性器出血，低血圧などをあげている．

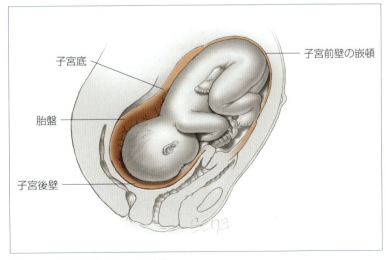

図3-7　妊娠子宮前壁への嵌頓
子宮前壁は明らかに薄く，子宮底の位置が明らかに違う．

子宮の回旋のほとんどが帝王切開の術中所見として見つかる．術前のMRI検査で回旋した子宮と腟の位置関係が通常のH型ではなく，X型に認めたことで発見された例もある（Nicholson, 1995）．帝王切開の際の子宮嵌入は子宮体部を切開する前に正しい位置に戻すべきである．元の位置に戻せず，または捻転に気づかず，子宮後面から切開した例もある（Albayrak, 2011；Picone, 2006；Rood, 2014）．

（訳：楠原淳子）

References

Acién P, Acién MI: The history of female genital tract malformation classifications and proposal of an updated system. Hum Reprod Update 17:693, 2011.

Aksglaede L, Juul A: Testicular function and fertility in men and Klinefelter syndrome: a review. Eur J Endocrinol 168(4):R67, 2013.

Albayrak M, Benian A, Ozdemir I, et al: Deliberate posterior low transverse incision at cesarean section of a gravid uterus in 180 degrees of torsion: a case report. J Reprod Med 56(3–4):181, 2011.

Alborzi S, Asefjah H, Amini M, et al: Laparoscopic metroplasty in bicornuate and didelphic uteri: feasibility and outcome. Arch Gynecol Obstet 291(5):1167, 2015.

Allen JW, Cardall S, Kittijarukhajorn M, et al: Incidence of ovarian maldescent in women with mullerian duct anomalies: evaluation by MRI. AJR 198(4):W381, 2012.

American College of Obstetricians and Gynecologists: Müllerian agenesis: diagnosis, management, and treatment. Committee Opinion No. 562, May 2013, Reaffirmed 2016.

American Fertility Society: The American Fertility Society classifications of adnexal adhesions, distal tubal occlusion, tubal occlusion secondary to tubal ligation, tubal pregnancies, Müllerian anomalies and intrauterine adhesions. Fertil Steril 49:944, 1988.

Auchus RJ: Management considerations for the adult with congenital adrenal hyperplasia. Mol Cell Endocrinol 408:190, 2015.

Bermejo C, Martinez, Ten P, et al: Three-dimensional ultrasound in the diagnosis of müllerian duct anomalies and concordance with magnetic resonance imaging. Ultrasound Obstet Gynecol 35: 593, 2010.

Blanton EN, Rouse DJ: Trial of labor in women with transverse vaginal septa. Obstet Gynecol 101:1110, 2003.

Bradshaw KD: Anatomical disorders. In Hoffman BL, Schorge JO, Bradshaw KD, et al (eds): Williams Gynecology, 3rd ed. New York, McGraw-Hill Education, 2016.

Byrne J, Nussbaum-Blask A, Taylor WS, et al: Prevalence of Müllerian duct anomalies detected at ultrasound. Am J Med Genet 94(1):9, 2000.

Calogero AE, Giagulli VA, Mongioì LM, et al: Klinefelter syndrome: cardiovascular abnormalities and metabolic disorders. J Endocrinol Invest 40(7):705, 2017.

Chan YY, Jayaprakasan K, Tan A, et al: Reproductive outcomes in women with congenital uterine anomalies: a systematic review. Ultrasound Obstet Gynecol 38(4):371, 2011a.

Chan YY, Jayaprakasan K, Zamora J, et al: The prevalence of congenital uterine anomalies in unselected and high-risk populations: a systematic review. Hum Reprod Update 17(6):761, 2011b.

Dabirashrafi H, Mohammad K, Moghadami-Tabrizi N: Ovarian malposition in women with uterine anomalies. Obstet Gynecol 83:293, 1994.

Deans R, Banks F, Liao LM, et al: Reproductive outcomes in women with classic bladder exstrophy: an observational cross-sectional study. Am J Obstet Gynecol 206(6):496.e1, 2012.

DeCherney AH, Cholst I, Naftolin F: Structure and function of the fallopian tubes following exposure to diethylstilbestrol (DES) during gestation. Fertil Steril 36(6):741, 1981.

Deutch TD, Abuhamad AZ: The role of 3-dimensional ultrasonography and magnetic resonance imaging in the diagnosis of müllerian duct anomalies: a review of the literature. J Ultrasound Med 27(3):413, 2008.

Dierickx I, Van Holsbeke C, Mesens T, et al: Colonoscopy-assisted reposition of the incarcerated uterus in mid-pregnancy: a report of four cases and a literature review. Eur J Obstet Gynecol Reprod Biol 158(2):153, 2011.

Di Spiezio Sardo A, Campo R, Gordts S, et al: The comprehensiveness of the ESHRE/ESGE classification of female genital tract congenital anomalies: a systematic review of cases not classified by the AFS system. Hum Reprod 30(5):104, 2015.

Donderwinkel PF, Dörr JP, Willemsen WN: The unicornuate uterus: clinical implications. Eur J Obstet Gynecol Reprod Biol 47(2):135, 1992.

Dove CK, Harvey SM, Spalluto LB: Sonographic findings of early pregnancy in the rudimentary horn of a unicornuate uterus: a two case report. Clin Imaging 47:25, 2017.

Dreisler E, Stampe Sørensen S: Müllerian duct anomalies diagnosed by saline contrast sonohysterography: prevalence in a general population. Fertil Steril 102(2):525, 2014.

Dy GW, Willihnganz-Lawson KH, Shnorhavorian M, et al: Successful pregnancy in patients with exstrophy-epispadias complex: a University of Washington experience. J Pediatr Urol 11(4):213.e1, 2015.

Edelman AB, Jensen JT, Lee DM, et al: Successful medical abortion of a pregnancy within a noncommunicating rudimentary uterine horn. Am J Obstet Gynecol 189:886, 2003.

Eswara JR, Kielb S, Koyle MA, et al: The recommendations of the 2015 American Urological Association Working Group on Genitourinary Congenitalism. Urology 88:1, 2016.

Fedele L, Bianchi S, Agnoli B, et al: Urinary tract anomalies associated with unicornuate uterus. J Urol 155:847, 1996.

Fedele L, Bianchi S, Zanconato G, et al: Laparoscopic removal of the cavitated noncommunicating rudimentary uterine horn: surgical aspects in 10 cases. Fertil Steril 83(2):432, 2005.

Friedler S, Grin L, Liberti G, et al: The reproductive potential of patients with Mayer-Rokitansky-Küster-Hauser syndrome using gestational surrogacy: a systematic review. Reprod Biomed Online 32(1):54, 2016.

Gardner CS, Jaffe TA, Hertzberg BS, et al: The incarcerated uterus: a review of MRI and ultrasound imaging appearances. AJR Am J Roentgenol 201(1):223, 2013.

Ghi T, De Musso F, Maroni E, et al: The pregnancy outcome in women with incidental diagnosis of septate uterus at first trimester scan. Hum Reprod 27(9):267, 2012.

Golan A, Langer R, Neuman M, et al: Obstetric outcome in women with congenital uterine malformations. J Reprod Med 37:233, 1992.

Gottschalk EM, Siedentopf JP, Schoenborn I, et al: Prenatal sonographic and MRI findings in a pregnancy complicated by uterine sacculation: case report and review of the literature. Ultrasound Obstet Gynecol 32(4):582, 2008.

Graupera B, Pascual MA, Hereter L, et al: Accuracy of three-dimensional ultrasound compared with magnetic resonance imaging in diagnosis of müllerian duct anomalies using ESHRE-ESGE consensus on the classification of congenital anomalies of the female genital tract. Ultrasound Obstet Gynecol 46(5):616, 2015.

Greaves R, Hunt RW, Zacharin M: Transient anomalies in genital appearance in some extremely preterm female infants may be the result of foetal programming causing a surge in LH and the over activation of the pituitary-gonadal axis. Clin Endocrinol (Oxf) 69(5):76, 2008.

Greenwell TJ, Venn SN, Creighton SM, et al: Pregnancy after lower urinary tract reconstruction for congenital abnormalities. BJU Int 92:773, 2003.

Grimbizis GF, Camus M, Tarlatzis BC, et al: Clinical implications of uterine malformations and hysteroscopic treatment results. Hum Reprod Update 7(2):161, 2001.

Grimbizis GF, Di Spiezio Sardo A, Saravelos SH, et al: The Thessaloniki ESHRE/ESGE consensus on diagnosis of female genital anomalies. Hum Reprod 31(1):2, 2016.

Groom KM, Jones BA, Edmonds DK, et al: Preconception transabdominal cervicoisthmic cerclage. Am J Obstet Gynecol 191(1):230, 2004.

Grossenburg NJ, Delaney AA, Berg TG: Treatment of a late second-trimester incarcerated uterus using ultrasound-guided manual reduction. Obstet Gynecol 118(2 Pt 2):436, 2011.

Haddad B, Louis-Sylvestre C, Poitout P, et al: Longitudinal vaginal septum: a retrospective study of 202 cases. Eur J Obstet Gynecol Reprod Biol 74(2):197, 1997.

Hall-Craggs MA, Kirkham A, Creighton SM: Renal and urological abnormalities occurring with müllerian anomalies. J Pediatr Urol 9(1):27, 2013.

Hampton HL, Meeks GR, Bates GW, et al: Pregnancy after successful vaginoplasty and cervical stenting for partial atresia of the cervix. Obstet Gynecol 76:900, 1990.

Hatch EE, Troisi R, Wise LA, et al: Age at natural menopause in women exposed to diethylstilbestrol in utero. Am J Epidemiol 164:682, 2006.

Helszer Z, Dmochowska A, Szemraj J, et al: A novel mutation (c.341A>G) in the SRY gene in a 46,XY female patient with gonadal dysgenesis. Gene 526(2):467, 2013.

Hoover RN, Hyer M, Pfeiffer RM, et al: Adverse health outcomes in women exposed in utero to diethylstilbestrol. N Engl J Med 365:1304, 2011.

Hua M, Odibo AO, Longman RE, et al: Congenital uterine anomalies and adverse pregnancy outcomes. Am J Obstet Gynecol 205(6):558.e1, 2011.

Hughes IA, Houk C, Ahmed SF, et al: Consensus statement on management of intersex disorders. J Pediatr Urol 2:148, 2006.

Hutson JM, Grover SR, O'Connell M, et al: Malformation syndromes associated with disorders of sex development. Nat Rev Endocrinol 10(8):476, 2014.

Jensen JG: Uterine torsion in pregnancy. Acta Obstet Gynecol Scand 71:260, 1992.

Jiang JF, Xue W, Deng Y, et al: Gonadal malignancy in 202 female patients with disorders of sex development containing Y-chromosome material. Gynecol Endocrinol 32(4):338, 2016.

Johal NS, Bogris S, Mushtaq I: Neonatal imperforate hymen causing obstruction of the urinary tract. Urology 73(4):750, 2009.

Johannesson L, Järvholm S: Uterus transplantation: current progress and future prospects. Int J Womens Health 8:43, 2016.

Jones ME, Boon WC, McInnes K, et al: Recognizing rare disorders: aromatase deficiency. Nat Clin Pract Endocrinol Metab 3(5):414, 2007.

Kaufman RH, Adam E, Hatch EE, et al: Continued follow-up of pregnancy outcomes in diethylstilbestrol-exposed offspring. Obstet Gynecol 96(4):483, 2000.

Kaufman RH, Noller K, Adam E, et al: Upper genital tract abnormalities and pregnancy outcome in diethylstilbestrol exposed progeny. Am J Obstet Gynecol 148: 973, 1984.

Kenney PJ, Spirt BA, Leeson MD: Genitourinary anomalies: radiologic-anatomic correlations. Radiographics 4(2):233, 1984.

Khati NJ, Frazier AA, Brindle KA: The unicornuate uterus and its variants: clinical presentation, imaging findings, and associated complications. J Ultrasound Med 31(2):319, 2012.

Kriplani A, Kachhawa G, Awasthi D, et al: Laparoscopic-assisted uterovaginal anastomosis in congenital atresia of uterine cervix: follow-up study. J Minim Invasive Gynecol 19(4):477, 2012.

Kumar N, Tayade S: Successful pregnancy outcome in an untreated case of concomitant transverse complete vaginal septum with unicornuate uterus. J Hum Reprod Sci 7(4):27, 2014.

Lee SW, Kim MY, Yang JH, et al: Sonographic findings of uterine sacculation during pregnancy. Ultrasound Obstet Gynecol 32(4):595, 2008.

Lettieri L, Rodis JF, McLean DA, et al: Incarceration of the gravid uterus. Obstet Gynecol Surv 49:642, 1994.

Ludmir J, Jackson GM, Samuels P: Transvaginal cerclage under ultrasound guidance in cases of severe cervical hypoplasia. Obstet Gynecol 78:1067, 1991.

Ludwin A, Ludwin I, Pityński K, et al: Differentiating between a double cervix or cervical duplication and a complete septate uterus with longitudinal vaginal septum. Taiwan J Obstet Gynecol 52(2):308, 2013.

Matthews D, Bath L, Högler W, et al: Hormone supplementation for pubertal induction in girls. Arch Dis Child 102(10):975, 2017.

McCann-Crosby B, Chen MJ, et al: Non-classical congenital adrenal hyperplasia: targets of treatment and transition. Pediatr Endocrinol Rev 12(2):224, 2014.

McCann-Crosby B, Sutton VR: Disorders of sexual development. Clin Perinatol 42(2):395, 2015.

Miller WL, Auchus RJ: The molecular biology, biochemistry, and physiology of human steroidogenesis and its disorders. Endocr Rev 32(1):81, 2011.

Mollo A, De Franciscis P, Colacurci N, et al: Hysteroscopic resection of the septum improves the pregnancy rate of women with unexplained infertility: a prospective controlled trial. Fertil Steril 91(6):2628, 2009.

Moore KL, Persaud TV, Torchia MG: The urogenital system. In The Developing Human. Philadelphia, Saunders, 2013, p 272.

Mucowski SJ, Herndon CN, Rosen MP: The arcuate uterine anomaly: a critical appraisal of its diagnostic and clinical relevance. Obstet Gynecol Surv 65(7):449, 2010.

Murphy C, Allen L, Jamieson MA: Ambiguous genitalia in the newborn: an overview and teaching tool. J Pediatr Adolesc Gynecol 24:236, 2011.

Nahum G, Stanislaw H, McMahon C: Preventing ectopic pregnancies: how often does transperitoneal transmigration of sperm occur in effecting human pregnancy? BJOG 111:706, 2004.

Nahum GG: Rudimentary uterine horn pregnancy: the 20th-century worldwide experience of 588 cases. J Reprod Med 47:151, 2002.

Newell SD, Crofts JF, Grant SR: The incarcerated gravid uterus: complications and lessons learned. Obstet Gynecol 123(2 Pt 2 Suppl (2 Pt 2 Suppl 2)):423, 2014.

Nicholson WK, Coulson CC, McCoy MC, et al: Pelvic magnetic resonance imaging in the evaluation of uterine torsion. Obstet Gynecol 85(5 Pt 2):888, 1995.

Nielsen J, Wohlert M: Sex chromosome abnormalities found among 34,910 newborn children: results from a 13-year incidence study in Arhus, Denmark. Birth Defects Orig Artic Ser 26:209, 1990.

Nistal M, Paniagua R, González-Peramato P, et al: Perspectives in pediatric pathology, chapter 1. normal development of testicular structures: from the bipotential gonad to the fetal testis. Pediatr Dev Pathol 18(2):88, 2015a.

Nistal M, Paniagua R, González-Peramato P, et al: Perspectives in pediatric pathology, chapter 5. gonadal dysgenesis. Pediatr Dev Pathol 18(4):259, 2015b.

Ocal G: Current concepts in disorders of sexual development. J Clin Res Pediatr Endocrinol 3(3):105, 2011.

Oppelt P, Renner SP, Brucker S, et al: The VCUAM (Vagina Cervix Uterus Adnex-associated Malformation) Classification: a new classification for genital malformations. Fertil Steril 84:1493, 2005.

Pabuçcu R, Gomel V: Reproductive outcome after hysteroscopic metroplasty in women with septate uterus and otherwise unexplained infertility. Fertil Steril 81:1675, 2004.

Pados G, Tsolakidis D, Athanatos D, et al: Reproductive and obstetric outcome after laparoscopic excision of functional, non-communicating broadly attached rudimentary horn: a case series. Eur J Obstet Gynecol Reprod Biol 182:33, 2014.

Palmer JR, Hatch EE, Rao RS, et al: Infertility among women exposed prenatally to diethylstilbestrol. Am J Epidemiol 154:316, 2001.

Pellerito JS, McCarthy SM, Doyle MB, et al: Diagnosis of uterine anomalies: relative accuracy of MR imaging, endovaginal sonography, and hysterosalpingography. Radiology 183:795, 1992.

Picone O, Fubini A, Doumerc S, et al: Cesarean delivery by posterior hysterotomy due to torsion of the pregnant uterus. Obstet Gynecol 107(2 Pt 2):533, 2006.

Puscheck EE, Cohen L: Congenital malformations of the uterus: the role of ultrasound. Semin Reprod Med 26(3):223, 2008.

Rackow BW, Arici A: Reproductive performance of women with müllerian anomalies. Curr Opin Obstet Gynecol 19(3):229, 2007.

Rajiah P, Eastwood KL, Gunn ML, et al: Uterine diverticulum. Obstet Gynecol 113(2 Pt 2):525, 2009.

Rall K, Eisenbeis S, Henninger V: Typical and atypical associated findings in a group of 346 patients with Mayer-Rokitansky-Kuester-Hauser syndrome. J Pediatr Adolesc Gynecol 28(5):362, 2015.

Reichman D, Laufer MR: Congenital uterine anomalies affecting reproduction. Best Pract Res Clin Obstet Gynaecol 24(2):193, 2010.

Reichman D, Laufer MR, Robinson BK: Pregnancy outcomes in unicornuate uteri: a review. Fertil Steril 91(5): 1886, 2009.

Roberts CP, Rock JA: Surgical methods in the treatment of congenital anomalies of the uterine cervix. Curr Opin Obstet Gynecol 23(4):251, 2011.

Rock JA, Roberts CP, Jones HW Jr: Congenital anomalies of the uterine cervix: lessons from 30 cases managed clinically by a common protocol. Fertil Steril 94(5):1858, 2010.

Rolen AC, Choquette AJ, Semmens JP: Rudimentary uterine horn: obstetric and gynecologic implications. Obstet Gynecol 27:806, 1966.

Rood K, Markham KB: Torsion of a term gravid uterus: a possible cause of intrauterine growth restriction and abnormal umbilical artery Doppler findings. J Ultrasound Med 33(10):1873, 2014.

Saravelos SH, Cocksedge KA, Li TC: Prevalence and diagnosis of congenital uterine anomalies in women with reproductive failure: a critical appraisal. Hum Reprod Update 14(5):415, 2008.

Seubert DE, Puder KS, Goldmeier P, et al: Colonoscopic release of the incarcerated gravid uterus. Obstet Gynecol 94:792, 1999.

Singh MN, Payappagoudar J, Lo J: Incarcerated retroverted uterus in the third trimester complicated by postpartum pulmonary embolism. Obstet Gynecol 109:498, 2007.

Spearing GJ: Uterine sacculation. Obstet Gynecol 51:11S, 1978.

Speiser PW, Azziz R, Baskin LS, et al: Congenital adrenal hyperplasia due to steroid 21-hydroxylase deficiency: an Endocrine Society clinical practice guideline. J Clin Endocrinol Metab 95(9):4133, 2010.

Tong J, Zhu L, Lang J: Clinical characteristics of 70 patients with Herlyn-Werner-Wunderlich syndrome. Int J Gynaecol Obstet 121(2):173, 2013.

Troisi R, Hatch EE, Palmer JR, et al: Prenatal diethylstilbestrol exposure and high-grade squamous cell neoplasia of the lower genital tract. Am J Obstet Gynecol 215(3):322.e1, 2016.

Valle RF, Ekpo GE: Hysteroscopic metroplasty for the septate uterus: review and meta-analysis. J Minim Invasive Gynecol 20(1):22, 2013.

Van Beekhuizen HJ, Bodewes HW, Tepe EM, et al: Role of magnetic resonance imaging in the diagnosis of incarceration of the gravid uterus. Obstet Gynecol 102:1134, 2003.

Williams CE, Nakhal RS, Hall-Craggs MA, et al: Transverse vaginal septae: management and long-term outcomes. BJOG 121(13):1653, 2014.

Woelfer B, Salim R, Banerjee S, et al: Reproductive outcomes in women with congenital uterine anomalies detected by three-dimensional ultrasound screening. Obstet Gynecol 98:1099, 2001.

Worley KC, Hnat MD, Cunningham FG: Advanced extrauterine pregnancy: diagnostic and therapeutic challenges. Am J Obstet Gynecol 198:287.e1, 2008.

Wu QY, Li N, Li WW, et al: Clinical, molecular and cytogenetic analysis of 46,XX testicular disorder of sex development with *SRY*-positive. BMC Urol 14:70, 2014.

母体の生理
Maternal Physiology

CHAPTER 4

- 生殖器官 57
- 乳 房 62
- 皮 膚 62
- 代謝性変化 63
- 血液の変化 67
- 心循環系 71
- 呼吸器系 75
- 泌尿器系 77
- 消化管 80
- 内分泌系 81
- 骨格系 85
- 中枢神経系 86

> *The maternal organism reacts to a greater or lesser extent under the influence of pregnancy, but naturally the most characteristic changes are observed in the generative tract, and especially the uterus, which undergoes a very marked increase in size.*
> ―J. Whitridge Williams (1903)

「Williams Obstetrics」の第1版では妊娠の生理学について10ページしか割いておらず，その半分は子宮の変化に焦点を当てていた．妊娠に伴う母体の変化の多くは受精直後から始まり，妊娠期間を通じて持続し，分娩後，授乳期間が終了すると妊娠前の状態に回復する．妊娠に関連した変化の多くは胎児，胎盤からの生理的刺激により起こる．この結果，すべての臓器の機能が変化するため，疾患の診断や治療の基準を大きく修正する必要がある．このように妊婦の病態を正しく解釈するためには，妊娠による変化を理解することが重要である．身体的な変化により既存の疾患が露呈したり悪化することもある．

生殖器官

■子 宮

非妊時の子宮は約70gである．子宮内腔は10 mL以下であり，これを除けば実質臓器である．妊娠中，子宮は胎児，胎盤，羊水が十分におさまる薄い壁からなる筋組織の臓器へ変化する．満期の内容量の平均は約5Lであるが20 L以上に及ぶこともある！このように妊娠末期は非妊時の500～1,000倍の容量に達する．子宮の重量も満期には1,100 g近くに増量する．

妊娠すると子宮は筋細胞が引き伸ばされ，著明に肥大することで大きくなる一方で，筋細胞の新生は制限される．線維組織は，特に外側の筋層に集積し，弾性組織含有量がかなり増加する．妊娠の初期の2, 3ヵ月間，子宮壁は肥厚し伸展し，その後は徐々に菲薄化する．満期には1, 2 cmの厚さとなり，柔らかい，凹凸をもつ子宮壁を通して時に胎児を触知できるようになる．

妊娠早期の子宮の肥大はエストロゲンとおそらくプロゲステロンの作用による．よって，異所性妊娠でも同様の変化がみられる場合もある．しかし妊娠12週以降の子宮の大きさの変化は，主に，子宮内容の増大によるものである．

子宮の拡大は底部に著明である．胎盤の位置も子宮の拡大の範囲に影響する．すなわち，子宮の胎盤付着部周囲は他の部位よりもより速く拡大する．

◆ 筋細胞の配列

　妊娠中の子宮筋組織は3層からなる．一つ目の層は外側にある子宮を覆うような層で，底部を弓なりに覆っており，さまざまな靱帯とつながっている．中間層は血管があらゆる方向で貫通している筋線維の密なネットワークからなる．残るは内側の層で，卵管開口部や内子宮口周囲では括約筋様の線維組織を伴う．子宮壁の大部分は中間層からなる．この層のそれぞれの細胞は二重のカーブをもち，そのためどの二つの細胞も合わさると8の字の形になる．この配列は産後の止血において重要であり，筋細胞を収縮させることにより筋層内の血管が収縮する．

◆ 子宮の形と位置

　最初の数週間，子宮は洋梨状の形を維持しているが，妊娠週数が進むにつれて子宮体部と底部が球状に変化し，妊娠12週にはほぼ球状となる．その後は縦方向に長くなり，卵型となる．妊娠12週後半には子宮は骨盤腔を超えて大きくなる．子宮は増大に伴い，腹壁に接し，腸管を側方および上方へ圧排し，肝臓の周辺まで達する．子宮は大きくなるにつれ，右側へ回旋するが，これは骨盤の左側に直腸S状部があるためである．また，子宮の増大に伴い広間膜と円靱帯には張力が働く．

　妊婦が立位をとると，子宮の縦軸は骨盤入口部の軸と一致する．腹壁は弛緩しない限り子宮を支持し，この状態を維持している．仰臥位では子宮は脊柱とその隣接した血管に寄りかかる状態となる．

■ 子宮の収縮性

　妊娠初期には不規則な子宮収縮があり，軽度の痙攣として知覚されることがある．妊娠第2三半期ではこの子宮収縮は両手で触知できる．この現象は1872年にBraxton Hicksにより発見されたため，彼の名前をとってBraxton Hicks収縮と呼ばれている．Braxton Hicks収縮は予兆なく散発的に起こり，通常は不規則である．強さは約5～25 mmHgである（Alvarez, 1950）．妊娠末期近くまではこのBraxton Hicks収縮は頻回には起こらないが，最後の1, 2週間は頻回となる．この時期，子宮は10～20分間おきに，ある程度の律動性で収縮している．これと一致して，妊娠初期には子宮の電気的活動は低く不規則なパターンであるが，満期になると徐々に強く，規則的なパターンとなる（Garfield, 2005；Rabotti, 2015）．この周期は経産婦では未産婦に比べて2倍速い（Govindan, 2015）．このような妊娠後期の子宮収縮は違和感として自覚されることもあり，これが前駆陣痛の正体である．

■ 子宮胎盤の血流

　胎児や胎盤が成長，代謝，排泄するうえで重要な物質の輸送には胎盤内を十分に還流できるだけの絨毛間腔が必要である（第5章参照）．胎盤の還流は子宮全体の血流に依存するが，子宮および卵巣の血管と側副血行路の血流の同時測定は現在，MRA（magnetic resonance angiography）を使用しても不可能である（Pates, 2010）．超音波を用いて子宮動脈を測定したところ妊娠週数が進むにつれ子宮胎盤血流は増加しており，妊娠中期は約450 mL/分であったものが36週にはほぼ500～750 mL/分であった（Flo, 2014；Wilson, 2007）．これらの測定値は間接的にアンドロステンジオンとキセノン-133のクリアランス率を用いて確認された子宮動脈の血流の推定値と同様である（Edman, 1981；Kauppila, 1980）．これらの値は侵襲的な手法により得られた500～750 mL/分というデータとも合致する（Assali, 1953；Browne, 1953；Metcalfe, 1955）．理論的にも，子宮の血流の大幅な増加に順応して子宮静脈も変化する必要がある．その結果として静脈径が拡大し，静脈伸展性が増加することにより子宮静脈瘤を形成するが，これが破裂することはまれである（Lim, 2014）．

　動物実験の結果から子宮収縮は自然であれ促進であれ収縮強度に比例して血流を低下させることがわかっている（Assali, 1968）．また，強い子宮収縮は子宮血流の急激な低下の原因となる．ヒトにおいては3次元のパワードプラアンギオグラフィを用いると，収縮している間は子宮血流が減少していることがわかる（Jones, 2009）．同様の技術を用いると母体と胎児両方の血管抵抗は分娩第2期では第1期と比べ高いことがわかる（Baron, 2015）．胎児発育不全（FGR）症例ではベースラインの子宮血流は妊娠中低値であることから，このような症例の胎児は陣痛に対する適応能力が低いことが考えられる（Ferrazzi, 2011；Simeone,

2017).

◆子宮胎盤の血流の制御

拡張し，伸展した子宮体部を栄養する血管は収縮機能を有している（Mandala, 2012）．これに対し，直接胎盤を栄養するらせん動脈は，拡張機能は有するものの収縮機能は完全に失っている．おそらくこれは子宮筋層を破壊するように置換する血管内皮栄養膜細胞によるものと考えられる（第5章参照）．このように血管が拡張することにより母体-胎盤血流は妊娠の進行とともに増加する．血管内の血流は半径の4乗の力に比例して増加するため，子宮動脈の直径が少し広くなると血流の容量が著明に増加する．たとえば，ある研究では子宮動脈径が妊娠22〜29週にかけて3.3 mmから3.7 mmに成長しただけで平均速度は50％増大し29 cm/秒から43 cm/秒となる（Flo, 2010）．

末梢血管抵抗の低下は，中枢の血管における流速およびずり応力を増加させるもう一つの重要な要因である．このずり応力により血管壁の成長が促される．一酸化窒素は強力な血管拡張作用を有しており，この過程の制御において重要な役割を担っていると考えられている．詳細は後述する．実際には，血管内皮のずり応力に加え，ホルモンや成長因子が内皮型一酸化窒素合成酵素（endothelial nitric oxide synthase：eNOS）や窒素酸化物の産生を増加させている（Grummer, 2009；Lim, 2015；Mandala, 2012；Pang, 2015）．エストロゲン，プロゲステロン，アクチビン，胎盤増殖因子（placental growth factor：PlGF），血管内皮増殖因子（vascular endothelial growth factor：VEGF）などは血管増殖を促進させる．さらにVEGFやPlGFのシグナルはこれらの可溶性レセプターである**可溶性fms様チロシンキナーゼ1（sFlt-1）**の胎盤における過剰分泌に反応して減少する．母体のsFlt-1値の上昇は血中PlGFおよびVEGFの不活化や濃度低下を引き起こし，妊娠高血圧腎症発症の要因となる（第40章参照）．

正常妊娠ではアンジオテンシンⅡの昇圧効果に対して血管が反応しない特徴があり，この抵抗性も子宮胎盤血流を増加させる（Rosenfeld, 1981, 2012）．このほかの胎盤血流を増加させる因子としてリラキシンやアディポサイトカインがあげられる（Vodstrcil, 2012）．**ケメリン（chemerin）**は複数の組織から分泌されるアディポサイトカインであるが，胎盤からも分泌されている（Garces, 2013；Kasher-Meron, 2014）．ケメリンの血中濃度は妊娠が進むにつれ上昇し，ヒトの臍帯eNOS活性を上昇させ，血流の増加を促す（Wang, 2015）．また別のアディポサイトカインである**ビスファチン（visfatin）**はVEGFの分泌を促し，羊膜から派生するヒト上皮細胞のVEGFレセプター2の発現を促進する（Astern, 2013）．他のアディポサイトカインである**レプチン（leptin）**，**レシスチン（resistin）**，**アディポネクチン（adiponectin）**はすべてヒト臍帯静脈内皮細胞の増殖を促進させる（Połeć, 2014）．

最後に，ある種のmicroRNAは着床初期の血管のリモデリングや子宮血流と関係が深い（Santa, 2015）．特に，miR-17-92クラスターとmiR-34はらせん動脈のリモデリングと侵入に重要な役割をもつ．妊娠高血圧腎症，FGR，妊娠糖尿病ではmicroRNAの機能の異常が報告されている．

■ 子宮頸管

子宮頸管は妊娠成立後1ヵ月ほどで柔らかくなり青みがかった色を呈する．これらは子宮頸管全体の血管や浮腫の増加やコラーゲン網の変化，頸管腺の肥大および過形成などによるものである（Peralta, 2015；Straach, 2005）．子宮頸管には少量の平滑筋が含まれているが，大部分を結合組織が占める．このコラーゲンの豊富な結合組織が再構築されることにより，子宮頸管は妊娠満期まで保持され，分娩時には拡張し，産後は修復され再構成し，次の妊娠が可能になる（Myers, 2015）．第21章に詳述したように，子宮頸管の熟化における結合組織のリモデリングでは，コラーゲンやプロテオグリカンの密度が減少し，非妊時と比較して水分含有が増加する．

子宮頸管腺は著明に増殖し，妊娠末期には子宮頸管全体の半分近くを占める．このような正常な妊娠に伴う変化によって子宮頸管腺は拡大や**外反**を促され，外子宮口に達する（図4-1）．この部分の組織は充血し，脆弱になっているため，細胞診のような軽度の刺激でも出血しやすい．

子宮頸管の粘膜細胞は粘稠度の高い粘液を産生し，妊娠後すぐに頸管を閉塞させる（Bastholm, 2017）．この粘液は免疫グロブリンとサイトカインが豊富で子宮内を感染から守る免疫バリアの働き

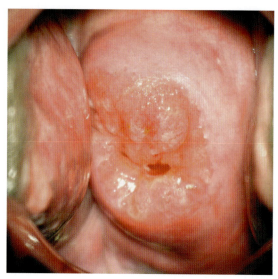

図 4-1　コルポスコープによる観察でみられる妊娠子宮の外反
外反により子宮頸管の腟部の頸管上皮が露出している．
(Used with permission from Dr. Claudia Werner)

をする（Hansen, 2014；Wang, 2014）．陣痛発来の前後にこの**粘液の栓**が抜け，結果的に**産徴**となる．頸管粘液成分は妊娠中も変化する．特に，多くの妊婦ではプロゲステロンの影響により，頸管粘液をスライドグラスに広げ乾燥させると結晶化に乏しく粒のようになってしまう特徴がある．羊水漏出の結果として顕微鏡下で氷結晶の樹枝状，いわゆる**シダ状**が観察されることもある．

組織学的には，妊娠期間中は S-C junction 付近の基底細胞は大きさ，形，染色性が目立つ．これらの変化はエストロゲンによるものと考えられている．加えて，妊娠中は頸管腺の過形成と過分泌—これは**アリアス・ステラ反応**だが—のため細胞診検査においては，これらの細胞と異型腺細胞の区別が特に困難になる（Rosai, 2015）．

■ 卵　巣

妊娠中は排卵は起こらず，新しい卵胞の成熟は中断する．妊娠女性では一つの黄体が妊娠6～7週—排卵後4～5週間—までにかけて最大に機能する．その後はほとんどプロゲステロンを産生しない．妊娠7週（排卵後5週）以前に黄体除去術を行うと血中プロゲステロン値は急激に下降し自然流産してしまう（Csapo, 1973）．しかしそれ以降の黄体切除は流産の原因とはならない

子宮外の**脱落膜変化**は妊娠中の卵巣の周囲や表面で起こり，帝王切開の際に観察できる．このわずかに隆起した透明または赤色のパッチは易出血性であり，一見すると癒着剥離面のようにも見える．同様の脱落膜変化は子宮漿膜や他の骨盤内臓器，さらに骨盤外臓器，腹腔内臓器でもみられる（Bloom, 2010）．これらの領域は体腔下の間質や子宮内膜症病変に由来し，プロゲステロン刺激により発生する．組織学的にはプロゲスチンの刺激を受けた子宮内膜間質に類似している（Kim, 2015）．

帝王切開時は，卵巣血管が発達し著しく拡張している．Hodgkinson（1953）は卵巣血管径が妊娠中に 0.9 cm から約 2.6 cm にまで拡大することを発見した．管状構造内の流量は，直径が拡大するにつれて指数関数的に増加することを想起されたい．

◆ リラキシン

このタンパク質ホルモンはヒト絨毛ゴナドトロピン（hCG）と同様に黄体，脱落膜および胎盤から分泌される（第5章参照）．また，リラキシンは脳，心臓，腎臓でも発現している．黄体からの分泌は出産のための生殖管の結合組織の再編成など，母体の身体的順応を容易にする役割を果たしている（Conrad, 2013；Vrachnis, 2015）．また，リラキシンは正常妊娠にかかわる腎臓の血行動態の増大，血清浸透圧の低下，子宮動脈のコンプライアンスの増加なども引き起こす（Conrad, 2014a）．ただし血中リラキシン値は妊娠中の末梢関節の緩みの増加や骨盤の痛みには寄与しない（Aldabe, 2012；Marnach, 2003；Vøllestad, 2012）．

◆ 卵胞膜黄体嚢胞

良性の卵巣腫大は過剰な卵胞刺激を反映し，**黄体化過剰反応**と呼ばれる．両側性であることが多く嚢胞性卵巣は中等度～高度に増大する．この反応は血中 hCG 値の急激な上昇と関連する．したがって，卵胞膜黄体嚢胞はしばしば妊娠絨毛性疾患でみられる（図20-3 参照）．これらは糖尿病，抗D同種免疫，多胎妊娠などの際にみられる巨大胎盤にも合併する（Malinowski, 2015）．黄体化過剰反応は妊娠高血圧腎症や甲状腺機能亢進症と関連があり，FGR や早産のリスクの上昇に寄与する（Cavoretto, 2014；Lynn, 2013；Malinowski, 2015）．ところが合併症のない妊娠でも認めら

ることがあり，この場合は，正常範囲の hCG 値に対する卵巣の過剰反応であると考えられる（Sarmento, Gonçalves, 2015）．

無症候であることが多いが，嚢胞内への出血は腹痛の原因となる（Amoah, 2011）．母体の男性化は 30 ％以下の女性にみられるが，胎児の男性化は今のところ報告されていない（Malinowski, 2015）．一時的な脱毛，多毛，陰核肥大を含む母体の所見はアンドロステンジオン値とテストステロン値の急激な上昇によるものである．診断には，超音波断層法が有用で，適切な設定において両側卵巣の多嚢胞を伴う腫大を認める．症状は分娩後自然軽快する．治療については Malinowski（2015）によりまとめられ，第 63 章に記載してある．

■ 卵　管

卵管の筋組織は妊娠中ほとんど肥大しないが，**卵管の粘膜上皮**は多少引き伸ばされる．卵管内膜の間質に脱落膜細胞が認められることがあるが，連続した脱落膜を形成することはない．

まれに妊娠に伴う子宮の増大により，卵管捻転を引き起こすことがある（Mcaedo, 2017）．捻転は傍卵管嚢腫や卵巣嚢腫を合併した症例で起こりやすい（Lee, 2015）．

■ 腟と会陰

妊娠中は，会陰から外陰部にかけての皮膚や筋層が血流豊富になり充血し，結合組織は柔軟性を増す．著しい血管の増加により，腟や子宮頸部は紫色を呈し，これを **Chadwick 徴候** という．

腟内では，頸管粘液が著明に増加して粘度が高く白い帯下となる．その pH は，3.5 ～ 6 と酸性である．これは **好酸性乳酸桿菌** の活動により腟壁のグリコーゲンの代謝過程で産生される乳酸が増加することによる．妊娠中，特に第 2 三半期から第 3 三半期は外陰，腟内のカンジダ症のリスクが上昇する．感染率の上昇は免疫やホルモンの変化と腟内グリコーゲンの蓄積の増加に起因する（Aguin, 2015）．

腟壁は分娩時の産道の拡張に備えて上皮の肥厚，結合組織の弛緩，平滑筋細胞の肥大などの変化を遂げる．

◆ 骨盤臓器脱

腟の変化は骨盤臓器脱の定量化（Pelvic Organ Prolapse Quantification：POP-Q）や 3 次元超音波断層法により評価される．特に，自然経腟分娩が問題なく進行するためには，腟の伸長，腟後壁および裂孔の弛緩，肛門挙筋の裂孔部分の拡大，第 1 三半期の腟内エラスターゼ活性の上昇などが重要である（Oliphant, 2014）．自然経腟分娩となった症例では，陣痛開始前または陣痛開始後すぐに帝王切開となった症例と比べ裂孔部分は大きい．しかし，産後の裂孔の伸展性の増加は骨盤底機能障害の一因となる（van Veelen, 2015）．

先端脱出の臓器脱のある女性では，子宮頸管や子宮体部の一部が妊娠初期に外陰から脱出することがある．通常は妊娠が進行し子宮が骨盤よりも上方へ持ち上がるとともに子宮頸管も引っぱられて骨盤内に戻る．ところが子宮脱の状態が持続した場合は，妊娠 10 ～ 14 週頃に嵌頓徴候が生じる（第 3 章参照）．これを予防するためには妊娠早期に整復し，ペッサリーを用いて子宮を正常の位置を保つ．

腟前壁の支持力が弱まると膀胱が腟より脱出する，いわゆる膀胱瘤を引き起こす．膀胱瘤に伴い尿が停滞すると感染を起こしやすくなる．妊娠により **腹圧性尿失禁（stress urinary incontinence：SUI）** も増悪することがあるが，それはおそらく，膀胱頸部の筋力の変化に対し尿道の閉塞圧が十分に上がらないからである．尿失禁は第 1 三半期では約 20 ％に，第 3 三半期では約 40 ％にみられる．ほとんどの症例では切迫性尿失禁というよりも SUI が原因である（Abdullah, 2016a；Franco, 2014；Iosif, 1980）．初産婦，30 歳以上，肥満，喫煙，便秘，妊娠糖尿病が妊娠中の SUI の危険因子となる（Sangsawang, 2014）．

直腸腟中隔の筋力低下は直腸瘤につながる．筋力低下が著しい場合，用手的にしか便を出すことができなくなることもある．また，膀胱瘤や直腸瘤は膀胱，直腸内が空になっていないと分娩中，胎児の下降の妨げとなりうる．まれではあるが，重度の直腸瘤が腟内に突出することがある．腫瘤が分娩の妨げとなる場合はヘルニア嚢や内容物を胎児が下降できるように取り除く．

乳房

妊娠初期，女性は乳房緊満感と感覚異常をしばしば経験する．2ヵ月を過ぎると乳房は増大し皮下の細い静脈が透見できるようになる．乳頭は増大し深い色調となりより隆起する．始めの2, 3ヵ月を過ぎると，軽度のマッサージで乳頭から濃い黄色の乳汁分泌—初乳—をしばしば経験する．同じ頃，乳輪は増大しより深い色調となる．乳輪に点在している小さな隆起は **Montgomery腺** と呼ばれ，増加，肥大した皮脂腺である．乳房の増大が著明である場合，腹部同様，妊娠線が生じることもある．まれに，乳房の増大が病的に異常な **巨大乳房** となった場合は，産後外科的治療を要することがある（図4-2）（Eler Dos Reis, 2014；Rezai, 2015）．

多くの正常妊娠では，妊娠前の乳房の大きさと乳汁産生の体積は相関がなく，多くの因子が乳汁産生に影響している（Hartmann, 2007）．これらの因子と妊娠中の組織学的，機能的変化は第36章を参照されたい．

皮膚

皮膚の変化は頻度が高く，Fernandesら（2015）は900人以上の妊婦の皮膚変化を報告した．彼らによると89％の症例で一つ以上の皮膚変化をきたした．妊娠中の皮膚疾患は第62章を参照されたい．

腹壁

妊娠中期以降になると，腹壁に赤く，やや陥没した線条ができ，時に乳房や大腿にもできる．これらは **妊娠線** または stretch marks と呼ばれる．経産婦では前回の妊娠線の瘢痕が，光沢のある，銀色を帯びた線となっているのをしばしば見かける．800人の初産婦の研究によると70％の妊婦は腹壁に，33％は乳房に，41％は殿部と大腿に妊娠線が発達した（Picard, 2015）．最大の危険因子は若年妊娠，家族歴，妊娠前の体重，妊娠中の体重増加である．妊娠線の原因は知られておらず，確定した治療はない（Korgavkar, 2015）．

時に，腹壁の筋肉はその圧に耐えられないことがある．結果として腹直筋が正中で分裂し，**腹直筋離開** を起こす．重症になると，子宮前壁の大部分が皮膚層，脆弱化した筋膜，腹膜のみで覆われた状態である腹壁ヘルニアとなる．

色素過剰

皮膚の色調の変化は90％の症例に起こり，肌の色が黒い女性ではより顕著である（Ikino, 2015）．腹壁の正中—**白線**—の皮膚は濃茶〜黒色の色素沈着を起こし色素沈着線，または **黒線** を形成する．ときに不定形の褐色斑が顔面，頸部に出現し，**肝斑** または **妊娠黒皮症**，いわゆる mask of pregnancy になる．乳輪や外性器の色素沈着は特に目立つ．色素沈着は分娩後には改善し，消退することが多い．経口避妊薬も同様の色素沈着を起こすことがある（Handel, 2014）．

これらの色素沈着の原因はあまり知られていない．しかし，ホルモンや遺伝因子が重要である．たとえば，色素細胞刺激ホルモンはコルチコトロピンに似たポリペプチドだが，その値は妊娠期間を通して著明に上昇する．エストロゲンとプロゲステロンは色素細胞刺激効果をもつことが報告されている．

脈管の変化

くも状血管腫は顔面，頸部，上胸部，上肢などに好発する．中心から枝を伸ばす形状をなす微小な赤色丘疹である．この状態は母斑，血管腫，毛細血管拡張症と呼ばれている．**手掌紅斑** は妊娠中みられる．これら二つの病態は臨床的意義をもたず，多くは妊娠終了後に消失する．これらは高エ

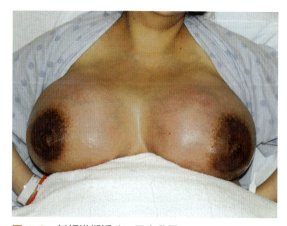

図4-2　妊娠満期近くの巨大乳房
(Used with permission from Dr. Patricia Santiago-Munoz)

ストロゲン血症の一連のものと考えられている．さらに妊娠中は皮膚の血流が豊富になり，亢進した代謝により産生された余剰熱を放散させている．

■ 毛髪の変化

ヒトの毛包には周期パターンがあり，成長期（anagen phase），アポトーシス期（catagen phase），休止期（telogen phase）がある．116人の健康な妊婦の研究によると妊娠中は成長期が長く，産後は休止期の割合が増加する（Gizlenti, 2014）．いずれも重症でないことが多いが，産後の多量脱毛は**休止期脱毛症**と呼ばれる．

代謝性変化

胎児や胎盤は急速に成長するため，妊娠女性には数々の大きな代謝性変化が起こる．第3三半期までに母体の基礎代謝率は非妊時と比べ20％増加している（Berggren, 2015）．双胎妊娠ではさらに10％増加する（Shinagawa, 2005）．一方，WHO（2004）の分析によると，正常妊娠で必要な追加カロリーは77,000 kcalで，それぞれ第1三半期では85 kcal/日，第2三半期では285 kcal/日，第3三半期では475 kcal/日であると推定している（表4-1）．Abeysekeraら（2016）は，妊娠中は，熱量消費が増加しているにもかかわらず，熱量摂取が不変であっても脂肪を蓄積すると報告した．すなわち，妊娠中はより効率的にエネルギーを蓄えることができる．

■ 体重増加

妊娠中の正常な体重増加の多くは子宮とその内容，乳房，および血液や細胞外液の増加に起因する．また，代謝性変化により細胞内液，脂肪，タンパク質の蓄積も増加する．妊娠中の平均体重増加は約12.5 kgまたは27.5ポンドと報告されており，この値は昔から不変である（Hytten, 1991；Jebeile, 2016）．母体体重の増加の詳細は**表4-2**，第9章を参照されたい．

■ 水分代謝

水分保持の増加は正常な生理的変化であり，一部は約10 mOsm/kgの浸透圧の低下による．浸透圧の低下は，妊娠初期の口渇とバソプレシンの分泌による浸透圧の閾値の再設定に起因する（図4-3）（Davison, 1981；Lindheimer, 2001）．リラ

表4-1　正常妊娠における必要追加熱量[a]

	組織の蓄積			
	第1三半期 g/日	第2三半期 g/日	第3三半期 g/日	総蓄積 g/280日
体重増加	17	60	54	12,000
タンパク蓄積	0	1.3	5.1	597
脂質蓄積	5.2	18.9	16.9	3,741
	基礎代謝率から推定される，妊娠で必要な熱量と熱量蓄積			
	第1三半期 kJ/日	第2三半期 kJ/日	第3三半期 kJ/日	全熱量 MJ / kcal
タンパク蓄積	0	30	121	14.1 / 3,370
脂質蓄積	202	732	654	144.8 / 34,600
熱量利用効率[b]	20	76	77	15.9 / 3,800
基礎代謝率	199	397	993	147.8 / 35,130
妊娠に必要な全熱量	**421**	**1,235**	**1,845**	**322.6 / 77,100**

[a] 平均妊娠中の体重増加12 kgとして推定．
[b] タンパク，脂質の熱量利用効率を0.90と推定．

(Adapted from the World Health Organization, 2004)

表 4-2　妊娠の体重増加量の内訳

部 位	体重の増加量（g）			
	10週	20週	30週	40週
胎 児	5	300	1,500	3,400
胎 盤	20	170	430	650
羊 水	30	350	750	800
子 宮	140	320	600	970
乳 房	45	180	360	405
血 液	100	600	1,300	1,450
細胞外液	0	30	80	1,480
母体貯蔵（脂質）	310	2,050	3,480	3,345
計	650	4,000	8,500	12,500

(Modified from Hytten, 1991)

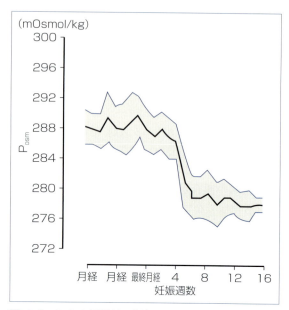

図 4-3　9人の妊娠前〜妊娠16週までの1週ごとに測定した血漿オスモル濃度（P_{osm}）の平均値（黒線）±標準偏差（青線）
(Redrawn with permission from Davison JM, Dunlop W: Renal hemodynamics and tubular function in normal human pregnancy. Kidney Int 18: 152, 1980)

キシンなどのホルモンの影響であると考えられている（Conrad, 2013）．

　満期においては，胎児，胎盤，羊水に含まれる水分量は約3.5Lと推定される．さらに3.0Lが母体の循環血漿量の増加と子宮と乳房の増大により蓄積される．したがって，正常妊娠においては少なくとも約6.5Lすなわち14.3 lbの水分量増加が見込まれる．

　足首と下腿のpitting edemaはほとんどの妊婦に特に夕方以降でみられる．浮腫による水分蓄積は約1Lと推定されているが，これは子宮が下大静脈を圧迫することによる静脈圧の上昇に起因する．正常妊娠では細胞間質の膠質浸透圧の低下が妊娠後期の浮腫を引き起こす（Øian, 1985）．

　体組成の長期的な研究では，妊娠中の全体的な水分量と脂肪量は増加していることがわかった．非妊時の体重と妊娠中の増加は出生体重と強く関連する（Lederman, 1999；Mardones-Santander, 1998）．母体が"栄養過多"の場合は耐糖能が正常であっても出生児は巨大児となりやすい（Di Benedetto, 2012）．

■ タンパク代謝

　妊娠産物，子宮，母体血液は脂肪，炭水化物に比べてタンパク質がかなり豊富である．満期の胎児と胎盤は合わせて約4 kgであり，500 gのタンパク質を含んでいる．これは妊娠中に増加するタンパク質の約半分を占めており，残りの500 gは子宮の収縮タンパク，乳汁，母体血液中のヘモグロビンと血漿タンパクとして増加する．

　アミノ酸濃度は母体よりも胎児のほうが高いが，これは胎盤を通して胎児への輸送が促進されるからである（Cleal, 2011；Panitchob, 2015）．濃度調整はおおむね胎盤により制御されているが，過程は完全には解明されていない．特に胎盤輸送には個人差がありアミノ酸によっても異なる．たとえば，チロシンは早産の新生児には重要なアミノ酸であるが，胎児には不要である（Van den Akker, 2010, 2011）．胎盤は胎児循環においてアミノ酸濃度を濃縮するだけでなく，タンパク合成，酸化，非必須アミノ酸のいくつかのアミノ基転移にも関与している（Galan, 2009）．

　母体のタンパク質摂取は栄養状態が正常な女性において出生体重とは無関係である（Chong, 2015）．さらに最近のデータによると，現在推奨されているタンパク質摂取量は低すぎる．このガイドラインは，非妊娠成人のデータから引用され，実際の必要量を過小評価している可能性があ

る．Stephens ら（2016）は母体タンパク質の摂取量と代謝を分析した．彼らによると妊娠初期に必要なタンパク質は 1.22 g/kg/日であり，妊娠後期は 1.52 g/kg/日である．この値は現在推奨されている 0.88 g/kg/日に比べ高値である．このタンパク質 1 日必要量は第 9 章で述べられている．

■ 炭水化物代謝

妊娠中は，絶食時に軽度の低血糖となり，食後の血糖は上がりやすく，高インスリン血症になる，という特徴がある（図 4-4）．妊娠中のインスリン基礎値の上昇は，糖分摂取に対する特徴的な反応と関連があるとされる．たとえば，妊娠中に食事をして糖分を摂取すると，高血糖と高インスリン血症状態が遷延しグルカゴンが強く抑制される（Phelps, 1981）．これは，妊娠中のインスリンの半減期は変化がないことから，インスリン代謝の増加では説明できない（Lind, 1977）．この反応は，末梢のインスリン抵抗性を反映しており，胎児への糖供給を確実なものとしている．実際，正常妊娠後期のインスリンの感受性は非妊婦のそれと比べて 30～70％低くなる（Lowe, 2014）．

インスリン抵抗性が生じるメカニズムには多数の内分泌物および炎症性因子が関与している

（Angueira, 2015）．特にプロゲステロン，胎盤成長ホルモン，プロラクチン，コルチゾールのような妊娠関連ホルモン，TNF のようなサイトカイン，脂肪に由来するホルモンであるレプチンや，レプチンとプロラクチンによる相互作用などが，妊娠中のインスリン抵抗性に重要な役割を担っている．しかしインスリン抵抗性は血糖上昇の唯一の因子ではない．肝内糖新生は糖尿病合併の有無にかかわらず，特に第 3 三半期に促進される（Angueira, 2015）．

妊娠女性では一夜のうちに，食後高血糖の状態から，血糖値および数種のアミノ酸が低下する空腹時の状態へと変化する．血中遊離脂肪酸，トリグリセリド，コレステロール値は空腹時では高値である．このように，食物が糖から脂肪へと変わる妊娠誘発性スイッチは accelerated starvation と呼ばれる．妊娠中は空腹状態が持続すると，このような変換が亢進し，ケトン血症をきたす．

■ 脂質代謝

血中の脂肪酸，リポタンパク，アポリポタンパクの濃度は妊娠中高度に上昇する（付録Ⅰ参照）．妊娠中のインスリン抵抗性とエストロゲン刺激は母体の脂質異常症と関連する．妊娠第 1，2 三半期においては脂肪合成と摂取量の増加が母体の脂肪蓄積に寄与するが（Herrera, 2014），第 3 三半期では，脂肪の蓄積は減少する．これは脂肪分解の亢進によるものであり，リポタンパクリパーゼ活性が低下することにより，脂肪組織への循環トリグリセリドの吸収が減少する．このように異化状態へ移行することにより，母体のエネルギー源として脂質の消費が亢進し，糖とアミノ酸は胎児へ供給される．

母体の脂質異常症は妊娠後期の脂質代謝に合致した，最も大きな変化の一つである．超低比重リポタンパク（very low-density lipoproteins：VLDLs），低比重タンパク（low-density lipoproteins：LDLs），高比重タンパク（high-density lipoproteins：HDLs）のなかでも，トリアシルグリセロールとコレステロールの値は妊娠第 3 三半期で非妊時よりも上昇する．第 3 三半期ではコレステロール，LDL コレステロール，HDL コレステロール，トリグリセリドの平均血中濃度はそれぞれ約 267±30 mg/dL，136±33 mg/dL，81±

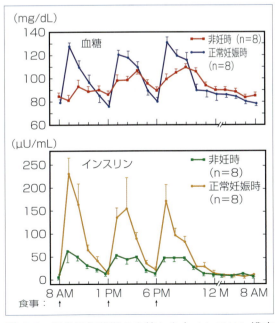

図 4-4　正常妊娠後期の血糖と血中インスリン濃度の日内変動
(Redrawn from Phelps, 1981)

17 mg/dL，245±73 mg/dL である（Lippi, 2007）．産後はこれらの脂質，リポタンパクやアポリポタンパクは減少する．授乳によりトリグリセリド値は低下し HDL コレステロール値は上昇する．授乳による総コレステロール値と LDL コレステロール値への影響は不明である（Gunderson, 2014）．

脂質異常症は理論的には内皮細胞の機能障害に関与する．しかし，血管内皮依存性の血管拡張反応は妊娠中に改善することが発見された（Saarelainen, 2006）．この理由の一つに，HDL コレステロール濃度の上昇により LDL が酸化抑制され内皮が保護される．これらの知見は，経産婦における心血管疾患リスクの上昇には母体の高コレステロール血症とは別の因子が関連することを示唆している．

◆ レプチン

このペプチドホルモンは，非妊時には脂肪組織より分泌される．これは体脂肪と熱量消費の制御や生殖能力に重要な役割を果たしている．たとえば，レプチンは着床，細胞増殖，血管新生に重要である（Vazquez, 2015）．レプチン欠乏は無排卵や不妊症と関連があるとされているが，レプチン変異は極度の肥満の原因となる（Tsai, 2015）．

正常体重の妊婦においては妊娠第２三半期で母体血中レプチン濃度上昇はピークとなり，これは非妊時の２〜４倍の濃度となり満期まで維持される．肥満妊婦においてはレプチン値は脂肪組織と相関する（Ozias, 2015；Tsai, 2015）．すべての症例において，レプチン値が産後に低下することは，レプチンの大部分が胎盤から産生されていたことを示している（Vazquez, 2015）．

レプチンは母体の熱量代謝の制御に重要である．レプチン濃度は妊娠中に上昇するが，妊娠中の食事摂取に対するレプチン感受性は低下するとの報告がある（Chehab, 2014；Vazquez, 2015）．この"レプチン抵抗性"は妊娠中および授乳中の熱量蓄積を促進している可能性がある．

妊娠中のレプチン高値は母体肥満など特定の状況では不利に働く．レプチンは白色脂肪組織において炎症性サイトカインとしての機能をもつが，肥満の場合は炎症カスケードを制御できず胎盤機能不全を引き起こす可能性がある（Vazquez, 2015）．加えて，レプチンの異常高値は妊娠高血圧腎症や妊娠糖尿病に関連する（Bao, 2015；Taylor, 2015）．

胎児レプチン値は膵臓，腎臓，心臓，脳などの発達に重要である．その値は母体 BMI や体重と相関する．低値の場合 FGR と関連する（Briffa, 2015；Tsai, 2015）．

◆ 他のアディポサイトカイン

代謝，炎症またはその両方の機能をもつホルモンは脂肪組織から数多く産生されている．**アディポネクチン**は主に母体脂肪から産生されるペプチドで胎盤からは産生されない（Haghiac, 2014）．アディポネクチン値は肥満と逆相関しており，強力なインスリン増感剤としての作用もある．妊娠糖尿病の場合アディポネクチン値が低下するが，測定値から糖尿病の発症を予測することはできない（Hauguel-de Mouzon, 2013）．

グレリンは空腹時に胃より分泌され，エネルギーの恒常性に関与し，レプチンなど他の神経内分泌因子とともに働く．グレリンは胎盤にも発現し，胎児の成長や細胞増殖の役割をもつ（González-Domínguez, 2016）．Angelidis ら（2012）は生殖機能の制御におけるグレリンの多くの機能を報告した．

ビスファチンは最初は B リンパ球の成長因子として同定されたが，主に脂肪組織から産生される．Mumtaz ら（2015）はビスファチンとレプチンの値の上昇は子宮収縮を抑制すると報告した．このような見解により母体肥満が分娩のリスクを上昇させる生理学的な根拠が導かれた．

■ 電解質代謝とミネラル代謝

正常妊娠では，約 1,000 mEq の**ナトリウム**と 300 mEq の**カリウム**が維持されている（Lindheimer, 1987）．ナトリウムとカリウムの糸球体での濾過が亢進しているにもかかわらず，尿細管での吸収が増加するため，これら電解質の排泄は妊娠中変化がない（Brown, 1986, 1988）．またナトリウムとカリウムの貯蔵が増加しても血中濃度はやや低下する（付録Ⅰ参照）．これはさまざまなメカニズムで説明できる（Odutayo, 2012）．カリウムの場合，妊娠中の循環血漿量の増加によると考えられる．ナトリウムの場合は，浸透圧制御の変化とアルギニンバソプレシン放出の閾値が低下するためである．これらにより自由水の貯留とナトリウム値の低下が促進される．

イオン化，非イオン化を含めた総カルシウム濃度は，妊娠中低下する．これは血漿アルブミン濃度の低下に続き，その後タンパク結合カルシウム量が低下する．しかしながら，血中イオン化カルシウム値は変化を認めない（Olausson, 2012）．

胎児の成長のためには母体のカルシウム濃度維持が必要である．たとえば，胎児の骨格には妊娠満期までに約30gのカルシウムが沈着し，その80％は第3三半期に沈着する．このカルシウム需要の大部分は母体の腸からのカルシウム吸収が2倍になることで賄われ，一部1,25-ジヒドロキシビタミンD_3が関与する．ビタミンD値は胎盤を含めたさまざまな臓器から産生されるPTH関連ペプチドが2倍に増加することにより上昇する（Kovacs, 2006；Olausson, 2012）．母体の過度なカルシウム欠乏を避けるためには，十分量のカルシウムを食事から摂取することが必要である．1日当たりの推奨摂取量を表9-5に記した．これは骨の成長段階にある若年の妊婦には特に重要である．残念なことに，妊娠中のカルシウムおよびビタミンDのサプリメントの有用性に関する明確なデータは存在しない（De-Regil, 2016）．

血中マグネシウム濃度も妊娠中に減少する．Bardicefら（1995）は，妊娠中は細胞外マグネシウムが枯渇状態にあると結論づけている．正常妊娠においては，非妊婦と比べ総マグネシウムおよびイオン化マグネシウムのいずれの濃度も有意に低値である（Rylander, 2014）．

血中リン酸値は非妊婦の値と同様である（Larsson, 2008）．カルシトニンは血中のカルシウムとリン酸の制御に重要であるが，妊娠に関連したカルシトニンの重要性については明確ではない（Olausson, 2012）．

ヨウ素の需要は妊娠中さまざまな理由で増加する（Moleti, 2014；Zimmermann, 2012）．第一に，母体の甲状腺機能の維持，および胎児の甲状腺が機能するまでの甲状腺ホルモン輸送のため，母体のサイロキシン（T_4）産生が増加する．第二に，妊娠後半では胎児の甲状腺ホルモン産生が増加する．ヨウ素は速やかに胎盤を通過するためこれにより母体のヨウ素需要は増加する．第三にヨウ素の主要排泄経路は腎臓である．妊娠初期は，ヨウ素の糸球体濾過率は30〜50％増加する．このように，甲状腺ホルモン産生や，胎児の

ヨウ素需要の増加，腎クリアランスの上昇などにより，妊娠中はヨウ素の必要摂取量が増加する．胎盤はヨウ素の貯蔵機能を有するが，母体のヨウ素摂取不足から胎児を保護する機能については現時点では知られていない（Burns, 2011）．ヨウ素欠乏は本章と第58章に記述する．母体のヨウ素を含むサプリメント過剰摂取は先天性甲状腺機能低下症と関連がある．これは甲状腺の自己調節機能によるもので**Wolf-Chaikoff効果**として知られており，ヨウ素過剰摂取の反応としてサイロキシン産生量を抑制する（Connelly, 2012）．

このほかの多くのミネラルにおいては，胎児の成長に必要な量を維持する以上の代謝性変化は起きない．重要な除外例は**鉄**の需要の増大で，後に記述する．

血液の変化

■血液量

妊娠32〜34週以降になると，非妊時に比べて循環血液量が40〜45％増加することはよく知られている（Pritchard, 1965；Zeeman, 2009）．増加量には個人差があり，ほとんど増加しない場合もあれば，循環血液量が約2倍に増加する場合もある．血液量増加は胞状奇胎の女性で起こることもあるため，胎児の存在は無関係である．

妊娠による循環血液量増加は重要な役割を果たす．第一に，子宮の増大および血管系の発達による代謝性需要を満たす．第二に，急速に成長する胎盤と胎児のために豊富な栄養と要素を供給する．第三に，血管内容積が増加することにより，仰臥位，または立位における静脈還流の減少による有害事象から母体および胎児を守る．最後に，分娩時の出血に備えた対策である．

母体の循環血液量は第1三半期に増加し始める．妊娠12週までには循環血漿量は非妊時と比べて約15％増加する（Bernstein, 2001）．母体の循環血液量は第2三半期に最も増加する．その後，第3三半期では増加速度は緩やかになり，妊娠最後の数週間ではプラトーとなる（図4-5）．循環血液量の増加は双胎では特に著明である．循環血液量の増加においては血漿量と赤血球数が増加する．赤血球に比べ血漿量のほうが，母体循環の増加に寄与しているが，赤血球量の増加は著明で

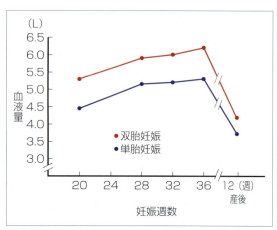

図4-5 双胎妊娠（n=10）または単胎妊娠（n=40）における血液量増加
値は中央値.
(Data from Thomsen, 1994)

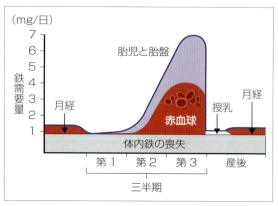

図4-6 55 kgの妊婦に対して1日に必要な鉄需要量
(Modified from Koenig, 2014)

あり平均約450 mLと考えられている（Pritchard, 1960）．骨髄内で赤血球は中等度増加し網赤血球は妊娠中微増する．この変化は，母体の血漿エリスロポエチン濃度の上昇と関連する．

◆ヘモグロビン濃度とヘマトクリット

血漿量の増加のためにヘモグロビン濃度とヘマトクリット値は妊娠中やや低下する（付録I参照）．結果として，血液の粘度も低下する（Huisman, 1987）．妊娠満期のヘモグロビン濃度は平均約12.5 g/dLで，約5％の女性で11.0 g/dL以下となる．このように，特に妊娠後期では11.0 g/dL以下のヘモグロビン濃度は異常とみなされ，それは妊娠の血液量増加というよりは鉄欠乏によることが多い．

■鉄の代謝

正常成人女性の総鉄量は2.0〜2.5 gの範囲にあり，男性の約半分である．このほとんどはヘモグロビンまたはミオグロビンに含まれていて，正常の若い女性の貯蔵鉄は約300 mgのみである（Pritchard, 1964）．女性にとって鉄濃度の低値は月経によるものもあるが他の因子もあり，特にヘプシジンである．ヘプシジンとは，全身の鉄代謝の恒常性を制御する機能をもつペプチドホルモンである．ヘプシジン値は炎症により上昇し，鉄欠乏やテストステロン，エストロゲン，ビタミンD，プロラクチンなどのホルモンにより低下する（Liu, 2016；Wang, 2015）．ヘプシジンが低値を示すと，腸細胞のフェロポルチンを介した鉄吸収が増加する（Camaschella, 2015）．

◆鉄需要

正常妊娠では，鉄を約1,000 mg必要とし，うち約300 mgは胎児や胎盤へ輸送され，200 mgはさまざまな排泄経路で失われるが，これは主に消化管である．これらは絶対的な必要量であり，母体が鉄欠乏であっても失われる．赤血球は平均約450 mL増加し，500 mgを必要とする．赤血球1 mLには鉄1.1 mgが含まれる．

図4-6に示したように，ほとんどの鉄が妊娠後半で使われるため，鉄需要は妊娠中期以後増加し，平均6〜7 mg/日となる（Pritchard, 1970）．ほとんどの女性ではこの量は貯蔵鉄や食事からでは不十分である．したがって，鉄の補充がなければ母体の赤血球量は十分に増加せず，ヘモグロビン濃度とヘマトクリット値は循環血漿量の増加に伴い低下する．同時に，母体が重度の鉄欠乏性貧血であっても胎盤は鉄を輸送するため胎児の赤血球生成は不十分とならない．重症例では，母体ヘモグロビン濃度が3 g/dLであっても，胎児のヘモグロビン濃度は16 g/dLであった．胎盤の鉄輸送と制御のメカニズムは複雑である（Koenig, 2014；McArdle, 2014）．

貧血をきたしていない妊婦でも，鉄の補充を行わなければ，血清鉄およびフェリチン濃度は妊娠中期以降低下する．ここで特記すべきは，ヘプシジン値は妊娠初期に低下する（Hedengran, 2016；Koenig, 2014）．前述のように，ヘプシジンの低値は腸細胞のフェロポルチンを通しての母体循環へ

の鉄輸送を促進する．ヘプシジンが低値になると栄養膜合胞体細胞でのフェロポルチンを介した胎児への輸送も増加する．

正常分娩では約 500〜600 mL の血液が失われるが，ヘモグロビンとして増加した母体の鉄のすべてが消費されるわけではない（Pritchard, 1965）．過剰のヘモグロビン鉄は貯蔵鉄となる．

■ 免疫機能

妊娠中はさまざまな液性および細胞性免疫機能が抑制されている（第 5 章参照）．これは，母親と父親由来の抗原を含む，"外部から"の同種移植片である胎児を寛容しているということである（Redman, 2014）．母体-胎児間の寛容は医療において未解決な課題であり，免疫系の順応や，母体のマイクロバイオーム，脱落膜，栄養膜などの相互反応に関連する．特に子宮は，以前は無菌と考えられていたが，細菌叢が存在する．多くの症例ではこれらの微生物は共生しており，寛容化および保護の役割を担っていると考えられている．実際に，病原体の増殖を阻止することもある．このような微生物の関係についての報告は複数存在する（Mor, 2015；Racicot, 2014；Sisti, 2016）．

母体-胎児間の寛容や保護を促進させる免疫順応のうち，栄養膜細胞における主要組織適合遺伝子複合体（major histocompatibility complex：MHC）分子の発現に関与するものがある．すべての細胞には免疫反応による攻撃を受けない特権である"自己"を識別する"標識"が発現している．多くの細胞において，この"標識"は MHC class I a として知られている．しかしながら，関係性のない 2 個体が，適合する MHC class I a を共有することはない．胎児の半分は父親由来の抗原から構成されているため，このことは生殖においては問題となりうる．この問題を回避するために栄養膜細胞は個々の特性をもたない形態の MHC を発現している．この "nonclassic" な MHC はヒト白血球抗原 class I b として知られ，HLA-E，HLA-F，HLA-G などが含まれる．脱落膜内にあるナチュラルキラー細胞がこれらの HLA class I b タンパクを認識するとこれらの活性は阻止され免疫応答が静止する（Djurisic, 2014）．

別の寛容を促進する免疫順応は，CD4T リンパ球亜集団が妊娠により変化するために生じる．ま

ず，Th1 が介在する免疫は Th2 が介在する免疫に変化する．妊娠中の最も重要な抗炎症機能の一つに，ヘルパー T（T-helper：Th）1 細胞と細胞傷害性 T（T-cytotoxic：Tc）1 細胞の抑制が含まれており，これらの細胞はインターロイキン-2（interleukin-2：IL-2），インターフェロン-γ，腫瘍壊死因子-β（tumor necrosis factor β：TNF-β）の分泌を抑制する．さらに，Th1 細胞の反応の抑制が妊娠継続に必須であることも証明されている．これにより，妊娠すると Th1 サイトカインが関与する細胞性免疫が原因である関節リウマチ，多発硬化症，橋本病などの自己免疫疾患が寛解することも説明できる（Kumru, 2005）．Th1 細胞の働きが抑制されると Th2 細胞のアップレギュレーションが起こり IL-4，IL-10，IL-13 の分泌が増加する（Michimata, 2003）．これらの Th2 サイトカインは液性免疫，すなわち抗体による免疫を促進する．よって，全身性エリテマトーデス（SLE）のように主に自己抗体が関係する自己免疫性疾患は，妊娠初期に活動期であった場合は増悪する可能性がある．しかし，抗体による免疫への移行は妊娠中から産後早期にかけて重要な防衛機能を果たす．頸管粘液中の免疫グロブリン A と G（IgA と IgG）のピーク値は妊娠中有意に高値となり，免疫グロブリン豊富な粘液栓は上行性感染のバリアとなる（Hansen, 2014；Wang, 2014）．同様に，IgG は分娩後に備えて，第 3 三半期に受動免疫として胎児に移行する．さらに，免疫グロブリンは母乳にも移行し，新生児を感染から守る．

CD4T リンパ球のうち粘液のバリア機能をもつものがある．この特異的 CD4 陽性細胞は Th17 細胞や制御性 T 細胞として知られている．Th17 細胞は炎症誘発性であり，サイトカインである IL-17 やレチノイン酸受容体関連オーファン受容体（retinoic acid receptor-related orphan receptors：RORs）を発現する．制御性 T 細胞は転写因子であるフォークヘッドボックスタンパク質 3（forkhead box protein-3：FOXP3）を発現し寛容能力を与える．妊娠第 1 三半期には Treg CD4 細胞への転換が起こり，第 2 三半期にはこれがピークに達し，その後は分娩に向けて減少する（Figueiredo, 2016）．この転換は母体-胎児間の寛容を促す（La Rocca, 2014）．CD4 T リンパ球亜集団の変換障害は，妊娠高血圧腎症の発症に関連する（Vargas-Rojas, 2016).

■ 白血球とリンパ球

妊娠中の白血球数は非妊時より高く，上限15,000/μLにまで上昇する（付録Ⅰ参照）．分娩中から産褥早期にかけて著明に上昇し，25,000/μL以上に達することもある．原因は知られていないが，激しい運動の最中から直後にかけても同様の反応が起こる．これはおそらく循環状態が活発になることにより，白血球が多くなると考えられる．

リンパ球の細胞の分配も妊娠中に変化する．Bリンパ球の数は不変だが，Tリンパ球の増加は著明である．同時にCD8Tリンパ球に対するCD4Tリンパ球の割合は不変である（Kühnert, 1998）．

◆ 炎症マーカー

炎症の診断に用いられる検査は妊娠中は不正確となりやすい．たとえば，**白血球アルカリホスファターゼ**値は骨髄増殖性疾患を評価するのに用いられるが，妊娠初期は増加する．**C反応性タンパク**濃度は急性期の血清マーカーであり組織傷害や炎症ですぐに上昇する．妊娠中および分娩中のC反応性タンパク濃度の中央値は非妊婦より高値である（Anderson, 2013；Watts, 1991）．未産婦では95％は1.5 mg/dL以下で，妊娠週数は血中濃度に相関しない．他の炎症マーカーである**赤血球沈降速度**（erythrocyte sedimentation rate：ESR）は，正常妊娠では，血中グロブリンとフィブリノーゲン値が上昇するため高値となる．**補体C3とC4**は妊娠第2，3三半期で有意に上昇する（Gallery, 1981；Richani, 2005）．最後に，**プロカルシトニン**はカルシトニンの前駆物質であるが，その濃度は妊娠第3三半期の終わり頃から産褥数日まで上昇する．プロカルシトニン値は重症細菌感染で上昇するが，ウイルス感染や非特異的炎症疾患では低値のままである．しかしながら，測定値は顕性または無症候性の破水後の絨毛膜羊膜炎の予知には有用ではない（Thornburg, 2016）．

■ 凝固と線溶

妊娠中は凝固系も線溶系も亢進するが止血機能を維持するようバランスが保たれている（Kenny, 2014）．これは，第XI因子と第XIII因子を除くすべての凝固因子の濃度上昇で証明できる（表4-3）．

凝固因子のうち，トロンビン生成は妊娠期間を通して亢進する（McLean, 2012）．健康な非妊婦では血中フィブリノゲン（Ⅰ因子）の平均値は300 mg/dLで，200～400 mg/dLの範囲である．妊娠中はフィブリノゲン濃度が約50％上昇する．妊娠後期になると平均値は450 mg/dLで300～600 mg/dLの範囲となる．これは，ESRの著明な上昇に大きく寄与する．また，第XIII因子（**フィブリン安定因子**）は妊娠中に著明に減少する（Sharief, 2014）．

凝固カスケードの最終産物はフィブリンであり，線溶系の主な機能は余分なフィブリンを除去することである（図41-29参照）．組織プラスミノゲンアクチベーター（tissue plasminogen activator：tPA）がプラスミノゲンをプラスミンに変えることにより線維素溶解が促され，D-ダイマーなどのフィブリン分解産物を産生する．やや矛盾するが，多くの報告は妊娠中に線維素溶解活性が低下することを示唆している（Kenny, 2014）．Cunninghamら（2015）の報告によると，これらの変化はフィブリン生成を促進する．プラスミノゲン値の上昇がこれに拮抗するが，結果的に，妊娠中は凝固亢進状態である．このような変化は，特にある程度の出血が予想される分娩時における確実な止血を可能にする．

◆ 制御タンパク質

プロテインC, S, アンチトロンビンなどのタ

表4-3 正常妊娠中の凝固系の測定値の変化

凝固系因子	非妊時	妊娠満期
活性型PTT（秒）	31.6±4.9	31.9±2.9
フィブリノゲン(mg/dL)	256±58	473±72[a]
第Ⅶ因子（%）	99.3±19.4	181.4±48.0[a]
第Ⅹ因子（%）	97.7±15.4	144.5±20.1[a]
プラスミノゲン(%)	105.5±14.1	136.2±19.5[a]
tPA（ng/mL）	5.7±3.6	5.0±1.5
アンチトロンビンⅢ(%)	98.9±13.2	97.5±33.3
プロテインC（%）	77.2±12.0	62.9±20.5[a]
全プロテインS（%）	75.6±14.0	49.9±10.2[a]

[a] $p < .05$
値は平均±標準偏差．
PTT＝部分トロンボプラスチン時間．

(Data from Uchikova, 2005)

ンパク質は凝固を抑制する（図52-1）．先天的または後天的な，このような凝固制御因子の欠乏を総称して**血栓性素因**（thrombophilias）といい，妊娠中の多くの**血栓塞栓疾患**と関連する．これについては第52章に記載する．

活性型プロテインCは，凝固促進因子である第Va因子と第Ⅷa因子を不活化することにより，補因子であるプロテインSや第Ⅴ因子とともに抗凝固因子として働く．妊娠中は活性型プロテインCへの抵抗性がしだいに増加し，これに付随して遊離型プロテインSが低下し，第Ⅷ因子が増加する．妊娠第1三半期から第3三半期にかけて活性型プロテインCは2.4 U/mLから1.9 U/mLへ低下し，遊離型プロテインSは0.4 U/mLから0.16 U/mLへ低下する（Cunningham, 2015；Walker, 1997）．アンチトロンビン値は妊娠中期から後期にかけて13％低下し，産後の12時間でこの基準値からさらに30％低下する．産後72時間で基準値に戻る（James, 2014）．

◆ **血小板**

正常妊娠では血小板数の変化も起こる．ある研究では，平均血小板数は非妊時の250,000/µLに比べ213,000/µLにまで減少する（Boehlen, 2000）．血小板減少症は2.5パーセンタイル，116,000/µLを下回った場合と定義される．血小板減少は血液希釈が原因のものもある．血小板消費が増加し，未熟の，それゆえ，より大型血小板が出現する（Han, 2014；Valera, 2010）．さらに，いくつかの血小板活性のマーカーは妊娠が進むにつれ上昇し産後低下する（Robb, 2010）．脾臓が増大していることから，"脾機能亢進"が存在している可能性があり，血小板は未熟のまま破壊されている（Kenny, 2014）．

脾　臓

脾臓は妊娠後期までに，妊娠第1三半期に比べて50％増大する（Maymon, 2007）．さらにGayerら（2012）は脾臓のサイズは非妊婦と比べて68％大きいと報告した．この原因は不明であるが，妊娠による血液量の増加，血流力学の変化あるいはその両方によるものであると考えられる．

心循環系

心機能の変化は妊娠8週で明らかになる（Hibbard, 2014）．心拍出量は，全身の血管抵抗の減少と心拍数の増加により妊娠5週には増加する．妊娠前の測定と比較し，上腕の収縮期血圧，拡張期血圧，中心血圧はすべて最終月経期間から6〜7週間は有意に低値であった（Mahendru, 2012）．安静時脈拍は妊娠中約10回/分増加した．Nelsonら（2015）によると適正体重または過体重の女性では，妊娠12〜16週の間と32〜36週の間に著明に増加した．妊娠10〜20週の間では，循環血漿量が増加し始め，前負荷が増大する．この前負荷の増大により左房の体積と駆出率が著明に増加する（Cong, 2015）．

妊娠中の心室機能は全身の血管抵抗の低下と動脈の流れの変化に影響される．複数因子がこの血行動態の機能の変化に寄与し，これらにより母体の心血管系を完璧に維持し，さらに胎児の生理的変化の需要に応える（Hibbard, 2014）．妊娠後半のこれらの変化と母体の体位による重要な変化を図4-7にまとめた．

心　臓

横隔膜がしだいに上昇するに従い心臓は左方かつ上方へ移動し，長軸方向に回旋する．結果として心尖部は通常より側方にいくらか移動し，X線では大きな心臓のシルエットとなる．さらに，妊婦には良性の心囊水がある程度貯留しており，これにより心臓のシルエットが大きく見えることもある（Enein, 1987）．このため単純X線により中等度の心拡大を正確に診断することは難しくなる．

正常妊娠では特徴的な心電図変化をきたし，多くは心臓の偏位による左軸偏位を示す．Ⅱ，Ⅲ，avF誘導でQ波は平坦になり，Ⅲ，V1-3誘導でT波は陰性T波となりうる（Sunitha, 2014）．

正常**心音**は妊娠中変化する．①第1心音の誇張された分裂と2心音の音量の増加，②第2心音の大動脈弁成分，肺動脈弁成分とも特に変化がないこと，③大きく，容易に聞こえる第3心音，などである（Cutforth, 1966）．人によって吸気時または呼気時に強まる収縮期雑音が90％の妊婦において聞かれ，産後すぐに消失する．軽度の拡張期

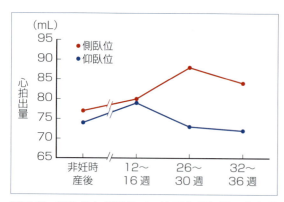

図 4-7　仰臥位と側臥位での適正体重妊婦の左室拍出量　産後12週目（非妊時）との比較
(Data from Nelson, 2015)

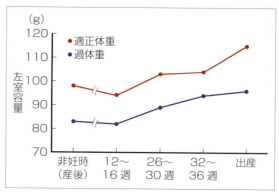

図 4-8　適正体重妊婦と過体重妊婦における左室容量　産後12週目（非妊時）と比較
(Data from Stewart, 2016)

雑音は20％の妊婦に一時的に聴取され，10％に乳房の血管の持続的な雑音が聴取される（図49-1参照）．

解剖学的に正常妊娠でみられる循環血漿量の増加は心臓収縮終期と拡張終期の容積の増加による．しかしながら，同時に，中隔の厚さと左室駆出率は変化しない．これは，容積の変化は実質的な心室のリモデリングに伴うからであり，妊娠満期近くになると平均30〜35％左室内容積が拡大する．非妊時の心臓は高血圧や運動による刺激の反応としてリモデリングが可能である．このような心臓の**可塑性**は運動による生理的な増大や，高血圧などに伴う病的肥大，などをもたらす（Hill, 2008）．

Stewart らは妊娠中の心臓のリモデリングを前向きに評価するためにMRIを用いた．第1三半期と比べて左室の体積は妊娠26週から30週に著明に増加し，分娩まで持続した（図4-8）．このリモデリングは求心性で，適正体重でも過体重でも体の大きさに比例し，産後3ヵ月以内に戻る．

臨床的に，妊娠中の心室の機能は正常であり，**Braunwald の心室機能**グラフにより推定される（図4-9）．圧増加に伴い，適正な心拍出量となり妊娠中の心機能は正常を保つ．妊娠中に心臓で起こっている代謝変化のうち，仕事量—これは心拍出量×平均動脈圧であるが—の効率は約25％上昇していると推定される．関連のある酸素消費量の増加は拍出量の増加というよりは冠動脈の血流の増加から起きている（Liu, 2014）．

■ 心拍出量

妊娠初期は安静時，側臥位で測定すると心拍出量は有意に増加する．以後増加し続け，妊娠中は高値を維持する．仰臥位では増大した子宮が常時下半身からの静脈還流を圧迫する．これは，大動脈を圧迫することもある（Bieniarz, 1968）．この反応として，心臓の容積が減少し，心拍出量も減少することがある．心臓のMRIでは仰臥位から左側臥位に変換すると26〜30週の心拍出量は約20％，32〜34週では10％増加していた（Nelson, 2015）．Simpson ら（2005）によると，分娩中の母体が側臥位をとると，仰臥位と比べて胎児の酸素飽和濃度は約10％高くなる．立位では，心拍出量は非妊婦と同等まで減少する（Easterling, 1988）．

多胎妊婦は単胎妊婦に比べて母体心拍出量はさらに約20％増加する．Ghi ら（2015）によると経胸壁心臓超音波検査で双胎妊婦の心拍出量（平均5.50 L/分）は産後より20％増加していたことがわかった．第2三半期（6.31 L/分）と第3三半期（6.29 L/分）の心拍出量は第1三半期と比べて15％多い．左心房径と拡張終期の左心室径もまた双胎では前負荷の増加により増大する（Kametas, 2003）．心拍数と収縮性の増加により多胎妊娠では心予備力は減少する．

分娩第1期は，心拍出量は徐々に増大する．第2期は努責により増大する．妊娠に伴って生じた増加は産後消失するが，出血量により一概ではない．

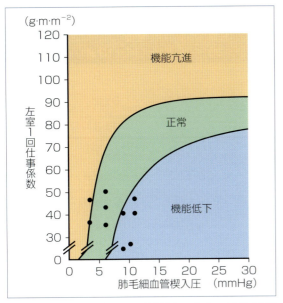

図4-9 第3三半期の正常妊婦の左室1回仕事係数, 心拍出量, 肺毛細血管楔入圧の関係
(Data from Clark, 1989)

■ 妊娠後期の血流力学機能

Clark ら (1989) は妊娠後期の血流力学機能の測定として侵襲的な研究を行った (表4-4). 右心系のカテーテル検査を10人の健康初妊婦に, 妊娠35〜38週と産後11〜13週に行った. 妊娠後期は, 心拍数, 1回拍出量, 心拍出量において予想どおりの増加がみられた. 全身血管と肺血管の抵抗は有意に減少し, 膠質浸透圧も同様であった. 肺毛細管楔入圧と中心静脈圧は違いが得られなかった. このように, 心拍出量が増加するが, 1回仕事係数により測定した左心室機能は非妊時の範囲と同様であった (図4-9). 言い換えると, 正常妊娠は持続した "高拍出量" 状態とはいえない.

■ 循環と血圧

体位変化は動脈圧に影響を及ぼす (図4-10). 坐位での上腕の血圧は側臥位よりも低値となる (Bamber, 2003). さらに, 側臥位での収縮期血圧は坐位または仰臥位に比べて低値となる (Armstrong, 2011). 動脈圧はしばしば24〜26週で低値となり徐々に上昇する. 拡張期血圧は収縮期血圧よりも低下が著しい.

Morris ら (2015) は妊娠前, 妊娠中, 産後の血管コンプライアンスを測定した. 妊娠前から産後にかけての間に脈波伝播速度を測定し, 平均動脈圧と動脈硬化が健康非妊婦の対照に比べて著明に低値であった. この結果より妊娠は心血管系のリモデリングに有利な効果をもたらすことが示唆され, 次回の妊娠において妊娠高血圧腎症のリスクが減る理由となる可能性がうかがえる.

前腕の静脈圧は妊娠中変化しない. しかしながら, 大腿の静脈圧は仰臥位では徐々に上昇し, 妊娠初期は約8 mmHgであるのが妊娠満期では24 mmHgとなる. 妊娠中, 下肢の静脈は, 側臥位であるときを除いてうっ滞するとの報告がある (Wright, 1950). 妊娠後期の下肢の血液うっ滞傾向は子宮の増大による骨盤の静脈と下大静脈の閉塞によるものと考えられる. 静脈圧の上昇は妊婦が側臥位になったときと産後に正常に戻る (McLennan, 1943). この変化はしばしば経験する浮腫と下肢と外陰の静脈瘤と痔核に寄与する. これらの変化も深部静脈血栓症を引き起こしやすい.

◆ 仰臥位低血圧

約10％の女性において, 仰臥位時は子宮の大血管の圧迫が有意に動脈の低血圧を引き起こし, 時に**仰臥位低血圧症候群**と呼ばれる (Kinsella, 1994). 仰臥位では子宮動脈圧と血流は上腕の血圧よりも低下する. 合併症のない低リスク妊婦においてこれらが心拍数に直接影響を及ぼすかどうかのエビデンスはない (Armstrong, 2011; Ibrahim, 2015; Tamás, 2007). これらの変化は出血や脊髄くも膜下麻酔でもみられる.

■ レニン, アンジオテンシンⅡ, 血漿量

レニン-アンジオテンシン-アルドステロン系はナトリウムと水分のバランスを介して血圧コントロールに関与している. この系統の構成要素は妊娠中すべて増加する. レニンは母体の腎臓と胎盤により生成され, 増加するレニン基質 (アンジオテンシノゲン) は母体と胎児の肝臓で生成される. 正常妊娠中はエストロゲン生成が増加するためアンジオテンシノゲン値は一部増加し, 第1三半期で血圧維持に関与する (Lumbers, 2014).

Gant ら (1973) は初産婦に血管のアンジオテンシンⅡを投与し反応を調べたところ, 正常血圧の妊婦ではこの昇圧効果に対する抵抗性が維持さ

表 4-4　満期近くと産後の血行動態（10人の初産婦）

	妊娠[a] (35〜38週)	産後 (11〜13週)	変化[b]
平均動脈圧（mmHg）	90±6	86±8	有意差なし
肺毛細血管楔入圧（mmHg）	8±2	6±2	有意差なし
中心静脈圧（mmHg）	4±3	4±3	有意差なし
心拍数（回/分）	83±10	71±10	＋17％
心拍出量（L/分）	6.2±1.0	4.3±0.9	＋43％
全身血管抵抗（dyn/sec/cm^{-5}）	1,210±266	1,530±520	－21％
肺血管抵抗（dyn/sec/cm^{-5}）	78±22	119±47	－34％
膠質浸透圧（mmHg）	18.0±1.5	20.8±1.0	－14％
膠質浸透圧肺動脈楔入圧較差（mmHg）	10.5±2.7	14.5±2.5	－28％
左室1回仕事係数（g/m/m^2）	48±6	41±8	有意差なし

[a] 側臥位で測定.
[b] 有意差があった場合の変化.

(Data from Clark, 1989)

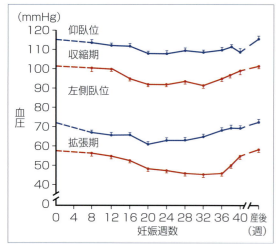

図 4-10　69人の妊婦における仰臥位（青線），左側臥位（赤線）での，妊娠期間を通しての血圧の変化
(Adapted from Wilson, 1980)

れたが，高血圧妊婦では抵抗性が上昇しすぐに低下した．アンジオテンシンⅡに対する血管の反応性はプロゲステロン関連である可能性がある．正常では，胎盤を娩出した後15〜30分の間にアンジオテンシンⅡに対する後天的な血管の抵抗性を失う．分娩後期に流入する大量の筋肉内のプロゲステロンが，抵抗性の減少を遅らせる．

■ 心房性ナトリウム利尿ペプチド

心房性ナトリウム利尿ペプチド（atrial natriuretic peptide：ANP）と脳性ナトリウム利尿ペプチド（brain natriuretic peptide：BNP）の2種は房室壁の伸展の反応で心筋より分泌される．これらのペプチドはナトリウム排泄，利尿，血管平滑筋弛緩を刺激し，循環血漿量を制御する．非妊婦および妊婦において，BNP値，脳性ナトリウム利尿ペプチド前駆体N端フラグメント（amino-terminal pro-brain natriuretic peptide：Nt pro-BNP）値，suppressor of tumorigenicity 2（ST2）のような新しい物質はいずれも左心室収縮機能障害のスクリーニングや慢性心不全の予後の検討に有用であった（Ghashghaei, 2016）．

正常妊娠では，血漿ANP値とBNP値は循環血漿量の増加にかかわらず基準値内である（Yurteri-Kaplan, 2012）．BNPの中央値は妊娠中20 pg/mL以下で安定していることが報告されている（Resnik, 2005）．BNP値は重症妊娠高血圧腎症で上昇し，これは後負荷の増加による心筋伸展が原因である（Afshani, 2013）．妊娠の特性である細胞外液量の増加と血漿アルドステロン濃度の上昇はANPによる生理的な順応により補正される．

■ プロスタグランジン

妊娠中のプロスタグランジン生成の増加により血管緊張，血圧，ナトリウムバランスが調節されると考えられている．腎髄質でのプロスタグランジン E_2 合成は妊娠後期に特に増加し，ナトリウム利尿を促進すると推測される．プロスタサイクリン（PGI_2），これは血管内皮の主なプロスタグランジンであるが，妊娠後期に増加する．PGI_2 は血圧と血小板機能を制御する．妊娠中の血管拡張の維持に作用し，欠乏は病的血管収縮と関連する（Shah, 2015）．このように母体尿中と血中の PGI_2/トロンボキサン比は妊娠高血圧腎症の病因において重要であると考えられている（Majed, 2012）．

■ エンドセリン

妊娠中はいくつかのエンドセリンが生成される．エンドセリン-1 は血管内皮細胞と血管平滑筋細胞で生成される強力な血管収縮因子であり，局所の血管運動を制御する（George, 2011；Lankhorst, 2016）．この生成はアンジオテンシンⅡ，アルギニンバソプレシン，トロンビンにより刺激される．また，エンドセリンは ANP，アルドステロン，カテコールアミンの分泌を刺激する．血管のエンドセリン-1 に対する感受性は正常妊娠では変化しない．病理学的に，エンドセリンの上昇が妊娠高血圧腎症において役割を果たしているかもしれない（Saleh, 2016）．

■ 一酸化窒素

この強力な血管拡張因子は血管内皮細胞から放出され，妊娠中血管抵抗の修正に重要な影響を及ぼすと考えられる．さらに，一酸化窒素は胎盤血管の運動と発達に最も重要なメディエータの一つである（Krause, 2011；Kulandavelu, 2013）．一酸化酸素異常合成は妊娠高血圧腎症の進行と関連する（Laskowska, 2015；Vignini, 2016）．

呼吸器系

解剖学的変化としては，横隔膜は妊娠中約 4 cm 上昇する（図 4-11）．肋骨下角は，胸郭の横径が約 2 cm 長くなることにより著明に広がる．胸囲は約 6 cm 長くなるが，横隔膜が上昇することにより残気量は減少してしまう．しかし，横隔膜の可動域は非妊時と比べてかなり広くなる．

■ 肺機能

肺機能の生理的変化として**機能的残気量**（functional residual capacity：FRC）は約 20〜30％，または 400〜700 mL 減少する（図 4-12）．機能的残気量は**予備呼気量**——これは 15〜20％，または 200〜300 mL 減少する——と**残気量**——これは 20〜25％，または 200〜400 mL 低下する——で構成される．**吸気量**は，最大吸気量から機能的残気量を引いたもので，妊娠中は 5〜10％，または 200〜250 mL 増加する．**全肺活量**は機能的残気量と吸気量の合計であるが，妊娠末期で不変または 5％以下の減少を認める（Hegewald, 2011）．

呼吸数は原則不変であるが，**1 回換気量**と**安静時分時換気量**は妊娠が進むにつれて著明に増加する．Kolarzyk ら（2005）は，1 回換気量の中央値——0.66〜0.8 L/分——と安静時分時換気量——10.7〜14.1 L/分——は，非妊婦に比べて著明に増加することを報告した．分時換気量の増加する要因は，主にプロゲステロン刺激による呼吸ドライブの促進，予備呼気量の減少，呼吸性アルカローシスの代償などである（Heenan, 2003）．血漿浸透圧の減少も呼吸抑制の低下をもたらし（Moen, 2014），分時換気量の増加を助長する．これはプロゲステロン依存性ではないメカニズムである．

肺機能においては，**最大呼気流量**は妊娠週数が進むにつれて増加する（Grindheim, 2012）．**肺コンプライアンス**は妊娠の影響を受けない．**気道コンダクタンス**は増加し，**肺抵抗**は減少するが，これらはおそらくプロゲステロンによるものである．**分時最大換気量**と**努力**または**時間肺活量**はあまり変化しない．**クロージングボリューム**——これは呼気時に気道が閉鎖し始めたときの肺の容積である——が増加するかどうかは不明である（Hegewald, 2011）．単胎妊娠と双胎妊娠とでは肺機能は同様である（McAuliffe, 2002；Siddiqui, 2014）．妊娠による酸素需要の増加とおそらくクロージングボリュームの増加により呼吸器疾患は増悪する．

Demir ら（2015）は 85 人の妊婦を対象に鼻の生理変化の研究を行った．第 1 三半期〜第 3 三半期の間，最低断面領域は狭くなるが，鼻閉や抵抗は妊娠期間において，また非妊時と比べて有意差はなかった．

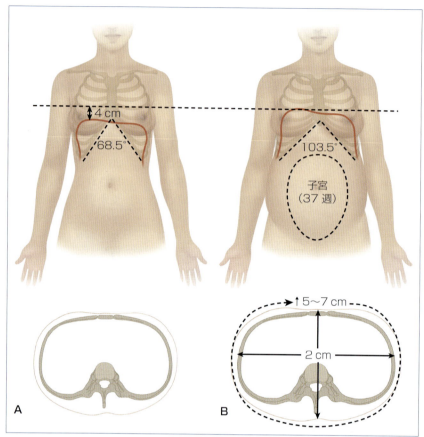

図 4-11 非妊時の胸囲（A）と妊婦の胸囲（B）
妊娠すると肋骨下角は増大し胸部の前後径と横径と胸囲も同様である．この変化は横隔膜の 4 cm 上昇に対する変化で肺活量は有意な減少を認めない．
(Redrawn from Hegewald MJ, Crapo RO: Respiratory physiology in pregnancy. Clin Chest Med 32(1): 1, 2011)

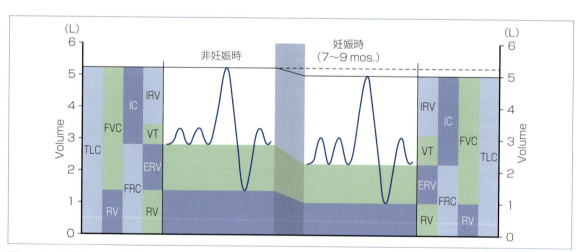

図 4-12 妊娠による肺活量の変化
最も変化の大きいのは機能的残気量（FRC）の減少と同様の予備呼気量（ERV）と残気量（RV）であり，吸気量（IC）と 1 回換気量（VT）の増加である．　(Redrawn from Hegewald MJ, Crapo RO: Respiratory physiology in pregnancy. Clin Chest Med 32(1): 1, 2011)

■ 酸素運搬

1 回換気量の増加による肺への酸素運搬量は妊娠中の酸素需要を明らかに超える．さらに，妊娠中は総ヘモグロビン量や，酸素運搬能，心拍出量も著明に増加する．したがって，母体の**動静脈血酸素較差**は減少する．酸素消費量は妊娠中約 20 % 増加し，多胎妊娠ではさらに約 10 % 増加する（Ajjimaporn, 2014）．分娩時，酸素消費量は

40～60％増加する（Bobrowski, 2010）．

■ 酸・塩基平衡

妊娠初期から呼吸の欲求への意識が高まることは一般的である（Milne, 1978）．呼吸困難と解釈され，肺や心臓の異常が疑われることもある．この生理的呼吸困難は日常生活の妨げにはならないが，1回換気量の増加により血液中の二酸化炭素分圧（P_{CO_2}）がわずかに下がることが逆説的に呼吸困難の原因であると考えられている．妊娠中における呼吸努力の増加およびP_{CO_2}の減少は，多くはプロゲステロンによるものであり，一部はエストロゲンに起因する．プロゲステロンが中枢で作用し，CO_2に対する化学反射の反応の閾値を下げ感受性を高めている（Jensen, 2005）．

呼吸性アルカローシスの代償として，血中重炭酸イオン値は26 mmol/L から22 mmol/L へ低下する．血液のpH上昇は最小限にとどまるが，ヘモグロビン-酸素解離曲線は左へシフトする．このシフトは母体ヘモグロビンの酸素親和性を増加させ—これをBohr効果という—，これにより母体血の酸素解離能が減少する．わずかなpH上昇は母体赤血球における2,3-ジホスホグリセリン酸の増加も促進するため，相殺される．補正された結果，曲線は右に戻る（Tsai, 1982）．このように，母体の過換気によるP_{CO_2}減少が，胎児から母体へのCO_2輸送（排出）を引き起こし，一方で胎児への酸素供給も促す．

泌尿器系

■ 腎

尿路は妊娠により著しく変化する（表4-5）．腎臓の大きさは約1.0 cm大きくなる（Cietak, 1985）．糸球体濾過量（glomerular filtration rate：GFR）と腎血漿流量は妊娠初期に増加する．GFRは受精してから2週間で25％増加し，第2三半期の初めまでに50％増加する．この濾過亢進は二つの因子によって起こる．第一に，循環血液量増加による血液希釈により，タンパク濃度と糸球体微小循環へ入る血漿の膠質浸透圧が低下する．第二に，腎血漿流量は妊娠第1三半期の終わりまでに約80％増加する（Conrad, 2014b；Odutayo, 2012）．図4-13で示したように，妊娠末期まではGFRは増加したままで，これは妊娠後期腎血漿流量が減少しても変わらない．GFRの増加により約60％の初産婦が頻尿を経験する（Frederice, 2013）．

産褥期では，糸球体毛細管の膠質浸透圧が低下することにより分娩翌日まではGFRの増加が続く．妊娠性の循環血液量増加および血液希釈の回復は産褥1日目ですでにみられ，産褥2週間目までに帰結する（Odutayo, 2012）．

リラキシンに関しては先述したが，妊娠中のGFRと腎血漿流量の増加との関連性が示唆された（Conrad, 2014a；Helal, 2012）．リラキシンにより一酸化窒素の生成は増加し，それにより腎臓の血

表4-5 正常妊娠における腎機能の変化

指　標	変　化	臨床所見
腎臓の大きさ	X線検査で約1 cm増大	正常の産後では戻る
拡　張	超音波またはIVPで水腎症の類似所見を示す（右側は特に著明）	尿路閉塞疾患を疑う．尿貯留から通過障害となる．腎の感染は増悪する．拡張症候群．腎盂尿管造影は産後12週間は延期する
腎機能	糸球体濾過率と腎血漿流量の増加～50％	血清クレアチニンは正常妊娠中は低下する．＞0.8 mg/dL（＞72 μmol/L）クレアチニンはすでに下限値である．タンパク，アミノ酸，糖の排泄はすべて増加する
酸塩基の維持	重炭酸イオンの閾値の低下．プロゲステロンは呼吸中枢を刺激する	血清重炭酸イオンは4～5 mEq/Lまで低下する；P_{CO_2}は10 mmHg低下する．40 mmHg中のCO_2分圧はすでにCO_2保持を示している
血漿浸透圧	浸透圧調整の変化．AVP分泌の浸透圧の閾値と口渇感の低下．ホルモン性排泄率の低下	血漿浸透圧は正常妊娠では10 mOsm/L（血清Na～5 mEq/L）低下する．AVPの胎盤での代謝は妊娠中一過性の尿崩症の原因となることもある

AVP：バソプレシン，IVP：経静脈的腎盂尿路造影，P_{CO_2}：二酸化炭素分圧．

(Modified from Lindheimer, 2000)

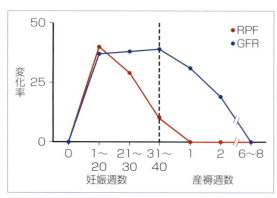

図 4-13 妊娠中と産後の糸球体濾過量（GFR）と腎血漿流量（RPF）の増加率
（Data from Odutayo, 2012）

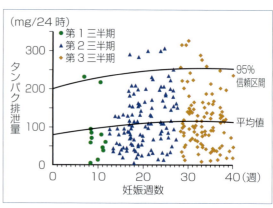

図 4-14 24 時間の尿中総タンパク排泄量
平均値と 95％信頼区間の線が描かれている．
（Redrawn from Higby K, Suiter CR, Phelps JY, et al: Normal values of urinary albumin and total protein excretion during pregnancy. Am J Obstet Gynecol 171: 984, 1994）

管拡張が起こり腎臓内輸入細動脈と輸出細動脈の血管抵抗を低下させる．結果として腎血漿流量とGFR は増加する（Bramham, 2016）．リラキシンは妊娠中血管ゼラチナーゼ活性を増加させ，それにより腎臓の血管拡張，糸球体の濾過亢進，細動脈の筋肉の反応性の低下が起こる（Odutayo, 2012）．

血圧に関しては，母体の体位が腎機能に重要な影響を及ぼす．妊娠後期では，ナトリウム排泄率の平均は仰臥位で側臥位に比べて半分以下になる．GFR と腎血漿流量における体位の影響はさまざまである．

腎排泄における，妊娠に特異的な変化は，尿中に排出される栄養素の量が著明に増加することである．アミノ酸と水溶性ビタミンは多量に排泄される（Shibata, 2013）．

◆ 腎機能検査

血中クレアチニン値は正常妊娠では 0.7 mg/dL から 0.5 mg/dL へ低下する．**0.9 mg/dL 以上の値は腎疾患を推定させ，さらなる評価を試みるべきである．**妊娠中のクレアチニンクリアランスは非妊時の 100〜115 mL/分より平均 30％高値である．クレアチニンクリアランスは，正確な時間で完全な蓄尿を行った場合は，腎機能の評価に有用である．不正確に行うと，結果は誤解を招く（Lindheimer, 2010, 2011）．日中，妊婦は浮腫として水分を貯留しやすい傾向にあり，夜間，臥位の間はこれらの水分を利尿に動員させる．この通常の日内変動とは逆転した利尿パターンは夜間頻尿を引き起こし，尿は非妊婦に比べ希釈されてい

る．妊娠中は約 18 時間もの間，水分量を保持した後は濃縮尿を排泄することはできないが，それを腎機能障害とは呼ばない．事実，この状況では，比較的低浸透圧の細胞外液の排泄となり完璧に正常な機能といえる．

◆ 尿検査

妊娠中の **尿糖** は異常でない可能性がある．GFR は増加し，尿細管において糖を濾過する際の再吸収能が低下することで尿糖となる．Chesley（1963）は約 1/6 の妊婦は尿に糖が検出されると計算した．しかし，尿糖が検出された場合には，糖尿病の検索を行うべきである．

血尿 は採尿時の混入によりしばしばみられる．混入でない場合は，尿路疾患や感染が疑われる．血尿は難産に伴う膀胱や尿道の外傷でも認められる．

タンパク尿 は，非妊時では 150 mg/日以上のタンパク排泄と定義される．前述の濾過亢進と尿細管の再吸収低下のために，妊娠中は 300 mg/日以上尿タンパクが検出された場合，有意であるとされる（Odutayo, 2012）．Higby ら（1994）は 270 人の正常女性の妊娠中のタンパク排泄を測定した（図 4-14）．妊娠全期で 24 時間排泄の中央値は 115 mg で，妊娠期による差を除くと 95％信頼区間の上限は 260 mg であった．この調査ではアルブミンの排泄が少なく，5〜30 mg/dL の範囲であったと示している．タンパク尿は妊娠が進むにつれ増加し，GFR のピークと相関する（図 4-13）

(Odutayo, 2012).

・タンパク尿の測定

　タンパク尿の測定には古典的な尿試験紙による定性検査，定量検査である24時間蓄尿，そして1回尿でのアルブミン/クレアチニン比またはタンパク/クレアチニン比の三つの方法がある．それぞれのピットフォールはConrad（2014b）やBramham（2016）が報告している．尿試験紙の最も大きな問題は腎濃縮や尿の希釈が考慮されていない．たとえば，多尿で希釈尿の場合は，陰性か微量の検出であっても実際には多量のタンパク排泄が起こっていることがある．

　尿管の拡張は24時間の蓄尿検査に影響を及ぼすが，これについては次章で後述する．尿管が拡張していると，尿管内のうっ滞―何百mLの尿がうっ滞する―やタイミング―蓄尿前の尿が何時間も残存してしまうこともある―のために不正確な値となってしまう．これらのピットフォールを最低限にするために，被験者にまず水分を補給させ，45～60分間側臥位―非閉塞体位―をとる．その後，排尿させ，この尿は破棄する．排尿後すぐに24時間蓄尿を始める．蓄尿の最後の1時間は，被験者に再度側臥位をとらせる．その後採取した尿も全蓄尿量に加える（Lindheimer, 2010）．

　タンパク/クレアチニン比のデータはすぐに得られ，蓄尿の失敗が避けられる，という点で確実性の高い検査方法である．しかし，24時間の間で排泄されるクレアチニン当たりのタンパク量は一定ではなく，またさまざまな基準値が存在するという点では不都合である．合併症のない妊婦の，尿の微量アルブミンとクレアチニン比の一覧は報告されている（Waugh, 2003）．

■尿　管

　子宮は骨盤の外まで挙上してくると，尿管に接する．そして骨盤壁まで達し尿管を骨盤壁へ圧迫する形になる．このためこれより上方では尿管内圧が上昇することになり，尿管拡張が著明となる（Rubi, 1968）．この現象は86％の症例で右側にみられる（図4-15）（Schulman, 1975）．左右差が生じる原因として，左尿管にはS状結腸によるクッション効果が得られることと，子宮が右側へ回旋することで右尿管への圧迫が増悪することが考えられる．右卵巣静脈巣も妊娠中著明に拡張す

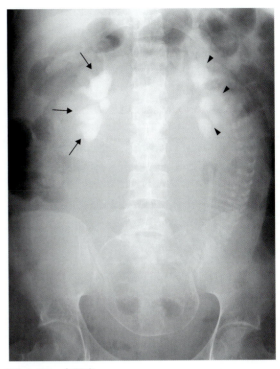

図4-15　水腎症
経静脈的腎盂尿管造影（IVP）の15分後の画像．右の中等度水腎症（矢印）と左の軽度水腎症（矢頭）は，ともに妊娠35週では正常でみられる．

るが，右尿管上を斜めに横切るため，右尿管拡張に関連している可能性がある．

　プロゲステロンも影響を及ぼす．Van Wagenenら（1939）は，サルを用いた研究において，胎仔のみを取り出し胎盤を残すと，尿管拡張が持続することを報告した．しかし妊娠中期に急激に出現する尿管拡張は，尿管圧迫に伴うものと考えられる．

　尿管は拡張に伴って伸展し，さまざまな大きさのカーブを描く．小さいカーブのなかには鋭角になるものもある．このいわゆる"kinks"は閉塞を意味するため，特に名前はつけられていない．このカーブは通常1ヵ所か2ヵ所であり，カーブと同じ断面で撮影したX線画像では鋭角を呈する．90°変えて撮像すると常に緩やかなカーブとして抽出される．このような解剖学的変化にもかかわらず，尿管鏡検査でわかる疾患の発症率は，妊婦と非妊婦で有意差はない（Semins, 2014）．

■膀　胱

　妊娠12週以前には膀胱に有意な解剖学的変化

はほとんどみられない．しかしながら，それ以降は子宮の増大と，すべての骨盤臓器に起こる充血と膀胱の筋組織と結合組織の過形成により三角部の上昇と尿管口の肥厚を引き起こす．妊娠末期までこの変化は持続し，三角部を著明に深くし広くする．膀胱粘膜の変化は大きさの増加と血管の蛇行のみである．

初妊婦の膀胱圧は妊娠初期で $8\,cmH_2O$ だったものが満期で $20\,cmH_2O$ へ上昇する（Iosif, 1980）．膀胱容量が減少する代わりに，全体および機能的尿道長はそれぞれ 6.7 mm，および 4.8 mm 長くなる．同時に尿道内圧は $70 \sim 93\,cmH_2O$ へ上昇し，排泄抑制の機能が維持される．しかし，半分以上の女性は妊娠第3三半期までにある程度の尿失禁を経験する（Abdullah, 2016a）．実際に，尿失禁は常に破水との鑑別が考慮される．妊娠満期が近くなると，特に陣痛開始前に胎児先進部が嵌入している初産婦においては，膀胱底全体が腹側および頭側へ押し上げられる．これにより膀胱の正常な凸型の形状が凹型へ変化する．結果として，診断と治療は難易度を増す．加えて，先進部による圧力は血液とリンパ液の膀胱底からの流れを止め，しばしばその部位は浮腫となり，傷つきやすく，感染しやすくなる．

消化管

妊娠が進むにつれて，胃と小腸は増大した子宮に押しやられる．結果として，特定の疾患の所見は変化する．たとえば，虫垂はしばしば上方へ変化し，子宮の増大のためいくらか側方となる．時に右側腹部に届く可能性もある．

胸やけは妊娠中しばしば起こり，ほとんどが下部食道への酸の分泌逆流が原因である．胃の位置の変化がこの胸やけの頻度に寄与するが，下部食道の括約筋の筋緊張も減少する．加えて，妊婦では食道内圧は低下し胃内圧は上昇する．同時に，食道蠕動は速度が落ち蠕動幅も減少する（Ulmsten, 1978）．

胃内容排出時間は妊娠期間を通して非妊婦と比べて変わらないようである（Macfie, 1991；Wong, 2002, 2007）．しかしながら，分娩時，特に鎮痛薬使用後は胃内容排出時間はかなり延長している可能性がある．結果として，分娩時の全身麻酔の危険性の一つに嘔吐と逆流した食物か，高酸性の胃内容物の誤嚥がある．

痔は妊娠中よくみられる（Shin, 2015）．これは便秘による便の増大と，増大した子宮に圧迫された静脈圧の亢進が原因である．

■肝

ヒトにおいては妊娠中，肝臓の大きさは増大しない．しかしながら，肝動脈と門脈の流量は増加する（Clapp, 2000）．

肝機能検査の値は妊娠中に変化する（付録Ⅰ参照）．全アルカリホスファターゼ活性はおよそ2倍になるが，この増加は熱安定性の胎盤アルカリホスファターゼアイソザイムによると考えられる．血性アスパラギン酸トランスアミナーゼ（aspartate transaminase：AST），アラニントランスアミナーゼ（alanine transaminase：ALT），γ-グルタミン酸トランスペプチターゼ（γ-glutamyl transpeptidase：GGT），ビリルビンの値は非妊時と比べてやや低下する（Cattozzo, 2013；Ruiz-Extremera, 2005）．

血中アルブミン濃度は妊娠中低下する．妊娠後期までにアルブミン値は非妊時の 4.3 g/dL から 3.0 g/dL まで低下する（Mendenhall, 1970）．体内の全アルブミン量は増加するが妊娠に伴う循環血漿量の増加により希釈される．血中グロブリン値もわずかに上昇する．

ロイシンアミノペプチダーゼは肝疾患で上昇するタンパク分解肝酵素である．その酵素活性は独特の基質特異性をもつ妊娠に特異的な酵素により，妊娠中は著明に上昇する（Song, 1968）．妊娠により誘発されるアミノペプチダーゼは，オキシトシナーゼおよびバソプレシナーゼの活性を有しており，一過性の尿崩症の一因となる．

■胆嚢

正常妊娠では，胆嚢の収縮能が低下するため，胆嚢内の残留量が増加する（Braverman, 1980）．プロゲステロンが胆嚢収縮の主な制御因子であるコレシストキニンによる平滑筋刺激を阻害し，胆嚢の収縮を抑制する．妊娠中は胆汁排泄が障害され，胆汁がうっ滞し，コレステロール飽和度が上昇するため，経産婦ではコレステロール胆石の有病率が上昇する．ある研究では，妊娠18週と36

週の両方，またはいずれかで観察を行うと，約8％の妊婦に胆泥または胆石を認めた（Ko, 2014）.

妊娠の特徴として肝内胆汁うっ滞や胆汁酸塩による妊娠瘙痒症を引き起こすことが知られているにもかかわらず，妊娠による母体血中の胆汁酸濃度への影響は，知られていない．妊娠中の胆汁のうっ滞については第55章で後述する．

内分泌系

■ 下垂体

正常妊娠では，下垂体は約135％に増大する（Gonzalez, 1988）．これにより，視神経交差が圧迫され，視野の狭窄をきたすこともある．これによる視覚障害はまれであり，巨大腺腫が原因であることが多い（Lee, 2014）．下垂体の増大はエストロゲン刺激によるプロラクチン分泌細胞の肥大および過形成による（Feldt-Rasmussen, 2011）．また，後述するように，母体の血中プロラクチン値は大きさとともに上昇する．性腺刺激ホルモン産生細胞数は減少し，副腎皮質刺激ホルモン産生細胞と甲状腺刺激ホルモン産生細胞数は維持される．ソマトトロピン産生細胞は胎盤から産生される成長ホルモンによるネガティブフィードバックのため一般的に抑制される．

下垂体の大きさは産後数日で最大となり，MRI画像では12 mmにまで達する．その後すぐに戻り，産後6ヵ月では正常の大きさになっている（Feldt-Rasmussen, 2011）．下垂体性プロラクチノーマの発症は妊娠中増加しない（Scheithauer, 1990）．腫瘍が妊娠前から大きい—腺腫径10 mm以上—場合は，妊娠中も増大することが多い（第58章参照）．

母体の下垂体は妊娠維持には特に関与しない．下垂体切除既往のある女性の多くは，妊娠を成功させており，グルココルチコイド，甲状腺ホルモン，バソプレシンによる代償を受け自然分娩も可能である．

◆ 成長ホルモン

妊娠第1三半期では成長ホルモンは母体の下垂体から顕著に分泌され，血中，羊水中濃度は非妊婦の基準範囲内の0.5〜0.7 ng/mLである（Kletzky, 1985）．妊娠6週の初期には，胎盤から分泌される成長ホルモンが検出され，妊娠20週までは胎盤は成長ホルモン分泌に重要な臓器である（Pérez-Ibave, 2014）．母体の血中濃度は妊娠10週では約3.5 ng/mLであるが，徐々に増加し，妊娠28週には約14 ng/mLとなり，プラトーに達する．羊水中の成長ホルモンのピークは妊娠14〜15週で，その後ゆっくり減少し妊娠36週には基準値になる．

胎盤性成長ホルモン—これは13個のアミノ酸残基からなる下垂体性成長ホルモンとは異なるが—は合胞体栄養膜細胞から非拍動性に分泌される（Newbern, 2011）．この制御と生理学的効果は完全には解明されてないが，インスリン様成長因子1（insulin-like growth factor 1：IGF-1）のアップレギュレーションを通じて胎児の成長になんらかの影響を及ぼす．高値は妊娠高血圧腎症の発症と関連がある（Mittal, 2007；Pérez-Ibave, 2014）．また，胎盤内での発現は出生体重と正の相関を示し，FGRとは負の相関を示す（Koutsaki, 2011）．母体血中濃度は子宮動脈抵抗の変化と関連がある（Schiessl, 2007）．つまり，胎児はこのホルモンが完全に欠如していても発育する．このホルモンは絶対的に不可欠ではないが，胎盤性ラクトーゲンとの相互作用により胎児発育の制御を行っている（Newbern, 2011）．

◆ プロラクチン

母体の血中プロラクチン濃度は妊娠中に著明に上昇する．妊娠末期では非妊婦と比べて10倍—約150 ng/mL—まで上昇する．しかし，プロラクチンの血中濃度は授乳をしていても分娩後は低下する．授乳初期は吸啜による反応でプロラクチン分泌は著明に増加する．

母体のプロラクチンの本質的な機能は乳汁分泌である．妊娠初期はプロラクチンにより腺上皮細胞のDNA合成や有糸分裂と乳腺の腺房細胞の前分泌は促進される．またプロラクチンはこれらの細胞におけるエストロゲンやプロラクチンの受容体数を増加させる．さらに，乳房の腺房細胞のRNA合成，乳汁産生，カゼイン，ラクトアルブミン，ラクトース，脂質の生成を促進する（Andersen, 1982）．プロラクチン欠乏症の女性は2回の妊娠後，乳汁分泌できなかった（Kauppila, 1987）．このことで，プロラクチンは授乳に必要だが妊娠には関係ないことが証明された．Grattan（2015）は母体の妊娠に対する順応を容易にするというプ

ロラクチンの機能を報告した．一つは産褥心筋症の機序に関与するプロラクチンフラグメントである（第49章参照）（Cunningham, 2012）．

プロラクチンは羊水中に高濃度で存在する．妊娠20～26週では最大10,000 ng/mLまで上昇する．その後，濃度は低下し妊娠34週以降は最低値となる．羊水中にみられるプロラクチンは子宮の脱落膜で合成されていることは証明されている．羊水中のプロラクチンの正確な機能は知られていないが，胎児から母体領域への水分輸送を抑制していることが推測され，これにより胎児の脱水が回避されている．

◆ オキシトシンと抗利尿ホルモン

これら二つのホルモンは下垂体後葉から分泌される．分娩と授乳におけるオキシトシンの役割はそれぞれ第21章と第36章で述べられている．Brownら（2013）は，妊娠中のオキシトシンシステムの休止を促進する複雑なメカニズムを報告した．抗利尿ホルモンであるバソプレシンの値は妊娠中変化しない．

■ 甲状腺

甲状腺刺激ホルモン放出ホルモン（thyrotropin-releasing hormone：TRH）は視床下部から分泌され，下垂体前葉の甲状腺刺激ホルモン産生細胞を刺激し，**甲状腺刺激ホルモン**（thyroid-stimulating hormone：TSH）─サイロトロピンとも呼ばれている─を放出させる．TRH値は正常妊娠では上昇しない．しかし，TRHは胎盤を通過し，胎児の下垂体に甲状腺刺激ホルモンを分泌させるよう刺激する（Thorpe-Beeston, 1991）．

妊娠週数によって血中TSH値とhCG値はさまざまである（図4-16）．第5章で述べるように二つの糖タンパクのα-サブユニットはまったく同じであるが，β-サブユニットに関しては，似ているがアミノ酸配列が異なる．この構造の類似性により，hCGは内因性の甲状腺刺激活性を有し，血中hCG値の高値は甲状腺刺激を引き起こす．実に，TSH値は80％以上の妊娠女性で第1三半期に低下する一方，非妊婦の正常範囲を維持している．

甲状腺ホルモンの産生は40～100％増加し，母体と胎児の需要を満たす（Moleti, 2014）．このため，甲状腺は腺過形成や血流増加をきたし，妊

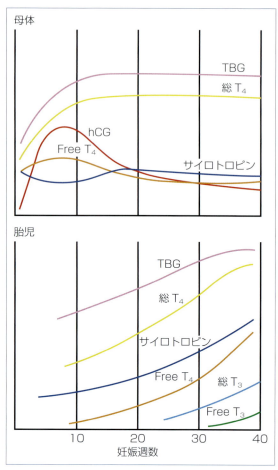

図 4-16　妊娠中の母体，胎児の甲状腺関連物質の相対的変化

母体の変化には肝内でのTBGと胎盤内でのhCGの著明な早期の増加がある．TBGの増加によりT₄濃度が上昇する．hCGはサイロトロピン様作用をもち，母体のfree T₄分泌を刺激する．この一過性のhCG誘発によるT₄増加は母体のサイロトロピンの分泌を抑制する．hCG値のピーク時のfree T₄値の軽度増加を除いてこの値は本質的には変化はない．胎児の血清中の甲状腺関連物質はすべて妊娠中著明に増加する．胎児T₃は妊娠後期まで増加しない．
(Modified from Burrow, 1994)

娠中，中等度拡大する．甲状腺体積は妊娠第1三半期の12 mLから分娩時の15 mLまで増大する（Glinoer, 1990）．正常妊娠では著明な甲状腺腫大はきたさないため，甲状腺腫を認めた場合は精査が必要である．

妊娠第1三半期の初期では，主な輸送タンパク─サイロキシン結合グロブリン（thyroid-binding globulin：TBG）─の値は上昇し妊娠約20週ではピークに達し，その後の妊娠中は基準値の約2倍の値で安定する（図4-16参照）．肝での合

成率の増加—これはエストロゲン刺激によるものであるが—と TBG のシアル酸付加と糖鎖付加の亢進による代謝率の低下により TBG 濃度は上昇する．このように上昇した TBG 濃度により全血中サイロキシン（thyroxine：T_4）とトリヨードサイロニン（triiodothyronine：T_3）濃度は上昇するが，生理学的に重要な血中 free T_4 と free T_3 濃度には影響しない．特に，全血中 T_4 濃度は妊娠 6〜9 週の間の始め頃急に上昇し，妊娠 18 週にはプラトーとなる．血中 free T_4 濃度は徐々に上昇し hCG 値とともにピークとなり，正常に戻る．

T_4 と T_3 の分泌は妊婦によりさまざまである（Glinoer, 1990）．約 1/3 の症例では低 T_4 血症となり優先的に T_3 を分泌し TSH は高値または正常上限となる．このように，妊娠中は甲状腺の調節において多様な変化が存在する．

胎児は母体の T_4 値に依存し，T_4 は胎児の甲状腺機能を維持するために小さい分子量で胎盤を通過する（第 58 章参照）．胎児の甲状腺は妊娠 10〜12 週までヨウ素の濃縮を行わないことも重要である．胎児下垂体からの TSH による甲状腺ホルモンの合成と分泌は妊娠 20 週で開始される．出生時，臍帯血の T_4 の約 30% は母体由来である（Leung, 2012）．

◆ 甲状腺機能検査

妊娠中は正常でも TSH が抑制されており，潜在性甲状腺機能亢進症の誤診をまねきやすい．TSH 濃度の低下により初期の甲状腺機能低下症を見逃す恐れがある．誤診の可能性を減らすために，Dashe ら（2005）はパークランド病院で単胎妊婦と双胎妊婦で TSH の妊娠週数別の曲線をつくった（図 4-17）．同様に，Ashoor ら（2010）は妊娠 11〜13 週の母体 TSH 値，free T_3 値，free T_4 値の正常範囲をつくった．

代謝研究によると，このような甲状腺機能の制御における複雑な変化により，母体の甲状腺機能は保たれている．基礎代謝率が妊娠中 25% 上昇しても，増加した酸素消費の多くは胎児の代謝活性に起因する．仮に胎児と母体の体表面積が相関するとしたら，予想または測定した基礎代謝率は非妊娠と同様となる．

◆ ヨウ素の動態

ヨウ素の需要量は妊娠中増加する（第 58 章参照）．摂取量が少ない妊婦では，ヨウ素欠乏は T_4

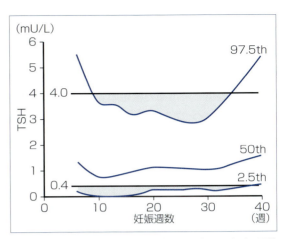

図 4-17 13,599 人の単胎妊娠で測定した妊娠週数の特異的な甲状腺刺激ホルモン（TSH）値
非妊娠時の参考値 4.0 mU/L と 0.4 mU/L は黒の実線で描出した．上の影の部分は 97.5 パーセンタイル以上の TSH 値であった 28% の単胎妊婦であるが 4.0 mU/L の値からすると正常範囲内となる．下の影の部分は 0.4 mU/L 以下であったため TSH 抑制と診断されてしまう部分である．
(Data from Dashe, 2005)

低値および TSH 値高値をきたす．世界人口の 1/3 以上はヨウ素摂取が最低限量である．胎児にとって甲状腺ホルモンの早期曝露は神経系の発達に重要であり，ヨウ素摂取の公衆衛生プログラムが行われているにもかかわらず，世界中では 200 万人以上の重症ヨウ素欠乏によるクレチン病患者がいる（Syed, 2015）．

■ 副甲状腺

20 人の女性における長期調査では，骨の新陳代謝に関連するすべてのマーカーが正常妊娠中に増加し，産後 12 ヵ月で基準値に戻っていた（More, 2003）．ここから彼らは胎児発育と授乳に必要なカルシウムの少なくとも一部は母体の骨格から取り込んでいると結論づけた．骨のターンオーバーに影響を及ぼす因子は母体を犠牲にして胎児の骨形成に有利なように機能しており，妊娠中は骨粗鬆症になりやすい（Sanz-Salvador, 2015）．つまり，特定可能な危険因子が存在しないため，予防が困難であるといえる．

◆ 副甲状腺ホルモン

血中カルシウム値の急性または慢性的な低下とマグネシウム値の急な低下は副甲状腺ホルモン（parathyroid hormone：PTH）放出を刺激する．一方で，カルシウム値とマグネシウム値の上昇は

PTH 値を低下させる．骨吸収，小腸からの吸収，腎臓での再吸収でのこのホルモンの役割は細胞外液のカルシウム濃度を増加させホスファターゼ値を低下させることである．

主に妊娠第 3 三半期の胎児の骨格の石灰化には約 30 g のカルシウムを必要とする（Sanz-Salvador, 2015）．これは母体の骨格に保たれているうちの 3％にすぎないが，カルシウムの貯蔵は母体にとって困難である．多くの症例では母体のカルシウム吸収を促進することにより補っている．妊娠中カルシウム吸収量は徐々に増加し妊娠第 3 三半期では 1 日約 400 mg となる．カルシウム吸収の増加は母体の 1,25-ジヒドロキシビタミン D 濃度の上昇と関連すると考えられている．この事象は，妊娠初期には PTH 値が低下することにより，腎臓での活性型ビタミン D 産生を刺激しているにもかかわらず起きる．実際には，PTH 濃度は妊娠第 1 三半期で低下し，その後は著明に上昇する（Pitkin, 1979）．

活性型ビタミン D の産生増加は胎盤での PTH または PTH 関連タンパク（PTH-related protein：PTH-rP）生成によるものである．PTH-rP は妊娠や授乳以外では悪性を疑う高カルシウム血症でのみ女性の血中で検知されるが，妊娠中は有意に高値となる．このタンパクは胎児組織や母体乳房で合成される．

◆ カルシトニン

カルシトニンを分泌する C 細胞は，主に甲状腺の濾胞細胞周囲に主に位置する．カルシトニンは，PTH とビタミン D に対して拮抗するように働き，カルシウム需要が増加する間の母体骨の保護を行う．妊娠と授乳によりカルシウム需要量は著明に増加するが，これは胎児のためである．実に，胎児のカルシトニン値は母体の値の少なくとも 2 倍高値である（Ohata, 2016）．また，母体血中濃度は妊娠中は低下するが産後には上昇する（Møller, 2013）．

カルシウムとマグネシウムはカルシトニンの産生と分泌を促進させる．さまざまな消化管ホルモン―ガストリン，ペンタガストリン，グルカゴン，パンクレオザイミン―や食物摂取もカルシトニンの血中濃度を上昇させる．

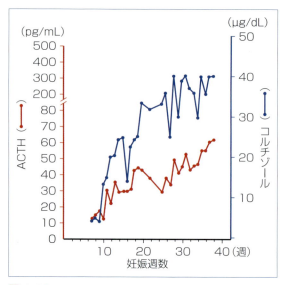

図 4-18
血清コルチゾール（青線）と ACTH（赤線）は正常妊娠では連続的に増加する．
(Data from Carr, 1981)

■ 副 腎
◆ コルチゾール

正常妊娠では，胎児と異なり母体の副腎の形態学的変化はほとんど認めない．コルチゾールの血中濃度は上昇するが，多くはコルチゾール結合グロブリンである**トランスコルチン**と結合している．この主なグルココルチコイドの副腎分泌率は増加せず，おそらく非妊時と比べて低下している．しかしながら，コルチゾールの代謝クリアランスは，その半減期が非妊婦と比べ 2 倍であることから妊娠中は低い（Migeon, 1957）．ほとんどの経口避妊薬を含めて，エストロゲン投与により血中コルチゾール値とトランスコルチンは妊娠時と同様の変化が起こる（Jung, 2011）．

妊娠早期では，**コルチコトロピン**としても知られている循環**副腎皮質刺激ホルモン**（adrenocorticotropic hormone：ACTH）値は著しく低下する．妊娠が進むにつれて ACTH と遊離コルチゾール値は同様に著しく上昇する（図 4-18）．この矛盾は完全には解明されていない．妊娠中の遊離コルチゾール値の上昇は，母体のフィードバック機構の"リセット"により設定される閾値が高値となるためであると推測されている（Nolten, 1981）．これはコルチゾールに対する**組織抵抗性**によると考えられる．一方で，このような不一致はプロゲステロンによるミネラルコルチコイドへの

拮抗作用の結果であるとの主張も存在する（Keller-Wood, 2001）．このように，妊娠中のプロゲステロン値の上昇に対する反応としてコルチゾールの上昇は恒常性を維持するのに必要である．他に，妊娠，分娩，授乳のストレスに備えるための，高値の遊離コルチゾールに対する機能が考えられている．このパターンは産後の行動や親としての役割に影響を与える可能性もある（Conde, 2014）．

◆ アルドステロン

妊娠15週の初めには，母体の副腎からの主なミネラルコルチコイドであるアルドステロンの分泌量が増加する．妊娠第3三半期までに1日約1 mgが分泌される．ナトリウム摂取を制限するとアルドステロン分泌はさらに増加する（Watanabe, 1963）．同時に，特に妊娠後期ではレニンとアンジオテンシンⅡの値も増加する．これにより，アンジオテンシンⅡ値が高値となり，アンジオテンシンⅡは，母体の副腎の球状帯に作用し，アルドステロンの分泌が著明に増加する．正常妊娠ではアルドステロンの分泌が増加することにより，プロゲステロンとANPのナトリウム排泄効果から保護していると考えられている．Gennari-Mosarら（2011）はアルドステロンがコルチゾールと同様に栄養膜細胞の成長と胎盤の大きさを調整している可能性を提唱した．

◆ デオキシコルチコステロン

妊娠中，この強力なミネラルコルチコイドは著明に増加する．実に，血中デオキシコルチコステロン値は妊娠満期には15倍以上増加し，1,500 pg/mLに達する（Parker, 1980）．これは副腎からの分泌ではなく，エストロゲン刺激による腎臓での産生の増加に起因する．胎児血中のデオキシコルチコステロン値およびその硫酸塩は母体血中濃度を大きく上回り，胎児のデオキシコルチコステロンの母体への輸送が示唆される．

◆ アンドロゲン

妊娠中はアンドロゲン活性が上昇し，母体血中の**アンドロステンジオン値**や**テストステロン値**も上昇する．これは代謝クリアランスの変化ですべて説明がつくわけではない．二つのアンドロゲンは胎盤内でエストロゲンに変換しクリアランス率を上昇させる．逆に，妊娠女性では血中の性ホルモン結合グロブリンは増加しテストステロンクリアランスを遅らせる．このように，妊娠中では，母体テストステロンとアンドロステンジオンの生成率は上昇する．このC_{19}-ステロイド生成の原因は知られていないが，卵巣が起源のようである．母体血中のテストステロンはテストステロンとしては胎児循環に加わらない．妊娠女性の循環のなかで大量のテストステロンが検出されても，たとえばアンドロゲン産生腫瘍があったとしても臍帯血中のテストステロン濃度はほとんど検出できない．これは，栄養膜においてテストステロンが17β-エストラジオールへ変換されるためである．

母体血中および尿中**ジヒドロエピアンドロステロン硫酸塩値**は正常妊娠では低下する．これは，母体肝内での16α-水酸化と胎盤内でのエストロゲンへの変換により代謝クリアランスが増加するためである（第5章参照）．

骨格系

進行する脊椎前弯は正常妊娠の特徴である．前方に位置する増大した子宮による不均衡を補うために，前弯させることによって重心を下肢に戻す．妊娠中は仙腸骨，仙尾骨，恥骨関節は可動性が増加する．しかしながら，前述のように，妊娠中の関節可動域の増加と妊娠中の不快感は，母体血中エストロゲン値，プロゲステロン値，リラキシン値の上昇とは相関しない（Aldabe, 2012；Marnach, 2003；Vøllestad, 2012）．妊娠前半に関節は最も緩む．これは母体の姿勢の変化に寄与し腰部不快感をつくり出す．第36章で述べたように，いくつかの恥骨結合離開は多産でみられやすいが，1 cm以上は明らかな痛みとなりうる（Shnaekel, 2015）．

痛み，麻痺，脱力は上肢でも時に経験される．それは，脊柱前弯および付随する前頸部と肩甲帯の前屈から生じることがあり，尺骨および正中神経の牽引となる（Crisp, 1964）．後者は，**手根管症候群**と誤認される症状を引き起こす（第60章参照）．関節の伸展は分娩後すぐに起こり，通常3〜5ヵ月で治る．MRIによる骨盤の広さは産後3ヵ月で妊娠前の測定と有意差がなくなる（Huerta-Enochian, 2006）．

中枢神経系

記憶

　中枢神経系の変化はほとんどない．女性は妊娠中から産褥早期にしばしば注意力，集中力，記憶に関する問題を訴える．しかしながら妊娠中の記憶に関する系統的な研究は限られており，逸話的である．Keenanら（1998）は妊娠女性とコントロール群とで記憶の調査を長期間行った．妊娠に関連した記憶の衰えは妊娠第3三半期に限られていた．この衰えはうつ，不安，不眠や，この他の妊娠に関する身体的な変化によるとは考えにくい．それは一時的なもので産後すぐに解消する．ほかに，妊娠中は単語想起と処理速度の低下と空間認識能力の低下が報告されている（Farrar, 2014；Henry, 2012）．

　Zeemanら（2003）は妊娠中の脳血流をMRIで測定した．中大脳動脈と後大脳動脈の血流の中央値は非妊時と比べてそれぞれ147 mL/分と56 mL/分が118 mL/分と44 mL/分に著明に低下したことを発見した．この衰えのメカニズムと臨床的重要性は知られていない．脳血管の自己調整機能は妊娠による影響を受けない（Bergersen, 2006；Cipolla, 2014）．

眼

　妊娠中の眼圧は低下し，部分的に硝子体液の流出の増加に寄与する．角膜の感受性は低下し，最大の変化は妊娠後期である．ほとんどの妊娠女性は角膜の厚さが測定できるほど，しかし軽度であるが厚みが増し，浮腫によるものと考えられている．彼女らは今まで快適であったコンタクトレンズは使いづらくなる．角膜後面の紅褐色の色素沈着—Krukenberg spindles—は，妊娠中しばしば認められる．皮膚でみられるのと同様のホルモンの影響が，この色素沈着の増加を引き起こすと考えられる．妊娠中および授乳中に報告されている一過性の調節障害以外は視覚機能は障害されない．このような妊娠に伴う変化と病理学的な眼の異常については，Grantらが報告している（2013）．

睡眠

　妊娠12週の早期〜産後2ヵ月まで，女性は入眠障害，頻回の覚醒，夜間の短時間睡眠，睡眠の効率の低下に苦渋する（Pavlova, 2011）．Abdullahら（2016b）は睡眠時無呼吸は妊娠中，特に肥満妊婦において頻度が高いと報告している．最も重症の睡眠障害は産後に起こりやすく，マタニティーブルーズやうつの発症に寄与する（Juulia Paavonen, 2017）．

　　　　　　　　　　　　　　　　（訳：宮美智子）

References

Abdullah B, Ayub SH, Mohd Zahid AZ, et al: Urinary incontinence in primigravida: the neglected pregnancy predicament. Eur J Obstet Gynecol Reprod Biol 198:110, 2016a.

Abdullah HR, Nagappa M, Siddiqui N, Chung F: Diagnosis and treatment of obstructive sleep apnea during pregnancy. Curr Opin Anaesthesiol 29:317, 2016b.

Abeysekera MV, Morris JA, Davis GK, et al: Alterations in energy homeostasis to favour adipose tissue gain: a longitudinal study in healthy pregnant women. Aust N Z J Obstet Gynaecol 56:42, 2016.

Afshani N, Moustaqim-Barrette A, Biccard BM, et al: Utility of B-type natriuretic peptides in preeclampsia: a systematic review. Int J Obstet Anesth 22:96, 2013.

Aguin TJ, Sobel JD: Vulvovaginal candidiasis in pregnancy. Curr Infect Dis Rep 17:462, 2015.

Ajjimaporn A, Somprasit C, Chaunchaiyakul R: A cross-sectional study of resting cardio-respiratory and metabolic changes in pregnant women. J Phys Ther Sci 26:779, 2014.

Aldabe D, Ribeiro DC, Milosavljevic S, et al: Pregnancy-related pelvic girdle pain and its relationship with relaxin levels during pregnancy: a systematic review. Eur Spine J 21:1769, 2012.

Alvarez H, Caldeyro-Barcia R: Contractility of the human uterus recorded by new methods. Surg Gynecol Obstet 91:1, 1950.

Amoah C, Yassin A, Cockayne E, et al: Hyperreactio luteinalis in pregnancy. Fertil Steril 95(7):2429.e1, 2011.

Andersen JR: Prolactin in amniotic fluid and maternal serum during uncomplicated human pregnancy. Dan Med Bull 29:266, 1982.

Anderson BL, Mendez-Figueroa H, Dahlke J, et al: Pregnancy-induced changes in immune protection of the genital tract: defining normal. Am J Obstet Gynecol 208(4):321.e1, 2013.

Angelidis G, Dafopoulos K, Messini CI, et al: Ghrelin: new insights into female reproductive system-associated disorders and pregnancy. Reprod Sci 19:903, 2012.

Angueira AR, Ludvik AE, Reddy TE, et al: New insights into gestational glucose metabolism: lessons learned from 21st century approaches. Diabetes 64:327, 2015.

Armstrong S, Fernando R, Columb M, et al: Cardiac index in term pregnant women in the sitting, lateral, and supine positions: an observational, crossover study. Anesth Analg 113:318, 2011.

Ashoor G, Kametas NA, Akolekar R, et al: Maternal thyroid function at 11–13 weeks of gestation. Fetal Diagn Ther 27(3):156, 2010.

Assali NS, Dilts PV, Pentl AA, et al: Physiology of the placenta. In Assali NS (ed): Biology of Gestation, Vol I. The Maternal Organism. New York, Academic Press, 1968.

Assali NS, Douglas RA, Baird WW: Measurement of uterine blood flow and uterine metabolism. IV. Results in normal pregnancy. Am J Obstet Gynecol 66(2):248, 1953.

Astern JM, Collier AC, Kendal-Wright CE: Pre-B cell colony enhancing factor (PBEF/NAMPT/Visfatin) and vascular endothelial growth factor (VEGF) cooperate to increase the permeability of the human placental amnion. Placenta 34:42, 2013.

Bamber JH, Dresner M: Aortocaval compression in pregnancy: the effect of changing the degree and direction of lateral tilt on maternal cardiac output. Anesth Analg 97:256, 2003.

Bao W, Baecker A, Song Y, et al: Adipokine levels during the first or early second trimester of pregnancy and subsequent risk of gestational diabetes mellitus: a systematic review. Metabolism 64:756, 2015.

Bardicef M, Bardicef O, Sorokin Y, et al: Extracellular and intracellular magnesium depletion in pregnancy and gestational diabetes. Am J Obstet Gynecol 172:1009, 1995.

Baron J, Shwarzman, Sheiner E, et al: Blood flow Doppler velocimetry measured during active labor. Arch Gynecol Obstet 291:837, 2015.

Bastholm SK, Samson MH, Becher N, et al: Trefoil factor peptide 3 is positively correlated with the viscoelastic properties of the cervical mucus plug. Acta Obstet Gynecol Scand 96(1):47, 2017.

Bergersen TK, Hartgill TW, Pirhonen J: Cerebrovascular response to normal pregnancy: a longitudinal study. Am J Physiol Heart Circ Physiol 290:1856, 2006.

Berggren EK, Presley L, Amini SB, et al: Are the metabolic changes of pregnancy reversible in the first year postpartum? Diabetologia 58:1561, 2015.

Bernstein IM, Ziegler W, Badger GJ: Plasma volume expansion in early pregnancy. Obstet Gynecol 97:669, 2001.

Bieniarz J, Branda LA, Maqueda E, et al: Aortocaval compression by the uterus in late pregnancy, 3. Unreliability of the sphygmomanometric method in estimating uterine artery pressure. Am J Obstet Gynecol 102:1106, 1968.

Bloom SL, Uppot R, Roberts DJ: Case 32–2010: a pregnant woman with abdominal pain and fluid in the peritoneal cavity. N Engl J Med 363(17):1657, 2010.

Bobrowski RA: Pulmonary physiology in pregnancy. Clin Obstet Gynecol 53(2):286, 2010.

Boehlen F, Hohlfeld P, Extermann P, et al: Platelet count at term pregnancy: a reappraisal of the threshold. Obstet Gynecol 95:29, 2000.

Bramham K, Hladunewich MA, Jim B, et al: Pregnancy and kidney disease. NephSAP Neprology Self-Assessment Program 15(2):115, 2016.

Braverman DZ, Johnson ML, Kern F Jr: Effects of pregnancy and contraceptive steroids on gallbladder function. N Engl J Med 302:362, 1980.

Briffa JF, McAinch AJ, Romano T, et al: Leptin in pregnancy and development: a contributor to adulthood disease? Am J Physiol Endocrinol Metab 308:E335, 2015.

Brown CH, Bains JS, Ludwig M, et al: Physiological regulation of magnocellular neurosecretory cell activity: integration of intrinsic, local and afferent mechanisms. J Neuroendocrinol 25:678, 2013.

Brown MA, Gallery EDM, Ross MR, et al: Sodium excretion in normal and hypertensive pregnancy: a prospective study. Am J Obstet Gynecol 159:297, 1988.

Brown MA, Sinosich MJ, Saunders DM, et al: Potassium regulation and progesterone–aldosterone interrelationships in human pregnancy: a prospective study. Am J Obstet Gynecol 155:349, 1986.

Browne JC, Veall N: The maternal placental blood flow in normotensive and hypertensive women. J Obstet Gynaecol Br Emp 60(2):141, 1953.

Burns R, Azizi F, Hedayati M, et al: Is placental iodine content related to dietary iodine intake? Clin Endocrinol 75(2):261, 2011.

Burrow GN, Fisher DA, Larsen PR: Maternal and fetal thyroid function. N Engl J Med 331:1072, 1994.

Camaschella C: Iron deficiency anemia. N Engl J Med 372:1832, 2015.

Carr BR, Parker CR Jr, Madden JD, et al: Maternal plasma adrenocorticotropin and cortisol relationships throughout human pregnancy. Am J Obstet Gynecol 139:416, 1981.

Cattozzo G, Calonaci A, Albeni C, et al: Reference values for alanine aminotransferase, α-amylase, aspartate aminotransferase, γ-glutamyltransferase and lactate dehydrogenase measured according to the IFCC standardization during uncomplicated pregnancy. Clin Chem Lab Med 51:e239, 2013.

Cavoretto P, Giorgione V, Sigismondi C, et al: Hyperreactio luteinalis: timely diagnosis minimizes the risk of oophorectomy and alerts clinicians to the associated risk of placental insufficiency. Eur J Obstet Gynecol Reprod Biol 176:10, 2014.

Chehab FF: 20 years of leptin: leptin and reproduction: past milestones, present undertakings, and future endeavors. J Endocrinol 223:T37, 2014.

Chesley LC: Renal function during pregnancy. In Carey HM (ed): Modern Trends in Human Reproductive Physiology. London, Butterworth, 1963.

Chong MF, Chia AR, Colega M, et al: Maternal protein intake during pregnancy is not associated with offspring birth weight in a multiethnic Asian population. J Nutr 145:1303, 2015.

Cietak KA, Newton JR: Serial quantitative maternal nephrosonography in pregnancy. Br J Radiol 58:405, 1985.

Cipolla MJ, Zeeman GG, Cunningham FG: Cerebrovascular (patho)physiology in preeclampsia/eclampsia. In Taylor RN, Roberts JM, Cunningham FG (eds): Chesley's Hypertensive Disorders in Pregnancy, 4th ed. Amsterdam, Academic Press, 2014.

Clapp JF III, Stepanchak W, Tomaselli J, et al: Portal vein blood flow—effects of pregnancy, gravity, and exercise. Am J Obstet Gynecol 183:167, 2000.

Clark SL, Cotton DB, Lee W, et al: Central hemodynamic assessment of normal term pregnancy. Am J Obstet Gynecol 161:1439, 1989.

Cleal JK, Glazier JD, Ntani G et al: Facilitated transporters mediate net efflux of amino acids to the fetus across the basal membrane of the placental syncytiotrophoblast. J Physiol 589:987, 2011.

Conde A, Figueiredo B: 24-h urinary free cortisol from mid-pregnancy to 3-months postpartum: gender and parity differences and effects. Psychoneuroendocrinology 50:264, 2014.

Cong J, Yang X, Zhang N, et al: Quantitative analysis of left atrial volume and function during normotensive and preeclamptic pregnancy: a real-time three-dimensional echocardiography study. Int J Cardiovasc Imaging 31:805, 2015.

Connelly KJ, Boston BA, Pearce EN, et al: Congenital hypothyroidism caused by excess prenatal maternal iodine ingestion. J Pediatr 161:760, 2012.

Conrad KP, Baker VL: Corpus luteal contribution to maternal pregnancy physiology and outcomes in assisted reproductive technologies. Am J Physiol Regul Integr Comp Physiol 304(2):R69, 2013.

Conrad KP, Davison JM: The renal circulation in normal pregnancy and preeclampsia: is there a place for relaxin? Am J Physiol Renal Physiol 306:F1121, 2014a.

Conrad KP, Gaber LW, Lindheimer MD: The kidney in normal pregnancy and preeclampsia. In Taylor RN, Roberts JM, Cunningham FG (eds): Chesley's Hypertensive Disorders in Pregnancy, 4th ed. Amsterdam, Academic Press, 2014b.

Crisp WE, DeFrancesco S: The hand syndrome of pregnancy. Obstet Gynecol 23:433, 1964.

Csapo AI, Pulkkinen MO, Wiest WG: Effects of luteectomy and progesterone replacement therapy in early pregnant patients. Am J Obstet Gynecol 115(6):759, 1973.

Cunningham FG: Peripartum cardiomyopathy: we've come a long way, but . . . Obstet Gynecol 120(5):992, 2012.

Cunningham FG, Nelson DB: Disseminated intravascular coagulation syndromes in obstetrics. Obstet Gynecol 126:999, 2015.

Cutforth R, MacDonald CB: Heart sounds and murmurs in pregnancy. Am Heart J 71:741, 1966.

Dashe JS, Casey BM, Wells CE, et al: Thyroid-stimulating hormone in singleton and twin pregnancy: importance of gestational age-specific reference ranges. Obstet Gynecol 106:753, 2005.

Davison JM, Dunlop W: Renal hemodynamics and tubular function in normal human pregnancy. Kidney Int 18:152, 1980.

Davison JM, Vallotton MB, Lindheimer MD: Plasma osmolality and urinary concentration and dilution during and after pregnancy: evidence that lateral recumbency inhibits maximal urinary concentrating ability. BJOG 88:472, 1981.

Demir UL, Demir BC, Oztosun E, et al: The effects of pregnancy on nasal physiology. Int Forum Allergy Rhinol 5:162, 2015.

De-Regil LM, Palacios C, Lombardo LK, et al: Vitamin D supplementation for women during pregnancy. Cochrane Database Syst Rev 1:CD008873, 2016.

Di Benedetto A, D'anna R, Cannata ML, et al: Effects of prepregnancy body mass index and weight gain during pregnancy on perinatal outcome in glucose-tolerant women. Diabetes Metab 38:63, 2012.

Djurisic S, Hviid TV: HLA Class Ib molecules and immune cells in pregnancy and preeclampsia. Front Immunol 5:652, 2014.

Easterling TR, Schmucker BC, Benedetti TJ: The hemodynamic effects of orthostatic stress during pregnancy. Obstet Gynecol 72:550, 1988.

Edman CD, Toofanian A, MacDonald PC, et al: Placental clearance rate of maternal plasma androstenedione through placental estradiol formation: an indirect method of assessing uteroplacental blood flow. Am J Obstet Gynecol 141:1029, 1981.

Eler Dos Reis P, Blunck Santos NQ, Barbosa Pagio FA, et al: Management and follow-up of a case of gestational gigantomastia in a Brazilian hospital. Case Rep Obstet Gynecol 2014:610363, 2014.

Enein M, Zina AA, Kassem M, et al: Echocardiography of the pericardium in pregnancy. Obstet Gynecol 69:851, 1987.

Farrar D, Tuffnell D, Neill J, et al: Assessment of cognitive function across pregnancy using CANTAB: a longitudinal study. Brain Cogn 84:76, 2014.

Feldt-Rasmussen U, Mathiesen ER: Endocrine disorders in pregnancy: physiological and hormonal aspects of pregnancy. Best Pract Res Clin Endocrinol Metab 25(6):875, 2011.

Fernandes LB, Amaral WN: Clinical study of skin changes in low and high risk pregnant women. An Bras Dermatol 90:822, 2015.

Ferrazzi E, Rigano S, Padoan A, et al: Uterine artery blood flow volume in pregnant women with an abnormal pulsatility index of the uterine arteries delivering normal or intrauterine growth restricted newborns. Placenta 32:487, 2011.

Figueiredo AS, Schumacher A: The Th17/Treg paradigm in pregnancy. Immunology 148:13, 2016.

Flo K, Widnes C, Vårtun Å, et al: Blood flow to the scarred gravid uterus at 22–24 weeks of gestation. BJOG 121:210, 2014.

Flo K, Wilsgaard T, Vårtun Å, et al: A longitudinal study of the relationship between maternal cardiac output measured by impedance cardiography and uterine artery blood flow in the second half of pregnancy. BJOG 117:837, 2010.

Franco EM, Pares D, Colome NL, et al: Urinary incontinence during pregnancy: is there a difference between first and third trimester? Eur J Obstet Gynecol Reprod Biol 182:86, 2014.

Frederice CP, Amaral E, Ferreira Nde O: Urinary symptoms and pelvic floor muscle function during the third trimester of pregnancy in nulliparous women. J Obstet Gynaecol Res 39:188, 2013.

Galan HL, Marconi AM, Paolini CL, et al: The transplacental transport of essential amino acids in uncomplicated human pregnancies. Am J Obstet Gynecol 200(1):91.e1, 2009.

Gallery ED, Raftos J, Gyory AZ, et al: A prospective study of serum complement (C3 and C4) levels in normal human pregnancy: effect of the development of pregnancy-associated hypertension. Aust N Z J Med 11:243, 1981.

Gant NF, Daley GL, Chand S, et al: A study of angiotensin II pressor response throughout primigravid pregnancy. J Clin Invest 52:2682, 1973.

Garces MF, Sanchez E, Ruíz-Parra AI, et al: Serum chemerin levels during normal human pregnancy. Peptides 42:138, 2013.

Garfield RE, Maner WL, MacKay LB, et al: Comparing uterine electromyography activity of antepartum patients versus term labor patients. Am J Obstet Gynecol 193:23, 2005.

Gayer G, Ben Ely A, Maymon R, et al: Enlargement of the spleen as an incidental finding on CT in post-partum females with fever. Br J Radiol 85 (1014):753, 2012.

Gennari-Moser C, Khankin EV, Schüller S, et al: Regulation of placental growth by aldosterone and cortisol. Endocrinology 152(1):263, 2011.

George EM, Granger JP: Endothelin: key mediator of hypertension in preeclampsia. Am J Hypertens 24(9):964, 2011.

Ghashghaei R, Arbit B, Maisel AS: Current and novel biomarkers in heart failure: bench to bedside. Curr Opin Cardiol 31:191, 2016.

Ghi T, Degli Esposti D, Montaguti E, et al: Maternal cardiac evaluation during uncomplicated twin pregnancy with emphasis on the diastolic function. Am J Obstet Gynecol 213:376.e1, 2015.

Gizlenti S, Ekmekci TR: The changes in the hair cycle during gestation and the post-partum period. J Eur Acad Dermatol Venereol 28:878, 2014.

Glinoer D, de Nayer P, Bourdoux P, et al: Regulation of maternal thyroid during pregnancy. J Clin Endocrinol Metab 71:276, 1990.

Gonzalez JG, Elizondo G, Saldivar D, et al: Pituitary gland growth during normal pregnancy: an in vivo study using magnetic resonance imaging. Am J Med 85:217, 1988.

González-Domínguez MI, Lazo-de-la-Vega-Monroy ML, Zaina S, et al: Association of cord blood des-acyl ghrelin with birth weight, and placental GHS-R1 receptor expression in SGA, AGA, and LGA newborns. Endocrine 53:182, 2016.

Govindan RB, Siegel E, Mckelvey S, et al: Tracking the changes in synchrony of the electrophysiological activity as the uterus approaches labor using magnetomyographic technique. Reprod Sci 22:595, 2015.

Grant AD, Chung SM: The eye in pregnancy: ophthalmologic and neuro-ophthalmologic changes. Clin Obstet Gynecol 56(2):397, 2013.

Grattan DR: The hypothalamo-prolactin axis. J Endocrinol 226:7101, 2015.

Grindheim G, Toska K, Estensen ME, et al: Changes in pulmonary function during pregnancy: a longitudinal cohort study. BJOG 119(1):94, 2012.

Grummer MA, Sullivan JA, Magness RR, et al: Vascular endothelial growth factor acts through novel, pregnancy-enhanced receptor signaling pathways to stimulate endothelial nitric oxide synthase activity in uterine artery endothelial cells. Biochem J 417(2):501, 2009.

Gunderson EP: Impact of breastfeeding on maternal metabolism: implications for women with gestational diabetes. Curr Diab Rep 14:460, 2014.

Haghiac M, Basu S, Presley L, et al: Patterns of adiponectin expression in term pregnancy: impact of obesity. J Clin Endocrinol Metab 99:3427, 2014.

Han L, Liu X, Li H, et al: Blood coagulation parameters and platelet indices: changes in normal and preeclamptic pregnancies and predictive values for preeclampsia. PLoS One 9:e114488, 2014.

Handel AC, Lima PB, Tonolli VM, et al: Risk factors for facial melasma in women: a case-control study. Br J Dermatol 171:588, 2014.

Hansen LK, Becher N, Bastholm S, et al: The cervical mucus plug inhibits, but does not block, the passage of ascending bacteria from the vagina during pregnancy. Acta Obstet Gynecol Scand 93:102, 2014.

Hartmann PE: The lactating breast: an overview from down under. Breastfeed Med 2:3, 2007.

Hauguel-de Mouzon S, Catalano P: Adiponectin: are measurements clinically useful in pregnancy? Diabetes Care 36:1434, 2013.

Hedengran KK, Nelson D, Andersen MR, et al: Hepcidin levels are low during pregnancy and increase around delivery in women without iron deficiency—a prospective cohort study. J Matern Fetal Neonatal Med 29:1506, 2016.

Heenan AP, Wolfe LA: Plasma osmolality and the strong ion difference predict respiratory adaptations in pregnant and non-pregnant women. Can J Physiol Pharmacol 81:839, 2003.

Hegewald MJ, Crapo RO: Respiratory physiology in pregnancy. Clin Chest Med 32(1):1, 2011.

Helal I, Fick-Brosnahan GM, Reed-Gitomer B, et al: Glomerular hyperfiltration: definitions, mechanisms and clinical implications. Nat Rev Nephrol 8(5):293, 2012.

Henry JF, Sherwin BB: Hormones and cognitive functioning during late pregnancy and postpartum: a longitudinal study. Behav Neurosci 126(1):73, 2012.

Herrera E, Ortega-Senovilla H: Lipid metabolism during pregnancy and its implications for fetal growth. Curr Pharm Biotechnol 15:24, 2014.

Hibbard JU, Shroff SG, Cunningham FG: Cardiovascular alterations in normal and preeclamptic pregnancies. In Taylor RN, Roberts JM, Cunningham FG (eds): Chesley's Hypertensive Disorders in Pregnancy, 4th ed. Amsterdam, Academic Press, 2014.

Higby K, Suiter CR, Phelps JY, et al: Normal values of urinary albumin and total protein excretion during pregnancy. Am J Obstet Gynecol 171:984, 1994.

Hill JA, Olson EN: Cardiac plasticity. N Engl J Med 358:1370, 2008.

Hodgkinson CP: Physiology of the ovarian veins in pregnancy. Obstet Gynecol 1:26, 1953.

Huerta-Enochian GS, Katz VL, Fox LK, et al: Magnetic resonance–based serial pelvimetry: do maternal pelvic dimensions change during pregnancy? Am J Obstet Gynecol 194:1689, 2006.

Huisman A, Aarnoudse JG, Heuvelmans JH, et al: Whole blood viscosity during normal pregnancy. BJOG 94:1143, 1987.

Hytten FE: Weight gain in pregnancy. In Hytten FE, Chamberlain G (eds): Clinical Physiology in Obstetrics, 2nd ed. Oxford, Blackwell, 1991, p 173.

Ibrahim S, Jarefors E, Nel DG, et al: Effect of maternal position and uterine activity on periodic maternal heart rate changes before elective cesarean section at term. Acta Obstet Gynecol Scand 94:1359, 2015.

Ikino JK, Nunes DH, Silva VP, et al: Melasma and assessment of the quality of life in Brazilian women. An Bras Dermatol 90:196, 2015.

Iosif S, Ingemarsson I, Ulmsten U: Urodynamic studies in normal pregnancy and in puerperium. Am J Obstet Gynecol 137:696, 1980.

James AH, Rhee E, Thames B, et al: Characterization of antithrombin levels in pregnancy. Thromb Res 134:648, 2014.

Jebeile H, Mijatovic J, Louie JC, et al: A systematic review and meta-analysis of energy intake and weight gain in pregnancy. Am J Obstet Gynecol 214:465, 2016.

Jensen D, Wolfe LA, Slatkovska L, et al: Effects of human pregnancy on the ventilatory chemoreflex response to carbon dioxide. Am J Physiol Regul Integr Comp Physiol 288:R1369, 2005.

Jones NW, Raine-Fenning NJ, Jayaprakasan K, et al: Changes in myometrial "perfusion" during normal labor as visualized by three-dimensional power Doppler angiography. Ultrasound Obstet Gynecol 33:307, 2009.

Jung C, Ho JT, Torpy DJ, et al: A longitudinal study of plasma and urinary cortisol in pregnancy and postpartum. J Clin Endocrinol Metab 96(5):1533, 2011.

Juulia Paavonen E, Saarenpää-Heikkilä O, Pölkki P, et al: Maternal and paternal sleep during pregnancy in the Child-sleepbirth cohort. Sleep Med 29:47, 2017.

Kametas NA, McAuliffe F, Krampl E, et al: Maternal cardiac function in twin pregnancy. Obstet Gynecol 102:806, 2003.

Kasher-Meron M, Mazaki-Tovi S, Barhod E, et al: Chemerin concentrations in maternal and fetal compartments: implications for metabolic adaptations to normal human pregnancy. J Perinat Med 42:371, 2014.

Kauppila A, Chatelain P, Kirkinen P, et al: Isolated prolactin deficiency in a woman with puerperal alactogenesis. J Clin Endocrinol Metab 64:309, 1987.

Kauppila A, Koskinen M, Puolakka J, et al: Decreased intervillous and unchanged myometrial blood flow in supine recumbency. Obstet Gynecol 55:203, 1980.

Keenan PA, Yaldoo DT, Stress ME, et al: Explicit memory in pregnant women. Am J Obstet Gynecol 179:731, 1998.

Keller-Wood M, Wood CE: Pregnancy alters cortisol feedback inhibition of stimulated ACTH: studies in adrenalectomized ewes. Am J Physiol Regul Integr Comp Physiol 280:R1790, 2001.

Kenny L, McCrae K, Cunningham FG: Platelets, coagulation, and the liver. In Taylor RN, Roberts JM, Cunningham FG (eds): Chesley's Hypertensive Disorders in Pregnancy, 4th ed. Amsterdam, Academic Press, 2014.

Kim HS, Yoon G, Kim BG, et al: Decidualization of intranodal endometriosis in a postmenopausal woman. Int J Clin Exp Pathol 8:1025, 2015.

Kinsella SM, Lohmann G: Supine hypotensive syndrome. Obstet Gynecol 83:774, 1994.

Kletzky OA, Rossman F, Bertolli SI, et al: Dynamics of human chorionic gonadotropin, prolactin, and growth hormone in serum and amniotic fluid throughout normal human pregnancy. Am J Obstet Gynecol 151:878, 1985.

Ko CW, Napolitano PG, Lee SP, et al: Physical activity, maternal metabolic measures, and the incidence of gallbladder sludge or stones during pregnancy: a randomized trial. Am J Perinatol 31:39, 2014.

Koenig MD, Tussing-Humphreys L, Day J, et al: Hepcidin and iron homeostasis during pregnancy. Nutrients 6:3062, 2014.

Kolarzyk E, Szot WM, Lyszczarz J: Lung function and breathing regulation parameters during pregnancy. Arch Gynecol Obstet 272:53, 2005.

Korgavkar K, Wang F: Stretch marks during pregnancy: a review of topical prevention. Br J Dermatol 172:606, 2015.

Koutsaki M, Sifakis S, Zaravinos A, et al: Decreased placental expression of hPGH, IGF-I and IGFBP-1 in pregnancies complicated by fetal growth restriction. Growth Horm IGF Res 21:31, 2011.

Kovacs CS, Fuleihan GE: Calcium and bone disorders during pregnancy and lactation. Endocrin Metab Clin North Am 35:21, 2006.

Krause BJ, Hanson MA, Casanello P: Role of nitric oxide in placental vascular development and function. Placenta 32(11):797, 2011.

Kühnert M, Strohmeier R, Stegmüller M: Changes in lymphocyte subsets during normal pregnancy. Eur J Obstet Gynecol Reprod Biol 76:147, 1998.

Kulandavelu S, Whiteley KJ, Bainbridge SA, et al: Endothelial NO synthase augments fetoplacental blood flow, placental vascularization, and fetal growth in mice. Hypertension 61(1):259, 2013.

Kumru S, Boztosun A, Godekmerdan A: Pregnancy-associated changes in peripheral blood lymphocyte subpopulations and serum cytokine concentrations in healthy women. J Reprod Med 50:246, 2005.

Lankhorst S, Jan Danser AH, van den Meiracker AH: Endothelin-1 and antiangiogenesis. Am J Physiol Regul Integr Comp Physiol 310:R230, 2016.

La Rocca C, Carbone F, Longobardi S, et al: The immunology of pregnancy: regulatory T cells control maternal immune tolerance toward the fetus. Immunol Lett 162:41, 2014.

Larsson A, Palm M, Hansson LO, et al: Reference values for clinical chemistry tests during normal pregnancy. BJOG 115:874, 2008.

Laskowska M, Laskowska K, Oleszczuk J: The relation of maternal serum eNOS, NOSTRIN and ADMA levels with aetiopathogenesis of preeclampsia and/or intrauterine fetal growth restriction. J Matern Fetal Neonatal Med 28:26, 2015.

Lederman SA, Paxton A, Heymsfield SB, et al: Maternal body fat and water during pregnancy: do they raise infant birth weight? Am J Obstet Gynecol 180:235, 1999.

Lee DH, Park YK: Isolated fallopian tube torsion during pregnancy: a case report. Clin Exp Obstet Gynecol 42:681, 2015.

Lee HR, Song JE, Lee KY: Developed diplopia and ptosis due to a nonfunctioning pituitary macroadenoma during pregnancy. Obstet Gynecol Sci 57:66, 2014.

Leung AM: Thyroid function in pregnancy. J Trace Elem Med Biol 26(2–3):137, 2012.

Lim PS, Ng SP, Shafiee MN, et al: Spontaneous rupture of uterine varicose veins: a rare cause for obstetric shock. J Obstet Gynaecol Res 40:1791, 2014.

Lim R, Acharya R, Delpachitra P, et al: Activin and NADPH-oxidase in preeclampsia: insights from in vitro and murine studies. Am J Obstet Gynecol 212:86.e1, 2015.

Lind T, Bell S, Gilmore E, et al: Insulin disappearance rate in pregnant and non-pregnant women, and in non-pregnant women given GHRIH. Eur J Clin Invest 7:47, 1977.

Lindheimer MD, Davison JM, Katz AI: The kidney and hypertension in pregnancy: twenty exciting years. Semin Nephrol 21:173, 2001.

Lindheimer MD, Grünfeld JP, Davison JM: Renal disorders. In Barran WM, Lindheimer MD (eds): Medical Disorders During Pregnancy, 3rd ed. St. Louis, Mosby, 2000, p 39.

Lindheimer MD, Kanter D: Interpreting abnormal proteinuria in pregnancy: the need for a more pathophysiological approach. Obstet Gynecol 115(2 Pt 1):365, 2010.

Lindheimer MD, Richardson DA, Ehrlich EN, et al: Potassium homeostasis in pregnancy. J Reprod Med 32:517, 1987.

Lippi G, Albiero A, Montagnana M, et al: Lipid and lipoprotein profile in physiological pregnancy. Clin Lab 53:173, 2007.

Liu J, Sun B, Yin H, et al: Hepcidin: a promising therapeutic target for iron disorders: a systematic review. Medicine (Baltimore) 95:e3150, 2016.

Liu LX, Arany Z: Maternal cardiac metabolism in pregnancy. Cardiovasc Res 101:545, 2014.

Lowe WL, Karban J: Genetics, genomics and metabolomics: new insights into maternal metabolism during pregnancy. Diabet Med 31:254, 2014.

Lumbers ER, Pringle KG: Roles of the circulating renin-angiotensin-aldosterone system in human pregnancy. Am J Physiol Regul Integr Comp Physiol 306:R91, 2014.

Lynn KN, Steinkeler JA, Wilkins-Haug LE, et al: Hyperreactio luteinalis (enlarged ovaries) during the second and third trimesters of pregnancy: common clinical associations. J Ultrasound Med 32:1285, 2013.

Macedo M, Kim B, Khoury R, et al: A rare case of right lower quadrant abdominal pain. Am J Emerg Med 35(4):668.e1, 2017.

Macfie AG, Magides AD, Richmond MN, et al: Gastric emptying in pregnancy. Br J Anaesth 67:54, 1991.

Mahendru AA, Everett TR, Wilkinson IB, et al: Maternal cardiovascular changes from pre-pregnancy to very early pregnancy. J Hypertens 30(11):2168, 2012.

Majed BH, Khalil RA: Molecular mechanisms regulating the vascular prostacyclin pathways and their adaptation during pregnancy and in the newborn. Pharmacol Rev 64(3):540, 2012.

Malinowski AK, Sen J, Sermer M: Hyperreactio luteinalis: maternal and fetal effects. J Obstet Gynaecol Can 37:715, 2015.

Mandala M, Osol G: Physiological remodeling of the maternal uterine circulation during pregnancy. Basic Clin Pharmacol Toxicol 110:12, 2012.

Mardones-Santander F, Salazar G, Rosso P, et al: Maternal body composition near term and birth weight. Obstet Gynecol 91:873, 1998.

Marnach ML, Ramin KD, Ramsey PS, et al: Characterization of the relationship between joint laxity and maternal hormones in pregnancy. Obstet Gynecol 101:331, 2003.

Maymon R, Zimerman AL, Strauss S, et al: Maternal spleen size throughout normal pregnancy. Semin Ultrasound CT MRI 28:64, 2007.

McArdle HJ, Gambling L, Kennedy C: Iron deficiency during pregnancy: the consequences for placental function and fetal outcome. Proc Nutr Soc 73:9, 2014.

McAuliffe F, Kametas N, Costello J, et al: Respiratory function in singleton and twin pregnancy. BJOG 109:765, 2002.

McLean KC, Bernstein IM, Brummel-Ziedins KE: Tissue factor-dependent thrombin generation across pregnancy. Am J Obstet Gynecol 207(2):135.e1, 2012.

McLennan CE: Antecubital and femoral venous pressure in normal and toxemic pregnancy. Am J Obstet Gynecol 45:568, 1943.

Mendenhall HW: Serum protein concentrations in pregnancy. 1. Concentrations in maternal serum. Am J Obstet Gynecol 106:388, 1970.

Metcalfe J, Romney SL, Ramsey LH, et al: Estimation of uterine blood flow in normal human pregnancy at term. J Clin Invest 34(11):1632, 1955.

Michimata T, Sakai M, Miyazaki S, et al: Decrease of T-helper 2 and T-cytotoxic 2 cells at implantation sites occurs in unexplained recurrent spontaneous abortion with normal chromosomal content. Hum Reprod 18:1523, 2003.

Migeon CJ, Bertrand J, Wall PE: Physiological disposition of 4-^{14}C cortisol during late pregnancy. J Clin Invest 36:1350, 1957.

Milne JA, Howie AD, Pack AI: Dyspnoea during normal pregnancy. BJOG 85:260, 1978.

Mittal P, Espinoza J, Hassan S, et al: Placental growth hormone is increased in the maternal and fetal serum of patients with preeclampsia. J Matern Fetal Neonatal Med 20:651, 2007.

Moen V, Brudin L, Rundgren M, et al: Osmolality and respiratory regulation in humans: respiratory compensation for hyperchloremic metabolic acidosis is absent after infusion of hypertonic saline in healthy volunteers. Anesth Analg 119:956, 2014.

Moleti M, Trimarchi F, Vermiglio F: Thyroid physiology in pregnancy. Endocr Pract 20:589, 2014.

Møller UK, Streym S, Mosekilde L, et al: Changes in calcitropic hormones, bone markers and insulin-like growth factor I (IGF-I) during pregnancy and postpartum: a controlled cohort study. Osteoporos Int 24:1307, 2013.

Mor G, Kwon JY: Trophoblast-microbiome interaction: a new paradigm on immune regulation. Am J Obstet Gynecol 213:S131, 2015.

More C, Bhattoa HP, Bettembuk P, et al: The effects of pregnancy and lactation on hormonal status and biochemical markers of bone turnover. Eur J Obstet Gynecol Reprod Biol 106:209, 2003.

Morris EA, Hale SA, Badger GJ, et al: Pregnancy induces persistent changes in vascular compliance in primiparous women. Am J Obstet Gynecol 212:633.e1, 2015.

Mumtaz S, AlSaif S, Wray S, et al: Inhibitory effect of visfatin and leptin on human and rat myometrial contractility. Life Sci 125:57, 2015.

Myers KM, Feltovich H, Mazza E, et al: The mechanical role of the cervix in pregnancy. J Biomech 48:1511, 2015.

Nelson DB, Stewart RD, Matulevicius SA, et al: The effects of maternal position and habitus on maternal cardiovascular parameters as measured by cardiac magnetic resonance. Am J Perinatol 32:1318, 2015.

Newbern D, Freemark M: Placental hormones and the control of maternal metabolism and fetal growth. Curr Opin Endocrinol Diabetes Obes 18:409, 2011.

Nolten WE, Rueckert PA: Elevated free cortisol index in pregnancy: possible regulatory mechanisms. Am J Obstet Gynecol 139:492, 1981.

Odutayo A, Hladunewich M: Obstetric nephrology: renal hemodynamic and metabolic physiology in normal pregnancy. Clin J Am Soc Nephrol 7:2073, 2012.

Ohata Y, Ozono K, Michigami T: Current concepts in perinatal mineral metabolism. Clin Pediatr Endocrinol 25:9, 2016.

Øian P, Maltau JM, Noddeland H, et al: Oedema-preventing mechanisms in subcutaneous tissue of normal pregnant women. BJOG 92:1113, 1985.

Olausson H, Goldberg GR, Laskey MA: Calcium economy in human pregnancy and lactation. Nutr Res Rev 25:40, 2012.

Oliphant SS, Nygaard IE, Zong W, et al: Maternal adaptations in preparation for parturition predict uncomplicated spontaneous delivery outcome. Am J Obstet Gynecol 211:630.e1, 2014.

Ozias MK, Li SQ, Hull HR, et al: Relationship of circulating adipokines to body composition in pregnant women. Adipocyte 4:44, 2015.

Pang Y, Dong J, Thomas P: Progesterone increases nitric oxide synthesis in human vascular endothelial cells through activation of membrane progesterone receptor-α. Am J Physiol Endocrinol Metab 308:E899, 2015.

Panitchob N, Widdows KL, Crocker IP, et al: Computational modeling of amino acid exchange and facilitated transport in placental membrane vesicles. J Theor Biol 365:352, 2015.

Parker CR Jr, Everett RB, Whalley PJ, et al: Hormone production during pregnancy in the primigravid patients. II. Plasma levels of deoxycorticosterone throughout pregnancy of normal women and women who developed pregnancy-induced hypertension. Am J Obstet Gynecol 138:626, 1980.

Pates JA, Hatab MR, McIntire DD, et al: Determining uterine blood flow in pregnancy with magnetic resonance imaging. Magn Reson Imaging 28(4):507, 2010.

Pavlova M, Sheikh LS: Sleep in women. Semin Neurol 31(4):397, 2011.

Peralta L, Rus G, Bochud N, et al: Mechanical assessment of cervical remodeling in pregnancy: insight from a synthetic model. J Biomech 48:1557, 2015.

Pérez-Ibave DC, Rodríguez-Sánchez IP, Garza-Rodríguez ML, et al: Extrapituitary growth hormone synthesis in humans. Growth Horm IGF Res 24:47, 2014.

Phelps RL, Metzger BE, Freinkel N: Carbohydrate metabolism in pregnancy, 17. Diurnal profiles of plasma glucose, insulin, free fatty acids, triglycerides, cholesterol, and individual amino acids in late normal pregnancy. Am J Obstet Gynecol 140:730, 1981.

Picard D, Sellier S, Houivet E, et al: Incidence and risk factors for striae gravidarum. J Am Acad Dermatol 273:699, 2015.

Pitkin RM, Reynolds WA, Williams GA, et al: Calcium metabolism in normal pregnancy: a longitudinal study. Am J Obstet Gynecol 133:781, 1979.

Połeć A, Fedorcsák P, Eskild A, et al: The interplay of human chorionic gonadotropin (hCG) with basic fibroblast growth factor and adipokines on angiogenesis in vitro. Placenta 35:249, 2014.

Pritchard JA: Changes in the blood volume during pregnancy and delivery. Anesthesiology 26:393, 1965.

Pritchard JA, Adams RH: Erythrocyte production and destruction during pregnancy. Am J Obstet Gynecol 79:750, 1960.

Pritchard JA, Mason RA: Iron stores of normal adults and their replenishment with oral iron therapy. JAMA 190:897, 1964.

Pritchard JA, Scott DE: Iron demands during pregnancy. In Iron Deficiency-Pathogenesis: Clinical Aspects and Therapy. London, Academic Press, 1970, p 173.

Rabotti C, Mischi M: Propagation of electrical activity in uterine muscle during pregnancy: a review. Acta Physiol 213:406, 2015.

Racicot K, Kwon JY, Aldo P, et al: Understanding the complexity of the immune system during pregnancy. Am J Reprod Immunol 72:107, 2014.

Redman CW, Sargent IL, Taylor RN: Immunology of normal pregnancy and preeclampsia. In Taylor RN, Roberts JM, Cunningham FG (eds): Chesley's Hypertensive Disorders in Pregnancy, 4th ed. Amsterdam, Academic Press, 2014.

Resnik JL, Hong C, Resnik R, et al: Evaluation of B-type natriuretic peptide (BNP) levels in normal and preeclamptic women. Am J Obstet Gynecol 193:450, 2005.

Rezai S, Nakagawa JT, Tedesco J, et al: Gestational gigantomastia complicating pregnancy: a case report and review of the literature. Case Rep Obstet Gynecol 2015:892369, 2015.

Richani K, Soto E, Romero R, et al: Normal pregnancy is characterized by systemic activation of the complement system. J Matern Fetal Neonat Med 17:239, 2005.

Robb AO, Din JN, Mills NL, et al: The influence of the menstrual cycle, normal pregnancy and pre-eclampsia on platelet activation. Thromb Haemost 103:372, 2010.

Rosai J, Young RH: Javier Arias-Stella and his famous reaction. Int J Gynecol Pathol 34:314, 2015.

Rosenfeld CR, DeSpain K, Word RA, et al: Differential sensitivity to angiotensin II and norepinephrine in human uterine arteries. J Clin Endocrinol Metab 97(1):138, 2012.

Rosenfeld CR, Gant NF Jr: The chronically instrumented ewe: a model for studying vascular reactivity to angiotensin II in pregnancy. J Clin Invest 67:486, 1981.

Rubi RA, Sala NL: Ureteral function in pregnant women. 3. Effect of different positions and of fetal delivery upon ureteral tonus. Am J Obstet Gynecol 101:230, 1968.

Ruiz-Extremera A, López-Garrido MA, Barranco E, et al: Activity of hepatic enzymes from week sixteen of pregnancy. Am J Obstet Gynecol 193:2010, 2005.

Rylander R: Magnesium in pregnancy blood pressure and pre-eclampsia—a review. Pregnancy Hypertens 4:146, 2014.

Saarelainen H, Laitinen T, Raitakari OT, et al: Pregnancy-related hyperlipidemia and endothelial function in healthy women. Circ J 70:768, 2006.

Saleh L, Verdonk K, Visser W, et al: The emerging role of endothelin-1 in the pathogenesis of pre-eclampsia. Ther Adv Cardiovasc Dis 10(5):282, 2016.

Sangsawang B: Risk factors for the development of stress urinary incontinence during pregnancy in primigravidae: a review of the literature. Eur J Obstet Gynecol Reprod Biol 178:27, 2014.

Santa LM, Teshima LY, Forero JV, et al: AngiomiRs: potential biomarkers of pregnancy's vascular pathologies. J Pregnancy 2015:320386, 2015.

Sanz-Salvador L, García-Pérez MÁ, Tarín JJ, et al: Bone metabolic changes during pregnancy: a period of vulnerability to osteoporosis and fracture. Eur J Endocrinol 172:R53, 2015.

Sarmento Gonçalves I, Malafaia S, Belchior H, et al: Hyperreactio luteinalis encountered during caesarean delivery of an uncomplicated spontaneous singleton pregnancy. BMJ Case Rep doi:10.1136/bcr-2015–211349:1, 2015.

Scheithauer BW, Sano T, Kovacs KT, et al: The pituitary gland in pregnancy: a clinicopathologic and immunohistochemical study of 69 cases. Mayo Clin Proc 65:461, 1990.

Schiessl B, Strasburger CJ, Bidlingmeier M, et al: Role of placental growth hormone in the alteration of maternal arterial resistance in pregnancy. J Reprod Med 52:313, 2007.

Schulman A, Herlinger H: Urinary tract dilatation in pregnancy. Br J Radiol 48:638, 1975.

Semins MJ, Matlaga BR: Kidney stones during pregnancy. Nat Rev Urol 11:163, 2014.

Shah DA, Khalil RA: Bioactive factors in uteroplacental and systemic circulation link placental ischemia to generalized vascular dysfunction in hypertensive pregnancy and preeclampsia. Biochem Pharmacol 95:211, 2015.

Sharief LT, Lawrie AS, Mackie IJ, et al: Changes in factor XIII level during pregnancy. Hemophilia 20:e144, 2014.

Shibata K, Fukuwatari T, Sasaki S, et al: Urinary excretion levels of water-soluble vitamins in pregnant and lactating women in Japan. J Nutr Sci Vitaminol 59:178, 2013.

Shin GH, Toto EL, Schey R: Pregnancy and postpartum bowel changes: constipation and fecal incontinence. Am J Gastroenterol 110:521, 2015.

Shinagawa S, Suzuki S, Chihara H, et al: Maternal basal metabolic rate in twin pregnancy. Gynecol Obstet Invest 60:145, 2005.

Shnaekel KL, Magann EF, Ahmadi S: Pubic symphysis rupture and separation during pregnancy. Obstet Gynecol Surv 70:713, 2015.

Siddiqui AH, Tauheed N, Ahmad A, et al: Pulmonary function in advanced uncomplicated singleton and twin pregnancy. J Bras Pneumol 40:244, 2014.

Simeone S, Marchi L, Canarutto R, et al: Doppler velocimetry and adverse outcome in labor induction for late IUGR. J Matern Fetal Neonatal Med 30(3):323, 2017.

Simpson KR, James DC: Efficacy of intrauterine resuscitation techniques in improving fetal oxygen status during labor. Obstet Gynecol 105:1362, 2005.

Sisti G, Kanninen TT, Witkin SS: Maternal immunity and pregnancy outcome: focus on preconception and autophagy. Genes Immun 17:1, 2016.

Song CS, Kappas A: The influence of estrogens, progestins and pregnancy on the liver. Vitam Horm 26:147, 1968.

Stephens TV, Payne M, Ball RO, et al: Protein requirements of healthy pregnant women during early and late gestation are higher than current recommendations. J Nutr 145:73, 2015.

Stewart RD, Nelson DB, Matulevicius SA, et al: Cardiac magnetic resonance imaging to assess the impact of maternal habitus on cardiac remodeling during pregnancy. Am J Obstet Gynecol 214:640.e1, 2016.

Straach KJ, Shelton JM, Richardson JA, et al: Regulation of hyaluronan expression during cervical ripening. Glycobiology 15:55, 2005.

Sunitha M, Chandrasekharappa S, Brid SV: Electrocradiographic QRS axis, Q wave and T-wave changes in 2nd and 3rd trimester of normal pregnancy. J Clin Diagn Res 8:BC17, 2014.

Syed S: Iodine and the "near" eradication of cretinism. Pediatrics 135:594, 2015.

Tamás P, Szilágyi A, Jeges S, et al: Effects of maternal central hemodynamics on fetal heart rate patterns. Acta Obstet Gynecol Scand 86:711, 2007.

Taylor BD, Ness RB, Olsen J, et al: Serum leptin measured in early pregnancy is higher in women with preeclampsia compared with normotensive pregnant women. Hypertension 65:594, 2015.

Thomsen JK, Fogh-Andersen N, Jaszczak P, et al: Atrial natriuretic peptide, blood volume, aldosterone, and sodium excretion during twin pregnancy. Acta Obstet Gynecol Scand 73(1):14, 1994.

Thornburg LL, Queenan R, Brandt-Griffith B, et al: Procalcitonin for prediction of chorioamnionitis in preterm premature rupture of membranes. J Matern Fetal Neonatal Med 29:2056, 2016.

Thorpe-Beeston JG, Nicolaides KH, Snijders RJM, et al: Fetal thyroid-stimulating hormone response to maternal administration of thyrotropin-releasing hormone. Am J Obstet Gynecol 164:1244, 1991.

Tsai CH, de Leeuw NK: Changes in 2,3-diphosphoglycerate during pregnancy and puerperium in normal women and in β-thalassemia heterozygous women. Am J Obstet Gynecol 142:520, 1982.

Tsai PJ, Davis J, Bryant-Greenwood G: Systemic and placental leptin and its receptors in pregnancies associated with obesity. Reprod Sci 22:189, 2015.

Uchikova EH, Ledjev Il: Changes in haemostasis during normal pregnancy. Eur J Obstet Gynecol Reprod Biol 119:185, 2005.

Ulmsten U, Sundström G: Esophageal manometry in pregnant and nonpregnant women. Am J Obstet Gynecol 132:260, 1978.

Valera MC, Parant O, Vayssiere C, et al: Physiological and pathologic changes of platelets in pregnancy. Platelets 21(8):587, 2010.

Van den Akker CH, Schierbeek H, et al: Amino acid metabolism in the human fetus at term: leucine, valine, and methionine kinetics. Pediatr Res 70:566, 2011.

Van den Akker CH, Van Goudoever JB: Recent advances in our understanding of protein and amino acid metabolism in the human fetus. Curr Opin Clin Nutr Metab Care 13:75, 2010.

van Veelen GA, Schweitzer KJ, van Hoogenhuijze NE, et al: Association between levator hiatal dimensions on ultrasound during first pregnancy and mode of delivery. Ultrasound Obstet Gynecol 45:333, 2015.

Van Wagenen G, Jenkins RH: An experimental examination of factors causing ureteral dilatation of pregnancy. J Urol 42:1010, 1939.

Vargas-Rojas MI, Solleiro-Villavicencio H, Soto-Vega E: Th1, Th2, Th17 and Treg levels in umbilical cord blood in preeclampsia. J Matern Fetal Neonatal Med 29:1642, 2016.

Vazquez MJ, Ruiz-Romero A, Tena-Sempere M: Roles of leptin in reproduction, pregnancy and polycystic ovary syndrome: consensus knowledge and recent developments. Metabolism 64:79, 2015.

Vignini A, Cecati M, Nanetti L, et al: Placental expression of endothelial and inducible nitric oxide synthase and NO metabolism in gestational hypertension: a case-control study. J Matern Fetal Neonatal Med 29:576, 2016.

Vodstrcil LA, Tare M, Novak J, et al: Relaxin mediates uterine artery compliance during pregnancy and increases uterine blood flow. FASEB J 26(10):4035, 2012.

Vøllestad NK, Torjesen PA, Robinson HS: Association between the serum levels of relaxin and responses to the active straight leg raise test in pregnancy. Man Ther 17:225, 2012.

Vrachnis N, Grigoriadis C, Siristatidis C, et al: The Janus face of maternal serum relaxin: a facilitator of birth, might it also induce preterm birth? J Matern Fetal Neonatal Med 28:218, 2015.

Walker MC, Garner PR, Keely EJ, et al: Changes in activated protein C resistance during normal pregnancy. Am J Obstet Gynecol 177:162, 1997.

Wang L, Liu G, Xu Z, et al: Hepcidin levels in hyperprolactinemic women monitored by nanopore thin film based assay: correlation with pregnancy-associated hormone prolactin. Nanomedicine. 11:871, 2015.

Wang L, Yang T, Ding Y, et al: Chemerin plays a protective role by regulating human umbilical vein endothelial cell-induced nitric oxide signaling in preeclampsia. Endocrine 48:299, 2015.

Wang YY, Kannan A, Nunn KL, et al: IgG in cervicovaginal mucus traps HSV and prevents vaginal herpes infections. Mucosal Immunol 7:1036, 2014.

Watanabe M, Meeker CI, Gray MJ, et al: Secretion rate of aldosterone in normal pregnancy. J Clin Invest 42:1619, 1963.

Watts DH, Krohn MA, Wener MH, et al: C-reactive protein in normal pregnancy. Obstet Gynecol 77:176, 1991.

Waugh J, Bell SC, Kilby MD, et al: Urinary microalbumin/creatinine ratios: reference range in uncomplicated pregnancy. Clin Sci 104:103, 2003.

Williams JW: Williams Obstetrics, New York, D. Appleton and Co., 1903.

Wilson M, Morganti AA, Zervoudakis I, et al: Blood pressure, the renin-aldosterone system and sex steroids throughout normal pregnancy. Am J Med 68:97, 1980.

Wilson MJ, Lopez M, Vargas M, et al: Greater uterine artery blood flow during pregnancy in multigenerational (Andean) than shorter-term (European) high-altitude residents. Am J Physiol Regul Integr Comp Physiol 293:R1313, 2007.

Wong CA, Loffredi M, Ganchiff JN, et al: Gastric emptying of water in term pregnancy. Anesthesiology 96:1395, 2002.

Wong CA, McCarthy RJ, Fitzgerald PC, et al: Gastric emptying of water in obese pregnant women at term. Anesth Analg 105:751, 2007.

World Health Organization: Human energy requirements. Food and nutrition technical report series 1. Rome, Food and Agriculture Organization of the United Nations, 2004, p 53.

Wright HP, Osborn SB, Edmonds DG: Changes in rate of flow of venous blood in the leg during pregnancy, measured with radioactive sodium. Surg Gynecol Obstet 90:481, 1950.

Yurteri-Kaplan L, Saber S, Zamudio S: Brain natriuretic peptide in term pregnancy. Reprod Sci 19(5):520, 2012.

Zeeman GG, Cunningham FG, Pritchard JA: The magnitude of hemoconcentration with eclampsia. Hypertens Pregnancy 28(2):127, 2009.

Zeeman GG, Hatab M, Twickler DM: Maternal cerebral blood flow changes in pregnancies. Am J Obstet Gynecol 189:968, 2003.

Zimmermann MB: The effects of iodine deficiency in pregnancy and infancy. Paediatr Perinat Epidemiol 26(Supp 1):108, 2012.

Section 3

胎盤形成, 胎芽形成, 胎児発育

Placentation, Embryogenesis, and Fetal Development

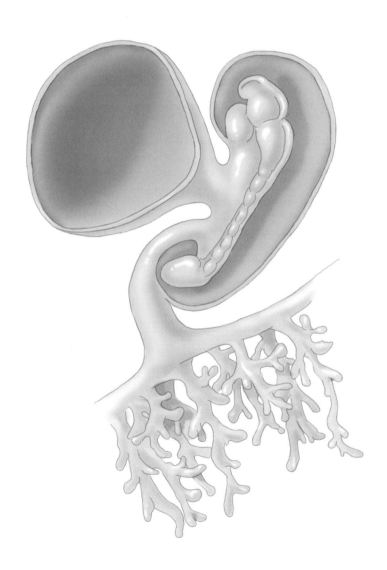

着床と胎盤の発生

Implantation and Placental Development

CHAPTER 5

卵巣-子宮内膜周期	96
脱落膜	103
着床と初期栄養膜の形成	105
胎盤と絨毛膜	109
羊　膜	115
臍　帯	118
胎盤ホルモン	118
胎児副腎と胎盤の相互作用	126

> *Almost immediately after the implantation of the ovum, its trophoblast begins to proliferate and invade the surrounding decidual tissue. As it does so, it breaks through the walls of the maternal capillaries, from which the blood escapes and forms cavities, which are bounded partly by trophoblast and partly by decidua. The maternal blood spaces established in this manner represent the earliest stages of the intervillous blood spaces of the future placenta.*
> 　　　　　　　　　　　—J. Whitridge Williams (1903)

　1903年には，着床と胎盤発生の組織病理学的および発生学的研究が広範になされ，発表されていた．しかしながら，妊娠ホルモンの由来と機能はほとんど知られていなかった．実際，エストロゲンとプロゲステロンが発見されたのは25～30年前のことであった．この50年の間，着床の段階と胎盤の構造と機能を明らかにするための目覚ましい進歩がみられた．
　すべての産科医は，正常な妊娠の成立に必要とされる基本的な生殖生物学的プロセスを心得ておくべきである．いくつかの異常がそのプロセスに影響を与えると，不妊症や流産につながることがある．ほとんどの女性では，自然な排卵が初経から閉経まで約40年間続く．避妊をしている場合を除いて，排卵日とその数日前を合わせて生涯で約400回妊娠の機会がある．この受精のための限られた期間は，卵巣からのステロイドホルモン分泌が厳密に調節されていることによりコントロールされている．さらに，ステロイドホルモンの作用により，月経後子宮内膜は，次の着床の時期に向け最適な状態に再生する．
　受精が起こると，胚盤胞が着床した後始まる一連の流れは分娩まで続く．これらの流れは，胎児の栄養膜と，母体の**脱落膜**へと変化する内膜との間の特有な相互作用によって引き起こされる．母体と胎児の二つの異なる免疫システムが共存することを可能にするのは，ほかではみられない母児組織間での内分泌，傍分泌，そして免疫学的な変化による．加えて，胎盤は母児間特有の連絡システムの媒体となっており，まずは妊娠を維持し，最終的には分娩に至るためのホルモン環境をつくる．

卵巣-子宮内膜周期

　予測可能で，規則正しく，周期的な自然排卵の月経周期は，視床下部-下垂体軸の複雑な相互作用により調節されている．同時に，子宮内膜組織の周期的な変化が正確に再生される（図5-1）．このプロセスにおいて重要な役割を果たすものに，下垂体から分泌されるゴナドトロピンである卵胞刺激ホルモン（follicle stimulating hor

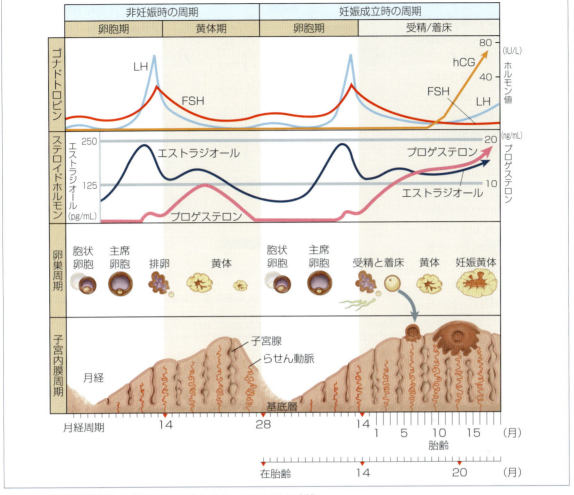

図 5-1 卵巣周期と子宮内膜周期のゴナドトロピンによる制御
卵巣-子宮内膜周期は，28 日周期で構成される．卵胞期（第 1 〜 14 日目）はエストロゲン値の上昇，子宮内膜の肥厚，主席 "排卵" 卵胞の選別が特徴である．黄体期（第 14 〜 21 日目）では，黄体がエストロゲンとプロゲステロンを産生し，着床に向け子宮内膜の準備をする．着床すると，胚盤胞が発育して hCG を産生し，黄体を刺激することでプロゲステロンの産生を維持する．

mone：FSH）と黄体刺激ホルモン（luteinizing hormone：LH）や，卵巣から分泌される性ステロイドのエストロゲンとプロゲステロンがある．

　月経周期の平均期間は約 28 日であるが，生殖年齢の女性であっても，25 〜 32 日の幅がある．卵胞期や増殖期の期間は人によってさまざまである．これは，黄体期または分泌期後期が 12 〜 14 日で，ほとんど一定の期間であることと対照的である．

■ 卵巣周期
◆ 卵胞期
　ヒトの卵巣は，出生時に 200 万個の卵母細胞があり，思春期のはじめにはおよそ 40 万個の卵胞が存在する（Baker, 1963）．35 歳までは毎月約 1,000 個の割合で卵胞が減少し，この割合は加速度的に増していく（Faddy, 1992）．たった 400 個の卵胞だけが，生殖年齢の間に正常に排卵される．したがって，99.9％以上の卵胞がアポトーシスと呼ばれる細胞死の過程を経て卵胞閉鎖となる（Gougeon, 1996；Kaipia, 1997）．
　卵胞の発育はいくつかの段階からなる．原始卵

胞はゴナドトロピン非依存性に残存卵胞から選び出され，一次卵胞と二次卵胞から胞状卵胞へ発育する．これは，局所的に分泌される成長因子によって制御されているようである．トランスフォーミング増殖因子β群の増殖分化因子9（growth differentiation factor-9：GDF-9）と骨形成因子15（bone morphogenetic protein 15：BMP-15）は，顆粒膜細胞の増殖および一次卵胞への分化を調節している（Trombly, 2009；Yan, 2001）．それらはまた，卵管において卵丘卵母細胞複合体を安定させ，膨張させる（Hreinsson, 2002）．これらの因子は卵母細胞から産生されており，早い段階での卵胞発育はある程度卵母細胞が制御していることを示唆する．胞状卵胞が発育すると，まだ解明されていないメカニズムによって間質細胞が補充され，莢膜細胞となる．

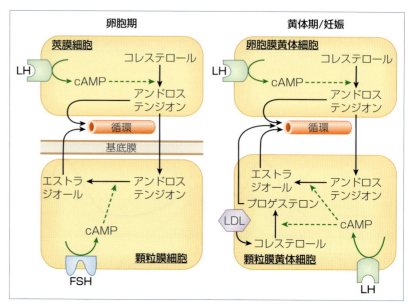

図5-2 卵巣のステロイドホルモン産生における two-cell, two-gonadotropin 原理

卵胞期（左図）では，LHが莢膜細胞におけるアンドロステンジオン産生を制御し，これは隣接する顆粒膜細胞に拡散してエストラジオール合成の前駆体となる．顆粒膜細胞のアンドロステンジオンをエストラジオールに変換する能力は，FSHにより制御される．排卵後（右図）は黄体が形成され，卵胞膜黄体細胞と顆粒膜黄体細胞はともにLHに反応する．卵胞膜黄体細胞はアンドロステンジオンを産生し続け，一方で顆粒膜黄体細胞は，プロゲステロンを産生し，アンドロステンジオンをエストラジオールに変換する能力が大幅に増大する．LHとhCGは，同じLH-hCG受容体に結合する．妊娠が成立すると（右図），hCGは，LH-hCG受容体を共有することで黄体機能を助ける．LDLは，ステロイド産生においてコレステロールの原料として重要である．cAMP：サイクリックアデノシーンリン酸．

FSHは，初期の卵胞成熟には必要ではないが，胞状卵胞がさらに大きく発育するために必要である（Hillier, 2001）．各卵巣周期で，一定の発生時期の胞状卵胞の群は，前周期の黄体期後期にFSHが上昇するのに伴い，その成熟度に基づき準同期的な成長段階を開始する．この卵胞の発育をもたらすFSHの上昇を，卵巣周期の **selection window** と呼ぶ（Macklon, 2001）．この段階まで進んだ卵胞だけが，エストロゲン産生能を発達させる．

卵胞期では，エストロゲン値は主席卵胞の発育およびその顆粒膜細胞数の増加に比例して上昇する（図5-1）．これらの細胞は，FSH受容体の発現する限られた場所である．前周期の黄体期後期における血中FSH値の上昇は，FSH受容体の増加を促し，その後シトクロムP450アロマターゼ活性を刺激し顆粒膜細胞内でアンドロステンジオンをエストラジオールに変換させる．LHに反応する莢膜細胞と，FSHに反応する顆粒膜細胞の必要とするものは，エストロゲン合成のためのtwo-gonadotropin, two-cell 説（Short, 1962）に示されている．図5-2に示すように，FSHは，アロマターゼを誘導し，成長する卵胞腔を拡大させる．FSHに最も反応する時期の卵胞群が，まずエストラジオールを産生し，LH受容体の発現を開始するとみられる．

LH受容体の発現後，排卵前の顆粒膜細胞は少量のプロゲステロン分泌を開始する．排卵前のプロゲステロン分泌は，わずかではあるものの，エストロゲンに刺激された下垂体にポジティブフィードバックを起こし，LH分泌の原因となり，また増幅させると考えられている．さらに，卵胞期後期では，LHは莢膜細胞を刺激してアンドロゲン，特にアンドロステンジオンを産生させ

る．それらは近接した卵胞に運ばれ，芳香族化してエストラジオールになる（図5-2）．卵胞期早期には，顆粒膜細胞はインヒビンBも産生し，フィードバック作用により下垂体のFSH分泌を抑制する（Groome, 1996）．主席卵胞が発育を始めるにつれ，エストラジオールとインヒビンの産生が増え，卵胞期FSH値の低下をもたらす．このFSH値の低下により，他の卵胞は排卵前の状態であるグラーフ卵胞に到達できなくなる．したがって，この時点での血中エストラジオールの95％が，唯一排卵することになる主席卵胞から分泌されている．同時に，対側の卵巣は相対的に不活性となっている．

◆ 排　卵

排卵前の卵胞から分泌されるエストロゲンの上昇によって起こるゴナドトロピンサージ開始は，比較的正確な排卵の予測因子である．それは，排卵する34〜36時間前に起こる（図5-1）．LH分泌のピークは排卵の10〜12時間前であり，卵子が減数分裂を再開し，第1極体を放出するのを促す．LHに応じた卵丘複合体細胞によるプロゲステロンとプロスタグランジン産生の増加が，GDF-9やBMP-15と同様に卵丘複合体によるヒアルロン酸の豊富な細胞外マトリックスの形成に極めて重要な遺伝子発現を活性化させることが示されている（Richards, 2007）．図5-3に示すように，この細胞外マトリックスを合成するときに，卵丘細胞は互いに遊離し，ヒアルロン酸ポリマーに沿って卵母細胞の外側に移動する．この過程を膨化と呼ぶ．この結果，卵丘複合体の大きさは20倍に増大し，LHが誘導する卵巣の細胞外マトリックスの再構築も加わる．これは成熟した卵母細胞とその周りの卵丘細胞の表層上皮からの放出を可能にする．プロテアーゼの活性化が，卵胞の基底膜を脆弱化し，排卵させるのに重要な役割を担っていると思われる（Curry, 2006；Ny, 2002）．

◆ 黄体期

排卵に続いて，遺残したグラーフ卵胞から**黄体化**と呼ばれる過程を経て黄体が形成される．顆粒膜黄体細胞と卵胞膜黄体細胞を隔てている基底膜は分解され，排卵後2日目までには，血管および毛細血管が顆粒膜細胞層に侵入する．無血管領域であった顆粒膜の迅速な血管新生は，血管内皮増殖因子（vascular endothelial growth factor：

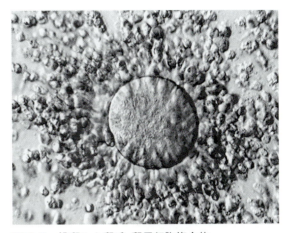

図 5-3　排卵した卵丘-卵母細胞複合体
卵母細胞は複合体の中央に位置する．ヒアルロン酸の豊富な細胞外マトリックスによって，卵丘細胞は卵丘層内で互いに広く離れる．　(Used with permission from Dr. Kevin J. Doody)

VEGF）を含む血管因子によるもので，これらはLHに反応して卵胞膜黄体細胞と顆粒膜細胞から産生される（Albrecht, 2003；Fraser, 2001）．黄体化の間，これらの細胞は肥大化し，ホルモン合成能を増す．

LHは，黄体維持に最も必要な黄体刺激因子である（Vande Wiele, 1970）．実際に，LH注射により正常女性の黄体期を2週間延長することができる（Segalo, 1951）．

黄体のホルモン分泌パターンは，卵胞のそれとは異なる（図5-1）．図5-2に示すように，顆粒膜黄体細胞のプロゲステロン産生能の増加は，血中低比重リポタンパク（low-density lipoprotein：LDL）由来のコレステロールから，かなりのステロイド産生前駆体が利用できるようになったことによる（Carr, 1981a）．卵巣のプロゲステロン産生は黄体中期にピークである25〜50 mg/日となる．妊娠すると，胚から産生されるヒト絨毛性ゴナドトロピン（human chorionic gonadotropin：hCG）はLHと同じ受容体に結合し，これに反応して黄体はプロゲステロンの産生を続ける．

エストロゲン値は，さらに複雑な分泌パターンを示す．特に排卵直後には，エストロゲン値は一度低下した後に再度上昇し，黄体中期にピークとなり17β-エストラジオールを0.25 mg/日産生する．黄体期の終わりに向け，エストラジオール産生は再度減少する．

ヒトの黄体は一時的な内分泌器官であり，妊娠

に至らない場合には排卵後9～11日でアポトーシスによって急速に退縮する（Vaskivuo, 2002）．黄体退縮を制御するメカニズムはいまだ不明である．しかし，その一部は，黄体期後期におけるLH値の低下や，黄体細胞のLHに対する不応性の増強によると考えられている（Duncan, 1996；Filicori, 1986）．他の原因に関しては報告されていない．エストラジオール値およびプロゲステロン値の劇的な低下は，月経を導く分子変化を開始する合図となる．

■ エストロゲンとプロゲステロンの作用

エストロゲンは，正常な月経周期のほとんどの現象に関与する重要なホルモン信号である．卵胞発育，子宮の受容性と血流を制御するさまざまなタイプの細胞に機能する．自然に産生されるエストロゲンのなかで最も生物学的活性の高い17β-エストラジオールは，主席卵胞の顆粒膜細胞および黄体の顆粒膜黄体細胞から分泌される．エストラジオールの作用は複雑で，エストロゲン受容体α（estrogen receptor α：ERα）と，エストロゲン受容体β（estrogen receptor β：ERβ）と呼ばれる二つの古典的な核内受容体が関与するようである（Katzenellenbogen, 2001）．これらのアイソフォームは別個の遺伝子による産物であり，別々の組織で発現することができる．どちらのエストラジオール-受容体複合体も，特定の遺伝子のエストロゲン反応要素と関連する転写因子として働く．これらはともにエストラジオールにより強い活性化を示す．しかし，他のエストロゲンとの結合親和性の違いや細胞特異的な発現パターンは，ERαとERβはそれぞれ別ではあるが重複する機能をもっていることを示している（Saunders, 2005）．

女性生殖器におけるプロゲステロンの作用のほとんどは，プロゲステロン受容体A型（progesterone-receptor type A：PR-A），プロゲステロン受容体B型（progesterone-receptor type B：PR-B）という核内ホルモン受容体を介して調節されている．プロゲステロンは拡散により細胞内に侵入し，反応性のある組織では，プロゲステロン受容体と関連づけられるようになる（Conneely, 2002）．プロゲステロン受容体アイソフォームは単一遺伝子より生じており，標的遺伝子の転写を調節する．これらの受容体は興味深い作用を示す．PR-AとPR-Bがともに発現される場合には，PR-AがPR-B遺伝子調節を制御できるようである．子宮内膜腺と子宮内膜間質は，月経周期の間に変化するプロゲステロン受容体に対して，異なる発現パターンを示すと思われる（Mote, 1999）．

プロゲステロンは，ゲノム・メカニズムでは説明できない，細胞内遊離カルシウム濃度の変化のような急速な反応を喚起することもまたできる．プロゲステロンのためのGタンパク共役膜受容体は同定されているが，その卵巣-子宮内膜周期における役割は解明されないままである（Peluso, 2007）．

■ 子宮内膜周期
◆ 子宮内膜増殖期

子宮内膜内において，子宮内膜腺に並ぶ上皮細胞は，間質細胞に支持されている．これらの細胞と血管の供給は，生殖年齢の女性において，急速かつ周期的に再現され，各卵巣-子宮内膜周期ごとに再生される．子宮内膜表層の**機能層**と呼ばれる層は，**基底膜**から脱落し，再構築される（図5-4）．ヒトにおいてこれほど周期的に脱落と再生を繰り返す組織はほかにない．

エストロゲンやプロゲステロン値の変動は，子宮内膜に著しい影響を及ぼす．卵胞期のエストラジオールの産生は，月経後の子宮内膜の再生に最も重要な因子で，ERαおよびERβ両方の受容体がここに発現する．月経に伴い子宮内膜層の2/3までが脱落するが，上皮の再形成は月経の出血が終了する前には開始される．子宮内膜周期の5日目—つまり月経5日目までには，子宮内膜の表層上皮は再生し，血管再生が始まる．排卵前の子宮内膜は，腺細胞，間質細胞，血管上皮細胞の増殖が特徴である．増殖期前期では，子宮内膜の厚さはたいてい2mm未満である．腺は，基底膜から子宮内膜腔に向かい，ほぼまっすぐ並行に走行する管状構造である．子宮内膜周期5日目までの間，特に腺上皮内において有糸分裂が確認される．上皮および間質における有糸分裂活動活性は，子宮内膜周期16～17日目まで，つまり排卵の2～3日後まで持続する．血管は豊富にあり顕著である．

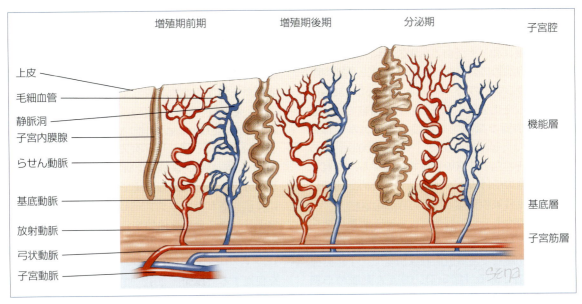

図 5-4
子宮内膜は，機能層と基底層の 2 層から成る．これらの層は，それぞれらせん動脈と基底動脈から血流を受ける．多くの腺も層にまたがっている．月経周期が進むと，らせん動脈はコイル状になり，腺のひだが増加する．月経周期の終わり頃では（27 日目），らせん動脈は収縮し，機能層への血液供給を奪うことで，機能層は壊死して脱落する．

　明らかに，上皮の再形成と血管新生は，子宮内膜の出血が停止するうえで重要である（Chennazhi, 2009；Rogers, 2009）．これらは組織の再生に依存しており，エストロゲンにより制御されている．上皮細胞の成長も，一部は上皮増殖因子やトランスフォーミング増殖因子 α（transforming growth factor α：TGFα）により制御されている．間質細胞は，エストロゲンや局所レベルで増加した線維芽細胞増殖因子 9 の傍分泌，自己分泌作用により増殖する（Tsai, 2002）．エストロゲンにより VEGF の局所産生も増加し，基底層の血管を伸長させ血管新生をもたらす（Gargett, 2001；Sugino, 2002）．

　増殖期後期には，腺過形成と，浮腫とタンパク様物質からなる補強された間質基質により，子宮内膜は厚くなる．まばらな間質は特に目立ち，機能層の腺は広く分散する．これは，腺がより密集しており，間質が密な基底層と比較される．

　中間期になり排卵が近づくと，腺上皮は丈が高くなり，多列上皮となる．表面上皮細胞には，上皮の表面積を増す多数の微絨毛が発現し，分泌期に子宮内膜を動かす線毛が発達する（Ferenczy, 1976）．

◆ 分泌期

　排卵後，エストロゲンにより刺激を受けた子宮内膜は，十分に予測可能な形でプロゲステロン値の上昇に反応する．17 日目には，腺上皮の基底部にグリコーゲンが蓄積し，核下空胞および核の偽重層を形成する．この変化は腺細胞内で発現する受容体を通じたプロゲステロンの直接作用によると思われる（Mote, 2000）．18 日目に，空胞は分泌非線毛細胞の先端部へ移動する．19 日目までには，これらの細胞は糖タンパクやムコ多糖類を腺内腔に分泌し始める（Hafez, 1975）．エストロゲンの有糸分裂作用に拮抗するプロゲステロン値の上昇に伴い，腺細胞は分泌活性とともに有糸分裂を終える．エストラジオールの作用も，2 型アイソフォームの 17β-ヒドロキシステロイドデヒドロゲナーゼが腺に発現することで減弱する．これはエストラジオールを活性の低いエストロンへと変換する（Casey, 1996）．分泌期中〜後期の子宮内膜日付診は，子宮内膜間質の変化による．21 〜 24 日目に，間質は浮腫状になる．続いて 22 〜 25 日目，らせん動脈を囲む間質細胞は肥大し，間質の有糸分裂が明らかになる．23 〜 28 日目は，らせん動脈周囲の前脱落膜細胞により特徴づけられる．

22〜25日目には，分泌期子宮内膜は，機能層の上2/3の前脱落膜への変換に関連して著しく変化する．腺は著しく迂曲し，腺腔内に分泌物がみられるようになる．20〜24日目には，子宮内膜でいわゆる着床の窓（window of implantation）と呼ばれる変化を示す．表面の上皮細胞では，先端の細胞表面で微絨毛や線毛の減少がみられるが，管腔の突起は出現する（Nikas, 2003）．この突出物は胚盤胞の着床の準備を補助する．これらは，胚盤胞の受け入れを可能にするため，同時に表面の多糖外被の変化も伴う（Aplin, 2003）．

分泌期のもう一つの特徴は，らせん動脈の継続的な成長と発達である．これらの血管は，弓状動脈の子宮筋層枝である放射動脈由来で，子宮動脈の最終末端である（図5-4）．らせん動脈の形態学的，機能的特性は独特で，月経または着床のときに血流を変化させるために重要である．子宮内膜が成長する間，らせん動脈は，子宮内膜が厚みを増す速度よりも明らかに速く伸びる．この成長の不一致により，血管はさらに強くコイル状となる．らせん動脈の発達は，広範囲な血管の発生と伸展を伴う血管新生の誘導を反映している．このような急速な血管新生は，エストロゲンとプロゲステロンが制御しているVEGF合成により，ある程度制御されている（Ancelin, 2002；Chennazhi, 2009）．

◆ 月　経

子宮内膜周期の分泌期中期は，子宮内膜の発達と分化における重要な分岐点である．黄体が維持されプロゲステロン分泌が続くと，子宮内膜は脱落膜へと変化する．黄体退縮と黄体からのプロゲステロン産生の減少に伴って，月経へと続く現象が開始される（Critchley, 2006；Thiruchelvam, 2013）．

月経前期の後半において，偽炎症性の所見を示し白血球が間質に浸潤する．これらの細胞は，主に月経開始の1〜2日前に浸潤する．子宮内膜間質細胞および上皮細胞は，白血球に対する走化性誘導因子であるインターロイキン-8（interleukin-8：IL-8）を産生する（Arici, 1993）．同様に，単球走化性因子（monocyte chemotactic protein-1：MCP-1）は，子宮内膜より合成され，単球の増加を促進する（Arici, 1995）．

白血球浸潤は，子宮内膜における細胞外マトリックスの分解および機能層修復の鍵となる．"inflammatory tightrope（炎症性の綱渡り）"という言葉は，マクロファージの炎症誘発性や食作用性から，免疫抑制性と修復性まで，さまざまな表現型を呈する能力を表している．これらはおそらく，組織が崩壊し，同時に修復される月経と関連している（Evans, 2012；Maybin, 2015）．浸潤した白血球は，マトリックスメタロプロテアーゼ（matrix metalloprotease：MMP）ファミリーの酵素を分泌する．これらはすでに子宮内膜間質細胞にて産生されたプロテアーゼに加わり，効果的にマトリックス分解を開始する．月経中に子宮内膜組織の脱落が完了すると，微小環境により制御されたマクロファージ表現型の変化は，修復と融解を促進する（Evans, 2012；Thiruchelvam, 2013）．

Markee（1940）の古典的研究において，月経前の子宮内膜における組織と血管の変化が述べられている．最初に，月経にとって重要な，子宮内膜血流の著明な変化がある．子宮内膜の退縮とともにらせん動脈のコイリングが強くなることで，血流の抵抗は著明に増加し，子宮内膜の低酸素をもたらす．結果として生じるうっ血が，子宮内膜の虚血と組織の退化の主な原因となる．月経に先行するらせん動脈の著明な血管収縮により，月経血の失血量も制限される．

プロスタグランジンは，血管収縮，子宮収縮，炎症誘発性反応を増加させる月経へと続く事象において，重要な働きを担っている（Abel, 2002）．月経血中には大量のプロスタグランジンが含まれている．この反応は，プロスタグランジン$F_{2\alpha}$（prostaglandin $F_{2\alpha}$：$PGF_{2\alpha}$）の作用によりらせん動脈の血管収縮が起こり，最上部の子宮内膜層が低酸素に陥ることによると考えられている．この低酸素な環境は，血管新生やVEGFなどの血管透過性因子の強力な誘発因子である．

プロゲステロンの消退により，プロスタグランジンを合成するシクロオキシゲナーゼ2（cyclooxygenase 2：COX-2，プロスタグランジンシンターゼ2とも呼ばれる）の発現が増加する．プロゲステロンの消退は，プロスタグランジンを低下させる15-ヒドロキシプロスタグランジンデヒドロゲナーゼ（15-hydroxyprostaglandin dehydrogenase：PGDH）の発現も減少させる（Casey, 1980, 1989）．最終的な結果として，子宮内膜間

質細胞によるプロスタグランジンの産生が増加し，血管や周囲の細胞内でのプロスタグランジン受容体濃度も高まる．

実際には，月経の出血はらせん動脈の破裂と，結果として生じる血腫の形成に続いて起こる．血腫とともに子宮内膜の表面は膨張し，破裂する．その後，機能層の近傍で亀裂が生じ，血液および組織片が脱落する．出血は動脈の収縮とともに止まる．一部の組織の壊死とともに生じる変化は，血管の先端を塞ぐ働きもする．

子宮内膜表面は，子宮内膜腺の外転した自由端を形成するフランジ（つば）の成長により，復元される（Markee, 1940）．フランジは急速に直径が増し，上皮連続性はこれらの遊走細胞層の端の融合により復旧する．

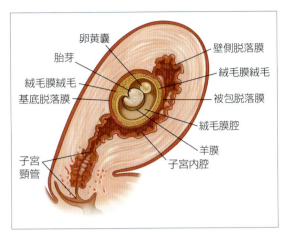

図 5-5　脱落膜の三つの部位―基底脱落膜，被包脱落膜，壁側脱落膜

脱落膜

脱落膜は，妊娠時に特化して，高度に改変された子宮内膜である．それは，**胎盤形成**，すなわち母体血が栄養膜（トロフォブラスト）と連絡するうえで不可欠である．この関係には栄養膜の侵入が必要であり，多くの研究において，脱落膜細胞と侵入する栄養膜の間の相互作用に焦点が当てられている．**脱落膜化**，すなわち子宮内膜間質細胞を特化した分泌細胞に増殖させる変化は，エストロゲンやプロゲステロン，アンドロゲン，着床する胚盤胞から分泌される因子による（Gibson, 2016）．脱落膜は，子宮内膜の感受性を調節する因子を産生し，母体-児の微小環境内における免疫および血管細胞機能を調整する．脱落膜と侵入する栄養膜の間の特別な関係は，半同種移植である妊娠の成立を保証するが，一見移植免疫学の原則に反しているようにみえる．

■ 脱落膜の構造

脱落膜は，解剖学的な位置に基づき三つの部位に分類される．胚盤胞の着床する直下の脱落膜は，栄養膜の侵入により改造され，**基底脱落膜**となる．**被包脱落膜**は拡大する胚盤胞を覆い，まず受胎産物を子宮腔の残りの部分と分離する（図5-5）．この部位は，妊娠2ヵ月の間に最も顕著であり，単層の平らな上皮細胞に覆われた間質脱落膜細胞からなる．内面では，無血管の胚体外卵膜である，絨毛膜無毛部と接触している．子宮の残りの部分は，**壁側脱落膜**によって覆われている．第1三半期は，胎嚢が子宮内腔全体を占めるわけではないので，被包脱落膜と壁側脱落膜の間に空間が存在する．胎嚢は胎外腔であり，絨毛膜腔とも呼ばれる．妊娠14～16週までには，成長した胎嚢は子宮内腔を完全に埋め尽くすようになる．結果として被包脱落膜と壁側脱落膜が並列し**真脱落膜**となり，子宮内腔は機能的に消失する．

第1三半期に脱落膜は肥厚し始め，最終的に5～10 mmの厚さに達する．肥厚とともに，溝や子宮腺の開口部を示す多数の小さな孔がみられるようになる．第3三半期には，おそらく子宮内容物の増大による圧力のため，脱落膜は菲薄化する．

壁側脱落膜と基底脱落膜は3層構造である．表面の密な層である**緻密層**，中間層で海綿状の腺の遺残や多数の小血管を含む**海綿層**，そして基底部の層である**基底層**がある．緻密層と海綿層で**機能層**を形成する．基底層は分娩後にもとどまり，新しい子宮内膜を生じさせる．

ヒトの妊娠において，脱落膜反応は胚盤胞の着床のみで完成される．しかし，前脱落膜変化は，らせん動脈や細動脈に隣接する子宮内膜間質細胞内で，黄体期中期より開始する．その後，変化は子宮内膜全体に波及し，着床側からも及ぶ．子宮内膜間質細胞は拡大し，多角形あるいは円形の脱落膜細胞となる．核は丸く小胞状となり，細胞質は明るくわずかに好塩基性を示し，半透明の膜で囲われる．

着床の結果として，被包脱落膜への血液供給は胎芽の成長に伴い失われる．らせん動脈を通した壁側脱落膜への血液供給は持続する．これらの動脈は平滑筋壁と内皮を保持しており，それによって血管作用薬に対する反応を維持する．

対照的に，最終的には胎盤の絨毛間腔となる基底脱落膜に直接供給するらせん動脈は，著しく変化する．これらのらせん細動脈や動脈は，栄養膜（トロフォブラスト）の侵入を受け，この過程で，基底層の血管壁は破壊される．平滑筋細胞や内皮細胞のない外皮のみが残存する．重要なことに，その結果，これらの子宮胎盤の血管となる母体血の導管は，血管作用薬に対して反応しない．逆に，胎盤，胎児間の血液を運ぶ胎児の絨毛膜血管は，平滑筋を含むため，血管作用薬に対して反応する．

■ 脱落膜の組織

第1三半期では，脱落膜の海綿層は，しばしば著しい過形成を示し，ごくわずかな間質によって区切られる大きく拡張した腺からなる．最初は，腺には胚盤胞に栄養を与える分泌活性の豊富な典型的な子宮の円柱上皮が並ぶ．妊娠の進行に伴い，腺組織の大部分が消失する．

基底脱落膜は胎盤基底部の形成に寄与する（図5-6）．基底脱落膜の海綿層は，主に動脈と大きく拡張した静脈からなり，第3三半期までには腺はほぼ消失する．基底脱落膜もまた，多数の間質性栄養膜細胞や栄養膜巨細胞の侵入を受ける．脱落膜中で最も豊かなものの，巨大細胞は通常子宮筋層の上層に入り込む．その数や侵入は絨毛癌のようにみえるくらい広範に広がる可能性がある．

Nitabuch 層は，変性フィブリノイドの層であり，侵入した栄養膜が基底脱落膜と接する部位である．もし，癒着胎盤のように脱落膜が不完全だと，Nitabuch 層は通常存在しない（第41章参照）．より薄く，不整合なフィブリン沈着である **Rohr 線**が，絨毛間腔の下部や付着絨毛の周りに存在する．脱落膜の壊死は，第1三半期と，おそらく第2三半期における正常な現象であることが見いだされた（McCombs, 1964）．したがって，第1三半期の自然流産後の掻爬によって得られる壊死した脱落膜は，必ずしも流産の原因や影響として解釈されるべきではない．

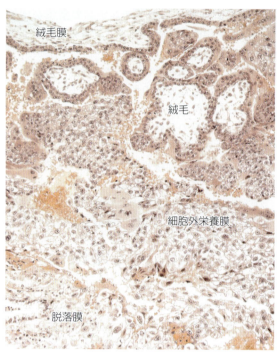

図 5-6 早期の第1三半期における，絨毛膜，絨毛，基底脱落膜の接合部の切片
(Used with permission from Dr. Kurt Benirschke)

両方の脱落膜の型は，その構成が妊娠の段階によって変化する多数の細胞塊を含む（Loke, 1995）．主要な細胞構成要素は，子宮内膜間質細胞から分化した真の脱落膜細胞と，多数の母体骨髄由来細胞である．母体と胎児の境界面に特徴的な特性をもつリンパ球が集積することは，妊婦の胎児への免疫拒絶反応を防ぐ寛容機構を誘起するために不可欠である．これらには，制御性T細胞，脱落膜マクロファージ，および脱落膜ナチュラルキラー細胞が含まれる．まとめると，これらの細胞は免疫寛容を与えるだけでなく，栄養膜の浸潤および脈管形成にも重要な役割を果たす（PrabhuDas, 2015）．

■ 脱落膜プロラクチン

脱落膜は，胎盤の発達に加えて他の機能も潜在的に果たしている．脱落膜は，羊水内に大量に含まれるプロラクチンの供給源となっている（Golander, 1978；Riddick, 1979）．脱落膜プロラクチンは，下垂体前葉プロラクチンをコードする同じ遺伝子の産物であるが，脱落膜プロラクチンの正確な生理学的役割は不明である．特に，脱落膜プ

ロラクチンを合胞体栄養細胞層からのみ産生される胎盤ラクトゲン（placental lactogen：hPL）と混同してはならない．

プロラクチンは羊水内に優先的に入り，母体血中にはほとんど入らない．その結果，羊水中のプロラクチン濃度は非常に高く，妊娠20～24週には 10,000 ng/mL まで達する（Tyson, 1972）．比較として，胎児の血中濃度は 350 ng/mL，母体血中濃度は 150～200 ng/mL である．すなわち，脱落膜プロラクチンは母体と胎児間の傍分泌機能の古型的な例である．

着床と初期栄養膜の形成

胎児は肺，肝臓，腎機能に関して，胎盤に依存している．これらは，胎盤とその子宮境界面との解剖学的関係によって成り立っている．概要としては，母体血は子宮胎盤血管から胎盤の絨毛間腔に入り，合胞体栄養細胞層の外側を浸す．これにより，それぞれの絨毛の中心にある胎児毛細血管内でガス，栄養，その他の物質の交換が可能になる．したがって，胎児血と母体血は胎盤内で通常は混じり合わない．傍分泌システムもまた，母体の壁側脱落膜と胎児の胚体外絨毛膜無毛部の，解剖学的，生化学的な並置を通して母体と胎児とをつなげる．これは，母体・胎児間の伝達および，母体の受胎産物に対する免疫学的寛容性にとって非常に重要な配置である（Guzeloglu-Kayisli, 2009）．

■ 受 精

排卵に伴い，二次卵母細胞と卵丘-卵母細胞複合体の付着細胞は卵巣から遊離する．厳密にはこの細胞塊は腹腔内に解き放たれるが，卵母細胞は素早く卵管漏斗へ取り込まれる．さらに，卵管を通る輸送は，方向性のある線毛および卵管の蠕動により完遂される．受精は，通常は卵管内で起こり，排卵後1日以内に数時間で行われないとならない．この期間が短いため，卵母細胞が到達する時には精子は卵管に存在している必要がある．ほとんどすべての妊娠は，排卵の2日前～排卵日の間の性交によって成立する．

受精は非常に複雑である．分子機構は，精子が卵胞細胞間を通過し，卵母細胞の細胞膜を取り囲む厚い糖タンパク質層である透明帯を通し，卵母細胞の細胞質内に入ることを許可する．核融合により母由来と父由来の染色体が合わさると**接合子**がつくられる．

初期のヒトの発達は，受精後すなわち妊娠後の日数または週数で記述される．しかし，本書のほとんどの章では，臨床的な妊娠週数は最終月経の開始日（last menstrual period：LMP）から計算されている．したがって，月経が規則的で28日周期の女性では，受精後1週はLMPより約3週に相当する．例として，妊娠8週はLMPから8週間が経過したことを意味する．

受精後，接合子，つまり46本の染色体をもつ2倍体細胞は分割し，分割によって生じた接合子細胞は**卵割球**と呼ばれる（図5-7）．2細胞の接合子では，卵割球と極体はまだ透明帯によって取り囲まれている．接合子は卵管内にいる間，3日間かけてゆっくりと分割する．卵割球が分割を続けていくと，充実性で桑の実のような細胞球の**桑実胚**がつくられる．桑実胚は，受精の約3日後に子宮腔内に入る．徐々に桑実胚細胞の間に液体が貯留すると，初期**胚盤胞**となる．

■ 胚盤胞

早くも受精後4～5日目には，58細胞の胚盤胞のうち5細胞は胎芽形成細胞-**内細胞塊**に分化する（図5-7）．**栄養外胚葉**と呼ばれる残りの53の

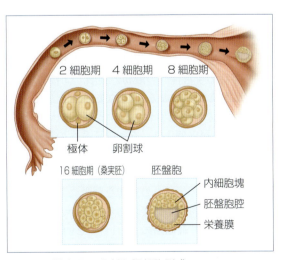

図5-7 接合子の分割と胚盤胞形成
桑実胚期は，12～16細胞期に始まり，卵割球が50～60個になると胚盤胞となり終了する．2細胞期にみられる極体は，小さな無機能の細胞で，すぐに退化する．

外細胞は，**栄養膜**を形成する（Hertig, 1962）．

興味深いことに，107細胞の胚盤胞は，胚盤腔内に液体の貯留があるにもかかわらず，以前の卵割期より大きくならないことがわかった．この段階では，8個の胎芽形成細胞が，99個の栄養膜細胞に取り囲まれている．そして，分泌期の子宮内膜腺より特異的なプロテアーゼが分泌された後に，胚盤胞は透明帯から脱出する（O'Sullivan, 2002）．

透明帯からの脱出により，胚盤胞から産生されるサイトカインやホルモンは子宮内膜に直接作用して，受容性に影響を与える（Lindhard, 2002）．IL-1αやIL-1βが胚盤胞から分泌され，これらのサイトカインは子宮内膜に直接作用するようである．胚もhCGを分泌しており，これも子宮内膜の受容性に影響を与える可能性がある（Licht, 2001；Lobo, 2001）．受容性のある子宮内膜は，白血病抑制因子（leukemia inhibitory factor：LIF）やフォリスタチン，コロニー刺激因子1（colony-stimulating factor-1：CSF-1）を産生することで反応すると考えられている．LIFとフォリスタチンは，集合的に増殖を阻害するシグナル伝達経路を活性化し，子宮受容性を可能にする子宮内膜上皮と間質の分化を促進する（Rosario, 2016b）．母体と胎児の境界面では，CSF-1は，免疫調節と着床に必要な血管新生促進に作用している（Rahmati, 2015）．

■着床

受精の6～7日後，胚盤胞は子宮壁に着床する．この過程は三つの段階に分けられる．①並置－胚盤胞の子宮壁への最初の接触，②接着－胚盤胞と脱落膜のさらなる物理的接触，そして③侵入－合胞体栄養細胞層および栄養膜細胞層の脱落膜，子宮筋層内側1/3，子宮血管系への貫入，侵入である．

着床が成功するためには，黄体からのエストロゲン，プロゲステロンの適切な刺激により受容性をもった子宮内膜が必要である．このような子宮の受容性は，月経周期の20日目～24日目に限られている．接着性は，胚盤胞受容体と相互作用を示す着床部位の細胞表面受容体によって媒介される（Carson, 2002；Lessey, 2002；Lindhard, 2002）．胚盤胞が月経周期の24日目以降に子宮内膜に近づくと，抗接着性の糖タンパク合成により受容体の相互作用が妨げられ，接着能力は減少する（Navot, 1991）．

子宮内膜との相互作用の際には，胚盤胞は100～250細胞で構成されている．胚盤胞は並置によって脱落膜に緩く付着する．これは子宮後壁上方で最もよくみられる．胚盤胞栄養外胚葉の脱落膜表面への並置と接着は，二つの組織間の傍分泌相互作用により厳重に管理されているようである．

子宮内膜への胚盤胞の着床の成功は，細胞接着分子（cellular adhesion molecules：CAMs）発現を変化させる．CAMsの四つあるファミリーの一つであるインテグリンは，細胞外マトリックスタンパク質への細胞接着を媒介する細胞表面の受容体である（Lessey, 2002）．内膜のインテグリンはホルモンにより制御されており，着床時に特異的なインテグリンの集団が発現される（Lessey, 1995）．結合に必要なインテグリンの認識部位を遮断すると，胚盤胞の接着は妨げられる（Kaneko, 2013）．

■栄養膜（トロフォブラスト）の発生

ヒトの胎盤形成は，胚盤胞を取り囲む栄養膜細胞層となる栄養外胚葉から始まる．このときから満期まで，栄養膜は胎児と母体の境界面において重大な役割を果たす．栄養膜は，胎盤の構成要素の中で最も構造，機能，そして発達パターンが変化する．その侵入性は着床を促し，受胎産物への栄養としての役割はその名に反映されており，内分泌組織としての機能は母体の生理的適応や妊娠を維持するうえで非常に重要である．

受精後8日目までに，まず着床した後，栄養膜は外側の多核合胞体である初期**合胞体栄養細胞層**と，内側の初期単核細胞層である**栄養膜細胞層**へと分化する．後者は，合胞体のための胚細胞である．栄養膜細胞層が増殖すると，それらの細胞壁が消失し，細胞が融合して，拡張した合胞体栄養細胞層の外層に結合する．栄養膜細胞層の各細胞は，細胞境界が明確であり，単核で，DNA合成および有糸分裂を行う能力をもつ（Arnholdt, 1991）．これらは胎盤の輸送機能を担う合胞体栄養細胞層にはないことである．合胞体栄養細胞層は，個々の細胞ではなく，細胞境界がなく不定形

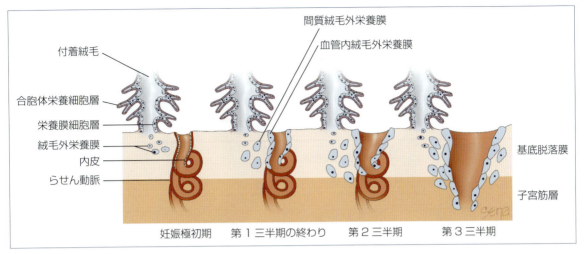

図 5-8
絨毛外栄養膜は絨毛の外にみられ，血管内と間質の区分に細分類される．妊娠中，胎盤の特性である血流抵抗を下げるため，血管内絨毛外栄養膜は，らせん動脈内に侵入し変形する．間質絨毛外栄養膜は基底脱落膜内に侵入し，らせん動脈を取り囲む．

の細胞質をもち，核は多核で形や大きさがさまざまな，連続した合胞体からなっているためこのように呼ばれている．この形状は輸送を助ける．

着床が完了した後，栄養膜はさらに二つの経路に分化し，絨毛栄養膜と絨毛外栄養膜となる．図5-8 に示すように，この二つの経路は，異なった機能をもつ (Loke, 1995)．**絨毛栄養膜**は，母体，胎児間で主に酸素，栄養，その他の生成物を運搬する絨毛膜絨毛となる．**絨毛外栄養膜**は脱落膜および子宮筋層内へ移動し，母体血管系にも入り込み，種々の母体細胞と接触をもつ (Pijnenborg, 1994)．絨毛外栄養膜はさらに**間質栄養膜**と**血管内栄養膜**に分類される．間質栄養膜は脱落膜内に侵入し，やがては子宮筋層内に入り込み胎盤床の巨細胞を形成する．これらの栄養膜はらせん動脈も取り囲む．血管内栄養膜はらせん動脈内腔に入り込む (Pijnenborg, 1983)．これらに関しては，次項でさらに詳しく述べる．

■ **早期の侵入**

子宮内膜表面の上皮細胞間を穏やかに侵食した後，侵入した栄養膜はより深く掘り進む．9 日目では，子宮内腔に面した胚盤胞壁は，単層の扁平細胞である．10 日目までには，胚盤胞は完全に子宮内膜内に入り込む（図5-9）．子宮内腔の反対側の胚盤胞の壁はより厚く，栄養膜と胎芽を形成する内細胞塊の二つの領域からなる．早くも受精後 7.5 日目には，内細胞塊あるいは胚盤は，原始外胚葉の厚い板と内胚葉の下位層に分化する．いくつかの小細胞が胚盤と栄養膜の間に現れ，羊膜腔となるスペースを取り囲む．

外胚葉の間葉は，はじめは胚盤胞腔内の孤立した細胞の塊として出現し，その後この中胚葉は腔を完全に覆う．空間が形成され，次いで外胚葉内で中胚葉が融合して絨毛腔（胚外腔）を形成する．**絨毛膜**は，栄養膜と間葉からなる．いくつかの間質細胞はやがて凝集し付着茎を形成する．これは胚と栄養絨毛膜をつなぎ合わせ，後に臍帯となる．付着茎は初期の胚盤の尾側で認められる（図7-3 参照）．

胎芽が大きくなるにつれ，母体の基底脱落膜は，合胞体栄養細胞層のさらなる侵入を受ける．受精後約 12 日目からは，合胞体栄養細胞層には栄養膜裂孔と呼ばれる互いに通じ合う経路体系が行きわたる．脱落膜毛細血管壁の侵入を受けると，裂孔は母体血で満たされる．同時に，周囲の間質における脱落膜反応が強くなる．これは，脱落膜間質細胞の増大とグリコーゲンの貯留により特徴づけられる．

■ **絨毛膜絨毛**

胚盤胞が脱落膜内にさらに深く侵入すると，充

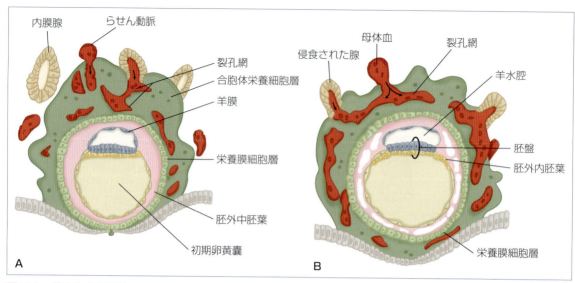

図 5-9　着床した胚盤胞
A. 受精後 10 日目．
B. 受精後 12 日目．この期間は，母体血により満たされる内腔の相互の交通によって特徴づけられる．B に示すように，大きな腔が胚外中胚葉内に出現し，胚体外体腔の始まりとなる．また，胚外内胚葉細胞は，初期の卵黄嚢の中に形づくり始める．
（Redrawn from Moore KL, Persaud, TV, Torchia, MG (eds): The Developing Human, Clinically Oriented Embryology, 9th edition, Philadelphia, Saunders, 2013）

実性の一次絨毛が受精後 12 日より前に原始合胞体に突き出た栄養膜細胞層の芽から生じる．一次絨毛は，合胞体栄養細胞層に覆われた栄養膜細胞の芯からなる．裂孔が結合すると，これらの充実性の栄養膜細胞層の柱によって区切られた複雑な迷路が形成される．栄養膜に裏打ちされた経路は絨毛間腔を形成し，充実性の細胞柱は**一次絨毛茎**となる．

受精後約 12 日目になると，胚外中胚葉由来の間質細胞が，充実性の栄養膜柱にひも状に侵入する．これが**二次絨毛**を形成する．間葉の芯で血管新生が始まると，**三次絨毛**が形成される．着床後早期に母体の静脈洞は絨毛間腔に開口するが，母体の動脈血は 15 日目頃までは流入しない．しかし，約 17 日目までには胎児血管は機能するようになり，胎盤循環が確立される．胚芽の血管が絨毛膜血管につながったときに，胎児-胎盤循環は完成する．いくつかの絨毛では，循環の欠如により血管新生が起こらない．これは正常でもみられるが，胞状奇胎の場合に最も顕著に現れる（図 20-1 参照）．

絨毛は，外層は合胞体栄養細胞層で，内層は **Langhans 細胞**として知られる栄養膜細胞層で覆われている．絨毛の先端における栄養膜細胞層の増殖により，付着絨毛を形成する栄養膜細胞柱がつくられる．これらは胎児の間葉から侵入を受けず，基底脱落膜に固定される．したがって，絨毛管腔の基底部は母体側と面しており，細胞柱の栄養膜細胞層と，それを覆う合胞体栄養細胞層，そして母体の基底脱落膜から構成される．絨毛膜板の基底部は絨毛間腔の頂部となる．これは，外側は栄養膜，内側は線維質の中胚葉の 2 層からなる．"最終的な"絨毛膜板は，羊膜と一次絨毛膜板の間葉が融合する 8～10 週までに形成される．絨毛膜板の形成は羊膜嚢の拡大により完成され，羊膜嚢は付着茎と尿膜も取り囲み，これらと結合して臍帯を形成する（Kaufmann, 1992）．

胎盤の微細構造の解明は，Wislocki ら（1955）の電子顕微鏡観察研究による．光学顕微鏡で，合胞体表面には刷子縁と呼ばれる著明な微絨毛が観察される．随伴する飲作用液胞・小胞は，胎盤の吸収機能や分泌機能と関連している．微絨毛は，母体血と直接接する表面積を増加させる役目をもつ．この栄養膜と母体血の接触は，血絨毛型胎盤（hemochorial placenta）の明確な特徴である（図 5-10）．

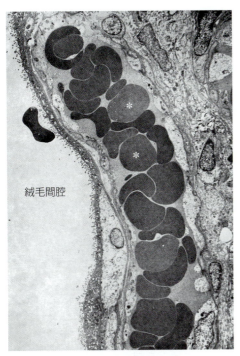

図 5-10　ヒト胎盤絨毛の電子顕微鏡写真
赤血球に満たされた絨毛の毛細血管（＊）は，微絨毛の境界近傍でみられる．
(Reproduced with permission from Boyd JD, Hamilton WJ: The Human Placenta, Cambridge, Heffer, 1970)

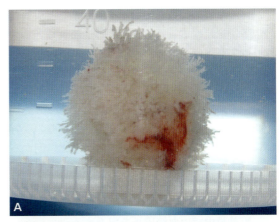

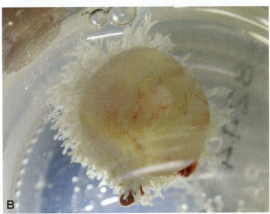

図 5-11　完全流産の標本
A. 最初は，絨毛嚢全体が絨毛で覆われており，胚は見えない．
B. さらに成長すると，伸長と圧によって絨毛は部分的に退縮する．残った絨毛は将来の胎盤を形成し，滑らかな部分は絨毛膜である．

胎盤と絨毛膜

絨毛膜の発達

　第1三半期では，絨毛は絨毛膜の全周にわたって存在する（図 5-11）．栄養膜に囲まれた胚盤胞が成長し脱落膜内へ広がると，一極は子宮内膜腔に面する．その対極で，胎盤を形成する．ここで，基底脱落膜と接する絨毛膜絨毛は，増殖して胎盤の**絨毛膜有毛部**，あるいは葉状絨毛膜を形成する．胚組織と胚外組織の成長が続くと，子宮内膜腔に面する絨毛膜への血液供給が制限されるようになる．これにより，被包脱落膜と接する絨毛は成長をやめ，そして退化する．絨毛膜のこの部位は壁側脱落膜と隣接する無血管の胎児膜，すなわち**絨毛膜無毛部**，あるいは平滑絨毛膜となる．この平滑絨毛膜は，栄養膜細胞層と胎児の中胚葉由来の間葉からなる．

　妊娠3ヵ月の終わり頃まで，絨毛膜無毛部は胚外体腔により羊膜と分離されている．その後は，密に接触して無血管の羊膜絨毛膜を形成する．これら二つの構造物は，分子の輸送と代謝活性のうえで重要な場である．さらに，これらは母児間の連絡システムのうえで重要な傍分泌の役割を担う．

栄養膜侵入の制御

　移植および子宮内膜の脱落膜化は，子宮に浸潤し，栄養膜の浸潤，血管新生らせん動脈のリモデリング，および胎児同種抗原に対する母体耐性において重要な機能を果たす母体免疫細胞特有の集団を活性化する．脱落膜ナチュラルキラー細胞（decidual natural killer cells：dNK）は第1三半期の脱落膜白血球の70％を占め，栄養膜と直接接触している．末梢血中のNK細胞とは対照的に，これらの細胞は細胞障害機能を欠く．それらは，胎児栄養膜の浸潤とらせん動脈リモデリング

を調節するための特異的なサイトカインと血管新生因子を産生する（Hanna, 2006）．これらと他の独特な特性から，dNK細胞は循環血中のNK細胞や妊娠前の子宮内膜に存在するNK細胞と区別される（Fu, 2013；Winger, 2013）．dNK細胞はIL-8とインターフェロン誘導タンパク10の両方を発現し，それらは侵入する栄養膜細胞の受容体に結合して，栄養膜細胞がらせん動脈に向かって脱落膜へ侵入するのを促進する．dNK細胞は，VEGFや胎盤成長因子（placental growth factor：PlGF）を含む血管新生促進因子も産生し，脱落膜内での血管成長を促進する．

栄養膜は母体と胎児の境界面にdNK細胞を引き寄せる特異的なケモカインも分泌する．このように，両方の細胞型は，互いに同時に引き寄せ合う．脱落膜マクロファージは，第1三半期における白血球の約20％を占め，M2免疫調節表現型を誘発する（Williams, 2009）．覚えておいてほしいことは，M1マクロファージは炎症誘発性であり，M2マクロファージは炎症誘発性応答に対抗し，組織修復を促進することである．血管新生とらせん動脈のリモデリングにおける役割に加えて，dNK細胞は細胞破片の食作用を促進する（Faas, 2017）．母体のdNK細胞とマクロファージの重要な役割と同時に，T細胞サブセットは胎児同種抗原に対する耐性を助ける．調節性T細胞（Tregs）は，免疫寛容を促進するために必須である．それらの機能は厳密に制御されているが，Th1，Th2およびTh17などの他のT細胞サブセットが存在する（Ruocco, 2014）．

■ 子宮内膜への侵入

第1三半期の胎盤の絨毛外栄養膜は，非常に侵入性が高い．この過程は低酸素環境下で起こり，低酸素下で誘導される調節因子に寄与する（Soares, 2012）．侵入する栄養膜は，細胞外マトリックスを消化し，すでに脱落膜に存在するプロテアーゼを活性化する，多量のタンパク分解酵素を分泌する．栄養膜はウロキナーゼ型プラスミノゲン活性化因子を産生し，これはプラスミノゲンを広く作用するセリンプロテアーゼであるプラスミンに変換する．これは次々にマトリックスタンパク質を分解し，MMPを活性化する．MMP群の一つであるMMP 9は，重要であると思われる．栄養膜の侵入のタイミングと広がりは，侵入促進因子と抗侵入因子のバランスのとれた相互作用により制御されている．

第3三半期の制限された侵入性と比較して第1三半期の母体組織に侵入する相対的な能力は，栄養膜因子や脱落膜の自己分泌，傍分泌により制御される．栄養膜は，子宮内膜への侵入を促進するインスリン様成長因子Ⅱを分泌する．脱落膜細胞はインスリン様成長因子結合タンパク4型を分泌し，この自己分泌ループを妨げる．

第1三半期の低いエストラジオール値は，栄養膜の侵入とらせん動脈のリモデリングに重要である．動物実験では，第2三半期のエストラジオール値の上昇は，栄養膜におけるVEGFや特異的インテグリン受容体の発現を減らし，血管のリモデリングを抑制し，制限するといわれている（Bonagura, 2012）．つまり，絨毛外栄養膜は，細胞外マトリックスタンパクコラーゲンⅣ，ラミニン，フィブロネクチンを認識するインテグリン受容体を発現する．これらのマトリックスタンパク質と特異的インテグリン受容体の結合は，栄養膜細胞の移動と分化を促進する合図となる．しかし，妊娠が進むと，エストラジオール値の上昇は，VEGFとインテグリン受容体の発現を下方制御する．これは，子宮血管の形質転換の程度を抑制し，制御する．

■ らせん動脈の侵入

ヒトの胎盤発達のうえで最も注目すべき特徴の一つは，胎児由来の栄養膜による母体血管系の大規模な修正である．これらの変化は第1三半期に起こり，子宮胎盤血流にとって非常に重要であることから詳細に検討されている．これらはまた，妊娠高血圧腎症，胎児発育不全，早産などのいくつかの病態においても不可欠である．らせん動脈の修正は，2種類の絨毛外栄養膜，すなわちらせん動脈内腔に入り込む血管内絨毛外栄養膜と，動脈を囲む間質栄養膜により行われる（図5-8）．

間質栄養膜は，胎盤の基底板の主要部分を構成する．それらは，脱落膜および隣接する子宮筋層に入り込み，らせん動脈の周囲に集まる．あまり定義されていないが，その機能には血管内栄養膜の侵入に対する血管の準備が含まれる可能性がある．

血管内栄養膜は最初にらせん動脈内腔に入り，まずは細胞の栓を形成する．そしてそれらは血管内皮をアポトーシス機構により破壊し，血管中膜に侵入し，修正する．このようにして，血管中膜の平滑筋と結合織はフィブリノイドに置き換わる．らせん動脈は後に内皮を再生させる．血管内栄養膜の侵入は血管内腔に沿って数cm広がることがあり，必ず血流に逆らって移動する．注目すべきは，栄養膜の侵入がみられるのは脱落膜のらせん動脈のみで，脱落膜の静脈ではみられない．

子宮胎盤血管の発達は二つの波，あるいは段階で説明されている（Ramsey, 1980）．第一の波は，受精後12週より前に起こり，脱落膜と子宮筋層との境界までらせん状動脈が侵入し，修正される．第二の波は12〜16週の間で，子宮筋層内のらせん動脈へのいくらかの侵入を含む．リモデリングにより，内腔が狭く筋肉のよく発達したらせん動脈は，拡張して血管抵抗の低い子宮胎盤血管へ変換される．これらの重要な出来事の分子機構，サイトカインによる調整，シグナル伝達経路やその妊娠高血圧腎症や胎児発育不全の病因における重要性はPereiraらなどによってレビューされている（Pereira de Sousa, 2017；Xie, 2016；Zhang, 2016）．

受精後約1ヵ月で，母体の血液はらせん動脈から噴水のように噴出して絨毛間腔に流入する．血液は母体血管の外へ駆り立てられ，押し流されて直接合胞体栄養細胞層を浸す．

■ 絨毛の分岐

絨毛膜有毛部の特定の絨毛は絨毛膜板から脱落膜まで伸びて付着絨毛となるが，ほとんどの絨毛は分岐して絨毛間腔内で自由端となる．妊娠が進むにつれ，短く，太く，初期の幹絨毛は，枝分かれして徐々に細かく細分化し，より小さく多数の絨毛を形成する（図5-12）．それぞれの絨毛幹とその分枝は，胎盤小葉，あるいは胎盤葉を構成する．各小葉は，単一の絨毛膜動脈から血液供給を受ける．そして，小葉が胎盤構造の機能単位を構成するように，各小葉は単一の静脈をもつ．

■ 胎盤の成長と成熟

第1三半期の胎盤の成長は，胎児の成長より早い．しかし妊娠約17週で胎盤と胎児の重量は同じとなる．満期には，胎盤の重量は胎児のおよそ1/6となる．

成熟した胎盤とその変形は第6章で詳細に述べる．簡潔に述べると，胎盤の母体面には，10〜38の葉と呼ばれる若干突起した部分がある．胎盤小葉（lobe）は，胎盤の突出から発生する胎盤中隔の，深さの異なる溝によって不完全に分けられている．胎盤小葉の総数は妊娠中変化せず，それぞれの胎盤小葉は妊娠末期には活性が少なくなるが，成長し続ける（Crawford, 1959）．おおまかに可視できる胎盤小葉は一般的にコチルドンと呼ばれているが，これは正確ではない．正確には，小葉やコチルドンはそれぞれの主幹絨毛によって構成される機能的単位である．

絨毛が細分化し続け末梢分枝が多くなり小さくなると，栄養膜細胞層の体積および隆起は減少する．合胞体が薄くなることにより，胎児の血管の占める割合は大きくなり，表面近くになる（図5-10）．絨毛間質も妊娠が進むにつれて変化を起こす．第1三半期，分岐結合組織細胞は，豊富な緩い細胞間質によって遮られている．第3三半期には絨毛間質の密度が濃くなり，細胞は細長く密集していく．

もう一つの間質の変化として，胎児のマクロファージであるHofbauer細胞の浸潤がある．この細胞は小さく，ほぼ円形の変わった形の核と大きな粒状か空胞化した細胞質を伴う．Hofbauer細胞は，妊娠中成長し続け成熟し，母子の接着面の重要な防御壁となる（Johnson, 2012）．これらのマクロファージは食細胞であり，免疫抑制性を有し，さまざまなサイトカインを産出することができ，栄養膜の機能に対して傍分泌制御を担う（Cervar, 1999；Reyes, 2017）．第64章でさらに述べるように，最近の研究では，Zikaウイルスが，胎児への感染を可能にするためにHofbauer細胞に感染することができることを示唆している（Simoni, 2017）．

胎盤の成長と成熟を伴ういくつかの組織学的変化は，進行する胎児の代謝性要求に応える輸送と交換を改善する．例として，合胞体栄養細胞層の菲薄化，栄養膜細胞層の極端な減少，間質の減少，合胞体細胞表面付近の毛細管数の増加があげられる．妊娠16週目までに，栄養膜細胞層の持続は失われる．妊娠満期には，絨毛は局所的に極

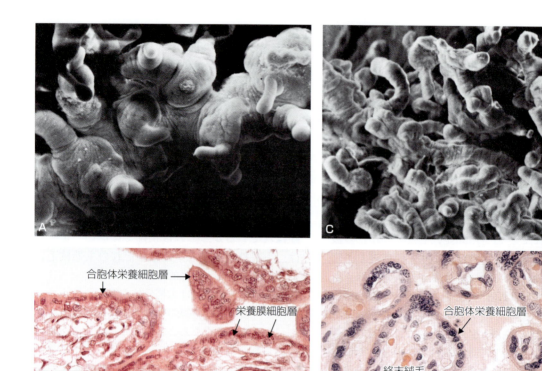

図 5-12　第1三半期と第3三半期のヒトの胎盤の電子顕微鏡写真（A, C）と顕微鏡写真（B, D）
AとB．絨毛の限られた分枝が第1三半期の胎盤でみられる．
CとD．胎盤の成熟とともに，絨毛の分枝が増え，絨毛毛細血管はそれぞれの絨毛の表面近くに認められる．
（Photomicrographs used with permission from Dr. Kurt Benirschke. Electron micrographs reproduced with permission from King BF, Menton DN: Scanning electron microscopy of human placental villi from early and late in gestation. Am J Obstet Gynecol 122: 824, 1975）

小絨毛の結合組織を覆う薄い合胞体層になる．結合組織では，薄い胎児の毛細管が栄養膜に隣接し絨毛を占める．

胎盤構造に実質的な変化が起きる場合，胎盤交換効率が低下する．これらの変化では栄養膜や毛細管の基底板が厚くなり，特定の胎児血管の閉塞，絨毛間質の増加，そして絨毛表面の線維素沈着が起こる．

■ 胎盤の血液循環

胎盤は機能的に母親の血液に対する胎児の毛細血管床とみなされるため，その肉眼解剖は主に血管関係に関連する．胎児側の表面は透明な羊膜で覆われていて，羊膜の下には絨毛血管が流れている．胎盤の断面は羊膜，絨毛膜，絨毛膜絨毛と絨毛間腔，（基底）脱落膜および子宮筋層が含まれる（図5-13，図5-14）．

◆ 胎児循環系

酸素濃度の低い静脈血のような胎児血液は，2本の臍帯動脈を通って胎児から胎盤に流れる．二つの臍帯動脈が胎盤につながると，絨毛膜板を横切るように臍帯動脈は繰り返し羊膜の下と絨毛の中を分岐する．この分枝は，最終的に末端絨毛における毛細血管のネットワークを形成する．酸素含有量の非常に高い血液は，1本の臍帯静脈を経由して胎盤から胎児へと戻る．

絨毛膜板中の胎児側の表面に沿って横断する臍帯血管の分枝は，胎盤表面血管または絨毛血管と呼ばれている．これらの血管は，血管作動性物質に反応するが，解剖学的，形態学的，組織学的

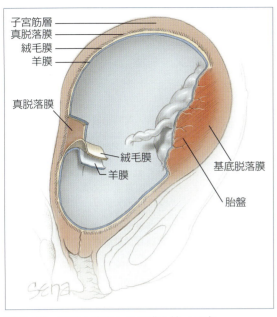

図 5-13　正常な胎盤とその膜を持つ子宮

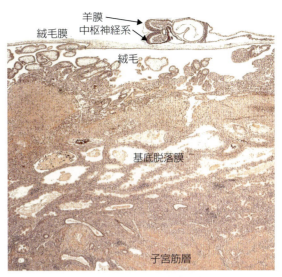

図 5-14　初期移植胚盤胞の顕微鏡写真
栄養膜細胞が基底脱落膜に浸潤している.

(Used with permission from Dr. Kurt Benirschke)

に，そして機能的にも独特である．絨毛動脈は常に絨毛静脈の上部を横切る．血管は，最も容易にこの興味深い関係によって認識されるが，組織学的基準によって区別することは困難である．

幹動脈は，絨毛膜板を通過する表面の動脈から分枝している．各幹動脈は一つの主茎絨毛つまり一つのコチルドンを供給する．動脈が絨毛膜板を貫通すると，その壁は平滑筋を失い，血管径が大きくなる．幹動脈および静脈はより小さく分枝し，血管平滑筋量はさらに減少する．

妊娠 10 週目までは，胎児の心臓周期において，臍帯動脈内には拡張末期の血流はない (Fisk, 1988；Loquet, 1988)．しかし，妊娠 10 週目以降は，拡張末期の血流が出現し，正常な妊娠を通して維持されている．臨床的には，胎児の健康状態を評価するために臍帯血流は，ドプラ超音波検査で観察される（第 10 章参照）．

◆ 母体循環系

胎盤の血流のメカニズムは，血液が母体循環を出て，内皮というよりもむしろ合胞体栄養細胞によって形成された不定形の空間に流れ込み，母体血が適切な交換のために十分な長さのある絨毛と接触し続けないように，動静脈のようなシャントを生じることなく，母体の静脈を通って戻ることが可能とならなければならない．そのために，母体の血液は，基底板を通って入り，横方向に分散する前に動脈圧によって絨毛膜板に向かって流れる（図5-15）．絨毛膜絨毛の外部微絨毛表面を通った後，母体の血液は基底板の静脈口を流れ出て子宮静脈に入る．このように，母体の血液は事前に形成された導管なしに胎盤を無作為に横断する．先に述べたように，らせん動脈への栄養膜の侵入は，妊娠を通じて，子宮灌流の大幅な増加に対応できる低抵抗血管をつくりだす．一般的に，子宮壁に対して，らせん動脈は垂直であるが，静脈は平行である．この配置は子宮収縮の間の静脈の閉鎖を助け，絨毛間腔から母体血の流出を防ぐ．絨毛間腔への動脈開口部の数は次第に栄養膜細胞層浸潤により減少する．満期には絨毛間腔へのらせん動脈の開口部は約 120 あるとされる (Brosens, 1963)．らせん動脈は隣接する絨毛を通り，激しく血液を排出する (Borell, 1958)．30 週目以降，大きな静脈叢が基底脱落膜と子宮筋層間に並び，分娩後の胎盤剥離のために必要な切断面の発達を助ける．

以上のように，流入および流出の両方が子宮収縮の間には減少する．Bleker ら (1975) は，正常分娩中に連続的な超音波検査を用い，胎盤の長さ，厚さ，および表面積が子宮収縮の間に増加することを見いだした．彼らは，動脈からの流入に比べて静脈への流出量が減少することによる絨毛

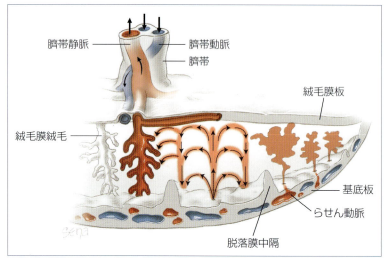

図 5-15　満期胎盤の断面図
母体血は絨毛間腔に漏斗状に噴出し流入する．母体血が絨毛周囲に流入すると，胎児血に変化が起こる．動脈血の流入は，静脈血を子宮静脈に押し込み，基底脱落膜の表面全体に血液は拡散する．臍帯動脈は，脱酸素した胎児血液を胎盤へ運び，臍帯静脈は酸素化した血液を胎児へ運ぶ．胎盤小葉はそれぞれ胎盤（脱落膜）中隔により隔てられる．

間腔の膨張が原因としている．したがって，子宮収縮時には，血流が減少しても，交換のために比較的大量の血液が利用可能である．同様に，ドプラによる血流速度の測定は，らせん動脈の拡張期流速が子宮収縮の間に減少することを示している．したがって，絨毛間腔の血流を調節する主な要因は，動脈血圧，子宮内圧，子宮収縮パターン，および動脈壁に特異的に作用する因子である．

■ 胎盤"バリア"の崩壊

胎盤は，胎児と母体の循環を完全には隔てられない．母体と胎児の間を両方向に移動する多数の輸送細胞が例としてある．臨床的に最も例証されるものとして，赤血球のD抗原同種免疫とそれによる胎児赤芽球症がある（第15章参照）．多くは胎児細胞の混入はほぼ少量で，まれではあるが胎児は母体の循環系に放血することがある．

胎児の細胞は妊娠中の母親に生着することもでき，数十年後に特定されうることは明らかである．胎児リンパ球，CD34＋間葉系幹細胞，および内皮コロニー形成細胞は，母体血液，骨髄，または子宮血管系に存在する（Nguyen, 2006；Piper, 2007；Sipos, 2013）．マイクロキメリズムと呼ばれるこのような残存幹細胞は，自己免疫疾患の男女比が異なることに関与している（Greer, 2011；Stevens, 2006）．第59章で説明するように，それらは，リンパ球性甲状腺炎，強皮症，および全身性エリテマトーデスの病因と関連している．

■ 胎児-母体境界面

半同種異系の胎児移植片の生存には，胎児の栄養膜と母体の脱落膜免疫細胞との複雑な相互作用が必要である．胎児-母体境界面は免疫学的に不活性ではない．むしろ，それは，着床および適切な胎盤発育を可能にし，胎児の免疫寛容を確実にする相互作用の大切な拠点である．しかし，機能的な免疫システムは，母体を保護するために維持する必要がある．

◆ 栄養膜の免疫原性

栄養膜細胞は母体組織と直接接触している唯一の胎児由来の細胞である．胎児の合胞体栄養細胞は，着床部位と全身の両方で母体細胞の免疫応答を調節する多数の因子を合成し，分泌する．

ヒト白血球抗原（human leukocyte antigens：HLAs）は，主要組織適合遺伝子複合体（major histocompatibility complex：MHC）のヒトでの類似体である（Hunt, 1992）．主要なクラスⅠ（クラスⅠa）の移植抗原をコードする3種類の古典的遺伝子，HLA-A, -B, -Cを含む17のHLAクラスⅠ遺伝子が存在する．HLA-E, -F, -Gと指定された三つの他のクラスⅠの遺伝子は，クラスⅠbのHLA抗原をコードしている．MHCクラスⅠおよびⅡ抗原は，妊娠中に免疫学的に不活性であるかのような絨毛栄養膜には存在しない（Weetman, 1999）．侵入性絨毛外栄養膜細胞層は，MHCクラスⅠ分子を発現している．したがって，これらの細胞が移植拒絶反応を免れる能力は，多くの研究で注目されている．

Moffett-King（2002）は，通常の着床は，母体の脱落膜とらせん動脈の栄養膜侵入の制御に依存していることを推論した．こういった侵入は正常な胎児の成長と発達を促すために十分進まなければならないが，そのメカニズムは侵入の深さを調節しなければならない．絨毛外栄養膜細胞層における三つの特定のHLAクラスI遺伝子の特有の発現と組み合わせたdNK細胞は許容され，その後栄養膜侵入を制限するために協調し機能する．

絨毛膜外性栄養膜細胞でのクラスI抗原は，古典的なHLA-C，非古典的クラスIb分子のHLA-EおよびHLA-Gの発現からなる．母体組織と連続して絨毛膜外性栄養膜細胞に限定された発現とともに，HLA-G抗原はヒトのみで発現される．この可溶性HLA-Gアイソフォームを発現しない場合，体外受精による胚は着床しない（Fuzzi, 2002）．このように，HLA-Gは，母体・胎児抗原のミスマッチを免疫学的に許容しうる（LeBouteiller, 1999）．HLA-Gは，dNK機能の調節を介して免疫拒絶から絨毛膜外性栄養膜細胞を保護する役割がある（Apps, 2011；Rajagopalan, 2012）．最後に，Goldman-Wohlら（2000）は，妊娠高血圧腎症を有する女性から絨毛膜外性栄養膜細胞の異常HLA-G発現を報告した．

◆ 脱落膜の免疫細胞

NK細胞は，第1三半期を通して，黄体中期の内膜と脱落膜に存在する白血球中で多く認められる（Johnson, 1999）．しかし，満期には，dNK細胞は脱落膜内には比較的少数となる．第1三半期の脱落膜において，dNK細胞は絨毛膜外性栄養膜細胞に近接しており，そこには浸潤を調節する働きがあるといわれている．これらdNK細胞は，CD56の高い面密度または神経細胞接着分子によって特徴づけられる別個の表現型を有する（Manaster, 2008；Moffett-King, 2002）．それらの浸潤はプロゲステロンおよびIL-15と脱落膜プロラクチンの間質細胞の生成によって増加する（Dunn, 2002；Gubbay, 2002）．dNK細胞は細胞傷害作用を有するが，胎児栄養膜に対しては細胞毒性はない．それらの細胞傷害性は，脱落膜マクロファージからの分子伝達によって防止される．さらに，特異的HLA分子の発現は，dNK傷害性に対抗して保護する働きをする．また，dNK細胞は，母体を保護するために栄養膜への侵入を制限するように機能する．

他の細胞型のうち，**脱落膜マクロファージ**は，前炎症性M1または抗炎症性M2マクロファージとは異なる．脱落膜マクロファージは，補体受容体CD11cを高レベル：CD11cHIとCD11cLOを低レベルで発現する．これらの細胞は，適応性T細胞応答の調節，dNKの分化，活性化および細胞傷害性の制御，胎児の耐性および有害な免疫応答の阻害を確実にするためにIL-10などの抗炎症性サイトカインを産生する機能を有する．

樹状細胞は，T細胞に抗原を提示する細胞である．それらは，着床を受容するための子宮内膜の発達において重要な役割を果たす．

母体T細胞は，適応免疫応答の一部として，特異抗原と遭遇した後に数および機能が増加する．その後これらの細胞は，同じ抗原とその次に遭遇した際に迅速に応答する能力を保持する．制御性T細胞の特定の集団は，持続的であり，異常な免疫応答に対して保護することができる．妊娠中には，母体の制御性T細胞集団が全身に拡散する．これらの細胞は，確定的な胎児特異性を有するFOXP3＋細胞である．それらは免疫抑制性であり，胎児の受容における役割を果たす．

羊 膜

満期には，羊膜は丈夫で強靱だが，柔軟性のある膜である．羊水と接する最も内側の無血管の卵膜は，妊娠において非常に重要な役割を果たしている．羊膜は卵膜のほぼすべてに張力を与えている．つまり，その破裂に対する弾力性が，妊娠において非常に重要である．実際，卵膜の満期前の破裂が早産の主要な原因である（第42章参照）．

Bourne（1962）は，五つの別々の羊膜層を報告した．羊水に接する最も内側の層は，連続した単層立方上皮からなる（図5-16）．この上皮は主に間質性コラーゲンで構成された無細胞層に接した羊膜の基底膜にしっかりと接着されている．単細胞層の外側には，満期に広く分散する，線維芽細胞様の間葉系細胞の層がある．また，羊膜には少数の胎児のマクロファージが存在する．羊膜の最も外側の層は，第二の卵膜である，平滑絨毛膜と連続する比較的無細胞の海綿層である．羊膜は，平滑筋細胞，神経，リンパ管，特に血管を欠

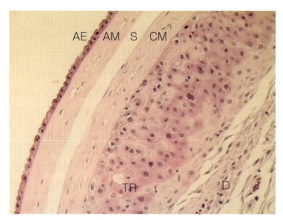

図 5-16　胎児卵膜顕微鏡写真
AE：羊膜上皮，AM：羊膜間葉，S：海綿層，CM：絨毛膜間葉，TR：栄養膜細胞，D：脱落膜．
(Used with permission from Dr. Judith R. Head)

いている．

■ 羊膜の発達

着床の初期段階では，胚細胞塊と隣接する栄養膜細胞との間でスペースが生じる（図5-9）．栄養膜細胞の内面を形どる小さな細胞は，羊膜上皮の前駆体，羊膜細胞と呼ばれる．羊膜は，胚発生の7日目または8日目に初めて識別可能である．羊膜は，最初は微小小胞であり，その後，背側胚の表面を覆う小嚢に発達する．羊膜は拡大していくにつれて，それは徐々に成長胚を飲み込み，成長胚は空いている腔に脱出する（Benirschke, 2012）．

羊膜腔は増大し，次第に平滑絨毛膜の内面に接触する．第1三半期の終わり頃，平滑絨毛膜と羊膜の並置は，胚外体腔の閉塞を引き起こす．羊膜と平滑絨毛膜は，若干付着しているが，密接につながることはなく，容易に分離することができる．胎盤羊膜は，胎盤の表面を覆うことにより，絨毛血管の外膜表面に接触している．臍帯羊膜は臍帯を覆っている．二絨毛膜一羊膜胎盤では，融合された羊膜間に介在組織は存在しない．二絨毛膜二羊膜胎盤の膜の結合した部分では，羊膜が融合した平滑絨毛膜によって分離されている．

羊水はこの羊膜腔を満たす．妊娠約34週までは，妊娠が進行するにつれて通常は透明な羊水量が増加する．その後，羊水量は減少する．満期になると，羊水は平均1,000 mLであるが，これは

正常であっても，また特に異常な状態であっても大きく変化する可能性がある．羊水の起源，組成，循環，および機能については，第11章で詳しく述べられている．

■ 羊膜細胞の組織発生

羊膜上皮細胞は，胚盤の胎児外胚葉に由来する．栄養膜からの剥離によって生じるわけではない．これは発生学的側面と機能的側面の両観点から重要な検討事項である．たとえば，羊膜でのHLAクラスⅠ遺伝子発現は栄養膜での発現に比べ胚細胞での遺伝子発現により類似する．

羊膜の線維芽細胞様の間葉系細胞層はおそらく胚の中胚葉に由来する．初期のヒト胚形成において，羊膜間葉系細胞は羊膜上皮の基底面に隣接して位置している．同時期には，羊膜表面はほぼ同数の上皮細胞および間葉系細胞の二つの細胞層から構成される．間質性コラーゲンはこれらの二つの細胞層の間に堆積され，成長・発達する．これは，羊膜細胞の二つの層を分離した羊膜緻密層の形成を表す．

羊膜嚢が拡大するにつれて，間葉系細胞の緊密性が次第に減少し，まばらに分布していく．妊娠初期に，羊膜上皮は間葉系細胞よりもかなり速い速度で複製していく．満期には，これらの細胞は胎児の羊膜表面上の連続した上皮を形成する．逆に，間葉系細胞が広く分散し，細長い原線維の外観を有する細胞外基質の微細な格子ネットワークによって接続されている．

◆ 羊膜上皮細胞

羊膜上皮の頂端面には，高度に発達した微絨毛が発達している．この構造は，羊水と羊膜の間の輸送の主要部位としての機能を反映している．この上皮は，代謝が活性化しており，上皮細胞はMMP-1，プロスタグランジンE_2（PGE_2）および胎児フィブロネクチン（fetal fibronectin：fFN）の組織阻害薬を合成する（Rowe, 1997）．上皮は，fFNを生成するにもかかわらず，最近の研究では，フィブロネクチンが下層の間葉系細胞で機能することを示唆している．ここでは，fFNは強固に結びついたコラーゲンを分解し，子宮収縮を促すために，プロスタグランジン合成を増加させるMMPの合成を促進する（Mogami, 2013）．この経路は，トロンビンまたは感染誘発fFNの

放出によって誘発された前期破水で亢進される（Chigusa, 2016；Mogami, 2014）．

上皮細胞は，胎児や母親に由来するシグナルに応答することができ，さまざまな内分泌または傍分泌調節因子に応答する．オキシトシンおよびバソプレシンがともに生体外でPGE_2産生を増加させることが例にあげられる（Moore, 1988）．それらはまた，出産時IL-8のようなサイトカインを生成しうる（Elliott, 2001）．

羊膜上皮はまた，エンドセリンおよび副甲状腺ホルモン関連タンパク質などの血管作動性ペプチドを合成する（Economos, 1992；Germain, 1992）．組織は平滑筋弛緩を起こすペプチドである脳性ナトリウム利尿ペプチド（brain natriuretic peptide：BNP）および副腎皮質刺激ホルモン放出ホルモン（corticotropin-releasing hormone：CRH）を生成する（Riley, 1991；Warren, 1995）．BNP生産は卵膜の機械的伸展により増加するように調節され，子宮の休止時に機能するように制御されている．上皮成長因子（BNPの負の調節因子）は，満期には卵膜では亢進し，BNPにより調節される子宮の休止状態は減少する（Carvajal, 2013）．羊膜で生成された血管作動性ペプチドが，絨毛血管の外уэ表面へのアクセスを得るというのは合理的であると考えられる．このように，羊膜は絨毛膜血管の収縮および血流の調節に関与していると思われる．羊膜で生成された血管作動性ペプチドは，多様な生理的プロセスの母体および胎児の組織で機能する．分泌の後これらの生物活性物質は羊水に入り，それによって嚥下および吸入という形で胎児へ供給される．

◆ 羊膜間葉系細胞

羊膜線維芽細胞層の間葉系細胞は，他の主要な機能に関与している．羊膜緻密層（伸張力の主な要因）を構成する間質性コラーゲンの合成は，間葉系細胞で起こる（Casey, 1996）．満期では，11β-ヒドロキシステロイドデヒドロゲナーゼによるコルチゾールの生成は，コラーゲンの存在量の減少による破水に寄与しうる（Mi, 2017）．間葉系細胞は，IL-6，IL-8，およびMCP-1を含むサイトカインも合成する．細菌毒素およびIL-1に反応してサイトカイン合成が増加する．羊膜間葉系細胞の機能的能力は，分娩と炎症性メディエータの増加の関連性についての羊水の研究において重要な検討事項である（Garcia-Velasco, 1999）．最後に，間葉系細胞は前期破水の場合は特に，上皮細胞に比べPGE_2の主な源となる（Mogami, 2013；Whittle, 2000）．

■ 伸張力

羊膜伸張力の実験では，脱落膜と平滑絨毛膜は羊膜破裂よりかなり前に崩壊する．実際，羊膜は弾性で，妊娠中に通常の2倍まで拡張することができる（Benirschke, 2012）．羊膜伸張力は，架橋形成した間質コラーゲンⅠ，Ⅲと少数のコラーゲンⅤ，Ⅵで構成されている緻密層に存在する．

コラーゲンは，ほとんどの結合組織の主要な高分子である．コラーゲンⅠは，骨や腱などの伸張力の強さによって特徴づけられる組織における主要な間質性コラーゲンである．他の組織では，コラーゲンⅢは，組織の完全性に寄与すると考えられる組織伸展性および伸張力の両方を提供する．たとえば，高度に伸展可能な組織，羊膜囊，血管，膀胱，胆管，腸，および妊娠子宮などの壁におけるコラーゲンⅠに対するコラーゲンⅢの比率は，非弾性組織におけるそれよりも大きい（Jeffrey, 1991）．

羊膜の伸張力は，線維状コラーゲンによって部分的に調節される．この過程は，デコリンおよびビグリカンなどのプロテオグリカンと小線維の相互作用の影響を受ける（第21章参照）．これらのプロテオグリカンの減少は，卵膜の機能を不安定にさせることが報告されている（Horgan, 2014；Wu, 2014）．子宮頸部の卵膜は，遺伝子発現および炎症性カスケード内のリンパ球の活性化において局所的な移動をする（Marcellin, 2017）．この変化は，組織リモデリングおよび伸張力の喪失に寄与しうる（Moore, 2009）．

■ 代謝機能

羊膜は，代謝的に活性状態であり，羊水ホメオスタシスのための溶質と水の輸送に関与し，生物活性化合物の印象的な配列を生成する．羊膜は，その遺伝子発現を変化させる機械的伸展に対し，急性および慢性的に応答する（Carvajal, 2013；Nemeth, 2000）．また，MMPs，IL-8，およびコラゲナーゼの生成などを行う自己分泌，傍分泌の引き金となるかもしれない（Bryant-Greenwood,

1998；Mogami, 2013). このような因子は，分娩時の膜特性の変化を調節するかもしれない．

臍帯

卵黄嚢とその中の臍帯嚢は，第1三半期に著明に発達する．まず，胚は羊膜と卵黄嚢との間に介在する平坦な板である（図5-9）．その背側は，神経管の伸長に伴って，腹側よりも早く成長する．このように，胚は羊膜嚢に膨出し，卵黄嚢の背側部分が腸を形成するために，胚体内に組み込まれていく．尿膜管は，卵黄嚢の尾壁から，後には後腸前壁から腹茎の底部へ突出する．

妊娠が進むと，卵黄嚢が小さくなり，その茎が相対的に長くなる．妊娠3ヵ月半ばには，拡大する羊膜は，胚外腔を失い，平滑絨毛膜と融合し，膨隆した胎盤と腹茎の側面をおおう．後者は，臍帯または索条と呼ばれる．臍帯についておよび先天的な異常の説明は，第6章に詳細に記述している．

満期には，臍帯は通常2本の動脈と1本の静脈をもつ（図5-17）．右臍帯静脈は通常，左臍帯静脈を残し，胎児の発達とともに早期に認められなくなる．

臍帯は，胎盤の胎児表面すなわち絨毛膜板から胎児臍まで伸びている．血液は臍帯静脈から胎児に向かって流れる．血液は胎児内で二つのルートに分かれ最も抵抗の少ない道を進む．一つは，下大静脈に直接流入する静脈管である（図7-9参照）．もう一つは，肝臓の循環への多数の小さな開口部からなる．肝臓からの血液は，肝静脈を経由して下大静脈に流入する．静脈管の抵抗は，臍凹部で静脈管の根部にある括約筋によって制御され，迷走神経枝によって支配されている．

血液は二つの臍帯動脈を経由して胎児から流れ出る．これらは，内腸骨動脈の前枝であり，出生後に失われ，側臍靱帯となる．

胎盤ホルモン

ヒト栄養膜細胞におけるステロイドおよびタンパク質ホルモンの生成は，全哺乳類の生理機能におけるいかなる単一内分泌組織よりも多量かつ多様である．非妊娠女性や満期近くの妊婦における

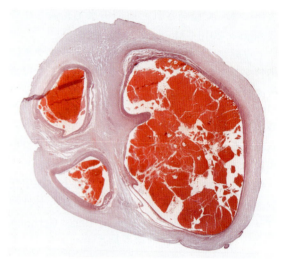

図 5-17　臍帯断面図
右の大きな臍帯静脈は酸素化した血液を胎児へ運ぶ．左は2本の小さい臍帯動脈で，脱酸素化血液を胎児から胎盤へ運ぶ．
(Used with permission from Dr. Mandolin S. Ziadie)

各種ステロイドホルモンの平均生産速度の概要を表5-1に示す．ここからも，正常なヒトの妊娠におけるステロイドホルモン産生の変化は驚くべきものであることが明らかである．ヒト胎盤はまた，表5-2にまとめたように，膨大な量のタンパク質とペプチドホルモンを合成する．別の特筆すべき特徴は，独特の内分泌環境への妊婦の生理的順応であり，これは第4章で述べられている．

ヒト絨毛性ゴナドトロピン (hCG)
◆生合成

hCGは，LHと同様の生物学的活性を有する糖タンパク質であり，いずれも同じLH-hCG受容体を介して作用する．36,000〜40,000ダルトンの分子量を有する糖タンパク質で，これは，すべてのヒトホルモンのなかで最も高い30％の炭水化物含量を有する．炭水化物成分，特に末端のシアル酸は，異化から分子を保護する．hCGの血漿中半減期は36時間で，LHの2時間よりも特に長い．hCG分子はαおよびβサブユニットと呼ばれる二つの異なるサブユニットから構成されている．これらは，非共有結合的にリンクされており，静電的および疎水性力によって保持されている．単離されたサブユニットは，LH，hCGの受容体に結合することができないので，生物学的活性を欠く．

表 5-1　非妊娠と満期近くの妊娠女性におけるステロイドホルモン産生

ステロイドホルモン[a]	産生率（mg/24 時間）	
	非妊娠時	妊婦
17β-エストラジオール（E$_2$）	0.1〜0.6	15〜20
エストリオール	0.02〜0.1	50〜150
プロゲステロン	0.1〜40	250〜600
アルドステロン	0.05〜0.1	0.250〜0.600
デオキシコルチコステロン	0.05〜0.5	1〜12
コルチゾール	10〜30	10〜20

[a] エストロゲンとプロゲステロンは胎盤で産生される．アルドステロンはアンジオテンシンⅡの刺激に反応し，母体副腎で産生される．デオキシコルチコステロンは血漿プロゲステロンの 21 基の水酸化により腺外組織で産生される．コルチゾール結合型グロブリンの増加によるクリアランス低下によりコルチゾールの血中濃度は上昇するが，産生は増加しない．

hCG はほとんど胎盤で産生されているが，少量は胎児の腎臓でも産生される．他の胎児組織では，β サブユニットのみまたは，完全な hCG 分子のいずれかが生成される（McGregor, 1981, 1983）．

hCG は，構造的に他の LH，FSH，および甲状腺刺激ホルモン（thyroid-stimulating hormone：TSH）という三つの糖タンパク質ホルモンに関係する．hCG を含めたこの四つの糖タンパク質は，共通の α サブユニットを共有している．しかしながら，β サブユニットは，一定の類似性を共有するが，明らかに異なるアミノ酸配列によって特徴づけられる．

hCG の α および β 鎖の合成は，別々に規定される．6 番染色体上にある単一の遺伝子は α サブユニットをコードしている．19 番染色体上の七つの遺伝子は，サブユニットの β-hCG-β-LH ファミリーをコードしている．六つの遺伝子は，β-hCG をコードし，一つの遺伝子が，β-LH を

表 5-2　ヒト胎盤産生タンパクホルモン

ホルモン	胎盤以外の主な発現箇所	構造の共有もしくは類似機能	機　能
ヒト絨毛性ゴナドトロピン（hCG）	−	LH，FSH，TSH	黄体機能維持 胎児精巣テストステロン分泌制御/母体甲状腺刺激
胎盤ラクトゲン（PL）	−	GH，プロラクチン	胎児の必要とする栄養への母体適応の助け
副腎皮質刺激ホルモン（ACTH）	視床下部	−	
副腎皮質刺激ホルモン放出ホルモン（CRH）	視床下部	−	平滑筋弛緩；分娩開始？ 胎児・母体グルココルチコイド産生促進
ゴナドトロピン放出ホルモン（GnRH）	視床下部	−	栄養膜細胞 hCG 産生調節
甲状腺刺激ホルモン（TRH）	視床下部	−	不明
成長ホルモン放出ホルモン（GHRH）	視床下部	−	不明
成長ホルモン変異体（hGH-V）	−	成長ホルモン変異体は下垂体にはない	インスリン抵抗性の介在の可能性
神経ペプチド Y	脳	−	栄養膜細胞の CRH 放出調節の可能性
副甲状腺ホルモン放出ホルモン（PTH-rP）	−	−	カルシウムや他の物質の輸送調節，胎児ミネラル恒常性調節
インヒビン	卵巣/精巣	−	FSH が介在する排卵を阻害する可能性，hCG 産生調節
アクチビン	卵巣/精巣	−	胎盤 GnRH 産生調節

GH：成長ホルモン．

コードしている（Miller-Lindholm, 1997）．また，αおよびβサブユニットは，ともに大きな前駆体として合成され，エンドペプチダーゼ（endo-peptidase）によって切断される．完全なhCGはその後組み立てられ，急速に分泌顆粒の開口分泌によって放出される（Morrish, 1987）．生物活性および免疫反応性が大きく異なる，hCGの複数の形が母体血漿および尿中にはある．そのうちのいくつかは酵素分解から生じ，その他は分子合成・処理の間の改変により生じる．

妊娠5週前はhCGは合胞体栄養細胞と栄養膜細胞層の両方で発現している（Maruo, 1992）．5週間後（母体血清レベルがピークに達する第1三半期）に，hCGはほとんどが合胞体栄養細胞で生成されるようになる（Beck, 1986；Kurman, 1984）．このとき，合胞体栄養細胞のαおよびβサブユニット両方のmRNA濃度は，妊娠満期よりも高くなる（Hoshina, 1982）．hCGが胎児異常を発見するためのスクリーニング法として使用される場合，このことは重要な考慮事項かもしれない．

循環血液中のフリーβサブユニットは，妊娠を通して検出不能に近い．これは，その律速合成の結果である．βサブユニットと結合していないフリーのαサブユニットは，胎盤組織および母体血漿中に認められる．αサブユニットは，約36週でプラトーになるまで次第に増加する．このとき，それらはホルモンの30〜50％を占める（Cole, 1997）．以上のように，完全hCG分子の分泌は，8〜10週で最大であるのに対し，α-hCGの分泌は，おおよそ胎盤質量に相当して変化する．

◆ 血清および尿中の濃度

結合型hCG分子は，排卵前のLHの月経中期サージの7〜9日後の妊婦の血漿中で検出可能になる．hCGは胚盤胞着床時に母体血中に入ることが多く，血漿濃度は，第1三半期には2日で倍増し，急速に増加する（図5-18）．血中濃度は大きな日内変動がある．

完全なhCGは，市販の定量法の可変交差反応性を有するなど，多くの関連性の高いアイソフォームとして血中に存在している．血清hCG値は，100以上の市販の定量法の間でかなりの変動がある．これは，臨床的に連続したhCGレベルを測定する場合，同じ定量法を使用する必要が

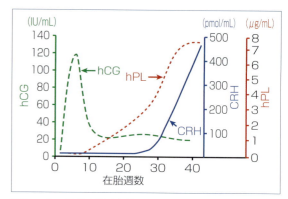

図5-18　正常妊娠女性におけるhCG，hPL，CRHの血清濃度の概略

あることを示している．最終月経から60〜80日で母体血漿濃度は，約50,000から100,000 mIU/mLに達する．10〜12週目には，血漿濃度は減少し始め，約16週で最低値となる．その後の妊娠期間はこの低い血漿濃度で維持される．

胎児血液中のhCG出現のパターンは，母体と同様となるが，胎児の血漿濃度は，母体血漿の約3％ほどである．妊娠初期の羊水中のhCG濃度は母体血漿中と同様である．妊娠が進行すると，羊水中のhCG濃度は減少し，満期近くには，母体血漿中の約20％になる．

母体の尿中には母体血漿中と同じhCG分解生成物が含まれる．主な尿中の生成物は，hCGの最終分解産物，つまり，βコアフラグメントである．このフラグメントの濃度は，母体血漿中と同じパターンをとり，約10週間でピークに達する．重要なことは，多くの妊娠検査で使用されるいわゆるβサブユニット抗体は，血漿中の主要な形態である完全hCG，および尿中にみられる主要な形態であるhCGの断片の両方と反応することである．

◆ hCGの制御

胎盤性腺刺激ホルモン放出ホルモン（gonado-tropin-releasing hormone：GnRH）は，hCG合成調節に関与する．GnRHおよびその受容体は，栄養膜細胞層および合胞体栄養細胞で発現する（Wolfahrt, 1998）．GnRHの投与によりhCGの循環濃度は上昇し，培養栄養膜細胞は反応する（Iwashita, 1993；Siler-Khodr, 1981）．また，下垂体におけるGnRH産生はインヒビンおよびアクチビンによって調節される．培養胎盤細胞では，

GnRHおよびhCG産生はアクチビンにより活性化し，インヒビンにより阻害される（Petraglia, 1989；Steele, 1993）.

hCGの腎クリアランスは，代謝クリアランスの30％を占める．残りは大半は肝代謝される（Wehmann, 1980）. βおよびαサブユニットのクリアランスは完全なhCGよりもそれぞれ約10倍および30倍多い．慢性腎疾患を合併した妊娠では，hCGクリアランスが著しく減少する可能性がある．

◆ 生物学的機能

α-およびβ-hCGサブユニットともに，黄体と胎児精巣のLH-hCG受容体への結合に不可欠である．LH-hCG受容体は，他のさまざまな組織に存在するが，その役割は詳細にはわかっていない．

hCGの最もよく知られている生物学的機能は，黄体機能の補助と維持，すなわちプロゲステロン産生維持である．これは，妊娠におけるhCGの生理的機能における唯一不完全な説である．たとえば，hCGにより刺激された黄体でのプロゲステロン分泌の終了後，しばらくしてから血中hCG濃度は最大となる．言い換えるとプロゲステロンの黄体での生成は，hCG産生が継続して増加しているにもかかわらず，約6週間で低下し始める．

第二のhCGの役割は，胎児の精巣テストステロン分泌の刺激である．これはhCGのレベルがピークのときにほぼ最大となる．男性の性的分化に重要な時期に，hCGは合胞体栄養細胞から胎児血漿中に入る．胎児内では，hCGは，男性の性的分化を促進するために，Leydig細胞複製およびテストステロン合成を刺激するLHの代わりに機能する（第3章参照）．分娩の約110日前頃には，視床下部から胎児下垂体前葉での血管新生はない．ゆえに下垂体LH分泌は最小限で，hCGはこれより前にはLHとして機能する．その後，hCGレベルが落ちるにつれて，下垂体LHは徐々に精巣を刺激する．

母体甲状腺は多量のhCGにより刺激を受ける．妊娠性絨毛疾患をもつ一部の女性では，甲状腺機能亢進症様の生化学データおよび症状が，時に増悪する（第20章参照）．これはかつて腫瘍性トロホブラストによる絨毛性サイロトロピンの形成に起因するとされていた．しかし，後になってhCGのいくつかの形態が甲状腺細胞のTSH受容体に結合していることが示唆された（Hershman, 1999）. hCGを用いた治療は，甲状腺を活性化する．第1三半期妊婦の血漿中の甲状腺刺激活性は，かなり個体差がある．hCGのオリゴ糖変化が，おそらく甲状腺機能を刺激するhCG活性において重要であると考えられる．たとえば，酸性のアイソフォームは，甲状腺活性を刺激し，いくつかのアイソフォームは，ヨウ素の取り込みを刺激する（Kraiem, 1994；Tsuruta, 1995；Yoshimura, 1994）. さらに，LH-hCG受容体は，甲状腺細胞によって発現する．これは，hCGがTSH受容体と同様にLH-hCGの受容体を介して，甲状腺を刺激することを示唆している（Tomer, 1992）.

その他のhCGの機能は，黄体によるレラキシン分泌の促進があげられる（Duffy, 1996）. LH-hCG受容体は，子宮筋層および子宮血管組織に存在する．Kurtzman（2001）によると，これは，hCGが子宮血管の血管拡張および子宮筋平滑筋弛緩を促進するためとされている．hCGはまた，妊娠を維持するために胎盤形成の初期段階にdNK細胞数の増殖を調節する（Kane, 2009）.

◆ hCG異常高値，異常低値

母体血漿中のhCG高値が認められるいくつかの臨床的病態がある．例として，多胎妊娠，胎児の溶血性貧血に関連した胎児赤芽球症，および妊娠性絨毛性疾患があげられる．相対的なhCG高値は，Down症児を妊娠した女性でみられる．このことは生化学的スクリーニング検査で使用される（第14章参照）．この上昇の理由は明らかではないが，胎盤の未熟性が推測されている．さまざまな悪性腫瘍，特に栄養芽細胞腫もまた，hCGを大量に産生することがある（第9章，20章参照）．

また，相対的hCG低値は，異所性妊娠を含む初期流産でも認められる（第19章参照）．hCGは，男性および非妊娠女性の正常組織，おそらくは主に下垂体前葉から非常に少量産生されている．それにもかかわらず，血液または尿中のhCGの検出は，ほとんど常に妊娠を示唆している（第9章参照）．

■ ヒト胎盤性ラクトゲン（hPL）

◆ 生合成

hPLは，22,279 Daの分子量をもつ単一の非グリコシル化ポリペプチド鎖である．hPLおよび

ヒト成長ホルモン（human growth hormone：hGH）の構造は，96％の相同性を有し，驚くほど類似している．また，hPL は 67 ％のアミノ酸配列類似性という点で，ヒトプロラクチン（human prolactin：hPRL）とも構造的に類似する．これらの類似性のために，それはヒト胎盤ラクトゲンまたは絨毛成長ホルモンと呼ばれた．現在は，ヒト胎盤ラクトゲンという呼び方が一般的である．

成長ホルモンには五つの遺伝子があり，17 番染色体上に配置され，胎盤ラクトゲン遺伝子クラスターとして連鎖する．hPL は合胞体栄養細胞層に集中しているが，hCG と同様に，hPL は妊娠 6 週より前に栄養膜細胞層で認められる（Grumbach, 1964；Maruo, 1992）．受胎後 5 〜 10 日以内に，hPL は胎盤において確認でき，早ければ妊娠 3 週で母体血清中に検出することができる．合胞体栄養細胞層における hPL の mRNA レベルは，妊娠期間を通じて比較的一定である．これは，hPL 分泌速度が胎盤質量に比例するという考えを支持する．その濃度は，妊娠 34 〜 36 週まで上昇する．満期頃には hPL の産生速度（1 日当たり約 1 g）は，ヒトにおける知られているホルモンのなかで最大となる．母体血漿中の hPL の半減期は 10 〜 30 分である（Walker, 1991）．第 3 三半期では，母体血清中濃度は 5 〜 15 μg/mL に達する（図 5-18）．

胎児血液中や母体または新生児の尿中にごく微量の hPL が検出される．羊水中の濃度は，母体血漿中よりもやや低い値を示す．hPL は，臍帯中にはごく微量で，主に母体循環に分泌されている．つまり，妊娠においては，胎児組織ではなく母体に作用すると考えられている．それにもかかわらず，hPL は胎児の成長に選択的に機能を果たす可能性があるとも考えられている．

◆代謝作用

hPL は，代謝過程でいくつかの重要な役割をもつと推測されている．まず，hPL は遊離脂肪酸を増加させ，母体の脂肪分解を促進する．これは，母体と胎児の代謝栄養のためのエネルギー源の提供である．in vitro での研究は，hPL が満期の合胞体栄養細胞層によって分泌されるレプチンを阻害する可能性を示唆している（Coya, 2005）．妊娠初期の長期間にわたる母体の飢餓は，hCG 血漿濃度の上昇をもたらす．

第二に，hPL は胎児のエネルギー要求に対する母体の適応を助ける．たとえば，母体のインスリン抵抗性は上昇し，胎児へ確実に栄養が流れるようにする．また，タンパク質合成を促進し，胎児に容易にアミノ酸源を提供できるようにする．さらに母体の高血糖を防ぐために，増大したインスリン抵抗性を相殺するように，母体のインスリン濃度が上昇する．プロラクチン受容体を介して hPL およびプロラクチンシグナルはインスリン分泌を増強するために，母体 β 細胞を増殖させる（Georgia, 2010）．動物では，プロラクチンおよび hPL は，セロトニン合成の上方制御を行い，β 細胞増殖を増加させる（Kim, 2010）．一方で，血漿グルコースまたはインスリンの短期的変化は，血漿 hPL のレベルに比較的影響しない．in vitro では，合胞体栄養細胞の hPL の合成は，インスリンおよびインスリン様成長因子-1 によって刺激され，PGE_2 および $PGF_{2\alpha}$ によって阻害されることを示唆している（Bhaumick, 1987；Genbacev, 1977）．

さらに，hPL は強力な血管新生ホルモンであり，これにより胎児の血管系の形成において重要な機能をしている可能性がある（Corbacho, 2002）．

■ その他の胎盤タンパク質ホルモン

胎盤は，視床下部・下垂体ホルモンに類似・関連する多数のペプチドホルモンを合成するための驚くべき能力をもつ．一方で，いくつかの胎盤ペプチド・タンパク質ホルモンは，フィードバック阻害を受けない．

◆視床下部ホルモン類似ホルモン

既知の視床下部刺激ホルモン，阻害ホルモンには，GnRH，CRH，甲状腺刺激ホルモン放出ホルモン（thyrotropin-releasing hormone：TRH），成長ホルモン放出ホルモン，およびソマトスタチンがある．それぞれの類似のホルモンが，ヒト胎盤では生成されている（Petraglia, 1992；Siler-Khodr, 1988）．

胎盤における GnRH は，第 1 三半期で最も強く発現する（Siler-Khodr, 1978, 1988）．興味深いことに，それは栄養膜細胞層には存在するが，合胞体栄養細胞層では認めない．胎盤由来 GnRH ホルモンは，栄養膜細胞層における hCG 産生を制

御し，MMP-2 と MMP-9 の制御を通じて絨毛外栄養膜細胞の侵入を制御している（Peng, 2016）．胎盤由来の GnRH は，妊娠中の母体 GnRH 上昇の要因の可能性がある（Siler-Khodr, 1984）．

CRH は，CRH やウロコルチンを含む CRH 関連ペプチドの大きなファミリーに属する（Dautzenberg, 2002）．母体血清中 CRH 値は非妊娠時の 5～10 pmol/L から第 3 三半期初期には約 100 pmol/L へ，最後の 5～6 週間の間に急激に約 500 pmol/L に増加する（図 5-18）．ウロコルチンも胎盤で産生され，母体血中に分泌されるが，CRH よりもはるかに低い濃度である（Florio, 2002）．分娩開始後，母体血漿中の CRH はさらに増加する（Petraglia, 1989, 1990）．

胎盤や細胞膜，脱落膜で生成された CRH の生物学的機能は，いくつか定義されている．CRH 受容体は，胎盤を含む組織で広く存在する．栄養膜，羊膜絨毛膜，脱落膜は，CRH-R1 と CRH-R2 両方および変異受容体を発現する（Florio, 2000）．CRH とウロコルチンの両方は，副腎皮質刺激ホルモン（adrenocorticotropic hormone：ACTH）の栄養膜分泌を促進し，自己分泌傍分泌の役割を支持する（Petraglia, 1999）．栄養膜細胞由来の CRH が多量に母体血中に流入する．

ほかには，血管および子宮筋層組織における平滑筋弛緩作用と免疫抑制の役割をもつと考えられている．一方で反対に，満期近くに CRH は増加し，子宮筋収縮を起こす可能性も示唆されている．CRH が分娩開始に関与するという仮説もある（Wadhwa, 1998）．ウロコルチン 2 の発現が，満期に誘導され，胎盤および子宮筋層における炎症誘発性マーカーと PGF 受容体発現の発現を誘導することを示唆する報告もある（Voltolini, 2015）．胎盤，羊膜，平滑絨毛膜および脱落膜における PG の生成は，CRH 投与により増加する（Jones, 1989b）．CRH 増加が，分娩のタイミングとなることを示唆するものである．

グルココルチコイドは，CRH の放出を阻害するように視床下部で作用するが，栄養膜では，CRH 遺伝子発現を刺激する（Jones, 1989a；Robinson, 1988）．このように，胎盤 CRH は，胎盤 ACTH 分泌刺激による胎児および母体副腎グルココルチコイドの産生刺激を行う．胎盤における正のフィードバック回路が考えられている（Nicholson, 2001；Riley, 1991）．

成長ホルモン放出ホルモン（growth hormone-releasing hormone：GHRH）の役割はよく知られていない（Berry, 1992）．グレリンは胎盤組織により産生される hGH 分泌の調節因子である（Horvath, 2001）．栄養膜グレリンの発現は第 2 三半期にピークを示し，分化の傍分泌調節因子，またはヒト成長ホルモン変異体産生の潜在的調節因子であり，次項に述べられている（Fuglsang, 2005；Gualillo, 2001）．

◆ **下垂体様ホルモン類似ホルモン**

ACTH，リポトロピン，βエンドルフィンなどのプロオピオメラノコルチンのすべてのタンパク質分解生成物は，胎盤から抽出される（Genazzani, 1975；Odagiri, 1979）．胎盤 ACTH の生理作用はわかっていない．述べられてきたように，胎盤 CRH は絨毛性 ACTH の生成と放出を刺激する．

下垂体では発現しない**成長ホルモン変異体**（human growth hormone variant：hGH-V）は胎盤で発現する．hGH-V をコードする遺伝子は，17 番染色体上の hGH-hPL の遺伝子クラスターに位置する．時に，hGH-V は，hGH の構造とは 15 のアミノ酸配置が異なる 191 アミノ酸のタンパク質であり，胎盤成長ホルモンとされる．hGH-V は成長促進と，hGH に類似して抗脂質合成機能をもっているが，それは，hGH と比較して糖尿病誘発および乳汁産生機能が低い（Vickers, 2009）．胎盤の hGH-V は，おそらく合胞体栄養細胞層で合成される．hGH-V は妊娠 21～26 週の母体血漿中に存在し，およそ 36 週まで増加し，その後は比較的一定であると考えられている．hGH-V とインスリン様成長因子 1 の母体血漿中濃度は相関する．また，*in vitro* における，栄養膜による hGH-V 分泌は，用量依存的にグルコースによって阻害される（Patel, 1995）．マウス中の hGH-V の過剰な発現は，重度のインスリン抵抗性を引き起こす．ゆえに，それが妊娠のインスリン抵抗性に関与する可能性がある（Liao, 2016）．

◆ **リラキシン**

リラキシンの発現は，ヒト黄体，脱落膜および胎盤で明らかにされている（Bogic, 1995）．リラキシンは，105 のアミノ酸から構成されるプレプ

ロリラキシン分子から合成され，A・B分子から構成される．リラキシンは，インスリンおよびインスリン様成長因子と構造的に類似している．三つのリラキシン遺伝子のうち二つ（**H2**，**H3**）は黄体に転写される（Bathgate, 2002；Hudson, 1983, 1984）．脱落膜，胎盤，および膜では，**H1**と**H2**を発現する（Hansell, 1991）．

　第1三半期にみられる母体血中のリラキシンの上昇は黄体分泌に起因し，hCG値と並行する．リラキシンは，プロゲステロン値の上昇を伴い，子宮筋の弛緩を促進する（第21章参照）．また，胎盤・胎児の細胞膜におけるリラキシンおよびリラキシン様因子の産生は，産後の細胞外マトリックスのリモデリングにおける自己分泌・傍分泌の役割を果たす（Qin, 1997a, b）．リラキシンの重要な機能は，糸球体濾過率の増加である（第4章参照）．

◆ 副甲状腺ホルモン関連タンパク質

　妊娠中は，副甲状腺ホルモン関連タンパク質（parathyroid hormone-related protein：PTH-rP）の血中濃度が母体で大きく上昇し，胎児循環では上昇しない（Bertelloni, 1994；Saxe, 1997）．このホルモンの多くの役割が明らかになっている．PTH-rP合成は，正常成人の子宮筋層，子宮内膜，黄体，および乳腺射乳組織などの生殖器官で認められる．PTH-rPは正常成人の副甲状腺では産生されない．胎盤由来のPTH-rPは，カルシウムおよび他の溶質の転送に関与する遺伝子を調節する重要な機能を有している．また，胎児の骨におけるミネラルの恒常性，羊水および胎児循環に関係している（Simmonds, 2010）．

◆ レプチン

　通常，脂肪細胞から分泌される．このホルモンは，視床下部受容体を通し，食物摂取を減少させる抗肥満ホルモンとして機能する．また，骨成長と免疫機能の調節作用をもつ（Cock, 2003；La Cava, 2004）．また，胎盤において，栄養膜細胞層と合胞体栄養細胞層により合成される（Henson, 2002）．胎盤に対する，母体脂肪組織由来のレプチンの相対的関与は明らかにされていないが，最近では，胎盤のアミノ酸輸送および胎児の成長における胎盤レプチンの重要な調節的役割が注目されている（Rosario, 2016a）．母体血清中濃度は，非妊娠女性に比べ，有意に高値である．胎児血中レプチン濃度は，出生体重と相関し，胎児の発達と成長において機能していると考えられている．レプチンの有効性の低下は，子孫が子宮内胎児発育遅延となる有害な胎児の代謝プログラミングに寄与する，という報告がある（Nusken, 2016）．

◆ 神経ペプチドY

　36のアミノ酸で構成され，脳で広く分布している．また，心血管，呼吸器，消化管，尿生殖器に分布する交感神経系に認められる．Petragliaら（1989）によると，神経ペプチドYは，胎盤から抽出され，栄養膜細胞層で同定される．栄養膜は神経ペプチドY受容体をもち，神経ペプチドYをもつ胎盤細胞の治療はCRH分泌を刺激する（Robidoux, 2000）．

◆ インヒビンとアクチビン

　これらの糖タンパク質ホルモンは，男性および女性の生殖組織で発現し，形質転換成長因子βファミリーに属する（Jones, 2006）．インヒビンは，ヘテロ二量体であり，αサブユニットと二つの異なるβサブユニット，βAあるいはβBのどちらか一つからなる．インヒビンは，それぞれインヒビンAまたはインヒビンBのいずれかを産生する．アクチビンは，二つのβサブユニットの組み合わせによって形成される．アクチビン，インヒビンおよびそれらの受容体は，胎盤で発現される．アクチビンおよびインヒビンAは，栄養膜細胞層の合胞体栄養細胞層への融合の際に機能を果たす（Debiève, 2000；Jones, 2006）．アクチビンは，hCG，hPL，プロゲステロン，エストロゲンなどの胎盤ホルモンの産生も刺激する（Luo, 2002；Morrish, 1991；Petraglia, 1989；Song, 1996）．インヒビンAは，アクチビンの胎盤におけるhCGおよびステロイド起源のホルモン産生を阻害する作用に拮抗する（Petraglia, 1989）．インヒビンまたはアクチビンの異常値は，胎盤病理と相関する．たとえば，第2三半期におけるインヒビンAレベルの上昇は，胎児Down症候群の指標となる．さらに，妊娠初期のインヒビンの低値は，流産を示す可能性がある（Prakash, 2005；Wallace, 1996）．妊娠高血圧腎症の女性で循環インヒビンおよびアクチビンの上昇が報告されている（Bersinger, 2003）．

■ 胎盤プロゲステロン産生

妊娠6〜7週から，少量のプロゲステロンが卵巣で産生される（Diczfalusy, 1961）．妊娠7〜10週の黄体もしくは両側卵巣摘出を行った場合，尿中プレグナンジオール（プロゲステロンの主要な尿代謝産物）の排泄率は低下しない．一方で，黄体除去前にプロゲスチンの外的投与が行われないと，自然流産する（第63章参照）．約妊娠8週から，胎盤はプロゲステロン分泌を担い，妊娠を通じて血清中濃度を段階的に上昇させる（図5-19）．満期には，卵巣周期によるが，非妊娠女性の10〜5,000倍の濃度に達する．

第3三半期には，単胎妊娠での1日当たりのプロゲステロン産生量は約250 mgとなる．多胎妊娠では，600 mg以上と思われる．プロゲステロンは2段階の酵素反応でコレステロールから生成される．まず，ミトコンドリア内で，シトクロムP450コレステロール側鎖切断酵素による触媒反応により，コレステロールはプレグネノロンに変換される．プレグネノロンはミトコンドリアから小胞体に移動し，3β水酸化ステロイド脱水素酵素（3β-hydroxysteroid dehydrogenase）によりプロゲステロンに変わる．プロゲステロンは拡散作用ですぐに小胞体から放出される．

胎盤は膨大なプロゲステロンを生成するが，合胞体栄養細胞層のコレステロール生成能力は限られている．放射性同位元素で識別された酢酸塩はゆっくりと胎盤組織によりコレステロールに取り込まれる．コレステロール生合成の律速酵素は3-ヒドロキシ-3-メチルグルタリル補酵素A（hydroxy-3-methylglutaryl coenzyme A：HMG CoA）還元酵素である．このため，胎盤は，外因性の材料，つまり母体のコレステロールにプロゲステロン生成を依存している．栄養膜細胞は，プロゲステロン生合成のためにLDLコレステロールを消費する（Simpson, 1979, 1980）．この機序は，胎児副腎の前駆物質に依存するエストロゲンの胎盤での産生とは異なるものである．

胎児のwell-beingと胎盤でのエストロゲン生成には関係があるが，プロゲステロン生成とは無関係である．hCGやプロゲステロンのようなタンパクホルモンの生成を含めた胎盤内分泌機能は胎児死亡の後も，数週間持続している可能性がある．

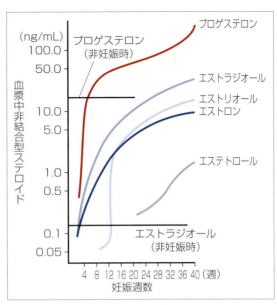

図5-19 妊娠週数におけるプロゲステロン，エストラジオール，エストロン，エステトロール，エストリオールの母体血中濃度

（Modified and redrawn with permission from Mesiano S: The endocrinology of human pregnancy and fetoplacental neuroendocrine development. In Strauss JF, Barbieri RL (eds) Yen and Jaffe's Reproductive Endocrinology: Physiology, Pathophysiology, and Clinical Management, 6th ed. Philadephia, Saunders, 2009）

妊娠中のプロゲステロン代謝クリアランスは，男性や非妊娠女性と類似していることがわかっている．妊娠中，5α-ジヒドロプロゲステロンの血漿中濃度は，胎盤で生成されたプロゲステロンと胎児由来の前駆物質から合胞体栄養細胞層での生成により，上昇する（Dombroski, 1997）．このように，プロゲステロン代謝産物の対プロゲステロン濃縮比は，妊娠中に上昇する．この機序については明らかにされていない．プロゲステロンはまた，妊婦や胎児内で，強力な鉱質コルチコイドデオキシコルチコステロンに変換される．デオキシコルチコステロン濃度は，母体・胎児内で著しく増加する（表5-1）．妊娠中は，循環プロゲステロンからデオキシコルチコステロンを副腎外で生成するのが主である（Casey, 1982a, b）．

■ 胎盤エストロゲン産生

妊娠最初の2〜4週は，hCG濃度は上昇し，妊娠黄体でエストラジオールの産生は維持される．母体卵巣でのプロゲステロンとエストロゲン産生は妊娠7週で有意に減少し，黄体から胎盤へ移行

する．妊娠7週には，母体血中のエストロゲンの半分以上が胎盤で生成される（MacDonald, 1965a；Siiteri, 1963, 1966）．続いて，胎盤は絶えず増加するエストロゲンを産生する．満期近くでは，正常なヒトの妊娠は高エストロゲン状態であり，合胞体栄養細胞層は1,000人以上の排卵女性の卵巣で1日に産生されるのと同等の量のエストロゲンを産生している．この高エストロゲン状態は，胎盤娩出後に突然終了する．

◆ 生合成

ヒトの栄養膜細胞において，コレステロールもプロゲステロンもエストロゲン前駆物質として利用することができない．それが，17α-水酸化酵素/17, 20-リアーゼ（steroid 17α-hydroxylase/17, 20-lyase：CYP17A1）がヒト胎盤では発現しない理由である．この重要な酵素は，17-OHプロゲステロン（C_{21}ステロイド）を，C_{19}ステロイドとエストロゲン前駆体であるアンドロステンジオンに変換する．したがって，C_{21}-ステロイドからC_{19}-ステロイドへの変換は不可能である．

しかしながら，デヒドロエピアンドロステロン（dehydroepiandrosterone：DHEA）とデヒドロエピアンドロステロン硫酸塩（dehydroepiandrosterone sulfate：DHEA-S）もまたC_{19}-ステロイドであり，母体と胎児の副腎で産生される．これら2つのステロイドは，エストロゲン前駆物質として用いられることもある（図5-20）．Ryan（1959a）によって，胎盤には適切なC_{19}-ステロイドをエストロンとエストラジオールに変換する非常に高い能力があることがわかった．エストラジオールへのDHEA-Sの変換は，主に細胞層にある四つの鍵となる酵素が胎盤で発現される必要がある（Bonenfant, 2000；Salido, 1990）．まず，胎盤は，ステロイドスルファターゼ（steroid sulfatase：STS）の高値を示す．STSは結合型DHEA-SをDHEAに変換する．DHEAは，アンドロステンジオンの生成のために，3β-水酸化ステロイドデヒドロゲナーゼ1型（3β-hydroxysteroid dehydrogenase type 1：3βHSD）の作用を受ける．その後，シトクロムP450アロマターゼ（Cytrochrome P_{450} aromatase：CYP19）は，アンドロステンジオンをエストロンに変換する．さらに，17β-水酸化ステロイド・デヒドロゲナーゼ1型（17β-hydroxysteroid dehydrogenase type 1：17βHSD1）によりエストラジオールに変換される．

DHEA-Sは，妊娠においてエストロゲンの主要な前駆物質であることが発見された（Baulieu, 1963；Siiteri, 1963）．しかし，母体副腎は，全胎盤エストロゲン生成に十分なDHEA-Sを生成できない．ゆえに胎児副腎は，妊娠中の胎盤エストロゲン前駆物質の最も重要な供給源である．このように，妊娠中のエストロゲン産生は，胎児副腎，肝臓，胎盤，母体副腎の間での特有の相互作用を反映する．

◆ 方向性分泌

エストラジオールとエストリオールの90％以上が合胞体栄養細胞層で産生され，母体血漿中に放出される（Gurpide, 1966）．胎盤プロゲステロンの85％以上が，母体血漿中に入り，少量の母体プロゲステロンが胎盤を通して胎児に向かう（Gurpide, 1972）．

新しく形成されたステロイドの母体循環への方向は，血膜内皮細胞性の胎盤形成の基本的な特徴に由来する．この流れの中では，合胞体栄養細胞層から分泌されたステロイドは，直接母体血中に流入することができる．合胞体から出たステロイドは，直接胎児血中に入らない．まず栄養膜細胞層を横断しなければならず，その後，絨毛の中心部基質，胎児毛細管に入らなければならない．これらの経路のどちらからでも，ステロイドは再び合胞体に流入することは可能である．このような血流アレンジメントの結果，ステロイドの流入が，実質的には胎児血中よりも母体循環に多い．

胎児副腎と胎盤の相互作用

胎児副腎は，形態学的，機能的，生理学的に卓越した器官である．満期には，胎児副腎重量は成人と同程度になる．胎児の腺構造は，85％以上が胎児特有のものであり，ステロイド生合成能をもつ．満期近くの胎児副腎は，1日当たり100～200 mgのステロイドを産生する．これは，安静時の成人の1日当たりのステロイド分泌30～40 mgに匹敵するものである．

胎児特有の腺構造は生後1年で失われ，成人には存在しない．胎児副腎の成長は，ACTHのほか，胎盤から分泌される種々の因子に影響され

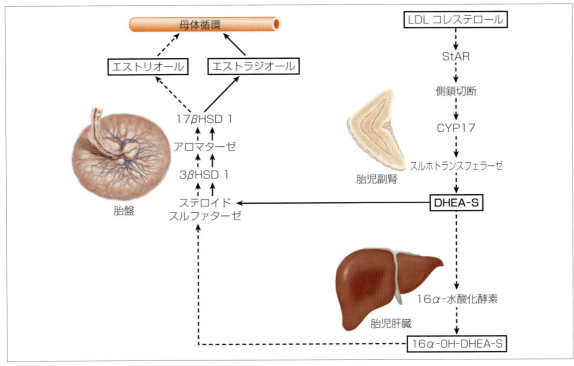

図 5-20 胎盤におけるエストロゲン生成の図示
胎児副腎から多量に分泌されたDHEA-Sが，胎児肝臓で16α-OH-DHEA-Sに変換される．DHEA-S，16α-OH-DHEA-Sといったステロイドは，胎盤において17β-エストラジオール（E_2），エストリオール（E_3）といったエストロゲンに変換される．満期近くには，E_2の半分が胎児副腎のDHEA-Sから，半分が母体のDHEA-Sに由来する．一方で，胎盤のE_3の90％が，胎児の16α OH-DHEA-Sに由来し，10％だけがほかから供給される．

る．妊娠を通じて，成長を続ける胎児腺構造が例にあげられ，分娩・胎盤娩出後は，急速に衰退していく．

■ 胎盤でのエストリオール合成

エストラジオールは満期の胎盤性エストロゲンの主な分泌物である．さらに，母体循環において，**エストリオールとエストロールの値が有意な値に達するのは第3三半期になってからである**（図5-19）．これらの水酸化エストロゲンは，胎児副腎と胎児の肝臓が協働して生成した基質を使って胎盤で生成される．そのため，胎児肝16α-水酸化酵素の高値は，副腎由来ステロイドに作用する．Ryan（1959b）とMacDonaldら（1965b）は，胎盤組織で，16α-水酸化C_{19}-ステロイド〔特に16α-水酸化デヒドロエピアンドロステロン（16α-hydroxydehydroepiandrosterone：16α-OHDHEA）〕がエストリオールに変換されることを発見した．妊娠中のエストリオールの構造の不均衡な増加は，主に血漿中の16α-OHDHEA-Sからできたエストリオールの胎盤生成物により説明される．満期近くになると，胎児は正常妊娠における胎盤エストリオール，エステトロール前駆体の90％を供給する．

母体のエストリオールとエステトロールは，ほとんど単独に胎児ステロイド前駆物質より産生される．したがって，これらのステロイドの値は，胎児のwell-beingの指標としてかつては用いられていた．しかしながら，このようなテストは感度と特異度が低いため，現在では使用されない．

■ 胎児副腎ステロイド前駆体

胎児副腎ステロイドの前駆体はコレステロールである．胎児腺組織のステロイド生合成率は非常に高く，ステロイド源だけでも成人の1日当たりのLDLコレステロールの代謝の1/4に当たる．胎児副腎は，酢酸塩からコレステロールを生成する．コレステロール生合成に関するすべての酵素

は，成人の副腎と同様に増加する（Rainey, 2001）．このように胎児副腎におけるコレステロールの生成率は非常に高い．それでも，胎児の副腎によるコレステロール生成はステロイドをつくるのには不十分である．ゆえに，胎児循環と主にLDLからコレステロールは同化されなければならない（Carr, 1980, 1981b, 1982；Simpson, 1979）．

大部分の胎児血漿コレステロールは胎児肝臓で新たに合成される（Carr, 1984）．胎児血漿のLDL低値は，胎児LDL合成障害ではなく，副腎によるステロイド産生のためのLDL消費によるものである（Parker, 1980, 1983）．

■ **エストロゲン産生に影響する胎児の状態**

いくつかの胎児疾患は，胎盤ステロイド合成のための基質を取り込む方法を変えるため，胎児の発育と胎盤機能の相互依存性を示唆する．

胎児死亡は，尿中エストロゲン値の著明な減少に続く．同様に，胎児と胎盤をつなぐ臍帯が結紮された後，胎盤エストロゲン産生は著明に減少する（Cassmer, 1959）．一方で，すでに議論されたように，胎盤プロゲステロン産生は維持されている．要するに，胎盤プロゲステロンでは認めない胎盤エストロゲンの前駆物質の重要な供給源の生合成が胎児死亡により消失する．

無脳症では著しく萎縮した副腎が認められる．視床下部-脳下垂体機能の欠如によるものであり，これはACTHによる副腎刺激を遮断する．無脳症で認められるような，胎児副腎皮質の胎児組織の欠損があると，胎盤エストロゲンの構成率，特にエストリオールは，C_{19}-ステロイド前駆体の利用低下により，高度に制限される．実際，無脳症の胎児を妊娠している女性の尿中エストロゲン値は，正常妊娠でみられるものの約10％にすぎない（Frandsen, 1961）．無脳症の胎児を妊娠した女性では，ほとんどのエストロゲンは，母体血中のDHEA-Sの胎盤での利用から生成される．

胎児副腎皮質形成不全は約12,500例に1例で生じる（McCabe, 2001）．先天性副腎皮質形成不全では，C_{19}-ステロイド前駆体の欠損によりエストロゲン産生が制限される．

胎児胎盤スルファターゼ欠損症は通常の妊娠と異なり，非常に低いエストロゲン濃度となる（France, 1969）．すなわち，スルファターゼ欠損症はC_{19}-ステロイド硫酸塩の加水分解（エストロゲン生合成のための循環ホルモン前駆物質を胎盤で使う第1段階の酵素反応）を阻害する．同症は，X連鎖疾患であり，患児は男性である．推定される頻度は，2,000〜5,000出生に1例であり，陣痛発来の遅延と関連する．また，加齢に伴う魚鱗癬の発症とも関連する（Bradshaw, 1986）．

胎児胎盤アロマターゼ欠損症は，内因性エストロゲンを合成することができない珍しい常染色体劣性遺伝疾患である（Grumbach, 2011；Simpson, 2000）．思い起こすと，胎児副腎DHEA-Sは，胎盤でアンドロステンジオンに変換されるが，アロマターゼ欠損症では，アンドロステンジオンはエストラジオールに変換されない．胎盤でつくられたDHEAのアンドロゲン代謝産物（アンドロステンジオンといくつかのテストステロンを含む）は，母体や胎児血中に分泌される．これは，母体や女性の胎児の男性化を引き起こす（Belgorosky, 2009；Harada, 1992；Shozu, 1991）．

21トリソミー，Down症候群のスクリーニング検査では，hCG，αフェトプロテインとその他の解析物の異常値が認められる（第14章参照）．血清中非結合型エストリオール濃度がDown症児を妊娠している母体で低いことが発見された（Benn, 2002）．原因としては，トリソミー児における副腎でのC_{19}-ステロイド形成不全が考えられる．

重度の胎児D抗原同種異形免疫の場合の**胎児赤芽球症**は，母体血漿エストロゲン濃度の上昇につながる可能性がある．考えられる要因として，胎児溶血性貧血で認められるような胎盤容積の増大があげられる（第15章参照）．

■ **エストロゲン産生に影響する母体の状態**

グルココルチコイド治療は，胎盤エストロゲン生成の著明な減少を引き起こす．グルココルチコイドは母体，胎児の下垂体からのACTH分泌を抑制する．これにより，母体，胎児における胎盤エストロゲン前駆物質DHEA-Sの副腎からの分泌は減少する．

Addison病の妊婦において，母体尿中エストロゲン濃度（主にエストロンとエストラジオールの濃度）は減少する（Baulieu, 1956）．エストリ

オール合成のための胎児副腎の働きは妊娠後半に特に重要である．

　母体アンドロゲン産生腫瘍により胎盤のアンドロゲン濃度が上昇する可能性がある．幸いにも，胎盤はC_{19}-ステロイドの芳香化において非常に効率的である．たとえば，Edmanら（1981）によると，絨毛間腔に入るアンドロステンジオンはすべて合胞体層に取り込まれ，エストラジオールに変換されるとされる．このC_{19}-ステロイドはいずれも胎児には取り込まれない．第二に，母体アンドロゲンを分泌する卵巣腫瘍があると，女性の胎児はまれに男性化する．胎盤は，効率的に，テストステロンを含む芳香化C_{19}-ステロイドをエストロゲンに変え，経胎盤的経路を妨げる．実際には，アンドロゲン産生腫瘍の母体における，男性化する女児は，腫瘍により産生された非芳香化C_{19}-ステロイドアンドロゲン（たとえば5α-ジヒドロテストステロン）によるものの可能性がある．他の説としては，テストステロンが妊娠のごく初期に，同時期の胎盤アロマターゼ量より多く生成されるということである．

　全胞状奇胎と**妊娠性絨毛性腫瘍（GTN）**は，胎児および栄養膜エストロゲン生合成のためのC_{19}-ステロイド前駆体の副腎での供給源を欠いている．ゆえに，胎盤エストロゲン生成は母体血漿のC_{19}-ステロイドの利用に限られ，したがって，主にエストラジオールが生成される（MacDonald, 1964, 1966）．

（訳：松岡知奈）

References

Abel MH: Prostanoids and menstruation. In Baird DT, Michie EA (eds): Mechanisms of Menstrual Bleeding. New York, Raven, 2002.

Albrecht ED, Pepe GJ: Steroid hormone regulation of angiogenesis in the primate endometrium. Front Biosci 8:D416, 2003.

Ancelin M, Buteau-Lozano H, Meduri G, et al: A dynamic shift of VEGF isoforms with a transient and selective progesterone-induced expression of VEGF189 regulates angiogenesis and vascular permeability in human uterus. Proc Natl Acad Sci USA 99:6023, 2002.

Aplin JD: MUC-1 glycosylation in endometrium: possible roles of the apical glycocalyx at implantation. Hum Reprod 2:17, 2003.

Apps R, Sharkey A, Gardner L, et al: Ex vivo functional responses to HLA-G differ between blood and decidual NK cells. Mol Hum Reprod 17(9):577, 2011.

Arici A, Head JR, MacDonald PC, et al: Regulation of interleukin-8 gene expression in human endometrial cells in culture. Mol Cell Endocrinol 94:195, 1993.

Arici A, MacDonald PC, Casey ML: Regulation of monocyte chemotactic protein-1 gene expression in human endometrial cells in cultures. Mol Cell Endocrinol 107:189, 1995.

Arnholdt H, Meisel F, Fandrey K, et al: Proliferation of villous trophoblast of the human placenta in normal and abnormal pregnancies. Virchows Arch B Cell Pathol Incl Mol Pathol 60:365, 1991.

Baker T: A quantitative and cytological study of germ cells in human ovaries. Proc R Soc Lond B Biol Sci 158:417, 1963.

Bathgate RA, Samuel CS, Burazin TC, et al: Human relaxin gene 3 (H3) and the equivalent mouse relaxin (M3) gene. Novel members of the relaxin peptide family. J Biol Chem 277:1148, 2002.

Baulieu EE, Bricaire H, Jayle MF: Lack of secretion of 17-hydroxycorticosteroids in a pregnant woman with Addison's disease. J Clin Endocrinol 16:690, 1956.

Baulieu EE, Dray F: Conversion of 3H-dehydroepiandrosterone (3Beta-hydroxy-delta5-androsten-17-one) sulfate to 3H-estrogens in normal pregnant women. J Clin Endocrinol 23:1298, 1963.

Beck T, Schweikhart G, Stolz E: Immunohistochemical location of HPL, SP1 and beta-HCG in normal placentas of varying gestational age. Arch Gynecol 239:63, 1986.

Belgorosky A, Guercio G, Pepe C, et al: Genetic and clinical spectrum of aromatase deficiency in infancy, childhood and adolescence. Horm Res 72(6):321, 2009.

Benirschke K, Burton GJ, Baergen RN: Pathology of the Human Placenta, 6th ed. Heidelberg, Springer, 2012.

Benn PA: Advances in prenatal screening for Down syndrome: I. General principles and second trimester testing. Clin Chim Acta 323:1, 2002.

Berry SA, Srivastava CH, Rubin LR, et al: Growth hormone-releasing hormone-like messenger ribonucleic acid and immunoreactive peptide are present in human testis and placenta. J Clin Endocrinol Metab 75:281, 1992.

Bersinger NA, Smarason AK, Muttukrishna S, et al: Women with preeclampsia have increased serum levels of pregnancy-associated plasma protein A (PAPP-A), inhibin A, activin A and soluble E-selectin. Hypertens Pregnancy 22(1):45, 2003.

Bertelloni S, Baroncelli GI, Pelletti A, et al: Parathyroid hormone-related protein in healthy pregnant women. Calcif Tissue Int 54:195, 1994.

Bhaumick B, Dawson EP, Bala RM: The effects of insulin-like growth factor-I and insulin on placental lactogen production by human term placental explants. Biochem Biophys Res Commun 144:674, 1987.

Bleker O, Kloostermans G, Mieras D, et al: Intervillous space during uterine contractions in human subjects: an ultrasonic study. Am J Obstet Gynecol 123:697, 1975.

Bogic LV, Mandel M, Bryant-Greenwood GD: Relaxin gene expression in human reproductive tissues by in situ hybridization. J Clin Endocrinol Metab 80:130, 1995.

Bonagura TW, Babischkin JS, Aberdeen GC, et al: Prematurely elevating estradiol in early baboon pregnancy suppresses uterine artery remodeling and expression of extravillous placental vascular endothelial growth factor and a1b1 integrins. Endocrinology 153(6):2897, 2012.

Bonenfant M, Provost PR, Drolet R, et al: Localization of type 1 17beta-hydroxysteroid dehydrogenase mRNA and protein in syncytiotrophoblasts and invasive cytotrophoblasts in the human term villi. J Endocrinol 165:217, 2000.

Borell U, Fernstrom I, Westman A: An arteriographic study of the placental circulation. Geburtshilfe Frauenheilkd 18:1, 1958.

Bourne GL: The Human Amnion and Chorion. Chicago, Year Book, 1962.

Boyd JD, Hamilton WJ: The Human Placenta. Cambridge, England, Heffer, 1970.

Bradshaw KD, Carr BR: Placental sulfatase deficiency: maternal and fetal expression of steroid sulfatase deficiency and X-linked ichthyosis. Obstet Gynecol Surv 41:401, 1986.

Brosens I, Dixon H: The anatomy of the maternal side of the placenta. Eur J Endocrinol 73:357, 1963.

Bryant-Greenwood GD: The extracellular matrix of the human fetal membranes: structure and function. Placenta 19:1, 1998.

Carr BR, Ohashi M, Simpson ER: Low density lipoprotein binding and de novo synthesis of cholesterol in the neocortex and fetal zones of the human fetal adrenal gland. Endocrinology 110:1994, 1982.

Carr BR, Porter JC, MacDonald PC, et al: Metabolism of low density lipoprotein by human fetal adrenal tissue. Endocrinology 107:1034, 1980.

Carr BR, Sadler RK, Rochelle DB, et al: Plasma lipoprotein regulation of progesterone biosynthesis by human corpus luteum tissue in organ culture. J Clin Endocrinol Metab 52:875, 1981a.

Carr BR, Simpson ER: Cholesterol synthesis by human fetal hepatocytes: effect of lipoproteins. Am J Obstet Gynecol 150:551, 1984.

Carr BR, Simpson ER: Lipoprotein utilization and cholesterol synthesis by the human fetal adrenal gland. Endocr Rev 2:306, 1981b.

Carson DD: The glycobiology of implantation. Front Biosci 7:d1535, 2002.

Carvajal JA, Delpiano AM, Cuello MA, et al: Mechanical stretch increases brain natriuretic peptide production and secretion in the human fetal membranes. Reprod Sci 20(5):597, 2013.

Casey ML, Delgadillo M, Cox KA, et al: Inactivation of prostaglandins in human decidua vera (parietalis) tissue: substrate specificity of prostaglandin dehydrogenase. Am J Obstet Gynecol 160:3, 1989.

Casey ML, Hemsell DL, MacDonald PC, et al: NAD$^+$-dependent 15-hydroxyprostaglandin dehydrogenase activity in human endometrium. Prostaglandins 19:115, 1980.

Casey ML, MacDonald PC: Extraadrenal formation of a mineralocorticosteroid: deoxycorticosterone and deoxycorticosterone sulfate biosynthesis and metabolism. Endocr Rev 3:396, 1982a.

Casey ML, MacDonald PC: Metabolism of deoxycorticosterone and deoxycorticosterone sulfate in men and women. J Clin Invest 70:312, 1982b.

Casey ML, MacDonald PC: The endothelin-parathyroid hormone-related protein vasoactive peptide system in human endometrium: modulation by transforming growth factor-beta. Hum Reprod 11(Suppl 2):62, 1996.

Cassmer O: Hormone production of the isolated human placenta. Studies on the role of the foetus in the endocrine functions of the placenta. Acta Endocrinol Suppl 32(Suppl 45):1, 1959.

Cervar M, Blaschitz A, Dohr G, et al: Paracrine regulation of distinct trophoblast functions in vitro by placental macrophages. Cell Tissue Res 295:297, 1999.

Chennazhi, Nayak NR: Regulation of angiogenesis in the primate endometrium: vascular endothelial growth factor. Semin Reprod Med 27(1):80, 2009.

Chigusa Y, Kishore AH, Mogami H, et al: Nrf2 activation inhibits effects of thrombin in human amnion cells and thrombin-induced preterm birth in mice. J Clin Endocrinol Metab 101(6):2612, 2016.

Cock TA, Auwerx J: Leptin: cutting the fat off the bone. Lancet 362:1572, 2003.

Cole LA: Immunoassay of human chorionic gonadotropin, its free subunits, and metabolites. Clin Chem 43:2233, 1997.

Conneely OM, Mulac-Jericevic B, DeMayo F, et al: Reproductive functions of progesterone receptors. Recent Prog Horm Res 57:339, 2002.

Corbacho AM, Martinez DL, Clapp C: Roles of prolactin and related members of the prolactin/growth hormone/placental lactogen family in angiogenesis. J Endocrinol 173:219, 2002.

Coya R, Martul P, Algorta J, et al: Progesterone and human placental lactogen inhibit leptin secretion on cultured trophoblast cells from human placentas at term. Gynecol Endocrinol 21:27, 2005.

Crawford J: A study of human placental growth with observations on the placenta in erythroblastosis foetalis. BJOG 66:855, 1959.

Critchley HO, Kelly RW, Baird DT, et al: Regulation of human endometrial function: mechanisms relevant to uterine bleeding. Reprod Biol Endocrinol 4 Suppl 1:S5, 2006.

Curry TE Jr, Smith MF: Impact of extracellular matrix remodeling on ovulation and the folliculo-luteal transition. Semin Reprod Med 24(4):228, 2006.

Dautzenberg FM, Hauger RL: The CRF peptide family and their receptors: yet more partners discovered. Trends Pharmacol Sci 23:71, 2002.

Debiève F, Pampfer S, Thomas K: Inhibin and activin production and subunit expression in human placental cells cultured *in vitro*. Mol Human Reprod 6(8):743, 2000.

Diczfalusy E, Troen P: Endocrine functions of the human placenta. Vitam Horm 19:229, 1961.

Dombroski RA, Casey ML, MacDonald PC: 5-Alpha-dihydroprogesterone formation in human placenta from 5alpha-pregnan-3beta/alpha-ol-20-ones and 5-pregnan-3beta-yl-20-one sulfate. J Steroid Biochem Mol Biol 63:155, 1997.

Duffy DM, Hutchison JS, Stewart DR, et al: Stimulation of primate luteal function by recombinant human chorionic gonadotropin and modulation of steroid, but not relaxin, production by an inhibitor of 3 beta-hydroxysteroid dehydrogenase during simulated early pregnancy. J Clin Endocrinol Metab 81:2307, 1996.

Duncan WC, McNeilly AS, Fraser HM, et al: Luteinizing hormone receptor in the human corpus luteum: lack of down-regulation during maternal recognition of pregnancy. Hum Reprod 11:2291, 1996.

Dunn CL, Critchley HO, Kelly RW: IL-15 regulation in human endometrial stromal cells. J Clin Endocrinol Metab 87:1898, 2002.

Economos K, MacDonald PC, Casey ML: Endothelin-1 gene expression and protein biosynthesis in human endometrium: potential modulator of endometrial blood flow. J Clin Endocrinol Metab 74:14, 1992.

Edman CD, Toofanian A, MacDonald PC, et al: Placental clearance rate of maternal plasma androstenedione through placental estradiol formation: an indirect method of assessing uteroplacental blood flow. Am J Obstet Gynecol 141:1029, 1981.

Elliott CL, Allport VC, Loudon JA, et al: Nuclear factor-kappa B is essential for up-regulation of interleukin-8 expression in human amnion and cervical epithelial cells. Mol Hum Reprod 7:787, 2001.

Evans J, Salamonsen LA: Inflammation, leukocytes and menstruation. Rev Endocr Metab Disord 13(4):277, 2012.

Faas MM, de Vos P: Uterine NK cells and macrophages in pregnancy. Placenta 56:44, 2017.

Faddy MJ, Gosden RG, Gougeon A, et al: Accelerated disappearance of ovarian follicles in mid-life: implications for forecasting menopause. Hum Reprod 7:1342, 1992.

Ferenczy A: Studies on the cytodynamics of human endometrial regeneration. I. Scanning electron microscopy. Am J Obstet Gynecol 124:64, 1976.

Filicori M, Santoro N, Merriam GR, et al: Characterization of the physiological pattern of episodic gonadotropin secretion throughout the human menstrual cycle. J Clin Endocrinol Metab 62:1136, 1986.

Fisk NM, MacLachlan N, Ellis C, et al: Absent end-diastolic flow in first trimester umbilical artery. Lancet 2:1256, 1988.

Florio P, Franchini A, Reis FM, et al: Human placenta, chorion, amnion and decidua express different variants of corticotropin-releasing factor receptor messenger RNA. Placenta 21:32, 2000.

Florio P, Mezzesimi A, Turchetti V, et al: High levels of human chromogranin A in umbilical cord plasma and amniotic fluid at parturition. J Soc Gynecol Investig 9:32, 2002.

France JT, Liggins GC: Placental sulfatase deficiency. J Clin Endocrinol Metab 29:138, 1969.

Frandsen VA, Stakemann G: The site of production of oestrogenic hormones in human pregnancy: hormone excretion in pregnancy with anencephalic foetus. Acta Endocrinol 38:383, 1961.

Fraser HM, Wulff C: Angiogenesis in the primate ovary. Reprod Fertil Dev 13:557, 2001.

Fu B, Li X, Sun R, et al: Natural killer cells promote immune tolerance by regulating inflammatory TH17 cells at the human maternal-fetal interface. Proc Natl Acad Sci USA 110(3):E231, 2013.

Fuglsang J, Skjaerbaek C, Espelund U, et al: Ghrelin and its relationship to growth hormones during normal pregnancy. Clin Endocrinol (Oxf) 62(5):554, 2005.

Fuzzi B, Rizzo R, Criscuoli L, et al: HLA-G expression in early embryos is a fundamental prerequisite for the obtainment of pregnancy. Eur J Immunol 32:311, 2002.

Garcia-Velasco JA, Arici A: Chemokines and human reproduction. Fertil Steril 71:983, 1999.

Gargett CE, Rogers PA: Human endometrial angiogenesis. Reproduction 121:181, 2001.

Genazzani AR, Fraioli F, Hurlimann J, et al: Immunoreactive ACTH and cortisol plasma levels during pregnancy. Detection and partial purification of corticotrophin-like placental hormone: the human chorionic corticotrophin (HCC). Clin Endocrinol (Oxf) 4:1, 1975.

Genbacev O, Ratkovic M, Kraincanic M, et al: Effect of prostaglandin PGE2alpha on the synthesis of placental proteins and human placental lactogen (HPL). Prostaglandins 13:723, 1977.

Georgia S, Bhushan A: Pregnancy hormones boost beta cells via serotonin. Nat Med 16(7):756, 2010.

Germain A, Attaroglu H, MacDonald PC, et al: Parathyroid hormone-related protein mRNA in avascular human amnion. J Clin Endocrinol Metab 75:1173, 1992.

Gibson DA, Simitsidelis I, Cousins FL, et al: Intracrine androgens enhance decidualization and modulate expression of human endometrial receptivity genes. Sci Rep 286, 2016.

Golander A, Hurley T, Barrett J, et al: Prolactin synthesis by human chorion-decidual tissue: a possible source of prolactin in the amniotic fluid. Science 202:311, 1978.

Goldman-Wohl DS, Ariel I, Greenfield C, et al: HLA-G expression in extravillous trophoblasts is an intrinsic property of cell differentiation: a lesson learned from ectopic pregnancies. Mol Hum Reprod 6:535, 2000.

Gougeon A: Regulation of ovarian follicular development in primates: facts and hypotheses. Endocr Rev 17:121, 1996.

Greer LG, Casey BM, Halvorson LM, et al: Antithyroid antibodies and parity: further evidence for microchimerism in autoimmune thyroid disease. Am J Obstet Gynecol 205(5):471.e1, 2011.

Groome NP, Illingworth PJ, O'Brien M, et al: Measurement of dimeric inhibin B throughout the human menstrual cycle. J Clin Endocrinol Metab 81:1401, 1996.

Grumbach MM: Aromatase deficiency and its consequences. Adv Exp Med Biol 707:19, 2011.

Grumbach MM, Kaplan SL: On placental origin and purification of chorionic growth hormone prolactin and its immunoassay in pregnancy. Trans N Y Acad Sci 27:167, 1964.

Gualillo O, Caminos J, Blanco M, et al: Ghrelin, a novel placental-derived hormone. Endocrinology 142:788, 2001.

Gubbay O, Critchley HO, Bowen JM, et al: Prolactin induces ERK phosphorylation in epithelial and CD56(+) natural killer cells of the human endometrium. J Clin Endocrinol Metab 87:2329, 2002.

Gurpide E, Schwers J, Welch MT, et al: Fetal and maternal metabolism of estradiol during pregnancy. J Clin Endocrinol Metab 26:1355, 1966.

Gurpide E, Tseng J, Escarcena L, et al: Fetomaternal production and transfer of progesterone and uridine in sheep. Am J Obstet Gynecol 113:21, 1972.

Guzeloglu-Kayisli O, Kayisli UA, Taylor HS: The role of growth factors and cytokines during implantation: endocrine and paracrine interactions. Semin Reprod Med 27(1):62, 2009.

Hafez ES, Ludwig H, Metzger H: Human endometrial fluid kinetics as observed by scanning electron microscopy. Am J Obstet Gynecol 122:929, 1975.

Hanna J, Goldman-Wohl D, Hamani Y, et al: Decidual NK cells regulate key developmental processes at the human fetal-maternal interface. Nat Med 12:1065, 2006.

Hansell DJ, Bryant-Greenwood GD, Greenwood FC: Expression of the human relaxin H1 gene in the decidua, trophoblast, and prostate. J Clin Endocrinol Metab 72:899, 1991.

Harada N, Ogawa H, Shozu M, et al: Biochemical and molecular genetic analyses on placental aromatase (P-450AROM) deficiency. J Biol Chem 267:4781, 1992.

Henson MC, Castracane VD: Leptin: roles and regulation in primate pregnancy. Semin Reprod Med 20:113, 2002.

Hershman JM: Human chorionic gonadotropin and the thyroid: Hyperemesis gravidarum and trophoblastic tumors. Thyroid 9:653, 1999.

Hertig AT: The placenta: some new knowledge about an old organ. Obstet Gynecol 20:859, 1962.

Hillier SG: Gonadotropic control of ovarian follicular growth and development. Mol Cell Endocrinol 179:39, 2001.

Horgan CE, Roumimper H, Tucker R, et al: Altered decorin and Smad expression in human fetal membranes in PPROM. Biol Reprod 91(5):105, 2014.

Horvath TL, Diano S, Sotonyi P, et al: Minireview: ghrelin and the regulation of energy balance—a hypothalamic perspective. Endocrinology 142:4163, 2001.

Hoshina M, Boothby M, Boime I: Cytological localization of chorionic gonadotropin alpha and placental lactogen mRNAs during development of the human placenta. J Cell Biol 93:190, 1982.

Hreinsson JG, Scott JE, Rasmussen C, et al: Growth differentiation factor-9 promotes the growth, development, and survival of human ovarian follicles in organ culture. J Clin Endocrinol Metab 87:316, 2002.

Hudson P, Haley J, John M, et al: Structure of a genomic clone encoding biologically active human relaxin. Nature 301:628, 1983.

Hudson P, John M, Crawford R, et al: Relaxin gene expression in human ovaries and the predicted structure of a human preprorelaxin by analysis of cDNA clones. EMBO J 3:2333, 1984.

Hunt JS, Orr HT: HLA and maternal-fetal recognition. FASEB J 6:2344, 1992.

Iwashita M, Kudo Y, Shinozaki Y, et al: Gonadotropin-releasing hormone increases serum human chorionic gonadotropin in pregnant women. Endocr J 40:539, 1993.

Jeffrey J: Collagen and collagenase: pregnancy and parturition. Semin Perinatol 15:118, 1991.

Johnson EL, Chakraborty R: Placental Hofbauer cells limit HIV-1 replication and potentially offset mother to child transmission (MTCT) by induction of immunoregulatory cytokines. Retrovirology 9:101, 2012.

Johnson PM, Christmas SE, Vince GS: Immunological aspects of implantation and implantation failure. Hum Reprod 14(suppl 2):26, 1999.

Jones RL, Stoikos C, Findlay JK, et al: TGF-β superfamily expression and actions in the endometrium and placenta. Reproduction 132:217, 2006.

Jones SA, Brooks AN, Challis JR: Steroids modulate corticotropin-releasing hormone production in human fetal membranes and placenta. J Clin Endocrinol Metab 68:825, 1989a.

Jones SA, Challis JR: Local stimulation of prostaglandin production by corticotropin-releasing hormone in human fetal membranes and placenta. Biochem Biophys Res Commun 159:192, 1989b.

Kaipia A, Hsueh AJ: Regulation of ovarian follicle atresia. Annu Rev Physiol 59:349, 1997.

Kane N, Kelly R, Saunders PTK, et al: Proliferation of uterine natural killer cells is induced by hCG and mediated via the mannose receptor. Endocrinology 150(6):2882, 2009.

Kaneko Y, Murphy CR, Day ML: Extracellular matrix proteins secreted from both the endometrium and the embryo are required for attachment: a study using a co-culture model of rat blastocysts and Ishikawa cells. J Morphol 2741(1):63, 2013.

Katzenellenbogen BS, Sun J, Harrington WR, et al: Structure-function relationships in estrogen receptors and the characterization of novel selective estrogen receptor modulators with unique pharmacological profiles. Ann NY Acad Sci 949:6, 2001.

Kaufmann P, Scheffen I: Placental development. In Polin R, Fox W (eds): Fetal and Neonatal Physiology. Philadelphia, Saunders, 1992.

Kim H, Toyofuku Y, Lynn FC; et al: Serotonin regulates pancreatic beta cell mass during pregnancy. Nat Med 16(7):804, 2010.

King BF, Menton DN: Scanning electron microscopy of human placental villi from early and late in gestation. Am J Obstet Gynecol 122:824, 1975.

Kraiem Z, Sadeh O, Blithe DL, et al: Human chorionic gonadotropin stimulates thyroid hormone secretion, iodide uptake, organification, and adenosine 3′,5′-monophosphate formation in cultured human thyrocytes. J Clin Endocrinol Metab 79:595, 1994.

Kurman RJ, Young RH, Norris HJ, et al: Immunocytochemical localization of placental lactogen and chorionic gonadotropin in the normal placenta and trophoblastic tumors, with emphasis on intermediate trophoblast and the placental site trophoblastic tumor. Int J Gynecol Pathol 3:101, 1984.

Kurtzman JT, Wilson H, Rao CV: A proposed role for hCG in clinical obstetrics. Semin Reprod Med 19:63, 2001.

La Cava A, Alviggi C, Matarese G: Unraveling the multiple roles of leptin in inflammation and autoimmunity. J Mol Med 82:4, 2004.

LeBouteiller P, Solier C, Proll J, et al: Placental HLA-G protein expression in vivo: where and what for? Hum Reprod Update 5:223, 1999.

Lessey BA, Castelbaum AJ: Integrins and implantation in the human. Rev Endocr Metab Disord 3:107, 2002.

Lessey BA, Castelbaum AJ, Sawin SW, et al: Integrins as markers of uterine receptivity in women with primary unexplained infertility. Fertil Steril 63:535, 1995.

Liao S, Vickers MH, Taylor RS, et al: Human placental growth hormone is increased in maternal serum at 20 weeks of gestation in pregnancies with large-for-gestation-age babies. Growth Factors 34(5–6):203, 2016.

Licht P, Russu V, Wildt L: On the role of human chorionic gonadotropin (hCG) in the embryo-endometrial microenvironment: implications for differentiation and implantation. Semin Reprod Med 19:37, 2001.

Lindhard A, Bentin-Ley U, Ravn V, et al: Biochemical evaluation of endometrial function at the time of implantation. Fertil Steril 78:221, 2002.

Lobo SC, Srisuparp S, Peng X, et al: Uterine receptivity in the baboon: modulation by chorionic gonadotropin. Semin Reprod Med 19:69, 2001.

Loke YM, King A: Human Implantation. Cell Biology and Immunology. Cambridge, Cambridge University Press, 1995.

Loquet P, Broughton-Pipkin F, Symonds E, et al: Blood velocity waveforms and placental vascular formation. Lancet 2:1252, 1988.

Luo Y, Yu H, Wu D, et al: Transforming growth factor β1 inhibits steroidogenesis in human trophoblast cells. Molecular Human Reproduction 8(3):318, 2002.

MacDonald PC: Placental steroidogenesis. In Wynn RM (ed): Fetal Homeostasis, Vol. I. New York, New York Academy of Sciences, 1965a.

MacDonald PC, Siiteri PK: Origin of estrogen in women pregnant with an anencephalic fetus. J Clin Invest 44:465, 1965b.

MacDonald PC, Siiteri PK: Study of estrogen production in women with hydatidiform mole. J Clin Endocrinol Metab 24:685, 1964.

MacDonald PC, Siiteri PK: The in vivo mechanisms of origin of estrogen in subjects with trophoblastic tumors. Steroids 8:589, 1966.

Macklon NS, Fauser BC: Follicle-stimulating hormone and advanced follicle development in the human. Arch Med Res 32:595, 2001.

Manaster I, Mizrahi S, Goldman-Wohl D, et al: Endometrial NK cells are special immature cells that await pregnancy. J Immunol 181:1869, 2008.

Marcellin L, Schmitz T, Messaoudene M, et al: Immune modifications in fetal membranes overlying the cervix precede parturition in humans. J Immunol 198(3):1345, 2017.

Markee J: Menstruation in intraocular endometrial transplants in the rhesus monkey. Contrib Embryol 28:219, 1940.

Maruo T, Ladines-Llave CA, Matsuo H, et al: A novel change in cytologic localization of human chorionic gonadotropin and human placental lactogen in first-trimester placenta in the course of gestation. Am J Obstet Gynecol 167:217, 1992.

Maybin JA, Critchley HO: Menstrual physiology: implications for endometrial pathology and beyond. Hum Reprod Update 21(6):748, 2015.

McCabe ER: Adrenal hypoplasias and aplasias. In Scriver CR, Beaudet AL, Sly WE, et al (eds): The Metabolic and Molecular Bases of Inherited Disease. New York, McGraw-Hill, 2001.

McCombs H, Craig M: Decidual necrosis in normal pregnancy. Obstet Gynecol 24:436, 1964.

McGregor WG, Kuhn RW, Jaffe RB: Biologically active chorionic gonadotropin: synthesis by the human fetus. Science 220:306, 1983.

McGregor WG, Raymoure WJ, Kuhn RW, et al: Fetal tissue can synthesize a placental hormone. Evidence for chorionic gonadotropin beta-subunit synthesis by human fetal kidney. J Clin Invest 68:306, 1981.

Mesiano S: The endocrinology of human pregnancy and fetoplacental neuroendocrine development. In Strauss JF, Barbieri RL (eds): Yen and Jaffe's Reproductive Endocrinology: Physiology, Pathophysiology, and Clinical Management, 6th ed. Philadelphia, Saunders, 2009.

Mi Y, Wang W, Zhang C, et al: Autophagic degradation of collagen 1A1 by cortisol in human amnion fibroblasts. Endocrinology 158(4):1005, 2017.

Miller-Lindholm AK, LaBenz CJ, Ramey J, et al: Human chorionic gonadotropin-beta gene expression in first trimester placenta. Endocrinology 138:5459, 1997.

Moffett-King A: Natural killer cells and pregnancy. Nat Rev Immunol 2:656, 2002.

Mogami H, Keller PW, Shi H, et al: Effect of thrombin on human amnion mesenchymal cells, mouse fetal membranes, and preterm birth. J Biol Chem 289(19):13295, 2014.

Mogami H, Kishore AH, Shi H, et al: Fetal fibronectin signaling induces matrix metalloproteases and cyclooxygenase-2 (COX-2) in amnion cells and preterm birth in mice. J Biol Chem 288(3):1953, 2013.

Moore JJ, Dubyak GR, Moore RM, et al: Oxytocin activates the inositol-phospholipid-protein kinase-C system and stimulates prostaglandin production in human amnion cells. Endocrinology 123:1771, 1988.

Moore KL, Persaud TV, Torchia MG (eds): The Developing Human. Clinically Oriented Embryology, 9th ed. Philadelphia, Saunders, 2013.

Moore RM, Redline RW, Kumar D, et al: Differential expression of fibulin family proteins in the para-cervical weak zone and other areas of human fetal membranes. Placenta 30(4):335, 2009.

Morrish DW, Bhardwaj D, Paras MT: Transforming growth factor beta 1 inhibits placental differentiation and human chorionic gonadotropin and human placental lactogen secretion. Endocrinology 129(1):22, 1991.

Morrish DW, Marusyk H, Siy O: Demonstration of specific secretory granules for human chorionic gonadotropin in placenta. J Histochem Cytochem 35:93, 1987.

Mote PA, Balleine RL, McGowan EM, et al: Colocalization of progesterone receptors A and B by dual immunofluorescent histochemistry in human endometrium during the menstrual cycle. J Clin Endocrinol Metab 84:2963, 1999.

Mote PA, Balleine RL, McGowan EM, et al: Heterogeneity of progesterone receptors A and B expression in human endometrial glands and stroma. Hum Reprod 15(suppl 3):48, 2000.

Navot D, Bergh P: Preparation of the human endometrium for implantation. Ann N Y Acad Sci 622:212, 1991.

Nemeth E, Tashima LS, Yu Z, et al: Fetal membrane distention: I. Differentially expressed genes regulated by acute distention in amniotic epithelial (WISH) cells. Am J Obstet Gynecol 182:50, 2000.

Nguyen H, Dubernard G, Aractingi S, et al: Feto-maternal cell trafficking: a transfer of pregnancy associated progenitor cells. Stem Cell Rev 2:111, 2006.

Nicholson RC, King BR: Regulation of CRH gene expression in the placenta. Front Horm Res 27:246, 2001.

Nikas G: Cell-surface morphological events relevant to human implantation. Hum Reprod 2:37, 2003.

Nusken E, Wohlfarth M, Lippach G, et al: Reduced perinatal leptin availability may contribute to adverse metabolic programming in a rat model of uteroplacental insufficiency. Endocrinology 157(5):1813, 2016.

Ny T, Wahlberg P, Brandstrom IJ: Matrix remodeling in the ovary: regulation and functional role of the plasminogen activator and matrix metalloproteinase systems. Mol Cell Endocrinol 187:29, 2002.

O'Sullivan CM, Liu SY, Karpinka JB, et al: Embryonic hatching enzyme strypsin/ISP1 is expressed with ISP2 in endometrial glands during implantation. Mol Reprod Dev 62:328, 2002.

Odagiri E, Sherrell BJ, Mount CD, et al: Human placental immunoreactive corticotropin, lipotropin, and beta-endorphin: evidence for a common precursor. Proc Natl Acad Sci USA 76:2027, 1979.

Parker CR Jr, Carr BR, Simpson ER, et al: Decline in the concentration of low-density lipoprotein-cholesterol in human fetal plasma near term. Metabolism 32:919, 1983.

Parker CR Jr, Simpson ER, Bilheimer DW, et al: Inverse relation between low-density lipoprotein-cholesterol and dehydroisoandrosterone sulfate in human fetal plasma. Science 208:512, 1980.

Patel N, Alsat E, Igout A, et al: Glucose inhibits human placental GH secretion, in vitro. J Clin Endocrinol Metab 80:1743, 1995.

Peluso JJ: Non-genomic actions of progesterone in the normal and neoplastic mammalian ovary. Semin Reprod Med 25:198, 2007.

Peng B, Zhu H, Klausen C, et al: GnRH regulates trophoblast invasion via RUNX2-mediated MMP2/9 expression. Mol Hum Reprod 22(2):119, 2016.

Pereira de Sousa FL, Chaiwangyen W, Morales-Prieto DM, et al: Involvement of STAT1 in proliferation and invasiveness of trophoblastic cells. Reprod Biol 17(3):218, 2017.

Petraglia F, Florio P, Benedetto C, et al: Urocortin stimulates placental adrenocorticotropin and prostaglandin release and myometrial contractility in vitro. J Clin Endocrinol Metab 84:1420, 1999.

Petraglia F, Giardino L, Coukos G, et al: Corticotropin-releasing factor and parturition: plasma and amniotic fluid levels and placental binding sites. Obstet Gynecol 75:784, 1990.

Petraglia F, Vaughan J, Vale W: Inhibin and activin modulate the release of gonadotropin-releasing hormone, human chorionic gonadotropin, and progesterone from cultured human placental cells. Proc Natl Acad Sci USA 86:5114, 1989.

Petraglia F, Woodruff TK, Botticelli G, et al: Gonadotropin-releasing hormone, inhibin, and activin in human placenta: evidence for a common cellular localization. J Clin Endocrinol Metab 74:1184, 1992.

Pijnenborg R: Trophoblast invasion. Reprod Med Rev 3:53, 1994.

Pijnenborg R, Bland JM, Robertson WB, et al: Uteroplacental arterial changes related to interstitial trophoblast migration in early human pregnancy. Placenta 4:397, 1983.

Piper KP, McLarnon A, Arrazi J, et al: Functional HY-specific CD8+ T cells are found in a high proportion of women following pregnancy with a male fetus. Biol Reprod 76:96, 2007.

PrabhuDas M, Bonney E, Caron K, et al: Immune mechanisms at the maternal-fetal interface: perspective and challenges. Nat Immunol 16(4):328, 2015.

Prakash A, Laird S, Tuckerman E, et al: Inhibin A and activin A may be used to predict pregnancy outcome in women with recurrent miscarriage. Fertil Steril 83(6):1758, 2005.

Qin X, Chua PK, Ohira RH, et al: An autocrine/paracrine role of human decidual relaxin. II. Stromelysin-1 (MMP-3) and tissue inhibitor of matrix metalloproteinase-1 (TIMP-1). Biol Reprod 56:812, 1997a.

Qin X, Garibay-Tupas J, Chua PK, et al: An autocrine/paracrine role of human decidual relaxin. I. Interstitial collagenase (matrix metalloproteinase-1) and tissue plasminogen activator. Biol Reprod 56:800, 1997b.

Rahmati M, Petitbarat M, Dubanchet S, et al: Colony stimulating factors 1, 2, 3 and early pregnancy steps: from bench to bedside. J Reprod Immunol 109:1, 2015.

Rainey WE, Carr BR, Wang ZN, et al: Gene profiling of human fetal and adult adrenals. J Endocrinol 171:209, 2001.

Rajagopalan S, Long EO: Cellular senescence induced by CD158d reprograms natural killer cells to promote vascular remodeling. Proc Natl Acad Sci USA 109(50):20596, 2012.

Ramsey EM, Donner MW: Placental Vasculature and Circulation. Philadelphia, Saunders, 1980.

Reyes L, Wolfe B, Golos T: Hofbauer cells: placental macrophages of fetal origin. Results Probl Cell Differ 62:45, 2017.

Richards JS: Genetics of ovulation. Semin Reprod Med 25(4):235, 2007.

Riddick DH, Luciano AA, Kusmik WF, et al: Evidence for a non-pituitary source of amniotic fluid prolactin. Fertil Steril 31:35, 1979.

Riley S, Walton J, Herlick J, et al: The localization and distribution of corticotropin-releasing hormone in the human placenta and fetal membranes throughout gestation. J Clin Endocrinol Metab 72:1001, 1991.

Robidoux J, Simoneau L, St Pierre S, et al: Characterization of neuropeptide Y-mediated corticotropin-releasing factor synthesis and release from human placental trophoblasts. Endocrinology 141:2795, 2000.

Robinson BG, Emanuel RL, Frim DM, et al: Glucocorticoid stimulates expression of corticotropin-releasing hormone gene in human placenta. Proc Natl Acad Sci USA 85:5244, 1988.

Rogers PA, Donoghue JF, Walter LM, et al: Endometrial angiogenesis, vascular maturation, and lymphangiogenesis. Reprod Sci 16(2):147, 2009.

Rosario FJ, Powell TL, Jansson T: Activation of placental insulin and mTOR signaling in a mouse model of maternal obesity associated with fetal overgrowth. Am J Physiol Regul Integr Comp Physiol 310(1):R87, 2016a.

Rosario GX, Stewart CL: The multifaceted actions of leukaemia inhibitory factor in mediating uterine receptivity and embryo implantation. Am J Reprod Immunol 75(3):246, 2016b.

Rowe T, King L, MacDonald PC, et al: Tissue inhibitor of metalloproteinase-1 and tissue inhibitor of metalloproteinase-2 expression in human amnion mesenchymal and epithelial cells. Am J Obstet Gynecol 176:915, 1997.

Ruocco MG, Chaouat G, Florez L, et al: Regulatory T-cells in pregnancy: historical perspective, state of the art, and burning questions. Front Immunol 5:389, 2014.

Ryan KJ: Biological aromatization of steroids. J Biol Chem 234:268, 1959a.

Ryan KJ: Metabolism of C-16-oxygenated steroids by human placenta: the formation of estriol. J Biol Chem 234:2006, 1959b.

Salido EC, Yen PH, Barajas L, et al: Steroid sulfatase expression in human placenta: immunocytochemistry and in situ hybridization study. J Clin Endocrinol Metab 70:1564, 1990.

Saunders PT: Does estrogen receptor beta play a significant role in human reproduction? Trends Endocrinol Metab 16:222, 2005.

Saxe A, Dean S, Gibson G, et al: Parathyroid hormone and parathyroid hormone-related peptide in venous umbilical cord blood of healthy neonates. J Perinat Med 25:288, 1997.

Segaloff A, Sternberg W, Gaskill C: Effects of luteotrophic doses of chorionic gonadotropin in women. J Clin Endocrinol Metab 11:936, 1951.

Short R: Steroids in the follicular fluid and the corpus luteum of the mare. A "two cell type" theory of ovarian steroid synthesis. J Endocrinol 24:59, 1962.

Shozu M, Akasofu K, Harada T, et al: A new cause of female pseudohermaphroditism: placental aromatase deficiency. J Clin Endocrinol Metab 72:560, 1991.

Siiteri PK, MacDonald PC: Placental estrogen biosynthesis during human pregnancy. J Clin Endocrinol Metab 26:751, 1966.

Siiteri PK, MacDonald PC: The utilization of circulating dehydroisoandrosterone sulfate for estrogen synthesis during human pregnancy. Steroids 2:713, 1963.

Siler-Khodr TM: Chorionic peptides. In McNellis D, Challis JRG, MacDonald PC, et al (eds): The Onset of Labor: Cellular and Integrative Mechanisms. Ithaca, Perinatology Press, 1988.

Siler-Khodr TM, Khodr GS: Content of luteinizing hormone-releasing factor in the human placenta. Am J Obstet Gynecol 130:216, 1978.

Siler-Khodr TM, Khodr GS: Dose response analysis of GnRH stimulation of hCG release from human term placenta. Biol Reprod 25:353, 1981.

Siler-Khodr TM, Khodr GS, Valenzuela G: Immunoreactive gonadotropin-releasing hormone level in maternal circulation throughout pregnancy. Am J Obstet Gynecol 150:376, 1984.

Simmonds CS, Karsenty G, Karaplis AD, et al: Parathyroid hormone regulates fetal-placental mineral homeostasis. J Bone Miner Res 25(3):594, 2010.

Simoni MK, Jurado KA, Abrahams VM, et al: Zika virus infection of Hofbauer cells. Am J Reprod Immunol 77(2):1, 2017.

Simpson ER: Genetic mutations resulting in loss of aromatase activity in humans and mice. J Soc Gynecol Investig 7:S18, 2000.

Simpson ER, Burkhart MF: Acyl CoA:cholesterol acyl transferase activity in human placental microsomes: inhibition by progesterone. Arch Biochem Biophys 200:79, 1980.

Simpson ER, Carr BR, Parker CR Jr, et al: The role of serum lipoproteins in steroidogenesis by the human fetal adrenal cortex. J Clin Endocrinol Metab 49:146, 1979.

Sipos Pl, Rens W, Schlecht H, et al: Uterine vasculature remodeling in human pregnancy involves functional macrochimerism by endothelial colony forming cells of fetal origin. Stem Cells 31:1363, 2013.

Soares MJ, Chakraborty D, Renaud SJ, et al: Regulatory pathways controlling the endovascular invasive trophoblast cell linear. J Reprod Dev 58(3):283, 2012.

Song Y, Keelan J, France JT: Activin-A stimulates, while transforming growth factor beta 1 inhibits, chorionic gonadotrophin production and aromatase activity in cultures human placental trophoblasts. Placenta 17(8):603, 1996.

Steele GL, Currie WD, Yuen BH, et al: Acute stimulation of human chorionic gonadotropin secretion by recombinant human activin-A in first trimester human trophoblast. Endocrinology 133:297, 1993.

Stevens AM: Microchimeric cells in systemic lupus erythematosus: targets or innocent bystanders? Lupus 15:820, 2006.

Sugino N, Kashida S, Karube-Harada A, et al: Expression of vascular endothelial growth factor (VEGF) and its receptors in human endometrium throughout the menstrual cycle and in early pregnancy. Reproduction 123:379, 2002.

Thiruchelvam U, Dransfield I, Saunders PTK, et al: The importance of the macrophage within the human endometrium. J Leukoc Biol 93(2):217, 2013.

Tomer Y, Huber GK, Davies TF: Human chorionic gonadotropin (hCG) interacts directly with recombinant human TSH receptors. J Clin Endocrinol Metab 74:1477, 1992.

Trombly DJ, Woodruff TK, Mayo KE: Roles for transforming growth factor beta superfamily proteins in early folliculogenesis. Semin Reprod Med 27(1):14, 2009.

Tsai SJ, Wu MH, Chen HM, et al: Fibroblast growth factor-9 is an endometrial stromal growth factor. Endocrinology 143:2715, 2002.

Tsuruta E, Tada H, Tamaki H, et al: Pathogenic role of asialo human chorionic gonadotropin in gestational thyrotoxicosis. J Clin Endocrinol Metab 80:350, 1995.

Tyson JE, Hwang P, Guyda H, et al: Studies of prolactin secretion in human pregnancy. Am J Obstet Gynecol 113:14, 1972.

Vande Wiele RL, Bogumil J, Dyrenfurth I, et al: Mechanisms regulating the menstrual cycle in women. Recent Prog Horm Res 26:63, 1970.

Vaskivuo TE, Ottander U, Oduwole O, et al: Role of apoptosis, apoptosis-related factors and 17 beta-hydroxysteroid dehydrogenases in human corpus luteum regression. Mol Cell Endocrinol 194(1–2):191, 2002.

Vickers MH, Gilmour S, Gertler A, et al: 20-kDa placental hGH-V has diminished diabetogenic and lactogenic activities compared with 22-kDa hGH-N while retaining antilipogenic activity. Am J Physiol Endocrinol Metab 297(3):E629, 2009.

Voltolini C, Battersby S, Novembri R, et al: Urocortin 2 role in placental and myometrial inflammatory mechanisms at parturition. Endocrinology 156(2):670, 2015.

Wadhwa PD, Porto M, Garite TJ, et al: Maternal corticotropin-releasing hormone levels in the early third trimester predict length of gestation in human pregnancy. Am J Obstet Gynecol 179:1079, 1998.

Walker WH, Fitzpatrick SL, Barrera-Saldana HA, et al: The human placental lactogen genes: structure, function, evolution and transcriptional regulation. Endocr Rev 12:316, 1991.

Wallace EM, Swanston IA, McNeilly AS, et al: Second trimester screening for Down's syndrome using maternal serum dimeric inhibin A. Clin Endocrinol (Oxf) 44(1):17, 1996.

Warren W, Silverman A: Cellular localization of corticotrophin releasing hormone in the human placenta, fetal membranes and decidua. Placenta 16:147, 1995.

Weetman AP: The immunology of pregnancy. Thyroid 9:643, 1999.

Wehmann RE, Nisula BC: Renal clearance rates of the subunits of human chorionic gonadotropin in man. J Clin Endocrinol Metab 50:674, 1980.

Whittle WL, Gibb W, Challis JR: The characterization of human amnion epithelial and mesenchymal cells: the cellular expression, activity and glucocorticoid regulation of prostaglandin output. Placenta 21:394, 2000.

Williams PJ, Searle RF, Robson SC, et al: Decidual leucocyte populations in early to late gestation normal human pregnancy. J Reprod Immunol 82(1):24, 2009.

Winger EE, Reed JL: The multiple faces of the decidual natural killer cell. Am J Reprod Immunol 70:1, 2013.

Wislocki GB, Dempsey EW: Electron microscopy of the human placenta. Anat Rec 123:133, 1955.

Wolfahrt S, Kleine B, Rossmanith WG: Detection of gonadotrophin releasing hormone and its receptor mRNA in human placental trophoblasts using in situ reverse transcription-polymerase chain reaction. Mol Hum Reprod 4:999, 1998.

Wu Z, Horgan CE, Carr O, et al: Biglycan and decorin differentially regulate signaling in the fetal membranes. Matrix Biol 34:266, 2014.

Xie L, Sadovsky Y: The function of miR-519d in cell migration, invasion, and proliferation suggests a role in early placentation. Placenta 48:34, 2016.

Yan C, Wang P, DeMayo J, et al: Synergistic roles of bone morphogenetic Protein 15 and growth differentiation Factor 9 in ovarian function. Mol Endocrinol 15:854, 2001.

Yoshimura M, Pekary AE, Pang XP, et al: Thyrotropic activity of basic isoelectric forms of human chorionic gonadotropin extracted from hydatidiform mole tissues. J Clin Endocrinol Metab 78:862, 1994.

Zhang M, Muralimanoharan S, Wortman AC, et al: Primate-specific miR-515 family members inhibit key genes in human trophoblast differentiation and are upregulated in preeclampsia. Proc Natl Acad Sci U S A 113(45):E7069, 2016.

CHAPTER 6 胎盤の異常
Placental Abnormalities

正常胎盤	137
形と大きさ	137
絨毛膜外性胎盤	138
循環障害	138
胎盤の石灰化	140
胎盤腫瘍	141
羊膜異常	142
臍帯の異常	142

表6-1 胎盤病理検査の適応

母体適応
常位胎盤早期剥離
胎児にリスクのある分娩前の感染
抗CDE同種免疫
帝王切開子宮摘出術
羊水過多・過少
周産期の発熱・感染
早産
過期産
重度の外傷
胎盤損傷が疑われる例
胎盤への影響が判明している全身性の疾患
濃厚または粘着性の胎便
原因不明の妊娠後期の出血
原因不明または再発する妊娠中の合併症がある例

胎児・新生児の適応
突然に入院になった例
出生体重が10パーセンタイル以下か95パーセンタイル以上の例
胎児貧血
胎児・新生児合併症
新生児痙攣
胎児水腫
感染・敗血症
胎児奇形・染色体異常
多胎
死産・新生児死亡
第2三半期以降のvanishing twin

胎盤の適応
肉眼病変
臍帯の辺縁または卵膜付着
胎盤の形態や大きさの異常
癒着胎盤
正期産において臍帯が<32cmまたは>100cm
臍帯異常

> *The placenta, as a rule, presents more or less rounded outlines, but now and again when inserted in the neighbourhood of the internal os it may take on a horseshoe-like appearance, its two branches running partially around the orifice.*
>
> —J. Whitridge Williams (1903)

　胎盤は独自の機能をもち，第5章で述べたように，母児間の重要な橋渡しの役割を果たす．産科学において，胎盤の解剖，生理学および分子構造は最も関心が集まり，研究が行われている分野である．

　病理学者による全例の胎盤の検査は認められてないが，どのような症例の胎盤の病理検査を行うべきかについてはいまだ議論がある．たとえばアメリカ病理学会（CAP）では，広範な適応リストに沿ったルーチン検査を勧めている（Langston, 1997）．これを裏づける十分なデータは存在しないが，最低限，胎盤と臍帯は分娩室で検索されるべきである．臨床所見と胎盤の肉眼所見に基づいて病理組織学的検査を行うかどうかを判断すべきである（Redline, 2008；Roberts, 2008）．表6-1

では，パークランド病院で用いられている胎盤病理検査の提出基準を示した．

正常胎盤

正期産での"典型的な"胎盤は 470g で，直径 22 cm の円形または楕円形，中央での厚みは 2.5 cm である（Benirschke, 2012）．胎児面は胎盤円板，胎盤外膜，3本の血管からなる臍帯で構成されている．母体面は，溝で分けられた胎盤分葉（cotyledon）と呼ばれる部分が集まった茎部である．その溝は，絨毛間腔を伸びて内部の中隔を形成している．胎児面は絨毛膜板で，通常，中央部から臍帯が出ている．臍帯血管からの太い血管は，絨毛膜板の上を実質組織である幹絨毛に入るまで，分岐しながら広がっていく．それを追うと，胎児の動脈はほとんどは静脈の上を走行している．絨毛膜板とその血管は薄い羊膜で覆われており，分娩後の検体では，羊膜は簡単に剥離することができる．

アメリカ超音波医学会（AIUM）の推奨（2013）では，妊娠中は，超音波断層法で胎盤と内子宮口との位置関係を記録する．超音波断層法で観察すると，正常の胎盤は均質で 2～4 cm の厚さで，子宮筋層に接して羊水腔にくぼみをつけるように存在している．胎盤後方には，胎盤基部と子宮筋層との間に 1～2 cm 以下の低エコー域がある．臍帯については，胎児側と胎盤側の臍帯付着部，血管の本数を確認する．

多くの胎盤病変が肉眼もしくは超音波断層法で観察可能であるが，多くの胎盤異常の診断には病理組織学検索が必要である．これらの詳しい説明はこの章では掲載しきれないので，Benirschke (2012)，Fox (2007)，Faye-Petersen ら (2006) の教科書を参照されたい．さらに癒着胎盤や絨毛性疾患についての詳細は第 20 章もしくは第 41 章に記載する．

形と大きさ

前述の正常胎盤に対して，まれにほぼ同じ大きさの分葉に分かれていることがある．これを二葉胎盤というが，二分胎盤や二重胎盤とも呼ばれる．臍帯付着部は二つの胎盤の間にあるが，臍帯

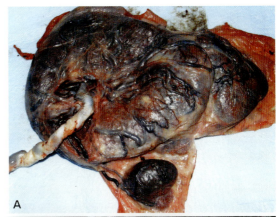

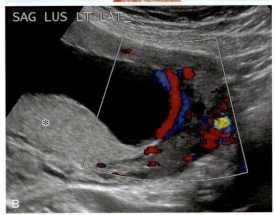

図 6-1　分葉胎盤
A. 主胎盤から小円形の副胎盤に向かっている血管を認める． *(Used with permission from Dr. Jaya George)*
B. カラードプラ超音波検査では，後壁に主胎盤を認め（＊），副胎盤は羊水腔を越えて子宮前壁にある．二つの胎盤を絨毛膜内でつないでいる血管の走行は長い赤と青の管で示されている．

は胎盤をつなぐ絨毛組織内または介在する羊膜内に入る（図6-1）．分葉には膜を通過する血管がある．この血管が子宮頸部の上を走行すれば前置血管となり，破れると，胎児に重篤な出血をきたす．副胎盤は分娩後子宮に遺残すると，産後の弛緩出血や子宮内膜炎の原因となることがある．

まれに機能的絨毛に包まれた胎児面の一部が，正常と異なることがある．膜様胎盤では，すべてまたはほとんどの羊膜が絨毛で覆われている．この胎盤形成は，前置胎盤や癒着胎盤を合併し，時に重篤な出血を引き起こすことがある（Greenberg, 1991, Pereira, 2013）．環状胎盤は膜様胎盤の亜型かもしれない．胎盤は環状で，部分的もしくは完全な輪状の胎盤組織からなる．これらの異常は，妊娠中および分娩後の出血や胎児発育不全

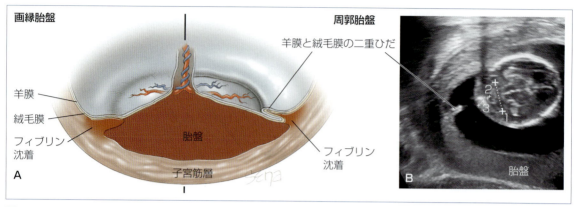

図 6-2
A. 画縁胎盤（左），周郭胎盤（右）の図．画縁胎盤は一層の羊絨毛膜で覆われる．
B. 経腹超音波画像での周郭胎盤．羊膜と絨毛膜の二重ひだが広域で不透明な白い輪状として，胎児側に向かって認められる．

の原因となると思われる（Faye-Petersen, 2006；Steemers, 1995）．有窓胎盤には，胎盤の中央部分が存在しない．実際に胎盤に孔が存在することもあるが，多くは羊膜組織が正常で，絨毛組織のみの欠損である．臨床的には欠損部が子宮内に遺残していると誤認され，検索されてしまう可能性もある．

通常，正常胎盤は 1 週間に 1 mm ずつ厚くなる．胎盤の厚さは超音波検査のルーチン検査で測られていないが，その厚さは 40 mm を超えることはない（Hoddick, 1985）．厚さ 40 mm 以上は**巨大胎盤**と定義され，一般的に著しい絨毛の増大により起こる．妊娠糖尿病や重症貧血や胎児水腫，梅毒やトキソプラズマ，パルボウイルス，サイトメガロウイルスなどの感染症により二次的に合併することがあり，そのような場合，胎盤は均一に肥厚する．巨大胎盤では頻度は少ないが，部分胞状奇胎では胎児成分は存在するものの，絨毛は浮腫をきたし小さな胎盤嚢胞のようにみえる（第 20 章参照）．嚢胞性変化は**間葉性異形成胎盤**でも認められる．この場合の小嚢胞は拡大した絨毛幹に相当するが，胞状奇胎とは異なり栄養膜細胞の異常増殖はみられない（Woo, 2011）．

また，不均一な巨大胎盤は絨毛の増大よりも血液やフィブリンの沈着が原因であることが多い．後で述べるように，絨毛周囲の広範囲フィブリン沈着，絨毛内および絨毛膜下血栓，巨大胎盤後血腫などがこれに含まれる．

絨毛膜外性胎盤

正常胎盤では，絨毛膜板は胎盤周辺まで広がり羊膜の基底板と同じ長さである．しかし絨毛膜外性胎盤では絨毛膜板が周囲に広がることができず，基底板より短くなっている（図 6-2）．画縁胎盤では絨毛膜と羊膜の間にフィブリンや凝血塊が張りついている．一方，**周郭胎盤**では周囲の絨毛膜は厚くなり，絨毛膜と羊膜の二重ひだからなる不透明で灰白色の隆起がある．超音波画像では，二重ひだは胎盤の一端から体側まで続く厚い線状で，横断面では"棚"のようにみえる（図 6-2）．この位置が，後で述べる羊膜索や羊膜シートなどと鑑別するために重要となる．

ほとんどの絨毛膜外性胎盤は臨床的には問題とならないが，周郭胎盤は妊娠中の出血や早産の頻度が高かったという報告がある（Lademacher, 1981；Suzuki, 2008；Taniguchi, 2014）．しかし，17 例の超音波検査を用いた前向き研究では，多くの周郭胎盤は一過性であり，持続した症例は良性であった（Shen ら，2007a）．一般に，ほかに合併症がなければ，いずれの絨毛膜外性胎盤が存在しても妊娠予後は良好であり，通常は追加検査は不要である．

循環障害

胎盤の循環障害を機能的に分類すると，①絨毛間腔に向かう，もしくは絨毛間腔内の母体血流の

途絶，②絨毛を通過する胎児血の途絶，の二つである．この障害は正常な成熟胎盤にもしばしばみられる．これらにより胎盤血流量は制限されるが，胎盤血流量には予備能があり，ほとんどの場合で胎盤の循環障害を防ぐ．実際には，胎盤絨毛の30%が機能しなくても胎児発育に影響はないと推測される（Fox, 2007）．しかし広範囲に障害されれば，胎児発育は制限される．

血流障害の起きている胎盤の範囲は，肉眼的または超音波断層法で認められることが多いが，範囲が狭い場合は，病理学的検査でのみ診断される．絨毛膜下のフィブリン沈着，絨毛周囲のフィブリン沈着，絨毛間血栓などの多くは，超音波検査で胎盤内の限局性の無エコー域としてみえるかもしれない．しかし大切なことは母体，胎児ともに問題がない場合は，胎盤の無エコー域の所見単独では偶発的な所見にすぎないということである．

■ 母体血流障害
◆ 絨毛膜下フィブリン沈着

絨毛膜下のフィブリン沈着は，絨毛間腔における母体血流の停滞が原因となる．特に絨毛膜板付近では血流の停滞が起こりやすく，フィブリン沈着をきたす．胎児面を観察すると，絨毛膜板の直下に白色や黄色の硬く円形の隆起したプラークとしてみられる．

◆ 絨毛周囲フィブリン沈着

絨毛周囲の母体血流が停滞することにより，フィブリンが沈着し，絨毛の酸素化障害や合胞体栄養膜細胞の壊死が起こる（図6-3）．この微小な黄白色の胎盤結節は，胎盤実質内に肉眼で観察できる．生理的な範囲内であれば胎盤の劣化であると考えられる．

- **母体床の梗塞**

絨毛周囲にフィブリンが過剰に沈着すると，胎盤基底板にフィブリンの凝集層を形成し，誤って梗塞と呼ばれる．**母体床の梗塞の表面は厚く黄色または白色の波形の硬い組織で**，絨毛間腔への母体血流の流入を妨げる．特に，基底板を越えて絨毛に達し，絨毛間腔にまで浸潤した場合は，**広範囲の絨毛周囲フィブリン沈着**と呼ぶ．疾病原因は不明だが，母体の自己もしくは同種免疫が要因となる（Faye-Peterson, 2017；Romero, 2013）．抗リン脂質抗体症候群や，妊娠高血圧腎症をきたす血管新生因子との関連も示唆されている（Sebire, 2002, 2003 Whitten, 2013）．

これらの所見は超音波検査でははっきり認められないが，基底板が肥厚することがある．流産や胎児発育不全，早産，死産との関連が報告されている（Andres, 1990；Mandsager, 1994）．このような妊娠合併症は繰り返すことがある．

◆ 絨毛間血栓

絨毛間血栓は，絨毛の破綻により胎児血が混入

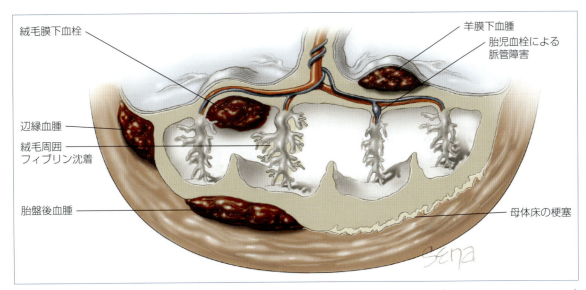

図6-3　発生部位別の胎盤の循環障害

(Adapted from Faye-Petersen, 2006)

した絨毛間腔の母体血が凝固し，貯留したものである．肉眼的には円形または楕円形の塊で，大きいものでは数 cm に及ぶこともある．新しくできた血栓は赤く，古い血栓は黄白色で，胎盤のさまざまな深さに発生する．絨毛間血栓の頻度は高いが，通常，胎児の予後に影響しない．母体血に胎児血が混入するため，母体の血中 α-フェトプロテイン値が上昇することがある（Salafia, 1988）．

◆ 梗　塞

絨毛膜絨毛は絨毛間腔を通じて母体循環から酸素を供給されている．酸素の供給が減少する子宮胎盤循環障害が起きると，結果として絨毛の梗塞となる．この所見は成熟胎盤にはよく認められ，部分的であれば良性である．しかし梗塞部分が増えると胎盤の機能不全となる．それらが厚く，中心に存在し，不規則に点在している場合は，妊娠高血圧腎症やループスアンチコアグラントに関連する．

◆ 血　腫

母体-胎盤-胎児のなかには，以下のようなさまざまな血腫が生じる（図 6-3）．①胎盤後血腫：胎盤と脱落膜の間，②辺縁血腫：臨床的には絨毛膜下血腫として知られている，絨毛膜と胎盤辺縁の脱落膜との間の血腫，③羊膜下血腫：胎児血管に由来し，羊膜下だが絨毛膜板上にできる．④絨毛膜下血栓：ブルーズモーレ（Breus mole）と呼ばれる，絨毛膜間腔の上に沿って絨毛膜板の下にできる**巨大絨毛膜大血腫**などである．

超音波検査では，出血後1週間以内は，血腫は高輝度または同輝度の三日月形の液体像としてみられる．1～2週後では低輝度域に，さらに2週間以降には超音波断層法では抽出されなくなる．超音波断層法で観察される多くの絨毛膜下血腫は極めて小さく，臨床的意義は乏しい．しかし，広範囲の胎盤後血腫や辺縁血腫，絨毛膜下血腫を合併した場合は，流産や胎盤早期剥離，胎児発育不全，早産，癒着胎盤を高率に引き起こす（Ball, 1996；Fung, 2010；Madu, 2006；Tuuli, 2011）．胎盤早期剥離は臨床的な巨大胎盤後血腫である．

■ 胎児の血栓性血管障害

胎児血流循環の障害から生じる胎盤病変を，図6-3 に図示する．2本の臍帯動脈からの脱酸素化された胎盤血流は，胎盤表面を分岐して走行し，

絨毛膜板の血管に入る．これらの血流は個々の絨毛幹を栄養しており，この部位に生じた血栓は胎児血流を障害する．塞栓された先の絨毛は梗塞し，機能しなくなる．局所的な梗塞巣は通常の成熟胎盤でも認めるが，梗塞巣が広範囲に及ぶと，胎児発育不全，死産，胎児心拍数モニタリングの異常などをきたす（Chisholm, 2015；Lepais, 2014；Saleemuddin, 2010）．

◆ 絨毛の血管病変

絨毛には一連の毛細血管病変が存在する．Chorangiosis は末端絨毛における毛細血管数が増加する病態である．その定義は，10倍の顕微鏡レンズで，10視野以上を観察し，10以上の絨毛において，10本以上の毛細血管が認められることである（Altshuler, 1984）．臨床的に，長期にわたり，低灌流または低酸素症が原因であると考えられている（Stanek, 2016）．母性糖尿病に合併しやすい（Ogino, 2000）．**Chorangiomatosis** は，絨毛幹における毛細血管数の増加を指すが，末端絨毛は含まれない．この所見は，胎児発育不全および胎児異常と関連している（Bagby, 2011）．これらの関連にもかかわらず，臨床的意義は不明のままである．**Chorioangiomas** については後述する．

◆ 羊膜下血腫

先に述べたとおり，この血腫は胎盤と羊膜の間に生じる．分娩第3期に臍帯を牽引した際に臍帯付着部付近の血管が破綻しできる急性の血腫が最も多い．

慢性的な羊膜下血腫は胎児母体間輸血や胎児発育不全の原因となる（Deans, 1998）．Chorioangioma のような他の胎盤腫瘍と間違えやすいが，ドプラ検査で内部の血流が欠如していることで他の胎盤腫瘍と判別できる（Sepulveda, 2000）．

胎盤の石灰化

胎盤からのカルシウム塩は胎盤全体に蓄積するが，その多くは基底板に蓄積する．石灰化は週数が進むにつれ，みられるようになり，喫煙，母体の血中カルシウム濃度が高い人に関連性が認められた（Bedir Findik, 2015；Klesges, 1998；McKenna, 2005）．石灰化は容易に超音波検査でみられ，Grannum ら（1979）は石灰化の程度で0～3の評価を行った．

Grade 0 は均一で石灰化を伴わない平坦な絨毛板を示す．Grade 1 は高輝度領域が点在し，絨毛板のうねりを伴う．Grade 2 は基底板にエコー原性の点状斑点を示す．大きな高輝度のコンマ型は，くぼんだ絨毛板を反映しているが，その弯曲は基底板には及んでいない．Grade 3 は，高輝度な切れ込みが絨毛板から基底板まで及び，胎盤は分葉化し，基底板の輝度も増加する．

グレード評価は満期付近では新生児の予後予測に有用でない（Hill, 1983；McKenna, 2005；Montan, 1986）．しかし，二つの研究において，妊娠 32 週以前に Grade 3 を示した胎盤は死産や重篤な妊娠合併症と関連していた（Chen, 2011, 2015）．

胎盤腫瘍

■ Chorioangioma

血管と絨毛間質と同じ組織からなる良性腫瘍で，Chorangioma とも呼ばれ，約 1％ の頻度で認められる（Guschmann, 2003）．腫瘍の出現とともに母体血中 α-フェトプロテイン（maternal serum alpha-fetoprotein：MSAFP）の値の上昇が認められる．特徴的な超音波検査所見は，境界明瞭で丸く，周囲の絨毛に比べ低輝度で羊水腔が突出している．図 6-4 に示すとおり，カラードプラで豊富な血流があるため，血腫や部分胞状奇胎や奇形腫，転移性腫瘍，筋腫などの他の胎盤腫瘤性病変と鑑別ができる（Prapas, 2000）．まれな絨毛血管腫として**絨毛腫瘍**がある（Huang, 2015）．

小さな Chorioangioma は通常無症候性であるが，一般的に 4 cm 以上の大きな血管腫では，胎児貧血や胎児水腫の原因となる胎盤の動静脈シャントが認められることがあり，出血，早産，羊水量の異常，胎児発育不全などを生じる（Al Wattar, 2014）．腫瘍血管内の胎児赤血球の圧縮は，溶血および細小血管貧血を引き起こしうる（Bauer, 1978）．羊水過多，早産，および胎児発育不全（fetal-growth restriction：FGR）が合併することもある．まれに，腫瘍血管破裂，出血，および胎児死亡をきたす（Batukan, 2001）．腫瘍の梗塞を認めた場合は症状が改善することがある（Zalel, 2002）．

腫瘍の同定には，胎盤のグレースケールおよびカラードプラ検査および羊水量を使用する．関連

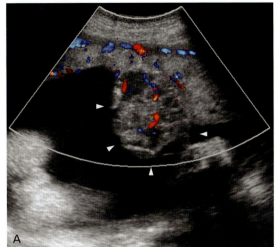

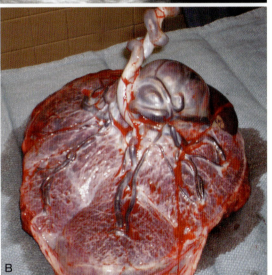

図 6-4　胎盤絨毛血管腫
A．白い矢印で囲まれた巨大胎盤血管の血流を示すカラードプラ像を示す．
B．肉眼所見では，絨毛血管腫は円形で辺縁明瞭な胎児側に突出した腫瘤を示す．

する胎児出血を確認できる診断ツールには，MSAFP レベルおよび Kleihauer-Betke 染色が含まれる．胎児評価として，心臓超音波検査は心機能を評価し，中大脳動脈検査は胎児性貧血の同定に使用される．

いくつかの胎児治療は，腫瘍への血管供給を妨げ，胎児の心不全を改善する．一部の周産期施設では，腫瘍血管への内視鏡レーザーアブレーションが行われ，胎児転帰の改善が報告されている（Hosseinzadeh, 2015）．その他の治療法として，重症貧血のための輸血，羊水過多のための羊水吸

引，胎児心不全のためのジゴキシン投与がある．

■ 転移性胎盤腫瘍

まれに母体の悪性腫瘍が胎盤へ転移することがある．メラノーマや白血病，リンパ腫，乳癌などがよく知られている（Al-Adnani, 2007a）．腫瘍細胞は通常，絨毛間腔にあるため一般的に胎児には転移はしないが，胎児に転移する腫瘍としてはメラノーマが最も知られている（Alexander, 2003）．

同様に，胎児腫瘍が胎盤に転移することもまれである（Reif, 2014）が，胎児の神経外胚葉腫瘍は胎児から母体子宮への転移を認めることが報告されている（Nath, 1995）．

羊膜異常

■ 絨毛膜羊膜炎

生殖器官の正常細菌叢が繁殖し，羊膜や臍帯，時に胎児に感染する．細菌が最も繁殖する時期は，破水後に長時間経過したときや感染が原因で陣発したときである．まず内子宮口周囲の絨毛膜や脱落膜に感染する．続いて膜全層に広がり，絨毛膜羊膜炎となる．絨毛膜羊膜表面に拡大し，羊水中で増殖する．その後，絨毛膜板や臍帯への感染（**臍帯炎**）が起こることがある（Kim, 2015；Redline, 2012）．

多種類の起炎菌が原因となる．病理学的もしくは潜在的な絨毛膜羊膜炎が最も一般的に認められる．これは第 42 章に記載してあるように，原因が不明な破水や早産の原因であるとされる．重度の感染があると羊膜の混濁と細菌による腐敗臭が認められることもある．

■ その他の羊膜異常

結節性羊膜は絨毛膜板上の羊膜面にある，無数の小さい，淡い褐色の結節である．胎児表面から落ちた落屑やフィブリンの沈殿物で，長期間に及ぶ重度の羊水過少でみられる（Adeniran, 2007）．

胎児膜からなる，少なくとも 2 本の線状構造がある．**羊膜索症候群**は，羊膜索が胎児の一部を覆い，その発育や発達に影響を与え，解剖学的に破壊する疾患である．最も一般的に知られている病因として，羊膜の初期の断裂が"粘着性の"羊膜索となり，胎児の一部に癒着するとされている．

一般的に羊膜索は四肢の部分的な欠損や顔裂，脳瘤の原因となる（Barzilay, 2015；Guzmán-Huerta, 2013）．臍帯に対する合併症も起こりうる（Barros, 2014；Heifetz, 1984b）．羊膜索に伴う脊髄や腹側壁の重度な欠損は **limb-body wall complex**（第 10 章参照）の原因ともなりうる．

臨床的には，超音波検査で発見されやすく，その他の合併症評価とともに有用である．四肢奇形や異常な位置の脳瘤，浮腫または位置の変形を伴う末端所見は，羊膜索を疑うべきである．

管理は合併症の度合いにより，胎児鏡下レーザー手術が適応となる症例もある（Javadian, 2013；Mathis, 2015）．

一方，**羊膜シート**は，羊膜絨毛膜が既存の子宮腔内の癒着を覆うものである．一般に，前期破水や胎盤早期剥離を引き起こす頻度は若干高くなるが，その他の胎児へのリスクはない（Korbin, 1998；Nelson, 2010；Tuuli, 2012）．

臍帯の異常

■ 長さ

多くの臍帯の長さは 40～70 cm で，逆に 30 cm 未満や 1 m 以上はまれである．臍帯の長さは羊水量と胎児の可動性に影響する（Miller, 1982）．短すぎる場合は，先天奇形，分娩時ジストレスの原因となる（Baergen, 2001；Krakowiak, 2004；Yamamoto, 2016）．長すぎる場合は，臍帯巻絡や臍帯脱出，胎児異常につながる（Olaya-C, 2015；Rayburn, 1981）．

妊娠中の臍帯の長さの評価には限界があるため，臍帯直径が胎児の予後マーカーとなる．臍帯が細いと胎児発育が悪く，臍帯が太いと巨大児となるという報告もある（Proctor, 2013）．しかしながら臍帯直径の臨床的な有用性は明確ではない（Barbieri, 2008；Cromi, 2007；Raio, 1999b, 2003）．

■ 臍帯捻転

臍帯捻転の特徴は報告されているが，標準となる超音波検査所見はいまだない．通常，臍帯のらせん状の血管は左巻きである（Fletcher, 1993；Lacro, 1987）．臍帯の長さ 1 cm 当たりの捻転回数は，**umbilical coiling index（UCI）**と定義さ

れている（Strong, 1994）．分娩前の超音波所見ではUCIが0.4で正常とされているが，分娩後の実際の測定値では0.2が正常であった（Sebire, 2007）．UCIが10パーセンタイル以下であれば，**過少捻転**，90パーセンタイル以上なら**過捻転**である．臨床的には，過少捻転，過捻転ともに重要な所見であるが，大規模無作為化試験ではUCIと新生児転帰に相関はなかった（Jessop, 2014；Pathak, 2010）．合併症として，異常胎児心拍数，早産，胎児発育不全がある（Chitra, 2012；de Laat, 2006；Predanic, 2005；Rana, 1995）．

■ 血管数異常

臍帯の血管数は，標準的な超音波スクリーニング項目の一つである（図6-5）．通常，厚い壁からなる2本の動脈と，薄い壁からなる1本の動脈より大きな静脈からなる．第1三半期に，2本の厚い動脈壁に沿って，右の静脈は萎縮し1本の静脈となる．そのため4本臍帯があることはまれであり，先天性異常を合併することがある（Puvabanditsin, 2011）．単独所見であれば，予後はよい（Avnet, 2011）．

最もよくある異常は単一臍帯動脈で，出生児の0.63％の頻度で認める．死産では1.92％，双胎では3％に認める（Heifetz, 1984a）．単一臍帯動脈はしばしば精査超音波検査あるいは胎児心臓超音波検査の適応となる．しかし，他の大奇形が合併している症例では単一臍帯動脈を合併する頻度が高い．最も頻度の高い奇形は，心血管系と泌尿生殖器系の奇形である（Hua, 2010；Murphy-Kaulbeck, 2010）．胎児奇形を伴うとき，染色体異数性のリスクは明らかに高く，羊水検査が推奨される（Dagklis, 2010；Lubusky, 2007）．

ほかに胎児奇形のない低リスクの妊娠では，この単独所見だけでは染色体異数性のリスクが増えるわけではない．単一臍帯動脈は，胎児発育不全と関連するという研究もあるが，すべての研究で関連すると報告されているわけではない（Chetty-John, 2010；Gutvirtz, 2016；Hua, 2010；Murphy-Kaulbeck, 2010；Voskamp, 2013）．そのため，胎児発育のモニタリングは必要だが，その有効性は不確かである．

まれな奇形としては，臍帯動脈が動脈融合して内腔を共有することがある．発生の途中で2本の

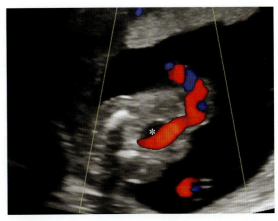

図6-5
第2三半期では，通常2本の臍帯動脈が超音波検査で認められる．それらは上膀胱動脈の延長として膀胱（＊）を囲む．このカラードプラ像では赤で示される単一臍帯動脈が臍帯静脈と臍帯で接するまで膀胱壁に沿って進む．この下では，浮遊している臍帯の断面が大きな赤い円と小さい青い円として2本の血管として写っている．

動脈に分離することができずに生じる．臍帯全体のこともあるが，部分的である場合は胎盤の臍帯付着部に発生することが多い（Yamada, 2005）．臍帯辺縁付着や卵膜付着と関連するが，先天奇形は関連しないとする報告もある（Fujikura, 2003）．

多くの胎盤で，**Hyrtl吻合**は臍帯卵膜付着部の近位の2本の臍帯動脈間にあり，動脈間圧を均衡に保っている（Gordon, 2007）．圧勾配と血流再分配は，特に子宮収縮や一方の臍帯動脈が圧排されたときに，胎盤の血液灌流を保つ．単一臍帯動脈の際はこの機構が働かない（Raio, 1999a, 2001）．

■ 遺残組織と囊胞

胎児が成長する過程では，臍帯の中には多くの構造物があり，成熟した臍帯でもその遺残組織を横断面で見るとわかることがある．発生初期では臍帯静脈が2本あり，注意深く観察すると臍帯静脈遺残を認めることがある．Jauniauxら（1989）は1,000例の臍帯を観察したところ，1/4に卵黄管や尿囊管，胎生期の血管の遺残を認めた．これらは先天奇形や周産期合併症とは相関がなかった．

囊胞は，時に臍帯の途中に認められることがある．それらは起源によって命名される．**真性囊胞**は，尿囊管や卵黄管の上皮由来の遺残であり，胎児側に近い場所にできやすい．反対に，ワルトンゼリーの変性から起こる偽囊胞はより一般的で，

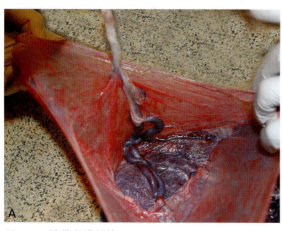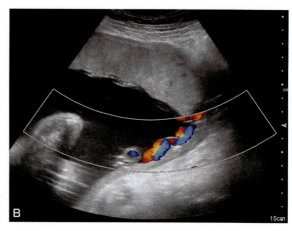

図 6-6　臍帯卵膜付着
A．臍帯は絨毛膜部に入り，血管が分岐すると，胎盤に達するまで絨毛膜のみに覆われている．
B．カラードプラ像では，臍帯血管は子宮筋層を走行し画面上方の胎盤の辺縁に入っていくように見える．

臍帯のさまざまな場所に認められる．どちらも超音波検査上は同じ所見を呈する．単一の臍帯嚢胞は第1三半期に発見され自然消退することが多いが，多嚢胞性嚢胞では流産や染色体異数性の予兆であることがある（Ghezzi, 2003；Hannaford, 2013）．妊娠初期以降も残る嚢胞は胎児の構造異常や染色体異常のリスクと関連している（Bonilla, 2010；Zangen, 2010）．

■ 臍帯付着部

臍帯は通常，胎盤の中央に付着しているが，側方や辺縁，卵膜付着とさまざまである．後者二つは，陣痛発来や分娩時に臍帯や血管が断裂することもあり，臨床上も重要である．このうち辺縁付着が多い型で，時にラケット状胎盤とも呼ばれ，臍帯が胎盤辺縁に付着している．ある人口統計に基づく研究では，単胎で6％，双胎で11％に認められた（Ebbing, 2013）．臨床上では問題になることは少なく，胎盤娩出時に臍帯を牽引した結果，起こることがある（Ebbing, 2015；Luo, 2013）．一絨毛膜双胎では，この臍帯付着部位が体重不均衡に関係する（Kent, 2011）．

臍帯血管は，胎盤辺縁から少し離れたところで分岐して，羊膜のみで覆われて胎盤辺縁まで走行する（図6-6）．卵膜付着の頻度は約1％だが，多胎妊娠では6％と多くなる（Ebbing, 2013）．前置胎盤では，その頻度は高くなる（Papin-niemi, 2007；Räisänen, 2012）．超音波所見では，卵膜付着の臍帯血管は，胎盤に入る前まで子宮壁を沿って走行するように見える．結果として血管は圧迫に弱くなり，胎児の血流不全とアシデミアを招くことがある．低アプガースコア，死産，早産，低出生体重との関連が報告されている（Ebbing, 2017；Esakoff, 2015；Heinonen, 1996；Vahanian, 2015）．そのため，臨床的もしくは超音波検査により，胎児発育の経過を追うことが必要である（Vintzileos, 2015）．

まれではあるが，フォーク状付着（furcate insertion）では，胎盤上の臍帯付着部は中央にあるが，臍帯血管を守るワルトンゼリーが付着前にわずかに欠損している．羊膜にのみ覆われるため，圧排や捻転，血栓を生じやすい．

◆ 前置血管

前置血管は，内子宮口上の卵膜を血管が走行する病態である．血管は子宮頸部と胎児先進部に挟まれる可能性があり，圧排されたり断裂しやすく，血管が裂けると急な胎児出血が起こる．前置血管の頻度は高くなく，10,000妊娠例に2〜6例である（Ruiter, 2016；Sullivan, 2017）．前置血管は血管が臍帯付着部の一部であるタイプ1と，血管が異常分葉または副胎盤の部分の間に広がるタイプ2に分類される（Catanzarite, 2001）．体外受精，第2三半期の前置胎盤（胎盤の上方移動の有無にかかわらず）が危険因子となる（Baulies, 2007；Schachter, 2003）．

分娩中に初めて診断される場合と比べ，分娩前

に診断されていた場合，胎児の予後は良好であり，周産期生存率は97〜100％である（Oyelese, 2004；Rebarber, 2014；Swank, 2016）．このため，前置血管は早期に診断されるべきである．臨床的には膜上に血管を触知するか，直接視診することができることもある．有効なスクリーニングは，妊娠中期の超音波検査である．経腟超音波検査では，臍帯血管が内子宮口の上を走行し，胎盤ではなく，卵膜に付着していることがわかる（図6-7）．ルーチンのカラードプラ検査による臍帯付着部の検索は，特に前置胎盤や低置胎盤の症例においては，前置血管の検出に有用である．系統的レビューによると，妊娠中期では93％が診断可能であった（Ruiter, 2015）．

6〜17％が一旦診断後に最終的には前置血管ではなくなるため，診断後は定期的に画像検査を行う必要がある（Rebarber, 2015；Swank, 2016）．ベッド上安静には明らかな有用性はない．早産の可能性があるため，妊娠28〜32週に副腎皮質ステロイドの予防投与が検討される．陣痛，出血，破水に備えた妊娠30〜34週での管理入院が考慮される．これを支持するデータは限られているが，早産のリスクがある患者には入院管理が望ましい（SMFM, 2015）．胎児鏡下レーザー手術の報告がある（Hosseinzadeh, 2015；Johnston, 2014）．しかし現段階では，早期の計画的帝王切開が推奨され，Robinsonら（2011）が行った報告では，34〜35週が出血のリスクと児の予後の観点から合理的としている．アメリカ周産期学会（SMFM）（2015）は34〜37週での予定帝王切開を考慮するとしている．

分娩時には，子宮内腔に入る際の前置血管の断裂に備えて，胎児は子宮切開後速やかに娩出する．臍帯結紮を遅らせることは推奨されない．

妊娠中または分娩時に原因不明の性器出血を認めた場合は，前置血管による出血を疑うべきである．多くの症例において，出血は急速に致命的となり児の救命はできない．しかしながら少量の出血で，胎児性か母体からの出血か判別できることがある．さまざまな方法が用いられてきたが，いずれも酸性かアルカリ性かを調べることにより，胎児ヘモグロビンの存在を判断するものである（Odunsi, 1996；Oyelese, 1999）．

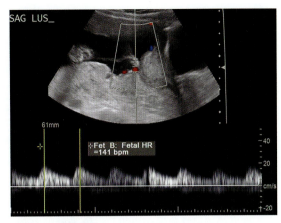

図6-7 前置血管
カラードプラ検査では内子宮口の上に臍帯血管（赤円）を認める．
画面下方のドプラ波形では，この前置血管は，141 bpmの臍帯動脈波形を示している．

■ 結節，狭窄，巻絡

さまざまな物理的または血管の異常が，胎児母体間の血流を妨げ，時に胎児の予後にもかかわる．臍帯**真結節**は胎動により起こり，分娩の約1％に認める．羊水過多や糖尿病がリスク因子となる（Hershkovitz, 2001；Räisänen, 2013）．第45章で述べる一羊膜性双胎では特に頻度が高く，生命の危険が及ぶことがある．単胎妊娠で真結節があると，死産の頻度は4〜10倍に増加する（Airas, 2002；Sørnes, 2000）．

結節は超音波検査時に偶発的に認められ，結び目状の所見を認める（Ramon y Cajal, 2006）．3次元もしくはカラードプラが診断に有効である（Hasbun, 2007）．真結節が認められた場合の胎児の評価方法については不明であるが，臍帯動脈ドプラ速度測定法や，NST，または胎動モニタリングなどが有用である可能性がある（Rodriguez, 2012；Scioscia, 2011）．分娩中に胎児心拍数異常をしばしば認めるが，帝王切開の率は増加せず，臍帯血 pH はたいてい正常である（Airas, 2002；Maher, 1996）．

臍帯**偽結節**に臍帯血管の局所的な重複または捻転により形成され，臨床的意義はない．

臍帯狭窄は付着部近くに起こる部分的な狭窄である（Peng, 2006）．臍帯狭窄の病理学的特徴は，ワルトンゼリーの欠損と局所的な臍帯血管の狭窄または閉塞である（Sun, 1995）．ほとんどの症例

が死産である（French, 2005）．まれではあるが，羊膜索によって臍帯が狭窄されることがある．

臍帯巻絡はしばしば起こり，胎動で臍帯が胎児のさまざまな部位に巻きつくことによって起きる．想定どおりだが，長い臍帯でより多いとされている．胎児の頸部に臍帯が巻く，いわゆる**臍帯巻絡**はとてもよく知られていて経腟分娩可能である．1重の巻絡は全分娩の20〜34％，2重巻絡は2.5〜5％，3重巻絡は0.2〜0.5％の頻度である（Kan, 1957；Sørnes, 1995；Spellacy, 1966）．臍帯巻絡のある20％までの児に，分娩中に中等度〜高度の一過性徐脈が出現し，臍帯動脈血pHが低くなることがある（Hankins, 1987）．臍帯が胎児体部に巻絡する場合も同様である（Kobayashi, 2015）．頻度は高いが，臍帯巻絡は児の予後には影響を及ぼさない（Henry, 2013；Sheiner, 2006）．

臍帯下垂とは，分娩途中に臍帯が先進することである．頻度は高くないが，ほとんどの症例で胎位異常を伴うことが多い（Kinugasa, 2007）．臍帯下垂は，胎盤を調べる目的で行われた超音波検査やカラー血流ドプラ検査で認められることがある（Ezra, 2003）．胎児心拍異常や臍帯脱出（顕在性または潜在性）が起こり，帝王切開となることもある．

■ 血 管

臍帯血腫はまれで，通常臍帯静脈が破裂し，ワルトンゼリー内に出血する．臍帯の長さの異常や臍帯血管瘤，外傷，巻絡，臍帯静脈穿刺，臍帯炎などが関与する（Gualandri, 2008）．多くは産後に確認されるが，超音波検査では血流のない低エコー域を呈する（Chou, 2003）．合併症として，死産，胎児心拍異常がある（Abraham, 2015；Barbati, 2009；Sepulveda, 2005；Towers, 2009）．

臍帯血管内血栓は子宮内での事象である．約70％が静脈，20％は静脈と動脈，10％が動脈の血栓である（Heifetz, 1988）．静脈血栓に比べ，動脈血栓は罹患率と死亡率が高く，胎児発育不全や胎児機能不全，死産と関連する（Minakami, 2001；Sato, 2006；Shilling, 2014）．症例検討から，血流のない低エコー域を認め，分娩が考慮できる週数であれば，速やかな分娩を検討する（Kanenishi, 2013）．

羊水腔または胎児腹腔内の臍帯血管が局所的に著明に拡張する**臍帯静脈瘤**がある．超音波検査では臍帯静脈の囊胞状の拡大を呈する．臍帯静脈の内径が正常な部位との連続性はカラードプラ法で確認できる．破裂や血栓，臍帯動脈の圧排などの合併症を伴うことがある．そのため，Whiteら（1994）は胎児評価および，胎児成熟時期であれば分娩を勧めているが，症例報告のみであるためデータは限られている．

まれな疾患である臍帯動脈瘤は，ワルトンゼリーによる支持が弱いため，先天的に血管壁が薄いことによって生じる．実際は，ほとんどの症例が臍帯付着部またはその近傍に生じる．これらは単一臍帯動脈や18トリソミー，羊水量異常，胎児発育不全，死産と関連がある（Hill, 2010；Vyas, 2016）．少なくとも理論的には，この動脈瘤は臍帯血管の圧迫によって障害または胎児死亡を起こす．動脈瘤は超音波検査では辺縁が高輝度な囊胞状構造に見える．カラードプラやスペクトルドプラでは，低速の血流または非拍動性の乱流として抽出される（Olog, 2011；Sepulveda, 2003；Shen, 2007b）．明確な指針は存在しないが，管理として胎児染色体検査，出生前胎児スクリーニング，死産を避けるための予定分娩などが行われる（Doehrman, 2014）．

（訳：楠原淳子）

References

Abraham A, Rathore S, Gupta M, et al: Umbilical cord haematoma causing still birth—a case report. J Clin Diagn Res 9(12):QD01, 2015.

Adeniran AJ, Stanek J: Amnion nodosum revisited: clinicopathologic and placental correlations. Arch Pathol Lab Med 131:1829, 2007.

Airas U, Heinonen S: Clinical significance of true umbilical knots: a population-based analysis. Am J Perinatol 19:127, 2002.

Al-Adnani M, Kiho L, Scheimberg I: Maternal pancreatic carcinoma metastatic to the placenta: a case report and literature review. Pediatr Dev Pathol 10:61, 2007.

Alexander A, Samlowski WE, Grossman D, et al: Metastatic melanoma in pregnancy: risk of transplacental metastases in the infant. J Clin Oncol 21:2179, 2003.

Altshuler G. Chorangiosis: An important placental sign of neonatal morbidity and mortality. Arch Pathol Lab Med 108(1):71, 1984.

Al Wattar BH, Hillman SC, Marton T, et al: Placenta chorioangioma: a rare case and systematic review of literature. J Matern Fetal Neonatal Med 27(10):1055, 2014.

American Institute of Ultrasound in Medicine: AIUM practice guideline for the performance of obstetric ultrasound examinations. J Ultrasound Med 32(6):1083, 2013.

Andres RL, Kuyper W, Resnik R, et al: The association of maternal floor infarction of the placenta with adverse perinatal outcome. Am J Obstet Gynecol 163:935, 1990.

Avnet H, Shen O, Mazaki E, et al: Four-vessel umbilical cord. Ultrasound Obstet Gynecol 38:604, 2011.

Baergen RN, Malicki D, Behling C, et al: Morbidity, mortality, and placental pathology in excessively long umbilical cords: retrospective study. Pediatr Dev Pathol 4(2):144, 2001.

Bagby C, Redline RW: Multifocal chorangiomatosis. Pediatr Dev Pathol 14(1):38, 2011.

Ball RH, Ade CM, Schoenborn JA, et al: The clinical significance of ultrasonographically detected subchorionic hemorrhages. Am J Obstet Gynecol 174:996, 1996.

Barbati A, Cacace MG, Fratini D, et al: Umbilical cord haematoma with altered fetal heart rate. J Obstet Gynaecol 29(2):150, 2009.

Barbieri C, Cecatti JG, Krupa F, et al: Validation study of the capacity of the reference curves of ultrasonographic measurements of the umbilical cord to identify deviations in estimated fetal weight. Acta Obstet Gynecol Scand 87:286, 2008.

Barros M, Gorgal G, Machado AP, et al: Revisiting amniotic band sequence: a wide spectrum of manifestations. Fetal Diagn Ther 35(1):51, 2014.

Barzilay E, Harel Y, Haas J, et al: Prenatal diagnosis of amniotic band syndrome—risk factors and ultrasonic signs. J Matern Fetal Neonatal Med 28(3):281, 2015.

Batukan C, Holzgreve W, Danzer E, et al: Large placental chorioangioma as a cause of sudden intrauterine fetal death. A case report. Fetal Diagn Ther 16:394, 2001.

Bauer CR, Fojaco RM, Bancalari E, et al: Microangiopathic hemolytic anemia and thrombocytopenia in a neonate associated with a large placental chorioangioma. Pediatrics 62(4):574, 1978.

Baulies S, Maiz N, Muñoz A, et al: Prenatal ultrasound diagnosis of vasa praevia and analysis of risk factors. Prenat Diagn 27:595, 2007.

Bedir Findik R, Ersoy AO, Fidanci V, et al: Vitamin D deficiency and placental calcification in low-risk obstetric population: are they related? J Matern Fetal Neonatal Med 29(19):3189, 2015.

Benirschke K, Burton GJ, Baergen R: Pathology of the Human Placenta, 6th ed. New York, Springer, 2012, p 908.

Bonilla F Jr, Raga F, Villalaiz E, et al: Umbilical cord cysts: evaluation with different 3-dimensional sonographic modes. J Ultrasound Med 29(2):281, 2010.

Catanzarite V, Maida C, Thomas W, et al: Prenatal sonographic diagnosis of vasa previa: ultrasound findings and obstetric outcome in ten cases. Ultrasound Obstet Gynecol 18:109, 2001.

Chen KH, Chen LR, Lee YH: Exploring the relationship between preterm placental calcification and adverse maternal and fetal outcome. Ultrasound Obstet Gynecol 37(3):328, 2011.

Chen KH, Seow KM, Chen LR: The role of preterm placental calcification on assessing risks of stillbirth. Placenta 36(9):1039, 2015.

Chetty-John S, Zhang J, Chen Z, et al: Long-term physical and neurologic development in newborn infants with isolated single umbilical artery. Am J Obstet Gynecol 203(4):368.e1, 2010.

Chisholm KM, Heerema-McKenney A: Fetal thrombotic vasculopathy: significance in live born children using proposed society for pediatric pathology diagnostic criteria. Am J Surg Pathol 39(2):274, 2015.

Chitra T, Sushanth YS, Raghavan S: Umbilical coiling index as a marker of perinatal outcome: an analytical study. Obstet Gynecol Int 2012:213689, 2012.

Chou SY, Chen YR, Wu CF, et al: Spontaneous umbilical cord hematoma diagnosed antenatally with ultrasonography. Acta Obstet Gynecol Scand 82(11):1056, 2003.

Cromi A, Ghezzi F, Di Naro E, et al: Large cross-sectional area of the umbilical cord as a predictor of fetal macrosomia. Ultrasound Obstet Gynecol 30:804, 2007.

Dagklis T, Defigueiredo D, Staboulidou I, et al: Isolated single umbilical artery and fetal karyotype. Ultrasound Obstet Gynecol 36(3):291, 2010.

Deans A, Jauniaux E: Prenatal diagnosis and outcome of subamniotic hematomas. Ultrasound Obstet Gynecol 11:319, 1998.

de Laat MW, Franx A, Bots ML, et al: Umbilical coiling index in normal and complicated pregnancies. Obstet Gynecol 107:1049, 2006.

Doehrman P, Derksen BJ, Perlow JH, et al: Umbilical artery aneurysm: a case report, literature review, and management recommendations. Obstet Gynecol Surv 69(3):159, 2014.

Ebbing C, Johnsen SL, Albrechtsen S, et al: Velamentous or marginal cord insertion and the risk of spontaneous preterm birth, prelabor rupture of the membranes, and anomalous cord length, a population-based study. Acta Obstet Gynecol Scand 96(1):78, 2017.

Ebbing C, Kiserud T, Johnsen SL, et al: Prevalence, risk factors and outcomes of velamentous and marginal cord insertions: a population-based study of 634,741 pregnancies. PLoS One 8(7):e70380, 2013.

Ebbing C, Kiserud T, Johnsen SL, et al: Third stage of labor risks in velamentous and marginal cord insertion: a population-based study. Acta Obstet Gynecol Scand 94(8):878, 2015.

Esakoff TF, Cheng YW, Snowden JM, et al: Velamentous cord insertion: is it associated with adverse perinatal outcomes? J Matern Fetal Neonatal Med 28(4):409, 2015.

Ezra Y, Strasberg SR, Farine D: Does cord presentation on ultrasound predict cord prolapse? Gynecol Obstet Invest 56:6, 2003.

Faye-Petersen O, Sauder A, Estrella Y, et al: Dichorionic twins discordant for massive perivillous fibrinoid deposition: report of a case and review of the literature. Int J Surg Pathol July 1, 2017 [Epub ahead of print].

Faye-Petersen OM, Heller DS, Joshi VV: Handbook of Placental Pathology, 2nd ed. London, Taylor & Francis, 2006, pp 27, 83.

Fletcher S: Chirality in the umbilical cord. BJOG 100(3):234, 1993.

Fox H, Sebire NJ: Pathology of the Placenta, 3rd ed. Philadelphia, Saunders, 2007, pp 99, 133, 484.

French AE, Gregg VH, Newberry Y, et al: Umbilical cord stricture: a cause of recurrent fetal death. Obstet Gynecol 105:1235, 2005.

Fujikura T: Fused umbilical arteries near placental cord insertion. Am J Obstet Gynecol 188:765, 2003.

Fung TY, To KF, Sahota DS, et al: Massive subchorionic thrombohematoma: a series of 10 cases. Acta Obstet Gynecol Scand 89(10):1357, 2010.

Ghezzi F, Raio L, Di Naro E, et al: Single and multiple umbilical cord cysts in early gestation: two different entities. Ultrasound Obstet Gynecol 21:213, 2003.

Gordon Z, Eytan O, Jaffa AJ, et al: Hemodynamic analysis of Hyrtl anastomosis in human placenta. Am J Physiol Regul Integra Comp Physiol 292:R977, 2007.

Grannum PA, Berkowitz RL, Hobbins JC: The ultrasonic changes in the maturing placenta and their relation to fetal pulmonic maturity. Am J Obstet Gynecol 133:915, 1979.

Greenberg JA, Sorem KA, Shifren JL, et al: Placenta membranacea with placenta increta: a case report and literature review. Obstet Gynecol 78:512, 1991.

Gualandri G, Rivasi F, Santunione AL, et al: Spontaneous umbilical cord hematoma: an unusual cause of fetal mortality: a report of 3 cases and review of the literature. Am J Forensic Med Pathol 29(2):185, 2008.

Guschmann M, Henrich W, Entezami M, et al: Chorioangioma—new insights into a well-known problem. I. Results of a clinical and morphological study of 136 cases. J Perinat Med 31:163, 2003.

Gutvirtz G, Walfisch A, Beharier O, et al: Isolated single umbilical artery is an independent risk factor for perinatal mortality and adverse outcomes in term neonates. Arch Gynecol Obstet 294(5):931, 2016.

Guzmán-Huerta ME, Muro-Barragán SA, Acevedo-Gallegos S, et al: Amniotic band sequence: prenatal diagnosis, phenotype descriptions, and a proposal of a new classification based on morphologic findings. Rev Invest Clin 65(4):300, 2013.

Hankins GD, Snyder RR, Hauth JC, et al: Nuchal cords and neonatal outcome. Obstet Gynecol 70:687, 1987.

Hannaford K, Reeves S, Wegner E: Umbilical cord cysts in the first trimester: are they associated with pregnancy complications? J Ultrasound Med 32(5):801, 2013.

Hasbun J, Alcalde JL, Sepulveda W: Three-dimensional power Doppler sonography in the prenatal diagnosis of a true knot of the umbilical cord: value and limitations. J Ultrasound Med 26(9):1215, 2007.

Heifetz SA: Single umbilical artery: a statistical analysis of 237 autopsy cases and a review of the literature. Perspect Pediatr Pathol 8:345, 1984a.

Heifetz SA: Strangulation of the umbilical cord by amniotic bands: report of 6 cases and literature review. Pediatr Pathol 2:285, 1984b.

Heifetz SA: Thrombosis of the umbilical cord: analysis of 52 cases and literature review. Pediatr Pathol 8:37, 1988.

Heinonen S, Ryynänen M, Kirkinen P, et al: Perinatal diagnostic evaluation of velamentous umbilical cord insertion: clinical, Doppler, and ultrasonic findings. Obstet Gynecol 87(1):112, 1996.

Henry E, Andres RL, Christensen RD: Neonatal outcomes following a tight nuchal cord. J Perinatol 33(3):231, 2013.

Hershkovitz R, Silberstein T, Sheiner E, et al: Risk factors associated with true knots of the umbilical cord. Eur J Obstet Gynecol Reprod Biol 98(1):36, 2001.

Hill AJ, Strong TH Jr, Elliott JP, et al: Umbilical artery aneurysm. Obstet Gynecol 116(Suppl 2):559, 2010.

Hill LM, Breckle R, Ragozzino MW, et al: Grade 3 placentation: incidence and neonatal outcome. Obstet Gynecol 61:728, 1983.

Hoddick WK, Mahony BS, Callen PW, et al: Placental thickness. J Ultrasound Med 4(9):479, 1985.

Hosseinzadeh P, Shamshirsaz AA, Cass DL, et al: Fetoscopic laser ablation of vasa previa for a fetus with a giant cervical lymphatic malformation. Ultrasound Obstet Gynecol 46(4):507, 2015.

Hua M, Odibo AO, Macones GA, et al: Single umbilical artery and its associated findings. Obstet Gynecol 115(5):930, 2010.

Huang B, Zhang YP, Yuan DF, et al: Chorangiocarcinoma: a case report and clinical review. Int J Clin Exp Med 8(9):16798, 2015.

Jauniaux E, De Munter C, Vanesse M, et al: Embryonic remnants of the umbilical cord: morphologic and clinical aspects. Hum Pathol 20(5):458, 1989.

Javadian P, Shamshirsaz AA, Haeri S, et al: Perinatal outcome after fetoscopic release of amniotic bands: a single-center experience and review of the literature. Ultrasound Obstet Gynecol 42(4):449, 2013.

Jessop FA, Lees CC, Pathak S, et al: Umbilical cord coiling: clinical outcomes in an unselected population and systematic review. Virchows Arch 464(1):105, 2014.

Johnston R, Shrivastava VK, Chmait RH: Term vaginal delivery following fetoscopic laser photocoagulation of type II vasa previa. Fetal Diagn Ther 35(1):62, 2014.

Kan PS, Eastman NJ: Coiling of the umbilical cord around the foetal neck. BJOG 64:227, 1957.

Kanenishi K, Nitta E, Mashima M, et al: HDlive imaging of intraamniotic umbilical vein varix with thrombosis. Placenta 34(11):1110, 2013.

Kent EM, Breathnach FM, Gillan JE, et al: Placental cord insertion and birthweight discordance in twin pregnancies: results of the national prospective ESPRiT Study. Am J Obstet Gynecol 205(4):376.e1, 2011.

Kim CJ, Romero R, Chaemsaithong P, et al: Acute chorioamnionitis and funisitis: definition, pathologic features, and clinical significance. Am J Obstet Gynecol 213(4 Suppl):S29, 2015.

Kinugasa M, Sato T, Tamura M, et al: Antepartum detection of cord presentation by transvaginal ultrasonography for term breech presentation: potential prediction and prevention of cord prolapse. J Obstet Gynaecol Res 33(5):612, 2007.

Klesges LM, Murray DM, Brown JE, et al: Relations of cigarette smoking and dietary antioxidants with placental calcification. Am J Epidemiol 147(2):127, 1998.

Kobayashi N, Aoki S, Oba MS, et al: Effect of umbilical cord entanglement and position on pregnancy outcomes. Obstet Gynecol Int 2015:342065, 2015.

Korbin CD, Benson CB, Doubilet PM: Placental implantation on the amniotic sheet: effect on pregnancy outcome. Radiology 206(3):773, 1998.

Krakowiak P, Smith EN, de Bruyn G, et al: Risk factors and outcomes associated with a short umbilical cord. Obstet Gynecol 103:119, 2004.

Lacro RV, Jones KL, Benirschke K: The umbilical cord twist: origin, direction, and relevance. Am J Obstet Gynecol 157(4 Pt 1):833, 1987.

Lademacher DS, Vermeulen RC, Harten JJ, et al: Circumvallate placenta and congenital malformation. Lancet 1:732, 1981.

Langston C, Kaplan C, Macpherson T, et al: Practice guideline for examination of the placenta. Arch Pathol Lab Med 121:449, 1997.

Lepais L, Gaillot-Durand L, Boutitie F, et al: Fetal thrombotic vasculopathy is associated with thromboembolic events and adverse perinatal outcome but not with neurologic complications: a retrospective cohort study of 54 cases with a 3-year follow-up of children. Placenta 35(8):611, 2014.

Lubusky M, Dhaifalah I, Prochazka M, et al: Single umbilical artery and its siding in the second trimester of pregnancy: relation to chromosomal defects. Prenat Diagn 27:327, 2007.

Luo G, Redline RW: Peripheral insertion of umbilical cord. Pediatr Dev Pathol 16(6):399, 2013.

Madu AE: Breus' mole in pregnancy. J Obstet Gynaecol 26:815, 2006.

Maher JT, Conti JA: A comparison of umbilical cord blood gas values between newborns with and without true knots. Obstet Gynecol 88:863, 1996.

Mandsager NT, Bendon R, Mostello D, et al: Maternal floor infarction of the placenta: prenatal diagnosis and clinical significance. Obstet Gynecol 83:750, 1994.

Mathis J, Raio L, Baud D: Fetal laser therapy: applications in the management of fetal pathologies. Prenat Diagn 35(7):623, 2015.

McKenna D, Tharmaratnam S, Mahsud S, et al: Ultrasonic evidence of placental calcification at 36 weeks' gestation: maternal and fetal outcomes. Acta Obstet Gynecol Scand 84:7, 2005.

Miller ME, Jones MC, Smith DW: Tension: the basis of umbilical cord growth. J Pediatr 101(5):844, 1982.

Minakami H, Akahori A, Sakurai S, et al: Umbilical vein thrombosis as a possible cause of perinatal morbidity or mortality: report of two cases. J Obstet Gynaecol Res 27(2):97; 2001.

Montan S, Jörgensen C, Svalenius E, et al: Placental grading with ultrasound in hypertensive and normotensive pregnancies: a prospective, consecutive study. Acta Obstet Gynecol Scand 65:477, 1986.

Murphy-Kaulbeck L, Dodds L, Joseph KS, et al: Single umbilical artery risk factors and pregnancy outcomes. Obstet Gynecol 116(4):843, 2010.

Nath ME, Kanbour A, Hu J, et al: Transplantation of congenital primitive neuroectodermal tumor of fetus to the uterus of mother: application of biotin-labeled chromosome-specific probes. Int J Gynecol Cancer 5(6):459, 1995.

Nelson LD, Grobman WA: Obstetric morbidity associated with amniotic sheets. Ultrasound Obstet Gynecol 36(3):324, 2010.

Odunsi K, Bullough CH, Henzel J, et al: Evaluation of chemical tests for fetal bleeding from vasa previa. Int J Gynaecol Obstet 55(3):207, 1996.

Ogino S, Redline RW: Villous capillary lesions of the placenta: distinctions between choranigoma, chorangiomatosis, and chorangiosis. Hum Pathol 31:945, 2000.

Olaya-C M, Bernal JE: Clinical associations to abnormal umbilical cord length in Latin American newborns. J Neonatal Perinatal Med 8(3):251, 2015.

Olog A, Thomas JT, Petersen S, et al: Large umbilical artery aneurysm with a live healthy baby delivered at 31 weeks. Fetal Diagn Ther 29(4):331, 2011.

Oyelese KO, Turner M, Lees C, et al: Vasa previa: an avoidable obstetric tragedy. Obstet Gynecol Surv 54:138, 1999.

Oyelese Y, Catanzarite V, Prefumo F, et al: Vasa previa: the impact of prenatal diagnosis on outcomes. Obstet Gynecol 103:937, 2004.

Papinniemi M, Keski-Nisula L, Heinonen S: Placental ratio and risk of velamentous umbilical cord insertion are increased in women with placenta previa. Am J Perinatol 24:353, 2007.

Pathak S, Hook E, Hackett G, et al: Cord coiling, umbilical cord insertion and placental shape in an unselected cohort delivering at term: relationship with common obstetric outcomes. Placenta 31(11):963, 2010.

Peng HQ, Levitin-Smith M, Rochelson B, et al: Umbilical cord stricture and over coiling are common causes of fetal demise. Pediatr Dev Pathol 9:14, 2006.

Pereira N, Yao R, Guilfoil DS, et al: Placenta membranacea with placenta accreta: radiologic diagnosis and clinical implications. Prenat Diagn 33(13):1293, 2013.

Prapas N, Liang RI, Hunter D, et al: Color Doppler imaging of placental masses: differential diagnosis and fetal outcome. Ultrasound Obstet Gynecol 16:559, 2000.

Predanic M, Perni SC, Chasen ST, et al: Ultrasound evaluation of abnormal umbilical cord coiling in second trimester of gestation in association with adverse pregnancy outcome. Am J Obstet Gynecol 193:387, 2005.

Proctor LK, Fitzgerald B, Whittle WL, et al: Umbilical cord diameter percentile curves and their correlation to birth weight and placental pathology. Placenta 34(1):62, 2013.

Puvabanditsin S, Garrow E, Bhatt M, et al: Four-vessel umbilical cord associated with multiple congenital anomalies: a case report and literature review. Fetal Pediatr Pathol 30(2):98, 2011.

Raio L, Ghezzi F, Di Naro E, et al: In-utero characterization of the blood flow in the Hyrtl anastomosis. Placenta 22:597, 2001.

Raio L, Ghezzi F, Di Naro E, et al: Prenatal assessment of the Hyrtl anastomosis and evaluation of its function: case report. Hum Reprod 14:1890, 1999a.

Raio L, Ghezzi F, Di Naro E, et al: Sonographic measurement of the umbilical cord and fetal anthropometric parameters. Eur J Obstet Gynecol Reprod Biol 83:131, 1999b.

Raio L, Ghezzi F, Di Naro E, et al: Umbilical cord morphologic characteristics and umbilical artery Doppler parameters in intrauterine growth-restricted fetuses. J Ultrasound Med 22:1341, 2003.

Räisänen S, Georgiadis L, Harju M, et al: Risk factors and adverse pregnancy outcomes among births affected by velamentous umbilical cord insertion: a retrospective population-based register study. Eur J Obstet Gynecol Reprod Biol 165(2):231, 2012.

Räisänen S, Georgiadis L, Harju M, et al: True umbilical cord knot and obstetric outcome. Int J Gynaecol Obstet 122(1):18, 2013.

Ramon y Cajal CL, Martinez RO: Four-dimensional ultrasonography of a true knot of the umbilical cord. Am J Obstet Gynecol 195:896, 2006.

Rana J, Ebert GA, Kappy KA: Adverse perinatal outcome in patients with an abnormal umbilical coiling index. Obstet Gynecol 85(4):573, 1995.

Rayburn WF, Beynen A, Brinkman DL: Umbilical cord length and intrapartum complications. Obstet Gynecol 57(4):450, 1981.

Rebarber A, Dolin C, Fox NS, et al: Natural history of vasa previa across gestation using a screening protocol. J Ultrasound Med 33(1):141, 2014.

Redline RW: Inflammatory response in acute chorioamnionitis. Semin Fetal Neonatal Med 17(1):20, 2012.

Redline RW: Placental pathology: a systematic approach with clinical correlations. Placenta 29(Suppl A):S86, 2008.

Reif P, Hofer N, Kolovetsiou-Kreiner V, et al: Metastasis of an undifferentiated fetal soft tissue sarcoma to the maternal compartment of the placenta: maternal aspects, pathology findings and review of the literature on fetal malignancies with placenta metastases. Histopathology 65(6):933, 2014.

Roberts DJ: Placental pathology, a survival guide. Arch Pathol Lab Med 132(4):641, 2008.

Robinson BK, Grobman WA: Effectiveness of timing strategies for delivery of individuals with vasa previa. Obstet Gynecol 117(3):542, 2011.

Rodriguez N, Angarita AM, Casasbuenas A, et al: Three-dimensional high-definition flow imaging in prenatal diagnosis of a true umbilical cord knot. Ultrasound Obstet Gynecol 39(2):245, 2012.

Romero R, Whitten A, Korzeniewski SJ, et al: Maternal floor infarction/massive perivillous fibrin deposition: a manifestation of maternal antifetal rejection? Am J Reprod Immunol 70(4):285, 2013.

Ruiter L, Kok N, Limpens J, et al: Incidence of and risk indicators for vasa praevia: a systematic review. BJOG 123(8):1278, 2016.

Ruiter L, Kok N, Limpens J, et al: Systematic review of accuracy of ultrasound in the diagnosis of vasa previa. Ultrasound Obstet Gynecol 45(5):516, 2015.

Salafia CM, Silberman L, Herrera NE, et al: Placental pathology at term associated with elevated midtrimester maternal serum alpha-fetoprotein concentration. Am J Obstet Gynecol 158(5):1064, 1988.

Saleemuddin A, Tantbirojn P, Sirois K, et al: Obstetric and perinatal complications in placentas with fetal thrombotic vasculopathy. Pediatr Dev Pathol 13(6):459, 2010.

Sato Y, Benirschke K: Umbilical arterial thrombosis with vascular wall necrosis: clinicopathologic findings of 11 cases. Placenta 27:715, 2006.

Schachter M, Tovbin Y, Arieli S, et al: In vitro fertilization is a risk factor for vasa previa. Fertil Steril 78(3):642, 2003.

Scioscia M, Fornalè M, Bruni F, et al: Four-dimensional and Doppler sonography in the diagnosis and surveillance of a true cord knot. J Clin Ultrasound 39(3):157, 2011.

Sebire NJ: Pathophysiological significance of abnormal umbilical cord coiling index. Ultrasound Obstet Gynecol 30(6):804, 2007.

Sebire NJ, Backos M, El Gaddal S, et al: Placental pathology, antiphospholipid antibodies, and pregnancy outcome in recurrent miscarriage patients. Obstet Gynecol 101:258, 2003.

Sebire NJ, Backos M, Goldin RD, et al: Placental massive perivillous fibrin deposition associated with antiphospholipid antibody syndrome. BJOG 109:570, 2002.

Sepulveda W, Aviles G, Carstens E, et al: Prenatal diagnosis of solid placental masses: the value of color flow imaging. Ultrasound Obstet Gynecol 16:554, 2000.

Sepulveda W, Corral E, Kottmann C, et al: Umbilical artery aneurysm: prenatal identification in three fetuses with trisomy 18. Ultrasound Obstet Gynecol 21:213, 2003.

Sepulveda W, Wong AE, Gonzalez R, et al: Fetal death due to umbilical cord hematoma: a rare complication of umbilical cord cyst. J Matern-Fetal Neonatal Med 18(6):387, 2005.

Sheiner E, Abramowicz JS, Levy A, et al: Nuchal cord is not associated with adverse perinatal outcome. Arch Gynecol Obstet 274:81, 2006.

Shen O, Golomb E, Lavie O, et al: Placental shelf—a common, typically transient and benign finding on early second-trimester sonography. Ultrasound Obstet Gynecol 29:192, 2007a.

Shen O, Reinus C, Baranov A, et al: Prenatal diagnosis of umbilical artery aneurysm: a potentially lethal anomaly. J Ultrasound Med 26(2):251, 2007b.

Shilling C, Walsh C, Downey P, et al: Umbilical artery thrombosis is a rare but clinically important finding: a series of 7 cases with clinical outcomes. Pediatr Dev Pathol 17(2):89, 2014.

Society for Maternal-Fetal (SMFM) Publications Committee, Sinkey RG, Odibo AO, et al: Diagnosis and management of vasa previa. Am J Obstet Gynecol 213(5):615, 2015.

Sørnes T: Umbilical cord encirclements and fetal growth restriction. Obstet Gynecol 86:725, 1995.

Sørnes T: Umbilical cord knots. Acta Obstet Gynecol Scand 79:157, 2000.

Spellacy WN, Gravem H, Fisch RO: The umbilical cord complications of true knots, nuchal coils and cords around the body. Report from the collaborative study of cerebral palsy. Am J Obstet Gynecol 94:1136, 1966.

Stanek J: Choriangiosis of chorionic villi: what does it really mean? Arch Pathol Lab Med 140(6):58, 2016.

Steemers NY, De Rop C, Van Assche A: Zonary placenta. Int J Gynaecol Obstet 51(3):251, 1995.

Strong TH Jr, Jarles DL, Vega JS, et al: The umbilical coiling index. Am J Obstet Gynecol 170(1 Pt 1):29, 1994.

Sullivan EA, Javid N, Duncombe G, et al: Vasa previa diagnosis, clinical practice, and outcomes in Australia. Obstet Gynecol 130(3):591, 2017.

Sun Y, Arbuckle S, Hocking G, et al: Umbilical cord stricture and intrauterine fetal death. Pediatr Pathol Lab Med 15:723, 1995.

Suzuki S: Clinical significance of pregnancies with circumvallate placenta. J Obstet Gynaecol Res 34(1):51, 2008.

Swank ML, Garite TJ, Maurel K, et al: Vasa previa: diagnosis and management. Obstetrix Collaborative Research Network. Am J Obstet Gynecol 215(2):223.e1, 2016.

Taniguchi H, Aoki S, Sakamaki K, et al: Circumvallate placenta: associated clinical manifestations and complications—a retrospective study. Obstet Gynecol Int 2014:986230, 2014.

Towers CV, Juratsch CE, Garite TJ: The fetal heart monitor tracing in pregnancies complicated by a spontaneous umbilical cord haematoma. J Perinatol 29:517, 2009.

Tuuli MG, Norman SM, Odibo AO, et al: Perinatal outcomes in women with subchorionic hematoma: a systematic review and meta-analysis. Obstet Gynecol 117(5):1205, 2011.

Tuuli MG, Shanks A, Bernhard L, et al: Uterine synechiae and pregnancy complications. Obstet Gynecol 119(4):810, 2012.

Vahanian SA, Lavery JA, Ananth CV, et al: Placental implantation abnormalities and risk of preterm delivery: a systematic review and metaanalysis. Am J Obstet Gynecol 213(4 Suppl):S78, 2015.

Vintzileos AM, Ananth CV, Smulian JC: Using ultrasound in the clinical management of placental implantation abnormalities. Am J Obstet Gynecol 213(4 Suppl):S70, 2015.

Voskamp BJ, Fleurke-Rozema H, Oude-Rengerink K, et al: Relationship of isolated single umbilical artery to fetal growth, aneuploidy and perinatal mortality: systematic review and meta-analysis. Ultrasound Obstet Gynecol 42(6):622, 2013.

Vyas NM, Manjeera L, Rai S, et al: Prenatal diagnosis of umbilical artery aneurysm with good fetal outcome and review of literature. J Clin Diagn Res 10(1):QD01, 2016.

White SP, Kofinas A: Prenatal diagnosis and management of umbilical vein varix of the intra-amniotic portion of the umbilical vein. J Ultrasound Med 13(12):992, 1994.

Whitten AE, Romero R, Korzeniewski SJ, et al: Evidence of an imbalance of angiogenic/antiangiogenic factors in massive perivillous fibrin deposition (maternal floor infarction): a placental lesion associated with recurrent miscarriage and fetal death. Am J Obstet Gynecol 208(4):310.e1, 2013.

Woo GW, Rocha FG, Gaspar-Oishi M, et al: Placental mesenchymal dysplasia. Am J Obstet Gynecol 205(6):e3, 2011.

Yamada S, Hamanishi J, Tanada S, et al: Embryogenesis of fused umbilical arteries in human embryos. Am J Obstet Gynecol 193:1709, 2005.

Yamamoto Y, Aoki S, Oba MS, et al: Relationship between short umbilical cord length and adverse pregnancy outcomes. Fetal Pediatr Pathol 35(2):81, 2016.

Zalel Y, Weisz B, Gamzu R, et al: Chorioangiomas of the placenta: sonographic and Doppler flow characteristics. Ultrasound Med 21:909, 2002.

Zangen R, Boldes R, Yaffe H, et al: Umbilical cord cysts in the second and third trimesters: significance and prenatal approach. Ultrasound Obstet Gynecol 36(3):296, 2010.

胎芽形成と胎児発育

CHAPTER 7

Embryogenesis and Fetal Development

妊娠週数	151
胎芽発育	152
胎児発育と生理機能	153
エネルギーと栄養	167
胎児発育における胎盤の役割	169

Our knowledge concerning the physiology of the foetus has been markedly enriched during recent years; nevertheless, when compared with the adult, it offers many points concerning which we are but slightly informed or profoundly ignorant.

—J. Whitridge Williams (1903)

1903年にWilliamsがこのように述べて以来，胎児の器官形成と生理への理解は大きく前進した．現代産科学は胎児の生理機能，病態生理，胎児発育，胎児環境を包括した学問である．産科医が妊娠全期間を通じて妊婦にきめ細やかな医療を提供できるようになった結果，胎児の予後が向上したことは重要な事実である．第25版では，Section 5として独立した節を設け胎児について述べる．実際，産科学の事実上すべての側面が胎児発育に影響する．

妊娠週数

妊娠期間や胎齢を定義する単語はいくつかある（図7-1）．**妊娠齢（妊娠週数）**や**月経後胎齢**とは，最終月経開始日（すなわち確実に受胎に先行する日）を1日目とし，そこから計算した日数である．多くの女性が最終月経を認識していること

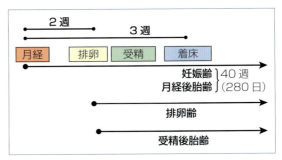

図7-1　妊娠期間を表すのに使用される単語

から，慣習的に月経開始日を排卵や受精の2週間前，胚盤胞の着床から約3週間前と定義して用いる．発生学者たちが胎児や胚の発育について述べるときには，**排卵齢**もしくは排卵後から何日目，何週目という表現を用いる．別の単語としては**受胎後胎齢**があり，これは排卵齢とほぼ同じである．

臨床医は慣習的に最終月経から妊娠週数を計算している．最終月経から出生までの平均期間は，約280日あるいは40週である．これは暦上9.3ヵ月にあたる．しかし，月経周期は各々異なるのでこれらの計算方法は不正確である．この認識に基づき，第1三半期に定期的に超音波断層法を施行することで，より正確に妊娠週数を決定できる（Duryea, 2015）．しかし，初期の超音波計測の精度にもよるので，アメリカ産婦人科学会（ACOG），アメリカ超音波学会（AIUM）とアメリカ周産期学会（SMFM）（Reddy, 2014）は合同で以下のように推奨している．

1. 第1三半期の超音波断層法が妊娠週数を決定あるいは修正するうえで最も正確である．
2. 生殖補助医療により妊娠した場合，この妊娠

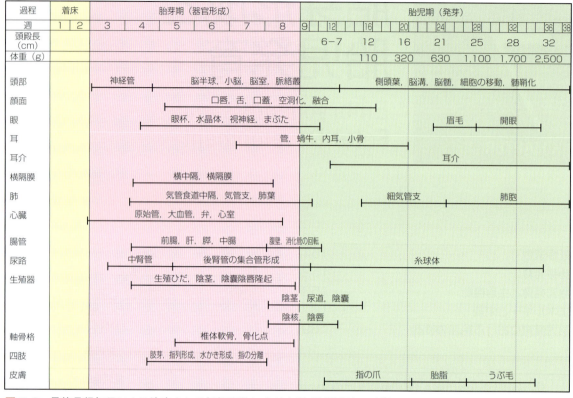

図 7-2　最終月経初日により決定される妊娠週数に応じた胚-胎児発達．時期はおおよそのものである．

3. 可能であれば，最終月経から計算した妊娠週数と第1三半期の超音波断層法から計算した妊娠週数を比較し，分娩予定日を決定する．
4. 分娩時の妊娠週数を出生証明書に記録する．

第1三半期の胎児頭殿長の精度は±5〜7日である．妊娠9週以前に超音波計測による妊娠週数が5日以上ずれた場合，あるいは第1三半期が7日以上ずれた場合，分娩予定日を変更する．

■ Neagele 法

分娩予定日は最終月経に基づき以下のように即座に推定できる．最終月経開始日付に7を加えて，開始月から3を引くのである．たとえば，最終月経が10月5日であるならば，10月5日から3ヵ月引き，7日加える日，つまり翌年の7月12日が予定日となる．この計算方法は Naegele 法と呼ぶ．妊娠期はおよそ14週の三つの期間に分けることができる．この三半期は産科学にとって重要なものである．

Naegele 分娩予定日概算法または妊娠週数ス

ケールのいずれかを用いて分娩予定日を推定することに加え，電子カルテおよびスマートフォンアプリの計算ツールにより分娩予定日および妊娠週数を得ることができる．たとえば，ACOG（2016）は超音波検査および最終月経または胚移植日を組み込んだ計算アプリを開発した．これについては第10章で詳しく説明する．

胎芽発育

胎芽-胎児発育の複雑性はほとんど理解の範囲を超えるものである．図7-2ではさまざまな臓器系統が臓器別に流れにのって発達していく様子を示している．現代技術により，臓器の発生について，次々と新しい知見が出てきている．たとえば組織形態における遺伝子制御の役割や組織間相互作用を画像技術により3次元的に評価できるようになった（Anderson, 2016；Mohun, 2011）．ほかにも心臓発生における遺伝子活性のカスケードが報告された．

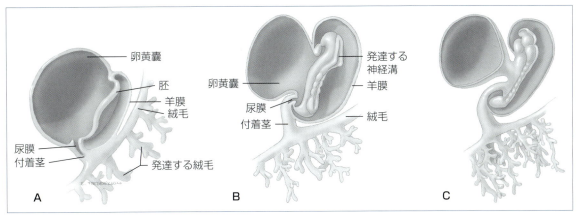

図 7-3　初期のヒト胚と排卵齢
A．19日（前原節形成前）．
B．21日（7体節）．
C．22日（17体節）． (After drawings and models in the Carnegie Institute)

■ 接合子と胚盤胞の発達

排卵・受精後の最初の 2 週間で接合子あるいは初期胚は胚盤胞へと発達し，受精から 6〜7 日後に着床に至る．58 細胞期胚は五つの胎児産生細胞―内部細胞塊―と 53 細胞期胚からなる栄養外胚葉細胞に分かれる．着床と胞胚・胎盤の初期発達に関しては第 5 章を参照されたい．

■ 胎芽期

排卵・受精後 3 週目開始頃の胚を受胎産物と呼ぶ．はじめは絨毛膜絨毛の形をとり，この時期は次回月経予定日の頃と一致する．胎芽期は 6 週間続き，この間に器官形成が行われる．最終月経初日から 3 週目に開始し，8 週目まで続く．胎盤ははっきりと見えるようになり，ヒト絨毛性ゴナドトロピン（human chorionic gonadotropin：hCG）を計測する妊娠反応はこのときまでに多くは陽性となる．図 7-3 に示したように，付着茎が分化する．血管芽細胞性の絨毛膜中胚葉では，絨毛核と母体血を含む絨毛間腔が分かれる．

3 週目で絨毛膜絨毛の中に胎児血管が現れる．4 週目で心血管系のシステムが形成され（図 7-4），そしてこれにより胎内，そして胎芽と絨毛膜絨毛間の循環が確立する．心臓原基に中隔ができてくる．同じく 4 週目に神経板が形成され，神経管を形成するために折り畳まれる．5 週目の終盤に絨毛膜嚢が長径約 1 cm になる．胎芽は 3 mm で超音波断層法で計測できるようになる．上下肢芽が現れ，羊膜は付着茎から分離し付着茎は最終的に臍帯となる．6 週の終わりに胎芽は 9 mm となり神経管が閉鎖する（図 7-5）．胎芽心拍が超音波断層法で確認できる（図 7-6）．神経管の頭蓋末端は最終月経から 38 日目で閉鎖し，尾側は 40 日目で閉鎖する．このように神経管は 6 週の終わりには閉鎖する．8 週後半に胎児頭殿長がおよそ 22 mm になる．手指と足指が現れ，腕は肘部で屈曲するようになる．上唇が完成し，外耳が頭部の両側に最終的な形で隆起する．Multi-Dimensional Human Embryo project による 3 次元画像やヒト胎芽の動画は http://embryo.soad.umich.edu/index.html で検索できる．

胎児発育と生理機能

■ 胎児期

胎芽期から胎児期への移行期は，多くの発生学者たちによって，受精から 7 週または最終月経開始日から 9 週に起こる．このとき胎児はおよそ 24 mm となり，大部分の器官系が形成され，胎児は発育・成熟期に入る．この発達の過程は図 7-2 に示す．

◆ 妊娠 12 週

子宮は恥骨結合上からちょうど触知できる大きさで，胎児の発育は加速し胎児頭殿長は 5〜6 cm になる（図 7-7）．中心部の骨化がほとんどの胎児骨に現れ，手指と足指が分離してくる．皮膚と

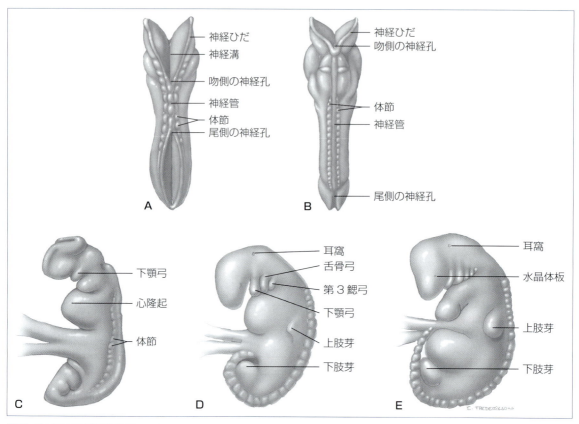

図7-4 3〜4週の胚
A，B．22〜23日の胚の発達の様子を背面から見た図で，それぞれ8，12体節である．
C〜E．24〜28日の胚を横から見た図で，それぞれ16，27，33体節ある．

(Redrawn from Moore KL: The Developing Human: Clinically Oriented Embryology, 4th ed. Philadelphia, Saunders, 1988)

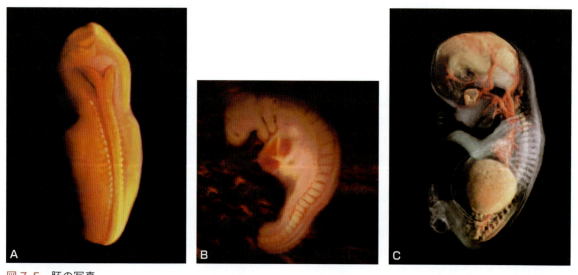

図7-5 胚の写真
A．24〜26日目の胚を背面から見た図で図7-4Cの時期に対応している．
B．28日目の胚を横から見た図で図7-4Dに対応している．
C．56日目の胚-胎児を横から見た図で，胚生期が終わり，胎児期の始まる時期である．肝臓が白い丸で囲った部分にある．

(From Werth B, Tsiaras A: From Conception to Birth: A Life Unfolds. New York, Doubleday, 2002)

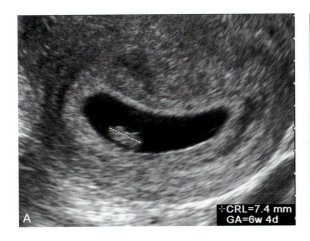
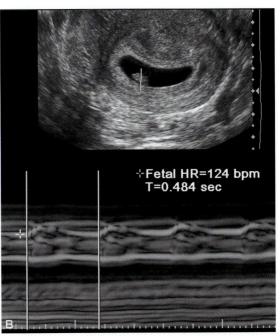

図 7-6
A. 6週4日の胎芽で，胎児頭殿長7.4 mm である．
B. 妊娠初期であるがMモードは胎児心拍をとらえ，心拍数は124回/分である．

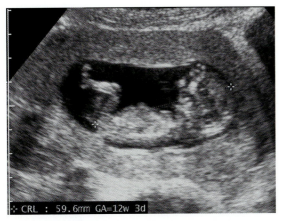

図 7-7
12週3日の胎児で胎児頭殿長を計測している．胎児の外形，頭蓋，手足が描出されている．

爪が発達し，頭髪がまばらに生え始める．外性器は男女の性に分化し始める．胎児は自発運動を始める．

◆妊娠 16 週

　胎児の発育は緩徐になる．頭殿長は12 cm，児体重は150 gとなる（Hadlock, 1991）．実際，頭殿長は妊娠13週を過ぎると計測しないのが，およそ8.4 cmである．代わりに児頭大横径，児頭周囲長，腹部周囲長，大腿骨長を計測する．第2三半期，第3三半期の児体重はこれらのパラメータを用いて計算される（第10章参照）．

　16～18週で眼球運動が開始し，同時に中脳が分化する．女児は18週に子宮が完成し腟形成が始まる．男児は20週までに精巣が下降し始める．

◆妊娠 20 週

　最終月経から計算された妊娠全期間の中間地点である．胎児は300 gをやや超える重さとなり，直線的に体重は増加していく．これ以降，胎児はずっと動くようになり，10～30％の時間は活動的である（DiPietro, 2005）．褐色脂肪が生成され，胎児皮膚は透過性がなくなり，産毛が全身をおおい，頭髪が増え始める．蝸牛機能が22～25週の間に発育し，出生後6ヵ月まで発達する．

◆妊娠 24 週

　児体重はおよそ700 gとなる（Duryea, 2014）．皮膚は特徴的な皺ができ，脂肪の蓄積が始まる．頭部はまだ比較的大きく，通常眉と睫毛が認められる．24週にII型肺胞上皮細胞がサーファクタントを分泌し始める（第32章参照）．肺発達における管状期，すなわち気管支と細気管支が大きくなり肺胞管が発達する期間であり，ほぼ完成する．この時期に生まれる胎児は，ガス交換の主座である肺胞の形成が不十分なため呼吸を試みても多くは死んでしまう．在胎24週の生存率は辛うじて50％で，重度の後遺症がない児はおよそ

30％にすぎない（Rysavy, 2015）．26週には開眼し，全身の侵害受容体が完成し，痛覚伝導路が発達する（Kadic, 2012）．児の肝臓および膵臓が造血に重要な役割を果たす．

◆妊娠28週

頭殿長は約25 cm，児体重は1,100 gとなる．薄い皮膚は赤みを増し，胎脂におおわれる．瞳孔膜は目から消失する．瞬きの回数は28週でピークを迎える．骨髄が造血の主組織となる．この週で生まれた児の90％は，身体的神経学的障害なく発育できる．

◆妊娠32, 36週

32週で頭殿長は28 cm，児体重はおよそ1,800 gとなる．表皮はまだ赤みや皺がある．36週になると頭殿長は32 cm，児体重はおよそ2,800 gとなる（Duryea, 2014）．皮下脂肪の沈着により，体はより丸みを増し，それまであった顔面の皺は消失する．正常児の生存率はほぼ100％である．

◆妊娠40週

満期と定義され，児の発育は完成している．平均的な頭囲は36 cm，体重はおおよそ3,500 gである．

■中枢神経系の発達

◆脳の発達

最終月経から38日で神経管の頭蓋末端が閉鎖し，40日で尾方端が閉鎖する．それゆえ児の神経管閉鎖障害を防止するための葉酸摂取はこれ以前に行われると効果的である（第9章参照）．神経管壁は脳と脊髄を形成する．内腔は脳室系および脊髄の中心管になる．6週で神経管の頭頂部は三つの主要な小胞を形成する．7週で五つの二次小胞が発達する．終脳─将来の大脳半球，間脳─視床，中脳─中脳，後脳─脳橋および小脳，および髄脳─髄質．一方，弯曲部は脳を発達させ，その典型的な形態に脳を折り畳む．胚期の終了は一次および二次神経化の完了を意味する．

妊娠3〜4ヵ月でニューロンの**増殖**がピークに達する．予測どおりこの脳の発達段階における障害は機能を著しく悪化させる（Volpe, 2008）．**ニューロンの移動**はほぼ同時に起こり，3〜5ヵ月でピークに達する．このプロセスは数百万の神経細胞が，脳室および脳室下帯の領域から，生涯を通してとどまる脳の領域に移動することを特徴としている（図7-8）．ニューロンの移動のための遺伝子発現の増加が報告されている（Irureta-goyena, 2014）．胎児の神経発達を研究するための非侵襲的方法もまた報告されている（Goetzl, 2016）．

胎児の脳は妊娠週数に応じて変化し，その様子から胎齢を同定することができる（Volpe, 2008）．神経の増殖と遊走は脳回の発達と熟化とともに進行する（図7-8）．Mangarano（2007）とDubois（2014）らの胎児の脳発達の流れを調べた研究では，MRIを用いて胎児の脳イメージを示している．同じくMRIを用いた最近の研究では，12〜22週の大脳皮質構造の発達を定量化している（Meng, 2012）．

脳脊髄神経の前根と脳幹の髄鞘化は6ヵ月頃始まるが，最も盛んな髄鞘形成は出生後に起こる．髄鞘の欠落と不完全な頭蓋の骨化により妊娠中は超音波にて胎児脳構造が確認できる．

◆脊髄

神経管の前2/3が脳を形成するのに対し，後ろ1/3が脊髄を形成する．胎芽では，脊髄は脊柱全体に伸びているが，その後発達は緩徐になる．全仙骨の骨化は，およそ21週までには超音波検査で確認される（第10章参照）．24週には脊髄はS$_1$の高さとなり，出生時にはL$_3$，成人ではL$_1$となる．脊髄の髄鞘化は妊娠中期に始まり，生後1

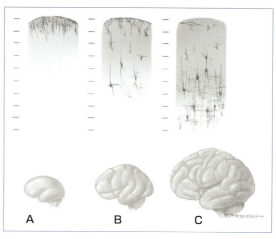

図7-8
神経増殖と遊走は20〜24週の間に完了する．妊娠の後半では脳回形成や神経細胞の増殖，分化や遊走が順序立てて起こる．上図のおおよその妊娠週数は，A. 20週，B. 35週，C. 40週である．

年まで続く．シナプスの発達は頸部と体幹の屈曲が現れる8週までに十分発達する（Temiras, 1968）．第3三半期に，神経と筋肉の接合が急速に起こる．

■ 循環器系

心臓の発生学は複雑である．胎児の心臓は発生の初期段階に分子プログラミングを受け，その形態形成には100以上の遺伝子と分子因子が不可欠である．要約すると，発生過程の複雑な形態の中で23日目までに胚の正中に心筒が形成され，その特異的な時期に，それぞれの**部分**が発生する．その後心筒は**屈曲**し，心室ができ中隔を形成する（Manner, 2009）．弁が現れ，脈管形成により大動脈弓ができる．詳細な説明は「*Hurst's The Heart*」第9章（Keller, 2013）を参照のこと．

◆ 胎児循環

胎児循環は成人とかなり異なるが，劇的変化が起きる誕生のときまで，その機能を果たす．たとえば，胎児血は酸素化のために肺の血管系へ入る必要がないため，右心室からの拍出量のほとんどは肺を迂回する．加えて，頭と心臓へは他の部分よりも多くの酸素化された血液を効率的に与えられるように，胎児の心房室は直列ではなく並列に機能する．

胎児の成長と発達に必要とされる酸素や栄養物質は1本の臍帯静脈によって胎盤から運ばれる（図7-9）．静脈は静脈管と門脈に分かれる．静脈管は臍帯静脈の主たる枝であり肝臓を越えて下大静脈に直接流入する．途中の組織に酸素を供給しないため，心臓に直接酸素化が良好な血液が運ばれる．対照的に，門脈は最初に肝臓の左側の肝静脈へ血液を運び，酸素が抽出される．肝臓からの比較的脱酸素化された血液は，その後下大静脈に流入し，体の末梢部分から戻ってきたさらに酸素化が低い血液と合流する．下大静脈から胎児の心臓に流れ込む血液はこのように静脈管を通ってきた動脈様の血液と横隔膜より下のレベルの多くの静脈から戻ってきたあまり酸素化のよくない血液が混合して構成されている．このように，静脈から心臓に運ばれる血液の酸素含有量は胎盤を出発した血液よりも低い．

出生後とは対照的に，胎児心室は直列ではなく，並列に機能する．酸素化が良好な血液は左室に流入し，心臓や頭へ供給される．酸素化が悪い血液は右室へ流入し体の残りの部分に供給される．この二つの独立した循環は右房によって調整されており，血液が酸素含有量に応じて左心房または右心室への流入を振り分けている．この酸素含有量に応じた血液の振り分けは下大静脈の血液の流れ方で補助されている．よく酸素化された血液は静脈の中央部分を流れる傾向にあり，酸素化が少ない血液は外側の血管壁側を流れる．これは心臓で対極方向に流れる助けとなる．一度この血液が右房に入ると，上方の心房中隔構造である**分界稜*** が下大静脈の中央部分からのよく酸素化された血液を優先的に，卵円孔を通して左心それから心臓や頭へと流していく（Dawes, 1962）．これらの組織に必要な分の酸素を分配した後の酸素化が少ない血液は上大静脈を通って右房へ戻る．

酸素化が少ない下大静脈の側壁側を通ってきた血液は右房へ流入し三尖弁を通って右室へ入る．上大静脈は脳や上半身から戻ってきた酸素化が低い血液が確実に右室に直接流入できるように右房の前下方を通る．心臓からの酸素化が低い血液も同じように右室に戻ってこられるように，冠静脈洞の小孔は三尖弁のすぐ上方に位置する．この結果，右室内の血液は左室のものより15〜20％酸素飽和度が低い．

右室の血液のおよそ90％は動脈管を通って下行大動脈に短絡する．高い肺血管抵抗と動脈管の比較的低い抵抗，臍帯-胎盤の脈管構造により，右室拍出量の8％しか肺へ流入しない（Fineman, 2014）．したがって，動脈管を通る血液のうち1/3は全身に運ばれる．右室拍出分の残りは遠位で臍帯動脈になる2本の内腸骨動脈を通って胎盤へと戻っていく．これら2本の動脈は腹膜に沿って膀胱の高さから臍輪へ走行し臍帯動脈の束へ入り臍帯動脈となる．胎盤では，血液が酸素や他の栄養物を受け取り，臍帯静脈を通って再灌流される．

◆ 出生時の循環変化

通常は出生後に臍帯動静脈や動脈管，卵円孔，静脈管は収縮するか虚脱する．動脈管の機能的閉鎖と肺の拡張に伴い，右室から出た血液は左心に戻る前に酸素化のため，優先的に肺血管に流入する（Hillman, 2012）．胎児期には並列で機能して

---

* 分界稜：卵円孔の上線．

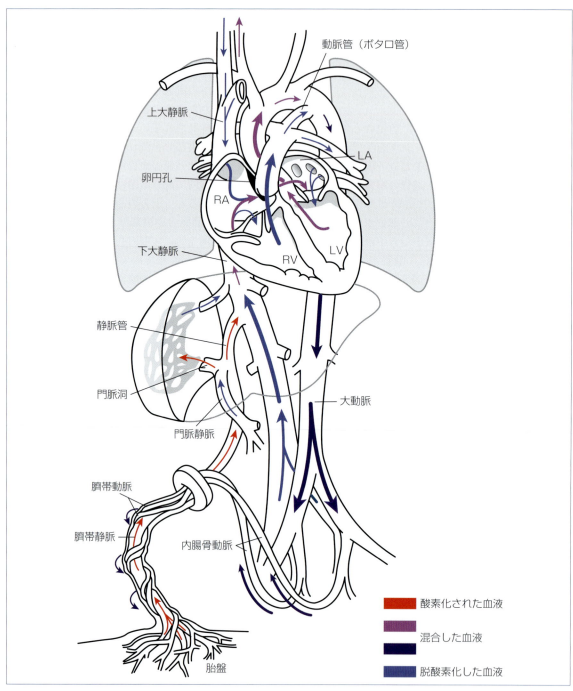

図 7-9 胎児循環の複雑な性質は明らかである．さまざまな血管での血液酸素の度合いは出生後とかなり異なる．
LA：左房，LV：左室，RA：右房，RV：右室．

いた心室は，即座に直列で機能するようになる．内腸骨動脈の遠位側は出生後 3 〜 4 日以内に萎縮し閉塞する．臍帯静脈は腹腔内の痕跡として円索となるが，臍帯動脈は側臍靱帯となる．静脈管は出生後 10 〜 96 時間で収縮し，2 〜 3 週で解剖学的に閉鎖し，結果的に静脈管索となる（Fineman, 2014）．

◆ **胎児胎盤血流**

ヒトの胎児胎盤血液の正確な量はわかっていないが，Usher ら（1963）は臍帯を速やかに結紮し，

たときの正常満期新生児の血液量は平均78 mL/kgと報告した．Gruenwald（1967）は速やかに臍帯を結紮した後の胎盤に含まれる胎児血液量は平均で，胎児体重当たり45 mL/kgであったことを報告した．したがって，満期の胎児胎盤血液量はおおよそ胎児体重1 kg当たり125 mLである．これは第15章で述べる胎児母体出血の程度を評価する際に重要である．

■ 造　血

胚の早期では造血は卵黄嚢で確認でき，引き続いて肝臓で，そして最後は脾臓と骨髄でなされる．骨髄系細胞も赤血球細胞も造血幹細胞の前駆細胞から絶えずつくられる（Golub, 2013；Heinig, 2015）．胎児循環に出される最初の赤血球は，核をもち，大球性である．胚での平均細胞体積は少なくとも180 fLあるが満期に向かって減っていき，105〜115 fLとなる．異数体胎児は，この熟化が通常起こらず，平均細胞体積が大きい─平均で130 fL─まま維持される（Sipes, 1991）．胎児の発達が進むにつれ，より多くの赤血球が，小さく無核化してくる．胎児が発育するに従い，胎児および胎盤を循環する血液量とヘモグロビン濃度の両方が増加する．図7-10で示すように，胎児のヘモグロビン濃度は妊娠経過中に上昇する．SMFM（2015）は貧血の定義をヘマトクリット30％以下と推奨している．

その大きなサイズゆえに，胎児赤血球の寿命は短いが，満期には約90日までしだいに延長していく（Pearson, 1966）．その結果，産生された赤血球は増えていく．網赤血球は，最初の頃は多く認められるが，満期には全体の4〜5％へと減少する．胎児の赤血球は成人のそれと構造も代謝も異なる（Baron, 2012）．高い粘稠性を代償するため，変形しやすい．また，かなり活性の異なる酵素も有している．

赤血球産生は，はじめ胎児のエリスロポエチンによってコントロールされている．なぜなら母体

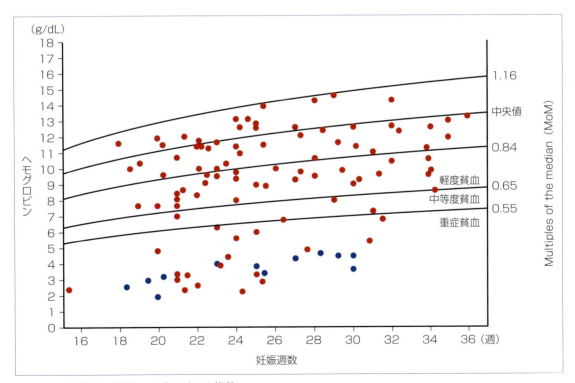

図7-10　妊娠中の胎児ヘモグロビンの推移
青い点は胎児水腫を示す．
（Reproduced with permission from Mari G, Deter RL, Carpenter RL, et al: Noninvasive diagnosis by Doppler ultrasonography of fetal anemia due to maternal red-cell alloimmunization. Collaborative Group for Doppler Assessment of the Blood Velocity in Anemic Fetuses (Level II-1), N Engl J Med 2000 Jan 6; 342(1): 9-14）

のエリスロポエチンは胎盤を通過しないからである．胎児のホルモン産生はテストステロン，エストロゲン，プロスタグランジン，甲状腺ホルモン，そしてリポタンパクによって変動する（Stockman, 1992）．血清エリスロポエチン濃度は胎児の熟化に伴って増加する．正確な産生場所は議論中ではあるが，腎臓での生成が開始されるまでは胎児の肝臓が重要な産生源であるとされている．羊水と臍帯穿刺での臍帯静脈中のエリスロポエチン濃度は類似している．出生後，エリスロポエチンは通常3ヵ月までには検知されなくなる．

対照的に，血小板産生は妊娠を通じていくらか変動するものの，妊娠中期には一定のレベルに達する（図7-11）．胎児と新生児の血小板数に関しては第15章に示されている．

◆ 胎児ヘモグロビン

この四量体タンパクは2種類のペプチド鎖がそれぞれ二つずつで構成されており，ヘモグロビンの型を決定する．二つの異なるペプチド鎖とそのコピーで構成されている．正常な成人のヘモグロビンAはα鎖とβ鎖で成り立っている．胚そして胎児期の間はさまざまなαとβ鎖の前駆物質がつくられている．このことで，いくつかの異なる型の胚ヘモグロビン産生が起こる．β鎖型の遺伝子は11番染色体上にあり，α鎖型の遺伝子は16番染色体上にある．これらの遺伝子は，ヘモグロビンAをそのままつくれるようになるまで，胎児期の間は発現したりしなかったりしている．

これら早期ヘモグロビンのそれぞれの産生タイミングは，ヘモグロビン産生の部位に応じて変わる．胎児血は最初卵黄嚢で生成され，ここではヘモグロビンGower 1とヘモグロビンGower 2とヘモグロビンPortlandがつくられる．その後，赤血球産生は肝臓へ移動し，ここでは胎児ヘモグロビンFが生成される．赤血球産生がいよいよ骨髄に移動したとき，成人型ヘモグロビンAが胎児赤血球内に現れ，胎児の熟化とともにしだいに量が増えていく（Pataryas, 1972）．

最終の成人型のα鎖は，もっぱら6週までに産生される．この後は，機能的な代替物は認められなくなる．もしα遺伝子の変異や欠失が起こると，機能できるヘモグロビンを形づくるα鎖の代替物が存在しなくなる．対照的に，少なくともβ鎖には二つの型—δとγ—が胎児生活およびその後も産生され続ける．β遺伝子が変異や欠失した場合，これらβ鎖の別型がしばしば産生され続け，結果としてヘモグロビンA_2やヘモグロビンFという，ヘモグロビンが異常または一部欠損したまま置換されたヘモグロビンができる．

遺伝子はそれぞれをコントロールする部位のメチル化によって抑制されるが，これに関しては第13章で述べている．いくつかの場合，メチル化が起こらない．たとえば，糖尿病女性から生まれた新生児はγ遺伝子の非メチル化によってヘモグロビンFが存続し続けることがある（Perrine, 1988）．鎌状赤血球貧血では，γ遺伝子はメチル化されないまま残っており，多量の胎児ヘモグロビンが産生され続ける．第56章で述べるように，ヘモグロビンFレベルが上がると，鎌状赤血球病の症状が少なくなり，ヘモグロビンF誘導薬によるこれらのレベルの薬理学的修正はこの疾病治療に対する一つのアプローチである．

後述するが，ヘモグロビンAとヘモグロビンFには機能的な違いがある．さまざまな酸素圧や同一のpH下において，ヘモグロビンFを多く含有した胎児赤血球は，ほとんどすべてヘモグロビンAを含有しているものよりもより多く酸素と結合する（図47-2）．これはヘモグロビンAがヘモグロビンFより2, 3-ジホスホグリセリン酸（2, 3-DPG）とより強く結合し，これによりヘモグロビンAの酸素への親和力が低下するためである．妊娠中，母体の2, 3-DPGレベルは上

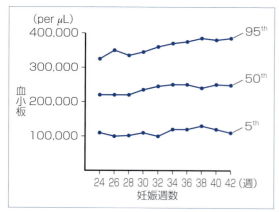

図7-11 その妊娠週で生まれた児の血小板数
平均値と違う95パーセンタイル値を示す
(Data from Christensen RD, Henry E, Antonio DV: Thrombocytosis and thrombocytopenia in the NICU: incidence, mechanisms and treatments, J Matern Fetal Neonatal Med 2012 Oct;25 Suppl 4:15-17)

昇し，胎児赤血球は2,3-DPG濃度が低いため，後者は酸素の親和力がより増している．

胎児赤血球中のヘモグロビンFの量は妊娠最後の数週で減少し始める．満期では全ヘモグロビンのうち約3/4がヘモグロビンFである．出生後最初の6〜12ヵ月の間にヘモグロビンFの割合は減少し続け，やがて成人赤血球でみられるような低い値に到達する．

◆ 凝固因子

フィブリノゲンを除いて，胚ではさまざまな止血タンパクを有さない．胎児は通常の成人型の凝固因子，線溶，抗凝固タンパクを12週までに生成し始める．これらが胎盤を通過しないため，これらの出生時の濃度は生後数週間で増える濃度よりも明らかに低い（Corrigan, 1992）．正常新生児では，第Ⅱ，Ⅶ，Ⅸ，ⅩそしてⅪ因子のレベルはプロテインS，プロテインC，アンチスロンビン，そしてプラスミノゲンと同様，成人の約50％のレベルである．対照的に，第Ⅴ，Ⅷ，ⅩⅢ因子とフィブリノゲンレベルは成人のそれと近い（Saracco, 2009）．予防治療なしの場合，ビタミンK依存の凝固因子は，通常出生後最初の数日の間に減少してしまう．この減少は母乳栄養児で顕著で新生児出血を引き起こす（第33章参照）．

胎児フィブリノゲンは最初の5週で現れ，成人のフィブリノゲンと同じアミノ酸組成を有するが，異なる性質をもつ（Klagsbrun, 1988）．それらはより圧縮された一塊の形をとり，フィブリンモノマーはより小さい集合体となる（Heimark, 1988）．出生時，血清中のフィブリノゲンレベルは非妊時の成人より低いが，タンパクは成人のフィブリノゲンより機能的にはより活性化している（Ignjatovic, 2011）．

フィブリン安定化因子としての胎児第ⅩⅢ因子の機能レベルは成人のそれと比較して明らかに低い（Henriksson, 1974）．Nielsen（1969）は，母体血清と比較して臍帯血清中のプラスミノゲンはより低レベルで，フィブリノゲン分解の活性が高いと述べた．臍帯血中の血小板数は非妊娠成人の正常値くらいである（図7-11）．

これら相対的な前凝固因子減少にもかかわらず，胎児出血がまれであることから，胎児は出血から守られているようである．臍帯穿刺のような侵襲的な胎児処置の後でさえも過度な出血は通常起こらない．Neyら（1989）は，羊水中のトロンボプラスチンとワルチン膠質内の因子が臍帯穿刺部での凝固をともに助けることを示した．

さまざまな**血栓傾向**は血栓形成の原因にもなり，成人では妊娠の合併症になる（第52章参照）．もし胎児がこれらの変異の一つを受け継いでいると，胎盤や胎児臓器内で血栓症や梗塞が発症しうる．これはしばしば遺伝疾患のホモ接合でみられる．一例として，**電撃性紫斑病**を引き起こすプロテインCのホモ接合変異がある．

◆ 血漿タンパク

肝酵素と他の血漿タンパクは胎児でも産生され，これらのレベルは母体と相関しない（Weiner, 1992）．プレアルブミンの濃度は妊娠週数が進むにつれ減少する一方，血漿タンパク，アルブミン，乳酸脱水素酵素，アスパラギン酸アミノ基転移酵素，γ-グルタミル基ペプチド転移酵素，そしてアラニン転移酵素などの濃度は，上昇する（Fryer, 1993）．出生時，胎児血中のすべての血漿タンパクとアルブミン濃度の平均値は母体の濃度と類似している．新生児**核黄疸**を予防するために，アルブミンが非結合型ビリルビンに結合するのに重要である（第33章参照）．

■ 呼吸器系

肺の熟化と胎児肺の機能的な成熟の生化学的指標は，早期新生児予後の指標として重要である．出生時に形態的または機能的に未熟であることは，**呼吸窮迫症候群**へとつながる（第34章参照）．羊水中の十分な量の表面活性物質—**サーファクタント**と呼ばれている—は胎児肺が成熟している証拠となる．しかし，Liggins（1994）は，胎児肺の構造や形態の熟化も適切な肺の機能に関して非常に重要であると主張している．

◆ 解剖学的成熟

生存できるかどうかは通常，肺の発育により決められる．木の枝のように，肺の発達は出生前または新生児治療によって促進することはできず，あらかじめ決められた順序どおりに進む．Moore（2000）によって四つの重要な肺の発達段階が示されている．最初は偽腺様期で，区域気管支の発達が起こる5〜17週までの間である．この期では，肺は顕微鏡下では腺のように見える．第二は16〜25週までの管状期で，気管支軟骨板が末梢

まで延長する．各々の終末細気管支がいくつかの呼吸細気管支を生じ，それぞれが順番に多数の球形嚢管に分かれていく．第三に終末嚢期が25週に始まる．この段階では，呼吸細気管支が初期の肺胞である終末嚢を生じる．同時に，細胞外マトリックスが満期まで肺の近位から遠位へと発達する．最後に，胎生後期に肺胞期が始まり小児期まで続く．広範囲に毛細血管のネットワークが発達し，リンパ系が形づくられ，Ⅱ型肺胞細胞がサーファクタントを産生し始める．出生時では，成人の肺胞数のたった15％しか存在しない．このため，肺は成長し続け，8年かけてより多くの肺胞が増え続ける．

さまざまな障害がこの過程で発生しうる．そしてそれらの時期により後遺症が違ってくる．たとえば胎児の腎形成不全では，肺成長の開始時期に羊水がないため，4段階すべてで大きな障害が起こる．20週以前で破水した胎児や続発性の羊水過少は通常では正常の気管支枝に近い形を表し軟骨も発達するが，肺胞は未熟である．24週以降の破水では肺の構造に関する長期的な障害はほとんどない．別の例として，胎児横隔膜ヘルニアではさまざまな増殖因子が異常に発現している（Candilira, 2015）．最終的に，ビタミンDが肺形成のあらゆる側面に重要である（Hart, 2015；Lykkedegn, 2015）．

◆ **肺サーファクタント**

最初の呼吸から，肺胞は組織-空気間に生じる界面張力に反して広がらなければならず，サーファクタントは，これらがつぶれないよう維持してくれる．サーファクタントは肺胞に並ぶⅡ型肺胞細胞からつくられる．これらの細胞はサーファクタントの集合物であるラメラ体を産生する多小胞体である．妊娠後期の胎児肺胞が水と組織の境界面にあるとき，ラメラ体が肺から分泌され，満期の胎児が行う呼吸様運動時に羊水中に入る．出生時，最初の呼吸で肺胞に空気と組織間の界面ができる．すると，サーファクタントがラメラ体から解かれ，息を吐いている間に肺胞が虚脱しないように一列に並んだ肺胞に広がる．これが，サーファクタントを産生している胎児肺の能力であり，子宮内では肺中のこの物質が肺を成熟させる．

• **サーファクタントの構成**

Gluck（1972）とHallman（1976）らはサーファクタントの乾燥重量の約90％は脂質，特にグリセロリン脂質であることを発見した．タンパクが残りの10％を占める．約80％のグリセロリン脂質はホスファチジルコリン（レシチン）である．サーファクタントの主要な活性物質は特異的なレシチン〔ジパルミトイルホスファチジルコリン（DPPCまたはPC）〕で約50％近くを占める．ホスファチジルグリセロール（PG）は8～15％を占める．ホスファチジルグリセロールをもたない新生児も通常元気であるため，その正確な役割は不明である．他の主だった成分はホスファチジルイノシトール（PI）である．各々の構成物質の構成比は図7-12に示す．

• **サーファクタントの合成**

合成はⅡ型肺胞細胞で行われている．アポタンパクは小胞体の中で産生され，グリセロリン脂質はいくつかの細胞小器官の相互作用によって合成される．リン脂質はサーファクタント表面の圧を下げる主たる構成物質であり，アポタンパクは被膜形成の補助や修復を行う役目がある．

主たるアポタンパクはサーファクタントA（SP-A）で，これは分子量が28,000～35,000 Daの糖タンパク質である（Whitsett, 1992）．これはⅡ型細胞で合成され，羊水中の含有量は妊娠週数と胎児肺の成熟に応じて増加する．SP-Aの遺伝子発現は妊娠29週までにみられる（Mendelson, 2005）．とりわけSP-A1とSP-A2は10番染色体上に分かれて存在するがこれらの調節は独特で，別々に行われている（McCormick, 1994）．

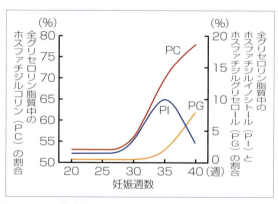

図7-12　羊水中のレシチンまたはジパルミトイルホスファチジルコリン（PC）とホスファチジルイノシトール（PI）とホスファチジルグリセロール（PG）の割合

SP-BやSP-Cといったいくつかの小さなアポタンパクはサーファクタントの活性を最大限にするのに重要である．たとえば，SP-B遺伝子の欠失があると，大量のサーファクタントが産生されていても生存ができない（Hallman, 2013）．

・副腎皮質ステロイドと胎児の肺成熟

Liggins（1969）が出産前にグルココルチコイドを投与されたヒツジの胎児は，早産であっても肺成熟が認められると報告したことから，多くの人が胎児のコルチゾールが肺の成熟とサーファクタントの合成を促進すると推測した．副腎皮質ステロイドはサーファクタントの形成を促進する唯一の刺激ではないようである．しかしながらグルココルチコステロイドは妊娠中に危機的状況が起きたときに，胎児の肺成熟を促進する．胎児肺の治療として，胎児肺成熟を促進するためのベタメタゾンとデキサメタゾンの使用は，新生児のサーファクタント療法同様に効果のあるものであるが，第34章で論じている．

◆呼　吸

呼吸筋は早期に発達するが，胎児胸郭運動は11週頃に超音波で認められる（Koos, 2014）．4ヵ月のはじめから，胎児は気道に羊水を出し入れして胸郭をよく動かして，呼吸様運動を行うようになる．たとえば母体の運動が刺激するように，子宮外の出来事が胎児の呼吸に影響を及ぼす（Sussman, 2016）．

■消化管系

原腸としての卵黄嚢からの胚発生後，消化器系は腸および種々の付属器を形成する．前腸は咽頭，下部呼吸器系，食道，胃，近位十二指腸，肝臓，膵臓および胆道になる．中腸は遠位十二指腸，空腸，回腸，盲腸，虫垂および右結腸になる．後腸は左結腸，直腸および肛門管の上部分になる．これらの構造において不適切な回転や固定および分割から多数の奇形が発生する．

嚥下は10～12週に始まり，同時に小腸の蠕動も始まり，能動的にグルコースを輸送できるようになる（Koldovsky, 1965）．一方，早産児は腸蠕動が未熟なため嚥下が困難である（Singendonk, 2014）．嚥下された液体のうち水分の多くは吸収され，吸収されなかった物質はより下方の結腸へ進む．妊娠後期には，胎児は水溶性タンパク質を

およそ800 mgを毎日消化するとGitlin（1974）は述べた．何が嚥下刺激になるのかは明らかになってないが，胎児の口渇に関する神経アナログや空腹，羊水組成の変化などの可能性が考えられている（Boyle, 1992）．胎児の味蕾もこのことに一役買っている可能性がある．なぜなら有害な化学物質を羊水中に投与すると嚥下が妨げられるが，サッカリンを注入すると嚥下が増加するからである（Liley, 1972）．

胎児嚥下は妊娠初期には羊水量に大きな影響を与えない．それは嚥下量が総量に対してごくわずかだからである．しかし妊娠後期では，1日に200～760 mL嚥下するので，正期産の新生児と同等の量である（Pritchard, 1966）．つまり，分娩時期には羊水の調節は実質的に胎児嚥下によって行われる．たとえば，第11章で述べるように，もし嚥下が阻害されたら，通常羊水過多となる．

塩酸やいくつかの消化酵素がごく少量ながら早期の胎児の胃や小腸に現れる．内因子が11週までに，ペプシノゲンが16週までに検知可能となる．早産児は，出生した妊娠週数に応じて，これらの酵素が一時的に欠乏する（Lebenthal, 1983）．

胃の蠕動は最初に，容量負荷の刺激により始まる．羊水が胃腸を通ることで，消化管の成長発達は促進されると考えられる．しかし，他の調節因子もおそらく関係していると思われる．なぜなら無脳児は嚥下が制限されるが，正常な羊水量と一見正常な消化管を有しているからである．

◆胎　便

胎児腸管内容物は肺からのグリセロリン脂質や胎児細胞の落屑，産毛，胎脂など，さまざまな分泌物で成り立っている．嚥下された羊水中にある未消化の組織片も含まれる．暗緑黒色は色素，特にビリベルジンに起因する．胎便は成熟した胎児の正常な腸管蠕動によって，または迷走神経刺激によって腸管を進む．また低酸素により，胎児下垂体からのアルギニンバソプレシン（AVP）の分泌が刺激されると，同様のことが起こる．AVPは結腸の平滑筋を収縮するよう刺激し，結果として羊水中への排便が起こる（deVane, 1982；Rosenfeld, 1985）．胎便は呼吸器系に障害を与え，胎便の吸入は**胎便吸引症候群**を引き起こす（第33章参照）．

◆ 肝　臓

　肝憩室は前腸が内胚葉性に伸展して生じる．上皮性の肝索と始原細胞が肝実質に分化する．血清肝酵素量は妊娠週数に応じて増加する．しかし，胎児の肝臓の遊離している非抱合型ビリルビンを抱合型ビリルビンに変える受容能力は，妊娠週数に伴い，下がっていく（Morioka, 2015）．肝臓が未熟なため，早産児はとりわけ高ビリルビン血症のリスクがある（第33章参照）．正常な胎児の大球性赤血球が成人の赤血球より寿命が短いため，相対的に非抱合型ビリルビンがより多く産生されることになる．胎児の肝臓はごくわずかしか抱合できず，これらは腸に排泄され，最終的に酸化されてビリルベジンとなる．ほとんどの非抱合型ビリルビンは，12週以降になると羊水中に排出され，胎盤を通して輸送される（Bashore, 1969）．

　重要なことは，胎盤輸送が両方向性ということである．したがって，さまざまな原因により，重症な溶血をきたした妊婦は，容易に胎児へ渡りうる非抱合型ビリルビンを過剰に有しており，それが羊水中に流入してしまう．それに対して，抱合型ビリルビンは母体と胎児の間で問題になるほどの量は輸送されない．

　胎児コレステロールの多くは肝臓で合成され，その量は胎児副腎での大量のLDLコレステロール需要を十分満たす．肝臓のグリコーゲンは第2三半期の間は低濃度であるが，満期近くになると成人の肝臓の2～3倍の量にまで急速にそして著しく増加する．出生後，グリコーゲン含有量は急激に減少する．

◆ 膵　臓

　膵臓は前腸の内胚葉に由来する背側と腹側の膵芽から発生する．膵臓の発生に寄与する遺伝子制御が最近報告された（Jennings, 2015）．インスリンを含有する分泌顆粒は9～10週までには確認され，12週頃には胎児血漿中で検知可能となる（Adam, 1969）．膵臓は高血糖に対し，インスリンを分泌して反応する（Obenshain, 1970）．グルカゴンは8週には胎児の膵臓で確認できる．しかしながら，同様の刺激をしても，ヒト胎児では反応が起きず，出生12時間後の新生児は反応できるようになる（Chez, 1975）．しかし，胎児の膵臓のα細胞はL-ドパの注入に反応する（Epstein, 1977）．このような低血糖への無反応は，グルカゴンの産生が不十分というより，むしろ分泌不全の結果であると思われる．これは胎児の膵臓の遺伝子発現の発達と一致する（Mally, 1994）．

　多くの膵酵素は16週までに現れる．トリプシン，キモトリプシン，ホスホリパーゼA，そしてリパーゼは14週の胎児にもみられ，これらの濃度は妊娠週数とともに増加する（Werlin, 1992）．アミラーゼは14週の羊水中に確認される（Davis, 1986）．胎児膵臓の外分泌機能は限られている．生理的に重要な分泌はアセチルコリンなど分泌促進物質によって刺激された後にのみ起こり，これは迷走神経刺激による局所での分泌である（Werlin, 1992）．コレシストキニンは通常タンパク摂取の後にのみ分泌されるため，胎児では認められない．

■ 泌尿器系

　泌尿器系の発達は多能性幹細胞，未分化間葉系細胞，上皮性成分の相互作用による（Fanos, 2015）．二つの泌尿器原器—前腎と中腎—が最終的に腎臓になる後腎の発達に先立って起こる（第3章参照）．前腎は2週までに退縮し，中腎は5週に尿を産生し11～12週には退化する．これら二つの構造の形成・退化がいずれかでも失敗すると，尿路系の先天性疾患となる．9～12週の間に，尿管芽と腎形成性原芽は相互作用して後腎を形成する．腎臓と尿管は中胚葉から発達する．膀胱と尿道は尿生殖洞から発達する．膀胱は尿膜の一部からも発達する．

　14週までに，ヘンレ係蹄が機能し始めて，再吸収が起こる（Smith, 1992）．36週まで新たなネフロンが形成され続ける．早産児ではこれらの形成が出生後も続く．胎児腎は尿を産生するが，その濃縮能とpHの修正能は成熟した胎児でも限界がある．胎児尿は胎児血漿を反映して，低張で電解質濃度は低い．

　腎血管抵抗は高く，濾過機能は出生後のそれと比較し低い（Smith, 1992）．胎児腎血流とそれによる尿生成はレニン-アンジオテンシン系，交感神経系，プロスタグランジン，カリクレイン，そして心房性ナトリウム利尿ペプチドによって管理，影響される．糸球体濾過量は妊娠週数が進むにつれて12週では0.1 mL/分以下から20週では0.3 mL/分まで増加する．妊娠後期ではその量は

胎児体重に合わせて一定化する（Smith, 1992）．出血や低酸素症が起こると，通常腎血流や糸球体濾過量，そして尿量が減少する．

尿は通常小さな胎児でも膀胱に確認される．胎児腎は12週に尿生成を開始する．18週までに7～14 mL/日産生し，満期では650 mL/日まで増加する（Wladimiroff, 1974）．母体にフロセミドを投与すると，胎児尿形成は促進されるが，子宮胎盤機能不全，胎児発育不全やその他の胎児異常がある場合は減少する．尿道，膀胱，尿管，腎盂の閉塞は腎実質の障害を招き，構造を変形させてしまう（Müller Brochut, 2014）．腎臓は子宮内での生存には必須ではないが，羊水の組成や量のコントロールという点で重要である．慢性の無尿を生じる先天性疾患では羊水過少症や肺低形成が付随して起こる．病理学的な所見や尿路閉塞の出生前治療に関しては第16章で述べられている．

■ 内分泌腺の発生
◆ 下垂体
胎児内分泌系は中枢神経系が成熟するしばらく前に機能するようになる（Mulchahey, 1987）．下垂体前葉は口腔の外胚葉（**ラトケ嚢**）から発達する一方で，下垂体後葉は神経外胚葉に由来する．他の臓器系と同様に，胎児発育は複雑に高い次元でシグナル分子や転写因子のネットワークを制御している（Bancalari, 2012；de Moraes, 2012）．

・下垂体前葉と中葉
腺下垂体，または下垂体前葉は6種類のタンパクホルモンを分泌する5種類の細胞に分化する．プロラクチン（PRL）産生細胞，成長ホルモン（GH）産生細胞，副腎皮質刺激ホルモン（ACTH）産生細胞，甲状腺刺激ホルモン（TSH）産生細胞，黄体化ホルモン（LH）と卵胞刺激ホルモン（FSH）産生細胞である．

ACTH は7週で胎児の下垂体で最初に検出され，GH と LH は13週で確認される．17週の終わりまでに，胎児の下垂体はすべての下垂体ホルモンを合成し蓄える．さらに，胎児下垂体は妊娠初期からホルモンに反応するようになり，これらを分泌できる（Grumbach, 1974）．胎児下垂体は β-エンドルフィンを分泌し，臍帯血中の β-エンドルフィン濃度と β-リポトロピンは胎児 pCO_2 に応じて増加する（Browning, 1983）．

胎児下垂体にはよく発達した中葉がある．この中の細胞は満期前には消失し始め，成人の下垂体では欠落している．中葉の主要な分泌物は α-メラノサイト刺激ホルモン（α-MSH）と β-エンドルフィンである．

・神経性下垂体（後葉）
下垂体後葉または神経下垂体は10～12週までによく発達し，オキシトシンとアルギニンバソプレシン（AVP）が認められる．これら二つのホルモンはおそらく胎児においては，腎臓よりも主として肺や胎盤に作用し，水分を保持する．臍帯血中のバソプレシンレベルは母体より著しく高値である（Chard, 1971）．

◆ 甲状腺
甲状腺は第2咽頭嚢の内胚葉から発生する．甲状腺が最終的な位置に移動し，瘢痕化した甲状舌管が舌盲孔につながる．下垂体-甲状腺系は第1三半期の終わりまでには機能し始めている．甲状腺は10～12週までにホルモンを合成することが可能で，サイロトロピン，サイロキシン，サイロキシン結合グロブリン（TBG）が初期の11週には胎児血清中に検出される（Bernal, 2007）．胎盤は，胎児側で活発にヨウ化物を濃縮し，12週以降，胎児の甲状腺も母体の甲状腺よりも活発にヨウ化物を濃縮する．このため，母体に放射性ヨウ素や普通のヨウ化物を大量に投与することは，この時期以降有害である（第58章参照）．胎児の遊離サイロキシン（T_4），遊離トリヨードサイロニン（T_3），サイロキシン結合グロブリンの正常値は妊娠中徐々に増加する（Ballabio, 1989）．成人の濃度と比較して，36週までの胎児血清中の TSH 濃度は高く，総 T_3 濃度・遊離 T_3 濃度は低く，T_4 は同じくらいである．このことは妊娠後期まで胎児下垂体のフィードバック感度が高くならないのではないかということを示唆している（Thorpe-Beeston, 1991）．

胎児の甲状腺ホルモンはほとんどすべての胎児組織の正常発達にかかわり，特に脳の発達に対して重要である（Forhead, 2014；Rovet, 2014）．このことは，母体の甲状腺刺激抗体が胎盤を通って胎児の甲状腺を刺激して T_4 を分泌する先天性の甲状腺機能亢進症で説明される（Donnelley, 2015）．これらの胎児は図58-3に示すように大きな甲状腺腫を呈する．また，これらの胎児は頻

脈，肝脾腫，血液異常，頭蓋骨早期癒合症，発育遅延などをきたす．小児では，知覚運動困難や多動，発達の遅れなどが起こる（Wenstrom, 1990）．胎児の甲状腺疾患とその治療は第16章で述べる．新生児の甲状腺機能不全の影響については第58章で述べる．

　胎盤は迅速に母体のT_4やT_3を比較的活性の低い甲状腺ホルモンであるリバースT_3へ還元することで，母体から胎児へ輸送される甲状腺ホルモンの実質的な刺激を避けている（Vulsma, 1989）．いくつかの抗甲状腺抗体は高濃度の場合，胎盤を通過する（Pelag, 2002）．これらには長時間作用型甲状腺刺激物質（long-acting thyroid stimulators：LATS），LATS-プロテクター（LATS-P），そして甲状腺刺激免疫グロブリン（TSI）が含まれる．胎児が甲状腺機能低下症であっても正常に胎児が発育・発達するのは，T_4は胎児の発育に不可欠なものではないのではないかということを示している．しかしながら，現在ごく少量の母体T_4によって甲状腺が欠損した胎児でも，出生前のクレチン症が予防され，正常に発育することが知られている（Forhead, 2014；Vulsma, 1989）．先天性甲状腺機能低下症の胎児は一般的に出生までクレチン症の徴候が現れない（Abduljabber, 2012）．甲状腺ホルモンを投与することで予防ができるため，すべての新生児はTSH濃度が高値かを調べる（第32章参照）．

　出生するとすぐに，甲状腺機能と代謝に大きな変化が起こる．室温が低いと，TSHの急激で著しい上昇が起こる．このことにより，出生後最長で24～36時間にわたり血中T_4濃度の増加が起こる．ほぼ同時に血清T_3濃度の上昇も起こる．

◆副　腎

　副腎は二つの独立した組織からなる．髄質は神経堤外胚葉からなり，胎児および成人の皮質は中間中胚葉からなる．副腎は細胞増殖，血管新生，細胞移動，肥大，そしてアポトーシスにより急速に発達する（Ishimoto, 2011）．胎児副腎は成人より，その体に対する割合が大きい．その大部分は副腎皮質内帯または胎児層と呼ばれる部分から成り立っており，出生後急速に退縮する．この領域は，胎児下垂体が先天的に欠損している稀有な例ではわずかしかない．胎児副腎の機能についての詳細は第5章で記述している．

■免疫系

　子宮内感染は胎児免疫反応の機序を検査できる機会となる．免疫学的適応は13週という早い時期に報告されている（Kohler, 1973；Stabile, 1988）．満期やその周辺時期の臍帯血では，多くの成分の平均値は成人のおよそ半分である（Adinolfi, 1977）．

　B細胞は肝臓に遊走する多能性造血幹細胞から分化する（Melchers, 2015；Muzzio, 2013）．それにもかかわらず感染といった直接の抗原刺激がなければ，胎児血漿の免疫グロブリンは，ほとんどすべて母体から輸送された免疫グロブリンG（IgG）で成り立っている．このように，新生児の抗体は母体の免疫刺激をよく反映している（ACOG, 2017）．母体と胎児のT細胞の相互作用は第5章で詳細に述べる．

◆免疫グロブリンG

　母体から胎児へのIgG輸送は16週頃に始まり，そこから増え続ける．IgGの多くは，妊娠最後の4週の間に獲得される（Gitlin, 1971）．したがって早産児では，与えられる母体の抗体が相対的に乏しい．新生児は徐々にIgGを産生し始め，3歳になるまでに母体由来のものはなくなる．時には，母体から胎児へのIgG抗体の輸送が胎児の保護ではなく害になりうる．この古典的な例が，胎児や新生児のD抗原に対する同種免疫から生じる溶血性疾患である（第15章参照）．

◆免疫グロブリンMとA

　成人では，感染の1週間以内は，抗原刺激の反応による免疫グロブリンM（IgM）の産生がIgG産生に代わるものであり，その産生が優勢である．対照的に，正常胎児ではIgM産生はごくわずかである．感染に際して，胎児ではIgMの産生がほとんどで，新生児でも数週間～数ヵ月は同様である．そしてIgMは母体から輸送されないため，胎児や新生児におけるIgMは自身が産生したものということになる．このようにして臍帯血の特異的IgM値は胎児感染の診断に有用である．ACOG（2017）によると，IgMの増加は風疹や，サイトメガロウイルス感染，またはトキソプラズマのような先天性の感染をきたした新生児で観察される．幼児では通常9ヵ月までに成人レベルのIgMを獲得する．

　初乳から摂取される免疫グロブリンA（IgA）

は，粘膜を保護し腸管からの感染に備える．この感染に対する免疫バリアという理論は，羊水中に認められるごくわずかな胎児の IgA 分泌で説明できる（Quan, 1999）．

◆リンパ球と単球

免疫機構は早期に発達する．B リンパ球は胎児肝臓に 9 週までに現れ，血中と脾臓には 12 週までに現れる．T リンパ球はおよそ 14 週頃に胸腺へと向かい始める．にもかかわらず，新生児の免疫に対する反応は乏しく，莢膜多糖体をもつ細菌へは特に乏しい．この未熟な反応は新生児の B 細胞の多クローン的な活性反応が欠如していること，そして特異的抗原に対して反応し増殖する T 細胞の欠如の両方によるとされている（Hayward, 1983）．新生児では，母体の抗原特異的 T 細胞を用いて，単球が抗原を処理できるか調べると，きちんと反応できる．DNA のメチル化により，単球-マクロファージの分化の過程は調整される．これにより，マクロファージ内での抗炎症現象が起こる（Kim, 2012）．

■ 筋骨格系

大部分の筋肉および骨の起源は中胚葉である．骨格は最終的に骨の硝子質軟骨モデルを形成する凝縮した間充織—胚性結合組織から生じる．胚期の終わりまでに骨化中心が発達し，骨は軟骨内骨化によって硬化する．肢芽は 4 週目に現れる．大部分の骨格筋は中胚葉節の筋原性前駆細胞に由来する．

エネルギーと栄養

ヒト卵子中の卵黄が非常に少量であるため，胚-胎児の発育は最初の 2 ヵ月間，母体栄養に依存している．着床から最初の数日間の間，胚盤胞の栄養は内膜や周囲の母体組織の間質液から得る．

妊娠母体の栄養貯蔵への変化や胎児への栄養輸送については第 4 章で述べるため，ここでは要約のみとする．母体には主に三つの貯蔵場所—肝臓，筋肉，そして脂肪組織—があり，貯蔵ホルモンであるインスリンは母体消化管から吸収した栄養の代謝のため上昇する．母体のインスリン分泌はグルコースとアミノ酸の血中濃度上昇により起こる．重要な働きとして，グルコースを肝臓や筋肉にグリコーゲンとして貯蔵し，アミノ酸をタンパク質として保存し，余剰分を脂肪として蓄える．母体の脂肪貯蔵のピークは第 2 三半期であり，第 3 三半期に胎児がエネルギーを必要とするのに応じて減少していく（Pipe, 1979）．興味深いことに，胎盤は栄養を感知できるかのように，母体供給と環境変化に基づいて栄養輸送を変化させる（Fowden, 2006；Jansson, 2006b）．

食事摂取していない場合，グルコースはグリコーゲンから放出されるが，母体のグリコーゲン貯蔵では，母体のエネルギーと胎児発育に必要な分のグルコース量は供給しきれない．その分は，トリアシルグリセロールの分解および，脂肪組織の貯蔵分より供給され，このことにより遊離脂肪酸が生じ，脂肪分解が活性化される．

■ グルコースと胎児発育

栄養は母体に依存しているにもかかわらず，胎児も自身への栄養供給に強く関与している．妊娠中期では，胎児グルコース濃度は母体濃度に依存しておらず，母体より高いこともある（Bozzetti, 1988）．グルコースは胎児発育と栄養源として最も主要なものである．妊娠中は限りある母体からのグルコース供給をなるべく胎児に与えられるように，母体のグルコース使用量を最小限にする機序が存在する．ヒト胎盤性ラクトゲン（human placental lactogen：hPL）は母体に豊富で，胎児には認められないホルモンであるが，インスリンへの拮抗作用がある．hPL はグルコースの末梢での吸収と使用を阻害するとされ，これにより母体組織での遊離脂肪酸の使用と流通が促進される（第 5 章参照）．hPL もまた第 57 章で述べるように糖尿病を誘発する．

◆グルコース輸送

細胞膜を越えての D-グルコースの輸送は担体を介して行われ，立体特異性で，非濃縮的な促進拡散の機序で行われる．SLC2A 遺伝子ファミリーによってコード化された 14 のグルコース輸送タンパク（glucose transport proteins：GLUTs）が存在し，これは組織特異的に分布することが特徴である（Leonce, 2006）．GLUT-1 や GLUT-3 は，胎盤でのグルコースの取り込みをはじめに促進するもので，微小絨毛の合胞体栄養膜細胞の細胞膜に存在する（Acosta, 2015）．妊娠中はエピ

ジェネティックな修飾として DNA メチル化により胎盤の *GLUT* 遺伝子の発現を調節している (Novakovic, 2013). これは妊娠が進むに従って増え, ほとんどすべての成長因子により誘発される (Frolova, 2011). 胎児発育遅延では, GLUT-3 の発現が亢進している.

乳酸塩はグルコースの代謝によって産生され, グルコースと同様に促進拡散によって胎盤を通過する. 水素イオンとの共輸送によって, 乳酸塩はおそらく乳酸として輸送されている.

◆ 巨大児

巨大児の病態生理としてどのような生物学的事象が起きているかは正確にはわかっていない. にもかかわらず胎児の高インスリン血症は明らかに一つの促進因子であるようにみえる (Luo, 2012). 第44章でも述べたとおり, インスリン様成長因子, 線維芽細胞成長因子, 副腎皮質刺激ホルモン (CRH) は胎盤の発達と機能にとって重要な調節物質である (Gao, 2012;Giudice, 1995). 母体の肥満は巨大児を引き起こす (第44章参照). 加えて, 母体の肥満は胎児心筋細胞の発育に影響を及ぼし, 胎児心筋症や先天性心疾患を引き起こすといわれている (Roberts, 2015).

■ レプチン

ポリペプチドホルモンは, 脂肪細胞の生成物で, エネルギーの恒常性を調整するものとされてきた. そして, さらに血管新生や造血, 骨形成, 肺成熟や神経内分泌, 免疫, 生殖機能にも寄与している (Briffa, 2015;Maymó, 2009). レプチンは母体, 胎児そして胎盤で産生される. それは合胞体栄養膜細胞と胎児の血管内皮細胞で発現している. 胎盤での産生物のうち, 5 % は胎児循環に流入するが, 95 % は母体に流入する (Hauguel-de Mouzon, 2006). レプチン濃度は妊娠中期に羊水中で最大となる (Scott-Finley, 2015).

胎児レプチン濃度は34週頃より, 胎児体重と相関して上昇し始める. レプチンは心臓, 脳, 腎臓, 膵臓の発達と成熟に関与し, レプチン濃度は胎児発育不全に伴い減少する (Briffa, 2015). 発育障害, 妊娠糖尿病や妊娠高血圧腎症と関連して異常値となる (Fasshauer, 2014). 出産後, レプチン濃度は新生児と母体の両方で低下する. 周産期のレプチンは成人期のメタボリックシンドロームの発生と関係する (Briffa, 2015;Granado, 2012).

■ 遊離脂肪酸とトリグリセリド

新生児の体組成では脂肪の割合が多く, 平均的に体重の15 %を占める (Kimura, 1991). このように妊娠後期では, 胎児に輸送された基質の多くは脂肪として蓄えられる. 母体の肥満は胎盤の脂肪酸吸収に影響するが, 胎児発育には何の影響も示さない (Dubé, 2012). トリグリセロールの形をとる中性脂肪は胎盤を通過しないが, グリセロールは通過する. それにもかかわらず, 母体のトリグリセロールの異常値は, 低値でも高値でも, 先天性の大奇形を引き起こす (Nederlof, 2015).

胎盤には長鎖の多価不飽和脂肪酸に対する選択的胎盤-胎児輸送が存在する (Gil-Sanchez, 2012). リポタンパク質分解酵素は母体に発現しているが, 胎盤の胎児面には発現していない. この配置により, 胎児血中が中性脂肪を貯蔵でき, 母体絨毛間腔ではトリグリセロールの加水分解が促進される. 輸送された脂肪酸は胎児の肝臓でトリアシルグリセロールに変換できる.

低比重リポタンパク (low-density lipoprotein: LDL) の胎盤からの吸収および利用は, 胎児が必須脂肪酸とアミノ酸を同化する一つの手段である (第5章参照). LDL は合胞体栄養膜細胞の微小絨毛にある被覆小窩部の特異的受容体に結合する. 大きな LDL 粒子 (約 250,000 Da) はホルモン受容体内部伝達の過程を担う. アポタンパクと LDL コレステロールエステルは以下のものを供給するために, 合胞体内のリソソーム酵素によって加水分解される. ①プロゲステロン合成のためのコレステロール, ②必須アミノ酸を含む遊離アミノ酸, そして③必須脂肪酸, 主にリノール酸.

■ アミノ酸

胎盤の合胞体栄養膜細胞内には多くのアミノ酸が集まり, そこから拡散によって胎児側に輸送される. 臍帯穿刺の血液サンプルのデータに基づく, 臍帯の血漿内のアミノ酸濃度は, 母体の静脈または動脈血漿中のものより高い (Morriss, 1994). 輸送システムの活性は妊娠週数と環境因子によって影響を受ける. それはグルココルチコイドや成長ホルモン, レプチンといったホルモン

はもちろんのこと，熱性ストレス，低酸素症，そして低栄養や過栄養も含まれる（Briffa, 2015；Fowden, 2006）．栄養膜の哺乳類ラパマイシン標的タンパク複合体1（mammalian target of rapamycin complex 1：mTORC1）は胎盤のアミノ酸輸送の統制と胎盤輸送の調節を行っている（Jansson, 2012）．生体内研究では，ある種のアミノ酸の輸送の増加と妊娠糖尿病女性の分娩増加は，胎児の過体重と関連があるとの報告がある（Jansson, 2006a）．

■ タンパク質

大きなタンパク質の胎盤内輸送は限られているが，例外がある．免疫グロブリンG（IgG）は細胞内取り込みと栄養膜のFc受容体を介して胎盤を多く通過する．IgGは母体の総IgG量や妊娠週数，胎盤の保全状態，IgGのサブクラス，抗原の性質に依存して輸送される（Palmeira, 2012）．逆に，母体に元来あるIgAとIgMは胎児に移行しない．

■ イオンと微量金属

カルシウムとリンは母体から胎児へ活発に輸送される．カルシウムは胎児骨格の鉱質化のために移動する（Olausson, 2012）．カルシウム結合タンパクは胎盤で合成される．副甲状腺ホルモン関連タンパク（parathyroid hormone-related protein：PTH-rP）は，名前のとおり，多くの器官でPTHの代替物としての働きをする（第5章参照）．PTHは胎児血漿中には確認されていない．しかし，PTH-rPは存在し，胎児の副甲状腺ホルモンと推測されている．栄養膜細胞層内でのPTH-rPの発現は細胞外のCa^{2+}濃度によって調節されている（Hellman, 1992）．したがって，PTH-rPが絨毛，胎盤や他の胎児組織内で合成されていることは，PTH-rPが胎児のCa^{2+}輸送や恒常性維持にとって重要である可能性が高いと考えられる．

ヨウ化物の輸送は担体を介すものや，能動輸送により行われる．実際，胎盤ではヨウ化物が濃縮されている．胎児血漿内の亜鉛濃度は同じく，母体血漿内のそれよりはるかに高い．反対に，胎児血漿内の銅濃度は母体血漿内より低い．この事実は，銅を必要とする酵素が胎児発育にとって必要不可欠であることを考えると，非常に興味深い．

◆ 重金属の胎盤分画

重金属結合タンパクのメタロチオネイン1はヒトの合胞体栄養膜細胞に発現している．このタンパクは亜鉛，銅，鉛，カドミウムを含む重金属と結合し可溶状態にする．それにもかかわらず胎児への曝露はさまざまである（Caserta, 2013）．鉛は母体濃度の90％が胎児内に入るが，胎盤のカドミウム輸送は制限されている（Kopp, 2012）．環境因子として最も一般的なカドミウムの供給源は，タバコの煙である．

メタロチオネインは胎盤組織内の銅と結合し可溶化（Cu^{2+}）する．これは臍帯血管内のCu^{2+}濃度が低値となる原因である（Iyenger, 2001）．カドミウムは羊膜内でメタロチオネインを合成することができ，このことでCu^{2+}の隔離，偽性銅減少が起き，羊膜の脆弱化を引き起こす原因となるからである．

■ ビタミン

ビタミンA（レチノール）の濃度は母体血漿より胎児血漿内で多く，レチノール結合タンパクおよびプレアルブミンと結合している．レチノール結合タンパクは合胞体栄養膜細胞を越えて母体より輸送される．母体から胎児へのビタミンC—アスコルビン酸—の輸送は能動輸送や担体輸送経路にて行われている．1,25 ジヒドロキシコレカルシフェロールを含む主要なビタミンD代謝産物の濃度は胎児血漿中より母体血漿中で高い．25-ヒドロキシビタミンD_3の1β水酸化は胎盤や脱落膜内で行われる．

胎児発育における胎盤の役割

胎盤は母胎間での物質交換を行う臓器である．母胎接合面では，母体から胎児へ酸素と栄養が輸送され，胎児から母体へ二酸化炭素と代謝産物が輸送される．絨毛膜絨毛の毛細血管内を流れる胎児血と，絨毛間腔内にある母体血が直接交わることはない．代わりに，双方向の輸送は絨毛膜絨毛を裏打ちしている合胞体栄養膜細胞が許容したり，補助することで行われている．

ここ数年で，偶発的に絨毛の破綻が起こり，これは胎児細胞が母体循環に入り込むことが明らか

になった．この漏洩が抗D抗体陰性妊婦が抗D抗体陽性の胎児赤血球により感作されるメカニズムである（第15章参照）．実際，10週後には母体血漿のcell-free DNA（cf DNA）の10〜15％は胎盤由来で，絨毛性DNAである（Norton, 2012）．これは同種異型となるトロホブラストなどの胎児細胞が母体血とその他の組織に流入することで起こるキメラ現象の要因にもなる（Rijnik, 2015）．その数は妊娠中期の間に1〜6細胞/mLとも推測され，そのいくつかは不死化した細胞である．第59章でも述べるが，臨床的にはいくつかの母体の免疫疾患はこのキメラ現象が関連しているのではないかという推測もある．

■ 絨毛間腔

絨毛間腔中の母体血は母胎間輸送における一次器官である．母体のらせん動脈からの血液は直接トロホブラストに流入する．母体から胎児への輸送物質は最初に絨毛間腔に流入し，合胞体栄養膜細胞に移送される．このように絨毛膜絨毛と絨毛間腔は胎児肺，消化管，そして腎臓と同じような働きをする．

絨毛間腔への血液循環は第5章に説明されている．絨毛間と子宮胎盤を流れる血液量は正常妊娠では第1三半期を通して増え続ける（Mercé, 2009）．満期では，絨毛間腔に残留している血液量は約140 mLとされる．満期近くでの子宮胎盤の血液量は700〜900 mL/分と推測され，その多くは絨毛間腔に流入するとされる（Pates, 2010）．

陣痛が有効となると，絨毛間腔に流入する血液は減少する．減少量はその収縮強度による．絨毛間腔内の血圧は子宮動脈圧より有意に低いが，静脈圧よりもいくぶん高い．後者は母体の体位を含めいくつかの要因により変化する（Nelson, 2015）．たとえば仰臥位であれば，下大静脈の下方の血圧は上昇し，その結果，子宮と卵巣静脈，そして絨毛間腔の血圧は上昇する．

■ 胎盤輸送

母体から胎児血液への物質輸送は，最初に合胞体栄養膜細胞を通過し，薄くなった栄養膜層，絨毛間質，そして最後に胎児の毛細管血管壁に至る．この組織学的な隔壁により，母体と胎児の循環が分けられているが，これは単純な物理的隔壁

表7-1　母体-胎児物質輸送を変化させるもの

- 母体血漿濃度と物質に結合した輸送タンパク
- 絨毛間腔を通る母体血流量
- 物質交換ができるトロホブラストの表面積の大きさ
- 単純拡散を可能にするトロホブラストの物理的特性
- 能動輸送に対するトロホブラストの生化学的なしくみ
- 輸送される間の胎盤による物質代謝
- 物質交換のための胎児絨毛間の毛細血管の表面積の大きさ
- 胎児血中の物質濃度
- 胎児や母体循環内の特異的な結合または輸送タンパク
- 絨毛毛細管の血流量

ではない．まず，妊娠期間を通して合胞体栄養膜細胞は自動的または受動的に胎児への物質輸送の量や効率を許容し，促進し，調整する．母体側の合胞体栄養膜細胞の表層は複雑な微小絨毛構造を特徴とする．胎児側の基底細胞層は絨毛内腔へ輸送する場である．そして絨毛の毛細管はさらに，絨毛内腔から胎児血液内へ，またその逆にも移送できる場である．ヒトの胎盤の輸送器官としての有用性の評価に重要な10の要素を表7-1に示す．Zhaoら（2014）はこれらの薬理学的な相互作用をまとめている．

◆ 輸送機序

500 Da以下の多くの物質は単純拡散にて胎盤組織を容易に通過する．これらには酸素，二酸化炭素，水分，多くの電解質，そして麻酔ガスが含まれる（Carter, 2009）．いくつかの低分子量化合物は合胞体栄養膜細胞により輸送が促進される．通常，これらは母体血漿中には低濃度だが正常胎児の発育には必要なものである．

インスリン，ステロイドホルモン，甲状腺ホルモンは胎盤を通過するが，とても緩徐である．トロホブラスト内で合成されたホルモンは母体と胎児両方の循環に流入するが，均等ではない（第5章参照）．たとえば，絨毛性ゴナドトロピンや胎盤性乳腺刺激ホルモンは胎児血漿中では母体血漿と比べ非常に低濃度である．高分子量物質は通常胎盤を通り抜けることはないが，重要な例外がある．一つは免疫グロブリンG—分子量160,000 Da—でありこれは特殊なトロホブラスト受容体を介在した機序により輸送される（Stach, 2014）．

◆ 酸素と二酸化炭素の輸送

　胎盤の酸素輸送は血流によるものに限られる．子宮胎盤血流の推測を用いて，Longo（1991）は 約 8 mL/分/kg（胎児体重）の酸素が運搬されると計算した．通常量の胎児血中の酸素，二酸化炭素は，図 7-13 に示した．絨毛間腔内では母体血から胎児へ絶え間なく酸素が運搬されているために，酸素飽和度は母体毛細血管中のそれと類似している．絨毛間腔内血液の平均酸素飽和度は 65 〜 75 %，酸素分圧（pO_2）は 30 〜 35 mmHg と推測される．臍帯静脈血酸素飽和度も近似しているが酸素分圧はやや低い．胎児ヘモグロビンは成人のヘモグロビンより酸素親和性が高い．これは第 47 章の酸素ヘモグロビン解離曲線で図示した．

　胎盤は二酸化炭素に対して高い透過性を有しており，酸素よりも迅速に絨毛膜絨毛を拡散して通過する．満期近くでは，臍帯動脈の二酸化炭素分圧（pCO_2）平均は 50 mmHg，または約 5 mmHg ほど絨毛間にある母体血液より高くなっている．胎児血は母体血より二酸化炭素に対し親和性が弱く，そのため二酸化炭素は胎児から母体へと輸送されやすくなる．同様に，母体のわずかな過換気は pCO_2 値を下げることになり，胎児から母体血中へと二酸化炭素が輸送されやすくする．

◆ 選択的輸送と拡散の促進

　単純拡散は胎盤輸送で重要な方法ではあるが，トロホブラストと絨毛膜絨毛は大規模な選択的輸送を行っている．この結果，絨毛の両面で代謝産物の濃度が異なる．重要なことは，胎児によって合成されない多くの物質量がしばしば母体血液よりも胎児において多いという点である．アスコル

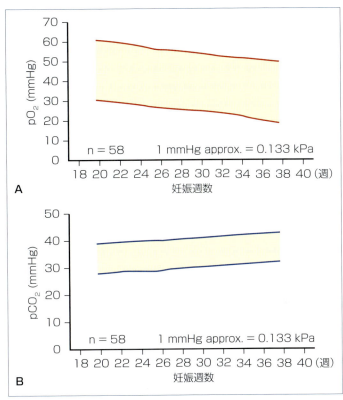

図 7-13　子宮内感染や溶血の可能性があると見込まれたが，出生時は健康で適切に発育した胎児に施行された臍帯穿刺からの値

A．酸素分圧（pO_2），B．二酸化炭素分圧（pCO_2）．網掛け部分は 5 〜 95 パーセンタイル

（Modified from Ramsay, MM: Normal Values in Pregnancy. Ramsay MM, James DK, Steer PJ, et al (eds). London, Elsevier, 1996, p 106）

ビン酸はその一つの例である．ここから，相対的に低分子量物質が単純拡散によって胎盤を通過しているのではないかと推測される．しかしアスコルビン酸濃度は母体血漿に比べ胎児血漿中では 2 〜 4 倍高濃度である（Morriss, 1994）．他の例として鉄の一方向性輸送がある．通常，母体の血漿中鉄分は胎児のそれより低い．もし母体が重症の鉄欠乏性貧血になったとしても，胎児ヘモグロビンは正常である．

（訳：川畑絢子）

References

Abduljabbar MS, Afifi AM: Congenital hypothyroidism. J Pediatr Endocrinol Metab 25(102)13, 2012.

Acosta O, Ramirez VI, Lager S, et al: Increased glucose and placental GLUT-1 in large infants of obese nondiabetic mothers. Am J Obstet Gynecol 212(2):227.e1, 2015.

Adam PA, Teramo K, Raiha N, et al: Human fetal insulin metabolism early in gestation: response to acute elevation of the fetal glucose concentration and placental transfer of human insulin-I-131. Diabetes 18:409, 1969.

Adinolfi M: Human complement: onset and site of synthesis during fetal life. Am J Dis Child 131:1015, 1977.

American College of Obstetricians and Gynecologists: Cytomegalovirus, parvovirus B19, varicella zoster, and toxoplasmosis in pregnancy. Practice Bulletin No. 151, June 2015, Reaffirmed 2017.

American College of Obstetricians and Gynecologists: ACOG reinvents the pregnancy wheel. 2016. Available at: http://www.acog.org/About-ACOG/News-Room/News-Releases/2016/ACOG-Reinvents-the-Pregnancy-Wheel. Accessed April 8, 2016.

Anderson RH, Brown NA, Mohun TJ: Insights regarding the normal and abnormal formation of the atrial and ventricular septal structures. Clin Anat 29(3):290, 2016.

Ballabio M, Nicolini U, Jowett T, et al: Maturation of thyroid function in normal human foetuses. Clin Endocrinol 31:565, 1989.

Bancalari RE, Gregory LC, McCabe MJ, et al: Pituitary gland development: an update. Endocr Dev 23:1, 2012.

Baron MH, Isern J, Fraser ST: The embryonic origins of erythropoiesis in mammals. Blood 119(21):4828, 2012.

Bashore RA, Smith F, Schenker S: Placental transfer and disposition of bilirubin in the pregnant monkey. Am J Obstet Gynecol 103:950, 1969.

Bernal J: Thyroid hormone receptors in brain development and function. Nat Clin Pract Endocrinol Metab 3:249, 2007.

Boyle JT: Motility of the upper gastrointestinal tract in the fetus and neonate. In Polin RA, Fox WW (eds): Fetal and Neonatal Physiology. Philadelphia, Saunders, 1992, p 1028.

Bozzetti P, Ferrari MM, Marconi AM, et al: The relationship of maternal and fetal glucose concentrations in the human from midgestation until term. Metabolism 37:358, 1988.

Briffa JF, McAinch AG, Romano T, et al: Leptin in pregnancy and development: a contributor to adulthood disease? Am J Physiol Endocrinol Metab 308:E335, 2015.

Browning AJF, Butt WR, Lynch SS, et al: Maternal plasma concentrations of β-lipotropin, β-endorphin and gamma-lipotropin throughout pregnancy. BJOG 90:1147, 1983.

Candilira V, Bouchè C, Schleef K, et al: Lung growth factors in the amniotic fluid of normal pregnancies and with congenital diaphragmatic hernia. J Matern Fetal Neonatal Med 3:1, 2015.

Carter AM: Evolution of factors affecting placental oxygen transfer. Placenta 30(Suppl A):19, 2009.

Caserta D, Graziano A, Lo Monte G, et al: Heavy metals and placental fetal-maternal barrier: a mini-review on the major concerns. Eur Rev Med Pharmacol Sci 17(16):198, 2013.

Chard T, Hudson CN, Edwards CR, et al: Release of oxytocin and vasopressin by the human foetus during labour. Nature 234:352, 1971.

Chez RA, Mintz DH, Reynolds WA, et al: Maternal-fetal plasma glucose relationships in late monkey pregnancy. Am J Obstet Gynecol 121:938, 1975.

Christensen RD, Henry E, Antonio DV: Thrombocytosis and thrombocytopenia in the NICU: incidence, mechanisms and treatments. J Matern Fetal Neonat Med 25(54):15, 2012.

Corrigan JJ Jr: Normal hemostasis in the fetus and newborn: Coagulation. In Polin RA, Fox WW (eds): Fetal and Neonatal Physiology. Philadelphia, Saunders, 1992, p 1368.

Davis MM, Hodes ME, Munsick RA, et al: Pancreatic amylase expression in human pancreatic development. Hybridoma 5:137, 1986.

Dawes GS: The umbilical circulation. Am J Obstet Gynecol 84:1634, 1962.

de Moraes DC, Vaisman M, Conceicão FL, et al: Pituitary development: a complex, temporal regulated process dependent on specific transcriptional factors. J Endocrinol 215(2):239, 2012.

deVane GW, Naden RP, Porter JC, et al: Mechanism of arginine vasopressin release in the sheep fetus. Pediatr Res 16:504, 1982.

DiPietro JA: Neurobehavioral assessment before birth. MRDD Res Rev 11:4, 2005.

Donnelley MA, Wood C, Casey B, et al: Early severe fetal Graves disease in a mother after thyroid ablation and thyroidectomy. Obstet Gynecol 125(5):1059, 2015.

Dubé E, Gravel A, Martin C, et al: Modulation of fatty acid transport and metabolism by maternal obesity in the human full-term placenta. Biol Reprod 87(1):14, 2012.

Dubois J, Dehaene-Lamberz G, Kulilova S, et al: The early development of brain white matter: a review of imaging studies in fetuses, newborns and infants. Neuroscience 12:276, 2014.

Duryea EL, Hawkins JS, McIntire DD, et al: A revised birth weight reference for the United States. Obstet Gynecol 124(1):16, 2014.

Duryea EL, McIntire DD, Leveno KJ: The rate of preterm birth in the United States is affected by the method of gestational age assignment. Am J Obstet Gynecol 213:331.e1, 2015.

Epstein M, Chez RA, Oakes GK, et al: Fetal pancreatic glucagon responses in glucose-intolerant nonhuman primate pregnancy. Am J Obstet Gynecol 127:268, 1977.

Fanos V, Loddo C, Puddu M, et al: From ureteric bud to the first glomeruli: genes, mediators, kidney alterations. Int Urol Nephrol 47(1):109, 2015.

Fasshauer M, Blüher M, Stumvoll M: Adipolines in gestational diabetes. Lancet Diabetes Endocrinol 2(6):488, 2014.

Fineman JR, Clyman R: Fetal cardiovascular physiology. In Resnik R, Creasy RK, Iams JD, et al (eds): Creasy and Resnik's Maternal-Fetal Medicine: Principles and Practice, 7th ed. Philadelphia, Saunders, 2014, p 147.

Forhead AJ, Fowden AL: Thyroid hormones in fetal growth and prepartum maturation. J Endocrinol 221(3):R87, 2014.

Fowden AL, Ward JW, Wooding FP, et al: Programming placental nutrient transport capacity. J Physiol 572(1):5, 2006.

Frolova AI, Moley KH: Quantitative analysis of glucose transporter mRNAs in endometrial stromal cells reveals critical role of GLUT1 in uterine receptivity. Endocrinology 152(5):2123, 2011.

Fryer AA, Jones P, Strange R, et al: Plasma protein levels in normal human fetuses: 13–41 weeks' gestation. BJOG 100:850, 1993.

Gao L, Lv C, Xu C, et al: Differential regulation of glucose transporters mediated by CRH receptor type 1 and type 2 in human placental trophoblasts. Endocrinology 153:1464, 2012.

Gil-Sanchez A, Koletzko B, Larque E: Current understanding of placental fatty acid transport. Curr Opin Clin Nutr Metab Care 15(3):265, 2012.

Gitlin D: Development and metabolism of the immune globulins. In Kaga BM, Stiehm ER (eds): Immunologic Incompetence. Chicago, Year Book, 1971.

Gitlin D: Protein transport across the placenta and protein turnover between amnionic fluid, maternal and fetal circulation. In Moghissi KS, Hafez ESE (eds): The Placenta. Springfield, Thomas, 1974.

Giudice LC, de-Zegher F, Gargosky SE, et al: Insulin-like growth factors and their binding proteins in the term and preterm human fetus and neonate with normal and extremes of intrauterine growth. J Clin Endocrinol Metab 80:1548, 1995.

Gluck L, Kulovich MV, Eidelman AI, et al: Biochemical development of surface activity in mammalian lung. 4. Pulmonary lecithin synthesis in the human fetus and newborn and etiology of the respiratory distress syndrome. Pediatr Res 6:81, 1972.

Goetzl L, Darbinian N, Goetzl EJ: Probing early human neural development through fetal exosomes in maternal blood. Abstract No. 111. Am J Obstet Gynecol 214:S77, 2016.

Golub R, Cumano A: Embryonic hematopoiesis. Blood Cells Mol Dis 51(4):226, 2013.

Granado M, Fuente-Martín E, García-Cáceres C, et al: Leptin in early life: a key factor for the development of the adult metabolic profile. Obes Facts 5(1):138, 2012.

Gruenwald P: Growth of the human foetus. In McLaren A (ed): Advances in Reproductive Physiology. New York, Academic Press, 1967.

Grumbach MM, Kaplan SL: Fetal pituitary hormones and the maturation of central nervous system regulation of anterior pituitary function. In Gluck L (ed): Modern Perinatal Medicine. Chicago, Year Book, 1974.

Hadlock FP, Harrist RB, Martinez-Poyer J: In utero analysis of fetal growth: a sonographic weight standard. Radiology 181(1):129, 1991.

Hallman M: The surfactant system protects both fetus and newborn. Neonatology 103(4):320, 2013.

Hallman M, Kulovich MV, Kirkpatrick E, et al: Phosphatidylinositol and phosphatidylglycerol in amniotic fluid: indices of lung maturity. Am J Obstet Gynecol 125:613, 1976.

Hart PH, Lucas RM, Walsh JP, et al: Vitamin D in fetal development: findings from a birth cohort study. Pediatrics 135(1):e167, 2015.

Hauguel-de Mouzon S, Lepercq J, Catalano P: The known and unknown of leptin in pregnancy. Am J Obstet Gynecol 193(6):1537, 2006.

Hayward AR: The human fetus and newborn: development of the immune response. Birth Defects 19:289, 1983.

Heimark R, Schwartz S: Cellular organization of blood vessels in development and disease. In Ryan U (ed): Endothelial Cells, Vol II. Boca Raton, CRC Press, 1988, p 103.

Heinig K, Sage F, Robin C, et al: Development and trafficking function of haematopoietic stem cells and myeloid cells during fetal ontogeny. Cardiovasc Res 107(3):352, 2015.

Hellman P, Ridefelt P, Juhlin C, et al: Parathyroid-like regulation of parathyroid hormone related protein release and cytoplasmic calcium in cytotrophoblast cells of human placenta. Arch Biochem Biophys 293:174, 1992.

Henriksson P, Hedner V, Nilsson IM, et al: Fibrin-stabilization factor XIII in the fetus and the newborn infant. Pediatr Res 8:789, 1974.

Hillman NH, Kallapur SG, Jobe AH: Physiology of transition from intrauterine to extrauterine life. Clin Perinatol 39(4):769, 2012.

Ignjatovic V, Ilhan A, Monagle P: Evidence for age-related differences in human fibrinogen. Blood Coagul Fibrinolysis 22(2):110, 2011.

Iruretagoyena JL, Davis W, Bird C, et al: Differential changes in gene expression in human brain during late first trimester and early second trimester of pregnancy. Prenat Diagn 34(5):431, 2014.

Ishimoto H, Jaffe RB: Development and function of the human fetal adrenal cortex: a key component in the feto-placental unit. Endocr Rev 32(3):317, 2011.

Iyengar GV, Rapp A: Human placenta as a "dual" biomarker for monitoring fetal and maternal environment with special reference to potentially toxic trace elements. Part 3: Toxic trace elements in placenta and placenta as a biomarker for these elements. Sci Total Environ 280:221, 2001.

Jansson T, Aye IL, Goberdhan DC: The emerging role of mTORC1 signaling in placental nutrient-sensing. Placenta 33(Suppl 2):e23, 2012.

Jansson T, Cetin I, Powell TL, et al: Placental transport and metabolism in fetal overgrowth—a workshop report. Placenta 27:109, 2006a.

Jansson T, Powell TL: Human placental transport in altered fetal growth: does the placenta function as a nutrient sensor? A review. Placenta 27:S91, 2006b.

Janzen C, Lei MY, Cho J, et al: Placental glucose transporter 3(GLUT3) is up-regulated in human pregnancies complicated by late-onset intrauterine growth restriction. Placenta 34(11):1072, 2013.

Jennings RE, Berry AA, Strutt JP, et al: Human pancreas development 142(18):3126, 2015.

Kadic AS, Predojevic M: Fetal neurophysiology according to gestational age. Semin Fetal Neonatal Med 17(5):256, 2012.

Keller BB, Hoying JB, Markwald RR: Molecular development of the heart. In Fuster V, Walsh RA, Harrington RA, et al (eds): Hurst's The Heart, 13th ed. New York, McGraw-Hill, 2013, p 172.

Kim ST, Romero R, Tarca AL: Methylome of fetal and maternal monocytes and macrophages at the feto-maternal interface. Am J Reprod Immunol 68(1):8, 2012.

Kimura RE: Lipid metabolism in the fetal-placental unit. In Cowett RM (ed): Principles of Perinatal-Neonatal Metabolism. New York, Springer, 1991, p 291.

Klagsbrun M: Angiogenesis factors. In Ryan U (ed): Endothelial Cells, Vol II. Boca Raton, CRC Press, 1988, p 37.

Kohler PF: Maturation of the human complement system. J Clin Invest 52:671, 1973.

Koldovsky O, Heringova A, Jirsova U, et al: Transport of glucose against a concentration gradient in everted sacs of jejunum and ileum of human fetuses. Gastroenterology 48:185, 1965.

Koos BJ, Rajaee A: Fetal breathing movements and changes at birth. Adv Exp Med Biol 814:89, 2014.

Kopp RS, Kumbartski M, Harth V, et al: Partition of metals in the maternal/fetal unit and lead-associated decreases of fetal iron and manganese: an observational biomonitoring approach. Arch Toxicol 86(10):1571, 2012.

Lebenthal E, Lee PC: Interactions of determinants of the ontogeny of the gastrointestinal tract: a unified concept. Pediatr Res 1:19, 1983.

Leonce J, Brockton N, Robinson S, et al: Glucose production in the human placenta. Placenta 27:S103, 2006.

Liggins GC: Fetal lung maturation. Aust N Z J Obstet Gynaecol 34:247, 1994.

Liggins GC: Premature delivery of fetal lambs infused with glucocorticoids. J Endocrinol 45:515, 1969.

Liley AW: Disorders of amniotic fluid. In Assali NS (ed): Pathophysiology of Gestation. New York, Academic Press, 1972.

Longo LD: Respiration in the fetal-placental unit. In Cowett RM (ed): Principles of Perinatal-Neonatal Metabolism. New York, Springer, 1991, p 304.

Luo ZC, Nuyt AM, Delvin E, et al: Maternal and fetal IGF-I and IGF-II levels, fetal growth, and gestational diabetes. J Clin Endocrinol Metab 97(5):1720, 2012.

Lykkedegn S, Sorensen GL, Beck-Nielsen SS, et al: The impact of vitamin D on fetal and neonatal lung maturation. A systematic review. Am J Physiol Lung Cell Mol Physiol 308(7):L587, 2015.

Mally MI, Otonkoski T, Lopez AD, et al: Developmental gene expression in the human fetal pancreas. Pediatr Res 36:537, 1994.

Manganaro L, Perrone A, Savelli S, et al: Evaluation of normal brain development by prenatal MR imaging. Radiol Med 112:444, 2007.

Manner J: The anatomy of cardiac looping: a step towards the understanding of the morphogenesis of several forms of congenital cardiac malformations. Clin Anat 22(1):21, 2009.

Mari G, Deter RL, Carpenter RL, et al: Noninvasive diagnosis by Doppler ultrasonography of fetal anemia due to maternal red-cell alloimmunization. Collaborative Group for Doppler Assessment of the Blood Velocity in Anemic Fetuses (Level II-I). N Engl J Med 342:9, 2000.

Maymó JL, Pérez Pérez A, Sánchez-Margalet V, et al: Up-regulation of placental leptin by human chorionic gonadotropin. Endocrinology 150(1):304, 2009.

McCormick SM, Mendelson CR: Human SP-A1 and SP-A2 genes are differentially regulated during development and by cAMP and glucocorticoids. Am J Physiol 266:367, 1994.

Melchers F: Checkpoints that control B cell development. J Clin Invest 125(6):2203, 2015.

Mendelson CR, Condon JC: New insights into the molecular endocrinology of parturition. J Steroid Biochem Mol Biol 93:113, 2005.

Meng H, Zhang Z, Geng H, et al: Development of the subcortical brain structures in the second trimester: assessment with 7.0-T MRI. Neuroradiology 54(10):1153, 2012.

Mercé LT, Barco MJ, Alcázar JL, et al: Intervillous and uteroplacental circulation in normal early pregnancy and early pregnancy loss assessed by 3-dimensional power Doppler angiography. Am J Obstet Gynecol 200(3):315.e1, 2009.

Mohun TJ, Weninger WJ: Imaging heart development using high resolution episcopic microscopy. Curr Opin Genet Dev 21(5):573, 2011.

Moore KL: The Developing Human: Clinically Oriented Embryology, 4th ed. Philadelphia, Saunders, 1988.

Moore KL, Persaud TVN, Shiota K: Color Atlas of Clinical Embryology, 2nd ed. Philadelphia, Saunders, 2000, p 150.

Morioka I, Iwatani S, Koda T, et al: Disorders of bilirubin binding to albumin and bilirubin-induced neurologic dysfunction. Semin Fetal Neonatal Med 20(1):31, 2015.

Morriss FH Jr, Boyd RD, Manhendren D: Placental transport. In Knobil E, Neill J (eds): The Physiology of Reproduction, Vol II. New York, Raven, 1994, p 813.

Mulchahey JJ, DiBlasio AM, Martin MC, et al: Hormone production and peptide regulation of the human fetal pituitary gland. Endocr Rev 8:406, 1987.

Müller Brochut AC, Thomann D, Kluwe W, et al: Fetal megacystis: experience of a single tertiary center in Switzerland over 20 years. Fetal Diagn Ther 36(3):215, 2014.

Muzzio D, Zenclussen AC, Jensen F: The role of B cells in pregnancy: the good and the bad. Am J Reprod Immunol 69(4):408, 2013.

Nederlof M, de Walle HE, van Poppel MN, et al: Deviant early pregnancy maternal triglyceride levels and increased risk of congenital anomalies: a prospective community-based cohort study. BJOG 122:1176, 2015.

Nelson DB, Stewart RD, Matulevicius SA, et al: The effects of maternal position and habitus on maternal cardiovascular parameters as measured by cardiac magnetic resonance. Am J Perinatol 32(14):1318, 2015.

Ney JA, Fee SC, Dooley SL, et al: Factors influencing hemostasis after umbilical vein puncture in vitro. Am J Obstet Gynecol 160:424, 1989.

Nielsen NC: Coagulation and fibrinolysin in normal women immediately postpartum and in newborn infants. Acta Obstet Gynecol Scand 48:371, 1969.

Norton ME, Jacobsson B, Swamy GK, et al: Cell-free DNA analysis for noninvasive examination of trisomy. N Engl J Med 372(17):1589, 2015.

Novakovic B, Gordon L, Robinson WP, et al: Glucose as a fetal nutrient: dynamic regulation of several glucose transporter genes by DNA methylation in the human placenta across gestation. J Nutr Biochem 24(1):282, 2013.

Obenshain SS, Adam PAJ, King KC, et al: Human fetal insulin response to sustained maternal hyperglycemia. N Engl J Med 283:566, 1970.

Olausson H, Goldberg GR, Laskey A, et al: Calcium economy in human pregnancy and lactation. Nutr Res Rev 25(1):40, 2012.

Palmeira P, Quinello C, Silveira-Lessa AL, et al: IgG placental transfer in health and pathological pregnancies. Clin Dev Immunol 2012:985646, 2012.

Pataryas HA, Stamatoyannopoulos G: Hemoglobins in human fetuses: evidence for adult hemoglobin production after the 11th gestational week. Blood 39:688, 1972.

Pates JA, Hatab MR, McIntire DD, et al: Determining uterine blood flow in pregnancy with magnetic resonance imaging. Magn Reson Imaging 28(4):507, 2010.

Pearson HA: Recent advances in hematology. J Pediatr 69:466, 1966.

Pelag D, Cada S, Peleg A, et al: The relationship between maternal serum thyroid-stimulating immunoglobulin and fetal and neonatal thyrotoxicosis. Obstet Gynecol 99:1040, 2002.

Perrine SP, Greene MF, Cohen RA, et al: A physiological delay in human fetal hemoglobin switching is associated with specific globin DNA hypomethylation. FEBS Lett 228:139, 1988.

Pipe NGJ, Smith T, Halliday D, et al: Changes in fat, fat-free mass and body water in human normal pregnancy. BJOG 86:929, 1979.

Pritchard JA: Fetal swallowing and amniotic fluid volume. Obstet Gynecol 28:606, 1966.

Quan CP, Forestier F, Bouvet JP: Immunoglobulins of the human amniotic fluid. Am J Reprod Immunol 42:219, 1999.

Ramsay MM, James DK, Steer PJ, et al (eds): Normal Values in Pregnancy. London, Elsevier, 1996, p 106.

Reddy UM, Abuhamad AZ, Levine D, et al: Fetal imaging: executive summary of a joint Eunice Kennedy Shriver National Institute of Child Health and Human Development, Society for Maternal-Fetal Medicine, American Institute of Ultrasound in Medicine, American College of Obstetricians and Gynecologists, American College of Radiology, Society for Pediatric Radiology, and Society of Radiologists in Ultrasound Fetal Imaging workshop. Obstet Gynecol 123(5):1070, 2014.

Rijnink EC, Penning ME, Wolterbeek R, et al: Tissue microchimerism is increased during pregnancy: a human autopsy study. Mol Hum Reprod Aug 24, 2015.

Roberts VHJ, Frias AE, Grove KL: Impact of maternal obesity on fetal programming of cardiovascular disease. Physiology 30:224, 2015.

Rosenfeld CR, Porter JC: Arginine vasopressin in the developing fetus. In Albrecht ED, Pepe GJ (eds): Research in Perinatal Medicine, Vol 4. Perinatal Endocrinology. Ithaca, Perinatology Press, 1985, p 91.

Rovet JF: The role of thyroid hormones for brain development and cognitive function. Endocr Dev 26:26, 2014.

Rysavy MA, Li L, Bell EF, et al: Between-hospital variation in treatment and outcomes in extremely preterm infants. N Engl J Med 372(19):1801, 2015.

Saracco P, Parodi E, Fabris C, et al: Management and investigation of neonatal thromboembolic events: genetic and acquired risk factors. Thromb Res 123(6):805, 2009.

Scott-Finley M, Woo JG, Habli M, et al: Standardization of amniotic fluid leptin levels and utility in maternal overweight and fetal undergrowth. J Perinatol 35(8):547, 2015.

Singendonk MM, Rommel N, Omari TI, et al: Upper gastrointestinal motility: prenatal development and problems in infancy. Nat Rev Gastroenterol Hepatol 11(9):545, 2014.

Sipes SL, Weiner CP, Wenstrom KD, et al: The association between fetal karyotype and mean corpuscular volume. Am J Obstet Gynecol 165:1371, 1991.

Smith FG, Nakamura KT, Segar JL, et al: In Polin RA, Fox WW (eds): Fetal and Neonatal Physiology, Vol 2, Chap 114. Philadelphia, Saunders, 1992, p 1187.

Society for Maternal-Fetal Medicine, Mari G, Norton ME, et al: Society for Maternal-Fetal Medicine (SMFM) Clinical Guidelines #8: the fetus at risk for anemia—diagnosis and management. Am J Obstet Gynecol 212(6):697, 2015.

Stabile I, Nicolaides KH, Bach A, et al: Complement factors in fetal and maternal blood and amniotic fluid during the second trimester of normal pregnancy. BJOG 95:281, 1988.

Stach SC, Brizot Mde L, Liao AW, et al: Transplacental total IgG transfer in twin pregnancies. Am J Reprod Immunol 72(6):555, 2014.

Stockman JA III, deAlarcon PA: Hematopoiesis and granulopoiesis. In Polin RA, Fox WW (eds): Fetal and Neonatal Physiology. Philadelphia, Saunders, 1992, p 1327.

Sussman D, Lye SJ, Wells GD: Impact of maternal physical activity on fetal breathing and body movement—a review. Early Hum Dev 94:53, 2016.

Temiras PS, Vernadakis A, Sherwood NM: Development and plasticity of the nervous system. In Assali NS (ed): Biology of Gestation, Vol VII. The Fetus and Neonate. New York, Academic Press, 1968.

Thorpe-Beeston JG, Nicolaides KH, Felton CV, et al: Maturation of the secretion of thyroid hormone and thyroid-stimulating hormone in the fetus. N Engl J Med 324:532, 1991.

Usher R, Shephard M, Lind J: The blood volume of the newborn infant and placental transfusion. Acta Paediatr 52:497, 1963.

Volpe JJ: Neurology of the Newborn, 5th ed. Saunders, Philadelphia, 2008, p 85.

Vulsma T, Gons MH, De Vijlder JJ: Maternal-fetal transfer of thyroxine in congenital hypothyroidism due to a total organification defect or thyroid agenesis. N Engl J Med 321:13, 1989.

Weiner CP, Sipes SL, Wenstrom K: The effect of fetal age upon normal fetal laboratory values and venous pressure. Obstet Gynecol 79:713, 1992.

Wenstrom KD, Weiner CP, Williamson RA, et al: Prenatal diagnosis of fetal hyperthyroidism using funipuncture. Obstet Gynecol 76:513, 1990.

Werlin SL: Exocrine pancreas. In Polin RA, Fox WW (eds): Fetal and Neonatal Physiology. Philadelphia, Saunders, 1992, p 1047.

Werth B, Tsiaras A: From Conception to Birth: A Life Unfolds. New York, Doubleday, 2002.

Whitsett JA: Composition of pulmonary surfactant lipids and proteins. In Polin RA, Fox WW (eds): Fetal and Neonatal Physiology. Philadelphia, Saunders, 1992, p 941.

Wladimiroff JW, Campbell S: Fetal urine-production rates in normal and complicated pregnancy. Lancet 1:151, 1974.

Zhao Y, Hebert MF, Venkataramanan R: Basic obstetric pharmacology. Semin Perinatol 38(8):475, 2014.

Section 4

妊娠前と出生前のケア

Preconceptional and Prenatal Care

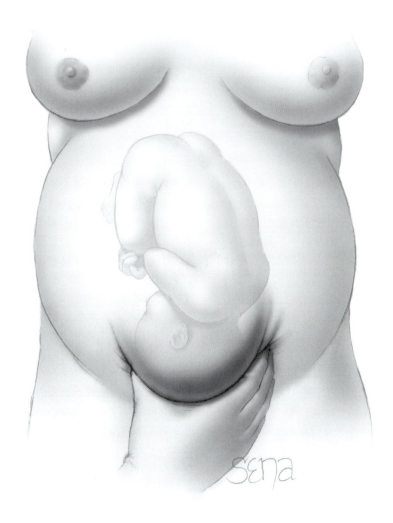

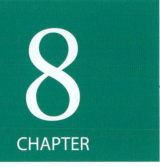

妊娠前カウンセリング
Preconceptional Care

CHAPTER 8

カウンセリング・セッション	179
病　歴	179
遺伝性疾患	182
妊娠歴	184
両親の年齢	184
社会歴	185
スクリーニング検査	187

Pregnancy may be associated with certain diseases that existed before the inception of pregnancy. As a rule, all diseases which subject the organism to a considerable strain are much more serious when occurring in a pregnant woman.

—J. Whitridge Williams (1903)

CDC（2015）は妊娠前管理を「女性の健康や妊娠転帰における生物医学的リスク，行動リスク，社会的リスクを明らかにし，予防と管理を行うことによりそれを緩和することを目的とした一連の介入」と定義している．この目標を達成するため，CDCはアメリカにおける妊娠前健康管理の行動計画を作成した（Johnson, 2006）．アメリカ産婦人科学会（ACOG, 2017e）およびアメリカ周産期学会（SMFM, 2014）も妊娠前管理の重要性は再確認しており，その向上に向け，次のような目標が設定されている．

1. 妊娠前の健康に関する男女の知識や姿勢，態度を改善する．
2. 妊娠可能年齢のすべての女性が最適な健康状態で妊娠することを可能にする妊娠前ケアサービス（科学的根拠に基づくリスクスクリーニング，健康増進，治療介入）を受けることを保証する．
3. 前回妊娠転帰が不良の場合，再発を防止，最小限にするように妊娠期間中に介入することによりリスクを軽減する．
4. 妊娠転帰不良例でのばらつきを減らす．

改善可能な健康状態を明らかにするため2004年にアメリカにて生児を得た女性の健康状態を示すデータを検討する．表8-1は，妊娠前や妊娠期間中に介入することにより改善できる可能性がある健康状態が多数を占めていることを示している．しかし，これらの潜在的な妊娠リスクを軽減する戦略を成功させるためには，妊娠前から開始されなければいけない．ほとんどの女性が妊娠したと認識する頃（通常月経予定日を1～2週間過ぎた頃）には胎芽はすでに形成され始めている．したがって，多くの予防措置は〔たとえば，神経管欠損症（neural tube defects：NTDs）を予防するための葉酸〕，この時期に開始されるのでは効果がない．重要なことは，Guttmacher Institute（2015）によると2008年アメリカにおいて妊娠の半数近くが予期せぬ妊娠であり，しばしばこれが最も大きなリスクとなる．

妊娠前カウンセリングは，一つにはそのようなカウンセリングを行わないのは非倫理的であることから，無作為化比較試験による有効性の評価はほとんど行われていない．また，妊娠転帰はさまざまな母体，胎児，環境因子の相互作用による．したがって，有益な結果が特定の介入によるものと判断するのは困難である（Moos, 2004；Temel,

表 8-1 妊婦の生活習慣，既往歴，健康状態，前回出産予後不良転帰の割合[a]

因　子	割合（%）
喫　煙	23
アルコール摂取	50
マルチビタミン剤摂取	35
避妊具の不使用[b]	53
歯科検診	78
健康相談	30
身体的虐待	4
ストレス	19
低体重	13
過体重	13
肥　満	22
糖尿病	2
気管支喘息	7
高血圧	2
心疾患	1
貧　血	10
低出生体重児出産の既往	12
早産の既往	12

[a] 2004 年アメリカ．
[b] 積極的に妊娠を計画していなかった女性．
(Data from D'Angelo D, Williams L, Morrow B, et al: Preconception and interconception health status of women who recently gave birth to a live-born infant — Pregnancy Risk Assessment Monitoring System (PRAMS), United States, 26 reporting areas, 2004. MMWR 56(10): 1, 2007)

2014)．しかし，前向き観察研究やケースコントロール研究にて，妊娠前カウンセリングの有効性が確認されている（ACOG, 2016b）．Moos ら（1996）は，日々の健康管理の提供に妊娠前カウンセリング・プログラムを加えたことにより，予期せぬ妊娠を減少させる効果があったと報告している．カウンセリングを受けた 456 人の女性は，309 人のカウンセリングを受けていない女性に比べ，その後の妊娠を「意図した妊娠」とする割合が 50 % 高かった．さらに，妊娠前に健康管理を受けなかった群に比べ，カウンセリングを受けた群は意図した妊娠の率が 65 % 高かった．父親の生活習慣の改善についての興味深い倫理的側面が van der Zee ら（2013）によって報告された．

カウンセリング・セッション

婦人科医，内科医，家庭医，小児科医には，健康管理のための定期的な身体精査において予防的なカウンセリングを提供する絶好の機会がある．妊娠反応陰性を確認した際も，教育をするよい機会である．Jack ら（1995）は 136 人のこのような女性に対し包括的な妊娠前リスク調査を行ったところ，約 95 % の女性が将来の妊娠に影響を及ぼすと思われる問題を少なくとも一つは抱えていた．52 % に内科的疾患や生殖上の問題があり，50 % に遺伝性疾患の家族歴を認め，30 % に HIV 感染のリスク，25 % に B 型肝炎と違法薬物乱用のリスクがあり，17 % がアルコールを常用しており，54 % が栄養学的なリスクを抱えていた．カウンセラーは，関連する内科的疾患，以前に施行した手術，生殖障害や遺伝状況について精通しているべきであり，データおよび他の専門医から提供された推奨について説明ができなければならない（Simpson, 2014）．もし開業医では指導が難しいようであれば，適切なカウンセラーに紹介するべきである．

妊娠前の評価のために来院した女性には，評価を必要とする因子の数や複雑さによっては，情報収集に時間を要する可能性があることをアドバイスするべきである．聴取する評価項目には，病歴や分娩歴，社会歴，家族歴の徹底的な見直しが含まれる．有用な情報は，一般的で自由回答形式の質問よりも，それぞれの既往や家族に対しての具体的な質問からのほうが得られやすい．また，これらの項目を盛り込んだ問診表から重要な情報をいくつか得ることもできる．関連する診療録を入手することを含め，適切なフォローアップを確実にするために，これらの回答はカップルと一緒に確認される．

病　歴

特定の疾患では，一般的に妊娠が母親の健康にどのような影響を与えるか，またハイリスクな状態が胎児にどのような影響を与える可能性があるかということが問題となる．その後に，予後を改善するためのアドバイスがなされる．妊娠の転帰に影響を及ぼす可能性のある慢性疾患には，治療

後あるいは活動性の癌，周産期心筋症の既往，全身性エリテマトーデスが含まれる（Amant, 2015；Buyon, 2015；McNamara, 2015）．重要なのは，精神的健康も考慮されなければならないことである（Lassi, 2014）．代表的な疾患に関する細かい妊娠前の情報は，次項および他章で述べる．

■ 糖尿病

高血糖に関連した母体および胎児の病態はよく解明されているために糖尿病は妊娠前カウンセリングが有用な典型的疾患である．糖尿病に関連する母体および胎児へのリスクは第57章で詳述する．妊娠前から血糖がコントロールされていれば，これらの合併症の多くは回避することができる．カウンセリングのもう一つの重要な側面として，この糖尿病をもつ集団において催奇形性のあるアンジオテンシン変換酵素阻害薬が頻繁に使用されていることが関係している（Podymow, 2015）．

ACOG（2016a）は，糖尿病患者への妊娠前カウンセリングは，有益であるのみならず費用対効果も高く，推奨されるべきであると結論づけている．アメリカ糖尿病学会（ADA）は，糖尿病女性のための妊娠前管理に関する勧告を公表した（Kitzmiller, 2008）．これらのガイドラインは，罹患期間や合併症に関する徹底した一覧表を作成し，終末の臓器障害を評価するための診察および臨床検査を勧めている．おそらく最も重要なのは，それらは妊娠前の目標として，ヘモグロビンA1c値を過度な低血糖のリスクがない範囲で最低レベルに保つことを推奨している．ヘモグロビンA1cの測定は，過去6週間の糖尿病コントロールの評価に加え，図8-1 に示すように大奇形のリスクを推定するために用いることができる．これらのデータは重症の妊娠時に診断された明らかな糖尿病のものではあるが，空腹時高血糖を示す妊娠糖尿病患者は正常妊婦に比べ胎児奇形の発生率は4倍に上昇する（Sheffield, 2002）．

糖尿病患者へのこのようなカウンセリングは効果的であることが示された．Leguizamónら（2007）は，3,200例以上のインスリン依存性糖尿病の妊婦を含む12編の論文に関するレビューを行った．妊娠前カウンセリングを受けなかった1,618人のうち8.3％で胎児の大奇形を認めたの

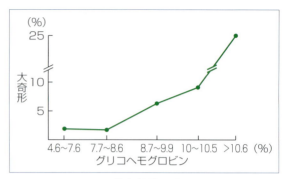

図 8-1 インスリン依存性糖尿病患者 320 人における第1三半期のグリコヘモグロビン値と大奇形のリスクとの関係
（Data from Kitzmiller JL, Gavin LA, Gin GD, et al: Preconception care of diabetics. JAMA 265: 731, 1991）

に対し，妊娠前カウンセリングを受けた1,599人では，胎児の大奇形を認めたのは2.7％であった．Tripathiら（2010）は，約半数で妊娠前カウンセリングを受けている588人の妊娠前からの糖尿病の妊婦を対象に，予後を比較した．カウンセリングを受けていた女性では，妊娠前および第1三半期の血糖コントロールが改善していた．この群では妊娠前の葉酸摂取率も高く，周産期死亡や胎児の大奇形率が低かった．ここにあげたような利点は，糖尿病女性の医療費の削減ももたらす．Reeceら（2007）による検討では，妊娠前管理プログラムに1ドル費やすごとに1.86～5.19ドルの医療費が削減した．このような利益があるにもかかわらず，妊娠前管理を受ける糖尿病女性の割合は適切な水準に満たない．Kimら（2005）の検討によると，マネージドケア・プランに加入している300人の糖尿病女性のうち，妊娠前カウンセリングを受けていたのは半数にしか満たなかった．カウンセリング率は，無保険で貧しい女性では間違いなくよりいっそう低率である．

■ てんかん

非罹患者に比べ，てんかんの女性では明らかに児に構造的な奇形をもつリスクが高い（第12章）．初期のいくつかの報告では，抗痙攣薬による治療の有無にかかわらず，てんかん自体に先天奇形のリスクがあるとされていた．より最近の報告では無治療の女性においてこのリスクの増加を確かめることはほとんどできなかったが，薬物治療なくコントロールされている患者は概して重症

度も低いため，てんかん自体によるリスクを否定するのは困難である（Cassina, 2013；Vajda, 2015）．Fried ら（2004）は，治療，未治療どちらも含めたてんかん女性とコントロール群を比較する研究のメタアナリシスを行った．この研究で，奇形率の上昇は抗痙攣薬の治療を受けた女性の子どもでのみ認められた．Veiby ら（2009）は，ノルウェーの出生登録（Medical Birth Registry of Norway）を用いて検討し，奇形リスクの上昇を確認できたのは，バルプロ酸投与（5.6 %）および多剤療法（6.1 %）を受けた場合のみであった．未治療の場合では，奇形率は非てんかん女性と同程度であった．投薬を受けたてんかん女性の流産や死産のリスクは上昇するようにはみえない（Aghajanian, 2015；Bech, 2014）．

妊娠前にてんかん発作をコントロールしておくことが理想的である．たとえば，Vajda ら（2008）は，オーストラリア抗てんかん薬使用妊婦登録制度（Australian Register of Antiepileptic Drugs in Pregnancy）のデータを分析している．妊娠前の1年間にてんかん発作を起こさなかった場合には，1年以内にてんかん発作を起こした群と比較し妊娠中に発作を起こすリスクは 50 〜 70 % 減少した．発作の起こらない期間が1年を超えると，それ以上の有益性はみられなかった．

治療目標として，単剤で，より催奇形性の少ない薬でてんかん発作をコントロールするよう努める（Aguglia, 2009；Tomson, 2009）．第 60 章でも詳述するが，表 8-2 に示すように，いくつかの単剤療法はより催奇形性が高い．特にバルプロ酸は，他の抗痙攣薬と比較し確実に先天奇形のリスクが高いため，可能であれば避ける（Jentink, 2010；Vajda, 2015）．トリメタジオンは禁忌である（Aghajanian, 2015）．アメリカ神経学会（AAN）は，一定の条件を満たす場合では妊娠前に抗痙攣薬の中止を検討するように推奨している（Jeha, 2005）．その対象となるのは，①てんかん発作を2〜5年起こしていない，②単発作である，③神経学的検査および知能が正常である，④治療により脳波が正常化している，という基準を満たしている場合である．

てんかんの女性は葉酸を1日に4 mg 補充するようアドバイスを受けるべきである．それでも，葉酸補充が抗痙攣薬を内服している妊婦の胎児奇形のリスクを軽減させるかどうかは，明らかにはなっていない．Kjær ら（2008）が報告したケースコントロール研究によると，母体の葉酸補充は，カルバマゼピン，フェノバルビタール，フェニトイン，プリミドンに曝露された胎児の先天奇形リスクを軽減させた．逆に Morrow ら（2009）は，イギリスてんかんと妊娠登録（United Kingdom Epilepsy and Pregnancy Register）より，妊娠前から葉酸を摂取していた女性の胎児の予後を，妊娠後期まで葉酸を摂取しなかった，あるいはまったく摂取しなかった群と比較した．この研究では，妊娠前に葉酸を摂取していた群では大きな先天奇形の数はむしろ**増加**していた．彼らは，これらの薬を内服している女性において葉酸代謝は先天奇形が引き起こされるメカニズムの一部分にすぎないのかもしれないと結論づけている．

■ 予防接種

妊娠前カウンセリングは，一般的な病原体に対する免疫性の評価を含む．また，健康状態，旅行

表 8-2　第1三半期の抗痙攣薬単剤療法と関連する大奇形のリスク

抗痙攣薬（n）	奇形 n（%）	相対危険度（95 %信頼区間）[a]
非投与群（442）	1.1	基準
ラモトリギン（1,562）	2.0	1.8（0.7〜4.6）
カルバマゼピン（1,033）	3.0	2.7（1.0〜7.0）
フェニトイン（416）	2.9	2.6（0.9〜7.4）
レベチラセタム（450）	2.4	2.2（0.8〜6.4）
トピラマート（359）	4.2	3.8（1.4〜10.6）
バルプロ酸（323）	9.3	9.0（3.4〜23.3）
フェノバルビタール（199）	5.5	5.1（1.8〜14.9）
オクスカルバゼピン（182）	2.2	2.0（0.5〜7.4）
ガバペンチン（145）	0.7	0.6（0.07〜5.2）
クロナゼパム（64）	3.1	2.8（0.5〜14.8）

[a] 非てんかん女性を基準とした危険度．
n＝曝露した新生児の数．
（Data from Hernández-Díaz S, Smith CR, Shen A, et al: Comparative safety of antiepileptic drugs during pregnancy. Neurology 78: 1692, 2012）

計画や季節によっては，第9章（表9-7参照）で詳述するように予防接種が指示されることがある．破傷風のようなトキソイドを含むワクチンは，妊娠前あるいは妊娠中に接種するのが適している．また，死滅細菌やウイルスを含むワクチン（インフルエンザ，肺炎球菌，B型肝炎，髄膜炎菌，狂犬病など）は，胎児への悪影響は及ぼさないとされており，妊娠前や妊娠中に禁忌ではない．逆に，生ワクチンは妊娠中には推奨されない．たとえば，水痘帯状疱疹，麻疹，ムンプス，風疹，ポリオ，水痘，黄熱などである．さらに，理想的にはワクチン接種から妊娠までは1ヵ月以上経過しているべきである．しかし，意図せず妊娠中に麻疹・ムンプス・風疹（measles, mumps, rubella：MMR）ワクチンや水痘ワクチンを接種したからといって，一般的に妊娠中絶の適応と考えるべきではない．ほとんどの報告では，胎児へのリスクは理論上のものにすぎないとしている．天然痘，炭疽やその他のバイオテロ疾患の予防接種は，臨床的に適切である場合には検討されるべきである（第64章参照）．

いくつかの感染症では，ワクチンは開発されていない．最近の例では，ジカウイルスがそれにあたる（Brasil, 2016）．このウイルスに関し，CDCは妊婦に対して旅行を控えるよう提言した（Petersen, 2016；Schuler-Faccini, 2016）．

遺伝性疾患

CDC（2016）は，毎年アメリカで生まれる新生児の3％に，少なくとも一つは先天異常があると推定している．重要なことに，そのような先天異常は乳児死亡の主要因であり，約20％を占めている．妊娠前カウンセリングの有用性は，通常カウンセリングプログラムの開始前と後での発生率を比較することで判断される．患者が教育を受けることで明らかに利点がある先天性疾患は，神経管欠損症，フェニルケトン尿症，サラセミア，その他の東欧ユダヤ人系の人種でより一般的な遺伝性疾患である．

■ 家族歴

図8-2に示す記号を用いた家系図が，遺伝学的スクリーニングとして家族歴の情報を得る最も的確な方法である．それぞれの"血縁"の健康状態や生殖歴は，医学的疾患や精神遅滞，先天異常，不妊，流産について個々に検討されるべきである．特定の人種，民族，あるいは宗教的背景によって，特有の劣性遺伝病のリスクが上昇している可能性がある．

ほとんどの女性は自分の経歴に関して多少は情報提供ができるが，その理解は限定的である可能性がある．たとえば，いくつかの報告によると，妊婦は家族の先天異常を報告しないか，誤った報告をすることが多い．したがって，明らかになった異常や遺伝性疾患は，関連する診療録を見なおすか罹患者の親族とコンタクトをとり追加情報がないかを確認するべきである．

■ 神経管欠損症

神経管欠損症（neural-tube defects：NTDs）の発生頻度は1,000出生に対し0.9であり，胎児奇形のなかで心奇形に次いで二番目に頻度が高い（第13章参照）．NTDsの一部は，心奇形と同様に，特定の突然変異と関連している．一例として，メチレンテトラヒドロ葉酸還元酵素をコードする遺伝子の677C→T置換があげられる．これと，同様の遺伝子異常に対しMedical Research Council Vitamin Study Research Group（1991）が行った研究では，妊娠前の葉酸投与によりNTDsが再発するリスクは72％と著明に減少した．さらに重要なことに，神経管欠損症児の90％以上はローリスク女性から生まれていることから，Czeizel（1992）らは葉酸補充が最初のNTDs発生リスクを減少させることを報告した．したがって，現在では妊娠する可能性のあるすべての女性は妊娠前から第1三半期を通して毎日400〜800μgの葉酸を経口摂取するよう推奨されている（U.S Preventive Services Task Force, 2009）．アメリカでは1998年から穀物への葉酸添加が義務づけられており，これによってもNTDsの発症率は低下した（Williams, 2015）．葉酸補充の有用性が示されているにもかかわらず，妊娠する時期に葉酸補充をしている女性は半数にすぎない（de Jong-van den Berg, 2005；Goldberg, 2006）．葉酸摂取に最も影響を与えるのは，妊娠前の医療者とのカウンセリングと思われる．

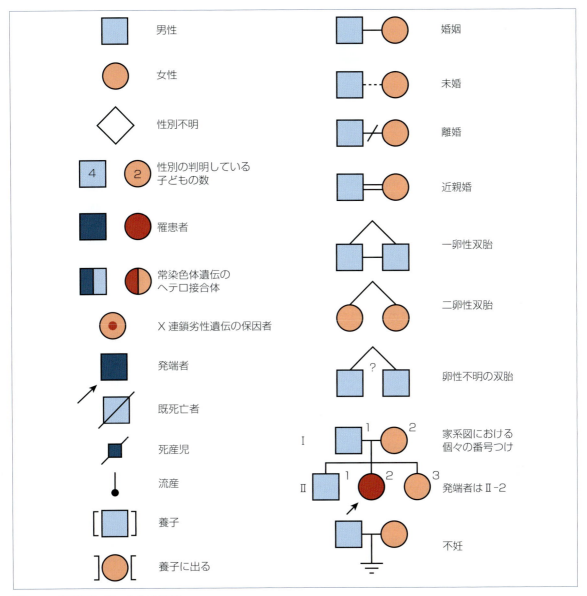

図8-2 家系図に用いられる記号
(Modified with permission from Thompson MW, McInnes RR, Huntington FW (eds): Genetics in Medicine, 5th ed. Philadelphia, Saunders, 1991)

■ フェニルケトン尿症

　フェニルアラニンヒドロキシラーゼ遺伝子において，600以上の変異が同定されている．遺伝性のフェニルアラニン代謝異常は，胎児に遺伝するリスクはないかもしれないが，母体が疾患を患っていることにより胎児に障害をもたらす可能性のある疾患の典型例である．つまり，フェニルケトン尿症（phenylketonuria：PKU）の母親は，食事制限をしないと血中フェニルアラニン濃度が異常高値となる．このアミノ酸は胎盤を容易に通過し，発育過程の胎児組織，特に神経組織や心臓組織を損傷する可能性がある (表8-3).

　適切な妊娠前カウンセリングと妊娠前からのフェニルアラニン制限食の厳守により，胎児異常の発生率は激減する（Camp, 2014；Vockley, 2014）．ゆえに，フェニルアラニン濃度は理想的には妊娠する3ヵ月前より正常化し，妊娠期間を通してその血中濃度を維持する（ACOG, 2017b）．目標とするフェニルアラニンの血中濃度は120〜360 μmol/Lである．

表8-3 無治療のフェニルケトン尿症女性から生まれた児の合併症の頻度

合併症	頻度（%）
流産	24
発達遅滞	92
小頭症	73
先天性心疾患	12
胎児発育不全	40

(Data from American Academy of Pediatrics: Maternal phenylketonuria, Pediatrics 2008 Aug;122(2) 445-449)

■ サラセミア

これらのグロビン鎖合成異常は，世界中で最も一般的な単一遺伝子疾患である（Forget, 2013；Vichinsky, 2013）．2億人もがこの異常ヘモグロビン症のいずれかの遺伝子変異のキャリアであり，何百もの変異がサラセミアを引き起こすことがわかっている（第56章参照）．地中海や東南アジア諸国のような特有の地域では，カウンセリングやその他の予防計画により発症率は最大80％にまで減少した（Cao, 2013）．

ACOG（2015a）は，ハイリスクな家系の人は，生殖や出生前診断について十分な情報を得たうえで意思決定ができるよう，キャリア・スクリーニングを受けることを推奨している．初期の出生前診断の一つに**着床前診断（preimplantation genetic diagnosis：PGD）**があり，これには生殖補助医療を必要とする．第14章で述べているように，特定のサラセミア症候群のリスクがある場合にはPGDが可能である（Kuliev, 2011）．

■ 東欧系ユダヤ人

北アメリカのユダヤ人家系のほとんどはアシュケナージ系ユダヤ人に由来し，いくつかの常染色体劣性遺伝疾患の子どもが生まれるリスクが高い．そのなかには，Tay-Sachs病，Gaucher病，囊胞性線維症，Canavan病，家族性自律神経失調症，ムコリピドーシスIV型，Niemann-Pick病A型，Fanconi貧血C群，Bloom症候群が含まれる．ACOG（2016c, 2017a）はこの集団に，これらの疾患に関し妊娠前カウンセリングおよびスクリーニングを受けるよう推奨している．これらの疾患の保因者頻度および特徴については，第14章で詳述する．

妊娠歴

妊娠前スクリーニングにおいて，不妊，流産や異所性妊娠，習慣流産を含む異常妊娠，帝王切開の既往や妊娠高血圧腎症，常位胎盤早期剥離，早産などの産科合併症に関する情報収集がなされる（Stubblefield, 2008）．第35章でも述べられているように，死産歴にかかわる詳細は特に重要である．たとえば，Korteweg ら（2008）は染色体検査を行った死産の13％で染色体異常を確認した．Reddyら（2012）は，染色体マイクロアレイ解析（chromosomal microarray analysis：CMA）は生育不能な組織でも解析可能なため，通常の染色体検査よりも遺伝学的異常の検出率がよいことを報告した．CMAについては，第13章で詳述する．死産における遺伝学的異常の同定は，再発リスクを判断するのに役立ち，次の妊娠において妊娠前，妊娠中の管理を行う手助けになる．

両親の年齢

■ 母親の年齢

生殖可能年齢の女性において，両極端の年齢は，考慮すべき独特な転帰の要因となる．まず，CDCによると，2010年のアメリカでの出産のうち3.4％が15〜19歳であった（Martin, 2012）．10歳代では，貧血，早産，妊娠高血圧腎症のリスクが20〜35歳と比べ高い（Usta, 2008）．若者でよくみられるSTDの発症率も妊娠中にさらに高くなる（Niccolai, 2003）．残念ながら，10歳代での妊娠のほとんどが無計画なものであるため，彼らは妊娠前カウンセリングを受けようとすることはほとんどない．

35歳以降の妊娠は現在ではアメリカにおける妊娠の約15％を占める（Martin, 2012）．対照的に，高齢の女性は妊娠前カウンセリングを受ける傾向があり，これは後回しにしてきた妊娠で最善の結果を得たいという希望，あるいは不妊治療を計画していることが理由である．図8-3に示すパークランド病院のデータを含むいくつかの報告によると，35歳以上では，産科合併症のリスクおよび周産期罹病率，周産期死亡率が上昇する

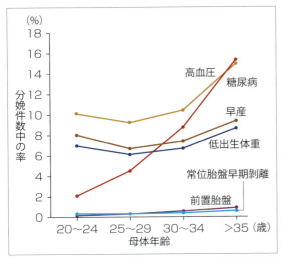

図 8-3 パークランド病院で 1988～2012 年の間に分娩した 295,667 人の，母体年齢別妊娠合併症の発症率

(Cunningham, 1995；Waldenstrom, 2015)．慢性疾患がある，あるいは健康状態のよくない高齢女性は，通常明らかなリスクがある．しかし，医学的な問題がなく健康状態の良好な女性では，今まで報告されていたよりもリスクはずっと低い．

全体として，妊産婦死亡率は 35 歳以上で高くなっている．20 歳代の女性と比べ，35～39 歳では 2.5 倍，40 歳以上では 5.3 倍，妊娠関連の死亡率が高くなる (Geller, 2006)．Creanga ら (2015) は 2006～2010 年のアメリカにおける妊娠関連の死亡例について分析した．35 歳以上の女性からの出生児数は，全出生のうち 15 ％未満しかなかったが，母体死亡例のうち 27 ％を占めていた．胎児にとって，母体年齢に関連するリスクは主に以下に由来する．①母体の高血圧や糖尿病などの合併症による早産，②自然早産，③母体の慢性疾患や多胎妊娠による胎児発育異常，④胎児染色体異常，⑤生殖補助医療による妊娠である．

◆生殖補助医療

高齢の女性は妊孕率が低いという問題があることを考えるべきである．二卵性双胎の発生率は母体年齢とともに上昇するとはいえ，高齢女性における多胎妊娠の原因でより重要なのは，生殖補助医療 (assisted reproductive technologies：ART) や排卵誘発によるものである．実際に，CDC によると，2012 年のアメリカにおける全多胎妊娠の 30～40 ％は ART による妊娠と考えられた (Sunderan, 2015)．多胎妊娠における罹患率や死亡率は早産に起因する．前置胎盤や常位胎盤早期剝離，妊娠高血圧腎症などその他の産科疾患も，ART による妊娠と関連したリスクである (Lukes, 2017；Qin, 2016)．

最後に，ART と関連して胎児大奇形率が高くなることがわかってきた．Davies ら (2012) は，南オーストラリアにおける 308,974 例の出産を検討し，ART により妊娠した児の 8.3 ％に大奇形を認めたと報告している．この検討で，母体年齢やその他の危険因子を調整した後では，卵細胞内精子注入法 (intracytoplasmic sperm injection：ICSI) は調整前と同様に奇形のリスク上昇と有意に関連していたが，体外受精 (in vitro fertilization：IVF) は関連しなかった．

■ 父親の年齢

両親の歴史や経験 (父親および母親) が DNA 配列に含まれないエピゲノム情報を介して影響を及ぼす可能性がある．たとえば，精子や卵母細胞におけるシトシンのメチル化や他の機構の変化が含まれる (Cedars, 2015；Lane, 2014)．おそらく一つの例として，父親の年齢の上昇と複雑な精神神経症状との関連の可能性があげられる (Malaspina, 2015)．最後に，高齢男性では，子どもに常染色体優性遺伝性の新たな変異による遺伝性疾患が起こる頻度が高くなる．それでも，その頻度は低い (第 13 章参照)．よって，母親や父親の高齢を理由に徹底した超音波検査を行うかどうかは議論の余地がある．

社会歴

■ レクリエーショナル・ドラッグと喫煙

アルコール，マリファナ，コカイン，アンフェタミン，ヘロインに関連する胎児のリスクについては第 12 章で説明する．麻薬関連の胎児リスクを防止するための第一歩は，麻薬使用に関して患者自身が正直に申告することである (ACOG, 2017c)．この目的のために，質問で判断しないようにすべきである．飲酒リスクのスクリーニングには，いくつかの有効な手段を用いて実施できる．一つは，よく研究された TACE 質問である (ACOG, 2013a)．これは，アルコール耐性 (tolerance to alcohol），飲酒への批判に悩まされているか（being **annoyed** by comments about their drinking），減量しようとしているか（attempts to **cut** down），早朝の飲酒歴（the **eye** opener）の確認をする4つの質問で構成されている．

Toughら（2006）は1,000人以上の褥婦を対象としたカナダの研究で，彼女らは妊娠が成立する時期に高確率で飲酒をしていたと報告している．具体的には，妊娠を計画していた女性の半数近くが，妊娠に気づく前の妊娠初期に毎日平均2.2単位の飲酒をしていた．注目すべきことに，Baileyら（2008）によると，男性の大量飲酒やマリファナ使用率は，パートナーの妊娠の影響を受けなかった．このような素行の頻発やパターンは，妊娠前カウンセリングを受けるよい機会であることをはっきりと強調している．

現在，アメリカでは2,000万人の女性が喫煙している（CDC，2014）．妊娠中の喫煙は，第12章で表にされているように，多数の不幸な妊娠転帰と着実に関連している．これらのリスクは妊娠前に禁煙することによりかなり軽減され，第9章に概説したように，妊娠前や妊娠管理中における喫煙習慣のスクリーニングの重要性を強調している．

■ 環境曝露

環境物質との接触は，不可避であるが，幸いにも，明らかに悪影響を及ぼす物質はわずかしかない（Windham，2008）．感染症への曝露は無数の有害な影響があり，これについては第64章および第65章で詳述する．同様に，一部の化学物質との接触も，母体や胎児に重要なリスクを与える可能性がある．第9章および第12章で述べるように，メチル水銀や鉛への過剰な曝露は精神発達障害と関連している．

過去には，高圧電線や電気毛布，電子レンジ，携帯電話から発せられる**電磁場**への日常的な曝露に若干の懸念があがった．幸いにも，それらはヒトでも動物でも胎児に悪影響を与えるというエビデンスはなかった（Robert，1999）．**感電**の影響については第47章で述べる．

■ 食事

異食症とは，氷や洗濯のり，粘土，泥などの食品でないものを無性に欲しがったり食べ尽くしたりすることである．この病気は本来の健康的な食べ物が栄養価のない製品に置き換えられてしまうため，やめさせるべきである（第9章参照）．場合によっては，これは鉄欠乏に対する異常な生理的反応を意味する可能性がある．**菜食**ではタンパク質が不足することが多いが，卵やチーズの消費を増やすことによって補正できる．**拒食症**や**過食症**では母体の栄養不足，電解質異常，不整脈，胃腸病変のリスクが増加する（Becker，1999）．第61章で述べているようにこれらでは，妊娠に関連した合併症として，低出生体重児，小さな頭囲，小頭症，SGA（small-for-gestational-age）児のリスクも上昇する（Kouba，2005）．

これらの周産期の疾患とは対照的に，**肥満**もいくつかの母体合併症と関連している．第48章で述べるように，合併症には妊娠高血圧腎症や妊娠糖尿病，陣痛の異常，帝王切開，手術合併症が含まれる（ACOG，2015b）．肥満は，胎児奇形とも関連があるようである（Stothard，2009）．

■ 運動

体調のよい妊婦は，通常妊娠期間を通して運動を続けることができる（ACOG，2017d）．第9章で述べるように，妊娠中の運動が有害であることを示唆するデータはない．妊娠の進行に伴い注意すべきこととして，関節の弛緩やバランスの問題から，整形外科的な損傷を起こしやすくなる可能性がある．妊婦は疲労困憊するほど運動しないように助言され，過度の体温上昇を避け補液を十分にする必要がある．さらに避けるべきこととして，長時間の仰臥位，バランス感覚を必要とするような活動，過酷な気象条件があげられる．

■ 親しいパートナーの暴力

妊娠は対人問題を悪化させる可能性があり，パートナーの虐待のリスクが増加する．ACOG（2012）によると，毎年約324,000人の妊婦が虐待を受けている．第47章で述べるように，親しいパートナーからの暴力は，高血圧や性器出血，妊娠悪阻，早産，低出生体重児などいくつかの妊娠関連の合併症のリスク上昇と関連している（Silverman，2006）．家庭内暴力は妊娠中にエスカレートし殺人にまで至る可能性があるため，妊娠前の期間が，スクリーニングや，必要であれば介

入を行う好機である（Cheng, 2010）．第9章で論じるように，ACOG（2012）は，妊娠している女性にもしていない女性にも，家庭内暴力のスクリーニングを行うよう推奨するとともに方策を出している．

スクリーニング検査

いくつかの臨床検査は，合併症のリスク評価や予防に有効である可能性がある．これには，第9章で列挙する妊婦健診で通常行う基本的な検査が含まれる．より特異的な検査は，特定の慢性内科的疾患をもつ女性の評価に役立たせることができる．理想的には妊娠前に評価されるべき慢性疾患のいくつかの例を表8-4に示す．このうちのいくつかは，妊娠前に母体の状態を最適化することによって妊娠転帰は改善される．Coxら（1992）は，このような評価を受けた1,075例のハイリスク女性の妊娠転帰に関するレビューを行った．彼らは，高血圧，気管支喘息，腎疾患，甲状腺疾患，心疾患をもつ女性240例において，前回の妊娠と比べ妊娠転帰の改善を認めたと報告している．

（訳：三浦裕美子）

表 8-4　妊娠前カウンセリングのトピックの抜粋

状　態	参照章	妊娠前カウンセリングのための勧告
環境曝露	第 9 章 第 12 章	**メチル水銀**：サメ，メカジキ，キングマッケレル（大型のサバ），アマダイを回避する．1 週間にツナ缶 12 オンス（約 336 g）以上あるいは 2 人前以上，ビンナガマグロを 6 オンス（約 168 g）以上摂取しない． **鉛**：危険因子があれば血中鉛濃度の測定を行い，勧告に従って必要であれば治療を行う．
体重の異常	第 48 章 第 61 章	図 48-1 を参照に毎年 BMI を測定する． BMI≧25 kg/m²：ダイエットを勧告する．必要であれば糖尿病，メタボリックシンドロームの検査を行う．妊娠前に体重の減量を検討する． BMI≦18.5 kg/m²：摂食障害の評価を行う．
心血管疾患	第 49 章 第 12 章	妊娠中の心臓へのリスクに関して助言する．妊娠が禁忌である状態を説明する．心機能を最適化する．薬の催奇形性について説明し（ワルファリン，ACE 阻害薬，ARB），妊娠を計画している場合は可能であればより危険性の低い薬への変更を行う．先天性心奇形をもつ患者に遺伝カウンセリングを提供する（表 49-4）．
高血圧症	第 50 章	妊娠中の特有のリスクに関して助言する．長期にわたる高血圧患者への心室肥大，網膜症，腎疾患の評価を行う．血圧コントロールを最適化する．薬物治療の適応であれば，妊娠中に適した薬の選択，あるいは変更を行う．
気管支喘息	第 51 章	妊娠中の気管支喘息のリスクについて助言する．可能であれば妊娠前に肺機能を最適化する．慢性的な気管支喘息患者に対し，薬理学的に段階的な治療法で治療を行う．
血栓性素因	第 52 章	血栓症や反復する不幸な妊娠転帰の既往や家族歴があるかを質問する．もし血栓形成傾向が判明，あるいはわかっている場合は，最も催奇形性が少なく最適な抗凝固療法に関して助言し提供する．
腎疾患	第 53 章 第 12 章	妊娠中に特有のリスクについて助言する．妊娠前に血圧コントロールを最適化する．ACE 阻害薬や ARB を内服している女性に，その催奇形性と，可能であれば妊娠前に薬を変更することの必要性について助言する．
胃腸疾患	第 54 章 第 12 章	**炎症性腸疾患**：罹患女性に，低妊孕率のリスクと，妊娠転帰不良となるリスクについて助言する．メトトレキサートやその他の免疫調整薬の催奇形性について説明する．それらを使用している場合は効果的な避妊法を提示し，可能であれば妊娠前に薬を変更する．
肝胆道系疾患	第 55 章	**B 型肝炎**：妊娠前に全ハイリスク女性にワクチンを接種する（表 9-7）．慢性キャリアにパートナーや胎児への感染予防について助言する．適応があれば治療する． **C 型肝炎**：ハイリスクの女性をスクリーニングする．罹患女性に病気と感染のリスクについて助言する．もし治療適応であれば，効果と妊娠の妥当性について説明する．
血液疾患	第 56 章	**鉄欠乏性貧血**：確認されたら鉄の補充をする． **鎌状赤血球症**：全黒人女性をスクリーニングする．その体質や病気がある場合はカウンセリングを行う．希望があればパートナーの検査を行う． **サラセミア**：東南アジアや地中海の血統の場合は検査を行う．
糖尿病	第 57 章	高血糖による催奇形性を最小限にするため，血糖コントロールを最適化する．網膜症や腎障害，高血圧などの末端臓器障害の評価をする．ACE 阻害薬は中止する．
甲状腺疾患	第 58 章	甲状腺疾患の症状がある女性をスクリーニングする．確実にヨウ素の十分に足りた食事をする．明らかな甲状腺機能亢進症や低下症は妊娠前に治療を行う．妊娠転帰へのリスクについて助言する．

表 8-4 妊娠前カウンセリングのトピックの抜粋（続き）

状　態	参照章	妊娠前カウンセリングのための勧告
膠原病	第 59 章 第 12 章	**RA**：妊娠後再燃するリスクについて助言する．メトトレキサートやレフルノミドの催奇形性ならびにその他の免疫調整薬の与える可能性のある影響について説明をする．これらの薬は妊娠前に変更する．NSAIDs は 27 週までに休止する． **SLE**：妊娠中のリスクについて助言する．妊娠前に状態を最適化する．ミコフェノール酸モフェチル，シクロホスファミドの催奇形性だけでなく，新しい免疫調整薬の可能性のある影響について議論する．これらの薬は妊娠前に変更する．
精神疾患	第 61 章	**うつ病**：抑うつ症状についてスクリーニングする．罹患女性に，治療のリスクおよび治療しない場合の病気のリスクについて，また妊娠中および産褥期に症状が増悪するリスクが高いことについてカウンセリングを行う．
神経疾患	第 60 章	**発作性疾患**：可能であれば単剤で発作のコントロールを最適化する．
皮膚疾患	第 12 章	イソトレチノインとエトラチナートの催奇形性とそれらを使用中の効果的な避妊法について説明し，妊娠前に薬を変更する．
癌	第 63 章	治療開始前の妊孕性温存の選択についてと，特定の薬剤を使用後の妊孕性低下について助言する．癌治療の必要性と病態の予後のバランスをみて妊娠の妥当性について説明する．
感染症	第 64 章	**インフルエンザ**：インフルエンザの流行期に妊娠しているすべての女性は予防接種を行う．ハイリスクの女性は流行期前に予防接種を行う． **マラリア**：妊娠する時期に流行地への旅行は避けるよう助言する．できない場合には，旅行中の効果的な避妊法を提示するか，妊娠を計画している場合は予防的化学療法を提供する． **ジカウイルス**：CDC による旅行制限を参照する． **風疹**：風疹の免疫があるか検査する．免疫がない場合はワクチンを打ち，翌月まで効果的な避妊を行う必要があることを助言する． **Tdap（成人用三種混合ワクチン）：破傷風，ジフテリア，百日咳**：すべての生殖可能年齢の女性は，必要に応じ，ワクチンを更新する． **水痘**：免疫について質問する．もし免疫がなければワクチンを接種する．
STD	第 65 章	**淋病，梅毒，クラミジア感染**：ハイリスク女性を検査し，適応であれば治療を行う． **HIV**：ハイリスク女性を検査する．罹患女性に，妊娠中のリスクと周産期感染について助言する．感染のリスクを減らすため，妊娠前の治療開始について議論する．妊娠を望まない女性に効果的な避妊法を提示する． **HPV**：ガイドラインに沿って細胞診スクリーニングを行う．候補となる患者にワクチン接種を行う（第 63 章参照）． **HSV**：罹患パートナーをもつ無症状の女性に血清学的スクリーニングを行う．罹患女性に周産期感染のリスクおよび第 3 三半期，分娩時の予防措置のリスクについて助言する．

(Data from Jack BW, Atrash H, Coonrod DV, et al: The clinical content of preconception care: an overview and preparation of this supplement, Am J Obstet Gynecol. 2008 Dec;199(6 suppl 2): S266-S279)

References

Aghajanian P, Gupta M: Helping your epileptic patient. Contemp OB/GYN 60:10, 2015.

Aguglia U, Barboni G, Battino D, et al: Italian consensus conference on epilepsy and pregnancy, labor and puerperium. Epilepsia 50:7, 2009.

Amant F, Vandenbroucke T, Verheecke M, et al: Pediatric outcome after maternal cancer diagnosed during pregnancy. N Engl J Med 373(19):1824, 2015.

American Academy of Pediatrics: Maternal phenylketonuria. Pediatrics 122:445, 2008.

American College of Obstetricians and Gynecologists: Intimate partner violence. Committee Opinion No. 518, 2012.

American College of Obstetricians and Gynecologists: At-risk drinking and alcohol dependence: obstetric and gynecologic implications. Committee Opinion No. 496, August 2011, Reaffirmed 2013.

American College of Obstetricians and Gynecologists: Hemoglobinopathies in pregnancy. Practice Bulletin No. 78, January 2007, Reaffirmed 2015a.

American College of Obstetricians and Gynecologists: Obesity in pregnancy. Committee Opinion No. 549, January 2013, Reaffirmed 2015b.

American College of Obstetricians and Gynecologists: Pregestational diabetes mellitus. Practice Bulletin No. 60, March 2005, Reaffirmed 2016a.

American College of Obstetricians and Gynecologists: Reproductive life planning to reduce unintended pregnancy. Committee Opinion No. 654, February 2016b.

American College of Obstetricians and Gynecologists: Screening for fetal aneuploidy. Practice Bulletin No. 163, March 2016c.

American College of Obstetricians and Gynecologists: Carrier screening for genetic conditions. Committee Opinion No. 691, March 2017a.

American College of Obstetricians and Gynecologists: Management of women with phenylketonuria. Committee Opinion No. 636, June 2015, Reaffirmed 2017b.

American College of Obstetricians and Gynecologists: Marijuana use during pregnancy and lactation. Committee Opinion No. 722, July 2015, Reaffirmed 2017c.

American College of Obstetricians and Gynecologists: Physical activity and exercise during pregnancy and postpartum period. Committee Opinion No. 650, December 2015, Reaffirmed 2017d.

American College of Obstetricians and Gynecologists: The importance of preconception care in the continuum of women's health care. Committee Opinion No. 313, September 2005, Reaffirmed 2017e.

Bailey JA, Hill KG, Hawkins JD, et al: Men's and women's patterns of substance use around pregnancy. Birth 35:1, 2008.

Bech BH, Kjaersgaard MI, Pedersen HS, et al: Use of antiepileptic drugs during pregnancy and risk of spontaneous abortion and stillbirth: population based cohort study. BMJ 349:g5159, 2014.

Becker AE, Grinspoon SK, Klibanski A, et al: Eating disorders. N Engl J Med 340:14, 1999.

Brasil P, Pereira JP, Gabaglia CR, et al: Zika virus infection in pregnant women in Rio de Janeiro—preliminary report. N Engl J Med 375(24): 2321, 2016.

Buyon JP, Kim MY, Guerra MM, et al: Predictors of pregnancy outcomes in patients with lupus: a cohort study. Ann Intern Med 163(3):153, 2015.

Camp KM, Paris MA, Acosta PB, et al: Phenylketonuria scientific review conference: state of the science and future research needs. Mol Genet Metab 112(2):87, 2014.

Cao A, Kan YW: The prevention of thalassemia. Cold Spring Harb Perspect Med 3(2):a011775, 2013.

Cassina M, Dilaghi A, Di Gianantonio E, et al: Pregnancy outcome in women exposed to antiepileptic drugs: teratogenic role of maternal epilepsy and its pharmacologic treatment. Reprod Toxicol 39:50, 2013.

Cedars MI: Introduction: childhood implications of parental aging. Fertil Steril 103(6):1379, 2015.

Centers for Disease Control and Prevention: Women and smoking. 2014. Available at: http://www.cdc.gov/tobacco/data_statistics/sgr/50th-anniversary/pdfs/fs_women_smoking_508.pdf. Accessed April 5, 2016.

Centers for Disease Control and Prevention: Preconception health and health care. 2015. Available at: http://www.cdc.gov/preconception/index.html. Accessed April 5, 2016.

Centers for Disease Control and Prevention: Birth defects. 2016. Available at: http://www.cdc.gov/ncbddd/birthdefects/data.html. Accessed April 5, 2016.

Cheng D, Horon IL: Intimate-partner homicide among pregnant and postpartum women. Obstet Gynecol 115(6):1181, 2010.

Cox M, Whittle MJ, Byrne A, et al: Prepregnancy counseling: experience from 1075 cases. BJOG 99:873, 1992.

Creanga AA, Berg CJ, Syverson C, et al: Pregnancy-related mortality in the United States, 2006–2010. Obstet Gynecol 125:5, 2015.

Cunningham FG, Leveno KJ: Childbearing among older women—the message is cautiously optimistic. N Engl J Med 333:953, 1995.

Czeizel AE, Dudas I: Prevention of the first occurrence of neural-tube defects by periconceptional vitamin supplementation. N Engl J Med 327:1832, 1992.

D'Angelo D, Williams L, Morrow B, et al: Preconception and interconception health status of women who recently gave birth to a live-born infant—Pregnancy Risk Assessment Monitoring System (PRAMS), United States, 26 reporting areas, 2004. MMWR 56(10):1, 2007.

Davies MJ, Moore VM, Willson KJ, et al: Reproductive technologies and the risk of birth defects. N Engl J Med 366(19):1803, 2012.

de Jong-van den Berg LT, Hernandez-Diaz S, Werler MM, et al: Trends and predictors of folic acid awareness and periconceptional use in pregnant women. Am J Obstet Gynecol 192:121, 2005.

Forget BG, Bunn HF: Classification of the disorders of hemoglobin. Cold Spring Harb Perspect Med 3(2):a011684, 2013.

Fried S, Kozer E, Nulman I, et al: Malformation rates in children of women with untreated epilepsy: a meta-analysis. Drug Saf 27(3):197, 2004.

Geller SE, Cox SM, Callaghan WM, et al: Morbidity and mortality in pregnancy: laying the groundwork for safe motherhood. Womens Health Issues 16:176, 2006.

Goldberg BB, Alvarado S, Chavez C, et al: Prevalence of periconceptional folic acid use and perceived barriers to the postgestation continuance of supplemental folic acid: survey results from a Teratogen Information Service. Birth Defects Res Part A Clin Mol Teratol 76:193, 2006.

Guttmacher Institute: State facts about unintended pregnancies. 2015. Available at: https://www.guttmacher.org/fact-sheet/state-facts-about-unintended-pregnancy. Accessed April 5, 2016.

Hernández-Díaz S, Smith CR, Shen A, et al: Comparative safety of antiepileptic drugs during pregnancy. Neurology 78:1692, 2012.

Jack BW, Atrash H, Coonrod DV, et al: The clinical content of preconception care: an overview and preparation of this supplement. Am J Obstet Gynecol 199(6 Suppl 2):S266, 2008.

Jack BW, Campanile C, McQuade W, et al: The negative pregnancy test. An opportunity for preconception care. Arch Fam Med 4:340, 1995.

Jeha LE, Morris HH: Optimizing outcomes in pregnant women with epilepsy. Cleve Clin J Med 72:928, 2005.

Jentink J, Loane MA, Dolk H, et al: Valproic acid monotherapy in pregnancy and major congenital malformations. N Engl J Med 362(23):2185, 2010.

Johnson K, Posner SF, Biermann J, et al: Recommendations to improve preconception health and health care—United States. A report of the CDC/ATSDR Preconception Care Work Group and the Select Panel on Preconception Care. MMWR 55(6):1, 2006.

Kim C, Ferrara A, McEwen LN, et al: Preconception care in managed care: the translating research into action for diabetes study. Am J Obstet Gynecol 192:227, 2005.

Kitzmiller JL, Block JM, Brown FH, et al: Managing preexisting diabetes for pregnancy: summary of evidence and consensus recommendations for care. Diabetes Care 31(5):1060, 2008.

Kitzmiller JL, Gavin LA, Gin GD, et al: Preconception care of diabetics. JAMA 265:731, 1991.

Kjær D, Horvath-Puhó E, Christensen J, et al: Antiepileptic drug use, folic acid supplementation, and congenital abnormalities: a population-based case-control study. 115(1):98, 2008.

Korteweg FJ, Bouman K, Erwich JJ, et al: Cytogenetic analysis after evaluation of 750 fetal deaths: proposal for diagnostic workup. Obstet Gynecol 111(4):865, 2008.

Kouba S, Hällström T, Lindholm C, et al: Pregnancy and neonatal outcomes in women with eating disorders. Obstet Gynecol 105:255, 2005.

Kuliev A, Pakhalchuk T, Verlinsky O, et al: Preimplantation genetic diagnosis for hemoglobinopathies. Hemoglobin 35(5–6):547, 2011.

Lane M, Robker RL, Robertson SA: Parenting from before conception. Science 345(6198):756, 2014.

Lassi ZS, Imam AM, Dean SV, et al: Preconception care: screening and management of chronic disease and promoting psychological health. Reprod Health 26:11, 2014.

Leguizamón G, Igarzabal ML, Reece EA: Periconceptional care of women with diabetes mellitus. Obstet Gynecol Clin North Am 34:225, 2007.

Luke B: Pregnancy and birth outcomes in couples with infertility and with and without assisted reproductive technology: with an emphasis on US population-based studies. Am J Obstet Gynecol 217:270, 2017.

Maillot F, Cook P, Lilburn M, et al: A practical approach to maternal phenylketonuria management. J Inherit Metab Dis 30:198, 2007.

Malaspina D, Gilman C, Kranz TM: Paternal age and mental health of offspring. Fertil Steril 103(6):1392, 2015.

Martin JA, Hamilton BE, Ventura SJ, et al: Births: final data for 2010. Natl Vital Stat Rep 61(1):1, 2012.

McNamara DM, Elkayam U, Alharethi R, et al: Clinical outcomes for peripartum cardiomyopathy in North America: results of the IPAC study (investigations of pregnancy-associated cardiomyopathy). J Am Coll Cardiol 66(8):905, 2015.

Medical Research Council Vitamin Study Research Group: Prevention of neural tube defects: results of the Medical Research Council vitamin study. Lancet 338:131, 1991.

Moos MK: Preconceptional health promotion: progress in changing a prevention paradigm. J Perinat Neonatal Nurs 18:2, 2004.

Moos MK, Bangdiwala SI, Meibohm AR, et al: The impact of a preconceptional health promotion program on intendedness of pregnancy. Am J Perinatol 13:103, 1996.

Morrow JI, Hunt SJ, Russell AJ, et al: Folic acid use and major congenital malformations in offspring of women with epilepsy: a prospective study from the UK Epilepsy and Pregnancy Register. J Neurol Neurosurg Psychiatry 80(5):506, 2009.

Niccolai LM, Ethier KA, Kershaw TS, et al: Pregnant adolescents at risk: sexual behaviors and sexually transmitted disease prevalence. Am J Obstet Gynecol 188:63, 2003.

Petersen EE, Staples JE, Meaney-Delman D, et al: Interim guidelines for pregnant women during a Zika virus outbreak—United States, 2016. MMWR 65(2):30, 2016.

Podymow T, Joseph G: Preconception and pregnancy management of women with diabetic nephropathy on angiotensin converting enzyme inhibitors. Clin Nephrol 83(2):73, 2015.

Qin J, Liu X, Sheng X, et al: Assisted reproductive technology and the risk of pregnancy-related complications and adverse pregnancy outcomes in singleton pregnancies: a meta-analysis of cohort studies. Fertil Steril 105(1):73, 2016.

Reddy UM, Page GP, Saade GR, et al: Karyotype versus microarray testing for genetic abnormalities after stillbirth. N Engl J Med 367(23):2185, 2012.

Reece EA, Homko CJ: Prepregnancy care and the prevention of fetal malformations in the pregnancy complicated by diabetes. Clin Obstet Gynecol 50:990, 2007.

Robert E: Intrauterine effects of electromagnetic fields (low frequency, mid-frequency RF, and microwave): review of epidemiologic studies. Teratology 59:292, 1999.

Schuler-Faccini L, Ribeiro EM, Feitosa IM, et al: Possible association between Zika virus infection and microcephaly—Brazil, 2015. MMWR 65(3):59, 2016.

Sheffield JS, Butler-Koster EL, Casey BM, et al: Maternal diabetes mellitus and infant malformations. Obstet Gynecol 100:925, 2002.

Silverman JG, Decker MR, Reed E, et al: Intimate partner violence victimization prior to and during pregnancy among women residing in 26 U.S. States: associations with maternal and neonatal health. Am J Obstet Gynecol 195:140, 2006.

Simpson LL: Preconception considerations. Semin Perinatol 38(5):236, 2014.

Society for Maternal-Fetal Medicine (SMFM), Sciscione A, Berghella V, et al: Society for Maternal-Fetal Medicine (SMFM) special report: the maternal-fetal medicine subspecialists' role within a health care system. Am J Obstet Gynecol 211(6):607, 2014.

Stothard KJ, Tennant PW, Bell R, et al: Maternal overweight and obesity and the risk of congenital anomalies: a systematic review and meta-analysis. JAMA 301:636, 2009.

Stubblefield PG, Coonrod DV, Reddy UM, et al: The clinical content of preconception care: reproductive history. Am J Obstet Gynecol 199(6 Suppl 2):S373, 2008.

Sunderan S, Kissin DM, Crawford SB, et al: Assisted reproduction technology surveillance—United States, 2012. MMWR 64:1, 2015.

Temel S, Van Voorst SF, Jack BW, et al: Evidence-based preconceptional lifestyle interventions. Epidemiol Rev 36:19, 2014.

Thompson MW, McInnes RR, Huntington FW (eds): Genetics in Medicine, 5th ed. Philadelphia, Saunders, 1991.

Tomson T, Battino D: Pregnancy and epilepsy: what should we tell our patients? J Neurol 256(6):856, 2009.

Tough S, Tofflemire K, Clarke M, et al: Do women change their drinking behaviors while trying to conceive? An opportunity for preconception counseling. Clin Med Res 4:97, 2006.

Tripathi A, Rankin J, Aarvold J, et al: Preconception counseling in women with diabetes: a population-based study in the North of England. Diabetes Care 33(3):586, 2010.

U.S. Preventive Services Task Force: Final update summary: folic acid to prevent neural tube defects. 2009. Available at: http://www.uspreventiveservicestaskforce.org/Page/Document/UpdateSummaryFinal/folic-acid-to-prevent-neural-tube-defects-preventive-medication. Accessed April 5, 2016.

Usta IM, Zoorob D, Abu-Musa A, et al: Obstetric outcome of teenage pregnancies compared with adult pregnancies. Acta Obstet Gynecol 87:178, 2008.

Vajda FJ, Hitchcock A, Graham J, et al: Seizure control in antiepileptic drug-treated pregnancy. Epilepsia 49:172, 2008.

Vajda FJ, O'Brien TJ, Graham J, et al: The outcomes of pregnancy in women with untreated epilepsy. Seizure 24:77, 2015.

Van der Zee B, de Wert G, Steegers EA, et al: Ethical aspects of paternal preconception lifestyle modification. Am J Obstet Gynecol 209(1):11, 2013.

Veiby G, Daltveit AK, Engelsen BA, et al: Pregnancy, delivery, and outcome for the child in maternal epilepsy. Epilepsia 50(9):2130, 2009.

Vichinsky EP: Clinical manifestations of α-thalassemia. Cold Spring Harb Perspect Med 3(5):a011742, 2013.

Vockley J, Andersson HC, Antshel KM, et al: Phenylalanine hydroxylase deficiency: diagnosis and management guideline. American College of Medical Genetics and Genomics Therapeutics Committee 16:356, 2014.

Waldenström U, Cnattingius S, Norman M, et al: Advanced maternal age and stillbirth risk in nulliparous and parous women. Obstet Gynecol 126(2):355, 2015.

Williams J, Mai CT, Mulinare J, et al: Updated estimates of neural tube defects prevention by mandatory folic acid fortification—United States, 1995–2011. MMWR 64(1):1, 2015.

Windham G, Fenster L: Environmental contaminants and pregnancy outcomes. Fertil Steril 89:e111, 2008.

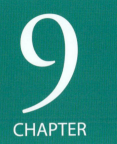

妊娠管理

Prenatal Care

- アメリカの妊娠管理 193
- 妊娠の診断 194
- 初期の妊娠評価 196
- その後の妊婦健診 201
- 栄養カウンセリング 203
- 一般概念 209

> *The borderline between health and disease is less distinctly marked during gestation, and therefore, it accordingly becomes necessary to keep pregnant patients under strict supervision, and to be constantly on the alert for the appear- ance of untoward symptoms.*
> —J. Whitridge Williams (1903)

Williamsが強調するように，妊娠管理は重要である．アメリカ小児科学会（AAP）とアメリカ産婦人科学会（ACOG）（2017）によると，総合的な分娩前計画は，「妊娠前から的確に開始され妊娠中，産後にまで及ぶ医療や継続的なリスク評価，精神的支援の協調的な取り組みを必要とする」と定義される．

アメリカの妊娠管理

妊娠管理は，その導入の約1世紀後にはアメリカで最もよく利用される保健活動の一つとなった．2001年には，約5,000万の妊婦健診が行われた．1妊娠当たりの健診回数は平均12.3回で，多くの女性は17回以上受診していた．それでも，図9-1からわかるように，この国の女性の6～7％は妊娠管理の開始が遅い，もしくは妊娠管理

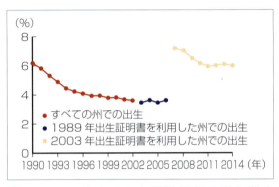

図9-1　アメリカでの未受診妊婦の出生割合（1990～2014年）（Dara from Child Trends, 2015）

を受けない．2014年には，妊娠管理が不十分もしくは未受診の非ヒスパニック系白人，ヒスパニック系，アフリカ系アメリカ人の妊婦の割合は，各々4.3，7.5，9.7％であった（Child Trends, 2015）．

CDC（2000）は出生証明書のデータを分析し，妊娠管理の開始が遅れた妊婦や未受診であった妊婦の半数は，もっと早く管理を開始することを望んでいたということを明らかにした．妊娠管理を受けることへの障壁は，社会や人種，年齢，支払方法などさまざまであった．言及されていた最も多かった理由は，患者本人による妊娠確認が遅かったことであった．2番目の障壁としては，金銭的な理由と保険の未加入，3番目は，受診予約ができなかったことであった．

■ 妊娠管理の有用性

1900年代はじめに発案された管理法は，極めて高かった妊産婦死亡率を低下させることに重点

をおいていた．妊娠管理法により，妊産婦死亡率は1920年には10万出生当たり690であったが，1955年には10万出生当たり50と劇的に減少した（Loudon, 1992）．また，10万出生当たり約10～15人という相対的に低い現在の妊産婦死亡率は，おそらく妊娠管理の利用率が高くなったことと関連しているようである（Xu, 2010）．実際に，Berg（2010）は，1998～2005年の妊娠死亡率監視システム（PRAMS）からのデータより，未受診妊婦では，妊産婦死亡のリスクが5倍増加することを証明した．

他の報告もまた妊娠管理の有用性を示している．約2,900万人の出生の研究では，早産，死産，早期新生児死亡および乳幼児死亡のリスクは，妊娠管理の減少に伴って直線的に上昇した（Partridge, 2012）．同様に，Levenoら（2009）は，パークランド病院における大幅な早産率の低下が，医療貧困女性の妊娠管理の利用増加と密接に関連していると述べた．国立健康統計センターのデータは，妊娠管理をしていた女性は死産率が1,000出生当たり2.7だったのに対し，未受診の女性では1,000出生当たり14.1であることを示した（Vintzileos, 2002）．

管理法の評価としては，Ickovicsら（2016）が個人での妊娠管理と集団での妊娠管理を比較した．後者では，支援や教育，積極的な健康管理への参加に特別に視点を置いた伝統的な妊娠のサーベイランスを集団で行った．集団での妊娠管理を受けた妊婦では，妊娠転帰が有意に良好であった．Carterら（2016）は，同様の結果を報告している．母親学級も，よりよい妊娠転帰が得られると報告されている（Afshar, 2017）．思春期の妊娠は特別なリスクが伴い，思春期の妊娠に対するガイドラインが発行された（Fleming, 2015）．妊婦健診受診率向上のための具体的な有形の報奨を提示するデータはほとんどない（Till, 2015）．

妊娠の診断

女性が妊娠を認識するのはたいてい，なんらかの徴候が現れ，妊娠検査薬が陽性になるときである．一般的に，そのような女性たちは尿中もしくは血中ヒト絨毛性ゴナドトロピン（human chorionic gonadotropin：hCG）の確認検査を受ける．さらにいえば，検査中に妊娠が推定されたり，もしくは診断されたりする所見が認められることもある．超音波検査は，特に流産や異所性妊娠を考慮する場合にしばしば施行される．

■ 徴候と症状

それまで自然に，そして周期的に予測可能な月経があった健康的な生殖可能年齢の女性の月経が突然停止した場合は，高い確率で妊娠を示唆する．月経周期の長さは女性によって異なり，また同じ女性でもかなり変化することがある（第5章参照）．したがって，無月経は月経予定日を10日以上過ぎるまで妊娠の確かな指標にはならない．時として，月経に似た不正性器出血が妊娠後に起こることがある．妊娠して初めての月では，そのような症状が胚盤胞の着床により起こりうる．しかし，一般的には第1三半期に出血がある場合，異常妊娠の有無を評価すべきである．

その他の妊娠徴候としての胎動の認識は，経産回数や体質のような要因に左右される．一般的に妊娠後最初の胎動の認識は，妊娠16～18週に起こる．初産婦はおよそ2週間遅れて胎動を認識する．20週の頃には，妊婦の体質によるが，診察する者も胎動を感じ取ることができるようになる．

妊娠徴候のうち，外性器および子宮頸管の変化，子宮，乳房の変化が妊娠早期に生じる，これらについては第4章で詳しく述べる．

■ 妊娠検査

母体の血中・尿中hCGの検出は，妊娠の内分泌測定の基本である．合胞体栄養膜細胞はhCGを産生し，その量は着床後から第1三半期の間に指数関数的に増加する．hCGの主な機能は，妊娠の最初の6週間でプロゲステロンの主な産生部位である黄体の退縮を抑制することである．

高感度検査では，hCGは排卵後8～9日までには母体血中もしくは尿中に検出される．血中hCG濃度の倍加時間は1.4～2日である．図9-2に示したように，血中hCGレベルは広い範囲にわたり，着床日から上昇し，60～70日でピークに達する．その後，hCG濃度はプラトーに達する妊娠16週頃までゆっくり低下する．

◆hCGの測定

hCGは，高炭水化物含量の糖タンパクホルモ

ンである．hCG の通常の構造は，α と β で示される二つの異なるサブユニットから構成されるヘテロ二量体であり，それらは非共有結合している．hCG の α サブユニットは黄体形成ホルモン（luteinizing hormone：LH）や卵胞刺激ホルモン（follicle-stimulating hormone：FSH），甲状腺刺激ホルモン（thyroid-stimulating hormone：TSH）のものと同一であり，しかし β サブユニットはこれらと構造的にまったく異なることから，hCGβ サブユニットに対する高い特異性をもつ抗体が開発された．この特異性によりその検出が可能となり，多数の市販の免疫測定法が血中と尿中 hCG レベルの測定に利用できる．各々の免疫測定法は，hCG 変異体のわずかな相違や遊離サブユニット，もしくはその代謝産物を検出しているが，すべて妊娠検査に適している（Braybstein, 2014）．使用される測定法によっては，血清中の hCG の実験室検出限界に対する感度は 1.0 mIU/mL もしくはさらに低い（Wilcox, 2001）．

hCG 検査の結果が偽陽性となることはまれである（Braunstein, 2002）．現在の測定法における hCG に対する試験抗体と誤って結合しうる血清因子をもつ女性が少数いる．最も一般的な因子は異好抗体である．これは個々で産生されるもので，所定の免疫測定法において使用される動物由来の試験抗体と結合する．したがって，動物と密接に働いたことのある女性では，そのような抗体がより多く認められる可能性があり，代わりの方法を利用すべきである（ACOG, 2017a）．hCG レベルの上昇は，胞状奇胎やそれに関連する悪性腫瘍を反映する場合もある（第 20 章参照）．妊娠以外で陽性となるその他のまれな原因として，①体重減少のために投与される外因性 hCG 注射，② hCG クリアランスの低下する腎不全，③生理的に脳下垂体から産生される hCG，④胃腸や卵巣，膀胱，肺などの主要臓器の hCG 産生腫瘍があげられる（Montagnana, 2011）．

◆ 市販の妊娠検査薬

アメリカでは 1970 年代前半より市販の妊娠検

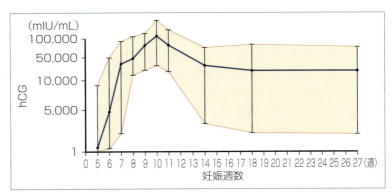

図 9-2　正常な妊娠経過の女性の血清中ヒト絨毛性ゴナドトロピン（hCG）の平均濃度（95％ CI）

査薬が入手可能となり，年間数百万もの検査薬が販売されている．この国では 60 以上のこのような検査薬が入手可能である（Grenache, 2015）．残念ながら，多くの検査薬は宣伝されるほど正確ではない（Johnson, 2015）．たとえば，Cole ら（2011）は，月経停止時に妊娠の 95％ を診断するためには 12.5 mIU/mL が検出限界であることを明らかにしたが，この感度を満たす検査薬はたった 1 種類しかないと指摘した．その他の 2 種類の検査薬では，偽陽性と判定無効であった．実際，hCG 濃度が 100 mIU/mL で結果がはっきり陽性となった検査薬は 44％ であった．それゆえに，月経停止時に妊娠と診断できたのはたった 15％ 程度であった．より新しい市販の尿測定の製品のなかには，月経予定日（最高 4 日前から）には 99％ 以上の正確さで判定できるとするものもある．あらためて，注意深く分析すると，これらの測定法はしばしば宣伝どおりの高感度ではないことが示唆される（Johnson, 2015）．

■ 超音波検査による妊娠の確認

経腟超音波検査は，妊娠初期の画像化に革命的変化をもたらし，今日，妊娠週数を正確に確認し妊娠部位を特定するのに一般的に使用されている．**胎嚢**（子宮腔内の小さな無エコーの液体貯留像）は，超音波検査における妊娠の最初の証拠となる．妊娠 4〜5 週までに経腟超音波検査でみられる．しかし液体貯留像は，異所性妊娠の場合にも子宮腔内に認めることがあり，**偽胎嚢**と呼ばれる（図 19-4 参照）．したがって，もし超音波検査で液体貯留像のみしか認められなかった場合，特

に疼痛や出血を伴う妊婦では，さらなる評価を必要とする．正常な胎嚢は子宮内膜に偏心的に着床するが，偽胎嚢は子宮内腔の中央で観察される．初期の子宮内妊娠のその他の潜在的指標は，一重の高エコーの縁によって囲まれる一つの**無エコー性中心**（introdecidual sign），もしくは胎嚢周囲の二つの同心の**高エコーのリング**（doubledecidual sign）である（図9-3）．超音波検査での所見がはっきりしない場合（**いわゆる着床部位不明の妊娠**）は，継続的に血清hCGレベルを測定することで，正常な子宮内妊娠と異所性妊娠や初期の流産を鑑別することができる（第19章参照）．

卵黄嚢の描出（無エコー性中心を伴う高エコーリング）は，子宮内の妊娠を確定し，通常は妊娠5週半ばまでに見ることができる．図9-3で示したように，妊娠6週後には，胎芽は卵黄嚢のすぐそばに線形構造として見られ，心拍は通常この時点で確認される．妊娠12週までは，頭殿長は4日以内の誤差範囲で妊娠週数を予測する（第10章参照）．

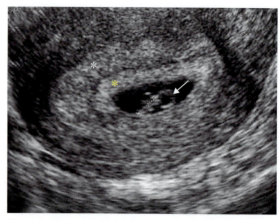

図9-3 第1三半期の子宮内妊娠の経腟超音波検査
胎嚢周囲に二重脱落膜化がみられ，壁側脱落膜（白＊印）と被包脱落膜（黄色＊印）によって定義される．矢印は卵黄嚢を示し，胚芽のCRLは長さを測定する印がついている．
(Used with permission from Dr. Elysia Moschos)

初期の妊娠評価

妊娠管理は，理想的には早期に開始する．その主な目的は，①母胎の健康状態を確認すること，②妊娠週数を推定すること，③継続的な産科管理の計画を開始すること，である．初診時の一般的な診察項目を**表9-1**に示す．以後の妊娠管理は，比較的回数の少ない定期健診から，深刻な母体および胎児の疾患による早急な入院管理にまでに及ぶ．

■ 妊娠記録

周産期健康管理システムによる標準的な記録の使用は，分娩前と分娩時の管理に非常に役立つ．記録文書を標準化することにより，提供者間のコミュニケーションと継続的な管理を容易にする．そして妊娠期間を通して，異なる臨床背景の妊婦の管理の質を客観的に評価しうる（Gregory, 2006）．その原案は，AAPとACOG（2012）により，「Guidelines for perinatal care, 8th edition」として作成されている．

◆ 定　義

正確な出生前記録の記載に関するいくつかの定義がある．

1. **Nulligravida（未妊婦）**：現在妊娠していない，かつ今まで妊娠したことのない女性．
2. **Gravida（経妊婦）**：現在妊娠中である，もしくは妊娠結果にかかわらず過去に妊娠したことのある女性．初めての妊娠の成立とともにprimigravida（初妊婦）となり，連続して妊娠するとmultigravida（経妊婦）となる．
3. **Nullipara（未産婦）**：妊娠20週以降の妊娠を経験したことのない女性．これまで妊娠したことがないか，もしくは自然流産や人工妊娠中絶，異所性妊娠の経験がある女性を含む．
4. **Primipara（初産婦）**：出産児の生死にかかわらず推定妊娠週数が20週以上の出産を一度だけ経験したことのある女性．以前は，出生体重閾値500 g以上を出産の定義として用いていた．多くの州で死産児を流産児と区別するため，いまだにこの体重を用いており，この閾値については現在議論されている（第1章参照）．しかし，出生体重500 g未満の新生児の生存は，もはやまれなことではない．
5. **Multipara（経産婦）**：妊娠20週以上の妊娠を2回以上経験したことのある女性．経産回数は20週に達した妊娠の回数によって決定される．多胎児を出産しても，それは経産回数の増加にはつながらない（1回とする）．死産は含める．いくつかの地域では，分娩歴はハイフンでつなぎ合わせた4桁の数字で表

表 9-1　一般的な妊娠管理の典型的な項目

	本文参照	初回健診	週数 15〜20	24〜28	29〜41
既往歴					
全体	第 9 章	●			
更新			●	●	●
身体的診察					
全体	第 9 章	●			
血圧	第40章	●	●	●	●
母体の体重	第 9 章	●	●	●	●
骨盤・子宮頸部検査	第 9 章	●			
子宮底長	第 9 章	●	●	●	●
胎児心拍/胎位	第 9 章		●	●	●
臨床検査					
Ht または Hb	第56章	●		●	
血液型と Rh 因子	第15章	●			
抗体スクリーニング	第15章	●		A	
子宮頸部細胞診	第63章	●			
ブドウ糖負荷試験	第57章			●	
胎児の異数性スクリーニング	第14章	B[a] かつ/または	B		
神経管閉鎖障害スクリーニング	第14章		B		
嚢胞性線維症スクリーニング	第14章	B または	B		
尿タンパク評価	第 4 章	●			
尿培養	第53章	●			
風疹血清検査	第64章	●			
梅毒血清検査	第65章	●			C
淋菌検査	第65章	D			D
クラミジア検査	第65章	●			C
B 型肝炎血清検査	第55章	●			D
HIV 血清検査	第65章	B			D
GBS 培養	第64章				E
結核スクリーニング	第51章				

[a] 第 1 三半期の異数性スクリーニングは，11〜14 週の間に提供される．
A　必要な場合は 28 週で行う．
B　検査を提供すべきである．
C　リスクの大きい女性は，第 3 三半期の初めに再検査すべきである．
D　リスクの大きい女性は，初回の妊婦健診で検査し，第 3 三半期で再検査すべきである．
E　直腸腟培養は，35〜37 週の間に実施すべきである．

される．これらは，正期産，早産，20 週未満の流産，そして現在生存している児の人数を表記している．例として，para2-1-0-3 とは，正期産 2 回，早産 1 回，流産なし，そして生存する児が 3 人いる女性である．これは，正常に終結しなかった妊娠結果の特定に有用である．

◆ **正常妊娠期間**

最終月経開始日から計算すると，通常の妊娠期間はおおよそ 280 日もしくは 40 週である．Bergsjø ら（1990）はスウェーデンの出生記録にある単胎妊娠 427,581 例において，平均妊娠期間が 281 日，標準偏差 13 日であることを明らかにした．しかしながら，月経周期の長さは女性によって異なり，月経から算出した妊娠期間の多くは不正確になる．このことは，第 1 三半期での頻回な超音波検査と併せて，正確な在胎週数の決定法を変化させた（Duryea, 2015）．

ACOG（2017e），アメリカ超音波医学会（AIUM），アメリカ周産期学会（SMFM）は，第1三半期での超音波検査が妊娠週数の決定や再確認に最も正確な方法であると結論づけた．生殖補助医療により成立した妊娠では，培養日数もしくは胚移植日を妊娠週数決定に使用する．可能であれば，最終月経と第1三半期の超音波から算出した妊娠週数を比較し，分娩予定日を決定する．これについては第7章および表10-1で詳しく説明する．

簡易的な分娩予定日の予測には，最終月経開始日の日にちに7を足し，3ヵ月を引く．たとえば，もし最終月経が10月5日から始まった場合，分娩予定日は10月5日−3（ヵ月）＋7（日）＝7月12日である．これをNaegele概算と呼ぶ（ACOG, 2017e）．

◆ 三半期

慣習的に，妊娠は約3ヵ月ごとに3期に分けられてきた．歴史的に，第1三半期は妊娠14週まで，第2三半期は妊娠28週まで，第3三半期は29〜42週までの期間とされる．このように，14週ごとに三つの時期がある．ある種の主要な産科的な問題は，これらの特定の時期に集中する傾向がある．たとえば，自然流産は第1三半期に最も起こりやすく，一方で，妊娠高血圧症と診断されるのが最も多いのは第3三半期である．

現在の産科医療では，特定の妊娠を説明するため，三半期という用語を臨床的に使用することは正確ではない．たとえば，子宮からの出血の場合，"第3三半期の出血" として時間的に問題を分類することは適切ではない．母体と胎児のための適切な管理は，出血が第3三半期の初期と後期どちらに起こったのかでまったく異なるからである（第41章参照）．妊娠期間を正確に知ることが，理想的な産科管理を行うために必須であるので，臨床的に正確な単位は**妊娠週数**である．そして近年，臨床医たちは妊娠期間を完全な週数と日にちを使って示しており，たとえば妊娠33週4日は$33^{4/7}$もしくは33＋4と表記される．

◆ 過去と現在の健康状態

他の領域と同様に，内科または外科的疾患に関する問診から始まる．加えて，妊娠歴に関する詳細な情報は多くの産科合併症にとって重要であり，その後の妊娠で繰り返す傾向がある．**月経歴**と**避妊歴**もまた重要である．月経周期が28〜30日の女性において，妊娠もしくは月経の週数は，最終月経が開始してからの週数である．月経不順の女性において，超音波検査は初期の妊娠を明らかにする．最後に，避妊法のいくつかは避妊の失敗のため異所性妊娠を起こす（第38章参照）．

・社会心理的スクリーニング

AAPとACOG（2017）は，社会心理的問題を心理的・身体的健康に影響する非医学的要素として定義している．女性は，社会的地位や教育レベル，人種，民族の違いにかかわらずスクリーニングされるべきである．社会心理的スクリーニングでは，妊娠管理の弊害，コミュニケーション障害，栄養状態，居住不安定，妊娠願望，親密なパートナーからの暴力も含めた関係性に対する安全，うつ，ストレス，タバコ・アルコール・違法薬物などの使用などを探し出すべきである．このスクリーニングは重要な問題点を見いだし，悪い妊娠転帰を減らすために，三半期ごとに最低1回は定期的に行われる．Cokerら（2012）は，一般的な社会心理的スクリーニング計画を実施した前後での妊娠転帰を比較し，スクリーニングを受けた女性は他の合併症症例同様，早産や低出生体重児が少ない傾向にあったことを明らかにした．うつ病に関する特別なスクリーニングについては第61章に記載した．

・喫 煙

喫煙の項目は1989年から出生証明書につけ加えられるようになった．喫煙する妊婦の数は減少し続けている．2000〜2010年の喫煙率は12〜13％であった（Tong, 2013）．Pregnancy Risk Assessment Monitoring System（PRAMS）によると，これらの妊婦は若年，十分な教育を受けていない，アラスカまたはアメリカ先住民族であることが多い（CDC, 2013a）．

数多くの悪い妊娠転帰が妊娠中の喫煙と関連づけられてきた〔アメリカ保健福祉省（HHS），2000〕．催奇形性の可能性に関しては第12章で説明する．なかでも注目すべきは，自然流産や死産，低出生体重児，早産の確率が高いことである（Man, 2006；Tong, 2013）．前置胎盤や胎盤早期剥離のリスクは非喫煙者と比較し2倍である．したがって，U. S. Preventive Serviceは，臨床医が喫煙妊婦に対して，初診時もしくは次の妊婦健

診時にカウンセリングを受けることを勧め，効果的な介入をすることを推奨している（Siu, 2015）．もし妊娠初期，できれば妊娠前から禁煙できた場合，その利益は多大なものがあるが，たとえ妊娠のどの段階でも禁煙できたとしたならば，周産期転帰を改善することができる（Fiore, 2008）．

個人個人に心理社会的な介入を行うことは，ただ禁煙するようアドバイスすることよりも，妊娠中の禁煙の達成に非常に効果的である（Fiore, 2008）．一つの例として，禁煙の"5As"を網羅する短いカウンセリングの対話法がある（表9-2）．このカウンセリングのアプローチは15分以内で完了し，医療提供者が実施すると効果的であることが証明されている（ACOG, 2017i）．

行動介入およびニコチン代替療法は，喫煙率を低下させる（Patnode, 2015）．しかし，ニコチン代替療法は，妊娠中の有用性と安全性について十分には評価されていない．その治療を評価する研究では，相反するエビデンスが示されている（Coleman, 2015；Pollak, 2007；Spindel, 2016）．最近の2つの無作為化比較試験でも結論は出ていない．妊娠中の喫煙とニコチン（SNAP）試験では，Cooperら（2014）は一時的な禁煙は幼児発達の改善に関連すると報告した．一方，妊娠中のニコチンパッチ使用試験（SNIPP）においてBerlinら（2014）は妊娠中の禁煙率と出生児体重に差がないと報告した．

妊娠中の禁煙のための薬物療法を支持する数少ない有効なエビデンスを理由に，もしニコチン代替療法を行う場合には，緻密な管理のもと喫煙とニコチン代替療法の危険性を慎重に考慮したうえでなされなければならないとACOG（2017i）は勧告している．

• アルコール

エチルアルコールやエタノールは，胎児発育不全や顔面奇形，中枢神経障害によって特徴づけられる胎児性アルコール症候群を引き起こす強力な催奇形因子である．妊娠中もしくは妊娠を考慮している女性は，どんなアルコール飲料も慎まなければならない（第12章参照）．CDCは，2011～2013年のBehavioral Risk Factor Surveillance System（BRFSS）のデータを分析し，妊婦の10%が飲酒し，330万人の妊婦がアルコールに曝されてい

表9-2 禁煙の五つのA

ASK	初回とそれ以降の妊婦健診時に，喫煙について質問する．
ADVISE	女性と胎児と出生児のために，継続的な喫煙の危険性の説明を，はっきり，強い口調で忠告する．
ASSESS	禁煙を試みたいという患者の意欲を評価する．
ASSIST	妊娠に特異的な自助禁煙資料で援助する．進行中のカウンセリングを提供し支持するために，喫煙者のクィットライン（1-800-QUIT NOW）に直接紹介する．
ARRANGE	以降の健診で禁煙の進展を追跡するよう調整する．

(Adapted from Fiore, 2008)

ると推定した（Green, 2016）．ACOG（2016b）はCDCと協力して**胎児性アルコール症候群予防プログラム**を開発し，http://www.acog.org/alcoholで閲覧することができる．

• 違法薬物

胎児の10%は1種類以上の違法薬物に曝露されていると予測される．薬物には，ヘロインやその他のアヘン系麻薬，コカイン，アンフェタミン，バルビツール酸系薬，マリファナが含まれる（AAP, 2017；ACOG, 2015a, 2017d）．第12章で議論したように，これらの薬物の大量連用は胎児に有害である（Metz, 2015）．よく知られた後遺症は，胎児発育不全や低出生体重，出生直後の薬物離脱症状である．マリファナの有害事象はあまり説得力がない．そのような薬物を頻回に使用する妊婦は，早産と低出生体重のリスクを軽減する妊娠管理を受けない（El-Mohandes, 2003；Eriksen, 2016）．

メサドン維持療法は，ヘロインを乱用する女性に対して，違法オピオイドによる合併症と麻薬の離脱症状を減少させ，妊娠管理を促し，ドラッグカルチャーの危険を回避するために登録された治療療法プログラムの範囲内で実施することができる（ACOG, 2017f）．利用可能なプログラムは，薬物乱用・精神衛生管理庁（SAMHSA）の治療基準を介してwww.samhsa.govで閲覧することができる．メサドン投与は，通常10～30 mg/日から開始し，必要に応じて用量調整する．妊婦によっては，慎重なメサドンの漸減が適切な場合もある（Stewart, 2013）．一般的には用いられないが，ブプレノルフィン単独や，ナロキソンを組み

合わせた治療も，特定の資格をもつ医師により行われることがある．

- **親密なパートナーからの暴力**

この言葉は，身体的外傷や心理的虐待，性的暴行，軟禁・監禁，ストーキング，脅迫，性的強要を含む攻撃的で威圧的な行動パターンを表す（ACOG, 2012）．そのような暴力は，重大な公衆衛生上の問題として認識されてきた．残念なことに，虐待された女性のほとんどが，妊娠中も虐待され続ける．ドメスティック・バイオレンス（domestic violence：DV）は，日常的な妊娠中のスクリーニングで発見できる妊娠高血圧腎症以外のどのような主要な疾患よりも頻度が高い（ACOG, 2017）．妊娠中のDV発生率は4〜8％であると推定される．親密なパートナーからの暴力は，早産や胎児発育不全，周産期死亡を含むいくつかの不良な周産期転帰のリスクを上昇させる（第47章参照）．

ACOG（2012）では，DVのスクリーニング法を提唱しており，初回の妊婦健診，三半期ごとに少なくとも1回，そして産後健診を施行することを推奨している．スクリーニングは，家族や友人と離れた場所で，個人的に行わなければならない．患者が自己記入する，もしくはコンピュータを利用したスクリーニングは，臨床医による問診と同じくらいDV発見に効果的なようである（Ahmad, 2009；Chen, 2007）．医師は，親密なパートナーからの暴力を報告する義務があるという州法を熟知すべきである．そのようなケースでは，社会福祉との連携が重要である．The National Domestic Violence Hotlineは，各都市のシェルターの場所やカウンセリング，法律上の権利擁護に関して個別化された情報を提供する非営利電話委託サービスである．

■ 臨床評価

基本的に，一般的な身体的診察は，初回の妊婦健診でひと通り行われるべきである．内診は，評価の一環として行われる．子宮頸部は，温水または水性潤滑油ジェルですべりやすくした腟鏡を用いて視診する．子宮頸部の暗青赤色の充血は妊娠に特徴的であるが，それ自体は妊娠の診断にはならない．子宮腟部粘膜下で拡張・閉塞した頸管腺（**Nabothian**嚢胞）が顕著な場合がある．子宮頸部は通常，外子宮口以外は開大していない．細胞学的異常を確認するために，第63章に後述する現在のガイドラインに従って，Pap test（子宮頸部細胞診）を施行する．*Chlamydia trachomatis*と淋菌を同定するための検体採取も施行する．

双手診は，子宮頸部の硬度や長さ，開大度，そして子宮と付属器の大きさ，骨状構造物，腟や外陰の異常などに特別な注意を払って触診する．妊娠の終わりには，胎位をしばしば決定できる．子宮頸部，腟，外陰の病変は，必要に応じて，コルポスコピーや生検，培養，暗視野検査によってさらなる評価をする．肛門周囲はまず視診をし，直腸指診は直腸痛や出血，腫瘤などの訴えに応じて行う．

◆ 妊娠週数の評価

妊娠週数を正確に把握することは，妊娠管理のなかで最重要項目の一つである．最適な治療の選択が妊娠週数に依存するような，妊娠合併症を発症する場合があるからである．第7章で論じたように，第1三半期間での超音波検査は月経歴と最も相関する．最終月経と併せて，慎重に臨床的な子宮の大きさを検査することにより，妊娠週数は高い確率で推定もできる．小さいオレンジほどの大きさの子宮はおよそ妊娠6週に相当し，オレンジ大の大きさは妊娠8週，グレープフルーツほどの大きさは妊娠12週に相当する（Margulies, 2001）．

■ 臨床検査

初回の妊婦健診で推奨される一般検査項目を**表9-1**にあげた．初回の血液検査は，全血球測定，Rh型を含む血液型の決定，不規則抗体スクリーニングなどである．アメリカ医学研究所（IOM）は，HIV検査について，妊婦への検査拒否の権利を認めたうえで，妊娠管理の一環として行うことを推奨している．CDC（Branson, 2006）は，AAPとACOG（2016f, 2017）と同様に，この検査の実施を支持し続けている．もし妊婦が検査を拒否する場合は，これを記録として残す．また，初回の健診でB型肝炎ウイルス，梅毒，風疹に対する免疫の有無に関してもすべての妊婦に対してスクリーニングする．1,000人の妊婦の前向き研究に基づいてMurrayら（2002）は，高血圧を合併していない妊婦では，初回の妊婦健診以降の

尿一般検査は必要なかったと結論づけた．尿培養に関しては，無症候性細菌尿の治療が妊娠中に尿路感染症を発症する可能性を激減させるため，最も推奨される（第53章参照）．

◆ 子宮頸部の感染

Chlamydia trachomatis は，妊婦の2～13％で子宮頸部から検出される．AAPとACOG（2017）はすべての妊婦で初回の妊婦健診時に加え，リスクが上昇する第3三半期にもクラミジアの有無をスクリーニングするよう推奨している．危険因子は，未婚や性的パートナーの最近の変更または複数同時のパートナー，25歳未満，都心部への居住，他の性感染症の既往歴や現病，妊婦健診をほとんど受けていないか未受診であることである．検査が陽性の場合，治療後2回目の検査（**いわゆる治癒判定**）は，妊娠中の場合は治療終了から3～4週後に行うことが推奨されている．治療については第65章で後述する．

淋菌は，典型的には下部生殖器感染を引き起こし，敗血症性関節炎も引き起こす（Bleich, 2012）．淋病の危険因子は，クラミジア感染症に対するものと類似している．AAPとACOG（2017）は危険因子をもつ妊婦または淋菌保有率の高い地域に住む妊婦に対して，初回の妊婦健診と第3三半期でスクリーニングするよう推奨している．淋病と複合感染するクラミジア感染症の治療は可能な限り同時に行う（第65章参照）．治癒判定に関しても治療後にも行うことが推奨されている．

■ 妊娠のリスク評価

母体もしくは胎児の健康に悪影響を与えうる多くの要因がある．受胎時に明らかとなる要因もあるが，多くは妊娠中に明らかとなる．"ハイリスク妊娠"という名称は，個々の妊婦にとってはあまりにも漠然としており，もし具体的な診断がなされているのならば，ハイリスク妊娠という名称は避けるべきである．AAPとACOG（2017）によって診察が必要とされる一般的な危険因子を**表9-3**に示す．状況によっては，母体胎児医療の専門医，もしくは，遺伝専門医，小児科医，麻酔医，母体と胎児に対する評価やカウンセリング，ケアをする専門医を必要とする場合もある．

表9-3 母体，胎児の医療診察が有益な状況

病歴と健康状態
- 心疾患：中等度～重度の障害がある
- 臓器障害またはコントロール不良の高血糖の所見を伴う糖尿病
- 遺伝性疾患の家族歴もしくは個人歴
- 異常ヘモグロビン症
- コントロールされていない高血圧か腎臓もしくは心臓疾患と関係する慢性高血圧
- 重度のタンパク尿（≧500 mg/24時間），血清クレアチニン≧1.5 mg/dLまたは高血圧と関係する腎不全
- 重症の喘息を含む重度の拘束性または閉塞性障害の呼吸器疾患
- HIV感染
- 肺塞栓または深部静脈血栓症の既往
- 重度の全身性疾患（自己免疫性疾患を含む）
- 肥満外科手術後
- 十分にコントロールされていない，もしくは複数の抗痙攣薬を必要とするてんかん
- 悪性腫瘍　特に治療が妊娠中に必要である場合

産科的既往と疾病
- CDE（Rh）もしくは他の血液型同種免疫（ABO, Lewisを除く）
- 過去または現在の胎児の奇形もしくは染色体異常
- 出生前診断または胎児治療の要望もしくは必要性
- 既知の催奇形薬の妊娠前後の曝露
- 先天性感染症を引き起こす生物の感染または曝露
- 高次多胎妊娠
- 重度の羊水量の障害

その後の妊婦健診

2回目以降の妊婦健診は，慣習的に妊娠28週までは4週間ごと，36週までは2週間ごと，それ以降は毎週とされてきた．双胎妊娠や糖尿病といった合併症のある妊婦は，1～2週間ごとの間隔で再診を必要とすることが多い（Luke, 2003；Power, 2013）．1986年にHHSは，妊娠管理の内容を評価するため専門家の委員会を招集した．この委員会での報告は，2005年に再評価され修正された（Gregory, 2006）．委員会では，特に妊娠早期から継続的に，個々の妊婦特有のリスク評価を行うことを推奨した．また，妊婦健診の間隔の柔軟性，受胎前の管理を含む健康増進と教育，医学的・社会心理的介入，標準化された文書の活用，そして，産後1年までの家族が健康でいることを含めた妊娠管理の目的の拡大を支持した．

WHOは，約25,000人の妊婦を対象に，妊婦健診を最小限にするよう計画された実験モデルの妊娠管理と一般的な妊娠管理を比較するという多施設無作為化比較試験を行った（Villar, 2001）．新しい管理モデルでは，妊婦は第1三半期に一度健診を受け，特定のリスクのスクリーニングが行われた．予想される合併症のない妊婦（スクリーニングしたうちの80％）を，妊娠26，32，38週に再度健診した．平均8回の健診を必要とする一般的な妊娠管理と比較し，新しいモデルでは平均5回の健診しか必要としなかった．健診回数を減らしたことによる不都合はなく，この結果は他の無作為化比較試験とも一致した（Clement, 1999；McDuffie, 1996）．

■ 妊婦健診での観察

各健診時に母体と胎児の健康状態を評価する（表9-1）．胎児心拍数や発育，羊水量，胎動を評価する．母体の血圧や体重とその変動を評価する．頭痛や視覚異常，腹痛，吐き気・嘔吐，出血，帯下異常，排尿障害のような徴候がないか確認する．妊娠20週以降，子宮の診察では，恥骨結合から子宮底までの長さを測定する．妊娠後半期に行う内診は，児頭先進部の確認と下降度，骨盤の広さとその形状の臨床評価，羊水量の妥当性と子宮頸管の硬度や展退，開大の確認といった，価値ある情報をしばしば知ることができる（第22章参照）．

◆ 子宮底長

妊娠20～34週で測定する子宮底長は，妊娠週数と密接に相関する（Jimenez, 1983）．この測定値は，胎児発育と羊水量をモニターするのに用いられる．子宮底長は，恥骨結合上縁から子宮底の一番上までの腹壁に沿って測定する．子宮底長を測定する前には膀胱を空にすることが重要である（Worthen, 1980）．肥満や子宮筋腫のような子宮腫瘤の存在により，子宮底長の精度は低下することがある．さらには，子宮底長の測定のみでは，胎児発育不全は最大1/3の症例で診断できないともいわれる（ACOG, 2015b；Haragan, 2015）．

◆ 胎児心音

超音波ドプラ内蔵機器は，胎児心拍動を簡単に見つけるのによく用いられる．母体に肥満がない場合は，その機器により胎児心音は多くの場合，妊娠10週で確認できる（第10章参照）．胎児心拍数は110～160回/分であり，典型的には二重音として聴取する．標準的な聴診器を利用した場合，20週までに80％が聴取でき，22週までにはすべて聴取できるようになる（Herbert, 1987）．羊水中を胎児が動くので，どこで一番聞こえるかはさまざまである．

さらに，超音波聴診器で胎児心音と同期する鋭い笛のような音である *funic souffle* が聞こえることがある．この音は臍帯動脈を通る血流が原因で生じるが，聞こえないこともある．対照的に *uterine souffle* は母体の脈拍に同期した柔らかく吹くような音であり，拡張した子宮血管の血流によって生じ子宮下部付近で最も明瞭に聞こえる．

◆ 超音波検査

超音波検査により，胎児の解剖や発育，健康状態に関して価値ある情報を知ることができる．アメリカ人の妊婦のほとんどは妊娠中少なくとも1回の胎児超音波検査を受けており（ACOG, 2016h），1妊娠当たりに実施される超音波検査の回数が増加している傾向が続いている．Siddiqueら（2009）は，1妊娠当たりの超音波検査による評価の平均回数は，1995～1997年の間に1.5回であったのが，ここ10年間で2.7回に増加したと報告した．この傾向は，ハイリスク妊娠とローリスク妊娠ともにみられた．ただし，妊娠中に超音波検査を頻回に施行することによる実際の臨床的有用性は示されておらず，費用・便益比率が正当かどうかは不明である（ワシントン州保健医療当局，2010）．ACOG（2016h）は超音波検査を可能な限り最小限にし，正当な医学的適応がある場合にのみ実施すべきであると結論づけている．学会ではさらに，医師はローリスクで何の徴候もない妊婦に超音波検査を実施する義務はないが，妊婦が超音波スクリーニングを希望する場合，その要望を受け入れることは正当であるとしている．

■ 臨床検査

もし初期の検査結果が正常であれば，ほとんどの検査は再度実施する必要はない．ヘマトクリット値またはヘモグロビン濃度の定量は，妊娠28～32週の間に再検査すべきであり，梅毒が流行している地域では，梅毒の検査を併施する（Hollier, 2003；Kiss, 2004）．妊娠中にHIV感染

のリスクが高い妊婦に対して，第3三半期，望ましくは妊娠36週前に再検査することが推奨される（ACOG, 2016f）．同様に，B型肝炎感染のリスクが高い環境にいる妊婦は，分娩のための入院時に再検査する．D（Rh）陰性で未感作である妊婦は妊娠28〜29週に抗体スクリーニングテストを再検査し，もし未感作のままの場合は，抗D免疫グロブリンの投与を行うべきである（第15章参照）．

◆ B群溶血性レンサ球菌感染

CDC（2010b）は，妊娠35〜37週のすべての妊婦に，腟および直腸のB群溶血性レンサ球菌（group B streptococcal：GBS）培養を行うよう推奨しており，ACOG（2016g）もこの推奨を支持してきた．分娩時の予防的抗菌薬は，培養が陽性である場合に投与される．原培養GBS陽性の妊婦，または前児がGBS感染症であった場合は，経験的に分娩時の予防投与を行う．GBS感染予防のワクチンの治験が進んでいる（Donders, 2016；Schrag, 2016）．この感染症については，第64章で詳述する．

◆ 妊娠糖尿病

既往歴や臨床的素因，一般臨床検査にかかわらず，すべての妊婦は妊娠糖尿病のスクリーニングを受けるべきである．妊娠24〜28週の間の臨床検査が最も精度が高いが，検査をしても有益性がほとんどないローリスクの妊婦もいる（ACOG, 2017c）．妊娠糖尿病については，第57章で後述する．

◆ 神経管欠損と選択的遺伝学的スクリーニング

神経管欠損の血清学的スクリーニングは15〜20週に行う．胎児異数性スクリーニングは，プロトコルに応じて妊娠11〜14週かつ/または15〜20週に実施することが可能である（Rink, 2016）．加えて特定の遺伝子異常のスクリーニングは，家族歴や民族もしくは人種的背景，年齢に基づいて，リスクが高い人に提供されなければならない（ACOG, 2017h）．これについては，第14章でより詳細に説明する．例としては，東ヨーロッパのユダヤ人やフランス系カナダ人の家系の人たちにおけるTay-Sachs病，地中海や東南アジア，インド，パキスタン，アフリカ系の人たちにおけるβ-サラセミア，東南アジアやアフリカ系の人たちにおけるα-サラセミア，アフリカや地中海，中東，カリブ海，ラテンアメリカ，インドの人たちにおける鎌状赤血球貧血，そして，高齢妊娠の人たちにおける21トリソミーなどがあげられる．

栄養カウンセリング

■ 体重増加の推奨

2009年，IOMと全米研究評議会（NRC）は，妊娠中の体重増加についてのガイドラインを改訂し，妊娠前のbody mass index（BMI）（表9-4）に基づいて体重増加の範囲を階層化している．注目すべきは，新しいガイドラインでは，肥満女性に推奨される体重増加が比較的狭い範囲に設定されていることである．また，これは，若者や低身長，すべての人種や民族集団の妊婦にも同様に適用される．ACOG（2016i）は，このガイドラインを奨励している．

IOMのガイドラインが考案されたときの関心は低出生体重児に集中していた．しかし，現在重要視されているのは，肥満傾向にある妊婦である（Catalano, 2007）．つまりこれは，妊娠中の体重増加が少ないことに新たに着眼点を向けていることを意味する．肥満は妊娠高血圧や，妊娠高血圧腎症，妊娠糖尿病，巨大児，帝王切開やその他の合併症のリスクの上昇と関連している（第48章

表9-4 妊娠中の推奨総体重増加量と増加率

体格区分（BMI）	総体重増加の範囲（ポンド）[a]	第2, 第3三半期の平均体重増加量ポンド/週（範囲）
やせ（< 18.5）	28〜40	1（1〜1.3）
普通（18.5〜24.9）	25〜35	1（0.8〜1）
軽度肥満（25.0〜29.9）	15〜25	0.6（0.5〜0.7）
肥満（≧ 30.0）	11〜20	0.5（0.4〜0.6）

[a] 双胎妊娠の場合の経験的な推奨体重増加量は以下のようである．
正常BMI：37〜54ポンド．
過体重女性：31〜50ポンド．
肥満女性：25〜42ポンド．

(Modified from the Institute of Medicine and National Research Council, 2009)

参照).そのリスクは,妊娠中の体重増加と"量的な関連"があるようである.120,000人以上の肥満妊婦の群を対象にしたコホート研究では,体重増加が15ポンド未満であった妊婦は,妊娠高血圧腎症や,large-for-gestational age（LGA）児の出生,帝王切開の割合が最も少なかった（Kiel, 2007）.DeVaderら（2007）によると,BMIが普通である100,000人の妊婦のうち,妊娠中の体重増加が25ポンド未満だった妊婦は,妊娠高血圧腎症や分娩誘発の不成功,児頭骨盤不均衡（CPD）,帝王切開,LGA児の出生のリスクが低かった.しかし一方で,この普通のBMIの妊婦の群では,small-for-gestational（SGA）児の出生のリスクが上昇した.妊娠中の生活習慣を変えることで,体重増加を抑えることができる.

妊娠中の母体の体重増加が,児の出生体重に影響するという否定できないエビデンスがある.Martinら（2009）は,2006年の出生証明書のデータを用いて,これについて研究した.妊婦の約60％は26ポンド以上の体重増加を認め,母体の体重増加は,児の出生体重と正の相関関係があった.さらには,出生体重が2,500g未満の児を分娩する妊婦（14％）の最大のリスクは,体重増加16ポンド未満であった.そのような体重増加の少ない妊婦の約20％は早産であった.

■ 重度の低栄養

人間の妊娠中の栄養について,意味のある研究を計画することは,極めて困難である（実験的に食事摂取不足とすることは倫理に反するためである）.重度の栄養失調が社会的,経済的,政治的災害の結果として引き起こされた事例においては,多くの変量にかかわってしまい,その影響を定量化することは難しい.しかしながら,過去の経験では,健康な妊婦と異なり,飢餓に近い状態の妊婦では,妊娠転帰に明確な違いを示している.

1944〜1945年のヨーロッパにおける厳冬では,ドイツ軍によって占領されたオランダの一部の地域で,栄養失調が蔓延していた（Kyle, 2006）.このオランダの飢餓の冬の間に,配給量は最低450kcal/日まで落ち込み,選択的というよりむしろ全身性栄養失調となった.Smith（1947）は,この飢餓の6ヵ月間に進行中だった妊娠の転帰を分析した.新生児の出生体重の平均値は約250g減少し,食料が摂取できるようになった後再び増加した.これは,出生体重が妊娠後半期の飢餓によってかなり影響されたことを示した.しかし,周産期死亡率は変わらなかった.さらに,奇形や妊娠高血圧腎症の発生率が著しく上昇するということもなかった.また,肥満妊婦における妊娠中の体重減少は低出生体重児のリスクの増加と関連している（Cox Bauer, 2016）.

母体が厳しい摂餌制限を受けた一部の動物の胎仔は,脳の発達障害を生じるというエビデンスが得られている.Steinら（1972）は,飢餓の冬に妊娠中に飢えを経験した母親をもつ青少年のその後の知的発達について調査した.すべての男性に19歳で兵役のため強制的に試験が行われたため,幅広い研究が可能となった.その研究では,妊娠中の重度の食事摂取不足はその後の精神行動に対して影響を及ぼさないと結論づけられた.

栄養的に恵まれない女性のもとに生まれた子どもたちの長期結果に関するいくつかの研究が,Kyleら（2006）によりレビューされている.妊娠中〜後期に貧困であった妊婦の子どもたちは出生時に,より低体重・低身長で,やせていた.さらに,その後の高血圧症や反応性気道疾患,脂質代謝異常症,耐糖能異常,冠動脈疾患の発症率が高かった.妊娠初期の栄養失調は,成人女性の肥満の増加と関連していたが,男性では関連を認めなかった.妊娠初期の飢餓状態はまた,中枢神経系の異常や統合失調症,統合失調症スペクトラム人格障害の増加とも関連していた.

これらの観察は,成人での罹患率および死亡率は,胎生期の健康状態と関連しているという**胎児プログラミング**という仮説を導いた.これはBarkerら（1989）によって**Barker仮説**として広く提唱され,第44章で詳述する.

■ 妊娠後の体重保持

妊娠中の体重増加がすべて,分娩中や分娩直後に失われるというわけではない.Schaubergerら（1992）は,795人の妊婦の分娩前後の体重について研究した.妊婦の体重増加の平均値は,28.6ポンド（12.9kg）であった.図9-4に示されるように,母体の体重減少の大部分は分娩時で,およそ12ポンド（5.4kg）であり,分娩後の2週間では約9ポンド（4kg）減少した.さらに,分娩後

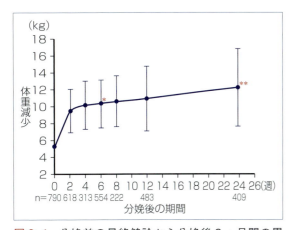

図9-4 分娩前の最終健診から分娩後6ヵ月間の累積的な体重減少
＊2週目の体重減少と有意に異なる．
＊＊6週目の体重減少と有意に異なる．
(Redrawn from Schauberger CW, Rooney BL, Brimer LM: Factors that influence weight loss in the puerperium. Obstet Gynecol 79:424, 1992)

2週間～6ヵ月の間におよそ5.5ポンド（2.5kg）減量していた．このように，妊娠時体重より平均2.1ポンド（1kg）多いままであった．過度な体重増加は脂肪の蓄積により生じ，部分的には脂肪として長期間蓄積するようである（Berggren, 2016；Widen, 2015）．概して，妊娠中に体重増加が多いほど，分娩後により体重減少していた．ただし興味深いことに，妊娠時のBMIや妊娠中の体重増加と体重保持にはまったく関係がない．

■ 食事摂取基準—栄養所要量

IOM（2006, 2011）は，推奨される栄養所要量（妊娠中もしくは授乳中の女性を含む）を定期的に公表している．最新の推奨を表9-5に要約する．ある種の妊娠中のビタミン・ミネラル補助食品は，推奨された所要量を大幅に上回る摂取量に至る場合がある．さらに，補助食品の過剰摂取は，しばしば自己の判断による摂取であることが多いが，妊娠中の栄養毒性の懸念がある．**潜在的に中毒作用をもつものは，鉄や亜鉛，セレン，ビタミンA，B_6，C，Dである．**

■ カロリー

図9-5で示すように，妊娠中は余分に80,000 kcalを必要とし，その多くは妊娠20週以降である．この需要に応じるために，妊娠中1日100～300 kcalのカロリー増量が推奨される

表9-5 成人の妊婦・授乳婦の1日の推奨栄養所要量

	妊娠中	授乳中
脂溶性ビタミン		
ビタミンA	770 μg	1,300 μg
ビタミンD^a	15 μg	15 μg
ビタミンE	15 mg	19 mg
ビタミンK^a	90 μg	90 μg
水溶性ビタミン		
ビタミンC	85 mg	120 mg
チアミン	1.4 mg	1.4 mg
リボフラビン	1.4 mg	1.6 mg
ナイアシン	18 mg	17 mg
ビタミンB_6	1.9 mg	2 mg
葉酸	600 μg	500 μg
ビタミンB_{12}	2.6 μg	2.8 μg
ミネラル		
カルシウム^a	1,000 mg	1,000 mg
ナトリウム^a	1.5 g	1.5 g
カリウム^a	4.7 g	5.1 g
鉄	27 mg	9 mg
亜鉛	11 mg	12 mg
ヨウ素	220 μg	290 μg
セレニウム	60 μg	70 μg
その他		
タンパク質	71 g	71 g
炭水化物	175 g	210 g
繊維^a	28 g	29 g

^{a} 十分な摂取量の推奨基準．

(From the Institute of Medicine, 2006, 2011)

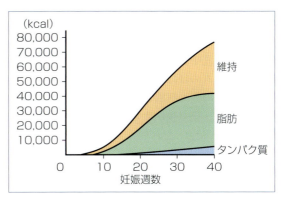

図9-5 妊娠中に必要な累積カロリー
(Redrawn from Chamberlain G, Broughton-Pipkin F (eds): Clinical Physiology in Obstetrics, 3rd ed. Oxford, Blackwell Science, 1998)

（AAPとACOG, 2017）．しかし，この増量は，妊娠中に均等にすべきではない．IOM（2006）は，推定される非妊娠時のエネルギー必要量に，第1，2，3三半期で各々0，340，452 kcal/日を付加することを推奨している．1,000 kcal/日以上の付加は脂肪の蓄積をもたらす（Jebeile, 2015）．

カロリーはエネルギーとして必要である．カロリー摂取が不十分な場合は，タンパク質が胎児発育や発達における不可欠な役割として蓄積されるのではなく，代謝されてしまう．妊娠中の生理的な総必要量は，必ずしも通常の非妊娠時の必要量と妊娠特有の必要量の合計であるというわけではない．たとえば，妊娠中に必要とされる付加エネルギーは，身体活動の減少により，全部または一部を補正することもある（Hytten, 1991）．

■ タンパク質

胎児や胎盤，子宮，乳房の発育やリモデリングのためや，母体の血液量の増加のため，妊婦が必要な基礎タンパク質は増加する（第4章参照）．妊娠後期にはおよそ1,000 gのタンパク質が蓄積し，5～6 g/日に達する（Hytten, 1971）．これを達成するために，1 g/kg/日に近いタンパク質摂取量が推奨される（表9-5参照）．妊娠後期には必要なタンパク摂取量が2倍になるとされる（Stephens, 2015）．オルニチンやグリシン，タウリン，プロリンを含むほとんどの母体血漿中のアミノ酸レベルは著しく低下する（Hytten, 1991）．例外として，グルタミン酸とアラニンの濃度は上昇する．

大部分のタンパク質は，肉や牛乳，卵，チーズ，鶏肉，魚などの動物性食品から摂取することが望ましい．これらを最適に組み合わせることでアミノ酸を摂取できる．牛乳や乳製品は，妊娠中もしくは授乳中の女性にとって，特にタンパク質とカルシウムのほぼ理想的な栄養源と考えられている．特定の魚の摂取と潜在的なメチル水銀毒性については，後で説明する．

■ ミネラル

IOM（2006）により推奨されるさまざまなミネラルの摂取について，表9-5に表す．実際には，適正な体重増加に十分なカロリーを供給するすべての食事には，鉄とヨウ素以外，十分なミネラルが含まれている．

妊娠中に鉄の必要量は大幅に増加し，その理由は，第4章で説明した．胎児と胎盤に供給された約300 mgの鉄と，増加した母体のヘモグロビンに取り込まれた500 mgの鉄のうち，そのほとんどすべてが妊娠中期以降に使用される．その時期には妊娠と母体からの排泄によって必要とされる鉄必要量は，合計でおよそ7 mg/日になる（Pritchard, 1970）．ほとんどの女性は，この量を供給するための鉄の貯蔵量または食事からの鉄の摂取量が十分でない．したがって，アメリカ科学アカデミーは妊婦には毎日少なくとも27 mgの鉄分の補給をするように推奨しており，AAPとACOG（2017）はこれを支持している．この摂取量は，大部分の妊娠用ビタミン剤に含まれている．

Scottら（1970）は，わずか30 mgの鉄分を，グルコン酸鉄，もしくは硫酸鉄，フマル酸鉄として妊娠後期に毎日摂取すると，妊娠中の必要量を満たし，既存の貯蔵鉄を保持するのに十分な鉄を供給できることを証明した．この量は，乳汁分泌に必要な鉄も供給する．もし妊婦が大柄であるか，もしくは双胎妊娠であるか，妊娠中の補給を開始するのが遅かったか，鉄の摂取が不規則であるか，ヘモグロビンレベルがいくらか低下しているならば，1日当たり60～100 mgの鉄分を摂取するとよい．鉄欠乏性貧血が明らかな妊婦は，鉄塩の経口摂取で改善する．これに応答し，血清フェリチン濃度はヘモグロビン濃度よりも上昇する（Daru, 2016）．

ヨウ素も必要であり，推奨される1日のヨウ素摂取量は220 μgである（表9-5参照）．ヨウ素添加塩やパン製品の摂取は，増加する胎児の必要量と母体の腎臓からの喪失分のヨウ素を相殺するため，妊娠中に推奨される．それにもかかわらず，ヨウ素の摂取量はこの15年間で大幅に減少し，一部の地域ではおそらく不十分である（Casey, 2017）．母体の重度のヨウ素欠乏は，複数の重症神経学的障害で特徴づけられる子どもたちの地方病性クレチン病の素因になる．この欠乏状態が一般的である中国とアフリカの地域において，妊娠の極初期におけるヨウ素補給はクレチン病の発症を予防する（Cao, 1994）．この予防のために，現在多くの妊娠中の栄養補助食品にはさまざまな量のヨウ素が含まれている．

妊婦はおよそ30gの**カルシウム**を保持する．このほとんどは，妊娠後期に胎児へ移行する（Pitkin, 1985）．このカルシウム量は母体の全カルシウム量のわずか約2.5％で，その大半は骨に貯蔵されており，胎児の発育のためにすぐに動員することができる．他の使用法の可能性として，カルシウム補給をルーチンに行うことによる妊娠高血圧腎症の予防の有効性は証明されなかった（第40章参照）．

重度の**亜鉛**欠乏は，食思不振や発育不全，創傷治癒障害を引き起こすことがある．妊娠中に推奨される亜鉛の摂取量は約12 mg/日である．しかし，妊婦のための亜鉛補給の安全なレベルは，明確化されていない．菜食主義者は亜鉛摂取量が少ない（Foster, 2015）．大部分の研究では貧困国の亜鉛欠乏女性でのみ亜鉛補給を推奨している（Nossier, 2015；Ota, 2015）．

妊娠による**マグネシウム**の欠乏は認められていない．非妊娠時では，マグネシウムを摂取できないような長期間にわたる病気の間は血漿中マグネシウム濃度が極めて低下することは間違いない．われわれは，腸管バイパス手術の既往がある妊婦における妊娠中のマグネシウム欠乏を観察したことがある．Sibaiら（1989）は，妊娠13〜24週までの400人の正常血圧の初妊婦を，365 mgのマグネシウム成分補給群とプラセボ群に無作為に分けた．マグネシウム補給による妊娠転帰の改善は何も認められなかった．

銅やセレン，クロミウム，マンガンを含む**微量金属**はすべて，特定の酵素作用としての重要な役割がある．一般的に，そのほとんどは通常の食事によって摂取できる．セレン欠乏では，幼児や生殖年齢の女性が高頻度に致命的な心筋症を発症する．反対に，過度な補給から生じるセレン中毒も観察されている．アメリカ人妊婦において，セレン補給は必要ない．

母体血漿中の**カリウム**濃度は，妊娠中期までにおよそ0.5 mEq/L低下する（Brown, 1986）．カリウム欠乏は，非妊娠時と同じ状況で生じ，一般的な例として妊娠悪阻がある．

フッ化物代謝が妊娠中特に変化しない（Maheshwari, 1983）．Horowitzら（1967）は，もし子どもたちが生まれたときからフッ化物含有飲料水を摂取するのであれば，妊娠中にそのような飲料水をあえて摂取することによる有益性はなかったと結論づけた．Sa Roriz Fontelesら（2005）は，乳歯のマイクロドリル生検を研究し，妊娠中からフッ化物を摂取したとしても，生後から摂取する場合と比較し，フッ化物吸収を促進しないと結論づけた．授乳婦が補足的にフッ化物を摂取しても，母乳中のフッ化物濃度は上昇しない（Ekstrand, 1981）．

■ ビタミン

十分なカロリーとタンパク質を含む通常の食事であるならばどんなものでも，表9-5に示される妊娠中に必要量が増加するビタミンの大半は充足できる．例外として，葉酸は，遅延性嘔吐や溶血性貧血を認める妊娠や多胎妊娠など，非常時に必要となる．貧困の国々では，一般的な総合ビタミン剤の補給が低出生体重児と胎児発育不全の発生率を低下させたが，早産や周産期死亡率は変わらなかった（Fawzi, 2007）．

妊娠早期の**葉酸**の補充は神経管欠損のリスクを減らす（第13章参照）．すなわち，CDC（2004）は1998年に葉酸を含む穀物製品を義務的に強化して以降，神経管閉鎖障害となった妊娠数は，1年当たり4,000人からおよそ3,000人に減少したと推定した．おそらく，神経管閉鎖障害の半数以上は，受胎前後の時期に葉酸を1日400μg摂取することで予防できる．葉酸不足が脳の発達に全体的な影響を与えることを示唆する報告もある（Ars, 2016）．各穀物食品100 g中に葉酸140μgを添加することで，妊娠可能年齢の平均的なアメリカ人女性の葉酸摂取量は1日当たり100μg増加する．しかし，食事からの栄養源だけでは不十分なため，葉酸のサプリメント補給はいまだに推奨されている（ACOG, 2016e）．同様に，アメリカ予防医療研究チーム（USPSTF）（2009）は，妊娠を計画中もしくは妊娠をする可能性が高い全女性が400〜800μg/日の葉酸が含まれたサプリメントを摂取することを推奨した．

神経管閉鎖障害の児を妊娠した既往がある女性では，妊娠の前から第1三半期まで1日4 mgの葉酸サプリメントを補うことにより，2〜5％の再発リスクを70％以上低下させることが期待できる．AAPとACOG（2017）が強調するように，葉酸は総合ビタミン剤としてではなく，個別のサ

プリメントとして服用されるべきである．これにより，脂溶性ビタミンの過剰摂取を回避できる．

ビタミンAは必要不可欠な成分であるが，妊娠中に高用量（＞10,000 IU/日）摂取した場合，先天奇形と関連する．この奇形は，強力な催奇形因子の一つであるビタミンA誘導体イソトレチノン（Accutane）によって生じるものと類似する（第12章参照）．βカロテン（果物や野菜に含まれるビタミンAの前駆物質）は，ビタミンAの毒性を示さない．大部分の妊婦用ビタミン剤に含有されているビタミンAの用量は，催奇形閾値よりかなり少ない．アメリカでは，ビタミンAの食事からの摂取量は十分なようであり，追加での補給をルーチンには，推奨しない．対照的に，ビタミンA欠乏は，開発途上国では根強い栄養問題である（McCauley, 2015）．ビタミンA欠乏症は，明らかな欠乏と無症候性の欠乏のどちらであっても，夜盲症と母体貧血，自然早産のリスク上昇と関係していた（West, 2003）．

母体血漿**ビタミンB_{12}濃度**は，**輸送タンパク（トランスコバラミン）**の血漿濃度が低下することにより，ほとんどの正常妊娠で低下する．ビタミンB_{12}は本来動物性食品だけに含まれ，厳格な菜食主義者はビタミンB_{12}の貯蔵が低い児を出産する場合がある．同様に，菜食主義者の母乳にはほとんどビタミンB_{12}が含まれないため，ビタミンB_{12}欠乏は母乳哺育の児で重度になるかもしれない（Higginbottom, 1978）．ビタミンCの過剰摂取も，ビタミンB_{12}の機能的欠乏につながる可能性がある．ビタミンB_{12}の役割にまだ議論の余地はあるが，妊娠前から存在するビタミンB_{12}欠乏は，葉酸のように神経管閉鎖障害のリスクを上昇させる可能性がある（Molloy, 2009）．

ビタミンB_6ピリドキシンは，ほとんどの妊娠で追加を必要としない（Salam, 2015）．ビタミンB_6不足のハイリスクの妊婦には，毎日2 mgの摂取が推奨される．後で述べるように，抗ヒスタミン薬のdoxylamineと一緒に使用すると，妊娠に伴う吐き気や嘔吐を軽減する．

妊娠中に推奨される**ビタミンC**の栄養基準量は80～85 mg/日であり，非妊娠時よりおよそ20％多い（表9-5）．適切な食事はこの量を容易に提供し，補充は必要ではない（Rumbold, 2015）．母体のビタミンC血漿濃度は妊娠中に減少する一方，臍帯血中濃度はより高くなる．このような現象は大半の水溶性ビタミンで観察される．

ビタミンDは脂溶性ビタミンであり，活性型に代謝された後に腸管からのカルシウム吸収率を上昇させ，骨の石灰化と骨成長を促進する．大部分のビタミンが食事摂取だけから得られるのとは異なり，ビタミンDは日光曝露により内因的にも合成される．ビタミンD欠乏は妊娠中に生じやすい．これは特に日光曝露を制限する妊婦や菜食主義者，肌の黒いような少数民族などハイリスク集団では事実である（Bodnar, 2007）．そのような母体のビタミンD欠乏により，新生児においては骨格の恒常性の異常や，先天性くる病，骨折が起こる可能性がある（ACOG, 2017k）．喘息の女性に対するビタミンDの補充は，胎児の小児喘息発症を低下させる可能性がある（Litonjua, 2016）．IOM（2011）の食品栄養委員会（FNB）は，妊娠中および授乳中のビタミンDの適切な摂取量は15 μg/日（600 IU/日）であるとした．ビタミンD欠乏が疑われる妊婦に対して，25-ヒドロキシビタミンDの血清濃度を測定することができる．しかしながら，妊娠中の至適濃度は確立されなかった（De-Regil, 2016）．

■ 実際の栄養調査

研究者により，妊婦と胎児のための理想的な栄養管理が研究され続けているが，現時点での臨床医の基本的見解は以下のとおりである．

1. 妊婦自身が欲する適切な量と塩加減の食事を摂取するよう勧める．
2. 社会経済的に恵まれない妊婦が食物を十分に摂取できる環境にあるかを確認する．
3. 普通のBMIの女性では，体重増加の目標値を約25～35ポンドとして監視する．
4. 栄養の偏った食事を発見するために，定期的に食事内容を振り返り，食物摂取を調査する．
5. 毎日最低27 mgの鉄分を補給できる単純な鉄塩の錠剤を与える．妊娠前と妊娠初期の数週間に葉酸補給を行う．ヨード欠乏が知られている地域では，ヨウ素補給を行う．
6. 顕著な貧血を発見するために，妊娠28～32週でヘマトクリット値やヘモグロビン濃度を再検査する．

一般概念

■ 仕 事

アメリカの子どもたちの半数以上は，働く母親のもとにうまれる．連邦法では，女性が妊娠している，もしくは妊娠するかもしれないという理由で，雇用主が女性を解雇することを禁じている．また，1993年の育児介護休業法（FMLA）では，対象となる雇用主が，出産と育児のために従業員に最長12週間の無給休暇を与えることを義務づけている（Jackson, 2015）．合併症がない場合，ほとんどの女性は陣痛が発来するまで働き続けることができる（AAPとACOG, 2017）．

しかし，職種によっては妊娠合併症のリスクが上昇する場合がある．Mozurkewichら（2000）は，160,000件以上の妊娠を含む29の研究を再検討した．肉体的負担の大きい仕事の妊婦では，早産や胎児発育不全，妊娠高血圧の発症率が20〜60％上昇した．900人以上の健康な未産婦を対象とした前向き研究において，働いていた妊婦で，妊娠高血圧腎症のリスクが5倍高かったことを明らかにした（Higgins, 2002）．Newmanら（2001）は，2,900人以上の単胎妊娠女性の妊娠転帰を報告した．就業に伴う疲労（長時間の立ち仕事や，肉体的および精神的な要求，環境ストレス要因によると推定される）はpretermPROM（37週未満の前期破水）のリスク上昇と関係していた．最も高い疲労度を報告した妊婦では，pretermPROMのリスクは7.4％であった．

したがって，妊婦は強い肉体的負担がかかる仕事を避けるべきである．理想的には，過度に疲労するまで仕事や遊びを続けてはいけない．十分な休息期間を心がける．既往の妊娠で再発するリスクのある合併症を有していた妊婦には，肉体労働を最小限とするよう忠告することは賢明であると思われる．

■ 運 動

一般に，過度な疲労や怪我のリスクがなければ，妊婦の運動を制限する必要はない（Davenport, 2016）．Clappら（2000）は，胎盤の大きさと出生体重は，運動した群のほうが有意に大きかったと報告した．Duncombeら（2006）は，148人の妊婦で同様の研究結果を報告した．これとは対照的に，Magannら（2002）は，750人の健康な妊婦の運動習慣について前向きに調査し，運動習慣のある働く妊婦の児はより小さくうまれ，異常分娩となる傾向にあることを明らかにした．

ACOG（2017g）は，運動プログラムを推奨する前に徹底的な臨床評価を行うよう勧めている．表9-6に列挙された禁忌を認めない場合は，週に150分以上の適度な強度の身体活動を定期的に行うよう妊婦に奨励する．そのうえで各々の活動を，その潜在的な危険性について個別に評価するべきである．安全な運動として，ウォーキングやランニング，水泳，エアロバイク，負荷の少ないエアロビクスがある．しかしながら，妊婦は，転倒や腹部外傷のリスクの高い活動を控えなければならない．同様に，スキューバダイビングは胎児が減圧症となるリスクが高いので避けるべきである．

特定の妊娠合併症と診断された場合は，運動を控え，身体活動さえも制限することが賢明である．たとえば，妊娠高血圧症候群や早産，前置胎盤，重症の心疾患または呼吸器疾患の現病のある妊婦には，座位のほうがよいかもしれない．また，多胎妊娠や胎児発育不全の児をもつ妊婦に対しては，より長い安静が役立つ可能性がある．

■ 魚介類の消費

魚は優れたタンパク源で，飽和脂肪酸が少なく，ω3脂肪酸を含む．The Avon Longitudinal Study of Parents and Childrenは，魚介類を週に340g以上消費した妊婦では，妊娠転帰に有益な影響があったことを報告した（Hibbeln, 2007）．ほとんどすべての魚と甲殻類は微量の水銀を含むため，妊婦や授乳婦には，潜在的にメチル水銀濃度の高い特定の種類の魚を避けるよう勧告され

表9-6　妊娠中の運動の禁忌

- 重症の心血管疾患や肺疾患
- 早産ハイリスク：頸管縫縮術後，多胎妊娠，重症な出血，早産の恐れ，前期破水
- 産科合併症：妊娠高血圧腎症，前置胎盤，貧血，コントロール不良の糖尿病，てんかん，病的肥満，胎児発育不全

（Summarized from American College of Obstetricians and Gynecologists, 2017g）

る．これらには，サメやメカジキ，オオサワラ，アマダイが含まれる．さらに，妊婦は週に 8〜12 オンスの魚の摂取が推奨されるが，ビンチョウマグロやいわゆる白マグロを週に 6 オンス以上摂取しないよう勧告している（アメリカ環境保護局，2014）．地元で水揚げされた魚の水銀含有量がわからない場合は，魚の総消費量を週に 6 オンスに制限すべきである（AAP と ACOG, 2017）．

■ 鉛のスクリーニング

母体の鉛への曝露は，母体血中濃度の上昇を介して，母胎への悪影響と関連している（Taylor, 2015）．これらには妊娠高血圧や，自然流産，低出生体重，曝露された児の神経発達障害が含まれる（ACOG, 2016c）．これらのリスクが上昇する曝露濃度は依然としてはっきりしない．しかし，そのような曝露が生殖年齢の女性にとって重大な健康問題であることが認識され，CDC（2010a）は曝露された妊婦と授乳婦をスクリーニングし管理するためのガイドラインを発行している．このガイドラインは ACOG（2016c）も支持しており，危険因子が特定される場合にのみ血中鉛濃度を検査することを推奨している．もし鉛濃度＞5 μg/dL であれば，カウンセリングを行い，鉛の曝露源を調査し排除する．そしてその後の血中鉛濃度の経過を確認する．血中鉛濃度 45 μg/dL 以上は鉛中毒と同等であり，この濃度を示す妊婦はキレート療法の適応となることがある．そのような妊娠では，鉛中毒の治療の専門医に相談して管理すべきである．アメリカ国内と州の鉛についての情報は，CDC ウェブサイト（www.cdc.gov/nceh/lead）で閲覧できる．

■ 自動車と航空旅行

妊婦は自動車事故から身を守るため，きちんと 3 点に固定されたシートベルトを装着する（第 47 章）．腰ベルトは腹部の下で大腿の上を通るように装着する．ベルトはぴったりと心地よく装着すべきである．肩ベルトも，両乳房の間を通してしっかりと装着する．エアバッグに関しては，妊婦に対して禁止すべきでない．

一般に，適切に与圧された航空機での旅行は，妊娠に有害な影響を及ぼさない（航空宇宙医学会，2003）．したがって，AAP と ACOG（2016a, 2017）は，産科的・医学的合併症がなければ，妊婦が妊娠 36 週まで安全に飛行できると結論づけた．また，妊婦が一般人と同様の航空旅行に関する予防策を行うように勧告されている．着席時のシートベルト装着や静脈血栓塞栓症のリスクを低くするための周期的な下肢運動と少なくとも 1 時間ごとの歩行をする．旅行（特に海外旅行）において最も危険なのは，十分な医療資源とかけ離れた場所での伝染病の罹患や合併症の発生である（Ryan, 2002）．

■ 性　交

健康な妊婦において，性交は通常有害ではない．しかし，流産や前置胎盤，早産の恐れがある場合は，性交を避ける．Vaginal Infection and Prematurity Study Group により，約 10,000 人の妊婦を対象に前向き調査を行い，性行動に関し面談した（Read, 1993）．彼らは，妊娠が経過するにつれ性交の頻度が減少すると報告した．妊娠 36 週には，72％の妊婦が週に 1 回未満しか性交を行わなかった．この減少は妊娠へ有害になるのではないかという不安に起因している（Bartellas, 2000；Staruch, 2016）．

妊娠後期における性交が特に有害とはされていない．Grudzinskas ら（1979）は，分娩時の妊娠週数と妊娠の最後の 4 週間での性交の頻度の間に何の関連性も見いださなかった．Sayle ら（2001）によると，性交後 2 週間以内に分娩となるリスクは上昇せず，さらに実際には低下していた．Tan ら（2007）は，緊急ではない分娩誘発予定の妊婦について研究し，性交を行っていた群と控えていた群で自然分娩となる確率は同じであったことを明らかにした．

口腔性交は，時として危険である．Aronson ら（1967）は，クンニリングスの際に腟内に空気が送られた結果生じた妊娠後期の致命的な空気塞栓症について説明した．ほかにも致命的に近いような症例が報告されている（Bernhardt, 1988）．

■ 歯科医療

歯の検査は妊娠中の検査に含め，良好な歯科衛生が推奨される．実際に，歯周病は早産との関連を認めている．残念なことに，歯科医療は歯科衛生を改善するが，早産の予防にはならなかった

(Michalowicz, 2006). う歯は妊娠によって悪化しない. 重要なことは, 妊娠は歯科X線撮影を含めて歯科医療の禁忌でないということである (Giglio, 2009).

■ 予防接種

現在推奨されている妊娠中の予防接種を, 表9-7に要約する. いくつかのワクチンに含まれるチメロサールの保存剤に小児期に曝露したことと神経心理学的障害との因果関係については, 広く知られ, その懸念から, 一部の親のワクチン接種拒否につながっている. 議論は続いているが, これらの因果関係はエビデンスがないと証明されてきている (Sugarman, 2007；Thompson, 2007；Tozzi, 2009). したがって, 多くのワクチンが妊娠中に使用される. ACOG (2016b) は, 産科と婦人科両方の患者の管理において効果的なワクチン接種方法を統合させることの重要性を強調している. 学会ではさらに, 妊娠中に接種されるワクチンの安全性に関する情報が変更される可能性も強調している. 推奨されるワクチンはCDCのウェブサイト (www.cdc.gov/vaccines) で閲覧できる.

百日咳感染の頻度は, アメリカで大幅に増加している. 乳児は百日咳による死亡のリスクが高く, 一連のワクチンが生後2ヵ月で開始されるまで, 移行抗体からの受動免疫に完全に依存している. そのため, 三種混合ワクチン〔破傷風トキソイド, 弱毒化ジフテリアトキソイド, 無細胞百日咳ワクチン (Tdap)〕は接種が推奨され, 妊婦にも安全である (CDC 2013b, 2016；Morgan, 2015). しかしながら, Healyら (2013) が示したように, 百日咳の移行抗体は比較的半減期が短く, 妊娠前もしくは妊娠前半期にTdapを接種しても, 高いレベルでの新生児の抗体による感染防御は期待できない. したがって胎児への受動的な抗体移行を最大にするのに最適な妊娠27〜36週にTdapを接種するよう勧告した (ACOG, 2017j；CDC, 2013b, 2016).

インフルエンザの流行時期に妊娠しているすべての妊婦は, 妊娠週数にかかわらず, 予防接種を受けるべきである. 合併症のリスクが高い基礎疾患をもつ妊婦は, インフルエンザの流行時期が始まる前にワクチンを接種しなければならない. 感染に対する母親の防御に加えて, 出産前の母親の予防接種により, 出生児の生後6ヵ月以内のインフルエンザ発症率が63％低下したことを示した (Zaman, 2008). さらに, これらの児では, すべての発熱性呼吸器疾患が1/3に減少した.

妊娠中に風疹に罹患する可能性のあった妊婦は, 分娩後にMMRワクチン (麻疹, ムンプス, 風疹) を接種すべきである. このワクチンは妊娠中には推奨されないが, これまでその不注意な接種から先天性風疹症候群が生じたことはない. 授乳中のMMRワクチン接種は可能である (CDC, 2011).

■ カフェイン

カフェインの摂取が悪い妊娠転帰に関係するかどうかは, 多少議論の余地がある. 第18章で要約するように, コーヒーを毎日多量摂取 (約5杯もしくは500 mgのカフェイン) すると, 流産のリスクはわずかに上昇する. カフェインの適度な摂取 (毎日200 mg未満) では, リスクが上昇するという報告は認めなかった.

カフェインの摂取が早産や胎児発育不全と関係しているかどうかは不明である. Claussonら (2002) は, 毎日500 mg未満の適度なカフェイン摂取と低出生体重や胎児発育不全, 早産との間に関連を認めなかった. Bechら (2007) は, コーヒーを1日に少なくとも3杯飲んだ妊婦1,200人以上を, カフェイン含有かカフェイン抜きかに無作為に割り付けた. その結果, 2群間に出生体重と出生時の妊娠週数の違いを認めなかった. しかし一方で, CARE Study group (2008) は, ローリスク妊娠の妊婦2,635人を評価し, 日常的に＞200 mgのカフェインを摂取する妊婦は, ＜100 mgと比較し, 胎児発育不全のリスクが1.4倍であることを報告した. ACOG (2016d) は, 1日に200 mg未満の適度なカフェイン摂取が流産や早産と関係しているとは考えづらいが, カフェイン摂取と胎児発育不全の関連はいまだ不明であると結論づけた. アメリカ栄養士会 (ADA) (2008) は, 妊娠中のカフェインの摂取量を, 1日300 mg未満もしくは1杯5オンス (1オンス約30 g) のパーコレーターで入れたコーヒーを3杯までに制限するよう勧告している.

表 9-7 妊娠中の予防接種についての勧告

免疫生物学的病原体	妊娠中の予防接種の適応	服用スケジュール	コメント
弱毒生ワクチン			
麻疹	禁忌（免疫グロブリン参照）	1回皮下注射投与 MMR[a] が望ましい	産後に罹患しやすい女性に接種する 授乳は禁忌ではない
ムンプス	禁忌	1回皮下注射投与 MMR が望ましい	産後に罹患しやすい女性に接種する
風疹	禁忌 しかしワクチン投与後の先天性風疹症候群の報告例はない	1回皮下注射投与 MMR が望ましい	ワクチンによる催奇形性は理論上のもので，現在まで確証はない 産後に罹患しやすい女性に接種する
ポリオ 経口＝弱毒化された生ウイルス 注射＝増強効果のある不活化ウイルス	アメリカでは通常，曝露のリスクの高い女性以外は推奨しない[b]	初回：増強効果のある不活化ウイルスを 4〜8 週の間隔をあけて 2 回皮下注射投与し，3 回目は 2 回目投与から 6〜12 ヵ月後に投与する 緊急の保護：1 回の経口ポリオワクチン服用（in outbreak setting）	流行地域もしくは他の高リスクな状況で渡航する罹患しやすい女性にワクチンを接種する
黄熱	リスクの高い地域への渡航	1回皮下注射投与	黄熱のリスクを上回る限定的な理論上のリスク
水痘	禁忌 しかし妊娠中の悪影響についての報告はない	2 回投与が必要 2 回目は初回投与の 4〜8 週間後に投与する	ワクチンの催奇形性は理論的である 罹患しやすい女性の接種は産後に検討すべきである
天然痘（牛痘）	妊婦と家庭内接触者は禁忌	1回皮下注射投与 二股針で数回刺す	胎児性有害事象を引き起こすことが知られている唯一のワクチン
その他			
インフルエンザ	すべての妊婦 妊娠時期にかかわらず全シーズン（10〜5月）	毎年 1 回筋肉注射投与	不活化ウイルスワクチン
狂犬病	妊娠による予防法の適応の変更はない 個別症例によって考慮される	適応，投与量，投与方法については公衆保健機関と相談	死菌ウイルスワクチン
ヒトパピローマウイルス	推奨しない	3 回筋肉注射投与 0，1，6 ヵ月	不活化多価ワクチン 催奇形性の影響はどちらも観察されなかった
B 型肝炎	感染のリスクのある女性に対して曝露前と後に接種する 例：慢性肝疾患，腎疾患	3 回筋肉注射投与 0，1，6 ヵ月	曝露に対して B 型肝炎免疫グロブリンを使用する 曝露された新生児は，できる限り早く出生時の予防接種と免疫グロブリン投与が必要である すべての児は出生時にワクチン投与を受けるべきである
A 型肝炎	海外渡航などリスクのある場合は曝露の前後，慢性肝疾患	2 回筋肉注射投与 6 ヵ月あける	不活化ワクチン
不活化細菌ワクチン			
肺炎球菌	妊娠による適応の変更はない 無脾症，代謝性疾患，心疾患，呼吸器疾患，免疫抑制，喫煙者の女性に推奨される	成人は 1 回投与のみ リスクの高い女性は 6 年ごとに反復投与を検討	多価の多糖体ワクチン 第 1 三半期における安全性は確認されていない

表 9-7　妊娠中の予防接種についての勧告（続き）

免疫生物学的病原体	妊娠中の予防接種の適応	服用スケジュール	コメント
髄膜炎菌	妊娠による適応の変更はない　まれな発生で予防接種が推奨される	1回投与　4価ワクチン　肥満は2倍量	著しい曝露の場合は抗菌薬の予防的投与
腸チフス	濃厚で継続的な曝露や流行地域への渡航を除いて通常推奨されない	死菌ワクチン　初回：4週間間隔で2回筋肉注投与　追加免疫：1回投与　投与時期はまだ未定	注射できる死菌ワクチン，または経口の弱毒化生ワクチン　経口ワクチンが望ましい
炭疽菌	64章参照	はじめに6回予防接種，その後1年ごとに追加免疫接種	炭疽菌の無細胞濾過からの製法，死んでいないか生菌　理論上のワクチンの催奇形性あり
類毒素			
破傷風・ジフテリア・百日咳（Tdap）	すべての妊娠で推奨され，受動的な抗体移行が最大となる妊娠27～36週での投与が望ましい	初回：1～2ヵ月の間隔をおいて2回筋肉注射投与し，2回目の後6～12ヵ月おいて3回目の投与　追加免疫：10年ごとに1回筋肉注射投与　けがの治療の一環として最後の接種から5年以上経過，もしくは妊娠ごとに投与	破傷風トキソイド，ジフテリアトキソイド，無細胞性百日咳の混合ワクチン（Tdap）が望ましい　免疫状態の更新は分娩前管理の一環として行うべきである
特定の免疫グロブリン			
B型肝炎	曝露後の予防投与	曝露による　（第55章参照）	通常はB型肝炎ウイルスワクチン　曝露した新生児は即時の予防法が必要である
狂犬病	曝露後の予防投与	半量を負傷部位に，半量を三角筋に投与	狂犬病死菌ウイルスワクチンとともに使用
破傷風	曝露後の予防投与	1回筋肉注射投与	破傷風トキソイドとともに使用
水痘	曝露された妊婦に対し，母体の（先天性ではない）感染から保護するために投与を検討すべきである	曝露後96時間以内に1回筋肉注射投与	分娩の4日前以内または分娩後2日以内に水痘に感染した新生児もしくは妊婦に対して必要である
標準的な免疫グロブリン			
A型肝炎　A型肝炎ウイルスワクチンはA型肝炎免疫グロブリンとともに使用すべきである	リスクの高い場合に曝露後の予防投与	1回0.02 mL/kg 筋肉注射投与	免疫グロブリンはできる限り早く，曝露後2週間以内に投与すべきである　ウイルスを保有している，もしくは分娩時に急性期であった女性から出生した児は，出生後可及速やかに1回0.5 mL投与すべきである

[a] 高等教育を受けている学生，新しく雇用した医療関係者，海外渡航者は2回投与が必要である．
[b] リスクの高い予防接種を受けていない成人に推奨される不活化ポリオワクチン．

(From the Centers for Disease Control and Prevention, 2011; Kim, 2016)

■ 悪心，胸やけ（妊娠悪阻）

悪心・嘔吐は，妊娠前半期の一般的な合併症である．さまざまな程度の悪心・嘔吐が，通常最初と二番目の間の無月経の時期に始まり，妊娠14～16週まで続く．悪心・嘔吐は朝に悪化する傾向があるため，**朝の病気（morning sickness）**と誤って呼ばれているが，しばしば1日中続く．Lacroixら（2000）は，悪心・嘔吐が妊婦の3/4に認められ，平均35日持続したことを明らかにした．半数の妊婦で14週まで，90％で22週までに症状が軽減した．これらの妊婦の80％では，悪心は1日中続いた．

妊娠関連の悪心・嘔吐は，治療で完全に軽減することは難しいが，症状を最小限にすることは可能である．頻回な間隔で少量の食事摂取をすることが大切である．系統的な文献検索を行い，ショウガの薬草療法がおそらく効果的であると報告した（Borrelli, 2005）．通常，軽い症状はドキシラミンに加えてビタミンB_6で改善するが，一部の妊婦にはフェノチアジンまたはH_1受容体遮断の制吐薬を必要とする（ACOG, 2015c）．さらには，**妊娠悪阻**が進行すると，過度の嘔吐により脱水や電解質・酸塩基異常となり，最終的に飢餓性ケトーシスは深刻な問題となる．

胸やけも妊娠中に起こりやすい病訴であり，下部食道への胃内容物逆流に起因する．妊娠中に逆流頻度が増加するのは，おそらく下部食道括約筋の弛緩と合わさって，子宮により胃が上部へ移行し圧縮が生じるからである．かがんだり横になったりすることを回避することで軽減する．ほとんどの妊婦において，症状は軽く，頻回で少量の食事を心がける．制酸薬は，非常に効果的な場合がある（Phupong, 2015）．水酸化アルミニウム，三ケイ酸マグネシウム，または水酸化マグネシウムは，単独あるいは併用で処方される．これらの単純な処置に反応しない胸やけ症状の管理については，第54章で論じる．

■ 異食症と流涎症（唾液過多）

変わった食品に対する妊婦の執着は，異食症と呼ばれる．世界中で，その罹患率は30％と推定される（Fawcett, 2016）．時として，非食品，たとえば氷（氷食症），デンプン（デンプン貪食），粘土（土食症）が主である場合がある．この欲求のいくつかは，重度の鉄欠乏症によって引き起こされると考えられてきた．そのような執着は通常鉄欠乏症が改善した後には減衰するが，異食症のすべての妊婦が鉄欠乏症であるというわけではない．さらに，食事が奇妙な「食品」に占領されるならば，鉄欠乏症は悪化するか結果的に生じることになる．

Patelら（2004）は，3,000人以上の女性において，第2三半期の間の食事の献立を，先を見越して完成させた．異食症の罹患率は4％であった．摂取される最も一般的な食料品以外の品目は，デンプンが64％，ゴミが14％，サワードウが9％，氷が5％であった．異食症の女性の貧血罹患率は15％で，それと比較して異食症ではない人の罹患率は6％であった．興味深いことに，妊娠35週以前の自然早産率は，異食症の女性では2倍高かった．

妊娠中の女性は，時々多量の唾液分泌，**流涎症**に苦しむ．通常不可解であるが，流涎症は時にはデンプンの摂取により唾液腺を刺激されることにより生じるようである．

■ 頭痛もしくは背部痛

妊婦の少なくとも5％は，頭痛の新規発症または，新しい種類の頭痛を起こすと推定される（Spierings, 2016）．一般的な頭痛は実質上普遍的で，アセトアミノフェンが有効であり，第60章で詳細に後述する．

ある程度の腰痛は，妊婦の70％近くに生じると報告されている（Liddle, 2015；Wang, 2004）．軽症なものでは，過度の緊張や著しい屈曲，挙上，歩行に伴って起こる．腰痛を軽減するには，手を伸ばすときは腰を曲げるよりしゃがむこと，座るときはクッションで背中を支えること，ハイヒールの靴を避けることである．腰痛の訴えは妊娠が進むにつれて増加し，肥満妊婦や腰痛の既往がある妊婦に多い．場合によっては，難治性の腰痛が妊娠後も数年にわたり，続くことがある（Norén, 2002）．

重症の腰痛は，整形外科の診察を行うまで，単純に妊娠のせいにすべきではない．重症の疼痛のなかには，妊娠関連の骨粗鬆症や椎間板疾患，脊椎関節症または化膿性関節炎のような他のまれな原因もありうる（Smith, 2008）．より一般的な，

筋の攣縮と圧痛は，臨床的に急性挫傷もしくは結合織炎に分類される．妊娠中の管理に関するエビデンスに基づく臨床研究は限られているが，そのような腰痛は通常，鎮痛薬や温熱療法，安静が効果的である．アセトアミノフェンは，必要に応じて常用される場合がある．NSAIDs が有効である場合もあるが，胎児への影響を避けるために，使用は短期間のみに限られる（第 12 章参照）．シクロベンザプリンまたはバクロフェンを含む筋弛緩薬は，必要時に追加処方されることがある．いったん急性疼痛が改善したら，理学療法により安定，強化する運動を行い脊柱と股関節部の安定性を改善させる．仙腸関節を安定させる支持ベルトが役立つ場合もある（Gutke, 2015）．

■ 静脈瘤と痔核

下肢静脈瘤は，先天性素因があり，年齢を重ねるにつれて生じる．さらに，子宮の巨大化といった下肢静脈圧の上昇が原因となり悪化する可能性がある．仰臥位の妊婦の大腿静脈圧は，妊娠初期の 8 mmHg から満期には 24 mmHg まで上昇する．したがって，妊娠が進むにつれ，下肢静脈瘤が増悪し，特に長時間立位でいる場合にはなおさらである．その症状は，1 日の終わりの表面的なむくみと軽い不快感程度から，下肢挙上での長い安静を要する強い不快感までさまざまである．治療は，一般的に下肢挙上や弾性ストッキングの装着，またはその両方を行ったうえでの定期的な安静のみである．一般的に妊娠中の外科的治療は勧められないが，まれに症状が強い場合には，硬化療法や結紮術，ストリッピングが必要となることがある．

外陰部静脈瘤はしばしば下肢静脈瘤と併発するが，それは他の静脈の症状がなくても生じる場合もある．まれに，外陰部静脈瘤は大きくなり，通常の生活が困難になるほどである．この大きな静脈瘤が破裂した場合は，大量出血となることもある．治療は，下肢静脈瘤のふくらみも最小限にするほど特に密着するように作られたパンティーストッキングを着用することである．特に難治性の外陰部静脈瘤では，拡張した静脈を圧迫するように，ベルトで外陰部全体を通して締めるフォームラバーパッドが用いられる．

痔核は直腸の静脈瘤であり，妊娠中は骨盤静脈圧が上昇するため，妊娠して初めて発症するかもしれない．一般に，その痔核は既往の痔核の再発である．妊婦の 40 ％ 程度が発症する（Poskus, 2014）．疼痛と腫脹は，通常，局所麻酔薬や温浴，便軟化剤によって軽減される．外痔核の血栓症では，強い疼痛になりうる．この疼痛は局所麻酔下で凝血塊の切開除去により軽減されることがある．

■ 睡眠と疲労

妊娠初期から多くの女性は疲労を経験し，ふだんより多く睡眠を必要とする．これはおそらくプロゲステロンの眠気を催す影響によるが，悪心・嘔吐を伴う第 1 三半期と，全身倦怠感，頻尿，呼吸困難を生じる妊娠後期に，よりいっそう悪化する場合がある．睡眠の持続時間は，肥満および妊娠時の体重増加に関連する可能性がある（Facco, 2016；Lockhart, 2015）．さらに，睡眠効率は，妊娠が進むにつれしだいに低下する．Wilson ら（2011）は，一晩の睡眠ポリグラフを実施し，第 3 三半期の妊婦は，睡眠効率がより低く，覚醒がより多く，ステージ 4（深い）と急速眼球運動睡眠のどちらもより少なかったと報告した．第 1 三半期の妊婦も影響を受けはするが，より小さい範囲内であった．昼寝とジフェンヒドラミン（Benadryl）のような就寝時の穏やかな鎮静薬は有効である．

■ 臍帯血バンク

1988 年に世界初の臍帯血移植が成功して以来，造血器悪性腫瘍とさまざまな遺伝性疾患を治療するために，25,000 例以上の臍帯血移植が行われてきた（Butler, 2011）．臍帯血バンクは 2 種類ある．公共バンクは，血縁関連者か無関係なレシピエントによる使用のために，同種間の提供を促進しており，血液製剤提供に類似している（Armson, 2015）．個人バンクは，将来の自家組織の使用のための幹細胞の貯蔵することを目的に最初開始され，初期処理と年間保管料は有料である．妊婦が臍帯血バンクに関する情報を求めた場合，公共と個人のバンクの利点と欠点に関する情報を説明しなければならないと，ACOG（2015d）は結論づけた．いくつかの州は，妊婦に臍帯血バンクの選択肢を知らせることを医師に要求する法律を

可決した．重要なことに，そのレシピエントに既知の症候がない状態で貯蔵された臍帯血を用いた移植はほとんど実行されなかった（Screnci, 2016）．臍帯血がドナー・カップルの子どもまたは家族のために使用されるという可能性はわずかであると考えられ，近親者が造血移植による治療が可能であることが知られている特定の診断を受けたとき，提供を誘導することを考慮するよう勧告している（第56章参照）．

（訳：永江世佳）

References

Aerospace Medical Association, Medical Guidelines Task Force: Medical guidelines for airline travel, 2nd ed. Aviat Space Environ Med 74:5, 2003.

Afshar Y, Wang ET, Mei J, et al: Childbirth education class and birth plans are associated with a vaginal delivery. Birth 44(1):29, 2017.

Ahmad F, Hogg-Johnson S, Stewart D, et al: Computer-assisted screening for intimate partner violence and control. Ann Intern Med 151(2):94, 2009.

American Academy of Pediatrics, American College of Obstetricians and Gynecologists: Guidelines for perinatal care, 8th ed. Elk Grove Village, AAP, 2017.

American College of Obstetricians and Gynecologists: Intimate partner violence. Committee Opinion No. 518, February 2012.

American College of Obstetricians and Gynecologists: Alcohol abuse and other substance use disorders: ethical issues in obstetric and gynecologic practice. Committee Opinion No. 633, June 2015a.

American College of Obstetricians and Gynecologists: Fetal growth restriction. Practice Bulletin No. 134, May 2013, Reaffirmed 2015b.

American College of Obstetricians and Gynecologists: Nausea and vomiting of pregnancy. Practice Bulletin No. 153, September 2015c.

American College of Obstetricians and Gynecologists: Umbilical cord blood banking. Committee Opinion No. 648, December 2015d.

American College of Obstetricians and Gynecologists: Air travel during pregnancy. Committee Opinion No. 443, October 2009, Reaffirmed 2016a.

American College of Obstetricians and Gynecologists: Integrating immunization into practice. Committee Opinion No. 661, April 2016b.

American College of Obstetricians and Gynecologists: Lead screening during pregnancy and lactation. Committee Opinion No. 533, August 2012, Reaffirmed 2016c.

American College of Obstetricians and Gynecologists: Moderate caffeine consumption during pregnancy. Committee Opinion No. 462, August 2010, Reaffirmed 2016d.

American College of Obstetricians and Gynecologists: Neural tube defects. Practice Bulletin No. 44, July 2003, Reaffirmed 2016e.

American College of Obstetricians and Gynecologists: Prenatal and perinatal human immunodeficiency virus testing: expanded recommendations. Committee Opinion No. 635, June 2015, Reaffirmed 2016f.

American College of Obstetricians and Gynecologists: Prevention of early onset group B streptococcal disease in newborns. Committee Opinion No. 485, April 2011, Reaffirmed 2016g.

American College of Obstetricians and Gynecologists: Ultrasound in pregnancy. Practice Bulletin No. 175, December 2016h.

American College of Obstetricians and Gynecologists: Weight gain during pregnancy. Committee Opinion No. 548, January 2013, Reaffirmed 2016i.

American College of Obstetricians and Gynecologists: Avoiding inappropriate clinical decisions based on false-positive human chorionic gonadotropin test results. Committee Opinion No. 278, November 2002, Reaffirmed 2017a.

American College of Obstetricians and Gynecologists: Fetal alcohol spectrum disorders (FASD) prevention program. 2017b. Available at: http://www.acog.org/alcohol. Accessed October 23, 2017.

American College of Obstetricians and Gynecologists: Gestational diabetes mellitus. Practice Bulletin No. 180, July 2017c.

American College of Obstetricians and Gynecologists: Marijuana use during pregnancy and lactation. Committee Opinion No. 722, October 2017d.

American College of Obstetricians and Gynecologists: Method for estimating the due date. Committee Opinion No. 700, May 2017e.

American College of Obstetricians and Gynecologists: Opioid use and opioid use disorder in pregnancy. Committee Opinion No. 711, August 2017f.

American College of Obstetricians and Gynecologists: Physical activity and exercise during pregnancy and the postpartum period. Committee Opinion No. 650, December 2015, Reaffirmed 2017g.

American College of Obstetricians and Gynecologists: Carrier screening for genetic conditions. Committee Opinion No. 691, March 2017h.

American College of Obstetricians and Gynecologists: Smoking cessation during pregnancy. Committee Opinion No. 721, October 2017i.

American College of Obstetricians and Gynecologists: Update on immunization and pregnancy: tetanus, diphtheria, and pertussis vaccination. Committee Opinion No. 718, September 2017j.

American College of Obstetricians and Gynecologists: Vitamin D: screening and supplementation during pregnancy. Committee Opinion No. 495, July 2011, Reaffirmed 2017k.

American Dietetic Association: Position of the American Dietetic Association: nutrition and lifestyle for a healthy pregnancy outcome. J Am Diet Assoc 108:553, 2008.

Armson BA, Allan DS, Casper RF, et al: Umbilical cord blood: counseling, collection, and banking. J Obstet Gynaecol Can 37:832, 2015.

Aronson ME, Nelson PK: Fatal air embolism in pregnancy resulting from an unusual sex act. Obstet Gynecol 30:127, 1967.

Ars CL, Nijs IM, Marroun HE, et al: Prenatal folate, homocysteine and vitamin B_{12} levels and child brain volumes, cognitive development and psychological functioning: the Generation R Study. Br J Nutr 22:1, 2016.

Barker DJ, Osmond C, Law CM: The intrauterine and early postnatal origins of cardiovascular disease and chronic bronchitis. J Epidemiol Community Health 43:237, 1989.

Bartellas E, Crane JM, Daley M, et al: Sexuality and sexual activity in pregnancy. BJOG 107:964, 2000.

Bech BH, Obel C, Henriksen TB, et al: Effect of reducing caffeine intake on birth weight and length of gestation: randomized controlled trial. BMJ 335:409, 2007.

Berg CJ, Callaghan WM, Syverson C, et al: Pregnancy-related mortality in the United States, 1998 to 2005. Obstet Gynecol 116(6):1302, 2010.

Berggren EK, Groh-Wargo S, Presley L, et al: Maternal fat, but not lean, mass is increased among overweight/obese women with excess gestational weight gain. Am J Obstet Gynecol 214(6):745.e1, 2016.

Bergsjø P, Denman DW III, Hoffman HJ, et al: Duration of human singleton pregnancy. A population-based study. Acta Obstet Gynecol Scand 69:197, 1990.

Berlin I, Grangé G, Jacob N, et al: Nicotine patches in pregnant smokers: randomized, placebo controlled, multicentre trial of efficacy. BMJ 348:g1622, 2014.

Bernhardt TL, Goldmann RW, Thombs PA, et al: Hyperbaric oxygen treatment of cerebral air embolism from orogenital sex during pregnancy. Crit Care Med 16:729, 1988.

Bleich AT, Sheffield JS, Wendel GD Jr, et al: Disseminated gonococcal infection in women. Obstet Gynecol 119(3):597, 2012.

Bodnar LM, Simhan HN, Powers RW, et al: High prevalence of vitamin D insufficiency in black and white pregnant women residing in the northern United States and their neonates. J Nutr 137(2):447, 2007.

Borrelli F, Capasso R, Aviello G, et al: Effectiveness and safety of ginger in the treatment of pregnancy-induced nausea and vomiting. Obstet Gynecol 105:849, 2005.

Branson BM, Handsfield HH, Lampe MA, et al: Revised recommendations for HIV testing of adults, adolescents, and pregnant women in health-care settings. MMWR 55(RR-14):1, 2006.

Braunstein GD: False-positive serum human chorionic gonadotropin results: causes, characteristics, and recognition. Am J Obstet Gynecol 187:217, 2002.

Braunstein GD: The long gestation of the modern home pregnancy test. Clin Chem 60(1):18, 2014.

Brown MA, Sinosich MJ, Saunders DM, et al: Potassium regulation and progesterone-aldosterone interrelationships in human pregnancy: a prospective study. Am J Obstet Gynecol 155:349, 1986.

Butler MG, Menitove JE: Umbilical cord blood banking: an update. J Assist Reprod Genet 28:669, 2011.

Cao XY, Jiang XM, Dou ZH, et al: Timing of vulnerability of the brain to iodine deficiency in endemic cretinism. N Engl J Med 331:1739, 1994.

CARE Study Group: Maternal caffeine intake during pregnancy and risk of fetal growth restriction: a large prospective observational study. BMJ 337:a2332, 2008.

Carter EB, Temming LA, Akin J, et al: Group prenatal care compared with traditional prenatal care: a systematic review and meta-analysis. Obstet Gynecol 128(3):551, 2016.

Casey BM, Thom EA, Peaceman AM, et al: Treatment of subclinical hypothyroidism or hypothyroxinemia in pregnancy. N Engl J Med 376(9):815, 2017.

Catalano PM: Increasing maternal obesity and weight gain during pregnancy: the obstetric problems of plentitude. Obstet Gynecol 110:743, 2007.

Centers for Disease Control and Prevention: Entry into prenatal care—United States, 1989–1997. MMWR 49:393, 2000.

Centers for Disease Control and Prevention: Spina bifida and anencephaly before and after folic acid mandate—United States, 1995–1996 and 1999–2000. MMWR 53(17):362, 2004.

Centers for Disease Control and Prevention: Guidelines for the identification and management of lead exposure in pregnant and lactating women. November 2010a. Available at: http://www.cdc.gov/nceh/lead/publications/leadandpregnancy2010.pdf. Accessed September 19, 2016.

Centers for Disease Control and Prevention: Prevention of perinatal group B streptococcal disease: revised guidelines from CDC, 2010. MMWR 59(10):1, 2010b.

Centers for Disease Control and Prevention: General recommendations on immunization—recommendations of the Advisory Committee on Immunization Practices (ACIP). MMWR 60(2):1, 2011.

Centers for Disease Control and Prevention: PRAMS and smoking. 2013a. Available at: http://www.cdc.gov/prams/TobaccoandPrams.htm. Accessed September 18, 2016.

Centers for Disease Control and Prevention: Updated recommendations for use of tetanus toxoid, reduced diphtheria toxoid, and acellular pertussis vaccine (Tdap) in pregnant women—Advisory Committee on Immunization Practices (ACIP), 2012. MMWR 62(7):131, 2013b.

Centers for Disease Control and Prevention: Guidelines for vaccinating pregnant women. 2016. Available at: http://www.cdc.gov/vaccines/pubs/downloads/b_preg_guide.pdf. Accessed September 18, 2016.

Chamberlain G, Broughton-Pipkin F (eds): Clinical Physiology in Obstetrics, 3rd ed. Oxford, Blackwell Science, 1998.

Chen PH, Rovi S, Washington J, et al: Randomized comparison of 3 methods to screen for domestic violence in family practice. Ann Fam Med 5(5):430, 2007.

Child Trends: Databank: late or no prenatal care. 2015. Available at: http://www.childtrends.org/?indicators=late-or-no-prenatal-care. Accessed September 19, 2016.

Clapp JF III, Kim H, Burciu B, et al: Beginning regular exercise in early pregnancy: effect on fetoplacental growth. Am J Obstet Gynecol 183:1484, 2000.

Clausson B, Granath F, Ekbom A, et al: Effect of caffeine exposure during pregnancy on birth weight and gestational age. Am J Epidemiol 155:429, 2002.

Clement S, Candy B, Sikorski J, et al: Does reducing the frequency of routine antenatal visits have long term effects? Follow up of participants in a randomised controlled trial. BJOG 106:367, 1999.

Coker AL, Garcia LS, Williams CM, et al: Universal psychosocial screening and adverse pregnancy outcomes in an academic obstetric clinic. Obstet Gynecol 119(6):1180, 2012.

Cole LA: The utility of six over-the-counter (home) pregnancy tests. Clin Chem Lab Med 49(8): 1317, 2011.

Coleman T, Chamberlain C, Davey MA, et al: Pharmacological interventions for promoting smoking cessation during pregnancy. Cochrane Database Syst Rev 12:CD010078, 2015.

Cooper S, Taggar J, Lewis S, et al: Effect of nicotine patches in pregnancy on infant and maternal outcomes at 2 years: follow-up from the randomized, double-blind, placebo-controlled SNAP trial. Lancet Respir Med 2(9):728, 2014.

Cox Bauer CM, Bernhard KA, Greer DM, et al: Maternal and neonatal outcomes in obese women who lose weight during pregnancy. J Perinatol 36(4):278, 2016.

Daru K, Cooper NA, Khan KS: Systematic review of randomized trials of the effect of iron supplementation on iron stores and oxygen carrying capacity in pregnancy. Acta Obstet Gynecol Scand 95(3):270, 2016.

Davenport MH, Skow RJ, Steinback CD: Maternal responses to aerobic exercise in pregnancy. Clin Obstet Gynecol 59(3):541, 2016.

De-Regil LM, Palacios C, Lombardo LK, et al: Vitamin D supplementation for women during pregnancy. Cochrane Database Syst Rev 1:CD008873, 2016.

DeVader SR, Neeley HL, Myles TD, et al: Evaluation of gestational weight gain guidelines for women with normal prepregnancy body mass index. Obstet Gynecol 110:745, 2007.

Donders GG, Halperin SA, Devligger R, et al: Maternal immunization with an investigational trivalent Group B streptococcal vaccine. Obstet Gynecol 127(2):213, 2016.

Duncombe D, Skouteris H, Wertheim EH, et al: Vigorous exercise and birth outcomes in a sample of recreational exercisers: a prospective study across pregnancy. Aust N Z J Obstet Gynaecol 46:288, 2006.

Duryea EL, McIntire DD, Leveno KJ: The rate of preterm birth in the United States is affected by the method of gestational age assignment. Am J Obstet Gynecol 213:331, e1, 2015.

Ekstrand J, Boreus LO, de Chateau P: No evidence of transfer of fluoride from plasma to breast milk. BMJ (Clin Res Ed) 283:761, 1981.

El-Mohandes A, Herman AA, Kl-Khorazaty MN, et al: Prenatal care reduces the impact of illicit drug use on perinatal outcomes. J Perinatol 23:354, 2003.

Eriksen JLK, Pilliod RA, Caughey AB: Impact of late initiation of prenatal care on pregnancy outcomes among women who use drugs. Abstract No. 732. Am J Obstet Gynecol 214:S384, 2016.

Facco F, Reid K, Grobman W, et al: Short and long sleep duration are associated with extremes of gestational weight gain. Abstract No. 33. Am J Obstet Gynecol 214:S24, 2016.

Fawcett EJ, Fawcett JM, Mazmanian D: A meta-analysis of the worldwide prevalence of pica during pregnancy and the postpartum period. Int J Gynaecol Obstet 133(3):277, 2016.

Fawzi WW, Msamanga GI, Urassa W, et al: Vitamins and perinatal outcomes among HIV-negative women in Tanzania. N Engl J Med 356:14, 2007.

Fiore MC, Jaen CR, Baker TB, et al: Treating tobacco use and dependence: 2008 update. Clinical practice guideline. 2008. Available at: http://www.ncbi.nlm.nih.gov/books/NBK63952/. Accessed September 19, 2016.

Fleming N, O'Driscoll T, Becker G, et al: Adolescent pregnancy guidelines. J Obstet Gynaecol Can 37(8):740, 2015.

Foster M, Herulah UNPrasad A, et al: Zinc status of vegetarians during pregnancy: a systematic review of observational studies and meta-analysis of zinc intake. Nutrients 7(6):4512, 2015.

Giglio JA, Lanni SM, Laskin DM, et al: Oral health care for the pregnant patient. J Can Dent Assoc 75(1):43, 2009.

Green PP, McKnight-Eily LR, Tan CH, et al: Vital signs: alcohol-exposed pregnancies—United States, 2011-2013. MMWR 65(4):91, 2016.

Gregory KD, Johnson CT, Johnson TR, et al: The content of prenatal care. Women's Health Issues 16:198, 2006.

Grenache DG: Variable accuracy of home pregnancy tests: truth in advertising? Clin Chem Lab Med 53(3):339, 2015.

Grudzinskas JG, Watson C, Chard T: Does sexual intercourse cause fetal distress? Lancet 2:692, 1979.

Gutke A, Betten C, Degerskär K, et al: Treatments for pregnancy-related lumbopelvic pain: a systematic review of physiotherapy modalities. Acta Obstet Gynecol Scand 94(11):1156, 2015.

Haragan AF, Hulsey TC, Hawk AF, et al: Diagnostic accuracy of fundal height and handheld ultrasound-measured abdominal circumference to screen for fetal growth abnormalities. Am J Obstet Gynecol 212(6):820.e1, 2015.

Healy CM, Rench MA, Baker CJ: Importance of timing of maternal combined tetanus, diphtheria, and acellular pertussis (Tdap) immunization and protection of young infants. Clin Infect Dis 56(4):539, 2013.

Herbert WNP, Bruninghaus HM, Barefoot AB, et al: Clinical aspects of fetal heart auscultation. Obstet Gynecol 69:574, 1987.

Hibbeln JR, Davis JM, Steer C, et al: Maternal seafood consumption in pregnancy and neurodevelopmental outcomes in childhood (ALSPAC study): an observation cohort study. Lancet 369:578, 2007.

Higginbottom MC, Sweetman L, Nyhan WL: A syndrome of methylmalonic aciduria, homocystinuria, megaloblastic anemia and neurologic abnormalities in a vitamin B12-deficient breast-fed infant of a strict vegetarian. N Engl J Med 299:317, 1978.

Higgins JR, Walshe JJ, Conroy RM, et al: The relation between maternal work, ambulatory blood pressure, and pregnancy hypertension. J Epidemiol Community Health 56:389, 2002.

Hollier LM, Hill J, Sheffield JS, et al: State laws regarding prenatal syphilis screening in the United States. Am J Obstet Gynecol 189:1178, 2003.

Horowitz HS, Heifetz SB: Effects of prenatal exposure to fluoridation on dental caries. Public Health Rep 82:297, 1967.

Hytten FE, Chamberlain G (eds): Clinical Physiology in Obstetrics, 2nd ed. Oxford, Blackwell, 1991.

Hytten FE, Leitch I: The Physiology of Human Pregnancy, 2nd ed. Oxford, Blackwell, 1971.

Ickovics JR, Earnshaw V, Lewis JB, et al: Cluster randomized controlled trial of group prenatal care: perinatal outcomes among adolescents in New York City health centers. Am J Public Health 106(2):359, 2016.

Institute of Medicine: Dietary Reference Intakes: The Essential Guide to Nutrient Requirements. Washington, The National Academies Press, 2006.

Institute of Medicine: DRI Dietary Reference Intakes for Calcium and Vitamin D. Washington, The National Academies Press, 2011.

Institute of Medicine and National Research Council: Weight Gain During Pregnancy: Reexamining the Guidelines. Washington, The National Academic Press, 2009.

Jackson RA, Gardner S, Torres LN, et al: My obstetrician got me fired: how work notes can harm pregnant patients and what to do about it. Obstet Gynecol 126(2):250, 2015.

Jebeile H, Mijatovic J, Louie JC, et al: A systematic review and meta-analysis of energy intake and weight gain in pregnancy. Am J Obstet Gynecol 214(4):465, 2015.

Jimenez JM, Tyson JE, Reisch JS: Clinical measures of gestational age in normal pregnancies. Obstet Gynecol 61:438, 1983.

Johnson S, Cushion M, Bond S, et al: Comparison of analytical sensitivity and women's interpretation of home pregnancy tests. Clin Chem Lab Med 53(3):391, 2015.

Kiel DW, Dodson EA, Artal R, et al: Gestational weight gain and pregnancy outcomes in obese women: how much is enough. Obstet Gynecol 110:752, 2007.

Kim DK, Bridges CB, Harriman KH, et al: Advisory Committee on Immunization Practices recommended immunization schedule for adults aged 19 years or older—United States, 2016. MMWR 65(4):88, 2016.

Kiss H, Widham A, Geusau A, et al: Universal antenatal screening for syphilis: is it still justified economically? A 10-year retrospective analysis. Eur J Obstet Gynecol Reprod Biol 112:24, 2004.

Kyle UG, Pichard C: The Dutch Famine of 1944–1945: a pathophysiological model of long-term consequences of wasting disease. Curr Opin Clin Nutr Metab Care 9:388, 2006.

Lacroix R, Eason E, Melzack R: Nausea and vomiting during pregnancy: a prospective study of its frequency, intensity, and patterns of change. Am J Obstet Gynecol 182:931, 2000.

Leveno KJ, McIntire DD, Bloom SL, et al: Decreased preterm births in an inner-city public hospital. Obstet Gynecol 113(3):578, 2009.

Liddle SD, Pennick V: Interventions for preventing and treating low-back and pelvic pain during pregnancy. Cochrane Database Syst Rev 9:CD001139, 2015.

Litonjua AA, Carey VJ, Laranjo N, et al: Effect of prenatal supplementation with vitamin D on asthma or recurrent wheezing in offspring by age 3 years: the VDAART randomized clinical trial. JAMA 315(4):362, 2016.

Lockhart EM, Ben Abdallah AM, Tuuli MG, et al: Obstructive sleep apnea in pregnancy: assessment of current screening tools. Obstet Gynecol 126(1):93, 2015.

Loudon I: Death in Childbirth. New York, Oxford University Press, 1992.

Luke B, Brown MB, Misiunas R, et al: Specialized prenatal care and maternal and infant outcomes in twin pregnancy. Am J Obstet Gynecol 934, 2003.

Magann EF, Evans SF, Weitz B, et al: Antepartum, intrapartum, and neonatal significance of exercise on healthy low-risk pregnant working women. Obstet Gynecol 99:466, 2002.

Maheshwari UR, King JC, Leybin L, et al: Fluoride balances during early and late pregnancy. J Occup Med 25:587, 1983.

Man LX, Chang B: Maternal cigarette smoking during pregnancy increases the risk of having a child with a congenital digital anomaly. Plast Reconstr Surg 117:301, 2006.

Margulies R, Miller L: Fruit size as a model for teaching first trimester uterine sizing in bimanual examination. Obstet Gynecol 98(2):341, 2001.

Martin JA, Hamilton BE, Sutton PD, et al: Births: final data for 2006. Natl Vital Stat Rep 57(7):1, 2009.

McCauley ME, van den Broek N, Dou L, et al: Vitamin A supplementation during pregnancy for maternal and newborn outcomes. Cochrane Database Syst Rev 10:CD008666, 2015.

McDuffie RS Jr, Beck A, Bischoff K, et al: Effect of frequency of prenatal care visits on perinatal outcome among low-risk women. A randomized controlled trial. JAMA 275:847, 1996.

Metz TD, Stickrath EH: Marijuana use in pregnancy and lactation: a review of the evidence. Am J Obstet Gynecol 213(6):761, 2015.

Michalowicz BS, Hodges JS, DiAngelis AJ, et al: Treatment of periodontal disease and the risk of preterm birth. N Engl J Med 355:1885, 2006.

Molloy AM, Kirke PN, Troendle JF, et al: Maternal vitamin B_{12} status and risk of neural tube defects in a population with high neural tube defect prevalence and no folic acid fortification. Pediatrics 123(3):917, 2009.

Montagnana M, Trenti T, Aloe R, et al: Human chorionic gonadotropin in pregnancy diagnostics. Clin Chim Acta 412(17–18):1515, 2011.

Morgan JL, Baggari SR, McIntire DD, et al: Pregnancy outcomes after antepartum tetanus, diphtheria, and acellular pertussis vaccine. Obstet Gynecol 125(6):1433, 2015.

Mozurkewich EL, Luke B, Avni M, et al: Working conditions and adverse pregnancy outcome: a meta-analysis. Obstet Gynecol 95:623, 2000.

Murray N, Homer CS, Davis GK, et al: The clinical utility of routine urinalysis in pregnancy: a prospective study. Med J Aust 177:477, 2002.

Newman RB, Goldenberg RL, Moawad AH, et al: Occupational fatigue and preterm premature rupture of membranes. Am J Obstet Gynecol 184:438, 2001.

Norén L, Östgaard S, Johansson G, et al: Lumbar back and posterior pelvic pain during pregnancy: a 3-year follow-up. Eur Spine J 11:267, 2002.

Nossier SA, Naeim NE, El-Sayed NA, et al: The effect of zinc supplementation on pregnancy outcomes: a double-blind, randomized controlled trial, Egypt. Br J Nutr 114(2):274, 2015.

Ota E, Mori R, Middleton P, et al: Zinc supplementation for improving pregnancy and infant outcome. Cochrane Database Syst Rev 2:CD000230, 2015.

Patel MV, Nuthalapaty FS, Ramsey PS, et al: Pica: a neglected risk factor for preterm birth. Obstet Gynecol 103:68S, 2004.

Patnode CD, Henderson JT, Thompson JH, et al: Behavioral counseling and pharmacotherapy interventions for tobacco cessation in adults, including pregnant women: a review of reviews for the U.S. Preventive Services Task Force. Ann Intern Med 163(8):608, 2015.

Partridge S, Balayla J, Holcroft CA, et al: Inadequate prenatal care utilization and risks of infant mortality and poor birth outcome: a retrospective analysis of 28,729,765 U.S. deliveries over 8 years. Am J Perinatol 29(10):787, 2012.

Phupong V, Hanprasertpong T: Interventions for heartburn in pregnancy. Cochrane Database Syst Rev 9:CD011379, 2015.

Pitkin RM: Calcium metabolism in pregnancy and the perinatal period: a review. Am J Obstet Gynecol 151:99, 1985.

Pollak KI, Oncken CA, Lipkus IM, et al: Nicotine replacement and behavioral therapy for smoking cessation in pregnancy. Am J Prev Med 33(4):297, 2007.

Poskus T, Buzinskiene D, Drasutiene G, et al: Haemorrhoids and anal fissures during pregnancy and after childbirth: a prospective cohort study. BJOG 121(13):1666, 2014.

Power ML, Wilson EK, Hogan SO, et al: Patterns of preconception, prenatal and postnatal care for diabetic women by obstetrician-gynecologists. J Reprod Med 58(1–2):7, 2013.

Pritchard JA, Scott DE: Iron demands during pregnancy. In Hallberg L, Harwerth HG, Vannotti A (eds): Iron Deficiency: Pathogenesis, Clinical Aspects, Therapy. New York, Academic Press, 1970.

Read JS, Klebanoff MA: Sexual intercourse during pregnancy and preterm delivery: effects of vaginal microorganisms. Am J Obstet Gynecol 168:514, 1993.

Rink BD, Norton ME: Screening for fetal aneuploidy. Semin Perinatol 40(1):35, 2016.

Rumbold A, Ota E, Nagata C, et al: Vitamin C supplementation in pregnancy. Cochrane Database Syst Rev 9:CD004072, 2015.

Ryan ET, Wilson ME, Kain KC: Illness after international travel. N Engl J Med 347:505, 2002.

Sa Roriz Fonteles C, Zero DT, Moss ME, et al: Fluoride concentrations in enamel and dentin of primary teeth after pre- and postnatal fluoride exposure. Caries Res 39:505, 2005.

Sagedal LR, Overby NC, Bere E, et al: Lifestyle intervention to limit gestational weight gain: the Norwegian Fit for Delivery randomized controlled trial. BJOG 124(1):97, 2017.

Salam RA, Zuberi NF, Bhutta ZA: Pyridoxine (vitamin B_6) supplementation during pregnancy or labour for maternal and neonatal outcomes. Cochrane Database Syst Rev 6:CD000179, 2015.

Sayle AE, Savitz DA, Thorp JM Jr, et al: Sexual activity during late pregnancy and risk of preterm delivery. Obstet Gynecol 97:283, 2001.

Schauberger CW, Rooney BL, Brimer LM: Factors that influence weight loss in the puerperium. Obstet Gynecol 79:424, 1992.

Schrag SJ: Maternal immunization to prevent neonatal group B streptococcal disease. Obstet Gynecol 127(2):199, 2016.

Scott DE, Pritchard JA, Satin AS, et al: Iron deficiency during pregnancy. In Hallberg L, Harwerth HG, Vannotti A (eds): Iron Deficiency: Pathogenesis, Clinical Aspects, Therapy. New York, Academic Press, 1970.

Screnci M, Murgi E, Valle V, et al: Sibling cord blood donor program for hematopoietic cell transplantation: the 20-year experience in the Rome Cord Blood Bank. Blood Cells Mol Dis 57:71, 2016.

Sibai BM, Villar MA, Bray E: Magnesium supplementation during pregnancy: a double-blind randomized controlled clinical trial. Am J Obstet Gynecol 161:115, 1989.

Siddique J, Lauderdale DS, VanderWeele TJ, et al: Trends in prenatal ultrasound use in the United States. Med Care 47:1129, 2009.

Siu AL, U.S. Preventive Services Task Force: Behavioral and pharmacotherapy interventions for tobacco smoking cessation in adults, including pregnant women: U.S. Preventive Services Task Force Recommendation Statement. Ann Intern Med 163(8):622, 2015.

Smith CA: Effects of maternal under nutrition upon the newborn infant in Holland (1944–1945). Am J Obstet Gynecol 30:229, 1947.

Smith MW, Marcus PS, Wurtz LD: Orthopedic issues in pregnancy. Obstet Gynecol Surv 63:103, 2008.

Spierings EL, Sabin TD: De novo headache during pregnancy and puerperium. Neurologist 21(1):1, 2016.

Spindel ER, McEvoy CT: The role of nicotine in the effects of maternal smoking during pregnancy on lung development and childhood respiratory disease: implications for dangers of E-cigarettes. Am J Respir Crit Care Med 193(5):486, 2016.

Staruch M, Kucharcyzk A, Zawadzka K, et al: Sexual activity during pregnancy. Neuro Endocrinol Lett 37(1):53, 2016.

Stein Z, Susser M, Saenger G, et al: Nutrition and mental performance. Science 178:708, 1972.

Stephens TV, Payne M, Ball Ro, et al: Protein requirements of healthy pregnancy women during early and late gestation are higher than current recommendations. J Nutr 145(1):73, 2015.

Stewart RD, Nelson DB, Adhikari EH, et al: The obstetrical and neonatal impact of maternal opioid detoxification in pregnancy. Am J Obstet Gynecol 209:267.e1, 2013.

Sugarman SD: Cases in vaccine court—legal battles over vaccines and autism. N Engl J Med 257:1275, 2007.

Tan PC, Yow CM, Omar SZ: Effect of coital activity on onset of labor in women scheduled for labor induction. Obstet Gynecol 110:820, 2007.

Taylor CM, Golding J, Emond AM: Adverse effects of maternal lead levels on birth outcomes in the ALSPAC study: a prospective birth cohort study. BJOG 122(3):322, 2015.

Thompson WW, Price C, Goodson B, et al: Early thimerosal exposure and neuropsychological outcomes at 7 to 10 years. N Engl J Med 257:1281, 2007.

Till SR, Everetts D, Haas DM: Incentives for increasing prenatal care use by women in order to improve maternal and neonatal outcomes. Cochrane Database Syst Rev 12:CD009916, 2015.

Tong VT, Dietz PM, Morrow B, et al: Trends in smoking before, during, and after pregnancy—pregnancy risk assessment monitoring system, United States, 40 sites, 2000–2010. MMWR 62(6):1, 2013.

Tozzi AE, Bisiacchi P, Tarantino V, et al: Neuropsychological performance 10 years after immunization in infancy with thimerosal-containing vaccines. Pediatrics 123(2):475, 2009.

U.S. Department of Health and Human Services: Reducing tobacco use: a report of the Surgeon General. Atlanta, U.S. Department of Health and Human Services, Centers for Disease Control and Prevention, National Center for Chronic Disease Prevention and Health Promotion, Office on Smoking and Health, 2000.

U.S. Environmental Protection Agency: Fish: what pregnant women and parents need to know. 2014. Available at: http://www.fda.gov/Food/FoodborneIllnessContaminants/Metals/ucm393070.htm. Accessed September 19, 2016.

U.S. Preventive Services Task Force: Recommendation statement: clinical guidelines: folic acid for the prevention of neural tube defects. Ann Intern Med 150:626, 2009.

Villar J, Báaqeel H, Piaggio G, et al: WHO antenatal care randomised trial for the evaluation of a new model of routine antenatal care. Lancet 357:1551, 2001.

Vintzileos AM, Ananth CV, Smulian JC, et al: Prenatal care and black-white fetal death disparity in the United States: heterogeneity by high-risk conditions. Obstet Gynecol 99:483, 2002.

Wang SM, Dezinno P, Maranets I, et al: Low back pain during pregnancy: prevalence, risk factors, and outcomes. Obstet Gynecol 104:65, 2004.

Washington State Health Care Authority: Ultrasonography (ultrasound) in pregnancy: a health technology assessment. 2010. Available at: http://www.hta.hca.wa.gov/documents/final_report_ultrasound.pdf. Accessed September 19, 2016.

West KP: Vitamin A deficiency disorders in children and women. Food Nutr Bull 24:S78, 2003.

Widen EM, Whyatt RM, Hoepner LA, et al: Excessive gestational weight gain is associated with long-term body fat and weight retention at 7 y postpartum in African American and Dominican mothers with underweight, normal, and overweight prepregnancy BMI. Am J Clin Nutr 102(6):1460, 2015.

Wilcox AJ, Baird DD, Dunson D, et al: Natural limits of pregnancy testing in relation to the expected menstrual period. JAMA 286:1759, 2001.

Wilson DL, Barnes M, Ellett L, et al: Decreased sleep efficiency, increased wake after sleep onset and increased cortical arousals in late pregnancy. Aust N Z J Obstet Gynaecol 51(1):38, 2011.

Worthen N, Bustillo M: Effect of urinary bladder fullness on fundal height measurements. Am J Obstet Gynecol 138:759, 1980.

Xu J, Kochanek KD, Murphy SL: Deaths: final data for 2007. Nat Stat Vit Rep 58(19):1, 2010.

Zaman K, Roy E, Arifeen SE, et al: Effectiveness of maternal influenza immunization in mothers and infants. N Engl J Med 359(15):1555, 2008.

Section 5

胎 児
The Fetal Patient

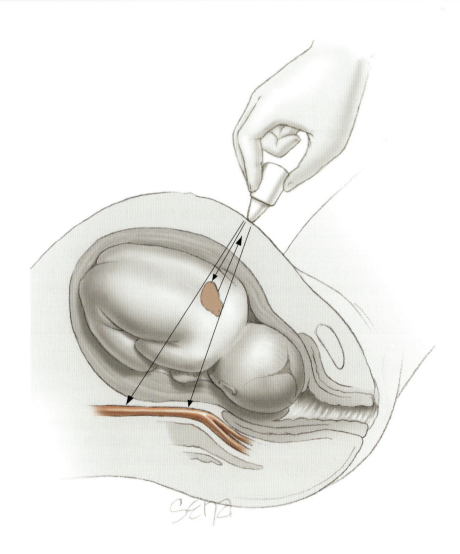

胎児の画像診断
Fetal Imaging

CHAPTER 10

- 産科領域における超音波断層法 …………… 222
- 胎児の解剖（正常と異常）………………… 232
- 3次元・4次元超音波断層法 ……………… 256
- ドプラ ……………………………………… 258
- MRI ………………………………………… 260

After discovery of the Roentgen ray and the demonstration of the various uses to which it might be put, it was thought possible that it might also afford a valuable method of investigating the shape and size of the pelvis.
—J. Whitridge Williams (1903)

　本書の第1版が出版された頃は，X線技術が現れたばかりであった．最初の適応としては母体の骨盤が注目され，胎児は気にとめていなかった．そのため，先天奇形は出生後まで発見されることは通常なかった．引き続き，放射線学的に胎児を評価する試みがなされたが，その後，超音波，さらに最近では磁気共鳴映像法（MR）にとって代わられ，MRはますます精巧な評価が可能になってきている．胎児治療の分野はそれらの技術のおかげで発展してきた．現在の医師たちは，それらの技術のない産科診療は想像できないだろう．

産科領域における超音波断層法

　出生前の超音波診断は妊娠週数，胎児数，生存，胎盤位置の正確な評価が可能であり，多くの胎児奇形の診断の一助となる．

　解像度や画像表示の改良により，第1三半期での奇形の診断がさらに改善され，ドプラは成長障害や貧血を合併した妊娠の管理に使用されるようになった．アメリカ産婦人科学会（ACOG）(2016)はすべての妊婦で出生前の超音波診断が行われることを推奨しており，アメリカでの産科診療の重要な部分であると捉えている．

■ 技術と安全性

　超音波断層法によるリアルタイムの画像は，胎児，羊水および胎盤での液体と組織の界面から反射する音波によって構築されている．セクターアレイ振動子は，複数の配列で同時に機能する圧電性結晶群を含んでいる．これらの結晶は電気エネルギーを超音波に変換し，同期パルスとして放射する．音波は組織の層を通過し，密度の異なる組織の界面にぶつかると反射し，振動子に戻る．骨のような密な組織では反射波が生じやすく，画面には明るいエコー像として描出される．反対に液体は反射波を生じにくいため暗くなる．1秒間に50～100フレーム以上つくられるデジタル画像はリアルタイムの画像を得るための後処理を受ける．

　超音波とは20,000 Hz以上の振動数をもつ音波を指す．より高振動数の振動子は解像度を高め，低振動数の振動子はより効率的に組織を透過する．振動子は，振動数の範囲内で機能するように広帯域幅な技術を用いている．妊娠初期は振動子から胎児が近くにいるため，5～10 MHzの経腟振動子により鮮やかな分解能が得られる．第1，第2三半期では通常，4～6 MHzの経腹振動子を胎児に十分に近接させることで正確なイメージン

グを行う．一方で第3三半期からは，—特に肥満患者において—組織を透過させるために2～5 MHzの低周波の振動子が必要となる可能性がある．それにより解像度は悪くなる．

◆ **胎児に対する安全性**

超音波断層法は医学的に正当な適応のある場合にのみ行われるべきであり，必要な情報を得るために可能な限り最小限の曝露にすべきである．これは，ALARA（as low as reasonably achievable）の原則に則っている．この検査は，胎児にとって安全と考えられる範囲を超えて超音波に曝露しないために，胎児奇形や病態とまぎらわしいアーチファクトを理解している者によってのみ行われるべきである〔ACOG, 2016；アメリカ超音波医学会（AIUM），2013b〕．診断的な超音波とヒトの妊娠における有害事象との間に因果関係は示されていない．国際産科婦人科超音波学会（ISUOG）（2016）はさらに，第1，第2三半期における超音波への曝露と自閉症スペクトラム障害とその重症度との間には，科学的に証明された関連性はないと結論づけている．

すべての超音波機器はThermal Index（TI）とMechanical Index（MI）の二つの指標を表記する必要がある．TIとは，超音波検査により高い確率で傷害になりうる程度にまで温度が上がる相対的な可能性の目安である．しかし，一般的に入手可能な超音波検査の装置によって，胎児に傷害が生じる可能性は日常診療において極めて低い．温度上昇は，検査時間が長ければ長いほど生じやすく，軟部組織よりも骨周囲において生じやすい．理論上は妊娠後期に比べ器官形成期にそのリスクは高い．軟部組織に対するTI（Tis）は妊娠10週以前に用いられる．骨組織に対するTI（Tib）は10週以上で用いられる（AIUM, 2013b）．後述するように，TIはBモードスキャンよりもパルスドプラで高い．第1三半期において臨床的な適応からパルスドプラを用いる必要がある場合は，TIは0.7以下となるようにし，検査時間はできるだけ短時間にとどめるべきである（AIUM, 2016）．また，胎芽期および胎児期の心拍を描出するにはパルスドプラの代わりにMモードを用いる．

MIは，空洞形成などといった内部に空気を含む組織において負音圧に関連した有害事象の可能性を示したものである．この理由から，妊婦にマイクロバブル超音波造影剤は使用されない．気泡を含まない哺乳類の組織では，診断のための検査で有害事象を生じた報告例はない．胎児も気泡を生じないため，リスクはないと考えられている．

"記念のため"に施行されるような**医療上の目的でない超音波検査**は，責任ある医療行為に反するものであり，許されない行為であると，FDA（2014）およびAIUM（2012，2013b）やACOG（2016）から勧告されている．

◆ **検者の安全性**

超音波検査の検者の仕事に関連した筋骨格系の不快症状や傷害の罹患は，およそ70％に及ぶと報告されている（Janga, 2012；Roll, 2012）．経腹超音波検査による傷害の主たる要因は，ぎこちない姿勢，静止の持続，振動子を操作する際の動作があげられている（CDC, 2006）．肥満患者の超音波検査を行う場合により多くの労力が使用されるであろうことから，妊娠体型も別の危険因子となりうる．

以下のガイドラインは傷害を防ぐ手助けとなる．

1. 検査台上の患者を検者に近づける．その結果，検者の肘が体幹に近づき，肩関節の外転が30°となり，親指が上向きになる．
2. 検査台や椅子の高さを調節し，前腕を床面と平行にする．
3. 背もたれのある椅子の場合，両足を支持として足首が自然な姿勢を維持する．患者や機器に寄りかからない．
4. モニターの正面に向かい合い，15°下方から自然なアングルで見る．
5. 検査中は手を伸ばす，曲げる，ひねるなどの行為を避ける．
6. 休憩を頻回に行うことで，筋肉が緊張するのを防げるかもしれない．ストレッチや運動が有用な可能性がある．

妊娠週数の推定

より初期に超音波検査が行われるほど，正確な妊娠週数の推定が可能となる．"予定日の修正"，つまり，最初の超音波所見を基に妊娠週数と分娩予定日を推定するための基準が**表10-1**に示されている．初期の超音波所見に基づいた妊娠週数の修正にあたって唯一例外となるのは生殖補助医療

表 10-1　超音波での妊娠週数評価

妊娠週数	パラメータ	修正の必要な閾値[a]
9 週未満	CRL	5 日以上
9 ～ 14 週未満	CRL	7 日以上
14 ～ 16 週未満	BPD, HC, AC, FL	7 日以上
16 ～ 22 週未満	BPD, HC, AC, FL	10 日以上
22 ～ 28 週未満	BPD, HC, AC, FL	14 日以上
28 週以上	BPD, HC, AC, FL	21 日以上

[a] 超音波における妊娠週数は、最終月経による妊娠週数が超音波から得られた妊娠週数と閾値以上異なる場合に用いられる。

AC：腹囲，BPD：大横径，CRL：頭殿長，FL：大腿骨長，HC：頭囲，LMP：最終月経．

(Modified from American College of Obstetricians and Gynecologists, 2017b)

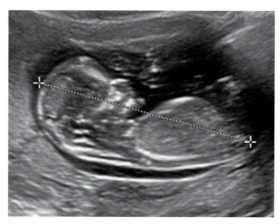

図 10-1
12 週 3 日における胎児の頭殿長の計測で，およそ 6 cm である．

による妊娠の場合であり，その場合の推定妊娠週数は正確であると思われる．

　頭殿長（crown-rump length：CRL）の超音波での測定が最も妊娠週数の決定には正確な方法である（付録Ⅲ参照）．通常，経腟超音波がより高い解像度を得られる．CRL は直線で長さが計測できるように，胎芽や胎児が自然で屈曲していない状態の正中矢状断で測定される（図 10-1）．測定には卵黄嚢や肢芽が含まれるべきではない．3 回の測定値の平均を用いる．13 週台までは CRL は 5 ～ 7 日以内の誤差である（ACOG, 2017b）．

　14 週になると，装置のソフトウェアの計算式によって，児頭大横径，腹囲，大腿骨長より推定妊娠週数および児の推定体重が計算される（図 10-2）．複数のパラメータが用いられると正確な推定が可能であるが，20 % まで過大もしくは過小評価となる可能性がある（ACOG, 2016）．小脳径，耳の大きさ，眼の間隔，胸囲や腎臓，長骨，足の長さといった，さまざまな児の構造物に対するノモグラムが，臓器奇形や症候群に関する特異的な疑問に答えることができるかもしれない（付録Ⅲ参照）．

　児頭大横径（biparietal diameter：BPD）は第 2 三半期において最も正確に妊娠週数を反映しており，誤差は 7 ～ 10 日である．視床と透明中隔（cavum septum pellucidum：CSP）の高さである**視床断面で，正中線に垂直に測定する（図 10-2A）**．キャリパーを頭蓋骨の近位の外側縁から遠位の内側縁に置く．頭囲（head circumference：HC）もまた，視床断面で測定する．楕円を頭蓋骨の外周に置くか，BPD と前後径（occipital-frontal diameter：OFD）から計算される．Cephalic index は BPD を OFD で割ったものであり，正常値は 70 ～ 86 % である．

　もし，頭の形が扁平で（**長頭蓋**），もしくは円形（**短頭蓋**）であれば，HC は BPD よりも信頼性が高い．これらの児頭の形態は正常かもしれないし，児の胎位や羊水過少によるものかもしれない．しかし，長頭蓋は神経管欠損児に起こり，短頭蓋は Down 症候群の胎児でみられることがある．また頭蓋骨の形態異常は，**頭蓋骨縫合早期癒合症や他の頭蓋顔面異常**が考えられる．

　大腿骨長（femur length：FL）は BPD と妊娠週数の両方によく相関する．骨幹の長軸に対して垂直なビームで測定される．キャリパーを骨幹の

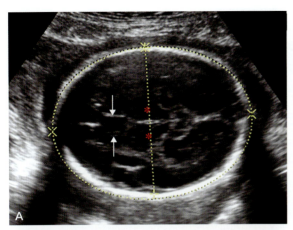
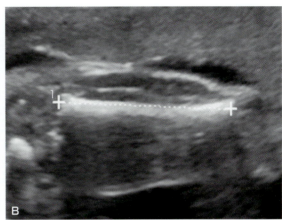
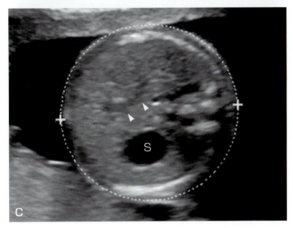

図 10-2　胎児の計測

A. 視床断面．頭部の横断面（体軸断面）は透明中隔（矢印）と視床（＊）の高さで得られる．BPD は近位の頭蓋骨の外側縁から遠位の頭蓋骨の内側縁までの長さを，矢状方向の正中線に対し垂直に計測する．慣習として，近位側は超音波検査機の振動子に近い側とする．HC は頭蓋骨の外縁の円周を計測する．

B. 大腿骨長．大腿骨は大腿骨幹に垂直に骨幹端から計測し，骨端は除く．

C. 腹囲．胃（S）の高さにおける横断面での計測である．J 型の構造物（矢頭）は臍帯静脈と右門脈の交点を示す．理想的には，斜めのアングルでないことを示すため，腹部の両側に肋骨を 1 本ずつ描出する．

石灰化部の両端に置き，骨端は除くようにする．妊娠週数の推定においては，第 2 三半期では 7 ～ 11 日の誤差がある（図 10-2B）．大腿骨は 2.5 パーセンタイル以下，BPD 測定に基づいた期待値よりも 90 ％ より短いことは Down 症候群のマイナーマーカーである（第 14 章参照）．FL の腹囲（abdominal circumference：AC）に対する割合の正常範囲は通常 20 ～ 24 ％ である．後述するように，著しく短縮した FL もしくは 18 ％ を下回る FL/AC 比は骨系統疾患の評価をする必要がある．

生体パラメータのなかで，AC は最も胎児の成長による影響を受ける．それゆえ，妊娠週数の推定においては AC が最も差があり，第 2 三半期で 2 ～ 3 週間の誤差が出る．AC を計測する際は，胎児の胃泡と臍帯静脈と門脈の合流点を含んだ横断面で皮膚の外側に円周を置く（図 10-2C）．画像はできるだけ円形に見えるようにし，腹部の両脇に各々 1 本だけ肋骨が見えていることが理想的である．腎臓はその画像に見えているべきではない．

超音波による妊娠週数の推定は妊娠が進むほど誤差が出る．そのため，妊娠週数の決定や修正をする際に 22 週以前の妊娠ではないと想像される場合は，最適ではないがそれに準じた予定日（*suboptimally dated*）であると考える（ACOG, 2017a）．複数のパラメータの平均をとることで推定は改善されるが，もしも一つのパラメータが他と著しく違っていた場合は，その値を計算から除くほうがよい．異常値は描出不良の場合に起こりうるが，胎児の異常や発育障害の可能性もある．付録Ⅲの表が児の体重のパーセンタイルを推定するのに有用であろう．

■ 第 1 三半期の超音波検査

妊娠 14 週未満の超音波検査の適応を表 10-2 に示す．妊娠初期には経腹もしくは経腟超音波，またはその両者が用いられる．評価すべき項目を表 10-3 に示す．第 1 三半期の超音波検査では，枯

死卵，胎芽死亡，異所性妊娠や絨毛性疾患を正確に診断できる．また，子宮や卵巣，ダグラス窩の評価に適した時期でもある．多胎の膜性診断は第1三半期の決定が最も正確である（第45章参照）．

子宮内の胎嚢は経腟超音波検査で妊娠5週までに描出可能であり，胎芽心拍は妊娠6週までに検知できる（図10-3）．経腟超音波検査では胎芽は胎嚢の平均長が25 mmに達すると描出されるはずで，描出されなかった場合は**枯死卵**であるといえる．胎芽心拍は通常，胎児の大きさが5 mmに達すると経腟超音波検査で描出可能である．7 mm以下で心拍を確認できない胎芽は，生存確認するために再検査する必要がある（ACOG, 2016）．パークランド病院では，10 mmに達した胎芽に心拍がない場合は，第1三半期の胎芽死としている．このほかの診断基準は，第18章に示されている（表18-3参照）．

◆ Nuchal Translucency（NT）

NTの評価は，第1三半期における染色体異常のスクリーニングの一つであり，第14章に示されている．NTは後頸部の皮膚と脊髄に沿った軟部組織間の半透明な領域の最大の厚みを指す．これは，11～14週の間に矢状断で明確な診断基準に則って計測される（表10-4）．NTの肥厚を認めた場合，胎児染色体異常および胎児のさまざまな形態異常，特に心奇形のリスクが有意に上昇する．

◆ 胎児奇形の同定

リスクのある妊娠における選択的な胎児奇形の評価は，第1三半期に行われる（表10-2）．この領域の研究は妊娠11～14週に描出可能な解剖に焦点を当てた検査とともに染色体異常のスクリーニングの一部として行われる超音波でもある．**現在の科学技術では，第2三半期に検出できるすべての胎児奇形を第1三半期に描出しようとすることは現実的ではない**．それゆえ，第1三半期のスクリーニングが，第2三半期の解剖学的評価にとって代わるべきではない（ACOG, 2016）．

例として，妊娠11～14週の40,000例以上の妊婦に超音波での染色体異常のスクリーニングをした研究では，奇形の検出率はおよそ40 %であった（Syngelaki, 2011）．Bromleyら（2014）は同様に第1三半期後期の超音波で妊婦の0.5 %に大奇形を認め，それは出生前に奇形が見つかった妊婦のおよそ40 %に相当することを示した．無脳症や無頭葉型全前脳胞症，腹壁破裂で極めて高い検出率を示した．しかし，60,000例以上の妊婦の

表10-2　第1三半期における超音波検査の適応

- 子宮内の妊娠であることの確認
- 異所性妊娠が疑われる場合の評価
- 不正出血の原因精査
- 骨盤部疼痛の評価
- 妊娠週数の推定
- 多胎妊娠の診断と評価
- 胎児心拍の確認
- 絨毛検査，胚移植，intrauterine deviceの位置確認と除去
- ハイリスク妊娠での無脳児などのいくつかの胎児奇形の評価
- 母体の骨盤内腫瘤，子宮異常の評価
- 胎児染色体異常のスクリーニングとしてのNT測定
- 絨毛性疾患が疑われる場合の評価

(Modified from the American Institute of Ultrasound in Medicine, 2013a)

表10-3　妊娠三半期ごとの標準超音波検査項目

第1三半期	第2・第3三半期
胎嚢の大きさ，位置，数	胎児数（多胎における膜性診断を含む）
胎芽および卵黄嚢の同定	胎児心拍
頭殿長	胎位
胎児数（多胎における膜性診断を含む）	胎盤の位置，外観，内子宮口との位置関係，可能であれば臍帯付着部位
胎芽・胎児の心拍	羊水量
第1三半期に適した胎芽・胎児の解剖構造の評価	妊娠週数の評価
母体の子宮，付属器，ダグラス窩の評価	胎児推定体重
NTの評価も考慮した胎児後頸部領域の評価	胎児の解剖学的な検索（技術的な制約も付記）
	母体の子宮，付属器，子宮頸部の評価（適応があった場合）

(Modified from the American Institute of Ultrasound in Medicine, 2013a)

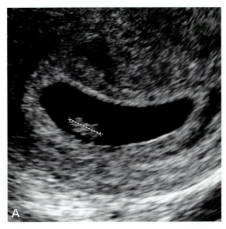 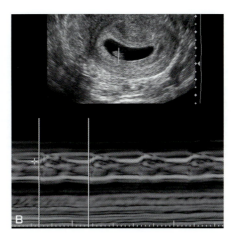

図 10-3
A. 6 週胎児の頭殿長はおよそ 7 mm である．
B. M モードは胎児の心臓の動きを表現する．心拍数は 124/分である．

スクリーニングでは，主要な心奇形は 1/3 のみ発見され，小頭症，脳梁欠損，小脳異常，先天性肺気道奇形（congenital pulmonary airway malformations：CPAM），腸閉塞は同定されなかった（Syngelaki, 2011）．他の研究では，リスクのない，もしくは無作為の妊婦では奇形の 32 %が発見された一方で，リスクのある妊婦では奇形の 60 %以上が発見された（Karim, 2017）．

■ 第 2・第 3 三半期の超音波検査

超音波検査はすべての妊婦で 18 〜 22 週の間で行うことが望ましい（ACOG, 2016）．この期間には妊娠週数，胎児の解剖，胎盤位置，子宮頸管長の正確な評価が可能である．その週数での異常の発見が妊娠管理に影響する可能性があるため，施行者が 20 週前の検査を選択するのはもっともである．第 2・第 3 三半期における超音波検査の他の適応は多岐にわたる（表 10-5）．標準的なものと専門的なもの，限定的なものの 3 タイプがある．

標準的な超音波検査は胎児数，胎位，心臓の動き，羊水量，胎盤位置，胎児の生物学的計測，胎児の解剖の評価である（AIUM, 2013b）．技術的に可能なときには，母体の子宮頸管，付属器の評価が望ましい．構成要素は表 10-3 に示され，評価すべき胎児の解剖学的構造は表 10-6 にあげられている．双胎やそれ以外の多胎の場合，絨毛膜・羊膜の数，児の大きさの比較，それぞれの羊水量の推定，性別の同定を行う（第 45 章参照）．

表 10-4　NT 測定のガイドライン

- NT の縁は正確にキャリパーがおけるように明瞭でなければならない
- 胎児は正中矢状断でなければならない
- 胎児の頭部，頸部，上部胸郭が全体をみたすようにするため，画面を拡大する
- 胎児の頸部は屈曲や伸展をしていないニュートラルな位置であること
- 羊膜が NT のラインと分離して描出されなければならない
- 計測には検査機器のキャリパーを用いること
- ＋キャリパーは後頸部のスペースの境界線内側に置き，キャリパーの水平方向の横棒自体はこのスペースにはみ出ないようにする
- キャリパーは胎児の長軸と垂直に置く
- NT の測定は幅が最も大きい部位で測定する

(From the American Institute of Ultrasound in Medicine, 2013a, with permission)

ターゲットを絞った検査は専門的な検査である．病歴やスクリーニング検査，標準的な検査の結果が異常であったため，児の解剖学的・遺伝的異常のリスクが高いときに行われる（表 10-7）．ターゲットを絞った検査では，詳細な解剖学的評価と表 10-6 に示したような要素が含まれる．それは CPT コード 76811 というコードをもっていることから，口頭で「76811 試験」と呼ばれる．それは適用を基に施行され，酌量すべき事情がなければ後に繰り返すべきではない．検査を施行，判読する者はトレーニングを積み，継続的に検査

表 10-5 第2・第3三半期の超音波検査の適応

母体適応
- 性器出血
- 腹部・骨盤内疼痛
- 骨盤内腫瘍
- 子宮奇形が疑われる場合
- 異所性妊娠が疑われる場合
- 奇胎妊娠が疑われる場合
- 前置胎盤が疑われる場合およびその後の調査
- 常位胎盤早期剝離が疑われる場合
- 37週未満の破水または陣痛発来
- 頸管無力症
- 頸管縫縮術の補助
- 羊水検査やその他の処置の補助
- 外回転の補助

胎児適応
- 妊娠週数の推定
- 胎児発育の評価
- 子宮の大きさと妊娠週数が著しく異なる場合
- 多胎妊娠が疑われる場合
- 胎児の解剖学的評価
- 胎児奇形のスクリーニング
- 染色体異常のリスクが上昇しうる所見の評価
- 生化学的マーカーの異常
- 胎位の判定
- 羊水過多・過少が疑われる場合
- 胎児 well-being の評価
- 胎児奇形の評価のフォローアップ
- 先行する妊娠において先天奇形の既往がある場合
- 胎児死亡が疑われる場合
- 妊婦健診受診が遅れた場合の胎児の状態評価

(Adapted from the American Institute of Ultrasound in Medicine, 2013a)

を施行しており，胎児超音波に習熟しているべきである（Wax, 2014）．ターゲットを絞った検査は項目が多いため，評価が必要であろうとなかろうと医師は症例ごとに決定を行う（ACOG, 2016）．専門的な検査はそれ以外に，胎児心エコー検査やドプラ検査（後述），バイオフィジカルプロファイル検査がある（第17章参照）．

限定された検査は，特定の臨床的な疑問点に対して行われる．胎位や胎児の生育力，羊水量や胎盤の評価である．緊急性がなければ，限定された検査は，標準検査がすでに行われた場合にのみ施行する．少なくとも妊娠週数が18週に達してなければ，標準検査が勧められる．

◆ **胎児先天異常の診断**

最近の画像技術の発展によって，標準的な超音波検査において，全体でおよそ50％の胎児異常が発見される（Rydberg, 2017）．超音波検査による胎児奇形の検出率は，妊娠週数や妊婦の体型，胎位，機器の特性，検査の種類，検者の技術，特定の胎児奇形といった要因によって異なる．たとえば，妊婦の肥満は，胎児奇形の検出率を20％低下させる（Dashe, 2009）．

検出率はまた，奇形の種類によっても異なると思われる．たとえば，18ヵ国からの集団ベースのデータはEUROCATネットワークを構成する．2011～2015年の間で，EUROCAT（2017）における，遺伝学的理由で行った超音波検査をのぞいて特定の奇形の出生前検出率は以下のとおりである．無脳症99％，二分脊椎89％，水頭症78％，口唇/口蓋裂68％，左心低形成87％，大血管転位64％，横隔膜ヘルニア74％，腹壁破裂94％，臍帯ヘルニア92％，両側性腎無形成94％，後部尿道弁79％，肢欠損57％，内反足57％．

一方で重要なのは，染色体異常を除いたすべての奇形の**検出率は40％以下**であるということである．これは，小頭症や後鼻腔閉鎖，口蓋裂，Hirschsprung病，鎖肛，先天性皮膚疾患といった，第2三半期に超音波検査でかろうじて検出できるか，まったく検出できない奇形を含んでいることが影響している．臨床家が超音波検査によって検出可能な奇形に注目しがちである一方で，家族は簡単には検出できない奇形が出生後に判明した場合でも落胆するであろう．それゆえ，**超音波検査には限界があるということを家族に率直に伝えるべきである**．

多くの胎児奇形は，専門的な超音波検査の適応でないローリスクの妊婦に起こる．それゆえ，標準的なスクリーニングの質が集団全体のすべての奇形の検出に大きく影響する．AIUM（2013a）やISUOG（Salomon, 2011）のような組織から確立された診療指針や基準が，奇形の検出率の改善に寄与したことは疑う余地がない．検査実施を適正に行うためには，画像の質を向上させ，ガイドラインを遵守するようAIUMやアメリカ放射線医学会（ACR）から示された過程を踏む必要がある．それは，撮りためた画像を見返し，超音波装置を管理し，レポートを作成し，検者の資質の向上を図ることが含まれる．アメリカ周産期学会

表 10-6　標準超音波検査，ターゲットを絞った超音波検査の観察項目

標準超音波	ターゲットを絞った（詳細な）超音波評価項目
頭部，顔部，頸部 　側脳室 　脈絡叢 　大脳鎌 　透明中隔 　小脳 　大槽 　上唇 　妊娠 15〜20 週での nuchal fold の測定の考慮 **胸部** 　心拍数 　心臓の四腔断面 　左室流出路 　右室流出路 **腹部** 　胃泡の存在，大きさ，位置 　腎臓 　膀胱 　胎児腹部への臍帯流入部 　臍帯血管の数 **脊椎** 　頸椎，胸椎，腰椎，仙椎 **四肢** 　上肢，下肢 **性別** 　多胎と医学的適応がある場合	**頭部，顔部，頸部** 　頭蓋骨の全体像と形 　第三脳室[a] 　第四脳室[a] 　脳梁[a] 　小脳葉部，虫部 　脳実質 　横顔 　冠状断での鼻，口唇，水晶体[a] 　口蓋，上顎，下顎，舌[a] 　耳の位置，大きさ[a] 　眼窩[a] 　頸部 **胸部** 　大動脈弓 　上/下大静脈 　3 vessel view 　3 vessel and trachea view 　肺 　横隔膜 　肋骨[a] **腹部** 　大腸，小腸[a] 　副腎[a] 　胆囊 　肝臓 　腎動脈[a] 　脾臓[a] 　腹壁 **脊椎** 　形態，弯曲 　脊椎，覆っている軟組織 **四肢** 　構造，位置，数 　手 　足 　指[a]：数，位置

[a] 医学的適応がある場合に行う（症例ごとに適応を決める）．

（Modified from the American Institute of Ultrasound in Medicine, 2013a; Wax, 2014）

（SMFM）（2013）は可能であれば，母体胎児専門医による適正な産科超音波評価を行うことを勧めている．

◆ **羊水量**

羊水量の評価は，第2・第3三半期すべての時期において，超音波の検査項目である．羊水量は妊娠週数により変動する．**羊水過少**（ologohydramnios）とは，羊水量が正常の範囲以下となっている状態で，胎児が圧迫されている状態がよく言及される．**羊水過多**（hydramnios）は **polyhydramnios** とも呼ばれるが，正常よりも羊水が多い状態と定義される．羊水は通常，半定量的に評価される．羊水量の測定は，一つの羊水ポケットの垂直方向の最深度，または子宮を4等分し各々の羊水腔の垂直方向の最大深度を合計したもの—羊水インデックス（amniotic fluid index：

表 10-7　ターゲットを絞った胎児の解剖学的超音波検査の指標

前胎児，新生児が奇形や遺伝/染色体異常あり
現在の妊娠で胎児の奇形が指摘されるか疑われている．もしくは成長異常を認める
現在の妊娠で胎児の奇形のリスクが高い
　母体が 24 週以前に糖尿病の診断をされている
　生殖補助医療による妊娠である
　母体の妊娠時 BMI ＞ 30 以上
　血清 α-フェトプロテインやエストリオールの異常値
　多胎（第 45 章参照）
　催奇形物質への曝露
　NT の測定値≧3.0 mm
現在の妊娠で胎児の遺伝子/染色体異常のリスクが高い
　両親が遺伝子/染色体異常の保因者である
　母体の出産時年齢≧35 歳
　染色体異常のスクリーニングテストの異常
　（超音波における）マイナー染色体異常マーカーの指摘
　NT の測定値≧3.0 mm
他の胎児に影響を及ぼす状態
　先天性の感染症（第 64 章参照）
　薬物依存
　同種免疫（第 15 章参照）
　羊水量異常（第 11 章参照）

(Modified from Wax, 2014, 2015)

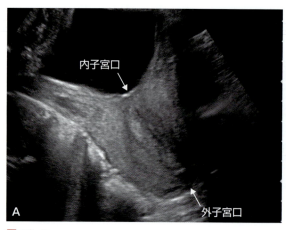 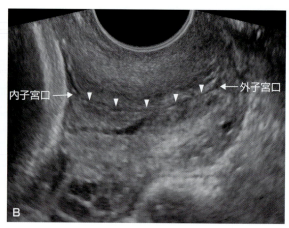

図 10-4
A．内子宮口，外子宮口の経腹超音波画像．
B．経腟超音波では子宮頸管のより正確な評価ができ，医学的な決定を必要とする際に施行する．矢頭は子宮頸管を示す．

(Used with permission from Dr. Emily Adhikari)

AFI）のどちらかを用いる（Phelan, 1987）．両者とも，妊娠 16 週以降から参照範囲が示されている．羊水ポケット測定法の基準範囲は 2〜8 cm であり，AFI の基準範囲は 8〜24 cm である．羊水量については，第 11 章でさらに述べる．

◆子宮頸管長の評価

　胎盤と内子宮口の評価は標準的な超音波検査において必須である．胎盤と臍帯の異常については第 6 章に述べられている．子宮頸管は経腹的に描出できるが（図 10-4），母体の体型や，頸管の位置，児の体の一部の超音波陰影などの技術的な問題でしばしば制限がある．さらに，母体の膀胱や超音波機器による圧迫によって頸管長が延長しているように錯覚する可能性がある．結果的に，子

表 10-8　子宮頸管の経腟的評価の基準

子宮頸管のイメージ
　母体の膀胱は空である必要がある．
　振動子はリアルタイムでの観察下で挿入し，内子宮口が観察できる状態のまま，正中矢状断，内子宮口，外子宮口を同定する．
　内子宮口，外子宮口，子宮頸管全体が見えるようにする．内子宮口は羊水腔と子宮頸管の境目が小さい三角の切れ込みとして見える．
　画像は画面のおよそ 75％が子宮頸管となるように拡大する．
　子宮頸管の前後の幅は同等であるべきである．
　振動子は画像がぼやける直前までわずかに引き抜き，子宮頸管に圧力がかからないようにし，鮮明な画像が撮れるところまで挿入する．

子宮頸管を計測する
　キャリパーは子宮頸管の前後の接点のところに置く．
　子宮頸管はかすかな線状のエコー像として見える．
　もし子宮頸管が屈曲していれば，内子宮口と外子宮の直線は，子宮頸管の通り道からずれる．
　内子宮口と外子宮口の間を結ぶ直線の中間地点が子宮頸管から 3mm 以上離れるようであれば，子宮頸管の長さは 2 回の直線に分けて測定する．
　楔状変化，スラッジ，もしくは動的変化が記録される．
　動的変化がみられるよう，少なくとも 3 分間以上観察し，3 つ以上の画像で測定されるべきである．
　観察中に，子宮底や恥骨上の圧迫なく，子宮頸管の短縮がみられた際，早産のリスクが上がる．
　すべての基準に合致する，最も短い子宮頸管長が用いられる．

(Modified from Iams, 2013)

宮頸管長の経腹的測定値と，経腟的測定値では著しく異なる可能性がある．

　もし，経腹的評価で子宮頸管長が短縮して見えるか，適切に描出できなければ，経腟的評価が考慮される（AIUM, 2013b）．16 週かそれ以降に経腟的に測定された子宮頸管長のみが，臨床的判断を行うための正確性があると考えられる（図 10-4）．極端に短縮した頸管長は早産のリスクが上がり，特に早産の既往がある場合にリスクが高い．また，リスクの程度は頸管長短縮の程度に相関する（第 42 章参照）．
　経腟的に子宮頸管長を測るための画像の基準を表 10-8 に示した．子宮頸管全体が見えるようにし，動的変化を見るために数分にわたって観察するのが理想である．検査の間，funneling（楔状変化）やデブリが観察される．funneling は羊膜が子宮頸管に突出し，拡大したものである（図 10-5）．funneling は早産の独立した予測因子ではないが，頸管長短縮と関係があり，経腹的に funneling が疑われる場合は経腟的評価が推奨される．子宮頸管長は，楔状部の底部が機能的内子宮口になるため，楔状部までの距離を測定する．子宮頸管が拡大すると，頸管無力症と同様に，羊膜が子宮頸管から腟内へ脱出し砂時計状に見えるこ

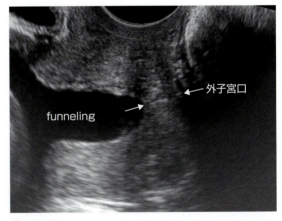

図 10-5
funneling および子宮頸管の短縮が観察できる経腟超音波画像である．
funneling は羊膜が子宮頸管へ嵌入し，子宮頸管を拡張するものである．
funneling している遠位側の辺縁が機能的内子宮口である（左矢印）．それゆえ，子宮頸管長は矢印の間を測り，funneling 部を含まないようにする．

(Used with permission from Dr. Emily Adhikari)

とがある．内子宮口の近くにあるスラッジやデブリは羊水内の微粒子の集合体である．妊娠中の早産のリスクの増加にかかわるとされている．

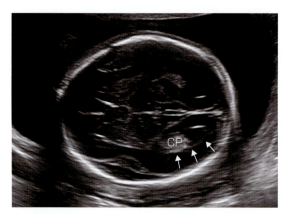

図 10-6
脳室通過断面では**脈絡叢（CP）**を内包した側脳室が描出される．側脳室は下角と後角の交点である**側脳室三角部**（矢印）で計測される．第 2・第 3 三半期において 5～10 mm が正常である．妊娠 21 週のこの症例では 6 mm であった．

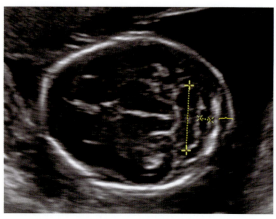

図 10-7
後頭蓋窩の小脳通過断面において，小脳（＋），大槽（×），nuchal fold thickness（⌒）が計測される．脊椎の高さまで斜めなアングルにならないように注意する．斜めのアングルでは，nuchal fold が人為的に大きく測定されてしまう．

胎児の解剖（正常と異常）

多くの胎児奇形や症候群は，詳細な超音波検査でその特徴を捉えられる．いくつかの解剖学的構造の異常を以下に述べる．このリストは包括的なものではなく，標準的な超音波検査で検出可能な比較的一般的な奇形で，胎児治療が潜在的に可能な奇形をカバーするのが目的である．染色体異常の超音波検査の特徴は第 13 章と第 14 章で，胎児治療については第 16 章で述べる．

■ 脳と脊椎

一般的な超音波検査において胎児の脳の評価は三つの横断面よりなる．**視床断面像**は BPD と HC を計測するのに用いられ，大脳鎌，透明中隔，視床を含んだ像である（図 10-2A）．透明中隔は，側脳室の前角を分ける 2 枚の薄板の間隙である．正常な透明中隔を描出できないことは，脳梁欠損や全前脳胞症，中隔視神経形成異常症（de Morsier 症候群）といった脳の正中線の異常を示唆している可能性がある．**脳室断面像**は高輝度な脈絡叢を含む両側側脳室が描出される（図 10-6）．脳室は下角と後角の合流点である側脳室三角部で計測される．**小脳断面像**は後頭蓋窩を通過するアングルから得られる（図 10-7）．この断面において，小脳および大槽が計測され，妊娠 15～20 週の間は nuchal skinfold thickness を計測できるか

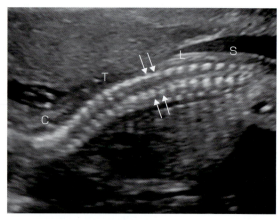

図 10-8　正常な胎児の脊椎
これは妊娠 21 週の胎児の矢状断であり，頸椎（C），胸椎（T），腰椎（L），仙椎（S）が描出されている．矢印は並列に並ぶ後方の一対の骨化点を示し，これは椎弓板と椎弓根の接合部よりなる．

もしれない．妊娠 15～22 週において小脳横径はおおよそ妊娠週数と等しい（Goldstein, 1987）．大槽の計測値の正常値は 2～10 mm である．大槽の消失は，後で述べる Chiari II 型奇形で起きる．

脊椎の描出は頸椎，胸椎，腰椎，仙椎の評価を含んでいる（図 10-8）．記録に保存する代表的な脊椎の画像は矢状断と冠状断で得られることが多い．しかし，横断面での各脊椎分節のリアルタイムの描出は，奇形の検出の感度がより高い．横断面は三つの骨化点を示す．前方の骨化点は椎体

で，後方の一対の骨化点は椎弓板と椎弓根の接合部を示す．脊椎の骨化は頭側から尾側に向かって進行するため，上位仙椎（$S_1 \sim S_2$）の骨化は一般的に妊娠16週以前は超音波検査で描出できない．すべての仙骨の骨化は21週までみられない（De Biasio, 2003）．このように，いくつかの脊椎の異常の検出は第2三半期初期においては困難な可能性がある．

脳や脊椎の異常が判明した場合，ターゲットを絞った超音波検査の適応となる．ISUOG（2007）は"胎児神経超音波検査"に関するガイドラインを策定した．後述するが，胎児のMRI検査もまた有用である．

◆ 神経管欠損

これらの奇形としては，無脳症，脊髄髄膜瘤（二分脊椎とも呼ばれる），脳瘤，他のまれな脊椎癒合（または裂）の疾患を含む．これは胎生26〜28日までに起こる神経管の不完全な閉鎖の結果生じる．罹患率はアメリカやヨーロッパで1,000例に0.9例であり，イギリスにおける罹患率は1,000例に1.3例である（Cragan, 2009；Dolk, 2010）．葉酸の補充により神経管欠損は防ぎうるとされている．孤発性の神経管欠損は，その遺伝性は多因子性であり，妊娠前の葉酸の補充がない場合の再発リスクは3〜5％である（第13章参照）．

1980年代から，出生前の神経管欠損のスクリーニングとして，母体の血清中のAFP（maternal serum alpha-fetoprotein：MSAFP）のルーチンでの評価が提案されている（第14章参照）．現在では，女性はMSAFPと超音波のどちらか，もしくは両方による神経管欠損のスクリーニングを選ぶことができる（ACOG, 2016）．血清のスクリーニングは通常15〜20週で行われる．2.5 MoMの閾値を使うと，予測発見率は無脳症では少なくとも90％，髄膜瘤では80％である．診断のためにターゲットを絞った超音波検査を行い，神経管欠損を明らかにすることが望ましい．他の異常や状態によって，MSAFPが上昇していることがある（表14-6参照）．

無脳症は頭蓋底と眼窩のレベルでの頭蓋と終脳構造の欠損によって特徴づけられる（図10-9）．**無頭蓋症**は頭蓋骨が欠損し，崩れた脳組織の突出をきたす．両者は一様に致死的で，同様の疾患と考えられており，無脳症は無頭蓋症の最終段階で

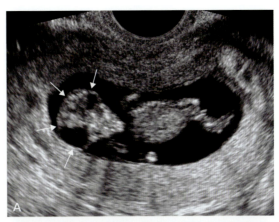

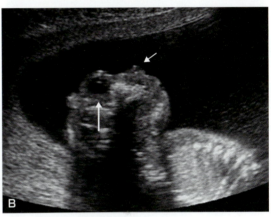

図10-9　無脳症/無頭蓋症

A. 無頭蓋症．妊娠11週の胎児は頭蓋骨が欠損し，シャワーキャップ（**矢印**）に似た崩れた脳組織の突出を伴い，三角形の特徴的な顔貌を呈している．

B. 無脳症．この矢状断は，頭蓋底および眼窩の上方で前脳と頭蓋骨が欠損している像を示している．長い矢印は胎児の眼窩を指し，短い矢印は鼻を指している．

あるとされている（Bronshtein, 1991）．

これらの異常は第1三半期の後期に診断可能で，適切な描出により，実質的には第2三半期には全例診断されうる．BPDの描出が不可能な場合は疑うべきである．顔面はしばしば三角形に見え，矢状断で容易に頭蓋骨の欠損が描出される．胎児の嚥下障害による羊水過多は，第3三半期には一般的な症状である．

脳瘤は頭蓋骨欠損を通じて髄膜のヘルニア形成をきたしたものをいい，典型的には後頭骨の正中領域に生じる（図10-10）．頭蓋骨欠損部で脳組織がヘルニア形成をきたした場合を**脳瘤**という．小脳や他の後頭窩の構造物のヘルニア形成はChiari Ⅲ型奇形となる．随伴症として水頭症や

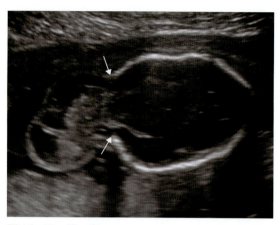

図 10-10 脳瘤
この横断面は頭蓋骨の後頭部領域の大きな欠損（矢印）を示し、それを通して髄膜と脳組織がヘルニア形成をきたしている。

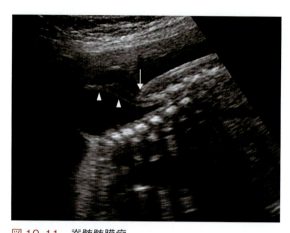

図 10-11 脊髄髄膜瘤
この矢状断は腰仙椎の脊髄髄膜瘤を示し、矢頭は無エコー性のヘルニア化した囊胞内の神経根を示している。脊椎欠損部よりも上部では表面の皮膚が描出されるが、欠損部（矢印）で急に見られなくなる。

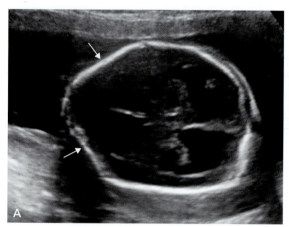
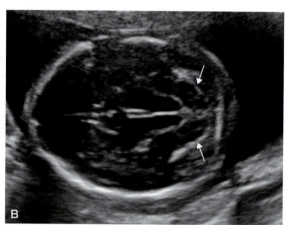

図 10-12 脊髄髄膜瘤における頭蓋骨
A. 側脳室のレベルでの前頭骨の内側への陥凹またはスカラッピング（矢印）―レモンサイン.
B. 後頭蓋窩のレベルでの小脳の前側への弯曲（矢印）および大槽の消失―バナナサイン.

小脳症が一般的である。生存した児も、神経学的障害および精神遅滞を高率に生じる。脳瘤は常染色体劣性遺伝である Meckel-Gruber 症候群の重要な特徴で、同症候群は囊胞性腎異形成および多指症を生じる。後頭葉骨正中に位置しない脳瘤は**羊膜索症候群**が疑われる（第 6 章参照）。

二分脊椎は脊椎の、典型的には椎弓の欠損であり、髄膜と脊髄の露出を伴う。出生時の罹患率はおよそ 2,000 例に 1 例である（Cragan, 2009; Dolk, 2010）。そのほとんどが**開放性二分脊椎**であり、皮膚と軟部組織の欠損を伴う。神経構造を含む髄膜囊のヘルニア形成は、**脊髄髄膜瘤**と呼ぶ（図 10-11）。髄膜囊のみであった場合、**髄膜瘤**と呼ぶ。これらの囊は矢状断で簡単に描出できるかもしれないが、横断面のほうがより容易に分離・開大した外側突起の描出が可能である。

第 14 章で述べるように、二分脊椎は二つの特徴的な頭部の所見によって、発見される（Nicolaides, 1986）。前頭骨の扇状化である**レモンサイン**と、大槽の消失を伴う小脳の前側への弯曲である**バナナサイン**（図 10-12）である。これらの所見は Chiari II 型奇形（**Arnold-Chiari 奇形**とも呼ばれる）の徴候である。脊髄の下方偏位により、小脳の一部が大後頭孔を通って頸部脊柱管に向け

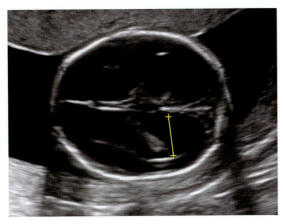

図10-13　脳室拡大
この頭蓋骨の横断面での黄線は側脳室の長さを示しており，12mmであったので軽度脳室拡大の所見として矛盾しない．

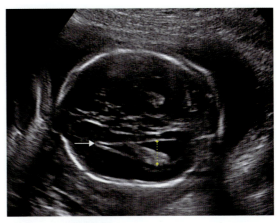

図10-14　脳梁欠損
この画像は軽度の脳室拡大を伴うteardrop型の脳室（点線）と外側に偏位した前角（矢印）を示している．正常な透明中隔は描出できない．

て牽引される．**脳室拡大**もまた，特に妊娠中期以後に多くみられる超音波所見であり，開放性二分脊椎の乳児の80％以上が脳室腹腔内シャント造設を要する．BPDが短いこともよくみられる．二分脊椎の子どもは，シャントや嚥下・膀胱直腸機能・歩行などの障害に関連した問題があるため，集学的なケアが必要である．脊髄髄膜瘤に対する胎児手術については第16章で述べる．

◆ 脳室拡大

　脳脊髄液（cerebrospinal fluid：CSF）による脳室の拡大によって特徴づけられ，脳の発達異常の非特異的なマーカーである（Pilu, 2011）．妊娠15週〜満期まで，側脳室は通常5〜10mmである（図10-6）．脳室後角の幅が10〜15mmであった場合は軽度脳室拡大（図10-13），15mmを超える場合は明確なもしくは重度脳室拡大と診断される．脳室後角の幅が大きければ大きいほど，異常な転帰となる可能性は高まる（Gaglioti, 2009；Joó, 2008）．CSFは脳室内で，上皮細胞が並んだ毛細血管と疎な結合組織からなる**脈絡叢**で産生される．脳室拡大が重度であると，しばしば脈絡叢の**dangle**（懸垂）がみられる．

　脳室拡大はさまざまな遺伝的または環境的な損傷により生じうる．それはDandy-Walker奇形や全前脳胞症のような中枢神経系の異常によるもの，中脳水道狭窄のような閉塞機転によるもの，孔脳症や頭蓋内奇形腫のような破壊的な機転によるものでみられる可能性がある．初期評価には，胎児の解剖，サイトメガロウイルスやトキソプラズマの先天性感染に関する検査，第13章に述べるような染色体のマイクロアレイ解析が含まれる．胎児MRIは超音波で検出できない異常を評価するために考慮されるべきである．

　予後は，病因や程度，進行の程度によって決まる．しかし，軽度や単独の脳室拡大だったとしても予後の幅は広い．軽度〜中等度の脳室拡大の約1,500例のシステマティックレビューにおいて，1〜2％は先天性感染症，5％が染色体異常，12％は神経学的異常に関連していた（Devaseelan, 2010）．脳室拡大が遅い週数で出現した場合に，神経学的異常が著しく起こる．

◆ 脳梁欠損

　脳梁は大脳半球を相互につなぐ主要な線維束である．完全な脳梁欠損では，正常な透明中隔腔が超音波検査で描出できず，前角は外側に偏位している．また後角は後方に軽度拡大し，このような脳室は特有の"teardrop"様の外観となる（図10-14）．脳梁発育不全は，尾部のみ，体部，膨大部の欠損によって起こりうるため，脳梁発育不全を出生前に検出するのはより困難となる．

　集団ベース研究によれば，脳梁欠損の罹患率は5,000例に1例である（Glass, 2008；Szabo, 2011）．近年の明らかな孤発性の脳梁欠損のレビューでは，20％以上の症例でMRI検査により脳のさらなる異常が検出された（Sotiriadis, 2012）．MRIによっても孤発性と考えられる場合は，正常の発

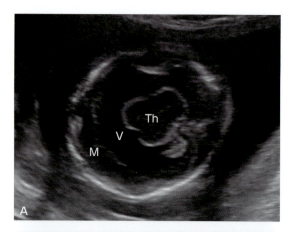

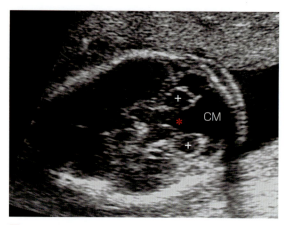

図 10-16　Dandy-Walker 奇形
小脳通過断面は小脳虫部の欠損を示している．第四脳室（*）から拡大した大槽（CM）へと交通している液体の貯留により小脳半球（＋）が広く分離している．

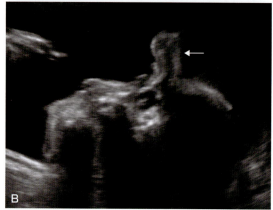

図 10-15　無頭葉型全前脳胞症
A. alobar 型全前脳胞症の頭蓋横断面．癒合した視床（Th）が皮質の外套によって覆われている単脳室（V）に囲まれている．大脳鎌は欠損している．
B. 顔面と頭部の横顔像において，軟部組織腫瘤（象鼻）（矢印）が前頭部領域より突出している．

達は 75％で，重度の障害は 12％であった．脳梁欠損は他の奇形，染色体異常，200 以上もの多くの遺伝的な症候群と関連しており，遺伝カウンセリングの難易度は高くなる．

◆ 全前脳胞症

　初期の脳の発達において，前脳は終脳と間脳に分離する．全前脳胞症では，前脳は二つの別々な大脳半球と下層の間脳構造に分離することができない．全前脳胞症の主要な形式は連続的で，重症な順に無頭葉型（alobar），半頭葉型（semilobar），頭葉型（lobar）のタイプに分かれる．最重症型の無頭葉型全前脳胞症は単脳室で，癒合した視床を囲う皮質の外套の被覆がある場合とない場合がある（図 10-15）．半頭葉型全前脳胞症では，大脳半球の部分的な分離が起こる．頭葉型全前脳胞症は前方の構造の多様な癒合の程度により特徴づけられる．正常の透明中隔腔が描出できないときは頭葉型全前脳胞症を疑うべきである．

　二つの大脳半球への分化は，顔面正中の分化の責任部位である前脊索間葉から誘導される．このように，全前脳胞症は眼窩や眼の奇形である眼間狭小，単眼症，小眼症や，口唇の奇形である正中口唇裂や，鼻の奇形である漏斗頭症，猿頭症，象鼻を伴う無鼻症と関連がある（図 10-15）．

　全前脳胞症の罹患率は，10,000〜15,000 例に 1 例のみである．しかし，初期流産胎児 250 例に 1 例ほどの頻度でこの異常が検出されており，子宮内における極めて高い致死率を示している（Orioli, 2010；Yamada, 2004）．無頭葉型は全前脳胞症の 40〜75％を占め，およそ 30〜40％に染色体数異常を認め，特に 13 トリソミーが多い（Orioli, 2010；Solomon, 2010）．逆に 13 トリソミーの 2/3 で全前脳胞症がみられる．この奇形が検出された際は，胎児の染色体分析やマイクロアレイ解析を施行するべきである．

◆ Dandy-Walker 奇形―小脳虫部欠損

　この後頭蓋窩の異常は小脳虫部の欠損，後頭蓋窩の拡大，小脳テントの上昇により特徴づけられる．超音波検査上は，拡大した大槽内の液体が小脳虫部欠損を通って第四脳室と交通している様子が描出可能であり，小脳半球の分離も描出される（図 10-16）．出生時の罹患率はおよそ 12,000 例に 1 例の頻度である（Long, 2006）．出生前に合併

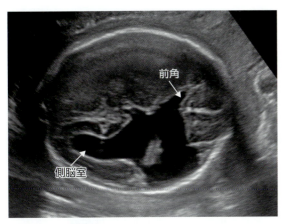

図 10-17　裂脳症
この児頭の横断面は，右側脳室から皮質へ伸びる大きな裂け目を示す．裂け目の境界が分かれており，"open-lipped"と呼ばれる．

(Used with permission from Michael Davidson, RDMS)

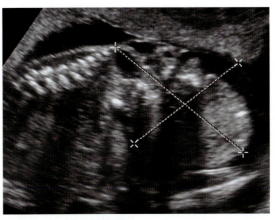

図 10-18　仙尾部奇形腫
超音波検査上，この腫瘍は充実性ないし囊胞性の腫瘤として描出され，仙骨前面より発生し，大きくなるにつれて外側下方へと発育するように見え．この像では，7×6 cmの不均質な充実性腫瘍が正常に見える仙椎の下方に描出されている．また，腫瘍内部に構造物も見られる．

奇形や染色体異常があることが多い．Dandy-Walker奇形の30～40％に脳室拡大を，およそ50％にその他の奇形を，40％に染色体異常を認める（Ecker, 2000; Long, 2006）．Dandy-Walker奇形は，多くの遺伝的または孤発性の症候群，先天性のウイルス感染，催奇形物質への曝露と関連していて，そのすべてが予後に大きく影響する．このように初期評価は，前述の脳室拡大の場合と酷似している．

小脳虫部下部欠損はDandy-Walker variantとも呼ばれていて，小脳虫部の下部のみが欠損していた場合をいう．しかし，小脳虫部欠損が部分的で比較的小さく見える場合であっても，合併奇形や染色体異常の頻度が高く，予後は不良な場合が多い（Ecker, 2000; Long, 2006）．

◆ 裂脳症，孔脳症

裂脳症は大脳半球の片方もしくは両方にできる裂け目が特徴であり，シルビウス裂近くにできる．裂溝は異所性の灰白質によって覆われ，脳室と交通し，髄質を通り軟膜の表面まで伸びている（図10-17）．裂脳症は神経細胞移動の異常であると考えられ，神経細胞の移動は通常，妊娠中期以降に起こると説明されている（Howe, 2012）．裂脳症は透明中隔欠損と関連し，その結果，図10-17に示すような前角の交通が起こる．

その一方，孔脳症は白質に覆われた囊胞が脳内にみられ，脳室とは必ずしも交通しない．囊胞部は一般的には損傷を受けた部分であると考えられており，新生児同種免疫性血小板減少症における頭蓋内出血後や，一絨毛膜双胎の一児死亡に引き続いて生じる可能性がある（図45-20参照）．これらの中枢神経系の異常が見つかったときには胎児MRIが考慮される．

◆ 仙尾部奇形腫

この胚細胞性腫瘍は新生児に最も一般的な腫瘍の一つであり，出生時の罹患率はおよそ28,000例に1例である（Derikx, 2006; Swamy, 2008）．これは，尾骨前方のヘンゼン結節に沿っている万能細胞から生じると考えられている．仙尾部奇形腫の分類は四つのタイプに分かれる（Altman, 1974）．タイプ1は仙骨前面の成分は最小限で大部分が体外にあるもの，タイプ2は大部分が体外に生じるが骨盤内の成分があるもの，タイプ3は大部分が体内で腹腔内に伸展するもの，タイプ4は完全に体内に生じ体外には成分がないものである．腫瘍の組織型は，成熟性，未熟性，悪性と分類される．

仙尾部奇形腫は超音波検査上，充実性ないし囊胞性の腫瘍が仙骨前面から生じ，通常大きくなるにつれて外側下方に伸展していくように見える（図10-18）．充実成分はさまざまなエコー輝度を示すことが多く，入り組んだように描出され，妊娠週数が進むにつれて急速に発育しうる．骨盤内の構造物の描出はより困難となるため，胎児MRI

が考慮されるべきである．羊水過多症は頻繁に生じ，腫瘍血管の増生もしくは腫瘍内出血に伴う貧血による高拍出性心不全から胎児水腫に進行する可能性がある．胎児水腫については第15章で詳細に述べる．5 cm より大きな腫瘍を伴った胎児は，帝王切開が必要である場合が多く，また，古典的な子宮切開が必要となることもある（Gucciardo, 2011）．仙尾部奇形腫に対する胎児手術は図 16-3 で述べる．

◆ 尾部退行症候群―仙骨形成不全

このまれな奇形は仙骨の欠損としばしば伴う腰椎の一部の欠損によって特徴づけられる．妊娠前より存在している糖尿病合併妊娠の妊婦でおよそ 25 倍発症しやすいとされている（Garne, 2012）．超音波所見では，脊椎が異常に短く，腰仙椎の正常な弯曲が欠落し，腸骨翼よりも高いレベルで急に脊椎が終わる．腸骨翼の間に仙骨が存在しないため，両側腸骨が異常に近接し，"盾"のように見える場合がある．また，下肢の位置が異常であったり，正常な軟部組織の発達がない場合もある．尾部退行症候群は**人魚体奇形**と鑑別が必要であり，人魚体は正中で癒合した単一の下肢がみられるまれな疾患である．

■ 顔部と頸部

正常な胎児の口唇を図 10-19 に示す．胎児の横顔は標準検査の必要項目ではないが，**小顎症（異常に小さい顎）**の検出の手助けとなるかもしれない（図 10-20）．小顎症は羊水過多の評価の際に考慮されるべきである（第11章参照）．重度の小顎症に対する ex-utero intrapartum treatment（EXIT）法については第16章で述べる．

◆ 顔 裂

顔裂には主に三つのタイプがある．第一は**口唇口蓋裂**であり，これは常に口唇を含み，硬口蓋も伴う場合がある．片側性と両側性の場合があり，出生時罹患率はおよそ 1,000 例に 1 例である（Cragan, 2009；Dolk, 2010）．孤発性の場合，その遺伝性は多因子性であり，罹患児の妊娠既往の再発率は 3〜5％である．口唇口蓋裂が上唇で描出された場合，歯槽堤の高さの横断面により，一次口蓋も含めた欠損を描出できる可能性がある（図 10-21）．

ある低リスク妊娠のシステマティックレビュー

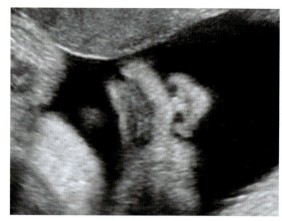

図 10-19　正中顔面
この像では，完全な上唇が描出されている．

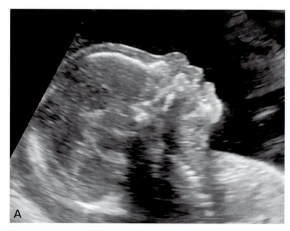

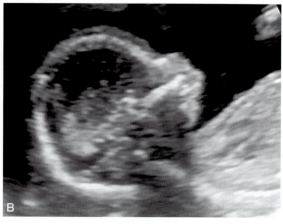

図 10-20　胎児横顔像
A．正常な胎児横顔像．B．この胎児は重度の小顎症であり，重度に陥没した顎を認めている．

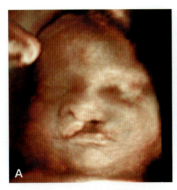
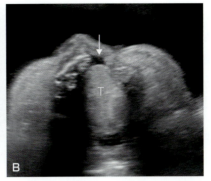

図 10-21 口唇・口蓋裂
A. 顕著な片側（左側）口唇裂を認める．
B. 同一の胎児の口蓋横断面では歯槽堤（矢印）が描出され，舌（T）も描出されている．

によると，超音波検査によって検出される口唇裂はおよそ半数のみであった（Maarse, 2010）．出生前に検出された例のおよそ 40％ が他の奇形や症候群と関連しており，染色体異常がよくみられる（Maarse, 2011；Offerdal, 2008）．合併奇形率は口蓋を含めた両側欠損で最も高い．Walker ら（2001）は Utah Birth Defect Network のデータを使って口唇裂単独例の 1％，片側口唇口蓋裂の 5％，両側口唇口蓋裂の 13％ に染色体異常が認められたと報告している．裂がみられた場合には，胎児の染色体マイクロアレイ分析を施行するのが妥当であろう．

第二のタイプは**孤発性の口蓋裂**である．このタイプの裂は口蓋垂より始まり，軟口蓋まで至る可能性もあり，時に硬口蓋にまで及ぶが，口唇には至らない．出生時の罹患率はおよそ 2,000 例に 1 例である（Dolk, 2010）．孤発性の口蓋裂の検出は専門的な 2D もしくは 3D 超音波検査によりなされてきた（Ramos, 2010；Wilhelm, 2010）．しかし，標準的な超音波検査において描出するのは困難だろう（Maarse, 2011；Offerdal, 2008）．

第三のタイプは**正中口唇裂**であり，いくつかの状態に関連して発見される．それは，一次口蓋の無形成，眼間狭小，全前脳胞症などの場合である．正中口唇裂は，眼間開離症や前頭鼻骨過形成と関係しており，古くは**正中中央裂症候群**と呼ばれていた．

◆ **頸部囊胞性リンパ管腫**

これは静脈リンパ奇形であり，液体成分に満たされた囊胞が後頸部より伸展したものである（図 10-22）．頸部囊胞性リンパ管腫は早ければ第 1 三半期に診断され，その大きさにはかなり幅がある．頭部からのリンパ液が頸静脈へ流入できず，代わりに頸部リンパ囊胞に蓄積した場合に発生すると考えられている．出生時罹患率はおよそ 5,000 例に 1 例だが，この状態による子宮内死亡率が高いため，第 1 三半期の罹患率は 300 例に 1 例を超える（Malone, 2005）．

頸部囊胞性リンパ管腫は最大で 70％ が染色体異常に関連している．第 1 三半期に診断された場合，21 トリソミーが最も多い染色体異常であり，45,X，18 トリソミーがその次に多い（Kharrat, 2006；Malone, 2005）．第 1 三半期での頸部囊胞性リンパ管腫の胎児は NT 肥厚を認めた胎児の 5 倍の頻度で染色体異常が多い傾向にあった．第 2 三半期に診断されたもののなかで，染色体異常のおよそ 75％ が 45,X ― **Turner 症候群**であった（Johnson, 1993；Shulman, 1992）．

染色体異常のない頸部囊胞性リンパ管腫の場合，他の奇形，特に循環動態に影響する心奇形のリスクが著しく高くなる．それは，左心低形成や大動脈縮窄症である．また，頸部囊胞性リンパ管腫が遺伝性疾患の一部である場合もある．その一つが **Noonan 症候群**であり，常染色体優性遺伝の疾患で，Turner 症候群と同様の特徴をいくつか有し，低身長，リンパ浮腫，高口蓋や多くの場合，肺動脈弁狭窄をきたす．

大きな頸部囊胞性リンパ管腫は通常胎児水腫とともに発見され，消失することはまれであり，予後不良である．小さな頸部囊胞性リンパ管腫は自

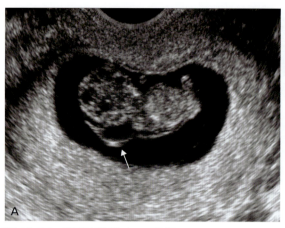
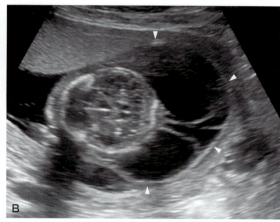

図 10-22　頸部囊胞性リンパ管腫
A．妊娠 9 週の頸部囊胞性リンパ管腫（矢印）．後に Noonan 症候群と判明した．
B．妊娠 15 週の胎児水腫例．巨大で多くの隔壁をもつ頸部囊胞性リンパ管腫（矢頭）を認める．

然消失する場合があり，胎児の核型や胎児心臓超音波検査が正常な場合もあり，予後良好な場合もある．第 1 三半期に同定され，その後奇形もなく正常核型の生産児となる頸部囊胞性リンパ管腫は 6 例に 1 例である（Kharrat, 2006；Malone, 2005）．

■ 胸　郭

　肺は心臓を囲む均質な構造である．心臓の四腔断面において，およそ 2/3 の領域を占め，心臓が残りの 1/3 を占める．胸郭周径は四腔断面の高さの横断面において，皮膚のラインで計測する．重度の骨形成異常のような小さな胸郭による二次性の肺低形成が疑わしい例においては，付録Ⅲの表による比較が有用かもしれない．多くの異常が，超音波検査で囊胞性もしくは充実性の占拠性病変や心臓や肺への浸潤病変として描出される．胸郭異常の胎児治療については第 16 章で述べる．

◆ 先天性横隔膜ヘルニア

　これは横隔膜の欠損孔を通して，腹部臓器が胸腔に脱出する疾患である．およそ 75 ％が左側に生じ，右側が 20 ％，両側に生じるものは 5 ％である（Gallot, 2007）．先天性横隔膜ヘルニア（congenital diaphragmatic hernia：CDH）の出生時罹患率は 3,000 〜 4,000 例に 1 例である（Cragan, 2009；Dolk, 2010）．合併奇形と染色体異常は 40 ％の症例に生じる（Gallot, 2007；Stege, 2003）．精査超音波検査や胎児心エコー検査を施行すべきであり，胎児染色体マイクロアレイ解析も施行さ

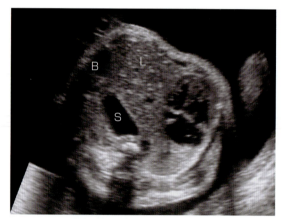

図 10-23　先天性横隔膜ヘルニア
胸郭の横断面で，胃（S），肝（L），腸管（B）を含んだ左横隔膜ヘルニアにより，心臓は大きく右側に偏位している．

れるべきである．集団ベースの解析では，合併奇形の存在は CDH の新生児の全生存率をおよそ 50 ％からおよそ 20 ％に低下させる（Colvin, 2005；Gallot, 2007）．合併奇形がない場合の主要な死因は肺低形成と肺高血圧である．

　超音波検査上，左側 CDH で典型的な所見は，心臓の胸郭の右側への偏位，心軸の正中への偏位である（図 10-23）．またこれに関連して，胃泡か腸管蠕動が胸腔内で検出されたり，左胸郭前方に楔状の腫瘤，つまり肝臓を認めることもある．肝臓のヘルニアは CDH 症例の少なくとも 50 ％以上に合併し，生存率の 30 ％の低下と関連して

いる（Mullassery, 2010）．病変が大きい場合は嚥下障害や縦隔偏位に伴って羊水過多や胎児水腫がそれぞれ起こりうる．

新生児死亡率の減少の試みと膜型人工肺（extracorporeal membrane oxygenation：ECMO）の必要性の指標として，lung-to-head ratio（健側肺の面積と頭囲の比）やMRIによる肺容積の計測，肝ヘルニアの程度などに焦点が当てられている（Jani, 2012；Oluyomi-Obi, 2016；Worley, 2009）．これらの指標やCDHの胎児治療については第16章に述べられている．

◆ 先天性嚢胞性腺腫様肺奇形

この異常は気管気管支樹と交通している終末細気管支の過誤腫様過形成である．すべての病理組織学的なタイプが嚢胞性か腺腫様だけでないという見解が基になり，**CPAM**（congenital pulmonary airway malformation）とも称される（Azizkhan, 2008；Stocker, 1977, 2002）．出生時の罹患率は6,000～8,000例に1例と推測され，軽症例の超音波検査による検出率の向上に伴って，罹患率は上昇してきているようにみえる（Burge, 2010；Duncombe, 2002）．

超音波検査上，先天性嚢胞性腺腫様肺奇形（congenital cystic adenomatoid malformation：CCAM）は辺縁明瞭な胸腔内腫瘤で，充実性で高輝度の場合もあり，単発もしくは多発性の多彩な大きさの嚢胞を認める（図10-24）．通常一つの肺葉を巻き込み，肺動脈から血液供給を受け，肺静脈に流入している．嚢胞の領域が5mm以上の場合を一般的に**macrocystic**，5mm未満の場合が**microcystic**とされる（Adzick, 1985）．

CCAM 645例のレビューによると，生存率は95％以上であり，30％が出生前に明らかに消失していた．CCAMの5％に胎児水腫を合併し，それらの症例は典型的な大きな病変で，縦隔偏位を伴い，予後不良であった（Cavoretto, 2008）．CCAMはしばしば週数が進むにつれ見えにくくなる．しかし，CCAMの一部の症例では妊娠18～26週の期間に急速に増大する大きなmicrocysticタイプの増大を未然に防ぎ，胎児水腫を改善するための治療として副腎皮質ステロイド療法が用いられてきている（Curran, 2010；Peranteau, 2016）．大きな嚢胞が優位な場合，胸腔-羊水腔シャント留置によって胎児水腫が改善する可能性がある．CCAMに対する胎児治療については第16章で述べる．

◆ 肺分画症

気管支肺分画症とも呼ばれ，この異常は気管気管支樹から"隔離された"副肺芽であり，つまり機能しない肺組織の腫瘤である．出生前に診断される多くの例が**肺葉外**であり，固有の胸膜によって覆われていることを意味する．しかし，全体としては成人のほとんどが**肺葉内**であり，もう一方の肺葉の胸膜の中に生じる．肺葉外肺分画症はCCAMよりも著しく低い頻度であると考えられ，正確な罹患率は報告されていない．病変は左側に多く，最も多いのは左下葉である．およそ10～20％は横隔膜下に生じ，合併奇形は約10％の症

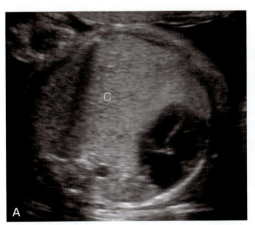
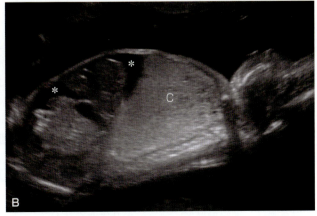

図10-24 妊娠26週の巨大な左側先天性嚢胞性腺腫様肺奇形の横断面（A）および矢状断（B）
腫瘤（C）は胸郭に充満し，心臓は大きく右側に偏位をきたし，腹水の貯留（＊）を認める．この症例では，腫瘤は増大し続けることはなく，腹水は改善し，胎児は正期産で出生し，後に切除術が施行され良好な予後であった．

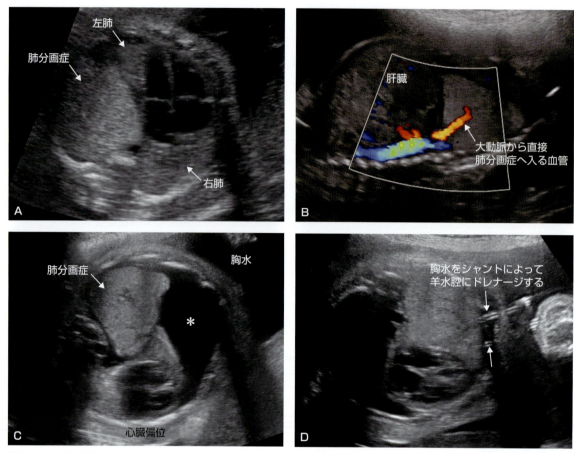

図 10-25　肺分画症
A. 25 週胎児の心臓の四腔断面レベルでの横断面で，左下葉の肺分画症を示す．サイズが大きく，心臓は胸郭の右側へ偏位している．
B. 腹部大動脈の分岐から栄養される肺分画症を示す矢状断面．
C. 3 週間後．同側の多量胸水がみられ（＊），縦隔がシフトし心臓がさらに右胸郭へ偏位している．
D. 胸壁から羊水腔に両側 pigtail シャントを留置後，胸水は排出され，肺は再膨張した．矢印は pigtail シャントのコイルを示す．

(Used with permission from Dr. Elaine Duryea)

例で認められる（Yildirim, 2008）．

　超音波検査上，肺分画症は胸郭の均質な高輝度腫瘤として存在する（図 10-25A）．そのため，microcystic タイプの CCAM と類似する可能性がある．しかし，血液は体循環，つまり肺動脈というより大動脈から供給される（図 10-25B）．およそ 5 ～ 10 ％の症例で同側の大量な胸水が増大し，治療なしでは肺低形成や胎児水腫となる可能性がある（図 10-25C, D）．胸水の治療としての胸腔-羊水腔シャントについては第 16 章で述べる．胎児水腫は，縦隔偏位や，病変により生じる左右シャントによる高拍出性心不全によっても生じる可能性がある．胸水がない症例での生存率は 95 ％を超え，40 ％は出生前に改善する（Cavoretto, 2008）．

◆ **先天性上気道閉塞症候群**

　このまれな奇形は，通常喉頭もしくは気管の閉鎖により生じる．肺内の液体成分の正常な排出口が閉塞するため，気管気管支樹および肺は大きく拡張する．超音波検査上，肺は高エコー像に見え，気管支は液体により拡張し，横隔膜の平坦化および外反が通常生じ，心臓も圧排される（図 10-26）．静脈還流が障害され，腹水の貯留をきたし，典型例では胎児水腫に至る．118 例の報告によれば，合併奇形は 50 ％以上にみられた（Sanford, 2012）．先天性上気道閉塞症候群（congeni-

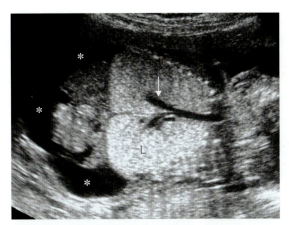

図10-26 先天性上気道閉塞症候群
肺（一方の肺をLでマークしている）は明るい高輝度像を呈している．気管支の一方を矢印で示してあるが，液体成分により拡張している．横隔膜の平坦化および外反が通常認められ，腹水（＊）も認められる．

tal high airway obstruction sequence：CHAOS）は常染色体劣性遺伝である Fraser 症候群の徴候であり，22q11.2 欠失症候群と関連する．閉塞気道の自然開通が生じる症例があり，その場合良好な予後を示す可能性がある．EXIT 法は症例を選べば，著明に予後を改善する（第 16 章参照）．

（訳：大久保美紀）

◆ 心　臓

　心奇形は先天奇形のなかで最も頻度が高く，その割合は出生 1,000 人のうち 8 人ほどである（Cragan, 2009）．そのうちの約 90％が多因子もしくは多遺伝子由来である．残りの 1～2％が単一遺伝子の異常や欠損によって起こり，また 1～2％はイソトレチノインやヒダントイン，もしくは母体糖尿病などの催奇形因子に曝露されて起こる．人口統計によれば心奇形をもった新生児と死産児の 8 人に 1 人が染色体異常を伴っている（Dolk, 2010；Hartman, 2011）．心奇形を伴う染色体異常のうち，50％以上は 21 トリソミーである．その他，18 トリソミー，22q11.2 欠失症候群，13 トリソミー，Turner 症候群がある（Hartman, 2011）．また，これらの染色体異常をもつ胎児の50～70％は，心外奇形を伴っている．心奇形を伴う場合には，染色体のマイクロアレイ解析が検討されるべきである．

　以前より，心奇形は他の臓器奇形よりも発見が難しいとされてきた．妊娠 22 週以前において第 2 三半期に行われる通常の超音波検査では，心臓

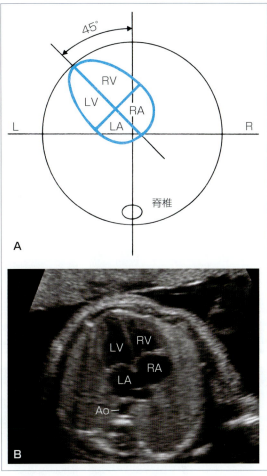

図10-27 四腔断面
A. 胎児の四腔断面における心軸の計測を示している．
B. 妊娠22週における四腔断面像で，房室が対称であること，僧帽弁，三尖弁の位置が正常であること，肺静脈が左房に流入すること，下降大動脈（Ao）を示している．
LA：左房，LV：左室，RA：右房，RV：右室．

の大奇形の約 40％が同定され，精密超音波検査では 80％といわれる（Romosan, 2009；Trivedi, 2012）．一部の心奇形を胎児期に診断することで，新生児の生存率を改善する可能性がある．特に**動脈管に依存**する心奇形では，動脈管の開存を維持するために，出生直後からプロスタグランジン投与が必要である（Franklin, 2002；Mahle, 2001；Tworetsky, 2001）．

◆ 基本的心臓検査

　標準的な心臓の評価項目は，四腔断面，脈拍とリズムの評価，左右の流出路の評価である（図10-27，10-28A～C）．流出路の評価は，四腔断面で

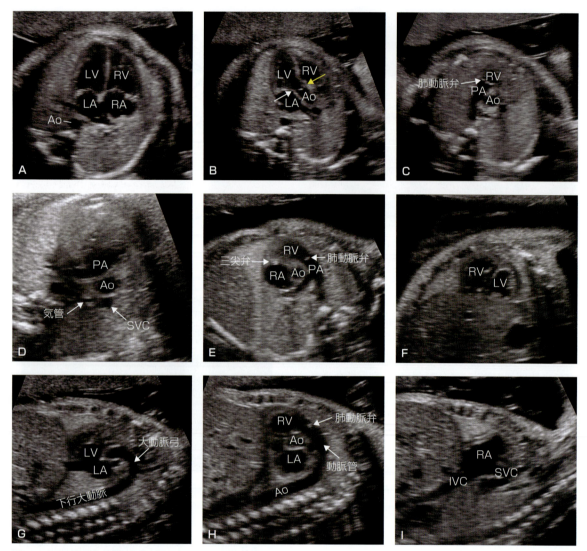

図 10-28　胎児心臓超音波グレースケール平面像
A. 四腔断面像, B. 左室流出路断面像. 白色矢印は大動脈壁をなしている僧帽弁を示している. 黄色矢印は対側大動脈壁をなしている心室中隔を示している. C. 右室流出路断面像, D. 3 vessel-trachea, E. 高位短軸像（流出路）, F. 低位短軸像（心室）, G. 大動脈弓断面像, H. 動脈管弓断面像, I. 上大, 下大静脈断面像.
Ao：大動脈, IVC：下大静脈, LA：左房, LV：左室, PA：肺動脈, RA：右房, RV：右室, SVC：上大静脈.

は評価できない Fallot 四徴症や大血管転位, 総動脈幹症などの心奇形を発見するのに優れている.

　四腔断面は, 横隔膜の直上に位置する胸部横断画像である. この断面により, 心臓の大きさ, 胸郭における位置, 心軸, 房室, 卵円孔, 心房中隔, 心室中隔, 房室弁を評価できる（図 10-27）. 房室は同じ大きさであり, 心尖は左前胸壁と 45°の角度をなしているのが正しい. 心軸異常は心臓の構造異常の 1/3 以上に存在する（Shipp, 1995）.

　左室流出路断面は横隔膜直上の横断面で, 左室から上行大動脈が起始する全体を描出できる. 心室中隔は大動脈前壁と連続して確認され, 僧帽弁は大動脈後壁と連続して観察される（図 10-28B）. 心室中隔欠損や流出路の異常はこの断面でしばしば診断される（図 10-29）.

　右室流出路断面は肺動脈が右室より起始することが観察できる（図 10-28C）. 同時に左右の流出路が一直線に並び, ほぼ同等の大きさであることが観察される. 右室や肺動脈本幹のほかに確認できる構造として, 左右の肺動脈の枝がある. これ

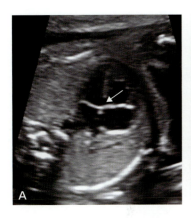 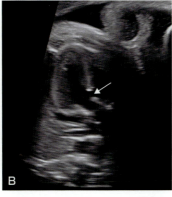

図 10-29　心室中隔欠損
A. 妊娠 22 週における四腔断面像．矢印は心室中隔膜様部の欠損孔を指している．
B. 同児の左室流出路断面像．心室中隔と大動脈前壁の不連続性（矢印）を示している．

らの構造は，図 10-28E で示すように短軸像でも確認できる．

◆ **胎児超音波心臓検査**

　胎児心臓超音波は心奇形を発見するとともに心機能やその構造を同定するために特化した検査である．その評価指針は，AIUM（2013b）やACOG，アメリカ周産期学会（AMFM）やアメリカ心エコー図学会（ASE），アメリカ放射線医学会（ACR）などが共同で作成している．心臓超音波検査の適応は胎児に心奇形が疑われる場合，心外奇形もしくは染色体異常を疑う場合で，つまり胎児不整脈や胎児水腫，胎児後頸部浮腫，一絨毛膜双胎，第一度近親における胎児心奇形の既往，体外受精妊娠，母体の抗 Ro 抗体や抗 La 抗体の保有，催心奇形性薬物への曝露，妊娠前から存在する糖尿病やフェニルケトン尿症などの心奇形と関連がある母体代謝性疾患である（AIUM，2013a）．心臓の評価項目は表 10-9 に示すとおりで，その観察に必要なグレースケールの 9 断面を図 10-28 に示す．心奇形の画像については後述する．

• **心室中隔欠損**

　心室中隔欠損（ventricular septal defect：VSD）は最も一般的な先天性の心奇形で，約 300 出生当たり 1 人の割合で発見される（Cragan, 2009；Dolk, 2010）．適切に描出できたとしても出生前に発見できる確率は低い．四腔断面において心室中隔の膜様部もしくは筋性部の欠損として認識され，カラードプラ法にてその欠損孔から血液の流入が確認される．左室流出路断面像において，大動脈壁と心室中隔との不連続性を認める（図 10-29）．VSD は，他の先天奇形や染色体異常と関連

表 10-9　胎児心臓超音波の要素

基本事項
心房の評価
心室の評価
大血管の評価
心臓と内臓の位置関係
房室接合部
心室動脈接合部
スクリーニング項目
四腔断面
左室流出路
右室流出路
3 vessel and trachea view
低位短軸像（心室）
高位短軸像（流出路）
大動脈弓
動脈管弓
上大静脈，下大静脈
カラードプラ評価
静脈系（大静脈と静脈管）
肺静脈
卵円孔
房室弁[a]
房室中隔
大動脈弁と肺動脈弁[a]
動脈管
大動脈弓
臍帯動静脈（任意）[a]
心拍数と調律評価

[a] 心拍数と調律を評価するためにパルスドプラは補助的に使用されるべきである．
　心機能評価は任意であるが，心奇形や機能異常が疑われる場合は，考慮されるべきである．

（Adapted from the American Institute of Ultrasound in Medicine, 2013b）

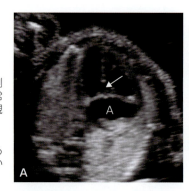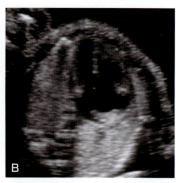

図 10-30　心内膜床欠損症
A. 心室収縮期の間，僧帽弁と三尖弁の対側小葉が中央に並んでいる．房室弁は異常を呈しているが，通常の心房（A）は観察される．また，心室中隔欠損（矢印）を認める．
B. 拡張充満期の間，房室弁が開放されると，よりはっきり心内膜床の欠損がわかる．

性があり，染色体のマイクロアレイ解析が考慮されるべきである．単独で存在した場合の予後は良好である．胎生期に VSD と診断された 1/3 以上で，出生前に欠損孔は閉鎖し，残りの 1/3 においても出生後 1 年以内に閉鎖する（Axt-Fliedner, 2006；Paladini, 2002）．

• 心内膜床欠損症

心内膜床欠損症は房室中隔欠損症もしくは房室管欠損症と呼ばれる．約 2,500 出生当たり 1 人の割合で発生し，その半分以上に 21 トリソミーを合併している（Christensen, 2013；Cragan, 2009；Dolk, 2010）．心臓の中心部に異常を認め，共通して房室中隔欠損や僧帽弁，三尖弁の形成不全を伴う（図 10-30）．心内膜床欠損症の約 6％に内臓錯位症候群を伴い，心臓および/または腹腔内臓器の位置異常がある．また，内臓錯位を伴う心内膜床欠損症は房室伝導路に異常をきたしやすいため，完全房室ブロックを合併しやすく，第 16 章で記載のとおり，その予後は不良である．

• 左心低形成症候群

左心低形成症候群は約 4,000 出生当たり 1 人の割合で発生する（Cragan, 2009；Dolk, 2010）．エコー上，左心は埋まっているように見える，もしくは左室は非常に小さく低形成であるため，同定するのは困難である（図 10-31）．左室の流入・流出血流は可視できず，大動脈弓において逆流が認められる．

以前は致死的であると考えられていたが，現在では新生児の 70％ が成人まで生存できる（Feinstein, 2012）．出生後の治療は 3 段階に及ぶ姑息的手術もしくは心臓移植で構成される．今もなお合併症発症率は高く，一般的に発達は遅れる（Lloyd, 2017；Paladini, 2017）．動脈管依存性の病態であるため，新生児期のプロスタグランジン投与が不可欠である．左心低形成症候群の胎児治療に関しては，第 16 章で詳しく述べる．

• Fallot 四徴症

Fallot 四徴症は約 3,000 出生当たり 1 人の割合で発生する（Cragan, 2009；Dolk, 2010；Nelson, 2016）．VSD，大動脈騎乗，肺動脈弁異常（典型的には狭窄），右室肥大が特徴的である（図 10-32）．右室肥大は出生前には出現しない．VSD の位置によっては，四腔断面は正常に見えるかもしれない．

出生後の修復により，20 年後の生存率は 95％ 以上である（Knott-Craig, 1998）．しかし，肺動脈閉鎖を伴う場合はより複雑な経過をたどる．肺動脈弁が欠損している場合もある．Fallot 四徴症の胎児では，胎児水腫や肥大した肺動脈による気管支圧迫で気管支軟化症になるリスクがある．

• 心臓横紋筋腫

心臓横紋筋腫は最も一般的な心臓腫瘍である．多臓器に症状が出現し，常染色体優性遺伝疾患である結節性硬化症を約 50％ に伴う．結節性硬化症は hamartin（*TSC1*）遺伝子と tuberin（*TSC2*）遺伝子の変異によって起きる．

心臓横紋筋腫は限局した非常に高輝度な腫瘤として観察され，心室もしくは流出路によく認められる．単発もしくは多発のことがあり，妊娠週数が進むにつれて大きくなることがある．また，時に血流障害を起こすこともある．腫瘍は新生児期後に縮小するので，血流障害や腫瘍が巨大でなければ，心機能の点からは比較的予後は良好である．超音波上，出生前に結節性硬化症の心外病変は同定できないので，胎児 MRI で中枢神経系の構造評価を考慮する．

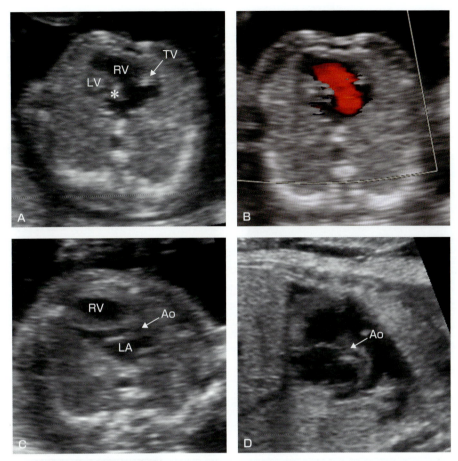

図10-31　左心低形成症候群
A. 妊娠16週の四腔断面像で，左室（LV）は埋まっているように見え，右室（RV）と比べ非常に小さい．三尖弁（tricuspid valve：TV）は開放している一方で，僧帽弁は閉鎖しているように見える（＊）．
B. カラードプラでは右房から右室への血流のみ表示されており，左室内腔は確認されない．
C. 左室流出路断面像では狭小化した大動脈を示している（Ao）．RV：右室，LA：左房
D. 短軸像にある小さな円は低形成をきたしている大動脈基部である．

(Used with permission from Rafael Levy, RDMS)

◆Mモード

モーションモードもしくはMモードは時間をX軸に，動きをY軸にとって心収縮リズムを線上に表しているものである．しばしば胎芽もしくは胎児の心拍数を計測するのに使われる（図10-33）．心拍数や調律に異常がある場合，心房波と心室波を分離して評価することができる．それゆえ，不整脈やその治療に対する反応などを評価するのに役立つ．これについては第16章で述べられている．Mモードは心室の機能や房室の流出量を評価することにも使用される．

• 心房性期外収縮

最も一般的な胎児不整脈で頻繁に発見される．心伝導系の未熟性を表しており，一般的に妊娠後期もしくは新生児期に改善される．心房性期外収縮（premature atrial contractions：PACs）は伝導し，余分な心拍となることもある．しかし多くはブロックされ，ドプラでは音が脱落して聞こえる．図10-34に示すとおり脱落拍動は，期外収縮後の代償性休止としてMモードで評価される．

PACsは時に心房中隔瘤で起こることがあるが，一般的に心奇形は伴わない．古い報告例では，妊娠期における母体のカフェインやヒドララジンの摂取に関係があるとされている（Lodeiro, 1989；Oei, 1989）．約2％程度ではあるが，後に緊急の治療を要する**上室性頻拍**（supraventricular tachycardia：SVT）が見つかることもある（Copel, 2000）．そのため，PACs合併妊娠では症状が軽快するまで1〜2週間の頻度で胎児心拍数を評価する．胎児SVTの治療と，その他の胎児不整脈については第16章で詳しく述べる．

■ 腹 壁

腹壁の連続性は標準検査として臍帯流入部の高さで評価される（図10-35）．腹壁欠損には腹壁破裂や臍帯ヘルニア，body stalk anomalyが含まれる．

腹壁破裂は臍帯流入部の右方に位置する全層性の腹壁欠損である．この欠損孔を通して腸管が羊水腔へ脱出する（図10-36）．有病率は約2,000出生に1例である（Jones, 2016；Nelson, 2015）．腹壁破裂は平均年齢20歳の若年妊娠でよくみられる胎児奇形の一つである（Santiago-Muñoz, 2007）．先天性十二指腸閉鎖のような**腸管の異常**を伴う症例が約15％で発見される（Nelson, 2015；Overcash, 2014）．腹壁破裂と染色体異常の関連はなく，生存率は約90〜95％である（Kitchanan, 2000；Nelson, 2015；Nembhard, 2001）．

腹壁破裂のある場合15〜40％で胎児発育不全を認める（Overcash, 2014；Santiago-Muñoz, 2007）．発育不全と長期入院や胎児死亡率のような胎児予後との関連はなさそうである（Nelson, 2015；Overcash, 2014）．しかし，腹壁破裂を伴い出生週数がより早い場合には，予後不良となるリスク

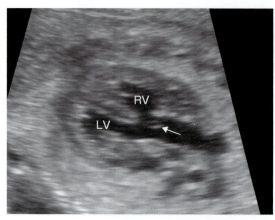

図10-32　Fallot四徴症
この画像は，Fallot四徴症の胎児で大動脈騎乗を伴うVSDを示している．矢印は大動脈弁を指し，左室（LV）と右室（RV）が表示されている．

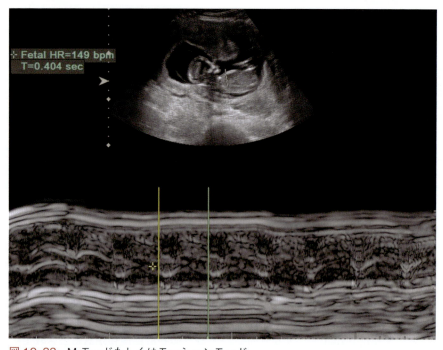

図10-33　Mモードもしくはモーションモード
時間をX軸に，動きをY軸にとって心収縮リズムを線上に表しているものである．一般的に胎児の心拍数を計測するのに使われる．図は妊娠12週の胎児である．

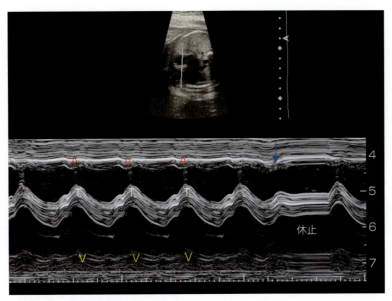

図10-34　心房性期外収縮のMモード
上図前半では心房（A）と心室（V）の収縮が正常調律である．三尖弁（T）の動きも示されている．後半に，心房性期外収縮（矢印）と代償性休止に伴った心室の早期収縮を認める．

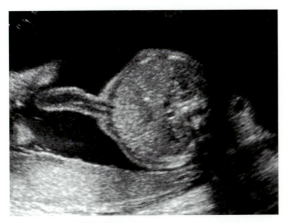

図10-35　正常の腹壁
正常腹壁と正常な臍帯流入部を表した第２三半期における腹部横断像．

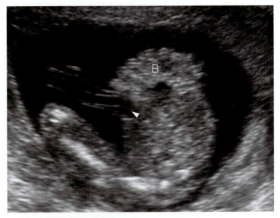

図10-36　腹壁破裂
妊娠18週胎児における臍帯流入部（矢頭）右方での全層性腹壁欠損，欠損孔を通って多数の小腸（B）が羊水腔へ脱出している．

があり，また妊娠36〜37週での計画分娩は新生児に利益をもたらさない（Al-Kaff, 2016；Overcash, 2014；South, 2013）．
　臍帯ヘルニアは約妊娠3,000〜5,000例に１例の割合で合併する（Canfield, 2006；Dolk, 2010）．発生過程で外側中胚葉が腹壁正中で癒合不全を起こすために孔が形成され，腹腔内容物が臍帯流入部で羊膜と腹膜の２層のみで覆われることになる（図10-37）．半数以上に，その他の奇形や染色体

異常を伴う可能性がある．Beckwith-Wiedemann症や総排泄腔外反症，Cantrell五徴症など奇形症候群の場合もある．小さな欠損孔を認める場合は，染色体異常を伴う可能性が高い（De Veciana, 1994）．臍帯ヘルニアを認めた場合は全例に，染色体のマイクロアレイ解析が考慮されるべきである．
　body stalk anomalyはlimb-body wall com-

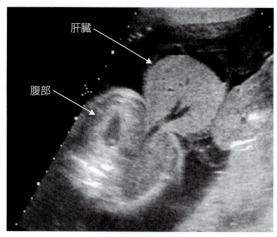

図 10-37　臍帯ヘルニア
腹部横断面であり，薄い膜で覆われた肝臓が腹腔外に脱出しており，広汎に腹壁が欠損している臍帯ヘルニアを示している．

plex または cyllosoma とも知られているまれな奇形で，体表の形成異常により特徴づけられる致死的な先天奇形である．一般的に，腹壁は見えず，腹腔内臓器が羊水内に脱出している．胎盤と胎児が非常に近接しているか，融合している場合もあり，極端に臍帯が短いこともある．重度の側弯がもう一つの所見である．しばしば羊膜索が観察される．

■ 消化管

　胃は妊娠 14 週以降にはほとんどの胎児で観察される．もしも胃泡が初期評価で認められなかった場合は，再度評価されるべきであり，より詳しい超音波検査を考慮する必要がある．胃泡が見えないことは，羊水過多を伴った嚥下障害に続発することがあり，その原因は食道閉鎖や頭蓋顔面の形成異常，神経系や筋骨格系の異常である．胎児水腫を伴う場合も嚥下機能が障害される．

　肝臓や脾臓，胆嚢や腸管は第 2～第 3 三半期で多くの胎児に認められる．腸管の所見は児の成熟とともに変化する．時に高輝度エコー像に見えることがあり，母体血中で上昇したα-フェトプロテインを含む血性羊水を少量飲み込んでいることを示しているかもしれない．腸管が胎児の骨と同輝度の場合，腸管奇形や囊胞性線維症，21 トリソミー，サイトメガロウイルスなどの子宮内感染のリスクがわずかに上昇する（図 14-3 参照）．

◆ 消化管閉鎖

　腸閉鎖は閉塞した近位側の腸管拡張によって特徴づけられる．一般的により近位側の腸管が閉塞するほど羊水過多となる可能性が高い．時には，近位小腸の閉塞に伴う羊水過多は母体の呼吸障害や早産に重篤な影響を及ぼす可能性が十分にあり，羊水除去を必要とするかもしれない（第 11 章参照）．

　食道閉鎖は約 4,000 出生当たり 1 人の割合で発生する（Cragan, 2009；Pedersen, 2012）．胃泡が同定されない場合や羊水過多が存在する際に疑う．しかし，90％以上の症例で**気管支食道瘻**を合併しているので胃泡内へ液体が流入し，そのような場合には出生前に同定することは困難である．半数以上は奇形症候群や遺伝子異常と関連している．また，30％に多発奇形を合併し，10％に 18 トリソミーや 21 トリソミーのような染色体異常を合併する（Pedersen, 2012）．心臓，尿路，その他の消化管異常が合併奇形の頻度として最も高い．食道閉鎖の約 10％が VACTERL 連合の一部であり，VACTERL とは，椎体異常（<u>v</u>ertebral defects），鎖肛（<u>a</u>nal atresia），心奇形（<u>c</u>ardiac defects），気管支食道瘻（<u>t</u>rach<u>eo</u>esophageal fistula），腎奇形（<u>r</u>enal anomalies），四肢異常（<u>l</u>imb abnormalities）の頭文字である（Pedersen, 2012）．

　十二指腸閉鎖は約 10,000 出生当たり 1 人の割合で発生する（Best, 2012；Dolk, 2010）．超音波で **double-bubble（ダブルバブル）サイン**を認めた際に疑い，double-bubble サインは胃と十二指腸球部の拡張を表している（図 10-38）．通常妊娠 22～24 週までは出現しない．胃と近位十二指腸の連続性を確認できれば，二つ目の"バブル"が近位十二指腸であることがわかる．十二指腸閉鎖をもつ胎児の約 30％で，特に 21 トリソミーなどの染色体異常や遺伝子関連の異常が存在する．それらが存在しない場合でも，1/3 の胎児に心奇形やその他の腸管異常が合併する（Best, 2012）．さらに遠位側の小腸で閉塞が存在すると，腸蠕動が活発な多数の腸管拡張が観察される．

　大腸閉鎖や鎖肛は羊水過多が典型的な所見ではないことや，腸管拡張が顕著でないため，超音波検査で同定するのは容易ではない．骨盤横断面で仙骨と膀胱の間に無エコーな構造として拡張した直腸を見つけられるかもしれない．

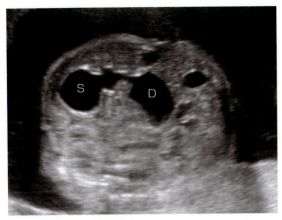

図 10-38　十二指腸閉鎖
腹部横断面で見られるように，double-bubble サインは胃（S）と十二指腸球部（D）の拡張を表している．胃と近位十二指腸の連続性を確認できれば，"胃泡"ではない側の腸管が近位十二指腸である．

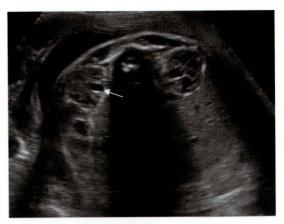

図 10-39　正常胎児の腎臓
妊娠 29 週の胎児で，両側腎臓は脊椎に近接するように同定できる．妊娠週数が進むにつれて，腎周囲の**脂肪組織**のコントラストで同定が容易となる．図には腎盂内にたまっている生理的範囲内の胎児尿と矢印で片側の腎臓を示している．

■ 腎臓と尿路

　胎児の腎臓は脊椎に近接しており，しばしば第 1 三半期に，少なくとも妊娠 18 週までには同定できる（図 10-39）．腎臓の長径は妊娠 20 週時で約 20 mm 程度であり，それ以降 1 週ごとに約 1.1 mm ずつ増大していく（Chitty，2003）．妊娠週数が進むにつれて，エコー輝度が減弱していき，腎周囲の脂肪組織のコントラストで同定が容易となる．

　胎児の膀胱は第 2 三半期に，円形で骨盤の正中前方に位置する無エコーの構造物として確認される．ドプラを応用すると，臍帯動脈となる膀胱の上方にある 2 本の動脈に縁どられる（図 10-40，第 6 章参照）．胎児の尿管や尿道は，異常な拡張がなければ超音波では見えない．

　妊娠初期の羊水産生は胎盤と種々の膜に依存している．しかし妊娠 18 週以降は羊水のほとんどが腎臓で産生される（第 11 章参照）．胎児の尿産生は妊娠 20 週で時間当たり 5 mL，満期には時間当たり 50 mL まで増加する（Rabinowitz，1989）．第 2 三半期において正常の羊水量であれば，少なくとも片方の腎臓は機能しており，尿路も開通していることが示唆される．しかし，説明のつかない羊水過少は尿路の欠損や胎盤の血流異常を疑う．

◆ 腎盂の拡張

　腎盂の拡張は胎児の 1 〜 5 ％で認められる．尿管拡張もしくは水腎症とも呼ばれる．40 〜 90 %

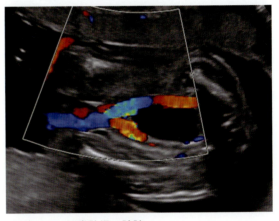

図 10-40　正常胎児の膀胱
正常胎児の膀胱は円形で骨盤の正中前方に液体が充満した構造物として確認され，臍帯動脈となる上膀胱動脈 2 本に縁どられる．

は一過性もしくは生理的な拡張であり，その他の奇形を合併しない（Ismaili，2003；Nguyen，2010）．約 1/3 の症例で，尿路の奇形が新生児期に確認される．これらのうち，**腎盂尿管移行部（ureteropelvic junction：UPJ）狭窄**か**膀胱尿管逆流症（vesicoureteral reflux：VUR）**の頻度が最も高い．

　胎児の腎盂は横断面の前後径で計測し，キャリパーを液体が貯留している内側の境界に置く（図 10-41）．さまざまな異常値があるが，一般的に第 2 三半期で 4 mm，32 週程度で 7 mm を超えた場合に拡張していると考える（Reddy，2014）．第 3

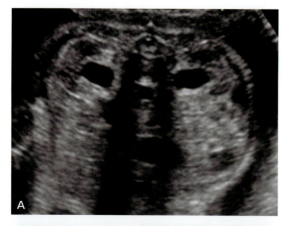
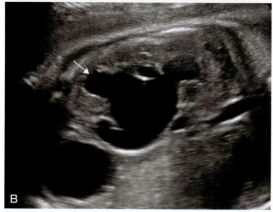

図10-41　腎盂拡張
一般的に全妊娠の1～5％に認められる．
A. 軽度腎盂の拡張を伴う妊娠34週の胎児超音波像．横断面で前後径は7mmである．
B. 妊娠32週の胎児超音波矢状断像で，腎盂尿管移行部の狭窄に伴い重度の腎盂拡張を認めている．**矢印**は拡張した腎杯の一つを示している．

表10-10　腎盂拡張度による出生後の尿路奇形リスク[a]

拡張度	第2三半期	第3三半期	出生後の尿路奇形率
軽度	4～7mm	7～9mm	12%
中等度	7～10mm	9～15mm	45%
重度	10mm以上	15mm以上	88%

[a]SFUによる分類．　　(Modified from Lee, 2006; Nguyen, 2010)

三半期で注意を要する妊婦を特定するために，第2三半期の計測値を使用することが多い．

　胎児泌尿器学会（SFU）は妊婦10万人以上を解析したメタアナリシスに基づいて，胎児腎盂拡張の分類をしている（**表10-10**）(Lee, 2006; Nguyen, 2010)．腎盂拡張の度合いは，奇形合併率と相関している．その他の病態を示唆する所見として，腎杯の拡張や皮質の菲薄化，もしくは他の尿路の拡張があげられる．第2三半期における軽度腎盂拡張では，Down症候群の危険性がわずかに上昇し，ソフトマーカーになると考えられている（**図14-3参照**）．

・UPJ閉塞

　腎盂の拡張を認める場合に，最も一般的なのがUPJ閉塞である．約1,000～2,000出生に1人の割合で発生し，男児は女児に比べて3倍以上罹患しやすい（Williams, 2007；Woodward, 2002）．閉塞は解剖的ではなく機能的で，1/4以上の症例で両側性である．UPJ閉塞は軽度腎盂拡張で5％，重度の腎盂拡張では50％までリスクが上昇する（Lee, 2006）．

・重複尿路

　重複尿路における解剖学的奇形では，腎臓の上極，下極から別々の尿管によってそれぞれ尿が排泄される（**図10-42**）．妊娠約4,000例に1例の割合で発生し，女児でより多く，15～20％の症例で両側性である（James, 1998；Vergani, 1998；Whitten, 2001）．超音波上は腎盂を別々に分離するバンドとして認められる．水腎症や尿管拡張の進行は，解剖学的Weigert-Meyerの法則を反映して1本もしくは2本の尿管が膀胱内へ異常な開口をするために起こる．上極の尿管はしばしば膀胱内で尿管瘤を形成し閉塞する一方で，下極の尿管は短く膀胱尿管逆流しやすい（**図10-42B**）．そのためそれぞれの原因により両尿管は拡張し，両尿管ともに機能障害を起こす危険性がある．

◆腎無形成

　両側腎無形成は約8,000出生当たり1人の割合だが，片側の腎無形成は約1,000出生当たり1人の割合で発生する（Cragan, 2009；Dolt, 2010；Sheih, 1989；Wiesel, 2005）．片方の腎臓が無形成である場合，下行大動脈の断面におけるカラードプラで腎動脈の欠如を認める（**図10-43**）．さらに，一般的にlying down adrenal signと呼ばれ，腎窩を埋めるように同側の副腎が腫大する（Hoffman, 1992）．その他の胎児奇形を合併している場合には，羊水検査によって染色体のマイクロアレイ解析が考慮されるべきである．

　もしも腎無形成が両側であった場合尿は産生さ

れず，結果として無羊水による肺低形成や四肢拘縮，特徴的な圧縮された顔貌となる．腎無形成によって，これらの合併症が組み合わさった場合，1946年に記述されたEdith Potter医師の名前にちなんでPotter症候群と呼ぶ．これらの合併症が両側多嚢胞性異形成腎もしくは常染色体劣性遺伝の多発性嚢胞腎のような別の機序から深刻な羊水過少となり起こった場合には，Potterシークエンスと呼ばれる．これらの予後は極めて厳しい．

◆多嚢胞性異形成腎

多嚢胞性異形成腎（multicystic dysplastic kidney：MCDK）は腎臓異形性の重篤な形で，腎臓としての機能はない．ネフロンや集合管も正常に形成されず，primitive duct（原始集合管）も線維筋組織で囲まれ，尿管は閉塞している（Hains, 2009）．超音波上は，腎臓が大小さまざま，辺縁明瞭な多数の嚢胞に見え，腎盂との交通はなく，エコー源性の皮質で囲まれている（図10-44）．

片側性のMCDKは4,000出生当たり1人の割合で発生する．対側の腎臓にも30～40％の頻度で奇形を合併し，最も頻度が高いのは膀胱尿管逆流症や腎盂尿管移行部狭窄である（Schreuder, 2009）．腎臓以外にも奇形が25％存在するといわれ，嚢胞性異形成腎は，多数の遺伝性症候群の一部として認められている可能性がある（Lazebnik, 1999；Schreuder, 2009）．MCDK単独で片側性の場合は一般的に予後良好である．

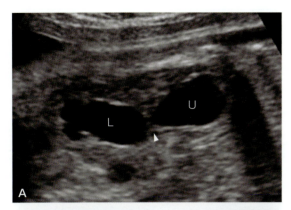

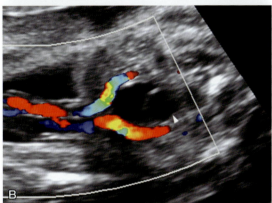

図10-42　重複尿管
腎臓の上極および下極からそれぞれ別々に分離した尿管によって尿が排泄されている．
A．上極（U）および下極（L）で腎盂の拡張が観察され，介在するバンド（矢頭）によって分離されている．
B．カラーで示す臍帯動脈に囲まれた膀胱で中に尿管瘤（矢頭）を認める．

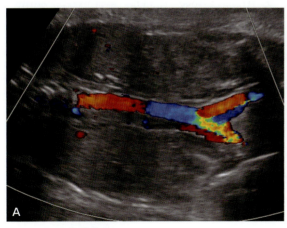

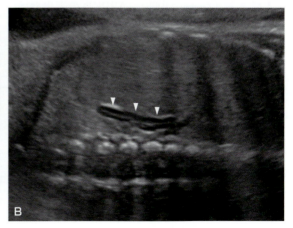

図10-43　腎無形成
A．この胎児腹部冠状断像においては，カラードプラで腹部大動脈の走行を示している．超音波が大動脈に対して垂直に当たっており，両側の腎動脈が欠損していることが示されている．
B．この片側腎無形成の胎児冠状断像では，"lying down" adrenal signと呼ばれ，腎窩を埋める副腎を示している（矢頭）．副腎は低エコーの皮質と高エコーの髄質からなっている．

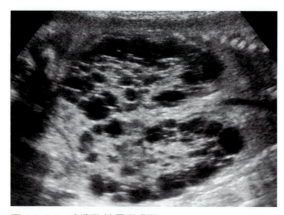

図 10-44　多嚢胞性異形成腎
胎児の腹部冠状断面で，腎盂との交通のない大小さまざまな嚢胞をもち，著しく腫大した腎臓を示している．

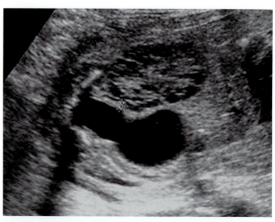

図 10-45　後部尿道弁
重度の膀胱出口部閉塞を有している妊娠 19 週の胎児で，keyhole サインと呼ばれる膀胱と近位尿管の拡張を伴い，膀胱壁は厚くなっている．膀胱に隣接しているのは嚢胞性異形成のある腫大した腎臓で，予後不良である．

両側性 MCDK は約 12,000 出生に 1 人の割合で出生する．妊娠初期から重度の羊水過少を伴う．結果として Potter シークエンスを引き起こし，予後不良である（Lazebnik, 1999）．

◆多発性嚢胞腎

遺伝性の多嚢胞性疾患で，**常染色体劣性嚢胞腎**（autosomal recessive polycystic kidney disease：ARPKD）の幼児型のみ出生前に診断できる可能性がある．ARPKD は腎集合管の嚢胞性拡張や先天性の肝線維症を伴う腎臓や肝臓の慢性的で進行性の疾患である（Turkbey, 2009）．疾患原因遺伝子である PKHD1 遺伝子の変異保有頻度は約 70 人に 1 人であり，有病率は 20,000 人に 1 人である（Zerres, 1998）．ARPKD の表現型は出生時に致死的な肺低形成を合併している症例から，主に肝症状を伴いながら幼児後期もしくは成人まで成育する症例まで多様である．超音波上，幼児型嚢胞腎は胎児腹腔内を占拠し，充実性で，すりガラス状の異常に腫大した腎臓として認識される．重度の羊水過少を伴う場合の予後は不良である．

常染色体優性嚢胞腎（autosomal dominant polycystic kidney disease：ADPKD）はより一般的で，通常成人するまで症状なく経過する（第53章参照）．しかし，なかには胎児期に羊水量は正常で，軽度の腫大と輝度の上昇を伴う腎臓を認める症例もある．これらの所見に対する鑑別は，いくつかの遺伝症候群，染色体異数性異常，そして正常バリアントがあげられる．

◆膀胱出口部閉塞

尿路の遠位部狭窄は男児に多く，生理学的に最も多いのは**後部尿道弁**である．膀胱と近位尿管が拡張し，"keyhole" サインと呼ばれる所見が特徴的で，膀胱壁は厚くなる（図 10-45）．特に妊娠中期より前に羊水過少を認める場合は，肺低形成が起こり予後不良である．仮に羊水量が正常であったとしてもやはり予後不良の可能性が高い．膀胱出口部閉塞の 40％に他の合併奇形があるとされており，また染色体異数性異常も 5〜8％存在するという報告もあるため，慎重な評価が必要である（Hayden, 1988；Hobbins, 1984；Mann, 2010）．もしも膀胱出口部閉塞単独で，男児が重度の羊水過少を伴うが，予後良好を示唆する尿中の電解質所見であれば，胎児治療が考慮される．胎児膀胱出口部閉塞の評価と治療に関しては，第 16 章で詳しく述べる．

■骨系統異常

2015 年度版「Nosoplogy and classification of Genetic Skeletal Disorders」では遺伝子的異常・表現型・放射線画像的基準に基づいて定義される 42 項目，436 種類の特徴的な骨系統疾患が掲載されている（Bonafe, 2015）．骨形成異常には二つのタイプが存在する．一つは**骨軟骨異形成症**で，全身の骨や軟骨の発育不全であり，もう一つは**異骨症**で，たとえば多指症にみられるような個々の骨

の異常である．これらの奇形（malformations）に加えて，骨系統異常に**変形**（deformation）で起こる一部の内反足や**破壊**（disruptions）で起こる四肢欠損のようなものも含まれる．

◆ 骨形成異常

　骨形成異常は約10,000出生に3人の割合で出生する．全症例の半数以上を二つのグループが占めており，**線維芽細胞成長因子**（fibroblast growth factor 3：FGFR3）**軟骨異形成症**グループと**骨形成不全・骨密度減少**グループである．それぞれの有病率は約10,000出生に0.8人ほどである（Stevenson, 2012）．

　骨形成異常が疑われる場合には，すべての長管骨を測定し，同様に，頭蓋骨の大きさや形状，鎖骨，肩甲骨，胸郭，脊椎などを計測する．骨形成異常の有無や短縮度合いを評価するための表を掲載した（付録Ⅲ参照）．すべての長管骨に病変が及ぶことを**短肢症**（micromelia）と呼ぶが，主病変が，近位骨，中間骨，遠位骨のいずれかにのみ及ぶ場合はそれぞれ，**近位肢節短縮症**（rhizomelia），**中間肢節短縮症**（mesomelia），**遠位肢節短縮症**（acromelia）と呼ぶ．骨に変形や骨折がある場合，同様に化骨の程度には注意すべきである．その一つひとつが疾患を鑑別する手がかりとなり，時に骨形成異常を特定する参考となる．ほとんどではないにしても，多くの骨形成異常が遺伝子異常を伴う．そして遺伝子変異の特定が急速に進歩している（Bonafe, 2015）．

　出生前に正確な診断を行うことは容易ではないが，致死的であるかどうかを予測できる可能性は高い．長管骨短縮が5パーセンタイルを下回っている場合や大腿骨長と腹囲の比が16％未満である場合は致死的な骨形成異常である可能性が高い（Nelson, 2014；Rahemtullah, 1997；Ramus, 1998）．一般的にその他の超音波異常はより明らかである．つまり，胸郭が腹囲の80％未満の場合や胸郭が2.5パーセンタイル未満の場合，心胸郭比が50％以上の場合は肺低形成の可能性がある（付録Ⅲ参照）．骨形成異常の児は羊水過多や胎児水腫にもなりうる（Nelson, 2014）．

　FGFR3軟骨異形成症には**軟骨無形成症**や**タナトフォリック骨異形成症**が含まれる．軟骨無形成症は**ヘテロ接合体軟骨無形成症**とも呼ばれるが，最も一般的な非致死性の骨形成異常である．98％が *FGFR3* 遺伝子の特定1ヵ所に変異をもっている．常染色体優性遺伝で，80％が突然変異で発症する．軟骨無形成症は，主に近位長管骨が短縮，頭蓋は肥大し前頭部も突出しており，陥没した鼻根や強い腰椎の前弯，三尖手なども特徴的な所見である．一般的に知的発達は正常である．超音波上，妊娠第3三半期初期までは大腿骨と上腕骨の長さが5パーセンタイル未満となることは少ない．そのため，たいてい妊娠後期まで診断されることはない．ホモ接合体においては，ヘテロ接合体同士の親から25％の確率で出生するが，より重篤な長管骨の短縮を認め，致死的である．

　FGFR3軟骨異形成症に分類される**タナトフォリック骨異形成症**は，最も頻度の高い致死性の骨系統疾患である．重篤な短肢症が特徴的な所見であり，特にタイプⅡに分類される胎児は，頭蓋骨縫合早期癒合症による特徴的な頭蓋骨の**クローバー様変形**（Kleeblattschädel）を伴う．99％以上の症例は遺伝子検査で確定されるかもしれない．

　骨形成不全症は低ミネラル化によって特徴づけられる骨形成異常のグループの代表である．さまざまなタイプがあり，90％以上に *COL1A1* もしくは *COL1A2* に変異を認める．タイプⅡaは新生児型と呼ばれ致死的である．重篤な頭蓋骨の骨化不全を認めるため，超音波プローブで母体の腹部を軽く圧迫すると頭蓋が変形して見えることがある（図10-46）．その他，子宮内での多発骨折や肋骨の"数珠状像"などが所見である．常染色体優性遺伝であるため，すべての症例で突然変異または性腺モザイクである（第13章参照）．その他の重篤な低ミネラル化によって起こる骨形成異常は**低ホスファターゼ血症**であり，常染色体劣性遺伝である．

◆ 内反足-内反尖足

　内反足は距骨の変形とアキレス腱短縮として認識される．罹患足は，下方を向き（**尖足**），内側に回旋し（**内反**），前足は内転する肢位をとる．ほとんどの場合，多因子遺伝によって起こる奇形と考えられる．しかし，環境要因や，早期羊水穿刺によって変形が起こることもある（Tredwell, 2001）．超音波検査では，足底が脛骨，腓骨と同一平面上に確認される（図10-47）．

　有病率は約1,000出生に1人で，男女比は2：1である（Carey, 2003；Pavone, 2012）．約50％が

両側性であり，他の奇形合併率が少なくとも50％は存在する（Mammen, 2004；Sharma, 2011）．代表的な合併奇形としては，神経管閉鎖不全や四肢拘縮，筋緊張性ジストロフィー，その他の遺伝子疾患がある．合併奇形が存在する場合，染色体異常が約30％で存在する．一方で，内反足単独の場合は4％未満であると報告されている（Lauson, 2010；Sharma, 2011）．そのため慎重な合併奇形の検索が必要であり，染色体のマイクロアレイ解析も考慮される．

◆ **四肢欠損**

四肢の有無を確認することは標準検査である．四肢のすべて，もしくは一つか複数の上下肢どれかが欠損や低形成であることを**四肢欠損**という．10,000出生に4～8人の割合で発生する（Kucik, 2012；Stoll, 2010；Vasluian, 2013）．約半分は孤立発生であり，残りの1/3以下は既知の症候群の一部，残りはその他の奇形に伴い発生する（Stoll, 2010；Vasluian, 2013）．上肢は下肢よりも発生する頻度が高い．分類として，**横断の四肢欠損**（transverse limb defect）は遠位四肢の一部もしくはすべてが欠損している状態をいう（図10-48）．これは，片側四肢の長管骨のみが完全もしくは一部欠損する**縦断の四肢欠損**（longitudinal defect）よりも一般的である．

四肢すべてが欠損することを**無肢症**と呼ぶ．サリドマイドに曝露されることで起こる**アザラシ肢症**は長管骨の一つもしくは複数の長管骨が欠損し，手や足が直接体幹につく（第12章参照）．四肢欠損は多くの遺伝性疾患と関連があり，四肢アザラシ肢症で特徴づけられる常染色体劣性遺伝の**Robert症候群**がある．また通常橈骨の欠損を認める**内反手**は18トリソミーを合併している可能性や，**橈骨欠損血小板減少症候群**の一部である可能性もある（図13-5B参照）．四肢欠損は羊膜索症候群のような物理的障害によって起こることがある（第6章参照）．また，妊娠10週以前に行われる絨毛採取との関係がいわれている（第14章参照）．

3次元・4次元超音波断層法

最近20年間で，3D超音波断層法は斬新な機能から，超音波の最新機種において，一般的な機能となった（図10-49）．3D超音波断層法はルーチンに行う一般的な検査ではなく，必要性があるとも考えられていない．しかし，特定の目的に対して評価ができる可能性はある．

多くの3Dスキャンでは特別な振動子を使って画像を構築する．撮像範囲を特定した後に横断面

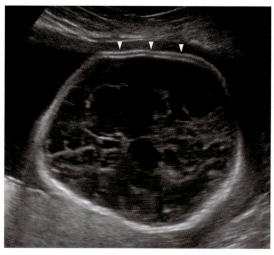

図10-46 骨形成不全症
タイプⅡaは致死的であり，重篤な頭蓋骨の骨化不全を認めるため，超音波プローブで母体の腹部を軽く圧迫すると頭蓋（**矢頭**）が変形（平坦化）して見えることが特徴である．

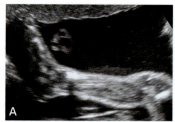
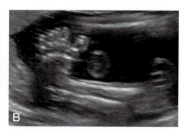

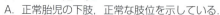

図10-47 足位
A．正常胎児の下肢，正常な肢位を示している．
B．内反尖足，足底が脛骨，腓骨と同一平面上に確認される．

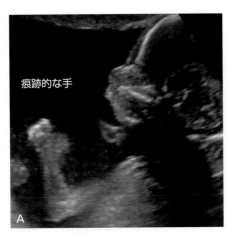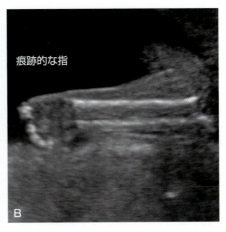

図10-48　横断の四肢欠損
A. 妊娠18週で，痕跡的な手のみが見えていた．
B. 妊娠24週までには，橈骨と尺骨が正常の大きさで存在し，小さく痕跡的な指は明らかだった．

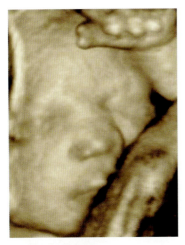

図10-49　胎児顔面
妊娠32週における正常な胎児の顔面と手を3D画像で表示している．

や矢状断，冠状断，斜像が3D画像として表示される．CTやMRIと同様に連続的な断面が作成される．2Dスキャンとは違い，3D画像はリアルタイムで映し出されているように思えるが，実際は蓄積された静止画を画像として表示している．リアルタイム3D超音波断層法として知られている **4D超音波断層法** では，表示された画像をいち早く再構築することでリアルタイムな画像の伝達を可能にしている．

4D超音波断層法は，spatiotemporal image correlation（STIC）として知られる機能を活用し心臓の解剖を可視化しやすくする．STICでは心臓を自動的にスキャンし，2D画像を1秒間に150枚の割合で記録し数千の画像から構築する（Devore, 2003）．個々の画像は心臓の異なった箇所から得られたものだが，同時に取得されたものである．次にこれらの画像を空間と時間的領域で再構築する．これにより，任意の断面を連続的なシネ送り（もしくはビデオクリップ）として表示することが可能となる（Yeo, 2016）．たとえば，心尖部まで画像を取得しFetal Inteligent Navigation Echocardiography（FINE）のような機能を用いれば図10-28で示されているように，それぞれの異なった心臓の画像を動画として表示することができる（Garcia, 2016）．このような技術によって，ゆくゆくは胎児心奇形の診断が向上することが期待されている．

顔面や骨格，腫瘍や神経管閉鎖不全のような特定の奇形に対して，3D超音波を使用することで有用な情報が得られる可能性がある（ACOG, 2016；Goncalves, 2005）．すなわち，多くの先天奇形の診断において，3D超音波断層法と通常の2D超音波断層法を比較してみても，全体の発見率は改善されない（Goncalves, 2006；Reddy, 2008）．ACOG（2016）では，胎児期の診断における3D超音波断層の臨床的な利点は証明できないと結論づけている．

ドプラ

音波が動的対象物に衝突する際に，反射した音波の周波数は動的対象物の速さと向きに比例して変化する（ドプラ効果）．周波数の振幅と方向は対象物の動きに依存するため，ドプラは血管内を流れる血流の評価に役立つ．ドプラの方程式を図10-50に示す．

方程式の要素で重要なのは，θ（シータ）と略される振動子から出る超音波と血管内の血流とのなす角度である．θが0から遠ざかる場合，すなわち血流が振動子に直行的に向かってこない，または**直行的**に遠ざかっていかない場合に計測誤差は大きくなる．このため，異なった波形の要素を比べるために比がよく使われるが，方程式ではcosθが使用される．図10-51ではドプラ波形の図解と一般的に使わる三つの比を記してある．最も単純な比は**収縮期-拡張期比（S/D比）**であり，流れやすさを評価するために，最大収縮血液量と拡張末期の血液量を比較する．最近，2種類のドプラ法が臨床で使用されている．

連続波ドプラ装置は二つの異なる振動子からなり，一つは高周波音波を送信させる装置，もう一つはシグナルを連続的に捉える装置である．Mモード画像においては，時間経過での動きを評価するために連続ドプラを使用するが，個々の脈管を描出することはできない．

パルスドプラは一つの振動子を使用して，シグナルを送信した後，次のシグナルを送信する前に，反射して戻ってくるシグナルを受信するまで待機する．それにより対象を正確に把握して表示することができる．パルスドプラは，振動子へ向かってくる血流は赤色に，遠ざかる血流は青色に表示するカラーフローマッピング法が設定されている．パルスドプラ，カラードプラ，リアルタイム超音波のさまざまな組み合わせが行われている．

臍帯動脈

臍帯動脈は胎児の健全性をどのドプラ検査よりも詳細に評価できる．臍帯動脈は他の血管とは異なり，正常であれば心サイクルの間，常に順行性血流が流れている．さらに，妊娠週数が進むにつれて胎盤のインピーダンスが低下するため，拡張期の血流量が増加していく．**その結果，S/D比は一般的に妊娠20週で約4.0から，妊娠30週以降になると約3.0以下，妊娠満期では約2.0まで減少する．**下流に行くほどインピーダンスが低下するため，臍帯の胎児腹壁側よりも胎盤付着部のほうがより拡張期末期の血流が多く流れる．それゆえ，拡張期末期の血流が途絶もしくは逆流といった異常は，はじめは胎児腹側の臍帯付着部で観察される．ISUOGは臍帯動脈ドプラを羊水中のフリーループで計測することを推奨している（Bhide, 2013）．しかし，腹壁の臍帯付着部に近い場所での計測は，血液が減っている場合，再現性において最適である（Berkley, 2012）．

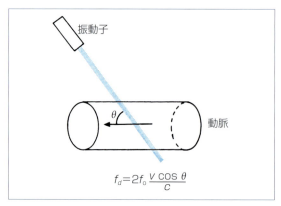

図10-50　ドプラの方程式
振動子から発せられた送信周波数 f_0 の超音波が，速さ V の血流に衝突する．反射周波数 f_d は超音波と血管の成す角度 θ に依存する．

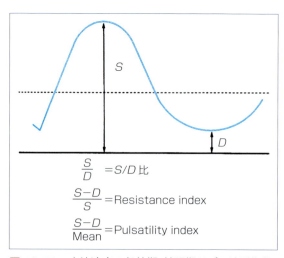

図10-51　血流速度の収縮期-拡張期ドプラ波形指数
Sは最大収縮期血流または流速のピークを示しており，Dは拡張末期の血流または流速を表している．meanは速度の平均であり波形から計算される．

S/D比が妊娠週数に対して95パーセンタイル以上である場合，波形が異常であると判断する．極度の胎児発育不全がある場合，拡張期末期の血流は途絶もしくは逆流する（図44-8参照）．拡張期末期の逆流がある場合には，胎盤の三次幹絨毛に流入する細小血管に70％以上の閉塞があると考えられる（Kingdom, 1997；Morrow, 1989）．

第44章で記述されているように，臍帯動脈ドプラは胎児発育不全の管理に役立ち，予後を改善する（ACOG, 2015）．胎児発育不全以外の合併症に対して測定することは推奨されていない．同様に，胎児発育不全のスクリーニングのために測定することも推奨されていない（Berkley, 2012）．臍帯動脈ドプラの異常を発見した場合は，その他の胎児奇形や染色体異常と関連があるので，もし詳細な検索がされていなければ，胎児のより詳細な評価を行うべきである（Wenstrom, 1991）．

■ 動脈管

動脈管の血流評価は，主にインドメタシンや他のNSAIDsに曝された胎児を管理するために行われる．子宮収縮抑制のためにインドメタシンが使われるが，特に妊娠第3三半期に使われた場合に動脈管の狭窄や閉鎖が起こる（Huhta, 1987）．肺血流の増加に伴って肺動脈が反応性に肥大し，最終的に肺高血圧を引き起こす．NSAIDsに曝された200人以上の妊婦を登録した12の無作為化比較試験でKorenら（2006）は，NSAIDsを使用すると動脈管狭窄が15倍に増加すると報告している．これらの薬物が適応となる場合は，投与期間を72時間以内に制限されるべきである．そして，NSAIDsを内服している妊婦は慎重に観察し，もし動脈管狭窄が見つかった場合には休薬が必要である．幸いにも，動脈管狭窄はNSAIDs休薬後には多くの場合で可逆的である．

■ 子宮動脈

子宮動脈血流は妊娠初期で1分間当たり50mLから，妊娠満期で1分間当たり500〜750mLまで増加すると見積もられる．子宮動脈ドプラ波形は速い拡張期血流速度と強い乱流が特徴的である．血流抵抗が増加し**拡張期のノッチ**が出現すると，後に妊娠高血圧や妊娠高血圧腎症，また胎児発育不全を併発する可能性がある．Zeemanら（2003）は，妊娠16〜20週に子宮動脈の血管抵抗増加を伴う慢性高血圧合併妊婦は，加重型妊娠高血圧腎症となるリスクが高くなることを報告した．しかし，子宮動脈血流の最も適切な評価時期や評価方法，定義など標準化されていない．子宮動脈血流評価の的中率は低いので，スクリーニングや臨床方針の決定に用いることは，ハイリスク妊娠やローリスク妊娠のどちらにおいても推奨されない（Sciscione, 2009）．

■ 中大脳動脈

中大脳動脈（middle cerebral artery：MCA）のドプラ計測は，臨床的に胎児貧血や発育不全の評価として行われる．解剖学的に振動子を正面から当てた場合に正確な流速が計測できる（図10-52）．MCAは内頸動脈の起始部から2mm以内に分岐し，頭蓋底の横断面で描出できる．流速計測は超音波の角度が0に近いほど理想的であり，逆に30°以上では計測に適していない．一般的に流速評価は，他の血管では計測角度がより広角になることや計測誤差が大きいことから，MCA以外の胎児血管では行わない．

胎児貧血が存在する場合，心拍出量の増大や血液粘性が低下するため，**収縮期最大血流速度**が増加する（Segata, 2004）．この所見を認めれば血液不適合妊娠においても正確で非侵襲的に胎児貧血を診断できる．Mariら（2000）は，MCA収縮期最大血流速度が中央値の1.5倍増加している場合，中等度〜重度の胎児貧血を伴っていると報告した．第15章でも述べられているように，胎児貧血同定のために好まれて行われてきた羊水穿刺のような侵襲的な検査に代わり，MCA収縮期最大血流速度の測定が行われるようになった（SMFM, 2015）．

MCAドプラは胎児発育不全を評価する補助検査としても研究されてきた．胎児の低酸素血症はMCAにおける拡張期終末血流量の増加に続いて，脳や心臓，副腎への血流が増加する結果であると考えられてきた．この現象は"brain sparing"と呼ばれたが，実際には胎児に保護的ではなく，むしろ周産期の罹患率や死亡率に関連した誤った呼称である（Bahado-Singh, 1999；Cruz-Martinez, 2011）．適切な分娩時期を見極めるために，MCAドプラを評価する有効性は明らかに

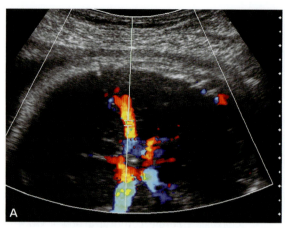 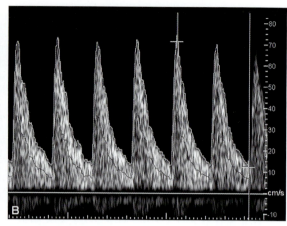

図 10-52　中大脳動脈（MCA）ドプラ
A. ウィリス動脈輪のカラードプラ，MCA を計測するための正しい位置を示している．
B. Rh 抗体による同種免疫により重症貧血を伴った妊娠 32 週の胎児で，MCA 波形の収縮期最大血流速度が 70 cm/秒を超していることを示している．

なっていない．これは胎児発育不全の管理において，MCA 計測が無作為化され評価されてこなかったことや，標準的な検査方法として適用されてこなかったためである（ACOG, 2015；Berkley, 2012）．

■ 静脈管

静脈管はほぼ横隔膜の高さで臍帯静脈から分岐する血管として認識される．描出するには臍帯動脈や MCA よりも胎児の姿勢に左右される．波形は 2 相性であり，通常心サイクルにおいて順行の血流である．波形における最初のピークは心室収縮を表しており，二番目のピークは充満した拡張期を表している．それに続く最下点は **a 波** と呼ばれ，心房収縮を表している．

発育不全を伴う preterm の胎児のドプラでは，臍帯動脈のドプラ波形に異常が出た後に MCA，最後に静脈の順に異常が出てくると考えられている．しかし，これらの異常は多様性をもって出現する（Berkley, 2012）．重篤な発育不全の場合，心不全により臍帯静脈のゆらぎを伴った a 波の減弱や消失，時には逆流を認める（図 10-53）．

静脈管の波形異常は，発育不全胎児において重大な予後因子である可能性を秘めている（Baschat, 2003, 2004；Bilardo, 2004；Figueras, 2009）．しかし，SMFM で述べられているように，無作為化比較試験による十分な評価はなされていない（Berkley, 2012）．要するに，臍帯動脈以外の血管を評価しても胎児予後の改善は期待できず，それゆえ臨床的意義は不明である（ACOG；2015）．

MRI

MRI の画像解像度は，骨境界面の影響や母体の肥満，羊水過少や下降した児頭の影響を受けにくいので，超音波よりも優れている点が多い．そのため，胎児異常を疑い評価する際に，超音波に付加的な情報が得られる．たとえば，胎児の中枢神経系や胸郭，胃腸管系や泌尿生殖器系，筋骨格系など種々の奇形の評価についてである．MRI は母体の骨盤内腫瘤や癒着胎盤の評価にも使用される．しかし，MRI は持ち運びが不可能であり，時間も要する．また，胎児 MRI の撮影は通常，胎児画像の専門知識を有する一部の施設での使用に限られる．

臨床的に有効利用するために，アメリカ放射線医学会（ACR）と小児放射線学会（SPR）（2015）は，胎児 MRI に対する診療指針を提唱している．ここでは超音波検査がスクリーニングの手段としての優位性を認めている．さらに，胎児 MRI は出生前診断やカウンセリング，治療，分娩方針の決定などの問題を解決するために使用することを推奨している．表 10-11 に胎児 MRI の適応が記されており，それぞれの所見については後述する．

■ 安全性

　MRIは電離放射線を使用しない．理論上は振動する電磁場や強い音響の影響が懸念される．磁場の強さは**テスラ（T）**という単位で表され，妊娠中に撮影されるMRIでは一般的に1.5T以下で行われる．いくつかの先行研究では，潜在的に信号ノイズ比を改善でき，それゆえ画像が鮮明になるため，胎児画像には3Tを使用することが提唱されている（Victoria, 2016）．安全面において，あらゆる臨床検査ではFDAで規制されている特定の吸収率を厳守されなければならないし，

表 10-11　MRIが適応となる胎児所見[a]

脳，脊椎
　脳室拡大
　脳梁欠損
　透明中隔腔の異常
　全前脳胞症
　後頭蓋窩の異常
　大脳皮質形成異常または神経細胞移動障害
　脳瘤
　充実性または嚢胞性腫瘤
　血管奇形
　水無脳症
　脳梗塞
　脳出血
　一絨毛膜双胎の合併症
　神経管欠損
　仙尾部奇形腫
　仙骨欠損（尾部退行）
　人魚体
　脊椎奇形
　脳奇形の危険性を示唆する家族歴

頭蓋，顔面，首
　静脈リンパ形成異常
　血管腫
　甲状腺腫
　奇形腫
　顔面披裂
　その他潜在的に気道閉塞を伴う奇形

胸郭
　先天性嚢胞性腺腫様奇形
　肺葉外肺分画症
　気管支性嚢胞もしくは先天性肺葉気腫
　先天性横隔膜ヘルニア
　心嚢液
　縦隔腫瘍
　食道閉鎖の評価
　横隔膜ヘルニア，羊水過少，胸部腫瘤，骨格異形成
　　に続発する肺低形成の評価

腹部，骨盤，後腹膜
　腹部・骨盤の嚢胞性腫瘤の評価
　腫瘍評価（仙尾部奇形腫，神経芽細胞腫，血管腫，
　　副腎・腎腫瘍など）
　複雑泌尿生殖器奇形（膀胱出口部閉塞症候群，膀胱
　　外反症，総排泄腔外反症）
　羊水過少を伴う腎奇形の評価
　腸管奇形の診断（肛門直腸形成異常，複雑な閉塞）

一絨毛膜双胎の合併症
　レーザー治療前の血管走行確認
　一絨毛膜双胎における1児死亡後の生児病態評価
　結合児の評価

胎児手術としての評価
　外科的介入前後の胎児脳解剖評価
　手術が計画されている胎児奇形

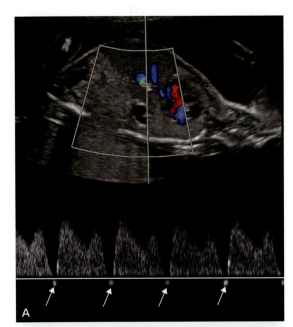

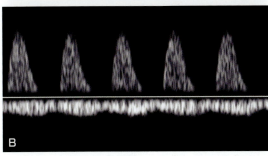

図 10-53　静脈ドプラ異常
A. 静脈管におけるa波の逆流波形．矢印は基線を下回るa波を表している．この所見は重篤な胎児発育不全において，心不全となることで認められる．
B. 臍帯静脈におけるゆらぎ波形．基線の下で波打つ臍帯静脈波形は，三尖弁の逆流を示している．基線の上は臍帯動脈波形で，拡張末期血流が見えない．この画像では静脈波形が基線の下にあるので臍帯動脈の拡張末期血流が逆流しているかどうかは判断できない．

[a] いくつかの症例では，症例ごとに検討された結果，超音波上奇形が疑われるが，十分に特定できない場合にのみMRIの撮像が許容される．

（Data from ACR, 2015）

ALARAの原則に則らなければならない．それゆえ，通常の臨床検査では，1.5 Tのより低い磁場での検査が推奨される（Prayer, 2017）．

人体研究や組織研究では胎児MRIの安全性を支持する結果が出ている．1.5 Tの安定した磁場に肺線維芽細胞が反復して曝されても，細胞増殖を起こす影響は受けないことがわかっている（Wiskirchen, 1999）．胎児心拍をMRI撮影前と撮影中で評価しても通常時と変化はなかった（Vadeyar, 2000）．胎児期にMRI撮影をした児は出生後9ヵ月，3歳時点での検査においても病気や障害の発生率に差はなかった（Baker, 1994；Clements, 2000）．

Gloverら（1995）は大人の胃を羊膜に見立て，1 Lの液体で満たした胃にマイクロホンを飲み込むことで，胎児が曝される音の強さと同様の環境をつくろうとした．音響の強度は体表から液体で満たされた胃までの間に少なくとも30 dBは減衰し，音圧は120 dBから90 dB以下まで減弱した．これは，分娩前に胎児のwell-beingの評価として行う，VASテストで使用する135 dBよりも十分に弱い（第17章参照）．胎児期に1.5 TのMRI条件下で撮影された小児に蝸牛機能テストが行われたが，難聴はなかった（Reeves, 2010）．

ACR（2013）では，既存の文献を吟味する限り，胎児期にMRI撮影を行ってもその発達に有害な影響を及ぼさないとしている．そのため，胎児や母体を管理するために情報が必要であれば，妊娠中においてMRI撮影を行う．しかし，妊娠中の医療従事者がMRI撮影に従事することは可能であるが，Zone IVと知られるMRI撮影室に，撮影中にいることは推奨されていない．

MRI撮影時の造影剤であるガドリニウムは，ガドリニウムキレート（Gd^{3+}）である．ガドリニウムは容易に胎児循環を巡り，胎児尿として羊水中に排泄され，再吸収される前に不定期間，羊水中に残存することになる．ガドリニウムキレート分子が羊水腔のような密閉された空間に長時間残存すればするほど，毒性をもつガドリニウムイオンが解離する可能性が高くなる．そのため，妊娠中のガドリニウム造影は避けるべきである．ルーチンにガドリニウムを使用することは，極めて十分な利点が予想される場合を除いて推奨されない（ACR, 2013）．腎疾患をもった成人では，造影剤を使用することで重篤な合併症である腎性全身性線維症を進行させてしまう可能性がある．

■ 撮影技術

MRI検査を受ける前に，すべての女性は，検査の障害となる金属のインプラントやペースメーカー，その他の金属や鉄が含まれる装置が体内にないかについて，MRIに関する安全性を確認する質問用紙をすべて埋めることになっている（ACR, 2013）．鉄のサプリメントによって腸管にアーチファクトが生じる場合があるが，胎児画像の解像度にほとんど影響はない．最近15年間にパークランド病院で妊婦に行われた4,000例以上のMRI検査において，閉所恐怖症やMRI検査を怖がる妊婦は全体の1％未満だった．この少数グループの不安を改善するために，ジアゼパムを5 mgか10 mg，もしくはロラゼパムを1 mgか2 mgの経口投与を行った．

MRI検査を開始するにあたって，妊婦は仰臥位もしくは左側臥位の姿勢をとる．多くの場合，高周波パルスを送受信するためにトルソーコイルが使われるが，大きな母体の体型に対応するときのみ，体幹コイルが使用される．母体の冠状断，矢状断，横断面に関連した三つの平面画像もしくはスカウト画像が構築される．妊娠子宮はT2強調早期画像横断面（7 mmスライス0 gap）で表示される．一般的に機械やメーカーによってsingle-shot fast spin echo（SSFSE）やhalf-Fourier acquisition single-shot turbo spin echo（HASTE）もしくはrapid acquisition with relaxation enhancement（RARE）などの撮影条件がある．次にT1強調像ではspoiled gradient echo（SPGR）（厚さ7 mm 0 gap）のような撮影条件で行われる．このような母体の腹部・骨盤全体を撮影できる条件は，特に胎児や母体の解剖を評価するのに優れている．

次に，対象となる胎児もしくは母体臓器に直交する画像を得る．これらの条件において，3〜5 mmスライスで，T2強調画像の冠状断，矢状断，横断像が作成される．T1強調画像は，亜急性出血や脂肪，肝臓や腸管内の胎便のように高輝度に見える正常構造などを評価できるため，これらの異常を疑うときは有用である（Brugger, 2006；Zaretsky, 2003b）．

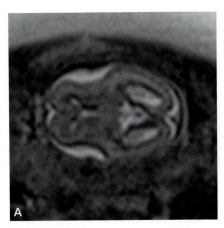
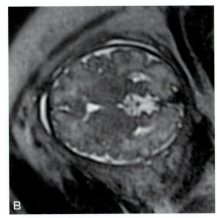

図 10-54
妊娠 23 週（A）と 33 週（B）の胎児脳横断面像で，胎児の成長に伴い大脳回や脳溝が正常であることを示している．これらの画像は比較的動きに強い HASTE の撮像方法で得られる．

Short T1 inversion recovery images（STIR）や frequency-selective fat-saturated T2-weighted images は正常な臓器と水分を含む異常構造を見分けるために撮影される．たとえば胸部腫瘍と正常肺である．拡散強調画像は虚血性変化や細胞豊富な腫瘍，もしくは凝血塊など拡散能が低下したものを評価するために撮影される（Brugger, 2006；Zaretsky, 2003b）．3〜5 mm スライスの頭部横断面 T2 強調画像では大横径や頭囲を計測することで，妊娠週数の推定ができる頭囲計測も可能である（Reichel, 2003）．

■ 胎児の解剖評価

胎児奇形が発見されれば，異常を認める臓器やその他の臓器の所見について，徹底的に明らかにすべきである．それにより胎児の全体的な解剖学的精査は，MRI 検査でほぼ達成できる．最近行われた前向き試験では，ISUOG によって推奨される解剖学的構造の約 95 ％が妊娠 30 週の時点で同定できるとしている（Millischer, 2013）．しかし，大動脈や肺動脈は非常に評価の難しい構造物である．同様に Zaretsky ら（2003a）も，心臓の構造以外は 99 ％の症例で胎児の解剖学的評価が可能であるとしている．

◆ 中枢神経系

頭蓋内奇形において，超高速 T2 強調像では組織の対比が非常に明瞭となり，脳脊髄液の流れる部位は高信号もしくは高輝度で表される．このため，後頭蓋窩や脳の正中線，大脳皮質などをより鮮明に描出することができる．T1 強調像は出血を特定するために使われる．

MRI 画像で得られた中枢神経系の計測値は，超音波で得られた値と対比しながら求められた（Twickler, 2002）．脳梁径や小脳虫部径など多数の頭蓋内構造物の正常計測値が発表されている（Garel, 2004；Tiela, 2009）．

MRI 画像は超音波で疑われた脳内の異常に対してさまざまな付加的情報をもたらしてくれる（Benacerraf, 2007；Li, 2012）．先行研究では，MRI 画像によって 40〜50 ％の症例で診断が変わり，15〜50 ％の症例で管理方法に影響を与えたとしている（Levine, 1999b；Simon, 2000；Twickler, 2003）．妊娠 24 週以降で MRI 検査を施行した場合，さらに有用な情報が得られる可能性がある．さらに最近では，Griffiths ら（2017）は脳奇形が疑われた場合に MRI 検査を施行すると，約 50 ％の症例で新しい所見が得られ，20 ％で予後に影響を与えると報告している．

脳に奇形を伴う胎児は大脳皮質の発達が明らかに遅れる．Levine ら（1999a）は，大脳回や脳溝の構造を MRI ではより正確に描出できることを発表した（図 10-54）．超音波では微細な変化を起こしている異常を評価するのは困難であるが，MRI では妊娠週数が進むにつれて，より正確に評価できるようになる．

脳室拡大に対しては，中枢神経系の異常が関係しているかを特定するのに役立つため，前に述べたように胎児 MRI が選択される．中隔視神経形

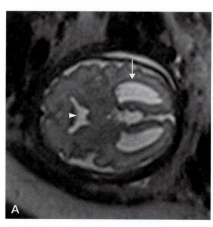
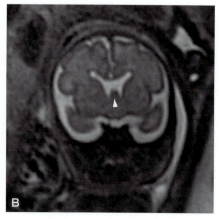

図10-55　中隔視神経形成異常
妊娠30週の横断面（A）と冠状断（B）画像で，両方の透明中隔腔（**矢頭**）が欠損していることが確認できる．中等度の脳室拡大も存在する（**矢印**）．

成異常の症例では，MRI画像で透明中隔の欠損を確認したり，視索が低形成であることを示せる可能性がある（図10-55）．その他の胎児において，MRI画像は脳梁欠損や形成不全，神経細胞の遊走障害を特定するのにも役立つ（Benacerraf, 2007；Li, 2012；Twickler, 2003）．

　その他の胎児MRIの適応は，脳室内出血（intraventricular hemorrhage：IVH）を疑う場合の評価である．脳室内出血の危険因子は，非典型的にみえる脳室拡大や新生児自己免疫性血小板減少症，1児死亡や重篤な双胎間輸血症候群を伴う一絨毛膜多胎妊娠である（Hu, 2006）．もしも出血が同定されたなら，MRIではおおよその起こった時期やどの部位が影響を受けたかを知ることができる．先天性の胎児感染の存在する場合，MRI画像では神経実質の異常や，その後の発育異常のさまざまな程度が描出される（Soares de Oliveria-Szejnfeld, 2016）．

　脳の構造とは別に，神経管欠損を含む二分脊椎を疑った場合，手術計画を立てるにあたってさらに特徴ごとに分けることができる．図10-56では脊髄の係留を伴った皮膚に覆われた二分脊椎を示している．この終末脊髄嚢瘤は分娩に引き続き，早期に介入することが有益である．

◆ 胸　郭

　多くの胸郭の異常は注意深く超音波検査をすれば比較的容易に発見できる．しかし，MRIでは病変の位置や胸郭を占める割合，残存している肺の容積も定量できる．さらに前述したように，嚢胞状腺腫様形成異常の種類を特定し，肺葉外肺分画症の栄養血管を可視化するのにも役立つ．先天性横隔膜ヘルニアを認める場合は，MRIを撮影することで胸郭内に脱出している腹部臓器の確認に役立ち，脱出した肝臓や圧排されている肺組織の定量も行える（図10-57）（Debus, 2013；Lee, 2011；Mehollin-Ray, 2012）．また，横隔膜ヘルニアを伴う児においては，児の予後に重大な影響を及ぼすかもしれないその他の奇形を特定する助けとなる（Kul, 2012）．同様に，骨形成異常，腎疾患や破水に伴って遷延する羊水過少において，肺容積の評価のためにも施行される（Messerschmidt, 2011；Zaretsky, 2005）．

◆ 腹　部

　羊水過少や母体の肥満により超音波検査が制限される場合にMRI検査はより有用である（Caire, 2003）．Hawkinsら（2008）は，T2強調像において収縮した胎児膀胱に信号の消失を認めた場合，致死的な腎奇形の可能性があるとしている（図10-58）．また腸管内の胎便や膀胱内の胎児尿の特徴的な信号の違いをみることで，嚢胞性の腹部病変を特定できる（Farhataziz, 2005）．胃腸管内にある胎便の蓄積は，T1強調画像で高信号となり典型的なパターンをとるので，MRIは胃腸の奇形や複雑な総排泄腔遺残の診断に補助的なツールとなる（Furey, 2016）．胎便性腹膜炎と関連がある腹膜の石灰化は超音波でより明確に見えるが，偽嚢胞であったり胎便が移動した結果による異常所見であれば，MRIがよりよく描出する．

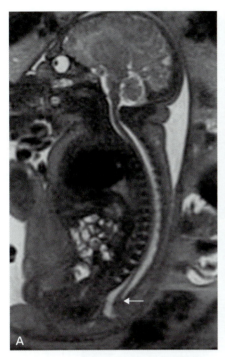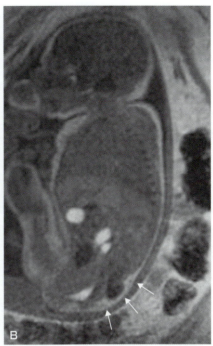

図10-56　妊娠36週の終末脊髄嚢瘤
A. このT2強調画像矢状断において，脊髄は係留され，終末嚢瘤に広がっている（矢印）．
B. このT1強調画像で，脊髄髄膜瘤と終末嚢瘤は皮下脂肪（矢印）と皮膚に覆われている．

■ 胎児治療の補助

　胎児治療の適応が増えてきているので，MRI検査は術前の評価として使用される．双胎間輸血症候群に対してレーザーでの胎盤血管吻合をする前に，脳室内出血や脳室周囲白質軟化症の評価のためMRIを撮影している施設もある（第45章参照）（Hu, 2006；Kline-Fath, 2007）．脊髄髄膜瘤を認める場合にも，脳と脊椎を正確に描出できるため，二分脊椎の胎児手術前にMRIが撮影される．もしも仙尾部奇形腫に対して胎児治療を考慮する場合には，MRIによって胎児骨盤内への腫瘍の広がりを評価できる（Avni, 2002；Neubert, 2004；Perrone, 2017）．またEXIT法が考慮されるような胎児頸部腫瘍が存在する場合は，病変の広がり，口腔内や下咽頭，気管支への影響を描出することができる（Hirose, 2003；Lazar, 2012；Ogamo, 2005；Shiraishi, 2000）．最後に，重度の小顎症に対してEXIT法が必要である場合も，jaw indexの計算がMRIでは可能である（MacArthur, 2012；Morris, 2009）．胎児治療は第16章で述べる．

■ 胎　盤

　癒着胎盤であると診断することの臨床的重要性は第41章で述べられている．一般的に，胎盤が筋層内に浸潤しているかを確かめるために超音波検査を行うが，MRIは診断困難な症例に対して補助的に撮影される．T2強調像における胎盤内のダークバンドや局所的な膨隆そして不均一な胎盤信号を認めた場合は癒着胎盤を疑う（Leyendecker, 2012）．MRIが補足的な意味合いとして使用された場合，癒着があるかどうかの感度は高いが，浸潤の深さを予想するのは困難である．胎盤のMRI所見を解釈する際には，臨床的なリスクや超音波所見を念頭におき評価すべきである．

■ 今後の展望

　今後，MRIの拡散テンソル画像やトラクトグラフィを使用することで，神経発達がより深く解明できたり，異常がより正確に特定できたり，病理学的なより深い理解を得られる可能性がある（Kasprian, 2008；Mitter, 2015）．胎児脳や胎盤の容積をMRI画像から取得し，量的なデータを自動的・半自動的に取得することで，マニュアルで

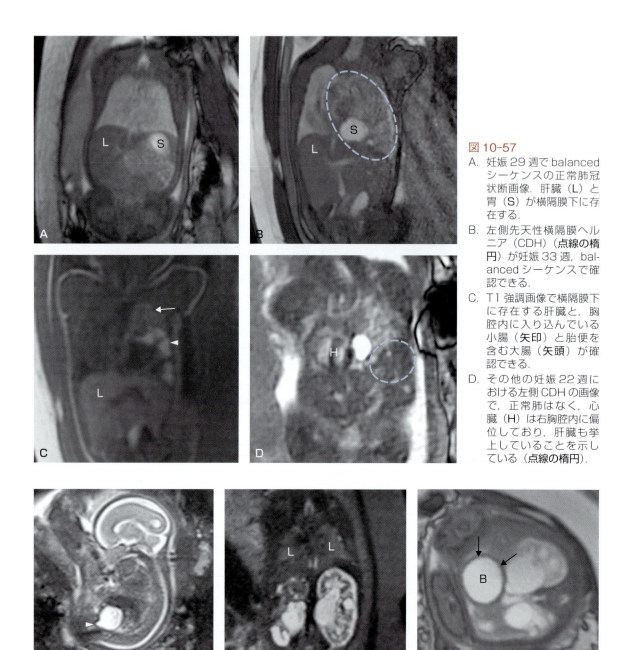

図 10-57
A. 妊娠 29 週で balanced シーケンスの正常肺冠状断画像．肝臓（L）と胃（S）が横隔膜下に存在する．
B. 左側先天性横隔膜ヘルニア（CDH）（点線の楕円）が妊娠 33 週，balanced シーケンスで確認できる．
C. T1 強調画像で横隔膜下に存在する肝臓と，胸腔内に入り込んでいる小腸（矢印）と胎便を含む大腸（矢頭）が確認できる．
D. その他の妊娠 22 週における左側 CDH の画像で，正常肺はなく，心臓（H）は右胸腔内に偏位しており，肝臓も挙上していることを示している（点線の楕円）．

図 10-58
A. 妊娠 23 週で後部尿道弁を伴う胎児の STIR（short T1 inversion recovery）矢状断画像．後部尿道（矢頭）の特徴的な拡張がわかる．
B. 妊娠 31 週の冠状断画像では，重篤な水腎症が進行し，実質の囊胞性変化や水尿管，無羊水を認めている．肺（L）は信号が低下し縮小している．
C. balanced シーケンスの横断画像では壁（矢印）の肥厚を伴う拡張した膀胱（B）を示している．

は細分化が困難であり，以前では不可能であった大容量のデータを解析できるようになるかもしれない（Tourbier, 2017 ; Wang, 2016）．生体内で胎盤のマルチパラメトリック MRI を使用すると，母体や胎児に危険を及ぼすことなく機能や病理学的な理解を広げることができる．最後に，胎児の心臓評価には心エコー検査を行うことが多くの場合主流であるが，MRI 検査は超音波で完璧

に検査することのできない心臓の容積評価に役立つ可能性があり，大動脈のより詳細な評価ができる（Lloyd, 2017）．

（訳：舟木　哲）

References

Adzick NS, Harrison MR, Glick PL, et al: Fetal cystic adenomatoid malformation: prenatal diagnosis and natural history. J Pediatr Surg 20:483, 1985.

Al-Kaff A, MacDonald SC, Kent N, et al: Delivery planning for pregnancies with gastroschisis: findings from a prospective national registry. Am J Obstet Gynecol 213(4):557.e1, 2015.

Altman RP, Randolph JG, Lilly JR: Sacrococcygeal teratoma: American Academy of Pediatrics Surgical Section survey—1973. J Pediatr Surg 9:389, 1974.

American College of Obstetricians and Gynecologists: Fetal growth restriction. Practice Bulletin No. 134, May 2013, Reaffirmed 2015.

American College of Obstetricians and Gynecologists: Ultrasound in pregnancy. Practice Bulletin No. 175, December 2016.

American College of Obstetricians and Gynecologists: Management of suboptimally dated pregnancies. Committee Opinion No. 688, March 2017a.

American College of Obstetricians and Gynecologists: Methods for estimating the due date. Committee Opinion No. 700, May 2017b.

American College of Radiology: Expert Panel on MR Safety: ACR guidance document on MR safe practices. J Magn Reson Imaging 37:501, 2013.

American College of Radiology and Society for Pediatric Radiology: ACR-SPR practice guideline for the safe and optimal performance of fetal magnetic resonance imaging. Resolution No. 11, 2015. Available at: https://www.acr.org/-/media/CB384A65345F402083639E6756CE513F.pdf. Accessed July 10, 2017.

American Institute of Ultrasound in Medicine (AIUM): Official statements. Prudent use in pregnancy. 2012. Available at: http://www.aium.org/officalStatements/33. Accessed July 10, 2017.

American Institute of Ultrasound in Medicine (AIUM): Official statements. Statement on the safe use of Doppler ultrasound during 11–14 weeks scans (or earlier in pregnancy). 2016. Available at: http://www.aium.org/officialStatements/42. Accessed September 16, 2017.

American Institute of Ultrasound in Medicine (AIUM): Practice guideline for the performance of fetal echocardiography. J Ultrasound Med 32(6):1067, 2013a.

American Institute of Ultrasound in Medicine (AIUM): Practice guideline for the performance of obstetric ultrasound examinations. J Ultrasound Med 32(6):1083, 2013b.

Avni FE, Guibaus L, Robert Y, et al: MR imaging of fetal sacrococcygeal teratoma: diagnosis and assessment. AJR Am J Roentgenol 178(1):179, 2002.

Axt-Fliedner R, Schwarze A, Smrcek J, et al: Isolated ventricular septal defects dated by color Doppler imaging: evolution during fetal and first year of postnatal life. Ultrasound Obstet Gynecol 27:266, 2006.

Azizkhan RG, Crombleholme TM: Congenital cystic lung disease: contemporary antenatal and postnatal management. Pediatric Surg Int 24:643, 2008.

Bahado-Singh RO, Kovanci E, Jeffres A, et al: The Doppler cerebroplacental ratio and perinatal outcome in intrauterine growth restriction. Am J Obstet Gynecol 180(3):750, 1999.

Baker PN, Johnson IR, Harvey PR, et al: A three-year follow-up of children imaged in utero with echo-planar magnetic resonance. Am J Obstet Gynecol 170:32, 1994.

Baschat AA: Doppler application in the delivery timing of the preterm growth-restricted fetus: another step in the right direction. Ultrasound Obstet Gynecol 23:111, 2004.

Baschat AA: Relationship between placental blood flow resistance and precordial venous Doppler indices. Ultrasound Obstet Gynecol 22:561, 2003.

Benacerraf BR, Shipp TD, Bromley B, et al: What does magnetic resonance imaging add to the prenatal sonographic diagnosis of ventriculomegaly? J Ultrasound Med 26:1513, 2007.

Berkley E, Chauhan SP, Abuhamad A: Society for Maternal-Fetal Medicine Clinical Guideline: Doppler assessment of the fetus with intrauterine growth restriction. Am J Obstet Gynecol 206(4):300, 2012.

Best KE, Tennant PWG, Addor M, et al: Epidemiology of small intestinal atresia in Europe: a register-based study. Arch Dis Child Fetal Neonatal Ed 97(5):F353, 2012.

Bhide A, Acharya G, Bilardo CM, et al: ISUOG Practice Guidelines: use of Doppler ultrasonography in obstetrics. Ultrasound Obstet Gynecol 41(2):233, 2013.

Bilardo CM, Wolf H, Stigter RH, et al: Relationship between monitoring parameters and perinatal outcome in severe, early intrauterine growth restriction. Ultrasound Obstet Gynecol 23:119, 2004.

Bonafe L, Cormier-Daire V, Hall C, et al: Nosology and classification of genetic skeletal disorders: 2015 revision. Am J Med Genet 167A(12):2869, 2015.

Bromley B, Shipp TD, Lyons J, et al: Detection of fetal structural anomalies in a basic first-trimester screening program for aneuploidy. J Ultrasound Med 33(10):1737, 2014.

Bronshtein M, Ornoy A: Acrania: anencephaly resulting from secondary degeneration of a closed neural tube: two cases in the same family. J Clin Ultrasound 19(4):230, 1991.

Brugger PC, Stuhr F, Lindner C, et al: Methods of fetal MR: beyond T2-weighted imaging. Euro J Radiol 57(2):172, 2006.

Burge D, Wheeler R: Increasing incidence of detection of congenital lung lesions. Pediatr Pulmonol 45(1):103, 2010.

Caire JT, Ramus RM, Magee KP, et al: MRI of fetal genitourinary anomalies. AJR Am J Roentgenol 181:1381, 2003.

Canfield MA, Honein MA, Yuskiv N, et al: National estimates and race/ethnic-specific variation of selected birth defects in the United States, 1999–2001. Birth Defects Res A Clin Mol Teratol 76(11):747, 2006.

Carey M, Bower C, Mylvaganam A, et al: Talipes equinovarus in Western Australia. Paediatr Perinat Epidemiol 17:187, 2003.

Cavoretto P, Molina F, Poggi S, et al: Prenatal diagnosis and outcome of echogenic fetal lung lesions. Ultrasound Obstet Gynecol 32:769, 2008.

Centers for Disease Control and Prevention: Workplace solutions. Preventing work-related musculoskeletal disorders in sonography. DHHS (NIOSH) Publication No. 2006–148, 2006.

Chitty LS, Altman DG: Charts of fetal size: kidney and renal pelvis measurements. Prenat Diagn 23:891, 2003.

Christensen N, Andersen H, Garne E, et al: Atrioventricular septal defects among infants in Europe: a population-based study of prevalence, associated anomalies, and survival. Cardiol Young 23(4):560, 2013.

Clements H, Duncan KR, Fielding K, et al: Infants exposed to MRI in utero have a normal paediatric assessment at 9 months of age. B J Radiol 73(866):190, 2000.

Colvin J, Bower C, Dickinson JE, et al: Outcomes of congenital diaphragmatic hernia: a population-based study in Western Australia. Pediatr 116:e356, 2005.

Copel JA, Liang R, Demasio K, et al: The clinical significance of the irregular fetal heart rhythm. Am J Obstet Gynecol 182:813, 2000.

Cragan JD, Gilboa SM: Including prenatal diagnoses in birth defects monitoring: experience of the Metropolitan Atlanta Congenital Defects Program. Birth Defects Res A Clin Mol Teratol 85:20, 2009.

Cruz-Martinez R, Figueras F, Hernandez-Andrade E, et al: Fetal brain Doppler to predict cesarean delivery for nonreassuring fetal status in term small-for-gestational-age fetuses. Obstet Gynecol 117:618, 2011.

Curran PF, Jelin EB, Rand L, et al: Prenatal steroids for microcystic congenital adenomatoid malformations. J Pediatr Surg 45:145, 2010.

Dashe JS, McIntire DD, Twickler DM: Effect of maternal obesity on the ultrasound detection of anomalous fetuses. Obstet Gynecol 113(5):1001, 2009.

De Biasio P, Ginocchio G, Aicardi G, et al: Ossification timing of sacral vertebrae by ultrasound in the mid-second trimester of pregnancy. Prenat Diagn 23:1056, 2003.

Debus A, Hagelstein C, Kilian A, et al: Fetal lung volume in congenital diaphragmatic hernia: association of prenatal MR imaging findings with postnatal chronic lung disease. Radiology 266(3):887, 2013.

Derikx JP, De Backer A, Van De Schoot L, et al: Factors associated with recurrence and metastasis in sacrococcygeal teratoma. Br J Surg 93:1543, 2006.

Devaseelan P, Cardwell C, Bell B, et al: Prognosis of isolated mild to moderate fetal cerebral ventriculomegaly: a systematic review. J Perinat Med 38:401, 2010.

De Veciana M, Major CA, Porto M: Prediction of an abnormal karyotype in fetuses with omphalocele. Prenat Diagn 14:487, 1994.

DeVore GR, Falkensammer P, Sklansky MS, et al: Spatio-temporal image correlation (STIC): new technology for evaluation of the fetal heart. Ultrasound Obstet Gynecol 22:380, 2003.

Dolk H, Loane M, Garne E: The prevalence of congenital anomalies in Europe. Adv Exp Med Biol 686:349, 2010.

Duncombe GJ, Dickinson JE, Kikiros CS: Prenatal diagnosis and management of congenital cystic adenomatoid malformation of the lung. Am J Obstet Gynecol 187(4): 950, 2002.

Ecker JL, Shipp TD, Bromley B, et al: The sonographic diagnosis of Dandy-Walker and Dandy-Walker variant: associated findings and outcomes. Prenat Diagn 20:328, 2000.

EUROCAT: Prenatal Detection Rates. Available at: http://www.eurocat-network.eu/prenatalscreeninganddiagnosis/prenataldetection(pd)rates. Accessed July 10, 2017.

Farhataziz N, Engels JE, Ramus RM, et al: Fetal MRI of urine and meconium by gestational age for the diagnosis of genitourinary and gastrointestinal abnormalities. AJR Am J Roentgenol 184:1891, 2005.

Feinstein JA, Benson DW, Dubin AM, et al: Hypoplastic left heart syndrome: current considerations and expectations. J Am Coll Cardiol 59(1 Suppl):S1, 2012.

Figueras F, Benavides A, Del Rio M, et al: Monitoring of fetuses with intrauterine growth restriction: longitudinal changes in ductus venosus and aortic isthmus flow. Ultrasound Obstet Gynecol 33(1):39, 2009.

Food and Drug Administration: Avoid fetal "keepsake" images, heartbeat monitors. 2014. Available at: https://www.fda.gov/ForConsumers/ConsumerUpdates/ucm095508.htm. Accessed July 10, 2017.

Franklin O, Burch M, Manning N, et al: Prenatal diagnosis of coarctation of the aorta improves survival and reduces morbidity. Heart 87:67, 2002.

Furey EA, Bailey AA, Twickler DM: Fetal MR imaging of gastrointestinal abnormalities. Radiographics 36(3):904, 2016.

Gaglioti P, Oberto M, Todros T: The significance of fetal ventriculomegaly: etiology, short-and long-term outcomes. Prenat Diagn 29(4):381, 2009.

Gallot D, Boda C, Ughetto S, et al: Prenatal detection and outcome of congenital diaphragmatic hernia: a French registry-based study. Ultrasound Obstet Gynecol 29:276, 2007.

Garcia M, Yeo L, Romero R, et al: Prospective evaluation of the fetal heart using Fetal Intelligent Navigation Echocardiography (FINE). Ultrasound Obstet Gynecol 47(4):450, 2016.

Garel C (ed): Development of the fetal brain. In MRI of the Fetal Brain: Normal Development and Cerebral Pathologies. New York, Springer, 2004.

Garne E, Loane M, Dolk H, et al: Spectrum of congenital anomalies in pregnancies with pregestational diabetes. Birth Defects Res A Clin Mol Teratol 94(3):134, 2012.

Glass HC, Shaw GM, Ma C, et al: Agenesis of the corpus callosum in California 1983–2003: a population-based study. Am J Med Genet A 146A:2495, 2008.

Glover P, Hykin J, Gowland P, et al: An assessment of the intrauterine sound intensity level during obstetric echo-planar magnetic resonance imaging. Br J Radiol 68:1090, 1995.

Goldstein I, Reece EA, Pilu G, et al: Cerebellar measurements with ultrasonography in the evaluation of fetal growth and development. Am J Obstet Gynecol 156:1065, 1987.

Goncalves LF, Lee W, Espinoza J, et al: Three- and 4-dimensional ultrasound in obstetric practice: does it help? J Ultrasound Med 24:1599, 2005.

Goncalves LF, Nien JK, Espinoza J, et al: What does 2-dimensional imaging add to 3- and 4-dimensional obstetric ultrasonography? J Ultrasound Med 25:691, 2006.

Griffiths PD, Bradburn M, Campbell MJ, et al: Use of MRI in the diagnosis of fetal brain abnormalities in utero (MERIDIAN): a multicenter, prospective cohort study. Lancet 389(10068):538, 2017.

Gucciardo L, Uyttebroek A, de Wever I, et al: Prenatal assessment and management of sacrococcygeal teratoma. Prenat Diagn 31:678, 2011.

Hains DS, Bates CM, Ingraham S, et al: Management and etiology of the unilateral multicystic dysplastic kidney: a review. Pediatr Nephrol 24:233, 2009.

Hartman RJ, Rasmussen SJ, Botto LD, et al: The contribution of chromosomal abnormalities to congenital heart defects: a population-based study. Pediatr Cardiol 32:1147, 2011.

Hawkins JS, Dashe JS, Twickler DM: Magnetic resonance imaging diagnosis of severe fetal renal anomalies. Am J Obstet Gynecol 198:328.e1, 2008.

Hayden SA, Russ PD, Pretorius DH, et al: Posterior urethral obstruction. Prenatal sonographic findings and clinical outcome in fourteen cases. J Ultrasound Med 7:371, 1988.

Hirose S, Sydorak RM, Tsao K, et al: Spectrum of intrapartum management strategies for giant fetal cervical teratoma. J Pediatr Surg 38(3):446, 2003.

Hobbins JC, Robero R, Grannum P, et al: Antenatal diagnosis of renal anomalies with ultrasound: I. Obstructive uropathy. Am J Obstet Gynecol 148:868, 1984.

Hoffman CK, Filly RA, Callen PW: The "lying down" adrenal sign: a sonographic indicator of renal agenesis or ectopia in fetuses and neonates. J Ultrasound Med 11:533, 1992.

Howe DT, Rankin J, Draper ES: Schizencephaly prevalence, prenatal diagnosis and clues to etiology: a register-based study. Ultrasound Obstet Gynecol 39(1):75, 2012.

Hu LS, Caire J, Twickler DM: MR findings of complicated multifetal gestations. Obstet Gynecol 36(1): 76, 2006.

Huhta JC, Moise KJ, Fisher DJ, et al: Detection and quantitation of construction of the fetal ductus arteriosus by Doppler echocardiography. Circulation 75:406, 1987.

Iams JD, Grobman WA, Lozitska A, et al: Adherence to criteria for transvaginal ultrasound imaging and measurement of cervical length. Am J Obstet Gynecol 209(4):365.e1, 2013.

International Society of Ultrasound in Obstetrics and Gynecology: Sonographic examination of the fetal central nervous system: guidelines for performing the "basic examination" and the "fetal neurosonogram." Ultrasound Obstet Gynecol 29:109, 2007.

International Society of Ultrasound in Obstetrics and Gynecology: ISUOG statement on ultrasound exposure in the first trimester and autism spectrum disorders. 2016. Available at: http://www.isuog.org/NR/rdonlyres/57A3E1B7-5022-4D7F-BE0E-93E1D239F29D/0/ISUOG_statement_on_ultrasound_exposure_in_the_first_trimester_and_autism_spectrum_disorders.pdf. Accessed July 28, 2017.

Ismaili K, Hall M, Donner C, et al: Results of systematic screening for minor degrees of fetal renal pelvis dilatation in an unselected population. Am J Obstet Gynecol 188:242, 2003.

James CA, Watson AR, Twining P, et al: Antenatally detected urinary tract abnormalities: changing incidence and management. Eur J Pediatr 157:508, 1998.

Janga D, Akinfenwa O: Work-related repetitive strain injuries amongst practitioners of obstetric and gynecologic ultrasound worldwide. Arch Gynecol Obstet 286(2):353, 2012.

Jani JC, Peralta CFA, Nicolaides KH: Lung-to-head ratio: a need to unify the technique. Ultrasound Obstet Gynecol 39:2, 2012.

Johnson MP, Johnson A, Holzgreve W, et al: First-trimester simple hygroma: cause and outcome. Am J Obstet Gynecol 168:156, 1993.

Jones AM, Isenburg J, Salemi JL, et al: Increasing prevalence of gastroschisis—14 states, 1995–2012. MMWR 65(2):23, 2016.

Joó JG, Tóth Z, Beke A, et al: Etiology, prenatal diagnoses and outcome of ventriculomegaly in 230 cases. Fetal Diagn Ther 24(3):254, 2008.

Karim JN, Roberts NW, Salomon LJ, et al: Systematic review of first trimester ultrasound screening in detecting fetal structural anomalies and factors affecting screening performance. Ultrasound Obstet Gynecol 50(4):429, 2017.

Kasprian G, Brugger PC, Weber M, et al: In utero tractography of fetal white matter development. Neuroimage 43:213, 2008.

Kharrat R, Yamamoto M, Roume J, et al: Karyotype and outcome of fetuses diagnosed with cystic hygroma in the first trimester in relation to nuchal translucency thickness. Prenat Diagn 26:369, 2006.

Kingdom JC, Burrell SJ, Kaufmann P: Pathology and clinical implications of abnormal umbilical artery Doppler waveforms. Ultrasound Obstet Gynecol 9:271, 1997.

Kitchanan S, Patole SK, Muller R, et al: Neonatal outcome of gastroschisis and exomphalos: a 10-year review. J Paediatric Child Health 36:428, 2000.

Kline-Fath BM, Calvo-Garcia MA, O'Hara SM, et al: Twin-twin transfusion syndrome: cerebral ischemia is not the only fetal MR imaging finding. Pediatr Radiol 37(1):47, 2007.

Knott-Craig CJ, Elkins RC, Lane MM, et al: A 26-year experience with surgical management of tetralogy of Fallot: risk analysis for mortality or late reintervention. Ann Thorac Surg 66:506, 1998.

Koren G, Florescu A, Costei AM, et al: Nonsteroidal antiinflammatory drugs during third trimester and the risk of premature closure of the ductus arteriosus: a meta-analysis. Ann Pharmacother 40(5):824, 2006.

Kucik JE, Alverson CJ, Gliboa SM, et al: Racial/ethnic variations in the prevalence of selected major birth defects, Metropolitan Atlanta, 1994–2005. Public Health Reports 127(1):52, 2012.

Kul S, Korkmaz HA, Cansu A, et al: Contribution of MRI to ultrasound in the diagnosis of fetal anomalies. J Magn Reson Imaging 35:882, 2012.

Lauson S, Alvarez C, Patel MS, et al: Outcome of prenatally diagnosed isolated clubfoot. Ultrasound Obstet Gynecol 35:708, 2010.

Lazar DA, Cassady CI, Olutoye OO, et al: Tracheoesophageal displacement index on predictors of airway obstruction for fetuses with neck masses. J Pediatr Surg 47:46, 2012.

Lazebnik N, Bellinger MF, Ferguson JE, et al: Insights into the pathogenesis and natural history of fetuses with multicystic dysplastic kidney disease. Prenat Diagn 19:418, 1999.

Lee RS, Cendron M, Kinnamon DD, et al: Antenatal hydronephrosis as a predictor of postnatal outcome: a meta-analysis. Pediatrics 118:586, 2006.

Lee TC, Lim FY, Keswani SG, et al: Late gestation fetal magnetic resonance imaging-derived total lung volume predicts postnatal survival and need for extracorporeal membrane oxygenation support in isolated congenital diaphragmatic hernia. J Pediatr Surg 46(6):1165, 2011.

Levine D, Barnes PD: Cortical maturation in normal and abnormal fetuses as assessed with prenatal MR imaging. Radiology 210:751, 1999a.

Levine D, Barnes PD, Madsen JR, et al: Central nervous system abnormalities assessed with prenatal magnetic resonance imaging. Obstet Gynecol 94:1011, 1999b.

Leyendecker JR, DuBose M, Hosseinzadeh K, et al: MRI of pregnancy-related issues: abnormal placentation. AJR Am J Roentgenol 198(2):311, 2012.

Li Y, Estroff JA, Khwaja O, et al: Callosal dysgenesis in fetuses with ventriculomegaly: levels of agreement between imaging modalities and postnatal outcome. Ultra Obstet Gynecol 40(5): 522, 2012.

Lloyd DF, Rutherford MA, Simpson JM, et al: The neurodevelopmental implications of hypoplastic left heart syndrome in the fetus. Cardiol Young 27(2):217, 2017.

Lodeiro JG, Feinstein SJ, Lodeiro SB: Fetal premature atrial contractions associated with hydralazine. Am J Obstet Gynecol 160:105, 1989.

Long A, Moran P, Robson S: Outcome of fetal cerebral posterior fossa anomalies. Prenat Diagn 26:707, 2006.

Maarse W, Berge SJ, Pistorius L, et al: Diagnostic accuracy of transabdominal ultrasound in detecting prenatal cleft lip and palate: a systematic review. Ultrasound Obstet Gynecol 35:495, 2010.

Maarse W, Pistorius LR, Van Eeten WK, et al: Prenatal ultrasound screening for orofacial clefts. Ultrasound Obstet Gynecol 38:434, 2011.

MacArthur CJ: Prenatal diagnosis of fetal cervicofacial anomalies. Curr Opin Otolaryngol Head Neck Surg 20(6):482, 2012.

Mahle WT, Clancy RR, McGaurn SP, et al: Impact of prenatal diagnosis on survival and early neurologic morbidity in neonates with the hypoplastic left heart syndrome. Pediatrics 107:1277, 2001.

Malone FD, Ball RH, Nyberg DA, et al: First-trimester septated cystic hygroma: prevalence, natural history, and pediatric outcome. Obstet Gynecol 106:288, 2005.

Mammen L, Benson CB: Outcome of fetuses with clubfeet diagnosed by prenatal sonography. J Ultrasound Med 23:497, 2004.

Mann S, Johnson MP, Wilson RD: Fetal thoracic and bladder shunts. Semin Fetal Neonatal Med 15:28, 2010.

Mari G, Deter RL, Carpenter RL, et al: Noninvasive diagnosis by Doppler ultrasonography of fetal anemia due to maternal red-cell alloimmunization. Collaborative group for Doppler assessment of the blood velocity in anemic fetuses. N Engl J Med 342:9, 2000.

Meholin-Ray AR, Cassady CI, Cass DL, et al: Fetal MR imaging of congenital diaphragmatic hernia. Radiographics 32(4):1067, 2012.

Messerschmidt A, Pataraia A, Helber H, et al: Fetal MRI for prediction of neonatal mortality following preterm premature rupture of the fetal membranes. Pediatr Radiol 41:1416, 2011.

Millischer AE, Sonigo P, Ville Y, et al: Standardized anatomical examination of the fetus at MRI. A feasibility study. Ultrasound Obstet Gynecol 42(5):553, 2013.

Mitter C, Jakab A, Brugger PC, et al: Validation of in utero tractography of human fetal commissural and internal capsule fibers with histological structure tensor analysis. Front Neuroanat 24:164, 2015.

Morris LM, Lim F-Y, Elluru RG, et al: Severe micrognathia: indications for EXIT-to-Airway. Fetal Diagn Ther 26(30):162, 2009.

Morrow RJ, Abramson SL, Bull SB, et al: Effect of placental embolization of the umbilical artery velocity waveform in fetal sheep. Am J Obstet Gynecol 151:1055, 1989.

Mullassery D, Ba'ath ME, Jesudason EC, et al: Value of liver herniation in prediction of outcome in fetal congenital diaphragmatic hernia: a systematic review and meta-analysis. Ultrasound Obstet Gynecol 35:609, 2010.

Nelson DB, Dashe JS, McIntire DD, et al: Fetal skeletal dysplasias: sonographic indices associated with adverse outcomes. J Ultrasound Med 33(6):1085, 2014.

Nelson DB, Martin R, Twickler DM, et al: Sonographic detection and clinical importance of growth restriction in pregnancies with gastroschisis. J Ultrasound Med 34(12):2217, 2015.

Nelson JS, Stebbins RC, Strassle PD, et al: Geographic distribution of live births with tetralogy of Fallot in North Carolina 2003 to 2012. Birth Defect Res A Clin Mol Teratol 106(11):881, 2016.

Nembhard WN, Waller DK, Sever LE, et al: Patterns of first-year survival among infants with selected congenital anomalies in Texas, 1995–1997. Teratology 64:267, 2001.

Neubert S, Trautmann K, Tanner B, et al: Sonographic prognostic factors in prenatal diagnosis of SCT. Fetal Diagn Ther 19(4): 319, 2004.

Nguyen HT, Herndon CDA, Cooper C, et al: The Society for Fetal Urology consensus statement on the evaluation and management of antenatal hydronephrosis. J Pediatr Urol 6:212, 2010.

Nicolaides KH, Campbell S, Gabbe SG, et al: Ultrasound screening for spina bifida: cranial and cerebellar signs. Lancet 2:72, 1986.

Oei SG, Vosters RP, van der Hagen NL: Fetal arrhythmia caused by excessive intake of caffeine by pregnant women. BMJ 298:568, 1989.

Offerdal K, Jebens N, Swertsen T, et al: Prenatal ultrasound detection of facial cleft: a prospective study of 49,314 deliveries in a non-selected population in Norway. Ultrasound Obstet Gynecol 31:639, 2008.

Ogamo M, Sugiyama T, Maeda T, et al: The ex utero intrapartum treatment (EXIT) procedure in giant fetal neck masses. Fetal Diagn Ther 20(3):214, 2005.

Oluyomi-Obi T, Kuret V, Puligandla P, et al: Antenatal predictors of outcome in prenatally diagnosed congenital diaphragmatic hernia (CDH). J Pediatr Surg 52(5):881, 2017.

Orioli IM, Catilla EE: Epidemiology of holoprosencephaly: prevalence and risk factors. Am J Med Genet Part C Semin Med Genet 154C:13, 2010.

Overcash RT, DeUgarte DA, Stephenson ML, et al: Factors associated with gastroschisis outcomes. Obstet Gynecol 124(3):551, 2014.

Paladini D, Alfirevic Z, Carvalho JS, et al: ISUOG consensus statement on current understanding of the association of neurodevelopmental delay and congenital heart disease: impact on prenatal counseling. Ultrasound Obstet Gynecol 49(2):287, 2017.

Paladini D, Russo M, Teodoro A, et al: Prenatal diagnosis of congenital heart disease in the Naples area during the years 1994–1999—the experience of a joint fetal-pediatric cardiology unit. Prenatal Diagn 22(7):545, 2002.

Pavone V, Bianca S, Grosso G, et al: Congenital talipes equinovarus: an epidemiological study in Sicily. Acta Orthop 83(3):294, 2012.

Pedersen RN, Calzolari E, Husby S, et al: Oesophageal atresia: prevalence, prenatal diagnosis and associated anomalies in 23 European regions. Arch Dis Child 97:227, 2012.

Peranteau WH, Boelig MM, Khalek N, et al: Effect of single and multiple courses of maternal betamethasone on prenatal congenital lung lesion growth and fetal survival. J Pediatr Surg 51(1):28, 2016.

Perrone EE, Jarboe MD, Maher CO, et al: Early delivery of sacrococcygeal teratoma with intraspinal extension. Fetal Diagn Ther May 3, 2017 [Epub ahead of print].

Phelan JP, Ahn MO, Smith CV, et al: Amnionic fluid index measurements during pregnancy. J Reprod Med 32:601, 1987.

Pilu G: Prenatal diagnosis of cerebrospinal anomalies. In: Fleischer AC, Toy EC, Lee W, et al (eds): Sonography in Obstetrics and Gynecology: Principles and Practice, 7th ed. New York, McGraw-Hill, 2011.

Prayer D, Malinger G, Brugger PC, et al: ISUOG Practice Guidelines: performance of fetal magnetic resonance imaging. Ultrasound Obstet Gynecol 49(5):671, 2017.

Rabinowitz R, Peters MT, Vyas S, et al: Measurement of fetal urine production in normal pregnancy by real-time ultrasonography. Am J Obstet Gynecol 161:1264, 1989.

Rahemtullah A, McGillivray B, Wilson RD: Suspected skeletal dysplasias: femur length to abdominal circumference ratio can be used in ultrasonographic prediction of fetal outcome. Am J Obstet Gynecol 177:864, 1997.

Ramos GA, Romine LE, Gindes L, et al: Evaluation of the fetal secondary palate by 3-dimensional sonography. J Ultrasound Med 29:357, 2010.

Ramus RM, Martin LB, Twickler DM: Ultrasonographic prediction of fetal outcome in suspected skeletal dysplasias with use of the femur length-to-abdominal circumference ratio. Am J Obstet Gynecol 179(5):1348, 1998.

Reddy UM, Abuhamad AZ, Levine D, et al: Fetal imaging: executive summary of a joint Eunice Kennedy Shriver National Institute of Child Health and Human Development, Society for Maternal-Fetal Medicine, American Institute of Ultrasound in Medicine, American College of Obstetricians and Gynecologists, American College of Radiology, Society for Pediatric Radiology, and Society of Radiologists in Ultrasound Fetal Imaging workshop. Obstet Gynecol 123(5):1070, 2014.

Reddy UM, Filly RA, Copel JA: Prenatal imaging: ultrasonography and magnetic resonance imaging. Obstet Gynecol 112:145, 2008.

Reeves MJ, Brandreth M, Whitby EH, et al: Neonatal cochlear function: measurement after exposure to acoustic noise during in utero MR imaging. Radiology 257(3):802, 2010.

Reichel TF, Ramus RM, Caire JT, et al: Fetal central nervous system biometry on MR imaging. Am J Roentgenol 180(4): 1155, 2003.

Roll SC, Evans KD, Hutmire CD, et al: An analysis of occupational factors related to shoulder discomfort in diagnostic medical sonographers and vascular technologists. Work 42(3):355, 2012.

Romosan G, Henriksson E, Rylander A, et al: Diagnostic performance of routine ultrasound screening for fetal malformations in an unselected Swedish population 2000–2005. Ultrasound Obstet Gynecol 34:526, 2009.

Rydberg C, Tunon K: Detection of fetal abnormalities by second-trimester ultrasound screening in a non-selected population. Acta Obstet Gynecol Scand 96(2):176, 2017.

Salomon LJ, Alfirevic Z, Berghella V, et al: Practice guidelines for performance of the routine mid-trimester fetal ultrasound scan. Ultrasound Obstet Gynecol 37(1):116, 2011.

Sanford A, Saadai P, Lee H, et al: Congenital high airway obstruction sequence (CHAOS): a new case and a review of phenotypic features. Am J Med Genet 158A(12):3126, 2012.

Santiago-Munoz PC, McIntire DD, Barber RG, et al: Outcomes of pregnancies with fetal gastroschisis. Obstet Gynecol 110:663, 2007.

Schreuder MF, Westland R, van Wijk JA: Unilateral multicystic dysplastic kidney: a meta-analysis of observational studies on the incidence, associated urinary tract malformations and the contralateral kidney. Nephrol Dial Transplant 24:1810, 2009.

Sciscione AC, Hayes EJ, Society for Maternal-Fetal Medicine: Uterine artery Doppler flow studies in obstetric practice. Am J Obstet Gynecol 201(2):121, 2009.

Segata M, Mari G: Fetal anemia: new technologies. Curr Opin Obstet Gynecol 16:153, 2004.

Sharma R, Stone S, Alzouebi A, et al: Perinatal outcome of prenatally diagnosed congenital talipes equinovarus. Prenat Diagn 31:142, 2011.

Sheih CP, Liu MB, Hung CS, et al: Renal abnormalities in schoolchildren. Pediatrics 84:1086, 1989.

Shipp TD, Bromley B, Hornberger LK, et al: Levorotation of the fetal cardiac axis: a clue for the presence of congenital heart disease. Obstet Gynecol 85:97, 1995.

Shiraishi H, Nakamura M, Ichihashi K, et al: Prenatal MRI in a fetus with a giant neck hemangioma: a case report. Prenat Diagn 20(12):1004, 2000.

Shulman LP, Emerson DS, Felker RE, et al: High frequency of cytogenetic abnormalities in fetuses with cystic hygroma diagnosed in the first trimester. Obstet Gynecol 80:80, 1992.

Simon EM, Goldstein RB, Coakley FV, et al: Fast MR imaging of fetal CNS anomalies in utero. Am J Neuroradiol 21:1688, 2000.

Soares de Oliveira-Szejnfeld P, Levine D, Melo AS, et al: Congenital brain abnormalities and Zika virus: what the radiologist can expect to see prenatally and postnatally. Radiology 281:203, 2016.

Society for Maternal-Fetal Medicine, Mari G, Norton ME, et al: SMFM Clinical Guideline No. 8: The fetus at risk for anemia—diagnosis and management. Am J Obstet Gynecol 212(6):697, 2015.

Society for Maternal-Fetal Medicine: SMFM resolution on ultrasound practice accreditation. 2013. Available at: https://www.smfm.org/publications/150-smfm-resolution-on-ultrasound-practice-accreditation. Accessed July 28, 2017.

Solomon BD, Rosenbaum KN, Meck JM, et al: Holoprosencephaly due to numeric chromosome abnormalities. Am J Med Genet Part C Semin Med Genet 154C:146, 2010.

Sotiriadis A, Makrydimas G: Neurodevelopment after prenatal diagnosis of isolated agenesis of the corpus callosum: an integrative review. Am J Obstet Gynecol 206(4):337.e1, 2012.

South AP, Stutey KM, Meinzen-Derr J, et al: Metaanalysis of the prevalence of intrauterine fetal death in gastroschisis. Am J Obstet Gynecol 209(2):114.e.1, 2013.

Stege G, Fenton A, Jaffray B: Nihilism in the 1990s: the true mortality of congenital diaphragmatic hernia. Pediatr 112:532, 2003.

Stevenson DA, Carey JC, Byrne JL, et al: Analysis of skeletal dysplasias in the Utah population. Am J Med Genet 158A:1046, 2012.

Stocker JT: Congenital pulmonary airway malformation: a new name and expanded classification of congenital cystic adenomatoid malformation of the lung. Histopathology 41(Suppl):424, 2002.

Stocker JT, Madewell JE, Drake RM: Congenital cystic adenomatoid malformation of the lung: classification and morphologic spectrum. Hum Pathol 8:155, 1977.

Stoll C, Alembik Y, Dott B, et al: Associated malformations in patients with limb reduction deficiencies. Eur J Med Genet 53(5):286, 2010.

Swamy R, Embleton N, Hale J, et al: Sacrococcygeal teratoma over two decades: birth prevalence, prenatal diagnosis and clinical outcomes. Prenat Diagn 28:1048, 2008.

Syngelaki A, Chelemen T, Dagklis T, et al: Challenges in the diagnosis of fetal non-chromosomal abnormalities at 11–13 weeks. Prenat Diagn 31:90, 2011.

Szabo N, Gergev G, Kobor J, et al: Corpus callosum abnormalities: birth prevalence and clinical spectrum in Hungary. Pediatr Neurol 44:420, 2011.

Tilea B, Alberti C, Adamsbaum C, et al: Cerebral biometry in fetal magnetic resonance imaging: new reference data. Ultrasound Obstet Gynecol 33(2):173, 2009.

Tourbier S, Velasco-Annis C, Taimouri V, et al: Automated template-based brain localization and extraction for fetal brain MRI reconstruction. Neuroimage 155:460, 2017.

Tredwell SJ, Wilson D, Wilmink MA, et al: Review of the effect of early amniocentesis on foot deformity in the neonate. J Pediatr Orthol 21:636, 2001.

Trivedi N, Levy D, Tarsa M, et al: Congenital cardiac anomalies: prenatal readings versus neonatal outcomes. J Ultrasound Med 31:389, 2012.

Turkbey B, Ocak I, Daryanani K, et al: Autosomal recessive polycystic kidney disease and congenital hepatic fibrosis. Pediatr Radiol 39:100, 2009.

Twickler DM, Magee KP, Caire J, et al: Second-opinion magnetic resonance imaging for suspected fetal central nervous system abnormalities. Am J Obstet Gynecol 188:492, 2003.

Twickler DM, Reichel T, McIntire DD, et al: Fetal central nervous system ventricle and cisterna magna measurements by magnetic resonance imaging. Am J Obstet Gynecol 187:927, 2002.

Tworetzky W, McElhinney DB, Reddy VM, et al: Improved surgical outcome after fetal diagnosis of hypoplastic left heart syndrome. Circulation 103:1269, 2001.

Vadeyar SH, Moore RJ, Strachan BK, et al: Effect of fetal magnetic resonance imaging on fetal heart rate patterns. Am J Obstet Gynecol 182:666, 2000.

Vasluian E, van der Sluis CK, van Essen AJ, et al: Birth prevalence for congenital limb defects in the northern Netherlands: a 30-year population-based study. BMC Musculoskel Disord 14:323, 2013.

Vergani P, Ceruti P, Locatelli A, et al: Accuracy of prenatal ultrasonographic diagnosis of duplex renal system. J Ultrasound Med 18:463, 1998.

Victoria T, Johnson AM, Edgar JC, et al: Comparison between 1.5-T and 3-T MRI for fetal imaging: is there an advantage to imaging with a higher field strength? AJR Am J Roentgenol 206:195, 2016.

Walker SJ, Ball RH, Babcook CJ, et al: Prevalence of aneuploidy and additional anatomic abnormalities in fetuses and neonates with cleft lip with or without cleft palate. A population-based study in Utah. J Ultrasound Med 20(11):1175, 2001.

Wang G, Zuluaga MA, Pratt R, et al: Slic-Seg: a minimally interactive segmentation of the placenta from sparse and motion-corrupted fetal MRI in multiple views. Med Image Anal 24:137, 2016.

Wax JR, Benacerraf BR, Copel J, et al: Consensus report on the 76811 scan: modification. J Ultrasound Med 34(10):1915.

Wax J, Minkoff H, Johnson A, et al: Consensus report on the detailed fetal anatomic ultrasound examination: indications, components, and qualifications. J Ultrasound Med 33(2):189, 2014.

Wenstrom KD, Weiner CP, Williamson RA: Diverse maternal and fetal pathology associated with absent diastolic flow in the umbilical artery of high-risk fetuses. Obstet Gynecol 77:374, 1991.

Whitten SM, Wilcox DT: Duplex systems. Prenat Diagn 21:952, 2001.

Wiesel A, Queisser-Luft A, Clementi M, et al: Prenatal detection of congenital renal malformations by fetal ultrasonographic examination: an analysis of 709,030 births in 12 European countries. Euro J Med Genet 48:131, 2005.

Wilhelm L, Borgers H: The "equals sign": a novel marker in the diagnosis of fetal isolated soft palate. Ultrasound Obstet Gynecol 36:439, 2010.

Williams B, Tareen B, Resnick M: Pathophysiology and treatment of ureteropelvic junction obstruction. Curr Urol Rep 8:111, 2007.

Wiskirchen J, Groenewaeller EF, Kehlbach R, et al: Long-term effects of repetitive exposure to a static magnetic field 1.5 T on proliferation of human fetal lung fibroblasts. Magn Reson Med 41:464, 1999.

Woodward M, Frank D: Postnatal management of antenatal hydronephrosis. BJU Int 89:149, 2002.

Worley KC, Dashe JS, Barber RG, et al: Fetal magnetic resonance imaging in isolated diaphragmatic hernia: volume of herniated liver and neonatal outcome. Am J Obstet Gynecol 200(3):318.e1, 2009.

Yamada S, Uwabe C, Fujii S, et al: Phenotypic variability in human embryonic holoprosencephaly in the Kyoto collection. Birth Defects Res Part A Clin Mol Teratol 70:495, 2004.

Yeo L, Romero R: How to acquire cardiac volumes for sonographic examination of the fetal heart, part I. J Ultrasound Med 35(5):1021, 2016.

Yildirim G, Gungorduk K, Aslan H, et al: Prenatal diagnosis of extralobar pulmonary sequestration. Arch Gynecol Obstet 278:181, 2008.

Zaretsky M, Ramus R, McIntire D, et al: MRI calculation of lung volumes to predict outcome in fetuses with genitourinary abnormalities. AJR Am J Roentgenol 185:1328, 2005.

Zaretsky MV, McIntire DD, Twickler DM: Feasibility of the fetal anatomic and maternal pelvic survey by magnetic resonance imaging at term. Am J Obstet Gynecol 189:997, 2003a.

Zaretsky MV, Twickler DM: Magnetic imaging in obstetrics. Clin Obstet Gynecol 46:868, 2003b.

Zeeman GG, McIntire DD, Twickler DM: Maternal and fetal artery Doppler findings in women with chronic hypertension who subsequently develop superimposed pre-eclampsia. J Matern Fetal Neonatal Med 14:318, 2003.

Zerres K, Mucher G, Becker J, et al: Prenatal diagnosis of autosomal recessive polycystic kidney disease: molecular genetics, clinical experience, and fetal morphology. Am J Med Genet 6:137, 1998.

11 CHAPTER 羊 水
Amnionic Fluid

正常羊水量 ·················· 273
羊水過多 ·················· 275
羊水過少 ·················· 279

It is generally agreed that amniotic fluid represents in great part a transudation from the maternal vessels, but many authorities consider that a portion of it is derived from urinary secretion of the foetus.
—J. Whitridge Williams (1903)

　Williamsがこれを書いたとき，胎児の腎臓には多くの機能はないと考えられていた．しかし，それ以降，複雑でいろいろな機能をもつ**羊水**について多くのことが知られてきた．羊水は，妊娠中にいくつかの役割を果たす．羊水中の胎児の呼吸は正常な肺の成長に不可欠で，胎児の嚥下は消化管（gastrointestinal：GI）の発達を促す．羊水は胎児の動く物理的な空間をつくり，その空間は神経筋骨格の成熟に必要である．さらに，臍帯の圧迫を防ぎ，胎児を外傷から守る．羊水は静菌性も有する．羊水量の異常は，羊水産生またはその循環の問題を示唆する胎児もしくは胎盤の問題の結果から生ずるかもしれない．羊水量の増加は悪い妊娠転帰を迎えるリスクの増加と関連している可能性がある．

正常羊水量

　羊水量は10週で約30 mLに，16週までに約200 mLに，そして第2三半期には800 mLにまで達する（Brace, 1989；Magann, 1997）．羊水の約98％が水分である．正期産の胎児には約2,800 mLの水分が含まれ，また胎盤にも400 mLの水分があり，正期産期の子宮は約4,000 mLの水分を保持することとなる（Modena, 2004）．異常な羊水量の減少は**羊水過少**，異常な羊水量の増加は**羊水過多**といわれる．

■ 生　理

　妊娠初期には，細胞外液と同様な組成の液体で羊水腔が満たされている．妊娠前半は，水とその他の低分子物質はそれを包む羊膜を透過する輸送（**膜貫通輸送**），胎盤表面上の胎児血管を介した輸送（**膜内輸送**）そして胎児の皮膚を介した輸送（**経皮輸送**）により物質交換が行われている．胎児尿の生成は妊娠8～11週の間に始まるが，第2三半期までは羊水の主な構成要素ではない．致死的な尿路系異常をもつ胎児に，なぜ妊娠18週以降まで症状が現れないのかという点に関しては，この組成の変化で説明される．胎児皮膚を介した水の移動は皮膚が角化する妊娠22～25週まで行われる．この事実は，なぜ超早産児が皮膚を介して高度の水分喪失を生じるのかということも説明しうる．

　妊娠週数が進むに従い，羊水量の調節という点において四つの系が重要な役割を担う（表11-1）．一つ目として，胎児尿産生が妊娠後半における主要な羊水の産生源となる．満期までに，胎児尿は1日に1L以上も生成されるようになり，これは毎日ほとんどの羊水が循環・新生されていることになる．胎児尿の浸透圧濃度は羊水とほぼ同等で

表 11-1　妊娠後期の羊水量の調節

経　路	容量への影響	1日容量概算（mL）
胎児尿	産生	1,000
胎児嚥下	再吸収	750
胎児肺分泌	産生	350
胎盤表面の胎児血管における膜内輸送	再吸収	400
羊膜を介しての膜貫通輸送	再吸収	少量

（Data from Magann, 2011; Modena, 2004; Moore, 2010）

あり，母体および胎児の血漿よりも有意に低い．特に，母体および胎児の血漿の浸透圧は約 280 mOsm/mL で，羊水の浸透圧は約 260 mOsm/mL である．羊水の浸透圧の低さは，胎盤表面の胎児血管を介した膜内輸送が重要な役割を担っている．この輸送は 1 日 400 mL ほど認められ，2番目の羊水量調節機能となっている（Mann, 1996）．母体が脱水の際には，母体血漿の浸透圧上昇が生じ，その結果胎児から母体への水の移動が起こり，その後羊水腔から胎児への水の移動が生じていることが知られている（Moore, 2010）．

第三の羊水調節の要素は呼吸器官である．妊娠後期では肺で約 350 mL の羊水がつくられていて，その半分はすぐに嚥下されている．最後に，胎児嚥下が羊水再吸収の第一過程であり，その量は 1 日に平均 500 〜 1,000 mL に達するといわれている（Mann, 1996）．中枢神経系異常や消化管閉塞が認められ，その影響により嚥下障害が合併すると，著明な羊水過多が生じうる．残りの膜貫通輸送や胎児の皮膚を介した輸送であるが，妊娠後半ではこの系が担う羊水量調節はとても少ないものとなる．

■ 計　測

臨床の立場からは正確な羊水量を計測することは研究以外ではほとんど行われない．しかし，直接羊水量を計測したり，羊水量を定量化するために色素希釈法を用いることは，正常な生理的状態を理解するのに多大な貢献をしてきた．さらに，この測定を行うことで超音波断層法検査による羊水量の評価技術の確立にも寄与してきた．色素希釈法は，超音波ガイド下に羊水腔にアミノヒプル酸塩という染料を少量注入して行われる．その後，羊水を一部採取しその濃度を測定し，その値からどれほどの羊水量が存在するのかを計算する

ことで羊水量の計測を行うものである．

Brace ら（1989）は，これらの手法を用いて羊水量の評価を行った．1960 年代からの 12 の研究についてまとめた．妊娠週数が進むにつれ羊水量は増加していくが，妊娠 22 〜 39 週までの間では平均羊水量はほとんど変化しないことが指摘され，その量は約 750 mL であった．羊水量は週数ごとにある程度の幅が認められ，それは特に第 2三半期で著明であった．その時点において，5パーセンタイルは 300 mL で，95 パーセンタイルは約 2,000 mL である．それに対して，Magannら（1997）は，色素希釈法を用いた評価により，妊娠週数が進むとともに羊水量が増加することを報告している．特に，妊娠 22 〜 30 週で平均の羊水量は約 400 mL で，それ以後は 2 倍の約 800 mL に達した．羊水量は妊娠 40 週までこの量で維持され，それ以後は毎週 8 ％ずつ減少していく．この二つの報告は用いた回帰法が異なり，結果が異なるものの，羊水量の正常範囲の幅が，特に妊娠第 3 三半期で非常に広いことでは共通していた．この正常値の幅が大きいことは，超音波断層法による評価法でも類似した結果が確認されている．

■ 超音波断層法による評価法

第 2 および第 3 三半期において羊水量を評価することは，一般的な超音波検査の施行項目の一つとなっている（第 10 章参照）．羊水量は典型的には半定量的に評価され，その手法としては 1 ヵ所の羊水腔の測定もしくは羊水インデックス（amnionic fluid index：AFI）のどちらかで測定される（Phelan ら，1987）．両方の測定値は再現性があり，羊水量が異常のときには連続的に羊水量の傾向を評価可能で，患者への情報提供の助けとなる．これらの理由から，羊水の半定量的な評価

は質的や主観的評価よりも好ましい〔アメリカ産婦人科学会（ACOG），2016〕．いずれの技術を使用しても，羊水ポケットは少なくとも1cm以上で十分と考えられる．胎児成分や臍帯のループが羊水ポケット内に見えるかもしれないが，これらは羊水測定には含まれない．臍帯が測定内にないことを確認するために，一般的にカラードプラが使用される．

◆ 単一最大羊水ポケット

これは別名，**最大垂直羊水ポケット**とも呼ばれる．超音波プローブを床に垂直に，妊娠女性の長軸に平行に保持する．矢状面を走査し，最大垂直羊水ポケットを同定し，計測する．**単一最大羊水ポケット正常値は2cm以上8cm未満とされており，この範囲より下回る値および上回る値は，それぞれ羊水過少や羊水過多を示唆する**．この数値は，Chamberlainら（1984）のデータが基となっており，3～97パーセンタイルに相当するものである．双胎や多胎妊娠の場合は，それぞれの羊水腔の最大羊水深度を評価し，正常値は2～8cmを用いる〔Hernandez, 2012；アメリカ周産期学会（SMFM），2013〕．胎児のバイオフィジカルプロファイルにおいて正常の羊水量としての最大垂直羊水ポケットの基準値に2cmという値が使用されている．これに関しては，第17章でより詳細に述べる．

◆ 羊水インデックス

最大垂直羊水ポケットを計測するときのように，超音波のプローブを床に垂直に，かつ母体の長軸に平行になるように保持する．子宮を四等分し，上部と下部を左右に分割する．AFIは，この4等分された羊水腔の最大垂直羊水ポケットの合計で表される．AFIの同一測定者における測定誤差は約1cmであるとされ，複数の測定者間の誤差は2cmであった．どちらも，羊水量が過多傾向の場合には誤差が大きくなることが知られている（Moore, 1990；Rutherford, 1987）．また，汎用されているガイドラインでは，AFIは最大垂直羊水ポケットの約3倍の値と近似するとされる（Hill, 2003）．

AFIが正常かどうかは，基準値もしくは妊娠週数ごとに推定されるパーセンタイルを参考にした値のどちらかに基づいている．最も多く用いられているAFIの正常範囲は5cm以上24～25cm未満とされている．この範囲外となる場合は，羊水過多か羊水過少を示唆する．ガイドラインなどではよく24cmが上限として用いられている（ACOG, 2016；Reddy, 2014）．研究のなかには，25cmまでを上限として用いているものが多い（Khan, 2017；Luo, 2017；Pri-Paz, 2012）．MooreとCayle（1990）は，約800人の正常妊娠女性における横断的評価を行い，AFI値の正常曲線を作成した．妊娠16～40週の症例におけるAFIの平均値は12～15cmであった．他の研究者の結果も同じような平均値を示している（Hinh, 2005；Machado, 2007）．図11-1に示すように，AFIはたいてい羊水過多や羊水過少の基準として使用されている．

羊水過多

羊水過多は羊水量の異常な増加で，全単胎妊娠の1～2％に合併する（Dashe, 2000；Khan, 2017；2007；Pri-Paz, 2012）．羊水過多は，多胎妊娠でより頻度が高い（Hernandez, 2012）．子宮の大きさが妊娠週数から推定されるよりも大きい場合に羊水過多が疑われる．子宮は緊満していて，胎児の一部を触診したり，胎児心拍を聴取することは困難である．重篤な羊水過多の症例を図11-2に示す．

さらに，羊水過多は程度によって分類される．そのような分類は当初はリスクを評価し層別化するための研究に用いられたものだった．いくつかの研究グループは，AFIの値によって羊水過多を，**軽度**：25～29.9cm，**中等度**：30～34.9cm，**重度**：35cm以上と分類している（Lazebnik, 1999；Luo, 2016；Odibo, 2016；Pri-Paz, 2012）．軽度羊水過多が最も多く，症例の2/3を占める．中等度羊水過多が約20％，重度羊水過多が約15％という割合であった．最大垂直羊水ポケットを用いたものでは，軽度：8～9.9cm，中等度：10～11.9cm，重度：12cm以上と定義される（図11-3）．軽度の羊水過多はしばしば特発性であったり良性であるが，一般的には重度の羊水過多は軽度のものと比較して病因が存在することが多く，妊娠に対して影響をより強く及ぼす可能性がある．

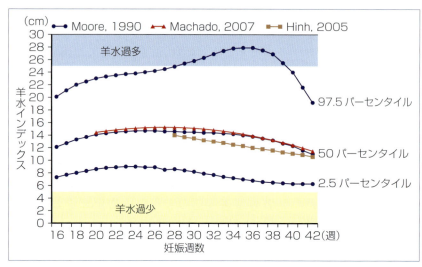

図 11-1　妊娠週数相当の羊水インデックス（AFI）とそれぞれの閾値

AFIの妊娠週数特異的な値および閾値．青い曲線はMoore（1990）により算出された値に基づいて，2.5パーセンタイル，50パーセンタイル，および97.5パーセンタイルのAFI値を示している．赤と黄褐色のカーブはそれぞれ，Machado（2007）とHinhら（2005）の50パーセンタイルのグラフである．薄い青と黄色で色づけされたところは羊水過多と羊水過少の閾値を示している．

■ 病因

　羊水過多の病因として，構造異常または遺伝性症候群を含めた胎児異常によるものが約15％，糖尿病によるものが15〜20％とされる（表11-2）．先天的感染症，赤血球同種免疫や胎盤絨毛膜血管腫も原因となるが頻度は低い．羊水過多と関連するような感染症としては，サイトメガロウイルス，トキソプラズマ，梅毒，パルボウイルスなどがあげられる．羊水過多は時に胎児水腫を合併し，前述したような病因，たとえば胎児異常や感染症，赤血球同種免疫の影響によって胎児や胎盤の水腫様変化を生じうる．このような症例の根本に存在する病態生理は複雑であるが，しばしば高心拍出状態に関係している．重症の胎児貧血がその古典的な例としてあげられる．羊水過多の病因が多岐にわたるため，治療法もまたさまざまで，多くの場合でその基礎原因に即した治療を行う．

◆ 先天奇形

　羊水過多を引き起こす可能性のある奇形や考えうる病態を表11-3に示す．これらの異常の多くに関しては第10章で述べられている．この関連があるため，羊水過多が特定された場合には，このような奇形や疾患を鑑別するために詳細な超音波検査が推奨される．もし羊水過多に胎児奇形が併せて認められた場合，胎児染色体異数性のリスクが有意に上昇するため，染色体マイクロアレイ解析を目的とした羊水穿刺を考慮すべきである（Dashe, 2002；Pri-Paz, 2012）．

　重要なのは，羊水過多の程度が，児が奇形をも

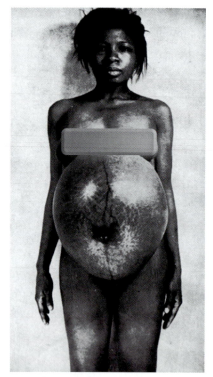

図 11-2　重度の羊水過多
5,500 mLの羊水が出産時に認められた．

つ可能性と相関することである（Lazebnik, 1999；Pri-Paz, 2012）．パークランド病院における胎児異常の有病率は，軽度の羊水過多の合併で約8％，中等度で12％，重度で30％以上であった（Dashe, 2002）．胎児超音波検査で胎児異常が指摘されなかった症例においても，出生時に児に異常が指摘される可能性は，軽度および中等度の

羊水過多を認められていた場合に1～2％であったが，重度の羊水過多が認められていた場合，その割合は10％以上だった．分娩後の児に異常がある割合は，新生児期に9％で1歳までの乳児の28％の範囲内にあると報告されている（Abele, 2012；Dorleijn, 2009）．奇形リスクは，胎児のFGRと共存する羊水過多で特に高い（Lazebnik, 1999）．

羊水量の異常は胎児奇形に関連するが，その逆は必ずしも正しいとはいえない．スペインにおける先天奇形に対する共同研究によれば，27,000症例以上の胎児奇形合併例のうち羊水過多を合併したものは4％にすぎず，羊水過少を合併した例は3％という結果であった（Martinez-Frias, 1999）．

◆ 糖尿病

羊水のグルコース濃度は，糖尿病でない妊娠女性より糖尿病合併妊娠女性で高く，AFIは羊水中のグルコース濃度と相関するとされる（Dashe, 2000；Spellacy, 1973；Weiss, 1985）．この報告は，母体高血糖が胎児高血糖を招き，その結果として胎児の浸透圧利尿が生じることで羊水過多につながるという仮説を支持するものであった．いい換えると，妊娠中期の耐糖能検査の結果に問題がなければ，羊水過多の妊娠女性に対して妊娠糖尿病の再スクリーニングを行うことは有益かどうかは明らかではない（Frank Wolf, 2017）．

◆ 多胎妊娠

多胎妊娠の場合，一般的に羊水過多は最大垂直羊水ポケットで定義され，その値が8cm以上とされている．さらに，数値により重症度分類がされ，10cm以上で中等度，12cm以上になると重度の羊水過多として扱われる．約2,000例の双胎妊娠をまとめたもののなかで，Hernandezら（2012）は，一絨毛膜性双胎でも二絨毛膜性双胎でも18％に羊水過多を認めることを見いだした．個々の胎児でみると，重度の羊水過多は胎児異常の合併に，より強い相関が認められた．一絨毛膜性双胎では，片方が羊水過多でもう片方が羊水過少の場合，双胎間輸血症候群（twin-twin transfusion syndrome：TTTS）の診断基準となっている．それに関しては第45章にて詳細を述べる．片方の胎嚢の孤発性の羊水過多が

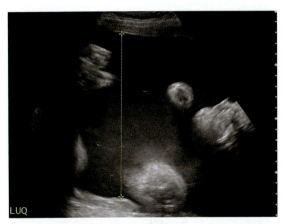

図11-3 胎児中脳水道狭窄を合併した妊娠35週の胎児に認められた重度の羊水過多の超音波所見
羊水ポケットが＞15cmであり，AFIは50cm近くであった．

表11-2 羊水過多：有病率とそれに関連する原因（％）

	Golan(1993) n=149	Many(1995) n=275	Biggio(1999) n=370	Dashe(2002) n=672	Pri-Paz(2012) n=655
有病率	1	1	1	1	2
AFI					
軽度　25～29.9cm	−	72	−	66	64
中等度　30～34.9cm		20		22	21
重度　＞35cm		8		12	15
病因					
特発性	65	69	72	82	52
胎児奇形[a]	19	15[a]	8	11[a]	38[a]
糖尿病	15	18	20	7	18

数字はパーセントを示す．
[a] 羊水過多の重症度と胎児異常の可能性との間に有意な関連性が認められた．

表 11-3 羊水過多を伴う代表的な胎児奇形とその機序

機序	代表的な奇形
嚥下障害（中枢神経系異常による）	無脳症，水無脳症，全前脳胞症
嚥下障害（頭蓋顔面奇形による）	口唇裂・口蓋裂，小顎症
気管圧迫および気管閉塞	頸部静脈リンパ管奇形，先天性上気道閉塞症候群（CHAOS）[a]
胸部病変（縦隔変異）	横隔膜ヘルニア[a]，肺嚢胞性腺腫様奇形[a]，肺分画症[a]
高心拍出状態	Ebstein 奇形[a]，肺動脈弁欠損を伴う Fallot 四徴症[a]，甲状腺機能亢進症[a]
機能的心臓異常	心筋症，心筋炎[a]
不整脈	頻脈[a]：心房粗動，心房細動，上室性頻拍 徐脈[a]：房室ブロック
消化管閉塞	食道閉鎖，十二指腸閉鎖
腎臓および尿路の異常	腎盂尿管移行部通過障害（"逆行性羊水過多"），Bartter 症候群
神経または筋の異常	関節拘縮，無動症，筋強直性ジストロフィー
新生物	仙尾骨奇形腫[a]，中胚葉性腎腫瘍[a]，胎盤血管腫[a]

[a] 胎児水腫のリスクも伴う．

TTTS に先行する可能性がある（Chon, 2014）．TTTS がなければ，胎児異常のない双胎において，羊水過多が妊娠リスクを増加することは通常ない（Hernandez, 2012）．

◆ 特発性羊水過多症

特発性の割合は羊水過多症例の 70％ を占め，妊娠全体では 1％ を占める（Panting-Kemp, 1999；Pri-Paz, 2012；Wiegrand, 2016）．特発性羊水過多は，第 2 三半期の超音波検査ではほとんど同定されず，しばしば妊娠後期に偶発的に発見される．妊娠 32～35 週に超音波検査で認められることが多い（Abele, 2012；Odibo, 2016；Wiegand, 2016）．除外診断であるが，基礎にある胎児の先天奇形が，妊娠週数が進んできて，特に羊水過多の程度が重篤になってきた場合に明らかになることもある．病因が不明な場合，特発性羊水過多は約 80％ の症例で軽度であり，そのうち 1/3 以上の症例で自然軽快が報告されている（Odibo, 2016；Wiegand, 2016）．軽度の特発性羊水過多は最も一般的に認められる良性所見であり，一般的にその妊娠予後は良好とされる．

■ 合併症

羊水過多は重度であったり急激に増悪を認めない限り，母体に症状はほとんどない．慢性的な羊水過多を認める場合には，羊水量が漸増していくため，不快感は比較的少なく過剰な腹部膨満を認めてもあまり症状として自覚しないこともある．しかしながら，急速な羊水過多は妊娠のより早期から出現する傾向がある．そのため，妊娠 28 週以前の早産の原因となったり，治療を必要とするほどの症状を引き起こすことにもつながりうる．

症状は子宮自体の過度な腫大や近接する臓器を圧迫することにより生じる．腫大が過度になった場合，図 11-2 に示すように，母体は呼吸困難や起坐呼吸を伴い，程度によっては立位のほうが呼吸しやすくなることもありうる．巨大化した子宮により大静脈が圧迫されることによって浮腫が増悪し，下肢，外陰部，腹壁に最も浮腫が出ることもある．まれではあるが腫大した子宮によって，尿路系が閉塞され乏尿になることがある（第 53 章参照）．このような母体合併症は典型的には基礎病因が存在する重度の羊水過多と関連する．

羊水過多による母体合併症として常位胎盤早期剥離，分娩中の微弱陣痛，分娩後出血などがあげられる．常位胎盤早期剥離は幸いなことに頻度は低い．しかし，前期破水や羊水除去の後に急速に圧が下がった結果，常位胎盤早期剥離が生じることがある．前期破水で羊水量が減少した後に，常位胎盤早期剥離は数日後または数週間後に生じることがある．過度の子宮腫大は子宮筋の収縮不全につながり，分娩後弛緩出血やその後の産後出血

の原因となりうる.

■ 妊娠転帰

羊水過多を認めた場合，出生時体重が4,000 gを超えること，帝王切開率が上昇すること，そしてより重要な点として周産期死亡率が上昇すること，などの帰結を示す報告がある．特発性羊水過多の妊娠は，出生体重が約25％で4,000 gを超えており，羊水過多が中等度または重度であれば，この割合より大きくなる（Luo, 2016；Odibo, 2016；Wiegand, 2016）．この関連性の論理的根拠は，より大きい胎児はその体格の増加により尿量が多くなり，その胎児尿は羊水量の最大の原因であるということである．特発性羊水過多の妊娠では帝王切開娩出率も高く，35～55％と報告されている（Dorleijn, 2009；Khan, 2017；Odibo, 2016）．

解決されていない疑問は，羊水過多単独で認めた場合に周産期死亡のリスクが高くなるのかどうかである．特発性羊水過多を合併した場合にも死産や新生児死亡の割合の増加はみられないという報告もあるが，リスクが上昇するという研究もある（Khan, 2017；Pilliod, 2015；Wiegand, 2016）．カリフォルニア州の出生証明データを用いた研究でPilliodら（2015年）は，単胎かつ胎児奇形を認めない妊娠例の0.4％で羊水過多が確認され，それらの症例で死産率が有意に高かったことを報告している．妊娠37週で羊水過多を認めた症例で死産の割合が7倍高かった．妊娠40週までで，この割合は10倍以上高くなり，具体的には，10,000出生中での死産数は，羊水過多を認めない症例で6人だったのに対して，羊水過多を認めた症例で66人だった．

胎児発育不全に合併して羊水過多を認める場合，リスクが複合化する（Erez, 2005）．この二つの要素は18トリソミーに関与していることもある．基礎疾患が特定された場合，羊水の程度は早産，低出生体重児，および周産期の死亡などの割合と関連している（Pri-Paz, 2012）．しかしながら，**特発性**羊水過多は一般的には早産と関連性がないとされている（Magann, 2010；Many, 1995；Panting-Kemp, 1999）．

■ 管理

前述したように，治療はその根底にある病因に対して行われる．時に重度の羊水過多は早産を招いたり，母体の呼吸困難を引き起こしたりすることもある．このような症例では，**羊水除去**といわれる大容量の羊水穿刺が必要となる場合がある．注射針で穿刺する手順は遺伝学的な診断のための羊水穿刺と同様であり，第14章で示している．しかしながら，一つ違う点としては18ゲージまたは20ゲージといった太い針で行われ，脱気したボトル容器またはより大き目のシリンジを使用することである．羊水過多の重症度や妊娠週数に左右はされるが，約1,000～2,000 mLを20～30分以上かけて緩徐に除去する．目標は羊水量を正常上限まで減量することである．羊水除去を必要とするような重度な羊水過多は基礎疾患がある可能性が極めて高く，その後も週に1回もしくは2回のペースで羊水除去が必要になることもある．

羊水除去術を必要とした138例の単胎妊娠のレビューでは，胎児上部消化管奇形が20％，染色体異常または遺伝学的異常がほぼ30％，神経学的異常が8％であった（Dickinson, 2014）．このうち特発性の羊水過多だったのはたった20％だった．この研究のなかで，初回の羊水除去は妊娠31週に施行されており，出産時の妊娠週数の中央値は妊娠36週だった．羊水除去施行後48時間以内に生じた合併症のなかで，分娩は4％，破水は1％だった．絨毛膜羊膜炎，胎盤剥離または娩出を要するような胎児徐脈を認めた症例はなかった（Dickinson, 2014）．

羊水過少

羊水過少は異常に羊水量が少ない状態を示す．羊水過少は全妊娠女性の約1～2％に合併する（Casey, 2000；Petrozella, 2011）．測定しうる羊水ポケットが存在しない場合は，**無羊水症**という言葉を用いることもある．羊水過多は，軽度であったり特発性である場合には予後がよいことが予想されるが，羊水過少を認めた場合は後で述べるような原因が何かしら存在することが常に懸念される．

羊水過少の超音波診断は，通常 AFIが5 cm未満もしくは，最大垂直羊水ポケットが2 cm未満

とされる（ACOG, 2016）．Moore により提示された羊水量の正常領域をみると，5 cm という閾値は，妊娠第 2 三半期～第 3 三半期を通して 2.5 パーセンタイル未満に相当する（図 11-1）．どちらの基準も用いることは可能である．しかし，最大垂直羊水ポケットよりも AFI を用いたほうが羊水過少をより指摘しうるが，妊娠予後を改善したというエビデンスは存在しない（Kehl, 2016 ; Nabhan, 2010）．多胎妊娠において TTTS を評価する場合，最大垂直羊水ポケットが 2 cm 未満のときに羊水過少と診断される（SMFM, 2013）．

■ 病　因

羊水過少を合併した妊娠女性には，妊娠第 2 三半期早期から高度の羊水過少を認めている症例から，正期産期近くまたは正期産期まで羊水量が正常でその後羊水過少が認められた症例まで多岐にわたる．その予後は，基礎にある病因に大きく左右されさまざまである．羊水過少と診断された際には，臨床管理において羊水過少自体が重要な懸念事項になる．

◆ 早期発症の羊水過少

妊娠第 2 三半期早期から羊水量が異常な減少を認める際には，正常の尿産生を障害するような胎児異常を反映していたり，胎盤異常により灌流を著しく障害していることが原因となっている可能性もある．どちらの場合も，予後はよいものとはいえない．破水を鑑別し，胎児および胎盤の異常を評価するために詳細な超音波検査を施行すべきである．

◆ 妊娠中期以降の羊水過少

妊娠第 2 三半期後半，妊娠第 3 三半期に羊水量の異常な減少が認められた場合，胎児発育不全や胎盤異常，または妊娠高血圧腎症や血管疾患などの母体合併症に関連することが多い（表 11-4）．このような症例における基礎疾患の多くは子宮胎盤機能不全を引き起こし，その結果，胎児発育不全を続発したり胎児尿量の減少を招きうる．後述するように，ある特定の薬剤への曝露が羊水過少に関連する可能性もありうる．妊娠第 3 三半期の羊水過少の検査としては，一般的に前期破水の評価と胎児発育不全を評価するための超音波検査が含まれる．もし，胎児発育不全の存在が指摘された場合には，臍帯動脈におけるドプラ評価が推奨される（第 10 章参照）．羊水過少は一般的に妊娠 41 週以降～過期産期に生じる（第 43 章参照）．Magann ら（1997）は，妊娠 40 週を超えると 1 週間に約 8 ％ずつ羊水量が減少することを指摘している．

◆ 先天奇形

妊娠約 18 週までに胎児腎臓が羊水の主要な産生源となる．胎児尿産生を障害するような腎臓異常として，**両側腎無形成**や**両側多囊胞性異形成腎**，対側腎に多囊胞性異形成を合併した片側性腎

表 11-4　妊娠 24 ～ 34 週に羊水過少と診断された女性の妊娠の転帰

因子	AFI≦5 cm (n=166)	AFI 8 ～ 24 cm (n=28,185)	p 値
大奇形	42（25）	634（2）	<.001
死産	8（5）	133（<1）	<.001
出生時の妊娠週数[a]	35.1±3.3	39.2±2.0	<.001
自然発生の早産[a]	49（42）	1,698（6）	<.001
医原的な早産[a]	23（20）	405（2）	<.001
胎児機能不全による帝王切開[a]	10（9）	1,083（4）	<.001
出生時体重＜ 10 パーセンタイル[a]	61（53）	3,388（12）	<.001
＜ 3 パーセンタイル[a]	43（37）	1,130（4）	<.001
新生児死亡[a]	1（1）	24（<1）	<.001[b]

データは症例数（％）または平均±標準偏差で表記されている．
[a] 胎児異常例は除いた．
[b] 出生時の妊娠週数で補正した場合は有意差は認められなかった．

(Data from Petrozella, 2011)

無形成，幼児型の**常染色体劣性遺伝性多嚢胞性腎**などがあげられる．胎児の膀胱下尿道閉塞のため，尿路異常によっても羊水過少は生じうる．このような疾患の例として，**後部尿道弁，尿道無形成，尿道閉塞症，巨大膀胱短小結腸腸管蠕動不全症候群**などがあげられる．**総排泄腔遺残症や人魚体奇形**のような複雑型生殖器尿路系異常も同様に羊水量の減少の原因となりうる．これらの腎奇形および尿路異常については第10章で述べる．泌尿生殖器異常により妊娠第2三半期中期を過ぎても羊水が認められない場合は，胎児治療を行わない限り予後は非常に悪い．膀胱下尿道閉塞を合併した胎児は膀胱羊水腔シャントの適応となる（第16章参照）．

◆ **薬　剤**

羊水過少はレニン-アンジオテンシン系を阻害する薬剤への曝露に関係しているとされる．アンジオテンシン変換酵素（angiotensin-converting enzyme：ACE）阻害薬，アンジオテンシン受容体拮抗薬とNSAIDsが含まれる．第2三半期もしくは第3三半期に，ACE阻害薬とアンジオテンシン受容体拮抗薬は，胎児低血圧，腎低灌流，腎虚血を生じ，それに伴い無尿性の腎不全を起こす可能性がある（Bullo, 2012；Guron, 2000）．胎児の頭蓋骨形成不全や四肢拘縮についても報告されている（Schaefer, 2003）．NSAIDsは胎児動脈管の狭小化や胎児尿産生の減少に関連する．新生児においては，NSAIDsの使用により急性および慢性の腎不全を生じうる（Fanos, 2011）．これらの薬剤に関しては第12章でも記述する．

■ **妊娠予後**

羊水過少は妊娠予後不良と関連する．Caseyら（2000）の報告では，妊娠34週以降にパークランド病院で超音波検査を施行した妊娠女性の2％がAFI≦5 cmだった．胎児奇形率は羊水過少を伴う症例で上昇した．先天奇形がない場合でも，羊水過少のない妊娠と比較して，死産，胎児発育不全，胎児機能不全を憂慮する心拍パターン，胎便吸引症候群の割合が高かった．Petrozellaら（2011）は，妊娠24～34週の間にAFI≦5 cmと診断された場合，死産，自然早産および医原性早産，胎児心拍異常，胎児発育不全のリスクが上昇したといった同じような結果を報告している（表11-4）．10,000人以上の妊娠女性を対象としたメタアナリシスによると，AFIが正常であった妊娠女性と比較して，羊水過少を伴う妊娠女性では胎児機能不全による帝王切開の割合が2倍に上昇し，さらにアプガースコアの5分値が7点未満だった割合は5倍だった（Chauhan, 1999）．

前述したとおり，羊水過少が最大垂直羊水ポケット≦2 cmを用いるよりもAFI≦5 cmという基準を用いたほうがより多くの羊水過少を指摘しうる．ハイリスク症例もローリスク症例も含む3,200人以上の妊娠女性に対して，どちらの診断方法で評価したほうが妊娠予後がよかったかどうかを検討している（Nabhan, 2008）．帝王切開率，NICU入室，臍帯動脈血pH 7.1未満，アプガースコア5分値7点未満のすべてで有意差は認められなかった．しかし，AFIを用いると羊水過少と診断された症例数が2倍だった．誘発分娩率が2倍になり，胎児機能不全による帝王切開の確率が50％上昇するとされた．Kehlら（2016）は，AFIが5 cm未満または単一最大羊水ポケットが2 cm未満のいずれかで診断された羊水過少を有する1,000人以上の正期産域の妊娠女性を，分娩誘発または待機的管理に無作為割り付け前向き試験を行った．単一最大羊水ポケットが使用されたときにわずか2％であったのに対し，AFI基準を使用した妊娠女性は10％と高率に羊水過少と診断された．これにより，AFI群ではより分娩誘発率が上昇したが，新生児転帰に有意差は認められなかった．

◆ **肺低形成**

羊水量の減少が妊娠第2三半期中期より前，特に妊娠20～22週より前に認められた場合には，肺低形成が特に憂慮される．このような妊娠の場合には，基礎疾患が予後を最も大きく左右する．一般的に腎奇形に続発する重度な羊水過少は致死的な予後となる．もし胎盤血腫や慢性胎盤早期剥離が重篤で羊水過少も伴った場合は，**慢性胎盤早期剥離-羊水過少症候群**（chronic abruption-oligohydramnios sequence：CAOS）ともいわれ，一般的に胎児発育不全も続発する（第41章参照）．この症候群の予後はやはり不良である．妊娠第2三半期における前期破水の結果二次的に生じた羊水過少は第42章で記述する．

■ 管理

何よりもまず，胎児奇形と発育の評価が重要である．羊水過少と胎児発育不全を合併した妊娠女性においては，胎児異常の合併率や周産期死亡率との関連性の指摘もあり，胎児の経過を綿密に観察することが重要となる（第44章参照）．胎児異常もなく発育も問題のない状態で妊娠36週以前に指摘された羊水過少の場合には，より綿密に胎児評価を行うことで慎重に管理できる可能性がある．しかし，胎児および母体が危ない状況であることを示す徴候を認めた場合には，早産における潜在的な合併症よりも娩出が優先される．羊水過少の分娩前管理は，母体の水分補給も含まれる．羊水過少を認めた妊娠女性に関する16の研究をまとめた最近のレビューにおいて，経口または投与による補液は明らかにAFIの改善と関係することを示した．しかし，これがよりよい妊娠転帰へとなるかどうかは明らかにはなっていない（Gizzo，2015）．

第24章で説明したように，羊水注入法は分娩時に変動一過性徐脈が認められた際に行われる．羊水の不足により臍帯圧迫が生じて徐脈が認められていたとしても，羊水過少それ自体の治療法として羊水注入法は考慮されるものではない．羊水注入法は破水以外の羊水過少の原因に対しては標準治療法ではなく，一般的に推奨もされない．

■ "境界型" 羊水過少

境界型AFIまたは境界型羊水過少という言葉は議論の余地があるものである．一般的には，AFIが5〜8cmのものに関して用いられる（Magann，2011；Petrozella，2011）．妊娠第3三半期中期において，AFIが8cmというのは，Mooreの妊娠別羊水正常領域の5パーセンタイルを下回っている（図11-1）．Petrozellaら（2011）は，妊娠24〜34週のAFIが5〜8cmの群と8cmを超える群で，妊娠高血圧や死産，新生児死亡の割合に大きな相違は認められないことを示した．しかしながら，早産や胎児機能不全を憂慮する胎児心拍パターンによる帝王切開，胎児発育不全の割合は高値であることを見いだしている．Woodら（2014）も同様に，境界型AFIである妊娠女性において胎児発育不全が高率で認められることを報告している．このように境界型AFIを指摘された症例での妊娠予後の推定に関する研究結果はさまざまなものが示されている．Magannら（2011）は，この状況における胎児評価や娩出を支持するようなエビデンスは十分でないと結論づけている．

（訳：粟谷慶子，佐藤泰輔）

References

Abele H, Starz S, Hoopmann M, et al: Idiopathic polyhydramnios and postnatal abnormalities. Fetal Diagn Ther 32(4):251, 2012.

American College of Obstetricians and Gynecologists: Ultrasound in pregnancy. Practice Bulletin No. 175, December 2016.

Biggio JR Jr, Wenstrom KD, Dubard MB, et al: Hydramnios prediction of adverse perinatal outcome. Obstet Gynecol 94:773, 1999.

Brace RA, Wolf EJ: Normal amniotic fluid volume changes throughout pregnancy. Am J Obstet Gynecol 161(2):382, 1989.

Bullo M, Tschumi S, Bucher BS: Pregnancy outcome following exposure to angiotensin-converting enzyme inhibitors or angiotensin receptor antagonists: a systematic review. Hypertension 60:444, 2012.

Casey BM, McIntire DD, Bloom SL, et al: Pregnancy outcomes after antepartum diagnosis of oligohydramnios at or beyond 34 weeks' gestation. Am J Obstet Gynecol 182:909, 2000.

Chamberlain PF, Manning FA, Morrison I, et al: Ultrasound evaluation of amniotic fluid. The relationship of marginal and decreased amniotic fluid volumes to perinatal outcome. Am J Obstet Gynecol 150:245, 1984.

Chauhan SP, Sanderson M, Hendrix NW, et al: Perinatal outcome and amniotic fluid index in the antepartum and intrapartum periods: a meta-analysis. Am J Obstet Gynecol 181:1473, 1999.

Chon AH, Korst LM, Llanes A, et al: Midtrimester isolated polyhydramnios in monochorionic diamniotic multiple gestations. Am J Obstet Gynecol 211(3):303.e1, 2014.

Dashe JS, McIntire DD, Ramus RM, et al: Hydramnios: anomaly prevalence and sonographic detection. Obstet Gynecol 100(1):134, 2002.

Dashe JS, Nathan L, McIntire DD, et al: Correlation between amniotic fluid glucose concentration and amniotic fluid volume in pregnancy complicated by diabetes. Am J Obstet Gynecol 182(4):901, 2000.

Dickinson JE, Tjioe YY, Jude E, et al: Amnioreduction in the management of polyhydramnios complicating singleton pregnancies. Am J Obstet Gynecol 211:434.e.1, 2014.

Dorleijn DM, Cohen-Overbeek TE, Groenendaal F, et al: Idiopathic polyhydramnios and postnatal findings. J Matern Fetal Neonatal Med 22(4):315, 2009.

Erez O, Shoham-Vardi I, Sheiner E, et al: Hydramnios and small for gestational age are independent risk factors for neonatal mortality and maternal morbidity. Arch Gynecol Obstet 271(4):296, 2005.

Fanos V, Marcialis MA, Bassareo PP, et al: Renal safety of Non Steroidal Anti Inflammatory Drugs (NSAIDs) in the pharmacologic treatment of patent ductus arteriosus. J Matern Fetal Neonatal Med 24(S1):50, 2011.

Frank Wolf M, Peleg D, Stahl-Rosenzweig T, et al: Isolated polyhydramnios in the third trimester: is a gestational diabetes evaluation of value? Gynecol Endocrinol 33(11):849, 2017.

Gizzo S, Noventa M, Vitagliano A, et al: An update on maternal hydration strategies for amniotic fluid improvement in isolated oligohydramnios and normohydramnios: evidence from a systematic review of literature and meta-analysis. PLoS One 10(12):e0144334, 2015.

Golan A, Wolman I, Saller Y, et al: Hydramnios in singleton pregnancy: sonographic prevalence and etiology. Gynecol Obstet Invest 35:91, 1993.

Guron G, Friberg P: An intact renin-angiotensin system is a prerequisite for normal renal development. J Hypertens 18(2):123, 2000.

Hernandez JS, Twickler DM, McIntire DM, et al: Hydramnios in twin gestations. Obstet Gynecol 120(4):759, 2012.

Hill LM, Sohaey R, Nyberg DA: Abnormalities of amniotic fluid. In Nyberg DA, McGahan JP, Pretorius DH, et al (eds): Diagnostic Imaging of Fetal Anomalies. Philadelphia, Lippincott Williams & Wilkins, 2003.

Hinh ND, Ladinsky JL: Amniotic fluid index measurements in normal pregnancy after 28 gestational weeks. Int J Gynaecol Obstet 91:132, 2005.

Kehl S, Schelkle A, Thomas A, et al: Single deepest vertical pocket or amniotic fluid index as evaluation test for predicting adverse pregnancy outcome (SAFE trial): a multicenter open-label, randomized controlled trial. Ultrasound Obstet Gynecol 47:674, 2016.

Khan S, Donnelly J: Outcome of pregnancy in women diagnosed with idiopathic polyhydramnios. Aust N Z J Obstet Gynaecol 57(1):57, 2017.

Lazebnik N, Many A: The severity of polyhydramnios, estimated fetal weight and preterm delivery are independent risk factors for the presence of congenital anomalies. Gynecol Obstet Invest 48:28, 1999.

Luo QQ, Zou L, Gao H, et al: Idiopathic polyhydramnios at term and pregnancy outcomes: a multicenter observational study. J Matern Fetal Neonatal Med 30(14):1755, 2017.

Machado MR, Cecatti JG, Krupa F, et al: Curve of amniotic fluid index measurements in low risk pregnancy. Acta Obstet Gynecol Scand 86:37, 2007.

Magann EF, Bass JD, Chauhan SP, et al: Amniotic fluid volume in normal singleton pregnancies. Obstet Gynecol 90(4):524, 1997.

Magann EF, Chauhan CP, Hitt WC, et al: Borderline or marginal amniotic fluid index and peripartum outcomes: a review of the literature. J Ultrasound Med 30(4):523, 2011.

Magann EF, Doherty D, Lutegendorf MA, et al: Peripartum outcomes of high-risk pregnancies complicated by oligo- and polyhydramnios: a prospective longitudinal study. J Obstet Gynaecol Res 36(2):268, 2010.

Mann SE, Nijland MJ, Ross MG: Mathematic modeling of human amniotic fluid dynamics. Am J Obstet Gynecol 175(4):937, 1996.

Many A, Hill LM, Lazebnik N, et al: The association between polyhydramnios and preterm delivery. Obstet Gynecol 86(3):389, 1995.

Martinez-Frias ML, Bermejo E, Rodriguez-Pinilla E, et al: Maternal and fetal factors related to abnormal amniotic fluid. J Perinatol 19:514, 1999.

Modena AB, Fieni S: Amniotic fluid dynamics. Acta Bio Medica Ateneo Parmanese 75(Suppl 1):11, 2004.

Moore TR: Amniotic fluid dynamics reflect fetal and maternal health and disease. Obstet Gynecol 116(3):759, 2010.

Moore TR, Cayle JE: The amniotic fluid index in normal human pregnancy. Am J Obstet Gynecol 162(5):1168, 1990.

Nabhan AF, Abdelmoula YA: Amniotic fluid index versus single deepest vertical pocket as a screening test for preventing adverse pregnancy outcome. Cochrane Database Syst Rev 3:CD006953, 2008.

Odibo IN, Newville TM, Ounpraseuth ST, et al: Idiopathic polyhydramnios: persistence across gestation and impact on pregnancy outcomes. Eur J Obstet Gynecol Reprod Biol 199:175, 2016.

Panting-Kemp A, Nguyen T, Chang E, et al: Idiopathic polyhydramnios and perinatal outcome. Am J Obstet Gynecol 181(5):1079, 1999.

Petrozella LN, Dashe JS, McIntire DD, et al: Clinical significance of borderline amniotic fluid index and oligohydramnios in preterm pregnancy. Obstet Gynecol 117(2 pt 1):338, 2011.

Phelan JP, Smith CV, Broussard P, et al: Amniotic fluid volume assessment with the four-quadrant technique at 36–42 weeks' gestation. J Reprod Med 32:540, 1987.

Pilliod RA, Page JM, Burwick RM, et al: The risk of fetal death in nonanomalous pregnancies affected by polyhydramnios. Am J Obstet Gynecol 213:410.e.1, 2015.

Pri-Paz S, Khalek N, Fuchs KM, et al: Maximal amniotic fluid index as a prognostic factor in pregnancies complicated by polyhydramnios. Ultrasound Obstet Gynecol 39(6):648, 2012.

Reddy UM, Abuhamad AZ, Levin D, et al: Fetal imaging: executive summary of a joint Eunice Kennedy Shriver National Institute of Child Health and Human Development, Society for Maternal-Fetal Medicine, American Institute of Ultrasound in Medicine, American College of Obstetricians and Gynecologists, American College of Radiology, Society for Pediatric Radiology, and Society of Radiologists in Ultrasound Fetal Imaging Workshop. Obstet Gynecol 123(5):1070, 2014.

Rutherford SE, Smith CV, Phelan JP, et al: Four-quadrant assessment of amniotic fluid volume. Interobserver and intraobserver variation. J Reprod Med 32(8):587, 1987.

Schaefer C: Angiotensin II-receptor-antagonists: further evidence of fetotoxicity but not teratogenicity. Birth Defects Res A Clin Mol Teratol 67(8):591, 2003.

Society for Maternal-Fetal Medicine, Simpson LL: Twin-twin transfusion syndrome. Am J Obstet Gynecol 208(1):3, 2013.

Spellacy WN, Buhi WC, Bradley B, et al: Maternal, fetal, amniotic fluid levels of glucose, insulin, and growth hormone. Obstet Gynecol 41:323, 1973.

Weiss PA, Hofmann H, Winter R, et al: Amniotic fluid glucose values in normal and abnormal pregnancies. Obstet Gynecol 65:333, 1985.

Wiegand SL, Beamon CJ, Chescheir NC, et al: Idiopathic polyhydramnios: severity and perinatal morbidity. Am J Perinatol 33(7):658, 2016.

Wood SL, Newton JM, Wang L, et al: Borderline amniotic fluid index and its relation to fetal intolerance of labor: a 2-center retrospective cohort study. J Ultrasound Med 33(4):705, 2014.

奇形，催奇形物質，胎児毒性物質
Teratology, Teratogens, and Fetotoxic Agents

奇形学 285
催奇形物質曝露に対するカウンセリング 289
既知のあるいは疑われている催奇形物質 290

All infectious diseases have a tendency to bring about death of the child and its subsequent expulsion from the uterus. The fatal result is usually due to the transmission of toxins, and occasionally the specific microorganisms from the mother to the child. Poisoning with phosphorus, lead, illuminating gas, and other substances may lead to similar results.
—J. Whitridge Williams (1903)

本書の第 1 版には，経腟分娩を妨げる可能性のある胎児の変形以外に，催奇形因子や胎児の奇形に関することはほとんど書かれていない．先天異常は日常的に起こるもので，出生時に 2 〜 3 ％の新生児に先天性の大奇形があるという事実にもかかわらずである（Cragan, 2009；Dolk, 2010）．発育中の胚または胎児に重大な影響を与える薬品は疑いもなく存在する（表 12-1）．しかし，先天性欠損症の 80 ％には明らかな病因はなく，原因の特定されたもののうち，95 ％近くの症例が染色体または遺伝子が起源である（Feldkamp, 2017）．FDA（2005）は先天奇形の 1 ％未満が薬物によるものだと見積もっている．図 12-1 に薬物が先天奇形の原因として非常に少ないことを示す．

そうはいっても，妊娠中の薬物使用には重大な懸念が取り巻いている．これはとても多くの妊婦に医薬品が処方され，多くの医薬品の安全性のデータは限られているためである．National

表 12-1　特定催奇形物質と胎児毒性物質

- アシトレチン
- アルコール
- アンブリセンタン
- アンジオテンシン変換酵素阻害薬
- アンジオテンシン受容体拮抗薬
- アンドロゲン
- ベキサロテン
- ボセンタン
- カルバマゼピン
- クロラムフェニコール
- コカイン
- 副腎皮質ステロイド
- シクロホスファミド
- ダナゾール
- ジエチルスチルベストロール
- エファビレンツ
- フルコナゾール
- イソトレチノイン
- ラモトリギン
- 鉛
- レフルノミド
- レナリドミド
- リチウム
- マシテンタン
- メチマゾール
- 水銀
- メトトレキサート
- ミソプロストール
- ミコフェノール酸
- パロキセチン
- フェノバルビタール
- フェニトイン
- 放射性ヨウ素
- リバビリン
- タモキシフェン
- テトラサイクリン
- サリドマイド
- タバコ
- トルエン
- トピラマート
- トラスツズマブ
- トレチノイン
- バルプロ酸
- ワルファリン

Birth Defects Prevention Study では，一妊娠当たり平均 2 〜 3 の医薬品を使っており，70 ％は第 1 三半期に摂取していると報告している（Mitchell, 2011）．そして，2000 〜 2010 年に FDA で承認された医薬品のレビューにおいて，Teratogen Information System（TERIS）* の専門家諮問委員会は，95 ％以上の医薬品の妊娠中のリスクを

*訳者注：ワシントン大学による薬剤と環境物質の催奇形性の情報システム

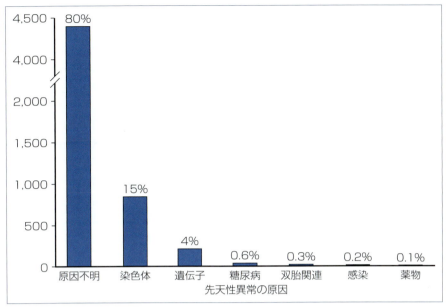

図 12-1　先天性異常の原因　人口ベースの 270,878 人の出生調査による 5,504 の先天異常の既知および未知の原因

"不確定"としている（Adam, 2011）．

奇形学

先天異常やそれらの疫学の研究のことを teratology（奇形学）と呼ぶ．これはギリシャ語の **teratos** という怪物を意味する言葉が語源となっている．teratogen は胚や胎児の発達中に作用して，形や機能に恒久的な変化を生じさせるあらゆる物質と定義されるかもしれない．それゆえ teratogen は薬物や化学物質であったり，熱や放射線といった物質的，環境因子的であったり，フェニルケトン尿症や糖尿病といった母親の代謝異常であったり，サイトメガロウイルスのような感染であったりする．肥満でさえも teratogen と考えられる（Stothard, 2009；Waller, 2017）．

厳格に定義するのであれば，teratogen は形態異常を起こす．一方で hadegen—ハーデスに基づく—は器官の正常な成熟，機能を阻害する物質である．trophogen は成長に変化をきたす物質である．後半二つのグループは典型的には胎児期あるいは分娩後の発達に影響を与えるが，いつ曝露が起こったかを実証するのはしばしばより難しい．ほとんどの場合 teratogen はこれら 3 種すべての物質を表す．

■ 催奇形性を決定する基準

1994 年 Shepard によって提案された**表 12-2** に示すガイドラインは，25 年以上利便性がよいと信じられてきた．個々の基準それぞれが催奇形性を確立するために必要なわけではないが，以下の原則を考慮しなければならない（Shepard, 2002a）．

● 形態異常が完全に分類されている．この分類はさまざまな遺伝性，環境因子が同様の奇形を引き起こすため，遺伝学者や形態学者によってなされることが望ましい．まれな曝露によってまれな奇形が生じるとき，同じ曝露による少なくとも 3 例の先天奇形が確認されたとき，そしてその奇形が重症な場合は関連を証明するのは最もたやすい．

● その物質は胎盤を通過しなければならない．ほとんどすべての薬物は胎盤を通過するが，薬物の輸送は直接胚または胎児の発育に影響を与えるのに，または間接的な効果を発揮する母体あるいは胎盤の代謝を変化させるのに十分な量でなければならない．胎盤輸送は，母体の代謝，タンパク結合や蓄積，分子量，帯電状態，脂溶性といった薬物の特性，そしてシトクロム P_{450} 酵素系といった胎盤代謝に依存する．妊娠初期は，胎盤も拡散を遅らせる比較的厚い膜をもっている．

表 12-2　催奇形性を決定するための基準

必須条件
1. 特にもし特別な奇形や症候群がある場合は，臨床症例を慎重に検討する
2. 曝露が発達の重要な時期に起きたことを証明する（図 12-2 を参照）
3. 少なくとも二つ以上の疫学的研究で一貫性のある研究結果が得られており，
   a. バイアスが除かれていて
   b. 交絡因子が調整されていて
   c. 適切なサンプルサイズ（パワー）があり
   d. 可能であれば前向きな確認がなされており
   e. 相対危険度（RR）が 3.0 以上，あるものは 6.0 以上あることを勧めている．

あるいは

まれな奇形に関連したまれな環境因子の曝露には少なくとも三つのケースレポートが必要であり，その奇形が重症である場合より簡単である．

補助基準
4. その関連は生物学的にも適切と考えられる．
5. 催奇形性が動物実験で示されていることは重要だが，必須ではない．
6. その物質は実験モデルにおいても同様に作用する．

(Data from Shepard 1994, 2002a)

- 曝露は発達の臨界期に起こらなければならない．
  - **着床前期**は受精から着床までの 2 週間であり，"全か無か"の期間として知られている．受精卵が分割しているときの多数の細胞の損傷は典型的には胚死を引き起こす．しかしながら，もし数個の細胞のみが損傷を受けるだけならば，補填は正常な発達を可能とする（Clayton-Smith, 1996）．動物実験データに基づくと，内細胞塊の細胞数を目につくほどに減少させる損傷は，用量依存的に体の長さや大きさを減少させるかもしれない（Iahnaccone, 1987）．
  - **胚芽期**は 2〜8 週までである．この期間は器官形成期を含み，それゆえ形態異常に関して最も重要な時期である．各器官の重要な発達時期を図 12-2 に示す．
  - 8 週を超えてからの**胎児期**は，成熟の継続および機能発達によって特徴づけられ，この期間では特定の器官は脆弱なままである．
- 生物学的に妥当性のある関連がこれを支持する．先天奇形や薬物曝露はどちらも一般的であるため，それらは一時的には関連するが，因果関係はないかもしれない．
- 疫学的調査結果は一貫性がなければならない．最初の催奇形物質の曝露評価はしばしば後ろ向きに行われるため，思い出しバイアス，不適切な報告，曝露集団の不完全な評価などによりそれは妨げられうる．可能性のある交絡因子には投与量の違い，併用薬物治療，母体合併症も含まれる．家族因子や環境因子もまた先天奇形の発生に影響を与えうる．このように，催奇形性のための重要な基準は，二つ以上の高品質の疫学的研究が同様の結果を報告していることである．最終的には，仮説を支持するには相対危険度が 3.0 以上あることが必要であると考えられ，それより少ないリスクは慎重に解釈される（Khoury, 1992）．
- 疑わしい催奇形物質が動物実験で先天奇形を起こすということは，必須の基準ではない．実際 Teratology Society（2005）は奇形関連の訴訟における因果関係の確立には，人間のデータが必要であると述べている．

これらの教義と基準を採用できなかったことが，いくつかの広く使われている医薬品の安全性に関する誤った結論を起こしてきた．象徴的なのが Bendectin を取り巻く法医学的な失敗である．この制吐薬はドキシラミンとピリドキサンの合剤（ジサイクロミン含有の有無にかかわらない）で妊娠初期の吐き気・嘔吐に対して安全で効果があるとされた．3,000 万人以上の女性が世界中でこの薬を使い，この薬に曝露された胎児の 3％の先天奇形の割合は，全体の奇形率と差を認めなかった（McKeigue, 1994）．この抗ヒスタミンとビタミン B の合剤に催奇形性がないというかなりのエビデンスがあるのにもかかわらず，Bendectin は数多くの訴訟の標的となり，防御のための財政負担により市場からの撤退を余儀なくされた．結果として，妊娠悪阻による入院は 2 倍になった（Koren, 1998）．皮肉なことに，ドキシラミンとピリドキサンの合剤はその後 Diclegis という名前で再び発売され，2013 年に FDA に認可された．

妊婦における研究

妊婦への薬物療法の安全性，あるいは催奇形性の研究は困難を伴う．第一に動物を用いた研究は

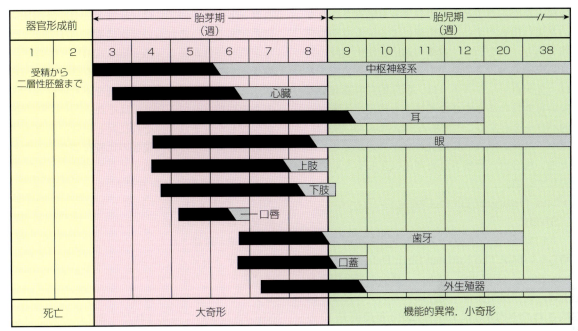

図12-2 胎芽期間中の器官形成のタイミング
(Reproduced with permission from Salder TW: Langman's Medical Embryology, 6th ed. Baltimore, Williams & Wilkins; 1990)

必要ではあるが十分ではない．たとえばサリドマイドはいくつかの種の動物では安全であったが，結果として1950年代後半〜1960年代前半にヨーロッパでうまれた何千もの子どもたちにアザラシ肢症を引き起こした．第二に薬剤は妊娠に関連した適応では滅多にFDAに承認されない．それどころか妊婦は特殊な母集団と考えられ，薬物の臨床研究からは即座に除外される．最後に，薬物濃度，すなわち胎芽や胎児への曝露は妊婦の生理機能の影響を受ける．これは分布容積，心拍出量，消化管吸収，肝代謝，そして腎排泄の変化を含む．臨床研究がない状況では，ケースレポートやケースシリーズ，ケースコントロール研究，コホートスタディ，妊婦レジストリのデータに基づいてカウンセリングすることになる．

■ ケースレポートとケースシリーズ

大部分ではないにしても多くの催奇形物質は，まれな曝露の後に引き起こされたまれな奇形を観察した臨床医によって最初に示された．これは"astute clinician model"と名づけられた（Carey, 2009）．先天性風疹症候群はこのような方法で子宮環境は有毒な物質を通さないという考えに異議を唱えたオーストラリア人眼科医Gregg（1941）によって発見された．サリドマイドやアルコールを含む他の催奇形物質もケースシリーズによって発見された（Jones, 1973；Lenz, 1962）．Shepard（2002a）は，この方法で催奇形性を確立するには，発達の重要な時期に曝露された証明が必要であり，おそらく少なくとも同様の三つのケースが慎重に描かれていることを推奨した．残念ながら，曝露が一般的でない場合，その奇形が比較的一般的な場合，異常が曝露された胎児の一部のみでしか出現しない場合は，催奇形物質は発見されにくい．ケースシリーズ研究の大きな限界は，コントロールグループがない点である．

■ ケースコントロール研究

これらの研究は，影響を受けた乳児（ケース）と影響を受けていないコントロールから始まり，特定の物質への出生前曝露の後方視的評価を可能にするように構成されている．ケースコントロール研究はまれな結果を調査するのに効果的な方法である（Alwan, 2015）．ケースコントロール研究は研究者が関連性を評価し，有用な仮説を生成することを可能にする．しかしながら，ケースコントロール研究にはrecall biasという潜在的可能性がある．すなわち，影響を受けた乳幼児の母親

は何もなかった子どもの母親よりも曝露されたものを思い出しやすい．適応症による混乱は別の問題であり，すなわち，投薬の適応症が出生時の異常の原因である可能性がある．また，重要なことは，先天奇形レジストリは，臨床的に有意義ではない可能性のある小さな差異をも検出する統計学的パワーを有することである．Grimes ら（2012）はケースコントロール研究のオッズ比が 3 ～ 4 以上ない場合は，観察された関連は正しくないと警告している．

◆ The National Birth Defects Prevention Study

　人口集団ベースのケースコントロール研究の素晴らしい例が The National Birth Defects Prevention Study（NBDPS）である．議会の資金提供を受け，国立出生異常・発達障害センターにより組織された NBDPS は 1997 ～ 2013 年の間に 10 の州にまたがって行われた先天奇形のサーベイランスプログラムである．臨床遺伝学者は，それぞれの潜在的な症例を検討し，妊娠の影響を受けた母親または影響を受けていない母親との標準的な電話インタビューを行い，投薬曝露およびリスク因子に関する情報を得た（Mitchell, 2011；Reefhuis, 2015）．生児，死産児，中絶児が対象に含まれ，約 32,000 のケース，そして 12,000 近くのコントロールが対象となった．

　NBDPS は 200 以上の科学的文献をもたらした．NBDPS は次にあげる薬剤とそれぞれの先天異常の間の，小規模であるが新規の関連を発見した．抗菌薬，抗うつ薬，制吐薬，降圧薬，喘息治療薬，NSAIDs，そしてオピオイドである（Ailes, 2016；Broussard, 2011；Fisher, 2017；Hernandez, 2012；Lin, 2012；Munsie, 2011）．NBDPS はまた，交通関連の大気汚染のマーカーである間接喫煙，殺虫剤，窒素酸化物などの先天性欠損と曝露との間の関連を見いだした（Hoyt, 2016；Rocheleau, 2015；Stingone, 2017）．

　NBDPS は研究デザインに関連した限界ももっていた．まず最初に，分娩後 6 週間～ 2 年間のインタビューが行われ，recall bias のリスクが高まった．たとえば女性の 25 ％が何の抗菌薬を服用したのか覚えていなかった（Ailes, 2016）．もう一つの弱点は，女性のわずか 2/3 しか研究に参加することに同意しなかったことであり，ケースとコントロールの間には民族性と社会経済的地位に差があった．これらの要素は選択バイアスにつながる可能性がある（Reefhuis, 2015）．さらに，投与量を確認するために医療記録を確認しておらず，これは用量反応関係の評価を不可能にした．大きな問題として NBDPS はそれぞれの先天奇形が少数しか含まれず，それに対し複数の母親への曝露を分析したため，複数の比較を調整することができなかった．その結果として観察されたいくつかの関連は偶然の可能性が高かった（Alwan, 2015）．たとえば，抗生物質と先天奇形に関する研究では，43 の比較が含まれており，四つの有意な関連が確認されたが，一つの偶然で二つの関連が同定されると予測された（Ailes, 2016）．最後に先天奇形の絶対リスクが低いことはカウンセリングと出生前管理を複雑にした．多くの場合，NBDPS によって同定されたリスクは曝露された妊娠 1,000 例につき 1 例と低かった．

■ コホート研究

　これらの研究は特定の薬物に曝露されたあるいは曝露されていない妊婦のコホートで始まる．各コホートで，先天異常の幼児または小児の割合を調査する．それぞれの先天異常の頻度はとても低いので，コホート研究は莫大な数のサンプルサイズを必要とする．アメリカではメディケイドのデータベースと民間保険の請求書のデータベースが一般に催奇形性のコホート研究に使用されている（Ehrenstein, 2010）．薬物が必要となった適応など，調整できない交絡因子がこの研究デザインの重要な limitation である．

■ 妊娠レジストリ

　有害な可能性のある薬剤は，臨床医が曝露された妊娠を前向きにレジストリに登録することによって監視することができる．FDA（2017b）は妊娠レジストリというウェブページに登録中のリストを管理している．2017 年の時点で，そこには 100 の薬剤が掲載され，喘息，自己免疫疾患，癌，てんかん，HIV 感染，そして移植拒絶の治療に使われる薬物群が含まれている．ケースシリーズと同様に，曝露例のレジストリはコントロールグループがないという制限がある．レジストリを通じて特定される異常の有病率は，母集団

におけるその異常のベースラインの有病率の情報を必要とする．研究者は一般に母集団の頻度を調査するために先天奇形レジストリを使用する．一つの例が Metropolitan Atlanta Congenital Defects Program であり，1967 年から積極的に先天奇形のある胎児と乳幼児のサーベイランスを行っている．

催奇形物質曝露に対するカウンセリング

薬物や違法薬物の使用に対する質問は，妊娠前や妊娠中のケアの日常の一部になっているはずである．これに関しては誤った情報があふれている．個人は一般人口における先天奇形発生リスクを少なく見積もりがちであり，薬物曝露によるリスクを過大視している．最近のユタ州の人口ベースのスタディでは，出生数 27 万人のうち，大奇形を有する胎児・乳児が 5,500 人含まれていたが，薬が原因と考えられるものはたった 4 例であった（図 12-1）(Feldkamp, 2017)．そして依然として，Koren ら（1989）は，催奇形性のない薬物に曝露された女性の 1/4 は胎児奇形のリスクが 25 ％もあると考えていると報告している．誤った情報は，一般紙の不正確な報告によって増幅されうる．知識豊富なカウンセリングは，不安を大幅に和らげることができ，ある状況では妊娠中絶をも回避させることができる．

正確で最新の危険情報を伝えるためにいくつかの情報源がある．PubMed は，公表された研究の迅速な検索を支援するアメリカ国立生物工学情報センター（NCBI）の無料ツールである．Reprotox や TERIS，催奇形物質の Shepard's Online Catalog などのオンラインデータベースは薬物のリスクのレビューを掲載している．それらは，催奇形性および胎児毒性に関するヒトおよび動物の研究を要約，利用可能な証拠の質に言及し，リスクの大きさを提供する．国立医学図書館のデータベースである Lactmed は，特に授乳中の薬物使用について取り扱っており，特定の薬物に対しては母乳中の濃度，乳児に与えうる影響について記載されている．ついに FDA の表示要件が最近変更され，次に述べるように，メーカーの処方情報がますます有益になっている．

■ FDA 分類

妊娠中の薬物の安全性を評価するシステムは 1979 年にできた．五つのカテゴリー（A，B，C，D，X）は，胚，胎児へのリスクに関するヒトあるいは動物研究から得られたエビデンスを要約することを目的としていた．それらはまた，潜在的なリスクとバランスをとって得られる投薬のベネフィットを伝えていた．表 12-3 に示すこのシステムはリスク・ベネフィットの情報を単純化することを目的としていた．

残念なことに，薬物のリスクに関する情報はしばしば不完全であり，レターカテゴリーのみに過度に依存することになった．より高いグレードが必ずしもより大きなリスクを有しているわけではなく，同じカテゴリーにある薬物はしばしば非常に異なるリスクを示していた．ヒトの研究で安全性が示された（カテゴリー A）薬物は，1 ％未満と非常に少なく，ほとんどの薬物はヒトあるいは動物の研究の安全性データがないカテゴリー C に分類された．もう一つの難点は，分類システムが，カウンセリングの一般的な理由である不慮の曝露に対応していないことであった．最終的には，薬剤の投与量および経路，妊娠中の曝露時期，他の薬物の併用および基礎疾患を考慮に入れて，文字カテゴリー情報を解釈することは臨床医の責任になる．

これらの欠点に対処するために，新しいラベリング方法が作成され，2015 年に発効された．古くからの薬へのラベリングの更新は時間をかけて行われる予定である（FDA, 2014）．新しい要件では，FDA のカテゴリー分類は，すべての処方薬および生物製剤の表示から削除されている（または削除される予定である）．情報を提供するためのフォーマットは，リスクの要約，臨床的検討，および利用可能なデータを含み，妊娠のサブセクションでは分娩の情報だけでなく，利用可能な場合はレジストリの情報も記載される．それぞれの薬物で，以前は「授乳中の母親」とされていた授乳期のサブセクションが含まれ，生殖可能性のある女性および男性の潜在的リスクに対処するセクションもある．

■ リスクに関する情報提供

薬物曝露による胎芽および胎児への潜在的なリ

表 12-3　FDA の医薬品カテゴリー (1979-2015)[a]

カテゴリーA：	第1三半期（第2，第3，あるいはすべて）に薬物を投与されたヒト妊婦の研究で胎児奇形のリスクの増加は認められず，胎児への障害の可能性は非常に低い．
カテゴリーB：	動物生殖試験では生殖障害，胎仔への害が否定されている． あるいは 動物実験で有害影響が示されているが，ヒトの第1三半期における適切でよくコントロールされた研究では胎児への危険性が実証されていない（また，その後の三半期でも危険性の証拠はない）．
カテゴリーC：	動物生殖実験では催奇形性（あるいは胚障害性，他の有害作用）が証明されているが，ヒト妊婦では適切でよくコントロールされた研究がない． あるいは 動物生殖実験もヒトでの研究も存在しない．
カテゴリーD：	この薬物はヒト妊婦に投与された場合，胎児に有害である可能性がある．もし妊娠中にこの薬物を用いる，あるいはこの薬物を服用中に妊娠したのであれば，胎児への潜在的危険性を知らせるべきである．
カテゴリーX：	この薬物は胎児へ害を引き起こす可能性があるため，妊娠しているあるいはこれから妊娠する女性には禁忌である．

[a] 2015年6月以降に承認された医薬品はこの分類に分類されず，より古い医薬品はこの日付以降に段階的に廃止される．

スクに加えて，薬物投与を行うことになった状態の危険性および/または遺伝的関係についてカウンセリングを行うべきである．その状態に対して治療を行わないことによるリスクについても述べる．情報の提示の仕方でさえも，感じ方に影響を与える．たとえば，奇形をもつ子どもを産む確率が2％といった否定的な情報を与えられた女性は奇形のない子どもを産む確率が98％といった肯定的な情報よりもリスクを誇大して受けやすい (Jasper, 2001)．高いオッズ比を提示する代わりに，特定の奇形の**絶対リスク**や曝露された人と曝露されていない人の発生頻度の差といった**寄与リスク**を提供することが有効かもしれない (Conover, 2011)．経口副腎皮質ステロイドと口唇裂の関連も「1/1,000 から 3/1,000 に増加する」，あるいは「99.7％は口唇裂にはならない」といった提示の仕方よりも，「3倍あるいは200％上昇します」といった情報提示の仕方のほうがはるかに心配させることになる．

いくつかの注目すべき例外はあるが，一般的な薬物は妊娠中比較的安全に使用することができる．この章で記載する多くの薬物は**低いリスクの催奇形物質**であり，奇形の発生は 1,000 の曝露に対して 10 未満である (Shepard, 2002a)．低いリスクの催奇形物質によるリスクはバックグラウンドのリスクに非常に近いため，重要な病態の治療を中止するかどうかを決める大きな要因とはならないかもしれない (Shepard, 2002b)．**すべての女性は3％の確率で奇形をもつ子どもをもつ可能性があることを覚えておかなければならない．**催奇形性が確立した薬物への曝露はこのリスクを高めるが，増加の大きさは通常 1〜2％の上昇あるいはせいぜい 2〜3 倍の上昇である．リスク対ベネフィットの概念は，カウンセリングにおいてしばしば中心になる．未治療の病気は，薬物曝露のリスクよりも，母親と胎児両方へのより深刻な脅威となる．

既知のあるいは疑われている催奇形物質

入手可能な数千種類の化合物を考慮すると，比較的少数の薬物および他の物質がヒトにおける主要な催奇形物質であると考えられている．最も一般的な催奇形物質を**表12-1** に示す．わずかな例外を除いて，既知の催奇形物質による治療を必要とする臨床状況のすべてで，代替薬による治療が比較的安全に行える．妊婦は存在するエビデンスに限りがあることを理解したうえで，本当に必要なときにのみ薬物を服用するようにアドバイスされるべきである．一般的に，胎芽期に主要な催奇形物質に曝露された場合，精査超音波検査の適応となる．

■ アルコール

エタノールは強力でかつ普及している催奇形物質である．アルコールは世界中で防ぐことができる発達障害の最も重要な原因である（Hoyme, 2016）．アメリカでは 8％の女性が妊娠中にアルコールを摂取していると報告し，1〜2％の妊婦は大量飲酒を認めている（Centers for Disease Control and Prevention, 2012）．

アルコール乱用による胎児への影響は 1800 年代から認識されている．Lemoine（1968）や Jones ら（1973）は**胎児性アルコール症候群**として知られているアルコールに関連した胎児奇形のスペクトルを記述している（表 12-4）．胎児性アルコール症候群のすべての子ども以上に，より多くの子どもがアルコール曝露による神経発達障害をもって生まれる〔アメリカ産婦人科学会（ACOG），2013〕．**胎児性アルコールスペクトラム障害**は，出生前のアルコール障害に起因する五つの状態を含む包括的な用語である．①胎児性アルコール症候群，②部分胎児性アルコール症候群，③アルコール関連先天異常，④アルコール関連神経発達障害，⑤出生前アルコール曝露に関連した神経行動障害（Williams, 2015）．胎児性アルコール症候群の出生率は高くて 1％と推定されている（Centers for Disease Control, 2012；Guerri, 2009）．しかし，学齢期の子どもの研究では，胎児性アルコールスペクトラム障害は 2〜5％あると確認された（May, 2009, 2014）．

◆ 臨床的特徴

胎児性アルコール症候群は特定の診断基準をもっている（表 12-4）．これらには，中枢神経系（CNS）異常，出生前または出生後の成長障害，および軽度の顔面異常の特徴的なパターンが含まれる（図 12-3）．胎児性アルコールスペクトラム障害を構成する他の状態についても同様の基準が確立されている（Hoyme, 2016）．判断を補助するための出生前アルコール曝露の基準も存在する．

アルコール関連の先天性欠損には，心臓や腎臓の異常，整形外科的な異常，目や耳の異常が含まれる（表 12-4）．受胎前後のアルコールの使用は臍帯ヘルニアや腹壁破裂と関連がさらに報告されている（Richardson, 2011）．胎児性アルコール症候群の出生前超音波検査の診断基準は確立されていない．いくつかのケースでは大奇形や成長障害が胎児性アルコール症候群を示唆するかもしれない（Paintner, 2012）．

◆ 用量効果

アルコールに対する胎児の脆弱性は，遺伝的要因，栄養状態，環境因子，母体合併症，母体年齢などにより影響を受ける（Abel, 1995）．CDC とアメリカ小児科学会（AAP）は妊娠中安全だと考えられるアルコールの量は**ない**と強調している（Williams, 2015）．しかしながら，アルコールの大量摂取はアルコール関連の先天異常の特に高いリスクをもたらすものと信じられており，また死

表 12-4　出生前アルコール曝露，胎児性アルコール症候群，アルコール関連先天異常の基準

出生前アルコール曝露―一つ以上必要
1. 2 週間以上にわたって週に 6 回以上飲酒
2. 2 回以上の機会で 3 回以上飲酒
3. スクリーニング質問票でリスクが確認された
4. 検査でアルコール中毒を示唆あるいはアルコール曝露のバイオマーカーが陽性
5. アルコールに関連した法的あるいは社会的問題の経歴

胎児アルコール症候群診断基準―すべて必要
1. 顔貌異常（二つ以上必要）
   a. 短い眼瞼裂
   b. 上唇の薄い朱色の境界
   c. 浅い人中
2. 妊娠中，分娩後の成長障害（10 パーセンタイル以下）
3. 脳の発育，形態形成，生理機能異常（一つ以上必要）
   a. 頭囲　10 パーセンタイル以下
   b. 脳の構造異常
   c. 再発する非熱性痙攣
4. 神経行動障害（平均から 1.5 SD を超える低下と定義）
   a. 3 歳未満：発達遅延
   b. 3 歳以上：少なくとも一つの神経行動領域における認知障害，または少なくとも一つの領域における行動障害

アルコール関連先天異常
1. 心血管系：心房，心室中隔欠損，異常大血管，円錐動脈管異常
2. 骨格系：橈尺骨癒合症，椎骨の分裂の異常，関節の拘縮，脊柱側彎症
3. 腎尿管系：腎無形成や低形成，異形腎，馬蹄腎，重複尿管
4. 眼：斜視，眼瞼下垂，網膜血管異常，視神経低形成
5. 耳：伝導性または感覚神経性難聴

（Data from Hoyme, 2016）

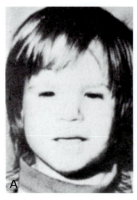 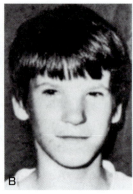

図12-3　胎児性アルコール症候群
A．2歳半．
B．12歳．
短い眼瞼裂，内眼角贅皮，平らな中顔面，低形成な人中，上唇の薄い朱色の境界．
(Reproduced with permission from Streissguth AP, Clarren, SK, Jones KL. Natural history of fetal alcohol syndrome: a 10-year follow-up of eleven patients. Lancet. 1985 Jul 13; 2(8446): 85–91)

産リスクの上昇とも関連している（Centers for Disease Control, 2012；Maier, 2001；Strandberg-Larsen, 2008）．

■ 抗痙攣薬

　伝統的に，治療が必要なてんかんをもつ女性は胎児の奇形のリスクが上昇すると伝えられてきた．より最近のデータからはリスクが特に新しく開発された薬において，以前考えられたものほど高くないことが示されている．最も頻繁に報告される異常は，顔面裂，心臓奇形，および神経管欠損である．

　現在使用されている抗てんかん薬では，バルプロ酸が最もリスクが高い（Vajda, 2014）．北米抗てんかん薬（NAAED）妊娠レジストリによると第1三半期にバルプロ酸に曝露された胎児の9％に大奇形が認められ，神経管欠損を4％に認めた（Hernandez-Diaz, 2012）．子宮内でバルプロ酸の曝露を受けた学齢期の子どもたちは，他の抗てんかん薬の曝露を受けた子どもたちよりも有意なIQスコア低値を含む認知発達機能が劣っていた（Bromley, 2014；Meador, 2009）．

　他の特定の抗痙攣薬に関して，最近のメタアナリシスでは，薬物に曝露された子どもたちは未治療のてんかんをもつ女性から生まれた子どもたちと比較して，先天奇形の率が高いことが示され

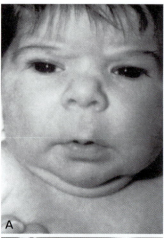
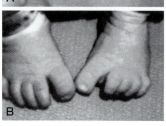

図12-4　胎児ヒダントイン症候群
A．顔の特徴は，上向きの鼻，軽度の顔面中央の低形成，薄い朱色の輪郭を伴う長い上唇である．
B．遠位指の低形成．
(Reproduced with permission from Buehler BA1, Delimont D, van Waes M, et al: Prenatal prediction of risk of the fetal hydantoin syndrome, N Engl J Med. 1990 May 31; 322(22): 1567–1572)

た．単剤の治療で，カルバマゼピンあるいはフェニトインに曝露された子どもたちは2倍，フェノバルビタールでは3倍，トピラメートでは4倍高かった（Weston, 2016）．先天奇形のリスクは多剤併用が必要な場合，約2倍になる（Vajda, 2016）．いくつかの古い抗てんかん薬はまた胎児ヒダントイン症候群と似た図12-4に示すような一連の奇形を起こす．

　新規抗てんかん薬であるレベチラセタムやラモトリギンではリスクは上昇していないが，まだ報告された症例数は限られている（Mølgaard-Nielsen, 2011；Weston, 2016）．Motherisk Programはレベチラセタムの八つの研究をレビューし，レベチラセタムの単剤治療による大奇形のリスクは2％であったとし，それは一般人口の割合と違いがなかった（Chaudhry, 2014）．

　抗てんかん薬を使用している妊婦をNAAED妊娠レジストリに登録するよう奨励されている．妊娠中のてんかんの管理に関しては第60章で述

べている．

■ アンジオテンシン変換酵素（ACE）阻害薬とアンジオテンシンⅡ受容体拮抗薬

これらの薬剤は **ACE 阻害薬胎児症**を引き起こす可能性がある．正常な腎臓の発育は胎児の腎-アンジオテンシンシステムによる．ACE 阻害薬は胎児低血圧と腎の低血流を引き起こし，続いて虚血，無尿となる（Guron, 2000；Pryde, 1993）．還流の減少は胎児発育不全と頭蓋冠の発達不全を引き起こし，羊水過少は肺低形成と四肢拘縮を引き起こす可能性がある（Barr, 1991）．アンジオテンシンⅡ受容体拮抗薬は同様のメカニズムにより作用するため，これらの薬剤の全体に胎児毒性があると考えられる．

ACE 阻害薬による胚毒性も懸念されていたが，これらに関しては大きく否定されている．2006 年，Tennessee Medicaid データベースの 29,000 の児のレビューでは出生前に ACE に曝露された 209 の児で，2 倍から 3 倍新生児期の心臓や CNS の異常が高いと報告された（Cooper, 2006）．続くより大きな研究ではこれらの結果とは違っていた．第一に，46 万以上の妊娠を扱った後方視的なコホート研究では，他の降圧薬に曝露された児と比較して，ACE の先天奇形のリスクは高くなかった（Li, 2011）．同様に Bateman ら（2017）は，Medicaid Analytic extract から 130 万件の妊娠をレビューし，糖尿病などの交絡因子を調整した後，ACE 阻害薬曝露による奇形のリスクは高くないことを発見した．したがって，第 1 三半期に不注意でこれらの薬剤に曝露されたとしても安心できる．しかし，妊娠中の高血圧治療の多くの選択肢があることから，ACE 阻害薬とアンジオテンシン受容体遮断薬は妊娠中に避けることが推奨されている（第 50 章参照）．

■ 抗真菌薬

この種類の薬剤では，フルコナゾールが常染色体劣性の **Antley-Bixler 症候群**に似た先天奇形のパターンに関連している．口唇裂，特異的顔貌，そして心臓，骨格，長管骨，関節奇形を含む．これらの報告は第 1 三半期に 400～800 mg といった高用量を長期間行った場合に限られる．

最近 Motherisk Program は，外陰腟カンジダ症の低用量療法に関して，第 1 三半期に 150 mg あるいは 300 mg のフルコナゾールに曝露された妊娠のシステマティックレビューを行った（Al-saad, 2015）．先天異常全体のリスクは高くなかったが，心奇形の小さなリスクの上昇は否定できなかった．低用量のフルコナゾールを第 1 三半期に曝露された 7,000 例以上の妊娠を含む人口ベースのコホート研究ではファロー四徴症のリスクが 3 倍高かった（Mølgaard-Nielsen, 2013）．ファロー四徴症の出生割合は 10,000 分娩当たり 3 例から 10 例に上昇した．これは，この適応症のために詳細な超音波検査を推奨しないほど低いリスクである．特に，高用量のアゾール抗真菌薬の曝露に関連していた 14 の先天異常のリスク上昇は同定されなかった（Mølgaard-Nielsen, 2013）．

■ 抗炎症薬
◆ NSAIDs

このクラスの薬剤にはアスピリンと，イブプロフェン，インドメタシンといったいわゆる NSAIDs 両方を含む．これらは，プロスタグランジン合成を阻害することによってその効果を発揮する．NBDPS の報告では少なくとも 20％の妊婦はこれらの薬剤，特にイブプロフェンとアスピリンを第 1 三半期に使用したと報告し，それらは先天異常の主要なリスク因子ではなかった（Hernandez, 2012）．

しかしながら妊娠後期に服用した場合，インドメタシンは動脈管の収縮を起こす可能性があり，結果として肺高血圧をきたす．胎児の動脈管の収縮は第 3 三半期に 72 時間以上薬剤を使用した場合に起こりやすい．インドメタシンに曝露された場合そのリスクは 15 倍高い（Koren, 2006）．インドメタシンはまた胎児の尿産生量を減らし，それゆえ羊水量の減少をきたす可能性がある（Rasanen, 1995；van der Heijden, 1994；Walker, 1994）．一つのシステマティックレビューでは，インドメタシンによるトコライシスは児の予後不良と関連していた（Hammers, 2015a, b）．具体的には，気管支肺胞形成異常，重症脳室内出血，壊死性腸炎のリスクは約 50％増加した（オッズ比 1.5）．

100 mg 以下の低用量アスピリンは動脈管収縮のリスクの上昇や乳幼児への悪い結果をもたらさ

ない（Di Sessa, 1994；Grab, 2000）．しかしながら他のNSAIDsと同様に，特に第3三半期は高用量のアスピリンの使用を避けるべきである．

◆ レフルノミド

レフルノミドは関節リウマチの治療に用いられるピリミジン合成酵素阻害薬であるが，妊娠中は禁忌とされている．いくつかの動物種でヒトの同等量以下の投与で胎児水頭症，眼の異常，骨格異常，および胚死をもたらす（Sanofi-Aventis, 2016）．レフルノミドの活性代謝物テリフルノミドは中止してから最長2年間血漿中から検出される．レフルノミド服用中に妊娠した女性，およびそれを中止した妊娠の可能性のある女性でさえも，コレスチラミンまたは活性炭のいずれかを用いて薬物除去を促進することが推奨される（Sanofi-Aventis, 2016）．第1三半期にレフルノミドに曝露されたが，コレスチラミンによる洗い出しを行った60例のコホートでは先天異常の発生率は上昇しなかった（Chambers, 2010）．

■ 抗菌薬

感染に対する薬物の使用は妊娠中に最も頻繁に使用されるものの一つである．長年にわたっての使用経験はこれらの薬物の全般的な安全性を示している．これから記載する少数の例外はあるが，通常使用されているほとんどの抗菌薬は胚や胎児にとって安全だと考えられている．

◆ アミノグリコシド

ゲンタマイシンやストレプトマイシンによる早産児の治療は腎毒性や聴神経障害をきたす．理論上，胎児毒性の可能性はあるが，実際の悪影響をきたした報告はなく，分娩前の曝露で先天奇形をきたした報告もない．

◆ クロラムフェニコール

この抗菌薬は催奇形性があるとは考えられておらず，アメリカではすでに日常的には使用されていない．50年以上前，投薬を受けた新生児に**グレイベビー症候群**と名づけられた所見が記載された．早産児はその薬物を抱合し排泄することができず，腹部膨満や呼吸障害，青白い灰色の皮膚，血管虚脱などの症状が現れた（Weiss, 1960）．その後，クロラムフェニコールは理論上の懸念から妊娠後期の投与は避けられるようになった．

◆ ニトロフラントイン

NBDPS研究の結果から，第1三半期のニトロフラントインへの曝露は2倍の口唇裂のリスクと関連があった（Ailes, 2016；Crider, 2009）．口唇裂の出生罹患率が1,000出生当たり1例であることを考慮すると，ニトロフラントイン曝露の児が口唇裂を有さない確率は1,000出生当たり998例である．ほかの先天異常に関して，最初にこの抗菌薬と関連が認められたものは最終のNBDPSコホート研究では残らなかった（Ailes, 2016）．

妊娠中のニトロフラントイン曝露に関するシステマティックレビューでは，コホート研究とケースコントロール研究の結果が異なっている（Goldberg, 2015）．五つのコホート研究には9,275人の曝露された妊婦と150万の曝露されていない妊婦が含まれており，いずれの先天奇形のリスクも上昇していなかった．しかしながら，約4万のケースとマッチさせた13万のコントロールを含む三つのケースコントロール研究では，左心低形成の頻度が3倍高かった（Goldberg, 2015）．このリスクの上昇は1,000人の曝露児に対して1人未満の発生頻度となるであろう．ACOG（2017e）はほかに適切な代替薬がなければ第1三半期のニトロフラントインの使用は問題ないとしている．

◆ スルホンアミド

これらの薬剤はしばしばトリメトプリンとともに用いられ，妊娠中の感染症の治療に用いられる．一つの適応は**MRSA感染症**の治療である．妊娠周辺にST合剤に曝露された107の妊娠を含むNBDPSの研究では，児の食道閉鎖あるいは横隔膜ヘルニアのリスクの5倍の上昇が確認された（Ailes, 2016）．ニトロフラントイン曝露の場合と同様に，これらの先天奇形に対する増加の程度は曝露された1,000人の幼児当たり約1例のリスクとなるだろう．しかしながら，これらの発見は他の報告とは一致しない．薬物曝露に関する妊娠リスク評価プログラムのレビューには，第1三半期にST合剤に曝露された7,500人の幼児が含まれていた（Hansen, 2016）．曝露されていない幼児あるいはペニシリンやセファロスポリンに曝露された幼児と比較して，いずれの先天奇形の上昇も認めなかった．ACOG（2017e）はほかに適する代替薬がなければ，スルホンアミドの第1三半期の使用は問題ないとしている．

スルホンアミドはタンパク質結合部位からビリルビンを取り除く．そのため，もし早産時期の近くに投与された場合，理論的には高ビリルビン血症を悪化させるかもしれない．しかしながらデンマークからの80万以上の分娩を扱った人口ベースのレビューでは，妊娠後期のスルファメトキサゾールの投与と新生児黄疸の関連は認められなかった（Klarskov, 2013）．

◆ テトラサイクリン

これらの薬剤はもはや妊婦では通常用いられない．これらの薬剤は25週以降の使用と歯牙の黄褐色の変色との関連があるが，その後のう歯のリスクの上昇は認められていない（Billings, 2004；Kutscher, 1966）．対照的に，最近の妊娠中のドキシサイクリン投与に関するシステマティックレビューでは，先天異常あるいは歯牙の着色の率は上昇しなかった（Cross, 2016）．

■ 抗腫瘍薬

妊娠中の癌の管理には，一般的に胚や胎児，あるいはその両方に対して，少なくとも潜在的に毒性があると思われる多くの化学療法薬が含まれる．抗腫瘍薬としてデザインされた多くの新規ポリクローナル抗体療法に関しては安全性に関するデータに乏しい．抗腫瘍薬を用いた癌治療に関するいくつかのリスクは，第63章の癌化学療法で述べている．さらにいくつかの妊娠中に使用経験がある一般的な抗腫瘍薬に関しては次に述べる．

◆ シクロホスファミド

このアルキル化薬は胎児の組織発生に化学的障害を与え，細胞死や生存細胞に遺伝に関与するDNA変化を起こす．流産を増加させ，骨格異常や肋骨欠損，口蓋裂，眼異常などの奇形が報告されている（Enns, 1999；Kirshon, 1988）．生存した児には成長障害や発達遅滞を引き起こす可能性がある．医療従事者における環境曝露は自然流産のリスクを上昇させる（第18章参照）．

◆ メトトレキサート

この葉酸拮抗薬は強力な催奇形物質である．この薬剤は癌の治療から，自己免疫疾患や乾癬などの免疫抑制として，異所性妊娠における非手術療法として，堕胎薬としてさえ使用される．すでに臨床の場では使用されないアミノプテリンと同様に作用し，胎児メトトレキサート・アミノプテリン症候群として総称される奇形を起こしうる．この奇形には"クローバーリーフ"様の頭蓋骨である頭蓋骨癒合症，広い鼻梁，耳介低位，小顎症，四肢異常が含まれる（Del Campo, 1999）．胚は受胎後8～10週は最も脆弱で，少なくとも週に10 mgの投与量で影響を受けると考えられている．しかしながら，これは普遍的に認められているわけではない（Feldkamp, 1993）．

異所性妊娠あるいは選択的に中絶を誘導することに用いられる標準量50 mg/m^{2}はこの閾値を超えている．いくつかの報告では，異所性妊娠が疑われメトトレキサートで誤って治療された子宮内妊娠において，心臓異常，特に円錐動脈幹障害の関連が示唆されている（Dawson, 2014；Hyoun, 2012）．このようにメトトレキサートの治療後，特にミソプロストール併用治療後の妊娠では胎児奇形の深刻な懸念がある（Nurmohamed, 2011）．

◆ タモキシフェン

この非ステロイド性の選択的エストロゲン受容体モジュレータ（selective estrogen-receptor modulator：SERM）は，乳癌治療の補助薬として使用される．限られたケースレポートやケースシリーズではこの薬剤は胎児奇形と関連した報告はない（Braems, 2011）．しかしながら，タモキシフェンはネズミにおいて，ジエチルスチルベストロール（diethylstilbestrol：DES）の曝露で起こるものと同様の膣腺疾患を含む奇形と関連していた．したがって，この薬剤の治療中あるいは治療終了2ヵ月以内に妊娠した女性は，DESと同様の症候群の長期間のリスクの可能性があることを知らせるべきである．

◆ トラスツズマブ

トラスツズマブはヒト上皮増殖因子受容体2（human epidermal growth factor receptor 2：HER2）タンパクに直接結合する組換え型モノクローナル抗体である．HER2タンパクを表出している乳癌の治療に用いられ，胎児の奇形との関連性は指摘されていない．しかしながら，結果として肺低形成になった羊水過少症シーケンスの症例や腎不全，骨格異常，新生児死亡の症例が報告されている（Genentech, 2017）．これらの合併症のサーベイランスは，曝露された妊娠，そして受胎7ヵ月前のいずれかの時期に治療された妊娠した症例に推奨される．トラスツズマブの妊娠曝露の

レジストリと薬物モニタリングプログラムが妊娠結果をモニターするために確立されている．これらの警告はトラスツズマブ エムタンシンで治療された妊娠に対しても適応される．

■ 抗ウイルス薬

ウイルス感染症の治療に使用される薬物の数はこの20年で急速に増加した．ほとんどが，妊娠中の使用経験があまりない．

◆ リバビリン

第55章に述べるように，このヌクレオチド類似体はC型肝炎の治療の一部である．リバビリンは多くの動物種でヒトの推奨量よりも低い投与量で奇形を起こしている．頭蓋骨，口蓋，眼，骨格，消化管の奇形が報告されている．この薬物は12日間の半減期をもち，治療の中止後も血管外組織に持続的に残る．そのため治療中は二つの方法で避妊を行い，治療中および治療中止後6ヵ月は毎月妊娠検査を受けなければならない（Genentech, 2015）．リバビリンはパートナーが妊娠している男性にも禁忌である．

◆ エファビレンツ

この薬は非ヌクレオチド系逆転写酵素阻害薬であり，HIV感染に用いられる（第65章参照）．CNSおよび眼の異常は，ヒトと同等の用量で治療したカニクイザルで報告されている．いくつかのケースレポートではヒトがエファビレンツに曝露後の神経管欠損についても記載されている．抗レトロウイルス薬妊娠レジストリの結果では，第1三半期に曝露された800以上の妊娠で先天奇形のリスクの上昇は確認されなかった（Bristol-Meyers Squibb, 2017b）．

■ エンドセリン受容体拮抗薬

ボセンタンとアンブリセンタン，マシテンタンは三つのエンドセリン受容体拮抗薬であり，肺高血圧の治療に用いられる（第49章参照）．エンドセリン受容体シグナル伝達経路は，神経堤の発達にとって重要である．エンドセリン受容体を欠損したマウスは，頭蓋顔面および心臓の流出路異常を含む神経堤細胞の欠陥を発症する（de Raaf, 2015）．これらの三つの薬剤はそれぞれ，複数の動物種において類似の先天異常を引き起こすことが判明している（Actelion, 2017）．ヒトでのデータは存在しない．エンドセリン受容体拮抗薬は限られたプログラムでのみ手に入れることができる．それらは避妊や毎月の妊娠テストなど厳格な要件を含んでいる（Actelion, 2016, 2017；Gilead, 2015）．

■ 性ホルモン

男性ホルモンと女性ホルモンの胎児の発達への作用と影響は第3章で述べている．女児胎児が過剰の男性ホルモンに曝露されること，あるいはその逆は，弊害をもたらすかもしれないというのは直感で理解できる．

◆ テストステロンとタンパク同化ステロイド

生殖年齢の女性に対するアンドロゲンの曝露は，典型的には脂肪のない体や筋肉の強化のためのタンパク同化ステロイドの使用である．女児胎児への曝露ではさまざまな程度の男性化や副腎皮質過形成にみられるような性別がはっきりしない生殖器になる可能性がある．第1三半期の曝露と陰唇陰嚢癒合や妊娠後期の曝露と陰茎の拡大も報告されている（Grumbach, 1960；Schardein, 1980）．

◆ ダナゾール

このエチニルテストステロン誘導体は，弱いアンドロゲン活性を有しており，子宮内膜症，免疫性血小板減少性紫斑病，片頭痛，月経前症候群，線維嚢胞性乳房疾患の治療に用いられている．不注意な妊娠初期の曝露のレビューで，Brunskill (1992) は曝露された女児胎児の40％が男性化したと報告している．投与用量に応じた，陰核肥大や陰唇癒合，尿生殖洞奇形が認められた．

◆ ジエチルスチルベストロール

この薬物は歴史的な背景がある．1940～1971年にかけて，200～1,000万の妊婦に軽率な適応でこの合成エストロゲンが投与された．Herbstら（1971）がDESに子宮内で曝露し，通常まれな腫瘍である腟明細胞腺癌が発生した8人の女性のケースシリーズを報告した後，この薬剤は市場から取り除かれた．投与量と関係なく，DESに曝露された胎児の癌の絶対リスクはおよそ1,000例当たり1例であった．また腟や子宮頸部の上皮内腫瘍は2倍上昇すると報告された（Vessey, 1989）．

さらにDESの曝露は，男女ともに胎児の生殖

器異常と関連している．女性では低形成でT字型の子宮腔（cervical collars, hoods, septa, coxcombs），枯れた卵管である（Goldberg, 1999；Salle, 1996）．いくつかは第3章に記載，図示してある．その後の生活では，子宮内で曝露された女性は，早い閉経や乳癌となる確率がわずかに高い（Hoover, 2011）．男性では，精巣上体嚢胞，小陰茎，尿道下裂，停留精巣，精巣形成不全が起こりうる（Klip, 2002；Stillman, 1982）．

■ 免疫抑制薬

第5章で免疫反応のいくつかは妊娠の維持に必要であるということを述べた．これらの反応を考慮すると，理論的に免疫抑制薬は妊娠に影響を与えうる．

◆ 副腎皮質ステロイド

この種類の薬剤にはグルココルチコイドとミネラルコルチコイドが含まれ，抗炎症作用や免疫抑制作用をもつ．これらはしばしば喘息や自己免疫疾患といった重篤な疾患を治療するのに用いられる．動物実験では副腎皮質ステロイドは口唇裂と関連を認めた．Motherisk Programによる症例対照研究のメタアナリシスでは，副腎皮質ステロイドの全身投与は口唇裂のリスクを3倍にし，曝露された胎児での絶対リスクは1,000例当たり3例であった（Park-Wyllie, 2000）．しかしながら，同じグループの10年にわたる前方視的コホート研究では，大奇形のリスクの上昇は認められなかった．これらの研究結果から，副腎皮質ステロイドは主要な催奇形リスクはないと考えられている．

他の副腎皮質ステロイドと違い，プレドニゾンの活性代謝物であるプレドニゾロンは胎盤酵素である11-βヒドロキシステロイドデヒドロゲナーゼ2によって不活性化される．したがって，胎児には効果的に到達しない可能性がある．

◆ ミコフェノール酸モフェチル

このイノシン1リン酸デヒドロゲナーゼ阻害薬，および関連薬剤，ミコフェノール酸は免疫抑制薬であり，臓器移植レシピエントにおける拒絶反応を予防するためや自己免疫疾患の治療に使用される（第59章参照）．ミコフェノール酸は強力な催奇形物質である．The National Transplantation Pregnancy Registry（NTPR）によると，曝露された妊娠の30％に先天異常を合併し，30％が流産となった（King, 2017）．ヨーロッパ奇形情報サービス（ENTIS）の前向きなレビューでも同様に，曝露された妊娠の自然損失率が30％近かったことを確認された．さらに20％以上の新生児は大奇形を有していた（Hoeltzenbein, 2012）．

多くの影響を受けた幼児はミコフェノール胎芽病と名づけられた一連の異常を有している．これには小耳症，耳道閉鎖症，口唇裂，眼欠損症や他の眼の異常，低形成の爪を伴う短指症，心奇形が含まれる（Anderka, 2009；Merlob, 2009）．妊娠の可能性のある女性の治療にミコフェノール酸を処方する者に対する「安全性リスク評価とリスク軽減戦略（Risk Evaluation and Mitigation Strategy：REMS）」が開発された．REMSは，医薬品に関連する既知のリスクの管理を支援するためにFDAによって義務づけられた安全戦略であり，患者が特定の医薬品の便益にアクセスできるようにしている．

■ 放射性ヨウ素

放射性ヨウ素131は，甲状腺癌および甲状腺中毒症の治療および診断甲状腺スキャンに使用される．また，非ホジキンリンパ腫の治療に用いられるヨウ素131標識トシツモマブ療法の一部でもある．それは容易に胎盤を通過して12週までに胎児甲状腺に集中するため，放射性ヨウ素は妊娠中禁忌である．重度または不可逆性の胎児および新生児の甲状腺機能低下症を引き起こし，精神的能力の低下および骨格の成熟の遅延を招く可能性がある（Jubilant DraxImage, 2016）．放射性ヨウ素131を投与する前は妊娠テストを施行するべきである．

■ 鉛

出生前の鉛への曝露は，胎児成長異常と，幼児期の発達遅延や行動異常と関連している．CDC（2010）によれば，妊娠中に安全と考えられる鉛の曝露レベルはない．リスクに曝されている妊娠のケアは第9章で述べる．

■ 水　銀

日本の水俣湾，イラクの農村でのメチル水銀の環境流出は，発達中の神経系がこの重金属に特に

感受性があることを実証した．出生前の曝露は，神経細胞分裂および移行の障害を引き起こし，発達遅延から小頭症，重度の脳損傷に至る範囲の異常につながる（Choi, 1978）．

出生前の水銀曝露の主要な懸念は，特定の種の大型魚の摂取である（第9章参照）．FDA（2017a）は妊娠中および授乳中の女性は，サバ，マカジキ，オレンジラフィー，サメ，メカジキ，アマダイ，メバチマグロの摂取を避けるようアドバイスしている．

■ 向精神薬

さまざまな向精神薬のリスクとベネフィットの論点を含む，妊娠中の精神疾患の治療については第61章で述べる．特定の薬物に関連した先天奇形や悪影響についてはここに述べる．

◆ リチウム

この薬剤は通常2万分娩に1例とまれな奇形である．エブスタイン奇形に関連している．エブスタイン奇形は三尖弁の心尖部への偏位によって特徴づけられ，重度の三尖弁逆流と著明な右心房の拡大を起こし，重篤な病態となる．最初にLithium Babyレジストリからの報告ではエブスタイン奇形のリスクは3％にも上ると報告された．しかし，その後の報告では，エブスタイン奇形とそれに関連する右心の異常のリスクは曝露された1,000分娩のうちたったの1例から4例であったことが確認された（Patorno, 2017；Yacobi, 2008）．200人以上のエブスタイン奇形の幼児を含んだ四つのケースコントロール研究のレビューでは，リチウムの曝露に関与した症例は認められなかった（Cohen, 1994）．

新生児リチウム毒性は分娩近くの曝露に起因する．製薬会社は，可能であれば，このリスクを軽減するために，分娩の2〜3日前に投与量を減らすか，中止することを推奨している（West-Ward, 2016）．所見は一般的に1〜2週間持続し，新生児甲状腺機能低下症，尿崩症，心肥大，徐脈，心電図異常，チアノーゼ，および筋緊張低下を起こしうる（ACOG, 2016）．

◆ 選択的セロトニン再取り込み・ノルエピネフリン再取り込み阻害薬

分類として，これらの薬剤は主要な催奇形物質としては考えられていない（ACOG, 2016）．一つの例外がパロキセチンであり，パロキセチンは心形態異常，特に心房・心室中隔欠損のリスクの上昇と関連があるとされている．三つの大きなデータベース，スウェーデンのレジストリ，アメリカ保険請求データベース，Motherisk Programは同様に，第1三半期のパロキセチンの曝露は1.5〜2倍の心奇形リスクの上昇をきたすと報告した（Bar-Oz, 2007；Sebela, 2017）．これらの理由から，ACOG（2016）は妊娠を計画している女性はパロキセチンを避け，第1三半期にパロキセチンに曝露された女性には胎児心エコー検査を考慮するように勧告している．

妊娠中の選択的セロトニン再取り込み阻害薬（selective serotonin-reuptake inhibitors：SSRI）やノルエピネフリン再取り込み阻害薬（selective norepinephrine-reuptake inhibitors：SNRIs）への妊娠中の曝露に関連する新生児の影響がある．妊娠後期にSSRIに曝露された新生児の約25％に新生児適応不全によると考えられる一つあるいは複数の非特異的な所見が出現することが報告されている（Chambers, 2006；Costei, 2002；Jordan, 2008）．**Neonatal behavioral syndrome**と呼ばれる所見は，イライラ，神経過敏，筋緊張亢進あるいは低下，哺乳不良，嘔吐，低血糖，体温調節の不安定，呼吸異常を起こしうる．幸いにもこれらの新生児への影響は典型的には軽度あるいは自然治癒するもので，2日ほどしか続かない．Jordanら（2008）は，影響を受けた新生児が高いレベルの治療を必要としたり，呼吸器異常を認めたり，入院期間が長期化したりすることがより多くなることはないと報告した．まれに，妊娠後期にSSRIに曝露された新生児は，より深刻な適応異常を示した（Ornoy, 2017）．

妊娠後期の曝露と関連するもう一つの懸念は，SSRIと新生児の**遷延性肺高血圧症（PPHN）**との関連の可能性である．この疾患のベースラインリスクは新生児1,000例当たり約2例で，右-左シャントを伴った肺血管抵抗の上昇と，結果として生じる低酸素を特徴とする．500万以上の妊娠を含む二つの最近の人口ベースのコホート研究では，1,000出生当たりわずか1〜2人のリスクしかないことがわかった（Huybrechts, 2015；Kieler, 2012）．リスクが非常に低いだけでなく，SSRIに関連した症例は重症ではない（Ornoy,

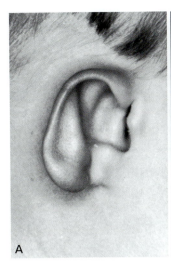 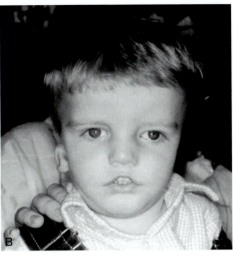

図12-5 イソトレチノイン胎芽病
A. 外耳道の狭窄を伴う両側の小耳あるいは無耳.
B. 平らで落ち込んだ鼻梁と両眼隔離.
(Used with permission from Dr. Edward Lammer)

2017).

◆抗精神病薬

　催奇形性があるとされる抗精神病薬はない．曝露された新生児は異常な錐体外路の筋運動や，興奮，異常な筋緊張の上昇あるいは低下，振戦，不眠，摂食障害，呼吸障害を含む離脱徴候を示す．これらの症状は非特異的で一過性のものであり，SSRIの曝露で起こるneonatal behavioral syndromeと似ている．FDA（2011）はこの種類の薬物すべてに警告を出している．それらにはハロペリドールやクロルプロマジンのような古い薬剤と，アリピプラゾールやオランザピン，クエチアピン，リスペリドンなどの新しい薬剤が含まれる．

■レチノイド

　これらビタミンAの誘導体は最も強力なヒトの催奇形物質の一つである．アメリカにある三つのレチノイドである，イソトレチノイン，アシトレチン，ベキサロテンは経口摂取したとき高い催奇形性がある．胚発生時の神経堤細胞の遊走を妨げることにより，レチノイン酸胎芽症（retinoic acid embryopathy）と呼ばれる，CNS，顔面，心臓，胸腺を含む種々の頭蓋神経堤の異常をきたす（図12-5）．具体的な異常は脳室拡大，顔面骨や頭蓋骨の発達不全，小耳症または無耳症，小顎症，口蓋裂，心臓円錐動脈幹の異常，胸腺無形成や低形成である．

◆イソトレチノイン

　13シスレチノイン酸であるイソトレチノインはビタミンAの誘導体で，上皮細胞分化を刺激するため，皮膚障害，特に結節嚢胞性痤瘡に使用される．第1三半期の曝露は高い確率の流産を引き起こし，1/3の胎児に奇形を起こす（Lammer, 1985）．FDAがイソトレチノインに課したREMSであるiPLEDGEプログラムは，www.ipledgeprogram.com.にある．このウェブベースの限定的な配布プログラムは胚，胎児への曝露を取り除くためにすべての患者，医師，そして薬剤師の参加を必要とする．他の国々も同様のプログラムを開始しているが，不用意な曝露は世界的な懸念として残っている（Crijns, 2011）．

◆アシトレチン

　このレチノイドは重症乾癬の治療に用いられ，エトレチナートの代わりに導入された．エトレチナートは脂溶性のレチノイドで120日といった長い半減期をもち，治療中止してから2年以上も胎児奇形を起こす．アシトレチンの半減期は短いが，代謝されるとエトレチナートになるため結果として長い間体に残る（Stiefel Laboratories, 2015）．曝露を回避するため，アシトレチンの製造業者は"Do Your P.A.R.T"—Pregnancy prevention Actively Required during and after Treatment—（治療中，治療後に積極的に妊娠を防ぐ必要性）と呼ばれる妊娠リスクを制御するプログラムを開発した．そのプログラムでは治療中止後少なくとも3年は妊娠をしないことを勧めている．

◆ベキサロテン

　このレチノイドは，皮膚T細胞リンパ腫を治

療するために使用される．ヒトの治療と同等量をラットに投与すると，胎仔に眼や耳の異常，口蓋裂，不完全骨化を引き起こす．女性がこの薬物を受け取るためには，治療開始前1ヵ月から，治療中止後1ヵ月まで継続して2種類の避妊を行うこと，毎月の妊娠検査を行うことが必要になる（Valeant Pharmaceuticals, 2015）．これから妊娠するパートナーをもつ男性は，ベキサロテン使用中と治療中止後1ヵ月は性交時にコンドームを使うように勧められる．

◆ 局所レチノイド

これらの化合物はもともとは痤瘡の治療に用いられていたが，**薬用化粧品**と呼ばれ，紫外線のダメージの治療として有名になっている（Panchaud, 2012）．最もよく使われている局所薬にはトレチノインやイソトレチノイン，アダパレンがある．全身性の吸収は少なく，もっともらしく思われる催奇形性に対しては疑問がある．

トレチノイン局所投与後の奇形発生の1例報告があるが，これが吸収率の差によるものなのか，個々の潜在的な感受性によるものなのかはっきりしない（Kaplan, 2015）．ヨーロッパ催奇形性情報ネットワーク（ENTIS）による前向きな調査では，先天奇形発生率や自然流産率は高くなく，レチノイド胎芽病の症例は認めなかった（Panchaud, 2012）．Motherisk Programによる局所レチノイドに曝露された635の妊娠を含むシステマティックレビューでは，同様に先天奇形，自然流産，死産，低出生体重児，早産のリスクは高くなかった（Kaplan, 2015）．これらの結果は不慮の曝露を受けた女性にも安心感を与えるだろう．

特に，タザロテンの製造者は，問題を起こすのに十分な体表面積にわたる使用は，経口治療に匹敵する可能性があることを警告している．したがって，妊娠中の使用は推奨されない（Allergan, 2017）．

◆ ビタミンA

ビタミンAには2種類の自然な形態がある．プロビタミンAの前駆体であるβカロテンは果実や野菜に含まれ，先天異常を起こすことは示されていない（Oakley, 1995）．レチノールはビタミンAの前駆体で，第1三半期の1日10,000 IU以上の摂取は頭蓋神経堤異常と関連すると報告されている（Rothman, 1995）．1日の許容量3,000 IUを超えての摂取は避けることが妥当であろう（AAP, 2017）．

■ サリドマイドとレナリドミド

サリドマイドは最も悪名高いヒトでの催奇形物質であり，月経開始後34〜50日の間に曝露された胎児の20％に奇形を引き起こす．その奇形の特徴は**アザラシ肢症**で，一つ以上の長管骨を欠損し，結果として手や足が体幹に，時折小さくて未発達な骨を介してついている．心奇形や胃腸の異常，他の四肢の欠損異常もサリドマイドの曝露で一般的にみられる．製薬会社は影響を受けた新生児の40％は新生児期を生き抜けないと報告している（Celgene, 2017a）．

サリドマイドはその催奇形性が明らかになるまで，1956〜1960年にアメリカ国外で市場に出た．何千もの影響を受けた子どもたちの悲劇の経験から，重要な催奇形性の原則が得られた．第一に胎盤は毒性物質が母親から胎芽へ移動する完全な障壁ではない（Dally, 1998）．第二に薬物や化学物質への種ごとの感受性には極端なばらつきがある．サリドマイドはマウスやラットの実験では奇形を引き起こさなかったため，ヒトでも安全と考えられた．最後に曝露のタイミングと奇形の種類にはしばしば密接な関連がある（Vargesson, 2015）．たとえば，サリドマイド曝露による上肢の無肢症は妊娠成立後24〜30日目の曝露で，上肢のアザラシ肢症は24〜33日目，下肢のアザラシ肢症は27〜33日目の曝露で発生する．

サリドマイドは1999年に初めてアメリカで承認され，現在は癩性結節性紅斑と多発性骨髄腫の治療に用いられている（Celgene, 2017a）．FDAはTHALOMID REMSと呼ばれるウェブベースの配布制限プログラムを義務づけており，患者，医師，薬剤師がこの薬物を入手する前に取得する必要がある．

レナリドミドはサリドマイドの前駆体であり，一部の骨髄異形成症候群や多発性骨髄腫の治療に用いられる．この薬剤は多くの種の動物で胎盤を通過し，サルにおいてサリドマイドと同様の四肢の異常を引き起こした（Celgene, 2017b）．明らかな催奇形性の懸念があるため，サリドマイドに使用されているものと同様の配布制限プログラムがある．

■ ワルファリン

この抗凝固薬は長い半減期をもつビタミンKアンタゴニストである．それは低分子量で速やかに胎盤を通過し，胚毒性および胎児毒性を引き起こす可能性がある．Coumadinのようなワルファリン類似物質は，妊娠において禁忌とみなされている．例外は，第49章で述べるように，血栓塞栓症のハイリスクである機械弁をもつ女性の治療である（Bristol-Myers Squibb, 2017a）．

ワルファリン胎芽病は骨端の点状化と鼻の低形成で特徴づけられる（図12-6）．ワルファリンに曝露した63症例の一つのレビューでは，80%症例で特徴的な所見である鼻の低形成および後鼻孔閉鎖を伴う鼻梁の陥没，大腿骨，上腕骨，踵骨，遠位端の指骨骨端の点状化がみられた（Van Driel, 2002）．それは6〜9週の曝露で起こる可能性がある（Hall, 1980）．この時期に曝露された症例のワルファリン胎芽病の発生率は6%と見積もられている（Van Driel, 2002）．ワルファリン投与量が1日5 mg以下であった症例のメタアナリシスでは，胎芽病は1%に認められた．この結果からリスクは用量依存性がある可能性が示唆される（Hassouna, 2014）．

第1三半期を超えて使用した場合，ワルファリン曝露は胎児構造内への出血を引き起こすことがあり，瘢痕化から成長異常や変形を引き起こす可能性がある（Warkany, 1976）．報告された胎芽病の約50%はまた，CNSの異常をもつ（van Driel, 2002）．異常は脳梁形成不全や小脳虫部形成不全であるDandy-Walker奇形，小眼球症，視神経萎縮である（Hall, 1980）．また影響を受けた乳幼児は失明，難聴，発達遅滞のリスクがある．

■ 生薬療法

さまざまな生薬療法に関連するリスクに関しては研究がほとんどなく，これらの化合物はFDAによって規制されていないため，推定が困難である．ヨーロッパ生薬製剤委員会（European Committee of Herbal Medicinal Products）は一部の生薬物質や製剤に評価報告書やモノグラフを提供しているが，安全性データは一般的に限られている（Wiesner, 2017）．動物実験は行われていないため，副作用のデータはしばしば急性毒性の報告による（Hepner, 2002；Sheehan, 1998）．さらに，各成分の同定，定量，純度は通常未知である．これらの不確実性を考えると，妊婦にこれらの薬剤の使用を避けるように助言することが賢明である．一部の生薬物質およびその潜在的な影響を表12-5に示す．

■ 乱用薬物

胎児が一つ以上の違法の薬物に曝露されていることは珍しいことではない．違法薬物によるアウトカムの評価は，貧しい母子保健，栄養不良，感染症，および多剤乱用などの要因によって複雑になる．また，違法な薬物は，鉛やシアン化物，除草剤，殺虫剤などの有害汚染物質を含有している可能性がある．希釈剤として添加された不純物は，単独でも重大な周産期の予後不良因子となりうる．前述したように，アルコールは明らかな催奇形物質であるが，アルコールは法律で認められており，どこでも手に入るため，その使用もまた違法薬物による影響を複雑にする．

◆ アンフェタミン

これらの交感神経作用アミンは，主要な催奇形物質であるとは考えられていない．メタンフェタミンはドパミンの放出を促進し，再取り込みを阻害する．メタンフェタミンは注意欠陥障害や多動障害，ナルコレプシーを治療するために処方される．アメリカではメタンフェタミンの乱用は1980

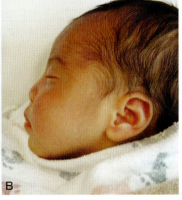

図12-6 ワルファリン胎芽病あるいは胎児ワルファリン症候群
胎児超音波画像で示された鼻形成不全と落ち込んだ鼻梁（A）と同新生児（B）．

表12-5 生薬（漢方薬）による薬理学的作用，副作用

生薬，一般名	関連する薬理効果	懸念
アロエ（経口摂取）	平滑筋刺激	子宮収縮を引き起こす可能性
ブラック・コホッシュ	平滑筋刺激	子宮収縮を引き起こす，エストロゲン化合物をもつ
ブルー・コホッシュ（ルイヨウボタン）	平滑筋刺激	子宮収縮を引き起こす．多くの動物種で催奇形性がある化合物を含む
エキナセア：パープルコーンフラワーの根	細胞性免疫の活性化	アレルギー反応，免疫抑制薬効果の減弱，長期使用で免疫抑制の可能性
エフェドラ：麻黄	直接的あるいは間接的交感神経刺激：頻脈，高血圧	高血圧，不整脈，心筋虚血，脳卒中，内因性のカテコールアミンを枯渇．モノアミン酸化酵素阻害薬との生命を脅かす相互作用
月見草油	プロスタグランジンの前駆体であるリノレイン酸を含む	陣痛誘発時に合併症を引き起こす可能性
ニンニク（アホ）	血小板凝集阻害　線維素溶解亢進，降圧作用	出血のリスク，特に，他の血小板凝集阻害薬との併用時
しょうが	シクロキナーゼ阻害薬，トロンボキサンシンターゼ阻害薬	出血リスクの増大
イチョウ	抗凝固薬	出血リスク　モノアミン酸化酵素阻害薬に干渉する
朝鮮人参	血糖降下作用，血小板凝集阻害	低血糖，高血圧，出血リスク
カヴァ：アヴァ，酔い胡椒，カワ	鎮静，不安寛解	鎮静，耐性と離脱症状
ヴァレリアン：カノコソウ，ヨウシュカノコソウ，セイヨウカノコソウ	鎮静	鎮静，肝毒性，ベンゾジアゼピン様急性離脱症状
ヨヒンベ		高血圧，不整脈

(Data from Ang-Lee, 2001; Briggs, 2015; Wiesner, 2017)

年代後半から増えた（ACOG, 2017b）．子宮内でのメタンフェタミンの曝露は一貫してSGA児率の上昇と関連している（Gorman, 2014；Smith, 2006）．他，高血圧障害，胎盤早期剥離，早産，死産なども関連がある（Gorman, 2014）．行動障害が乳幼児および学童で報告されている（Eze, 2016）．

◆コカイン

このCNS刺激薬において，大部分の有害転帰は，血管収縮や血圧上昇作用に起因する．可能性のある深刻な母体合併症は脳血管出血，心筋の損傷，胎盤早期剥離である．先天異常とコカイン曝露の研究は，矛盾する結果が得られているが，口蓋裂，心血管系の奇形，尿路異常との関連が報告されている（Chasnoff, 1988；Lipshultz, 1991；van Gelder, 2009）．コカインの使用は胎児発育不全や早産とも関連がある．胎児期に曝露された子どもは，行動異常と認知障害のリスクが高い（Bada, 2011；Gouin, 2011）．

◆オピオイド，麻酔薬

妊娠していない女性や妊娠している女性の間での麻酔薬使用の劇的な増加は，疫病と称される．オピオイドは主要な催奇形物質としては考えられていない．NBDPSは受胎前後のオピオイドの曝露で二分脊椎，腹壁破裂，心奇形のリスクがわずかに増加することを確認した（Broussard, 2011）．ACOG（2017c）は，制御されていないオピオイド乱用に関連する危険性に対して，維持療法によるこの潜在的でわずかな先天異常の増加が重視されるべきであると強調している．ヘロイン中毒は，胎児と胎盤で繰り返される麻薬の離脱を原因の一部として，有害な妊娠転帰（早産，胎盤

早期剥離，胎児発育不全，胎児死亡）と関連している（ACOG, 2017c）．

新生児禁断症候群と呼ばれている新生児での麻薬離脱は，曝露した新生児の 40 ～ 90 ％に現れることがある（Blinick, 1973；Creanga, 2012；Dashe, 2002；Zelson, 1973）．第 33 章で述べたように，CNS の過敏性は未治療の場合痙攣に進行し，頻呼吸，無呼吸発作，摂食不足，繁殖障害を伴いうる．リスクのある新生児は，厳密にスコアリングシステムを使用して監視され，深刻な影響を受けた児はオピオイドで治療される（Finnegan, 1975）．新生児禁断症候群となった曝露児の割合は最近顕著に増加している（Creanga, 2012；Lind, 2015）．

ACOG（2017c）は，違法のオピオイド使用や関連した行動のリスクを減らすために，オピオイド障害の妊婦にオピオイドアゴニストによる治療を維持することを推奨している．治療には通常認可されたオピオイド治療プログラム外来で使用されるメタドンか，認可された処方者によりオフィスベースで投与されるブプレノルフィンが用いられる．維持療法中のさらなるオピオイド乱用の可能性を減らすために，多分野からの治療プログラムが推奨される．ACOG（2017c）は再発率が高いため，妊娠中のメタドンからの離脱を推奨していない．パークランド病院においては，維持療法を拒否した妊娠中のオピオイド使用者に，新生児禁断症候群の可能性を減少させることを目標に，メタドンの漸減を制御するための入院を提案している（Dashe, 2002；Stewart, 2013）．

◆ **マリファナ**

マリファナは最も頻繁に使用されている乱用薬物である（ACOG, 2017a）．薬物使用および健康に関する全国調査のデータによると，妊娠中のマリファナ使用は 2014 年に約 4 ％であった（Brown, 2017）．カンナビノイドは主要な催奇形物質であるとは考えられていないが，内因性カンナビノイドがヒトの脳の発達において重要な役割を果たすため，懸念はある．約 8,000 の曝露された妊娠のメタアナリシスでは，早産や低出生体重児などの有害転帰は，タバコとの併用時にのみ認められた（Conner, 2016）．

◆ **その他の薬物**

フェンサイクリジン（phencyclidine：PCP）やエンジェルダストは先天奇形と関連がない．しかしながら曝露された半分以上の新生児は振戦や神経過敏，興奮性で特徴づけられる禁断症状を経験する．**トルエン**は塗料や接着剤で使用される一般的な溶媒である．職業曝露は大きな胎児のリスクを有することが報告されている（Wilkins-Haug, 1997）．妊娠初期に乱用した場合は，胎児性アルコール症候群と表現型が似た**トルエン胎芽病**を発症する．異常としては出生前後の発育不全，小頭症，中顔面の発育不全，短い眼瞼裂，広い鼻梁がある（Pearson, 1994）．曝露された子どもの最大 40 ％に発育遅延を認める（Arnold, 1994）．

■ **タバコ**

タバコの煙は，ニコチン，コチニン，シアン化物，チオシアン酸塩，一酸化炭素，カドミウム，鉛，各種炭化水素の複雑な混合物を含有する（Stillerman, 2008）．胎児毒性であることに加えて，これらの物質の多くは，血管作用性効果を有するか，酸素レベルを減少させる．タバコを吸っている女性から生まれた新生児のなかである種の先天奇形の頻度が上昇していると報告されているが，タバコは重要な催奇形物質とは捉えられていない．タバコの煙の血管作動特性が，血管の障害に関連した先天異常を引き起こしているというのは，もっともらしく思われる．たとえば，片側の胎児の胸部と同側の上腕への血流が遮断されることによって引き起こされるポーランドシークエンスの頻度は 2 倍に上昇する（Martinez-Frias, 1999）．心奇形のリスクも少し上昇すると報告され，おそらく用量依存性である（Alverson, 2011；Malik, 2008；Sullivan, 2015）．600 万以上の出生を分析した研究では，母体の喫煙は水頭症，小頭症，臍帯ヘルニア，腹壁破裂，口唇口蓋裂，手の異常と関連があった（Honein, 2001）．ニコチンは，胎児の脳や肺の発達に悪影響を及ぼす可能性があるため，電子ニコチン送達システム（電子たばこ）は安全ではないと考えられている（ACOG, 2017d）．

最もよく報告されている喫煙による悪影響は，用量反応性に胎児の成長が悪くなるということである．喫煙している母親から生まれた新生児はそうでない新生児よりも平均 200 g 軽い（D'Souza, 1981）．喫煙は低出生体重のリスクを 2 倍にし，胎

児発育不全のリスクを2～3倍に上昇させる（Werler, 1997）．間接喫煙でさえ低出生体重のリスクを増加させる（Hegaard, 2006）．妊娠の早い時期に禁煙をした女性は，通常正常体重の新生児を授かる（Cliver, 1995）．喫煙はまた，早産，前置胎盤，胎盤早期剝離，自然流産，乳幼児突然死症候群（SIDS）などの有害転帰と関連する（ACOG, 2017d）．小児喘息や肥満のリスクも上昇する．

（訳：青木宏明）

References

Abel EL, Hannigan JH: Maternal risk factors in fetal alcohol syndrome: provocative and permissive influences. Neurotoxicol Teratol 17(4):445, 1995.

Actelion Pharmaceuticals: Opsumit (Macitentan) prescribing information, 2017. Available at: http://www.opsumit.com/opsumit-prescribing-information.pdf. Accessed September 24, 2017.

Actelion Pharmaceuticals: Tracleer (Bosentan) prescribing information, 2016. Available at: www.tracleer.com/assets/PDRs/Tracleer_Full_Prescribing_Information.pdf. Accessed September 24, 2017.

Adam MP, Polifka JE, Friedman JM: Evolving knowledge of the teratogenicity of medications in human pregnancy. Am J Med Genet C Semin Med Genet 157(3):175, 2011.

Ailes EC, Gilboa SM, Gill SK, et al: Association between antibiotic use among pregnant women and urinary tract infections in the first trimester and birth defects, National Birth Defects Prevention Study 1997 to 2011. Birth Defects Res A Clin Mol Teratol 106(11):940, 2016.

Allergan: Tazorac (Tazarotene) prescribing information, 2017. Available at: https://www.allergan.com/assets/pdf/tazorac_cream_pi.pdf. Accessed September 24, 2017.

Alsaad AM, Kaplan YC, Koren G: Exposure to fluconazole and risk of congenital malformations in the offspring: a systematic review and meta-analysis. Reprod Toxicol 52:78, 2015.

Alverson CJ, Strickland MJ, Gilboa SM, et al: Maternal smoking and congenital heart defects in the Baltimore-Washington Infant Study. Pediatrics 127(3):e647, 2011.

Alwan S, Chambers CD: Findings from the National Birth Defects Prevention Study: interpretation and translation for the clinician. Birth Defects Res A Clin Mol Teratol 103(8):721, 2015.

American Academy of Pediatrics and American College of Obstetricians and Gynecologists: Guidelines for Perinatal Care, 8th ed. Elk Grove Village, AAP, 2017.

American College of Obstetricians and Gynecologists: At-risk drinking and alcohol dependence: obstetric and gynecologic implications. Committee Opinion No. 496, August 2013.

American College of Obstetricians and Gynecologists: Use of psychiatric medications during pregnancy and lactation. Practice Bulletin No. 92, April 2008, Reaffirmed 2016.

American College of Obstetricians and Gynecologists: Marijuana use during pregnancy and lactation. Committee Opinion No. 722, October 2017a.

American College of Obstetricians and Gynecologists: Methamphetamine abuse in women of reproductive age. Committee Opinion No. 479, March 2011, Reaffirmed 2017b.

American College of Obstetricians and Gynecologists: Opioid use and opioid use disorder in pregnancy. Committee Opinion No. 711, August 2017c.

American College of Obstetricians and Gynecologists: Smoking cessation during pregnancy. Committee Opinion No. 721, October 2017d.

American College of Obstetricians and Gynecologists: Sulfonamides, nitrofurantoin, and risk of birth defects. Committee Opinion No. 717, September 2017e.

Anderka MT, Lin AE, Abuelo DN, et al: Reviewing the evidence for mycophenolate mofetil as a new teratogen: case report and review of the literature. Am J Med Genet A 149A(6):1241, 2009.

Ang-Lee MK, Moss J, Yuan CS: Herbal medicines and perioperative care. JAMA 286(2):208, 2001.

Arnold GL, Kirby RS, Langendoerfer S, et al: Toluene embryopathy: clinical delineation and developmental follow-up. Pediatrics 93(2):216, 1994.

Bada HS, Bann CM, Bauer CR, et al: Preadolescent behavior problems after prenatal cocaine exposure: relationship between teacher and caretaker ratings (Maternal Lifestyle Study). Neurotoxicol Teratol 33(1):78, 2011.

Bar-Oz B, Einarson T, Einarson A, et al: Paroxetine and congenital malformations: meta-analysis and consideration of potential confounding factors. Clin Ther 29(5):918, 2007.

Barr M, Cohen MM: ACE inhibitor fetopathy and hypocalvaria: the kidney-skull connection. Teratology 44(5):485, 1991.

Bateman BT, Patorno E, Desai RJ, et al: Angiotensin-converting enzyme inhibitors and the risk of congenital malformations. Obstet Gynecol 129(1):174, 2017.

Billings RJ, Berkowitz RJ, Watson G: Teeth. Pediatrics 113(4Suppl):1120, 2004.

Blinick G, Jerez E, Wallach RC: Methadone maintenance, pregnancy, and progeny. JAMA 225(5):477, 1973.

Braems G, Denys H, De Wever O, et al: Use of tamoxifen before and during pregnancy. Oncologist 16(11):1547, 2011.

Briggs GG, Freeman RK: Drugs in Pregnancy and Lactation, 10th ed. Philadelphia, Lippincott Williams & Wilkins, 2015.

Bristol-Meyers Squibb Pharmaceuticals: Coumadin (Warfarin) prescribing information, 2017a. Available at: https://packageinserts.bms.com/pi/pi_coumadin.pdf. Accessed September 24, 2017.

Bristol-Meyers Squibb Pharmaceuticals: Sustiva (Efavirenz) prescribing information, 2017b. Available at: https://packageinserts.bms.com/pi/pi_sustiva.pdf. Accessed September 24, 2017.

Bromley R, Weston J, Adab N, et al: Treatment for epilepsy in pregnancy: neurodevelopmental outcomes in the child. Cochrane Database Syst Rev 10:CD010236, 2014.

Broussard CS, Rasmussen SA, Reefhuis J, et al: Maternal treatment with opioid analgesics and risk for birth defects. Am J Obstet Gynecol 204(4):314.e1, 2011.

Brown QL, Sarvet AL, Shmulewitz D, et al: Trends in marijuana use among pregnant and nonpregnant reproductive-aged women, 2002–2014. JAMA 317(2):207, 2017.

Brunskill PJ: The effects of fetal exposure to danazol. BJOG 99(3):212, 1992.

Buehler BA, Delimont D, van Waes M, et al: Prenatal prediction of risk of the fetal hydantoin syndrome. N Engl J Med 322:1567, 1990.

Carey JC, Martinez L, Balken E, et al: Determination of human teratogenicity by the astute clinician method: review of illustrative agents and a proposal of guidelines. Birth Defects Res A Clin Mol Teratol 85(1):63, 2009.

Celgene Corporation: Thalomid (Thalidomide) prescribing information, 2017a. Available at: http://www.celgene.com/content/uploads/thalomid-pi.pdf. Accessed September 24, 2017.

Celgene Corporation: Revlimid (Lenalinomide) prescribing information, 2017b. Available at: http://www.celgene.com/content/uploads/revlimid-pi.pdf. Accessed September 24, 2017.

Centers for Disease Control and Prevention: Alcohol use and binge drinking among women of childbearing age—United States, 2006–2010. MMWR 61(28):534, 2012.

Centers for Disease Control and Prevention: Guidelines for the Identification and Management of Lead Exposure in Pregnant and Lactating Women. 2010. Available at: http://www.cdc.gov/nceh/lead/publications/leadandpregnancy2010.pdf. Accessed September 24, 2017.

Chambers CD, Hernandez-Diaz S, Van Marter LJ, et al: Selective serotonin-reuptake inhibitors and risk of persistent pulmonary hypertension of the newborn. N Engl J Med 354(6):579, 2006.

Chambers CD, Johnson DL, Robinson LK, et al: Birth outcomes in women who have taken leflunomide during pregnancy. Arthritis Rheum 62(5):1494, 2010.

Chasnoff IJ, Chisum GM, Kaplan WE: Maternal cocaine use and genitourinary tract malformations. Teratology 37(3):201, 1988.

Chaudhry SA, Jong G, Koren G: The fetal safety of levetiracetam: a systematic review. Reprod Toxicol 46(1):40, 2014.

Choi BH, Lapham LW, Amin-Zaki L, et al: Abnormal neuronal migration, deranged cerebellar cortical organization, and diffuse white matter astrocytosis of human fetal brain. A major effect of methyl mercury poisoning in utero. J Neuropathol Neurol 37(6):719, 1978.

Clayton-Smith J, Donnai D: Human malformations. In Rimoin DL, Connor JM, Pyeritz RE (eds): Emery and Rimoin's Principles and Practice of Medical Genetics, 3rd ed. New York, Churchill Livingstone, 1996.

Cliver SP, Goldenberg RL, Cutter GR, et al: The effect of cigarette smoking on neonatal anthropometric measurements. Obstet Gynecol 85(4):625, 1995.

Cohen LS, Friedman JM, Jefferson JW, et al: A reevaluation of risk of in utero exposure to lithium. JAMA 271(2):146, 1994.

Conner SN, Bedell V, Lipsey K, et al: Maternal marijuana use and adverse neonatal outcomes. Obstet Gynecol 128(4):713, 2016.

Conover EA, Polifka JE: The art and science of teratogen risk communication. Am J Med Genet C Semin Med Genet 157(3):227, 2011.

Cooper WO, Hernandez-Diaz S, Arbogast PG, et al: Major congenital malformation after first-trimester exposure to ACE inhibitors. N Engl J Med 354(23):2443, 2006.

Costei AM, Kozer E, Ho T, et al: Perinatal outcome following third trimester exposure to paroxetine. Arch Pediatr Adolesc Med 156(11):1129, 2002.

Cragan JD, Giboa SM: Including prenatal diagnoses in birth defects monitoring: experience of the Metropolitan Atlanta Congenital Birth Defects Program. Birth Defects Res A Clin Mol Teratol 85(1)20, 2009.

Creanga AA, Sabel JC, Ko JY, et al: Maternal drug use and its effect on neonates: a population-based study in Washington state. Obstet Gynecol 119(3):924, 2012.

Crider KS, Cleves MA, Reefhuis J, et al: Antibacterial medication use during pregnancy and risk of birth defects, National Birth Defects Prevention Study. Arch Pediatr Adolesc Med 163:978, 2009.

Crijns HJ, Straus SM, Gispen-de Wied C, et al: Compliance with pregnancy prevention programmes of isotretinoin in Europe: a systematic review. Br J Dermatol 164(2):238, 2011.

Cross R, Ling C, Day NP, et al: Revisiting doxycycline in pregnancy and early childhood—time to rebuild its reputation? Expert Opinion Drug Saf 15(3):367, 2016.

Dally A: Thalidomide: was the tragedy preventable? Lancet 351:1197, 1998.

Dashe JS, Sheffield JS, Olscher DA, et al: Relationship between maternal methadone dosage and neonatal withdrawal. Obstet Gynecol 100(6):1244, 2002.

Dawson AL, Riehle-Colarusso T, Reefhuis J, et al: Maternal exposure to methotrexate and birth defects: a population-based study. Am J Med Genet 164A(9):2212, 2014.

De Raaf MA, Beekhuijzen M, Guignabert C, et al: Endothelin-1 receptor antagonists in fetal development and pulmonary arterial hypertension. Reprod Toxicol 56:45, 2015.

Del Campo M, Kosaki K, Bennett FC, et al: Developmental delay in fetal aminopterin/methotrexate syndrome. Teratology 60(1):10, 1999.

Di Sessa TG, Moretti ML, Khoury A, et al: Cardiac function in fetuses and newborns exposed to low-dose aspirin during pregnancy. Am J Obstet Gynecol 171(4):892, 1994.

Dolk H, Loane M, Garne E: The prevalence of congenital anomalies in Europe. Adv Exp Med Biol 686:349, 2010.

D'Souza SW, Black P, Richards B: Smoking in pregnancy: associations with skinfold thickness, maternal weight gain, and fetal size at birth. BMJ 282(6227):1661, 1981.

Ehrenstein V, Sorensen HT, Bakketeig LS, et al: Medical databases in studies of drug teratogenicity: methodological issues. Clin Epidemiol 2(1):37, 2010.

Enns GM, Roeder E, Chan RT, et al: Apparent cyclophosphamide (Cytoxan) embryopathy: a distinct phenotype? Am J Med Genet 86(3):237, 1999.

Eze N, Smith LM, LaGasse LL, et al: School-aged outcomes following prenatal methamphetamine exposure: 7.5-year follow-up from the infant development, environment, and lifestyle study. J Pediatr 170:34.e1, 2016.

Feldkamp M, Carey JC: Clinical teratology counseling and consultation case report: low dose methotrexate exposure in the early weeks of pregnancy. Teratology 47(6):533, 1993.

Feldkamp ML, Carey JC, Byrne JL, et al: Etiology and clinical presentation of birth defects: population based study. BMJ 357:j2249, 2017.

Finnegan LP, Connaughton JF, Kron RE et al: Neonatal abstinence syndrome: assessment and management. Addict Dis 2(1–2):141, 1975.

Fisher SC, Van Zutphen AR, Werler MM, et al: Maternal antihypertensive medication use and congenital heart defects: updated results from the National Birth Defects Prevention Study. Hypertension 69(5):798, 2017.

Food and Drug Administration: Advice about eating fish, from the Environmental Protection Agency and Food and Drug Administration; revised fish advice; availability. Federal Register 82(12):6571, 2017a.

Food and Drug Administration: Antipsychotic drug labels updated on use during pregnancy and risk of abnormal muscle movements and withdrawal symptoms in newborns. 2011. Available at: http://www.fda.gov/Drugs/DrugSafety/ucm243903.htm. Accessed September 24, 2017.

Food and Drug Administration: Content and format of labeling for human prescription drug and biological products; requirements for pregnancy and lactation labeling. Final rule. Fed Regist 79(233):72036, 2014.

Food and Drug Administration: Pregnancy registry information for health professionals. 2017b. Available at: https://www.fda.gov/ScienceResearch/SpecialTopics/WomensHealthResearch/ucm256789.htm. Accessed September 24, 2017.

Food and Drug Administration: Reviewer guidance: evaluating the risks of drug exposure in human pregnancies. 2005. Available at: https://www.fda.gov/downloads/Drugs/…/Guidances/ucm071645.pdf. Accessed September 24, 2017.

Genentech: Copegus (Ribavirin) prescribing information, 2015. Available at: https://www.gene.com/download/pdf/copegus_prescribing.pdf. Accessed September 24, 2017.

Genentech: Herceptin (Trastuzumab) prescribing information, 2017. Available at: https://www.gene.com/download/pdf/herceptin_prescribing.pdf. Accessed September 24, 2017.

Gilead Sciences: Letairis (Ambrisentan) prescribing information, 2015. Available at: www.gilead.com/~/media/files/pdfs/medicines/cardiovascular/letairis/letairis_pi.pdf. Accessed September 24, 2017.

Goldberg JM, Falcone T: Effect of diethylstilbestrol on reproductive functions. Fertil Steril 72(1):1, 1999.

Goldberg O, Moretti M, Levy A, et al: Exposure to nitrofurantoin during early pregnancy and congenital malformations: a systematic review and meta-analysis. J Obstet Gynaecol Can 37(2):150, 2015.

Gorman MC, Orme KS, Nguyen NT, et al: Outcomes in pregnancies complicated by methamphetamine use. Am J Obstet Gynecol 211(4):429.e1, 2014.

Gouin K, Murphy K, Shah PS, et al: Effects of cocaine use during pregnancy on low birthweight and preterm birth: systematic review and meta-analyses. Am J Obstet Gynecol 204(4):340.e1, 2011.

Grab D, Paulus WE, Erdmann M, et al: Effects of low-dose aspirin on uterine and fetal blood flow during pregnancy: results of a randomized, placebo-controlled, double-blind trial. Ultrasound Obstet Gynecol 15(1):19, 2000.

Gregg NM: Congenital cataract following German measles in the mother. Trans Ophthalmol Soc 3:35, 1941.

Grimes DA, Schulz KF: False alarms and pseudo-epidemics: the limitations of observational epidemiology. Obstet Gynecol 120(4):920, 2012.

Grumbach MM, Ducharme JR: The effects of androgens on fetal sexual development. Androgen-induced female pseudohermaphrodism. Fertil Steril 11:157, 1960.

Guerri C, Bazinet A, Riley EP: Foetal alcohol spectrum disorders and alterations in brain and behaviour. Alcohol 44(2):108, 2009.

Guron G, Friberg P: An intact renin-angiotensin system is a prerequisite for normal renal development. J Hypertension 18(2):123, 2000.

Hall JG, Pauli RM, Wilson K: Maternal and fetal sequelae of anticoagulation during pregnancy. Am J Med 68(1):122, 1980.

Hall HG, McKenna LG, Griffiths DL: Complementary and alternative medicine for induction of labor. Women Birth 25(3):142, 2012.

Hammers AL, Sanchez-Ramos L, Kaunitz AM: Antenatal exposure to indomethacin increases the risk of severe intraventricular hemorrhage, necrotizing enterocolitis, and periventricular leukomalacia: a systematic review with metaanalysis. Am J Obstet Gynecol 212(4):505.e1, 2015a.

Hammers AL, Sanchez-Ramos L, Kaunitz AM: Indomethacin as a tocolytic harmful to preterm infant. Author reply. Am J Obstet Gynecol 213(6):879, 2015b.

Hansen C, Andrade SE, Freiman H, et al: Trimethoprim-sulfonamide use during the first trimester of pregnancy and the risk of congenital anomalies. Pharmacoepidemiol Drug Saf 25(2):170, 2016.

Hassouna A, Allam H: Limited dose warfarin throughout pregnancy in patients with mechanical heart valve prosthesis: a meta-analysis. Interact Cardiovasc Thorac Surg 18(6):797, 2014.

Hegaard HK, Kjaergaard H, Moller LF, et al: The effect of environmental tobacco smoke during pregnancy on birth weight. Acta Obstet Gynecol Scand 85(6):675, 2006.

Hepner DL, Harnett M, Segal S, et al: Herbal medicine use in parturients. Anesth Analg 94(3):690, 2002.

Herbst AL, Ulfelder H, Poskanzer DC: Adenocarcinoma of the vagina. Association of maternal stilbestrol therapy. N Engl J Med 284(15):878, 1971.

Hernandez RK, Werler MM, Romitti P, et al: Nonsteroidal anti-inflammatory drug use among women and the risk of birth defects. Am J Obstet Gynecol 206(3):228.e1, 2012.

Hernandez-Diaz S, Smith CR, Shen A, et al: Comparative safety of antiepileptic drugs during pregnancy. Neurology 78(21):1692, 2012.

Hoeltzenbein M, Elefant E, Vial T, et al: Teratogenicity of mycophenolate confirmed in a prospective study of the European Network of Teratology Information Services. Am J Med Genet A 158A(3):588, 2012.

Honein MA, Paulozzi LJ, Watkins ML: Maternal smoking and birth defects: validity of birth certificate data for effect estimation. Public Health Rep 116(4):327, 2001.

Hoover RN, Hyer M, Pfeiffer RM, et al: Adverse health outcomes in women exposed in utero to diethylstilbestrol. N Engl J Med 365(14):1304, 2011.

Hoyme HE, Kalberg WO, Elliott AJ, et al: Updated clinical guidelines for diagnosing fetal alcohol spectrum disorders. Pediatrics 138(2) e20154256, 2016.

Hoyt AT, Canfield MA, Romitti PA, et al: Associations between maternal periconceptional exposure to secondhand tobacco smoke and major birth defects. Am J Obstet Gynecol 215(5):613, 2016.

Huybrechts KF, Bateman BT, Palmsten K, et al: Antidepressant use late in pregnancy and risk of persistent pulmonary hypertension of the newborn. JAMA 313(21):2142, 2015.

Hyoun SC, Obican SG, Scialli AR: Teratogen update: methotrexate. Birth Defects Res A Clin Mol Teratol 94(4):187, 2012.

Iahnaccone PM, Bossert NL, Connelly CS: Disruption of embryonic and fetal development due to preimplantation chemical insults: a critical review. Am J Obstet Gynecol 157(2):476, 1987.

Jasper JD, Goel R, Einarson A, et al: Effects of framing on teratogenic risk perception in pregnant women. Lancet 358(9289):1237, 2001.

Jones KL, Smith DW, Ulleland CN, et al: Pattern of malformation in offspring of chronic alcoholic mothers. Lancet 1(7815):1267, 1973.

Jordan AE, Jackson GL, Deardorff D, et al: Serotonin reuptake inhibitor use in pregnancy and the neonatal behavioral syndrome. J Matern Fetal Neonatal Med 21(10):745, 2008.

Jubilant DraxImage: HICON (Sodium Iodine 131) prescribing information, 2016. Available at: http://www.draximage.com/wp-content/uploads/2016/11/HICON-prod-ins-US.pdf. Accessed September 24, 2017.

Kaplan YC, Ozsarfati J, Etwel F, et al: Pregnancy outcomes following first-trimester exposure to topical retinoids: a systematic review and meta-analysis. Br J Dermatol 173(5):1117, 2015.

Khoury MJ, James LM, Flanders WD, et al: Interpretation of recurring weak association obtained from epidemiologic studies of suspected human teratogens. Teratology 46(1):69, 1992.

Kieler H, Artama M, Engeland A, et al: Selective serotonin reuptake inhibitors during pregnancy and risk of persistent pulmonary hypertension in the newborn: population based cohort study from the five Nordic countries. BMJ 344:d8012, 2012.

King RW, Baca MJ, Armenti VT, et al: Pregnancy outcomes related to mycophenolate exposure in female kidney transplant recipients. Am J Transplant 17(1):151, 2017.

Kirshon B, Wasserstrum N, Willis R, et al: Teratogenic effects of first trimester cyclophosphamide therapy. Obstet Gynecol 72(3Pt2):462, 1988.

Klarskov P, Andersen JT, Jimenez-Solem E, et al: Short-acting sulfonamides near term and neonatal jaundice. Obstet Gynecol 122(1):105, 2013.

Klip H, Verloop J, van Gool JD, et al: Hypospadias in sons of women exposed to diethylstilbestrol in utero: a cohort study. Lancet 359(9312):1102, 2002.

Koren G, Bologa M, Long D, et al: Perception of teratogenic risk by pregnant women exposed to drugs and chemicals during the first trimester. Am J Obstet Gynecol 160(5Pt1):1190, 1989.

Koren G, Florescu A, Costei AM, et al: Nonsteroidal anti-inflammatory drugs during third trimester and the risk of premature closure of the ductus arteriosus: a meta-analysis. Ann Pharmacother 40(5):824, 2006.

Koren G, Pastuszak A, Ito S: Drugs in pregnancy. N Engl J Med 338(16):1128, 1998.

Kutscher AH, Zegarelli EV, Tovell HM, et al: Discoloration of deciduous teeth induced by administration of tetracycline antepartum. Am J Obstet Gynecol 96(2):291, 1966.

Lammer EJ, Chen DT, Hoar RM, et al: Retinoic acid embryopathy. N Engl J Med 313(14):837, 1985.

Lemoine P, Harouusseau H, Borteyru JP, et al: Les enfants de parents alcooliques: anomalies observées, a propos de 127 cas. Ouest Med 21:476, 1968.

Lenz W, Knapp K: Thalidomide embryopathy. Arch Environ Health 5:100, 1962.

Li DK, Yang C, Andrade S, et al: Maternal exposure to angiotensin converting enzyme inhibitors in the first trimester and risk of malformations in offspring: a retrospective cohort study. BMJ 343:d5931, 2011.

Lin S, Munsie JP, Herdt-Losavio ML, et al: Maternal asthma medication use and the risk of selected birth defects. Pediatrics 129(2):317, 2012.

Lind JN, Petersen EE, Lederer PA, et al: Infant and maternal characteristics in neonatal abstinence syndrome—selected hospitals in Florida, 2010–2011. MMWR 64(8):213, 2015.

Lipshultz SE, Frassica JJ, Orav EJ: Cardiovascular abnormalities in infants prenatally exposed to cocaine. J Pediatr 118(1):44, 1991.

Maier SE, West JR: Drinking patterns and alcohol-related birth defects. Alcohol Res Health 25(3):168, 2001.

Malik S, Cleves MA, Honein MA, et al: Maternal smoking and congenital heart defects. Pediatrics 121(4):e810, 2008.

Martinez-Frias ML, Czeizel AE, Rodriguez-Pinilla E, et al: Smoking during pregnancy and Poland sequence: results of a population-based registry and a case-control registry. Teratology 59(1):35, 1999.

May PA, Baete A, Russo J, et al: Prevalence and characteristics of fetal alcohol spectrum disorders. Pediatrics 134(5):855, 2014.

May PA, Gossage JP, Kalberg WO, et al: Prevalence and epidemiologic characteristics of FASD from various research methods with an emphasis on recent in-school studies. Dev Disabil Res Rev 15(3):176, 2009.

McKeigue PM, Lamm SH, Linn S, et al: Bendectin and birth defects: I. A meta-analysis of the epidemiologic studies. Teratology 50(1):27, 1994.

Meador KJ, Baker GA, Browning N, et al: Cognitive function at 3 years of age after fetal exposure to antiepileptic drugs. N Engl J Med 360(16):1597, 2009.

Merlob P, Stahl B, Klinger G: Tetrada of the possible mycophenolate mofetil embryopathy: a review. Reprod Toxicol 28(1):105, 2009.

Mitchell AA, Gilboa SM, Werler MM, et al: Medication use during pregnancy, with particular focus on prescription drugs: 1976–2008. Am J Obstet Gynecol 205(1):51,e1, 2011.

Mølgaard-Nielsen D, Hviid A: Newer-generation antiepileptic drugs and the risk of major birth defects. JAMA 305(19):1996, 2011.

Mølgaard-Nielsen D, Pasternak B, Hviid A: Use of oral fluconazole during pregnancy and the risk of birth defects. N Engl J Med 369(9):830, 2013.

Munsie JW, Lin S, Browne ML, et al: Maternal bronchodilator use and the risk of oral clefts. Hum Reprod 26(11):3147, 2011.

Nurmohamed L, Moretti ME, Schechter T, et al: Outcome following high-dose methotrexate in pregnancies misdiagnosed as ectopic. Am J Obstet Gynecol 205(6):533.e1, 2011.

Oakley GP, Erickson JD: Vitamin A and birth defects. N Engl J Med 333(21):1414, 1995.

Ornoy A, Koren G: Selective serotonin reuptake inhibitors during pregnancy: do we have now more definite answers related to prenatal exposure? Birth Defects Res 109(12):898:2017.

Paintner A, Williams AD, Burd L: Fetal alcohol spectrum disorders—implications for child neurology, Part 2: diagnosis and management. J Child Neurol 27(3):355, 2012.

Panchaud A, Csajka C, Merlob P, et al: Pregnancy outcome following exposure to topical retinoids: a multicenter prospective study. J Clin Pharmacol 52(12):1844, 2012.

Park-Wyllie L, Mazzota P, Pastuszak A, et al: Birth defects after maternal exposure to corticosteroids: prospective cohort study and meta-analysis of epidemiological studies. Teratology 62(6):385, 2000.

Patorno E, Huybrechts KF, Bateman BT, et al: Lithium use in pregnancy and the risk of cardiac malformations. N Engl J Med 376(23):2245, 2017.

Pearson MA, Hoyme HE, Seaver LH, et al: Toluene embryopathy: delineation of the phenotype and comparison with fetal alcohol syndrome. Pediatrics 93(2):211, 1994.

Pryde PG, Sedman AB, Nugent CE, et al: Angiotensin converting enzyme inhibitor fetopathy. J Am Soc Nephrol 3(9):1575, 1993.

Rasanen J, Jouppila P: Fetal cardiac function and ductus arteriosus during indomethacin and sulindac therapy for threatened preterm labor: a randomized study. Am J Obstet Gynecol 173(1):20, 1995.

Reefhuis J, Gilboa SM, Anderka M, et al: The National Birth Defects Prevention Study: a review of the methods. Birth Defects Res A Clin Mol Teratol 103(8):656, 2015.

Richardson S, Browne ML, Rasmussen SA, et al: Associations between periconceptional alcohol consumption and craniosynostosis, omphalocele, and gastroschisis. Birth Defects Res A Clin Mol Teratol 91(7):623, 2011.

Rocheleau CM, Bertke SJ, Lawson CC, et al: Maternal occupational pesticide exposure and risk of congenital heart defects in the National Birth Defects Prevention Study. Birth Defects Res A Clin Mol Teratol 103(10):823, 2015.

Rothman KJ, Moore LL, Singer MR, et al: Teratogenicity of high vitamin A intake. N Engl J Med 333(21):1369, 1995.

Sadler TW (ed): Langman's Medical Embryology, 6th ed. Baltimore, Williams & Wilkins, 1990, p 130.

Salle B, Sergeant P, Awada A, et al: Transvaginal ultrasound studies of vascular and morphological changes in uteri exposed to diethylstilbestrol in utero. Hum Reprod 11(11):2531, 1996.

Sanofi-Aventis: Arava (Leflunomide) prescribing information, 2016. Available at: http://products.sanofi.us/arava/arava.html/. Accessed September 24, 2017.

Schardein JL: Congenital abnormalities and hormones during pregnancy: a clinical review. Teratology 22(3):251, 1980.

Sebela Pharmaceuticals: Pexeva (Paroxetine) prescribing information, 2017. Available at: www.pexeva.com/pdf/Pexeva_20140728_ver7.pdf. Accessed September 24, 2017.

Sheehan DM: Herbal medicines, phytoestrogens and toxicity: risk:benefit considerations. Proc Soc Exp Biol Med 217(3):379, 1998.

Shepard TH: Annual commentary on human teratogens. Teratology 66(6):275, 2002a.

Shepard TH: Letters: "proof" of human teratogenicity. Teratology 50(2):97, 1994.

Shepard TH, Brent RL, Friedman JM, et al: Update on new developments in the study of human teratogens. Teratology 65(4):153, 2002b.

Smith LM, LaGasse LL, Derauf C, et al: The infant development, environment, and lifestyle study: effects of prenatal methamphetamine exposure, polydrug exposure, and poverty on intrauterine growth. Pediatrics 118(3):1149, 2006.

Stewart RD, Nelson DB, Adhikari EH, et al: The obstetrical and neonatal impact of maternal opioid detoxification in pregnancy. Am J Obstet Gynecol 209(3):267, 2013.

Stiefel Laboratories Soriatane (acitretin) prescribing information. 2015. Available at: https://www.gsksource.com/pharma/content/dam/GlaxoSmithKline/US/en/Prescribing_Information/Soriatane/pdf/SORIATANE-PI-MG.PDF. Accessed September 24, 2017.

Stillerman KP, Mattison DR, Giudice LC, et al: Environmental exposures and adverse pregnancy outcomes: a review of the science. Reprod Sci 15(7):631, 2008.

Stillman RJ: In utero exposure to diethylstilbestrol: adverse effects on the reproductive tract and reproductive performance in male and female offspring. Am J Obstet Gynecol 142(7):905, 1982.

Stingone JA, Luben TJ, Carmichael SL, et al: Maternal exposure to nitrogen dioxide, intake of methyl nutrients and congenital heart defects in offspring. Am J Epidemiol 186(6):719, 2017.

Stothard KJ, Tennant PWG, Bell R, et al: Maternal overweight and obesity and the risk of congenital anomalies: a systematic review and meta-analysis. JAMA 301(6):636, 2009.

Strandberg-Larsen K, Nielsen NR, Grønbaek M, et al: Binge drinking in pregnancy and risk of fetal death. Obstet Gynecol 111(3):602, 2008.

Streissguth AP, Clarren SK, Jones KL: Natural history of fetal alcohol syndrome: a 10-year follow-up of eleven patients. Lancet 2:85, 1985.

Sullivan PM, Dervan LA, Reiger S, et al: Risk of congenital heart defects in the offspring of smoking mothers: a population-based study. J Pediatr 166(4):978, 2015.

Teratology Society Public Affairs Committee: Causation in teratology-related litigation. Birth Def Res A Clin Mol Teratol 73(6):421, 2005.

Vajda FJ, O'Brien TJ, Lander CM, et al: Antiepileptic drug combinations not involving valproate and the risk of fetal malformations. Epilepsia 57(7):1048, 2016.

Valeant Pharmaceuticals: Tagretin (Bexarotene) prescribing information, 2015. Available at: http://www.valeant.com/Portals/25/PDF/TargretinCapsules-PI.pdf?ver=2016-05-11-044521-020. Accessed September 24, 2017.

van der Heijden BJ, Carlus C, Narcy F, et al: Persistent anuria, neonatal death, and renal microcystic lesions after prenatal exposure to indomethacin. Am J Obstet Gynecol 171(3):617, 1994.

Van Driel D, Wesseling J, Sauer PJ, et al: Teratogen update: fetal effects after in utero exposure to coumarins overview of cases, follow-up findings, and pathogenesis. Teratology 66(3):127, 2002.

Van Gelder MM, Reefhuis J, Caton AR, et al: Maternal periconceptional illicit drug use and the risk of congenital malformations. Epidemiology 20:60, 2009.

Vargesson N: Thalidomide-induced teratogenesis: history and mechanisms. Birth Defects Res C Embryo Today 105(2):140, 2015.

Vessey MP: Epidemiological studies of the effects of diethylstilbestrol. IARC Sci Publ 335, 1989.

Walker MP, Moore TR, Brace RA: Indomethacin and arginine vasopressin interaction in the fetal kidney. A mechanism of oliguria. Am J Obstet Gynecol 171(5):1234, 1994.

Waller DK, Shaw GM, Rasmussen SA, et al: Prepregnancy obesity as risk factor for structural birth defects. Arch Pediatr Adolesc Med 161(8):745, 2007.

Warkany J: Warfarin embryopathy. Teratology 14(2):205, 1976.

Weiss CF, Glazko AJ, Weston JK: Chloramphenicol in the newborn infant: a physiologic explanation of its toxicity when given in excessive doses. N Engl J Med 262:787, 1960.

Werler MM: Teratogen update: smoking and reproductive outcomes. Teratology 55(6):382, 1997.

Weston J, Bromley R, Jackson CF, et al: Monotherapy treatment of epilepsy in pregnancy: congenital malformation outcomes in the child. Cochrane Database Syst Rev 11:CD010224, 2016.

West-Ward Pharmaceuticals: Lithium prescribing information, 2016. Available at: https://dailymed.nlm.nih.gov/dailymed/fda/fdaDrugXsl.cfm?setid=a226a88d-eb57-4c96-afda-939801bca0a9&type=display. Accessed September 24, 2017.

Wiesner J, Knoss W: Herbal medicinal products in pregnancy—which data are available? Reprod Toxicol 72:142, 2017.

Wilkins-Haug L: Teratogen update: toluene. Teratology 55(2):145, 1997.

Williams JF, Smith VC, American Academy of Pediatrics Committee on Substance Abuse: Fetal alcohol spectrum disorders. Pediatrics 136(5):e1395, 2015.

Yacobi S, Ornoy A: Is lithium a real teratogen? What can we conclude from the prospective versus retrospective studies? A review. Isr J Psychiatry Relat Sci 45(2):95, 2008.

Zelson C, Lee SJ, Casalino M: Neonatal narcotic addiction: comparative effects of maternal intake of heroin and methadone. N Engl J Med 289(23):1216, 1973.

13 CHAPTER

遺伝学
Genetics

産科におけるゲノミクス 309
染色体異常 310
遺伝様式 322
遺伝学的検査 329

Foetal death may be due to abnormalities in the ovum itself or due to some disease on the part of the mother, and now and again of the father. The death of the foetus is frequently due to abnormalities in the development of the embryo which are inconsistent with foetal life.

—J. Whitridge Williams (1903)

「Williams Obstetrics」の第1版では，グレコール・メンデルが50年前に説明していた遺伝性疾患についてはほとんど記述がなかった．2017年まで早送りすると，遺伝学は，産科の主たる学問となっている．

遺伝学は，遺伝子や遺伝継承，遺伝する特徴の多様性を扱う学問である．遺伝医学は，少なくとも一部が遺伝に由来する疾患の病因や発症を，その予測や予防とともに扱う．そのため，遺伝子の機能や相互作用の学問である**ゲノミクス**と密接に関連する．この章では，染色体やメンデル，非メンデルの遺伝様式について解説するが，それに加えて，出生前・着床前遺伝学的診断や，新生児スクリーニングを含む遺伝医学は，それぞれ第14章，第32章で述べられている．

遺伝疾患はありふれている．2〜3％の新生児は認識される構造的障害をもつ．加えて5歳までにさらに3％に異常を認め，18歳までに8〜10％に一つないし多発する機能または発達の障害が見つかる．進歩したゲノミクスは，遺伝病の易罹患性に関する情報を提供するために，より使われるようになり，この分野が出生前診断をつくり変えようとしている徴候が十分にある．

産科におけるゲノミクス

2003年にヒトゲノムプロジェクトが完了し，25,000以上のヒト遺伝子が同定され，病気をより理解するためのゲノム研究が急速に発展した（McKusick, 2003）．われわれのDNAの99％以上が同定されたが，遺伝コードには通常，一塩基多型とされる200〜500塩基対に一つの変化がある．ヒトのゲノム上には，このような遺伝的変異が8千万以上含まれ，これらの病気に対する潜在的な役割を知るためには，複雑な解釈だけではなく，情報の統合も必要である（Rehm, 2015）．

アメリカ国立生物工学情報センター（NCBI）は，臨床医や研究者が自由にアクセスできる遺伝子やゲノムデータベースを管理している．これらのデータベースのいくつかは，産科や母体胎児医学の実務上，特に有用である．Gene Reviewsでは，700近くの遺伝子異常の詳細な臨床情報を提供している．それらは，診断基準やマネージメント，遺伝カウンセリングの検討について含まれている（NCBI, 2017a）．Genetic Testing Registry（GTR）のデータベースでは，既知の病気に対する可能な検査の利点や限界についての情報を含んでいる．このリストには，48,000以上の遺伝学的検査があり，検体の採取方法や個々の研究所への

送り方について記載されている（NCBI, 2017a）．他のデータベースとして，**Online Mendelian Inheritance in Man（OMIM）**は，包括的なヒトの遺伝子カタログで，臨床家は固有の特徴や異常に基づいた表現型から，症候群を調べることができる．2017年時点でOMIMには，15,000以上の遺伝子や5,000近い塩基レベルの発生機構が判明しているメンデル形式やミトコンドリア病がある（Johns Hopkins University, 2017）．また，アメリカ国立医学図書館（2017）では，患者向け情報として（研修医にも大変役立つと考えられるが），**Genetics Home Reference（GHR）**を作成している．これらのデータベースは，2,400以上の遺伝病や遺伝子，家族向け情報が含まれる．

染色体異常

染色体異常は遺伝病の最たるものである．異数性は，第1三半期の自然流産の50％以上，第2三半期の胎児死亡の約20％，死産や新生児死亡の6～8％を占めるとされる（Reddy, 2012；Stevenson, 2004；Wou, 2016）．European Surveillance of Congenital Anomalies（EUROCAT）ネットワークの住民ベース登録では，染色体異常は妊娠の約0.4％に認め（Wellesley, 2012），その半分以上が21トリソミーで，18トリソミーが約15％，13トリソミーが約5％であった（図13-1）．

■ 一般的な学術用語

核型は，ヒト染色体に関する国際命名規約（ISCN）を用いて記載する（McGowan-Jordan, 2016）．染色体異常は，トリソミーのような**数**の異常と，欠失や転座のような**構造**の異常の大きく二つに分類される．それぞれの染色体はpetitの"p"で表記される短腕とアルファベットの次の文字である"q"で表記される長腕をもつ．この二つはセントロメアで分けられている．

核型の記載法は，まずセントロメアの数と一致する総染色体数を頭に書く．その後に性染色体（XXやXY）を書き，その続きに構造変化を記載する．特有の異常は，del（欠失），inv（逆位）などの略語によって記載される．短腕や長腕の罹患領域やバンドが明示されることで，読み手は正確な異常の位置と異常の型を知ることができる．

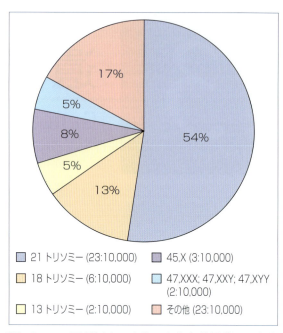

図13-1　1万例以上の出生した染色体異常，子宮内死亡，妊娠中断を含んだEUROCATのレジストリーによるそれぞれの染色体異常の罹患率と割合　　*(Data from Wellesley, 2012)*

核型記載の例は表13-1を参照．

蛍光 *in situ* ハイブリダイゼーションにおいても用語法は共通している．後述されているように，この技術は特定の染色体異常を迅速に同定し，疑わしい微小欠失または微小重複症候群を確認するために使用される．記載はまず，分裂中期の細胞で施行された *in situ* ハイブリダイゼーションでは *ish*，間期核に施行したハイブリダイゼーションでは，*nuc ish* を最初に書く．異常が確認されない場合は，22q11.2のようなプローブの特定の染色体領域，続いてたとえばHIRAx2のようなプローブの名前とシグナルの数が続く．欠失が確認された場合，*del* を染色体領域の前に書き，プローブ名の後にマイナス記号（HIRA−）を記載する（表13-1）．22q11.2微小欠失症候群については，後述されている．

一般的な学術用語へ新規に追加されたものは，後述されている**染色体マイクロアレイ解析**によって同定された**コピー数多型（copy number variant）**を表す用語である．コピー数多型は，通常の核型では小さすぎて視覚化できないDNAの微小欠失や微小重複を表す別の用語である．アレイの表記は，略語である **arr** 先頭に記載し，

表 13-1　ヒト染色体に関する国際命名規約（2009）核型表記例

核　型	解　説
46,XX	正常女性核型
47,XY,+21	21トリソミー男性
47,XY,+21/46,XX	21トリソミー細胞と正常核型細胞のモザイク女性
46,XY,del（4）（p14）	4番染色体短腕の末端欠失（p14）の男性
46,XX,dup（5）（p14p15.3）	5番染色体の短腕，p14からp15.3までの重複を有する女性
45,XY,der（13；14）（q10；q10）	13番染色体長腕と14番染色体長腕の"均衡型"ロバートソン転座を有する男性．正常な13番染色体と14番染色体を1本ずつと転座染色体をもつ．ゆえに，総染色体数は，46本から45本に減る
46,XX,t（11；22）（q23；q11.2）	11q23と22q11.2を切断点とする11番染色体と22番染色体均衡型相互転座を有する女性
46,XY,inv（3）（p21q13）	3番染色体のp21からq13までの逆位を有する男性．セントロメアを含むため腕間逆位である
46,X,r（X）（p22.1q27）	正常X染色体とリング状X染色体を1本ずつ有する女性．切断点はp22.1とq27で，各々の遠位端がリングから欠失している
46,X,i（X）（q10）	1本の正常X染色体とX染色体長腕の同腕染色体を有する女性
ish 22q11.2（HIRAx2）	22q11.2領域のHIRA座位に対するプローブを用いた間期核FISHで二つのシグナルを認める（微小欠失はない）
ish del（22）（q11.2q11.2）（HIRA−）	22q11.2領域のHIRA座位に対するプローブを用いた間期核FISHで一つのシグナルを認め，微小欠失と一致する
arr[GRCh38] 18p11.32q23（102328_79093443）x3	GRCh38を標準配列としたマイクロアレイで，18番染色体のp11.32からq23が1コピー増えていることを表す．18トリソミーと一致する
arr[GRCh38] 4q32.2q35.1（163146681_183022312）x1	GRCh38を標準配列としたマイクロアレイで，4番染色体長腕，q32.2からq35.1（19.9Mb）の欠失を表す
arr[GRCh38] 15q11.2q26（23123715_101888908）x2 hmz	GRCh38を標準配列としたマイクロアレイで，15番染色体長腕全領域のホモ接合性を表す

（Used with permission from Dr. Kathleen S. Wilson）

GRCh38（Genome Reference Consortium human build 38）のような，ゲノムのリファレンス配列のバージョンを記載する．次に異常が同定された染色体の番号，pまたはq（長腕・短腕での位置），そして問題となっている特定のバンドの順で記載する．さらにアレイの結果は，変化のあった塩基対の座標が含まれているため，意義が不明のコピー数多型を含め，同定されたすべての異常についてゲノム内での正確なサイズと位置を伝える．

■ 染色体数の異常

最も簡単にわかる染色体異常は数の異常である．**異数性**は，1本の過剰染色体を継承するトリソミーあるいは，染色体が不足するモノソミーである．異数性は3倍体のようなハプロイドセットの数異常である**倍数性**とは異なる．推定される染色体の数的異常の発生率を表 13-1 に示す．

◆ 常染色体トリソミー

常染色体トリソミーは全染色体異常の約半分を占める．多くの場合トリソミーは，減数分裂時に染色体の対合や分離ができなかったことにより起こる不分離による．不分離は，①対合できない，②対合したが早期に分離した，③分離できなかったことで起こると考えられている．

常染色体トリソミーのリスクは，母体年齢，特に35歳以上で急速に増加する（図 13-2）．卵子は，排卵するまで第1減数分裂中期で止まっており，50年間止まっていることもある．排卵とともに減数分裂が完了するのに引き続き，不分離に

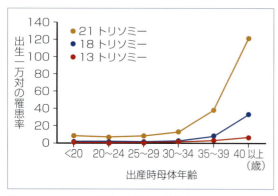

図 13-2　生産，死産，妊娠中断を含んだアメリカの先天異常サーベイランス（2006〜2010）による母体年齢による常染色体トリソミーの罹患率

(Data from Mai, 2013. Redrawn with permission from Dashe JS: Aneuploidy screening. Obstet Gynecol 128(1): 181, 2016)

より一つの配偶子が二つの染色体コピーをもつ結果となり，受精時のトリソミーを引き起こす．もう一方の配偶子はその染色体のコピーをもたず，受精時にモノソミーとなる．卵子の 10〜20％は減数分裂のエラーに続発する異数体であると見積もられる．一方，精子では 3〜4％である．どの染色体も同様に分離エラーを起こすが，21，18，13 トリソミー以外のトリソミーが正期産まで至るのはまれである．そして 18，13 トリソミーの多くが正期産に至る前に死亡している．

常染色体トリソミー妊娠後の次回において，その妊婦の年齢によるトリソミー発生リスクを上回るまでは，何らかの常染色体トリソミー児を妊娠するリスクは約 1％である．そのため，次回妊娠時は絨毛検査や羊水検査が勧められる（第 14 章参照）．トリソミーの妊娠が，不均衡転座やその他の構造転移由来でない限り，両親の染色体検査は必要でない．

- **21 トリソミー――Down 症候群**

1866 年に J. L. H. Down が，明瞭な身体特徴をもつ知的障害のグループを報告した．それから 100 年近く経った後 Lejeune（1959）は，Down 症候群が常染色体トリソミーにより起こることを発見した（図 13-3）．21 トリソミーは Down 症候群の 95％の病因となる一方で，3〜4％はロバートソン転座（後ほど記述する）で起こる．残りの 1〜2％は同腕染色体またはモザイクによる．21 トリソミーの原因となる不分離は，75％のケースで第 1 減数分裂の間に起こり，残りは第 2 減数分裂時に起こる．

Down 症候群は最も一般的な致死的ではないトリソミーである．およその罹患率は，認識されている妊娠 500 例中 1 例である．しかしアメリカにおいて，子宮内死亡や妊娠の終結は，1 万分娩のうち 13.5 人（1/740）と推計される（Mai, 2013；Parker, 2010）．妊娠 20 週以上の胎児死亡率は 5％に近い（Loane, 2013）．過去 40 年間の高齢妊娠の増加と一致して，Down 症候群の罹患率は約 33％上昇した（Loane, 2013；Parker, 2010；Shin, 2009）．

とりわけ，Down 症候群の女性は生殖能力があり，その子の 1/3 は Down 症候群となる（Scharrer, 1975）．Down 症候群の男性は，著しい乏精子症により多くの場合，不妊となる．

超音波検査で発見することができる Down 症候群がもつ大奇形は，第 2 三半期において約 30％である（Hussamy, 2017；Vintzileos, 1995）．第 14 章で述べられているように，超音波検査で，重要な構造上の異常と異数性のソフトマーカーの両方を認める場合，Down 症候群のおおよそ 50〜60％は，発見することができる〔アメリカ産婦人科学会（ACOG），2016d〕．Down 症候群の生存新生児の約半分に心奇形を認め，特に心室中隔欠損および心内膜床欠損が特徴的である（図 10-29，図 10-30 参照）（Bergstrom, 2016；Freeman, 2008）．消化器系異常は 12％で認められ，食道閉鎖症，Hirschsprung 病，および十二指腸閉鎖が含まれる（図 10-38 参照）（Bull, 2011）．

Down 症候群の特徴について図 13-4 に示す．典型的には，短頭症，瞼鼻ひだ，眼瞼斜上，末梢虹彩の灰色点，平坦な鼻梁，筋緊張低下を認める．乳児は，うなじの皮膚のたるみや短指，猿線，第 5 指の中指骨関節の低形成，第 1・第 2 趾間の突起または "sandal-toe gap" はよく認められる．これらのいくつかの所見は出生前の Down 症候群の超音波マーカーであり，第 14 章に概説されている．

Down 症候群の小児期の健康問題でよく知られているのは，難聴（75％），重度の眼の屈折異常（50％），白内障（15％），閉塞性睡眠時無呼吸（60％），甲状腺疾患（15％）で，白血病の罹患率も高い（Bull, 2011）．精神発達障害は一般的に

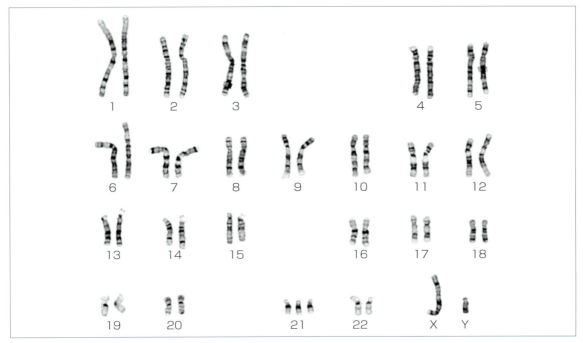

図13-3　21トリソミーを伴った異常男性核型
Down症候群として矛盾しない（47,XY,+21）.

(Used with permission from Dr. Frederick Elder)

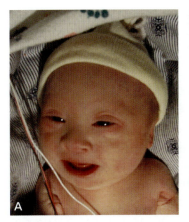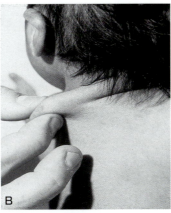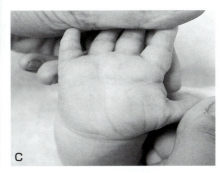

図13-4　21トリソミー――Down症候群
A．特徴的な顔貌，B．余剰な頸部組織，C．猿線.

(Used with permission from Dr. Charles P. Read and Dr. Lewis Waber)

軽度〜中等度で，平均IQは35〜70程度である．社会技能は，彼らのIQから予想される能力よりも高いことが多い．

データによると，Down症候群の出生児の95％は1年間生存する．10年生存率は少なくとも90％で，大奇形がなければ99％である（Rankin, 2012；Vendola, 2010）．胎児がDown症候群と診断された親に対する支援や教育の提供を多くの団体が行っている．March of DimesやNational Down Syndrome Congress（www.ndsc-center.org）やNational Down Syndrome Society（www.ndss.org）などである．

• 18トリソミー――Edwards症候群

Edwards（1960）が最初に，この複数の異常を示す集団と常染色体異常との関連を報告した．人口調査によると，流産，死産，生産を含めた場合，18トリソミーは約2,000人に1人の頻度であり，約6,600生産に対して1人である（Loane,

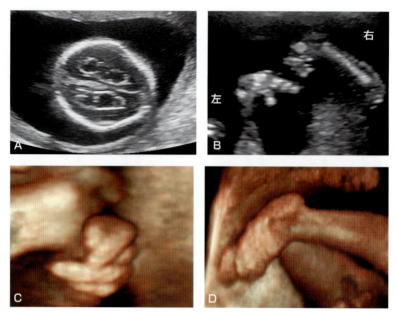

図 13-5　18 トリソミー——Edwards 症候群
A．超音波検査による脳室の横断像で，脈絡叢嚢胞と"ストロベリー型"（著しく角ばった）頭蓋を示している．
B．橈骨のクラブハンドは，単一の前腕骨（橈骨）と前腕に対して屈曲位で直角に固定された手としてみられる．
C．3D 超音波画像でオーバーラップした指を伴う特徴的な手の握りを示している．
D．3D 超音波画像でロッカーボトムフットを示している．

2013；Parker, 2010）．子宮内での致死性の高さや妊娠の中断が多いことから，この数値の差が説明される．出生した児の予後も同様に悪いことは，おそらく驚くことではない．半分以上が最初の1週間で死亡し，1年間生存できるのは2％だけである（Tennant, 2010；Vendola, 2010）．この症候群は女性のほうが3～4倍多い（Lin, 2006；Rosa, 2011）．13番と21番染色体は末端動原体をもつことによりロバートソン転座で Down 症候群や Patau 症候群が起こりうるのとは異なり，Edwards 症候群では染色体の転座で起こることは一般的ではない．

　事実上すべての器官が18トリソミーにより影響を受ける．18トリソミーに認められる一般的な大奇形は，約90％以上にみられる心奇形（特に心室中隔欠損）や小脳虫部低形成，髄膜瘤，横隔膜ヘルニア，臍ヘルニア，鎖肛，馬蹄腎のような腎奇形である（Lin, 2006；Rosa, 2011；Yeo, 2003）．それぞれの超音波画像については第10章に記載されている．

　頭蓋や四肢の異常もよくみられ，後頭突出，後方に回旋した耳奇形，小顎症，オーバーラッピングを伴う握りこぶし，手首の過伸展を伴った橈骨形成不全，ロッカーボトムまたはクラブフットである（図 13-5）．"ストロベリー型の頭蓋"は約40％，透明中隔の拡大は90％以上，脈絡叢嚢胞は50％までに認められる（Abele, 2013；Yeo, 2003）．重要なことは，脈絡叢嚢胞単独では，18トリソミーと関連しない．この嚢胞が，18トリソミーのリスクを上げるのは，他の胎児構造異常や異数性のスクリーニングテストが陽性だった場合のみである（Reddy, 2014）．

　第3三半期になると，18トリソミーではよく子宮内胎児発育不全を認め，平均出生体重は2,500 gに満たない（Lin, 2006；Rosa, 2011）．胎児心拍異常を分娩中によく認めるため，分娩方法や胎児心拍異常に対する対応については前もって相談する必要がある．以前の報告によると半分以上のケースで，18トリソミーの診断がないまま"胎児機能不全"の診断で帝王切開が行われている（Schneider, 1981）．

- **13 トリソミー——Patau 症候群**
　この胎児奇形群と常染色体異常との関連について Patau ら（1960）が報告を行った．約12,000 出

生に1人の割合で認められ，流産，死産を含めると5,000妊娠に1人認められる（Loane, 2013；Parker, 2010）．18トリソミーと同様に致死率が高く，多くの胎児が死亡または，妊娠の中断となる．

約80％のPatau症候群は13トリソミーに由来し，残りは13番染色体を含んだロバートソン転座で起こる．最も頻度が多い構造異常は，13番染色体と14番染色体の転座であるder（13；14）（q10；q10）である．この転座罹患児が生まれる確率は約2％以下であるが，約1,300人に1人はこの転座を保因している（Nussbaum, 2007）．

13トリソミーはほぼすべての内臓器官の異常と関連する．特徴的所見として全前脳症があげられる（図10-15参照）．全前脳症は全体の約2/3に認められ，小脳症や眼間狭小，鼻奇形，長鼻を伴った単鼻孔を伴う．13トリソミーのうち90％に心奇形を認める（Shipp, 2002）．他の異常所見として神経管開存症があり，脳瘤，小眼球症，口唇口蓋裂，臍ヘルニア，嚢胞性腎異形成，多指症，ロッカーボトム足，皮膚欠損が特徴的である（Lin, 2007）．胎児や小児が，脳瘤，嚢胞腎，多指症を伴った場合は，13トリソミーと常染色体劣性遺伝のMeckel-Gruber症候群との鑑別があがる．それぞれの超音波画像については第10章に記載されている．

出産まで生存する13トリソミー胎児は少ない．生児のうち，1週間生存が40％，1年生存は約3％だけである（Tennant, 2010；Vendola, 2010）．出生前検査や管理の選択についてのカウンセリングは，18トリソミーと同様である．

他の異数体と異なり，13トリソミーは母体にリスクを与える．胎盤過形成や妊娠高血圧腎症は，第2三半期をすぎると13トリソミー児をもつ妊婦の半分以上が発症する（Tuohy, 1992）．13番染色体は可溶性fms様チロシンキナーゼ-1（sFlt-1）をコードしており，sFlt-1は妊娠高血圧腎症と関連する抗血管新生タンパクである（第40章参照）．研究者は，13トリソミーの胎盤や妊娠高血圧腎症の母体血清にsFlt-1が過剰発現していることを証明した（Bdolah, 2006；Silasi, 2011）．

• その他のトリソミー

モザイクではない場合には後ほど述べるように，他の常染色体トリソミーが生児出生することはまれである．症例報告として，9トリソミーや22トリソミーの出生例が報告されている（Kannan, 2009；Tinkle, 2003）．16トリソミーは第1三半期の流産で最も多く認められるトリソミーでおおよそ16％といわれるが，妊娠後半で認められることはない．1トリソミーの報告はこれまでない．

◆ モノソミー

不分離により，同数の無染色体配偶子と二染色体配偶子がつくられる．一般に染色体が失われることは，過剰染色体がある場合よりも影響が強いため，ほとんどの受胎産物が着床前に失われる．X染色体のモノソミー（45,X）であるTurner症候群は有一の例外であり，後に述べられている．トリソミーと母体年齢は強く関連するが，モノソミーは母体年齢と関連はない．

◆ 倍数体

倍数体は，完全なハプロイド染色体セット数異常である．倍数体は自然流産の約20％に認められるが，妊娠後半でみることはまれである．

3倍体は三つのハプロイドセット，すなわち69本の染色体をもつ．三つのハプロイドセットをもつことは，両親どちらかから必ず2セットをもらうことにより成立するが，どちらの由来かにより表現型は異なる．Ⅰ型と呼ばれる**雄性3倍体**，つまり過剰染色体が父親由来の3倍体は，一つの卵子に対して二つの精子が受精したことや，2倍体の異常な精子が受精したことにより起こる．雄性3倍体は，部分胞状奇胎を引き起こす．これについては第20章に述べられている．雄性3倍体は3倍体受胎産物のなかで多いとされるが，第1三半期での流産率は極めて高い．そのため，第1三半期をすぎてから同定される3倍体は，代わりに2/3が**雌性3倍体**である（Jauniaux, 1999）．雌性3倍体はⅡ型としても知られ，過剰染色体は母体由来である．卵子の受精前の第1減数分裂や第2減数分裂のエラーによる．雌性由来の胎盤は，胞状奇胎変化は起こらない．しかし，胎児は不均衡性の発育不全を起こす．

3倍体は約5,000妊娠に1例認められる（Zalel, 2016）．3倍体は致死的であり，雄性，雌性どちらの由来でも90％が多発する構造異常をもつ．それらは，中枢神経の異常（特に後頭蓋窩）や心臓，腎臓，四肢の異常である（Jauniaux, 1999；Zalel, 2016）．カウンセリングや出生前診断，分

娩方法は，18トリソミーや13トリソミーと同様である．第1三半期を超えて生存した3倍体を妊娠した場合，再発リスクは1～1.5％で，次回妊娠時に出生前診断が勧められる（Gardner, 1996）．

4倍体は四つのハプロイドセットをもち，結果として92,XXXXまたは92,XXYYとなる．これは接合後の完全な初期卵割不全を示唆する．この受胎物は必ず淘汰され，再発のリスクは最少である．

◆ 性染色体異常

45,X ─ Turner症候群

Turner (1938) が最初に報告を行い，後にこの症候群がX染色体のモノソミーで起こることが発見された（Ford, 1959）．Turner症候群の発生頻度は，出生女児約2,500人に1人である（Cragan, 2009；Dolk, 2010）．X染色体の消失の80％は父親由来である（Cockwell, 1991；Hassold, 1991）．Cell-free DNAを用いたTurner症候群のスクリーニングは，第14章に述べられている．

Turner症候群は，人生を送ることができる唯一のモノソミーであるが，流産で最も多くみられる異数体で，第1三半期の流産の20％を占める．これについては，表現型の幅が広いことで説明される．約98％は奇形性が強いため第1三半期の早期に流産する．残りは，多くは大きく明示される囊胞性ヒグローマを第1三半期後半または第2三半期に認める（図10-22参照）．囊胞性ヒグローマが胎児水腫を伴う場合，胎児は子宮内死亡に瀕している（第15章参照）．Turner症候群の1％以下が生児として生まれる．そのうち半分だけが，本当のX染色体モノソミーである．約1/4は45,X/46,XXまたは，45,X/46,XYのようなモザイクであり，残りの15％はX染色体長腕の同腕染色体46,X,i (Xq) である（Milunsky, 2004；Nussbaum, 2007）．

Turner症候群に伴う奇形は，大動脈縮窄，左心低形成，二尖大動脈弁などを含む心左側異常（30～50％），腎奇形（特に馬蹄腎），甲状腺機能低下症である．その他の特徴として，低身長，乳頭間隔が離れた広い胸，手背・足背のむくみである先天性リンパ浮腫，囊胞性ヒグローマの結果として起こる翼状頸がある．知能は一般的に正常であるが，視空間認識の欠損や非言語問題や社会的役割の解釈が困難なことがある（Jones, 2006）．

成長ホルモンは，概して低身長を防ぐために幼少期より投与される（Kappelgaard, 2011）．90％以上に卵巣機能不全を認め，思春期直前からエストロゲン補充の開始が必要である．Y染色体のモザイクがある場合は例外的で，児の表現型が男性，女性どちらであっても胚細胞性新生物のリスクがある．そのため，最終的には予防的両側性腺摘出が必要である（Cools, 2011；Schorge, 2016）．

47,XXX

女児1,000人に対し1人に余剰X染色体である47,XXXを認める．過剰X染色体は90％以上が母体由来である（Milunsky, 2004）．罹患児は特徴的な外見をもたず，過去には多くの子どもが，学童期になるまで知られるようなことはなかった．しかし，47,XXXの発生は母体年齢と弱く相関し，cell-free DNAスクリーニングにより，診断されることが多くなってきている（表14-5参照）．しばしばみられる特徴として，高身長や眼間開離，内眼角贅皮，脊柱後側弯，弯指趾症，筋緊張低下がある（Tartaglia, 2010；Wigby, 2016）．1/3以上が学習障害と診断され，半分は注意欠陥をもっており，全体的な認知スコアは低平均値である．特徴的な奇形のパターンは報告されていないが，泌尿生殖器の問題やてんかん発作が一般的にいわれている（Wigby, 2016）．思春期の発達は影響を受けないが，早発閉経の報告はされている（Holland, 2001）．不定な表現型や軽微な異常所見のため，確定診断されているのは10％程度と見積もられている．

48,XXXXや49,XXXXXのような二つ以上のX染色体過剰をもつ女性は，出生時から身体的奇形をもつ可能性が高い．異常なX染色体の追加は，知的障害に関連する．男性，女性どちらもX染色体が加わるたびにIQスコアは低下する．

47,XXY ─ Klinefelter症候群

Klinefelter症候群は性染色体異常のなかで最も多く，男児600人につき1人の割合である．この余剰X染色体は，父親，母親由来は同程度の傾向である（Jacobs, 1995；Lowe, 2001）．母親と父親の高年齢と弱い相関があるとされている（Milunsky, 2004）．

47,XXXと同様，47,XXYの新生児の表現型は通常正常であり，奇形の割合は高くない．学童期において，男児は典型的には高身長で，思春期前

における発達は正常である．しかし，性腺発育不全により正常な男性化を受けない．青年期が始まる前に，テストステロンの補充が必要である．女性化乳房を認めることもある．一般的に IQ は正常範囲内からやや低いことが多く，言語，読解力が遅れることがある（Boada, 2009；Girardin, 2011）．

- 47,XYY

この異数体は，男児 1,000 人に対し 1 人の割合で起こる．47,XXX や 47,XXY と同様，高身長になる傾向がある．1/3 が大頭症で，2/3 近くは筋緊張を示し，振戦も一般的である（Bardsley, 2013）．奇形率は上昇しないが，半数以上に眼間開離や弯指趾症を認める．通常の思春期を迎え，生殖能力は損なわれることはない．罹患児は，話しおよび書き言葉の障害や，注意欠陥障害を半数以上が診断され，自閉症スペクトラムの割合も増加する（Bardsley, 2013；Ross, 2009）．知能は通常正常である．

男性がさらに二つ以上の Y 染色体をもつ場合（48,XYYY など），X，Y 両方が加わる場合（48,XXYY，49,XXXYY）は，明らかな身体の奇形をもち，明確な精神発達障害となる（Tartaglia, 2011）．

■ 染色体構造異常

染色体の構造異常は，欠失，重複，転座，同腕染色体，逆位，環状染色体，モザイクである（表 13-1）．これら全体の出生率は約 0.3％である（Nussbaum, 2007）．染色体の構造異常を同定したとき，二つの重要な疑問が生じる．一つ目は，この見つかった異常が表現型の異常や後の発達の異常と関連するかどうか，二つ目は，両親の核型検査が必要であるか，特に，両親がこの異常を保因しているリスクは上がるのか，もしそうであるなら，次子以降がもつリスクはどれくらいかである．

◆ 欠失と重複

染色体の欠失は，染色体の一部が失われることで，一方で重複は，一部が 2 個含まれることを意味する．多くの欠失や重複は減数分裂期に起こり，相同染色体のペアになるときに整列しないことやミスマッチによるものである．誤って並んだ断片は欠失または，二つの染色体が再結合するときにミスマッチが残存すると，一つの染色体が欠

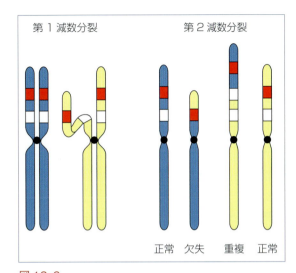

図 13-6
相同染色体の対合時のミスマッチにより，片方の染色体の欠失ともう片方の重複が起こる．

失となり，もう一つが重複となる（図 13-6）．もし，重複や欠失が胎児や出生児に見つかった場合は，両親の核型分析を提案すべきである．両親のどちらかが均衡型転座保因である場合，再発のリスクが明らかに上がるからである．欠失のうち，欠失する DNA 切片が大きく，通常の核型分析で見つけられるものは，約 7,000 出生に対し 1 人の割合である（Nussbaum, 2007）．一般的な欠失は，たとえば 5p－欠失が cri du chat 症候群と呼ばれるように，冠名用語であることが多い．

- 微細欠失症候群と微細重複症候群

染色体の欠失や重複は，300 万～500 万塩基対より小さい場合，通常の染色体核型分析では見つけられない．しかし，後述する出生前の染色体マイクロアレイ解析（chromosomal microarray analysis：CMA）では，微小欠失や微小重複の症候群を同定することができる．CMA では，失われたもしくは重複した DNA の領域を遺伝学的コピー数多型（genomic copy number variant）と称する．比較的小さなサイズにもかかわらず，微細欠失は多くの遺伝子を含む DNA 伸長部で生じ，隣接遺伝子症候群を引き起こす．隣接遺伝子症候群は重症ではあるが，表現異常が互いに関連しない症状をもたらす（Schmickel, 1986）．いくつかのケースでは，微小重複症候群は，微小欠失症候群（表 13-2）を引き起こす領域と同一の DNA 領域を含むことがある．臨床的に特定の微

表 13-2　FISH 法で検出される微細欠失症候群

症候群	罹患率	部位	症候
Alagille	1：70,000	20p12.2	胆汁うっ滞（肝内胆管の欠如），心疾患，骨疾患，眼疾患，特異顔貌
Angelman	1：12,000〜1：20,000	15q11.2-q13（母親由来）	顔面形成異常—"happy puppet"（笑顔の操り人形），精神発達遅滞，運動失調，筋緊張低下，痙攣発作
Cri-du-chat	1：20,000〜1：50,000	5p15.2-15.3	咽頭の発達異常による"猫のような"鳴き声，筋緊張低下，精神発達遅滞
Kallmann 症候群	1：10,000〜1：86,000	Xp22.3	性腺刺激ホルモン低下性性腺機能低下症，無嗅覚症
Langer-Giedion	まれ	8q23.3	毛髪-鼻-指節症候群，顔面形成異常，薄い髪，余剰な皮膚，精神発達遅滞
Miller-Dieker	まれ	17p13.3	神経細胞遊走の異常による無脳回症，小頭症，顔面形成異常
Prader-Willi	1：10,000〜1：30,000	15q11.2-q13（父親由来）	肥満，筋緊張低下，精神発達遅滞，性腺機能不全，小さい手足
網膜芽細胞腫	1：280,000	13q14.2	網膜芽細胞腫，網膜腫（良性腫瘍），網膜以外の二次性腫瘍
Rubenstein-Taybi	1：100,000〜1：125,000	16p13.3	顔面形成異常　広い親指とつま先，精神発達遅滞，腫瘍リスクの増加
Smith-Magenis	1：15,000〜1：25,000	17p11.2	顔面形成異常，口語障害，聴覚障害，不眠，自傷行為
口蓋帆心顔面/DiGeorge/Shprintzen	1：4,000	22q11.2	円錐動脈と心奇形，口蓋裂，鼻咽頭腔閉鎖機能障害，胸腺と副甲状腺異常，学習障害
WAGR	1：500,000	11p13	Wilms tumor（Wilms 腫瘍），Aniridia（無虹彩），Genitourinary anomalies（泌尿生殖器異常，外性器不明瞭も含む），Mental retardation（精神発達遅滞）
Williams-Beuren	1：7,500〜1：10,000	7q11.23	顔面形成異常，歯の奇形，精神発達遅滞，大動脈と末梢肺動脈の狭窄
Wolf-Hirschhorn	1：20,000〜1：50,000	4p16.3	顔面形成異常，成長発達遅滞，口唇口蓋裂，コロボーマ，心室中隔欠損
X 連鎖性魚鱗癬	1：6,000	Xp22.3	ステロイドサルファターゼ活性の欠損，角膜混濁

罹患率は出生数につき．
(Data from National Library of Medicine, 2017; Johns Hopkins University, 2017)

細欠失症候群が疑われる場合は，CMA また fluorescence in situ hybridization（FISH）法を用いて確認される．

- **22q11.2 微細欠失症候群**

　この症候群は，DiGeorge 症候群，Shprintzen 症候群，口蓋帆心顔面症候群としても知られている．微細欠失症候群のなかでは最も多く，3,000〜6,000 出生に 1 人にみられる．常染色体優性遺伝の形式をとるが，90％以上が新規（de novo）の突然変異で起こる．全欠失は 300 万塩基対を含み，そのなかには 40 の遺伝子が含まれ，180 の異なった特徴をもつ．そのため，カウンセリングの課題もいくつか提示されている（Shprintzen, 2008）．罹患した家系内でさえ，その特徴が大きく異なる．以前は，特徴の違いにより DiGeroge 症候群と Shprintzen 症候群が分けられていたが，今では同じ微細欠失の表現であると受け入れられている（McDonald-McGinn, 2015）．

罹患者の約75％に，Fallot四徴症や総動脈管症，大動脈離断，心室中隔欠損などの円錐体心奇形の合併症が起こる（McDonald-McGinn, 2015）．T細胞減少症のような免疫不全症も約75％に起こる．70％以上に口蓋帆咽頭不全症候群や口蓋裂が合併する．学習障害や精神発達遅滞も一般的である．他の症状として，低カルシウム血症，腎奇形，食道運動障害，難聴，行動障害，統合失調症を含む精神疾患などがある．特徴的顔貌として，細い眼瞼裂，球状の鼻先，小顎症，短い人中，そして小さく後退した耳がある．

◆ 染色体転座

転座はDNAの一部分に切断が起こり，他の染色体に付着するDNAの再構成である．再構成により生じた染色体を派生染色体（der）と呼ぶ．転座には，相互転座とロバートソン転座の2種類がある．

・相互転座

相互転座は，まず二つの異なった染色体で切断が起こる．断片同士の交換により，それぞれ切断の起こった染色体は，他方の染色体断片をもつことになる．この過程で染色体量に過不足がない場合は，転座は均衡が保たれている．相互転座は約600出生につき1人の割合である（Nussbaum, 2007）．均衡型転座は通常，表現型は正常であるが，染色体内の特定の遺伝子が異なった場所に置かれることで異常が起こることがある．均衡型転座保因者において，重大な形態や発達の異常をもつリスクは約6％といわれている．興味深いことに，CMAの技術を用いることにより，他の方法で均衡型転座が見つかった人の20％程度に，DNAの欠失や余剰が見つかることがある（Manning, 2010）．

均衡型転座の保因者は不均衡な配偶子を生み出し，それにより異常な子孫を残す可能性がある．図13-7に示すように，卵子または精子が転座をもつ場合は，不均衡型転座をもつ接合体ができ，染色体の一部分がモノソミー，他方はトリソミーとなる可能性がある．遺伝カウンセラーにより，経験的リスクが見積もられている．一般的に，転座保因であることが異常をもつ児が生まれた後に同定された場合は，次子で不均衡型転座の児を産む確率は5〜30％である．不妊治療中などの他の理由で発見された場合は，5％程度のリスクである．理由として大きな異常のある配偶子では胎児が致死性になるからと考えられている．

・ロバートソン転座

ロバートソン転座は，末端動原体染色体である13番，14番，15番，21番，22番染色体にのみ起こる．末端動原体染色体では短腕は極端に短い．ロバートソン転座では，二つの長腕染色体が一つのセントロメアで結合し，派生染色体の形をとる．また，一つのセントロメアとそれぞれの染色体の短腕は消失する．セントロメアの数が染色体数になるため，ロバートソン転座保因者は45本の染色体をもつ．幸運なことに，末端動原体染色体の短腕は，サテライト領域と呼ばれる，リボソームRNAをコードする遺伝子の重複コピーで構成されている．リボソームRNAは他の末端動原体染色体に多数のコピーが存在しているため，これらの欠失が保因者に影響することはなく，通常表現型は正常である．しかし，派生染色体が受精中にパートナーからのハプロイドの染色体と対になると，結果として産物はその染色体のトリソミーとなる．

ロバートソン転座は約1,000出生に1人の割合で見つかる．ロバートソン転座が母親保因であった場合の児が異常の確率は15％，父親が保因者の場合は2％である．ロバートソン転座は流産の主な原因とはなっておらず，流産を繰り返すカップルの5％未満にロバートソン転座が見つかる．胎児や子どものロバートソン転座によるトリソミーが見つかった場合は，両親の核型分析を行うべきである．もしも両親とも保因者でなければ，再発のリスクは極めて低い．

均衡型ロバートソン転座保因者は，いくつかの理由で生殖の異常をきたす．もし相同染色体間で転座が起こった場合は不均衡な配偶子しかできない．卵子または精子が，転座した染色体の両コピーをもつ場合は，トリソミーになり，コピーをもたない場合は，モノソミーになる．非相同染色体間の転座では，4/6が異常な配偶子となる．ロバートソン転座で一番多いのはder（13;14）（q10;q10）であり，これは13トリソミーのうちの20％の原因になる．

◆ 同腕染色体

同腕染色体は，2本の短腕もしくは2本の長腕がセントロメアで互いに結合してできた染色体で

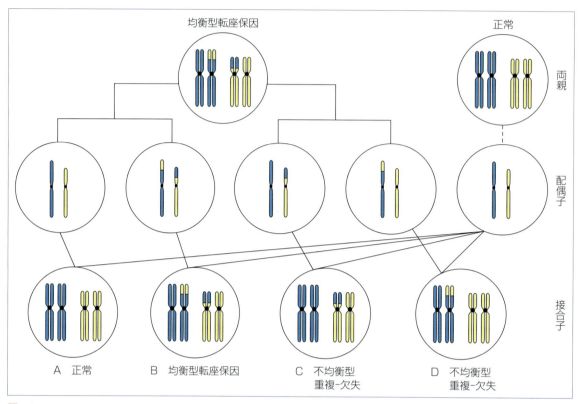

図 13-7
均衡型転座保因者の児は，均衡型転座保因（B），不均衡型転座（C, D），正常核型（A）の可能性がある．

ある．同腕染色体は，第2減数分裂期や有糸分裂期中のセントロメアの縦ではなく横方向の異常により起こると考えられている．また，ロバートソン転座の染色体における減数分裂の異常からも起こりうる．末端動原体長腕を含む同腕染色体は，相同染色体のロバートソン転座と同様に振る舞い，保因者は不均衡な配偶子のみしかつくれない．重要な遺伝子がのる短腕を有する非末端動原体染色体による同腕染色体の場合は，染色体の融合とセントロメアの破壊により2本の同腕染色体ができる．一つは両方の長腕からなり，もう一つは両方の短腕からなる．これらの同腕染色体の片方はおそらく細胞分裂中に失われるため，失われた腕にあったすべての遺伝子は欠失する．ゆえに，保因者は通常，表現型の異常をきたし，異常な配偶子を生み出す．最も多い同腕染色体はX染色体の長腕であり，i（Xq）と表記され，Turner症候群の15％の原因となる．

◆ 染色体逆位

逆位は同じ染色体で2ヵ所の切断が起こり，切断の修復が起こる前に，切断点の断片が逆向きに挿入されることにより起こる．遺伝子の欠失や重複はないが，再構築により遺伝子の機能が変化する可能性がある．腕間逆位と腕内逆位の二つがある．

・腕間逆位

短腕と長腕の両方で切断が起こり逆転した場合はセントロメアを含むことになり，腕間逆位となる（図 13-8）．腕間逆位は減数分裂時に対合時の問題が生じることがあり，異常な配偶子や児を生み出す保因者になる大きなリスクとなる．一般的に，染色体異常の患児が生まれた後に親の逆位保因が判明した場合，次子に異常が起こる確率は5〜10％である．しかし，異なる理由で腕間逆位が判明した場合は，児が異常である確率は1〜3％である．重要な例外として，9番染色体の逆位である inv（9）（p11q12）は，正常異型で約1％の頻度でみられる．

・腕内逆位

腕内逆位は，二つの切断点が同一の長腕または

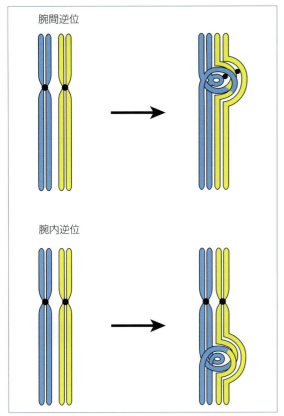

図 13-8 腕間逆位（セントロメアを含む）と腕内逆位（セントロメアを含まない）の両方における減数分裂の過程
腕間逆位をもつ場合，重複や欠失の児をもつリスクが上がり，腕内逆位をもつ場合，初期流産のリスクが上がる．

短腕内で生じ，その中にセントロメアを含まない（図13-8）．保因者は正常な均衡の配偶子と受精には至らない異常の強い配偶子の両方をつくる．そのため不妊症になることはあるが，異常な児が生まれるリスクは極めて低い．

◆ **環状染色体**

染色体の両末端で欠失が起こると，両端は結合し環状の染色体となる．染色体末端は，テロメアと呼ばれ，特別な核タンパク質が存在し，染色体の安定化を行っている．もし，テロメアのみが欠失した場合も，必要な遺伝子は保持されるため，保因者は本質的には均衡が保たれている．テロメアより近位端まで欠失が広がった場合，保因者は表現型異常をきたすであろう．例としてX染色体の環状染色体があり，これはTurner症候群の原因となる．

■ **染色体モザイク**

モザイクは，一つの接合体から2種類またはそれ以上の細胞遺伝学的に区別できる細胞系ができることである．モザイクの表現型は，細胞遺伝学的に異常な細胞がどの部位にあるかなどいくつかの要素に依存している．異常細胞の部位としては，胎児，胎児の一部，胎盤のみ，またはそれらの組み合わせのいずれかである．羊水培養では，約0.3％にモザイクを認めるが，胎児染色体が完全に混ざった状態を反映しているわけではない（Carey, 2014）．一つのフラスコのみにしか異常細胞を認めない場合は，細胞培養時のアーチファクトである，偽性モザイクである（Bui, 1984；Hsu, 1984）．複数のフラスコから異常細胞が見つかった場合は，真性モザイクが疑われるが，さらなる検査が必要である．セカンドラインの検査でこれらの胎児の60〜70％で，モザイクが確認できる（Hsu, 1984；Worton, 1984）．

◆ **胎盤限局モザイク**

絨毛検査において，2％以上の胎盤にモザイクが認められ，それらのほとんどが胎盤限局性モザイクである（Baffero, 2012；Henderson, 1996）．羊水検査を勧めるべきである．絨毛検査によってモザイクが判明した一連の1,000以上の妊娠では，引き続き行われた羊水検査で真のモザイクが判明したのは，13％であった．後で述べる片親性ダイソミーは，2％に見つかり，残りは胎盤限局性モザイクであった（Malvestiti, 2015）．もしモザイクが，6，7，11，14，15番染色体のようなインプリンティング遺伝子を含むと知られている染色体で見つかった場合は，胎児の予後と関連するかもしれないため，片親性ダイソミーの検査を考慮すべきである（Grati, 2014a）．

胎盤限局性モザイクの予後は，おおむね良好であるが，胎児発育不全は一般的であり，死産のリスクは高い（Reddy, 2009）．胎児発育不全は，異数体の胎盤細胞による機能低下に起因する可能性がある（Baffero, 2012）．胎盤の16トリソミーモザイクは，特に予後不良となる．

◆ **性腺モザイク**

性腺限局のモザイクは，おそらく性腺になる予定の細胞での有糸分裂エラーにより起こり，結果として異常な生殖細胞の集団ができる．精祖細胞や卵原細胞は，胎児期間を通して分裂し，精祖細

胞は成人期の間も分裂し続けるため，性腺モザイクは，正常な生殖細胞の減数分裂の異常によっても起こるであろう．性腺モザイクによって，正常両親の児における *de novo* の病気について説明できる．常染色体優性遺伝の例として，軟骨無形成症，骨形成不全症があげられ，X連鎖の例としてDuchenne型筋ジストロフィーがあげられる．"新たな"変異により患児が生まれた場合，再発のリスクが6％あることもまた性腺モザイクで説明される．

遺伝様式

単一遺伝病またはメンデル遺伝病は，遺伝子対の一方または両方において，一つの遺伝子座や遺伝子の変異または変化により起こる．メンデル遺伝の形式は，常染色体優性，常染色体劣性，X染色体連鎖とY染色体連鎖がある．他の単一遺伝の遺伝形式は，後に述べる，ミトコンドリア遺伝，片親性ダイソミー，インプリンティング，表現促進現象ともいわれる三塩基反復配列伸張（トリプレットリピート）がある．25歳までに人口の約0.4％は単一遺伝病による異常を生じ，生涯では約2％が少なくとも一つの単一遺伝病に罹患する（表13-3）．

■ 表現型と遺伝型の関係性

遺伝的形質を考える場合，優性または劣性は遺伝子型ではなく表現型を考えることである．優性遺伝の場合，正常遺伝子は正常なタンパクを生産しているが，異常な遺伝子によりつくられたタンパクによって，異常な表現型が決定される．劣性遺伝の場合，ヘテロの保因者は異常遺伝子により検知可能な異常タンパクを生産しているが，症状を呈するには至らない．正常遺伝子による生産物により表現型が決定されるからである．たとえば，鎌状赤血球貧血の保因者では，赤血球の約30％はヘモグロビンSであるが，70％はヘモグロビンAであることで，この細胞は生体内では鎌状赤血球ではない．

◆ 異質性

遺伝的異質性により，異なった遺伝メカニズムから同じ表現型になる理由が説明される．**遺伝子座の異質性**により，特定の疾患の表現型が異なった遺伝子座の変異で起こることがある．また異質性により，いくつかの疾患では二つ以上の遺伝形式をとる理由を説明できる．たとえば，色素沈着網膜炎は少なくとも35ヵ所以上の遺伝子や遺伝子座の変異により起こり，常染色体優性や劣性，X連鎖の形式をとる．

表13-3　代表的な単一遺伝子疾患

常染色体優性遺伝
軟骨無形成症
急性間欠性ポルフィリン症
成人型多発性嚢胞腎
アンチトロンビンIII欠乏症
BRCA1およびBRCA2による家族性乳癌・卵巣癌
Ehlers-Danlos症候群
家族性腺腫性ポリポーシス
家族性高コレステロール血症
遺伝性出血性毛細血管拡張症
遺伝性球状赤血球症
Huntington舞踏病
肥大型閉塞性心筋症
QT延長症候群
Marfan症候群
筋強直性ジストロフィー
神経線維腫1型，2型
結節性硬化症
von Willebrand病

常染色体劣性遺伝
α_1アンチトリプシン欠乏症
先天性副腎過形成
嚢胞性線維症
Gaucher病
ヘモクロマトーシス
ホモシステイン尿症
フェニルケトン尿症
鎌状赤血球貧血
Tay-Sachs病
サラセミア
Wilson病

X連鎖
アンドロゲン不応症候群
慢性肉芽腫症
色覚異常
Fabry病
脆弱X症候群
グルコース-6-リン酸デヒドロゲナーゼ欠損症
血友病A，B
低リン血症性くる病
筋ジストロフィー（Duchenne型，Becker型）
眼白子症1型，2型

アレル異質性とは，同じ遺伝子の異なった変異が，特定の遺伝病の表現型にどの程度影響を与えるかである．たとえば，囊胞性線維症の発症には *cystic fibrosis conductance transmembrane regulator* という一つの遺伝子の異常のみが関連しているが，2,000以上の変異が報告され，疾患の重症度はさまざまである（第14章，第51章参照）．

表現型の異質性により，同じ遺伝子上の異なった変異から異なった疾患になる理由が説明される．たとえば，*fibroblast growth factor receptor 3*（*FGFR3*）遺伝子は，軟骨無形成症や致死性四肢短縮などのいくつかの骨系統疾患の原因となる．両疾患については第10章で述べられている．

■ 常染色体優性遺伝

遺伝子対の片方コピーだけで表現型が決定される場合，その遺伝子は優性である．保因者は50％の確率で原因遺伝子を伝える．一般的に優性な変異遺伝子は，正常遺伝子よりも優先され表現型を規定する．常染色体優性のすべての疾患が，同様の方法で遺伝するわけではない．常染色体優性疾患が表現型に与える要因は，浸透率，表現度や頻度は低いが共優性遺伝である．

◆ 浸透率

この用語は，優性遺伝子の形質が表現型に現れるか否かを意味する．すべての個体においてその遺伝子の表現型が発現する場合は100％の浸透率となり，一方で一部の保因者は表現型を発現するが，発現しない保因者がいる場合，浸透率は不完全となる．浸透率は，量的に表され，たとえば，ある遺伝子をもつ80％の個体において表現型が現れている場合，浸透率は80％となる．重要なことは，不完全な浸透率により，常染色体優性遺伝の疾患がなぜ世代を"越えて"現れるかを説明できる．

◆ 表現度

同じ常染色体優性遺伝の疾患において，たとえ家族内であっても異なった病状を示すことがある．多様な表現度の遺伝子により，疾患が軽度〜重症の幅のあるものになる．例として神経線維腫，結節性硬化症，成人型多発性囊胞腎があげられる．

◆ 共優性遺伝子

遺伝子対において，異なった二つのアリルの両方の表現型が発現している場合は共優性と考えられる．たとえば血液型は，赤血球のA抗原とB抗原の発現により決定されるが，両方同時に発現することもある．他の共優性例としては，ヘモグロビンにかかわる遺伝子群である．一つの個体にヘモグロビンSをつくる遺伝子とヘモグロビンCをつくる遺伝子があることで，SとC両方のヘモグロビンがつくられる（第56章参照）．

◆ 父親の高年齢

父親の年齢が40歳以上の場合，自然発生の遺伝子変異，特に単一塩基置換のリスクが上がる．これにより，新たな常染色体優性疾患やX連鎖疾患の保因をもつ子が生まれることになる．特に *fibroblast growth factor receptor 2*（*FGFR2*）遺伝子の変異において関係がいわれており，この遺伝子は頭蓋癒合症である，ApertやCrouzon，Pfeiffer症候群を引き起こす．*FGFR3*遺伝子は，軟骨無形成症やタナトフォリック骨異形成症の原因となる．癌原遺伝子である *RET* 遺伝子の変異は，多発性内分泌腫瘍症を引き起こす（Jung, 2003；Toriello, 2008）．また，後述する全ゲノムシークエンスを用いることで，Kongら（2012）は，父親の年齢により，子の一塩基多型の割合が上昇することを示した．父親の年齢が1歳ごとに，約2ヵ所の変異が入る割合である．個々の常染色体優性疾患は低頻度であるため，実際に特定の遺伝子変異が起こるリスクは低く，特別なスクリーニングや検査は推奨されない．

父親の高齢は，Down症候群や単発的な構造異常のリスクをわずかに上げるといわれている（Grewal, 2012；Toriello, 2008；Yang, 2007）．一般的に，その他の異数性についてはリスクが上がると考えられてはいない．おそらく異数性の精子は受精ができないからである．

■ 常染色体劣性遺伝

劣性の病気は，両方のコピーが異常だった時に起こる．ヘテロの保因者は，通常臨床的には気づかれないが，生化学検査で異常値となることがある．多くの酵素欠損症は常染色体劣性遺伝であり，保因者の酵素活性は正常の人の約半分である．囊胞性線維症のような特定の病気に関して保因者のスクリーニングが行われない限り，通常保因者かどうかは罹患児の出生後もしくは罹患の家

族が診断されてからでしか診断がつかない（第14章参照）。もしもカップルが常染色体劣性遺伝の子どもをもつ場合，次子以降の再発率はそれぞれ25％である。そして1/4がホモ接合体の正常児，2/4がヘテロ接合体の保因者，1/4がホモ接合体の患児となる。言い換えると，同胞の3/4は表現型正常で，その正常表現型の2/3は保因者である。

常染色体劣性疾患の保因者は，パートナーがその疾患のヘテロまたはホモであった場合のみ，患児が生まれるリスクがある。まれな常染色体劣性疾患の遺伝子は，一般集団において低罹患率である。ゆえに，血族婚やパートナーがリスクグループに属する場合以外は，パートナーが保因者である確率は低いと見込まれている。ヘテロの保因者は，通常臨床的に見つけることはできないが，生化学的な検査の異常によって，保因者の診断ができるものもある。その他の劣性疾患の保因者は，分子遺伝学的検査のみでしか同定できない（第14章参照）。

◆ 先天代謝異常

多くの常染色体劣性遺伝の代謝性疾患は，必須の酵素が欠乏することで起こる。それらの酵素欠乏により，タンパク質や脂質，炭水化物の代謝が不完全になる。代謝中間産物はさまざまな組織に対して毒性があり，それにより知的障害や種々の異常を起こす。

・フェニルケトン尿症

フェニルアラニン水酸化酵素（phenylalanine hydroxylase：PAH）の欠乏と知られるこの常染色体劣性疾患は，*PAH*遺伝子の変異で起こる。PAHはフェニルアラニンをチロシンに代謝し，ホモ接合体は酵素活性が減少またはなくなる。このことでフェニルアラニン濃度が上がり，進行性の知能障害や自閉症，痙攣，運動機能障害，精神神経的異常をきたす（Blau, 2010）。フェニルアラニンはメラニン産生に必要なチロシン水酸化酵素を競合的に阻害し，髪の毛や眼，肌が低色素沈着となる。500以上の*PAH*遺伝子変異が判明しており，保因者は60人に1人で，そのことから約1万5,000出生につき1人の罹患率であるとされる（ACOG, 2017c）。迅速な診断と幼少期前からのフェニルアラニン制限食により，神経への障害を防ぐことができる。そしてすべての州で新生児のPKUスクリーニングが義務化されている。

フェニルアラニン制限食のみでは，タンパク質摂取が不十分のため，フェニルアラニンを含まないアミノ酸補充が必要となる。また，2007年には，合成型のPAH補因子であるテトラヒドロビオプテリン（サプロプテリン）がPKU治療のために承認された。罹患者の約25〜50％がサプロプテリンに反応性があり，フェニルアラニンレベルの顕著な低下と精神神経症状を改善する可能性がある（Vockley, 2014）。神経認知障害と精神障害の悪化を防ぐためには，2〜6 mg/dL（120〜360 μmol/L）の範囲にフェニルアラニン濃度を生涯維持する必要がある（ACOG, 2017c）。幸いにも，以前に治療を中止した人でも，治療によって精神神経機能が改善するとされる。

妊娠中，母体のフェニルアラニンレベルが推奨範囲を超えている場合，毒性のあるフェニルアラニンに曝露される結果，正常な（ヘテロ接合性）胚であっても，子宮内でダメージを受け続ける。フェニルアラニンは能動的に胎児に移行し，高フェニルアラニン血症は流産やPKUによる胎児病のリスクを増加させる。胎児病は，精神発達障害や小頭症，痙攣，成長障害，心奇形が特徴的である。食事を制限しなかった女性から生まれてくる児は，知的障害が90％以上，6人に1人が心奇形をもつ（Lenke, 1980）。572人の妊婦を18年以上追跡した母体フェニルケトン尿症共同調査によると，血中フェニルアラニン濃度が推奨範囲の2〜6 mg/dLで維持されていた場合は明らかに胎児異常のリスクが軽減し，学童期のIQスコアは正常範囲であった（Koch, 2003；Platt, 2000）。経験豊富なPKUセンターによる受胎前カウンセリングが推奨されている。

◆ 近親（婚）

近い世代に共通の祖先が少なくとも1人いる場合，その子孫の2人は近親とみなされる。西洋諸国ではまれではあるが，20〜50％の結婚が近親婚である国に10億人以上が暮らしていると推定されている（Romeo, 2014）。遺伝医学では，またいとこやそれ以上の近親関係であれば，近親婚となる。第1度近親は半分の遺伝子が共通し，第2度近親は1/4，第3度近親つまりいとこ同士は1/8の遺伝子が共通する。有害な遺伝子を共有化する可能性があるため，近親婚では児がまれな常

染色体劣性疾患や多因子遺伝疾患に罹患するリスクが上昇する．集団ベース研究では，いとこ婚では先天性異常のリスクが2倍になる（Sheridan, 2013；Stoltenberg, 1997）．近親婚はまた，死産の割合を上昇させる（Kapurubandara, 2016）．一塩基多型を用いたCMAにより近親婚が同定されることがあるため，施行前のカウンセリングでは，その可能性を伝えることが重要である．

近親相姦は，親子間や兄妹間のような第1度近親間の性関係であり，世界的に違法である．このような組み合わせによる子孫は異常な結果となる確率が非常に高く，過去の研究では，常染色体劣性疾患や多因子遺伝疾患を罹患することで，児の約40％以上に異常を認めるとされる（Baird, 1982；Freire-Maia, 1984）．

■ X連鎖・Y連鎖遺伝疾患

多くのX連鎖遺伝疾患は劣性遺伝である．多くみられる疾患として，色覚異常や血友病A，B，Duchenne型やBecker型の筋ジストロフィーがあげられる．X連鎖劣性の遺伝子をもつ男性は，正常な優性遺伝子を発現する2本目のX染色体がないため，通常その遺伝子の影響を受け発病する．X染色体連鎖疾患に罹患している男性から生まれる男児は正常である．なぜなら父親のX染色体は男児には受け継がれないからである．X連鎖劣性の遺伝子を保因する女性の息子は50％の確率で罹患し，娘は50％の確率で保因者となる．

X連鎖の劣性遺伝子をもつ女性は一般的には発症をしない．しかし，いくつかのケースでは，ライオニゼーションと呼ばれるランダムなX染色体の不活化に偏りが認められた場合，保因女性が発症することがある．たとえば，血友病Aの保因女性のうち10％は第Ⅷ因子が正常の30％以下であり，血友病Bの保因女性についても同様に10％は第Ⅸ因子が正常の30％以下である．閾値以下の値では，女性保因者が分娩する際に異常出血のリスクが大きく上昇する（Plug, 2006）．実際には，高値を保っていた保因者でも出血のリスクは上がると報告されている（Olssom, 2014）．同様に，Duchenne型やBecker型の筋ジストロフィーの保因女性は，心筋症を起こすリスクがあるため，定期的な心機能や神経筋疾患の評価を行うことが推奨されている〔アメリカ小児科学会（AAP），2008〕．

X連鎖優性遺伝の疾患は男性には致死的であるため，主に女性だけが罹患する．たとえばビタミンD抵抗性くる病や色素失調症である．一つの例外は脆弱X症候群で，これは後ほど述べる．

Y連鎖疾患の発症率は低い．Y染色体上には，性の決定や精子形成・骨発達に関連した細胞機能に関する重要な遺伝子がある．Y染色体の長腕にある遺伝子の欠失では重大な精子形成異常を引き起こし，一方で短腕の先にある遺伝子の欠失では，減数分裂時に対合に不備をきたし不妊となる．

■ ミトコンドリア遺伝

ヒトの細胞は数百のミトコンドリアを含んでおり，固有のゲノムや複製のシステムをもっている．卵子は約10万個のミトコンドリアをもつ．精子は約100個のミトコンドリアしかもたず，また精子由来のミトコンドリアは受精時に消失してしまう．ミトコンドリアはそれぞれ37個の遺伝子が含まれる16,500塩基対の環状DNAを複数コピーもっている．ミトコンドリアDNAはリン酸化に必要なペプチドをエンコードしており，同様にリボソームRNAやトランスファーRNAの情報もエンコードされている．

ミトコンドリアはすべて母体から由来する．そのため，男性・女性どちらもミトコンドリア病は母体由来だけである．複製時に，ミトコンドリアDNAはランダムに娘細胞へ分配される．このプロセスは複製分離と呼ばれる．複製分離により，ミトコンドリアの変異は娘細胞にランダムに伝達される．各々の細胞が複数のミトコンドリアDNAのコピーをもつため，**ホモプラスミー**と呼ばれる正常なDNAまたは変異DNAどちらかだけをもつ場合と，**ヘテロプラスミー**と呼ばれる正常と異常なミトコンドリアDNAを両方含む場合がある．ヘテロプラスミーの卵子が受精した場合は，変異したDNAを含む割合によって個体がミトコンドリア病を発症するか否かが変わる．児がどのくらいの割合で変異DNAをもつかは予想することができないため，ミトコンドリア病の遺伝カウンセリングは難しい．

2016年現在 Online Mendelian Inheritance（OMIM）には，33のミトコンドリア病と既知の分子基盤による疾患が記載されている（Johns

Hopkins University, 2017). Myoclonic epilepsy with ragged red fibers（MERRF）や Leber 視神経萎縮症，Kearns-Sayre 症候群，Leigh 症候群，いくつかのタイプのミトコンドリア筋疾患や心筋疾患，そしてクロラムフェニコール中毒の感受性などがあげられる．

■ DNA の三塩基反復—表現促進

メンデルの第一法則では，新しい変異を除けば，遺伝子は親から子へ変化をせずに伝わる．しかし，いくつかの遺伝子は不安定で，そのサイズや機能が親から子に伝わるときに変化を起こすことがある．これらは臨床的には表現促進と呼ばれ，疾患の症状が次世代に伝わったときに，重症化したり若年で発症したりする現象をいう．表 13-4 に DNA 三塩基反復疾患の例を示す．

◆ 脆弱 X 症候群

遺伝性のある知的障害では最も一般的で，男性の約 3,600 人に 1 人，女性の約 4,000 ～ 6,000 人に 1 人の割合である（ACOG, 2017a）．脆弱 X 症候群は，Xq27.3 にあるシトシン-グアニン-グアニン（cytosine-guanine-guanine：CGG）の三塩基配列のリピート数の増大によって起こる．CGG リピート数が決定的なサイズまで増加（全変異）すると，*fragile X mental retardation 1*（*FMR1*）遺伝子はメチル化する．メチル化は遺伝子を不活化し，FMR1 タンパクの発現が停止する．このタンパク質は，神経細胞において最も豊富であり，正常な認知発達に不可欠である．

この症候群の伝達形式は X 連鎖であるが，両方の性で発病し，CGG リピート数で児の臨床的正常または障害の程度が決定される．知能障害は一般的に男性のほうが重症で，平均 IQ は 35 ～ 45 である（Nelson, 1995）．罹患者は言語障害や注意欠陥多動性障害となる．脆弱 X 症候群は自閉症や**自閉症様行動**を起こすことがよく知られている．関連する表現型の異常は年を重ねるごとに目立つようになり，顎の巨大化を伴った顔の狭小化や目立つ耳，結合組織の異常や思春期後の巨精巣症である．臨床的に四つのグループに分けられる（ACOG, 2017a）．

- 全変異：200 リピート以上
- 前変異：55 ～ 200 リピート
- 中　間：45 ～ 54 リピート
- 非罹患：45 リピート未満

全変異は，すべての男性と多くの女性に浸透し表現型が現れる．全変異だった場合，男性では典型的に重大な認知，行動の異常をきたし，容貌にも異常が現れる．しかし女性ではランダムな X 染色体の不活化によりさまざまな表現となり，障害は重症化しないであろう．まれな例外を除いて，全変異を引き起こすリピートの伸長は，女性の親由来である（Monaghan, 2013）．

前変異だった場合，疾患の評価やカウンセリングはより難しくなる．脆弱 X 症候群の前変異の女性は，リピート数に応じて全変異の子を産むリスクがある．CGG リピート数が 70 以下であれば全変異になる確率は 5％以下であるが，100 ～ 200 である場合は 95％以上が全変異となる（Nolin, 2003）．急激なリピート数の増加は，前変異の男性からは起こりにくいが，その娘はすべて前変異保因者となる．危険因子のない女性では約 250 人に 1 人が脆弱 X 症候群の保因者で，知的障害の家族歴のある女性では約 90 人に 1 人が保因者である（Cronister, 2008）．前変異の保因者は，自分自身の健康にも重大な影響があることがある．前変異の男性は，脆弱 X 関連振戦・失調症候群（fragile X tremor ataxia syndrome：FXTAS）になるリスクがある．この症候群は，記憶障害，遂行機能障害，不安症，および認知症によって特徴づけられる（Monaghan, 2013）．女性は症状が出にくいが，FXTAS のリスクは同様にある．そして，約 20 % は脆弱 X 関連早期卵巣機能不全症となる．

ACOG（2016c, 2017a）は，説明のつかない知的障害や発達障害，自閉症や早期卵巣機能不全症の家族歴がある女性には脆弱 X 症候群を調べることを推奨している．出生前診断は，羊水検査や絨毛検査（CVS）によって行うことができる．

表 13-4　DNA 三塩基反復配列伸長によって起こる代表的疾患

歯状核赤核淡蒼球ルイ体萎縮症
脆弱 X 症候群
Friedreich 失調症
Huntington 舞踏病
球脊髄性筋萎縮症
筋強直性ジストロフィー
脊髄小脳失調症

CVS では *FMR1* 遺伝子のメチル化の状態については正確にはわからないが，どちらの検体でも CGG リピート数は正確にわかる．

■ インプリンティング

インプリンティングは，いくつかの遺伝子が，受け継がれているものの発現しない，そしてその発現しない側は母親か父親どちらかから受け継いだかに依存することと説明される．ゆえに，表現型はどちらの親由来かにより変化する．インプリンティングは，エピジェネティクスの制御を受け遺伝子発現に影響を与える．すなわち，ヌクレオチドの配列に基づいた変化ではなく，遺伝子構造の修飾により遺伝子の発現が制御されることである．たとえば，メチル化が起こると遺伝子発現量が変化し，遺伝子の変化を伴わず表現型に影響を与える．重要なことは，これらの修飾は次世代で可逆性があることである．なぜなら，父親由来のインプリンティング遺伝子を受け継いだ娘は，その遺伝子を卵子では母親由来として継承し，逆もまた同じだからである．

インプリンティングに関連する疾患を表 13-5 に示す．有用な例として，同じ DNA 領域による二つの異なった疾患がある．一つは **Prader-Willi 症候群**で，肥満や過食，低身長や小さい手足，外性器の発育不全，軽度な精神発達遅滞が特徴的である．Prader-Willi 症候群の 70 % 以上は父親由来の 15q11.2-q13 領域の欠失や破壊で起こる．残りのケースは，母親由来の片親性ダイソミー (uniparental disomy：UPD)，または，父親由来の遺伝子の不活性化を伴った母親由来遺伝子のインプリンティングによる．

一方で，**Angelman 症候群**は，重度の知的障害，正常な身長と体重，言語障害，痙攣，運動失調や四肢の振戦，笑いの発作などの症状を呈する．Angelman 症候群の約 70 % は，母親由来の 15q11.2-q13 領域の微細欠失によって起こる．2 % は父親由来の UPD によって起こり，残りの 2〜3 % は母親由来の遺伝子の不活性化を伴う父親由来遺伝子のインプリンティングによる．

産科にかかわるインプリンティングの重要な他の疾患がある．全胞状奇胎は父親由来の 2 倍体であり，胎児の構造を伴わない胎盤の過剰発育であり（第 20 章参照）．逆に卵巣奇形腫は母親由来の

表 13-5　インプリンティングによる代表的疾患

疾　患	染色体上の領域	由来する親
Angelman 症候群	15q11.2-q13	母親
Beckwith-Wiedemann 症候群	11p15.5	父親
ミオクローヌス性ジストニア	7q21	母親
Prader-Willi 症候群	15q11.2-q13	父親
偽性副甲状腺機能低下症	20q13.2	型による
Russell-Silver 症候群	7p11.2	母親

〔Data from Online Mendelian Inheritance in Man (Johns Hopkins University, 2017)〕

2 倍体であり，胎盤組織を伴わないさまざまな胎児組織の発育によって起こる（Porter, 1993）．

■ 片親性ダイソミー（UPD）

この現象は，対をなす 2 本の染色体が同じ親由来から引き継いだときに起こる．多くの場合，UPD は臨床症状を呈さない．どちらのコピーも 1 人の親から継承されるが，同一ではない．しかし，6 番，7 番，11 番，14 番，15 番染色体が含まれる場合は由来する親によって遺伝子発現が異なるため，児に異常をきたすことがある（Shaffer, 2001）．いくつかの理由で UPD は起こるが，図 13-9 に示すようにトリソミーレスキューで起こることが最も一般的である．不分離によりトリソミーの接合子ができた後，3 本のうち 1 本の相同染色体が失われる．これらのうち約 1/3 において UPD の結果となる．

イソダイソミーは，同じ親に由来するペアの染色体が 1 本の染色体の**重複**により起こり，個体に引き継がれた場合に起こるまれな状態である．この機構は嚢胞性線維症のいくつかの症例で報告されており，片方の親のみが保因者だったが，胎児に保因の親由来の異常な染色体が重複して受け継がれることがある（Spence, 1988；Spotila, 1992）．イソダイソミーは，成長障害を引き起こす胎盤モザイクとも関連があるとされている．

■ 多因子遺伝

形質や病気が，遺伝子の組み合わせや環境因子

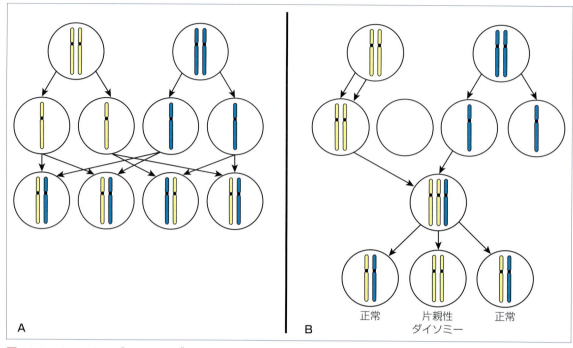

図13-9　トリソミー"レスキュー"により片親性ダイソミーが起こる過程
A. 正常の減数分裂において，ペアになっている相同染色体は，片方が父親由来，もう片方が母親由来となる．
B. 不分離が起こり，トリソミーの受胎産物ができた場合，1本の相同染色体の消失がときどき起こる．その1/3では1本の相同染色体が失われることで片親性ダイソミーとなる．

によって決定される場合は，多因子遺伝と考えられる（表13-6）．多因子遺伝形質は，一つ以上の遺伝子の複合効果によって決定される．多くの先天的・後天的疾患の性質は，ありふれた形質と同様に多因子遺伝である．たとえば，口唇裂や神経管欠損，糖尿病や心臓病などの疾患，頭の大きさや身長などの容姿が含まれる．多因子遺伝による異常は，家族に再発する傾向はあるが，メンデル形式の遺伝にはならない．多因子遺伝の異常児をもつカップルにおいて次子の経験的再発率は3〜5％である．このリスクは，遠戚になるほど指数関数的に減衰する．

集団において正規分布する多因子形質は，連続可変と呼ばれる．計測値が±2SD以上である場合に異常とみなされる．連続可変の形質は，罹患者の子孫に対して過度な影響は与えない．なぜなら，平均へ回帰する統計的原理があるからである．

◆ 閾値による形質

いくつかの多因子形質は，閾値を超えなければ現れない．性質や傾向を生み出す遺伝的または環境的因子は自ら正規分布し，極値分布した個体のみが閾値を超え，形質や欠損を示す．ゆえに表現的異常はall-or-noneの現象である．たとえば，口唇口蓋裂や幽門狭窄である．

特定の閾値形質が，男女により優位性の違いがあることがわかっている．その特徴または奇形が

表13-6　多因子疾患の特徴

遺伝が関与している
メンデル遺伝形式ではない
単一遺伝子病が証明されていない
非遺伝的要素も病因となっている
素因になる遺伝型があるにもかかわらず浸透性を欠く
一卵性双胎で差を認める場合がある
家族集積性が存在する場合がある
近縁者は易罹患性のアリルをもつ可能性が高い
近縁者がより近いほど発現頻度が高い
近縁者が遠いほど頻度が低下する—易罹患性のアリルが少なくなる
二卵性より一卵性双胎で一致率が高い

（Adapted from Nussbaum, 2007）

発症率の低いほうの性別で発症した場合は，その児たちに再発するリスクは上昇する（図13-10）．たとえば幽門狭窄症は男性のほうが4倍発症しやすい（Krogh, 2012）．女性が幽門狭窄を発症した場合は，男性で異常が起こる場合よりも遺伝因子がより素因になりやすいため，彼女の児や同胞の再発率は予期される3〜5％よりも高い．彼女の男児や同胞は，疾患の原因となる遺伝子をより多く引き継ぐだけでなく，影響を受けやすい性別のため発症しやすくなる．

閾値がある形質において再発率は，症状が重症の場合に大きくなる．たとえば，両側の口唇口蓋裂の児において次子の再発率は約8％であるが，片側で口唇裂単独の場合は約4％だけである．

◆ **心奇形**

心臓の構造異常は先天異常の中で最も多く，1,000人に8人の罹患率である．心血管系の形態形成にかかわっていると考えられる100以上の遺伝子が同定されており，それらはさまざまなタンパクの生産や，タンパクのレセプター，転写因子にかかわるものが含まれる（Olson, 2006；Weismann, 2007）．

母親が心奇形をもつ場合の児が心奇形をもつリスクは約5〜6％で，父親がもつ場合は約2〜3％といわれる（Burn, 1998）．左心低形成や大動脈縮窄，大動脈二尖弁などの左室系の異常に限れば再発率は4〜6倍になる（Lin, 1988；Lupton, 2002；Nora, 1988）．特定の心形態異常の経験的再発率は表49-4に記載されている．

◆ **神経管欠損**

これらの疾患は，多因子遺伝の古典的例でもある．神経管欠損（neural-tube defects：NTDs）の発生は，高体温，高血糖，催奇形物質，民族，家族歴，児の性別やいくつかの遺伝子によって影響されたと考えられる．それぞれの危険因子は，欠損が起こる特定の部位と強く関連する．高体温は無脳症とかかわり，妊娠前の糖尿病は頭蓋と頸胸部の欠損とかかわり，バルプロ酸の曝露は腰仙部の欠損とかかわる（Becerra, 1990；Hunter, 1984；Lindhout, 1992）．NTDsの超音波画像所見については，第10章に述べられており，葉酸による予防については第9章に，脊髄髄膜瘤に対する胎児治療については第16章に述べられている．

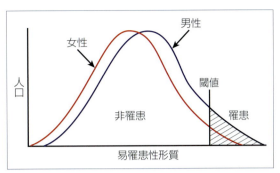

図 13-10　男性の頻度が高い，幽門狭窄のような疾患における閾値形質の図式例
男女とも正規分布をするが，同じ閾値でも男性は女性よりも発病しやすい．

50年前 Hibbardら（1965）は，異常な葉酸代謝が多くのNTDsにかかわると仮説を立てた．前児がNTDsの女性では再発のリスクは3〜5％であるが，受胎前から葉酸を4 mg/日で摂取を行うと，そのリスクを70％，潜在的には85〜90％程度減らすことができる（Grosse, 2007；MRC Vitamin Study Research Groop, 1991）．しかし，多くのNTDのケースで母体の葉酸欠乏は起こっておらず，NTDsに対する葉酸に関しての遺伝子と栄養の相互作用は複雑であることがわかってきた．葉酸の輸送や蓄積にかかわる遺伝子の変異や，ビタミンB_{12}欠乏やコリン欠乏のような二次的栄養欠乏症を介した葉酸の利用障害，葉酸依存性の代謝酵素活性にかかわる遺伝子の変異にNTDのリスクは影響される（Beaudin, 2009）．

遺伝学的検査

すべての妊婦は，出生前異数性スクリーニングや出生前遺伝診断の選択肢をもつべきである（ACOG, 2016b）．異数性スクリーニングは，血清検体に基づいたスクリーニングまたはDNAに基づいたスクリーニング，すなわち母体循環中に見いだされる cell-free DNA を用いて行うことができる．また，親の出生前遺伝学的スクリーニングは，個人が潜在的にリスク因子をもっているかどうかの決定を助ける（第14章参照）．

出生前診断では，細胞遺伝学的分析（核型分析），FISH，および染色体マイクロアレイ分析が最も一般的に用いられている．検査は，羊水または絨毛で行うことができる．特定の状況では，全

ゲノムまたは全エキソームシークエンスが考慮されうるが，これらのルーチンの使用は推奨されない．遺伝的基礎が知られている特定の疾患を診断する場合，DNAに基づいた検査を使用することが多く，一般的にはDNA配列の迅速な増幅を行えるポリメラーゼ連鎖反応（PCR）が用いられる．

■ 細胞遺伝学的解析

染色体異常を検査するために，核型分析が一般に行われる．分裂中の細胞または刺激により分裂する細胞を含む組織は，細胞遺伝学的解析に適している．核型分析は，数の異常すなわち異数性を検出し，またサイズが少なくとも5〜10メガ塩基であれば，均衡型または不均衡型の構造再編成を同定する．核型分析の診断精度は99％を超えている．

分裂細胞を分裂中期で止め，染色体を濃淡のバンドで染める．最も一般的な染色法はギムザ染色で，これによりG-bandができる（図13-3）．各々の染色体は特徴のあるバンドを有するため，その染色体を同定するだけでなく，欠失や重複，再配列も同定することができる．細胞遺伝学的解析は，バンドの数が増えるほど正確性を増す．一般的には分裂中期の高解像度のバンドが用いられ，ハプロイドの染色体セット上に450〜550のバンドができる．分裂前期で行うと850のバンドができる．

分裂中の細胞のみでしか評価できないため，培養で速く成長する細胞では，早く結果を得ることができる．羊水細胞は，上皮細胞や胃粘膜細胞，羊膜細胞が含まれており，結果が出るまでに7〜10日かかる．胎児血を用いると36〜48時間で結果が出るが，必要なときはまれである（第14章参照）．死亡した胎児の皮膚線維芽細胞を用いると細胞刺激で増殖させることが難しいため，染色体分析は2〜3週間かかる（第35章参照）．

■ fluorescence in situ hybridization（FISH）

この技術は，特定の染色体異常の迅速な同定，および先に述べた22q11.2微小欠失のような微小欠失または重複症候群が疑われるときに使用されている．1〜2日で結果が出るため，FISHは結果によって妊娠管理が変わる可能性がある場合に

よく選択される．FISH法を行うために，細胞をスライドグラス上に固定し，蛍光ラベルのついたプローブを固定した染色体にハイブリダイズさせる（図13-11，図13-12）．それぞれのプローブは，すでに明らかになっている染色体や遺伝子の配列に相補的なDNA配列が用いられる．対象であるDNA配列がある場合には，顕微鏡を用いてハイブリダイゼーションは明るい信号として検出できる．信号の数により，染色体の本数や解析中の細胞の遺伝子の型が確定する．結果はプローブ特異的である．つまりFISHは，対象の染色体や遺伝子の領域をみているにすぎず，染色体全体の情報を得ることはできない．

出生前検査でFISHが最も適応になるのは，間期核を用いて，21番・18番・13番・X・Y染色体に対する特異的DNA配列を用いた検査である．図13-12に例を示すが，18番・X・Y染色体を対象としたαサテライトのプローブを用いた間期FISHで18トリソミーを示している．45,000件以上の検査をレビューした報告では，FISH検査は通常の細胞遺伝学的核型解析と99.8％の確率で一致した（Tepperberg, 2001）．ACOG（2016b）では，臨床的な決定を行う場合，FISHと異数性スクリーニング検査異常や超音波所見のような臨床的所見を組み合わせるか，FISHと核型分析や染色体マイクロアレイ解析（chromosomal microarray analysis：CMA）のような確定的染色体検査を組み合わせるかのどちらかを推奨している．

■ 染色体マイクロアレイ解析

この検査は，標準的な核型分析よりも100倍高感度であり，50〜100キロ塩基の微小重複および微小欠失を検出する．直接CMAは3〜5日で結果が出るが，培養細胞が必要な場合は結果が10〜14日かかる（ACOG, 2016b）．マイクロアレイは，比較ゲノムハイブリダイゼーション（CGH）をプラットフォームとする方法，一塩基多型（SNP）をプラットフォームとする方法または，その二つの組み合わせのいずれかを用いる．CGHマイクロアレイは，試験試料DNAを正常対照試料と比較する．図13-13に示すように，CGHチップはオリゴヌクレオチドである既知の配列の参照DNA断片を含む．羊水穿刺または絨

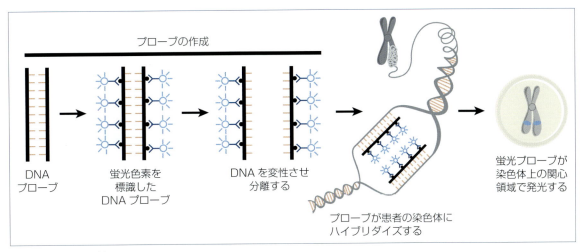

図 13-11　FISH 法

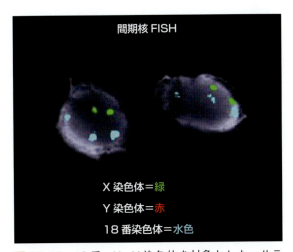

図 13-12　18番・X・Y染色体を対象とした α サテライトのプローブを用いた間期核 FISH
この症例では，三つの水色の信号と二つの緑の信号が見え，赤の信号は見えない．これは女性の 18 トリソミーを表している．
（Used with permission from Dr. Frederick Elder）

　毛採取で採取した胎児 DNA を，蛍光色素で標識し，チップ上の DNA にハイブリダイズさせる．そして正常対照 DNA を異なるプローブで標識し，同様にチップにハイブリダイズさせ，二つのサンプルからの蛍光信号の強度を比較する．SNPアレイでは，チップに既知の一塩基多型の DNA 配列がのっている．胎児 DNA を標識し，チップにハイブリダイズさせると，蛍光信号の強度はコピー数多型を示す．
　両方のタイプのプラットフォームは，異数性，不均衡型転座，微小欠失および微小重複を検出できる．今のところ，いずれのタイプのアレイプラットフォームも，均衡型転座を検出できない．このことから，不育症のあるカップルは，第 1 選択検査として核型分析を行うべきである〔アメリカ周産期学会（SMFM），2016〕．他に，SNP アレイは三倍体を同定することができ，**ヘテロ接合性の喪失**を検出することができる．後者は，染色体の両方のコピーが一方の親から継承される片親性ダイソミーで起こる．さらに，近親婚がある場合にはヘテロ接合性の喪失が起こる可能性があり，SNP アレイの施行前カウンセリングではこの可能性を含むべきである．
　アレイは，ゲノムワイドとしてまたは既知の遺伝性症候群を標的として用いることができる．ゲノムワイドアレイは，典型的には，たとえば知的障害を有する個々における新規の微小欠失症候群を同定するために，研究上で使用される（Slavotinek, 2008）．標的アレイは一般的に，**臨床的意義不明のコピー数多型を検出する可能性が低いため，出生前に使用されるのが望ましい**．Hillman ら（2013）によるシステマティック・レビューでは，出生前検体の 1〜2％に臨床的意義不明のコピー数多型が同定されるとしている．予期できないことではないが，これは包括的な施行前カウンセリングを行ったとしても，家族にとって重大な苦痛となる可能性がある．

◆ **臨床適応**

　常染色体トリソミーのリスクが高い妊娠における異数性スクリーニングでは，核型分析または

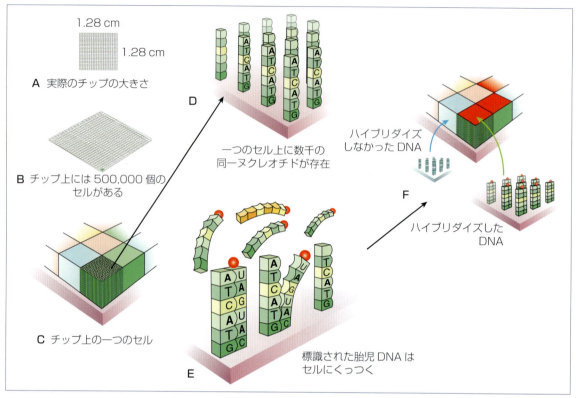

図13-13　染色体マイクロアレイ検査
A．実際のマイクロアレイチップの大きさ．
B．それぞれのチップは数千のセルからなり，正方形である．
C，D．各々のセルは，その表面上に数千の同一ヌクレオチドを含むが，ヌクレオチドの内容は各々のセルで唯一のものである．
E．遺伝子解析のため，標識した胎児DNAを含む混合物をチップ上に撒く．相補的DNA配列が結合する．
F．レーザーを照射することで，結合したDNA配列は輝いて見える．これで，適合した配列を同定することができる．
(Modified with permission from Doody KJ: Treatment of the infertile couple. In Hoffman BL, Schorge JO, Schaffer JI, et al (eds): Williams Gynecology, 2nd ed. New York, McGraw-Hill, 2012)

FISH＋核型分析を実施すべきであり，さらにCMAを利用可能にすべきである（ACOG, 2016b）．核型が正常である場合，CMAを用いると胎児の異常を伴う妊娠の約6.5％，明らかな胎児の異常のない1～2％において臨床と関連のあるコピー数変多型が同定される（Callaway, 2013）．ACOG（2016b）とSMFM（2016）は，胎児構造異常が同定された場合，胎児核型分析に代わり，CMAを最上位検査として実施することを推奨している．心内膜症欠損（21トリソミー）や無分葉型全前脳症（13トリソミー）などの，特定の異常が特定の異数性と強く関連する場合，核型分析やFISHが第一の検査として施行されうる．遺伝カウンセリングには，CMAと核型分析の利点と限界についての情報が含まれ，出生前診断を選択した女性がどちらも利用できることが推奨されている（SMFM, 2016）．CMAは，親において発症していない常染色体優性遺伝疾患例を同定することができ，また非実父である例も同定することができる．

死産に対して行う場合は，分裂細胞を必要としない点で，CMAは遺伝子検査として一般的な核型検査より優れる．The Stillbirth Collaborative Research Networkは，核型分析では情報のなかった症例のうち，CMAを行うと約6％に異数性または病原性のあるコピー数異型のどちらかがあったことを報告した（Reddy, 2012）．全体でみると，CMAは標準の核型分析単独よりも25％近く多くの情報を得られる．

■ 全ゲノムシークエンスと全エキソームシークエンス

構造異常を有する大部分の胎児の核型分析やCMAの結果は正常である．全ゲノムシークエンス（whole genome sequencing：WGS）はゲノム全体を解析する技術である．全エキソームシークエンス（whole exome sequencing：WES）は，ゲノムの約1％を占めるDNAのコード領域のみを解析する．遺伝性症候群が疑わしい時や知的障害を調べる場合に，これらの次世代シークエンス技術は，出生後において使用されることが増えている．ACOG（2012）では，CMAで診断に至らなかった遺伝性疾患が疑われる胎児を評価するために，WGSやWESは考慮しうるとしている．ACOG（2016a）では，これは，たとえばほかの方法では情報が得られなかった，再発性または致死性の異常などの限られた状況だとしている．重要なことは，結果が出るまでの非常に長い時間や意義不明のバリアントが多い現在の形では，WGSやWESは非常に限定的である（ACOG, 2012；Atwal, 2014）．結果として，出生前検査において，この有望な技術の臨床的有用性は現在のところ限られている．

■ 母体血中胎児DNA

母体血中に胎児細胞は非常に低濃度で存在し，1 mL当たり約2～6細胞しか存在しない（Bianchi, 2006）．一部の完全な胎児細胞は，出産後10年間母体血中に存在しうる．この存続する胎児細胞は母体に移植され，結果として母体は**マイクロキメリズム**となるため，強皮症や全身性エリテマトーデスや橋本病などの自己免疫性疾患の発病に関与する．出生前診断において，母体血由来の完全な胎児細胞を使用することは，濃度が低いことや，次回妊娠時にも存続すること，母体細胞と見分けるのが難しいことなどから限界がある．しかし，これらのケースにおいて，胎児cell-free DNAがその問題を解決できる．

◆ cell-free DNA

cell-free DNAの断片は，母体細胞およびアポトーシスとなった胎盤のトロフォブラスト由来であるが，後者のDNAはよく"胎児の"と呼ばれる．cell-free DNAは，妊娠9～10週以降の母体血液中で確実に検出することができる（ACOG, 2017b）．胎盤であるcell-free DNAは，胎児の断片と呼ばれ，母体血漿中のcell-free DNAの約10％を占める．完全な胎児細胞とは異なり，cell-free DNAは母体の血液から数分以内に消失する．研究上では胎児cell-free DNAにより，父親由来のアリル情報を用いて単一遺伝子病の多くが診断されている．診断されている疾患は，筋強直性ジストロフィー，軟骨無形成症，Huntington病，先天性副腎過形成，嚢胞性線維症，αサラセミアなどである（Wright, 2009）．臨床適応されているのは，異数性スクリーニングや胎児の性別，RhDの遺伝解析である（図13-14）．

- **異数性スクリーニング**

胎児常染色体トリソミーおよび性染色体異数性をスクリーニングするために，いくつかのタイプの異なる分析法が用いられている．これらには，超並列（massively parallel）シークエンスやショットガンシークエンスとも呼ばれる全ゲノムシークエンスや染色体選択的またはターゲットシークエンス，SNP解析が含まれる（ACOG, 2016a, b）．同時に数百万のDNA断片の配列を読むことで，ある染色体の比率や割合が予想されるよりも高いかを知ることができる．胎児DNAの配列は，個々の染色体に特異的である．したがって，Down症候群の胎児を有する女性のサンプルには，21番染色体由来のDNA配列の割合がより高い．

cell-free DNAによるスクリーニングの精度は優れている．ハイリスク妊娠を対象とした37件のメタアナリシスにおいて，Down症を検出するための統合感度は99％であり，18トリソミーおよび13トリソミーは，それぞれ96％，91％であった．各々の特異度は99.9％であった（Gil, 2015）．偽陽性率は，スクリーニングが行われている各異数性について累積されるが，通常1％未満である．その結果として，cell-free DNAスクリーニングは，胎児常染色体トリソミーのリスクが高い妊婦に対するスクリーニングの選択肢として推奨されている（ACOG, 2017b；SMFM, 2015）．

残念なことに，cell-free DNAスクリーニングは，4～8％の症例で結果が出ない．これは，測定の失敗，高い分析分散，または低い胎児分画による可能性がある（Norton, 2012；Pergament, 2014；Quezada, 2015）．このような妊娠は，胎児

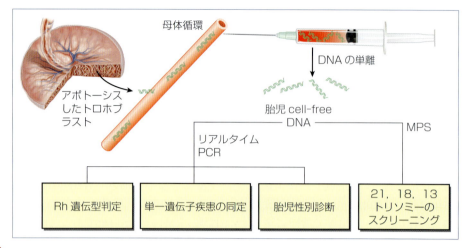

図 13-14
胎児 cell-free DNA は，実際にはアポトーシスしたトロホブラスト由来である．この DNA は，母体血漿より単離され，特定の領域や配列を目的とする場合，リアルタイム PCR が用いられる．この手法により，RhD の遺伝型判定や父親由来の単一遺伝子疾患の同定，胎児性別診断が行える．常染色体トリソミーや性染色体の異数体のスクリーニングは，全ゲノムシークエンスやターゲットシークエンス，一塩基多型解析を用いて行われる．

異数性のリスクが高い．さらに，結果が出ないことは，胎児の相補的 DNA を反映するのではなく，むしろ胎盤モザイクや初期に亡くなった双子の片方の異数体，母体のモザイク，または偶然母体に悪性疾患のある場合を表している可能性がある（Bianchi, 2015；Curnow, 2015；Grati, 2014b；Wang, 2014）．カウンセリングの推奨事項については，第 14 章に述べられている．

・胎児性別診断

遺伝病の観点からみると，胎児の性別を診断することは，胎児が X 連鎖病の可能性がある場合に臨床的に役立つ．また，胎児が先天性副腎過形成の可能性がある場合には，男児に対する母体ステロイド投与を避けることができ有用である（第 16 章参照）．Devaney ら（2011）の 6,000 人以上のメタアナリシスによると，cell-free DNA を用いた性別診断の感度は，妊娠 7 〜 12 週においては約 95 ％で，妊娠 20 週以降になると 99 ％に上昇する．特異度は両方の期間とも 99 ％であり，特定の症例では，胎児 cell-free DNA は侵襲的検査に代わる合理的なものである．

・RhD の遺伝子型評価

主に白人集団では，RhD 陰性女性の胎児のほぼ 40 ％が RhD 陰性である．母体血液からの胎児 RhD 遺伝子型評価は，これらの妊娠における抗 D 免疫グロブリンの投与を除くことができ，それによってコストおよび潜在的リスクが低減される．RhD 同種免疫において，RhD 陰性胎児の早期同定は，不必要な中大脳動脈ドプラ評価または羊水穿刺を避けることができる．cell-free DNA を用いた評価は，*RHD* 遺伝子のいくつかのエクソンを標的としたリアルタイム PCR を用いて行われる．これらは，典型的にはエクソン 4, 5 および 7 である．

デンマークおよびオランダでは，cell-free DNA を用いた RhD 遺伝子型決定は日常的に行われている（Clausen, 2012；de Haas, 2016）．妊娠 27 週でスクリーニングされた 25,000 人以上の RhD 陰性女性の集団ベースの研究では，RhD 陰性が見逃された偽陰性率はわずか 0.03 ％であった．Rh 免疫グロブリンが不必要に投与された偽陽性率は 1 ％未満であった（de Haas, 2016）．同様の結果が英国から報告されたが，偽陰性率は初回妊娠で高かった（Chitty, 2014）．研究者らは，偽陰性のスクリーニング結果が感作のリスクを増加させるが，百万出生につき 1 未満であると結論づけた（Chitty, 2014）．RhD 同種免疫については，第 15 章で述べられている．

（訳：上出泰山）

References

Abele H, Babiy-Pachomow O, Sonek J, et al: The cavum septum pellucidi in euploid and aneuploidy fetuses. Ultrasound Obstet Gynecol 2013; 42(2):156, 2013.

American Academy of Pediatrics: Clinical report: cardiovascular health supervision for individuals affected by Duchenne or Becker muscular dystrophy. Pediatrics 116(6):1569, 2005, Reaffirmed December 2008.

American College of Medical Genetics (ACMG) Board of Directors: Points to consider in the clinical application of genomic sequencing. Genet Med 14(8):759, 2012.

American College of Obstetricians and Gynecologists: Microarrays and next-generation sequencing technology: the use of advanced genetic diagnostic tools in obstetrics and gynecology. Committee Opinion No. 682, December 2016a.

American College of Obstetricians and Gynecologists: Prenatal diagnostic testing for genetic disorders. Practice Bulletin No. 162, May 2016b.

American College of Obstetricians and Gynecologists: Primary ovarian insufficiency. Committee Opinion No. 605, July 2014, Reaffirmed 2016c.

American College of Obstetricians and Gynecologists: Screening for fetal aneuploidy. Practice Bulletin No. 163, May 2016d.

American College of Obstetricians and Gynecologists: Carrier screening for genetic conditions. Committee Opinion No. 691, March 2017a American College of Obstetricians and Gynecologists: Cell free DNA screening for fetal aneuploidy. Committee Opinion No. 640, September 2015, Reaffirmed 2017b.

American College of Obstetricians and Gynecologists: Management of women with phenylketonuria. Committee Opinion No. 636, June 2015, Reaffirmed 2017c.

Atwal PS, Brennan ML, Cox R, et al: Clinical whole-exome sequencing: are we there yet? Genet Med 16(9):717, 2014.

Baffero GM, Somigliana E, Crovetto F, et al: Confined placental mosaicism at chorionic villus sampling: risk factors and pregnancy outcome. Prenat Diagn 32(11):1102, 2012.

Baird PA, McGillivray B: Children of incest. J Pediatr 101(5):854, 1982.

Bardsley MZ, Kowal K, Levy C, et al: 47,XYY syndrome: clinical phenotype and timing of ascertainment. J Pediatr 163(4):1085, 2013.

Bdolah Y, Palomaki GE, Yaron Y, et al: Circulating angiogenic proteins in trisomy 13. Am J Obstet Gynecol 194(1):239, 2006.

Beaudin AE, Stover PJ: Insights into metabolic mechanisms underlying folate-responsive neural tube defects: a minireview. Birth Defects Res A Clin Mol Teratol 85(4):274, 2009.

Becerra JE, Khoury MJ, Cordero JF, et al: Diabetes mellitus during pregnancy and the risks for specific birth defects: a population-based case-control study. Pediatrics 85(1):1, 1990.

Bergstrom S, Carr H, Petersson G, et al: Trends in congenital heart defects in infants with Down syndrome. Pediatrics 138(1):e210160123, 2016.

Bianchi DW, Chudova D, Sehnert AJ, et al: Noninvasive prenatal testing and incidental detection of occult malignancies. JAMA 314(2):162, 2015.

Bianchi DW, Hanson J: Sharpening the tools: a summary of a National Institutes of Health workshop on new technologies for detection of fetal cells in maternal blood for early prenatal diagnosis. J Matern Fetal Neonatal Med 19(4):199, 2006.

Blau N, van Spronsen FJ, Levy HL: Phenylketonuria. Lancet 376(9750):1417, 2010.

Boada R, Janusz J, Hutaff-Lee C, et al: The cognitive phenotype in Klinefelter syndrome: a review of the literature including genetic and hormonal factors. Dev Disabil Res Rev 15(4):284, 2009.

Bui TH, Iselius L, Lindsten J: European collaborative study on prenatal diagnosis: mosaicism, pseudomosaicism and single abnormal cells in amniotic fluid cultures. Prenat Diagn 4(7):145, 1984.

Bull MJ, American Academy of Pediatrics Committee on Genetics: Health supervision for children with Down syndrome. Pediatrics 128(2):393, 2011.

Burn J, Brennan P, Little J, et al: Recurrence risks in offspring of adults with major heart defects: results from first cohort of British collaborative study. Lancet 351(9099):311, 1998.

Callaway JL, Shaffer LG, Chitty LS, et al: The clinical utility of microarray technologies applied to prenatal cytogenetics in the presence of a normal conventional karyotype: a review of the literature. Prenat Diagn 33(12):1119, 2013.

Carey L, Scott F, Murphy K, et al: Prenatal diagnosis of chromosomal mosaicism in over 1600 cases using array comparative genomic hybridization as a first line test. Prenat Diagn 34(5):478, 2014.

Chitty LS, Finning K, Wade A: Diagnostic accuracy of routine antenatal determination of fetal RHD status across gestation: population based cohort study. BMJ 349:g5243, 2014.

Clausen FB, Christiansen M, Steffensen R, et al: Report of the first nationally implemented clinical routine screening for fetal RHD in D– pregnant women to ascertain the requirement for antenatal RHD prophylaxis. Transfusion 52(4):752, 2012.

Cockwell A, MacKenzie M, Youings S, et al: A cytogenetic and molecular study of a series of 45,X fetuses and their parents. J Med Genet 28(3):151, 1991.

Cools M, Pleskacova J, Stoop H, et al: Gonadal pathology and tumor risk in relation to clinical characteristics in patients with 45,X/46,XY mosaicism. J Clin Endocrinol Metab 96(7):E1171, 2011.

Cragan JD, Gilboa SM: Including prenatal diagnoses in birth defects monitoring: experience of the Metropolitan Atlanta Congenital Defects Program. Birth Defects Res A Clin Mol Teratol 85(1):20, 2009.

Cronister A, Teicher J, Rohlfs EM, et al: Prevalence and instability of fragile X alleles: implications for offering fragile X premutation diagnosis. Obstet Gynecol 111(3):596, 2008.

Curnow KJ, Wilkins-Haug L, Ryan A, et al: Detection of triploid, molar, and vanishing twin pregnancies by single-nucleotide polymorphism-based noninvasive prenatal test. Am J Obstet Gynecol 212(1):79.e1, 2015.

Dashe JS: Aneuploidy screening in pregnancy. Obstet Gynecol 128(1):181, 2016.

de Haas M, Thurik FF, van der Ploeg CP, et al: Sensitivity of fetal RHD screening for safe guidance of targeted anti-D immunoglobulin prophylaxis: a prospective cohort study of a nationwide programme in the Netherlands. BMJ 355:i5789, 2016.

Devaney SA, Palomaki GE, Scott JA, et al: Noninvasive fetal sex determination using cell-free fetal DNA: a systematic review and meta-analysis. JAMA 306(6):627, 2011.

Dolk H, Loane M, Garne E: The prevalence of congenital anomalies in Europe. Adv Exp Med Biol 686:349, 2010.

Doody KJ: Treatment of the infertile couple. In Hoffman BL, Schorge JO, Schaffer JI, et al (eds): Williams Gynecology, 2nd ed. New York, McGraw-Hill, 2012.

Edwards JH, Harnden DG, Cameron AH, et al: A new trisomic syndrome. Lancet 1(7128):787, 1960.

Ford CE, Jones KW, Polani PE, et al: A sex-chromosome anomaly in a case of gonadal dysgenesis (Turner's syndrome). Lancet 1(7075):711, 1959.

Freeman SB, Bean LH, Allen EG, et al: Ethnicity, sex, and the incidence of congenital heart defects: a report from the National Down Syndrome Project. Genet Med 10(3):173, 2008.

Freire-Maia N: Effects of consanguineous marriages on morbidity and precocious mortality: genetic counseling. Am J Med Genet 18(3):401, 1984.

Gardner RJ, Sutherland GR: Chromosome Abnormalities and Genetic Counseling, 2nd ed. Oxford Monographs on Medical Genetics No. 29. Oxford, Oxford University Press, 1996.

Gil MM, Quezada MS, Revello R, et al: Analysis of cell-free DNA in maternal blood in screening for fetal aneuploidies: updated meta-analysis. Ultrasound Obstet Gynecol 45(3):249, 2015.

Girardin CM, Vliet GV: Counselling of a couple faced with a prenatal diagnosis of Klinefelter syndrome. Acta Pediatr 100(6):917, 2011.

Grati FR: Chromosomal mosaicism in human feto-placental development: implications for prenatal diagnosis. J Clin Med 3(3):809, 2014a.

Grati FR, Malvestiti F, Ferreira JC, et al: Fetoplacental mosaicism: potential implications for false-positive and false negative non-invasive prenatal screening results. Genet Med 16(8):620, 2014b.

Grewal J, Carmichael SL, Yang W, et al: Paternal age and congenital malformations in offspring in California, 1989–2002. Matern Child Health J 16(2):385, 2012.

Grosse SD, Collins JS: Folic acid supplementation and neural tube defect recurrence prevention. Birth Defects Res A Clin Mol Teratol 79(11):737, 2007.

Hassold T, Arnovitz K, Jacobs PA, et al: The parental origin of the missing or additional chromosome in 45,X and 47,XXX females. Birth Defects Orig Artic Ser 26(4):297, 1990.

Henderson KG, Shaw TE, Barrett IJ, et al: Distribution of mosaicism in human placentae. Hum Genet 97(5):650, 1996.

Hibbard ED, Smithells RW: Folic acid metabolism and human embryopathy. Lancet 1:1254, 1965.

Hillman SC, McMullan DJ, Hall G, et al: Use of prenatal chromosomal microarray: prospective cohort study and systematic review and meta-analysis. Ultrasound Obstet Gynecol 41(6):610, 2013.

Holland CM: 47,XXX in an adolescent with premature ovarian failure and autoimmune disease. J Pediatr Adolesc Gynecol 14(2):77, 2001.

Hussamy DJ, Herrera CL, Twickler DM, et al: How many risk factors do Down syndrome pregnancies have? Am J Obstet Gynecol 216(1):S127, 2017.

Hsu LY, Perlis TE: United States survey on chromosome mosaicism and pseudomosaicism in prenatal diagnosis. Prenat Diagn 4(7):97, 1984.

Hunter AG: Neural tube defects in Eastern Ontario and Western Quebec: demography and family data. Am J Med Genet 19(1):45, 1984.

Jacobs PA, Hassold TJ: The origin of numerical chromosomal abnormalities. Adv Genet 33:101, 1995.

Jauniaux E: Partial moles: from postnatal to prenatal diagnosis. Placenta 20(5–6):379, 1999.

Johns Hopkins University: Online Mendelian Inheritance in Man (OMIM). 2017. Available at: http://omim.org/. Accessed February 4, 2017.

Jones KL: Smith's Recognizable Patterns of Human Malformation, 6th ed. Philadelphia, Saunders, 2006.

Jung A, Schuppe HC, Schill WB: Are children of older fathers at risk for genetic disorders? Andrologia 35(4):191, 2003.

Kannan TP, Hemlatha S, Ankathil R, et al: Clinical manifestations in trisomy 9. Indian J Pediatr 76(7):745, 2009.

Kappelgaard A, Laursen T: The benefits of growth hormone therapy in patients with Turner syndrome, Noonan syndrome, and children born small for gestational age. Growth Horm IGF Res 21(6):305, 2011.

Kapurubandara S, Melov S, Shalou E, et al: Consanguinity and associated perinatal outcomes, including stillbirth. Aust N Z J Obstet Gynecol 56(6), 599, 2016.

Koch R, Hanley W, Levy H, et al: The Maternal Phenylketonuria International Study: 1984–2002. Pediatrics 112(6 Pt 2):1523, 2003.

Kong A, Frigge ML, Masson G, et al: Rate of de novo mutations, father's age, and disease risk. Nature 488(7412):471, 2012.

Krogh C, Gortz S, Wohlfahrt J, et al: Pre- and perinatal risk factors for pyloric stenosis and their influence on the male predominance. Am J Epidemiol 176(1):24, 2012.

Lejeune J, Turpin R, Gautier M: Chromosomic diagnosis of mongolism. Arch Fr Pediatr 16:962, 1959.

Lenke RR, Levy HL: Maternal phenylketonuria and hyperphenylalaninemia. An international survey of the outcome of untreated and treated pregnancies. N Engl J Med 303(21):1202, 1980.

Lin AE, Garver KL: Genetic counseling for congenital heart defects. J Pediatr 113(6):1105, 1988.

Lin HY, Chen YJ, Hung HY, et al: Clinical characteristics and survival of trisomy 18 in a medical center in Taipei, 1988–2004. Am J Med Genet 140(9):945, 2006.

Lin HY, Lin SP, Chen YJ, et al: Clinical characteristics and survival of trisomy 13 in a medical center in Taiwan, 1985–2004. Pediatr Int 49(3):380, 2007.

Lindhout D, Omtzigt JG, Cornel MC: Spectrum of neural tube defects in 34 infants prenatally exposed to antiepileptic drugs. Neurology 42(suppl 5):111, 1992.

Loane M, Morris JK, Addor M, et al: Twenty-year trends in the prevalence of Down syndrome and other trisomies in Europe: impact of maternal age and prenatal screening. Eur J Hum Genet 21(1):27, 2013.

Lowe X, Eskenazi B, Nelson DO, et al: Frequency of XY sperm increases with age in fathers of boys with Klinefelter syndrome. Am J Hum Genet 69(5):1046, 2001.

Lupton M, Oteng-Ntim E, Ayida G, et al: Cardiac disease in pregnancy. Curr Opin Obstet Gynecol 14(2):137, 2002.

Mai CT, Kucik JE, Isenburg J, et al: Selected birth defects data from population-based birth defects surveillance programs in the United States, 2006 to 2010: featuring trisomy conditions. Birth Defects Res A Clin Mol Teratol 97(11):709, 2013.

Malvestiti F, Agrati C, Grimi B, et al: Interpreting mosaicism in chorionic villi: results of a monocentric series of 1001 mosaics in chorionic villi with follow-up amniocentesis. Prenat Diagn 35(11):1117, 2015.

Manning M, Hudgins L: Professional Practice and Guidelines Committee: array-based technology and recommendations for utilization in medical genetics practice for detection of chromosomal abnormalities. Genet Med 12(11):742, 2010.

McDonald-McGinn DM, Sullivan KE, Marino B, et al: 22q11.2 deletion syndrome. Nat Rev Dis Primers 1:15071, 2015.

McGowan-Jordan J, Simmons A, Schmid M (eds): ISCN 2016: An International System for Human Cytogenomic Nomenclature. Basel, Karger, 2016.

McKusick VA, Ruddle FH: A new discipline, a new name, a new journal. Genomics 1:1, 2003.

Milunsky A, Milunsky JM: Genetic counseling: preconception, prenatal, and perinatal. In Milunsky A (ed): Genetic Disorders of the Fetus: Diagnosis, Prevention, and Treatment, 5th ed. Baltimore, Johns Hopkins University Press, 2004.

Monaghan KG, Lyon E, Spector EB, et al: ACMG Standards and Guidelines for fragile X testing: a revision to the disease-specific supplements to the Standards and Guidelines for Clinical Genetics Laboratories of the American College of Medical Genetics and Genomics. Genet Med 15(7):575, 2013.

MRC Vitamin Study Research Group: Prevention of neural tube defects: results of the Medical Research Council Vitamin Study. Lancet 338(8760):131, 1991.

National Center for Biotechnology Information: GeneReviews. 2017a. Available at: https://www.ncbi.nlm.nih.gov/books/NBK1116/. Accessed February 4, 2017.

National Center for Biotechnology Information: GTR: Genetic Testing Registry. 2017b. Available at: https://www.ncbi.nlm.gov/gtr/. Accessed February 4, 2017.

National Library of Medicine: Genetics Home Reference. 2017. Available at: https://ghr.nlm.nih.gov. Accessed February 4, 2017.

Nelson DL: The fragile X syndromes. Semin Cell Biol 6(1):5, 1995.

Nolin SL, Brown WT, Glickspan A, et al: Expansion of the fragile X CGG repeat in females with premutation or intermediate alleles. Am J Hum Genet 72(2):454, 2003.

Nora JJ, Nora AH: Updates on counseling the family with a first-degree relative with a congenital heart defect. Am J Med Genet 29(1):137, 1988.

Norton ME, Brar H, Weiss J, et al: Non-Invasive Chromosomal Evaluation (NICE) study: results of a multicenter prospective cohort study for detection of fetal trisomy 21 and trisomy 18. Am J Obstet Gynecol 207(2):137.e1, 2012.

Nussbaum RL, McInnes RR, Willard HF (eds): Clinical cytogenetics: disorders of the autosomes and sex chromosomes. In Thompson & Thompson Genetics in Medicine, 7th ed. Philadelphia, Saunders, 2007.

Olsson A, Hellgren M, Berntorp E, et al: Clotting factor level is not a good predictor of bleeding in carriers of haemophilia A and B. Blood Coagul Fibrinolysis 25(5):471, 2014.

Olson EN: Gene regulatory networks in the evolution and development of the heart. Science 313(5795):1922, 2006.

Parker SE, Mai CT, Canfield MA, et al: Updated national birth prevalence estimates for selected birth defects in the United States, 2004–2006. Birth Defects Res A Clin Mol Teratol 88(12):1008, 2010.

Patau K, Smith DW, Therman E, et al: Multiple congenital anomaly caused by an extra autosome. Lancet 1(7128):790, 1960.

Pergament E, Cuckle H, Zimmermann B, et al: Single-nucleotide polymorphism-based noninvasive prenatal screening in a high-risk and low-risk cohort. Obstet Gynecol 124(2pt1):210, 2014.

Platt LD, Koch R, Hanley WB, et al: The international study of pregnancy outcome in women with maternal phenylketonuria: report of a 12-year study. Am J Obstet Gynecol 182(2):326, 2000.

Plug I, Mauser-Bunschoten EP, Brocker-Vriends AH, et al: Bleeding in carriers of hemophilia. Blood 108(1):52, 2006.

Porter S, Gilks CB: Genomic imprinting: a proposed explanation for the different behaviors of testicular and ovarian germ cell tumors. Med Hypotheses 41(1):37, 1993.

Quezada MS, Gil MM, Francisco C, et al: Screening for trisomies 21, 18, and 13 by cell-free DNA analysis of maternal blood at 10–11 weeks. Ultrasound Obstet Gynecol 45(1):36, 2015.

Rankin J, Tennant PWG, Bythell M, et al: Predictors of survival in children born with Down syndrome: a registry-based study. Pediatrics 129(6):e1373, 2012.

Reddy UM, Abuhamad AZ, Levine D, et al: Fetal Imaging. Executive summary of a joint Eunice Kennedy Shriver National Institute of Child Health and Human Development, Society for Maternal-Fetal Medicine, American Institute of Ultrasound in Medicine, American College of Obstetricians and Gynecologists, American College of Radiology, Society for Pediatric Radiology, and Society of Radiologists in Ultrasound Fetal Imaging Workshop. Obstet Gynecol 123(5):1070, 2014.

Reddy UM, Goldenberg R, Silver R, et al: Stillbirth classification—developing an international consensus for research: executive summary of a National Institute of Child Health and Human Development workshop. Obstet Gynecol 114(4):901, 2009.

Reddy UM, Grier PP, Saade GR, et al: Karyotype versus microarray testing for genetic abnormalities after stillbirth. N Engl J Med 367(23):2185, 2012.

Rehm HL, Berg JS, Brooks LD, et al: ClinGen–The Clinical Genome Resource. N Engl J Med 372(23):2235, 2015.

Romeo G, Bittles AH: Consanguinity in the contemporary world. Hum Hered 77(1):6, 2014.

Rosa RF, Rosa RC, Lorenzen MB, et al: Trisomy 18: experience of a reference hospital from the south of Brazil. Am J Med Genet A 155A(7):1529, 2011.

Ross JL, Zeger MP, Kushner H, et al: An extra X or Y chromosome: contrasting the cognitive and motor phenotypes in childhood in boys with 47,XYY syndrome or 47,XXY Klinefelter syndrome. Dev Disabil Res Rev 15(4):309, 2009.

Scharrer S, Stengel-Rutkowski S, Rodewald-Rudescu A, et al: Reproduction in a female patient with Down's syndrome. Case report of a 46,XY child showing slight phenotypical anomalies born to a 47,XX, +21 mother. Humangenetik 26(3):207, 1975.

Schmickel RD: Contiguous gene syndromes: a component of recognizable syndromes. J Pediatr 109(2):231, 1986.

Schneider AS, Mennuti MT, Zackai EH: High cesarean section rate in trisomy 18 births: a potential indication for late prenatal diagnosis. Am J Obstet Gynecol 140(4):367, 1981.

Schorge JO: Ovarian germ cell and sex cord-stromal tumors. In Hoffman BL, Schorge JO, Bradshaw KD, et al (eds): Williams Gynecology, 3rd ed. New York, McGraw-Hill Education, 2016.

Shaffer LG, Agan N, Goldberg JD, et al: American College of Medical Genetics Statement on diagnostic testing for uniparental disomy. Genet Med 3(3):206, 2001.

Sheridan E, Wright J, Small N, et al: Risk factors for congenital anomaly in a multiethnic birth cohort: an analysis of the Born in Branford study. Lancet 382(9901):1350, 2013.

Shin M, Besser LM, Kucik JE, et al: Prevalence of Down syndrome in children and adolescents in 10 regions of the United States. Pediatrics 124(6):1565, 2009.

Shipp TD, Benacerraf BR: Second trimester ultrasound screening for chromosomal abnormalities. Prenat Diagn 22(4):296, 2002.

Shprintzen RJ: Velo-cardio-facial syndrome: 30 years of study. Dev Disabil Res Rev 14(1):3, 2008.

Silasi M, Rana S, Powe C, et al: Placental expression of angiogenic factors in trisomy 13. Am J Obstet Gynecol 204(6):546.e1, 2011.

Slavotinek AM: Novel microdeletion syndromes detected by chromosomal microarrays. Hum Genet 124(1):1, 2008.

Society for Maternal-Fetal Medicine: Prenatal aneuploidy screening using cell-free DNA. SMFM Consult Series No. 36. June 2015.

Society for Maternal-Fetal Medicine: The use of chromosomal microarray for prenatal diagnosis. SMFM Consult Series No. 41. October 2016.

Spence JE, Perciaccante RG, Greig FM, et al: Uniparental disomy as a mechanism for human genetic disease. Am J Hum Genet 42(2):217, 1988.

Spotila LD, Sereda L, Prockop DJ: Partial isodisomy for maternal chromosome 7 and short stature in an individual with a mutation at the COLIA2 locus. Am J Hum Genet 51(6):1396, 1992.

Stevenson DA, Carey JC: Contribution of malformations and genetic disorders to mortality in a children's hospital. Am J Med Genet 126A(4):393, 2004.

Stoltenberg C, Magnus P, Lie RT, et al: Birth defects and parental consanguinity in Norway. Am J Epidemiol 145(5):439, 1997.

Tartaglia N, Ayari N, Howell S, et al: 48,XXYY, 48,XXXY, and 49,XXXXY syndromes: not just variants of Klinefelter syndrome. Acta Paediatrica 100(6):851, 2011.

Tartaglia NR, Howell S, Sutherland A, et al: A review of trisomy X (47,XXX). Orphanet J Rare Dis 5:8, 2010.

Tennant PW, Pearce MS, Bythell M, et al: 20-year survival of children born with congenital anomalies: a population-based study. Lancet 375(9715):649, 2010.

Tepperberg J, Pettenati MJ, Rao PN, et al: Prenatal diagnosis using interphase fluorescence in situ hybridization (FISH): 2-year multi-center retrospective study and review of the literature. Prenat Diagn 21(4):293, 2001.

Tinkle BT, Walker ME, Blough-Pfau RI, et al: Unexpected survival in a case of prenatally diagnosed non-mosaic trisomy 22: clinical report and review of the natural history. Am J Med Genet A 118A(1):90, 2003.

Toriello HV, Meck JM, Professional Practice and Guidelines Committee: Statement on guidance for genetic counseling in advanced paternal age. Genet Med 10(6):457, 2008.

Tuohy JF, James DK: Pre-eclampsia and trisomy 13. BJOG 99(11):891, 1992.

Turner HH: A syndrome of infantilism, congenital webbed neck and cubitus valgus. Endocrinol 23:566, 1938.

Vendola C, Canfield M, Daiger SP, et al: Survival of Texas infants born with trisomies 21, 18, and 13. Am J Med Genet A 152A(2):360, 2010.

Vintzileos AM, Egan JF: Adjusting the risk for trisomy 21 on the basis of second-trimester ultrasonography. Am J Obstet Gynecol 172(3):837, 1995.

Vockley J, Andersson HC, Antshel KM, et al: ACMG Practice Guidelines: phenylalanine hydroxylase deficiency: diagnosis and management guideline. Genet Med 16(2):188, 2014.

Wang Y, Chen Y, Tian F, et al: Maternal mosaicism is a significant contributor to discordant sex chromosomal aneuploidies associated with non-invasive prenatal testing. Clin Chem 60(1):251, 2014.

Weismann CG, Gelb BD: The genetics of congenital heart disease: a review of recent developments. Curr Opin Cardiol 22(3):200, 2007.

Wellesley D, Dolk H, Boyd PA, et al: Rare chromosome abnormalities, prevalence, and prenatal diagnosis rates from population-based congenital anomaly registers in Europe. Eur J Human Genet 20(5):521, 2012.

Wigby K, D'Epagnier C, Howell S, et al: Expanding the phenotype of triple X syndrome: a comparison of prenatal versus postnatal diagnosis. Am J Med Genet Part A 170(11):2870, 2016.

Worton RG, Stern R: A Canadian collaborative study of mosaicism in amniotic fluid cell cultures. Prenat Diagn 4(7):131, 1984.

Wou K, Hyun Y, Chitayat D, et al: Analysis of tissue from products of conception and perinatal losses using QF-PCR and microarray: a three-year retrospective study resulting in an efficient protocol. Eur J Med Genet 59(8):417, 2016.

Wright CF, Burton H: The use of cell-free fetal nucleic acids in maternal blood for non-invasive prenatal diagnosis. Hum Reprod Update 15(1):139, 2009.

Yang Q, Wen SW, Leader A, et al: Paternal age and birth defects: how strong is the association? Human Reprod 22(3):696, 2007.

Yeo L, Guzman ER, Day-Salvatore D, et al: Prenatal detection of fetal trisomy 18 through abnormal sonographic features. J Ultrasound Med 22(6):581, 2003.

Zalel Y, Shapiro I, Weissmann-Brenner A, et al: Prenatal sonographic features of triploidy at 12–16 weeks. Prenat Diagn 36(7)650, 2016.

14 CHAPTER 出生前診断
Prenatal Diagnosis

歴史的観点 339
染色体異数性スクリーニング 341
遺伝性疾患の保因者スクリーニング 352
出生前診断と着床前検査 357

Careful examination should ordinarily lead to a correct diagnosis of hydrocephalus in the last weeks of pregnancy. In many cases the deformity can be detected by external palpation.

—J. Whitridge Williams (1903)

「Williams Obstetrics」の第1版では，ごくわずかの胎児疾患しか同定することができなかった．100年以上経過した現在では，出生前診断はそれ自体が別の分野のものとなった．厳密にいえば，出生前診断は胎児期に先天奇形や染色体異数性，その他の遺伝性疾患を同定する科学である．そして出生前診断は，特別な超音波検査による構造異常の診断や，染色体異数性と神経管欠損のルーチンのスクリーニング，絨毛検査や羊水検査に基づいた染色体検査やマイクロアレイ解析といった診断的検査，特定の遺伝性疾患のリスクの高い妊娠に対して施行するスクリーニングや診断的検査などを網羅している．出生前診断の目的は，短期的および長期的予後，再発の危険性，治療の可能性に関しての正確な情報提供によるカウンセリングの向上と予後の改善である．

児に罹患の可能性がある妊娠に対する人工妊娠中絶の選択を含めた管理は，その他のスクリーニングや検査法についての話し合いを組み込む必要がある．しかし，非指示的カウンセリングが出生前診断の中核である．これにより診断に関して偏りのない知識を患者に与え，また患者の自主性を担保する（Flessel, 2011）．先天奇形の画像診断に関しては第10章に，人工妊娠中絶に関しては，第18章に述べられている．

歴史的観点

40年以上前にBrock（1972, 1973）は神経管欠損に罹患した児を妊娠している母体は，血中および羊水中のα-フェトプロテイン（AFP）が高値であることを発見した．これが胎児の状態に対する最初の母体血清スクリーニングの基礎を作成した．母体血清AFP値（maternal serum AFP：MSAFP）の上昇と胎児開放性神経管欠損の関連が，イギリスでの共同試験で示された後，1977年に血清スクリーニングが広く普及され始めた（Wald, 1977）．スクリーニングが妊娠16～18週に施行された場合，検出率は無脳症では90％，脊髄髄膜瘤（二分脊椎）では80％に達する．これらの感度は現在の検査と同等である〔アメリカ産婦人科学会（ACOG），2016a〕．

レベルⅠおよびレベルⅡ超音波検査という用語は，このような背景で作成された．1980年代と1990年代のカリフォルニアにおけるMSAFPスクリーニングプログラムでは，妊婦は超音波検査前に血清スクリーニングを受けて，MSAFP値の高い妊婦は不正確な妊娠週数・多胎妊娠・胎児死亡の確認のためにレベルⅠ超音波検査を受けていた（Filly, 1993）．MSAFP高値の妊婦の1/3はこ

れら三つの原因の一つに該当した．しかし予期せずレベル I 超音波検査によって胎児奇形が偶然見つかることもあった．MSAFP 値上昇の原因が，レベル I 超音波検査で同定できなければ，羊水検査が提案された．そして羊水中 AFP 濃度が高値の場合のみ，妊婦はレベル II 超音波検査を受けた．より詳細かつ網羅的なこの検査は，胎児異常を同定するために施行された．

もし羊水中 AFP 値が上昇していたら，羊水中アセチルコリンエステラーゼを同時に測定されていた．これは，露出した神経組織からアセチルコリンエステラーゼが直接的に羊水中に漏出することを利用している．羊水中のこれら両方の分析結果は，神経管欠損の診断として利用されていた（ACOG, 2016a）．

開放性二分脊椎に対する羊水検査による感度は約 98％，偽陽性率は 0.4％とされている（Milunsky, 2004）．重要なことに，その他の胎児異常も羊水中 AFP 値の上昇とアセチルコリンエステラーゼ検査の陽性と関連がある．それらには，腹壁欠損，食道閉鎖，胎児奇形腫，総排泄腔外反，表皮水疱症などの皮膚疾患があげられる．したがって，現在の基準では，これらの羊水検査は，陽性であれば追加の画像診断を行うとしたうえでの補助的なスクリーニング検査と考えられている．

現在の画像診断技術では，多くの神経管欠損は超音波検査で同定され，最適な診断検査は精査超音波検査である（Dashe, 2006）．現在妊娠女性には，MSAFP または超音波検査いずれかを用いた神経管欠損のスクリーニングの選択肢を有するようになった（ACOG, 2016c）．レベル II 超音波検査は**精査超音波検査**と同義として用いられているが，前者はわれわれの用語から削除すべきかもしれない．つまり，今日の精査超音波検査はより網羅的に胎児を評価するという意味も含まれている（第 10 章参照）．

MSAFP スクリーニングが施行されるにつれて，高齢妊娠（advanced maternal age：AMA）という用語が一般的になった．1979 年の NIH のコンセンサス開発会議では，35 歳以上の妊婦に対して羊水染色体検査の選択肢について助言をすることを推奨していた．この閾値は，一部の染色体異常の確率が母体年齢によって上昇することと，当時の染色体検査による流産率と母体年齢が 35 歳の Down 症の確率が同等であるという前提に基づいていた．**後述するがこれはもはや事実ではない**．

分娩時 35 歳未満の女性に対する染色体異数性の血清スクリーニングはじきに可能となった．1984 年に Merkatz らは，妊娠 15～21 週での 21 トリソミーと 18 トリソミーの児を妊娠した妊婦の MSAFP 値が**低値**であることを報告した．母体年齢は，特有のリスクになりうるため計算に組み込まれた（DiMaio, 1987；New England Regional Genetics Group, 1989）．結果陽性の閾値比を 1：270 としたとき，MSAFP スクリーニングは 21 トリソミー胎児の約 25％を同定できた．この比は，母体年齢が 35 歳のときの第 2 三半期での Down 症候群のリスクにおよそ相当する．21 トリソミーのリスクに対する閾値とそれに関連する 5％の偽陽性率は，現在でもいくつかの検査室で使用されている基準となった．

その導入から 10 年以上経っても，染色体異数性の血清スクリーニングは 35 歳未満を対象としていたのは，もともと高リスクの女性には十分な感度がなかったためであるが，これももはや事実ではない．また，母体年齢の上昇に伴い胎児染色体異数性の罹患率が上昇するため，すべての染色体異数性スクリーニング（マーカーに基づく検査でも cell-free DNA 検査でも）における陽性的中率は，母体年齢が 35 歳以上ではより高値となる．現在アメリカでは，母体年齢 35 歳以上の分娩が 15％を上回ってきた（図 14-1）．パークランド病院では，Down 症候群児を分娩した半数が 35 歳以上であった（Hussamy, 2017）．

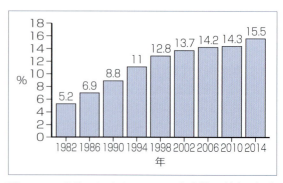

図 14-1　分娩における 35～44 歳女性の割合の傾向
(Data from the Centers for Disease Control and Prevention, 2015)

染色体異数性スクリーニング

染色体異数性とは，一つ以上の余分な染色体（通常はトリソミーとなる）またはモノソミーといった染色体の減少である．出生，胎児死亡，妊娠中絶を含む集団ベースの登録データによると，上記のような異常の有病率は1,000分娩に対して4例であった（Wellesley, 2012）．染色体異数性は，第1三半期流産の50％以上，第2三半期の胎児死亡の約20％，死産と早期の小児死亡の6～8％を占める（Reddy, 2012；Stevenson, 2004；Wou, 2016）．染色体異常が判明している妊娠では，約半数が21トリソミーで，18トリソミーが15％，13トリソミーが5％，性染色体異常（45,X, 47,XXX, 47,XXY, 47,XYY）が約12％であった（Wellesley, 2012）．

胎児のトリソミーのリスクは，母体年齢，特に35歳以上で増加する（図13-2 参照）．カウンセリングのときには，母体年齢に関連した特定の染色体異常のリスクについても伝えられる（表14-1, 14-2）．その他の重要な胎児染色体異常のリスクファクターには，女性またはパートナーの染色体数的異常や均衡型転座のような染色体の構造的再配列や，常染色体トリソミーや三倍体の先行妊娠が含まれる．

大まかにいえば，染色体異数性のスクリーニングは伝統的またはマーカーに基づいた検査とcell-free DNAに基づいた検査の2種類からなる．すべての妊婦は，染色体異数性のスクリーニングまたは診断的検査を妊娠早期に提案されるべきである（ACOG, 2016c）．スクリーニングに先立って検討する事項を以下に示す．

1. **患者がスクリーニングを選んだのか？** 金銭的な問題がなくても，少なくとも20％の女性は染色体異数性スクリーニングを選択しない．スクリーニング陽性の40％弱の女性は出生前診断を選択した（Dar, 2014；Kuppermann, 2014）．
2. **患者は出生前診断を好むだろうか？** 診断的検査は安全で効果的であり，染色体のマイクロアレイ解析は，スクリーニング検査や染色体検査のみでは提供できない遺伝情報も提供できる（ACOG, 2016b）．これについては後

表14-1 単胎妊娠の第2三半期と正期産における，Down症候群とすべての染色体異数性の母体年齢によるリスク

年齢	Down症候群		すべての染色体異数性	
	第2三半期	正期産	第2三半期	正期産
35	1/250	1/385	1/132	1/204
36	1/192	1/303	1/105	1/167
37	1/149	1/227	1/83	1/130
38	1/115	1/175	1/65	1/103
39	1/89	1/137	1/53	1/81
40	1/69	1/106	1/40	1/63
41	1/53	1/81	1/31	1/50
42	1/41	1/64	1/25	1/39
43	1/31	1/50	1/19	1/30
44	1/25	1/38	1/15	1/24
45	1/19	1/30	1/12	1/19

(Data from Hook EB, Cross PK, Schreinemachers DM: Chromosomal abnormality rates at amniocentesis and in live-born infants, JAMA. 1983 Apr 15;249(15):2034-2038)

表14-2 二卵性双胎妊娠の第2三半期と正期産における，Down症候群とすべての異数性異常の母体年齢によるリスク[a]

年齢	Down症候群		すべての染色体異数性	
	第2三半期	正期産	第2三半期	正期産
32	1/256	1/409	1/149	1/171
33	1/206	1/319	1/116	1/151
34	1/160	1/257	1/91	1/126
35	1/125	1/199	1/71	1/101
36	1/98	1/153	1/56	1/82
37	1/77	1/118	1/44	1/67
38	1/60	1/92	1/35	1/54
39	1/47	1/72	1/27	1/44
40	1/37	1/56	1/21	1/35
41	1/29	1/44	1/17	1/28
42	1/23	1/33	1/13	1/22

[a] 一児または両児のリスク．

(Data from Meyers C, Adam R, Dungan J, et al: Aneuploidy in twin gestations: when is maternal age advanced? Obstet Gynecol. 1997 Feb; 89(2): 248-251)

述と第13章で述べられている．

3. **多胎妊娠か？** すべてのこれまでの（マーカーに基づいた）染色体異数性スクリーニング検査は，多胎妊娠では明らかに効果が下がり，cell-free DNAスクリーニング検査は現在のところ多胎妊娠では勧められていない．
4. **神経管欠損のスクリーニングにはどのような**

表 14-3 染色体異数性のカウンセリングにおける要点

1. **すべての妊婦には三つの選択肢がある：スクリーニング検査，診断的検査，いずれも受けない．**
   スクリーニング検査の目的は情報提供であり，一連の行動を指示するものではない．
   診断的検査は安全かつ効果的であり，スクリーニングでは得られない情報を提供する．

2. **スクリーニング検査と診断的検査の違い**
   スクリーニング検査は，リスクが高いかどうかとリスクの程度を評価する．
   検出率，偽陰性率，偽陽性率は判明している．
   cell-free DNA スクリーニングは，必ず結果が出るわけではない．
   不可逆的な意思決定は，スクリーニング検査の結果に基づくべきではない．
   スクリーニングの結果が陽性のとき，胎児が罹患しているかどうかを患者が知りたければ診断的検査が推奨される．

3. **スクリーニング検査の対象となる疾患の情報（有病率，関連する奇形，予後）とスクリーニング検査の限界が，基本情報として提供される．**
   診断の利点として，関連する奇形のより早期の発見が含まれる．
   18 または 13 トリソミーの場合は，胎児発育不全や胎児機能不全といった合併症が起きた際に，診断が妊娠管理に影響を与えるかもしれない．
   性染色体異数性については，表現型発現のばらつきが大きい．なかには発現が軽度のため，診断されない症例もある．

4. **染色体異数性に関する患者自身のリスクは，スクリーニング検査の選択や選択肢に影響を与えるかもしれない．**
   母体年齢によるリスクについては，参照表でみられるかもしれない．
   もし前児が常染色体トリソミーやロバートソン転座，その他の染色体異常であれば，追加の評価とカウンセリングが提案される．

(Modified with permission from Dashe JS: Aneuploidy screening in pregnancy. Obstet Gynecol. 2016 Jul; 128(1): 181-194)

方法が使用されるか？　患者が第 2 三半期の血清マーカーを使用しない染色体異数性スクリーニング検査を選択したときは，神経管欠損のスクリーニングは MSAFP または超音波による検査で施行すべきである（ACOG, 2016c）．

5. **胎児に大奇形があるか？**　もしそうであれば，スクリーニング検査より診断的検査が勧められる．

ACOG（2016c）は，染色体異数性のスクリーニングは，患者自身の医療環境，価値観，興味や目的にあった意思決定に基づいた患者のインフォームド・チョイスであるべきと明記している．染色体異数性スクリーニングに先立って行うカウンセリングの要点を表 14-3 に列挙する．

■ **統計的考察**

染色体異数性スクリーニングは，それぞれの検査の特徴が母体年齢およびマーカーに基づく検査か cell-free DNA に基づく検査かどうかによって変わりうるため，困難なものになりうる．検査の感度とは，検出率つまりスクリーニング検査によって判明した染色体異数体の割合である．その反対である偽陰性率とは，検査で疾患を逃してしまうと予想される割合である．感度 80 % の第 1 三半期スクリーニング検査とは，5 症例に 1 症例で疾患を逃してしまうと予想される検査である．Down 症候群のスクリーニング検査の感度は，過去 30 年の間で確実に上昇してきており，血清 AFP のみでは 25 % だったのが統合型または逐次型スクリーニング検査では 90 % 以上となった．

もう一つのキーとなる特性として偽陽性率があり，それは非罹患児を"誤って"スクリーニング陽性とした割合である．これは，第 1 三半期スクリーニングやクワドラプルマーカースクリーニング，統合型スクリーニングでは 5 % に相当する（Baer, 2015；Kazerouni, 2011；Malone, 2005b；Norton, 2015）．偽陽性率の反対が特異度で，マーカーに基づいたスクリーニングでは非罹患児の約 95 % で安心できる結果といえる．検査の感度は改善してきたが，偽陽性率はさまざまな染色体異数性スクリーニング検査で一定である（表 14-4）．どちらの統計値もカウンセリングと関連する．さらに考慮すべき点として，マーカーに基づくスクリーニング検査は 35 歳以上の妊婦では，陽性率はより高くなる（Kazerouni, 2011；Malone, 2005b）．重要なのは，感度も偽陽性率も個々のリスクを

表14-4 単胎妊娠における21トリソミーのスクリーニング検査の特徴

スクリーニング検査	検出率	偽陽性率	陽性的中率[a]
クワドラプルスクリーニング： AFP, hCG, estriol, inhibin	80〜82%	5%	3%
第1三半期スクリーニング： NT, hCG, PAPP-A 第1三半期NTのみ	80〜84% 64〜70%	5% 5%	3〜4%
統合型スクリーニング	94〜96%	5%	5%
逐次型スクリーニング： 段階型 条件型	92% 91%	5.1% 4.5%	5% 5%
cell-free DNA スクリーニング： 結果陽性 Low fetal fraction または no result	99% —	0.1% 4〜8%	表14-5 4%

[a] 陽性的中率は全体としての値であり，各個人に適応することはできない．
AFP=alpha-fetoprotein, hCG=human chorionic gonadotropin,
NT=nuchal translucency, PAPP-A=pregnancy-associated plasma protein A.
（Data from Baer, 2015; Gil, 2015; Malone, 2005b; Norton, 2015; Pergament, 2014; Quezada, 2015; Dashe, 2016）

表14-5 母体年齢による常染色体トリソミーと一部の性染色体異常に対する cell-free DNA スクリーニングの陽性的中率

母体年齢	21トリソミー	18トリソミー	13トリソミー	45,X	47,XXY
20	48%	14%	6%	41%	29%
25	51%	15%	7%	41%	29%
30	61%	21%	10%	41%	29%
35	79%	39%	21%	41%	30%
40	93%	69%	50%	41%	52%
45	98%	90%	NA	41%	77%

NA=not available, NIPT=non-invasive prenatal test.
（Positive-predictive values were obtained using the NIPT/Cell Free DNA Screening Predictive Value Calculator from the Perinatal Quality Foundation, 2017.
Calculations are based on prevalence at 16 weeks' gestation using sensitivities and specificities from Gil, 2015）

もたらすものではない．検査を受ける側および施行する側が通常検査結果とみなしている統計値は，陽性的中率であり，これは実際に染色体異数体の胎児にスクリーニング陽性とする割合である．それは比率（1：X）または％で表現される．陽性的中率は罹患率の影響を直接受けるため，35歳以上の女性ではより高くなる（表14-5）．陽性的中率はいくつかの妊娠のコホートで報告されている．たとえば，ある研究で報告されている陽性的中率は，罹患児を妊娠している女性のスクリーニング陽性となる割合を示している（表14-4）．

陰性的中率は，非罹患児（正倍数体）の妊娠に対するスクリーニング陰性となる割合である．染色体異数性の確率が低いために，すべての染色体異数性スクリーニング検査の陰性的中率は，たいてい99％を超える（Gil, 2015；Norton, 2015）．

■ 従来の染色体異数性スクリーニング検査
これらのスクリーニング検査は，複数のマーカーを使用しており，cell-free DNA に基づいたスクリーニング検査と区別するために，従来型または伝統的なスクリーニング検査とも呼ばれてい

る．第1三半期スクリーニングと第2三半期スクリーニング，第1および第2三半期の組み合わせによるスクリーニングの三つのカテゴリーに分けられる．もし検査に第1三半期の要素があるなら，それはほとんどの場合において超音波による後頸部透亮像 (nuchal translucency：NT) 計測を含んでいるが，それについては次項で述べる．

それぞれの母体血清のマーカーは濃度として測定される（たとえば AFP は ng/mL）．濃度は母体年齢や母体体重，妊娠週数によって調整され，(multiple of median：MoM) 値に変換される．NT 値は頭殿長につれて増加するため，頭殿長で補正され MoM 値で報告される．AFP 値は母体の人種と民族性，糖尿病の有無で補正され，それらすべては染色体異数性のリスクより神経管欠損のリスクに影響する (Greene, 1988；Huttly, 2004)．非罹患集団の MoM 値を報告することによって，マーカーレベルの分布が正規化され，その他の研究や集団と比較することができる．

マーカーに基づいたスクリーニングは複合尤度比を根拠としており，母体年齢によるリスクにこの比率をかける．同様にこの原理は，超音波でのいくつかのマーカーによる Down 症候群のリスク判定にも適応される．これについては後で述べる．ある場合ではそれぞれの妊婦に 21 または 18 トリソミー，第1三半期であれば 18 または 13 トリソミーの特有のリスクが与えられる．結果は陽性的中率を表す比率として表現される．

重要なのは，各スクリーニング検査には"陽性"または異常とする閾値があらかじめ決定している．第2三半期スクリーニング検査では，この閾値は従来 35 歳女性の第2三半期での Down 症候群のリスクである約 1/270 に設定されている (表 14-1 参照)．スクリーニング陽性とする閾値は，研究としての設定でありいくつか問題もあり，患者の希望との関係性は乏しいかもしれない．しかしスクリーニング陽性の結果は，患者が"ハイリスク"とみなされるかどうかに影響し，正式な遺伝カウンセリングを受け，絨毛採取や羊水検査といった診断的検査が提供される．したがって，検査を施行する側はスクリーニングに先立って患者の意向について議論すべきである．

◆ **第1三半期染色体異数性スクリーニング**

第1三半期のコンバインドスクリーニングともいわれている検査は，超音波による NT 値を用いて，ヒト絨毛性ゴナドトロピン (human chorionic gonadotropin：hCG) と妊娠関連血漿タンパク (pregnancy-associated plasma protein A：PAPP-A) の二つの母体血清マーカーを組み合わせる．これは妊娠 11 ～ 14 週で施行される．Down 症候群では，第1三半期の血清中の free β-hCG 値は高くなり，PAPP-A 値は低くなる．18 または 13 トリソミーでは，両方のマーカーは低くなる (Cuckle, 2000；Malone, 2005b)．

・**後頸部透亮像 nuchal translucency（NT）**

NT とは胎児後頸部での皮膚－軟部組織間の半透明領域の最大の厚さのことである (図 14-2)．NT 肥厚は異常所見ではなく，むしろリスク上昇を示すマーカーである．NT は矢状断面で胎児頭殿長が 38 ～ 45 mm から 84 mm のときに測定されるが，最低値は施設によって異なる．NT 計測特有の基準は表 10-4 に示されている．可能な限り，NT の増大と嚢胞性ヒグローマを区別することが有用であり，嚢胞性ヒグローマとは背中に沿って伸び，後頸部の隔壁を伴った低エコー領域として現れる静脈－リンパ系の奇形である (図 10-22 参照)．嚢胞性ヒグローマは，第1三半期に認められると染色体異数性のリスクが5倍になる (Malone, 2005a)．

染色体異数性に加えて，NT 肥厚は他の遺伝性疾患やさまざまな先天異常，特に心奇形と関連す

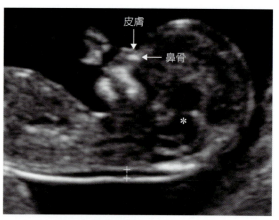

図 14-2　正常矢状断面像
妊娠 12 週胎児の nuchal translucency 計測を示す (＋)．胎児鼻骨とそれを覆う皮膚を認める．鼻尖と第三および第四脳室（＊）が鼻骨断面の目印となる．

(Used with permission from Dr. Michael Zaretsky)

る（Simpson, 2007）．もし 3 mm 以上の NT 肥厚が認められたら，母体血清マーカーでの染色体異数性のリスクは正常となりにくい（Comstock, 2006）．したがって NT が少なくとも 3 mm または 99 パーセンタイルを超えるようであれば，カウンセリングを受け，また心臓も含めた精査超音波も受けるべきである．さらに，cell-free DNA スクリーニングおよび診断的検査を提供されるべきである（ACOG, 2016c）．

染色体異数性を正確に検出するためには，NT を高い精度で描出して計測しなければならない．これにより，標準化された訓練，検定，継続した復習プログラムが実現した．アメリカでは，訓練，資格認定，モニタリングは Perinatal Quality Foundation の Nuchal Translucency Quality Review program を通じて，または Fetal Medicine Foundation を通じて可能である．

- **第 1 三半期スクリーニングの効果**

第 1 三半期スクリーニングが広く普及する前は，四つの大規模な前方視的研究があり，合わせると 100,000 妊娠以上であった（Reddy, 2006）．偽陽性率を 5 ％とすると，21 トリソミーの検出率は全体で 84 ％であり，クワドラプル検査に相当した（表 14-4 参照）．妊娠 13 週と比較して妊娠 11 週で施行されたら，検出率は約 5 ％高くなり，嚢胞性ヒグローマを別に解析するとやや低値（80 ～ 82 ％）であった（Malone, 2005a）．最近の他施設研究では，第 1 三半期スクリーニングの検出率は 21 トリソミーで約 80 ％であり，18 トリソミーで約 80 ％，13 トリソミーで約 50 ％であった（Norton, 2015）．

単一マーカーとして，NT は偽陽性率 5 ％で Down 症候群の 2/3 を検出する（Malone, 2005b）．しかし一般的に NT は，血清スクリーニングで精度が低いまたは結果を出せないとされる多胎においてのみ単独で使用される．NT 値の分布は，双胎と単胎で同等である（Cleary-Goldman, 2005）．双胎では，血清中の free β-hCG と PAPP-A の値は単胎の約 2 倍となる（Vink, 2012）．特有の曲線を用いれば，正常二卵性双胎ではスクリーニング正常の結果の傾向を示すが，染色体異数性の検出率は少なくとも約 15 ％下がる（Bush, 2005）．

第 1 三半期スクリーニングには母体年齢が影響する．前方視的研究では 35 歳未満妊婦の Down 症候群検出率が 67 ～ 75 ％であり，これらの研究全体の検出率より 10 ％低かった（Malone, 2005b；Wapner, 2003）．分娩時 35 歳以上の群では，偽陽性率が 15 ～ 22 ％と高値ではあるが，Down 症候群の検出率は 90 ～ 95 ％に達した．

- **第 1 三半期検査の不明な異常値**

血清 PAPP-A 値が 5 パーセンタイル未満であると，早産，胎児発育不全，妊娠高血圧腎症，胎児死亡と明らかな関連がある（Cignini, 2016；Dugoff, 2004；Jelliffe-Pawlowski, 2015）．同様に血清 free β-hCG 低値も胎児死亡と関連があるとされている（Goetzl, 2004）．これらのマーカーは，スクリーニングとして使用するには感度と陽性的中率が低く，臨床的有用性に乏しい．

平均血圧，子宮動脈ドプラ値，PAPP-A 値に基づいて，早期の妊娠高血圧腎症のリスクが高いとされた妊婦に対する予防的低用量アスピリンに新たに関心が集められているが，まだ予備段階である（Park, 2015）．

◆ **第 2 三半期染色体異数性スクリーニング**

近年アメリカで広く施行されている唯一の第 2 三半期のマルチプルマーカー検査は，クワドラプルマーカーまたは"クワド"スクリーニング検査である．妊娠 15 ～ 21 週で施行されるが，適応週数は各検査室によって異なる．Down 症候群を妊娠した母体血清では，AFP 低値，hCG 高値，非抱合型エストリオール低値，二量体インヒビン高値が特徴である．クワド検査はすでに触れたが，Down 症候群の検出率は約 70 ％である．しかし 2000 年代までに，二つの大規模な前方視的研究で報告された検出率は，スクリーニング 5 ％陽性率に対して 81 ～ 83 ％に改善していた（Malone, 2005b；Wald, 1996, 2003）．検出率の改善は，少なくとも部分的には超音波による妊娠週数の正確性の向上に起因する．the statewide California Prenatal Screening Program によるクワドラプル検査を受けた 50 万人以上のレビューでは，超音波で妊娠週数を確認している群では 21 トリソミーの検出率が 78 ％であったが，最終月経のみで妊娠週数を決めた群ではたった 67 ％であった（Kazerouni, 2011）．第 1 三半期スクリーニング検査では，より若い妊婦では染色体異数性検出率は低く，分娩時 35 歳以上の妊婦では高くなる．もし第 2 三半期血清スクリーニング検査を双胎妊

娠で施行すると，染色体異数性検出率は明らかに低くなる（Vink, 2012）．18トリソミーでは，前三者のマーカーはすべて低値となるが，インヒビンは計算に使用しない．18トリソミーの検出力はDown症候群の値と同等であり（Benn, 1999），偽陽性率はたった0.5％である．

クワドラプルマーカースクリーニング検査はDown症候群と18トリソミーのスクリーニングとして使用されているが，**その他の染色体異常の妊娠にも同様に使用できるかもしれない**．The California Prenatal Screening Programは，クワドラプルマーカースクリーニング検査で三倍体の96％，Turner症候群（45,X）の75％，13トリソミーの44％，その他のメジャーな染色体異常の40％以上を異常と判定した（Kazerouni, 2011）．この検査の結果に基づいて，これらの染色体異常特有のリスクを情報提供することはできないが，羊水穿刺も検討している妊婦には有益な情報かもしれない．

クワドラプルマーカースクリーニング検査は，21トリソミーと18トリソミーについては第1三半期スクリーニング以上の利点は与えないであろう．単独の検査としては，第2三半期までケアを受けない妊婦または第1三半期スクリーニング検査が受けられないときに通常施行される．2011年，アメリカでは第1三半期を越えてプレネイタルケアを始める妊婦は，約25％に達する．後述するが，第1三半期のコンバインド検査と第2三半期スクリーニング検査は，はるかに高い染色体異数性検出率を示す．

- **母体血清AFP値の上昇：神経管欠損スクリーニング**

すべての妊婦は，第2三半期に母体血清AFP（maternal serum AFP：MSAFP）スクリーニングまたは超音波検査での開放性神経管欠損のスクリーニングについての提案を受ける（ACOG, 2016c）．妊娠15〜20週でのMSAFP濃度測定は，妊婦健診の一環として30年以上提案されている．AFPは子どもにも大人にもみられるアルブミン類似タンパクで，胎児血清中の主要タンパクであり，正常の胎児血清中AFP値は母体血清中のおよそ5万倍である．神経管欠損や腹壁欠損などの胎児の皮膚欠損では，AFPが羊水中に滲出して，結果的にMSAFPは劇的に上昇する．

AFP値はスクリーニングの期間中は，毎週約15％ずつ上昇する（Knight, 1992）．もし第1三半期のBPDまたは第2三半期のBPDと妊娠週数が1週間以上違った場合は，MoM値は再計算される．

MSAFPの正常上限を2.5 MoMとすると，スクリーニング陽性率が3〜5％で神経管欠損の検出率は，無脳症で90％以上，二分脊椎で80％以上となる（ACOG, 2016a；Milunsky, 2004）．双胎妊娠ではより高い閾値を設定している（Cuckle, 1990）．

実際には，すべての無脳症と多くの二分脊椎は第2三半期の標準的な超音波検査で診断または疑われるであろう（Dashe, 2006）．現在ほとんどのセンターでは，MSAFP上昇例に対する一次的方法または神経管欠損の診断方法の一つとして精査超音波を施行している（第10章参照）．もし精査超音波が施行できず脊髄髄膜瘤を除外できなければ，羊水中のAFP値とアセチルコリンエステラーゼ値の測定を検討してもよいだろう．とはいえ，これら羊水中のマーカー上昇が他の異常および状態によることも含めて，診断に先立って追加の画像診断を進める（表14-6）．神経管欠損の超音波の特徴を第10章に示す．脊髄髄膜瘤の胎児手術に関しては第16章で後述する．

- **第2三半期の不明な異常値**

MSAFP値上昇の陽性的中率はたった2％である．MSAFP値が2.5 MoM以上の約98％は神経管欠損以外の原因がある．したがってカウンセリングは，神経管欠損の精査超音波の利点と限界のみならず，その他の数多くの疾患についても触れるべきである．それらには，胎児異常，胎盤異常，MSAFP値の上昇に関連する予後不良転帰が含まれている（表14-6参照）．これらの異常や予後不良転帰は，疾患認識のない群ではAFP値に比例して起こる．予後不良転帰とは胎児発育不全や妊娠高血圧腎症，早産，胎児死亡，死産である．MSAFP値が7 MoM以上なら，40％以上が異常である（Reichler, 1994）．

第2三半期の血清hCGと二量体インヒビンα値の上昇は，予後不良転帰と明らかに関連があり，それらはMSAFP値の上昇と同様である．さらに，いくつかのマーカーが上昇すると，予後不良転帰の可能性が増大する（Dugoff, 2005）．

表 14-6　MSAFP 異常値に関連する病態

妊娠週数の過小評価
多胎妊娠
胎児死亡
神経管奇形
腹壁破裂
臍帯ヘルニア
嚢胞性ヒグローマ
食道または小腸閉鎖
肝臓壊死
腎奇形―多嚢胞腎，腎無形成，先天性ネフローゼ，尿路閉鎖
総排泄腔外反
骨形成不全症
仙尾部奇形腫
先天性皮膚疾患
毛巣洞
胎盤血管腫
胎盤梗塞
胎盤早期剥離
羊水過少
妊娠高血圧腎症
胎児発育不全
母体肝腫瘍または奇形腫

MSAFP：母体血清 AFP 値．

　これらの合併症の多くは，胎盤の障害または機能不全の結果と考えられている．しかしこれらマーカーの感度と陽性的中率が低すぎるため，スクリーニングや管理には有用性が低い．妊娠予後に有益となる母体および胎児を監視する特有なプログラムは明らかにされていない（Dugoff, 2010）．パークランド病院では，特別な合併症が起こらない限り，これらの妊婦に対する出生前のケアは変更しない．起こりうる有害事象が多くあるにもかかわらず，これらのマーカーが原因不明に上昇した多くの妊婦は，正常な経過をたどると考えられている．

◆ 母体血清エストリオール低値

　母体血清エストリオール値の 0.25 MoM 未満は，まれだが重要な二つの疾患と関連がある．一つが Smith-Lemli-Opitz 症候群で，7-dehydrocholesterol reductase 遺伝子変異の結果として起こる常染色体劣性遺伝の疾患である．外性器異常と胎児発育不全を伴い，中枢神経系や心臓，腎臓，四肢の異常が特徴である．このため，アメリカ周産期学会（SMFM）は，非抱合型エストリオール値が 0.25 MoM 未満であれば超音波検査を受けることを勧めている（Dugoff, 2010）．もしも奇形がみられたら，羊水中 7-dehydrocholesterol 値の上昇によって診断することができる．

　二つ目の疾患は，X 染色体連鎖性魚鱗癬としても知られているステロイドスルファターゼ欠損症である．典型例は孤発例であるが，隣接遺伝子欠損症候群としても起こりうる（第 13 章参照）．そのような症例には，Kallmann 症候群や点状軟骨異形成症，精神発達遅滞が考えられる（Langois, 2009）．エストリオール値が 0.25 MoM 未満で男児であれば，染色体のマイクロアレイ解析または FISH 法で X 染色体上のステロイドスルファターゼ遺伝子座を調べてもよいかもしれない．

◆ 統合型と逐次型スクリーニング

　表 14-4 に示すように，第 1 三半期スクリーニングに第 2 三半期スクリーニングを複合させることで，染色体異数性の検出率は明らかに改善する．複合型のスクリーニング検査では，検者と研究室の連携が必要となる．具体的には，二つ目の検体が必要なときは，適切な時期に採取して，同じ研究室に提出して，第 1 三半期の結果とリンクさせなければならない．第 1 三半期と第 2 三半期の検査は，どちらも陽性の結果のときに正確なリスク判定を出すことが困難となるため，独立して施行することはできない．

　現在 3 種類のスクリーニング戦略が行われている．

1. **統合型スクリーニング検査**は，第 1 三半期と第 2 三半期のスクリーニング検査の結果を統合したものである．これは，妊娠 11 〜 14 週の NT と母体血清マーカーによるコンバインド検査と妊娠 15 〜 20 週のクワドラプルマーカー検査を合わせ，七つのパラメーターから染色体異数性のリスクを算出する．統合型スクリーニング検査は最も高い Down 症候群検出率であり，偽陽性率が 5 ％で 94 〜 96 ％である（表 14-4 参照）．NT 計測ができなければ，六つの血清マーカーによる**血清統合型スクリーニング検査**となるが，その有効性は低くなり Down 症候群の検出率は 85 〜 88 ％である（Malone, 2005b）．

2. **逐次型スクリーニング検査**は，第 1 三半期スクリーニングの施行と結果の情報提供からなる．これは，算出されたリスク値が特有の基

準値を超えたら，カウンセリングを受けて診断的検査を受けるという理解と結びついており，二つの手順がある．

- **逐次段階型スクリーニング検査**：第1三半期スクリーニング検査でDown症候群が基準値を超えた女性には侵襲的検査を勧め，残りの基準値未満の女性は第2三半期スクリーニング検査を受ける．First- and Second-Trimester Evaluation of Risk（FaSTER）trialのデータを使用しており，第1三半期の基準値を約1：30とすると全体の基準値が1：270となり，逐次段階型スクリーニング検査のDown症候群検出率は，5％の偽陽性率で92％となる（表14-4参照）（Cuckle, 2008）．
- **逐次条件型スクリーニング検査**：第1三半期スクリーニング検査でまず高リスク群，中リスク群，低リスク群の3群に分ける．Down症候群の高リスク群（たとえばリスク＞1：30）では，カウンセリングを受けて侵襲的検査が勧められる．中リスク群（1：30〜1：1500）は第2三半期スクリーニング検査に進み，低リスク群（＜1：1500）はスクリーニング陰性という結果となり，その後の検査は行わない（Cuckle, 2008）．この方法によりスクリーニング検査を受けた方の75％以上が，ほぼ即座に安心できる結果を受けることができ，一方で偽陽性率5％で約91％という高い検出率を維持することができる（表14-4参照）．この方法によって多くの方が第2三半期の検査が不要になるため，費用対効果にも優れている．

California Prenatal Screening Programでの45万妊娠の集団ベースの調査では，統合型スクリーニングは21トリソミーの94％，18トリソミーの93％を検出した（Baer, 2015）．さらに13トリソミーの93％，三倍体の91％，Turner症候群の80％でスクリーニング異常の結果だった．統合型スクリーニングとcell-free DNAスクリーニングを検討している女性には，この情報は有用かもしれない．

■ cell-free DNAスクリーニング

このスクリーニングは2011年に導入され，出生前スクリーニングの枠組みをまったく変えてしまった．この検査は主に，プログラム細胞死した絨毛細胞から生じたDNA断片を識別して行われる．したがってこの胎児のcell-free DNAという用語はいく分誤った表記である．このスクリーニングは妊娠週数に依存せず，妊娠9〜10週以降であればいつでも施行することができ，結果は7〜10日で入手可能である（ACOG, 2017c）．現在，超並列（massively parallel）またはショットガンシークエンスと呼ばれている全ゲノムシークエンシング，染色体選択的またはターゲットシークエンス，1塩基多型の解析の三つがある．

cell-free DNAによるスクリーニングは非常に優れており，高リスク妊婦に対する大規模な37のメタアナリシスでは，それぞれDown症候群では99％，18，13トリソミーでは96％，91％の感度であった．またこれら常染色体トリソミーの特異度は99.9％であった．したがってほとんどの非罹患妊娠は正常な結果であり，cell-free DNA検査によってTurner症候群の90％，その他の性染色体異常の93％を検出した（Gil, 2015）．スクリーニングされたそれぞれの染色体異数性には偽陽性率が算出されたが，たった0.5〜1％であった．結果として常染色体異数性のリスクが高い女性にはcell-free DNA検査が推奨される（ACOG, 2017c；Maternal Fetal Medicine, 2015）．このカテゴリーは以下に記す．

1. 分娩時35歳以上．
2. 第1三半期または第2三半期のマーカー陽性妊婦．
3. 超音波による染色体異数性のマイナーマーカー陽性．
4. 先行妊娠に常染色体トリソミーの既往．
5. 21，13染色体のロバートソン均衡型転座が判明している妊婦またはパートナー．

◆二次スクリーニングとしてのcell-free DNA

もし第1三半期または第2三半期のマーカー検査陽性例に対し，二次スクリーニングとしてcell-free DNAスクリーニングが施行され，結果が正常であってもまったく安心できず，染色体異常の残存リスクは2％と算出される（Norton, 2014）．羊水穿刺と比較して，マーカー検査結果異常例に対するcell-free DNAスクリーニングの使用により，染色体異数性の診断は20％の減少となると

推定される．これは，偽陰性判定と cell-free DNA スクリーニングでは検出されない染色体異数性を考慮に入れている（Davis, 2014；Norton, 2014）．さらに，診断が遅れて管理に影響を与えるかもしれない．同時または平行したスクリーニングは推奨されず，もしどのタイプの染色体異数性スクリーニングであっても，結果陰性であれば追加スクリーニングは提示されない（ACOG, 2016b, 2017c）．

NT 値上昇と胎児形態および遺伝的異常との関連に関して，cell-free DNA スクリーニング後の NT 計測の役割については疑問視されている．ACOG（2016b）は，cell-free DNA スクリーニング時に NT 測定は必要ないが，超音波検査は胎児数や生存能力，妊娠週数の推定には有用であろうとコメントしている．SMFM（2015）は，cell-free DNA スクリーニングが陰性であれば，染色体や構造異常の検出目的の NT 計測の臨床的有用性は不明であるが，限界があると思うとコメントした．

◆低リスク妊娠に対する cell-free DNA スクリーニング

cell-free DNA 研究のほとんどは，高リスク妊娠に対して実施されてきた．実際，染色体異常はまれであるため，低リスク妊娠の大規模研究でさえ罹患症例がほとんどない．Down 症候群に対する低リスク妊娠の高い感度と特異度をあげるデータもある（Norton, 2015；Pergament, 2014；Zhang, 2015）．cell-free DNA スクリーニングの陽性的中率は，母体年齢と特定の染色体異数性罹患率に非常に依存している（表 14-5 参照）．20 歳代前半の女性には，陽性的中率が 21 トリソミーでは約 50％，18 トリソミーで 15％，13 トリソミーで 10％未満となる．それゆえに，このスクリーニング検査またはその他のスクリーニング検査の結果のみで，不可逆的な医学的介入の決定はすべきではない．

◆cell-free DNA スクリーニングの限界

重要な注意事項は，cell-free DNA による染色体異数性スクリーニングの選択と考えられる．cell-free DNA は母体または胎盤由来であり，結果は胎児 DNA を反映しておらず，胎盤モザイク，双胎で早期に胎児死亡した染色体異数性の一児，母体のモザイクや母体の潜在的な悪性疾患を示唆しているかもしれない（Bianchi, 2015；Curnow, 2015；Grati, 2014；Wang, 2014）．さらに超音波検査で双胎と判明したら，cell-free DNA スクリーニングには限界があるので勧められない．

その他の限界として，分析不能，バリアンス，low fetal fraction によって cell-free DNA 検査は約 4〜8％で結果が出ない（Norton, 2012；Pergament, 2014；Quezada, 2015）．ほとんどの cell-free DNA は母体由来であり，胎児由来は胎盤のものであり通常約 10％である．low fetal fraction は全体の 4％未満と定義され，胎児の染色体異数性リスクが明らかに高くなる（Ashoor, 2013；Norton, 2015；Pergament, 2014）．low fetal fraction または"no-call"という結果の妊婦は，胎児染色体異数性の確率が 4％と高くなり，第 1 三半期スクリーニング陽性の平均的中率に相当する（表 14-4 参照）．fetal fraction は，母体年齢やマーカーによるスクリーニングの結果とは関連しない．しかし，妊娠週数が早いほど低値であり，母体体重が重いほど減少すると思われる（Ashoor, 2013）．

cell-free DNA スクリーニングの結果が万が一出なかったら（no-call），胎児の染色体異数性のリスクが増加するため，遺伝カウンセリングが勧められ，羊水穿刺が提案されるべきである．もし患者が繰り返しスクリーニングを選択したら，スクリーニング不成功のリスクは 40％に達するであろう（Dar, 2014；Quezada, 2015）．精査超音波が勧められるが，正常所見だった際に残されたリスクが不明瞭なため，羊水穿刺の代わりにはならない（ACOG, 2016b, 2017c）．検査前カウンセリングには，low fetal fraction や no-call の可能性とその臨床的意義も含まれるべきである．

◆マーカーに基づいたスクリーニングとの比較

cell-free DNA スクリーニングのほうが明らかに有用だが，単純に"よりよい"検査ではない．それはどの検査も，すべての検査の特徴を優るわけではないからである（ACOG, 2016c）．マーカーに基づく検査と比較して，35 歳以上の女性に対する cell-free DNA スクリーニングの利点は，偽陽性率が低く，陽性的中率が高いことである．マイナーな染色体異数性マーカー由来の情報は，通常，扱われない．

マーカーに基づく検査は，しばしば広範囲の染

表 14-7 胎児奇形に関連する染色体異数性のリスク

胎児奇形	出生時の頻度	染色体異数性のリスク（%）	染色体異数性[a]
嚢胞性ヒグローマ	1/5,000	50〜70	45,X；21；18；13；3倍体
非免疫性胎児水腫	1/1,500〜4,000	10〜20	21, 18, 13, 45,X；3倍体
脳室拡大	1/1,000〜2,000	5〜25	13, 18, 21, 3倍体
全前脳胞症	1/10,000〜15,000	30〜40	13, 18, 22, 3倍体
Dandy-Walker 奇形	1/12,000	40	18, 13, 21, 3倍体
口唇口蓋裂	1/1,000	5〜15	18, 13
心奇形	5〜8/1,000	10〜30	21；18；13；45,X；22q11.2 微小欠失
横隔膜ヘルニア	1/3,000〜4,000	5〜15	18, 13, 21
食道閉鎖	1/4,000	10	18, 21
十二指腸閉鎖	1/10,000	30	21
腹壁破裂	1/2,000〜4,000	増加しない	
臍帯ヘルニア	1/4,000	30〜50	18, 13, 21, 3倍体
内反足	1/1,000	5〜30	18, 13

[a] 数字は常染色体のトリソミーを示しており，45,X は Turner 症候群を示している.
（Data from Best, 2012; Canfield, 2006; Colvin, 2005; Cragan, 2009; Dolk, 2010; Ecker, 2000; Gallot, 2007; Long, 2006; Orioli, 2010; Pedersen, 2012; Sharma, 2011; Solomon, 2010; Walker, 2001）

色体異常で陽性となるが，一方で cell-free DNA スクリーニングは個々の染色体異数性に対して特異的である（Baer, 2015；Kazerouni, 2011）．35歳未満の女性は，通常 cell-free DNA スクリーニングで目的としている特定の常染色体トリソミーのリスクは低い．よって，染色体異常のなかで高頻度の疾患を判定するのが目的であれば，現在の cell-free DNA スクリーニングと比較して，統合型または逐次型スクリーニングの価値は同等またはわずかに高いであろう（Baer, 2015；Norton, 2014）．

■ 超音波スクリーニング

超音波は，正確な妊娠週数の評価や多胎，大奇形，超音波によるマーカーなどによって，染色体異数性スクリーニングを増補している．表 14-7 にあるように，ほとんど例外なく大奇形に関連する染色体異数性のリスクは，出生前診断を提案するには十分に正当な理由である．一般的に，染色体マイクロアレイが第 1 選択として勧められる．重要なのは，超音波でその他に所見がほとんどなくても，一つの異常が予後に非常に影響するかもしれない．cell-free DNA を含む染色体異数性のスクリーニング検査は，一つの大奇形が見つかったときは勧められない．スクリーニングの結果が誤って陰性となるかもしれないだけでなく，スクリーニング検査では判定できない遺伝性疾患のリスクに大奇形が寄与しているかもしれないため，スクリーニングの結果が正常でも胎児のリスクが正常とはならない．

もし大奇形が判明したら精査超音波が望ましい．超音波検査は出生前診断の代わりにはならないが，もし他の所見が見つかれば染色体異数性のリスクはさらに上昇する．これまでの研究では，Down 症候群の児において超音波で判明できうる大奇形が見えたのは，第 2 三半期では 25〜30 % であった（Vintzileos, 1995）．大奇形と超音波マーカーの両方をよく観察できれば，50〜60 % の Down 症候群を超音波で見つけられると推定される（ACOG, 2016c）．18，13 トリソミーや三倍体といった子宮内胎児死亡を起こすかもしれない異数体の多くは，通常第 2 三半期での超音波異常所見を認める．

◆ 第 2 三半期の超音波マーカー —"ソフトサイン"

30 年以上かけて，染色体異数性，特に Down 症候群の超音波による検出は，"ソフトサイン" と呼ばれる超音波マーカーにより進歩してきた．超音波マーカーは異常というよりも正常変異であり，染色体異数性やその他の異常がなければ予後に影響しない．それらは非罹患妊娠においても，少なくとも 10 % で存在する（Bromley, 2002；Ny-

berg, 2003). それらの超音波所見を表14-8と図14-3に示す. 一般的に, 超音波所見は妊娠15～20または22週に有用である. これらマーカーのうち六つは超音波研究の中心であり, その尤度比は計算されており, リスクは数値で表されている(表14-9). 検出されるマーカーの数値が増加すると, 染色体異数性のリスクは急に増加する. その代わりに, マーカーがないことでリスクは減少する (Agathokleous, 2013). これは, モデルに含まれているマーカー, 所見の定義, 陽性と陰性の尤度比を明記したプロトコルに従って, 系統的に施行するべきである (Reddy, 2014).

後頸部浮腫は, 胎児頭部の小脳横断面で頭蓋骨外側から皮膚外側で計測する (図14-3A 参照). 一般的には計測値6 mm以上を異常とする (Benacerraf, 1985). この所見は約200妊娠に1例にみられ, Down症候群のリスクが10倍以上になる (Bromley, 2002；Nyberg, 2001；Smith-Bindman, 2001).

心内エコー源性像は乳頭筋の局所的な石灰化であり, 構造的または機能的な心奇形ではない. 通常左側に認める (図14-3B 参照). 心内エコー源性像は胎児の約4％にみられるが, アジア人では30％に及ぶであろう (Shipp, 2000). 単独の所見としては, 心内エコー源性像によるDown症候群のリスクは2倍になる (表14-9参照). 両側の心内エコー源性像は13トリソミーと関連する (Nyberg, 2001).

軽度**腎盂拡大**は一過性か生理的であり, 潜在的な奇形を表すことはない (第10章参照). 腎盂

表14-8 第2三半期での21トリソミーの超音波マーカーまたは"ソフトサイン"

超音波マーカー
右鎖骨下動脈起始異常
短頭症または前頭葉の短縮
弯指趾症 (第五指中節骨の低形成)
エコー源性腸管
平坦な顔貌
心内エコー源性像
鼻骨欠損または低形成
後頸部肥厚
腎盂拡大 (軽度)
第1・第2足趾間の"サンダルギャップ"
耳介短縮
手掌単一屈曲線
単一臍帯静脈
大腿骨短縮
上腕骨短縮
腸骨角の拡大

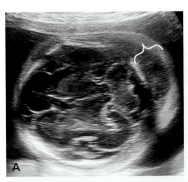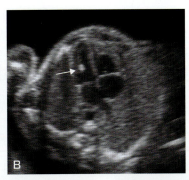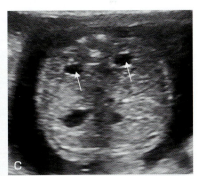
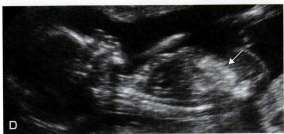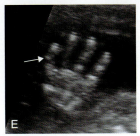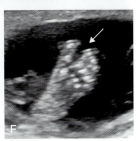

図14-3 Down症候群のリスク上昇と関連があるマイナー超音波マーカー
A. 後頸部肥厚 (内). B. 心内エコー源性像 (矢印). C. 軽度腎盂拡大 (腎盂拡張症) (矢印).
D. エコー源性腸管 (矢印). E. 弯指趾症 (第五指中節骨の低形成による内転, 矢印). F. "サンダルギャップ" (矢印).

表 14-9　Down 症候群スクリーニングプロトコルにおける第 2 三半期マーカー単独の尤度比と偽陽性率

超音波マーカー	尤度比	正常児における頻度（%）
後頸部肥厚	11～17	0.5
腎盂拡大	1.5～1.9	2.0～2.2
心内エコー源性像	1.4～2.8	3.8～3.9[a]
エコー源性腸管	6.1～6.7	0.5～0.7
大腿骨短縮	1.2～2.7	3.7～3.9
上腕骨短縮	5.1～7.5	0.4
マーカーどれか一つ	1.9～2.0	10.0～11.3
マーカー二つ	6.2～9.7	1.6～2.0
マーカー三つ以上	80～115	0.1～0.3

[a] アジア人では高い．

（Data from Bromley, 2002; Nyberg, 2001; Smith-Bindman, 2001）

は，腎臓の横断面で液体部分の内側縁を前後に計測する（図 14-3C 参照）．腎盂の計測値 4 mm 以上は，2％の胎児にみられるが，Down 症候群のリスクは約 2 倍となる．4 mm 以上は，潜在的な腎奇形と関連がある可能性があり，一般的に 32 週前後で追加検査をする．

エコー源性腸管は，骨組織と同様に高輝度を示す腸管と定義される（図 14-3D 参照）．約 0.5％の症例に認められ，一般的にほとんどが嚥下した少量の血液を表しており，しばしば MSAFP が上昇する．通常は正常妊娠と関連するとされているが，Down 症候群のリスクは約 6 倍に上昇する．またサイトメガロウイルス感染や囊胞性線維症とも関連しており，後者では濃縮した胎便と考えられている．

大腿骨と上腕骨の軽度短縮が，Down 症候群ではみられる．Down 症候群スクリーニングで，計測値が 2.5 パーセンタイル未満または児頭大横径の 90％以下であれば，大腿骨は"短縮"していると考える（ACOG, 2016c；Benacerraf, 1987）．低リスク群において単独の所見であれば，一般的にカウンセリングが必要となるほどの高いリスクではないと考えられている．同様に上腕骨が児頭大横径の 89％以下に短縮していたら Down 症候群のリスク上昇と関連がある．

もし染色体スクリーニングを受けていない女性に，単独でマーカーがみられたら，スクリーニングを提案すべきであり，マーカーが cell-free DNA スクリーニングの適応になると思われる（ACOG, 2016c）．もしすでに cell-free DNA スクリーニングを受けていたら，単独のマーカーと染色体異数性のリスクはもはや関連がない（Reddy, 2014）．そして cell-free DNA スクリーニングの結果が陰性であれば，染色体異数性のリスクはマーカーでは修正されない．逆に cell-free DNA スクリーニングの結果が陽性であれば，マーカーがみられなくても安心できない．

◆ **第 1 三半期の超音波所見**

通常の超音波検査のなかで容易に検出することが可能な第 2 三半期のソフトサインと異なり，第 1 三半期の染色体異数性と関連する所見の検出には特殊な訓練が必要である．胎児 NT 計測が，染色体異数性スクリーニングとして広く普及している．その他の第 1 三半期の超音波所見は，アメリカではルーチンに施行されておらず，特殊なセンターでは可能かもしれない．The Perinatal Quality Foundation's Nuchal Translucency Quality Review Program は，第 1 三半期の胎児鼻骨計測の教育プログラムを提供している（図 14-2 参照）．The Fetal Medicine Foundation もまた，第 1 三半期の鼻骨，静脈管血流，三尖弁血流についてのオンライン教育と資格を提供している．

染色体異数性スクリーニングを選んだ女性において，第 1 三半期の超音波の利点としては，正確な妊娠週数の評価，多胎妊娠や胎児死亡の早期確認があげられる．第 10 章にも述べたが，第 1 三半期超音波は，囊胞性ヒグローマのような染色体異数性と関連する一部の大奇形が見つかるかもしれない．

遺伝性疾患の保因者スクリーニング

3 種類の保因者スクリーニングが提案されるであろう．民族に基づくスクリーニング，多民族的なスクリーニング（民族にかかわらず施行），拡大型のスクリーニング（より多い 100 以上の疾患に対して施行される多民族的タイプ）．スクリーニングの目的は，それぞれの価値観に基づいて妊娠計画を導く有意義な情報提供である（ACOG, 2017a）．それぞれのスクリーニングに，長所，短所，限界がある．たとえば，スクリーニングされた集団のうち 50％以上が少なくとも 1 疾患の保因者であると同定できるように，拡大型の保因者

スクリーニングパネルには多くの疾患が含まれている．これは，家族に対して不安を与えかねず，遺伝カウンセリングのリソースが限られている場合には困難が生じるかもしれない．それぞれのスクリーニングが許容できる方法としたうえで，妊娠女性と妊娠を検討している夫婦に対して，3種類の保因者スクリーニングのうちの一つを産科医が提供することが推奨される（ACOG, 2017a）．すべてのスクリーニングが任意であり，インフォームドチョイスであることが望まれる．

遺伝性疾患の個人または家族歴を有する夫婦には，遺伝カウンセリングが提案されるべきである．彼らには，罹患児を授かるリスクと利用可能な出生前検査の利点および限界について情報提供がされる．出生前診断は，変異または疾患を引き起こす変異部位がすでに判明していれば，利用可能である．公的に資金提供されている Genetic Testing Registry のウェブサイトには10,000を超える遺伝性疾患についての情報があり，48,000の遺伝的検査がある（www.ncbi.nlm.nih.gob/gtr/）．それによると，多くの遺伝性疾患は浸透率が高いが，表現度が多彩であることが特徴的である．よって，家族に罹患者がいても表現型の予測は不可能かもしれない．よくある例としては，神経線維腫症，結節性硬化症，Marfan 症候群などがある．また，超音波異常所見やX連鎖の疾患であれば性別によって，リスク算定の精度が上がる疾患もある．

民族に基づいた保因者スクリーニングは，特有の人種や民族によくみられる常染色体劣性遺伝疾患に提案される（表14-10）．まれな遺伝子にもかかわらずある集団で多頻度にみられ，ある一家系や少数の祖先にさかのぼれたときは，これを**創始者効果**と呼ぶ．宗教上や民族上の制限または地理的隔離などのため，それぞれの世代で自身の集団内でのみ子孫を残していくときに，この現象は起こる．現在，単一民族の特定は困難となってきており，多民族的なスクリーニングが一つの選択肢となった．

拡大型のスクリーニングについてのACOG（2017a）の基準は以下のようになった：

1. パネル内に，保因者頻度は少なくても 1：100，集団内頻度は最低でも 1：40,000 である疾患．
2. 疾患は，表現型，生活の質に対する影響，精神的または肉体的影響，早期発生，外科的または内科的介入の必要性についてしっかり定義されていること．
3. 成人発症の疾患は，基本的に含まないことがのぞましい．

表14-10　ある人種間において，頻度が増加する常染色体劣性遺伝疾患

疾　患	リスクの上昇する遺伝形質群
鎌状異常ヘモグロビン症	アフリカ人，地中海沿岸住民，中東人，インド人
α-サラセミア	アフリカ人，地中海沿岸住民，中東人，西インド人，東南アジア人
β-サラセミア	アフリカ人，地中海沿岸住民，中東人，インド人，東南アジア人
先天性代謝異常症 　Tay-Sachs 病 　Canavan 病 　家族性自律神経失調症 　Bloom 症候群 　家族性高インスリン血症 　Fanconi 貧血 　Gaucher 病 　糖尿病Ⅰ型 　Joubert 症候群 　メープルシロップ尿症 　ムコリピドーシスⅣ 　Niemann-Pick 病 　Usher 症候群	アシュケナージ系ユダヤ人 Tay-Sachs 病はフランス系カナダ人やケイジャンでも多くみられる

4. 個人が Tay-Sachs 病や β-サラセミアのような特定の疾患のリスクが高い場合，パネルに含まれる検査が，その疾患に対して最も感度の高いとは限らないことを，検者は考慮すべきである．

■ 嚢胞性線維症

この疾患は，第7番染色体長腕にあり塩素イオンチャンネルのタンパク質をコードする cystic fibrosis conductance transmembrane regulator (CFTR) 遺伝子の変異によって発症する．古典的嚢胞性線維症（cystic fibrosis：CF）に関連する最も知られている *CFTR* 遺伝子変異は Δ*F508* 変異であるが，これまでに 2,000 以上の変異が確認されている（Cystic Fibrosis Mutation Database, 2016）．CF は，*CFTR* 遺伝子内の**ホモ接合性**変異または**複合ヘテロ接合性**変異により発症することがある．言い換えれば，遺伝子のそれぞれのコピーに一つの変異は必ずあるが，それらが同じ変異である必要はない．予想どおり，これによって臨床症状の重症度にはかなりの幅が生まれることになる．生存期間中央値は約 37 歳だが，約 15 ％ の症例は軽症で，さらに数十年間は生存することができる．CF 合併妊娠については第 51 章に述べられている．

民族にかかわらず，妊娠を検討しているまたはすでに妊娠しているすべての患者は，CF の保因者スクリーニングを提案されるべきと，ACOG（2017a，b）は推奨している．最新のスクリーニングパネルは，23 個の多民族的な *CF* 遺伝子変異を含むが，これは古典的 CF 症例の少なくとも 0.1 ％ にみられる遺伝子が選ばれている（ACOG, 2017b）．CF 保因者頻度は，非ヒスパニック系アメリカ白人と東ヨーロッパからのアシュケナージ系ユダヤ人では約 1/25 である．したがって，非ヒスパニック系白人カップルから生まれる児の CF の頻度は，1/4×1/25×1/25 すなわち 1/2,500 である．表 14-11 に示すように，発生率とスクリーニング検査の感度はともに，他の人種ではさらに低値である．

スクリーニング陰性の結果であっても，一般的でない遺伝子異常を保因している可能性は除外できない．しかし，患者背景にある人種ごとの発症リスクは減少できる．両親が保因者であれば，絨

表 14-11 嚢胞性線維症の検出率と検査前後の保因率

人種・民族	検出率（%）	保因率（検査前）	スクリーニング検査で陰性となった後の推定保因率（検査後）
アシュケナージ系ユダヤ人	94.0	1/24	1 in 384
白人	88.3	1/25	1 in 206
ヒスパニック系アメリカ人	71.7	1/58	1 in 203
アフリカ系アメリカ人	64.5	1/61	1 in 171
アジア系アメリカ人	48.9	1/94	1 in 183

(Data from American College of Medical Genetics, 2006)

毛検査や羊水検査を用いて，胎児に一つまたは両方の遺伝子変異が遺伝しているか検査することができる．病因となる二つの遺伝子変異を受け継いでいることが判明した際のカウンセリングは，特徴的な変異と膵臓疾患しか表現型が予測できないので，困難をきたす．予後は呼吸器疾患の重症度に依存しているが，最も典型的な Δ*F508* のホモ接合性変異でさえ呼吸器症状には症例ごとにかなりの差異を認める．これはタンパク質機能への遺伝的修飾因子が，CFTR 変異や環境因子に依存しておりさまざまに変化するためである（Cutting, 2005；Drumm, 2005）．

■ 脊髄性筋萎縮症

この常染色体劣性疾患は，骨格筋の萎縮と全身衰弱に至る脊髄運動ニューロン変性の疾患である．現在でも効果的な治療法はない．脊髄性筋萎縮症（spinal muscular atrophy：SMA）の有病率は，6,000～10,000 出生に 1 例である．Type Ⅰ，Ⅱ，Ⅲ，Ⅳ があり，SMN タンパクをコードする 5 番染色体長腕（5q13.2）にある *survival motor neuron*（*SMN1*）遺伝子の変異によって起こる．Type Ⅰ と Ⅱ が 80 ％ を占めており，どちらも致死性である（ACOG, 2017b）．Werdnig-Hoffmann として知られている SMA type Ⅰ が最も致死性である．発症は出生 6 ヵ月以内であり，患児は 2 歳までに呼吸不全で死亡する．Type Ⅱ は，一般的に 2 歳までに発症して死亡時期は 2～30 歳の範

囲である．Type Ⅲもまた2歳までに発症し，重症度はより軽くまたさまざまである．Type Ⅳは成人まで発症しない．

ACOG (2017b) は，妊娠を検討しているまたは現在妊娠しているすべての女性に，SMAの保因者スクリーニングを提案することを推奨している．SMAの保因者頻度は，非ヒスパニック系白色民族で1：35，アシュケナージ系ユダヤ人で1：41，アジア人で1：53，アフリカ系アメリカ人で1：66，ヒスパニック系白色民族である（Hendrickson, 2009）．保因者検出率は，アフリカ系アメリカ人では70％を超える程度であるが，それ以外ではそれぞれの人種・民族において90〜95％である．*SMN1*変異をもつ人の約2％は，保因者スクリーニングでは判定できない．さらに，通常それぞれの染色体に*SMN1*遺伝子は1コピーずつあるが，約3〜4％の人は1本の染色体に2コピーでもう一方に遺伝子はない．これらの人たちは保因者である．アフリカ系アメリカ人はこの遺伝子変異をもつ可能性がより高く，このグループでスクリーニングの感度が低い原因である．ACOG (2017b) はSMAスクリーニングに先立ち，重症度の差，保因者頻度，検出率についてカウンセリングをすることを推奨している．検査後のスクリーニングは，検査を受けた人の民族性と検出された*SMN1*のコピー数によって，スクリーニング陰性という結果が出た後に残されているリスクが変わることについて触れるべきである．ほとんどの非罹患者は2コピーを有するが，わずかな割合で3コピーを有する人がいて，さらにリスクは低くなる．本人またはパートナーにSMAの家族歴がある場合，または保因者スクリーニングが陽性の場合には，遺伝カウンセリングが勧められる．

■ 鎌状異常ヘモグロビン症

この疾患群には，鎌状赤血球貧血症，ヘモグロビンC症，β-サラセミアが含まれる．これらの病態生理と遺伝について，詳細は第56章で述べる．

アフリカ人とアフリカ系アメリカ人は，ヘモグロビンSやその他の異常ヘモグロビン症の保因者であるリスクが高く，妊娠前または出生前スクリーニングが勧められる．アフリカ系アメリカ人の12人に1人は，鎌状赤血球形質となり，40人に1人はヘモグロビンCを保因し，40人に1人はβ-サラセミア形質を保因する．ヘモグロビンSは，地中海沿岸や中東，アジア系インド人の家系でも一般的である（Davies, 2000）．ACOG (2015) は，アフリカ家系の患者にはヘモグロビン電気泳動を受けることを推奨している．もし夫婦が鎌状異常ヘモグロビン症の児を授かるリスクが高ければ，遺伝カウンセリングを受けるべきである．出生前診断は，絨毛検査や羊水検査どちらでも可能である．

■ サラセミア

これらの疾患は世界的に最も一般的な単一遺伝子疾患であり，異常ヘモグロビン症の遺伝子保因者は200万人に達する（第56章参照）．サラセミアの罹患者の一部は，αまたはβ-ヘモグロビン鎖の合成が減少し二次的に小球性貧血となる．一般的にα-グロビン鎖の**欠失**によってα-サラセミアとなるが，一方β-グロビン鎖は**変異**によってβ-サラセミアとなる．一般的ではないが，α-グロビン鎖の変異でもα-サラセミアは生じる．

◆ α-サラセミア

欠損するα-グロビン遺伝子の数は，一つから四つすべてまで起こりうる．もし二つのα-グロビン遺伝子が欠損したら，ともに同じ染色体から欠損するcis配列（αα/−−），それぞれの染色体で欠損するtrans配列（α−/α−）となる．α-サラセミア形質はアフリカ人と地中海沿岸住民，中東人，西インド人，東南アジア人の家系では一般的で，結果として軽度貧血となってしまう．cis配列は東南アジア人に多く，一方でtrans配列はアフリカ人家系に多いようである．臨床的には，cis配列の保因者両親からの児はα-ヘモグロビンをもたないHb Barts病のリスクがあり，典型的な経過としては胎児水腫および胎児死亡となる（第15章参照）．

α-サラセミアまたはα-サラセミア形質の検出は，ヘモグロビン電気泳動ではなく，分子遺伝学的検査に基づいている．このため，ルーチンの保因者スクリーニングは行えない．鉄欠乏のない小球性貧血があり，ヘモグロビン電気泳動が正常であれば，特に東南アジア人ではα-サラセミアの検査を考慮することができる（ACOG, 2015）．

◆ β-サラセミア

β-グロビン遺伝子変異はβ-グロビン鎖の減少または欠損を起こしうる．変異が一つの遺伝子であればβ-サラセミア軽症型となる．もし両方の遺伝子コピーに変異があればβ-サラセミア重症型（Cooley貧血）またはβ-サラセミア中間型となる．保因者ではヘモグロビンAの産生低下のため，電気泳動ではβ鎖をもたないヘモグロビンFとA$_2$などのヘモグロビンの増加を示す．

β-サラセミア軽症型はアフリカ人や地中海沿岸住民，東南アジア人の家系ではより一般的である．ACOG（2015）はそれらの家系に，特に鉄欠乏のない小球性貧血を認めたら，ヘモグロビンの電気泳動による保因者スクリーニングを推奨している．ヘモグロビンA$_2$が3.5％を超えると診断となる．リスクの高い他の人種としては，中東人，西インド人，ヒスパニック系白人などである．

Tay-Sachs病

この常染色体劣性遺伝のライソゾーム病は，ヘキソサミニダーゼAの欠損が特徴である．この酵素欠損により，中枢神経系にGM2ガングリオシドが蓄積し，神経変性が進行し，幼児期に死に至る．罹患児はほとんどが酵素の完全欠損で，保因者は無症状だが，ヘキソサミニダーゼA活性は55％未満である．Tay-Sachs病の保因者頻度は，東ヨーロッパのユダヤ人（アシュケナージ）の家系では約30人に1人で，一般頻度は約300人に1人ともっと少ない．Tay-Sachs病のリスクが高い他民族としては，フランス系カナダ人とケイジャン民族がある．1970年代に国際Tay-Sachs病保因者スクリーニングキャンペーンが始まり，アシュケナージ系ユダヤ人の間で空前の成功を収めた．その後，Tay-Sachs病の頻度は90％以上減少した（Kaback, 1993）．現在Tay-Sachs病のほとんどは非ユダヤ人に発生している．

ACOG（2017b）はTay-Sachs病の推奨スクリーニングとしては以下のようにしている．

1. 夫婦ともにアシュケナージ系ユダヤ人，フランス系カナダ人，ケイジャン民族またはTay-Sachs病の家族歴がある場合は，出生前にスクリーニングを受けるべきである．
2. 夫婦の1人だけが上記の高リスク人種であれば，その高リスクの1人だけ先にスクリーニングを行い，もし保因者であればもう片方のパートナーもスクリーニングを受けるべきである．もしTay-Sachs病の家族歴があるならば，拡大型のスクリーニングパネルに家族性変異が含まれていなければ，そのパネルは最善の方法ではないだろう．
3. 分子学的検査（DNAに基づいた変異解析）は，アシュケナージ系ユダヤ人とその他のハイリスク群にはとても効果的であるが，ローリスク群における検出率には限界がある．
4. 血清中ヘキソサミニダーゼAによる生化学的解析の感度は98％であり，低リスクの人種に施行すべき検査である．妊娠女性または避妊薬を使用している女性には，**末梢血白血球での検査**にしなければならない．
5. もしパートナーがともにTay-Sachs病の保因者であれば，遺伝カウンセリングと出生前診断を受けるべきである．ヘキソサミニダーゼ活性は，絨毛検査や羊水検査で測定できる．

アシュケナージ系ユダヤ人における他の劣性遺伝性疾患

東ヨーロッパの（アシュケナージ系）ユダヤ人の保因率は，Tay-Sachs病が30人に1人，Canavan病が40人に1人，家族性自律神経失調症が32人に1人である．幸い，この人種におけるそれぞれの疾患のスクリーニングでの検出率は，少なくとも98％である．比較的高頻度であることや重症かつ予測できる表現型なので，ACOG（2017b）は，これら3疾患の保因者スクリーニングを妊娠前でも妊娠初期でもアシュケナージ系ユダヤ人に施行することを勧めている．妊娠を検討しているすべての女性またはすでに妊娠しているすべての女性に提供される保因者スクリーニングとして，嚢胞性線維症と脊髄性筋萎縮症も加えられている．さらにACOGがスクリーニングを検討すべき疾患として，その他いくつかの常染色体劣性遺伝の疾患がある（2017b）．2017年現在では，Bloom症候群，家族性高インスリン血症，Fanconi貧血，Gaucher病，糖原病Ⅰ型（von Gierke病），Joubert症候群，メープルシロップ尿症，ムコリピドーシスⅣ，Niemann-Pick病，Usher病などがこれらに含まれる．Gaucher病は列挙されたその他の疾患とは異なり，小児期発症から生

涯無症状までと表現型に広い幅がある．また，効果のある治療として，酵素療法が施行可能である．

出生前診断と着床前検査

出生前診断の手技としては，羊水検査と絨毛検査（chorionic villus sampling：CVS），まれであるが胎児採血があげられる．これらによって，次第にかなりの数の遺伝性疾患が出生前に評価できるようになった．染色体解析は，染色体異数性と5〜10 Mb（megabase：100万塩基）以上の染色体異常の診断には，99％以上の正確性を有する．胎児の構造異常に関しては，正常な標準核型を有する胎児の約6％に，臨床的に意義のある染色体異常を検出する可能性があるため，染色体マイクロアレイ解析（chromosomal microarray analysis：CMA）が第1選択の遺伝学的検査として推奨される（Callaway, 2013；de Wit, 2014）．もし21トリソミーの房室中隔欠損や13トリソミーの全前脳胞症といった，特定の染色体異常を強く疑う場合は例外となる．そのような症例では，fluorescence in situ hybridization（FISH）法の有無にかかわらず染色体検査が最初の検査となるであろう（ACOG, 2016b）．構造異常が認められない正常染色体症例に対して，CMAは約1％で染色体異常（病因となるコピー数多型）を検出した．それ故に，出生前診断は，いつでも行うことが可能となった（ACOG, 2016b；Callaway, 2013）．CMAの種類やその利点と限界は，第13章に述べられている．

皮肉にも，染色体異数性スクリーニングの発展，特に広く普及しているcell-free DNAスクリーニングによって，出生前診断手技の数は劇的に減少した．Larionら（2014）は，2012年にcell-free DNAスクリーニングが導入された後，CVSの70％，羊水検査の50％が減少したと報告した．これにより，第1三半期スクリーニングの導入後，羊水検査数の減少が加速した（Warsof, 2015）．さらに，多くの疾患が羊水検体から診断されるため，遺伝性疾患の診断目的の胎児採血は，現在ではかなりまれとなった．

■ 羊水穿刺

これは最も一般的な出生前診断の手技である．経腹的な羊水の採取は，一般的に15〜20週の間に施行するが，その後の妊娠中において，どの時点で施行しても構わない．適応には，胎児遺伝性疾患，先天性感染症，同種免疫，ならびに胎児肺成熟の評価が含まれる．出生前診断の最も一般的なタイプは，コピー数の増加または減少を評価するCMA，異数性を評価する核型分析，および特定の染色体または染色体領域の増加または消失を同定するためのFISHである（第13章参照）．胎児核型が評価される前に，羊水中の細胞を培養しなければならないので，核型検査に必要な時間は7〜10日である．対照的にFISH検査は，通常24〜48時間以内に完了する．CMAは，しばしば3〜5日の検査所要期間で非培養細胞に対して直接行うことができ，細胞培養が必要な場合は10〜14日間となる（ACOG, 2016b）．

◆ 手　技

羊水穿刺は，超音波ガイド下で20〜22Gの脊髄麻酔針を用いて清潔下で行う（図14-4）．標準的な脊髄麻酔針は約9 cmだが，患者の体型によってはもっと長い針が必要となる．超音波による皮膚から羊水腔までの計測は，針の選択に有用であろう．超音波によって子宮の大きさと形状を認識し，正中線に近い羊水腔を確認する．針を皮膚に垂直に穿刺し，胎児と臍帯を避けて羊水腔の最も深い部分に挿入する．穿刺の際は，絨毛膜と羊膜が子宮壁から浮いて"テント"にならないように気をつける．通常，羊膜は隣接する絨毛膜と妊娠16週までに融合する．絨毛膜と羊膜の融合が起きるまでは一般的に穿刺は延期される．手技による疼痛は少ないので，局所麻酔の使用は有益であると認められていない（Mujezinovic, 2011）．

手技の後は，羊水の色と透明性について記録する．羊水は透明で無色または淡黄色のはずである．経胎盤穿刺をすると，血性羊水が頻繁に認められる．しかし，一般的に吸引を続けていると無色となる．胎盤は，妊娠の約半数において，子宮前壁に着床する．これらの場合，約60％で経胎盤穿刺となる（Bombard, 1995）．経胎盤穿刺は可能であれば回避するが，幸いにも妊娠損失率と大きな関連はみられない（Marthin, 1997）．暗褐色や緑色の羊水は，過去の羊水中の出血を表している可能性がある．

検査に必要とされる羊水量を表14-12に示す．

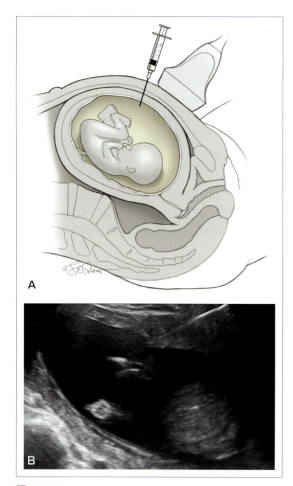

表14-12 羊水検査の項目ごとの必要羊水量

検　査	必要量（mL）[a]
胎児染色体	20
染色体マイクロアレイ解析	20
FISH[b]	10
AFP	2
PCR（サイトメガロウイルス，トキソプラズマ，パルボウイルス）	それぞれの検査ごとに1〜2
サイトメガロウイルス培養	2〜3
ΔOD450（ビリルビン分析）	2〜3
遺伝子型（同種免疫）	20
胎児肺成熟	10

[a] 検査ごとの必要量は検査室によって変化する．
[b] FISHは通常21番，18番，13番，X，Y染色体に行う．

図14-4
A．羊水穿刺．B．羊水穿刺針が超音波像の右上にみられる．
(Reproduced with permission from Mastrobattista JM, Espinoza J: Invasive prenatal diagnostic procedures. In Yeomans ER, Hoffman BL, Gilstrap LC III, et al (eds): Cunningham and Gilstrap's Operative Obstetrics, 3rd ed. New York, McGraw-Hill Education, 2017)

はじめに吸引した1〜2 mLは，母体血が混入している可能性があるので破棄する．その後，抜針前にCMAまたは染色体検査のために約20〜30 mLの羊水を採取する．超音波検査で，子宮の穿刺部からの出血を観察し，最後に胎児心音を確認する．もしも患者の血液型がRh（−）で，感作されていなければ，羊水検査に続いて抗Dグロブリンを投与する（第15章参照）．

・多胎妊娠

二絨毛膜性双胎の処置を行う場合，各胎嚢と隔膜の位置に注意を払う．最近まで，少量の希釈インジゴカルミン色素を最初の胎嚢から抜針する前に注入し，二番目の胎嚢に針を刺入した後に無色

の羊水が引けるのを確認していた．アメリカにおいてインジゴカルミン色素が不足しているため，ほとんどの経験豊富な検者は，多胎の羊水穿刺において用いていない．メチレンブルーは，空腸閉鎖と新生児メトヘモグロビン血症との関連が指摘されており禁忌である（Cowett, 1976；van der Pol, 1992）．

◆合併症

第2三半期における羊水検査に伴う妊娠損失率は，イメージング技術の向上により減少してきている．単一施設研究とメタアナリシスデータに基づくと，羊水穿刺関連の妊娠損失率は，経験豊富な検者によって施行された場合は0.1〜0.3％で，約500穿刺につき1例である（Akolekar, 2015；ACOG, 2016b；Odibo, 2008）．妊娠損失率は，肥満3度—BMI 40 kg/m² 以上—であれば2倍になる（Harper, 2012）．Cahillら（2009）は，双胎妊娠における羊水検査に伴う妊娠損失率は1.8％であったと報告した．

妊娠損失率は適応によって影響され，いくつかの胎児異常，染色体異数性および胎児水腫といった疾患によって上昇する．そして，若干の妊娠損失は胎盤の着床異常や早期剝離，子宮奇形，感染などによる．Wenstromら（1990）は，約12,000回の穿刺によって生じた66例の胎児死亡を分析し，12％が既存の子宮内感染と関連していることを見いだした．

その他の合併症として，1〜2％で羊水流出と一過性の不正出血がある．穿刺後の羊水流出は通

常 48 時間以内に起こるが，胎児の生存率は 90 %以上である（Borgida, 2000）．穿刺針による胎児損傷はまれである．羊水細胞の培養は 99 %以上で成功するが，胎児異常があると細胞が培養しにくくなる（Persutte, 1995）．

◆ 早期羊水穿刺

これは，妊娠 11〜14 週に行われる羊水穿刺を指す．手技は通常の羊水穿刺と同じだが，子宮壁と膜との癒着がないので，胎嚢内への穿刺はより困難である．また吸引できる羊水量も，1 週当たり約 1 mL ずつ少なくなる（Shulman, 1994；Sundberg, 1997）．

早期羊水穿刺は，他の胎内処置に比べて処置にまつわる合併症の発症率が明らかに高い．これらには，内反足，羊水流出，胎児死亡が含まれる（Canadian Early and Mid-Trimester Amniocentesis Trial, 1998；Philip, 2004）．これらのリスクを考慮すると，ACOG（2016b）は，早期羊水穿刺を施行しないことを推奨している．

■ 絨毛検査

絨毛生検は通常妊娠 10〜13 週の間で行う．羊水検査と同様に，通常，検体は核型検査や CMA に使用される．絨毛生検の主な利点は，妊娠早期に結果が判明され，必要に応じて意思決定に対してより多い時間と，より安全な妊娠中絶も期待できる．羊水または絨毛組織のいずれかを特に必要とする分析はほとんどない．

◆ 手 技

絨毛組織は経腟的または経腹的に無菌的手技によって採取する．どちらの方法も同等に安全かつ効果的とされている（ACOG, 2016b）．経腟的絨毛採取は，先が鈍的でポリエチレン性の軟らかい特殊なカテーテルで行う．経腹的採取は 18 または 20 ゲージの脊髄麻酔針を用いて行う．どちらの手技も，カテーテルや針を初期胎盤（**絨毛有毛部**）に誘導するために，経腹的超音波検査を使用する．採取した絨毛は，組織培養液の入った容器に入れる（**図 14-5**）．

相対的禁忌としては，不正出血や活動性の子宮内感染，極度の子宮前屈または後屈，十分な視野がとれない体型などがあげられる．もし患者が Rh 陰性で未感作であれば，手技に続いて抗 D グロブリンを投与する．

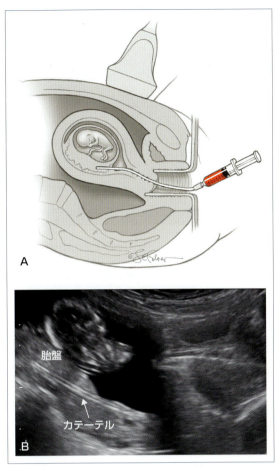

図 14-5
A．経腟的絨毛採取．B．矢印が胎盤に入るカテーテル．
(Reproduced with permission from Mastrobattista JM, Espinoza J: Invasive prenatal diagnostic procedures. In Yeomans ER, Hoffman BL, Gilstrap LC III, et al (eds): Cunningham and Gilstrap's Operative Obstetrics, 3rd ed. New York, McGraw-Hill Education, 2017)

◆ 合併症

CVS 後の流産率は，第 2 三半期の羊水検査後の流産率より高い．これは背景に存在する自然な妊娠損失，つまり検査をしなくても第 1，第 2 三半期の間に起こりうる自然な妊娠損失のためである．処置に関連する妊娠損失については，CVS と羊水検査は比較可能である．Caughey ら（2006）によれば，CVS 後の妊娠損失率は約 2 %に対し，羊水検査後の損失率は約 1 %であった．しかし補正した損失率ではどちらも 1/400 であった．CVS の適応も流産率に影響する．たとえば，NT の肥厚した胎児では死亡率は高くなる．最終的には，CVS を安全に行える学習曲線があるとされている（Silver, 1990；Wijnberger, 2003）．

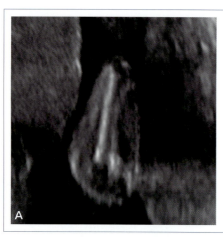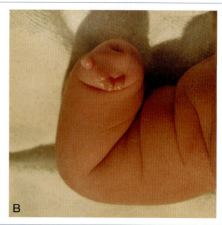

図14-6 口腔顎肢発育不全症候群は，四肢の横断的欠損と舌および下顎の欠損が特徴である．これは，組織の損失を伴う血管の断裂によると考えられる．
A. 欠損により短縮した胎児の右上肢の超音波画像（妊娠25週）．
B. 同児の右上肢の出生後写真．妊娠中にCVSは施行されていない．

(Used with permission from Dr. Jamie Morgan)

CVSに伴う早期の問題としては，**四肢欠損**と図14-6に示す**口腔顎肢発育不全症候群**（oromandibular limb hypogenesis）があげられる（Firth, 1991, 1994；Hsieh, 1995）．これらは妊娠7週に施行された検査の後に認められた（Holmes, 1993）．妊娠10週以降で行えば，四肢欠損の頻度は自然発生の1/1,000を超えることはない（Evans, 2005；Kuliev, 1996）．

経腟的採取後の少量の不正出血は珍しいことではなく，自然に治まり妊娠損失との関連性はない．感染の発症率は0.5％未満である（ACOG, 2016c）．

CVSの限界として，染色体モザイクが2％ほどで認められる（Malvestiti, 2015）．胎児にもモザイクを認めるというより，むしろほとんどの症例が胎盤モザイクである（第13章参照）．モザイクがある場合，羊水検査をすべきであり，もし結果が正常なら胎盤モザイクと考えられる．胎盤モザイクは，胎児発育不全と関連があるとされている（Baffero, 2012）．

■ 胎児採血

この処置は臍帯穿刺（cordocentesisまたはpercutaneous umbilical blood sampling：PUBS）とも呼ばれる．胎児採血は同種免疫による胎児貧血に対する赤血球輸血について最初に記載され，胎児貧血の評価が最も一般的な適応である（第16章参照）．胎児採血は，血小板の同種免疫についての評価や治療と，羊水検査やCVSでモザイクが同定された後の胎児染色体検査にも実施される．胎児血による染色体検査は，24〜48時間で結果が出る．したがって，羊水検査やCVSでかかる7〜10日間の検査所要時間より明らかに早い．胎児血により新生児血で行うほとんどの検査は**可能**であるが，羊水検査やCVSの進歩によりほとんどの症例で胎児採血の必要性は減ってきている（SMFM, 2013）．

◆ 手 技

超音波ガイド下で，無菌的に22または23Gの脊髄麻酔針を臍帯静脈に穿刺し，ヘパリンを入れた注射器でゆっくり吸引する（図14-7）．超音波で穿刺針をしっかり描出することは重要である．羊水穿刺と同様に，患者の体型次第では，より長い穿刺針が必要かもしれない．胎児採血は胎盤が前壁で穿刺が容易であれば，臍帯付着部を穿刺するか，あるいは羊水中のfree loopの臍帯を穿刺する．胎児採血は他の処置に比べ回数が多くなることもあり，局所麻酔を行う．予防的抗菌薬の投与については，これを支持するエビデンスはないが，いくつかの施設で行われている．動脈穿刺は，血管攣縮や胎児徐脈を誘発する可能性があるので避ける．穿刺後は，胎児心拍を確認し，穿刺

部の出血の有無を観察する．

◆ 合併症

胎児採血による妊娠損失率は約1.4％である (Ghidini, 1993；Tongsong, 2001)．実際の流産率は，穿刺適応や胎児の状態によって変化する．他の合併症としては，臍帯血管からの出血（20～30％），胎盤を穿通したときの母児間輸血症候群（約40％），胎児徐脈（5～10％）などがあげられる（Boupaijit, 2012；SMFM, 2013）．ほとんどの合併症は一過性で治癒するが，一部の症例では胎児死亡に至る．

2,000例を超す臍帯穿刺の検討では，臍帯付着部近傍の穿刺と羊水中のfree loopの穿刺の比較を行い，成功率や流産率，臍帯からの出血，胎児徐脈に差を認めなかった．処置の施行時間については，free loop（7分）よりも付着部近傍のほう（5分）が短かった．しかし，付着部近傍の穿刺は，母体血の混入の割合が高かった（Tangshewinsirikul, 2011）．

■ 着床前遺伝学的検査

体外受精（in vitro fertilization：IVF）を行った夫婦は，着床前の卵子または胚の遺伝学的検査によって，染色体や単一遺伝子疾患に関するさまざまな情報を得ることができる．検査には，**着床前遺伝子診断（preimplantation genetic diagnosis：PGD）** と **着床前受精卵遺伝子スクリーニング（preimplantation genetic screening：PGS）** の2種類があり，それぞれの適応は異なる．これらの検査前には遺伝カウンセリングが必要である．どちらの着床前遺伝学的検査にも以下の3種類の方法がある．

1. **極体解析**は，母体の遺伝性疾患を卵子が罹患しているかどうかを調べる方法である．通常，第1または第2極体は第1減数分裂と第2減数分裂の際に，発育中の卵子から突出してくるので，採取することによる胎児への影響はないと考えられる．しかしながら，二つの顕微操作が必要であり，父親由来の遺伝性疾患は検出されない．この技術は146のメンデル遺伝病の診断に使用されており，精度は99％を超える（Kuliev, 2011）．

2. **割球生検**は3日目胚の6～8細胞（卵割）期に施行する．これにより，母親由来および父親由来のゲノムを評価することが可能となる．一般的には，透明帯につくられた穴から一つの細胞を採取する（図14-8）．染色体異数性の評価にこの技術を使用することの限界

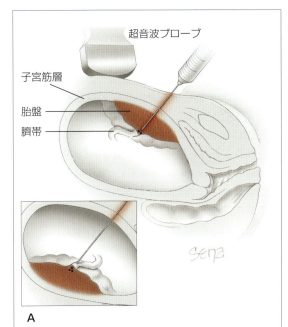

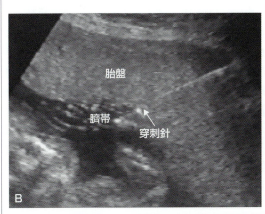

図14-7　胎児採血
A．臍帯静脈への到達には胎盤と臍帯の位置によってアプローチ法が変わる．胎盤が前壁付着であれば，経胎盤的に穿刺する．
　挿入図：後壁付着であれば，針は臍帯静脈を穿刺する前に羊水腔を通過する．あるいは羊水中のフリーな臍帯を穿刺することもある．
B．前壁付着胎盤に対し，経胎盤的に臍帯静脈を穿刺する超音波像．

(Reproduced with permission from Mastrobattista JM, Espinoza J: Invasive prenatal diagnostic procedures. In Yeomans ER, Hoffman BL, Gilstrap LC III, et al (eds): Cunningham and Gilstrap's Operative Obstetrics, 3rd ed. New York, McGraw-Hill Education, 2017)

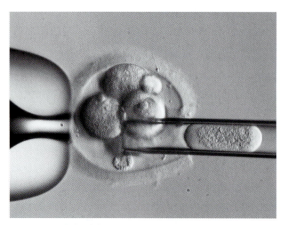

図 14-8 割球生検
割球を選んだ後、ピペットに吸引される.
(Reproduced with permission from Doody KJ: Treatment of the infertile couple. Hoffman BL, Schorge JO, Bradshaw KD, et al (eds): Williams Gynecology, 3rd ed. New York, McGraw-Hill Education, 2016)

は、減数分裂の不分離のために、割球のモザイクが胎児の染色体を表さないことである〔アメリカ生殖医学会(ASRM)、2008〕. さらに、この手技によって正常胚の着床率はわずかに下がる.

3. **胚盤胞（栄養外胚葉）生検**は 5～6 日目の胚盤胞から 5～7 細胞を採取する. 利点としては、栄養外胚葉は栄養膜細胞（胎盤）となり、胎児細胞を採取することはない. 不利な点としては、この方法が発生時期の遅くに行われるため、遺伝的解析が迅速に行えないときは、凍結保存や胚移植を後の IVF 周期に行うことになりうる.

◆ **着床前診断（PGD）**

夫婦が IVF を選択する理由としては、不妊症よりもむしろ遺伝的異常としての理由のほうが多いかもしれない. 夫婦の片方または両方が特定の遺伝性疾患や染色体の均衡型構造異常の保因者であることがわかっていたら、卵子や胚に疾患があるかどうかを知るために PGD が行われることがある. その際には異常を認めなかった胚のみが移植される.

この検査には多くの適応があり、嚢胞性線維症、β-サラセミア、血友病といった単一遺伝子疾患の診断や、X 連鎖疾患での性別判定、BRCA-1 など明らかに発症リスクを上げる遺伝子変異の同定、兄弟への臍帯血幹細胞移植のためのヒト白血球抗原（human leukocyte antigen：HLA）適合などがあげられる（de Wert, 2007；Fragouli, 2007；Grewal, 2004；Rund, 2005；Xu, 2004）.

基本的に一つまたは二つの細胞が使用されることと、早く結果を出す必要があるため、この手法は技術的に容易ではない. 遺伝子領域の増幅の失敗するリスクとして、無核細胞の採取や母体細胞の混入などがある. まれに正常と思われていた異常胚が移植されたり、異常と思われた正常胚が廃棄されることもある. これらの理由により、ASRM (2008) は、PGD の結果を CVS または羊水検査で確認することを推奨している.

◆ **着床前スクリーニング（PGS）**

PGS とは、胚移植前に卵子や胚の染色体異数性スクリーニングを行うことを指す. このスクリーニングは、遺伝子異常（保因含む）についてまだ不明の夫婦に行われる. PGS は、理論的には明らかに利点があるにもかかわらず、実際には困難に直面している.

卵割の段階での割球ではモザイクは一般的であるが、実際の胎児の染色体数を反映しないこともあるため、臨床的意義が乏しいかもしれない. さらに、35 歳以上の女性では、FISH による PGS を施行しない IVF よりも施行した IVF のほうが妊娠率が明らかに低い（Mastenbroek, 2007, 2011）. FISH で評価できる核あたりの染色体対の数が限られているので、最近は CMA による染色体の網羅的スクリーニングに力が注がれている（Dahdouh, 2015）.

訳者注：本項は原文に沿って訳しており、出生前診断や着床前診断などの倫理的側面に関しては、わが国における各学会のさまざまな指針、会告などに沿って施行すべきである.

（訳：種元智洋）

References

Agathokleous M, Chaveeva P, Poon LC, et al: Meta-analysis of second-trimester markers for trisomy 21. Ultrasound Obstet Gynecol 41(3):247, 2013.

Akolekar R, Beta J, Picciarelli G, et al: Procedure-related risk of miscarriage following amniocentesis and chorionic villus sampling: a systematic review and meta-analysis. Ultrasound Obstet Gynecol 45(1):16, 2015.

American College of Medical Genetics: Technical standards and guidelines for CFTR mutation testing, 2006. Available at: https://www.acmg.net/Pages/ACMG_Activities/stds-2002/cf.htm. Accessed December 30, 2016.

American College of Obstetricians and Gynecologists: Hemoglobinopathies in pregnancy. Practice Bulletin No. 78, January 2007, Reaffirmed 2015.

American College of Obstetricians and Gynecologists: Neural tube defects. Practice Bulletin No. 44, July 2003, Reaffirmed 2016a.

American College of Obstetricians and Gynecologists: Prenatal diagnostic testing for genetic disorders. Practice Bulletin No. 162, May 2016b.

American College of Obstetricians and Gynecologists: Screening for fetal aneuploidy. Practice Bulletin No. 163, May 2016c.

American College of Obstetricians and Gynecologists: Carrier screening in the age of genomic medicine. Committee Opinion No. 690, March 2017a.

American College of Obstetricians and Gynecologists: Carrier screening for genetic conditions. Committee Opinion No. 691, March 2017b.

American College of Obstetricians and Gynecologists: Cell-free DNA screening for fetal aneuploidy. Committee Opinion No. 640, September 2015, Reaffirmed 2017c.

American Society for Reproductive Medicine: Preimplantation genetic testing: a Practice Committee Opinion. Fertil Steril 90: S136, 2008.

Ashoor G, Syngelaki A, Poon LC, et al: Fetal fraction in maternal plasma cell-free fetal DNA at 11–13 weeks' gestation: relation to maternal and fetal characteristics. Ultrasound Obstet Gynecol 41(1):26, 2013.

Baer RJ, Flessel MC, Jelliffe-Pawlowski LL, et al: Detection rates for aneuploidy by first-trimester and sequential screening. Obstet Gynecol 126(4):753, 2015.

Baffero GM, Somigliana E, Crovetto F, et al: Confined placental mosaicism at chorionic villus sampling: risk factors and pregnancy outcome. Prenat Diagn 32(11):1102, 2012.

Benacerraf BR, Barss VA, Laboda LA: A sonographic sign for the detection in the second trimester of the fetus with Down syndrome. Am J Obstet Gynecol 151(8):1078, 1985.

Benacerraf BR, Gelman R, Frigoletto FD: Sonographic identification of second-trimester fetuses with Down's syndrome. N Engl J Med 317(22):1371, 1987.

Benn PA, Leo MV, Rodis JF, et al: Maternal serum screening for fetal trisomy 18: a comparison of fixed cutoff and patient-specific risk protocols. Obstet Gynecol 93 (5 Pt 1):707, 1999.

Best KE, Tennant PW, Addor MC, et al: Epidemiology of small intestinal atresia in Europe: a register-based study. Arch Dis Child Fetal Neonatal Ed 97(5):F353, 2012.

Bianchi DW, Chudova D, Sehnert AJ, et al: Noninvasive prenatal testing and incidental detection of occult malignancies. JAMA 314(2):162, 2015.

Bombard AT, Powers JF, Carter S, et al: Procedure-related fetal losses in transplacental versus nontransplacental genetic amniocentesis. Am J Obstet Gynecol 172(3):868, 1995.

Borgida AF, Mills AA, Feldman DM, et al: Outcome of pregnancies complicated by ruptured membranes after genetic amniocentesis. Am J Obstet Gynecol 183(4):937, 2000.

Boupaijit K, Wanapirak C, Piyamongkol W, et al: Effect of placental penetration during cordocentesis at mid-pregnancy on fetal outcomes. Prenat Diagn 32(1):83, 2012.

Brock DJ, Bolton AE, Monaghan JM: Prenatal diagnosis of anencephaly through maternal serum-alpha-fetoprotein measurement. Lancet 2(7835):923, 1973.

Brock DJ, Sutcliffe RG: Alpha-fetoprotein in the antenatal diagnosis of anencephaly and spina bifida. Lancet 2(7770):197, 1972.

Bromley B, Lieberman E, Shipp TD, et al: The genetic sonogram, a method for risk assessment for Down syndrome in the mid trimester. J Ultrasound Med 21(10):1087, 2002.

Bush MC, Malone FD: Down syndrome screening in twins. Clin Perinatol 32(2):373, 2005.

Cahill AG, Macones GA, Stamilio DM, et al: Pregnancy loss rate after mid-trimester amniocentesis in twin pregnancies. Am J Obstet Gynecol 200(3):257.e1, 2009.

Callaway JL, Shaffer LG, Chitty LS, et al: The clinical utility of microarray technologies applied to prenatal cytogenetics in the presence of a normal conventional karyotype: a review of the literature. Prenat Diagn 33(12):1119, 2013.

Canadian Early and Mid-Trimester Amniocentesis Trial (CEMAT) Group: Randomised trial to assess safety and fetal outcome of early and midtrimester amniocentesis. Lancet 351(9098):242, 1998.

Canfield MA, Honein MA, Yuskiv N, et al: National estimates and race/ethnic-specific variation of selected birth defects in the United States, 1999–2001. Birth Defects Res A Clin Mol Teratol 76(11):747, 2006.

Caughey AB, Hopkins LM, Norton ME: Chorionic villus sampling compared with amniocentesis and the difference in the rate of pregnancy loss. Obstet Gynecol 108(3):612, 2006.

Centers for Disease Control and Prevention: Natality trends in the United States, 1909–2013. 2015. Available at: https://blogs.cdc.gov/nchs-data-visualization/us-natality-trends./ Accessed December 15, 2016.

Cignini P, Maggio Savasta L, Gulino FA, et al: Predictive value of pregnancy-associated plasma protein-A (PAPP-A) and free beta-hCG on fetal growth restriction: results of a prospective study. Arch Gynecol Obstet 293(6):1227, 2016.

Cleary-Goldman J, D'Alton ME, Berkowitz RL: Prenatal diagnosis and multiple pregnancy. Semin Perinatol 29(5):312, 2005.

Colvin J, Bower C, Dickinson JE, et al: Outcomes of congenital diaphragmatic hernia: a population-based study in Western Australia. Pediatrics 116(3):e356, 2005.

Comstock CH, Malone FD, Robert H, et al: Is there a nuchal translucency millimeter measurement above which there is no added benefit from first trimester screening? Am J Obstet Gynecol 195(3):843, 2006.

Cowett MR, Hakanson DO, Kocon RW, et al: Untoward neonatal effect of intraamniotic administration of methylene blue. Obstet Gynecol 48(1 Suppl):74S, 1976.

Cragan JD, Gilboa SM: Including prenatal diagnoses in birth defects monitoring: experience of the Metropolitan Atlanta Congenital Defects Program. Birth Defects Res A Clin Mol Teratol 85(1):20, 2009.

Cuckle H: Biochemical screening for Down syndrome. Eur J Obstet Gynecol Reprod Biol 92(1):97, 2000.

Cuckle H, Wald N, Stevenson JD, et al: Maternal serum alpha-fetoprotein screening for open neural tube defects in twin pregnancies. Prenat Diagn 10(2):71, 1990.

Cuckle HS, Malone FD, Wright D, et al: Contingent screening for Down syndrome–results from the FaSTER trial. Prenat Diagn 28(2):89, 2008.

Curnow KJ, Wilkins-Haug L, Ryan A, et al: Detection of triploid, molar, and vanishing twin pregnancies by single-nucleotide polymorphism-based noninvasive prenatal test. Am J Obstet Gynecol 212(1):79.e1, 2015.

Cutting GR: Modifier genetics: cystic fibrosis. Annu Rev Genomics Hum Genet 6:237, 2005.

Cystic Fibrosis Mutation Database: CFMDB statistics. Available at: http://www.genet.sickkids.on.ca/StatisticsPage.html. Accessed November 28, 2016.

Dahdouh EM, Balayla J, Audibert F, et al: Technical update: preimplantation genetic diagnosis and screening. J Obstet Gynaecol Can 37(5):451, 2015.

Dar P, Curnow KJ, Gross SJ, et al: Clinical experience and follow-up with large scale single nucleotide polymorphism-based non-invasive prenatal aneuploidy testing. Am J Obstet Gynecol 211(5):527.e1, 2014.

Dashe JS: Aneuploidy screening in pregnancy. Obstet Gynecol 128(1):181, 2016.

Dashe JS, Twickler DM, Santos-Ramos R, et al: Alpha-fetoprotein detection of neural tube defects and the impact of standard ultrasound. Am J Obstet Gynecol 195(6):1623, 2006.

Davies SC, Cronin E, Gill M, et al: Screening for sickle cell disease and thalassemia: a systematic review with supplementary research. Heath Technol Assess 4(3):1, 2000.

Davis C, Cuckle H, Yaron Y: Screening for Down syndrome–incidental diagnosis of other aneuploidies. Prenat Diagn 34(11):1044, 2014.

de Wert G, Liebaers I, Van De Velde H: The future (r)evolution of preimplantation genetic diagnosis/human leukocyte antigen testing: ethical reflections. Stem Cells 25(9):2167, 2007.

de Wit MC, Srebniak MI, Govaerts LC, et al: Additional value of prenatal genomic array testing in fetuses with isolated structural ultrasound abnormalities and a normal karyotype: a systematic review of the literature. Ultrasound Obstet Gynecol 43(2):139, 2014.

DiMaio MS, Baumgarten A, Greenstein RM, et al: Screening for fetal Down's syndrome in pregnancy by measuring maternal serum alpha-fetoprotein levels. N Engl J Med 317(6):342, 1987.

Dolk H, Loane M, Garne E: The prevalence of congenital anomalies in Europe. Adv Exp Med Biol 686:349, 2010.

Doody KJ: Treatment of the infertile couple. Hoffman BL, Schorge JO, Bradshaw KD, et al (eds): Williams Gynecology, 3rd ed. New York, McGraw-Hill Education, 2016.

Drumm ML, Konstan MW, Schluchter MD, et al: Genetic modifiers of lung disease in cystic fibrosis. N Engl J Med 353(14):1443, 2005.

Dugoff L, Hobbins JC, Malone FD, et al: First-trimester maternal serum PAPP-A and free-beta subunit human chorionic gonadotropic concentrations and nuchal translucency are associated with obstetric complications: a population-based screening study (The FaSTER Trial). Am J Obstet Gynecol 191(6):1446, 2004.

Dugoff L, Hobbins JC, Malone FD, et al: Quad screen as a predictor of adverse pregnancy outcome. Obstet Gynecol 106(2):260, 2005.

Dugoff L, Society for Maternal-Fetal Medicine: First- and second-trimester maternal serum markers for aneuploidy and adverse pregnancy outcomes. Obstet Gynecol 115(5):1052, 2010.

Ecker JL, Shipp TD, Bromley B, et al: The sonographic diagnosis of Dandy-Walker and Dandy-Walker variant: associated findings and outcomes. Prenat Diagn 20(3):328, 2000.

Evans MI, Wapner RJ: Invasive prenatal diagnostic procedures. Semin Perinatol 29(4):215, 2005.

Filly RA, Callen PW, Goldstein RB: Alpha-fetoprotein screening programs: what every obstetric sonologist should know. Radiology 188(1):1, 1993.

Firth HV, Boyd PA, Chamberlain PF, et al: Analysis of limb reduction defects in babies exposed to chorionic villus sampling. Lancet 343(8905):1069, 1994.

Firth HV, Boyd PA, Chamberlain P, et al: Severe limb abnormalities after chorion villus sampling at 56–66 days' gestation. Lancet 337(8744):762, 1991.

Flessel MC, Lorey FW: The California Prenatal Screening Program: "options and choices" not "coercion and eugenics." Genet Med 13(8):711, 2011.

Fragouli E: Preimplantation genetic diagnosis: present and future. J Assist Reprod Genet 24(6):201, 2007.

Gallot D, Boda C, Ughetto S, et al: Prenatal detection and outcome of congenital diaphragmatic hernia: a French registry-based study. Ultrasound Obstet Gynecol 29(3):276, 2007.

Ghidini A, Sepulveda W, Lockwood CJ, et al: Complications of fetal blood sampling. Am J Obstet Gynecol 168(5):1339, 1993.

Gil MM, Quezada MS, Revello R, et al: Analysis of cell-free DNA in maternal blood in screening for fetal aneuploidies: updated meta-analysis. Ultrasound Obstet Gynecol 45(3):249, 2015.

Goetzl L, Krantz D, Simpson JL, et al: Pregnancy-associated plasma protein A, free beta-hCG, nuchal translucency, and risk of pregnancy loss. Obstet Gynecol 104(1):30, 2004.

Grati FR, Malvestiti F, Ferreira JC, et al: Fetoplacental mosaicism: potential implications for false-positive and false-negative non-invasive prenatal screening results. Genet Med 16(8):620, 2014.

Greene MF, Haddow JE, Palomaki GE, et al: Maternal serum alpha-fetoprotein levels in diabetic pregnancies. Lancet 2(8606):345, 1988.

Grewal SS, Kahn JP, MacMillan ML, et al: Successful hematopoietic stem cell transplantation for Fanconi anemia from an unaffected HLA-genotype-identical sibling selected using preimplantation genetic diagnosis. Blood 103(3):1147, 2004.

Harper LM, Cahill AG, Smith K, et al: Effect of maternal obesity on the risk of fetal loss after amniocentesis and chorionic villus sampling. Obstet Gynecol 119(4):745, 2012.

Hendrickson BC, Donohoe C, Akmaev VR, et al: Differences in SMN1 allele frequencies among ethnic groups within North America. J Med Genet 46(9):641, 2009.

Holmes LB: Report of National Institute of Child Health and Human Development Workshop on Chorionic Villus Sampling and Limb and Other Defects, October 20, 1992. Teratology 48(4):7, 1993.

Hook EB, Cross PK, Schreinemachers DM: Chromosomal abnormality rates at amniocentesis and in live-born infants. JAMA 249(15):2034, 1983.

Hsieh FJ, Shyu MK, Sheu BC, et al: Limb defects after chorionic villus sampling. Obstet Gynecol 85(1):84, 1995.

Hussamy DJ, Herrera CL, Twickler DM, et al: How many risk factors do Down syndrome pregnancies have? Am J Obstet Gynecol 216(1):S127, 2017.

Huttly W, Rudnicka A, Wald NJ: Second-trimester prenatal screening markers for Down syndrome in women with insulin-dependent diabetes mellitus. Prenat Diagn 24(10):804, 2004.

Jelliffe-Pawlowski LL, Baer R, Blumenfeld YJ, et al: Maternal characteristics and mid-pregnancy serum biomarkers as risk factors for subtypes of preterm birth. BJOG 122(11):1484, 2015.

Kaback M, Lim-Steele J, Dabholkar D, et al: Tay Sachs disease: carrier screening, prenatal diagnosis, and the molecular era. JAMA 270:2307, 1993.

Kazerouni NN, Currier RJ, Flessel M, et al: Detection rate of quadruple-marker screening determined by clinical follow-up and registry data in the statewide California program, July 2007 to February 2009. Prenat Diagn 31(9):901, 2011.

Knight GK, Palomaki GE: Maternal serum alpha-fetoprotein and the detection of open neural tube defects. In Elias S, Simpson JL (eds): Maternal Serum Screening. New York, Churchill Livingstone, 1992.

Kuliev A, Jackson L, Froster U, et al: Chorionic villus sampling safety. Report of World Health Organization/EURO meeting in association with the Seventh International Conference on Early Prenatal Diagnosis of Genetic Diseases, Tel Aviv, Israel, May 21, 1994. Am J Obstet Gynecol 174(3):807, 1996.

Kuliev A, Rechitsky S: Polar body-based preimplantation genetic diagnosis for Mendelian disorders. Mol Hum Reprod 17(5):275, 2011.

Kuppermann M, Pena S, Bishop JT, et al: Effect of enhanced information, values clarification, and removal of financial barriers on use of prenatal genetic testing: a randomized clinical trial. JAMA 312(12):1210, 2014.

Langlois S, Armstrong L, Gall K, et al: Steroid sulfatase deficiency and contiguous gene deletion syndrome amongst pregnant patients with low serum unconjugated estriols. Prenat Diagn 29(10):966, 2009.

Larion S, Warsof SL, Romary L, et al: Association of combined first-trimester screen and noninvasive prenatal testing on diagnostic procedures. Obstet Gynecol 123(6):1303, 2014.

Long A, Moran P, Robson S: Outcome of fetal cerebral posterior fossa anomalies. Prenat Diagn 26(8):707, 2006.

Malone FD, Ball RH, Nyberg DA, et al: First-trimester septated cystic hygroma: prevalence, natural history, and pediatric outcome. Obstet Gynecol 106(2)288, 2005a.

Malone FD, Canick JA, Ball RH, et al: First-trimester or second-trimester screening, or both, for Down's syndrome. N Engl J Med 353(19):2005b.

Malvestiti F, Agrati C, Grimi B, et al: Interpreting mosaicism in chorionic villi: results of a monocentric series of 1001 mosaics in chorionic villi with follow-up amniocentesis. Prenat Diagn 35(11):1117, 2015.

Marthin T, Liedgren S, Hammar M: Transplacental needle passage and other risk-factors associated with second trimester amniocentesis. Acta Obstet Gynecol Scand 76(8):728, 1997.

Mastenbroek S, Twisk M, van der Veen F, et al: Preimplantation genetic screening: a systematic review and meta-analysis of RCTs. Hum Reprod Update 17(4):454, 2011.

Mastenbroek S, Twisk M, van Echten-Arends J, et al: In vitro fertilization with preimplantation genetic screening. N Engl J Med 357(1):9, 2007.

Mastrobattista JM, Espinoza J: Invasive prenatal diagnostic procedures. In Yeomans ER, Hoffman BL, Gilstrap LC III, et al (eds): Cunningham and Gilstrap's Operative Obstetrics, 3rd ed. New York, McGraw-Hill Education, 2017.

Merkatz IR, Nitowsky HM, Macri JN, et al: An association between low maternal serum α-fetoprotein and fetal chromosomal abnormalities. Am J Obstet Gynecol 148(7):886, 1984.

Meyers C, Adam R, Dungan J, et al: Aneuploidy in twin gestations: when is maternal age advanced? Obstet Gynecol 89(2):248, 1997.

Milunsky A, Canick JA: Maternal serum screening for neural tube and other defects. In Milunsky A (ed): Genetic Disorders and the Fetus. Diagnosis, Prevention, and Treatment, 5th ed. Baltimore, Johns Hopkins University Press, 2004.

Mujezinovic F, Alfirevic Z: Analgesia for amniocentesis or chorionic villus sampling. Cochrane Database Syst Rev 11:CD008580, 2011.

New England Regional Genetics Group Perinatal Collaborative Study of Down Syndrome Screening: Combining maternal serum alpha-fetoprotein measurements and age to screen for Down syndrome in pregnant women under age 35. Am J Obstet Gynecol 160(3):575, 1989.

Norton ME, Brar H, Weiss J, et al: Non-Invasive Chromosomal Evaluation (NICE) study: results of a multicenter prospective cohort study for detection of fetal trisomy 21 and trisomy 18. Am J Obstet Gynecol 207(2):137.e1, 2012.

Norton ME, Jacobsson B, Swamy GK, et al: Cell-free DNA analysis for noninvasive examination of trisomy. N Engl J Med 372(17):1589, 2015.

Norton ME, Jelliffe-Pawlowski LL, Currier RJ: Chromosomal abnormalities detected by current prenatal screening and noninvasive prenatal testing. Obstet Gynecol 124(5):979, 2014.

Nyberg DA, Souter VL: Use of genetic sonography for adjusting the risk for fetal Down syndrome. Semin Perinatol 27(2):130, 2003.

Nyberg DA, Souter VL, El-Bastawissi A, et al: Isolated sonographic markers for detection of fetal Down syndrome in the second trimester of pregnancy. J Ultrasound Med 20(10):1053, 2001.

Odibo AO, Gray DL, Dicke JM, et al: Revisiting the fetal loss rate after second-trimester genetic amniocentesis: a single center's 16-year experience. Obstet Gynecol 111(3):589, 2008.

Orioli IM, Catilla EE: Epidemiology of holoprosencephaly: prevalence and risk factors. Am J Med Genet Part C Semin Med Genet 154C:13, 2010.

Park F, Russo K, Williams P, et al: Prediction and prevention of early-onset pre-eclampsia: impact of aspirin after first-trimester screening. Ultrasound Obstet Gynecol 46(4):419, 2015.

Pedersen RN, Calzolari E, Husby S, et al: Oesophageal atresia: prevalence, prenatal diagnosis, and associated anomalies in 23 European regions. Arch Dis Child 97(3):227, 2012.

Pergament E, Cuckle H, Zimmermann B, et al: Single-nucleotide polymorphism-based noninvasive prenatal screening in a high-risk and low-risk cohort. Obstet Gynecol 124(2 Pt 1):210, 2014.

Perinatal Quality Foundation: NIPT/cell free DNA screening predictive value calculator. 2016. Available at: http://perinatalquality.org/. Accessed December 15, 2016.

Persutte WH, Lenke RR: Failure of amniotic-fluid-cell growth: is it related to fetal aneuploidy? Lancet 345(8942):96, 1995.

Philip J, Silver RK, Wilson RD, et al: Late first-trimester invasive prenatal diagnosis: results of an international randomized trial. Obstet Gynecol 103(6):1164, 2004.

Quezada MS, Gil MM, Francisco C, et al: Screening for trisomies 21, 18, and 13 by cell-free DNA analysis of maternal blood at 10–11 weeks. Ultrasound Obstet Gynecol 45(1):36, 2015.

Reddy UM, Abuhamad AZ, Levine D, et al: Fetal imaging: Executive summary of a joint Eunice Kennedy Shriver National Institute for Child Health and Human Development, Society for Maternal-Fetal Medicine, American Institute for Ultrasound in Medicine, American College of Obstetricians and Gynecologists, American College of Radiology, Society for Pediatric Radiology, and Society of Radiologists in Ultrasound Fetal Imaging Workshop. Obstet Gynecol 123(5):1070, 2014.

Reddy UM, Mennuti MT: Incorporating first-trimester Down syndrome studies into prenatal screening: executive summary of the National Institute of Child Health and Human Development workshop. Obstet Gynecol 107(1):167, 2006.

Reddy UM, Page GP, Saade GR, et al: Karyotype versus microarray testing for genetic abnormalities after stillbirth. N Engl J Med 367(23):2185, 2012.

Reichler A, Hume RF Jr, Drugan A, et al: Risk of anomalies as a function of level of elevated maternal serum α-fetoprotein. Am J Obstet Gynecol 171(4):1052, 1994.

Rund D, Rachmilewitz E: Beta-thalassemia. N Engl J Med 353(11):1135, 2005.

Sharma R, Stone S, Alzouebi A, et al: Perinatal outcome of prenatally diagnosed congenital talipes equinovarus. Prenat Diagn 31(2):142, 2011.

Shulman LP, Elias S, Phillips OP, et al: Amniocentesis performed at 14 weeks' gestation or earlier: comparison with first-trimester transabdominal chorionic villus sampling. Obstet Gynecol 83(4):543, 1994.

Silver RK, MacGregor SN, Sholl JS, et al: An evaluation of the chorionic villus sampling learning curve. Am J Obstet Gynecol 163(3):917, 1990.

Simpson LL, Malone FD, Bianchi DW, et al: Nuchal translucency and the risk of congenital heart disease. Obstet Gynecol 109(2 Pt 1):376, 2007.

Smith-Bindman R, Hosmer W, Feldstein VA, et al: Second-trimester ultrasound to detect fetuses with Down syndrome. A meta-analysis. JAMA 285(8):1044, 2001.

Society for Maternal-Fetal Medicine: Prenatal aneuploidy screening using cell-free DNA. SMFM Consult No. 36. Am J Obstet Gynecol 212(6):711, 2015.

Society for Maternal-Fetal Medicine, Berry SM, Stone J, et al: Fetal blood sampling. Am J Obstet Gynecol 209(3):170, 2013.

Solomon BD, Rosenbaum KN, Meck JM, et al: Holoprosencephaly due to numeric chromosome abnormalities. Am J Med Genet C Semin Med Genet 154C(1):146, 2010.

Stevenson DA, Carey JC: Contribution of malformations and genetic disorders to mortality in a children's hospital. Am J Med Genet (Part A) 126(4):393, 2004.

Sundberg K, Bang J, Smidt-Jensen S, et al: Randomised study of risk of fetal loss related to early amniocentesis versus chorionic villus sampling. Lancet 350(9079):697, 1997.

Tangshewinsirikul C, Wanapirak C, Piyamongkol W, et al: Effect of cord puncture site on cordocentesis at mid-pregnancy on pregnancy outcome. Prenat Diagn 31(9):861, 2011.

Tongsong T, Wanapirak C, Kunavikatikul C, et al: Fetal loss rate associated with cordocentesis at midgestation. Am J Obstet Gynecol 184(4):719, 2001.

van der Pol JG, Wolf H, Boer K, et al: Jejunal atresia related to the use of methylene blue in genetic amniocentesis in twins. BJOG 99(2):141, 1992.

Vink J, Wapner R, D'Alton ME: Prenatal diagnosis in twin gestations. Semin Perinatol 36(3):169, 2012.

Vintzileos AJ, Egan JF: Adjusting the risk for trisomy 21 on the basis of second-trimester ultrasonography. Am J Obstet Gynecol 172(3):837, 1995.

Wald NJ, Cuckle H, Brock JH, et al: Maternal serum-alpha-fetoprotein measurement in antenatal screening for anencephaly and spina bifida in early pregnancy. Report of UK Collaborative Study on alpha-fetoprotein in relation to neural-tube defects. Lancet 1(8026):1323, 1977.

Wald NJ, Densem JW, George L, et al: Prenatal screening for Down's syndrome using inhibin-A as a serum marker. Prenat Diagn 16(2):143, 1996.

Wald NJ, Rodeck C, Hackshaw AK, et al: First and second trimester antenatal screening for Down's syndrome: the results of the Serum, Urine and Ultrasound Screening Study (SURUSS). Health Technol Assess 7(11):1, 2003.

Walker SJ, Ball RH, Babcook CJ, et al: Prevalence of aneuploidy and additional anatomic abnormalities in fetuses and neonates with cleft lip with or without cleft palate. A population-based study in Utah. J Ultrasound Med 20(11):1175, 2001.

Wang Y, Chen Y, Tian F, et al: Maternal mosaicism is a significant contributor to discordant sex chromosomal aneuploidies associated with non-invasive prenatal testing. Clin Chem 60(1):251, 2014.

Wapner R, Thom E, Simpson JL, et al: First-trimester screening for trisomies 21 and 18. N Engl J Med 349(15):1471, 2003.

Warsof SL, Larion S, Abuhamad AZ: Overview of the impact of noninvasive prenatal testing on diagnostic procedures. Prenat Diagn 35(10):972, 2015.

Wellesley D, Dolk H, Boyd PA, et al: Rare chromosome abnormalities, prevalence and prenatal diagnosis rates from population-based congenital anomaly registers in Europe. Eur J Hum Genet 20(5):521, 2012.

Wenstrom KD, Weiner CP, Williamson RA, et al: Prenatal diagnosis of fetal hyperthyroidism using funipuncture. Obstet Gynecol 76(3 Pt 2):513, 1990.

Wijnberger LD, van der Schouw YT, Christiaens GC: Learning in medicine: chorionic villus sampling. Prenat Diagn 20(3):241, 2003.

Wou K, Hyun Y, Chitayat D, et al: Analysis of tissue from products of conception and perinatal losses using QF-PCR and microarray: a three-year retrospective study resulting in an efficient protocol. Eur J Med Genet 59(8):417, 2016.

Xu K, Rosenwaks Z, Beaverson K, et al: Preimplantation genetic diagnosis for retinoblastoma: the first reported liveborn. Am J Ophthalmol 137(1):18, 2004.

Zhang H, Gao Y, Jiang F, et al: Non-invasive prenatal testing for trisomies 21, 18, and 13: clinical experience from 146,958 pregnancies. Ultrasound Obstet Gynecol 45(5):530, 2015.

15 CHAPTER

胎児異常
Fetal Disorders

胎児貧血	367
母児間輸血	375
胎児血小板減少症	376
胎児水腫	378

> *General dropsy of the foetus is a rare condition in which the foetus and placenta are markedly oedematous. As the result of infiltration with serum the former may attain immense proportions and the latter may be increased to three or four times its normal size. Although a good deal has been written on the subject, no satisfactory explanation of the anomaly has as yet been arrived at.*
>
> —J. Whitridge Williams (1903)

　本書の第1版では，胎児異常についてはほとんど書かれていなかった．当時 general dropsy と記載されていたものは，現在では**胎児水腫**として知られている．胎児水腫は，さまざまな病因による重症疾患の徴候となりうる典型的な胎児異常であろう．胎児異常は，同種免疫異常のように後天的なものや，先天性副腎過形成や α4-サラセミアのように遺伝的なもの，多くの構造奇形のように散発性の発達異常が含まれる．本章では，免疫性，非免疫性胎児水腫とともに，胎児貧血，血小板減少症について概説する．胎児の構造奇形については第10章で，遺伝学的異常については第13章および第14章で，その他の胎児薬物療法や手術療法の適応となる状態については第16章で概説する．先天性感染は母体の感染や保菌が原因で生じるため，第64章および第65章で検討する．

胎児貧血

　胎児貧血の多くの原因のうち最も頻度の高いものの一つは赤血球同種免疫であり，これは胎児赤血球を破壊する母体抗体が胎盤を通過することによって起こる．同種免疫は胎児および新生児の未熟な赤血球の生産過剰を引き起こし（**胎児赤芽球症**），この状態は現在では**胎児新生児溶血性疾患**（hemolytic disease of the fetus and newborn：HDFN）と呼ばれている．

　加えて，いくつかの先天性感染も胎児貧血と関連しており，特にパルボウイルス B19 に関しては，第64章で詳述する．東南アジアの人種では，α4-サラセミアは重症貧血，非免疫性胎児水腫の原因として一般的である．母児間輸血は時折重症な胎児貧血を引き起こすことがあり，後で詳しく検討する．貧血のまれな原因として，赤血球造血障害の Blackfan-Diamond 貧血や Fanconi 貧血，赤血球酵素異常症のグルコース-6-リン酸脱水素酵素欠損症やピルビンキナーゼ欠損症，赤血球の構造的異常の遺伝性球状赤血球症や楕円赤血球症，骨髄増殖性疾患の白血病がある．貧血は，第14章で解説する胎児採血や，後で述べる超音波ドプラ法を用いた胎児中大脳動脈（middle cerebral artery：MCA）最高血流速度の評価によって確認できる．

　どのような原因であれ，胎児貧血の進行は，心不全，胎児水腫となり，最終的には死をもたらす．幸いにも，この悲惨な障害の罹患率および経過は，予防と治療により劇的に改善している．Rh D 同種免疫の予防には，**抗 D 免疫グロブリン**

を用いる．胎児貧血の診断と治療には，それぞれMCAドプラ血流計測および子宮内胎児輸血を行う．胎児輸血を受けた重症貧血の胎児の生存率は90％以上であり，胎児水腫でも生存率は80％近くになる（Lindinburg, 2013；Zwiers, 2017）．

■ 赤血球同種免疫

現在，国際輸血学会で認識されている血液型は33種類，赤血球抗原は339種類ある（Storry, 2014）．これらのうちのいくつかは免疫学的にも遺伝学的にも重要であるが，多くはほとんど臨床的有意性がないくらいまれである．ある赤血球抗原をもたない場合，その抗原に曝露されると抗体を産生する可能性がある．そのような抗体は，母体が不適合輸血を受ける際，その個体に有害であることを証明しうる．よって，血液バンクではルーチンに赤血球抗原をスクリーニングする．このような抗体は，胎児にとっても有害である可能性がある．前述のように，胎児の赤血球抗原に対して産生された母体抗体は，胎盤を通過して赤血球を破壊し貧血の原因になる可能性がある．

一般的に，胎児は母親のもたない赤血球抗原を父親から少なくとも一つは受け継いでいる．ゆえに，免疫反応を引き起こすのに十分な量の胎児赤血球が母体循環に混入した場合，母体は感作する可能性がある．そうであっても，以下の理由により同種免疫はまれである．①赤血球抗原不適合の低有病率，②胎児抗原や母体抗体の胎盤通過不足，③母児のABO式血液型不適合（免疫反応を引き起こす前に胎児血は速やかに排除される），④可変的な抗原性，⑤抗原への多様な母体の免疫反応，である．

集団ベースのスクリーニング検査では，妊娠中の赤血球同種免疫の有病率は約1％である（Bollason, 2017；Koelewijn, 2008）．胎児輸血を必要とする重症胎児貧血のほとんどは抗D，抗Kell，抗c，あるいは抗E同種免疫による（de Haas, 2015）．

◆ 同種免疫の検出

産科初診時に，通常血液型および抗体スクリーニングは評価され，母体血清中の非結合抗体は**間接クームス検査**で検出される（第9章参照）．陽性であった場合は，抗体を同定し，免疫グロブリンの種類がIgGかIgMかを判別し，抗体価を測定する．IgM抗体は胎盤を通過しないため，IgG抗体のみが重要である．いくつかの抗体と，その溶血性貧血を起こす可能性について**表15-1**にまとめた．抗体価のカットオフ値は，重症胎児貧血が起こりうる値である．この値は抗体ごとに異なる場合があり，個々に各々の研究室で設定されているが，通常8～32倍の範囲である．抗D抗体のカットオフ値が16倍であれば，16倍以上の力価は重症溶血性疾患の可能性を示している．重要な例外としてKell抗原への感作があり，後で述べる．

◆ CDE（Rh）式血液型不適合

CDE式血液型は，C，c，D，E，eの5種類の赤血球タンパク，あるいは抗原を含む．"d"抗原はなく，Rh D陰性はD抗原をもたないことと定義されている．ほとんどのヒトがRh D陽性あるいは陰性であるが，D抗原には200以上の異型が存在する（Daniels, 2013）．Rhは，アカゲザルの赤血球がヒト赤血球抗原を発現するとの誤解から，以前はrhesus（アカゲザル）と呼ばれていた．輸血医学では，"rhesus"という言葉はもう使われていない（Sandler, 2017）．

CDE抗原は臨床的に重要である．Rh D陰性の場合，ほんの0.1 mLの胎児赤血球との単回曝露で感作する可能性がある（Bowman, 1988）．二つの原因遺伝子の**RHD**と**RHCE**は1番染色体の短腕に存在して一緒に遺伝し，他の血液型遺伝子とは独立している．抗原の陽性率は，人種や民族によって異なる．非ヒスパニック系白人のアメリカ人の85％近くがD陽性である．ネイティブ・アメリカンでは約90％，アフリカ系アメリカ人やヒスパニック系アメリカ人では93％，アジア人では少なくとも99％がD陽性である（Garratty, 2004）．

D同種免疫合併妊娠の有病率は0.5～0.9％である（Koelewijn, 2008；Martin, 2005）．抗D免疫グロブリンによる予防を行わないと，D陰性の女性がD陽性で**ABO式血液型の適合**した児を出産した場合，同種免疫が起こる可能性は16％である．2％が分娩までに，7％が産褥6ヵ月までに感作し，残りの7％は，次回妊娠時にのみ検出しうる抗体を産生する"敏感になっている状態"となる（Bowman, 1985）．**ABO式血液型不適合**では，予防措置を行わない場合のD同種免疫のリスクは約2％である（Bowman, 2006）．

表15-1　赤血球抗原とその胎児溶血性貧血との関連

血液型システム	抗原	胎児溶血の可能性
CDE (Rh)	D, c	重症のリスク
	E, Be^a, Ce, Cw, Cx, ce, Dw, Evans, e, G, Goa7, Hr, Hro, JAL, HOFM, LOCR, Riv, Rh29, Rh32, Rh42, Rh46, STEM, Tar	重症はまれ、軽症のリスク
Kell	K	重症のリスク
	k, Kp^a, Kp^b, K11, K22 Ku, Js^a, Js^b, Ula	重症はまれ、軽症のリスク
Duffy	Fy^a	重症はまれ、軽症のリスク
	Fy^b	胎児溶血性疾患と関連なし
Kidd	Jk^a	重症はまれ、軽症のリスク
	Jk^b, Jk^3	軽症の可能性
MNS	M, N, S, s, U, Mt^a, Ena, Far, Hil, Hut, Mi^a, Mit, Mut, Mur, Mv, sD, Vw	重症はまれ、軽症のリスク
Colton	Co^a, Co^3	重症はまれ、軽症のリスク
Diego	Di^a, Di^b, Wr^a, Wr^b	重症はまれ、軽症のリスク
Dombrock	Do^a, Gy^a, Hy, Jo^a	軽症の可能性
Gerbich	Ge^2, Ge^3, Ge^4, Ls^a	軽症の可能性
Scianna	Sc2	軽症の可能性
I	I, i	胎児溶血性疾患と関連なし
Lewis	Le^a, Le^b	胎児溶血性疾患と関連なし

(From de Haas, 2015; Moise, 2008; Weinstein, 1982)

ABO式血液型により発症率が異なる理由は，ABO式不適合の赤血球は破壊され，それによって感作する機会が制限されるためである．D感作は，第1三半期の妊娠合併症や出生前診断の手技，母体外傷の後にも起こる場合がある（表15-2）．

C, c, E, e抗原はD抗原よりも免疫原性は低いが，溶血性疾患を引き起こしうる．E, c, C抗原への感作はスクリーニング検査にて全妊娠の約0.3％でみられ，赤血球同種免疫の約30％を占める（Howard, 1998；Koelewijn, 2008）．抗E同種免疫が最もよくみられるが，胎児や新生児の輸血が必要になるケースは抗E同種免疫や抗C同種免疫よりも抗c同種免疫で多くみられる（de Haas, 2015；Hackney, 2004；Koelewijn, 2008）．

• 祖母の影響

実際には，すべての妊娠において少量の母体血が胎児循環に混入している．リアルタイムポリメラーゼ連鎖反応（polymerase chain reaction：PCR）法にて，早産や正期産のD陰性新生児の末梢血から母体のD陽性のDNAが検出されている（Lazar, 2006）．したがって，母体のD陽性赤血球に曝露された女児は胎内で感作しうる．そのような女性が大人になると，初回妊娠の早期や，妊娠前ですら抗D抗体を産生する可能性がある．現在妊娠している胎児は，最初にその**祖母**の赤血球により引き起こされた母体抗体によって危険にさらされているため，このメカニズムは"grandmother effect or theory"と呼ばれる．

◆マイナー抗原の同種免疫

抗D免疫グロブリンのルーチン的な投与により抗D同種免疫が予防されているのに比例して，D以外の赤血球抗原による溶血性疾患の割合が増えている〔アメリカ産婦人科学会（ACOG），

表15-2 赤血球抗原同種免疫と関連する母児間輸血の原因[a]

流産，死産
　異所性妊娠（子宮外妊娠）
　自然流産
　人工妊娠中絶
　胎児死亡（どの三半期でも）
手技
　絨毛採取
　羊水穿刺
　胎児採血
　奇胎妊娠の除去
その他
　分娩
　腹部外傷
　常位胎盤早期剥離
　妊娠中の原因不明の性器出血
　胎盤用手剥離
　外回転術

[a] 上記のいずれの場合も，抗D免疫グロブリンが推奨される．
(Explaned from Americal Academy of Pediatrics and American College of Obstetricians and Gynecologists, 2017)

2016；Koelewijn, 2008］．これらは，マイナー抗原とも呼ばれている．Kell抗体はそのなかでも最も頻度が高い．その他の重度な同種免疫を引き起こす可能性のある抗原には，Duffy式のA群，すなわち抗Fy^a抗体や，MNS式，Kidd式の抗Jk^a抗体が含まれる（de Hass, 2015；Moise, 2008）．マイナー抗原への感作例のほとんどは不適合輸血により起こる．しかしながら，IgGの赤血球抗体が検出され，その重要性の疑いが少しでもあれば，臨床医は十分すぎるくらいの注意が必要であり，溶血性疾患についての評価がされなければならない．

胎児にリスクをもたらさない血液型抗原はほんの数種類しか存在しない．Lewis抗体のLe^aとLe^b，およびI抗原は寒冷凝集素である．それらは主にIgM抗体であり，胎児赤血球上には発現しない（ACOG, 2016）．その他の胎児に溶血を起こさない抗体はDuffy式のB群，Fy^b抗体である．

• **Kell同種免疫**

非ヒスパニック系白人アメリカ人のおよそ90％，アフリカ系アメリカ人の98％はKell陰性である．Kell式はルーチンでは測定されない．Kell感作例の約90％はKell陽性血の輸血が原因のため，輸血歴は重要である．

Kell感作は，D抗原やその他の血液型抗原の感作よりも急速に起こり，重症化しうる．これは，Kell抗体が胎児の骨髄内で赤血球前駆細胞と結合し，それにより貧血に対する正常な造血反応を妨げるためである．赤血球の産生が少なくなると溶血も少なくなり，重症貧血は母体のKell抗体価からは予測できない可能性がある．一つの選択肢としては，Kell感作には8倍という，より低いカットオフ値を採用する（Moise, 2012）．ACOG（2016）では，Kell感作妊娠のモニタリングに抗体価を用いないよう勧告している．

◆ **ABO式血液型不適合**

主要な血液型抗原であるAやBの不適合は，新生児溶血性疾患の原因として最もよくみられるが，胎児に明らかな溶血は引き起こさない．新生児の約20％はABO式血液型不適合であるが，臨床的に影響があるのはわずか5％である．そして，そのような例でも，結果として生じる貧血は通常は軽度である．

CDE不適合とは，いくつかの点で状況が異なる．まず，ABO不適合はしばしば第1子でみられるが，それ以外の血液型では通常第1子では感作は起こらない．これは，ほとんどのO型の女性は同様の抗原をもつ細菌への曝露により妊娠前から抗A，抗B抗体をもっていることによる．第二に，ABO同種免疫は次の妊娠時により重症化することはめったにない．最後に，ABO同種免疫は通常は産科というより小児科疾患である．これは，抗A・抗B抗体のほとんどはIgM抗体であり，胎盤を通過しないためである．胎児赤血球は，成人よりもA，B抗原部位も少ないため，免疫原性も低い．

ゆえに，前回ABO不適合があったからといって，胎児のモニタリングや早期娩出の適応にはならない．しかしながら，高ビリルビン血症により光線療法，あるいは時折交換輸血が必要になることもあるため，新生児の慎重な経過観察が肝要である（第33章参照）．

■ **同種免疫となった妊娠の管理**

D同種免疫となった妊娠では，胎児の約25～30％が軽度から中等度の溶血性貧血となる．そして，未治療では25％までもが胎児水腫となる（Tannirandorn, 1990）．もし同種免疫が判明し抗

体価がカットオフ値未満であれば，通常妊娠中は4週ごとに抗体価を測定する（ACOG, 2016）．重要なことに，前回妊娠時に同種免疫となっていた場合，抗体価の定期的な測定では評価できず，その妊娠は抗体価にかかわらずハイリスクであるとみなす．そのような妊娠の管理については，後に述べる．どの妊娠においても，一度抗体価がカットオフ値を超えたら，抗体価測定は繰り返しても意味がない．もし抗体価が下がったとしてもリスクがあり，さらなる評価が必要である．

◆ 胎児リスクの決定

　D抗原陰性妊婦の40％までもが，D抗原陰性の胎児を妊娠している．母体の抗D抗体の存在は母親が感作していることを意味するが，胎児がD抗原陽性であるかどうかを示すものではない．母親が前回の妊娠で感作していた場合，今回の妊娠で胎児がD抗原陰性だったとしても，"amnestic response（健忘反応）"により妊娠中に抗体価が高値に上昇する可能性がある．女性がD抗原陰性の非ヒスパニック系白人の夫婦では，男性がD抗原陽性の確率は85％であるが，そのうちの60％はD遺伝子のヘテロ接合体である．そして，男性がヘテロ接合体であった場合，半分の子どもが溶血性疾患となるリスクがある．輸血歴は関連性がある．D抗原以外の赤血球抗原の同種免疫は過去の輸血により起こっている可能性があり，その抗原が父親の赤血球になければ，その妊娠にリスクはない．

　同種免疫の最初の評価は，父親の赤血球抗原の状態を確認することから始まる．**父親であることが確実であれば**，母親の感作した赤血球抗原を父親がもたなければ，その妊娠にリスクはない．D同種免疫で父親がD抗原陽性の場合，DNA分析による父親のD抗原の接合性の決定が有用である．父親がヘテロ接合体の場合，あるいは父親であるかが不明な場合は，妊娠は胎児の遺伝子型の評価を受けるべきである．これは伝統的に，羊水穿刺を行い未培養の羊水細胞のPCR検査により評価しており，この検査の陽性的中率は100％，陰性的中率は約97％である（ACOG, 2016；Van den Veyver, 1996）．E/eやC/c, Duffy, Kell, Kidd，そしてM/Nなど，胎児の他の抗原検査も，この方法を用いて評価されている．絨毛採取は，母児間輸血と，その後に同種免疫を悪化させるリスクが高いため，推奨されない．

　母体血清中のcell-free DNA（cfDNA）を用いた非侵襲的な胎児D抗原遺伝子型検査が行われている（第13章参照）．報告されている感度は99％以上，特異度は95％以上であり，陽性的中率および陰性的中率は同様に非常に高い（de Haas, 2016；Johnson, 2017；Moise, 2016；Vintani, 2016）．cfDNAを用いた胎児D抗原遺伝子型検査はヨーロッパの一部ではルーチンで行われている．D抗原陰性の妊婦には，潜在的な適応が二つあり，①D同種免疫となった女性では，検査により胎児がD抗原陰性であることを特定できれば貧血の検査が必要なくなる．②D同種免疫となっていない女性では，胎児がD抗原陰性であれば抗D免疫グロブリン投与を見合わせることができる．後者の場合には，ACOG（2017）はD抗原陰性妊婦に対するルーチンでのcfDNAスクリーニング検査をコスト効果が高くなるまでは推奨していない．

　同種免疫妊娠の管理は個々に区別されており，母体抗体価測定，超音波による胎児中大脳動脈（MCA）最高血流速度モニタリング，羊水中ビリルビン様物質測定，胎児採血が含まれる．正確な出産予定日の推定が重要である．胎児貧血は前回よりも早い週数で起こり，より重症化する傾向があるため，前回の妊娠で胎児貧血の起こった週数は重要である．

• 超音波ドプラ法による中大脳動脈（MCA）速度計測

　胎児貧血を検出する検査としては，胎児MCA最高血流速度の経時的な測定が推奨されている〔アメリカ周産期学会（SMFM），2015a〕．貧血となっている胎児は，十分な酸素化を維持するために脳に優先的に血流を流す．心拍出量が増え血液粘稠度が下がるため，血流速度は速くなる．手技は第10章で説明するが，トレーニングと経験を必要とする（ACOG, 2016）．

　Mariら（2000）による画期的な研究において，貧血のリスクのある胎児111例と，正常コントロールの胎児265例のMCA最高血流速度の連続的な測定を行った．閾値をそれぞれの妊娠週数の＞1.5 multiples of the median（MoM）とすると，すべての中等症〜重症貧血の胎児を正確に同定できた．感度は100％で，偽陽性率は12％で

あった.

MCA最高血流速度は連続的に測定され，値をプロットすると図15-1に示すような曲線を描く．血流速度が1.0〜1.5 MoMの間で，1.5 MoMに値が近づくように傾きが増えていたら，通常ドプラ評価の頻度は週1回に増やす．MCA最高血流速度が1.5 MoMを超え，妊娠週数が34週あるいは35週より早い場合には，胎児輸血を考慮し，必要に応じて胎児輸血を行うべきである（SMFM, 2015a）．34週を超えると，この時期に起こってくる生理的な心拍出量の増加のため，MCA最高血流速度の偽陽性率は著しく増加する（Moise, 2008a；Zimmerman, 2002）．

- **羊水スペクトル分析**

この検査は歴史的に興味深い．50年以上前に，Liley（1961）は，羊水スペクトル分析がビリルビン様物質を測定し，それによって溶血の重症度を予測するのに有用であることを論証した．羊水中のビリルビン様物質は分光光度計を用いて測定され，450 nmにおける吸光度の変化（ΔOD_{450}）として示された．胎児貧血の可能性は，いくつかのゾーンに分かれた図にΔOD_{450}の値をプロットすることで決定された．これらのゾーンは，胎児のヘモグロビン濃度，すなわち貧血の重症度とおおよそ相関していた．オリジナルのLileyの図は27〜42週まで有効で，のちにQueenan（1993）により妊娠14週から含まれるものに修正された．しかしながら，妊娠中期の羊水中ビリルビン濃度は通常高く，この技術の信頼性は限定的である．

MCA血流速度測定はΔOD_{450}による評価よりも正確であり，羊水穿刺に関連する同種免疫のリスクがない．そのため，ΔOD_{450}による評価からとって代わった．

◆ **胎児輸血**

MCA最高血流速度の上昇や胎児水腫の進行といった重症胎児貧血の所見がみられた場合，管理は妊娠週数によりかなり左右される．胎児採血や子宮内での輸血は，通常妊娠34〜35週より前に行われる（SMFM, 2015a）．胎児輸血の方法としては，超音波ガイド下での臍帯静脈への血管内輸血が好ましい．第2三半期前半の早期発症型の重症溶血性疾患で，臍帯静脈が細く穿刺が困難な場合には胎児の腹腔内への輸血が必要になることも

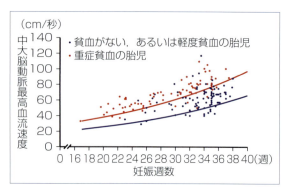

図15-1 重症貧血のリスクのある胎児165例における中大脳動脈最高血流速度のドプラ測定

青線は正常妊娠における最高血流速度の中央値，赤線は1.5 MoMの値を示す．

(Reproduced with permission from Oepkes D, Seaward PG, Vandenbussche et al: Doppler ultrasonography versus amniocentesis to predict fetal anemia, N Engl J Med. 2006 Jul 13; 355(2): 156–164)

ある．胎児水腫の症例では，腹膜の吸収は妨げられてはいるが，腹腔内と臍帯静脈の両方への輸血を好むものもいる．

輸血は，通常胎児のヘマトクリット値が30％未満となった場合に推奨されている（SMFM, 2015a）．ひとたび胎児水腫になると，通常ヘマトクリット値は15％以下となっている．輸血する赤血球は，O型，D抗原陰性，サイトメガロウイルス陰性で，ボリューム過負荷を防ぐためヘマトクリット値が約80％でパックされ，胎児の移植片対宿主反応を予防するため放射線照射され白血球を除去したものを用いる．胎盤と胎児の容量は，比較的大量の血液の急速注入に耐えられる．輸血前に，胎児の動きを少なくするためベクロニウムのような筋弛緩薬を用いることもある．胎児水腫でない場合，ヘマトクリット値の目標は，通常40〜50％である．ヘマトクリット値を10％増加させるのに必要な輸血量は，胎児の推定体重のグラム数に0.02を掛けた数値で概算される（Giannina, 1998）．18〜24週の重症貧血の胎児では，最初は少なめの量を輸血し，約2日後にもう一度輸血を予定する可能性がある．以降の輸血は，通常ヘマトクリット値に応じて2〜4週ごとに行う．

初回輸血以降の重症貧血に対するMCA最高血流速度の閾値は高くなり，1.5 MoMというよりも1.7 MoMである（SMFM, 2015a）．閾値の変化は，ドナー細胞（成人由来）は平均赤血球体積がより小さいため，初回輸血時のドナー細胞の寄与

によって補われているという仮説がある．また，次の輸血のタイミングは，貧血の重症度と輸血後のヘマトクリット値による．輸血の後，胎児のヘマトクリット値は通常1日に1％ずつ減っていく．胎児水腫では，より急速な低下が最初にみられる可能性がある．

・ **治療成績**

近年，経験豊富な施設での手技に関連した合併症は大幅に減少しており，全生存率は95％を超えている（Zwiers, 2017）．合併症は，胎児死亡が約2％であり，緊急帝王切開を要したものが1％，感染および破水がそれぞれ0.3％である．胎児輸血が20週前に必要となった場合には，死産率は15％を超える（Lindenberg, 2013；Zwiers, 2017）．胎児輸血は非常に重症な胎児の救命措置であることを考えれば，これらのリスクのために躊躇すべきではない．

Van Kamp（2001）は，胎児水腫となった場合の生存率は75〜80％となると報告した．しかし，2/3近くを占める胎児輸血後に胎児水腫の改善した例では，生存率は95％以上となる．胎児水腫が継続した場合は，生存率は40％未満である．

Lindenberg（2012）は，同種免疫妊娠450例以上の胎児輸血後の長期成績に関するレビューを行った．同種免疫はD抗原に対するものが80％，Kell抗原が12％，c抗原が5％であった．罹患胎児のおよそ1/4が胎児水腫となり，半数以上が新生児期に交換輸血も必要とした．神経発達の検査を受けた2〜17歳までの子ども約300例のうち，重度の障害を認めたのは5％未満であった．これには，重度の発達障害3％，脳性麻痺2％，聾1％が含まれる．

■ D同種免疫の予防

抗D免疫グロブリンは現代の産科学における成功事例の一つである．これは，D同種免疫予防を目的として50年近く前から使用されている．抗D免疫グロブリンが利用できない国では，RhD陰性妊娠の約10％が胎児および新生児の溶血性疾患を合併している（Zipursky, 2015）．しかし，免疫予防により同種免疫のリスクは0.2％未満に減少する．長年にわたり広く普及して使用されているにもかかわらず，その作用機序は完全には解明されていない．

同種免疫となった例の90％もが，分娩時の母児間輸血により起こる．リスクがある場合，抗D免疫グロブリンを分娩後72時間以内にルーチンで投与すると同種免疫となる率を90％減少させる（Bowman, 1985）．さらに，妊娠28週での抗D免疫グロブリン投与により第3三半期における同種免疫感作率はおよそ2％から0.1％に減少する（Bowman, 1988）．**抗D免疫グロブリンを投与すべきか疑わしいときでも，投与するべきである**．必要でなかったとしても特に害は及ぼさないであろうが，必要であるときに投与し損ねた場合は深刻な結果をもたらす可能性がある．

現在の抗D免疫グロブリン製剤は，高力価の抗D抗体をもつヒト血漿に由来する．低温エタノール分画法および限外濾過にて精製された製剤は，静脈内投与するとアナフィラキシーを起こす可能性のある血漿タンパクを含むため，筋肉内投与しなければならない．しかし，イオン交換クロマトグラフィ法を用いて精製された製剤では，筋肉内にも静脈内にも投与可能である．これは，後述する顕著な母児間輸血の治療において重要である．どちらの精製法でも，肝炎やヒト免疫不全ウイルスを含めたウイルスを効果的に除去する．精製法によって抗D免疫グロブリンの半減期は16〜24日の範囲であり，このため第3三半期と分娩時ともに投与される．抗D免疫グロブリンの標準的な筋肉内投与量である300μgあるいは1,500 IUでは，標準体型の母親を最高で30 mLの胎児全血あるいは15 mLの胎児赤血球に相当する胎児血液の流入から守る．

アメリカでは，すべてのD抗原陰性で非感作の妊婦に対し，妊娠28週頃に予防的に抗D免疫グロブリンの投与を行っており，児がD抗原陽性であれば分娩後に2回目の投与を行う（ACOG, 2017）．28週での抗D免疫グロブリンの投与前に，同種免疫となった妊婦を鑑別するため繰り返し抗体スクリーニングを行うことが推奨されている〔アメリカ小児科学会（AAP），2017〕．分娩後，抗D免疫グロブリンは72時間以内に投与すべきである．D抗原陰性の女性から生まれた児の40％がD抗原陰性であることから，免疫グロブリンの投与は児がD抗原陽性であることを確認した後に行うよう推奨されている（ACOG, 2017）．免疫グロブリンが分娩後不注意で投与さ

れなかった場合，産褥28日まではいくらかは防御効果がある可能性があり，不注意が発覚したのち，できるだけ早期に免疫グロブリンを投与するべきである（Bowman, 2006）．抗D免疫グロブリンは，母児間輸血が起こりうる妊娠関連の事象の後にも投与される (表15-2)．

抗D免疫グロブリン投与後は，母親に間接クームス試験にて1〜4倍ほどの低力価で弱陽性を示す可能性がある．これは無害であり，同種免疫の成立と混同してはならない．さらに，肥満指数（body mass index：BMI）が27〜40 kg/m²に増えると血清抗体価は30〜60%減少し，効果が減弱する可能性がある（MacKenzie, 2006；Woelfer, 2004）．D抗原陰性の女性が他の血液製剤（血小板輸血や血漿交換を含む）を受ける場合にも感作する危険があり，抗D免疫グロブリンで予防できる．まれに，少量の抗体が胎盤を通過し臍帯血や新生児の血液で直接クームス試験にて弱陽性を示すことがある．このようなことがあっても，受動免疫により明らかな胎児や新生児の溶血性疾患をきたすことはない．

妊娠1,000例に対し2〜3例で，母児間輸血の量は全血で30 mLを超えると推定されている（ACOG, 2017）．このような状況においては，抗D免疫グロブリンの単回投与では不十分である．抗D免疫グロブリンの追加投与を表15-2に示したようなリスク因子のある場合にのみ考慮すると，免疫グロブリンの追加投与を必要とする患者の半数が見落とされる可能性がある．このことから，D抗原陰性の全女性は分娩時に通常ロゼット試験でスクリーニングを行い，徴候があれば定量的検査を行うべきである（ACOG, 2017）．

ロゼット試験は，D抗原陽性の胎児細胞がD抗原陰性女性の循環中に存在するかを確認する定性的な検査である．母体血の検体は抗D抗体と混合され，検体内にD抗原陽性の胎児細胞が存在すれば抗体で覆われる．そしてD抗原を有する指標赤血球を添加し，指標細胞が抗体によって胎児細胞と結合することでロゼットが形成される．したがって，ロゼットが確認されれば，検体にD抗原陽性の胎児細胞が存在することになる．D抗原不適合の場合や，抗原の種類にかかわらず大量の母児間輸血が疑われる際には，Kleihauer-Betke試験，あるいはフローサイトメトリー検査が用いられる．検査に関しては後述する．

抗D免疫グロブリンの投与量は，後で解説するように，推定される母児間輸血量から計算する．1回量300 µgで，胎児赤血球15 mL，あるいは全血30 mLを中和する．抗D免疫グロブリンを筋肉内投与する場合，24時間以内に投与できるのは5回量までにすぎない．静脈内投与の場合，2アンプル，計600 µgを8時間ごとに投与可能である．投与量が十分であるかの判断には，間接クームス試験を行う場合がある．結果が陽性であれば母体血清中に余剰した抗D免疫グロブリンが存在していることを示しており，したがって投与量が十分であることを実証している．あるいは，循環血液中に胎児細胞が残っているか評価するためにロゼット試験が行われる場合もある．

◆ 血清学的weak D表現型

以前はD^uと呼ばれていたが，これはアメリカやヨーロッパで最もよくみられるD抗原の変異型である．血清学的weak D表現型は，分子解析—RHD遺伝子解析により，さらに2群に分けられている．weak D表現型では，赤血球表面の正常なD抗原の量が減少している．partial Dと呼ばれるタイプでは，エピトープを欠く異常D抗原と関連するタンパク欠失がある（Sandler, 2017）．この区別がわかっている場合，感作のリスクと抗D免疫グロブリンの必要性という点で臨床的重要性をもつ可能性がある．

伝統的に，血清学的weak D表現型は，臨床状況に応じてD抗原陽性あるいはD抗原陰性とみなされていた．輸血のレシピエントとしてはweak Dがある場合D抗原陰性とみなされる一方で，輸血のドナーとしてはD抗原陽性に分類される．妊娠では，weak DはやはりD抗原陰性とみなされ，妊婦は免疫グロブリンを投与され，感作の可能性を回避する（ACOG, 2017；Sandler, 2015）．

weak D陽性の非ヒスパニック系白人アメリカ人の多くは，weak Dタイプ1〜3である．これらの表現型の妊婦は，D抗原陽性として管理される可能性がある．これらの表現型では同種免疫のリスクがないため，免疫グロブリンは必要ない（Sandler 2015, 2017）．対照的に，partial D抗原をもつ妊婦はD感作のリスクがあり，免疫グロブリンを必要とする．分子学的RHD遺伝子解析は

weak D 抗原をもつ妊婦に提案されているが，その費用対効果分析はまだわかっていない（ACOG，2017）．もし血清学的 weak D 表現型をもつ妊婦に分子学的遺伝子解析が行われていない場合には，それらの妊婦に対し抗 D 免疫グロブリンによる免疫予防を行うべきである．

母児間輸血

全妊娠においておそらく少量の母児間出血は起こっており，その 2/3 は抗原抗体反応を引き起こすのに十分な可能性がある．図 15-2 に示すように，妊娠週数が進み母体循環中の胎児血の量が増えるにつれ，発生率が増加する．幸いなことに，大量の失血（真の母児間輸血）はまれである．30,000 例以上の妊娠を検討した論文によると，150 mL 以上の母児間輸血は 2,800 出生に 1 例の頻度である（de Almeida, 1994）．少なくとも 30 mL ─標準的な抗 D 免疫グロブリン 300 μg でカバーできる胎児血量─の母児間輸血の発症率は 1,000 妊娠に 3 例と推定されている（Wylie, 2010）．

母児間輸血の主要因を表 15-2 に示した．また，前置胎盤や胎盤絨毛膜血管腫，前置血管でも起こりうる（Giacoia, 1997；Rubod, 2007）．しかし，いずれの状況においても，母児間輸血はまれではないにしても非常に珍しい．そして母児間輸血となった例の 80 % 以上は原因が特定されていない．著明な失血で最もよくみられる訴えは胎動の減少である（Bellussi, 2017；Wylie, 2010）．胎児心拍のサイナソイダルパターンは，まれにみられるが，迅速な評価が必要となる（第 24 章参照）．超音波検査では，MCA 最高血流速度の上昇を認めることがあり，これは本当に最も正確な予測因子であると報告されている（Bellusi, 2017；Wylie, 2010）．胎児水腫は悪い所見である．母児間輸血が疑われ，MCA 最高血流速度の上昇あるいは胎児水腫を認めた場合は，迅速に胎児輸血あるいは児の娩出を検討する．

母体循環中の胎児細胞に関する定量的な検査の限界の一つは，それが失血のタイミングや慢性的なものかについての情報は提供しないことである（Wylie, 2010）．一般的に，同種免疫のように徐々に，あるいは慢性的に生じている貧血は急性貧血よりも児には耐性がある．慢性貧血では，胎

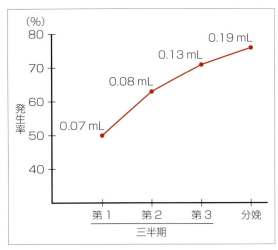

図 15-2　妊娠中における母児間輸血の発生率
各点にある数字は，母体循環中に流入したと推定される胎児血液量を示す．
（Data from Choavaratana, 1997）

児が瀕死の状態になるまで胎児心拍異常がみられないことがある．対照的に，急性の著明な貧血は児に耐性がなく，脳血流低下，脳虚血，脳梗塞から重大な神経学的障害を引き起こす可能性がある．いくつかの例では，母児間輸血は死産児の評価の際に確認される（第 35 章参照）．

臨床検査

母児間輸血を認めたら，胎児の失血量を推定すべきである．失血量は女性が D 抗原陰性であった場合に適切な抗 D 免疫グロブリンの投与量を計算するうえで非常に重要であり，産科管理に影響を与える可能性がある．

母体循環中の胎児赤血球の定量検査として最も一般的に行われているのは，酸溶出試験または **Kleihauer-Betke（KB）試験**である（Kleihauer, 1957）．胎児赤血球はヘモグロビン F を含んでおり，それはヘモグロビン A よりも酸に対する溶出に抵抗性を示す．酸にさらした後は胎児ヘモグロビンだけが残り，染色すると胎児赤血球は赤く見え，成人の赤血球は"ゴースト"のように見える（図 15-3）．胎児細胞をその後カウントし，成人細胞のパーセンテージとして表される．KB 試験には労力を要する．重要なことに，正確性に欠ける可能性のある状況が二つある．①胎児ヘモグロビン値の上昇する，β-サラセミアのような母体異常ヘモグロビン症，②胎児がすでにヘモグロ

ビンAを産生し始める，正期産やそれに近い妊娠，である．

■ 出血の定量

母児間輸血の量は，KB試験の結果から以下の式を用いて計算する．

$$胎児血の量 = \frac{MBV \times 母体\,Hct \times \%\,KB における胎児細胞}{新生児\,Hct}$$

一つの方法は，標準体型で正常血圧の正期産の女性の母体血液量（maternal blood volume：MBV）を5,000 mLと推定する．たとえば，標準体型でヘマトクリット値が35％，1.7％のKB染色陽性細胞を認めた女性が，ヘマトクリット値50％の児を出産した場合は以下のようになる．

$$胎児血の量 = \frac{5,000 \times 0.35 \times 0.017}{0.5} = 60\,mL$$

正期産での胎児胎盤血液量は，およそ125 mL/kgである．3,000 gの児では，375 mLとなる．したがって，この胎児は胎児胎盤血液量のおよそ15％（60÷375 mL）を失ったことになる．正期産の胎児ヘマトクリット値は50％なので，この全血60 mLは，胎児赤血球30 mLが母体循環に失われていったことを示している．この失血は血行動態的には容認されるはずだが，同種免疫の予防のため抗D免役グロブリン300 μgの倍量を必要とする．より正確に母体血液量を推定する方法として，母体の身長，体重，予測される生理的母体血液量の増加をもとに計算する方法がある（表41-1参照）．

母児間輸血は，ヘモグロビンFあるいはD抗原に対するモノクローナル抗体を用い，その後蛍光を定量するサイトメトリー（フローサイトメトリー）を用いても定量化できる（Chambers, 2012；Welsh, 2016）．フローサイトメトリーは，KB試験よりも多くの細胞を分析できる自動化試験である．さらに，これは母体の胎児ヘモグロビン濃度や胎児のヘモグロビンA濃度による影響を受けない．フローサイトメトリーは，KB試験に比べより感度が高く正確であると報告されてい

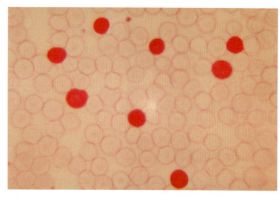

図15-3　Kleihauer-Betke試験は大量の母児間輸血を示している
酸溶出処理をした後，ヘモグロビンFを豊富に含む胎児細胞は濃く染まるのに対し，ごく少量のヘモグロビンFしか含まない母体赤血球はわずかにしか染まらない．

るが，この検査が特殊な技術を必要とするため多くの病院で日常的には利用できない（Chambers, 2012；Corcoran, 2014；Fernandes, 2007）．

胎児血小板減少症

■ 同種免疫性血小板減少症

この状態は，**新生児同種免疫性血小板減少症**（neonatal alloimmune thrombocytopenia：NAIT）あるいは**胎児新生児同種免疫性血小板減少症**（fetal and neonatal alloimmune thrombocytopenia：FNAIT）とも呼ばれている．同種免疫性血小板減少症（alloimmune thrombocytopenia：AIT）は正期産児における重症血小板減少症の原因として最もよくみられ，1,000人に1～2人の頻度である（Kamphuis, 2010；Pacheco, 2013；Risson, 2012）．FNAITは，父親から遺伝した胎児血小板抗原に対する母体の同種免疫が原因である．結果として生じた抗血小板抗体が，赤血球同種免疫と同様の方法で胎盤を通過する．**免疫性血小板減少症**と異なり，FNAITでは母親の血小板数は正常である．そしてD同種免疫と異なり，**初回妊娠時に重症の続発症がみられる**．

母体血小板同種免疫は，血小板特異抗原（human platelet antigen：HPA）-1aに対して最もよくみられる．これは全体の80～90％を占め，最も重症である（Bussel, 1997；Knight, 2011；Tiller, 2013）．これに，頻度の順にHPA-5b，HPA-1b，HPA-3aが続く．その他の抗原への同種免

疫は報告例の1%にすぎない．

　非ヒスパニック系白人の約85%はHPA-1a陽性である．2%がHPA-1bのホモ接合体であり，したがって同種免疫のリスクがある．しかし，重要なことに，HPA-1bのホモ接合体でHPA-1a陽性の児を妊娠している母親が抗血小板抗体を産生するのはわずか10%である．罹患した胎児あるいは新生児の約1/3が重症な血小板減少症となり，重症血小板減少症の10〜20%で脳出血（intracranial hemorrhage：ICH）を起こす（Kamphuis, 2010）．結果として，集団ベースのスクリーニング研究によると，FNAITに関連したICHは25,000〜60,000妊娠に1例であった（Kamphuis, 2010；Knight, 2011）．

　FNAITはさまざまな状態で存在する可能性がある．新生児血小板減少症は偶発的所見として判明することもあり，新生児に点状出血が現れることもある．その他極端な場合，胎児や新生児は―しばしば出産前から―破壊的なICHに冒される場合もある．大規模な国際登録を通じて確認されたFNAIT 600例のうち，胎児あるいは新生児のICHは約7%にみられた（Tiller, 2013）．出血の60%は第1子にみられ，約半数で妊娠28週より前に発症していた．罹患した児の1/3は生後まもなく死亡し，生存児の50%は重度な神経学的障害を認めた．Busselら（1997）は，FNAITとなった胎児107例における治療開始前の血小板数の評価を行った．血小板減少症の重症度は前児の周産期ICH発症によって予測され，98%はこの方法によって検出された．初回の血小板数は50%で20,000/mL未満であった．血小板数が初回80,000/mL以上であった例では，治療をしないと毎週10,000/mL以上低下していった．

◆診断と管理

　AITの診断は，典型的には，正常な血小板数の女性が原因不明の重症な血小板減少症をもつ児を出産した後になされる．まれに，診断は胎児ICHを見つけた後に確認される．次回妊娠時には70〜90%で再発し，より重症化し，より早期に発症することが多い．伝統的に，胎児血小板減少症を診断し治療を決めるために胎児採血が行われ，胎児血小板数が50,000/mL未満では血小板輸血が行われていた．しかし，手技に関連した合併症を理由に，専門家は免疫グロブリン大量静注療法（intravenous immunoglobulin：IVIG）とプレドニゾンによる経験的治療法を支持し，ルーチンの胎児血小板採血をやめるよう推奨している（Berkowitz, 2006；Pacheco, 2011）．

　治療は，前回の妊娠で周産期のICHを認めたか，認めた場合は何週で発症したかによって階級に分かれている（表15-3）．先駆者であるBussel（1996），Berkowitz（2006）らはその治療の有効性を実証した．FNAITによる胎児血小板減少症50例において，IVIGにより血小板数は約50,000/mLに増加し，ICHとなった胎児は一例もなかった（Bussel, 1996）．特にハイリスクである血小板数が20,000/mL未満，あるいは前児がFNAITに関連したICHであった症例ではIVIGにコルチコステロイドを追加し，80%に血小板数の増加を認めた（Berkowitz, 2006）．正期産，あるいはその近くでの帝王切開が推奨されている．通常，胎児採血で血小板数100,000/mL以上が確認できる場合でのみ器械を用いない経腟分娩が考慮される（Pacheco, 2011）．

　さらに考慮すべき点として，治療に伴うリスクとコストがある．IVIGの副作用として，発熱，頭痛，吐き気・嘔吐，筋肉痛，発疹が起こる可能性がある．母親の溶血という報告もある（Rink, 2013）．IVIG製剤のコストは，グラム当たり約70ドル以上，あるいは標準体型の妊婦で毎週2 g/kg点滴投与するのに10,000ドル近くかかる可能性がある（Pacheco, 2011）．

■免疫性血小板減少症

　免疫性，あるいは特発性血小板減少性紫斑病（idiopathic thrombocytopenic purpura：ITP）としても知られるこの自己免疫性疾患は，血小板糖タンパク質を攻撃する抗血小板IgG抗体を特徴とする．妊娠すると，この抗体が胎盤を通過して胎児血小板減少症を引き起こす可能性がある．母親のITPに関しては第56章で詳述する．胎児血小板減少症は通常軽度である．しかし，生後48〜72時間を最低値として，生後血小板数は急激に低下する可能性がある．母体血小板数や抗血小板抗体の検出，コルチコステロイドによる治療から，効果的に胎児や新生児の血小板数を予測することは困難である（Hachisuga, 2014）．重要なことに，通常胎児の血小板数はICHのリスクを

表 15-3 胎児新生児同種免疫性血小板減少症（FNAIT）の治療勧告

リスク群	分類基準	提案される管理
1	前児が胎児あるいは新生児 ICH を発症したが，母体抗 HPA 抗体は検出せず	母体抗 HPA 抗体スクリーニングおよび父親血小板とのクロスマッチ検査を妊娠 12，24，32 週で行う．陰性であれば治療せず
2	前児が胎児あるいは新生児血小板減少症で母体抗 HPA 抗体陽性だが，ICH は発症せず	20 週より開始：IVIG　1 g/kg/週とプレドニゾン 0.5 mg/kg/日 **あるいは** IVIG　2 g/kg/週 32 週より開始：IVIG　2 g/kg/週とプレドニゾン 0.5 mg/kg/日 分娩まで継続
3	前児が第 3 三半期，あるいは新生児期に ICH を発症し，母体抗 HPA 抗体陽性	12 週より開始：IVIG　1 g/kg/週 20 週より開始：IVIG を 2 g/kg/週に増量する，**あるいは**プレドニゾン 0.5 mg/kg/日を追加 28 週より開始：IVIG　2 g/kg/週とプレドニゾン 0.5 mg/kg/日 分娩まで継続
4	前児が第 3 三半期より前に ICH を発症し，母体抗 HPA 抗体陽性	12 週より開始：IVIG　2 g/kg/週 20 週より開始：プレドニゾン 1 mg/kg/日を追加 分娩まで継続

HPA：血小板特異抗原，ICH：脳出血，IVIG：免疫グロブリン大量点滴静注療法． 　　　　　　　　　　　　　　　　　（Adapted from Pacheco, 2011）

上昇させることなく経腟分娩が可能な程度である．400 例以上の ITP 合併妊娠を検討した最近のレビューでは，胎児あるいは新生児 ICH を発症した症例はなく，中枢神経系異常を有する児も認めなかった（Wyszynski, 2016）．胎児の出血による合併症はまれであると考えられ，胎児採血は推奨されていない（Neunert, 2011）．分娩方式は，通常の産科適応に準ずる．

胎児水腫

この言葉は，漿液性の液体が体内に過度に貯留した状態をいう．厳密に定義すると，**胎児水腫**とは胎児の浮腫である．伝統的には，過度にむくんだ新生児を分娩後（しばしば死産後）に胎児水腫と診断されていた（図 15-4）．超音波により，胎児水腫は出生前診断されるようになった．それは，2〜3ヵ所の胎児腔水症（胸水，心嚢水，腹水）あるいは 1ヵ所の腔水症および全身浮腫と定義されている．胎児水腫の状態が悪化すると，浮腫は常に存在し，通常胎盤の巨大化や羊水過多を伴う．臨床的に有意な浮腫は，超音波検査にて皮膚の厚みが 5 mm 以上と定義され，胎盤肥大は第 2 三半期で胎盤の厚みが少なくとも 4 cm 以上，あるいは第 3 三半期で 6 cm 以上認めた場合と定義されている（Bellini, 2009；SMFM, 2015b）．

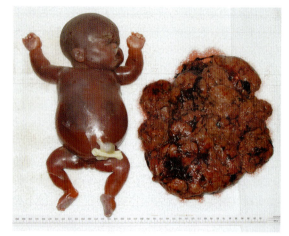

図 15-4　水腫状で浸軟した死産児と，特徴的な大きな胎盤
原因はパルボウイルス B19 感染であった．
(Used with permission from Dr. April Bleich)

胎児水腫は，病理生理学的に多岐にわたる病態の結果として起こり，いずれの場合でも非常に重症である可能性が高い．胎児水腫は二つのカテゴリーに分けられ，赤血球同種免疫に関するものを**免疫性**，それ以外を**非免疫性**という．

免疫性胎児水腫

免疫性胎児水腫の頻度は，抗 D 免疫グロブリン投与の開始，重症貧血の診断のための MCA ド

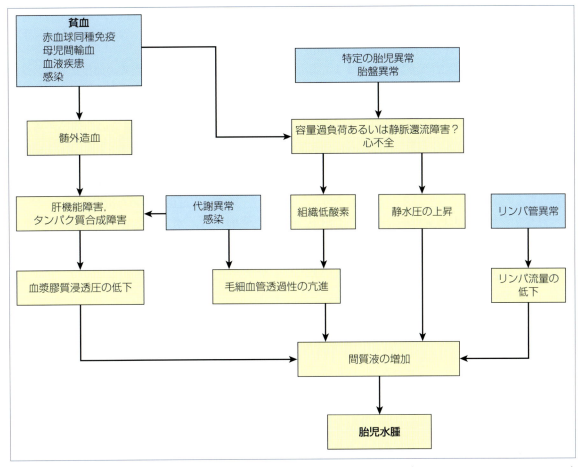

図15-5　免疫性，非免疫性胎児水腫の推定される発生機序　　　　（Adapted from Bellini, 2009; Lockwood, 2009）

プラ評価，必要であれば迅速な胎児輸血を行うことにより劇的に減少した．しかし，胎児水腫のうち10％未満が赤血球同種免疫による（Bellini, 2012；Santolaya, 1992）．

　胎児水腫の根底にある病態生理はまだ解明されていない．免疫性胎児水腫は非免疫性胎児水腫といくつかの生理学的異常を共有するとされている．図15-5に示すように，それには膠質浸透圧の低下，静水（あるいは中心静脈）圧の上昇，血管透過性の亢進が含まれる．免疫性胎児水腫は，母体抗体が胎盤を通過して胎児赤血球を破壊することで起こる．結果として生じる貧血は，骨髄赤血球の増生や腎臓や肝臓での髄外造血を刺激する．後者では，おそらく門脈圧亢進や肝タンパク質合成障害を引き起こし，血漿膠質浸透圧が低下する（Nicolaides, 1985）．胎児貧血は，中心静脈圧も上昇させる可能性がある（Weiner, 1989）．

最後に，貧血による組織低酸素はおそらく毛細血管透過性を亢進させ，胎児の胸腔や腹腔内，皮下組織への液体貯留を引き起こす．

　免疫性胎児水腫における貧血の程度は，一般的に重症である．Mariら（2000）は赤血球同種免疫による胎児貧血70例のうち，胎児水腫となった全例においてヘモグロビン値が **5 g/dL 未満**であったと報告している．前述したように免疫性胎児水腫では胎児輸血による治療を行う．

■非免疫性胎児水腫

　胎児水腫の少なくとも90％は非免疫性である（Bellini, 2012；Santolaya, 1992）．第2三半期における有病率は，およそ1,500妊娠に1例である（Heinonen, 2000）．非免疫性胎児水腫をきたす原因疾患は多岐にわたる．非免疫性胎児水腫6,700例以上をレビューし，病因とその割合をカテゴ

リー別に要約したものを表15-4に示す．原因は少なくとも60％は出生前に特定され，出生後では80％以上で特定される（Bellini, 2009；Santo, 2011）．現在，症例の約20％が特発性のままである（Bellini, 2015）．図15-5に示すように，胎児水腫が最終的な共通経路となる，いくつかの異なる病態生理学的プロセスが存在する．

重要なことに，妊娠中の判明した時期によって非免疫性胎児水腫の病因は変わってくる．出生前診断されたもののうち，染色体異数性が約20％，心臓脈管系の異常が15％，感染が14％であり，感染のなかで最も一般的なのはパルボウイルスB19である（Santo, 2011）．全体として，非免疫性胎児水腫のうち生児を得るのはわずか40％であり，そのなかで，新生児生存率は約50％のみである．Sohanら（2001）は胎児水腫87例の検討を行い，24週より以前に診断された症例の45％は染色体異常であったと報告した．最も頻度が高いのは45,X，**Turner症候群**であり，その場合の生存率は5％未満であった（第13章参照）．胎児水腫を第1三半期に認めた場合，染色体異数性のリスクは50％近くあり，ほとんどが嚢胞性ヒグローマを認める（図10-22参照）．

非免疫性胎児水腫の予後は不良ではあるが，病因によって大きく異なる．タイと中国南部における大規模調査では，α4-サラセミアが非免疫性胎児水腫の主な原因であり全体の30〜50％を占め，非常に予後不良である（Liao, 2007；Ratanasiri, 2009；Suwanrath-Kengpol, 2005）．対照的に，パルボウイルス，乳び胸，頻拍性不整脈などの治療可能な病因は，それぞれ10％にみられ，胎児治療によって2/3は生存できる可能性がある（Sohan, 2001）．

◆ 診断的評価

胎児水腫は，超音波検査で容易に診断される．前述のように2ヵ所の腔水症，あるいは1ヵ所の腔水症および全身浮腫が診断のために必要とされる．浮腫は特に頭皮において顕著である場合と，体幹や四肢で均等に認められる場合がある．腔水症は，肺，心臓，あるいは腹部内臓器の輪郭を描く液体として認められる（図15-6）．

多くの場合，目標を定めた超音波検査や血液検査によって，胎児水腫の根本的な原因は判明する．これには，胎児貧血や不整脈，構築異常，染色体異数性，胎盤異常，一絨毛膜性双胎の合併症が含まれる．状況により，初期評価として以下のものが含まれる．

1. 同種免疫を評価するための間接クームス試験
2. 以下を含む，目標を定めた胎児，胎盤の超音波検査
   - 表15-4に示す構築異常の評価のため，詳細な解剖学的観察
   - 胎児貧血の評価のためのMCAドプラ最高血流速度計測
   - Mモード評価を含めた胎児心エコー検査
3. 第64章で詳述する胎児染色体，パルボウイルスB19，サイトメガロウイルス，トキソプラズマ検査のための羊水穿刺．胎児奇形が存在する場合には，染色体マイクロアレイ分析を検討する．
4. 所見や検査結果により胎児貧血が疑われる場合，母児間輸血の評価のためのKleihauer-Betke試験．
5. α-サラセミアおよびまたは，先天性代謝異常の検査の検討．

• **孤立性の腔水症，あるいは浮腫**

孤立性の腔水症や全身浮腫のみでは胎児水腫の診断とならないが，胎児水腫に発展する可能性があるため，これらを見つけた場合には上記評価を検討すべきである．たとえば，孤立性の心嚢水は胎児パルボウイルスB19感染の最初の所見である可能性がある（第64章参照）．孤立性の胸水は乳び胸である可能性があるが，これは出生前診断することができ，胎児水腫となった場合は胎児治療で救命できる可能性がある（第16章参照）．孤立性の腹水も胎児パルボウイルスB19感染の最初の所見である可能性があり，あるいは胎便性腹膜炎のような消化管異常から生じる場合もある．最後に，浮腫単独では，特に体幹上部や手足の背側に顕著である場合，Turner症候群やNoonan症候群，先天性リンパ浮腫症候群を意味する可能性がある（第13章参照）．

■ **Mirror症候群**

胎児が母親に**反映**（mirror）し，胎児水腫により母体に浮腫が生じる病態をBallantyneが提唱した．胎児と母体，胎盤がすべて浮腫状となったため，彼はこの状態を"triple edema"と呼ん

表 15-4　非免疫性胎児水腫のカテゴリーと病因

カテゴリー	%ᵃ
心臓脈管系 構築異常：Ebstein 奇形，肺動脈弁欠損を伴う Fallot 四徴症，左心あるいは右心低形成，動脈管早期閉鎖，動静脈奇形（Galen 大静脈瘤） 心筋症 頻拍性不整脈 徐脈（心内膜床欠損を伴う内臓錯位症候群や，抗 Ro/La 抗体陽性の場合に認めることがある）	21
染色体 Turner 症候群（45,X），三倍体，21，18，13 トリソミー	13
血液疾患 α4-サラセミアのような異常ヘモグロビン症 赤血球酵素異常や赤血球膜異常 赤芽球癆／異常赤血球産生症 赤血球産生減少（骨髄増殖性疾患） 母児間輸血	10
リンパ管異常 嚢胞性ヒグローマ，全身性リンパ管拡張症，肺リンパ管拡張症	8
感染 パルボウイルス B19，梅毒，サイトメガロウイルス，トキソプラズマ，風疹，エンテロウイルス，水痘，単純ヘルペス，コクサッキーウイルス，リステリア症，レプトスピラ症，Chagas 病，Lyme 病	7
症候群 先天性多発性関節拘縮症，致死性多発性翼状片症候群，先天性リンパ浮腫，筋強直性ジストロフィ 1 型，Neu-Laxova 症候群，Noonan 症候群，Pena-Shokeir 症候群	5
胸部の異常 嚢胞性腺腫様形成異常 肺分画症 横隔膜ヘルニア 胸水症／乳び胸 先天性上気道閉塞症候群（CHAOS） 縦隔腫瘍 非常に小さな胸郭を伴う骨系統疾患	5
胃腸 胎便性腹膜炎，消化管閉塞	1
腎臓と尿路 腎奇形 膀胱出口部閉塞 先天性（フィンランド型）ネフローゼ，Bartter 症候群，中胚葉性腎腫	2
胎盤，双胎，臍帯の異常 胎盤絨毛血管腫，双胎間輸血症候群，無心体双胎，twin anemia polycythemia sequence（TAPS），臍帯血管血栓	5
その他のまれな疾患 先天性代謝異常：Gaucher 病，ガラクトシアリドーシス，GM₁ ガングリオシドーシス，シアリドーシス，ムコ多糖症，ムコリピドーシス 腫瘍：仙尾部奇形腫，Kassabach-Merritt 症候群における血管内皮腫	5
特発性	18

ᵃ パーセンテージは，非免疫性胎児水腫 6,775 例以上のレビューから各カテゴリー内の割合を反映している．

(Modified from Bellini, 2015)

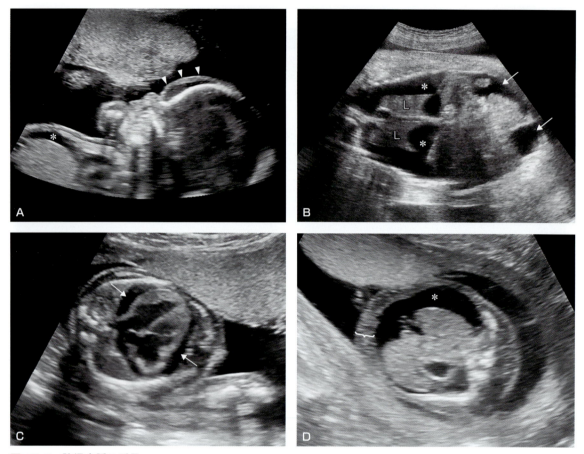

図 15-6 胎児水腫の所見
A. パルボウイルス B19 感染により非免疫性胎児水腫となった 23 週の胎児．頭皮下の浮腫（▼）および腹水（＊）を認める．
B. この 34 週の胎児は，Galen 大静脈瘤として知られる脳の動静脈奇形に続発して非免疫性胎児水腫となった．この冠状断面像では，著明な胸水（＊）が肺（L）の輪郭を描いている．全身浮腫と同様に，胎児腹水も認める（←）．
C. この軸位像（横断面像）では，パルボウイルス B19 感染により胎児水腫となった 23 週の胎児の心嚢水（←）を認める．心肥大の程度が印象的であり，心室肥大の所見からパルボウイルス感染で随伴することのある心筋炎の存在を示唆する．
D. この軸位像（横断面像）では，巨大囊胞性ヒグローマに続発して胎児水腫となった 15 週の胎児の腹水（＊）を認める．全身浮腫も認められる（⌒）．

だ．胎児水腫の病因は Mirror 症候群への進展と関連しない．D 同種免疫，双胎間輸血症候群，胎盤絨毛血管腫，胎児囊胞性ヒグローマ，Ebstein 奇形，仙尾部奇形腫，乳び胸，膀胱出口部閉塞，上室性頻拍，Galen 大静脈瘤および多数の先天性感染による胎児水腫との関連が報告されている（Braun, 2010）．

Braun（2010）は，Mirror 症候群 50 例のレビューを行い，Mirror 症候群母体の 90％で浮腫を認め，60％で高血圧，40％でタンパク尿，20％で肝酵素の上昇，15％近くで頭痛と視力障害を認

めたと報告した．これらの結果から，Mirror 症候群は重症妊娠高血圧腎症の様相を呈していると考えるのが妥当である（Espinoza, 2006；Midgley, 2000）．しかし他方では，血液濃縮というより血液希釈による別の病気のプロセスであるという意見もある（Carbillon, 1997；Livingston, 2007）．

妊娠高血圧腎症においてみられる血管新生因子と抗血管新生因子の不均衡も同様であることが報告されており，したがって病態生理学的に共通であることが示唆される（Espinoza, 2006；Goa, 2013；Llurba, 2012）．これらの研究結果，すなわ

ち血中（soluble fms-like tyrosine kinase-1：sFlt-1）濃度の上昇や胎盤成長因子（placental growth factor：PlGF）値の低下，soluble vascular endothelial growth factor receptor-1（sVEGFR-1）濃度の上昇については，第40章でさらに詳しく述べる．

　Mirror症候群のほとんどの例で迅速な分娩が必要とされ，分娩後母体の浮腫やその他の所見は軽快する（Braun, 2010）．しかしながら，胎児貧血や上室性頻拍，胎児胸水，膀胱出口部閉塞で胎児治療の後に，胎児水腫と母体のMirror症候群ともに軽快した症例も報告されている（Goa, 2013；Livingston, 2007；Llurba, 2012；Midgley, 2000）．パルボウイルスB19感染に対する胎児輸血ののち，血管新生の不均衡が正常化した例も報告されている．このような状態に対する胎児治療については，第16章にて詳しく述べる．重症な妊娠高血圧腎症に類似している場合は，胎児治療のために分娩を遅らせることは慎重に検討されなければならない．母体の状態が悪化した場合は分娩が推奨される．

（訳：三浦裕美子）

References

American Academy of Pediatrics, American College of Obstetricians and Gynecologists: Guidelines for Perinatal Care. 8th ed. Elk Grove Village, AAP, 2017.

American College of Obstetricians and Gynecologists: Management of alloimmunization during pregnancy. Practice Bulletin No. 75, August 2006, Reaffirmed 2016.

American College of Obstetricians and Gynecologists: Prevention of Rh D alloimmunization. Practice Bulletin No. 181, August 2017.

Bellini C, Hennekam RC: Non-immune hydrops fetalis: a short review of etiology and pathophysiology. Am J Med Genet 158A(3):597, 2012.

Bellini C, Hennekam RC, Fulcheri E, et al: Etiology of nonimmune hydrops fetalis: a systematic review. Am J Med Genet A 149A(5):844, 2009.

Bellini C, Donarini G, Paladini D, et al: Etiology of non-immune hydrops fetalis: an update. Am J Med Genet 167A:1082, 2015.

Bellussi F, Perolo A, Ghi T, et al: Diagnosis of severe fetomaternal hemorrhage with fetal cerebral Doppler: case series and systematic review. Fetal Diagn Ther 41(1):1, 2017.

Berkowitz RL, Kolb EA, McFarland JG, et al: Parallel randomized trials of risk-based therapy for fetal alloimmune thrombocytopenia. Obstet Gynecol 107(1):91, 2006.

Bollason G, Hjartardottir H, Jonsson T, et al: Red blood cell alloimmunization in pregnancy during the years 1996–2015 in Iceland: a nation-wide population study. Transfusion 57(11):2578, 2017.

Bowman J: Rh-immunoglobulin: Rh prophylaxis. Best Pract Res Clin Haematol 19(1):27, 2006.

Bowman JM: Controversies in Rh prophylaxis: who needs Rh immune globulin and when should it be given? Am J Obstet Gynecol 151:289, 1985.

Bowman JM: The prevention of Rh immunization. Transfus Med Rev 2:129, 1988.

Braun T, Brauer M, Fuchs I, et al: Mirror syndrome: a systematic review of fetal associated conditions, maternal presentation, and perinatal outcome. Fetal Diagn Ther 27(4):191, 2010.

Bussel JB, Berkowitz RL, Lynch L, et al: Antenatal management of alloimmune thrombocytopenia with intravenous gamma-globulin: a randomized trial of the addition of low-dose steroid to intravenous gamma-globulin. Am J Obstet Gynecol 174(5):1414, 1996.

Bussel JB, Zabusky MR, Berkowitz RL, et al: Fetal alloimmune thrombocytopenia. N Engl J Med 337:22, 1997.

Carbillon L, Oury JF, Guerin JM, et al: Clinical biological features of Ballantyne syndrome and the role of placental hydrops. Obstet Gynecol Surv 52(5):310, 1997.

Chambers E, Davies L, Evans S, et al: Comparison of haemoglobin F detection by the acid elution test, flow cytometry and high-performance liquid chromatography in maternal blood samples analysed for fetomaternal haemorrhage. Transfus Med 22(3):199, 2012.

Choavaratana R, Uer-Areewong S, Makanantakocol S: Fetomaternal transfusion in normal pregnancy and during delivery. J Med Assoc Thai 80:96, 1997.

Corcoran D, Murphy D, Donnelly J, et al: The prevalence of maternal F cells in a pregnant population and potential overestimation of foeto-maternal haemorrhage as a consequence. Blood Transfus 12:570, 2014.

Daniels G: Variants of RhD—current testing and clinical consequences. Br J Haematol 161(4):461, 2013.

de Almeida V, Bowman JM: Massive fetomaternal hemorrhage: Manitoba experience. Obstet Gynecol 83:323, 1994.

de Haas M, Thurik FF, Koelewijn JM et al: Haemolytic disease of the fetus and newborn. Vox Sang 109(2):99, 2015.

de Haas M, Thurik FF, van der Ploeg CP, et al: Sensitivity of fetal RHD screening for safe guidance of targeted anti-D immunoglobulin prophylaxis: prospective cohort study of a nationwide programme in the Netherlands. BMJ 355:i5789, 2016.

Espinoza J, Romero R, Nien JK, et al: A role of the anti-angiogenic factor sVEGFR-1 in the "mirror syndrome" (Ballantyne's syndrome). J Matern Fetal Neonatal Med 19(10):607, 2006.

Fernandes BJ, von Dadelszen P, Fazal I, et al: Flow cytometric assessment of feto-maternal hemorrhage; a comparison with Betke-Kleihauer. Prenat Diagn 27(7):641, 2007.

Garratty G, Glynn SA, McEntire R, et al: ABO and Rh(D) phenotype frequencies of different racial/ethnic groups in the United States. Transfusion 44(5):703, 2004.

Giacoia GP. Severe fetomaternal hemorrhage: a review. Obstet Gynecol Surv 52:372, 1997.

Giannina G, Moise KJ Jr, Dorman K: A simple method to estimate the volume for fetal intravascular transfusion. Fetal Diagn Ther 13:94, 1998.

Goa S, Mimura K, Kakigano A, et al: Normalisation of angiogenic imbalance after intra-uterine transfusion for mirror syndrome caused by parvovirus B19. Fetal Diagn Ther 34(3):176, 2013.

Hachisuga K, Hidaka N, Fujita Y, et al: Can we predict neonatal thrombocytopenia in offspring of women with idiopathic thrombocytopenic purpura? Blood 49(4):259, 2014.

Hackney DN, Knudtson EJ, Rossi KQ, et al: Management of pregnancies complicated by anti-c isoimmunization. Obstet Gynecol 103:24, 2004.

Heinonen S, Ruynamen M, Kirkinen P: Etiology and outcome of second trimester nonimmunological fetal hydrops. Scand J Obstet Gynecol 79:15, 2000.

Howard H, Martlew V, McFadyen I, et al: Consequences for fetus and neonate of maternal red cell allo-immunization. Arch Dis Child Fetal Neonat Ed 78:F62, 1998.

Johnson JA, MacDonald K, Clarke G, et al: No. 343—Routine non-invasive prenatal prediction of fetal RHD genotype in Canada: the time is here. J Obstet Gynaecol Can 39(5):366, 2017.

Kamphuis MM, Paridaans N, Porcelijn L, et al: Screening in pregnancy for fetal or neonatal alloimmune thrombocytopenia: systematic review. BJOG 117(11):1335, 2010.

Kleihauer B, Braun H, Betke K: Demonstration of fetal hemoglobin in erythrocytes of a blood smear. Klin Wochenschr 35(12):637, 1957.

Knight M, Pierce M, Allen D, et al: The incidence and outcomes of fetomaternal alloimmune thrombocytopenia: a UK national study using three data sources. Br J Haematol 152(4):460, 2011.

Koelewijn JM, Vrijkotte TG, van der Schoot CE, et al: Effect of screening for red cell antibodies, other than anti-D, to detect hemolytic disease of the fetus and newborn: a population study in the Netherlands. Transfusion 48:941, 2008.

Lazar L, Harmath AG, Ban Z, et al: Detection of maternal deoxyribonucleic acid in peripheral blood of premature and mature newborn infants. Prenat Diagn 26(2):168, 2006.

Liao C, Wei J, Li Q, et al: Nonimmune hydrops fetalis diagnosed during the second half of pregnancy in Southern China. Fetal Diagn Ther 22(4):302, 2007.

Liley AW: Liquor amnii analysis in management of pregnancy complicated by rhesus sensitization. Am J Obstet Gynecol 82:1359, 1961.

Lindenburg I, van Kamp I, van Zwet E, et al: Increased perinatal loss after intrauterine transfusion for alloimmune anaemia before 20 weeks of gestation. BJOG 120:847, 2013.

Lindenburg IT, Smits-Wintjens VE, van Klink JM, et al: Long-term neurodevelopmental outcome after intrauterine transfusion for hemolytic disease of the fetus/newborn: the LOTUS study. Am J Obstet Gynecol 206:141.e1, 2012.

Livingston JC, Malik KM, Crombleholme TM, et al: Mirror syndrome: a novel approach to therapy with fetal peritoneal-amniotic shunt. Obstet Gynecol 110(2 Pt 2):540, 2007.

Llurba E, Marsal G, Sanchez O, et al: Angiogenic and antiangiogenic factors before and after resolution of maternal mirror syndrome. Ultrasound Obstet Gynecol 40(3):367, 2012.

Lockwood CJ, Nadel AS, King ME, et al: A 32-year old pregnant woman with an abnormal fetal ultrasound study. Case 16–2009. N Engl J Med 360(21):2225, 2009.

MacKenzie IZ, Roseman F, Findlay J, et al: The kinetics of routine antenatal prophylactic intramuscular injections of polyclonal anti-D immunoglobulin. BJOG 113:97, 2006.

Mari G, Deter RL, Carpenter RL, et al: Noninvasive diagnosis by Doppler ultrasonography of fetal anemia due to maternal red-cell alloimmunization. N Engl J Med 342:9, 2000.

Martin JA, Hamilton BE, Sutton PD, et al: Births: final data for 2003. Natl Vital Stat Rep 54(2):1, 2005.

Midgley DY, Hardrug K: The mirror syndrome. Eur J Obstet Gynecol Reprod Biol 8:201, 2000.

Moise KJ: Fetal anemia due to non-Rhesus-D red-cell alloimmunization. Semin Fetal Neonatal Med 13(4):207, 2008.

Moise KJ, Argoti PS: Management and prevention of red cell alloimmunization in pregnancy. A systematic review. Obstet Gynecol 120(5):1132, 2012.

Moise KJ, Gandhi M, Boring NH, et al: Circulating cell-free DNA to determine the fetal RHD status in all three trimesters of pregnancy. Obstet Gynecol 128(6):1340, 2016.

Neunert C, Lim W, Crowther M, et al: The American Society of Hematology 2011 evidence-based practice guideline for immune thrombocytopenia. Blood 117(16):4190, 2011.

Nicolaides KH, Warenski JC, Rodeck CH: The relationship of fetal plasma protein concentration and hemoglobin level to the development of hydrops in rhesus isoimmunization. Am J Obstet Gynecol 152:341, 1985.

Oepkes D, Seaward PG, Vandenbussche FP, et al: Doppler ultrasonography versus amniocentesis to predict fetal anemia. N Engl J Med 355:156, 2006.

Pacheco LD, Berkowitz RL, Moise KJ, et al: Fetal and neonatal alloimmune thrombocytopenia. A management algorithm based on risk stratification. Obstet Gynecol 118(5):1157, 2011.

Queenan JT, Thomas PT, Tomai TP, et al: Deviation in amniotic fluid optical density at a wavelength of 450 nm in Rh isoimmunized pregnancies from 14 to 40 weeks' gestation: a proposal for clinical management. Am J Obstet Gynecol 168:1370, 1993.

Ratanasiri T, Komwilaisak R, Sittivech A, et al: Incidence, causes, and pregnancy outcomes of hydrops fetalis at Srinagarind Hospital, 1996–2005: a 10-year review. J Med Assoc Thai 92(5):594, 2009.

Rink BD, Gonik B, Chmait RH, et al: Maternal hemolysis after intravenous immunoglobulin treatment in fetal and neonatal alloimmune thrombocytopenia. Obstet Gynecol 121(2):471, 2013.

Risson DC, Davies MW, Williams BA: Review of neonatal alloimmune thrombocytopenia. J Pediatr Child Health 48(9):816, 2012.

Rubod C, Deruelle P, Le Goueff F, et al: Long-term prognosis for infants after massive fetomaternal hemorrhage. Obstet Gynecol 110(2 pt 1), 2007.

Sandler SG, Flegel WA, Westhoff CM, et al: It's time to phase-in RHD genotyping for patients with a serological weak D phenotype. Transfusion 55(3):680, 2015.

Sandler SG, Queenan JT: A guide to terminology for Rh immunoprophylaxis. Obstet Gynecol 130(3):633, 2017.

Santo S, Mansour S, Thilaganathan B, et al: Prenatal diagnosis of non-immune hydrops fetalis: what do we tell the parents? Prenat Diagn 31:186, 2011.

Santolaya J, Alley D, Jaffe R, et al: Antenatal classification of hydrops fetalis. Obstet Gynecol 79:256, 1992.

Society for Maternal-Fetal Medicine, Mari G, Norton ME, et al: Society for Maternal-Fetal Medicine (SMFM) Clinical Guideline #8: The fetus at risk for anemia—diagnosis and management. Am J Obstet Gynecol 212(6):697, 2015a.

Society for Maternal-Fetal Medicine, Norton ME, Chauhan SP, et al: Society for Maternal-Fetal Medicine Clinical Guideline #7: Nonimmune hydrops fetalis. Am J Obstet Gynecol 212(2):127, 2015b.

Sohan K, Carroll SG, De La Fuente S, et al: Analysis of outcome in hydrops fetalis in relation to gestational age at diagnosis, cause, and treatment. Acta Obstet Gynecol Scand 80(8):726, 2001.

Storry JR, Castilho L, Daniels G, et al: International Society of Blood Transfusion Working Party on red cell immunogenetics and blood group terminology: Cancun report (2012). Vox Sang 107(1): 90, 2014.

Suwanrath-Kengpol C, Kor-anantakul O, Suntharasaj T, et al: Etiology and outcome of non-immune hydrops fetalis in southern Thailand. Gynecol Obstet Invest 59(3):134, 2005.

Tannirandorn Y, Rodeck CH: New approaches in the treatment of haemolytic disease of the fetus. Ballieres Clin Haematol 3(2):289, 1990.

Tiller H, Kamphuis MM, Flodmark O, et al: Fetal intracranial hemorrhages caused by fetal and neonatal alloimmune thrombocytopenia: an observational cohort study of 43 cases from an international multicentre registry. BMJ 3:e002490, 2013.

Van den Veyver IB, Moise KJ: Fetal RhD typing by polymerase chain reaction in pregnancies complicated by rhesus alloimmunization. Obstet Gynecol 88:1061, 1996.

Van Kamp IL, Klumper FJ, Bakkum RS, et al: The severity of immune fetal hydrops is predictive of fetal outcome after intrauterine treatment. Am J Obstet Gynecol 185:668, 2001.

Vivanti A, Benachi A, Huchet FX, et al: Diagnostic accuracy of fetal rhesus D genotyping using cell-free fetal DNA during the first trimester of pregnancy. Am J Obstet Gynecol 215:606.e1, 2016.

Weiner CP, Pelzer GD, Heilskov J, et al: The effect of intravascular transfusion on umbilical venous pressure in anemic fetuses with and without hydrops. Am J Obstet Gynecol 161:1498, 1989.

Weinstein L: Irregular antibodies causing hemolytic disease of the newborn: a continuing problem. Clin Obstet Gynecol 25(2):321, 1982.

Welsh KJ, Bai Y, Education Committee of the Academy of Clinical Laboratory Physicians and Scientists: Pathology consultation on patients with a large Rh immune globulin dose requirement. Am J Clin Pathol 145:744, 2016.

Woelfer B, Schuchter K, Janisiw M, et al: Postdelivery levels of anti-D IgG prophylaxis in mothers depend on maternal body weight. Transfusion 44:512, 2004.

Wylie BJ, D'Alton ME: Fetomaternal hemorrhage. Obstet Gynecol 115(5): 1039, 2010.

Wyszynski DF, Carmen WJ, Cantor AB, et al: Pregnancy and birth outcomes among women with idiopathic thrombocytopenic purpura. J Pregnancy 2016:8297407, 2016.

Zimmerman R, Carpenter RJ Jr, Durig P, et al: Longitudinal measurement of peak systolic velocity in the fetal middle cerebral artery for monitoring pregnancies complicated by red cell alloimmunization: a prospective multicenter trial with intention-to-treat. BJOG 109(7):746, 2002.

Zipursky A, Bhutani VK: Impact of Rhesus disease on the global problem of bilirubin-induced neurologic dysfunction. Semin Fetal Neonatal Med 20(1):2, 2015.

Zwiers C, Lindenburg IT, Klumper FJ, et al: Complications of intrauterine intravascular blood transfusion: lessons learned ater 1678 procedures. Ultrasound Obstet Gynecol 50(2):180, 2017.

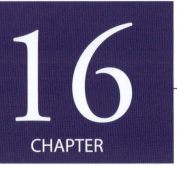

16 CHAPTER 胎児治療
Fetal Therapy

内科的治療 386
外科的治療 390

Minor grades of hydramnios rarely require active treatment. On the other hand, when the abdomen is immensely distended and respiration is seriously hampered, the termination of pregnancy is urgently indicated. In such cases, the symptoms can be promptly relieved by perforating the membranes through the cervix, after which the amniotic fluid drains off and labour pains set in.

—J. Whitridge Williams (1903)

Williams の第 1 版の頃，胎児治療の概念は羊水検査でさえも考慮されなかった．経腟分娩を補助するいくつかの手技を除いて，あらゆる種類の胎児治療にはまったく言及されていない．そして，この第 25 版に至る過去 30 年間では，胎児への介入が開発され，治療対象の胎児の異常および状態の経過を劇的に変化させた．この章では，胎児疾患に対する経母体薬物療法と外科的治療について概説する．胎児の貧血と血小板減少の治療は第 15 章，いくつかの胎児感染の治療は第 64 章および第 65 章で述べられている．

内科的治療

胎児の薬物療法では，母体に投与され胎児に経胎盤性に輸送される薬物を使用する．ここで述べられるように，それは多数の病態を治療するのに用いられる．

■ 不整脈

胎児の不整脈は，心拍数 180 bpm を超える**頻脈性不整脈**，心拍数 110 bpm 未満の**徐脈性不整脈**，心房性期外収縮を代表とした期外収縮に分類される．胎児の M モード超音波検査によって，心房拍動と心室拍動を観察して，不整脈の型を診断する．

◆ 心房性期外収縮

これは，最も一般的にみられる不整脈である．妊娠中の胎児の 1〜2％でみられ，通常は良性の所見である（Hahurij, 2011；Strasburger, 2010）．心房性期外収縮は心臓伝導系の未熟性によるもので，多くは妊娠中または新生児期には消失する．携帯ドプラまたは胎児用の聴診器では，心拍動が余分にあるように聞こえる．しかし，多くはブロックを伴い，心拍は欠落しているように聞こえる．

一般的に心房性期外収縮は大きな心構造異常との関連はないが，心房中隔瘤でときどき起こる．図 10-34 で示したように，脱落拍動は早発性心房収縮後の代償性休止期であることが M モードで読み取れる．それは正常の拍動と同頻度で出現すると**心房性二段脈**となる．心拍数は 60〜80 拍/分であるが，他の原因による徐脈性不整脈とは異なり，予後は良好で治療を必要としない（Strasburger, 2010）．

心房性期外収縮がみられる胎児の約 2％は，**上室性頻脈**（supraventricular tachycardia：SVT）に発展することがあり，その場合は胎児水腫への進行を予防するために緊急の治療を要する（Copel, 2000；Srinivasan, 2008）．頻脈への発展を考

慮すると，心房性期外収縮がみられる場合は，期外収縮が消失するまでは1～2週ごとにモニターするべきである．これは，携帯ドプラで心拍数とリズムを容易に確認できるため，超音波検査も胎児心エコー検査も必要としない．

◆ **頻脈性不整脈**

　一般的には二つの病態があり，**上室性頻脈（SVT）** と **心房粗動**である．SVTは，急に心拍数が180～300 bpmに増加する1：1の心房心室心拍を呈し，典型例での心拍数は200～240 bpmである．SVTは異所性中枢または副伝導路からのリエントリー性頻拍によるものである．心房粗動は300～500 bpmの高い心房レートが特徴であり，さまざまな房室ブロックが生じ，心室レートは約250 bpmである（図16-1）．対照的に，胎児洞性頻脈は，わずかに標準を超える緩徐な心拍数の上昇である．代表的な原因は母体発熱や甲状腺機能亢進症，まれに胎児貧血，感染も原因となる．

　頻脈性不整脈を認めた場合，観察時間の少なくとも50％は**持続していること**を確認することが重要である．検出された最初の12～24時間の胎児心拍モニタリングが必要で，それを定期的に評価する（Srinivasan, 2008）．十分な評価のうえで，持続していないまたは間欠性の頻脈性不整脈は一般的に予後良好で胎児治療を必要としない．

　心室拍動数が200 bpmを超える持続性の胎児頻脈性不整脈は，十分な心室充満が得られないため胎児水腫のリスクを伴う．心房粗動では，心房心室の収縮が協調しないと，このリスクがさらに増加する可能性がある．胎盤通過性を有する抗不整脈薬の母体投与は，心不全の予防のために，心拍数を正常化または低下させる可能性がある．治療は，成人での場合の上限で投薬量を調整する．母体の心電図は，治療の前と治療中に施行する必要がある．

　使用される抗不整脈薬はさまざまなものがある

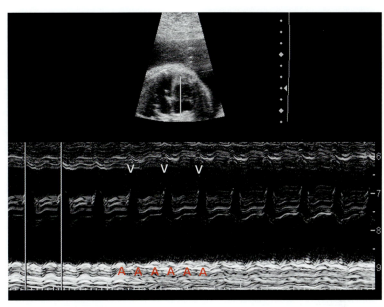

図16-1　心房粗動
28週のMモード画像で，キャリパーは心室拍動数が約225 bpmを示す．二つの心房拍動（A）に対して一つの心室拍動（V）がみられ，約450 bpm 心房レートで2：1の房室ブロックによるものであることを示している．

が，最も多く使用されているものはジゴキシンで，ほかにソタロール（ソタコール），フレカイニド（タンボコール），プロカインアミド（アミサリル）があげられる．頻脈性不整脈の型と薬剤についての知識，経験に基づいて選択される．伝統的にジゴキシンは第1選択薬であったが，胎児水腫の場合は児への薬の移行が十分ではない．現在では多くの施設が第1選択治療としてフレカイニドまたはソタロールを使用する（Jaeggi, 2011；Shah, 2012）．多くの場合，特に胎児水腫が発現した場合に追加の薬剤が必要である．一般的にSVTは心房粗動より正常律動に戻る可能性が高い．しかしながら，いずれの不整脈でも，全体の新生児生存率は，現在90％を超える（Ekman-Joelsson, 2015；Jaeggi, 2011；van der Heijden, 2013）．

◆ **徐脈性不整脈**

　胎児徐脈で最も頻度が高い病因は，**先天性心ブロック**である．症例の約50％は，刺激伝導系を含んでいる部分の心構造異常で生じる．その代表的なものは内臓錯位の一つの**左側相同，心内膜床欠損症，修正大血管転位**である（Srinivasan, 2008）．心構造異常に続発する心臓ブロックの予後は胎児死亡率80％以上と非常に不良である（Glatz, 2008；Strasburger, 2010）．

構造的に正常な心臓での房室ブロック症例の85％は，母体の抗SSA/Ro抗体または抗SSB/La抗体の経胎盤通過に続発して発症する（Buyon, 2009）．これらの抗体をもつ母体の多くは全身性エリテマトーデスまたは他の膠原病をすでに合併しているか，その後に発症する（第59章参照）．これらの抗体による第3度ブロックのリスクはわずか2％であるが，前児が罹患した場合は最高20％になる．免疫性の先天性心ブロックは20～30％の死亡率であり，生存児の2/3は恒久的ペーシングを必要とし，心筋症のリスクを有する（Buyon, 2009）．腔水症，徐脈性不整脈，心内膜弾性線維症を合併している場合は，出生後にしだいに悪化する可能性がある（Cuneo, 2007）．

心臓ブロックに対しての母体への副腎皮質ステロイド療法が胎児の改善もしくは予防効果があるのかという研究が注目された．Friedmanら（2008, 2009）は抗SSA/Ro抗体を有する妊婦に対して前向き多施設研究（PR Interval and Dexamethasone：PRIDE study）を行った．胎児の心臓ブロックを監視するために毎週の超音波検査が行われ，心臓ブロックが同定された場合は経母体的にデキサメタゾン4mg/日が経口投与された．この研究によりいくつかの重要な所見が判明した．一つ目は，第1度ブロックは症例が少なかったが，より重症なブロックには進行しなかった．二つ目は，第2度から第3度ブロックへの進行は母体デキサメタゾン治療で予防できなかった．三つ目は，第3度房室ブロックは**不可逆的**だった．そして少数の症例では房室ブロックが軽減し，治療の有用性の可能性が示唆された．しかしながら，第1度ブロックは通常，治療なしでも進行しなかった．その後の第2度または第3度ブロックの156例の再調査において，同様にデキサメタゾン治療は，疾患進行，新生児期のペースメーカーの必要性，または全体の生存率に改善の効果がみられなかった（Izmirly, 2016）．このように，デキサメタゾン使用は，この適応のために推奨できない．

最近では，全身性エリテマトーデスの治療の主要薬剤であるヒドロキシクロロキン（プラケニル）治療効果の可能性が検討されている（第59章参照）．前回の妊娠で新生児ループスを発症した250例以上の妊娠の多施設の調査で，妊娠中にヒドロキシクロロキン治療を受けた場合，先天性心ブロックの再発は有意に低かった（Izmirly, 2012）．この研究はまだ進行中である．

テルブタリンも，胎児心拍数が55bpm以下のさまざまな原因の持続性徐脈の症例の母体に，胎児心拍数を上昇させるために投与された．この治療による胎児水腫の改善が報告されている（Cuneo, 2007, 2010）．

■ 先天性副腎過形成

いくつかの常染色体劣性酵素欠損症は胎児の副腎皮質でのコレステロールからコルチゾールの合成障害により生じる．その結果，先天性副腎過形成（congenital adrenal hyperplasia：CAH）を発症する．これは，アンドロゲン過剰から仮性半陰陽を呈する女性で最も頻度が高い病因である（第3章参照）．コルチゾールの欠乏は下垂体前葉によって副腎皮質刺激ホルモン（adrenocorticotrophic hormone：ACTH）分泌を促進する．その結果として生じるアンドロステンジオンとテストステロン過剰産生が女性胎児の男性化を引き起こす．後遺症は，陰唇陰嚢ひだの形成，尿生殖洞の発達，さらに陰茎尿道と陰嚢の異常発生からなる．

古典的および非古典的CAHの90％以上は21-水酸化酵素欠損による．古典的CAHの発生率は約1：15,000であるが，特定の集団ではもっと高い．たとえばユピックエスキモーでは約1：300に発症する（Nimkarn, 2010）．古典的CAHでは，75％に**塩喪失副腎クリーゼ**のリスクがあるため，出生後にミネラルコルチコイドとグルココルチコイドの治療を必要とする．古典的CAHの残りの25％は**単純男性化**を合併し，グルココルチコイドの補給を必要とする．第32章で述べられるように，アメリカのすべての州で新生児にはCAHのスクリーニングが義務づけられている．

母体デキサメタゾン治療は胎児のアンドロゲン過剰生産を抑制して，女性胎児の男性化を予防または改善させるため，その有効性はこの30年間で認められた（David, 1984；New, 2012）．出生前副腎皮質ステロイド療法は，80～85％の症例で成功したとされている（Miller, 2013；Speiser, 2010）．もう一つの選択肢は出生後の性器形成，そして議論の余地があるが腟形成術，陰核形成術，陰唇形成術を組み合わせた外科的手技である

（Braga, 2009）．

　経母体治療を行う場合の典型的な方法は，20 μg/kg/日（最大量 1.5 mg/日まで）のデキサメタゾンの内服投与である．外陰部発達の重要な時期は妊娠 7〜12 週であり，男性化を防止するために，**胎児にリスクが生じているかがわかる前の妊娠 9 週**で治療を開始しなければならない．これは常染色体劣性遺伝であり女性にしか効果を及ぼさないため，1/8 の妊娠にしか効果はない．

　一般的に，両親が保因者であるかの診断は罹患児を出生した後に同定される．21-水酸化酵素の責任遺伝子である *CYP21A2* 遺伝子の遺伝子検査は臨床的には有用である（Nimkarn, 2016）．もし，それで検出できなければ，遺伝子の欠失/重複の解析を実施し，さらに全エクソン解析も考慮する（第 13 章参照）．

　出生前診断の目的は，胎児が男児または非罹患女児でデキサメタゾンの投与を中止するためである．遺伝学的検査による出生前診断は，絨毛採取では妊娠 10〜12 週，羊水検査では 15 週以降に行われる．母体 cell-free DNA 検査は絨毛採取や羊水穿刺のような侵襲的検査の代わりになる可能性がある（第 13 章参照）．Cell-free DNA を利用した胎児の性別の決定は，妊娠 7 週以降では少なくとも 95％の感度がある（Devaney, 2011）．研究レベルでは，*CYP21A2* 遺伝子を利用したハイブリダイゼーション法で妊娠 5 週 6 日で診断が可能であったと報告されている（New, 2014）．

　近年では，デキサメタゾンの母体投与は議論の的になった．内分泌学会はこの治療を研究プロトコルのうえだけで行うように勧告した（Miller, 2013；Speiser, 2010）．治療が妊娠 9 週以前に開始される場合は，主要器官の器官形成はすでに起こっているので，デキサメタゾンの投与による重篤な催奇形の可能性は低いと考えられる（McCullough, 2010）．しかし過剰な**内因性**のアンドロゲンまたは過剰な**外因性**のデキサメタゾンが発育過程の脳に与える影響が懸念される．デキサメタゾンの経母体療法は長年にわたって CAH で女性胎児の男性化を防止するのに用いられたにもかかわらず，長期の安全性を示すデータはほとんど存在しない．

■ **先天性嚢胞性腺腫様奇形**

　超音波検査により充実性で境界明瞭のエコー源性な腫瘍，もしくは一つまたは複数の大きな嚢胞を呈する（図 10-24 参照）．5 mm 以上の嚢胞からなる病変は大嚢胞型と呼ばれ，それ以下の嚢胞または充実性の病変は小嚢胞型と呼ばれる（Adzick, 1985）．先天性肺気道形成異常（congenital pulmonary airway malformation：CPAM）とも呼ばれるこの肺腫瘍は終末細気管支の過誤腫の増大である．大嚢胞型（congenital cystic adenomatoid malformation：CCAM）の治療は，後述されている．

　まれに，小嚢胞型 CCAM は，妊娠 18〜26 週の間に急速に増大することがある．それが縦隔の偏位，心拍出量と静脈還流の減少をきたし，胎児水腫を呈する可能性がある（Cavoretto, 2008）．CCAM 体積比（A CCAM-volume ratio：CVR）は，これらの重症例で胎児水腫を呈するリスクを定量化するのに用いられている（Crombleholme, 2002）．CVR は CCAM 体積（長さ×幅×高さ×0.52）を頭囲で割った値である．小嚢胞型 CCAM の 40 例において，平均 CVR は妊娠 20 週では 0.5 で，26 週に最大 1.0 に達し，分娩までに顕著に低下していった（Macardle, 2016）．胎児の 1/3 では，腫瘍の増大はみられなかった．大きな嚢胞がない場合，CVR が 1.6 以上であると，胎児水腫の可能性は 60％であった．しかしながら，最初の CVR が 1.6 以下にある場合，胎児水腫に至る症例は 2％足らずである（Ehrenberg-Buchner, 2013；Peranteau, 2016）．重要なことは，1.6 の範囲の CVR は腫瘍が胸郭を満たし，腹水や胎児水腫が出現する可能性がありうることを示している．

　CVR 1.6 を超える場合，または胎児水腫の徴候がみられる場合は，副腎皮質ステロイド治療が予後の改善のために行われた．投与法は 2 通りあり，デキサメタゾン 6.25 mg を 12 時間ごとに 4 回筋注またはベタメタゾン 12.5 mg を 24 時間ごとに 2 回筋注する方法である．いくつかの報告では，胎児水腫は症例のほぼ 80％で改善し，生存率は約 90％とされている（Loh, 2012；Peranteau, 2016）．近年では，大きな病変の CCAM やステロイド 1 クール後でも，胎児水腫や腹水が持続性または悪化している場合に複数コース（一般的には

2回）のステロイド投与が推奨された（Derderian, 2015；Peranteau, 2016）．

■ 甲状腺疾患

胎児の甲状腺疾患はまれで，通常胎児の甲状腺腫の超音波所見によって診断される．考えられるいくつかの病態がある．甲状腺腫を発見した場合，胎児が甲状腺機能亢進症であるか甲状腺機能低下症かどうかを同定することが重要である．甲状腺ホルモン値は羊水でも測定される．第 14 章で述べられているように，胎児採血は羊水穿刺よりも治療方針を決定するためには適している（Abuhamad, 1995；Ribault, 2009）．治療を行うための目的は，生理的機能の修正と甲状腺腫を縮小させることである．甲状腺腫は，気管と食道を圧迫して重篤な羊水過多また新生児気道狭窄をきたす可能性がある．また甲状腺腫による胎児の頸部の過伸展は，難産を引き起こす場合がある．

◆ 胎児甲状腺中毒症

未治療の胎児甲状腺中毒症は甲状腺腫，頻脈，発育不全，羊水過多，骨成熟の促進，心機能不全，胎児水腫を呈する可能性がある（Huel, 2009；Peleg, 2002）．原因は，通常甲状腺刺激抗体の経胎盤通過性による Graves 病である．診断を確認する最も有効な方法は胎児採血である（Duncombe, 2001；Heckel, 1997；Srisupundit, 2008）．胎児の甲状腺中毒症が確認されれば，母体に抗甲状腺薬の投与が行われるが，もしも母体が甲状腺機能低下を呈するならばレボサイロキシンも併用する（Hui, 2011）．

◆ 胎性甲状腺機能低下

Graves 病の薬物投与を受けた女性では，メチマゾールまたはプロピルチオウラシルが経胎盤通過により，**胎性甲状腺機能低下**を引き起こす場合がある（Bliddal, 2011a）．胎児甲状腺機能低下症となるほかに考えられる原因は，サイロイドペルオキシダーゼ抗体の胎盤通過，胎児甲状腺機能低下，ヨウ素剤のサプリメントによる母体の内分泌障害である（Agrawal, 2002；Overcash, 2016）．

甲状腺機能低下症による甲状腺腫は，羊水過多，頸部過伸展と骨成熟の遅延を引き起こす可能性がある．母体が抗甲状腺薬の投与をされていれば，通常その中断と羊水内へのレボサイロキシン投与が推奨される．羊水内へのレボサイロキシン治療の症例が多数報告されているが，投薬量は 50 〜 800 mg，投与回数は 1 〜 4 週ごとと適した投与量と投与回数は確立されていない（Abuhamad, 1995；Bliddal, 2011b；Ribault, 2009）．

外科的治療

母体胎児手術は，胎児死亡をきたすか出生後の治療ではより重症な状態に進行する危険のある先天異常に実施される．開腹胎児手術は，アメリカではわずかな施設で特定の胎児疾患のために行われる，特別な集学的治療である．胎児手術を考慮する基準は，表 16-1 に示すとおりである．多くの症例では安全性と有効性のデータが不足している．医療研究・品質調査機構は，胎児手術を考慮する場合は，母体および胎児の安全性が最優先事項で，手術を実行することは第二の目的であると強調している（Walsh, 2011）．

分娩前または分娩時に胎児外科治療が可能な胎児異常を表 16-2 に示す．その手術手技，適応，合併症についての情報は患者が治療についての選択，カウンセリングのために重要である．具体的な事項は「**Cunningham and Gilstrap's Operative Obstetrics, 3rd ed**」で述べられている．

表 16-1　胎児手術に関しての原則

- 正確な胎児診断とその重症度．
- 単一の疾患で，生命予後や QOL を悪化させる合併奇形，遺伝性疾患を伴わない．
- 死亡または不可逆的な臓器の障害をきたし，出生後治療では不十分な疾患．
- 手技が技術的に可能で，治療計画が多診療科によるチームで同意が得られている．
- 手技が母体に与えるリスクがよくわかっており，受け入れ可能である．
- 両親へ十分なカウンセリングがされている．
- 動物実験の結果から推奨できる．

(Data from Deprest, 2010; Harrison, 1982; Vrecenak, 2013; Walsh, 2011)

表 16-2　胎児手術の種類

開腹直視下胎児手術
脊髄髄膜瘤
先天性嚢胞状腺腫様形成異常（CCAM）
肺分画症
仙尾部奇形腫

胎児鏡手術
双胎間輸血症候群：胎児鏡下胎盤吻合血管レーザー凝固術
横隔膜ヘルニア：胎児鏡下気管閉塞術（FETO）
後部尿道弁：膀胱鏡レーザー手術
上気道閉塞症候群：声帯レーザー手術
羊膜索解除術

経母体手術
シャント術
　後部尿道弁/膀胱出口部閉塞
　胸水：乳び胸，肺分画症
　CCAM
ラジオ波凝固術
　Twin-reversed arterial perfusion（TRAP）sequence
　一絨毛膜性双胎の一児胎児異常
　胎盤血管腫
胎児心血管カテーテル手術
　大動脈狭窄，肺動脈狭窄
　左心低形成症候群に伴う卵円孔狭窄・閉鎖

Ex-Utero Intrapartum Treatment（EXIT）
FETO 後の先天性横隔膜ヘルニア
上気道閉塞症候群（CHAOS）
重症小顎症
頸部，上気道腫瘍
EXIT-手術：胎児胸郭，縦隔腫瘍
EXIT-体外式膜型人工肺（ECMO）：先天性横隔膜ヘルニア

■ 開腹直視下胎児手術

　開腹直視下胎児手術は，十分な術前カウンセリングと高い技術をもつ多診療科にわたる治療が必要である．子宮収縮と胎動を抑制するために，気管内挿管と全身麻酔を必要とする．超音波で観察し胎盤を避け，ステープリングデバイスを使用し，子宮切開創からの出血を抑制する．羊水の流出には持続的に流入する急速注入装置が必要である．補液または輸血が必要な場合に備えて，パルスオキシメーターの装着と静脈ルートの確保を行う．そのような準備の下で手術は施行される．手術終了後，子宮切開創を閉創し子宮収縮抑制薬の投与を開始する．子宮収縮抑制薬は硫酸マグネシウムの静脈内投与を24時間，インドメタシンの経口薬を48時間，そして経口ニフェジピン投与を分娩まで行う（Wu, 2009）．また，予防的抗菌薬は一般的に術後24時間まで投与する．分娩はすべて帝王切開で行う．

◆ **リスク**

　胎児手術の合併症は特徴的であり，Golombeck ら（2006）は，87件の開腹直視下胎児手術の調査において，肺水腫28％，胎盤早期剥離9％，輸血13％，前期破水52％，早産33％と報告した．Wilson ら（2010）は，開腹直視下胎児手術の後，14％の子宮破裂と14％の子宮切開創離開を認めたと報告した．近年では Management of Myelomeningocele Study（MOMS）でその罹患率が報告されている（表 16-3）（Adzick, 2011）．他の潜在的リスクは術後の母体敗血症，手術中もしくは術後の胎児死亡であり，特に胎児水腫がみられる場合は要注意である．

◆ **脊髄髄膜瘤手術**

　出生後に修復術を行ってもさまざまな程度の麻痺，膀胱・直腸障害，発達障害，Arnold-Chiari II 型奇形による脳幹障害を認める可能性がある（第10章参照）．脊髄の損傷は，異常な神経管形成からと神経組織が妊娠中に羊水に曝露されることにより生じる（Adzick, 2010；Meuli, 1995, 1997）．胎児脊髄髄膜瘤は表 16-1 にあげられる基準のすべてを満たし，非致死的な先天異常で胎児手術が施行された初めての疾患である（図 16-2）．

　過去の報告では，対照例と比較して胎児脊髄髄膜瘤手術を受けた児の Arnold-Chiari II 型奇形が改善して，脳室腹腔シャントの造設を必要としなかったとされている（Bruner, 1999；Sutton, 1999）．これにより無作為化多施設臨床試験（MOMS trial）が実施された（Adzick, 2011）．適応基準は，以下の4項目である．① 19～26週未満の単胎妊娠，② MRI によって確認される T_1 と S_1 の間の脊髄髄膜瘤，③ 後脳ヘルニアの所見，④ 正常核型で脊髄髄膜瘤とは無関係な形態異常の所見がない．除外基準は早産，胎盤早期剥離の高リスク妊婦，胎児の手術に対する禁忌の女性，肥満指数（BMI）$35\,kg/m^2$ 以上である．

　MOMS trial は，出生前の手術群で児の予後が改善したことを示した（表 16-3）．胎児手術を受

表 16-3 脊髄髄膜瘤の胎児手術と出生後手術の有益性と危険性の比較

	胎児手術 (n=78)	出生後手術 (n=80)	p 値
有益項目（一次評価）			
生後 12 ヵ月での周産期死亡またはシャント造設[a]	68 %	98 %	< 0.001
生後 12 ヵ月のシャント造設	40 %	82 %	< 0.001
総合発達指数[a, b]	149±58	123±57	0.007
後脳ヘルニア	64 %	96 %	< 0.001
脳幹屈曲	20 %	48 %	< 0.001
独立歩行（生後 30 ヵ月）	42 %	21 %	0.01
有害項目			
母体肺水腫	6 %	0	0.03
胎盤早期剝離	6 %	0	0.03
分娩時の母体輸血	9 %	1 %	0.03
羊水過少症	21 %	4 %	0.001
分娩週数	34±3	37±1	< 0.001
早産			
＜ 37 週	79 %	15 %	< 0.001
＜ 35 週	46 %	5 %	
＜ 30 週	13 %	0	

[a] 二つの項目の合計．
主要項目の周産期死亡と 30 ヵ月のベイリー精神発達指数は，二群間で差はなかった．
[b] ベイリー精神発達指数と生後 30 ヵ月での病変の機能的および解剖学的レベルの差．

（Data from Adzick, 2011）

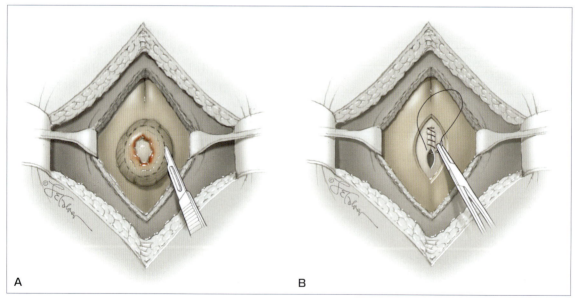

図 16-2 胎児の脊髄髄膜瘤手術
A. 開腹および子宮切開し，神経プラコードをくも膜から鋭く剝離する．
B. 硬膜は神経プラコードをカバーするために正中線に折り返し，縫合する．場合によってはパッチが当てられる．胎児の皮膚を縫合し，子宮創と開腹創を閉創する．

（Reproduced with permission from Shamshirsaz AA, Ramin, SM, Belfort MA: Fetal therapy. In Yeomans ER, Hoffman BL, Gilstrap LC III, et al: Cunningham and Gilstrap's Operative Obstetrics, 3rd ed. New York, McGraw-Hill Education, 2017）

けた群では，生後30ヵ月での単独歩行ができる患児が2倍になった．有意に後脳ヘルニアが減少し，1歳までに脳室腹腔シャント術を施行する患者が約半分になった．主要項目である，Bayley精神発達指数と生後30ヵ月での病変の機能的および解剖学的レベルの差からの合計得点は，出生前の手術群で有意に優っていた．

しかし，家族への説明では以下のような結果を伝えることが重要である．たとえば，独立歩行が可能となる割合は改善するが，胎児の手術を受けた多くの小児は独立歩行が可能とはならなかった．そして約30％はまったく歩き回ることができなかった．胎児手術をしても胎児・新生児死亡率と生後30ヵ月のBayley精神発達指数スコアは改善しなかった．そして，表16-3で示すように，わずかであるが胎児手術は胎盤早期剥離と母体肺水腫の発症に有意なリスクと関係していた．さらに約半数は34週未満の分娩となり，呼吸窮迫症候群のリスクが増加した（Adzick, 2011）．長期の調査データは，最近報告されたMOMS trialより以前に胎児の脊髄髄膜瘤修復を受けた小児に関するものだけである．追跡期間が中央値10年間で，これらの小児は一般集団と比較し行動上の問題と実行機能の確率が高かった（Danzer, 2016）．

MOMS trialの公表以来，胎児脊髄髄膜瘤手術が行われる頻度が増加した．胎児脊髄髄膜瘤手術が急速に普及し，将来の症例がMOMS trialと同様の成功を収めるには，トレーニングと経験，適応基準の固守と症例登録が重要であると考えられている（Cohen, 2014；Vrecenak, 2013）．

◆ 胸腔内腫瘤

過去において，肺分画症または大きい囊胞を伴わない囊胞性腺腫様奇形で胎児水腫に発展する場合，肺葉切除による開腹直視下胎児手術は早期娩出以外の唯一の治療法であった．前述したように，ほとんどの胸腔内腫瘤は小さく予後良好であり，大きい腫瘤の症例は通常，副腎皮質ステロイドで治療される．そして開腹胎児手術は32週までに胎児水腫を発症している症例に行われ，開腹直視下胎児肺葉切除後の生存率は約60％である（Vrecenak, 2013）．胎児の肺腫瘤のex-utero intrapartum treatment（EXIT）については後で述べる．

◆ 仙尾部奇形腫

仙尾部奇形腫は胚細胞腫瘍であり，発症頻度は28,000出生に1人である（Derikx, 2006；Swamy, 2008）．超音波で，仙尾部奇形腫（sacrococcygeal teratoma：SCT）は，仙骨前面から生じる充実性もしくは囊胞性腫瘤である（図16-3）．胎児MRIは体内の腫瘍構成要素の範囲を評価するのに有効である．急速に増大する場合があり，また通常は下方にそして外側方向に進展する（図10-18参照）．羊水過多をきたすことは一般的で，腫瘍血流の増大，または二次的に生じる腫瘍からの出血による貧血から高拍出性心不全から胎児水腫に発達する可能性がある．このような状態のときは胎児水腫とともに母体にMirror症候群が発症する場合がある（第15章参照）．

出生前診断されたSCTにおいて，周産期死亡率は約40％であった（Hedrick, 2004；Shue, 2013）．予後不良因子は，腫瘍重量の50％以上が充実性部分である場合と24週以前に腫瘍容積と児推定体重の比が12％以上である場合である（Akinkuotu, 2015）．また，胎児水腫または胎盤腫大に発展した場合の胎児死亡率はほぼ100％であった（Vrecenak, 2013）．フィラデルフィア小児病院のグループは，腫瘍が外方発育型（Ⅰ型）で，第2三半期に高拍出性の初期胎児水腫に進行した場合のみ，開腹胎児手術が考慮されると示した（Vrecenak, 2013）．子宮を切開し外方に発育した腫瘍を切除する．腫瘍の血流が遮断され生理

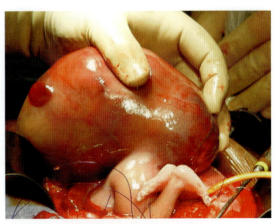

図16-3　仙尾部奇形腫の胎児手術の写真
子宮切開し，胎児の尾部が術野に展開している．外科医の手に支えられている部分が腫瘍．

(Used with permission from Dr. Timothy M. Crombleholme)

的な胎児の循環機能を回復する治療であるので，尾骨と深部の腫瘍部分は生後に摘出するため残存しておく．

■ 胎児鏡手術

　開腹胎児手術と同様に胎児鏡手術は高度な専門施設で施行される．そして，疾患によっては研究中の治療法である．胎児鏡手術は母体の腹壁，子宮壁と膜を貫くために直径わずか1〜2 mmの光ファイバー内視鏡を使用する．レーザーなどの器具は，内視鏡と一緒に直径3〜5 mmのカニューレにより挿入する．このように，胎児鏡手術は通常は高次施設で実施され，多くは臨床研究である．合併症は，特に開腹が必要な場合などの非常時以外は開腹胎児手術より一般には少ない（Golombeck, 2006）．胎児鏡によって治療される例は，表16-2に記載されている．

◆ 双胎間輸血症候群

・**適応とテクニック**

　第45章で述べられるように，胎児鏡下胎盤吻合血管レーザー凝固術は重症な双胎間輸血症候群（twin-twin transfusion syndrome：TTTS）の多くの症例のための有効な手術である．一般的にこの手術はStage Ⅱ〜Ⅳの一絨毛膜二羊膜双胎に対して，妊娠16〜26週に行われる．Quintero分類は第45章で記載されている（Quintero, 1999；Society for Maternal-Fetal Medicine, 2013）．

　胎児鏡で観察しながら各双胎児に供給している胎盤分葉を切り離すために胎盤赤道を走行する動静脈吻合を選択的にレーザー凝固する（図16-4）．胎盤赤道表面に沿った動静脈吻合は，600 μmの直径ダイオードレーザーまたは400 μmのNd：YAG（neodymium：yttrium aluminum garnet）レーザーで凝固する（図16-5）．麻酔法は硬膜外麻酔または局所麻酔で行われる．手術終了時に羊水深度が5 cm以下になるまで羊水除去を行い，抗菌薬を羊水腔に注入する．

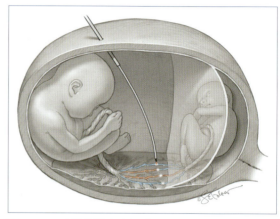

図16-4　双胎間輸血症候群に対する選択的レーザー凝固手術
受血児側から胎児鏡を挿入し，両臍帯付着部の間にある胎盤赤道を観察する．胎盤表面の動脈静脈吻合をレーザーで凝固する．
(Reproduced with permission from Shamshirsaz AA, Ramin, SM, Belfort MA: Fetal therapy. In Yeomans ER, Hoffman BL, Gilstrap LC III, et al: Cunningham and Gilstrap's Operative Obstetrics, 3rd ed. New York, McGraw-Hill Education, 2017)

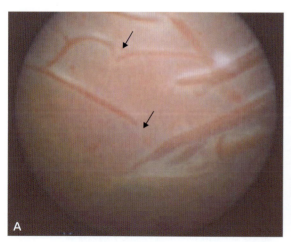
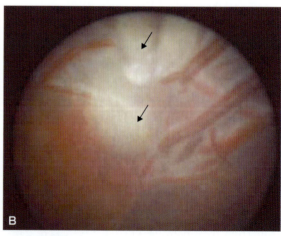

図16-5　双胎間輸血症候群のレーザー治療．胎盤の胎児面の胎児鏡写真
A：レーザー治療前の吻合血管（矢印），B：黄白色の領域は焼灼後（矢印）．

(Used with permission from Dr. Timothy M. Crombleholme)

選択的レーザー凝固法では，胎盤赤道に沿って両児の間の吻合は，個々に凝固される（Ville, 1995）．残念ながら多ければ1/3の症例で吻合が残存しTTTSの再発または双胎貧血多血症候群（twin-anemia polycythemia sequence：TAPS）が生じる．TAPSは，一絨毛膜双胎に発症するヘモグロビン濃度の大きい差が特徴の胎児間輸血である．これらの合併症に対処するために，**ソロモン・テクニック**は開発された．これで，選択的な光凝固の後，胎盤の端から端まで，すべての胎盤赤道をレーザーで凝固する（Slaghekke, 2014a）．ソロモン・テクニックは，複数の研究でTTTS再発とTAPS発症の頻度を低下させる．また，胎盤の染料を注射する検査により，残余の吻合の数が有意に減少していることが確認された（Ruano, 2013；Slaghekke, 2014b）．

・合併症

家族には手順の効果と合併症の説明を行わなければならない．治療をしなければ重症TTTSの周産期死亡率は70〜100％である．レーザー治療の後，予想される周産期死亡率は約30〜50％で長期の神経学的障害のリスクは5〜20％である（SMFM, 2013）．嚢胞性脳室周囲白質軟化症とgrade Ⅲ〜Ⅳの脳室内出血はレーザー手術を受けている症例の10％以下でみられる（Lopriore, 2006）．

手術関連の合併症は前期破水を25％以下，胎盤早期剥離を8％，血管裂傷を3％，レーザーによる膜の損傷で生じる羊膜帯症候群が3％，TAPSを16％に生じるがソロモン・テクニックでは3％である（Habli, 2009；Robyr, 2006；Slaghekke, 2014b）．そして，レーザー手術を行ったTTTSの多くが34週以前の早産となっている．

◆ 先天性横隔膜ヘルニア

先天性横隔膜ヘルニア（congenital diaphragmatic hernia：CDH）の有病率は約3,000〜4,000出生に1人であり，全体の生存率は50〜60％である．合併奇形は40％に起こり，生存率を低下させる要因となる．CDH単独の症例では，死亡の主な原因は肺低形成と肺高血圧である．主要な危険因子は肝臓の脱出である．そして，それは症例の少なくとも半数に合併し，生存率を30％減少させる要因となる（Mullassery, 2010；Oluyomi-Obi, 2017）．

胎児の外科的介入は，母体と胎児の合併症を発症する可能性から，出生後の治療だけでは生存が見込めない症例に対象は限られている．合併奇形を伴う症例，肝脱出のない症例は除外される．新生児管理の進歩から予後の予測はより困難となっている．肺障害を避け手術時期をより遅らせるための"gentle ventilation（人工呼吸器の設定を高くしすぎない呼吸管理）"といった高二酸化炭素の状態が新生児管理で行われる．

・肺面積頭囲比

この評価法は単独の左CDHを25週以前に診断された症例の予後予測のために提唱された（Metkus, 1996）．肺面積頭囲比（lung-to-head ratio：LHR）は心四腔断面の高さで右肺面積を測定し，それを頭囲で割る（図10-23参照）．LHRが1.35以上の場合は生存率が100％であり，0.6以下である場合は生存者がなかったと報告された．症例のほぼ3/4は0.6〜1.35であり，全体の生存率が約60％であったので，この群での予測は困難であった（Metkus, 1996）．

2017年，進行中の臨床試験では，研究対象にLHR 1.0未満または観察値／期待値LHR 25％未満を対象とした．観察値LHRは超音波計測した胎児から得られるが，期待値LHRは正常胎児から計測した基準値である（Peralta, 2005）．最近のメタアナリシスにおいて，LHR 1.0未満の生存のオッズ比は，わずか0.14であった（Oluyomi-Obi, 2017）．同様に，観察値／期待値LHR 25％未満の生存率は13〜30％であった．一方で，観察値／期待値LHR 35％以上で生存率は，65〜88％であった．

・MRI

MRIはCDHの病側および対側の肺容積を妊娠週数に適合したものと比較し推定するのに用いられている．Mayerら（2011）は，単独の胎児CDHのMRI画像で調べられた600例以上の症例を含んでいる19の研究のメタアナリシスを行った．新生児生存と有意に関連した因子は，病変の左右，総肺容積，観察された肺容積・予測される肺容積，肝臓の位置であった．

胎児MRIはまた脱出した肝臓の容積を定量化するのにも用いられた（図10-57参照）．肝臓容積を評価することは二つの理由がある．第一は，肝臓脱出が単独のCDHの予後に最も強い予測因

子であろうということである．第二には，肺は肝臓よりも本質的に圧縮されやすいので，肝臓容積のほうが信頼性が高い予測因子であるかもしれないということである．実際，MRIで計測した肺気容積と脱出した肝臓容積は，超音波のパラメータより出産後の生存率と相関し，予後予測に役立つ可能性があると報告されている（Bebbington, 2014；Ruano, 2014；Worley, 2009）．

・気管閉塞術

重篤な横隔膜ヘルニアを治療するために早期に行われた治療は，開腹胎児手術であった．腹部への肝臓整復術では残念なことに，臍静脈の屈曲により胎児は死亡した（Harrison, 1993）．胎児の肺が通常，肺胞液を産生していることと上気道閉塞の胎児が過形成性肺を生じることより，気管閉塞という治療法が考案された．その発想は「発育するまで肺を塞ぐこと」であった（Hedrick, 1994）．最初は気管を外側からクリップで閉塞した（Harrison, 1993）．その後，着脱可能なシリコーン製のバルーンを胎児鏡で留置することとなった（図16-6）．

バルーン挿入術―胎児鏡下気管閉塞術（fetal endoscopic tracheal occlusion：FETO）は直径3 mmの外筒と直径1 mm程度の胎児鏡を使用して気管内に留置する（Deprest, 2011；Ruano, 2012）．手術は一般的には妊娠27〜30週で行われ，34週でバルーンを抜去し終了する．バルーン抜去は胎児鏡下または超音波ガイド下で行われるが（Jiménez, 2017），それが不可能な場合は，後述するように，分娩時にEXITで行う．

2003年にFETOの無作為化比較試験は，LHR 1.4以下で単独CDH，肝臓脱出例を対象に行われたが，治療の有益性を示すことができなかった（Harrison, 2003）．生後90日生存率が両群で予想外に約75％と高かった．この研究の後に特にアメリカ以外で技術の向上がみられ，LHR 1.0以下の適応で実施した場合，有意に生存率が向上したと報告された．出生後治療では25％未満の生存率がFETOにより約50％まで改善された（Jani, 2009；Ruano, 2012）．最近の五つの研究，211症例のメタアナリシスではFETOにより生存率が13倍となる可能性が示されている（Al-Maary, 2016）．現在，アメリカではFETOは臨床研究としてのみ行われている．

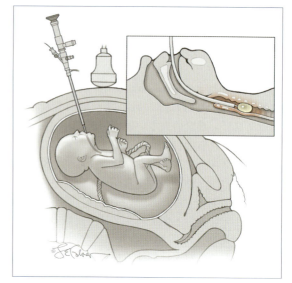

図16-6　胎児鏡下気管閉塞術（FETO）
内視鏡は胎児の中咽頭に入って，気管の下に進む．
挿入：気管を閉塞するためにバルーンを拡張し，内視鏡を抜去する．

(Reproduced with permission from Shamshirsaz AA, Ramin, SM, Belfort MA: Fetal therapy. In Yeomans ER, Hoffman BL, Gilstrap LC III, et al: Cunningham and Gilstrap's Operative Obstetrics, 3rd ed. New York, McGraw-Hill Education, 2017)

◆ 内視鏡脊髄髄膜瘤修復

MOMS公表の後，内視鏡手術が行えれば，開腹胎児脊髄髄膜瘤修復術と関連した母体合併症が緩和される可能性について注目された．Araujo Juniorら（2016）は，456の開腹症例と84件の内視鏡下手術の系統的レビューを報告した．手術は母体の腹壁を通して子宮壁に器具を挿入し，二酸化炭素を満たし施行された．子宮壁の離開・菲薄化を起こす確率は，開腹手術の26％と比較して内視鏡手術ではわずか1％であった．しかしながら，内視鏡手術は34週以前の早産が80％と開腹手術の45％より増加し，そして周産期死亡率も14％対5％と増加した．

Belfortら（2017）は最近，母体開腹し温めた二酸化炭素を注入したうえで内視鏡を使用している胎性脊髄髄膜瘤を伴う22例の結果を解説した．以前の内視鏡報告と対照的に，周産期死亡はなく，治療を受けた大部分の症例は満期に娩出された．さらに，1歳までに約40％の児が水頭症治療を要したが，これは開腹手術のMOMS trialと同様だった（Adzick, 2011；Belfort, 2017）．この領域の研究努力は確実に続くであろう．

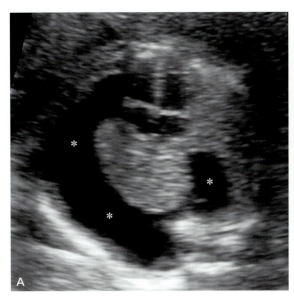 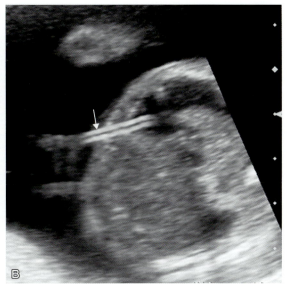

図16-7　胸腔羊水腔シャント留置
A：妊娠18週の多量の胎児胸水（＊）と腹水．胸水は排液したが急速に再貯留した．黄色調の液体はリンパ球が95％であり乳び胸の所見であった．
B：ダブルピッグテール・シャント（矢印）を超音波ガイド下で留置した．シャント留置後に胸水と腹水は減量した．

■経皮的手術

超音波ガイド下での治療は，シャント，ラジオ波凝固，血管カテーテルが可能になる．これらの手術で用いる器具は母体腹壁，子宮壁，膜を貫いて羊膜腔と胎児に到達する．リスクは母体感染，早産，前期破水，胎児の損傷，胎児死亡である．

◆胸腔シャント

シャントは胸腔内から羊水腔に胸水を排出するために留置する（図16-7）．大量の胸水は縦隔偏位を生じ，肺低形成，心不全から胎児水腫をきたす．原発性胸水で最も頻度が高いのはリンパ管の閉塞による**乳び胸水**である．胸水は先天性ウイルス感染または染色体異常に続発する場合もある．また**肺葉外肺分画症**のような形成異常と関係している場合もある．Yinonら（2010）は，約5％に染色体異常が関連し，10％で合併奇形が関連していると報告した．

一般的には，まず胸水を超音波ガイド下で22ゲージの穿刺針で吸引し，染色体と感染の検査と細胞数計測を行う．80％を超えるリンパ球による胸水細胞数は，感染ではなく乳び胸と診断する．再貯留する場合はトロカールとカニューレを胎児の胸壁に穿刺し，胸水を排出するためにダブルピッグテール・シャントの挿入が試みられる．

右側の胸水の場合は肺が最も膨らむ下1/3に留置する．左側の場合は，心臓が正常に戻った位置を考慮し腋窩腺に沿った上方に留置する（Mann, 2010）．全体の生存率は70％であると報告され，胎児水腫の場合は約50％である（Mann, 2010；Yinon, 2010）．シャントの再留置が必要な場合もある．シャントが留置されている場合，出生後は気胸を回避するためにシャントをクランプしなければならない．

シャントは，大囊胞型の先天性囊胞性腺腫様奇形（macrocystic congenital cystic adenomatoid malformation：CCAM）にも囊胞内の貯留液を排液させるのに応用される．幸いにも胎児水腫または肺低形成をきたすことはまれである．CCAMに対するシャント留置後の生存率は胎児水腫がないと90％，胎児水腫を合併しても約75％以上である（Litwinska, 2017）．

◆尿路シャント

羊水が減少する予後不良な胎児下部尿路閉塞において膀胱羊水腔シャントが実施される（図16-8）．尿路の遠位閉塞は男児に多く，最も頻度が高い病因は**後部尿道弁**で，ほかに尿道閉鎖を伴うEagle-Barrett症候群とも呼ばれるprune belly症候群などがある．超音波所見は"キーホールサイ

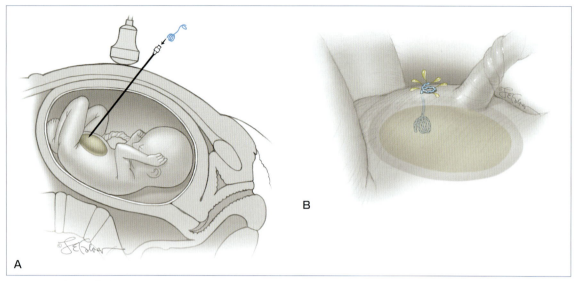

図 16-8　膀胱羊水腔シャント
A．羊水注入後に超音波ガイド下で外套を拡張した膀胱に挿入する．ピッグテールカテーテルを外套から通す．
B．ダブルピッグテールカテーテルを外套の中で展開し，外套を抜去する．シャントの末端部は胎児の膀胱の中で巻きつけられ，近端部は羊膜腔へ流出している．
（Reproduced with permission from Shamshirsaz AA, Ramin, SM, Belfort MA: Fetal therapy. In Yeomans ER, Hoffman BL, Gilstrap LC III, et al: Cunningham and Gilstrap's Operative Obstetrics, 3rd ed. New York, McGraw-Hill Education, 2017）

表 16-4　下部尿路閉塞における胎児尿分析

項目	予後良好	予後不良
ナトリウム	< 90 mmol/L	> 100 mmol/L
クロール	< 80 mmol/L	> 90 mmol/L
カルシウム	< 7 mg/dL	> 8 mg/dL
浸透圧	< 180 mmol/L	> 200 mmol/L
β_2-マイクログロブリン	< 6 mg/L	> 10 mg/L
タンパク量	< 20 mg/dL	> 40 mg/dL

18〜22 週に複数回の膀胱穿刺を行い，最後の所見から予後を評価する．
（Data from Mann, 2010）

ン"と称される拡張した膀胱と近位尿道，膀胱壁肥厚である（図 10-45 参照）．妊娠中期より前に発症する羊水過少症は肺低形成を引き起こす．羊水量が正常なときでも予後は悪い場合がある．

合併奇形が 40％，染色体異常が 5〜8％にみられると報告されている（Hayden, 1988；Hobbins, 1984；Mann, 2010）．膀胱穿刺で抽出される胎児の尿で，遺伝学的検査を行うことが可能である．他の胎児構造異常と同様に，染色体マイクロアレイ分析は推奨される．羊水過少により超音波画像の描出が困難になるため，ほかの超音波異常が見逃される可能性があることをカウンセリングしなければならない．

治療の適応は，ほかの重篤な奇形または染色体異常のない，そして腎皮質の囊胞のような予後不良を予測する所見がないことである．通常，女性胎児は重症度が高いため，男性胎児だけが治療適応となる．超音波ガイド下で 48 時間の間隔で複数回の膀胱穿刺を行い，尿電解質とタンパク質濃度を測定する．胎児尿は通常，ナトリウムとクロールの尿細管吸収のため低張性であるが，閉塞をすることでの等張尿となり，尿細管性損傷を示唆する．複数回の評価は腎臓予後の分類をし，治療対象を選択するための情報となる（表 16-4）．

シャント留置をすることにより尿を膀胱から羊水腔に排出させる．うまくシャントが留置できれ

ば肺低形成を予防する可能性があるが，腎機能が保たれるかどうかは確かではない．通常，シャント留置の前に温めた乳酸加リンゲル液を羊水注入する．それにより，超音波画像での胎児形態が観察しやすくなる．そして，超音波ガイド下で細いトロカールとカニューレを胎児膀胱に挿入する．シャントは膀胱減圧後の脱落を回避するためにできるだけ低い位置に留置する．ダブルピッグテールカテーテルを使用する．遠位端を膀胱内に，近位端を羊水腔内に留置する．

シャント留置による合併症は，40％に膀胱からのシャント脱出，約20％で尿腹水，10％で腹壁破裂を起こす（Freedman, 2000；Mann, 2010）．早産もたびたび起こり，児の生存率は50〜90％である（Biard, 2005；Walsh, 2011）．生存児の1/3は透析または腎移植を必要とし，ほぼ半分に呼吸障害が出る（Biard, 2005）．無作為化比較試験が一つ報告され，膀胱羊水膀胱シャントは31例に実施され，保存的治療と比較された（Morris, 2013）．シャント術を受けている症例の生存率は保存的治療の症例より高かった．しかしながら，2歳の時点で正常腎機能だったのは2例のみであった．

◆ラジオ波凝固術

ラジオ波凝固術（radiofrequency ablation：RFA）は高周波交流で組織を凝固，脱水させる治療である．RFAは**無心体双胎**とも称されるtwin-reversed arterial perfusion（TRAP）sequenceの処置に適した方法となっている（第45章参照）．未治療のTRAP sequenceのポンプ児の死亡率は，50％を超える．この手術は一絨毛膜性双胎の関連疾患に対する選択的な中絶にも利用される（Bebbington, 2012）．

手技は超音波ガイド下で17または19ゲージRFA針を無心体双胎児の臍帯底部，そして腹部へ穿刺する．凝固できる範囲は2cmで，カラードプラ検査で無心体児の血流がなくなったことを確認する．いくつかの報告では有意に生存率が向上したとされている（Lee, 2007；Livingston, 2007）．North American Fetal Therapy Network（NAFTNet）は妊娠約20週に98例のTRAP sequenceに対してRFAを施行した報告をした．分娩時の妊娠週数の中央値は37週であり，新生児生存率は80％であった．主な合併症は前期破水と早産で，12％は妊娠26週頃に分娩となった（Lee, 2013）．

RFAは通常，TRAP sequenceでの無心体児が大きいときに施行される．前述のNAFTNetシリーズでは，ポンプ児に対する無心体児の大きさの中央値は90％であった（Lee, 2013）．手術によるリスクを考慮すると，無心体児の推定体重がポンプ児の50％未満である場合，詳細な胎児の精査のもとで待機的管理が推奨される（Jelin, 2010）．無心体双胎は一羊膜双胎ではより難しいようである．近年の一つの報告では，一絨毛膜二羊膜双胎の無心体でのRFAの生存率は88％であるのに対し，一羊膜双胎では67％であったと報告している（Sugibayashi, 2016）．

◆胎児の心臓カテーテル治療

胎児の心臓疾患には妊娠期間中に悪化するものがあり，それらの疾患はさらに出産後の治療が困難もしくは不可能となる．心臓流出路の重篤な狭窄は子宮内で進行性心筋障害に至る場合がある，しかし胎児期の介入は心筋の形成を促し，心機能を保つ可能性がある（Walsh, 2011）．このような疾患の治療法は，重症大動脈弁狭窄に対する**大動脈弁形成術**，卵円孔閉鎖を伴う左心低形成症候群に対する**心房中隔形成術**，卵円孔閉鎖を伴う肺動脈閉鎖に対する**肺動脈弁形成術**である．

胎児心臓治療では，胎児大動脈弁形成が最も多く施行されており，International Fetal Cardiac Intervention Registryで報告される症例の75％を占める（Moon-Grady, 2015）．左心室が正常大か拡張している重症大動脈狭窄例が適応となる．治療の目的は左心低形成症候群に至ることの予防で，出生後に二心室修復を可能とすることである（McElhinney, 2009）．超音波ガイド下で18ゲージ針を子宮と胎児の胸壁を通して左心室に挿入し，先端を狭窄大動脈弁の前に留置する．手術は理想的には母体の腹部を経皮的に行われるが，胎位が好ましくない場合は開腹も必要かもしれない．2.5〜4.5mmのバルーンカテーテルを大動脈弁輪に挿入し，バルーンを拡張させる．1/3の症例で徐脈が出現し，廃液が必要な心囊内の出血が20％に生じる（Moon-Grady, 2015）．

ボストン小児病院での100症例の成績では，85例が生存し38例で二心室循環が可能であったとしている（Freud, 2014）．手術が成功しているに

表16-5 EXITの実施に必要な事項

- 広範囲の術前評価：精密超音波検査，胎児心エコー検査，MRI，可能であれば染色体核型検査．
- 深い全身麻酔と子宮収縮抑制薬による子宮収縮抑制．
- 術中の超音波で胎盤縁と胎位，子宮切開部の血管を確認する．
- 子宮切開創の出血を抑制するために子宮用ステープリングデバイスで創部の吻合をする．
- 胎盤の剝離を抑制するために温かい生理食塩水を持続的に注入し，子宮容積を維持する．
- 必要に応じて胎児の頭，首，上半身を娩出する．
- ベクロニウム，フェンタニルとアトロピンの胎児の筋肉内注射．
- 胎児の末梢静脈の確保，パルスオキシメータ，胎児心臓超音波．
- 臍帯クランプの前に臍カテーテルの留置．
- 必要に応じて投与される子宮収縮薬．

（Data from Moldenhauer, 2013）

もかかわらず，死亡率と児の神経学的後遺症は生後の治療と同様であった（Laraja, 2017；Moon-Grady, 2015）．

胎児の心房中隔形成術は，同様に経皮的バルーンカテーテルで卵円孔閉鎖もしくは重度狭窄を伴う左心低形成症候群に施行される．この疾患は出産後の死亡率が約80％である（Glantz, 2007）．確実に解放するために心房中隔ステント留置も施行された．37例中の心房中隔穿破術の報告では，生存退院例が50％であった（Moon-Grady, 2015）．

胎児肺動脈弁形成術は，心室中隔欠損のない肺動脈閉鎖に対して右心低形成症候群の発症を予防する目的で行われる．約2/3の症例で治療は成功しているが，結果が出生後の標準治療と比較して改善しているかはまだ明らかでない（Artz, 2011；McElhinney, 2010）．

■ Ex-Utero Intrapartum Treatment（EXIT）

この手技は胎児を部分的に娩出し，胎盤循環により血流が保たれているうちに行う手技で，救命治療を分娩が完了する前に行うことができる．この手技は，胎児の腫瘍が中咽頭や頸部に浸食している場合に気道確保する目的で始められた（Catalano, 1992；Kelly, 1990；Langer, 1992）．EXITは多くの専門科によるチームによって施行される．それは産科医，母体胎児医学の専門家，小児外科医，小児耳鼻咽喉科医，小児心臓専門医，母親と胎児のための麻酔科医と新生児専門医，多数の専門の看護師から構成される．この手技に必要な事項を表16-5に示す．

EXITの適応疾患を表16-2に示す．図16-9に示すような巨大な頸部静脈リンパ管奇形は分娩時の管理のためにEXITが適応となる．フィラデルフィア小児病院で，頸部静脈リンパ管奇形でのEXITの基準は腫瘍による気道の圧縮，偏位または狭窄，さらに口腔内に病変が占拠することである（Laje, 2015）．胎性頸部静脈リンパ性奇形を伴う112例のレビューにおいて，これらの基準を満たしたのはわずか約10％であった．他のEXITの適応は重篤な**小顎症**と**先天性上気道閉塞症候群**（congenital high airway obstruction sequence：CHAOS）である．それらは第10章（図10-20と図10-26参照）で述べられる．小顎症でのEXITの適応は，胎児の顎の計測が5パーセンタイル以下，羊水過多，胃泡が描出されない，舌下垂などの気道閉塞が疑われる場合である（Morris, 2009b）．EXITの症例選択は一般的に胎児MRIの所見に基づいて行われる（第10章参照）．

ある症例ではEXITが他の処置の橋渡しとして行われることもある．たとえば，EXIT施行中に，巨大胸腔内腫瘍の切除は胎盤循環の下で可能である．CCAM容積比＞1.6または胎児水腫をきたした16例の胎児において，Cassら（2013）は，EXITと同時に切除を行った（EXIT-手術）9例が生存したと報告した．一方で，EXITなしの出産後の緊急手術では生存者はいなかった．同様に，Moldenhauer（2013）は，EXITと同時に腫瘍切除を行った22例中の20例が生存したと報告した．EXITは重症先天性横隔膜ヘルニアでの体外式膜型人工肺（extracorporeal membrane oxygenation：ECMO）にも応用された（EXIT-ECMO）．しかしながら，それの生命予後に対する明らかな有益性は不明である（Morris, 2009a；Shieh, 2017；Stoffan, 2012）．

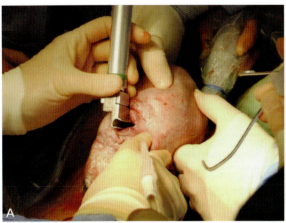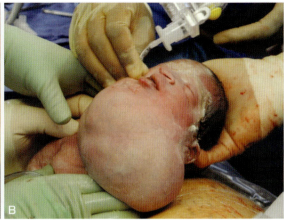

図16-9 EXITの手順
A：児頭を娩出し，胎盤血行は維持され，外科医，麻酔医と耳鼻咽喉科医を含めた一連の小児専門チームにより20分で気道確保された．
B：挿管後，分娩の準備がされ，新生児集中治療室への移動の準備ができていた．

(Used with permission from Drs. Stacey Thomas and Patricia Santiago-Muñoz)

術前のカウンセリングは，胎盤からの出血，胎盤早期剝離，弛緩出血，将来の妊娠時の帝王切開の必要性，子宮破裂，創部離開のリスク，子宮摘出の可能性，胎児死亡，新生児障害について行うべきである．通常の帝王切開と比較すると，EXITは手術時間が40分長く，出血が多く，創部合併症の発生が増加する（Noah, 2002）．

（訳：和田誠司）

References

Abuhamad AZ, Fisher DA, Warsof SL, et al: Antenatal diagnosis and treatment of fetal goitrous hypothyroidism: case report and review of the literature. Ultrasound Obstet Gynecol 6:368, 1995.

Adzick NS: Fetal myelomeningocele: natural history, pathophysiology, and in utero intervention. Semin Fetal Neonatal Med 15(1):9, 2010.

Adzick NS, Harrison MR, Glick PL, et al: Fetal cystic adenomatoid malformation: prenatal diagnosis and natural history. J Pediatr Surg 20:483, 1985.

Adzick NS, Thom EA, Spong CY, et al: A randomized trial of prenatal versus postnatal repair of myelomeningocele. N Engl J Med 364(11):993, 2011.

Agrawal P, Ogilvy-Stuart A, Lees C: Intrauterine diagnosis and management of congenital goitrous hypothyroidism. Ultrasound Obstet Gynecol 19:501, 2002.

Akinkuotu AC, Coleman A, Shue E, et al: Predictors of poor prognosis in prenatally diagnosed sacrococcygeal teratoma: a multi-institutional review. J Pediatr Surg 50(5):771, 2015.

Al-Maary J, Eastwood MP, Russo FM, et al: Fetal tracheal occlusion for severe pulmonary hypoplasia in isolated congenital diaphragmatic hernia. A systematic review and meta-analysis of survival. Ann Surg 264(6):929, 2016.

Araujo Junior EA, Eggink AJ, van den Dobbelsteen J, et al: Procedure-related complications of open vs endoscopic fetal surgery for treatment of spina bifida in an era of intrauterine myelomeningocele repair: systematic review and meta-analysis. Ultrasound Obstet Gynecol 48(2):151, 2016.

Arzt W, Tulzer G: Fetal surgery for cardiac lesions. Prenat Diagn 31(7):695, 2011.

Bebbington M, Victoria T, Danzer E, et al: Comparison of ultrasound and magnetic resonance imaging parameters in predicting survival in isolated left-sided congenital diaphragmatic hernia. Ultrasound Obstet Gynecol 43(6):670, 2014.

Bebbington MW, Danzer E, Moldenhauer J, et al: Radiofrequency ablation vs bipolar umbilical cord coagulation in the management of complicated monochorionic pregnancies. Ultrasound Obstet Gynecol 40(3):319, 2012.

Belfort MA, Whitehead WE, Shamshirsaz AA, et al: Fetoscopic open neural tube defect repair. Development and refinement of a two-port carbon dioxide insufflation technique. Obstet Gynecol 129(4):734, 2017.

Biard JM, Johnson MP, Carr MC, et al: Long-term outcomes in children treated by prenatal vesicoamniotic shunting for lower urinary tract obstruction. Obstet Gynecol 106:503, 2005.

Bliddal S, Rasmussen AK, Sundberg K, et al: Antithyroid drug-induced fetal goitrous hypothyroidism. Nat Rev Endocrinol 7:396, 2011a.

Bliddal S, Rasmussen AK, Sundberg K, et al: Graves' disease in two pregnancies complicated by fetal goitrous hypothyroidism: successful in utero treatment with levothyroxine. Thyroid 21(1):75, 2011b.

Braga LH, Pippi Salle JL: Congenital adrenal hyperplasia: a critical reappraisal of the evolution of feminizing genitoplasty and the controversies surrounding gender reassignment. Eur J Pediatr Surg 19:203, 2009.

Bruner JP, Tulipan N, Paschall RL, et al: Fetal surgery for myelomeningocele and the incidence of shunt-dependent hydrocephalus. JAMA 282(19):1819, 1999.

Buyon JP, Clancy RM, Friedman DM: Autoimmune associated congenital heart block: integration of clinical and research clues in the management of the maternal/fetal dyad at risk. J Intern Med 265(6):653, 2009.

Cass DL, Olutoye OO, Cassady CI, et al: EXIT-to-resection for fetuses with large lung masses and persistent mediastinal compression near birth. J Pediatr Surg 48(1):138, 2013.

Catalano PJ, Urken ML, Alvarez M, et al: New approach to the management of airway obstruction in "high risk" neonates. Arch Otolaryngol Head Neck Surg 118:306, 1992.

Cavoretto P, Molina F, Poggi S, et al: Prenatal diagnosis and outcome of echogenic fetal lung lesions. Ultrasound Obstet Gynecol 32:769, 2008.

Cohen AR, Couto J, Cummings JJ: Position statement on fetal myelomeningocele repair. Am J Obstet Gynecol 210(2):107, 2014.

Copel JA, Liang RI, Demasio K, et al: The clinical significance of the irregular fetal heart rhythm. Am J Obstet Gynecol 182:813, 2000.

Crombleholme TM, Coleman B, Hedrick H, et al: Cystic adenomatoid volume ratio predicts outcome in prenatally diagnosed cystic adenomatoid malformation of the lung. J Pediatr Surg 37(3):331, 2002.

Cuneo BF, Lee M, Roberson D, et al: A management strategy for fetal immune-mediated atrioventricular block. J Matern Fetal Neonatal Med 23(12):1400, 2010.

Cuneo BF, Zhao H, Strasburger JF, et al: Atrial and ventricular rate response and patterns of heart rate acceleration during maternal-fetal terbutaline treatment of fetal complete heart block. Am J Cardiol 100(4):661, 2007.

Danzer E, Thomas NH, Thomas A, et al: Long-term neurofunctional outcome, executive functioning, and behavioral adaptive skills following fetal myelomeningocele surgery. Am J Obstet Gynecol 214(2):269.e.1, 2014.

David M, Forest MG: Prenatal treatment of congenital adrenal hyperplasia resulting from 21-hydroxylase deficiency. J Pediatr 105(5):799, 1984.

Deprest J, Nicolaides K, Done E, et al: Technical aspects of fetal endoscopic tracheal occlusion for congenital diaphragmatic hernia. J Pediatr Surg 46(1): 22, 2011.

Deprest JA, Flake AW, Gratacos E, et al: The making of fetal surgery. Prenat Diagn 30(7):653, 2010.

Derderian SC, Coleman AM, Jeanty C, et al: Favorable outcomes in high-risk congenital pulmonary airway malformations treated with multiple courses of maternal betamethasone. J Pediatr Surg 50(4):515, 2015.

Derikx JP, De Backer A, Van De Schoot L, et al: Factors associated with recurrence and metastasis in sacrococcygeal teratoma. Br J Surg 93:1543, 2006.

Devaney SA, Palomaki GE, Scott JA, et al: Noninvasive fetal sex determination using cell-free fetal DNA: a systematic review and meta-analysis. JAMA 306(6):627, 2011.

Duncombe GJ, Dickinson JE: Fetal thyrotoxicosis after maternal thyroidectomy. Aust N Z J Obstet Gynaecol 41(2):224, 2001.

Ehrenberg-Buchner S, Stapf AM, Berman DR, et al: Fetal lung lesions: can we start to breathe easier? Am J Obstet Gynecol 208(2):151.e1, 2013.

Ekman-Joelsson B-M, Mellander M, Lagnefeldt L, et al: Foetal tachyarrhythmia treatment remains challenging even if the vast majority of cases have a favourable outcome. Acta Paediatr 104(11):1090, 2015.

Freedman AL, Johnson MP, Gonzalez R: Fetal therapy for obstructive uropathy: past, present. .. future? Pediatr Nephrol 14:167, 2000.

Freud LR, McElhinney DB, Marshall AC, et al: Fetal aortic valvuloplasty for evolving hypoplastic left heart syndrome. Postnatal outcomes of the first 100 patients. Circulation 130(8):638, 2014.

Friedman DM, Kim MY, Copel JA, et al: Prospective evaluation of fetuses with autoimmune associated congenital heart block followed in the PR interval and dexamethasone evaluation (PRIDE) study. Am J Cardiol 103(8):1102, 2009.

Friedman DM, Kim MY, Copel JA: Utility of cardiac monitoring in fetuses at risk for congenital heart block: the PR Interval and Dexamethasone (PRIDE) Prospective Study. Circulation 117:485, 2008.

Glantz JA, Tabbutt S, Gaynor JW, et al: Hypoplastic left heart syndrome with atrial level restriction in the era of prenatal diagnosis. Ann Thorac Surg 84:1633, 2007.

Glatz AC, Gaynor JW, Rhodes LA, et al: Outcome of high-risk neonates with congenital complete heart block paced in the first 24 hours after birth. J Thorac Cardiovasc Surg 136(3):767, 2008.

Golombeck K, Ball RH, Lee H, et al: Maternal morbidity after maternal-fetal surgery. Am J Obstet Gynecol 194:834, 2006.

Habli M, Bombrys A, Lewis D, et al: Incidence of complications in twin-twin transfusion syndrome after selective fetoscopic laser photocoagulation: a single-center experience. Am J Obstet Gynecol 201(4):417.e1, 2009.

Hahurij ND, Blom NA, Lopriore E, et al: Perinatal management and long-term cardiac outcome in fetal arrhythmia. Early Hum Dev 87:83, 2011.

Harrison MR, Filly RA, Golbus MS, et al: Fetal treatment. N Engl J Med 307:1651, 1982.

Harrison MR, Keller RL, Hawgood SB, et al: A randomized trial of fetal endoscopic tracheal occlusion for severe fetal congenital diaphragmatic hernia. N Engl J Med 349:1916, 2003.

Harrison MR, Sydorak MR, Farrell JA, et al: Fetoscopic temporary tracheal occlusion for congenital diaphragmatic hernia: prelude to a randomized controlled trial. J Pediatr Surg 38:1012, 1993.

Hayden SA, Russ PD, Pretorius DH, et al: Posterior urethral obstruction. Prenatal sonographic findings and clinical outcome in fourteen cases. J Ultrasound Med 7(7):371, 1988.

Heckel S, Favre R, Schlienger JL, et al: Diagnosis and successful in utero treatment of a fetal goitrous hyperthyroidism caused by maternal Graves disease. A case report. Fetal Diagn Ther 12(1):54, 1997.

Hedrick HL, Flake AW, Crombleholme TM, et al: Sacrococcygeal teratoma: prenatal assessment, fetal intervention, and outcome. J Pediatr Surg 39(3):430, 2004.

Hedrick MH, Estes JM, Sullivan KM, et al: Plug the lung until it grows (PLUG): a new method to treat congenital diaphragmatic hernia in utero. J Pediatr Surg 29(5):612, 1994.

Hobbins JC, Robero R, Grannum P, et al: Antenatal diagnosis of renal anomalies with ultrasound: I. Obstructive uropathy. Am J Obstet Gynecol 148:868, 1984.

Huel C, Guibourdenche J, Vuillard E, et al: Use of ultrasound to distinguish between fetal hyperthyroidism and hypothyroidism on discovery of a goiter. Ultrasound Obstet Gynecol 33:412, 2009.

Hui L, Bianchi DW: Prenatal pharmacotherapy for fetal anomalies: a 2011 update. Prenat Diagn 31:735, 2011.

Izmirly PM, Costedoat-Chalumeau N, Pisoni C, et al: Maternal use of hydroxychloroquine is associated with a reduced risk of recurrent anti-ssa/ro associated cardiac manifestations of neonatal lupus. Circulation 126(1):76, 2012.

Izmirly PM, Saxena A, Sahl SK, et al: Assessment of fluorinated steroids to avert progression and mortality in anti-SSA/Ro-associated cardiac injury limited to the fetal conduction system. Ann Rheum Dis 75(6):1161, 2016.

Jaeggi E, Carvalho JS, de Groot E, et al: Comparison of transplacental treatment of fetal supraventricular tachyarrhythmias with digoxin, flecainide, and sotalol. Results of a nonrandomized multicenter study. Circulation 124(16):1747, 2011.

Jani JC, Nicolaides KH, Gratacos E, et al: Severe diaphragmatic hernia treated by fetal endoscopic tracheal occlusion. Ultrasound Obstet Gynecol 34:304, 2009.

Jelin E, Hirose S, Rand L, et al: Perinatal outcome of conservative management versus fetal intervention for twin reversed arterial perfusion sequence with a small acardiac twin. Fetal Diagn Ther 27:138, 2010.

Jiménez JA, Eixarch E, DeKoninck P, et al: Balloon removal after fetoscopic endoluminal tracheal occlusion for congenital diaphragmatic hernia. Am J Obstet Gynecol 217(1):78.e1, 2017.

Kelly MF, Berenholz L, Rizzo KA, et al: Approach for oxygenation of the newborn with airway obstruction due to a cervical mass. Ann Otol Rhinol Laryngol 99(3 pt 1):179, 1990.

Laje P, Peranteau WH, Hedrick HL, et al: Ex utero intrapartum treatment (EXIT) in the management of cervical lymphatic teratoma. J Pediatr Surg 50(2):311, 2015.

Langer JC, Tabb T, Thompson P, et al: Management of prenatally diagnosed tracheal obstruction: access to the airway in utero prior to delivery. Fetal Diagn Ther 7(1):12, 1992.

Laraja K, Sadhwani A, Tworetzky W, et al: Neurodevelopmental outcome in children after fetal cardiac intervention for aortic stenosis with evolving hypoplastic left heart syndrome. J Pediatr 184:130, 2017.

Lee H, Bebbington M, Cromblehome TM, et al: The North American Fetal Therapy Network Registry data on outcomes of radiofrequency ablation for twin-reversed arterial perfusion sequence. Fetal Diagn Ther 33(4):224, 2013.

Lee H, Wagner AJ, Sy E, et al: Efficacy of radiofrequency ablation for twin-reversed arterial perfusion sequence. Am J Obstet Gynecol 196:459, 2007.

Litwinska M, Litwinska E, Janiak K, et al: Thoracoamniotic shunts in macrocystic lung lesions: case series and review of the literature. Fetal Diagn Ther 41(3):179, 2017.

Livingston JC, Lim FY, Polzin W, et al: Intrafetal radiofrequency ablation for twin reversed arterial perfusion (TRAP): a single-center experience. Am J Obstet Gynecol 197:399, 2007.

Loh K, Jelin E, Hirose S, et al: Microcystic congenital pulmonary airway malformation with hydrops fetalis: steroids vs. open fetal resection. J Pediatr Surg 47(1):36, 2012.

Lopriore E, van Wezel-Meijler G, Middlethorp JM, et al: Incidence, origin, and character of cerebral injury in twin-to-twin transfusion syndrome treated with fetoscopic laser surgery. Am J Obstet Gynecol 194(5):1215, 2006.

Macardle CA, Ehrenberg-Buchner S, Smith EA. Surveillance of fetal lung lesions using the congenital pulmonary airway malformation volume ratio: natural history and outcomes. Prenat Diagn 36(3):282, 2016.

Mann S, Johnson MP, Wilson RD: Fetal thoracic and bladder shunts. Semin Fetal Neonatal Med 15:28, 2010.

Mayer S, Klaritsch P, Petersen S, et al: The correlation between lung volume and liver herniation measurements by fetal MRI in isolated congenital diaphragmatic hernia: a systematic review and meta-analysis of observational studies. Prenat Diagn 31(11):1086, 2011.

McCullough LB, Chervenak FA, Brent RL, et al: A case study in unethical transgressive bioethics: "Letter of Concern from Bioethicists" about the prenatal administration of dexamethasone. Am J Bioeth 10(9):35, 2010.

McElhinney DB, Marshall A, Wilkins-Haug LE, et al: Predictors of technical success and postnatal biventricular outcome after in utero aortic valvuloplasty for aortic stenosis with evolving hypoplastic left heart syndrome. Circulation 120(15):1482, 2009.

McElhinney DB, Tworetsky W, Lock JE: Current status of fetal cardiac intervention. Circulation 121(10):1256, 2010.

Metkus AP, Filly RA, Stringer MD, et al: Sonographic predictors of survival in fetal diaphragmatic hernia. J Pediatr Surg 31(1):148, 1996.

Meuli M, Meuli-Simmen C, Hutchins GM, et al: In utero surgery rescues neurological function at birth in sheep with spina bifida. Nat Med 1(4):342, 1995.

Meuli M, Meuli-Simmen C, Hutchins GM, et al: The spinal cord lesion in human fetuses with myelomeningocele: implications for fetal surgery. J Pediatr Surg 32(3):448, 1997.

Miller WL, Witchel SF: Prenatal treatment of congenital adrenal hyperplasia: risks outweigh benefits. Am J Obstet Gynecol 208(5):354, 2013.

Moldenhauer JS: Ex utero intrapartum therapy. Semin Pediatr Surg 22(1):44, 2013.

Moon-Grady AJ, Morris SA, Belfort M, et al: International Fetal Cardiac Intervention Registry. A worldwide collaborative description and preliminary outcomes. J Am Coll Cardiol 66(4):388, 2015.

Morris LM, Lim FY, Cromblehome TM: Ex utero intrapartum treatment procedure: a peripartum management strategy in particularly challenging cases. J Pediatr 154(1):126, 2009a.

Morris LM, Lim FY, Elluru RG, et al: Severe micrognathia: indications for EXIT-to-Airway. Fetal Diagn Ther 26:162, 2009b.

Morris RK, Malin GL, Quinlan-Jones E, et al: Percutaneous vesicoamniotic shunting versus conservative management in fetal lower urinary tract obstruction (PLUTO): a randomized trial. Lancet 382(9903):1496, 2013.

Mullassery D, Ba'ath ME, Jesudason EC, et al: Value of liver herniation in prediction of outcome in fetal congenital diaphragmatic hernia: a systematic review and meta-analysis. Ultrasound Obstet Gynecol 35(5):609, 2010.

New MI, Abraham M, Yuen T, et al: An update on prenatal diagnosis and treatment of congenital adrenal hyperplasia. Semin Reprod Med 30(5):396, 2012.

New MI, Tong YK, Yuen T, et al: Noninvasive prenatal diagnosis of congenital adrenal hyperplasia using cell-free DNA in maternal plasma. J Clin Endocrinol Metab 99(6):E1022, 2014.

Nimkarn S, Gangishetti PK, Yau M, et al: 21-Hydroxylase deficient congenital adrenal hyperplasia. In Pagon RA, Adam MP, Ardinger HH, et al (eds): GeneReviews. Seattle, University of Washington, 2016.

Noah MM, Norton ME, Sandberg P, et al: Short-term maternal outcomes that are associated with the EXIT procedure, as compared with cesarean delivery. Am J Obstet Gynecol 186(4):773, 2002.

Overcash RT, Marc-Aurele KL, Hull AD, et al: Maternal iodine exposure: a case of fetal goiter and neonatal hearing loss. Pediatrics 137(4):e1, 2016.

Oluyomi-Obi T, Kuret V, Puligandla P, et al: Antenatal predictors of outcome in prenatally diagnosed congenital diaphragmatic hernia (CDH). J Pediatr Surg 52(5):881, 2017.

Peleg D, Cada S, Peleg A, et al: The relationship between maternal serum thyroid-stimulating immunoglobulin and neonatal thyrotoxicosis. Obstet Gynecol 99(6):1040, 2002.

Peralta CF, Cavoretto P, Csapo B, et al: Assessment of lung area in normal fetuses at 12–32 weeks. Ultrasound Obstet Gynecol 26(7):718, 2005.

Peranteau WH, Boelig MM, Khalek N, et al: Effect of single and multiple courses of maternal betamethasone on prenatal congenital lung lesion growth and fetal survival. J Pediatr Surg 51(1):28, 2016.

Quintero RA, Morales WJ, Allen MH, et al: Staging of twin-twin transfusion syndrome. J Perinatol 19:550, 1999.

Ribault V, Castanet M, Bertrand AM, et al: Experience with intraamniotic thyroxine treatment in nonimmune fetal goitrous hypothyroidism in 12 cases. J Clin Endocrinol Metab 94:3731, 2009.

Robyr R, Lewi L, Salomon LJ, et al: Prevalence and management of late fetal complications following successful selective laser coagulation of chorionic plate anastomoses in twin-to-twin transfusion syndrome. Am J Obstet Gynecol 194(3):796, 2006.

Ruano R, Lazar DA, Cass DL, et al: Fetal lung volume and quantification of liver herniation by magnetic resonance imaging in isolated congenital diaphragmatic hernia. Ultrasound Obstet Gynecol 43(6):662, 2014.

Ruano R, Rodo C, Peiro JL, et al: Fetoscopic laser ablation of placental anastomoses in twin-twin transfusion syndrome using "Solomon technique." Ultrasound Obstet Gynecol 42(4):434, 2013.

Ruano R, Yoshisaki CT, da Silva MM, et al: A randomized controlled trial of fetal endoscopic tracheal occlusion versus postnatal management of severe isolated congenital diaphragmatic hernia. Ultrasound Obstet Gynecol 39(1):20, 2012.

Shah A, Moon-Grady A, Bhogal N, et al: Effectiveness of sotalol as first-line therapy for fetal supraventricular tachyarrhythmias. Am J Cardiol 190(11):1614, 2012.

Shamshirsaz AA, Ramin, SM, Belfort MA: Fetal therapy. In Yeomans ER, Hoffman BL, Gilstrap LC III, et al: Cunningham and Gilstrap's Operative Obstetrics, 3rd ed. New York, McGraw-Hill Education, 2017.

Shieh HF, Wilson JM, Sheils CA, et al: Does the ex utero intrapartum treatment to extracorporeal membrane oxygenation procedure change morbidity outcomes for high-risk congenital diaphragmatic hernia survivors? J Pediatr Surg 52(1):22, 2017.

Shue E, Bolouri M, Jelin EB, et al: Tumor metrics and morphology predict poor prognosis in prenatally diagnosed sacrococcygeal teratoma: a 25-year experience at a single institution. J Pediatr Surg 48(6):1225, 2013.

Slaghekke F, Lewi L, Middeldorp JM, et al: Residual anastomoses in twin-twin transfusion syndrome after laser: the Solomon randomized trial. Am J Obstet Gynecol 211(3):285.e1, 2014a.

Slaghekke F, Lopriore E, Lewi L, et al: Fetoscopic laser coagulation of the vascular equator versus selective coagulation for twin-to-twin transfusion syndrome: an open-label randomized controlled trial. Lancet 383(9935):2144, 2014b.

Society for Maternal-Fetal Medicine, Simpson LL: Twin-twin transfusion syndrome. Am J Obstet Gynecol 208(1):3, 2013.

Speiser PW, Azziz, Baskin LS, et al: Congenital adrenal hyperplasia due to steroid 21-hydroxylase deficiency: an Endocrine Society Clinical Practice Guideline. J Clin Endocrinol Metab 95(9):4133, 2010.

Srinivasan S, Strasburger J: Overview of fetal arrhythmias. Curr Opin Pediatr 20:522, 2008.

Srisupundit K, Sirichotiyakul S, Tongprasent F, et al: Fetal therapy in fetal thyrotoxicosis: a case report. Fetal Diagn Ther 23(2):114, 2008.

Stoffan AP, Wilson JM, Jennings RW, et al: Does the ex utero intrapartum treatment to extracorporeal membrane oxygenation procedure change outcomes for high-risk patients with congenital diaphragmatic hernia? J Pediatr Surg 47(6):1053, 2012.

Strasburger JF, Wakai RT: Fetal cardiac arrhythmia detection and in utero therapy. Nat Rev Cardiol 7(5):277, 2010.

Sugibayashi R, Ozawa K, Sumie M, et al: Forty cases of twin reversed arterial perfusion sequence treated with radio frequency ablation using the multistep coagulation method: a single-center experience. Prenat Diagn 36(5):437, 2016.

Sutton LN, Adzick NS, Bilaniuk LT, et al: Improvement in hindbrain herniation demonstrated by serial fetal magnetic resonance imaging following fetal surgery for myelomeningocele. JAMA 282(19):1826, 1999.

Swamy R, Embleton N, Hale J, et al: Sacrococcygeal teratoma over two decades: birth prevalence, prenatal diagnosis and clinical outcomes. Prenat Diagn 28:1048, 2008.

Van der Heijden LB, Oudijk MA, Manten GTR, et al: Sotalol as first-line treatment for fetal tachycardia and neonatal follow-up. Ultrasound Obstet Gynecol 42(3):285, 2013.

Ville Y, Hyett J, Hecher K, et al: Preliminary experience with endoscopic laser surgery for severe twin-twin transfusion syndrome. N Engl J Med 332(4):224, 1995.

Vrecenak JD, Flake AW: Fetal surgical intervention: progress and perspectives. Pediatr Surg Int 29(5):407, 2013.

Walsh WF, Chescheir NC, Gillam-Krakauer M, et al: Maternal-fetal surgical procedures. Technical Brief No. 5. AHRQ Publication No. 10(11)-EHC059-EF, Rockville, Agency for Healthcare Research and Quality, 2011.

Wilson RD, Lemerand K, Johnson MP, et al: Reproductive outcomes in subsequent pregnancies after a pregnancy complicated by open maternal-fetal surgery (1996–2007). Am J Obstet Gynecol 203(3):209.e1, 2010.

Worley KC, Dashe JS, Barber RG, et al: Fetal magnetic resonance imaging in isolated diaphragmatic hernia: volume of herniated liver and neonatal outcome. Am J Obstet Gynecol 200:318.e1, 2009.

Wu D, Ball RH: The maternal side of maternal-fetal surgery. Clin Perinatol 36(2):247, 2009.

Yinon Y, Grisaru-Granovsky S, Chaddha V, et al: Perinatal outcome following fetal chest shunt insertion for pleural effusion. Ultrasound Obstet Gynecol 36:58, 2010.

CHAPTER 17 胎児の評価
Fetal Assessment

- 胎　動 ………………………………… 405
- 呼吸様運動 …………………………… 407
- 子宮収縮負荷試験 …………………… 408
- ノンストレステスト ………………… 409
- 音響刺激 ……………………………… 412
- Biophysical profile …………………… 413
- 羊水量 ………………………………… 415
- ドプラ速度計測 ……………………… 415
- 出生前検査のまとめ ………………… 417

The rate of the foetal heart is subject to considerable variations, which affords us a fairly reliable means of judging as to the well-being of the child. As a general rule, its life should be considered in danger when the heart-beats fall below 100 or exceed 160.
　　　　　　　　—J. Whitridge Williams (1903)

　100年以上前の胎児の評価はむしろ原始的であった．それ以来，特に1970年代以降，胎児の健康を評価する技術が著しく進歩している．胎児のwell-beingの予測に利用できるテクニックとして胎児心拍や胎動，呼吸運動，羊水量に焦点がおかれている．これらの所見は，アメリカ産婦人科学会（ACOG）とアメリカ小児科学会（AAP）（2017）の目標として言及されている胎児死亡の予防と不必要な介入を避けるための胎児の評価として役に立つ．

　検査の結果が正常であればその後の1週間以内の胎児死亡はまれであるため，ほとんどの症例で検査が陰性，つまり正常な結果であるということは高い確率でreassuringであるといえる．実際に，検査が本当に陰性であること，つまり陰性的中率はほとんどの検査で99.8％かそれ以上とされている．対照的に異常な結果が本当に陽性である確率（陽性的中率）は低く，10〜40％とされている．重要なことは，胎児の検査に関する決定的な無作為化比較試験はなく，状況証拠に基づいているということである（ACOG, 2016）．

胎　動

■生　理

　刺激によらない受動的な胎動は妊娠7週という早い時期から始まり，妊娠の終結までにより洗練され，協調するようになる（Sajapala, 2017；Vindla, 1995）．実際に妊娠8週から胎動は13分以上なくなることはない（De Vries, 1985）．妊娠20〜30週の間に一般的な身体の動きが体系化され，胎児の睡眠-覚醒のサイクルがみられるようになる（Sorokin, 1982）．胎動の成熟はほとんどの正常な胎児において行動状態が確立する妊娠36週頃まで続く．Nijhuisら（1982）は四つの胎児の行動状態を示している．

- State 1Fは休止期，つまり静睡眠の状態で胎児心拍の幅の狭い振幅の部分である．
- State 2Fでは頻回で粗大な体幹運動と持続的な眼球運動がみられ，胎児心拍の幅の広い振幅の部分である．新生児でいうところの急速眼球運動（rapid eye movement：REM）や動睡眠と類似した状態である．
- State 3Fは持続性眼球運動がみられ，体幹運動と一過性頻脈がない状態である．この状態が

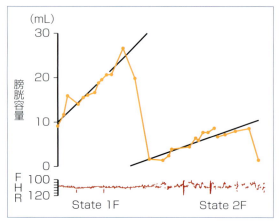

図 17-1 胎児の膀胱容量の測定と 1F か 2F の状態での胎児心拍数の変動の測定
State 1F は休止期つまり静睡眠の状態で，胎児心拍の幅の狭い振幅の部分である．State 2F は胎児心拍の基線の幅の広い振幅の部分で動睡眠と一致する．
(Modified with permission from Oosterhof H, vd Stege JG, Lander M, et al: Urine production rate is related to behavioural states in the near term human fetus, Br J Obstet Gynaecol.1993 Oct;100(10): 920-922)

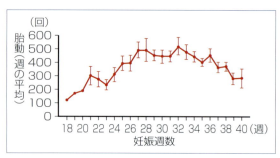

図 17-2 12 時間計測した胎動数の平均を示す (mean±SEM) (Data from Sadovsky, 1979a)

あるかどうかについては議論がある（Pillai, 1990a）．
・State 4F は激しい体幹運動の一部で持続性眼球運動と一過性頻脈がみられる．この状態は新生児の覚醒状態と一致する．

胎児はほとんどの期間を State 1F と 2F で過ごす．たとえば，妊娠 38 週では 75％の期間がこの二つの状態である．これらの行動状態のうち，特に新生児の静睡眠と動睡眠と一致する State 1F と 2F は胎児行動のさらなる理解の発展に使用された．胎児尿の産生量に関する研究では，膀胱容量が State 1F で増加していた（図 17-1）．State 2F では胎児心拍の基線の幅が明らかに広くなり，不定期な胎児の排尿と，尿産生量の減少から膀胱容量は有意に減少していた．これらの現象は動睡眠の間の腎血流が減少を示すためと解釈されている．

胎動の重要な決定要因は，母体の睡眠-覚醒サイクルと独立した胎児の睡眠-覚醒サイクルであるように思われる．胎児の睡眠周期はおよそ 20 分から長いと 75 分まで変動する．一つの報告では，満期の胎児の静状態か非活動期の時間は平均すると 23 分であった（Timor-Tritsch, 1978）．Patrick ら（1982）は 31 人の正常妊婦の胎児の大きい胎動をリアルタイムの超音波で 24 時間測定した結果，最大の非活動期の時間は 75 分であった．羊水量はもう一つの重要な胎動の決定要因である．Sherer ら（1996）は，465 人の妊婦に対して biophysical profile の間の胎動数と羊水量との関連を評価した．その結果，羊水量が減少すると胎動が減少しており，子宮内のスペースの減少によって胎動が制限された可能性が示唆された．

Sadovsky ら（1979b）は 120 人の胎動を評価し，母親の認知と独立した圧電センサーの記録によって胎動を三つのカテゴリーに分類した．弱い胎動，強い胎動，回転運動が記載され，妊娠後半期を通した 1 週間の胎動の合計への相対寄与を定量化した．妊娠週数が進むと，弱い胎動が減る代わりに，より激しい胎動が数週の間増加し，その後満期になると減少した．おそらくは羊水量とスペースの減少が満期の胎動の減少の要因である．

図 17-2 に 127 人の正常な転帰の妊娠の後半半分の期間での胎動を示す．1 日 12 時間計測した週の平均の胎動数は 20 週から増加し，だいたい 200 回となり，32 週で最大の 575 回となった．胎動はその後 40 週で平均 282 回まで減少した．正常な週の胎動カウント数は 50～950 で，日によって大きな変動があり，正常妊娠であっても 12 時間で 4～10 回と少ないこともあった．

■ 臨床応用

胎動の減少は胎児死亡が差し迫っている前兆の可能性がある（Sadovsky, 1973）．胎動を定量化するための臨床的な検査法として陣痛計や超音波による可視化，母親の主観による認知などの方法がある．

すべてではないが，ほとんどの報告で母親の胎動の認知は器具による測定値とよく一致してい

る．たとえば，Rayburn（1980）は超音波中にみられたすべての胎動のうち 80％は母親によって認知されたとしている．対照的に，Johnson ら（1992）は 36 週を超えると母親は胎動のたった 16％しか認知していないと報告した．20 秒以上持続する胎動は，それよりも短い場合と比較してより認知しやすい．いくつかの胎動カウントの方法が使われてきているが，適切な胎動数もカウントに要する時間も決まっていない．たとえば，ある方法では 2 時間以内に 10 回の胎動カウントがなされると正常としている（Moore, 1989）．一般的に，妊婦が胎動減少を訴えるのは妊娠第 3 三半期である．Harrington ら（1998）は，約 6,800 人の妊婦のうち 7％が胎動減少を訴えると報告した．超音波検査での胎児発育やドプラ血流速度計測が異常であった場合は胎児心拍数モニタリングが用いられた．胎動減少の自覚があった妊婦と，なかった妊婦の間に妊娠転帰で有意差はなかった．Scala ら（2015）は 36 週以上では，満期の妊婦の 6％が胎動減少を訴えたと報告した．2 回以上の胎動減少のエピソードがあった妊婦は，発育遅延の新生児のリスクや子宮動脈血流異常のリスクが増加した．しかし，死産率は増加しなかった．心筋能力値（myocardial performance index）の計測は正確さを改善させなかった（Ho, 2017）．

　Grant ら（1989）は初めて母親の胎動認知と妊娠転帰の調査を行った．68,000 人以上の妊婦を妊娠 28 〜 32 週に無作為に振り分けた．この研究の胎動群の妊婦は，特別に採用された助産師によって毎日 10 回の胎動を感じるのに必要な時間を記録するように指示された．これに要する時間は平均して 2.7 時間であった．コントロール群の妊婦は健診時に胎動に関することを非公式に質問された．胎動減少の記録は胎児の well-being の検査とともに評価された．胎動以外は正常であった単胎の胎児では両群間で胎児死亡率に差はなかった．胎動カウントをしたにもかかわらず，ほとんどの死産は医学的に注意が必要である母親の訴えがなされる前に起こっていた．重要なことは胎動を感じることは意味がないのではなく，日常的な母親の胎動の認知は，形式的に胎動を記録したものと同じくらい価値があるということであると著者らは結論している．

　Saastad ら（2011）は，1,076 人の妊婦を妊娠

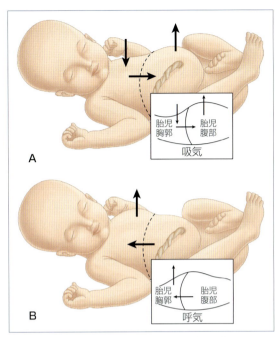

図 17-3　胎児の呼吸時の逆説的な胸郭の動き
吸気（A）では胸壁が逆にへこんで腹部が膨隆する，一方で呼気（B）では胸壁が膨らむ．
(Adapted from Johnson, 1988)

28 週から胎動カウントする群としない群に無作為に割り付けた．胎動カウントをした場合に，発育遅延の胎児が出生前により高頻度に検出された．アプガースコア 1 分値が 3 以下の症例数も胎動カウント群で有意に減少した（0.4％対 2.3％）．Warrander ら（2012）はまた，胎動減少があった場合の胎盤病理について報告した．胎動減少は梗塞を含むさまざまな胎盤の異常と関連していた．

呼吸様運動

　胎児が正常に呼吸をしているかどうかが不明確であった数十年の後，Dawes ら（1972）はヒツジの胎児で胸郭運動を示唆する気管内の液体の小さな内外への流れを示した．これらの胸壁の動きは不連続という点で生後のものとは異なる．胎児の呼吸のもう一つの興味深い特徴は**逆説的な胸壁の動き**である（図 17-3）．新生児や成人では逆の動きとなる．この逆説的な呼吸運動の一つの解釈は，羊水中の残渣を取り除くための咳嗽であるのかもしれない．咳嗽反射の生理的な基礎は完全には理解されていないが，正常な肺の発育にはこの

ような羊水の交換が重要であるように思われる（第7章参照）．Dawes（1974）は2種類の呼吸様運動を同定した．一つ目は1分間に1〜4回の頻度で起こる**あえぎかため息**である．二つ目は1分に240サイクルまでの速さで起こる**不規則で集中的な呼吸**である．後者の速い呼吸運動はREMと関連していた．Badalianら（1993）はカラードプラとスペクトルドプラ分析を用いて，鼻の流量を肺の機能の指標として解析することで正常胎児の呼吸様運動の成熟について調べた．彼らは妊娠33〜36週で呼吸量が増加するとともに呼吸の頻度は減少し，肺も同時に成熟することを示唆した．

多くの研究者は胸郭の動きが胎児の健康状態を反映するかどうかを調べるため超音波を使って呼吸様運動について調べた．低酸素状態に加えていくつかの変化が胎児呼吸様運動に影響を与えることがわかった．低血糖や音響刺激，喫煙，羊水穿刺，切迫早産，妊娠週数，胎児心拍数，陣痛（この間に呼吸が停止することは正常）などである．

胎児呼吸様運動は一時的なものであるので，呼吸がみられない状態で胎児の健康状態を解釈するには不十分である可能性がある．Patrickら（1980）は妊娠の最後の10週間の胎児を24時間連続的に超音波で観察し，呼吸パターンを特徴づけた．51人の妊婦が合計して1,224時間の胎児の観察を受けた．図17-4に満期付近の呼吸時間の割合を示す．実質的に夜間は呼吸が減るため，明確に日中の変動がある．加えて母体の食事によっても呼吸はいくぶんか増加した．これらの正常胎児のうち呼吸様運動がない時間は長い場合には122分だったため，呼吸様運動がないと診断するには長時間を要する可能性がある．

呼吸様運動が胎児の健康の重要なマーカーである可能性は，正常でも呼吸に影響する多様な要因のため不十分である．ほとんどの臨床応用は胎児心拍などの他の生物物理学的な指標の評価を含んでいる．後述するように呼吸運動はbiophysical profileの一つの構成要素となっている．

子宮収縮負荷試験

子宮収縮によって羊水の圧力が増加するにつれて，子宮筋の圧力は子宮筋層を通過する血管が押しつぶされる圧力を超える．これによって最終的

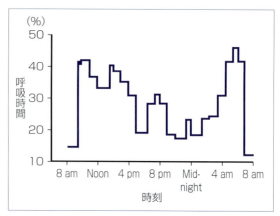

図17-4
38〜39週の11人の胎児の呼吸時間のパーセンテージは朝食後に呼吸活動の有意な増加を示す．呼吸活動は日中低下し，午後8時〜夜の12時までの間に最小となる．母体の睡眠中は午前4〜7時の間に有意な呼吸時間の増加が認められる．
(Adapted with permission from Patrick J, Campbell K, Carmichael L, et al: Patterns of human fetal breathing during the last 10 weeks of pregnancy, Obstet Gynecol. 1980 Jul; 56(1): 24-30)

に絨毛間腔の血流が減少する．短時間の酸素交換が障害され，子宮胎盤に病変があった場合には遅発一過性徐脈を引き起こす（第24章参照）．子宮収縮はまた，臍帯圧迫の結果として変動一過性徐脈のパターンを誘発し，この状況は胎盤機能不全によく合併する羊水過少の存在が示唆される．

Rayら（1972）はこの概念を66例の合併症妊娠に対して用いることで，後に**子宮収縮負荷試験**（contraction stress testing）と呼ばれるようになる**オキシトシンチャレンジテスト**を開発した．子宮収縮を促進するためオキシトシンが静脈投与され，検査結果がpositive，つまり異常であることの基準は均一で反復性の遅発一過性徐脈とした．この徐脈は子宮収縮の波形を反映し，収縮の頂点かそれよりも後から始まるものとした．このような遅発一過性徐脈は子宮胎盤機能不全が原因かもしれない．この研究では検査は一般的に週1回の頻度で行われ，子宮収縮負荷試験がnegative，つまり結果が正常であるということは胎児が健康であることが予測されたと著者らは結論している．主な欠点としてあげられたものは，検査が完了するまでに平均して90分の時間を要したことである．

検査を行う際は，胎児心拍と子宮収縮が同時に外圧計によって記録される．10分間に40秒以上

表17-1　子宮収縮負荷試験の臨床的な解釈

Negative：遅発性か有意な変動一過性徐脈がない
Positive：遅発一過性徐脈が子宮収縮の50％以上に続発する（子宮収縮が10分間に3回未満の頻度であっても）
Equivocal-suspicious：断続的な遅発一過性徐脈か有意な変動一過性徐脈
Equivocal-hyperstimulatory：2分間隔以内の頻度か90秒以上続く子宮収縮時に胎児一過性徐脈が生じる
Unsatisfactory：10分間に子宮収縮が3回より少ないか，説明できない波形

の自然な子宮収縮が少なくとも3回以上あれば，子宮収縮の誘発は必要ない（ACOG, 2016）．10分間に子宮収縮が3回よりも少ない場合は，オキシトシンか乳頭刺激のどちらかによって収縮が誘発される．オキシトシンを使う場合は，0.5 mU/分から静脈投与が開始され，十分な収縮パターンが得られるまでは20分ごとに倍量にしていく（Freeman, 1975）．収縮負荷試験の結果は表17-1に示す基準によって評価される．

　子宮収縮負荷試験における**乳頭刺激**による子宮収縮の誘発は通常成功する（Huddleston, 1984）．一つの方法は，2分間または収縮が始まるまで，妊婦が服の上から一方の乳頭をこする方法である．理想的にはこの2分間の乳頭刺激によって，10分間に3回の子宮収縮が誘発されることが望まれる．もしも起こらなければ，5分間の間隔をあけて，望ましい子宮収縮が起こるように再度乳頭刺激を行うように指示する．これがうまくいかなければオキシトシンの静脈投与が行われるかもしれない．利点としてはコストの削減と検査時間の短縮があげられる．予期せぬ子宮の過剰刺激や胎児機能不全の報告がある一方で，有害となるような過剰な収縮はなかったとする報告がある（Frager, 1987；Schellpfeffer, 1985）．

ノンストレステスト

　Freeman（1975）とLeeら（1975）は胎児の健康状態の指標として，胎動に反応する胎児心拍の一過性頻脈を描出する**ノンストレステスト**を導入した．この検査は，母親が認知した胎動と，同時に起こる一過性頻脈をドプラで検出したものを使用する場合を含む．1970年代の終わりには，ノンストレステストは胎児の状態を評価する主要な方法となった．ノンストレステストは簡単に行うことができ，正常な結果は子宮収縮負荷試験の偽陽性をさらに判別するために使われる．簡略化すると，ノンストレステストは**胎児の状態**を主に評価するもので，**子宮胎盤機能**の検査である収縮負荷試験とは異なる．最近では，ノンストレステストは胎児のwell-beingの評価の検査として最も広く使われており，次に述べるbiophysical profile testingにも組み込まれている．

胎児一過性頻脈

　脳幹から交感神経か副交感神経を介して胎児心拍数を正常に増減させる自律神経の影響がある．**細変動**もまた自律神経系の制御を受けている（Matsuura, 1996）．このため，一過性頻脈がない病的な状態は，有意な細変動の減少と同時にみられる可能性がある（第24章参照）．しかしながら，このような反応の消失は通常睡眠サイクルと関連している．投薬や喫煙による中枢抑制によってもこのような反応が起こる可能性がある（Jansson, 2005）．

　ノンストレステストは，低酸素や神経抑制によって起こるアシデミアがない胎児の心拍は，胎動に反応して一過性に上昇するという仮説に基づいている．検査中の胎動は母親によって認知され，記録される．低酸素が進行するにつれて，胎児の一過性頻脈は減少する（Smith, 1988）．

　妊娠週数は一過性頻脈や胎児心拍の反応性に影響する．Pillaiら（1990b）は正常な妊娠期間中の一過性頻脈のパターンの変化について調べた．一過性頻脈と同時に起こる胎動の頻度と一過性頻脈の振幅はいずれも妊娠週数とともに増加する（**図17-5**）．Guinnら（1998）は188人の正常胎児の25～28週のノンストレステストの結果を調べた．必要とされる15 bpm以上の一過性頻脈はたった70％の正常胎児にしか認められなかった．より小さい10 bpmの一過性頻脈は90％の胎児に認められた．

　The National Institute of Child Health and Human Development Fetal Monitoring Workshopは妊娠週数に基づいた正常な一過性頻脈を定義した（Macones, 2008）．32週以降の胎児は一過性

頻脈の頂点が基線から 15 bpm 以上のところにあり，15 秒以上続き，2 分を超えないものとした．32 週未満の一過性頻脈は基線から 10 bpm 以上のところに頂点があり，10 秒以上続くものと定義された．Cousins ら（2012）は，この workshop で推奨された 32 週未満の基準である 10 bpm/10 秒と標準的な基準である 15 bpm/15 秒とを 32 週未満の 143 人の妊婦で無作為に比較した．その結果は周産期予後に差はなかった．

■ **正常なノンストレステスト**

正常なノンストレステストの定義には異なるものがあり，一過性頻脈の数や振幅，持続時間，検査時間に関する定義が異なっている．ACOG（2016）は，基線から頻脈のピークまでが 15 bpm 以上あり，15 秒以上続く一過性頻脈が，検査が始まってから 20 分以内に 2 回以上あることを必要としている（図 17-6）．また胎動の有無にかかわらず一過性頻脈が認められることや，胎児の reactivity が不十分と結論する前に胎児の睡眠時間を考慮した 40 分以上の検査を行うことも推奨している．Miller ら（1996b）は一過性頻脈が 1 回しかなかったためノンストレステストが non-reactive とされた胎児の予後をレビューした．その結果，胎児の健康状態を予知するにあたって，一過性頻脈は 1 回であっても 2 回の場合と同様に大いに信頼できるものだと結論している．

一過性頻脈の数と振幅は胎児の well-being を反映するようにみえるが，ないからといって常に胎児の危険を予測できるものではない．実際に 90 ％ 以上の偽陽性率の報告もある（Devoe, 1986）．健康な胎児は長いと 75 分間は動かない可能性があるため，より長時間のノンストレステストは異常である nonreactive の陽性的中率を上げるかもしれない（Brown, 1981）．この考えでは，胎児が 80 分以内に reactive となるか，120 分間 nonreactive のままであるかのどちらかで，後者の場合

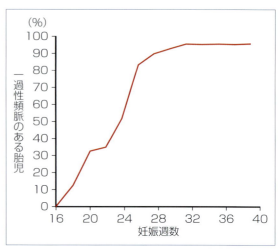

図 17-5　胎動とともに 15 bpm の 15 秒以上続く一過性頻脈が少なくとも 1 回はある胎児のパーセンテージ

(Redrawn from Pillai M, James D: The development of fetal heart rate patterns during normal pregnancy. Obstet Gynecol. 1990 Nov; 76(5 Pt 1): 812-816)

は胎児が非常に病的な状態であることが示唆される．

正常なノンストレステストの結果の定義が異なるだけでなく，解釈の再現性も問題となる（Hage, 1985）．したがって，ノンストレステストは好まれて使用されるが，その結果の解釈の信頼性には改善が必要である．

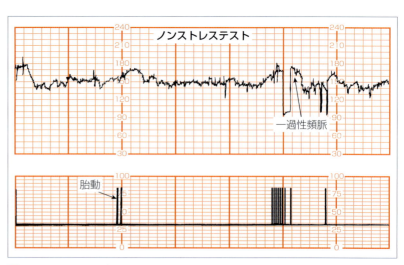

図 17-6　reactive なノンストレステスト
下のパネルの縦線で示される胎動に続いて，上のパネルでは 1 分間に 15 bpm 以上の心拍の上昇が 15 秒以上持続しているのがわかる．

■ 異常なノンストレステスト

前述したことに基づくと，異常なノンストレステストは必ずしも極めて有害な状態ではなく，睡眠中の胎児にもみられる．しかし図17-7に示す症例のように胎児の状態が変われば，異常であった検査の結果が正常に戻りうる．重要なことは，正常なノンストレステストは胎児の状態が悪化すると異常になりうるということである．

胎児が非常に危機的な状態にあることを確実に予測する異常なパターンがある（図17-8）．Devoeら（1985）はノンストレステストで90分間 nonreactive であった場合は，ほぼ必ず（93％）周産期の有意な病的状態と関連していたと結論している．Hammacher ら（1968）は silent

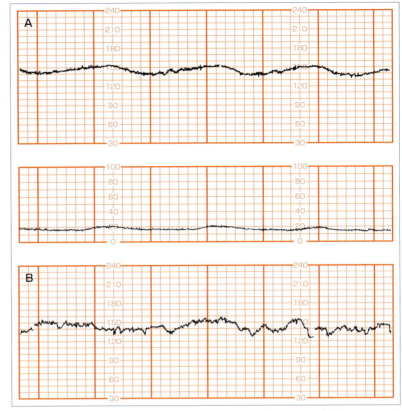

図 17-7 糖尿病性ケトアシドーシスを合併した妊娠28週の妊婦の二つの出生前の胎児心拍

A：胎児心拍（上のパネル）と収縮（二つ目のパネル）．母体と胎児が酸血症である間のトレースは一過性頻脈がなく，細変動が減少しており，弱く自然な子宮収縮に伴う遅発一過性徐脈を認める．B：母体の酸血症が改善すると，胎児心拍も正常な一過性頻脈と細変動の回帰が示されている．

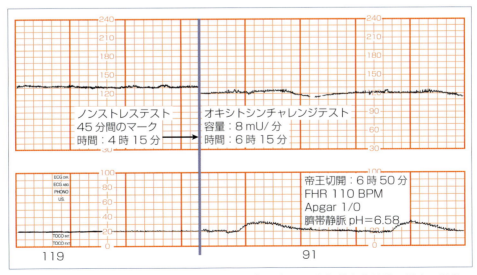

図 17-8 ノンストレステスト（トレースの左側）に続く子宮収縮負荷試験は軽度の遅発一過性徐脈を示している（トレースの右側）

帝王切開が施行されたが，重度の酸血症の胎児を蘇生させることはできなかった．

oscillatory patternと名づけたパターンが危険と考える状態であるとした．このパターンは胎児心拍の基線の振動が5 bpmに満たない状態で，おそらく一過性頻脈とbeat-to-beat variabilityがない状態を示していた．

Visserら（1980）は死に至る胎児心拍を，①基線の細変動が5 bpm未満，②一過性頻脈がない，③自然な子宮収縮に伴う遅発一過性徐脈を含むものとして報告した．この結果は，一過性頻脈が80分間なかった27人の胎児が子宮胎盤の病的状態と一貫して関連していたというパークランド病院の結果と同様であった（Leveno, 1983）．後者の報告では胎児発育不全が75％，羊水過少が80％，胎児アシデミアが40％，羊水混濁が30％，胎盤梗塞が93％であった．

■ 検査の間隔

もともとは，検査間隔は7日であったが，ノンストレステストの経験が蓄積するにつれて検査と検査の間隔は短くなっていったようにみえる．ACOG（2016）によれば，過期産や多胎，妊娠前からある糖尿病，胎児発育不全，妊娠高血圧症候群に対してより頻回な検査を主張する声もある．こういった事情から，週に2回検査を行って，母体や胎児の状態が悪化したら最後に行った検査からの期間にかかわらず，追加の検査を行う者もいる．重症妊娠高血圧腎症や予定日からだいぶ経過したような状況では，毎日かそれ以上頻回にノンストレステストを行う者もいる．

■ ノンストレステスト中の徐脈

胎動は徐脈を引き起こしやすい．Timor-Tritschら（1978）はこのノンストレステスト中に起こる徐脈の1/2～2/3は活発な胎児の運動によるものだと報告した．徐脈の起こる確率が高いことは必然的に徐脈の意義の解釈を困難にする．実際にMeisら（1986）はノンストレステスト中の変動一過性徐脈は胎児機能不全の徴候ではないと報告した．ACOG（2016）は単発性で短時間，つまり30秒未満の変動一過性徐脈は胎児機能不全を示唆するものではなく，産科的な介入を要さないと結論した．対照的に20分に少なくとも3回起こる反復性の変動一過性徐脈は軽度であっても，胎児機能不全による帝王切開のリスクの増加と関連

していた．1分以上続く徐脈は同じくらい予後が悪いと報告されている（Bourgeois, 1984；Druzin, 1981；Pazos, 1982）．

Hoskinsら（1991）は，超音波による羊水量の評価を加えることで，変動一過性徐脈の解釈をより精密にしようと試みた．変動一過性徐脈の重症度と羊水量の減少に伴って胎児機能不全による分娩中の帝王切開は進行性に増加した．ノンストレステスト中の重度変動一過性徐脈に羊水指数（amnionic fluid index：AFI）≦5 cmが加わると，帝王切開率が75％であった．しかしながら羊水量が正常で起こった変動一過性徐脈であっても，分娩中の胎児機能不全に頻回に進展する．Grubbら（1992）によっても同様の報告がされている．

■ ノンストレステストの偽正常

Smithら（1987）は，胎児死亡の7日以内に行ったノンストレステストが正常であった場合の原因を詳細に解析した．検査の適応は予定日超過が最も一般的であった．検査から胎児死亡までの間隔は1～7日間のうち平均して4日間であった．剖検の所見のうち最も多かったのは，いくつかの臍帯の異常としばしば関連する胎便の吸引であった．彼らは急性の仮死がきっかけとなり胎児のあえぎ呼吸を引き起こすと結論した．またノンストレステストはそのような急性の仮死を予測するには不適切で，その他の生物物理学的な検査のほうが利益があるかもしれないとも結論した．重要なことは，羊水量の評価は価値があると考えられたことである．その他の胎児死亡の原因として多かったものは子宮内感染，臍帯位置異常，奇形，常位胎盤早期剥離などであった．

音響刺激

外部から大きな音で胎児を驚かせることで，一過性頻脈を誘発することを**音響刺激**という．市販の音響刺激のための器具は母体の腹部に置かれ，1～2秒の刺激が行われる（Eller, 1995）．この刺激は3秒間，3回まで繰り返される可能性がある（ACOG, 2016）．陽性反応は刺激に続いて素早く起こる適切な一過性頻脈が出現することと定義されている（Devoe, 2008）．113人のノンストレステストを行った無作為化比較試験では，振動音響

表 17-2　Biophysical profile の項目と点数

項目	2点	0点
ノンストレステスト[a]	20〜40 分以内に 15 bpm 以上で 15 秒以上続く一過性頻脈が 2 回以上	20〜40 分以内に 0〜1 回の一過性頻脈
呼吸運動	30 分以内に 30 秒以上続く律動的な呼吸運動が 1 回以上	30 分以内に 30 秒未満の呼吸運動
胎動	30 分以内に体幹と四肢の別々の運動が 3 回以上	動きが 3 回未満
筋緊張	四肢の伸展に続く屈曲が 1 回以上	伸展/屈曲が 0 回
羊水量[b]	互いに直行する 2 つの断面で少なくとも 2 cm の羊水ポケットがある（2×2 cm pocket）	最大深度が 2 cm 以下

[a] 他の 4 つの超音波の項目が正常なら省略可能.
[b] biophysical profile が正常であっても，最大羊水深度が 2 cm 以下ならさらなる評価が必要.

刺激は検査の平均時間を 24 分から 15 分に短縮した（Perez-Delboy, 2002）．同様の結果は Turitz ら（2012）によっても報告されている．Laventhal ら（2003）は振動音響刺激によって胎児に頻脈性不整脈が誘発された可能性があると報告している．

Biophysical profile

Manning ら（1980）は胎児の評価において，単一の要素よりも胎児の健康をより正確に評価できる手段として，五つの胎児の生物物理学的な変化を組み合わせた検査を提案した．検査時間は典型的には 30〜60 分を要する．表 17-2 に示す五つの biophysical components を評価するもので，①一過性頻脈，②呼吸，③胎動，④筋緊張，⑤羊水量が評価される．正常の場合は各項目ごとに 2 点が与えられ，異常の場合は 0 点である．そのため，正常胎児の最高点は 10 点である．母体の麻薬や鎮静剤などの投薬は有意に点数を減少させる（Kopecky, 2000）．Ozkaya ら（2012）は biophysical test の点数は，午後 8〜10 時に検査を行ったほうが，午前中の 8〜10 時に行った場合よりも点数が高くなることを発見した．

Manning ら（1987）は 19,000 人以上の妊婦を biophysical profile を使い，表 17-3 に示したような基準で管理した．検査を受けた妊婦のうち 97 % 以上は正常な結果であった．奇形のない胎児の出生前の死亡として定義された偽正常の頻度は約 1/1,000 であったと報告されている．同定できた胎児死亡のうち，最も多かった原因には母児間輸血，臍帯のトラブル，常位胎盤早期剥離が含まれていた（Dayal, 1999）．

Manning ら（1993）は，出生前臍帯穿刺によって得られた臍帯静脈の pH を測定する直前に biophysical score を測定した 493 人の胎児の注目に値する論文を発表した．検査を受けた胎児のうち約 20 % は発育不全であり，残りの胎児は同種免疫性溶血性貧血（alloimmune hemolytic anemia）であった．図 17-9 に示すように，biophysical score が 0 点の状態はほぼ確実に胎児酸血症と関連していた．一方で 8〜10 点の正常な点数は正常な pH 値と関連していた．あいまいな検査結果である 6 点は異常なアウトカムの予測因子としては不十分であった．点数が 4 点や 2 点から 0 点に向かって下がるにつれて，胎児の異常な予後のより正確な予測因子となった．結果的に biophysical score は臍帯静脈血 pH を予測するには感度が低いことになる．

同様の研究によってこれらの所見は実証された．Salvesen ら（1993）は，biophysical profile で胎児の pH を予測するには限界があると結論している．Weiner ら（1996）は 135 人の明らかな発育遅延のある胎児を評価し，同様の結論となった．Kaur ら（2008）は 48 人の発育遅延のある 1,000 g 未満の preterm の胎児に対して適切な分娩時期を確かめるために毎日 biophysical profile を施行した．27 人の胎児のスコアが 8 点で，13 人の胎児が 6 点であったにもかかわらず，6 人の死亡と 21 人の酸血症があった．Lalor ら（2008）はコクランレビューを行い，ハイリスク妊娠での

表 17-3　Biophysical profile の解釈

Biophysical profile score	解　釈	推奨される管理
10	正常，仮死ではない	介入の適応はない；糖尿病と過期妊娠（週に2回）を除いて毎週検査を行う．
8/10（正常な羊水量）	正常，仮死ではない	介入の適応はない；プロトコルごとに検査を反復
8/8（NSTなし）		
8/10（羊水量減少）	慢性的な仮死の疑い	分娩
6	胎児機能不全の可能性	羊水量の異常があれば分娩 36週以降で羊水量が正常で頸管の所見がよければ分娩 再検査しても6点以下なら分娩 再検査して6点より高ければ経過をみながら，プロトコルごとに検査を反復
4	胎児機能不全の可能性	同日に再検査；biophysical profile が6点以下なら分娩
0～2	ほぼ確実な仮死	分娩

（Reproduced with permission from Manning FA, Morrison I, Harman CR, et al: Fetal assessment based on fetal biophysical profile scoring: experience in 19,221 referred high-risk pregnancies. II. An analysis of false-negative fetal deaths. Am J Obstet Gynecol. 1987 Oct; 157(4 Pt 1): 880-884）

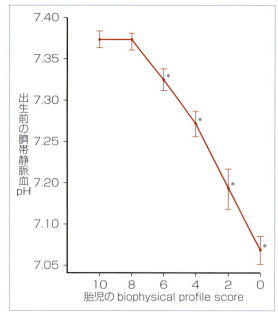

図 17-9　胎児の biophysical profile と臍帯穿刺で得られた平均の臍帯静脈 pH（±2 SD）の関係
（Data from Manning, 1993）

胎児の well-being の評価として，biophysical profile の使用を支持するにはエビデンスが不十分であると結論した．

■ Modified Biophysical Profile

　Biophysical profile は大きな労力と超音波に熟練した人材を要するため，Clark ら（1989）は 2,628 人の単胎妊娠に対して first-line のスクリーニング検査として，簡略化した biophysical profile を使用した．具体的には，音響刺激のノンストレステストを週に2回行い，5 cm 未満を異常とした AFI の測定を組み合わせた（第 11 章参照）．この簡略化した biophysical profile は施行するのにおよそ 10 分間しか要さず，予期せぬ胎児死亡が1例もなかったため，出生前の最高の検査であると結論している．

　Nageotte ら（1994）も同様に週に2回のノンストレステストと 5 cm 以下を異常とした AFI を組み合わせた．2,774 人の妊婦に modified biophysical profile を 17,429 回行い，この検査は優秀な胎児監視の手段であると結論した．Miller ら（1996a）は 15,400 のハイリスク妊娠に対して行った 54,000 回以上の modified biophysical profile の結果を報告した．偽陰性率は 0.8/1,000 で偽陽性率は 1.5 % であったとしている．

　ACOG（2016）は，modified biophysical profile はその他の生物物理学的な胎児の監視検査と同様に胎児の well-being の予測ができると結論している．

羊水量

羊水量の評価は，実質上胎児の健康を評価するためのすべてのプログラムに含まれていることから重要であることがわかる（Frøen, 2008）．これは，子宮胎盤循環の減少によって胎児の腎血流が減少し，尿量が減少することで，最終的には羊水過少となりうるという合理的な考えに基づいている（第11章参照）．ACOG（2016）は，無作為化比較試験の結果は羊水過少を診断するのに最大羊水ポケットを測定することは，AFIとは対照的に，周産期予後を悪化させずに不必要な介入を減少させることと関連していることを示唆していると結論している（Nabhan, 2008；Reddy, 2014）．

ドプラ速度計測

超音波ドプラで計測された血流速度は血流のインピーダンスを反映している（第10章参照）．臍帯動脈，中大脳動脈，静脈管を含むいくつかの血流が発育不全の胎児の健康状態の診断法として評価されてきた（第44章参照）．母体の子宮動脈の血流速度測定もまた，胎盤機能不全を予測するための手法として評価され，早産によるリスクと死産のリスクのバランスをとることを目標としている（Ghidini, 2007）．妊娠羊でのシルデナフィルの効果もドプラ血流速度計測で評価された（Alanne, 2017）．理論的にはシルデナフィルは胎盤機能不全存在下での胎盤血流を改善しうる．シルデナフィルは胎児心血管系動態への有害な効果と関連していたのでこれは真実でない．

ドプラ血流速度

妊娠後期の臍帯動脈における波形が初めて研究され，異常な波形は胎盤絨毛の低血管状態と関連していた．臍帯動脈のドプラ波形が異常になる前に，胎盤の小さな動脈の血流のうち60～70％が閉塞する必要がある．このような広範な胎盤血管病変は胎児循環に大きな影響をもたらす．Trudinger（2007）によれば，胎児の心室拍出量を合わせたうちの40％以上が胎盤に向かうため，胎盤血管の閉塞は後負荷を増加させ，胎児の低酸素血症をもたらす．この次には中大脳動脈の拡張と再分配が生じる．最終的に胎児の右心の後負荷によって静脈管の圧が上昇する（Baschat, 2004）．臨床的には静脈管の異常なドプラ波形は，胎児の状態が慢性的な低酸素血症によって悪化していく際の後半でみられる所見である．

臍帯動脈血流速度測定

臍帯動脈の収縮期と拡張期の比（S/D）は，妊娠週数の95パーセンタイルを超えるか，拡張期の血流に途絶か逆流がある場合に異常と考えられる（第10章参照）．途絶か逆流した拡張終期の血流は臍帯動脈血流へのインピーダンスの上昇を意味する（図44-8参照）．血管形成の悪い胎盤絨毛が原因であったり，極度の発育不全症例でみられることが報告されている（Todros, 1999）．Zelopら（1996）によれば，拡張終期血流が途絶の場合の周産期死亡率は約10％で，拡張終期血流が逆流の死亡率は約33％であった．

Spinilloら（2005）は24～35週で出産した266人の発育不全のあった胎児の2歳時の神経学的予後を研究した．臍帯動脈血流の途絶か逆流があった乳児のうち8％に脳性麻痺が確認され，血流が正常であった場合の頻度は1％であった．

臍帯動脈の超音波ドプラは，胎児の健康状態に関する既存のどの検査よりも無作為化比較試験によって多くの評価を受けてきた．Williamsら（2003）は1,360人のハイリスク妊婦をノンストレステストとドプラ血流速度計測群に割り付けた．彼らはドプラ速度計測群と比較して，ノンストレステスト群では胎児機能不全による帝王切開が有意に増加していたことを発見した（8.7％対4.6％）．この結果の一つの解釈として，ノンストレステストは危険な胎児をより高頻度に検出しているということである．反対にGonzalezら（2007）は，発育不全の胎児のコホート研究で異常な臍帯動脈ドプラ所見は周産期予後の最も精度の高い予測因子であるとしている．

ACOG（2016）によって臍帯動脈ドプラ血流速度計測の有用性がレビューされた．これによれば，発育不全が疑われる妊娠以外での利益はなかったと結論されている．同様に，一般的な産科集団においても血流速度計測は胎児機能不全のスクリーニング検査としての価値も証明されなかった．

胎児中大脳動脈，静脈管や子宮動脈を含む種々の胎児母体血流測定の研究がされてきた．ACOG

（2016）は臍帯動脈に追加して他の血管の血流を調べることは周産期予後を改善させないと結論している．

■ **中大脳動脈**

ここで話すように，中大脳動脈の血流速度計測は胎児機能不全の検出に推奨されない．それでもなお，中大脳動脈の血流速度計測は，低酸素な胎児が脳血管の抵抗を減少させることで血流を増加させる **brain sparing** を試みることを観察しているということから特に注目を集めている．発育不全での brain sparing は逆転することが報告されている（Konje, 2001）．この逆転のあった 17 人の胎児のうち 8 人が死亡したと報告されている．Ott ら（1998）は，665 人の妊婦を modified biophysical profile 単独群か，modified biophysical profile に中大脳動脈と臍帯動脈血流評価を組み合わせた群に割り付けた．これらの 2 群間に妊娠転帰に関する有意差はなかった．

中大脳動脈ドプラ速度計測は D 同種免疫の 165 人の重症な胎児貧血を検出するのに価値があることが証明されている．Oepkes ら（2006）は連続的な羊水穿刺によるビリルビン値と，中大脳動脈の収縮期最大速度の計測を前向きに比較した．これによれば，同種免疫妊娠の管理におけるドプラは羊水穿刺に支障なく置き換えることができるだろうと結論している．そして第 15 章で述べたように，中大脳動脈血流速度計測は，原因が何であっても胎児貧血の検出と管理に有用である（Moise, 2008）．

■ **静脈管**

超音波ドプラは胎児の静脈循環の評価をするためにも使われてきた．Bilardo ら（2004）は 26 〜 33 週の 70 人の発育不全の胎児の静脈管のドプラ血流速度を前向きに検討した．その結果，静脈管血流速度は周産期予後の最適な予測因子であったと結論している．重要なことは，胎児には低酸素による持続的で不可逆性の多臓器障害がすでにあったため，静脈管の途絶か逆流は遅くに出現する所見であったということである．また分娩週数も静脈管と独立した周産期予後の重要な決定因子であった．具体的には，26 〜 29 週で出産した発育不全の胎児の 36 ％が死亡したのと比較して，30 〜 33 週に出産した場合はたったの 5 ％の死亡率であった．

Baschat ら（2007）は系統的に 604 人の発育不全の胎児を臍帯動脈，中大脳動脈，そして静脈管のドプラ血流速度計測を用いて検討し同様の結論に達した．具体的には，静脈管の途絶か逆流は深刻な全身の代謝障害と関連していた．彼らもまた分娩週数が 30 週以前に出産した発育不全の胎児の最終的な周産期予後の強力な補助因子であったと報告している．言い換えれば，静脈管の重度の血流異常がみられる頃には胎児はすでに死が近い状態であるため，遅すぎるということである．反対に早期の分娩によって胎児は早産による死亡のリスクを負うことになる．Ghidini（2007）はこれらの報告では発育不全の胎児のモニターとして，ルーチンに静脈管を用いることを支持していないため，さらなる研究を推奨した．

■ **子宮動脈**

絨毛組織による母体の子宮血管への侵入のため，子宮循環の血管抵抗は，妊娠前半では通常減少する（第 5 章参照）．この過程はドプラ血流速度計測の使用によって検出可能であり，子宮動脈のドプラは子宮胎盤機能不全のリスクが高い妊娠の評価に最も有用かもしれない（Abramowicz, 2008）．高い抵抗が持続するか増悪するパターンはさまざまな妊娠合併症と関連していた（Lees, 2001；Yu, 2005）．任意抽出のイギリス人 30,519 人の研究で，Smith ら（2007）は 22 〜 24 週で子宮動脈血流速度計測を行った．胎盤早期剝離，妊娠高血圧腎症，胎児発育不全を合併した場合の 32 週未満の胎児死亡のリスクは，血流の抵抗が高いことと有意に関連していた．このことから，死産のリスクがある妊娠を検出するために，スクリーニング手段として子宮動脈の血流速度計測の研究が続けられるようになった（Reddy, 2008）．Sciscione ら（2009）は産科診療での子宮動脈のドプラの研究をレビューした．研究における標準的なテクニックがなく，検査を異常とするための基準値もなかったため，リスクが高い妊娠の場合も低い妊娠の場合も，子宮動脈のドプラによる血管抵抗の測定は標準的な診療とはみなされないとしている．

出生前検査のまとめ

　出生前の胎児の健康状態の予測に明らかに強い関心がもたれるようになり，いくつかのテーマが浮かび上がっている．第一に，検査オプションの継続的な進化にかかわらず，検査可能な方法の精度や有効性は限定的である．第二に，胎児の生物学的変動の正常範囲が広範囲であることが検査結果の解釈を困難にしている．最後に，ますます複雑な検査方法が発明されているにもかかわらず，異常な結果はめったに信頼できず，多くの臨床医は胎児の**病的な状態**よりむしろ胎児の**健康**を予測するために出生前検査を使用している．

　Platt ら（1987）は 1971 ～ 1985 年にロサンゼルス郡立病院で出生前検査の有効性をレビューした．この 15 年間で 20 万以上の妊娠が管理され，17,000 人近くに対してさまざまなタイプの出生前の検査が行われた．1970 年代のはじめは 1 ％以下であった胎児の検査が 1980 年代の中頃には 15 ％に増加した．この著者らは，検査を行ったハイリスク妊娠での胎児死亡が，検査を行わなかった場合と比較して有意に低かったことから，このような検査は明らかに利益があると結論している．しかしこの研究ではこの 15 年間で診療に組み込まれた新しい検査が考慮されていなかった．ガーナでの中間集計ではノンストレステストは低資源国において有益である可能性が示唆された（Lawrence, 2016）．妊娠高血圧症候群を合併した 316 妊娠の観察研究では，ノンストレステストを行った妊婦は検査をしなかった場合と比較して，胎児死亡のリスクが有意ではないが低下していた（3.6 ％対 9.2 ％）．

　Thacker ら（1986）によると，出生前の胎児検査の利益は無作為化比較試験によってまだ十分に評価されてはいない．このことは 600 の報告のレビューによって結論されたが，このうち無作為化比較試験はたった四つしかなく，重要な利益があると認めることはできなかった．Enkin ら（2000）は彼らのレビューの結果から，「これらの検査は広く使われているにもかかわらず，ほとんどの well-being の検査は，正当性が立証された臨床的手段というよりむしろ，経験的な価値しかないと考えるべきである」と結論している．

　もう一つの重要で未回答の疑問は，脳組織のダメージを避けるために十分早くに胎児の低酸素血症を検出しているかどうかということである．Manning ら（1998）は連続的な biophysical profile で管理された 26,290 のハイリスク妊娠での脳性麻痺の発生頻度を研究した．この結果は 58,657 の出生前の検査が行われなかったローリスク妊娠の結果と比較された．検査を行った場合の脳性麻痺の頻度は 1.3/1,000 で，検査を行わなかった場合の率は 4.7/1,000 であった．Todd ら（1992）は臍帯動脈ドプラ速度計測かノンストレステストの結果に異常があった場合の 2 歳までの乳児の認知発達との関連を示すことを試みた．ノンストレステストの異常のみがわずかに不良転帰と関連していた．これらの研究者たちは，出生前検査で胎児機能不全と診断されるまでの間に，胎児の障害はすでに完成していたと結論している．Low ら（2003）も同様の結論に至っている．

　ACOG（2016）は出生前検査が**正常**な胎児は高い確率で reassuring であり，1 週間以内の死産は起こらないだろうとしている．種々の出生前胎児心拍検査と死産率との関連の報告を解析した結果からこの結論は得られた（表 17-4）．これらの結果は致死的な奇形や常位胎盤早期剥離や臍帯トラブルなど予測不可能な大惨事を除くように修正されていることに注意を要する．出生前の検査をいつ始めるかを決定する際に最も重要な検討事項は，新生児生存の予後である．

　母体疾患の重症度はもう一つの重要な検討項目である．一般的に大部分のハイリスク妊娠の検査は 32 ～ 34 週までに始められる．重症な合併症がある妊娠では 26 ～ 28 週という早い時期から検査が必要かもしれない．検査を反復する頻度は自由

表17-4　出生前胎児監視検査が正常な場合の 1 週間以内の死産率

出生前胎児監視検査	死産率[a]/1,000	症例数
ノンストレステスト	1.9	5,861
子宮収縮負荷試験	0.3	12,656
Biophysical profile	0.8	44,828
Modified biophysical profile	0.8	54,617

[a] 胎児奇形や常位胎盤早期剥離や臍帯トラブルなど予測不可能な原因を除外．

裁量によって1週間後にセットされてきたが，より頻回な検査はしばしば行われている．

（訳：梶原一紘）

References

Abramowicz JS, Sheiner E: Ultrasound of the placenta: a systemic approach. Part II: function assessment (Doppler). Placenta 29(11):921, 2008.

Alanne L, Hoffren J, Haapsamo M, et al: Effect of sildenafil citrate on fetal central hemodynamics and placental volume blood flow during hypoxemia in a chronic sheep model. Abstract No. 25. Presented at the 37th Annual Meeting of the Society for Maternal-Fetal Medicine. January 23–28, 2017.

American Academy of Pediatrics and American College of Obstetricians and Gynecologists: Guidelines for perinatal care, 8th ed. Elk Grove Village, AAP, 2017.

American College of Obstetricians and Gynecologists: Antepartum fetal surveillance. Practice Bulletin No. 145, July 2014, Reaffirmed 2016.

Badalian SS, Chao CR, Fox HE, et al: Fetal breathing-related nasal fluid flow velocity in uncomplicated pregnancies. Am J Obstet Gynecol 169:563, 1993.

Baschat AA: Opinion and review: Doppler application in the delivery timing in the preterm growth-restricted fetus: another step in the right direction. Ultrasound Obstet Gynecol 23:118, 2004.

Baschat AA, Cosmi E, Bilardo C, et al: Predictors of neonatal outcome in early-onset placental dysfunction. Obstet Gynecol 109:253, 2007.

Bilardo CM, Wolf H, Stigter RH, et al: Relationship between monitoring parameters and perinatal outcome in severe, early intrauterine growth restriction. Ultrasound Obstet Gynecol 23:199, 2004.

Bourgeois FJ, Thiagarajah S, Harbert GM Jr: The significance of fetal heart rate decelerations during nonstress testing. Am J Obstet Gynecol 150:213, 1984.

Brown R, Patrick J: The nonstress test: how long is enough? Am J Obstet Gynecol 141:646, 1981.

Clark SL, Sabey P, Jolley K: Nonstress testing with acoustic stimulation and amnionic fluid volume assessment: 5973 tests without unexpected fetal death. Am J Obstet Gynecol 160:694, 1989.

Cousins LM, Poeltler DM, Faron S, et al: Nonstress testing at ≤32.0 weeks' gestation: a randomized trial comparing different assessment criteria. Am J Obstet Gynecol 207(4):311.e1, 2012.

Dawes GS: Breathing before birth in animals and man. An essay in medicine. Physiol Med 290:557, 1974.

Dawes GS, Fox HE, Leduc BM, et al: Respiratory movements and rapid eye movement sleep in the foetal lamb. J Physiol 220:119, 1972.

Dayal AK, Manning FA, Berck DJ, et al: Fetal death after normal biophysical profile score: an eighteen year experience. Am J Obstet Gynecol 181:1231, 1999.

Devoe LD: Antenatal fetal assessment: contraction stress test, nonstress test, vibroacoustic stimulation, amniotic fluid volume, biophysical profile, and modified biophysical profile—an overview. Semin Perinatol 32(4):247, 2008.

Devoe LD, Castillo RA, Sherline DM: The nonstress test as a diagnostic test: a critical reappraisal. Am J Obstet Gynecol 152:1047, 1986.

Devoe LD, McKenzie J, Searle NS, et al: Clinical sequelae of the extended nonstress test. Am J Obstet Gynecol 151:1074, 1985.

DeVries JI, Visser GH, Prechtl NF: The emergence of fetal behavior. II. Quantitative aspects. Early Hum Dev 12:99, 1985.

Druzin ML, Gratacos J, Keegan KA, et al: Antepartum fetal heart rate testing, 7. The significance of fetal bradycardia. Am J Obstet Gynecol 139:194, 1981.

Eller DP, Scardo JA, Dillon AE, et al: Distance from an intrauterine hydrophone as a factor affecting intrauterine sound pressure levels produced by the vibroacoustic stimulation test. Am J Obstet Gynecol 173:523, 1995.

Enkin M, Keirse MJ, Renfrew M, et al: A Guide to Effective Care in Pregnancy and Childbirth, 3rd ed. New York, Oxford University Press, 2000.

Frager NB, Miyazaki FS: Intrauterine monitoring of contractions during breast stimulation. Obstet Gynecol 69:767, 1987.

Freeman RK: The use of the oxytocin challenge test for antepartum clinical evaluation of uteroplacental respiratory function. Am J Obstet Gynecol 121:481, 1975.

Frøen JF, Tviet JV, Saastad E, et al: Management of decreased fetal movements. Semin Perinatol 32(4):307, 2008.

Ghidini A: Doppler of the ductus venosus in severe preterm fetal growth restriction. A test in search of a purpose? Obstet Gynecol 109:250, 2007.

Gonzalez JM, Stamilio DM, Ural S, et al: Relationship between abnormal fetal testing and adverse perinatal outcomes in intrauterine growth restriction. Am J Obstet Gynecol 196:e48, 2007.

Grant A, Elbourne D, Valentin L, et al: Routine formal fetal movement counting and risk of antepartum late death in normally formed singletons. Lancet 2:345, 1989.

Grubb DK, Paul RH: Amnionic fluid index and prolonged antepartum fetal heart rate decelerations. Obstet Gynecol 79:558, 1992.

Guinn DA, Kimberlin KF, Wigton TR, et al: Fetal heart rate characteristics at 25 to 28 weeks gestation. Am J Perinatol 15:507, 1998.

Hage ML: Interpretation of nonstress tests. Am J Obstet Gynecol 153:490, 1985.

Hammacher K, Hüter KA, Bokelmann J, et al: Foetal heart frequency and perinatal condition of the foetus and newborn. Gynaecologia 166:349, 1968.

Harrington K, Thompson O, Jorden L, et al: Obstetric outcomes in women who present with a reduction in fetal movements in the third trimester of pregnancy. J Perinat Med 26:77, 1998.

Ho D, Wang J, Homann Y, et al: Use of the myocardial performance index in decreased fetal movement assessment: a case-control study. Fetal Diagn Ther June 15, 2017 [Epub ahead of print].

Hoskins IA, Frieden FJ, Young BK: Variable decelerations in reactive nonstress tests with decreased amnionic fluid index predict fetal compromise. Am J Obstet Gynecol 165:1094, 1991.

Huddleston JF, Sutliff JG, Robinson D: Contraction stress test by intermittent nipple stimulation. Obstet Gynecol 63:669, 1984.

Jansson LM, DiPietro J, Elko A: Fetal response to maternal methadone administration. Am J Obstet Gynecol 193:611, 2005.

Johnson MJ, Paine LL, Mulder HH, et al: Population differences of fetal biophysical and behavioral characteristics. Am J Obstet Gynecol 166:138, 1992.

Kaur S, Picconi JL, Chadha R, et al: Biophysical profile in the treatment of intrauterine growth-restricted fetuses who weigh <1000 g. Am J Obstet Gynecol 199:264.e1, 2008.

Konje JC, Bell SC, Taylor DT: Abnormal Doppler velocimetry and blood flow volume in the middle cerebral artery in very severe intrauterine growth restriction: is the occurrence of reversal of compensatory flow too late? BJOG 108:973, 2001.

Kopecky EA, Ryan ML, Barrett JFR, et al: Fetal response to maternally administered morphine. Am J Obstet Gynecol 183:424, 2000.

Lalor JG, Fawole B, Alfirevic Z, et al: Biophysical profile for fetal assessment in high risk pregnancies. Cochrane Database Syst Rev 1:CD000038, 2008.

Laventhal NT, Dildy GA III, Belfort MA: Fetal tachyarrhythmia associated with vibroacoustic stimulation. Obstet Gynecol 101:116, 2003.

Lawrence ER, Quarshie EL, Lewis KF, et al: Introduction of cardiotocograph monitoring improves birth outcomes in women with preeclampsia in Ghana. Int J Gynaecol Obstet 132(1):103, 2016.

Lee CY, DiLoreto PC, O'Lane JM: A study of fetal heart rate acceleration patterns. Obstet Gynecol 45:142, 1975.

Lees C, Parra M, Missfelder-Lobos H, et al: Individualized risk assessment for adverse pregnancy outcome by uterine artery Doppler at 23 weeks. Obstet Gynecol 98:369, 2001.

Leveno KJ, Williams ML, DePalma RT, et al: Perinatal outcome in the absence of antepartum fetal heart rate acceleration. Obstet Gynecol 61:347, 1983.

Low JA, Killen H, Derrick EJ: Antepartum fetal asphyxia in the preterm pregnancy. Am J Obstet Gynecol 188:461, 2003.

Macones GA, Hankins GD, Spong CY, et al: The 2008 National Institute of Child Health and Human Development workshop report on electronic fetal monitoring: update on definitions, interpretation, and research guidelines. Obstet Gynecol 112:661, 2008.

Manning FA, Bondaggi N, Harman CR, et al: Fetal assessment based on fetal biophysical profile scoring VIII: the incidence of cerebral palsy in tested and untested perinates. Am J Obstet Gynecol 178:696, 1998.

Manning FA, Morrison I, Harman CR, et al: Fetal assessment based on fetal biophysical profile scoring: experience in 19,221 referred high-risk pregnancies, 2. An analysis of false-negative fetal deaths. Am J Obstet Gynecol 157:880, 1987.

Manning FA, Platt LD, Sipos L: Antepartum fetal evaluation: development of a fetal biophysical profile. Am J Obstet Gynecol 136:787, 1980.

Manning FA, Snijders R, Harman CR, et al: Fetal biophysical profile score, VI. Correlation with antepartum umbilical venous fetal pH. Am J Obstet Gynecol 169:755, 1993.

Matsuura M, Murata Y, Hirano T, et al: The effects of developing autonomous nervous system on FHR variabilities determined by the power spectral analysis. Am J Obstet Gynecol 174:380, 1996.

Meis PJ, Ureda JR, Swain M, et al: Variable decelerations during nonstress tests are not a sign of fetal compromise. Am J Obstet Gynecol 154:586, 1986.

Miller DA, Rabello YA, Paul RH: The modified biophysical profile: antepartum testing in the 1990s. Am J Obstet Gynecol 174:812, 1996a.

Miller F, Miller D, Paul R, et al: Is one fetal heart rate acceleration during a nonstress test as reliable as two in predicting fetal status? Am J Obstet Gynecol 174:337, 1996b.

Moise KJ Jr: The usefulness of middle cerebral artery Doppler assessment in the treatment of the fetus at risk for anemia. Am J Obstet Gynecol 198:161.e1, 2008.

Moore TR, Piaquadio K: A prospective evaluation of fetal movement screening to reduce the incidence of antepartum fetal death. Am J Obstet Gynecol 160:1075, 1989.

Nabhan AF, Abdelmoula YA: Amniotic fluid index versus single deepest vertical pocket as a screening test for preventing adverse pregnancy outcome. Cochran Database Syst Rev 3:CD006593, 2008.

Nageotte MP, Towers CV, Asrat T, et al: Perinatal outcome with the modified biophysical profile. Am J Obstet Gynecol 170:1672, 1994.

Nijhuis JG, Prechtl HF, Martin CB Jr, et al: Are there behavioural states in the human fetus? Early Hum Dev 6:177, 1982.

Oepkes D, Seaward PG, Vandenbussche FP, et al: Doppler ultrasonography versus amniocentesis to predict fetal anemia. N Engl J Med 355:156, 2006.

Oosterhof H, vd Stege JG, Lander M, et al: Urine production rate is related to behavioural states in the near term human fetus. BJOG 100:920, 1993.

Ott WJ, Mora G, Arias F, et al: Comparison of the modified biophysical profile to a "new" biophysical profile incorporating the middle cerebral artery to umbilical artery velocity flow systolic/diastolic ratio. Am J Obstet Gynecol 178:1346, 1998.

Ozkaya E, Baser E, Cinar M, et al: Does diurnal rhythm have an impact on fetal biophysical profile? J Matern Fetal Neonatal Med 25(4):335, 2012.

Patrick J, Campbell K, Carmichael L, et al: Patterns of gross fetal body movements over 24-hour observation intervals during the last 10 weeks of pregnancy. Am J Obstet Gynecol 142:363, 1982.

Patrick J, Campbell K, Carmichael L, et al: Patterns of human fetal breathing during the last 10 weeks of pregnancy. Obstet Gynecol 56:24, 1980.

Pazos R, Vuolo K, Aladjem S, et al: Association of spontaneous fetal heart rate decelerations during antepartum nonstress testing and intrauterine growth retardation. Am J Obstet Gynecol 144:574, 1982.

Perez-Delboy A, Weiss J, Michels A, et al: A randomized trial of vibroacoustic stimulation for antenatal fetal testing. Am J Obstet Gynecol 187:S146, 2002.

Pillai M, James D: Behavioural states in normal mature human fetuses. Arch Dis Child 65:39, 1990a.

Pillai M, James D: The development of fetal heart rate patterns during normal pregnancy. Obstet Gynecol 76:812, 1990b.

Platt LD, Paul RH, Phelan J, et al: Fifteen years of experience with antepartum fetal testing. Am J Obstet Gynecol 156:1509, 1987.

Ray M, Freeman R, Pine S, et al: Clinical experience with the oxytocin challenge test. Am J Obstet Gynecol 114:1, 1972.

Rayburn WF: Clinical significance of perceptible fetal motion. Am J Obstet Gynecol 138:210, 1980.

Reddy UM, Abuhamad AZ, Levine D, et al: Fetal imaging: executive summary of a joint Eunice Kennedy Shriver National Institute of Child Health and Human Development, Society for Maternal-Fetal Medicine, American Institute of Ultrasound in Medicine, American College of Obstetricians and Gynecologists, American College of Radiology, Society for Pediatric Radiology, and Society of Radiologists in Ultrasound Fetal Imaging Workshop. Obstet Gynecol 123(5):1070, 2014.

Reddy UM, Filly RA, Copel JA, et al: Prenatal imaging: ultrasonography and magnetic resonance imaging. Obstet Gynecol 112(1):145, 2008.

Saastad E, Winje BA, Stray Penderson B, et al: Fetal movement counting improved identification of fetal growth restriction and perinatal outcomes—a multi-centre, randomized, controlled trial. PLoS One 6(12):e28482, 2011.

Sadovsky E, Evron S, Weinstein D: Daily fetal movement recording in normal pregnancy. Riv Obstet Ginecol Practica Med Perinatal 59:395, 1979a.

Sadovsky E, Laufer N, Allen JW: The incidence of different types of fetal movement during pregnancy. BJOG 86:10, 1979b.

Sadovsky E, Yaffe H: Daily fetal movement recording and fetal prognosis. Obstet Gynecol 41:845, 1973.

Sajapala S, AboEllail MA, Kanenshi K, et al: 4D ultrasound study of fetal movement early in the second trimester of pregnancy. J Perinat Med 45(6):737, 2017.

Salvesen DR, Freeman J, Brudenell JM, et al: Prediction of fetal acidemia in pregnancies complicated by maternal diabetes by biophysical scoring and fetal heart rate monitoring. BJOG 100:227, 1993.

Scala C, Bhide A, Familiari A, et al: Number of episodes of reduced fetal movement at term: association with adverse perinatal outcome. Am J Obstet Gynecol 213(5):678.e1, 2015.

Schellpfeffer MA, Hoyle D, Johnson JWC: Antepartum uterine hypercontractility secondary to nipple stimulation. Obstet Gynecol 65:588, 1985.

Sciscione AC, Hayes EJ: Uterine artery Doppler flow studies in obstetric practice. Am J Obstet Gynecol 201(2):121, 2009.

Sherer DM, Spong CY, Ghidini A, et al: In preterm fetuses decreased amniotic fluid volume is associated with decreased fetal movements. Am J Obstet Gynecol 174:344, 1996.

Smith CV, Nguyen HN, Kovacs B, et al: Fetal death following antepartum fetal heart rate testing: a review of 65 cases. Obstet Gynecol 70:18, 1987.

Smith GC, Yu CK, Papageorghiou AT, et al: Maternal uterine artery Doppler flow velocimetry and the risk of stillbirth. Obstet Gynecol 109:144, 2007.

Smith JH, Anand KJ, Cotes PM, et al: Antenatal fetal heart rate variation in relation to the respiratory and metabolic status of the compromised human fetus. BJOG 95:980, 1988.

Sorokin Y, Bottoms SF, Dierker CJ, et al: The clustering of fetal heart rate changes and fetal movements in pregnancies between 20 and 30 weeks gestation. Am J Obstet Gynecol 143:952, 1982.

Spinillo A, Montanari L, Bergante C, et al: Prognostic value of umbilical artery Doppler studies in unselected preterm deliveries. Obstet Gynecol 105:613, 2005.

Thacker SB, Berkelman RL: Assessing the diagnostic accuracy and efficacy of selected antepartum fetal surveillance techniques. Obstet Gynecol Surv 41:121, 1986.

Timor-Tritsch IE, Dierker LJ, Hertz RH, et al: Studies of antepartum behavioral state in the human fetus at term. Am J Obstet Gynecol 132:524, 1978.

Todd AL, Tridinger BJ, Cole MJ, et al: Antenatal tests of fetal welfare and development at age 2 years. Am J Obstet Gynecol 167:66, 1992.

Todros T, Sciarrone A, Piccoli E, et al: Umbilical Doppler waveforms and placental villous angiogenesis in pregnancies complicated by fetal growth restriction. Obstet Gynecol 93:499, 1999.

Trudinger B: Doppler: more or less? Ultrasound Obstet Gynecol 29 (3):243, 2007.

Turitz AL, Bastek JA, Sammel MD, et al: Can vibroacoustic stimulation improve the efficiency of a tertiary care antenatal testing unit? J Matern Fetal Neonatal Med 25(12):2645, 2012.

Vindla S, James D: Fetal behavior as a test of fetal well-being. BJOG 102:597, 1995.

Visser GHA, Redman CWG, Huisjes HJ, et al: Nonstressed antepartum heart rate monitoring: implications of decelerations after spontaneous contractions. Am J Obstet Gynecol 138:429, 1980.

Warrander LK, Batra G, Bernatavicius G, et al: Maternal perception of reduced fetal movements is associated with altered placental structure and function. PLoS One 7(4):e34851, 2012.

Weiner Z, Divon MY, Katz N, et al: Multi-variant analysis of antepartum fetal test in predicting neonatal outcome of growth retarded fetuses. Am J Obstet Gynecol 174:338, 1996.

Williams KP, Farquharson DF, Bebbington M, et al: Screening for fetal well-being in a high-risk pregnant population comparing the nonstress test with umbilical artery Doppler velocimetry: a randomized controlled clinical trial. Am J Obstet Gynecol 188:1366, 2003.

Yu CK, Smith GC, Papageorghiou AT, et al: An integrated model for the prediction of preeclampsia using maternal factors and uterine artery Doppler velocimetry in unselected low-risk women. Am J Obstet Gynecol 193:429, 2005.

Zelop CM, Richardson DK, Heffner LJ: Outcomes of severely abnormal umbilical artery Doppler velocimetry in structurally normal singleton fetuses. Obstet Gynecol 87:434, 1996.

Section 6

妊娠初期の合併症

Early Pregnancy Complications

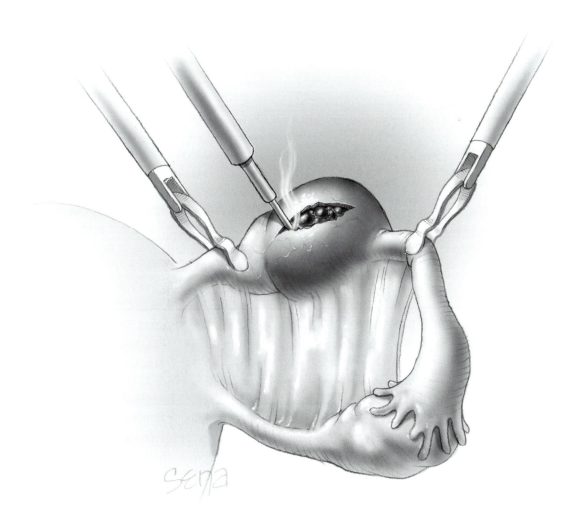

18 CHAPTER 流 産
Abortion

- 分　類 …………………………………………… 422
- 第1三半期の自然流産 ………………………… 423
- 反復流産 ………………………………………… 430
- 中期流産 ………………………………………… 432
- 人工妊娠中絶 …………………………………… 437
- 第1三半期の人工妊娠中絶法 ………………… 438
- 第2三半期の人工妊娠中絶法 ………………… 444
- 選択的人工妊娠中絶のその後 ………………… 447
- 人工妊娠中絶後の避妊 ………………………… 447

In the early months of pregnancy spontaneous expulsion of the ovum is nearly always preceded by the death of the foetus. For this reason the consideration of the aetiology of abortion practically resolves itself into determining the cause of foetal death. In the later months, on the other hand, the foetus is frequently born alive, and other factors must be looked for to explain its expulsion.

—J. Whitridge Williams (1903)

妊娠初期において，流産は多く認められるイベントである．妊娠初期の流産の多くは遺伝的異常によるとされているが，いまだ原因不明なものもある．そのため，現時点では妊娠初期の流産の予防の機会は少ない．一方，後期の流産や反復流産に関しては，対応可能な再発要因があることが多い．これらのような自然流産と比べて，妊娠終結に関する知見はより整理されているといえるかもしれない．人工妊娠中絶と流産双方の管理に関しては，外科的・内科的な側面で進歩しており，医療者はこれらの技術や関連する合併症について習熟しているべきである．

分　類

Abortion という言葉は，胎児が胎外で生存できる以前の自然もしくは人工的な妊娠終結であると定義される．つまり，miscarriage と abortion は医学的にはどちらを使用してもよい．しかし，大衆にとって abortion は人工妊娠中絶を意味し，多くの人は自然流産に対してはむしろ miscarriage という単語を好んで用いる．一方，induced abortion は胎外で生存できる以前に，生きている胎児を外科的もしくは内科的手法で妊娠終結させることを指す．

胎児の生存可能性や流産胎児を定義するために用いられる言葉は，権威ある組織ごとによってその定義が異なる．国立衛生統計センター（NCHS），CDC，WHO のすべてが abortion を妊娠20週未満，もしくは胎児の体重が500 g 未満までの妊娠終結と定義している．しかし，妊娠20週の胎児の平均体重は320 g であり，500 g は妊娠22～23週の平均であるという点で，これらの基準はいささか矛盾している（Moore, 1977）．また，人工妊娠中絶をより広く認める州法が定めた基準のために，さらなる混乱が生じている．

技術の進歩も近年の流産という言葉の定義に影響を与えた．たとえば，血清ヒト絨毛性ゴナドトロピン（human chorionic gonadotropin：hCG）濃度の正確な測定はごく初期の妊娠の検出を可能にした．また，経腟超音波断層法は妊娠の不成功の検出に関して大きな影響を与えた．しかし，妊

娠の不成功にかかわる以下の言語に関しては推奨が変化している．①超音波断層法では検出できない初期の妊娠，②胎嚢は確認できるものの胎芽が認められない妊娠，そして③死亡した胎芽が胎嚢の内部に認められる妊娠についてである（Kolte, 2015；Silver, 2011）．さらに early pregnancy loss という言葉自体にも矛盾が存在している．現在では，アメリカ産婦人科学会（ACOG）（2017c）は生命活動性がなく内部構造を伴わない胎嚢，または妊娠 12 週 6 日までに心拍が認められない胎芽や胎児を含む子宮内妊娠（intrauterine pregnancy：IUP）のことを early pregnancy loss（初期の妊娠喪失）と定義している．他の臨床的な用語である spontaneous abortion には切迫流産，進行流産，不全流産，完全流産，稽留流産が含まれる．敗血症性流産はこれらの流産に感染の要素が加わった場合に用いられる．Recurrent pregnancy loss という用語はさまざまに定義されるが，生命活動性は確認されたものの流産を繰り返してしまう女性に対して用いられる．

ほかにも異所性妊娠と IUP を区別するのに役立つ用語がある．それは **部位不明妊娠**（pregnancy of unknown location：PUL）であり，hCG の検出により妊娠は確認されるものの，超音波断層法では部位を確認できないというものである．この概念のなかでは初期妊娠に関して，確実な異所性妊娠，異所性妊娠の可能性あり，PUL，IUP の可能性あり，確実な IUP という五つの分類が提案されている（Barnhart, 2011）．異所性妊娠の診断や管理に関しては第 19 章に記載されている．

第 1 三半期の自然流産

■ 病態発生

自然流産の 80 ％以上は妊娠 12 週以内に起こる．第 1 三半期の流産では，自然排出の前に胎芽や胎児が死亡していることがほとんどである．胎芽や胎児の死亡は基底脱落膜に流入する出血を伴うことが多い．これに引き続き隣接組織の壊死が起こり，その刺激により子宮収縮と胎児娩出が引き起こされる．傷害を受けていない胎嚢は，通常液体で満たされている．Anembryonic miscarriage（**無胎芽流産**）は，検出可能な胎芽成分を含んでいない流産を指す．正確性は劣るが，blighted ovum（**枯死卵**）という言葉が用いられることもある（Silver, 2011）．他の流産は embryonic miscarriage（**有胎芽流産**）であり，しばしば胎芽，胎児，卵黄嚢，時には胎盤の発達異常が認められる．一方，後期の妊娠喪失においては，胎児は娩出前に死亡していることは少なく，流産の原因に関しては他の要因が検索されることが多い．

■ 発生率

自然流産率は，対象人口により異なる．妊娠 5 〜 20 週において流産率は 11 〜 22 ％で，週数が早いほうが高率とされている（Ammon Avalos, 2012）．Wilcox ら（1988）による妊娠時から流産率の評価を試みた報告では，221 人の健康な女性が妊娠を試みた 707 月経周期を調査し，流産率が 31 ％であることが示された．この報告では，流産の 2/3 は初期であり，臨床的に **無症状** であることが判明した．現在では，ある種の因子が臨床的に **有症状** な流産に影響を与えることが知られている．しかしそれらの因子が臨床的に無症状な流産に対しても影響を与えているかは，まだ知られていない．

■ 胎児因子

全流産のうち，約半数が **染色体数の異常を伴わ** ず，正常の染色体構造が認められる．一方，残りの半数では染色体異常が認められる．この割合は，当初は組織の核型分析によって求められていたが，新しく導入された細胞遺伝学的検査によっても変化しなかった（Jenderny, 2014）．注目すべきことに，ACOG（2016d）は第 1 三半期の流産組織に対する染色体マイクロアレイを推奨していない．しかしながら ACOG とアメリカ生殖医学会（ASRM）（2012）は，細胞遺伝学的検査の結果によって将来の治療が変化する場合，検査を行うことの価値を認めている．

流産と染色体異常の発生率は妊娠週数が進むにつれて減少する（Ammon Avalos, 2012；Eiben, 1990）．Kajii ら（1980）は染色体異常を原因とする流産の 75 ％は妊娠 8 週までに発生すると報告した．染色体異常のうち，95 ％は母側の配偶子形成の異常により発生し，残りの 5 ％は父側の異常により発生する（Jacobs, 1980）．最も多い染色体異常はトリソミーであり，50 〜 60 ％を占める．

次いでモノソミー X が 9 ～ 13 ％で，三倍体が 11 ～ 12 ％で認められる（Eiben, 1980；Jenderny, 2014）．

　トリソミーは典型的には染色体不分離により発生し，その割合は母体年齢により上昇する（Boué, 1975）．頻度の高いトリソミーとして 13, 16, 18, 21, 22 が知られている．一方，均衡型の染色体再配列はどちらかの親から発生し，反復流産を呈するカップルの 2 ～ 4 ％に認められる．

　モノソミー X（45,X）はモノソミーで最も頻度の高い染色体異常である．本症は **Turner 症候群**と呼ばれ，多くは流産となるが，女性の表現型として生まれることもある（第 13 章参照）．逆に，**常染色体モノソミー**はまれであり，成育不可能である．

　三倍体は，しばしば胎盤の水腫様変性や奇胎と関連がある（第 20 章参照）．部分胞状奇胎に併存した胎児は多くが早期に流産し，生存しえたわずかな症例も，すべてに大奇形を合併する．三倍体の発生率は母親および父親の高齢により増加しない．**四倍体**は多くが妊娠初期に流産し，出生することはまれである．

■ 母体因子

　染色体異常を伴わない流産においては，母体因子が関与しているとされている．正常核型の流産の原因は十分には解明されていないが，さまざまな疾患，環境因子，発育の異常が原因だと指摘されている．

　正常核型の流産は異常核型の流産と比して後期に起こる．特に，正常核型の流産の発生率は約 13 週にピークを迎えると報告されている（Kajii, 1980）．加えて，正常核型の流産の発生率は母体年齢が 35 歳を超えると劇的に上昇するとも報告されている（Stein, 1980）．

◆ 感染症

　健常者を冒すようないくつかの一般的なウイルス，細菌，その他の寄生虫は，血流感染により胎児胎盤部分に感染しうる．他の経路としては，経泌尿生殖器的に局所感染したり定着したりする．しかしながら，妊娠中に数多くの感染症に罹患しても（第 64 章，第 65 章参照），通常はあまり初期流産には至らない．

◆ 内科疾患

　いくつかの病気は初期流産率の上昇と関連している可能性があり，それぞれの対応する章において詳述されている．有名なリスクは管理不良な糖尿病，甲状腺疾患，そして全身性エリテマトーデスである．これらの疾患，あるいは他の疾患においても炎症性メディエータが根底にあるテーマとなっている（Kalagiri, 2016；Sjaarda, 2017）．血栓形成疾患は当初さまざまな妊娠予後に関連すると考えられていたが，その関連性は否定されてきている（ACOG, 2017e）．

◆ 悪性腫瘍

　放射線治療に用いる放射線量は明らかに流産を引き起こす．流産を引き起こす放射線量は正確にはわかっていないが，参考となるパラメータについてはあげられている（第 46 章参照）．同様に，化学療法による流産のリスクはよくわかっていない（第 12 章参照）．特に妊娠継続中に早期にメトトレキサートに曝露した場合，影響が懸念されるがこれについては後述する．癌サバイバーに関しては，腹腔・骨盤腔の放射線治療を受けた場合，後に流産の危険が増加する可能性があり，これについては第 63 章で議論されている．

◆ 外科的処置

　外科的処置による流産のリスクはあまり研究されていない．第 46 章で述べられているように，妊娠初期に**合併症の少ない**手術を行った場合，流産のリスクは増加しない（Mazze, 1989）．一般的に卵巣腫瘍の摘出は，流産を引き起こすことなく施行可能である．ただし，黄体や黄体を含む卵巣の摘出は例外である．妊娠 10 週までに行った場合には，プロゲステロンの補充が必要であり，その補充方法は第 63 章に記載されている．

　外傷はめったに第 1 三半期の流産の原因にならない．多くの外傷患者を診療しているパークランド病院でも頻度は低い．重症外傷，特に腹部外傷では胎児死亡を引き起こすこともあるが，妊娠週数が進んだほうがより起こりやすくなる（第 47 章参照）．

◆ 栄　養

　一つの栄養素の欠乏や，すべての栄養素の中等度の欠乏が流産のリスクを増加させるかは明らかではない．どんなに極端な場合（例：重症妊娠悪阻）でさえ，流産が起こることはまれである．食

事の質は影響を与える可能性がある．たとえば，フルーツや野菜，穀物，植物油，魚などに富んだ食事を摂取している女性では流産リスクが低くなる可能性がある（Gaskins, 2015）．母体体重に関しては，やせは流産リスクの上昇とは関連しない（Balsells, 2016）．しかし，第48章にあるように肥満は明らかに流産率を上昇させる．

◆ 生活習慣因子

流産リスクと関連がある生活習慣は，**合法的嗜好品**の過度な摂取と最も関係があるとされている．最も一般的なのがアルコールであり，その催奇形性については第12章に記載されている．流産を増加させる危険があるのは，定期的もしくは大量の飲酒のみであるといわれている（Avalos, 2014；Feodor Milsson, 2014）．

妊娠女性の約10％は喫煙者である（CDC, 2016）．直感的には，タバコは妊娠初期の流産を引き起こしうるようだ（Pineles, 2014）．違法薬物の影響は第12章で記載されている．

はっきりとしていないが，カフェインの過剰摂取は流産のリスク増加と関連がある．1日に約5杯以上のコーヒーの摂取，つまり500 mgのカフェイン摂取はわずかに流産率を増加させるという報告がある（Cnattingius, 2000；Klebanoff, 1999）．毎日中等量，つまり200 mg以下の摂取に関しては流産リスクを増加させないと報告されている（Savitz, 2008；Weng, 2008）．対照的に，5,100人以上の妊婦を対象としたある前向きコホート研究では，カフェインは流産と関連しているが，量依存性の関係は否定されている（Hahn, 2015）．現在ACOG（2016e）は，中等量の摂取は流産の大きなリスクとはならず，大量摂取とさまざまなリスクとの関連ははっきりしていないと結論づけている．

◆ 職業および環境因子

ビスフェノールA，フタラート，ポリ塩化ビフェニル，ジクロロジフェニルトリクロロエタン（dichlorodiphenyltrichloroethane：DDT）といった環境毒素は，流産と関連するとされている（Krieg, 2016）．職業上の曝露と流産の関係についてはほとんど報告がない．Nurses Health StudyⅡの追跡調査でLawsonら（2012）は，消毒薬やX線，抗癌剤に曝露する看護師ではわずかに流産率が増加すると報告している．また，毎日3時間以上笑気に曝露される歯科助手においては，ガス除去装置を用いない場合，流産率が上昇することが判明した（Boivin, 1997）．

■ 父性因子

父親の高齢化は流産のリスクを明らかに増加させるといわれている（de La Rochebrochard, 2003）．Jerusalem Perinatal Studyで，流産のリスクは25歳以下では最も低く，5歳ごとにしだいに増加することがわかった（Kleinhaus, 2006）．この関連性に関する病態生理はあまり研究されていないが，精子の染色体異常が関与している可能性がある（Sartorius, 2010）．

■ 自然流産の臨床分類

◆ 切迫流産

切迫流産の臨床的診断は，妊娠20週までに閉鎖した子宮口から血性帯下や出血があるときに推定される．妊娠初期の出血は月経と思われる時期に起こることもあり，着床出血と区別しなくてはならない．ほぼ1/4の女性は妊娠初期に数日もしくは数週間，出血が持続することがある．この出血に恥骨上の不快感や軽度の収縮痛，骨盤圧迫感や持続的な腰背部痛を合併することもある．これらの症状のうち，出血が流産に関して最も大きい予測因子である．

たとえ切迫流産に引き続き流産に至らなくても，後期の有害事象は表18-1に示しているように増加する．これらのうち，最もリスクが高まるのは早産である．Weissら（2004）は妊娠初期の出血が重度であった場合，軽度であった場合と比較して妊娠後期の有害事象リスクが増えると報告した．初回妊娠において第1三半期に出血があった女性は，出血がなかった女性と比べて，2回目の妊娠において出血の再発率が高いとされている

表18-1 切迫流産の女性に多い有害事象

母体	周産期
全前置胎盤	早期破水
胎盤早期剥離	早産
胎盤用手剥離	低出生体重児
帝王切開術	胎児発育遅延
	胎児・新生児死亡

(From Lykke, 2010; Saraswat, 2010; Weiss, 2004; Wijesiriwardana, 2006)

（Lykke, 2010）．

性器出血や疼痛を訴える妊娠初期のすべての女性は精査すべきである．主な目的は異所性妊娠の診断を試みることであり，連続的な血清 β-hCG の定量と経腟超音波断層法が統合的な手段となる．これらの検査は初期の胎児死亡や妊娠部位を 100% 正確に確定することはできないため，繰り返し評価することがしばしば必要である．正常な IUP において，血清 β-hCG は 48 時間ごとに 53～66% 上昇する（Barnhart, 2004c；Kadar, 1982）．あまり用いられないが，血清プロゲステロン濃度が 5 ng/mL 未満は死産を示し，20 ng/mL 以上は健康な妊娠の可能性があるといわれている（Daily, 1944）．

経腟超音波断層法は妊娠位置を同定し，胎児生存を評価するために用いられる．もしも妊娠位置を特定できない場合は PUL と診断され，状態が安定している患者においては連続的な経過観察が推奨される．胚外体腔を表す無エコー域である胎嚢は妊娠 4～5 週頃にみられると思われる（図 9-3 参照）．同時期の β-hCG 値は通常 1,500～2,000 mIU/mL とされている（Barnhart, 1994；Timor-Tritsch, 1988）．Connolly ら（2013）は，β-hCG 値が最低 390 mIU/mL あれば胎嚢は観察でき，生命活動性のある単胎 IUP を検出するための閾値として 3,500 mIU/mL は必要な可能性があると報告した．

偽胎嚢という，胎嚢のようにみえるが胎嚢とは異なる子宮内の液体貯留がみられることに注意が必要である（図 19-4 参照）．この偽胎嚢は，出血性の異所性妊娠由来の血液である可能性があるが，いったん卵黄嚢がみられれば除外しやすい．典型的には，卵黄嚢は妊娠 5.5 週，胎嚢径が 10 mm 程度になる頃までには観察可能となる．このように，卵黄嚢がみえない場合は，IUP の診断は慎重に行われなければならない（ACOG, 2016h）．

切迫流産の管理は，標準的には経過観察である．アセトアミノフェンによる鎮痛は子宮攣縮痛を軽減する助けとなる．床上安静はしばしば推奨されるが，予後は改善しない．ヘマトクリットと血液型は検査しておくべきである．貧血や循環血液量の減少が顕著な場合には，一般的には子宮内容除去の適応となる．胎児が生存している症例では，輸血やさらなる経過観察も選択肢となる．

◆ 不全流産

流産が進行していく過程で，胎盤の部分・完全剝離や子宮頸管の拡張に伴う出血が認められる．妊娠 10 週前後では，胎児と胎盤はしばしば同時に排出されるが，その後は別々に排出される．そのため流産組織は子宮内に完全に残存したり，子宮口から一部分が排出されたりすることがある．流産組織が子宮頸管内に緩く接着している場合には，リング状の鉗子で簡単に摘出できる．一方，排出が不完全な場合には，搔爬，待機的管理，ミソプロストール〔サイトテック：プロスタグランジン E_1（PGE_1）〕が選択肢となる（Kim, 2017）．後二者は母体に子宮内感染が合併している場合や，臨床的に不安定な場合には敬遠される．

これらの選択肢（搔爬，待機的管理，ミソプロストール）にはそれぞれ長所と短所がある．すべてにおいて，感染の併発や輸血が必要となることは多くない．しかし，ミソプロストールと待機的管理は予期できない出血を合併することがあり，場合により緊急搔爬術を要することがある．不全自然流産の待機的管理の不成功率は，無作為化比較試験の結果約 25% と報告されている（Nadarajah, 2014；Nielsen, 1999；Trinder, 2006）．他の観察研究では不成功率は 10～15% と報告されている（Blohm, 2003；Casikar, 2012；Luise, 2002）．また，内科的管理の不成功率は 5～30% と報告されている（Dao, 2007；Shochet, 2012；Trinder, 2006）．これらの多くの臨床試験においてミソプロストールの経口内服投与量は 600 μg とされている（ACOG, 2009）．他の選択肢として 800 μg の経腟投与や 400 μg の経口・舌下投与もある．最後に，搔爬は速やかに流産を完結させることができ，その成功率は 95～100% である．しかし侵襲的であり，すべての女性には必要ない．

◆ 完全流産

時には，完全な妊娠成分の排出が起こり，引き続き子宮口が閉鎖していくということが起こる．大量出血，子宮の攣縮痛，組織の排出が一般的な症状としてみられる．患者には排出された組織を持参するよう指導し，その組織中の完全な妊娠成分と凝血塊や脱落膜を識別すべきである．脱落膜は子宮腔の形状をなした子宮内膜の層であり，はがれた際に破綻した胎嚢のようにみえることもあ

る（図 19-2 参照）．

　もし胎嚢が完全に娩出されたかわからない場合には，切迫流産と異所性妊娠から完全流産を鑑別するために経腟超音波断層法が行われる．完全流産の特徴としては，胎嚢を含まず，最小限に菲薄化した子宮内膜が認められることである．しかし，これはごく最近の IUP を保証するものではない．Condous ら（2005）は大量出血を伴い，子宮腔内に胎嚢を認めず子宮内膜が 15 mm 未満で，完全流産と診断された 152 人を対象とした研究を行った．6％はその後，異所性妊娠と診断された．このように，①妊娠内容物が肉眼的に認められ，②超音波断層法で妊娠初期に IUP を認め，後に空虚な子宮内腔を認めるという条件がそろわなければ完全流産は正確に診断できない．診断をつけられない状況下では連続した血清 hCG 濃度の測定は診断の補助となる．完全流産では，その濃度は急速に低下する（表 18-2）．

◆ 稽留流産

　稽留流産は子宮口が閉鎖した状態で，流産した妊娠成分が子宮内に数日〜数週間とどまっている状態を指す．介入を始める前に確実な診断をつけなければならず，正常子宮内妊娠に対して介入してしまうことを避けなければならない．経腟超音波断層法が診断の第一ツールとなる．

　妊娠 5〜6 週では卵黄嚢に近接して 1〜2 mm の胎芽がみられる（Daya, 1993）．表 18-3 に列挙したように，平均胎嚢径（mean sac diameter：MSD）が 25 mm 以上で胎嚢内に胎芽がみられなければ胎児死亡を意味する（図 18-1）．最終的には妊娠 6〜6.5 週，頭殿長（crown-rump length：CRL）が 1〜1.5 mm，MSD が 13〜18 mm のときに胎児心拍を確認することができる（Goldstein, 1992；Levi, 1990）．CRL が 7 mm 以上で胎児心拍を確認できないということは，生命活動性を認めないことの閾値としても用いられる（Doubilet, 2013）．Preisler ら（2015）は表 18-3 にあるガイドラインを作成し，CRL と MSD の閾値を設定した．しかし，胎嚢が胎芽や卵黄嚢を含まず，12 mm 未満のときは 2 週間後に生命活動性を認めないことの評価を行うべきであるとし，その際に心拍を伴う胎芽が認められず，MSD が 2 倍に至っていないことを併せて確認すべきであるとしている．

　超音波検査の間，ドプラ波にさらされた場合に組織で発生すると想定される温度上昇を考慮し，ドプラ検査はより詳細な診断が必要な場合に限り行われる．M モードは胎児心拍検出・心拍数測定のために用いられるべきである（Lane, 2013）．IUP や胎児心拍が確認された場合，流産率は減

表 18-2　完全流産後の初回血清 hCG 値ごとの減少率

初回 hCG (mIU/mL)	減少率[a]		
	2 日目までの期待減少率（最小％）	4 日目までの期待減少率（最小％）	7 日目までの期待減少率（最小％）
50	68 (12)	78 (26)	88 (34)
100	68 (16)	80 (35)	90 (47)
300	70 (22)	83 (45)	93 (62)
500	71 (24)	84 (50)	94 (68)
1,000	72 (28)	86 (55)	95 (74)
2,000	74 (31)	88 (60)	96 (79)
3,000	74 (33)	88 (63)	96 (81)
4,000	75 (34)	89 (64)	97 (83)
5,000	75 (35)	89 (66)	97 (84)

[a] 減少率は予測減少率として計算されている．
カッコ内に記載した最小の予測減少率は 95 パーセンタイルを示している．これら最小の減少率を下回る場合，子宮内に絨毛が遺残している可能性や子宮外に絨毛が存続している可能性がある．

(Data from Barnhart, 2004a; Chung, 2006)

表 18-3　妊娠初期の流産診断のためのガイドライン[a]

超音波所見
CRL≧7 mm で胎児心拍が認められない．
MSD≧25 mm で胎芽が認められない．
初回の超音波断層法で卵黄嚢を伴う胎嚢を認めるも，11 日以上経過しても心拍を伴う胎芽が認められない．
初回の超音波断層法で卵黄嚢を伴わない胎嚢を認めるも，2 週間以上経過しても心拍を伴う胎芽が認められない．

検査機器
経腹超音波断層法よりも経腟超音波断層法が望ましい．
胎児心拍検出・心拍数測定のために M モードを用いる．
ドプラ超音波は正常な初期胎芽を評価するためには用いない．

[a] The Society of Radiologists in Ultrasound，アメリカ放射線医学会（ACR）より
CRL：頭殿長，MSD：平均胎嚢径．

（From Doubilet, 2013 ; Lane, 2013）

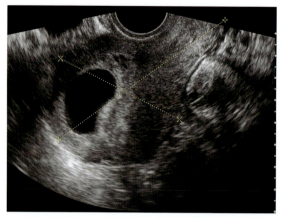

図 18-1　内部に胎芽を伴わない大きな無エコー域（胎嚢）の経腟超音波断層法像
計測ラインは矢状面における子宮長と前後径を示している．

少する（Siddiqi, 1988）．

表 18-3 に示した診断的パラメータに加え，他の超音波ソフトマーカーが妊娠初期の流産を検出するために有用な可能性がある．卵黄嚢径（輪の内側−内側を計測する）の正常妊娠における妊娠週数ごとの値が設定された．妊娠 10 週未満で卵黄嚢径が 6 mm 以上の場合，その妊娠が不成功となる可能性が疑われる（Berdahl, 2010 ; Lindsay, 1992）．胎児心拍数は妊娠 6 週で 110〜130 bpm（1 分当たりの心拍数）にまで上昇し，妊娠 8 週では 160〜170 bpm となる（Achiron, 1991 ; Rauch, 2009）．胎児心拍数が低いことは好ましくなく，特に 85 bpm 未満は予後不良因子である（Laboda, 1989 ; Stefos, 1998）．胎児心拍が認められても MSD が小さい場合は流産となる可能性がある．特に，MSD と CRL の値の差が 5 mm 未満の場合，より懸念される（Bromley, 1991 ; Dickey, 1992）．最後に，絨毛膜と子宮壁の間の血液貯留である絨毛膜下血腫はしばしば切迫流産と合併する．絨毛膜下血腫が最終的に流産に至るかどうかの関連についてはまだ議論の余地がある（Pedersen, 1990 ; Stabile, 1989 ; Tuuli, 2011）．Bennett ら（1996）はより大きな血腫サイズ，母体高年齢，妊娠 8 週以下の出血が流産のリスクと関連すると報告している．

胎芽および胎児死亡が迅速に確定された場合，外科的あるいは内科的な娩出，あるいは経過観察が治療選択肢となる．人工流産の場合，非外科的手段のほうが非侵襲性ではあるが，処置に伴う出血が増量すること，完遂するまでの時間がかかること，成功率が低いことを天秤にかけて手法を選択する．経過観察は内科的・外科的手法よりも選択されることは少なく，不成功率は 15〜50 % と報告されている（Luise, 2002 ; Trinder, 2006 ; Zhang, 2005）．また，妊娠の不成功が診断されてから自然流産の完了までに何週間も要する可能性がある．

他の選択肢として，子宮からの排出を早めるためにミソプロストールが用いられることがある．800 μg 単回経腟投与が標準投与法である（ACOG, 2016c）．1〜2 日間投与が行われる可能性があり，ある大きな臨床試験によれば 22 % の女性が 2 日目の投与を要したと報告されている（Zhang, 2005）．概して不成功率は 15〜40 % と報告されている（Petersen, 2014 ; Trinder, 2006）．人工流産とは異なり，mifepristone を追加することは有用ではない（Stockheim, 2006）．禁忌事項に関しては後述の人工流産の項に記載されている．

流産の完了の徴候としては多量の性器出血，子宮の攣縮痛，液体流出に引き続く組織の排出があり，超音波断層法で子宮内膜の菲薄化と血清 hCG 値の急速な低下が認められる．とはいうものの，さらなる介入が推奨される子宮内膜厚の閾値に関してはコンセンサスが得られていない．

◆ 進行流産

胎外生活可能な妊娠週数より以前の前期破水

(preterm premature rupture of membranes：PPROM）は 0.5％の妊娠において発生する（Hunter, 2012）．羊膜の断裂は，自然あるいは羊水穿刺や胎児手術といった侵襲的処置に引き続き発生する．生命活動性をもつ以前の自然破水のリスクとしては，既往 PPROM，既往早産（第 2 三半期），喫煙があげられている（Kilpatrick, 2006）．

清潔操作での腟鏡診で，腟内への液体の多量流出と貯留が認められると PPROM の診断に至る．疑わしい事例の場合は，顕微鏡下で羊水を確認する，pH ＞ 7 であることを確認する，超音波断層法で羊水減少が認められる，といった補助診断項目がある（Sugibayashi, 2013）．また，羊水中に含まれるタンパクである胎盤 α-マイクログロブリン 1 やインスリン様成長因子結合タンパク 1 型（第 22 章参照）も検査項目となる（Doret, 2013）．

医原性の場合，典型的には羊膜の穿孔部は子宮の高位にあり，自然閉鎖する傾向にある．また，治療として自己血小板とクリオプレシピテートの羊水腔内注入である，amniopatch と呼ばれる閉塞栓も用いられうる．研究段階であり，外科的手技に伴う穿孔を閉鎖するために用いられる（Richter, 2013）．

第 1 三半期の自然破水は，ほとんど必ず子宮収縮あるいは感染を引き起こし，典型的には妊娠終結となる．第 2 三半期の自然破水で疼痛，発熱，出血を伴わない場合，羊膜と絨毛膜の間に羊水が貯留する可能性がある．この現象が認められた場合，安静経過観察が望ましい．48 時間後，さらなる羊水流出が認められず，性器出血，子宮攣縮痛，発熱も認められない場合は，歩行の再開および自宅経過観察としてもよい．

しかしながら，第 2 三半期の自然発生の PPROM は，その多くが胎外生存可能になる以前に発生するのが典型的であり，40 ～ 50％が 1 週間以内に分娩に至り，70 ～ 80％が 2 ～ 5 週間以内に分娩に至る（ACOG, 2016f）．平均的な潜伏期は 2 週間である（Hunter, 2012；Kibel, 2016）．胎外生存可能になる以前の PPROM は，絨毛膜羊膜炎，子宮内膜炎，敗血症，胎盤早期剝離，胎盤遺残といった母体の重大合併症と関連する（Waters, 2009）．性器出血，子宮攣縮痛，発熱を認めた場合には妊娠終結が不可避であると考えられ，子宮内容の除去が行われる．

これらの合併症が認められない場合，十分にカウンセリングが行われた患者においては経過観察が選択肢となる（ACOG, 2017f）．多くの妊婦では母体リスクや情報の乏しい新生児予後のために妊娠終結を選択すると思われる．妊娠 24 週未満の PPROM に関する現代のコホート研究では，約 20％の胎児が退院まで生存できていた（Esteves, 2016；Everest, 2008；Muris, 2007）．生存しえた児に関しては，その 50 ～ 80％が長期的合併症を抱えていた（Miyazaki, 2012；Pristauz, 2008）．妊娠週数ごとのさらに詳細な妊娠予後は第 42 章に記載されている．概して，胎外生存可能になる以前の PPROM の予後は，妊娠週数が進んでから発症し，潜伏期が長く，羊水過少を認めない場合に関しては改善してきている．新生児死亡の原因の多くを占めるのは肺の機能不全であり，羊水過少が持続する際により高頻度となる（Winn, 2000）．胎児の変形も羊水過少のために起こる可能性がある．羊水注入も検討されている時期があったが，現在でも研究段階である（Roberts, 2014）．

経過観察を選択した場合，その管理方法は第 42 章に記載されている．抗菌薬は，潜伏期を延長させる目的での 7 日間投与が考慮される．他のトピックとしては肺成熟目的でのステロイド投与，神経保護目的の硫酸マグネシウム投与，B 群溶血性レンサ球菌感染予防のための抗菌薬投与，子宮収縮抑制薬，新生児蘇生努力がある．初回入院後，患者は退院許可を受けるが，その際には胎外生存可能になる時期まで合併症に関して注意深い経過観察を行い，胎外生存可能な時期になったら再入院するというのが一般的である（ACOG, 2016f）．次回妊娠に関しては，早産を再発するリスクが高く，あるコホート研究では再発率は約 50％といわれる（Monson, 2016）．

◆ **感染流産**

中絶を合法化することにより，非合法な人工妊娠中絶と関連するような深刻な感染症や妊産婦死亡はまれになった．それでもまだ，自然流産あるいは人工妊娠中絶において，細菌が子宮筋層内に侵入し，子宮結合織炎や腹膜炎，敗血症，菌血症を引き起こす．感染流産を引き起こす細菌の多くは正常腟内細菌叢を構成する菌の一部である．特に **A 群 β 溶血性レンサ球菌**に起因する重篤な壊

死性感染症や毒素性ショック症候群が特に不安視されている（Daif, 2009）．

まれではあるが，弱毒菌による感染症は内科的流産や自然流産に合併しうる．*Clostridium perfringens*（ウェルシュ）菌の毒素性ショック症候群による死亡が報告された（CDC, 2005）．*C. sordellii* も同様の感染症を引き起こし，中絶後 2〜3 日以内に臨床症状が出始めるという特徴をもつ．症状としては，初期は無熱性であり，重症な内皮傷害や毛細血管漏出，血液濃縮，血圧低下，著明な白血球増加がみられる．これらの *Clostridium* 属による妊産婦死亡は 10 万件の流産において約 0.58 である（Meites, 2010）．

第 37 章に後述されているように，感染症の管理は広域スペクトラムの抗菌薬の迅速な投与である．妊娠成分や組織の一部が遺残している場合には吸引掻爬術も行われる．ほとんどの女性は 1〜2 日以内にこの治療が著効し，発熱がなければ退院できる．抗菌薬の継続内服投与に関しては，必要ではない可能性が高い（Savaris, 2011）．極めて少ないが，重症敗血症が進行し集中治療が必要となることがある．まれではあるが，臨床的に衰弱した患者や，掻爬を行ったにもかかわらず拡大した腹膜炎ではより注意が必要である．画像検査で free air や子宮筋層内に air を認めた場合には開腹手術が推奨される（Eschenbach, 2015）．子宮が壊死している場合には，子宮摘出が適応となる．

◆ 抗 D 免疫グロブリン

抗 D 免疫グロブリン投与を受けていない RhD 陰性女性の 2％は，自然流産の際に抗 D 抗体を獲得する．人工妊娠中絶では 5％にまで達する．ACOG（2017g）では妊娠期間中に抗 D 免疫グロブリンの 300 μg 筋肉内注射投与をすべての妊娠週数において行うことを推奨している．投与量は妊娠 12 週までは 50 μg，13 週以降では 300 μg を筋肉内注射することを推奨している．これらは外科的人工妊娠中絶に引き続き直ちに行われる．計画的な内科的人工妊娠中絶の際や経過観察の際は，妊娠の不成功の診断に至ってから 72 時間内に投与すべきである．

切迫流産では免疫グロブリンによる予防は根拠に基づくデータが少ないため，まだ議論の余地がある（Hannafin, 2006）．とはいうものの，切迫流産で胎児が生存しているときに抗 D 免疫グロブリンを投与することは合理的であり，われわれの施設では行っている．

反復流産

妊娠した夫婦の約 1％は，妊娠 20 週未満，または胎児体重が 500 g 未満の流産を 3 回以上連続して繰り返すとして定義されている反復流産（recurrent pregnancy loss：RPL）を患っている．この閾値に関しては，二つの大きな臨床試験によれば，前回 2 回流産した群と 3 回流産した群で，その次の妊娠が流産となるリスクは同様であると報告されている（Bhattacharya, 2010；Brigham, 1999）．さらに，ASRM（2013）は，RPL を超音波断層法または組織学的検査によって確定された 2 回以上の流産と定義している．**原発性 RPL** は生児分娩歴をもたない女性における複数回の流産を指し，**二次性 RPL** は生児分娩歴をもつ女性における複数回の流産を指す．驚くべきことに，5 回の流産があったとしても妊娠成功率は 50 ％を超える（表 18-4）．

RPL の評価に関しては多くの病因があるため，以後に詳述する（ASRM, 2012）．治療を論ずることはこの本の範囲を超えており，興味のある読者には「**Williams Gynecology**」第 3 版第 6 章を参照することをお勧めする（Halvorson, 2016）．

■ 病因

RPL の原因として広く受け入れられている三つの要因に，両親の染色体異常，抗リン脂質抗体症候群，子宮奇形がある．RPL 患者における第 1 三

表 18-4 年齢と流産回数ごとの予測次回妊娠成功率

以下の年齢における既往流産回数	2	3	4	5
	予測次回妊娠成功率（％）			
20	92	90	88	85
25	89	86	82	79
30	84	80	76	71
35	77	73	68	62
40+	69	64	58	52

(Data from Brigham, 1999)

半期の流産は，孤発性の流産と比べて，遺伝的異常の発生率が有意に低いとされている（Stephenson, 2002；Sullivan, 2004）．

どの時期に流産を繰り返すかは手がかりとなり，以前流産が発症したほぼ同じ週に流産を繰り返す可能性がある（Heuser, 2010）．遺伝的要因が関与している場合，早期の流産となり，一方自己免疫性や子宮の構造異常に基づく場合は第2三半期に流産となる可能性が高い（Schust, 2002）．約40〜50％の女性ではRPLの原因は特定できない（Li, 2002；Stephenson, 1996）．

■ 両親の染色体異常

RPLの原因の2〜4％だけではあるが，両親の染色体核型の検査は重要である．以前の研究では，染色体異常のうち最も多いのは相互転座で，次いでロバートソン転座となる（Fan, 2016）．これらの染色体異常が発生する要因や生殖機能に与える影響については，第13章に詳しく記載している．

遺伝カウンセリングの後，核型異常のあるカップルは in vitro fertilization（IVF）を経て着床前診断を受けることができる（ASRM, 2012；Society for Assisted Reproductive Technology, 2008）．この技術については第14章で記載されている．しかし，**染色体正常**でRPLを患うカップルに関しては，現在では着床前診断（PGD）は推奨されない．

■ 解剖学的要因

いくつかの生殖器の形態学的異常は，RPLや妊娠予後に対する悪影響を引き起こす（Reichman, 2010）．Devi Woldら（2006）によると，3回以上流産している女性の15％は先天奇形もしくは後天的な子宮形態の異常があると報告されている．

後天的な子宮の形態異常のうち，**Ascherman症候群**のような子宮の癒着は，子宮内膜の広範囲の破壊から生じる．Ascherman症候群は子宮内搔爬や子宮鏡手術，あるいは子宮の圧迫縫合に引き続いて起こる（Conforti, 2013；Rathat, 2011）．子宮卵管造影または生理食塩水注入下の超音波断層法では，特徴的な多発陰影欠損像が認められる．治療は直接子宮鏡で癒着を解除することである．多くの症例において本治療は流産を減少さ

せ，生児獲得率を改善する（Yu, 2008）．

子宮平滑筋腫は多くの女性に認められ，特に胎盤付着部位の近くに存在するときは流産を引き起こしうる．とはいっても，筋腫がRPLの明らかな原因だと示す説得力のあるデータはない（Saravelos, 2011）．子宮内腔の変形は必ずしも悪い転帰につながるわけではない（Sunkara, 2010）．しかしIVFを行った女性では，粘膜下筋腫が妊娠予後に悪影響を与えていたが，一方筋層内筋腫や漿膜下筋腫では影響を与えていなかった（Jun, 2001；Ramzy, 1998）．第63章に述べられるように，RPLを伴う女性において，粘膜下筋腫や子宮腔内の筋腫を切除することには多くが同意している．

生殖器の先天奇形は一般的にミュラー管形成異常により起こる．これらは，200人に1人の割合で発生する（Nahum, 1998）．解剖学的異常の違いにより，初期流産が増加する場合や，第2三半期の流産や早産を引き起こす場合がある．単角子宮，双角子宮，中隔子宮はどの時期の流早産にも関係がある（Reichman, 2010）．より詳細な議論や生殖機能への影響は第3章で述べられている．

■ 免疫学的因子

全身性エリテマトーデスの女性において，流産は多く認められる（Clowse, 2008）．これらの女性の多く，また一部のループスに罹患していない女性ではリン脂質結合性血漿タンパク質と結合する**抗リン脂質抗体**をもっている（Erkan, 2011）．RPLを患う女性においては，健常人と比べてこれらの抗体が高頻度で陽性となる（Branch, 2010）．**表18-5**の記載のように，**抗リン脂質抗体症候群（antiphospholipid syndrome：APS）**はこれらの抗体陽性と，さまざまな形態での流産や，静脈血栓症のリスク増加を組み合わせることで定義される（ACOG, 2017b, i）．流産をきたす機序に関しては，治療とともに第59章で議論されている．

同種免疫に関して，正常妊娠においては，父親由来の異質な胎児抗原に対して母親が拒絶反応を起こしてしまうのを抑制する阻止因子の形成が必要である，とする刺激的な理論がある（第5章参照）．この免疫寛容を抑制してしまう因子がRPLと関連している可能性がある（Berger, 2010）．しかし，父親もしくは第三者の白血球による免疫

表 18-5 抗リン脂質抗体症候群の臨床・検査診断基準[a]

臨床基準
産科的：
　1 回以上の，形態学的に正常で妊娠 10 週を越える説明不可能な胎児死亡
　　または
　妊娠 34 週以前の分娩を必要とする重症妊娠高血圧腎症または胎盤機能不全
　　または
　3 回以上連続する説明不可能な自然流産
血管系：1 回もしくはそれ以上の組織や臓器における動脈，静脈，細血管の血栓既往

検査基準[b]
International Society on Thrombosis and Hemostasis のガイドラインによるループスアンチコアグラントの存在
　または
血清抗カルジオリピン抗体（IgG または IgM）の中・高レベル陽性
　または
抗 β_2 グリコプロテイン I　IgG または IgM 陽性

[a] 少なくとも一つの臨床基準と一つの検査基準が診断には必要．
[b] これらの検査値は少なくとも 12 週間あけて 2 回以上陽性である必要がある．
IgG：免疫グロブリン G，IgM：免疫グロブリン M．

(Modified from Branch, 2010; Erkan, 2011; Miyakis, 2006)

療法や免疫グロブリン大量静注療法（intravenous immunoglobulin：IVIG）は，特発性 RPL の女性に対して有益であるとは証明されなかった（Christiansen, 2015；Stephenson, 2010）．

■ 内分泌因子

Arredondo ら（2006）によると，RPL の 8 ～ 12 ％は内分泌因子に起因する．内分泌因子の影響を評価する研究には一貫性がなく，十分なものではない．議論の余地があるものであるが，**黄体機能不全や多嚢胞性卵巣症候群**に起因するプロゲステロンの欠乏が影響を与えるとする二つの報告が例としてあげられる（Bukulmez, 2004；Cocksedge, 2008）．

対照的に，コントロール不良の糖尿病は流産を引き起こす因子としてよく知られており，第 57 章に詳述されている．妊娠前後の最適な血糖コントロールは流産を減少させる．

同様に，明らかな甲状腺機能低下症や重度のヨウ素欠乏症が初期流産に与える影響はよく知られており，第 58 章で議論されている．これらは補充を行うことで改善される．また，潜在性甲状腺機能低下症や抗甲状腺抗体の影響は散発性であり，RPL に対する影響に関してはいまだ議論中である（Garber, 2012）．しかしながら，最近の二つのメタアナリシスでは，これらの抗体陽性と散発性流産や RPL の増加の間には正の相関があると

する報告がある（Chen, 2011；Thangaratinam, 2011）．これらの患者に対する治療の有用性に関する無作為化比較試験が現在進行中であり，将来の治療の道標となるだろう（Vissenberg, 2015）．

中期流産

■ 発生率と病因

中期流産の時期は，第 1 三半期の終わりから胎児体重が 500 g 以上となるまで，もしくは妊娠 20 週に達するまでと定義される．第 2 三半期での自然流産率は 1.5 ～ 3 ％と第 1 三半期より低く，妊娠 16 週以降ではわずか 1 ％しかない（Simpson, 2007；Wyatt, 2005）．染色体異数性が原因として多くを占める早期流産とは異なり，中期以降の流産の原因には多くの要素が関与している（表 18-6）．しばしば見落とされがちではあるが，第 2 三半期の流産の多くには，染色体数異常と構造異常の出生前スクリーニングプログラムによって発見された胎児異常のために施行された人工妊娠中絶例が含まれている．

■ 管理

中期流産は前述の第 1 三半期の自然流産と同様に分類される．多くの点において第 2 三半期の人工妊娠中絶の管理と同様であり，後に詳述する．例外は頸管縫縮術であり，頸管縫縮術は頸管無力

表18-6　中期自然流産の原因

胎児異常
　染色体異常
　構造異常
子宮異常
　先天性
　子宮筋腫
　子宮頸管無力症
胎盤因子
　胎盤早期剥離, 前置胎盤
　らせん動脈リモデリング不全
　絨毛膜羊膜炎
母体因子
　自己免疫疾患
　感染
　代謝性疾患

症に対して行われうる.

■ 頸管無力症

　頸管無力症とは, 頸管不全ともいわれるが, 典型的には第2三半期における無痛性頸管開大と特徴づけられている. 頸管無力症においては, 頸管開大に引き続き卵膜の膨隆と腟内への脱出が認められ, 最終的に未熟児の娩出に至る. 本症は次回妊娠時においてもしばしば再発する.

　頸管無力症の原因ははっきりしないが, 頸管への外傷歴が関与していると示唆されている. ノルウェーで行われた, 子宮頸部円錐切除を受けたことのある15,000人以上の女性を対象としたコホート研究では, 妊娠24週以前の妊娠喪失のリスクが4倍となることが明らかになった (Albrechtsen, 2008). しかし, 早産リスクはあるも早産歴をもたない女性に対して頸管縫縮術は利益をもたらすとはいえない (Zeisler, 1997). 手術のうち, 子宮頸管拡張・内容除去術の頸管損傷の割合が5%である一方, 子宮頸管拡張・吸引術は頸管無力症の発症率増加をきたさない (Chasen, 2005). ほかの例としては, ジエチルスチルベストロール (Diethylstilbestrol：DES) の胎児期曝露などによる頸管の発生異常は頸管無力症発症にかかわっている可能性がある (Hoover, 2011). 最後に, ヒアルロン酸やコラーゲン構成の変化といった, 頸管熟化の変化も関与している可能性があり, 第21章で議論されている (Eglinton, 2011；Sundtoft, 2017).

◆ 外科的適応

　第2三半期に無痛性の分娩に至った経緯が明らかにある女性に関しては, 予防的頸管縫縮術が治療選択肢となり, 巾着縫合を行うことで虚弱な頸管を補強する. しかし, 既往歴と臨床所見から**古典的**頸管無力症と診断することが難しい症例も存在する. 典型的な病歴をもたない約1,300症例を対象とした, 妊娠33週以降の妊娠期間延長についての無作為化比較試験において, 頸管縫縮術非施行例と施行例を比較した場合, 前者が13%に対し縫縮術施行例は17%と有用性はわずかであった (MacNaughton, 1993). こういった非典型的な既往をもつ症例の多くは, いわゆる子宮頸管無力症を発症するよりも早産をきたすほうが多いようである.

　病歴に加え, 内子宮口の早期開大といった診察所見が頸管無力症の指標になる可能性がある. システマティックレビューにおいて, 診察所見に基づいて縫縮術を施行された患者の周産期予後は, 待機的管理を行った場合と比べて良好となることが示されている (Ehsanipoor, 2015).

　経腟超音波断層法はもう一つの診断手法であり, 頸管長や funneling の検出を試みる. Funneling は拡張した内子宮口への卵膜の突出であるが, 外子宮口は閉鎖している状態を指す. これらの所見をもつ女性を対象に, 早産予防目的の縫縮術の臨床的有用性を検討する早期無作為化比較試験が行われたが, 有用であるとする結論は得られなかった (Rust, 2011；To, 2004). 頸管長25 mm 未満のハイリスク症例302例を対象とした多施設無作為化比較試験によると, 頸管縫縮術は胎外生活可能な時期まで妊娠期間を延長することが可能であるものの, 34週以前の早産までは予防できなかったとしている (Owen, 2009). しかし後に, Berghella ら (2011) による五つの臨床研究を対象としたメタアナリシスでは, これらハイリスク症例に対する頸管縫縮術は24週, 28週, 32週, 35週, 37週以前の早産を有意に減少させることが示された.

　早産歴をもつ女性に対する頸管長のスクリーニングは, ACOG (2016b) とアメリカ周産期医学会 (SMFM) (2015) 双方が推奨している. 妊娠16〜24週では, 超音波断層法による頸管長測定

を 2 週間ごとに行う．初回もしくは引き続く測定において頸管長が 25 〜 29 mm であった場合，1 週間ごとの測定が考慮される．頸管長が 25 mm 未満となった場合，頸管縫縮術が推奨される．注目すべきことに，早産歴をもたず頸管長短縮が偶然超音波断層法で検出された女性に対しては，頸管長縫縮術の代わりにプロゲステロン療法が推奨される．

双胎妊娠に関しては，後向き研究によれば，頸管長 25 mm 以下を指標として頸管縫縮術を施行しても予後の改善は得られない（Stoval, 2013）．ACOG（2016b）は双胎妊娠において頸管縫縮術を推奨していない．

◆ 術前準備

禁忌としては一般的に出血，子宮収縮，破水といわれており，これらの状況下で施行すると不成功率が大幅に上昇してしまう．このため，頸管開大が起こる前の予防的縫縮術がより望ましい．妊娠 12 〜 14 週に手術が行われれば早期介入となるが，自然流産に至ると想定される妊娠においては，その第 1 三半期に手術を行うことを回避しなければならない．

術前に，染色体異常と大奇形のスクリーニングを行う．頸管分泌物を採取し，淋菌，クラミジア感染症の検査を行う．これらや他の明らかな頸管感染に対しては治療を行う．

頸管開大や展退が判明した際には緊急**治療的頸管縫縮術**が行われる．しかし，妊娠何週までに手術が行われなければならないかについては議論がある．難しい問題なのは，妊娠週数が進めば進むほど手術介入により早産や破水を誘発するリスクが高くなるということである．パークランド病院では，胎児の生命活動性が得られる 23 〜 24 週以降には頸管縫縮術は行わない．しかし報告によっては，この週数以降でも縫縮術を推奨するものもある（Caruso, 2000；Terkildsen, 2003）．

頸管縫縮術の効果の評価に際しては，理想的には同様の臨床症候にある症例と比較すべきである．たとえば，Owen ら（2009）による選択的頸管縫縮術に関する研究では，約 1/3 の症例において 35 週以前の早産に至り，頸管縫縮術による外科的合併症はほとんど認められなかった．一方，この 10 年間に治療的頸管縫縮術が施行された 75 例に対するレビューにおいて，Chasen ら（1998）は妊娠 36 週以降の出産は半数のみであったと報告している．重要なことに，縫縮術施行時に胎胞の膨隆が認められた症例のうち妊娠 28 週まで達することができたのは 44 ％だけであったということである．Terkildsen ら（2003）も同様の報告をしている．Caruso ら（2000）は，妊娠 17 〜 27 週において頸管開大と胎胞脱出を認め，治療的頸管縫縮術を施行された 23 例について報告している．そのなかで生児を得られたのは 11 症例であり，どのような症例でうまくいくのかを予想することは不可能であったと結論づけている．パークランド病院におけるわれわれの経験では，治療的頸管縫縮術は失敗率が高く，そのため患者にはカウンセリングを行っている．

頸管縫縮術の臨床的適応を満たさない場合には，その代わりに経過観察となる可能性がある．多くの場合，毎週ないしは 2 週ごとに内診を行い，子宮頸管の展退や開大の有無を評価する．あいにく，このような予防策を講じても急速な子宮頸管の展退と開大が進行することもある（Witter, 1984）．

◆ 腟式頸管縫縮術

腟式頸管縫縮術の 2 種類のうち，最も多く行われているのは McDonald（1963）によって考案された術式である（図 18-2）．より複雑な手技としては Shirodkar（1955）によって修正された術式がある（図 18-3）．いずれの手技も予防的に行われた場合，古典的な頸管無力症の病歴をもつ症例に関しては良好な結果が得られる（Caspi, 1990；Kuhn, 1977）．腟式ないしは腹式頸管縫縮術における周術期の抗菌薬投与を推奨するか否かに関してのエビデンスは不十分である（ACOG, 2016b, i）．Thomason ら（1982）は周術期に子宮収縮抑制薬を投与しても，大半の陣痛は抑止することはできなかったと報告した．区域麻酔が適切であり好まれる．この後に，体位を標準的な砕石位とする．腟および会陰を外科手術用に準備し，膀胱を空虚にする．術者によっては露見した卵膜を刺激することがないように，抗菌薬の代わりに温かい生理食塩水を用いる（Pelosi, 1990）．術式について引き続き記載するが，頸管縫縮術の手技の図解や記載は Hawkins（2017）によって提供された．

縫合に関しては，1 号または 2 号ナイロン，ポリプロピレンモノフィラメント，5 mm の Mersi-

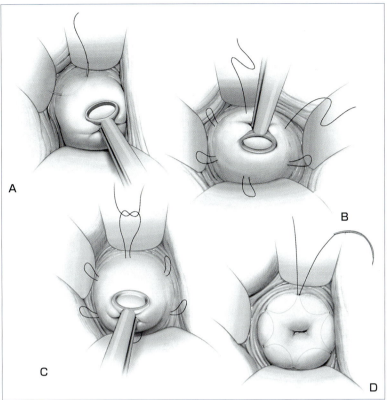

図18-2 頸管無力症に対するMcDonald縫縮術
A. 内子宮口にできるだけ近い部位の頸管に2号モノフィラメント縫合糸をかけることから縫縮術を開始する．
B. 子宮口を取り囲むような頸管の連続縫合．
C. 子宮口の取り囲みの完成．
D. 縫合糸を頸管の周りで十分に締め上げることで，頸管内腔の直径を5〜10mm短縮させ，その後結紮する．縫合糸をかけることによる効果は明らかである．仮に，かけた縫合が内子宮口に十分に近接していない場合，やや高位に第2縫合を置くと有効である可能性がある．

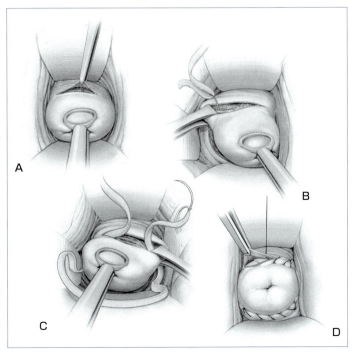

図18-3 頸管無力症に対する修正Shirodkar縫縮術
A. 頸管前方を覆っている粘膜に横切開を入れ膀胱を頭側に挙上する．
B. 5mmのMersileneテープ針またはメイヨー針を前方から後方に向けて運針する．
C. 頸管の反対側においても，テープを後方から前方に通す．この際，頸管組織を束ねておくためにアリス鉗子でクランプする．この操作により針が粘膜下を通過する距離が短くなり，テープの留置が容易になる．
D. すべての緩みが解消されていることを確認した後に，テープを前方でしっかりと結紮する．その後，頸管粘膜の切開創をクロム糸により連続縫合することで閉鎖し，前方の結び目を埋め込む．

lene テープを用いる．子宮頸管のできるだけ高位かつ頸管間質の密な部分に縫合糸をかける．2本の縫合糸で縫合するほうが1本の縫合糸で縫合するよりも有効というわけではない（Giraldo-Isaza, 2013）．

　薄く開大した頸管に対して行う治療的頸管縫縮術はより難易度が高く，組織が裂けたり卵膜を穿刺してしまうリスクがある．膨隆した胎胞を子宮内に戻すことで縫合しやすくなる（Locatelli, 1999）．急勾配のトレンデレンブルグ体位とすることや膀胱留置カテーテルを用いて膀胱内を600 mLの生理食塩水で満たすことも工夫としてあげられる．しかし，これらの方法は頸管を頭側に移動させ術野から遠ざけてしまう可能性もある．幅が広く湿らせた綿棒で圧迫したり，フォーリーカテーテルを頸管内に挿入し，30 mLのバルーンを膨らませることで卵膜を頭側に押し戻すこともある．この場合，縫合糸によりカテーテル周囲を締め上げていくのに合わせてバルーンを徐々にすぼめていき，その後抜去する．輪状の鉗子で頸管の端を把持し，縫合と同時に外方に牽引することも有用である．胎胞の膨隆を認める症例では経腹的な羊水吸引が有用なことがある．羊水吸引が行われる際には，羊水培養も行うべきである．

　陣痛が発来せず合併症もなく経過した場合には，通常妊娠37週に縫縮糸の抜糸を行う．これにより，早産のリスクと陣痛発来により縫縮糸をかけた場所で頸管裂傷が発生するリスクのバランスをとる．腟式頸管縫縮術を行った場合，異物の長期留置に伴うまれな合併症を回避するために，帝王切開分娩となった場合でも基本的に縫縮糸は抜糸する（Hawkins, 2014）．予定帝王切開の場合では，縫縮糸は妊娠37週に抜糸するか，手術時の区域麻酔の際に抜糸する．繰り返しになるが，分娩時期より前に陣痛が起こるリスクについて考慮しなければならない．特に，Shirodkar 縫縮術やMersilene テープを用いた縫縮術の際の牽引操作の間，麻酔は患者を快適にさせ，適切な視野確保に役立つ．

◆ 腹式頸管縫縮術

　腹式縫縮術は子宮峡部に縫合糸を置く方法であり，縫縮糸は分娩まで抜糸せずに留置しておく．明らかに大きな出血リスクと手術中の合併症リス

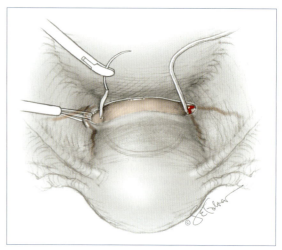

図 18-4　腹式子宮頸峡部縫縮術
膀胱子宮窩腹膜の切開と鋭的剝離に引き続き，膀胱を尾側に押し下げる．内子宮口の高さのレベルで子宮血管内側の空間に"window"をつくる．この操作により縫縮糸による血管圧迫を回避できる．また，外後方を走行する尿管にも注意が必要である．縫合は前後方向またはその反対方向で行う．図示した事例においては，結び目は前方につくられ，膀胱子宮窩腹膜は吸収糸による連続縫合で閉鎖する．
(Reproduced with permission from Hawkins JS: Lower genital tract procedures. In Yeomans ER, Hoffman BL, Gilstrap LC III, et al: Cunningham and Gilstrap's Operative Obstetrics, 3rd ed. New York, McGraw-Hill Education, 2017)

クのため，解剖学的に子宮頸管に重度の欠損がある場合や，過去に腟式縫縮術が不成功に終わった場合に限り行われる．

　子宮頸峡部縫縮術は，もともとは開腹術として考案されたが，腹腔鏡下あるいはロボット支援下に行った事例を詳述している報告もある．子宮頸峡部縫縮術の術式は図 18-4 に要約している．Tulandi ら（2014）は，子宮頸峡部縫縮術に関する16報，計678妊娠の報告を評価した．術式に関して腹腔鏡下に行うか開腹術で行うかは，妊娠前と妊娠中で同様であった．

　Zaveri ら（2002）は，腟式縫縮術を施行したものの早産に至った14報の観察研究に対するレビューを行った．周産期死亡や24週以前の出産のリスクは，腹式縫縮術を施行した場合で6%，腟式縫縮術の再施行で13%であり前者のほうがわずかに低かった．重要なのは，腹式縫縮術を施行したうちの3%で重度の手術合併症をきたしているのに対し，腟式縫縮術群では合併症が起こらなかったことである．Whittle ら（2009）は，妊娠10〜16週に行われた腹腔鏡下子宮頸峡部縫縮

術例31症例について述べている．25％の症例で開腹へ移行し，4症例において絨毛膜羊膜炎のために不成功となった．総じて胎児生存率は約80％であった．

◆ **合併症**

主な合併症は破水，早産，性器出血，感染またはこれらの併発である．これらは予防的縫縮術ではあまり認められない．Owenら（2009）による多施設研究では138施行例において破水と出血が起こったのはそれぞれ1例ずつであった．Mac-Naughtonら（1993）による報告では，19週以前に行われた600例以上の縫縮術例中，破水例は1例だけであった．われわれの考えでは，子宮収縮の誘発や増強につながるような臨床的感染徴候を認めた場合には，縫合糸を直ちに抜去すべきである．同様に切迫流産や切迫早産の際には，子宮収縮により子宮破裂や頸管裂傷に至る可能性があるため，縫合糸を抜去するべきである．

頸管縫縮術後に，経腟超音波断層法で頸管の菲薄化が認められた場合には頸管の補強を再検討する意見がある．ある後ろ向き研究では，補強目的の縫縮術を行っても妊娠期間を有意に延長することはなかったと報告している（Contag, 2016）．

頸管縫縮術中または術後48時間以内に破水が起こった場合には，深刻な胎内感染や母体感染に至る可能性があるため，縫合糸抜糸の適応となる（Kuhn, 1977）．そうはいうものの，管理の選択肢としては経過観察，縫縮糸を抜糸して経過観察，縫縮糸を抜糸して分娩誘発があげられる（O'Connor, 1999）．

人工妊娠中絶

人工妊娠中絶とは，胎児が胎外生存可能となる前に内科的または外科的に妊娠を終了させることと定義される．人工妊娠中絶の頻度を定義するものとしては以下の二つがある．①**中絶比**：1,000出生に対する人工妊娠中絶の数，②**中絶率**：15～44歳の女性1,000人に対する人工妊娠中絶の数である．概して，アメリカにおいては，人工妊娠中絶に関する報告は過少報告されている可能性が高い．おそらく診療所の人工妊娠中絶に関する報告に一定の基準がないのが原因と思われる．たとえば，Guttmacher研究所は2014年に926,000件の人工妊娠中絶が施行されたと報告している（Jones, 2017）．しかしCDCによる2013年の統計では，人工妊娠中絶の施行数は約664,400例だけであったと報告されている（Jatlaoui, 2016）．これらの統計において，全人工妊娠中絶の66％が妊娠8週以内に，92％が妊娠13週以内に行われていた．中絶比は1,000出生に対して200であり，中絶率は女性1,000人に対して12.5であった．

分類

治療的妊娠中絶とは，医学的適応のために妊娠を終結させることをいう．妊娠中絶の適応となる内科的・外科的疾患はさまざまであり，本文中で議論する．レイプや近親相姦の場合には，多くの場合において人工妊娠中絶が考慮される．近年において最も頻度が高い適応は，明らかな解剖学的・代謝的・精神的異常を伴う胎児の出生を望まないというものである．

選択的または意図的な妊娠中絶とは，胎外生活が可能となる以前に，医学的適応ではなく，女性の希望により妊娠を終了させることをいう．今日行われている多くの人工妊娠中絶は選択的妊娠中絶であり，そのため最も頻回に行われている医療的処置の一つとなっている．

人工妊娠中絶についてのアメリカの事情

◆ **法律の影響**

合法的人工妊娠中絶に関しては，アメリカ合衆国最高裁判所における**Roe対Wade**の判例を通じて確立された．裁判所は州が妊娠中絶を規律することができる範囲を定義し，また第1三半期の人工妊娠中絶に関しては医師の裁量によるものと規定した．この後，州は母体の健康を考慮し合理的と考えられる人工妊娠中絶に関して規制できるようになった．最終的には，成育限界に引き続き，州はその関心を人間の生命の可能性というものに移し，母体の健康・生命の維持目的以外の人工妊娠中絶を禁止するようになった．

他の法律も続いて制定された．1976年のHyde改正では，レイプや近親相姦，生命を脅かす状況を除いて，人工妊娠中絶に対して連邦資金を用いることを禁止した．1992年には，最高裁判所が**Planned Parenthood対Casey**の判例に関して見直しを行い，人工妊娠中絶を行うことができると

いう基本的な権利を支持したが，成育限界前の妊娠中絶に関しては，女性に対して"不当な負担"を背負わせない限り合憲であると判断した．これに引き続き，カウンセリングの義務を課すことや待機期間，未成年における両親の同意，施設要件，資金制限などに関する条件が多くの州において提示された．これらの制限はいわゆるTRAP法（中絶取扱者を対象とした規制法）と呼ばれている．2007年，最高裁判所によって選択肢を制限するような大きな決定が下された．その内容はGonzales対Carhartの見直しを行い，2003年の部分的妊娠中絶禁止法案（Partial-Birth Abortion Ban Act）を支持するものであった．この決定は，「部分的妊娠中絶」に関してACOG（2014a）により承認された医学的な定義が存在していないために問題を引き起こすものとなった．2016年には，いくつかのTRAP法は最高裁判所により，Whole Woman's Health対Hellerstedtの事例を扱う裁判に差し戻された．本裁判において裁判官は，人工妊娠中絶を規制する法律は，適用に伴う負担を上回る健康安全上の利益をもたらすものでなければならないと述べた．

◆ 人工妊娠中絶取扱者とのコンタクト

ACOG（2014a, 2017d）は女性に対して，胎外生活が可能となる以前に人工妊娠中絶を行う法的権利を支持し，アクセスのさらなる改善を推奨している．ACOG（2017a）は人工妊娠中絶手技の研修を支持し，卒後医学教育認定評議会は産婦人科研修教育課程において人工妊娠中絶の経験を必須項目とした．Kenneth J. Ryanのレジデント研修プログラムは1999年に設立され，人工妊娠中絶と避妊に関する研修の向上を目的とした．さらに，人工妊娠中絶と避妊法の技術に関して，家族計画に関する2年間の公的フェローシップがレジデント終了後の研修プログラムとして履修可能となっている．

他の研修プログラムはあまり改定されていないが，自然流産や胎児死亡，重度の胎児奇形，母体生命を脅かすような内科的・外科的疾患を対象とした妊娠終結に関する管理に関しては，その技術面の指導が行われている．

ACOG（2016g）は人工妊娠中絶に関して，医療従事者が自分自身の立場を決める必要性と責任を尊重している．また同学会は，治療に関する一般的なカウンセリングを行うことや，医療従事者が個人的な信念の基に人工妊娠中絶を拒む場合には適宜紹介を行うことも声明として出している．人工妊娠中絶を検討している女性がもつ三つの選択肢として，①リスクと親としての責任を認識しつつ妊娠を継続する，②妊娠継続しつつ養子縁組の準備を整える，③リスクを理解したうえで人工妊娠中絶を行う，があげられる．十分な知識と思いやりを込めたカウンセリングにおいて，客観的に説明し情報提供を行うことで，これらの選択肢に関して意思決定が行えるようサポートすべきである（Templeton, 2011）.

第1三半期の人工妊娠中絶法

人工妊娠中絶は内科的・外科的ないくつかの方法にて施行可能である．深刻な合併症を有していない限り，人工妊娠中絶では入院を必要としない（Guiahi, 2012）．しかし外来外科診療施設で行う人工妊娠中絶に際しては，緊急心肺蘇生の準備と病院への緊急搬送体制が整っているべきである（ACOG, 2014b）.

外科的人工妊娠中絶
◆ 術前準備

外科的子宮内容除去術は，適切に拡張された子宮頸管を通じて経腟的にアプローチする．本手法に際して，術前に子宮頸管熟化を行うことが望ましい．これにより術中の頸管拡開操作が減少し手技も容易となり，疼痛も軽減し，手術時間も短縮する（Kapp, 2010；Webber, 2015）．ただし，頸管の前処置は手術時間を延長したり，有害事象が発生する可能性も考慮すべきである．第1三半期の吸引掻爬術の際の頸管の前処置は，頸管狭窄や思春期の女性といった，術中頸管拡開に際してのリスクが大きい症例に限定すべきであるとの意見もある（Alle, 2016）．なお本項で述べる術式に関しては，以前に議論したように人工妊娠中絶に対しても，流産に対しても適応できることに注意されたい．

頸管熟化のために，吸湿性または浸透性頸管拡張器と呼ばれる，頸管組織から水分を引き込み，徐々に大きくなり頸管を拡張する器材が用いられる．あるものは，海底で収穫されるラミナリアと

いう藻類を原材料にしている（図18-5）．これらは径の異なる種類があり，何本も挿入することができる．また，これらはテントとも呼ばれており，患者の子宮頸管に応じて調整できる．もう一つはダイラパンSというもので，アクリル基材のゲルで構成されている．水分を吸収すると，乾燥時と比べて3～4倍の径に膨張する．しかしダイラパンSは4～6時間で最大限に膨張するが，これはラミナリアが最大限に膨張するのに要する12～24時間に比べて早い（Fox, 2014）．

吸湿性頸管拡張器は，内子宮口の開大や内容物の排出が不十分な場合に浅く挿入すれば十分であるが，深く入れすぎると子宮内腔に脱出してしまうリスクがある（図18-6）．したがって，スポンジや頸管拡張器を挿入する際にはその数を注意深く数え，診療録に記載すべきである．一度挿入できたら，自然脱落しないようにガーゼを何枚か外子宮口に留置するとよい．処置に際して歩行や排便・排尿に制限はない．

Schneiderら（1991）は吸湿性の頸管拡張器の挿入後に，心境の変化のあった21症例について述べている．それによると17症例で妊娠継続を希望し，正期産が14例，早産が2例，2週間後に流産に至ったのが1例であった．頸管培養において *Chlamydia trachomatis* 陽性であるものの無治療であった3症例も含め，感染に関連した合併症に悩まされる症例は認めなかった．Siedhoffら（2009）による第2三半期における人工妊娠中絶

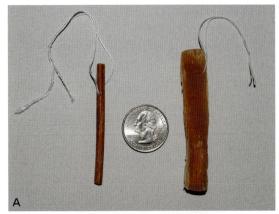
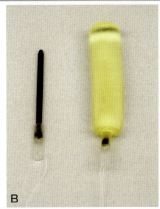

図18-5 吸湿性頸管拡張器
それぞれの種類において，乾燥した状態（左側）が子宮頸管内で水分にさらされることで急激に大きくなる（右側）．
A．ラミナリア．
B．ダイラパンS．

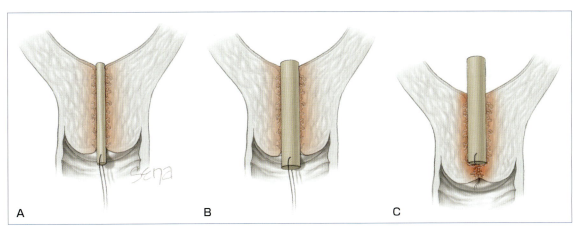

図18-6 子宮頸管拡張・掻爬前のラミナリア挿入
A．上端が内子宮口にちょうど合うように適切に挿入された直後のラミナリア．
B．ラミナリア挿入数時間後．ラミナリアは腫脹しており，子宮頸管は開大し軟化している．
C．ラミナリアが内子宮口をはるかに越えて挿入されている．破水を起こすおそれがある．

4症例の観察研究では，2例が早産に，2例が正期産になったと報告している．

吸湿性頸管拡張器の代わりに，子宮頸管熟化のためにミソプロストールがしばしば用いられる．通常使用量としては400μgを舌下または頬粘膜投与，もしくは後腟円蓋に腟坐薬として手術3～4時間前に使用する．代わりに経口投与を行った場合，効果は不十分で，作用に時間がかかる可能性がある（Allen, 2016）．頸管熟化薬でもう一つ有用なものとして，抗プロゲスチン薬であるmifepristoneがあり，200 mgを手術24～48時間前に経口投与する（Ashok, 2000）．しかし，コストがかかることや，処置までの時間がかかることからミソプロストールのほうが好んで用いられる．

熟化に関して吸湿性頸管拡張器とミソプロストールを比較すると，無作為化比較試験によれば拡張能力は同等もしくは吸湿性頸管拡張器のほうがわずかに高い．他の外科的パラメータに関しては有意差を認めなかった（Bartz, 2013；Burnett, 2005；MacIssac, 1999）．吸湿性頸管拡張器を用いた場合，処置時間が長くなり不快となる一方，ミソプロストールを用いた場合は発熱や性器出血，腸管機能に対する有害事象が認められた．

早期の出生前ケアの一部としてヘモグロビンと血液型（Rh型）が測定されていない場合には，評価すべきである．淋菌や梅毒，HIV，B型肝炎およびクラミジアに対してのスクリーニングも行うべきである．明らかな子宮頸管感染に関しては治療を行い，処置前に治癒を図る．第1および第2三半期における外科的人工妊娠中絶後の感染症を予防するために，ドキシサイクリンを手術1時間前に100 mg，手術後に200 mgそれぞれ経口投与する（Achilles, 2011；ACOG, 2016a）．心臓弁膜症をもつ女性に対して感染性心内膜炎予防目的に抗菌薬を投与することは，活動性の感染症が認められない限り必要ない（Nishimura, 2017）．低リスク妊婦に対して行う吸引掻爬術に際しての静脈血栓塞栓症予防に関しては，特別な推奨は存在しない．われわれの施設では早期離床を指導している．

◆ **真空吸引**

真空吸引は**吸引による頸管拡張と掻爬術**や**吸引掻爬術**とも呼ばれるが，経頸管的アプローチにより行われる外科的人工妊娠中絶術である．はじめに頸管を拡開し，子宮内容物を除去する．この処置に際して，電動真空装置または60 mLシリンジによる手動真空装置に硬いカニューレを接続する．これらはそれぞれ**電動真空吸引**（electric vacuum aspiration：EVA），**手動真空吸引**（manual vacuum aspiration：MVA）と呼ばれる．**鋭的な頸管拡張と掻爬術**（dilation and curettage：D & C）は機械的に子宮内容物を破砕し，単に鋭匙により内容を除去する手技であるが，出血量が多く，疼痛も強く，手術時間も長くなることから現在では推奨されていない（National Abortion Federation, 2016；WHO, 2012）．重要なことに，本手法は初回吸引に先立つわずかな鋭的掻爬とは区別されている．ある調査によれば，この組み合わせ法は人工妊娠中絶取り扱い者のほぼ50％で採用されている（O'Connell, 2009）．

双合診によって子宮の大きさと向きを確認のうえで，腟鏡を挿入し，子宮頸部をポビドンヨードまたは同等の消毒液で拭う．子宮頸部前唇を歯のついた支持鉤で把持する．子宮頸部，腟，子宮はFrankenhäuser神経叢による神経支配を豊富に受けており，それらの神経は仙骨子宮靱帯や基靱帯の外側に位置する結合組織内を走行している．このように，真空吸引を行う際には，最小限の鎮静薬または鎮痛薬を，経静脈または経口投与する必要があり，場合によりリドカインによる傍子宮頸管または頸管内ブロックが追加される（Allen, 2009；Renner, 2012）．局所ブロックのために，1％または2％リドカイン5 mLを，仙骨子宮靱帯起始部のすぐ外側から子宮に向かって4時と8時方向から投与した場合に最も効果的となる．5 mLの1％リドカインを12時，3時，6時，9時方向に分けて注射する頸管内ブロックも同等の効果をもつと報告されている（Mankowski, 2009）．他の選択肢として，全身麻酔や区域麻酔も選択されることがある．

ほかの器具を挿入する前に，子宮ゾンデにより子宮内腔の深さと傾きを確かめる．必要であれば，適切な径の吸引管を挿入できるようになるまでHegar, Hunk, Pratt拡張器を用いて子宮頸管の拡開を行う．どの程度まで拡開を行う必要があるかの目安として，大まかに妊娠週数と同じ数値を目安とする．Hegarの号数は直径（mm）を意味している．PrattとHunkの拡張器はフレン

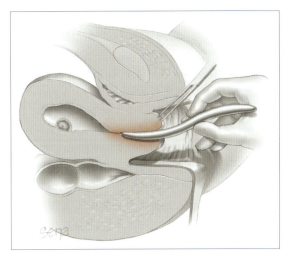

図18-7　Hegar 拡張器による頸管拡張
薬指・小指を腟側方の会陰，殿部に置いていることに注目すべきである．この方法は手技の安全のために重要であり，不意に頸管が緩んでしまったときに，拡張器が突然制御不能になり突き刺さってしまうこと（子宮穿孔の主な原因）を予防できる．

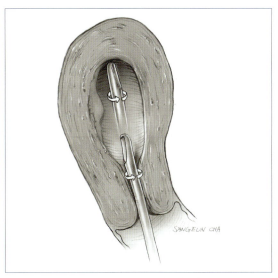

図18-8　吸引キュレットが子宮頸管内に留置されている
この図では内容物吸引のための回転運動が示されている．
(Reproduced with permission from Hoffman BL, Corton MM: Surgeries for benign gynecologic disorders. In Hoffman BL, Schorge JO, Bradshaw KD, et al (eds): Williams Gynecology, 3rd ed. New York, McGraw-Hill Education, 2016)

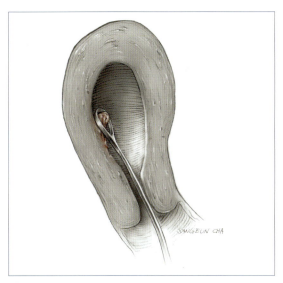

図18-9
図18-7 で示されているように，鋭的キュレットを母指と示指にて把持しつつ，子宮内腔に挿入している．キュレットを動かす際には，この2本の指にしか力を入れるべきではない．
(Reproduced with permission from Hoffman BL, Corton MM: Surgeries for benign gynecologic disorders. In Hoffman BL, Schorge JO, Bradshaw KD, et al (eds): Williams Gynecology, 3rd ed. New York, McGraw-Hill Education, 2016)

チを単位としており，フレンチ数を3で割ることで mm 単位となる．

拡張の際は，器具が内子宮口を通過するときに拡張器を導入する薬指と小指を会陰と殿部に置くべきである（図18-7）．この技術は，圧力による拡張を最小限に抑え，子宮穿孔に対する対策となる．

第1三半期を対象とした処置の多くにおいて，拡開の後に8〜12 mm の Karman カニューレを用いることが適している．小径の吸引管では術後に子宮内に遺残をきたすリスクがあり，大径の吸引管では頸管損傷のリスクがあるうえに，より不快感が強い．はじめに，吸引管を子宮底の方向に向け，抵抗を感じるまで進める．その後吸引を行う．子宮口の方向に向けて徐々に引き戻し，そして子宮内腔全面を掻爬できるように回転させる（図18-8）．この操作を，組織が吸引されなくなるまで繰り返す．遺残物の破片を除去するために，愛護的に鋭的掻爬を行う（図18-9）．MVAと EVA 両方に関して，効率的で，安全で，患者による受け入れがよいとする，強く一貫したエビデンスが存在する（Lichtenberg, 2013）．

妊娠6週以下で行われる人工妊娠中絶に関しては，妊娠内容物が小さすぎて掻爬が不成功となる可能性があるという短所が存在する．胎盤を同定

するために，濾過器の中で吸引された内容物から血液を洗い落とし，生理食塩水とともに透明なプラスチック製容器に入れ，バックライトを当てて検索する（MacIsaac, 2000）．胎盤組織は肉眼的には柔らかくふわふわとしており，羽毛のようである．拡大鏡やコルポスコープ，顕微鏡を用いることでより見やすくなる．妊娠7週以下の場合は，人工妊娠中絶後の不成功率は約2%であった（Kaunitz, 1985；Paul, 2002）．そして，子宮内容物をはっきりと同定できない場合には，連続的な血清hCGの測定が有用である（Dean, 2015）．

◆ 人工妊娠中絶における合併症

　人工妊娠中絶における合併症の発生率は，妊娠週数が進むごとに上昇する．合併症のうち，子宮穿孔および下部生殖器の裂傷は多くはないが，重篤となることがある．第1三半期の人工妊娠中絶を対象としたシステマティックレビューにおいて，子宮穿孔の発生率は1%以下であり，頸管および腟壁裂傷の発生率と同等であった（White, 2015）．子宮穿孔はしばしば器具を挿入した際に抵抗なく骨盤内深くまで入ることで認識される．リスク因子としては，術者の経験が浅いこと，頸管の手術歴または奇形があること，患者が思春期の女性であること，多産であること，妊娠週数が進んでいることがあげられる（Allen, 2016；Grimes, 1984）．子宮穿孔がゾンデや小径の頸管拡張器によりできてしまった小さな穿孔あるいは底部に発生した穿孔の場合には，バイタルサインと子宮からの出血に関して経過観察を行えば通常は十分である．

　吸引管や鋭匙が腹腔内にまで到達してしまった場合，腹腔内臓器の損傷が起こりうる．このような症例では，腹腔内の損傷を確かめるべく試験開腹術あるいは審査腹腔鏡手術を行うことが最も安全とされる．子宮穿孔が発生した場合でも，腹腔鏡下または開腹下で観察しつつ搔爬術を完遂することは禁忌ではない（Owen, 2017）．

　搔爬術を行った後に子宮腔の癒着が発生することがあり，そのリスクは処置数が増えるほどに増加する．多くの症例では軽度であり，生殖機能への影響は明らかではない（Hooker, 2014）．しかしAscherman症候群に関しては，その2/3が第1三半期の搔爬術と関連しているとする報告がある（Schenker, 1982）．

　第1三半期の人工妊娠中絶に関連する他の合併症は性器出血，子宮内容物の不完全な除去，術後感染であり，これらは外科的および内科的な人工妊娠中絶に関連する．人工妊娠中絶に関連する性器出血にはさまざまな定義がある．Society for Family Planningにより支持される基準としては，臨床的に対応を要する性器出血または500 mLを超える性器出血というものがある（Kerns, 2013）．第1三半期の外科的人工妊娠中絶においては，出血性合併症の頻度は1%以下である（White, 2015）．弛緩出血，胎盤の付着異常，凝固異常がその主な原因であり，手術の際の外傷による出血はまれである．内科的人工妊娠中絶では性器出血が最も一般的である．妊娠63日より前に人工妊娠中絶を施行した42,000人以上のフィンランド人を対象とした研究では，合併症としての性器出血は内科的人工妊娠中絶を施行した15%に認められたが，外科的人工妊娠中絶を施行した場合にはわずか2%しか認められなかった（Niinimäki, 2009）．

　感染はもう一つのリスクである．外科的人工妊娠中絶に関するわれわれのレビューにおいて，予防的抗菌薬を投与された患者における感染症の累積発生率は0.5%であったのに対して，プラセボを投与された患者では2.6%であった（Achilles, 2011）．人工妊娠中絶を受けた約46,000人を対象としたもう一つのレビューでは，外科的あるいは内科的いずれの処置を行った場合でも，処置後感染症の発生率は0.3%未満であった（Upadhyay, 2015）．

　人工妊娠中絶が不完全であった場合，再除去が必要となることがある．あるシステマティックレビューによれば，内科的人工妊娠中絶後に再除去が必要となる確率は約5%とされている（Raymond, 2013）．外科的人工妊娠中絶後に再吸引を行う確率は典型的には2%未満とされている（Ireland, 2015；Niinimaki, 2009）．

　要約すると，外科的人工妊娠中絶の成功率（96〜100%）は内科的人工妊娠中絶の成功率（83〜98%）より高い．内科的人工妊娠中絶は合併症の累積発生率も高いが，その差はわずかである（Lichtenberg, 2013）．内科的人工妊娠中絶のもつプライバシーの保持性と外科的人工妊娠中絶のもつ侵襲性のバランスをとる必要がある．

■ 内科的人工妊娠中絶

◆ 使用される薬剤

適切に選択された患者においては，最終月経より63日未満の妊娠であれば外来における内科的人工妊娠中絶が許容される（ACOG, 2016c）．より妊娠週数が進んだ場合でも適応可能であるが，成功率が下がる．

アメリカにおいて，妊娠8週以下で行われる法的な人工妊娠中絶に関しては，その1/3が内科的人工妊娠中絶である（Jatlaoui, 2016）．mifepristone，メトトレキサート，ミソプロストールの3種類の薬が単独または組み合わせて用いられる．これらのうち，mifepristoneはプロゲステロンによる子宮収縮抑制作用に拮抗し，子宮の収縮力を上げる．それに対してミソプロストールは直接子宮筋層を刺激する．これら2剤はともに頸管を熟化させる（Mahajan, 1997；Tang, 2007）．メトトレキサートはトロホブラストに働き，着床を阻害する．最近では，より有効性の高いmifepristoneが利用しやすくなったためにメトトレキサートはあまり使用されなくなってきている．

内科的人工妊娠中絶の禁忌に関しては，初期の臨床試験の際に用いられた除外基準が用いられる．子宮腔内避妊器具使用中，重症貧血，凝固障害，抗凝固薬の使用，長期間にわたる副腎皮質ステロイドの全身投与，慢性副腎不全，遺伝性ポルフィリン症，重度の肝・腎・肺・心血管障害，コントロール不良の高血圧を認める場合には慎重に適応を考慮する（Guiahi, 2012）．注目すべきことに，ミソプロストールは既往子宮手術歴をもつ女性における初期流産に対しても使用できる（Chen, 2008）．

メトトレキサートとミソプロストールはともに催奇形物質である．このため，一度これらの薬を使用したら，確実に人工妊娠中絶を達成しなければならない（Auffret, 2016；Hyoun, 2012；Kozma, 2011）．mifepristone投与を行った後に妊娠継続を希望した女性に関しては，妊娠継続率は10〜46％であった（Grossman, 2015）．mifepristoneを投与された46症例に関する研究では，大奇形の発生率は5％であったと報告されている（Bernard, 2013）．

◆ 投与方法

さまざまな投与量が有効であり，いくつかに関しては表18-7に記載されている．有効性が高いため，mifepristone/ミソプロストールの組み合わせが好まれる．現在では，妊娠63日以内であれば，mifepristone 200 mgを第0日目に経口投与し，その24〜48時間後にミソプロストール800 μgを経腟または頬粘膜または舌下投与する（ACOG, 2016c）．もう一つの初期に考案された投与法は，mifepristone 600 mgを経口投与し，その48時間後にミソプロストール 400 μgを経口投与する（Spitz, 1998）．希望があれば，mifepristoneとミソプロストールは自宅で自己投与できる可能性がある（Chong, 2015）．Planned Parenthood Clinicでは，第1三半期の内科的人工妊娠中絶の際に，ドキシサイクリン 100 mgを中絶薬投与開始日から7日間経口投与する（Fjerstad, 2009）．退院後は，1〜2週間後に外来で経過観察する．

ミソプロストール使用に伴って3時間以内にみられる症状として一般的なのは，嘔吐，下痢，発熱，寒気である．内科的人工妊娠中絶における性器出血と子宮の攣縮痛は，典型的には通常の月経よりも有意に重度である．そのため，通常麻薬も含めた適切な鎮痛が図られる．1時間で2枚以上のパッドを浸すほどの出血が少なくとも2時間認められるようであれば，主治医に連絡をとり，受診の必要性を問い合わせるよう指導を受ける．

経過観察のための外来において，人工妊娠中絶後のルーチンでの超音波検査は通常不要である（Clark, 2010）．代わりに双合診によって臨床経過を判断することが推奨されている．人工妊娠中絶の不成功が懸念されたり，性器出血のために超音波検査が必要と判断された場合，適切に検査結果が評価できれば不必要な外科的介入を避けることができる．特に，胎嚢が認められない場合や，重度の性器出血が認められない場合であれば介入は不要である．この考え方は，子宮内に超音波断層法にてまばらな遺残が認められるといった，よくみられるケースに関しても適応できる（Paul, 2000）．子宮内膜厚が15 mm未満や30 mm未満といった値は人工妊娠中絶の成功を示唆する閾値として用いられてきた（Nielsen, 1999；Zhang, 2005）．また，多層超音波パターンは人工妊娠中絶の成功を示唆しているとする他の報告もある（Tzeng, 2013）．最後に，hCGは有用である可能

表 18-7　内科的妊娠中絶で用いるレジメン

第 1 三半期

mifepristone/ミソプロストール
[a] mifepristone：200〜600 mg を経口投与，その 24〜48 時間後，
[b] ミソプロストール：200〜600 μg を経口投与または 400〜800 μg を経腟投与または頬粘膜投与または舌下投与

ミソプロストール単剤
[c] 800 μg を経腟投与または舌下投与，3 時間ごとに 3 回まで

メトトレキサート/ミソプロストール
[d] メトトレキサート：50 mg/m² BSA を筋肉内注射または経口投与，その 3〜7 日後，
[e] ミソプロストール：800 μg を 3〜7 日以内に経腟投与．必要であればメトトレキサート初回投与 1 週間後に再度投与する

第 2 三半期

mifepristone/ミソプロストール
mifepristone：200 mg を経口投与，その 24〜48 時間後，
ミソプロストール：400 μg を経腟投与または頬粘膜投与，3 時間ごとに 5 回まで

ミソプロストール単剤
600〜800 μg を経腟投与し，その後 400 μg を経腟投与または頬粘膜投与，3 時間ごとに 5 回まで

ジノプロストン
20 mg の腟坐剤として 4 時間ごとに投与

濃縮オキシトシン
50 単位のオキシトシンを含む 500 mL の生理食塩水を 3 時間で投与する．その後 1 時間，利尿薬を投与する（オキシトシンなし）．その後同様のプロトコルを繰り返す．そのなかで 500 mL の生理食塩水のオキシトシン含有量は 150 単位，200 単位，250 単位，最終的に 300 単位まで毎回増量していく

[a] 200 mg と 600 mg で効果は同等である．
[b] 経口投与は他の投与法と比して効果が乏しく，また吐き気と下痢が生じやすい．舌下投与は経腟投与と比べて副作用が生じやすい．
[c] 経腟投与は 3〜12 時間間隔で，舌下投与は 3〜4 時間間隔で投与される．
[d] どちらの投与法でも効果は同等である．
[e] 投与は 3 日後と 5 日後でも効果は同等である．
BSA：体表面積． 　　　　（Pymar, 2001; Raghavan, 2009; Schaff, 2000; Shannon, 2006; von Hertzen, 2003, 2007, 2009, 2010; Winikoff, 2008）

性がある．Barnhart ら（2004b）は，処置前後の hCG 値を比較した場合，ミソプロストールを投与してから 3 日目に 88 %，8 日目に 82 % の減少が認められることは，人工妊娠中絶の 95 % 成功率と相関すると報告した．

第 2 三半期の人工妊娠中絶法

第 2 三半期には胎児奇形や胎児死亡，母体合併症，進行流産，そして希望の人工妊娠中絶が子宮内容除去の適応となる．第 1 三半期と同様，内科的または外科的人工妊娠中絶が選択肢となる．しかし第 2 三半期においては，胎児の大きさや骨の影響を考慮し，**頸管拡張と除去**（dilation and evacuation：D & E）のほうが吸引 D & C よりも選択される．

これらの選択肢のうち，アメリカにおいては D & E が一般的な第 2 三半期の人工妊娠中絶法である．2013 年に法的に行われた人工妊娠中絶において，その 9 % が妊娠 13 週を超えた時期に D & E によって行われていた（Jatlaoui, 2016）．第 2 三半期に行われる多くの外科的・内科的人工妊娠中絶は第 1 三半期と同様であり，違いに関しては本項で述べる．

■ 頸管拡張と除去（D & E）
◆ 準　備

D & E に際しては，胎児を娩出するに先立ち，器械的に幅広く頸管を拡張する．妊娠週数が進むほど，必要な頸管拡張の程度は大きくなり，不十

分な頸管拡張では頸管裂傷，子宮穿孔，組織遺残をきたしうる（Peterson, 1983）．このように外科的処置に先立つ頸管の前処置が重要であり，主な選択肢としては吸湿性頸管拡張器またはミソプロストールがある．

ラミナリアを用いる場合に，オーバーナイトでの処置により適切な頸管拡張が得られる（Fox, 2014）．一般的ではないが，ラミナリアを用いて十分に頸管を拡張できない場合もあり，その際には連続したラミナリア挿入を行い，数日間かけてその挿入本数を増やして頸管拡張するというのも選択肢の一つである（Stubblefield, 1982）．ラミナリアに加えて，ミソプロストールやmifepristoneを用いるのも，もう一つの選択肢である（Ben-Ami, 2015）．

ダイラパンSも頸管の前処置に適している．ダイラパンSは最も有効な時間が4〜6時間であるため，同日に人工妊娠中絶を行いたい場合には好ましい可能性がある（Newmann, 2014）．

ミソプロストールは頸管の前処置において，吸湿性頸管拡張器の代わりに使用可能である．通常使用量は400 μg を，D&E施行の3〜4時間前に経腟投与あるいは頬粘膜投与する．無作為化比較試験において，ミソプロストールと吸湿性頸管拡張器は，その頸管拡張能力が同等であることが示された（Bartz, 2013 ; Goldberg, 2005 ; Sagiv, 2015）．ミソプロストール投与をラミナリアによる処置に加えても，わずかに頸管拡張が得られるだけで，逆に大きな副作用をもたらす（Edelman, 2006）．

mifepristone による頸管熟化効果を評価した研究はほとんどない．ある研究では，mifepristone は単独では吸湿性頸管拡張器と比べて頸管拡張能力が低いと報告されている（Borgatta, 2012）．他の研究ではmifepristone をミソプロストール投与の48時間前に追加した場合，ミソプロストール単独に比べて頸管拡張能力が高かった（Carbonell, 2007）．最後にGoldberg ら（2015）は，吸湿性頸管拡張器に mifepristone を加える群と加えない群で比較を行った．その結果，妊娠19週未満では有意差を認めなかったが，妊娠週数が進むにつれて，この併用は有効と考えられた．

要約すると，D&Eに向けた頸管の前処置に対して，吸湿性頸管拡張器は一貫して有効である．同日の人工妊娠中絶を行いたい場合にはダイラパンS単独またはミソプロストール単独が向いている可能性がある．初回の吸湿性頸管拡張器による効果が単独では不十分な場合や後期妊娠である場合，これらの薬の併用が有用な可能性がある．しかし，併用によりコストと有害事象のリスクは増す（Shaw, 2016）．

選択的人工妊娠中絶において，生児が分娩されることを回避し，部分的妊娠中絶禁止法案に抵触することがないように，D&Eに先んじて胎児死亡を引き起こすこともある（Diedrich, 2010）．これに際しては，頸管熟化に先立ち，胎児心臓内への塩化カリウム投与や，1 mgのジゴキシンの羊水内または胎児への直接注射投与が行われる（Sfakianaki, 2014 ; White, 2016）．

◆手　技

D&E施行中，超音波断層法をすべての場合で，または特に難しい事例においては併用することが望ましい．周術期の抗菌薬投与に関しては第1三半期と同様である．術後出血を減少させるために，バソプレシン2〜4単位を20 mLの生理食塩水や麻酔薬に混合したものを頸管内または傍頸管ブロックの一部として投与することもある（Kerns, 2013 ; Schulz, 1985）．一度適切な頸管拡張が得られたら，はじめのステップとして11〜16 mmの吸引管を用いるか，破膜してから重力を利用することで羊水を排出させる．これにより羊水塞栓症のリスクを減少させ，胎児をより子宮下部に移動させることができる（Owen, 2017 ; Prager, 2009）．

妊娠16週を超えた場合には，Sopher 鉗子や他の破壊用の器具を用いて，通常胎児をばらばらにして娩出する．胎児の完全除去に加え，胎盤や遺残物の除去を行うために大径の吸引キュレットを用いる．

D&Eに際して大きな合併症が発生することは多くなく，頻度は大規模研究において0.2〜2％と報告されている（Cates, 1982 ; Lederle, 2015 ; Peterson, 1983）．これらの合併症には子宮穿孔，頸管裂傷，子宮からの出血，人工妊娠中絶後の感染がある．まれな合併症として，播種性血管内凝固症候群や羊水塞栓症がある（Ray, 2004 ; York, 2012）．

◆ **胎盤の付着異常**

前置胎盤や癒着胎盤はD＆Eを施行する際のリスクを上昇させる．一度**癒着胎盤**と診断されると典型的には子宮摘出を試みる（Matsuzaki, 2015）．**前置胎盤**に関しては，D＆Eは胎盤を速やかに娩出する際に好まれるが，輸血製剤と必要に応じて子宮摘出を行う準備が必要不可欠である（ACOG, 2017h；Perriera, 2017）．内科的人工妊娠中絶を選択する可能性もあるが，その際はD＆Eを行う場合と比べて輸血リスクが大きい（Nakayama, 2007；Ruano, 2004）．データはほとんど存在しないが，分娩前の子宮動脈塞栓術は出血リスクを下げる可能性がある（Pei, 2017）．

既往**帝王切開分娩**はD＆Eの禁忌ではなく，むしろ多数の子宮手術既往をもつ症例においてはプロスタグランジン投与による人工妊娠中絶よりも好まれる（Ben-Ami, 2009；Schneider, 1994）．1回の帝王切開分娩歴をもつ女性において，内科的人工妊娠中絶を行った際の子宮破裂率は0.4％である（Berghella, 2009）．データはほとんど存在しないが，2回以上の帝王切開既往をもつ場合には子宮破裂率は2.5％となる可能性がある（Andrikopoulou, 2016）．既往帝王切開歴をもつ女性に内科的人工妊娠中絶を行う場合，ミソプロストールも選択肢となる．プロスタグランジンE_2（PGE_2）も同様なリスクをもたらすと思われる（le Roux, 2001；Reichman, 2007）．

■ **他の外科的手法**

外科的手法のうち，**頸管拡張と摘出（dilation and extraction：D＆X）**は，D＆Eとほぼ同様であるが，拡張した子宮頸管から胎児体部を娩出した後に，頭蓋内容物を除去するために吸引カニューレを用いる点が異なる．本法を用いることで摘出を容易にし，器具や胎児骨による子宮・頸管損傷を最小限に抑えることができる．D＆Xは intact D＆E とも呼ばれる．政治用語では，本法は**部分的妊娠中絶**と呼ばれている．

妊娠第2三半期にある女性が不妊手術を望む場合，子宮切開術と卵管結紮術を施行するのが合理的である．明らかな子宮疾患がある場合には，子宮摘出術が理想的な処置法となりうる．また，第2三半期における内科的人工妊娠中絶が不成功に終わった場合には，子宮切開術または子宮摘出術のどちらかが検討されうる．

■ **内科的人工妊娠中絶**

非侵襲的方法のうち，第1選択となるのは mifepristone とミソプロストールの併用レジメンまたはミソプロストール単剤投与である（表18-7参照）．これらの二つの選択肢のうち，併用レジメンでは処置に要する時間を短縮することができる（Kapp, 2007；Ngoc, 2011）．吸湿性頸管拡張器はこの併用レジメンとともに用いることで，より時間を短縮する可能性がある（Mazouni, 2009；Vincienne, 2017）．ミソプロストールを投与する際の投与経路に関しては，経腟投与や舌下投与に比べて，経口投与を行った際には分娩までに時間を要する（Dickinson, 2014）．予防的抗菌薬は一般的に用いられず，代わりに分娩中の感染サーベイランスが適応される（Achilles, 2011）．

もう一つの誘発物質であるPGE_2は，ミソプロストールと同様の効果と副作用をもつ（Jain, 1994；Jansen, 2008）．メトクロプラミド（Reglan）のような制吐薬やアセトアミノフェンのような解熱薬，ジフェノキシレート/アトロピン（Lomotil）のような止痢薬を同時に投与することで副作用による症状の予防・治療を図ることができる．ジノプロストン（プロスチン）がアメリカで利用可能なPGE_2である．しかしながらそのコストと室温における薬理学的不安定性のために，ミソプロストールよりも魅力が劣るように思われる．

他の薬剤のうち，生理食塩水と混合した高用量オキシトシンの経静脈投与を行った場合，第2三半期の人工妊娠中絶の成功率は80〜90％である（表18-7参照）．しかし，比較を行った場合，ミソプロストールのほうが高い成功率を示し，分娩所要時間も短い（Alavi, 2013）．

めったに使用されないが，乳酸エタクリジンは有機抗菌薬であり，子宮筋層のマスト細胞を活性化しプロスタグランジンを放出させる作用をもつ（Olund, 1980）．卵膜外つまり羊膜の外に留置されるが，ミソプロストールと比較すると分娩に長時間を要し，合併症発生率も高い（Boza, 2008）．

■ **胎児と胎盤の評価**

第2三半期において，D＆Eや他の内科的人工妊娠中絶は，臨床的にも心理学的にも適応可能で

ある．そして，患者の意思と臨床的適応を考慮して選択を行う（Burgoine, 2005；Kerns, 2012）．分娩に至った後に胎児を見て，抱きしめることを望む患者もいれば，そうでない患者もいる（Sloan, 2008）．

死産した胎児の評価については第35章に記載されている．一つの方法は解剖であり，第2三半期の流産や奇形のために行われた人工妊娠中絶においても価値がある．たとえば，全年齢における第2三半期の流産症例486例に対する研究においては胎児奇形が13％において認められた（Joo, 2009）．さらに，健常胎児のうち1/3は，陣痛に先立っていたと判断された絨毛膜羊膜炎を合併していた（Allanson, 2010）．実際にSrinivasら（2008）によれば，第2三半期の流産症例において95％は胎盤異常を認めると報告している．他の異常としては血栓性素因や胎盤梗塞があげられる．

外科的あるいは内科的人工妊娠中絶に際して，解剖により多くの情報が得られるが，D＆Eの際に断片化した標本からは，無傷の胎児と比べると得られる情報が少ない（Gawron, 2013；Lal, 2014）．核型分析はどちらの方法で得られた標本からでも行える（Bernick, 1998）．

選択的人工妊娠中絶のその後

アメリカで法律に基づき行われた人工妊娠中絶において，死亡率は低く，2008年から2012年にかけての割合は10万症例当たり1例未満であった（Jatlaoui, 2016）．初期の人工妊娠中絶のほうがより安全である．たとえば，Zaneら（2015）は，妊娠8週以下で施行した人工妊娠中絶では10万症例当たりの死亡が0.3例未満であったのに対し，妊娠14～17週で施行した場合は2.5例であり，妊娠18週以降の場合は6.7例であったと報告した．Raymondら（2012）により強調されるように，この中絶関連の死亡率は妊娠を継続した場合と比較して14倍である．

母体の包括的な健康やその後の妊娠予後に関して人工妊娠中絶が与える影響に関して示したデータは限られている．ある研究によれば，精神疾患が増えることはないと報告されている（Biggs, 2017；Munk-Olsen, 2011）．人工妊娠中絶後の生殖機能についてのデータはほとんど存在しないが，不妊となる可能性や異所性妊娠を発症する可能性も上昇しない．ただし，妊娠中絶後に感染をきたした場合，特にクラミジアに感染した場合は例外となる．妊娠予後に与える悪影響のうち，いくつかの研究によれば，外科的人工妊娠中絶の施行歴をもつ女性では早産率が約1.5倍になると報告されている（Lemmers, 2016；Makhlouf, 2014；Saccone, 2016）．このリスクは，人工妊娠中絶の回数が増えるにつれて増加する（Hardy, 2013；Klemetti, 2012）．人工妊娠中絶が内科的に行われたか外科的に行われたかにかかわらず，次回の妊娠予後は同様である（Männistö, 2013；Virk, 2007）．

人工妊娠中絶後の避妊

初期の妊娠あるいは流産に対する内科的・外科的処置の後，排卵は早ければ8日で，平均的には3週間で排卵は再開する可能性がある（Lahteenmaki, 1978；Stoddard, 2011）．これを考慮するに，妊娠中絶後に直ちに再度の妊娠を望まない限りは，意図しない妊娠の発生率を下げるべく有効な避妊法を実行すべきである．実際，2011年のアメリカにおける意図しない妊娠の発生率は45％であった（Finer, 2016）．第38章に記載されている使用可能な避妊法のうち，子宮内避妊器具を内科的あるいは外科的人工妊娠中絶完了後に挿入することは可能である（Bednarek, 2011；Korjamo, 2017）．他の選択肢として，ホルモン剤によるさまざまな避妊法も同時期に開始可能である（Curtis, 2016）．

次回妊娠を望む女性に関しては，時期を遅らせる必要はない．特にWongら（2015）によれば，第1三半期の流産後から3ヵ月以内に妊娠した場合と，3ヵ月以上間隔を開けてから妊娠した場合で，生児獲得率は同様であった．他の研究者らは，妊娠までの間隔の閾値を6ヵ月として，同様の内容を報告している（Kangatharan, 2017；Love, 2010）．

（訳：横溝　陵）

References

Achilles SL, Reeves MF, Society of Family Planning: Prevention of infection after induced abortion: release date October 2010: SFP guideline 20102. Contraception 83(4):295, 2011.

Achiron R, Tadmor O, Mashiach S: Heart rate as a predictor of first-trimester spontaneous abortion after ultrasound-proven viability. Obstet Gynecol 78(3 Pt 1):330.

Alavi A, Rajaei M, Amirian M, et al: Misoprostol versus high dose oxytocin and laminaria in termination of pregnancy in second-trimester pregnancies. Electron Physician 5(4):713, 2013.

Albrechtsen S, Rasmussen S, Thoresen S, et al: Pregnancy outcome in women before and after cervical conization: population based cohort study. BMJ 18:337, 2008.

Allanson B, Jennings B, Jacques A, et al: Infection and fetal loss in the mid-second trimester of pregnancy. Aust N Z J Obstet Gynaecol 50(3):221, 2010.

Allen RH, Fitzmaurice G, Lifford KL, et al: Oral compared with intravenous sedation for first-trimester surgical abortion: a randomized controlled trial. Obstet Gynecol 113(2 Pt 1):276, 2009.

Allen RH, Goldberg AB: Cervical dilation before first-trimester surgical abortion (<14 weeks' gestation). Contraception 93(4):277, 2016.

American College of Obstetricians and Gynecologists: Misoprostol for postabortion care. Committee Opinion No. 427, February 2009.

American College of Obstetricians and Gynecologists: Abortion policy. College Statement of Policy. January 1993, Reaffirmed 2014a.

American College of Obstetricians and Gynecologists: Induced abortion. In Guidelines for Women's Health Care, 4th ed. Washington, 2014b.

American College of Obstetricians and Gynecologists: Antibiotic prophylaxis for gynecologic procedures. Practice Bulletin No. 104, May 2009, Reaffirmed 2016a.

American College of Obstetricians and Gynecologists: Cerclage for management of cervical insufficiency. Practice Bulletin No. 142, February 2014, Reaffirmed 2016b.

American College of Obstetricians and Gynecologists: Medical management of first-trimester abortion. Practice Bulletin No.143, March 2014, Reaffirmed 2016c.

American College of Obstetricians and Gynecologists: Microarray and next generation sequencing technology: the use of advanced genetic diagnostic tools in obstetrics and gynecology. Committee Opinion No. 682, December 2016d.

American College of Obstetricians and Gynecologists: Moderate caffeine consumption during pregnancy. Committee Opinion No. 462, August 2010, Reaffirmed 2016e.

American College of Obstetricians and Gynecologists: Premature rupture of membranes. Practice Bulletin No. 172, October 2016f.

American College of Obstetricians and Gynecologists: The limits of conscientious refusal in reproductive medicine. Committee Opinion No. 385, November 2007, Reaffirmed 2016g.

American College of Obstetricians and Gynecologists: Ultrasound in pregnancy. Practice Bulletin No. 175, December 2016h.

American College of Obstetricians and Gynecologists: Use of prophylactic antibiotics in labor and delivery. Practice Bulletin No. 120, June 2011, Reaffirmed 2016i.

American College of Obstetricians and Gynecologists: Abortion training and education. Committee Opinion No. 612, November 2014, Reaffirmed 2017a.

American College of Obstetricians and Gynecologists: Antiphospholipid syndrome. Practice Bulletin No. 132, December 2012, Reaffirmed 2017b.

American College of Obstetricians and Gynecologists: Early pregnancy loss. Practice Bulletin No. 150, May 2015, Reaffirmed 2017c.

American College of Obstetricians and Gynecologists: Increasing access to abortion. Committee Opinion No. 613, November 2014, Reaffirmed 2017d.

American College of Obstetricians and Gynecologists: Inherited thrombophilias in pregnancy. Practice Bulletin No. 138, September 2013, Reaffirmed 2017e.

American College of Obstetricians and Gynecologists: Periviable birth. Obstetric Care Consensus No. 6, October 2017f.

American College of Obstetricians and Gynecologists: Prevention of Rh D alloimmunization. Practice Bulletin No. 181, August 2017g.

American College of Obstetricians and Gynecologists: Second-trimester abortion. Practice Bulletin No. 135, June 2013, Reaffirmed 2017h.

American College of Obstetricians and Gynecologists: Thromboembolism in pregnancy. Practice Bulletin No. 123, September 2011, Reaffirmed 2017i.

American Society for Reproductive Medicine: Definitions of infertility and recurrent pregnancy loss. Fertil Steril 99:63, 2013.

American Society for Reproductive Medicine. Evaluation and treatment of recurrent pregnancy loss: a committee opinion. Fertil Steril 98:1103, 2012.

Ammon Avalos L, Galindo C, Li DK: A systematic review to calculate background miscarriage rates using life table analysis. Birth Defects Res A Clin Mol Teratol 94(6):417, 2012.

Andrikopoulou M, Lavery JA, Ananth CV, et al: Cervical ripening agents in the second trimester of pregnancy in women with a scarred uterus: a systematic review and metaanalysis of observational studies. Am J Obstet Gynecol 215(2):177, 2016.

Arredondo F, Noble LS: Endocrinology of recurrent pregnancy loss. Semin Reprod Med 1:33, 2006.

Ashok PW, Flett GM, Templeton A: Mifepristone versus vaginally administered misoprostol for cervical priming before first-trimester termination of pregnancy: a randomized, controlled study. Am J Obstet Gynecol 183(4):998, 2000.

Auffret M, Bernard-Phalippon N, Dekemp J, et al: Misoprostol exposure during the first trimester of pregnancy: is the malformation risk varying depending on the indication? Eur J Obstet Gynecol Reprod Biol 207:188, 2016.

Avalos LA, Roberts SC, Kaskutas LA, et al: Volume and type of alcohol during early pregnancy and the risk of miscarriage. Subst Use Misuse 49:1437, 2014.

Balsells M, García-Patterson A, Corcoy R: Systematic review and meta-analysis on the association of prepregnancy underweight and miscarriage. Eur J Obstet Gynecol Reprod Biol 207:73, 2016.

Barnhart K, Mennuti MT, Benjamin I, et al: Prompt diagnosis of ectopic pregnancy in an emergency department setting. Obstet Gynecol 84(6):1010, 1994.

Barnhart K, Sammel MD, Chung K, et al: Decline of serum human chorionic gonadotropin and spontaneous complete abortion: defining the normal curve. Obstet Gynecol 104:975, 2004a.

Barnhart K, van Mello NM, Bourne T, et al: Pregnancy of unknown location: a consensus statement of nomenclature, definitions, and outcome. Fertil Steril 95(3):857, 2011.

Barnhart KT, Bader T, Huang X, et al: Hormone pattern after misoprostol administration for a nonviable first-trimester gestation. Fertil Steril 81(4):1099, 2004b.

Barnhart KT, Sammel MD, Rinaudo PF: Symptomatic patients with an early viable intrauterine pregnancy: hCG curves redefined. Obstet Gynecol 104:50, 2004c.

Bartz D, Maurer R, Allen RH, et al: Buccal misoprostol compared with synthetic osmotic cervical dilator before surgical abortion: a randomized controlled trial. Obstet Gynecol 122(1):57, 2013.

Bednarek PH, Creinin MD, Reeves MF, et al: Immediate versus delayed IUD insertion after uterine aspiration. N Engl J Med 364(21):2208, 2011.

Ben-Ami I, Schneider D, Svirsky R, et al: Safety of late second-trimester pregnancy termination by laminaria dilatation and evacuation in patients with previous multiple cesarean sections. Am J Obstet Gynecol 201(2):154.e1, 2009.

Ben-Ami I, Stern S, Vaknin Z, et al: Prevalence and risk factors of inadequate cervical dilation following laminaria insertion in second-trimester abortion—case control study. Contraception 91(4):308, 2015.

Bennett GL, Bromley B, Lieberman E, et al: Subchorionic hemorrhage in first-trimester pregnancies: prediction of pregnancy outcome with sonography. Radiology 200(3):803, 1996.

Berdahl DM, Blaine J, Van Voorhis B, et al: Detection of enlarged yolk sac on early ultrasound is associated with ad-verse pregnancy outcomes. Fertil Steril 94(4):1535, 2010.

Berger DS, Hogge WA, Barmada MM, et al: Comprehensive analysis of HLA-G: implications for recurrent spontaneous abortion. Reprod Sci 17(4):331, 2010.

Berghella V, Airoldi J, O'Neill AM, et al: Misoprostol for second trimester pregnancy termination in women with prior caesarean: a systematic review. BJOG 116(9):1151, 2009.

Berghella V, Mackeen D: Cervical length screening with ultrasound-indicated cerclage compared with history-indicated cerclage for prevention of preterm birth: a meta-analysis. Obstet Gynecol 118(1):148, 2011.

Bernard N, Elefant E, Carlier P, et al: Continuation of pregnancy after first-trimester exposure to mifepristone: an observational prospective study. BJOG 120(5):568, 2013.

Bernick BA, Ufberg DD, Nemiroff R, et al: Success rate of cytogenetic analysis at the time of second-trimester dilation and evacuation. Am J Obstet Gynecol 179(4):957, 1998.

Bhattacharya S, Townend J, Bhattacharya S: Recurrent miscarriage: are three miscarriages one too many? Analysis of a Scottish population-based database of 151,021 pregnancies. Eur J Obstet Gynecol Reprod Biol 150:24, 2010.

Biggs MA, Upadhyay UD, McCulloch CE, et al: Women's mental health and well-being 5 years after receiving or being denied an abortion: a prospective, longitudinal cohort study. JAMA Psychiatry 74(2):169, 2017.

Blohm F, Fridén B, Platz-Christensen JJ, et al: Expectant management of first-trimester miscarriage in clinical practice. Acta Obstet Gynecol Scand 82(7):654, 2003.

Boivin JF: Risk of spontaneous abortion in women occupationally exposed to anaesthetic gases: a meta-analysis. Occup Environ Med 54:541, 1997.

Borgatta L, Roncari D, Sonalkar S, et al: Mifepristone vs. osmotic dilator insertion for cervical preparation prior to surgical abortion at 14–16 weeks: a randomized trial. Contraception 86(5):567, 2012.

Boué J, Bou A, Lazar P: Retrospective and prospective epidemiological studies of 1500 karyotyped spontaneous human abortions. Teratology 12(1):11, 1975.

Boza AV, de León RG, Castillo LS, et al: Misoprostol preferable to ethacridine lactate for abortions at 13–20 weeks of pregnancy: Cuban experience. Reprod Health Matters 16(31 Suppl):189, 2008.

Branch DW, Gibson M, Silver RM: Recurrent miscarriage. N Engl J Med 363:18, 2010.

Brigham SA, Conlon C, Farquhason RG: A longitudinal study of pregnancy outcome following idiopathic recurrent miscarriage. Hum Reprod 14(11):2868, 1999.

Bromley B, Harlow BL, Laboda LA, et al: Small sac size in the first trimester: a predictor of poor fetal outcome. Radiology 178(2):375, 1991.

Bukulmez O, Arici A: Luteal phase defect: myth or reality. Obstet Gynecol Clin North Am 31:727, 2004.

Burgoine GA, Van Kirk SD, Romm J, et al: Comparison of perinatal grief after dilation and evacuation or labor induction in second trimester terminations for fetal anomalies. Am J Obstet Gynecol 192(6):1928, 2005.

Burnett MA, Corbett CA, Gertenstein RJ: A randomized trial of laminaria tents versus vaginal misoprostol for cervical ripening in first trimester surgical abortion. J Obstet Gynaecol Can 27(1):38, 2005.

Carbonell JL, Gallego FG, Llorente MP, et al: Vaginal vs. sublingual misoprostol with mifepristone for cervical priming in second-trimester abortion by dilation and evacuation: a randomized clinical trial. Contraception 75(3):230, 2007.

Caruso A, Trivellini C, De Carolis S, et al: Emergency cerclage in the presence of protruding membranes: is pregnancy outcome predictable? Acta Obstet Gynecol Scand 79:265, 2000.

Casikar I, Lu C, Oates J, et al: The use of power Doppler colour scoring to predict successful expectant management in women with an incomplete miscarriage. Hum Reprod 27(3):669, 2012.

Caspi E, Schneider DF, Mor Z, et al: Cervical internal os cerclage: description of a new technique and comparison with Shirodkar operation. Am J Perinatol 7:347, 1990.

Cates W Jr, Schulz KF, Grimes DA, et al: Dilatation and evacuation procedures and second-trimester abortions. The role of physician skill and hospital setting. JAMA 248(5):559, 1982.

Centers for Disease Control and Prevention: *Clostridium sordellii* toxic shock syndrome after medical abortion with mifepristone and intravaginal misoprostol—United States and Canada, 2001–2005. MMWR 54(29):724, 2005.

Centers for Disease Control and Prevention: Tobacco use and pregnancy. 2016. Available at: https://www.cdc.gov/reproductivehealth/maternalinfanthealth/tobaccousepregnancy./ Accessed May 2, 2016.

Chasen ST, Kalish RB, Gupta M, et al: Obstetric outcomes after surgical abortion at > or = 20 weeks' gestation. Am J Obstet Gynecol 193:1161, 2005.

Chasen ST, Silverman NS: Mid-trimester emergent cerclage: a ten year single institution review. J Perinatol 18:338, 1998.

Chen BA, Reeves MF, Creinin MD, et al: Misoprostol for treatment of early pregnancy failure in women with previous uterine surgery. Am J Obstet Gynecol 198:626.e1, 2008.

Chen L, Hu R: Thyroid autoimmunity and miscarriage: a meta-analysis. Clin Endocrinol 74:513, 2011.

Chong E, Frye LJ, Castle J, et al: A prospective, nonrandomized study of home-use of mifepristone for medical abortion in the U.S. Contraception 92:215, 2015.

Christiansen OB, Larsen EC, Egerup P, et al: Intravenous immunoglobulin treatment for secondary recurrent miscarriage: a randomised, double-blind, placebo-controlled trial. BJOG 122(4):500, 2015.

Chung K, Sammel M, Zhou L, et al: Defining the curve when initial levels of human chorionic gonadotropin in patients with spontaneous abortions are low. Fertil Steril 85(2): 508, 2006.

Clark W, Bracken H, Tanenhaus J, et al: Alternatives to a routine follow-up visit for early medical abortion. Obstet Gynecol 115(2 Pt 1):264, 2010.

Clowse ME, Jamison M, Myers E, et al: A national study of the complications of lupus in pregnancy. Am J Obstet Gynecol 199:127.e1, 2008.

Cnattingius S, Signorello LB, Anneren G, et al: Caffeine intake and the risk of first-trimester spontaneous abortion. N Engl J Med 343:1839, 2000.

Cocksedge KA, Li TC, Saravelos SH, et al: A reappraisal of the role of polycystic ovary syndrome in recurrent miscarriage. Reprod Biomed Online 17:151, 2008.

Condous G, Okaro E, Khalid A, et al: Do we need to follow up complete miscarriages with serum human chorionic gonadotrophin levels? BJOG 112:827, 2005.

Conforti A, Alviggi C, Mollo A, et al: The management of Asherman syndrome: a review of literature. Reprod Biol Endocrinol 11:118, 2013.

Connolly A, Ryan DH, Stuebe AM, et al: Reevaluation of discriminatory and threshold levels for serum β-hCG in early pregnancy. Obstet Gynecol 121(1):65, 2013.

Contag SA, Woo J, Schwartz DB, et al: Reinforcing cerclage for a short cervix at follow-up after the primary cerclage procedure. J Matern Fetal Neonatal Med 29(15):2423, 2016.

Curtis KM, Tepper NK, Jatlaoui TC, et al: U.S. medical eligibility criteria for contraceptive use, 2016. MMWR 65(3):1, 2016.

Daif JL, Levie M, Chudnoff S, et al: Group A streptococcus causing necrotizing fasciitis and toxic shock syndrome after medical termination of pregnancy. Obstet Gynecol 113(2 Pt 2):504, 2009.

Daily CA, Laurent SL, Nunley WC Jr: The prognostic value of serum progesterone and quantitative beta-human chorionic gonadotropin in early human pregnancy. Am J Obstet Gynecol 171(2):380, 1994.

Dao B, Blum J, Thieba B, et al: Is misoprostol a safe, effective and acceptable alternative to manual vacuum aspiration for postabortion care? Results from a randomized trial in Burkina Faso, West Africa. BJOG 114(11):1368, 2007.

Daya S: Accuracy of gestational age estimation by means of fetal crown-rump length measurement. Am J Obstet Gynecol 168(3 Pt 1):903, 1993.

Dean G, Colarossi L, Porsch L, et al: Manual compared with electric vacuum aspiration for abortion at less than 6 weeks of gestation: a randomized controlled trial. Obstet Gynecol 125(5):1121, 2015.

de La Rochebrochard E, Thonneau P: Paternal age >or = 40 years: an important risk factor for infertility. Am J Obstet Gynecol 189(4):901, 2003.

Devi Wold AS, Pham N, Arici A: Anatomic factors in recurrent pregnancy loss. Semin Reprod Med 1:25, 2006.

Dickey RP, Olar TT, Taylor SN, et al: Relationship of small gestational sac-crown-rump length differences to abortion and abortus karyotypes. Obstet Gynecol 79(4):554, 1992.

Dickinson JE, Jennings BG, Doherty DA: Mifepristone and oral, vaginal, or sublingual misoprostol for second-trimester abortion: a randomized controlled trial. Obstet Gynecol 123(6):1162, 2014.

Diedrich J, Drey E, Society of Family Planning: Induction of fetal demise before abortion. Contraception 81(6):462, 2010.

Doret M, Cartier R, Miribel J, et al: Premature preterm rupture of the membrane diagnosis in early pregnancy: PAMG-1 and IGFBP-1 detection in amniotic fluid with biochemical tests. Clin Biochem 46(18):1816, 2013.

Doubilet PM, Benson CB, Bourne T, et al: Diagnostic criteria for nonviable pregnancy early in the first trimester. N Engl J Med 369:1443, 2013.

Edelman AB, Buckmaster JG, Goetsch MF, et al: Cervical preparation using laminaria with adjunctive buccal misoprostol before second-trimester dilation and evacuation procedures: a randomized clinical trial. Am J Obstet Gynecol 194(2):425, 2006.

Eglinton GS, Herway C, Skupski DW, et al: Endocervical hyaluronan and ultrasound-indicated cerclage. Ultrasound Obstet Gynecol 37(2):214, 2011.

Ehsanipoor RM, Seligman NS, Saccone G, et al: Physical examination-indicated cerclage: a systematic review and meta-analysis. Obstet Gynecol 126(1):125, 2015.

Eiben B, Bartels I, Bahr-Prosch S, et al: Cytogenetic analysis of 750 spontaneous abortions with the direct-preparation method of chorionic villi and its implications for studying genetic causes of pregnancy wastage. Am J Hum Genet 47:656, 1990.

Erkan D, Kozora E, Lockshin MD: Cognitive dysfunction and white matter abnormalities in antiphospholipid syndrome. Pathophysiology 18(1):93, 2011.

Eschenbach DA: Treating spontaneous and induced septic abortions. Obstet Gynecol 125(5):1042, 2015.

Esteves JS, de Sá RA, de Carvalho PR, et al: Neonatal outcome in women with preterm premature rupture of membranes (PPROM) between 18 and 26 weeks. J Matern Fetal Neonatal Med 29(7):1108, 2016.

Everest NJ, Jacobs SE, Davis PG, et al: Outcomes following prolonged preterm premature rupture of the membranes. Arch Dis Child Fetal Neonatal Ed 93(3):F207, 2008.

Fan HT, Zhang M, Zhan P, et al: Structural chromosomal abnormalities in couples in cases of recurrent spontaneous abortions in Jilin Province, China. Genet Mol Res 15(1):1, 2016.

Feodor Nilsson S, Andersen PK, Strandberg-Larsen K, et al: Risk factors for miscarriage from a prevention perspective: a nationwide follow-up study. BJOG 121:1375, 2014.

Finer LB, Zolna MR: Declines in unintended pregnancy in the United States, 2008–2011. N Engl J Med 374(9):843, 2016.

Fjerstad M, Trussell J, Sivin I, et al: Rates of serious infection after changes in regimens for medical abortion. N Engl J Med 361:145, 2009.

Fox MC, Krajewski CM: Cervical preparation for second-trimester surgical abortion prior to 20 weeks' gestation: SFP Guideline #2013–4. Contraception 89(2):75, 2014.

Garber J, Cobin R, Gharib H, et al: Clinical practice guidelines for hypothyroidism in adults: cosponsored by the American Association of Clinical Endocrinologists and the American Thyroid Association. Thyroid 22(12):1200, 2012.

Gaskins AJ, Toth TL, Chavarro JE: Prepregnancy nutrition and early pregnancy outcomes. Curr Nutr Rep 4(3):265, 2015.

Gawron LM, Hammond C, Ernst LM: Perinatal pathologic examination of nonintact, second-trimester fetal demise specimens: the value of standardization. Arch Pathol Lab Med 137(8):1083, 2013.

Giraldo-Isaza MA, Fried GP, Hegarty SE, et al: Comparison of 2 stitches vs 1 stitch for transvaginal cervical cerclage for preterm birth prevention. Am J Obstet Gynecol 208:209.e1, 2013.

Goldberg AB, Drey EA, Whitaker AK: Misoprostol compared with laminaria before early second-trimester surgical abortion: a randomized trial. Obstet Gynecol 106:234, 2005.

Goldberg AB, Fortin JA, Drey EA, et al: Cervical preparation before dilation and evacuation using adjunctive misoprostol or mifepristone compared with overnight osmotic dilators alone: a randomized controlled trial. Obstet Gynecol 126(3):599, 2015.

Goldstein SR: Significance of cardiac activity on endovaginal ultrasound in very early embryos. Obstet Gynecol 80(4):670, 1992.

Grimes DA, Schulz KF, Cates WJ Jr: Prevention of uterine perforation during curettage abortion. JAMA 251(16):2108, 1984.

Grossman D, White K, Harris L, et al: Continuing pregnancy after mifepristone and "reversal" of first-trimester medical abortion: a systematic review. Contraception 92(3):206, 2015.

Guiahi M, Davis A, Society of Family Planning: First-trimester abortion in women with medical conditions: release date October 2012 SFP guideline #20122. Contraception 86(6):622, 2012.

Hahn KA, Wise LA, Rothman KJ, et al: Caffeine and caffeinated beverage consumption and risk of spontaneous abortion. Hum Reprod 30(5):1246, 2015.

Halvorson LM: First-trimester abortion. In Hoffman BL, Schorge JO, Bradshaw KD, et al (eds): Williams Gynecology, 3rd ed. McGraw-Hill Education, New York, 2016.

Hannafin B, Lovecchio F, Blackburn P: Do Rh-negative women with first trimester spontaneous abortions need Rh immune globulin? Am J Obstet Gynecol 24:487, 2006.

Hardy G, Benjamin A, Abenhaim HA: Effect of induced abortions on early preterm births and adverse perinatal outcomes. J Obstet Gynaecol Can 35(2):138, 2013.

Hawkins E, Nimaroff M: Vaginal erosion of an abdominal cerclage 7 years after laparoscopic placement. Obstet Gynecol 123(2 Pt 2 Suppl 2):420, 2014.

Hawkins JS: Lower genital tract procedures. In Yeomans ER, Hoffman BL, Gilstrap LC III, et al: Cunningham and Gilstrap's Operative Obstetrics, 3rd ed. New York, McGraw-Hill Education, 2017.

Heuser C, Dalton J, Macpherson C, et al: Idiopathic recurrent pregnancy loss recurs at similar gestational ages. Am J Obstet Gynecol 203(4):343.e1, 2010.

Hoffman BL, Corton MM: Surgeries for benign gynecologic disorders. In Hoffman BL, Schorge JO, Bradshaw KD, et al (eds): Williams Gynecology, 3rd ed. New York, McGraw-Hill Education, 2016.

Hooker AB, Lemmers M, Thurkow AL, et al: Systematic review and meta-analysis of intrauterine adhesions after miscarriage: prevalence, risk factors and long-term reproductive outcome. Hum Reprod Update 20(2):262, 2014.

Hoover RN, Hyer M, Pheiffer RM, et al: Adverse health outcomes in women exposed in utero to diethylstilbestrol. N Engl J Med 365(14):1304, 2011.

Hunter TJ, Byrnes MJ, Nathan E, et al: Factors influencing survival in previable preterm premature rupture of membranes. J Matern Fetal Neonatal Med 25(9):1755, 2012.

Hyoun SC, Običan SG, Scialli AR: Teratogen update: methotrexate. Birth Defects Res A Clin Mol Teratol 94(4):187, 2012.

Ireland LD, Gatter M, Chen AY: Medical compared with surgical abortion for effective pregnancy termination in the first trimester. Obstet Gynecol 126(1):22, 2015.

Jacobs PA, Hassold TJ: The origin of chromosomal abnormalities in spontaneous abortion. In Porter IH, Hook EB (eds): Human Embryonic and Fetal Death. New York, Academic Press, 1980, p 289.

Jain JK, Mishell DR: Comparison of intravaginal misoprostol with prostaglandin-E_2 for termination of 2nd-trimester pregnancy. N Engl J Med 331:290, 1994.

Jansen NE, Pasker-De Jong PC, Zondervan HA: Mifepristone and misoprostol versus Dilapan and sulprostone for second trimester termination of pregnancy. J Matern Fetal Neonatal 21(11):847, 2008.

Jatlaoui TC, Ewing A, Mandel MG, et al: Abortion surveillance-United States, 2013. MMWR 65(12):1, 2016.

Jenderny J: Chromosome aberrations in a large series of spontaneous miscarriages in the German population and review of the literature. Mol Cytogenet 7:38, 2014.

Jones RK, Jerman J: Abortion incidence and service availability in the United States, 2014. Perspect Sex Reprod Health 49(1):17, 2017.

Joo JG, Beke A, Berkes E, et al: Fetal pathology in second-trimester miscarriages. Fetal Diagn Ther 25(2):186, 2009.

Jun SH, Ginsburg ES, Racowsky C, et al: Uterine leiomyomas and their effect on in vitro fertilization outcome: a retrospective study. J Assist Reprod Genet 18:139, 2001.

Kadar N, DeCherney AH, Romero R: Receiver operating characteristic (ROC) curve analysis of the relative efficacy of single and serial chorionic gonadotropin determinations in the early diagnosis of ectopic pregnancy. Fertil Steril 37:542, 1982.

Kajii T, Ferrier A, Niikawa N, et al: Anatomic and chromosomal anomalies in 639 spontaneous abortions. Hum Genet 55:87, 1980.

Kalagiri RR, Carder T, Choudhury S, et al: Inflammation in complicated pregnancy and its outcome. Am J Perinatol 33(14):1337, 2016.

Kangatharan C, Labram S, Bhattacharya S: Interpregnancy interval following miscarriage and adverse pregnancy outcomes: systematic review and meta-analysis. Hum Reprod Update 23(2):221, 2017.

Kapp N, Borgatta L, Stubblefield PG, et al: Mifepristone in midtrimester medical abortion: a randomized controlled trial. Obstet Gynecol 110:1304, 2007.

Kapp N, Lohr PA, Ngo TD, et al: Cervical preparation for first trimester surgical abortion. Cochrane Database Syst Rev 2:CD007207, 2010.

Kaunitz AM, Rovira EZ, Grimes DA, et al: Abortions that fail. Obstet Gynecol 66(4):533, 1985.

Kerns J, Steinauer J: Management of postabortion hemorrhage: release date November 2012 SFP Guideline #20131. Contraception 87(3):331, 2013.

Kerns J, Vanjani R, Freedman L, et al: Women's decision making regarding choice of second trimester termination method for pregnancy complications. Int J Gynaecol Obstet 116(3):244, 2012.

Kibel M, Asztalos E, Barrett J, et al: Outcomes of pregnancies complicated by preterm premature rupture of membranes between 20 and 24 weeks of gestation. Obstet Gynecol 128(2):313, 2016.

Kilpatrick SJ, Patil R, Connell J, et al: Risk factors for previable premature rupture of membranes or advanced cervical dilation: a case control study. Am J Obstet Gynecol 194(4):1168, 2006.

Kim C, Barnard S, Neilson JP, et al: Medical treatments for incomplete miscarriage. Cochrane Database Syst Rev 1:CD007223, 2017.

Klebanoff MA, Levine RJ, DerSimonian R, et al: Maternal serum paraxanthine, a caffeine metabolite, and the risk of spontaneous abortion. N Engl J Med 341:1639, 1999.

Kleinhaus K, Perrin M, Friedlander Y, et al: Paternal age and spontaneous abortion. Obstet Gynecol 108:369, 2006.

Klemetti R, Gissler M, Niinimäki M, et al: Birth outcomes after induced abortion: a nationwide register-based study of first births in Finland. Hum Reprod 27(11):3315, 2012.

Kolte AM, Bernardi LA, Christiansen OB, et al: Terminology for pregnancy loss prior to viability: a consensus statement from the ESHRE early pregnancy special interest group. Hum Reprod 30(3):495, 2015.

Korjamo R, Mentula M, Heikinheimo O: Immediate versus delayed initiation of the levonorgestrel-releasing intrauterine system following medical termination of pregnancy—1 year continuation rates: a randomised controlled trial. BJOG June 26, 2017 [Epub ahead of print].

Kozma C, Ramasethu J: Methotrexate and misoprostol teratogenicity: further expansion of the clinical manifestations. Am J Med Genet A 155A(7):1723, 2011.

Krieg SA, Shahine LK, Lathi RB: Environmental exposure to endocrine-disrupting chemicals and miscarriage. Fertil Steril 106(4):941, 2016.

Kuhn RPJ, Pepperell RJ: Cervical ligation: a review of 242 pregnancies. Aust N Z J Obstet Gynaecol 17:79, 1977.

Laboda LA, Estroff JA, Benacerraf BR: First trimester bradycardia. A sign of impending fetal loss. J Ultrasound Med 8(10):561, 1989.

Lahteenmaki P, Luukkainen T: Return of ovarian function after abortion. Clin Endocrinol 2:123, 1978.

Lal AK, Kominiarek MA, Sprawka NM: Induction of labor compared to dilation and evacuation for postmortem analysis. Prenat Diagn 34(6):547, 2014.

Lane BF, Wong-You-Cheong JJ, Javitt MC, et al: ACR Appropriateness Criteria first trimester bleeding. Ultrasound Q 29(2):91, 2013.

Lawson CC, Rocheleau CM, Whelan EA, et al: Occupational exposures among nurses and risk of spontaneous abortion. Am J Obstet Gynecol 206:327.e1, 2012.

Lederle L, Steinauer JE, Montgomery A, et al: Obesity as a risk factor for complications after second-trimester abortion by dilation and evacuation. Obstet Gynecol 126(3):585, 2015.

Lemmers M, Verschoor MA, Hooker AB, et al: Dilatation and curettage increases the risk of subsequent preterm birth: a systematic review and meta-analysis. Hum Reprod 31(1):34, 2016.

le Roux PA, Pahal GS, Hoffman L, et al: Second trimester termination of pregnancy for fetal anomaly or death: comparing mifepristone/misoprostol to gemeprost. Eur J Obstet Gynecol Reprod Biol 95(1):52, 2001.

Levi CS, Lyons EA, Zheng XH, et al: Endovaginal US: demonstration of cardiac activity in embryos of less than 5.0 mm in crown-rump length. Radiology 176(1):71, 1990.

Li TC, Iqbal T, Anstie B, et al: An analysis of the pattern of pregnancy loss in women with recurrent miscarriage. Fertil Steril 78(5):1100, 2002.

Lichtenberg ES, Paul M, Society of Family Planning: Surgical abortion prior to 7 weeks of gestation. Contraception 88(1):7, 2013.

Lindsay DJ, Lovett IS, Lyons EA, et al: Yolk sac diameter and shape at endovaginal US: predictors of pregnancy outcome in the first trimester. Radiology 183(1):115, 1992.

Locatelli A, Vergani P, Bellini P, et al: Amnioreduction in emergency cerclage with prolapsed membranes: comparison of two methods for reducing the membranes. Am J Perinatol 16:73, 1999.

Love ER, Bhattacharya S, Smith NC, et al: Effect of interpregnancy interval on outcomes of pregnancy after miscarriage: retrospective analysis of hospital episode statistics in Scotland. BMJ 341:c3967, 2010.

Luise C, Jermy K, May C, et al: Outcome of expectant management of spontaneous first trimester miscarriage: observational study. BMJ 324:873, 2002.

Lykke JA, Dideriksen KL, Lidegaard Ø, et al: First-trimester vaginal bleeding and complications later in pregnancy. Obstet Gynecol 115:935, 2010.

MacIsaac L, Darney P: Early surgical abortion: an alternative to and backup for medical abortion. Am J Obstet Gynecol 183:S76, 2000.

MacIsaac L, Grossman D, Balistreri E, et al: A randomized controlled trial of laminaria, oral misoprostol, and vaginal misoprostol before abortion. Obstet Gynecol 93(5 Pt 1):766, 1999.

MacNaughton MC, Chalmers IG, Dubowitz V, et al: Final report of the Medical Research Council/Royal College of Obstetricians and Gynaecologists Multicentre Randomized Trial of Cervical Cerclage. BJOG 100:516, 1993.

Mahajan DK, London SN: Mifepristone (RU486): a review. Fertil Steril 68(6):967, 1997.

Makhlouf MA, Clifton RG, Roberts JM, et al: Adverse pregnancy outcomes among women with prior spontaneous or induced abortions. Am J Perinatol 31(9):765, 2014.

Mankowski JL, Kingston J, Moran T, et al: Paracervical compared with intracervical lidocaine for suction curettage: a randomized controlled trial. Obstet Gynecol 113:1052, 2009.

Männistö J, Mentula M, Bloigu A, et al: Medical versus surgical termination of pregnancy in primigravid women—is the next delivery differently at risk? A population-based register study. BJOG 120(3):331, 2013.

Matsuzaki S, Matsuzaki S, Ueda Y, et al: A case report and literature review of midtrimester termination of pregnancy complicated by placenta previa and placenta accreta. AJP Rep 5(1):e6, 2015.

Mazouni C, Vejux N, Menard JP, et al: Cervical preparation with laminaria tents improves induction-to-delivery interval in second- and third-trimester medical termination of pregnancy. Contraception 80(1):101, 2009.

Mazze RI, Källén B: Reproductive outcome after anesthesia and operation during pregnancy: a registry study of 5405 cases. Am J Obstet Gynecol 161:1178, 1989.

McDonald IA: Incompetent cervix as a cause of recurrent abortion. J Obstet Gynaecol Br Commonw 70:105, 1963.

Meites E, Zane S, Gould C: Fatal *Clostridium sordellii* infections after medical abortions. N Engl J Med 363(14):1382, 2010.

Monson MA, Gibbons KJ, Esplin MS, et al: Pregnancy outcomes in women with a history of previable, preterm prelabor rupture of membranes. Obstet Gynecol 128(5):976, 2016.

Moore KL: The Developing Human: Clinically Oriented Embryology. 2nd ed. Philadelphia, WB Saunders, 1977.

Munk-Olsen T, Laursen T, Pedersen C, et al: Induced first-trimester abortion and risk of mental disorder. N Engl J Med 364(4):332, 2011.

Muris C, Girard B, Creveuil C, et al: Management of premature rupture of membranes before 25 weeks. Eur J Obstet Gynecol Reprod Biol 131(2):163, 2007.

Miyakis S, Lockshin MD, Atsumi T, et al: International consensus statement on an update of the classification criteria for definite antiphospholipid syndrome (APS). J Thromb Haemost 4(2):295, 2006.

Miyazaki K, Furuhashi M, Yoshida K, et al: Aggressive intervention of previable preterm premature rupture of membranes. Acta Obstet Gynecol Scand 91(8):923, 2012.

Nadarajah R, Quek YS, Kuppannan K, et al: A randomised controlled trial of expectant management versus surgical evacuation of early pregnancy loss. Eur J Obstet Gynecol Reprod Biol 178:35, 2014.

Nahum GG: Uterine anomalies. How common are they, and what is their distribution among subtypes? J Reprod Med 43(10):877, 1998.

Nakayama D, Masuzaki H, Miura K, et al: Effect of placenta previa on blood loss in second-trimester abortion by labor induction using gemeprost. Contraception 75(3):238, 2007.

National Abortion Federation: 2016 Clinical policy guidelines. 2016. Available at: https://prochoice.org/wp-content/uploads/2016-CPGs-web.pdf. Accessed April 23, 2017.

Newmann SJ, Sokoloff A, Tharyil M, et al: Same-day synthetic osmotic dilators compared with overnight laminaria before abortion at 14–18 weeks of gestation: a randomized controlled trial. Obstet Gynecol 123:271, 2014.

Ngoc NT, Shochet T, Raghavan S, et al: Mifepristone and misoprostol compared with misoprostol alone for second-trimester abortion. Obstet Gynecol 118(3):601, 2011.

Nielsen S, Hahlin M, Platz-Christensen J: Randomised trial comparing expectant with medical management for first trimester miscarriages. BJOG 106(8):804, 1999.

Niinimäki M, Pouta A, Bloigu A, et al: Immediate complications after medical compared with surgical termination of pregnancy. Obstet Gynecol 114:795, 2009.

Nishimura RA, Otto CM, Bonow RO, et al: 2017 AHA/ACC Focused Update of the 2014 AHA/ACC guideline for the management of patients with valvular heart disease: a report of the American College of Cardiology/American Heart Association Task Force on Clinical Practice Guidelines. Circulation 135(25):e1159, 2017.

O'Connell K, Jones HE, Simon M, et al: First-trimester surgical abortion practices: a survey of National Abortion Federation members. Contraception 79(5):385, 2009.

O'Connor S, Kuller JA, McMahon MJ: Management of cervical cerclage after preterm premature rupture of membranes. Obstet Gynecol Surv 54:391, 1999.

Olund A, Kindahl H, Oliw E, et al: Prostaglandins and thromboxanes in amniotic fluid during rivanol-induced abortion and labour. Prostaglandins 19(5):791, 1980.

Owen J: First- and second-trimester pregnancy termination. In Yeomans ER, Hoffman BL, Gilstrap LC III, et al (eds): Cunningham and Gilstrap's Operative Obstetrics, 3rd ed. New York, McGraw-Hill Education, 2017.

Owen J, Hankins G, Iams J, et al: Multicenter randomized trial of cerclage for preterm birth prevention in high-risk women with shortened midtrimester cervical length. Am J Obstet Gynecol 201(4):375, 2009.

Paul M, Schaff E, Nichols M: The roles of clinical assessment, human chorionic gonadotropin assays, and ultrasonography in medical abortion practice. Am J Obstet Gynecol 183(2 Suppl):S34, 2000.

Paul ME, Mitchell CM, Rogers AJ, et al: Early surgical abortion: efficacy and safety. Am J Obstet Gynecol 187:407, 2002.

Pedersen JF, Mantoni M: Prevalence and significance of subchorionic hemorrhage in threatened abortion: a sonographic study. AJR Am J Roentgenol 154(3):535, 1990.

Pei R, Wang G, Wang H, et al: Efficacy and safety of prophylactic uterine artery embolization in pregnancy termination with placenta previa. Cardiovasc Intervent Radiol 40(3):375, 2017.

Pelosi MA: A new technique for reduction of prolapsed fetal membranes for emergency cervical cerclage. Obstet Gynecol 75(1):143, 1990.

Perriera LK, Arslan AA, Masch R: Placenta praevia and the risk of adverse outcomes during second trimester abortion: a retrospective cohort study. Aust N Z J Obstet Gynaecol 57(1):99, 2017.

Petersen SG, Perkins A, Gibbons K, et al: Can we use a lower intravaginal dose of misoprostol in the medical management of miscarriage? A randomised controlled study. Aust N Z J Obstet Gynaecol 53(1):64, 2013.

Peterson WF, Berry FN, Grace MR, et al: Second-trimester abortion by dilatation and evacuation: an analysis of 11,747 cases. Obstet Gynecol 62(2):185, 1983.

Pineles BL, Park E, Samet JM: Systematic review and meta-analysis of miscarriage and maternal exposure to tobacco smoke during pregnancy. Am J Epidemiol 179(7):807, 2014.

Prager SW, Oyer DJ: Second-trimester surgical abortion. Clin Obstet Gynecol 52(2):179, 2009.

Preisler J, Kopeika J, Ismail L, et al: Defining safe criteria to diagnose miscarriage: prospective observational multicentre study. BMJ 351:h4579, 2015.

Pristauz G, Bauer M, Maurer-Fellbaum U, et al: Neonatal outcome and two-year follow-up after expectant management of second trimester rupture of membranes. Int J Gynaecol Obstet 101(3):264, 2008.

Pymar HC, Creinin MD, Schwartz JL: Mifepristone followed on the same day by vaginal misoprostol for early abortion. Contraception 64:87, 2001.

Raghavan S, Comendant R, Digol I, et al: Two-pill regimens of misoprostol after mifepristone medical abortion through 63 days' gestational age: a randomized controlled trial of sublingual and oral misoprostol. Contraception 79(2):84, 2009.

Ramzy AM, Sattar M, Amin Y, et al: Uterine myomata and outcome of assisted reproduction. Hum Reprod 13:198, 1998.

Rauch ER, Schattman GL, Christos PJ, et al: Embryonic heart rate as a predictor of first-trimester pregnancy loss in infertility patients after in vitro fertilization. Fertil Steril 91(6):2451, 2009.

Rathat G, Do Trinh P, Mercier G, et al: Synechia after uterine compression sutures. Fertil Steril 95(1):405, 2011.

Ray BK, Vallejo MC, Creinin MD, et al: Amniotic fluid embolism with second trimester pregnancy termination: a case report. Can J Anaesth 51(2):139, 2004.

Raymond E, Grimes D: The comparative safety of legal induced abortion and childbirth in the United States. Obstet Gynecol 119(2, Part 1):215, 2012.

Raymond EG, Shannon C, Weaver MA, et al: First-trimester medical abortion with mifepristone 200 mg and misoprostol: a systematic review. Contraception 87:26, 2013.

Reichman DE, Laufer MR: Congenital uterine anomalies affecting reproduction. Best Pract Res Clin Obstet Gynecol 24(2):193, 2010.

Reichman O, Cohen M, Beller U: Prostaglandin E2 mid-trimester evacuation of the uterus for women with a previous cesarean section. Int J Gynaecol Obstet 96(1):32, 2007.

Renner RM, Nichols MD, Jensen JT, et al: Paracervical block for pain control in first-trimester surgical abortion. Obstet Gynecol 119:1030, 2012.

Richter J, Henry A, Ryan G, et al: Amniopatch procedure after previable iatrogenic rupture of the membranes: a two-center review. Prenat Diagn 33(4):391, 2013.

Roberts D, Vause S, Martin W, et al: Amnioinfusion in very early preterm prelabor rupture of membranes (AMIPROM): pregnancy, neonatal and maternal outcomes in a randomized controlled pilot study. Ultrasound Obstet Gynecol 43(5):490, 2014.

Ruano R, Dumez Y, Cabrol D, et al: Second- and third-trimester therapeutic terminations of pregnancy in cases with complete placenta previa—does feticide decrease postdelivery maternal hemorrhage? Fetal Diagn Ther 19(6):475, 2004.

Rust OA, Atlas RO, Reed J, et al: Revisiting the short cervix detected by transvaginal ultrasound in the second trimester: why cerclage may not help. Am J Obstet Gynecol 185:1098, 2001.

Saccone G, Perriera L, Berghella V: Prior uterine evacuation of pregnancy as independent risk factor for preterm birth: a systematic review and metaanalysis. Am J Obstet Gynecol 214(5):572, 2016.

Sagiv R, Mizrachi Y, Glickman H, et al: Laminaria vs. vaginal misoprostol for cervical preparation before second-trimester surgical abortion: a randomized clinical trial. Contraception 91(5):406, 2015.

Saraswat L, Bhattacharya S, Maheshwari A, et al: Maternal and perinatal outcome in women with threatened miscarriage in the first trimester: a systematic review. BJOG 117:245, 2010.

Saravelos SH, Yan J, Rehmani H, et al: The prevalence and impact of fibroids and their treatment on the outcome of pregnancy in women with recurrent miscarriage. Hum Reprod 26:3274, 2011.

Sartorius GA, Nieschlag E: Paternal age and reproduction. Hum Reprod Update 16(1):65, 2010.

Savaris RF, Silva de Moraes G, Cristovam RA, et al: Are antibiotics necessary after 48 hours of improvement in infected/septic abortions? A randomized controlled trial followed by a cohort study. Am J Obstet Gynecol 204:301.e1, 2011.

Savitz DA, Chan RL, Herring AH, et al: Caffeine and miscarriage risk. Epidemiology 19:55, 2008.

Schaff EA, Fielding SL, Westhoff C, et al: Vaginal misoprostol administered 1, 2, or 3 days after mifepristone for early medical abortion. A randomized trial. JAMA 284:1948, 2000.

Schenker JG, Margalioth EJ: Intrauterine adhesions: an updated appraisal. Fertil Steril 37(5):593, 1982.

Schneider D, Bukovsky I, Caspi E: Safety of midtrimester pregnancy termination by laminaria and evacuation in patients with previous cesarean section. Am J Obstet Gynecol 171(2):554, 1994.

Schneider D, Golan A, Langer R, et al: Outcome of continued pregnancies after first and second trimester cervical dilatation by laminaria tents. Obstet Gynecol 78:1121, 1991.

Schulz KF, Grimes DA, Christensen DD: Vasopressin reduces blood loss from second-trimester dilatation and evacuation abortion. Lancet 2:353, 1985.

Schust D, Hill J: Recurrent pregnancy loss. In Berek J (ed): Novak's Gynecology, 13th ed. Philadelphia, Lippincott Williams & Wilkins, 2002.

Sfakianaki AK, Davis KJ, Copel JA, et al: Potassium chloride-induced fetal demise: a retrospective cohort study of efficacy and safety. J Ultrasound Med 33(2):337, 2014.

Shannon C, Wiebe E, Jacot F: Regimens of misoprostol with mifepristone for early medical abortion: a randomized trial. BJOG 113:621, 2006.

Shaw KA, Lerma K: Update on second-trimester surgical abortion. Curr Opin Obstet Gynecol 28(6):510, 2016.

Shirodkar VN: A new method of operative treatment for habitual abortions in the second trimester of pregnancy. Antiseptic 52:299, 1955.

Shochet T, Diop A, Gaye A, et al: Sublingual misoprostol versus standard surgical care for treatment of incomplete abortion in five sub-Saharan African countries. BMC Pregnancy Childbirth 12:127, 2012.

Siddiqi TA, Caligaris JT, Miodovnik M, et al: Rate of spontaneous abortion after first trimester sonographic demonstration of fetal cardiac activity. Am J Perinatol 5(1):1, 1988.

Siedhoff M, Cremer ML: Pregnancy outcomes after laminaria placement and second-trimester removal. Obstet Gynecol 114(2 Pt 2):456, 2009.

Silver RM, Branch DW, Goldenberg R, et al: Nomenclature for pregnancy outcomes. Obstet Gynecol 118(6):1402, 2011.

Simpson JL: Causes of fetal wastage. Clin Obstet Gynecol 50(1):10, 2007.

Sloan EP, Kirsh S, et al: Viewing the fetus following termination of pregnancy for fetal anomaly. J Obstet Gynecol Neonatal Nurs 37(4):395, 2008.

Society for Assisted Reproductive Technology: Preimplantation genetic testing: a Practice Committee opinion. Fertil Steril 90(5 Suppl):S136, 2008.

Society for Maternal-Fetal Medicine: Cervical cerclage for the woman with prior adverse pregnancy outcome. Reaffirmed 2015. Available at: https://www.smfm.org/publications/98-cervical-cerclage-for-the-woman-with-prior-adverse-pregnancy-outcome. Accessed May 12, 2017.

Spitz IM, Bardin CW, Benton L, et al: Early pregnancy termination with mifepristone and misoprostol in the United States. N Engl J Med 338(18):1241, 1998.

Srinivas SK, Ernst LM, Edlow AG, et al: Can placental pathology explain second-trimester pregnancy loss and subsequent pregnancy outcomes? Am J Obstet Gynecol 199:402.e1, 2008.

Stabile I, Campbell S, Grudzinskas JG: Threatened miscarriage and intrauterine hematomas. Sonographic and biochemical studies. J Ultrasound Med 8(6):289, 1989.

Stefos TI, Lolis DE, Sotiriadis AJ, et al: Embryonic heart rate in early pregnancy. J Clin Ultrasound 26(1):33, 1998.

Stein Z, Kline J, Susser E, et al: Maternal age and spontaneous abortion. In Porter IH, Hook EB (eds): Human Embryonic and Fetal Death. New York, Academic Press, 1980, p 107.

Stephenson MD: Frequency of factors associated with habitual abortion in 197 couples. Fertil Steril 66(1):24, 1996.

Stephenson MD, Awartani KA, Robinson WP: Cytogenetic analysis of miscarriages from couples with recurrent miscarriage: a case-control study. Hum Reprod 17(2):446, 2002.

Stephenson MD, Kutteh WH, Purkiss S, et al: Intravenous immunoglobulin and idiopathic secondary recurrent miscarriage: a multicentered randomized placebo-controlled trial. Hum Reprod 25(9):2203, 2010.

Stockheim D, Machtinger R, Wiser A, et al: A randomized prospective study of misoprostol or mifepristone followed by misoprostol when needed for the treatment of women with early pregnancy failure. Fertil Steril 86:956, 2006.

Stoddard A, Eisenberg DL: Controversies in family planning: timing of ovulation after abortion and the conundrum of postabortion intrauterine device insertion. Contraception 84(2):119, 2011.

Stoval N, Sibai B, Habli M: Is there a role for cerclage in twin gestation with short cervical length (CL)? Single center experience. Abstract No. 143, Am J Obstet Gynecol 208(1 Suppl):S73, 2013.

Stubblefield PG, Altman AM, Goldstein SP: Randomized trial of one versus two days of laminaria treatment prior to late midtrimester abortion by uterine evacuation: a pilot study. Am J Obstet Gynecol 143(4):481, 1982.

Sugibayashi S, Aeby T, Kim D, et al: Amniotic fluid arborization in the diagnosis of previable preterm premature rupture of membranes. J Reprod Med 57(3–4):136, 2012.

Sullivan AE, Silver RM, LaCoursiere DY, et al: Recurrent fetal aneuploidy and recurrent miscarriage. Obstet Gynecol 104:784, 2004.

Sundtoft I, Langhoff-Roos J, Sandager P, et al: Cervical collagen is reduced in non-pregnant women with a history of cervical insufficiency and a short cervix. Acta Obstet Gynecol Scand 96(8):984, 2017.

Sunkara SK, Khairy M, El-Toukhy T, et al: The effect of intramural fibroids without uterine cavity involvement on the outcome of IVF treatment: a systematic review and meta-analysis. Hum Reprod 25(2):418, 2010.

Tang OS, Gemzell-Danielsson K, Ho PC: Misoprostol: pharmacokinetic profiles, effects on the uterus and side-effects. Int J Gynaecol Obstet 99 Suppl 2:S160, 2007.

Templeton A, Grimes D: A request for abortion. N Engl J Med 365(23):2198, 2011.

Terkildsen MFC, Parilla BV, Kumar P, et al: Factors associated with success of emergent second-trimester cerclage. Obstet Gynecol 101:565, 2003.

Thangaratinam S, Tan A, Knox E, et al: Association between thyroid autoantibodies and miscarriage and preterm birth: meta-analysis of evidence. BMJ 342:d2616, 2011.

Thomason JL, Sampson MB, Beckman CR, et al: The incompetent cervix: a 1982 update. J Reprod Med 27:187, 1982.

Timor-Tritsch IE, Farine D, Rosen MG: A close look at early embryonic development with the high-frequency transvaginal transducer. Am J Obstet Gynecol 159(3):676, 1988.

To MS, Alfirevic Z, Heath VCF, et al: Cervical cerclage for prevention of preterm delivery in women with short cervix: randomised controlled trial. Lancet 363:1849, 2004.

Trinder J, Brocklehurst P, Porter R, et al: Management of miscarriage: expectant, medical, or surgical? Results of randomized controlled trial (miscarriage treatment (MIST) trial). BMJ 332(7552):1235, 2006.

Tulandi T, Alghanaim N, Hakeem G, et al: Pre and post-conceptional abdominal cerclage by laparoscopy or laparotomy. J Minim Invasive Gynecol 21(6):987, 2014.

Tuuli MG, Norman SM, Odibo AO, et al: Perinatal outcomes in women with subchorionic hematoma: a systematic review and meta-analysis. Obstet Gynecol 117(5):1205, 2011.

Tzeng CR, Hwang JL, Au HK, et al: Sonographic patterns of the endometrium in assessment of medical abortion outcomes. Contraception 88(1):153, 2013.

Upadhyay UD, Desai S, Zlidar V, et al: Incidence of emergency department visits and complications after abortion. Obstet Gynecol 125(1):175, 2015.

Vincienne M, Anselem O, Cordier AG, et al: Comparison of the induction-to-delivery interval in terminations of pregnancy with or without Dilapan-S. Fetal Diagn Ther March 29, 2017 [Epub ahead of print].

Virk J, Zhang J, Olsen J: Medical abortion and the risk of subsequent adverse pregnancy outcomes. N Engl J Med 357:648, 2007.

Vissenberg R, van Dijk MM, Fliers E, et al: Effect of levothyroxine on live birth rate in euthyroid women with recurrent miscarriage and TPO antibodies (T4-LIFE study). Contemp Clin Trials 44:134, 2015.

von Hertzen H, Honkanen H, Piaggio G, et al: WHO multinational study of three misoprostol regimens after mifepristone for early medical abortion. I: Efficacy. BJOG 110:808, 2003.

von Hertzen H, Huong NTM, Piaggio G, et al: Misoprostol dose and route after mifepristone for early medical abortion: a randomized controlled noninferiority trial. BJOG 117(10):1186, 2010.

von Hertzen H, Piaggio G, Huong NT, et al: Efficacy of two intervals and two routes of administration of misoprostol for termination of early pregnancy: a randomized controlled equivalence trial. Lancet 369:1938, 2007.

von Hertzen H, Piaggio G, Wojdyla D, et al: Two mifepristone doses and two intervals of misoprostol administration for termination of early pregnancy: a randomized factorial controlled equivalence trial. BJOG 116(3):381, 2009.

Waters TP, Mercer BM: The management of preterm premature rupture of the membranes near the limit of fetal viability. Am J Obstet Gynecol 201(3):230, 2009.

Webber K, Grivell RM: Cervical ripening before first trimester surgical evacuation for non-viable pregnancy. Cochrane Database Syst Rev 11:CD009954, 2015.

Weiss JL, Malone FD, Vidaver J, et al: Threatened abortion: a risk factor for poor pregnancy outcome, a population-based screening study. Am J Obstet Gynecol 190(3):745, 2004.

Weng X, Odouki R, Li DK: Maternal caffeine consumption during pregnancy and the risk of miscarriage: a prospective cohort study. Am J Obstet Gynecol 198:279.e1, 2008.

White K, Carroll E, Grossman D: Complications from first-trimester aspiration abortion: a systematic review of the literature. Contraception 92(5):422, 2015.

White KO, Nucatola DL, Westhoff C: Intra-fetal compared with intra-amniotic digoxin before dilation and evacuation: a randomized controlled trial. Obstet Gynecol 128(5):1071, 2016.

Whittle WL, Singh SS, Allen L, et al: Laparoscopic cervico-isthmic cerclage: surgical technique and obstetric outcomes. Am J Obstet Gynecol 201:364.e1, 2009.

Wijesiriwardana A, Bhattacharya S, Shetty A, et al: Obstetric outcome in women with threatened miscarriage in the first trimester. Obstet Gynecol 107:557, 2006.

Wilcox AF, Weinberg CR, O'Connor JF, et al: Incidence of early loss of pregnancy. N Engl J Med 319:189, 1988.

Winikoff B, Dzuba IG, Creinin MD, et al: Two distinct oral routes of misoprostol in mifepristone medical abortion: a randomized controlled trial. Obstet Gynecol 112(6):1303, 2008.

Winn HN, Chen M, Amon E, et al: Neonatal pulmonary hypoplasia and perinatal mortality in patients with midtrimester rupture of amniotic membranes—a critical analysis. Am J Obstet Gynecol 182:1638, 2000.

Witter FR: Negative sonographic findings followed by rapid cervical dilatation due to cervical incompetence. Obstet Gynecol 64:136, 1984.

Wong LF, Schliep KC, Silver RM, et al: The effect of a very short interpregnancy interval and pregnancy outcomes following a previous pregnancy loss. Am J Obstet Gynecol 212(3):375.e1, 2015.

World Health Organization: Safe Abortion: Technical and Policy Guidance for Health Systems, 2nd ed. Geneva, WHO, 2012.

Wyatt PR, Owolabi T, Meier C, et al: Age-specific risk of fetal loss observed in a second trimester serum screening population. Am J Obstet Gynecol 192:240, 2005.

York S, Lichtenberg ES: Characteristics of presumptive idiopathic disseminated intravascular coagulation during second-trimester induced abortion. Contraception 85(5):489, 2012.

Yu D, Wong YM, Cheong Y, et al: Asherman syndrome—one century later. Fertil Steril 89(4):759, 2008.

Zane S, Creanga AA, Berg CJ, et al: Abortion-related mortality in the United States: 1998–2010. Obstet Gynecol 126(2):258, 2015.

Zaveri V, Aghajafari F, Amankwah K, et al: Abdominal versus vaginal cerclage after a failed transvaginal cerclage: a systematic review. Am J Obstet Gynecol 187:868, 2002.

Zeisler H, Joura EA, Bancher-Todesca D, et al: Prophylactic cerclage in pregnancy. Effect in women with a history of conization. J Reprod Med 42(7):390, 1997.

Zhang J, Gilles JM, Barnhart K, et al: A comparison of medical management with misoprostol and surgical management for early pregnancy failure. N Engl J Med 353:761, 2005.

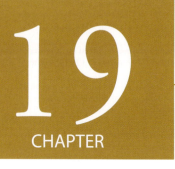

異所性妊娠
Ectopic Pregnancy

卵管妊娠	456
間質部妊娠	466
帝王切開瘢痕部妊娠	468
頸管妊娠	469
腹腔内妊娠	470
卵巣妊娠	471
その他の異所性妊娠	471

> *As soon as an unruptured extra-uterine pregnancy is positively diagnosed, its immediate removal by laparotomy is urgently indicated, since rupture may occur at any time and the patient die from haemorrhage before operative aid can be obtained.*
>
> —J. Whitridge Williams (1903)

胚細胞は，受精し卵管を通過した後，通常子宮腔内の内膜面に着床する．内膜面以外への着床は異所性妊娠であると考えられ，アメリカにおける全第1三半期の妊娠の0.5〜1.5％を占める（Hoover, 2011；Stulberg, 2014）．また，妊娠に関連した死亡の3％を占める（Creanga, 2017）．また異所性妊娠後は正常妊娠率が低下する．幸い，尿中，血清βヒト絨毛性ゴナドトロピン（β-hCG）分析および経腟超音波検査により早期の診断が可能となってきており，結果として，母体生存率や生殖能力温存の割合は改善傾向にある．

卵管妊娠
■ 分類

異所性妊娠の約95％は卵管妊娠であり，卵管の区分は第2章（図2-14参照）に記載されている．膨大部が最も多く（70％），峡部（12％），卵管采（11％），間質部（2％）と続く（Bouyer, 2002）．5％は卵管以外の妊娠であり，卵巣や腹腔内，子宮頸部，帝王切開創に着床する．時折，多胎妊娠において，正常妊娠と**異所性妊娠**が共存することがあり，自然発生率は30,000妊娠中1例である（Reece, 1983）．しかしながら，生殖補助医療（assisted reproductive technologies：ART）では，発生率は9/10,000となる（Perkins, 2015）．まれではあるが，二つの胚が同側卵管ないし左右それぞれの卵管に着床する，双胎卵管妊娠も報告されている（Eze, 2012；Goswami, 2015）．

異所性妊娠の部位にかかわらず，D抗原に感作されていないD陰性の妊婦には，抗D IgG免疫グロブリンを投与すべきである〔アメリカ産婦人科学会（ACOG），2017〕．第1三半期には50μgまたは300μgを投与し，以降は標準的な300μgを投与する（第15章参照）．

■ リスク

卵管妊娠の多くは，卵管の解剖学的異常が原因であり，卵管妊娠，卵管修復術，不妊手術の既往は高リスクである．また，一方の卵管妊娠後，対側の卵管妊娠が起こる可能性は5倍となる（Bhattacharya, 2012）．性感染症やその他の卵管感染症は，卵管の解剖学的異常を引き起こす可能性があり，危険因子となる．特に，卵管炎の既往があれば，その後異所性妊娠を発症する確率は9％まで増加する（Westrom, 1992）．卵管炎や虫垂炎，内膜症に続く卵管周囲の癒着もリスクを増加させ

る．**結節性峡部卵管炎**は，上皮で裏打ちされた線憩室が肥大した筋層に進展したものであるが，これもリスクを増加させる（Bolaji, 2015）．特に子宮内でのジエチルスチルベストロール曝露により，二次的に起こった先天性の卵管異常は，異所性妊娠の発症率を上昇させる（Hoover, 2011）．

不妊症では，治療にARTを用いることもあり，実質的に異所性妊娠のリスクは増加する（Clayton, 2006）．ARTによる異所性妊娠の発生率は，アメリカにおいて2001～2011年の期間では1.6％であった（Perkins, 2015）．子宮角，腹腔内，子宮頸管，卵巣などへの"異常な"着床は，より多く認められる．また，機序は明らかでないが，喫煙との関連も知られている（Hyland, 2015）．避妊をすることで妊娠の成立自体が減るため，異所性妊娠の絶対数は減少するが，避妊の失敗により，異所性妊娠の相対数は増加する．卵管不妊手術や，銅およびプロゲスチン放出子宮内避妊器具（intrauterine devices：IUDs），プロゲスチン単独の避妊薬などがあげられる（第38章参照）．

■ 発生と予後

卵管は粘膜下層が欠如しているため，卵管妊娠では受精卵が直接上皮に侵入し，筋層の近傍ないし筋層内では，急速に増殖する栄養膜細胞が侵入する．しかし，異所性妊娠の胚や胎児は，しばしば発育不良となり消滅する．

予後としては，卵管破裂ないしは卵管流産，妊娠不成立という経過をたどる．破裂した場合には，拡大した胎児，構造物や出血が，卵管に裂け目を生じさせる（図19-1）．卵管妊娠は自然に破裂することが多いが，性交渉や双合診後に破裂する場合もある．

また，卵管の遠位端側で流産となる．卵管流産の頻度は着床部位により異なり，より遠位側で多い．流産後，出血は止まり，症状はいずれ消失するが，卵管内に妊娠成分が残っている限り，出血は持続する．血液は卵管采から腹腔内へ緩徐に流出し，直腸子宮窩に貯留する．卵管采が閉塞している場合，卵管は血液により徐々に膨張し，卵管血腫を形成する．可能性は低いが，卵管流産後，腹膜へ着床し，腹腔内妊娠へ移行する場合もあり，詳細は後述する．

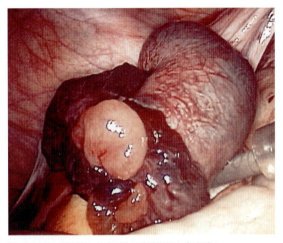

図 19-1　破裂した初期の卵管膨大部妊娠
(Used with permission from Dr. Togas Tulandi)

自然に流産し，再吸収されている異所性妊娠は数知れないが，鋭敏なβ-hCG分析の出現により，現在では定期的に報告されている．

前述したような"急性の"異所性妊娠と"慢性の"異所性妊娠は異なる．一般的な急性の異所性妊娠では，血清β-hCGが高く急速に成長するため，迅速に診断されやすいが，卵管破裂の危険性もより高い（Barnhart, 2003c）．慢性の異所性妊娠では，異常な栄養膜細胞は早期に消滅し，このため血清β-hCGは陰性ないしは低値である（Brennan, 2000）．また，慢性の異所性妊娠では破裂の時期が遅く複合的な骨盤内腫瘤を形成することが多いため，診断的手術が行われることもある（Cole, 1982；Uğur, 1996）．

■ 臨床症状

患者の早期受診や正確な診断技術は破裂前の検出につながるが，これらは，症状や徴候が軽微または認めないことも多く，卵管妊娠を疑わず，正常妊娠の初期または流産であると推測される．

典型的な三徴としては，月経の遅れ・疼痛・性器出血の三つがあげられる．卵管破裂では，たいてい強い下腹部・骨盤痛が出現し，それらは鋭く，刺すような，ないしは裂かれるような痛みと表現される．腹部の触診の際には圧痛を認め，双合診では特に子宮頸部において可動痛を強く認める．直腸子宮窩に血液が貯留することで，後腟円蓋が膨隆し，軟らかい泥状の腫瘤が子宮の片側に触れる．また，ホルモン刺激により子宮はわずか

に大きくなる．横隔膜刺激症状として，特に吸気における首や肩の痛みが特徴的であり，この症状は多量の腹腔内出血をきたした症例の約半数で認められる．

卵管妊娠の60〜80％に性器出血が認められる．多量の性器出血は不全流産を疑うが，卵管妊娠においてもこのような出血をきたすことがある．また，卵管妊娠は重篤な腹腔内出血を引き起こすことがある．中等量の出血では，バイタルサインは安定しており，わずかな血圧上昇または徐脈や低血圧などの迷走神経反射が起こる．出血が持続し循環血液量の減少が重篤となると，血圧低下および心拍数上昇が認められ，血管運動障害が生じると，めまいや失神といった症状が出現する．

多量出血の際，初期にヘモグロビンやヘマトクリット値はわずかな低下をきたすのみであることが多いため，急性期の出血では，数時間後のヘモグロビンやヘマトクリット値の動向が出血量の指標として有効である．また，異所性妊娠破裂のおよそ半数の症例では，白血球数が30,000/μLまで増加したとの報告もある．

脱落膜は，妊娠の際にホルモンによって備えられる子宮内膜であり，異所性妊娠における変化の程度はさまざまである．それゆえ卵管妊娠では，出血に加え，子宮内腔の形態をなす内膜全層が剥離した，**脱落膜円柱**の排出を認めることがある（図19-2）．脱落膜の剥離は子宮内流産でも起こるため，組織を肉眼的・組織学的に慎重に評価し，妊娠成分を明らかにしなければならない．胎嚢が認められない場合や，組織学的に絨毛が明らかでない場合は，異所性妊娠の可能性を考慮しなければならない．

■ 多様な診断

妊娠における腹痛の鑑別診断は多岐にわたり，子宮によるものは流産，感染，子宮筋腫の変性や増大，円靱帯の痛みなどがある．付属器疾患としては，異所性妊娠，卵巣腫瘍の出血，破裂，捻転や卵管炎，卵巣卵管膿瘍などがあげられ，さらには，虫垂炎，膀胱炎，腎結石や胃腸炎といった産婦人科以外の疾患で下腹痛をきたすことのほうが一般的である．

異所性妊娠の同定のために，数多くのアルゴリズムが提示されており，身体所見，経腟超音

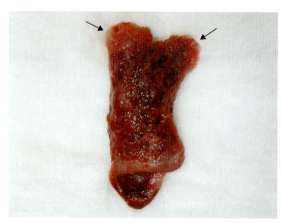

図19-2 卵管妊娠に認められた脱落膜円柱
円柱は子宮内腔の形態を反映し，矢印は卵管角をかたどった脱落膜を示している．

波検査（transvaginal sonography：TVS），血清β-hCG測定（時系列での推移）や，子宮内掻爬（dilation and curettage：D&C），腹腔鏡，開腹手術を含めた診断的手術などがある（図19-3）．アルゴリズムは血行動態的に安定した症例にのみ適用され，破裂が疑われる場合には，外科的治療を施行すべきである．未破裂の場合は，すべての診断的方法が確実ではなく，検査にて異所性妊娠を最も疑ったとしても，結果として正常子宮内妊娠（intrauterine pregnancy：IUP）の流産の場合がある．逆に，正常妊娠の流産と判断し検査を減らすことにより，異所性妊娠の診断を遅らせてしまう場合もある．妊娠徴候のある患者の訴えに対し，よく議論することで，これらの診断につなげることができる．

◆βヒト絨毛性ゴナドトロピン

異所性妊娠の同定には，迅速で正確な妊娠の診断が必要不可欠である．現在の酵素免疫吸着法（enzyme-linked immunosorbent assay：ELISA）による尿中および血清のβ-hCG測定を用いた妊娠反応検査は，尿では20〜25 mIU/mL，血清では5 mIU/mLより診断が可能となる（Greene, 2015）．

出血や疼痛があり，妊娠反応が陽性の場合，妊娠部位を同定するために経腟超音波検査が用いられる．卵黄嚢や胎芽，胎児が子宮内または付属器に同定されれば診断となるが，多くの場合には，経腟超音波検査では診断に至らず，卵管妊娠の可能性も残る．このような場合には子宮内または異

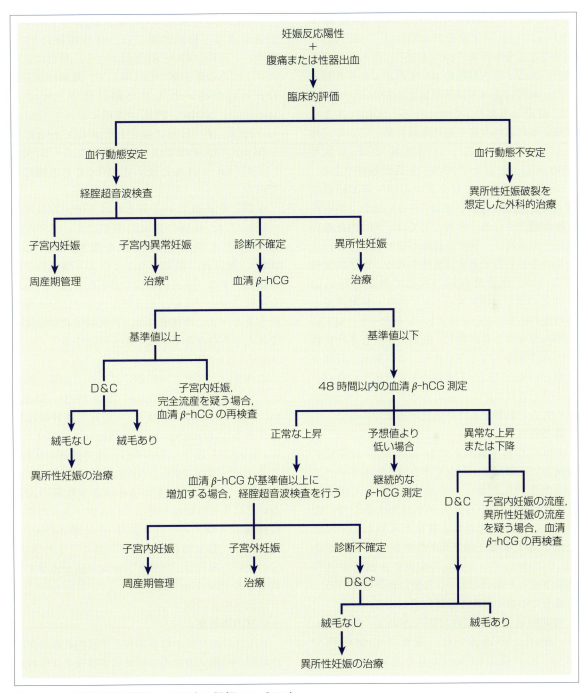

図19-3　異所性妊娠が疑われる場合の評価アルゴリズム
[a] 待機的管理，子宮内容除去術，ないしは薬物治療など．
[b] 正常子宮内妊娠が疑われる場合，β-hCG測定の反復が考慮される．

所性妊娠のいずれも否定できないため，さらなる臨床情報により妊娠部位が同定されるまで，**妊娠部位不詳（pregnancy of unknown location：PUL）**とされる．

●基準値以上

多くの研究者は，β-hCGが基準値以上であるにもかかわらず，子宮内の妊娠が確認できない場合，その妊娠は流産または異所性妊娠であると

述べている（Barnhart, 1994）．その基準値は1,500 mIU/mL以上または2,000 mIU/mL以上と施設ごとに分かれる．かつ子宮内に何も認めない場合，正常子宮内妊娠を100％否定できると報告した．施設によっては基準値を2,000 mIU/mL以上に設定しており，Connollyら（2013）はさらに高い基準値の設定を勧める報告をしている．彼らによると，正常子宮内妊娠では，β-hCG 3,510 mIU/mL以上で99％に胎嚢が観察できる．

β-hCGが基準値を超えているが，経腟超音波検査で子宮内の妊娠が確認できない場合，異所性妊娠が懸念される．診断としては，子宮内妊娠の流産，完全流産，異所性妊娠が疑われる．また，初期の多胎妊娠である可能性も残る．医学的根拠はないが，異所性妊娠に対して継続的な血清β-hCGの測定は検討するべきであり，48時間後の再検査の結果しだいではメトトレキサート（MTX）の不必要な投与を回避し，初期の正常な多胎妊娠への毒性も防ぐことができる．より異所性妊娠が疑わしい場合には，子宮内掻爬は流産との鑑別として選択肢にあがる．患者背景がこれらの治療方針へ大きく影響するため注意が必要である．

- **基準値以下**

β-hCGが基準値以下であった場合，経腟超音波検査で妊娠部位が同定できないことも多い．このようなPULであった場合，血清β-hCG測定は妊娠が継続しているか否かを識別する指標になる．β-hCGが予想される推移から外れて上昇または下降する場合は，異所性妊娠の可能性がある．したがって，これらの症例でβ-hCGが基準値以下だった場合には，2日後に再評価を行う．再検査での値の動向が診断に貢献する．

初期の正常な子宮内妊娠において，Barnhartら（2004b）の報告では，最低でも48時間で53％，24時間で24％の上昇を認め，Seeberら（2006）は，48時間で35％が上昇することを示した．多胎妊娠においても同様な比率が予測される（Chung, 2006）．これらの報告がある一方で，Silvaら（2006）は，異所性妊娠の1/3の症例が，48時間に53％上昇すると警告している．さらに，異所性妊娠では単一の経過をたどるとは限らず，β-hCGが半数では低下し，残りの半数では上昇する．また，β-hCGが低下していても異所性妊娠が破裂する可能性もある．

子宮内妊娠の流産におけるβ-hCGの下降率も予測できる．自然流産では，48時間後に21〜35％，7日後に68〜84％低下する．報告によると，これらの低下率の幅に関して，最初に測定したβ-hCGが高いとより早期に低下しやすい（Barnhart, 2004a）．PULの流産において，Buttsら（2013）は，最初に測定したβ-hCGが250〜5,000 mIU/mLの間では，48時間後に35〜50％，7日後に68〜84％と低下率が高くなると報告している．

予期したβ-hCGの上昇または下降がみられない妊娠では，頻回のβ-hCG測定にて，子宮内妊娠の流産と異所性妊娠とを鑑別する（Zee, 2014）．繰り返し測定することにより破裂のリスクは低下する．子宮内掻爬も選択肢であり，迅速な診断につながるが，正常妊娠の妨げになる可能性もある．また掻爬前には，再度経腟超音波検査で新たな有益な所見がないかを確認する．

◆ 血清プロゲステロン

血清プロゲステロンの測定により，診断が明らかとなる場合もある（Stovall, 1989, 1992）．25 ng/mL以上であれば，感度92％で異所性妊娠は除外できる（Lipscomb, 1999a；Pisarska, 1998）．逆に，5 ng/mL以下であるのは，正常妊娠の0.3％であった（Mol, 1998；Verhaegen, 2012）．したがって，5 ng/mL以下の場合は正常妊娠の流産ないしは異所性妊娠が考えられるが，多くの異所性妊娠でプロゲステロン値は10〜25 ng/mLと幅があり，臨床的有用性は限られる．またARTでの妊娠の場合は，プロゲステロン値が通常より高くなる（Perkins, 2000）．

◆ 経腟超音波検査

- **子宮内膜所見**

異所性妊娠が疑われる場合，子宮内妊娠か異所性妊娠かの鑑別のために経腟超音波検査が行われる．子宮内腔の評価としては，通常4週半〜5週で子宮内に胎嚢が認められ，5〜6週で卵黄嚢が出現し，5週半〜6週で心拍を伴う胎芽が認められる（図9-3参照）．経腹超音波検査では，それぞれ経腟超音波検査よりも少し遅れて認められる．

これに対し，異所性妊娠では3層の子宮内膜が診断として有用である（図19-4）が，特異度94％に対し，感度は38％である（Hammoud, 2005）．加えて，Moschosら（2008b）によると，

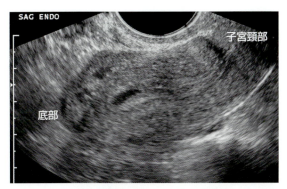

図 19-4　経腟超音波検査における子宮内腔の偽胎嚢
内腔に沿った形態と中央部に無エコーの液体貯留を認める．液体の遠位側は 3 層の内膜を認め，異所性妊娠に特徴的である．
(Reproduced with permission from Gala RB: Ectopic pregnancy. In Hoffman BL, Schorge JO, Bradshaw KD, et al: Williams Gynecology, 3rd ed. New York, McGraw-Hill Education; 2016. Photo contributor: Dr. Elysia Moschos)

PUL の症例のうち，正常妊娠例では内膜が 8 mm 以上であった．

　子宮内の無エコーの液体領域は，正常の胎嚢と考えられるが，異所性妊娠でも認めることがあり，偽胎嚢や脱落膜嚢胞があげられる．偽胎嚢は子宮内膜層の間の液体貯留であり，子宮内腔の形に沿う（図 19-4）．偽胎嚢を認める場合は，異所性妊娠の可能性が高い（Hill, 1990；Nyberg, 1987）．脱落膜嚢胞は，子宮腔から離れた子宮内膜や，子宮内膜と子宮筋層の境界部に無エコー域として認められる．Ackerman ら（1993b）は，この所見は早期の脱落膜の破綻および脱落膜円柱形成の前兆であると述べている．

　これら二つの所見は，子宮内妊娠で認められる子宮内膜像と比較されるが，初期の胎嚢は子宮内膜の縞の層に存在する（Dashefsky, 1988）．ACOG (2016) では，卵黄嚢や胎芽の確認をせずに，子宮内妊娠と診断することに警告を出している．

• **付属器所見**
　異所性妊娠の超音波診断は，卵巣とは別の付属器腫瘤が認められることで可能である（図 19-5）．卵管や卵巣が認められ，子宮外に卵黄嚢，胎芽や胎児が認められれば，異所性妊娠の診断は明確となる．また，無エコーの嚢胞の周囲に高エコー輪や卵管が認められる（Nadim, 2017）．異所性妊娠で出血を伴っていた場合には，不均質で複雑な付属器腫瘤として認められる．総じて，異所性妊娠

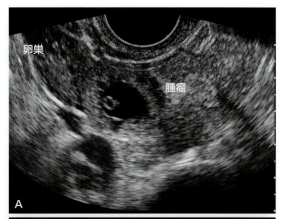
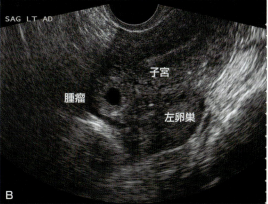
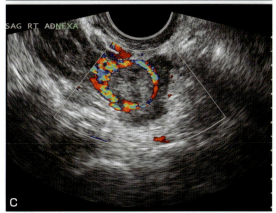

図 19-5　異所性卵管妊娠に伴うさまざまな経腟超音波所見
超音波検査では，異所性腫瘤が卵巣と離れた付属器内に存在する，または，
A. 子宮外の嚢胞内に，卵黄嚢（図に示す）かつ/または，心拍の有無にかかわらず胎芽を認める．
B. 高エコー輪を伴う空の子宮外嚢胞を認める．
C. 不均質な付属器腫瘤を認める（C の画像では，カラードプラで"炎の輪"に見えるのが典型的で，異所性妊娠による血流増加を反映する）．

の場合に診断する．

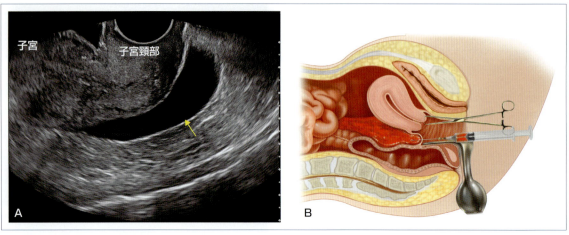

図 19-6　腹腔内出血の同定
A. 経腟超音波検査における直腸子宮窩の無エコー液体貯留（矢印）
B. 直腸子宮窩穿刺：16〜18 ゲージ針に注射器を接続し，支持鉤で子宮頸部を上方に牽引しながら，後腟円蓋から直腸子宮窩に向かって穿刺する.
(B, Reproduced with permission from Gala RB: Ectopic pregnancy. In Hoffman BL, Schorge JO, Bradshaw KD, et al: Williams Gynecology, 3rd ed. New York, McGraw-Hill Education, 2016)

のおよそ 60 ％に卵巣に接する不均質な腫瘤が認められ，20 ％に高エコー輪が，13 ％に胎芽を伴う胎嚢が認められる（Condous, 2005）．しかし付属器腫瘤がすべて異所性妊娠であるとは限らず，超音波検査所見と他の臨床所見とを併せて診断する必要がある．

複雑な付属器腫瘤の外縁に認める胎盤血流—炎の輪—は，経腟超音波のカラードプラで観察することができる．しかし，これだけでは診断に至らず，妊娠黄体でも同様の所見が認められるため，鑑別する必要がある．

• 腹腔内出血

異所性妊娠が疑われる症例では，腹腔内出血は超音波検査を用いると高頻度に認められるが，直腸子宮窩穿刺でも診断に至ることもある（図 19-6）．超音波検査上，無エコーないし低エコーの液体は直腸子宮窩に貯留した後，子宮の周囲を取り囲みつつ，骨盤内を満たす．出血が 50 mL あれば経腟超音波検査にて確認でき，経腹超音波検査により腹腔内出血の広がりが確認できる．しかし，生理的な少量の腹水貯留があることには注意が必要である．多量の腹腔内出血の場合，血液が結腸周囲から肝臓近くのモリソン窩まで広がることもある．この場合の出血は 400〜700 mL に達していると考えられる（Branney, 1995；Rodgerson, 2001；Rose, 2004）．診断としては，付属器腫瘤と同時に腹腔内の液体が認められれば，異所性妊娠の可能性が高い（Nyberg, 1991）．卵巣やその他の腫瘍由来の腹水に酷似する．

直腸子宮窩穿刺は，昔から一般的に用いられている手技である．子宮頸部を外側に引き，支持鉤で結合組織の方へ押し上げ，長針の 18 ゲージ針で後腟円蓋から直腸子宮窩へ穿刺する．腹腔液が存在すれば，液体が吸引される．しかし，液体が吸引されなければ，直腸子宮窩への挿入が不十分であると解釈できる．腹腔液が血性であったり，古い血腫が含まれていれば，腹腔内出血の診断となり，近くの血管を穿刺した場合，または異所性妊娠の活動的な出血の場合がある．その利便性を追求した研究は数多くあるが，直腸子宮窩穿刺は経腟超音波検査に置き換わりつつある（Glezerman, 1992；Vermesh, 1990）．

◆ 子宮内膜生検

異所性妊娠に伴い内膜はいくつかの変化を認めるが，すべて栄養膜細胞を欠く．生検の結果，42 ％に脱落膜変化を認め，22 ％に分泌期子宮内膜，12 ％に増殖期子宮内膜を認めた（Lopez, 1994）．MTX の投与を行う前に子宮内掻爬にて栄養膜組織の欠如を確認することも推奨されている（Chung, 2011；Shaunik, 2011）．自然流産の病理学的診断がない場合に，異所性妊娠を疑った際，40 ％近くの症例で不正確という報告もある

が，それでも子宮内掻爬を行うリスクはMTXによる母体へのリスクと同様に考慮しなくてはいけない．

子宮内膜吸引キュレットによる子宮内膜生検は子宮内掻爬の代用としては劣るとされる（Barnhart, 2003b；Ries, 2000）．比較した際に，子宮内掻爬による内容物の凍結切片は90％以上の症例で正確に採取された（Barak, 2015；Li, 2014b）．

◆腹腔鏡検査

異所性妊娠が疑われる場合，多くの症例では，腹腔鏡で卵管や骨盤を直接観察することで確定診断を得ることができ，後述する外科療法を選択する決め手となる．

■ 薬物療法
◆治療選択

薬物治療はかねてより代謝拮抗薬であるMTXを使用し，葉酸代謝拮抗薬である．ジヒドロ葉酸還元酵素に強固に結合し，ジヒドロ葉酸が活性型であるテトラヒドロ葉酸塩に還元されるのを阻止する．結果として，プリンとピリミジンの合成が阻害され，DNA，RNAやタンパク質合成も阻害される．それゆえ，MTXは，栄養膜細胞のような急速に増殖する組織に有効であり，異所性卵管妊娠の約90％に効果をもたらしているが，同時に骨髄や胃腸粘膜，呼吸上皮，さらには直接肝細胞も傷害し，最終的には腎性に排出される．MTXには重大な催奇形性があり，頭蓋顔面や骨格異常，胎児発育不全といった胎児障害が認められることもある（Nurmohamed, 2011）．また，MTXは母乳へ排泄されるため，新生児の組織に蓄積され，細胞代謝を妨げる〔アメリカ小児科学会（AAP），2001；Briggs, 2015〕．これらを踏まえての，禁忌事項や治験の結果は，表19-1のとおりである．

注意すべきは，MTXはアルブミンと結合し，フェニトイン，テトラサイクリン，サリチル酸誘導体，スルホンアミドなどにより置換され，血中濃度が増加する．さらに，MTXの腎排泄は，NSAIDsやプロベネシド，アスピリン，ペニシリンにより障害される（Stika, 2012）．また，葉酸を含むビタミンは，MTXの効果を減弱させる．

異所性妊娠の薬物治療としては，簡便で効果的なMTXの筋注が最も一般的であり，単回投与と頻回投与の方法がある（表19-1）．MTXは骨髄抑制を引き起こすが，この毒性は，ロイコボリンの早期投与により軽減される．ロイコボリンはフォリン酸で，葉酸と同等の活性をもち，プリンおよびピリミジンの合成により，副作用を緩和する．

これら二つの方法は二律背反である．たとえば，単回投与は簡便で，高価でなく，投与後の集中的な監視やロイコボリン投与を必要としないが，頻回投与はより成功率が高いとされる（Alleyassin, 2006；Barnhart, 2003a；Lipscomb, 2005）．われわれの施設では，MTXの単回投与を行っている．

◆患者選択

薬物療法は，無症候性で，意欲があり，協力的である患者に適応があり，血清 β-hCG が低値で，異所性妊娠のサイズが小さく，胎児心拍が欠如している場合に成功しやすい．なかでも血清 β-hCG は，MTX単回投与の際の治療成功の予測因子として最適である．β-hCG が 1,000 mIU/mL 未満であった場合の不成功例は 1.5％で，1,000〜2,000 mIU/mL の場合は 5.6％，2,000〜5,000 mIU/mL では 3.8％，5,000〜10,000 mIU/mL では 14.3％ である（Menon, 2007）．しかし，興味深いことに治療直前の血清 β-hCG は至適用量の指標にはならない（Nowak-Markwitz, 2009）．

大きなサイズの異所性妊娠を除外基準としている多数の初期の研究はあるが，それらのデータはあまり正確でない．Lipscomb ら（1998）は，異所性妊娠腫瘤が 3.5 cm 未満だった場合，MTX単回投与での奏効率は 93％ であり，3.5 cm を上回る場合は，87〜90％ であったと報告している．最後に，胎児心拍がある場合に治療不成功となることが多くなり，奏効率は 87％ である．

◆治療合併症

時折発生する毒性は重篤なこともあるが，これらの療法により，検査結果の増悪や症状は最小限におさえられる．Kooi ら（1992）が行った16の研究によると，有害事象はMTX投与中止後3〜4日で改善している．最も高頻度なのは肝機能障害の12％，続いて口内炎が6％，胃腸炎が1％であり，1例に骨髄抑制を認めた．MTX投与では卵巣予備能は障害されず（Boots, 2016；Uyar, 2013），さらに，投与後6ヵ月以内に妊娠しても

表 19-1　異所性妊娠の薬物療法

	単回投与	頻回投与
投与法	単回．必要があれば繰り返す	血清 β-hCG が 15％減少するまで両薬剤を 4 回まで投与
用量		
MTX	50 mg/m^2 体積表面 1 日目	1 mg/kg，1，3，5，7 日目
ロイコボリン	投与なし	0.1 mg/kg　2，4，6，8 日目
血清 β-hCG	1 日目（基礎値），4，7 日目	1 日目（基礎値），3，5，7 日目
追加投与	4〜7 日目にかけて血清 β-hCG が 15％減少しなかった場合 1 週間で 15％以下の減少であった場合	血清 β-hCG の減少が 15％未満で追加投与．48 時間後に再検．最大 4 回まで
治療後追跡	15％減少し，血清 β-hCG が検出不能となるまで 1 週間ごと	
MTX の禁忌事項		
MTX 過敏症	子宮内妊娠	免疫不全
卵管破裂	消化性潰瘍	肝・腎または血液疾患
授乳	活動性の肺疾患	

(Data from American Society for Reproductive Medicine, 2013)

流産，胎児奇形，発育障害の頻度は増加しない（Svirsky, 2009）．

　重要なことは MTX の初回投与を受けたうちの 65〜75％の症例において，治療開始後の数日，痛みが増強している．卵管壁から分離される痛みと考えられるが，この痛みは，通常軽度であり，鎮痛薬によって緩和される．Lipscomb ら（1999b）によると，MTX を用いた 258 例のうち 20％は，外来や救急室での評価を要するほどの痛みを生じた．最終的に，これらの 53 例中 10 例で外科的診査が行われ，言い換えれば，MTX の単回投与を受けた症例の 20％に重篤な痛みが出現し，さらに 20％で腹腔鏡検査が必要となった．

◆ 治療効果のモニタリング

　表 19-1 に示すように，単回投与におけるモニタリングでは，注射を実施した日を 1 日目とし，4 日目と 7 日目に血清 β-hCG を測定する．単回投与後，4 日目まで血清 β-hCG は，上昇もしくは下降するが，その後徐々に低下する．4 日目と 7 日目の間に 15％以上低下していなければ，2 回目の MTX の投与が必要となる．単回投与例の 15〜20％を必要とする．

　頻回投与であれば，15％以上低下するまで 48 時間ごとに測定する．計 4 回まで投与が必要になる場合もある（Stovall, 1991）．

いずれかの方法において，いったん適切な低下がみられた場合，その後は検出不能となるまで 1 週間ごとに測定する．外来での経過観察が推奨されるが，初期の経過観察期間において，安全性や治療協力になんらかの問題が生じる場合には入院管理とする．Lipscomb ら（1998）によると，MTX の単回投与が奏効した 287 例において，血清 β-hCG が 15 mIU/mL 未満となるまでの平均期間は 34 日間であり，最長期間は 109 日間であった．

　血清 β-hCG が横ばいや上昇，あるいは卵管破裂を発症した際には治療不成功と判断する．重要なことに，血清 β-hCG が低下していても卵管破裂は起こりうる．Lipscomb ら（1988）は破裂までの平均期間は 14 日間と報告していたが，そのうち単回投与後 32 日後に破裂した症例も含まれている．

　メタアナリシスで，MTX の全体の成功率は 89％である．単回投与では 88.1％に対して，頻回投与では 92.7％の成功率と報告されている（Barnhart, 2003a）．差を認めるものの，簡便性より単回投与が多く使用される．

■ 外科療法

　異所性妊娠に対する開腹手術と腹腔鏡手術とを

比較した研究がされてきている（Lundorff, 1991；Murphy, 1992；Vermesh, 1989）．卵管疎通性と正常妊娠数は手術方針により違いはないことから，血行動態が安定している場合，異所性妊娠に対する外科療法としては腹腔鏡手術が推奨される．経験を積むと，腹腔内出血を伴う卵管妊娠破裂といった従来は開腹手術を行っていた症例であっても，適切な専門知識をもとに安全に腹腔鏡手術を行うことができる（Cohen, 2013；Sagiv, 2017）．つまり，腹腔鏡手術による気腹が原因で，静脈還流量と心拍出量は低下するため，循環血漿量が低下している症例では注意が必要となる．

術前に患者の挙児希望の情報も得ておくべきである．永久的な不妊手術の希望があれば，患側の卵管摘出術と同時に健側の卵管結紮または摘出を行うこともある．

手術の方法としては卵管開口術と卵管摘出術がある．対側が正常な卵管を有する症例でこれらの手術後の予後を無作為化比較試験にて比較した．一つ目の多施設研究である European Surgery in Ectopic Pregnancy（ESEP）では231症例を卵管摘出術に，215症例を卵管開口術に割り付け，術後の自然妊娠による継続妊娠率を比較した際，それぞれ56，61％と差は認めなかった（Mol, 2014）．さらに，DEMETER研究ではその後2年間に子宮内妊娠率は，それぞれ64，70％と差を認めなかった（Fernandez, 2013）．対側卵管に異常所見を認める場合には，卵管開口術が妊孕性温存のための保存的治療方針となる．

◆ 卵管開口術

この手術は一般的に腫瘤径が小さい未破裂の症例で適応となる．妊娠部位の卵管間膜対側に，10～15 mmの切開を入れる．胎児成分は切開創から排出することが多く，これらを慎重に除去し，栄養膜組織を高圧で洗い流す（Al-Sunaidi, 2007）．微量な出血は電気凝固し，切開創は縫合せず二次治癒を待つ．血清 β-hCG は薬物，手術療法の治療効果判定に用いる．卵管開口術後，血清 β-hCG は数日間で迅速に低下し，約20日間で徐々に測定感度以下へ低下する．

現在ではめったに行われないが，卵管切開術は，切開創を吸収糸により縫合閉鎖すること以外は同様の手技である．Tulandi ら（1991）によると，切開創縫合の有無で予後に差はないとしており，また，縫合操作により，手術時間が延長する．

◆ 卵管摘出術

卵管摘出術は異所性妊娠破裂の有無にかかわらず用いられる．まれではあるが卵管断端の再妊娠を防ぐために，完全な卵管切除が勧められる．腹腔鏡下手術では，患側の卵管を挙上し，傷つけないように鉗子で把持する（Thompson, 2016）．適切な二極式把持装置で子宮卵管移行部を把持し，卵管を切断する．同様に卵管間膜近位部を切り進め，この過程を卵管采直下の遠位端まで行う．もしくは，内視鏡縫合ループを用いて，異所性妊娠部位と卵管間膜内の血管ごと卵管を結紮する．2連続縫合ループを用いれば，縫合部位から離れた卵管を自由に切断することができる．腹腔鏡下卵管摘出術は第39章に記載されている．

異所性卵管妊娠のほとんどは小さく，柔軟である．把持鉗子でつかみ，付属カニューレの中に引きずり込む．大きな異所性妊娠では，内視鏡ポートを通過する際の破裂を防ぐために，内視鏡の袋に入れる．重要なことは，絨毛成分をすべて取り除くことであり，骨盤や腹腔内の血液や組織片を洗浄・吸引することである．洗浄する間，患者をトレンデレンブルグ体位から逆トレンデレンブルグ体位に緩徐に動かし，散在する組織や液体を洗い流した後，吸引し腹腔内から除去する．

◆ 存続絨毛症

手術後，β-hCG は急速に低下し，12日目には手術前の約10％の値となる（Hajenius, 1995；Vermesh, 1988）．存続絨毛症は卵管摘出術ではまれだが，卵管開口術では5～15％程度合併する（Kayatas, 2014；Pouly, 1986；Seifer, 1993）．腹腔鏡手術に比較し，開腹手術では確率が低い（Hajenius, 1995）．議論の余地が残されるが，他のリスクとして小さな腫瘤径と血清 β-hCG 高値が含まれる（Rabischong, 2010；Seifer, 1997）．絨毛が遺残している場合に起こる出血も重要な合併症である．

完全に絨毛が除去されていない場合，β-hCG が横ばいないし上昇することにより診断に至る．β-hCG の推移に関して観察方法は体系化されていない．ある報告では，術後1日目の β-hCG が術前の値から50％未満の低下だった場合，存続絨毛症のリスクとなる（Spandorfer, 1997）．その他1週ごとに測定する場合もある（Mol, 2008）．

β-hCG が横ばい，または上昇している場合は，追加の外科的ないしは薬物療法が必要である．卵管破裂に対する根拠はないが，標準治療としては，体表面積（body surface area：BSA）当たり 50 mg/m² の MTX の単回投与である．破裂や出血に関しては外科的治療を要する．

■ 薬物療法と外科療法の比較

MTX 投与と腹腔鏡手術効果についての無作為化比較試験が複数ある．ある多施設試験では，MTX の頻回投与と腹腔鏡下卵管開口術の比較を行ったが，卵管温存と初回治療効果に差はなかった（Hajenius, 1997）．しかしながら，痛み，治療後の抑うつ症状，健康であるという認識の低下など，健康に関連した生活の質は，腹腔鏡手術と比較して，MTX 投与で低下していた（Nieuwkerk, 1998）．Fernandez ら（2013）は，無作為化比較試験で，薬物頻回投与と卵管開口術を比較し，2 年以内の正常妊娠率は同等であったと報告した．

MTX の単回投与と外科療法を比較すると矛盾があり，異なる二つの研究で，MTX の単回投与は，腹腔鏡下卵管開口術と比較して治療効果は低いが，卵管開通率やその後の正常妊娠率に関しては同等であった（Fernandez, 1998；Sowter, 2001）．また，MTX による治療にて，治療直後の肉体的機能は明らかに改善するが，精神面においては差がなかった．Krag Moeller ら（2009）は，無作為化比較試験にて治療 8.6 年後までの妊娠率を評価し報告した．外科療法と MTX で異所性妊娠の奏効率に有意な差はなかった．さらに，続く正常妊娠率は，MTX 群（73％）と手術群（62％）で差はなかった．

これらの報告によると，血行動態が安定しており，卵管径が小さく，胎児心拍がなく，血清 β-hCG が 5,000 mIU/mL 未満であれば，薬物療法と外科療法では同等の予後であった．卵管径が大きく，血清 β-hCG が高値で，胎児心拍が認められる場合，奏効率は低いが，リスクを理解したうえで希望する患者には薬物療法を行ってもよい．

■ 待機的管理

初期の卵管妊娠で，血清 β-hCG が横ばいないしは低下している場合に，症例によっては経過観察が可能である．Mavrelos ら（2013）は，腫瘤径が 3 cm 未満で，β-hCG が 1,500 mIU/mL 未満の卵管妊娠 333 例のうちおよそ 1/3 で，医学的介入なく治癒を認めたと報告している．Cohen ら（2014b）も血清 β-hCG が低下している 674 症例においても同様に，改善を認めたと報告している．その他の小さな無作為化比較試験でも同様な方向がある（Jurkovic, 2017；van Mello, 2013）．

待機的管理にても，卵管開通率やその後の正常妊娠率は，外科ないしは薬物療法と比較して同等である．つまり，薬物療法や外科療法の安全性は確立されている一方で，待機的治療は観察期間の延長や破裂のリスクがあるため，適応を確認し，十分説明を行ったうえで施行する．

間質部妊娠

■ 診 断

間質部妊娠は卵管近位部に着床し子宮筋層内に広がる（図 19-7）．誤って副角妊娠と呼ばれることもあるが，これは Müller 管奇形に伴う，子宮の未発達副角内に生じる妊娠を意味する（Moawad, 2010）．危険因子は他の卵管妊娠と同様であるが，間質部妊娠に特異的な危険因子としては同側の卵管摘出術の既往がある（Lau, 1999）．未診断の間質部妊娠は，最終月経から 8〜16 週間後に破裂することが多く，より遠位部の卵管妊娠と比較して時期が遅くなる．これは，卵管間質部筋層の伸展性がより高いためである．また子宮や卵巣の動脈が近接しているため，多量出血の危険性が高く，死亡率はおよそ 2.5％ である（Tulandi, 2004）．

経腟超音波検査や β-hCG 定量によって，間質部妊娠の多くは早期診断が可能となってきているが，診断は困難である．これらは，特に Müller 管奇形を伴った子宮で，超音波検査にて子宮内に偏って着床したように見える．鑑別の参考として，子宮内に何も見えず，胎嚢が内膜から離れて観察され，子宮内腔から 1 cm を超えて離れている，さらに胎嚢周囲の子宮筋層が薄く，5 mm 未満であることがあげられる（Timor-Tritsch, 1992）．また "間質部線徴候" として知られるエコー線は，胎嚢から子宮内腔にかけて広がり，卵管間質部に最もよく認められ，感度と特異度が高い（Ackerman, 1993a）．不明瞭な場合は，3 次元（3D）超音波検査，MRI 検査，ないしは診断的

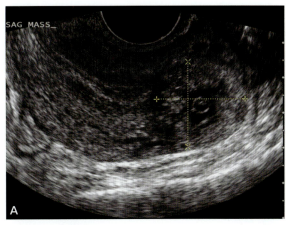 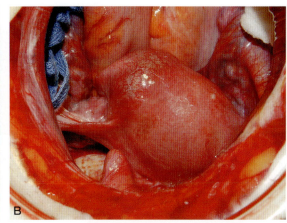

図 19-7　間質部妊娠
A．この TVS を用いた傍矢状断像は，空の子宮内腔および子宮底の頭側側方に位置する腫瘤（キャリパー）を示す．
B．同症例における，子宮角切除前の開腹写真．前額面より，腫脹した右間質部妊娠は円靱帯の側方および卵管峡部の中間に位置している．

(Used with permission from Drs. David Rogers and Elaine Duryea)

腹腔鏡手術にても診断ができる（Parker, 2012；Tanaka, 2014）．腹腔鏡では正常な卵管遠位部・卵巣とともに，円靱帯の外側に腫大した隆起性病変を認める．

■ 管　理

外科療法では，患者の血行動態および外科専門技術の有無により，開腹ないしは腹腔鏡下で子宮角切除術ないしは子宮角開口術が行われる（Hoffman, 2016；Zuo, 2012）．いずれの方法においても，子宮筋層内へのバソプレシン投与により術中出血を抑制し，絨毛遺残除外のため術後は定期的に β-hCG 測定を行わなければならない．子宮角切除術では，楔状切除により胎嚢と周囲の子宮角筋層を摘出し（図 19-8），子宮角開口術では，子宮角を切開し，妊娠成分を吸引または機械的に摘出する．

初期であれば，薬物療法が考慮されるが，頻度が低いため，MTX の方法に関する総意は得られていない．そのなかでも Jermy ら（2004）は，体表面積当たり 50 mg/m² の MTX 全身投与において 94％ の奏効率を報告している．胎嚢に直接 MTX の局注を行ったものもある（Framarino-dei-malatesta, 2014）．これらの症例は概して血清 β-hCG が高値であるため，長期にわたる観察が必要となることが多い．

薬物ないしは手術後，続く次回妊娠時における子宮破裂の危険性は明らかでないため，経過中は

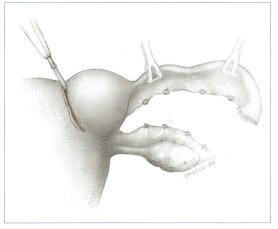

図 19-8
子宮角切除術においては，妊娠成分，周囲の筋層，および同側の卵管を一塊にして切除する．切開は内部に向かって深く行う．これにより筋層に楔形を形成し，これを吸収系で層状に閉鎖する．漿膜は皮内縫合のように閉鎖する．
(Reproduced with permission from Hoffman BL, Corton MM: Surgeries for benign gynecologic conditions. In Hoffman BL, Schorge JO, Bradshaw KD, et al: Williams Gynecology, 3rd ed. New York, McGraw-Hill Education, 2016)

選択的帝王切開も考慮しつつ慎重に経過観察を行う．

間質部妊娠と異なり，**子宮角妊娠**という用語は片側子宮角における子宮卵管接合部と円靱帯の中間地点への子宮内着床を指す．子宮角妊娠は円靱帯を外側上方へ変位させるが，間質部妊娠では認められない（Arleo, 2014）．この区別は重要であり，子宮角妊娠は正期産にまで至ることがあるも

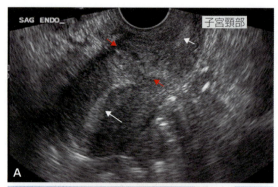

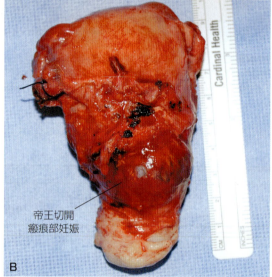

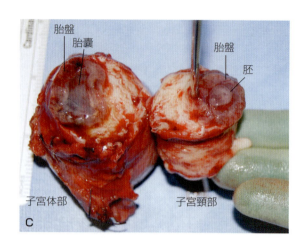

図 19-9 帝王切開瘢痕部妊娠
A．CSP における子宮の経腟超音波検査の矢状断像．
・空の子宮内腔が，明るく高エコーの内膜線で示される（**長い白矢印**）
・空の子宮頸管が同様に示される（**短い白矢印**）
・子宮峡部前側に子宮内腫瘤を認める（**赤矢印**）
・膀胱と胎嚢の間の筋層が欠如ないし菲薄化している
　　　　　　　　　　　　　　（Photo contributor: Dr. Elysia Moschos）
B．帝王切開瘢痕部妊娠巣を含む子宮摘出標本．
C．同標本の子宮峡部および胎嚢を含む横断面．左は子宮体部，右は子宮頸部．金属ゾンデが子宮頸管内に挿入され，異常妊娠が示されている．薄い子宮筋層のみがこの妊娠成分を支えており，子宮壁を前側に圧排している．
（Reproduced with permission from Gala RB: Ectopic pregnancy. In Hoffman BL, Schorge JO, Bradshaw KD, et al: Williams Gynecology, 3rd ed. New York, McGraw-Hill Education; 2016. Photo contributors: Drs. Sunil Balgobin, Manisha Sharma, and Rebecca Stone）

のの，胎盤形成異常やこれに伴う合併症の危険性が高い（Jansen, 1981）．

帝王切開瘢痕部妊娠

■ 診断

受精卵が帝王切開創部筋層へ着床したものである．およそ正常妊娠 2,000 例に 1 例の割合で発症し，帝王切開率とともに増加している（Ash, 2007；Rotas, 2006）．帝王切開瘢痕部妊娠（cesarean scar pregnancy：CSP）の発症機序は，癒着胎盤のそれと似ており，大量出血の危険性も同様である（Timor-Tritsch, 2014a, b）．頻回の帝王切開によりその発症率が増加するか，子宮切開層の一層縫合または二層縫合が影響するかどうかについてはわかっていない．

CSP の患者は早期に発見され，痛みと出血を伴うことが多い．しかし 40％ は無症候性であり，通常の超音波検査の際に診断される（Rotas, 2006）．超音波検査で頸管峡部の子宮内妊娠と CSP とを区別することは困難である（Moschos, 2008a；Timor-Tritsch, 2016）．Godin（1997）は図 19-9 に示す，診断に有用な四つの超音波検査所見をあげている．経腟超音波検査は一般的に最初に行われるが，所見があいまいで診断に至らない場合は MRI 検査が有用である（Huang, 2014；Osborn, 2012）．

■ 管理

標準治療は確立しておらず，いくつかの選択肢がある．保存的治療後，出生率は 57％ という報告もある（Maheux-Lacroix, 2017）が，出血，癒着胎盤，子宮破裂のリスクがある．そのため，挙児希望があっても，子宮摘出術が第 1 選択として検討され，コントロール不良な多量出血の場合にも必要となることがある．妊孕性を温存するので

あれば，全身ないしは局所的に MTX を投与し，これを保存的手術と併用する場合もある（Birch Peterson, 2016；Cheung, 2015）．手術としては，直視下での吸引掻爬や経腟的吸引，子宮鏡下の摘出術，開腹または経腟的峡部切除術などがあり，手術単独の場合と，MTX 投与を併用するより典型的な方法がある（Jurkovic, 2016；Li, 2014a；Wang, 2014；Yang, 2009）．出血の危険性を減少させるために，術前に子宮動脈塞栓術（uterine artery embolization：UAE）を行うこともある（Zhang, 2012；Zhuang, 2009）．出血管理目的でフォーリーバルーンカテーテルを留置する場合もある（Timor-Tritsch, 2015a）．

保存的治療にて問題なく分娩に至ったとしても，癒着胎盤や帝王切開瘢痕部妊娠の再発のリスクがある（Gao, 2016；Wang, 2015）．動静脈奇形も長期的な合併症となる（Timor-Tritsch, 2015b）．

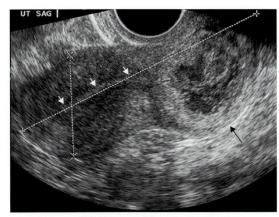

図 19-10　頸管妊娠．経腟超音波検査所見
（1）砂時計型の子宮および膨張した子宮頸管．
（2）子宮頸部の位置に妊娠組織を認める（黒矢印）．
（3）子宮内に妊娠組織を認めない（白矢印）．
（4）子宮頸管部が，妊娠成分と子宮内腔との間に見える．
（Used with permission from Dr. Elysia Moschos）

頸管妊娠

■ 診 断

頸管妊娠は，組織学的に胎盤付着部位の反対側に頸管腺が認められ，胎盤の一部またはすべてが，子宮血管の流入部より下方ないしは子宮前方の腹膜翻転部より下方に認められることに特徴づけられる．典型的な症例では，絨毛が子宮頸管内に侵入し，妊娠成分が線維性の頸管壁まで達する．リスクとしては ART や子宮内掻爬の既往があげられる（Ginsburg, 1994；Jeng, 2007）．

痛みを伴わない性器出血は，頸管妊娠の 90％で認められ，その 1/3 が多量出血となっている（Ushakov, 1997）．妊娠が進行するにつれ膨張，頸管壁が菲薄化し，部分的に広がった外子宮口が明らかとなる．頸管腫瘤の上方にはわずかに拡大した子宮底を触れる．頸管妊娠の同定は，腟鏡診，触診，経腟超音波検査に基づく．頸管妊娠の典型的な超音波所見を図 19-10 に示す．MRI 画像や 3D 超音波検査も診断の確定に有用である（Jung, 2001；Sherer, 2008）．

■ 管 理

頸管妊娠に対しては，薬物的ないしは外科的に治療を行う．保存的治療は，出血量をおさえ，妊娠の終結後，妊孕性を温存する．多くの施設では，状態が安定している場合，治療の第 1 選択は MTX であり，表 19-1 に示す手順に沿って投与する（Verma, 2011；Zakaria, 2011）．薬剤は直接胎嚢に単独注入するか，全身投与を併用する（Jeng, 2007；Murji, 2015）．その他，MTX 投与に加えて，子宮動脈塞栓（化学塞栓）を行う場合もある（Xiaolin, 2010）．

MTX を使用した場合，12 週未満であれば 91％が有効であり，子宮を温存できる（Kung, 1997）．Hung ら（1996）によると，適切な症例を選択する際，妊娠 9 週を超える，β-hCG が 10,000 mIU/mL を超える，頭殿長が 10 mm を超える，胎児心拍が認められるものなどは MTX の全身投与が有効でない可能性が高くなる．よって，多くの場合では，胎児の心臓や胸腔内に塩化カリウムを注入して胎児を死亡させる．典型的な MTX の単回筋注投与量は，体表面積当たり $50\sim75$ mg/m^2 である．胎児心拍が認められる場合には，胎児の心臓内に超音波ガイド下で 2 mL（2 mEq/mL）の塩化カリウム液を注入する（Verma, 2009）．Song ら（2009）は 50 例に治療を行い，効果判定の指標として，超音波検査は，血清 β-hCG より劣ると報告している．

薬物療法または外科療法の補助として，子宮動脈塞栓術が出血への対応または予防的手技として報告されている（Hirakawa, 2009；Zakaria, 2011）．出血がある場合でも，30 mL のバルーン

が付いた26Fのフォーリーカテーテルを子宮頸管内に留置し，バルーンを膨らませることで血管閉塞による止血を促し，出血量を観察する．バルーンは24〜48時間膨らませたままにし，一般的に数日かけて減圧する（Ushakov, 1997）．

頸管妊娠は多くは保存的治療が可能だが，吸引掻爬や子宮摘出が選択されることもある．保存的治療で出血のコントロールがつかない場合は子宮摘出が必要となるが，膨張した頸部に近接して尿管が走行しているため，摘出の際の尿管損傷の可能性が懸念される．

頸管掻爬を行う場合には，処置中の出血を減少させるために，処置前の子宮動脈塞栓，バソプレシン注入や栄養血管圧迫のための内子宮口縫縮などを行う（Chen, 2015；Fylstra, 2014；Wang, 2011）．子宮動脈の頸管枝を結紮するには，頸部の3時と9時方向の縫合が効果的である（Bianchi, 2011）．掻爬後は止血目的にフォーリーバルーンを留置し，前述のとおりに管理を行う．吸引掻爬は，特に頸管領域などのまれな異所性妊娠で，挙児希望のある場合に行われる（Tsakos, 2015）．

腹腔内妊娠

■ 診　断

腹腔内妊娠はまれであり，定義として，卵管，卵巣，靱帯内を除いた腹腔内への着床を指す．受精卵が卵管を通過し，はじめから腹腔内で着床することもあるが，ほとんどの腹腔内妊娠は初期の卵管破裂や流産後の再着床であると考えられている．進行した異所性妊娠では胎盤が部分的に子宮や付属器に付着したままとなることはまれではない．

診断は困難であり，はじめ，症状はまったくないか不明瞭である．臨床検査からは概して情報を得にくいが，母体の血清α-フェトプロテインは上昇する．また，胎児の位置異常を認め子宮頸部が移動する（Zeck, 2007）．超音波検査での診断はしばしば見落とされる（Costa, 1991）．羊水過少を呈することが多いが，特異的ではない．その他の手がかりとして，子宮から離れた場所や骨盤内の奇妙な場所に胎児が観察される場合，胎児と母体前腹壁または膀胱間の子宮筋層の欠如，子宮外に観察される胎盤組織，胎嚢周囲に観察される腸管などがあげられる（Allibone, 1981；Chukus, 2015）．さらなる解剖学的情報を要する場合，MRI検査を施行し，これにより診断を強固にし，胎盤付着部を検索する（Bertrand, 2009；Mittal, 2012）．

■ 管　理

腹腔内妊娠は診断時の週数によって治療方法が異なる．保存的治療は母体に突然の大量出血を引き起こす可能性がある．さらに，Stevensら（1993）によると，胎児奇形や変形が20％に認められる．そのため，診断された場合は一般的に妊娠を終了させるべきである．もちろん24週以前で保存療法が推奨されることはほとんどない．しかし，胎児が生存可能な期間まで厳重に経過観察する症例も報告されている（Kim, 2013；Marcellin, 2014）．

胎盤の付着が確認された場合，癒着胎盤などの症例に対して選択する治療方針に準じ，術中出血を減少させる（第41章参照）．手術の目的で重要なのは，胎児の娩出および出血を起こさせずに着床胎盤部の評価を行うことである．解剖が変化していることが多く，周囲には血管が発達しているため，不必要な操作は避ける．重要なことは，胎盤を摘出する際に大量の出血を伴うことがあり，これは子宮筋層の収縮によって，発達した血管を収縮させるという正常な止血のメカニズムが欠如しているためである．胎盤が安全に摘出できる場合，または着床部位からすでに出血をきたしている場合は，直ちに摘出を開始し，可能であれば，胎盤の栄養血管を最初に結紮するべきである．

胎盤を残すほうがよいとの意見もある．直ちに生命を脅かす多量出血となる可能性は減るが，その後長い治療期間が必要になる．腹腔内遺残の場合，胎盤が感染を起こし，膿瘍形成や癒着，腸管や尿管の閉塞および創部の縫合不全を引き起こす（Bergstrom, 1998；Martin, 1988）．これら多くは外科的な摘出が必要となり，胎盤遺残の場合には，超音波検査や血清β-hCGを用いて退縮を観察する（France, 1980；Martin, 1990）．血流の変化を評価するには超音波検査におけるカラードプラが有用であり，また，大きさにもよるが，胎盤機能が直ちに低下し，吸収されることもある．しかし，胎盤の再吸収には数年を要することが多い

(Roberts, 2005；Valenzano, 2003)．

胎盤遺残における術後のMTXの使用については意見が分かれる．退縮を早めるために推奨はされるが，壊死組織の蓄積や膿瘍形成を伴う感染により胎盤の破壊が加速するという報告もある（Rahman, 1982)．退縮しつつある臓器への代謝拮抗薬の使用は，効果が上がりにくい（Worley, 2008)．

卵巣妊娠

卵巣に受精卵が着床することはまれであり，四つの臨床基準を満たした場合に診断される．Spiegelberg（1878）によると，①同側の卵管が正常でかつ卵巣から離れていること，②異所性妊娠で卵巣が占拠されていること，③卵巣固有靱帯によって異所性妊娠部位と子宮がつながっていること，④組織学的に胎盤組織の中に卵巣組織が存在すること，の四つがあげられる．危険因子は卵管妊娠と同様であるが，ARTやIUDの不成功とは一部関連するようである（Zhu, 2014)．症状や所見は異所性卵管妊娠と同様であり，卵巣は卵管よりも妊娠成分の拡張に適応するが，早期の段階で破裂してしまうことが多い（Melcer, 2016)．

経腟超音波検査の使用により，未破裂卵巣妊娠の診断が増加している．超音波検査では，内部の無エコー域が幅の広いエコー源性の輪，さらに卵巣皮質で囲まれているのが見える（Comstock, 2005)．Choiら（2011）によると49例を再検討したところ，大半が卵管妊娠であると推測されていたため，手術まで診断がつかなかったと述べている．さらに手術では早期の卵巣妊娠が出血黄体であると考えられていることがある．

根拠に基づいた管理は主に症例報告から生じる（Hassan, 2012；Scutiero, 2012)．典型的には，卵巣妊娠の管理は手術療法である．小さい病変であれば卵巣楔状切除術ないしは囊腫摘出術を施行し，大きい病変であれば卵巣摘出を要する（Elwell, 2015；Melcer, 2015)．保存的手術や薬物療法では，存続絨毛症を除外するために，β-hCGの経過観察が必要である．

その他の異所性妊娠

卵管間膜への妊娠が子宮広間膜の葉間に破裂すると，靱帯内ないしは広間膜妊娠となる．別の経路として，帝王切開瘢痕部から子宮広間膜への経路もあげられる（Rudra, 2013)．これらはまれな疾患であり，情報は症例報告による．臨床所見や管理については腹腔内妊娠と同様である．多くの症例で開腹術を要するが，初期の小さな妊娠では腹腔鏡手術が行われたとの報告もある（Apantaku, 2006；Cormio, 2006)．

異所性妊娠で，さらに頻度の少ないものとしては，大網，肝臓，後腹膜などへの着床がある（Brouard, 2015；Liang, 2014；Watrowski, 2015)．帝王切開瘢痕部以外で，子宮の壁内着床を起こすものとしては，子宮術後，ART，子宮腺筋症などがある（Memtsa, 2013；Wu, 2013)．このような異所性妊娠の場合には，開腹術が推奨されるが，熟練した技術がある場合は，腹腔鏡下切除術も可能である．

（訳：泉　明延）

References

Ackerman TE, Levi CS, Dashefsky SM, et al: Interstitial line: sonographic finding in interstitial (cornual) ectopic pregnancy. Radiology 189(1):83, 1993a.

Ackerman TE, Levi CS, Lyons EA, et al: Decidual cyst: endovaginal sonographic sign of ectopic pregnancy. Radiology 189(3):727, 1993b.

Alleyassin A, Khademi A, Aghahosseini M, et al: Comparison of success rates in the medical management of ectopic pregnancy with single-dose and multiple-dose administration of methotrexate: a prospective, randomized clinical trial. Fertil Steril 85(6):1661, 2006.

Allibone GW, Fagan CJ, Porter SC: The sonographic features of intra-abdominal pregnancy. J Clin Ultrasound 9(7):383, 1981.

Al-Sunaidi M, Tulandi T: Surgical treatment of ectopic pregnancy. Semin Reprod Med 25(2):117, 2007.

American Academy of Pediatrics Committee on Drugs: Transfer of drugs and other chemicals into human milk. Pediatrics 108(3):776, 2001.

American College of Obstetricians and Gynecologists: Prevention of Rh D alloimmunization. Practice Bulletin No. 181, August 2017.

American College of Obstetricians and Gynecologists, American Institute of Ultrasound in Medicine: Ultrasound in pregnancy. Practice Bulletin No. 175, December 2016.

American Society for Reproductive Medicine: Medical treatment of ectopic pregnancy: a committee opinion. Fertil Steril 100(3):638, 2013.

Apantaku O, Rana P, Inglis T: Broad ligament ectopic pregnancy following in-vitro fertilization in a patient with previous bilateral salpingectomy. J Obstet Gynaecol 26(5):474, 2006.

Arleo EK, DeFilippis EM: Cornual, interstitial, and angular pregnancies: clarifying the terms and a review of the literature. Clin Imaging 38(6):763, 2014.

Ash A, Smith A, Maxwell D: Caesarean scar pregnancy. BJOG 114:253, 2007.

Barak S, Oettinger M, Perri A, et al: Frozen section examination of endometrial curettings in the diagnosis of ectopic pregnancy. Acta Obstet Gynecol Scand 84(1):43, 2005.

Barnhart K, Mennuti MT, Benjamin I, et al: Prompt diagnosis of ectopic pregnancy in an emergency department setting. Obstet Gynecol 84:1010, 1994.

Barnhart KT, Gosman G, Ashby R, et al: The medical management of ectopic pregnancy: a meta-analysis comparing "single dose" and "multidose" regimens. Obstet Gynecol 101:778, 2003a.

Barnhart KT, Gracia CR, Reindl B, et al: Usefulness of Pipelle endometrial biopsy in the diagnosis of women at risk for ectopic pregnancy. Am J Obstet Gynecol 188:906, 2003b.

Barnhart KT, Rinaudo P, Hummel A, et al: Acute and chronic presentation of ectopic pregnancy may be two clinical entities. Fertil Steril 80:1345, 2003c.

Barnhart KT, Sammel MD, Chung K, et al: Decline of serum hCG and spontaneous complete abortion: defining the normal curve. Obstet Gynecol 104:975, 2004a.

Barnhart KT, Sammel MD, Rinaudo PF, et al: Symptomatic patients with an early viable intrauterine pregnancy: hCG curves redefined. Obstet Gynecol 104:50, 2004b.

Bergstrom R, Mueller G, Yankowitz J: A case illustrating the continued dilemmas in treating abdominal pregnancy and a potential explanation for the high rate of postsurgical febrile morbidity. Gynecol Obstet Invest 46:268, 1998.

Bertrand G, Le Ray C, Simard-Émond L, et al: Imaging in the management of abdominal pregnancy: a case report and review of the literature. J Obstet Gynaecol Can 31(1):57, 2009.

Bhattacharya S, McLernon DJ, Lee AJ, et al: Reproductive outcomes following ectopic pregnancy: register-based retrospective cohort study. PLoS Med 9(6):e1001243, 2012.

Bianchi P, Salvatori MM, Torcia F, et al: Cervical pregnancy. Fertil Steril 95(6):2123.e3, 2011.

Birch Petersen K, Hoffmann E, Rifbjerg Larsen C, et al: Cesarean scar pregnancy: a systematic review of treatment studies. Fertil Steril 105(4):958, 2016.

Bolaji II, Oktaba M, Mohee K, et al: An odyssey through salpingitis isthmica nodosa. Eur J Obstet Gynecol Reprod Biol 184:73, 2015.

Boots CE, Hill MJ, Feinberg EC, et al: Methotrexate does not affect ovarian reserve or subsequent assisted reproductive technology outcomes. J Assist Reprod Genet 33(5):647, 2016.

Bouyer J, Coste J, Fernandez H, et al: Sites of ectopic pregnancy: a 10 year population-based study of 1800 cases. Hum Reprod 17(12):3224, 2002.

Branney SW, Wolfe RE, Moore EE, et al: Quantitative sensitivity of ultrasound in detecting free intraperitoneal fluid. J Trauma 40(6):1052, 1995.

Brennan DF, Kwatra S, Kelly M, et al: Chronic ectopic pregnancy—two cases of acute rupture despite negative beta hCG. J Emerg Med 19(3):249, 2000.

Briggs GG, Freeman RK (eds): Drugs in Pregnancy and Lactation. Philadelphia, Wolters Kluwer, 2015.

Brouard KJ, Howard BR, Dyer RA: Hepatic pregnancy suspected at term and successful delivery of a live neonate with placental attachment to the right lobe of the liver. Obstet Gynecol 126(1):207, 2015.

Butts SF, Guo W, Cary MS, et al: Predicting the decline in human chorionic gonadotropin in a resolving pregnancy of unknown location. Obstet Gynecol 122(2 Pt 1):33, 2013.

Chen H, Yang S, Fu J, et al: Outcomes of bilateral uterine artery chemoembolization in combination with surgical evacuation or systemic methotrexate for cervical pregnancy. J Minim Invasive Gynecol 22(6):1029, 2015.

Cheung VY: Local methotrexate injection as the first-line treatment for cesarean scar pregnancy: review of the literature. J Minim Invasive Gynecol 22(5):753, 2015.

Choi HJ, Im KS, Jung HJ, et al: Clinical analysis of ovarian pregnancy: a report of 49 cases. Eur J Obstet Gynecol Reprod Biol 158(1):87, 2011.

Chukus A, Tirada N, Restrepo R, et al: Uncommon implantation sites of ectopic pregnancy: thinking beyond the complex adnexal mass. Radiographics 35(3):946, 2015.

Chung K, Chandavarkar U, Opper N, et al: Reevaluating the role of dilation and curettage in the diagnosis of pregnancy of unknown location. Fertil Steril 96(3):659, 2011.

Chung K, Sammel MD, Coutifaris C, et al: Defining the rise of serum HCG in viable pregnancies achieved through use of IVF. Hum Reprod 21(3):823, 2006.

Clayton HB, Schieve LA, Peterson HB, et al: Ectopic pregnancy risk with assisted reproductive technology procedures. Obstet Gynecol 107(3):595, 2006.

Cohen A, Almog B, Satel A, et al: Laparoscopy versus laparotomy in the management of ectopic pregnancy with massive hemoperitoneum. Int J Gynaecol Obstet 123(2):139, 2013.

Cohen A, Bibi G, Almog B, et al: Second-dose methotrexate in ectopic pregnancies: the role of beta human chorionic gonadotropin. Fertil Steril 102(6):1646, 2014a.

Cohen A, Zakar L, Gil Y, et al: Methotrexate success rates in progressing ectopic pregnancies: a reappraisal. Am J Obstet Gynecol 211(2):128.e1, 2014b.

Cole T, Corlett RC Jr: Chronic ectopic pregnancy. Obstet Gynecol 59(1):63, 1982.

Comstock C, Huston K, Lee W: The ultra-sonographic appearance of ovarian ectopic pregnancies. Obstet Gynecol 105:42, 2005.

Condous G, Okaro E, Khalid A, et al: The accuracy of transvaginal ultrasonography for the diagnosis of ectopic pregnancy prior to surgery. Hum Reprod 20(5):1404, 2005.

Connolly A, Ryan DH, Stuebe AM, et al: Reevaluation of discriminatory and threshold levels for serum β-hCG in early pregnancy. Obstet Gynecol 121(1):65, 2013.

Cormio G, Ceci O, Loverro G, et al: Spontaneous left broad ligament pregnancy after ipsilateral salpingo-oophorectomy. J Minim Invasive Gynecol 13(2):84, 2006.

Costa SD, Presley J, Bastert G: Advanced abdominal pregnancy. Obstet Gynecol Surv 46:515, 1991.

Creanga AA, Syverson C, Seed K et al: Pregnancy-related mortality in the United States, 2011–2013. Obstet Gynecol 130(2):366, 2017.

Dashefsky SM, Lyons EA, Levi CS, et al: Suspected ectopic pregnancy: endovaginal and transvesical US. Radiology 169:181, 1988.

Elwell KE, Sailors JL, Denson PK, et al: Unruptured second-trimester ovarian pregnancy. J Obstet Gynaecol Res 41(9):1483, 2015.

Eze JN, Obuna JA, Ejikeme BN: Bilateral tubal ectopic pregnancies: a report of two cases. Ann Afr Med 11(2):112, 2012.

Fernandez H, Capmas P, Lucot JP, et al: Fertility after ectopic pregnancy: the DEMETER randomized trial. Hum Reprod 28(5):1247, 2013.

Fernandez H, Yves Vincent SCA, Pauthier S, et al: Randomized trial of conservative laparoscopic treatment and methotrexate administration in ectopic pregnancy and subsequent fertility. Hum Reprod 13:3239, 1998.

Framarino-dei-Malatesta M, Piccioni MG, Derme M, et al: Transabdominal ultrasound-guided injection of methotrexate in the treatment of ectopic interstitial pregnancies. J Clin Ultrasound 42(9):522, 2014.

France JT, Jackson P: Maternal plasma and urinary hormone levels during and after a successful abdominal pregnancy. BJOG 87:356, 1980.

Fylstra DL: Cervical pregnancy: 13 cases treated with suction curettage and balloon tamponade. Am J Obstet Gynecol 210(6):581.e1, 2014.

Gala RB: Ectopic pregnancy. In Hoffman BL, Schorge JO, Bradshaw KD, et al: Williams Gynecology, 3rd ed. New York, McGraw-Hill Education, 2016.

Gao L, Huang Z, Zhang X, et al: Reproductive outcomes following cesarean scar pregnancy—a case series and review of the literature. Eur J Obstet Gynecol Reprod Biol 200:102, 2016.

Ginsburg ES, Frates MC, Rein MS, et al: Early diagnosis and treatment of cervical pregnancy in an in vitro fertilization program. Fertil Steril 61:966, 1994.

Glezerman M, Press F, Carpman M: Culdocentesis is an obsolete diagnostic tool in suspected ectopic pregnancy. Arch Gynecol Obstet 252:5, 1992.

Godin PA, Bassil S, Donnez J: An ectopic pregnancy developing in a previous caesarian section scar. Fertil Steril 67:398, 1997.

Goswami D, Agrawal N, Arora V: Twin tubal pregnancy: a large unruptured ectopic pregnancy. J Obstet Gynaecol Res 41(11):182, 2015.

Greene DN, Grenache DG, Education Committee of the Academy of Clinical Laboratory Physicians and Scientist: Pathology consultation on human chorionic gonadotropin testing for pregnancy assessment. Am J Clin Pathol 144(6):830, 2015.

Hajenius PJ, Engelsbel S, Mol BW, et al: Randomized trial of systemic methotrexate versus laparoscopic salpingostomy in tubal pregnancy. Lancet 350:774, 1997.

Hajenius PJ, Mol BWJ, Ankum WM, et al: Clearance curves of serum human chorionic gonadotropin for the diagnosis of persistent trophoblast. Hum Reprod 10:683, 1995.

Hammoud AO, Hammoud I, Bujold E, et al: The role of sonographic endometrial patterns and endometrial thickness in the differential diagnosis of ectopic pregnancy. Am J Obstet Gynecol 192:1370, 2005.

Hassan S, Arora R, Bhatia K: Primary ovarian pregnancy: case report and review of literature. BMJ Case Rep Nov 21, 2012.

Hill LM, Kislak S, Martin JG: Transvaginal sonographic detection of the pseudogestational sac associated with ectopic pregnancy. Obstet Gynecol 75(6):986, 1990.

Hirakawa M, Tajima T, Yoshimitsu K, et al: Uterine artery embolization along with the administration of methotrexate for cervical ectopic pregnancy: technical and clinical outcomes. AJR Am J Roentgenol 192(6):1601, 2009.

Hoffman BL, Corton MM: Surgeries for benign gynecologic conditions. In Hoffman BL, Schorge JO, Bradshaw KD, et al (eds): Williams Gynecology, 3rd ed. New York, McGraw-Hill Education, 2016.

Hoover RN, Hyer M, Pfeiffer RM, et al: Adverse health outcomes in women exposed in utero to diethylstilbestrol. N Engl J Med 365(14):1304, 2011.

Huang Q, Zhang M, Zhai RY: The use of contrast-enhanced magnetic resonance imaging to diagnose cesarean scar pregnancies. Int J Gynaecol Obstet 127(2):144, 2014.

Hung TH, Jeng CJ, Yang YC, et al: Treatment of cervical pregnancy with methotrexate. Int J Gynaecol Obstet 53:243, 1996.

Hyland A, Piazza KM, Hovey KM, et al: Associations of lifetime active and passive smoking with spontaneous abortion, stillbirth and tubal ectopic pregnancy: a cross-sectional analysis of historical data from the Women's Health Initiative. Tob Control 24(4):328, 2015.

Jansen RP, Elliott PM: Angular intrauterine pregnancy. Obstet Gynecol 58(2):167, 1981.

Jeng CJ, Ko ML, Shen J: Transvaginal ultrasound-guided treatment of cervical pregnancy. Obstet Gynecol 109:1076, 2007.

Jermy K, Thomas J, Doo A, et al: The conservative management of interstitial pregnancy. BJOG 111:1283, 2004.

Jung SE, Byun JY, Lee JM, et al: Characteristic MR findings of cervical pregnancy. J Magn Reson Imaging 13(6):918, 2001.

Jurkovic D, Knez J, Appiah A, et al: Surgical treatment of Cesarean scar ectopic pregnancy: efficacy and safety of ultrasound-guided suction curettage. Ultrasound Obstet Gynecol 47(4):51, 2016.

Kayatas S, Demirci O, Kumru P, et al: Predictive factors for failure of salpingostomy in ectopic pregnancy. J Obstet Gynaecol Res 40(2):453, 2014.

Kim MJ, Bae JY, Seong WJ, et al: Sonographic diagnosis of a viable abdominal pregnancy with planned delivery after fetal lung maturation. J Clin Ultrasound 41(9):563, 2013.

Kirk E, Condous G, Van Calster B, et al: A validation of the most commonly used protocol to predict the success of single-dose methotrexate in the treatment of ectopic pregnancy. Hum Reprod 22(3):858, 2007.

Kooi S, Kock HC: A review of the literature on nonsurgical treatment in tubal pregnancy. Obstet Gynecol Surv 47:739, 1992.

Krag Moeller LB, Moeller C, Thomsen SG, et al: Success and spontaneous pregnancy rates following systemic methotrexate versus laparoscopic surgery for tubal pregnancies: a randomized trial. Acta Obstet Gynecol Scand 88(12):1331, 2009.

Kung FT, Chang SY, Tsai YC, et al: Subsequent reproduction and obstetric outcome after methotrexate treatment of cervical pregnancy: a review of original literature and international collaborative follow-up. Hum Reprod 12:591, 1997.

Lau S, Tulandi T: Conservative medical and surgical management of interstitial ectopic pregnancy. Fertil Steril 72:207, 1999.

Li JB, Kong LZ, Fan L, et al: Transvaginal surgical management of cesarean scar pregnancy: analysis of 49 cases from one tertiary care center. Eur J Obstet Gynecol Reprod Biol 182:102, 2014a.

Li Y, Yang Y, He QZ, et al: Frozen section of uterine curetting in excluding the possibility of ectopic pregnancy—a clinicopathologic study of 715 cases. Clin Exp Obstet Gynecol 41(4):419, 2014b.

Liang C, Li X, Zhao B, et al: Demonstration of the route of embryo migration in retroperitoneal ectopic pregnancy using contrast-enhanced computed tomography. J Obstet Gynaecol Res 40(3):849, 2014.

Lipscomb GH, Bran D, McCord ML, et al: Analysis of three hundred fifteen ectopic pregnancies treated with single-dose methotrexate. Am J Obstet Gynecol 178:1354, 1998.

Lipscomb GH, Givens VM, Meyer NL, et al: Comparison of multidose and single-dose methotrexate protocols for the treatment of ectopic pregnancy. Am J Obstet Gynecol 192:1844, 2005.

Lipscomb GH, McCord ML, Stovall TG, et al: Predictors of success of methotrexate treatment in women with tubal ectopic pregnancies. N Engl J Med 341:1974, 1999a.

Lipscomb GH, Puckett KJ, Bran D, et al: Management of separation pain after single-dose methotrexate therapy for ectopic pregnancy. Obstet Gynecol 93:590, 1999b.

Lopez HB, Micheelsen U, Berendtsen H, et al: Ectopic pregnancy and its associated endometrial changes. Gynecol Obstet Invest 38(2):104, 1994.

Lundorff P, Thorburn J, Hahlin M, et al: Laparoscopic surgery in ectopic pregnancy. A randomized trial versus laparotomy. Acta Obstet Gynecol Scand 70(4–5):343, 1991.

Maheux-Lacroix S, Li F, Bujold E, et al: Cesarean scar pregnancies: a systematic review of treatment options. J Minim Invasive Gynecol 24(6):915, 2017.

Marcellin L, Ménard S, Lamau MC, et al: Conservative management of an advanced abdominal pregnancy at 22 weeks. AJP Rep 4(1):55, 2014.

Martin JN Jr, McCaul JF IV: Emergent management of abdominal pregnancy. Clin Obstet Gynecol 33:438, 1990.

Martin JN Jr, Sessums JK, Martin RW, et al: Abdominal pregnancy: current concepts of management. Obstet Gynecol 71:549, 1988.

Mavrelos D, Nicks H, Jamil A, et al: Efficacy and safety of a clinical protocol for expectant management of selected women diagnosed with a tubal ectopic pregnancy. Ultrasound Obstet Gynecol 42(1):102, 2013.

Melcer Y, Maymon R, Vaknin Z, et al: Primary ovarian ectopic pregnancy: still a medical challenge. J Reprod Med 61(1–2):58, 2016.

Melcer Y, Smorgick N, Vaknin Z, et al: Primary ovarian pregnancy: 43 years experience in a single institute and still a medical challenge. Isr Med Assoc J 17(11):687, 2015.

Memtsa M, Jamil A, Sebire N, et al: Rarity revisited: diagnosis and management of intramural ectopic pregnancy. Ultrasound Obstet Gynecol 42(3):359, 2013.

Menon S, Colins J, Barnhart KT: Establishing a human chorionic gonadotropin cutoff to guide methotrexate treatment of ectopic pregnancy: a systematic review. Fertil Steril 87(3):481, 2007.

Mittal SK, Singh N, Verma AK, et al: Fetal MRI in the pre-operative diagnosis and assessment of secondary abdominal pregnancy: a rare sequela of a previous caesarean section. Diagn Interv Radiol 18(5):496, 2012.

Moawad NS, Mahajan ST, Moniz MH, et al: Current diagnosis and treatment of interstitial pregnancy. Am J Obstet Gynecol 202(1):15, 2010.

Mol BWJ, Lijmer JG, Ankum WM, et al: The accuracy of single serum progesterone measurement in the diagnosis of ectopic pregnancy: a meta-analysis. Hum Reprod 13:3220, 1998.

Mol F, Strandell A, Jurkovic D, et al: The ESEP study: salpingostomy versus salpingectomy for tubal ectopic pregnancy; the impact on future fertility: a randomized controlled trial. BMC Womens Health 8:11, 2008.

Mol F, van Mello NM, Strandell A, et al: Salpingotomy versus salpingectomy in women with tubal pregnancy (ESEP study): an open-label, multicentre, randomized controlled trial. Lancet 383(9927):1483, 2014.

Moschos E, Sreenarasimhaiah S, Twickler DM: First-trimester diagnosis of cesarean scar ectopic pregnancy. J Clin Ultrasound 36(8):504, 2008a.

Moschos E, Twickler DM: Endometrial thickness predicts intrauterine pregnancy in patients with pregnancy of unknown location. Ultrasound Obstet Gynecol 32(7):929, 2008b.

Murji A, Garbedian K, Thomas J, et al: Conservative management of cervical ectopic pregnancy. J Obstet Gynaecol Can 37(11):1016, 2015.

Murphy AA, Nager CW, Wujek JJ, et al: Operative laparoscopy versus laparotomy for the management of ectopic pregnancy: a prospective trial. Fertil Steril 57(6):1180, 1992.

Nadim B, Infante F, Lu C, et al: The morphological ultrasound types known as 'blob' and 'bagel' signs should be reclassified from probable to definite ectopic pregnancy. Ultrasound Obstet Gynecol February 13, 2017 [Epub ahead of print].

Nieuwkerk PT, Hajenius PJ, Ankum WM, et al: Systemic methotrexate therapy versus laparoscopic salpingostomy in patients with tubal pregnancy. Part I. Impact on patients' health-related quality of life. Fertil Steril 70:511, 1998.

Nowak-Markwitz E, Michalak M, Olejnik M, et al: Cutoff value of human chorionic gonadotropin in relation to the number of methotrexate cycles in the successful treatment of ectopic pregnancy. Fertil Steril 92(4):1203, 2009.

Nurmohamed L, Moretti ME, Schechter T, et al: Outcome following high-dose methotrexate in pregnancies misdiagnosed as ectopic. Am J Obstet Gynecol 205(6):533.e1, 2011.

Nyberg DA, Hughes MP, Mack LA, et al: Extrauterine findings of ectopic pregnancy of transvaginal US: importance of echogenic fluid. Radiology 178:823, 1991.

Nyberg DA, Mack LA, Laing FC, et al: Distinguishing normal from abnormal gestational sac growth in early pregnancy. J Ultrasound Med 6(1):23, 1987.

Osborn DA, Williams TR, Craig BM: Cesarean scar pregnancy: sonographic and magnetic resonance imaging findings, complications, and treatment. J Ultrasound Med 31(9):1449, 2012.

Parker RA 3rd, Yano M, Tai AW, et al: MR imaging findings of ectopic pregnancy: a pictorial review. Radiographics 32(5):1445, 2012.

Perkins KM, Boulet SL, Kissin DM, et al: Risk of ectopic pregnancy associated with assisted reproductive technology in the United States, 2001–2011. Obstet Gynecol 125(1):7, 2015.

Perkins SL, Al-Ramahi M, Claman P: Comparison of serum progesterone as an indicator of pregnancy nonviability in spontaneously pregnant emergency room and infertility clinic patient populations. Fertil Steril 73:499, 2000.

Pisarska MD, Carson SA, Buster JE: Ectopic pregnancy. Lancet 351:1115, 1998.

Pouly JL, Mahnes H, Mage G, et al: Conservative laparoscopic treatment of 321 ectopic pregnancies. Fertil Steril 46:1093, 1986.

Rabischong B, Larraín D, Pouly JL, et al: Predicting success of laparoscopic salpingostomy for ectopic pregnancy. Obstet Gynecol 116(3):701, 2010.

Rahman MS, Al-Suleiman SA, Rahman J, et al: Advanced abdominal pregnancy—observations in 10 cases. Obstet Gynecol 59:366, 1982.

Reece EA, Petrie RH, Sirmans MF, et al: Combined intrauterine and extra uterine gestations: a review. Am J Obstet Gynecol 146(3):32, 1983.

Ries A, Singson P, Bidus M, et al: Use of the endometrial Pipelle in the diagnosis of early abnormal gestations. Fertil Steril 74(3):593, 2000.

Roberts RV, Dickinson JE, Leung Y, et al: Advanced abdominal pregnancy: still an occurrence in modern medicine. Aust N Z J Obstet Gynaecol 45(6):518, 2005.

Rodgerson JD, Heegaard WG, Plummer D, et al: Emergency department right upper quadrant ultrasound is associated with a reduced time to diagnosis and treatment of ruptured ectopic pregnancies. Acad Emerg Med 8(4):331, 2001.

Rose JS: Ultrasound in abdominal trauma. Emerg Med Clin North Am 22(3):581, 2004.

Rotas MA, Haberman S, Levgur M: Cesarean scar ectopic pregnancies. Obstet Gynecol 107:1373, 2006.

Rudra S, Gupta S, Taneja BK, et al: Full term broad ligament pregnancy through a Cesarean scar. Obstet Gynecol Sci 56(6):404, 2013.

Sagiv R, Debby A, Sadan O, et al: Laparoscopic surgery for extrauterine pregnancy in hemodynamically unstable patients. J Am Assoc Gynecol Laparosc 8(4):529, 2001.

Scutiero G, Di Gioia P, Spada A, et al: Primary ovarian pregnancy and its management. JSLS 16(3):492, 2012.

Seeber BE, Sammel MD, Guo W, et al: Application of redefined human chorionic gonadotropin curves for the diagnosis of women at risk for ectopic pregnancy. Fertil Steril 86(2):454, 2006.

Seifer DB: Persistent ectopic pregnancy: an argument for heightened vigilance and patient compliance. Fertil Steril 68:402, 1997.

Seifer DB, Gutmann JN, Grant WD, et al: Comparison of persistent ectopic pregnancy after laparoscopic salpingostomy versus salpingostomy at laparotomy for ectopic pregnancy. Obstet Gynecol 81(3):378, 1993.

Shaunik A, Kulp J, Appleby DH, et al: Utility of dilation and curettage in the diagnosis of pregnancy of unknown location. Am J Obstet Gynecol 204(2):130.e131, 2011.

Sherer DM, Gorelick C, Dalloul M, et al: Three-dimensional sonographic findings of a cervical pregnancy. J Ultrasound Med 27(1):155, 2008.

Silva C, Sammel MD, Zhou L, et al: Human chorionic gonadotropin profile for women with ectopic pregnancy. Obstet Gynecol 107:605, 2006.

Song MJ, Moon MH, Kim JA, et al: Serial transvaginal sonographic findings of cervical ectopic pregnancy treated with high-dose methotrexate. J Ultrasound Med 28:55, 2009.

Sowter MC, Farquhar CM, Petrie KJ, et al: A randomized trial comparing single dose systemic methotrexate and laparoscopic surgery for the treatment of unruptured tubal pregnancy. BJOG 108(2):192, 2001.

Spandorfer SD, Sawin SW, Benjamin I, et al: Postoperative day 1 serum human chorionic gonadotropin level as a predictor of persistent ectopic pregnancy after conservative surgical management. Fertil Steril 68:430, 1997.

Spiegelberg O: Zur Casuistic der Ovarialschwangerschaft. Arch Gynaekol 13:73, 1878.

Stevens CA: Malformations and deformations in abdominal pregnancy. Am J Med Genet 47:1189, 1993.

Stika CS: Methotrexate: the pharmacology behind medical treatment for ectopic pregnancy. Clin Obstet Gynecol 55(2):433, 2012.

Stovall TG, Ling FW, Carson SA, et al: Serum progesterone and uterine curettage in differential diagnosis of ectopic pregnancy. Fertil Steril 57:456, 1992.

Stovall TG, Ling FW, Cope BJ, et al: Preventing ruptured ectopic pregnancy with a single serum progesterone. Am J Obstet Gynecol 160:1425, 1989.

Stovall TG, Ling FW, Gray LA, et al: Methotrexate treatment of unruptured ectopic pregnancy: a report of 100 cases. Obstet Gynecol 77(5):749, 1991.

Stulberg DB, Cain LR, Dahlquist I, et al: Ectopic pregnancy rates and racial disparities in the Medicaid population, 2004–2008. Fertil Steril 102(6):1671, 2014.

Svirsky R, Rozovski U, Vaknin Z, et al: The safety of conception occurring shortly after methotrexate treatment of an ectopic pregnancy. Reprod Toxicol 27(1):85, 2009.

Tanaka Y, Mimura K, Kanagawa T, et al: Three-dimensional sonography in the differential diagnosis of interstitial, angular, and intrauterine pregnancies in a septate uterus. J Ultrasound Med 33(11):2031, 2014.

Thompson M, Kho K: Minimally invasive surgery. In Hoffman BL, Schorge JO, Bradshaw KD, et al (eds): Williams Gynecology, 3rd ed. New York, McGraw-Hill Education, 2016.

Timor-Tritsch IE, Cali G, Monteagudo A, et al: Foley balloon catheter to prevent or manage bleeding during treatment for cervical and cesarean scar pregnancy. Ultrasound Obstet Gynecol 46(1):118, 2015a.

Timor-Tritsch IE, Khatib N, Monteagudo A, et al: Cesarean scar pregnancies: experience of 60 cases. J Ultrasound Med 34(4):601, 2015b.

Timor-Tritsch IE, Monteagudo A, Cali G, et al: Cesarean scar pregnancy and early placenta accreta share common histology. Ultrasound Obstet Gynecol 43(4):383, 2014a.

Timor-Tritsch IE, Monteagudo A, Cali G, et al: Cesarean scar pregnancy is a precursor of morbidly adherent placenta. Ultrasound Obstet Gynecol 44(3):346, 2014b.

Timor-Tritsch IE, Monteagudo A, Cali G, et al: Easy sonographic differential diagnosis between intrauterine pregnancy and cesarean delivery scar pregnancy in the early first trimester. Am J Obstet Gynecol 215(2):225.e1, 2016.

Timor-Tritsch IE, Monteagudo A, Matera C, et al: Sonographic evolution of cornual pregnancies treated without surgery. Obstet Gynecol 79(6):1044, 1992.

Tsakos E, Tsagias N, Dafopoulos K: Suggested method for the management of heterotopic cervical pregnancy leading to term delivery of the intrauterine pregnancy: case report and literature review. J Minim Invasive Gynecol 22(5):896, 2015.

Tulandi T, Al-Jaroudi D: Interstitial pregnancy: results generated from the Society of Reproductive Surgeons. Obstet Gynecol 103:47, 2004.

Tulandi T, Guralnick M: Treatment of tubal ectopic pregnancy by salpingotomy with or without tubal suturing and salpingectomy. Fertil Steril 55:53, 1991.

Uğur M, Turan C, Vicdan K, et al: Chronic ectopic pregnancy: a clinical analysis of 62 cases. Aust N Z J Obstet Gynaecol 36(2):186, 1996.

Ushakov FB, Elchalal U, Aceman PJ, et al: Cervical pregnancy: past and future. Obstet Gynecol Surv 52:45, 1997.

Uyar I, Yucel OU, Gezer C, et al: Effect of single-dose methotrexate on ovarian reserve in women with ectopic pregnancy. Fertil Steril 100(5):1310, 2013.

Valenzano M, Nicoletti L, Odicino F, et al: Five-year follow-up of placental involution after abdominal pregnancy. J Clin Ultrasound 31(1):39, 2003.

van Mello NM, Mol F, Verhoeve HR, et al: Methotrexate or expectant management in women with an ectopic pregnancy or pregnancy of unknown location and low serum hCG concentrations? A randomized comparison. Hum Reprod 28(1):60, 2013.

Verhaegen J, Gallos ID, van Mello NM, et al: Accuracy of single progesterone test to predict early pregnancy outcome in women with pain or bleeding: meta-analysis of cohort studies. BMJ 345:e6077, 2012.

Verma U, English D, Brookfield K: Conservative management of nontubal ectopic pregnancies. Fertil Steril 96(6):1391, 2011.

Verma U, Goharkhay N: Conservative management of cervical ectopic pregnancy. Fertil Steril 91(3):671, 2009.

Vermesh M, Graczykowski JW, Sauer MV: Reevaluation of the role of culdocentesis in the management of ectopic pregnancy. Am J Obstet Gynecol 162:411, 1990.

Vermesh M, Silva PD, Rosen GF, et al: Management of unruptured ectopic gestation by linear salpingostomy: a prospective, randomized clinical trial of laparoscopy versus laparotomy. Obstet Gynecol 73(3 Pt 1):400, 1989.

Vermesh M, Silva PD, Sauer MV, et al: Persistent tubal ectopic gestation: patterns of circulating beta-human chorionic gonadotropin and progesterone and management options. Fertil Steril 50:584, 1988.

Wang G, Liu X, Bi F, et al: Evaluation of the efficacy of laparoscopic resection for the management of exogenous cesarean scar pregnancy. Fertil Steril 101(5):1501, 2014.

Wang Q, Peng HL, He L, et al: Reproductive outcomes after previous cesarean scar pregnancy: Follow up of 189 women. Taiwan J Obstet Gynecol 54(5):551, 2015.

Wang Y, Xu B, Dai S, et al: An efficient conservative treatment modality for cervical pregnancy: angiographic uterine artery embolization followed by immediate curettage. Am J Obstet Gynecol 204(1):31.e1, 2011.

Watrowski R, Lange A, Möckel J: Primary omental pregnancy with secondary implantation into posterior cul-de-sac: laparoscopic treatment using hemostatic matrix. J Minim Invasive Gynecol 22(3):501, 2015.

Westrom L, Joesoef R, Reynolds G, et al: Pelvic inflammatory disease and fertility: a cohort study of 1,844 women with laparoscopically verified disease and 657 control women with normal laparoscopic results. Sex Transm Dis 19(4):185, 1992.

Worley KC, Hnat MD, Cunningham FG: Advanced extrauterine pregnancy: diagnostic and therapeutic challenges. Am J Obstet Gynecol 198:297e1, 2008.

Wu PJ, Han CM, Wang CJ, et al: Early detection and minimally invasive management of intramural pregnancy. J Minim Invasive Gynecol 20(1):123, 2013.

Xiaolin Z, Ling L, Chengxin Y, et al: Transcatheter intraarterial methotrexate infusion combined with selective uterine artery embolization as a treatment option for cervical pregnancy. J Vasc Interv Radiol 21(6):836, 2010.

Yang Q, Piao S, Wang G, et al: Hysteroscopic surgery of ectopic pregnancy in the cesarean section scar. J Minim Invasive Gynecol 16(4):432, 2009.

Zakaria MA, Abdallah ME, Shavell VI, et al: Conservative management of cervical ectopic pregnancy: utility of uterine artery embolization. Fertil Steril 95(3):872, 2011.

Zeck W, Kelters I, Winter R, et al: Lessons learned from four advanced abdominal pregnancies at an East African Health Center. J Perinat Med 35(4):278, 2007.

Zee J, Sammel MD, Chung K, et al: Ectopic pregnancy prediction in women with a pregnancy of unknown location: data beyond 48 h are necessary. Hum Reprod 29(3):441, 2014.

Zhang B, Jiang ZB, Huang MS, et al: Uterine artery embolization combined with methotrexate in the treatment of cesarean scar pregnancy: results of a case series and review of the literature. J Vasc Interv Radiol 23(12):1582, 2012.

Zhu Q, Li C, Zhao WH, et al: Risk factors and clinical features of ovarian pregnancy: a case-control study. BMJ Open 4(12):e006447, 2014.

Zhuang Y, Huang L: Uterine artery embolization compared with methotrexate for the management of pregnancy implanted within a cesarean scar. Am J Obstet Gynecol 201(2):152.e1, 2009.

Zuo X, Shen A, Chen M: Successful management of unruptured interstitial pregnancy in 17 consecutive cases by using laparoscopic surgery. Aust N Z J Obstet Gynaecol 52(4):387, 2012.

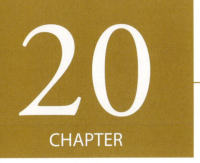

20 CHAPTER

妊娠性絨毛性疾患
Gestational Trophoblastic Diseases

胞状奇胎	477
妊娠性絨毛性腫瘍	483
絨毛性疾患後の妊娠	486

> ... the terminal extremities of the chorionic villi are converted into transparent vesicles with clear, viscid contents. These vary in size from minute bodies a few millimetres in diameter to cystic structures the size of hazel-nuts, and hang in clusters from the villous stems, to which they are connected by thin pedicles, giving to the external surface of the chorion a grape-like appearance.
>
> —J. Whitridge Williams (1903)

妊娠性絨毛性疾患（gestational trophoblastic diseases：GTD）は，異常なトロホブラスト（栄養膜細胞）の増殖に代表される疾患の総称である．トロホブラストは，ヒト絨毛性ゴナドトロピン（human chorionic gonadotropin：hCG）を産生するため，血清 hCG 値の測定は GTD の診断・治療・管理において不可欠である．GTD は，組織学的に絨毛成分を含む**胞状奇胎**と絨毛形態を含まない nonmolar trophoblastic malignant neoplasms に分類される．

胞状奇胎は極端に浮腫化した未成熟な胎盤であり（Benirschke, 2012），良性の**全胞状奇胎**と**部分胞状奇胎**および悪性の**侵入奇胎**に分類される．侵入奇胎（invasive mole）は，胞状奇胎絨毛が子宮筋層内に侵入し破壊すると同時に転移能を有することから悪性とみなされている．

Nonmolar trophoblastic malignant neoplasm は絨毛癌，胎盤部トロホブラスト腫瘍，類上皮性トロホブラスト腫瘍に分類される．これら三つは，それぞれ固有のトロホブラストより分化したものである．

妊娠性絨毛性腫瘍（gestational trophoblastic neoplasia：GTN）は悪性の特徴を有する GTD の総称であり，侵入奇胎，絨毛癌，胎盤部トロホブラスト腫瘍，および類上皮性トロホブラスト腫瘍を示す．これは，**悪性妊娠性絨毛性疾患**や**存続妊娠性絨毛性疾患**とも呼ばれる．GTN はなんらかの妊娠の数週間から数年ののちに発症するが，その妊娠の多くは胞状奇胎である．

各々の GTN は組織学的に区別され，その浸潤・転移様式にも特徴がある．しかしながら通常，組織学的診断を行うことは容易ではないため，血清 hCG 値や臨床症状などが診断の手助けとなり，効果的な治療が行われている．

これまで，この転移能を有する GTN の予後は極めて不良であったが，近年，化学療法の使用により多くが治癒可能となっている．通常，early-stage GTN は単剤化学療法により寛解し，later-stage GTN は多剤併用化学療法が奏効する（Ngan, 2015）．

胞状奇胎

胞状奇胎の古典的な組織学的所見はトロホブラストの異常増殖と間質の浮腫を伴った絨毛の存在である（図 20-1）．組織学的変化の程度，核型の違い，胎芽もしくは胎児成分の有無により**全胞状奇胎と部分胞状奇胎**に分類される．二者は，それ

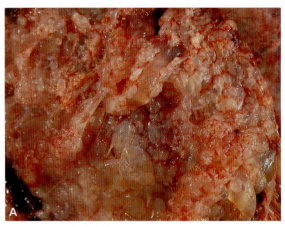
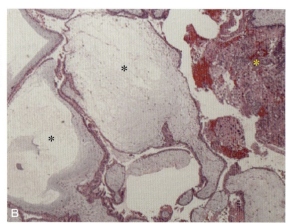

図 20-1　全胞状奇胎
A．肉眼所見．大小さまざまな大きさの特徴的な囊胞を呈する．（Used with permission from Dr. Brain Levenson）
B．検鏡低倍率．無血管絨毛内の広汎な浮腫と槽の形成（＊）を認める．右側の黄色＊はトロホブラストの異常増殖を示す．
（Used with permission from Dr. Erika Fong）

らの合併症やGTN発症のリスクにおいても相違を認め，GTNは全胞状奇胎より続発することが多い．

　全胞状奇胎は，透明な小囊胞の塊のような異常な絨毛膜絨毛をもち，その大きさは薄い茎状のものから集塊を形成するものまでさまざまである．一方，部分胞状奇胎では，水腫様変化は部分的で軽度であり，胎児成分が認められる．いずれの胞状奇胎も通常子宮内に発生するが，時に卵管やその他の子宮外妊娠となることもある（Hassadia, 2012；Sebire, 2005）．

■ 疫学と危険因子

　胞状奇胎の発症には人種差が認められ，アジア系，ヒスパニック系，アメリカ先住民で発生頻度が高い（Drake, 2006；Lee, 2011；Smith, 2006）．アメリカおよびヨーロッパにおける発症頻度は比較的安定しており，1,000出生に対し1～2例程度である（Eysbouts, 2016；Lee, 2011）．

　最大の危険因子は年齢と胞状奇胎の既往である．生殖年齢の両極端が最も発症しやすく，特に思春期と36～40歳までは2倍，40歳以上では10倍のリスクを有する（Altman, 2008；Sebire, 2002a）．全胞状奇胎の反復率は0.9％であり，部分胞状奇胎の反復奇胎率は0.3％である．前2回の胞状奇胎の既往による反復率は20％である（Eagles, 2015）．

■ 病　因

　胞状奇胎は通常，染色体レベルの異常受精が原因である（図20-2）．全胞状奇胎の染色体はほとんどが2倍体であり（表20-1），2組の染色体が父親由来である**雄核発生**による46, XXである．卵の染色体は欠損ないしは不活性化されている．1倍体の1精子がその卵に受精し，その後，その染色体が倍化する．まれに，2精子が卵に受精し染色体核型が46, XYないしは46, XXとなり，これを**2精子受精**と呼ぶ（Lawler, 1991；Lipata, 2010）．

　部分胞状奇胎は通常3倍体であり，多くは69, XXXか69, XXYであるが，まれに69, XYYとなる．父親由来の2組のハプロイド（2精子受精）と母親由来の1組のハプロイドにより構成される（図20-2B）．まれに母親由来の1組のハプロイドに，不分離により生じた2倍体（46, XY）精子が受精することもある．3倍体の受精卵は胎児として多少の発育は認められるが極めて致死的である（Joergensen, 2014；Lakovschek, 2011）．胎児は発育不全や多発奇形またはその両方を呈する．

◆ 双胎妊娠

　まれに双胎妊娠において，2倍体の胞状奇胎と正常な胎児から構成される場合がある．異常な胎児を含む部分胞状奇胎との鑑別が重要である．羊水検査と胎児核型解析が診断の手助けとなる．

　妊娠に関連したいくつかの合併症により，このような双胎妊娠の管理は困難となるため，多くは

表20-1　部分胞状奇胎および全胞状奇胎の特徴

特　徴	部分胞状奇胎	全胞状奇胎
核　型[a]	69, XXX または 69, XXY	46, XX
臨床症状		
初期診断	稽留流産	胞状奇胎
子宮の大きさ	週数に比して小さい	週数に比して大きい
黄体嚢胞	ほとんどない	25〜30％
hCG 値	＜100,000 mIU/mL	＞100,000 mIU/mL
症　状[b]	ほとんどない	まれ
GTN 発症率	1〜5％	15〜20％
病理		
胎芽-胎児	しばしば認める	認めない
羊膜，胎児赤血球	しばしば認める	認めない
絨毛浮腫	限局性	びまん性
トロホブラスト増殖	限局性，微量から中等度	微量から高度
トロホブラスト異型	軽度	高度
P57[KIP2] 免疫染色	陽性	陰性

[a] 典型的核型．
[b] 貧血，甲状腺機能亢進，妊娠悪阻，妊娠高血圧腎症，感染症．

診断が早期であれば人工妊娠中絶を選択するかもしれない．妊娠を継続する場合，正常胎児の生存についてはさまざまであり，胞状奇胎に随伴する症状次第である．Weeら（2005）は174例の胎児共存奇胎（うち82例は人工妊娠中絶）についてレビューしている．妊娠継続となった92例中，42％は流産ないしは周産期死亡となり，約60％は早産，40％は正期産であった．

胎児共存奇胎の妊娠継続に関する問題として，続発するGTNのリスクがあげられる．しかしながら，妊娠継続した場合と人工妊娠中絶を選択した場合にそのリスクに関して大きな違いは示されていない（Massardier, 2009；Sebire, 2002b）．胞状奇胎娩出後の管理については後述する．

■ 臨床像

胞状奇胎の臨床像はここ数十年で大きく変化したが，これは超音波断層法により早期に診断がつくようになったためである．一般的に，胞状奇胎が診断されるのは，無月経となってから2ヵ月以内である．全胞状奇胎194例を対象とした報告では，子宮内容除去術が施行された中央値は妊娠9週であり，部分胞状奇胎172例では，その中央値は12週であった（Sun, 2015b）．そのため，多くの胞状奇胎は臨床症状が明らかになる前に検出されることになる（Kerkmeijer, 2009；Mangili,

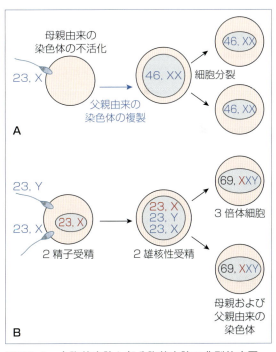

図20-2　全胞状奇胎と部分胞状奇胎の典型的病因
A. 46, XX の全胞状奇胎では，23, X である1倍体の1精子が，染色体が不活性化されている23, X を含む1倍体の卵に受精した後，複製され父親由来の2倍体の46, XX が形成される．
B. 部分胞状奇胎は，23, X ないしは23, Y の**2精子**が不活化されていない23, X を含む1倍体の卵に受精することで形成される．受精卵は3倍体で父親由来の2つの染色体を含む．このような受精形態を**2雄核性受精**と呼ぶ．

2008).

　週数が進むと，症状は部分胞状奇胎に比較して全胞状奇胎において顕著に認められるようになる（Niemann, 2007）．未治療の場合には少量から多量までさまざまな程度の子宮出血をきたす．性器出血は胞状奇胎の自然流産の前兆の場合もあるが，多くは，数週から数ヵ月，間欠的に継続する．潜在性の子宮出血を伴う進行した胞状奇胎では，中等度の鉄欠乏性貧血をきたす．吐き気および嘔吐は顕著である．身体所見として，多くの場合，妊娠週数と比べて大きな子宮を認め，腫大した子宮は比較的軟らかい．全胞状奇胎では，胎児心拍は検出されない．卵巣は多発するルテイン嚢胞により腫大する（図20-3）．これらは，全胞状奇胎でより顕著であり，過剰なhCGによって卵巣が過剰な刺激を受けた結果として起こる．ルテイン嚢胞は子宮内容除去術により自然消退するため，経過観察可能である．まれに嚢胞が大きい場合には，捻転，梗塞，出血をきたす．しかしながら通常は，捻転解除後に持続する梗塞がなければ卵巣摘出は行われない．

　hCGによる甲状腺刺激ホルモン類似作用により，しばしば血清サイロキシン値（free thyroxine：fT$_4$）は上昇し，甲状腺刺激ホルモン値（thyroid-stimulating hormone：TSH）は減少する．しかしながら臨床上明らかな甲状腺中毒症状はまれであり，われわれの経験では，出血や感染性内容物による敗血症に症状が似るかもしれない．また，子宮内容除去術後にfT$_4$値は急速に正常化する．しかしながら甲状腺クリーゼをきたした症例の報告もある（Kofinas, 2015）．

　進行した胞状奇胎では，重症な妊娠高血圧腎症や子癇は比較的認められるが，近年は早期診断と治療によりまれである．例外としては前述の胎児共存全胞状奇胎があげられる．妊娠継続となった胎児共存全胞状奇胎では，重症妊娠高血圧腎症により早産となる．

■ 診　断
◆ 血清β-hCG値測定
　ほとんどの症例は不正性器出血をきたし，妊娠検査および超音波断層法が施行される．症例によっては胞状奇胎の自然娩出をきたす．
　全胞状奇胎では通常，血清β-hCG値は妊娠週

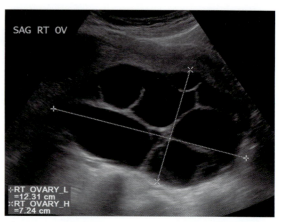

図20-3　胞状奇胎によるルテイン嚢胞の超音波画像

数に比して上昇する．進行した場合，数百万まで上昇することもある．このような場合には，**尿による妊娠検査が偽陰性となることがあり注意が必要である**．これは"フック効果"と呼ばれる現象により，過度なβ-hCGが試験試薬に影響を与え疑似的な低い結果が生じるためである（Cormano, 2016）．この場合は，時としてサンプル希釈を行った**血清β-hCG値の測定により問題は解決**される．部分胞状奇胎の場合，β-hCGは上昇するが，妊娠週数相当の範囲にとどまる．

◆ 超音波断層法
　絨毛性疾患の診断において超音波画像は主軸となるものだが，すべての症例において最初から診断されるわけではない．超音波断層法所見として，全胞状奇胎では多数の無エコー性の嚢胞を含む子宮像を呈し，子宮内に胎児や羊膜は認められない．この所見はしばしば"snowstorm"といわれる（図20-4）．部分胞状奇胎では，胎児ないしは胎児成分を伴った肥厚した多嚢胞性の絨毛として検出される．しかし妊娠初期には，これらの特徴的な所見が検出されるのは半分以下である．胞状奇胎1,000人以上を対象にした検討では，超音波断層法による診断における感度と特異度はそれぞれ44％と74％であった（Fowler, 2006）．重要な鑑別診断として，不全ないしは稽留流産がある．時に多胎妊娠や嚢胞性変性筋腫も鑑別となる．

◆ 病理所見
　胞状奇胎に続発するGTNに関する管理は重要である．そのため胞状奇胎は，胞状奇胎と類似した水腫様変性を伴う流産と鑑別する必要がある．

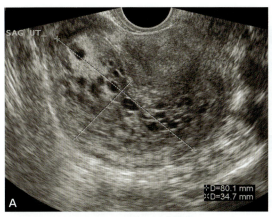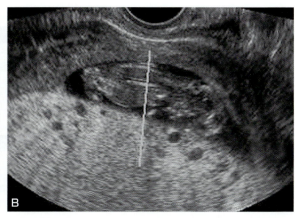

図20-4　胞状奇胎の超音波断層法像
A. 全胞状奇胎の矢状断像．子宮に特徴的な"snowstorm"と呼ばれる多数の無エコー性の囊胞を認める（キャリパーで示す）．子宮内に胎児や羊膜は認められない．
B. この部分胞状奇胎像では，胎児は多囊胞性絨毛部分の上部に検出される．
(Used with permission from Dr. Elysia Moschos)

鑑別に重要な組織学的特徴を表20-1に示す．

妊娠10週以前は，絨毛の腫大や間質の浮腫・無血管はなく典型的な胞状奇胎像は呈さない．組織学的診断は，p57の免疫染色とジェノタイピング（遺伝子型判定）により確認される（Banet, 2014）．p57^{KIP2}は核タンパクで，その遺伝子は父方由来アレルがインプリンティングで，母方由来アレルのみが発現している．すなわちp57^{KIP2}は，母方由来のアレルを含む組織のみで合成されることになる．全胞状奇胎では，父方由来のアレルのみで構成されているため，p57^{KIP2}は発現されず免疫染色されない（Merchant, 2005）．一方，この核タンパクは正常胎盤や水腫様変性を伴う流産，部分胞状奇胎では強発現となる（Castrillon, 2001）．すなわち，p57^{KIP2}の免疫染色は全胞状奇胎をその他の類似疾患より鑑別する有効な手段となる．p57をともに発現する部分胞状奇胎と水腫様変性を伴う流産の鑑別には，ジェノタイピングが用いられる．ジェノタイピングにより，両親いずれのアレルを有するか判定できる．すなわち，全胞状奇胎では二雄核発生2倍体，部分胞状奇胎では二雄核-雌性発生3倍体，胞状奇胎ではない流産では両雄雌発生2倍体となる．

■ 管理

胞状奇胎による母体死亡は，早期診断・治療と厳密な奇胎娩出後の管理によりまれである．術前には，妊娠高血圧腎症，甲状腺機能亢進症，貧血，妊娠悪阻による電解質異常，転移巣などの評価が必要である（表20-2）（Lurain, 2010）．多くの場合，胸部X線撮影は推奨されるが，肺病巣が確認されるか，子宮以外に病巣の存在が疑われない限り，CTやMRIはルーチンには行われていない．

◆ 胞状奇胎の終結

通常は子宮の大きさにかかわらず，吸引を用いた子宮内容除去術を選択する．子宮頸管が閉鎖している場合，吸水性の拡張物質により術前に子宮頸管拡張を図るとよい．術中出血は同じ大きさの子宮に対する流産手術に比べて胞状奇胎では多くなる可能性がある．したがって，胞状奇胎のサイズが大きい場合，適切な麻酔，十分な静脈ライン確保および輸血準備が肝要である．子宮頸管の拡張は子宮の大きさにもよるが，10〜14mm程度の径の大きい吸引管が挿入可能な程度まで機械的に拡張する．吸引の開始と同時に，オキシトシンの点滴を出血軽減のため行う．術中は超音波断層法により子宮腔内に遺残のないことを確認するとよい．子宮収縮と同時に，鋭匙により徹底的にかつ丁寧に搔爬を行う．処置後に出血が持続する場合には，その他の子宮収縮薬を使用する（表20-2）．時には骨盤内動脈塞栓術や子宮摘出が必要となる（Tse, 2007）．多量出血に対する外科的対応については第41章を参照．

胞状奇胎除去に伴い，トロホブラスト成分がある程度，骨盤の静脈内に侵入することがある

表 20-2　胞状奇胎の管理

術前
臨床検査
ヘモグロビン，血清 β-hCG，クレアチニン，電解質，肝逸脱酵素
TSH，free T$_4$
血液型：不規則抗体，クロスマッチ
胸部 X 線撮影
吸水性の頸管拡張器
術中
太い静脈カテーテル留置
局所・全身麻酔
オキシトシン：20 単位 /1,000 mL　乳酸加リンゲル（持続点滴用）
場合により子宮収縮薬を追加投与：
メチルエルゴノビン（メテルギン）：0.2 mg＝1 mL＝1 アンプル　筋注　2 時間ごと　適宜
carboprost tromethamine 剤（PGF$_{2\alpha}$）(Hemabate)：250 μg＝1 mL＝1 アンプル　筋注　15〜90 分ごと　適宜
ミソプロストール（PGE$_1$）（サイトテック）：200 mg　坐薬　800〜1,000 mg　1 回投与
Karman カニューレサイズ：10 または 14 mm
超音波断層法装置も考慮する
術後
RhD 陰性の場合，抗 D ヒト免疫グロブリン筋注
効果的避妊の開始[a]
病理組織評価
血清 hCG：術後 48 時間以内，カットオフ以下まで毎週，その後半年

[a] 子宮内避妊器具は観察期間中は不適当．

（Hankins, 1987）．特に胞状奇胎が大きい場合，臨床上明らかな呼吸不全や肺水腫，肺塞栓をきたす可能性がある．大きな胞状奇胎の症例において，無治療にもかかわらず胸部 X 線所見が速やかに消失した症例がある一方，死亡例も報告されている（Delmis, 2000）．トロホブラスト成分の静脈内侵入後に肺実質において増殖し，続発症や悪性になる可能性があるが，幸いなことに大きな問題となる明らかな証拠はない．

RhD 陰性の症例では，部分胞状奇胎の場合には D 抗原をもつ赤血球を含むため，吸引後に抗 D ヒト免疫グロブリンを投与する（第 15 章参照）．吸引除去した検体の病理組織検査にて全胞状奇胎か部分胞状奇胎かの診断がなされるため，全胞状奇胎を疑う症例においても同様に処置する．

胞状奇胎除去後の長期予後は予防的化学療法により改善しない．また，死亡例を含む化学療法による毒性は重要であり，ルーチンの化学療法は推奨されていない（Gueye, 2014；Wang, 2017）．

状況により子宮内除去術以外の治療方法が選択される場合がある．挙児希望のない全胞状奇胎の場合には，単純子宮全摘術を選択することもある．40〜49 歳の場合には，30〜50％に GTN が続発し，子宮全摘によりこのリスクは軽減する（Bandy, 1984；Elias, 2010, 2012）．術中に認められた黄体嚢胞は切除する必要はなく，胞状奇胎の治療により自然消退する．アメリカでは陣痛誘発や子宮切開は胞状奇胎の治療としてめったに行われない．いずれも出血を増加させてかつ理論的に存続絨毛症の発生頻度を上昇させる可能性がある（ACOG, 2016；Tidy, 2000）．

◆ 胞状奇胎娩出後の管理

継続的な生化学検査は，胞状奇胎娩出後に続発する GTN の発見のため行われる．血清 β-hCG 値の経時的計測により，持続的ないしは新たなトロホブラストの増殖を検出する．糖タンパク質である hCG は構造上，数種のアイソフォームが存在する．そのため，胞状奇胎娩出後の管理には，すべての hCG アイソフォームを検出可能な検査方法が必要となり（Harvey, 2010；Ngan, 2015），通常の妊娠検査方法とは異なるものである（de Medeiros, 2009）．最初の測定は胞状奇胎娩出後 48 時間以内に行う．この値を基準値として，その後 1〜2 週ごとに検出感度以下に至るまで測定

される．

　血清β-hCG値が検出感度以下になる時間の中央値は，部分胞状奇胎で7週間，全胞状奇胎で9週間である．検出感度以下となったあとは，1ヵ月ごとに6ヵ月間測定する（Lurain, 2010；Sebire, 2007）．また新たな妊娠によるβ-hCGの上昇との混同を避けるために，適切な避妊は重要である．経口避妊薬か酢酸メドロキシプロゲステロンの注射，あるいは埋め込み型プロゲスチンが推奨される（Dantas, 2017）．後者二つは特に患者のコンプライアンスが低いことが予測される場合に有用である．侵入奇胎の場合には子宮穿孔のリスクがあるため，β-hCGが感度以下でない限り子宮内避妊器具は使用すべきでない．もちろん推奨されるわけではないが，もし管理期間中に妊娠した場合は，生児獲得率と先天奇形のリスクは，一般集団と同等と考えられている（Tuncer, 1999a, b）．半年間に及ぶ経時的な管理の後，経過観察の期間は終了となり，妊娠許可となる．

　重要なことは，血清β-hCG値を測定している期間に，増加するか持続的に値が変化しない場合には，GTNの評価を行うべきである．妊娠の可能性がなければ，そのような状態はトロホブラストの増殖すなわちGTNの発症を示唆する．胞状奇胎娩出後のGTN発症についてはいくつかの危険因子がある．全胞状奇胎において続発するGTNの頻度は15〜20％であり，部分胞状奇胎では1〜5％である．驚くべきことに，胞状奇胎の早期発見・治療によりGTNのリスクは低くならない（Schorge, 2000；Sun, 2015a）．その他の危険因子として，年齢，β-hCG値＞100,000 mIU/mL，子宮の大きさが妊娠週数に比して大きい，黄体嚢胞＞6 cm，β-hCG値の減退スピードが遅い，などがある（Berkowitz, 2009；Kang, 2012；Wolfberg, 2005）．

妊娠性絨毛性腫瘍（GTN）

　GTNは侵入奇胎，絨毛癌，胎盤部トロホブラスト腫瘍および類上皮性トロホブラスト腫瘍を示す．GTNはなんらかの妊娠とともに，または引き続き発症する．半数は胞状奇胎，1/4は流産や卵管妊娠，残りは早産・正期産から発症する（Goldstein, 2012）．四つの疾患は組織学的に鑑別可能であるが，しばしば組織が入手困難であるため，持続的な血清β-hCGの上昇をきたす単一の疾患として認識される．GTNの診断基準については表20-3を参照．

■ 臨床像

　GTNは臨床上，子宮筋層への高い浸潤能と転移傾向を示す．共通する症状は，子宮復古不全に伴う不正性器出血である．出血は持続的または間欠的で突然起こり，時に大量出血をきたす．腫瘍増殖による子宮穿孔により腹腔内出血をきたすこともある．腟，外陰部に転移がみられることや，子宮の病変が消失して転移巣のみが残る場合がある．

■ 診断，臨床進行期，予後スコアリング

　GTNの可能性を念頭におくことは診断のうえで最も大切である．いかなる妊娠においても，その後の出血が持続する場合には速やかに血清β-hCG値を測定し，測定値が高値を示す場合は，試験掻爬を考慮する必要がある．子宮の大きさを計測すると同時に，通常は青みがかった脈管様の腫瘍として検出される下部性器への転移の有無を調べる必要がある（Cagayan, 2010）．組織診断は不要であり，生検は出血をきたすため行われない．

　診断が確定されれば，ベースラインの血清β-hCG値と血液像に加えて，局所病変および遠隔転移の検索を，肝・腎機能評価，経腟超音波断層法，胸部，脳，腹部CT検査もしくはMRI検査にて行う．まれに，PET検査や脳脊髄液のβ-hCG

表20-3 GTNの診断基準

1. 血清β-hCG値が3週間（day1, 7, 14, 21）以上一定値（±10％）のまま停滞している
2. 血清β-hCG値が2週間以上（day1, 7, 14）増加（＞10％）傾向である
3. 血清β-hCG値が6ヵ月以上検出されている
4. 組織学的に絨毛癌である

値の測定が転移の判定に用いられる（Lurain, 2011）．

GTN は International Federation of Gynecology and Obstetrics（FIGO）system（2009）により臨床進行期が決定される．これには，WHO（1983）prognostic index score を改変したスコアリングシステムが含まれるが，これは表20-4に示したとおり，各カテゴリーを0〜4までにスコア化したものである．合計スコアが0〜6まではローリスクとなり，7以上でハイリスクとなる．

■ 組織学的分類

繰り返しになるが，GTN の診断は組織学的検索による確認はなく，持続的な血清 β-hCG 値の上昇によってなされる．臨床進行期の決定は組織所見によるものではない．組織学的所見による鑑別については後述する．

◆ 侵入奇胎

侵入奇胎は最も一般的な GTN であり，ほぼすべての症例は部分ないし全胞状奇胎より発症する．以前は**破壊性絨毛腺腫**といわれており，トロホブラストや絨毛による広範囲にわたる組織浸潤が特徴である．侵入は子宮筋層深くに達し，時に腹膜，子宮傍結合織ないしは腟円蓋に達する．局所病変は進行しても転移傾向はない．

◆ 絨毛癌

絨毛癌は，正期産や流産後に発症する GTN として最も一般的で，1/3 が胞状奇胎後に発症する（Soper, 2006）．絨毛癌はサイトトロホブラストとシンシチウムトロホブラスト由来の細胞から構成されるが絨毛形態は認めない．急速に増殖し子宮筋層や血管壁に浸潤し出血および壊死をきたす．筋層内腫瘍は外方に広がり，子宮表面に暗く不規則な結節を形成する．腫瘍は早期に血行性に転移する（図20-5）．肺と腟は転移の好発部位であるが，外陰部，腎臓，肝臓，脳，卵巣，消化管にも転移する．転移部位では出血が問題となることがある（Fatema, 2016；Wei, 2016；Zhang, 2017）．卵巣嚢胞はしばしば合併する．

◆ 胎盤部トロホブラスト腫瘍（PSTT）

胎盤部トロホブラスト腫瘍はまれな腫瘍で，着床部の**中間型トロホブラスト**由来の腫瘍である．この腫瘍は血清 β-hCG 値の上昇は中等度であるが，変異体 hCG を産生するため，free β-hCG が高い割合で検出されれば診断に有用である．胎盤部トロホブラスト腫瘍は化学療法に抵抗性であるため，子宮全摘が推奨される（Baergen, 2006）．進行期I期のハイリスク症例や進行期例では，アジュバント多剤併用化学療法が施行される（Schmid, 2009）．

表20-4　絨毛性疾患に対する FIGO の進行期と診断のスコアシステム

臨床進行期	
Stage I	子宮内病変のみ
Stage II	病変が子宮外に進展するが性器構造物（付属器，腟，子宮広間膜）のみ
Stage III	病変が生殖器にあるなしにかかわらず肺に広がる
Stage IV	その他の遠隔転移

Modified World Health Organization (WHO) Prognostic Scoring System[a]

スコア[b]	0	1	2	4
年齢	<40	≥40	—	—
先行妊娠	胞状奇胎	流産	正期産	—
潜伏期（月）	<4	4〜6	7〜12	>12
治療前 β-hCG 値（mIU/mL）	$<10^3$	$10^3 \sim 10^4$	$10^4 \sim 10^5$	$\geq 10^5$
腫瘍最大径（子宮を含む）	<3 cm	3〜4 cm	≥5 cm	—
転移部位		脾臓，腎臓	消化管	肝臓，脳
転移巣の数	—	1〜4	5〜8	>8
前化学療法数	—	—	1	≥2

[a] FIGO 改訂．
[b] ローリスク＝WHO スコア 0〜6，ハイリスク＝≥7．

(Adapted with permission from FIGO Committee on Gynecologic Oncology: Current FIGO staging for cancer of the vagina, fallopian tube, ovary, and gestational trophoblastic neoplasia, Int J Gynaecol obstet 2009 Apr; 105(1): 3-4)

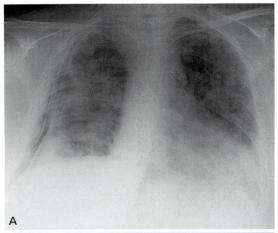
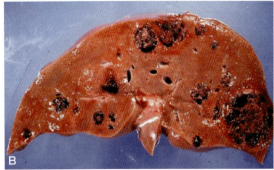

図 20-5　絨毛癌の転移
A．広範囲に広がる肺転移巣を示す胸部 X 線.
B．多発する出血性肝転移巣を呈した剖検例.
（Used with permission from Dr. Michael Conner）

◆ 類上皮性トロホブラスト腫瘍

　類上皮性トロホブラスト腫瘍はまれな腫瘍で，絨毛部の中間型トロホブラスト由来の腫瘍である．子宮が主な病変部位であり，出血と hCG 値が低値であることが特徴である（Scott, 2012）．化学療法に抵抗性であるため，子宮全摘が施行される．転移をきたすことが多く，多剤併用化学療法が施行される（Davis, 2015）．

■ 治　療

　GTN 患者の治療は腫瘍専門医と GTN を専門とするセンターに委ねるべきである（Kohorn, 2014）．まれな例外を除いて，病変が広範囲に広がっていても予後はよい．通常，初回治療として化学療法が施行される．議論の余地もあるが，化学療法を回避するかないしは最小限にするために，2 回目の吸引除去をアジュバントとして選択することもある（Pezeshki, 2004；van Trommel,

2005）．出血や残存する多数の腫瘍除去のためにまれに，吸引除去を必要とすることがある．特殊な症例では，子宮全摘が初回治療ないしはアジュバントとして施行される（Clark, 2010）．

　転移巣がない，または転移のリスクが低い症例においては，単剤の化学療法を行う（Lawrie, 2016）．ローリスク症例 108 例のレビューは，メトトレキサート（MTX）もしくはアクチノマイシン D（ACT-D）による単剤治療は，その両方を含む治療と同等の効果であったと報告している（Abráo, 2008）．一般的に，MTX は ACT-D と比べて毒性が低い（Chan, 2006；Seckl, 2010）．血清 β-hCG 値が検出感度以下となるまで治療は継続される．

　多剤併用化学療法はハイリスク症例に適応され，寛解率は約 90％である（Lurain, 2010）．いくつかのレジメンが効果的であることが報告されている．その一つは，EMA-CO であり，エトポシド，MTX，ACT-D，シクロホスファミド，ビンクリスチン（オンコビン）を含む．場合により，アジュバントとして手術療法や放射線療法が施行される場合もある（Hanna, 2010）．死因としては，転移巣での出血，呼吸不全，敗血症，化学療法抵抗による病変の進行に起因する多臓器不全などがあげられる（Lybol, 2012；Neubauer, 2015）．

　ローリスク症例でもハイリスク症例でも，血清 β-hCG 値が検出感度以下になった後も 1 年間の血清 β-hCG 値測定による管理が行われる．この期間は，化学療法による催奇形性の問題を回避すること，および新たな妊娠による血清 β-hCG 値の上昇への懸念を軽減する目的のため，有効な避妊が重要である（Seckl, 2010；Williams, 2014）．治療終了後のこの管理期間中に妊娠した場合は，おおむね妊娠予後は良好であることより妊娠継続が許容される（Tse, 2012；Woolas, 1998）．重要なことは，妊娠期間中に腫瘍が再発した場合，診断が遅れるリスクを有することである（Blagden, 2002；Tuncer, 1999b）．

　管理期間中に，明らかな転移がないにもかかわらず極めて低い値で持続する血清 β-hCG 値を呈する少数の症例を認める．これは **quiescent hCG** といわれ，休止状態のトロホブラストによると考えられる．治療は行わず慎重な経過観察が推奨され，20％は活動的な GTN に進展するとされてい

絨毛性疾患後の妊娠

一般的に胞状奇胎の既往は，妊孕性が障害されることはなく，次回の妊娠経過は正常である（Joneborg, 2014；Matsui, 2011；Sebire, 2003）。唯一の問題点は前述のごとく，絨毛性疾患を繰り返すリスクが2％ということである。そのため妊娠初期やその後の超音波断層法による評価が必要である。

順調にGTNに対する化学療法を終えた場合，妊娠を12ヵ月間遅らせることが求められる。通常，生殖能と妊娠予後は正常であり，先天奇形の割合は上昇しない（Berkowitz, 2000；Tse, 2012）。しかしながら，例外は，原因不明の死産率が1.5％と一般的な死産率0.8％と比較して高い（Vargas, 2014）。

胞状奇胎やGTNの治療後の妊娠において，胎盤や妊娠に関連した組織は病理学的検索が行われる。また産後6週に血清β-hCG値を測定するとよい（Lurain, 2010）。

訳者注：原文ではβ-hCG測定とあるが，わが国ではhCG測定が一般的である。表20-4は取扱い規約でも英文のままであるが，本項では可及的に翻訳した。

（訳：矢内原臨）

References

Abrão RA, de Andrade JM, Tiezzi DG, et al: Treatment for low-risk gestational trophoblastic disease: comparison of single-agent methotrexate, dactinomycin and combination regimens. Gynecol Oncol 108:149, 2008.

Altman AD, Bently B, Murray S, et al: Maternal age-related rate of gestational trophoblastic disease. Obstet Gynecol 112:244, 2008.

American College of Obstetricians and Gynecologists: Diagnosis and treatment of gestational trophoblastic disease. Practice Bulletin No. 53, June 2004, Reaffirmed 2016.

Baergen RN, Rutgers JL, Young RH, et al: Placental site trophoblastic tumor: a study of 55 cases and review of the literature emphasizing factors of prognostic significance. Gynecol Oncol 100:511, 2006.

Bandy LC, Clarke-Pearson DL, Hammond CB: Malignant potential of gestational trophoblastic disease at the extreme ages of reproductive life. Obstet Gynecol 64(3):395, 1984.

Banet N, DeScipio C, Murphy KM, et al: Characteristics of hydatidiform moles: analysis of a prospective series with p57 immunohistochemistry and molecular genotyping. Mod Pathol 27(2):238, 2014.

Benirschke K, Burton GJ, Baergen RN (eds): Molar pregnancies. In Pathology of the Human Placenta, 6th ed. New York, Springer, 2012, p 687.

Berkowitz RS, Goldstein DP: Current management of gestational trophoblastic diseases. Gynecol Oncol 112(3):654, 2009.

Berkowitz RS, Tuncer ZS, Bernstein MR: Management of gestational trophoblastic diseases: subsequent pregnancy experience. Semin Oncol 27(6):678, 2000.

Blagden SP, Foskett MA, Fisher RA, et al: The effect of early pregnancy following chemotherapy on disease relapse and foetal outcome in women treated for gestational trophoblastic tumours. Br J Cancer 86(1):26, 2002.

Cagayan MS: Vaginal metastases complicating gestational trophoblastic neoplasia. J Reprod Med 55(5–6):229, 2010.

Castrillon DH, Sun D, Weremowicz S, et al: Discrimination of complete hydatidiform mole from its mimics by immunohistochemistry of the paternally imprinted gene product p57KIP2. Am J Surg Pathol 25(10):1225, 2001.

Chan KK, Huang Y, Tam KF, et al: Single-dose methotrexate regimen in the treatment of low-risk gestational trophoblastic neoplasia. Am J Obstet Gynecol 195:1282, 2006.

Clark RM, Nevadunsky NS, Ghosh S, et al: The evolving role of hysterectomy in gestational trophoblastic neoplasia at the New England Trophoblastic Disease Center. J Reprod Med 55(5–6):194, 2010.

Cormano J, Mackay G, Holschneider C: Gestational trophoblastic disease diagnosis delayed by the hook effect. Obstet Gynecol 126(4):811, 2015.

Dantas PRS, Maestá I, Filho JR, et al: Does hormonal contraception during molar pregnancy follow-up influence the risk and clinical aggressiveness of gestational trophoblastic neoplasia after controlling for risk factors? Gynecol Oncol September 16, 2017 [Epub ahead of print].

Davis MR, Howitt BE, Quade BJ, et al: Epithelioid trophoblastic tumor: a single institution case series at the New England Trophoblastic Disease Center. Gynecol Oncol 137(3):456, 2015.

Delmis J, Pfeifer D, Ivanisecvic M, et al: Sudden death from trophoblastic embolism in pregnancy. Eur J Obstet Gynecol Reprod Biol 92:225, 2000.

de Medeiros SF, Norman RJ: Human chorionic gonadotrophin protein core and sugar branches heterogeneity: basic and clinical insights. Hum Reprod Update 15(1):69, 2009.

Drake RD, Rao GG, McIntire DD, et al: Gestational trophoblastic disease among Hispanic women: a 21-year hospital-based study. Gynecol Oncol 103:81, 2006.

Eagles N, Sebire NJ, Short D, et al: Risk of recurrent molar pregnancies following complete and partial hydatidiform moles. Hum Reprod 30(9):2055, 2015.

Elias KM, Goldstein DP, Berkowitz RS: Complete hydatidiform mole in women older than age 50. J Reprod Med 55(5–6):208, 2010.

Elias KM, Shoni M, Bernstein M, et al: Complete hydatidiform mole in women aged 40 to 49 years. J Reprod Med 57(5–6):254, 2012.

Eysbouts YK, Bulten J, Ottevanger PB, et al: Trends in incidence for gestational trophoblastic disease over the last 20 years in a population-based study. Gynecol Oncol 140(1):70, 2016.

Fatema N, Arora NV, Al Abri FM, et al: Pancreatic and hepatic metastasis of an undiagnosed choriocarcinoma: an exceptional cause of haemoperitoneum in young women—report of a rare case. Case Rep Oncol 9(3):633, 2016.

FIGO Committee on Gynecologic Oncology: Current FIGO staging for cancer of the vagina, fallopian tube, ovary, and gestational trophoblastic neoplasia. Int J Gynaecol Obstet 105:3, 2009.

Fowler DJ, Lindsay I, Seckl MJ, et al: Routine pre-evacuation ultrasound diagnosis of hydatidiform mole: experience of more than 1000 cases from a regional referral center. Ultrasound Obstet Gynecol 27(1):56, 2006.

Goldstein DP, Berkowitz RS: Current management of gestational trophoblastic neoplasia. Hematol Oncol Clin North Am 26(1):111, 2012.

Gueye M, Kane-Gueye SM, Ndiaye-Gueye MD, et al: Gestational trophoblastic neoplasia after achieving a nondetectable serum human chorionic gonadotrophin level. BJOG 121(11):1415, 2014.

Hankins GD, Wendel GD, Snyder RR, et al: Trophoblastic embolization during molar evacuation: central hemodynamic observations. Obstet Gynecol 63:368, 1987.

Hanna RK, Soper JT: The role of surgery and radiation therapy in the management of gestational trophoblastic disease. Oncologist 15(6):593, 2010.

Harvey RA, Mitchell HD, Stenman UH, et al: Differences in total human chorionic gonadotropin immunoassay analytical specificity and ability to measure human chorionic gonadotropin in gestational trophoblastic disease and germ cell tumors. J Reprod Med 55(7–8):28, 2010.

Hassadia A, Kew FM, Tidy JA, et al: Ectopic gestational trophoblastic disease: a case series review. J Reprod Med 57(7–8):297, 2012.

Joergensen MW, Niemann I, Rasmussen AA, et al: Triploid pregnancies: genetic and clinical features of 158 cases. Am J Obstet Gynecol 211(4):370.e1, 2014.

Joneborg U, Eloranta S, Johansson AL, et al: Hydatidiform mole and subsequent pregnancy outcome: a population-based cohort study. Am J Obstet Gynecol 211(6):681.e1, 2014.

Kang WD, Choi HS, Kim SM: Prediction of persistent gestational trophoblastic neoplasia: the role of hCG level and ratio in 2 weeks after evacuation of complete mole. Gynecol Oncol 124(2):250, 2012.

Kerkmeijer LG, Massuger LF, Ten Kate-Booij MJ, et al: Earlier diagnosis and serum human chorionic gonadotropin regression in complete hydatidiform moles. Obstet Gynecol 113:326, 2009.

Kofinas JD, Kruczek A, Sample J, et al: Thyroid storm-induced multi-organ failure in the setting of gestational trophoblastic disease. J Emerg Med 48(1):35, 2015.

Kohorn EI: Worldwide survey of the results of treating gestational trophoblastic disease. J Reprod Med 59(3–4):145, 2014.

Lakovschek IC, Streubel B, Ulm B: Natural outcome of trisomy 13, trisomy 18, and triploidy after prenatal diagnosis. Am J Med Genet A 155A(11):262, 2011.

Lawler SD, Fisher RA, Dent J: A prospective genetic study of complete and partial hydatidiform moles. Am J Obstet Gynecol 164:1270, 1991.

Lawrie TA, Alazzam M, Tidy J, et al: First-line chemotherapy in low-risk gestational trophoblastic neoplasia. Cochrane Database Syst Rev 6:CD007102, 2016.

Lee C, Smith HO, Kim SJ: Epidemiology. In Hancock BW, Seckl MJ, Berkowitz RS, et al (eds): Gestational trophoblastic disease, 3rd ed. London, International Society for the Study of Trophoblastic Disease, 2011, p 57. Available at: http://www.isstd.org/index.html. Accessed April 23, 2016.

Lipata F, Parkash V, Talmor M, et al: Precise DNA genotyping diagnosis of hydatidiform mole. Obstet Gynecol 115(4):784, 2010.

Lurain JR: Gestational trophoblastic disease I: epidemiology, pathology, clinical presentation and diagnosis of gestational trophoblastic disease, and management of hydatidiform mole. Am J Obstet Gynecol 203(6):531, 2010.

Lurain JR: Gestational trophoblastic disease II: classification and management of gestational trophoblastic neoplasia. Am J Obstet Gynecol 204(1):11, 2011.

Lybol C, Centen DW, Thomas CM, et al: Fatal cases of gestational trophoblastic neoplasia over four decades in the Netherlands: a retrospective cohort study. BJOG 119(12):1465, 2012.

Mangili G, Garavaglia E, Cavoretto P, et al: Clinical presentation of hydatidiform mole in northern Italy: has it changed in the last 20 years? Am J Obstet Gynecol 198(3):302.e1, 2008.

Massardier J, Golfner F, Journet D, et al: Twin pregnancy with complete hydatidiform mole and coexistent fetus obstetrical and oncological outcomes in a series of 14 cases. Eur J Obstet Gynecol Reprod Biol 143:84, 2009.

Matsui H, Iitsuka Y, Suzuka K, et al: Subsequent pregnancy outcome in patients with spontaneous resolution of HCG after evacuation of hydatidiform mole: comparison between complete and partial mole. Hum Reprod 16(6):1274, 2011.

Merchant SH, Amin MB, Viswanatha DS, et al: p57KIP2 immunohistochemistry in early molar pregnancies: emphasis on its complementary role in the differential diagnosis of hydropic abortuses. Hum Pathol 36:180, 2005.

Neubauer NL, Strohl AE, Schink JC, et al: Fatal gestational trophoblastic neoplasia: an analysis of treatment failures at the Brewer Trophoblastic Disease Center from 1979–2012 compared to 1962–1978. Gynecol Oncol 138(2):339, 2015.

Ngan HY, Seckl MJ, Berkowitz RS, et al: Update on the diagnosis and management of gestational trophoblastic disease. Int J Gynaecol Obstet 131 Suppl 2:S123, 2015.

Ngu SF, Chan KK: Management of chemoresistant and quiescent gestational trophoblastic disease. Curr Obstet Gynecol Rep 3:84, 2014.

Niemann I, Petersen LK, Hansen ES, et al: Differences in current clinical features of diploid and triploid hydatidiform mole. BJOG 114:1273, 2007.

Pezeshki M, Hancock BW, Silcocks P: The role of repeat uterine evacuation in the management of persistent gestational trophoblastic disease. Gynecol Oncol 95(3):423, 2004.

Schmid P, Nagai Y, Agarwal R: Prognostic markers and long-term outcome of placental-site trophoblastic tumours: a retrospective observational study. Lancet 374(9683):48, 2009.

Schorge JO, Goldstein DP, Bernstein MR, et al: Recent advances in gestational trophoblastic disease. J Reprod Med 45:692, 2000.

Scott EM, Smith AL, Desouki MM, et al: Epithelioid trophoblastic tumor: a case report and review of the literature. Case Rep Obstet Gynecol 2012:862472, 2012.

Sebire NJ, Fisher RA, Foskett M, et al: Risk of recurrent hydatidiform mole and subsequent pregnancy outcome following complete or partial hydatidiform molar pregnancy. BJOG 110(1):22, 2003.

Sebire NJ, Foskett M, Fisher RA, et al: Risk of partial and complete hydatidiform molar pregnancy in relation to maternal age. BJOG 109:99, 2002a.

Sebire NJ, Foskett M, Parainas FJ, et al: Outcome of twin pregnancies with complete hydatidiform mole and healthy co-twin. Lancet 359:2165, 2002b.

Sebire NJ, Foskett M, Short D, et al: Shortened duration of human chorionic gonadotropin surveillance following complete or partial hydatidiform mole: evidence for revised protocol of a UK regional trophoblastic disease unit. BJOG 114(6):760, 2007.

Sebire NJ, Lindsay I, Fisher RA: Overdiagnosis of complete and partial hydatidiform mole in tubal ectopic pregnancies. Int J Gynecol Pathol 24(3):260, 2005.

Seckl MJ, Sebire NJ, Berkowitz RS: Gestational trophoblastic disease. Lancet 376(9742):717, 2010.

Smith HO, Wiggins C, Verschraegen CF, et al: Changing trends in gestational trophoblastic disease. J Reprod Med 51:777, 2006.

Soper JT: Gestational trophoblastic disease. Obstet Gynecol 108:176, 2006.

Sun SY, Melamed A, Goldstein DP, et al: Changing presentation of complete hydatidiform mole at the New England Trophoblastic Disease Center over the past three decades: does early diagnosis alter risk for gestational trophoblastic neoplasia? Gynecol Oncol 138(1):46, 2015.

Tidy JA, Gillespie AM, Bright N, et al: Gestational trophoblastic disease: a study of mode of evacuation and subsequent need for treatment with chemotherapy. Gynecol Oncol 78 pp. 309, 2000.

Tse KY, Chan KK, Tam KF: 20-year experience of managing profuse bleeding in gestational trophoblastic disease. J Reprod Med (5):397, 2007.

Tse KY, Ngan HY: Gestational trophoblastic disease. Best Pract Res Clin Obstet Gynaecol 26(3):357, 2012.

Tuncer ZS, Bernstein MR, Goldstein DP, et al: Outcome of pregnancies occurring before completion of human chorionic gonadotropin follow-up in patients with persistent gestational trophoblastic tumor. Gynecol Oncol 73(3):345, 1999a.

Tuncer ZS, Bernstein MR, Goldstein DP, et al: Outcome of pregnancies occurring within 1 year of hydatidiform mole. Obstet Gynecol 94(4):588, 1999b.

van Trommel NE, Massuger LF, Verheijen RH, et al: The curative effect of a second curettage in persistent trophoblastic disease: a retrospective cohort survey. Gynecol Oncol 99:6, 2005.

Vargas R, Barroilhet LM, Esselen K, et al: Subsequent pregnancy outcomes after complete and partial molar pregnancy, recurrent molar pregnancy, and gestational trophoblastic neoplasia: an update from the New England Trophoblastic Disease Center. J Reprod Med 59(5–6):188, 2014.

Wang Q, Fu J, Hu L, et al: Prophylactic chemotherapy for hydatidiform moleto prevent gestational trophoblastic neoplasia. Cochrane Database Syst Rev 9:CD007289, 2017.

Wee L, Jauniaux E: Prenatal diagnosis and management of twin pregnancies complicated by a co-existing molar pregnancy. Prenat Diagn 25(9):772, 2005.

Wei H, Zhang T, Liu B, et al: Choriocarcinoma of unknown origin with multiple organ metastasis and cerebral hemorrhage: a case report and literature review. Oncol Lett 11(6):3749, 2016.

Williams J, Short D, Dayal L, et al: Effect of early pregnancy following chemotherapy on disease relapse and fetal outcome in women treated for gestational trophoblastic neoplasia. J Reprod Med 59(5–6):248–54, 2014.

Wolfberg AJ, Berkowitz RS, Goldstein DP: Postevacuation hCG levels and risk of gestational trophoblastic neoplasia in women with complete molar pregnancy. Obstet Gynecol 106(3):548, 2005.

Woolas RP, Bower M, Newlands ES, et al: Influence of chemotherapy for gestational trophoblastic disease on subsequent pregnancy outcome. BJOG 105:1032, 1998.

World Health Organization Scientific Group: Gestational trophoblastic disease. WHO Tech Rep Ser 692:1, 1983.

Zhang W, Liu B, Wu J, et al: Hemoptysis as primary manifestation in three women with choriocarcinoma with pulmonary metastasis: a case series. J Med Case Rep 11(1):110, 2017.

Section 7

陣　痛
Labor

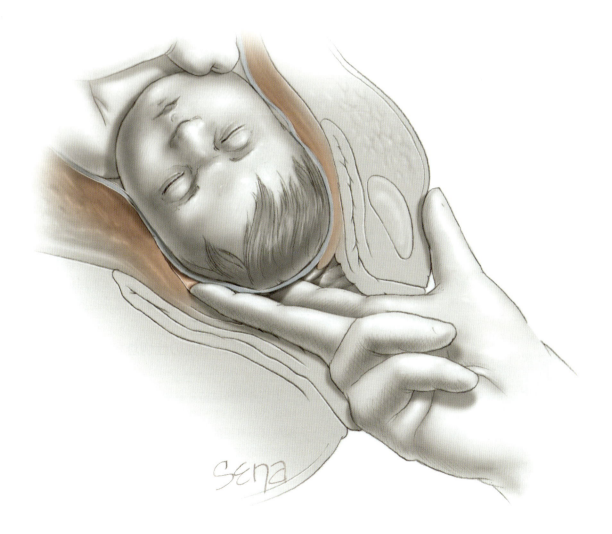

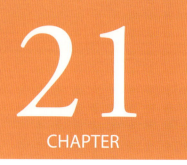

分娩の生理
Physiology of Labor
CHAPTER 21

母体と胎児の仕切り ……………………… 490
性ホルモンの役割 ………………………… 492
プロスタグランジンの役割 ……………… 492
フェーズ 1：子宮静止と頸管の軟化 …… 493
フェーズ 2：分娩の準備 ………………… 500
フェーズ 3：分娩 ………………………… 505
フェーズ 3 のウテロトニン ……………… 510
フェーズ 4：産褥 ………………………… 512

> *From time immemorial inquiring minds have sought an explanation for the fact that labour usually ensues about 280 days after the appearance of the last menstrual period, but thus far no satisfactory universal cause has been discovered.*
> —J. Whitridge Williams (1903)

「Williams Obstetrics」の第 1 版では分娩の生理の重要性が強調され，一つのセクション全体がこのトピックに費やされた．当時の科学を考えると九つの章はそれぞれ分娩と娩出の仕組みに関連していた．どちらにしろ，現在の認識では規則的な子宮収縮の前の広い意味での準備も分娩過程に含まれると認識されている．

分娩はヒトの妊娠の最後の数時間で起こり，子宮頸管の拡大と児頭の産道への下降をきたす．痛みを伴う力強い子宮収縮が特徴である．それ以前の子宮と頸管には長い準備期間がある．正常妊娠では，妊娠 36 〜 38 週までは，子宮筋層はまだ無反応の準備状態にある．その間，子宮頸管は再構築の初期段階にあるが，子宮頸管の構造は維持されている．この長期子宮静止期に続き，子宮筋層の無反応期が終わると，頸管は熟化，展退し，硬い構造が失われる．

分娩―子を産むこと―を制御する生理学的なプロセスと，分娩の開始を調節する生理学的なプロセスはいまだに解明されていない．一般に同時に起こる三つの理論で分娩の開始を表す．単純化すると，一つ目は**妊娠を維持する機構の喪失**，二つ目に**分娩を誘発する因子の合成**，三つ目は**成熟した胎児が分娩の開始の最初のシグナル**になるということである．近年の研究はこの三つのテーマを基にした分娩モデルを裏づけている．しかしながら分娩開始は，子宮と頸管における生化学的変化の集大成であることは明らかである．これらは母体と胎児の両者から発せられるエンドクリンおよびパラクリンシグナルの結果である．これらがどの程度分娩に寄与するかは種間によって異なり，ヒトの分娩調節を行う因子の真の解明を困難にする理由である．分娩の異常とは，早産や難産，過期妊娠である．このうち早産は，先進国における新生児死亡率や罹患率を上げる主な原因である．

母体と胎児の仕切り

■子　宮

子宮の筋層は結合組織で囲まれた平滑筋の束で構成されている．骨格筋や心筋と異なり，平滑筋細胞は不可逆的に分化しきっておらず，環境の変化に適応できる状態となっている．機械的な伸展，炎症，エンドクリンとパラクリンなどの多岐にわたる刺激によって平滑筋細胞では成長，増殖，分泌，収縮性などの表現型を変化させること

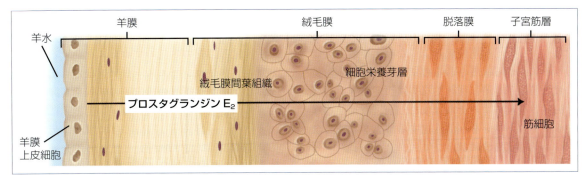

図 21-1
羊膜はプロスタグランジンを合成し，妊娠後期には，ホスホリパーゼ A_2 およびプロスタグランジン H シンターゼ 2 型（PGHS-2）の活性化に伴い合成が増加する．妊娠中は，絨毛膜に発現する不活性化酵素や PGDH によって，母体組織への羊膜からプロスタグランジンの輸送は制限されている．分娩中は PGDH レベルが低下し，羊膜由来のプロスタグランジンは，破水や子宮収縮に影響を与える．分娩中の脱落膜化の役割は不明であるが，局所的プロスタグランジン代謝やプロスタグランジン受容体濃度の増加によって，子宮におけるプロスタグランジン作用とサイトカイン産生を亢進させることができる．

(Redrawn from Smith R: Parturition. N Engl J Med. 2007 Jan 18; 356(3): 271-283)

ができる．

　この表現型の可塑性に加えて，いくつかの平滑筋の特徴が子宮収縮の効率のよさと児の娩出に有利に働いている．第一に，平滑筋の収縮による短縮の程度は横紋筋によって達成される値よりも 1 桁大きい可能性がある．第二に，平滑筋細胞では，収縮力は複数の方向に働くことができる．この力は，常に筋肉の軸と同じ方向に収縮する骨格筋と異なる．第三に平滑筋は骨格筋と同じように配列していない．子宮筋層では太いフィラメントと細いフィラメントが細胞全体にわたり，長くてランダムな束として存在している．この叢状の配置は，より大きな収縮力と力の発生能力を与える．最後に，子宮底における多方向への収縮力の発生は，子宮下部の収縮と比較し，多方向への収縮を可能にする．

　厚い子宮筋層の裏に妊娠中のホルモンによって内膜が形成され，これは**脱落膜**と呼ばれる．間質細胞と母体免疫細胞から構成され，脱落膜は炎症性シグナルを抑制する固有の免疫調節機能を介して妊娠を維持する働きをする．しかしながら妊娠の最後には脱落膜の脱落が起こる．これによって脱落膜は炎症性シグナルを誘導し，免疫抑制を取り除き分娩開始を誘発する．

　妊娠中の子宮頸部には，①感染から生殖器を保護するためのバリア機能の維持，②胎児の成長に伴う重力の増大に対する子宮頸部の硬さの維持，および③細胞外基質の変化の調整により組織コンプライアンスを漸進的に向上させるという複数の機能がある．

　非妊娠女性において子宮頸管は硬く閉鎖し，その硬さは鼻軟骨に似ている．妊娠の終わりまでに，頸管はいともたやすく伸展し，その硬さは口唇の硬さに似てくる．3 次元超音波検査および磁気共鳴映像法での観察では，妊娠初期から晩期にかけて，頸管の断面積および頸部間質は増加を示す（House, 2009；Lang, 2010）．間質の拡大と同時に，子宮頸部上皮は増殖し，妊娠に特異的な免疫防御を発揮する．

■ 胎　盤

　母胎間の栄養素と老廃物の交換に加えて，胎盤はステロイドホルモン，成長因子，および妊娠を維持し分娩への移行を潜在的に補助する仲介物質の重要な供給源である．胎児膜―羊膜および絨毛膜および隣接する脱落膜―は胎児の周りに重要な組織の殻をつくり，これは生理学的，免疫学的，および代謝の盾として機能し，適切ではない時期での分娩開始を防ぐ．

　羊膜は実質的にすべての胎児膜の破損および破裂に耐える抗張力を提供している（第 5 章参照）．この無血管組織は，白血球，微生物および新生細胞による浸透に対して高い耐性を示す（**図 21-1**）．それはまた，胎児の肺および皮膚から分泌される粒子状の物質が母体に到達するのを防止する選択的フィルターの役割を構成する．このよ

うにして母体組織は，脱落膜または子宮筋層の活性化を早期に促進させたり，子宮収縮を活性化させたり，また羊膜塞栓症のような有害事象を起こしうる羊水から保護されるのである．

絨毛膜は基本的に保護的な組織層であり，免疫学的寛容を起こす．それはまた，子宮収縮を惹起する**ウテロトニン**を不活性化する酵素を豊富に含む．不活性化酵素には，プロスタグランジンデヒドロゲナーゼ，オキシトキナーゼおよびエンケファリナーゼが含まれる（Cheung, 1990；Germain, 1994）．

性ホルモンの役割

多くの種において，性ステロイドホルモンの役割は明確で，エストロゲンは分娩に至る事象を促進し，プロゲステロンは抑制する．そして，プロゲステロンの除去，すなわち**プロゲステロンの離脱**は，分娩の進行に先行する．さらに，いくつかの種にプロゲステロンを投与すると，子宮筋層の活動の低下および子宮頸部の硬さの維持を介して分娩を遅延させる（Challis, 1994）．しかしながらヒトではエストロゲンとプロゲステロンの両方が子宮の静止を保つ分子生物学的要素であると考えられている．

正常妊娠における血漿中のエストロゲンとプロゲステロンの濃度は非常に高く，これらの受容体に対する親和性が過剰に存在する．こうした理由で，相対的に微妙な二つのホルモンの割合が妊娠中の生理学的なプロセスをどう変化させているか理解するのは困難であった．しかしながら，エストロゲンに対するプロゲステロンの割合の増加が妊娠の継続に働き，減少が分娩につながるというエビデンスが圧倒的である．ヒトも含めたすべての種の研究で，プロゲステロン受容体アンタゴニスト mifepristone（RU-486）または onapristone の投与は生理学的な分娩のいくらかもしくはすべての鍵となる特徴を促進するとされる．これには頸管の熟化，頸管の開大，子宮収縮への感度の上昇が含まれる（Bygdeman, 1994；Chwalisz, 1994b；Wolf, 1993）．

エストロゲンが子宮の静止と頸管の維持の調節に果たす正確な役割はまだよくわかっていない．すなわちエストロゲンはプロゲステロンの反応性を進めさせ，それにより子宮の静止を亢進しているとされる．妊娠の末期でのエストロゲンは子宮の活性化と頸管の熟化のプロセスを助ける．

プロゲステロンとエストロゲンはともに，細胞内および細胞質特有の遺伝子の転写を調節する核受容体に結合する．エストロゲン受容体には，エストロゲン受容体α（ERα）とエストロゲン受容体β（ERβ）の二つがある．プロゲステロン受容体（PR-A と PR-B）の核受容体アイソフォームは一つの遺伝子から異なる転写によってエンコードされる（Patel, 2015）．

プロスタグランジンの役割

プロスタグランジンは脂質分子で多岐にわたるホルモン様の作用をもつ．妊娠においては子宮筋収縮，弛緩，そして炎症において重要な役割を担っている．プロスタグランジンは八つの異なるG-タンパク質共役受容体のファミリーと相互作用し，その受容体のうちのいくつかは，子宮筋層と頸管において発現する（Konopka, 2015；Myatt, 2004）．

プロスタグランジンの生合成に関与する主要な合成経路は，図 21-2 に示されている．プロスタグランジンは，原形質膜由来のアラキドン酸を用いてつくられ，通常，ホスホリパーゼ A_2 または C の作用によって放出される．アラキドン酸は，1 型および 2 型のプロスタグランジン H シンターゼ（prostaglandin H synthase：PGHS-1, -2）のための基質として作用し，それらはシクロオキシゲナーゼ-1 および-2（cyclooxygenase：COX-1, -2）と呼ばれている．どちらの PGHS アイソフォームも，アラキドン酸から不安定プロスタグランジン G_2 を生成し，プロスタグランジン H_2 に変換する．これらの酵素は，多くの NSAIDs の標的である．実際，第 42 章で説明したような胎児に対する副作用が示されるまでは，特定の NSAIDs による子宮収縮抑制作用は有望と考えられていた（Loudon, 2003；Olson, 2003, 2007）．

プロスタグランジン H_2 は，プロスタグランジンイソメラーゼを介して，プロスタグランジン E_2（PGE_2），プロスタグランジン $F_{2α}$（$PGF_{2α}$），およびプロスタグランジン I_2（PGI_2）などの生理活性プロスタグランジンに変換される．イソメ

Smith, 2001). したがって，妊娠の第一段階においてはプロスタグランジン類は子宮筋の弛緩に寄与し，分娩開始後は局所的に子宮底の収縮に寄与することが可能となる（Myatt, 2004）.

子宮筋層に加えて子宮筋弛緩または収縮を引き起こすいくつかの生理活性ペプチドおよびプロスタグランジンは，羊膜で合成される（図21-1）.妊娠後期には，羊水中のプロスタグランジン生合成が増加し，ホスホリパーゼ A_2 およびPGHS-2は活性度の増加を示す（Johnson, 2002）. したがって，多くの者がプロスタグランジンが分娩に至る事象を調節すると仮定している. 羊膜は，羊水中のプロスタグランジンのための主要な供給源である可能性が高く，破水を促進するカスケードの活性化の役割があることは明らかである. しかしながら，子宮の静止および収縮に対して羊膜から産生されたプロスタグランジンの影響はあまり知られていない. これは，絨毛膜を通して羊膜から母体組織にアクセスするプロスタグランジン輸送が，不活性化酵素であるPGDHの発現によって制限されているからである.

フェーズ1：子宮静止と頸管の軟化

図21-3に示すとおり，分娩は妊娠中の子宮筋層と頸管の重要な生理学的変化を起こすそれぞれが重なった四つのフェーズに分けられる（Casey, 1993, 1997；Challis, 2000；Word, 2007）. すなわち，①分娩の前兆，②分娩準備，③分娩，④回復，がある. 重要なのは，**これらの時期**と，**臨床的な分娩**期間を混同すべきではなく，分娩第1期，第2期，第3期はフェーズ3に含まれるということである（図21-4）.

着床前より同じ状態が続き，子宮筋は静止の状態となる. この段階は妊娠期間の95％を占め，子宮平滑筋の静止状態と子宮頸部の構造の維持で特徴づけられる（図21-5）. 神経系，エンドクリン，パラクリン，オートクリンなどすべての分子系は，相対的な子宮不応性の状態を実現し，調整するために存在する可能性が高い. さらに，フェーズ1の静寂を乱す可能性のある物質から子宮を保護する補完的な"フェールセーフ"システムも必要である.

フェーズ1の間，子宮筋層細胞は非収縮状態へ

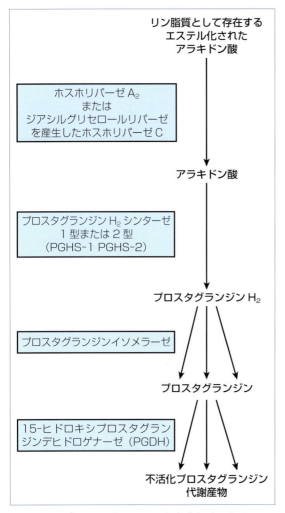

図21-2 プロスタグランジン生合成経路の概要

ラーゼの発現は組織特異的であり，さまざまなプロスタグランジンの相対的な産生を制御する. プロスタグランジン活性のためのもう一つの重要なコントロールポイントは，ほとんどの場合，15-ヒドロキシプロスタグランジンデヒドロゲナーゼ（15-hydroxyprostaglandin dehydrogenase：PGDH）の作用を介しての代謝である. この酵素は妊娠中の子宮と頸管で過剰発現しており，プロスタグランジンを急速に不活化する能力を有している（Giannoulias, 2002；Kishore, 2014）. このように子宮筋層のプロスタグランジンへの反応は，プロスタグランジンの合成と代謝のバランス，さまざまなプロスタグランジン受容体の相対的な発現，受容体-シグナルの経路の変化から始まる（Kandola, 2014；Lyall, 2002；Olson, 2007；

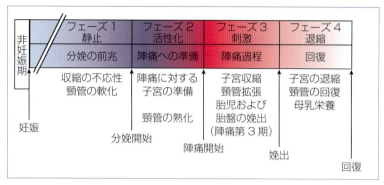

図 21-3　分娩のフェーズ

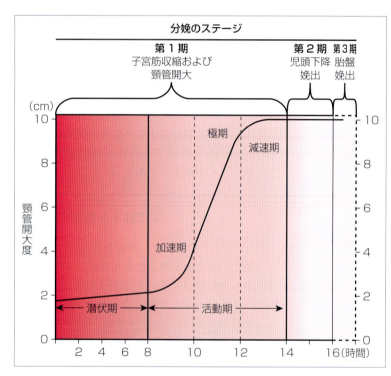

図 21-4　初産婦における頸管開大度曲線

この曲線はほぼ継続して得られた大規模なデータの分析に基づいている．第1期は相対的にフラットな潜伏期と急速に進行する活動期に分けられる．活動期は加速期，直線位相の極期，減速期の3段階に識別される．

（Redrawm from Friedman EA: Labor: Clinical Evaluation and Management, 2nd ed. New York, Appleton-Century-Crofts, 1978）

の表現型修飾を受け，子宮筋は本来の刺激で収縮せず静止状態を維持している．同時に，子宮ではそのサイズや妊娠に適応する血管分布，子宮収縮への準備など，広範囲な変化が始まる．フェーズ1における子宮不応性は妊娠末期まで続く．静止期においても低強度の子宮収縮が認められることがあるが，通常，子宮頸管の拡張は引き起こさない．このような収縮は妊娠末期になるに従いよく起こり，特に経産婦では Braxton Hicks 収縮もしくは偽陣痛と呼ばれる（第4章参照）．

フェーズ1の静止の根幹は，①細胞内受容体を介したエストロゲンとプロゲステロンの作用，②子宮筋細膜受容体の媒介による cyclic adenosine monophosphate（cAMP）の増加，③ cyclic guanosine monophosphate（cGMP）の産生，④子宮筋細胞のイオンチャネル変更を含むその他のシステムである．

■ 子宮筋の弛緩と収縮

子宮筋層の弛緩と収縮とのバランスは，ステロイドおよびペプチドホルモンによる主要遺伝子の転写調整およびそのタンパク質産物によって制御される．子宮静止は次のように達成される．①細胞内クロストークの減少および細胞内 Ca^{2+}

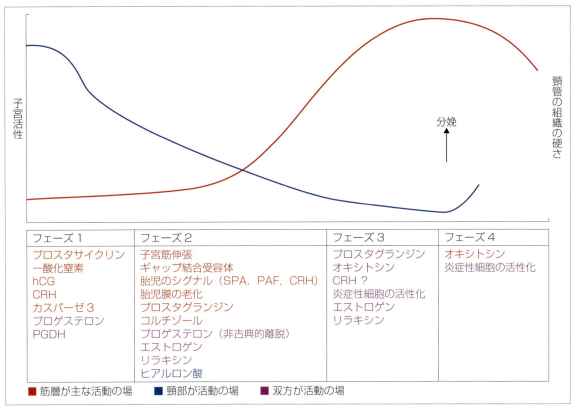

図 21-5 それぞれのフェーズで，分娩を調節する鍵となる因子
CRH：副腎皮質刺激ホルモン放出ホルモン，hCG：ヒト絨毛性ゴナドトロピン，PAF：血小板活性化因子，PGDH：15-ヒドロキシプロスタグランジンデヒドロゲナーゼ，SPA：サーファクタントタンパク質A．

（[Ca^{2+}]$_i$）量の減少，②細胞膜電位のイオンチャネル調節，③子宮小胞体の刺激活性化によって広がるタンパク質応答，④ウテロトニン分解．反対に子宮筋の収縮は，①筋肉の収縮を引き起こすアクチンとミオシンタンパク質間の相互作用を高める，②個別の子宮筋細胞の興奮性を増大させる，③同時収縮性の発達を可能にする細胞内クロストークの促進である．

◆ アクチンとミオシンの相互作用

アクチンとミオシンの相互作用は，筋収縮に不可欠である．この相互作用には，アクチンが球状からフィラメント状に変換されている必要がある．実際に，弛緩の維持においては，収縮のために必要とされるフィラメント状にではなく，球状形態への変化が促進される（図21-6）．さらに張力の発達のために，アクチンは細胞膜の細胞骨格に接続する必要がある．

アクチンとミオシンは協調しており，複数の軽鎖および重鎖より構成されている．ミオシンとアクチンの相互作用により，アデノシン三リン酸分解酵素（adenosine triphosphatase：ATPase）は活性化し，アデノシン三リン酸を加水分解し，収縮力が発生する．この相互作用はミオシンの20 kDa軽鎖の酵素的リン酸化によってもたらされる（Stull, 1988）．これは，カルシウムによって活性化される酵素**ミオシン軽鎖キナーゼ**によって触媒される．カルシウムは，カルシウム結合調節タンパク質である**カルモジュリン**に結合し，さらにミオシン軽鎖キナーゼに結合し活性化する．

このように，理論的には通常は[Ca^{2+}]$_i$の濃度が低いことによって弛緩が促進されている．対照的に，収縮を促す物質は子宮筋細胞に作用して[Ca^{2+}]$_i$を増大させる．あるいは，それらはリガンドまたは電圧制御カルシウムチャネルを介して細胞外カルシウムの流入を可能にする（図21-6）．電位制御イオンチャネルが開き，さらなるカルシウムイオンが細胞に流入し，細胞の脱分極が起こる．たとえば，PGF$_{2α}$およびオキシトシンは

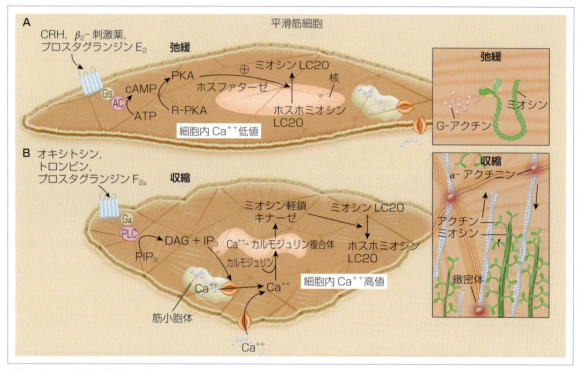

図 21-6　子宮筋の収縮と弛緩
A：子宮弛緩は cAMP を増加させる因子により維持される．これは，脱リン酸化したミオシン軽鎖キナーゼ（MLCK）を伴ってホスホジエステラーザ活性を促すために，プロテインキナーゼ A（PKA）を活性化する．収縮に必要な線維形成を防止するのに，球状形態のアクチンを維持するための工程がある．
B：子宮収縮は，これらの配列の逆転に起因する．アクチンは線維状形態を呈しており，カルモジュリンと結合し複合体を形成するためカルシウムは細胞に流入する．これらの複合体は，ミオシン軽鎖のリン酸化をもたらす MLCK を活性化する．これは，子宮の収縮筋であるアクチン原線維を介してミオシンの滑りを引き起こすために ATPase 活性を生成する．
AC：アデニリルシクラーゼ，Ca^{++}：カルシウム，DAG：ジアシルグリセロール，Gs and Gα：G 受容体タンパク質，IP_3：イノシトール三リン酸，LC20：軽鎖 20，PIP_3：ホスファチジルイノシトール 3，4，5-三リン酸塩，PLC：ホスホリパーゼ C，R-PKA：不活性タンパク質キナーゼ．
(Redrawn from Smith R: Parturition. N Engl J Med. 2007 Jan 18; 356(3): 271-283)

リガンド活性化カルシウムチャネルを開くために，分娩中にそれぞれの受容体と結合する．これらの受容体の活性化は，細胞内の電気陰性度の減少を引き起こすために筋小胞体からカルシウムを放出する．さらに，細胞膜上の非選択的カチオンチャネルのより大きな局在化は，Ca^{2+} 流入を促進する（Ying, 2015）．$[Ca^{2+}]_i$ レベルの上昇はしばしば一過性である．しかし，ミオシンの脱リン酸化を引き起こすミオシンホスファターゼ活性を阻害することで収縮を延長することができる（Woodcock, 2004）．

◆ 膜電位の調節

これまで指摘したように，筋細胞の興奮は，原形質膜を通過する電気化学的ポテンシャル勾配の変化によって調節される．分娩前には，筋細胞は比較的高い内部の電気陰性度を維持する．過分極した膜電位の維持はイオンチャネルによって調節され，平滑筋細胞の興奮を減弱させる．

子宮筋層静止の重要性と同じくして，多数のカリウムチャネルが膜電位を制御する．一つの重要な調節機構は，大伝導電圧および Ca^{2+} 活性化 K チャネル（Ca^{2+} activated K channel：BK_{Ca}）である（Pérez, 1993）．通常の生理では，子宮筋の静止と収縮のバランスを維持するために，子宮筋層の BK_{Ca} チャネルは二重の相反する役割を果たす．BK_{Ca} チャネルは子宮筋層に豊富に発現している．妊娠中のほとんどの期間では，BK_{Ca} チャネルが開きカリウムが細胞外に流出することで細胞内部の電気陰性度を維持し，電位依存性 Ca^{2+} の流入と筋収縮を防ぐことができる．BK_{Ca} チャ

ネルの開放を促進すると子宮筋層の弛緩が生じるが，BK_{Ca} チャネルの抑制は，子宮筋層の収縮性を増強する．BK_{Ca} チャネルの，妊娠初期から後期にかけてのカルシウムの動態および最終的には子宮収縮を調節する能力は，BK_{Ca} チャネルおよび/または BK_{Ca} 関連共役因子の発現における一時的な変化から生じる可能性がある（Wakle-Prabagaran, 2016）．

◆**子宮筋層のギャップ結合**

子宮筋の収縮と弛緩を制御する細胞のシグナルは，細胞間の接合部のチャネルを通じて細胞間で効果的に転送される．ギャップ結合により筋細胞間の伝達は確立されており，電気的またはイオン結合電流の通過だけでなく，代謝的結合にも役立つ．膜貫通チャネルは"ヘミチャネル"という二つのタンパク質で構成されるギャップ結合によって構成されている（Sáez, 2005）．各**コネクソン**は，6個の**コネキシンサブユニットタンパク質**で構成されている（**図21-7**）．これらのなかで，コネキシン-43 は子宮筋内で発現し，分娩開始前に濃度が上昇する．これらコネクソンのペアは接続された細胞間に，栄養素，廃棄物，代謝産物，セカンドメッセンジャー，またはイオンといった小分子が交換できるような導管を確立する．ギャップ結合の最適な数と種類は，電気的な子宮筋層収縮同期のために重要であると考えられている．

プロゲステロンは，筋収縮のために必要とされるさまざまな重要タンパク質の発現を低下させる機構によって子宮静止を部分的に維持する．これらの**収縮関連タンパク質**（contraction-associated proteins：CAPs）には，オキシトシン受容体，プロスタグランジンF受容体，およびコネキシン-43 が含まれる．妊娠の終わりに，エストロゲンの優位性が増すとともに筋収縮が増加すると，CAP レベルが上昇する．多様な調節経路が統合し，コネキシン-43 およびオキシトシン受容体レベルの放出が最高値に達し，より大きな子宮収縮性を促進する（Nadeem, 2016；Renthal, 2010；Williams, 2012b）．

◆**小胞体ストレス応答**

ほかに可能性のあるメカニズムとして，プロゲステロンは抗収縮物質である子宮筋層**カスパーゼ3** の補助を通じて子宮静止を維持する（Jeyasuria, 2009）．このタンパク質は，アクチンと特定の

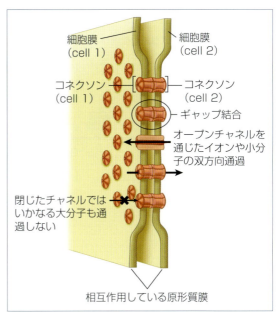

図 21-7
ギャップ結合チャネルのタンパク質サブユニットは，コネキシンと呼ばれる．六つのコネキシンはヘミチャネル（コネクソン）を形成し，二つのコネクソン（各セルから一つ）ギャップ結合チャネルを形成している．コネクソンとギャップ結合チャネルは，一つないしはそれ以上のコネキシンタンパク質から形成される．ギャップ結合チャネルの組成物は，細胞間の分子の通過や伝達に関する選択性のために重要である．

ギャップ結合タンパク質，コネキシン-43 の両方を分解する（Kyathanahalli, 2015）．

マウスにおいて，子宮筋層カスパーゼ3の活性化は，妊娠によって誘発される**小胞体ストレス応答**（endoplasmic reticulum stress response：ERSR）によって調節される．背景として，小胞体はタンパク質の折り畳みおよび輸送を担う．機能的な不規則性は，誤って折り畳まれるタンパク質を蓄積させ，ERSR を引き起こす．ERSR とその**展開タンパク質応答**（unfolded-protein response：UPR）は，収縮や炎症の刺激に直面する細胞の恒常性を維持するために働くメカニズムである．長期化した ERSR は，これらの刺激があるなかでも静止状態を維持するためにカスパーゼ3の活性化を促進する．

◆**G-タンパク質共役型受容体**

種々の細胞表面受容体は筋細胞の収縮性を直接調節する．これまでの議論では，細胞内 Ca^{2+} および膜電位を調節するイオンチャネル結合型受容体の存在が指摘されている．さらに，多くのG-

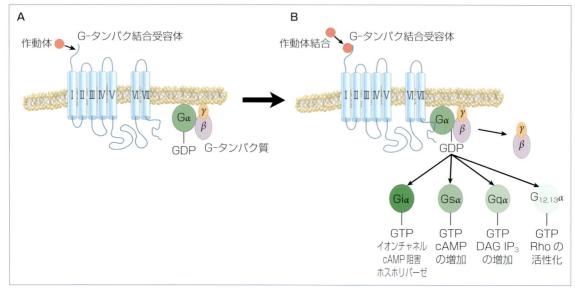

図 21-8　G-タンパク質共役受容体のシグナル伝達経路
A：ヘテロ三量体グアノシン三リン酸（GTP）結合タンパク質（G-タンパク質）に結合された受容体は，細胞内部への細胞外シグナルを伝達する一体型膜貫通タンパク質である．G-タンパク質共役受容体は七つの膜貫通領域からなる共通の構造モチーフを示す．
B：受容体の占有は，膜の内面上の受容体と G-タンパク質との間の相互作用を促進する．これにより，α サブユニットの GDP-GTP 交換反応が起こり，α サブユニットと βγ ヘテロダイマーとの解離が起こる．そのアイソフォームによって GTP-α サブユニット複合体は，アデニリルシクラーゼ（AC）やホスホリパーゼ C（PLC）などのエフェクター分子に作用して間接的にまたは，イオンチャネルやキナーゼ制御に，直接的に作用して，細胞内シグナルを伝達する．
cAMP：環状アデノシン一リン酸，DAG：ジアシルグリセロール，IP₃：イノシトール三リン酸．

タンパク質共役型受容体は，分娩段階の間に変化しているようである．これらのうちのいくつかは，子宮筋層に存在し，$G_{αs}$ を介して，アデニリルシクラーゼを活性化し，cAMP レベルをより高めることに関わる．これらの受容体は適当なリガンドとともに性ステロイドホルモンと作用して子宮静止を維持するように働く（Price, 2000；Sanborn, 1998）．たとえば，この項に記載されている LH 受容体およびコルチコトロピン放出ホルモン受容体 1（corticotropin-releasing hormone receptor 1：CRHR1）である（図 21-8）．代わりに，他の G-タンパク質共役型子宮筋層受容体は，アラキドン酸放出を引き起こす．G-タンパク質を介した，ホスホリパーゼ C の活性化と関連している．G-タンパク質共役型受容体のリガンドには，数多くの神経ペプチド，ホルモン，およびオータコイドが含まれる．これらの多くは，妊娠中に**内分泌**または**自己分泌**機構を介して子宮筋層に高濃度で作用する．

β-アドレナリン受容体は，子宮筋の弛緩を引き起こす cAMP シグナル伝達の典型例である．β-アドレナリン受容体は，$G_{αs}$ 活性増加によるアデニリルシクラーゼの増加，cAMP の増加，そして子宮筋の弛緩をもたらす．律速因子は，発現された受容体の数およびアデニリルシクラーゼの発現レベルの可能性がある．これらの受容体に結合する物質は早期陣痛発来における子宮収縮抑制薬に使用され，リトドリンとテルブタリンが含まれる（第 42 章参照）．

黄体形成ホルモン（luteinizing hormone：LH）およびヒト絨毛性ゴナドトロピン（human chorionic gonadotropin：hCG）は同じ受容体を共有し，この G-タンパク質共役受容体は，子宮筋層の平滑筋および血管で発現される（Ziecik, 1992）．妊娠中の子宮筋層 LH-hCG の受容体の数は，分娩時よりも分娩前に多い．hCG は，$G_{αs}$ 関連システムである原形質膜受容体を介してアデニリルシクラーゼを活性化する．これは，収縮の頻度と収縮力を減少させ，組織特異的な子宮筋細胞のギャップ結合の数を減少させる（Ambrus,

1994；Eta，1994）．このように，hCG の高い循環レベルは，子宮静止状態を引き起こすメカニズムの一つであると考えられる．マウスでは，FSH 受容体密度の変動も子宮筋収縮活性を調節する（Stilley，2016）．

プロスタグランジン E_2 は，四つの G-タンパク質共役型受容体を介して，その多様な細胞効果を仲介する．特に，プロスタグランジン E 受容体 $1 \sim 4$（$EP_1 \sim EP_4$）は，妊娠中および陣痛発来時に子宮筋層に発現される（Astle，2005；Leonhardt，2003）．EP_2 および EP_4 は $G_{\alpha s}$ を介して作用し，cAMP レベルを上昇させ，子宮筋層の細胞静止を維持するが，分娩中に $G_\alpha q/11$ カルシウム活性化経路に切り替わる（Kandola，2014）．EP_1 および EP_3 受容体は，$G_\alpha q$ および $G_\alpha i$ を介して作用し，細胞内 Ca^{2+} 濃度および収縮性を増大させる．

ペプチドホルモンであるリラキシンは，**リラキシンファミリーペプチド受容体1（relaxin family peptide receptor：RXFP1）**と名づけられた G-タンパク質共役受容体に結合する．この**結合**は，子宮平滑筋細胞においてアデニリルシクラーゼを活性化する．次にアデニリルシクラーゼは，細胞内 Ca^{2+} の増加を防ぎ，子宮静止を促進する（Downing，1993；Meera，1995）．*H1* と *H2* と呼ばれる 2 つの異なるヒトリラキシン遺伝子がある．これらのうち，*H1* は脱落膜，栄養膜および前立腺で主に発現されるが，*H2* は主に黄体で発現する．妊婦の血漿中のリラキシンは，黄体の分泌のみに由来すると考えられている．血漿レベルは，妊娠 8 ～ 12 週の間に約 1 ng/mL とピークに達する．以後減少し，満期まで持続する．

副腎皮質刺激ホルモン放出ホルモン（corticotropin-releasing hormone：CRH）は，胎盤および視床下部で合成される．後で述べるが，血漿 CRH 濃度は正常妊娠における終わりの 6 ～ 8 週間の間に劇的に増加し，ヒトの分娩のタイミングを制御する機序に関与している（Smith，2007；Wadhwa，1998）．妊娠のほとんどの期間中，CRH は子宮筋層の静止を促進するために現れるが，分娩開始の際には子宮筋の収縮を助ける．ある研究では，この相反する作用は CRH 受容体である CRHR1 を通した作用の違いによって達成されることを示唆している．満期での陣痛未発来の子宮筋層において，CRH とその受容体である CRHR1 は，Gs-アデニリルシクラーゼ-cAMP シグナル伝達経路を活性化する．これはイノシトール三リン酸（inositol triphosphate：IP_3）産生の阻害および（Ca^{2+}）$_i$ の安定化をもたらす（You，2012）．しかしながら，満期での陣痛発来後の子宮筋層において，（Ca^{2+}）$_i$ 濃度は，G-タンパク質 Gq および Gi による CRH 活性化によって増強され，IP_3 産生の刺激によってより大きな収縮を促進する．

◆ **環状グアノシン―リン酸（cGMP）**

すでに説明したように，cAMP は子宮筋の弛緩を引き起こす重要な調節因子である．話は変わるが，グアニリルシクラーゼの活性化は，細胞内の cGMP レベルを上昇させ，これも平滑筋弛緩を促進させる（Word，1993）．細胞内の cGMP レベルは，妊娠中の子宮筋層において上昇し，心房性ナトリウム利尿ペプチド（atrial natriuretic peptide：ANP），脳性ナトリウム利尿ペプチド（brain natriuretic peptide：BNP）受容体，および酸化窒素により刺激される（Telfer，2001）．これらの因子およびその受容体は妊娠子宮において発現している．

◆ **ウテロトニン分解の促進**

子宮筋細胞の不応化を促進する，妊娠性の合成物に加えて，内分泌的にウテロトニンを生成する機構を分解し，不活化する酵素の活性はフェーズ 1 に著明に増加する．これらの分解される酵素と，それぞれの標的物質は，PGDH とプロスタグランジン，エンケファリナーゼとエンドセリン，オキシトニナーゼとオキシトシン，デアミノオキシダーゼとヒスタミン，カテコール O メチルトランスフェラーゼとカテコールアミン，アンジオテンシナーゼとアンジオテンシンⅡと血小板活性因子と PAF アセチルハイドラーゼを含む．

これらの酵素のいくつかの濃度は，妊娠末期に低下する（Germain，1994）．

■ **脱落膜**

子宮の静止を確実にするために，脱落膜におけるプロスタグランジン（特に $PGF_{2\alpha}$）の合成が顕著に抑制される．ここでのプロスタグランジン産生の抑制は妊娠期間の大部分にわたって持続し，抑制の解除が分娩の前提条件となる（Norwitz，

2015).

分娩のフェーズ1はまた，胎児を保護する免疫寛容を亢進する．脱落膜の間葉系細胞は，胎児抗原が母体免疫応答を誘発しないことを積極的に保証する．これはT細胞を誘引する能力が低下していることが基となっている．この限られた能力の一部は，T細胞を誘発する炎症性ケモカイン遺伝子のエピジェネティックな抑制から得られる（Erlebacher, 2013；Nancy, 2012；PrabhuDas, 2015）．

■ 頸管の軟化

子宮頸部リモデリングの初期段階（**軟化**と呼ばれる）は，分娩のフェーズ1で始まる．これは，組織コンプライアンスの増加を特徴とするが，子宮頸部は堅固で展退しないままである．Hegar (1895) は初めて妊娠4～6週の妊婦の触診による子宮体下部の軟化を記述し，この徴候は，一時期妊娠の診断に使用されていた．臨床的には，子宮頸部の解剖学的・構造的完全性の維持は，妊娠期間の継続に不可欠である．早期の子宮頸管拡張，構造不全，またはその両方がある際には，早産を予測しうる．

子宮頸部の軟化は，血管新生，細胞の肥大や過形成，そして，細胞外基質における緩やかで漸進的な組成構造の変化に起因する（Mahendroo, 2012；Myers, 2015；Word, 2007）．マトリックス変化の鍵であるコラーゲンは子宮頸部の主要な構造タンパク質であり，組織の剛性および柔軟性を変えるため立体構造の変化を受ける（Zhang, 2012）．特に，コラーゲンの生成および安定したコラーゲン三重らせん構造間の架橋の変化が起こる．新しく合成されたコラーゲンモノマー間の成熟した架橋は，妊娠初期に開始する架橋形成酵素の発現および活性の低下により減少する（Akins, 2011；Drewes, 2007；Yoshida, 2014）．これらを引き起こす酵素は，リシルヒドロキシラーゼおよびリシルオキシダーゼである．妊娠初期の変化はともに，より大きな組織伸展性に寄与する．

子宮頸部の軟化への細胞基質変化の重要性に関する臨床的証拠は，子宮頸部の *in vivo* の評価によって裏づけられている（Badir, 2013；Parra-Saavedra, 2011）．子宮頸管無力症の有病率も，コラーゲンまたは弾性線維の合成または組成の遺伝子異常を有する患者においてより高い（Anum, 2009；Hermanns-Le, 2005；Rahman, 2003；Wang, 2006）．たとえば第59章で論じられているEhlers-Danlos症候群とMarfan症候群がそうである．頸管の熟化に際しては，マトリックスのリモデリングと同時に，子宮頸管拡張および分娩に関与する遺伝子が積極的に抑制される（Hari Kishore, 2012）．

フェーズ2：分娩の準備

分娩を準備するために，フェーズ1の子宮筋層の平静は中断されなければならない．これを**子宮の覚醒**または**活性化**と呼ぶ．フェーズ2は，妊娠の最後の数週間に進行する子宮の変化である．重要なことに，フェーズ2を引き起こすイベントは，早発または遅い分娩を引き起こす可能性がある．

■ プロゲステロンからの離脱

子宮の活性化における主要な要因を図21-5に示す．プロゲステロンからの離脱を示す種では，母体にプロゲステロンを投与することによって分娩の進行を阻止することができる．妊婦における古典的なプロゲステロンの離脱がない場合のプロゲステロン投与は，適時陣痛発来を遅らせるのか，または早期陣痛発来を防ぐことができるのか引き続き検討されている．プロゲステロン含有注射または腟坐薬が早期陣痛を予防する可能性が，ここ15年間にいくつかの無作為化比較試験で検討されている．これらについては第42章で議論されており，早産の再発防止に使用できるかが引き続き議論されている（Norman, 2016）．

分泌の減少に起因する古典的なプロゲステロンの離脱は，ヒトの分娩には起こらない．しかし，子宮筋層および子宮頸管がプロゲステロンの熟化阻害作用に対して不応になるプロゲステロン不活性化の機構は，プロゲステロン受容体アンタゴニストを用いた研究によって示されている．Mifepristoneは，プロゲステロン受容体のレベルで作用する古典的なステロイドアンタゴニストである．Mifepristoneは妊娠後期の女性において流産や分娩を遅らせる効果はないが，子宮頸管の熟化や子宮筋のウテロトニンへの感受性の増強に効果

があると考えられている（Berkane, 2005；Chwalisz, 1994a）．

　機能的なプロゲステロンからの離脱または拮抗作用がどのような機構で達成されるかは，研究の活発な分野である．これらは，①核プロゲステロン受容体アイソフォーム，PR-A，PR-BおよびPR-Cの相対的発現の変化，②遺伝子発現におけるPR-AおよびPB-Bのエンハンサーとインヒビターの異なる作用，③受容体機能を直接的に変化させるコアクチベーターまたはコリプレッサーの発現の変化によるPR活性の変化，④ステロイド代謝酵素によるプロゲステロンの局所的不活性化または天然アンタゴニストの合成，⑤子宮静止を調節するプロゲステロン代謝酵素および転写因子のマイクロRNA制御（Condon, 2003；Mahendroo, 1999；Mesiano, 2002；Nadeem, 2016；Renthal, 2010；Williams, 2012a）である．まとめると，これらの研究から，機能的なプロゲステロン離脱のための複数の機構が存在することを示す．

■ 子宮筋層の変化

　フェーズ2の子宮筋層の変化は，陣痛による収縮のための準備である．これは，子宮静止を制御する重要なタンパク質の発現が収縮関連タンパク質の発現に移行した結果であることはすでに説明した（Renthal, 2015）．これらのCAPsのうち，子宮筋層オキシトシン受容体およびコネキシン-43などのギャップジャンクションタンパク質は，数が著しく増加する．CAPsは，子宮の**ウテロトニン**に対する過敏性および反応性を高める．

　フェーズ2におけるもう一つの重要な変化は，子宮峡部から子宮体下部領域の形成である．この進行により胎児の頭部はしばしば骨盤口もしくは骨盤内に降下し，これは**lightening**と呼ばれる．腹部は一般的に形が変化し，女性によって「赤ちゃんが下がってきた」と表現されることがある．子宮体下部筋層は子宮体上部のそれとは異なり，満期付近と陣痛の最中ではそれぞれ異なる役割を果たす可能性がある．これはヒトの子宮筋層の上下それぞれの領域でのプロスタグランジン受容体およびCAPsの異なる発現を示す研究によって説明される（Astle, 2005；Blanks, 2003；Sparey, 1999）．満期近くになると，子宮体上部に比較し下部における*HoxA13*遺伝子の発現が上昇し，短期間でCAP発現および下位領域の局所的収縮を誘導する（Li, 2016）．

◆ オキシトシン受容体

　分娩誘発のために長年にわたり使用されたことから，オキシトシンがヒトの自然陣痛において中心的な役割を果たしていると考えることは論理的といえる．子宮筋層のオキシトシン受容体レベルは，分娩のフェーズ2において上昇する．満期におけるヒト子宮筋層におけるオキシトシン受容体mRNA量は，満期以前のそれより多い（Wathes, 1999）．しかしながら，オキシトシンが子宮の活性化の初期段階に役割を果たすのか，それともその機能が陣痛発来の段階でのみ発揮されるのかは不明である．子宮筋オキシトシン受容体合成の調節におけるほとんどの研究は，齧歯類で行われている．マウスにおけるオキシトシン受容体遺伝子の破壊は，分娩に影響を与えない．このことは，少なくともこの種においては，複数の機序によって分娩が始まることを示唆している．

　プロゲステロンとエストラジオールはオキシトシン受容体発現の主要な調節因子であると考えられる．生体内または子宮筋層の人工培養組織におけるエストラジオール添加は，子宮筋のオキシトシン受容体の濃度を上昇させる一方で，プロゲステロンの同時添加によって，この反応は妨げられる（Fuchs, 1983）．プロゲステロンはまた，子宮筋細胞内でオキシトシン受容体の分解を高め，細胞表面のオキシトシン受容体のオキシトシン活性を阻害する（Bogacki, 2002）．これらのデータは，プロゲステロンは子宮筋層におけるオキシトシン反応を阻害することで，子宮の静穏を維持するというメカニズムを示している．

■ 頸管の熟化

　子宮収縮が開始する前に，子宮頸部はより広範囲においてリモデリングを受けなければならない．これは最終的には強力な子宮の収縮時に，頸管のしなやかさと拡張をもたらす．このフェーズ2の間における子宮頸管の変化は，主に結合組織の変化を伴っており，**頸管熟化**と呼ばれる．軟化から熟化への移行は，収縮が始まる数週間前もしくは数日前から始まる．この変換の間，子宮頸部基質は，大きな線状多糖類である**グリコサミノグリカン**およびグリコサミノグリカンに結合したタ

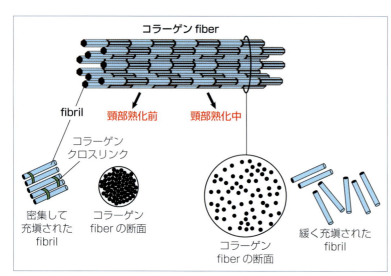

図21-9 分娩のフェーズ1, 2において線維状コラーゲンの構造は，子宮頸管の機械的構造において徐々に増加する

コラーゲン fibrils が組み合わさったものをコラーゲン fiber と呼ぶ．fibril のサイズと充填は，コラーゲンと結合するデコリンのような小さなプロテオグリカンによって部分的に調節されている．フェーズ1に頸部が熟化する前はfibril の大きさは均一であり，正しく充填され有機的構造をなしている．フェーズ2に頸部が熟化し，fibril の大きさは不均一となり始めると，コラーゲン線維の間隔は増し分裂される．

ンパク質であるプロテオグリカンの総量を変化させる．

　子宮頸管リモデリングを起こす多くのプロセスは，子宮機能を調節する同じホルモンによって制御される．それぞれの分子事象は，細胞の構成と生理学的要件の相違のために変化するとされている．たとえば，リラキシンホルモンは子宮筋静止を調節する．これは子宮頸部熟化も同様に調節するが，細胞増殖および細胞外基質成分の調節を介して行われる（Park, 2005；Soh, 2012）．子宮体部は主に平滑筋でできている．対照的に，子宮頸部では平滑筋細胞に対する線維芽細胞の比率が高く，細胞外基質は組織全体の質量に著しく寄与する．非妊娠子宮頸部における最近の研究では，平滑筋細胞の空間勾配が報告されている．具体的には，平滑筋細胞は内子宮口では約50％の間質細胞を構成するが，外子宮口ではわずか10％である（Vink, 2016）．

◆ 頸管の結合組織

・コラーゲン

　子宮頸部は，細胞外基質に富んだ組織である．細胞外基質の成分には，type Ⅰ，type Ⅲ，type Ⅳのコラーゲン，グリコサミノグリカン，マトリックス細胞のタンパク質，プロテオグリカン，エラスチン線維が含まれる．このうち，コラーゲンは子宮頸管の構造形成に重要な役割を果たしている．コラーゲンの組み立ての最中，複数のコラーゲン三重らせん分子は，リシルオキシダーゼの作用によって相互に架橋されて，筋原線維を形成する．さらに，筋原線維のサイズ，充填，および構成が子宮頸部の強度および機械的特性を決定する．これらの特性は，コラーゲン結合プロテオグリカン，たとえばデコリンまたはビグリカンならびにトロンボスポンジン2のようなマトリゲルタンパク質によって一部が調節されている（図21-9）．

　妊娠中のコラーゲンのより高いターンオーバーは，成熟した架橋コラーゲン線維を架橋結合の弱い線維と徐々に置き換えることを可能にし，より大きなコラーゲンの組成変化をもたらす．子宮頸部リモデリングを達成するための変化がコラーゲンの喪失ではなく，ターンオーバーによるものであることは，マウスおよびヒトの研究によって非妊娠状態と妊娠末期の間でコラーゲン含量の変化を示さないことが裏づけられている（Akins, 2011；Myers, 2008；Read, 2007；Yoshida, 2014）．さらに，コラーゲンの組み立てに必要な遺伝子の多型または突然変異は，子宮頸部不全の発生率の上昇と関連している（Anum, 2009；Rahman, 2003；Warren, 2007）．

・グリコサミノグリカンとプロテオグリカン

　ヒアルロン酸は単独で機能する高分子量の多糖類であるが，他のほとんどのグリコサミノグリカン（glycosaminoglycans：GAGs）はタンパク質と複合体を形成してプロテオグリカンを形成する．ヒアルロン酸は親水性で体積の大きい分子であるため，子宮頸部熟化の最中にヒアルロン酸産生が増加すると，粘弾性，水分量，および基質の

分解が増加すると考えられている．ヒアルロン酸合成はヒアルロン酸シンターゼアイソザイムによって行われ，これらの酵素の発現は頸管熟化の最中に子宮頸部において上昇する（Akgul, 2012；Straach, 2005）．

十分に検討されてはいないが，プロテオグリカン組成の変化もまた，子宮頸部熟化に伴うと示唆されている．子宮頸部では少なくとも三つの小さなロイシンリッチプロテオグリカン—デコリン，ビグリカン，およびフィブロモジュリン—が発現される（Westergren-Thorsson, 1998）．他の結合組織では，デコリンはコラーゲンと相互作用して，コラーゲン線維の充填，秩序および強度を調節する（図21-9参照）（Ameye, 2002）．これらのプロテオグリカンは，子宮頸部に加えて，胎児膜および子宮全体において発現される．

・炎症性変化

フェーズ2では，常在の免疫細胞は，頸管の間質に局在するが，リモデリングのこの段階におけるこれらの細胞の機能的な役割には課題がある．妊娠末期の子宮頸管熟化前後における遺伝子発現パターンを比較するマイクロアレイ研究では，前炎症遺伝子発現の上昇をほとんど示さない．対照的に，子宮頸管内の前炎症性および免疫抑制遺伝子の発現は，子宮頸部熟化と比較して分娩後に顕著に増加する（Bollapragada, 2009；Hassan, 2006, 2009）．さらに，マウスにおける詳細な研究では，陣痛の前には白血球の活性化ではなく増殖が起こることが示されている．分娩が一度進行すると，子宮頸部における好中球，炎症性M1マクロファージ，および組織修復M2マクロファージが活性化される．これにより，産後の炎症性細胞は子宮頸部のリモデリングと修復の役割を担うことが示された（Mahendroo, 2012）．

◆子宮頸部熟化の誘導

早期の子宮頸部熟化を防ぐ治療法はない．対照的に，陣痛誘発のために子宮頸部熟化を促進する処置には，プロスタグランジンPGE_2と$PGF_{2\alpha}$の直接的な投与が含まれる．おそらく，プロスタグランジンは熟化を促進するために細胞外基質の構造を変化させていると考えられる．正常の頸管熟化に対するプロスタグランジンの役割は依然として不明であるが，この特性は分娩誘発を行ううえで臨床的に有用である（第26章参照）．

ヒト以外の種のなかには，子宮頸部の熟化につながるカスケードが，血清プロゲステロン濃度を減少させることで誘導されるものもある．ヒトにおいては，プロゲステロン拮抗薬の投与が頸部熟化を引き起こす．

◆子宮頸管上皮

基質の変化に加えて，妊娠中には，子宮頸管腺が子宮頸部の大きな割合を占めるように子宮頸管腺の上皮細胞が増殖する．子宮頸管腺は子宮頸管に粘液を分泌する円柱細胞および層状の扁平上皮が並んでいる．これらの細胞は，粘膜バリアと微生物の侵入を防ぐ強固なタイトジャンクションの両方を形成する（Akgul, 2014；Blaskewicz, 2011；Timmons, 2007）．粘膜上皮は，病原体を同定するToll様受容体の発現および抗菌性ペプチドおよびプロテアーゼ阻害薬を介して病原体侵入を認識および阻止する．さらに，これらの上皮は，病原物質の侵入がその防御能力を超えると，上皮細胞の下にある免疫細胞にシグナルを伝達する（Wira, 2005）．

分娩への胎児の影響

成熟したヒト胎児が分娩を開始するシグナルを発信することは実に興味深く，胎児によるシグナル発信のエビデンスは増えている（Mendelson, 2017）．胎児は，胎盤に作用する血液媒介物質を介して，または羊水中への分泌を通してシグナルを発信する．

◆子宮伸張

胎児の成長は，分娩のフェーズ2における子宮の活性化において重要な要素である．子宮の活性化では，特定のCAPsの誘導には子宮伸張が必要である．子宮伸張はコネキシン-43およびオキシトシン受容体の発現を増加させる．平滑筋を刺激するアゴニストであるガストリン放出ペプチドの量もまた，子宮筋層の伸張によって増大する（Tattersall, 2012）．

伸張刺激の役割に関する臨床的裏づけは，単胎に比べて多胎妊娠では早産のリスクが増大するという所見に基づいている．そして，早産は羊水過多を合併した妊娠においても有意に多く起こる．この二つの例で早産を引き起こすメカニズムは議論の最中だが，その際子宮伸張の役割を考慮しなければならない．

伸張に用いられる細胞内シグナル伝達システムは，子宮筋層細胞が特性を発揮するように調節される．**機械的情報交換**であるこの過程には，細胞表面受容体またはイオンチャネルの活性化，細胞外基質を介してシグナルの伝送，または子宮筋層に直接作用する自己分泌分子の放出がある（Shynlova, 2009；Young, 2011）．

◆ 胎児内分泌カスケード

分娩を開始する内分泌シグナルを提供する胎児の能力は，いくつかの種において実証されている．しかしそれがヒトにおいても同様に調節されているわけではない．胎児視床下部-下垂体-副腎-胎盤の一連の系が，正常な分娩の重要な要素と考えられている．また，この一連の系の早期活性化が多くの早産症例で引き起こされていると考えられている（Challis, 2000, 2001）．ヒツジのように，ヒト胎児副腎ステロイド生成物は，胎盤および各種の膜に影響を与えると考えられており，それは最終的に子宮筋層の静止状態から収縮状態への変換を促進する．ヒトにおける主要な構成要素は，CRH を大量に産生する胎盤の特有な能力である（図 21-10）．

母体および胎児の視床下部 CRH と同一の CRH ホルモンが，胎盤によって比較的大量に合成される（Grino, 1987；Saijonmaa, 1988）．しかし，グルココルチコイド陰性フィードバック下にある視床下部性 CRH とは異なり，コルチゾールはむしろ胎盤からの CRH 産生を**亢進する**．この能力は，分娩が終わるまで続くフィードフォワード内分泌カスケードを形成することを可能にする．

母体血漿 CRH レベルは第 1 三半期には低く，妊娠中期から末期にかけて上昇する．最後の 12 週間では，CRH 血漿レベルは指数関数的に上昇し，分娩中にピークに達しその後，出産後に急激に下降する（Frim, 1988；Sasaki, 1987）．羊水中の CRH レベルは，同様に妊娠後期に上昇する．CRH は，特定の血清結合タンパク質をもつ唯一の栄養ホルモン放出因子である．妊娠の大部分の間，副腎皮質刺激ホルモン放出ホルモン結合タンパク質（CRH-binding protein：CRH-BP）は母体血循環 CRH の大半と結合しており，これを不活性化している（Lowry, 1993）．しかしながら，妊娠の終わりになると，母体血漿中および羊水中の両方で CRH-BP のレベルは下降し，生物学的

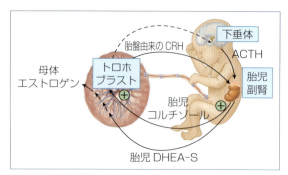

図 21-10　胎盤-胎児副腎内分泌カスケード
妊娠後期では，胎盤 CRH は，胎児副腎でのデヒドロエピアンドロステロンサルフェート（DHEA-S）とコルチゾールの産生を刺激する．後者は，副腎ステロイドホルモン産生を増強するフィードフォワードカスケードにつながる胎盤 CRH の産生を刺激する．
ACTH：副腎皮質刺激ホルモン．

に利用可能な CRH のレベルは著しく上昇する（Perkins, 1995；Petraglia, 1997）．

妊娠中，さまざまな合併症から胎児が"ストレス"を感じる場合，正常妊娠と比較すると，胎児血漿，羊水，および母体血漿中の CRH の濃度は上昇している（Berkowitz, 1996；McGrath, 2002）．胎盤は，この上昇した CRH 濃度の源である可能性がある．たとえば，胎盤 CRH の含有量は正常妊娠と比べて，妊娠高血圧腎症を有する女性からの胎盤で 4 倍多かった（Perkins, 1995）．

胎盤 CRH は，分娩調節にいくつかの役割を果たしているとされている．胎盤 CRH は正のフィードバックを有するため胎児のコルチゾール産生を増強することができ，胎盤はより多くの CRH を生成する．フェーズ 2 およびフェーズ 3 に相当する妊娠後期では，CRH 受容体の変化は，プロテインキナーゼ C の活性化を介して cAMP 形成から子宮筋細胞のカルシウムレベルの上昇へ作用が変わる（You, 2012）．オキシトシンは，子宮筋層組織における cAMP の CRH 刺激の蓄積を減衰させるように作用する．CRH は，$PGF_{2\alpha}$ に応答して子宮筋収縮力を増加させるように作用する（Benedetto, 1994）．最後に，CRH は胎児副腎 C_{19}-ステロイド合成を刺激することが示されており，それによって胎盤で芳香族化のための基質を増加させる．

妊娠の終わりの CRH の立ち上がりレベルは，**胎児胎盤時計**を反映していると提唱する者もいる（McLean, 1995）．CRH レベルは女性の間で大き

く異なり，絶対値よりも，母体CRHレベルの増加率が妊娠転帰のより正確な予測因子であると考えられる（Leung, 2001；McGrath, 2002）．この点において，胎盤と胎児は内分泌学的事象を通じ，正常妊娠の終わりの分娩のタイミングに影響を与える．

◆ 胎児肺サーファクタントおよび血小板活性化因子

胎児の肺より生成されるサーファクタントタンパク質A（surfactant protein A：SP-A）は，肺成熟のために必要とされる．SP-Aはヒト羊膜および脱落膜に発現され，羊水中に存在し，ヒトの子宮筋細胞内のシグナル伝達経路を促す（Garcia-Verdugo, 2008；Lee, 2010；Snegovskikh, 2011）．しかしながら，SP-Aが女性の子宮筋収縮を活性化する正確なメカニズムは明確ではない．一つのメカニズムはプロスタグランジンへの効果かもしれない．SP-Aは，選択的に妊娠末期の脱落膜で$PGF_{2α}$を阻害し，SP-Aの羊水中の濃度は妊娠末期で低下する（Chaiworapongsa, 2008）．胎児肺は，SP-Aに加えて，子宮を刺激する血小板活性化因子も産生する（Frenkel, 1996；Toyoshima, 1995）．この因子とSP-Aは，分娩のための胎児-母性シグナリングにおいて役割を果たす（Gao, 2015）．

◆ 胎児膜の老化

妊娠の終わりに向かって，胎児膜は細胞老化と呼ばれる生理学的老化を遂げる（Menon, 2016）．ヒト胎児膜および動物モデルにおいて，子宮収縮および酸化ストレスは，老化胎児膜を誘導して，細胞老化関連分泌現象（senescent-associated secretory phenotype：SASP）と呼ばれる非感染性の炎症の一形態を現す．これは徐々に胎児膜を弱体化させ，脱落膜および子宮筋層のシグナルを活性化して分娩を開始する．このように，胎児膜の機能上の必要性が低下するにつれて，胎児膜は分娩開始に寄与するシグナルを促進することができる．

◆ 胎児異常と遷延分娩

著しく減少したエストロゲン産生と妊娠の延長が関連しているかもしれないという断片的なエビデンスがある．これらの"自然実験"には，遺伝性の胎盤性スルファターゼ欠損および副腎不全を伴う胎児無脳症の女性が含まれる．これらの疾患でみられる妊娠期間の長短は，ヒトの分娩開始におけるエストロゲンの正確な役割に対する疑問を思い起こさせる．

他の胎児奇形である腎無形成で，胎児尿や肺分泌物の羊水中への流入が妨げられていたり著しく減少した場合，妊娠を延長できない．したがって，胎児母体コミュニケーションシステムのパラクリンを通した胎児のシグナルは，分娩開始に必要ではないように考えられる．

ウシ胎児やヒツジの胎児，時にはヒトの胎児において，脳に異常があると通常分娩の開始時期は遅れる．1世紀以上昔に，Rea（1898）は胎児無脳症と過期妊娠との関連性について調べた．Malpas（1933）は観察範囲を広げ，無脳症胎児では374日間（妊娠53週）まで妊娠期間が延長されたことを報告した．彼は，無脳症と過期妊娠との関係が，胎児脳-下垂体-副腎機能の異常に起因すると結論づけた．無脳症児の副腎は非常に小さく，妊娠末期における正常な胎児のものと比べると5～10％ほどの大きさである．これは胎児副腎の大部分を占める組織とC_{19}-ステロイドホルモン産生の，発達障害によって引き起こされる（第5章参照）．このような妊娠は遷延分娩にも関連づけられており，胎児の副腎は適切な時期での分娩の開始のために重要であることを示唆している．

フェーズ3：分娩

このフェーズは，古くから三つの段階に分けられている活動期を伴う分娩と同義である．これらは，図21-4に示すとおり，一般的に使用される陣痛曲線を構成する．断続的な子宮収縮によって第1期は始まり，十分な頻度，強度，持続時間に達すると頸部の菲薄化をもたらし，これは**展退**と呼ばれる．このステージがうまく運ぶにはいくつかのウテロトニンが必要かもしれない（図21-5）．これらは，G-タンパク質結合を介して平滑筋収縮を刺激することが示されている．この陣痛のステージは，およそ10cmまで，満期の胎児が通れるほど子宮頸管が完全に拡張するまで続く．したがって，分娩第1期は**子宮頸管の展退と拡張の段階**である．第2期は子宮頸管の完全な拡張に始まり，分娩をもって終わる．このように分娩第2期は，**胎児娩出期**にあたる．最後に，第3期は胎児娩出直後から始まり，胎盤娩出をもって

終了する．このように分娩第3期は**胎盤の剥離と娩出の時期**である．

■ 第1期：臨床的な分娩の開始
◆ 子宮の陣痛収縮

一部の女性では，有効陣痛となる強力な子宮収縮が突然始まることがある．それ以外では，粘液を伴った少量の出血が腟から自然に出てくることで，陣痛の開始が予告される．妊娠中に子宮頸管を満たしていた粘液栓の押し出しは産徴と呼ばれている．これを過ぎると陣痛がすでに進行中，あるいは数時間～数日後に起こる可能性があることを示している．

生理的な筋収縮のなかで唯一，陣痛時は子宮平滑筋の収縮による痛みがある．これにはいくつかの可能性が示唆されている．①狭心症のように収縮した子宮筋層の低酸素状態によるもの，②収縮した子宮筋束による子宮頸管や子宮下部の神経節の圧迫，③拡張による頸管の引き伸ばし，④子宮底を覆う腹膜の引き伸ばし，などである．

これらのうち，特に有力な仮説は子宮頸管や子宮下部の収縮している子宮筋による神経節の圧迫である．傍子宮頸管の局所麻酔浸潤は，収縮に伴った痛みをかなり緩和する（第25章参照）．子宮収縮は不随意であり，ほとんどの場合，子宮外からのコントロールに依存しない．硬膜外無痛法による神経ブロックは，その頻度や強さを減少させない．他の例では，下半身不随女性や両側の腰椎交感神経切除後の女性では，子宮収縮は正常だが痛みを伴わない．

機械的な子宮頸部の伸展は，いくつかの種において子宮収縮を促し，ヒトもそうである．この現象は **Ferguson 反射** と呼ばれている（Ferguson, 1941）．正確なメカニズムは明らかではなく，オキシトシンの放出が示唆されているが証拠は不十分である．子宮頸部の用手的処置および卵膜"剝離"は PGF$_{2\alpha}$ 代謝物質の血中濃度の上昇と関連している．

収縮の間隔は，陣痛開始時にはおよそ10分間隔であった収縮の間隔が，第2期の頃には次第に1分間隔もしくはそれ以下まで狭まる．しかしながら，収縮の間の弛緩の期間は，胎児の健康状態の維持のためになくてはならない．絶え間ない収縮は，胎児の低酸素症を強く引き起こすほど，子宮胎盤血流を減少させる．活動期の陣痛では，子宮収縮の持続は30～90秒であり，平均して約1分間である．正常分娩における収縮強度にはかなりのばらつきがある．具体的には，自然分娩時の子宮収縮によって引き起こされる羊水内圧は平均して40 mmHg 程度であり，20～60 mmHg まで変化する（第24章参照）．

・異なる子宮体下部と体上部セグメント

活動期の陣痛では，フェーズ2において開始された解剖学的子宮体部の変化が顕在化してくる（図21-11, 12）．腹部触診では，破水前であっても二つのセグメントを区別することができることがある．下部は軟らかく膨張し，より受動的であるのに対し，体上部は収縮の間は硬い．子宮体下部や頸管を含む子宮筋層全体での収縮が，子宮体上部と同時かつ同等の強度で収縮したのでは，最終的な児の娩出力は著しく低下するためこのメカニズムは不可欠である．このように体上部セグメントは収縮・弛緩を繰り返して，胎児を娩出する．これらの収縮に応答し，軟化した体下部および頸管は拡張することで，胎児が通過できるほど大幅に伸展・展退し薄くなる．

子宮体上部の筋層は収縮したあとで元の長さまでは弛緩しない．その代わりに，比較的短い長さで固定される．体上部の収縮部位は内容が減少するまで収縮するが，子宮筋層の張力は一定のままである．真の効果は子宮筋を引っぱり，児の娩出において有利に働くように維持することである．同時に，子宮の筋組織は子宮内容物を娩出するため十分に収縮し続ける．先の収縮が終わると連続して収縮が始まる．このようにして，子宮体上部は連続した収縮のたびに，少しずつ小さくなる．筋肉線維が連続して短縮することにより，上部は分娩第1～第2期にかけて次第に肥厚してくる（図21-11）．この過程は継続し，出産後すぐに子宮体上部はさらに厚くなる．

臨床的には子宮体部の収縮現象は，その内容量によることを理解することが重要である．特に陣痛の初期段階において，子宮頸部がわずかに拡張しているのみで，子宮はほぼ閉鎖された嚢であり，下部の筋肉組織は伸びる必要がある．これにより体下部は増加した内容量が入る大きさとなる．体上部は，体下部が膨張したり頸管が拡張するのに十分なほど収縮する．

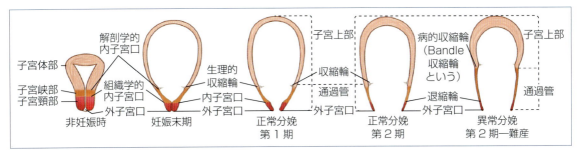

図 21-11　妊娠末期と分娩中の子宮の部位および収縮輪
非妊娠時, 妊娠末期, 分娩経過中の比較. 下部である通過管は子宮峡部から導き出され, 生理学的収縮輪子宮上下部の接合部に生じる. 病的収縮輪は生理学的収縮輪から生じる.

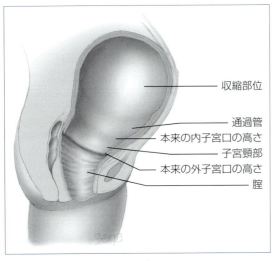

図 21-12　経腟分娩時の子宮
胎児が産道を通って下降するように, 収縮部位である子宮上部が先進部周りまで縮む. 下部である通過管では, 子宮筋の張りはほとんどない.

子宮体下部の弛緩が, 同時に収縮の進行を反映している. 体上部の収縮のあと, 筋肉は以前の長さには戻らないものの張力は本質的に同じままである. 比較すると, 体下部では, 陣痛によって連続的に伸展する線維は薄くなり, 通常, 最薄部ではわずか数 mm である. 体下部の菲薄化に付随して起こる体上部の肥厚の結果, これら二つの境界は, 子宮内面の**生理的収縮輪**の成立によって示される. 難産時のように子宮体下部の菲薄化が極端な場合, 収縮輪は目立ち**病的収縮輪**を形成する. この異常な状態は Bandl 収縮輪として知られ, 第 23 章でより詳しく説明し例示されている.

・子宮形状の変化

各々の収縮は, 水平方向において子宮長を短縮させ卵形の子宮形状に縦方向の伸びを生じさせる. この形状の変化は, 分娩経過に重要な影響を及ぼす. まず, **胎児の長軸への圧の上昇があり**, 水平方向の子宮長が短縮し, 胎児の脊柱がまっすぐになる. この収縮により児の下端を子宮底の逆側へ固定し, 上端を押し出す. 卵形の伸びは 5～10 cm と推定されている. 次に, 子宮の伸展により, 縦の筋線維がぴんと引かれる. その結果, 子宮体下部および頸管は子宮のなかで唯一柔軟性のある部分となり, 胎児の下極のあたりで上方に引っ張られる.

◆補助的な力

子宮頸部が完全に拡張されたのち, 胎児の娩出で最も重要な力は母体腹腔内圧によって生じる. 声門を閉じて声を出さず呼気を押し出す努力をすると同時に腹筋を収縮させることを**いきみ**という. この力は排便時のものと同様であるが, 通常, 強度ははるかに大きい. 腹腔内圧の重要性は対麻痺の女性や, 高濃度の硬膜外ブロックを用いた女性における遷延分娩にて示されている. また, 腹腔内圧の上昇は分娩第 2 期で必要であるが, 第 1 期でほとんど起こさない. いきみは母体を疲弊させ, 胎児に有害となる可能性のある子宮内圧上昇に結びつく可能性がある.

◆子宮頸部の変化

収縮力により, 展退と開大という二つの基本的な変化が, 熟化した頸管で起こる. 児頭が子宮頸管を通過するために必要な平均的なサイズとして, 直径約 10 cm まで開大する必要がある. 頸管が完全に開いた状態を全開大と呼ぶ. 子宮頸管の展退にもかかわらず, 胎児の下降が認められないこともあるが, 一般的には胎児の先進部は頸管の開大に伴い下降する.

子宮頸管の展退は, 頸管の"消失"や"引き上

がり"をいう．臨床的には，およそ3cmの長さであった頸管が，紙のように薄い単なる円形の穴になる．内子宮口の高さの筋線維は上方に引き上げられるか，もしくは子宮下部に取り込まれる．外子宮口の状態は一時的には変化しない（図21-13）．

子宮頸部の展退は，細い円筒が，小さな円形の開口部を伴って鈍角に漏斗状に開くファンネリングの過程にたとえられる．子宮筋層の活性が分娩準備段階で上昇しているために，有効陣痛開始前に軟化した子宮頸部の十分な展退が完了していることがある．子宮頸管の短縮に伴い，子宮頸管の展退は粘液栓の排除を引き起こす．

子宮の収縮中は子宮下部と子宮頸部の抵抗値が低下するため，遠心性の筋緊張が子宮頸部に働き，**頸管の開大**を起こす（図21-14）．子宮収縮が卵膜にも圧力をかけるため，胎胞の静水圧作用が楔状に子宮頸管を拡張する．子宮頸管の展退および拡張の過程は，**前羊水腔**の形成を起こす．これは，胎児の先進部に位置する羊水と胎嚢の先頭の部分である．破水後であれば，胎児の先進部による子宮頸部や子宮下部への圧力も同様に有効である．胎児の先進部が子宮頸部や子宮下部に対して圧力をかけるように位置する限り，早期破水が頸管の開大を遅らせることはない．

図21-4に戻ると，頸管の開大が潜伏期と活動期に分けられることがわかる．活動期は加速期，直線位相の極期，減速期に細分化される（Friedman, 1978）．潜伏期の長さは可変的であり，外因性の変化に敏感である．たとえば，鎮静は潜伏期を延長し，子宮筋刺激は潜伏期を短縮する．通常，加速期の特徴が分娩の時期を予測するのに対し，潜伏期の持続期間は分娩の経過とはほとんど関係していない．子宮頸管拡張が完了すると第1期は終了する．

■ **第2期：胎児の下降**

多くの初産婦においては，児頭は分娩開始前には下降しない．分娩の後半まで児頭が下降しないこともある．児頭のステーションが分娩時間の関数として描かれると，正常分娩における下降パターンは典型的な双曲線として形成される．**ステーション**は胎児大横径の下降と母体の坐骨棘間を結んだ線との関係で記述される（第22章参

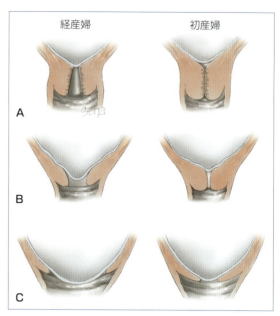

図21-13 展退と開大の概略図
A：内子宮口と外子宮口が開大している経産婦とは対照的に，分娩前の初妊婦の子宮頸部は長く，開大していない．
B：展退が始まると，経産婦の子宮頸部は開大し，内子宮口の漏斗化が起こる．これは初妊婦の子宮頸部ではあまり現れない．
C：初妊婦においては，展退が完全に行われても開大は最小限である．経産婦の場合は逆である．

照）．通常拡張がしばらくの間進行した後に活発な下降が起こる（図21-15）．陣発後の第2期の間に，降下の速度は最大となり，先進部が会陰部腰部に達するまで維持される（Friedman, 1978）．初産婦では，先進部は典型的にはゆっくりと着実に降下する．しかしながら，経産婦では降下が急な可能性がある．

◆ **骨盤底の変化**

産道は骨盤腔に支えられ，機能的に閉鎖されている（第2章参照）．最も重要なのは肛門挙筋とその上下面をおおう線維筋結合組織である．分娩中，これらの構造物と腟壁における生体力学的特性の変化が著しく起こる．これらは，細胞外基質構造や組成の変化により生じる（Alperin, 2015；Rahn, 2008；Lowder, 2007）．

肛門挙筋は骨盤腔の下端を隔膜として閉鎖する．これにより，凹状の上面および凸状の下面をなしている．肛門挙筋で張られていない骨盤底の後部と側面部分は，両側を梨状筋と尾骨筋によって占められている．

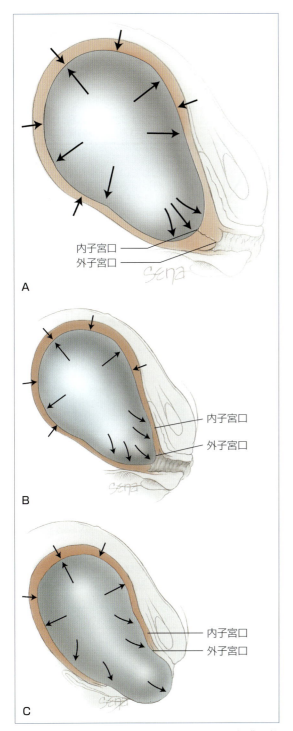

図 21-14 子宮頸管の展退と開大における卵膜の静水圧作用
分娩の進行による内子宮口と外子宮口の変化の関係（A，B，C）．この図には示されていないが，破水すると先進部は子宮頸管と子宮下部の形に適合する．

直腸と腟の外縁はやや厚いが，肛門挙筋は3～5 mm の厚さで変化する．通常妊娠中は，肛門挙筋が恥骨から後方に伸びており，処女膜の上方約2 cm の高さの腟を取り囲む太いバンドを形成し，肥大している．収縮の際，肛門挙筋は恥骨結合の方向に，直腸と腟を前上方に集め，腟を閉じるように作用する．

分娩第1期においては，破水前であれば，卵膜は胎児の先進部が腟上部を拡開するのに役立つ．最も顕著な変化は肛門挙筋線維の伸張により起こる．これは，楔型から変形し会陰の中央部を薄くすることによってなされ，5 cm の厚さから1 cm 以下の薄い，透けるほどの組織となる．会陰が最大限伸展すると肛門は著しく拡張し，直腸前壁が膨隆すると直径2～3 cm ほど開口する．

■ 第3期：胎盤と卵膜の娩出

この段階は，胎児の娩出後すぐに始まり，胎盤と卵膜の剥離および排出を伴う．新生児が生まれると，子宮は自然にその内容を減少するように正常な状態に収縮する．通常，新生児が完全に娩出される頃には，子宮内腔はほぼ閉鎖されている．より薄い子宮下部の上方は，厚さ数 cm の筋肉でほとんど構成される．子宮底はちょうど臍下のあたりにある．

急激な子宮の縮小は，必然的に胎盤付着部位の面積も減少する（図21-16）．胎盤はこの縮小領域に適応するために厚さが増加するが，伸縮性に限界があるため歪みが生じる．生じた張力により最も弱い層である海綿質脱落膜が引っ張られる．このように，比較的変化に乏しい胎盤サイズと減少した胎盤付着面のサイズとの不均衡により胎盤剥離が起こる．

胎盤の分離は，スポンジ状の脱落膜の緩い構造により大幅に促される．分離が進むにつれ，子宮筋層に付着したままで分離した胎盤・脱落膜と脱落膜の間に血腫が形成される．血腫は分離によって起こるというよりは通常は結果である．なぜならば時に出血は問題とならないからである．

子宮内腔面積の大きな減少は，同時に卵膜である羊膜絨毛膜および壁側脱落膜をはぎ，無数のひだにする（図21-17）．胎盤分離がほぼ完了するまでは，卵膜は通常その場に残る．これらはその後，部分的に子宮筋層がさらなる収縮を起こし，

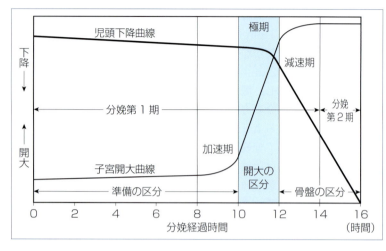

図 21-15
分娩の進行は予測される頸管開大と下降曲線に基づき，三つの機能区分に分割される．準備の区分には，潜伏期と加速期が含まれる．開大の区分を開大の極期としている．骨盤の区分には減速期と分娩第2期の両方を含み，胎児下降度は最大となる．
（Redrawn from Friedman EA: Labor: Clinical Evaluation and Management, 2nd ed. New York, Appleton-Century-Crofts, 1978）

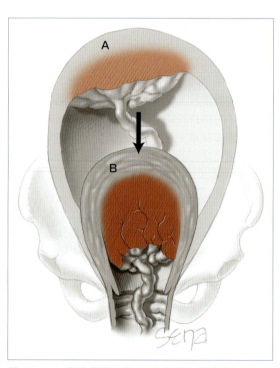

図 21-16　新生児出生後における胎盤付着部位の大きさの減少
A：出産前の位置的関係．
B：出産後の胎盤の位置的関係．

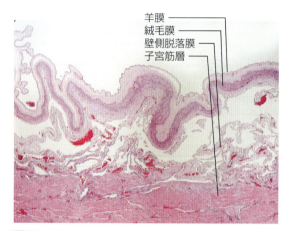

図 21-17
産後は子宮内腔が縮小するため，卵膜はひだ状に跳ね上げられる．
（Used with permission by Dr. Kelley S. Carrick）

部分的に剥離した胎盤によってもたらされる牽引力で子宮壁から剥離する．

胎盤が剥離したあとは，増加する腹圧によって排出される．第3期の完了はまた，臍帯に最小の牽引力を用いつつ，子宮底の圧縮と上昇を交互に行うことで成し遂げられる．胎盤後血腫は，胎盤の後ろもしくは反転した卵膜によって形成される

囊内に認められる．Schultze 様式として知られるこの胎盤娩出法では，胎盤側からの出血は卵膜囊に注ぐと，胎盤の排出後まで外部に漏れない．Duncan 様式として知られる他の胎盤娩出法では，胎盤は初めに周辺部で分離し，血液が卵膜と子宮壁の間に集まり，腟から漏れ出てくる．この状況では胎盤は横向きに下降し，母体面が初めに現れる．

フェーズ 3 のウテロトニン

■ オキシトシン

分娩第2期（妊娠の末期）の間に，子宮筋層オキシトシン受容体の数はかなり増加する（Fuchs, 1982；Kimura, 1996）．これは，オキシトシンに

対するより大きな子宮収縮応答性と一致する．過期産では，これらの受容体レベルの上昇の遅れと関連している（Fuchs, 1984）．

オキシトシンは，文字どおり**出産を早める**．分娩開始に関与する最初のウテロトニンである．このナノペプチドは，視索上部の巨大細胞ニューロンと傍脳室ニューロンで合成されている．プロホルモンは貯蔵およびその後の放出のためにその輸送タンパク質である**ニューロフィジン**とともに，軸索に沿って膜結合ベシクルの下垂体後葉の神経葉に運ばれる．プロホルモンは輸送中に酵素によってオキシトシンに変換される（Gainer, 1988；Leake, 1990）．

オキシトシンは，薬理学的に満期で陣痛を誘発する効果があることに加えて，強力なウテロトニンであり，ヒトは自然に産生する．その後の研究では，①妊娠の終わり近くに子宮筋層および脱落膜組織においてオキシトシン受容体の数が著しく上昇する，②オキシトシンは脱落膜組織に作用してプロスタグランジン放出を促進する，③オキシトシンは脱落膜および胚体外胎児組織および胎盤で直接合成される（Chibbar, 1993；Zingg, 1995）ことが追加で示されている．

分娩のフェーズ2においてオキシトシンの役割を示唆する証拠はほとんどないが，分娩第2期および産褥期における重要な役割を指摘するデータは豊富にある．具体的には，次のタイミングで母親の血清オキシトシンレベルが上昇する．①分娩のフェーズ3の終わりである分娩第2期の最中，②初期の産褥期，③母乳育児中（Nissen, 1995）．分娩第3期の完了を示す胎児，胎盤，および膜類の娩出直後，固く持続的な子宮の収縮は，出産後の出血を防ぐために不可欠である．オキシトシンは持続性の子宮収縮を引き起こす．

■ プロスタグランジン

合併症のない妊娠のフェーズ2における役割は明確ではない．フェーズ3におけるプロスタグランジンの重要な役割は明らかである（MacDonald, 1993）．まず，分娩中の羊水，母体血漿，および母体尿中のプロスタグランジンまたはその代謝産物のレベルが上昇する．第二に，PGE_2および$PGF_{2\alpha}$に対する受容体が，子宮および子宮頸部において発現される．子宮や子宮頸管組織がプロスタグランジンに曝されると，反応を起こす．第三に，妊娠中の女性におけるプロスタグランジンを用いた治療は，いくつかの投与経路によって，すべての妊娠期間において流産または早期陣痛発来を引き起こす．さらに，妊婦へのPGHS-2阻害薬の投与は，自然な分娩を遅らせ，時には早産を阻止する（Loudon, 2003）．最後に，*in vitro*での子宮筋層組織のプロスタグランジン治療は，試験されるプロスタノイドおよび治療される組織の生理学的状態によっては筋収縮を引き起こすことがある．

分娩中，子宮筋層および脱落膜内でのプロスタグランジン産生は，子宮収縮を活性化するための効果的なメカニズムである．例えば，プロスタグランジン合成は，分娩のフェーズ2およびフェーズ3の間に脱落膜において変化しない．さらに，$PGF_{2\alpha}$の受容体レベルは，満期に脱落膜において増大し，この増加は，おそらく子宮内のプロスタグランジン作用の調節段階である．

胎児の膜類と胎盤もまたプロスタグランジンを産生する．主にPGE_2だけでなく，$PGF_{2\alpha}$もすべての妊娠期の羊膜で検出される．胎児が成長するにつれて，羊水中のプロスタグランジン濃度は徐々に上昇する．しかしながら，羊水中での濃度が最も上昇するのは，陣痛が始まってからである．子宮頸管が拡張し，脱落膜組織を露出させるので，より高い濃度となる可能性が高い（図21-18）．上部の区画のものと比較して，前房羊水中でのより高い濃度は，活動的な有効な陣痛につながる可能性のある炎症反応によって引き起こされると考えられている．サイトカインおよびプロスタグランジン濃度の上昇は，双方相まって細胞外基質をさらに分解し，胎児膜を弱める．

■ エンドセリン-1

エンドセリンは，子宮筋収縮を強力に誘導する21-アミノ酸ペプチドファミリーである（Word, 1990）．エンドセリンA受容体は平滑筋に優先的に発現し，活性化されると細胞内カルシウムの上昇をもたらす．エンドセリン-1は，妊娠末期の子宮筋層で産生され，プロスタグランジンや炎症メディエーターなどの他のメディエーターの合成を誘導することができる（Momohara, 2004；Sutclife, 2009）．正常分娩の生理学におけるエンドセ

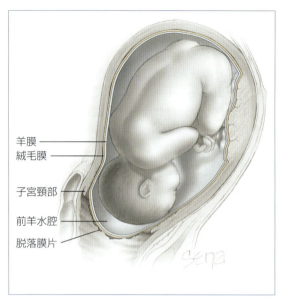

図21-18 露出した前羊水腔の矢状断像および分娩時の子宮頸管開大後にみられる脱落膜片
(Redrawn from MacDonald PC, Casey ML: Preterm birth. Sci Am 3: 42, 1996)

リン-1の必要性は確立されていない.

■ アンジオテンシンⅡ

二つのG-タンパク質結合アンジオテンシンⅡ受容体は,子宮のAT1およびAT2において発現される.非妊娠女性では,AT2受容体が優位であるが,妊娠女性においてAT1受容体は優位に発現される(Cox, 1993).血漿膜受容体に結合するアンジオテンシンⅡは収縮を誘発する.妊娠中に,AT2受容体を発現する血管平滑筋は,注射されたアンジオテンシンⅡの上昇に無反応である(第4章参照).

フェーズ4：産褥

分娩1時間後もしくは分娩後すぐに子宮筋層は硬くなり,持続的な収縮および退縮の状態となる.これは子宮の大血管を直接圧縮し,出血を防ぐため血管内の血栓形成を可能とする.典型的には,これは内因性および薬理学的子宮内分泌薬によって補助される(第27章参照).

子宮の退縮と頸部の修復の両者は器官が非妊娠時の状態に修復される過程にあり,適切な時期に行われる.これらは,病原微生物による侵入から生殖器官を保護し,正常なホルモン周期性に子宮内膜の応答性を回復させる.

第36章で説明するように,早期産褥期では乳腺における乳汁産生と乳汁排出が開始される.排卵再開は次回妊娠の準備の合図である.これは一般的に,出産後4～6週以内に発生しているが,授乳の期間や授乳を起こす因子による無月経,プロラクチン介在性無排卵や無月経に依存している.

（訳：正古悠一,近藤息吹）

References

Akgul Y, Holt R, Mummert M, et al: Dynamic changes in cervical glycosaminoglycan composition during normal pregnancy and preterm birth. Endocrinology 153(7):3493, 2012.

Akgul Y, Word RA, Ensign LM, et al: Hyaluronan in cervical epithelia protects against infection-mediated preterm birth. J Clin Invest 124(12):5481, 2014.

Akins ML, Luby-Phelps K, Bank RA, et al: Cervical softening during pregnancy: regulated changes in collagen cross-linking and composition of matricellular proteins in the mouse. Biol Reprod 84(5):1053, 2011.

Alperin M, Lawley DM, Esparza MC, et al: Pregnancy-induced adaptations in the intrinsic structure of rat pelvic floor muscles. Am J Obstet Gynecol 213(2):191 e191, 2015.

Ambrus G, Rao CV: Novel regulation of pregnant human myometrial smooth muscle cell gap junctions by human chorionic gonadotropin. Endocrinology 135(6):2772, 1994.

Ameye L, Young MF: Mice deficient in small leucine-rich proteoglycans: novel in vivo models for osteoporosis, osteoarthritis, Ehlers-Danlos syndrome, muscular dystrophy, and corneal diseases. Glycobiology 12(9):107R, 2002.

Anum EA, Hill LD, Pandya A, et al: Connective tissue and related disorders and preterm birth: clues to genes contributing to prematurity. Placenta 30(3):207, 2009.

Astle S, Thornton S, Slater DM: Identification and localization of prostaglandin E2 receptors in upper and lower segment human myometrium during pregnancy. Mol Hum Reprod 11(4):279, 2005.

Badir S, Bajka M, Mazza E: A novel procedure for the mechanical characterization of the uterine cervix during pregnancy. J Mech Behav Biomed Mater 27:143, 2013.

Benedetto C, Petraglia F, Marozio L, et al: Corticotropin-releasing hormone increases prostaglandin F2 alpha activity on human myometrium in vitro. Am J Obstet Gynecol 171(1):126, 1994.

Berkane N, Verstraete L, Uzan S, et al: Use of mifepristone to ripen the cervix and induce labor in term pregnancies. Am J Obstet Gynecol 192:114, 2005.

Berkowitz GS, Lapinski RH, Lockwood CJ, et al: Corticotropin-releasing factor and its binding protein: maternal serum levels in term and preterm deliveries. Am J Obstet Gynecol 174(5):1477, 1996.

Blanks AM, Vatish M, Allen MJ, et al: Paracrine oxytocin and estradiol demonstrate a spatial increase in human intrauterine tissues with labor. J Clin Endocrinol Metab 88(7):3392, 2003.

Blaskewicz CD, Pudney J, Anderson DJ: Structure and function of intercellular junctions in human cervical and vaginal mucosal epithelia. Biol Reprod 85(1):97, 2011.

Bogacki M, Silvia WJ, Rekawiecki R, et al: Direct inhibitory effect of progesterone on oxytocin-induced secretion of prostaglandin F(2alpha) from bovine endometrial tissue. Biol Reprod 67(1):184, 2002.

Bollapragada S, Youssef R, Jordan F, et al: Term labor is associated with a core inflammatory response in human fetal membranes, myometrium, and cervix. Am J Obstet Gynecol 200(1):104.e1, 2009.

Bygdeman M, Swahn ML, Gemzell-Danielsson K, et al: The use of progesterone antagonists in combination with prostaglandin for termination of pregnancy. Hum Reprod 9 Suppl 1):121, 1994.

Casey ML, MacDonald PC: Human parturition: Distinction between the initiation of parturition and the onset of labor. In Ducsay CA (ed): Seminars in Reproductive Endocrinology. New York, Thieme, 1993.

Casey ML, MacDonald PC: The endocrinology of human parturition. Ann N Y Acad Sci 828:273, 1997.

Chaiworapongsa T, Hong JS, Hull WM, et al: The concentration of surfactant protein-A in amniotic fluid decreases in spontaneous human parturition at term. J Matern Fetal Neonatal Med 21(9):652, 2008.

Challis JR, Lye SJ: Parturition. In Knobil E, Neill JD (eds): The Physiology of Reproduction, 2nd ed, Vol II. New York, Raven, 1994.

Challis JR, Matthews SG, Gibb W, et al: Endocrine and paracrine regulation of birth at term and preterm. Endocr Rev 21(5):514, 2000.

Challis JR, Smith SK: Fetal endocrine signals and preterm labor. Biol Neonate 79(3–4):163, 2001.

Cheung PY, Walton JC, Tai HH, et al: Immunocytochemical distribution and localization of 15-hydroxyprostaglandin dehydrogenase in human fetal membranes, decidua, and placenta. Am J Obstet Gynecol 163:1445, 1990.

Chibbar R, Miller FD, Mitchell BF: Synthesis of oxytocin in amnion, chorion, and decidua may influence the timing of human parturition. J Clin Invest 91(1):185, 1993.

Chwalisz K: The use of progesterone antagonists for cervical ripening and as an adjunct to labour and delivery. Hum Reprod 9 Suppl 1):131, 1994a.

Chwalisz K, Garfield RE: Antiprogestins in the induction of labor. Ann N Y Acad Sci 734:387, 1994b.

Condon JC, Jeyasuria P, Faust JM, et al: A decline in the levels of progesterone receptor coactivators in the pregnant uterus at term may antagonize progesterone receptor function and contribute to the initiation of parturition. Proc Natl Acad Sci U S A 100(16):9518, 2003.

Cox BE, Ipson MA, Shaul PW, et al: Myometrial angiotensin II receptor subtypes change during ovine pregnancy. J Clin Invest 92(5):2240, 1993.

Downing SJ, Hollingsworth M: Action of relaxin on uterine contractions–a review. J Reprod Fertil 99(2):275, 1993.

Drewes PG, Yanagisawa H, Starcher B, et al: Pelvic organ prolapse in fibulin-5 knockout mice: pregnancy-induced changes in elastic fiber homeostasis in mouse vagina. Am J Pathol 170:578, 2007.

Erlebacher A: Mechanisms of T cell tolerance towards the allogeneic fetus. Nat Rev Immunol 13(1):23, 2013.

Eta E, Ambrus G, Rao CV: Direct regulation of human myometrial contractions by human chorionic gonadotropin. J Clin Endocrinol Metab 79(6):1582, 1994.

Ferguson JK: A study of the motility of the intact uterus at term. Surg Gynecol Obstet 73, 1941.

Frenkel RA, Muguruma K, Johnston JM: The biochemical role of platelet-activating factor in reproduction. Prog Lipid Res 35(2):155, 1996.

Friedman EA: Labor: Clinical Evaluation and Management, 2nd ed. New York, Appleton-Century-Crofts, 1978.

Frim DM, Emanuel RL, Robinson BG, et al: Characterization and gestational regulation of corticotropin-releasing hormone messenger RNA in human placenta. J Clin Invest 82(1):287, 1988.

Fuchs AR, Fuchs F, Husslein P, et al: Oxytocin receptors and human parturition: a dual role for oxytocin in the initiation of labor. Science 215(4538):1396, 1982.

Fuchs AR, Fuchs F, Husslein P, et al: Oxytocin receptors in the human uterus during pregnancy and parturition. Am J Obstet Gynecol 150(6):734, 1984.

Fuchs AR, Periyasamy S, Alexandrova M, et al: Correlation between oxytocin receptor concentration and responsiveness to oxytocin in pregnant rat myometrium: effects of ovarian steroids. Endocrinology 113(2):742, 1983.

Gainer H, Alstein M, Whitnall MH, et al: The biosynthesis and secretion of oxytocin and vasopressin. In Knobil E, Neill J (eds): The Physiology of Reproduction, Vol II. New York, Raven, 1988.

Garcia-Verdugo I, Tanfin Z, Dallot E, et al: Surfactant protein A signaling pathways in human uterine smooth muscle cells. Biol Reprod 79(2):348, 2008.

Gao L, Rabbitt EH, Condon JC, et al: Steroid receptor coactivators 1 and 2 mediate fetal-to-maternal signaling that initiates parturition. J Clin Invest 125(7):2808, 2015.

Germain AM, Smith J, Casey ML, et al: Human fetal membrane contribution to the prevention of parturition: uterotonin degradation. J Clin Endocrinol Metab 78(2):463, 1994.

Giannoulias D, Patel FA, Holloway AC, et al: Differential changes in 15-hydroxyprostaglandin dehydrogenase and prostaglandin H synthase (types I and II) in human pregnant myometrium. J Clin Endocrinol Metab 87(3):1345, 2002.

Grino M, Chrousos GP, Margioris AN: The corticotropin releasing hormone gene is expressed in human placenta. Biochem Biophys Res Commun 148(3):1208, 1987.

Hari Kishore A, Li XH, Word RA: Hypoxia and PGE(2) regulate MiTF-CX during cervical ripening. Mol Endocrinol 26(12):2031, 2012.

Hassan SS, Romero R, Haddad R, et al: The transcriptome of the uterine cervix before and after spontaneous term parturition. Am J Obstet Gynecol 195(3):778, 2006.

Hassan SS, Romero R, Tarca AL, et al: The transcriptome of cervical ripening in human pregnancy before the onset of labor at term: identification of novel molecular functions involved in this process. J Matern Fetal Neonatal Med 33(12):1183, 2009.

Hegar A: Diagnose der frühesten Schwangerschaftsperiode. Deutsche Medizinische Wochenschrift 21:565, 1895.

Hermanns-Le T, Pierard G, Quatresooz P: Ehlers-Danlos-like dermal abnormalities in women with recurrent preterm premature rupture of fetal membranes. Am J Dermatopathol 27(5):407, 2005.

House M, Bhadelia RA, Myers K, et al: Magnetic resonance imaging of three-dimensional cervical anatomy in the second and third trimester. Eur J Obstet Gynecol Reprod Biol 144 Suppl 1:S65, 2009.

Jeyasuria P, Wetzel J, Bradley M, et al: Progesterone-regulated caspase 3 action in the mouse may play a role in uterine quiescence during pregnancy through fragmentation of uterine myocyte contractile proteins. Biol Reprod 80(5):928, 2009.

Johnson RF, Mitchell CM, Giles WB, et al: The in vivo control of prostaglandin H synthase-2 messenger ribonucleic acid expression in the human amnion at parturition. J Clin Endocrinol Metab 87(6):2816, 2002.

Kandola MK, Sykes L, Lee YS, et al: EP2 receptor activates dual G protein signaling pathways that mediate contrasting proinflammatory and relaxatory responses in term pregnant human myometrium. Endocrinology 155(2):605, 2014.

Kimura T, Takemura M, Nomura S, et al: Expression of oxytocin receptor in human pregnant myometrium. Endocrinology 137(2):780, 1996.

Kishore AH, Owens D, Word RA: Prostaglandin E2 regulates its own inactivating enzyme, 15-PGDH, by EP2 receptor-mediated cervical cell-specific mechanisms. J Clin Endocrinol Metab 99(3):1006, 2014.

Konopka CK, Glanzner WG, Rigo ML, et al: Responsivity to PGE2 labor induction involves concomitant differential prostaglandin E receptor gene expression in cervix and myometrium. Genet Mol Res 14(3):10877, 2015.

Kyathanahalli C, Organ K, Moreci RS, et al: Uterine endoplasmic reticulum stress-unfolded protein response regulation of gestational length is caspase-3 and -7-dependent. Proc Natl Acad Sci U S A 112(45):14090, 2015.

Lang CT, Iams JD, Tangchitnob E, et al: A method to visualize 3-dimensional anatomic changes in the cervix during pregnancy: a preliminary observational study. J Ultrasound Med 29(2):255, 2010.

Leake RD: Oxytocin in the initiation of labor. In Carsten ME, Miller JD (eds): Uterine Function. Molecular and Cellular Aspects. New York, Plenum, 1990.

Lee DC, Romero R, Kim CJ, et al: Surfactant protein-A as an anti-inflammatory component in the amnion: implications for human pregnancy. J Immunol 184(11):6479, 2010.

Leonhardt A, Glaser A, Wegmann M, et al: Expression of prostanoid receptors in human lower segment pregnant myometrium. Prostaglandins Leukot Essent Fatty Acids 69(5):307, 2003.

Leung TN, Chung TK, Madsen G, et al: Rate of rise in maternal plasma corticotrophin-releasing hormone and its relation to gestational length. BJOG 108(5):527, 2001.

Li H, Yu Y, Shi Y, et al: HoxA13 stimulates myometrial cells to secrete IL-1beta and enhance the expression of contraction-associated proteins. Endocrinology 157(5):2129, 2016.

Loudon JA, Groom KM, Bennett PR: Prostaglandin inhibitors in preterm labour. Best Pract Res Clin Obstet Gynaecol 17(5):731, 2003.

Lowder JL, Debes KM, Moon DK, et al: Biomechanical adaptations of the rat vagina and supportive tissues in pregnancy to accommodate delivery. Obstet Gynecol 109(1):136, 2007.

Lowry PJ: Corticotropin-releasing factor and its binding protein in human plasma. Ciba Found Symp 172:108, 1993.

Lyall F, Lye S, Teoh T, et al: Expression of Gsalpha, connexin-43, connexin-26, and EP1, 3, and 4 receptors in myometrium of prelabor singleton versus multiple gestations and the effects of mechanical stretch and steroids on Gsalpha. J Soc Gynecol Investig 9(5):299, 2002.

MacDonald PC, Casey ML: Preterm birth. Sci Am 3:42, 1996.

MacDonald PC, Casey ML: The accumulation of prostaglandins (PG) in amniotic fluid is an aftereffect of labor and not indicative of a role for PGE2 or PGF2 alpha in the initiation of human parturition. J Clin Endocrinol Metab 76(5):1332, 1993.

Mahendroo M: Cervical remodeling in term and preterm birth: insights from an animal model. Reproduction 143(4):429, 2012.

Mahendroo MS, Porter A, Russell DW, et al: The parturition defect in steroid 5alpha-reductase type 1 knockout mice is due to impaired cervical ripening. Mol Endocrinol 13(6):981, 1999.

Malpas P: Postmaturity and malformations of the foetus. BJOG 40(6):1046, 1933.

McGrath S, McLean M, Smith D, et al: Maternal plasma corticotropin-releasing hormone trajectories vary depending on the cause of preterm delivery. Am J Obstet Gynecol 186(2):257, 2002.

McLean M, Bisits A, Davies J, et al: A placental clock controlling the length of human pregnancy. Nat Med 1(5): 460, 1995.

Meera P, Anwer K, Monga M, et al: Relaxin stimulates myometrial calcium-activated potassium channel activity via protein kinase A. Am J Physiol 269(2 Pt 1):C312, 1995.

Mendelson CR, Montalbano AP, Gao L: Fetal-to-maternal signaling in the timing of birth. J Steroid Biochem Mol Biol 170:19, 2017.

Menon R, Bonney EA, Condon J, et al: Novel concepts on pregnancy clocks and alarms: redundancy and synergy in human parturition. Hum Reprod Update 22(5):535, 2016.

Mesiano S, Chan EC, Fitter JT, et al: Progesterone withdrawal and estrogen activation in human parturition are coordinated by progesterone receptor A expression in the myometrium. J Clin Endocrinol Metab 87(6):2924, 2002.

Momohara Y, Sakamoto S, Obayashi S, et al: Roles of endogenous nitric oxide synthase inhibitors and endothelin-1 for regulating myometrial contractions during gestation in the rat. Mol Hum Reprod 10(7):505, 2004.

Myatt L, Lye SJ: Expression, localization and function of prostaglandin receptors in myometrium. Prostaglandins Leukot Essent Fatty Acids 70(2):137, 2004.

Myers KM, Feltovich H, Mazza E, et al: The mechanical role of the cervix in pregnancy. J Biomech 48(9):1511, 2015.

Myers KM, Paskaleva AP, House M, et al: Mechanical and biochemical properties of human cervical tissue. Acta Biomater 4(1):104, 2008.

Nadeem L, Shynlova O, Matysiak-Zablocki E, et al: Molecular evidence of functional progesterone withdrawal in human myometrium. Nat Commun 7:11565, 2016.

Nancy P, Tagliani E, Tay CS, et al: Chemokine gene silencing in decidual stromal cells limits T cell access to the maternal-fetal interface. Science 336(6086):1317, 2012.

Nissen E, Lilja G, Widstrom AM, et al: Elevation of oxytocin levels early post partum in women. Acta Obstet Gynecol Scand 74(7):530, 1995.

Norman JE, Marlow N, Messow CM, et al: Vaginal progesterone prophylaxis for preterm birth (the OPPTIMUM study): a multicentre, randomised, double-blind trial. The Lancet 387(10033):2106, 2016.

Norwitz ER, Bonney EA, Snegovskikh VV, et al: Molecular regulation of parturition: the role of the decidual clock. Cold Spring Harb Perspect Med 5(11):1, 2015.

Olson DM, Ammann C: Role of the prostaglandins in labour and prostaglandin receptor inhibitors in the prevention of preterm labour. Front Biosci 12:1329, 2007.

Olson DM, Zaragoza DB, Shallow MC, et al: Myometrial activation and preterm labour: evidence supporting a role for the prostaglandin F receptor–a review. Placenta 24 Suppl A:S47, 2003.

Park JI, Chang CL, Hsu SY: New Insights into biological roles of relaxin and relaxin-related peptides. Rev Endocr Metab Disord 6(4):291, 2005.

Parra-Saavedra M, Gomez L, Barrero A, et al: Prediction of preterm birth using the cervical consistency index. Ultrasound Obstet Gynecol 38(1):44, 2011.

Patel B, Elguero S, Thakore S, et al: Role of nuclear progesterone receptor isoforms in uterine pathophysiology. Hum Reprod Update 21(2):155, 2015.

Pérez GJ, Toro L, Erulkar SD, et al: Characterization of large-conductance, calcium-activated potassium channels from human myometrium. Am J Obstet Gynecol 168(2):652, 1993.

Perkins AV, Wolfe CD, Eben F, et al: Corticotrophin-releasing hormone-binding protein in human fetal plasma. J Endocrinol 146(3):395, 1995.

Petraglia F, Florio P, Simoncini T, et al: Cord plasma corticotropin-releasing factor-binding protein (CRF-BP) in term and preterm labour. Placenta 18(2–3):115, 1997.

PrabhuDas M, Bonney E, Caron K, et al: Immune mechanisms at the maternal-fetal interface: perspectives and challenges. Nat Immunol 16(4):328, 2015.

Price SA, Pochun I, Phaneuf S, et al: Adenylyl cyclase isoforms in pregnant and non-pregnant human myometrium. J Endocrinol 164(1):21, 2000.

Rahman J, Rahman FZ, Rahman W, et al: Obstetric and gynecologic complications in women with Marfan syndrome. J Reprod Med 48(9):723, 2003.

Rahn DD, Ruff MD, Brown SA, et al: Biomechanical properties of the vaginal wall: effect of pregnancy, elastic fiber deficiency, and pelvic organ prolapse. Am J Obstet Gynecol 198(5):590 e591, 2008.

Rea C: Prolonged gestation, acrania monstrosity and apparent placenta previa in one obstetrical case. JAMA 30(20):1166, 1898.

Read CP, Word RA, Ruscheinsky MA, et al: Cervical remodeling during pregnancy and parturition: molecular characterization of the softening phase in mice. Reproduction 134(2):327, 2007.

Renthal NE, Chen CC, Williams KC, et al: miR-200 family and targets, ZEB1 and ZEB2, modulate uterine quiescence and contractility during pregnancy and labor. Proc Natl Acad Sci U S A 107(48):20828, 2010.

Renthal NE, Williams KC, Montalbano AP, et al: Molecular regulation of parturition: a myometrial perspective. Cold Spring Harb Perspect Med 5(11):1, 2015.

Saez JC, Retamal MA, Basilio D, et al: Connexin-based gap junction hemichannels: gating mechanisms. Biochim Biophys Acta 1711(2):215, 2005.

Saijonmaa O, Laatikainen T, Wahlstrom T: Corticotrophin-releasing factor in human placenta: localization, concentration and release in vitro. Placenta 9(4):373, 1988.

Sanborn BM, Yue C, Wang W, et al: G protein signalling pathways in myometrium: affecting the balance between contraction and relaxation. Rev Reprod 3(3):196, 1998.

Sasaki A, Shinkawa O, Margioris AN, et al: Immunoreactive corticotropin-releasing hormone in human plasma during pregnancy, labor, and delivery. J Clin Endocrinol Metab 64(2):224, 1987.

Shynlova O, Williams SJ, Draper H, et al: Uterine stretch regulates temporal and spatial expression of fibronectin protein and its alpha 5 integrin receptor in myometrium of unilaterally pregnant rats. Biol Reprod 77(5):880, 2007.

Smith GC, Wu WX, Nathanielsz PW: Effects of gestational age and labor on expression of prostanoid receptor genes in baboon uterus. Biol Reprod 64(4):1131, 2001.

Smith R: Parturition. N Engl J Med 356(3):271, 2007.

Snegovskikh VV, Bhandari V, Wright JR, et al: Surfactant protein-A (SP-A) selectively inhibits prostaglandin F2alpha (PG-F2alpha) production in term decidua: implications for the onset of labor. J Clin Endocrinol Metab 96(4):E624, 2011.

Soh YM, Tiwari A, Mahendroo M, et al: Relaxin regulates hyaluronan synthesis and aquaporins in the cervix of late pregnant mice. Endocrinology 153(12):6054, 2012.

Sparey C, Robson SC, Bailey J, et al: The differential expression of myometrial connexin-43, cyclooxygenase-1 and -2, and Gs alpha proteins in the upper and lower segments of the human uterus during pregnancy and labor. J Clin Endocrinol Metab 84(5):1705, 1999.

Stilley JA, Guan R, Santillan DA, et al: Differential regulation of human and mouse myometrial contractile activity by FSH as a function of FSH receptor density. Biol Reprod 95(2):36, 2016.

Straach KJ, Shelton JM, Richardson JA, et al: Regulation of hyaluronan expression during cervical ripening. Glycobiology 15(1):55, 2005.

Stull JT, Lin PJ, Krueger JK, et al: J. Myosin light chain kinase: functional domains and structural motifs. Acta Physiol Scand 164(4):471, 1998.

Sutcliffe AM, Clarke DL, Bradbury DA, et al: Transcriptional regulation of monocyte chemotactic protein-1 release by endothelin-1 in human airway smooth muscle cells involves NF-kappaB and AP-1. Br J Pharmacol 157(3):436, 2009.

Tattersall M, Cordeaux Y, Charnock-Jones DS, et al: Expression of gastrin-releasing peptide is increased by prolonged stretch of human myometrium, and antagonists of its receptor inhibit contractility. J Physiol 590(9):2081, 2012.

Telfer JF, Itoh H, Thomson AJ, et al: Activity and expression of soluble and particulate guanylate cyclases in myometrium from nonpregnant and pregnant women: down-regulation of soluble guanylate cyclase at term. J Clin Endocrinol Metab 86(12):5934, 2001.

Timmons BC, Mahendroo M: Processes regulating cervical ripening differ from cervical dilation and postpartum repair: insights from gene expression studies. Reprod Sci 14(8 Suppl):53, 2007.

Toyoshima K, Narahara H, Furukawa M, et al: Platelet-activating factor. Role in fetal lung development and relationship to normal and premature labor. Clin Perinatol 22(2):263, 1995.

Vink JY, Qin S, Brock CO, et al: A new paradigm for the role of smooth muscle cells in the human cervix. Am J Obstet Gynecol 215(4):478.e1, 2016.

Wadhwa PD, Porto M, Garite TJ, et al: Maternal corticotropin-releasing hormone levels in the early third trimester predict length of gestation in human pregnancy. Am J Obstet Gynecol 179(4):1079, 1998.

Wakle-Prabagaran M, Lorca RA, Ma X, et al: BKCa channel regulates calcium oscillations induced by alpha-2-macroglobulin in human myometrial smooth muscle cells. Proc Natl Acad Sci U S A 113(16):E2335, 2016.

Wang H, Parry S, Macones G, et al: A functional SNP in the promoter of the SERPINH1 gene increases risk of preterm premature rupture of membranes in African Americans. Proc Natl Acad Sci U S A 103(36):13463, 2006.

Warren JE, Silver RM, Dalton J, et al: Collagen 1Alpha1 and transforming growth factor-beta polymorphisms in women with cervical insufficiency. Obstet Gynecol 110(3):619, 2007.

Wathes DC, Borwick SC, Timmons PM, et al: Oxytocin receptor expression in human term and preterm gestational tissues prior to and following the onset of labour. J Endocrinol 161(1):143, 1999.

Westergren-Thorsson G, Norman M, Bjornsson S, et al: Differential expressions of mRNA for proteoglycans, collagens and transforming growth factor-beta in the human cervix during pregnancy and involution. Biochim Biophys Acta 1406(2):203, 1998.

Williams KC, Renthal NE, Condon JC, et al: MicroRNA-200a serves a key role in the decline of progesterone receptor function leading to term and preterm labor. Proc Natl Acad Sci U S A 109(19):7529, 2012a.

Williams KC, Renthal NE, Gerard RD, et al: The microRNA (miR-199a/214 cluster mediates opposing effects of progesterone and estrogen on uterine contractility during pregnancy and labor. Mol Endocrinol 26(11):1857, 2012b.

Wira CR, Grant-Tschudy KS, Crane-Godreau MA: Epithelial cells in the female reproductive tract: a central role as sentinels of immune protection. Am J Reprod Immunol 53(2):65, 2005.

Wolf JP, Simon J, Itskovitz J, et al: Progesterone antagonist RU 486 accommodates but does not induce labour and delivery in primates. Hum Reprod 8:759, 1993.

Woodcock NA, Taylor CW, Thornton S: Effect of an oxytocin receptor antagonist and rho kinase inhibitor on the $[Ca^{++}]_i$ sensitivity of human myometrium. Am J Obstet Gynecol 190:222, 2004.

Word RA, Kamm KE, Stull JT, et al: Endothelin increases cytoplasmic calcium and myosin phosphorylation in human myometrium. Am J Obstet Gynecol 162(4):1103, 1990.

Word RA, Li XH, Hnat M, et al: Dynamics of cervical remodeling during pregnancy and parturition: mechanisms and current concepts. Semin Reprod Med 25(1):69, 2007.

Word RA, Stull JT, Casey ML, et al: Contractile elements and myosin light chain phosphorylation in myometrial tissue from nonpregnant and pregnant women. J Clin Invest 92(1):29, 1993.

Ying L, Becard M, Lyell D, et al: The transient receptor potential vanilloid 4 channel modulates uterine tone during pregnancy. Sci Transl Med 7(319):319ra204, 2015.

Yoshida K, Jiang H, Kim M, et al: Quantitative evaluation of collagen crosslinks and corresponding tensile mechanical properties in mouse cervical tissue during normal pregnancy. PLoS One 9(11):e112391, 2014.

You X, Gao L, Liu J, et al: CRH activation of different signaling pathways results in differential calcium signaling in human pregnant myometrium before and during labor. J Clin Endocrinol Metab 97(10):E1851, 2012.

Young RC, Goloman G: Mechanotransduction in rat myometrium: coordination of contractions of electrically and chemically isolated tissues. Reprod Sci 18(1):64, 2011.

Zhang Y, Akins ML, Murari K, et al: A compact fiber-optic SHG scanning endomicroscope and its application to visualize cervical remodeling during pregnancy. Proc Natl Acad Sci U S A 109(32):12878, 2012.

Ziecik AJ, Derecka-Reszka K, Rzucidlo SJ: Extragonadal gonadotropin receptors, their distribution and function. J Physiol Pharmacol 43(4 Suppl 1):33, 1992.

Zingg HH, Rozen F, Chu K, et al: Oxytocin and oxytocin receptor gene expression in the uterus. Recent Prog Horm Res 50:255, 1995.

CHAPTER 22 正常分娩
Normal Labor

- 分娩機序 517
- 正常分娩の特徴 527
- 正常分娩の管理 531
- 分娩管理のプロトコル 537

> *It follows that some process of adaptation or accommodation of suitable portions for the head to the various pelvic planes is necessary to insure the completion of childbirth. This is brought about by certain movement of the presenting part, which belong to what is termed the mechanism of labour.*
> —J. Whitridge Williams (1903)

分娩（labor）は出産に至るまでの過程である．規則的な子宮収縮により始まり，新生児と胎盤娩出をもって終了となる．妊娠と出産は生理的過程であり，よって，分娩は大部分の女性にとって正常のものと考えられている．

分娩機序

■ 骨盤底変化

妊娠や分娩には多くの適応変化が必要である．Nygaard（2015）によると，経腟分娩は外傷性イベントである．これを部分的に評価するために，Staer-Jensen ら（2015）は妊娠 21 週および 37 週の骨盤底筋の経会陰的超音波測定を行い，産褥 6 週後，6 ヵ月後，12 ヵ月後にも測定を行った．300 人の初産婦において，彼らはバルサルバ中，膀胱頸部の可動性および尿生殖孔内の領域を測定した．この裂孔は尿道，腟および直腸にわたる骨盤底筋の U 字型開口部である（第 2 章参照）．この研究では，挙筋裂孔領域は，妊娠 37 週および産後 6 週で，妊娠初期よりも有意に大きかった．それから，産後 6 ヵ月までに裂孔が改善され，妊娠 21 週と同等の領域に戻った．しかし，出産後 12 ヵ月ではそれ以上の改善は認められなかった．注目すべきことに，裂孔領域の拡大は，経腟分娩妊婦にのみみられた．

これらの知見は，骨盤底構造の産前の変化を示し，経腟分娩を可能にするのに必要とされる適応を反映している（Nygaard, 2015）．さらなる骨盤底の変化は第 4 章で述べられ，妊娠および出産が骨盤臓器脱出および失禁へ寄与することは第 30 章に記載されている．

■ 胎位（fetal lie）

陣痛発来時，胎児と産道の位置関係は分娩方法に関して重要であり，したがって分娩開始早期に決定されなければならない．重要な関連性には胎位，胎勢，胎向などがあげられる．

胎位は胎児の長軸と母体の長軸との関係を表す．正期産の 99 ％以上において，胎位は**縦位**である．**横位**はそれほど多くはなく，横位となる素因には，多産，前置胎盤，羊水過多，子宮奇形が含まれる（第 23 章参照）．時折，児と母体の軸が 45°となり**斜位**を形成する．これは不安定であり，分娩中に縦位か横位となる．

■ 胎位（fetal presentation）

先進部は，産道内もしくはそこに最も近い場所にある胎児の体の部分を指す．内診で子宮口を通

して触知することが一般的である．これにより，縦位では先進部は頭部か骨盤部となり，それぞれ**頭位**と**骨盤位**を形成する．胎児が横位であるときには**肩**が先進部となる．表22-1はさまざまな胎位の発生率を表したものである．

◆ 頭　位

頭位は胎児の頭部と体部の関係により分類される（図22-1）．通常は，下顎が胸壁と接するように頭部は深く屈曲している．小泉門が先進部であり，この胎位は**頭頂位**または**後頭位**と呼ばれる．頻度はずっと低いが，胎児頸部が深く伸展して後頭部と背部が近接し，顔面が産道内で先進しているものを**顔位**という．これら二つの間の位置に児頭が存在することがある．やや屈曲して大泉門が先進すると**前頭位**となる．やや伸展して額が先進すると**額位**となる．

これら後者二つは通常一時的である．分娩が進行すると，前頭位や額位は通常，頸部が屈曲または伸展することにより，それぞれ頭頂位または顔位に変わる．そのような動きがないと難産となることが第23章で述べられている．

正期産児は通常，頭頂部が先進しているが，子宮がナシまたは洋ナシ型をしているためと思われる．満期において児頭は殿部よりわずかに大きいが，殿部から屈曲四肢までを含めた**足極**全体は，頭極より大きくかつ動きやすい．頭極は児頭のみから構成されている．およそ32週までは羊膜腔は胎児よりも大きく，胎児が子宮壁に圧迫されることはない．しかしその後，胎児が大きくなるにつれて羊水の割合は減っていく．その結果，子宮壁はより胎児の体に近づくことになる．胎児はより大きな足極がさらに広く底部を利用できるように，極を方向づける．水頭症胎児の骨盤位の頻度が高いのは，より大きな頭極が足極よりも広い空間を要することで説明される．

◆ 骨盤位

骨盤位の発生率は在胎週数が進むにつれて低下し，満期では約3％まで低下する．骨盤部が先進する場合，一般的な形態は**単殿位**，**複殿位**，**足位**の三つであり，第28章に描かれている．骨盤位は正常な回転が起きないような環境によって生じるとされる．子宮内腔の隔壁がその一つの例である（第3章参照）．胎勢異常，特に単殿位にみられるように脊椎が伸長していることもまた回旋を妨げる．胎盤が子宮下部に付着していると正常な子宮内構造が歪む結果，骨盤位となりやすい．

■ 胎　勢

妊娠後期に入ると，胎児は図22-1に描かれているような胎勢という特徴的な姿勢をとるようになる．その結果，胎児はほぼ子宮内腔にあった卵形の形となる．胎児は，背中を突出させるため丸まる．下顎が胸壁に接するほどに深く頭を屈曲させ，大腿部を屈曲させて腹部に引き寄せて膝を曲

表22-1　パークランド病院における単胎妊娠68,097例の胎位

胎 位	頻度（％）	発生率
頭位	96.8	—
骨盤位	2.7	1： 36
横位	0.3	1： 335
複雑な胎位	0.1	1： 1,000
顔位	0.05	1： 2,000
額位	0.01	1：10,000

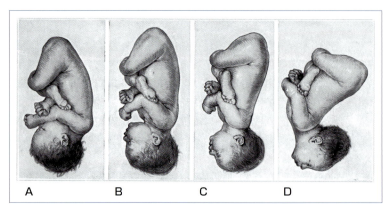

図22-1　縦位，頭位
胎勢はさまざまで以下のとおりになる．A．頭頂位，B．前頭位，C．額位，D．顔位．児頭が固定されていなければ胎勢の変化に注意を要する．

げて，体を丸めている．すべての頭位では通常，腕は胸の前で組まれているか体の両側に平行におかれている．臍帯は四肢の間の空間を満たす．この特徴的な姿勢は，胎児の発育や子宮内腔への適応の状況によって生じる．

この胎勢における異常例は，児頭がさらに伸展して頭頂位から顔位になるときに生じる．この結果，胎勢は脊柱に沿って凸（屈曲）から凹（伸展）まで大きく変化する．

■ 胎 向

胎向とは，任意に選ばれた児頭先進部の一部と，産道の右もしくは左との位置関係を示したものである．したがって，それぞれの胎位において胎向は右と左の2種類が存在する．胎児の後頭部，下顎，仙骨で，それぞれ頭頂位，顔位，骨盤位を特定する（図22-2～図22-6）．児頭先進部は左か右かにあるので，左右の後頭部（LO/RO），下顎（LM/RM），仙骨（LS/RS）が存在する．

さらに，児頭先進部が母体骨盤の前方（A），水平（T），後方（P）のどの部分にあるのかの関係が考慮される．図22-2～図22-6に示したように三つの胎位それぞれにおいて6通りが存在する．このため，後頭位においては胎位，胎勢そしてその種類は，以下のように時計様に略記される．

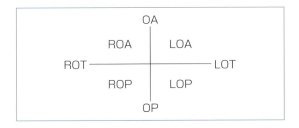

頭頂位の約2/3が左に後頭部，残り1/3が右に後頭部がある．

肩甲位では，肩甲骨が児の母体骨盤との位置関係を評価する部分として任意に選ばれる．このために用いられる専門用語の一例が図22-7に描かれている．胎児の肩峰か背中は，前方，後方，上方，下方のいずれかを向いている．臨床所見から肩の位置を何種類かで正確に識別することは不可能であり，またそのような識別には何の意味もないため，慣習的に横向きの場合はすべて単に**肩甲位**といわれる．他に用いられる用語としては**横位**

があり，**背中が上向きか下向きか**であるが，これは帝王切開をする場合にアプローチ法を決める際に臨床的に重要となる（第23章参照）．

■ 診 断
◆ レオポルド触診法

児の胎位・胎向の診断にはいくつかの方法があり，腹部診察は1894年Leopoldにより提唱され，図22-8に示すような四つの操作により系統的に行われる．母体は仰向けとなり，腹部を出して楽な姿勢をとるようにする．患者が肥満だったり，羊水過多であったり，胎盤が前壁に付着していたりすると，診察や解釈が不可能ではないとしても，この操作は困難となる．

第1段は，子宮底を評価する．胎位の特定と児の極を決定するものである．すなわち，頭極か足極かのいずれが子宮底側を占めるかを評価するものである．殿部であれば大きい結節状の塊を触知し，頭部であれば硬くて丸く，より可動性がある．

第2段は両手を母体のお腹のいずれか側に置いて，優しく，しかし深く押すことにより行われる．片側で，硬く抵抗性の構造物が触れれば背中であり，対側で多数の小さくむらのある動きやすい部分が触れたら，それは胎児の四肢である．児の背中が前方か，水平か，後方かがわかれば，胎児の位置確認ができたといえる．

第3段は胎位の確認である．恥骨結合の直上の母体腹部を片手の母指と他の4指でつかむことで行う．先進部が固定していないと，可動性のある塊が触知され，通常これは頭部である．頭部と殿部の識別は第1段でなされる．

第4段は下降度の決定である．検査者は母体の足側を向き，両手の指先を先進部の両側に置く．内側に圧をかけ，骨盤入口の軸に沿って尾側に滑らせる．多くの例において，児頭が骨盤内に降りてくると，前肩もしくは頸部の空間が硬い児頭と容易に識別されてくる．

腹部触診法は妊娠後期を通して，分娩の間にも行うことができる．少なくとも過去に，Lydon-Rochelleら（1993）によると，熟練した臨床家がレオポルド触診法を使って胎児の胎位異常を正確に見抜くのは，感度88％，特異度94％，陽性適中率74％，陰性適中率97％であった．経験さえ積めば，胎児の大きさを評価することも可能であ

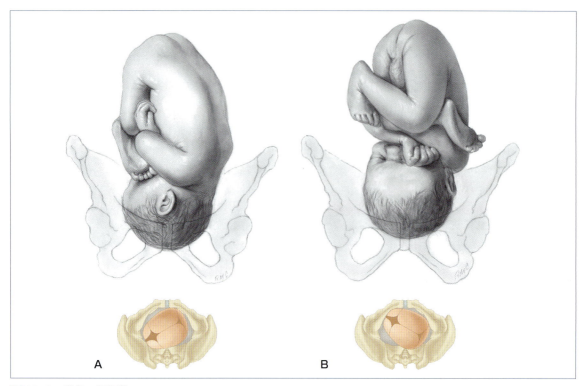

図 22-2　縦位．頭頂位
A. Left occiput anterior (LOA), B. Left occiput posterior (LOP).

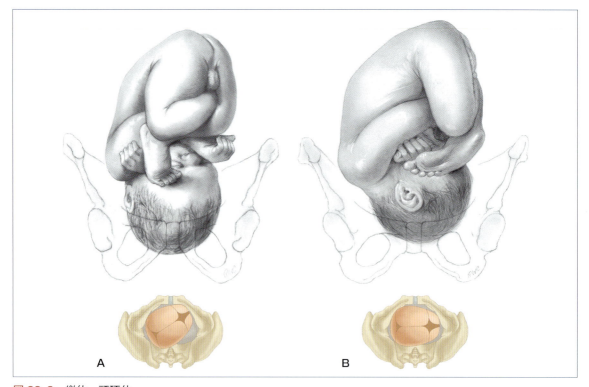

図 22-3　縦位．頭頂位
A. Right occiput posterior (ROP), B. Right occiput transverse (ROT).

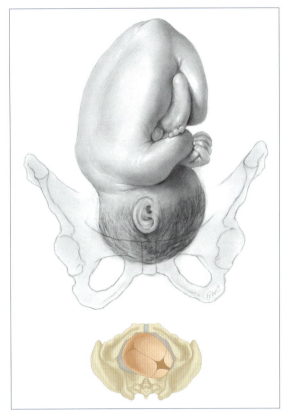

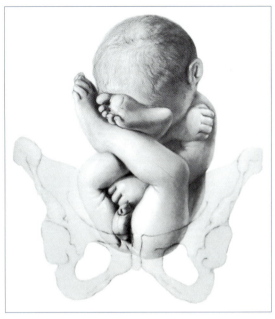

図 22-6 縦位．骨盤位
Left sacrum posterior (LSP).

図 22-4 縦位．頭頂位
Right occiput anterior (ROA).

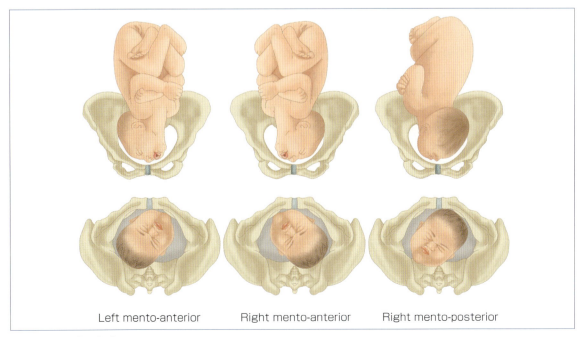

Left mento-anterior　　　Right mento-anterior　　　Right mento-posterior

図 22-5 縦位．顔位
Left and right mentum anterior and right mentum posterior positions.

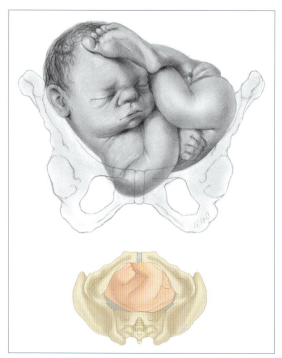

図 22-7 横位．right acromiodorso posterior（RADP）児の肩は母体の右を向いており，背中は後方にある．

る（Field, 1995）．しかし，特に肥満女性は，触診による評価と実際の出生体重はしばしば相関が低い（Fox, 2009；Goetzinger, 2014；Noumi, 2005）．

◆内　診

先進部が閉じた子宮口や子宮下部を通して触れるしかないために，分娩の前に内診で胎位や胎勢を診断するのは困難なことが多い．陣痛が始まり，子宮口が開いてから，児の頭頂部やその位置をさまざまな縫合線や泉門を触れて識別する．顔位や骨盤位はそれぞれ児の顔面や児の仙骨会陰部を触知することで識別する．

内診では，四つの動きから構成される正確な手技を行うようにすることが望ましい．まず，検査者は腟に 2 本の指を挿入して先進部を見つける．すると，頭頂部か顔面か殿部かがすぐにわかる．次に，頭頂部が先進部なら，指を後方へ向けてから，胎児の頭の上を母体の恥骨結合に向けて滑らせる（図 22-9）．この動きにより，指が必ず矢状縫合を横切り，その輪郭が描かれる．次に，矢状縫合を末端まで追い，二つの泉門の位置を確定する．これを行うために，指を矢状縫合の最も前まで通過させ，その部分にある泉門を調べ，同定す

る．そして，指を対側の頭の端まで縫合線に沿わせ，もう一方の泉門を触知し，識別する（図 22-10）．最後に，高さ，もしくは先進部がどのくらい骨盤内に降りてきたかについても，このときに評価することができる．この方法を使えばさまざまな縫合線や泉門が特定できる（図 29-1 参照）．

◆超音波検査と放射線検査

超音波技術は児の位置を知るうえで，特に肥満女性あるいは筋肉質な腹壁の母体において役に立つ．分娩第 2 期における児頭の位置決めにおけるデジタル検査の比較によると，超音波検査はより正確であった（Ramphul, 2014；Wiafe, 2016）．

■ 前方後頭位

大半の場合，頭頂部は骨盤径に対して矢状縫合が水平になるように骨盤内に入ってくる．胎児の後頭部は right occiput transverse（ROT）よりも left occiput transverse（LOT）に骨盤内に入ってくるほうがより一般的である（Caldwell, 1934）．**前方後頭位**，すなわち LOA または ROA において，児頭は骨盤内に水平方向より前方に 45°回転して入ってくるか，水平に入った後で 45°回転する．この機序はこれらの胎位すべてにおいて通常同様である．

先進部の位置は産道に合わせて変化し，これは**分娩機序**を構成している．**分娩における基本的な動きは決まっており，下降して屈曲，内回旋，伸展，外回旋し，娩出される**（図 22-11）．分娩中，これらの動きは順次起こるだけでなく，時間的に重複することもある．たとえば，嵌入の一環として，児頭の屈曲と下降はどちらもある．先進部が同時に降りていなければ，これらの動きを完了することは不可能である．同時に，子宮収縮は胎勢や胎向の重要な修正に，特に児頭が骨盤内に降りた後に影響する．これらの変化により原則的に胎児はまっすぐとなり，背中の丸まりがなくなり四肢が体の近くにより寄ってくるようになる．その結果，卵円形の胎児は円柱上に変形し，典型的には最小横断面で産道を通過するようになる．

◆嵌　入

児頭大横径という後頭位での児頭横断最大径が骨盤入口部を通過することによる機序を**嵌入**と呼ぶ．児頭は妊娠末期の数週間は，陣痛発来後までは嵌入することはない．大半の経産婦や一部の初

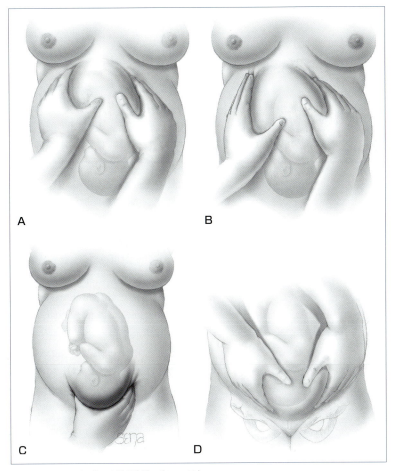

図 22-8　レオポルド触診法（A〜D）
縦位 LOA の胎児に対して施行している．

産婦では分娩開始時には，児頭は骨盤入口部において可動性良好である．この状況において，児頭は「浮動」といわれることがある．通常の大きさの頭であれば，たいてい矢状縫合が前後を向いて嵌入することはない．その代わり，説明したように，児頭は通常，横向きか斜めの向きに骨盤入口部に入ってくる．Segal ら（2012）は 5,341 人の初産婦を対象に分析を行ったところ，分娩開始前の児頭嵌入は，自然分娩であっても誘発であっても経腟分娩の割合に影響を与えないことを報告した．

児頭は骨盤入口面に対して水平軸で進入する傾向があるが，一方で矢状縫合は，同軸と平行であるにもかかわらず，恥骨結合と仙骨岬角のちょうど中央にあることはあまりない．矢状縫合はよく岬角に向かい後方，もしくは恥骨結合に向かい前方に曲がっている（図 22-12）．このように側面が骨盤内でより前方か後方に曲がっている状態を**不正軸進入**と呼ぶ．もし矢状縫合が仙骨岬角に近い場合には，より前在頭頂骨が触知され，この状態を**前不正軸進入**と呼ぶ．しかし，もし矢状縫合が恥骨結合近くにある場合には，より後在頭頂骨が現れるようになり，この状態は**後不正軸進入**と呼ぶ．極度の後不正軸進入であれば，後ろ側の耳が容易に触知される．

中等度の不正軸進入は通常分娩でよくあることである．しかし，重度の場合はその状況により骨盤が通常サイズであっても児頭骨盤不均衡の原因となってしまうことがよくある．後不正軸進入から前不正軸進入までの連続的な児頭の変化があれば下降してくる．

◆下　降

新生児誕生に向けてはじめに必要となる動きである．初産婦の場合，分娩開始前に嵌入が起こりうるが，さらなる下降は分娩第 2 期開始まではない．経産婦においては通常嵌入と同時に下降が始まる．下降は次の四つのうちの一つ以上の要素が加わりもたらされる．①羊水圧，②陣痛により殿部上の底部に直接かかる圧，③母体腹筋の努責力，④児体がまっすぐに伸びていること．

◆屈　曲

下降した児頭は，子宮頸部や骨盤壁や骨盤底から抵抗を受けるとすぐに，通常は屈曲する．この動きにより，児の下顎は胸郭に密接するように引きつけられ，より長い前後径からより短い小斜径周囲に変わる（図 22-13）．

◆内回旋

この動きは，後頭部を横軸から徐々に離れるようにする．通常，後頭部は恥骨結合窩に向かって前方に回転するが，多くはないが後方に仙骨のくぼみの方向に向かっていくように児頭が回転することがある（図 22-14，22-15）．内回旋は，児が

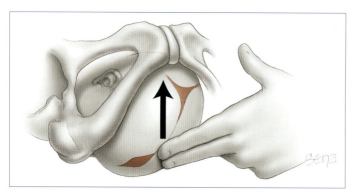

図 22-9
内診により矢状縫合を同定する.

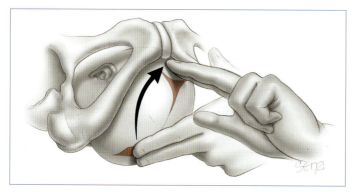

図 22-10
内診により泉門を識別する.

異常に小さくない限りは分娩完了に不可欠である.

Calkins（1939）は 5,000 人以上の妊婦を対象とした内回旋時間を計測する研究を行った. その結果, およそ 2/3 において内回旋は児頭が骨盤底に到達するまでに完了し, 約 1/4 で児頭が骨盤底に到達した後すぐに完了し, 残り 5％において回旋が起こらなかった. 骨盤底に到達するまでに児頭が回旋しなければ, 経産婦なら一般的に次の 1, 2 回の陣痛で, 初産婦なら通常 3〜5 回の陣痛で回旋する.

◆ 伸 展

内回旋後, 深く屈曲した児頭は陰門に到達すると伸展する. もし深く屈曲した児頭が, 骨盤底で伸展しないままさらに下降すると, 会陰後方に影響し, 最終的に会陰組織内を強引に通過することになる. しかしながら, 児頭が骨盤底を押すときには, 二つの力がかかり始める. 一つは子宮からの力でより後方にかかり, 二つ目は骨盤底と恥骨結合の抵抗により前方にかかる力である. これらの合成ベクトルは会陰開口部を向いており, これにより児頭が伸展する. これにより後頭基部が恥骨結合下縁に直に接触するようになる（図 22-14）.

会陰と腟開口部がさらに拡張し, しだいに後頭部がより大きく現れてくる. 児頭は後頭部, 大泉門, 前額部, 鼻, 口, そして最後に顎が連続的に会陰前縁を通過して娩出される. 娩出後直ちに児の下顎が母体の肛門にくるように児頭は下方に向かう.

◆ 外回旋

娩出された児頭は次に**外回旋**に移る（図 22-11）. 後頭部がもともと左を向いていれば, 左坐骨結節に向かって回る. もしもともとが右向きであれば, 後頭部は右に回る. 斜位への頭部の外回旋は, 再び水平位への外回旋が完了することにより行われる. この動きは児体の回転に一致し, 肩峰突起径が骨盤出口の前後径に合うようになる助けをする. こうして, 一方の肩が恥骨結合裏の前方, 他方が後方となる. この動きは, 児頭内回旋を規定したのと同様に骨盤の要素によりもたらされるようである.

◆ 娩 出

外旋後すぐに, 恥骨結合下にある前方の肩が現れ, すぐに会陰が後方の肩により拡張しはじめる. 肩が娩出された後, 残りの体が速やかに通過する. 前肩が恥骨結合下でしっかりと挟まれていると, **肩甲難産**と診断される. これについては第 27 章で述べられている.

■ 後方後頭位分娩

全分娩の約 20 ％において, 胎児は**後方後頭位**（occiput posterior：OP）で骨盤に進入する（Caldwell, 1934）. right occiput posterior（ROP）のほうが left occiput posterior（LOP）よりわずかに頻度が高い. X 線像によると, 後方位は骨盤前半部が狭い場合によくみられる. 胎盤が前壁付着の場合にも頻度が上がる（Gardberg, 1994a）.

ほとんどの OP 分娩は, 横径や前方位では恥骨結合での回旋が 90°や 45°であるのに対し, 135°

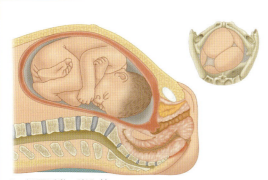

1. 児頭浮動，嵌入前

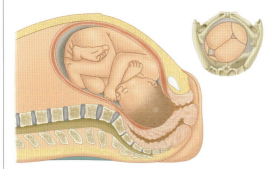

2. 嵌入，下降，屈曲

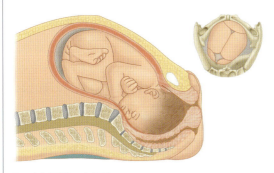

3. より下降，内回旋

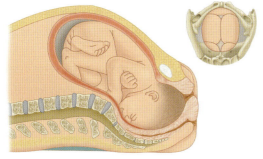

4. 完全に回旋，伸展開始

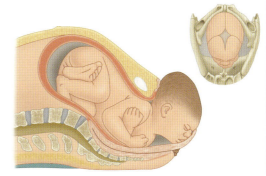

5. 完全に伸展

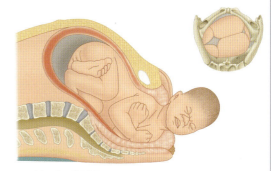

6. 外回旋（外旋）

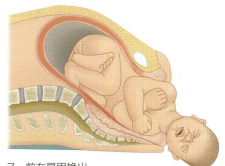

7. 前在肩甲娩出

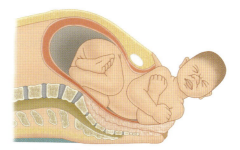

8. 後在肩甲娩出

図 22-11　LOA からの基本的な分娩の流れ

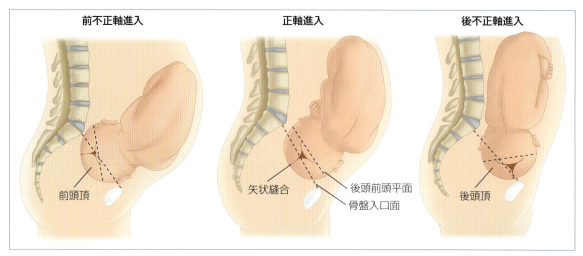

図 22-12　正軸進入と不正軸進入

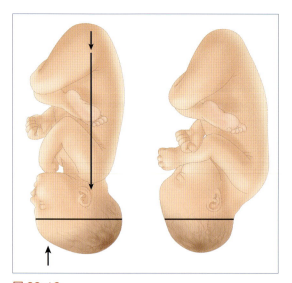

図 22-13
てこの原理で児頭は屈曲する．前後径（左）から小斜径（右）に切り替わることで前後径はおよそ 12 cm から 9.5 cm まで短くなる．

回旋する必要があるということ以外は，分娩のメカニズムは同じである（図 22-15）．

　有効陣痛があり，頭部が十分屈曲し，そして平均的な大きさの胎児であれば，ほとんどの OP は骨盤底に到達すると迅速に回旋し，分娩時間が明らかに延長することはない．しかし，特に胎児が大きい場合，5 ～ 10 ％で回旋が不十分，もしくはまったく起こらないことがある（Gardberg, 1994b）．微弱陣痛，頭部の不十分な屈曲，もしくは硬膜外麻酔では，腹圧が減少し，骨盤底筋が弛緩することによって回旋が不十分になる可能性がある．回旋が不十分な場合，**横定位**となりうる．恥骨方向への回旋がまったく起こらなければ，後方後頭位のままとどまり，**持続性後方後頭位**と呼ばれる状態となる．ともに難産と帝王切開につながる．OP から OA の位置まで用手回旋させるテクニックは，第 29 章に示されている．

■ 児頭の変形

　頭位では娩出力により児頭の変形が起きる．子宮口全開大前の遷延分娩により，胎児の頭皮の一部はすぐに子宮口を越えて浮腫状になる．この隆起は**産瘤**として知られる（図 22-16）．一般的には数 mm の厚さにとどまるが，分娩が遷延すると，縫合線や泉門の判別ができないほど大きくなることもある．一般的に，児頭の変形は頭部が産道の低位に位置し，硬い出口部に抵抗した際に形成されることが多い．産瘤は頭の先進部に発生するので，産瘤の位置で本来の頭部の位置を推定しなければならない．

　骨重積は外部の圧力の結果としての児頭の形の変化をいう（図 22-16）．おそらく Braxton Hicks 収縮と関連して，陣痛の前に骨重積が起きる場合もある．ほとんどの報告では，頭頂骨の重積は減多に起こらないとされている．これは冠状縫合やラムダ縫合による "locking" メカニズムにより，このような骨重積が予防されている（Carlan, 1991）．骨重積により小斜径が短くなり，大斜径が長くなる．これらの変化は，狭骨盤や不正軸進

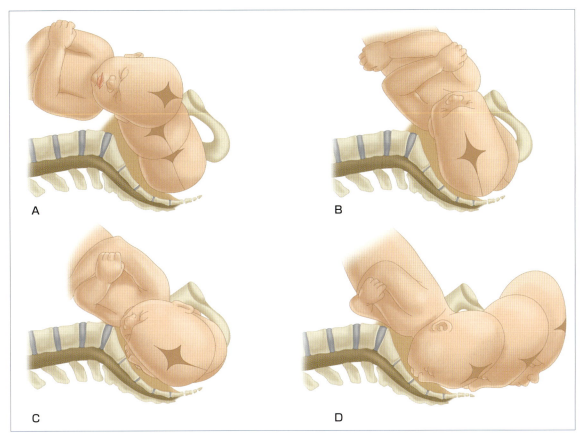

図 22-14 LOT の分娩機序，側面像
A．骨盤上縁で，後不正軸進入する．下降しながら，矢状縫合は，仙骨側へ偏る．
B．前不正軸進入が起きる．
C．内回旋しながら下降する．
D．さらに内回旋し，首の伸展を伴う下降が起きる．

入の場合において最も重要である．このような状況では，骨重積の程度により，自然分娩か器械分娩かが変わってくる可能性がある．重度の骨重積は脳外傷の原因となりうると述べている古い文献もある．たとえば遷延分娩における胎児敗血症やアシドーシスなど，胎児や新生児の神経学的後遺症には多くの因子が関連してくるため，骨重積と神経学的後遺症を関連づけるのは不可能である．継続して認められた例の報告もあるが，ほとんどの骨重積は出生後1週間以内に軽快する（Graham, 2006）．骨重積，産瘤，および**頭血腫**の識別は，第33章で説明されている．

正常分娩の特徴

正常分娩を理解するうえで最も困難なのは，その開始を認識することである．陣痛の厳密な定義は—**子宮頸部に明らかな展退と開大をもたらす子宮収縮**—である．これは臨床医にとって実際にいつ分娩が開始したかを決める手助けにはあまりならない．なぜならこの診断は後ろ向きに行われるからである．陣痛の開始を示すためにいくつかの方法が用いられている．一つは，痛みを伴う子宮収縮が定期的になった時間と定義している．残念ながら，不快感を引き起こすが，真の陣痛ではない子宮収縮は，妊娠中いつでも起こりうる．偽陣痛はしばしば自然におさまり，あるいは急速に有効陣痛に進行することもある．

もう一つに，分娩施設への入院時と定義するものもある．アメリカでは，分娩時の入院は，痛みを伴う子宮収縮および子宮頸管の開大度により判断する．未破水の場合，子宮頸管が3〜4 cm以

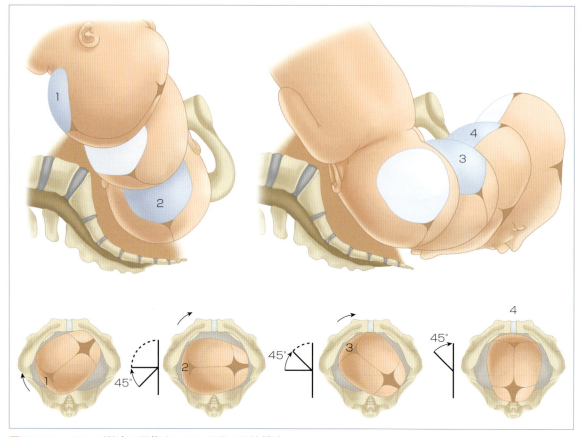

図 22-15　ROP が前方に回旋することを示す分娩機序

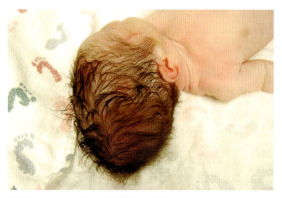

図 22-16　大きな骨重積と産瘤を認める生後まもなくの新生児

上であれば，陣痛開始と判断するのに妥当である．この場合，入院した時間が分娩開始時間となる．この方法では，頸管がまだあまり開大していない段階での診断による不確実さがなくなる．Laughon ら（2012）は，アメリカにおいて正期産の初産婦が自然陣痛で分娩に要した時間を，1959 〜 1966 年と，2002 〜 2008 年とで比較した．図 22-17 に示すように，50 年間で陣痛時間はおよそ 2 時間延長した．

■ 分娩第 1 期

　Friedman（1954）は分娩時の子宮頸管開大と時間との関係を特徴的な S 状のグラフで描いた．この統計的観測に基づく図によるアプローチで，分娩管理は変わった．Friedman は分娩を三つの期間に分け，それぞれの生理学的な目的について述べた（図 22-18）．まず，**準備域**では子宮頸管の開大はわずかだが，その結合組織成分はかなり変化する（第 21 章参照）．鎮静および伝達麻酔によりこの期間の進行を停止することがある．**拡張域**は頸管開大が最も急速に進行し，鎮静に影響されない．最後に，**骨盤域**は頸管開大の減速期とともに開始する．頭位における胎児のきわめて重要な動きを伴う古典的な分娩メカニズムは，主にこの骨盤域で行われる．しかし，実際には，骨

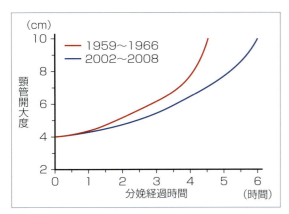

図22-17 単胎正期産の初産婦における，自然経腟分娩での平均分娩曲線の比較（1959〜1966年および2002〜2008年）
(Redrawn from Laughon SK, Branch W, Beaver J, et al: Changes in labor patterns over 50 years. Am J Obstet Gynecol 206: 419.e1.9, 2012)

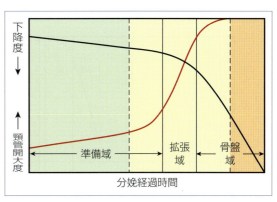

図22-18 頸管開大度と下降度により機能的に分類した分娩経過
①準備域，潜伏期と加速期が含まれる，②拡張域，極期が占める，③骨盤域，減速期と，極期の減速とともに起こる分娩第2期の両方を含む．
(Redrawn from Friedman EA: Labor: Clinical Evaluation and Management, 2nd ed. New York, Appleton-Century-Crofts, 1978)

盤域の開始はあまりはっきりしない．

図22-18に示すように，正常分娩における準備域と拡張域の頸管開大パターンはS状のカーブを描く．頸管開大には二つの段階が定義されている．**潜伏期**は準備域に相当し，**活動期**は拡張域に相当する．Friedmanはさらに活動期を**加速期**，**極期**，**減速期**に細分化した（図22-19）．

◆ 潜伏期

Friedman（1972）の定義によると，母親が規則的な子宮収縮に気づいた時点が潜伏期の始まりとなる．ほとんどの場合，潜伏期は頸管開大が3〜5cmになる頃に終わる．この閾値は，有効陣痛を期待できる頸管開大度を意味するので，臨床的に有用である場合がある．さらに最近では，アメリカ産婦人科学会（ACOG）のコンセンサス委員会とアメリカ周産期学会（SMFM）（2016c）が，有効陣痛を6cmで開始するように改定した．これらの陣痛変化の詳細な説明は第23章にある．

潜伏期を含めると分娩時間は非常に長くなるため，潜伏期という概念は正常分娩を理解するうえでとても重要である．よりわかりやすく説明するため，図22-20に規則的な子宮収縮の開始時ではなく入院時を陣痛開始と診断した八つの初産婦の分娩曲線を示した．分娩の定義が同じであれば，それぞれの分娩曲線は明らかに類似する．

潜伏期の遷延はFriedmanら（1963）によって初産婦で20時間，経産婦で14時間を超える場合と定義した．この時間は95パーセンタイルに相当する．潜伏期の持続時間に影響する因子は，過剰な鎮静や硬膜外麻酔，頸管の未熟性（すなわち，厚く展退不良，あるいは未開大の頸管）および，偽陣痛である．強い鎮静を施された妊婦のうち85％は，最終的には有効陣痛となった．10％では子宮収縮はおさまり，偽陣痛であったと考えられた．残りの5％では潜伏期の遷延が持続し，オキシトシンによる陣痛促進を必要とした．10％で偽陣痛となることを考慮し，人工破膜は施行されなかった．Sokolら（1977）は経産数に関係なく，3〜4％の確率で潜伏期の遷延が起こると報告している．Friedman（1972）は，潜伏期の遷延は胎児や母体の有病率や死亡率に影響を与えないと報告した．しかしChelmowら（1993）は，潜伏期の遷延は無害であるという長年の考えに異論を唱えている．

◆ 活動期

初産婦の分娩の進行は，分娩曲線にて全例頸管開大3〜5cmから傾斜の急激な変化を示すため，とても重要である（図22-20）．**したがって，子宮収縮があり頸管開大が3〜6cm以上であるときは，有効陣痛の開始を意味しているといえる．**同様に，この曲線は分娩管理における有用な指標となる．

Friedman（1955）に戻ると，初産婦における活動期の平均持続時間は4.9時間である．しかし

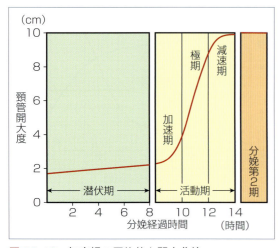

図 22-19　初産婦の平均的な開大曲線
分娩第 1 期は比較的平坦な潜伏期と急速に進行する活動期に分けられる．活動期は加速期，極期，減速期からなる．
(Redrawn from Friedman EA: Labor: Clinical Evaluation and Management, 2nd ed. New York, Appleton-Century-Crofts, 1978)

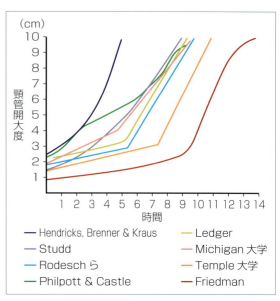

図 22-20　初産婦における入院時以降の分娩経過
横軸の始点を入院時にすると，潜伏期は観察されない．

標準偏差が 3.4 時間と大きいので，活動期の統計学的な最大値は 11.7 時間であると報告されている．実際，頸管開大率は 1.2〜6.8 cm/時と幅がある．Friedman（1972）は，経産婦は活動期の進行がやや速く，正常な経過での**最小値**は 1.5 cm/時であると報告した．彼の活動期の分析では，児頭下降度と頸管開大度を同時に記している（**図 22-18**）．児頭の下降は，活動期の後半の頸管開大が初産婦で 7〜8 cm の頃に開始し，8 cm を超える頃に最も急速になる．

Hendricks ら（1970）は，Friedman の正常分娩の経過に関する結論に対し異議を唱えた．主要な相違点は，①潜伏期の欠如，②減速期の欠如，③分娩時間の短縮，④ 4 cm 以後は初産婦と経産婦で同程度の頸管開大度，である．彼らは，分娩の 4 週間前から頸管の開大と展退がゆっくりと進んでいることから，潜伏期という概念に異議を唱えた．彼らは，**潜伏期**は実際には数週間かけて進行していると主張した．また，分娩進行は比較的急速であるとも報告している．特に，入院から頸管全開大までに要した平均時間は初産婦が 4.8 時間，経産婦が 3.2 時間であったと報告した．

Friedman の分娩曲線を再評価した報告はほかにもある．Zhang ら（2010）は 62,415 例の正期産，自然経腟分娩の分娩監視記録に関する調査を行った．初産婦の場合，4 cm から 5 cm に進行する時間の中央値は 1.3 時間，5 cm から 6 cm は 0.8 時間，それ以上は約 0.5 時間ずつであった．彼らは，正常分娩における所要時間は，頸管開大 4〜5 cm から 6 時間以上，5〜6 cm から 3 時間以上かかる可能性があると報告した．経産婦では，4〜6 cm まで同様である．それからの分娩は初産婦より速く進行する．この研究データは，ACOG および SMFM（2016c）の産科ケアコンセンサス文書に掲載された，分娩停止における帝王切開分娩適応に関する新しいガイドラインの基礎をなしていて，第 23 章で述べられている．

パークランド病院における研究では，硬膜外麻酔により Friedman 曲線における活動期は 1 時間延長する（Alexander, 2002）．この増加は，頸管開大率は硬膜外麻酔なしでは 1.6 cm/時なのに対し，硬膜外麻酔ありでは 1.4 cm/時となり，わずかではあるが有意な減少によるものである．母体の肥満により分娩第 1 期が 30〜60 分延長するといういくつかの報告もある（Chin, 2012；Kominiarek, 2011）．最後に，Adams ら（2012）は母体の恐怖感により分娩時間がおよそ 45 分間延長すると報告した．

活動期の異常は初産婦の 25 %，経産婦の 15 %でみられると報告されている（Sokol, 1977）．Friedman（1972）は活動期の問題を**分娩遷延**と**分娩停止**に細分した．異常分娩のパターン，診断

基準および治療方法については第23章で詳しく述べる．

■ 分娩第2期

この段階は，頸管の全開大に始まり胎児の娩出で終わる．所要時間の中央値は初産婦で約50分，経産婦で約20分であるが，変動が大きい（Kilpatrick, 1989）．以前に腟壁や会陰部が広げられている多産婦では，頸管全開大後分娩まで2, 3回の努責で十分なこともある．反対に，狭骨盤や巨大児，硬膜外麻酔や鎮静により努責が弱い場合では，分娩第2期がより遷延することもある．母体の肥満指数（BMI）の高さは分娩第2期に影響しない（Carlhäll, 2013；Robinson, 2011）．分娩第2期の異常については第23章で述べる．

■ 分娩所要時間

正常な分娩所要時間は，現代の産科施設における分娩管理の臨床的多様性により，あいまいになっている．Kilpatrickら（1989）は，区域無痛法を施行していない初産婦における分娩第1期と第2期の所要時間は約9時間で，95パーセンタイルの上限は18.5時間であったと報告した．これに対し，経産婦では平均6時間で95パーセンタイルの上限は13.5時間であった．著者らは，分娩開始を妊婦が3〜5分ごとの規則的な痛みを伴う子宮収縮を自覚し，頸管所見の変化を伴うときと定義している．

1990年代初頭のパークランド病院における正期産での自然分娩約25,000例に対する検討が行われた．約80％の妊婦が頸管開大5cm以下で入院となっていた．出産歴（初産婦あるいは経産婦）および入院時の頸管開大度が分娩所要時間を決定づける大きな要素であった．入院から自然分娩までの所要時間の中央値は3.5時間で，95％の女性が10.1時間以内に分娩に至った．この結果からは，分娩所要時間は比較的短いことが示唆される．

■ 正常分娩のまとめ

分娩の特徴は簡潔さと，生物学的変化に富むことである．子宮収縮を伴う3cm以上の頸管開大により，有効陣痛となったと診断できる．頸管開大が3cm以上に達すれば，出産歴にもよるが，その後4〜6時間以内で正常分娩に至ることが期待される．1〜3時間の分娩第2期の間は，胎児の安全を確認するためモニタリングされる．最終的に，自然分娩となるほとんどの妊婦は，出産歴にかかわらず，手助けを受けなければ入院後およそ10時間以内に出産となる．異常な分娩経過として不十分な子宮収縮がよくみられるが，修正可能である．**したがって，正常な分娩経過で分娩時間のみ正常を逸脱した場合は，まずは帝王切開以外の介入，たとえばオキシトシン投与などを検討しなければならない．**

正常分娩の管理

理想的な分娩管理には，臨床医にとって潜在的に相対する二つの視点を必要とする．まず，出産はほとんどの場合，合併症なく経過する，生理的な経過であると認識すべきである．第二に，しばしば急速かつ不意に起こる分娩時の合併症を予測していなければならない．それゆえ，臨床医はすべての女性とその家族を快適に感じさせつつ，母体と胎児に急に起こりうる合併症に対しても安全を保障しなければならない．アメリカ小児科学会（AAP）とACOG（2017）は共同で周産期医療ガイドラインを作成している．

これには，人員および施設の要件を含めた分娩管理に関する適切な内容の詳細な情報が記されている（表22-2）．

院外での分娩を選ぶ妊婦も一部いる．この選択肢とその危険性・利点について第27章で述べられている．

表22-2　分娩時に推奨される看護師対患者の配置

比（看護師：患者）	臨床背景
2：1	出産時
1：2	合併症のない患者の陣痛中
1：1	分娩第2期
1：1	患者に内科的／産科的合併症がある場合
1：1	オキシトシンによる分娩誘発／促進時
1：1	硬膜外麻酔開始時
1：1	帝王切開の準備

■ 救急医療措置と分娩に関する法令

　国民が支払い能力の有無にかかわらず救急医療を受けられるよう保証するため，1986年に救急医療措置と分娩に関する法令（Emergency Medical Treatment and Labor Act：EMTALA）は議会にて制定された．救急医療を行っているすべてのメディケアに加入している病院は，子宮収縮があり救急部で診察を求めている全妊婦に対して，適切なスクリーニング診察を行わなければならない．

　救急状態の定義は，子宮収縮を有する妊婦に関して具体的に言及している．分娩は，"潜伏期に始まり，胎盤娩出まで続く出産の過程．子宮収縮を自覚している女性は，臨床医が適切な観察期間の後に偽陣痛であると診断しない限り，真の陣痛にある"と定義されている．真の陣痛が起きている妊婦は，胎児と胎盤を娩出するまでは，病院間の搬送時に"不安定"な状態と判断される．しかし，状態が落ち着いている妊婦は，本人の意向により，もしくは医師が他の施設での治療が搬送のリスクを上回ると判断した場合に搬送されることがある．この政府の要求に背いた医師や病院は，民事罰の対象となり，メディケアプログラム参加から脱退しなければならない．

■ 陣痛の確認

　病院への連絡は，偽陣痛の恐れから分娩が差し迫るまで先延ばしにするよりも，陣痛を感じたら早めにするように妊婦へ勧める．早期入院は特に重要であり，分娩前管理において母体や胎児，あるいはその両方に分娩時合併症のリスク要因があると判断される場合はなおさらである．

　偽陣痛か真の陣痛かを識別するのは時折難しいことがあるが，一般的には子宮収縮の頻度および強度，頸管開大から診断することができる．Patesら（2007）は一般的に陣痛発来に用いられる診断基準，すなわち未破水で出血がなければ，5分ごとの子宮収縮が1時間持続（1時間で12回以上の子宮収縮）した場合を陣痛発来と診断することに関して検討した．この研究において，パークランド病院で出産した768例では，1時間に12回以上子宮収縮を認めた例の3/4が，24時間以内に有効陣痛（頸管開大4cm以上と定義）と診断された．Bailitら（2005）は，入院時に頸管開大4cm以上かつ子宮収縮により有効陣痛と診断された6,121例と，潜伏期と診断された2,697例の分娩帰結を比較した．潜伏期に入院した群では活動期の停止が多く，オキシトシンによる促進を必要とした率が高く，絨毛膜羊膜炎の発症率が高かった．潜伏期の妊婦に対する医療介入は，その後の異常分娩の原因となりうると結論づけられた．

　陣痛の診断が確定できない場合は，より長時間観察するのが賢明である．妊娠24週0日以上の陣痛症状でパークランド病院に搬送された妊婦は，分娩チームにつなぐ陣痛トリアージチームで決まって評価される．トリアージされるすべての女性は，プロトコルを用いて看護師および認定助産師によって評価される．未破水で合併症のない頸部の拡張が4cm未満の女性は，連続的に2時間までの胎児モニタリングを受ける．子宮頸部の変化または持続的な子宮収縮のいずれかによって陣痛と診断された女性が入院となる．医師の診察を受けた後，子宮頸部の変化がない女性や収縮の弱い女性は，偽陣痛の診断を受けて帰宅となる．最近の研究では，合併症のない37週0日から41週6日の合計3,949人の女性が，偽陣痛と診断された．退院から再入院までの平均期間は4.9日であった（Nelson, 2017）．このプロトコルのなかで，正期における偽陣痛での退院は新生児の有害転帰や帝王切開の発生率の上昇にあまり高い割合で関連していない．ACOG（2016a）は，病院ごとの産科的トリアージチームを推奨している．

■ 初期評価

　母体の血圧，体温，脈拍，呼吸数を記録する．胎児心拍はポータブルドプラ装置，超音波検査，胎児鏡を用いて評価される．合併症を確認するため，すぐに妊娠記録に目を通す．妊娠管理中に認めた，もしくは予想された合併症は目立つように妊娠記録に記載しておく必要がある．**産徴を超える性器出血がない限り**，内診は行われる．肛門部を避け，手袋をした示指と中指を腟内に挿入する．

◆ 破　水

　分娩前の妊婦は，腟からの流出物に留意し，そのような症状を認めた場合にはすぐに連絡をするよう指導を受けるべきである．破水は三つの理由から重要である．まず，先進部が骨盤内に固定されていなければ，臍帯脱出と臍帯圧迫の可能性が

ある．第二に，正期産あるいはそれに近ければ，陣痛はまもなく開始するとみられる．第三に，破水後すぐに分娩に至らない場合，分娩まで時間を要するほど子宮内感染と新生児感染の頻度は上昇する（Herbst, 2007）．

破水は清潔な腟鏡診を行い羊水の後腟円蓋への貯留，あるいは子宮口からの流出を認めた場合に診断される．推奨されている破水の診断法はいくつかあるが，完全に信頼できる検査法はない．診断が不確かな場合に，腟内 pH を測定する方法がある．腟分泌物の pH は通常 4.5～5.5 であるのに対し，羊水では通常 pH が 7.0 を超える．**ニトラジン紙**を用いた破水の診断法は簡便かつ信頼性が高い．試験紙には染料が染み込んでおり，腟液と反応した試験紙の色の変化を標準カラーチャートと比較して判断する．pH が 6.5 以上であれば，破水と診断する．血液や精液の混入，細菌性腟症により偽陽性となる可能性があり，一方で流出量が少ない場合には偽陰性となりうる．

羊水を診断する他の検査法として，腟内の液体からの樹枝状あるいはシダ状結晶が検出された場合には，頸管液よりも羊水が示唆される．羊水は，塩化ナトリウム，タンパク質，糖の相対濃度によりシダ状結晶を形成する．腟円蓋からの α-フェトプロテインの検出が，破水の診断に用いられている（Yamada, 1998）．まれではあるが，経腹的に羊水穿刺を行い羊水腔にインジゴカルミンを注入する診断法もある．最後に，ポイントオブケア検査を用いて，特定の羊水タンパク質を探索することができる．胎盤 α マイクログロブリン-1 に結合する AmniSure，およびインスリン増殖因子結合タンパク質-1 と α-フェトプロテインを検出する ROM Plus（Doret, 2013；Igbinosa, 2017）が含まれる．

◆ 頸管の評価

頸管の展退は，展退していない状態の頸管の長さと比較して表す．頸管の長さが半分に減った場合は，展退は 50％である．頸管が隣接する子宮下部の部分と同程度に薄くなった場合は，完全に展退した，もしくは展退 100％と表現する．

頸管開大度は，子宮口の一方の縁から反対側の縁までを内診し指でなぞることにより子宮口の平均直径を推測し，判断する．直径は cm で表現される．直径が 10 cm となれば，通常正期産児の先進部が通過できるようになるため，全開大と表現される．

頸管の**位置**は子宮口と児頭の位置との関係から，後方，中央，前方に分類される．位置とともに，頸管の**硬度**は，軟，硬，およびその中間と判断される．

児のステーション，すなわち産道における先進部の位置は，坐骨棘との関係で表現される．これは骨盤入口部と出口部の中間に位置する．胎児先進部の一番低い部分が坐骨棘と同じ高さのときを，ステーション 0 とする．

かつては，産道の坐骨棘より上下の直軸方向は，任意に三つに分類するものもあれば，五つ（およそ 1 cm ごと）に分類するものもあった．1989 年に，ACOG は骨盤を坐骨棘の上下方でそれぞれ 5 段階に分けるステーション分類を採用した．各 5 段階は坐骨棘より 1 cm ずつ高いか低いかを表す．したがって，先進部が骨盤入口部から坐骨棘に**向かって**下降するとき，呼称はステーション -5，-4，-3，-2，-1，そして 0 となる．坐骨棘より下方では，分娩に至るまで先進部はステーション +1，+2，+3，+4，+5 を通過し下降する．ステーション +5 は腟入口部に児頭が見える場所に相当する．

先進部がステーション 0 より低ければ，ほとんどの場合児頭は固定されており，したがって大横径は骨盤入口部を通過している．**骨重積や産瘤が著明な場合には，ステーション 0 であっても児頭が固定されていない場合がある．**

デンバーにある五つの教育施設において，臨床研修医，看護師，教員に対し，先進部の位置を表現するのにどの定義を用いているか調査が行われた（Carollo, 2004）．4 種類の定義法が用いられていた．残念ながら，介護者のなかで，別の定義を用いている人がいることに気づいていた者はほとんどいなかった．Dupuis ら（2005）は，先進部の位置を判断する方法として坐骨棘から何 cm 上下方かで表現する方法の信頼性を調査した．正確にステーションの位置を計測し臨床医の内診所見と比較ができるように，出産シミュレータが用いられた．臨床医の内診所見は，3 回に 1 回は誤っていた．

この五つの特徴である頸管開大度，展退，硬度，位置，先進部の位置がビショップスコアをつ

ける際に評価される．ビショップスコアは一般的に分娩誘発の転帰を予測する際に用いられ，詳しくは第26章で述べている．まとめると，これらの因子は，誘発成功のための子宮頸部の主観的な「好ましさ」を示唆している．

◆ 臨床検査

陣痛で入院時には，ヘマトクリット値とヘモグロビン値を評価する．ヘマトクリット値は簡便かつ迅速に計測することができる．パークランド病院では，採血は抗凝血剤入りの標準的な採血管で行う．その後，分娩室のマイクロヘマトクリット遠心分離器にかけるため，ヘパリン添加毛細管に充填される．ヘマトクリット値は3分間で判明する．最初の採血管は現場でのヘマトクリットが30％未満であれば血液検査室にも送られ，検査される．必要であれば，もう1本凝固してもよい採血管で採血し，血液型，抗体スクリーニングのために血液バンクに送る．最後の検体は梅毒およびHIVの検査を行う．いくつかの施設では，すべての妊婦を対象に，尿糖および尿タンパクの評価のため中間尿の検査を行っている．しかし，パークランド病院では，高血圧の妊婦に対してのみタンパク尿の評価のために尿検査を行っている（表40-1参照）．

妊婦健診を一度も受けていない妊婦は，梅毒，B型肝炎，HIVのリスクがあるとみなすべきであり，妊婦健診を受けていない妊婦では，血液型と抗体スクリーニングに加え，これらの検査も行うべきである（AAPおよびACOG, 2017）．テキサス州のように，妊婦健診時に検査を行っていたとしても，分娩のために入院したすべての妊婦に梅毒，B型肝炎，HIVの検査を行っている州もある．

分娩第1期の管理

入院後できるだけ早期に，未施行の一般検査を完遂する．カルテ記録，血液検査の再確認を含め，すべての検査所見を確認した後に正常な妊娠経過かどうかを判断する．そして母体および胎児の必要性に応じ，合理的な分娩モニタリングの計画を立てる．分娩所要時間は個人差があり，予測される分娩時間について正確に述べることは無意味である．

一般的に，除痛は妊婦の要望による．ACOG（2017）は産科領域における麻酔管理の至適目標を明記している．詳細は第25章で述べる．いくつかの施設では，妊婦は分娩第1期の一部を大きな水風呂で過ごすことができる．危険性と利点については第27章で述べる．

◆ 分娩時の胎児モニタリング

詳細は第24章で述べる．簡潔に述べると，AAPおよびACOG（2017）は，何も異常がない場合では，分娩第1期では少なくとも30分ごと，分娩第2期では15分ごとに子宮収縮直後の胎児心拍数を確認するよう推奨している．持続的に分娩監視装置が装着されている場合は，分娩第1期では少なくとも30分ごと，分娩第2期では15分ごとにモニターの評価を行う．リスクのある妊婦では，胎児心拍数の聴取を分娩第1期では少なくとも15分ごと，分娩第2期では5分ごとに行う．持続的に分娩監視装置を装着している場合は，分娩第1期では15分ごと，分娩第2期では5分ごとにモニターを評価する．

◆ 母体モニタリング

体温，脈拍数，血圧は少なくとも4時間ごとに評価する．陣痛開始の何時間も前に破水している場合や，体温が若干上昇している場合には1時間ごとに体温を測定する．子宮収縮はたいてい分娩監視装置により評価するが，量的にも質的にも手によって評価することも可能である（第24章参照）．手のひらを軽く子宮に添えることにより，子宮収縮の開始を確認できる．子宮収縮の強さは，子宮の到達する硬さの程度により判断する．有効陣痛のピーク時には，"硬い"子宮収縮の間は，指で子宮にくぼみをつくることができなくなる．次は子宮収縮の消失する時間に注意する．この一連の流れを，子宮収縮の頻度，持続時間，強さを評価するために繰り返す．

分娩第1期に頸管の変化や先進部の評価をするための内診の必要性は，かなりばらつきがある．破水した際には，前回の内診時にはっきりと児頭が固定されていない場合には，臍帯脱出を除外するため速やかに内診を施行する．胎児心拍数の確認も迅速に行い，次の子宮収縮の間まで観察し，潜在的な臍帯圧迫がないかを確認する．パークランド病院では，分娩の進行を評価するため，概して2，3時間ごとに定期的な内診が行われている．感染に関連する罹患率において内診の回数を

示唆する証拠は意見が対立している（Cahill, 2012；Soper, 1989）.

◆ 経口摂取

分娩が進行している間は，食物と粒子状物質を含む飲み物を控えるべきである．いったん陣痛が起こり麻酔が施されると，胃が空虚となっている時間は著しく長くなる．結果として，摂取した食べ物やほとんどの薬は胃の中に残り，吸収されない．むしろ，嘔吐し誤嚥する可能性がある（第25章参照）．AAPら（2017）によると適度な量の水分を経口摂取することは，合併症のない陣痛のある妊婦にとって適当である．水，お茶，ブラックコーヒー，炭酸飲料，アイスキャンデー，果肉なしフルーツジュースなどの適量の水分は，合併症のない陣痛中の妊婦に認められている．嚥下障害のリスクが高いか，または帝王切開遂行に重大なリスクがある患者では，さらに制限が課される可能性がある．たとえば，予定帝王切開の妊婦では，水分は2時間前に中止し，固形物は手術の6〜8時間前に中止する（ACOG, 2016b）．

◆ 静脈内輸液

分娩時の早期に輸液を行うシステムはしばしばルーチン的に確立しているが，通常の妊婦には麻酔をかけない限り，この必要性は限られている．しかし，静脈経路は，分娩直後に予防的に，あるいは子宮が弛緩している際に治療目的でオキシトシンを投与する際に有利である．さらに，分娩が長引いた際には，絶食している妊婦に60〜120 mL/時でグルコース，ナトリウム，水分を輸液することにより，脱水とアシドーシスを防ぐことができる．Shrivastavaら（2009）は，経腟分娩となった初産婦において，グルコースの付加された生理食塩水を点滴した場合，生理食塩水のみを点滴するよりも分娩時間が短かったと報告している．別の研究では，分娩のため入院となった195例が，乳酸リンゲルもしくは生理食塩水を125 mL/時もしくは250 mL/時で輸液投与された．平均補液量は，125 mL/時で輸液した群で2,008 mL，250 mL/時で輸液した群で2,487 mLであった（Garite, 2000）．分娩所要時間が12時間を超えた割合は，250 mL/時で補液した群では13％であったのに対し，125 mL/時で補液した群では26％と有意に頻度が高かった．さらに別の研究では，正期産の自然分娩において合併症のない初産婦311人は，3人に1人が点滴投与を受けた（Edwards, 2014）．グループ1には，5％デキストロースを含む乳酸加リンゲル溶液（D5LR）125 mL/時を，グループ2には同じ溶液（D5LR）250 mL/時を，グループ3にはD5LR 25 mL/時を投与した．グループ1とグループ2には，アイスチップ，アイスキャンデー，ハードキャンデーが，グループ3はゲータレードも与えられた．経口摂取はグループ1とグループ2では制限されたが，グループ3では自由にできた．著者らは，研究レジメンのいずれも安全であるが，分娩成績においてどれかが優れているということはなかったと結論づけた．

◆ 母体の体位

ベッドでは，分娩進行中の妊婦はどの姿勢が最も楽か―しばしば側臥位である．仰臥位は下大静脈が圧迫し，子宮灌流を低下させるため，典型的には避ける（第4章参照）．しかし，通常，分娩進行中の妊婦は早期からベッド上にとどまる必要はない．座り心地のよい椅子が，心理的にも，そしておそらく生理学的にもよいと思われる．歩行を奨励する人もいる．

歩行の支持者は，分娩時間を短縮し，オキシトシン増加率を低下させ，鎮痛の必要性を減少させ，器械的経腟分娩の頻度を減少させると報告している（Flynn, 1978；Read, 1981）．コクランレビューでは，Lawrenceら（2013）は，歩行位または直立位は分娩第1期を約1時間短縮し，帝王切開率および硬膜外鎮痛率を低下させた．しかし，Lupeら（1986）は，直立した母体の姿勢や歩行が分娩を改善するという主張を支持する決定的な証拠はないと結論づけた．妊婦はベッドに横になるか座るかを好むと報告した．歩いたり，スクワットすることを選択した人はほとんどいなかった．誰も胸膝位になりたがらなかった．妊婦は分娩直前で胎位を考慮する傾向があった．活動期が始まったとき，歩行に熱心な女性のほとんどがベッドに戻った（Carlson, 1986；Williams, 1980）．

Bloomら（1998）は，分娩第1期の歩行に関し無作為化比較試験を行った．パークランド病院での合併症のない正期産1,067人において，歩行は分娩時間に影響しないと報告した．

歩行は鎮痛の必要性を減少させず，新生児にも有害ではなかった．これらの観察のために，われ

われは合併症のない妊婦に，臥位または監視下での歩行のいずれかの選択肢を与える．

◆ 破水

胎胞を認めると，正常分娩であっても人工破膜を行う誘惑に駆られる．推定される利点として，分娩進行が早まり，羊水混濁に早く気づき，胎児への電極の装着や子宮腔内に子宮内圧測定カテーテルを挿入する機会があることがあげられる．人工破膜のメリット，デメリットに関しては第26章で述べる．重要なのは，臍帯脱出を回避するため，処置の際には児頭を子宮頸部にしっかり嵌入させて，骨盤から浮動させないことである．

18時間を超えるような長時間の破水の場合，B群レンサ球菌感染予防のための抗菌薬投与が推奨される．これは第64章で述べている．これは，同様に絨毛羊膜炎および子宮内膜炎の率を低下させる（Saccone, 2015）．

◆ 膀胱の機能

膀胱が膨満していると，胎児先進部の下降が妨げられ，膀胱の筋緊張低下や感染をもたらす可能性がある．分娩進行中は定期的に，恥骨上領域を確認し，膀胱が膨満していないか触診するべきである．膀胱が恥骨結合上で明らかに膨隆している場合は，排尿を促す必要がある．時に差し込み便器では排尿できない場合には，トイレまで介助し，排尿できる場合がある．膀胱が膨満し排尿ができないときは，導尿が必要となる．Carleyら（2002）は，経腟分娩11,332例のうち51例（200例に1例）で産後に尿閉を認めたと報告している．ほとんどの例で排尿機能は退院前に正常に回復している．Musselwhiteら（2007）は，分娩時に硬膜外麻酔を行った妊婦の4.7％に尿閉が起こったと報告している．尿閉の危険因子は，初産婦，オキシトシンによる誘発あるいは促進，会陰裂傷，器械的経腟分娩，分娩中の導尿，分娩所要時間10時間以上である．

■ 分娩第2期の管理

分娩第2期の開始を意味する子宮口全開大となると，一般的に妊婦は努責をかけ始める．先進部が下降してくると，妊婦は排便したいという衝動に駆られる．子宮収縮とそれに伴う娩出力は1分間持続し，間隔は90秒以内に繰り返される．先に述べたように，分娩第2期の中央値は初産婦で50分，経産婦で20分であるが，かなりばらつきがある．胎児心拍数モニタリングの間隔に関しては前述しており，分娩第2期の胎児心拍パターンの解釈に関しては第24章で述べる．

ほとんどの場合，分娩第2期の間の努責は反射的に，自然に起こる．時折，娩出力を効果的に利用できない場合があり，指導が必要となる．足は，マットレスを押し返せるように半分曲げていなければならない．子宮収縮が始まると，排便時のように下の方向にいきむよう指導する．子宮収縮が終わってもなお努責をかけることは推奨されておらず，むしろ母体と胎児はともに休息し回復を図る．この積極的に努責をかけている期間は，収縮中に聴取される胎児心拍数は子宮収縮を認めた直後には徐脈となりがちだが，次の努責の前に正常範囲に回復しなければならない．胎児および産科学的な転帰は，分娩第2期に努責の指導があるか否かに影響を受けなかった（Bloom, 2006；Tuuli, 2012）．Bloomら（2006）は硬膜外鎮痛なしの妊婦において積極的な努責指導の効果を研究した．分娩第2期は指導された妊婦ではわずかに短かったが，その他の母体の利点は得られなかったと報告した．

分娩第2期では，娩出力を高めるためにいくつかの体位が推奨されている．Easonら（2000）は，会陰裂傷発生率におけるさまざまな体位とその影響についてレビューを行った．彼らは，介助下での立位は，臥位と比較し何も利点はなかったと報告した．立位には坐位，中腰，しゃがみこみ姿勢，背中を30°挙上した臥位も含まれた．区域無痛をする妊婦において，最近のある無作為化比較試験では，臥位の経腟分娩率は直立位と比べて41％対35％と高いことが判明した（The Epidural and Position Trial Collaborative Group, 2017）．硬膜外鎮痛を受けていない妊婦では，Gupta（2017）は，仰臥位または砕石位と分娩時のその効果を比較した．直立位は，分娩時間がわずかに短くなり，会陰切開および器械的経腟分娩も少なかった．しかし，500 mLを超える出血の割合および恐らく第2度裂傷の割合が増加した．Berghellaら（2008）は，出産回数，大動脈の圧縮の減弱，胎児のアライメントの改善，骨盤口径の拡大がこれらを説明するかもしれないと仮説を立てた．以前の研究では，仰臥位と比較してしゃ

がみこみ姿勢で骨盤口の面積の20〜30％の増加が認められた（Russell, 1969）．最後に，Babayerら（1998）は，分娩第2期に長時間座ったりしゃがんだりすると，一般的な腓骨神経の神経障害を引き起こす可能性があることを警告した．

児頭が骨盤内を下降するにつれ，会陰部は膨隆し皮膚は伸展し始める．そして胎児の頭皮が会陰部から見えるようになる．第27章で述べるが，この時期になると母児ともに分娩となる準備ができている．

分娩管理のプロトコル

分娩を秩序立てて系統的に管理することによって，母体および周産期の転帰は再現性のあるものになる（Althabe, 2008）．いくつかの分娩管理に関するプロトコルがその後発表された．これらのなかにはダブリンの国立産科病院，WHO，パークランド病院によるものも含まれる．

ダブリンでは30年以上前，O'Driscollら（1984）は規律を守り標準化された分娩プロトコルは難産による帝王切開率を減少させるという構想を提唱した．そのような管理により，彼らの1970〜1980年代にかけての帝王切開率は5％であった．この手法を，**分娩の積極的管理**と呼んでいる．そのうちの二つの要素である人工破膜とオキシトシンは，特にアメリカ以外の英語圏の国において広く用いられてきた．このプロトコルでは，完全な頸管の展退，産徴，あるいは破水を伴う痛みのある子宮収縮を認めるときに分娩開始と診断される．このような所見の妊婦は12時間以内に出産となる．最初の3時間は1時間ごとに内診を行い，それ以後は2時間ごとに行う．頸管開大が1 cm/時以下の場合は人工破膜が施行される．分娩進行は2時間後に再度評価され，頸管開大が少なくとも1 cm/時なければ，第26章で述べる高用量オキシトシン点滴が開始される．妊婦には常に助産師が付き添う．入院前に破水した場合は，1時間分娩が進行しない場合にオキシトシンが開始される．

López-Zenoら（1992）は，このような積極的管理法とシカゴのノースウェスタン記念病院にて行ってきた"伝統的な"分娩管理方法とを前向きに比較した．彼らは，正期産で自然陣痛となった705人の合併症のない初産婦を無作為に割り当てた．帝王切開率は伝統的管理法に対し積極的管理法で有意に減少し，積極的管理法では10.5％，伝統的管理法では14.1％であった．その後の研究ではこのような結果は得られていない．Weiら（2013）は，コクランデータベースレビューにおいて，標準的な管理法と比較して積極的管理法における帝王切開率の減少はわずかであったと報告した．Frigolettoら（1995）は，ボストンのブリガム・アンド・ウィメンズ病院における1,934人の初産婦を対象とした別の無作為化比較試験を報告した．彼らは，積極的管理法により分娩所要時間はいくぶん短縮したが，帝王切開率に影響を与えなかったと報告している．このような報告は，その後多数により報告されている（Brown, 2013）．

パルトグラムはWHOにより開発途上国での使用を目的につくられた（Dujardin, 1992）．Orji（2008）によるとパルトグラムは初産婦と経産婦で類似している．分娩は8時間以内とされる潜伏期と，活動期に分けられる．活動期は頸管開大3 cmより開始し，分娩進行は1 cm/時以上であるべきである．活動期の進行が遅い場合，介入まで4時間は待機するように推奨されている．分娩進行はグラフ化され，分析には警戒ラインとアクションラインが使用されている．Lavenderら（2006）は，3,000人の分娩中の初産婦を対象に，2時間で介入する群と，WHOが推奨する4時間で介入する群とに無作為に振り分けた．彼らは，帝王切開率に変わりはなく，人工破膜，オキシトシンなどの介入は2時間群のほうが不必要に増加したと結論づけた．このコクランデータベースレビューより，Lavenderら（2013）は通常の分娩管理においてパルトグラムの使用は推奨していない．

パークランド病院において，妊婦は，有効陣痛と診断されるか，破水が確認されれば入院となる．陣痛は頸管開大が3〜4 cm以上で子宮収縮を伴う場合と定義される．分娩管理のガイドラインでは，およそ2時間ごとに内診を行うように規定している．入院後2時間以内に頸管の開大を認めなければ陣痛が有効ではないことが疑われる．その場合人工破膜を行い，その後の2時間で分娩の進行が評価される．分娩が進行していない妊婦には子宮機能を評価するために子宮内圧測定カテーテルが装着される．さらに2, 3時間経過して

も子宮収縮が弱く，頸管の開大がなければ，第26章で述べる高用量オキシトシンによる陣痛促進を行う．子宮収縮を200～250モンテビデオ単位とし，2～4時間経過した場合には難産と診断される．微弱陣痛が強く疑われる場合には，内部モニターを人工破膜で挿入し，2時間後に子宮頸部の変化および収縮パターンを評価する．その時点での不十分なモンテビデオの単位の確認は，母体または胎児適応でのオキシトシン促進を促す可能性がある．

オキシトシンにて十分な子宮収縮が得られた後に，頸管開大度が1～2cm/時であれば分娩が順調に進行しているといえる．このプロトコルでは，難産の診断で帝王切開術となるまでに8時間以上必要とする．この段階的な管理アプローチを達成するための累積時間の間に，多くの妊婦は有効陣痛を確立する．この管理プロトコルは2万例以上の合併症のない妊婦に適応されてきた．重要なのは，これらの分娩介入や比較的まれな帝王切開により，胎児や新生児を危険には曝さなかったということである．

（訳：森　祐介）

References

Adams SS, Eberhard-Gran M, Eskild A: Fear of childbirth and duration of labour: a study of 2206 women with intended vaginal delivery. BJOG 119(10):1238, 2012.

Alexander JM, Sharma SK, McIntire DD, et al: Epidural analgesia lengthens the Friedman active phase of labor. Obstet Gynecol 100:46, 2002.

Althabe F, Buekens P, Bergel E, et al: A behavioral intervention to improve obstetrical care. N Engl J Med 358:1929, 2008.

American Academy of Pediatrics and the American College of Obstetricians and Gynecologists: Guidelines for Perinatal Care, 8th ed. Elk Grove Village, AAP, 2017.

American College of Obstetricians and Gynecologists: Obstetric forceps. Committee Opinion 71, August 1989.

American College of Obstetricians and Gynecologists: Hospital-based triage of obstetric patients. Committee Opinion No. 667, July 2016a.

American College of Obstetricians and Gynecologists: Oral intake during labor. Committee Opinion No. 441, September 2009, Reaffirmed 2016b.

American College of Obstetricians and Gynecologists: Obstetric analgesia and anesthesia. Committee Opinion No. 177, April 2017.

American College of Obstetricians and Gynecologists, Society for Maternal-Fetal Medicine: Safe prevention of the primary cesarean delivery. Obstetric Care Consensus No. 1, March 2014, Reaffirmed 2016c.

Babayer M, Bodack MP, Creatura C: Common peroneal neuropathy secondary to squatting during childbirth. Obstet Gynecol 91:830, 1998.

Bailit JL, Dierker L, Blanchard MH, et al: Outcomes of women presenting in active versus latent phase of spontaneous labor. Obstet Gynecol 105:77, 2005.

Berghella V, Baxter JK, Chauhan SP: Evidence-based labor and delivery management. Am J Obstet Gynecol 199:445, 2008.

Bloom SL, Casey BM, Schaffer JI, et al: A randomized trial of coached versus uncoached maternal pushing during the second stage of labor. Am J Obstet Gynecol 194:10, 2006.

Bloom SL, McIntire DD, Kelly MA, et al: Lack of effect of walking on labor and delivery. N Engl J Med 339:76, 1998.

Brown HC, Paranjothy S, Dowswell T, et al: Package of care for active management in labour for reducing caesarean section rates in low-risk women. Cochrane Database Syst Rev 9:CD004907, 2013.

Cahill AG, Duffy CR, Odibo AO, et al: Number of cervical examinations and risk of intrapartum maternal fever. Obstet Gynecol 119(6):1096, 2012.

Caldwell WE, Moloy HC, D'Esopo DA: A roentgenologic study of the mechanism of engagement of the fetal head. Am J Obstet Gynecol 28:824, 1934.

Calkins LA: The etiology of occiput presentations. Am J Obstet Gynecol 37:618, 1939.

Carlan SJ, Wyble L, Lense J, et al: Fetal head molding: diagnosis by ultrasound and a review of the literature. J Perinatol 11:105, 1991.

Carley ME, Carley JM, Vasdev G, et al: Factors that are associated with clinically overt postpartum urinary retention after vaginal delivery. Am J Obstet Gynecol 187:430, 2002.

Carlhäll S, Källén K, Blomberg M: Maternal body mass index and duration of labor. Eur J Obstet Gynecol Reprod Biol 171(1):49, 2013.

Carlson JM, Diehl JA, Murray MS, et al: Maternal position during parturition in normal labor. Obstet Gynecol 68:443, 1986.

Carollo TC, Reuter JM, Galan HL, et al: Defining fetal station. Am J Obstet Gynecol 191:1793, 2004.

Chelmow D, Kilpatrick SJ, Laros RK Jr: Maternal and neonatal outcomes after prolonged latent phase. Obstet Gynecol 81:486, 1993.

Chin JR, Henry E, Holmgren CM, et al: Maternal obesity and contraction strength in the first stage of labor. Am J Obstet Gynecol 207:129.e1, 2012.

Doret M, Cartier R, Miribel J, et al: Premature preterm rupture of the membrane diagnosis in early pregnancy: PAMG-1 and IGFBP-1 detection in amniotic fluid with biochemical tests. Clin Biochem 46(18):1816, 2013.

Dujardin B, De Schampheleire I, Sene H, et al: Value of the alert and action lines on the partogram. Lancet 339:1336, 1992.

Dupuis O, Silveira R, Zentner A, et al: Birth simulator: Reliability of transvaginal assessment of fetal head station as defined by the American College of Obstetricians and Gynecologists classification. Am J Obstet Gynecol 192:868, 2005.

Eason E, Labrecque M, Wells G, et al: Preventing perineal trauma during childbirth: a systematic review. Obstet Gynecol 95:464, 2000.

Edwards RK, Reed CA, Villano KS, et al: Effect of hydration on spontaneous labor outcomes in nulliparous pregnant women: a multicenter randomized controlled trial comparing three methods. Am J Perinatol 31(6):455, 2014.

Field NT, Piper JM, Langer O: The effect of maternal obesity on the accuracy of fetal weight estimation. Obstet Gynecol 86(1):102, 1995.

Flynn AM, Kelly J, Hollins G, et al: Ambulation in labour. BMJ 2:591, 1978.

Fox NS, Bhavsar V, Saltzman DH, et al: Influence of maternal body mass index on the clinical estimation of fetal weight in term pregnancies. Obstet Gynecol 113(3):641, 2009.

Friedman E: The graphic analysis of labor. Am J Obstet Gynecol 68:1568, 1954.

Friedman EA: An objective approach to the diagnosis and management of abnormal labor. Bull N Y Acad Med 48:842, 1972.

Friedman EA: Labor: Clinical Evaluation and Management, 2nd ed. New York, Appleton-Century-Crofts, 1978.

Friedman EA: Primigravid labor: a graphicostatistical analysis. Obstet Gynecol 6:567, 1955.

Friedman EA, Sachtleben MR: Amniotomy and the course of labor. Obstet Gynecol 22:755, 1963.

Frigoletto FD Jr, Lieberman E, Lang JM, et al: A clinical trial of active management of labor. N Engl J Med 333:745, 1995.

Gardberg M, Tuppurainen M: Anterior placental location predisposes for occiput posterior presentation near term. Acta Obstet Gynecol Scand 73:151, 1994a.

Gardberg M, Tuppurainen M: Persistent occiput posterior presentation—a clinical problem. Acta Obstet Gynecol Scand 73:45, 1994b.

Garite TJ, Weeks J, Peters-Phair K, et al: A randomized controlled trial of the effect of increased intravenous hydration on the course of labor in nulliparous women. Am J Obstet Gynecol 183:1544, 2000.

Goetzinger KR, Odibo AO, Shanks AL, et al: Clinical accuracy of estimated fetal weight in term pregnancies in a teaching hospital. J Matern Fetal Neonatal Med 27(1):89, 2014.

Graham JM Jr, Kumar A: Diagnosis and management of extensive vertex birth molding. Clin Pediatr (Phila) 45(7):672, 2006.

Gupta JK, Sood A, Hofmeyr GJ, et al: Position in the second stage of labour for women without epidural anaesthesia. Cochrane Database Syst Rev 5:CD002006, 2017.

Hendricks CH, Brenner WE: Cardiovascular effects of oxytocic drugs used postpartum. Am J Obstet Gynecol 108:751, 1970.

Herbst A, Källén K: Time between membrane rupture and delivery and septicemia in term neonates. Obstet Gynecol 110:612, 2007.

Igbinosa I, Moore FA 3rd, Johnson C, et al: Comparison of rapid immunoassays for rupture of fetal membranes. BMC Pregnancy Childbirth 17(1):128, 2017.

Kilpatrick SJ, Laros RK Jr: Characteristics of normal labor. Obstet Gynecol 74:85, 1989.

Kominiarek MA, Zhang J, VanVeldhuisen P, et al: Contemporary labor patterns: the impact of maternal body mass index. Am J Obstet Gynecol 205:244.e1, 2011.

Laughon SK, Branch W, Beaver J, et al: Changes in labor patterns over 50 years. Am J Obstet Gynecol 206:419.e1.9, 2012.

Lavender T, Alfirevic A, Walkinshaw S: Effect of different partogram action lines on birth outcomes. Obstet Gynecol 108:295, 2006.

Lavender T, Hart A, Smyth RM: Effect of partogram use on outcomes for women in spontaneous labour at term. Cochrane Database Syst Rev 7:CD005461, 2013.

Lawrence A, Lewis L, Hofmeyr GJ, et al: Maternal positions and mobility during first stage labour. Cochrane Database Syst Rev 10:CD003934, 2013.

Leopold J: Conduct of normal births through external examination alone. Arch Gynaekol 45:337, 1894.

López-Zeno JA, Peaceman AM, Adashek JA, et al: A controlled trial of a program for the active management of labor. N Engl J Med 326:450, 1992.

Lupe PJ, Gross TL: Maternal upright posture and mobility in labor: a review. Obstet Gynecol 67:727, 1986.

Lydon-Rochelle M, Albers L, Gorwoda J, et al: Accuracy of Leopold maneuvers in screening for malpresentation: a prospective study. Birth 20:132, 1993.

Musselwhite KL, Faris P, Moore K, et al: Use of epidural anesthesia and the risk of acute postpartum urinary retention. Am J Obstet Gynecol 196:472, 2007.

Nelson DB, McIntire DD, Leveno KJ: False labor at term in singleton pregnancies: Discharge after a standardized assessment and perinatal outcomes. Obstet Gynecol 130(1):139, 2017.

Noumi G, Collado-Khoury F, Bombard A, et al: Clinical and sonographic estimation of fetal weight performed in labor by residents. Am J Obstet Gynecol 192:1407, 2005.

Nygaard I: Pelvic floor recovery after childbirth. Obstet Gynecol 125(3):529, 2015.

O'Driscoll K, Foley M, MacDonald D: Active management of labor as an alternative to cesarean section for dystocia. Obstet Gynecol 63:485, 1984.

Orji E: Evaluating progress of labor in nulliparas and multiparas using the modified WHO partograph. Int J Gynaecol Obstet 102:249, 2008.

Pates JA, McIntire DD, Leveno KJ: Uterine contractions preceding labor. Obstet Gynecol 110:566, 2007.

Ramphul M, Ooi PV, Burke G, et al: Instrumental delivery and ultrasound: a multicentre randomised controlled trial of ultrasound assessment of the fetal head position versus standard care as an approach to prevent morbidity at instrumental delivery. BJOG 121(8):1029, 2014.

Read JA, Miller FC, Paul RH: Randomized trial of ambulation versus oxytocin for labor enhancement: a preliminary report. Am J Obstet Gynecol 139(6):669, 1981.

Robinson BK, Mapp DC, Bloom SL, et al: Increasing maternal body mass index and characteristics of the second stage of labor. Obstet Gynecol 118:1309, 2011.

Russell JG: Moulding of the pelvic outlet. J Obstet Gynaecol Br Commonw 76:817, 1969.

Saccone G, Berghella V: Antibiotic prophylaxis for term or near-term premature rupture of membranes: metaanalysis of randomized trials. Am J Obstet Gynecol. 2015 May;212(5):627.e1.

Segel SY, Carreño CA, Weiner MS, et al: Relationship between fetal station and successful vaginal delivery in nulliparous women. Am J Perinatol 29:723, 2012.

Shrivastava VK, Garite TJ, Jenkins SM, et al: A randomized, double-blinded, controlled trial comparing parenteral normal saline with and without dextrose on the course of labor in nulliparas. Am J Obstet Gynecol 200(4):379.e1, 2009.

Sokol RJ, Stojkov J, Chik L, et al: Normal and abnormal labor progress: I. A quantitative assessment and survey of the literature. J Reprod Med 18:47, 1977.

Soper DE, Mayhall CG, Dalton HP: Risk factors for intraamniotic infection: a prospective epidemiologic study. Am J Obstet Gynecol 161(3):562, 1989.

Staer-Jensen J, Siafarikas F, Hilde G, et al: Postpartum recovery of levator hiatus and bladder neck mobility in relation to pregnancy. Obstet Gynecol 125(3):531, 2015.

Tuuli MG, Frey HA, Odibo AO, et al: Immediate compared with delayed pushing in the second stage of labor. Obstet Gynecol 120:660, 2012.

Wei S, Wo BL, Qi HP, et al: Early amniotomy and early oxytocin for prevention of, or therapy for, delay in first stage spontaneous labour compared with routine care. Cochrane Database Syst Rev 8:CD006794, 2013.

Wiafe YA, Whitehead B, Venables H, et al: The effectiveness of intrapartum ultrasonography in assessing cervical dilatation, head station and position: a systematic review and meta-analysis. Ultrasound 24(4):222, 2016.

Williams RM, Thom MH, Studd JW: A study of the benefits and acceptability of ambulation in spontaneous labor. BJOG 87:122, 1980.

Yamada H, Kishida T, Negishi H, et al: Silent premature rupture of membranes, detected and monitored serially by an AFP kit. J Obstet Gynaecol Res 24:103, 1998.

Zhang J, Landy HJ, Branch DW, et al: Contemporary patterns of spontaneous labor with normal neonatal outcomes. Obstet Gynecol 116:1281, 2010.

23 CHAPTER 異常分娩
Abnormal Labor

- 難産 541
- 娩出力の異常 542
- 正期産における前期破水 549
- 急産 550
- 児頭骨盤不均衡 550
- 難産の合併症 557

> ... pains become less frequent and less intense, although giving rise to quite as much or even more suffering than previously. At the same time, the cervix, which was becoming obliterated and dilated in a satisfactory manner, ceases to make further progress and labour apparently comes to a standstill.
> —J. Whitridge Williams (1903)

Williamsの第1版で言及された**難産**という言葉は現在にも当てはまる．難産とは，**困難な分娩**という意味であり，分娩進行が異常に遅いという特徴がある．Williamsにより述べられたのと同様に，難産は，三つの異常が原因で起こる．一つは，**微弱陣痛**，つまり子宮収縮の強さが不十分であったり，子宮頸管を開大させるだけの収縮力がないことである．また，分娩第2期における母体の自発的な筋力（いきみ）が不適切である可能性がある．二つ目は，胎位や胎勢，あるいは解剖学的な異常により分娩進行が遅くなる可能性である．三つ目は，構造の変化が母体の骨産道を狭める可能性があるということである．あるいは，軟産道の異常が胎児の下降を妨げる可能性もある．これらは，よりシンプルに以下の三つの分類の異常であると示される．**娩出力**（子宮収縮や母体の努責），娩出物（胎児），産道（骨盤）である．

難産

■概要

表23-1に示したような異常は，しばしば単独あるいは複合的に分娩の異常を引き起こす原因となる．一般的に，**児頭骨盤不均衡**や**遷延分娩**などと現在呼んでいるものは，有効な陣痛でないと表現する際に用いられる．このうち，**児頭骨盤不均衡**とは，児頭の大きさと骨盤の大きさの不均衡による分娩障害の原因として20世紀以前より用いられるようになってきた用語である．しかしながら，くる病による明らかな狭骨盤が帝王切開の主な適応である場合に生まれた用語である（Olah, 1994）．このような完全な不均衡は最近では珍しく，ほとんどのケースは骨盤内での児頭の位置異常（不正軸進入）や陣痛が有効でないことに起因している．真の児頭骨盤不均衡は診断根拠が乏し

表23-1 陣痛の異常があったときにみられる臨床所見

不十分な頸管開大や胎児下降
遷延分娩―遅い進行
分娩停止―進行の停止
娩出力不足―押し進める力が効果的ではない
児頭骨盤不均衡
極端に大きな胎児
小さな骨盤容積
胎児の胎位あるいは胎向の異常
胎児の解剖学的な異常
前期破水

いものである．なぜなら，児頭骨盤不均衡の診断で帝王切開を行った女性の多くは次回の妊娠でより大きい新生児を経腟分娩しているのである．**遷延分娩**は，自然陣痛でも陣痛促進をしても，分娩進行が遅い場合に用いられるようになった．遷延分娩という用語は，頸管開大の進行具合や児頭下降具合が不良であるという評価である．この二つの用語はどちらも明確なものではない．

■ 難産のメカニズム

妊娠末期において，産道を通る児頭は比較的厚い子宮の部分や未開大の頸管にぶつからざるをえない．陣痛の開始とともに，子宮収縮，頸管の抵抗，娩出力は分娩第1期の進行に影響を与える因子である．

子宮口の全開大後，児頭が下降してくるにつれて児頭の大きさ・位置と骨盤容積との機械的な関連がより明確になる．これを**児頭骨盤均衡**と呼ぶ．このことにより，分娩第2期に達した時点で児頭骨盤不均衡などの異常がよりわかりやすくなる．

微弱陣痛は子宮の過伸展や遷延分娩，両者の複合により起こりうる．そのため，**微弱陣痛は，児頭骨盤不均衡を示唆する所見として一般に知られている**．陣痛の異常を単に微弱陣痛と児頭骨盤不均衡に分けることは簡単かもしれないが，両者は密に関係しているため，完全に分類することはできない．さらに，骨産道の大きさで経腟分娩を制限することはまれである．これら二つの原因による分娩の不成功を明確に分ける客観的な方法はないため，臨床家にとって経腟分娩が成功するかどうかは，**経腟分娩をトライするしかないのである**．

娩出力の異常

頸管開大はもちろん，児を下降させ娩出する力は子宮収縮によってもたらされる．分娩第2期には，この収縮が腹壁の随意筋あるいは不随意筋の"押し出す力"によって増強する．分娩潜伏期において微弱陣痛を診断することは難しく，時として後方視的にしか診断がつけられない場合もある．まだ分娩活動期に入っていない妊婦が，微弱陣痛と診断され誤って治療されるケースもある．

1960年代初頭，微弱陣痛の治療において以下の三つの重要な進歩があった．一つは，分娩の過度の遷延は母体や児の罹病率と死亡率を増加させることへの認識，二つ目は，特定の微弱陣痛に対する治療目的に希釈したオキシトシンを点滴静注すること，三つ目はオキシトシンの使用が不成功あるいは不適切な場合に，難易度の高い高位鉗子分娩よりも帝王切開を選択すること，である．

■ 微弱陣痛の種類

Reynoldsら（1948）は，正常分娩における子宮収縮は子宮筋の活動度により決まると強調している．fundal dominanceといわれるように，子宮底部で最も収縮が強く，頸管に向かうにつれて収縮は弱くなる．ウルグアイのモンテビデオ出身のCaldeyro-Barciaら（1950）は，子宮筋のさまざまな位置に小さなバルーンを入れ，調査をした（第24章参照）．彼らは，子宮収縮の強さのほかに，子宮底部・子宮体部・子宮下部における子宮収縮の起こる時間の違いについても報告している．Larks（1960）は，子宮収縮の電気刺激が底部から起こり，数千分の1秒遅れて他の部分が収縮すると述べた．この収縮は子宮底部から子宮の下方へと移動するように起こる．自然の収縮は，通常約60 mmHgの力である（Hendricks, 1959）．さらに，モンテビデオグループは，頸管開大に必要な子宮収縮の下限値は15 mmHgであることを発見した．

この調査結果から，子宮収縮の異常は生理学的に二つのタイプに分けることができる．そのうちの一つは，最も一般的な異常である**微弱陣痛**である．微弱陣痛とは，子宮収縮は規則的に起こっているにもかかわらず，頸管を開大させるだけの十分な強さがないということである．

もう一つは，**子宮収縮の強さはよいが，収縮の仕方に調和がとれていないタイプ**である．子宮底部よりも子宮体部での収縮が強かったり，子宮収縮するための電気刺激がばらばらに発生し，子宮収縮の調和がとれない．

■ 分娩の異常

◆ 分娩潜伏期の遷延

前述の子宮機能不全は分娩異常につながる可能性がある（表23-2）．まず，初産婦で20時間，経産婦で14時間と定義されている分娩潜伏期の

表 23-2　異常分娩の診断基準と治療法

分娩進行	診断基準		治療法	その他の治療
	初産婦	経産婦		
分娩遷延				
潜伏期の遷延	＞20 時間	＞14 時間	休息	オキシトシンや帝王切開
速度の異常				
子宮口開大速度	＜1.2 cm/時	＜1.5 cm/時	分娩進行するよう支援	CPD の適応で帝王切開
児頭下降速度	＜1 cm/時	＜2 cm/時		
分娩停止				
減速期の延長	＞3 時間	＞1 時間	CPD かを評価	
分娩第 2 期の時間	＞2 時間	＞2 時間	CPD：帝王切開	帝王切開と判断したときに
児頭下降がない時間	＞1 時間	＞1 時間	CPD ではない：	疲れがひどければ休息
児頭下降しない	減速期や分娩第 2 期で下降なし		オキシトシン使用	

CPD：児頭骨盤不均衡　　　　　　　　　　　　　　　　　　　　　　　　　　　　　　　　　　　　（Modified from Cohen, 1983）

時間を超える場合，分娩潜伏期は遷延しているだろう．ほかに，子宮収縮がおさまってしまう場合，前駆陣痛であることが示唆される．場合によっては，異常に長い分娩潜伏期が持続しオキシトシン刺激による治療がなされることがしばしばある．

◆ 分娩活動期の異常

分娩活動期において，分娩の異常は，正常より遅い進行—遷延分娩—か，分娩進行の完全な停止—分娩停止—のどちらかに分類される．表 23-2 に示すような表現やこれらの診断基準は，異常分娩をより正確に表現する．この診断をするためには，分娩活動期でなければならず，頸管の変化により診断が明らかになる．

このような異常分娩の診断や管理は，近年大きな変遷をたどっている．2014 年にアメリカ産婦人科学会（ACOG）とアメリカ周産期学会（SMFM）は，"Safe Prevention of the Primary Cesarean Delivery" というタイトルで初めての産科医療におけるコンセンサスを出版した．これは 2016 年に再確認されている．この声明は，アメリカで行われすぎていた帝王切開に対するものである．すなわち，毎年約 1/3 の女性が帝王切開を受けている（図 31-1 参照）．"現代の正常分娩の経過を定義するために用いられた最も最近のデータ" に基づいてコンセンサス委員会からの推奨がなされ，また，以前から異常分娩と理解されていた定義を変更した．

・分娩活動期の遷延

分娩活動期の異常，つまり分娩進行の遷延についてはあまり明確に語られておらず，分娩遷延と診断できるだけの時間も十分に定義されていない．WHO（1994）は，分娩管理のためパルトグラフを提案した．これは，少なくとも 4 時間の間，頸管開大が 1 時間に 1 cm 未満であるときに分娩遷延と定義するようになっている．この基準は，表 23-2 に示したような Cohen ら（1983）の基準を基にして作成された．この場合は，分娩進行の観察が適切となる．モンテビデオ単位が不十分であれば，オキシトシンの増量がなされている．コンセンサス委員会（2016）によれば，緩徐だが進行している分娩第 1 期は，帝王切開の適応とすべきではない．

・分娩活動期の停止

Handa ら（1993）は，2 時間以上頸管開大を認めない場合を分娩活動期の停止と定義し，正期産にある初産婦の 5 ％でみられると述べた．この発生率は，1950 年代と変わらない（Friedman, 1978）．図 23-1 に示すように，不十分な子宮収縮とは 180 モンテビデオ単位未満と定義され，分娩活動期が停止している妊婦の 80 ％でみられる．Hauth ら（1986, 1991）は，オキシトシン投与により十分に陣痛誘発が行われていれば，90 ％の妊婦が 200〜225 モンテビデオ単位に到達し，40 ％の妊婦が少なくとも 300 モンテビデオ単位に到達したと報告した．この結果は，難産の適応で帝王切開を施行する理由となるだけの子宮収縮である

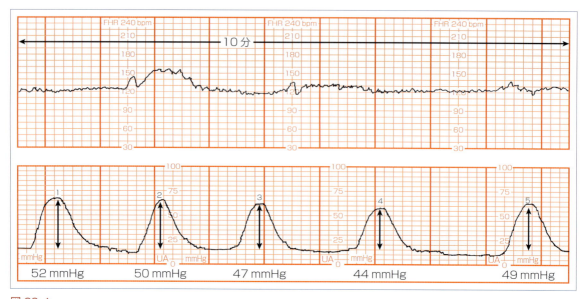

図 23-1
10 分間に出現した子宮収縮のそれぞれの頂点からベースラインの値を減じたものを合計し，モンテビデオ単位を算出する．この例では，各収縮が 52，50，47，44，49 mmHg と変換され，合計は 242 モンテビデオ単位である．

ことを示唆する．

　他の基準も満たすべきである．まず分娩潜伏期が完了しており，頸管の開大が 4 cm 以上あること，それとともに 10 分間隔で 200 モンテビデオ単位以上の子宮収縮があるにもかかわらず，2 時間以上経過しても頸管の開大が変わらないこと，である．分娩活動期の異常を診断するには少なくとも 4 時間以上時間が必要であるという見解があり，Rouse ら（1999）は，この"2 時間ルール"に異議を唱えている．われわれもこの意見に賛成する．コンセンサス委員会（2016）は次のように基準を広めている．

- **産科医療コンセンサス委員会**

　コンセンサス委員会（2016）より，分娩第 1 期の管理に当てはまる四つの推奨が出されている．一つ目は，分娩潜伏期に帝王切開を行うことへの注意である．特に，分娩潜伏期の遷延は帝王切開の理由とならない．このガイドラインは，古くからある主義に基づいた Friedman の研究（1954）に起因するものであり，新しい考えではない．

　二つ目も，古くから行われてきたことである．それは，分娩の進行が遅くても進行がみられる遷延分娩の場合に行う帝王切開を推奨しないということである．このような場合は，一般的に経過観察や子宮収縮を評価したり陣痛促進を行うなどの管理がなされている．

　三つ目は，分娩活動期と判断するための頸管開大の程度を変更したことである．すなわち，現在の基準値は 4 cm ではなく 6 cm としている．よって，この基準値より前であれば分娩活動期であるとみなすべきではない．

　四つ目は，分娩停止の場合の帝王切開は"適切な子宮収縮が 4 時間起こっており，頸管開大が 6 cm 以上で破水している場合か，不十分な子宮収縮や頸管開大に対して少なくとも 6 時間オキシトシン投与を行っているにもかかわらず分娩進行がみられない場合に"なされるべきであるということである．

　コンセンサス委員会（2016）によると，"6 cm ルール"は Consortium on Safe Labor study（Zhang，2010）に基づくものである．この研究は，アメリカの 19 病院から報告された陣痛や分娩といった用語から収集したデータを基に行った後ろ向き研究である．さまざまな統計手技や数の調整がなされた（Cohen，2015b）．図 23-2 に示すように，すべての妊婦のうち，帝王切開や新生児合併症を除いた 62,415 人が分析の対象となった．コンセンサス委員会（2016）は「Consortium on Safe Labor のデータは，Friedman が提唱した基準よりもエビデンスに基づいた分娩管理を示すだろう」と明

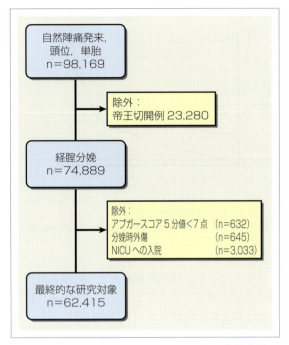

図 23-2 Safe Labor Consortium による自然分娩のコホート研究　　*(Data from Zhang, 2010)*

表 23-3 正常分娩曲線を定義するための集団解析の比較

	Friedman (n=500)	Zhang[a] (n=1,162)
データ収集の年	1950 年代初頭	1992～1996 年
区域麻酔 (％)	8	48
オキシトシン投与 (％)	9	50

[a] トリプラー陸軍病院　　*(Data from Friedman, 1955; Zhang, 2002)*

示した．第21章に記述したとおり，後半はFriedman（1955）が初めて提唱し，以降用いられていた分娩曲線である．

コンセンサス委員会（2016）の推奨は，Consortium on Safe Labor のデータが帝王切開率が30％であるという臨床的背景から言及されていることによる．そのため，新しい推奨を支持することにより，希望帝王切開率の減少には寄与しない可能性がある．また，この研究は，すべての新生児合併症を除外しているため，新生児に対する安全性という観点に乏しい．支持者は，分娩第1期の遷延により帝王切開や絨毛膜羊膜炎が増えるが新生児合併症は増えないという Cheng ら（2010）の研究を記述している．しかしながら，Harper ら（2014）は母体と新生児の有害事象は分娩第1期の時間と関連すると分析した．その後，5,030 人の女性を分娩第1期の時間の 90 パーセンタイル以上と 90 パーセンタイル以下に分けた．著者は，分娩第1期が長いほど母体や新生児の有害事象と関連し，帝王切開のリスクと有害事象との比較をするべきであると結論づけた．新しいコンセンサス委員会のガイドラインが原因となる，母子の有害事象についての懸念は，Cohen や Friedman（2015a, b）と同調するものである．

その他の注意点として，本来の目標を達成するためにこういった推奨が制限されるということがある．ある後ろ向きコホート研究では，ガイドライン実施前後でそれぞれ 200 人の妊婦へ分娩誘発あるいは促進をした場合，帝王切開率はガイドライン実施前が 35％であったのがガイドライン実施後に 25％に低下した（Wilson-Leedy, 2016）．しかし，ガイドライン実施後の群では，有意ではないものの，新生児の臍帯動脈血ガスが pH 7 未満であったり，塩基不足である割合が高かった（Marte, 2016）．ガイドライン実施前後での帝王切開率は変わらなかったとする別の研究もある．全体として，分娩時間の長さや分娩停止が母体や新生児の死亡率とは関連しないとしながらも，分娩停止時間が長かった妊婦からうまれた新生児は呼吸器関連死亡率が高かった（Rosenbloom, 2017）．このように，新しいガイドラインのリスクとベネフィットを定義するために追加の研究が必要とされた．

・6 cm ルールの背景

コンセンサス委員会（2016）が新たに提唱した 6 cm ルールを説明するためには，既存のレビューが助けとなる．まず，Zhang ら（2002）は，ハワイにある Tripler 陸軍病院の 1992 年から 1996 年の研究と Friedman（1955）が報告した研究とを比較した（表 23-3）．Friedman 曲線は，硬膜外麻酔やオキシトシン投与をほとんど行わない自然経腟分娩を反映している．対照的に，Tripler 陸軍病院のコホート研究は約 50％の妊婦が硬膜外麻酔やオキシトシン投与を受けていた．Tripler 陸軍病院において，頸管開大 2～9 cm ま

表23-4 各段階での頸管開大の変化率

頸管開大（cm）	頸管開大率（cm/時）[a]
2	0.3（0.1, 1.8）
3	0.4（0.1, 1.8）
4	0.6（0.2, 1.8）
5	1.2（0.3, 5.0）
6	1.7（0.5, 6.3）
7	2.2（0.7, 7.1）
8	2.4（0.8, 7.7）
9	2.4（0.7, 8.3）

[a] 中央値（5パーセンタイル, 95パーセンタイル）

(Data from Zhang, 2002)

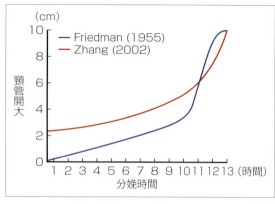

図23-3　頸管開大曲線

(From Friedman (1955) and Zhang (2002))

での各時間を表23-4に示した．4～6cmまでが開大速度が遅いが，それ以降は加速していく．この結果は，分娩活動期の開始を6cmとするに見合った結果であろう．図23-3は，Friedman曲線（1955）とTripler陸軍病院の結果とを比較したものである．Tripler陸軍病院の研究から導き出される曲線からは，かつて分娩活動期の開始であった頸管開大3～4cmでは曲線の傾きが平らであるという点でFriedman曲線と異なる．この研究は，Safe Labor Consortium（Zhang, 2010）が得た分娩の結果と矛盾していない．すなわち，6cmルールは，分娩第1期において頸管開大率や分娩曲線の傾きから導き出されたのである．

硬膜外麻酔は，自然分娩の分娩活動期を延長し分娩曲線の傾きを平らにする．たとえば，Gamblingら（1998）は，正期産で自然経腟分娩した1,223人の初産婦に対し，脊髄くも膜下硬膜外併用麻酔（combined spinal epidural：CSE）を行った群とmeperidine 50 mgを間欠的に静脈内投与（intravenous：IV）した群とに分け比較した．規則的な子宮収縮があるなかで，頸管開大が4cmになった時点を分娩活動期と診断している．表23-5に示すように，最初に痛みが消失したときの頸管開大は両群とも5cmであった．オキシトシン投与はCSE群で有意に多かった．また，無痛分娩を開始してから分娩に至るまでの時間も静脈内投与群が4時間であるのに対しCSE群は5時間と長かった．しかし，帝王切開率に有意な差はなかった．

重要なことは，硬膜外麻酔などの区域麻酔が分娩活動期が遷延するからといって，それらの鎮痛を行うことに否定的となってはいけないということである．第25章に記述されているとおり，パークランド病院の研究者が正期産の初産婦2,703人を含む五つの無作為化比較試験を行った（Sharma, 2004）．鎮痛のためにさまざまな区域麻酔とmeperidineの比較がなされた．分娩第1期の時間は，meperidine 6.6時間に対し区域麻酔は8.1時間と有意に延長した．しかし，難産による帝王切開率は，meperidine 8.1%に対し区域麻酔は9.1%と麻酔方法で影響が出なかった．

要するに，区域麻酔は分娩第1期において分娩活動期を延長させる．近年では分娩活動期が延長しないよう経験的に陣痛促進を行っている．このように，コンセンサス委員会は分娩遷延に対し介入することを推奨している．また，コンセンサス委員会（2016）は難産による帝王切開は頸管開大が6cm未満で行うべきとしている．しかし，委員会の第1段階の推奨は実際すでに経験的に行われていることであり，同時に，帝王切開率は30%以上であるため，信頼するによい理由がある．たとえば，1999～2000年の間に13大学で難産のため初回帝王切開を受けた9,000人の妊婦の特徴が表23-6にあげられている（Alexander, 2003）．とりわけ，難産で帝王切開を行った時点での頸管開大の中央値は6cmであった．さらに，図23-4では1988～2017年にパークランド病院で行われた難産による初回帝王切開率を示している．この割合は，この28年で有意な変化はない．そのた

表23-5 正期産の初産婦に対し行った脊髄くも膜下硬膜外併用麻酔（CSE）とmeperidineの比較

分娩経過	CSE (n=616)	meperidine[a] (n=607)	p値
初回麻酔時の頸管開大度[b]	5	5	NS
麻酔後のオキシトシン投与[c]	132 (22%)	97 (16%)	.01
初回麻酔から分娩までの時間[d]	5.0±3.3	4.0±3.1	.0001
帝王切開[c]	39 (6%)	34 (6%)	NS

[a] 間欠的な静脈内投与．
[b] 中央値．
[c] 総数．
[d] 平均値±標準偏差．

(Data from Gambling, 1998)

表23-6 難産のため初回帝王切開を行った9,000人

患者背景	割合	中央値
初産婦	83%	—
破水	99%	—
オキシトシン投与	99%	—
子宮内圧測定	85%	—
200モンテビデオ単位以上	62%	—
分娩活動期（頸管開大が4cm以上）	92%	—
頸管開大度	—	6cm (5, 8)
分娩時間が長い	—	9.3時間 (6, 13)

(Data from Alexander, 2003)

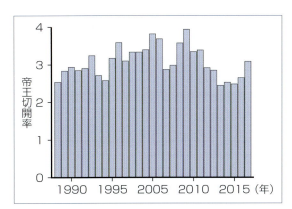

図23-4 パークランド病院で1988～2017年に正期産でローリスク妊婦に対し難産の診断で帝王切開を行った割合

め，コンセンサス委員会（2016）のガイドラインは，難産による帝王切開の増加を食い止めることができない可能性がある．さらなる検討が待た

れる．

◆分娩第2期の異常

児頭の下降は，主に子宮口が完全に開大してから起こってくる．さらに，分娩第2期では，産道を変化させるという，児にとって必要な動きの多くが行われている（第22章参照）．そのため，児頭骨盤不均衡は分娩第2期にみられることが多い．

分娩第1期と同様に，母体や胎児への影響を最小限にするために分娩第2期の時間も制限されていた．初産婦における分娩第2期の所要時間は2時間，区域麻酔を行っていれば3時間と規定されている．経産婦の場合は1時間，区域麻酔を行っていれば2時間である．

Cohen（1977）は，ベスイスラエル病院における分娩第2期の時間が児にどのような影響を与えるか検討した．彼は，正期産の4,403例の初産婦を対象とし，胎児心拍数モニタリングを行った．

分娩第2期が2時間以上であった新生児の死亡率は増加しなかった．一般的に，硬膜外無痛分娩を行うとほとんどの例で分娩第2期が長くなる傾向にあった．このデータが，区域麻酔を行う場合は分娩第2期の所要時間に1時間追加してもよいということを結論づけるきっかけとなった．

Menticoglouら（1995a, b）もまた，分娩第2期の所要時間に関する意見について異議を唱えた．その理由としては，分娩第2期を短縮するために鉗子で回旋させるために起こる深刻な児の外傷があったためである．そのため，彼らは鉗子分娩率を下げるために分娩第2期が長引くことを許容した．1988〜1992年にかけて，正期産であった6,041人の初産婦のうち，1/4が分娩第2期の所要時間が2時間以上であった．また，55％に硬膜外無痛分娩を行った．分娩第2期の所要時間の長さは，6時間以上かかったとしても，児の予後に関連はなかった．これは，胎児心拍数モニタリングを厳重に行い，児頭から採血したpH測定を行った結果導き出された結論である．つまり，一定時間が経過したからといって無理に鉗子分娩や吸引分娩を行う理由はない，ということである．その一方で，分娩第2期が3時間経過すると，有意に帝王切開やなんらかの介入が必要であった．5時間経過すると，その後自然分娩に至る可能性は10〜15％程度であった．

コンセンサス委員会（2016）により分娩第2期に対する新たなガイドラインが推奨された．このガイドラインでは，分娩第2期の停止と診断する前に，初産婦ならば少なくとも3時間，経産婦なら2時間いきむことを許容している．ただし，母児ともに元気であることに注意が必要である．著者らは，帝王切開がなされる前の時間について意見を述べている．すなわち，分娩が進行している限りは，より長い期間が適切かもしれない．また，帝王切開を行うべきと判断される分娩第2期の長さは証明されていない．

より低い帝王切開率というのは，新生児の安全が担保されるところとバランスがとれていることが重要であると直感的にわかる．加えて，分娩第2期の遷延を許容しても安全であるといえるような新生児の予後を示す確固たるデータがないことが問題である．分娩第2期が3時間以上かかった場合の重篤な新生児合併症を示す多くのデータがある（Allen, 2009；Bleich, 2012；Laughon, 2014；Leveno, 2016；Rosenbloom, 2017）．一方で，分娩中のさまざまな因子を調整したところ，分娩第2期の長さで新生児予後に差はないとする他のデータもある（Cheng, 2004；Le Ray, 2009；Rouse, 2009）．Grobmanら（2016）は，このような相反するデータの絶対数が少なく，かつ"すべての結果はよかった"と主張した．しかし合併症のいくつかは重篤である．そのため，ガイドラインを実施したことにより起こる合併症率を十分に検討するための無作為化比較試験を行う必要がある．

分娩第1期が遷延すれば，第2期も遷延することが予測される．Nelsonら（2013）は，パークランド病院で分娩した12,523人の初産婦（正期産）において，分娩第1期と第2期の時間の長さの関係性を調べた．分娩第1期の時間が長くなるほど，分娩第2期の時間も有意に長くなることがわかった．分娩第1期と分娩第2期の時間の95パーセンタイルは，それぞれ15.6時間と2.9時間であった．分娩第1期の時間が15.6時間（95パーセンタイル）未満の妊婦のうち，4.5％が分娩第2期の時間が3時間（95パーセンタイル）を超えたのに対し，分娩第1期が15.6時間以上であった妊婦は，そのうちの16％が分娩第2期で3時間を超えていた．

■ 母体の娩出力

子宮口が全開大していると，大半の女性は子宮収縮のときに"いきむ"または"押し出すこと"ことを我慢することはできない（第22章）．子宮収縮と腹筋とからなる娩出力により，児は下方へ押し進められる．時には，いきみによる力が経腟分娩の進行を遅らせたり妨害したりすることがある．深い鎮静や区域麻酔がいきみ反射を小さくしたり，腹筋が有効に収縮するのを損なうことがある．他の事例では，児頭が下降することで痛みが生じるために，もともと備わっているいきむ力をうまく発揮できないこともある．硬膜外無痛分娩を行っている妊婦の分娩第2期のいきみに対する二つのアプローチは相反する結果をもたらすという．一つは子宮口が全開大した後，子宮収縮に合わせて十分にいきむことができるということである．もう一つは，鎮痛薬を注入することにより，

妊婦がいきみたい感覚がなくなってしまうということである．Fraserら（2000）は，いきむことで困難な鉗子分娩などの処置を減らすと報告したが，Manyondaら（1990）は反対の見解を示した．Hansenら（2002）は252人の妊婦を無作為に二つに分け無痛分娩を施行した．有意に分娩第2期が遷延したにもかかわらず，母子への合併症はなかった．Plunkettら（2003）も同様の調査を行い，その見解を立証している．

■ 陣痛開始時の児の位置

先進部の先端が坐骨棘（station 0）まで下降していることを嵌入していると定義する．陣痛開始時に児頭の位置が高ければ，難産と有意に関連する（Friedman, 1965, 1976；Handa, 1993）．Roshanfekrら（1999）は803人の正期産にある初産婦を対象に，分娩活動期に児頭の位置がどこにあるかを分析した．入院時，児頭がstation 0かそれより低い位置にあったのは1/3の妊婦であり，そのうち5％が帝王切開となった．それに比べ，児頭がもっと高い位置にあった群では14％が帝王切開となった．しかし，児頭がstation 0より高いからといって，それが難産を予測する結果とはならなかった．重要なことは，分娩活動期に児頭が嵌入していない妊婦でも，86％が経腟分娩したということである．この結果は，経産婦が分娩の後半で児頭下降してくることがよくあるため，特に経産婦に当てはまる内容である．

■ 子宮収縮不全のリスク因子

子宮収縮不全の原因として，さまざまな陣痛の因子が関与している．これまで述べてきたように，無痛分娩は分娩進行を遅らせ，分娩第1期も第2期も延長することと児頭下降が緩慢になることと関連する．

絨毛膜羊膜炎は分娩遷延と関連し，臨床医の何人かは子宮内感染そのものが異常な子宮収縮の原因となると示した．Satinら（1992）は，オキシトシンで分娩促進を行った絨毛膜羊膜炎の266症例の影響を調査した．分娩の後期に診断された感染は，難産のため帝王切開を行うことの指標になることがわかった．特に，微弱陣痛でオキシトシンを必要とした絨毛膜羊膜炎症例のうち，40％が難産で帝王切開となった．しかしながら，分娩早期に絨毛膜羊膜炎と診断された妊婦については帝王切開の指標とはならなかった．この臨床的背景からは，子宮内感染が難産の原因というよりは，微弱陣痛や遷延分娩の結果起こったものであるようである．

正期産における前期破水

自然陣痛発来前の破水は，約8％に合併症が起こる．過去には，破水後6～12時間経過しても陣痛が発来しない場合，陣痛促進がなされていた．Hannah（1996）やPeleg（1999）らにより，破水した5,042症例を，医療的に介入する群とそうでない群に無作為に分け調査をした．破水後，陣痛促進を行った群と自然経過をみた群の結果を調査し，また，陣痛促進を行う群は，さらに経静脈的にオキシトシンを投与する群とプロスタグランジンE_2ゲルを使う群に分けて比較した．この研究には，それぞれの群に約1,200症例が集まった．結論は，経静脈的にオキシトシン投与を行った陣痛促進が有効であった．この結論は，分娩誘発を行った妊婦の分娩前後での感染については十分に考慮されていない．帝王切開率に有意な差はなかった．Hannahら（2000）が次に行った調査では，病院で経過観察をするよりも自宅で陣痛発来を待つほうが合併症が増えたということを示した．Mozurkewichら（2009）は，破水した場合，自然に陣痛が来るのを待つより陣痛を促進したほうが，絨毛膜羊膜炎や子宮筋層炎，NICUへ入院する割合が低いと報告した．パークランド病院では，正期産での破水で入院した場合はすぐに陣痛促進を行っている．頸管が十分に開大していたり，あるいは子宮収縮が弱い場合には，過強陣痛のリスクが低いためにオキシトシンが選択される．頸管開大が不十分であったり，子宮収縮がほとんどない場合には，頸管熟化や子宮収縮を促すためにプロスタグランジンE_1（ミソプロストール）が選択される．正期産で前期破水した妊婦へ予防的に抗菌薬を投与する利益はあまりはっきりしていない（Passos, 2012）．しかし，破水後18時間経過した場合はB群溶連菌感染予防目的に抗菌薬を開始する（第64章参照）．

急産

分娩はゆっくり進行することもあるし，異常に速く進行することもある．**急産**とは，極端に分娩の進行が速いことを意味する．この原因として，軟産道の抵抗が小さかったり，子宮や腹壁の収縮が異常に強かったりすることがあげられる．ごくまれに，陣痛の自覚がなく無痛性に分娩が進行することもある．

急産は3時間以内に児の娩出が終了することをいう．2013年，アメリカにおける25,260分娩のうち，3%が急産に当てはまるという（Martin, 2015）．急産による母児への悪影響についてはほとんど報告されていない．

母体にとって，急激に分娩が進行した場合，頸管がすぐに開き，腟があらかじめ伸展していて会陰が弛緩していれば，重篤な母体合併症を起こすことは少ない．逆にいえば，頸管が硬かったり産道が弛緩していなければ，子宮収縮により子宮破裂や頸管，腟，会陰の広範な裂傷を引き起こすことがある（Sheiner, 2004）．このような状況においては，まれに羊水塞栓症が起こることがある（第41章参照）．急激に分娩が進行すると，その後は子宮の弛緩が起こることがよくある．**分娩前に異常な強さの子宮収縮があると，分娩後子宮は弛緩しやすくなる．**ある報告によると，99人の正期産のうち，陣痛間隔が2分以内の経産婦に急産が多かった．急産は，コカインの乱用，常位胎盤早期剥離，胎便，分娩後出血やアプガースコア低値と関連がある（Mahon, 1994）．

新生児にとって，急速に進行する分娩に伴う悪影響は，さまざまな理由からかなり増加している可能性がある．間欠期がほとんどない過強陣痛では子宮血流が十分に保てず児の酸素化が妨げられる．産道の抵抗で頭蓋内損傷を起こす可能性は低い．また，Ackerら（1988）は，上腕のErb麻痺やDuchenne麻痺はこのような症例の1/3にみられると報告している．最後に，介助者のいない分娩では，新生児が床に落下したり，けがをする可能性があり，また蘇生が必要になることもある．

治療として，異常に強い子宮収縮は，鎮痛を施してもその強さが有意に変化することはない．また，硫酸マグネシウムやテルブタリンなどの子宮収縮抑制薬の使用はこういった場合には有効かどうか証明されていない．イソフルランなどの全身麻酔の使用は子宮収縮を取り去る手段として有効である．確実にいえることとしては，オキシトシンの投与はすぐに中止すべきということである．

児頭骨盤不均衡

■ 骨盤の容積

児頭骨盤不均衡は，骨盤容積が小さかったり胎児が極端に大きかったり，胎位により，あるいはそれらの複合が原因で起こる．骨盤のinlet[*1]，midpelvis[*2]，outlet[*3]のうち，それぞれ単独あるいはこれらの骨盤面の組み合わせの狭窄により，狭骨盤となる．骨盤径が狭かったり，骨盤容積が小さいことは分娩中の難産の原因となりうる．正常な骨盤径については第2章に述べられている．

◆ 骨盤入口部の狭窄

臨床所見あるいは画像診断で骨盤計測を用いて，児頭が通過すべき骨盤最小前後径を同定することが重要である．分娩に先立ち，児頭の横径の平均値は9.5〜9.8 cmである．それゆえ，10 cm未満の前後径をもつ骨盤入口部を通り抜けることは胎児にとって困難，あるいは不可能である．Mengert（1948）とKaltreider（1952）は，X線を用いて骨盤計測を行い，前後径が10 cm未満，あるいは横径が12 cm未満であれば分娩が困難となる可能性が増えると実証した．前後径と横径の両方が狭ければ，どちらかの径が狭い場合に比べ難産になる可能性がより高いと考えられる．

骨盤の狭さを検討するために，前後径か横径かのどちらかが計測される．骨盤入口部の前後径は外測法による対角結合線により近似され，これはおよそ1.5 cm大きい（第2章参照）．そのため，骨盤入口部の狭窄は，対角結合線が11.5 cm未満と決められている．

低身長の女性は骨盤も小さい傾向があり，また

訳者註
- [*1] pelvic inlet：前方の恥骨結合と両側の恥骨稜，側方の分界線，後方の仙骨岬角が境界を形成する面，骨盤入口部
- [*2] midpelvis：坐骨棘の高さの面，面積が最も狭く，横径（坐骨棘間の距離）と前後径（坐骨棘の高さにおける恥骨結合下縁と仙骨の間の距離）とで評価する
- [*3] pelvic outlet：骨盤中位方の恥骨弓，側方の坐骨結節，後方の仙骨の先端が境界を形成する面，骨盤出口部

児も小さいという傾向がある．Thoms（1937）は362人の初産婦を対象にし調査したところ，骨盤の大きさが普通もしくは大きい妊婦に比べ，骨盤の小さい妊婦の児の体重が平均280g軽いという報告をした．

通常，頸管は，破水前であれば胎胞の圧迫により，破水後であれば児の先進部からの圧迫で開大する．しかし，狭骨盤では児頭が骨盤入口部で停止するため，頸管に直接触れている卵膜の一部で子宮収縮の力が働くようになる．結果として，分娩早期の自然破水が起こりやすくなる．

狭骨盤における破水後は，頸管や子宮下部への児頭の圧迫がなくなり，子宮収縮が有効でなくなる．そのため，頸管開大のスピードがかなり遅くなったり，まったく開大しなくなることもある．Cibilsら（1965）は，骨産道への児頭の応形機能は，子宮収縮の有効性を決定する重要な役割を果たしていると報告した．応形機能が有効になればなるほどより有効な子宮収縮となる．そのため，骨盤入口部が狭窄している妊婦にとって，頸管の開大が分娩進行をみる指標となる．

骨盤入口部の狭窄は，異常な胎位を生み出す重要な役割をもっている．一般的な骨盤の初産婦であれば，分娩開始する前に児頭が下降し骨盤内に入っている．しかし骨盤入口部の狭窄があったり不正軸進入があれば，分娩開始するまで児頭は下降しない．頭位であれば，児頭は骨盤入口部より上に浮遊していたり，どちらかの腸骨窩にあったりする．そのため，この小さな影響により児が他の胎位となると考えられている．狭骨盤の妊婦では，顔位や肩位の割合が3倍多く，臍帯脱出の割合が4〜6倍多い．

◆ **骨盤中位の狭窄**

骨盤中位の狭窄は骨盤入口部の狭窄より一般的である．しばしば低在横定位の原因となり，困難な中位鉗子分娩操作あるいは帝王切開分娩に至る可能性が高い．

骨盤中位の産科的平面は，恥骨結合の下端から坐骨棘を通り，第4仙椎と第5仙椎の接合部近くの仙骨に達する．理論上，坐骨棘同士を結んでできる線で，骨盤中位の前方と後方に分けられる（図2-16参照）．前方は，恥骨結合下端と坐骨恥骨枝である．後方は，背部にある仙骨と側方にある仙棘靱帯からなり，下方は坐骨切痕までで構成されている．

骨盤中位の測定値の平均は以下のとおりである．**横径**（棘間径）10.5cm，**前後径**（坐骨結節下縁から第4・第5仙椎接合部まで）11.5cm，**後矢状径**（棘間線の中点から仙骨の中央点まで）5cm．骨盤入口部の狭窄を決める基準はあるが，骨盤中位が狭窄しているかを規定する明らかなものはない．それでも，骨盤中位の棘間径と後矢状径の合計が，通常10.5cmプラス5cmで15.5cmであるが，もし13.5cm以下であれば骨盤中位が狭窄している可能性があるといえる．この概念は，Chenら（1982）が骨盤中位の狭窄を評価するにあたり力説している概念である．つまり，棘間径が10cm未満であれば骨盤中位の狭窄が疑わしい．8cm未満であれば，骨盤中位は狭窄している．

骨盤中位の大きさの正確な測定法はないが，坐骨棘が突出していたり，骨盤壁が急峻であったり，あるいは仙坐切痕が狭い場合には骨盤中位が狭い場合がある．さらに，Ellerら（1947）は，坐骨結節間径と棘間径の関係性が常に一定であることを述べている．つまり，坐骨結節間径が狭ければ棘間径も狭いということを予測することができるというのである．しかし，坐骨結節間径が通常の大きさであっても，棘間径が狭くないとは言い切れない．

◆ **骨盤出口部の狭窄**

通常，坐骨結節間の距離が8cm以下の場合と定義されている．骨盤の出口面は，大まかに二つの三角形にたとえられ，坐骨結節間径が両者の底辺をなしている．前方の三角形の側辺は恥骨枝で，頂点は恥骨結合下端である．後方の三角形は，骨が側面をなしてはいないが，頂点は仙椎の下端である（尾骨の先端ではない）．前方の三角形が狭いために坐骨結節間径が短縮すると，必然的に児頭が後方へ押されることになる．Flobergら（1987）は，骨盤出口部の狭窄は1,400以上の正期産の初産婦において約1％の割合でみられると報告した．骨盤出口部の狭窄はそれ単独では難産の原因となることは少ないが，骨盤中位の狭窄と合併することが多く，その場合は難産の原因となりうる．**骨盤中位の狭窄を伴わない，出口部狭窄はまれである．**

骨盤出口部と児頭の大きさの不均衡が難産の原

因となることは少ないが，会陰裂傷の原因としては重要になってくる．恥骨弓が狭くなればなるほど，児の後頭部が直接恥骨結合の下方に出てくることは困難となるが，坐骨恥骨枝のほうへ押し下げられる．その結果，会陰はしだいに広げられ裂傷のリスクに曝されることになる．

■ 骨盤骨折

Vallier（2012）は妊娠中の骨盤骨折の経験を報告している．交通事故による外傷が骨盤骨折で最も多い原因であった．さらに，骨盤骨折の程度が小さく，骨盤の変形がなければ帝王切開の絶対的適応にはならないとも言及している．経腟分娩を決定するにあたり，骨折が治癒するのに8〜12週ほど要することを参考にすること，それゆえ直近の骨折の場合は帝王切開をするに値する（Amorosa, 2013）．骨盤骨折の既往があれば，妊娠後期に骨折時の骨盤X線をみたりして骨盤計測を注意深く行うことが必要である．

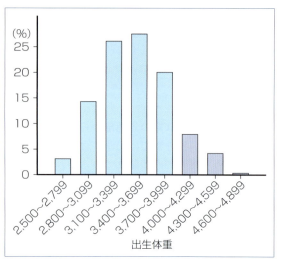

図 23-5
1989〜1999年にパークランド病院において，鉗子分娩が成功せず，帝王切開を行った362人の新生児を体重別に振り分けた．出生体重4,000 gを超える新生児はわずか12％（n=44）（濃い青の棒グラフ部分）だけであった．

■ 骨盤腔の評価

分娩における画像を用いた骨盤骨の臨床的評価方法については，第2章で詳しく説明している．骨盤腔の評価のために画像診断がなされてきた．まず，頭位の場合にX線写真だけで骨盤計測を行っても経腟分娩が可能かを確実に予測することは不可能であった（Mengert, 1948）．同様に，あるシステマティックレビューにおいて，頭位の場合にX線による骨盤計測を行うことを支持するだけのエビデンスがないことがわかった（Pattinson, 2017）．

CTを用いた骨盤計測の利点は，慣習的に行われているX線骨盤計測と比較すると，より正確にかつ簡便に評価することができるという点である．どちらの方法でもコストは同等であり，X線被曝量は少ない（第46章参照）．機械や技術にもよるが，CTを用いた骨盤計測での児への放射線量は250〜1,500 mrad まで開きがある（Moore, 1989）．

MRIを用いた骨盤計測の利点は，電離放射線被曝がなく正確な計測ができること，完全に児の描出ができること，軟産道強靱による難産の予測ができることである（McCarthy, 1986；Stark, 1985）．Zaretskyら（2005）は，骨盤と胎児の大きさの計測結果から，どの妊婦が難産で帝王切開を行うリスクになるかを決める手段としてMRIを用いた．計測結果と，難産のために帝王切開となることとの有意な関連は見つかった．しかし，帝王切開が必要となる妊婦を完全に予測することはできなかった．他の研究でも同様の結果となっている（Sporri, 1997）．

■ 胎児の体と頭の大きさ

胎児の大きさだけでは，難産とする適切な理由となることはほとんどない．今日の技術をもってしても，児頭骨盤不均衡となる胎児の大きさの基準は決められない．児頭骨盤不均衡症例の大半は，児の体重は一般的な大きさである．図23-5に示したとおり，鉗子分娩に失敗し帝王切開となった新生児の2/3は3,700 g未満であった．つまり，児頭の位置異常など他の因子が分娩障害の原因となっている．分娩障害となる因子としては，不正軸進入，後方後頭位，顔位や額位などである．

児頭の大きさに基づいた児頭骨盤不均衡を臨床的，あるいはX線写真を用いて評価する試みは難しい．Mueller（1885）とHillis（1930）は児頭骨盤不均衡を予測する臨床的な方法について言及

している．児の額や後頭部は腹壁から触れることができ，強い圧迫により入口部の軸へ直接押し下げることができる．児頭骨盤不均衡がなければ，児頭は容易に骨盤腔に嵌入し経腟分娩の予測ができる．Thorp ら（1993）は，**Mueller-Hills 手技**を行い，手技中に児頭が下がらないことと難産との関連はないと結論づけた．

単純 X 線写真を用いて児頭径を計る方法は，人によって見方が変わるために用いられなくなった．児頭大横径と児頭周囲径はエコーでも計ることができ，この計測値から難産の管理をするための情報として用いようという試みがある．Thurnau ら（1991）は，分娩の合併症を確認するために fetal-pelvic index を用いた．残念ながら，このような計測は児頭骨盤不均衡を予測する感度は不十分である（Ferguson, 1998；Korhonen, 2015）．現時点では，児頭の大きさから児頭骨盤不均衡を正確に予測するのは難しいと考えられる．

■ 顔 位

この胎位は，頸部が過伸展し，後頭部が児背と接し顎が先進する（**図 23-6**）．児の顔は，あご先を母体の恥骨結合に対して前方か後方に向けている（第 22 章参照）．あごが後方に向いている場合もあるが，大半は分娩の後半に自然に前方に回旋する（Duff, 1981）．回旋しなければ，児の額部が母体の恥骨結合に押しつけられる．この状態では，産道を通るために必要な児頭の屈曲が行えなくなる．そのため，顎後方顔位ではかなり早い週数の早産児でなければ経腟分娩は不可能である．

顔位で経腟分娩できるのはまれである．顔位は骨盤位と間違われることがある．つまり，口を肛門に，頬骨の出っ張りを坐骨結節と間違えることがあるためである．両者の区別については第 28 章で述べている．児頭が過伸展していると，X 線写真では顔面の骨が骨盤の入口部より低い位置にあることがわかる．

Cruikshank ら（1973）は顔位での経腟分娩の割合を 600 人に 1 人，0.17 ％と報告した．**表 22-1** に示したように，パークランド病院では単胎妊娠 7 万症例中，約 2,000 人に 1 人の割合で顔位分娩があった．

◆ 疫 学

顔位の原因には，児頭が屈曲するのを妨げた

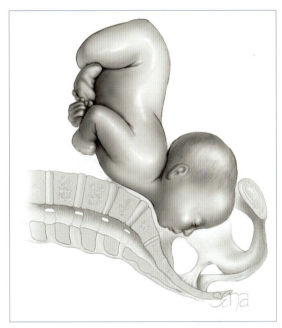

図 23-6　顔 位
後頭部が長くなり顎が後方にある．顎が前方に向かない限り，経腟分娩は不可能である．

り，伸展しやすくなる状態になるさまざまなものがある．児頭径が小さい早産児では，頭頂位になる前に分娩に至ることがある（Shaffer, 2006）．まれな事例として，頸部が腫脹していたり，臍帯の頸部巻絡が頸部の伸展を引き起こすことがある．Bashiri ら（2008）は，胎児奇形や羊水過多が顔位や額位の危険因子となると報告している．無脳児は自然に顔位でうまれる．

伸展位は，骨盤が狭かったり児がとても大きかったりするとしばしば起こりうる．Hellman ら（1950）が調査した 141 の顔位症例のうち，入口部の狭窄があったものは 40 ％であった．顔位の分娩管理を行う際に，狭骨盤が高い確率であることを注意しておくことが重要である．

多産婦は顔位の素因となる（Fuchs, 1985）．このような場合，腹壁に余裕があり児背が後頭部と同じ方向に前方や側方へ倒れる．これが頸椎や胸椎を伸展させる原因となる．

◆ 分娩様式

顔位が骨盤の入口部で観察されるのはまれなことである．代わりに，初めは額位であったものが児頭が下降するにつれ顔位になることが一般的である．このような場合の分娩様式は，基本的な下

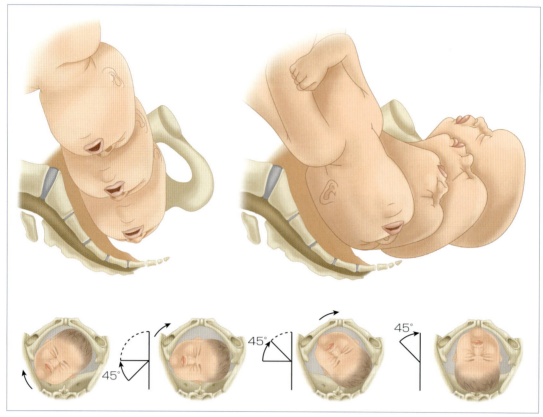

図 23-7 頤部後方顔位が回旋し頤部前方顔位となって分娩に至るメカニズム

降,内部での回旋,屈曲,伸展に伴う動き,外部での回旋からなる(図 23-7). 頭位と同様に児頭下降は起こる. 伸展した児頭と児の体の間にてこの原理が働くことにより,作用点側で後頭顆から後頭へのさらなる伸展が起こる. 抵抗があるとき,顎が下降するにつれ後頭部が児背に向かって押されるはずである.

顔が内部で回旋する理由は,顎を恥骨結合下に向けるためである. この方法によってのみ,顎が恥骨結合の後方を横切る. 顎が直接後方へ回旋する場合,約 12 cm ある仙骨前面を,カバーするだけの顎の長さが足りなくなる. さらに,児の額(前頂)が母体の恥骨結合に押される. このポジションでは,産道を通るために必要な伸展を行うことができなくなる. そのため,頤部後方顔位から分娩に至るのは,少なくとも肩が同時に骨盤に入らなければ不可能である. 児の肩が同時に骨盤に入るには,児が極端に小さいか柔らかくなければならない. 内部の回旋は頭頂位と同様に起こる.

前方への回旋と下降が終わったのち,顎と口が外陰から見え,顎の下面が恥骨に押しつけられて児頭が伸展して分娩に至る. 鼻,目,額(前頂),後頭部は続いて会陰の前面に見えてくる. 児頭が出た後,後頭部は肛門に向かって下がる. 次に,顎が外側へ回旋し,肩が出てくる.

浮腫が時として顔を大きくゆがめることがある. 同時に,頭蓋骨はかなりの確率で形が変わり,児頭の大斜径の長さが明らかに長くなる.

◆管 理

狭骨盤ではなく,有効陣痛があれば,経腟分娩が可能かもしれない. 胎児心拍数モニタリングは顔や目の損傷を避けるため外測計で行うことが望ましい. 正期産の大きさの胎児における顔位は,骨盤入口部が狭いために,しばしば帝王切開が行われる. 頤後方位を頤前方位へ用手的,あるいは鉗子でしつこく回旋させる試みは危険であり,試すべきではない. 頤前方顔位に対する低位鉗子や出口部鉗子を用いた鉗子分娩は成功する可能性があり,第 29 章で述べられている.

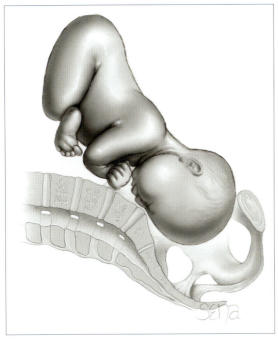

図 23-8　後方額位

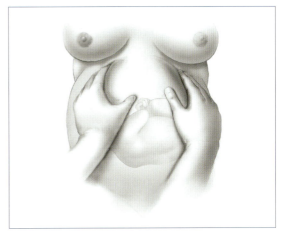

図 23-9　右肩峰背部前方の横位である妊婦に行っている Leopold 触診法

一時的な額位においては，その予後は最終的な胎勢に左右される．もし額位が持続するなら，児が小さいか骨盤が広くなければ経腟分娩は困難となる．管理は基本的には顔位と同様である．

■ 額　位

　これは最も少ない胎位であり，骨盤入口部に眼窩縁と大泉門の間の頭の部分が先進しているときに診断される．図 23-8 に示したように，児頭は十分に屈曲した後頭位と，伸展した顔位の中間のポジションをとる．胎児が小さかったり，骨盤が非常に広いという場合を除き，額位の分娩が続く限りにおいては，児頭の下降が起こらず，経腟分娩できない．

　持続する額位の原因は顔位と同様である．額位はしばしば顔位か後頭位に変わる（Cruikshank, 1973）．額位は腹部触診により，後頭部と顎の両方を容易に触れることでわかるが，内診は必要である．内診では前頭縫合，大泉門，眼窩縁，目，鼻根部を触れるが口や顎は触れない．

　胎児が小さく骨盤が広ければ一般的には分娩は容易であるが，胎児がそれなりの大きさである場合は分娩は困難となる．大斜径が短くなるか，あるいは後頭位か顔位に変わらない限りは分娩は不可能である．額位が持続する場合，経腟分娩を可能にするために児頭の変形が起こる．前頭部に広範囲にわたる産瘤ができ，触診で額を同定することが不可能になる．このような場合，前頭部が突出して大斜径が短くなる．

■ 横　位

　この胎位は，児の長軸が母体の長軸に対してほぼ垂直である．長軸が鋭角をなすときは斜位である．後者はたいてい一時的なものであり，分娩が開始すると縦位か横位に変わるためである．そのため，イギリスでは斜位は**不安定な胎位**といわれている．

　横位において，しばしば肩は骨盤入口部の上にある．頭は片方の腸骨窩に入り，殿部はもう片方の腸骨窩に入る．こうなると，右あるいは左の**肩峰**が先進してくる状態になる．児背は前後方向，上下方向どちらにもあるため，児背が前方か後方か見分ける必要がある（図 23-9）．

　横位は，視診だけで容易に診断がつくことがある．子宮底部が臍部をわずかに超える程度しか伸展していないのに対し，腹部は広がっているためである．子宮底部からは児頭か殿部か判別がつかず，腸骨窩に浮遊する児頭と，もう片方の腸骨窩に殿部を感じる．背中の位置は容易にわかる．児背が前方であるときは，腹部に硬く抵抗のある平面を触れる．児背が後方である場合，腹壁から胎児の小部分をでこぼこと触れる．

　分娩初期において内診してみると，児の胸部が触れれば"格子状に"肋骨を感じることでわか

る．さらに分娩が進行すると，胸部とは反対側に児頭と鎖骨が触れる．腋窩の位置から母体に対して児の肩がどちらを向いているかがわかる．

　横位は，メイヨークリニックとアイオワ大学病院の両方で 322 の単胎分娩に 1 人の割合でみられる（0.3 %）（Cruikshank, 1973；Johnson, 1964）．注目すべきは，パークランド病院が報告した 335 の単胎分娩のうち 1 人という割合と同様である．

◆ 疫　学

　横位の原因として，①多産による腹壁の弛緩，②早産児，③前置胎盤，④子宮奇形，⑤羊水過多，⑥狭骨盤，がある．

　4 経産以上の妊婦は，初産婦に比べ，横位になる割合が 10 倍高い．腹壁が弛緩していると子宮は前方に下垂し，産道の軸に対して児の長軸がゆがみ，斜位や横位になる．前置胎盤や狭骨盤でも同様に横位が起こる．時として，初めは縦位から横位や斜位へ変わることもある．

◆ 分娩様式

　十分成熟した胎児の自然分娩では，横位のままでいるのは不可能である．破水後，陣痛が続いていれば，胎児の肩が骨盤に押し込まれ，それに伴って腕が脱出することがしばしばある（図 23-10）．このような下降の後，肩は骨盤入口部の辺縁によって停止する．陣痛が続くにつれ，肩は骨盤上部に硬く押し込まれる．子宮は分娩障害に負けないように強く収縮する．時間が経つにつれ収縮輪は徐々に上昇し，より明確になっていく．このまま横位を放置していると，最終的には**子宮破裂**を起こす．このような合併症以外にも，前置胎盤や臍帯脱出，手術が必要となる合併症が増加する．

　もし胎児が小さく（通常は 800 g 以下），骨盤が大きければどんな胎位であっても自然分娩は可能である．胎児は頭や腹部を圧迫される．肩から下の胸壁の部分が陰部から見えるようになる．児頭と胸壁は同時に骨盤腔を通過する．児は，**重折分娩**という二つ折りの状態で娩出される．

◆ 管　理

　横位の妊婦が陣痛発来しているときは，帝王切開を施行する．陣痛前や未破水の状態での陣痛初期の際には，ほかに合併症がなければ外回転を試みる価値がある．腹部触診にて児頭を骨盤の中に動かすことができるのであれば，次の陣痛がくるまで児頭を骨盤内にとどめておくようにする．

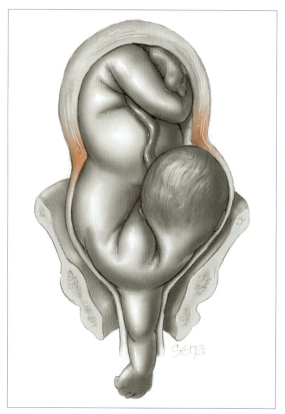

図 23-10　放置された肩位
筋肉の厚い部分が子宮下部の薄い部分の上に病的な収縮輪を形成している．子宮収縮が起こると，収縮輪の中心から上方に力が働く．収縮輪の下方にある子宮下部の薄い部分が伸展され，子宮破裂を起こしやすくなる．

　帝王切開の際，先進部が児頭でも殿部でもない場合，子宮下部横切開では児の娩出が困難である可能性がある．特に，完全な背前位の場合である．それゆえ，通常は縦切開で行う．

■ 複雑な胎位

　複雑な胎位とは，先進部に加えて骨盤内に四肢の脱出が同時に起こるようなものである（図 23-11）．Goplerud ら（1953）は 700 分娩に 1 例の割合で児頭と同時に腕や手が脱出するということを確認した．頭位における下肢の脱出や骨盤位における手の脱出はもっと少ない．パークランド病院において，7 万人あまりの単胎のうち複雑な胎位であったのは 68 人だけであった．つまり約 1/1,000 の確率である．複雑な胎位は，児頭と骨盤入口部との間に隙間ができるような状態（早産児を含む）が原因で起こる．

（Kwock, 2015；Tebes, 1999）．

難産の合併症

■ 母体合併症

　難産，特に分娩遷延は，さまざまな産科的あるいは新生児の合併症の増加と関連する．分娩時の絨毛膜羊膜炎や分娩後の骨盤**感染**は，遷延分娩や難産によく起こる．子宮弛緩による**分娩後出血**の割合は，遷延分娩で増加する．児頭が骨盤に嵌入すると，**子宮摘出を必要とする子宮破裂**を引き起こすことが多くなる．

　子宮破裂のリスク因子はほかにもある．子宮下部が異常に菲薄化していると，分娩遷延，特に多産婦や前回帝王切開を行った妊婦で重篤な危険を引き起こすことがある．児頭が下降せず骨盤に嵌入していないような児頭骨盤不均衡の場合，子宮下部が徐々に伸展していき破裂することがある．このような例は，図 23-10 で示したように不自然な**収縮輪**となる．

　このような病理学的な収縮輪は，分娩遷延に伴って子宮の局所に出現し，今日ではめったに出会うことはない．バンドルの**病的収縮輪**は，子宮下部の伸展と菲薄化によってできる溝である．双胎の第1子が出生したのち，時として子宮に砂時計のような異常収縮輪ができることがある．この収縮輪は，子宮にギザギザとした刻み目がつき，子宮下部の切迫破裂を示唆する可能性がある．この収縮輪は，適切に全身麻酔をかけ緊張を解くことで分娩に至ることもありうるが，時に第2子のよりよい予後のために帝王切開を促すこともある（第45章参照）．

　瘻孔形成は難産で発生する可能性があり，先進部が前進せず骨盤入口部へ強く押し込まれることによる．産道の組織は，骨盤壁と胎児とで過度に圧迫される．循環障害から組織が壊死し，分娩後数日して膀胱腟瘻や直腸腟瘻になることがある．しばしば，分娩第2期がかなり遷延したときに組織の圧迫による壊死が起こる．現在は，こういった瘻孔形成は，開発途上国を除いて目にすることが少ない．

　妊娠中や分娩時の**骨盤底損傷**は近年注目されている．分娩時，骨盤底は児頭からの直接の圧迫と母体のいきみによる下方への圧力とに曝される．

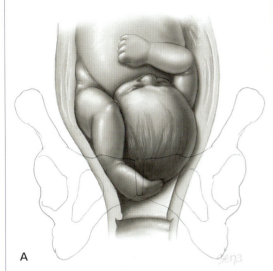
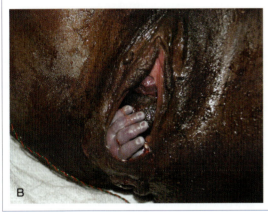

図 23-11　複雑な胎位
A．左手が頭頂部の前にきている．さらに分娩が進行すると，手が産道から後退し児頭が正常に下降する可能性がある．
B．34週の早産児の複雑な胎位の写真．順調に手を先進して分娩に至った．

（Used with permission from Dr. Elizabeth Mosier）

　大半は脱出した部位はそのままにしておく．なぜなら，分娩の妨げになることが少ないからである．もし腕が頭と同時に脱出した場合，児頭が下降するとともに腕が後退するかどうかを注意深く観察する必要がある．もし腕が後退せず児頭の下降を妨げるようなときは，脱出した腕を優しく押し上げ，同時に子宮底部圧迫により児頭を下降させる．

　一般的に，周産期死亡率や罹患率は，早産，臍帯脱出，侵襲的な産科的操作によって増加する．前腕への重篤な外傷が起こることはまれである．

これらの力が骨盤底を伸展させ，結果として，筋肉，神経，結合組織に機能的かつ解剖学的な変化を引き起こす．分娩中の骨盤底への作用が尿失禁や骨盤臓器脱を引き起こすことがその証拠である．これらの関連は第30章で述べられている．

母体の**分娩後下肢末梢神経障害**は，分娩第2期の遷延により引き起こされることがある．Wongら（2003）は分娩に関連する下肢神経障害を発表した．最も一般的な機序とは，腓骨神経の圧迫である．これは通常，特に分娩第2期が遷延している際に分娩台での不適切な足の置き方によって引き起こされる．詳しくは第36章を参照されたい．幸いなことに大半の女性は，分娩後6ヵ月以内にこの症状は消失する．

■ **新生児合併症**

母体と同様，分娩前後の胎児の敗血症も分娩遷延によって増加する．一般に，**産瘤**ができることが印象的であろう（図22-16参照）（Buchmann, 2008）．神経障害，骨折，頭血腫などの機械的外傷はしばしば起こり，詳細は第33章を参照されたい．

（訳：近藤息吹）

References

Acker DB, Gregory KD, Sachs BP, et al: Risk factors for Erb-Duchenne palsy. Obstet Gynecol 71:389, 1988.

Alexander J: MFMU Cesarean Registry: labor characteristics of women undergoing cesarean delivery for dystocia. Am J Obstet Gynecol 189(6):S138, 2003.

Allen VM, Baskett TF, O'Connell CM, et al: Maternal and perinatal outcomes with increasing duration of the second stage of labor. Obstet Gynecol 113(6):1248, 2009.

American College of Obstetricians and Gynecologists, Society for Maternal–Fetal Medicine: Safe prevention of the primary cesarean delivery. Obstetric Care Consensus No. 1, March 2014, Reaffirmed 2016.

Amorosa LF, Amorosa JH, Wellman DS, et al: Management of pelvic injuries in pregnancy. Orthop Clin North Am 44(3):301, 2013.

Bashiri A, Burstein E, Bar-David J, et al: Face and brow presentation: independent risk factors. J Matern Fetal Neonatal Med 21(6):357, 2008.

Bleich AT, Alexander JM, McIntire DD, et al: An analysis of second-stage labor beyond 3 hours in nulliparous women. Am J Perinatol 29:717, 2012.

Buchmann EJ, Libhaber E: Sagittal suture overlap in cephalopelvic disproportion: blinded and non-participant assessment. Acta Obstet Gynecol Scand 87(7):731, 2008.

Caldeyro-Barcia R, Alvarez H, Reynolds SR: A better understanding of uterine contractility through simultaneous recording with an internal and a seven channel external method. Surg Obstet Gynecol 91:641, 1950.

Chen HY, Huang SC: Evaluation of midpelvic contraction. Int Surg 67:516, 1982.

Cheng YW, Hopkins LM, Caughey AB: How long is too long: does a prolonged second stage of labor in nulliparous women affect maternal and neonatal outcomes? Am J Obstet Gynecol 191(3):933, 2004.

Cheng YW, Shaffer BL, Bryant AS, et al: Length of the first stage of labor and associated perinatal outcomes in nulliparous women. Obstet Gynecol 116(5):1127, 2010.

Cibils LA, Hendricks CH: Normal labor in vertex presentation. Am J Obstet Gynecol 91:385, 1965.

Cohen W: Influence of the duration of second stage labor on perinatal outcome and puerperal morbidity. Obstet Gynecol 49:266, 1977.

Cohen W, Friedman EA: Management of Labor. Baltimore, University Park Press, 1983.

Cohen WR, Friedman EA: Misguided guidelines for managing labor. Am J Obstet Gynecol 212(6):753.e1, 2015a.

Cohen WR, Friedman EA: Perils of the new labor management guidelines. Am J Obstet Gynecol 212(4):420, 2015b.

Cruikshank DP, White CA: Obstetric malpresentations: twenty years' experience. Am J Obstet Gynecol 116:1097, 1973.

Duff P: Diagnosis and management of face presentation. Obstet Gynecol 57:105, 1981.

Eller WC, Mengert WF: Recognition of mid-pelvic contraction. Am J Obstet Gynecol 53:252, 1947.

Ferguson JE, Newberry YG, DeAngelis GA, et al: The fetal-pelvic index has minimal utility in predicting fetal-pelvic disproportion. Am J Obstet Gynecol 179:1186, 1998.

Floberg J, Belfrage P, Ohlsén H: Influence of pelvic outlet capacity on labor. A prospective pelvimetry study of 1,429 unselected primiparas. Acta Obstet Gynecol Scand 66:121, 1987.

Fraser WD, Marcoux S, Krauss I, et al: Multicenter, randomized, controlled trial of delayed pushing for nulliparous women in the second stage of labor with continuous epidural analgesia. Am J Obstet Gynecol 182:1165, 2000.

Friedman E: The graphic analysis of labor. Am J Obstet Gynecol 68:1568, 1954.

Friedman EA: Labor. Clinical Evaluation and Management, 2nd ed. New York, Appleton-Century-Crofts, 1978.

Friedman EA: Primigravid labor; a graphicostatistical analysis. Obstet Gynecol 6(6):567, 1955.

Friedman EA, Sachtleben MR: Station of the fetal presenting part II: effect on the course of labor. Am J Obstet Gynecol 93:530, 1965.

Friedman EA, Sachtleben MR: Station of the fetal presenting part IV: arrest of descent in nulliparas. Obstet Gynecol 47:129, 1976.

Fuchs K, Peretz BA, Marcovici R, et al: The grand multipara—is it a problem? Int J Gynaecol Obstet 73:321, 1985.

Gambling DR, Sharma SK, Ramin SM, et al: A randomized study of combined spinal-epidural analgesia versus intravenous meperidine during labor: impact on cesarean delivery rate. Anesthesiology 89(6):1336, 1998.

Goplerud J, Eastman NJ: Compound presentation: survey of 65 cases. Obstet Gynecol 1:59, 1953.

Grobman WA, Bailit J, Lai Y, et al: Association of the duration of active pushing with obstetric outcomes. Obstet Gynecol 127(4):667, 2016.

Handa VL, Laros RK: Active-phase arrest in labor: predictors of cesarean delivery in a nulliparous population. Obstet Gynecol 81:758, 1993.

Hannah M, Ohlsson A, Farine D, et al: International Term PROM Trial: a RCT of induction of labor for prelabor rupture of membranes at term. Am J Obstet Gynecol 174:303, 1996.

Hannah ME, Hodnett ED, Willan A, et al: Prelabor rupture of the membranes at term: expectant management at home or in hospital? Obstet Gynecol 96:533, 2000.

Hansen SL, Clark SL, Foster JC: Active pushing versus passive fetal descent in the second stage of labor: a randomized controlled trial. Obstet Gynecol 99:29, 2002.

Harper LM, Caughey AB, Roehl KA, et al: Defining an abnormal first stage of labor based on maternal and neonatal outcomes. Am J Obstet Gynecol 210(6):536.e1, 2014.

Hauth JC, Hankins GD, Gilstrap LC III: Uterine contraction pressures achieved in parturients with active phase arrest. Obstet Gynecol 78:344, 1991.

Hauth JC, Hankins GD, Gilstrap LC III, et al: Uterine contraction pressures with oxytocin induction/augmentation. Obstet Gynecol 68:305, 1986.

Hellman LM, Epperson JW, Connally F: Face and brow presentation: the experience of the Johns Hopkins Hospital, 1896 to 1948. Am J Obstet Gynecol 59:831, 1950.

Hendricks CH, Quilligan EJ, Tyler AB, et al: Pressure relationships between intervillous space and amniotic fluid in human term pregnancy. Am J Obstet Gynecol 77:1028, 1959.

Hillis DS: Diagnosis of contracted pelvis by the impression method. Surg Gynecol Obstet 51:857, 1930.

Johnson CE: Transverse presentation of the fetus. JAMA 187:642, 1964.

Kaltreider DF: Criteria of midplane contraction. Am J Obstet Gynecol 63:392, 1952.

Korhonen U, Taipale P, Heinonen S: Fetal pelvic index to predict cephalopelvic disproportion-a retrospective clinical cohort study. Acta Obstet Gynecol Scand 94(6):615, 2015.

Kwok CS, Judkins CL, Sherratt M: Forearm injury associated with compound presentation and prolonged labour. J Neonatal Surg 4(3):40, 2015.

Larks SD: Electrohysterography. Springfield, Thomas, 1960.

Laughon SK, Berghella V, Reddy UM, et al: Neonatal and maternal outcomes with prolonged second stage of labor. Obstet Gynecol 124(1):57, 2014.

Le Ray C, Audibert F, Goffinet F, et al: When to stop pushing: effects of duration of second-stage expulsion efforts on maternal and neonatal outcomes in nulliparous women with epidural analgesia. Am J Obstet Gynecol 201(4):361.e1, 2009.

Leveno KJ, Nelson DB, McIntire DD: Second-stage labor: how long is too long? Am J Obstet Gynecol 214(4):484, 2016.

Mahon TR, Chazotte C, Cohen WR: Short labor: characteristics and outcome. Obstet Gynecol 84:47, 1994.

Manyonda IT, Shaw DE, Drife JO: The effect of delayed pushing in the second stage of labor with continuous lumbar epidural analgesia. Acta Obstet Gynecol Scand 69:291, 1990.

Marte K, Voutsos L: Reduction in the cesarean delivery rate after obstetric care consensus guideline implementation. Obstet Gynecol 128(6):1445, 2016.

Martin JA, Hamilton BE, Osterman MJ, et al: Births: final data for 2013. Natl Vital Stat Rep 64(1):1, 2015.

McCarthy S: Magnetic resonance imaging in obstetrics and gynecology. Magn Reson Imaging 4:59, 1986.

Mengert WF: Estimation of pelvic capacity. JAMA 138:169, 1948.

Menticoglou SM, Manning F, Harman C, et al: Perinatal outcomes in relation to second-stage duration. Am J Obstet Gynecol 173:906, 1995a.

Menticoglou SM, Perlman M, Manning FA: High cervical spinal cord injury in neonates delivered with forceps: report of 15 cases. Obstet Gynecol 86:589, 1995b.

Moore MM, Shearer DR: Fetal dose estimates for CT pelvimetry. Radiology 171:265, 1989.

Mozurkewich E, Chilimigras J, Koepke E, et al: Indications for induction of labour: a best-evidence review. BJOG 116(5):626, 2009.

Mueller P: About the prognosis for delivery with a narrow pelvis. Arch Gynaekol 27:311, 1885.

Nelson DB, McIntire DD, Leveno KJ: Relationship of the length of the first stage of labor to the length of the second stage. Obstet Gynecol 122:27, 2013.

Olah KS, Neilson J: Failure to progress in the management of labour. BJOG 101:1, 1994.

Passos F, Cardose K, Coelho AM, et al: Antibiotic prophylaxis in premature rupture of membranes at term. Obstet Gynecol 120:1045, 2012.

Pattinson RC, Cuthbert A, Vannevel V: Pelvimetry for fetal cephalic presentations at or near term for deciding on mode of delivery. Cochrane Database Syst Rev 3:CD000161, 2017.

Peleg D, Hannah ME, Hodnett ED, et al: Predictors of cesarean delivery after prelabor rupture of membranes at term. Obstet Gynecol 93:1031, 1999.

Plunkett BA, Lin A, Wong CA, et al: Management of the second stage of labor in nulliparas with continuous epidural analgesia. Obstet Gynecol 102:109, 2003.

Reynolds SR, Heard OO, Bruns P, et al: A multichannel strain-gauge tocodynamometer: an instrument for studying patterns of uterine contractions in pregnant women. Bull Johns Hopkins Hosp 82:446, 1948.

Rosenbloom JI, Stout MJ, Tuuli MG, et al: New labor management guidelines and changes in cesarean delivery patterns. Am J Obstet Gynecol October 14, 2017 [Epub ahead of print].

Roshanfekr D, Blakemore KJ, Lee J, et al: Station at onset of active labor in nulliparous patients and risk of cesarean delivery. Obstet Gynecol 93:329, 1999.

Rouse DJ, Owen J, Hauth JC: Active-phase labor arrest: oxytocin augmentation for at least 4 hours. Obstet Gynecol 93:323, 1999.

Rouse DJ, Weiner SJ, Bloom SL, et al: Second-stage labor duration in nulliparous women: relationship to maternal and perinatal outcomes. Am J Obstet Gynecol 201(4):357.e1, 2009.

Satin AJ, Maberry MC, Leveno KJ, et al: Chorioamnionitis: a harbinger of dystocia. Obstet Gynecol 79:913, 1992.

Shaffer BL, Cheng YW, Vargas JE, et al: Face presentation: predictors and delivery route. Am J Obstet Gynecol 194(5):e10, 2006.

Sharma SK, McIntire DD, Wiley J, et al: Labor analgesia and cesarean delivery: an individual patient meta-analysis of nulliparous women. Anesthesiology 100(1):142, 2004.

Sheiner E, Levy A, Mazor M: Precipitate labor: higher rates of maternal complications. Eur J Obstet Gynecol Reprod Biol 116(1):43, 2004.

Sporri S, Hanggi W, Brahetti A, et al: Pelvimetry by magnetic resonance imaging as a diagnostic tool to evaluate dystocia. Obstet Gynecol 89:902, 1997.

Stark DD, McCarthy SM, Filly RA, et al: Pelvimetry by magnetic resonance imaging. Am J Radiol 144:947, 1985.

Tebes CC, Mehta P, Calhoun DA, et al: Congenital ischemic forearm necrosis associated with a compound presentation. J Matern Fetal Med 8:281, 1999.

Thoms H: The obstetrical significance of pelvic variations: a study of 450 primiparous women. BMJ 2:210, 1937.

Thorp JM Jr, Pahel-Short L, Bowes WA Jr: The Mueller-Hillis maneuver: can it be used to predict dystocia? Obstet Gynecol 82:519, 1993.

Thurnau GR, Scates DH, Morgan MA: The fetal-pelvic index: a method of identifying fetal-pelvic disproportion in women attempting vaginal birth after previous cesarean delivery. Am J Obstet Gynecol 165:353, 1991.

Vallier HA, Cureton BA, Schubeck D: Pregnancy outcomes after pelvic ring injury. J Orthop Trauma 26(5):302, 2012.

Wilson-Leedy JG, DiSilvestro AJ, Repke JT, et al: Reduction in the cesarean delivery rate after Obstetric Care Consensus guideline implementation. Obstet Gynecol 128(1):145, 2016.

Wong CA, Scavone BM, Dugan S, et al: Incidence of postpartum lumbosacral spine and lower extremity nerve injuries. Obstet Gynecol 101:279, 2003.

World Health Organization: Partographic management of labour. Lancet 343:1399, 1994.

Zaretsky MV, Alexander JM, McIntire DD, et al: Magnetic resonance imaging pelvimetry and the prediction of labor dystocia. Obstet Gynecol 106:919, 2005.

Zhang J, Landy HJ, Branch DW, et al: Contemporary patterns of spontaneous labor with normal neonatal outcomes. Obstet Gynecol 116:1281, 2010.

Zhang J, Troendle JF, Yancey MK: Reassessing the labor curve in nulliparous women. Am J Obstet Gynecol 187(4):824, 2002.

CHAPTER 24 分娩時の評価
Intrapartum Assessment

- 電気的胎児モニタリング 561
- その他の分娩中評価手技 577
- 胎児機能不全 580
- 分娩中の子宮活動の測定 588

> *To study the forces exerted by labour, a rubber bag was inserted into the uterus which was connected with a manometer. In this way it was found that the intra-uterine pressure, in the intervals between the contractions, was represented by a column of mercury 20 millimeters high, 5 of which were due to the tonicity of the walls and 15 to its contents. During the pains, however, the mercury rose considerably, reaching a height of from 80 to 250 millimeters.*
>
> —J. Whitridge Williams (1903)

Williamsの第1版には，分娩中の胎児モニタリングに関する記述は少ない．その後，胎児心拍を聴診器で聴取するようになった．しかし1960年代後半〜1970年代初頭にかけての，電気的胎児モニタリングの開発により，こうした産科的手法は用いられなくなった（Hon, 1958）．胎児心拍数を連続的に記録紙に描写する方法が，胎児に影響を与える病態生理学的事象を評価するうえで有用であることが期待された．

当初，電気的胎児心拍モニタリングは合併症をもった妊婦に使用されていたが，徐々に多くの正常な妊婦に使用されるようになった．現在ではアメリカで出生した生産児の85％以上が分娩進行中に電気的胎児モニタリングを受けている（Ananth, 2013）．

電気的胎児モニタリング

■ 内測法による（直接的）電気的モニタリング

直接的胎児心拍測定法は双極性の電極を児頭に直接装着することで測定をする（図24-1）．電極ワイヤーを児頭の頭部に留置し，もう一方を電極上の金属に留置する．胎児の電気的心拍シグナル（P波，QRS波，そしてT波）が増幅され心拍数算出のために胎児心拍監視装置に描出される．R波のピーク電位が胎児の心臓の電気的活動を最も確実に検出する部分である．

胎児児頭電極を用いた胎児心電図を図24-2に示す．時間（t）は胎児のR波の間隔をミリ秒単位で胎児心拍監視装置に描出し，次のR波の到達

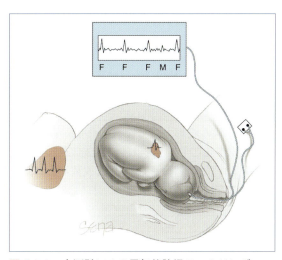

図24-1 内測計による電気的胎児モニタリング
QRS波形（F）は電極を児頭に留置し検出したものを図示したもの．また母体心拍と一致した波形はM波形として描出される．

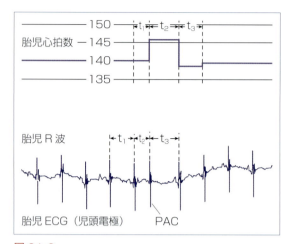

図 24-2
図は胎児児頭電極を用いた胎児心電図から得られたシグナルを，コンピュータ処理を行い連続する心拍として描出したもの．ミリ秒単位の時間間隔（t_1，t_2，t_3）は，胎児心拍監視装置によって得られた，連続する胎児 R 波を，瞬間的な胎児心拍数としてコンピュータ処理をすることで測定される．
ECG：心電図，PAC：胎児心房性期外収縮．

とともに胎児心拍数が記載されていく．図 24-2 に示すように心房性期外収縮は胎児心拍の一過性頻脈として計算される．なぜならば t_2 がその前の t_1 より短いからである．連続する R 波と R 波から計算された胎児心拍数変動は beat-to-beat variability として知られている．

電極によって検出される電気的心拍複合体は母体から発生するものも含んでいる．しかし，母体の心電図シグナルによって生じる振幅は，児頭電極を介して記録される際に消去され，胎児心電図シグナルによって隠されてしまう．図 24-3 に母体の胸壁心電図のシグナルと胎児児頭心電図のシグナルを示す．この胎児は心房性期外収縮を認め，それは胎児心拍監視装置では"急激な心拍"として捉えられ，通常の胎児心拍モニターにおいてはスパイク状の波形として記録される．重要な点は，胎児が死亡すると，母体の R 波は次に児頭電極を介して検出され，胎児心拍監視装置上に記録されることになる（図 24-4）．

■ 外測法による（間接的）電気的モニタリング

破水を避けることができるというメリットはあるが，外測計によるモニタリングは内測計によるモニタリングほどの精度を保証することはできない（Nunes, 2014）．たとえば肥満のため外測計によるモニタリングが困難な女性もいる（Brocato, 2017）．

外測計モニタリングでは，胎児心拍数は**超音波ドプラ法**の原理を用いて，経母体腹壁的に検出することが可能である．超音波波形は，経時的に変化する胎児心臓弁と収縮期に駆出される血流を反映し頻繁に変動する（第 10 章参照）．そのユニットは超音波信号を送るトランスデューサーと，頻繁に変動する反射した音波を検出するためのセンサーから構成される．トランスデューサーは胎児心拍活動が最も検出されやすい母体腹壁に置く．超音波は空気中では十分に伝播されないためジェルを用いる必要がある．トランスデューサーはベルトによりその位置に固定される．正確に位置を固定することで，胎児心拍と母体心拍動を区別しやすくなる（Neilson, 2008）．

超音波ドプラシグナルはモニター上に記載される前に電気的に解析される．胎児心臓弁の動きを反映した超音波シグナルはマイクロプロセッサーにより解析され，入力されたシグナルはその直前のシグナルと比較される．このプロセスは"**自己修正**"と呼ばれるもので，胎児心拍数が規則的であるのに対し，"ノイズ"がランダムで規則性がないという原則に基づくものである．いくつかの胎児心拍は，記録紙に描出される前に，マイクロプロセッサーによって電気的に妥当なものかどうか判断されなければならない．こうした電気的解析によって，胎児心拍を記録する際の質が劇的に改善された．現在の胎児モニターが有するその他の特徴としては，双胎のモニタリングが可能であること，母体心拍数を同時に計測可能であること，胎児心電図を表示可能であること，そして母体酸素飽和度を記録可能であることなどがあげられる．また多くの胎児モニターは保存記憶システムが導入されているため，紙ベースの保管を行わなくて済む．

科学技術の進歩により，今日では離れたモニタリングルームから胎児心拍数を監視できるようになった．複数の患者を同時に監視する方法によって，新生児転帰が改善されることが期待された．複数同時監視システムに関する唯一の研究報告がある．Anderson ら（2011）は，12 人のモニター観察者を対象として，胎児心拍モニタリング中の危機的なシグナルを検出する能力を測定する研究

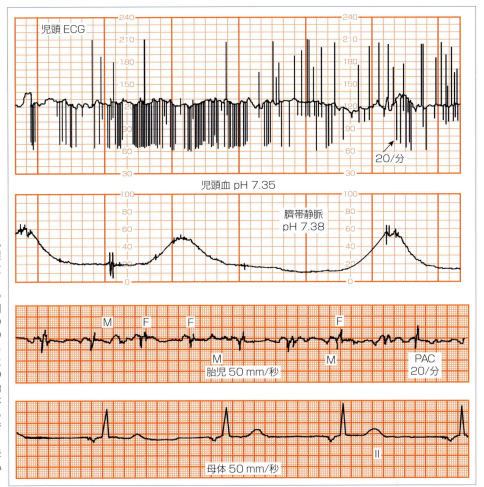

図 24-3
一番上段に記載された波形が胎児児頭電極を用いた標準的な胎児心拍数モニターである．モニター上に認める棘波は心房性期外収縮によるものである．二番目のパネルは随伴する子宮収縮を示したものである．下の二つのパネルは胎児児頭電極と母体胸壁電極から得られた心電図波形である．
F：胎児，M：母体，PAC：胎児心房性期外収縮．

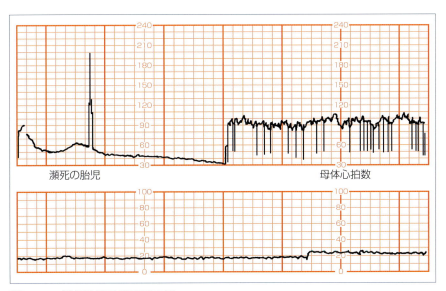

図 24-4　常位胎盤早期剥離症例
上段のパネルでは最初胎児児頭電極で瀕死の胎児の心拍を描出していた．胎児の死後母体心拍が検出され記録された．下段のパネルでは子宮収縮を認めていない．

を行った．同時にモニターする数を1，2，4と変化させた．その結果モニター数が増加するほど，検出精度は低下する結果となった．

■ 胎児心拍パターン

胎児心拍パターンの解釈をするにあたり，正しい定義と命名法がなければ大きな問題となりうる．一例として，Blackwellら（2011）は母体胎児医学の専門家に対して，154症例の胎児心拍波形の評価をさせた．その結果，最も悪いモニター波形の評価が，専門家間の評価の一致が不十分であり，それほど重症でないモニター波形の評価の一致は中等度であった．

The National Institute of Child Health and Human Development（NICHD）Research Planning Workshop（1997）において，分娩時の胎児心拍数パターンの評価のために標準化され，明確な定義を定めるために専門家で検討を行った．このワークショップは2008年にも開催された．この2回目のワークショップで提案され定義された結果を，この章では用いており，また，この定義はアメリカ産婦人科学会（ACOG）においても承認されている（2017a）(表24-1)．重要な点は，胎児心拍数データの解釈が，記録紙に描出された胎児心拍を視覚パターンに基づいて認識することである．それゆえ，記録紙の縦横のスケーリングをどのようにするかが胎児心拍波形の見え方に大きな影響を及ぼす．このワークショップにおいて，記録紙の表記方法は，縦軸は30 bpmごとに1 cmの間隔をとり（30～240心拍数/分の範囲），記録紙のスピードは3 cm/分とするように推奨された．記録紙のスピードが3 cm/分では，胎児心拍変動が滑らかに描出されるのに対し，1 cm/分では不正確に描出される．そのため，パターン認識は記録紙のスケールによってかなり誤って認識されることがある．

■ 基線胎児心拍活動

ここでは子宮収縮に伴う一過性頻脈や徐脈以外の特徴に関して言及する．**心拍**，**beat-to-beat variability**，**胎児不整脈**，そしてサイヌソイダルパターンやサルタトリパターンを含んだ胎児心拍活動の特徴に関して記述する．

◆ 心　拍

胎児が成熟するにつれて心拍数は減少する．これは生後も続き，8歳までに平均心拍数は85 bpmとなる（Tintinalli, 2016）．Pillaiら（1990）は胎児心拍数の基線は，妊娠16週～正期産にかけて，平均24 bpm減少する，もしくは妊娠1週間ごとに約1 bpmずつ減少するということを報告した．この胎児心拍数の緩徐な減少は，副交感神経系（迷走神経）の成熟に伴い，心臓を制御するようになるためと考えられている（Renou, 1969）．

胎児心拍数の基線は10分間の区画において，5の倍数の平均心拍で表記する．どの10分間の区画であっても，基線を解釈するためには少なくとも2分間は必要である．もし胎児心拍数の基線が110 bpm以下であった場合は，それは**徐脈**と呼ぶ．160 bpm以上の場合は**頻脈**と呼ぶ．胎児平均心拍数はペースメーカ細胞によるacceleratorとdeceleratorによって，バランスが保たれる結果と考えられている．この概念のもと，交感神経系システムはacceleratorとしての役割をもち，副交感神経系システムは，迷走神経を介して心拍数を減少させるというdeceleratorの役割をもつと考えられている（Dawes, 1985）．心拍数はまた，低酸素や高二酸化炭素に反応する動脈化学受容体によっても調節を受けている．重度のそして遷延する低酸素血症により，血中乳酸レベルが上昇し代謝性アシドーシスに陥ると，心拍は遷延徐脈となる（Thakor, 2009）．

・徐　脈

第3三半期に入ると，通常の胎児平均心拍数の基線は徐々に120～160 bpmの範囲に落ち着くようになる．しかし，実際のところ，100～119 bpmの間の心拍数は，ほかに所見がない場合は，通常は胎児の危険は考慮されない．そうした低めではあるが，潜在的には正常範囲の基線心拍数は，特に分娩第2期の後方後頭位や横低位における児頭圧迫によって生じうる（Young, 1976）．そのような軽度な徐脈は，妊娠の約2％に認め，その持続期間は平均約50分に及んだ．Freemanら（2003）は80～120 bpmの範囲の徐脈に関しては，良好な基線細変動が保たれていれば，reassuringであると結論した．80 bpm以下の心拍の解釈に関しては問題があり，一般的にはnon-reassuringの状態を考慮する．

表 24-1　電気的胎児モニタリングの定義

パターン	定義
基線	・胎児心拍数は 10 分間の区画における，およその平均心拍数である． 　表記は 5 の倍数で行い，以下のものを除外する． 　①周期的，もしくは一時的な変動 　②胎児心拍の基線細変動で著明な部分 　③ 25 bpm 以上異なる基線の部分 ・基線はどの 10 分間の区画においても最低でも 2 分は連続しなければならない． 　基線がその区画において不確定である場合は，その前の 10 分間を参照し基線を決定する． ・正常な胎児心拍基線：110 〜 160 bpm ・頻脈：胎児心拍基線＞ 160 bpm ・徐脈：胎児心拍基線＜ 110 bpm
基線細変動	・基線胎児心拍の不規則で振幅があり頻回に認める変動のこと． ・細変動は視覚的に頂点から谷への振幅を bpm 単位で定量化する． 　　消失：変動の幅を認めないもの 　　減少：変動の幅は認めるが 5 bpm 以下のもの 　　正常：変動の幅が 6 〜 25 bpm のもの 　　増加：変動の幅が 25 bpm 以上のもの
一過性頻脈	・視覚的に明らかで突然の胎児心拍数の増加（起点から頂点までが 30 秒未満）． ・妊娠 32 週以降は，一過性頻脈は基線から頂点までが 15 bpm 以上あり，持続時間が 15 秒以上であるが起点から 2 分以内に基線に戻るもの． ・妊娠 32 週未満は，一過性頻脈は基線から頂点までが 10 bpm 以上あり，持続時間が 10 秒以上であるが起点から 2 分以内に基線に戻るもの． ・遷延性頻脈は 2 分以上持続するが 10 分には満たないもの． ・もし一過性頻脈が 10 分以上持続する場合は基線の変化とする．
早発一過性徐脈	・子宮収縮に伴って生じる，視覚的には明らかに，たいていは対称的で徐々に低下し回復する胎児心拍． ・胎児心拍数の低下は起点から最下点までが 30 秒以上と定義． ・胎児心拍数の低下は基線から最下点までを計算する． ・徐脈の最下点は子宮収縮のピークに一致する． ・多くの場合，徐脈の開始，最下点と基線への回復は，それぞれ子宮収縮の始まり，収縮のピークと収縮の終わりに一致する．
遅発一過性徐脈	・子宮収縮に伴って生じる，視覚的には明らかに，たいていは対称的で徐々に低下し回復する胎児心拍． ・胎児心拍数の低下は起点から最下点までが 30 秒以上と定義． ・胎児心拍数の低下は基線から最下点までを計算する． ・徐脈の最下点は子宮収縮のピークに遅れて生じる． ・多くの場合，徐脈の開始，最下点と基線への回復は，それぞれ子宮収縮の始まり，収縮のピークと収縮の終わりに遅れて生じる．
変動一過性徐脈	・視覚的に明らかで急激な胎児心拍の低下． ・急激な胎児心拍の低下は徐脈の開始の起点から最下点までが 30 秒未満と定義される． ・胎児心拍数の低下は基線から最下点までを計算する． ・胎児心拍の低下は，15 bpm 以上で，15 秒以上持続し 2 分未満のもの． ・変動一過性徐脈が子宮収縮に関連するときは，起点，変動の深さ，そして持続は一般的に子宮収縮によって変化する．
遷延性徐脈	・視覚的に明らかな胎児心拍の基線以下への低下． ・胎児心拍の基線から低下は 15 bpm 以上であり，2 分以上持続するが 10 分には満たないもの． ・もし徐脈が 10 分以上持続した場合は基線の変化である．
サイヌソイダルパターン	・視覚的に明らかな，滑らかで正弦波状の基線パターンをとる． 　20 分以上持続し基線は毎分 3 〜 5 サイクルの変化をみる．

(Data from Macones, 2008)

胎児徐脈の原因のいくつかは，先天的な胎児心ブロックや胎児の重篤な状態を反映するものである（Jaeggi, 2008；Larma, 2007）．図24-5に示す徐脈は常位胎盤早期剥離を発症した瀕死の状態の胎児のものである．母体の脳動脈瘤の手術や，開胸心臓バイパス術の際の全身麻酔による母体低体温症によっても胎児徐脈が生じうる．胎児徐脈は重篤な腎盂腎炎や母体低体温症によっても生じることが報告されている（Hankins, 1997）．これらの児は，こうした数時間に及ぶ徐脈によって明らかに傷害されるということはない．

・頻脈

胎児頻脈は基線心拍数が160 bpm以上のものと定義される．最も一般的な胎児頻脈の原因は，絨毛膜羊膜炎でありその他の要因によって生じた母体発熱でも，胎児基線心拍数を増加させる．胎児頻脈は明らかな母体発熱に先行しうる症例もある（Gilstrap, 1987）．母体感染症によって生じた典型的な胎児頻脈は，周期的な胎児心拍の変化や胎児敗血症を伴わなければ，胎児の傷害と関連することはない．

胎児頻脈の他の原因としては，胎児の状態不良，胎児不整脈，そして母体への副交感神経遮断薬（アトロピン）や交感神経刺激薬（テルブタリン）投与などがある．硬膜外麻酔によって生じる母体低血圧のような，胎児に影響を与える事象を迅速に解除することが胎児蘇生につながりうる．頻脈に関連した胎児状態不良と正常とを区別する鍵となる特徴は，付随して生じる一過性徐脈にあると思われる．

・Wandering Baseline

この基線心拍数は不安定で，120〜160 bpmの間を"ふらつく"（Freeman, 2003）．このまれな所見は神経学的に異常な胎児であることを示唆し，また死の直前の事象として生じることがある．対照的に，正常基線心拍数の変化は陣痛が生じている間は一般的であり，胎児異常を予測しない（Yang, 2017）．

◆ Beat-to-beat variability

基線の細変動は心血管系機能の重要な指標であり，自律神経系によって主に調節を受けている（Kozuma, 1997）．すなわち，交感神経系と副交感神経系の"押し引き"が洞房結節を介して，その瞬間瞬間，1拍1拍の振動を形づくっていく．そ

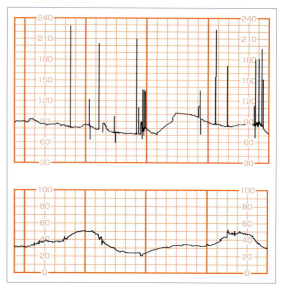

図24-5
常位胎盤早期剥離を発症し，後に胎児死亡となった症例の児頭電極によって計測された胎児徐脈（上段のパネル）．同時に子宮収縮がみられる（下段のパネル）．

うした心拍数の変動を基線細変動と定義する．細変動はさらにshort termとlong termに分類されるが，こうした用語は近年使用されなくなってきている．**Short term variability**は，1心拍から次の1心拍，もしくはR波から次のR波までの，瞬間的な胎児心拍の変化を反映する．この細変動は心臓の収縮期から次の収縮期までの間の，時間間隔を測定する（図24-6）．Short term variabilityを測定するうえで，最も信頼性が高い測定方法は児頭電極を用いて直接的に電気的心サイクルを測定した場合のみである．**Long term variability**は1分間の振幅変化を描出するために使用され，基線のうねりとして表現される（図24-7）．そうした波形の通常の頻度は1分間当たり3〜5サイクルである（Freeman, 2003）．

Short term variabilityやlong term variabilityの正確な定量分析は，技術的そして尺度化に起因するいくつかの難題があることを知っておく必要がある（Parer, 1985）．多くの臨床的な評価は，基線の滑らかさや平坦さなどといった主観的な判断である，視覚的な分析に基づいている．Freemanら（2003）らは，short term variabilityとlong term variabilityの違いに臨床的な意味はないことを示唆した．同様に，NICHD Workshop（1997）ではshort term variabilityとlong term

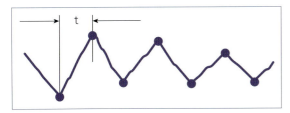

図 24-6 胎児児頭電極によって測定された short term variability
t：胎児の連続する R 波間の時間間隔．
(Adapted with permission from Klavan M, Laver AT, Boscola MA: Clinical concepts of fetal heart rate monitoring. Waltham, Hewlett-Packard, 1977)

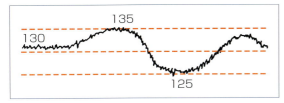

図 24-7 胎児心拍数が 125〜135 bpm の範囲にある long term variability
(Adapted with permission from Klavan M, Laver AT, Boscola MA: Clinical concepts of fetal heart rate monitoring. Waltham, Hewlett-Packard, 1977)

variability を区別することを推奨しなかった．なぜならば，実際の臨床ではそれらは視覚的に一つの単位として決定されるからである．その Workshop では基線の細変動を，1 分間に 2 サイクル以上の基線の変動，として定義した．彼らは細変動を定量化するために図 24-8 に示す分類基準を用いることを推奨した．正常の細変動は 6〜25 bpm とされた．

• 細変動の増加

いくつかの生理学的，病理学的なプロセスは beat-to-beat variability に影響，あるいは干渉しうる．より大きな細変動は胎児の呼吸や胎動によって生じる（Dawes, 1981；Van Geijn, 1980）．Pillai ら（1990）は基線細変動が妊娠週数が進むにつれ増加したと報告した．妊娠週数が 30 週までは，基線の特徴が胎児の活動低下時と活動時でともに似通っていた．妊娠週数が 30 週を超えると，胎児の活動低下と，基線細変動減少が関連するが，胎児の活動増加は基線再変動を増加させた．心拍数が増加するにつれて，胎児心拍数の基線は生理学的に安定してくる．この現象はおそらく，心拍数の増加により一心拍ごとの間隔が短くなるにつれて，心血管系の生理機能が安定するということを反映している．

• 細変動の減少

Beat-to-beat variability の減少の一般的な原因は，分娩進行中に使用する鎮痛薬である（第 25 章参照）．さまざまな中枢神経系抑制薬は短期間の一心拍ごとの細変動の減少を生じうる．麻薬，バルビツレート系，フェノチアジン系，精神安定剤そして全身麻酔薬などが含まれる．副腎皮質ステロイドもまた細変動を低下させる（Knaven, 2017）．ある特別な例をあげると細変動は静脈内へのペチジンの投与後，5〜10 分以内に決まって減少し，その効果は 60 分以上持続する可能性がある（Hill, 2003；Petrie, 1993）．ブトルファノールの静脈内投与は，同様の効果がある（Schucker, 1996）．そして，ブプレノルフィンの慢性的な投与は胎児心拍数と胎動を減少させる（Jansson, 2017）．

硫酸マグネシウムは，アメリカにおいて子宮収縮抑制および妊娠高血圧症候群の管理目的に広く使用されているが，beat-to-beat variability の減少と関連がある．約 250 人の正期産妊婦を対象とした研究では，硫酸マグネシウム投与は細変動を減少させたが，新生児に有害な事象を生じさせることはなかった（Duffy, 2012）．他の研究でも同様の結果であった（Hallak, 1999；Lin, 1988）．切迫早産に対する硫酸マグネシウム投与に関する多くの研究でも，細変動の低下が認められた（Nensi, 2014；Verdurmen, 2017）．

非常に心配なことは，beat-to-beat variability の減少が胎児の重篤な状態を示唆する重要な徴候の可能性があるということがある．Paul ら（1975）は細変動の消失に一過性徐脈を伴う状態は**胎児アシデミア**と関連があると報告した．細変動の減少は，基線からの変動が 5 bpm 以下と定義された（図 24-8）．重度の**母体アシデミア**，たとえば母体に糖尿病性ケトアシドーシスが生じた場合もまた胎児の一心拍ごとの細変動を減少させる．

Dawes（1985）によれば，代謝性アシドーシスは胎児脳幹や胎児心臓そのものを抑制し，細変動の消失をきたす．したがって，基線細変動の消失は胎児の悪化を示し，低酸素よりもアシデミアをより反映する．少なくとも初期には，軽度の胎児の低酸素は細変動を**増大させる**と報告されてきた（Murotsuki, 1997）．

基線細変動の減少が，唯一の最も信頼性のある胎児の状態悪化のサインであると一般的に信じら

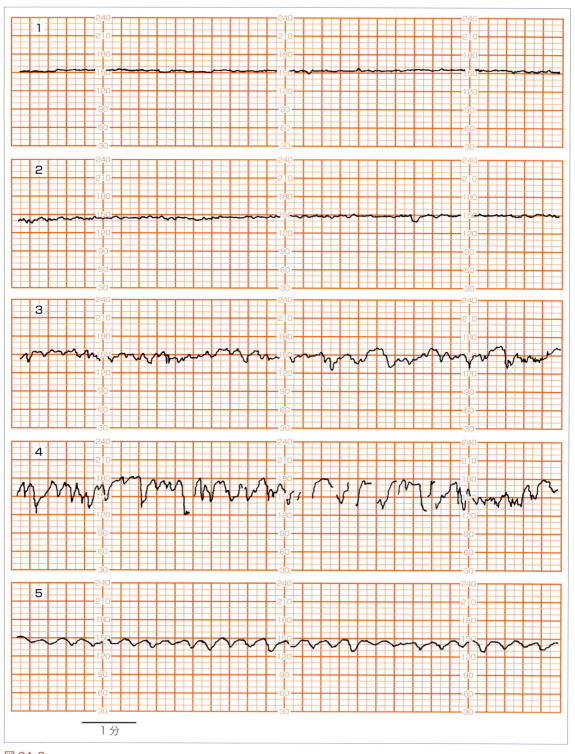

図 24-8
胎児心拍基線細変動を次の五つに分類する．1. Undetectable：細変動の消失，2. Minimal variability：5 bpm 以下，3. Moderate（normal）：6〜25 bpm，4. Marked variability：25 bpm 以上，5. Sinusoidal pattern：滑らかでサインカーブ様の規則的な波動は細変動と異なり，細変動の定義からは外す．

(Adapted with permission from National Institute of Child Health and Human Development Research Planning Workshop, 1997)

れている．Smithら（1988）は，陣痛発来前に発育停止をきたした胎児の一心拍ごとの細変動のコンピューター解析を行った．4.2 bpm以下の細変動減少が1時間経過すると，酸血症が増悪し胎児死亡が差し迫った状態になる．対照的に，Samueloffら（1994）は，2,200症例の分娩において細変動を調査し，細変動単独では胎児のwell-beingを示す唯一の指標として使用することはできなかったと結論した．良好な細変動はまた，必ずしもreassuringを保証するものではないとしている．Blackwellら（2011）は，専門家でさえしばしば，細変動が消失したのか減少（＜5 bpm）したのか見解が分かれるとしている．

要約すると，beat-to-beat variabilityは胎児生理に影響され，その意味合いは臨床状況により変化する．一過性徐脈のない状況での細変動の減少は胎児低酸素によるものではないだろう（Davidson, 1992）．平坦な胎児心拍基線が持続し（細変動の消失），基線が正常心拍の範囲内にあり，一過性徐脈がない場合は，すでに胎児に傷害が及んでおり，神経学的な後遺症につながる可能性がある（Freeman, 2003）．

◆ 不整脈

胎児不整脈が最初に疑われるのが，電気的胎児心拍モニタリングを行っているときで，所見としては，基線徐脈，基線頻脈のほか，われわれの経験上最も頻繁に認めたものが，**突然生じる基線上の棘波**である（図24-9）．実際上，胎児頭部電極モニターを用いたときのみ，不整脈が認識される．一部の胎児心拍モニターは児頭電極からのシグナルを心電図レコーダーに送信することができる．単極誘導しか得られないため，リズム不整や心拍数異常の分析，解釈は高度に制限される．

Southallら（1980）は妊娠30～40週の正常妊婦934症例に対して，分娩前の胎児心拍とリズム障害に関して研究を行った．心拍数が100未満の徐脈，もしくは180以上の頻脈は3％の妊娠に認められた．胎児水腫をきたすような明らかな心不全がなければ，分娩中のほとんどの上室性不整脈は問題となることはなかった．多くの上室性の不整脈は新生児早期に消失するが，少数の症例において心構築異常との関連が認められた（Api, 2008）．間欠的な基線徐脈は完全房室ブロックによるものが頻繁にみられる．伝導欠損の最も一般

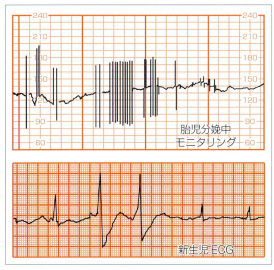

図 24-9　満期における内測計による胎児モニタリング
時折不規則な期外収縮によって一心拍ごとの細変動に棘波を認める．正常な児を自然経腟分娩し，正常な心拍リズムであった．

的なものは完全房室ブロックであり，たいてい母体の膠原病と関連が認められる（第59章参照）．分娩前の評価によって不整脈が発見された胎児の管理と治療の選択肢に関しては第16章に記載した．

胎児水腫を合併しない不整脈の多くは，分娩進行中の胎児心拍の解釈に影響を与える可能性がある．超音波断層法による胎児心臓の形態学的評価が有用である．一般的に，胎児水腫をきたしていない場合は，妊娠中の介入によって新生児予後が大きく改善されることはない．パークランド病院では分娩進行中の胎児不整脈は，とりわけ羊水混濁を認めない場合は，積極的な介入は行わずに経過をみる方針としている．

◆ サイヌソイダルパターン

図24-8のパネル5で示されるような本当のサイヌソイダルパターンは，胎児頭蓋内出血，重篤な胎児機能不全，重篤な胎児貧血で生じうる．胎児貧血は，RhD不適合妊娠，母児間輸血症候群，双胎間輸血症候群，胎児パルボウイルス感染，前置血管からの出血などで認められる可能性がある．意義の乏しいサイヌソイダルパターンはペチジン，モルヒネ，アルファプロジン，ブトルファノールなどの投与後に出現すると報告されている（Angel, 1984；Egley, 1991；Epstein, 1982）．図

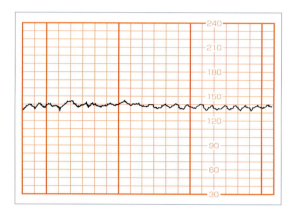

図 24-10 母体へのペチジン静脈内投与により出現したサイヌソイダル胎児心拍パターン
正弦波が 1 分当たり 6 サイクルの割合で出現している.

24-10 に示すものは，母体へのペチジン投与後に認められたサイヌソイダルパターンである．麻薬投与に伴うこのパターンの特徴は，1 分間に 6 サイクルの頻度で認める正弦波であることである．サイヌソイダルパターンは，絨毛膜羊膜炎や胎児機能不全，そして臍帯閉塞などでも認められた（Murphy, 1991）．Young（1980a）と Johnson ら（1981）は，分娩進行中に生じるサイヌソイダルパターンは一般的に胎児の危険と関連しないと結論づけた．したがって，分娩の管理は，臨床的な状況によって通常は規定される．Modanlou ら（1982）は彼らの大規模なレビューに基づき，厳密な定義の採用を提案した（以下の 1～6 を満たすもの）．

1. 規則的な振幅を伴う 120～160 bpm の安定した基線心拍数
2. 5～15 bpm（まれにより大きい）の振幅
3. 1 分につき 2～5 サイクルの頻度の long-term variability
4. 固定または平坦な short-term variability
5. 基線の上下にサイヌソイダル波形の振幅を認める
6. 一過性頻脈を認めない

これらの基準は，最も悪い可能性のあるサイヌソイダルパターンを定義するために選択された基準であるが，アルファプロジン投与に伴うサイヌソイダルパターンと区別がつかないことがわかった．他の研究者は胎児リスクを定量化するために，サイヌソイダルパターンの分類を，mild（振幅が 5～15 bpm），intermediate（振幅が 16～24 bpm），major（振幅が 25 bpm 以上）に分類することを提案した（Murphy, 1991 ; Neesham, 1993）．

一部の研究者たちは，分娩時の一過性頻脈を伴う正弦波様の基線変動を**偽サイヌソイダル**と定義した．Murphy ら（1991）は，偽サイヌソイダルパターンはモニターされた分娩の 15％ にみられると報告した．軽度の偽サイヌソイダルパターンは，ペチジンと硬膜外麻酔の使用と関連した．中等度の偽サイヌソイダルパターンは，胎児の吸啜運動や臍帯の圧迫によって生じる一過性の胎児低酸素血症と関連があった．Egley ら（1991）は，胎児の 4％ に，正常な分娩進行中に一過性のサイヌソイダルパターンを認めたと報告した．いくつかの症例ではサイヌソイダルパターンは 90 分にわたり観察された．

定義もさまざまであるため，サイヌソイダルパターンの病態生理学は明らかになってはいない．**分娩前**の基線の正弦波様変動は，重篤な胎児貧血の前兆であるということが一般的に受け入れられているように思われる．依然として少数の D 抗体に感作された胎児がこのパターンを示す（Nicolaides, 1989）．サイヌソイダルパターンは胎児輸血の後に，改善または消失すると報告されている（Del Valle, 1992 ; Lowe, 1984）．Ikeda ら（1999）は，サイヌソイダルパターンは動脈圧波形と関連しており，圧受容器-化学受容器フィードバック機構を反映していると提唱した．

■ 周期的胎児心拍変化

胎児心拍は子宮収縮のタイミングと関連して基線心拍から定期的に外れる．一過性**頻脈**は基線心拍から上方への心拍の上昇であり，一過性**徐脈**は基線心拍からの下方への低下である．アメリカ国内で最も一般的に使用されている用語は，収縮に関連して生じる一過性徐脈の，出現する**タイミング**に基づいている．それゆえ**早発**，**遅発**，もしくは**変動**という言葉が用いられる．これらの一過性徐脈の波形はまた，パターン認識のためにも重要である．早発，遅発一過性徐脈は，胎児心拍変化の傾斜が緩やかであり，曲線的な同じ型の，もしくは左右対称な波形となる．変動一過性徐脈に関しては，胎児心拍数変化の傾斜が急峻で波形に一貫性がなく，ぎざぎざした波形となる．1997 年の

NICHDのワークショップで，いずれの20分の区画においても収縮の50％以上で一過性徐脈が生じた場合は，**再発性**であると定義するということが提案された．

別の表現法として，一過性徐脈を病態生理学に基づいた，最もその波形パターンを生じうる原因を考慮し，表現する方法が用いられているが今日では使用機会は少なくなっている．この表現法では，早発一過性徐脈は**児頭圧迫**，遅発一過性徐脈は**子宮胎盤循環不全**，変動一過性徐脈は**臍帯圧迫**パターンと呼ばれる．

◆ 一過性頻脈

これらは胎児心拍数基線からの突然の心拍数上昇であり，開始から終了までの時間が30秒以内と定義された（ACOG, 2017a）．妊娠32週以降では，一過性頻脈は基線からの心拍数上昇が15秒以上の場合である．持続時間は基線からの心拍上昇から基線に戻るまでに15秒以上2分未満の場合である（図24-1）．妊娠32週未満は，心拍上昇が10 bpm以上，持続時間10秒〜2分未満が正常と考えられる．遷延一過性頻脈は持続が2分以上10分未満と定義されている．

Freemanら（2003）によると，一過性頻脈の大半は，分娩前，分娩早期に変動一過性徐脈と関連して生じる．分娩時の一過性頻脈の生じるメカニズムには，胎動，子宮収縮による刺激，臍帯の圧迫，そして内診時の胎児への刺激，児頭採血，音響刺激などが含まれる．一過性頻脈は分娩進行中に通常は認められる．これらの一過性頻脈を認める場合は，事実上常にreassuringな状態であり，そしてそのときは胎児がアシデミアの状態ではないことを保証することができる．

Beat-to-beat variabilityと同様に，一過性頻脈は胎児の行動状態と関連する正常な神経ホルモンによる心循環系制御機構を表している．Krebsら（1982）は約2,000症例の胎児の電気的心拍数の分析を行い，散発性の一過性頻脈を分娩時の約99.8％に認めることを発見した．分娩の最初，もしくは最後の30分，もしくはその両者に認める胎児一過性頻脈は胎児well-beingであることを示す好ましい徴候である．分娩時のこうした一過性頻脈の消失は，しかしながら，他のnon-reassuringな変化を同時に認めない場合は，必ずしも不都合な徴候ではない．non-reassuringパター

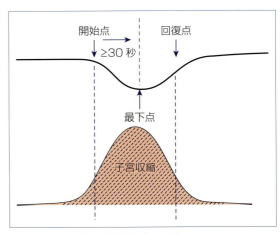

図24-11　早発一過性徐脈の特徴
胎児心拍数の緩徐な低下と回復が，子宮収縮の開始と終了に一致することが特徴である．心拍低下の最下点までが，低下開始から30秒以上である．

ンを示しているときに刺激に反応しない胎児は約50％の確率でアシデミアが存在する（Clark, 1984；Smith, 1986）．

◆ 早発一過性徐脈

この生理的反応はなだらかな心拍数の低下と基線への回復からなる（図24-11）．Freemanら（2003）は，早発一過性徐脈を，子宮口開大が4〜7 cmの間の活動期に一般的に認めるものと定義した．それらの定義では，一過性徐脈の程度は一般的に収縮の強さと比例し，めったに100〜110 bpm以下もしくは基線から20〜30 bpmの心拍低下を認めない．そうした一過性徐脈は通常活動期に認められ，頻脈や細変動の消失，もしくはその他の胎児心拍数変化と関連はない．重要なことは早発一過性徐脈は胎児低酸素血症，アシデミア，アプガースコア低値と関連がないことである．

児頭圧迫はおそらく，硬膜刺激の結果として迷走神経を活性化させ，この結果心拍の低下が生じる（Paul, 1964）．Ballら（1992）は，児頭圧迫は図24-11に示すような一過性徐脈を生じさせうるだけではなく，図24-12に示すような典型的には分娩第2期に生じる変化をも生じさせうると結論した．実際，彼らは児頭圧迫は，古典的には臍帯圧迫により生じる多くの変動一過性徐脈を生じさせることを観察した．

◆ 遅発一過性徐脈

子宮収縮に対する胎児心拍数の反応は，子宮血液循環や胎盤機能の指標になりうる．遅発一過性

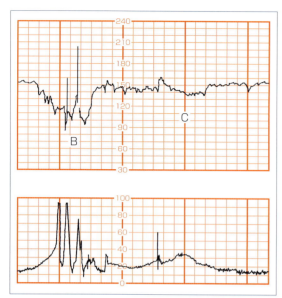

図 24-12　二つの異なる胎児心拍パターン
ともに分娩第2期のもので児頭圧迫による影響と思われる（上段のパネル）．母体の娩出効果が子宮収縮と一致し棘波を示す（下段のパネル）．Cの胎児一過性徐脈は図24-11に示す児頭圧迫のパターンからなる．しかしBの一過性徐脈は"変動一過性徐脈"のような外観を示す．ぎざぎざした形状であり臍帯圧迫を示しているようである．

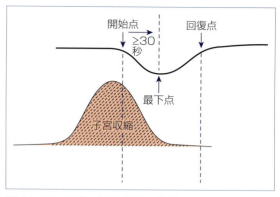

図 24-13　遅発一過性徐脈の特徴
子宮収縮に遅れて胎児心拍数の緩徐な低下が生じ，最下点となり，そして収縮の終了後に回復する．一過性徐脈の最下点は低下の開始から30秒以上遅れて生じる．

徐脈は，滑らかで緩徐な，左右対称性の一過性徐脈で，心拍低下は子宮収縮のピークより遅れて始まり，基線へは子宮収縮が終了してから回復する．この一過性徐脈は，徐脈の開始から，30秒以上で最下点に到達する．多くのケースで，遅発一過性徐脈の，開始，最下点，回復はそれぞれ，子宮収縮の開始，ピーク，終了に遅れて生じる（図24-13）．遅発一過性徐脈の大きさが基線より30～40 bpm以上下回ることは滅多にない．典型的なものは10～20 bpm程度基線を下回るものである．遅発一過性徐脈は通常は一過性頻脈を伴わない．Myersら（1973）は，サルにおいて，母体の大動脈圧を低下させることで子宮胎盤循環を悪化させる研究を行った．子宮収縮の開始から，遅発一過性徐脈の開始までの時間差は，胎児のベースとなる酸素化状態に直接関連した．彼らは，時間差の長さは胎児酸素分圧の予測にはなるが，胎児pHの予測にはならないことを証明した．子宮収縮前の胎児酸素分圧が低いほど，一過性徐脈の開始までの時間差が短くなる．この時間差は胎児酸素分圧が，動脈化学受容体を刺激する（その結果一過性徐脈が生じる）ことが必要な危険水準以下まで低下するのに必要な時間を反映している．

Murataら（1982）は，遅発一過性徐脈が子宮胎盤循環に起因する低酸素血症によって生じる最初の胎児心拍変化であることを証明した．低酸素血症を進行させて，2～13日以内に死に至る実験の経過中に，サルの胎児たちは常にアシデミアに至る前に遅発一過性徐脈を呈した．基線細変動はアシデミアの進行とともに消失した．

一般的に，母体低血圧や過度な子宮収縮，胎盤機能不全を引き起こすあらゆる原因が，遅発一過性徐脈の誘因となる．二つの最も一般的な原因が，硬膜外麻酔使用による母体低血圧とオキシトシン刺激などによる子宮の過度な収縮である．高血圧や糖尿病，そして膠原病による血管障害などの母体疾患は慢性的な胎盤機能不全をもたらす．常位胎盤早期剝離は急性の遅発一過性徐脈を生じさせうる．

◆ 変動一過性徐脈

分娩時に最も一般的にみられる一過性徐脈のパターンは，臍帯閉塞によって生じる変動一過性徐脈である．7,000以上の胎児心拍モニターの検討を行った研究において，変動一過性徐脈は，子宮口開大5 cmの時点で40 %に認め，分娩第1期終了の時点までには83 %に認められた（Melchior, 1985）．変動一過性徐脈は急峻な胎児心拍の低下で，子宮収縮の開始から，胎児心拍の最下点までが30秒以内であるものと定義される．徐脈は15秒以上2分未満の持続で，振幅は15 bpm以上なければならない．一過性徐脈の開始は，典型的に

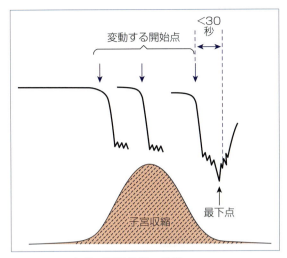

図 24-14　変動一過性徐脈の特徴
心拍の急激な減少であり，減少の開始はそれぞれの子宮収縮によって変化する．徐脈は 15 bpm 以上あり，開始から徐脈の最下点までは 30 秒未満である．総持続時間は 2 分未満である．

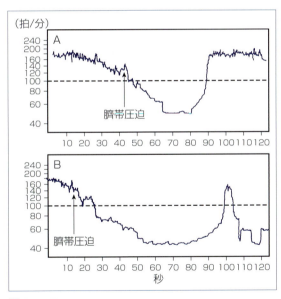

図 24-15
A：臍帯圧迫を 25 秒間行った場合の胎児心拍への影響（上段のパネル）．
B：臍帯圧迫を 40 秒間行った場合の胎児心拍への影響（下段のパネル）．
(Redrawn with permission from Hon EH: The fetal heart rate patterns preceding death in utero. Am J Obstet Gynecol. 1959 Jul; 78(1): 47-56)

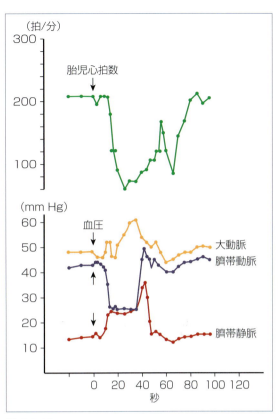

図 24-16
羊胎児において臍帯の完全閉塞（矢印の部分）をつくるとそれに伴って，大動脈圧が上昇する．臍帯血管においても血圧変化が認められる．
(Redrawn with permission from Künzel W: Fetal heart rate alterations in partial and total cord occlusion. In Künzel W (ed): Fetal Heart Rate Monitoring: Clinical Practice and Pathophysiology. Berlin, Springer, 1985)

は毎回の子宮収縮により変化する（図 24-14）．
　Hon（1959）は胎児心拍数における，臍帯閉塞の効果に関して実験を行った（図 24-15）．実験動物において臍帯の完全閉塞を行うと，急峻で，ぎざぎざした波形の胎児一過性徐脈を認める（図 24-16）．付随して，胎児の大動脈圧は上昇する．Itskovitz ら（1983）は，子羊の胎児において，変動一過性徐脈は，臍帯血流の少なくとも 50％の減少が生じた後にのみ出現することを発見した．
　変動一過性徐脈の二つのタイプを図 24-17 に示す．A の一過性徐脈は実験動物において，臍帯の完全閉塞をつくった際に観察されるものと非常によく似ている（図 24-16）．しかし B の一過性徐脈は，一過性徐脈の前後に"shoulder"と呼ばれる一過性頻脈をもつため異なった形状を示す．Lee ら（1975）は，こうした変動一過性徐脈の波形は臍帯圧迫の程度によって異なるということを提唱した．生理学的に考察をすると，臍帯静脈のみの閉塞では胎児へ還流する血液が減少するため，圧受容体が刺激を受けることで一過性頻脈が

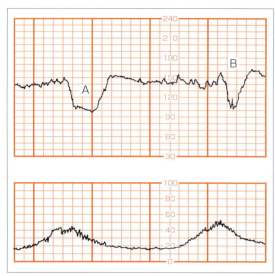

図 24-17　胎児の変動一過性徐脈
変動一過性徐脈（B）は変動一過性徐脈（A）と比較して"shoulder"と呼ばれる一過性頻脈を伴う.

生じる．子宮内圧が上昇し，その結果臍帯完全閉塞が生じると，臍帯動脈血流の閉塞により，胎児は高血圧となる．この刺激は，圧受容体を介して徐脈を生じさせる．おそらく，徐脈の後に生じるshoulderは同じ機序を，逆方向から表現している（図 24-18）.

　Ball ら（1992）は，変動一過性徐脈は迷走神経反射によって生じ，迷走神経反射は，圧受容体もしくは化学受容体，あるいはその両者の活動によって生じている可能性があると結論づけた．臍帯の部分的もしくは完全閉塞は後負荷（圧受容体）を上昇させ，胎児動脈酸素濃度（化学受容体）を低下させる．これらの反応は迷走神経を活性化し一過性徐脈をきたす．サルの胎児において，圧受容体反射は臍帯閉塞を起こしてから最初の 15 〜 20 秒で生じ，続いて約 30 秒で PO_2 の低下が生じ，それが化学受容体刺激をもたらす（Mueller-Heubach, 1982）.

　それゆえ，変動一過性徐脈は臍帯血流の途絶による血圧の変動，もしくは酸素化の状態の変化を胎児心拍数に反映するものといえる．多くの胎児は妊娠期間中において，臍帯圧迫による短時間ではあるが，繰り返す低酸素刺激に曝露されていた可能性がある．頻回で，避けることのできない臍帯の閉塞は，胎児にそうした状況に対応するための生理学的メカニズムをもたらしている．産科医

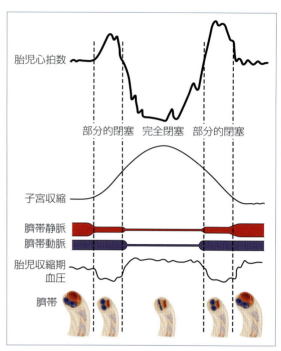

図 24-18　臍帯部分的閉塞と完全閉塞の胎児心拍への影響
収縮早期に生じた子宮内圧は，主に血管壁の薄い臍帯静脈の圧迫を引き起こす．その結果胎児心拍出量の低下を引き起こし，代償的に胎児心拍数の上昇をきたす．臍帯の圧迫が強まれば，臍帯動脈も圧迫を受ける．その結果胎児収縮期血圧の上昇を引き起こし，それが迷走神経反射による徐脈を引き起こす．子宮収縮が弱まると，最初に臍帯動脈から圧迫が解除され，上昇していた胎児収縮期血圧が下降し，徐脈が回復する．胎児心拍の最後の上昇は，臍帯静脈の閉塞が続く結果としてみられる．子宮収縮と臍帯圧迫の終了により，胎児心拍は基線に回復する．
(Adapted with permission from Lee CV, DiLaretto PC, Lane JM: A study of fetal heart rate acceleration patterns, Obstet Gynecol. 1975 Feb; 45(2): 142-146)

にとって大きなジレンマが，胎児の変動一過性徐脈を管理していくうえで，いつの時点でそれが異常なものであると決めるかにある．ACOG（2017a）によると，繰り返す変動一過性徐脈に，減少〜正常の beat-to-beat variability を伴う場合は**不確定**であるが，細変動が消失した場合は**異常**であるとしている.

　他の胎児心拍パターンが臍帯圧迫と関連している．**サルタトリ（跳躍）基線心拍**（図 24-19）は，当初分娩時の臍帯の合併症と関連があるとされた（Hammacher, 1968）．そのパターンは胎児基線心拍の比較的大きな変動を引き起こす．急激で繰り返す一過性頻脈と一過性徐脈の組み合わせよりなる．また予定日超過の妊婦にも，臍帯閉塞

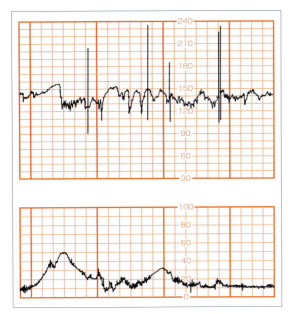

図24-19　サルタトリ基線胎児心拍
速く，繰り返す一過性頻脈と一過性徐脈の組み合わせがみられる．

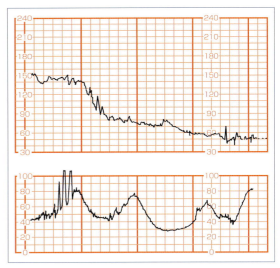

図24-20　子宮過収縮による遷延一過性徐脈
3分ほどの徐脈が記録されているが，過収縮が収まった後に胎児心拍は正常に戻った．その後経腟分娩となった．

とサルタトリパターンの関連があることが報告された（Leveno，1984）．他の胎児心拍異常所見がない場合は，これらは胎児の危険な状態のシグナルではない．**ラムダパターン**は一過性頻脈に続いて，終わりに頻脈を伴わない変動一過性徐脈が起こるパターンである．このパターンは分娩早期にみられ，危険なものではない（Freeman，2003）．このラムダパターンは軽度の臍帯圧迫もしくは臍帯牽引によって生じうる．**オーバーシュート**は変動一過性徐脈に続いて一過性頻脈が起こるパターンである．このパターンの臨床的な重要性に関しては意見の分かれるところである（Westgate，2001）．

◆ **遷延一過性徐脈**

このパターンは図24-20に示されるように，単発性の15 bpm以上の徐脈で，低下から回復までの持続時間が2分以上かつ10分を超えないものと定義される．遷延一過性徐脈は，多くの異なった臨床状況でみられるため，一元的に説明することが困難である．一般的な原因としては，内診，子宮過収縮，臍帯相互巻絡，仰臥位低血圧症候群などがあげられる．

硬膜外麻酔，脊椎麻酔，傍子宮頸管麻酔は遷延一過性徐脈を生じさせる可能性がある（Eberle，1998）．Hillら（2003）は，パークランド病院で分娩中に硬膜外麻酔を受けた妊婦の1％に遷延一過性徐脈を認めたことを報告した．遷延一過性徐脈の他の原因としては，さまざまな理由による母体循環血漿量低下，低酸素血症，常位胎盤早期剥離，臍帯結節，臍帯脱出，妊娠高血圧腎症やてんかんによる母体痙攣，児頭電極の使用，急激な分娩進行，母体のバルサルバ手技などがある．一例として，Ambiaらが報告した（2017）子癇発作に引き続いて，2〜10分続いた遷延一過性徐脈の症例がある．

最初の遷延一過性徐脈が直ちに繰り返されない場合，胎盤は胎児の蘇生において効果がある．時に，そうした限定的な遷延一過性徐脈は，基線細変動消失や，基線頻脈，そして遅発一過性徐脈の反復にさえ続いて生じることがあるが，それらすべてが解消した場合胎児は回復する．Freemanら（2003）は，胎児は遷延一過性徐脈の間に死亡する可能性があることを強調した．それゆえ，遷延一過性徐脈の管理は慎重にする必要がある．単発性の遷延一過性徐脈の管理は，ベッドサイドの臨床的判断に基づくため，必然的に予測不可能な遷延一過性徐脈の対応は時折不十分となりうる．

■ **分娩第2期における胎児心拍パターン**

分娩第2期において，一過性徐脈は視覚的に広

く認められる．ある研究では，分娩第2期において，一過性徐脈を認めなかった分娩は7,000以上の分娩で1.4％のみであったと報告されている（Melchior, 1985）．臍帯圧迫も児頭圧迫も，この時期の一過性徐脈や基線徐脈の原因となる．経腟分娩となる前の10分間に遷延一過性徐脈を認めた症例の報告がある（Boehm, 1975）．そして，分娩第2期に同様の遷延一過性徐脈が死産や新生児死亡と関連したとの報告もある（Herbert, 1981）．これらの経験は分娩第2期の胎児心拍の予測不可能性を証明するものである．

Spongら（1998）は，250分娩における分娩第2期の胎児変動一過性徐脈の特徴を分析した．彼らは，70 bpm以下の徐脈の総数が増加するにつれて，アプガースコア5分値が低下することを発見した．Picquardら（1988）は，細変動の消失や基線心拍数が90未満であることが，胎児アシデミアを予測する因子となることを報告した．Krebsら（1981）は，持続するもしくは増悪する基線徐脈や基線頻脈はアプガースコア低値と関連することを発見した．Gullら（1996）は，急峻な胎児心拍低下（100 bpm未満）に，4分以上の細変動消失を伴う場合，胎児アシデミアの予測因子となったことを報告した．それゆえ異常な基線心拍（徐脈もしくは頻脈，細変動の消失，もしくはその両者）が分娩第2期に認められた場合は，胎児の状態が悪化している可能性が高い（図24-21）．

■ 低リスク妊婦に対する胎児モニタリング

この取り組みでは，低リスク妊婦に関しては陣痛発来入院時に短時間の胎児心拍モニタリングを行う．ある研究では，自然陣痛発来した3,752例の低リスク妊婦を，入院時に胎児心拍聴診のみの群と，20分間の胎児心拍モニタリング群に無作為に割り付けた（Mires, 2001）．胎児心拍モニタリングの使用は新生児の予後を改善させなかった．さらに，これは手術分娩を含む医療介入の増加を認めた．同様の研究結果が報告されたが，やはり新生児の予後を改善させなかった（Impey, 2003）．これらの研究に参加した妊婦の半数以上が，最終的に連続モニタリングを受けていた．Devaneら（2017）によるレビューで，低リスク妊婦に対する入院時のモニタリングは帝王切開分娩率の上昇と関連があると報告された．アメリカにおける予定帝王切開率が上昇するにつれ，産科医は低リスク妊婦に対する術前の胎児モニタリングが必要か否かを判断しなければならない．

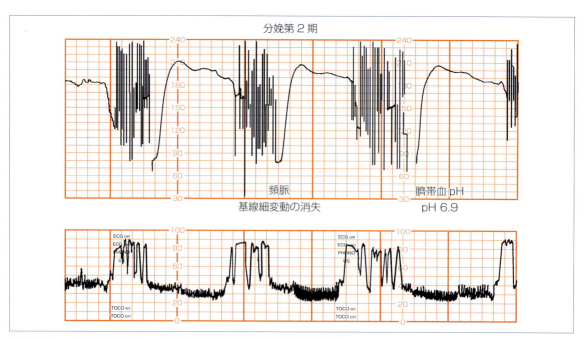

図24-21 分娩第2期における臍帯圧迫により生じた胎児心拍低下
頻脈と基線細変動消失を伴う．臍帯動脈血pHは6.9であった．

■ コンピューターによる評価

　胎児心拍パターンの評価は主観的である．それゆえ，コンピューターによる補助が，異常パターンの特定精度を向上させることが期待された．INFANT Collaborative Group（2017）は，胎児心拍パターンの評価のために，コンピューターによる評価を追加することで新生児予後不良の数を低下させるか否かを検討した．この研究では，23,515人の妊婦を無作為にコンピューター評価に割り付け，従来の評価方法の23,055人の妊婦と比較した．分娩中の胎児死亡や，早期新生児死亡，新生児脳症などの周産期予後はコンピューター評価によって改善されることはなかった．帝王切開分娩率は両群で同様であった．さらに，2歳の時点での神経発達に差を認めなかった．

その他の分娩中評価手技

■ 胎児児頭血採取

　ACOG（2017a）によると，胎児児頭血のpHを測定することは，胎児が重篤な状態かどうかを同定するのに役に立つ可能性がある．しかしながら，彼らはまた分娩進行中の児頭血pHは児の予後を予測できるものではないことを強調した．とりわけこの手技は，今日では一般的に用いられておらず，アメリカの多くの病院では行っていない．
　サンプル採取のために，破水後に内視鏡を開大した頸管から挿入し，胎児児頭に確実に当てる（図24-22）．頭皮を綿棒でぬぐい，離散した血球を集めるためにシリコンジェルで覆う．切開は，長いハンドルがついた特別な刃を用いて行い，2mmの深さまで行う．表面に1滴の血液が溜まると，すぐにヘパリン加毛細管に集められる．直ちに血液pHが測定される．
　胎児児頭血のpHはたいてい臍帯静脈血のpHより低く，臍帯動脈血のpHに近い．一つのアルゴリズムとして，pHが7.25以上であれば経過観察とし，pHが7.20〜7.25の場合は30分以内に胎児児頭血の再検を行うというものが提唱された（Zalar, 1979）．pHが7.20未満の場合はすぐに再検を行い，母体は手術室へ運ばれ手術の準備を行う．もし低pHが再度確認された場合は，直ちに分娩帰結とする．そうでなければ，経過観察として胎児児頭採血を定期的に繰り返す方針とする．

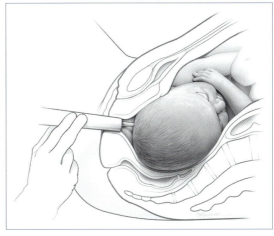

図24-22　羊水鏡を用いた胎児児頭血サンプリングの方法
児頭皮膚切開前に使い捨ての刃を確認するために羊水鏡を児頭から約2cmのところに置く．

　胎児児頭血pH検査の唯一の利点として報告されたものが胎児機能不全に対する帝王切開分娩の減少である（Young, 1980b）．しかしながらGoodwinら（1994）は，児頭血pH採取率が，1980年代中頃は約1.8％であったものが，1992年までに0.03％にまで低下したことを報告した．この採取率の低下は，胎児機能不全による高い帝王切開分娩率と関連はなかった．彼らは胎児児頭血pH測定は不要であると結論した．
　Krugerら（1999）は，pHの補助として児頭血の乳酸濃度を使用することを提唱した．Wiberg-Itzelら（2008）は，無作為に1,496例の胎児を児頭血pH分析に，1,496例の胎児を児頭血乳酸分析に割り付けを行った．彼らは，胎児アシデミアを予測するにあたって両者に差はないことを発見した．乳酸分析を行う利点としては，児頭血pH分析と比較して血液が少量ですみ，手技による失敗を減らすことができることである．

■ 児頭刺激

　Clarkら（1984）は，児頭刺激は児頭血サンプリングに代わるものであると提案した．この提案は児頭血採取を行う前にAllis鉗子で挟むことに対する反応として一過性頻脈が生じ，それが常に正常なpHと関連していたという観察に基づいている．反対に，一過性頻脈が生じなかった場合でも，必ずしも胎児アシデミアの予測にはならな

かった．後に，Elimianら（1997）は，児頭刺激の15秒後に10 bpm以上の一過性頻脈を生じた58症例のうち，100％の症例が児頭血pHが7.20以上であったと報告した．しかし，一過性頻脈を認めない場合，児頭血pH＞7.20となるのは30％だけであった．前向きコホート研究に従い，Tahir Mahmoodらは（2017），胎児児頭刺激は児頭血pH測定に代わりうる信頼性の高い方法であると結論づけた．

■ 音響刺激

音響刺激に反応する胎児一過性頻脈は児頭血サンプリングに代わるものとして推奨された（Edersheim, 1987）．この方法は人工電気的音響発生装置を母体腹壁から約1 cm離す，もしくは直接設置して行う（第17章参照）．15 bpm以上の一過性頻脈が，刺激後15秒以内に，15秒以上認められ，そして胎動を伴えば，音響刺激に対する反応が正常と判断される（Sherer, 1994）．

Linら（2001）は，中等度～重度の変動一過性徐脈，もしくは遅発一過性徐脈を伴った113症例の陣痛発来した妊婦を対象として，音響刺激に関する前向き研究を行った．彼らは，この方法は変動一過性徐脈を認める場合において，胎児アシデミアの有効な予測因子であると結論した．しかしながら，遅発一過性徐脈が出現している状況においては胎児アシデミアの予測能力は制限されたものであった．他の研究者たちは，分娩第2期における音響刺激は新生児予後を予測するものではなく，分娩管理を高めることにはならないと報告した（Anyaegbunam, 1994）．

Skupskiら（2002）は，1966～2000年に報告された分娩時の胎児刺激に関する報告についてメタアナリシスを行った．4種類の胎児刺激が解析された．それらは，児頭血pH検査，Allis鉗子で児頭を挟む，音響刺激，指での児頭刺激である．四つの方法の結果は類似したものであった．研究者たちは，分娩時の胎児刺激は胎児アシデミア除外のために有用な検査であると結論した．しかしながら，彼らはこれらの方法は"完全なものではない"と警告した．

■ 胎児パルスオキシメトリー

成人のパルスオキシメトリーと類似した技術を

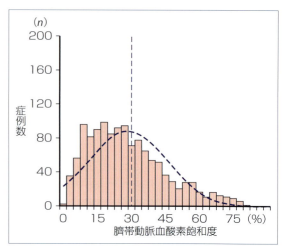

図24-23 1,281人の出生直後の新生児の臍帯動脈血の酸素飽和度の分布
ドット線は正規分布を示す．
(Redrawn with permission from Arikan GM, Scholz HS, Petru E, et al: Cord blood oxygen saturation in vigorous infants at birth: what is normal? BJOG. 2000 Aug;107(8):987-994)

用いて，破水後に胎児酸素飽和度測定が可能である．ユニークなパッド様のセンサーを頸管から挿入し，胎児の顔と子宮壁の間に留置する．この装置は妊婦の70～95％に，分娩の50～88％で正確に胎児酸素飽和度を測定することができる（Yam, 2000）．胎児パルスオキシメトリーを用いた研究で，正常な胎児酸素飽和度の下限は，約30％であると報告された（Gorenberg, 2003；Stiller, 2002）．しかしながら図24-23に示すように，臍帯動脈血において酸素飽和度を測定した場合，その値は大きく変化する．Bloomら（1999）の報告によると，分娩中に酸素飽和度が一時的に30％を下回ることは一般的であり，そうした値は胎児の53％にみられ正常な分娩転帰となる．しかしながら，酸素飽和度30％以下が2分間以上持続する場合は，胎児の潜在的な状態不良の危険の可能性が高くなる．

Gariteら（2000）は，1,010人の正期産の妊婦を，従来の胎児心拍数モニタリングのみを受けるか，モニタリングに加えて持続的な胎児パルスオキシメトリーを用いるかのどちらかに無作為に割り付けを行った．胎児パルスオキシメトリーの使用は胎児機能不全による帝王切開分娩率を10.2％から4.5％へと有意に低下させた．代わりに，難産による帝王切開分娩率はパルスオキシメトリー

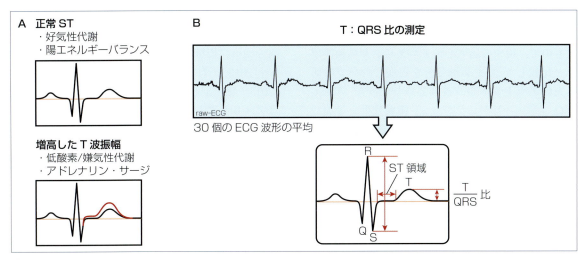

図 24-24
A：ST 領域は正常と低酸素状態で変化する．B：T：QRS 比の測定．
(Redrawn with permission from Devoe L: ECG analysis: the next generation in electronic fetal monitoring? Contemporary Ob/Gyn, September 15, 2006)

を用いた場合，9％から19％に有意に増加した．胎児パルスオキシメトリーによる新生児への利益もしくは有害事象は認めなかった．これらの観察研究に基づいて，FDA は，Nellcor N-400 胎児酸素飽和度システムの販売を承認した．

それ以降，胎児パルスオキシメトリーと従来のケアを比較する三つの無作為化比較試験が行われた．これら三つの研究すべてにおいて，新生児予後に大きな差は認めなかった．East ら（2006）は，パルスオキシメトリーを加えることで，non-reassuring 心拍パターンに伴う帝王切開分娩の割合を有意に減少させることができたと報告した．しかしながら，Bloom（2006）ら，Klauser（2005）らは，胎児パルスオキシメトリーと従来のケアで帝王切開分娩率に有意差は認めなかった．これらの結果に基づき，2005 年に胎児パルスオキシメトリー計測機器の販売打ち切りとなった．

■ 胎児心電図検査

胎児低酸素血症が悪化するにつれて，胎児心電図に変化が生じる．つまり，成熟した胎児が低酸素血症に曝露されると ST 上昇が生じ，引き続いて T 波の増高がみられ，T：QRS 比（図 24-24）として表現される．T：QRS 比の上昇は低酸素血症に適応しようとする胎児心機能を反映し，神経学的な障害を負う前に生じるという前提に立っている．低酸素血症が増悪すると，ST 領域の陰

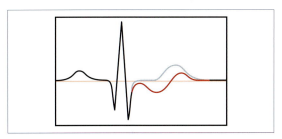

図 24-25
胎児低酸素が進行すると ST 領域は二相性の波形となる．
(Adapted with permission from Devoe L: ECG analysis: the next generation in electronic fetal monitoring? Contemporary Ob/Gyn, September 15, 2006)

転化が進行し，歪みを生じ，二相性の波形となる（図 24-25）．ST 領域の異常が胎児の状態悪化の末期に生じる可能性があると考えることは妥当である．実際のところ，ST 領域の変化は心筋組織の低酸素状態を反映するという仮説が提唱されている．

これらの知見から，研究者のなかにはこれらのパラメータを従来の胎児モニタリングの補助として解析することに価値を見いだす者もいた．この技術は，胎児心電図を計測するために，胎児心臓の内部モニタリングと特別な装置が必要である．2005 年に Neoventa Medical 社は STAN システムと命名された ST 分析システムの認可を FDA から受けた．

胎児モニタリングにおける ST 領域の変化に関

するいくつかの研究がある．そのうちの一つが，2,400人の妊婦に対して無作為化比較試験を行ったもので，従来の胎児心拍モニタリング単独使用群と比較して，ST領域分析を追加した群では新生児のアウトカムの改善は認めなかった（Westgate, 1993）．しかしながらST領域分析を追加した群では胎児機能不全の適応による帝王切開分娩の割合は減少した．Amer-Wåhlinら（2001, 2007）は，従来の胎児心拍モニタリングにST領域の分析を追加することで，胎児機能不全による帝王切開分娩の割合と，臍帯動脈血において計測された代謝性アシドーシスを有意に減少させるということを発見した．

その後Doriaら（2007）は，STAN systemを導入し，帝王切開分娩や新生児の脳障害の発症率に変化は認めなかったと報告した．そして一つのメタアナリシス研究で，15,352人の妊婦を含んだ五つの無作為化比較試験を解析したところ，ST領域の解析を行っても帝王切開分娩の割合や分娩時の胎児代謝性アシドーシスの割合を減少させないということがわかった（Becker, 2012）．

最後にNICHDの研究で，5,532人の妊婦をST領域解析群（open group）に，5,576人を通常の管理群（masked group）に無作為割り付けを行った研究がある．主要評価項目は胎児合併症に関連する七つのイベントのうち一つ以上生じたものの割合であった（Belfort, 2015）．Open groupではST領域分析ガイドラインに従って，臨床プラクティスの介入が行われた．これらは，介入は最小限に控えるべき，つまり，少なくとも60分間は多少の変化（60秒以上続く変動一過性徐脈や60 bpm以上の変動一過性徐脈，繰り返す遅発一過性徐脈，2分以上続く遷延一過性徐脈）があったとしても，ST領域のイベントが生じない限りは，待機的マネジメントをとるようにと規定された．このガイドラインは通常の管理群には適用しなかった．Open groupでは55人の妊婦が，STANガイドラインでは分娩継続の管理であったケースにもかかわらず分娩となった．これはopen groupのうち，胎児機能不全で帝王切開分娩となった287人の20％を占めた．明らかに，主治医は非介入を規定したopen groupのガイドラインを遵守しなかった．彼らはおそらく胎児心拍を，通常の臨床現場でnon-reassuringと判断

していたパターンと感じ取ったと考えられる．

この研究の結果，STANは新生児予後や帝王切開分娩率に影響を与えないことが示された（Belfort, 2015）．自分たちのレビューで，Neilsonら（2015）は，同様の結論に至った．これらの結果はアメリカにおけるST領域の分析の使用を本質的に排除したが，この技術はヨーロッパでは今もなお用いられている．

■ 分娩中のドプラ速度計測

臍帯動脈のドプラ解析は，従来の胎児モニタリングとは別の補助的な方法として研究された．詳細は第10章に記載してあるが，異常なドプラ波形は病的な臍帯胎盤血管抵抗を反映する可能性がある．それらのレビューから，Farrellら（1999）は，この手技は悪い周産期予後の予測因子としては不十分であると結論した．

胎児機能不全

胎児機能不全という用語は幅広くて曖昧であり，臨床状況を正確に適用することはできない（ACOG, 2014）．胎児心拍パターンの解析に基づく診断は不確実であり，reassuringやnon-reassuringといった区分けを生むこととなった．"reassuring"という用語は特定のパターンに基づき，状況が安定していることを示唆する．一方"non-reassuring"は胎児が安心できる状態であるかないか疑わしいことが示唆される．分娩の間，これらの胎児心拍パターンはダイナミックに変化する．"Reassuring"から急激に"non-reassuring"に変化し，またその反対の状況もある．**これらの評価は主観的で不完全であるため，またそうした認識がなされなければならない．**

胎児心拍パターンにnon-reassuringというラベルを割り当てることの難しさは，これらのパターンは病的なものというより胎児の生理学的な反射によるものであることにある．胎児心拍の生理学的コントロールは，血流や酸素状態などに基づいたさまざまな相互作用をもったメカニズムによりなされる．さらに，これらのコントロールメカニズムの活動は，たとえば慢性胎盤機能不全のような既存の胎児の酸素化の状態などによっても影響を受ける．重要なことは，胎児は臍帯によってつ

ながれており，それにより血流は一定の頻度で危険な状況に陥る．さらにいえば，正常分娩はアシデミアを増加させるプロセスである（Rogers, 1998）．それゆえ，正常分娩は胎児の低酸素血症を繰り返す過程であり，まれに重篤な酸血症になりうる．

■ 診 断

胎児心拍パターンに基づく"胎児機能不全"の同定は不正確で，議論が分かれるところとなる．これらのパターンの解釈において，専門家の間で統一した見解をもつことは難しい．Ayres-de-Camposら（1999）は，胎児心拍パターン解釈において評価者間で判断が一致するかに関しての調査を行った．その結果，判断の一致，不一致は心拍パターンが正常か，疑わしいか，異常かに関連することがわかった．具体的には，専門家間で正常パターンの判断は62％が一致し，疑わしいパターンの判断は42％が一致し，異常パターンの判断は25％しか一致しなかった．Keithら（1995）は，17人の専門家を対象として50のモニターの評価を，少なくとも1ヵ月以上間を空けた状況で2回行った．約20％の専門家が自分自身の解析結果が変わり，約25％の専門家が同僚の解析結果に同意しなかった．

標準化され，かつ明確な胎児心拍数表記の定義を決めるために，NICHD（1997）は1995年と1996年にワークショップを開催し，これらのパターンの解釈に関して推奨を出した．表24-1に示したように，第2回目のワークショップがこれらの推奨の再評価と，専門用語を明確にするために開催された（Macones, 2008）．推奨の大きな変更点は，胎児心拍パターンを3段階に分類したということであった（表24-2）．ACOG（2017b）は，後にこの3段階のシステムを使用するよう推奨した．

3段階システムを評価したいくつかの研究が行われた．Jacksonら（2011）は分娩中の48,444人の妊婦を対象として研究を行った．その結果，カテゴリーⅠ（正常）パターンが分娩時のモニターの99.5％に認められた．カテゴリーⅡ（中間群）パターンがモニターの84.1％にみられ，カテゴリーⅢ（異常）パターンが0.1％（54人の妊婦）に認められた．ほとんど（84％の妊婦にみられ

表24-2　3段階の胎児心拍モニタリング解釈システム

カテゴリーⅠ―正常
以下のすべてを満たすもの
- 基線心拍数：110～160 bpm
- 基線細変動：中等度
- 遅発一過性徐脈，変動一過性徐脈：認めない
- 早発一過性徐脈：認める，もしくは認めない
- 一過性頻脈：認める，もしくは認めない

カテゴリーⅡ―中間群
カテゴリーⅠもしくはⅢに分類されないもの．カテゴリーⅡは以下の例のような臨床的に遭遇する所見を含む．
基線心拍
- 基線細変動の消失を伴わない徐脈
- 頻脈

基線細変動
- 基線細変動の減弱
- 繰り返す徐脈を伴わない基線細変動の消失
- 基線細変動の増加

一過性頻脈
- 胎児刺激により誘発される一過性頻脈の消失

周期的もしくは一過性の徐脈
- 減弱もしくは正常な基線細変動を伴う繰り返す変動一過性徐脈
- 2分以上，10分未満の遷延徐脈
- 正常な基線細変動を伴う繰り返す遅発一過性徐脈
- "overshoots"や"shoulders"のような基線回復が緩徐である特徴をもった変動一過性徐脈

カテゴリーⅢ―異常
以下のいずれかである
- 基線細変動の消失を認め以下のいずれかを伴うもの
  繰り返す遅発一過性徐脈
  繰り返す変動一過性徐脈
  徐脈
- サイヌソイダルパターン

bpm：1分当たりの心拍数．
(Reproduced with permission from Macones GA, Hankins GD, Spong CY, et al: The 2008 National Institute of Child Health and Human Development workshop report on electronic fetal monitoring: update on definitions, interpretation, and research guidelines, Obstet Gynecol. 2008 Sep; 112(3): 661-666)

たもの）は各カテゴリーが混在したパターンであった．Cahillら（2012）は，臍帯血アシデミア（pH≦7.10）の発症頻度と，分娩前30分間の胎児心拍波形の特徴との関連を後方視的に評価した．その結果，三つのカテゴリーのいずれも，臍帯血アシデミアとの有意な関連を示さなかった．ACOGとアメリカ小児科学会（AAP）（2014）は，カテゴリーⅠもしくはⅡの胎児心拍波形でア

プガースコア5分値が＞7もしくは動脈血の酸塩基平衡が正常であれば，急性の低酸素-虚血性事象は生じないと結論した．

Sholapurkar（2012）は，ほとんどの異常胎児心拍パターンは中間群であるカテゴリーⅡになるため，3段階システムの妥当性に異議を唱えた．さらにこれは多くの徐脈が臍帯の圧迫による**変動一過性徐脈**として不適切に分類されていることから生じていると述べた．Clark らの19人の専門家集団は（2013），80％以上の胎児がカテゴリーⅡの胎児心拍パターンをもつことを報告した．彼らは，こうした胎児のために管理方法のアルゴリズムを提案したが，臨床的に試されることはなかった．

Parer ら（2010）は，産科的管理と分類に関するコンセンサスに関して，アメリカの現状と他国とを比較した．比較された国には，イギリス産婦人科学会（RCOG），カナダ産婦人科学会（SOGC），オーストラリア・ニュージーランド産婦人科学会（RANZCOG），日本産婦人科学会（JSOG）が含まれている．彼らは，NICHD の3段階システムが不十分であるとする追加のコメントを出した．なぜならば，カテゴリーⅡ（中間群胎児心拍）は"多くの異質の混合パターン"からなるため，管理戦略の構築を妨げてしまうからである．

Parer ら（2007）は以前，胎児心拍数の解釈と管理方法に関する，色分けされた5段階システムを提唱していた．5段階システムと3段階システムを比較した二つの報告が後に発表された．Bannerman ら（2011）は，これらの二つのシステムにおいて胎児心拍の解釈に類似点があることを発見した．それは明らかに正常か明らかに異常かということである．Coletta ら（2012）は，5段階システムのほうが3段階システムと比べて，より高い感度をもつということを発見した．Elliott ら（2010）は，コンピューターによる5段階分類システムの性能評価を行ったが，2,472例の胎児心拍記録を，正しく解析し分類することはできなかった．

今後50年間電気的胎児心拍モニタリングが使用されても，胎児心拍パターンの解釈と産科的管理に関するコンセンサスが得られないことは明らかである（Parer, 2011）．

■ 羊水混濁

産科医は分娩中の胎便は胎児機能不全や低酸素血症の予測には問題があることを長い間認識していた．分娩の12〜22％に胎便を伴うにもかかわらず，新生児死亡につながることは少ない．パークランド病院の調査から胎便は"低リスク"の産科的危険であることがわかった．なぜならば，胎便による周産期死亡率は1,000出生に対し1であるからである（Nathan, 1994）．

胎便の排出に関する三つの理論が，胎便の検出と乳児死亡という希薄な関連の一部を説明しうるかもしれない．第一に胎便排泄は低酸素に対する反応によって起こり，それゆえ胎児機能不全の徴候になる（Walker, 1953）．第二に子宮内での胎便排泄は神経支配下での正常な消化管の成熟を表しているというものである（Mathews, 1979）．最後の理論では，一時的にではない頻回の臍帯の圧迫による迷走神経刺激が結果として腸蠕動を亢進させ胎便排泄を引き起こすと仮定している（Hon, 1961）．

Ramin ら（1996）は，パークランド病院で分娩した羊水混濁を伴った，約8,000分娩を調査した．胎便吸引症候群は出生時の胎児酸血症と有意に関連した．ほかに有意に関連があった項目としては，帝王切開分娩，鉗子分娩，分娩時の異常心拍，低アプガースコア値，補助換気を要したこと，であった．臍帯血ガスに基づいた胎児アシデミアのタイプ分析によって，胎便吸引症候群に関連する胎児の状態不良は，急性発症の事象であることが示唆された．このため，多くのアシデミアの胎児は純粋な代謝性アシドーシスと比較して，異常に上昇した P_{CO_2} 値を示した．

Dawes ら（1972）は，胎児子羊における高炭酸ガス血症があえぎ呼吸を引き起こし，結果として羊水吸入を増加させることを発見した．Jovanovic ら（1989）は，胎児肺に吸入された胎便が閉塞を起こした動物にのみ胎便吸引症候群を引き起こすと報告した．

Ramin ら（1996）は，胎便吸引症候群は病態生理学的に，胎児高炭酸ガス血症を含み，それが胎児呼吸中枢を刺激し，肺胞内へ胎便を吸い込むことにつながると仮定した．肺実質障害はアシデミアによって生じる肺胞障害に続発して生じる．この病態生理学的なシナリオでは，羊水中の胎便

はすでに存在している胎児の状態不良の指標というよりも胎児環境における脅威であるといえる．この一連の病態生理学的な説明はすべてを表しているわけではない．なぜなら約半分の胎便吸引症候群の胎児は分娩時にアシデミアではないという説明ができないからである．

　分娩時に，高い発生頻度で羊水中に胎便が認められるが，それは正常な生理的プロセスに関連した胃腸内容物の通過を意味するものと結論された．正常だが，そうした胎便は，胎児にアシデミアがあるとき，胎児環境における脅威になる．重要なことは，そのようなアシデミアは急激に生じるため，胎便吸引は予測できないし，避けられない可能性が高い．さらに，Greenwood ら（2003）は，羊水混濁のない羊水も予測因子として不十分であることを示した．8,394 人の羊水混濁のない妊婦における前向き研究にて，羊水混濁のない羊水は胎児の well-being の徴候として信頼できないということを示した．

　胎便吸引症候群と診断された新生児の多くが，出生前に慢性低酸素に曝露されていたというエビデンスがある（Ghidini, 2001）．Blackwell ら（2001）は，胎便吸引症候群と診断された新生児の 60％が臍帯動脈血 pH≧7.20 であることを示し，これは胎便吸引症候群が出生時の児の状態に関連しないことを示唆している．一方で，慢性低酸素のマーカー（上昇した胎児エリスロポエチン値や有核赤血球数）は，多くの胎便吸引症候群の症例に慢性低酸素状態があったことを示唆する（Dollberg, 2001；Jazayeri, 2000）．

　最近まで，羊水混濁を認めた新生児に対するルーチンの管理として，分娩時に口腔内・鼻腔内吸引を行うというものがあった．2005 年に管理ガイドラインが大幅に変更された．今日では，ACOG（2017c）は，羊水混濁を認めた新生児は，もはやルーチンで気管吸引を受けるべきではないと推奨を出した．気管吸引は気道閉塞を起こしている症例に限られた．彼らはまた，蘇生技術を有した相応しい医療スタッフが立ち会うことを推奨した（第 32 章参照）．

■ マネージメントオプション

　変動する胎児心拍に対して適切な処置を行えば，どのような胎児状態も是正できる可能性がある．提言を表 24-3 に記載する．母体を側臥位にし，酸素マスクを装着する．無痛手技に起因する母体低血圧を回復させることや，オキシトシン投与を中止すること，またはその両者を行うことは，子宮胎盤循環を改善させるのに役に立つ．臍帯脱出を除外するために内診を行う．Simpson ら（2005）は，52 人の妊婦を対象として，胎児酸素飽和度を計測することで三つの手技の有益性を評価した．彼らは静脈内輸液療法を試みた．母体が側臥位の状態，母体が仰臥位の状態，そして酸素マスクにて 10 L/分で酸素投与を行いながら 500～1,000 mL の乳酸リンゲル液を 20 分以上かけて投与し，評価を行った．その結果，それぞれの手技で胎児酸素飽和度は有意に上昇した．

◆ 子宮収縮抑制

　硫酸テルブタリン投与は，子宮を弛緩させることで，分娩経過中の non-reassuring 胎児心拍パターンへの一時的な対応方法となりうる．静脈内

表 24-3　カテゴリー II もしくはカテゴリー III に対する胎内蘇生手技

胎児心拍異常[a]	蘇生方法[b]
繰り返す遅発一過性徐脈 遷延性徐脈もしくは徐脈 基線細変動の減少もしくは消失	側臥位への体位変換 母体への酸素投与，母体への輸液負荷 子宮収縮の頻度を減らす
カテゴリー II もしくはカテゴリー III を伴う頻脈	オキシトシンもしくはプロスタグランジン投与中止 テルブタリン，マグネシウム製剤による子宮収縮抑制
繰り返す変動一過性徐脈 遷延性徐脈もしくは徐脈	母体の体位変換 羊水補充療法 臍帯脱出があった場合，急速遂娩の準備の間は用手的に先進部を挙上させておく

[a] 異常な胎児心拍パターンの対応において，疑われる原因を同時に評価することは重要な手順である．
[b] いくつかの胎内蘇生方法を同時に行うことは有用である可能性があり，それらを個々に行うよりも有効である可能性がある．

もしくは皮下に250μg投与し，子宮収縮を抑制し，その結果胎児酸素状態が改善する．Cookら（1994）は，10年の間に368人の妊婦に対してテルブタリン投与を行い，子宮収縮抑制の効果を調べ報告した．すべての胎児は帝王切開分娩となったが，この蘇生により胎児児頭血pH値は改善した．これらの研究は，研究規模は小さく，無作為化されたものはほとんどないが，多くの研究でテルブタリンによる子宮収縮抑制はnon-reassuringパターンに有益な結果であったと結論した．ニトログリセリンの少量静脈内投与（60～180μg）もまた有益であったと報告されている（Mercier, 1997）．Bullensらは（2015），彼らが行ったレビューのなかで子宮収縮抑制は有益であると結論づけた．一方で，ACOG（2017b）は，non-reassuring胎児心拍パターンに対する子宮収縮抑制を推奨するにはエビデンスに乏しいと報告している．

◆羊水補充療法

Miyazakiら（1983）は，臍帯圧迫により変動一過性徐脈もしくは遷延徐脈が生じた分娩進行中の妊婦に対して，子宮内圧測定のカテーテルを介して生理食塩水の投与を行った．この治療によって研究対象となった妊婦の半数で胎児心拍パターンの改善を認めた．後に，Miyazakiら（1985）は，分娩中の臍帯圧迫パターンの胎児心拍異常が出現した96人の初産婦を対象として，無作為化比較試験を行ったところ，羊水補充療法を行った群では胎児機能不全による帝王切開を必要とした割合がより少なかったことがわかった．これらの多くの報告に基づき，経腟的羊水補充療法は三つの臨床的状態に用いられるようになった（Dad, 2016）．それらは，①変動一過性徐脈もしくは遷延性徐脈に対する治療，②破水症例に対する羊水過少症の予防，③重度の羊水混濁に対する洗浄目的，である（第33章参照）．

多くの異なる羊水補充療法のプロトコルが報告されているが，多くのものが500～800mLの温生理食塩水のボーラス投与を行い，その後約3mL/分で持続投与を行うというものである（Owen, 1990；Pressman, 1996）．Rinehartら（2000）が報告した別の研究では，常温にした生理食塩水500mLのボーラス投与単独群，もしくはそれに引き続いて3mL/分の持続投与を行う群に割り付け評価を行った．この研究は65人の

表24-4 186の産科施設における羊水補充療法に伴う合併症の集計

合併症	施設数（%）
子宮過収縮	27施設（14）
胎児心拍異常	17施設（9）
絨毛膜羊膜炎	7施設（4）
臍帯脱出	5施設（2）
子宮破裂	4施設（2）
母体呼吸循環障害	3施設（2）
常位胎盤早期剝離	2施設（1）
母体死亡	2施設（1）

(Data from Westrom, 1995)

変動一過性徐脈を生じた妊婦が対象となり，結論はどちらの方法も差はなかった．Wenstromら（1995）は，アメリカ内にて教育病院を対象として羊水補充療法の使用に関して調査を行った．この手技は調査対象となった186施設の96%で用いられており，治療を受けた妊婦は調査対象の施設で分娩となった全妊婦の3～4%に上る．羊水注入術によって生じうる合併症に関しては**表24-4**に記載した．

- **変動一過性徐脈に対する羊水補充療法**

Hofmeyrら（2012）は，臍帯圧迫に関連した胎児心拍パターンの管理において，羊水補充療法の効果を分析するためのレビューを行った．羊水補充療法は変動一過性徐脈の発症率の減少，新生児予後の改善，そして帝王切開分娩率の減少に有用である，と結論した．ACOG（2016）は，繰り返す変動一過性徐脈に対して，羊水混濁の有無にかかわらず，羊水補充療法は適切な対応であると結論づけた．

- **羊水過少症に対する予防的羊水補充療法**

羊水補充療法は，臍帯圧迫から生じる分娩進行中の異常胎児心拍パターンを避けるために，予防的に用いられてきた．Nageotteら（1991）は，羊水注入の結果，分娩進行中の変動一過性徐脈の頻度および程度を，有意に改善したことを発見した．しかしながら，帝王切開分娩率や正期産児の状態は改善しなかった．Macriら（1992）は重度の羊水混濁と羊水過少症を伴った170人の正期

産，過期産妊婦において，予防的羊水補充療法の効果に関する研究を行った．羊水補充療法は胎便吸引症候群と胎児機能不全による帝王切開率を有意に減少させた．対照的に，Ogundipe ら（1994）は，116 人の amnionic fluid index（AFI）＜ 5 cm の正期産妊婦を無作為に，羊水補充療法を受ける群と一般的な産科管理を受ける群に割り付け，観察を行った．すべての帝王切開率，胎児機能不全による分娩率，臍帯血 pH に関して両群間で有意差は認めなかった．

- 羊水混濁症例に対する羊水補充療法

Pierce ら（2000）は，中等度〜重度の羊水混濁を認めた計 1,924 人の妊婦を対象とした分娩中の羊水補充療法に関する 13 の前向き研究の結果をレビューした．羊水補充療法を受けたグループでは，新生児は声帯下に胎便が存在する割合が有意に低く，また胎便吸引症候群となる割合が有意に低かった．帝王切開分娩の割合もまた，羊水補充療法群で低かった．同様の報告が Rathore ら（2002）によって報告された．

対照的に，研究者のなかには羊水混濁に対する羊水補充療法に支持的な意見ではない者もいる．たとえば Usta ら（1995）は，中等度〜高度の羊水混濁を認めた妊婦のうち，無作為に羊水補充療法を受ける群に割り付けられた患者の半数に羊水補充療法を行うことができなかったと報告した．また新生児の予後に関しても改善しなかったと報告した．Spong ら（1994）もまた，予防的羊水補充療法は胎便を希釈するが，新生児のアウトカムの改善にはつながらないと結論した．最後に Fra-ser ら（2005）は，分娩時に高度の羊水混濁を認めた 1,998 人の妊婦を対象として，無作為に羊水補充療法を行い利点はなかったと報告した．Hofmeyr ら（2014）は，レビューのなかでこれらの結果を統合させ報告した．これらの知見から，ACOG（2016）は羊水混濁を認める羊水の希釈のために羊水補充療法は行わないとの推奨を出した．

■ 胎児心拍パターンと脳障害

胎児心拍パターンと脳障害を関連づける研究は，法医学領域における乳児の研究に基づいている．Phelan ら（1994）は，後に神経学的障害が判明した 48 人の児において，70 ％の患者で入院時の胎児心拍モニターに持続的な non-reactive パターンが認められていたと報告した．彼らは胎児神経学的障害は主に病院到着前に生じていると結論した．彼らは 209 人の脳障害の児の心拍パターンを後方視的に評価し，神経障害と関連する固有のパターンはないと結論した（Ahn, 1996）．Graham ら（2006）は，1966 〜 2006 年に出版された論文を振り返り，周産期脳障害を予防するための胎児心拍モニタリングの効果について評価したところ，有益性はなかったことがわかった．

周産期脳障害を生じうる胎児心拍パターンは動物実験において研究されてきた．Myers（1972）は，完全低酸素状態，部分低酸素状態の研究をアカゲザルで行い報告した．完全低酸素状態は臍帯血流を完全に閉塞し遷延性徐脈を発生させることで作成した（図 24-26）．胎児動脈 pH は酸素化と血流の完全途絶の後，約 8 分間は 7.0 まで低下

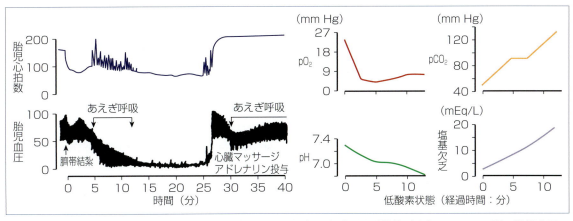

図 24-26　アカゲザルの動物実験において，臍帯血流を完全に遮断し遷延性徐脈を起こしている間の胎児血圧および生化学的変化を示した図

(Data from Myers, 1972)

しなかった．生存した胎児に脳障害を生じさせるには，このような遷延性徐脈が少なくとも10分間は必要であった．

Myers（1972）はまた，アカゲザルにおいて母体大動脈血流を妨げることで部分低酸素を作製した．これは子宮胎盤血流低下による，遅発一過性徐脈を生じた．こうした遅発一過性徐脈が数時間生じても，pHが7.0未満まで低下しなければ胎児脳障害を生じないことを発見した．実際，Adamsonsら（1977）は，遅発一過性徐脈は脳障害が生じるかなり前の部分低酸素の指標であると後に報告した．

分娩の間に起こる最も一般的な胎児心拍パターン（臍帯圧迫によるもの）は，動物実験において胎児に有意に影響を与えるには相当な時間を必要とする．Clappら（1988）は，羊の胎仔の実験にて3分間ごとに1分間の臍帯部分閉塞を行った．Rochaら（2004）は，4日間にわたり1日につき3～5時間，30分ごとに90秒間の臍帯完全閉塞を行ったが，神経細胞障害は生じなかった．こうした研究の結果から示唆されることは，臍帯閉塞の効果は，閉塞の程度（部分的か完全か，閉塞の長さ，閉塞の頻度）に依存するということである．

第33章でより詳細に議論されているように，分娩時のイベントが後の神経学的後遺症に与える影響が過大評価されてきた．脳障害が発症するためには，胎児が短期間の低酸素血症ではなく，より長く低酸素に曝露されなければならないことは明白である．さらに，低酸素血症は重度で致死直前の代謝性のアシデミアを引き起こさなければならない．こうした理由のため，ACOG（2014）は，胎児機能不全による帝王切開分娩，低アプガースコア5分値，重度胎児発育不全，胎児心拍異常，母体甲状腺機能異常，多胎妊娠などのときはいつでも臍帯血ガス測定をすることを推奨している（第32章参照）．

最近まで，中程度の低酸素性虚血性脳症の新生児のアウトカムは厳しいものがあった．これらの影響を改善することを目的として研究が行われてきた．1990年代後半に行われた動物実験では，脳低温療法によって脳障害の発症率を低下させることが報告された（Gunn, 1997, 2000；Nedelcu, 2000；Tooley, 2003；Wagner, 2002）．これらの知見により，低酸素性虚血性脳症の発症リスクが高い新生児に対して脳低温療法を実施したことにより，後の脳性麻痺の発症を改善させたとする複数の研究が世界中で行われることとなった．この研究に関しては第33章に詳細を記載する．

■ 電気的胎児心拍モニタリングの利点

電気的モニタリングによって周産期アウトカムが改善するという予測の背景にはいくつかの誤った仮説がある．一つは，胎児機能不全はゆっくり生じていく現象で，電気的モニタリングによって胎児の状態不良を早期に発見できるようになるということである．もう一つの推測はすべての胎児の障害が病院で生じるということである．20年前から，大多数の胎児の障害は分娩室到着前に発症しているという事実に焦点が当てられてきている．満期における**胎児モニター**は，"モニター"における技術の一つということを意味している．もし死亡あるいは障害を受けた胎児が分娩に至れば，胎児心拍モニターで記録された線は，なんらかの手がかりを与えるに違いないということから，その仮説はつくられた．なぜなら，その装置は胎児の状態をモニタリングしていたからである．これらの仮説はすべて過大な期待を招き，すべての新生児死亡や障害は防ぎうるものだという考えを助長することとなる．

1970年代の終わりまで，胎児電気的モニタリングの有効性，安全性，費用に関する疑問がOffice of Technology Assessment, the United States CongressとCDCより上がっていた．Bantaら（2002）は，胎児電気的モニタリングの利点，不利益などに関する25年にわたる論争をまとめた．最近になって，Alfirevicら（2017）は，37,000人以上の妊婦を対象とした13の無作為化比較試験のレビューを行った．電気的胎児モニタリングは新生児痙攣の発症率を減少させたが，帝王切開分娩率や器械分娩率は上昇した．重要なことは，周産期死亡率や脳性麻痺の頻度は減少させなかったということである．Grimesら（2010）は，「Obstetrics & Gynecology」誌上で胎児電気的モニタリングに関する**現在の論評**を述べた．アメリカ内の約400万の年間出生の85％でモニタリングが行われているが，スクリーニング手段としては失敗であると要約した．彼らは，胎児電気的モニタリングの分娩時の胎児死亡や脳性麻痺に関する陽

性的中率はほぼゼロである（つまり，ほぼすべての陽性結果は間違っている）と記載した．

アメリカにおいて，胎児電気的モニタリングの疫学的効果を研究するため，少なくとも二つの試みがなされている．Chen ら（2011）は，2004 年の単胎・生産児 170 万人以上のデータを用いた．それらの児の 89 ％で胎児電気的モニタリングが行われていた．彼らは，モニタリングは帝王切開分娩率を上昇させるが，早期新生児死亡率は減少させると報告した．この利点は在胎週数依存性であり，そしてその効果が最もみられたのが早産児であった．後に Ananth ら（2013）は，類似した，より規模の大きい疫学研究を報告した．研究は 1990 ～ 2004 年までの間に出生した，奇形のない・単胎・生産児 5,800 万人以上を対象とした．1990 ～ 2004 年までの経時的な胎児電気的モニタリングの使用率の増加は，とりわけ早産期における新生児死亡率の減少と関連を認めた．一方で Resnik（2013）は，胎児モニタリングと新生児死亡の減少の間に疫学的には因果関係はないと警告した．彼は，Ananth の研究の限界は，読者を懐疑的にさせるものである，ということを示唆した．

1982 年 7 月，パークランド病院で分娩中の妊婦全員に対して電気的モニタリングを行うべきかどうか確かめる調査が始まった（Leveno, 1986）．月が替わるごとに，全妊婦を対象とした電気的モニタリングと選択的心拍モニタリングを交代させて行った．選択的モニタリングは広く行われている方法であった．3 年間の調査の間，17,000 人以上の妊婦が全妊婦を対象とした電気的モニタリングを受けた．そしてこれらのアウトカムを，選択的心拍モニタリングの同サイズのコホートと比較した．その結果，両群間においていかなる周産期アウトカムに関しても有意差は認められなかった．全妊婦を対象としたモニタリングでは，胎児機能不全の診断による帝王切開分娩率の，軽度だが有意な上昇が認められた．このように，パークランド病院における電気的モニタリングの使用頻度の増加は，周産期予後の改善にはならなかった．しかし，胎児機能不全の診断による帝王切開分娩の頻度はわずかに増加した．最近では，コクランデータベースのレビューで，間欠的な心音聴取のほうが連続的モニタリングと比較して，高い帝王切開分娩率であることがわかった（Martis, 2017）．

■ 現在の推奨

分娩中の胎児心拍モニタリングとして，最も一般的に用いられている方法は，聴診器を用いた方法，超音波ドプラ法を用いた方法，胎児心拍と子宮収縮を持続的電気的モニタリングで評価する方法がある．最も効果的な方法を同定した科学的根拠はなく，最善の周産期アウトカムを保障する胎児評価の頻度や評価時間に関しても根拠がない．表 24-5 に AAP と ACOG（2017）の推奨を示す．間欠的胎児心音聴取もしくは持続的電気的モニタリングは，分娩中の評価として低リスクそして高リスク妊婦両者に受け入れられる方法と考えられている．しかし，心拍確認の間隔は合併症のない妊婦に対してより間隔を空けることが推奨された．胎児聴診法を用いるときは，子宮収縮の後に 60 秒以上行うことが推奨された．聴診法を用いる場合は，助産師と妊婦が 1 対 1 の割合になることも併せて推奨された．ACOG（2017b）は，間欠的な心音聴取より電気モニタリングを使用することの明確な利益を示すデータがないことを認めている．パークランド病院では，すべてのハイリスク分娩で連続的モニタリングを受けている．ローリスク分娩は，間欠的心音聴取と連続的電気モニタリングの両方が使用されており，臨床状況や，妊婦の希望によって使い分けられている．

表 24-5　分娩時の胎児心拍モニタリング法ガイドライン

サーベイランス	低リスク妊娠	高リスク妊娠
使用可能な方法		
間欠的胎児心音聴取	Yes	Yes[a]
持続的電気的モニタリング（内測法もしくは外測法）	Yes	Yes[b]
評価間隔		
分娩第 1 期（活動期）	30 分	15 分[a, b]
分娩第 2 期	15 分	5 分[a, c]

[a] 可能であれば子宮収縮の前後，子宮収縮の間に聴取する．
[b] 少なくとも 15 分ごとにモニターを評価し記録する．
[c] 少なくとも 5 分ごとにモニターを評価する．
(Data from the American Academy of Pediatrics and the American College of Obstetricians and Gynecologists, 2017)

分娩中の子宮活動の測定

子宮活動を電気的に分析することによって，特定の収縮パターンと分娩の予後に関していくつかの普遍性を示すことができる．しかしながら，分娩に与える子宮筋の効率は大きく変化する．それゆえ，モニター評価単独で本当の陣痛かどうかを判断するのには十分に注意をする必要がある．

内測計によるモニタリングでは，子宮収縮時，間欠時の羊水圧を測定することができる．かつては，液体が充満したプラスチック・カテーテルの先端を胎児先進部より上の子宮内に留置することが行われていた（図 24-27）．カテーテルは子宮内のカテーテル先端と同じ高さで，ストレインゲージセンサーと連結させる．ストレインゲージ内で液体圧の変動によって生まれた電気的信号は，胎児心拍数とともに記録される．今日では，圧センサーがカテーテル先端に設置されており，圧測定に流体柱が必要ないタイプの子宮内圧計が入手可能である．

外測計モニタリングでは，子宮収縮は，母体腹壁にトランスデューサー（内部に"プランジャー"もしくはトランスデューサーボタンを含む）を設置することで測定できる．子宮が収縮するにつれて，その収縮の強さに比例してボタンが移動する．この運動が収縮の**相対的な強さ**を示す電気的信号に変換される．内測計によるモニタリングはより正確な収縮の強さを測定できるということは一般的に認識されつつある．Bakker ら（2010）は，1,456 人の妊婦に対して，子宮収縮測定を行うにあたり，内測計モニタリング群と外測計モニタリング群に分ける無作為化比較試験を行った．両群において，帝王切開分娩率，新生児予後に差は認めなかった．

■ 子宮活動のパターン

ウルグアイのモンテビデオの Caldeyro-Barcia ら（1960）は，妊娠経過中にみられる，自発的に生じた子宮活動パターンを解明した先駆者であった．子宮活動の収縮波は羊水腔内圧測定カテーテルを用いることによって測定された．しかしこの研究の早期の段階では，四つ以上のマイクロバルーンを子宮筋層内に留置する方法も子宮圧測定に用いられた．収縮の強さは，間欠時の基線圧を

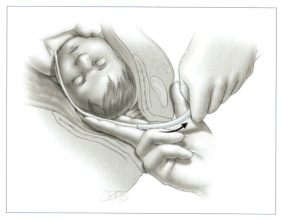

図 24-27
子宮収縮と収縮圧を計測するために内圧計を留置する．イントロデューサー内にカテーテルが入っている．経腟的に挿入し児頭に沿って留置する．カテーテルを子宮内に優しく進め，イントロデューサーを引き抜く．

上回る際の圧と定義された．彼らはまた，子宮活動を定義するための**モンテビデオ単位**という概念も導入した（第 23 章参照）．この定義では，子宮活動は基線より上昇した子宮内圧を測定し，10 分間における各収縮の圧の合計を mmHg 単位の強さとして示す．たとえば，10 分間に 3 回の収縮があり，それぞれの圧が 50 mmHg だった場合は，150 モンテビデオ単位である．

妊娠 30 週までの間は，子宮活動は比較的穏やかである．そして子宮収縮は 20 mmHg より強くなることはまれである．これらの事象は John Braxton Hicks によって最初に記述された．子宮活動は妊娠 30 週以降に徐々に増加し，これら **Braxton Hicks 収縮**は頻度と強さを増していく．妊娠末期になるとさらに子宮活動は増加する．この時期になると頸管は熟化してくる（第 21 章参照）．

Caldeyro-Barcia ら（1960）によると，子宮活動が 80 ～ 120 モンテビデオ単位に到達したときに分娩が開始される．これは 10 分ごとに約 40 mmHg の子宮収縮が 3 回生じることに相当する．重要なことは，陣痛の開始に明確な印があるのではなく，緩徐に移行していくことである．

分娩第 1 期の間，子宮収縮は徐々に増加し，分娩開始の約 25 mmHg から最終的には 50 mmHg まで増加する．同時に収縮の頻度も 10 分間に 3 回から 5 回へ増加し，子宮の基線筋緊張も 8 mmHg から 12 mmHg へ増加する．子宮活動は分娩第 2

期の間は，母体の努責によってさらに増加する．実際に80〜100 mmHgの収縮が，10分間に5〜6回の頻度で生じる．Hauthら（1986）は，分娩誘発もしくは分娩促進のためにオキシトシン投与を受けた109人の正期産妊婦について，子宮収縮圧の定量化を行った．大多数の妊婦が200〜225モンテビデオ単位に到達し，40％が300モンテビデオ単位に到達していた．著者らは分娩停止による帝王切開を検討する前に，子宮活動レベルを考慮すべきと提言した（第23章参照）．

興味深いことに子宮収縮の持続時間（60〜80秒）は活動期の早期〜分娩第2期にかけて，明らかに増加することはない（Bakker, 2007；Pontonnier, 1975）．おそらくこの定常性により，胎児ガス交換が可能になる．子宮収縮の間，子宮内圧が絨毛間腔の圧を超えるためガス交換は停止する．これにより，機能的胎児"息こらえ"を生じる．これは60〜80秒が限界であり，比較的一定である．

Caldeyro-Barciaら（1960）は，経験的に子宮収縮が10 mmHgを超えたときのみ，臨床的に触知可能であると述べた．さらに，収縮圧が40 mmHgに到達するまで，子宮壁は指で容易に押し下げることができる．収縮力がさらに強くなると，子宮壁は非常に強固になり，押し下げるのが困難である．子宮収縮は圧が15 mmHgを超えるまでたいていは痛みを伴わない．おそらく，子宮下節および頸管部を拡張させるのに必要とされる最低限の圧であるからだと思われる．Braxton Hicks収縮が15 mmHgを超えると不快感として知覚する．なぜならば，子宮，頸管部そして産道の拡張は不快感をもたらすと考えられているからである．

Hendricks（1968）は，「臨床医は子宮に過大な要求をする」ということを指摘した．子宮は妊娠中，弛緩した状態を求められ，分娩中は効果的に間欠的に収縮し，分娩後の数時間は収縮した状態であることを求められる．図24-28に，分娩進行中の正常な子宮活動の一例を示す．子宮活動は，前駆陣痛から分娩にかけて緩徐に増加を示す．興味深いことに，分娩後の子宮収縮は，児を分娩したときと同様の所見を示す．論理的に，分娩前の子宮収縮が不十分であった子宮が，弛緩しやすく産後出血が増加しやすい．

■ 収縮の発端と伝播

分娩における正常な収縮波は一方の卵管近くの子宮端から生じる．そのため，これらの領域は"ペースメーカ"の役割を演じる（図24-29）．右のペースメーカは，通常そこから左側を支配し，大部分の収縮波を開始する．収縮はペースメーカ領域から広がり，2 cm/秒の速度で子宮を伝わり，15秒以内に子宮全体に脱分極を起こす．この脱分極は子宮頸部方向に向けて，下方へ広がっていく．子宮収縮力は子宮底部で最も強く，子宮下節で最も弱くなる．この現象は子宮筋が底部から子宮下節にかけて，厚さが減少することを反映しているものと考えられている．おそらく，この圧力の減少の勾配は，頸管部方向に胎児を押し出す力として働き，頸管を展退させるのに役立つ．重要なことは，子宮のすべての部分が協調し，ほぼ同時にピーク圧に達する．そして図24-29に示される曲線の波形を生じる．Youngら（2004）は，それぞれの収縮の開始は，組織レベルの生体電気的事象によって引き起こされることを示した．

ペースメーカ理論は図24-28のパネルA，Bに示すように隣接する二つの収縮の強さが変化することを説明することにもなる．そうした二つの収縮波はCaldeyro-Barciaら（1960）によって"協調運動障害"と名づけられた．収縮波は角領域であるペースメーカから始まるが，子宮全体を同調して脱分極させることができない．結果として別の収縮が対側のペースメーカから始まり，対となる第二の収縮波を生じる．これらの小さな収縮が大きな収縮に代わり，典型的には分娩早期に認められる．実際緩徐なペースであっても，そうした子宮活動で分娩が進行する可能性がある．著者らは，規則正しい収縮が弱い（25 mmHg未満の収縮，10分当たり2回以下の頻度）としても，分娩は緩徐に進行するであろうということを述べている．

■ 子宮収縮の新しい用語

子宮収縮に関する記述と定量化のための用語に関して，ACOG（2017b）から推奨が出された．**正常な子宮活動**は10分間に5回以下の収縮と定義され，30分間隔の平均値を評価する．過収縮（tachysystole）は10分間に5回以上の収縮と定義され，30分間の平均値を評価する．過収縮は

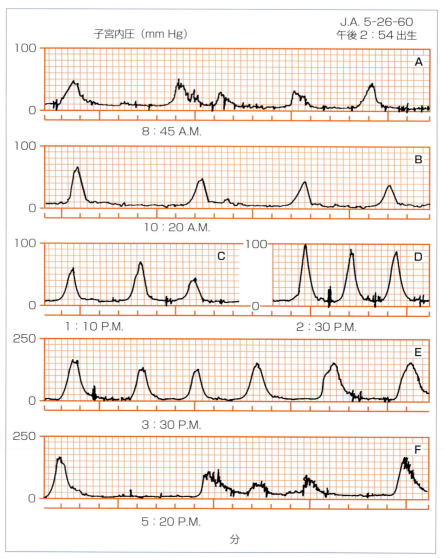

図24-28　カテーテルを用いた子宮内圧測定の記録
A：前駆陣痛，B：分娩早期，C：活動期，D：分娩後期，E：分娩30分後の自然子宮収縮，F：分娩2時間30分後の自然子宮収縮．
(Redrawn from Hendricks CH: Uterine contractility changes in the early puerperium, Clin Obstet Gynecol. 1968 Mar; 11(1): 125-144)

自然陣痛，あるいは誘発による陣痛いずれにも適用する．過剰刺激（hyperstimulation）という用語は廃止した．

Stewartら（2012）は，パークランド病院において，ミソプロストールを用いた分娩誘発が行われた584人の妊婦を対象として過収縮の前向き研究を行った．その結果，10分ごともしくは30分ごとの収縮の回数が増加しても，新生児有害事象との関連は認めなかった．しかし，10分間に6回以上の収縮が認められた場合は，胎児一過性徐脈と有意な関連が認められた．

■ 電気的胎児モニタリングの合併症

胎児心拍評価のための電極や子宮収縮測定のカテーテルはともに，まれではあるが潜在的に重篤な合併症の発生と関係している．まれに子宮内圧カテーテル留置の際に胎盤の胎児血管を断裂する可能性がある．また挿入の際に，胎盤や子宮を穿孔させると出血や胎盤剝離を起こし重篤な状態となりうる．そして誤ったデータが出力され，不適

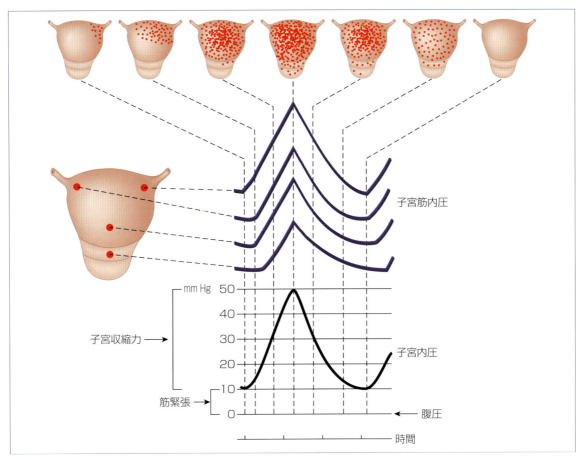

図24-29　陣痛の正常な収縮波
左側に示す大きな子宮の4ヵ所にマイクロバルーンを留置し子宮筋内圧を記録した．四つのそれぞれの箇所に対応する圧変化．（Adapted with permission from Caldeyro-Barcia R, Poseiro JJ: Physiology of the uterine contraction. Clin Obstet Gynecol 1960 3: 386）

切な管理につながる．圧カテーテルと臍帯が巻絡することで高度な臍帯圧迫が生じた報告もある．胎児電極留置の際に胎児児頭や殿部に，まれに重篤な傷害をきたすことがある．別の部位—たとえば顔位の際の眼球など—では重篤になりうる．

胎児と母体両者にとって，内測計モニタリングは感染のリスク増加になりうる（Faro, 1990）．電極留置による児頭の傷は感染を生じさせる可能性

があり，後に頭蓋骨髄炎となった症例が報告されている（Brook, 2005；Eggink, 2004；McGregor, 1989）．AAPとACOG（2017）は，母体に明らかな感染症がある場合は（HIV，単純ヘルペスウイルス，HBV，HCV），内測計による胎児モニタリングは相対的禁忌とするよう推奨した．

（訳：髙橋　健）

References

Adamsons K, Myers RE: Late decelerations and brain tolerance of the fetal monkey to intrapartum asphyxia. Am J Obstet Gynecol 128:893, 1977.

Ahn MO, Korst L, Phelan JP: Intrapartum fetal heart rate patterns in 209 brain damaged infants. Am J Obstet Gynecol 174:492, 1996.

Alfirevic Z, Devane D, Gyte GM, et al: Continuous cardiotocography (CTG) as a form of electronic fetal monitoring (EFM) for fetal assessment during labour. Cochrane Database Syst Rev 2:CD006066, 2017.

Ambia AM, Yule SS, Wells E: Does fetal bradycardia during eclamptic seizure necessitate cesarean delivery? Unpublished data, 2017.

Amer-Wåhlin I, Arulkumaran S, Hagberg H, et al: Fetal electrocardiogram: ST waveform analysis in intrapartum surveillance. BJOG 114:1191, 2007.

Amer-Wåhlin I, Hellsten C, Norén H, et al: Cardiotocography only versus cardiotocography plus ST analysis of fetal electrocardiogram for intrapartum fetal monitoring: a Swedish randomized controlled trial. Lancet 358:534, 2001.

American Academy of Pediatrics and the American College of Obstetricians and Gynecologists: Guidelines for Perinatal Care, 8th ed. Elk Grove Village, AAP, 2017.

American College of Obstetricians and Gynecologists: Amnioinfusion does not prevent meconium aspiration syndrome. Committee Opinion No. 346, October 2006, Reaffirmed 2016.

American College of Obstetricians and Gynecologists: Intrapartum fetal heart rate monitoring: nomenclature, interpretation, and general management principles. Practice Bulletin No. 106, July 2009, Reaffirmed 2017a.

American College of Obstetricians and Gynecologists: Management of intrapartum fetal heart rate tracings. Practice Bulletin No. 116, November 2010, Reaffirmed 2017b.

American College of Obstetricians and Gynecologists: Summary: delivery of a newborn with meconium-stained amniotic fluid. Committee Opinion No. 689, March 2017c.

American College of Obstetricians and Gynecologists, American Academy of Pediatrics: Neonatal encephalopathy and neurologic outcome. Washington, ACOG, 2014.

Ananth CV, Chauhan SP, Chen HY, et al: Electronic fetal monitoring in the United States. Obstet Gynecol 121(5):927, 2013.

Anderson BL, Scerbo MW, Belfore LA, et al: Time and number of displays impact critical signal detection in fetal heart rate tracings. Am J Perinatol 28(6):435, 2011.

Angel J, Knuppel R, Lake M: Sinusoidal fetal heart rate patterns associated with intravenous butorphanol administration. Am J Obstet Gynecol 149:465, 1984.

Anyaegbunam AM, Ditchik A, Stoessel R, et al: Vibroacoustic stimulation of the fetus entering the second stage of labor. Obstet Gynecol 83:963, 1994.

Api O, Carvalho JS: Fetal dysrhythmias. Best Pract Res Clin Obstet Gynaecol 22(1):31, 2008.

Arikan GM, Scholz HS, Petru E, et al: Cord blood oxygen saturation in vigorous infants at birth: what is normal? BJOG 107:987, 2000.

Ayres-de-Campos D, Bernardes J, Costa-Pereira A, et al: Inconsistencies in classification by experts of cardiotocograms and subsequent clinical decision. BJOG 106:1307, 1999.

Bakker JJ, Verhoeven CJ, Janssen PF, et al: Outcomes after internal versus external tocodynamometry for monitoring labor. N Engl J Med 362:306, 2010.

Bakker PC, Kurver PH, Duik DJ, et al: Elevated uterine activity increases the risk of fetal acidosis at birth. Am J Obstet Gynecol 196:313, 2007.

Ball RH, Parer JT: The physiologic mechanisms of variable decelerations. Am J Obstet Gynecol 166:1683, 1992.

Bannerman CG, Grobman WA, Antoniewicz L: Assessment of the concordance among 2-tier, 3-tier, and 5-tier fetal heart rate classification systems. Am J Obstet Gynecol 205(3):288.e1, 2011.

Banta HD, Thacker SB: Electronic fetal monitoring: lessons from a formative case of health technology assessment. Int J Technol Assess Health Care 18:762, 2002.

Becker JH, Bax L, Amer-Wåhlin I, et al: ST analysis of the fetal electrocardiogram in intrapartum fetal monitoring. Obstet Gynecol 119:145, 2012.

Belfort MA, Saade GR, Thom E, et al: A randomized trial of intrapartum fetal ECG ST-segment analysis. N Engl J Med 373(7):632, 2015.

Blackwell SC, Groman WA, Antoniewicz L, et al: Interobserver and intraobserver reliability of the NICHD 3-tier fetal heart rate interpretation system. Am J Obstet Gynecol 205:378.e1, 2011.

Blackwell SC, Moldenhauer J, Hassan SS, et al: Meconium aspiration syndrome in term neonates with normal acid-base status at delivery: is it different? Am J Obstet Gynecol 184:1422, 2001.

Bloom SL, Spong CY, Thom E, et al: Fetal pulse oximetry and cesarean delivery. N Engl J Med 335:21, 2006.

Bloom SL, Swindle RG, McIntire DD, et al: Fetal pulse oximetry: duration of desaturation and intrapartum outcome. Obstet Gynecol 93:1036, 1999.

Boehm FH: Prolonged end stage fetal heart rate deceleration. Obstet Gynecol 45:579, 1975.

Brocato B, Lewis D, Mulekar M, et al: Obesity's impact on intrapartum electronic fetal monitoring. J Matern Fetal Neonatal Med August 30, 2017 [Epub ahead of print].

Brook I: Infected neonatal cephalohematomas caused by anaerobic bacteria. J Perinat Med 33(3):255, 2005.

Bullens LM, van Runnard Heimel PJ, van der Hout-van der Jaqt MB, et al: Interventions for intrauterine resuscitation in suspected fetal distress during term labor: a systematic review. Obstet Gynecol Surv 70(8):524, 2015.

Cahill AG, Roehl KA, Odibo AO, et al: Association and prediction of neonatal acidemia. Am J Obstet Gynecol 207:206.e1, 2012.

Caldeyro-Barcia R, Poseiro JJ: Physiology of the uterine contraction. Clin Obstet Gynecol 3:386, 1960.

Chen HY, Chauhan SP, Ananth C: Electronic fetal heart monitoring and its relationship to neonatal and infant mortality in the United States. Am J Obstet Gynecol 204(6):491.e1, 2011.

Clapp JF, Peress NS, Wesley M, et al: Brain damage after intermittent partial cord occlusion in the chronically instrumented fetal lamb. Am J Obstet Gynecol 159:504, 1988.

Clark SL, Gimovsky ML, Miller FC: The scalp stimulation test: a clinical alternative to fetal scalp blood sampling. Am J Obstet Gynecol 148:274, 1984.

Clark SL, Nageotte MP, Garite TJ, et al: Intrapartum management of category II fetal heart rate tracings: towards standardization of care. Am J Obstet Gynecol 209(2):89, 2013.

Coletta J, Murphy E, Rubeo Z, et al: The 5-tier system of assessing fetal heart rate tracings is superior to the 3-tier system in identifying fetal acidemia. Am J Obstet Gynecol 206:226.e1, 2012.

Cook VD, Spinnato JA: Terbutaline tocolysis prior to cesarean section for fetal distress. J Matern Fetal Med 3:219, 1994.

Dad N, Abushama M, Konje JC, et al: What is the role of amnioinfusion in modern day obstetrics? J Matern Fetal Neonatal Med 29(17):2823, 2016.

Davidson SR, Rankin JH, Martin CB Jr, et al: Fetal heart rate variability and behavioral state: analysis by power spectrum. Am J Obstet Gynecol 167:717, 1992.

Dawes GS: The control of fetal heart rate and its variability in counts. In Kunzel W (ed): Fetal Heart Rate Monitoring. Berlin, Springer, 1985.

Dawes GS, Fox HE, Leduc BM, et al: Respiratory movements and rapid eye movement sleep in the foetal lamb. J Physiol 220:119, 1972.

Dawes GS, Visser GHA, Goodman JDS, et al: Numerical analysis of the human fetal heart rate: modulation by breathing and movement. Am J Obstet Gynecol 140:535, 1981.

Del Valle GO, Joffe GM, Izquierdo LA, et al: Acute posttraumatic fetal anemia treated with fetal intravascular transfusion. Am J Obstet Gynecol 166:127, 1992.

Devane D, Lalor JG, Daly S, et al: Cardiotocography versus intermittent auscultation of fetal heart on admission to labour ward for assessment of fetal wellbeing. Cochrane Database Syst Rev 1:CD005122, 2017.

Devoe L: ECG analysis: the next generation in electronic fetal monitoring? Contemporary Ob/Gyn, September 15, 2006.

Dollberg S, Livny S, Mordecheyev N, et al: Nucleated red blood cells in meconium aspiration syndrome. Obstet Gynecol 97:593, 2001.

Doria V, Papageorghiou AT, Gustafsson A, et al: Review of the first 1502 cases of ECG-ST waveform analysis during labour in a teaching hospital. BJOG 114:1202, 2007.

Duffy CR, Odibo AO, Roehl KA, et al: Effect of magnesium sulfate on fetal heart rate patterns in the second stage of labor. Obstet Gynecol 119(6):1129, 2012.

East CE, Brennecke SP, King JF, et al: The effect of intrapartum fetal pulse oximetry, in the presence of a nonreassuring fetal heart rate pattern, on operative delivery rates: a multicenter, randomized, controlled trial (the FOREMOST trial). Am J Obstet Gynecol 194:606, 2006.

Eberle RL, Norris MC, Eberle AM, et al: The effect of maternal position on fetal heart rate during epidural or intrathecal labor analgesia. Am J Obstet Gynecol 179:150, 1998.

Edersheim TG, Hutson JM, Druzin ML, et al: Fetal heart rate response to vibratory acoustic stimulation predicts fetal pH in labor. Am J Obstet Gynecol 157:1557, 1987.

Eggink BH, Richardson CJ, Rowen JL: *Gardnerella vaginalis*–infected scalp hematoma associated with electronic fetal monitoring. Pediatr Infect Dis J 23:276, 2004.

Egley CC, Bowes WA, Wagner D: Sinusoidal fetal heart rate pattern during labor. Am J Perinatol 8:197, 1991.

Elimian A, Figueroa R, Tejani N: Intrapartum assessment of fetal well-being: a comparison of scalp stimulation with scalp pH sampling. Obstet Gynecol 89:373, 1997.

Elliott C, Warrick PA, Graham E, et al: Graded classification of fetal heart rate tracings: association with neonatal metabolic acidosis and neurologic morbidity. Am J Obstet Gynecol 202(3):258.e1, 2010.

Epstein H, Waxman A, Gleicher N, et al: Meperidine induced sinusoidal fetal heart rate pattern and reversal with naloxone. Obstet Gynecol 59:225, 1982.

Faro S, Martens MG, Hammill HA, et al: Antibiotic prophylaxis: is there a difference? Am J Obstet Gynecol 162:900, 1990.

Farrell T, Chien PFW, Gordon A: Intrapartum umbilical artery Doppler velocimetry as a predictor of adverse perinatal outcome: a systematic review. BJOG 106:783, 1999.

Fraser WD, Hofmeyer J, Lede R, et al: Amnioinfusion for the prevention of the meconium aspiration syndrome. N Engl J Med 353:9, 2005.

Freeman RK, Garite TH, Nageotte MP: Fetal Heart Rate Monitoring, 3rd ed. Philadelphia, Lippincott Williams & Wilkins, 2003.

Garite TJ, Dildy GA, McNamara H, et al: A multicenter controlled trial of fetal pulse oximetry in the intrapartum management of nonreassuring fetal heart rate patterns. Am J Obstet Gynecol 183:1049, 2000.

Ghidini A, Spong CY: Severe meconium aspiration syndrome is not caused by aspiration of meconium. Am J Obstet Gynecol 185:931, 2001.

Gilstrap LC III, Hauth JC, Hankins GD, et al: Second stage fetal heart rate abnormalities and type of neonatal acidemia. Obstet Gynecol 70:191, 1987.

Goodwin TM, Milner-Masterson L, Paul RH: Elimination of fetal scalp blood sampling on a large clinical service. Obstet Gynecol 83:971, 1994.

Gorenberg DM, Pattillo C, Hendi P, et al: Fetal pulse oximetry: correlation between oxygen desaturation, duration, and frequency and neonatal outcomes. Am J Obstet Gynecol 189:136, 2003.

Graham EM, Petersen SM, Christo DK, et al: Intrapartum electronic fetal heart rate monitoring and the prevention of perinatal brain injury. Obstet Gynecol 108:656, 2006.

Greenwood C, Lalchandani S, MacQuillan K, et al: Meconium passed in labor: how reassuring is clear amniotic fluid? Obstet Gynecol 102:89, 2003.

Grimes DA, Peipert JF: Electronic fetal monitoring as a public health screening program. Obstet Gynecol 116:1397, 2010.

Gull I, Jaffa AJ, Oren M, et al: Acid accumulation during end-stage bradycardia in term fetuses: how long is too long? BJOG 103:1096, 1996.

Gunn AJ: Cerebral hypothermia for prevention of brain injury following perinatal asphyxia. Curr Opin Pediatr 12(2):111, 2000.

Gunn AJ, Gunn TR, de Haan HH, et al: Dramatic neuronal rescue with prolonged selective head cooling after ischemia in fetal lambs. J Clin Invest 99(2):248, 1997.

Hallak M, Martinez-Poyer J, Kruger ML, et al: The effect of magnesium sulfate on fetal heart rate parameters: a randomized, placebo-controlled trial. Am J Obstet Gynecol 181:1122, 1999.

Hammacher K, Huter K, Bokelmann J, et al: Foetal heart frequency and perinatal conditions of the fetus and newborn. Gynaecologia 166:349, 1968.

Hankins GD, Leicht TL, Van Houk JW: Prolonged fetal bradycardia secondary to maternal hypothermia in response to urosepsis. Am J Perinatol 14:217, 1997.

Hauth JC, Hankins GV, Gilstrap LC, et al: Uterine contraction pressures with oxytocin induction/augmentation. Obstet Gynecol 68:305, 1986.

Hendricks CH: Uterine contractility changes in the early puerperium. Clin Obstet Gynecol 11(1):125, 1968.

Herbert CM, Boehm FH: Prolonged end-stage fetal heart deceleration: a reanalysis. Obstet Gynecol 57:589, 1981.

Hill JB, Alexander JM, Sharma SK, et al: A comparison of the effects of epidural and meperidine analgesia during labor on fetal heart rate. Obstet Gynecol 102:333, 2003.

Hofmeyr GJ, Lawrie TA: Amnioinfusion for potential or suspected umbilical cord compression in labour. Cochrane Database Syst Rev 1:CD000013, 2012.

Hofmeyr GJ, Xu H, Eke AC: Amnioinfusion for meconium-stained liquor in labour. Cochrane Database Syst Rev 1:CD000014, 2014.

Hon EH: The electronic evaluation of the fetal heart rate. Am J Obstet Gynecol 75:1215, 1958.

Hon EH: The fetal heart rate patterns preceding death in utero. Am J Obstet Gynecol 78:47, 1959.

Hon EH, Bradfield AM, Hess OW: The electronic evaluation of the fetal heart rate. Am J Obstet Gynecol 82:291, 1961.

Ikeda T, Murata Y, Quilligan EJ, et al: Two sinusoidal heart rate patterns in fetal lambs undergoing extracorporeal membrane oxygenation. Am J Obstet Gynecol 180:462, 1999.

Impey L, Raymonds M, MacQuillan K, et al: Admission cardiotocography: a randomised controlled trial. Lancet 361:465, 2003.

INFANT Collaborative Group: Computerised interpretation of fetal heart rate during labour (INFANT): a randomised controlled trial. Lancet 389(10080):1719, 2017.

Itskovitz J, LaGamma EF, Rudolph AM: Heart rate and blood pressure response to umbilical cord compression in fetal lambs with special reference to the mechanisms of variable deceleration. Am J Obstet Gynecol 147:451, 1983.

Jackson M, Holmgren CM, Esplin MS, et al: Frequency of fetal heart rate categories and short-term neonatal outcome. Obstet Gynecol 118:803, 2011.

Jaeggi ET, Friedberg MK: Diagnosis and management of fetal bradyarrhythmias. Pacing Clin Electrophysiol 31 Suppl 1:S50, 2008.

Jansson LM, Velez M, McConnell K, et al: Maternal buprenorphine treatment and fetal neurobehavioral development. Am J Obstet Gynecol 216(5):529.e1, 2017.

Jazayeri A, Politz L, Tsibris JC, et al: Fetal erythropoietin levels in pregnancies complicated by meconium passage: does meconium suggest fetal hypoxia? Am J Obstet Gynecol 183:188, 2000.

Johnson TR Jr, Compton AA, Rotmeusch J, et al: Significance of the sinusoidal fetal heart rate pattern. Am J Obstet Gynecol 139:446, 1981.

Jovanovic R, Nguyen HT: Experimental meconium aspiration in guinea pigs. Obstet Gynecol 73:652, 1989.

Keith RD, Beckley S, Garibaldi JM, et al: A multicentre comparative study of 17 experts and an intelligent computer system for managing labour using the cardiotocogram. BJOG 102:688, 1995.

Klauser CK, Christensen EE, Chauhan SP, et al: Use of fetal pulse oximetry among high-risk women in labor: a randomized clinical trial. Am J Obstet Gynecol 192:1810, 2005.

Klavan M, Laver AT, Boscola MA: Clinical concepts of fetal heart rate monitoring. Waltham, Hewlett-Packard, 1977.

Knaven O, Ganzevoort W, deBoer M, et al: Fetal heart rate variation after corticosteroids for fetal maturation. Eur J Obstet Gynecol Reprod Biol 216:38, 2017.

Kozuma S, Watanabe T, Bennet L, et al: The effect of carotid sinus denervation on fetal heart rate variation in normoxia, hypoxia and post-hypoxia in fetal sleep. BJOG 104:460, 1997.

Krebs HB, Petres RE, Dunn LJ: Intrapartum fetal heart rate monitoring. 5. Fetal heart rate patterns in the second stage of labor. Am J Obstet Gynecol 140:435, 1981.

Krebs HB, Petres RE, Dunn LJ, et al: Intrapartum fetal heart rate monitoring, 6. Prognostic significance of accelerations. Am J Obstet Gynecol 142:297, 1982.

Kruger K, Hallberg B, Blennow M, et al: Predictive value of fetal scalp blood lactate concentration and pH as markers of neurologic disability. Am J Obstet Gynecol 181:1072, 1999.

Künzel W: Fetal heart rate alterations in partial and total cord occlusion. In Künzel W (ed): Fetal Heart Rate Monitoring: Clinical Practice and Pathophysiology. Berlin, Springer, 1985.

Larma JD, Silva AM, Holcroft CJ, et al: Intrapartum electronic fetal heart rate monitoring and the identification of metabolic acidosis and hypoxic-ischemic encephalopathy. Am J Obstet Gynecol 197(3):301.e1, 2007.

Lee CV, DiLaretto PC, Lane JM: A study of fetal heart rate acceleration patterns. Obstet Gynecol 45:142, 1975.

Leveno KJ, Cunningham FG, Nelson S: Prospective comparison of selective and universal electronic fetal monitoring in 34,995 pregnancies. N Engl J Med 315:615, 1986.

Leveno KJ, Quirk JG, Cunningham FG, et al: Prolonged pregnancy: observations concerning the causes of fetal distress. Am J Obstet Gynecol 150:465, 1984.

Lin CC, Pielet BW, Poon E, et al: Effect of magnesium sulfate on fetal heart rate variability in preeclamptic patients during labor. Am J Perinatol 5(3):208, 1988.

Lin CC, Vassallo B, Mittendorf R: Is intrapartum vibroacoustic stimulation an effective predictor of fetal acidosis? J Perinat Med 29:506, 2001.

Lowe TW, Leveno KJ, Quirk JG, et al: Sinusoidal fetal heart rate patterns after intrauterine transfusion. Obstet Gynecol 64:215, 1984.

Macones GA, Hankins GD, Spong CY, et al: The 2008 National Institute of Child Health and Human Development workshop report on electronic fetal monitoring: update on definitions, interpretation, and research guidelines. Obstet Gynecol 112(3):661, 2008.

Macri CJ, Schrimmer DB, Leung A, et al: Prophylactic amnioinfusion improves outcome of pregnancy complicated by thick meconium and oligohydramnios. Am J Obstet Gynecol 167:117, 1992.

Martis R, Emilia O, Nurdiati DS, et al: Intermittent auscultation (IA) of fetal heart rate in labour for fetal well-being. Cochrane Database Syst Rev 2:CD008680, 2017.

Mathews TG, Warshaw JB: Relevance of the gestational age distribution of meconium passage in utero. Pediatrics 64:30, 1979.

McGregor JA, McFarren T: Neonatal cranial osteomyelitis: a complication of fetal monitoring. Obstet Gynecol 73(2):490, 1989.

Melchior J, Bernard N: Incidence and pattern of fetal heart rate alterations during labor. In Künzel W (ed): Fetal Heart Rate Monitoring: Clinical Practice and Pathophysiology. Berlin, Springer, 1985.

Mercier FJ, Dounas M, Bouaziz H, et al: Intravenous nitroglycerin to relieve intrapartum fetal distress related to uterine hyperactivity: a prospective observation study. Anesth Analg 84:1117, 1997.

Mires G, Williams F, Howie P: Randomised controlled trial of cardiotocography versus Doppler auscultation of fetal heart at admission in labour in low risk obstetric population. BMJ 322:1457, 2001.

Miyazaki FS, Nevarez F: Saline amnioinfusion for relief of repetitive variable decelerations: a prospective randomized study. Am J Obstet Gynecol 153:301, 1985.

Miyazaki FS, Taylor NA: Saline amnioinfusion for relief of variable or prolonged decelerations. Am J Obstet Gynecol 146:670, 1983.

Modanlou H, Freeman RK: Sinusoidal fetal heart rate pattern: its definition and clinical significance. Am J Obstet Gynecol 142:1033, 1982.

Mueller-Heubach E, Battelli AF: Variable heart rate decelerations and transcutaneous PO_2 (tc PO_2) during umbilical cord occlusion in the fetal monkey. Am J Obstet Gynecol 144:796, 1982.

Murata Y, Martin CB, Ikenoue T, et al: Fetal heart rate accelerations and late decelerations during the course of intrauterine death in chronically catheterized rhesus monkeys. Am J Obstet Gynecol 144:218, 1982.

Murotsuki J, Bocking AD, Gagnon R: Fetal heart rate patterns in growth-restricted fetal sleep induced by chronic fetal placental embolization. Am J Obstet Gynecol 176:282, 1997.

Murphy KW, Russell V, Collins A, et al: The prevalence, aetiology and clinical significance of pseudo-sinusoidal fetal heart rate patterns in labour. BJOG 98:1093, 1991.

Myers RE: Two patterns of perinatal brain damage and their conditions of occurrence. Am J Obstet Gynecol 112:246, 1972.

Myers RE, Mueller-Heubach E, Adamsons K: Predictability of the state of fetal oxygenation from a quantitative analysis of the components of late deceleration. Am J Obstet Gynecol 115:1083, 1973.

Nageotte MP, Bertucci L, Towers CV, et al: Prophylactic amnioinfusion in pregnancies complicated by oligohydramnios: a prospective study. Obstet Gynecol 77:677, 1991.

Nathan L, Leveno KJ, Carmody TJ, et al: Meconium: a 1990s perspective on an old obstetric hazard. Obstet Gynecol 83:328, 1994.

National Institute of Child Health and Human Development Research Planning Workshop: Electronic fetal heart rate monitoring: research guidelines for integration. Am J Obstet Gynecol 177:1385, 1997.

Nedelcu J, Klein MA, Aquzzi A, et al: Resuscitative hypothermia protects the neonatal rat brain from hypoxic-ischemic injury. Brain Pathol 10(1):61, 2000.

Neesham DE, Umstad MP, Cincotta RB, et al: Pseudo-sinusoidal fetal heart rate pattern and fetal anemia: case report and review. Aust N Z J Obstet Gynaecol 33:386, 1993.

Neilson DR Jr, Freeman RK, Mangan S: Signal ambiguity resulting in unexpected outcome with external fetal heart rate monitoring. Am J Obstet Gynecol 198:717, 2008.

Neilson JP: Fetal electrocardiogram (ECG) for fetal monitoring during labour. Cochrane Database System Rev 5:CD000116, 2015.

Nensi A, De Silva DA, von Dadelszen P, et al: Effect of magnesium sulphate on fetal heart rate parameters: a systematic review. J Obstet Gynaecol Can 36(12):1055, 2014.

Nicolaides KH, Sadovsky G, Cetin E: Fetal heart rate patterns in red blood cell isoimmunized pregnancies. Am J Obstet Gynecol 161:351, 1989.

Nunes I, Ayres-de-Campos D, Costa-Santos C, et al: Differences between external and internal fetal heart rate monitoring during the second stage of labor: a prospective observational study. J Perinat Med 42(4):493, 2014.

Ogundipe OA, Spong CY, Ross MG: Prophylactic amnioinfusion for oligohydramnios: a re-evaluation. Obstet Gynecol 84:544, 1994.

Owen J, Henson BV, Hauth JC: A prospective randomized study of saline solution amnioinfusion. Am J Obstet Gynecol 162:1146, 1990.

Parer JT: Personalities, politics and territorial tiffs: a half century of fetal heart rate monitoring. Am J Obstet Gynecol 204(6):548, 2011.

Parer JT, Ikeda T: A framework for standardized management of intrapartum fetal heart rate pattern. Am J Obstet Gynecol 197:26, 2007.

Parer JT, King TL: Fetal heart rate monitoring: the next step? Am J Obstet Gynecol 203(6):520, 2010.

Parer WJ, Parer JT, Holbrook RH, et al: Validity of mathematical models of quantitating fetal heart rate variability. Am J Obstet Gynecol 153:402, 1985.

Paul RH, Snidon AK, Yeh SY: Clinical fetal monitoring. 7. The evaluation and significance of intrapartum baseline FHR variability. Am J Obstet Gynecol 123:206, 1975.

Paul WM, Quilligan EJ, MacLachlan T: Cardiovascular phenomena associated with fetal head compression. Am J Obstet Gynecol 90:824, 1964.

Petrie RH: Dose/response effects of intravenous meperidine in fetal heart rate variability. J Matern Fetal Med 2:215, 1993.

Phelan JP, Ahn MO: Perinatal observations in forty-eight neurologically impaired term infants. Am J Obstet Gynecol 171:424, 1994.

Picquard F, Hsiung R, Mattauer M, et al: The validity of fetal heart rate monitoring during the second stage of labor. Obstet Gynecol 72:746, 1988.

Pierce J, Gaudier FL, Sanchez-Ramos L: Intrapartum amnioinfusion for meconium-stained fluid: meta-analysis of prospective clinical trials. Obstet Gynecol 95:1051, 2000.

Pillai M, James D: The development of fetal heart rate patterns during normal pregnancy. Obstet Gynecol 76:812, 1990.

Pontonnier G, Puech F, Grandjean H, et al: Some physical and biochemical parameters during normal labour. Fetal and maternal study. Biol Neonate 26:159, 1975.

Pressman EK, Blakemore KJ: A prospective randomized trial of two solutions for intrapartum amnioinfusion: effects on fetal electrolytes, osmolality, and acid-base status. Am J Obstet Gynecol 175:945, 1996.

Ramin KD, Leveno KJ, Kelly MS, et al: Amnionic fluid meconium: a fetal environmental hazard. Obstet Gynecol 87:181, 1996.

Rathore AM, Singh R, Ramji S, et al: Randomised trial of amnioinfusion during labour with meconium stained amniotic fluid. BJOG 109:17, 2002.

Renou P, Warwick N, Wood C: Autonomic control of fetal heart rate. Am J Obstet Gynecol 105:949, 1969.

Resnik R: Electronic fetal monitoring: the debate goes on . . . and on . . . and on. Obstet Gynecol 121(5):917, 2013.

Rinehart BK, Terrone DA, Barrow JH, et al: Randomized trial of intermittent or continuous amnioinfusion for variable decelerations. Obstet Gynecol 96:571, 2000.

Rocha E, Hammond R, Richardson B: Necrotic cell injury in the preterm and near-term ovine fetal brain after intermittent umbilical cord occlusion. Am J Obstet Gynecol 191:488, 2004.

Rogers MS, Mongelli M, Tsang KH, et al: Lipid peroxidation in cord blood at birth: the effect of labour. BJOG 105:739, 1998.

Samueloff A, Langer O, Berkus M, et al: Is fetal heart rate variability a good predictor of fetal outcome? Acta Obstet Gynecol Scand 73:39, 1994.

Schucker JL, Sarno AP, Egerman RS, et al: The effect of butorphanol on the fetal heart rate reactivity during labor. Am J Obstet Gynecol 174:491, 1996.

Sherer DM: Blunted fetal response to vibroacoustic stimulation associated with maternal intravenous magnesium sulfate therapy. Am J Perinatol 11:401, 1994.

Sholapurkar SL: The conundrum of vanishing early decelerations in British obstetrics, a step backwards? Detailed appraisal of British and American classifications of fetal heart rate decelerations—fallacies of emphasis on waveform and putative aetiology. J Obstet Gynaecol 32(6):505, 2012.

Simpson KR, James DC: Efficacy of intrauterine resuscitation techniques in improving fetal oxygen status during labor. Obstet Gynecol 105:1362, 2005.

Skupski DW, Rosenberg CR, Eglinton GS: Intrapartum fetal stimulation tests: a meta-analysis. Obstet Gynecol 99:129, 2002.

Smith CV, Nguyen HN, Phelan JP, et al: Intrapartum assessment of fetal well-being: a comparison of fetal acoustic stimulation with acid–base determinations. Am J Obstet Gynecol 155:726, 1986.

Smith JH, Anand KJ, Cotes PM, et al: Antenatal fetal heart rate variation in relation to the respiratory and metabolic status of the compromised human fetus. BJOG 95:980, 1988.

Southall DP, Richards J, Hardwick RA, et al: Prospective study of fetal heart rate and rhythm patterns. Arch Dis Child 55:506, 1980.

Spong CY, Ogundipe OA, Ross MG: Prophylactic amnioinfusion for meconium-stained amniotic fluid. Am J Obstet Gynecol 171:931, 1994.

Spong CY, Rasul C, Collea JV, et al: Characterization and prognostic significance of variable decelerations in the second stage of labor. Am J Perinatol 15:369, 1998.

Stewart RD, Bleich AT, Lo JY, et al: Defining uterine tachysystole: how much is too much? Am J Obstet Gynecol 207:290.e1, 2012.

Stiller R, von Mering R, König V, et al: How well does reflectance pulse oximetry reflect intrapartum fetal acidosis? Am J Obstet Gynecol 186:1351, 2002.

Tahir Mahmood U, O'Gorman C, Marchocki Z, et al: Fetal scalp stimulation (FSS) versus fetal blood sampling (FBS) for women with abnormal fetal heart rate monitoring in labor: a prospective cohort study. J Matern Fetal Neonatal Med May 19, 2017 [Epub ahead of print].

Thakor AS, Giussani DA: Effects of acute acidemia on the fetal cardiovascular defense to acute hypoxemia. Am J Physiol Regul Integr Comp Physiol 296(1):R90, 2009.

Tintinalli JE, Stapczynski JS, Ma OJ, et al: Tintinalli's Emergency Medicine: A Comprehensive Study Guide, 8th ed. New York, McGraw-Hill, 2016.

Tooley JR, Satas S, Porter H, et al: Head cooling with mild systemic hypothermia in anesthetized piglets is neuroprotective. Ann Neurol 53(1):65, 2003.

Usta IM, Mercer BM, Aswad NK, et al: The impact of a policy of amnioinfusion for meconium-stained amniotic fluid. Obstet Gynecol 85:237, 1995.

Van Geijn HP, Jongsma HN, deHaan J, et al: Heart rate as an indicator of the behavioral state. Am J Obstet Gynecol 136:1061, 1980.

Verdurmen KM, Hulsenboom AD, van Laar JO, et al: Effect of tocolytic drugs on fetal heart rate variability: a systematic review. J Matern Fetal Neonatal Med 30(20):2387, 2017.

Wagner BP, Nedelcu J, Martin E: Delayed postischemic hypothermia improves long-term behavioral outcome after cerebral hypoxia-ischemia in neonatal rats. Pediatr Res 51(3):354, 2002.

Walker J: Foetal anoxia. J Obstet Gynaecol Br Commonw 61:162, 1953.

Wenstrom K, Andrews WW, Maher JE: Amnioinfusion survey: prevalence protocols and complications. Obstet Gynecol 86:572, 1995.

Westgate J, Harris M, Curnow JSH, et al: Plymouth randomized trial of cardiotocogram only versus ST waveform plus cardiotocogram for intrapartum monitoring in 2400 cases. Am J Obstet Gynecol 169:1151, 1993.

Westgate JA, Bennet L, De Haan HH, et al: Fetal heart rate overshoot during repeated umbilical cord occlusion in sheep. Obstet Gynecol 97:454, 2001.

Wiberg-Itzel E, Lipponer C, Norman M, et al: Determination of pH or lactate in fetal scalp blood in management of intrapartum fetal distress: randomised controlled multicenter trial. BMJ 336:1284, 2008.

Yam J, Chua S, Arulkumaran S: Intrapartum fetal pulse oximetry. Part I: principles and technical issues. Obstet Gynecol Surv 55:163, 2000.

Yang M, Stout MJ, López JD, et al: Association of fetal heart rate baseline change and neonatal outcomes. Am J Perinatol 34(9):879, 2017.

Young BK, Katz M, Wilson SJ: Sinusoidal fetal heart rate, 1. Clinical significance. Am J Obstet Gynecol 136:587, 1980a.

Young BK, Weinstein HM: Moderate fetal bradycardia. Am J Obstet Gynecol 126:271, 1976.

Young DC, Gray JH, Luther ER, et al: Fetal scalp blood pH sampling: its value in an active obstetric unit. Am J Obstet Gynecol 136:276, 1980b.

Young RC, Zhang P: Functional separation of deep cytoplasmic calcium from subplasmalemmal space calcium in cultured human uterine smooth muscle cells. Cell Calcium 36(1):11, 2004.

Zalar RW, Quilligan EJ: The influence of scalp sampling on the cesarean section rate for fetal distress. Am J Obstet Gynecol 135:239, 1979.

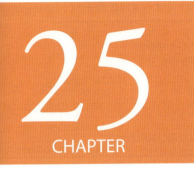

25 産科麻酔
CHAPTER
Obstetrical Analgesia and Anesthesia

		頁
一般原理		598
陣痛発来時の鎮痛や鎮静		599
区域麻酔		601
Neuraxial analgesia		603
帝王切開における局所浸潤麻酔		612
全身麻酔		612
出産後の麻酔		615

We are indebted to Sir James Y. Simpson, the discoverer of chloroform, for the introduction of anaesthesia into obstetrical practice. He employed ether for this purpose in 1847, and replaced it by chloroform. Every one agrees as to the marked benefits derived from anaesthesia when operative procedures are to be undertaken, but there is still considerable difference of opinion as to the advisability of its routine employment in normal labour.

—J. Whitridge Williams (1903)

表25-1 アメリカにおける，麻酔の方法別の帝王切開時麻酔関連死亡率とリスク比（1979～2002）

死亡年	死亡率[a] 全身麻酔	死亡率[a] 区域麻酔	リスク比
1979～1984	20.0	8.6	2.3 (95% CI 1.9～2.9)
1985～1990	32.3	1.9	16.7 (95% CI 12.9～21.8)
1991～1996	16.8	2.5	6.7 (95% CI 3.0～14.9)
1997～2002	6.5	3.8	1.7 (95% CI 0～4.6)

[a] 全身麻酔または区域麻酔100万当たりの死亡率．
CI：信頼区間．
(Data from Hawkins, 2011)

Williamsに引用されたように，産科の分野は麻酔の技術を最も必要としている．産科麻酔には特有の課題がある．陣痛は前兆なく始まるため，麻酔が食直後に必要となる場合もあり，妊娠中は胃内容排出が遅延するため，胃の内容物を誤嚥することが一定のリスクとなる．妊娠に対する通常の生理的な変化には特別配慮を要す．特に妊娠高血圧腎症，胎盤早期剥離，敗血症といった疾患にはより産科麻酔の対応が必要である．

アメリカにおける1995～2005年までのすべての麻酔関連死亡のうち，3.6％は妊娠中の女性だった（Li, 2009）．Creangaら（2017）は同国で2011～2013年までの妊娠中または妊娠から1年以内の女性の死亡例を分析した．上記死亡例2,009例のうち3例（0.2％）が麻酔合併症が原因と考えられた．表25-1に示すように，1979～2002年の間で，麻酔関連の母体死亡率は60％近く減少し，現在では100万分娩当たりの麻酔関連での死亡は約5例となっている．

全身麻酔に関連した死亡例の約2/3が帝王切開中の挿管の失敗や麻酔薬の導入に起因した．区域麻酔に関連した死亡例では，26％が高位の脊髄麻酔や硬膜外麻酔，19％が呼吸不全，19％が薬物アレルギーによるものだった．全身麻酔における死亡率の改善は，特にハイリスク症例や帝王切開の決定から娩出までが15分以内であるような緊急症例において顕著である（Bloom, 2005）．

死亡率の低下において最も重要なのは区域麻酔

の使用例が増加したことである（Hawkins, 2011）．もう一つの重要な理由としては24時間体制で自施設内での麻酔が利用できるようになったことである．論理的に，区域麻酔の増加に伴い，区域麻酔の技術面における新たな合併症が報告されるようになった．確かに，1990年より以前の産科麻酔のデータと比較すると，1990年以降のデータは区域麻酔を含む法的請求と関連している（Davies, 2009）．近年の466,442の産科病院を退院した人の解析では，麻酔に関連した有害事象の81％が区域麻酔によるものであった（Guglielminotti, 2015）．

胎児にとって，最近の研究では，比較的短時間の1回の全身麻酔や鎮静は，分娩後の行動や学習に悪影響を及ぼさないだろうと報告されている．このエビデンスは第46章に記載されている．2016年にFDAは，妊娠第三半期の全身麻酔や鎮静の繰り返し使用あるいは長期使用は胎児の脳の発達に影響すると警告し，ロラゼパム，ケタミン，プロポフォール，ミダゾラムと同様に全身麻酔のときに使用される吸入薬もあげている．アメリカ産婦人科学会（ACOG）（2016a）とアメリカ周産期学会（SMFM）（2017）はこの声明への懸念を発言し，ヒト，特に妊婦に対して，この警告を支持する重要なデータがないとしている．

一般原理

■ 産科麻酔の提供

ACOG（2017a）は陣痛緩和を望む女性の意向は，医療行為の適応に該当すると認識した．表25-2に示した危険因子がある場合は，麻酔科に管理計画について相談すべきである．この計画は，緊急麻酔の必要性を最小限に抑えるための戦略でもある．

最適な産科麻酔の目標はACOG（2017a）とアメリカ麻酔科学会（ASA）（2016）両者で確立され，以下を含む．

1. 必要時に適切な麻酔管理ができて，産科緊急時はバイタルサインを適切に維持できる人材を確保する．
2. 帝王切開の決定から30分以内に手術を開始できるように麻酔科医を確保できる．
3. 帝王切開後の経腟分娩を試みる妊婦が有効陣痛をきたしている際，緊急帝王切開に備え，すぐに麻酔科医を呼べるようにする（第31章参照）．
4. すべての麻酔の投薬に責任をもって対応できる麻酔専門医の委嘱．
5. 麻酔管理をしている間，経腟分娩や帝王切開を施行できる産科専門医を確保する．
6. 手術室内での設備，備品，手術器具準備に対応できる人員を確保する．
7. 外科チーム以外に新生児の蘇生に対応できる人員を速やかに確保できる（第32章参照）．

表25-2　麻酔コンサルトをすべき母体因子

- BMI＞30 kg/m^2
- 短い首，太い首，頸椎の骨格異常
- 閉塞性病変：浮腫，解剖学的異常，外傷
- 開口障害，小顎症
- 甲状腺肥大，首の腫瘍
- 重症妊娠高血圧腎症
- 凝固異常
- 器械分娩になる危険性が高い産科合併症
- 心肺疾患のような母体合併症
- 麻酔合併症の既往

これらの目標を達成するには，24時間病院内での麻酔を行える状態にしておく必要がある．より小規模施設でそのようなサービスを提供することは，より困難なことである．産科のある病院の約1/3は年間分娩数が500件以下である事実はその問題を浮き彫りにする．産科麻酔を24時間休みなしで，同じレベルで供給するために財政赤字の負担が生じる可能性がある（Belle, 2000）．この負担を支払う際に，第三の支払い者のなかには特定の医学的適応がない硬膜外麻酔に対する払い戻しを拒否する者もいるが，ACOG（2017a）によってそれは棄却された．

産科医は局所麻酔と陰部麻酔を熟知すべきである．後述されているような適切に選択された状況では投与してもよい．

■ 疼痛緩和の原理

Hawkins（2010）によれば，陣痛とは独自に受容・解釈されるさまざまな刺激に対する非常に個人的で多様な反応であると強調している（図25-1）．これらの刺激は感情や欲求，認知，社会的・文化的環境によって変化する．子宮収縮や頸管の

開大によって起こる陣痛は，T_{10}～L_1の脊髄に入力される内臓求心性の交感神経を通して誘発される．陣痛発作の後に感じる会陰部を伸展する痛みはS_2～S_4領域の陰部神経や仙骨神経から起こる．陣痛時の不安や疼痛への皮質反応は複雑であり，妊婦の出産に対する期待や年齢，教育を通しての準備，感情面での支援，その他の要素に影響されうる．疼痛の自覚は恐怖やさまざまな体位変換で高まる．女性はある種の出産体験に心を動かされることがあり，これらの意見は，疼痛管理に関する判断基準に影響を与える．

妊婦の陣痛に対する生理学的反応は母体や胎児の健康状態，分娩進行に影響を与える．たとえば，過換気症候群は低炭酸血症を引き起こす．代謝率の増大は酸素消費量も増大させる．心拍出量や血管抵抗の増大は妊婦の血圧を増大させる．疼痛やストレス，不安はコルチゾールやβ-エンドルフィンのようなストレスホルモンの分泌を起こす．疼痛による交感神経系の反応は循環するカテコールアミンを著しく分泌させ，これは子宮収縮や胎盤血流に不利な影響を与える．効果的な鎮痛はこれらの反応を緩和したり除去したりする．

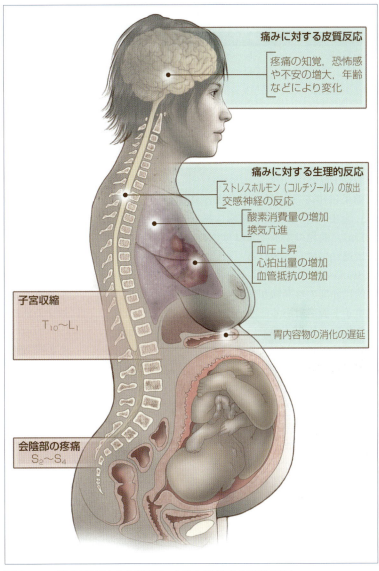

図25-1　陣痛発来時の疼痛のしくみと母体の生理的反応
(Reproduced with permission from Hawkins JL: Epidural analgesia for labor and delivery, N Engl J Med. 2010 Apr 22; 362(16): 1503-1510)

陣痛発来時の鎮痛や鎮静

子宮収縮や頸管の開大で不快感がある場合には，疼痛緩和が必要になる．脊髄くも膜下および硬膜外麻酔が禁忌または利用できない，または拒否している場合，表25-3 に示した麻薬やプロメタジンのような精神安定薬の一種を加えれば疼痛緩和は通常うまくいく．鎮痛や鎮静の計画が成功することで，母親は収縮している間も静かに理想的に休めるようになる．この環境でも，有効陣痛の極期はたいてい苦痛を伴う．

■ 非経口剤

◆ メペリジンやプロメタジン

メペリジン 50～100 mg はプロメタジン 25 mg と一緒に 2～4 時間ごとに筋注してもよい．より即効性を得るには，メペリジン 25～50 mg を 1～2 時間ごとに静注する．鎮痛作用は筋注では 30～45 分で最大に達するが，静注の場合は即座

表 25-3　陣痛に対する非経口麻酔薬

薬 剤	通常使用量	投与頻度	効果発症	新生児での半減期
メペリジン	25～50 mg (IV) 50～100 mg (IM)	1～2時間ごと 2～4時間ごと	5分 (IV) 30～45分 (IM)	～18～20時間 ～60時間
フェンタニル	50～100 µg (IV)	1時間ごと	1分	～5時間
モルヒネ	2～5 mg (IV) 10 mg (IM)	4時間ごと	5分 (IV) 30～40分 (IM)	～7時間

IV：静注，IM：筋注.

に効果は出る．メペリジンは容易に胎盤へ移行し，新生児体内では半減期は延長する（ACOG, 2017a）．胎児の鎮静効果は母体の鎮痛効果のピークに遅れてすぐに現れる．

　Brickerら（2002）によれば，メペリジンは世界的に陣痛の疼痛緩和に使われる最も一般的なオピオイド製剤である．パークランド病院で行われた無作為化比較試験では，メペリジンの経静脈的自己調節鎮痛法が，より安価で陣痛に対して十分な効果があった（Sharma, 1997）．自己麻酔投与群に割り付けられた妊婦は最初に50 mgのメペリジンと25 mgのプロメタジンを急速静注する．それから，点滴ポンプで娩出まで必要に応じて10分ごとに15 mgのメペリジンを投与した．新生児の3％に，分娩室でナロキソン治療を必要とするような鎮静効果を認めた．メペリジンとその代謝産物であるノルメペリジンは脂溶性で容易に胎盤を通過する．メペリジンでの麻酔は硬膜外麻酔と比較してアプガースコアが低くなる（Sharma, 2004）．ノルメペリジンはメペリジンより著しく半減期が長いので呼吸抑制が強く，メペリジンの胎児の副作用の原因となりうる．

◆ブトルファノール

　この合成オピオイド受容体の混合作用拮抗鎮痛薬は1～2 mgの量で40～60 mgのメペリジンの量と同等である．その主な副作用は眠気，めまい，精神不安である．新生児の呼吸抑制作用はメペリジンよりも少ないと報告されている．重要なのは，ブトルファノールがメペリジンの麻酔作用を拮抗するため，その2剤を連続して投与できない．ブトルファノールは胎児心拍において一時的なサイヌソイダルパターンの出現と関連している（Hatjis, 1986）．

◆ナルブフィン

　別のオピオイド受容体の混合作用拮抗鎮痛薬である．筋肉内，経静脈，皮下投与できる．通常，投与方法にかかわりなく，10～20 mgを4～6時間ごとに投与する．少量のナルブフィンは，脊髄くも膜下および硬膜外オピオイドに関連した瘙痒に対する治療にも使われる．

◆フェンタニル

　この即効型の強力な合成オピオイドは1時間ごとに50～100 µgを静注すればよい．その主なデメリットは作用時間が短く，頻回投与や静脈内自己疼痛管理ポンプの使用が必要なことである．

◆レミフェンタニル

　作用発現が極めて速い合成麻薬である．迅速に加水分解され，半減期は3.5分である（Ohashi, 2016）．容易に胎盤を通過するが，胎児内ですぐに代謝されるか再分配される（Kan, 1998）．さまざまな投与方法が研究され，単回投与が周期的な子宮収縮パターンを反映するように思われた．一方で，点滴での投与は母体の無呼吸を引き起こすと報告された（Waring, 2007）．前述のリスクのため，訓練を受けた人が厳密に管理された状況下でのみ投与すべきである．

◆非経口薬剤の効果と安全性

　Hawkinsら（1997）は，129人の母体の麻酔関連死のうち4人が非経口薬剤による鎮静が原因で，誤嚥が1人，換気不全が2人，過剰投与が1人だと報告している．分娩中に使用するオピオイドは新生児の呼吸抑制を引き起こす．ナロキソンはオピオイド麻酔によって誘発された呼吸抑制作用に拮抗する．ナロキソンは麻薬を中枢神経系の固有の受容体から置換することにより作用する．身体的に麻薬に依存している人は禁断症状が出現する．この理由により，ナロキソンは麻薬中毒で

表 25-4　産科で一般的に使用される局所麻酔薬

麻酔薬[a]	通常濃度（％）	通常量 (mL)	薬効発現	平均持続時間（分）	最大量 (mg)	臨床での使用
アミノエステル系[b]						
2-クロロプロカイン	2	10〜20	急速	30〜60	800	局所の浸潤麻酔/外陰部ブロック
	3	10〜20		30〜60		帝王切開の目的のみの硬膜外麻酔
アミノアミド系[b]						
ブピバカイン	0.0625〜0.125	10〜15	緩徐	60〜90	175	陣痛時の硬膜外麻酔
	0.75	1.5〜2		60〜120		帝王切開時の脊髄麻酔
リドカイン	1〜1.5	10〜20	急速	30〜60	300	局所の浸潤麻酔/外陰部ブロック
	1.5〜2	5〜20		60〜90		陣痛時や帝王切開時の硬膜外麻酔
	5	1.5〜2		45〜60		D＆Cや卵管結紮での脊髄麻酔
ロピバカイン	0.08〜0.2	5〜10	緩徐	60〜90	200	陣痛時の硬膜外麻酔
	0.5〜1	10〜30		90〜150	250	帝王切開時の硬膜外麻酔

[a] エピネフリンは含まず．
[b] エステルは血漿コリンエステラーゼによって，アミドは肝クリアランスによって加水分解される．
D＆C：頸管拡開と子宮内掻爬．
(Data from Liu SS, Lin Y: Local anesthetics. In Barash P, Cullen B, Stoeling R, et al (eds): Clinical Anesthesia, 6th ed. Philadelphia, Lippincott Williams & Wilkins, 2009)

ある母体の新生児には禁忌である．

■ 笑　気

　笑気の吸入は急速な効果の発現と消失があるため，一時的な収縮の間に，鎮痛をもたらす．50％の笑気と50％の酸素を単一シリンダー内で混合したもの（エントノックス），あるいは別々のタンクから笑気と酸素を混ぜたもの（ニトロノックス）を自己管理することができる．ガスは患者が吸気時のみ開く一方通行のバルブを通して呼吸回路につながれる．陣痛時の間欠的な笑気の使用は通常，母体と新生児に安全であると認識されているが，硬膜外麻酔より疼痛管理の効果が低い（Barbieri, 2014；Likis, 2014）．多くの場合，笑気は単により確実な区域麻酔を遅らせるだけである．最大限に活かすには，子宮収縮開始の30秒前に笑気を吸入する．笑気は吐き気や嘔吐に関連する．適切な排気なしで笑気を使用する環境および健康リスクは，慎重に評価されているままである（King, 2014）．

区域麻酔

　陣痛時や分娩時の疼痛緩和のためにさまざまな神経ブロック法がここ何年かで発達してきた．これらには外陰部や傍頸管ブロック，脊髄麻酔や硬膜外麻酔や脊髄くも膜下硬膜外併用麻酔のようなneuraxialブロックが含まれる．

■ 麻酔薬

　神経ブロックに用いる一般的な麻酔薬の使用濃度や用量，効果持続時間は表25-4にまとめた．薬剤によって用量は異なり，また個々の神経ブロックや妊婦の体調に依存する．鎮痛の開始や持続期間，質は量や濃度を増やすことでより高まる．薬剤を少量ずつ増やしていったり，副作用の早期の前兆を注意深く観察する状況でのみ，安全に量や濃度を増やすことができる．これらの薬剤の投与は有害反応に対する適正な監視のもとで行わなければならない．これらの反応に対処できる器具と人員を迅速に確保できなければならない．

　ほとんどの場合，深刻な副作用は不注意な経静脈投与により起こる．局所麻酔からの全身毒性は中枢神経系や循環系で現れる．この理由により，硬膜外麻酔開始時，希釈したエピネフリンをテストドーズとして加え，投与する．投与後すぐに母体の突然の脈拍や血圧の著明な上昇があった場合は，点滴を確保し，薬剤の投与を中止し，カテー

テルの入れ替えを行う必要がある．数種類の濃度とアンプルサイズが製造されているため，まれに局所麻酔薬の投与量の間違いを起こしうる．

■ 中枢神経系の毒性

初期症状は中枢神経の**刺激**によるものだが，血中濃度が増えるにつれて，中枢神経の**抑制**によるものが起こる．症状は浮遊感やめまい，耳鳴り，金属味，舌や口のしびれがある．患者は奇怪な行動をとったり，ろれつが回らなかったり，筋肉の痙攣や過緊張が起こったりし，最終的には意識を失った後，全身の痙攣を起こす．

■ 心血管毒性

これらの徴候は一般的に中枢系の毒性よりも遅く出現する．さらに，より高い血中濃度で引き起こされるため，症状が現れない．重要な例外として，ほとんど同じ濃度で神経毒性と心毒性の発症に結びつくブピバカインがある（Mulroy, 2002）．この毒性のリスクゆえに，硬膜外投与での0.75％ブピバカインの使用はFDAによって禁止されている．神経毒性と同じように，心毒性ははじめに刺激によるものが現れ，その後抑制によるものが現れる．したがって，高血圧や頻脈が出現し，その後すぐに低血圧や不整脈，胎盤血流障害が起こる．

■ 局所麻酔の全身毒性に対する管理

不注意に大量の局所麻酔薬を投与することにより，発作や重度の心室性不整脈が引き起こされる．分娩室に20％脂肪乳剤（イントラリピッド）を置いておくべきである．局所麻酔の全身毒性の徴候がみられたら，輸液をしたうえで，20％脂肪乳剤（イントラリピッド）を急速静注する（Neal, 2012）．誤嚥と低酸素血症を防ぐために，発作をコントロールすることと気道の確保が大事である．もし脂肪乳剤が利用できなければ，発作のコントロールを助けるためにミダゾラムやロラゼパムのようなベンゾジアゼピンを使う．硫酸マグネシウムも痙攣をコントロールするために使われる（第40章参照）．母体の低酸素血症に続いて遅発一過性徐脈や徐脈などの胎児心音異常が起こる．対症療法を含む適切な対応で，胎児の状態は改善する．それゆえ，母体や胎児にとって，母体の状態が安定するまで分娩を待機したほうがよい．

局所麻酔の全身毒性（local anesthetic systemic toxicity：LAST）に対して脂肪乳剤により適切な治療を行えば，バイタルサインはたいてい正常に戻る．しかしながら，モニター管理をし，大動脈・静脈の圧迫を防ぐために側臥にし，支持療法を継続すべきである．血圧を維持するために昇圧薬を使用する．心停止の場合，母体のバイタルサインが5分以内に回復しない場合，緊急帝王切開を考慮する（第47章参照）．しかしながら，痙攣の場合と同様に，いったん母体の心拍出量が再確立されたら，胎児は子宮内でより迅速に回復する傾向にある．

■ 陰部神経ブロック

経腟分娩の痛みは，より下方の生殖管からの刺激で起こる．これらはまず陰部神経を通じて伝わる．陰部神経は会陰部や肛門，腟，陰核に分布し，その感覚を支配する末梢神経の枝である．陰部神経は坐骨棘に付着する靱帯である仙棘靱帯の下を通る．陰部神経の感覚神経線維はS_2〜S_4神経の腹側から出る．

陰部神経ブロックは，自然分娩の鎮痛を図るには比較的安全で単純な方法である．図25-2に示すように，陰部神経の近傍まで，15 cm 22 Gの針を管状のイントロデューサーで覆い誘導する．イントロデューサーの先端を坐骨棘の先端のちょうど真下の腟粘膜に接する場所に置く．イントロデューサーの先端から1〜1.5 cm針を出し，粘膜の中へ入れる．1％リドカイン1 mL，あるいは同等量の別の局所麻酔薬で粘膜が腫脹する（表25-4）．静脈注射しないように，注入の前に毎回吸引テストを行う．そして，針を仙棘靱帯に触れるまで進め，その場所で，リドカイン3 mLを浸潤させる．靱帯を通って針をより遠くへ進め，靱帯の後ろの疎性結合組織に突き刺されば抵抗がなくなる場所にもう3 mL注射する．続いて，坐骨棘の真上へ移動させたイントロデューサーから針を回収する．粘膜を通して針を挿入し，3 mLを注射する．それから，この手技を対側にも繰り返す．

注射して3〜4分で陰部神経ブロックが成立し，腟の下方や会陰部前方の両側をつまんでも痛みを感じなくなる．もし，陰部神経ブロックの効

果が出る前に分娩となり会陰切開が必要になったら，陰唇小帯や会陰，隣接する腟の会陰切開を行う位置に直接1％リドカインを5～10 mL浸潤させる．会陰切開の修復を行う頃には，通常，会陰部神経ブロックの効果が出現している．

分娩において広範囲な産科的操作が必要になるとき，陰部神経ブロックでは通常適切な鎮痛作用を得ることができない．さらに，子宮頸部や腟の上方の視野を確保することや子宮腔内の用手的な操作を必要とする女性には，このような鎮痛方法では不十分である．

まれに，陰部神経ブロックには合併症が生じる．先に述べたとおり，局所麻酔薬の静脈内投与により重篤な全身毒性を生じることがある．凝固異常があるとき，血管の破綻から起こる血腫の形成が最も起こりやすい（Lee, 2004）．ごくまれに，注射部位に重症な感染が起こる．後々，この感染が殿部や殿部筋層内や後方の殿筋のほうへ広がることもある（Svancarek, 1977）．

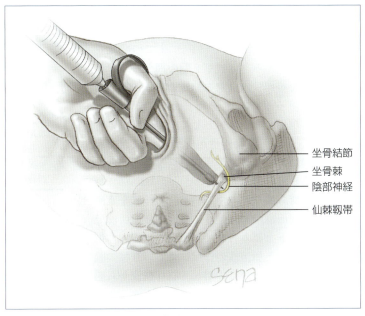

図 25-2　陰部神経の局所浸潤麻酔
図に示すように経腟の手技で，外筒より針を進め，仙棘靱帯を通過し，陰部神経に到達する．

■ 傍頸管ブロック

このブロック法は，陣痛の初期の間は，通常満足いく鎮痛効果を得られる．しかし，陰部神経はブロックされないため，分娩には追加で鎮痛が必要になる．傍頸管ブロックではリドカイン（1または2％）やクロロプロカイン（3％）5～10 mLを，頸部両側3時，9時方向に注射する．これらの薬剤は比較的作用時間が短いため，分娩進行中の間，傍頸管ブロック注射を繰り返さなければならない．

傍頸管ブロックの約15％に発生する胎児徐脈は厄介な合併症である（Rosen, 2002）．胎児徐脈はたいてい10分以内に出現し，30分持続する．超音波ドプラでは傍頸管ブロックをすると子宮動脈の拍動指数（PI）が上昇する．この現象が，胎児徐脈の原因が薬剤投与後の動脈性血管攣縮によるものである裏づけとなる（Manninen, 2000）．これらの理由で，傍頸管ブロックは胎児を危険にさらす意味で使用は避けるべきである．

Neuraxial analgesia

硬膜外麻酔や脊髄麻酔，脊髄くも膜下硬膜外併用麻酔は陣痛や分娩中の痛みの緩和に使われる最も一般的な方法である．2008年のアメリカにおいて，ほぼ70％の母親に陣痛のときに硬膜外麻酔を行い，98.8％成功している．器械分娩となる場合，頻繁に neuraxial analgesia を用いている．鉗子分娩の84％，吸引分娩の77％で neuraxial analgesia を行っていた（Osterman, 2011）．

■ 脊髄（くも膜下）麻酔

脊髄ブロックでの麻酔薬は，単回投与での投与か，脊髄くも膜下硬膜外併用麻酔として硬膜外麻酔と一緒に用いるか，持続注入として投与することができる．鎮痛をもたらすためにくも膜下腔へ局所麻酔薬を投与することは分娩に対して長く行われてきた．その利点は短時間の手技で済むことや即効性があること，高い成功率にある．妊娠中のくも膜下腔はより狭くなるために（おそらく内椎骨静脈叢がうっ血する影響），妊娠していない女性よりも同量の麻酔薬で，より強く鎮痛作用が現

れる．

◆経腟分娩

分娩第1期では臍の高さ（T_{10}）までの感覚を遮断する必要がある．分娩第2期の間と器械分娩をするにあたっては，会陰の伸展の痛みや器械の痛みを和らげるために $S_2 \sim S_4$ の感覚の遮断が適当である．併用できる麻酔として，腰部硬膜外麻酔，脊髄くも膜下硬膜外併用麻酔，持続脊髄麻酔，陰部神経ブロックや傍頸管ブロックなどのブロックがある．

目的の皮膚分節（デルマトーム）の神経を遮断するために局所麻酔薬を使う．もっぱら局所麻酔薬はオピオイドと組み合わせて使用される．作用機序は投与経路と脂溶性の作用による．脊柱の脈管系に吸収され，後角に作用し，脳脊髄液から脳幹へ直接広がることで鎮痛作用をもたらす．フェンタニルやスフェンタニルのような高い脂溶性をもつオピオイドは即効性があるが，脂質膜や硬膜外の血管系に吸収されるため効果は短い．一方で，モルヒネのような親水性の溶液は長時間の鎮痛をもたらす（Lavoie, 2013）．局所麻酔薬とオピオイドを併用することの主な利点は鎮痛の効果が速いこと，シバリングが起きにくいこと，運動神経の遮断が少ないことである．副作用はともに瘙痒感と尿閉である．ナルブフィンを $2.5 \sim 5$ mg 経静脈投与すると，鎮痛効果を低下させることなく瘙痒感を治すことができる．

◆帝王切開

帝王切開には T_4 領域までの感覚の遮断が必要である．母体の体の大きさによって，高比重ブピバカイン $10 \sim 12$ mg あるいは高比重リドカイン $50 \sim 75$ mg を投与する．オピオイドを追加すれば，即効性が増し，シバリングを抑え，痛みや吐き気・嘔吐などの症状の訴えを抑える．防腐剤無添加モルヒネ（Duramorph や Astramorph）$0.1 \sim 0.3$ mg をくも膜下腔に投与，あるいは $2 \sim 4$ mg を硬膜外腔に投与することで，術後24時間の鎮痛効果をもたらす．

◆合併症

・低血圧

表25-5に，neuraxial analgesia に関連する一般的な合併症を示す．重要なのは，肥満女性は換気障害が起きやすいため，頻回なモニター管理が不可欠となる（Vricella, 2011）

表25-5 区域麻酔の合併症

合併症
しばしば起こるもの
低血圧
発熱
硬膜穿刺後頭痛
突出痛
めったに起こらないもの
くも膜下腔・硬膜下・血管内への不注意な局所麻酔薬の投与
神経損傷

この一般的な合併症は局所麻酔薬投与後すぐに出現する．交感神経が遮断され血管拡張が起こると低血圧となり，子宮が大血管を圧迫し静脈還流が遮断されると低血圧はより悪化する．仰臥位では，母体における上腕動脈の血圧低下を認めなくても，胎盤血流が大幅に減少する場合がある．治療として，子宮の位置を変えるために患者を左側臥位にさせ，晶質液を補液し，エフェドリンやフェニレフリンの急速静注を行う．

エフェドリンは α，β 受容体と結合するだけでなく間接的にノルエピネフリンの放出を増加させる交感神経刺激薬である．心拍数や心拍出量を増加させたり，末梢血管抵抗を可変的に増加させたりして血圧を上げる．初期の動物実験で，エフェドリンは α_1 受容体作動薬と比較して妊娠中の子宮胎盤血流量を維持したため，産科領域で好んで使用される昇圧薬となった．フェニレフリンは純粋な α 作動薬であり，単に血管収縮を作用させ血圧を上昇させる．Lee（2002a）による七つの無作為化比較試験のメタアナリシスでは，エフェドリンとフェニレフリンの安全性における解析で同等の結果を得た．14の報告の系統的レビューに従えば，Lee（2002b）は選択的帝王切開時にルーチンでの予防的なエフェドリン投与が必要かどうか疑問視した．胎児のアシドーシスが，予防的なエフェドリンの使用で報告されているが，予防的なフェニレフリンの使用では報告されなかった（Ngan Kee, 2004）．

・高位脊髄麻酔・全脊髄麻酔

ほとんどの場合，高位あるいは全脊髄麻酔は局所麻酔薬の過剰投与や硬膜下またはくも膜下への不用意な投与により起こる．硬膜下への投与は，

少量の局所麻酔薬で高位まで遮断するが効果がまばらであるのに対し，くも膜下への投与は全脊髄麻酔につながり，低血圧や無呼吸を起こす．これらの状態では，心停止を予防するためすぐに治療をしなければならない．分娩前の妊婦には，①子宮による動静脈の圧迫を最小限にするために，即座に子宮を横に移動させる，②有効な換気をする．気管挿管することが好ましい，③低血圧の是正のため補液やエフェドリンを投与する．もし胸骨圧迫をするなら子宮を左方移動させるために妊婦を左側臥位にする．

・硬膜穿刺後頭痛

髄膜穿刺部位からの脳脊髄液（cerebrospinal fluid：CSF）の漏出が硬膜穿刺後痛，あるいは"脊髄性頭痛"を起こす．機序としては，CSFが減少した結果，坐位や立位で脳の疼痛感受組織が牽引され生じるという説と，CSFの減少により代償性に脳血管が拡張（Monro-Kellieの法則）し生じるという説がある（Mokri, 2001）．

この合併症は細いくも膜下穿刺針を使用することや，複数回の穿刺を避けることで減少させることができる．Vallejoら（2000）による5種類の異なるくも膜下穿刺針を使用した前向き無作為化比較試験では，Sprotte針やWhitacre針の使用が硬膜穿刺後頭痛のリスクを最も下げたとされた．Spriggeら（2008）は硬膜穿刺後頭痛の発生率が脊髄麻酔を受けた5,000人以上の女性のなかで1％と報告した．硬膜穿刺後頭痛は硬膜を意図的には穿刺しないため硬膜外ブロックにおいてははるかに少ない．硬膜外麻酔時の不注意な硬膜の穿刺の発生率は約0.2％である（Introna, 2012；Katircioglu, 2008）．数時間完全に仰向けに横になることで，頭痛を防げるとは立証されていない．

待機的管理は入院期間を延長させたり，救急受診を増加させるため，いったん頭痛が起こったら，積極的に治療する（Angle, 2005）．輸液投与や床上安静などの保存的治療はほとんど効果がない．もし適切な治療がなされない場合，硬膜穿刺後頭痛は慢性頭痛として根強く残ってしまう（Webb, 2012）．

硬膜外自己血注入療法は治療のゴールドスタンダードである．通常は，経静脈的に無菌で採取した10～20 mLの自己血を硬膜外腔に注入する．質量効果や凝固によってそれ以上のCSFの漏出が止まる．症状はすぐに軽減し，合併症はめったにない．硬膜外自己血注入療法の初回での成功率は61～73％である（Peach, 2011）．"予防的"にブラッドパッチを行うことは議論の余地があり，頭痛出現ごとに行う場合と同等の効果はないとされている（Scavone, 2004, 2015）．

もし頭痛に，硬膜穿刺後頭痛に特徴的な姿勢の特性がなかったり，ブラッドパッチによる治療を行っても治らない場合は，ほかの診断を考慮する．たとえば，Chisholmら（2001）は硬膜穿刺後に出現した頭痛として上矢状静脈洞血栓症の1例について報告した．Smarkuskyら（2006）は即時型頭痛の原因となる気脳症を報告している．また頭蓋内あるいは脊髄内のくも膜下血腫が脊髄麻酔後に出現することがある（Dawley, 2009; Liu, 2008）．

・痙　攣

まれに，硬膜穿刺後頭痛は一過性の失明や痙攣と関連することがある．Shearerら（1995）はパークランド病院での19,000件の局所の鎮痛処置に関連して8例にそういった症状が出現したと報告した．これらも低脊髄圧によって引き起こされると推測される．こういった症例では発作に対して早急に治療を行い，ブラッドパッチを施行することが効果的であった．

・膀胱機能障害

neuraxial analgesiaでは，産後数時間は膀胱の感覚が鈍り，排尿機能が損なわれる可能性がある．その結果，特に輸液量が多いときに，しばしば膀胱拡張が産後の合併症となる．Milletら（2012）は146人のneuraxial analgesiaを行った女性を断続的な膀胱カテーテルの留置と連続的な膀胱カテーテルの留置で無作為化比較試験を行った結果，断続的な方法で有意に尿中に細菌尿を認めたと報告した．それによると，合併症のない経腟分娩後にルーチンで産後膀胱カテーテルを留置することは勧めないとしている．

・くも膜炎と髄膜炎

局所麻酔のための器具は今では，アルコールやホルマリンや他の毒性のある溶液に保存せず，多くの場合は使い捨て器具が使われている．これらの実践と無菌操作が相まって，髄膜炎やくも膜炎を引き起こすことはめったになくなった（CDC, 2010）．

◆ **Neuraxial analgesia の禁忌事項**

絶対的禁忌を表25-6に示す．妊婦の脱水や低血圧に関連した産科合併症（たとえば重篤な出血など）は，禁忌事項である（Kennedy, 1968）．

凝固異常や出血が止まらない場合もまたneuraxial analgesiaは避けるべきである．出産時の抗凝固管理の方法を導く無作為化比較試験はないが，陣痛発来時，未分画ヘパリンや低分子量ヘパリンを皮下注射している女性は，治療を中止すべきであるというコンセンサスを得ている（Krivak, 2007）．穿刺部位に蜂窩織炎を認める場合もくも膜下穿刺は禁忌となる．神経疾患がある場合は，多くの人が禁忌であると考えている．なぜなら，神経疾患の増悪があった場合，麻酔薬以外に悪化させる原因がないからである．大動脈縮窄症や肺高血圧のようなその他の母体の病気もまた相対的禁忌となっている（第49章参照）．

重度の妊娠高血圧腎症はneuraxial analgesiaをしているときに顕著な血圧低下をきたすことが予測される合併症の一つである．Wallaceら（1995）はパークランド病院で帝王切開を施行された重症妊娠高血圧腎症の患者80人を全身麻酔，硬膜外麻酔または脊髄くも膜下硬膜外併用麻酔に無作為に割り付けたが，妊婦と新生児の結果に差はなかった．硬膜外麻酔を受けた女性のうちの30％，脊髄くも膜下硬膜外併用麻酔を受けた女性の22％が低血圧になった．平均動脈圧の低下はだいたい15～25％の間であった．

■ **硬膜外麻酔**

帝王切開も含めて陣痛や分娩時の痛みは，硬膜外腔に局所麻酔薬を注入することで緩和できる（図25-3）．硬膜外腔には，疎性結合組織および脂肪，リンパ管，内椎骨静脈叢が含まれる．妊娠中はこの静脈叢がうっ血し，硬膜外腔はかなり狭小化している．産科麻酔における刺入部は通常，腰椎の椎間である．1回の注入だけの場合もあるが，追加投与や持続注入を行えるように，たいていはカテーテルを留置する．ACOG（2017a）は医師の適切な管理下であれば，硬膜外注射の手技を特別に修練した助産師は，投与量の調節や投与の中止を行うことができるとしている．

表25-6　Neuraxial analgesia の絶対的禁忌

難治性母体低血圧
凝固異常
血小板減少（さまざまな定義がある）
12時間以内に低分子ヘパリンを使用
治療されていない母体細菌感染症
穿刺部の皮膚感染
頭蓋内病変による頭蓋内圧の上昇を認める場合

■ **持続腰部硬膜外ブロック**

陣痛や経腟分娩の完全な鎮痛のためには，T_{10}～S_5の範囲の麻酔が必要となる（図25-1）．帝王切開ではより広域のT_4～S_1の範囲の麻酔が必要となる．カテーテルの先端の位置や使用される麻酔薬の量，濃度，容積，母体の体位（頭が下がっているか，平らか，挙上しているかどうか）により薬剤が効果的に広がるかどうかが決まる（Setayesh, 2001）．解剖学的な個人差や癒着があり，完全な満足のいく麻酔ができないこともある．最終的には，カテーテル先端が陣痛中に元の位置から動いてしまうこともある．

◆ **技　術**

硬膜外麻酔の手技に対する一連の流れと方法の一例を表25-7に示した．疼痛緩和目的の局所麻酔薬を注入する前に，テストドーズを投与する．静脈内に注入したときの特徴や，くも膜下腔に投与し高位あるいは全脊髄麻酔になった徴候がないか観察する．このような反応がなければ，麻酔を十分量投与できる．同量の薬剤の間欠的な投与や注射ポンプによる少量の持続投与によって鎮痛効果を保つ（Halpern, 2009）．最近硬膜外麻酔で使用されるポンプにはPIEB（programmed intermittent epidural bolus）モードがある．PIEBを用いれば，局所麻酔薬の濃度や下肢の運動障害や器械分娩率が低下する（Capogna, 2011）．フェンタニルやスフェンタニルのような短時間作用型の麻薬の少量追加が運動機能をブロックせずに麻酔効果を増強することが証明されている（Chestnut, 1988）．脊髄ブロックと同様に，麻酔のレベルを確認することも含めて，注意深い観察が必要であり，熟練した人材が行うことが不可欠である．硬膜外麻酔の間は，適切な蘇生器具や薬剤が使用できる状態でなければならない．

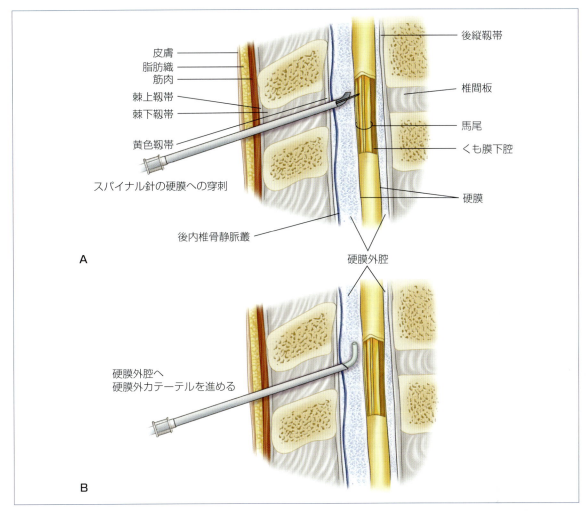

図 25-3 Neuraxial analgesia
A. 脊髄くも膜下硬膜外併用麻酔.
B. 硬膜外麻酔.

◆ 合併症
• 高位あるいは全脊髄麻酔

　一般的に，硬膜外麻酔の合併症は脊髄くも膜下麻酔の合併症と類似している（表25-5）．不注意で硬膜穿刺をしてくも膜下に注入してしまった場合，全脊髄麻酔を起こすことがある．Sprigge ら（2008）は，18,000人以上の女性の硬膜外麻酔例で偶発的な硬膜穿刺の発生率は 0.91 % と報告している．前述したが，このような合併症にすばやく対応できるための人材確保や設備が必要である．しかしほかの側面において，硬膜外麻酔の合併症は独特で固有なものである．

• 不十分な麻酔

　現在普及している持続硬膜外注入の薬剤は 0.125 % のブピバカインと 2 μg/mL のフェンタニルであり，90 % の女性に対しては鎮痛効果が非常に高いとしている（Sharma, 1997）．その代わり，残りの少数の女性には硬膜外麻酔は陣痛の痛みに対してあまり効果がない．Hess ら（2001）は，約 2,000 人の分娩の研究で約 12 % が 3 回以上の痛みや圧迫感を訴えることを明らかにした．そのような突発的な痛みの危険因子は，未経産，巨大児などがある．Dresner ら（2006）は，硬膜外麻酔は BMI が高いほど，失敗する可能性が高かったと報告した．追加の麻酔薬を投与する前に硬膜外麻酔の効果が消失している場合，その後の疼痛緩和が遅れたり，効果が不十分になる．

　一部の妊婦では，帝王切開には硬膜外麻酔では

表 25-7　分娩時硬膜外麻酔の方法

- インフォームド・コンセントを行い，産科医の診察を受ける
- モニタリングは以下を行う
  局所麻酔薬のボーラス後 15 分間は 1 〜 2 分おきの血圧測定
  麻酔薬投与中は，母体心拍数の持続的な測定
  母体の持続的な酸素飽和度の測定
  胎児心拍数モニタリング
  言葉によるコミュニケーション
- 乳酸リンゲル液 500 〜 1,000 mL の点滴
- 患者は，側臥位または坐位をとる
- 硬膜外腔は抵抗消失法で認識する
- 硬膜外腔へはカテーテルを 3 〜 5 cm 挿入する
- テストドーズには，静脈注射を避けるために注意深く陰圧をかけた後，また，子宮収縮の後に，20 万倍希釈エピネフリン入りの 1.5％リドカイン 3 mL あるいは，同エピネフリン入りの 0.25％ブピバカイン 3 mL を注射する．テストドーズでの静注投与時に起こる頻脈と陣痛時の頻脈が混同しないようにするためである
- もし，テストドーズで陰性なら，0.0625 〜 0.125％ブピバカイン 10 〜 15 mL を 1 回あるいは 2 回，知覚鈍麻が T_{10} レベルに達するまで投与する．15 〜 20 分したところで，コールドテストかピンで刺して知覚の消失があるかを確かめる．もし不十分なときは，カテーテルの位置をずらす．もし，左右で麻酔の効きが異なるときは硬膜外カテーテルを 0.5 〜 1.0 cm 引っ張ってさらに，0.0625 〜 0.125％ブピバカインを 5 〜 10 mL 追加投与する．もし，麻酔が不十分なら，カテーテルを入れ替える
- 患者には下大静脈の圧迫を避けるために，側臥位あるいは準側臥位になってもらう
- その後血圧は，5 〜 15 分おきに測定する．胎児心拍は，常時モニタリングする
- 麻酔レベルや運動神経の遮断の具合は少なくとも 1 時間に 1 回調べる

(Reproduced with permission from Glosten B: Local anesthetic techniques. In Chestnut DH (ed): Obstetric Anesthesia: Principles and Practice, 2nd ed. St Louis, Mosby, 1999）

不十分なことがある．たとえば，Maternal Fetal Medicine Units（MFMU）ネットワークの研究では，帝王切開に対して最初に硬膜外麻酔を行った女性の 4％が全身麻酔をする必要があった（Bloom, 2005）．また，特に腰部の硬膜外麻酔では分娩時の会陰部の鎮痛が得られにくい．このような状況では，追加で陰部神経ブロックや全身の鎮痛，まれであるが全身麻酔をすることがある．

- **低血圧**

硬膜外麻酔薬の投与による交感神経遮断により低血圧や心拍出量の減少が起こることがある．予防措置にもかかわらず，低血圧は最もよく起こる副作用であり，妊婦の 1/3 は治療が必要なほど重度になる（Sharma, 1997）．Miller ら（2013）によると，低血圧はよく起こり，脈圧が 45 mmHg より高い女性は 6％であるのに対し脈圧が 45 mmHg 未満である女性は 20％である．正常妊婦の場合，硬膜外麻酔による低血圧は，脊髄麻酔と同じように 500 〜 1,000 mL の晶質液を急速投与することで防止できる．側臥位にすることで低血圧は最小限になる．

- **妊産婦発熱**

Fusi ら（1989）は硬膜外麻酔を受けた妊婦は分娩時平均体温が上昇すると報告した．その後，いくつかの無作為化比較試験や後ろ向きコホート研究でも，硬膜外麻酔を行った場合の分娩時の体温上昇が確認されている．多くの研究では，陣痛時間や卵膜破膜の時期，内診の回数などの他の危険因子をコントロールできないため正確に調査することは困難である．Lieberman ら（2002）は，硬膜外麻酔と関連した分娩時の発熱の頻度は，基準値を超えるのは 10 〜 15％であると報告した．

母体発熱の病因について，**母児感染**と**体温調節不全**の二つの一般的な説がある．Dashe ら（1999）は，硬膜外麻酔を行った妊婦の胎盤組織病理を研究し，分娩時の発熱は胎盤に炎症所見を認めた場

合のみに起こることをつきとめた．これは発熱が感染に起因することを示唆する．ほかに考えられるメカニズムとして，視床下部の体温調節中枢の設定の変化や，温覚の選択的遮断を伴う末梢温度覚受容器から中枢神経系への入力の障害，熱産生と熱放散の不均衡がある．Sharma（2014）は硬膜外麻酔を行った400人の初産婦に対して，予防的にセフォキシチン2gを投与する群とプラセボ群で無作為化比較試験を行った．硬膜外麻酔に関連した発熱が感染によるもので，予防的な抗菌薬の投与が有意に発熱の発生率を下げると仮定されたが，およそ同じ割合（約40％）の女性が分娩中に38℃以上の発熱を認めた．この結果で，感染が分娩時の硬膜外麻酔に関連した発熱の原因である可能性が低いことが示唆された．

・腰痛

硬膜外麻酔と腰痛との関連は少なからずある．Butlerら（1998）は，前向きコホート研究で，硬膜外麻酔を併用した分娩後に腰痛が起こるのは一般的であったが，持続的な痛みはあまりなかったと報告した．彼らの系統的レビューに基づいて，Liebermanら（2002）は硬膜外麻酔と新たな長期間の腰痛の発症の関係を支持するようなデータはないと結論づけた．

・その他の合併症

脊髄や硬膜外の血腫は硬膜外カテーテルによるまれな合併症である（Grant, 2007）．硬膜外膿瘍も同じくらいまれである（Darouiche, 2006）．まれだが，プラスチック製の硬膜外カテーテルが切れてしまうこともある（Noblett, 2007）．

◆陣痛に対する影響

パークランド病院での五つの無作為化比較試験を含む多くの研究では，硬膜外麻酔が陣痛を遷延させて，オキシトシンの使用が増えると報告している（表25-8）．Alexanderら（2002）は第22章に記載されているFriedman（1955）曲線に対する硬膜外麻酔の影響を調査した．元のFriedman基準と比較して，硬膜外麻酔群は陣痛の活動期を1時間も延長させた．さらに表25-8に示すように，硬膜外麻酔では分娩第2期が遷延し，器械分娩が増加する．しかし重要なのは，新生児には悪影響がないことである．

硬膜外麻酔と分娩第2期の遷延と器械分娩は，麻酔薬が運動神経を遮断し，結果として娩出力を

表25-8 硬膜外麻酔とメペリジン静脈麻酔を2,703人の初産婦で無作為に割り付けた場合の分娩イベント

イベント[a]	硬膜外麻酔 n=1,339	メペリジン 静脈投与 n=1,364	p値
分娩結果			
分娩第1期時間（時）[b]	8.1±5	7.5±5	0.011
分娩第2期時間（分）	60±56	47±57	<0.001
麻酔後のオキシトシン使用	641(48)	546(40)	<0.001
分娩方法			
自然分娩	1,027(77)	1,122(82)	<0.001
鉗子分娩	172(13)	101(7)	<0.001
帝王切開	140(10.5)	141(10.3)	0.92

[a] データはn（％）または中央値±SDで記載．
[b] 分娩第1期＝鎮痛薬投与開始から，子宮口全開大まで．
(Adapted with permission from Sharma SK, McIntire DD, Wiley J, et al: Labor analgesia and cesarean delivery. An individual patient meta-analysis of nulliparous women, Anesthesiology. 2004 Jan;100(1): 142-148)

減弱させることと関連している．Craigら（2015）は，310人の硬膜外麻酔使用の妊婦に対して分娩第2期の間にフェンタニルにブピバカインを加える群とフェンタニルのみの群に無作為に割り付けを行った．ブピバカインを使用した硬膜外麻酔は分娩第2期で運動神経の遮断を起こしたが，分娩第2期は遷延しなかった．

・胎児心拍数

Hillら（2003）は0.25％ブピバカインを用いた硬膜外麻酔の胎児心拍パターンに対する影響を調査した．メペリジンの静脈投与と比べて，有害な影響はなかった．メペリジンを投与された母体の胎児は，基線細変動の減少や一過性頻脈の減少が頻発した（第24章参照）．彼らの系統的レビューに基づいて，Reynoldsら（2002）はメペリジンと比較して硬膜外麻酔は，新生児の酸塩基の状態を改善すると報告した．

・帝王切開率

以前からの論点は硬膜外麻酔が帝王切開率を増加させるかどうかであった．局所麻酔薬の高度なブロックによって運動機能障害が起き，帝王切開率を上昇させる傾向があると考えられていた．しかし，技術が進歩するに従って，研究者らは**低濃度の麻酔薬での硬膜外麻酔では，帝王切開率は増**

加しないと結論づけた．

帝王切開率やそれに関連する疑問を解決するために，パークランド病院でいくつかの研究が計画された．1995〜2002年までで，妊娠満期で自然に陣痛発来した計2,703人の初産婦が硬膜外麻酔とメペリジンの静脈投与法を比較し評価するため五つの試験に参加した．結果は図25-4にまとめられているように，硬膜外麻酔は有意に帝王切開率を増加させないと証明している．

◆ 硬膜外麻酔のタイミング

いくつかの後方視的研究で，陣痛初期での硬膜外カテーテル留置が帝王切開のリスクの増加と関連したと報告された（Lieberman, 1996；Rogers, 1999；Seyb, 1999）．五つの無作為化比較試験を試みた結果，硬膜外麻酔の開始のタイミングは帝王切開，鉗子分娩，回旋異常のリスクに影響しなかった（Chestnut, 1994a, b；Ohel, 2006；Wong, 2005, 2009）．したがって，ある程度の子宮口の開大が起こるまで硬膜外麻酔の留置を行わないことは支持されず，一番強い陣痛を緩和することにしかならない．

◆ 安全性

イギリスのバーミンガム産科病院のCrawford (1985) によって報告されたかなり昔の経験が，硬膜外麻酔が比較的安全であることに反映している．同様に，MFMUネットワークの以前の研究によれば，約20,000人近くの硬膜外麻酔を受けた妊婦において麻酔関連死は認めなかった（Bloom, 2005）．そして，Ruppenら (2006) は硬膜外麻酔を受けた140万人の患者を含む27の研究のデータを再調査し，145,000件に1例の重度の硬膜外感染，168,000例に1例の硬膜外血腫，24万例に1例の後遺症の残るような神経損傷の危険性があるとした．

◆ 禁忌

• 血小板減少症

硬膜外麻酔の禁忌は脊髄麻酔の禁忌と同様である（表25-6）．直感的に血小板減少は心配になる

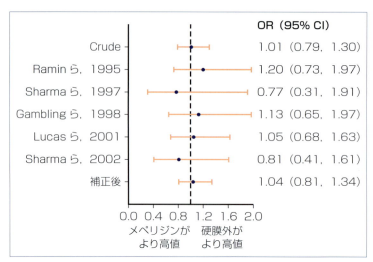

図25-4 硬膜外鎮痛またはメペリジンによる静脈鎮痛いずれかを施行した患者における帝王切開率を比較した五つの研究結果

それぞれの無作為化比較試験でのオッズ比（OR）と95%信頼区間（CI），並びに補正前後の全オッズ比と95%信頼区間を示す．オッズ比が1.0を下回ったのは，メペリジンによる静脈鎮痛よりも硬膜外鎮痛であった．

(Reproduced with permission from Sharma SK, McIntire DD, Wiley J, et al: Labor analgesia and cesarean delivery. An individual patient meta-analysis of nulliparous women, Anesthesiology. 2004 Jan; 100(1): 142-148)

が，ASA Task Force on Obstetrical Anesthesia (2016) によれば硬膜外出血が悪化すると**予測される**数値は明確ではない．硬膜外血腫はまれであり，血腫による神経損傷の発症率は1/150,000と推定されている（Grant, 2007）．ACOG (2016b) は，血小板数が8万〜10万/μLであれば区域麻酔の適応になるとしている．注意事項として次に記載されているような，安定した血小板数，先天性あるいは後天性の凝固異常がないこと，正常な血小板機能，特殊な抗血小板薬の内服をしていないこと，があげられる．血小板数が5万〜8万/μLではリスクとベネフィットを考慮し個々に対応する必要がある（van Veen, 2010）．25 G針での単回の脊髄くも膜下麻酔は，17〜18 Gの硬膜外針で行う硬膜外麻酔や脊髄くも膜下硬膜外併用麻酔より損傷が少ないので，血小板数が5万〜8万/μLの患者に対して安全であるかもしれない．

• 抗凝固

抗凝固療法を受けている患者で区域麻酔を行うと，脊髄の血腫やそれによる圧迫のリスクが増える（第52章参照）．われわれは以下のように実践している．

1. 未分画ヘパリン療法を受けている患者は，正

常な活性化トロンボプラスチン時間（activated partial thromboplastin time：aPTT）であれば区域麻酔を受けられる.
2. 未分画ヘパリン療法や低用量アスピリンの予防量を投与されている患者は，リスクの増大なく区域麻酔を施行できる.
3. 1日1回，低用量・低分子量ヘパリンを受けた患者にとって，区域麻酔は最後の注射後12時間経過するまで施行するべきではない.
4. 低分子量ヘパリンは硬膜外カテーテル抜去後少なくとも2時間は投与すべきでない.
5. 低分子量ヘパリンの投与を1日2回行っている患者の区域麻酔の安全性は十分研究されていない. 区域麻酔の最終投与から24時間経ってから区域麻酔を行うことが適切かどうかは不明である.

・重症妊娠高血圧腎症，子癇

　重症妊娠高血圧腎症の妊婦に対する硬膜外麻酔の懸念事項として，低血圧だけでなく，低血圧を補正するために昇圧薬を投与し，高血圧になったものも含まれる. 加えて，大量の晶質液投与後に肺水腫を起こす可能性もある. 全身麻酔の不利益がこれらを上回る. 上気道浮腫により気管挿管が困難となることがある. また，全身麻酔は肺や脳浮腫，頭蓋内出血を生じうる突然で重篤な高血圧につながることがある.

　硬膜外腔へ低濃度の局所麻酔薬の注入に対する技術が改良されたことにより，ほとんどの産科医および産科麻酔科医は重症妊娠高血圧腎症の女性に陣痛が起き，分娩となるときに，硬膜外麻酔を好んで用いるようになった. 熟練した麻酔科医と産科医が施行する場合，重症妊娠高血圧腎症および子癇をもつ妊婦に対して硬膜外麻酔を安全に使用することができるということに関しては，議論の余地がない（Lucas, 2001）.

　重症妊娠高血圧腎症を有する妊婦は，正常妊娠と比較して，著しく血管内容積が減少している（Zeeman, 2009）. 逆に，血管内皮細胞の活性化による毛細血管漏出により，血管外容積は増加する（第40章参照）. この不均衡により，病的な末梢浮腫，タンパク尿，腹水，胸水が出現する. これらの理由から，積極的な容量負荷は，特に分娩後最初の72時間以内は，肺水腫の危険性を増大させる. ある研究において，Hoggら（1999）は，プロトコルに沿った容量負荷制限をされなかった際に重症妊娠高血圧腎症を有する女性の3.5％が肺水腫を発症したと報告した. 重要なのは，この危険性は事前の正しい水分補充（およそ500～1,000 mLの晶質液）によって低減または回避することができるということである. 具体的には，Lucasら（2001）による研究において，晶質液による水分補充を500 mLに限定した妊産婦の間では，肺水腫を起こした事例は認められなかった. さらに，麻酔範囲が希釈された局所麻酔薬によってゆっくりと広がった場合，硬膜外麻酔によって引き起こされる血管拡張は，それほど急激ではないため，晶質液の大量投与を避けながら，血圧の維持ができる.

■ 脊髄くも膜下硬膜外併用麻酔

　脊髄麻酔と硬膜外麻酔の併用の人気が高まり，分娩と帝王切開において迅速かつ効果的な鎮痛を施すことができる. まず硬膜外腔に導入針を留置する. 硬膜針を通して細いゲージの脊椎麻酔針をくも膜下腔に穿刺する. これはneedle-through-needle法と呼ばれている（図25-3）. オピオイド（しばしば局所麻酔薬と併用）を，くも膜下腔に単回投与する. 脊髄麻酔針を抜去し，イントロデューサーを通して硬膜外カテーテルを留置する. くも膜下腔へのオピオイドのボーラス投与によって，ほとんど運動神経を遮断することなく，迅速で完全に疼痛を緩和できる. 硬膜外カテーテルの留置により鎮痛薬を反復投与できるようになった. Miroら（2008）は6,497人の妊婦で硬膜外麻酔と脊髄くも膜下硬膜外併用麻酔（combined-spinal-epidural analgesia：CSEA）を比較し，全体的な転帰や合併症は，これら二つの手技においてほぼ同様であると報告した. しかし，Abrãoら（2009）は無作為化比較試験において，CSEAは硬膜外麻酔単独よりも，子宮の筋緊張亢進に関係する胎児心拍数異常の発生率が高いことと関連すると報告した. Beamonら（2014）も同様の結果を報告した.

■ 分娩時の持続脊髄くも膜下麻酔

　分娩時の痛みを軽減するための，持続脊髄くも膜下麻酔に新たな関心が寄せられている. 再設計された針やカテーテルを使用し，Arkoosh

(2008) は，後に分娩中の 429 人の妊婦を持続脊髄くも膜下麻酔と従来の硬膜外麻酔に無作為化したが，これら二つの麻酔の間で，合併症に差は認められなかった．Tao ら (2015) の 113 人での経験の報告では，麻酔薬として低濃度のブピバカインを使用し，末梢神経障害の発生はなく，頭痛が起きたのは 2.6％であった．陣痛や分娩での持続脊髄くも膜下麻酔の有用性は，まだ十分に研究されていない．

帝王切開における局所浸潤麻酔

局所浸潤麻酔は，緊急で行われた不十分な，または"まだらな"区域麻酔を補うのに時として有用である．麻酔のサポートなしで，胎児の生命を救うための緊急帝王切開を施行する際に局所浸潤麻酔を必要とすることはまれにしかない（Young, 2012）．

一つの手法として，皮膚の切開創に沿って局所麻酔薬を浸潤させ，開腹する際に皮下・筋肉・腹直筋鞘層に注入する．20 万倍エピネフリンを付加した 0.5％リドカイン 70 mL を注入用に準備する．局所麻酔薬の使用量が極量を超えないようにするため，比較的神経が少ない脂肪層への局所麻酔薬の大量注入は避ける．

他の手法として，第 10, 11, 12 番の肋間神経と腸骨鼠径・陰部大腿神経を含む腹壁を支配する主要な神経枝の周囲に麻酔を浸潤させるフィールドブロックがある（Nandagopal, 2001）．図 25-5 に示すように，肋間神経の神経群は，中腋窩線における肋骨縁と腸骨稜との中間点に位置し，腸骨鼠径・陰部大腿神経の神経群は，外部鼠径輪のレベルでみられる．それぞれの 4 ヵ所（左右）に 1 回ずつ皮膚穿刺を行う．肋間ブロックの箇所においては，針を正中へ向け，皮下脂肪への注入を避けながら横筋筋膜まで針を運び，0.5％リドカインをおよそ 5～8 mL 注入する．針を 45°に傾け，頭側および尾側に同様に行う．その後反対側にも注入する．腸骨鼠径・陰部大腿の箇所は，恥骨結節から 2～3 cm 側方から 45°の角度で注入し始め，最終的に予定切開部を覆っている皮膚に注入する．

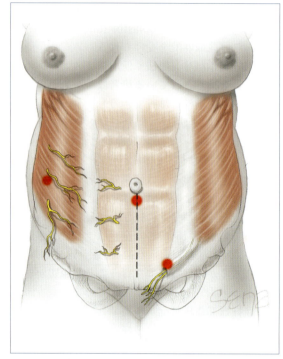

図 25-5　帝王切開分娩のための局所麻酔ブロック
中腋窩線における肋骨縁と腸骨稜の中間に最初に注射する（第 10, 11, 12 肋間神経をブロック）．次に外鼠径輪に注射する（陰部大腿神経と腸骨鼠径神経の枝をブロック）．これらを両側に行う．最後に予定皮膚切開線に沿って注射する．

全身麻酔

訓練された人材や特殊な装置（代替挿管方法，ビデオ喉頭鏡，ファイバースコープを用いた挿管を含む）は，全身麻酔の安全な使用のために必須である．全身麻酔に関連する死亡の主たる原因は挿管失敗によるものである．これは全身麻酔管理になる妊婦のおよそ 400 人中 1 人に起こる（Kinsella, 2015）．挿管を失敗した場合，ラリンジアルマスクのような声門上器具を用いて手術を続ける傾向が高まっている（Mushambi, 2015）．比較的高い罹患率と死亡率のため neuraxial analgesia が疼痛管理において好ましく，禁忌がない限り施行すべきである（表 25-6）．実際，MFMU ネットワークによる二つのレポートでは，54,000 件の帝王切開術のうち 93％は neuraxial analgesia を用いて行われた（Bloom, 2005；Brookfield, 2013）．非白人女性間で全身麻酔の使用率が高いと報告されている（Butwick, 2014）．

■ **患者の準備**

麻酔導入の前に，合併症のリスクを最小限に抑えるためにいくつかの段階を踏む：

1. おそらく，単独で行うほかのどんな試みよりも，麻酔導入直前の制酸薬投与は全身麻酔による死亡率を低下させる．ASA Task Force on Obstetrical Anesthesia（2016）は非粒子制酸薬，H_2受容体拮抗薬，またはメトクロプラミドの適時投与を推奨している．長年にわたり，私たちは全身麻酔や主な neuraxial block の導入の数分前に Bicitra（クエン酸ナトリウム）30 mL の投与をしてきた．初回投与から1時間以上経過してもまだ麻酔が導入されなければ，2回目の投与を行う．

2. 母親が仰臥位のとき，子宮が下大静脈と大動脈を圧迫するので，側方へ子宮を変位させる．子宮変位により，妊婦が仰臥位のままのときに比べて全身麻酔の持続時間が新生児の状態に及ぼす影響を少なくする．

3. 機能的残気量が減少していて，妊婦は無呼吸の間に急速に低酸素血症になるため，前酸素化を行う．肥満によりこの傾向は悪化する（McClelland, 2009）．筋弛緩薬投与と挿管の間における低酸素を最小限にするために，肺内の窒素を酸素で置換する．前酸素化として，麻酔導入前に2～3分間，フェイスマスクで，100％酸素を投与する．緊急時には，呼吸器回路をしっかりと装着し100％酸素を4回肺活量呼吸することが同じように有益である（Norris, 1985）．

■ **麻酔導入**

ほとんどの妊婦は full stomach 状態であると考えられるため，迅速導入を必要とする．助手により輪状軟骨圧迫をしてもらっている間に静脈麻酔と作用発現の速い筋弛緩薬を同時に投与する．

麻酔薬として，プロポフォールかエトミデートの静脈投与が広く使用され，円滑で迅速な麻酔の導入ができている．プロポフォールは，急速導入と覚醒を認め，吐き気や嘔吐も少ない．チオペンタールはもう入手できないため，プロポフォールは全身麻酔の導入の第1選択薬であり，安全性が確認されている．エトミデートは血行動態が安定していない妊婦に対する導入薬として使用される．別の方法としてケタミンも使用できるが，高血圧の女性には使うべきではない．サクシニルコリンは超即効型で，作用時間が短く，筋弛緩薬として産科領域で一般的に使われる．強い筋弛緩作用があり気管内挿管を可能にするだけでなく，挿管を失敗しても，自発呼吸がすぐに戻る．ロクロニウムはサクシニルコリンが禁忌の場合や入手できない場合の筋弛緩の代替薬である．スガマデクス（ブリディオン）で筋弛緩の作用を打ち消さない限り，持続時間はサクシニルコリンより長く，特異的に結合する薬で最近 FDA で承認された．胎児の呼吸抑制の発生を減らすために，中間あるいは長期作用型のオピオイドは，全身麻酔の導入としての使用を避ける．直接喉頭鏡での強い刺激により高血圧や頻脈は悪化することがある．超短期作用型の麻薬であるレミフェンタニルは帝王切開の導入に使用されるが，母体の血行動態や胎児予後への影響は良好である（Heesen, 2013）．

麻酔の導入と挿管の間，訓練を積んだ助手が食道を閉鎖し，胃内容物の逆流を防ぐために輪状軟骨圧迫（セリック手技）を行う．迅速導入中は，胃内圧の上昇は嘔吐の危険性を上昇させるため，マスクを介した陽圧換気を避ける．母体や胎児の状態によるが，気道が確保された後か，有効な換気が確立された後に手術はすべきである．

■ **気管挿管失敗**

めったにないが，気管挿管失敗は麻酔に関連した妊産婦死亡の主要な原因である．気管挿管困難を指摘された既往の確認や，頸部・顎・顔面・咽頭・喉頭の構造を注意深く解剖学的に評価することで挿管の合併症を予測することができる．最初の気道評価が問題なくても，分娩中に浮腫が進行しかなり難しくなる可能性がある．病的な肥満は同様に，気管挿管失敗か気管挿管困難の主要な危険因子である．ASA Task Force on Obstetrical Anesthesia（2016）は適切な術前準備の重要性を強調している．術前準備としては，意識下に経口挿管を行う技術だけでなく，異なる形状の喉頭鏡，ラリンジアルマスク，気管支内視鏡，経気管換気セットなどの特殊な機器がすぐ使用できるようにしておくことも含まれる．

◆ **管　理**

気管内挿管が成功し，適切な換気を行うことが

できると確認した後に，手術を開始することが重要である．異常な胎児心拍数パターンを認めたときでさえ，もし気管挿管困難や気管挿管失敗があれば帝王切開の開始を遅らせる．妊婦を目覚めさせるか，意識下挿管や区域麻酔など，他の異なる技術を用いることはやむをえない．

挿管に失敗した後は，マスクによって換気し，誤嚥を低減するために輪状軟骨圧迫を行う．マスク換気で手術を続けるか，患者を目覚めさせる．患者が麻痺し，経口エアウェイの挿入やラリンジアルマスク，気管内挿管するためにファイバー喉頭鏡の使用によっても換気が再確立できない場合は，生命にかかわる緊急事態である．換気を回復させるために，輪状甲状膜穿刺あるいは切開をし，ジェット換気を開始する．このような緊急事態への対応を的確に行うために挿管失敗時の訓練が推奨されている．

■ 吸入麻酔薬

気管チューブを確保し，ハロゲン化麻酔薬（多くは笑気と酸素の混合物）で麻酔を維持する．アメリカで最も一般的に使用される吸入麻酔薬は，デスフルランとセボフルランである．両剤とも血中や脂肪への溶解度が低いため，イソフルランのような古典的ガスより効果発現や代謝が速い．高濃度に投与された場合，健忘が起きるだけでなく，著しく子宮が弛緩する．双児の第2子に足位回転術を行うときや，骨盤位娩出時の児頭娩出困難時，子宮内反の整復時など，子宮弛緩が必要なときは有益である．そのような状況で全身麻酔がかかっていなければ，ニトログリセリンの静脈注射が好まれて使用される．

■ 抜 管

気管内チューブは，患者が命令に従える意識状態にあり，自発呼吸によって酸素飽和度が維持できる場合に安全に抜去できる．抜管前に経鼻胃管を介して胃を空にする．導入は安全なものとなってきたが，抜管は比較的危険である．1985〜2003年のミシガン州における15件の妊婦麻酔関連死のうち，導入中には1件も発生しておらず，5件が覚醒，抜管，回復時の低換気もしくは気道閉塞が原因である（Mhyre, 2007）．

■ 誤 嚥

大量に胃酸を飲み込むことで誤嚥性肺炎による肺機能不全を引き起こすことがあり，昔は産科における麻酔関連死の最も一般的な原因であったため，特別な注意を払う必要がある．このリスクを最小限に抑えるために，制酸薬をルーチンで投与し，輪状軟骨圧迫を行いながら挿管し，可能であれば局所麻酔も使用する．

◆ 絶 食

ASA Task Force on Obstetrical Anesthesia (2016) と ACOG (2017b) によると，分娩期における液体物の絶飲時間と誤嚥の危険性に関して十分なデータがない．合併症のない産婦には，適切な量の水，お茶，ブラックコーヒー，炭酸飲料，食物繊維の入っていないフルーツジュースなどの飲料の摂取を推奨している（第22章参照）．明らかな固体食品は避けるべきである．合併症のない妊産婦に選択的帝王切開や産褥卵管結紮術を行う際には，6〜8時間の絶食期間が推奨される．

O'Sullivan (2009) は2,426人の低リスクの未経産婦を水と氷だけを与えた群と少量のパン，ビスケット，野菜，果物，ヨーグルト，スープ，フルーツジュースを与えた群に無作為化した．各群およそ30％の妊産婦が帝王切開術を受けた．調査期間中，各群およそ1/3の妊産婦が陣痛もしくは分娩時に嘔吐したにもかかわらず誤嚥した例はなかった．帝王切開のときに行った麻酔の種類は明らかにされていないが，この研究では分娩時に硬膜外麻酔を使用した．おそらく neuraxial analgesia を施行したため，誤嚥のリスクが最小限に抑えられたと思われる．誤嚥の低い有病率を考えると，この試験では，分娩時の食事が安全かどうかを決定づけることはできない（Sperling, 2016）．

◆ 病態生理学

1952年，Teabeaut は吸引液の pH が2.5を下回っていれば，重度の化学性肺炎を起こすことを実験的に示した．後に分娩時の女性のほぼ半分が，胃液の pH が2.5未満であったことが実証された（Taylor, 1966）．誤嚥した物が肺実質に到達する距離は右主気管支が最も短いため，右下葉に最も頻繁に肺炎が起こる．重症例では，両側性になる．

誤嚥した物質と反応の重症度によるが，誤嚥した妊産婦はすぐにまたは数時間後に呼吸不全を引

き起こす．固体物質を大量に誤嚥すると，気道閉塞を引き起こす．酸性の液体ではない小さな粒子が無気肺や後に気管支肺炎を引き起こす．

高酸性の液体を吸い込むと，酸素飽和度の低下に加えて頻呼吸，気管支痙攣，水泡音，ラ音，無気肺，チアノーゼ，頻脈および低血圧が起こりやすい．損傷部位では，肺の間質および肺胞に，毛細血管から赤血球を含んだ血漿成分の漏出と滲出が起こる．これによって，肺コンプライアンス低下，肺内シャント，および重度の低酸素血症の原因となる．X線での変化は直ちに現れない可能性があり，また右肺が最も影響を受けることが多いが，そうでないこともある．そのため，胸部X線検査のみでは，誤嚥を除外できない．

◆ 治　療

誤嚥の治療で推奨される方法は，近年で大きく変化しており，それは以前の治療があまり奏効していなかったことを示す．胃内容物の誤嚥を疑う場合，肺の障害の徴候をしっかり監視する必要がある．パルスオキシメータで呼吸数や酸素飽和度を測定することは，鋭敏かつ迅速な指標である．

吸入した液は，すぐに徹底的に口から拭き取り，咽頭および気管から吸引する必要がある．肺全体に酸を拡散してしまうため，食塩水洗浄は推奨されない．大きな粒子状物質を吸い込んだ場合，気道閉塞を治療するために気管支鏡検査が必要になることがある．ステロイド治療または予防的抗菌薬投与が有益であることを示す証拠は存在しない（Marik, 2001）．しかし，感染が起きた場合，積極的な治療が行われる．急性呼吸窮迫症候群を発症した場合，終末呼気陽圧法を併用した人工換気が予後を改善するかもしれない（第47章参照）．

出産後の麻酔

術後の疼痛管理の目標は，患者の満足度を満たすこと，副作用を少なくすること，身体機能を補助すること，入院期間が長くなることを防ぐことである（Lavoie, 2013）．ある前向き研究では，96％の褥婦が産後すぐに痛みを訴えた（Eisenach, 2008）．約20％が帝王切開術後1～2年間痛みが続くと報告されている（Hannah, 2004；Kaihu, 2010）

ASA（2016）は硬膜外あるいは脊髄くも膜下へのオピオイドの投与を推奨している．アメリカではほとんどの帝王切開がneuraxial anesthesia下で行われているが，硬膜外あるいは脊髄くも膜下へのオピオイドを投与しない場合，全身麻酔を行った場合やneuraxial anesthesiaをした後に痛みが続く場合，TAP（transversus abdominis plane）ブロックのような末梢神経ブロックを選択することもある（McDonnell, 2007）．超音波ガイド下に内腹斜筋と腹直筋の間の腹直筋鞘に局所麻酔薬を注入する．この部分にある神経はT_6～L_1のデルマトームの前腹壁を支配している．31の比較試験のメタアナリシスでは，超音波ガイド下のTAPブロックは，腹部の手術後6時間のオピオイドの使用量をわずかに減らしたと証明した（Baeriswyl, 2015）．

（訳：藪﨑惠子）

References

Abrão KC, Francisco RP, Miyadahira S, et al: Elevation of uterine basal tone and fetal heart rate abnormalities after labor analgesia: a randomized controlled trial. Obstet Gynecol 113(10):41, 2009.

Alexander JM, Sharma SK, McIntire DD, et al: Epidural analgesia lengthens the Friedman active phase of labor. Obstet Gynecol 100:46, 2002.

American College of Obstetricians and Gynecologists: Practice advisory: FDA warnings regarding use of general anesthetics and sedation drugs in young children and pregnant women. 2016a. Available at: http://www.acog.org/About-ACOG/News-Room/Practice-Advisories/FDA-Warnings-Regarding-Use-of-General-Anesthetics-and-Sedation-Drugs. Accessed January 30, 2017.

American College of Obstetricians and Gynecologists: Thrombocytopenia in pregnancy. Practice Bulletin 166, September 2016b.

American College of Obstetricians and Gynecologists: Obstetric analgesia and anesthesia. Practice Bulletin 177, April 2017a.

American College of Obstetricians and Gynecologists: Oral intake during labor. Committee Opinion No. 441, September 2009, Reaffirmed 2017b.

American Society of Anesthesiologists: Task Force on Obstetrical Anesthesia: practice guidelines for obstetrical anesthesia. Anesthesiology 124:270, 2016.

Angle P, Tang SL, Thompson D, et al: Expectant management of postdural puncture headache increases hospital length of stay and emergency room visits. Can J Anaesth 52(4):397, 2005.

Arkoosh V, Palmer C, Yun E, et al: A randomized, double-masked, multicenter comparison of the safety of continuous intrathecal labor analgesia using a 28-gauge catheter versus continuous epidural labor analgesia. Anesthesiology 108(2):286, 2008.

Baeriswyl M, Kirkham KR, Kern C, et al: The analgesic efficacy of ultrasound-guided transversus abdominis plane block in adult patients: a meta-analysis. Anesth Analg 121(6):1640, 2015.

Barbieri RL, Camann W, McGovern C: Nitrous oxide for labor pain. OBG Manag 26(12):10, 2014.

Beamon C, Stuebe A, Edwards L, et al: Effect of mode of regional anesthesia on neonatal outcomes in preeclamptic patients. Am J Obstet Gynecol 210:S173, 2014.

Bell ED, Penning DH, Cousineau EF, et al: How much labor is in a labor epidural? Manpower cost and reimbursement for an obstetric analgesia service in a teaching institution. Anesthesiology 92:851, 2000.

Bloom SL, Spong CY, Weiner SJ, et al: Complications of anesthesia for cesarean delivery. Obstet Gynecol 106:281, 2005.

Bricker L, Lavender T: Parenteral opioids for labor pain relief: a systematic review. Am J Obstet Gynecol 186:S94, 2002.

Brookfield K, Osmundson S, Jaqvi M, et al: General anesthesia at cesarean delivery portends worse maternal and neonatal outcomes. Abstract No. 672. Am J Obstet Gynecol 208(1 Suppl):S28, 2013.

Butler R, Fuller J: Back pain following epidural anaesthesia in labour. Can J Anaesth 45:724, 1998.

Butwick A, Blumenfeld Y, Brookfeld K, et al: Ethnic disparities among patients undergoing general anesthesia for cesarean delivery. Am J Obstet Gynecol 210:S259, 2014.

Capogna G, Camorcia M, Stirparo S, et al: Programmed intermittent epidural bolus versus continuous epidural infusion for labor analgesia: the effects on maternal motor function and labor outcome. A randomized double-blind study in nulliparous women. Anesth Analg 113(4):826, 2011.

Centers for Disease Control and Prevention: Bacterial meningitis after intrapartum anesthesia—New York and Ohio, 2008–2009. MMWR 59(3):65, 2010.

Chestnut DH, McGrath JM, Vincent RD Jr, et al: Does early administration of epidural analgesia affect obstetric outcome in nulliparous women who are in spontaneous labor? Anesthesiology 80:1201, 1994a.

Chestnut DH, Owen CL, Bates JN, et al: Continuous infusion epidural analgesia during labor: a randomized, double-blind comparison of 0.625% bupivacaine/0.0002% fentanyl versus 0.125% bupivacaine. Anesthesiology 68:754, 1988.

Chestnut DH, Vincent RD Jr, McGrather JM, et al: Does early administration of epidural analgesia affect obstetric outcome in nulliparous women who are receiving intravenous oxytocin? Anesthesiology 80:1193, 1994b.

Chisholm ME, Campbell DC: Postpartum postural headache due to superior sagittal sinus thrombosis mistaken for spontaneous intracranial hypotension. Can J Anaesth 48:302, 2001.

Craig MG, Grant EN, Tao W, et al: A randomized trial of bupivacaine plus fentanyl versus only fentanyl for epidural analgesia during the second stage of labor. Anesthesiology 122(1):172, 2015.

Crawford JS: Some maternal complications of epidural analgesia for labour. Anaesthesia 40:1219, 1985.

Creanga AA, Berg CJ, Syverson C, et al: Pregnancy-related mortality in the United States, 2006–2010. Obstet Gynecol 125(1):5, 2015.

Darouiche RO: Spinal epidural abscess. N Engl J Med 355:2012, 2006.

Dashe JS, Rogers BB, McIntire DD, et al: Epidural analgesia and intrapartum fever: placental findings. Obstet Gynecol 93:341, 1999.

Davies JM, Posner KL, Lee LA, et al: Liability associated with obstetric anesthesia: a closed claims analysis. Anesthesiology 10(1):131, 2009.

Dawley B, Hendrix A: Intracranial subdural hematoma after spinal anesthesia in a parturient. Obstet Gynecol 113(2):570, 2009.

Dresner M, Brocklesby J, Bamber J: Audit of the influence of body mass index on the performance of epidural analgesia in labour and the subsequent mode of delivery. BJOG 113:1178, 2006.

Eisenach JC, Pan PH, Smiley R, et al: Severity of acute pain after childbirth, but not type of delivery, predicts persistent pain and postpartum depression. Pain 140(1):87, 2008.

Food and Drug Administration: FDA Drug Safety Communication: FDA review results in new warnings about using general anesthetics and sedation drugs in young children and pregnant women. 2016. Available at: http://www.fda.gov/Drugs/DrugSafety/ucm532356.htm. Accessed February 2, 2017.

Friedman EA: Primigravid labor: a graphicostatistical analysis. Obstet Gynecol 6:567, 1955.

Fusi L, Steer PJ, Maresh MJA, et al: Maternal pyrexia associated with the use of epidural analgesia in labour. Lancet 1:1250, 1989.

Gambling DR, Sharma SK, Ramin SM, et al: A randomized study of combined spinal–epidural analgesia versus intravenous meperidine during labor: impact on cesarean delivery rate. Anesthesiology 89:1336, 1998.

Glosten B: Local anesthetic techniques. In Chestnut DH (ed): Obstetric Anesthesia: Principles and Practice, 2nd ed. St Louis, Mosby-Year Book, 1999.

Grant GJ: Safely giving regional anesthesia to gravidas with clotting disorders. Contemp OB Gyn, August 2007.

Guglielminotti J, Wong CA, Landau R, et al: Temporal trends in anesthesia-related adverse events in cesarean deliveries, New York State, 2003–2012. Anesthesiology 123(5):1013, 2015.

Halpern SH, Carvalho B: Patient-controlled epidural analgesia for labor. Anesth Analg 108(3):921, 2009.

Hannah ME, Whyte H, Hannah WJ, et al: Maternal outcomes at 2 years after planned cesarean section versus planned vaginal birth for breech presentation at term: the international randomized Term Breech Trial. Am J Obstet Gynecol 191(3):917, 2004.

Hatjis CG, Meis PJ: Sinusoidal fetal heart rate pattern associated with butorphanol administration. Obstet Gynecol 67:377, 1986.

Hawkins JL: Epidural analgesia for labor and delivery. N Engl J Med 362:1503, 2010.

Hawkins JL, Chang J, Palmer SK, et al: Anesthesia-related maternal mortality in the United States: 1979–2002. Obstet Gynecol 117:69, 2011.

Hawkins JL, Koonin LM, Palmer SK, et al: Anesthesia-related deaths during obstetric delivery in the United States, 1979–1990. Anesthesiology 86:277, 1997.

Heesen M, Klöhr S, Hofmann T, et al: Maternal and foetal effects of remifentanil for general anaesthesia in parturients undergoing caesarean section: a systematic review and meta-analysis. Acta Anaesthesiol Scand 57(1):29, 2013.

Hess PE, Pratt SD, Lucas TP, et al: Predictors of breakthrough pain during labor epidural analgesia. Anesth Analg 93:414, 2001.

Hill JB, Alexander JM, Sharma SK, et al: A comparison of the effects of epidural and meperidine analgesia during labor on fetal heart rate. Obstet Gynecol 102:333, 2003.

Hogg B, Hauth JC, Caritis SN, et al: Safety of labor epidural anesthesia for women with severe hypertensive disease. Am J Obstet Gynecol 181:1096, 1999.

Introna RP, Blair JR, Neeld JB: What is the incidence of inadvertent dural puncture during epidural anesthesia in obstetrics? Anesthesiology 117(3):686, 2012.

Kainu JP, Sarvela J, Tippana E, et al: Persistent pain after cesarean section and vaginal birth: a cohort study. Int J Obstet Anesth 19(1):4, 2010.

Kan RE, Hughes SC, Rosen MA, et al: Intravenous remifentanil: placental transfer, maternal and neonatal effects. Anesthesiology 88(6):1467, 1998.

Katircioglu K, Hasegeli L, Ibrahimhakkioglu HF, et al: A retrospective review of 34,109 epidural anesthetics for obstetric and gynecologic procedures at a single private hospital in Turkey. Anesth Analg 107:1742, 2008.

Kennedy WF Jr, Bonica JJ, Akamatsu TJ, et al: Cardiovascular and respiratory effects of subarachnoid block in the presence of acute blood loss. Anesthesiology 29:29, 1968.

King TL, Wong CA: Nitrous oxide for labor pain: is it a laughing matter? Anesth Analg 118(1):12, 2014.

Kinsella SM, Winton AL, Mushambi MC, et al: Failed tracheal intubation during obstetric general anaesthesia: a literature review. Int J Obstet Anesth 24(4):356, 2015.

Krivak TC, Zorn KK: Venous thromboembolism in obstetrics and gynecology. Obstet Gynecol 109(3):761, 2007.

Lavoie A, Toledo P: Multimodal postcesarean delivery analgesia. Clin Perinatol 40(3):443, 2013.

Lee A, Ngan Kee WD, Gin T: A quantitative, systematic review of randomized controlled trials of ephedrine versus phenylephrine for the management of hypotension during spinal anesthesia for cesarean delivery. Anesth Analg 94:920, 2002a.

Lee A, Ngan Kee WD, Gin T: Prophylactic ephedrine prevents hypotension during spinal anesthesia for cesarean delivery but does not improve neonatal outcome: a quantitative systematic review. Can J Anaesth 49:588, 2002b.

Lee LA, Posner KL, Domino KB, et al: Injuries associated with regional anesthesia in the 1980s and 1990s: a closed claims analysis. Anesthesiology 101:143, 2004.

Li G, Warner M, Lang BH et al: Epidemiology of anesthesia-related mortality in the United States, 1999–2005. Anesthesiology 110(4):759, 2009.

Lieberman E, Lang JM, Cohen A, et al: Association of epidural analgesia with cesarean delivery in nulliparas. Obstet Gynecol 88:993, 1996.

Lieberman E, O'Donoghue C: Unintended effects of epidural analgesia during labor: a systematic review. Am J Obstet Gynecol 186:531, 2002.

Likis FE, Andrews JC, Collins MR, et al: Nitrous oxide for the management of labor pain: a systematic review. Anesth Analg 118(1):153, 2014.

Liu SS, Lin Y: Local anesthetics. In Barash P, Cullen B, Stoeling R, et al (eds): Clinical Anesthesia, 6th ed. Philadelphia, Lippincott Williams & Wilkins, 2009.

Liu WH, Lin JH, Lin JC, et al: Severe intracranial and intraspinal subarachnoid hemorrhage after lumbar puncture: a rare case report. Am J Emerg Med 26:633, 2008.

Lucas MJ, Sharma SK, McIntire DD, et al: A randomized trial of labor analgesia in women with pregnancy-induced hypertension. Am J Obstet Gynecol 185:970, 2001.

Manninen T, Aantaa R, Salonen M, et al: A comparison of the hemodynamic effects of paracervical block and epidural anesthesia for labor analgesia. Acta Anaesthesiol Scand 44:441, 2000.

Marik PE: Aspiration pneumonitis and aspiration pneumonia. N Engl J Med 344:665, 2001.

McClelland SH, Bogod DG, Hardman JG: Pre-oxygenation and apnoea in pregnancy: changes during labour and with obstetric morbidity in a computational simulation. Anaesthesia 64(4):371, 2009.

McDonnell JG, O'Donnell B, Curley G, et al: The analgesic efficacy of transversus abdominis plane block after abdominal surgery: a prospective randomized controlled trial. Anesth Analg 104(1):193, 2007.

Mhyre JM, Riesner MN, Polley LS, et al: A series of anesthesia-related maternal deaths in Michigan, 1985–2003. Anesthesiology 106:1096, 2007.

Miller N, Cypher R, Thomas S, et al: Admission pulse pressure is a novel predictor of fetal heart rate abnormalities following initial dosing of a labour epidural: a retrospective cohort study. Abstract No. 333. Am J Obstet Gynecol 208(1 Suppl):S149, 2013.

Millet L, Shaha S, Bartholomew ML: Rates of bacteriuria in laboring with epidural analgesia: continuous vs intermittent bladder catheterization. Am J Obstet Gynecol 206:316, 2012.

Miro M, Guasch E, Gilsanz F: Comparison of epidural analgesia with combined spinal-epidural for labor: a retrospective study of 6497 cases. Int J Obstet Anesth 17:15, 2008.

Mokri B: The Monro-Kellie hypothesis: application in CSF volume depletion. Neurology 56(12):1746, 2001.

Mulroy MF: Systemic toxicity and cardiotoxicity from local anesthetics: incidence and preventive measures. Reg Anesth Pain Med 27:556, 2002.

Mushambi MC, Kinsella SM: Obstetric Anaesthetists' Association/Difficult Airway Society difficult and failed tracheal intubation guidelines—the way forward for the obstetric airway. Br J Anaesth 115(6):815, 2015.

Nandagopal M: Local anesthesia for cesarean section. Tech Reg Anesth Pain Manag 5(1):30, 2001.

Neal JM, Mulroy MF, Weinberg GL, et al: American Society of Regional Anesthesia and Pain Medicine checklist for managing local anesthetic systemic toxicity: 2012 version. Reg Anesth Pain Med 37(1):16, 2012.

Ngan Kee WD, Khaw KS, Ng FF, et al: Prophylactic phenylephrine infusion for preventing hypotension during spinal anesthesia for cesarean delivery. Anesth Analg 98:815, 2004.

Noblett K, McKinney A, Kim R: Sheared epidural catheter during an elective procedure. Obstet Gynecol 109:566, 2007.

Norris MC, Dewan DM: Preoxygenation for cesarean section: a comparison of two techniques. Anesthesiology 62:827, 1985.

Ohashi Y, Baghirzada L, Sumikura H, et al: Remifentanil for labor analgesia: a comprehensive review. J Anesth 30(6):1020, 2016.

Ohel G, Gonen R, Vaida S, et al: Early versus late initiation of epidural analgesia in labor: does it increase the risk of cesarean section? A randomized trial. Am J Obstet Gynecol 194:600, 2006.

Osterman MJ, Martin JA: Epidural and spinal anesthesia use during labor, 2008. Natl Vital Stat Rep 59(5):1, 2011.

O'Sullivan G, Liu B, Hart D, et al: Effect of food intake during labour on obstetric outcome: randomised controlled trial. BMJ 338:b784, 2009.

Paech MJ, Doherty DA, Christmas T, et al: The volume of blood for epidural patch in obstetrics: a randomized blinded clinical trial. Anesth Analg 13(1):126, 2011.

Ramin SM, Gambling DR, Lucas MJ, et al: Randomized trial of epidural versus intravenous analgesia during labor. Obstet Gynecol 86:783, 1995.

Reynolds F, Sharma SK, Seed PT: Analgesia in labour and fetal acid-base balance: a meta-analysis comparing epidural with systemic opioid analgesia. BJOG 109:1344, 2002.

Rogers R, Gilson G, Kammerer-Doak D: Epidural analgesia and active management of labor: effects on length of labor and mode of delivery. Obstet Gynecol 93:995, 1999.

Rosen MA: Paracervical block for labor analgesia: a brief historic review. Am J Obstet Gynecol 186:S127, 2002.

Ruppen W, Derry S, McQuay H, et al: Incidence of epidural hematoma, infection, and neurologic injury in obstetric patients with epidural analgesia/anesthesia. Anesthesiology 105:394, 2006.

Scavone BM: Timing of epidural blood patch: clearing up the confusion. Anaesthesia 70(2):119, 2015.

Scavone BM, Wong CA, Sullivan JT, et al: Efficacy of a prophylactic epidural blood patch in preventing post dural puncture headache in parturients after inadvertent dural puncture. Anesthesiology 101:1422, 2004.

Setayesh AR, Kholdebarin AR, Moghadam MS, et al: The Trendelenburg position increases the spread and accelerates the onset of epidural anesthesia for cesarean section. Can J Anaesth 48:890, 2001.

Seyb ST, Berka RJ, Socol ML, et al: Risk of cesarean delivery with elective induction of labor at term in nulliparous women. Obstet Gynecol 94:600, 1999.

Sharma SK, Alexander JM, Messick G, et al: Cesarean delivery: a randomized trial of epidural analgesia versus intravenous meperidine analgesia during labor in nulliparous women. Anesthesiology 96:546, 2002.

Sharma SK, McIntire DD, Wiley J, et al: Labor analgesia and cesarean delivery. An individual patient meta-analysis of nulliparous women. Anesthesiology 100:142, 2004.

Sharma SK, Rogers BB, Alexander JM, et al: A randomized trial of the effects of antibiotic prophylaxis on epidural related fever in labor. Anesth Analg 118(3):604, 2014.

Sharma SK, Sidawi JE, Ramin SM, et al: Cesarean delivery: a randomized trial of epidural versus patient-controlled meperidine analgesia during labor. Anesthesiology 87:487, 1997.

Shearer VE, Jhaveri HS, Cunningham FG: Puerperal seizures after post-dural puncture headache. Obstet Gynecol 85:255, 1995.

Smarkusky L, DeCarvalho H, Bermudez A, et al: Acute onset headache complicating labor epidural caused by intrapartum pneumocephalus. Obstet Gynecol 108:795, 2006.

Society for Obstetric Anesthesia and Perinatology: Response to the FDA Med Watch December 16, 2016. 2017. Available at: https://soap.org/asa-response-fda-soap1–20–17.pdf. Accessed February 2, 2017.

Sperling JD, Dahlke JD, Sibai BM: Restriction of oral intake during labor: whither are we bound? Am J Obstet Gynecol 214(5):592, 2016.

Sprigge JS, Harper SJ: Accidental dural puncture and post dural puncture headache in obstetric anaesthesia: presentation and management: a 23-year survey in a district general hospital. Anaesthesia 63:36, 2008.

Svancarek W, Chirino O, Schaefer G Jr, et al: Retropsoas and subgluteal abscesses following paracervical and pudendal anesthesia. JAMA 237:892, 1977.

Tao W, Grant EN, Craig MG, et al: Continuous spinal analgesia for labor and delivery: an observational study with a 23-gauge spinal catheter. Anesth Analg 121(5):1290, 2015.

Taylor G, Pryse-Davies J: The prophylactic use of antacids in the prevention of the acid pulmonary aspiration syndrome (Mendelson's syndrome). Lancet 1:288, 1966.

Teabeaut JR II: Aspiration of gastric contents: an experimental study. Am J Pathol 28:51, 1952.

Vallejo MC, Mandell GL, Sabo DP, et al: Postdural puncture headache: a randomized comparison of five spinal needles in obstetric patients. Anesth Analg 91:916, 2000.

van Veen JJ, Nokes TJ, Makris M: The risk of spinal haematoma following neuraxial anaesthesia or lumbar puncture in thrombocytopenic individuals. Br J Haematol 148(1):15, 2010.

Vricella LK, Louis JM, Mercer BM, et al: Impact of morbid obesity on epidural anesthesia complications in labor. Am J Obstet Gynecol 205:307, 2011.

Wallace DH, Leveno KJ, Cunningham FG, et al: Randomized comparison of general and regional anesthesia for cesarean delivery in pregnancies complicated by severe preeclampsia. Obstet Gynecol 86:193, 1995.

Waring J, Mahboobi SK, Tyagaraj K, et al: Use of remifentanil for labor analgesia: the good and the bad. Anesth Analg 104(46):1616, 2007.

Webb CA, Weyker PD, Zhang L, et al: Unintentional dural puncture with a Tuohy needle increases risk of chronic headache. Anesth Analg 115(1):124, 2012.

Wong CA: Epidural and spinal analgesia/anesthesia for labor and vaginal delivery. In Chestnut's Obstetrical Anesthesia: Principles and Practice, 5th ed. Philadephia, Saunders, 2014.

Wong CA, McCarthy RJ, Sullivan JT, et al: Early compared with late neuraxial analgesia in nulliparous labor induction. Obstet Gynecol 113(5):1066, 2009.

Wong CA, Scavone BM, Peaceman AM, et al: The risk of cesarean delivery with neuraxial analgesia given early versus late in labor. N Engl J Med 352:655, 2005.

Young MJ, Gorlin AW, Modes VE, et al: Clinical implications of the transversus abdominis plane block in adults. Anesthesiol Res Pract 2012:731645, 2012.

Zeeman GG, Cunningham FG, Pritchard JA: The magnitude of hemoconcentration with eclampsia. Hypertens Preg 28(2):127, 2009.

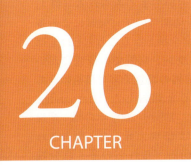

分娩誘発, 分娩促進

Induction and Augmentation of Labor

分娩誘発	619
分娩誘発前の頸管熟化処置	621
分娩誘発・促進の方法	626

> *In other cases, if interference becomes imperative, the introduction of a bougie into the uterus, or the employment of a small Champetier de Ribes rubber bag acts as an effective uterine irritant and brings about complete dilatation.*
>
> —J. Whitridge Williams (1903)

　Williamsの第1版発行時には，分娩誘発の有効な手段はまだ存在しなかった．分娩促進法はほとんど効果がなかったため，最終手段として用手的頸管拡張法が行われていた．対照的に，現在では分娩誘発，分娩促進にいくつかの薬剤が使用可能であるが，皮肉なことに「ブジー」の使用が再度流行してきている．

　分娩誘発とは，破水の有無にかかわらず，自然に陣痛が発来するよりも前に子宮収縮を起こさせることである．子宮口が閉じている際に分娩誘発を行う場合は，まず**頸管の熟化**を起こす．頸管の熟化には子宮頸管を軟化，開大させるために，一般的にプロスタグランジンが用いられる．**分娩促進**とは，頸管の開大や児の下降度が不十分で，自然陣痛が不十分と思われる際，つまり**微弱陣痛**（Williams, 1903）の際に，陣痛を強めることである．

　アメリカでの分娩誘発は1991年の9.5％から2015年の23.8％と2.5倍に増加している（Martin, 2017）．分娩誘発の頻度は施設により異なり，パークランド病院では平均して35％の妊婦に分娩誘発もしくは分娩促進が行われている．それと比較しアラバマ大学バーミンガム病院では平均して20％の妊婦に分娩誘発が行われ，その他の35％の妊婦には分娩促進としてオキシトシンが使用されており，合計55％に分娩誘発，分娩促進が行われている．この章では分娩誘発および促進の概要および誘発前の頸管熟化を促すさまざまな手技に関することを述べていく．

■ 分娩誘発

◼ 適　応

　分娩誘発は，妊娠の継続よりも分娩に至るほうが母体もしくは児にとって有益である際に適応される．分娩誘発は一般的に，前期破水，妊娠高血圧症候群，羊水過少症，胎児機能不全，過期妊娠，その他高血圧症，糖尿病といったさまざまな母体の基礎疾患がある際に行われる〔アメリカ産婦人科学会（ACOG），2016〕．

　分娩誘発および促進は自然陣痛や自然分娩が望ましくない状況で行うことは禁忌とされている．母体側の禁忌としては以前の子宮切開のタイプ，狭小骨盤や骨盤の弯曲，胎盤位置異常，活動性のある外陰ヘルペス感染や子宮頸癌などがあげられる．また，胎児側の禁忌としては明らかな巨大児，重度の水頭症，回旋異常，胎児機能不全などである．

◼ 手　技

　オキシトシンは数十年間，分娩誘発および促進

の際に使用されてきた．その他の有効な手段としてはミソプロストールやディノプロストンといったプロスタグランジン製剤や，卵膜剝離，人工破膜，羊膜外腔への生理食塩水注入，子宮頸管バルーン，頸管拡張材といった機械的な方法もあげられる．「周産期ケアガイドライン」では，分娩を取り扱う施設それぞれにおいて分娩誘発や促進の管理指針を示したプロトコルを作成すべきだとしている〔アメリカ小児科学会（AAP），2017〕．

■ リスク

分娩誘発で母体に起こりうる合併症としては，帝王切開，絨毛膜羊膜炎，子宮破裂や弛緩出血がある．これらのうち，分娩誘発は，帝王切開のリスクを2～3倍増加させる（Hoffman, 2003；Maslow, 2000；Smith, 2003）．このリスクは，初産婦で特に高い（Luthy, 2004；Wolfe, 2014；Yeast, 1999）．しかしごく最近では，この関連性は疑問視されている（Macones, 2009；Melamed, 2016；Miller, 2015；Saccone, 2015）．実際，Darneyら（2012）は，妊娠39週で分娩誘発を行った場合，待機的管理の場合と比較し，帝王切開のリスクが低かったと報告している．このレビューのなかで，Littleら（2015）は，自然分娩ではなく，分娩誘発を行った妊婦は，待機的管理をしていた妊婦と比較し，帝王切開率が低下することを報告した．現在，Maternal-Fetal Medicine Units Network（MFMUネットワーク）により，分娩誘発対待機的管理の無作為化比較試験ARRIVE（NIH, 2015）が行われている．

後述するが人工破膜は陣痛促進のためにしばしば選択される．人工破膜を行った妊婦では自然経過の妊娠よりも絨毛膜羊膜炎の頻度が上昇するとされている（ACOG, 2016）．

子宮手術の既往がある妊婦における分娩中の子宮破裂は悲劇的である（第31章参照）．MFMUネットワークによると，オキシトシンを使用した分娩誘発では，子宮破裂のリスクは3倍に上昇し，この頻度はプロスタグランジンを使用した場合，さらに高くなると報告している（Landon, 2004）．ACOG（2017b）は，子宮手術既往のある妊婦に，子宮頸管熟化や分娩誘発目的にプロスタグランジンを使用しないよう勧告している．

子宮弛緩とそれに伴う産後出血は，分娩誘発や促進を行った妊婦においてよくみられる（第41章）．また，特に帝王切開時の子宮弛緩による多量出血の際には，子宮全摘となることもしばしば認められる．パークランド病院での研究において，分娩誘発は，553例の緊急子宮全摘術のうち17％に関与していると報告した（Hernandez, 2013）．アメリカでは，1994～2007年の間，産後の子宮全摘術の頻度は15％上昇したと報告されている（Bateman, 2012）．これらの多くは分娩誘発と初回および反復の帝王切開が増加したことにより，弛緩出血の頻度が上昇したことに起因していた．さらに，ある分析では，分娩誘発により子宮全摘術の頻度が3倍上昇すると報告されている（Bailit, 2010）．

■ 計画的分娩誘発

最近まで，利便性のため計画的な分娩誘発が増加傾向にあった．Clarkら（2009）は妊娠37週以降の14,955例の分娩のうち，32％が計画的な分娩であり，19％が分娩誘発であったと報告している．

ACOG（2016）はこの広く普及している診療を支持してはいないが，分娩が急速に進行するリスクや，病院から遠距離に住んでいる，精神的・社会的な適応などを状況に応じて例外としている．われわれもまた慣習的な計画的分娩誘発は正当化されるべきではないと考える．なぜなら母体側のリスクは増加するからである．妊娠満39週以前の計画分娩は児の罹病率にも大いに関連がある（Chiossi, 2013；Clark, 2009；Salemi, 2016；Tita, 2009）．もし計画的分娩誘発が正期産期に考慮される場合は，起こりうるリスクについて論じ，インフォームド・コンセントを得て，ACOG（2016）が提供しているガイドラインに従って行われるべきである．このことは第31章で詳細に述べる．

計画的分娩誘発に対するガイドラインはFischら（2009）やOshiroら（2013）によって述べられてきている．どちらのグループもガイドラインにより計画的分娩誘発が明らかに減少したことを報告している．2011年，テキサス州メディケイドプログラムは，妊娠39週以前の選択的誘発のメリットを否定している．このプログラムによって，早期正期産は14％低下し，出生体重も増加したと報告されている（Dahlen, 2017）．オレゴ

ン州のプログラムでも早期正期産は減少したが，母体および胎児の予後は改善されなかった（Snowden, 2016）．

■ 分娩誘発の成功に影響を与える因子

分娩誘発によって経腟分娩に至る有用な因子，有用ではない因子がある．有用な因子としては，より若年での出産，経産，BMI＜30，子宮頸管の熟化，出生時体重が 3,500 g 以下であることである（Gibson, 2015 ; Roland, 2017 ; Sievert, 2017）．多くのケースで，子宮が単純に分娩の準備ができていない．その一つの例が"頸管熟化不良"である．Consortium on Safe Labor の研究者たちは計画的分娩誘発のうち，経腟分娩に至ったのは，経産婦で 97 %，初産婦で 76 % であったが，頸管熟化がよい症例では，さらに高くなると報告した（Laughon, 2012）．

分娩誘発に伴う帝王切開リスクの上昇は，特に頸管所見が悪い場合，誘発を試みた時間に強く影響を受けるようである（Spong, 2012）．Kominiarek（2011）は，初産，経産にかかわらず，活動期に至る時間と，子宮口全開大に至るまでの時間は，BMI が高いほどより長いことを述べている．糖尿病の女性に関しても同様の指摘がなされている（Hawkins, 2017）．Simon ら（2005）は誘発中の潜伏期が 18 時間までであれば，ほとんどの症例で母児の罹病率を増やすことなく，経腟分娩を成し遂げると結論づけた．Rouse ら（2000）は破水後に，最低 12 時間のオキシトシンによる子宮収縮刺激を勧めている．一方で，Kawakita ら（2016）は経産婦では最大 15 時間までの誘発を推奨している．

分娩誘発前の頸管熟化処置

以上のように，頸管の状態―頸管の"熟化"や"好ましさ"―は分娩誘発を成功させるのに重要である．しかしながら，少なくとも頸管熟化の度合いはとても主観的なものである（Feltovich 2017）．薬物的，機械的どちらの方法でも，頸管を熟化させることができ，**分娩誘発前の頸管熟化処置**と呼ばれる．

手技のなかには，オキシトシン単独での誘発に比べ，メリットがあるものもある（表26-1）．ま
た，陣痛の開始に大いに効果的な手技もある．しかし，これら頸管熟化処置を行った症例では，行っていない症例と比較して，帝王切開や母児の罹病率が減少する，といったデータはほとんどない．

■ 頸管の"熟化"

分娩誘発の結果予測に使用する，一つの定量化された方法が表26-2 にあげられている Bishop（1964）によるスコアである．頸管の熟化やビショップスコアが減少するにつれて，分娩誘発によって経腟分娩に至る割合も減少する．また，**ビショップスコアが 9 点であれば，分娩誘発が成功する確率は高くなる．ビショップスコアが 4 点以下の場合は，頸管熟化不良であり，頸管熟化処置の適応となる**．

Laughon ら（2011）は妊娠 37 週 0 日～41 週 6 日の間に，単胎妊娠で合併症なく分娩となった初産婦 5,610 人の回帰分析を行い，ビショップスコアをより単純化することを試みた．この結果では，子宮口開大度，児頭下降度，頸管展退度のみが経腟分娩の成功に関連しており，これら三つのパラメータのみが組み込まれた，単純化されたビショップスコアは，本来のビショップスコアと同等もしくはより高い陽性・陰性適中率を示した．他の研究者も，子宮口の硬さと位置を省略した場合でも同様の結果を報告している（Ivars, 2016 ; Raghuraman, 2016）．

子宮頸管長の経腟超音波測定は，ビショップスコアの代用として評価されうる唯一の生物物理学的マーカーである（Feltovich, 2017）．誘発成功を予測するために子宮頸管長を用いたあるメタアナリシスでは，研究基準の不均一性によって，結果を得ることができなかった（Hatfield, 2007）．その後の 31 件の臨床試験では，全般的に感度や特異度が低く，誘発分娩の成功を予測するには，超音波検査での子宮頸管長や"wedging"の有用性は限定的であった（Verhoeven, 2013）．

■ 薬物的方法

分娩誘発の適応はあっても，子宮頸管の熟化不良であることがしばしばある．それゆえ，子宮収縮刺激の前に頸管の"熟化"を促す薬物に対する研究が多くなされている．いくつかの方法が用いられるが，これらは子宮収縮を促し，それにより

表 26-1 子宮頸管熟化・分娩誘発に一般的に使用されるレジメン

手技	薬剤	投与経路・量	コメント
薬物的方法			
プロスタグランジン E_2	ディノプロストンジェル, 0.5 mg (Prepidil)	頸管 0.5 mg 6時間ごと 合計3回投与まで	1. オキシトシンとの併用は，オキシトシン単独に比べ，誘発から分娩までの時間を短縮させる.
	ディノプロストン腟剤 10 mg (Cervidil)	後腟円蓋 10 mg	1. ジェル剤よりも誘発から分娩までの時間を短縮する. 2. オキシトシン点滴の投与から6〜12時間ごとに使用.
プロスタグランジン E_1[a]	ミソプロストール錠 100 または 200 μg (Cytotec)[b]	経腟 25 μg 3〜6時間ごと 経口 50〜100 μg 3〜6時間ごと	1. 子宮収縮は 30〜60分以内. 2. オキシトシンと比較して破水している場合や頸管熟化良好な場合に有用. 3. 経腟 25 μg 以上投与にて過強陣痛が起こりやすい.
機械的方法			
36F 経頸管フォーリーカテーテル	30〜mL バルーン		1. ビショップスコアを急速に進行させる. 2. 80 mL バルーンがより効果的. 3. オキシトシン併用の場合, PGE_1 経腟投与より効果がある. 4. EASI を使用した場合，感染症の頻度が減る.
吸湿性頸管拡張材		ラミナリア, ヒドロゲル	1. ビショップスコアを急速に進行させる. 2. オキシトシン併用でも誘発から分娩までの時間は短縮しない. 3. 腟鏡と診察台が必要で，不便である.

[a] 適応外.
[b] 錠剤は 25-, 50-μg に均等に分割して使用する.
EASI：30〜40 mL/時での羊膜外生理食塩水注入.

表 26-2 分娩進行を評価するビショップスコア

スコア	頸管因子				
	子宮口開大度 (cm)	頸管展退度 (%)	児頭下降度 (−3〜+2)	頸部の硬度	子宮口の位置
0	closed（閉鎖）	0〜30	−3	硬	後方
1	1〜2	40〜50	−2	中	中央
2	3〜4	60〜70	−1	軟	前方
3	≥5	≥80	+1, +2	−	−

(From Bishop, 1964)

続く分娩誘発や分娩促進を助けることができる．分娩前の頸管熟化や分娩のために用いられる最も一般的な方法は，プロスタグランジンアナログの使用である．

◆ プロスタグランジン E_2

ディノプロストンは，プロスタグランジン E_2（prostaglandin E_2：PGE_2）合成類似体である．三つの形態が市販されており，ジェル剤，腟徐放剤，20 mg 坐剤である（図26-1）．ジェル剤および腟徐放剤は分娩誘発前の頸管熟化にのみ使用されている．一方，20 mg 坐剤は，子宮頸部熟化のためには用いられないが，妊娠12～20週の妊娠中断や，妊娠28週までの子宮内胎児死亡例における子宮内容排出にも使用されている．

ジェル剤である Prepidil の局所使用は 2.5 mL のシリンジに入っており，0.5 mg のディノプロストンを子宮頸管内に注入できる．仰臥位の状態で，満たしたシリンジの先端を子宮頸管内に留置し，ジェル剤を内子宮口のほうへ投与していく．使用後，少なくとも 30 分間は臥位を継続する．6 時間ごとの再投与が可能であり，24 時間で最大 3 回までの使用が推奨される．

10 mg ディノプロストン腟剤である Cervidil も頸管熟化に使用されている．この製剤は，小さな白いメッシュ素材のポリエステルでできた袋の中に，薄く平らで長方形の形をした高分子ウェーハが入っている（図26-1）．この袋には長いひもがついており，腟から容易に取り出すことができるようになっている．この製剤はジェル剤と比較し，0.3 mg/時というゆっくりとした速度で薬剤が溶ける．使用する際には，後腟円蓋に横向きに留置する．潤滑剤は少しの使用量でも製剤を覆いディノプロストン放出を妨げるため，使用を控えるべきである．また，挿入した後は，少なくとも 2 時間は横になる必要がある．そして，挿入 12 時間後または陣痛発来時，もしくはオキシトシン投与 30 分前には取り除く．

ディノプロストンの効果を検証した多くのメタアナリシスでは，24 時間以内での分娩時間は短縮させるが，帝王切開の頻度は減少させないことを示した．Thomas ら（2014）は，プロスタグランジン腟錠とプラセボまたは無処置を比較した 70 件，11,487 人の女性のコクランレビューを報告した．これらの研究では，プロスタグランジン製剤投与群では，24 時間以内に経腟分娩に至る割合がより高くなることが示された．彼らは，胎児の心拍数の変化と子宮頻収縮のリスクが 3 倍高くなるが，帝王切開率は有意に低下しなかったとも報告している．同様の結果が Boulvain（2008）によるディノプロストンジェル頸管内投与に関するコクランレビューを含め，次々と報告されている．ディノプロストンジェル頸管内投与によって，帝王切開の頻度が減少するのは，頸管熟化不良で，未破水の女性のみであった．正期産での分娩誘発において，フォーリーカテーテル群と，PGE_2 ジェル剤を経腟投与した群とを比較した試験（PRO-BAAT 試験）は，非盲検の無作為化比較試験である（Jozwiak, 2011, 2013a, 2014）が，メタアナリシスの結果と同様で，帝王切開の頻度は変わらなかった．

• 副作用

PGE_2 の経腟投与の際，1～5 % の妊婦に子宮頻収縮が報告されている（Hawkins, 2012）．子宮収縮の定義は研究により異なるが，最も使用されているのは ACOG（2017a）が推奨している下記の定義である．

1. **子宮頻収縮**とは 10 分間に 5 回以上の子宮収縮があることであり，胎児心音異常の有無を常に観察すべきである．
2. **子宮筋緊張亢進**，**過強刺激**，**過強収縮**という単語はもはや定義されず，使用することは推奨されない．

子宮頻収縮は胎児の状態を悪化させるため，自

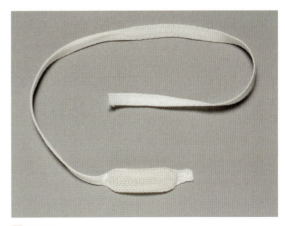

図 26-1
Cervidil を腟内に挿入すると，10 時間の間に，10 mg ディノプロストンがおおよそ 0.3 mg/時で放出される．

然陣痛がある際のプロスタグランジン使用は，推奨されていない．もし，10 mg 製剤の挿入後に子宮頻収縮が起こった場合は，このジェル剤のひもを引いて抜去することで，症状を緩和することができる．ジェル剤を取り除くための洗浄は有効ではない．

製薬会社は，既破水の妊婦，または緑内障・喘息合併妊婦にこれらの製剤を使用する際の注意喚起をしている．しかし，喘息合併妊婦 189 人の調査からは，ディノプロストンと喘息悪化との関連は示されていない（Towers, 2004）．その他の禁忌事項としては，ディノプロストン過敏症，胎児機能不全や児頭骨盤不均衡の疑い，予期しない性器出血，すでにオキシトシンが投与されている，正期産期より 6 週以上前である，経腟分娩またはオキシトシン投与が禁忌である，帝王切開歴や子宮手術歴などにより子宮収縮が危険を伴う場合である．

- 投与法

PGE_2 製剤は分娩時もしくは分娩に近い時期に使用し，子宮収縮および胎児心拍をモニターすべきである（ACOG, 2016）．これらのガイドラインは子宮頻収縮のリスクから作成されている．子宮収縮が始まると，効果はたいてい最初の 1 時間で明らかとなり，4 時間以内にピークに達する．製薬会社のガイドラインには，子宮頸管熟化のためにプロスタグランジン製剤を使用した場合は，PGE_2 ジェル使用後 6〜12 時間，もしくは腟より抜去後少なくとも 30 分経過してから，オキシトシンによる分娩誘発を開始すべきであると記載されている．

◆ プロスタグランジン E_1

ミソプロストール—サイトテック—は合成プロスタグランジン E_1（PGE_1）製剤であり，100 もしくは 200 μg の錠剤で消化性潰瘍の予防薬として承認されている．この製剤には，経口と経腟の投与方法があり"適応外"ではあるが，誘発前の頸管熟化目的に使用されている．ミソプロストールの錠剤は室温で安定している．広く使用されているが，適応外の使用に対しては議論され続けている（Wagner, 2005；Weeks, 2005）．特に，G. D. Searle & Company は，ミソプロストールの分娩誘発や流産処置が承認されていないことを注意している（Cullen, 2000）．しかし，ACOG（2016）では，この製剤の安全性と効果は証明されているため，使用の推奨を再提言している．近年，パークランド病院では頸管熟化に好まれるプロスタグランジンである．ミソプロストールを投与された 234 人のレビューでは，喘息増悪とその使用との関連性を認めた症例はなく，喘息増悪のリスクは 2％以下であると示された（Rooney Thompson, 2015）．

- 経腟投与

多くの研究で，ミソプロストールの経腟投与は PGE_2 の経頸管もしくは経腟投与に比べ，頸管熟化または分娩誘発に対して，同等もしくはそれ以上の効果があると報告されており，これは 121 の研究のメタアナリシスでも，立証されている（Hofmeyr, 2010）．オキシトシン投与またはディノプロストンの経腟・経頸管投与と比べ，ミソプロストールは 24 時間以内の経腟分娩の割合を増加させた．また，子宮頻収縮の頻度は増加したが，これは帝王切開率には影響しなかった．ミソプロストールはディノプロストンと比較して，オキシトシンによる誘発頻度を減らしたが，羊水混濁の頻度は増加させた．ミソプロストールの高用量使用は，オキシトシンによる誘発の必要性は減少させるが，胎児心音異常の有無にかかわらず子宮頻収縮は増加させる．ACOG（2016）は 100 μg 錠剤の 1/4 である 25 μg の腟内投与を勧めている．この 25 μg 製剤も流通している．

Wing ら（2013）は最近，200 μg の PGE_1 を含む重合体の経腟投与について記載している．10 mg のディノプロストンと比較して，先行研究では好ましい結果となっている．

- 経口投与

PGE_1 製剤は経口投与した際にも効果を認める．ある 76 件のコクランメタアナリシスでは，経口のミソプロストールは，プラセボと比較し，オキシトシンの必要性を減少させ，帝王切開率を低下させ，24 時間以内の経腟出生率を有意に上昇させたと報告されている．経口ミソプロストールとオキシトシン，経口ミソプロストールとディノプロストンとの比較でも，ミソプロストールの使用で，帝王切開の割合が有意に低下した．ミソプロストールの経口投与と腟内投与で同様の有効性が示されているが，ミソプロストールの経口投与のほうがアプガースコアが有意に高く，分娩後

出血が少なかった（Alfirevic, 2014）．Thorbiörnson ら（2017）は，経腟ディノプロストンと比較して，経口ミソプロストールのほうが，より帝王切開率が低下することも報告している．

■ 一酸化窒素投与

局所的に一酸化窒素（NO）を産生させる製剤の研究も行われている（Chanrachakul, 2000）．まず，一酸化窒素は頸管熟化を促進する．子宮収縮の開始時に，頸管の一酸化窒素代謝濃度は上昇し始め，過期妊娠では一酸化窒素の産生が非常に低くなる（Väisänen-Tommiska, 2003, 2004）．

Bullarbo ら（2007）はこの原理と一酸化窒素を供給するイソソルビドモノニトラートとニトログリセリンの使用について検討した．イソソルビドモノニトラートは頸管のシクロオキシゲナーゼ2（cyclooxygenase-2：COX-2）を誘導し，自然な頸管熟化でみられるのと同様に，頸管の超微細構造の再構築をもたらす（Ekerhovd, 2002, 2003）．にもかかわらず頸管熟化に関して，PGE_2やミソプロストールといったプロスタグランジンより一酸化窒素は臨床的に有用性は低い．ある大規模メタアナリシスでは，一酸化窒素投与は，プラセボ，腟内または頸管内プロスタグランジン投与，腟内ミソプロストール投与，または頸管内カテーテルと比較して帝王切開率は低下しなかった（Ghosh, 2016）．しかし，一酸化窒素投与により，頭痛，吐き気，嘔吐との有意な関連性があった．

■ 器械的方法

器械的方法には，生理食塩水の羊膜外注入の有無を含むフォーリーカテーテルの経頸管留置，吸湿性の頸管拡張剤，卵膜剝離などがあげられる．メタアナリシスにて，Jozwiak ら（2012）は，器械的方法はプロスタグランジンと比較して子宮頸収縮のリスクを減少させるが，帝王切開の頻度は変わらないとした．器械的方法とオキシトシンの比較試験では，器械的方法は帝王切開率が減少した．また，器械的方法とディノプロストンの比較では，器械的方法で24時間以内に分娩に至らない経産婦の割合がより高かった．他のメタアナリシスでは，フォーリーカテーテル留置群はディノプロストン経腟投与群と比較し，帝王切開率は同等であるが，子宮頸収縮の頻度が低いことを報告した（Jozwiak, 2013）．

◆ 経頸管カテーテル

経頸管カテーテルは頸管を拡張させるため，一般的に頸管熟化不良時のみに使用される．それは破水の有無にかかわらず適している．多くの場合，フォーリーカテーテルは内子宮口を通して留置し，このカテーテルを大腿に貼付し下方への張力をかける（Mei-Dan, 2014）．これを改良したものが**羊膜外生理食塩水注入**（extra-amnionic saline infusion：EASI）であり，カテーテルを通して内子宮口と絨毛膜の間の空間に持続的に生理食塩水を注入する（図 26-2）．Karjane ら（2006）は，生理食塩水の注入を行った場合は，行わなかった場合と比べて，有意に絨毛膜羊膜炎の頻度が低かったと報告した（6％対16％）．同様に，大規模メタアナリシスで，子宮頸管カテーテルは母児感染率の上昇と関連を認めなかった（McMaster, 2015）．

上述のように，子宮頸管カテーテルはプロスタグランジンと比較し，帝王切開率を減少させなかった．PROBAAT 試験は，頸管熟化に関して，フォーリーカテーテル，ディノプロストン経腟ジェル，経腟ディノプロストン，経腟ミソプロストールで比較を行ったが，器械的方法とプロス

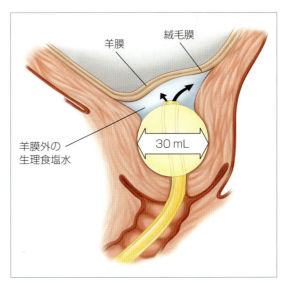

図 26-2
羊膜外生理食塩水注入（EASI）は子宮頸管内に留置した26F カテーテルより注入する．生理食塩水で膨らんだ30 mL バルーンを内子宮口より引き，カテーテルを大腿に貼りつける．常温の生理食塩水を点滴ポンプからカテーテルを通して30～40 mL/時の流量で注入する．

タグランジン製剤で，同様の結果であった．また，器械的方法のほうが，胎児心拍陣痛図の変化が少なかった（Jozwiak, 2011, 2013, 2014；Ten Eikelder, 2016）．

他の比較試験でも同様の帝王切開率の結果が認められる．Schoen ら（2017）は，経頸管フォーリーカテーテルとオキシトシンを同時に併用した場合は，フォーリーカテーテルの後にオキシトシンを用いた場合と比較して，分娩時間の中央値が短くなることを見いだした．しかし，帝王切開率は変わらなかった．Connolly ら（2016）は，未破水の妊婦が分娩誘発を行っている場合でも同様の結果を報告した．Amorosa ら（2017）は，破水後の妊婦に対するオキシトシン単独使用とオキシトシンと経頸管カテーテルの併用を比較し，併用時の利点を見いだせなかった．ミソプロストールとの同時使用に関する他の研究では，帝王切開率を低下させることはなかったが，分娩時間を減らすことが報告されている（Carbone, 2013；Levine, 2016）．最後に，カテーテルにテンションをかけることは，その有効性を高めるとは思われない．Fruhman ら（2017）は，140人を対象に，経頸管フォーリーカテーテルにテンションをかける群とかけない群に無作為に割り付け，24時間以内経腟分娩率または全経腟分娩率に差がないと報告した．

◆ 吸湿性頸管拡張材

初期の妊娠帰結の項目で述べたように（第18章参照），吸湿性の頸管拡張材を使用しても頸管を拡張させうる．これらの使用による上行感染との関連は証明されておらず，安全と考えられる．挿入には診察台と腟鏡を必要とする点が不便である．1990年代，吸湿性頸管拡張材とプロスタグランジンを比較した研究がいくつか行われたが，吸湿性頸管拡張材は，有意な点をほとんど認めなかった．そして，より最近の研究でこれらの結論が証明された（Maier, 2017）．

分娩誘発・促進の方法

分娩誘発では，まずは人工破膜，プロスタグランジン，オキシトシンを，単独もしくは組み合わせて使用することが効果的である．誘発前の頸管熟化の程度が分娩の結果と大いに関連するため，

薬剤の有効性についての研究はしばしば複雑化している．一般的に分娩促進でのプロスタグランジンの使用は子宮頻収縮の割合が高く実験的と考えられている．

■ プロスタグランジン E_1

経腟・経口のミソプロストールはどちらも頸管熟化および分娩誘発の際に使用される．満期または満期近くで前期破水もしくは頸管熟化が良好な妊婦に，分娩誘発を行う場合，$100\,\mu g$ の経口ミソプロストールと $25\,\mu g$ の経腟ミソプロストールはオキシトシン点滴と同等の効果をもたらす．これらの研究から，経口ミソプロストールが優れているかもしれないという証拠が支持されている（Alfirevic, 2014；Hofmeyr, 2010；Lo, 2003）．ミソプロストールは，特に高用量で使用した際に，子宮頻収縮の頻度を増加させる．また，PGE_1 製剤のみでは効果がみられず，さらにオキシトシンでの誘発・促進が必要になることもある．よって，それぞれの製剤のリスクやコスト，管理の簡便さの釣り合いもあるが，いずれの製剤も分娩誘発に適しているといえる．パークランド病院では，最初に経口 $100\,\mu g$ を投与し，陣痛が不十分な場合，6時間後に再投与を行う．2回目の投与の6時間後，あるいは子宮頻収縮の6時間経過後に，必要に応じて，微弱陣痛に対してオキシトシン投与を開始する．Döbert ら（2017）は，ミソプロストールの腟内投与の補助的な使用についても述べている．

無作為化比較試験の結果より，**陣痛促進**の際，$75\,\mu g$ の経口ミソプロストールを最大2錠，4時間ごとに内服することは，安全で効果的である（Bleich, 2011）．この $75\,\mu g$ という用量は先行研究に基づいている（Villano, 2011）．また，ミソプロストールを使用した分娩促進では，子宮頻収縮の頻度は増えるが，胎児機能不全や帝王切開の頻度に有意な差を認めなかった．

■ オキシトシン

多くのケースで，誘発前の頸管熟化処置と分娩誘発はセットで行われる．"頸管熟化"は分娩を刺激するのである．もし頸管熟化処置で分娩にならなければ，点滴ポンプによるオキシトシンの投与により分娩誘発や促進が続けられる．第22章

でも述べたように，分娩促進でのオキシトシンの使用は，**積極的な分娩管理**での重要な鍵となる．ACOG（2016）は，オキシトシン使用の際は，ハイリスク妊娠の場合と同様に，胎児心拍と子宮収縮のモニタリングを推奨している．子宮収縮は触診または機械的方法のいずれかによってモニターすることができる．

◆ オキシトシン経静脈投与

分娩誘発もしくは促進の目的は，胎児機能不全の発症を避けながら，頸管の熟化と胎児の下降を促すのに効果的な子宮収縮をもたらすことである．10分間に5回以上，もしくは15分間に7回以上の子宮収縮が持続する場合や，胎児機能不全を表す心拍パターンが持続する場合は，オキシトシンを中止すべきである．オキシトシンを中止すれば速やかに子宮収縮の頻度は減少する．これはオキシトシンの半減期が約3～5分であり，中止すれば，血中のオキシトシン濃度が速やかに低下するからである．Seitchikら（1984）は，オキシトシン点滴の開始3～5分以内で子宮は収縮を開始し，40分で血漿中の濃度が定常に達すると報告した．オキシトシンに対する反応性は非常にさまざまであり，もともとの子宮収縮の有無，頸管の状態，妊娠週数，そして個々の体質により異なる．Caldeyro-Barciaら（1960）は，オキシトシンに対する子宮の反応性は，妊娠20～30週の間に上昇し，満期で急激に発達するとした（第24章参照）．

・オキシトシン投与量

1 mLのアンプル内には，10単位のオキシトシンが含まれ，大体は1,000 mL溶液で希釈し，点滴ポンプを使用して投与する．典型的な投与方法としては，1,000 mLの乳酸リンゲル液にオキシトシン10～20単位（10,000～20,000 mUもしくは1～2本の1 mLバイアル）を混注し，濃度をそれぞれ10または20 mU/mLとする．急速静注を避けるために，静脈穿刺部位に近い主要静脈ラインから点滴を行うべきである．

一般的に，オキシトシンを陣痛促進のために使用することは非常に有効である．ある大規模コクランメタアナリシスでは，オキシトシンを使用した場合は，使用しなかった場合と比較し，24時間以内に経腟分娩に至らなかった妊婦がより少なかった（8％対54％）（Alfirevic, 2009）．このメタアナリシスでは，オキシトシン投与量の違いについても比較している．

・オキシトシン投与法

ACOG（2016）では，陣痛促進に対するいくつかのオキシトシンレジメンを推奨している．これらのレジメンを表26-3に示す．アメリカでは当初，低用量のプロトコルのみが使用されていた．O'Driscollら（1984）は積極的な分娩管理のために，オキシトシンを6 mU/分で開始し，さらに6 mU/分ずつ増量するDublinプロトコルを提唱した．1990年代の比較試験では，分娩誘発・促進において，4～6 mU/分の高用量群と慣習的な0.5～1.5 mU/分の低用量群を比較した研究が行われてきた．

パークランド病院のSatinら（1992）は，初期投与量6 mU/分から6 mU/分ずつ増量するレジメンと，同様の方法で1 mU/分を使用するレジメンとを比較した．必要に応じて，20分ごとの増量とした．分娩誘発を行った1,112人の妊婦において，6 mU/分のレジメンでは，入院から分娩に至る時間が短縮し，誘発不成功例が減少し，また新生児敗血症症例を認めない結果となった．分娩促進を行った1,676人の妊婦においても，6 mU/分のレジメンは分娩に至るまでの時間が短縮し，鉗子分娩，難産による帝王切開分娩，絨毛膜羊膜炎，新生児敗血症を減少させた．このプロトコルでは，子宮頻収縮の際はオキシトシンを中止し，再開する際は中止時の半量から開始している．再開後は通常の6 mU/分に代わり，3 mU/分ずつ

表26-3 分娩誘発に使用される低用量および高用量オキシトシンレジメン

レジメン	初期投与量(mU/分)	間隔(分)	漸増量(mU/分)
低用量	0.5～1.5	15～40	1
	2	15	4, 8, 12, 16, 20, 25, 30
高用量	4	15	4
	4.5	15～30	4.5
	6	20～40[a]	6[b]

[a] 過強陣痛は，漸増していく間隔時間が短いほどより起こりやすい．

[b] オキシトシン投与後の過強陣痛時はいったん投与を中止し，再開時は前投与量の半量から開始し，3 mU/分ずつ増量する．

(Data from Merrill, 1999; Satin, 1992, 1994; Xenakis, 1995)

増量し，有害事象を認めなかった．

Xenakis ら（1995）は，オキシトシン 4 mU/分で開始し増量するレジメンの利点を報告した．他の研究では，無作為に分娩誘発群 816 人を分け，オキシトシンをそれぞれ 1.5 mU/分または 4.5 mU/分ずつ増量する場合の比較をした（Merrill 1999）．4.5 mU/分ずつ増量群では，誘発開始から分娩第 2 期に至るまでの時間と，分娩に至るまでの時間が有意に減少し，なかでも初産婦では，1.5 mU/分ずつ増量群に比べ，難産による帝王切開の頻度は有意に減少した（6 %対 12 %）．このように，4.5 ～ 6 mU/分ずつの高用量投与は，0.5 ～ 1.5 mU/分ずつの低用量投与と比べ，得られる利益が大きい．

1990 年，パークランド病院では，オキシトシンを 6 mU/分で開始・増量することを慣習とし，今日まで続いている．他施設では，2 mU/分で開始・増量するレジメンを推奨し，採用している施設もあるが，どちらのレジメンも，分娩誘発・促進の両方に使用されている．オキシトシンの高用量と低用量のレジメンを比較した無作為化および準無作為化試験のコクランメタアナリシスでは，正期産での分娩誘発に関して，高用量レジメンでの利点は報告されなかったが，メタアナリシスのなかに，潜在的バイアスが高いと判断された研究が含まれていた．そのため Budden は，これらの質の不十分な研究により，結果が影響を受けているかもしれないと結論づけた（Budden, 2014）．

• 増量間隔

表 26-3 で示すように，オキシトシンの増量間隔は 15 ～ 40 分と幅がある．Satin ら（1994）は 6 mU/分のレジメンで 20 分または 40 分ごとに増量する研究を行った．分娩促進において，20 分ごとに増量した群では，40 分ごとに増量した群に比べ，難産による帝王切開の割合が有意に低かった（8 %対 12 %）．予想されていたように，子宮頻収縮の頻度が多かった．

増量間隔をさらにせばめた研究を行っている研究者もいる．Frigoletto（1995）と Xenakis（1995）はオキシトシンを 4 mU/分で開始し，15 分ごとに増量した．また，Merrill ら（1999）はオキシトシンを 4.5 mU/分で開始し，30 分ごとに増量した．López-Zeno ら（1992）は，オキシトシンを 6 mU/分で投与開始し，15 分ごとに増量した．

オキシトシン投与には異なるようにみえるいくつかの許容されるプロトコルが存在する．しかし以下二つの施設のプロトコルを比較するとそうではないことが示唆される．

1. パークランド病院のプロトコルは，オキシトシン 6 mU/分で投与開始し，40 分ごとに 6 mU/分ずつ増量するが，子宮頻収縮の際は柔軟に対応する．
2. アラバマ大学バーミンガム病院のプロトコルは，オキシトシンを 2 mU/分で投与開始し，15 分ごとに 4, 8, 12, 16, 20, 25, 30 mU/分と必要に応じて増量する．

これらのレジメンは異なったもののようにみえるが，子宮収縮が得られない場合，45 分後にはどちらもオキシトシン 12 mU/分の投与となる．

• 最大投与量

適切な子宮収縮を得るのに効果的な，オキシトシンの**最大量**はそれぞれの妊婦で異なる．Wen ら（2001）は 1,151 人の初産婦において，オキシトシン 36 mU/分以上では経腟分娩進行の可能性が減少することを発見した．それでも，72 mU/分では，半数の初産婦が経腟分娩に至った．よって，適切な子宮収縮が得られていない（200 モンテビデオ単位以下の）場合，胎児の状態が良好で分娩の進行がなければ，オキシトシンを 48 mU/分以上投与することは明らかなリスクではない．

◆ リスク対利益

経産婦であっても，子宮手術の既往がない限り，オキシトシン点滴による子宮破裂はまれである（第 41 章参照）．Flannelly ら（1993）は，27,829 人の初産婦において，オキシトシン投与の有無にかかわらず，子宮破裂の例は認めなかったと報告した．48,718 人の経産婦では，分娩中の明らかな子宮破裂が 8 例あったが，そのうちオキシトシンと関連していたのは 1 例だけであった．デンマークの人口に基づいた後ろ向き研究では，帝王切開既往がない経産婦のなかで，リスクが最も高い女性 10 万人当たり 3.3 人に子宮破裂を認めたと報告されている（Thisted, 2015）．パークランド病院のわれわれの経験からは，オキシトシンの誘発と促進は子宮破裂と関連していると考える（Happe, 2017）．約 95,000 人が出生した 8 年間で，15 人に原発性子宮破裂を認め，そのうち 14 人がオキシトシンの使用と関連していた．これら

の半数において，オキシトシンの分娩促進の前に，プロスタグランジンが使用されていた．

オキシトシンはアミノ酸構造をもち，アルギニンバソプレシンと類似している．よって，オキシトシンには著しい抗利尿作用があり，20 mU/分以上で投与された場合は，腎臓の自由水クリアランスが著しく低下する．もし，オキシトシン投与に伴い，補液を適切な量にしなければ，**水中毒**により痙攣，昏睡が起き，最悪の場合，死に至る．一般的に，高用量のオキシトシンが長時間投与されるのであれば，希釈した溶液の流量を上げるよりも，濃度を上げるべきである．一般的に，細胞外液補充液が使用され，生理食塩水もしくは乳酸リンゲル液を用いる．

◆ 子宮収縮圧

自然陣痛における子宮収縮の強さは 90 ～ 390 モンテビデオ単位であり，これは，第 24 章で述べたように，10 分間に起こった子宮収縮の，ピーク時の子宮収縮圧からベースの子宮収縮圧を引いた値の合計により算出される．Caldeyro-Barcia ら（1950）と Seitchik ら（1984）は，経腟分娩を進行させる，自然陣痛の子宮収縮圧平均値または中央値は，140 ～ 150 モンテビデオ単位であったと報告した．

活動期での分娩停止においては，オキシトシン経静脈投与に対する禁忌がない場合，子宮収縮の安全範囲の上限を考慮して方針を決めなければならない．Hauth ら（1986）は，活動期の分娩停止に対する安全で効果的なオキシトシン促進のプロトコルを示した．このプロトコルを使用することによって，90％以上の妊婦が平均して少なくとも 200 ～ 225 モンテビデオ単位に達した．Hauth ら（1991）は，後に 200 モンテビデオ単位以上の子宮収縮があるにもかかわらず，活動期の分娩停止が持続する妊婦らの報告を行った．重要なことは，分娩の進行はなかったが，帝王切開を施行した母体や児に悪影響はなかったことである．また，既往帝王切開，双胎妊娠，過度に弛緩した子宮への安全で効果的な子宮収縮パターンに関してのデータはない．

◆ 活動期の分娩停止

分娩第 1 期の分娩停止は，200 モンテビデオ単位以上の子宮収縮があるにもかかわらず，頸管所見が変化なく潜伏期が 2 時間以上経過したものと定義されている．ある研究者らは活動期の分娩停止をより正確な時間で定義しようと試みた（Spong, 2012）．Arulkumaran ら（1987）は，2 時間の制限を 4 時間に延長したところ，適切な子宮収縮があり，頸管が少なくとも 1 時間に 1 cm 拡張している妊婦においては，帝王切開の頻度は 1.3％であったが，さらに 4 時間後の経過をみても頸管開大のない妊婦では，半数が帝王切開になったと報告した．

Rouse ら（1999）は，満期に活動期で分娩停止となった，542 人の合併症のない妊婦にて前向き研究を行い，**最低** 4 時間，200 モンテビデオ単位以上の子宮収縮パターンを維持させた．もし，200 モンテビデオ単位以上の収縮が維持できなければ，時間は 6 時間まで延長した．その結果，92％が経腟分娩に至った．第 23 章でも述べたが，これらの研究のように，活動期の分娩停止を 4 時間としているものもある（Rouse, 2001）．

Zhang ら（2002）は，満期の 1,329 人の初産婦にて，子宮口開大度が 4 cm から全開するまでの時間を調査し，経腟分娩に至った例では，子宮口開大度が 7 cm になる前に，2 時間以上子宮頸管に変化が認められない例はほとんどないことを示した．また，Alexander ら（2002）は，Friedman（1955）によって定義されている活動期と比較して，硬膜外麻酔使用例では，活動期が 1 時間延長すると報告した．これらの違いを考慮することにより，特に初産婦においては，帝王切開の頻度を安全に減らすことができる可能性がある．

これらのデータのように，1960 年代に Friedman らによって設定された分娩停止の基準に対して疑問をもつ研究者が増えている．特に，Consortium on Safe Labor の研究者らは，分娩誘発における難産症例の半数は子宮口開大度 6 cm 以前に発生すると報告した（Boyle, 2013；Zhang, 2010c）．自然陣痛の女性でさえ，活動期は 6 cm になってから起こることが多く，4 cm から 6 cm になるまではゆっくりと進行することを発見した（Zhang, 2010a）．加えて，子宮口開大度が 6 cm 未満の際に，2 時間で分娩停止を診断するのは短いとの報告がある（Zhang, 2010b）．これらは第 23 章で詳細に述べられている．しかしながら，重要なことに，共同周産期プロジェクトからのデータを用いたこれらの研究には，自然陣痛発

表26-4　正期産期における自然陣痛早期の選択的人工破膜に関する無作為化比較試験

研　究	対象人数	人工破膜の効果					
		人工破膜施行時の平均子宮口開大度	陣痛の平均短縮時間	オキシトシン投与の有無	帝王切開率	モニター異常	新生児合併症
Fraser（1993）	925	＜5 cm	125分	なし	なし[a]	なし	なし
Garite（1993）	459	5.5 cm	81分	減少	なし	増加[b]	なし
UK Amniotomy Group（1994）	1,463	5.1 cm	60分	なし	なし	評価されず	なし

[a] 全体的な頻度には影響しない；胎児機能不全による帝王切開は有意に増加した.
[b] 軽度～中等度の臍帯圧迫パターンは増加した.

来，経腟分娩，および正常な周産期転帰を伴う単胎正期分娩しか含まれていなかった．異常な転帰，帝王切開，および到着時に子宮口が 6 cm 以上に拡張したケースを除外することで，陣痛曲線を再定義しようとする上記の研究は，これら結果の一般的な使用を制限するようなバイアスが導入されてしまった点で失敗している（Cohen, 2015a, b）.

■ 分娩誘発・促進のための人工破膜

陣痛促進のために，**選択的人工破膜**がしばしば行われる．表26-4 で示したように，おおよそ子宮口開大度 5 cm のときに人工破膜を行った場合，自然陣痛を 1～1.5 時間分促進した．大切なのは，オキシトシン刺激を必要とせず，全体として帝王切開の頻度も上昇しなかったことである．人工破膜後は，胎児心拍モニターにて軽度～中等度の臍帯圧迫パターンが増えるが，胎児機能不全による帝王切開の頻度は上昇せず，さらに，周産期合併症を認めなかった．

人工破膜—しばしば**外科的誘発法**ともいわれる—は**陣痛誘発**の際に行われ，分娩に深く関与する．主な欠点は，人工破膜のみを行うと，陣痛が起こるまでの予想ができず，陣痛が起きるまでに長時間かかりうることである．Bakos ら（1987）は，無作為化比較試験を行い，人工破膜単独もしくはオキシトシンと人工破膜の併用は，オキシトシン単独よりも効果があると報告した．Mercer ら（1995）は，オキシトシンを使用している妊婦 209 人を，開大度 1～2 cm の早期に人工破膜を行った群と，開大度 5 cm の後期に人工破膜を行った群に分け，検討した．早期に人工破膜を行った群では，分娩時間が有意に 4 時間減少したが，絨毛膜羊膜炎の頻度は上昇した．

陣痛が微弱である際の陣痛促進のための人工破膜は一般的に行われている．Rouse ら（1994）は，活動期分娩停止において，オキシトシンと人工破膜の併用は，オキシトシン単独と比較し，分娩時間を 44 分短縮させたと報告した．人工破膜は分娩方法を変化させないが，欠点として絨毛膜羊膜炎を有意に増やす．

適応にかかわらず，破膜は臍帯脱出のリスクと関連している．人工破膜の際は，臍帯脱出のリスクを最小限にするために，児頭を移動させてはならず，子宮底や恥骨上の圧迫が助けとなる．子宮収縮が起きている際に破膜を行う臨床医もいる．児頭の位置が高い場合は，腟鏡を使用し直視下に，鉗子で把持した 26 ゲージ針にて膜にいくつか穴をあけることで，徐々に羊水を流出させることができるが，多くの場合，膜が裂け，羊水が急速に流出してしまう．臍帯脱出や胎盤早期剝離のリスクがあるため，破膜の前後は直ちに胎児心拍モニターを行う．

■ 卵膜剝離による分娩誘発

分娩誘発の際，卵膜"剝離"はしばしば行われている．いくつかの研究によると，卵膜剝離は安全であり，破水や感染，出血を増加させずに，過期産の頻度を減少させる．メタアナリシスでは，卵膜剝離は，感染のリスクを増加させず，41 週以降の分娩の頻度を減少させた．また，8 人に卵膜剝離を行えば，1 人の分娩誘発を避けることができると報告した．不快なことと出血があることが欠点である（Boulvain, 2005）.

（訳：岡　和彦，梶原一紘）

References

Alexander JM, Sharma SK, McIntire D, et al: Epidural analgesia lengthens the Friedman active phase of labor. Obstet Gynecol 100(1):46, 2002.

Alfirevic Z, Aflaifel N, Weeks A: Oral misoprostol for induction of labour. Cochrane Database Syst Rev 6:CD001338 2014.

Alfirevic Z, Kelly AJ, Dowswell T: Intravenous oxytocin alone for cervical ripening and induction of labour. Cochrane Database Syst Rev 4:CD003246, 2009.

American Academy of Pediatrics, American College of Obstetricians and Gynecologists: Guidelines for Perinatal Care, 8th ed. Elk Grove Village, AAP, 2017.

American College of Obstetricians and Gynecologists: Induction of labor. Practice Bulletin No. 107, August 2009, Reaffirmed 2016.

American College of Obstetricians and Gynecologists: Intrapartum fetal heart rate monitoring: nomenclature, interpretation, and general management principles. Practice Bulletin No. 106, July 2009, Reaffirmed 2017a.

American College of Obstetricians and Gynecologists: Vaginal birth after previous cesarean delivery. Practice Bulletin 115, August 2010, Reaffirmed 2017b.

Amorosa JM, Stone J, Factor SH, et al: A randomized trial of Foley bulb for labor induction in premature rupture of membranes in nulliparas (FLIP). Am J Obstet Gynecol 217(3):360.e1.

Arulkumaran S, Koh CH, Ingemarsson I, et al: Augmentation of labour—mode of delivery related to cervimetric progress. Aust N Z J Obstet Gynaecol 27:304, 1987.

Bailit JL, Gregory KD, Reddy UM, et al: Maternal and neonatal outcomes by labor onset type and gestational age. Am J Obstet Gynecol 202(3):245.e1, 2010.

Bakos O, Bäckström T: Induction of labor: a prospective, randomized study into amniotomy and oxytocin as induction methods in a total unselected population. Acta Obstet Gynecol Scand 66:537, 1987.

Bateman BT, Mhyre JM, Callaghan WM, et al: Peripartum hysterectomy in the United States: nationwide 14 year experience. Am J Obstet Gynecol 206(1):63.e1, 2012.

Bishop EH: Pelvic scoring for elective induction. Obstet Gynecol 24:266, 1964.

Bleich AT, Villano KS, Lo JY, et al: Oral misoprostol for labor augmentation: a randomized controlled trial. Obstet Gynecol 118(6):1255, 2011.

Boulvain M, Kelly A, Irion O: Intracervical prostaglandins for induction of labour. Cochrane Database Syst Rev 1:CD006971, 2008.

Boulvain M, Stan C, Irion O: Membrane sweeping for induction of labour. Cochrane Database Syst Rev 1:CD000451, 2005.

Boyle A, Reddy UM, Landy HJ, et al: Primary cesarean delivery in the United States. Obstet Gynecol 122(1):33, 2013.

Budden A, Chen LJ, Henry A: High-dose versus low-dose oxytocin infusion regimens for induction of labour at term. Cochrane Database Syst Rev 10:CD009701, 2014.

Bullarbo M, Orrskog ME, Andersch B, et al: Outpatient vaginal administration of the nitric oxide donor isosorbide mononitrate for cervical ripening and labor induction postterm: a randomized controlled study. Am J Obstet Gynecol 196:50.e1, 2007.

Caldeyro-Barcia R, Alvarez H, Reynolds SR: A better understanding of uterine contractility through simultaneous recording with an internal and a seven channel external method. Surg Obstet Gynecol 91:641, 1950.

Caldeyro-Barcia R, Poseiro JJ: Physiology of the uterine contraction. Clin Obstet Gynecol 3:386, 1960.

Carbone JF, Tuuli MG, Fogertey PJ, et al: Combination of Foley bulb and vaginal misoprostol compared with vaginal misoprostol alone for cervical ripening and labor induction: a randomized controlled trial. Obstet Gynecol. 121:247, 2013.

Chanrachakul B, Herabutya Y, Punyavachira P: Potential efficacy of nitric oxide for cervical ripening in pregnancy at term. Int J Gynaecol Obstet 71(3):217, 2000.

Chiossi G, Lai Y, Landon MB, et al: Timing of delivery and adverse outcomes in term singleton repeat cesarean deliveries. Obstet Gynecol 121(3):561, 2013.

Clark SL, Miller DD, Belfort MA, et al: Neonatal and maternal outcomes associated with elective term delivery. Am J Obstet Gynecol 200(2):156.e1, 2009.

Cohen WR, Friedman EA: Misguided guidelines for managing labor. Am J Obstet Gynecol 212(6):753.e1, 2015a.

Cohen WR, Friedman EA: Perils of the new labor management guidelines. Am J Obstet Gynecol 212(4):420, 2015b.

Connolly KA, Kohari KS, Rekawek P, et al: A randomized trial of Foley balloon induction of labor trial in nulliparas (FIAT-N). Am J Obstet Gynecol. 215:392.e1, 2016.

Cullen M: Important drug warning concerning unapproved use of intravaginal or oral misoprostol in pregnant women for induction of labor or abortion. 2000. Available at: http://www.fda.gov/ohrms/dockets/dailys/00/Nov00/111500/cp0001.pdf. Accessed July 28, 2017.

Dahlen HM, McCullough JM, Fertig AR, et al: Texas Medicaid payment reform: fewer early elective deliveries and increased gestational age and birthweight. Health Aff (Millwood) 36(3):460, 2017.

Darney BG, Snowden JM, Cheng YW, et al: Elective induction of labor at term compared with expectant management: maternal and neonatal outcomes. Obstet Gynecol 122:761, 2013.

Döbert M, Brandsetter A, Heinrich W, et al: The misoprostol vaginal insert compared with oral misoprostol for labor induction in term pregnancies: a pair-matched case-control study. J Perinatal Med June 26, 2017 [Epub ahead of print].

Ekerhovd E, Bullarbo M, Andersch B, et al: Vaginal administration of the nitric oxide donor isosorbide mononitrate for cervical ripening at term: a randomized controlled study. Am J Obstet Gynecol 189:1692, 2003.

Ekerhovd E, Weijdegård B, Brännström I, et al: Nitric oxide induced cervical ripening in the human: involvement of cyclic guanosine monophosphate, prostaglandin $F_{2\alpha}$, and prostaglandin E_2. Am J Obstet Gynecol 186:745, 2002.

Feltovich H: Cervical evaluation. From ancient medicine to precision medicine. Obstet Gynecol 130:51, 2017.

Fisch JM, English D, Pedaline S, et al: Labor induction process improvement: a patient quality-of-care initiative. Obstet Gynecol 113(4):797, 2009.

Flannelly GM, Turner MJ, Rassmussen MJ, et al: Rupture of the uterus in Dublin: an update. J Obstet Gynaecol 13:440, 1993.

Fraser W, Marcoux S, Moutquin JM, et al: Effect of early amniotomy on the risk of dystocia in nulliparous women. N Engl J Med 328:1145, 1993.

Friedman EA: Primigravid labor: a graphicostatistical analysis. Obstet Gynecol 6:567, 1955.

Frigoletto FD, Lieberman E, Lang JM, et al: A clinical trial of active management of labor. N Engl J Med 333:745, 1995.

Fruhman G, Gavard JA, Amon E, et al: Tension compared to no tension on a Foley transcervical catheter for cervical ripening: a randomized controlled trial. Am J Obstet Gynecol 216:67.e1, 2017.

Garite TJ, Porto M, Carlson NJ, et al: The influence of elective amniotomy on fetal heart rate patterns and the course of labor in term patients: a randomized study. Am J Obstet Gynecol 168:1827, 1993.

Ghosh A, Lattey KR, Kelly AJ: Nitric oxide donors for cervical ripening and induction of labour. Cochrane Database Syst Rev 12:CD006901, 2016.

Gibson KS, Waters TP: Measures of success: prediction of successful labor induction. Semin Perinatol 39:475, 2015.

Happe SK, Yule CS, Wells CE: Outcomes in pregnancies complicated by intrapartum uterine rupture. Unpublished data, 2017.

Hatfield AS, Sanchez-Ramos L, Kaunitz AM: Sonographic cervical assessment to predict the success of labor induction: a systematic review with meta-analysis. Am J Obstet Gynecol 197:186, 2007.

Hauth JC, Hankins GD, Gilstrap LC III: Uterine contraction pressures achieved in parturients with active phase arrest. Obstet Gynecol 78:344, 1991.

Hauth JC, Hankins GD, Gilstrap LC III: Uterine contraction pressures with oxytocin induction/augmentation. Obstet Gynecol 68:305, 1986.

Hawkins JS, Stephenson M, Powers B, et al: Diabetes mellitus: an independent predictor of duration of prostaglandin labor induction. J Perinatol 37:488, 2017.

Hawkins JS, Wing DA: Current pharmacotherapy options for labor induction. Expert Opin Pharmacother 13(14):2005, 2012.

Hernandez JS, Wendel GD Jr, Sheffield JS: Trends in emergency peripartum hysterectomy at a single institution: 1988–2009. Am J Perinatol 30(5):365, 2013.

Hoffman MK, Sciscione AC: Elective induction with cervical ripening increases the risk of cesarean delivery in multiparous women. Obstet Gynecol 101:7S, 2003.

Hofmeyr GJ, Gülmezoglu AM, Pileggi C: Vaginal misoprostol for cervical ripening and induction of labour. Cochrane Database Syst Rev 10:CD000941, 2010.

Ivars J, Garabedian C, Devos P, et al: Simplified Bishop score including parity predicts successful induction of labor. Eur J Obstet Gynecol Reprod Biol 203:309, 2016.

Jozwiak M, Bloemenkamp KW, Kelly AJ, et al: Mechanical methods for induction of labour. Cochrane Database Syst Rev 3:CD001233, 2012.

Jozwiak M, Oude Rengerink K, Benthem M, et al: Foley catheter versus vaginal prostaglandin E_2 gel for induction of labour at term (PROBAAT trial): an open-label, randomised controlled trial. Lancet 378(9809):2095, 2011.

Jozwiak M, Oude Rengerink K, Ten Eikelder ML, et al: Foley catheter or prostaglandin E_2 inserts for induction of labour at term: an open-label randomized controlled trial (PROBAAT-P trial) and systematic review of literature. Eur J Obstet Gynecol Reprod Biol 170(1):137, 2013.

Jozwiak M, Ten Eikelder M, Rengerink KO, et al: Foley catheter versus vaginal misoprostol: randomized controlled trial (PROBAAT-M Study) and systematic review and meta-analysis of literature. Am J Perinatol 31:145, 2014.

Karjane NW, Brock EL, Walsh SW: Induction of labor using a Foley balloon, with and without extra-amniotic saline infusion. Obstet Gynecol 107:234, 2006.

Kawakita T, Reddy UM, Iqbal SN, et al: Duration of oxytocin and rupture of membranes before diagnosing a failed induction of labor. Obstet Gynecol 128:373, 2016.

Kominiarek MA, Zhang J, Vanveldhuisen P, et al: Contemporary labor patterns: the impact of maternal body mass index. Am J Obstet Gynecol 205(3):244.e1, 2011.

Landon MB, Hauth JC, Leveno KJ, et al: Maternal and perinatal outcomes associated with a trial of labor after prior cesarean delivery. N Engl J Med 351(25):2581, 2004.

Laughon SK, Branch DW, Beaver J, et al: Changes in labor patterns over 50 years. Am J Obstet Gynecol 206(5):419.e1, 2012.

Laughon SK, Zhang J, Troendle J, et al: Using a simplified Bishop score to predict vaginal delivery. Obstet Gynecol 117(4):805, 2011.

Levine LD, Downes KL, Elovitz MA, et al: Mechanical and pharmacologic methods of labor induction: a randomized controlled trial. Obstet Gynecol 128:1357, 2016.

Little SE, Caughey AB: Induction of labor and cesarean: what is the true relationship? Clin Obstet Gynecol 58:269, 2015.

Lo JY, Alexander JM, McIntire DD, et al: Ruptured membranes at term: randomized, double-blind trial of oral misoprostol for labor induction. Obstet Gynecol 101:685, 2003.

López-Zeno JA, Peaceman AM, Adashek JA, et al: A controlled trial of a program for the active management of labor. N Engl J Med 326:450, 1992.

Luthy DA, Malmgren JA, Zingheim RW: Cesarean delivery after elective induction in nulliparous women: the physician effect. Am J Obstet Gynecol 191:1511, 2004.

Macones GA: Elective induction of labor: waking the sleeping dogma? Ann Intern Med 151(4):281, 2009.

Maier JT, Metz M, Watermann N, et al: Induction of labor in patients with an unfavorable cervix after a cesarean using an osmotic dilator versus vaginal prostaglandin. J Perinatal Med June 26, 2017 [Epub ahead of print].

Martin JA, Hamilton BE, Osterman MJ, et al: Births: final data for 2015. Natl Vital Stat Rep 66(1):1, 2017.

Maslow AS, Sweeny AL: Elective induction of labor as a risk factor for cesarean delivery among low-risk women at term. Obstet Gynecol 95:917, 2000.

McMaster K, Sanchez-Ramos L, Kaunitz AM: Evaluation of a transcervical Foley catheter as a source of infection: a systematic review and meta-analysis. Obstet Gynecol 126:539, 2015.

Mei-Dan E, Walfisch A, Valencia C, et al: Making cervical ripening EASI: a prospective controlled comparison of single versus double balloon catheters. J Matern Fetal Neonatal Med 27:1765, 2014.

Melamed N, Ray JG, Geary M, et al: Induction of labor before 40 weeks is associated with lower rate of cesarean delivery in women with gestational diabetes mellitus. Am J Obstet Gynecol 214:364, 2016.

Mercer BM, McNanley T, O'Brien JM, et al: Early versus late amniotomy for labor induction: a randomized trial. Am J Obstet Gynecol 173:1371, 1995.

Merrill DC, Zlatnik FJ: Randomized, double-masked comparison of oxytocin dosage in induction and augmentation of labor. Obstet Gynecol 94:455, 1999.

Miller NR, Cypher RL, Foglia LM, et al: Elective induction of labor compared with expectant management of nulliparous women at 39 weeks of gestation: a randomized controlled trial. Obstet Gynecol 126:1258, 2015.

National Institutes of Health: ClinicalTrials.gov: a randomized trial of induction versus expectant management (ARRIVE). 2015. Available at: https://clinicaltrials.gov/ct2/show/NCT01990612. Accessed July 28, 2017.

O'Driscoll K, Foley M, MacDonald D: Active management of labor as an alternative to cesarean section for dystocia. Obstet Gynecol 63:485, 1984.

Oshiro BT, Kowalewski L, Sappenfield W, et al: A multistate quality improvement program to decrease elective deliveries before 39 weeks of gestation. Obstet Gynecol 121(5):1025, 2013.

Raghuraman N, Stout MJ, Young OM: Utility of the simplified Bishop score in spontaneous labor. Am J Perinatol 33:1176, 2016.

Roland C, Warshak CR, DeFranco EA: Success of labor induction for pre-eclampsia at preterm and term gestational ages. J Perinatol 37(6):636, 2017.

Rooney Thompson M, Towers CV, Howard BC, et al: The use of prostaglandin E_1 in peripartum patients with asthma. Am J Obstet Gynecol 212:392.e1, 2015.

Rouse DJ, McCullough C, Wren AL, et al: Active-phase labor arrest: a randomized trial of chorioamnion management. Obstet Gynecol 83:937, 1994.

Rouse DJ, Owen J, Hauth JC: Active-phase labor arrest: oxytocin augmentation for at least 4 hours. Obstet Gynecol 93:323, 1999.

Rouse DJ, Owen J, Hauth JC: Criteria for failed labor induction: prospective evaluation of a standardized protocol. Obstet Gynecol 96:671, 2000.

Rouse DJ, Owen J, Savage KG, et al: Active phase labor arrest: revisiting the 2-hour minimum. Obstet Gynecol 98:550, 2001.

Saccone G, Berghella V: Induction of labor at full term in uncomplicated singleton gestations: a systematic review and metaanalysis of randomized controlled trials. Am J Obstet Gynecol 213:629, 2015.

Salemi JL, Pathak EB, Salihu HM: Infant outcomes after elective early-term delivery compared with expectant management. Obstet Gynecol 127:657, 2016.

Satin AJ, Leveno KJ, Sherman ML, et al: High-dose oxytocin: 20- versus 40-minute dosage interval. Obstet Gynecol 83:234, 1994.

Satin AJ, Leveno KJ, Sherman ML, et al: High- versus low-dose oxytocin for labor stimulation. Obstet Gynecol 80:111, 1992.

Schoen CN, Grant G, Berghella V, et al: Intracervical Foley catheter with and without oxytocin for labor induction: a randomized controlled trial. Obstet Gynecol 129:1046, 2017.

Seitchik J, Amico J, Robinson AG, et al: Oxytocin augmentation of dysfunctional labor. IV. Oxytocin pharmacokinetics. Am J Obstet Gynecol 150:225, 1984.

Sievert RA, Kuper SG, Jauk VC: Predictors of vaginal delivery in medically indicated early preterm induction of labor. Am J Obstet Gynecol 217(3):375.e1.

Simon CE, Grobman WA: When has an induction failed? Obstet Gynecol 105:705, 2005.

Smith KM, Hoffman MK, Sciscione A: Elective induction of labor in nulliparous women increases the risk of cesarean delivery. Obstet Gynecol 101:45S, 2003.

Snowden JM, Muoto I, Darney BG, et al: Oregon's hard-stop policy limiting elective early-term deliveries: association with obstetric procedure use and health outcomes. Obstet Gynecol 128:1389, 2016.

Spong CY, Berghella V, Wenstrom KD, et al: Preventing the first cesarean delivery. Summary of a Joint Eunice Kennedy Shriver National Institute of Child Health and Human Development, Society for Maternal-Fetal Medicine, and American College of Obstetricians and Gynecologists Workshop. Obstet Gynecol 120(5):1181, 2012.

Ten Eikelder ML, Oude Rengerink K, Jozwiak M, et al: Induction of labor at term with oral misoprostol versus a Foley catheter (PROBAAT-II): a multicenter randomized controlled non-inferiority trial. Lancet 387:1619, 2016.

Thisted DL, Mortensen LH, Krebs L. Uterine rupture without previous caesarean delivery: a population-based cohort study. Eur J Obstet Gynecol Reprod Biol. 195:151, 2015.

Thomas J, Fairclough A, Kavanagh J, et al: Vaginal prostaglandin (PGE2 and PGF2a) for induction of labour at term. Cochrane Database Syst Rev 6:CD003101, 2014.

Thorbiörnson A, Vladic T, Stjernholm YV: Oral versus vaginal prostaglandin for labor induction. J Matern Fetal Neonatal Med 30:789, 2017.

Tita AT, Landon MB, Spong CY, et al: Timing of elective repeat cesarean delivery at term and neonatal outcomes. N Engl J Med 360(2):111, 2009.

Towers CV, Briggs GG, Rojas JA: The use of prostaglandin E2 in pregnant patients with asthma. Am J Obstet Gynecol 190(6):1777, 2004.

UK Amniotomy Group: A multicentre randomised trial of amniotomy in spontaneous first labour at term. BJOG 101:307, 1994.

Väisänen-Tommiska M, Nuutila M, Aittomäki K, et al: Nitric oxide metabolites in cervical fluid during pregnancy: further evidence for the role of cervical nitric oxide in cervical ripening. Am J Obstet Gynecol 188:779, 2003.

Väisänen-Tommiska M, Nuutila M, Ylikorkala O: Cervical nitric oxide release in women postterm. Obstet Gynecol 103:657, 2004.

Verhoeven CJ, Opmeer BC, Oei SG, et al: Transvaginal sonographic assessment of cervical length and wedging for predicting outcome of labor induction at term: a systematic review and meta-analysis. Ultrasound Obstet Gynecol. 42:500, 2013.

Villano KS, Lo JY, Alexander JM: A dose-finding study of oral misoprostol for labor augmentation. Am J Obstet Gynecol 204(6):560.e1, 2011.

Wagner M: Off-label use of misoprostol in obstetrics: a cautionary tale. BJOG 112: 266, 2005.

Weeks AD, Fiala C, Safar P: Misoprostol and the debate over off-label drug use. BJOG 112: 269, 2005.

Wen T, Beceir A, Xenakis E, et al: Is there a maximum effective dose of Pitocin? Am J Obstet Gynecol 185:S212, 2001.

Williams JW: Obstetrics: a Text-book for the Use of Students and Practitioners. New York, D. Appleton and Co., 1903.

Wing DA, Brown R, Plante LA, et al: Misoprostol vaginal insert and time to vaginal delivery. A randomized controlled trial. Obstet Gynecol 122(2 pt 1):201, 2013.

Wolfe H, Timofeev J, Tefera E, et al: Risk of cesarean in obese nulliparous women with unfavorable cervix: elective induction vs expectant management at term. Am J Obstet Gynecol. 211:53.e1, 2014.

Xenakis EM, Langer O, Piper JM, et al: Low-dose versus high-dose oxytocin augmentation of labor—a randomized trial. Am J Obstet Gynecol 173: 1874, 1995.

Yeast JD, Jones A, Poskin M: Induction of labor and the relationship to cesarean delivery: a review of 7001 consecutive inductions. Am J Obstet Gynecol 180:628, 1999.

Zhang J, Landy HJ, Branch DW, et al: Contemporary patterns of spontaneous labor with normal neonatal outcomes. Obstet Gynecol 116(6):1281, 2010a.

Zhang J, Troendle J, Mikolajczyk R, et al: The natural history of the normal first stage of labor. Obstet Gynecol 115(4):705, 2010b.

Zhang J, Troendle J, Reddy UM, et al: Contemporary cesarean delivery practice in the United States. Am J Obstet Gynecol 203(4):326.e1, 2010c.

Zhang J, Troendle JF, Yancey MK: Reassessing the labor curve in nulliparous women. Am J Obstet Gynecol 187:824, 2002.

Section 8

分 娩
Delivery

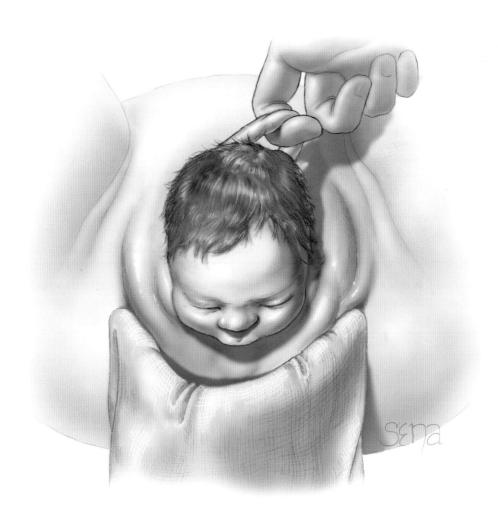

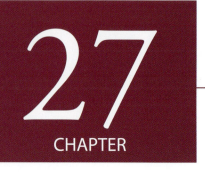

経腟分娩
Vaginal Delivery

分娩準備	636
前方後頭位	637
持続性後方後頭位	640
肩甲難産	641
特殊な例	646
分娩第3期	648
即時的な産後ケア	650

As soon as the head appears at the vulva the physician should be ready to restrain its progress. He should hold his hand in such a manner as to be able to bring it immediately into action, for in many instances the resistance of the vulva is unexpectedly overcome, and a single pain may be sufficient to push the head suddenly through it with a resulting perineal tear.
—J. Whitridge Williams (1903)

Williamsが述べているように，分娩第2期は，母体が最小限の外傷で健康な新生児を経腟分娩することで完了する．さまざまな臨床状況では帝王切開が好まれがちではあるが，経腟分娩は，ほとんどの胎児に望ましい分娩方法である．分娩方法のうち，自然経腟頭位分娩は，母体の合併症のリスクが最も低い．帝王切開分娩との比較は第30章を参照のこと．第29章に示したように母体や胎児の合併症によっては器械分娩が必要となる場合があるが，通常は自然分娩である．胎位異常や多胎妊娠でも経腟分娩が選択されることが多いが，特別な技術が必要とされる．これらは第28章と第45章に示す．

分娩準備

分娩第2期の終盤では，会陰部が拡張し，皮膚が伸展し，胎児の頭皮（先進部）が陰裂の間から見え始める．児頭の下降によって会陰部への圧力は増加し，反射的な努責が生じ適切なタイミングで助長される．このタイミングで分娩の準備ができたとみなされる．膀胱が拡張している場合は，導尿を行う．また胎児心拍モニターに注意を払い続けることを忘れてはならない．例として，児に巻絡した臍帯が，児の下降に伴いきつく締まることで，モニター上，変動一過性徐脈をきたす．

分娩第2期に努責をかける体位はさまざまである．分娩においては砕石位が最も広く普及しており，最も満足度が高い．よい努責をかけるために，レッグホルダーや足台を用いる．Cortonら（2012）は，足台を用いた場合と用いない場合を比較して会陰腟壁裂傷の割合は増加しなかったことを示した．体位をとる際は，脚を広げすぎず，片方の脚だけ高くならないように注意する．足台は体の近位部で膝窩が楽になるように設置し，踵は遠位部に設置する．足台の中で脚を締めつけないように注意する．そうすることで大腿は腹部上方，後方へ可動し，肩甲難産の際に必要な体位をとることが可能となる．分娩第2期では，足が痙攣することもあるが，足の位置をとり直したり，簡単なマッサージをすることによって改善する．

分娩準備では，外陰部と会陰部の洗浄を行う．もし必要であれば，外陰部を露出させるようにして，滅菌ドレープをその周囲にかけてもよい．分娩介助者は手洗いをし，清潔ガウン，清潔グロー

ブ，マスク，ゴーグルを身につけ，妊婦と医療者双方への感染対策を心がける．

前方後頭位

■ 児頭娩出

会陰部が膨隆する頃になると，内診で児の後頭部の位置が認識可能となる．しかしながら胎向胎勢は早期に正確に識別することが困難な場合もある．そのようなときは，第22章に示したような注意深いアセスメントが再度必要となる．多くの場合は前方後頭位（occiput anterior：OA），もしくはやや斜めの回旋であるが，約5％は後方後頭位（occiput posterior：OP）である．

子宮収縮により，外陰部は児頭によって次第に卵形から最終的にはほぼ円形へと拡大する（図27-1）．この外陰輪が児頭最大径を包囲した状態を発露と呼ぶ．会陰は薄くなり会陰裂傷を起こしうる．また，肛門は非常に強く開き，直腸の前壁が容易に見える．

会陰切開をルーチンに行うことはもはや推奨されておらず，特定の適応で選択的に行えば腟口の拡大に役立つ．会陰腟壁裂傷を避けるために，産前に会陰マッサージをしたり，分娩時に児頭の通過に備えて会陰を広げるためにマッサージをすることもある．潤滑剤を用いてマッサージをする際は，両手の親指と反対の指を使って会陰を正中でつかみ，会陰の外側へ向かって繰り返し伸ばす．しかし，これによって会陰裂傷を防げるかは明らかではない，とする無作為化比較試験もある（Beckmann, 2013；Mei-dan, 2008；Stamp, 2001）．分娩前にEpi-No腟内バルーンを用いることは同様の効果を示すが，これも会陰外傷や挙筋損傷を防げなかった（Brito, 2015；Kamisan Atan, 2016）．

児頭によって外陰部が伸展し，腟の入口が5cmもしくはそれ以上に開いたとき，手袋を装着した手で介助を行う（図27-2）．もう片方の手は，児が腟口を児頭最小径で通過し，さらに児が急速に娩出されることのないように児頭を支えコントロールしていく．ゆっくり児を娩出することにより裂傷のリスクを減らすことができる（Laine, 2008）．"手を触れない"分娩介助と比較すると，会陰保護により肛門括約筋損傷の割合は減少する（Bulchandani, 2015；McCandlish, 1998）．

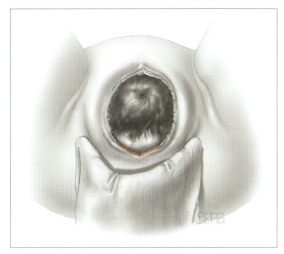

図 27-1
会陰部は頭頂部で支えられる．

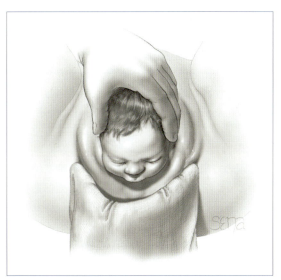

図 27-2　児頭の娩出
児の口が会陰部を越えて現れる．

また，娩出力が不十分，もしくは急速遂娩が必要とされる場合は，**Ritgen変法**を用いるか，会陰切開を行う．この変法は，グローブを装着した手をタオルの下に置き，児の顎を前方に圧をかける方法で，児の顎が尾骨の前方で会陰を通過するように誘導する．同時にもう片方の手で児頭の後頭部に圧をかける（図27-3）．もともと1855年に記されているように，Ritgen変法は児頭の娩出をコントロールできるとされている（Cunningham, 2008）．また，この方法は児頭が最小径で骨盤入口部から会陰部にかけて通過できるよう，胎

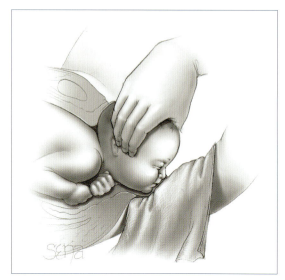

図 27-3　Ritgen 変法
消毒済みのタオルで覆った後方の手で胎児のあごを適度な圧力で上方に向ける．反対の手は後頭に圧力をかける．

児の首を伸展させるのにも有用である．1,623 人の女性で Ritgen 変法と単純な会陰保護を比べると，3 度もしくは 4 度裂傷の発生率は同様であったと Jönsson ら（2008）は述べており，後述する．

■ 肩甲の娩出

　児頭の娩出に続いて，1 回以上の臍帯巻絡があるかどうかを確認するために，胎児の頸部を指で確認する．臍帯巻絡は在胎週数が進むにつれて増加し，正期産では約 25 % でみられる（Larson, 1997；Ogueh, 2006）．もし臍帯巻絡を触れた場合でも，きつくなければ頭部から解除することができる．あまりにもきつい場合は，その臍帯のループを 2 ヵ所クランプし，その間で切断する．きつい臍帯巻絡は全分娩の 6 % に起こりうるが，臍帯巻絡がないときと比較しても，胎児の予後との関連は認められていない（Henry, 2013）．

　続いて，児頭を後方に下げ，児の顔面を母体の肛門に接触するかのように誘導する．その後，速やかに児の後頭部を母体の一側の大腿に向かって回転し，児頭を横に向ける．この回旋は，児の両肩峰突起間の直径，つまり肩甲横径が骨盤の前後径に向かって回旋するものである．

　両肩はこの回旋直後に陰裂から見えるようになり，ふつうはそのまま自然に娩出となる．もし時間がかかるときは，牽引して分娩介助する必要が

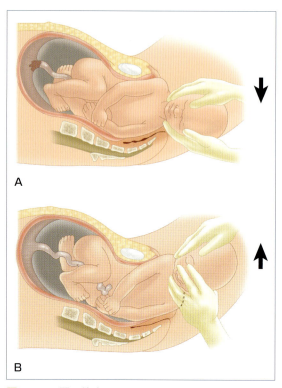

図 27-4　肩の娩出
A．優しい力で下方に牽引し前方の肩を引き下げる．
B．前在肩甲の娩出後．優しい力で上方に牽引し，後在肩甲を娩出させる．

ある．頭部側面を両手で把持し，前方の肩が恥骨弓下に現れるようになるまで**優しい力で下方に向かって牽引する**（図 27-4）．続いて上向きに牽引することで，後方の肩を引き出す．この間，児の腕神経叢損傷の合併を避けるため，急速な，または強い力を加えることを避ける．

　肩が娩出された後は，体幹も特に問題なく娩出される．しかし，遷延する場合には児頭を適度に牽引し，子宮底に適度な圧力を加えて娩出を進める．児の腋窩部に指を引っかける行為は避けるべきである．これは児の上肢の神経損傷を引き起こし，一時的，もしくは永続的な麻痺を引き起こす可能性があるからである．児の娩出直後，羊水が勢いよく流出する．羊水は，血液が混じるが血性ではない．

　以前は，児の娩出後は分泌物を取り除くため，すぐに鼻咽頭から吸引することがルーチンで行われていた．しかし，鼻咽頭からの吸引を行うことで，新生児の徐脈を引き起こす可能性がある，と

いう報告がなされた（Gungor, 2006）．最近のアメリカ心臓協会（AHA）の新生児蘇生勧告では，胎便が存在しているときでさえ，出生後はすぐに吸引を行うべきではないとしている（第33章参照）．胎便による羊水混濁がある場合，新生児の元気の有無にかかわらず，気管内吸引を目的としたルーチンの挿管は推奨されていない．吸引は，自発呼吸をするのに支障のある明らかな気道閉塞がある場合や，陽圧換気を必要とする新生児に対してのみ行われるべきである（Wyckoff, 2015）．吸引にはバルブシリンジか吸引カテーテルを用い，気道閉塞がある場合は挿管と吸引を行う．

■ 臍帯のクランプ

臍帯は，新生児の腹部より6〜8cm離れたところで2回クランプし，間を切断する．その後，新生児の腹部から2〜3cmの部分で臍帯クランプを取り付ける．

正期産の新生児では，臍帯をクランプするタイミングに関して議論の余地がある．臍帯クランプが遅いと，大量の血液が新生児に流入する．臍帯のクランプを60秒まで遅らせることで全身の貯蔵鉄を増加させ，血液量を増大させることで新生児貧血の合併を減らす可能性がある（Andersson, 2011；Yao, 1974）．これは鉄欠乏症を合併する場合は有用かもしれない（Kc, 2017；WHO, 2014）．

逆に，高ヘモグロビン血症では，高ビリルビン血症のリスクを増加させ，結果的に新生児光線療法のため児の入院が延長してしまうこともある（McDonald, 2013）．また，臍帯のクランプが遅れると新生児の蘇生が遅れてしまうこともありうる．早期のパイロット試験は，臍帯クランプの遅延を許容するために，ベッドサイドにおける新生児蘇生の価値を評価している（Katherine, 2017；Winter, 2017）．クランプを早くした場合と比較し，遅くした場合でもアプガースコアや臍帯動脈血のpH，あるいは多血症による呼吸困難を悪化させることはほとんどない．母体のアウトカムの観点からは，分娩後の出血の割合は，臍帯のクランプのタイミングが早くても遅くても，ほとんど違いは認められなかった（Andersson, 2013）．臍帯を"ミルキング"，つまり術者が臍帯を通して血液を新生児の方向に押し流す，という方法に関するデータはほとんどない．臨床的に早くクランプしなければいけない場合は，この方法は安全であり，有用かもしれない（Upadhyay, 2013）．

早産児の場合は，臍帯のクランプ遅延はいくつかの利点がある．臍帯には赤血球が多く含まれているため，輸血の使用を減らし，脳室内出血や壊死性腸炎の発症率が低下する（Backes, 2014；Rabe, 2012）．迅速な蘇生が必要な新生児にとって，臍帯のミルキングはすばやく血液量を増やすのによい方法である可能性がある（Al-Wassia, 2015；Katheria, 2015；Patel, 2014）．依然として，急激な血液量の変化のために，AHAは，在胎29週未満の新生児に対する臍帯ミルキングをルーチンで行うことは推奨していない（Wyckoff, 2015）．

アメリカ産婦人科学会（ACOG, 2017a）は，正期産児や早産児で，出生後少なくとも30〜60秒間，臍帯クランプを遅延することは十分なエビデンスがあるとしている．この方法はアメリカ小児学会（AAP, 2017a）も支持している．AHAガイドラインでは，この方法は出生直後の蘇生が不要である正期産児や早産児で利点がある可能性があると記されている（Wyckoff, 2015）．

■ 後頭横位

骨盤構造異常や不正軸侵入がない場合，児頭の後頭横位（occiput transverse：OT）は一時的であることがほとんどである．子宮収縮が微弱でない限り，児頭はOAに回旋する．娩出力が弱いために回旋が止まった場合，経腟分娩を完了させる方法はいくつかある．最も簡単な方法は，用手的に後頭を前方に回旋させOAにするか，あまり一般的ではないが後頭を後方に回旋させOPにする方法である．Le Rayら（2007）は，この用手回旋が成功しなかった女性では60％が帝王切開となったのに対し，成功した女性では4％であったと報告している．第29章で概説したように，持続性OTに対してKielland鉗子による回旋を勧めているものもある．この鉗子は後頭を前方に回旋するのに使用する．分娩は同じ鉗子か，Simpson鉗子あるいはTucker-McLane鉗子を代用して完了する．

骨盤の形状によって，簡単には克服できない持続性OTが生じることもある．たとえば，扁平骨盤のように前後方向に平らな骨盤である場合や，男性型骨盤のように骨盤がハート型であるような

ときなどである．こういった骨盤ではOAまたはOPへ回旋するにはスペースが不十分である（図2-17参照）．これらの場合を想定して，鉗子分娩を試みる際も過度な力は避けなければならない．

持続性後方後頭位

単胎頭位の正期産児の場合，約2～10％がOPで分娩となる（Cheng, 2010）．OPで分娩となった児では，陣痛初期はOAで分娩進行中に回旋異常が生じる例が多い．リスクとして硬膜外麻酔の併用，初産婦，胎児が大きい場合やOPの既往などがあげられる（Cheng, 2006a；Gardberg, 2004；Lieberman, 2005）．骨盤の形状が，類人型骨盤や恥骨下角が狭い場合に生じやすい（Barth, 2015；Ghi, 2016）．

■ 罹患率

持続性OPでは，分娩第2期の遷延，帝王切開，器械分娩の割合が増加する．また経腟分娩の場合は，出血量の増加や3度・4度裂傷が増加する（Senécal, 2005）．

OPで出生した児は，OAで出生した児よりも合併症を伴うことが多い．Chengら（2006b）は，2,591例のOPで児を出産した女性と28,801例のOAで児を出産した女性とを比較検討した．分娩で起こりうるすべての合併症は，OPでの出産で頻度が高かった．自然経腟分娩で出産することができたのは46％で，残りのうち9％は帝王切開分娩となった．また，OPで出生した児は，臍帯動脈のアシデミア，出生時損傷，アプガースコア7点未満などの短期的な新生児転帰が不良であることが多く，何よりもNICUへの入院が多かった．同様の結果がPonkeyら（2003）とFitzpatrick（2001）らによっても報告された．

OPを防ぐ方法とそれによる合併症に関して調査されている．第一に，児頭の位置をみるための内診は不正確である可能性があり，正確さを向上させるため，経腹超音波断層法を用いてもよい（Dupuis, 2005；Zahalka, 2005）．プローブを母体の恥丘の頭側で，横向きに当てる．超音波断層法のOPの所見は，胎児の眼窩や鼻梁は母体の腹側にあるのに対し，後頭部は母体の仙骨下部にある．これらの情報により分娩第2期遷延の説明がつき，回旋のための適切な対処法を特定することができる．他の介入方法のうち，分娩前もしくは陣痛中の母体の体位変換で，OPの割合を低下させるかどうかに関しては明らかではない（Desbriere, 2013；Kariminia, 2004；Le Ray, 2016）．

■ 分娩

児がOPの場合，自然あるいは器械を用いて経腟分娩となる．第一に，もし骨産道が広く，会陰部が過去の分娩の際に多少伸ばされていたならば，迅速な自然OP分娩となる．逆に，会陰部の伸展が悪いなら，分娩第2期は確実に延長するであろう．娩出力がかかる間，OPではOAの場合よりも会陰部に対して強い力がかかりやすい．これにより高頻度に3度・4度裂傷が引き起こされる（Groutz, 2011；Melamed, 2013）．

一方，OPでの自然経腟分娩が不可能な場合や，急速遂娩が必要となる場合もある．OAでの自然分娩を目的とした用手回旋が好ましい場合がある．この技術は第29章に示す．回旋の成功率は47～90％である．児がOAに戻り自然経腟分娩となることで，帝王切開や会陰裂傷，出血率は減少した（Le Ray, 2005；Sen, 2013；Shaffer, 2006, 2011）．しかし問題点として，用手回旋を行うことで頸管裂傷は増加した．そのため用手回旋を行った後は頸管の注意深い診察が必要である．

OPにおける急速遂娩の場合，鉗子分娩や吸引分娩が適用される．これらは会陰切開と併用されることも多い．もし児頭が固定陥入しており，頸管が拡張し，骨盤が適切な大きさである場合に，適切な技術をもつ者が，鉗子による回旋を試みることもある．これらの器械分娩の技術についての詳細は第29章に示す．

まれに，極端に児頭が伸展し，かつ大きな産瘤が形成された結果として，腟口から胎児の頭皮が突出することがある．児頭がもはや陥入できない，つまり児頭大横径が骨盤入口部を通過できない症例もある．この場合は，陣痛が長引き，児頭の下降が遅くなる．恥骨結合上を注意深く触診することで，児頭が骨盤入口部より上方にあることがわかる．これは，迅速な帝王切開の適応である．

パークランド病院では，持続性OPの管理として自然分娩，もしくは用手回旋が選択される．必

要に応じて，用手回旋でOAとした後に鉗子分娩を行うか，OPのまま鉗子分娩を行う．そのどちらも容易かつ安全に行えない場合には，帝王切開が選択される．

肩甲難産

経腟分娩において児頭が完全に娩出された後，体幹がすぐに娩出されないことがある．児の前在肩甲が恥骨結合に捉えられており，通常の下向きへの牽引や母体の努責だけでは娩出することができない．また産道内で臍帯が圧迫されるため，このような難産は緊急事態である．介助者は児頭と頸部の下向きの牽引に加えて，肩甲を解放するための操作を行う必要がある．この際，チームでの介入が必要となり，チーム間の十分なコミュニケーションとリーダーシップが重要となる．

肩甲難産の特定の定義というものはない．肩を解放させるために手技を必要とするか否かに焦点を当てる者もいれば，児の頭部-身体の娩出時間に焦点を当てる者もいる（Beall, 1988）．Spongら（1995）は，正常分娩における頭部-身体の娩出間隔は平均24秒だったのに対し，肩甲難産では平均79秒であったと報告している．彼らは頭部-身体の娩出時間の間隔が60秒以上の際に肩甲難産と定義することを提案しているが，通常行っている下方への牽引では身体を娩出するのが困難である，というような臨床的な感覚によって診断されているのが現状である．

これらの定義の違いから，肩甲難産の発生率はさまざまである．全分娩中，臨床的に有意なのは平均1％である（Ouzounian, 2016）とする最近のレビューの報告もあれば，ここ何十年かで肩甲難産は増加していて，これは児の出生体重の増加が原因であると考察する報告もある（MacKenzie, 2007；Øverland, 2014）．また肩甲難産と認識し文書化することが増えたために，頻度が増加している可能性もある，とする報告もある（Kim, 2016）．

母体と新生児の転帰

一般的に，肩甲難産は母体よりも胎児に大きなリスクをもたらす．母体の主なリスクは重度の会陰裂傷と分娩後出血であるが，裂傷だけではなく弛緩した子宮から出血することもある（Gautha-man, 2016；Rahman, 2009）．一方，児には神経筋骨格系の重大な損傷や窒息が懸念される．これらの特殊な損傷に関しては，第33章で述べる．1,177例の肩甲難産症例では，腕神経叢損傷は11％で生じ，鎖骨骨折や上腕骨骨折は2％で生じたという報告がある（Chauhan, 2014）．またMcKenzieら（2007）は，514例の肩甲難産症例に関して報告している．それによると，新生児の7％で分娩時にアシドーシスを認め，1.5％で心肺蘇生を必要とするか，もしくはすでに低酸素性虚血性脳症（hypoxic ishchemic encephalopathy：HIE）に陥っていた．200例の肩甲難産症例を検討した他の報告では，分娩が5分以内に終了した場合でも，重症胎児アシドーシスとHIEはどちらも0.5％の割合で認め，分娩が5分以上に及んだ症例では，それぞれ6％，24％と増悪していた（Leung, 2011a）．

予測と予防

巨大児や母体の糖尿病，分娩第2期遷延や肩甲難産の既往は，肩甲難産のリスクを増加させる（Mehta, 2004；Overland, 2009；Schummers, 2015）．これらの因子は，肩甲難産の合併症に関連するが，発生前にそれらを個別に予測することは不可能である．ACOG（2017c）は研究を再検討し，以下の結論を下した．

1. ほとんどの肩甲難産は，正確に予測し予防することができない．
2. 巨大児が疑われるすべての妊婦に対して，計画的な誘発分娩や帝王切開を行うことは適切ではない．
3. 母体が糖尿病に罹患していない場合は，児の推定体重が5,000g以上，母体が糖尿病に罹患している場合には児の推定体重が4,500g以上の場合には帝王切開を考慮してもよい．

◆出生体重

出生体重が増加するにつれて，肩甲難産の発生率が増加する（Acker, 1985；Øverland, 2012；Stotland, 2004）．一般的に，児の出生体重増加に関連する母体の特徴としては，肥満，過期産，多産，糖尿病があげられる（Jolly, 2003；Koyanagi, 2013）．巨大児と母体の糖尿病をともに認める場合，肩甲難産の頻度は急上昇する（Langer, 1991；Nesbitt, 1998）．この素因は，糖尿病罹患女性か

ら生まれる児は、非罹患女性の児と比較して、同程度の体重であっても肩甲がより大きく、四肢周囲が太く、肩甲から頭部までの距離と、胸部から頭部までの距離が大きいという事実から生じる（McFarland, 1998；Modanlou, 1982）。そうはいうものの、これらの測定値を独立した超音波の臨床的な閾値に変換しても、肩甲難産の予測感度は低かった（Burkhardt, 2014）。

予防的に早期の分娩誘発を行うことに関して、相反する結果が出ている。約800人の巨大児が疑われる女性に対し、37〜39週の早期で誘発をするか、待機的なケアをするかを無作為に割り付けた研究がある（Boulvain, 2015）。介入群では難産は2/3に減少したが、両群とも腕神経叢損傷は認めなかった。測定していないが、この介入による難産の減少は早期分娩の罹患率と釣り合う。さらに、分娩前の胎児の推定体重の精度が乏しい点も考慮すべきである（Hoopmann, 2010；Malin, 2016；Noumi, 2005）。対照的に、248人を対象に行った無作為化比較試験では、肩甲難産の割合は38週での誘発分娩でも減少しないと報告されている（Gonen, 1997）。

前述のように、肩甲難産の予防に帝王切開は考慮される。そうはいうものの、Rouseら（1999）は巨大児に対し予防的な帝王切開を行う場合は、1人の永続的な腕神経叢損傷を回避するため、1,000例以上の帝王切開による合併症を生じうることも考慮しなければいけないと結論づけた。

◆ 既往肩甲難産

肩甲難産の再発リスクは1〜13％である（Bringham, 2010；Moore, 2008；Ouzounian, 2013）。肩甲難産の既往がある女性に対しては、試験分娩が合理的である。ACOG（2017c）は肩甲難産の既往のある女性の場合、児の推定体重、妊娠週数、母体の耐糖能、前回出産時の児の重症度を評価し、帝王切開のリスクと利点を説明することを推奨している。説明の後、どちらか適切な分娩方法にする。

■ 管　理

肩甲難産は正確な予測が困難であるため、臨床医は管理および対処方法に十分精通するべきである。肩甲難産により臍帯が圧迫されるため、頭部が娩出されてから身体が娩出されるまでの分娩時間を短縮することが一つの目標となる。それとはやや相反することになるが、第二の目標は、積極的な手技から生じる胎児や母体への損傷を減らすことである。よって、母体の娩出力を助けるように、まずは優しい力で牽引することが推奨される。また、十分な鎮痛がなされていることが理想的である。手技を行うのに十分なスペースができるように、大きく会陰切開するよう主張する臨床医もいる。会陰切開により、腕神経叢損傷の割合は減少しないが、3度・4度裂傷の割合は上昇させない（Gurewitsch, 2004；Paris, 2011；SagiDain, 2015）。肩甲難産に対する手技を完遂するために、会陰切開を行うこともある。

優しい力で児を牽引した後、前方の肩が恥骨結合を越えるためにさまざまな手技を行う。より詳細な説明が、「Cunningham and Gilstrap's Operative Obstetrics」の第3版に記載されている（Cunningham, 2017）。この書によると、児頭を下方に優しく牽引している間、助手は適度な**恥骨上圧迫**を行う。圧迫は手の付け根で行い、恥骨結合上端に触れる前方の肩を押す。前在肩甲はこれによって押し下げられるか、回転され、場合により両方の作用で、肩が骨盤の平面に対して斜めになる。これで前在肩甲が解放される。

この手技が成功しない場合は、**McRoberts体位**をとってもらう。McRoberts体位は、足を足台から外し、腹部に乗るように大きく屈曲させる方法である。恥骨上圧迫も同時に行うこともある（図27-5）。Ghermanら（2000）は、X線で骨盤計測を行い、McRoberts体位を分析した。それによると、McRoberts体位は腰椎に対し仙骨をまっすぐにし、母体の頭側に向かって恥骨結合を回転させ骨盤の傾きが緩やかになっていた。これにより骨盤径が長くなるわけではないが、骨盤を頭側に回転させることで前方の肩が解放されやすくなる。またGonikら（1989）は、McRoberts体位を客観的に実験モデルで検証し、この操作により児の肩を解放するのに必要な力が少なくなると報告した。失敗した場合でも、前在肩甲が解放されるか、母体の骨盤の斜径に向かって児の肩甲横径が回転することが多い。

後在肩甲の娩出では、分娩介助者は、胸の前で交差した後在の腕を注意して回し、腕を娩出する（図27-6）。可能ならば、児の骨折のリスクを下

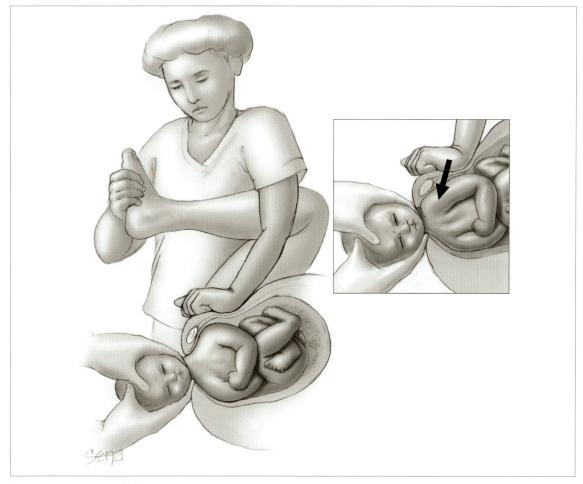

図 27-5　McRoberts 体位
足を分娩台の足台から外し，大腿を腹部に向かって強く屈曲させる．助手は同時に恥骨上部の圧迫を行う（矢印）．

げるために，児の上腕の長軸方向と平行に術者の指を置く．そして，骨盤の斜径に向かって肩帯を回転させることで前在肩甲が娩出される．

　回転方法として，Woods（1943）は，コークスクリューのように児の後在肩甲を術者の手で180°回転させることによって，前在肩甲が解放されると報告した．これは **Woods のコークスクリュー法** と呼ばれる（図 27-7）．Rubin（1964）は，二つの操作を行うことを推奨している．まず，母体の腹部に力を加え，児の肩を左右に回旋させる．もしこの方法が成功しないときは，より簡単に手が届くほうの児の肩を胸部に向かって圧迫する．この操作は，児の両肩を外転させ，肩幅を小さくする働きがある．これにより前在肩甲を恥骨結合から解放させることができる（図 27-8）．

　上記の方法が成功しなかった場合は，これらを繰り返し行ってもよいが，最終的には他の方法を選択する．Gaskin法とも呼ばれる **all-fours 法** では，妊産婦は膝と手をついて四つん這いになる．そして，児頭と頸部を下向きに牽引し，後在肩甲が解放されるようにする（Bruner, 1998）．この試みは，区域麻酔の点からいえば不可逆的であり，患者を体位変換させるために時間がかかる．

　後在の上肢は分娩が困難な場合もある．Cluverら（2009）は，後在上肢の分娩のための **posterior axilla sling traction 法** について述べている．これは，吸引カテーテルを腋窩の下に通し，両端をともに肩の上方に牽引する方法である．カテーテルのループを上方や外側に牽引し，後在肩甲を娩出する．19 という少ない症例ではある

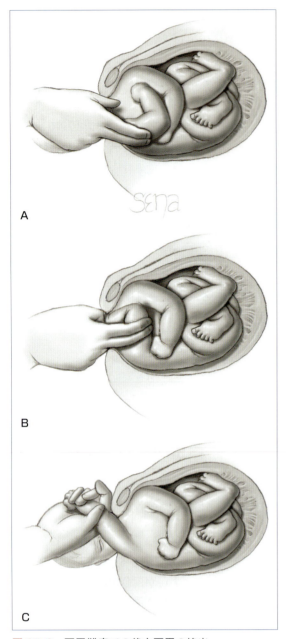

図 27-6　肩甲難産での後在肩甲の娩出
A. 児の後方の上腕に沿って術者の手を腟内に挿入する．
B. 肘を屈曲させたまま児の胸の前を沿うようにして腕を引き出す．
C. 児の手を把持し，腕を顔の横に沿って伸ばす．後方の腕が腟から娩出される．

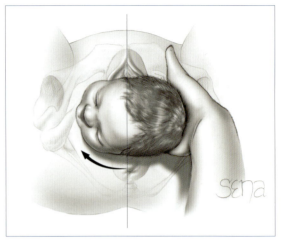

図 27-7　Woods 法
手を児の後在肩甲の後方に添える．次に児の肩をらせんのように 180°回旋させ，前在肩甲を解放する．

る．これも，児の肩甲を解放させるための手技の一つである．しかし，実際には巨大児に対して鎖骨骨折を意図的に起こすことは難しい．もし成功すれば，鎖骨骨折は速やかに治癒し，腕神経叢損傷や胎児仮死，胎児死亡と比較すると軽度な合併症である．

　児頭を骨盤内に戻してから帝王切開を行う **Zavanelli 法**についての報告もある（Sandberg，1985）．はじめに，子宮弛緩作用のためにテルブタリン 0.25 mg を皮下注射する．この手技は，まず最初に児を OA，もしくは OP に戻す．術者は児頭を曲げ，ゆっくりと腟に向かって押し戻し，帝王切開を行う．Sandberg ら（1999）は，Zavanelli 法を用いた 103 症例を検討した．頭位の症例では 91 ％ が，頭部が絞扼された骨盤位では全例で Zavanelli 法は成功していた．しかし児頭を戻すことに成功したにもかかわらず，児の損傷は多かった．それは，Zavanelli 法の前に行った複数の手技によって起こっているようである（Sandberg，2007）．

　恥骨結合切開は，恥骨結合を広げることが目的であり，恥骨結合の軟骨と靱帯とを切開するもので，詳しくは第 28 章に示す．肩甲難産に対し，この方法を行うことで，分娩に至っていた（Goodwin，1997；Hartfield，1986）．母体は，尿路損傷のために重症となりうる．**鎖骨切断術**は，はさみあるいはその他の鋭利な器具によって鎖骨を切断する方法であり，通常は亡くなった胎児に対して

が，18 例でこの方法が成功した．しかし，3 例の上腕骨骨折と，1 例は永続，4 例は一過性の Erb 麻痺を含む新生児外傷を認めた（Cluver，2015）．
　前在の鎖骨骨折は，親指を用いて，児の鎖骨を母体の恥骨に向かって圧迫することで骨折させ

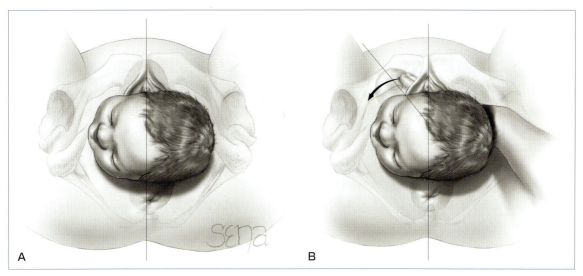

図 27-8 第二 Rubin 法
A. 肩甲横径を垂直方向にする．
B. より容易に到達できるほうの肩（ここでは前方の肩）を胎児胸壁前方に向かって押す（矢印）．両肩の外転により肩甲横径が縮まり，嵌頓していたほうの肩が解放される．

行われる（Schramm, 1983）．

◆ 肩甲難産治療指針

Hernandes ら（1990）は，よりよい危機管理のために肩甲難産における治療指針を以下のように示した．

1. 人員を確保する．助手や麻酔科，小児科を動員する．最初は優しい力で児を牽引し，膀胱が拡張していれば導尿も行う．
2. このタイミングで後方に余裕ができるように大きな会陰切開を入れてもよい．
3. 操作が単純であるため，ほとんどの施術者は最初に恥骨上圧迫を行う．恥骨上圧迫を行うのは1人の助手でよく，その間に児頭を下方に牽引する．
4. McRoberts 体位には2人の助手が必要である．それぞれの助手は下肢を持ち，大腿を腹部に向かってしっかり屈曲させる．

これらの操作によって，ほとんどの肩甲難産は解決される．もしこのリストに沿って行い失敗した場合，次のステップに進み，どれかの方法を繰り返し行うのもよい．

5. 後在の上肢の娩出を試みる．しかし，腕が完全に伸びきっている場合は，この手技は困難である．
6. Woods スクリュー法を試みる．
7. Rubin 法を試みる．

ACOG（2017c）は，はまり込んだ肩を解放し損傷を減らすために，どの方法が最も優れているということはないと結論づけている．しかしながら，McRoberts 体位は最初に行うべき合理的な方法であるといえる．Hoffman ら（2011）は，2,000 症例以上に関するレビューのなかで，後在肩甲の分娩で 84％の成功率を記録し，他の方法と比較して新生児損傷の割合は同等であったと報告している．これとは対照的に，別の205症例に関するレビューでは，後在肩甲の娩出は回転法よりも新生児損傷の割合が増加していた（Leung, 2011b）．Spain ら（2015）は，特定の手技の違いというよりも，娩出に要する時間が新生児損傷を増加させるとしている．

重要なことは，一つの方法から次の方法への変更を系統立てて順序よく行うことである．難産を解除するために，損傷を起こしうる牽引力と手技とのバランスを保ちつつ行わなければならない．Lerner ら（2011）は，127例の肩甲難産の症例を評価し，後遺症が生じなかった児はすべて約4分以内で娩出されていると報告している．逆に，後遺症が生じてしまった児のうち，57％は頭部-身体の娩出に4分以上かかっていた．この新生児の後遺症の割合は，3分以降で著しく上昇していく

傾向にあることがわかった．

肩甲難産の対処法や，シミュレーションに基づいた教育や訓練に用いられるプロトコルは，エビデンスに基づいている．これらのツールは分娩介助者の手技を改善し，治療指針の保持を可能にする（Buerkle, 2012；Crofts, 2008；Grobman, 2011）．これらの活用法はある調査では新生児のアウトカムを改善しているが，すべてではない（Crofts, 2016；Fransen, 2017；Kim, 2016；Walsh, 2011）．ACOG（2012）も肩甲難産における過程を指導するために，患者安全チェックリストを作成した．

特殊な例

自宅分娩

2014年では，アメリカにおける分娩の0.7％は予定された自宅分娩，0.2％は予期せず自宅分娩となった（MacDorman, 2016）．ノルウェーでは，15年間に生じた**計画外**自宅分娩の検討で，6,027件のなかの69件，つまり1.1％は胎児死亡，もしくは新生児死亡となった．感染や未熟性，胎盤剥離が発生することで高率を呈している（Gunnarsson, 2017）．経産婦や住まいが病院から遠方である場合はリスクとなる（Gunnarsson, 2017）．アメリカでは，若年者や出生前ケアの不足，少数民族，低い教育レベルなどが，計画外自宅分娩と関連した（Declercq, 2010）．

対照的に，アメリカで**計画的**な自宅分娩を選択した女性は，白人，非喫煙者，費用の自己負担者，大卒，経産婦であった（MacDorman, 2016）．利点として，低リスク妊娠で計画的な自宅分娩では陣痛促進や会陰切開，器械経腟分娩，帝王切開などの医療介入が少なかった（Bolten, 2016；Cheyney, 2014）．計画的自宅分娩の安全性に関して，無作為化比較試験から得られたデータは存在せず，大規模観察研究は異なるケアシステムから得られたものであり，その結果を一般化することはできない．たとえば，訓練を受けた助産師が，地域の保健医療システムと密に連携している環境下で，注意深くスクリーニングされた多くの女性を自宅で分娩させる先進国もある（Birthplace in England Collaborative Group, 2011；de Jonge, 2015；Hutton, 2016）．アメリカでは，このような協調の基準はあまり統一されていない．

全体として，アメリカでの自宅分娩のリスクは少ないが，病院で分娩した人よりも多い．助産師が立ち会った自宅分娩では，新生児の死亡数は1,000例中1.3人である．これは，病院分娩で助産師が立ち会った場合と比較して約4倍である．児死の最も多い原因は，陣痛や分娩中の事象や先天性疾患，感染などによる．新生児の外傷のなかでは，新生児けいれんや重症な神経学的機能障害の割合が，自宅分娩群で上昇していた（Grünebaum, 2013, 2014, 2017；Snowden, 2015；Wasden, 2016）．重要な点として，既往帝王切開や骨盤位，多胎妊娠の人が自宅分娩を行う場合，特にリスクが高い（Cheyney, 2014；Cox, 2015）．ACOG（2017b）は，これらを絶対禁忌とみなした．そのうえACOGは，公認の病院や分娩施設は最も安全であると示す一方で，十分に忠告された患者の自主性も認めている．

水中分娩

痛みを軽減させる選択肢の一つとして，分娩第1期を巨大な水槽内で過ごす方法がある．こうすることで，従来の分娩と比較して，ブロック麻酔を使用する割合が減少し，新生児や母体の有害事象は増加しなかったとするコクランレビューがある（Cluett, 2009）．

しかし水中分娩は，新生児損傷を増加するが，実証された利点がない．淡水溺水に至る呼吸に関する症例報告がある（Pinette, 2004）．水中分娩中の1,000例に3例が臍帯断裂のリスクがあり，これは突然，新生児を水中から取り出すことで発生する（Schafer, 2014）．また，重症感染症となった症例を列挙し，厳格な除菌プロトコルが必要であることを強く強調している報告もある．それは，通常の分娩と水中分娩を比較した最も大規模な研究で，すべての母体と新生児の感染症の割合は増加しなかったと述べている（Bovbjerg, 2016；Burns, 2012；Thoeni, 2005）．要するに，いくつかのレビューは欠点や単発的な合併症に関して述べているが，低リスク群において水中分娩により新生児損傷が増加するというエビデンスを明らかにしたものはない（Davies, 2015；Taylor, 2016）．しかし，根拠のあるデータや重篤な合併症の可能性に関するデータはわずかしかなく，

表 27-1　女性性器切除の WHO 分類

タイプⅠ：陰核の部分もしくは全切除，および/または包皮切除
タイプⅡ：陰核と小陰唇の部分もしくは全切除，大陰唇の切除を伴う，または伴わない
タイプⅢ：小陰唇，および/または大陰唇の部分もしくは全切除と，性器縫合と呼ばれる，腟をおおい狭くするための創部の縫合．陰核切除を伴う，または伴わない
タイプⅣ：突き刺す，極小の穴を開ける，切り込みを入れる，削り落とす，焼灼，その他女性性器への創傷

(Adapted from the World Health Organization, 2008)

ACOG（2016a）は"水中ではなく，地上での分娩"を勧めている．

■ 女性性器切除

　これは，医学的に不必要な外陰や会陰の切除のことをいう．アメリカでは 18 歳未満の少女に対する不必要な性器切除は，連邦犯罪とされる．それでもやはり，女性性器切除はアフリカ，中東，アジアなどの国々で行われている．世界各国 2 億人の女性は，これらのいずれかを受けており，2012 年にはアメリカに住んでいる約 51 万 3,000 人の少女がこの切除を受けるリスクがあった（Goldberg, 2016；UNICEF, 2016）．多くの女性が傷つく可能性があるので，暴行や女性性器切除を受けたかどうかを尋ねることにより，文化的な背景を認識することは必須である（ACOG, 2014）．

　WHO（2008）は，女性性器切除を四つに分類した（表 27-1）．切除による長期にわたる合併症や，それに関連した傷跡として，不妊や月経困難症，性生活の質の低下と泌尿生殖器系感染症がある（Almroth, 2005；Andersson, 2012；Nour, 2015）．一般的には，タイプⅢのような重大な徴候をもつ女性は，矯正手術の対象となる．腟を開くため，正中線上の瘢痕組織を切開する処置を，**女性器再生**（deinfibulation）と呼ぶ．

　女性性器切除は，母体や新生児の合併症につながるとされている．WHO（2006, 2008）は，これらの処置により周産期合併症が 1,000 人当たり 10 ～ 20 人増加すると推定している．分娩遷延，帝王切開分娩，分娩後出血や早期新生児死亡は少しリスクが上昇することがわかった（Berg, 2014；

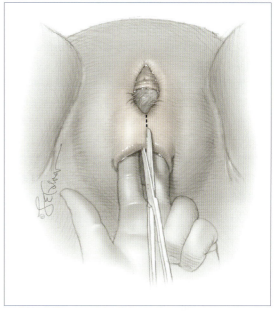

図 27-9　女性器再生
ここには示していないが，区域麻酔下でない場合は，切開予定線に沿って，まずリドカインを浸潤させる．保護のために，癒合した陰唇によってつくられた架橋の裏側かつ，尿道と排臨した児頭の前方に 2 本の指を添える．そして，この架橋を正中で切開する．分娩後，確実に止血するために，早期吸収性縫合糸で，断端を縫合する．
(Reproduced with permission from Hawkins JS: Lower genital tract procedures. In Yeomans ER, Hoffman BL, Gilstrap LC III, et al (eds): Cunningham and Gilstrap's Operative Obstetrics, 3rd ed. New York, McGraw-Hill Education, 2017)

Chibber, 2011；Wuest, 2009）．重要なことに，精神的な問題も根底に存在しうることが明らかになった．

　産科的合併症を予防するために，女性器再生は分娩前でも分娩中でも行われる（図 27-9）（Esu, 2017）．女性器再生を行っていない女性では，経腟分娩時の肛門括約筋断裂が増加する可能性がある（Berggren, 2013；Rodriguez, 2016）．著者たちの経験では，分娩中に女性器再生を行うことで，多くの症例では重大な合併症もなく，経腟分娩が成功する．

■ 骨盤部再建術の既往

　妊娠可能な女性が，このような手術を受ける機会は増加している．それゆえに，術後に妊娠する症例もめずらしくない．理論的には，経腟分娩後に症状が再発する可能性があるが，エビデンスに基づいた方針決定を裏打ちする質のよいデータは

限られている．尿失禁手術の既往がある場合は，経腟分娩に比較して選択的帝王切開術を選択することで予防できた産後の尿失禁はわずかであった（Pollard, 2012；Pradhan, 2013）．言い換えれば，尿失禁手術を受けた多くの女性は，症状の再発なしに経腟分娩することができる．また，帝王切開術が常に保護的であるとも限らない．症状が再発したり，追加の経腟手術が必要となるならば，それは帝王切開の外科的なリスクと比較して明らかに不利に働く（Groenen, 2008）．また便失禁や骨盤臓器脱に対する手術歴をもつ症例の予後に関する情報は少ない．それらの場合，個別対応が求められる．

■ 胎児異常

まれではあるが，重度の水頭症や body stalk anomaly は分娩の妨げになる．また膨張した膀胱，腹水や臓器肥大による胎児腹部の膨隆もその原因になりうる（Costa, 2012；Sikka, 2011）．軽度の水頭症において，児頭大横径（biparietal diameter：BPD）10 cm 以下，もしくは頭囲 36 cm 以下では，経腟分娩は可能である（Anteby, 2003）．

胎児死亡が生じたり，その原因が胎児異常である場合は，経腟分娩が妥当と考えられるが，分娩のためには頭部や腹部のサイズを小さくしなければならない．分娩時に超音波ガイド下に頭蓋穿刺術を行い，頭蓋内容液を除去することは可能である．前述したように，肩幅を小さくするために鎖骨切断術を行う場合もある．骨盤位の水頭症児では，分娩が進み，児頭が骨盤に陥入した際に頭蓋穿刺を行うことができる．最近では，これらの手技は開発途上国でより行われている．

分娩第 3 期

■ 胎盤娩出

分娩第 3 期とは，児娩出後から胎盤娩出までを指す．この時期の目標は，完全な胎盤娩出と，子宮内反や産後出血の回避である．子宮内反と産後出血は分娩時における重大な合併症であり，緊急事態につながる．詳細は第 41 章を参照のこと．

児が娩出された後は，すぐに子宮底の高さと硬度を診る．子宮の収縮が良好で異常な出血がない場合は，胎盤が剥離するまでは経過観察する．子宮底マッサージや子宮底の圧迫をしなくても，子宮底の触診はこまめに行い，子宮が弛緩していないか，胎盤剥離部分からの出血が充満していないか確認する．**子宮内反を防ぐためには，子宮から胎盤を娩出させる際に臍帯を牽引してはいけない．**胎盤剥離徴候として，腟からの突然の出血，子宮底が硬く球体に変形すること，胎盤が腟部へ下がることで臍帯が下降すること，子宮底が頭側に上がるなどを認める．その最後に，剥離した胎盤は，子宮下部，腟を通って娩出される．この際に子宮体部は，胎盤の大きさによって上方に押し上げられる．

これらの徴候は，児娩出後数分以内に現れ，その平均時間は 4 〜 12 分である（Combs, 1991；Frolova, 2016；Shinar, 2016b）．胎盤が子宮壁から剥離したらすぐに，子宮が硬く収縮しているか判定する．場合により母体はいきむよう要求されることがあり，その場合腹圧をかけることで胎盤は腟に排出される．これらの努力は徒労に終わったり，麻酔の影響でうまくいきめないこともある．確実に十分な子宮収縮を確認後，臍帯を軽くピンと張って持つが，牽引してはいけない．子宮底を手で包むように圧力をかけ，剥離した胎盤を腟へ前進させる（図 27-10）．同時に，掌底で恥骨結合と子宮底の間で下方に圧力をかける．これは子宮内反の予防にもなる．胎盤が腟口を通過したらすぐに子宮への圧迫を解除する．その後，徐々に胎盤を持ち上げる．卵膜が裂けたり，遺残しないように注意する．もし卵膜が裂けてしまったら，鉗子でつかみ優しく掻き出して取り除く（図 27-11）．

■ 分娩第 3 期の管理

概して，分娩第 3 期の診療は，待機的または積極的な管理のどちらかであると考えられる．待機的な管理においては，胎盤剥離徴候を待ち，胎盤が自然に娩出されるか，乳頭刺激や重力によって娩出されるのに任せる（WHO, 2012）．一方，積極的な分娩第 3 期の管理では，早期に臍帯結紮を行い，胎盤娩出中に臍帯を牽引し，予防的に即座に子宮収縮薬を投与する．この三つを行うことで，産後出血を予防する（Begley, 2015；Jangsten, 2011；Westhoff, 2013）．

前述したように，臍帯結紮を遅延しても産後出

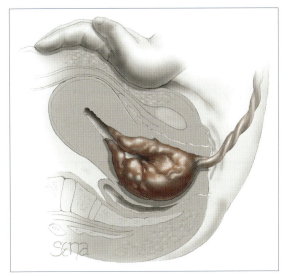

図27-10 胎盤の圧出
子宮底と産道の間を**押さない**ように注意．胎盤が子宮を離れて腟に入るときに，腹部にある手で子宮を持ち上げる．その間，臍帯は同じ位置で持っておく．母親の腹圧で胎盤娩出を介助できる．胎盤が会陰に達したら，臍帯を持ち上げ，胎盤を回転させ，腟の外に出す．

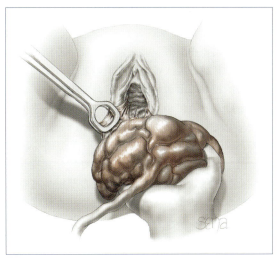

図27-11
子宮の内側に付着していた卵膜は，胎盤鉗子を用いてゆっくりと牽引して剥離する．

血の割合を増やさないので，この三つのなかでも早期結紮は重要性が低い．同様に，臍帯牽引も重要性は低い（Deneux-Tharaux, 2013；Du, 2014；Gülmezoglu, 2012）．産後出血を予防する目的で胎盤娩出後に子宮底マッサージを行うことは，多くの症例で勧奨されるが全例ではない．著者らも，子宮底マッサージを強い力で行わないという根拠とともに，これを支持する（Abdul-Aleem, 2010）．

それゆえ，子宮収縮薬は，産後出血を減少させるのに最も重要な要素である．オキシトシン（Pitocin），ミソプロストール（サイトテック），carboprost（Hemabate），麦角すなわち ergonovine（Ergotrate），メチルエルゴメトリン（Methergine）のなかから選ぶ．それに加えて，アメリカ国外ではオキシトシンと ergonovine（Syntometrine）の組み合わせが使用されている．さらに他の国では carbetocin（Duratocin），長時間作用性のオキシトシンアナログが帝王切開時の出血予防に利用でき，効果的である（Attilakos, 2010；Su, 2012）．WHO（2012）は，第1選択としてオキシトシンを推奨している．麦角を主成分とした薬剤やミソプロストールは，オキシトシンがない場合の代替となる．

子宮収縮薬を胎盤娩出前後に投与しても，産後出血，胎盤遺残，分娩第3期所要時間延長の発生頻度に影響を与えない（Soltani, 2010）．しかしながら，子宮内に診断されていない2番目の双胎児がいる状態で胎盤娩出前に投与した場合，その児が危険にさらされる可能性がある．そのため，腹部触診を行い子宮内に胎児がいないか確かめるべきである．これは超音波検査が広く行われているならば重要性は乏しい．

◆ 高用量オキシトシン

オキシトシン合成物質は，下垂体後葉で生成されるものと同一である．投与後およそ1分で作用し，半減期は3～5分である．オキシトシンを急速静注すると，重大な低血圧を引き起こす可能性がある．Secher ら（1978）は，オキシトシン10単位を急速静注すると一時的に著明な血圧低下と急激な心拍出量の増加を引き起こすと報告した．Svanström ら（2008）も，これらの所見を確認している．このような血流の変化は，出血によって循環血液量が減少していたり，ある一定の心臓疾患をもつ女性にとって危険である．そのため，薄めた溶液を持続静注もしくは筋注で投与するべきである．

多量の電解質のないブドウ糖溶液を投与すると，高濃度オキシトシンによる抗利尿作用によって水中毒になりかねない（Whalley, 1963）．したがって，オキシトシンをかなりの時間大量投与す

るなら，輸液の注入速度よりも濃度を上げるべきである．

日常的にオキシトシンを使用しているにもかかわらず，経腟分娩，帝王切開術のどちらにおいても予防的投与の至適量は証明されていない．著者らは1Lの輸液につき20単位（2 mL）を添加して投与している．胎盤娩出後に，10〜20 mL/分（200〜400 mU/分）の速度で，子宮が硬く収縮し，出血がコントロールできるまで数分間投与する．そして母親が回復室から産後の部屋へ移動する準備ができるまで1〜2 mL/分に注入速度を落として投与する．その後，輸液は通常中止する．ルートキープをしていない場合は，オキシトシン10単位を筋注する．

◆その他の子宮収縮薬

ergonovineとメチルエルゴメトリンは子宮筋層において同程度の活性をもち，今のところメチルエルゴメトリンのみがアメリカで製造されている．これらの麦角アルカロイドは，オキシトシンと比べて，産後出血の予防に対してより優れた作用はない．しかし，安全性と持久性はオキシトシンより優れている（Liabsuetrakul, 2011）．これらの理由により，麦角アルカロイドは産後出血予防の第2選択薬として考えられている．使用するときは，突然の高血圧を避けるため，60秒以上かけてゆっくりと0.2 mgのメチルエルゴメトリンを静脈投与する（Novartis, 2012）．メチルエルゴメトリンは，高血圧の女性には禁忌である．

ミソプロストールはプロスタグランジンE_1アナログで，産後出血予防ではオキシトシンに劣るとされている（Tunçalp, 2012）．しかし，オキシトシンがない状況では，産後出血にはミソプロストールが最適と考えられ，600 µgを経口投与する（Mobeen, 2011；WHO, 2012）．産後出血にはオキシトシンが勧められるのは明白だが，麦角アルカロイド，プロスタグランジンは産後出血治療に大きな役割を果たす．第41章で述べる．

■ 胎盤用手剥離

単胎分娩の約2％で，胎盤剥離が遅延する（Cheung, 2011）．**癒着胎盤**を含めて三つの可能性があり，胎盤を剥離するための子宮収縮が不十分な場合，胎盤は剥離しているが子宮体部下方が収縮し胎盤が捕捉されてしまった場合，あるいは病的に胎盤が癒着している場合，である．胎盤遺残のリスクとしては，死産や既往帝王切開分娩，既往癒着胎盤，早産などがあげられる（Belachew, 2014；Coviello, 2015；Endler, 2014；Nikolajsen, 2013）．約46,000分娩を対象とした研究では，胎盤の90％は，妊娠20週では180分，30週では21分，40週では14分で自然に娩出されると予測していた（Dombrowski, 1995）．

産後出血は遺残胎盤によって悪化し，分娩第3期が長引くにつれて出血のリスクが高くなる．それゆえ，出血がないときには，30分は待機的管理をするよう推奨する人もいれば，15分を境にするよう推奨する人もいる（Cummings, 2016；Deneux-Tharaux, 2009；Shinar, 2016a）．WHO（2012）は60分を待機時間の限界としている．活動性の出血がある場合や標準的な手技を行っても胎盤が娩出されない場合には，用手的な胎盤剥離が選択される（図27-12）．用手剥離した後に経静脈的に抗菌薬を単回投与する場合もあるが，効果がないとする観察研究のシステマティックレビューもある（Chibueze, 2015）．ACOG（2016c）はこの施術を支持するか否定するかのデータはないと結論づけているが，WHO（2012）は予防投与を推奨している．著者らは，抗菌薬の投与を受けていない女性に対しては，単回投与を行っている．

即時的な産後ケア

胎盤娩出後の期間も重要である．この時間で裂傷の修復を行う．子宮収縮薬の使用にもかかわらず，子宮弛緩による産後の大量出血は，この時期に起こることがほとんどである．血腫が増大する可能性もある．最終的には，子宮の収縮と会陰の状態を頻回に観察するべきである．AAPら（2017b）は，分娩直後の母体の血圧と脈拍数の測定を，分娩後2時間までは15分ごとに測定することを推奨している．胎盤，卵膜，臍帯が完全に娩出され，異常がないかを注意深く観察する．詳細は第6章参照のこと．

■ 産道裂傷

低位性器の裂傷には，子宮頸管，腟部や会陰が含まれる．頸管と腟部の裂傷に関しての詳細は第

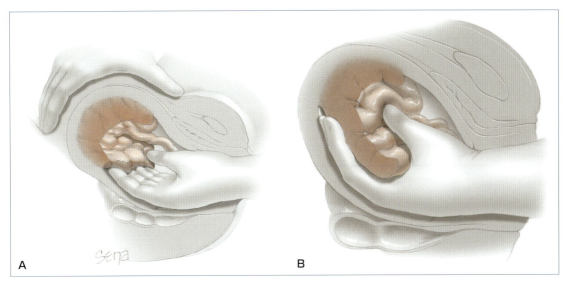

図 27-12　胎盤用手剥離
A．片方の手で子宮底をつかみ，もう片方の手を子宮腔内に挿入し，指で胎盤の端から端まで剥離していく．
B．胎盤がはがれたら，つかんで取り出す．

41章を参照．会陰裂傷はいかなる経腟分娩でも起こりうるが，ほとんどは1度，もしくは2度裂傷である．裂傷の深さによって四つに分類されているが，これらの定義と図表に関しては図27-13を参照．このうち，3度裂傷は肛門括約筋の損傷であり，最近はさらに以下のように分類される．
(3a) 外肛門括約筋（external anal sphincter：EAS）の裂傷が50％未満
(3b) EAS損傷が50％以上
(3c) EASに加えて，内肛門括約筋（internal anal sphincter：IAS）の裂傷あり

3度，4度裂傷は産科的肛門括約筋損傷（obstetrical anal sphincter injuries：OASIS）と見なされており，両者を合わせた発生率は0.5～5％である（Blondel, 2016；Friedman, 2015）．会陰裂傷が複雑に生じる危険因子としては，初産婦，会陰正中切開，長時間のOP，器械経腟分娩，アジア人，短い会陰距離，児の体重増加がある（Ampt, 2013；Dua, 2009；Gurol-Urganci, 2013；Landy, 2011）．会陰の正中側切開はほとんどの論文で保護的であるとされるが，すべてではない（Jangö, 2014, Räisänen, 2011；Shmueli, 2016）．

会陰裂傷が深く生じるほど，合併症の発生率は増加する．単純な裂傷と比較して，肛門括約筋が損傷すると，出血量が増加し，産褥の痛みが強くなる．創部の離解や感染の合併率にも関連する（Goldaber, 1993；Lewicky-Gaupp, 2015）．OASISが起こった妊婦909例のうち，約7％が合併症を有したとStockら（2013）は報告している．長期にわたる，肛門括約筋損傷はOASISがない経腟分娩と比較して便失禁の割合が約2倍になる（Evers, 2012；Gyhagen, 2014）．長期にわたる性交痛に関するデータは限られており，増加するという報告もあるがすべてではない（Mous, 2008；Otero, 2006；Salim, 2014；Sundquist, 2012）．

適切な修復を確実に行うために，OASISの診断と正確な分類が必要である．OASISの診断率は，臨床経験が上がるにつれて改善する（Andrews, 2006）．分娩中の経肛門超音波検査を行った研究論文では，OASISの発見率が上がり，経産婦で臨床的には気づかれないほどの裂傷を6～12％で認めたと報告している（Cotton, 2013；Faltin, 2005；Ozyurt, 2015）．最近では，分娩中の経肛門超音波検査をルーチンで行うことを支持する論文は少なく，ACOG（2016b）も推奨していない（Walsh, 2015）．

OASISの既往がある女性は，既往のない経産婦と比較して再発率は高い（Baghestan, 2012；Edozien, 2014；Elfaghi, 2004）．そのリスクは，一般集団のなかの経産婦の割合を反映して低くなるとしている（Basham, 2013；Boggs, 2014；Priddis, 2013）．正期産のコホート研究では，巨大児

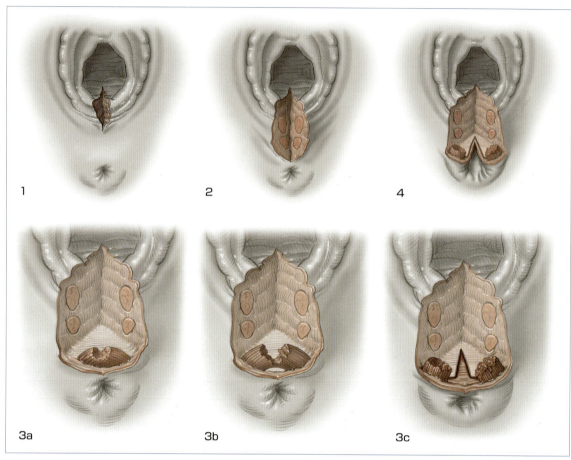

図 27-13
1. 会陰 1 度裂傷：腟表面，もしくは会陰表皮のみの損傷．
2. 2 度裂傷：肛門括約筋の損傷はないが，球海綿体筋や浅会陰横筋などの会陰の筋肉の損傷がある．
3a. 3 度裂傷：EAS の損傷が 50 ％未満．
3b. 3 度裂傷：EAS の 50 ％以上の裂傷だが，IAS に損傷はない．
3c. 3 度裂傷：EAS と IAS の裂傷．
4. 4 度裂傷：会陰体，全肛門括約筋，直腸粘膜の裂傷．

（Reproduced with permission from Kenton K, Mueller M: Episiotomy and obstetric anal sphincter lacerations. In Yeomans ER, Hoffman BL, Gilstrap LC III, et al (eds): Cunningham and Gilstrap's Operative Obstetrics, 3rd ed. New York, McGraw-Hill Education, 2017）

や器械分娩は明らかなリスクであり，将来の妊娠に影響を与える．OASIS の再発を防ぐために帝王切開を選択する患者もいる．これは，分娩後便失禁の既往がある患者，OASIS で修復術が必要となった患者，精神的なトラウマのある患者では，この考えを抱きやすい（ACOG, 2016b）．しかし，予定帝王切開は，第 30 章で述べるような手術のリスクを考慮して，施行するか検討する．

■ 会陰切開術
◆ 型

自然に生じた会陰裂傷とは対象的に，perineotomy は意図的に行う会陰の切開を意味する．episiotomy は外陰部-外生殖器の切開である．しかし，俗な言葉では，用語としての会陰切開（episiotomy）は会陰部の切開（perineotomy）と同意義に用いられ，以下そのようにする．産科学の教科書や機構のガイドラインにより，会陰切開の手技に関する記載はかなり異なっている．Kalis ら（2012）は分類をつくり，著者らも用語の標準化

が必要だと考えている．

正中，もしくは正中側切開は主な方法であるが，会陰切開の角度が異なる．周囲の構造を巻き込み，2度裂傷のように見える場合もあるが，修復は同様に行われる．**正中切開**は陰唇小体から会陰部を正中線に沿って切開し，外肛門括約筋に至る手前で終わらせる．切開の長さは2〜3cmであるが，会陰の長さと組織の菲薄化の程度による．**正中側切開**は陰唇小体の正中から，右か左に正中線より60°の角度をつけて切開する（図27-14）．発露の間，会陰は解剖学的に弯曲するので，最終的には陰唇小体の正中より45°の角度で切開することになる（El-Din, 2014；Kalis, 2011）．**側方切開**は正中より1〜2cm側方から切り始める．角度をつけすぎると，左右の坐骨結節に向かう．

会陰切開術を行う前に，硬膜外麻酔や両側会陰部の神経ブロック，1％リドカインによる浸潤麻酔を施行するほうがよい．2.5％の lidocain-prilocain cream（EMLA cream）を推奨する者もいるが，予想分娩時間の1時間前に使う必要があり，論理学的に困難である可能性がある（Franchi, 2009；Kargar, 2016）．

不必要に早期に会陰切開を行うと，分娩前に創部からの出血が増加する．また切開が遅いと会陰裂傷は避けられない．典型的には，会陰切開術は児頭がおよそ4cmほど露見され，骨盤内にはまり込んでいるとき（これを発露という）に施行する．鉗子分娩の場合，会陰切開術は鉗子のブレードを挿入した後に施行する．

正中切開と正中側切開を直接比較した論文は少ない．先述したように，正中切開は肛門括約筋裂傷が大きくなる傾向にある（Coats, 1980；Leeuw, 2001）．痛みの自覚や性交痛の短期的発生率は，正中側切開と比較して同程度か，増加する（Fodstad, 2013, 2014；Sartore, 2004）．

正中側切開や正中切開と，側方切開を比較した論文はかなり少ない．側方切開と正中側切開を初産婦で比較した無作為化比較試験が一つある．痛みのスコアや性生活の質，OASISを含んだ腟部や会陰の損傷は，両群間で差はなかった（Karbanova, 2014a, b；Necesalova, 2016）．この筆者は，正中側切開は手技に時間がかからず修復のための縫合も少ないとも記している．それゆえ，三つのなかでは，OASISを減らすために正中側切開が選択されうる．

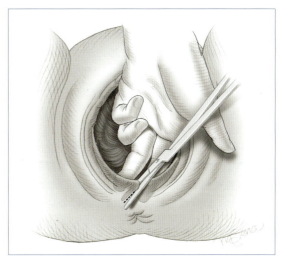

図27-14
会陰正中側切開は児頭が発露したときに行う．指を児頭と会陰の間に差し込む．切開は正中から始め，同側の坐骨結節に向かって正中から60°の角度で行う．
(Reproduced with permission from Kenton K, Mueller M: Episiotomy and obstetric anal sphincter lacerations. In Yeomans ER, Hoffman BL, Gilstrap LC III, et al (eds): Cunningham and Gilstrap's Operative Obstetrics, 3rd ed. New York, McGraw-Hill Education, 2017)

◆ 適 応

過去には，不規則な裂傷を避け，術後の痛みや肛門括約筋損傷を減らすために，会陰切開がルーチンで行われていた．しかし，無作為化比較試験のコクランレビューでは，ルーチンで会陰切開を行うよりも選択的に会陰切開を行うほうが重症の会陰・腟部損傷の割合は少なかった（Jiang, 2017）．注意点として，このレビューでは正中切開と正中側切開間での識別はしていない．

ACOG（2016b）はルーチンの会陰切開術よりも限定的な切開術の使用を勧めている．著者らも，会陰切開術は適応を考慮し選択的に施行されるべきであると考えている．会陰切開術は以下のような場合，**適応**となると考えられる．肩甲難産，骨盤位分娩，巨大児，器械経腟分娩，持続するOP，明らかに会陰が短い，その他会陰切開を入れなければ重大な会陰破裂につながる場合である．つまり，外科的処置以外の代替案がない場合を最終的な基準とする．

これらの新しい見解により，会陰切開術の割合は減少してきている．Oliphantら（2010）はNational Hospital Discharge Surveyを用いてアメ

リカにおける 1979 〜 2006 年までの会陰切開術の頻度を調査した．年齢調整後の会陰切開術の頻度は 75 ％減少していた．2012 年のアメリカでは，会陰切開術は経腟分娩の約 12 ％で行われた（Friedman, 2015）．

■ 会陰裂傷と会陰切開術の修復

基本的に，会陰切開術の修復は胎盤が娩出されるまで待つべきである．これにより，胎盤剝離徴候と胎盤娩出に対する注意力を保つことができる．また，胎盤娩出はこの修復を妨げないし中断させることもない．胎盤の用手剝離が必要な場合は特に修復を後に行うほうがよい．一番の欠点は修復が完了するまで裂傷部から出血が続くことである．ガーゼスポンジで直接裂傷部を圧迫すると，出血量を減らす．

適切な修復には，会陰部の解剖の理解が必要であり，それらは第 2 章で述べられている．症例に適した麻酔を施行する．局所麻酔をしないと会陰縫合の間かなり強い痛みを感じる．リドカインの局所麻酔を単独で使用，または両側の陰部神経ブロックを追加してもよい．硬膜外麻酔を使用している場合は，麻酔の追加を行ってもよい．

1 度裂傷は修復を必ずしも必要としないが，縫合することで出血がコントロールされ，解剖学的構造が元に戻る．縫合糸の選択に関するデータはほとんどなく，ハイゲージ吸収糸か遅効性吸収糸で縫合するか，接着用グルーを用いる．

正中切開，もしくは正中側切開と同様に，2 度裂傷は修復する．すなわち，会陰体を元に戻すように腟の表面を合わせ，球海綿体筋や浅会陰横筋を元の状態に近づける（図 27-15，図 27-16）．単結紮縫合と比較して連続縫合のほうが早く縫合でき，例外を除いて，痛みも少ないことから，多くの論文は連続縫合を推奨している（Grant, 2001；Kettle, 2012；Kindberg, 2008；Valenzuela, 2009）．針は鈍針が適切であり，針刺し事故の頻度も低い傾向にある（El-Refaie, 2012；Mornar, 2008）．一般的には，縫合には 2-0 ポリグラクチン 910（Vicryl）かクロム化ガットが用いられている．これらは縫合後の痛みを減らし，傷の離解が少ないのが最大の利点である（Jallad, 2016；Kettle, 2010）．しかし，伝統的なポリグラクチン 910 は，痛みや性交痛のために，修復部から残存する糸を除去する場合がある．この欠点は，急速吸収型ポリグラクチン 910（Vicryl Rapide）を用いることで軽減する（Bharathi, 2013；Kettle, 2002；Leroux, 2006）．

3 度裂傷の修復には，EAS の修復のために二つの方法が用いられている．一つ目は端々（吻合）法で図 27-17 に示したが，われわれはこちらを推奨している．最初に，EAS の断端は引っ込んでしまっていることも多く，正中まで引っ張り出す．括約筋周囲の結合組織（**被膜**とも呼ばれる）から引き出すが，この結合組織や括約筋は横紋筋ではないことから断端が強く引っ込んでしまっている．それゆえ，括約筋断端を合わせるために，括約筋線維と括約筋周囲の結合組織を，単結紮縫合で合体させる．括約筋修復のための縫合方法の選択にはエビデンスに基づくデータもあるが，治癒までの張力が保たれ，ゆっくりと吸収される結紮糸を用いる．この理論は上記の Jallad ら（2016）の報告で支持されていた．このなかで，クロム化ガットを用いると OASIS 修復後の離開率が高かった．

オーバーラップ法では，外肛門括約筋の断端を正中までもっていき，両端を頂点に置く．この方法はタイプ 3c，つまり内外肛門括約筋の裂傷に対してのみ適応がある．肛門輪を再形成するように，両側の括約筋断端を 2 列のマットレス縫合で合わせていく．この二つの方法を比較すると，どちらも長期的な解剖学的・機能的予後に差はなかった（Farrell, 2012；Fernando, 2013；Fitzpatrick, 2000）．タイプ 3c の会陰裂傷でも，EAS 前に IAS を修復するが，次の段落で述べる．

4 度裂傷では，直腸粘膜の裂傷断端を再度近づけるようにする（図 27-18）．創部の頂点の 1 cm 上方から縫合を開始し，直腸肛門の内腔に入らないように，直腸筋層内に 0.5 cm の間隔で縫合する．この縫合に 4-0 ポリグラクチン 910 かクロム化ガットが用いられることが多い．この上層で補強のための縫合層をおくよう推奨する者もいる（Hale, 2007）．これを行わない場合は，IAS を修復することで直腸肛門筋を覆う層を形成する．この連続縫合は，3-0 か 4-0 を用いてロックをかけずに閉創する（図 27-18B）．創部修復後，針とガーゼの数を照合し，分娩ノートに記載する．

肛門括約筋裂傷による感染症の罹患率を減らす

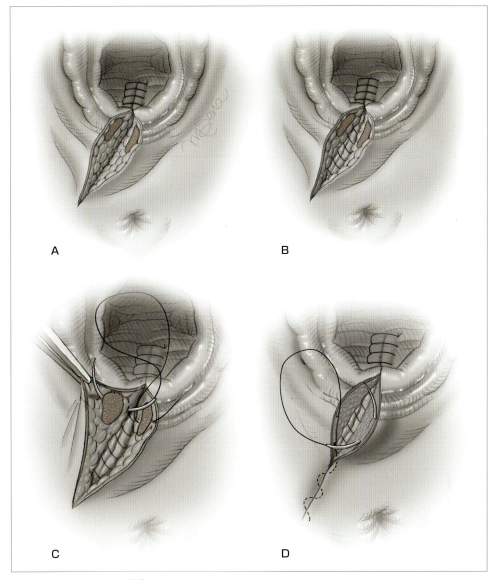

図 27-15 正中側切開修復
A. 腟上皮や上皮より深い組織は一重の連続縫合をロックをかけながら寄せていく．会陰は，それ以上膨隆しないので，傷の角度はあまり鋭角でなく縫合する（約 45°）．
B. 腟壁裂傷を修復した後，深部会陰組織を一重の連続縫合でロックをかけずに修復する．小さい会陰切開では深層の縫合は不要である．
C. 同様のロックをしない連続縫合で，浅会陰横筋や球海綿体筋を修復する．
D. 最後に，会陰表皮を皮内縫合で閉鎖する．
（Reproduced with permission from Kenton K, Mueller M: Episiotomy and obstetric anal sphincter lacerations. In Yeomans ER, Hoffman BL, Gilstrap LC III, et al (eds): Cunningham and Gilstrap's Operative Obstetrics, 3rd ed. New York, McGraw-Hill Education, 2017）

ために，ACOG（2016c）は修復時に抗菌剤を単回投与するよう推奨している．これはエビデンスに基づいている（Buppasiri, 2014；Duggal, 2008；Lewicky-Gaupp, 2015；Stock, 2013）．第 2 世代のセファロスポリンか，ペニシリンアレルギーのある女性ではクリンダマイシンの単回投与がよい．OASIS がある場合，術後 1 週間は緩下剤を投与し，浣腸や座薬は避ける．

残念ながら，正確かつ完璧に創部を修復するだけでは通常に機能するという確証は得られない．

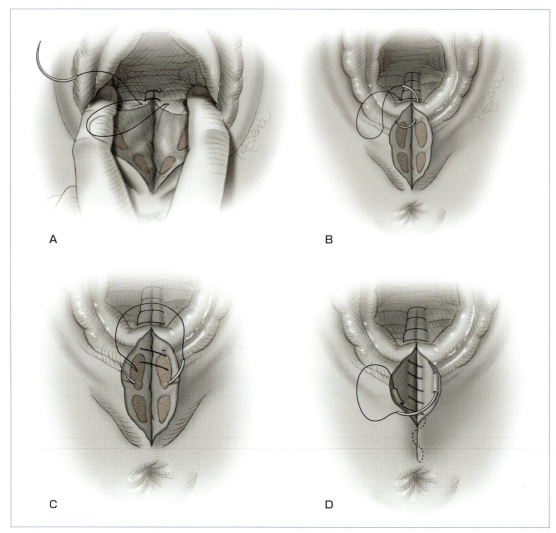

図27-16 正中切開術の修復
A. 腟上皮と深層組織を寄せ，処女膜輪を修復するために，傷の頂点より奥から2-0糸で連続でロックをかけながら縫い始める（アンカー縫合）．
B. 腟壁（表面）から，会陰（の皮下）に向かって運針する．
C. 浅会陰横筋や球海綿体筋を同じ長さの糸でロックをかけずに連続縫合して修復する．これは，長期的に支持することで会陰体の再生を助ける．
D. 皮内縫合として連続縫合を上向きに行っていく．最後の結び目は処女膜輪の付近で結ぶ．

(Reproduced with permission from Kenton K, Mueller M: Episiotomy and obstetric anal sphincter lacerations. In Yeomans ER, Hoffman BL, Gilstrap LC III, et al (eds): Cunningham and Gilstrap's Operative Obstetrics, 3rd ed. New York, McGraw-Hill Education, 2017)

骨盤底筋の支配神経の損傷によって，便失禁が持続する女性もいる（Roberts, 1990）．

■ 会陰損傷ケア

最初に，局所的にアイスパックを用いると会陰の腫脹を減らしたり不快感を軽減できる（de Souza Bosch Private, 2016）．翌日，温座浴をすることで，母体は癒され，会陰を衛生的に保てる．加えて，排尿後や排便後に，小さな容器に入れたお湯で同部を洗浄し会陰を清潔にする．創部痛があるときに，会陰切開や会陰裂傷の不快感を解消するために5％リドカイン軟膏を局所的に塗布しても効果がないとする無作為化比較試験がある（Minassian, 2002）．コデインを含む鎮痛薬の内服は，かなり苦痛を除去できる．不快感の程度が少ないときには，NSAIDsの錠剤を内服する．

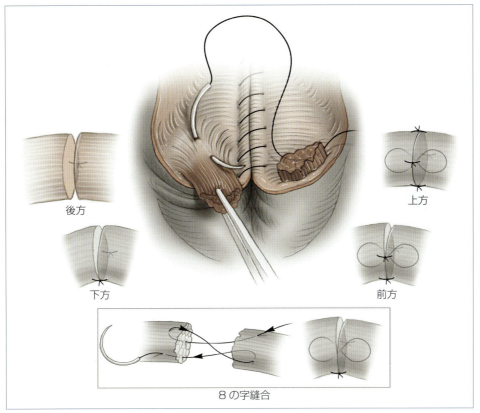

図 27-17
全体像としては，EAS の端々修復で，EAS の筋肉に針をかけながら縫合する．2-0 か 3-0 のポリグラクチン 910 糸で，4～6 回の単結紮縫合をおくが，3，6，9，12 時方向の括約筋の結合組織を針を通すように縫合する．はじめに横紋筋の EAS と筋鞘の途絶している断端を見つけ，把持する．最初の縫合は，断端が見えた状態を保つために，後方で行う．二つ目の縫合は 6 時方向（下方）で行う．括約筋線維を 8 の字縫合する．最後に，残った筋膜を括約筋の前方で合わせ，再度上方で一度縫合する．
(Reproduced with permission from Kenton K, Mueller M: Episiotomy and obstetric anal sphincter lacerations. In Yeomans ER, Hoffman BL, Gilstrap LC III, et al (eds): Cunningham and Gilstrap's Operative Obstetrics, 3rd ed. New York, McGraw-Hill Education, 2017)

痛みは，外陰部や腟周囲，坐骨直腸窩の血腫や，会陰の蜂巣炎などの指標となるため，痛みが重度だったり持続しているときはその部位を注意深く診察する．これらの合併症管理については，第 37 章と第 41 章で述べる．会陰切開の回復時に，痛みに加えて尿閉が生じることもある（Mulder, 2012, 2016）．この管理は第 36 章で述べる．

2 度裂傷や肛門括約筋裂傷では，通常，産褥 6 週になるまで性行為を禁止する．会陰裂傷がない女性と比較して，裂傷がある女性では性行為が産後 3～6 ヵ月，1 年には至らない時期まで遅延する割合が高かった（McDonald, 2015；Rådestad, 2008；Signorello, 2001）．

（訳：平山佳奈）

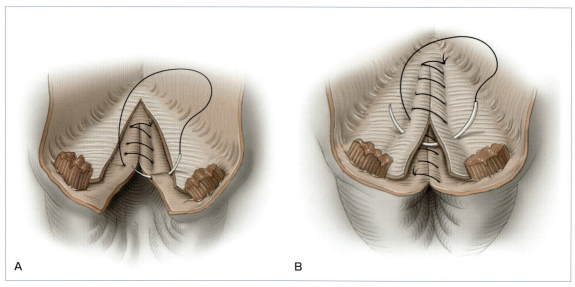

図 27-18
A. 肛門直腸粘膜の縫合は裂傷頂点の上方から開始し，3-0 か 4-0 のクロム化ガットかポリグラクチン 910 などのファインゲージ吸収糸を用いて，ロックをかけずに連続縫合する．直腸肛門粘膜下層内で約 0.5 cm の間隔で，肛門縁に向かって縫合する．
B. 3-0 遅効性吸収糸でロックをかけずに連続縫合を行い 2 層目の強化縫合とする．これで IAS の裂傷断端が合わさるが，IAS は肛門粘膜下層と EAS 線維間にある光る白い線維構造として認識できる．IAS は側方に入り込んでおり，修復には回収のうえ縫合しなければならないことが多い．

(Reproduced with permission from Kenton K, Mueller M: Episiotomy and obstetric anal sphincter lacerations. In Yeomans ER, Hoffman BL, Gilstrap LC III, et al (eds): Cunningham and Gilstrap's Operative Obstetrics, 3rd ed. New York, McGraw-Hill Education, 2017)

References

Abdel-Aleem H, Singata M, Abdel-Aleem M, et al: Uterine massage to reduce postpartum hemorrhage after vaginal delivery. Int J Gynaecol Obstet 111(1):32, 2010.

Acker DB, Sachs BP, Friedman EA: Risk factors for shoulder dystocia. Obstet Gynecol 66(6):762, 1985.

Almroth L, Elmusharaf S, El Hadi N, et al: Primary infertility after genital mutilation in girlhood in Sudan: a case-control study. Lancet 366:385, 2005.

Al-Wassia H, Shah PS: Efficacy and safety of umbilical cord milking at birth: a systematic review and meta-analysis. JAMA Pediatr 169(1):18, 2015.

American Academy of Pediatrics: Delayed umbilical cord clamping after birth. Pediatrics 139(6):e20170957, 2017a.

American Academy of Pediatrics, American College of Obstetricians and Gynecologists: Guidelines for Perinatal Care, 8th ed. Elk Grove Village, AAP, 2017b.

American College of Obstetricians and Gynecologists: Documenting shoulder dystocia. Patient Safety Checklist No. 6, August 2012.

American College of Obstetricians and Gynecologists: Guidelines for Women's Health Care, 4th ed. Washington, ACOG, 2014.

American College of Obstetricians and Gynecologists: Immersion in water during labor and delivery. Committee Opinion No. 679, November 2016a.

American College of Obstetricians and Gynecologists: Prevention and management of obstetric lacerations at vaginal delivery. Practice Bulletin No. 165, July 2016b.

American College of Obstetricians and Gynecologists: Prophylactic antibiotics in labor and delivery. Practice Bulletin No. 120, June 2011, Reaffirmed 2016c.

American College of Obstetricians and Gynecologists: Delayed umbilical cord clamping after birth. Committee Opinion No. 684, January 2017a.

American College of Obstetricians and Gynecologists: Planned home birth. Committee Opinion No. 697, April 2017b.

American College of Obstetricians and Gynecologists: Shoulder dystocia. Practice Bulletin No. 178, November 2002, Reaffirmed May 2017c.

Ampt AJ, Ford JB, Roberts CL, et al: Trends in obstetric anal sphincter injuries and associated risk factors for vaginal singleton term births in New South Wales 2001–2009. Aust N Z J Obstet Gynaecol 53(1):9, 2013.

Andersson O, Hellström-Westas L, Andersson D, et al: Effect of delayed versus early umbilical cord clamping on neonatal outcomes and iron status at 4 months: a randomised controlled trial. BMJ 343:d7157, 2011.

Andersson O, Hellström-Westas L, Andersson D, et al: Effects of delayed compared with early umbilical cord clamping on maternal postpartum hemorrhage and cord blood gas sampling: a randomized trial. Acta Obstet Gynecol Scand 92(5):567, 2013.

Andersson SH, Rymer J, Joyce DW, et al: Sexual quality of life in women who have undergone female genital mutilation: a case-control study. BJOG 119(13):1606, 2012.

Andrews V, Sultan AH, Thakar R, et al: Occult anal sphincter injuries—myth or reality? BJOG 113:195, 2006.

Anteby EY, Yagel S: Route of delivery of fetuses with structural anomalies. Eur J Obstet Gynecol Reprod Biol 106(1):5, 2003.

Attilakos G, Psaroudakis D, Ash J, et al: Carbetocin versus oxytocin for the prevention of postpartum haemorrhage following caesarean section: the results of a double-blind randomised trial. BJOG 117(8):929, 2010.

Backes CH, Rivera BK, Haque U, et al: Placental transfusion strategies in very preterm neonates: a systematic review and meta-analysis. Obstet Gynecol 124(1):4, 2014.

Baghestan E, Irgens LM, Bordahl PE: Risk of recurrence and subsequent delivery after obstetric anal sphincter injuries. BJOG 119:62, 2012.

Barth WH Jr: Persistent occiput posterior. Obstet Gynecol 125(3):695, 2015.

Basham E, Stock L, Lewicky-Gaupp C, et al: Subsequent pregnancy outcomes after obstetric anal sphincter injuries (OASIS). Female Pelvic Med Reconstr Surg 19(6):328, 2013.

Beall MH, Spong C, McKay J, et al: Objective definition of shoulder dystocia: a prospective evaluation. Am J Obstet Gynecol 179:934, 1998.

Beckmann MM, Stock OM: Antenatal perineal massage for reducing perineal trauma. Cochrane Database Syst Rev 4:CD005123, 2013.

Begley CM, Gyte GM, Devane D, et al: Active versus expectant management for women in the third stage of labour. Cochrane Database Syst Rev 3:CD007412, 2015.

Belachew J, Cnattingius S, Mulic-Lutvica A, et al: Risk of retained placenta in women previously delivered by caesarean section: a population-based cohort study. BJOG 121(2):224, 2014.

Berg RC, Odgaard-Jensen J, Fretheim A, et al: An updated systematic review and meta-analysis of the obstetric consequences of female genital mutilation/cutting. Obstet Gynecol Int 2014:542859, 2014.

Berggren V, Gottvall K, Isman E, et al: Infibulated women have an increased risk of anal sphincter tears at delivery: a population-based Swedish register study of 250,000 births. Acta Obstet Gynecol Scand 92(1):101, 2013.

Bharathi A, Reddy DB, Kote GS: A prospective randomized comparative study of Vicryl Rapide versus chromic catgut for episiotomy repair. J Clin Diagn Res 7(2):326, 2013.

Bingham J, Chauhan SP, Hayes E, et al: Recurrent shoulder dystocia: a review. Obstet Gynecol Surv 65(3):183, 2010.

Birthplace in England Collaborative Group, Brocklehurst P, Hardy P, et al: Perinatal and maternal outcomes by planned place of birth for healthy women with low risk pregnancies: the Birthplace in England national prospective cohort study. BMJ 343:d7400, 2011.

Blondel B, Alexander S, Bjarnadóttir RI, et al: Variations in rates of severe perineal tears and episiotomies in 20 European countries: a study based on routine national data in Euro-Peristat Project. Acta Obstet Gynecol Scand 95(7):746, 2016.

Boggs EW, Berger H, Urquia M, et al: Recurrence of obstetric third-degree and fourth-degree anal sphincter injuries. Obstet Gynecol 124(6):1128, 2014.

Bolten N, de Jonge A, Zwagerman E, et al: Effect of planned place of birth on obstetric interventions and maternal outcomes among low-risk women: a cohort study in the Netherlands. BMC Pregnancy Childbirth 16(1):329, 2016.

Boulvain M, Senat MV, Perrotin F, et al: Induction of labour versus expectant management for large-for-date fetuses: a randomised controlled trial. Lancet 385(9987):2600, 2015.

Bovbjerg ML, Cheyney M, Everson C: Maternal and newborn outcomes following waterbirth: The Midwives Alliance of North America Statistics Project, 2004 to 2009 Cohort. J Midwifery Womens Health 61(1):11, 2016.

Brito LG, Ferreira CH, Duarte G, et al: Antepartum use of Epi-No birth trainer for preventing perineal trauma: systematic review. Int Urogynecol J (10):1429, 2015.

Bruner JP, Drummond SB, Meenan AL, et al: All-fours maneuver for reducing shoulder dystocia during labor. J Reprod Med 43(5):439, 1998.

Buerkle B, Pueth J, Hefler LA, et al: Objective structured assessment of technical skills evaluation of theoretical compared with hands-on training of shoulder dystocia management: a randomized controlled trial. Obstet Gynecol 120(4):809, 2012.

Bulchandani S, Watts E, Sucharitha A, et al: Manual perineal support at the time of childbirth: a systematic review and meta-analysis. BJOG 122(9):1157, 2015.

Buppasiri P, Lumbiganon P, Thinkhamrop J, et al: Antibiotic prophylaxis for third- and fourth-degree perineal tear during vaginal birth. Cochrane Database Syst Rev 10:CD005125, 2014.

Burkhardt T, Schmidt M, Kurmanavicius J, et al: Evaluation of fetal anthropometric measures to predict the risk for shoulder dystocia. Ultrasound Obstet Gynecol 43(1):77, 2014.

Burns EE, Boulton MG, Cluett E, et al: Characteristics, interventions, and outcomes of women who used a birthing pool: a prospective observational study. Birth 39(3):192, 2012.

Chauhan SP, Laye MR, Lutgendorf M, et al: A multicenter assessment of 1,177 cases of shoulder dystocia: lessons learned. Am J Perinatol 31(5):401, 2014.

Cheng YW, Hubbard A, Caughey AB, et al: The association between persistent fetal occiput posterior position and perinatal outcomes: an example of propensity score and covariate distance matching. Am J Epidemiol 171(6):656, 2010.

Cheng YW, Shaffer BL, Caughey AB: Associated factors and outcomes of persistent occiput posterior position: a retrospective cohort study from 1976 to 2001. J Matern Fetal Neonatal Med 19(9):563, 2006a.

Cheng YW, Shaffer BL, Caughey AB: The association between persistent occiput posterior position and neonatal outcomes. Obstet Gynecol 107(4):837, 2006b.

Cheung WM, Hawkes A, Ibish S: The retained placenta: historical and geographical rate variations. J Obstet Gynaecol 31(1):37, 2011.

Cheyney M, Bovbjerg M, Everson C, et al: Outcomes of care for 16,924 planned home births in the United States: the Midwives Alliance of North America Statistics Project, 2004 to 2009. J Midwifery Womens Health 59(1):17, 2014.

Chibber R, El-Saleh E, El Harmi J: Female circumcision: obstetrical and psychological sequelae continues unabated in the 21st century. J Matern Fetal Neonatal Med 24(6):833, 2011.

Chibueze EC, Parsons AJ, Ota E, et al: Prophylactic antibiotics for manual removal of retained placenta during vaginal birth: a systematic review of observational studies and meta-analysis. BMC Pregnancy Childbirth 15:313, 2015.

Cluett ER, Nikodem VC, McCandlish RE, et al: Immersion in water in pregnancy, labour and birth. Cochrane Database Syst Rev 2:CD000111, 2009.

Cluver CA, Hofmeyr GJ: Posterior axilla sling traction: a technique for intractable shoulder dystocia. Obstet Gynecol 113(2 Pt 2):486, 2009.

Cluver CA, Hofmeyr GJ: Posterior axilla sling traction for shoulder dystocia: case review and a new method of shoulder rotation with the sling. Am J Obstet Gynecol 212(6):784.e1, 2015.

Coats PM, Chan KK, Wilkins M, et al: A comparison between midline and mediolateral episiotomies. BJOG 87:408, 1980.

Combs CA, Laros RK: Prolonged third stage of labor: morbidity and risk factors. Obstet Gynecol 77: 863, 1991.

Corton MM, Lankford JC, Ames R, et al: A randomized trial of birthing with and without stirrups. Am J Obstet Gynecol 207(2):133.e1, 2012.

Corton MM, McIntire DD, Twickler DM, et al: Endoanal ultrasound for detection of sphincter defects following childbirth. Int Urogynecol J 24(4):627, 2013.

Costa ML, Couto E, Furlan E, et al: Body stalk anomaly: adverse maternal outcomes in a series of 21 cases. Prenat Diagn 32(3):264, 2012.

Coviello EM, Grantz KL, Huang CC, et al: Risk factors for retained placenta. Am J Obstet Gynecol 213(6):864.e1, 2015.

Cox KJ, Bovbjerg ML, Cheyney M, et al: Planned home VBAC in the United States, 2004–2009: outcomes, maternity care practices, and implications for shared decision making. Birth 42(4):299, 2015.

Crofts JF, Fox R, Ellis D, et al: Observations from 450 shoulder dystocia simulations: lessons for skills training. Obstet Gynecol 112(4):906, 2008.

Crofts JF, Lenguerrand E, Bentham GL, et al: Prevention of brachial plexus injury—12 years of shoulder dystocia training: an interrupted time-series study. BJOG 123(1):111, 2016.

Cummings K, Doherty DA, Magann EF, et al: Timing of manual placenta removal to prevent postpartum hemorrhage: is it time to act? J Matern Fetal Neonatal Med 29(24):3930, 2016.

Cunningham FG: Shoulder dystocia. In Yeomans ER, Hoffman BL, Gilstrap LC III, et al (eds): Cunningham and Gilstrap's Operative Obstetrics, 3rd ed. New York, McGraw-Hill Education, 2017.

Cunningham FG: The Ritgen maneuver: another sacred cow questioned. Obstet Gynecol 112:210, 2008.

Davies R, Davis D, Pearce M, et al: The effect of waterbirth on neonatal mortality and morbidity: a systematic review and meta-analysis. JBI Database System Rev Implement Rep 13(10):180, 2015.

Declercq E, Macdorman MF, Menacker F, et al: Characteristics of planned and unplanned home births in 19 states. Obstet Gynecol 116(1):93, 2010.

de Jonge A, Geerts CC, van der Goes BY, et al: Perinatal mortality and morbidity up to 28 days after birth among 743 070 low-risk planned home and hospital births: a cohort study based on three merged national perinatal databases. BJOG 122(5):720, 2015.

de Leeuw JW, Struijk PC, Vierhout ME, et al: Risk factors for third degree perineal ruptures during delivery. BJOG 108(4):383, 2001.

Deneux-Tharaux C, Macfarlane A, Winter C, et al: Policies for manual removal of placenta at vaginal delivery: variations in timing within Europe. BJOG 116(1):119, 2009.

Deneux-Tharaux C, Sentilhes L, Maillard F, et al: Effect of routine controlled cord traction as part of the active management of the third stage of labour on postpartum haemorrhage: multicentre randomised controlled trial (TRACOR). BMJ 346:f1541, 2013.

Desbriere R, Blanc J, Le Dû R, et al: Is maternal posturing during labor efficient in preventing persistent occiput posterior position? A randomized controlled trial. Am J Obstet Gynecol 208(1):60.e1, 2013.

de Souza Bosco Paiva C, Junqueira Vasconcellos de Oliveira SM, Amorim Francisco A, et al: Length of perineal pain relief after ice pack application: a quasi-experimental study. Women Birth 29(2):117, 2016.

Dombrowski MP, Bottoms SF, Saleh AA, et al: Third stage of labor: analysis of duration and clinical practice. Am J Obstet Gynecol 172:1279, 1995.

Du Y, Ye M, Zheng F: Active management of the third stage of labor with and without controlled cord traction: a systematic review and meta-analysis of randomized controlled trials. Acta Obstet Gynecol Scand 93(7):626, 2014.

Dua A, Whitworth M, Dugdale A, et al: Perineal length: norms in gravid women in the first stage of labour. Int Urogynecol J Pelvic Floor Dysfunct 20(11):1361, 2009.

Duggal N, Mercado C, Daniels K, et al: Antibiotic prophylaxis for prevention of postpartum perineal wound complications: a randomized controlled trial. Obstet Gynecol 111(6):1268, 2008.

Dupuis O, Ruimark S, Corinne D, et al: Fetal head position during the second stage of labor: comparison of digital vaginal examination and transabdominal ultrasonographic examination. Eur J Obstet Gynecol Reprod Biol 123(2):193, 2005.

Edozien LC, Gurol-Urganci I, Cromwell DA, et al: Impact of third- and fourth-degree perineal tears at first birth on subsequent pregnancy outcomes: a cohort study. BJOG 121(13):1695, 2014.

El-Din AS, Kamal MM, Amin MA: Comparison between two incision angles of mediolateral episiotomy in primiparous women: a randomised controlled trial. J Obstet Gynaecol Res 40:1877, 2014.

Elfaghi I, Johansson-Ernste B, Rydhstroem H: Rupture of the sphincter ani: the recurrence rate in second delivery. BJOG 111:1361, 2004.

El-Refaie TA, Sayed KK, El-Shourbagy MA, et al: Role of blunt suture needle in episiotomy repair at uncomplicated vaginal deliveries in reducing glove perforation rate: a randomized controlled trial. J Obstet Gynaecol Res 38(5):787, 2012.

Endler M, Saltvedt S, Cnattingius S, et al: Retained placenta is associated with pre-eclampsia, stillbirth, giving birth to a small-for-gestational-age infant, and spontaneous preterm birth: a national register-based study. BJOG 121(12):1462, 2014.

Esu E, Udo A, Okusanya BO, et al: Antepartum or intrapartum deinfibulation for childbirth in women with type III female genital mutilation: a systematic review and meta-analysis. Int J Gynaecol Obstet 136 Suppl 1:21, 2017.

Evers EC, Blomquist JL, McDermott KC, et al: Obstetrical anal sphincter laceration and anal incontinence 5–10 years after childbirth. Am J Obstet Gynecol 207(5):425.e1, 2012.

Faltin DL, Boulvain M, Floris LA, et al: Diagnosis of anal sphincter tears to prevent fecal incontinence: a randomized controlled trial. Obstet Gynecol 106:6, 2005.

Farrell SA, Flowerdew G, Gilmour D, et al: Overlapping compared with end-to-end repair of complete third-degree or fourth-degree obstetric tears: three-year follow-up of a randomized controlled trial. Obstet Gynecol 120(4):803, 2012.

Fernando RJ, Sultan AH, Kettle C, et al: Methods of repair for obstetric anal sphincter injury. Cochrane Database Syst Rev 12:CD002866, 2013.

Fitzpatrick M, Behan M, O'Connell PR, et al: A randomized clinical trial comparing primary overlap with approximation repair of third-degree obstetric tears. Am J Obstet Gynecol 183:1220, 2000.

Fitzpatrick M, McQuillan K, O'Herlihy C: Influence of persistent occiput posterior position on delivery outcome. Obstet Gynecol 98(6):1027, 2001.

Fodstad K, Laine K, Staff AC: Different episiotomy techniques, postpartum perineal pain, and blood loss: an observational study. Int Urogynecol J 24(5):865, 2013.

Fodstad K, Staff AC, Laine K: Effect of different episiotomy techniques on perineal pain and sexual activity 3 months after delivery. Int Urogynecol J 25:1629, 2014.

Franchi M, Cromi A, Scarperi S, et al: Comparison between lidocaine-prilocaine cream (EMLA) and mepivacaine infiltration for pain relief during perineal repair after childbirth: a randomized trial. Am J Obstet Gynecol 201(2):186.e1, 2009.

Fransen AF, van de Ven J, Schuit E, et al: Simulation-based team training for multi-professional obstetric care teams to improve patient outcome: a multicentre, cluster randomised controlled trial. BJOG 124(4):641, 2017.

Friedman AM, Ananth CV, Prendergast E, et al: Evaluation of third-degree and fourth-degree laceration rates as quality indicators. Obstet Gynecol 125(4):927, 2015.

Frolova AI, Stout MJ, Tuuli MG, et al: Duration of the third stage of labor and risk of postpartum hemorrhage. Obstet Gynecol 127(5):951, 2016.

Gardberg M, Stenwall O, Laakkonen E: Recurrent persistent occipito-posterior position in subsequent deliveries. BJOG 111(2):170, 2004.

Gauthaman N, Walters S, Tribe IA, et al: Shoulder dystocia and associated manoeuvres as risk factors for perineal trauma. Int Urogynecol J 27(4):571, 2016.

Gherman RB, Tramont J, Muffley P, et al: Analysis of McRoberts' maneuver by x-ray pelvimetry. Obstet Gynecol 95:43, 2000.

Ghi T, Youssef A, Martelli F, et al: Narrow subpubic arch angle is associated with higher risk of persistent occiput posterior position at delivery. Ultrasound Obstet Gynecol 48(4):511, 2016.

Goldaber KG, Wendel PJ, McIntire DD, et al: Postpartum perineal morbidity after fourth-degree perineal repair. Am J Obstet Gynecol 168:489, 1993.

Goldberg H, Stupp P, Okoroh E, et al: Female genital mutilation/cutting in the United States: updated estimates of women and girls at risk, 2012. Public Health Rep 131(2):340, 2016.

Gonen O, Rosen DJD, Dolfin Z, et al: Induction of labor versus expectant management in macrosomia: a randomized study. Obstet Gynecol 89:913, 1997.

Gonik B, Allen R, Sorab J: Objective evaluation of the shoulder dystocia phenomenon: effect of maternal pelvic orientation on force reduction. Obstet Gynecol 74:44, 1989.

Goodwin TM, Banks E, Millar LK, et al: Catastrophic shoulder dystocia and emergency symphysiotomy. Am J Obstet Gynecol 177:463, 1997.

Grant A, Gordon B, Mackrodat C, et al: The Ipswich childbirth study: one year follow up of alternative methods used in perineal repair. BJOG 108(1):34, 2001.

Grobman WA, Miller D, Burke C, et al: Outcomes associated with introduction of a shoulder dystocia protocol. Am J Obstet Gynecol 205(6):513, 2011.

Groenen R, Vos MC, Willekes C, et al: Pregnancy and delivery after mid-urethral sling procedures for stress urinary incontinence: case reports and a review of literature. Int Urogynecol J Pelvic Floor Dysfunct 19(3):441, 2008.

Groutz A, Hasson J, Wengier A, et al: Third- and fourth-degree perineal tears: prevalence and risk factors in the third millennium. Am J Obstet Gynecol 204(4):347.e1, 2011.

Grünebaum A, McCullough LB, Arabin B, et al: Underlying causes of neonatal deaths in term singleton pregnancies: home births versus hospital births in the United States. J Perinat Med 45(3):349, 2017.

Grünebaum A, McCullough LB, Sapra KJ, et al: Apgar score of 0 at 5 minutes and neonatal seizures or serious neurologic dysfunction in relation to birth setting. Am J Obstet Gynecol 209(4):323.e1, 2013.

Grünebaum A, McCullough LB, Sapra KJ, et al: Early and total neonatal mortality in relation to birth setting in the United States, 2006–2009. Am J Obstet Gynecol 211:390.e1, 2014.

Gülmezoglu AM, Lumbiganon P, Landoulsi S, et al: Active management of the third stage of labour with and without controlled cord traction: a randomised, controlled, non-inferiority trial. Lancet 379(9827):1721, 2012.

Gungor S, Kurt E, Teksoz E, et al: Oronasopharyngeal suction versus no suction in normal and term infants delivered by elective cesarean section: a prospective randomized controlled trial. Gynecol Obstet Invest 61(1):9, 2006.

Gunnarsson B, Fasting S, Skogvoll E, et al: Why babies die in unplanned out-of-institution births: an enquiry into perinatal deaths in Norway 1999–2013. Acta Obstet Gynecol Scand 96(3):326, 2017.

Gunnarsson B, Smárason AK, Skogvoll E, et al: Characteristics and outcome of unplanned out-of-institution births in Norway from 1999 to 2013: a cross-sectional study. Acta Obstet Gynecol Scand 93(10):1003, 2014.

Gurewitsch ED, Donithan M, Stallings SP, et al: Episiotomy versus fetal manipulation in managing severe shoulder dystocia: a comparison of outcomes. Am J Obstet Gynecol 191(3):911, 2004.

Gurol-Urganci I, Cromwell DA, Edozien LC, et al: Third- and fourth-degree perineal tears among primiparous women in England between 2000 and 2012: time trends and risk factors. BJOG 120(12):1516, 2013.

Gyhagen M, Bullarbo M, Nielsen TF, et al: Faecal incontinence 20 years after one birth: a comparison between vaginal delivery and caesarean section. Int Urogynecol J 25(10):1411, 2014.

Hale RW, Ling FW: Episiotomy: procedure and repair techniques. Washington, American College of Obstetricians and Gynecologists, 2007.

Hartfield VJ: Symphysiotomy for shoulder dystocia. Am J Obstet Gynecol 155:228, 1986.

Hawkins JS: Lower genital tract procedures. In Yeomans ER, Hoffman BL, Gilstrap LC III, et al (eds): Cunningham and Gilstrap's Operative Obstetrics, 3rd ed. New York, McGraw-Hill Education, 2017.

Henry E, Andres RL, Christensen RD: Neonatal outcomes following a tight nuchal cord. J Perinatol 33(3):231, 2013.

Hernandez C, Wendel GD: Shoulder dystocia. In Pitkin RM (ed): Clinical Obstetrics and Gynecology, Vol XXXIII. Hagerstown, Lippincott, 1990.

Hoffman M: A comparison of obstetric maneuvers for the acute management of shoulder dystocia. Obstet Gynecol 119(part 1):386, 2011.

Hoopmann M, Abele H, Wagner N, et al: Performance of 36 different weight estimation formulae in fetuses with macrosomia. Fetal Diagn Ther 27(4)204, 2010.

Hutton EK, Cappelletti A, Reitsma AH, et al: Outcomes associated with planned place of birth among women with low-risk pregnancies. CMAJ 188(5):E80, 2016.

Jallad K, Steele SE, Barber MD: Breakdown of perineal laceration repair after vaginal delivery: a case-control study. Female Pelvic Med Reconstr Surg 22(4):276, 2016.

Jangö H, Langhoff-Roos J, Rosthoj S, et al: Modifiable risk factors of obstetric anal sphincter injury in primiparous women: a population-based cohort study. Am J Obstet Gynecol 210:59, 2014.

Jangsten E, Mattsson LÅ, Lyckestam I, et al: A comparison of active management and expectant management of the third stage of labour: a Swedish randomised controlled trial. BJOG 118(3):362, 2011.

Jiang H, Qian X, Carroli G, et al: Selective versus routine use of episiotomy for vaginal birth. Cochrane Database Syst Rev 2:CD000081, 2017.

Jolly MC, Sebire NJ, Harris JP, et al: Risk factors for macrosomia and its clinical consequences: a study of 350,311 pregnancies. Eur J Obstet Gynecol Reprod Biol 111(1):9, 2003.

Jönsson ER, Elfaghi I, Rydhström H, et al: Modified Ritgen's maneuver for anal sphincter injury at delivery: a randomized controlled trial. Obstet Gynecol 112:212, 2008.

Kalis V, Laine K, de Leeuw JW, et al: Classification of episiotomy: towards a standardisation of terminology. BJOG 119(5):522, 2012.

Kalis V, Landsmanova J, Bednarova B, et al: Evaluation of the incision angle of mediolateral episiotomy at 60 degrees. Int J Gynaecol Obstet 112:220, 2011.

Kamisan Atan I, Shek KL, Langer S, et al: Does the Epi-No birth trainer prevent vaginal birth-related pelvic floor trauma? A multicentre prospective randomized controlled trial. BJOG 123(6):995, 2016.

Karbanova J, Rusavy Z, Betincova L, et al: Clinical evaluation of early postpartum pain and healing outcomes after mediolateral versus lateral episiotomy. Int J Gynaecol Obstet 127(2):152, 2014a.

Karbanova J, Rusavy Z, Betincova L, et al: Clinical evaluation of peripartum outcomes of mediolateral versus lateral episiotomy. Int J Gynaecol Obstet 124(1):72, 2014b.

Kargar R, Aghazadeh-Nainie A, Khoddami-Vishteh HR: Comparison of the effects of lidocaine prilocaine cream (EMLA) and lidocaine injection on reduction of perineal pain during perineum repair in normal vaginal delivery. J Family Reprod Health 10(1):21, 2016.

Kariminia A, Chamberlain ME, Keogh J, et al: Randomised controlled trial of effect of hands and knees posturing on incidence of occiput posterior position at birth. BMJ 328(7438):490, 2004.

Katheria AC, Brown MK, Faksh A, et al: Delayed cord clamping in newborns born at term at risk for resuscitation: a feasibility randomized clinical trial. J Pediatr 187:313, 2017.

Katheria AC, Truong G, Cousins L, et al: Umbilical cord milking versus delayed cord clamping in preterm infants. Pediatrics 136(1):61, 2015.

Kc A, Rana N, Målqvist M, et al: Effects of delayed umbilical cord clamping vs early clamping on anemia in infants at 8 and 12 months: a randomized clinical trial. JAMA Pediatr 171(3):264, 2017.

Kenton K, Mueller M: Episiotomy and obstetric anal sphincter lacerations. In Yeomans ER, Hoffman BL, Gilstrap LC III, et al (eds): Cunningham and Gilstrap's Operative Obstetrics, 3rd ed. New York, McGraw-Hill Education, 2017.

Kettle C, Dowswell T, Ismail KM: Absorbable suture materials for primary repair of episiotomy and second degree tears. Cochrane Database Syst Rev 6:CD000006, 2010.

Kettle C, Dowswell T, Ismail KM: Continuous and interrupted suturing techniques for repair of episiotomy or second-degree tears. Cochrane Database Syst Rev 11:CD000947, 2012.

Kettle C, Hills RK, Jones P, et al: Continuous versus interrupted perineal repair with standard or rapidly absorbed sutures after spontaneous vaginal birth: a randomized controlled trial. Lancet 359:2217, 2002.

Kim T, Vogel RI, Mackenthun SM, et al: Rigorous simulation training protocol does not improve maternal and neonatal outcomes from shoulder dystocia. Obstet Gynecol 127 Suppl 1:3S, 2016.

Kindberg S, Stehouwer M, Hvidman L, et al: Postpartum perineal repair performed by midwives: a randomized trial comparing two suture techniques leaving the skin unsutured. BJOG 115:472, 2008.

Koyanagi A, Zhang J, Dagvadorj A, et al: Macrosomia in 23 developing countries: an analysis of a multicountry, facility-based, cross-sectional survey. Lancet 381(9865):476, 2013.

Laine K, Pirhonen T, Rolland R, et al: Decreasing the incidence of anal sphincter tears during delivery. Obstet Gynecol 111:1053, 2008.

Landy HJ, Laughon SK, Bailit JL, et al: Characteristics associated with severe perineal and cervical lacerations during vaginal delivery. Obstet Gynecol 117(3):627, 2011.

Langer O, Berkus MD, Huff RW, et al: Shoulder dystocia: should the fetus weighing greater than or equal to 4000 grams be delivered by cesarean section? Am J Obstet Gynecol 165(4 Pt 1):831, 1991.

Larson JD, Rayburn WF, Harlan VL: Nuchal cord entanglements and gestational age. Am J Perinatol 14(9):555, 1997.

Le Ray C, Carayol M, Jaquemin S, et al: Is epidural analgesia a risk factor for occiput posterior or transverse positions during labour? Eur J Obstet Gynecol Reprod Biol 123(1):22, 2005.

Le Ray C, Lepleux F, De La Calle A, et al: Lateral asymmetric decubitus position for the rotation of occipito-posterior positions: multicenter randomized controlled trial EVADELA. Am J Obstet Gynecol 215(4):511.e1, 2016.

Le Ray C, Serres P, Schmitz T, et al: Manual rotation in occiput posterior or transverse positions: risk factors and consequences on the cesarean delivery rate. Obstet Gynecol 110(4):873, 2007.

Lerner H, Durlacher K, Smith S, et al: Relationship between head-to-body delivery interval in shoulder dystocia and neonatal depression. Obstet Gynecol 118(2 Pt 1):318, 2011.

Leroux N, Bujold E: Impact of chromic catgut versus polyglactin 910 versus fast-absorbing polyglactin 910 sutures for perineal repair: a randomized, controlled trial. Am J Obstet Gynecol 194(6):1585, 2006.

Leung TY, Stuart O, Sahota DS: Head-to-body delivery interval and risk of fetal acidosis and hypoxic ischaemic encephalopathy in shoulder dystocia: a retrospective review. BJOG 118(4):474, 2011a.

Leung TY, Stuart O, Suen SS, et al: Comparison of perinatal outcomes of shoulder dystocia alleviated by different type and sequence of manoeuvres: a retrospective review. BJOG 118(8):985, 2011b.

Lewicky-Gaupp C, Leader-Cramer A, Johnson LL, et al: Wound complications after obstetric anal sphincter injuries. Obstet Gynecol 125(5):1088, 2015.

Liabsuetrakul T, Choobun T, Peeyananjarassri K, et al: Prophylactic use of ergot alkaloids in the third stage of labour. Cochrane Database Syst Rev 2:CD005456, 2007, Reaffirmed 2011.

Lieberman E, Davidson K, Lee-Parritz A, et al: Changes in fetal position during labor and their association with epidural analgesia. Obstet Gynecol 105(5 Pt 1):974, 2005.

MacDorman MF, Declercq E: Trends and characteristics of United States out-of-hospital births 2004–2014: new information on risk status and access to care. Birth 43(2):116, 2016.

MacKenzie IZ, Shah M, Lean K, et al: Management of shoulder dystocia: trends in incidence and maternal and neonatal morbidity. Obstet Gynecol 110:1059, 2007.

Malin GL, Bugg GJ, Takwoingi Y, et al: Antenatal magnetic resonance imaging versus ultrasound for predicting neonatal macrosomia: a systematic review and meta-analysis. BJOG 123(1):77, 2016.

McCandlish R, Bowler U, Van Asten H, et al: A randomised controlled trial of care of the perineum during second stage of normal labour. BJOG 105(12):1262, 1998.

McDonald EA, Gartland D, Small R, et al: Dyspareunia and childbirth: a prospective cohort study. BJOG 122(5):672, 2015.

McDonald SJ, Middleton P, Dowswell T, et al: Effect of timing of umbilical cord clamping of term infants on maternal and neonatal outcomes. Cochrane Database Syst Rev 7:CD004074, 2013.

McFarland MB, Trylovich CG, Langer O: Anthropometric differences in macrosomic infants of diabetic and nondiabetic mothers. J Maternal Fetal Med 7(6):292, 1998.

Mehta SH, Bujold E, Blackwell SC, et al: Is abnormal labor associated with shoulder dystocia in nulliparous women? Am J Obstet Gynecol 190(6):1604, 2004.

Mei-dan E, Walfisch A, Raz I, et al: Perineal massage during pregnancy: a prospective controlled trial. Isr Med Assoc J 10(7):499, 2008.

Melamed N, Gavish O, Eisner M, et al: Third- and fourth-degree perineal tears—incidence and risk factors. J Matern Fetal Neonatal Med 26(7):660, 2013.

Minassian VA, Jazayeri A, Prien SD, et al: Randomized trial of lidocaine ointment versus placebo for the treatment of postpartum perineal pain. Obstet Gynecol 100:1239, 2002.

Mobeen N, Durocher J, Zuberi N, et al: Administration of misoprostol by trained traditional birth attendants to prevent postpartum haemorrhage in homebirths in Pakistan: a randomised placebo-controlled trial. BJOG 118(3):353, 2011.

Modanlou HD, Komatsu G, Dorchester W, et al: Large-for-gestational-age neonates: anthropometric reasons for shoulder dystocia. Obstet Gynecol 60:417, 1982.

Moore HM, Reed SD, Batra M, et al: Risk factors for recurrent shoulder dystocia, Washington state, 1987–2004. Am J Obstet Gynecol 198:e16, 2008.

Mornar SJ, Perlow JH: Blunt suture needle use in laceration and episiotomy repair at vaginal delivery. Am J Obstet Gynecol 198:e14, 2008.

Mous M, Muller SA, de Leeuw JW: Long-term effects of anal sphincter rupture during vaginal delivery: faecal incontinence and sexual complaints. BJOG 115(2):234, 2008.

Mulder FE, Oude Rengerink K, van der Post JA, et al: Delivery-related risk factors for covert postpartum urinary retention after vaginal delivery. Int Urogynecol J 27(1):55, 2016.

Mulder FE, Schoffelmeer MA, Hakvoort RA, et al: Risk factors for postpartum urinary retention: a systematic review and meta-analysis. BJOG 119(12):1440, 2012.

Necesalova P, Karbanova J, Rusavy Z, et al: Mediolateral versus lateral episiotomy and their effect on postpartum coital activity and dyspareunia rate 3 and 6 months postpartum. Sex Reprod Healthc 8:25, 2016.

Nesbitt TS, Gilbert WM, Herrchen B: Shoulder dystocia and associated risk factors with macrosomic infants born in California. Am J Obstet Gynecol 179:476, 1998.

Nikolajsen S, Løkkegaard EC, Bergholt T: Reoccurrence of retained placenta at vaginal delivery: an observational study. Acta Obstet Gynecol Scand 92(4):421, 2013.

Noumi G, Collado-Khoury F, Bombard A, et al: Clinical and sonographic estimation of fetal weight performed during labor by residents. Am J Obstet Gynecol 192(5):1407, 2005.

Nour NM. Female genital cutting: impact on women's health. Semin Reprod Med 33(1):41, 2015.

Novartis: Methergine: prescribing information. 2012. Available at: http://www.accessdata.fda.gov/drugsatfda_docs/label/2012/006035s078lbl.pdf. Accessed October 26, 2016.

Ogueh O, Al-Tarkait A, Vallerand D, et al: Obstetrical factors related to nuchal cord. Acta Obstet Gynecol Scand 85(7):810, 2006.

Oliphant SS, Jones KA, Wang L, et al: Trends over time with commonly performed obstetric and gynecologic inpatient procedures. Obstet Gynecol 116(4):926, 2010.

Otero M, Boulvain M, Bianchi-Demicheli F, et al: Women's health 18 years after rupture of the anal sphincter during childbirth: II. Urinary incontinence, sexual function, and physical and mental health. Am J Obstet Gynecol 194(5):1260, 2006.

Ouzounian JG: Shoulder dystocia: incidence and risk factors. Clin Obstet Gynecol 59(4):791, 2016.

Ouzounian JG, Korst LM, Miller DA, et al: Brachial plexus palsy and shoulder dystocia: obstetric risk factors remain elusive. Am J Perinatol 30(4):303, 2013.

Overland EA, Spydslaug A, Nielsen CS, et al: Risk of shoulder dystocia in second delivery: does a history of shoulder dystocia matter? Am J Obstet Gynecol 200(5):506.e1, 2009.

Øverland EA, Vatten LJ, Eskild A: Pregnancy week at delivery and the risk of shoulder dystocia: a population study of 2,014,956 deliveries. BJOG 121(1):34, 2014.

Øverland EA, Vatten LJ, Eskild A: Risk of shoulder dystocia: associations with parity and offspring birthweight. A population study of 1,914,544 deliveries. Acta Obstet Gynecol Scand 91(4):483, 2012.

Ozyurt S, Aksoy H, Gedikbasi A, et al: Screening occult anal sphincter injuries in primigravid women after vaginal delivery with transperineal use of vaginal probe: a prospective, randomized controlled trial. Arch Gynecol Obstet 292(4):853, 2015.

Paris AE, Greenberg JA, Ecker JL, et al: Is an episiotomy necessary with a shoulder dystocia? Am J Obstet Gynecol 205(3):217.e1, 2011.

Patel S, Clark EA, Rodriguez CE, et al: Effect of umbilical cord milking on morbidity and survival in extremely low gestational age neonates. Am J Obstet Gynecol 211(5):519.e1, 2014.

Pinette MG, Wax J, Wilson E: The risks of underwater birth. Am J Obstet Gynecol 190(5):1211, 2004.

Pollard ME, Morrisroe S, Anger JT: Outcomes of pregnancy following surgery for stress urinary incontinence: a systematic review. J Urol 187(6):1966, 2012.

Ponkey SE, Cohen AP, Heffner LJ, et al: Persistent fetal occiput posterior position: obstetric outcomes. Obstet Gynecol 101(5 Pt 1):915, 2003.

Pradhan A, Tincello DG, Kearney R: Childbirth after pelvic floor surgery: analysis of Hospital Episode Statistics in England, 2002–2008. BJOG 120(2):200, 2013.

Priddis H, Dahlen HG, Schmied V, et al: Risk of recurrence, subsequent mode of birth and morbidity for women who experienced severe perineal trauma in a first birth in New South Wales between 2000–2008: a population based data linkage study. BMC Pregnancy Childbirth 13:89, 2013.

Rabe H, Diaz-Rossello JL, Duley L, et al: Effect of timing of umbilical cord clamping and other strategies to influence placental transfusion at preterm birth on maternal and infant outcomes. Cochrane Database Syst Rev 8:CD003248, 2012.

Rådestad I, Olsson A, Nissen E, et al: Tears in the vagina, perineum, sphincter ani, and rectum and first sexual intercourse after childbirth: a nationwide follow-up. Birth 35:98, 2008.

Rahman J, Bhattee G, Rahman MS: Shoulder dystocia in a 16-year experience in a teaching hospital. J Reprod Med 54(6):378, 2009.

Räisänen S, Vehviläinen-Julkunen K, Gissler M, et al: High episiotomy rate protects from obstetric anal sphincter ruptures: a birth register-study on delivery intervention policies in Finland. Scand J Public Health 39(5):457, 2011.

Roberts PL, Coller JA, Schoetz DJ, et al: Manometric assessment of patients with obstetric injuries and fecal incontinence. Dis Colon Rectum 33:16, 1990.

Rodriguez MI, Seuc A, Say L, et al: Episiotomy and obstetric outcomes among women living with type 3 female genital mutilation: a secondary analysis. Reprod Health 13(1):131, 2016.

Rouse DJ, Owen J: Prophylactic cesarean delivery for fetal macrosomia diagnosed by means of ultrasonography—a Faustian bargain? Am J Obstet Gynecol 181:332, 1999.

Rubin A: Management of shoulder dystocia. JAMA 189:835, 1964.

Sagi-Dain L, Sagi S: The role of episiotomy in prevention and management of shoulder dystocia: a systematic review. Obstet Gynecol Surv 70(5):354, 2015.

Salim R, Peretz H, Molnar R, et al: Long-term outcome of obstetric anal sphincter injury repaired by experienced obstetricians. Int J Gynaecol Obstet 126(2):130, 2014.

Sandberg EC: Shoulder dystocia: associated with versus caused by the Zavanelli maneuver. Am J Obstet Gynecol 197(1):115, 2007.

Sandberg EC: The Zavanelli maneuver: 12 years of recorded experience. Obstet Gynecol 93:312, 1999.

Sandberg EC: The Zavanelli maneuver: a potentially revolutionary method for the resolution of shoulder dystocia. Am J Obstet Gynecol 152:479, 1985.

Sartore A, De Seta F, Maso G, et al: The effects of mediolateral episiotomy on pelvic floor function after vaginal delivery. Obstet Gynecol 103(4):669, 2004.

Schafer R: Umbilical cord avulsion in waterbirth. J Midwifery Womens Health 59(1):91, 2014.

Schramm M: Impacted shoulders—a personal experience. Aust N Z J Obstet Gynaecol 23:28, 1983.

Schummers L, Hutcheon JA, Bodnar LM, et al: Risk of adverse pregnancy outcomes by prepregnancy body mass index: a population-based study to inform prepregnancy weight loss counseling. Obstet Gynecol 125(1):133, 2015.

Secher NJ, Arnso P, Wallin L: Haemodynamic effects of oxytocin (Syntocinon) and methylergometrine (Methergin) on the systemic and pulmonary circulations of pregnant anaesthetized women. Acta Obstet Gynecol Scand 57:97, 1978.

Sen K, Sakamoto H, Nakabayashi Y, et al: Management of the occiput posterior presentation: a single institute experience. J Obstet Gynaecol Res 39(1):160, 2013.

Senécal J, Xiong X, Fraser WD, et al: Effect of fetal position on second-stage duration and labor outcome. Obstet Gynecol 105(4):763, 2005.

Shaffer BL, Cheng YW, Vargas JE, et al: Manual rotation of the fetal occiput: predictors of success and delivery. Am J Obstet Gynecol 194(5):e7, 2006.

Shaffer BL, Cheng YW, Vargas JE, et al: Manual rotation to reduce caesarean delivery in persistent occiput posterior or transverse position. J Matern Fetal Neonatal Med 24(1):65, 2011.

Shinar S, Schwartz A, Maslovitz S, et al: How long is safe? Setting the cutoff for uncomplicated third stage length: a retrospective case-control study. Birth 43(1):36, 2016a.

Shinar S, Shenhav M, Maslovitz S, et al: Distribution of third-stage length and risk factors for its prolongation. Am J Perinatol 33(10):1023, 2016b.

Shmueli A, Gabbay Benziv R, Hiersch L, et al: Episiotomy—risk factors and outcomes. J Matern Fetal Neonatal Med 19:1, 2016.

Signorello LB, Harlow BL, Chekos AK, et al: Postpartum sexual functioning and its relationship to perineal trauma: a retrospective cohort study of primiparous women. Am J Obstet Gynecol 184:881, 2001.

Sikka P, Chopra S, Kalpdev A, et al: Destructive operations—a vanishing art in modern obstetrics: 25 year experience at a tertiary care center in India. Arch Gynecol Obstet 283(5):929, 2011.

Snowden JM, Tilden EL, Snyder J, et al: Planned out-of-hospital birth and birth outcomes. N Engl J Med 373(27):2642, 2015.

Soltani H, Hutchon DR, Poulose TA: Timing of prophylactic uterotonics for the third stage of labour after vaginal birth. Cochrane Database Syst Rev 8:CD006173, 2010.

Spain JE, Frey HA, Tuuli MG, et al: Neonatal morbidity associated with shoulder dystocia maneuvers. Am J Obstet Gynecol 212(3):353.e1, 2015.

Spong CY, Beall M, Rodrigues D, et al: An objective definition of shoulder dystocia: prolonged head-to-body delivery intervals and/or the use of ancillary obstetric maneuvers. Obstet Gynecol 86:433, 1995.

Stamp G, Kruzins G, Crowther C: Perineal massage in labour and prevention of perineal trauma: randomised controlled trial. BMJ 322(7297):1277, 2001.

Stock L, Basham E, Gossett DR, et al: Factors associated with wound complications in women with obstetric anal sphincter injuries (OASIS). Am J Obstet Gynecol 208(4):327.e1, 2013.

Stotland NE, Caughey AB, Breed EM, et al: Risk factors and obstetric complications associated with macrosomia. Int J Gynaecol Obstet 87(3):220, 2004.

Su LL, Chong YS, Samuel M: Carbetocin for preventing postpartum haemorrhage. Cochrane Database Syst Rev 4:CD005457, 2012.

Sundquist JC: Long-term outcome after obstetric injury: a retrospective study. Acta Obstet Gynecol Scand 91(6):715, 2012.

Svanström MC, Biber B, Hanes M, et al: Signs of myocardial ischaemia after injection of oxytocin: a randomized double-blind comparison of oxytocin and methylergometrine during caesarean section. Br J Anaesth 100:683, 2008.

Taylor H, Kleine I, Bewley S, et al: Neonatal outcomes of waterbirth: a systematic review and meta-analysis. Arch Dis Child Fetal Neonatal Ed 101(4):F357, 2016.

Thoeni A, Zech N, Moroder L, et al: Review of 1600 water births. Does water birth increase the risk of neonatal infection? J Matern Fetal Neonatal Med 17(5):357, 2005.

Tunçalp Ö, Hofmeyr GJ, Gülmezoglu AM: Prostaglandins for preventing postpartum haemorrhage. Cochrane Database Syst Rev 8:CD000494, 2012.

UNICEF: Female genital mutilation and cutting. 2016. Available at: http://data.unicef.org/topic/child-protection/female-genital-mutilation-and-cutting./ Accessed October 24, 2016.

Upadhyay A, Gothwal S, Parihar R, et al: Effect of umbilical cord milking in term and near term infants: randomized control trial. Am J Obstet Gynecol 208(2):120.e1, 2013.

Valenzuela P, Saiz Puente MS, Valero JL, et al: Continuous versus interrupted sutures for repair of episiotomy or second-degree perineal tears: a randomised controlled trial. BJOG 116(3):436, 2009.

Walsh JM, Kandamany N, Ni Shuibhne N, et al: Neonatal brachial plexus injury: comparison of incidence and antecedents between 2 decades. Am J Obstet Gynecol 204(4):324.e1, 2011.

Walsh KA, Grivell RM: Use of endoanal ultrasound for reducing the risk of complications related to anal sphincter injury after vaginal birth. Cochrane Database Syst Rev 10:CD010826, 2015.

Wasden SW, Chasen ST, Perlman JM, et al: Planned home birth and the association with neonatal hypoxic ischemic encephalopathy. J Perinat Med November 19, 2016 [Epub ahead of print].

Westhoff G, Cotter AM, Tolosa JE: Prophylactic oxytocin for the third stage of labour to prevent postpartum haemorrhage. Cochrane Database Syst Rev 10:CD001808, 2013.

Whalley PJ, Pritchard JA: Oxytocin and water intoxication. JAMA 186:601, 1963.

Winter J, Kattwinkel J, Chisholm C, et al: ventilation of preterm infants during delayed cord clamping (VentFirst): a pilot study of feasibility and safety. Am J Perinatol 34(2):111, 2017.

Woods CE: A principle of physics is applicable to shoulder delivery. Am J Obstet Gynecol 45:796, 1943.

World Health Organization: Eliminating female genital mutilation. Geneva, World Health Organization, 2008.

World Health Organization: Female genital mutilation and obstetric outcome: WHO collaborative prospective study in six African countries. Lancet 367:1835, 2006.

World Health Organization: Guideline: delayed umbilical cord clamping for improved maternal and infant health and nutrition outcomes. Geneva, World Health Organization, 2014.

World Health Organization: WHO recommendations for the prevention and treatment of postpartum haemorrhage. Geneva, World Health Organization, 2012.

Wuest S, Raio L, Wyssmueller D, et al: Effects of female genital mutilation on birth outcomes in Switzerland. BJOG 116(9):1204, 2009.

Wyckoff MH, Aziz K, Escobedo MB, et al: Part 13: Neonatal resuscitation: 2015 American Heart Association guidelines update for cardiopulmonary resuscitation and emergency cardiovascular care. Circulation 132(18 Suppl 2):S543, 2015.

Yao AC, Lind J: Placental transfusion. Am J Dis Child 127:128, 1974.

Zahalka N, Sadan O, Malinger G, et al: Comparison of transvaginal sonography with digital examination and transabdominal sonography for the determination of fetal head position in the second stage of labor. Am J Obstet Gynecol 193:381, 2005.

28 骨盤位分娩
CHAPTER
Breech Delivery

- 骨盤位の分類 ……………………………… 665
- 診 断 ……………………………………… 666
- 分娩方法 …………………………………… 667
- 陣痛と分娩管理 …………………………… 670
- 外回転術 …………………………………… 677

The essential prerequisite for the successful performance of breech extraction lies in the complete dilatation of the cervix and the absence of any serious mechanical obstacle. It is true that in a certain number of cases extraction through an imperfectly dilated cervix is possible, but this is usually effected only at the cost of deep cervical tears.

―J. Whitridge Williams (1903)

妊娠満期に近づくと，一般的に胎位は自然と頭位になる．しかし，胎児の殿部もしくは下肢が頭部よりも先行して骨盤内へと進入した場合，骨盤位となる．骨盤位の胎児は妊娠週数が進むにつれて，徐々に少なくなっていく．しかし，単胎満期妊娠であっても3～5％は残存する（Cammu, 2014；Lyons, 2015；Macharey, 2017）．

骨盤位の分類

骨盤位は胎児下肢と殿部の位置により，単殿位，複殿位と不全複殿位に分かれる．単殿位は股関節を屈曲し膝を伸展させ，足が頭部に近接している胎位である（図28-1）．また，両股関節を屈曲させ，一方または両方の膝を屈曲している場合，複殿位となる（図28-2）．不全複殿位は一方または両方の股関節を伸展させ，一方または両方の足もしくは膝が殿部より先進して産道の最も低いところに位置している状態である（図28-3）．足位は不全複殿位において一方または両方の足が殿部より先進している状況をいう．

妊娠満期の骨盤位の胎児のうち約5％は頸部がひどい過伸展を起こしており，stargazing fetusと呼ばれる（Cimmino, 1975）．このような場合は胎児奇形や子宮奇形が一般的に考えられ，もし事前に発見されていないのであれば十分に検索すべきである（Phelan, 1983）．このような頸部過伸展の状況下で経腟分娩を試みた場合，頸髄損傷を引

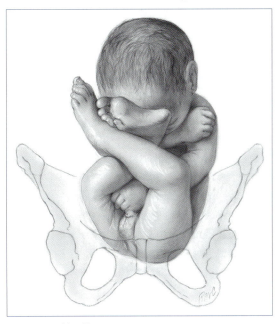

図28-1 単殿位

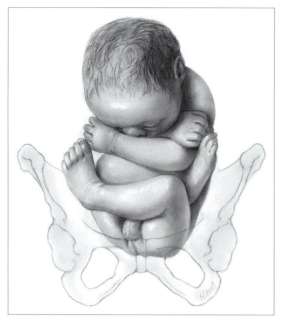

図 28-2　複殿位

き起こす可能性がある．このため，妊娠末期にこの胎勢であることを確認した場合には，帝王切開が推奨される（Westgren, 1981）．過伸展の胎児が，特に問題なく帝王切開分娩で出生しても，脊髄損傷があったケースが報告されているので，過伸展そのものが合併症なのかもしれない（Hernandez-Marti, 1984）．横位や胎児の頸部過伸展を起こすような胎位を flying fetus と呼ぶ．

診　断

■ 危険因子

骨盤位になりやすい臨床的背景を検討することは，早期にハイリスクであることを認識できるという意味でも重要である．骨盤位の危険因子としてあげられるものとしては，早い妊娠週数や羊水量異常，多胎妊娠，水頭症，無脳症，子宮奇形，前置胎盤，骨盤内腫瘍，骨盤位分娩既往などがある．特に前児が骨盤位分娩となった症例では，第二児妊娠時の骨盤位発生率は10％近くとなり，さらに第三児妊娠時には28％になると報告する研究も存在する（Ford, 2010）．

■ 検　査

胎位確認のレオポルド法については第22章に

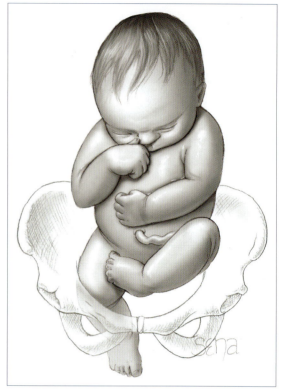

図 28-3　不全複殿位

もある．骨盤位ではレオポルド第1段にて，固く丸い児頭が子宮底部に認められる．レオポルド第2段で腹部の片側に背中，その反対側に小さな手などを触知できる．レオポルド第3段では殿部が骨盤に嵌入していなければ，骨盤入口上部に可動性がある殿部が確認できる．嵌入後はレオポルド第4段にて恥骨結合の下方に殿部が認められる．この触診の精度は報告によりばらつきがある（Lydon-Rochelle, 1993；Nassar, 2006）．骨盤位もしくは頭位以外の胎位を疑う場合は，超音波による評価が推奨される．

単殿位の内診所見は，下肢は触れず，たいていの場合，坐骨結節，仙骨，そして肛門が触知できる．胎児が下降してくると，外性器も区別することが可能になる．陣痛が特に長引いた場合，胎児の殿部は著しく腫脹し顔と殿部の識別が困難になる．肛門を口と間違えたり，坐骨結節を頬骨のふくらみと間違えることもある．しかし，注意深く診察すれば，肛門であれば指に筋肉の抵抗を感じてやや硬く触れるし，口であれば軟らかみに欠ける顎が近くに触れられる．肛門から引き抜いた指

には胎便が付着していることがある．口と頬骨突起部は三角形を構成するが，坐骨結節と肛門は一直線上に存在するという違いもある．複殿位では，下肢は殿部から一直線上に認められる．足位では片方または両方の足が殿部より下に触れられる．

胎児の仙骨や仙骨棘突起は胎位に応じて触知される．頭位の際と同様に，骨盤位でも胎児仙骨と母体骨盤の位置関係で胎位が決められる．left sacrum anterior（LSA），right sacrum anterior（RSA），left sacrum posterior（LSP），right sacrum posterior（RSP），そして sacrum transverse（ST）がある．

分娩方法

母子にとって最善の分娩様式を決定するためには，さまざまな因子を考慮する必要がある．胎児の特徴や骨盤面積，妊娠合併症の有無，介助者や主治医の経験，患者の希望，施設の設備，妊娠週数などである．

満期骨盤位と比較して，早期骨盤位の胎児はサイズが小さいことや未熟という点でリスクが高い．たとえば頭部が娩出できなくなる，分娩時外傷，周産期死亡率の発生頻度が高くなる．よって満期骨盤位の胎児と早期骨盤位の胎児に関しては，管理などは別々に検討することがより望ましい．

■ 満期骨盤位胎児

近年，満期骨盤位の胎児を経腟分娩するという産科学的な見解は Term Breech Trial の結果を非常に受けている（Hannah, 2000）．この研究では 1,041 人の妊婦が帝王切開群，1,042 人の妊婦が経腟分娩群に無作為に振り分けられた．経腟分娩群のうち 57 %が実際に経腟分娩となった．帝王切開群は経腟分娩群と比較し周産期死亡率が低かった（3/1,000 対 13/1,000）．帝王切開群は重篤な新生児罹患率でも経腟分娩群と比較しリスクが低かった（1.4 % 対 3.8 %）．短期母体罹患率は両群間で類似していた．

Term Breech Trial の評論家は，10 %未満の患者が放射線的骨盤計測法を施行しているという．また，重篤な新生児罹患例の大部分の経過は，長期的な予後を予測できなかった（Whyte, 2004）．

しかしさらに帝王切開術を支持するデータが WHO から出されている（Lumbiganon, 2010）．アジア 9 ヵ国の 10 万件以上の分娩で，満期骨盤位に対して経腟分娩した症例と比較して帝王切開を施行した症例では周産期予後が優れていた．他の研究でも，帝王切開施行症例の新生児予後は良好であり，新生児罹患率や死亡率がより低いことが報告されている（Hartnack Tharin, 2011；Lyons, 2015；Rietberg, 2005；Vistad, 2015）．それらの論文のメタアナリシスでは Berhan ら（2016）は周産期罹患のリスクは 0.3 %，児の娩出時外傷や神経学的合併症のリスクは 0.7 %であったと報告している．

一方，他の研究で満期産においては経腟分娩も選択できる分娩方法であると支持している（Hofmeyr, 2015a）．the Presentation et Mode d'Accouchement（英語訳 Presentation and mode of delivery：PREMODA）からは，新生児死亡率と新生児予後に分娩方法による有意差はないという研究結果が出された（Goffinet, 2006）．フランスのこの前向き観察研究は，8,000 人以上の満期単胎骨盤位妊婦が対象となり，厳しい基準に基づいて 2,526 症例が試験経腟分娩を行い，そのうち 71 %が実際に経腟分娩で出産となった．同様のデータとしてフランスの Lille Breech Study Group の報告では，厳密な胎児測定および母体骨盤測定計測を適応した経腟分娩で出産となった満期単胎骨盤位の児には，合併症発生率の極端な増加は認めなかった（Michel, 2011）．他の小規模研究でも，ガイドラインによる分娩方法の選択を適応している研究では同様の結果が出ている（Alarab, 2004；Giuliani, 2002；Toivonen, 2012）．

さらに，Eide ら（2005）の報告では骨盤位に対して経腟分娩をした児の長期的予後に関して発表しており，8,000 人以上の骨盤位で分娩となった児の知能検査スコアを分析したところ，経腟分娩でも帝王切開による分娩でも神経発達に差はなかった．また Term Breech Trial で出生した児の 2 年間のフォローアップでは死亡のリスクや神経発達遅滞のリスクは両群間でほぼ同じであった（Whyte, 2004）．

双方の意見ともさまざまなエビデンスを示しているにもかかわらず，アメリカにおける骨盤位計

画的経腟分娩の割合は減少傾向にある．そしてこのような流れのなかで，安全な分娩方法を検討することができ，骨盤位経腟分娩の技術をもつ医師は徐々に減少してきている（Chinnock, 2007）．さらに医療訴訟という面も，医師が骨盤位経腟分娩を研修することを困難にしている．この問題に対応するため，いくつかの施設では若い医師たちが骨盤位経腟分娩の技術を習得するために出産シミュレーターを導入している（Deering, 2006；Maslovitz, 2007）．

■ 早期骨盤位胎児

満期骨盤位と対比して，早期骨盤位分娩に関する無作為化比較試験はいまだない．さらに早期グループの一括性，振り分け，または共通性という点で研究比較は困難を強いられる．とはいえ早期骨盤位児にとって，計画的経腟分娩と比較して計画的帝王切開が児の生命予後を改善するかに関してはいまだ議論が続いている．Reddyら（2012）は妊娠24～32週の骨盤位で経腟分娩を試みた研究結果を発表した．これらの妊娠週数での骨盤位経腟分娩では成功率は低く，完遂した症例でも計画的帝王切開分娩と比較して新生児死亡率が高かった．他の研究でも似たような結果が報告されている（Bergenhenegouwen, 2014；Demirci, 2012；Muhuri, 2006）．

妊娠23～28週の比較的週数の早いグループにおいて，予想に相反する結果であったり，計画的帝王切開を行っても，出生した児の生存率は改善できなかったという小規模研究もいくつか存在する（Bergenhenegouwen, 2015；Kayem, 2015；Thomas, 2016）．周産期会議のコンセンサスワークショップでは，20～25週6日と定義される**生育限界**の胎児に対しルーチンで行われる帝王切開において，周産期死亡率や神経学的予後を改善するという一貫した見解は示さないと表明した（Raju, 2014）．アメリカ産婦人科学会（ACOG）やアメリカ周産期学会（SMFM）（2017）は23週0日以降の**生育限界**の胎児に対しては25週0日での帝王切開を推奨している．

32～37週までの早期骨盤位児に対しては分娩方法を決定づけるデータはいまだ乏しい．Bergenhenegouwen（2015）らは6,800件以上の32～37週までの骨盤位経腟分娩について研究を行い，骨盤位経腟分娩では周産期死亡率においては予定帝王切開群と同等の結果を認めたが，複合的な死亡率と重篤な合併症の率においては劣勢な結果であったと報告した．この研究からは妊娠週数よりも胎児体重のほうがより重要な因子になるとしている．カナダ産婦人科学会（SOGC）は推定胎児体重が2,500g以上であれば骨盤位に対し経腟分娩を試みることが適切であるとしている（Kotaska, 2009）．双胎妊娠における後進児が頭位でない場合における分娩に関しては第45章で検討している．

アメリカではこれらの研究結果は臨床に反映され，蘇生目的の場合，早期骨盤位児に対して帝王切開はたいてい行われる．

■ 分娩合併症

骨盤位では，母体および新生児の罹患率が増加することは当然予想されるものである．母体にとっては帝王切開・経腟分娩どちらであろうと産道裂傷は問題となりうる．帝王切開では，子宮体下部が鉗子や変形の少ない児頭により引き伸ばされることで子宮切開創が拡大する．経腟分娩では，子宮頸部が十分に展退していない状態で児頭が通過したり，鉗子操作などにより，腟壁裂傷や頸管裂傷さらに子宮破裂が，特に子宮筋が薄くなっている部分に引き起こされやすい．また触診も会陰切開を延長させたり，深い会陰裂傷や感染のリスク増大因子となる．経腟分娩で子宮筋が弛緩するほどの量で麻酔を併用すれば，弛緩出血や分娩後血腫などの合併症が次々と起こる．母体死亡はまれな合併症ではあるが，骨盤位に対する計画的帝王切開術における死亡率はやや高い（分娩1,000例に対し母体死亡率は0.47）（Schutte, 2007）．第30章に記載があるように，骨盤位経腟分娩のリスクは，一般的な帝王切開のリスクと同じくらいに評価される．長期の帝王切開後経腟分娩（vaginal birth after cesarean：VBAC）や反復帝王切開などによる帝王切開のリスクは第31章でさらに詳しく記載されている．

骨盤位の場合，胎児の未熟性や合併症は頻繁に併発する．また先天性の奇形率もさらに高くなる（Cammu, 2014；Mostello, 2014）．頭位と比較して骨盤位の場合，臍帯脱出はさらに頻発しやすい（Behbehani, 2016；Obeidat, 2010）．分娩時外傷に

は上腕骨骨折，鎖骨骨折，大腿骨骨折などが含まれる（Canpolat, 2010；Matsubara, 2008）．時に，牽引により肩甲骨，上腕骨，大腿骨などの脱臼を起こしうる（Lamrani, 2011）．分娩時外傷は経腟分娩の場合より発生しうる．しかし胎児の外傷は帝王切開でも同様に発生する．

まれではあるが，軟部組織にも損傷が起こることがある．上腕神経叢障害や麻痺がその一例である（Foad, 2008）．特に大きな外力がかかると脊髄損傷や切断，ないしは椎骨骨折なども起こりうる（Vialle, 2007）．胸鎖乳突筋血腫は産後に増大することもあるが，たいていは自然消失する．生殖器損傷を起こすこともある（Saroha, 2015）．

また，周産期予後について検討すると，分娩様式というよりも骨盤位でリスクが高いものがいくつか認められた．たとえば，股関節形成不全は分娩様式にかかわらず，頭位よりも骨盤位でより起こりやすい（de Hundt, 2012；Fox, 2010；Ortiz-Neira, 2012）．

■ 画像診断

多くの胎児は殿部が頭部より小さく，特に早期はその傾向が強い．さらに頭位とは異なり，骨盤位の児頭は分娩時に変形しにくい．したがって，試験経腟分娩を行う際には，胎児の大きさ，骨盤位の種類，そして頸部の屈曲や伸展の状態を確認しておくべきである．さらに児頭骨盤不均衡による児頭の娩出困難という事態を回避するために骨盤面積の評価はすべきである．超音波検査法や胎児骨盤計測は選択肢となりうる．

たいていの場合，胎児超音波検査は妊娠管理の一環として行われている．水頭症や無脳症などの大きな胎児異常であれば，超音波検査を行うことですぐに診断できる．超音波検査を行うことで胎児が骨盤位経腟分娩に適さないか評価できる．緊急帝王切開を回避するような生存が難しい疾患の児の診断に用いることができる．

頭部屈曲の度合いも超音波検査で評価できることが多い．骨盤位経腟分娩において児頭の伸展は望ましくない（Fontenot, 1997；Rojansky, 1994）．もし，超音波検査での評価が不確実であれば，腹部単純 X 線画像を 2 方向から撮影することでも頭頸部の位置評価が行える．頸部の後方に腕がきてしまっている状況が超音波検査で認められた場合は，新生児障害を避ける目的に帝王切開を行う十分な根拠となりうる（Sherer, 1989）．

超音波検査による胎児推定体重は骨盤位でその精度は変わらない（McNamara, 2012）．しかし多くのプロトコルで推定体重が，試験経腟分娩の回避基準に使用されている（推定体重が 2,500 g 以下，3,800〜4,000 g 以上または発育遅延などの場合は計画的経腟分娩から除外するなど）（Azria, 2012；Kotaska, 2009）．同様に，児頭大横径（biparietal diameter：BPD）が 90〜100 mm 以上も除外基準としてしばしば採用されている（Giuliani, 2002；Roman, 2008）．

試験経腟分娩前の骨盤評価は，CT・MRI もしくは単純 X 線で行う．どの骨盤計測方法が適しているかは比較データが存在しないが，CT 検査は正確性，低放射線量で行え，広く使用できるという点で優れている（Thomas, 1998）．パークランド病院では，骨盤計測を行う際に可能であれば CT を用いて，経腟分娩の限界基準を検討した（第 2 章参照）．結果はまちまちであったが，そのなかからいくつかの計画的経腟分娩を行う基準が提起された（骨盤入口部前後径≧10.5 cm，骨盤入口部横径≧12.0 cm，坐骨棘間径≧10.0 cm）（Azria, 2012；Vendittelli, 2006）．他の基準として児頭や骨盤計測値の相互関係の値を使用したものがある．たとえば，産科学的真結合線-BPD≧15 mm や，骨盤入口部横径-BPD≧25 mm，坐骨棘間径-BPD≧0 mm などである（Michel, 2011）．また Hoffmann ら（2016）は MRI で坐骨棘間径が 11 cm を超える場合，計画的骨盤位経腟分娩の 79 % が成功したと報告している．

■ 分娩形式決定についてのまとめ

近年，ACOG（2016b）は「分娩形式の決定はその分娩を担当する提供者の経験値で決定すべきであり，初産満期胎児骨盤位に対し計画的経腟分娩をする場合は入院での特定プロトコル下に遂行すべき」と推奨している．それらのプロトコルは他の産科組織からの助言が反映されている〔Kotaska, 2009；イギリス産婦人科学会（ROCG），2006〕．各分娩様式のリスクと効果の評価は重要であり，患者ともよく相談すべきである．また可能であれば，これらの評価は入院前に済ませておくべきである．慎重に検査をしていくなかで，何

表28-1　骨盤位帝王切開を施行したほうがよい条件

- 術者の経験不足
- 患者の帝王切開希望
- 巨大児：3,800〜4,000 g 以上
- 健常で生存可能な早産児の陣痛発来もしくは妊娠終結が必要なとき
- 重篤な胎児発育不全
- 経腟分娩に適さない胎児形態異常
- 以前の周産期死亡または新生児分娩外傷の既往
- 不全複殿位または足位
- 胎児頭部過伸展
- 狭骨盤，臨床的もしくは骨盤計測上，骨盤形態が経腟分娩に適さない場合
- 既往帝王切開

かしらの合併症が起こることが予想されたり，起きていることがわかった場合には，帝王切開での分娩を行うことが適切である．帝王切開での分娩が適応として望ましい条件は表28-1 に列挙されている．骨盤位分娩を予後良好に完遂するためには，少なくとも胎児が無理なく通過できる程度の産道径であることを確認しなくてはならない．また，頸管が十分に伸展してくることが必要である．もし頸管が全開大しないときには児に危険が及ぶ恐れがあるため，帝王切開を行うことが最善である．

陣痛と分娩管理

■ 経腟分娩

頭位と骨盤位では陣痛と分娩の管理に違いがある．まず骨盤位の場合に臨床的な進行がより緩徐である．しかし順調な子宮口の開大は十分な大きさの骨盤腔の予測因子である（Lennox, 1998）．骨盤位牽出術は三つの段階で構成されている．**自然な骨盤位分娩**の場合，出生後のケア以外に，分娩時の医療介入（鉗子分娩など）をまったく必要としない．**骨盤位部分的牽出**の場合，胎児は臍までは自発的に娩出するが，残りの体の部分は医療者による牽引や補助的操作により娩出される．場合によっては娩出のため，母体側の協力が必要な場合もある．**骨盤位全牽出**の場合，胎児の体全部が医療者により娩出される．

■ 陣痛誘発と促進

骨盤位妊婦の陣痛誘発や促進には賛否両論ある．しかしいまだ限られたデータしかなく，そのほとんどが後ろ向きなものである．Burgos ら（2017）は自然陣痛と同等の骨盤位分娩誘発における経腟分娩成功率を報告した．しかし誘発分娩の場合，出生後に児が NICU へ入院する確率が高まることも報告している．一方で，周産期予後や帝王切開率において自然陣痛群と同等の結果を報告する者もいる（Jarniat, 2017；Marzouk, 2011）．最後に誘発分娩の場合には高確率で帝王切開になるが，新生児予後は自然陣痛群と同等であったと報告する者もいる（Macharey, 2016）．

多くの研究で，経腟分娩成功率は順調な分娩進行と関係があると報告されている．このため，いくつかのプロトコルでは陣痛促進を回避するよう指示されているが，微弱陣痛の場合のみ陣痛促進を推奨する者もある（Alarab, 2004；Kotaska, 2009）．生存児における骨盤位分娩の際，パークランド病院では，薬学的陣痛誘発や促進を行うのでなく，人工破膜による促進を試みて，無理なら帝王切開とする．

■ 分娩管理

患者が来院したときには，胎児心拍と子宮収縮の観察を開始し，必要なスタッフ人員を早急に確保する．①骨盤位分娩に熟練した産科医，②分娩補助を行うスタッフ，③無痛分娩管理ができ，必要時に麻酔がかけられる麻酔担当スタッフ，④新生児蘇生ができるスタッフ．その後，母体の静脈路を確保する．麻酔を併用した急速遂娩を行うときや，会陰裂傷からの出血や弛緩出血などにより母体蘇生が必要となった場合に有用である．

そして入院後は破水の状況や陣痛の進行具合を評価する．頸管開大や展退そして児の高さを評価しておくことは分娩様式を検討するうえでも必須である．もし分娩がかなり進行していると，撮影室で分娩になりうる可能性もあるため，骨盤撮影は安全でない．しかし，それだけで帝王切開を無理に決定する必要はない．順調な分娩進行は骨盤が経腟分娩に支障がないことを示すよい指標となるからである（Biswas, 1993）．前述しているように超音波検査を施行し，最終的には，分娩様式を前述した表28-1 の項目などに基づき決定する．

分娩進行中は患者1人に対し看護師1人が常についていることが臍帯脱出などのリスクも考慮す

ると理想的であり，医師も緊急事態に備えて待機している状態が望ましい．ハイリスク胎児のモニタリングに関するガイドラインでも同様のことが述べられている（第24章参照）．分娩第1期では多くの臨床医は連続的な胎児心拍モニタリングを好み，胎児心拍数は少なくとも15分ごとに記録される．児頭電極は殿部に貼り付けるのが安全であり，外生殖器部分は避ける．もし胎児機能不全の心拍数パターンが出現した場合には必要に応じて帝王切開を決定する．

人工的，自発的どちらであろうと破水をした場合には臍帯脱出のリスクがあり，さらに胎児が小さい場合や単殿位以外の骨盤位の場合はそのリスクが上昇する．したがって破水をしたときには臍帯脱出がないことを確認するために内診が必須であり，破水してから5〜10分間は胎児心拍数を特に注意するべきである．

骨盤位の妊婦に陣痛が発来した場合，持続的硬膜外麻酔を推奨する報告もある．これにより，陣痛促進が必要になる場合が増加したり，分娩第2期が遷延する場合もある（Chadha, 1992；Confino, 1985）．陣痛の痛みを軽くし，骨盤をリラックスさせてさまざまな器械的処置を容易にする無痛分娩の利益より，これらの潜在的な不利益が上回る．無痛処置は会陰切開や骨盤位牽出やパイパー鉗子による急速遂娩時などに有効である．亜酸化窒素に酸素を追加させた吸入麻酔薬で，痛みをさらに取り除くこともできるが，全身麻酔が必要となった場合は即座に開始すべきである．

■ 骨盤位の自然娩出機転

頭頂分娩と同様に，骨盤位の自然な娩出の場合には必須の操作が存在する．骨盤位胎児が母体骨盤内へ嵌入および下降するには，児の殿幅が母体骨盤の斜径に嵌ることによりまず始まる．前方の殿部が後方の殿部よりも早く下降していき，骨盤底で抵抗が強くなると，45°回旋して前方の殿部は恥骨弓の方向を向く．ここで児の殿幅は骨盤出口部前後径に嵌り込むようになる．ここで，もし後方の殿部が前方より極端に先進した場合には，恥骨結合部分で回旋が起こる．

回旋後，会陰部が膨隆するところまで胎児下降が進むと，前方の殿部が外陰部に見えてくる．ここで前方側の股関節が恥骨弓を支点としながら回

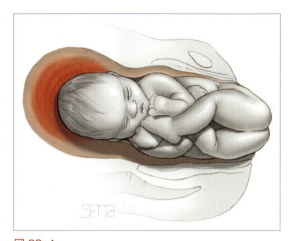

図 28-4
単殿位の殿部は会陰部を越えて娩出される．前方の殿部がたいてい最初に娩出される．

旋することで，胎児の体は側方弯曲し，後方の殿部は会陰部まで引き出されて，前方殿部を追い越すような形となる．その後に前方殿部も娩出され，児の弯曲は解除される（図28-4）．下肢は殿部に引き続いて自然にもしくは少し補助すれば娩出されてくる．

殿部が娩出後，さらに回旋して，児の背部は前方，つまり肩が骨盤斜径に一致するように動く．この位置で肩は急激に下降し，肩幅が骨盤縦径に重なるように回旋していく．肩部に続きその後，通常は屈位をとった頭部が骨盤斜径に合わせて進んできて，後頸部が恥骨弓をくぐるような形で回旋していき，児頭は屈位を保ったまま娩出される．

胎児殿部が仙骨に対してまっすぐに，つまり母体骨盤横径と一致して嵌入することもある．この胎勢からの娩出機転は，第1回旋が45°ではなく90°になるという点だけが異なるが，まれに胎児の背部が前方ではなく後方を向くような回旋が起こる．できればこのような回旋は起こらないようにすべきである．頭部は顎と顔面が恥骨結合の下を通過できていれば娩出ができるが，児の体を軽度牽引することで頭部が引き延ばされてしまい，骨盤内を通過するときの頭の直径が大きくなってしまうことがある．

■ 一部骨盤位牽出

骨盤位経腟分娩では，次々と大きな，そしてより圧迫されにくい体の部分が娩出されていく．自

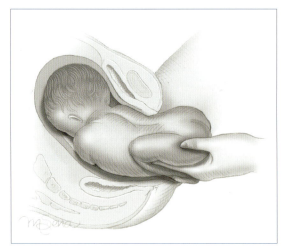

図 28-5
左側殿部を娩出するために，術者の左手の2本の指を大腿の下に平行にして挿入する．大腿部を少々外転させ，そして指先で膝窩を押すことで膝が屈曲し，脚に手が届くようになる．脚を掴みやさしく牽引し脚を完全に腟外へ娩出させる．同じ操作を右側でも同様に施行する．

(Figures 28-5 though 28-8: Reproduced with permission from Yeomans ER: Vaginal breech delivery. In Yeomans ER, Hoffman BL, Gilstrap LC III, et al (eds): Cunningham and Gilstrap's Operative Obstetrics, 3rd ed. New York, McGraw-Hill Education, 2017)

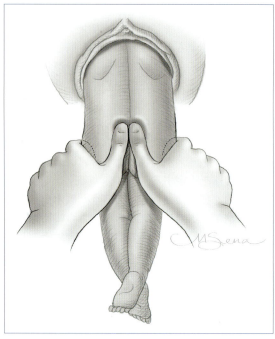

図 28-6
胎児体部を娩出するために，親指を仙骨に当てがい，示指を上前腸骨棘を包むように当てる．肩甲骨が露見されるまでやさしく下方向へ牽引する．

(Reproduced with permission from Yeomans ER: Vaginal breech delivery. In Yeomans ER, Hoffman BL, Gilstrap LC III, et al (eds): Cunningham and Gilstrap's Operative Obstetrics, 3rd ed. New York, McGraw-Hill Education, 2017)

然に進行する骨盤位経腟分娩を除いて，骨盤位経腟分娩では胎児を誘導するための特有な技術が必要になる．*Cunningham and Gilstrap's Operative Obstetrics* の第3版にYeomans（2017）によって重要な格言（臨床に役立つTips）が記載されている．

まずすべての骨盤位経腟分娩では，会陰部がかなり弛緩していない限りは会陰切開を施行すべきであり，重要な分娩補助手段となる．第27章で検討されているように，正中側方向への会陰切開は肛門括約筋の裂傷リスクを低くさせる．骨盤位分娩は臍輪部までが自然に娩出されることが理想的である．臍輪部が出た後は，臍輪部を牽引するので，付随する臍帯が骨盤内に残る．一度殿部が腟入口部を通過すれば，自然にもしくはいくばくかの補助のもと，腹部，胸部，上肢，頭部が後述のように迅速に娩出されなければならない．

まず，後方の殿部がたいていは6時方向から娩出され，胎児腹部に圧がかかるため胎便を娩出しながら進行してくることもよくある（図28-4）．ここから仙骨前方位へ回旋し，殿部前方が娩出される．このとき，胎児が下降するように胎児下肢

が手に届くレベルまで妊婦にしっかりといきんでもらう．術者の指を児の両側大腿と平行になるように入れていき，腰の部分に指をかける．この後に振り子のように上下に動かすと下肢が引き続いて娩出される（図28-5）．

下肢が娩出された後は，胎児の骨盤をしっかりと両手で掴む．親指は仙骨の上に置き，その他の指は上前腸骨棘に当てる．これにより胎児腹部への損傷を最低限にする（図28-6）．そのまま下方向へ牽引して分娩補助をしながら，母親にしっかりと努責をかけさせるようにする．

骨盤位分娩を成功させる基本的なルールとして，肩甲骨の下半分が出るまでは落ち着いてやさしく下方向へ牽引する．肩が最初に娩出された後の娩出方法としては二つある．一つ目は，肩甲骨が見えてきたら，前方の肩と上肢が見えるように時計回りないしは反時計回りに胴体を回旋させる方法である（図28-7）．上腕の娩出の最中は，手指・手は上腕骨と平行になるように一直線にし，

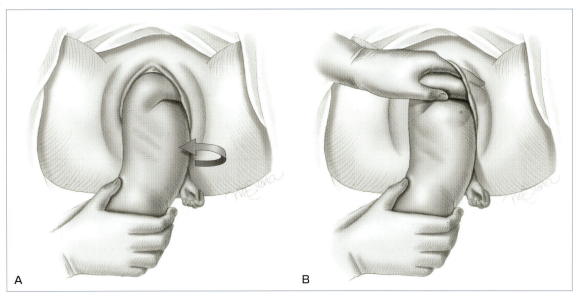

図 28-7
A. 最初の腕が娩出された後に，右仙骨側方となるように胎児の体を 180°回旋させる．
B. 術者は手を右肩に当てがい，上腕骨と平行になるように指を添える．術者は上腕骨を払いのけるように手を下方向へ動かすことで，上腕骨は胸の前を通り娩出される．
(Reproduced with permission from Yeomans ER: Vaginal breech delivery. In Yeomans ER, Hoffman BL, Gilstrap LC III, et al (eds): Cunningham and Gilstrap's Operative Obstetrics, 3rd ed. New York, McGraw-Hill Education, 2017)

上腕骨骨折を防ぐ．そしてもう一方の肩と上肢を娩出するため，胎児の胴体を180°反対方向へと回転させる．

二つ目の方法は，胴体の回転がうまくいかなかったときに用いる．この方法では，後方の肩を最初に娩出させる．胎児の腹部を母親の大腿部内側方向へと触れるくらいまで引き上げる（図28-8）．手が肩を越えたら，上腕骨の長軸方向に平行になるように手指をそろえて挿入し，上腕を上方に上げる．そうすると後方の肩が会陰から娩出され，その後は上腕と手が引き続いて娩出されてくる．その後に児の体を下げるようにすると肩の前方が恥骨弓の下に見えてくる．ここまで出てくれば，上肢と手が自然と引き続いて娩出される．両肩が娩出されれば，胎児の背部は恥骨結合のほうへと自然と回旋する．こうして頭部までの娩出が完了となる．

◆ nuchal arm

分娩時に胎児の片方もしくは両方の腕が首の後ろに回ってしまった状態で，母体の骨盤内に嵌り込んでいることがある．これを nuchal arm といい，分娩はかなり困難な状況となる．そして児の体を産道との摩擦で，腕が顔の前にくるように半分くらい回旋させる（図28-9）．もし右側のみの nuchal arm なら，胎児の体を反時計回りに回転させ，児背部が母体の右側にくるように回旋させる．もし左側が nuchal arm の場合は時計回りに回旋させる．この回旋がうまくいかず nuchal arm が解除できない場合は，児を骨盤のスペースがある方向へ押し上げてみるとよい．それでもうまくいかないときは，術者の指を胎児の腕に引っかけるようにして胎児の腹側を通すように下して娩出させる．この方法を用いた場合には上腕骨や鎖骨がしばしば骨折する．

◆ 後続児頭の娩出

• Mauriceau 法

骨盤位の胎児頭部の娩出は鉗子や，その他いくつかの方法から選択する．どの方法においても，胎児の頸部過伸展は避けなければならない．

Mauriceau 法は片方の手の示指と中指を下顎に当てがい，頭を曲げるようにし，同じ手の手掌と前腕に体部を乗せる（図28-10）．胎児の下肢は術者の前腕にまたがっているかたちになる．もう一方の手の2本の指を胎児の首にかけて肩を掴み，後頭下部が恥骨結合部を抜けるところまで，下方向へと両手同時に牽引する．このとき頭部は

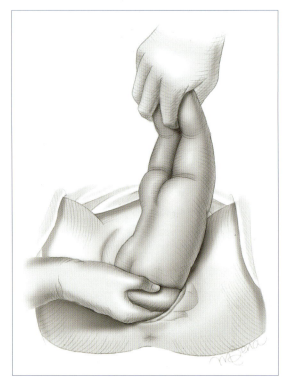

図 28-8
まれではあるが，後方の腕を先に娩出すべきときがある．そのためには児の下半身を上方へかつ母体の大腿部内側方向へ吊り上げる．術者の指を後方の肩の下に挿入し，上腕骨を一直線にそろえる．
(Reproduced with permission from Yeomans ER: Vaginal breech delivery. In Yeomans ER, Hoffman BL, Gilstrap LC III, et al (eds): Cunningham and Gilstrap's Operative Obstetrics, 3rd ed. New York, McGraw-Hill Education, 2017)

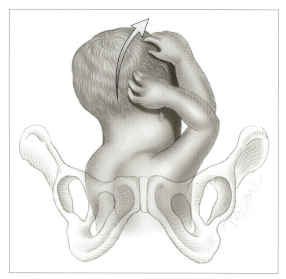

図 28-9
右側 nuchal arm の解除は反時計回りに児を 180°回旋つまり胎児の背部が母体の右側に向くように回旋することで行える．これにより産道との摩擦が生じ，肘が顔のほうへ向かう．
(Reproduced with permission from Yeomans ER: Vaginal breech delivery. In Yeomans ER, Hoffman BL, Gilstrap LC III, et al (eds): Cunningham and Gilstrap's Operative Obstetrics, 3rd ed. New York, McGraw-Hill Education, 2017)

強く伸展されてしまうため，介助者が母体の恥骨上部をやさしく圧迫することで頭を屈曲させる．引き続き胎児の胴体を母親の腹部へと挙上していくと，口，鼻，額，最後に後頭部が会陰を抜ける．この方法は術者の両手を使い，胎児背部と上顎を下方向へ同時にやさしく牽引し頸部の過伸展を防いでいる．

- 後続児頭鉗子

後続児頭の娩出には専用の鉗子が使用される．図 28-11 に示されているパイパー鉗子またはラウフェーパイパー鉗子が用いられ，Mauriceau 法での娩出が難しいときにもこれらを使用する．まず恥骨上圧迫を行いながら緩やかに児を牽引していき，児頭が嵌入して骨盤内まで下がってくるまで鉗子は挿入してはならない．胎児胴体をタオルで包んで吊るようにすると，児の体部を挙上しやすくなり，上肢や臍帯が鉗子のブレードに当たらなくなる．

鉗子のブレードは会陰の高さから上方に向けることになるため，片膝をついた状態から操作を行うこともある．パイパー鉗子は軸の部分が下向きにアーチしていて胎児の体部と骨盤に沿うようになっている．これにより腟と児頭骨の間にブレードが入り，うまく児頭のカーブに沿うことができる．母体の左側に挿入するブレードを左手で保持し，右手は児頭と母体の左側腟壁との間に滑らせ，ブレード挿入の誘導や頭骨の位置確認を行う．もう一方のブレードも同様の動きで挿入する．

きちんと挿入が完了できればブレードは連結され，児の体はシャンク部分に挟まるようにおさまる．ゆっくりと牽引しながら若干ハンドルを上げるようにすると児頭が娩出される．これにより後頭部が恥骨結合の下方にきて額が娩出されるまでは顔面は会陰の方向を向いていることになる．うまく娩出が進めば，体部と頭部が同時に動くことにより頸部の過伸展を最小限にとどめることができる．

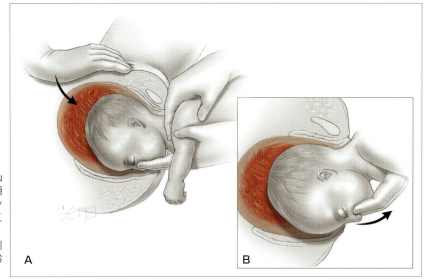

図 28-10
A. 最後に頭部を Mauriceau 法にて娩出する方法．児頭が娩出され始めたら，アシスタントが恥骨上を押すことで児頭の屈曲を保つ．
B. 術者が児を上外方へと牽引する際は，同時に上顎をおさえるようにして牽引する．

● 修正版 Prague 法

まれに胎児の背部が恥骨側へ回旋する場合がある．このようなときは，修正版 Prague 法を用いるとうまくいくことがある．片手の 2 本指を肩の後方に当てがって掴むようにし，もう一方の手で下肢を挙上させ，母体腹側のほうへと動かす（図28-12）．

● 児頭娩出困難な場合

このような状況は子宮頸管拡張不全や児頭骨盤不均衡などが考えられる．特に小さな早産児の場合，頸管拡張不全により胎児の頸部が締めつけられ，後続児頭娩出の妨げとなりうる．このとき，臍帯は圧排された状態になることが想定されるため，速やかな対応が求められる．児体部，頸部などをやさしく牽引することで後頭部が引っ張り出されてくることもある．うまくいかなかった場合には図 28-13 で示すような Dührssen 切開が必要となる．ハロゲン化薬品を使用した全身麻酔やニトログリセリン静注が子宮頸管を拡張させる他の選択肢となりうる．究極の方法ではあるが，後続児頭娩出が困難で経腟分娩が難しいときに，児を腟や子宮内などの高位に戻してから帝王切開に切り替えるという方法も児の救命につながる．この方法は Sandberg（1988）によって肩甲難産となったときの古典的な対処法として行われており，Zavanelli 法と命名された．しかし，後続児頭娩出困難例に Zavanelli 法を適用している症例も存在する（Sandberg，1999；Steyn，1994）．

児頭骨盤不均衡や後続児頭娩出停止の症例では Zavanelli 法や恥骨結合切開術が選択肢となりうる（Sunday-Adeoye，2004；Wery，2013）．恥骨結合切開術は局所麻酔を使用し，外科的に恥骨結合の間の軟骨と靱帯を離断することにより恥骨結合を最大 2.5 cm まで広げる（Basak，2011）．本法を経験する機会が少ないこと，深刻な母体骨盤や尿管への損傷などのリスクもありうることからアメリカでは本法を用いることはまれである．とはいうものの，帝王切開が不可能な場合，恥骨結合切開術は母体と児の両方の命を救いうる方法である（Hofmeyr，2012）．

■ 全骨盤位牽出

◆ 全複殿位または不全複殿位

時には全複殿位または不全複殿位に対し，全骨盤位の牽出が必要となることがある．手を腟に入れ，胎児の両下肢を掴む．そして両足首の間に中指を通し，両方の足首を手のひらで包み込む．示指をかけて支えながら牽引することで下肢は腟入口部まで引き出される（図 28-14）．足が外陰部まできたら，さらに下方へやさしく牽引する．足が出たら次はふくらはぎ，その次は大腿というように，順々に上の部位を掴むようにして牽引する．殿部が腟部の外まで出され，腰部がすべて娩出されるまで牽引を続ける．術者の親指を仙骨上に置き，その他の指を腸骨稜にかける．これは部分骨盤位娩出に対する牽出のかたちになり，骨盤位娩

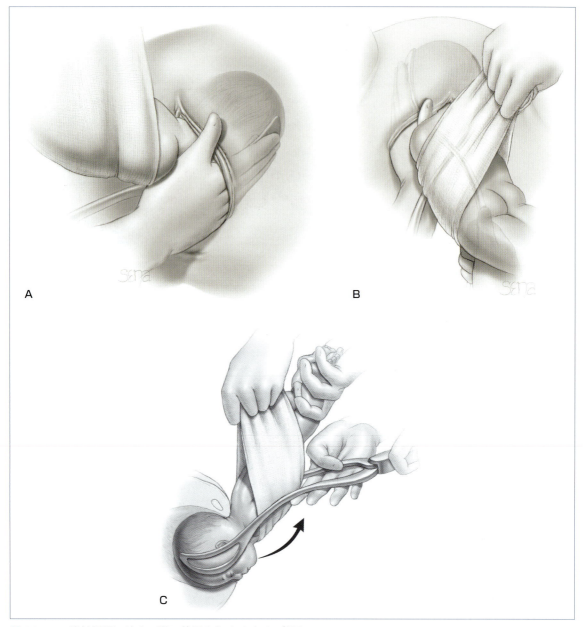

図 28-11　後続児頭の娩出の際に使用されるパイパー鉗子
A. 児体部を温かいタオルで包んで持ち上げた後に，鉗子の左側ブレードを児頭へかける．
B. 右側ブレードも児体部を持ち上げながら装着する．
C. 後続児頭の鉗子分娩．図の矢印方向に鉗子を動かす．

出が完了する．
　もし片足のみが掴める場合は，右手ならば右足を，左手ならば左足を掴むように適した側の手で適した側の足を掴み，腟へ牽引を行う（Yeomans, 2017）．
　最初に足を掴み，反対の手を挿入し足とともに上方に上げて，もう一方向の足へガイドする．もし腰が伸展したままならば，もう片方の足はたいてい容易に掴むことができ，さらに下方へ牽引できる．もし腰が屈曲し，膝が伸展している場合には鼠径部に指を引っかけ，足が見えるまで胎児の下半身を牽引する．この方法は帝王切開の際に完

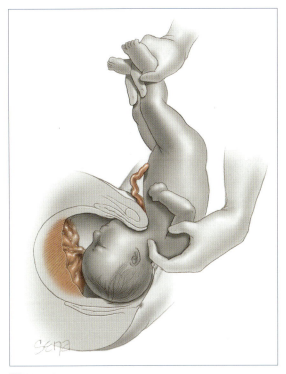

図 28-12
残された頭部を娩出するために使用される修正版 Prague 法は胎児体部前方回旋に失敗した際に必要とされる．

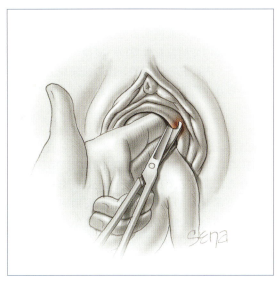

図 28-13
Dührssen 切開は 2 時の方向に行い，次に切開を入れる場合は 10 時方向に追加する．まれに 6 時方向に切開を追加する場合がある．このように切開を施行することで，腟壁側方に存在する子宮動脈の頸部分枝からの出血を最小限にする．娩出後切開創は第 41 章で示すように修復する．

全・非完全骨盤位または足位の児を子宮筋層切開創から娩出する際にも使用される．

◆単殿位

　単殿位の際の全骨盤位牽出は，指を鼠径部に当てがい，会陰切開を加えて行う．殿部が一度腟入口部まで引き出せれば，後は一部骨盤位牽出術と同様の手技で娩出できる．これらの方法は帝王切開施行時に単殿位の児を子宮筋層切開創から娩出する際にも適用される．

　ごくまれに単殿位の経腟分娩では，子宮内での骨盤位解除を必要とすることもある．Pinard（1889）によれば，この手法で単殿位から足位へ胎位変換できる．通常，破膜直後であれば，この手法はさほど困難なく行うことができるが，羊水が少なく，子宮収縮が強い場合には極端に難しくなってしまう．このようなときは，全身麻酔やマグネシウム硫酸塩の静注，ニトログリセリンの静注または β アドレナリン作動薬による子宮収縮の緩和が必要となる．はじめに，大腿骨に平行な大腿の中央付近を押すことによって，2 本の指で足とともに殿部を強く回転させる．同時に，膝窩部

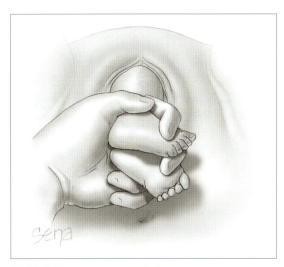

図 28-14
複殿位の場合の牽引は踵および足を牽引する．

を押すと必然的に胎児の足は屈曲し，術者の手に足が当たる．その後は足を掴み，牽引する．

外回転術

　回転術は，物理的な処置により，縦位の胎児を長軸方向に 180°回転したり，斜位や横位を縦位へ回転させてやるものである．**外回転術**（external cephalic version：ECV）は母体腹壁を触診し，胎位を頭位へ変換する方法である．**内回転術**とは子宮腔内で胎位を骨盤位へ変換する手技のことをいう．内回転術は双胎妊娠の後続児分娩の際に用いられ，第45章に記載している．

■ 適　応

ECVは分娩時の非頭位である確率を減少させる（Hofmeyr, 2015b）．ACOG（2016a, b）は，可能ならば満期近くの骨盤位はECVを行うべきであると推奨している．ECVの成功率は平均で60％であり（de Hundt, 2014），横位の場合には成功率が非常に高くなる．

一般的にECVは妊娠37週以降の陣痛発来前の骨盤位妊婦に対し施行される．これより前の週数の場合，骨盤位が自然に修正できる可能性が高い．また，かなり早い段階で行うと，骨盤位に戻ってしまうことがある（Bogner, 2012）．なお，ECVにより急速遂娩となり，医原的要因による早産となってしまっても重篤な合併症は少ない．

ECVの絶対的禁忌症例は少数である．前置胎盤のような経腟分娩を考慮しない場合，ECVは禁忌となる．また多胎妊娠の場合も禁忌となる．相対的禁忌症例としては，切迫早産，羊水過少，破水症例，頸部巻絡がすでにわかっている症例，子宮奇形，胎児発育不全（fetal-growth restriction：FGR），胎盤早期剝離の既往がある症例などがある（Rosman, 2013）．多くは既往帝王切開術を禁忌としているが，いくつかの小規模研究ではECVと子宮破裂の間に関連性はないとしている（Burgos, 2014；Keepanasseril, 2017；Weill, 2017）．しかし，パークランド病院においてはこれらの症例に対してはECVを行っておらず，大規模研究での検討が必要と考えている．

回転術の成功率を上げる条件はいくつかある．多産婦，児が嵌頓していない，非前壁胎盤，非肥満患者，そして十分な羊水量などである（Kok, 2009, 2011；Velzel, 2015）．Burgosら（2014）はECV前に患者へ2Lの点滴をすることで羊水量を増大させることはできたが，成功率を向上させることはできなかった．

■ 合併症

患者へは胎盤早期剝離，早期陣発，FGRなどの危険性があることを含めリスクを説明する．まれではあるが子宮破裂，母児間輸血，胎児母体同種免疫，羊水塞栓症，さらにはECVによる死亡も考慮しなくてはならない．とはいうものの，胎児死亡はまれであり，一般的に重篤な合併症の発生率はかなり低く，緊急帝王切開術が必要となる確率は0.5％もしくはそれ以下であるとされている（Grootscholten, 2008；Rodgers, 2017）．そしていくつかの研究では，ECVが無事成功したとしても帝王切開率が最初から頭位における帝王切開率までは下がらないとしている．一般的には，難産，胎位異常，胎児心音異常などがよくみられ，帝王切開術の適応となる（Chan, 2004；de Hundt, 2014；Vézina, 2004）．

■ 手　技

ECVは緊急帝王切開術が施行可能な設備，人員がいる施設で行われるべきである（ACOG, 2016a）．外科的介入のリスクを考慮し，静脈血管の確保，術前6時間以上の絶食とする．超音波検査にて，頭位でないこと，羊水量が十分あることを確認し，行われていなければ胎児超音波スクリーニングを行い，さらに胎盤の位置，胎児の脊椎の位置もみておく．処置前に胎児心音モニタリングを胎児心音状態の確認のため行う．Rh-D陰性妊婦に行うときには抗D免疫グロブリン投与も行う．子宮収縮抑制や麻酔は必要な場合に選択とし，その根拠は後の部分で記載とする．

まず患者を左側臥位とし子宮胎盤血流を増加させる．そしてトレンデレンブルグ体位をとり骨盤位の児が母体頭側へ上がるようにする．その間超音波検査で胎児の心拍を評価する．超音波の際に使用するゼリーでECVをしやすくさせ，また皮膚との摩擦を最小限にとどめる（Vallikkannu, 2014）．

まず初めに胎児を前転させる方向で試みることが多い．1人ないしは2人で行うようにし，片一方の手で児の頭を掴むようにする．そして胎児の殿部を母体の骨盤から押し上げるようにし，横位の胎勢となるようにする（図28-15）．殿部をゆっくりと子宮底部へと誘導し，すると自然に頭部は骨盤のほうへと向く．もし前転方向がうまくいかなかった場合は，後転方向を試してみる．外回転術中に，極度の不快感，持続的な胎児心音異常や

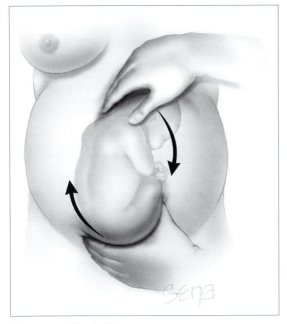

図 28-15　外回転術
前転するように時計回りに力を加える．

複数回にわたりうまくいかなかったときは手技を中止する．手技がうまくいかなくてもそれが絶対的な失敗とはいえない．Ben-Meir ら（2007）の報告では，226 例の ECV を失敗した症例のうち，7％ が自然に回転した．未産婦は 2％ だが，経産婦では 13％ であった．

ECV が成功した場合，胎児心拍モニタリングを行い胎児心音が正常なことを確認する．また 39 週以前に ECV がうまくいった場合には自然陣発，胎児発育を待つ．いくつかの研究では，直後に子宮収縮誘発をすると高確率で帝王切開になるといわれている（Burgos, 2015；Kuppens, 2013）．

■ 子宮収縮抑制

ECV 施行前に子宮筋を緩ませる目的で，子宮収縮抑制薬を使用することはすでにいくつかの報告で示されている（ACOG, 2016a）．ほとんどの研究で支持されている薬剤は，テレブタリンやリトドリンなどの β アドレナリン作動薬である（Cluver, 2015）．Fernandez ら（1996）による臨床試験では，テレブタリン皮下注射による成功率は 52％ であり，使用しなかった群の成功率 27％ より高かった．パークランド病院では ECV 前の妊婦には 250 μg テレブタリンの皮下注射を行っている．テレブタリンの副作用には母体頻脈が知られているが，これらの症状が出現した場合にも ECV はそのまま試みる．研究規模は小さいが，いくつかの報告では適さないとされる他の薬剤がある．それはニフェジピンなどの Ca 拮抗薬，ニトログリセリンなどの一酸化窒素製剤，オキシトシン受容体拮抗薬のアトシバンやその他の β アドレナリン作動薬などである（Burgos, 2010；Hilton, 2009；Kok, 2008；Vani, 2009；Velzel, 2017；Wilcox, 2011）．

■ 伝達麻酔

硬膜外麻酔に子宮収縮抑制を併用すると，子宮収縮抑制のみの場合と比較して ECV の成功率を上昇させると報告されている（Goetzinger, 2011；Magro-Malosso, 2016）．さらに，胎児心拍異常，緊急帝王切開術，胎盤早期剥離の合併症発生率は局所麻酔と比較して高くなかった．脊椎麻酔と硬膜外麻酔の無作為化比較試験では，両者に有意差は認めなかった（Khaw, 2015；Weiniger, 2010）．成功率を向上させるさらなるテクニックや最適な薬剤はいまだ不明解である．しかし限られたデータではあるが，点滴静注による鎮静は成功率を上昇させないとされている（Burgos, 2016；Khaw, 2015）．

■ お　灸

この治療法は中国の伝統的な医術であり，**Artemisia vulgaris** の紙巻タバコ状のスティックを燃やして行う．この植物は一般的にヤマヨモギ，オオヨモギなどと呼ばれ，日本では**モグサ**と呼ばれることも多い．BL67 の刺鍼点に，棒を直接皮膚の上に置くかまたは間接的に針で熱が伝わるようにすると，胎動が増加し，自然と骨盤位が治るというものである（Ewies, 2002）．この方法は ECV が成功しなかった 33～36 週までの妊婦に施行されることが多い．無作為化比較試験の結果では結論が出なかった（Bue, 2016；Coulon, 2014；Coyle, 2012；Sananes, 2016；Vas, 2013）．

（訳：田中昌哉）

References

Alarab M, Regan C, O'Connell MP, et al: Singleton vaginal breech delivery at term: still a safe option. Obstet Gynecol 103:407, 2004.

American College of Obstetricians and Gynecologists: External cephalic version. Practice Bulletin No. 161, February 2016a.

American College of Obstetricians and Gynecologists: Mode of term in singleton breech delivery. Committee Opinion No. 340, July 2006, Reaffirmed 2016b.

American College of Obstetricians and Gynecologists, Society for Maternal-Fetal Medicine: Periviable birth. Obstetric Care Consensus No. 6, October 2017.

Azria E, Le Meaux JP, Khoshnood B, et al: Factors associated with adverse perinatal outcomes for term breech fetuses with planned vaginal delivery. Am J Obstet Gynecol 207(4):285.e1, 2012.

Basak S, Kanungo S, Majhi C: Symphysiotomy: is it obsolete? J Obstet Gynaecol Res 37(7):770, 2011.

Behbehani S, Patenaude V, Abenhaim HA: Maternal risk factors and outcomes of umbilical cord prolapse: a population-based study. J Obstet Gynaecol Can 38(1):23, 2016.

Ben-Meir A, Elram T, Tsafrir A, et al: The incidence of spontaneous version after failed external cephalic version. Am J Obstet Gynecol 196(2):157, 2007.

Bergenhenegouwen LA, Meertens LJ, Schaaf J, et al: Vaginal delivery versus caesarean section in preterm breech delivery: a systematic review. Eur J Obstet Gynecol Reprod Biol 172:1, 2014.

Bergenhenegouwen L, Vlemmix F, Ensing S, et al: Preterm breech presentation: a comparison of intended vaginal and intended cesarean delivery. Obstet Gynecol 126(6):1223, 2015.

Berhan Y, Haileamlak A: The risks of planned vaginal breech delivery versus planned caesarean section for term breech birth: a meta-analysis including observational studies. BJOG 123(1):49, 2016.

Biswas A, Johnstone MJ: Term breech delivery: does x-ray pelvimetry help? Aust N Z J Obstet Gynaecol 33:150, 1993.

Bogner G, Xu F, Simbrunner C, et al: Single-institute experience, management, success rate, and outcome after external cephalic version at term. Int J Gynaecol Obstet 116(2):134, 2012.

Bue L, Lauszus FF: Moxibustion did not have an effect in a randomised clinical trial for version of breech position. Dan Med J 63(2): A5199, 2016.

Burgos J, Arana I, Garitano I, et al: Induction of labor in breech presentation at term: a retrospective cohort study. J Perinat Med 45(3):299, 2017.

Burgos J, Eguiguren N, Quintana E, et al: Atosiban vs. ritodrine as a tocolytic in external cephalic version at term: a prospective cohort study. J Perinat Med 38(1):23, 2010.

Burgos J, Iglesias M, Pijoan JI, et al: Probability of cesarean delivery after successful external cephalic version. Int J Gynaecol Obstet 131(2):192, 2015.

Burgos J, Pijoan JI, Osuna C, et al: Increased pain relief with remifentanil does not improve the success rate of external cephalic version: a randomized controlled trial. Acta Obstet Gynecol Scand 95(5):547, 2016.

Burgos J, Quintana E, Cobos P, et al: Effect of maternal intravenous fluid therapy on external cephalic version at term: a prospective cohort study. Am J Obstet Gynecol 211(6):665.e1, 2014.

Cammu H, Dony N, Martens G, et al: Common determinants of breech presentation at birth in singletons: a population-based study. Eur J Obstet Gynecol Reprod Biol 177:106, 2014.

Canpolat FE, Köse A, Yurdakök M: Bilateral humerus fracture in a neonate after cesarean delivery. Arch Gynecol Obstet 281(5):967, 2010.

Chadha YC, Mahmood TA, Dick MJ, et al: Breech delivery and epidural analgesia. BJOG 99:96, 1992.

Chan LY, Tang JL, Tsoi KF, et al: Intrapartum cesarean delivery after successful external cephalic version: a meta-analysis. Obstet Gynecol 104:155, 2004.

Chinnock M, Robson S: Obstetric trainees' experience in vaginal breech delivery. Obstet Gynecol 110:900, 2007.

Cimmino CV, Southworth LE: Persistent hyperextension of the neck in breech ("star-gazing fetus") and in transverse lie ("flying-fetus"): indication for cesarean section. Am J Roentgenol Radium Ther Nucl Med 125(2):447, 1975.

Cluver C, Gyte GM, Sinclair M, et al: Interventions for helping to turn term breech babies to head first presentation when using external cephalic version. Cochrane Database Syst Rev 2:CD000184, 2015.

Confino E, Ismajovich B, Rudick V, et al: Extradural analgesia in the management of singleton breech delivery. Br J Anaesth 57:892, 1985.

Coulon C, Poleszczuk M, Paty-Montaigne MH, et al: Version of breech fetuses by moxibustion with acupuncture: a randomized controlled trial. Obstet Gynecol 124(1):32, 2014.

Coyle ME, Smith CA, Peat B: Cephalic version by moxibustion for breech presentation. Cochrane Database Syst Rev 5:CD003928, 2012.

Deering S, Brown J, Hodor J, et al: Simulation training and resident performance of singleton vaginal breech delivery. Obstet Gynecol 107(1): 86, 2006.

de Hundt M, Velzel J, de Groot CJ, et al: Mode of delivery after successful external cephalic version: a systematic review and meta-analysis. Obstet Gynecol 123(6):1327, 2014.

de Hundt M, Vlemmix F, Bais JM, et al: Risk factors for developmental dysplasia of the hip: a meta-analysis. Eur J Obstet Gynecol Reprod Biol 165(1):8, 2012.

Demirci O, Tuğrul AS, Turgut A, et al: Pregnancy outcomes by mode of delivery among breech births. Arch Gynecol Obstet 285(2):297, 2012.

Eide MG, Øyen N, Skjaerven R, et al: Breech delivery and intelligence: a population-based study of 8,738 breech infants. Obstet Gynecol 105(1):4, 2005.

Ewies AA, Olah KS: The sharp end of medical practice: the use of acupuncture in obstetrics and gynecology. BJOG 109(1):1, 2002.

Fernandez CO, Bloom S, Wendel G: A prospective, randomized, blinded comparison of terbutaline versus placebo for singleton, term external cephalic version. Am J Obstet Gynecol 174:326, 1996.

Foad SL, Mehlman CT, Ying J: The epidemiology of neonatal brachial plexus palsy in the United States. J Bone Joint Surg Am 90(6):1258, 2008.

Fontenot T, Campbell B, Mitchell-Tutt E, et al: Radiographic evaluation of breech presentation: is it necessary? Ultrasound Obstet Gynecol 10:338, 1997.

Ford JB, Roberts CL, Nassar N, et al: Recurrence of breech presentation in consecutive pregnancies. BJOG 117(7):830, 2010.

Fox AE, Paton RW: The relationship between mode of delivery and developmental dysplasia of the hip in breech infants: a four-year prospective cohort study. J Bone Joint Surg Br 92(12):1695, 2010.

Giuliani A, Scholl WMJ, Basver A, et al: Mode of delivery and outcome of 699 term singleton breech deliveries at a single center. Am J Obstet Gynecol 187:1694, 2002.

Goetzinger KR, Harper LM, Tuuli MG, et al: Effect of regional anesthesia on the success rate of external cephalic version: a systematic review and meta-analysis. Obstet Gynecol 118(5):1137, 2011.

Goffinet F, Carayol M, Foidart JM, et al: Is planned vaginal delivery for breech presentation at term still an option? Results of an observational prospective survey in France and Belgium. Am J Obstet Gynecol 194(4):1002, 2006.

Grootscholten K, Kok M, Oei SG, et al: External cephalic version-related risks: a meta-analysis. Obstet Gynecol 112(5):1143, 2008.

Hannah ME, Hannah WJ, Hewson SA, et al: Planned caesarean section versus planned vaginal birth for breech presentation at term: a randomised multicentre trial. Lancet 356:1375, 2000.

Hartnack Tharin JE, Rasmussen S, Krebs L: Consequences of the Term Breech Trial in Denmark. Acta Obstet Gynecol Scand 90(7):767, 2011.

Hernandez-Marti M, Dal Canto MC, Kidd JM: Evidence of spinal cord injury in an infant delivered by cesarean section. A case report. Childs Brain 11(3):197, 1984.

Hilton J, Allan B, Swaby C, et al: Intravenous nitroglycerin for external cephalic version: a randomized controlled trial. Obstet Gynecol 114(3):560, 2009.

Hoffmann J, Thomassen K, Stumpp P, et al: New MRI criteria for successful vaginal breech delivery in primiparae. PLoS One 11(8):e0161028, 2016.

Hofmeyr GJ, Hannah M, Lawrie TA: Planned caesarean section for term breech delivery. Cochrane Database Syst Rev 7:CD000166, 2015a.

Hofmeyr GJ, Kulier R, West HM: External cephalic version for breech presentation at term. Cochrane Database Syst Rev 4:CD000083, 2015b.

Hofmeyr GJ, Shweni PM: Symphysiotomy for feto-pelvic disproportion. Cochrane Database Syst Rev 10:CD005299, 2012.

Jarniat A, Eluard V, Martz O, et al: Induced labour at term and breech presentation: Experience of a level IIB French maternity. J Gynecol Obstet Hum Reprod 46(7):597, 2017.

Kayem G, Combaud V, Lorthe E, et al: Mortality and morbidity in early preterm breech singletons: impact of a policy of planned vaginal delivery. Eur J Obstet Gynecol Reprod Biol 192:61, 2015.

Keepanasseril A, Anand K, Soundara Raghavan S: Matched cohort study of external cephalic version in women with previous cesarean delivery. Int J Gynaecol Obstet 138(1):79, 2017.

Khaw KS, Lee SW, Ngan Kee WD, et al: Randomized trial of anaesthetic interventions in external cephalic version for breech presentation. Br J Anaesth 114(6):944, 2015.

Kok M, Bais JM, van Lith JM, et al: Nifedipine as a uterine relaxant for external cephalic version: a randomized controlled trial. Obstet Gynecol 112(2 Pt 1):271, 2008.

Kok M, Cnossen J, Gravendeel L, et al: Ultrasound factors to predict the outcome of external cephalic version: a meta-analysis. Ultrasound Obstet Gynecol 33(1):76, 2009.

Kok M, van der Steeg JW, van der Post JA, et al: Prediction of success of external cephalic version after 36 weeks. Am J Perinatol 28(2):103, 2011.

Kotaska A, Menticoglou S, Gagnon R: SOGC clinical practice guideline: vaginal delivery of breech presentation: No. 226, June 2009. Int J Gynaecol Obstet 107(2):169, 2009.

Kuppens SM, Hutton EK, Hasaart TH, et al: Mode of delivery following successful external cephalic version: comparison with spontaneous cephalic presentations at delivery. J Obstet Gynaecol Can 35(10):883, 2013.

Lamrani YA, Maâroufi M, Kamaoui I, et al: Neonatal distal femoral epiphyseal dislocation: an ultrasound diagnosis. J Med Ultrason 38(4):221, 2011.

Lennox CE, Kwast BE, Farley TM: Breech labor on the WHO partograph. Int J Gynaecol Obstet 62(2):117, 1998.

Lumbiganon P, Laopaiboon M, Gülmezoglu AM, et al: Method of delivery and pregnancy outcomes in Asia: the WHO global survey on maternal and perinatal health 2007–08. Lancet 375(9713):490, 2010.

Lydon-Rochelle M, Albers L, Gorwoda J, et al: Accuracy of Leopold maneuvers in screening for malpresentation: a prospective study. Birth 20:132, 1993.

Lyons J, Pressey T, Bartholomew S, et al: Delivery of breech presentation at term gestation in Canada, 2003–2011. Obstet Gynecol 125(5):1153, 2015.

Macharey G, Gissler M, Rahkonen L, et al: Breech presentation at term and associated obstetric risks factors-a nationwide population based cohort study. Arch Gynecol Obstet 295(4):833, 2017.

Macharey G, Ulander VM, Heinonen S, et al: Induction of labor in breech presentations at term: a retrospective observational study. Arch Gynecol Obstet 293(3):549, 2016.

Magro-Malosso ER, Saccone G, Di Tommaso M, et al: Neuraxial analgesia to increase the success rate of external cephalic version: a systematic review and meta-analysis of randomized controlled trials. Am J Obstet Gynecol 215(3):276, 2016.

Marzouk P, Arnaud E, Oury JF, et al: Induction of labour and breech presentation: experience of a French maternity ward. [French]. J Gynecol Obstet Biol Reprod (Paris) 40(7):668, 2011.

Maslovitz S, Barkai G, Lessing JB, et al: Recurrent obstetric management mistakes identified by simulation. Obstet Gynecol 109(6):1295, 2007.

Matsubara S, Izumi A, Nagai T, et al: Femur fracture during abdominal breech delivery. Arch Gynecol Obstet 278(2):195, 2008.

McNamara JM, Odibo AO, Macones GA, et al: The effect of breech presentation on the accuracy of estimated fetal weight. Am J Perinatol 29(5):353, 2012.

Michel S, Drain A, Closset E, et al: Evaluation of a decision protocol for type of delivery of infants in breech presentation at term. Eur J Obstet Gynecol Reprod Biol 158(2):194, 2011.

Mostello D, Chang JJ, Bai F, et al: Breech presentation at delivery: a marker for congenital anomaly? J Perinatol 34(1):11, 2014.

Muhuri PK, Macdorman MF, Menacker F: Method of delivery and neonatal mortality among very low birth weight infants in the United States. Matern Child Health J 10:47, 2006.

Nassar N, Roberts CL, Cameron CA, et al: Diagnostic accuracy of clinical examination for detection of non-cephalic presentation in late pregnancy: cross sectional analytic study. BMJ 333:578, 2006.

Obeidat N, Zayed F, Alchalabi H, et al: Umbilical cord prolapse: a 10-year retrospective study in two civil hospitals, North Jordan. J Obstet Gynaecol 30(3):257, 2010.

Ortiz-Neira CL, Paolucci EO, Donnon T: A meta-analysis of common risk factors associated with the diagnosis of developmental dysplasia of the hip in newborns. Eur J Radiol 81(3):e344, 2012.

Phelan JP, Bethel M, DeVore G, et al: Use of ultrasonography in the breech presentation with hyperextension of the fetal head. J Ultrasound Med 2(8):373, 1983.

Pinard A: On version by external maneuvers. In Traite du Palper Abdominal. Paris, Lauwereyns, 1889.

Raju TN, Mercer BM, Burchfield DJ, et al: Periviable birth: executive summary of a joint workshop by the Eunice Kennedy Shriver National Institute of Child Health and Human Development, Society for Maternal-Fetal Medicine, American Academy of Pediatrics, and American College of Obstetricians and Gynecologists. Obstet Gynecol 123(5):1083, 2014.

Reddy UM, Zhang J, Sun L, et al: Neonatal mortality by attempted route of delivery in early preterm birth. Am J Obstet Gynecol 207(2):117.e1, 2012.

Rietberg CC, Elferink-Stinkens PM, Visser GH: The effect of the Term Breech Trial on medical intervention behaviour and neonatal outcome in The Netherlands: an analysis of 35,453 term breech infants. BJOG 112(2):205, 2005.

Rodgers R, Beik N, Nassar N, et al: Complications of external cephalic version: a retrospective analysis of 1121 patients at a tertiary hospital in Sydney. BJOG 124(5):767, 2017.

Rojansky N, Tanos V, Lewin A, et al: Sonographic evaluation of fetal head extension and maternal pelvis in cases of breech presentation. Acta Obstet Gynecol Scand 73:607, 1994.

Roman H, Carayol M, Watier L, et al: Planned vaginal delivery of fetuses in breech presentation at term: prenatal determinants predictive of elevated risk of cesarean delivery during labor. Eur J Obstet Gynecol Reprod Biol 138(1):14, 2008.

Rosman AN, Guijt A, Vlemmix F, et al: Contraindications for external cephalic version in breech position at term: a systematic review. Acta Obstet Gynecol Scand 92(2):137, 2013.

Royal College of Obstetricians and Gynaecologists: The management of breech presentation. RCOG Green Top Guidelines, No. 20b. London, 2006.

Sananes N, Roth GE, Aissi GA, et al: Acupuncture version of breech presentation: a randomized sham-controlled single-blinded trial. Eur J Obstet Gynecol Reprod Biol 204:24, 2016.

Sandberg EC: The Zavanelli maneuver: 12 years of recorded experience. Obstet Gynecol 93:312, 1999.

Sandberg EC: The Zavanelli maneuver extended: progression of a revolutionary concept. Am J Obstet Gynecol 158(6 Pt 1):1347, 1988.

Saroha M, Batra P, Dewan P, et al: Genital injuries in neonates following breech presentation. J Neonatal Perinatal Med 8(4):421, 2015.

Schutte JM, Steegers EA, Santema JG, et al: Maternal deaths after elective cesarean section for breech presentation in the Netherlands. Acta Obstet Gynecol Scand 86(2):240, 2007.

Sherer DM, Menashe M, Palti Z, et al: Radiologic evidence of a nuchal arm in the breech-presenting fetus at the onset of labor: an indication for abdominal delivery. Am J Perinatol 6(3):353, 1989.

Steyn W, Pieper C: Favorable neonatal outcome after fetal entrapment and partially successful Zavanelli maneuver in a case of breech presentation. Am J Perinatol 11:348, 1994.

Sunday-Adeoye IM, Okonta P, Twomey D: Symphysiotomy at the Mater Misericordiae Hospital Afikpo, Ebonyi State of Nigeria (1982–1999): a review of 1013 cases. J Obstet Gynaecol 24(5):525, 2004.

Thomas PE, Petersen SG, Gibbons K: The influence of mode of birth on neonatal survival and maternal outcomes at extreme prematurity: a retrospective cohort study. Aust N Z J Obstet Gynaecol 56(1):60, 2016.

Thomas SM, Bees NR, Adam EJ: Trends in the use of pelvimetry techniques. Clin Radiol 53(4):293, 1998.

Toivonen E, Palomäki O, Huhtala H, et al: Selective vaginal breech delivery at term—still an option. Acta Obstet Gynecol Scand 91(10):1177, 2012.

Vallikkannu N, Nadzratulaiman WN, Omar SZ, et al: Talcum powder or aqueous gel to aid external cephalic version: a randomised controlled trial. BMC Pregnancy Childbirth 14:49, 2014.

Vani S, Lau SY, Lim BK, et al: Intravenous salbutamol for external cephalic version. Int J Gynecol Obstet 104(1):28, 2009.

Vas J, Aranda-Regules JM, Modesto M, et al: Using moxibustion in primary healthcare to correct non-vertex presentation: a multicentre randomised controlled trial. Acupunct Med 31(1):31, 2013.

Velzel J, Vlemmix F, Opmeer BC, et al: Atosiban versus fenoterol as a uterine relaxant for external cephalic version: a randomised controlled trial. BMJ 26:356, 2017.

Velzel J, de Hundt M, Mulder FM, et al: Prediction models for successful external cephalic version: a systematic review. Eur J Obstet Gynecol Reprod Biol 195:160, 2015.

Vendittelli F, Pons JC, Lemery D, et al: The term breech presentation: neonatal results and obstetric practices in France. Eur J Obstet Gynecol Reprod Biol 125(2):176, 2006.

Vézina Y, Bujold E, Varin J, et al: Cesarean delivery after successful external cephalic version of breech presentation at term: a comparative study. Am J Obstet Gynecol 190:763, 2004.

Vialle R, Piétin-Vialle C, Ilharreborde B, et al: Spinal cord injuries at birth: a multicenter review of nine cases. J Matern Fetal Neonatal Med 20(6):435, 2007.

Vistad I, Klungsøyr K, Albrechtsen S, et al: Neonatal outcome of singleton term breech deliveries in Norway from 1991 to 2011. Acta Obstet Gynecol Scand 94(9):997, 2015.

Weill Y, Pollack RN: The efficacy and safety of external cephalic version after a previous caesarean delivery. Aust N Z J Obstet Gynaecol 57(3):323, 2017.

Weiniger CF, Ginosar Y, Elchalal U, et al: Randomized controlled trial of external cephalic version in term multiparae with or without spinal analgesia. Br J Anaesth 104(5):613, 2010.

Wery E, Le Roch A, Subtil D: Zavanelli maneuver performed in a breech presentation. Int J Gynaecol Obstet 120(2):193, 2013.

Westgren M, Grundsell H, Ingemarsson I, et al: Hyperextension of the fetal head in breech presentation. A study with long-term follow-up. BJOG 88(2):101, 1981.

Whyte H, Hannah ME, Saigal S, et al: Outcomes of children at 2 years after planned cesarean birth versus planned vaginal birth for breech presentation at term: the International Randomized Term Breech Trial. Am J Obstet Gynecol 191(3):864, 2004.

Wilcox CB, Nassar N, Roberts CL: Effectiveness of nifedipine tocolysis to facilitate external cephalic version: a systematic review. BJOG 118(4):423, 2011.

Yeomans ER: Vaginal breech delivery. In Yeomans ER, Hoffman BL, Gilstrap LC III, et al (eds): Cunningham and Gilstrap's Operative Obstetrics, 3rd ed. New York, McGraw-Hill Education, 2017.

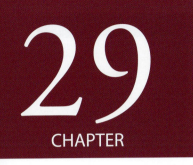

器械分娩
Operative Vaginal Delivery

- 適 応 ………………………………… 683
- 分類と条件 …………………………… 684
- 合併症 ………………………………… 684
- 器械分娩の試み ……………………… 687
- 訓 練 ………………………………… 687
- 鉗子分娩 ……………………………… 688
- 吸引分娩 ……………………………… 694

The most important function of forceps is traction exercised for the purpose of drawing the head through the genital tract. In not a few cases, however, particularly in occipito-posterior presentations, its employment as a rotator is attended by most happy results.
—J. Whitridge Williams (1903)

器械分娩は吸引装置または鉗子を用いて行われる経腟分娩である．いずれかの器具を胎児の頭部に取り付け，外への牽引力をつくり出すことにより，胎児を経腟分娩するための母体の娩出力を増強させる．どちらの器具も最も重要な役割は牽引である．加えて，鉗子は後頭横位（occiput transverse：OT）や後方後頭位（occiput posterior：OP）から胎児を回旋させるためにも使われることがある．

National Vital Statistics Report の出生証明のデータによると，2014年のアメリカにおける出生の3.2％で，吸引または鉗子による器械分娩が用いられた．これは，1990年と比較して9.0％減少している（Hamilton, 2015）．このうち，吸引分娩が多く選択されており，吸引分娩と鉗子分娩の割合は約5：1であった（Merriam, 2017）．一般に，ほとんどの器械分娩の試みは成功し，2006年のアメリカで経腟分娩に失敗した割合は鉗子で0.4％，吸引で0.8％であった（Osterman, 2009）．

適 応

分娩第2期を器械分娩によって終わらせることは，技術的に可能であり安全にできるのであれば出産によって改善される可能性のある母体や胎児を脅かすいかなる状況においてもその適応となる．胎児適応には，NRFS（nonreassuring fetus heart rate pattern）や常位胎盤早期剝離などが含まれる（Schuit, 2012）．過去には，鉗子分娩は脆弱な早産新生児の頭部に対し，愛護的であると信じられていた．しかし，500～1,500ｇの新生児においては，正常経腟分娩と出口部鉗子分娩で転帰に有意差がないことが報告されている（Fairweather, 1981；Schwartz, 1983）．

母体適応には，母体の心疾患，肺機能低下，分娩中の感染，そして特殊な神経疾患があげられるが，最も一般的なのは母体疲労と分娩第2期の遷延である．しかし，すべての女性において，器械分娩を考慮すべき最長の経過時間については，いまだ明確に定義されてはいない〔アメリカ産婦人科学会（ACOG），2016〕．

通常，器械分娩はステーションが低位か出口部の場合に行われる．加えて，一般的に鉗子や吸引分娩は出口部分娩の基準を満たすまでは**選択的に**用いられるべきではない．こうした状況を満たせば，器械分娩は母体の産道損傷のリスクはあるが単純で安全な処置である（Yancey, 1999）．

表 29-1　ステーションと回旋による器械分娩の分類と条件[a]

処置	基準
出口部鉗子	陰唇を広げなくても頭皮が腟口部に見える 胎児の頭蓋骨が骨盤底に達している 胎児の頭部が会陰にある 頭位が OA もしくは OP，あるいは 左右いずれかに 45°以下の回旋をした OA もしくは OP
低位鉗子（2 タイプ）	児頭先進部がステーション+2 以降にあるが骨盤底にはなく，そして 　a）回旋が 45°以下，あるいは 　b）回旋が 45°を超える
中位鉗子	ステーションが 0〜+2

条件		
児頭固定	熟練した術者	胎児に凝固異常がない
頭位[b, c]	破水している	胎児に骨系統疾患がない
児頭の位置が判明している	子宮口全開大	器械分娩を中断する準備がある
CPD が疑われない	十分な麻酔	説明と同意が完了している
体重が推定されている	膀胱が空虚	

[a] 回旋のためでなく牽引のために用いられるという点を除いて，吸引分娩の分類も鉗子分娩と同じである．
[b] 吸引分娩では用いられないが，鉗子は頤部前方顔位で用いられることがある．
[c] パイパー鉗子は，骨盤位における児頭の娩出に用いられることがある．
CPD：児頭骨盤不均衡．

分類と条件

　器械分娩の分類は表 29-1 のようにまとめられている．このなかで，母体と胎児における最も重要な二つの危険因子は，ステーションと回旋であると強調されている．ステーションは−5〜0〜+5 まで cm 単位で評価される．0 ステーションは坐骨棘間に引かれた線を示している．分娩は進行度によって出口部，低・中位に分類される．0 ステーション以上で器具を装着する高位鉗子は，この分類に含まれていない．

　ステーションと回旋を評価した後に，器械分娩にはいくつかの満たすべき条件があり，これを表 29-1 に記す．さらに吸引分娩に限れば，胎児は少なくとも在胎 34 週であるべきであり，アメリカにおいてまれに行われる児頭採血は行われるべきではない．器械分娩の条件において，児頭の位置を正確に評価することが不可欠であり，児の頭蓋骨の解剖を図 29-1 に記す．これらがはっきりとしない際は，超音波で児の眼窩や鼻梁を確認することが，オリエンテーションをつかむための一助となる（Malvasi, 2014）．

　局所麻酔や全身麻酔は低位鉗子や中位鉗子において望ましいが，出口部鉗子においては外陰部ブロックで十分かもしれない．第 25 章で論議されているが，分娩中の局所麻酔は器械分娩のリスクを上昇させない（Halpern, 2004；Marucci, 2007；Wassen, 2014）．

　器械分娩前には膀胱を空虚にし，骨盤内のスペースを広げて膀胱損傷を最小限にすべきである．尿閉・排尿障害は，鉗子・吸引分娩の短期的な合併症として頻度が高い（Mulder, 2012；Pifarotti, 2014）．特に，会陰切開と硬膜外麻酔は尿閉と関連し，そのリスクになるとされている．しかし症状は短く，典型的には 24〜48 時間の Foley カテーテルによる受動的膀胱ドレナージで解消する．

合併症

　器械分娩の施行は，母体と胎児のいくつかの合併症のリスクを増加させる．これは一般的に，分娩を完遂するまでの容易さと関連している．

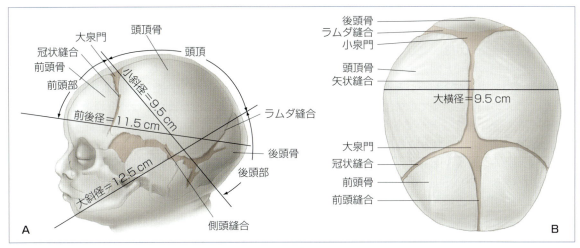

図 29-1　満期の児頭（A，B）とその泉門，縫合，さまざまな径

■ 母体合併症

一般的にステーションが高いこと，回旋角度が大きいことは胎児・母体損傷の可能性を増加させる．器械分娩における合併症は，自然経腟分娩ではなく帝王切開の合併症と最も厳密に比較される．これは，器械分娩の代わりとなるものが帝王切開であることによる．たとえば，産褥期の創部あるいは子宮内感染は，器械分娩と比較して帝王切開を受けた女性で多い（Bailit, 2016；Halscott, 2015）．さらに，100万以上の出産を対象とした研究で，Spiliopoulosら（2011）は器械分娩より帝王切開で周産期の子宮摘出のリスクが高いと報告している．

◆ 裂傷

器械分娩になるような状況は，会陰切開の必要性や裂傷の起きる可能性を増加させる（de Leeuw, 2008）．鉗子・吸引分娩は，腟壁・頸管裂傷と同様に3～4°の会陰裂傷の増加と関連する（Gurol-Urganci, 2013；Hirayama, 2012；Landy, 2011；Pergialiotis, 2014）．これらは吸引分娩よりも鉗子分娩でより頻繁に起きるようであり，特に正中会陰切開で多い（Kudish, 2006；O'Mahony, 2010）．Hagadorn-Freathyら（1991）の報告では，3～4°の会陰切開延長と腟裂傷の頻度は出口部鉗子の13％，45°を超えない回旋における低位鉗子の22％，45°を超える回旋における低位鉗子の44％，中位鉗子の37％でみられたと報告した．

3～4°の会陰裂傷を減らすと同時に，習慣的な会陰切開を減らそうとする試みにより，多くの支持者は器械分娩のみに会陰切開を行った．会陰切開が必要な場合には，正中側切開が広範な会陰裂傷に対して保護効果があるとされている（de Leeuw, 2008；de Vogel, 2012；Hirsch, 2008）．鉗子の早期解放と，解放中の努責の中断もまた保護的になりうる．最後に，こうした損傷は後方後頭位における器械分娩において，より一般的である（Damron, 2004）．そのため，用手的にまたは鉗子を用いて前方後頭位（occiput anterior：OA）へ回旋させ，それに続いて器械分娩を行うことは，産道損傷を減らす可能性がある（Bradley, 2013）．

◆ 骨盤底疾患

この用語には尿失禁，便失禁，骨盤内臓器の脱出を含む．器械分娩はこれらを引き起こすリスクがあると考えられてきた．考えられている機序は構造的な損傷や，分娩中に及ぼされる力により引き起こされた骨盤底神経障害である．

出産回数・特に経腟分娩回数が尿失禁のリスクとして知られている（Gyhagen, 2013；Rortveit, 2003）．一方で，多くの研究は経腟分娩と比較して器械分娩単独でリスクが増大するという説を支持していない（Gartland, 2016；Leijonhufvud, 2011；MacArthur, 2016；Tähtinen, 2016）．

便失禁と器械分娩に関するエビデンスは対立している．いくつかの研究では，分娩方法ではなく無条件の会陰切開によって引き起こされる肛門括約筋断裂が，便失禁と強く関連した主な因子であると報告している（Bols, 2010；Evers, 2012；

Nygaard, 1997）．対照的に，他の報告ではこの合併症と器械分娩を直接関係づけている（Dolan, 2010；MacArthur, 2013）．しかし，実際の器械分娩は会陰切開の増加と関連することから，これらの報告はつじつまが合わないともいえる．さらに，いくつかの研究と調査では帝王切開に便失禁の予防効果を見いだすことができなかった（Nelson, 2010）．最後に，骨盤内臓器の脱出と器械分娩を関連づけるエビデンスもまた，混合した結果を示している（Gyhagen, 2013；Handa, 2012；Volløyhaug, 2015）．

■ 周産期合併症
◆ 急性周産期損傷

これらは帝王切開や自然経腟分娩よりも器械分娩で高頻度に起きる．吸引と鉗子どちらの方法にもみられるが，吸引分娩でより多い．損傷には頭血腫，帽状腱膜下血腫，網膜出血，これら出血に続発する新生児黄疸，肩甲難産，鎖骨骨折，頭皮裂傷が含まれる．頭血腫と帽状腱膜下血腫は第33章に記述のある頭蓋外領域である．鉗子分娩は顔面神経損傷，上腕神経叢損傷，頭蓋骨陥没骨折，角膜擦過傷のリスクが高い（ACOG, 2015；Demissie, 2004；Dupuis, 2005）．いくつかの研究では吸引分娩で頭蓋内出血の割合が高いとしているが，他の研究ではこれら二つの分娩方法で同様の割合であることを示している（Towner, 1999；Wen, 2001；Werner, 2011）．

器械分娩と帝王切開を比較すると，頭蓋外血腫，頭蓋骨骨折，顔面神経または上腕神経叢損傷，網膜出血，そして顔面や頭皮の裂傷は帝王切開で少なく，帝王切開において肩甲難産は皆無であった．しかし重要なことに，胎児のアシデミアは器械分娩で増加しなかった（Contag, 2010；Walsh, 2013）．頭蓋内出血は吸引，鉗子，陣痛発来後の帝王切開で差はなかった（Towner, 1999）．しかしこれらのリスクは自然経腟分娩や陣痛発来前の帝王切開よりは高いことから，これらの著者（Contag，Walsh，Towner ら）は頭蓋内出血に共通するリスクは異常な陣痛であるとしている．Werner ら（2011）は15万件以上の単胎分娩を評価したなかで，鉗子分娩は神経系合併症の総数は吸引分娩や帝王切開に比較して少ないと報告した．しかし硬膜下出血は器械分娩群で帝王切開群に比較して有意に頻度が高かった．

器械で回旋を行い娩出した群と分娩第2期で帝王切開を行った群では，母体・新生児合併症の発生率について同等であった（Aiken, 2015；Bahl 2013；Stock, 2013）．たとえば Tempest ら（2013）の行った大規模な研究では，分娩第2期における回旋異常のある児に対して Kielland 鉗子による回旋を行った群，吸引による回旋を行った群，緊急帝王切開を行った群では合併症発生率は同等であった．

中位鉗子と帝王切開の新生児合併症の割合については，古い報告で矛盾した結果が出ている．Towner ら（1999）の研究では頭蓋内出血のリスクは同程度であった．Bashore ら（1990）はアプガースコア，臍帯血酸性度，NICU 入床率，分娩時外傷は両群で同等であった．しかし別の研究でRobertson ら（1990）は中位鉗子群でこれらの有害事象が大いに高率であると報告した．Hagadorn-Freathy ら（1991）は中位鉗子では顔面神経痙攣のリスクが9％に上昇すると報告している．Ducarme ら（2015）による最近の報告では，低位鉗子と中位鉗子では，両群の新生児合併症の発症率は同様であった．

◆ 急性損傷のメカニズム

器械分娩による胎児損傷の種類は，牽引力によるものと説明される．頭血腫や帽状腱膜下血腫については，吸引分娩中の吸引と回旋が一次的な血管の損傷を招いている可能性がある．頭蓋内出血は頭蓋骨骨折と血管損傷，または牽引力による血管損傷から生じている可能性がある．顔面神経痙攣は，鉗子のブレードの一方が神経を顔面の骨に押しつけることに由来している可能性がある．吸引分娩で高頻度にみられる肩甲難産は，牽引の角度により生じている可能性がある．吸引分娩における牽引角度は，前在肩甲を実際に恥骨結合奥に引き入れる力になる（Caughey, 2005）．Towner ら（2007）は，上腕神経叢損傷は児頭が産道を下降する一方で，肩甲が骨盤入口部にとどまることによるものと提案した．こうして，恥骨結合における肩甲難産と同様に，この「骨盤入口部における肩甲難産」は牽引力により解消されるが，上腕神経叢の伸展を伴う．

◆ 長期新生児合併症

器械分娩により娩出された児の長期的な神経発

達に関するエビデンスは信頼できる．Seidman ら（1991）の古い報告では，52,000 人以上の 17 歳のイスラエル国防軍徴集兵を評価し，分娩様式にかかわらず身体面，知能面での障害率は同様であった．Wesley ら（1992）は自然，鉗子，吸引分娩で生まれた児の 5 歳時の知能成績が同様であることを示した．Murphy ら（2004）は 21,000 人以上の成人を比較し，鉗子分娩とてんかんに関連がないことを示した．O'Callaghan ら（2011）は脳性麻痺と器械分娩に関連がないことを示した．最後に，Bahl ら（2007）は神経発達障害の発症率について，鉗子分娩が成功した群，鉗子分娩が失敗して帝王切開となった群，鉗子分娩をせずに帝王切開を行った群で差がないことを示した．

中位鉗子に関するデータも大部分は信頼できる．Broman ら（1975）は，中位鉗子により生まれた児は自然経腟分娩で生まれた児に比べて，4 歳時の知能成績がわずかに上だったと報告した．一方，同じデータベースを用いた Friedman ら（1977，1984）の 7 歳以降の知能評価の解析では，中位鉗子で生まれた児の平均知能指数は出口部鉗子で生まれた児より低いとした．さらに同じデータベースを用いた別の報告で，Dierker ら（1986）は中位鉗子で生まれた児と難産の後に帝王切開で生まれた児の長期予後を比較した．この研究の強みはコントロール群の適切性にあるが，彼らは中位鉗子は神経発達障害と関連しなかったと報告した．最後に，Nilsen（1984）は 18 歳の男性を評価し Kielland 鉗子分娩で生まれた群では自然経腟分娩群，吸引分娩群，帝王切開群より知能成績が高いことを示した．

器械分娩の試み

器械分娩を遂行することが困難であることが予想される場合，試験的なものと考えるべきである．母体を手術室に移動させることは，器械分娩が失敗した際に速やかに帝王切開に移行できるという点でメリットがある．鉗子が十分に装着できない場合，手技を中止し吸引分娩か帝王切開を施行する．前者の場合，牽引により児頭下降がなければすぐに中止し帝王切開が行われるべきである．

そのような注意のもとに，胎児心拍が reassuring であれば器械分娩に挑戦後の帝王切開は新生児有害事象と関連しない（Alexander, 2009）．同様の研究で帝王切開の準備を十分にして中位鉗子または吸引分娩を試みられた 122 人の女性を評価している（Lowe, 1987）．彼らは同様の適応で帝王切開になった器械分娩を試みていない 42 人の女性と比較し，緊急の新生児や母体合併症に大きな差異を認めなかった．逆に事前の緊急帝王切開の準備がなく，想定外に鉗子分娩や吸引分娩が失敗した 61 人の女性の新生児合併症は高かった．

器械分娩の失敗と関連する因子は，持続する後方後頭位と出生体重が 4,000 g 以上である（Ben-Haroush, 2007；Verhoeven, 2016）．しかし Palatnik ら（2016）は，リスク因子で器械分娩の成功を予見することは難しいと報告した．一般的に，鉗子分娩や吸引分娩の失敗による合併症を避けるため，ACOG（2015）はこうした試みは医学的に強く成功が示唆される場合のみ行われるべきと警告した．また私たちは適切な訓練が必要であると考える．

連続して器械を使用する際には，吸引分娩の後に鉗子分娩を行うことが多い．これはおそらく以前述べたように，吸引分娩と比較し鉗子分娩の成功率が高いことに起因する．しかし，このように連続した器械分娩は，有意に新生児外傷のリスクを増加させる（Dupuis, 2005；Gardella, 2001；Murphy, 2011）．これらの有害事象の観点から，ACOG（2015）は"必要不可欠で正当化できる理由"がなければ，連続した器械分娩を行わないよう推奨している．

訓　練

器械分娩率の低下と同様に，訓練機会も減少した（Fitzwater, 2015；Kyser, 2014）．多くのプログラムにおいて，低位または出口部鉗子の訓練でさえもかなり低いレベルとなっている．2015 年にトレーニングを修了した研修医において，ACGME（卒後医学教育認可評議会）は鉗子分娩で平均 5 件のみ，吸引分娩で 16 件の経験と報告している．

伝統的で実践的な訓練により向上することから，研修医プログラムは実症例で学ぶのと同様にシミュレーションによりこの手技を教えることのできる熟練した指導者を必要としている（Skin-

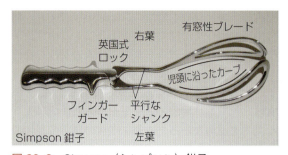

図29-2 Simpson（シンプソン）鉗子
有窓性ブレード，平行なシャンク，そして英国式ロックを有する．ブレードのカーブは児頭に沿うよう調整されている．

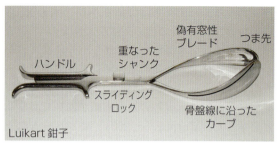

図29-3 Luikart（ルイカート）鉗子
偽有窓性ブレード，重なったシャンク，スライディングロック，トングのように握るハンドルをもつ．骨盤に沿ったカーブを，図の黒線部分に示す．

ner, 2017；Spong, 2012）．そして，シミュレーションの有効性も報告されている（Dupuis, 2006, 2009；Leslie, 2005）．あるプログラムにおける児の模型と骨盤モデルを用いた教育プログラムを履修した後では，器械分娩による母体・新生児合併症は低かった（Cheong, 2004）．また別の研究では，鉗子分娩の割合を2年間で59％増加させたことは，レジデントに鉗子分娩を教育できる経験豊富で積極的な1人の指導者と関連していたとしている（Solt, 2011）．

鉗子分娩

■ 鉗子のデザイン

鉗子は二つの器具がセットになったものであり，それぞれの器具は枝と呼ばれている．枝は母体骨盤のどちら側に入れるかによって，左と右が決められている（図29-2）．それぞれの枝はブレード，シャンク，ロック，ハンドルの四つの部位からなる（図29-3）．それぞれのブレードにはつま先，かかと，そして二つのカーブがある．これらのうち，外へ向かう頭部カーブは胎児の丸い頭部に一致し，そして上向きの骨盤カーブはおおむね産道のカーブに合致する．鉗子にはブレード内に開口またはブレードに沿ったくぼみがあり，それぞれ**有窓性**または**偽有窓性**と呼ばれる．有窓性鉗子は，鉗子を用いて回旋を行う際に，児頭が滑脱する危険性を減少させる．不利な点としては，ブレードと腟壁の摩擦を増加させる可能性がある．偽有窓性鉗子のブレードは，外側の母体に対しては滑らかだが内側にある児の表面には凹みとなる．偽有窓性鉗子の目的は，有窓性鉗子と比べて児頭の滑脱を減らしながらも，着脱の簡便性や安全性を向上することである．一般に，有窓性鉗子は頭が変形している児に対して，もしくは回旋を目的として用いられる．微細な違いはあるものの，ほとんどの状況でどちらも適切に使用できる．

ブレードはシャンクにつながっており，シャンク同士は平行なものと重なるものがある．ロックはすべての鉗子においてみられ，右と左の枝をつなぎ，器械を安定させている．ロックは，ハンドルに一番近いシャンクの最後部（英国式ロック），ハンドルの最後部（ピボットロック），そしてシャンクの途中（スライディングロック）に位置するものがある．どのようなデザインの鉗子においても，ハンドルを握ると児頭に対する圧が上がる．したがって考慮すべき力は，牽引力と圧力である．

■ ブレードの装着と分娩

鉗子ブレードは児頭を把持し，児頭のある位置に従って装着される．児頭が前方後頭位の場合，右手の2本以上の指を外陰部の左後方の位置に挿入し腟内の児頭脇に入れる．左葉のハンドルは左手の親指と2本の指で掴む（図29-4）．ブレードの先端は右手の指の掌側と児頭との間に慎重に挿入する（図29-5）．右のブレードを装着するには，ブレードの先導としての役目を果たすため左手の2本以上の指を外陰部の右後方の位置に挿入する．このブレードは右手で掴み，腟内に挿入する．いずれのときも親指はかかとの後ろに位置させ，挿入の力のほとんどはこの親指によるものとする（図29-6）．児頭が左または右の前方後頭位の場合には，典型的にはブレードのうち低いほう

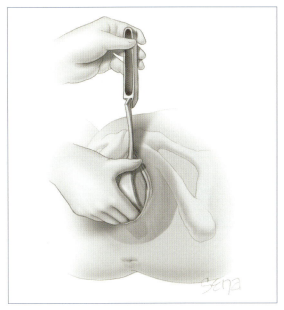

図 29-4
前方後頭位，あるいは left occiput anterior の場合，鉗子の左ハンドルを左手で持つ．ブレードは骨盤左側で児頭と術者の右手の間に挿入する．

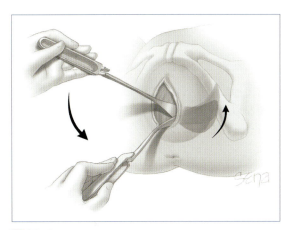

図 29-5
ブレードの挿入．図 29-6 のように，ブレードを配置する際には右手の親指でガイドすることが重要である．

を先に置く．位置を決めた後で両葉を組み立てる．
　ブレードは頭部カーブがほぼ児頭側面に密着するようにつくられている（図 29-7）．ブレードの長軸が児頭の大斜径に一致したときに限り，児頭は完全に把持される（図 29-1）．結果として，ブレードのうちほとんどの部分が，児の顔面の横にかかることになる．胎児が前方後頭位の場合，ブレードの凹形のアーチは矢状縫合に向けられる．胎児が後方後頭位の場合，凹形のアーチは顔面に

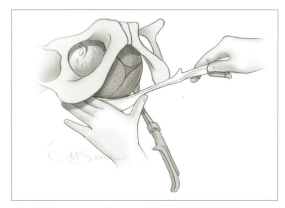

図 29-6
二つ目のブレードを入れるときは，親指の力を主とする．
（Reproduced with permission from Yeomans ER: Operative vaginal delivery. In Yeomans ER, Hoffman BL, Gilstrap LC III, et al (eds): Cunningham and Gilstrap's Operative Obstetrics, 3rd ed. New York, McGraw-Hill Education, 2017）

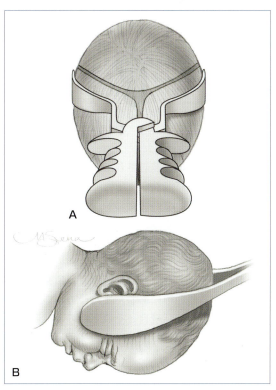

図 29-7
A．鉗子が左右対称に配置され，組み立てられている．
B．先進部は前方後頭位．
（Reproduced with permission from Yeomans ER: Operative vaginal delivery. In Yeomans ER, Hoffman BL, Gilstrap LC III, et al (eds): Cunningham and Gilstrap's Operative Obstetrics, 3rd ed. New York, McGraw-Hill Education, 2017）

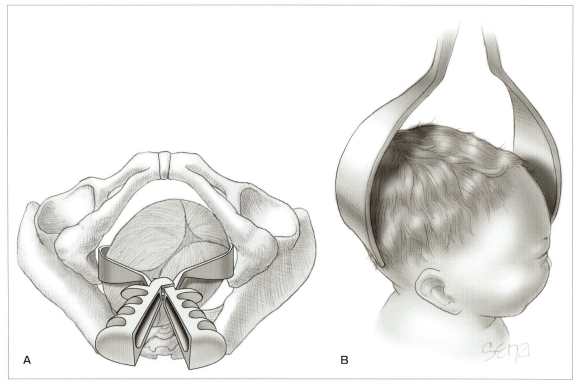

図 29-8　正しくない鉗子の適合
A. 片方のブレードが後頭部，対側のブレードが額．鉗子はロックされない．
B. 正しくない位置だと，牽引によりブレードは滑りやすい．

向けられる．

　適切にブレードが装着されなかった場合，合併症を増加させる可能性がある（Ramphul, 2015）．前方後頭位において，適切に装着されたブレードは矢状縫合から等距離にあり，それぞれのブレードは隣接したラムダ縫合から等距離にある．後方後頭位において，ブレードは顔面と額の中央から等距離にあり，それぞれのブレードは隣接したラムダ縫合から等距離にある．また後方後頭位においてブレードは矢状縫合とそれぞれの冠状縫合に対し左右対称に設置される．このように装着されれば，鉗子は滑ることはなく最も有利に牽引できる．ほとんどの鉗子分娩では，片方のブレードが額，対側のブレードが後頭部に装着された場合，器具はロックできないかロックできても牽引を加えたときに滑る（図 29-8）．

　二つの枝が入れば，ハンドルを組み立ててロックを噛み合わせ，進入異常がある場合にはそれを修正することは容易である．進入異常は，フィンガーガードを一直線にする前に，器械の長軸に沿って押したり引いたりすることで解決される．必要なら，牽引を加える前に前方後頭位への回旋を行う（図 29-9）．

　正しくブレードが装着されたと確信したら，ゆっくりと断続的に会陰が膨隆するまで努責に合わせて外下方に牽引する．ステーションが +5 までのうち 0 〜 +2 のとき，牽引の方向は極めて後方であり，ほとんど床に向かうほどである．児頭の下降度により，牽引の方向は持続的に変化する（図 29-10）．牽引の方向を支持する Bill 牽引軸装置は，ほとんどの鉗子のフィンガーガードに装着することができる．この器具は矢印とインジケーターラインを有し，この矢印がインジケーターラインと一直線になっていれば，牽引が最も抵抗の少ない向きに沿っている．牽引により，後頭部によって外陰部が膨隆してきたら，必要があれば会陰切開が施行される．さらに水平方向に牽引すると，ハンドルは徐々に上のほうに向かう．ハンドルが上がるにつれ児頭は進展していく．児頭娩出の間は，可能な限り自然分娩に近い娩出を心が

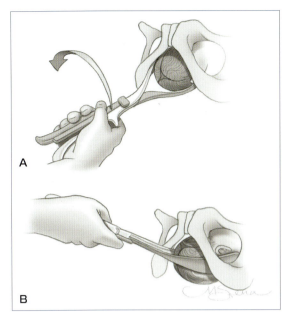

図 29-9
A. left occiput anterior では，**矢印**の方向に回旋させることで前方後頭位（B）となる．
(Reproduced with permission from Yeomans ER: Operative vaginal delivery. In Yeomans ER, Hoffman BL, Gilstrap LC III, et al (eds): Cunningham and Gilstrap's Operative Obstetrics, 3rd ed. New York, McGraw-Hill Education, 2017)

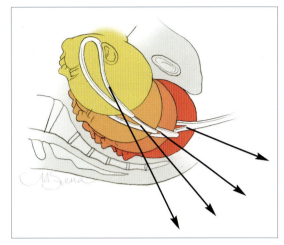

図 29-10
低位鉗子において，児頭を愛護的に牽引する方向を**矢印**に示す．児頭の下降に伴い牽引方向は変化する．

ける．

　鉗子によって児頭にかかる力には，鉗子による牽引および圧迫の作用はもちろん，児頭と母体組織との摩擦も含まれる．個々の患者において，鉗子によってかかる力の量を確かめることは不可能である．それゆえ牽引は断続的に行うべきであり，自然陣痛のように児頭は陣痛の間に後退してもよい．重度の胎児徐脈のように緊急性のある場合を除き，過度な児頭圧迫を避けるため，分娩は十分にゆっくりと，計画的で，優しくあるべきである．牽引を加えるのは毎回の子宮収縮時のみが好ましい．母体による努責はこの効果を増大させる．

　児頭で外陰部が膨隆した後に，分娩を完遂する方法はいくつかある．児頭を調節するために鉗子を留置したままにする臨床医もいる．しかしこれを行うと，ブレードの厚みの分だけ外陰部は膨隆し，裂傷の可能性や大きな会陰切開の必要性を高める．これを防ぐため，鉗子を取り外し努責をかけることで分娩を終了させてもよい（図 29-11）．重要なことは，鉗子の取り外しが早すぎた場合，児頭は後退し分娩は遷延するという点である．症例によっては，改変リトゲン操作の追加によって努責を補助することもある．

■ 後方後頭位

　小泉門が仙腸関節結合の方向を向いている場合，時に急速遂娩が必要となる．このように右または左の後方後頭位の場合，児頭の屈曲はしばしば不十分である．後方後頭位において，分娩第2期は遷延する可能性がある．これらの症例では，児頭が後方後頭位で自然娩出されるケース，用手回旋もしくは器械による回旋で前方後頭位になるケース，後方後頭位のまま鉗子・吸引で娩出されるケースなどが起こりうる．

　用手回旋の際，空いている手は腟内に入れる．掌は児頭の矢状縫合にまたがる．術者の指は児の顔面の一方を丸く包み込み，親指を対側に沿って伸ばす．後頭部が右後方に位置する場合，right occiput anterior または前方後頭位にもっていくため回旋は時計回りである（図 29-12）．left occiput posterior では回旋は反時計回りである．陣痛の際に，三つのことが同時に行われる．一つめは児頭の屈曲であり，これは回旋とそれに続く下降のために，児頭をより小さな直径にするためである．二つめは回旋を達成するために，十分なスペースがある骨盤内に，児頭のステーションを少し戻すことがある．ここで重要なのは，ステーションを戻すということは，児頭の固定を外すと

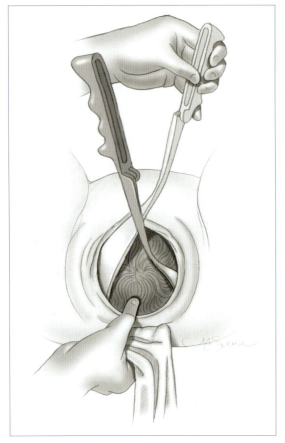

図 29-11
挿入した枝は入れた順序と逆に取り外す．右手に清潔なタオルを持ち，会陰を保護する．親指は児頭が急速に出ることがないよう，直接児頭の上に置く．
(Reproduced with permission from Yeomans ER: Operative vaginal delivery. In Yeomans ER, Hoffman BL, Gilstrap LC III, et al (eds): Cunningham and Gilstrap's Operative Obstetrics, 3rd ed. New York, McGraw-Hill Education, 2017)

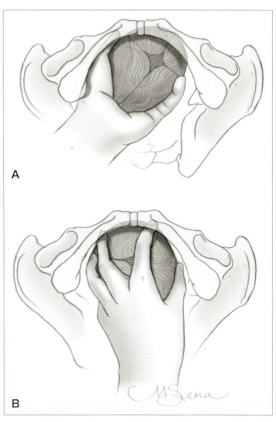

図 29-12
A. right occiput posterior からの用手回旋．左手を使い，手掌を上に向ける．
B. 前方後頭位に向けて時計回りに回旋させる間，児頭を屈曲させ，ステーションを戻す．
(Reproduced with permission from Yeomans ER: Operative vaginal delivery. In Yeomans ER, Hoffman BL, Gilstrap LC III, et al (eds): Cunningham and Gilstrap's Operative Obstetrics, 3rd ed. New York, McGraw-Hill Education, 2017)

いうことではない．同時に，一部の人はもう片方の手を母体の腹部の対応する側に置き，胎児の回転と同期させて正中線に向かい引き上げることを推奨している．Le Rayら（2007, 2013）は用手回旋の成功率は90％以上と報告した．Barth（2015）は，この手技に関して素晴らしい要約を提供している．

用手回旋は経産婦で最も簡単である．用手回旋が困難な場合，後方位に対する鉗子装着と後方後頭位での分娩は最も安全な手技かもしれない．多くの場合，持続的な後方後頭位や回旋の遂行困難の原因は類人猿型骨盤である．この構造は回旋を妨害し，後方位分娩になりやすくなる（図 2-17 参照）．

後方後頭位からの鉗子分娩では，鼻根部が恥骨結合の下を通りすぎるまで，下方向・外方向に牽引する（図 29-13）．それから，後頭部が徐々に会陰の前縁を越えて出てくるまで，ハンドルはゆっくり上げていく．そして再び鉗子を下方に向けていくと，鼻，口，顎が会陰から引き続いて出てくる．

後方後頭位分娩はより大きな会陰の膨隆を招き，大きな会陰切開が必要になる可能性がある．後方後頭位での分娩では前方後頭位での分娩と比較して，重度の会陰裂傷と大きな会陰切開の発生率が高かった（de Leeuw, 2008；Pearl, 1993）．また，後方後頭位分娩で生まれた児は前方後頭位

で生まれた児より Erb 麻痺と顔面神経麻痺の頻度が高く，それぞれ1％と2％であった．当然，前方後頭位への回旋は最終的に会陰の分娩損傷を減少させる（Bradley, 2013）．

最後に，後方後頭位から前方後頭位への回旋には，骨盤線に沿ったカーブが緩やかな Kielland 鉗子が好んで使用される（図29-14）．『Cunningham and Gilstrap's Operative Obstetrics, 3rd edition』では，Kielland 鉗子による娩出法についてより詳細に記述されている（Yeomans, 2017）．

■ 後頭横位

後頭横位では，分娩のためには回旋が必要となる．経験豊富な術者であれば，母体合併症を最小限にして高い確率で回旋を成功させることが可能である（Burke, 2012；Stock, 2013）．Simpson 鉗子などの通常鉗子や Kielland 鉗子など特殊鉗子のいずれも使用可能である．Kielland 鉗子では，それぞれのハンドルに小さなノブがあり，このノブが後頭部に向くように枝が配置されている．特に過度の変形が伴う場合は，児頭の位置が確実に坐骨棘と同じ高さ，できればそれ以下に達していることを確認しなければならない．

Kielland は前方のブレードを装着する2種類の方法を記述した．本章では，left occiput transverse (LOT) の配置が説明されている．すべり法では，最初に前方のブレードを後骨盤に挿入する（図29-15）．それからそのブレードを，顔の周りでアーチ状に動かし，前方にもっていく．このブレードの操作を可能にするため，操作中はハンドルを終始母体の左殿部の近くに保持する．第二のブレードを直接後方に挿入し，枝を固定する．

装着されたことを確認した後は，児頭の屈曲を強め，回旋のためにより小さい直径をつくるために，患者の右方に Kielland 鉗子のハンドルをわずかに引く．左手の親指および人指し指はフィンガーガードの上に置き，ハンドルに手掌を当てる．このとき手掌は母体の左に面する．同時に，術者の右手の最初の2本の指は，前方のラムダ縫合に対して配置される．それから，ステーションを約1cm戻す．反時計回りの方向に回転させる

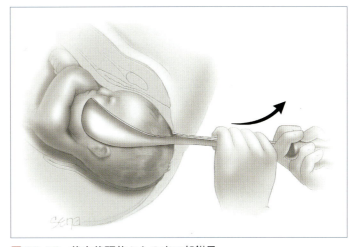

図 29-13　後方後頭位からの出口部鉗子
大泉門が恥骨結合を通過した後に児頭を前屈させる．

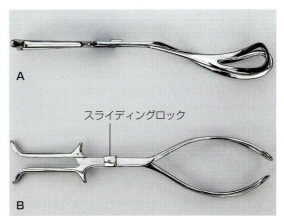

図 29-14　Kielland 鉗子
特徴的なのは最小の骨盤曲線（A），スライディングロック（B），軽量である．

ために，左手の手首を回外させ，手掌を上向きにする．同時に，右手の2本の指が，ラムダ縫合に隣接する右頭頂骨の縁を押す．これにより，児頭が滑ることなくブレードとともに回旋する．

二つ目の方法では，前方の鉗子を恥骨結合下，頭部カーブ上方に沿って直接挿入する．上腔部まで十分深く鉗子が進んだら，頭に沿い頭部カーブに従って180°軸を回転させる．

いずれかの方法で回旋を終えたら，術者は二つの分娩法を選択することができる．一つめは，以前に説明したような従来の方法と同様に，術者が Kielland 鉗子で牽引する方法である．小泉門が恥骨結合の下を通過すると，ハンドルを水平に上昇

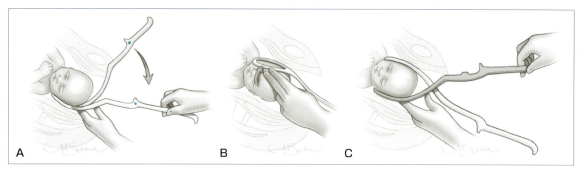

図 29-15
A. LOT における，Kielland 鉗子右葉の装着方法．この枝にあるノブ（**青い丸で示す**）は最終的に後頭のほうに向く．
B. 右葉を移動させ，最終的に恥骨の裏に配置する．
C. Kielland 鉗子の左葉は仙骨のくぼみに直接挿入される．この鉗子は，前方にある鉗子に対して母体の右側寄りに挿入し，スライディングロックを接合させる．
(Reproduced with permission from Yeomans ER: Operative vaginal delivery. In Yeomans ER, Hoffman BL, Gilstrap LC III, et al (eds): Cunningham and Gilstrap's Operative Obstetrics, 3rd ed. New York, McGraw-Hill Education, 2017)

させることができる．ハンドルを水平より上に上げると，鉗子のカーブが骨盤線と逆であるために腟壁裂傷を生じる可能性がある（Dennen, 1955）．あるいは，Kielland 鉗子を回旋後に除去し，従来の鉗子の向きに置き換えることもできる．この方法では器械を変える前に，児頭を固定することを目的に中くらいの力で牽引するとよい．

■ 顔　位

頤部前方顔位において，鉗子は経腟分娩させるために有効である．骨盤カーブは直接首に向けられ，ブレードは大斜径に沿って児頭両側面に装着される．下方への牽引は恥骨結合の下に顎先が出るまで行う．そこから上に上げることで，鼻，目，額，後頭部が連続して会陰の前縁を越えて露出されながら顔面は徐々に引き出される．**児が非常に小さい場合を除き経腟分娩は不可能であるため，鉗子は頤部後方顔位には用いるべきではない．**

吸引分娩

■ 吸引装置のデザイン

吸引分娩の手技で，児の娩出を助ける吸引力は児の頭皮上に置かれたカップ内でつくられる．アメリカでは主に vacuum extractor と呼ばれるが，ヨーロッパでは一般的に ventouse と呼ばれる（図 29-16）．鉗子に比較してこの装置の理論上の利点は，児頭の正しい位置に装着するのが簡

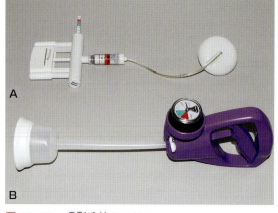

図 29-16　吸引分娩システム
A. キウィ・オムニカップは手動式の吸引発生ポンプを持ち，硬いプラスチック製のマッシュルーム型カップと柔軟なチューブを経由し接続している．
B. Mytivac Mystic II MytiSoft Bell Cup はやや硬いシャフトによって手動式ポンプに接続されたベル型ソフトカップである．

便なことと，腟内で場所をとるブレードがないことにより母体損傷を減らすことである．

吸引装置はカップ，シャフト，ハンドル，そして吸引発生器を含む．吸引カップには金属製，ハードプラスチック製，ソフトプラスチック製があり，そしてまた形や大きさ，再利用性がそれぞれ異なる．アメリカでは一般的に非金属製カップが好まれ，大きく二つのタイプがある．ソフトカップは柔軟性のあるベル型の半球体で，一方硬いタイプは硬い扁平状のマッシュルーム型カップで，

表29-2　器械分娩用の吸引カップ

カップの種類	メーカー
ベル型ソフトカップ	
ジェントルバック	オービー・サイエンティフィック
キウィ・プロカップ	クリニカル・イノベーションズ
ミチバック・ミチソフト・ベル	クーパーサージカル
パール・エッジ・ベル・カップ	クーパーサージカル
セキュア・カップ	ユタ・メディカル・プロダクツ
ソフト・タッチ	ユタ・メディカル・プロダクツ
テンダー・タッチ	ユタ・メディカル・プロダクツ
テンダー・タッチ・ウルトラ	ユタ・メディカル・プロダクツ
ベルベット・タッチ[a]	ユタ・メディカル・プロダクツ
リユーザブル・バキューム・デリバリー・カップ[a]	クーパーサージカル
硬いマッシュルーム型カップ	
フレックス・カップ	ユタ・メディカル・プロダクツ
ミチバック・Mスタイル	クーパーサージカル
スーパー・Mスタイル	クーパーサージカル
ミチバック・Mセレクト[b]	クーパーサージカル
キウィ・オムニカップ[b]	クリニカル・イノベーションズ
キウィ・オムニ MT	クリニカル・イノベーションズ
キウィ・オムニCカップ[c]	クリニカル・イノベーションズ

[a] 再利用可能なカップ．
[b] 後方後頭位や不正軸進入に適している．
[c] 帝王切開中の子宮切開創からの牽引用．

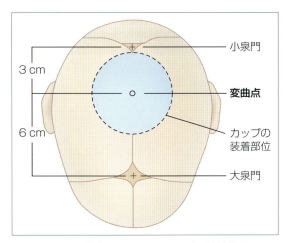

図29-17　変曲点での正しいカップの装着位置
この位置は矢状縫合に沿って小泉門から3cm，大泉門から6cmにある．

縁に丸い隆起をもつ（表29-2）．比較すると，硬いマッシュルーム型カップは，より大きな牽引力を発生させる（Hofmeyr, 1990；Muise, 1993）．一般的に変曲点に到達しにくい後方後頭位や不正軸進入においても，扁平なカップは同部位へのよりよい装着を可能にする．その代償として扁平なカップは頭皮裂傷の発生率が高い．そのため多くのメーカーは単純な前方後頭位分娩ではベル型ソフトカップを推奨している．

研究者たちは種々の硬いカップとソフトカップについて比較している．金属製カップはより高い成功率が見込めるが，頭血腫を含む頭皮外傷の発症率が高くなる（O'Mahony, 2010）．別の研究では，Kuitら（1993）はソフトカップの唯一の利点は，頭皮外傷の発症率が低いことであるとしている．彼らは硬いカップでも柔軟性のあるカップでも，会陰切開の延長率は14％であったと報告した．あるレビューでVacca（2002）は，ソフトカップでは頭皮裂傷が少ないが，頭血腫や帽状腱膜下血腫の発症率は同等であると結論づけた．重要なのは，高い吸引圧はカップの種類によらず大きな牽引力を発生させるということである（Duchon, 1998）．

カップの種類とは別に，カップとハンドルを接続するシャフトは多少なりとも軟らかいほうがよいだろう．管状の柔軟なシャフトは，カップのよりよい装着を可能とするため，後方後頭位や不正軸進入の際に選択する．最後に，吸引発生装置は術者が持って作動させてもよいし，助手が持って作動させてもよい．

■ 手　技

吸引分娩で重要なステップは，**変曲点**に適切にカップを装着することである．この重要な位置は牽引力を最大化し，カップの滑脱を減少させ，児頭を屈曲させ反屈させず，骨盤出口を最小の児頭径で分娩させる．最小の児頭径が外陰部を膨張させるため，成功率を上昇させ，児の頭皮損傷を減らし，会陰損傷を小さくする（Baskett, 2008）．

変曲点は矢状縫合に沿って小泉門から約3cm，大泉門から約6cmにある．カップの直径が5～6cmであるため，正しく設置された場合カップの縁は大泉門から3cmの位置になる（図29-17）．児が小さい場合を除き，カップを児頭のより大泉門寄りに装着することは吸引時に児の頸椎過伸展を招くため避けるべきである．また，そのような装着は外陰部を通る児頭径を大きくさせる．最後に，矢状縫合に対し左右非対象な装着は不正軸進入を増悪させることがある．前方後頭位でカップ

表 29-3 吸引圧換算表

mmHg	cmHg	inches Hg	lb/in^2	kg/cm^2
100	10	3.9	1.9	0.13
200	20	7.9	3.9	0.27
300	30	11.8	5.8	0.41
400	40	15.7	7.7	0.54
500	50	19.7	9.7	0.68
600	60	23.6	11.6	0.82

の装着が困難なことはほとんどない．対照的に，不正軸進入や反屈位の有無によらず回旋異常により児頭下降が困難な場合，カップの装着は困難なことがある．

カップを装着する際，母体の軟部組織を挟み込むと母体裂傷やカップの滑脱を招き，口語では「ポップオフ（pop off）」と呼ばれる．こうした事態を防ぐため，吸引を行う前と牽引する前にカップの全周を触診するべきである．最終的な陰圧が 0.8 kg/cm^2 に達するまで，2 分ごとに 0.2 kg/cm^2 ずつ緩徐に吸引圧を上げていくことを推奨する人もいる（表 29-3）．しかし他の研究では，2 分以内に陰圧を 0.8 kg/cm^2 に上げても，有効性や母体・胎児の転帰に大きな違いはないと示されている（Suwannachat, 2011, 2012）．

吸引がかかったら器械のハンドルを握り牽引を開始する．鉗子分娩と同様に，牽引する方向は図 29-10 に示したようにする．牽引は断続的に母体の努責に合わせて行う．カップのずれや頭血腫，そして金属カップの場合はクッキーカッター型頭皮裂傷の原因となるため，カップを捻ることは避ける．そのため，斜位の前方後頭位は回旋ではなく，単に外側下方向への牽引で矯正させる．牽引している間，術者は空いている手を腟内に挿入し，親指を吸引カップの上にのせ，1 本以上の指を児頭に添える．そのようにすることで，露見しつつある部位の下降が判断でき，児頭の下降に伴い牽引角度を調整できる．さらに，頭皮とカップの縁の関係は滑脱を探知する一助となる．

子宮収縮の間欠期には頭皮損傷を減らすために吸引力を下げる術者もいるが，NRFS による急速遂娩のために吸引圧を維持する術者もいる．子宮収縮の間欠期に吸引圧を下げたり，児頭の上昇を避けるための努責が継続された場合でも，母体や胎児の転帰に大きな違いはない（Bofill, 1997）．児頭が娩出されれば，吸引を解除してカップを外す．

吸引分娩は試験的なものと考えるべきである．娩出に向けて，早期にかつ明確に児頭が下降する確証がなければ，代替の娩出手段を考慮すべきである．一般的なガイドラインのように，毎回の牽引に伴って児頭は下降するはずである．娩出に必要な牽引回数，許容される滑脱の回数，最適な施術時間に関するデータや一致した見解はない．これらに関し，製品の添付文書で勧告しているメーカーもある（Clinical Innovations, 2016；CooperSurgical, 2011）．

吸引分娩中，不適切な手技や最適でない場所への装着によるカップの滑脱と，正確な位置に装着され最適な吸引のかかった理想的な状況下での滑脱は同列に扱うべきではない．こうした場合には，カップの再装着や鉗子分娩を試みるのが効果的である可能性がある（Ezenagu, 1999；Williams, 1991）．最悪のケースは，正しいカップ装着と適切な牽引下でも，児頭の先進がないか複数回の滑脱が起こる場合である．鉗子分娩と同様に，医師は十分な進行がない場合，吸引分娩を中止する意思をもつべきである（ACOG, 2015）．

(訳：窪谷祐太郎，梅原永能)

References

Accreditation Council for Graduate Medical Education: Obstetrics and Gynecology Case Logs. 2015. Available at: http://www.acgme.org/Portals/0/PDFs/220_National_Report_Program_Version.pdf. Accessed May 11, 2016.

Aiken AR, Aiken CE, Alberry MS, et al: Management of fetal malposition in the second stage of labor: a propensity score analysis. Am J Obstet Gynecol 212(3):355.e1, 2015.

Alexander JM, Leveno KJ, Hauth JC, et al: Failed operative vaginal delivery. Obstet Gynecol 114(5):1017, 2009.

American College of Obstetricians and Gynecologists, Society for Maternal-Fetal Medicine: Safe prevention of the primary cesarean delivery. Obstetric Care Consensus No. 1, March 2014, Reaffirmed 2016.

American College of Obstetricians and Gynecologists: Operative vaginal delivery. Practice Bulletin No. 154, November 2015.

Bahl R, Patel RR, Swingler R, et al: Neurodevelopmental outcome at 5 years after operative delivery in the second stage of labor: a cohort study. Am J Obstet Gynecol 197:147, 2007.

Bahl R, Van de Venne M, Macleod M, et al: Maternal and neonatal morbidity in relation to the instrument used for mid-cavity rotational operative vaginal delivery: a prospective cohort study. BJOG 120(12):1526, 2013.

Bailit JL, Grobman WA, Rice MM, et al: Eunice Kennedy Shriver National Institute of Child Health and Human Development Maternal-Fetal Medicine Units Network. Am J Obstet Gynecol 214(5):638.e1, 2016.

Barth WH Jr: Persistent occiput posterior. Obstet Gynecol 125(3):695, 2015.

Bashore RA, Phillips WH Jr, Brinkman CR III: A comparison of the morbidity of midforceps and cesarean delivery. Am J Obstet Gynecol 162(6):1428, 1990.

Baskett TF, Fanning CA, Young DC, et al: A prospective observational study of 1000 vacuum assisted deliveries with the OmniCup device. J Obstet Gynaecol Can 30(7):573, 2008.

Ben-Haroush A, Melamed N, Kaplan B, et al: Predictors of failed operative vaginal delivery: a single-center experience. Am J Obstet Gynecol 197:308.e1, 2007.

Bofill JA, Rust OA, Schorr SJ, et al: A randomized trial of two vacuum extraction techniques. Obstet Gynecol 89(5 Pt 1):758, 1997.

Bols EM, Hendriks EJ, Berghmans BC, et al: A systematic review of etiological factors for postpartum fecal incontinence. Acta Obstet Gynecol Scand 89(3):302, 2010.

Bradley MS, Kaminski RJ, Streitman DC, et al: Effect of rotation on perineal lacerations in forceps-assisted vaginal deliveries. Obstet Gynecol 122(1):132, 2013.

Broman SH, Nichols PL, Kennedy WA: Preschool IQ: prenatal and early developmental correlates. Hillsdale, L. Erlbaum Associates, 1975.

Burke N, Field K, Mujahid F, et al: Use and safety of Kielland's forceps in current obstetric practice. Obstet Gynecol 120(4):766, 2012.

Caughey AB, Sandberg PL, Zlatnik MG, et al: Forceps compared with vacuum. Rates of neonatal and maternal morbidity. Obstet Gynecol 106:908, 2005.

Cheong YC, Abdullahi H, Lashen H, et al: Can formal education and training improve the outcome of instrumental delivery? Eur J Obstet Gynecol 113:139, 2004.

Clinical Innovations: Kiwi complete vacuum delivery system instructions for use. Available at: http://clinicalinnovations.com/wp-content/uploads/2015/03/Kiwi-IFU.pdf. Accessed May 13, 2016.

Contag SA, Clifton RG, Bloom SL, et al: Neonatal outcomes and operative vaginal delivery versus cesarean delivery. Am J Perinatol 27(6):493, 2010.

CooperSurgical: Mityvac vacuum-assisted delivery. 2011. Available at: http://www.coopersurgical.com/Products/Detail/Mityvac-Vacuum-Assisted-Delivery-Pumps-and-Accessories. Accessed May 13, 2016.

Damron DP, Capeless EL: Operative vaginal delivery: a comparison of forceps and vacuum for success rate and risk of rectal sphincter injury. Am J Obstet Gynecol 191:907, 2004.

de Leeuw JW, de Wit C, Kuijken JP, et al: Mediolateral episiotomy reduces the risk for anal sphincter injury during operative vaginal delivery. BJOG 115:104, 2008.

Demissie K, Rhoads GG, Smulian JC, et al: Operative vaginal delivery and neonatal and infant adverse outcomes: population based retrospective analysis. BMJ 329(7456):24, 2004.

Dennen EH: Forceps Delivery. Philadelphia, F.A. Davis Company, 1955.

de Vogel J, van der Leeuw-van Beek A, Gietelink D, et al: The effect of a mediolateral episiotomy during operative vaginal delivery on the risk of developing obstetrical anal sphincter injuries. Am J Obstet Gynecol 206(5):404, 2012.

Dierker LJ, Rosen MG, Thompson K, et al: Midforceps deliveries: long-term outcome of infants. Am J Obstet Gynecol 154:764, 1986.

Dolan LM, Hilton P: Obstetric risk factors and pelvic floor dysfunction 20 years after first delivery. Int Urogynecol J Pelvic Floor Dysfunct 21:535, 2010.

Ducarme G, Hamel JF, Bouet PE, et al: Maternal and neonatal morbidity after attempted operative vaginal delivery according to fetal head station. Obstet Gynecol 126(3):521, 2015.

Duchon MA, DeMund MA, Brown RH: Laboratory comparison of modern vacuum extractors. Obstet Gynecol 72:155, 1998.

Dupuis O, Moreau R, Pham MT: Assessment of forceps blade orientations during their placement using an instrumented childbirth simulator. BJOG 116(2):327, 2009.

Dupuis O, Moreau R, Silveira R, et al: A new obstetric forceps for the training of junior doctors: a comparison of the spatial dispersion of forceps blade trajectories between junior and senior obstetricians. Am J Obstet Gynecol 194:1524, 2006.

Dupuis O, Silveira R, Dupont C, et al: Comparison of "instrument-associated" and "spontaneous" obstetric depressed skull fractures in a cohort of 68 neonates. Am J Obstet Gynecol 192(1):165, 2005.

Evers EC, Blomquist JL, McDermott KC, et al: Obstetrical anal sphincter laceration and anal incontinence 5–10 years after childbirth. Am J Obstet Gynecol 207(5):425.e1, 2012.

Ezenagu LC, Kakaria R, Bofill JA: Sequential use of instruments at operative vaginal delivery: is it safe? Am J Obstet Gynecol 180:1446, 1999.

Fairweather D: Obstetric management and follow-up of the very low-birth-weight infant. J Reprod Med 26:387, 1981.

Fitzwater JL, Owen J, Ankumah NA, et al: Nulliparous women in the second stage of labor: changes in delivery outcomes between two cohorts from 2000 and 2011. Obstet Gynecol 126(1):81, 2015.

Friedman EA, Sachtleben MR, Bresky PA: Dysfunctional labor, 12. Long-term effects on the fetus. Am J Obstet Gynecol 127:779, 1977.

Friedman EA, Sachtleben-Murray MR, Dahrouge D, et al: Long-term effects of labor and delivery on offspring: a matched-pair analysis. Am J Obstet Gynecol 150:941, 1984.

Gardella C, Taylor M, Benedetti T, et al: The effect of sequential use of vacuum and forceps for assisted vaginal delivery on neonatal and maternal outcomes. Am J Obstet Gynecol 185(4):896, 2001.

Gartland D, MacArthur C, Woolhouse H, et al: Frequency, severity and risk factors for urinary and faecal incontinence at 4 years postpartum: a prospective cohort. BJOG 123(7):1203, 2016.

Gurol-Urganci I, Cromwell DA, Edozien LC, et al: Third- and fourth-degree perineal tears among primiparous women in England between 2000 and 2012: time trends and risk factors. BJOG 120(12):1516, 2013.

Gyhagen M, Bullarbo M, Nielsen T, et al: The prevalence of urinary incontinence 20 years after childbirth: a national cohort study in singleton primiparae after vaginal or caesarean delivery. BJOG 120:144, 2013.

Hagadorn-Freathy AS, Yeomans ER, Hankins GD: Validation of the 1988 ACOG forceps classification system. Obstet Gynecol 77:356, 1991.

Halpern SH, Muir H, Breen TW, et al: A multicenter randomized controlled trial comparing patient-controlled epidural with intravenous analgesia for pain relief in labor. Anesth Analg 99(5):1532, 2004.

Halscott TL, Reddy UM, Landy HJ, et al: Maternal and neonatal outcomes by attempted mode of operative delivery from a low station in the second stage of labor. Obstet Gynecol 126(6):1265, 2015.

Hamilton BE, Martin JA, Osterman MJ, et al: Births: final data for 2014. Natl Vital Stat Rep 64(12):1, 2015.

Handa VL, Blomquist JL, McDermott KC, et al: Pelvic floor disorders after vaginal birth: effect of episiotomy, perineal laceration, and operative birth. Obstet Gynecol 119(2 Pt 1):233, 2012.

Hirayama F, Koyanagi A, Mori R, et al: Prevalence and risk factors for third- and fourth-degree perineal lacerations during vaginal delivery: a multi-country study. BJOG 119(3):340, 2012.

Hirsch E, Haney EI, Gordon TE, et al: Reducing high-order perineal laceration during operative vaginal delivery. Am J Obstet Gynecol 198(6):668.e1, 2008.

Hofmeyr GJ, Gobetz L, Sonnendecker EW, et al: New design rigid and soft vacuum extractor cups: a preliminary comparison of traction forces. BJOG 97(8):681, 1990.

Kudish B, Blackwell S, Mcneeley SG, et al: Operative vaginal delivery and midline episiotomy: a bad combination for the perineum. Am J Obstet Gynecol 195(3):749, 2006.

Kuit JA, Eppinga HG, Wallenburg HCS, et al: A randomized comparison of vacuum extraction delivery with a rigid and a pliable cup. Obstet Gynecol 82:280, 1993.

Kyser KL, Lu X, Santillan D, et al: Forceps delivery volumes in teaching and nonteaching hospitals: are volumes sufficient for physicians to acquire and maintain competence? Acad Med 89(1):71, 2014.

Landy HJ, Laughon SK, Bailit JL, et al: Characteristics associated with severe perineal and cervical lacerations during vaginal delivery. Obstet Gynecol 117(3):627, 2011.

Leijonhufvud A, Lundholm C, Cnattingius S, et al: Risks of stress urinary incontinence and pelvic organ prolapse surgery in relation to mode of childbirth. Am J Obstet Gynecol 204(1):70.e1, 2011.

Le Ray C, Deneux-Tharaux C, Khireddine I, et al: Manual rotation to decrease operative delivery in posterior or transverse positions. Obstet Gynecol 122(3):634, 2013.

Le Ray C, Serres P, Schmitz T, et al: Manual rotation in occiput posterior or transverse positions. Obstet Gynecol 110:873, 2007.

Leslie KK, Dipasquale-Lehnerz P, Smith M: Obstetric forceps training using visual feedback and the isometric strength testing unit. Obstet Gynecol 105:377, 2005.

Lowe B: Fear of failure: a place for the trial of instrumental delivery. BJOG 94:60, 1987.

MacArthur C, Wilson D, Herbison P, et al: Faecal incontinence persisting after childbirth: a 12-year longitudinal study. BJOG 120(2):169, 2013.

MacArthur C, Wilson D, Herbison P, et al: Urinary incontinence persisting after childbirth: extent, delivery history, and effects in a 12-year longitudinal cohort study. Prolong Study Group. BJOG 123(6):1022, 2016.

Malvasi A, Tinelli A, Barbera A, et al: Occiput posterior position diagnosis: vaginal examination or intrapartum-sonography? A clinical review. J Matern Fetal Neonatal Med 27(5):520, 2014.

Marucci M, Cinnella G, Perchiazzi G, et al: Patient-requested neuraxial analgesia for labor: impact on rates of cesarean and instrumental vaginal delivery. Anesthesiology 106(5):1035, 2007.

Merriam AA, Ananth CV, Wright JD, et al: Trends in operative vaginal delivery, 2005–2013: a population-based study. BJOG 124(9):1365, 2017.

Muise KL, Duchon MA, Brown RH: The effect of artificial caput on performance of vacuum extractors. Obstet Gynecol 81(2):170, 1993.

Mulder F, Schoffelmeer M, Hakvoort R, et al: Risk factors for postpartum urinary retention: a systematic review and meta-analysis. BJOG 119(12):1440, 2012.

Murphy DJ, Libby G, Chien P, et al: Cohort study of forceps delivery and the risk of epilepsy in adulthood. Am J Obstet Gynecol 191:392, 2004.

Murphy DJ, Macleod M, Bahl R, et al: A cohort study of maternal and neonatal morbidity in relation to use of sequential instruments at operative vaginal delivery. Eur J Obstet Gynecol Reprod Biol 156(1):41, 2011.

Nelson RL, Furner SE, Westercamp M, et al: Cesarean delivery for the prevention of anal incontinence. Cochrane Database Syst Rev 2:CD006756, 2010.

Nilsen ST: Boys born by forceps and vacuum extraction examined at 18 years of age. Acta Obstet Gynecol Scand 63:549, 1984.

Nygaard IE, Rao SS, Dawson JD: Anal incontinence after anal sphincter disruption: a 30-year retrospective cohort study. Obstet Gynecol 89:896, 1997.

O'Callaghan ME, MacLennan AH, Gibson CS, et al: Epidemiologic associations with cerebral palsy. Obstet Gynecol 118(3):576, 2011.

O'Mahony F, Hofmeyr GJ, Menon V: Choice of instruments for assisted vaginal delivery. Cochrane Database Syst Rev 11:CD005455, 2010.

Osterman MJ, Martin JA, Menacker F: Expanded health data from the new birth certificate, 2006. Natl Vital Stat Rep 58(5):1, 2009.

Palatnik A, Grobman WA, Hellendag MG, et al: Predictors of failed operative vaginal delivery in a contemporary obstetric cohort. Obstet Gynecol 127(3):501, 2016.

Pearl ML, Roberts JM, Laros RK, et al: Vaginal delivery from the persistent occiput posterior position: influence on maternal and neonatal morbidity. J Reprod Med 38:955, 1993.

Pergialiotis V, Vlachos D, Protopapas A, et al: Risk factors for severe perineal lacerations during childbirth. Int J Gynaecol Obstet 125(1):6, 2014.

Pifarotti P, Gargasole C, Folcini C, et al: Acute post-partum urinary retention: analysis of risk factors, a case-control study. Arch Gynecol Obstet 289(6):1249, 2014.

Ramphul M, Kennelly MM, Burke G, et al: Risk factors and morbidity associated with suboptimal instrument placement at instrumental delivery: observational study nested within the Instrumental Delivery & Ultrasound randomised controlled trial ISRCTN 72230496. BJOG 122(4):558, 2015.

Robertson PA, Laros RK, Zhao RL: Neonatal and maternal outcome in low-pelvic and mid-pelvic operative deliveries. Am J Obstet Gynecol 162:1436, 1990.

Rortveit G, Daltveit AK, Hannestad YS, et al: Urinary incontinence after vaginal delivery or cesarean section. N Engl J Med 348:9000, 2003.

Schuit E, Kwee A, Westerhuis ME, et al: A clinical prediction model to assess the risk of operative delivery. BJOG 119(8):915, 2012.

Schwartz DB, Miodovnik M, Lavin JP Jr: Neonatal outcome among low birth weight infants delivered spontaneously or by low forceps. Obstet Gynecol 62:283, 1983.

Skinner S, Davies-Tuck M, Wallace E, et al: Perinatal and maternal outcomes after training residents in forceps before vacuum instrumental birth. Obstet Gynecol 130(1):151, 2017.

Seidman DS, Laor A, Gale R, et al: Long-term effects of vacuum and forceps deliveries. Lancet 337:1583, 1991.

Solt I, Jackson S, Moore T, et al: Teaching forceps: the impact of proactive faculty. Am J Obstet Gynecol 204(5):448.e1, 2011.

Spiliopoulos M, Kareti A, Jain NJ, et al: Risk of peripartum hysterectomy by mode of delivery and prior obstetric history: data from a population-based study. Arch Gynecol Obstet 283(6):1261, 2011.

Spong CY, Berghella V, Wenstrom KD, et al: Preventing the first cesarean delivery: summary of a Joint Eunice Kennedy Shriver National Institute of Child Health and Human Development, Society for Maternal-Fetal Medicine, and American College of Obstetricians and Gynecologists Workshop. Obstet Gynecol 120(5):1181, 2012.

Stock SJ, Josephs K, Farquharson S, et al: Maternal and neonatal outcomes of successful Kielland's rotational forceps delivery. Obstet Gynecol 121(5):1032, 2013.

Suwannachat B, Laopaiboon M, Tonmat S, et al: Rapid versus stepwise application of negative pressure in vacuum extraction-assisted vaginal delivery: a multicentre randomised controlled non-inferiority trial. BJOG 118(10):1247, 2011.

Suwannachat B, Lumbiganon P, Laopaiboon M: Rapid versus stepwise negative pressure application for vacuum extraction assisted vaginal delivery. Cochrane Database Syst Rev 8:CD006636, 2012.

Tähtinen RM, Cartwright R, Tsui JF, et al: Long-term impact of mode of delivery on stress urinary incontinence and urgency urinary incontinence: a systematic review and meta-analysis. Eur Urol 70(1):148, 2016.

Tempest N, Hart A, Walkinshaw S, et al: A re-evaluation of the role of rotational forceps: retrospective comparison of maternal and perinatal outcomes following different methods of birth for malposition in the second stage of labor. BJOG 120(10):1277, 2013.

Towner D, Castro MA, Eby-Wilkens E, et al: Effect of mode of delivery in nulliparous women on neonatal intracranial injury. N Engl J Med 341:1709, 1999.

Towner DR, Ciotti MC: Operative vaginal delivery: a cause of birth injury or is it? Clin Obstet Gynecol 50(3):563, 2007.

Vacca A: Vacuum-assisted delivery. Best Pract Res Clin Obstet Gynaecol 16:17, 2002.

Verhoeven CJ, Nuij C, Janssen-Rolf CR, et al: Predictors for failure of vacuum-assisted vaginal delivery: a case-control study. Eur J Obstet Gynecol Reprod Biol 200:29, 2016.

Volløyhaug I, Mørkved S, Salvesen Ø, et al: Forceps delivery is associated with increased risk of pelvic organ prolapse and muscle trauma: a cross-sectional study 16–24 years after first delivery. Ultrasound Obstet Gynecol 46(4):487, 2015.

Walsh CA, Robson M, McAuliffe FM: Mode of delivery at term and adverse neonatal outcomes. Obstet Gynecol 121(1):122, 2013.

Wassen MM, Hukkelhoven CW, Scheepers HC, et al: Epidural analgesia and operative delivery: a ten-year population-based cohort study in The Netherlands. Eur J Obstet Gynecol Reprod Biol 183:125, 2014.

Wen SW, Liu S, Kramer MS, et al: Comparison of maternal and infant outcomes between vacuum extraction and forceps deliveries. Am J Epidemiol 153(2):103, 2001.

Werner EF, Janevic TM, Illuzzi J, et al: Mode of delivery in nulliparous women and neonatal intracranial injury. Obstet Gynecol 118(6):1239, 2011.

Wesley B, Van den Berg B, Reece EA: The effect of operative vaginal delivery on cognitive development. Am J Obstet Gynecol 166:288, 1992.

Williams MC, Knuppel RA, O'Brien WF, et al: A randomized comparison of assisted vaginal delivery by obstetric forceps and polyethylene vacuum cup. Obstet Gynecol 78:789, 1991.

Yancey MK, Pierce B, Schweitzer D, et al: Observations on labor epidural analgesia and operative delivery rates. Am J Obstet Gynecol 180(2 Pt 1):353, 1999.

Yeomans ER: Operative vaginal delivery. In Yeomans ER, Hoffman BL, Gilstrap LC III, et al (eds): Cunningham and Gilstrap's Operative Obstetrics, 3rd ed. New York, McGraw-Hill Education, 2017.

帝王切開と周産期子宮摘出術
Cesarean Delivery and Peripartum Hysterectomy

CHAPTER 30

- アメリカにおける帝王切開 ……………… 700
- 帝王切開の危険因子 ……………………… 701
- 患者の術前準備 …………………………… 703
- 帝王切開の手技 …………………………… 705
- 周産期子宮摘出術 ………………………… 714
- 術後管理 …………………………………… 720

> *The anterior surface of the uterus is opened longitudinally along its midline. This is best accomplished by making an incision a few centimetres long with a scalpel, and then rapidly enlarging it with the scissors to 16 or 18 centimetres. The membranes are then ruptured, the child is seized by one foot and rapidly extracted.*
>
> —J. Whitridge Williams (1903)

引用のように，帝王切開は20世紀初頭にはすでに行われていたが，子宮切開の方法は，古典的子宮切開法から子宮下節横切開に変化している．この章では，EBMに基づいて多くの外科的手技を解説していく．

帝王切開は，開腹後に子宮切開を行い，児を娩出することと定義される．つまり，子宮破裂後の腹腔内からの児を娩出する場合や，腹腔内妊娠の児を娩出する場合はこの定義に含まれない．死亡直後や死戦期に子宮切開を行う場合がまれにあるが，**死後帝王切開**や**死戦期帝王切開**として後に解説されている（第47章参照）．

開腹子宮摘出術が出産後に行われる場合がある．帝王切開のときに行われる場合はcesarean hysterectomyと呼ばれる．経腟分娩後，短時間で子宮摘出が行われる場合には**産褥期子宮摘出術**と呼ばれる．**周産期子宮摘出術**は，cesarean hysterectomyと産褥期子宮摘出術の総称である．ほとんどの場合は，子宮全摘術が行われるが，腟上部切除術が選択される場合もある．付属器は通常，摘出しない．ほとんどの例では，単純子宮全摘術またはtype I子宮全摘術が行われるが，子宮頸癌の浸潤癌では，断端陰性で腫瘍摘出するため**広汎性子宮全摘**（子宮，子宮傍結合組織，近位腟壁の切除）を行う．また骨盤側壁に達する穿通性癒着胎盤の場合も同様に，広汎性子宮全摘術が必要となる．

アメリカにおける帝王切開

アメリカでの帝王切開率は，1970年の4.5％から2009年には32.9％とピークとなった．その後，わずかに減少傾向となり2015年には32％となった（Martin, 2017）．帝王切開の適応は**表30-1**に記載した．帝王切開のうち85％以上は，前回帝王切開，微弱陣痛，胎児機能不全，胎位異常の適応で行われている．後半の三つは，初回帝王切開の主要な理由である．

帝王切開率が増加する原因は明らかではないが，以下のような説明がなされている．

1. 分娩数が減少し，**初産婦の割合**が増加しているため帝王切開のリスクが増加した．
2. 平均**母体年齢**が上昇したため，高齢女性，特に初産婦では帝王切開のリスクが増加した．
3. **胎児心拍モニタリング**が普及したため，間欠的胎児心拍聴取法に比較して，帝王切開率が

表 30-1　帝王切開の適応

母体因子
- 既往帝王切開
- 胎盤異常
- 母体希望
- 子宮切開術既往
- 前回子宮切開部位不明の手術既往
- 子宮切開部離解
- 全層性子宮筋腫核出術既往
- 腫瘍による産道障害
- 浸潤性子宮頸癌
- 子宮頸部摘出術既往
- 永久的子宮頸管縫縮術
- 骨盤再建術既往
- 腹部外傷既往
- 骨盤奇形
- HSV, HIV 感染症
- 心疾患, 肺疾患
- 脳動脈瘤, 動静脈奇形
- 同時腹部手術が必要な疾患
- 死産帝王切開

母体胎児因子
- 児頭骨盤不均衡
- 器械分娩の不成功
- 前置胎盤, 常位胎盤早期剥離

胎児因子
- 胎児機能不全
- 胎位異常
- 巨大児
- 先天奇形
- 臍帯超音波ドプラ異常
- 血小板減少
- 児産道損傷既往

HSV＝単純ヘルペスウイルス, HIV＝ヒト免疫不全ウイルス.

増加した. 本来の胎児機能不全の適応で行われた帝王切開は一部にすぎず, 多くの場合は, 胎児心音異常や胎児機能不全を示唆する波形によってなされ, 帝王切開の閾値が低下している.
4. **骨盤位**のほとんどは帝王切開で分娩となる.
5. **器械分娩**の頻度が減少した.
6. **誘発分娩**が増加している. 特に初産婦の誘発分娩では, 帝王切開率が増加する.
7. **肥満**の有病率が劇的に増加したことにより, 帝王切開のリスクが増加した.
8. 妊娠高血圧腎症の診断で誘発分娩を行う頻度が低下し, 帝王切開の頻度が増加した.
9. **帝王切開後経腟分娩**（vaginal birth after cesarean：VBAC）の頻度が, 1996 年の 28 % から 2014 年の 11 % に減少した（Hamilton, 2015）.
10. **母体の希望**, **骨盤底筋群損傷の予防**, **分娩時児損傷のリスクの低減**などの理由により選択的帝王切開が増加した.
11. **高度生殖医療**が広く普及してきたことが, 帝王切開率上昇と関連している（Reddy, 2007）.
12. 自然分娩および器械分娩における児の損傷に関連する**医療過誤訴訟**が帝王切開率増加の一因になっている.

帝王切開の危険因子

十分な情報提供を行い, 手術における母体・新生児のリスクとベネフィットを理解してもらうことが必須である. 一般的に, 帝王切開は自然分娩と比較して今回と次回以降の妊娠における外科的リスクや分娩直後の呼吸障害のリスクを上昇させるといわれているが, 骨盤底筋群障害のリスクを低下させることや分娩時の児損傷や死産のリスクを低下させるため, リスクとベネフィットのバランスを考慮する必要がある.

母体死亡率と罹病率

アメリカでは, 帝王切開が母体死亡の直接的な原因となることはまれである. しかし, 帝王切開が死亡率を上昇させるという臨床研究がいくつも報告されている. Clark ら（2008）は 150 万人の妊婦のうち, 経腟分娩による死亡率は 0.2/10 万人であったのに対し, 帝王切開による死亡率は 2.2/10 万人であったと報告している. Guise ら（2010）による 203 個の研究を集めたメタアナリシスでは, 選択的反復帝王切開による母体死亡率は 13/10 万人であったのに対し, 帝王切開後に経腟分娩を行うことによる母体死亡率は 4/10 万人であったと報告している.

帝王切開では経腟分娩に対して, 母体合併症の頻度も死亡率と同様に増加する. Villar ら（2007）は, 感染, 出血, 血栓塞栓症の罹病率は, 経腟分娩と比較して帝王切開では 2 倍になると報告している. 麻酔合併症（母体死亡を含む）は, 経腟分

娩と比較してさらに増加すると報告されている（Cheesman, 2009；Hawkins, 2011）．帝王切開では周辺臓器を損傷する可能性があるが，詳細は後述した．

帝王切開既往妊娠では次回妊娠時も帝王切開を行う傾向が強いが，反復帝王切開では，先述の母体合併症の頻度がさらに増加する（Cahill, 2006；Marshall, 2011；Silver, 2006）．

帝王切開では，尿失禁，骨盤臓器脱の頻度を減少させるという利点がある（Glazener, 2013；Gyhagen, 2013a, b；Handa, 2011；Leijonhufvud, 2011）．便失禁に関しては分娩方法により頻度は変わらないと報告されている（Fritel, 2007；Nelson, 2010）．帝王切開の保護的な利点が主張されているが，すべてにおいて安全というわけではない．縦断的研究では，母体年齢の上昇により帝王切開の骨盤底筋群に対する保護的な予防効果は消失すると報告されている（Dolan, 2010；MacArthur, 2011, 2013；Nelson, 2010）．このことに対処するために，National Institutes of Health（2006）は母体希望による帝王切開に関して会議を開き，経腟分娩と比較して選択的帝王切開で尿路障害の頻度は減少するが，この減少効果は高齢者や経産婦にも当てはまるかは定かではないと報告している．また経腟分娩による他の骨盤底筋群の障害に関する科学的根拠は十分ではなく，分娩経路によらないのではないかと報告している．

■ 新生児罹病率

帝王切開は分娩時の児損傷のリスクを低下させる（Linder, 2013；Moczygemba, 2010）．Alexanderら（2006）は帝王切開における児損傷の頻度は1％であると報告している．児損傷は皮膚裂傷が最も多く，ほかに頭血腫，鎖骨骨折，腕神経叢障害，頭蓋骨骨折，顔面神経麻痺などがある．器械分娩不成功による帝王切開で最も児損傷の頻度が高い．選択的帝王切開での児損傷の頻度は最も低く0.5％である．Worleyら（2009）は，パークランド病院で分娩した妊婦の約1/3は正期産の自然陣発で入院しており，そのうち96％は経腟分娩後に新生児合併症を認めなかったと報告している．

帝王切開で分娩となった児に喘息やアレルギー疾患の頻度が高くなるという報告がある．新生児の細菌叢を改善するために，手術1時間前に母体の腟分泌物を染み込ませたガーゼで，新生児の口を拭うという研究も行われているが，アメリカ産婦人科学会（ACOG）（2017e）は新生児への有害な微生物が移行してしまう可能性があるとして，この処置を推奨していない．

■ 患者希望による帝王切開

選択的帝王切開を希望する患者もいるが，患者希望による帝王切開の本当の割合（cesarean delivery on maternal request：CDMR）に関するデータは限られている．アメリカにおいては，1〜8％程度と推定されている（Barber, 2011；Declercq, 2005；Gossman, 2006；Menacker, 2006）．

帝王切開を希望する理由には，骨盤底筋群の保護，利便性，分娩への恐怖，児損傷のリスク低減などがある．この問題への関心は徐々に高まってきている．6.6万人の中国人妊婦を対象として，計画分娩と初回の選択的帝王切開とを比較した研究では，短期の重症母体合併症の罹病率と新生児死亡率は同等であった（Liu, 2015）．新生児合併症に関しては，分娩時外傷，感染，低酸素性虚血性脳症は両群とも頻度は低かったが，帝王切開群で有意に低かった．新生児呼吸窮迫症候群は，CDMR群で頻度が高かった．同様の結果が小規模の研究でも示されている（Larsson, 2011）．

CDMRに関する議論には，医学的視点，インフォームドコンセントに基づく患者による自由選択の問題，医師がCDMRの提案をすることへの自律性などが含まれる．これらの問題に関して，国立衛生研究所（NIH）（2006）は患者希望による帝王切開に関して，母児の予後に関する十分な結果は出てないため推奨されないと結論づけた．しかしながら，以下のような結論は導き出せるとし，ACOG（2017a）もそれに賛同している．すなわち，CDMRは妊娠39週未満で胎児肺成熟の根拠がない場合は行われるべきではない．複数の子どもを望む場合には，癒着胎盤やcesarean hysterectomyのリスクが増加するため，帝王切開は避けるべきである．十分な疼痛管理が行えない場合には，CDMRを行うべきではない．

患者の術前準備

■ 帝王切開施行までの施設基準

帝王切開施行までの許容時間についての国際基準はない．以前は，帝王切開決定から手術開始までに30分以内が推奨されていた．Bloomら（2001）は帝王切開を行った7,450例のうち69％が手術開始までに30分以上を要したと報告している．Bloomら（2006）はさらに，緊急帝王切開を行った症例のうち30分以内に手術を開始できなかった場合も，新生児予後は悪化しなかったと報告している．この後のシステマティックレビューでも同様の結果が示されている（Tolcher, 2014）．一方で，児の状態が急激に悪化しているような緊急の状況では，帝王切開は可能な限り早急に行われるべきであり，意図的に開始を遅らせてはならないとしている．アメリカ小児科学会（AAP）ら（2017）は，産科管理を行う施設は，母児のリスクベネフィットを最適化できる時間で帝王切開を開始できるべきであると推奨している．

■ インフォームドコンセント

インフォームドコンセントの取得とは，単に保存用文書を作成することではなく，作成する過程のことである（ACOG, 2015）．インフォームドコンセントでは，患者の疾患に関する理解を深め，代替療法，治療の目的と限界，外科的リスクについて話されるべきである．帝王切開既往で適応要件を満たす場合は，TOLACの選択肢も提示されるべきである．また，不妊手術や子宮内器具の挿入を希望される場合は，この時点で同意を得るべきである．

情報提供を受けた患者は，推奨した方法を拒否する可能性があるが，患者の自律した意思決定を尊重するべきである．担当医は，患者が拒否した理由と介入する意義と処置を行わなかった場合に起こる健康状態について説明したことを医療記録に記録すべきである．

エホバの証人への血液製剤の使用に関するインフォームドコンセントは妊娠初期に行われるのが理想的である．血液製剤に対する受け入れは，個人によって異なるため，術前に使用できる血液製剤のチェックリストを作成しておくことで十分な対策をすることができる（Hubbard, 2015；Hu-sarova, 2016）．一般的に赤血球，白血球，血小板，血漿は血液の1次産物とみなされるため避けられることが多いが，凝固因子や細胞成分の一部を使った製剤は受け入れられることがある（Lawson, 2015）．手術前後に鉄，葉酸，必要に応じてエリスロポエチン製剤などは受け入れられており，ヘモグロビン値を上昇させるのに役に立つ．周術期の瀉血は制限されるため，小児採血管の使用が望ましい．術中出血を減少させる選択肢としては，弛緩への治療も含まれ，血栓形成を促進する局所止血剤，トラネキサム酸，デスモプレシンや，術中回収式自己血輸血，希釈式自己血輸血などがある．術中血圧を低く麻酔管理することや子宮動脈塞栓術，血管閉塞バルーンカテーテル，一時的な大動脈圧迫などはコントロール不能な出血に対して有効である（Belfort, 2011；Mason, 2015）．

■ 選択的帝王切開の分娩時期

妊娠39週未満の選択的帝王切開では，未熟性による新生児合併症の頻度が高いことから（Clark, 2009；Tita, 2009），AAPら（2017）は選択的帝王切開を計画する前に児の成熟を確認する必要があるとしている（第31章参照）．児の成長の確認やその他の帝王切開の要件を満たすために，ACOG（2011, 2014b）は予定手術までに完成するべきチェックリストを作成している．

■ 手術前の管理

帝王切開予定の前日の眠前には睡眠薬が処方されることがある．一般的に，麻薬やトランキライザー以外であれば児の出生前に内服することができる．小規模な無作為化比較試験で，術前の浣腸による利益は認めないと報告されている（Lurie, 2012）．固形食は少なくとも手術の6〜8時間前には中止する．ローリスクの患者は，適度な量のクリアウォーターであれば手術2時間前まで摂取することができる〔アメリカ麻酔科学会（ASA），2016〕．これは，同化の恒常性を保持することを目ざした，手術2時間前まで炭水化物飲料を推奨し，術後早期に食事摂取を再開するERAS（Enhanced Recovery Afer Surgery）のプロトコルに含まれている（Ljungqvist, 2017）．多くの他の手術に関するERASの有効性を示す科学的根拠

は存在するが，帝王切開に関してはかなり少ない（Wrench, 2015）．

反復帝王切開予定の患者は，手術当日に入院し，産科と麻酔科チームの診察を受ける．最近ではヘマトクリット値と直接 Coombs 試験が行われている．直接 Coombs 試験が陽性であった場合には，利用できる適合血があるか確認する．

第25章で記述されたように，区域麻酔が帝王切開では好まれる．区域麻酔または全身麻酔を導入する直前には，制酸剤が投与される．たとえば Bicitra を 30 mL 単回経口投与することによって，胃酸誤嚥による肺損傷のリスクを最小限にすることができる．患者が仰臥位になったら，楔状のクッションを右殿部から腰部の下に敷くことで，体が左に傾き静脈還流が改善し低血圧を予防することができる．ローリスク患者の帝王切開前に胎児心拍モニタリングを行う意義を示す十分なデータはない．著者らの病院では，選択的帝王切開の前に 5 分間胎児心拍モニタリングを行っている．最低でも，直前に手術室で胎児心音を確認すべきだとしている．

その他の準備として，術野の体毛を除去することによって，手術創感染（surgical site infection：SSI）の頻度を下げることはないと報告されている（Kowalski, 2016）が，体毛が手術の邪魔であれば，手術当日にはさみで刈り取り，除去することにより，剃毛するよりも SSI の頻度を低下させると報告されている（Tanner, 2011）．手術前夜の除毛剤は，刈り取りと SSI の頻度は同等であったと報告されている（Lefebvre, 2015）．電気メスの対極板は大腿の外側で，手術創の近くに着ける．パークランド病院では尿道カテーテル留置を通常行っている．膀胱を虚脱させることで，子宮切開創から膀胱を遠ざけ，局所麻酔により二次的に生じる膀胱の緊満を改善する．また術後の尿量測定を正確に行うことができる．小規模な研究ではあるが，尿路感染のリスクを低減するため，循環動態の安定した患者に対しては，尿道カテーテルを使用しないほうがよいと報告している（Abdel-Aleem, 2014；Li, 2011；Nasr, 2009）．

静脈血栓塞栓症のリスクは，妊娠により増加するが，帝王切開ではさらに 2 倍に上昇する（James, 2006）．したがって，血栓予防をすでに受けていないすべての女性に対して，ACOG（2017d）は帝王切開症例に対する間欠的空気圧迫法による血栓症予防を推奨している．間欠的空気圧迫法は通常，初回歩行時に中止されるが，組織により推奨度が異なっている．アメリカ胸部専門医学会（American College of Chest Physicians）は，ローリスクの帝王切開患者に対しては，早期離床を推奨するのみである（Bates, 2012）．すでに予防を行っている患者であっても，血栓症のリスクが増加した場合は，予防を強化する．イギリス産婦人科学会（ROCG）（2015）は最も保守的であり，抗凝固薬を幅広い患者に推奨している．これらの方法や推奨については，第52章と**表52-6**を参照する．

予定帝王切開を行う女性の一部は，手術を見越した特別な対応が必要な合併症を同時にもっていることがある．なかでも，インスリン依存性または妊娠性糖尿病，血栓症や血栓傾向，慢性的な副腎皮質ステロイド，活動性の呼吸器疾患は，対応が必要である．これらの疾患が記載されているそれぞれの章で，周術期管理について述べられている．

■ 感染予防
◆ 抗菌薬による予防

帝王切開は準清潔手術とみなされており，術後発熱がしばしば認められる．帝王切開による術後感染症の罹患率は，抗菌薬を手術時に単回投与することにより明らかに低下すると多くの質の高い研究で報告されている（Smaill, 2014）．緊急帝王切開ではより顕著であるが，予定帝王切開であっても抗菌薬使用により術後感染症は減少すると報告されている（ACOG, 2016）．アレルギーの有無によるが，β-ラクタム系抗菌薬のセファロスポリンや広域ペニシリン製剤が推奨される．セファゾリン 1 g，1 回投与が費用対効果で優れている．出血量が 1,500 mL を超える場合や，手術時間が 3 時間以上となる場合には，抗菌薬の再投与が考慮される．肥満症例に対する最適な投与量に関しては，議論が分かれている（Ahmadzia, 2015；Maggio, 2015；Swank, 2015；Young, 2015）．最近の薬理学的分析で，帝王切開では，抗菌薬の 2 g 投与で有効組織中濃度が 1.5 時間持続すると報告されている．Grupper らは，肥満妊婦の手術が長びく場合は，再投与を推奨している（Grupper, 2017）．

広域スペクトラムの抗菌薬を推奨する研究もある（Andrews, 2003；Tita, 2008）．帝王切開や破水後の患者に，追加でアジスロマイシン 500 mg 経静脈投与を行った大規模な無作為化比較試験で，創部感染や子宮内膜炎の頻度が広域スペクトラム製剤を使用した群で，標準予防投与群よりも明らかに低下したと報告している（Tita, 2016）．

メチシリン耐性黄色ブドウ球菌（methicillin-resistant *Staphylococcus aureus*：MRSA）の感染歴がある患者で帝王切開を行う場合には，標準的な抗菌薬に加えて，バンコマイシン単回投与を行う．MRSA の定着が明らかな患者に対して帝王切開を行う場合に，除去を行う場合があるが効果は限定的である（ACOG, 2016）．

ペニシリンやセフェム系に対するアナフィラキシー，血管浮腫，呼吸症状，じんま疹などのアレルギーが明らかな患者に対しては，クリンダマイシン 600 mg，1 回投与に加え，アミノグリコシドの体重換算料の投与を行う．肥満患者に対してはクリンダマイシン 900 mg 投与を行う．

抗菌薬投与の時期は臍帯切断後と比較して，手術執刀前のほうが術後の感染症罹患率が低下し，児への副作用は増加しないと報告されている（Mackeen, 2014b；Sullivan, 2007；Witt, 2011）．予防的抗菌薬投与は，予定帝王切開開始の 60 分前までに投与することが推奨されるが，緊急帝王切開の場合は，可能な限り速やかに投与するべきである．

腹部皮膚の術前消毒は，創部感染症予防に有効である．クロルヘキシジンまたはポビドンヨード液が適している（Hadiati, 2014；Ngai, 2015；Springel, 2017）．クロルヘキシジンのほうが好ましいという報告がいくつかあり，当院ではこちらを採用している（Menderes, 2012；Tuuli, 2016a）．さらにポビドンヨードスクラブ液による術前の腟洗浄の有効性について小規模な無作為化比較試験で検討されている（Haas, 2014；Caissutti, 2017）．いくつかの研究で，破水後や分娩中の症例では子宮内膜炎の頻度を低下させるが，創部感染症の頻度は低下しなかったと報告されている（Haas, 2010；Memon, 2011；Yildirim, 2012）．パークランド病院では，術前の腟洗浄は行っていない．

感染性心内膜炎に対する予防的抗菌薬投与は，チアノーゼ性心疾患，人工弁置換術後の患者を除き，ほとんどの心疾患で推奨されていない（ACOG, 2016）．通常帝王切開で予防的に使用されるレジメンは，感染性心内膜炎に対しても使用される（第 49 章参照）．

◆ その他の予防

糖尿病患者の血糖コントロールにより，創部感染症が減少することが第 57 章で強調されている．禁煙によりリスクを減少させることができるし，病的肥満も減量によりリスクを減少させる（Alanis, 2010；Avila, 2012；Shree, 2016）．一般的に，術中体温を正常化することで，創部感染の頻度は低下することが，Surgical Care Improvement Project により提言されており（Kurz, 1996；The Joint Commission, 2016），帝王切開に関する研究はないが，理論上，帝王切開においてもいえるはずである（Carpenter, 2012）．周術期における高濃度酸素吸入は創部感染の頻度を低下させない（Duggal, 2013；Klingel, 2013）．

手術の安全性

The Joint Commission（2013）は手術関連事故を防止するための手引きを発表した．帝王切開に際して，関連文書をすべて術前に照合し，タイムアウトを完了する．タイムアウトとは，手術にかかわる全スタッフで，患者，手術部位，術式が正しいことを確認する．また関連するスタッフの紹介，予防的抗菌薬の照合，手術時間，予想される合併症についての情報共有も行う．さらに特別に使用する手術機器などの準備も術前に行い，患者への不利益や手術時間の遅延が起こらないようにする．

手術前後で使用する機器，ガーゼ，針の数の確認を行うことは，手術の安全管理に必須である．数が一致しなければ，放射線検査を行い遺残がないか確認する（ACOG, 2014a）．

帝王切開の手技

帝王切開の手技は，国際的に多少の差異があるものの，ほぼ同等である．ほとんどの手術手技は，Dahlke ら（2013）により科学的根拠に基づいて検討されてきた．すべての手術にいえることであるが，手術に関連する解剖を正確に理解する

ことは不可欠である（第2章参照）．

■ 腹部切開

産科では通常，正中縦切開と恥骨上横切開を行う．腹部横切開法には，ファンネンスティール切開法やメイラード切開法があり，帝王切開ではファンネンスティール切開法が最も頻用される．

ランガー割線に沿った横切開（ファンネンスティール切開法）は，縦切開に比べ美容的に優れているうえ，腹壁瘢痕ヘルニアの頻度を低下させる．しかしながらファンネンスティール切開法は，広い術野が必要な症例や，上腹部まで到達する必要がある症例では選択されない．また横切開法では内腹斜筋腱膜と外腹斜筋腱膜の間に膿が貯留することがあるため，感染リスクの高い症例では，正中縦切開が選択される傾向にある．緊急手術では，縦切開のほうが初回帝王切開，反復帝王切開ともに短時間で開腹可能である（Wylie, 2010）．また横切開のほうが，腸骨鼠径神経，腸骨下腹神経，浅腹壁動静脈，下腹壁動静脈などの神経血管構造を切断する可能性が高い．理論的には，出血，創部血腫，神経障害は縦切開よりも横切開で起こりやすい．病的肥満患者の切開法に関して最良の方法は明らかではない（Smid, 2016）．第48章で議論されるように，著者らは高度肥満症例では正中縦切開を選択している．

メイラード切開法は，腹直筋を水平方向に切開し術野を確保する点で，ファンネンスティール切開法とは大きく異なる．腹直筋を切開する必要があることや腹直筋外側を走行する下腹壁動脈を単離結紮するため，技術的に難易度が高い．

子宮切開の術野を確保するために，金属製開創器が用いられる．金属製開創器とディスポーザブルのプラスチック製開創器（Alexis-O）を使用した場合の，術後創部感染の頻度を検討した小規模な無作為化比較試験では，明らかな優劣はつかなかった（Hinkson, 2016；Scolari Childress, 2016；Theodoridis, 2011）．

◆ 横切開法

ファンネンスティール法は低い位置でやや曲線を描くように皮膚および皮下組織を横切開する方法である．典型的には恥毛の高さ（恥骨結合上縁から3cm頭側）で切開する．12～15cmの切開であれば児娩出の際に十分な広さが確保できる．皮下組織から筋膜まで鋭性に切開を行うが，途中の皮膚と筋膜の間で，正中から数cmの位置を縦走する浅腹壁血管を凝固止血する．もし浅腹壁血管を損傷した場合は，3-0吸収糸で結紮するか，電気メスで凝固止血する．

次に筋膜正中を鋭性に切開する．前腹壁筋膜は外腹斜筋腱膜と内腹斜筋腱膜および腹横筋腱膜が癒合したものとの2層で構成されており，理想的には2層を別々に側方に切開していく．下腹壁静脈は，腹直筋外側縁で内腹斜筋・腹横筋癒合腱膜の下を走行している．筋膜切開を腹直筋外側まで延長する場合に，まれに損傷する可能性があるため，下腹壁静脈を同定し，凝固または結紮する．

筋膜を横切開後，筋膜下縁をKocher鉗子で把持し助手が牽引する．術者は筋鞘を腹直筋から鈍性，鋭性に剝離し，恥骨結合上縁まで進める．筋膜下の血管は結紮または電気メスで凝固する．次に筋膜上縁を把持し，同様に腹直筋から剝離する．血腫や感染症の頻度を減らすために，正確な止血操作が必要である．筋膜の剝離を頭側，側方に行うと横切開に頭側に半径8cm程度の半円の開口部が得られる．この開口部の大きさは胎児の大きさによる．腹直筋と錐体筋は正中で鋭性または鈍性に分離すると腹横筋筋膜と腹膜が露出する．

横筋筋膜と腹膜前脂肪を注意深く左右に分離すると腹膜に到達する．止血鉗子を2cm程度離して腹膜を挟鉗し，上方に牽引し，切開創上端付近で鋭性に腹膜を切開して開腹する．上端付近で開腹することで，膀胱損傷のリスクが低下する．止血鉗子で腹膜を緊張させた状態で触診し，腹膜切開部に大網，腸管，膀胱が近接していないことを確認，腹膜切開を延長する．頭側は切開創上端，尾側は膀胱上の腹膜翻転部の直上まで腹膜切開する．帝王切開などの開腹手術既往がある症例では，大網，腸管などが腹膜直下に癒着していたり，分娩停止となった症例では膀胱が臍高まで挙上していることがあるため注意が必要である．

◆ 正中縦切開

正中縦切開では，恥骨上2～3cmの位置から難渋することなく児を娩出できる長さで切開する．児の大きさに応じて調整し，12～15cm程度とする．腹直筋鞘の前葉まで，メスまたは電気メスで切開する．頭側1/2の位置で白線をメスで小切開するか，尾側方向への切開では膀胱損傷を避

けるため第2指，第3指を筋膜下に挿入し牽引する．剪刀またはメスで，まず頭側に筋膜を切開し，その後尾側へ切開創を延長する．腹直筋と錐体筋を左右に分離し，ファンネンスティール法と同様に腹腔内に到達する．

■ 子宮切開

ほとんどの場合，子宮下節横切開（Kerr, 1921）が行われている．場合により子宮下部領域のみの縦切開が行われている（Krönig, 1912）．それと比較して古典的切開法はまず下節が切開され，底部まで子宮体部を切開する．穿通胎盤の症例では，切開を子宮底部や子宮後壁まで行うことがある．

◆ 子宮下部横切開

帝王切開では子宮下節横切開法が選択される傾向にある．子宮下節横切開法は古典的切開法と比較して修復が簡易で，切開創からの出血が少なく，子宮切開創への腸管および大網癒着の頻度が少なくなるという利点がある．また次回妊娠時に子宮破裂の頻度が低い．

子宮切開前に，術者は子宮底部や付属器を触診し子宮回旋を確認する．子宮は片側の円靱帯がより前方にあり，中心に寄っていることがある．子宮切開部が左右対称になるように術者が回旋を調整することで，正確な位置で切開でき，子宮動脈の損傷を避ける．湿らせた開腹ガーゼを挿入することで，腸管が術野にはみ出てこないよう抑える．

膀胱上縁と子宮下節をおおうように位置する腹膜の翻転部を鑷子で把持し，剪刀で横方向に切開する（図30-1）．腹膜翻転部の正中を切開した後，腹膜と子宮下節筋層の間に剪刀を挿入し，腹膜を左右外側方向に切開する．この横切開により子宮下節を全長にわたり露出する．切開部外側端では剪刀をやや頭側に向けて切開する（図30-2）．腹膜下縁は挙上し，鈍性または鋭性な方法で，愛護的に膀胱を子宮筋層から剝離する（図30-3）．膀胱を子宮筋層から剝離することで，子宮切開部から効果的に膀胱を遠ざけることができる．分娩停止の帝王切開などで，予想外に子宮切開創が延長してしまったとしても，膀胱損傷を防ぐことができる．

一般に，この尾側への膀胱剝離操作は5 cm以上行わないようにする．しかしながら，cesarean hysterectomyを計画している場合や予想される場合には，単純子宮全摘術を行うために十分な剝

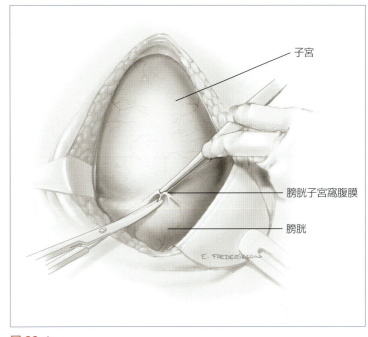

図30-1
膀胱腹膜反転部の頭側で膀胱子宮漿膜を鑷子で把持しメッツェンバウム剪刀で切開する．

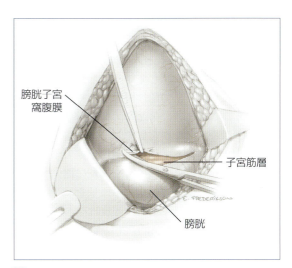

図30-2
膀胱上縁の膀胱子宮窩腹膜を挙上し，左右側方に切開する．

離操作を行うことで，膀胱損傷のリスクを減らすことができる．

術者によっては，膀胱子宮窩腹膜を横切開しない場合もある．これにより手術開始から児娩出までの時間は短縮するという利点はあるが，これを支持する根拠は限定的である（O'Neill, 2014；Tuuli, 2012）．

・子宮切開

子宮下節から子宮内腔に入る．触診により，硬い子宮体部と軟らかい子宮下節との生理学的な境界を見つけることができるが，膀胱子宮窩腹膜を切開によりこの境界が明瞭となるため，この位置で子宮を切開することが多い．

分娩が進行している症例や子宮口全開大の症例では，やや頭側で子宮切開が行われる．この調整を誤ると，子宮切開創が側方の子宮動脈まで損傷するリスクが増加する．さらに子宮頸部や腟を切開すると，術後に子宮頸管が変形してしまう可能性がある．

子宮切開にはさまざまな方法がある．まず，子宮下節の正中をメスで1〜2cm横切開する（**図30-4**）．このとき，胎児を損傷しないように，浅い切開を繰り返す．子宮筋層が薄くなったら指先を使って子宮腔内に到達する．第二指で子宮筋層を両側やや頭側に裂くように単純に延長することで，子宮切開部を拡大させる（**図30-5**）．子宮切開部を拡大するときに，頭尾方向に広げる方法を推奨する報告もある（Cromi, 2008；Xodo, 2016）．

また子宮下節が肥厚している場合には剪刀を用いて左右に切開し，切開創両端をやや頭側に切離し広げる．このとき，第2指，第3指を子宮筋層と児の間に挿入しながら切開し，児損傷を予防することが重要である．子宮切開創を拡大する際には，鈍性に行うことで，子宮を過剰に開大することなく，手術時間を短縮し，出血量を減少することができるが，感染や輸血の頻度は変わらないと報告されている（Asicioglu, 2014；Saad, 2014）．

子宮切開は，子宮側方を走行する子宮動静脈を損傷しないよう，十分に広げる．切開創に胎盤がかかる場合には，場所を変えて切開するか胎盤を

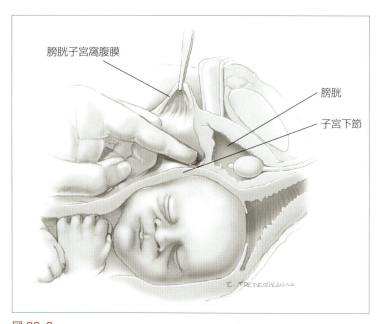

図30-3
膀胱を鈍的に子宮から剥離し子宮下節を露出する（断面図）．

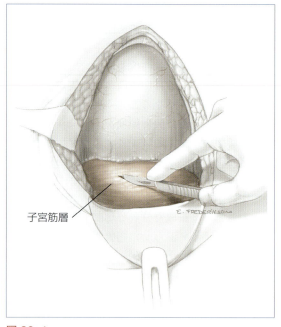

図30-4
児頭の損傷に注意しながら，子宮筋層を少しずつ切開する．

切開する．胎盤に切り込む場合には，胎盤機能が低下するためできるだけ速やかに娩出する．

子宮下節横切開で切開創が十分に広げられない場合は，切開創の一端から子宮筋層を頭側に切開し，延長する（**J字切開**）．もし両側にJ字切開を

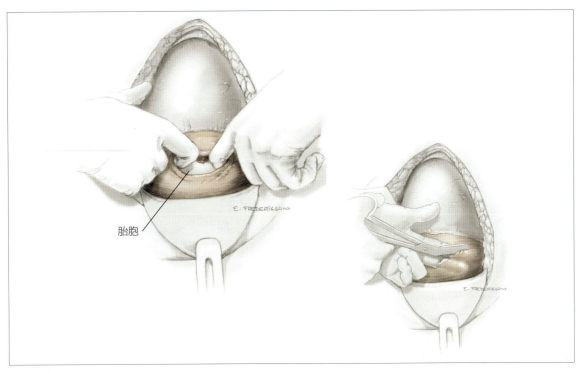

図 30-5　子宮腔内に到達したら，指またはギプス剪刀で切開創を横方向に延長する．

行う場合は **U 字切開**と呼ぶ．さらに子宮切開を正中縦方向に追加することもあり，**T 字切開**と呼ぶ．これらの切開を行うと術中出血量は増加する（Boyle, 1996；Patterson, 2002）．先述のように子宮筋層の収縮領域まで切開創を延長した場合には，次回妊娠時の経腟分娩の試行は困難になる傾向がある．

- **児の娩出**

　頭位では，術者の手を恥骨結合と児頭の間に挿入し，指と手掌でやさしく挙上する．児頭が切開創まで到達したら経腹的に子宮底部を圧迫し，娩出を補助する（図 30-6）．

　児頭骨盤不均衡などで分娩が遷延した症例では，児頭が産道にきつく陥入していることがある．児頭の陥入を解除することで，子宮切開創の延長による出血増加や胎児頭蓋骨骨折のリスクが増加する．このような場合，以下のような三つの分娩方法を検討する必要がある．第一に"push"法は，助手が腟内に挿入した手で児頭を上方に押し上げ，恥骨結合より娩出可能な高さまで移動させる．児頭の陥入が予想される場合は，膝を開いた状態で体位をとることで，経腟操作が容易と

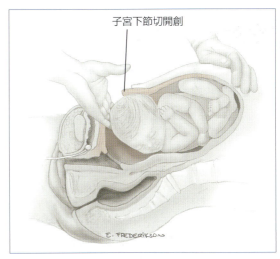

図 30-6　児頭娩出

なる．

　第二に児大腿を把持し子宮切開創から娩出させる"pull"法がある．児は骨盤位分娩要領で児を牽引し娩出するが，この方法は，小規模無作為化比較試験や症例研究で支持されているのみである（Berhan, 2014；Jeve, 2016；Nooh, 2017）．"pull"

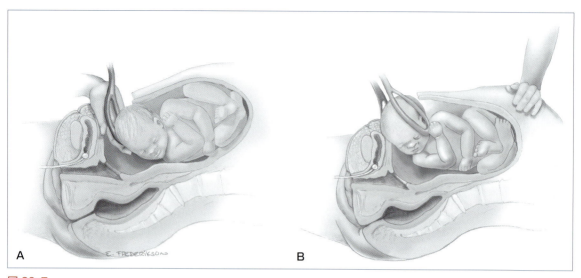

図 30-7
A. まず帝王切開鉗子を挿入，B. やや上方に誘導し切開創より頭部を娩出する．

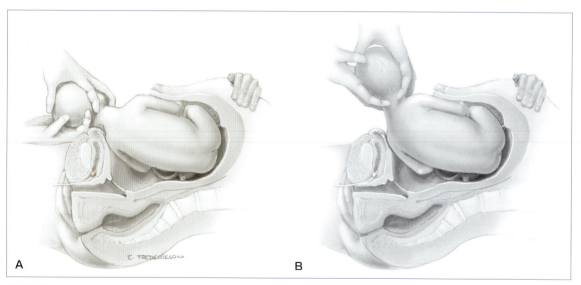

図 30-8
A. 前在，B. 後在の順に肩甲を娩出する．

法を行うために，子宮体部縦切開で選択される傾向にある．子宮下節横切開の場合には，J，U，T字切開が必要となる．

　第三の方法は，"fetal pillow"を用いる方法である．これは，経腟的にバルーンを挿入し，膨らませることで児頭を持ち上げる方法である．アメリカ国外では使用されているが，有効性に関する科学的根拠は乏しい（Safa, 2016；Seal, 2016）．

　逆に未陣発で児頭の骨重合や下降がみられない症例では，展退していない子宮下節から児を誘導するのは困難である．このような症例の場合，鉗子や吸引装置が用いられる（図 30-7）．

　児頭を娩出後，児の頸部を触診し臍帯巻絡の有無を確認する．臍帯巻絡を認める場合には頭側より解除する．児頭を後頭横位に回転し児頭大横径が垂直になるようにする．側頭部を両手で把持し，前在肩甲が子宮切開創を出るまで愛護的に下方に牽引する（図 30-8）．続いて，児頭部を上方に押し上げ後在肩甲を娩出する．分娩中は腕神経叢を損傷しないように，突然の強引な操作は避け

る．その後も継続して児を牽引し娩出する．このとき優しく子宮底部を圧迫すると，娩出の補助となる．

例外はあるが AHA 新生児蘇生ガイドラインでは，出生直後の口腔内吸引は羊水混濁がある場合でも控えるように推奨している（Wyckoff, 2015）．これに関する議論や臍帯遮断の時期については，第 27 章を参照する．臍帯を遮断後，必要に応じて新生児蘇生を行うメンバーのもとに児を移動させる．

区域麻酔下での選択的帝王切開と自然分娩で，新生児蘇生を必要とした割合は変化しなかったと報告している（Atherton, 2006；Gordon, 2005；Jacob, 1997）．AAP ら（2017）は，分娩時には新生児蘇生技術を習得した者が必ず新生児ケアに当たることを推奨している．パークランド病院では，リスクのない予定帝王切開では小児科看護師が立ち会っている．また新生児蘇生のハイリスク症例では，上級医が蘇生に当たるべきであるとしている（Wyckoff, 2015）．

ACOG（2017b）は母乳栄養を促進するため，分娩室での早期母児接触を推奨している．ほとんどの無作為化比較試験は経腟分娩を対象としているが，いくつかの研究では，帝王切開症例でも早期母児接触を推奨しており，著者の病院でもこれを行っている（Moore, 2016；Stevens, 2014）．

児娩出後，1L 当たり 20 単位（2 アンプル）のオキシトシンを混注した細胞外液を 10 mL/分で静脈内投与する．さらに大量のオキシトシン投与を行う場合もあるが，静脈内ボーラス投与は低血圧の原因となるため行わない（Roach, 2013）．一度子宮が十分に収縮すると，低血圧を引き起こす可能性は減少する．子宮収縮薬の代替療法として，カルベトシンは長時間作用型オキシトシン誘導体で，有効に出血を減少させるが，高価でアメリカでは使用されていない（Jin, 2016）．第 2 選択薬としては，麦角アルカロイドがあるが副作用として高血圧がある

る．他の選択肢として，プロスタグランジン $F_{2\alpha}$ の 15 番メチル化誘導体のカルボプロストがある．ミソプロストールは，オキシトシンと同様の働きをするという報告もある（Chaudhuri, 2014；Conde-Agudelo, 2013）．トラネキサム酸をオキシトシン点滴に追加することで，帝王切開時の出血を減少させるという報告がある（Simonazzi, 2016；Wang, 2015）．しかし，この薬剤の抗線溶作用や周術期の血栓塞栓症の発症率への影響は明らかではなく，汎用される前にさらに大規模な臨床研究が必要である．これらの薬剤に関するさらなる議論は，第 41 章に記載している．

- **胎盤娩出**

子宮切開創からの活動性出血を速やかにペニントン鉗子や輪状鉗子で挟鉗する．胎盤用手剝離を好む場合があるが，臍帯を牽引しながら自然に娩出することで，術中出血や感染症の発症率を低下させることができる（Anorlu, 2008；Baksu, 2005）．子宮底マッサージは胎児娩出後すぐに開始し，胎盤剝離や娩出を促す（図 30-9）．

胎盤娩出直後に，胎盤の肉眼的観察を行う．子宮腔内を吸引し，ガーゼで拭くことで遺残卵膜，胎脂，血腫を除去する．以前は閉鎖した子宮頸管を子宮切開創から指や輪状鉗子を用いて拡開していたが，この方法は，子宮内の血腫遺残による感

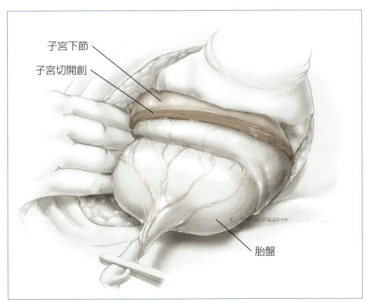

図 30-9
子宮収縮により切開創から胎盤が娩出される．用手的に子宮底をマッサージすると胎盤が剝離しやすくなる．

染を低下させないため推奨されていない（Kirscht, 2017；Liabsuetrakul, 2011）．

・子宮修復

胎盤娩出後，子宮を開腹創から腹腔外に挙上し，子宮底部を湿ったガーゼでおおう．著者らは，この方法により子宮弛緩を確認しやすく，子宮底マッサージを行うことができると信じている．また，子宮を牽引することで切開創や出血点を同定し，修復しやすい．付属器を容易に目視でき，卵管結紮も行いやすい．子宮を腹腔内で修復することを好む術者もいるが，発熱の頻度や出血量に明らかな差は認めない（Walsh, 2009；Zaphiratos, 2015）．

子宮を閉創する前には，挟鉗した大血管を連続縫合とは別に結紮することが望ましい．IUDの挿入を予定している場合は，子宮閉創前に行う（第38章）．一側の子宮切開創端を結紮し結紮糸を把持することで，子宮を固定し，創を操作しやすくする．子宮切開創は，0号や1号の吸収糸で単層または二層連続縫合を行う（図30-10）．クロミックカットグットがよく使用されるが，合成遅延吸収糸ポリグラクチン910（Vicryl）を好む術者もいる．子宮縫合方法により次回妊娠時の子宮破裂のような合併症の頻度は変わらないと報告している（CORONIS Collaborative Group, 2016）．単層縫合は手術時間が短く，感染率や輸血率を増加しないと報告されている（CAESAR study collaborative group, 2010；Dodd, 2014；Roberge, 2014）．縫合する層の数によって次回妊娠時の合併症発症率は変わらないと報告されている（Chapman, 1997；CORONIS Collaborative Group, 2016；Durnwald, 2003；Roberge, 2011）．

パークランド病院ではクロミックカットグットの単層縫合で子宮を閉創している．最初の縫合は子宮切開創端のすぐ外側より開始し，ロックをかけながら連続縫合を行い止血していく．このとき，子宮全層を縫合する．連続縫合は，対側の創端を越えるところまで行う．単層縫合で創部の縫縮が不十分であったり，縫合部より出血が持続する場合には，追加で縫合が必要である．創部縫縮や止血目的でさらに一層連続縫合を追加したり，出血点が明らかであればZ縫合やマットレス縫合で止血する．

慣習的に膀胱子宮窩腹膜の切開創は2-0クロ

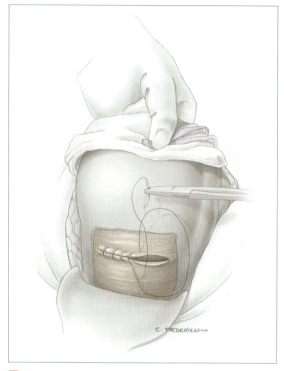

図 30-10
子宮切開創の各創縁を連続ロック縫合し切開創を縫縮する．

ミックカットグットで連続縫合を行うことが多かったが，多施設無作為化比較試験で，この課程を省略しても術後合併症は起こらなかったと報告している（Grundsell, 1998；Irion, 1996；Nagele, 1996）．卵管結紮術に関しては第39章を参照する．

◆癒着

通常，帝王切開後には膀胱子宮窩や子宮前壁に癒着が形成される．そして帝王切開の回数を重ねるたびに，癒着率と重症度が増加する（Morales, 2007；Tulandi, 2009）．癒着があると執刀開始から児娩出までの時間と手術時間が明らかに延長する（Rossouw, 2013；Sikirica, 2012）．また，それ自体まれであるが，膀胱損傷と腸管損傷の頻度も増加する（Rahman, 2009；Silver, 2006）．

直観的には，愛護的な操作で，確実に止血し，組織虚血や感染，異物反応を最小限にすることで癒着は減少することができる．ほとんどの研究では，膀胱腹膜や壁側腹膜の縫合により，短期的にも長期的にも有益性はないと報告されている（CAESAR Study Collaborative Group, 2010；CORONIS Collaborative Group, 2013, 2016；Kapustian, 2012）．同様に子宮切開部に癒着防止剤

を使用することの利点に関しても，明らかな有益性はないと報告されている（Edwards, 2014；Kiefer, 2016）．

◆ 閉腹

腹腔内のガーゼをすべて取り出し，結腸傍溝と直腸子宮窩に貯留している血液と羊水を吸引する．感染や羊水混濁のあった症例では腹腔内洗浄を行う場合もあるが，低リスクの症例で腹腔内洗浄を行っても，術中吐き気が増悪するのみで術後感染の頻度は減少しない（Eke, 2016；Viney, 2012）．

ガーゼ，器械カウントを確認後，閉腹を行う．腹直筋は自然と元の位置に戻るが，明らかに離解している場合には0号または1号のクロミックカットグットで1，2ヵ所Z縫合し縫縮する．腹直筋筋膜は，遅延性吸収糸でロックをかけず連続縫合する．感染のリスクが高い症例では，編糸ではなく単糸を選択する．

皮下組織の厚さが2cm以下であれば，通常縫合しない．2cm以上の症例では皮下縫合を行い，漿液腫や血腫形成による創部感染や創部離解を最小限にするよう推奨される（Bohman, 1992；Chelmow, 2004）．ある最近のメタ解析では，皮下縫合を行うことで，漿液腫やその他の合併症は減少するが，皮下血腫と創部感染に関しては，変化はなかったと報告している（Pergialiotis, 2017）．また皮下ドレーン留置は，創部の合併症を減少させない（Hellums, 2007；Ramsey, 2005）．

表皮は4-0遅延性吸収糸で真皮連続縫合，皮膚用接着剤，またはステープラで閉鎖する．真皮縫合は時間がかかり，ステープラで創離解の頻度が高いが，美容的側面や創感染の頻度は同等であると報告されている（Basha, 2010；Figueroa, 2013；Mackeen, 2014a, 2015）．ポリグリカプロン25（Monocryl）とポリグラクチン910（Vicryl）はどちらも表皮縫合に適している（Tuuli, 2016b）．ファンネンスティール法において2-オクチルシアノアクリレート接着剤（ダーマボンド）と真皮縫合とは同等の成績であると報告されている（Daykan, 2017；Siddiqui, 2013）．滅菌された被覆材を使用する．病的肥満症例に対する，漿液腫や感染を予防するために，創部に陰圧装置を使用することの有用性は明らかではない（Hussamy, 2018；Smid, 2017）．

◆ Joel-Cohen法とMisgav-Ladach法

Pfannenstiel-Kerr法は長年使用されている方法である．近年Joel-Cohen法やMisgav-Ladach法が報告されている（Holmgren, 1999）．これらの方法は，皮膚切開の位置と鈍的剝離が頻用される点でPfannenstiel-Kerr法と異なっている．

Joel-Cohen法は，上前腸骨棘の高さより3cm尾側の位置で10cm横切開を行う（Oloffson, 2015）．皮下組織は正中2～3cmの長さで鋭的切開し，側方に延長することなく筋膜に到達する．筋膜を小さく横切開し，メーヨ剪刀を皮下脂肪の下に挿入し，筋膜を両方向に切開する．腹直筋と筋膜の間に両示指を挿入し，頭尾方向に牽引し，腹直筋を離解させ，筋膜切開創を拡大する．そして筋膜に指をかけ，横方向に牽引し，筋肉を側方に広げる．腹膜は鋭性に切開し，頭尾方向に延長する．Misgav-Ladach法はほぼ同様であるが，腹膜を鈍性に切開し，開腹する点で異なる（Holmgren, 1999）．

Joel-Cohen法の改良版がいくつかある．緊急帝王切開では，手術時間短縮のため，下腹部横切開をした後，筋膜の切開創に示指を引っ掛け，鈍性に横方向に牽引し筋膜切開創を開大する（Hofmeyr, 2009；Oloffson, 2015）．その後，腹直筋の間に示指を挿入し，頭尾方向に動かし，切開創を広げる．腹膜を示指で頭尾側方向に鈍的に剝離し，腹腔内に達する．最後に腹壁全層を用手的に横方向に牽引し，術野を確保する．

これらの手術手技は，手術時間を短縮し，術中出血や術後疼痛を軽減する（Mathai, 2013）．しかしながら，腹直筋前面が線維化している症例や腹膜の癒着を認める症例では困難である（Bolze, 2013）．

◆ 古典的帝王切開

• 適応

この切開法は子宮体部を切開するため，次回妊娠時子宮破裂の頻度を上昇させることから通常避けられている．主に子宮下節を露出するのが困難な症例や安全に子宮下節を切開できない症例が適応になる．たとえば，既往手術のため強固に膀胱癒着している症例や子宮下節に**子宮筋腫**を認める症例，子宮頸部の癌浸潤を認める症例，高度肥満のため安全に子宮下節に到達できない症例などである．また前壁付着の前置胎盤症例，特に癒着胎

盤を合併する症例では古典的切開法が選択される．極端な例では，胎盤を避けるために子宮体部の比較的頭側から背側にかけて切開される場合もある．このような例では，頭位であっても骨盤位と同様に娩出されることになる（第28章参照）．

ほかにも胎児適応で古典的切開が必要になる場合がある．**胎児推定体重が大きく横位**で，特に既破水で児の肩が産道に嵌入しているような症例では古典的切開法が必要になることが多い．横位で児背が母体尾側を向いている症例は子宮下節横切開法で娩出するのは比較的困難である．また，胎児推定体重が小さく，特に骨盤位の症例では古典的帝王切開が選択される（Osmundson, 2013）．このような例では子宮下節の展退が悪く，骨盤位分娩を行う十分なスペースが確保できないためである．まれではあるが，破水後の子宮体部収縮により児頭が取り込まれ娩出困難なことがある．多胎妊娠は胎位異常や早産となる可能性が高く，胎児を娩出する十分なスペースを確保するために，古典的帝王切開が必要となることがある（Osmundson, 2015）．

- **子宮切開と縫合**

　子宮縦切開はできるだけ低い位置で，可能であれば子宮下節をメスで切開する（図30-11）．癒着や腫瘍，膀胱腹膜への穿通胎盤などにより膀胱が挙上している場合には，膀胱の頭側より切開する．子宮腔内に到達したら，児の娩出に十分な長さまで剪刀で頭側に切開創を延長する．このときに胎児損傷を予防するために子宮筋層と胎児の間に利き手と逆の指を挿入し切開する．また，この切開法では，一般的に子宮筋層の大血管から活動性出血が起こる．児娩出，胎盤娩出に関しては，子宮下節横切開法と同様である．

　切開創を縫合する場合，0号または1号クロミックカットグットで連続縫合を行う．子宮筋層の外側も同様に連続縫合を行う（図30-12）．切開創がきれいに合うよう，また縫合糸により子宮筋層が裂けないように，助手に創部を正中に寄せるように支持させながら運針するとよい．

周産期子宮摘出術

■ 適応

　子宮摘出術は難治性の弛緩出血や胎盤異常によ

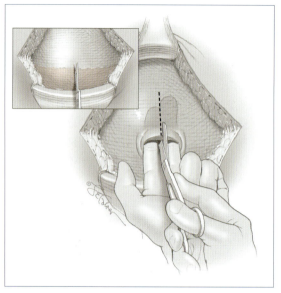

図30-11
まず子宮下節を垂直方向に切開する．児の損傷を防ぐため，子宮筋層と児の間に指を挿入しながら，剪刀で切開創を頭側に延長する．
(Reproduced with permission from Johnson DD: Cesarean delivery. In Yeomans ER, Hoffman BL, Gilstrap LC III, et al (eds): Cunningham and Gilstrap's Operative Obstetrics, 3rd ed. New York, McGraw-Hill Education, 2017)

る出血予防または止血するために行う（Bateman, 2012；Hernandez, 2012；Owolabi, 2013）．帝王切開中や帝王切開後に行われることが多いが，経腟分娩後に必要になることもある．アメリカ合衆国における子宮摘出術の頻度は1/1,000分娩であるが，ここ数十年で明らかに増加している（Bateman, 2012；Govindappagari, 2016）．パークランド病院で過去25年間に行われた周産期子宮摘出術の頻度は，1.7/1,000分娩であった（Hernandez, 2012）．これらは帝王切開率の増加とその後の妊娠時合併症の増加に起因する（Bateman, 2012；Bodelon, 2009；Flood, 2009；Orbach, 2011）．子宮摘出術のうち約1/2～2/3は単純子宮全摘術が施行され，残りは腟上部切断術が施行されている（Rossi, 2010；Shellhaas, 2009）．

　周産期子宮摘出術の主要な合併症は，出血と尿路損傷である．急速な出血に対して子宮摘出術が行われる場合が多く，手技そのものによる二次的な出血もあるため，通常，大量出血となる．出血は予想できないことが多いが，胎盤位置異常は分娩前に診断されることが多い．癒着胎盤症例の術

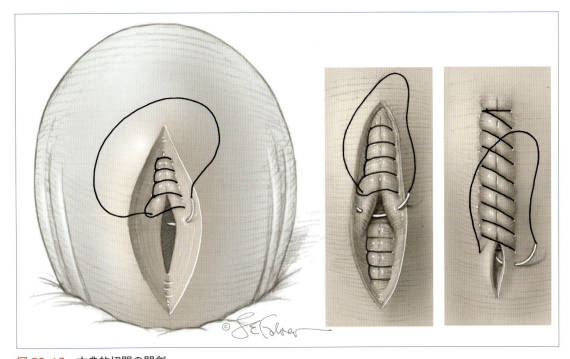

図30-12　古典的切開の閉創
深層1/2（左）と浅層1/2（中）部分をそれぞれ連続縫合で閉鎖する．漿膜も閉鎖する（右）．
（Reproduced with permission from Johnson DD: Cesarean delivery. In Yeomans ER, Hoffman BL, Gilstrap LC III, et al (eds): Cunningham and Gilstrap's Operative Obstetrics, 3rd ed. New York, McGraw-Hill Education, 2017）

前準備に関しては，第41章に記載されている．また，アメリカ周産期学会（SMFM）（2010）とACOG（2017c）でも概説されている．

　Cesarean hysterectomy による合併症の発生率は，選択的手術か緊急手術かによる．予測または予定された場合は，出血量，輸血率，尿路損傷の頻度が，緊急の場合に比較して低い（Briery, 2007；Glaze, 2008）．

■ 子宮摘出術の手技

　腟上部切除術と単純子宮全摘術は標準的な手術手技を用いて行われる．視野確保は重要であるが，始めからバルフォアのような自己保持型開創器は不必要である．助手が子宮を頭側に牽引し，リチャードソンやディーバーなどの柄付きの開創器を用いるほうが十分な視野を確保できる．単純子宮全摘術を行うためには，膀胱子宮窩腹膜を子宮頸部の高さまで剥離する．Cesarean hysterectomy を予定，または強く予測された症例では，理想的には子宮筋層を切開する前に膀胱の剥離を十分に行っておく．子宮筋層切開後に膀胱剥離操作を行おうとすると，出血により視野が悪くなったり，剥離操作をしている間に出血量が増加する．

　胎盤は帝王切開後に娩出されるが，癒着胎盤で子宮摘出術が予定される症例では，胎盤は剥離せず，子宮内に残しておく．子宮切開創からの出血が多い場合には，縫合するか，ペニントン鉗子またはガーゼ鉗子を用いて止血する．出血が少ない場合はこれらの手技は不要である．

　次に子宮円靱帯の子宮側を2本の鉗子で挟鉗し，その間を切断し結紮する（図30-13）．結紮には，0号や1号クロミックカットグットまたは遅延性吸収糸が用いられる．子宮広間膜前葉を前方の膀胱子宮窩腹膜切開部まで切開する．子宮広間膜後葉を卵管，卵巣固有靱帯，卵巣動静脈の直下で鈍性に貫通する（図30-14）．これらの構造物を子宮側で挟鉗し切断（図30-15），外側断端を二重結紮する．子宮側の鉗子は，子宮摘出まで残しておく．子宮広間膜後葉を仙骨子宮靱帯に向けて切開する（図30-16）．次に，膀胱と膀胱腹膜をさらに下降させ，必要に応じて切開する．既往子宮切開後などで膀胱が強固に癒着している場合

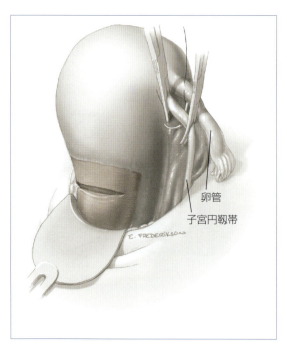

図 30-13
子宮円靱帯を挟鉗し二重結紮し両側とも横方向に切断する.

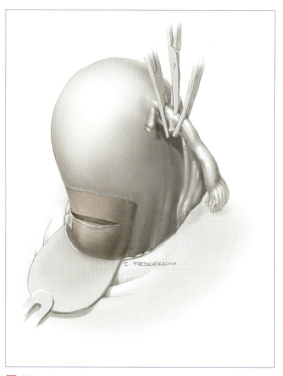

図 30-15
卵巣固有靱帯と卵管を挟鉗し両側とも切断する. 外側切断端を二重結紮する.

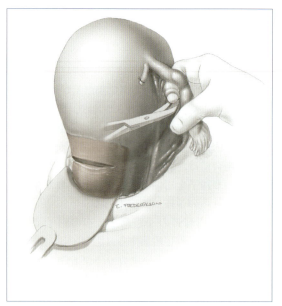

図 30-14
子宮に近接する子宮広間膜後葉を, 卵管, 卵巣固有靱帯, 卵巣動静脈の直下で貫通させる.

は, 慎重に鋭的切開を行う (図 30-17).
　ここからの操作では, 子宮動脈の下を走行する尿管損傷を避けるため特に注意が必要である. 助手は子宮動静脈を挟鉗する側と対側方向に子宮を牽引する. 左右の子宮動静脈上行枝を同定し, 子宮のすぐ外側で挟鉗する. 安全のため, 外側には鉗子を2本用いる場合もある (図 30-18). 最も正中寄りの鉗子は, 子宮からの出血を防止する役割があるため, 子宮摘出まで残しておく. 子宮動静脈を切断後, 断端を二重結紮する. 止血確認後, 対側の処置に移る.
　Cesarean hysterectomy では, 特に大量出血している症例では, まずすべての血管を二重に挟鉗切断してから, 断端を改めて結紮することで, 有効に止血することができる.

◆ 単純子宮全摘術
　単純子宮全摘術を予定している場合でも, まず子宮体部を摘出し, オクスナー鉗子やコッヘル鉗子で子宮頸部断端を挟鉗止血してから手術を終えるほうが多くの場合簡便である. 開創器をこの時点で用いることもある. 子宮頸部を摘出するには, 必要に応じて膀胱を剝離し, 恥骨結合よりも圧排すると, 尿管は尾側に移動する. これにより子宮頸部を切除する際や腟断端を閉鎖する際に, 膀胱損傷や膀胱を巻き込んで縫合することを防ぐ

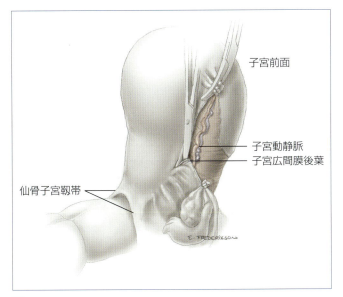

図30-16
子宮広間膜後葉を仙骨子宮靱帯に向けて切開する．

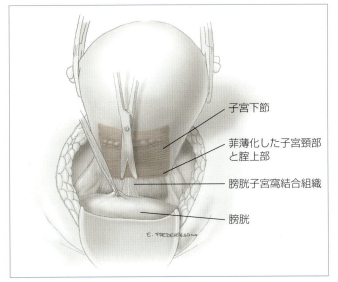

図30-17
膀胱を子宮下節から鋭的に切断，剥離する．

ことができる．
　基靱帯，仙骨子宮靱帯，これらの靱帯に含まれる血管は，一括してヘニー型曲または直鉗子で挟鉗する（図30-19）．このとき，できるだけ子宮頸管付近を挟鉗し，余剰な組織は含まないように注意する．2本の鉗子の間を切開し外側断端を結紮縫合する．この操作を外側腟円蓋の高さまで尾側方向に繰り返し，子宮動静下行枝を挟鉗，切断，結紮し子宮頸部を基靱帯から切断していく．

　著明に子宮頸管が展退，開大している場合，子宮頸管が軟らかく子宮頸部と腟部の境界を触診で判別しがたくなる．このとき，子宮前壁を正中縦方向に切開を行ったり，もともとの子宮切開創を開大したり，子宮動静脈を結紮した高さで切開を行うことで，その境界を確認する．切開創から下方へ指を挿入し，展退および開大した子宮頸部の境界を同定する．このとき，汚染された手袋は交換する．その他の有用な方法として，子宮摘出術を予定している症例では，あらかじめ経腟的に子宮頸管の12時，3時，6時，9時方向に金属性の皮膚クリップや色つきの縫合糸をかけておく方法がある．

　子宮頸部よりも尾側に到達したら，腟円蓋に沿って曲鉗子で腟管を挟鉗し，鉗子の頭側で切開する（図30-20）．子宮頸部を完全に切除できたかを確認する．腟断端縫合時には，Transfix縫合が行われる．中央部分では，結節縫合が追加される場合もある．腟円蓋の両端は，基靱帯や仙骨子宮靱帯と縫合することで，その後の腟脱を予防する．腟断端の閉創は，Z縫合を用いたり，連続縫合でを行う場合もある（図30-21）．

　すべての場所の止血を確認する．両側の卵管，卵巣固有靱帯断端から腟円蓋，膀胱腹膜まで系統的に確認していく方法がある．出血部位があれば尿管に注意して結紮する．帝王切開の項で述べたように腹壁は層ごとに閉創する．

◆腟上部切断術
　子宮亜全摘術を施行する場合，子宮体部は子宮動脈を結紮した位置より上で切断される．子宮頸部断端は，0号または1号のクロミックカットグットで連続または単縫合し閉鎖する．子宮亜全摘術は止血目的に行われる場合がほとんどで，手術時間を短縮すべき症例や尿管損傷のリスクとなるような広範な癒着を認める症例に適している．

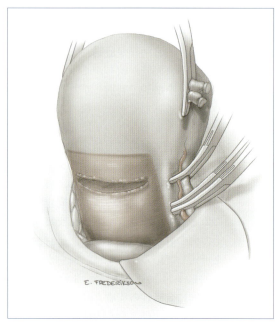

図 30-18
両側子宮動静脈挟鉗する．子宮側の3本目の鉗子は，子宮からの出血を防止する．子宮動静脈切断端を二重結紮し，止血を確認する．

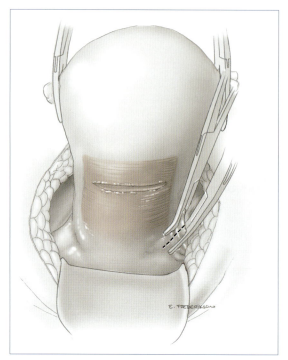

図 30-19
基靱帯を挟鉗，切開，結紮する．

◆付属器摘出術

大血管や子宮に近接していることから，止血のために片側または両側の付属器を摘出する場合がある．Brieryら（2007）は，全体の1/4の症例で片側または両側の卵巣摘出を行ったと報告している．術前に付属器摘出の可能性について，患者に説明するべきである．

■ 尿路・腸管損傷

帝王切開中に尿路・腸管損傷が起こることはまれである．帝王切開での膀胱損傷は2/1,000例に対して尿管損傷は0.3/1,000例の頻度である（Güngördük, 2010；Oliphant, 2014；Rajasekar, 1997）．腸管損傷は1/1,000例程度である（Silver, 2006）．

◆膀胱切開

膀胱損傷は，膀胱子宮窩の剥離のとき，開腹のとき，子宮切開のときに起こりやすい（Phipps, 2005；Rahman, 2009）．リスク因子には，帝王切開歴，緊急帝王切開，病的な癒着症例，cesarean hysterectomy（特に癒着胎盤）がある．分娩中の帝王切開では，分娩第2期のほうが第1期よりもリスクが高くなる（Alexander, 2007；Silver, 2006；Yossepowitch, 2004）．

膀胱損傷は術中に発見することが多く，術野に透明な液体が湧き出てくることやフォーリーバルブが露出することで気がつく．膀胱損傷が疑われた場合は，フォーリーカテーテルから無菌の乳幼児用ミルクやメチレンブルー液を逆行性に注入することで確認できる．不透明なミルクやメチレンブルー液により損傷部位や膀胱の境界が明らかになる．膀胱頂部の損傷が95％を占め，膀胱三角部の損傷は5％程度である（Phipps, 2005）．

膀胱修復前に，尿管と尿管開口部の確認を行う．膀胱頂部の損傷であれば創部より直視下で行うことができる．膀胱三角部の損傷の場合は，後腹壁または恥骨後方を診断的切開を行い確認する．尿管開口部からの尿流出は，メチレンブルー50 mgを経静脈投与することで確認しやすくなる．

尿管が損傷されていないことが確認できたら，膀胱を3-0遅延性吸収糸を用い2，3層に分けて連続縫合で閉鎖する（図30-22）．最初の層は膀胱粘膜を貫通させる．膀胱に液体を充満させ，修復できているか確認する．リークする部位は，単結紮減張縫合を行う．最も外層の縫合では，膀胱

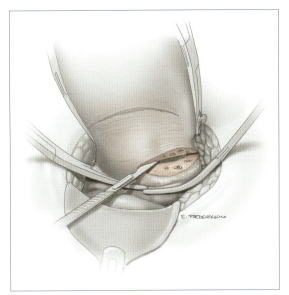

図 30-20
子宮頸部より下の高さで曲鉗子にて腟円蓋を挟鉗，正中方向に腟壁を切開する．

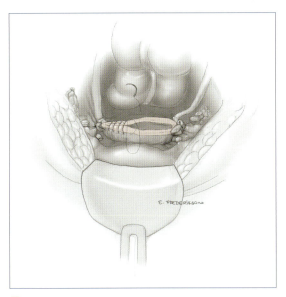

図 30-21
腟断端を連続ロック縫合で縫縮する．

筋層を縫縮する．術後は，7〜14日間尿道カテーテルを留置し，安静期間を設けることで膀胱瘻形成のリスクは最小限となる．この期間に尿路感染予防の抗菌薬は必要としない．単一の創であれば，尿道カテーテル抜去前に尿管膀胱造影は必ずしも行わなくてもよい（Davis, 1999）．

損傷が大きく膀胱三角部に近い場合や膀胱三角部の中にある場合は注意が必要である．専門医にコンサルトを検討し，尿管ステントを準備しておく．このような症例では，尿管口からの流出を直接確認する．もし尿の流出が確認できなければ，切開創を介して，尿管口からステントを挿入し正常なことを確認する．問題ないことを確認できたら，修復により尿管口損傷が起こらないようにする．また，ステントは尿管が正常であることを確保するため，留置する．

膀胱損傷が修復されていないと，血尿，乏尿，腹痛，腸閉塞，腹水，腹膜炎，発熱，尿嚢胞，膀胱瘻などを呈する．診断には，膀胱造影検査や膀胱造影併用のCT検査を行う（Tarney, 2013）．膀胱鏡も選択肢となるが，手術室で行う必要がある．診断がつき次第迅速に修復する（Balgobin, 2017）．

◆尿管損傷

尿管損傷は，子宮切開創が子宮広間膜や腟まで延長した場合，修復しているときにしばしば起こる（Eisenkop, 1982）．尿管損傷が疑われたときはメチレンブルーを投与する．骨盤内にメチレンブルーが漏出していないかを直接確認する．メチレンブルーの漏出を認めた場合には尿管損傷を示唆する．次に，メチレンブルーが尿管口から流出することを確認する．流出を認めなければ，尿管が引きつれているか，結紮されていることを示唆する．尿管口の確認は，可能であれば膀胱鏡を用いる．膀胱損傷を合併している場合は，裂孔から確認し，膀胱損傷のない場合は膀胱を切開する場合もある．尿の流出がないか，わずかであれば泌尿器科専門医にコンサルトする．尿管ステントを挿入し閉塞部位を確認する．尿管ステントは尿管剥離の際には目印になる．引きつれや閉塞した尿管は結紮糸を切除し，解放する．挫滅による損傷が疑われる場合には，尿管狭窄を防ぐために尿管ステントは留置する．カテーテルは7〜10日間留置する．尿管ステントは，14日間留置し，膀胱鏡下で除去する．比較的軽症例に予防的に挿入した尿管ステントは，除去前には必ずしも静脈性腎盂造影（intravenous pyelography：IVP）を行う必要はない（Davis, 1999）．

脈管切断，熱傷，離断を伴った挫滅損傷の場合はより広範な修復が必要である．強いテンションがかからず，健全な尿管を膀胱に再移植できる場

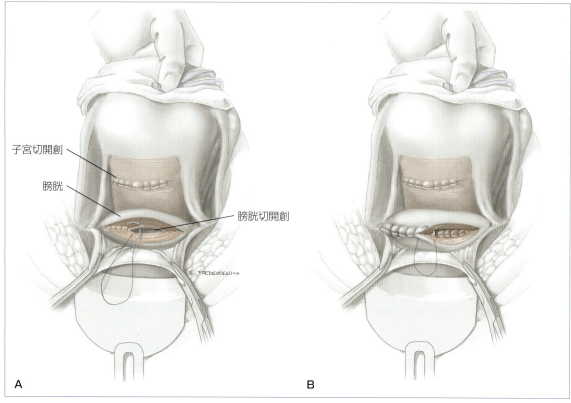

図 30-22　膀胱切開創の修復
A. 膀胱粘膜を含む第 1 層は 3-0 遅延吸収糸または吸収糸で，連続縫合または結節縫合を行う．
B. 膀胱筋層付近の第 2 層または第 3 層では筋層を縫縮し切開創を補強する．

合は，尿管膀胱新吻合術が好まれる．さらに近位の損傷の場合，尿管尿管吻合術，psoas hitch 法，Boari flap での再建が必要となる．これら広範な手技の詳細は Cunningham and Gilstrap's Operative Obstetrics, 3rd ed に記載されている（Balgobin, 2017）．

尿管損傷に気がつかず手術を終了した場合は，膀胱損傷と同じような症状が起こる．尿管損傷では，さらに肋骨脊柱角（costovertebral angle：CVA）の叩打痛を認めることがある．CT による尿路造影は初期診断に有用である（Sharp, 2016）．尿管損傷から修復までの時間は短いほうがよい．

◆腸管損傷

小腸の漿膜損傷部は脆弱となり，術後に閉塞などが起こると損傷部は穿孔し腹膜炎となる．損傷部が小さければ，吸収糸や非吸収糸で縫合する（Davis, 1999）．損傷部が明らかであれば，一般外科医や婦人科腫瘍医に修復を依頼する．

術後管理

■ 補液管理

帝王切開中や術後に必要となる輸液量は，症例によりさまざまである．静脈内投与される輸液は，酢酸リンゲル液や 5％ブドウ糖含有晶質液を用いる．一般的に手術中は少なくとも 2 L 投与する．合併症のない帝王切開での出血量は，約 1,000 mL である．平均的な体格の患者でヘマトクリット値は 30％以上あれば，2,000 mL までの出血には難なく耐えることができる．術中の腟からの出血や子宮閉創後の出血かは正しく評価されないため，出血量は過小評価されることがある．

選択的 cesarean hysterectomy での平均出血量は，1,500 mL 前後である（Pritchard, 1965）．ほとんどの周産期子宮摘出術は予定外であり，出血量は相対的に多い傾向がある．このため術中，術後にはバイタルサイン，尿量，ヘマトクリット値の確認を頻回に行うべきである．

■ 術後回復室

手術直後，少なくとも1時間は頻回に腟からの出血量を計測する．また，子宮底を頻回に触診し，子宮底の高さと硬度を確認する．あいにく，伝導麻酔の効果が消失したり，全身麻酔から覚醒してくると，この触診により痛みを誘発することから，PCAポンプ（patient-controlled analgesia pump）を併用すると効果的である．区域麻酔の効果が切れ始めたり全身麻酔から完全に覚醒したら，出血量，バイタルサイン，尿量に問題がないことを確認し，産褥病棟へ移動する．

■ 退院までの病棟管理

◆ 鎮痛，バイタルサイン，静脈内輸液

術後疼痛コントロールは多くの方法がある．PCAでモルヒネ1 mgを静脈内投与，ロックアウトタイム6分，4時間で最大30 mgまで使用する．さらに2 mg追加投与が2回まで使用可能とする．メペリジン50〜75 mgを3〜4時間ごとに筋肉内注射（intramuscular：IM）またはモルヒネ10〜15 mgを3〜4時間ごとにIMを行う．Yostら（2004）はモルヒネ投与のほうがメペリジン投与と比較して鎮痛効果が優れており，母乳栄養と母児同室の頻度が明らかに高かったと報告している．母乳栄養は手術当日から開始する．母乳栄養を行わない場合は，乳房の支持帯を使用しすると不快感を軽減することができる．

病室に移動したら初めの4時間は1時間ごとに，その後は4時間ごとにバイタルサインと子宮の硬度，尿量，出血量を評価する．深呼吸や咳嗽を励行し無気肺を予防する．手術翌朝にヘマトクリット値を必ず測定する．出血量が多い場合や低血圧，頻脈，乏尿，他の循環血漿量減少を示唆する所見を認めた場合には，すぐにヘマトクリット値を測定する．術前と比較し，明らかに低下している場合には，繰り返しヘマトクリット値の測定と原因検索を行う．ヘマトクリット値が安定し，離床可能でさらなる出血の可能性が低ければ，輸血療法よりも鉄補充療法が選択される．

産後，患者は離床を開始し血管外に漏出した細胞外液は排泄される．術後の維持輸液は経口摂取が始まるまで継続する．尿量が30 mL/時以下に減少する場合は，すぐに再評価する．乏尿の原因には出血や投与されたオキシトシンによる抗利尿作用などがある．

緊急帝王切開を行った症例では，重症の妊娠高血圧腎症，敗血症，嘔吐，脱水状態での分娩遷延，出血の増加などにより，病的なうっ滞や細胞外液の減少などを引き起こしていることがある．このような症例では，状態が安定するまで回復室で経過観察する．

◆ 膀胱・腸管機能

尿道カテーテルは術後12時間，もしくは利便的には手術翌朝に抜去される．帝王切開後の尿閉の有病率は3〜7%程度である（第36章参照）．区域麻酔や分娩停止などは尿閉の危険因子として知られている（Chai, 2008；Kandadai, 2014；Liang, 2007）．

合併症のない症例では，術後数時間以内に固形物の経口摂取を開始する（Guo, 2015）．ある程度の麻痺性イレウスはすべての開腹手術で起こる可能性があるが，帝王切開ではほとんど発症することはない．麻痺性イレウスの症状には腹部膨満，ガス痛，腸管内ガスの排出障害や便通障害がある．持続的な悪心・嘔吐や排ガス，排便の遅れなどがある症例では，閉塞性イレウスの除外に放射線画像検査は有用である．腹部単純X線検査が第一選択である．腹部単純X線検査は，一般集団において小腸閉塞の50〜60%しか検出することができないが（Maglinte, 1997），イレウスが疑われた場合のトリアージ検査としては有効である．産後の増大した子宮はS状結腸を圧迫し，ガスがたまるのを防いでいる．そのため，X線検査によって，遠位の結腸閉鎖と一過性のイレウスを混同してしまう可能性がある（Kammen, 2000）．これと比較して，造影CT検査は小腸閉塞の診断精度が高い．小腸閉塞が疑われたときに，経口バリウム造影検査も行われる（Katz, 2013）．まれではあるが，未確認の腸管損傷が不明熱や腸管機能不全の原因であることがある．

イレウスでは，静脈内輸液を行い経口摂取不良と嘔吐による喪失を補う．電解質補正により平滑筋の活動を改善し，腸管浮腫を予防する．経鼻胃管挿入による減圧は持続的な嘔吐症例や腸管拡張が著明な症例では必要である．

予防のためには，腸管への触診を最小限とし，補液の過不足を避け，手術時間を短縮することに努める必要がある（Bragg, 2015）．帝王切開術後

7時間以内にガムを噛むことによって，早期に腸管機能が回復するという報告がある（Zhu, 2014）．ガムを術直後または12時間以内に開始し，15〜60分のガムの摂取を1日に最低でも3回繰り返している研究もある（Pereira Gomes Morais, 2016）．

◆ 離床と創部のケア

帝王切開症例は，経腟分娩に比較して静脈血栓塞栓症のリスクが高い．早期離床は静脈血栓塞栓症のリスクを低下させる．介助のもとでトイレまで歩行することから開始する．短時間の離床を励行する．離床の直前に鎮痛薬を使用することで，離床による疼痛を最小限にすることができる．

科学的根拠はないが，著者らは被覆材を術後24時間で外し，切開創を毎日確認している．小規模な無作為化比較試験で，術後6時間で被覆材を外しても，創傷治癒に差を認めなかったと報告されている（Peleg, 2016）．術後3日目にはシャワーを開始しても創部に支障はない．シャワー前にプラスティック製の被覆材を使用すると創部の環境を保つことができる．ステープラは術後4日目に抜去する．ステリーストリップは創部を補強するために必要に応じて1週間貼付する．創部離開のリスクが高い症例では，ステープラは7〜10日間残しておいてもよい．

■ 退 院

一般的に，産褥経過に特に問題がなければ，術後3〜4日目に退院する（Buie, 2010）．小規模な研究ではあるが，症例によっては早期退院は可能であると報告されている（Bayoumi, 2016；Tan, 2012）．早期退院する場合には，新生児黄疸の再評価をプロトコルに入れるべきである．

術後最初の1週間は，介助のもとで自分と新生児のケアにとどめるべきである．自動車の運転は，ブレーキを即座に踏めるようになるくらい痛みが改善し，睡眠薬を使用していなければ可能である．帝王切開後における性交渉は産後6週間以内に44％，3ヵ月以内に81％，1年以内に97％が再開されると報告されている（McDonald, 2013）．産褥期後の性機能は経腟分娩と帝王切開では相違はないと報告されている（Chang, 2015；Fehnjger, 2013；Rogers, 2014）．仕事への復帰は個人差があり，産後6週間の休養が一般的だが，多くの例で育児介護休業法を利用し母体回復と児の愛着形成のために12週間以内の休養をとっている．

（訳：佐藤琢磨）

References

Abdel-Aleem H, Aboelnasr MF, Jayousi TM, et al: Indwelling bladder catheterisation as part of intraoperative and postoperative care for caesarean section. Cochrane Database Syst Rev 4:CD010322, 2014.

Ahmadzia HK, Patel EM, Joshi D, et al: Obstetric surgical site infections: 2 grams compared with 3 grams of cefazolin in morbidly obese women. Obstet Gynecol 126(4):708, 2015.

Alanis MC, Villers MS, Law TL, et al: Complications of cesarean delivery in the massively obese parturient. Am J Obstet Gynecol 203(3):271.e1, 2010.

Alexander JM, Leveno KJ, Hauth J, et al: Fetal injury associated with cesarean delivery. Obstet Gynecol 108(4):885, 2006.

Alexander JM, Leveno KJ, Rouse DJ, et al: Comparison of maternal and infant outcomes from primary cesarean delivery during the second compared with first stage of labor. Obstet Gynecol 109(4):917, 2007.

American Academy of Pediatrics, American College of Obstetricians and Gynecologists: Guidelines for Perinatal Care, 8th ed. Elk Grove Village, AAP, 2017.

American College of Obstetricians and Gynecologists: Scheduling planned cesarean delivery. Patient Safety Checklist No. 3, December 2011.

American College of Obstetricians and Gynecologists: Patient safety in the surgical environment. Committee Opinion No. 464, September 2010, Reaffirmed 2014a.

American College of Obstetricians and Gynecologists: Preoperative planned cesarean delivery. Patient Safety Checklist No. 4, December 2014b.

American College of Obstetricians and Gynecologists: Informed consent. Committee Opinion No. 439, August 2009, Reaffirmed 2015.

American College of Obstetricians and Gynecologists: Prophylactic antibiotics in labor and delivery. Practice Bulletin No. 120, June 2011, Reaffirmed 2016.

American College of Obstetricians and Gynecologists: Cesarean delivery on maternal request. Committee Opinion No. 559, April 2013, Reaffirmed 2017a.

American College of Obstetricians and Gynecologists: Optimizing support for breastfeeding as part of obstetric practice. Committee Opinion No. 658, February 2016, Reaffirmed 2017b.

American College of Obstetricians and Gynecologists: Placenta accreta. Committee Opinion No. 529, July 2012, Reaffirmed 2017c.

American College of Obstetricians and Gynecologists: Thromboembolism in pregnancy. Practice Bulletin No. 123, September 2011, Reaffirmed 2017d.

American College of Obstetricians and Gynecologists: Vaginal seeding. Committee Opinion No. 725, November 2017e.

American Society of Anesthesiologists: Task Force on Obstetrical Anesthesia: practice guidelines for obstetrical anesthesia. Anesthesiology 124:270, 2016.

Andrews WW, Hauth JC, Cliver SP, et al: Randomized clinical trial of extended spectrum antibiotic prophylaxis with coverage for Ureaplasma urealyticum to reduce post-cesarean delivery endometritis. Obstet Gynecol 101(6):1183, 2003.

Anorlu RI, Maholwana B, Hofmeyr GJ: Methods of delivering the placenta at caesarean section. Cochrane Database Syst Rev 3:CD004737, 2008.

Asıcıoğlu O, Güngördük K, Asıcıoğlu BB, et al: Unintended extension of the lower segment uterine incision at cesarean delivery: a randomized comparison of sharp versus blunt techniques. Am J Perinatol 31(10):837, 2014.

Atherton N, Parsons SJ, Mansfield P: Attendance of paediatricians at elective Caesarean sections performed under regional anaesthesia: is it warranted? J Paediatr Child Health 42(6):332, 2006.

Avila C, Bhangoo R, Figueroa R, et al: Association of smoking with wound complications after cesarean delivery. J Matern Fetal Neonatal Med 25(8):1250, 2012.

Baksu A, Kalan A, Ozkan A, et al: The effect of placental removal method and site of uterine repair on postcesarean endometritis and operative blood loss. Acta Obstet Gynecol Scand 84(3):266, 2005.

Balgobin S: Urologic and gastrointestinal injuries. In Yeomans ER, Hoffman BL, Gilstrap LC III, et al (eds): Cunningham and Gilstrap's Operative Obstetrics, 3rd ed. New York, McGraw-Hill Education, 2017.

Barber EL, Lundsberg LS, Belanger K, et al: Indications contributing to the increasing cesarean delivery rate. Obstet Gynecol 118(1):29, 2011.

Basha SL, Rochon ML, Quiñones JN, et al: Randomized controlled trial of wound complication rates of subcuticular suture vs staples for skin closure at cesarean delivery. Am J Obstet Gynecol 203(3):285.e1, 2010.

Bateman BT, Mhyre JM, Callaghan WM, et al: Peripartum hysterectomy in the United States: nationwide 14 year experience. Am J Obstet Gynecol 206(1):63.e1, 2012.

Bates SM, Greer IA, Middeldorp S, et al: VTE, thrombophilia, antithrombotic therapy, and pregnancy: Antithrombotic Therapy and Prevention of Thrombosis, 9th ed: American College of Chest Physicians Evidence-Based Clinical Practice Guidelines. Chest 141(2 Suppl):e691S, 2012.

Bayoumi YA, Bassiouny YA, Hassan AA, et al: Is there a difference in the maternal and neonatal outcomes between patients discharged after 24 h versus 72 h following cesarean section? A prospective randomized observational study on 2998 patients. J Matern Fetal Neonatal Med 29(8):1339, 2016.

Belfort M, Kofford S, Varner M: Massive obstetric hemorrhage in a Jehovah's Witness: intraoperative strategies and high-dose erythropoietin use. Am J Perinatol 28(3):207, 2011.

Berhan Y, Berhan A: A meta-analysis of reverse breech extraction to deliver a deeply impacted head during cesarean delivery. Int J Gynaecol Obstet 124(2):99, 2014.

Bloom SL, for the National Institute of Child Health and Human Development Maternal–Fetal Medicine Units Cesarean Registry: Decision to incision times and infant outcome. Am J Obstet Gynecol 185:S121, 2001.

Bloom SL, Leveno KJ, Spong CY, et al: Decision-to-incision times and maternal and fetal outcomes. Obstet Gynecol 108(1):6, 2006.

Bodelon C, Bernabe-Ortiz A, Schiff MA, et al: Factors associated with peripartum hysterectomy. Obstet Gynecol 114(1):115, 2009.

Bohman VR, Gilstrap L, Leveno K, et al: Subcutaneous tissue: to close or not to close at cesarean section. Am J Obstet Gynecol 166:407, 1992.

Bolze PA, Massoud M, Gaucherand P, et al: What about the Misgav-Ladach surgical technique in patients with previous cesarean sections? Am J Perinatol 30(3):197, 2013.

Boyle A, Reddy UM, Landy HJ, et al: Primary cesarean delivery in the United States. Obstet Gynecol 122(1):33, 2013.

Boyle JG, Gabbe SG: T and J vertical extensions in low transverse cesarean births. Obstet Gynecol 87(2):238, 1996.

Bragg D, El-Sharkawy AM, Psaltis E, et al: Postoperative ileus: recent developments in pathophysiology and management. Clin Nutr 34(3):367, 2015.

Briery CM, Rose CH, Hudson WT, et al: Planned vs emergent cesarean hysterectomy. Am J Obstet Gynecol 197(2):154.e1, 2007.

Buie VC, Owings MF, DeFrances CJ, et al: National Hospital Discharge Survey: 2006 summary. National Center for Health Statistics. Vital Health Stat 13(168):1, 2010.

CAESAR Study Collaborative Group: Caesarean section surgical techniques: a randomised factorial trial (CAESAR). BJOG 117(11):1366, 2010.

Cahill AG, Stamilio DM, Odibo AO, et al: Is vaginal birth after cesarean (VBAC) or elective repeat cesarean safer in women with a prior vaginal delivery? Am J Obstet Gynecol 195(4):1143, 2006.

Caissutti C, Saccone G, Zullo F, et al: Vaginal cleansing before cesarean delivery: a systematic review and meta-analysis Obstet Gynecol 130(3):527, 2017.

Carpenter L, Baysinger CL: Maintaining perioperative normothermia in the patient undergoing cesarean delivery. Obstet Gynecol Surv 67(7):436, 2012.

Chai AH, Wong T, Mak HL, et al: Prevalence and associated risk factors of retention of urine after caesarean section. Int Urogynecol J Pelvic Floor Dysfunct 194(4):537, 2008.

Chang SR, Chen KH, Ho HN, et al: Depressive symptoms, pain, and sexual dysfunction over the first year following vaginal or cesarean delivery: a prospective longitudinal study. Int J Nurs Stud 52(9):1433, 2015.

Chapman SJ, Owen J, Hauth JC: One versus two-layer closure of a low transverse cesarean: the next pregnancy. Obstet Gynecol 89:16, 1997.

Chaudhuri P, Mandi S, Mazumdar A: Rectally administered misoprostol as an alternative to intravenous oxytocin infusion for preventing post-partum hemorrhage after cesarean delivery. J Obstet Gynaecol Res 40(9):2023, 2014.

Cheesman K, Brady JE, Flood P, et al: Epidemiology of anesthesia-related complications in labor and delivery, New York State, 2002–2005. Anesth Analg 109:1174, 2009.

Chelmow D, Rodriguez EJ, Sabatini MM: Suture closure of subcutaneous fat and wound disruption after cesarean delivery: a meta-analysis. Obstet Gynecol 103:974, 2004.

Clark SL, Belfort MA, Dildy GA, et al: Maternal death in the 21st century: causes, prevention, and relationship to cesarean delivery. Am J Obstet Gynecol 199(1):36.e1, 2008.

Clark SL, Miller DD, Belfort MA, et al: Neonatal and maternal outcomes associated with elective term delivery. Am J Obstet Gynecol 200(2):156.e1, 2009.

Conde-Agudelo A, Nieto A, Rosas-Bermudez A, et al: Misoprostol to reduce intraoperative and postoperative hemorrhage during cesarean delivery: a systematic review and metaanalysis. Am J Obstet Gynecol 209(1):40.e1, 2013.

CORONIS Collaborative Group, Abalos E, Addo V, et al: Caesarean section surgical techniques: 3 year follow-up of the CORONIS fractional, factorial, unmasked, randomised controlled trial. Lancet 388(10039):62, 2016.

CORONIS Collaborative Group, Abalos E, Addo V, et al: Caesarean section surgical techniques (CORONIS): a fractional, factorial, unmasked, randomised controlled trial. Lancet 382(9888):234, 2013.

Cromi A, Ghezzi F, Di Naro E, et al: Blunt expansion of the low transverse uterine incision at cesarean delivery: a randomized comparison of 2 techniques. Am J Obstet Gynecol 199(3):292.e1, 2008.

Dahlke JD, Mendez-Figueroa H, Rouse DJ, et al: Evidence-based surgery for cesarean delivery: an updated systematic review. Am J Obstet Gynecol 209(4):294, 2013.

Davis JD: Management of injuries to the urinary and gastrointestinal tract during cesarean section. Obstet Gynecol Clin North Am 26(3):469, 1999.

Daykan Y, Sharon-Weiner M, Pasternak Y, et al: Skin closure at cesarean delivery, glue versus subcuticular sutures: a randomized controlled trial. Am J Obstet Gynecol 216(4):406.e1, 2017.

Declercq E, Menacker F, MacDorman M: Rise in "no indicated risk" primary caesareans in the United States, 1991–2001: cross sectional analysis. BMJ 330(7482):71, 2005.

Dodd JM, Anderson ER, Gates S, et al: Surgical techniques for uterine incision and uterine closure at the time of caesarean section. Cochrane Database Syst Rev 7:CD004732, 2014.

Dolan LM, Hilton P: Obstetric risk factors and pelvic floor dysfunction 20 years after first delivery. Int Urogynecol J 21(5):535, 2010.

Duggal N, Poddatoori V, Noroozkhani S, et al: Perioperative oxygen supplementation and surgical site infection after cesarean delivery: a randomized trial. Obstet Gynecol 122(1):79, 2013.

Durnwald C, Mercer B: Uterine rupture, perioperative and perinatal morbidity after single-layer and double-layer closure at cesarean delivery. Am J Obstet Gynecol 189:925, 2003.

Edwards RK, Ingersoll M, Gerkin RD, et al: Carboxymethylcellulose adhesion barrier placement at primary cesarean delivery and outcomes at repeat cesarean delivery. Obstet Gynecol 123(5):923, 2014.

Eisenkop SM, Richman R, Platt LD, et al: Urinary tract injury during cesarean section. Obstet Gynecol 60(5):591, 1982.

Eke AC, Shukr GH, Chaalan TT, et al: Intra-abdominal saline irrigation at cesarean section: a systematic review and meta-analysis. J Matern Fetal Neonatal Med 29(10):1588, 2016.

Fehniger JE, Brown JS, Creasman JM, et al: Childbirth and female sexual function later in life. Obstet Gynecol 122(5):988, 2013.

Figueroa D, Jauk VC, Szychowski JM, et al: Surgical staples compared with subcuticular suture for skin closure after cesarean delivery: a randomized controlled trial. Obstet Gynecol 121(1):33, 2013.

Flood KM, Said S, Geary M, et al: Changing trends in peripartum hysterectomy over the last 4 decades. Am J Obstet Gynecol 200(6):632.e1, 2009.

Fritel X, Ringa V, Varnoux N, et al: Mode of delivery and fecal incontinence at midlife: a study of 2,640 women in the Gazel cohort. Obstet Gynecol 110(1):31, 2007.

Glaze S, Ekwalanga P, Roberts G, et al: Peripartum hysterectomy: 1999 to 2006. Obstet Gynecol 111(3):732, 2008.

Glazener C, Elders A, Macarthur C, et al: Childbirth and prolapse: long-term associations with the symptoms and objective measurement of pelvic organ prolapse. BJOG 120(2):161, 2013.

Gordon A, McKechnie EJ, Jeffery H: Pediatric presence at cesarean section: justified or not? Am J Obstet Gynecol 193(3 pt 1):599, 2005.

Gossman GL, Joesch JM, Tanfer K: Trends in maternal request cesarean delivery from 1991 to 2004. Obstet Gynecol 108:1506, 2006.

Govindappagari S, Wright JD, Ananth CV, et al: Risk of peripartum hysterectomy and center hysterectomy and delivery volume. Obstet Gynecol 128(6):1215, 2016.

Grundsell HS, Rizk DE, Kumar RM: Randomized study of non-closure of peritoneum in lower segment cesarean section. Acta Obstet Gynecol Scand 77:110, 1998.

Grupper M, Kuti JL, Swank ML, et al: Population pharmacokinetics of cefazolin in serum and adipose tissue from overweight and obese women undergoing cesarean delivery. J Clin Pharmacol 57(6):712, 2017.

Guise JM, Denman MA, Emeis C, et al: Vaginal birth after cesarean: new insights on maternal and neonatal outcomes. Obstet Gynecol 115(6):1267, 2010.

Güngördük K, Asıcıoğlu O, Celikkol O, et al: Iatrogenic bladder injuries during caesarean delivery: a case control study. J Obstet Gynaecol 30(7):667, 2010.

Guo J, Long S, Li H, et al: Early versus delayed oral feeding for patients after cesarean. Int J Gynaecol Obstet 128(2):100, 2015.

Gyhagen M, Bullarbo M, Nielsen TF, et al: Prevalence and risk factors for pelvic organ prolapse 20 years after childbirth: a national cohort study in singleton primiparae after vaginal or caesarean delivery. BJOG 120(2):152, 2013a.

Gyhagen M, Bullarbo M, Nielsen TF, et al: The prevalence of urinary incontinence 20 years after childbirth: a national cohort study in singleton primiparae after vaginal or caesarean delivery. BJOG 120(2):144, 2013b.

Haas DM, Morgan S, Contreras K: Vaginal preparation with antiseptic solution before cesarean section for preventing postoperative infections. Cochrane Database Syst Rev 12:CD007892, 2014.

Haas DM, Pazouki F, Smith RR, et al: Vaginal cleansing before cesarean delivery to reduce postoperative infectious morbidity: a randomized, controlled trial. Am J Obstet Gynecol 202(3):310.e1, 2010.

Hadiati DR, Hakimi M, Nurdiati DS, et al: Skin preparation for preventing infection following caesarean section. Cochrane Database Syst Rev 9:CD007462, 2014.

Hamilton BE, Martin JA, Osterman MJ, et al: Births: final data for 2014. Natl Vital Stat Rep 64(12):1, 2015.

Handa VL, Blomquist JL, Knoepp LR, et al: Pelvic floor disorders 5–10 years after vaginal or cesarean childbirth. Obstet Gynecol 118(4):777, 2011.

Hawkins JL, Chang J, Palmer SK, et al: Anesthesia-related maternal mortality in the United States: 1979–2002. Obstet Gynecol 117(1):69, 2011.

Hellums EK, Lin MG, Ramsey PS: Prophylactic subcutaneous drainage for prevention of wound complications after cesarean delivery—a metaanalysis. Am J Obstet Gynecol 197(3):229, 2007.

Hernandez JS, Nuangchamnong N, Ziadie M, et al: Placental and uterine pathology in women undergoing peripartum hysterectomy. Obstet Gynecol 119(6):1137, 2012.

Hinkson L, Siedentopf JP, Weichert A, et al: Surgical site infection in caesarean sections with the use of a plastic sheath wound retractor compared to the traditional self-retaining metal retractor. Eur J Obstet Gynecol Reprod Biol 203:232, 2016.

Hofmeyr JG, Novikova N, Mathai M, et al: Techniques for cesarean section. Am J Obstet Gynecol 201(5):431, 2009.

Holmgren G, Sjöholm L, Stark M: The Misgav Ladach method for cesarean section: method description. Acta Obstet Gynecol Scand 78(7):615, 1999.

Hubbard R, Waters JH, Yazer MH: Heterogeneity in blood product acceptance among antenatal patients of the Jehovah's Witness faith. Obstet Gynecol 126(5):974, 2015.

Husarova V, Donnelly G, Doolan A, et al: Preferences of Jehovah's Witnesses regarding haematological supports in an obstetric setting: experience of a single university teaching hospital. Int J Obstet Anesth 25:53, 2016.

Hussamy DJ, Wortman AC, McIntire DD, et al: Closed incision negative pressure therapy (ciNPT) and post-operative wound morbidity in morbidly obese women undergoing cesarean delivery. Presented at the 38th Annual Meeting of the Society for Maternal-Fetal Medicine, February 2018.

Irion O, Luzuy F, Beguin F: Nonclosure of the visceral and parietal peritoneum at caesarean section: a randomised controlled trial. Br J Obstet Gynaecol 103:690, 1996.

Jacob J, Phenninger J: Cesarean deliveries: When is a pediatrician necessary? Obstet Gynecol 89:217, 1997.

James AH, Jamison MG, Brancazio LR, et al: Venous thromboembolism during pregnancy and the postpartum period: incidence, risk factors, and mortality. Am J Obstet Gynecol 194:1311, 2006.

Jeve YB, Navti OB, Konje JC: Comparison of techniques used to deliver a deeply impacted fetal head at full dilation: a systematic review and meta-analysis. BJOG 123(3):337, 2016.

Jin B, Du Y, Zhang F, et al: Carbetocin for the prevention of postpartum hemorrhage: a systematic review and meta-analysis of randomized controlled trials. J Matern Fetal Neonatal Med 29(3):400, 2016.

Johnson DD: Cesarean delivery. In Yeomans ER, Hoffman BL, Gilstrap LC III, et al (eds): Cunningham and Gilstrap's Operative Obstetrics, 3rd ed. New York, McGraw-Hill Education, 2017.

Kammen BF, Levine MS, Rubesin SE, et al: Adynamic ileus after caesarean section mimicking intestinal obstruction: findings on abdominal radiographs. Br J Radiol 73(873):951, 2000.

Kandadai P, Kandadai V, Saini J, et al: Acute urinary retention after cesarean delivery: a case-control study. Female Pelvic Med Reconstr Surg 20(5):276, 2014.

Kapustian V, Anteby EY, Gdalevich M, et al: Effect of closure versus nonclosure of peritoneum at cesarean section on adhesions: a prospective randomized study. Am J Obstet Gynecol 206(1):56.e1, 2012.

Katz DS, Baker ME, Rosen MP, et al: ACR Appropriateness Criteria® suspected small-bowel obstruction. American College of Radiology, 1996, Reaffirmed 2013.

Kerr JM: The lower uterine segment incision in conservative caesarean section. J Obstet Gynaecol Br Emp 28:475, 1921.

Kiefer DG, Muscat JC, Santorelli J, et al: Effectiveness and short-term safety of modified sodium hyaluronic acid-carboxymethylcellulose at cesarean delivery: a randomized trial. Am J Obstet Gynecol 214(3):373.e1, 2016.

Kirscht J, Weiss C, Nickol J, et al: Dilatation or no dilatation of the cervix during cesarean section (Dondi Trial): a randomized controlled trial. Arch Gynecol Obstet 295(1):39, 2017.

Klingel ML, Patel SV: A meta-analysis of the effect of inspired oxygen concentration on the incidence of surgical site infection following cesarean section. Int J Obstet Anesth 22(2):104, 2013.

Kowalski TJ, Kothari SN, Mathiason MA, et al: Impact of hair removal on surgical site infection rates: a prospective randomized noninferiority trial. J Am Coll Surg 223(5):704, 2016.

Krönig B: Transperitonealer cervikaler Kaiserschnitt. In: Doderlein A, Krönig B (eds): Operative Gynäkologie, 3rd ed. Leipzig, Thieme, 1912.

Kurz A, Sessler DI, Lenhardt R: Perioperative normothermia to reduce the incidence of surgical-wound infection and shorten hospitalization. Study of Wound Infection and Temperature Group. N Engl J Med 334(19):1209, 1996.

Larsson C, Saltvedt S, Wiklund I, et al: Planned vaginal delivery versus planned caesarean section: short-term medical outcome analyzed according to intended mode of delivery. J Obstet Gynaecol Can 33(8):796, 2011.

Lawson T, Ralph C: Perioperative Jehovah's Witnesses: a review. Br J Anaesth 115(5):676, 2015.

Lefebvre A, Saliou P, Lucet JC, et al: Preoperative hair removal and surgical site infections: network meta-analysis of randomized controlled trials. J Hosp Infect 91(2):100, 2015.

Leijonhufvud A, Lundholm C, Cnattingius S, et al: Risks of stress urinary incontinence and pelvic organ prolapse surgery in relation to mode of childbirth. Am J Obstet Gynecol 204(1):70.e1, 2011.

Li L, Wen J, Wang L, et al: Is routine indwelling catheterisation of the bladder for caesarean section necessary? A systematic review. BJOG 118(4):400, 2011.

Liabsuetrakul T, Peeyananjarassri K: Mechanical dilatation of the cervix at non-labour caesarean section for reducing postoperative morbidity. Cochrane Database Syst Rev 11:CD008019, 2011.

Liang CC, Chang SD, Chang YL, et al: Postpartum urinary retention after cesarean delivery. Int J Gynaecol Obstet 99(3):229, 2007.

Linder N, Linder I, Fridman E, et al: Birth trauma—risk factors and short-term neonatal outcome. J Matern Fetal Neonatal Med 26(15):1491, 2013.

Liu X, Landon MB, Cheng W, et al: Cesarean delivery on maternal request in China: what are the risks and benefits? Am J Obstet Gynecol 212(6):817.e1, 2015.

Ljungqvist O, Scott M, Fearon KC: Enhanced recovery after surgery: a review. JAMA Surg 152(3):292, 2017.

Lurie S, Baider C, Glickman H, et al: Are enemas given before cesarean section useful? A prospective randomized controlled study. Eur J Obstet Gynecol Reprod Biol 163(1):27, 2012.

MacArthur C, Glazener C, Lancashire R, et al: Exclusive caesarean section delivery and subsequent urinary and faecal incontinence: a 12-year longitudinal study. BJOG 118(8):1001, 2011.

MacArthur C, Wilson D, Herbison P, et al: Faecal incontinence persisting after childbirth: a 12 year longitudinal study. BJOG 120(2):169, 2013.

Mackeen AD, Khalifeh A, Fleisher J, et al: Suture compared with staple skin closure after cesarean delivery: a randomized controlled trial Obstet Gynecol 123(6):1169, 2014a.

Mackeen AD, Packard RE, Ota E, et al: Timing of intravenous prophylactic antibiotics for preventing postpartum infectious morbidity in women undergoing cesarean delivery. Cochrane Database Syst Rev 12:CD009516, 2014b.

Mackeen AD, Schuster M, Berghella V: Suture versus staples for skin closure after cesarean: a metaanalysis. Am J Obstet Gynecol 212(5):621.e1, 2015.

Maggio L, Nicolau DP, DaCosta M, et al: Cefazolin prophylaxis in obese women undergoing cesarean delivery: a randomized controlled trial. Obstet Gynecol 125(5):1205, 2015.

Maglinte DD, Balthazar EJ, Kelvin FM, et al: The role of radiology in the diagnosis of small bowel obstruction. AJR Am J Roentgenol 168(5):1171, 1997.

Marshall NE, Fu R, Guise JM: Impact of multiple cesarean deliveries on maternal morbidity: a systematic review. Am J Obstet Gynecol 205(3):262.e1, 2011.

Martin JA, Hamilton BE, Osterman MJ, et al: Births: final data for 2015. Natl Vital Stat Rep 66(1):1, 2017.

Mason CL, Tran CK: Caring for the Jehovah's Witness parturient. Anesth Analg 121(6):1564, 2015.

Mathai M, Hofmeyr GJ, Mathai NE: Abdominal surgical incisions for caesarean section. Cochrane Database Syst Rev 5:CD004453, 2013.

McDonald EA, Brown SJ: Does method of birth make a difference to when women resume sex after childbirth? BJOG 120(7):823, 2013.

Memon S, Qazi RA, Bibi S, et al: Effect of preoperative vaginal cleansing with an antiseptic solution to reduce post caesarean infectious morbidity. J Pak Med Assoc 61(12):1179, 2011.

Menacker F, Declercq E, Macdorman MF: Cesarean delivery: background, trends, and epidemiology. Semin Perinatol 30(5):235, 2006.

Menderes G, Athar Ali N, et al: Chlorhexidine-alcohol compared with povidone-iodine for surgical-site antisepsis in cesarean deliveries. Obstet Gynecol 120(5):1037, 2012.

Moczygemba CK, Paramsothy P, Meikle S, et al: Route of delivery and neonatal birth trauma. Am J Obstet Gynecol 202(4):361.e1, 2010.

Moore ER, Bergman N, Anderson GC, et al: Early skin-to-skin contact for mothers and their healthy newborn infants. Cochrane Database Syst Rev 11:CD003519, 2016.

Morales KJ, Gordon MC, Bates GW Jr: Postcesarean delivery adhesions associated with delayed delivery of infant. Am J Obstet Gynecol 196(5):461.e1, 2007.

Nagele F, Karas H, Spitzer D, et al: Closure or nonclosure of the visceral peritoneum at cesarean delivery. Am J Obstet Gynecol 174:1366, 1996.

Nasr AM, ElBigawy AF, Abdelamid AE, et al: Evaluation of the use vs nonuse of urinary catheterization during cesarean delivery: a prospective, multicenter, randomized controlled trial. J Perinatol 29(6):416, 2009.

National Institutes of Health: State-of-the-Science Conference Statement on Cesarean Delivery on Maternal Request. NIH Consens Sci Statements, 2006. Mar 27–29, 23(1):1, 2006.

Nelson RL, Furner SE, Westercamp M, et al: Cesarean delivery for the prevention of anal incontinence. Cochrane Database Syst Rev 2:CD006756, 2010.

Ngai IM, Van Arsdale A, Govindappagari S, et al: Skin preparation for prevention of surgical site infection after cesarean delivery: a randomized controlled trial. Obstet Gynecol 126(6):1251, 2015.

Nooh AM, Abdeldayem HM, Ben-Affan O: Reverse breech extraction versus the standard approach of pushing the impacted fetal head up through the vagina in caesarean section for obstructed labour: a randomised controlled trial. J Obstet Gynaecol 37(4):459, 2017.

Oliphant SS, Bochenska K, Tolge ME, et al: Maternal lower urinary tract injury at the time of cesarean delivery. Int Urogynecol J 25(12):1709, 2014.

Olofsson P: Opening of the abdomen ad modum Joel Cohen, Joel-Cohen, Joel Joel-Cohen, or just Cohen? Acta Obstet Gynecol Scand 94(2):224, 2015.

O'Neill HA, Egan G, Walsh CA, et al: Omission of the bladder flap at caesarean section reduces delivery time without increased morbidity: a meta-analysis of randomised controlled trials. Eur J Obstet Gynecol Reprod Biol 174:20, 2014.

Orbach A, Levy A, Wiznitzer A, et al: Peripartum cesarean hysterectomy: critical analysis of risk factors and trends over the years. J Matern Fetal Neonatal Med 24(3):480, 2011.

Osmundson SS, Garabedian MJ, Lyell DJ: Risk factors for classical hysterotomy by gestational age. Obstet Gynecol 122:845, 2013.

Osmundson SS, Garabedian MJ, Yeaton-Massey A, et al: Risk factors for classical hysterotomy in twin pregnancies. Obstet Gynecol 125:643, 2015.

Owolabi MS, Blake RE, Mayor MT, et al: Incidence and determinants of peripartum hysterectomy in the metropolitan area of the District of Columbia. J Reprod Med 58(3–4):167, 2013.

Patterson LS, O'Connell CM, Baskett TF: Maternal and perinatal morbidity associated with classic and inverted T cesarean incisions. Obstet Gynecol 100(4):633, 2002.

Peleg D, Eberstark E, Warsof SL, et al: Early wound dressing removal after scheduled cesarean delivery: a randomized controlled trial. Am J Obstet Gynecol 215(3):388.e1, 2016.

Pereira Gomes Morais E, Riera R, Porfírio GJ, et al: Chewing gum for enhancing early recovery of bowel function after caesarean section. Cochrane Database Syst Rev 10:CD011562, 2016.

Pergialiotis V, Prodromidou A, Perrea DN, et al: The impact of subcutaneous tissue suturing at cesarean section on wound complications: a meta-analysis. BJOG 124(7):1018, 2017.

Phipps MG, Watabe B, Clemons JL, et al: Risk factors for bladder injury during cesarean delivery. Obstet Gynecol 105(1):156, 2005.

Pritchard JA: Changes in the blood volume during pregnancy and delivery. Anesthesiology 26:393, 1965.

Rahman MS, Gasem T, Al Suleiman SA, et al: Bladder injuries during cesarean section in a university hospital: a 25-year review. Arch Gynecol Obstet 279(3):349, 2009.

Rajasekar D, Hall M: Urinary tract injuries during obstetric intervention. BJOG 104:731, 1997.

Ramsey PS, White AM, Guinn DA, et al: Subcutaneous tissue reapproximation, alone or in combination with drain, in obese women undergoing cesarean delivery. Obstet Gynecol 105(5 Pt 1):967, 2005.

Reddy UM, Wapner RJ, Rebar RW, et al: Infertility, assisted reproductive technology, and adverse pregnancy outcomes: executive summary of a National Institute of Child Health and Human Development workshop. Obstet Gynecol 109(4):967, 2007.

Roach MK, Abramovici A, Tita AT: Dose and duration of oxytocin to prevent postpartum hemorrhage: a review. Am J Perinatol 30(7):523, 2013.

Roberge S, Chaillet N, Boutin A, et al: Single- versus double-layer closure of the hysterotomy incision during cesarean delivery and risk of uterine rupture. Int J Gynaecol Obstet 115(1):5, 2011.

Roberge S, Demers S, Berghella V, et al: Impact of single- vs double-layer closure on adverse outcomes and uterine scar defect: a systematic review and metaanalysis. Am J Obstet Gynecol 211(5):453, 2014.

Rogers RG, Leeman LM, Borders N, et al: Contribution of the second stage of labour to pelvic floor dysfunction: a prospective cohort comparison of nulliparous women. BJOG 121(9):1145, 2014.

Rossi AC, Lee RH, Chmait RH: Emergency postpartum hysterectomy for uncontrolled postpartum bleeding: a systematic review. Obstet Gynecol 115(3):637, 2010.

Rossouw JN, Hall D, Harvey J: Time between skin incision and delivery during cesarean. Int J Gynaecol Obstet 121(1):82, 2013.

Royal College of Obstetricians and Gynaecologists: Reducing the risk of venous thromboembolism during pregnancy and the puerperium. Green-Top Guideline No. 37a, April 2015.

Saad AF, Rahman M, Costantine MM, et al: Blunt versus sharp uterine incision expansion during low transverse cesarean delivery: a metaanalysis. Am J Obstet Gynecol 211(6):684.e1, 2014.

Safa H, Beckmann M: Comparison of maternal and neonatal outcomes from full-dilatation cesarean deliveries using the Fetal Pillow or hand-push method. Int J Gynaecol Obstet 135(3):281, 2016.

Scolari Childress KM, Gavard JA, et al: A barrier retractor to reduce surgical site infections and wound disruptions in obese patients undergoing cesarean delivery: a randomized controlled trial. Am J Obstet Gynecol 214(2):285.e1, 2016.

Seal SL, Dey A, Barman SC, et al: Randomized controlled trial of elevation of the fetal head with a fetal pillow during cesarean delivery at full cervical dilatation. Int J Gynaecol Obstet 133(2):178, 2016.

Sharp HT, Adelman MR. Prevention, recognition, and management of urologic injuries during gynecologic surgery. Obstet Gynecol 127(6):1085, 2016.

Shellhaas CS, Gilbert S, Landon MB, et al: The frequency and complication rates of hysterectomy accompanying cesarean delivery. Obstet Gynecol 114(2 Pt 1):224, 2009.

Shree R, Park SY, Beigi RH, et al: Surgical site infection following cesarean delivery: patient, provider, and procedure-specific risk factors. Am J Perinatol 33(2):157, 2016.

Siddiqui DS, Lacuna EM, Chen HY, et al: Skin closure of Pfannenstiel incision with Dermabond, staples, or suture during cesarean delivery: experience of a single attending. Am J Perinatol 30(3):219, 2013.

Sikirica V, Broder MS, Chang E, et al: Clinical and economic impact of adhesiolysis during repeat cesarean delivery. Acta Obstet Gynecol Scand 91(6):719, 2012.

Silver RM, Landon MB, Rouse DJ, et al: Maternal morbidity associated with multiple repeat cesarean deliveries. Obstet Gynecol 107:1226, 2006.

Simonazzi G, Bisulli M, Saccone G, et al: Tranexamic acid for preventing postpartum blood loss after cesarean delivery: a systematic review and meta-analysis of randomized controlled trials. Acta Obstet Gynecol Scand 95(1):28, 2016.

Smaill FM, Grivell RM: Antibiotic prophylaxis versus no prophylaxis for preventing infection after cesarean section. Cochrane Database Syst Rev 10:CD007482, 2014.

Smid MC, Dotters-Katz SK, Grace M, et al: prophylactic negative pressure wound therapy for obese women after cesarean delivery: a systematic review and meta-analysis. Obstet Gynecol 130(5):969, 2017.

Smid MC, Smiley SG, Schulkin J, et al: The problem of the pannus: physician preference survey and a review of the literature on cesarean skin incision in morbidly obese women. Am J Perinatol 33(5):463, 2016.

Society for Maternal-Fetal Medicine, Belfort MA: Placenta accreta. Am J Obstet Gynecol 203(5):430, 2010.

Springel EH, Wang XY, Sarfoh VM, et al: A randomized open-label controlled trial of chlorhexidine-alcohol vs povidone-iodine for cesarean antisepsis: the CAPICA trial. Am J Obstet Gynecol 217(4):463.el, 2017.

Stevens J, Schmied V, Burns E, et al: Immediate or early skin-to-skin contact after a Caesarean section: a review of the literature. Matern Child Nutr 10(4):456, 2014.

Sullivan SA, Smith T, Chang E, et al: Administration of cefazolin prior to skin incision is superior to cefazolin at cord clamping in preventing postcesarean infectious morbidity: a randomized controlled trial. Am J Obstet Gynecol 196:455, 2007.

Swank ML, Wing DA, Nicolau DP, et al: Increased 3-gram cefazolin dosing for cesarean delivery prophylaxis in obese women. Am J Obstet Gynecol 213(3):415.e1, 2015.

Tan PG, Norazilah MJ, Omar SZ: Hospital discharge on the first compared with the second day after a planned cesarean delivery: a randomized controlled trial. Obstet Gynecol 120(6):1273, 2012.

Tanner J, Norrie P, Melen K: Preoperative hair removal to reduce surgical site infection. Cochrane Database Syst Rev 11:CD004122, 2011.

Tarney CM: Bladder injury during cesarean delivery. Curr Womens Health Rev 9(2):70, 2013.

The Joint Commission: Facts about the universal protocol. 2013. Available at: http://www.jointcommission.org/standards_information/up.aspx. Accessed May 12, 2013.

The Joint Commission: Surgical care improvement project core measure set. 2016. Available at: http://www.jointcommission.org/assets/1/6/Surgical%20Care%20Improvement%20Project.pdf. Accessed February 14, 2017.

Theodoridis TD, Chatzigeorgiou KN, Zepiridis L, et al: A prospective randomized study for evaluation of wound retractors in the prevention of incision site infections after cesarean section. Clin Exp Obstet Gynecol 38(1):57, 2011.

Tita AT, Hauth JC, Grimes JA, et al: Decreasing incidence of postcesarean endometritis with extended-spectrum antibiotic prophylaxis. Obstet Gynecol 111(1):51, 2008.

Tita AT, Landon MB, Spong CY, et al: Timing of elective repeat cesarean delivery at term and neonatal outcomes. N Engl J Med 360(2):111, 2009.

Tita AT, Szychowski JM, Boggess K, et al: Adjunctive azithromycin prophylaxis for cesarean delivery. N Engl J Med 375(13):1231, 2016.

Tolcher MC, Johnson RL, El-Nashar SA, et al: Decision-to-incision time and neonatal outcomes: a systematic review and meta-analysis. Obstet Gynecol 123(3):536, 2014.

Tulandi T, Agdi M, Zarei A, Miner L, et al: Adhesion development and morbidity after repeat cesarean delivery. Am J Obstet Gynecol 201(1):56.e1, 2009.

Tuuli MG, Liu J, Stout MJ, et al: A randomized trial comparing skin antiseptic agents at cesarean delivery. N Engl J Med 374(7):647, 2016a.

Tuuli MG, Odibo AO, Fogertey P, et al: Utility of the bladder flap at cesarean delivery: a randomized controlled trial. Obstet Gynecol 119(4):815, 2012.

Tuuli MG, Stout MJ, Martin S, et al: Comparison of suture materials for subcuticular skin closure at cesarean delivery. Am J Obstet Gynecol 215(4):490.e1, 2016b.

Villar J, Carroli G, Zavaleta N, et al: Maternal and neonatal individual risks and benefits associated with caesarean delivery: multicentre prospective study. BJM 335:1025, 2007.

Viney R, Isaacs C, Chelmow D: Intra-abdominal irrigation at cesarean delivery: a randomized controlled trial. Obstet Gynecol 119(6):1106, 2012.

Walsh CA, Walsh SR: Extraabdominal vs intraabdominal uterine repair at cesarean delivery: a metaanalysis. Am J Obstet Gynecol 200(6):625.e1, 2009.

Wang HY, Hong SK, Duan Y, et al: Tranexamic acid and blood loss during and after cesarean section: a meta-analysis. J Perinatol 35(10):818, 2015.

Witt A, Döner M, Petricevic L, et al: Antibiotic prophylaxis before surgery vs after cord clamping in elective cesarean delivery: a double-blind, prospective, randomized, placebo-controlled trial. Arch Surg 146(12):1404, 2011.

Worley KC, McIntire DD, Leveno KJ: The prognosis for spontaneous labor in women with uncomplicated term pregnancies: implications for cesarean delivery on maternal request. Obstet Gynecol 113(4):812, 2009.

Wrench IJ, Allison A, Galimberti A, et al: Introduction of enhanced recovery for elective caesarean section enabling next day discharge: a tertiary centre experience. Int J Obstet Anesth 24(2):124, 2015.

Wyckoff MH, Aziz K, Escobedo MB, et al: Part 13: Neonatal resuscitation: 2015 American Heart Association guidelines update for cardiopulmonary resuscitation and emergency cardiovascular care. Circulation 132(18 Suppl 2):S543, 2015.

Wylie BJ, Gilbert S, Landon MB, et al: Comparison of transverse and vertical skin incision for emergency cesarean delivery. Obstet Gynecol 115(6):1134, 2010.

Xodo S, Saccone G, Cromi A, et al: Cephalad-caudad versus transverse blunt expansion of the low transverse uterine incision during cesarean delivery. Eur J Obstet Gynecol Reprod Biol 202:75, 2016.

Yildirim G, Güngördük K, Asıcıoğlu O, et al: Does vaginal preparation with povidone-iodine prior to caesarean delivery reduce the risk of endometritis? A randomized controlled trial. J Matern Fetal Neonatal Med 25(11):2316, 2012.

Yossepowitch O, Baniel J, Livne PM: Urological injuries during cesarean section: intraoperative diagnosis and management. J Urol 172(1):196, 2004.

Yost NP, Bloom SL, Sibley MK, et al: A hospital-sponsored quality improvement study of pain management after cesarean delivery. Am J Obstet Gynecol 190:1341, 2004.

Young OM, Shaik IH, Twedt R, et al: Pharmacokinetics of cefazolin prophylaxis in obese gravidae at time of cesarean delivery. Am J Obstet Gynecol 213(4):541.e1, 2015.

Zaphiratos V, George RB, Boyd JC, et al: Uterine exteriorization compared with in situ repair for cesarean delivery: a systematic review and meta-analysis. Can J Anaesth 62(11):1209, 2015.

Zhu YP, Wang WJ, Zhang SL, et al: Effects of gum chewing on postoperative bowel motility after caesarean section: a meta-analysis of randomised controlled trials. BJOG 121(7):787, 2014.

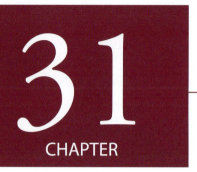

既往帝王切開の分娩
Prior Cesarean Delivery

100年間にわたる論争 728
帝王切開後試験分娩にあたって
　影響を及ぼす因子 730
帝王切開後試験分娩と選択的
　反復帝王切開の危険性 730
帝王切開後試験分娩の適応 732
陣痛と分娩 735
子宮破裂 737
反復帝王切開 739
帝王切開後経腟分娩の2017年時点
　の最新の知見 739

The occurrence of pregnancy after a Caesarean section, however, is not always devoid of danger, cases have been reported in which the uterine cicatrix ruptured in the latter part of a subsequent gestation. It is also stated that the adhesions that sometimes form between the uterus and the abdominal wall occasionally exert a deleterious influence in subsequent pregnancies.
—J. Whitridge Williams (1903)

　上記から，既往帝王切開の女性がなんらかの大きな問題に直面するという認識は早くから存在していた．現代の産科学において既往帝王切開妊娠の分娩管理ほど論争の的になる問題はない．実際に，子宮破裂に関連する危険性は，「Once a cesarean, always a cesarean」という1916年のCraginの言葉で頻繁に引用された．100年前に提唱されたCraginの言葉はしばしば引き合いに出されるが，この問題はいまだほとんど解決されないままである．

100年間にわたる論争

　20世紀初頭から，帝王切開は比較的安全に行われるようになった．しかし，初回の帝王切開を施行し再度妊娠した場合，今度は子宮瘢痕部の破裂の危険性があった．破裂の不安があったとしても，帝王切開を再度行うことは完全には支持はされなかった．Eastman（1950）は，ジョンズ・ホプキンス病院では帝王切開後妊娠の30％が経腟分娩であると報告した．子宮破裂のリスクは2％であり，子宮破裂に関連した母体死亡率は10％であった．1960年代に行われた観察研究では，経腟分娩は妥当な選択肢の一つであった（Pauerstein, 1966, 1969）．これに関連して，1960年代を通して，全体の帝王切開率はたった5％であった．それ以降は，初回帝王切開率が増加するにつれて反復帝王切開率も増加した（Rosenstein, 2013）．

　1980年代には，NIH Consensus Development Conference（1981）が開催され，反復帝王切開を第1選択とする必要性について議論された．アメリカ産婦人科学会（ACOG）（1988, 1994）の支持のもと，**帝王切開後経腟分娩**（vaginal birth after cesarean：VBAC）例を増やそうとする試みが始まった．この試みは成功し，VBAC率は1980年には3.4％であったものが1996年には28.3％にまで増加したのである．それに従い，全米での帝王切開率は減少した．この推移は図31-1に示したとおりである．

　経腟分娩率の増加に伴って子宮破裂に関連する母体・新生児の罹病率・死亡率は増加した（Mc-

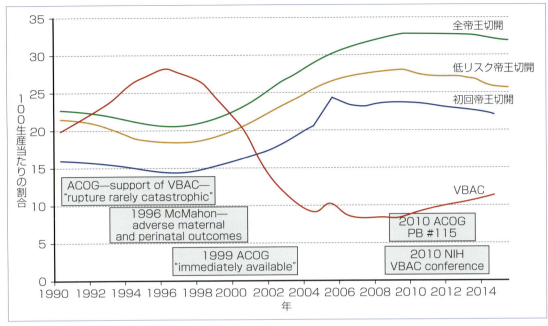

図 31-1　全帝王切開率，初回帝王切開率，低リスク帝王切開率，既往帝王切開後妊娠の経腟分娩（VBAC）率（アメリカ 1989～2015）
これらの割合に関連する出来事もグラフに示している.
(Data from Hamilton, 2015, 2016; National Institutes of Health: NIH Consensus Development Conference, 2010)

Mahon, 1996；Sachs, 1999）．これらの合併症の報告により，**帝王切開後試験分娩（trial of labor after cesarean section：TOLAC）**を積極的に施行する傾向は薄れていった．また，ACOG（1998）は設備・医師ともに緊急事態に**容易に対応できる施設**でのみ施行するように警告した．それから1年も経たずしてACOG（1999）は，医師は**直ちに**いつでも**対応可能**な状態にしておくべきであると推奨した．この"容易に"から"直ちに"へ変更したことで，それから10年にわたりVBAC率は急激に減少した．それは図 31-1 に示したとおりである（Cheng, 2014；Leeman, 2013）．

Uddinら（2013）は帝王切開後妊娠に対してTOLACを施行した割合を報告している．帝王切開後妊娠でTOLACを施行した割合は1995年が最も高く，その数は半分以上であった．その後，TOLACを試す妊婦の割合は2006年には16％にまで激減し，その後2009年に20～25％まで増加した．さらに，これらの調査

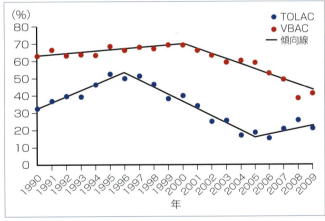

図 31-2　帝王切開後試験分娩率と帝王切開後試験分娩の成功率（アメリカ 1990～2009）
(Data from Uddin SFG, Simon AE: Rates and success rates of trial of labor after cesarean delivery in the United States, 1990–2009. Matern Child Health J 17: 1309, 2013)

では，VBACの割合は2000年にピークを迎え，約70％が成功していたが，その後は2008年に38％にまで激減したと報告している（図 31-2）．

実際のところ，医学的にも非医学的にも，VBAC率が減少する原因はさまざまであり，相互関係がある．これらは複雑かつ重要なことであ

表 31-1　既往帝王切開妊婦の帝王切開後試験分娩成功に影響するさまざまな因子

低リスク因子	成功に寄与する因子	不成功率を増加させる因子	[a] 高リスク因子
子宮下部横切開	教育された施設	未婚	古典的あるいはT字切開
前回経腟分娩	白色人種	高齢	子宮破裂の既往
適切なカウンセリング	自然分娩	巨大児	患者拒否
十分なスタッフと設備	前回胎位異常	肥満	子宮底部手術の既往
	1回あるいは2回の子宮下部横切開	骨盤位	産科的禁忌
	前回の帝王切開の適応と同様でないこと	多胎	例：前置胎盤
	早産	妊娠高血圧腎症	不十分な設備
		在胎週数＞40週	
		子宮下部縦切開	
		切開方法が不明	
		誘発分娩	
		内科的疾患	
		複数回の既往帝王切開	
		教育年数＜12年	
		前回分娩から期間が経っていない妊娠	
		賠償責任の懸念	

[a] 多くはこれらを絶対的禁忌としている．

るため，(Eunis Kennedy Schriver National Institute of Child Health and Human Development：NICHD) と Office of Medical Applications of Reserch：OMAR) が NIH Consensus Development Conference Panel (2010) を開催し，VBAC の問題について調査を行った．この報告には反復帝王切開と経腟分娩の危険性と有益性に関する概要も含まれる．これらの報告はその後さまざまな専門組織によって現在推奨されているものとともにまとめられている．重要なことは，カリフォルニアのデータでは 2010 年の NIH Consensus Development Conference 以降，VBAC 率はあまり増加していないということである (Barger, 2013)．

帝王切開後試験分娩にあたって影響を及ぼす因子

帝王切開の既往のある女性は，将来の妊娠と分娩方法を考えるうえで，妊娠前からカウンセリングを開始し，妊娠初期から介入していくべきである．そして妊娠経過に応じてその都度方針を変更していくべきである．状況の変化がないと仮定すると，基本的に二つの方法が選択できる．一つは，**VBAC を最終目的とした TOLAC** である．

TOLAC 施行中に帝王切開するべきと判断された場合は，「帝王切開後試験分娩に失敗した」ということになる．二つ目は，**選択的反復帝王切開 (elective repeat cesarean delivery：ERCD)** である．これは，予定の帝王切開以外に，自然陣痛発来やその他の適応で，帝王切開を予定していた人が急に緊急帝王切開になった症例も含まれている．

最終的な方針決定に際しては，TOLAC が成功するための臨床的な要素だけでなく，危険性と有益性についても考慮するべきである．想定どおりであるが，この成功率は，施設やスタッフによってさまざまである．TOLAC の成功に影響する因子を表 31-1 にあげている．最終的に，経済的要素，人員的要素，法医学的要素が TOLAC 施行の決定を左右する．

帝王切開後試験分娩と選択的反復帝王切開の危険性

子宮破裂のリスクは予想以上にあるといわれており，ACOG (1988, 1998, 1999, 2017a) の診療ガイドラインでは，TOLAC を支持するだけではなく，より注意深く行うように促す方向に改訂している．TOLAC も ERCD も，どちらも母体と

表 31-2 NICHD に登録された帝王切開後妊娠の分娩時合併症
　　　　（MFMU ネットワーク, 1999 ～ 2002）

合併症	帝王切開後試験分娩群 n=17,898 No. (%)	選択的反復帝王切開群 n=15,801 No. (%)	オッズ比 （95％信頼区間）	p 値
子宮破裂	124 (0.7)	0	NA	<.001
子宮切開部位離開	119 (0.7)	76 (0.5)	1.38 (1.04～1.85)	.03
子宮摘出	41 (0.2)	47 (0.3)	0.77 (0.51～1.17)	.22
血栓塞栓性疾患	7 (0.04)	10 (0.1)	0.62 (0.24～1.62)	.32
輸血	304 (1.7)	158 (1.0)	1.71 (1.41～2.08)	<.001
子宮内感染	517 (2.9)	285 (1.8)	1.62 (1.40～1.87)	<.001
母体死亡	3 (0.02)	7 (0.04)	0.38 (0.10～1.46)	.21
分娩前死産[a]				
37～38 週	18 (0.4)	8 (0.1)	2.93 (1.27～6.75)	.008
39 週以上	16 (0.2)	5 (0.1)	2.70 (0.99～7.38)	.07
分娩時死産[a]	2	0	NA	NS
正期産児の低酸素性虚血性脳症[a]	12 (0.08)	0	NA	<.001
正期産児の新生児死亡[a]	13 (0.08)	7 (0.05)	1.82 (0.73～4.57)	.19

[a] 分母は帝王切開後試験分娩 15,338 例と選択的反復帝王切開 15,014 例の合計.
NA：not applicable，NS：not significant.
　　　　　　　　　　　　　　　　　　　　　　　　　　　　　　　　　　　　　　（Adapted from Landon, 2004）

胎児に対して危険性・有益性をはらんでおり，必ずしもどちらがよいと言い切れないことがあるのが難しいところである．

■ 母体のリスク

　TOLAC によって，子宮破裂の発生率とそれに伴う合併症は明らかに増加する．子宮破裂は一般的に**全子宮破裂**と**不全子宮破裂**に分類される．全子宮破裂は子宮漿膜面を含む子宮筋層がすべて断裂するものであり，不全子宮破裂は子宮筋層の断裂は認めるが，子宮漿膜面には裂傷が及ばないものをいう．不全子宮破裂は，**子宮離開**とも表現される．子宮破裂のリスクが TOLAC における最大の不安要素である．それにもかかわらず，子宮破裂の発生率は低いために，TOLAC を施行するかどうかの決断において，これらの危険因子はさほど重要ではないと主張する者もいる．Guise ら（2010）のシステマティックレビューでは，TOLAC を施行した妊婦において，子宮破裂の発生率は 0.47％で，ERCD と比較した子宮破裂の相対リスクは 20.7 倍であり，子宮破裂のリスクは明らかに上昇したと結論づけている．

　Maternal-Fetal Medicine Units（MFMU）ネットワークは 19 の大学病院で前向き研究を行った（Landon，2004）．この研究では，約 18,000 人の TOLAC を施行した妊婦と，15,000 人以上の ERCD を施行した妊婦の結果を比較分析している．TOLAC での子宮破裂発生率は 0.7％であったのに対し，ERCD では子宮破裂は報告されなかった（表 31-2）．多くの研究で，TOLAC を施行した群と ERCD を施行した群で母体**死亡**率に大きな差はないと報告されている（Landon，2004；Mozurkewich，2000）．しかし，前述した Guise（2010）のシステマティックレビューでは，母体死亡リスクは ERCD を施行した妊婦と比較して TOLAC を施行した妊婦で有意に減少したと報告している．カナダの後ろ向きコホート研究では，母体死亡率が ERCD を施行した群で 5.6/100,000 であるのに対し，TOLAC を施行した群では 1.6/100,000 という結果であった（Wen，2005）．

　母体合併症においてもまた，複数の調査で相反する結果が出ている．Guise（2010）のレビューでは，子宮全摘出術や輸血のリスクにはまったく差がなかったと報告されている．しかし，別のメタアナリシスでは，TOLAC 施行群で輸血や子宮全摘出術が必要であった例は，ERCD 施行のそれと比較して約半分の割合であった（Mozurkewich，2000）．一方，ネットワーク研究では，TOLAC 施行群のほうが輸血や感染のリスクが有意に高いという結果であった（Landon，2004）．この結果

の違いは，その他いくつかの研究でもみられる．特に，これらの主な合併症のリスクは，TOLACが成功した群と比較して，失敗した群で5倍となるとの報告もある（Babbar, 2013；Rossi, 2008）．

■ 胎児と新生児のリスク

TOLACではERCDと比較して極めて**周産期死亡率**が高く，それぞれ0.13％と0.05％である．そして新生児死亡率はそれぞれ0.11％と0.06％である（Guise, 2010）．約25,000人の既往帝王切開の妊婦を対象とした研究では，15,515人がTOLACを選択し，経腟分娩に関連する周産期死亡リスクは1.3/1,000であった．周産期死亡の数は少ないが，ERCDを施行した9,014人と比較して，TOLACでは**11倍**も周産期死亡リスクが高かった（Smith, 2002）．

また，TOLACではERCDよりも**低酸素性虚血性脳症**（hypoxic-ischemic encephalopathy：HIE）の発生率も高いと考えられている．ネットワーク研究では，正期産でのHIE発生率はTOLACで46/100,000，ERCDでは一例もなかった（Landon, 2004）．

システマティックレビューによると，**新生児一過性多呼吸**の発生率はTOLACが3.6％であるのに対して，ERCDでは4.2％とやや高いことがわかった（Guise, 2010）．しかし，バッグ・マスク換気の使用頻度は，TOLAC出生児が5.4％であるのに対してERCD出生児では2.5％と，TOLAC出生児のほうが高かった．そして，アプガースコア5分値やNICU入院率に関して，TOLAC出生児とERCD出生児の間に有意な差はなかった．分娩時外傷は，ERCDで生まれた児に多かった．

帝王切開後試験分娩の適応

TOLACの適応を決定する質の高い有効なデータはほとんどない．Gregoryら（2008）のカリフォルニア病院で分娩した41,450人の人口ベースのコホート研究では，母体，胎児，胎盤に合併症がない限り，TOLACの成功率は74％であったと報告している．結果を予測するためのアルゴリズムやノモグラフは存在し発展してきたが，予後予測になる妥当なものは実証されていない（Grobman, 2007b, 2008, 2009；Macones, 2006；Metz, 2013；Srinivas, 2007）．しかし，TOLACに失敗したモデルを用いれば，子宮破裂や子宮離開をなんらかの形で予測できることがわかった（Stanhope, 2013）．これは精度の限界はあるが，いくつかの点において適応を判断することに関連しており，次の項で説明する．現在，ACOG（2017a）では子宮下部横切開回数が1回の症例についてはTOLACの適応があるとしている．そして適応があると判断された場合，分娩様式をTOLACにするかERCDにするか十分なカウンセリングがなされるべきである．

■ 子宮切開の既往
◆ 子宮切開方法

過去の帝王切開の切開方法・回数はTOLACを推奨するかどうかの重要な因子になる．一度の子宮下部横切開であれば，瘢痕部離開のリスクは低い（表31-3）．図31-3で示すように，切開が子宮底部にまで及ぶような子宮縦切開の場合，離開のリスクは高くなる．重要なことは，古典的帝王切開の既往のある妊婦は，分娩になる前に子宮破裂を起こし，それは正期産時期の数週前でも起こりうるということである．古典的帝王切開で分娩したことのある妊婦157例のうち1例が分娩になる前に全子宮破裂を起こし，9％に子宮離開を認めたという報告がある（Chauhan, 2002）．

子宮底部まで及ばない子宮縦切開の既往のある妊婦の子宮破裂のリスクは不明である．Martin（1997）とShipp（1999）らは，子宮下部縦切開

表31-3　子宮切開方法と子宮破裂のリスク評価

前回の子宮切開方法	推定子宮破裂発生率（％）
古典的切開	2～9
T字切開	4～9
子宮下部縦切開 [a]	1～7
1回の子宮下部横切開	0.2～0.9
複数回の子宮下部横切開	0.9～1.8
早産期帝王切開の既往	増加
子宮破裂の既往	
子宮下部	2～6
子宮底部	9～32

[a] 定義は本文参照．

(Data from the American College of Obstetricians and Gynecologists, 2017a; Cahill, 2010b; Chauhan, 2002; Landon, 2006; Macones, 2005a, b; Martin, 1997; Miller, 1994; Sciscione, 2008; Society for Maternal-Fetal Medicine, 2012; Tahseen, 2010)

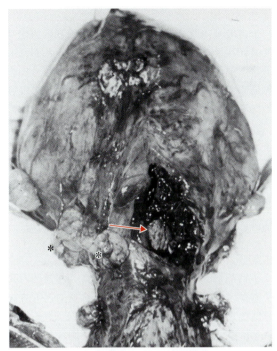

図 31-3 分娩開始の初期に反復帝王切開を施行した際に確認された子宮縦切開部位の破裂部位（矢印）
左側に示した2つの＊は癒着した大網の密集部位である．

は子宮下部横切開の場合と比べて子宮破裂発生率を増加させないと報告した．ACOG（2017a）では，証拠はわずかであるが，子宮底部まで及ばない子宮縦切開の既往のある症例はTOLACの対象としてもよいとしている．これとは対照的に，古典的帝王切開あるいはT字切開の場合はTOLACをすることは禁忌に近い．

　初回帝王切開時に子宮縦切開の適応となることはほとんどないが，24〜25週に帝王切開となった症例のうち，53％が子宮縦切開を行っている（Osmundson, 2013）．子宮縦切開となる割合は，28週までに35％まで減少し，32週までに10％未満にまで減少する．古典的子宮切開は骨盤位においても増加する可能性がある．そのような場合は，たとえば早産期の骨盤位の症例で，子宮下節の進展が十分ではない場合は，ほとんどが子宮体部に縦切開をする．早産期の帝王切開の既往は，子宮破裂のリスクを2倍に上昇させる因子となる可能性がある（Sciscione, 2008）．それは，一つには早産期の子宮を切開する際に，切開創を子宮底部の方向に延長するからといわれている．Lan-

nonら（2015）は，前回生育限界で帝王切開を施行した456人の妊婦と，前回正期産で帝王切開を施行した100,000人以上の妊婦を比較している．子宮破裂の頻度は，生育限界で帝王切開した群で1.8％であったのに対し，正期産で帝王切開した群では0.4％であった．生育限界で帝王切開した群で子宮破裂を起こした妊婦の半数は，前回の子宮切開が下部横切開であった．一方，Harperら（2009）はこのような差は認めなかったと報告している．

　帝王切開後妊娠で子宮奇形がある場合は特に注意しなくてはならない．以前の報告では，正常形態子宮で子宮下部横切開をした場合よりも子宮破裂発生率が増加するといわれている（Ravasia, 1999）．しかし，ミュラー管奇形のある103人の妊婦を対象とした研究では，子宮破裂例はなかった（Erez, 2007）．

　さまざまな子宮切開方法によって子宮破裂のリスクもさまざまであることから，ACOGでは，前回の子宮切開方法が，TOLACを施行するかどうか判断するにあたり，最も重要な因子であると提言しているのは，言うまでもない（Coleman, 2005）．

◆子宮切開部位の縫合方法

　第30章でも論議していたように，子宮下部横切開の場合は1層縫合でも2層縫合でも可能である．Robergeら（2014）によるメタアナリシスでは，子宮切開部の縫合方法に関して，1層縫合と2層縫合の比較と，ロックあり縫合とロックなし縫合の比較を行っている．この報告によると，いずれの縫合方法を用いても子宮離開や子宮破裂の割合はまったく変わらなかった．しかし，1層縫合と1層目のロックあり縫合に関しては，その後の超音波計測において子宮筋層の菲薄化と関連していたと報告されている．一方で，Bennichら（2016）は，産後数ヵ月にソノヒステログラフィーを行った場合，残存した子宮筋層の厚みは2層縫合したからといって増加はしないと報告している．パークランド病院では，子宮下部横切開の場合は連続1層ロック縫合で統一している．

◆帝王切開の回数

　少なくとも三つの研究で，子宮下部横切開を1回施行した場合と2回施行した場合とでは子宮破裂発生率が2〜3倍に増加すると報告している

（Macones, 2005a；Miller, 1994；Tahseen, 2010）．一方で，Landon ら（2006）によるネットワークデータ分析では，上記について断定はできない結果となった．それどころか，複数回帝王切開を施行した妊婦 975 例と 1 回のみ帝王切開を施行した妊婦 16,915 例との間に子宮破裂発生率の有意な差はなかった（それぞれ 0.9％と 0.7％）と報告した．後述するが，帝王切開の回数が多いほど重大な母体合併症は増加する（Marshall, 2011）．

◆ 切開部位の画像診断

これまで，帝王切開後妊娠に対して子宮切開部を超音波検査で確認し，子宮破裂の可能性があるかどうかの判断をしてきた．非妊娠時に子宮筋層に大きな欠損がある場合は子宮破裂のリスクはより高くなる（Osser, 2011）．Naji ら（2013a, b）によると，妊娠週数が進むにつれて**残存子宮筋層厚は薄くなり，瘢痕部が薄くなるほど子宮破裂発生率は高くなる**ことがわかった．あるシステマティックレビューでは，前回子宮下部横切開を行った妊婦に対して妊娠第三期に超音波検査での評価を行った（Jastrow, 2010a）．このレビューでは，子宮下節の筋層の菲薄化は，前回帝王切開の瘢痕部筋層の欠損を強く示唆すると結論づけている．彼らは，子宮下節の厚さを膀胱壁から羊水腔までの距離の最小値として定義した．報告では，TOLAC を推奨できる子宮筋層の厚さがどの程度かはわかっていない．同じグループが，子宮下部横切開を 1 回施行した後に経腟分娩を考えている 1,856 人の妊婦を対象として，妊娠 34 ～ 39 週の間に子宮下節の筋層の厚さを超音波検査で測定している（Jastrow, 2016）．彼らは，子宮筋層の厚さを基に TOLAC を施行した際の子宮破裂のリスクを三つのグループに分け検討した．子宮筋層の厚さが 2.0 mm 未満を高リスク，2.0 ～ 2.4 mm を中リスク，2.5 mm 以上を低リスクに分類した．TOLAC を施行した割合は，それぞれ 9％，42％，61％であった．984 人に TOLAC を施行したが，症候性子宮破裂は一例もなかった．全体として，データは限られており，超音波検査での子宮筋層の測定は現在のところルーチン検査にはなっていない．

■ 子宮破裂の既往

子宮破裂の既往のある妊婦は子宮破裂の再発リスクが高くなる．表 31-3 に示しているとおり，子宮下部の破裂の既往のある妊婦は最大で 6％の再発率であるのに対して，子宮上部の破裂の既往のある妊婦は 9 ～ 32％の再発率であった（Reyes-Ceja, 1969；Ritchie, 1971）．Fox ら（2014）は，子宮破裂の既往のある 14 人と子宮離開の既往のある 30 人を調査している．その後の 60 妊娠を調査しているが，陣痛が発来する前に帝王切開を行う標準的な管理を行えば，子宮破裂や重大な合併症は一例もなかった．

■ 帝王切開後の妊娠間隔

子宮筋層の回復具合を MRI で調べたところ，子宮が解剖学的に元に戻るのには少なくとも 6 ヵ月は要するとされている（Dicle, 1997）．さらに，Shipp ら（2001）は一度帝王切開を施行したことのある妊婦 2,409 人において術後の非妊娠期間と子宮破裂との関係を調査した．そのうち 29 人（1.4％）に子宮破裂を認め，非妊娠期間が 18 ヵ月以下の場合，18 ヵ月を超える場合よりも子宮破裂のリスクが 3 倍増加した．Stamilio ら（2007）は，非妊娠期間が 6 ヵ月未満の場合，それ以上の場合よりも子宮破裂のリスクは 3 倍増加すると述べた．

■ 経腟分娩の既往

帝王切開を施行した前であっても後であっても，経腟分娩の既往があると，その後の経腟分娩（自然分娩，誘発分娩）の予後がよくなる（Aviram, 2017；Grinstead, 2004；Hendler, 2004；Mercer, 2008）．また，経腟分娩の既往があると，その後の分娩での子宮破裂発生率やその他の合併症が減少する（Cahill, 2006；Hochler, 2014；Zelop, 1999）．

■ 既往帝王切開妊婦の適応

前回の帝王切開の適応が今回には認められない，たとえば骨盤位などの理由で施行されたのであれば VBAC 率は約 90％と最も高い（Wing, 1999）．また，胎児に危険性があるために施行された場合の VBAC 率は約 80％，分娩停止の場合の VBAC 率は約 60％である（Bujold, 2001；

Peaceman, 2006). 前回の分娩で分娩第 2 期に帝王切開となった場合は，次の分娩の分娩第 2 期に子宮破裂する可能性が高くなる（Jastrow, 2013）．

■ 胎児の大きさと胎位

胎児の大きさと，VBAC 率は逆相関することが多くの研究でわかっている．子宮破裂のリスクは，あまり強く関連しない．Zelop ら（2001）は TOLAC を施行した約 2,750 例の妊婦を比較したところ，子宮破裂の確率は有意な差ではないが，胎児が大きいほど増加した．具体的には，児の推定体重が 4,000 g 未満で 1.0 %，4,000 g を超えると 1.6 %，そして 4,250 g を超えると 2.4 % であった．同様に，Jastrow ら（2010b）は，子宮下部横切開の既往のある 2,586 人の妊婦を対象とした後ろ向き研究で，出生時体重の増加に伴って，経腟分娩の失敗例，子宮破裂，肩甲難産，会陰裂傷が増加すると報告している．逆に，Baron ら（2013）は，出生体重が 4,000 g を超えても子宮破裂のリスクは増加しないと述べている．早産期の TOLAC は VBAC 率がより高くなり，子宮破裂発生率は低くなる（Durnwald, 2006；Quiñones, 2005）．

骨盤位に対する外回転術（external cephalic version：ECV）のデータは限られており，少数の研究しか報告がない（Burgos, 2014；Weill, 2017）．それらの結果では，既往帝王切開妊婦における ECV の成功率や ECV による合併症発生率は，帝王切開既往のない妊婦と同等であった．ACOG（2016）は，これらに関して信頼できるデータが乏しいことを認めている．パークランド病院では，既往帝王切開妊婦に対する ECV は行っていない．

■ 多胎妊娠

双胎妊娠が子宮破裂発生率を増加させるかどうかは明らかではない．Ford ら（2006）は 1,850 人の双胎妊婦を分析し，45 % が VBAC に成功し 0.9 % に子宮破裂を認めたと報告した．同様の研究を Cahill（2005）や Varner ら（2007）が報告しているが，子宮破裂発生率は 0.7 ～ 1.1 %，VBAC 率は 75 ～ 85 % であった．ACOG（2017a）によると，子宮下部横切開の既往がある双胎妊婦は，安全に TOLAC を施行することができる．

■ 母体肥満

多くの研究において，body mass index（BMI）と VBAC 成功率は反比例の関係にあると報告されている．Hibbard ら（2006）は，BMI と VBAC 成功率を調査したところ，BMI が正常の場合は 85 %，25 ～ 30 の場合は 78 %，30 ～ 40 の場合は 70 %，40 以上の場合は 61 % であった．Juhasz ら（2005）も同様の報告をしている．

■ 胎児死亡

帝王切開の既往があり，今回の妊娠で胎児死亡と診断された妊婦のほとんどが経腟分娩を希望する．このような状況では胎児の状態は考慮しないが，母体の危険は増加するといわれている．約 46,000 人の帝王切開後の妊婦のうち，今回の妊娠において 209 人は平均で妊娠 32.8 週での胎児死亡であった（Ramirez, 2010）．そのうち 158 人が TOLAC を選択し，87 % が成功した．全 TOLAC 群で子宮破裂発生率は 2.4 % であった．誘発分娩を施行した 116 例のうち，分娩中に子宮破裂を起こしたのは 5 例（3.4 %）であった．

陣痛と分娩

■ 分娩時期

ACOG とアメリカ周産期学会（SMFM）（2017b）は，妊娠 39 週またはそれ以上の週数まで，治療ではない分娩は遅らせることを推奨している．図 31-4 に示したとおり，39 週以前の選択的反復帝王切開での分娩における重大かつ多くの新生児有病率が報告された（Chiossi, 2013；Clark, 2009）．それがゆえに，ERCD を予定していたとしても，胎児が成熟することが必要不可欠である．

アメリカ小児科学会（AAP）と ACOG（2017）は，選択的反復帝王切開を施行する時期について，下記に記すガイドラインを作成した．これらの項目を使用するにあたって，正確な妊娠週数の把握が必要である．

1. 妊娠 20 週未満のいずれかの時期で超音波検査による週数決定をし，妊娠 39 週以降の時期であることがほぼ間違いないと確認できること．
2. 胎児心拍が超音波で確認されていて 30 週以上経過していること．

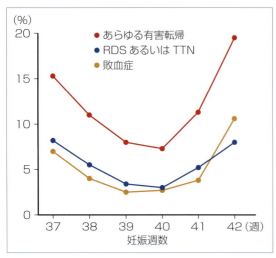

図31-4 選択的反復帝王切開を施行した妊婦13,258人における新生児罹患率

あらゆる有害事象には死亡も含む．敗血症は疑いと確定診断をいずれも含む．
RDS：呼吸窮迫症候群，TTN：新生児一過性多呼吸．
(Data from Tita AT, Landon MB, Spong CY, et al: Timing of elective repeat cesarean delivery at term and neonatal outcomes. N Engl J Med 360(2): 111, 2009)

3. 血中あるいは尿中 hCG-β が陽性となってから36週以上経過していること．

■ 分娩時の注意点

　TOLACには子宮破裂のリスクを伴うため，AAPとACOG（2017）は，TOLACは緊急時に十分対応できるスタッフと設備を備えた施設でのみ実行すべきであるとしている．さらに，そのような施設は子宮破裂が起こった際の対処を決めておくべきであるとしている．このような声明により，女性が自由に選択肢を選ぶことができなくなると主張する人もいる．たとえば，オハイオ病院での以前の調査ではLevel Ⅰ施設で15％，Level Ⅱ施設で63％，Level Ⅲ施設で100％にこのような要求を認めた（Lavin, 2002）．さらに，産科麻酔の労働調査によると，スタッフ数の制限により，TOLACが認められているのは，年間分娩件数が1,500件以上の病院で88％，500〜1,499件の病院で59％，500件未満の病院で43％であると報告している（Traynor, 2016）．いくつかの症例では，助産院や自宅でのTOLACを選択している（Shields, 2017）．

■ 頸管熟化と陣痛刺激

　陣痛誘発はTOLACの失敗率を増加させる．しかし，禁忌とされているミソプロストールなどのプロスタグランジン（PG）E₁を除いて，陣痛の誘発や増強が子宮破裂のリスク因子かどうかははっきりしていない（ACOG, 2017）．ほとんどの施設では比較的保守的ではないが，パークランド病院ではTOLACを希望する妊婦に対して薬剤を用いた陣痛の誘発や促進は行わない方針としている．その代わり，人工破膜を行うことでのみ陣痛の誘発を試みている．陣痛の誘発や促進を回避したい例としては，前回の切開方法が不明な例や，頸管熟化が未熟な例，40週を超えている例があげられる．

◆ オキシトシン

　オキシトシンを用いた陣痛の誘発や促進は，TOLACの子宮破裂の発生率増加に"関与"するとされている（Zelop, 1999）．Landonら（2004）によるネットワークの研究によると，子宮破裂の発生率は，オキシトシン単独での誘発分娩（1.1％）のほうが自然分娩（0.4％）よりも高い．陣痛促進での子宮破裂発生率は0.9％との報告もある．経腟分娩の経験がない妊婦がTOLACを施行した際にオキシトシンで陣痛誘発をすると，子宮破裂を1.8％で認め，自然分娩の4倍リスクが増加する（Grobman, 2007a）．一方で，症例対照研究によると，陣痛誘発と子宮破裂リスクの増加は関係ないとしているものもある（Harper, 2012a）．Cahill（2008）とGozelら（2001）は，オキシトシンの投与量と子宮破裂のリスクとの関連を報告している．

◆ プロスタグランジン

　頸管熟化や陣痛誘発のための一般的なプロスタグランジン製剤については第26章で述べられている．帝王切開後妊娠に対する安全性はデータにばらつきがあり明らかではない．

　Wingら（1998）は帝王切開後妊娠に対する誘発分娩において，ミソプロストール（PGE₁）とオキシトシンの比較試験を行ったところ，ミソプロトールを用いて誘発したはじめの17例のうち2例の子宮破裂を認め，ミソプロストールは子宮破裂を引き起こすとみなして試験を中断した．他の研究でもこのことを認めており，ミソプロストールは禁忌薬としているところがほとんどであ

る（ACOG, 2017a）．

その他のプロスタグランジン製剤の誘発分娩に対する評価はさまざまである．Ravasiaら（2000）は，PGE_2ジェルを使用した群172例と自然分娩群1,544例を対象に子宮破裂について比較したところ，子宮破裂発生率はPGE_2ジェルを使用した群が2.9％，自然分娩群が0.9％と，PGE_2ジェルを使用した群で明らかに増加した．Lydon-Rochelleら（2001）も同様の結果を報告している．前述したネットワークでの研究では，いずれのプロスタグランジン製剤もオキシトシンと併用すると子宮破裂発生率は1.4％であった（Landon, 2004）．しかし，プロスタグランジン製剤のみで誘発分娩を行った227例では子宮破裂を認めなかった．そして，プロスタグランジン腟錠は子宮破裂のリスクを増加させないという報告がいくつかなされている（Macones, 2005b）．Kayaniら（2005）と同様に最近の研究者たちによると，プロスタグランジン製剤に続いてオキシトシンを連続投与した場合，自然分娩と比べて3倍の子宮破裂発生率の増加を認めることがわかった．

◆ 器械を用いた方法

いくつかの研究では，前回帝王切開の妊婦に対する頸管熟化や陣痛誘発を目的とした経頸管フォーリーカテーテルの使用は限定的であるとしている（Ben-Aroya, 2002；Jozwiak, 2014）．ある後ろ向き研究では，前回帝王切開の妊婦2,479例を対象として子宮破裂のリスクを検討しているが，経頸管フォーリーカテーテルを用いた陣痛誘発の場合（1.6％）も，自然分娩の場合（1.1％）や，オキシトシン使用の有無にかかわらず人工破膜を行った場合（1.2％）と比較して，子宮破裂の発生率に明らかな差はなかった（Bujold, 2004）．一方，Hoffman（2004）はフォーリーカテーテルで頸管熟化を促した138例と自然分娩の536例の子宮破裂発生率を比較しているが，明らかにフォーリーカテーテルを用いた場合（6.5％）のほうが，自然分娩の場合（1.9％）よりも子宮破裂のリスクは高かったと報告している．

■ 硬膜外麻酔

陣痛に対して硬膜外麻酔を行うことで，子宮破裂の痛みをマスクしてしまうのではないかという考えは証明されていない．子宮切開部位の離開や出血で痛みを感じるのは10％もなく，胎児心拍低下が子宮破裂の指標として最も適切である（Kieser, 2002）．とはいうものの，Cahillら（2010a）は，硬膜外麻酔の投与量が多ければ多いほど子宮破裂の発生率は増加すると報告している．硬膜外麻酔は，その他の麻酔方法と比較すると，VBAC率は同等かそれより高い（Aviram, 2017；Shmudi；2017）．VBACの1/4は鉗子分娩か吸引分娩で分娩している（Inbar, 2017）．AAPとACOG（2017）は，硬膜外麻酔はTOLACにおいて安全に施行することができるとしている．

■ 子宮切開創部の検査

医師によっては，VBAC例に対して，ルーチンで拡張した頸管から手を入れて子宮下部内膜面を確認し，前回の切開部位が完全な状態であるかを確認している．しかし，ルーチンの子宮切開創部の検査は，不必要であるという意見もある．VBACを行った3,469例を対象とした長期間の研究では，7例が子宮離開，1例が子宮破裂を起こしており，合計で0.23％の合併症発生率であった（Silberstein, 1998）．彼らは，経頸管評価は症状がある患者にのみ必要であると結論づけている．

現在のところ，無症状の症例に対する定期的な子宮切開創部の評価が，子宮破裂に関して役立つ評価か明らかとなっていないが，大量出血の場合は離開に対する外科的修復が必要である．実務上ではルーチンに前回の子宮切開部位を確認する．開腹して修復するかどうかを決定する場合には，どの程度裂傷が大きいのか，後腹膜に入って修復する必要があるのかどうか，活動性の出血があるかどうかを考慮に入れる．

子宮破裂

■ 診　断

TOLACと普通分娩の進行具合は同様である．子宮破裂を予測する特徴的な徴候はない（Graseck, 2012；Harper, 2012b, Sondgeroth, 2017）．出血性ショックになる前の子宮破裂時の症状と身体所見は想像しているものとは異なることがある．たとえば，子宮破裂による腹腔内出血が横隔膜を刺激することで胸痛が生じることがある．このような場合は，子宮破裂よりもまず肺血

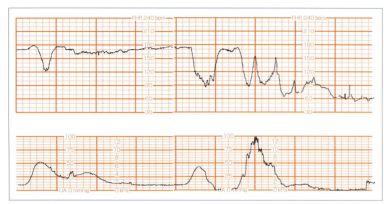

図31-5 陣痛時のいきみ中に，子宮破裂を起こした症例の胎児心拍モニター
子宮破裂が反射的ないきみを誘発した後，子宮の収縮は減弱し，徐脈が悪化した．

栓塞栓か羊水塞栓と診断してしまうだろう．子宮破裂時に最も多い徴候は，図31-5のような，変動一過性徐脈から遅発性一過性徐脈や徐脈へと移行する胎児心拍異常である．TOLAC中に子宮破裂に至った36例で，24例は胎児心拍異常，8例に母体の異常，3例は双方の異常を認めた（Holmgren, 2012）．子宮破裂が生じた後，陣痛がなくなったと訴える妊婦はほとんどおらず，子宮内圧計は子宮破裂の診断に役立つものではなかった（Rodriguez, 1989）．

　一部の子宮破裂の臨床的状態は，胎盤早期剥離と類似している．しかし，激しい腹痛や圧痛がある症例はあまりみられない．そして，大半は陣痛の疼痛緩和のため麻薬や硬膜外麻酔を使用しているため，腹痛や圧痛がすぐにわかるわけではない．多くの場合，胎児心拍異常や，腹腔内出血による血液量減少により状況が明らかになる．

　陣痛によって児がすでに骨盤内に嵌入している場合，内診によって嵌入具合がわかる．子宮破裂部位から児の一部あるいはすべてが押し出されてしまった場合，腹部触診と内診でどのあたりに児がいるのか確認でき，児が骨盤入口部から離れていることもある．収縮している硬い子宮と胎児が同時に触れることもある．超音波検査も時に有用である．

■ 分娩決断から出産までの時間

　子宮破裂を起こし，胎児が腹腔内に排出されてしまった場合，胎児が障害なく生存する確率は極めて低い．そして死亡率は50～75％と報告されている．胎児の状態は，胎盤の着床部位に障害がない状態であるかどうかにかかっており，それは分単位で変化しうることである．子宮破裂が起こった際に，胎児を救済する唯一の方法は迅速な分娩—多くは帝王切開—である．さもなければ，低酸素血症は免れない．もし子宮破裂に続いて完全な胎盤剥離が生じた場合は，神経学的に正常な児はほとんど生まれない．それゆえに，たとえ最高の環境下であっても，ある程度の児は障害をもって生まれてしまう．ユタ州での経験を下記に記す（Holmgren, 2012）．分娩進行中に子宮破裂を起こした35例のうち，分娩決断から出産までの時間が，18分未満であった17例は神経障害のある新生児は認めなかった．しかし，18分以上かかった18例においては，3例が長期的な神経障害を被った．それぞれ分娩決断から出産までに31分，40分，42分を要している．死亡者はいなかったが，子宮破裂を起こした35例の8％の児に重度の神経障害が生じた．

　スウェーデンの出生登録を分析したKaczmarczykら（2007）の研究で，子宮破裂による新生児死亡率は5％であった．ネットワークの研究では，TOLAC中に子宮破裂を起こした114例のうち7例（6％）にHIEを認めた（Spong, 2007）．

　子宮破裂による母体死亡はまれである．カナダで1991～2001年の間に分娩をした2,500,000人のうち，1,898例に子宮破裂を認め，そのうち4例（0.2％）は母体死亡に至った（Wen, 2005）．しかし，世界の他の地域の子宮破裂に関連した母体死亡率はこれよりも高い．インドの田舎では，子宮破裂に関連した母体死亡率は，30％と報告されている（Chatterjee, 2007）．

■ 管理方法

　TOLAC中の全子宮破裂の際，子宮摘出が必要となる場合がある．しかし，症例を選べば子宮温存のため子宮破裂部位を修復することも可能である．Sheth（1968）は，子宮破裂を起こした例で子宮摘出ではなく子宮修復術を施行した66例に

ついて述べている．不妊手術をしていない41例のうち13例は，その後合計21件の妊娠が確認された．そのなかで4例（約20％）が子宮破裂の再発を起こした．Ustaら（2007）も同様の結果を報告している．しかし一方で，子宮切開部位の離開を認めた妊婦でも，その後の妊娠において子宮破裂をより起こしやすいとはいえないと報告している研究もある（Baron, 2014）．

反復帝王切開

アメリカでは，TOLACには前述したような危険性がいわれているがゆえに，ERCDを施行する人が大半である．この選択も，重度の母体合併症がないわけではないし，その発生率は帝王切開の回数に応じて増加していく．一度帝王切開を施行した妊婦が，ERCDを施行した際の一般的な合併症が表31-2に示してある．パークランド病院では，帝王切開時に子宮全摘出した症例の半分は，1回あるいはそれ以上の帝王切開既往のある妊婦であった（Hernandez, 2013）．

MFMUネットワークは，1～6回の反復帝王切開を施行した30,132例における合併症の増加の問題に取り組んだ（Silver, 2006）．図31-6に，一般的な，あるいは重度な合併症の確率を示した．これに加えて，腸管損傷・膀胱損傷，集中治療入院，人工呼吸器療法，母体死亡率だけでなく，手術時間や入院期間も，帝王切開の回数が多いほど増加する傾向にあることがわかった．同様の結果は他の研究でも示された（Nisenblat, 2006；Usta, 2005）．腸閉塞や癒着による骨盤痛のリスクは帝王切開の施行数が多いほど増加するのだが，定量化は困難である（Andolf, 2010；Mankuta, 2013）．

イギリス産科調査システム（United Kingdom Obstetric Surveillance System：UKOSS）のCookら（2013）は，5回以上の帝王切開の既往のある女性の後遺症について述べた．5回以上の帝王切開の既往のある女性では，合併症発症率が明らかに高かった．特に，大量出血は18倍，内臓損傷は17倍，集中治療入院は15倍，37週未満の出産は6倍であった．この合併症発症例の18％に前置胎盤あるいは癒着胎盤を認めた（第41章参照）．

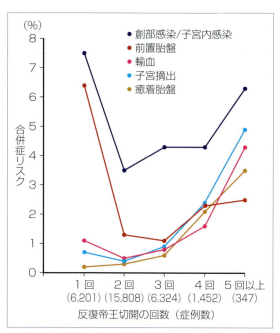

図31-6　MFMUネットワーク：反復帝王切開の回数と合併症リスク
(Data from Silver RM, Landon MB, Rouse DJ, et al: Maternal morbidity associated with multiple repeat cesarean deliveries. Obstet Gynecol 207: 1226, 2006)

帝王切開後経腟分娩の2017年時点の最新の知見

残念なことに，医療者や患者にとって，TOLACまたはERCDを行った妊婦の転帰を比較した大規模無作為化試験がない．今までのところ多くの研究は，試みた分娩方法よりも実際の分娩方法を比較している．それがゆえに，Scott（2011）のいうように，"常識"的なアプローチをするべきと考える．女性とそのパートナーが医療者と積極的にコンタクトをとったうえで最終的に決断するよう推奨されている．カウンセリングでは，事前の子宮切開に関する文書，TOLACやERCDに関する危険性，安全性，成功率に関しての議論が含まれていなければならない．そのなかには，将来の妊娠に関するリスクのことも含まれる．理想的なカウンセリングは，妊娠前から始まり，妊娠期間中も引き続き，必要であれば分娩時期まで延長できるというものである．リスクが増加するということを踏まえたうえでTOLACを希望する女性のために，同意書の追加が勧められている（ACOG, 2017a）．Bonannoら（2011）

表 31-4　VBAC を試みるための帝王切開後試験分娩に関するそれぞれの組織団体の推奨内容

	カウンセリング	施設	その他
アメリカ産婦人科学会（2017a）	一度子宮下部横切開を施行した妊婦への対応する：子宮下部横切開 2 回の妊婦も考慮する	直ちに帝王切開を安全に行うことができる：患者に VBAC の適応がない場合は，リスクが増加することを理解してもらう	対象外：双胎，巨大児，子宮下部縦切開の既往あるいは切開方法不明例
カナダ産婦人科学会（2005）	一度子宮下部横切開を施行した妊婦への対応：VBAC 成功の見込みはあるがリスクは増加することを伝える	すぐに帝王切開ができる施設に紹介する：約 30 分以内に帝王切開分娩が可能な施設	オキシトシンやフォーリーカテーテルによる陣痛誘発は安全である．しかし，プロスタグランジン製剤は使用すべきではない：巨大児，糖尿病，過期妊娠，双胎は禁忌である
イギリス産婦人科学会（2007）	子宮下部切開の既往がある妊婦に対する VBAC 選択肢について：産科医と患者で相談したうえで決定する	連続的な治療と監視ができて適切な分娩方法を選択できる：緊急帝王切開が施行できる	双胎と巨大児には注意すべきである

はその一例を作成した．それぞれの専門団体のガイドラインの概要が表 31-4 に示されている．より保守的な傾向があるガイドラインは表 31-5 に示されている．

（訳：小林律子，青木宏明）

表 31-5　帝王切開後試験分娩に関する保守的なガイドライン

ACOG 実践ガイドラインに従う
教育とカウンセリング
妊娠前
　ACOG 患者パンフレットを提供する
妊婦健診初期
　必要時に計画を立てなおす
　どの妊娠時期にも計画を適宜見なおす
　決断を変えることをいとわない
　受け入れ施設をもつ
リスク評価
前回手術記録を再確認
相対的禁忌，絶対的禁忌を再確認
妊娠が進むごとにリスクを再考する
慎重に行う条件：子宮横切開の帝王切開が 2 回以上の既往，切開方法不明，双胎，巨大児
陣痛と分娩
注意すべき誘発分娩例：不適切な子宮頸管状態，高い児頭下降位置
　人工破膜を考える
　プロスタグランジン製剤を避ける
　オキシトシン投与に注意する：いつ中止すべきか
異常な分娩経過に注意する
胎児心拍モニター異常の場合は慎重になる
帝王切開後試験分娩の中止するべきタイミングを知る

References

American Academy of Pediatrics, American College of Obstetricians and Gynecologists: Guidelines for Perinatal Care, 8th ed. Elk Grove Village, 2017.

American College of Obstetricians and Gynecologists: Guidelines for vaginal delivery after a previous cesarean birth. Committee Opinion No. 64, October 1988.

American College of Obstetricians and Gynecologists: Vaginal delivery after previous cesarean birth. Committee Opinion No. 143, October 1994.

American College of Obstetricians and Gynecologists: Vaginal birth after previous cesarean delivery. Practice Bulletin No. 2, October 1998.

American College of Obstetricians and Gynecologists: Vaginal birth after previous cesarean delivery. Practice Bulletin No. 5, July 1999.

American College of Obstetricians and Gynecologists: External cephalic version. Practice Bulletin No. 161, February 2016.

American College of Obstetricians and Gynecologists: Vaginal birth after cesarean delivery. Practice Bulletin No. 184, November 2017a.

American College of Obstetricians and Gynecologists, Society for Maternal-Fetal Medicine: Nonmedically indicated early-term deliveries. Committee Opinion No. 561, April 2013, Reaffirmed 2017b.

Andolf E, Thorsell M, Källén K: Cesarean delivery and risk for postoperative adhesions and intestinal obstruction: a nested case-control study of the Swedish Medical Birth Registry. Am J Obstet Gynecol 203:406.e1, 2010.

Aviram A, Hadar E, Gabbay-Benziv R, et al: Successful tolac in a population with a high success rate—what are the differences? Abstract No. 923. Am J Obstet Gynecol 216:S526, 2017.

Babbar S, Chauhan S, Hammas I, et al: Failed trial of labor after cesarean delivery: indications for failure and peripartum complications. Abstract No. 818, Am J Obstet Gynecol 208 (1 Suppl):S342, 2013.

Barger MK, Dunn JT, Bearman S, et al: A survey of access to trial of labor in California hospitals in 2012. BMC Pregnancy Childbirth 13:83, 2013.

Baron J, Weintraub AY, Eshkoli T, et al: The consequences of previous uterine scar dehiscence and cesarean delivery on subsequent births. Int J Gynaecol Obstet 126(2):120, 2014.

Baron J, Weintraub A, Sergienko R, et al: Is vaginal delivery of a macrosomic infant after cesarean section really so dangerous? Abstract No. 799, Am J Obstet Gynecol 208(1 Suppl):S335, 2013.

Ben-Aroya Z, Hallak M, Segal D, et al: Ripening of the uterine cervix in a post-cesarean parturient: prostaglandin E2 versus Foley catheter. J Matern Fetal Neonatal Med 12(1):42 2002.

Bennich G, Rudnicki M, Wilken-Jensen C, et al: Impact of adding a second layer to a single unlocked closure of a cesarean uterine incision: randomized controlled trial. Ultrasound Obstet Gynecol 47(4):417, 2016.

Bonanno C, Clausing M, Berkowitz R: VBAC: a medicolegal perspective. Clin Perinatol 38:217, 2011.

Bujold E, Blackwell SC, Gauthier RJ: Cervical ripening with transcervical Foley catheter and the risk of uterine rupture. Obstet Gynecol 103(1):18 2004.

Bujold E, Gauthier RJ: Should we allow a trial of labor after a previous cesarean for dystocia in the second stage of labor? Obstet Gynecol 98:652, 2001.

Burgos J, Cobos P, Rodríguez L, et al: Is external cephalic version at term contraindicated in previous caesarean section? A prospective comparative cohort study. BJOG 121:230, 2014.

Cahill A, Stamilio DM, Paré E, et al: Vaginal birth after cesarean (VBAC) attempt in twin pregnancies: is it safe? Am J Obstet Gynecol 193:1050, 2005.

Cahill AG, Odibo AO, Allsworth JE, et al: Frequent epidural dosing as a marker for impending uterine rupture in patients who attempt vaginal birth after cesarean delivery. Am J Obstet Gynecol 202:355.e1, 2010a.

Cahill AG, Stamilio DM, Odibo A, et al: Is vaginal birth after cesarean (VBAC) or elective repeat cesarean safer in women with a prior vaginal delivery? Am J Obstet Gynecol 195:1143, 2006.

Cahill AG, Tuuli M, Odibo AO, et al: Vaginal birth after caesarean for women with three or more prior caesareans: assessing safety and success. BJOG 117:422, 2010b.

Cahill AG, Waterman BM, Stamilio DM, et al: Higher maximum doses of oxytocin are associated with an unacceptably high risk for uterine rupture in patients attempting vaginal birth after cesarean delivery. Am J Obstet Gynecol 199:32.e1, 2008.

Chatterjee SR, Bhaduri S: Clinical analysis of 40 cases of uterine rupture at Durgapur Subdivisional Hospital: an observational study. J Indian Med Assoc 105:510, 2007.

Chauhan SP, Magann EF, Wiggs CD, et al: Pregnancy after classic cesarean delivery. Obstet Gynecol 100:946, 2002.

Cheng Y, Snowden J, Cottrell E, et al: Trends in proportions of hospitals with VBAC: impact of ACOG guidelines. Am J Obstet Gynecol 210:S241, 2014.

Chiossi G, Lai Y, Landon MB, et al: Timing of delivery and adverse outcomes in term singleton repeat cesarean deliveries. Obstet Gynecol 121:561, 2013.

Clark SL, Miller DD, Belfort MA, et al: Neonatal and maternal outcomes associated with elective term delivery. Am J Obstet Gynecol 200(2):156.e1, 2009.

Coleman VH, Erickson K, Schulkin J, et al: Vaginal birth after cesarean delivery. J Reprod Med 50:261, 2005.

Cook J, Javis S, Knight M, et al: Multiple repeat caesarean section in the UK: incidence and consequences to mother and child. A national, prospective, cohort study. BJOG 120(1):85, 2013.

Cragin E: Conservatism in obstetrics. N Y Med J 104:1, 1916.

Dicle O, Kücükler C, Pirnar T: Magnetic resonance imaging evaluation of incision healing after cesarean sections. Eur Radiol 7:31, 1997.

Durnwald CP, Rouse DJ, Leveno KJ, et al: The Maternal-Fetal Medicine Units Cesarean Registry: safety and efficacy of a trial of labor in preterm pregnancy after a prior cesarean delivery. Am J Obstet Gynecol 195:1119, 2006.

Eastman NJ: Williams Obstetrics, 10th ed. Appleton-Century-Crofts, New York, 1950.

Erez O, Dulder D, Novack L, et al: Trial of labor and vaginal birth after cesarean section in patients with uterine müllerian anomalies: a population-based study. Am J Obstet Gynecol 196:537.e1, 2007.

Ford AA, Bateman BT, Simpson LL: Vaginal birth after cesarean delivery in twin gestations: a large, nationwide sample of deliveries. Am J Obstet Gynecol 195:1138, 2006.

Fox NS, Gerber RS, Mourad M, et al: Pregnancy outcomes in patients with prior uterine rupture or dehiscence. Obstet Gynecol 123(4):785, 2014.

Goetzl L, Shipp TD, Cohen A, et al: Oxytocin dose and the risk of uterine rupture in trial of labor after cesarean. Obstet Gynecol 97:381, 2001.

Graseck AS, Odibo AO, Tuuli M, et al: Normal first stage of labor in women undergoing trial of labor after cesarean delivery. Obstet Gynecol 119(4):732, 2012.

Gregory KD, Korst LM, Fridman M, et al: Vaginal birth after cesarean: clinical risk factors associated with adverse outcome. Am J Obstet Gynecol 198:452.e1, 2008.

Grinstead J, Grobman WA: Induction of labor after one prior cesarean: predictors of vaginal delivery. Obstet Gynecol 103:534, 2004.

Grobman WA, Gilbert S, Landon MB, et al: Outcomes of induction of labor after one prior cesarean. Obstet Gynecol 109:262, 2007a.

Grobman WA, Lai Y, Landon MB, et al: Can a prediction model for vaginal birth after cesarean also predict the probability of morbidity related to a trial of labor? Am J Obstet Gynecol 200(1):56.e1, 2009.

Grobman WA, Lai Y, Landon MB, et al: Development of a nomogram for prediction of vaginal birth after cesarean delivery. Obstet Gynecol 109:806, 2007b.

Grobman WA, Lai Y, Landon MB, et al: Prediction of uterine rupture associated with attempted vaginal birth after cesarean delivery. Am J Obstet Gynecol 199:30.e1, 2008.

Guise JM, Denman MA, Emeis C, et al: Vaginal birth after cesarean: new insights on maternal and neonatal outcomes. Obstet Gynecol 115:1267, 2010.

Hamilton BE, Martin JA, Osterman MJ, et al: Births: final data for 2014. Natl Vital Stat Rep 64(12):1, 2015.

Hamilton BE, Martin JA, Osterman MJ: Births: preliminary data for 2015. Natl Vital Stat Rep 65(3):1, 2016.

Harper LM, Cahill AG, Boslaugh S, et al: Association of induction of labor and uterine rupture in women attempting vaginal birth after cesarean: a survival analysis. Am J Obstet Gynecol 206:51.e1, 2012a.

Harper LM, Cahill AG, Roehl KA, et al: The pattern of labor preceding uterine rupture. Am J Obstet Gynecol 207(3):210.e1, 2012b.

Harper LM, Cahill AG, Stamilio DM, et al: Effect of gestational age at the prior cesarean delivery on maternal morbidity in subsequent VBAC attempt. Am J Obstet Gynecol 200(3):276.e1, 2009.

Hendler I, Bujold E: Effect of prior vaginal delivery or prior vaginal birth after cesarean delivery on obstetric outcomes in women undergoing trial of labor. Obstet Gynecol 104(2):273, 2004.

Hernandez JS, Wendel GD, Sheffield JS: Trends in emergency peripartum hysterectomy at a single institution: 1988–2009. Am J Perinatol 30:365, 2013.

Hibbard JU, Gilbert S, Landon MB, et al: Trial of labor or repeat cesarean delivery in women with morbid obesity and previous cesarean delivery. Obstet Gynecol 108:125, 2006.

Hochler H, Yaffe H, Schwed P, et al: Safety of a trial of labor after cesarean delivery in grandmultiparous women. Obstet Gynecol 123:304, 2014.

Hoffman MK, Sciscione A, Srinivasana M, et al: Uterine rupture in patients with a prior cesarean delivery: the impact of cervical ripening. Am J Perinatol 21(4):217, 2004.

Holmgren C, Scott JR, Porter TF, et al: Uterine rupture with attempted vaginal birth after cesarean delivery. Obstet Gynecol 119:725, 2012.

Inbar R, Mazaaki S, Kalter A, et al: Trial of labour after caesarean (TOLAC) is associated with increased risk for instrumental delivery. J Obstet Gynaecol 37(1):44, 2017.

Jastrow N, Chailet N, Roberge S, et al: Sonographic lower uterine segment thickness and risk of uterine scar defect: a systematic review. J Obstet Gynaecol Can 32(4):321, 2010a.

Jastrow N, Demers S, Chaillet N, et al: Lower uterine segment thickness to prevent uterine rupture and adverse perinatal outcomes: a multicenter prospective study. Am J Obstet Gynecol 215(5):604.e1, 2016.

Jastrow N, Demers S, Gauthier RI, et al: Adverse obstetric outcomes in women with previous cesarean for dystocia in second stage labor. Am J Perinatol 30:173, 2013.

Jastrow N, Robere S, Gauthier RJ, et al: Effect of birth weight on adverse obstetric outcomes in vaginal birth after cesarean delivery. Obstet Gynecol 115(2):338, 2010b.

Jozwiak M, Van De Lest H, Burger NB, et al: Cervical ripening with Foley catheter for induction of labor after cesarean section: a cohort study. Acta Obstet Gynecol Scand 93:296, 2014.

Juhasz G, Gyamfi C, Gyamfi P, et al: Effect of body mass index and excessive weight gain on success of vaginal birth after cesarean delivery. Obstet Gynecol 106:741, 2005.

Kaczmarczyk M, Sparén P, Terry P, et al: Risk factors for uterine rupture and neonatal consequences of uterine rupture: a population-based study of successive pregnancies in Sweden. BJOG 114:1208, 2007.

Kayani SI, Alfirevic Z: Uterine rupture after induction of labour in women with previous caesarean section. BJOG 112:451, 2005.

Kieser KE, Baskett TF: A 10-year population-based study of uterine rupture. Obstet Gynecol 100:749, 2002.

Landon MB, Hauth JC, Leveno KJ, et al: Maternal and perinatal outcomes associated with a trial of labor after prior cesarean delivery. N Engl J Med 351:2581, 2004.

Landon MB, Leindecker S, Spong CY, et al: The MFMU Cesarean Registry: factors affecting the success of trial of labor after previous cesarean delivery. Am J Obstet Gynecol 193:1016, 2005.

Landon MB, Spong CY, Thom E, et al: Risk of uterine rupture with a trial of labor in women with multiple and single prior cesarean delivery. Obstet Gynecol 108:12, 2006.

Lannon SM, Guthrie KA, Vanderhoeven JP, et al: Uterine rupture risk after periviable cesarean delivery. Obstet Gynecol 125:1095, 2015.

Lavin JP, DiPasquale L, Crane S, et al: A state-wide assessment of the obstetric, anesthesia, and operative team personnel who are available to manage the labors and deliveries and to treat the complications of women who attempt vaginal birth after cesarean delivery. Am J Obstet Gynecol 187:611, 2002.

Leeman LM, Beagle M, Espey E, et al: Diminishing availability of trial of labor after cesarean delivery in New Mexico hospitals. Obstet Gynecol 122:242, 2013.

Lydon-Rochelle M, Holt VL, Easterling TR, et al: Risk of uterine rupture during labor among women with a prior cesarean delivery. N Engl J Med 345:3, 2001.

Macones GA, Cahill A, Pare E, et al: Obstetric outcomes in women with two prior cesarean deliveries: is vaginal birth after cesarean delivery a viable option? Am J Obstet Gynecol 192:1223, 2005a.

Macones GA, Cahill AG, Stamilio DM, et al: Can uterine rupture in patients attempting vaginal birth after cesarean delivery be predicted? Am J Obstet Gynecol 195:1148, 2006.

Macones GA, Peipert J, Nelson DB, et al: Maternal complications with vaginal birth after cesarean delivery: a multicenter study. Am J Obstet Gynecol 193:1656, 2005b.

Mankuta D, Mansour M, Alon SA: Maternal and fetal morbidity due to abdominal adhesions after repeated cesarean section. Abstract No. 792, Am J Obstet Gynecol 208(1 Suppl):S332, 2013.

Marshall NE, Fu R, Guise JM: Impact of multiple cesarean deliveries on maternal morbidity: a systematic review. Am J Obstet Gynecol 205:262.e1, 2011.

Martin JN, Perry KG, Roberts WE, et al: The care for trial of labor in the patients with a prior low-segment vertical cesarean incision. Am J Obstet Gynecol 177:144, 1997.

McMahon MJ, Luther ER, Bowes WA Jr, et al: Comparison of a trial of labor with an elective second cesarean section. N Engl J Med 335:689, 1996.

Mercer BM, Gilbert S, Landon MB, et al: Labor outcomes with increasing number of prior vaginal births after cesarean delivery. Obstet Gynecol 111:285, 2008.

Metz TD, Stoddard GJ, Henry E, et al: Simple, validated vaginal birth after cesarean delivery prediction model for use at the time of admission. Obstet Gynecol 122:571, 2013.

Miller DA, Diaz FG, Paul RH: Vaginal birth after cesarean: a 10-year experience. Obstet Gynecol 84(2):255, 1994.

Mozurkewich EL, Hutton EK: Elective repeat cesarean delivery versus trial of labor: a meta-analysis of the literature from 1989 to 1999. Am J Obstet Gynecol 183(5):1187, 2000.

Naji O, Daemen A, Smith A, et al: Changes in cesarean section scar dimensions during pregnancy: a prospective longitudinal study. Ultrasound Obstet Gynecol 41(5):556, 2013a.

Naji O, Wynants L, Smith A, et al: Predicting successful vaginal birth after cesarean section using a model based on cesarean scar features examined using transvaginal sonography. Ultrasound Obstet Gynecol 41(6):672, 2013b.

National Institutes of Health: Consensus Development Conference of Cesarean Childbirth, September 1980. NIH Pub No. 82–2067, Bethesda, NIH, 1981.

National Institutes of Health Consensus Development Conference Panel: National Institutes of Health Consensus Development conference statement: Vaginal birth after cesarean: new insights. March 8–10, 2010. Obstet Gynecol 115:1279, 2010.

Nisenblat V, Barak S, Griness OB, et al: Maternal complications associated with multiple cesarean deliveries. Obstet Gynecol 108:21, 2006.

Osmundson SS, Garabedian MJ, Lyell DJ: Risk factors for classical hysterotomy by gestational age. Obstet Gynecol 122:845, 2013.

Osser OV, Valentin L: Clinical importance of appearance of cesarean hysterotomy scar at transvaginal ultrasonography in nonpregnant women. Obstet Gynecol 117:525, 2011.

Pauerstein CJ: Once a section, always a trial of labor? Obstet Gynecol 28:273, 1966.

Pauerstein CJ, Karp L, Muher S: Trial of labor after low segment cesarean section. S Med J 62:925, 1969.

Peaceman AM, Gersnoviez R, Landon MB, et al: The MFMU cesarean registry: impact of fetal size on trial of labor success for patients with previous cesarean for dystocia. Am J Obstet Gynecol 195:1127, 2006.

Quiñones JN, Stamilio DM, Paré E, et al: The effect of prematurity on vaginal birth after cesarean delivery: success and maternal morbidity. Obstet Gynecol 105:519, 2005.

Ramirez MM, Gilbert S, Landon MB, et al: Mode of delivery in women with antepartum fetal death and prior cesarean delivery. Am J Perinatol 27:825, 2010.

Ravasia DJ, Brain PH, Pollard JK: Incidence of uterine rupture among women with müllerian duct anomalies who attempt vaginal birth after cesarean delivery. Am J Obstet Gynecol 181:877, 1999.

Ravasia DJ, Wood SL, Pollard JK: Uterine rupture during induced trial of labor among women with previous cesarean delivery. Am J Obstet Gynecol 183:1176, 2000.

Reyes-Ceja L, Cabrera R, Insfran E, et al: Pregnancy following previous uterine rupture: study of 19 patients. Obstet Gynecol 34:387, 1969.

Ritchie EH: Pregnancy after rupture of the pregnant uterus: a report of 36 pregnancies and a study of cases reported since 1932. J Obstet Gynaecol Br Commonw 78:642, 1971.

Roberge S, Demers S, Bergella V, et al: Impact of single- vs double-layer closure on adverse outcomes and uterine scar defect: a systematic review and metaanalysis. Am J Obstet Gynecol 211:453, 2014.

Rodriguez MH, Masaki DI, Phelan JP, et al: Uterine rupture: are intrauterine pressure catheters useful in the diagnosis? Am J Obstet Gynecol 161:666, 1989.

Rosenstein MG, Kuppermann M, Gregorich SE, et al: Association between vaginal birth after cesarean delivery and primary cesarean delivery rates. Obstet Gynecol 122:1010, 2013.

Rossi AC, D'Addario V: Maternal morbidity following a trial of labor after cesarean section vs elective repeat cesarean delivery: a systematic review with metaanalysis. Am J Obstet Gynecol 199(3):224, 2008.

Royal College of Obstetricians and Gynaecologists: Birth after previous caesarean birth. Green-top Guideline No. 45, February 2007.

Sachs BP, Koblin C, Castro MA, et al: The risk of lowering the cesarean-delivery rate. N Engl J Med 340:5, 1999.

Sciscione AC, Landon MB, Leveno KJ, et al: Previous preterm cesarean delivery and risk of subsequent uterine rupture. Obstet Gynecol 111:648, 2008.

Scott JR: Vaginal birth after cesarean delivery: a common-sense approach. Obstet Gynecol 118:342, 2011.

Sheth SS: Results of treatment of rupture of the uterus by suturing. J Obstet Gynaecol Br Commonw 75:55, 1968.

Shields M, Zwerling B, Cheng YW: Outcomes of hospital versus out-of-hospital birth in vaginal birth after cesarean. Abstract No. 827. Am J Obstet Gynecol 216:S474, 2017.

Shipp TD, Zelop CM, Repke JT, et al: Interdelivery interval and risk of symptomatic uterine rupture. Obstet Gynecol 97:175, 2001.

Shipp TD, Zelop CM, Repke JT, et al: Intrapartum uterine rupture and dehiscence in patients with prior lower uterine segment vertical and transverse incisions. Obstet Gynecol 94:735, 1999.

Shmueli A, Salman L, Nassie DI, et al: The intriguing association between epidural anesthesia and mode of delivery among women in trial of labor after cesarean delivery. Abstract No. 949. Am J Obstet Gynecol 216:S536, 2017.

Silberstein T, Wiznitzer A, Katz M, et al: Routine revision of uterine scar after cesarean section: has it ever been necessary? Eur J Obstet Gynecol Reprod Biol 78:29, 1998.

Silver RM, Landon MB, Rouse DJ, et al: Maternal morbidity associated with multiple repeat cesarean deliveries. Obstet Gynecol 207:1226, 2006.

Smith GC, Pell JP, Cameron AD, et al: Risk of perinatal death associated with labor after previous cesarean delivery in uncomplicated term pregnancies. JAMA 287:2684, 2002.

Society for Maternal-Fetal Medicine: Counseling and management of women with prior classical cesarean delivery. Contemp OB/GYN 57(6):26, 2012.

Society of Obstetricians and Gynaecologists of Canada: SOGC clinical practice guidelines. Guidelines for vaginal birth after previous caesarean birth. Number 155 (replaces guideline Number 147), February 2005. Int J Gynaecol Obstet 89(3):319, 2005.

Sondgeroth KE, Stout MJ, Tuuli MG, et al: Does uterine resting tone have any clinical value in trial of labor (TOLAC)? Abstract No. 829. Am J Obstet Gynecol 216:S475, 2017.

Spong CY, Landon MB, Gilbert S, et al: Risk of uterine rupture and adverse perinatal outcome at term after cesarean delivery. Obstet Gynecol 110:801, 2007.

Srinivas SK, Stamilio DM, Stevens EJ, et al: Predicting failure of a vaginal birth attempt after cesarean delivery. Obstet Gynecol 109:800, 2007.

Stamilio DM, DeFranco E, Paré E, et al: Short interpregnancy interval. Risk of uterine rupture and complications of vaginal birth after cesarean delivery. Obstet Gynecol 110, 1075, 2007.

Stanhope T, El-Nasher S, Garrett A, et al: Prediction of uterine rupture or dehiscence during trial of labor after cesarean delivery: a cohort study. Abstract No. 821, Am J Obstet Gynecol 208(1 Suppl):S343, 2013.

Tahseen S, Griffiths M: Vaginal birth after two caesarean sections (VBAC-2)—a systematic review with meta-analysis of success rate and adverse outcomes of VBAC-2 versus VBAC-1 and repeat (third) caesarean sections. BJOG 117:5, 2010.

Tita AT, Landon MB, Spong CY, et al: Timing of elective repeat cesarean delivery at term and neonatal outcomes. N Engl J Med 360(2):111, 2009.

Traynor AJ, Aragon M, Ghosh D, et al: Obstetric Anesthesia Workforce Survey: a 30-year update. Anesth Analg 122(6):1939, 2016.

Uddin SFG, Simon AE: Rates and success rates of trial of labor after cesarean delivery in the United States, 1990–2009. Matern Child Health J 17:1309, 2013.

Usta IM, Hamdi MA, Abu Musa AA, et al: Pregnancy outcome in patients with previous uterine rupture. Acta Obstet Gynecol 86:172, 2007.

Usta IM, Hobeika EM, Abu-Musa AA, et al: Placenta previa-accreta: risk factors and complications. Am J Obstet Gynecol 193:1045, 2005.

Varner MW, Thom E, Spong CY, et al: Trial of labor after one previous cesarean delivery for multifetal gestation. Obstet Gynecol 110:814, 2007.

Weill Y, Pollack RN: The efficacy and safety of external cephalic version after a previous caesarean delivery. Aust N Z J Obstet Gynaecol 57(3):323, 2017.

Wen SW, Huang L, Liston R, et al: Severe maternal morbidity in Canada, 1991–2001. CMAJ 173:759, 2005.

Wing DA, Lovett K, Paul RH: Disruption of prior uterine incision following misoprostol for labor induction in women with previous cesarean delivery. Obstet Gynecol 91:828, 1998.

Wing DA, Paul RH: Vaginal birth after cesarean section: selection and management. Clin Obstet Gynecol 42:836, 1999.

Zelop CM, Shipp TD, Repke JT, et al: Outcomes of trial of labor following previous cesarean delivery among women with fetuses weighing >4000 g. Am J Obstet Gynecol 185:903, 2001.

Zelop CM, Shipp TD, Repke JT, et al: Uterine rupture during induced or augmented labor in gravid women with one prior cesarean delivery. Am J Obstet Gynecol 181:882, 1999.

Section 9

新生児

The Newborn

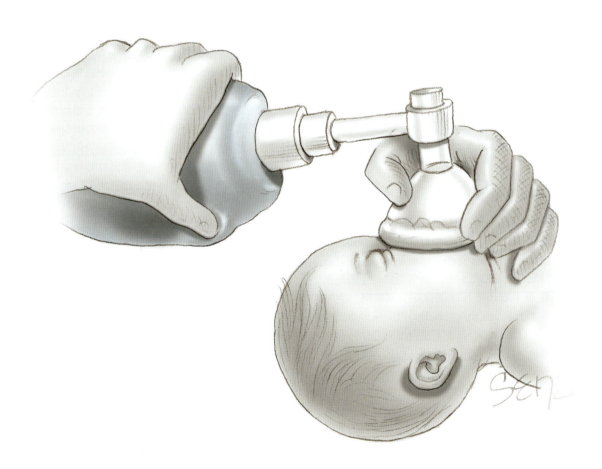

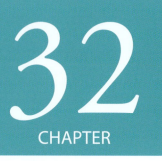

32 CHAPTER

新生児
The Newborn

肺呼吸への移行 ……………………………… 746
分娩室でのケア ……………………………… 747
新生児状態の評価 …………………………… 751
予防的ケア …………………………………… 755
新生児ルーチンケア ………………………… 756

Normally the newly born child begins to cry almost immediately after its exit from the vulva. This act indicates the establishment of respiration, which is accompanied by important modifications in the circulatory system.

—J. Whitridge Williams (1903)

　たいてい分娩時には新生児は健康で活発だが，時に特別なケアが必要になることがある．このような理由から，アメリカ小児科学会（AAP）とアメリカ産婦人科学会（ACOG，2017b）はすべての分娩時に少なくとも１人の有資格者が立ち会うことを推奨している．その者は新生児の初期管理と陽圧換気に熟練しており，新生児に対する処置にのみ従事する．これは通常，小児科医，ナース・プラクティショナー，麻酔科医，麻酔専門看護師，または訓練を受けた看護師であるが，彼らが不在の場合には，新生児蘇生は分娩に立ち会う者が行う．よって，産科医は新生児蘇生について精通する必要がある．

　分娩時に立ち会うべき人員の数と質は予想されるリスク，児の数，病院の環境によって異なる．リスクが高い分娩の場合，すべての新生児蘇生のスキルを有し，緊急対応が可能な質の高いチームが必要となる（Wyckoff, 2015）．このようなチームは自宅待機や，病院から遠隔の地にいるべきではない．さらに，頻繁にシミュレーション練習を交えたチームトレーニングが推奨される（Perlman, 2015）．

肺呼吸への移行

　新生児は出生直後より，胎盤から肺換気へ移行する必要がある．肺の血管抵抗性が低下し，肺灌流が急激に増加し，固有の胎児血管シャントが閉鎖され，体循環および肺循環を分離し始めなければならない（Rudolph, 1979）．これらのシャントには，第７章に記載されている動脈管開存症と卵円孔開存症が含まれる．肺胞曝露は肺換気に重要なだけでなく，最近の研究では，出生時の心血管変化にも大きな役割を果たしているとされている（Hooper, 2016）．

　子宮内において，胎児の肺は羊水で満たされており，呼吸を行うために速やかに排出されなければならない．これにはいくつかの方法が考えられ，その機序は妊娠期間および分娩様式に依存している．一つ目の方法は，分娩後期に胎児のアドレナリンが大量に放出されると，肺上皮細胞が分泌を停止し，ナトリウムチャネルを活性化することで肺胞液が再吸収される（te Pas, 2008）．ナトリウムチャネル受容体の遮断は出生時に肺胞液のクリアランスを減少あるいは遅延させるが停止はしないため，このメカニズムが主なものとは考えにくい（O'Brodovich, 1990）．

　二つ目の方法は，分娩時の機械的な外力が肺のクリアランスを助ける．初期の報告では，産道を

通過する間に胎児の胸部と腹部が圧迫されることにより肺胞液を排除するとされている（Karlberg, 1962；Saunders, 1978）。これより気道がより低い外圧にさらされることで鼻や口より最大1/3の肺胞液が体外に排出される．一方では，子宮収縮により胎児の姿勢が変化し，胸部の圧迫や胸腔内圧の上昇を招くことがあり，これは，「Vaginal squeeze」理論（Lines, 1997；te Pas, 2008；Vyas, 1981）と呼ばれ，より早期に肺胞液の排出を促す．

第三のメカニズムでは，大量の肺胞液は出生後に排出される（Hooper, 2016）．動物実験では，出生後3～5回の吸気の間に肺は空気にさらされる．呼吸と呼吸の間には肺胞液の除去は起こらない（Hooper, 2007）．具体的には，呼吸時の圧格差が間質組織内への肺胞液の移動を促進し，肺胞液は徐々に肺循環とリンパ管によって除去されていく．肺の間質組織圧は，陽性呼気圧により液体再流入が起こる圧までは到達せず，呼気により液体が気管内に戻れる圧まで上昇する（Siew, 2009a, b）．これは，**新生児一過性多呼吸**が進行する要因となる可能性がある．

液体が空気で置き換えられるにつれ肺血管の圧迫が減少し，次に血管抵抗が低下する．肺動脈圧の低下に伴って動脈管は正常に閉鎖する．

肺胞液で満たされた肺胞へ最初の空気の流入をもたらすために，高度な胸腔内陰圧が必要となる．通常，出生後の最初の呼吸からしだいに空気が肺に蓄積し，連続した呼吸により低い肺胞開放圧がもたらされる．通常の成熟した新生児では，約5回の呼吸により各呼吸における圧-体積変化が成人と同等になる．このように，呼吸パターンは胎児に特徴的な浅い間欠的な呼吸から規則的な深い呼吸へ変化していく（第17章参照）．

最後のメカニズムとして，II型肺胞細胞によって合成されすでに肺胞内に存在するサーファクタントは，肺胞の表面張力を低下させ，それにより肺の虚脱を防止している．早産児にみられるサーファクタント不足は，呼吸窮迫症候群にすぐに陥る（第34章参照）．

子宮内では，胎児の肺血管抵抗は高いため肺血流は乏しく，左心室拍出量を維持するのに十分な静脈還流を提供できないため，臍帯静脈還流が左心室の前負荷の供給源である（Hooper, 2015）．

臍帯を遮断することは，左心室の前負荷を減少させ，心拍出量を減少させる．肺換気量および肺血流量が増加するまで，減少した心拍出量は徐脈として現れる．肺換気が開始された後まで臍帯の遮断を遅らせることは，肺換気への移行がより円滑になり心拍出量は減少しないとされる（Bhatt, 2013）．このような知見から，可能であれば肺の拡張を待ってからの遅い（生理的な）臍帯遮断に注目が集まっている．現在，無作為化比較試験が進行中である．

分娩室でのケア

国際蘇生連絡委員会（ILCOR）は，新生児の分娩室でのケアと蘇生（Perlman, 2015）の科学的レビューを更新した．ILCORの科学的レビューは，北アメリカの新生児蘇生ガイドライン改訂のためAAPとアメリカ心臓協会（AHA）により用いられている（Wyckoff, 2015）．

迅速なケア

分娩前と分娩中には新生児のwell-beingの確認のため，いくつかの注意深い観察を行わなければならない．①母体の健康状態，②疑われる胎児奇形を含む出生前合併症，③妊娠週数，④分娩合併症，⑤分娩と破水の期間，⑥麻酔法と麻酔時間，⑦分娩の進行具合，⑧分娩中の投与薬剤と投与量，投与経路および投与のタイミング．

危険因子がある場合，新生児蘇生担当者が出産に立ち会わなければならない．チームとして装備を整え，適切な人員がいること，役割と責任の分担，新生児を安定させるための緊急時の動きを確認する必要がある．新生児担当者は妊娠週数，羊水の色，胎児数，および他の胎児リスクといった四つを確認する．いくつかの条件が胎児の非活発な状態と関連しており，未成熟，なんらかの原因による低酸素血症またはアシドーシス，敗血症，最近，母体に投与された薬物，中枢神経系の発達異常などがある．また気道に関連するものとして，肺異常，上気道閉塞，気胸，胎便吸引があげられる．

臍帯クランプ

産科および小児科チームが臍帯管理に関して話し合うことが理想的である．臍帯のクランプが遅

延すると，新生児に胎盤血が流入する．正期産で生まれた児では，30〜60秒の臍帯クランプの遅延は，出生時のヘモグロビンを増加させ，乳児期の鉄貯蔵を改善し，4歳での神経発達を高める（Katheria, 2017）．第33章で議論されているように，臍帯クランプの遅延による唯一の欠点は高ビリルビン血症であり，光線療法が必要となる確率がより高くなる（ACOG, 2017a）．早産で生まれた児では，臍帯クランプの遅延は輸血率，脳室内出血，および壊死性腸炎を減少させる．

臍帯クランプは，出生時に蘇生を必要としない早産児および正期産児において遅らせるべきである（AAP, 2017a, ACOG, 2017a, Perlman, 2015）．新生児が蘇生を必要とする場合，または早期剝離，臍帯脱出，前置胎盤や前置血管による出血により胎盤循環が途絶した場合には，臍帯クランプを遅らせるべきではない．

■ 新生児蘇生

新生児の約10％は呼吸を促すためにある程度の積極的蘇生を必要とし，1％はより高度な蘇生を必要とする．それは，病院内出生児よりも自宅で出生した児の死亡リスクが2〜3倍であることが示している（ACOG, 2017d）．

出生前後のいずれにおいても新生児は十分なガス交換が疎外されると，無呼吸につながるよく知られた経過をたどる（図32-1）．酸素欠乏や二酸化炭素増加により，一過性の速い呼吸が起こり，それが続くと呼吸は停止する．これを**一次性無呼吸**と呼ぶ．この段階では心拍数低下と筋緊張の低下を伴う．通常では刺激により一次性無呼吸は回復する．しかし酸素欠乏と仮死が続く場合，新生児は深いあえぎ呼吸を認めるようになり，その後**二次性無呼吸**となる．この段階では心拍数のさらなる減少，血圧低下，および筋緊張消失に至る．二次性無呼吸の新生児は，刺激に反応せず，自然には努力呼吸を再開しない．換気補助が行われない限り，新生児は死に至る．

臨床的に一次性と二次性の無呼吸を臨床的に区別することはできない．このため刺激に対し直ちに反応しない場合には，無呼吸新生児の効果的人工換気は速やかに開始する必要がある．

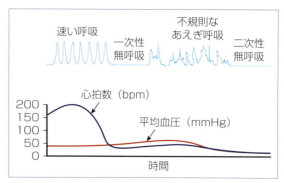

図32-1 新生児の一次性および二次性無呼吸に伴う生理的変化

(Adapted with permission from Kattwinkel J: Textbook of Neonatal Resuscitation, 6th ed. Elk Grove Village, American Academy of Pediatrics and American Heart Association, 2010)

■ 蘇生プロトコル
◆ 初期評価

産まれてすぐそして通常行われる遅延させた臍帯クランプまでの間，新生児の筋緊張，努力呼吸，心拍数を評価する（図32-2）．正期産新生児のほとんどは，出生後10〜30秒の間は活発である（Ersdal, 2012）．よって，母親の胸や腹で新生児を温める初期ステップを踏むことができる．母親と乾燥した新生児を温かいブランケットで包んだ母児接触は，36.5〜37.5℃の平熱を維持するのに役立つ．激しく泣く新生児は，必ずしも口腔吸引を必要としない（Carrasco, 1997；Gungor, 2006）．一方，分泌物を取り除くための陰圧吸引は，無呼吸あるいは分泌物が多く，分泌物を自己排出できない新生児には最もよい方法である．追加のルーチンケアステップには，乾燥，背中を擦るなどの刺激，継続観察などがあげられる．

活発でない場合または早産の場合，初期新生児ケアのためにあらかじめ温められた放射熱加温器に運ばれる．新生児を乾燥させるために，最初の濡れたブランケットが取り除かれる．低温のストレスは，新生児の罹患率および死亡率に関連しているとされる．早産児は特に脆弱であり，体温を維持するための特別な処置として25℃を超える分娩室，プラスチックかウールの新生児用の帽子で覆うこと，ポリエチレンプラスチック製のポンチョの装着，蒸発による熱喪失を遅らせるためのラップ，熱伝導による熱喪失を減らすための化学的保温マットの使用，および呼吸が安定するまでの加湿された空気投与があげられる（Perlman,

2015).

　放射熱加温器では，新生児は首をやや伸展させ，気道を最大に開通させる体勢であることが望ましい．新生児が無呼吸で自己排出できないほど分泌物が多量の場合，バルブシリンジまたは吸引カテーテルで口，鼻の順に吸引する．活気のない児では，羊水混濁時のルーチンの挿管や吸引はもはや推奨されない（ACOG, 2017b；Perlman, 2015）．挿管や吸引は，気道内閉塞物が疑われる場合に施行するべきである．

　初期ステップが終わり，無呼吸，あえぎ呼吸，心拍数が 100/分（bpm）以下がある場合には，即座に陽圧換気を開始する（図 32-3）．陽圧換気は初期ステップ完了後，遅くとも 60 秒以内に開始しなければならない．

◆ マスク換気

　フェイスマスクによる換気補助は，40〜60 回/分を目安に行う．酸素飽和度は，パルスオキシメトリによってモニターする．補給する酸素は，酸素飽和度の値が生後分ごとの正常範囲内に到達するように段階的に増加させる．十分な換気は心拍数の改善により示される．陽圧換気装置とフェイスマスクの間に配置された呼気終末二酸化炭素分圧（ETCO$_2$）モニタリングは，マスク換気中にガス交換が有効に行われているかの指標となる（Weiner, 2016）．

　5〜10 分の陽圧換気後に心拍数が 100 bpm 未満のままであれば換気が十分でないと判断し，他の蘇生処置を行う必要がある．これらは肺性の発達障害と関連する．MR. SOPA（表

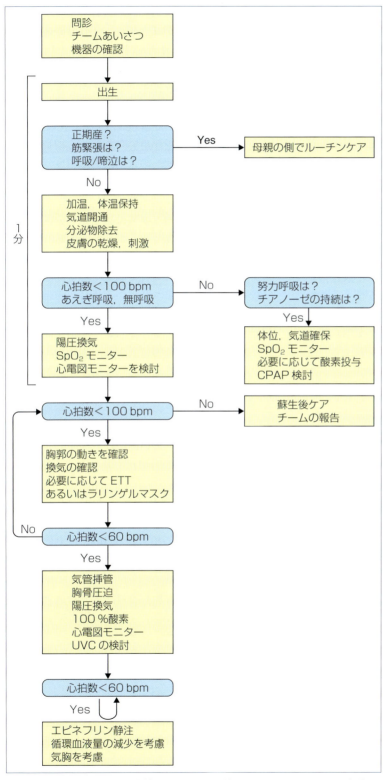

図 32-2　ILCOR による科学的レビューに基づき，AAP と AHA に推奨されている新生児蘇生アルゴリズム
CPAP：経鼻的持続陽圧呼吸療法，ETT：挿管チューブ，UVC：臍帯静脈カテーテル．
（Perlman, 2015; Wyckoff, 2015）

32-1）．二つの主な原因は，マスクの密着が不十分なことによる空気漏れと，気道の位置異常である（Schmolzer, 2011）．適切な処置で心拍数が改善されない場合，気管内挿管またはラリンゲルマスク装着が必要となる．

◆ 他の気道確保

マスク換気が効果的でない，あるいは遷延している場合，他の気道確保が必要となる．気管挿管には，早産児の場合は0，正期産児の場合はサイズ1のストレートブレードの喉頭鏡が使用される．優しく輪状軟骨を圧迫することが有効なこともある．数回呼吸した後，心拍数の上昇および$ETCO_2$を検出することで，食道ではなく気管に挿管されていることを確認する．対称的な胸郭運動の観察，特に腋窩における均等な呼吸音の聴診，胃から呼吸音やゴボゴボした音が聞こえないことでも確認できる．

挿管チューブが一度固定されたら，気管内吸引は気道閉塞の疑いがある場合にのみ施行する．それ以外では，陽圧換気装置を気管チューブに取り付ける．エアバッグは，40～60回/分の速度で心拍数が安定する程度の力をかける．正期産児では，通常30～40 cmH_2Oの圧力で外傷を引き起こすことなく肺胞を拡張することができる．一度肺が膨張すれば，その後はより少ない圧力でよい（20～25 cmH_2O）．早産児の場合，一般的には20～25 cmH_2Oの圧が用いられる．心拍数および受け入れられる程度への末梢酸素飽和度（SpO_2）の増加は，換気が有効であることを表している．

◆ 胸骨圧迫

一般的に，効果的な換気は新生児を分娩室で安定させるために必要となるすべてである．換気にもかかわらず心拍数が60 bpm未満の場合，次のステップとして気管挿管や胸骨圧迫を開始する．気管チューブが固定されている場合，臍帯静脈にアクセスできる空間を確保するために側面より頭部から圧迫することが望ましい．圧迫を開始すると，酸素濃度は100％に上がる．両母指圧迫法では，母指が胸骨を圧迫している間，手で胸郭を包み，胸骨下1/3で触知可能な脈拍を認める十分な深さで行われる．その深さは一般的に胸郭前後径の1/3程度である．他の方法と比較して，この方法は疲労が少なく，高い灌流圧を発生し，外傷の原因となる手の位置のずれを減少する（Kapadia, 2012）．

3：1での圧迫と換気が推奨され，90回の胸骨圧迫と30回の換気，合わせて120回の手技を毎分行う．自発的な心拍数が60 bpm以上になるまで胸骨圧迫と換気を継続する．

◆ エピネフリン

エピネフリンの静脈投与は，十分な換気および胸部圧迫後にも心拍数が60 bpm以下である場合

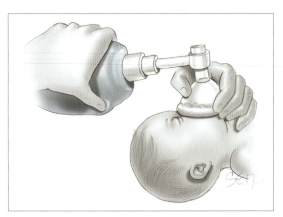

図32-3　バッグ・アンド・マスク換気の正しい使い方
頭は鼻が天井を向くようにスニッフィングポジションとする．頸部は伸展しすぎないようにする．

表32-1　正しい換気手順

M：マスクの接続	マスクの密着を確認し，必要に応じて再度装着する．
R：気道の再配置	新生児が本当に気道開通の体勢（軽度の伸展位）をとっているか確認する．
S：口と鼻の吸引	障害となっている分泌物を取り除く．
O：開口	マスクを密封させようとして誤って口を閉じてしまうことがある．狭い鼻腔による高い抵抗は，有効な換気の妨げになる．
P：圧上昇	流入圧を上げてみる．
A：より高度な気道開通	これらのすべての方法で胸郭が上昇しなければ，挿管やラリンゲルマスク留置を行う．

(Data from Weiner, 2016)

に考慮される．推奨される静脈内投与量は 0.01 〜 0.03 mg/kg である．末梢静脈路が確保されていない場合，エピネフリンを気管内チューブから投与することも可能だが，その作用は信頼性が低い（Kapadia, 2017）．気管内チューブから投与する場合，より高い用量が用いられる（0.05 〜 0.1 mg/kg）．

◆ 蘇生の中止

ILCOR は，継続的かつ適切な蘇生を 10 分間行っても心拍を認めない新生児には蘇生を中止することが妥当であると結論づけた．蘇生を続けるか中止するかの判断は，個別化されなければならない（Perlman, 2015）．

新生児状態の評価

■ アプガースコア

Dr. Virginia Apgar（1953）によって示されたアプガースコアは，出生直後の新生児の状態を分類するため，また蘇生効果を評価するために現在でも有用な臨床ツールである（AAP, 2017）．表 32-2 に示すとおり，容易に確認できる五つの特徴（心拍数，呼吸努力，筋緊張，反射性被刺激性，皮膚色）を評価し，それぞれ 0，1，2 の値をつける．近年推奨されている新たな形では，行った蘇生記録も時間経過とともに記録する．すべての新生児に出生後から 1 分と 5 分にその五つの特徴の合計値がつけられる．スコアが 7 未満の新生児では，20 分後のアプガースコアが評価されるまで 5 分間隔で，あるいは蘇生が中止されるまでその合計値を記録する．

パークランド病院にて出生した 15 万を超える新生児の解析では，Casey ら（2001b）はアプガースコア 5 分値の生後 28 日間の生存予測としての意義を評価した．彼らはアプガースコアが 7 〜 10 の正期産児の死亡率は 1/5,000 であると報告した．これに対して，アプガースコア 5 分値が 3 以下の正期産児の死亡率は 25％であった．同様にアプガースコア 5 分値の低値は早産児の死亡も予測した．研究者らはアプガースコアが新生児生存の予測に関連していると結論づけた．

また，当初アプガースコアの使用法として想定されていない用法ではあるが，アプガースコアを仮死の定義に用い，神経学的予後を予見しようとする試みがあった（第 33 章参照）．仮死とアプガースコア低値がともに頻繁でないことを考えると，この関連について信憑性をもって計ることは困難である．たとえば，2010 年のアメリカの出

表 32-2　20 分間拡大アプガースコア

サイン	0 点	1 点	2 点	1 分	5 分	10 分	15 分	20 分
色	青，蒼白	チアノーゼ	全身ピンク					
心拍数	なし	< 100/分	> 100/分					
刺激に対する反射	無反応	しかめっ面	泣く，動く					
筋緊張	筋緊張なし	やや緊張あり	自発運動					
呼吸	なし	弱く泣く，低換気	よく泣く					
			Total					
コメント						蘇生		
			分	1	5	10	15	20
			酸素					
			PPV/CPAP					
			ETT					
			胸骨圧迫					
			エピネフリン					

PPV：陽圧換気．

(Data from Weiner, 2016)

生証明書によると，アプガースコア5分値が7未満の新生児はわずか1.8％であった（Martin, 2012）．同様に1988～1997年までのスウェーデンにおける100万を超える正期産児を対象とした集団ベース研究によると，アプガースコア5分値が3以下の症例は約2/1,000であった（Thorngren-Jerneck, 2001）．

以前に多くのグループがアプガースコア低値だけで新生児仮死とする誤った定義を確立した．このことからACOGとAAP（2017f）はアプガースコアの限界に関する重要な警告と一連の共同意見を発表した．そのなかで，アプガースコアを決定する要素の一部は新生児の生理学的成熟度に依存しており，健康的な早産児であっても未熟性だけでアプガースコアが低くなりうることがあげられている．また，アプガースコアは胎児奇形，母体の薬物および感染などに影響されることから，仮死を診断するのにアプガースコアだけを使用することは不適切である．さらに第33章で検討されているように，アプガースコアだけで脳性麻痺の原因である低酸素状態は実証できない．

■ 臍帯血の酸塩基測定

新生児の代謝状態を評価するため，臍帯採血された血液が酸塩基測定に使用されることがある．血液の採取は分娩に引き続き，臍帯を新生児の近くで2ヵ所，胎盤側でも2ヵ所クランプし，その間の10～20 cmを速やかに分離して行われる．その後，臍帯は近位側の二つのクランプと遠位側の二つのクランプの間で切断する（Blickstein, 2007）．

動脈血は分離された臍帯から，凍結乾燥ヘパリン入りの1～2 mLの市販のプラスチック注射器またはヘパリン溶液1,000 U/mLでフラッシュした同様の注射器を用い採取される．一度サンプリングを完了したら針をしまい，氷上で測定室まで届ける．できる限り迅速な輸送を心がけるが，pHもpCO$_2$も室温で最長60分までは大きく変化することはない（Lynn, 2007）．出生後60時間以内に検査を行えば，正確に採取した臍帯血サンプルであれば出生時の臍帯血の酸塩基状態を適切に予想できる数学的モデルが開発された（Chauhan, 1994）．酸塩基測定は，測定器の違いにより大きな差異を示すことがある（Mokarami, 2012）．

■ 胎児の酸塩基生理学

胎児は炭酸および有機酸の両方を生成するが，炭酸（H_2CO_3）はCO_2の酸化的代謝によって形成される．通常，胎児は胎盤循環により急速にCO_2を除去する．CO_2の除去率が低下すると炭酸レベルは上昇する．胎児血液中にH_2CO_3が蓄積し有機酸が増加しない場合を**呼吸性アシデミア**と呼ぶ．

一方，有機酸には主に乳酸およびβ-ヒドロキシ酸が含まれる．胎盤交換の慢性的障害や嫌気的解糖によりこのレベルは増加する．これらの有機酸は胎児血液から緩徐に除去されるが，H_2CO_3が増加せずに有機酸が蓄積することを**代謝性アシデミア**と呼ぶ．代謝性アシデミアの場合，有機酸を緩衝するために重炭酸（HCO_3^-）が使用されるためHCO_3^-が減少する．HCO_3^-の減少による有機酸の増加を伴ったH_2CO_3増加は，**混合性呼吸代謝アシデミア**の原因となる．

胎児ではほとんどが呼吸性から代謝性アシデミア，そして最終的に組織のアシドーシスと段階的に連続して増悪する．成人の病態生理では呼吸性アシドーシス（たとえば肺疾患）や代謝性アシドーシス（たとえば糖尿病）は互いに独立している点で胎児とは異なる．胎児においては，胎盤は肺だけでなくある程度は腎臓の役割も果たしている．胎児アシデミアの一つの主要な原因は子宮胎盤循環の減少である．これによりCO_2の蓄積，すなわち呼吸性アシデミアとなり，長期化かつ重症化すると混合または代謝性アシデミアとなる．

母体のpHおよび血液ガスが正常であると仮定すると，胎児血液の実際のpHは炭酸および有機酸の割合と血中の主要な緩衝剤である重炭酸塩の量により決定される．これはHenderson-Hasselbalchの方程式によって説明することができる．

$$pH = pK + \log \frac{[base]}{[acid]} \quad \text{または，} \quad pH = pK + \log \frac{HCO_3^-}{H_2CO_3}$$

臨床的には，HCO_3^-は代謝成分を表し，mEq/Lで表される．H_2CO_3濃度は呼吸成分を反映し，pCO$_2$としてmmHgで表される．すなわち，

$$pH = pK + \log \frac{\text{metabolic}（HCO_3^-\ mEq/L）}{\text{respiratory}（pCO_2\ mmHg）}$$

この式の結果はpH値である．pHは対数関数

用語であるため，酸の蓄積の直線的尺度ではない．たとえば，pH が 7.0 から 6.9 に低下すると水素イオン濃度の変化は pH が 7.3 から 7.2 へ低下する場合の約 2 倍変化していることになる．このため，デルタベースと呼ばれるベースの変化は，代謝酸蓄積の程度のより直線的な尺度を与える（Armstrong, 2007）．デルタベースは，HCO_3^- の緩衝能の変化の尺度として計算された数である．塩基過剰（base excess : BE）を計算するための式は次のとおりである．

$$BE = 0.02786 \times pCO_2 \times 10^{(pH-6.1)} \times 13.77 \times pH - 124.58$$

図 32-4 に示されているのは，二つのパラメータしかわからない場合にこれらが計算できるように開発された計算図表である．たとえば HCO_3^- 濃度は pH の正常化のために消費され，代謝性アシデミアとともに低下する．HCO_3^- 濃度が正常値よりも低下すると塩基欠乏が起こり，HCO_3^- 値が正常以上のときに塩基過剰が起こる．重要なことは，塩基欠乏が最小限で HCO_3^- がほぼ正常の混合性アシデミアよりも，高度な塩基欠乏と 12 mmol/L のような低 HCO_3^- を伴う混合性アシデミアのほうがより状態の悪い新生児と関連を認めることである．

■ アシデミアの臨床的意義

一般的に，胎児の酸素化や pH は正常分娩経過中に低下する．正期産児の出産時の正常な臍帯血 pH および血液ガス値を表 32-3 に示す．早産児についての同様の値に関しても報告がある（Dickinson, 1992；Ramin, 1989；Riley, 1993）．新生児の正常 pH の下限は 7.04〜7.10 の範囲であるとされている（Thorp, 1996）．したがって，これらの値は新生児アシデミアを定義するために使用されるべきである．しかしほとんどの胎児は，分娩時に pH 7.00 というアシデミアであっても神経学的障害を受けることなく耐えうる（Freeman, 1988；Gilstrap, 1989）．一方でパークランド病院での pH < 7.0 の新生児における研究では，新生児の死亡は 8 %，集中治療入院は 39 %，挿管は 14 %，痙攣発作は 13 % と高頻度に認められたとしている（Goldaber, 1991）．また，オックスフォードでの正期産児 51,000 人以上の研究では，pH < 7.0 における新生児脳症の発生率は 3 % であったとしている（Yeh, 2012）．アプガースコア 5 分値が正常であっても臍帯動脈の pH 値が 7.0 未満の場合，合併症として呼吸困難，新生児集中治療室入院，および敗血症などのリスクが有意に高かった（Sabol, 2016）．また，出生後のアシデミア改善のスピードが予後に大きく関連する（Casey, 2001a）．

◆ 呼吸性アシデミア

胎盤におけるガス交換が急速に途絶すると，CO_2 の貯留と呼吸性アシデミアが引き起こされる．主な原因は一過性の臍帯圧迫である．一般的に，呼吸性アシデミアは胎児に有害ではない（Low, 1994）．

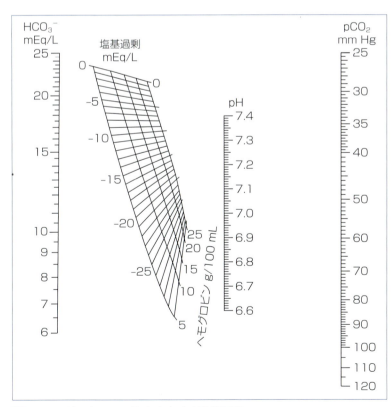

図 32-4　デルタベース決定のための計算図表
(Adapted with permission from Siggaard-Anderson O: Blood acid-base alignment nomogram, Scand J Clin Lab Invest. 1963;15:211-7)

表 32-3　正期産児の臍帯血 pH と血液ガス値

項目	Ramin, 1989[a] 自然分娩 n=1,292[c]	Riley, 1993[b] 自然分娩 n=3,522[c]	Kotaska, 2010[b] 自然分娩 n=303[d]	Kotaska, 2010[e] 帝王切開 n=189[d]
動脈血				
pH	7.28 (0.07)	7.27 (0.069)	7.26 (7.01〜7.39)	7.3 (7.05〜7.39)
pCO_2 (mmHg)	49.9 (14.2)	50.3 (11.1)	51 (30.9〜85.8)	54 (37.5〜79.5)
HCO_3^- (mEq/L)	23.1 (2.8)	22.0 (3.6)	—	—
Base excess (mEq/L)	−3.6 (2.8)	−2.7 (2.8)	—	—
静脈血				
pH	—	7.34 (0.063)	7.31 (7.06〜7.44)	7.34 (7.10〜7.42)
pCO_2 (mmHg)	—	40.7 (7.9)	41 (24.9〜70.9)	44 (29.1〜70.2)
HCO_3^- (mEq/L)	—	21.4 (2.5)	—	—
Base excess (mEq/L)	—	−2.4 (2)	—	—

[a] 合併症のない経腟分娩での新生児.
[b] 経腟分娩での新生児.
[c] データは平均（SD）で示す.
[d] データは 2.5 または 97.5 パーセンタイルの範囲で示す.
[e] 帝王切開―陣痛について記載なし.

(From Centers for Disease Control and Prevention, 2012; Watson, 2006)

アシドーシスの呼吸成分である pCO_2 により pH がどの程度影響を受けるかは計算できる．まず臍帯血ガス pCO_2 値から正常新生児 pCO_2 の上限である約 50 mmHg を差し引く．pCO_2 が 10 mmHg 増加するごとに pH は 0.08 低下する（Eisenberg, 1987）．したがって，混合性（呼吸性-代謝性）アシデミアでは呼吸成分を計算することができる．例として，分娩中の臍帯脱出により 20 分後には帝王切開で分娩したとする．臍動脈血液ガス pH は 6.95 で pCO_2 が 90 mmHg であった．臍帯圧迫とそれに続く CO_2 交換の障害が pH に影響を与えた程度を計算するために，先の関係を適用する．

90 mmHg − 50 mmHg = 過剰の CO_2
40 mmHg
正しい pH：(40÷10)×0.08 = 0.32；6.95 + 0.32 = 7.27

したがって臍帯脱出する前の pH は約 7.27 と考えられ正常範囲内であり，低い pH は呼吸性アシドーシスに起因すると考える．

◆ 代謝性アシデミア

酸素欠乏が時間的にも強度的にも細胞のエネルギー需要のために嫌気性代謝を必要とするほどであれば，胎児は代謝性アシデミアとなる．Low ら（1997）は，胎児アシドーシスは 12 mmol/L 以上の塩基欠乏，重症胎児アシドーシスは 16 mmol/L 以上の塩基欠乏と定義している．また，前述の

15 万人以上の新生児におけるパークランドの研究では，代謝性アシデミアは二つの標準偏差を用いて臍帯血ガスのカットオフ値から定義された（Casey, 2001b）．つまり代謝性アシデミアは $pCO_2 ≤ 76.3$ mmHg かつ臍帯動脈血 pH < 7.00，さらに HCO_3^- 濃度 ≤ 17.7 mmol/L，塩基欠乏 ≥ 10.3 mEq/L と定義されている．ACOG（2014）は，神経学的障害との因果関係の観点から，臍動脈血 pH < 7.0 および塩基欠乏 ≥ 12 mmol/L を代謝性アシドーシスと定義している．

代謝性アシデミアは高率に多臓器不全と関連する．まれなケースではあるが，低酸素によって引き起こされる代謝性アシデミアが，その後の神経学的障害―**低酸素性虚血性脳症**（第 33 章参照）を引き起こすほど重症となることがある．実際そのような重症アシデミアでない胎児は，定義上では低酸素による障害を負ったことにはならない．つまり深刻な代謝性アシドーシスは正期産児のその後の神経学的障害を予測できないことになる（King, 1998；Socol, 1994）．超低出生体重児，すなわち 1,000 g 未満の新生児の酸塩基状態は，脳室内出血および長期の神経学的予後とより密接に関連している可能性がある（Lavrijsen, 2005；Salhab, 2005；Victory, 2003）．

Casey ら（2001b）は，正期産児と早産児において，代謝性アシデミアと低アプガースコア，新

生児死亡の関連性を示した．正期産児では少なくともアプガースコア5分値が7以上の新生児に比べて，代謝性アシデミアを伴うアプガースコア5分値が3以下の新生児における死亡リスクは3,200倍高かった．

■ 臍帯血液ガス測定の推奨

すべての新生児で出生時に臍帯血液ガス測定が行われる施設もある（Casey, 2001b；Sabol, 2016）．臍帯血液ガス測定を全症例に行うことに関する費用対効果分析では，利益と潜在的なコスト削減が示唆されている（White, 2010, 2016）．胎児適応，胎児心拍異常，発熱による帝王切開，アプガースコア5分値低値，多胎，重症胎児発育遅延などの場合には，臍帯血液ガス測定が推奨されている．

臍帯血液の酸塩基測定は，短期または長期の神経学的予後を予測するのは困難であるが，出生時の胎児代謝の状態を最も客観的に評価している．

予防的ケア

■ 眼感染予防

新生児眼炎は新生児の粘液膿性結膜炎である．1～12％の新生児は結膜炎を発症し，淋菌およびクラミジアが起因菌として最も多い（Zuppa, 2011）．

出生時の**淋菌感染**は，かつて小児期の失明の原因として最も一般的であった．しかし，除菌効果のある1％硝酸銀点眼液を予防的に投与することにより，淋菌感染による失明は大幅に減少した．ほかのさまざまな抗菌薬も有効であることが知られており，今では淋菌予防はすべての新生児に必須とされている（AAP, 2017b）．分娩直後の**予防**には，1％硝酸銀溶液または0.5％エリスロマイシン軟膏のいずれかが推奨されている．北アメリカでは，以前使用されていた1％テトラサイクリン眼科用軟膏はもはや入手できない（Mabry-Hernandez, 2010；Moore, 2015）．

未治療の淋菌保有の母親から生まれた新生児の予防的結膜炎の**治療**には，セフトリアキソン100 mg/kgを筋肉内あるいは静脈内単回投与する．淋菌やクラミジア検査は，治療の前に行っておく必要がある．

クラミジア結膜炎に対する新生児予防は複雑である．理想的には，出生前の *Chlamydia trachomatis* のスクリーニングと治療を行えば結膜感染症は予防できる（Hammerschlag, 2011）．活動性のクラミジア感染症をもっている母親から経腟分娩された新生児では，12～25％が生後20週までに結膜炎を発症した（Teoh, 2003）．**局所的な予防治療はクラミジア結膜炎の発生率を低下させない**．ケニアの研究では，クラミジア結膜炎を予防するうえで2.5％ポビドンヨード液が1％硝酸銀溶液または0.5％エリスロマイシン軟膏のいずれよりも優れていることが報告された（Isenberg, 1995）．イランでの別の研究では，ポビドンヨード点眼での予防は9％が感染し，エリスロマイシン点眼薬では18％が感染し，ポビドンヨード点眼での予防は，2倍の効果があると報告されている（Ali, 2007）．

3ヵ月までの新生児の結膜炎はクラミジア感染症による可能性を考慮する必要がある（Moore, 2015）．小児クラミジア感染症の治療には，アジスロマイシンを5日間またはエリスロマイシンを14日間経口投与する．

■ B型肝炎予防接種

退院前にチメロサールを含まないB型肝炎ワクチン接種は，出生体重が2,000 gより大きい状態の安定した新生児には標準的に行われている（AAP, 2017b）．母体血清がB型肝炎表面抗原陽性である場合，新生児にB型肝炎免疫グロブリンを積極的に投与すべきである．第55章で論じられているように，妊娠中にハイリスクまたはセロポジティブで抗ウイルスヌクレオシドまたはヌクレオシド類似体が陽性の女性すべてに，胎児への感染を最小限に抑えるために，治療を主張する人たちもいる（Dusheiko, 2012；Tran, 2012）．

■ ジカ熱

このウイルスは，主に蚊に刺されることにより広がる．ほとんどの人で無症状であるが，重度の先天異常を引き起こす可能性がある（第64章参照）．スクリーニングは，感染が確認されている地域への最近の旅行歴の問診から始まる．リスクのある女性には，血清学的スクリーニングが行われる．妊娠中のジカウイルス感染が確認されてい

る妊婦から生まれたすべての新生児に，神経学的評価，出生後頭部超音波，退院前の標準的新生児聴覚スクリーニング，およびジカウイルス血清学的検査などの包括的な検査を施行するべきである（Reynolds, 2017）．

■ ビタミンK

ビタミンK注射は，新生児のビタミンK依存性出血性疾患を予防する（第33章参照）．0.5～1 mgのビタミンKの単回筋肉内注射は，生後1時間以内に行われる（AAP, 2017b）．

■ 新生児スクリーニング

現在，新生児マススクリーニング検査は29の疾患について可能である．表32-4 に示すように，多くはさまざまな州法によって義務づけられている（ACOG, 2017c）．アメリカのほとんどの州では，コアパネルのすべての検査を実行するように義務づけている．補足項目—次のターゲット—は母子保健局のウェブサイトに記載されている．一部の州ではコアパネルに加えて，これらにある項目をも義務づけている．医療従事者は，各州で決められている検査項目を理解しておく必要があり，これは http://genes-r-us.uthscsa.edu/resources/consumer/statemap.htm で確認することができる．

新生児ルーチンケア

■ 在胎週数推定

新生児の在胎週数は出産直後に推定することができる．在胎週数と出生体重との関係は，合併症リスクがある新生児を識別するために使用できる．たとえば，在胎週数に対して小さいまたは大きい新生児は低血糖症や多血症のリスクが高いことから，血糖とヘマトクリットの測定が必要となる．

■ 皮膚および臍帯のケア

新生児を暖かく保ちながら，娩出時に過剰胎脂，血液および胎便を優しく拭き取る必要がある．残りの胎脂はすぐに吸収され24時間以内に消失する．初回の沐浴は新生児の体温が安定するまで延期する．

すぐに臍帯の処置を行う際には無菌操作に注意する．AAPは，臍帯を乾燥させておくことは臍帯のケアとして十分であると結論づけている（Stewart, 2016）．臍帯は，生後まもなくワルトン膠質から水分を失い始める．24時間以内に臍帯断端は特徴的な青白く湿った外観を失い，乾燥して黒くなる．数日～数週間以内に断端ははがれ落ち，小さな肉芽創が残り，それが治癒後に臍を形成する．臍帯分離は3～45日の間に，通常は最初の2週間以内に起こる（Novack, 1988）．空気にさら

表32-4　新生児スクリーニングコアパネル

アシルカルニチン異常[a]				
有機酸代謝	脂肪酸代謝	アミノ酸代謝[a]	ヘモグロビン異常	その他
イソ吉草 グルタル I 型 3-ヒドロキシ-3-メチルグルタル 複合カルボキシラーゼ メチルマロンムターゼ 3-メチルクロトニル-CoA カルボキシラーゼ メチルマロン酸（コバラミン A，B） プロピオン β-ケトチオラーゼ	中鎖アシル-CoA 脱水素酵素 超長鎖アシル-CoA 脱水素酵素 長鎖3-ヒドロキシアシル-CoA 脱水素酵素 ミトコンドリア3機能タンパク質 カルニチン取り込み	フェニルケトン尿症 メープルシロップ（尿症） ホモシスチン尿症 シトルリン血症 アルギニノコハク チロシン血症 I 型	鎌状赤血球症 β-サラセミア 鎌状赤血球形質	先天性甲状腺機能低下症 ビオチニダーゼ 先天性副腎過形成 ガラクトース血症 難聴 嚢胞性線維腫症 重症先天性心疾患[b] 重症複合型免疫不全[b]

[a] タンデムマス法により判定．
[b] 2006年以降に追加．

(From Centers for Disease Control and Prevention, 2012; Watson, 2006)

された場合，臍帯はより早く乾燥し，より容易に分離する．そのためドレッシングは勧められない．

資源の乏しい国では局所の感染予防が合理的である（Salam, 2014）．臍帯に使用される Triple-dye は，コロニーおよび滲出液の産生を予防する点で石けんと水のケアよりも優れている（Janssen, 2003）．ネパールの研究では，4％のクロルヘキシジンによる臍帯断端の洗浄は，石けんと水による洗浄と比較して 75％も深刻な感染を減少させた（Mullany, 2006）．同様に，0.1％クロルヘキシジン粉末は臍帯を乾燥させるケアより優れていた（Kapellen, 2009）．WHO（2014）はクロルヘキシジンでの洗浄を推奨している．

予防にもかかわらず，重大な臍帯感染—**臍帯炎**—が発症することがある．無菌的な臍帯ケアを行った 750 人以上の新生児におけるドイツの研究では，1.3％が臍帯炎となった（Kapellen, 2009）．最も頻度の高い起因菌は，黄色ブドウ球菌，大腸菌，および B 群レンサ球菌である．蜂巣炎の典型的な徴候と断端からの滲出液は，診断の補助となる．しかし，軽度の紅斑および臍帯脱落の際の断端出血はよく起こるし，場合によっては徴候を認めないこともある．

■ 授乳と体重減少

2016 年には，アメリカの新生児の 81％が初期に母乳哺育であり，生後 6 ヵ月では 52％，生後 1 年では 31％であった（CDC, 2016）．ACOG（2017e）によれば，完全母乳は生後 6 ヵ月まで行うことが望ましい．多くの病院では，新生児は分娩室で授乳を開始する．ほとんどの正期産児は 1 回約 15 分，1 日 8～12 回の授乳で最も成長する．早期産児や発育不全の新生児はさらに短い間隔で授乳を必要とする．授乳に関しては後に第 36 章で述べる．

多くの新生児は生後 3～4 日の間ほとんど栄養を受けないため，母乳哺育が確立されるか，他の栄養が開始されるまで，しだいに体重が落ちる．早産児はより多く体重が減り，より時間をかけて出生時体重に戻る．逆に発育不全ではあるが健康な新生児は早産児より出生時体重へ早く戻る．適切な栄養を与えれば，正期産児の体重は通常，生後 10 日目までには出生時体重にまで回復する．

■ 便と尿

生後 2～3 日は，結腸には柔らかい茶緑色の胎便がある．これは羊水とともに飲み込まれた腸管の剥離した上皮細胞や粘液，表皮細胞，うぶ毛（胎児の毛髪）が含まれている．特徴的な色は胆汁色素によるものである．胎児期および生後数時間は腸内が無菌であるが，その後腸内で菌はすぐに繁殖する．

胎便排出は 90％が最初の 24 時間以内に，残りのほとんどが 36 時間以内にみられる．通常，新生児は出生後すぐに排尿をするが，2 日目になっても認めない場合もある．排便と排尿はそれぞれ消化管と尿路の開通を意味する．出生後しかるべきときに排便・排尿を認めない場合は，Hirschsprung 病や鎖肛，後部尿道弁などの先天性疾患を示唆する．3～4 日後，母乳摂取により胎便はより淡黄色で柔らかく均一な糞便となる．

■ 新生児黄疸

新生児の約 1/3 は，出生後 2～5 日目の間にいわゆる生理的新生児黄疸を認める．ほとんどの病院が早期退院の方針であることを考慮すると，それは非常に重要な問題である．標準的な光線療法およびモニタリング，妊娠期間や日齢およびリスク因子に応じた治療勧告のガイドラインが使用されている（Bhutani, 2011；Maisels, 2009）．高ビリルビン血症については，後の第 33 章で詳しく議論している．

■ 男児の割礼

◆ 適応

男児新生児の割礼について，少なくとも 30 年間アメリカで論争の的になってきた．真性包茎や嵌頓包茎，亀頭包皮炎の予防など医学的なメリットに関する科学的根拠もある．割礼は陰茎癌と性交渉相手の子宮頸癌の発生率も低下させる．以前，AAP の割礼についてのタスクフォース（1999）は既存の事実からは**ルーチンの新生児割礼**を推奨するには不十分であると結論づけた．しかしこの結論はアメリカにおける臨床にはほとんど影響を与えなかった．具体的には，CDC（2011）は男児新生児の割礼率は 1999 年から 12 年後の 2010 年の間に，約 60％から 55％に低下したと推定している．

その後の研究でも割礼の健康上の利点を裏づけている．HIV が広く流行しているアフリカにおける大きな無作為化比較試験によると，割礼は成人期の HIV 感染を半分にした（Bailey, 2007；Grey, 2007）．また，男性の割礼は，HIV，HPVおよびヘルペス感染の成人発生率を低下させることも報告された（Tobian, 2009）．その後の政策声明では，割礼に関する AAP タスクフォース（2012）は，新生児割礼の健康上の利点がリスクを上回ると結論づけた．これにより割礼を希望する家族に対する割礼の施行が正当化された．また，タスクフォースは，すべての新生児に対する割礼の推奨は中止した．

◆ 外科的手技

新生児割礼は健康な新生児に対してのみ施行するべきである．尿道下裂などの性器奇形や新生児期に除外されていない出血性疾患の家族歴のある児が禁忌とされる．

タスクフォース（2012）は割礼の際に，麻酔を推奨している．麻酔法にはリドカイン-プリロカイン局所クリームや局所浸潤麻酔，陰茎背側神経ブロックやリングブロックなどがある（Arnett, 1990；Stang, 1988）．陰茎背側神経ブロックやリングブロックは局所麻酔よりも優れている（Hardwick-Smith, 1998；Lander, 1997；Taddio, 1997）．スクロースに浸したおしゃぶりの使用も，これらの方法の有用な補助となる（Kaufman, 2002）．

リングブロックの方法は，適切な陰茎洗浄の後，陰茎の基部に 1% リドカインを浸潤させ，無痛覚の円周のリングを形成するために，まず片側の陰茎基部の周りに 180°の弧を描いて針を進め，次に反対側に針を進める．リドカインの最大投与量は 1.0 mL である．**エピネフリンのような血管作動性物質は割礼の麻酔薬に決して含めるべきではない．**

最も一般的に使用される器具である Gomco と Mogen のクランプ，Plastibell デバイスを図 32-5 に示している．Kaufman ら（2002）は，Gomco 法と比較して Mogen 法はより少ない時間で行うことができ，新生児の不快の減少と関連すると報告した．方法に関係なく，目標は包茎を防ぐために陰茎亀頭を十分に露出するように，十分に陰茎体の皮膚と内側の包皮上皮を除去することである．どの方法でも，①除去する外表皮膚の量を正

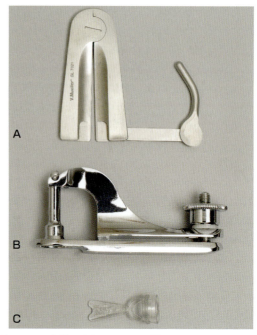

図 32-5　割礼に用いる三つの異なる用具
A. Mogen クランプ．クランプのアームは最大 3 mm の幅まで広がる．
B. Gomco クランプ（組み立て式）．
C. Plastibell デバイス．

確に推定すること，②亀頭を視覚化し，それが正常であることを確認するために包皮孔を拡張すること，③内側の包皮上皮は亀頭上皮から解放すること，④割礼の機器は，包茎包皮を切断する前に止血を得られる十分な長さの位置に置くことが必要である（Lerman, 2001）．

出血，感染，および血腫形成のリスクは低い（Christakis, 2000）．まれな合併症として，陰茎亀頭の先端切断，HIV や他の性感染症への感染，外尿道口狭窄，陰茎表皮剥離，電気凝固による陰茎破壊，続発性の上皮性囊胞や尿道皮膚瘻，エピネフリン入りリドカインの不適切な使用による虚血などがある（Amukele, 2003；Neulander, 1996；Nicoll, 1997；Pippi-Salle, 2013；Upadhyay, 1998）．

母児同室と退院

病院での**母児同室**は，新生児を新生児室ではなく母親の部屋に置くことである．これは可能な限り妊娠分娩経過を自然な状態とすることにより，早期に母子関係を築き上げることとなる．24 時間

以内に母親は完全に歩行可能となる．その後，母児同室では，母親は自分自身と新生児のための日常的なケアを行うことができる．明らかな利点は，母親が自宅に帰ったときには，乳児の世話がすべてできるようになることである．

昔から，新生児は母親と一緒に退院となり，ほとんどの場合，母親の退院が新生児の退院時期を決定していた．1970年代〜1990年代半ばにかけて，母親の産後入院期間は着実に短縮し，多くが48時間未満で退院していた．WHO（2014）は最短でわずか24時間の退院でよいとしている．ほとんどの新生児は48時間以内に安全に退院できるが，一様に正しいとはいえない．たとえば，カナダのデータを基にLiuら（2000）は210万人以上の初回退院した新生児の再入院率を検討している．入院期間は1990年では4.2日，1997年には2.7日と減少し，再入院率は1,000人当たり27人から38人に増加したと報告している．再入院の原因として大半を占めるのは脱水や黄疸であった．ワシントン州の新生児退院データよりMalkinら（2000）は，出生後30時間以内に退院した新生児では28日での死亡率は4倍，1年死亡率は2倍増加すると述べている．後期早産児の安全な退院が特に懸念される（Whyte，2012）．

短い入院期間に関する詳細な調査により，連邦法―The Newborns'and Mothers'Health Protection Act of 1996―が制定され，保険会社が母子の入院期間を経腟分娩では産後2日未満，帝王切開では産後4日未満と制限することを禁止した．カリフォルニアで出生した662,000人以上の新生児の検討では，Datarら（2006）は再入院の減少率は法施行から1，2，3年後でそれぞれ9，12，20％であったと報告している．

（訳：齋藤理恵，梅原永能）

References

Ali A, Khadije D, Elahe A, et al: Prophylaxis of ophthalmia neonatorum comparison of Betadine, erythromycin and no prophylaxis. J Trop Pediatr 53(6):388, 2007.

American Academy of Pediatrics: Delayed umbilical cord clamping after birth. Pediatrics 139(6), 2017a.

American Academy of Pediatrics, American College of Obstetricians and Gynecologists: Care of the newborn. In Guidelines for Perinatal Care, 8th ed. Elk Grove Village, AAP, 2017b.

American Academy of Pediatrics Task Force on Circumcision: Circumcision policy statement. Pediatrics 103:686, 1999.

American Academy of Pediatrics Task Force on Circumcision: Circumcision policy statement. Pediatrics 130(3):585, 2012.

American College of Obstetricians and Gynecologists: Executive summary: neonatal encephalopathy and neurologic outcome, second edition. Report of the American College of Obstetricians and Gynecologists' Task Force on Neonatal Encephalopathy. Obstet Gynecol 123(4):896, 2014.

American College of Obstetricans and Gynecologists: Delayed umbilical cord clamping after birth. Committee Opinion No. 684, January 2017a.

American College of Obstetricians and Gynecologists: Delivery of a newborn with meconium-stained amniotic fluid. Committee Opinion No. 689, April 2017b.

American College of Obstetricians and Gynecologists: Newborn screening and the role of the obstetrician-gynecologist. Committee Opinion No. 616, January 2015, Reaffirmed 2017c.

American College of Obstetricians and Gynecologists: Planned home birth. Committee Opinion No. 697, April 2017d.

American College of Obstetricians and Gynecologists: Optimizing support for breastfeeding as part of obstetric practice. Committee Opinion No. 658, February 2016, Reaffirmed 2017e.

American College of Obstetricians and Gynecologists. American Academy of Pediatrics: The Apgar score. Committee Opinion No. 644, October 2015, Reaffirmed 2017f.

Amukele SA, Lee GW, Stock JA, et al: 20-year experience with iatrogenic penile injury. J Urol 170:1691, 2003.

Apgar V: A proposal for a new method of evaluation of the newborn infant. Curr Res Anesth Analg 32:260, 1953.

Armstrong L, Stenson BJ: Use of umbilical cord blood gas analysis in the assessment of the newborn. Arch Dis Child Fetal Neonatal Ed 92:430, 2007.

Arnett RM, Jones JS, Horger EO III: Effectiveness of 1% lidocaine dorsal penile nerve block in infant circumcision. Am J Obstet Gynecol 163:1074, 1990.

Bailey RC, Moses S, Parker CB, et al: Male circumcision for HIV prevention in young men in Kismu, Kenya: a randomized controlled trial. Lancet 369:643, 2007.

Bhatt S, Alison BJ, Wallace EM, et al: Delaying cord clamping until ventilation onset improves cardiovascular function at birth in preterm lambs. J Physiol 591(8):2113, 2013.

Bhutani VK, Committee on Fetus and Newborn, American Academy of Pediatrics: Phototherapy to prevent severe neonatal hyperbilirubinemia in the newborn infant 35 or more weeks of gestation. Pediatrics 128(4):e1046, 2011.

Blickstein I, Green T: Umbilical cord blood gases. Clin Perinatol 34(3):451, 2007.

Carrasco M, Martell M, Estol PC: Oronasopharyngeal suction at birth: effects on arterial oxygen saturation. J Pediatr 130(5):832, 1997.

Casey BM, Goldaber KG, McIntire DD, et al: Outcomes among term infants when two-hour postnatal pH is compared with pH at delivery. Am J Obstet Gynecol 184:447, 2001a.

Casey BM, McIntire DD, Leveno KJ: The continuing value of the Apgar score for the assessment of newborn infants. N Engl J Med 344:467, 2001b.

Centers for Disease Control and Prevention: Breastfeeding report card: progressing toward national breastfeeding goals-United States 2016. Available at: http://www.cdc.gov/breastfeeding/data/reportcard2.htm. Accessed June 2017.

Centers for Disease Control and Prevention: CDC grand rounds: newborn screening and improved outcomes. MMWR 61(21)390, 2012.

Centers for Disease Control and Prevention: Trends in in-hospital newborn male circumcision—United States, 1999–2010. MMWR 60(34):1167, 2011.

Chauhan SP, Cowan BD, Meydrech EF, et al: Determination of fetal acidemia at birth from a remote umbilical arterial blood gas analysis. Am J Obstet Gynecol 170:1705, 1994.

Christakis DA, Harvey E, Zerr DM, et al: A trade-off analysis of routine newborn circumcision. Pediatrics 105:246, 2000.

Datar A, Sood N: Impact of postpartum hospital-stay legislation on newborn length of stay, readmission, and mortality in California. Pediatrics 118:63, 2006.

Dickinson JE, Eriksen NL, Meyer BA, et al: The effect of preterm birth on umbilical cord blood gases. Obstet Gynecol 79:575, 1992.

Dusheiko G: Interruption of mother-to-infant transmission of hepatitis B: time to include selective antiviral prophylaxis? Lancet 379(9830):2019, 2012.

Eisenberg MS, Cummins RO, Ho MT: Code Blue: Cardiac Arrest and Resuscitation. Philadelphia, Saunders, 1987.

Ersdal HL, Mduma E, Svensen E, et al: Early initiation of basic resuscitation interventions including face mask ventilation may reduce birth asphyxia related mortality in low-income countries: a prospective descriptive observational study. Resuscitation 83(7):869, 2012.

Freeman JM, Nelson KB: Intrapartum asphyxia and cerebral palsy. Pediatrics 82:240, 1988.

Gilstrap LC III, Leveno KJ, Burris J, et al: Diagnosis of birth asphyxia on the basis of fetal pH, Apgar score, and newborn cerebral dysfunction. Am J Obstet Gynecol 161:825, 1989.

Goldaber KG, Gilstrap LC III, Leveno KJ, et al: Pathologic fetal acidemia. Obstet Gynecol 78:1103, 1991.

Gray RH, Kigozi G, Serwadda D, et al: Male circumcision for HIV prevention in Rakai, Uganda: a randomized trial. Lancet 369:657, 2007.

Gungor S, Kurt E, Teksoz E, et al: Oronasopharyngeal suction versus no suction in normal and term infants delivered by elective cesarean section: a prospective randomized controlled trial. Gynecol Obstet Invest 61(1):9, 2006.

Hammerschlag MR: Chlamydial and gonococcal infections in infants and children. Clin Infect Dis 53(3):S99, 2011.

Hardwick-Smith S, Mastrobattista JM, Wallace PA, et al: Ring block for neonatal circumcision. Obstet Gynecol 91:930, 1998.

Hooper SB, Kitchen MJ, Wallace MJ, et al: Imaging lung aeration and lung liquid clearance at birth. FASEB J 21(12):3329, 2007.

Hooper SB, te Pas AB, Kitchen MJ: Respiratory transition in the newborn: a three-phase process. Arch Dis Child Fetal Neonatal Ed 101(3):F266, 2016.

Hooper SB, te Pas AB, Lang J, et al: Cardiovascular transition at birth: a physiological sequence. Pediatr Res 77(5):608, 2015.

Isenberg SJ, Apt L, Wood M: A controlled trial of povidone-iodine as prophylaxis against ophthalmia neonatorum. N Engl J Med 332:562, 1995.

Janssen PA, Selwood BL, Dobson SR, et al: To dye or not to dye: a randomized clinical trial of a triple dye/alcohol regime versus dry cord care. Pediatrics 111:15, 2003.

Kapadia V, Wyckoff MH: Chest compressions for bradycardia or asystole in neonates. Clin Perinatol 39(4):833, 2012.

Kapadia VS, Wyckoff MH: Epinephrine use during newborn resuscitation. Front Pediatr 5:97, 2017.

Kapellen TM, Gebauer CM, Brosteanu O, et al: Higher rate of cord-related adverse events in neonates with dry umbilical cord care compared to chlorhexidine powder. Results of a randomized controlled study to compare efficacy and safely of chlorhexidine powder versus dry care in umbilical cord care of the newborn. Neonatology 96(1):13, 2009.

Karlberg P, Adams FH, Geubelle F, et al: Alteration of the infant's thorax during vaginal delivery. Acta Obstet Gynecol Scand 41:223, 1962.

Katheria AC, Lakshminrusimha S, Rabe H, et al: Placental transfusion: a review. J Perinatol 37(2):105, 2017.

Kattwinkel J: Textbook of Neonatal Resuscitation, 6th ed. Elk Grove Village, American Academy of Pediatrics and American Heart Association, 2010.

Kaufman GE, Cimo S, Miller LW, et al: An evaluation of the effects of sucrose on neonatal pain with 2 commonly used circumcision methods. Am J Obstet Gynecol 186:564, 2002.

King TA, Jackson GL, Josey AS, et al: The effect of profound umbilical artery acidemia in term neonates admitted to a newborn nursery. J Pediatr 132(4):624, 1998.

Kotaska K, Urinovska R, Klapkova E, et al: Re-evaluation of cord blood arterial and venous reference ranges for pH, pO_2, pCO_2, according to spontaneous or cesarean delivery. J Clin Lab Anal 24(5):300, 2010.

Lander J, Brady-Fryer B, Metcalfe JB, et al: Comparison of ring block, dorsal penile nerve block, and topical anesthesia for neonatal circumcision: a randomized controlled trial. JAMA 278:2157, 1997.

Lavrijsen SW, Uiterwaal CS, Stigter RH, et al: Severe umbilical cord acidemia and neurological outcome in preterm and full-term neonates. Biol Neonate 88(1):27, 2005.

Lerman SE, Liao JC: Neonatal circumcision. Pediatr Clin North Am 48:1539, 2001.

Lines A, Hooper SB, Harding R: Lung liquid production rates and volumes do not decrease before labor in healthy fetal sheep. J Appl Physiol (1985)82(3):927, 1997.

Liu S, Wen SW, McMillan D, et al: Increased neonatal readmission rate associated with decreased length of hospital stay at birth in Canada. Can J Public Health 91:46, 2000.

Low JA, Lindsay BG, Derrick EJ: Threshold of metabolic acidosis associated with newborn complications. Am J Obstet Gynecol 177:1391, 1997.

Low JA, Panagiotopoulos C, Derrick EJ: Newborn complications after intrapartum asphyxia with metabolic acidosis in the term fetus. Am J Obstet Gynecol 170:1081, 1994.

Lynn A, Beeby P: Cord and placenta arterial gas analysis: the accuracy of delayed sampling. Arch Dis Child Fetal Neonatal Ed 92(4):F281, 2007.

Mabry-Hernandez I, Oliverio-Hoffman R: Ocular prophylaxis for gonococcal ophthalmia neonatorum: evidence update for the U.S. Preventive Services Task Force reaffirmation recommendation statement. AHRQ Publication No. 10–05146. Rockville, Agency for Healthcare Research and Quality, 2010.

Maisels MJ, Bhutani VK, Bogen D, et al: hyperbilirubinemia in the newborn infant ≥35 weeks' gestation: an update with clarifications. Pediatrics 124(4):1193, 2009.

Malkin JD, Garber S, Broder MS, et al: Infant mortality and early postpartum discharge. Obstet Gynecol 96:183, 2000.

Martin JA, Hamilton BE, Ventura SJ, et al: Births: final data for 2010. Natl Vital Stat Rep 61(1), 2012.

Mokarami P, Wiberg N, Olofsson P: An overlooked aspect on metabolic acidosis at birth: blood gas analyzers calculate base deficit differently. Acta Obstet Gynecol Scand 91(5):574, 2012.

Moore DL, MacDonald NE, Canadian Paediatric Society Infectious Disease and Immunization Committee: Preventing ophthalmia neonatorum. Paediatr Child Health 20(2):93, 2015.

Mullany LC, Darmstadt GL, Khatry SK, et al: Topical applications of chlorhexidine to the umbilical cord for prevention of omphalitis and neonatal mortality in southern Nepal: a community-based, cluster randomized trial. Lancet 367:910, 2006.

Neulander E, Walfisch S, Kaneti J: Amputation of distal penile glans during neonatal ritual circumcision—a rare complication. Br J Urol 77:924, 1996.

Nicoll A: Routine male neonatal circumcision and risk of infection with HIV-1 and other sexually transmitted diseases. Arch Dis Child 77:194, 1997.

Novack AH, Mueller B, Ochs H: Umbilical cord separation in the normal newborn. Am J Dis Child 142:220, 1988.

O'Brodovich H, Hannam V, Seear M, et al: Amiloride impairs lung water clearance in newborn guinea pigs. J Appl Physiol (1985)68(4):1758, 1990.

Perlman JM, Wyllie J, Kattwinkel J, et al: Part 7: neonatal resuscitation: 2015 international consensus on cardiopulmonary resuscitation and emergency cardiovascular care science with treatment recommendations. Pediatrics 136 Suppl 2:S120, 2015.

Pippi-Salle JL, Jesus LE, Lorenzo AJ, et al: Glans amputation during routine neonatal circumcision: mechanism of injury and strategy for prevention. J Pediatr Urol 9:763, 2013.

Ramin SM, Gilstrap LC, Leveno KJ, et al: Umbilical artery acid–base status in the preterm infant. Obstet Gynecol 74:256, 1989.

Reynolds MR, Jones AM, Petersen EE, et al: Vital signs: update on Zika virus-associated birth defects and evaluation of all U.S. infants with congenital Zika virus exposure—U.S. Zika Pregnancy Registry, 2017 MMWR 66(13):366, 2017.

Riley RJ, Johnson JW: Collecting and analyzing cord blood gases. Clin Obstet Gynecol 36:13, 1993.

Rudolph AM: Fetal and neonatal pulmonary circulation. Annu Rev Physiol 41:383, 1979.

Sabol BA, Caughey AB: Acidemia in neonates with a 5-minute Apgar score of 7 or greater—what are the outcomes? Am J Obstet Gynecol 215(4):486 e481, 2016.

Salam RA, Mansoor T, Mallick D, et al: Essential childbirth and postnatal interventions for improved maternal and neonatal health. Reprod Health 11 Suppl 1:S3, 2014.

Salhab WA, Perlman JM: Severe fetal acidemia and subsequent neonatal encephalopathy in the larger premature infant. Pediatr Neurol 32(1):25, 2005.

Saunders RA, Milner AD: Pulmonary pressure/volume relationships during the last phase of delivery and the first postnatal breaths in human subjects. J Pediatr 93:667, 1978.

Schmolzer GM, Dawson JA, Kamlin CO, et al: Airway obstruction and gas leak during mask ventilation of preterm infants in the delivery room. Arch Dis Child Fetal Neonatal Ed 96(4):F254, 2011.

Siew ML, te Pas AB, Wallace MJ, et al: Positive end-expiratory pressure enhances development of a functional residual capacity in preterm rabbits ventilated from birth. J Appl Physiol (1985)106(5):1487, 2009a.

Siew ML, Wallace MJ, Kitchen MJ, et al: Inspiration regulates the rate and temporal pattern of lung liquid clearance and lung aeration at birth. J Appl Physiol (1985)106(6):1888, 2009b.

Siggaard-Anderson O: Blood acid–base alignment nomogram. Scand J Clin Lab Invest 15:211, 1963.

Socol ML, Garcia PM, Riter S: Depressed Apgar scores, acid–base status, and neurologic outcome. Am J Obstet Gynecol 170:991, 1994.

Stang HJ, Gunnar MR, Snellman L, et al: Local anesthesia for neonatal circumcision: effects on distress and cortisol response. JAMA 259:1507, 1988.

Stewart D, Benitz W, AAP Committee on Fetus and Newborn: Umbilical cord care in the newborn infant. Pediatrics 138(3):e20162149, 2016.

Taddio A, Stevens B, Craig K, et al: Efficacy and safety of lidocaine-prilocaine cream for pain during circumcision. N Engl J Med 336:1197, 1997.

Teoh D, Reynolds S: Diagnosis and management of pediatric conjunctivitis. Pediatr Emerg Care 19:48, 2003.

te Pas AB, Davis PG, Hooper SB, et al: From liquid to air: breathing after birth. J Pediatr 152(5):607, 2008.

Thorngren-Jerneck K, Herbst A: Low 5-minute Apgar score: a population-based register study of 1 million term births. Obstet Gynecol 98:65, 2001.

Thorp JA, Dildy GA, Yeomans ER, et al: Umbilical cord blood gas analysis at delivery. Am J Obstet Gynecol 175(3 Pt 1):517, 1996.

Tobian AA, Serwadda D, Quinn TC, et al: Male circumcision for the prevention of HSV-2 and HPV infections and syphilis. N Engl J Med 360(13):1298, 2009.

Tran TT: Hepatitis B: treatment to prevent perinatal transmission. Clin Obstet Gynecol 55(2):541, 2012.

Upadhyay V, Hammodat HM, Pease PW: Post circumcision meatal stenosis: 12 years' experience. N Z Med J 111:57, 1998.

Victory R, Penava D, da Silva O, et al: Umbilical cord pH and base excess values in relation to neonatal morbidity for infants delivered preterm. Am J Obstet Gynecol 189(3):803, 2003.

Vyas H, Milner AD, Hopkins IE: Intrathoracic pressure and volume changes during the spontaneous onset of respiration in babies born by cesarean section and by vaginal delivery. J Pediatr 99(5):787, 1981.

Watson MS, Mann MY, Lloyd-Puryear MA, et al: Newborn screening: towards a uniform screening panel and system. Executive summary. Genet Med 8(Suppl 5):1S, 2006.

Weiner GM: Textbook of Neonatal Resuscitation. 7th ed. Elk Grove Village, American Academy of Pediatrics, 2016.

White CR, Doherty DA, Cannon JW, et al: Cost effectiveness of universal umbilical cord blood gas and lactate analysis in a tertiary level maternity unit. J Perinat Med 44(5):573, 2016.

White CR, Doherty DA, Henderson JJ, et al: Benefits of introducing universal umbilical cord blood gas and lactate analysis into an obstetric unit. Aust N Z J Obstet Gynaecol 50(4):318, 2010.

Whyte RK: Neonatal management and safe discharge of late and moderate preterm infants. Semin Fetal Neonatal Med 17(3):153, 2012.

World Health Organization: Postnatal care of the mother and newborn, 2013. Geneva, WHO, 2014.

Wyckoff MH, Aziz K, Escobedo MB, et al: Part 13: neonatal resuscitation: 2015 American Heart Association guidelines update for cardiopulmonary resuscitation and emergency cardiovascular care. Pediatrics 136 Suppl 2:S196, 2015.

Yeh P, Emary K, Impey L: The relationship between umbilical cord arterial pH and serious adverse neonatal outcome: analysis of 51,519 consecutive validated samples. BJOG 119(7):824, 2012.

Zuppa AA, D'Andrea V, Catenazzi P, et al: Ophthalmia neonatorum: what time of prophylaxis? J Matern Fetal Neonatal Med 24(6):769, 2011.

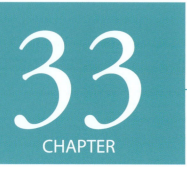

正期産児の疾患・外傷

Diseases and Injuries of the Term Newborn

- 呼吸窮迫 ……………………………………… 762
- 新生児脳症・脳性麻痺 ……………………… 764
- 新生児禁断症候群 …………………………… 770
- 血液疾患 ……………………………………… 770
- 新生児の外傷 ………………………………… 772

In a small number of cases fractures of the skull are met with. This accident usually follows violent attempts at delivery, though occasionally it may occur spontaneously.

―J. Whitridge Williams (1903)

　本書の第1版では，正期産児の疾患はわずかしか書かれていなかった．現在では新生児はさまざまな疾患に罹ったり，外傷を受けやすいことがよく知られている．多くの場合，これらの疾患の臨床症状は，胎児期から起きている病的な変化から引き続いて起こる．一般的な例は，分娩時の敗血症により活気がなかったり，アシドーシスになっている新生児である．これらの不調による症状は多岐にわたるため，この章では正期産児でより一般的な疾患を検討する．一方で，早産児でより頻度の高い疾患は第34章で述べられている．母体疾患の影響による特異的に起こりやすい疾患はそれぞれの疾患関連の章で述べられている．

呼吸窮迫

　分娩時，新生児は第32章で述べたように急速に肺呼吸に切り替えなければならない．吸気時に，肺胞の虚脱を防ぐため肺胞の拡張や肺液の除去，Ⅱ型肺胞上皮細胞からのサーファクタント分泌が起こる．これらの機能障害が起きると，低酸素・代償性多呼吸，鼻翼呼吸，陥没呼吸，呻吟を伴う呼吸不全を引き起こす（Reuter, 2014）．早産児ではこの呼吸不全は肺の未熟性とサーファクタント欠乏により起こり，**新生児呼吸窮迫症候群**（respiratory distress syndrome：RDS）と呼ばれる．この変形のような病態が重症の成人や年長児にみられることもある（第47章参照）．これらの病態はすべてなんらかの誘発物質が肺胞上皮を傷害し，サーファクタントが欠乏するという側面をもっている．分娩予定日が近づくにつれ，胎児が呼吸窮迫を起こすようなサーファクタント欠乏は少なくなる．正期産児での呼吸窮迫の主因は新生児一過性多呼吸，RDS，胎便吸引症候群，肺炎，持続性の肺高血圧症，低酸素性虚血性脳症である（Lin, 2015）．

■ 新生児呼吸窮迫症候群

　RDSの正期産児125人について述べた北京の報告では，最も頻度の高い原因は，敗血症を伴う周産期感染が50％，選択的帝王切開が27％，重症仮死が10％，胎便吸引が7％であった（Liu, 2010）．注目すべきことに，正期産児でも低い発生率だが，サーファクタント欠乏によるRDSは珍しくない（Berthelot-Ricou, 2012）．絨毛膜羊膜炎，男児，白色人種が独立した危険因子である（Anadkat, 2012；Higgins, 2016）．また，サーファクタントタンパク質合成をコードする遺伝子の変異がサーファクタント欠乏を助長させる可能性が

ある（Wambach, 2012）．原因にかかわらず，サーファクタント分泌が減少している場合，肺の病態生理・臨床経過・管理は早産児のものと似ている．治療として，人工呼吸管理，サーファクタント補充がある（第34章参照）．在胎34～37週のlate-pretermで出生前に母体へ副腎皮質ステロイドを投与するとサーファクタント合成が増進する可能性があるという一説がある（Gyamfi-Bannerman, 2016）．パークランド病院ではlate preterm の適応で副腎皮質ステロイドを投与していない．この治療を行う際には新生児低血糖が起こる懸念があり，また長期的な影響はわかっていない．しかしながらデータ上，低血糖は迅速に治療できれば後遺症はきたさない（McKinlay, 2015）．RDSのある正期産児の予後は，主に原因・重症度・治療への反応によって決まる．

■ 胎便吸引症候群

胎便と羊水混濁の生理については第24章で考察されている．時により，分娩時または分娩直前に胎便で混濁した羊水の吸入が気道閉塞，化学性肺炎，サーファクタントの機能障害や不活化，肺高血圧症を起こす（Lee, 2016；Lindenskov, 2015）．重症な場合，低酸素による新生児死亡，生存しても長期的な神経学的後遺症を引き起こす可能性がある．

正期産で分娩となる妊婦では10～20％という高い発生率で，羊水が胎便で混濁すると考えると，胎便吸引の頻度は比較的高いと推測できる．幸いなことに，明らかな呼吸不全を起こすような重症の胎便吸引の頻度はとても低い．そして胎便吸引の正確な発症率は知られておらず，Singhら（2009）は全分娩の1.8％に併発すると報告している．フランスの研究では約133,000例の正期産のうち，重症胎便吸引症候群は0.07％であり，この割合は妊娠37～43週で連続的に上昇した（Fischer, 2012）．死亡率は重症度によって決まる．

胎児の疾病率は胎便の濃度と関連する．おそらくたいていの場合，正常な生理機能をもつ胎児は胎便を薄めるのに十分な羊水量がある．ときどき，胎便吸引症候群は軽度の羊水混濁によってでも生じる．多くの新生児は正常な陣痛・合併症のない分娩で罹患する．しかし，一部は過期産や胎児発育不全などの産科的な要因と関連して起こる．これらの胎児は羊水過少，臍帯圧迫を伴う陣痛，子宮胎盤機能不全をしばしば併発するためハイリスクである．これらは，胎便の濃度上昇や希釈不足を起こすリスクを上げる（Leveno, 1984）．

◆ 予 防

これまでは，胎児の低酸素や胎児心拍モニタリングの異常が胎便吸引を引き起こすと考えられ最大の危険因子と認識されていた．しかし残念ながら，これらは信頼できない予測因子であることがわかった（Dooley, 1985）．ほかに可能性のある予防法として，口腔咽頭の吸引はしばらくの間，標準ケアであった．しかしながら，胎便吸引症候群の発生，重症度を減らすという根拠が得られず，行われなくなった（Davis, 1985；Wiswell, 1990）．それと同時に，胎便吸引によって起こった肺高血圧症は，出生前より異常な動脈の血管新生が形成されている特徴があることが報告された．これらの研究結果により，慢性的な窒息状態にある胎児のみが胎便吸引症候群を発症するという者が現れた（Katz, 1992）．しかし，胎便吸引症候群と急性仮死の指標，たとえば，臍帯動脈のアシドーシスに相互関係は見つからなかった（Bloom, 1996；Richey, 1995）一方，とはいえ，濃度の高い胎便は新生児アシドーシスの独立した危険因子であるという報告があった（Maisonneuve, 2011）．

吸引に関する矛盾した結果に対して，吸引施行群と非施行群を比較する11センターでの無作為化比較試験が行われた（Vain, 2004）．両群で胎便吸引症候群の発生は同率の4％であった．その後，アメリカ心臓協会（AHA）からなる委員会は，ガイドラインを最新のものにした（Wyckoff, 2015）．アメリカ産婦人科学会（ACOG）（2017c）とWHO（2012）は分娩時のルーチンでの口腔・鼻腔咽頭の吸引は行わないことを推奨した．活発な新生児は処置を必要としない．元気のない新生児の管理には，人工呼吸，酸素投与，挿管による治療介入が推奨される（第32章参照）．

分娩時の羊水注入は，かつては羊水過少と頻繁な変動性一過性徐脈がみられる分娩中の妊婦に使用されていた（第24章参照）．以前に，分娩中に羊水混濁が出た妊婦に対しての予防方法についての検討が行われている．羊水注入はたいていの場合，胎児が陣痛前に胎便を吸引してしまうため胎便吸引症候群の割合を減らせなかった（Bryne,

1987；Wenstrom, 1995）．この問題をさらに検討するために，妊娠36週以降で羊水混濁を合併し陣痛がきた約2,000人での試験が実施された（Fraser, 2005）．周産期死亡率は，羊水注入をしたグループでもしなかったグループでもともに0.05％であった．中等度または重度の胎便吸引の割合も，羊水注入をした群で4.4％，しなかった群で3.1％と有意差を認めなかった．帝王切開も羊水注入をした群で32％，しない群で29％と同様であった．現在は，ACOG（2016a）では胎便吸引症候群を減らすための羊水注入は推奨されていない．

◆ 治 療

換気補助と挿管は必要に応じて行う（Wyckoff, 2015）．胎便吸引症候群のなかにはサーファクタント欠乏により起こるものがあるため，補充療法が有効である（Natarajan, 2016a）．また，吸入副腎皮質ステロイドは重症度を改善するかもしれない（Garg, 2016）．**体外膜型肺（extracorporeal membrane oxygenation：ECMO）**治療は，最大の換気補助をしても酸素化がよくならない新生児に使用される（Hirakawa, 2017）．無作為化比較試験のコクランレビューでは，El Shahedら（2014）がサーファクタント補充治療は有意にECMOの必要な症例を減らすことを報告したが，サーファクタント投与は死亡率を下げなかった．ECMOによる治療が必要な割合はさまざまである．Singhら（2009）の報告では，7,518人の胎便吸引症候群の正期産児1.4％にECMOによる治療が必要であり，死亡率は5％であった．Ramachandrappaら（2011）は正期産に比べ，晩期早期産児は死亡率が高いと報告した．サーファクタントでの肺洗浄は評価されている（Choi, 2012）．

新生児脳症・脳性麻痺

脳性麻痺や知的障害と直結する児の"脳障害"ほど，患者および産科医に不安を与えるものはない．ほとんどの脳障害・脳損傷はあまり深刻ではないが，過去の経験から悲観的な見通しが植えつけられているからである．この教科書の初版では，Williams（1903）は，分娩時外傷による脳損傷に限り述べていた．その後の版では，**新生児仮死**は脳性麻痺の一つの原因でもあり，分娩時外傷とも関連するという考えを示した．その後数十年で，分娩時外傷による脳損傷の頻度は少なくなったにもかかわらず，分娩時の事象が最も児の神経障害を起こしているという間違った考えが信じられていた．これが，1970年代から始まった帝王切開の割合の上昇の主な原因であった．残念ながら，ほとんどの場合，脳性麻痺は陣痛が起こるずっと前に発生しているため，帝王切開が脳性麻痺の危険性を軽減することには，ほとんどならない（O'Callaghan, 2013）．

これらの認識から，脳性麻痺につながるものも含めて胎児脳障害の疾病原因を究明する学術調査が進められた．大規模観察研究にはNelsonら（1984，1985，1986a）による研究が含まれ，後に報告された．これらの調査で神経障害は，遺伝，生理学，環境，産科的因子の組み合わせにより起こる複雑な多因子過程に起因するということが証明された．重要なことは，これらの研究は，分娩前後の事象が関連する神経障害はごくわずかであることを示したことである．分娩時事象の潜在的役割を分類することは，国際的に興味がもたれていることである．2000年，ACOGの特別委員会は，新生児脳症と脳性麻痺の変遷を研究するために設立された．複数の専門家が合同で同時代のデータを再検討し，さまざまな新生児の脳障害を定義する基準を規定した．これらの研究成果はACOG，アメリカ小児科学会（AAP）により公表された（2003）．

10年後，第二次特別委員会は見解を改定した（ACOG, 2014c）．2014年特別委員会の見解は前回のものに比べて，より熟慮されている．他の新生児脳症の病因と比較して，分娩前後の**低酸素性虚血性脳症（hypoxic ischemic encephalopathy：HIE）**の原因の特定に関しては特に制限がある．2014年特別委員会では，それぞれ罹患した児の多次元的評価を推奨している．彼らは加えて絶対確実な戦略はないことを警告し，新生児脳症の原因を100％確実に解決する方法はないと考えると述べている．

■ 新生児脳症

2014年のTask Forceは，新生児脳症を，妊娠35週以降の出生直後に起こる神経学的障害として定義した．正常以下の意識レベル，痙攣発作を

認め，しばしば筋緊張と反射の低下により呼吸の開始とその持続が困難になる．脳症の発生率は，正期産の生産児で1,000人中0.27～1.1であり，早産児ではさらに頻度が高い（Ensing, 2013；Plevani, 2013；Takenouchi, 2012；Wu, 2011）．2014年のTask Forceは，脳症と脳性麻痺になる原因はたくさんあると結論づけており，特にHIEや，分娩時にこうむる要因について検討している．HIEに罹患した新生児に影響があるか特定するために，母体既往歴，産科前歴，分娩時因子，胎盤病理，出生後経過は綿密な評価が必要である．これらは検査所見，神経画像所見によって捕捉された．

臨床状況により三つの段階に分けられる．**軽度の脳症**は，過覚醒，易刺激性，神経過敏，筋緊張亢進または低下が特徴である．**中等度の脳症**は，嗜眠，高度の筋緊張亢進，時に痙攣を認める．**高度の脳症**は，昏睡，痙攣の多発，反復する無呼吸がみられる．

2014年特別委員会は，脳性麻痺のさまざまな型のなかで，痙性四肢麻痺型のみが急性の周産期虚血に起因する可能性があると結論づけている．ほかの型，**半身麻痺**または**片麻痺の脳性麻痺**，**痙性両麻痺**，**運動失調**は，分娩時事象に起因する可能性は低い．運動障害または運動失調のみの脳性麻痺で，特に学習障害を伴うものの多くは，遺伝的原因がある（Nelson, 1998）．

◆ 低酸素性虚血性脳症の基準

2014年特別委員会は，どのような急性の周産期事象が，HIEが発現して新生児脳症が起こる症例に生じているかを明示していた2003年の基準を根本的に修正した．要点は表33-1に示してあり，以下のようなことが検討された．

第一に，**アプガースコア**の5分値・10分値が低いことが，神経学的障害のリスクの上昇に関連している．低いアプガースコアはさまざまな原因からなり，アプガースコアの低いほとんどの新生児は脳性麻痺になる可能性が低い．アプガースコア5分値が7点以上である場合，分娩時HIEが脳性麻痺を起こすことはほとんどない．

酸塩基の結果が二つ目のHIE基準に定義されている．低いpHと不足塩基値の上昇があるとき，新生児脳症の原因がHIEである可能性は上がる．値の低下はリスクを上げることにつながるが，ほ

表33-1 低酸素性虚血性脳症を引き起こす分娩前後または分娩中の急性事象に一致する所見

新生児所見
アプガースコア5分値・10分値＜5点
臍帯動脈血アシデミア：pH＜7.0 かつ/または不足塩基値≧12 mmol/L
急性脳損傷の神経画像的証拠：HIEに一致するMRIまたはMRS所見
HIEに一致する多臓器病変
関連因子の型・タイミング
分娩前または分娩中に急速に発生するセンチネル低酸素・虚血性事象
分娩前後または分娩中の事象と一致する胎児心拍数波形

MRS：磁気共鳴断層スペクトロスコピー.
(Summarized from the American College of Obstetricians and Gynecologists, 2014b)

とんどのアシデミアの新生児は神経学的に正常である（Wayock, 2013）．臍帯動脈pH≧7.2のときはHIEと関連している可能性は極めて低い．

MRIまたは**MR spectroscopy（MRS）**が，HIEでみられる所見を可視化する最もよいモダリティである．2014年特別委員会は，頭蓋超音波とCTは正期産児では感度に欠けると結論づけている．しかし，出生24時間後の正常な画像所見は，効率的に脳症の原因となる低酸素虚血性変化を除外する．生後24～96時間でのMRIは分娩前後での脳損傷のタイミングをより感知できる可能性があり，生後7～21日でのMRIは脳損傷のすべてを正確に写す最もよい手法である．

最後が多臓器の障害で，HIEとともに起こる．腎，胃腸，肝，心臓の損傷，血液学的異常，これらの併発を含む．神経損傷の重症度は必ずしも，これら他臓器の損傷の程度とは一致しない．

2014年特別委員会は，明白な要因となるものは，急性に起こる周産期事象である可能性を導き出している．**センチネル事象**は最悪の臨床結果を引き起こす可能性のある不運な産科事象と考えられる．例として，子宮破裂，重症胎盤早期剝離，臍帯脱出，羊水塞栓症がある．Martinez-Biargeら（2012）による約58,000例の分娩の研究で，これらのセンチネル事象の一つを認めたのは192例であった．192人の新生児のうちで，6％が分娩時または早期新生児の時期に死亡し，10％が新生児脳症を発症した．新生児をアシドーシスに

する他の危険因子は，緊急帝王切開，母体年齢≧35歳，羊水混濁，絨毛膜羊膜炎，全身麻酔がある（Ahlin, 2016；Johnson, 2014；Nelson, 2014）．

2014年のTask Forceによって，**異常胎児心拍数波形（abnormal fetal heart rate：FHR tracing）**がみられることと，後に脳症を発症することを区別することが重要であると強調された．アプガースコア5分値≧7点，正常臍帯動脈血液ガス（±1 SD）のどちらかまたは両方を伴う胎児心拍数波形レベル分類1または2は，急性HIEと両立しない（Graham, 2014）．胎児心拍数波形で，持続的な基線再変動の減少・消失，一過性頻脈の欠乏が60分以上持続するときは，徐脈がなくてもすでに児が危険な状態にあることが示唆される（第24章参照）．2014年特別委員会はさらに，これらの所見を認めて胎児のwell-beingが確証できないときは，分娩の方法と時期について検討することを推奨した．

◆予　防

ほとんどの新生児脳症の予防対策は早産児で評価されてきている（第42章参照）．その一つである出生後に導入する脳低体温療法は，正期産児の死亡を防ぎ，中等度〜高度な神経障害の発症を少しおさえられる可能性がある（Garfinkle, 2015；Nelson, 2014；Shankaran, 2012）．MRI検査は，脳低体温療法による拡散異常の減退と梗塞数の減少を明らかにした（Bednarek, 2012；Natarajan, 2016b）．ほとんどの無作為化比較試験では，36週以降で出生した児が導入された脳低体温療法により結果が改善された（Azzopardi, 2014；Guillet, 2012；Jacobs, 2011）．1,200人以上の新生児のメタアナリシスでは，Taginら（2012）が，脳低体温療法が生存率と神経発達を改善すると結論づけた．しかし，神経予防の目的でエリスロポエチン療法を加える臨床試験は，これと矛盾する結果を報告した（Fauchère, 2015；Malla, 2017）．母体の**アロプリノール**治療に関する多施設試験の予備データでは，低酸素・虚血による脳損傷がいくらか緩和されることが示唆されている（Kaandorp, 2013）．

■脳性麻痺

ここでは発達異常や脳の運動中枢の損傷による運動・姿勢の非進行性病変について述べる．脳性麻痺は神経機能障害の型—痙直型，ジスキネジア，運動失調—で分類され，麻痺する四肢の数・分布によっても—四肢麻痺，両麻痺，片麻痺，単麻痺—分類される．これらの組み合わせで，最も多い型は**痙性四肢麻痺**で，これは精神発達遅滞，痙攣性疾患と強い関連がある．**両麻痺**は早期産，低出生体重児に多くみられる．その他，**片麻痺，舞踏病アテトーシス型，混合型**がある．てんかん，精神発達遅滞は頻繁に脳性麻痺に付随するが，この二つの疾患は，脳性麻痺のない周産期仮死にはほとんど関連しない．

◆発生率・疫学

Nelsonら（2015）によると，アメリカでの脳性麻痺の有病率は平均して1,000人中2人である．**この割合は早産児を含むすべての子どもでの割合であることが重要である**．最近の早産児の生存率の著しい上昇，帝王切開術の割合の上昇にもかかわらず，脳性麻痺・他の発達障害を合わせた割合は，依然として基本的に変わっていない（図33-1）．たとえば，ノルウェーでの90万人以上の調査報告では，異常のない正期産児での発生率は1,000人中1人であったが，妊娠23〜27週で出生した児での発生率は，1,000人中91人であった（Moster, 2008）．同じような結果がオーストラリアで報告された（Smithers-Sheedy, 2016）．絶対数としては正期産児が脳性麻痺の半分を占めているが，これは全体では正期産児に比べて早期産児の数がはるかに少ないためである．再度強調すると，ほとんどの脳性麻痺の割合の報告は，正期産児と早期産児の区別がされていない．

前に述べたように，Nelsonら（1984，1985，1986a）は，脳性麻痺をテーマとした数多くの基礎的な観察結果を作成した．最初の研究は，Collaborative Perinatal Projectのデータでつくられた．これには，妊娠期間〜7歳まで追跡された約54,000人の子どもが含まれていた．脳性麻痺に関連する危険因子で最も頻度の高いものは，①母体の精神遅滞や胎児の先天性奇形のような遺伝的異常の徴候，②2,000g未満の出生体重，③妊娠32週以前の出生，④周産期感染，であることを発見した．産科合併症は積極的な予測因子ではないことも発見し，脳性麻痺の子どもの1/5のみに周産期仮死がみられた．**ほとんどの脳性麻痺の原因が未知であり，低酸素性虚血性脳症が原因の割合は**

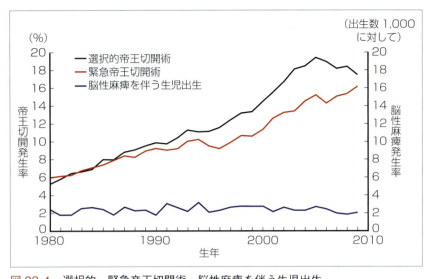

図 33-1　選択的，緊急帝王切開術，脳性麻痺を伴う生児出生
(Reproduced with permission from Nelson KB, Blair E: Prenatal factors in singletons with cerebral palsy born at or near term, N Engl J Med. 2015 Sep 3; 373(10): 946-953)

少ないという確かな証拠が初めて示された．それと同時に重要なことは，脳性麻痺の大部分を防ぐことができるような予測できる治療介入はないということであった．

その後，多数の研究がこの知見を裏づけ，表33-2 に示すような他の危険因子の一覧表が提言された．予想どおり，早期産は最も重要な単一の危険因子であった（Nelson 2015；Thorngren-Jerneck, 2006）．胎児発育不全（small-for-gestational-age：SGA）の新生児もリスクが上がる．Stoknes ら（2012）は，発育不全の新生児の 90 % 以上で，脳性麻痺の原因は分娩前にあったことを示した．多くの他のさまざまな胎盤・胎児の危険因子は，神経発達異常と関連があった（Ahlin, 2013；Avagliano, 2010；Blair, 2011；Redline, 2008）．胎盤因子に関してはさらに第 6 章で議論されている．一つの例として，絨毛膜羊膜炎は実質的に脳性麻痺のリスクを上げる（Gilbert, 2010；Shatrov, 2010）．新生児が原因の例としては，遺伝性の血栓性素因に関連すると思われる動脈性脳梗塞がある（Harteman, 2013；Kirton, 2011）．また，孤立性の先天性心疾患をもっている新生児は小頭症のリスクが上がるが，これは慢性的な胎児の低酸素によるものの可能性がある（Barbu, 2009）．ほかに脳性麻痺の原因は多岐にわたり，胎児貧血，双胎間輸血症候群，子宮内輸血，胎児アルコール症候群がある（DeJong, 2012；Lindenburg, 2013；O'Leary, 2012；Rossi, 2011；Spruijt, 2012）．

The National Collaborative Perinatal Project は，これらの原因を別とすると，分娩時の低酸素が関連する脳性麻痺はごく少数であることを示した．しかし，その研究が行われたのは 1960 年代であるため，正確に原因を決めるための一貫した基準がなかった．低酸素性虚血性脳症の後の神経障害への寄与に関しては，前述されている．2003 年の Task Force はこれらの基準をさらに同時代の結果に適用し，分娩時低酸素のみに起因する脳性麻痺は 10,000 例中 1.6 例のみであることを発見した．この発見は，1975 ～ 1980 年に行われたウェスタン・オーストラリア州での研究により支持されている（Stanley, 1991）．他の研究でも分娩時の事象により起きる，予防されうる症例はごくわずかであると結論づけられている（Phelan, 1996；Strijbis, 2006）．

◆分娩時胎児心拍数モニタリング

持続分娩時胎児監視装置は，不運な分娩結果を防ぐために効果があるという確証を得ようと，ずっと試みられているにもかかわらず，脳性麻痺のリスクを予測したり，予防したりする能力を支持する証拠はない（Clark, 2003；Thacker, 1995）．重要なことは，脳性麻痺を予測する正確な胎児心拍数波形がないことである．ゆえに，異常波形の

表33-2　子どもが脳性麻痺になる確率が上がると報告されている周産期危険因子

危険因子	リスク比	95％CI
羊水過多	6.9	1.0〜49.3
胎盤早期剝離	7.6	2.7〜21.1
妊娠の間隔 　3ヵ月未満または3年を超える	3.7	1.0〜4.4
早期に起こる自然陣痛	3.4	1.7〜6.7
23〜27週の早産	78.9	56.5〜110
骨盤位または顔位，横位	3.8	1.6〜9.1
重症先天奇形	5.6	8.1〜30.0
重症でない先天奇形	6.1	3.1〜11.8
啼泣までの時間＞5分	9.0	4.3〜18.8
肥満	1.2〜2	1.1〜2.8
軽い胎盤重量	3.6	1.5〜8.4
胎盤梗塞	2.5	1.2〜5.3
絨毛膜羊膜炎		
臨床的	2.4	1.5〜3.8
組織学的	1.8	1.2〜2.9
その他[a]	ー	ー

[a] 呼吸窮迫症候群，胎便吸引，緊急帝王切開または器械経腟分娩，低血糖，妊娠高血圧，低血圧，高齢母体，遺伝要因，双胎，血栓傾向，夜間分娩，痙攣発作，胎児発育遅延，男性，初産を含む．CI：信頼区間．

(From Ahlin, 2013; Blair, 2011; Livinec, 2005; McIntyre, 2013; Moster, 2008; Nelson, 2015; O'Callaghan, 2011; Shatrov, 2010; Takenouchi, 2012; Torfs, 1990; Villamor, 2017; Wu, 2012)

表33-3　ノルウェーの体重2,500g以上の新生児でアプガースコア5分値による死亡率・罹患率の比較

結果	アプガー 0〜3 (％)	アプガー 7〜10 (％)	相対危険度 (95％CI)
数	292	233,500	
死亡率			
新生児	16.5	0.05	386(270〜552)
0歳児	19.2	0.3	76(56〜103)
1〜8歳	3	0.2	18(8〜39)
罹患率			
脳性麻痺	6.8	0.09	81(48〜128)
精神発達遅滞	1.3	0.1	9(3〜29)
他の神経学的異常	4.2	0.1	9(5〜17)
神経学的異常なし	3.4	2.0	2(0.8〜5.5)

CI：信頼区間．　　　　　　　　　　(Data from Moster, 2001)

臨床的な反応と神経学的転帰の間には関連が見つけられなかった．胎児心拍のコンピュータ分析を用いた試みは予測性を高められなかった（Alfirevic, 2017；INFANT Collaborative Group, 2017）．実際には，最終的に脳性麻痺を生じた胎児での異常心拍波形は，事前の神経学的異常を反映していることがある（Phelan, 1994）．これらの研究より，ACOG（2017a，b）は，胎児監視装置は長期的な神経学的障害の発生率を減らさないと結論づけた．第24章でさらに詳しく述べられている．

◆ アプガースコア

一般に，アプガースコア1分値・5分値は長期的な神経学的障害の予測因子としては不十分である（ACOG, 2017e）．しかし，アプガースコア5分値が3点以下である場合，新生児死亡または神経学的後遺症のリスクは大幅に上がる（Dijxhoorn, 1986；Nelson, 1984）．スウェーデンの研究では，そのような子どもの5％はその後特別な教育が必要であった（Stuart, 2011）．ノルウェーの研究では，このようなアプガースコア低値の発生率は，235,000人の新生児のなかで0.1％であった．このようなスコアの約1/4が死亡し，生存者の10％は脳性麻痺となった（Moster, 2001）．

極めて低いアプガースコア値が5分以上続くことは，神経学的障害の割合，死亡率のリスクの上昇と強く相関する（Grünebaum, 2013）．もちろんこれは絶対ではなく，2003年のTask Forceではアプガースコア10分値が0〜3点の新生児では，脳性麻痺の危険率は10％と述べた．アプガースコア15分値が2点以下では，53％の死亡率，36％の割合で脳性麻痺となり，アプガースコア20分値が2点以下では，60％の死亡率，57％の割合で脳性麻痺となっている．ノルウェーでのアプガースコア5分値が低い新生児に関する研究を表33-3に示す．アプガースコア10分値が0点での生存者は，さらに悪い結果となっている．94人の新生児のうち，78人が死亡，すべての生存者で長期的な身体障害が出た（Harrington, 2007）．

◆ 臍帯動脈血液ガス

前述したように，代謝性アシドーシスの客観的証拠（臍帯動脈血液 pH ＜ 7.0，不足塩基 ≧ 12 mmol/L）は，脳症と脳性麻痺の危険因子である．アシドーシスが悪くなるとリスクも生じる．51 の研究のレビューで Malin ら（2010）は，臍帯動脈 pH の低値は，脳症と脳性麻痺のリスク上昇と相関することを発見した．しかし，単一で使用されると，長期的な神経学的後遺症を正確に予測することはできない（Dijxhoorn, 1986；Yeh, 2012）．

いくつかの研究のデータが，pH ＜ 7.0 が臨床的に意味のあるアシデミアの閾値であることを裏づけている（Gilstrap, 1989；Goldaber, 1991）．新生児死亡の可能性は臍帯動脈 pH が 7.0 以下へ低下することに応じて増大する．Casey ら（2001）は，pH が 6.8 以下のときは，新生児死亡率は 1,400 倍に上昇した．臍帯動脈 pH ≦ 7.0 でアプガースコア 5 分値が 0 ～ 3 点であるとき，新生児死亡リスクは 3,200 倍に上昇した．

オックスフォード大学の研究で，神経学的有害事象は pH ＜ 7.1 で 0.36 ％，pH ＜ 7.0 で 3 ％で起きた（Yeh, 2012）．前述したように，新生児合併症は出生時のアシデミアの重症度に一致して増える．スウェーデンの研究で研究者は，臍帯血の乳酸値が，神経学的障害の予測のために不足塩基よりも優れている可能性があるという意見を述べた（Wiberg, 2010）．

◆ 有核赤血球・リンパ球

未熟な赤血球・リンパ球は，低酸素や出血の反応として正期産児の血液循環に入る．これまでの 20 年間，これらの細胞の定量化は低酸素の評価基準として提案されてきたが，ほとんどの研究はこれを支持していない（Boskabadi, 2017；Silva, 2006；Walsh, 2011, 2013）．

■ 脳症・脳性麻痺の神経画像検査

さまざまな神経画像技術は，周産期 HIE，その後の脳性麻痺の病因・発生に関して重要な知見を与えてきた．その所見は在胎週数に非常に依存していることが重要である．早産児の虚血性症状への脳反応は，正期産児のものとまったく異なっている．脳血流低下からの回復や損傷の重症度や持続期間なども同様である．**このため，神経画像検査で正確な損傷のタイミングを見つけることは現実的には難しい目標である**．さらに，新生児脳症の軽度，中等度，重度の程度は MRI 画像とは関係がない（Walsh, 2017）．

◆ 新生児期での神経画像

出生後の早期施行について，2014 年の Task Force は，これらの画像技術で以下の情報を得られるとしている．

1. 超音波検査は出生日ではたいてい正常である．損傷があると視床・大脳基底核のエコー輝度の上昇が，約 24 時間後からみられ始める．これは 2 ～ 3 日にわたって進行し，5 ～ 7 日間続く．
2. CT では，正期産児の出生初日はたいてい正常である．損傷があると視床・大脳基底核の密度の低下は約 24 時間後からみられ始め，5 ～ 7 日間続く．
3. MRI では出生初日でいくつかの異常が見つかるだろう．24 時間以内では，MRI では約 5 日でピークに達する水分子の拡散制限がみられる可能性があり，2 週間以内に消失する．T1・T2 強調画像では，出生後 24 時間未満～数日の間に始まるさまざまな異常がみられる．急性脳症の正期産児 175 人の研究では，MRI で大脳基底核にみられる所見は，2 歳での運動障害を正確に予測したと報告した（Martinez-Biarge, 2012）．

2014 年の Task Force は，正期産児にとって，画像検査は損傷の時期を決めるのに役立つと結論づけた．しかし，不明確なだいたいの時期しか規定しない．ある研究では，最適な範囲は 3 ～ 10 日だった（Lee, 2017）．

◆ 脳性麻痺の年長児の神経画像

脳性麻痺と診断された子どもに施行された画像検査は，高い頻度で異常所見を示す．Wu ら（2006）は，妊娠 36 週以降に出生し，後に幼児期になって脳性麻痺と診断された子ども 273 人に CT と MRI 検査をする研究を行った．1/3 は正常であったが，限局した動脈梗塞が 22 ％，脳形成異常が 14 ％，脳室周囲白質損傷が 12 ％にみられた．他の研究では，おおよそ半分が分娩予定日近くで出生し，脳性麻痺と診断された子ども 351 人の研究では，MRI 画像の異常所見は 88 ％に認めた（Bax, 2006）．同じような発見がオーストラリ

アの研究でも報告された（Robinson, 2008）.

CTまたはMRI画像技術は，胎児期または周産期の脳損傷の時期を明確にする助けとして，年長児にも使用されてきた．Wiklundら（1991a, b）は，5〜16歳の正期産児で片麻痺の脳性麻痺を生じた83人の子どもについて研究した．約75％がCTで異常所見を認め，半分以上は**出産前の損傷を示唆するCT変化**を認めたという結論を出した．約20％は，**出産前後の損傷**が原因と考えられた．同様の研究をRobinsonら（2008）がMRIを用いて行った．痙性四肢麻痺の子どもの84％でみられた病的所見を報告している．それは2014年のTask Forceが新生児脳症と関連すると報告した神経学的病変であった．

■ 知的障害と痙攣性疾患

知的障害という表現は，脳性麻痺に頻繁にみられる一連の障害と痙攣性疾患を表している．しかし，これらの症状のどちらか一つしかないときは，周産期低酸素が原因であるものはほとんどない（Nelson, 1984, 1986a, b）．重症精神発達遅延の有病率は1,000人の子どもに3人で，最も頻度の高い原因は，染色体，遺伝子突然変異，他の先天性奇形である．最後に，早産はこれらの疾患との関連がよくみられる（Moster, 2008）．

痙攣疾患の主な予測因子は，脳または脳外の胎児奇形，痙攣発作の家族歴，新生児痙攣発作である（Nelson, 1986b）．痙攣性疾患で，新生児脳症が原因である割合は少ない．The Neonatal Research Networkの報告と他の研究では，脳症の重症度上昇は，痙攣発作と最も関連があると結論づけた（Glass, 2011；Kwon, 2011）．

◆ 自閉症

CDCによると，自閉スペクトラムの頻度は1,000人の8歳児のうち14.6であった（Christensen, 2016）．これらの疾患は母体の代謝条件と関連があるかもしれないが，周産期事象との納得のいくような関連は認められていない（Krakowiak, 2012）．

■ 新生児禁断症候群

これは最も一般的には母体の麻薬様物質使用で，胎内で薬物にさらされることに伴う薬物離脱症候群である．これはまた，エタノールやベンゾジアゼピンに曝露されることも多い．この症候群は筋緊張亢進，自律神経失調症，易興奮性，哺乳反射低下，痙攣が特徴的である（Finnegan, 1975）．第1章で述べられている麻薬様物質の使用の増大とともに，禁断症候群の発生率は過去10年間で6〜7倍に上昇した．たとえば，Toliaら（2015）は2013年におけるNICUの4％はこれらに冒された新生児の治療に費やしたと報告した．

影響を受けた新生児は綿密な観察を受け，たいていは薬物治療を受ける．モルヒネ，メサドンに加えて，ほかの治療としてフェノバルビタール，ベンゾジアゼピン，クロニジンを使用することもある（Tolia, 2015）．さらに近年ではモルヒネと比較してブプレノルフィンが入院期間を短くする結果を報告した（Kraft, 2017）．最も効果的なレジメンの統一見解はない．ACOG，アメリカ中毒医学会（ASAM）（2017f）は妊娠中の麻薬使用障害のスクリーニング，処置，治療について推奨している（第12章参照）．

■ 血液疾患

少数ではあるが産科医が精通していなければならない赤血球，血小板，凝固系の新生児疾患がある．他のほとんどの疾患のように，出生直後の新生児からみられる．血液学的問題の多くは，胎児期から起こっており，新生児期も持続する．

◆ 貧血

妊娠35週以降，臍帯の平均ヘモグロビン濃度は約17 g/dLであり，14 g/dL以下の値は異常とされる．ACOG（2017b）は健康な新生児では30〜60秒後に臍帯クランプすることを今では推奨している．約4,000例の分娩報告により，遅らせた臍帯クランプが平均1.5 g/dLのヘモグロビン濃度上昇と関連していると報告された（McDonald, 2013）．同時に，この実践は光線療法を必要とする高ビリルビン血症の発生率をほぼ2倍にした．

胎児貧血は多くの原因からなる（Colombatti, 2016；Yaish, 2017）．これらの多くは第15章で詳細に議論されている．血液量減少を伴う急性貧血は，分娩時に胎盤が切断または裂けたとき，胎児血管に穴が開いたり裂けたりしたとき，直近の母胎間輸血があるとき，臍帯クランプするまでのし

ばらくの間に胎児が胎盤より上にいるときにみられる。頭蓋内・頭蓋外損傷，胎児腹腔内臓器への外傷も急速な貧血を伴う出血を起こしうる（Akin, 2011；McAdams；2017）.

■ 多血症・過粘稠

過粘稠を伴う新生児多血症は，子宮内での慢性低酸素，双胎間輸血症候群，胎盤・胎児発育不全，母体糖尿病による巨大児，分娩時の輸血と関連する可能性がある。ヘマトクリット値が 65 以上まで上昇すると，血液粘度が著しく上昇し，多血症，チアノーゼ，神経学的異常を起こすことがある。胎児の大球性赤血球の寿命は短いため，後述するように，一般に多血症は高ビリルビン血症を伴う。他の徴候には，血小板減少，断片化赤血球，低血糖がある。Cui ら（2017）は赤血球増多症で 100万/μL の血小板の片側性の黄斑出血の例を報告した。時には部分交換輸血が必要になることもある。

■ 高ビリルビン血症

正期産児でも，肝臓の成熟が完全ではないため，非抱合型ビリルビン（アルブミンが結合していてもいなくても）の一部は，母体の肝臓で抱合型ビリルビンとなるため胎盤を通して母体へ移行する（第 7 章参照）。非抱合型ビリルビンが急速に解消されないため，分娩後は非抱合型ビリルビンから児を保護する機能がなくなってしまう。クリアランスはすべて新生児肝機能に依存するため，新生児高ビリルビン血症はさまざまな度合いとなる。成熟した新生児でも，血清ビリルビンは通常 3 ～ 4 日間で 10 mg/dL まで上昇する。その後，通常，血清ビリルビンは急速に低下する。一つの大規模研究によると，妊娠 35 週以降で分娩になった新生児の 1 ～ 2 ％は，血清ビリルビンの最高値が 20 mg/dL を超えたと報告された（Eggert, 2006）。グルコース-6-リン酸の不足に伴い高ビリルビン血症は悪化する（Chang, 2017）。正期産児の約 15 ％で，ビリルビン値によって，**生理的黄疸**と呼ばれる臨床的に明らかな皮膚黄色を起こす（Burke, 2009）。想像どおり，早産児ではビリルビン値上昇はさらに高く長期間になる。

◆ 急性ビリルビン脳症・核黄疸

過度の血清ビリルビン値は新生児への神経毒性となる可能性がある（Dijk, 2012；Watchko, 2013）。病因は複雑で，毒性は二つの型をもっている。**急性ビリルビン脳症**は出生後 1 日目に起こり，特徴的な症状として筋緊張低下，哺乳不良，不活発，異常な聴覚誘発反応がある（Kaplan, 2011）。早期診断・治療は，神経毒性の進行を軽減しうる。慢性型は**核黄疸**と呼ばれる。この神経毒性は，大脳基底核・海馬へのビリルビンの沈着・染色により起こり，さらなる特徴として広範囲の神経変性がある。生存者は痙性，筋協調運動障害，さまざまな程度の精神遅滞を生じる（Frank, 2017）。核黄疸と 18 ～ 20 mg/dL 以上の非抱合型ビリルビン値の間には正の相関があるが，特に超早産児では，さらに低い濃度で生じる（Sgro, 2011）。継続する溶血は核黄疸の危険因子である（El Houchi, 2017；Vandborg, 2012）。

◆ 予防と治療

新生児の高ビリルビン血症に対する予防・治療のためにさまざまな型の光線療法が使用されている（Ree, 2017）。これらの"高ビリルビンに対する光線療法"は，460 ～ 490 nm スペクトルの光で，ビリルビンの光異性化を増やし，腎クリアランスを高め，血清値を下げる。紫外線をフィルタで取り除いた日光は資源が乏しい国で使用されている（Slusher, 2015）。皮膚に光を当てるとその周囲の血流もよくなり，さらに光異性化を促す。問題点は，利用できる機械が統一されていない点である（Bhutani, 2011）。その他の有益な点は，光線療法を行えば交換輸血はほとんど必要ないことである。正期産児と早産児の両方の研究で，光線療法の有効性を認めている（Watchko, 2013）。A Neonatal Research Network study では，低出生体重児への積極的な光線治療は神経発達機能障害の割合を減らしたと報告した（Newman, 2006）。似たような減少は 2007 年のガイドラインの実施の後にカナダで報告された（Sgro, 2016）。

AAP と ACOG（2017）は，正期産児では，ビリルビン脳症を防ぐために，ビリルビン血症の早期発見と，光線療法を促すことを強調している。これらの測定にもかかわらず，ビリルビン脳症が発生し続けるのは，早期退院といくらか関係していると思われる（Gazzin, 2011；Kaplan, 2011；Sgro, 2011）。Burke ら（2009）によると，正期産児で核黄疸のために入院したのは，1988 年で 10

万人中 5.1 人であった．しかし，その後その割合は 10 万人中 0.4 〜 2.7 人まで減った（Watchko, 2013）．これは第 36 章で述べられている．産後入院の最短期間が立法化されたことによるかもしれない．

■ 新生児の出血性疾患

この疾患は，出生後いつでも自然に起きる内部または外部の出血が特徴である．ほとんどの出血性疾患は，ビタミン K 依存の凝固因子（V, Ⅶ, IX, X），プロトロンビン，プロテイン C・プロテイン S の異常低値によって起こる（Zipursky, 1999）．母体が抗痙攣薬を内服していた新生児はハイリスクである，なぜならこれらの薬は母体肝臓での凝固因子の合成を抑制するからである．古典的出血性疾患はたいてい，分娩後に予防のためのビタミン K を投与していない新生児が出生後 2 〜 5 日目に発症する（Busfield, 2013）．遅発性出血は，母乳のみで育てられた新生児で出生 2 〜 12 週間後に起こりうる．これは母乳にはほとんどビタミン K が含まれていないためである．他の新生児の出血の原因としては，ビタミン K とは関係しない血友病，先天性梅毒，敗血症，血小板減少性紫斑病，赤芽球症，脳内出血がある．

AAP と ACOG（2017）は，出血性疾患予防のために，0.5 〜 1 mg のビタミン K（フィトナジオン）の筋肉内投与をルーチンとすることを推奨している．経口投与は効果がなく，母体へのビタミン K 投与による胎児への移行はほとんどない（Sankar, 2016）．

■ 血小板減少症

正期産児の異常な血小板減少は，免疫異常，感染，薬，遺伝性血小板異常などのさまざまな病因によって起こることや，先天性症候群の一部として起こることがある（ACOG, 2016b）．多くの場合，血小板減少は，パルボウイルス B19，サイトメガロウイルス，トキソプラズマ，その他第 64, 65 章で述べられているような胎児異常の延長で起こる．新生児血小板減少症は HIV に対する母体の抗レトロウイルス療法で報告された（Smith, 2016）．敗血症で NICU に入院した新生児は，血小板の消費が速まる（Eissa, 2013）．

◆ 免疫性血小板減少症

全身性エリテマトーデスや免疫性血小板減少症のような自己免疫疾患をもっている女性は，母体の抗血小板 IgG 抗体が胎児へ移行し，血小板破壊を加速させる可能性がある．ほとんどの場合は軽度であり，血小板値は大抵 48 〜 72 時間で最低値に達する．母体の副腎皮質ステロイド治療は，ほとんどの場合，胎児の血小板への効果がない．血小板の値をみるための胎児血液採取はほとんど必要なく，血小板はたいていの場合，分娩時の胎児出血を防ぐ適切な値となっている（第 56 章参照）．

◆ 同種免疫性血小板減少症

同種免疫性血小板減少症（alloimmune thrombocytopenia：AIT），新生児同種免疫性血小板減少症（neonatal alloimmune thrombocytopenia：NAIT）は母体・胎児の血小板抗原への免疫の差により起こる．母体の同種免疫が刺激されると，経胎盤的に移行する抗血小板 IgG 抗体が胎児の重篤な血小板減少と重度の出血を起こす（Winkelhorst, 2017）．これに関しては詳しくは第 15 章に述べている．

◆ 妊娠高血圧腎症

母体の血小板機能・破壊は，重篤な妊娠高血圧腎症があると重症になる可能性がある．とはいっても，たとえ母体が重篤な血小板減少に罹患していたとしても，妊娠高血圧腎症が原因で胎児または新生児の血小板減少が起こることはほとんどない．パークランド病院で分娩した母子・胎児に関する大規模な研究結果では，妊娠高血圧腎症と新生児血小板減少の関連に関する以前の報告を否定した（Pritchard, 1987）．その代わりに，新生児血小板減少は，早産と多種多様な合併症に関連することが認められた（第 34 章参照）．

■ 新生児の外傷

分娩時外傷はどのような分娩でも起こる可能性がある．このため，鉗子や吸引分娩による器械的な分娩に関連すると思われるものもあるが，その他は合併症のない経腟または帝王切開による分娩で起こる．これ以後は，一般的な外傷について述べているが，産科合併症に関連する特有の外傷はそれぞれの関連する章で述べる．

■ 発生率

800万人以上の正期産児をまとめた三つの集団研究では，分娩時外傷をすべて合わせた発生率は1,000分娩中20〜26であった（Baskett, 2007；Linder, 2012；Moczygemba, 2010）．これらの研究において，ノバスコシア州からのデータでは分娩時外傷のリスクは分娩1,000例中19.5例と示されている（表33-4）．重症外傷は1,000例中1.6例でみられ，この割合は鉗子もしくは吸引分娩の失敗のときに最も高く，陣痛を伴わない帝王切開のときに最も低かった．したがって，ほとんどの外傷は軽傷であり，その発生率は1,000例中18例であった．

Maternal-fetal Medicine Units Network（MFMUネットワーク）の研究による帝王切開に関連する外傷に関しては，Alexanderら（2006）が述べている．全37,100例の手術のうち400例の外傷，割合にすると帝王切開1,000例中11例の外傷がみられた．皮膚の裂傷が1,000例中7例の割合と優位を占めるが，400例のなかにはより重度な外傷もみられ，88例の頭血腫，11例の鎖骨骨折，11例の顔面神経麻痺，9例の腕神経叢障害，6例の頭蓋骨骨折がみられた．

表33-4 軽度・重度の分娩時外傷の発生率—1988〜2001

分娩方法 （1,000例当たりの 分娩時外傷発生率）	分娩時外傷 （1,000例当たりの発生率）		
	数	重度[a]	軽度[b]
自然分娩（14）	88,324	1.2	13
器械分娩			
吸引（71）	3,175	3.7	67
鉗子（58）	10,478	5.2	53
器械分娩不成功			
吸引（105）	609	8.3	100
鉗子（56）	714	7.0	50
帝王切開（8.6）	16,132	0.3	8.3
陣痛（12）	10,731	0.4	11.9
陣痛なし（1.2）	5,401	0.2	1.1
すべて（19.5）	119,432	1.6	18

[a] 重度外傷：頭蓋骨陥没骨折，頭蓋内出血，上腕神経叢障害，または併発．
[b] 軽度外傷：線状頭蓋骨骨折，その他骨折，顔面神経麻痺，頭血腫，または併発．　　　　　　（Data from Baskett, 2007）

■ 頭蓋損傷

陣痛・分娩に関連する外傷性頭蓋損傷は，頭蓋骨骨折または下顎骨折のように**外部**に明らかになることもあるが，**頭蓋内**の損傷が起きることもあり，一部は**外からわからない**ことがある．胎児の頭は強い柔軟性をもっており，かなりの変形に耐えることができる．しかしまれに，高度な変形によって，静脈が裂けることがある．それらは矢状静脈洞，内大脳静脈，ガレン静脈に流れ込む皮質の架橋静脈，または膜状骨の静脈のこともある．その結果，正常経腟分娩にみえる分娩後でも，頭蓋内，硬膜下，硬膜外出血がみられることがある（Scheibl, 2012）．出血しても無症状のこともある．しかし，鉗子，吸引分娩に関連する帽状腱膜下血腫は命を脅かすことがある（Doumouchtsis, 2008；Swanson, 2012）．まれな重症頭部外傷としては，胎児脳組織が心臓または肺に塞栓形成しうる（Cox, 2009）．

◆ 頭蓋内出血

ほとんどの新生児頭蓋内出血の状況は，妊娠週数に関連する．具体的にいうと，早産児の出血は低酸素・虚血が原因のものが最も多い．しかしながら，正期産児では外傷が最も多い原因である．いくつかの種類を表33-5に示した．**重要なことは，なかには頭蓋内出血を起こしたと推測できる原因が見つからない乳児がいるということである．頭蓋内出血は多くの場合で無症状である．**報告される発生率はさまざまであるが，経腟分娩でも帝王切開でも器械分娩の割合が最も多い．Moczygembaら（2010）の研究では，800万人以上の単胎分娩で，頭蓋内血腫の割合は1,000例中約0.2例であった．他の研究で，Wernerら（2011）は，12万例以上の未経産単胎の器械分娩での発生率は0.12％，約750例の処置で1例であったと述べた．頭蓋内出血の割合は吸引分娩で1：385，鉗子分娩で1：515，帝王切開で1：1,210であった．他の研究では，吸引分娩後の発生率は約1％であった（Simonson, 2007）．

ACOG（2015）によれば，分娩外傷による頭蓋内出血の発生は，困難な経腟的器械分娩の排除により実質的に低下している．このことは慎重にKielland鉗子分娩を行うことに関する最近の報告でも確かめられた（Burke, 2012）．

出血後の予後は場所と広がりによって決まる

表 33-5　新生児頭蓋内出血の主な型

型	病因・神経学的病因	臨床結果
硬膜下	外傷―テント，鎌，静脈（静脈洞）裂傷で起こる血腫	頻度は高くないが，潜在的に重症．症状発現は血腫の広がり具合により変わるが，たいていは 24 時間以内である．易刺激性，嗜眠，脳幹圧迫
くも膜下	場合により外傷または低酸素が原因―硬膜下，脳室内，大脳内（AVM，動脈瘤），小脳内血腫に関連する SAH を除く	頻度が高いが，ほとんどが良好な経過である
小脳内	外傷，場合により低酸素―ほとんどの場合は早産児	頻度は高くないが重症
脳室内	外傷・低酸素（原因が識別できないものが 25 ％）―たいていは脈絡叢からの血腫	頻度は高くないが重症．硬膜下出血症状と同様の症状
混合型	硬膜外または大脳内の血腫を伴う外傷 出血性梗塞―動脈または静脈の塞栓または血栓 血液凝固障害―血小板減少症または遺伝性凝固因子欠乏 血管障害―動脈瘤または AVM	原因による

AVM：脳動静脈奇形，SAH：くも膜下出血.　　　　　　　　　　　　　　　　　　　　　　　　　　　　　(Data from Volpe, 1995)

（表 33-5）．たとえば，硬膜下・くも膜下出血は，神経学的症状が出ることはほとんどないが，巨大血腫は重篤となる．脳室または小脳出血から実質内への出血は，多くの場合，重篤で不可逆的な損傷または死を引き起こす．脳室周囲の出血は早産児でよくみられるが，後遺症を残すことはめったにない（第 34 章参照）．

外傷性の硬膜下またはテント下破綻出血をもつ新生児は，出生直後から神経学的異常が出ることがある（Volpe, 1995）．最も重篤な場合，混迷や昏睡，数分～数時間にわたって悪化する強直性発作が起こる．負荷がかかって生まれた新生児が，傾眠傾向，無気力，弱い啼泣，蒼白，授乳不具合，呼吸困難，チアノーゼ，嘔吐，痙攣が出たとしても，生後約 12 時間以内によくなることがある．

自然に発生する頭蓋内出血は，健康な正期産児でもみられる（Rutherford, 2012；Shah, 2016）．Whitby ら（2004）の前向き MRI 研究では，自然経腟分娩の 6 ％，鉗子分娩の 28 ％に硬膜下出血を認めた．臨床症状を認めるものはなく，すべての新生児の出血は 4 週間以内に消失した．

◆ 頭蓋外出血

これらの出血は頭蓋冠の外にたまり，**頭血腫**または**帽状腱膜下血腫**に分類される（図 33-2）．頭皮は表面から内側へ，表皮，皮下組織，帽状腱膜，帽状腱膜下腔，頭蓋冠骨膜からなる．帽状腱膜は高密度の線維組織であるが，それに対して帽状腱膜下腔は線維疎性で緩い組織からなる．帽状腱膜下腔には，頭蓋骨内の硬膜静脈洞と表面の頭皮静脈をつなぐ大きく無弁の**導出静脈**が横断している．帽状腱膜と帽状腱膜下腔は，後頭骨から頭頂骨，前頭骨まで広がっている．その一方で，骨膜はそれぞれの骨を覆っており，縫合線を越えない．

頭血腫は，頭蓋骨膜下血腫である．これらは陣痛，分娩での，導出静脈・板間静脈を切断する剪断応力により生じる．幸いにも，密に接着した骨膜は急速な拡大を防ぎ，最終的な血腫の大きさを制限する．血腫は頭頂骨の一つまたは両方に及びうるが，血腫が骨膜のへりに及ぶと明白な境界ができる．これらの血腫は，同じく図 33-2 に示されている**産瘤**と区別されなければならない．頭血腫は分娩後数時間ではわからない可能性があり，骨膜を押し上げる量の血液に達したときに発生する．頭血腫が発生すると，それは多くの場合，数週間さらには数ヵ月かけて大きくなったり続いたりする．また前述したように出血は貧血を起こすほどの量になることがある．一方，産瘤は，頭皮の瘤が骨膜を覆う軟部組織からの浮腫を引き起こす．産瘤は出生時が最大であり，その後急速に小さくなり，通常は数時間または数日以内に消失する．時折，感染を起こしたり膿瘍形成したりすることがある（Kersten, 2008）．

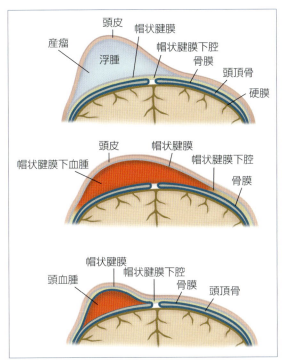

図33-2 産瘤，帽状腱膜下血腫，頭血腫を含めた新生児頭蓋外の図

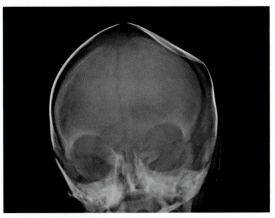

図33-3 頭蓋骨陥没骨折
帝王切開後すぐに明らかになった．陣痛が進み，頭は骨盤の奥深くにあった．産道による頭の損傷は，腟を通して上向きに指圧で補助をすることにより起こった．

(Used with permission from Dr. Kimberly M. Spoonts)

頭血腫は起こる頻度が高い．表33-4に示すようにノバスコシア州の研究では，発生率は1,000例中16例で，外傷の80％を占める（Baskett, 2007）．頭血腫は，分娩時外傷が存在しないで発症することはめったになく，吸引分娩の正期産913例では11％の発生率と報告された（Simonson, 2007）．帝王切開での分娩結果のネットワーク研究では，頭血腫の発症率は手術1,000例中2.4例であった（Alexander, 2006）．ほかにもっと低い発生率の報告もあるが，頭血腫は吸引分娩のほうが鉗子分娩より頻度が高く，1,000例の器械分娩のうち2.7対0.8である（Werner, 2011）．

帽状腱膜下血腫は導出静脈の一つが裂けることによって生じ，帽状腱膜と頭蓋骨膜の間に出血する（Shah, 2016）．器械分娩で最も一般的だが，自然経腟分娩でも症例はある（Liu, 2017）．表面積の大きな緩く疎な組織であるため，著しい量の血液がその空間にたまり，首から眼窩，側面に沿って耳上の側頭筋膜まで広がることがある（Modanlou, 2016）．結果として低血圧が重篤となる可能性があり，死亡率は12〜18％である（Chang, 2007；Kilani, 2006）．

◆ 頭蓋骨骨折

頭蓋骨骨折はまれな疾患であるが，重篤な頭蓋内出血と関連するため特に厄介な疾患である．Volpe（1995）は骨折した頭蓋骨損傷を三つのタイプ―線状骨折，陥没骨折，後頭骨離開に分けて考察している．1990〜2000年での約200万例の分娩に関するフランスの研究では，頭蓋骨骨折の発生率は10万例の分娩で3.7例であった，75％は器械による経腟分娩と関連した（Dupuis, 2005）．頭蓋骨骨折は時折，自然経腟分娩または帝王切開でもみられる（図33-3）．後者の骨折は，頭がきつく骨盤内におさえ込まれたときに起こりやすくなる．そのような場合，少なくとも三つの考えられる原因がある．頭蓋骨の仙骨岬角への圧迫，帝王切開で頭を持ち上げるための手の圧迫，経腟的に助手が児頭を押し上げることである．骨折は自然寛解が起こりうるが，外科的減圧で管理される（Basaldella, 2011）．

■ 脊髄損傷

脊髄の過剰伸展，それに関連した出血・浮腫はまれな損傷である．脊髄損傷はたいていの場合，分娩中の過度な脊椎への縦または横方向の牽引力，または捻じれによって生じる．場合によっては，椎骨は骨折や脱臼をきたす．Menticoglouら（1995）は，高位頸髄損傷の新生児15人について述べ，すべての損傷は鉗子での回転に起因するも

のであることを発見した．脊髄損傷は骨盤位でも起こる．Rossら（2006）は，肩甲難産のために行ったZavanelli法に関連する頸椎C_5-C_6脱臼について報告した（第27章参照）．

■ 末梢神経損傷

神経の外傷による損傷は重篤になったり苦痛を引き起こし，不可逆の場合，特にそうである．損傷は単一神経に起こる場合や，神経根，神経叢，神経幹にも影響を与えることがある（Volpe, 1995）．

◆ 腕神経叢障害

腕神経叢への損傷は比較的よく目にする．1,000例の正期産で1～3例みられる（Baskett, 2007；Lindqvist, 2012；Wall, 2014）．Moczygembaら（2010）の報告では，上腕神経損傷の発生率は，経腟分娩1,000例中1.5例，帝王切開では1,000例中0.17例であった．パークランド病院で出生した366,408人の新生児での発症率は1,000例中3.5例であった（Wall, 2014）．骨盤位分娩と肩甲難産はこの外傷のリスクである．しかし，重篤な腕神経叢障害は危険因子がなくても生じることがある（Torki, 2012）．

神経叢障害は上腕神経障害を与える神経根，C_5-C_8，T_1に影響がある．血腫・浮腫によるものでは，軸索の機能は一時的に損なわれるかもしれないが，予後は良好である．しかし，断裂を伴うと予後は悪い．全体の90％が，**Erb麻痺**や**Duchenne麻痺**を起こすC_5-C_6神経根に損傷がある（Volpe, 1995）．骨盤位分娩による損傷は通常このタイプであるが，一方で，難産の頭位分娩により広範囲の障害が起こる（Ubachs, 1995）．C_5-C_6神経根は腕神経叢の上部神経幹につながっており，損傷は三角筋，棘下筋，前腕の屈筋の麻痺の原因となる．罹患した腕はまっすぐで内旋し，肘は伸び，手首と指は曲がっている．指の機能は通常保たれる．通常の頭位分娩でも肩を娩出させるために，たびたび頭部側面の牽引を併用しているため，Erb麻痺は，一見困難でない分娩で最も多く起こっている．

下部の腕神経叢へつながるC_8-T_1神経根の損傷は，**Klumpke麻痺**となり，手は弛緩する．すべての腕神経叢・神経根が損傷を受けると，腕・手は弛緩し，重篤な損傷を受けると**Horner症候群**を起こす可能性がある．

ACOG（2014a）はその重要性から，大規模研究を再調査するために特別委員会を招集した．この特別委員会は肩甲難産を正確に予測できないと結論を下したが，多くの場合，軸索壊死は起こらず，予後はよいとした．Lindqvistら（2012）は，最も頻度の高いC_5-C_6損傷になった子どもの86％が完全回復し，C_5-C_7損傷では38％が完全回復したと報告した．しかし，広範囲のC_5-C_8～T_1損傷では，すべて不可逆的な身体障害が起きた．鎖骨骨折と関連したものはいくぶん損傷は軽度となることが多い（Wall, 2014）．不可逆的な麻痺がある場合，外科的精査と修復により機能は改善する可能性がある（Malessy, 2009）．

◆ 顔面神経麻痺

顔面神経の外傷は一般に，顔面神経が茎乳突孔から出てくるところで起こり，顔面神経麻痺が起こる（図33-4）．発生率は1,000分娩中0.2～7.5例と幅があり，これはおそらく診断の正確性に影響されていると思われる（Al Tawil, 2010；Moczygemba, 2010）．顔面神経麻痺は，分娩時に明らかになるか，または出生後すぐに生じる可能性がある．顔面神経麻痺は合併症のない経腟分娩で最も頻度が高い．しかし，一つの報告では，1/4が帝王切開によるものであった（Alexander, 2006；Al Tawil, 2010）．顔面神経損傷はおそらく低位鉗子分娩でより頻度が高い（Levine, 1984）．損傷は，鉗子が胎児の頭に斜めにかかっているときに，後部のブレードによる圧力で起こりうる．この場合，鉗子圧痕が損傷の原因を示す．数日以内

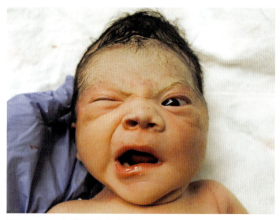

図 33-4　左顔面神経損傷
これは分娩後2日でほとんど完全に消失した．

での自然回復が標準であるが，不可逆的な麻痺も報告されている（Al Tawil, 2010）．

■ 骨 折

長骨骨折は難産で起こることが最も多いが，必ずしもそうとは限らない．少なくとも，鎖骨・長骨の触診は難産後のすべての新生児に行う．異常な音がするか，通常みられない不整な所見がある場合はX線検査を促すべきである．

鎖骨骨折は，正常分娩においてよく起こる予測不可能で不可避な合併症である．発生率は1,000例分娩中で平均5～10例である（Linder, 2012；Moczygemba, 2010）．女児であること以外には，出生体重，分娩方法を含めて，明確な危険因子は示されていない．肩甲難産のとき，鎖骨骨折は腕神経叢障害を防ぐ（Wall, 2014）．

上腕骨骨折の頻度は少なく，このうち70％は特に問題のない分娩で起こる（Turpenny, 1993）．その他は，頭位分娩では肩，骨盤位では伸展した腕による難産と関連がある．X線写真上，たいていは若木骨折であるが，完全に骨が折れて重なり合うような状態になることもあり，末梢の上腕骨端骨折をきたしうる（Tharakan, 2016）．

大腿骨骨折はまれであり，普通は経腟骨盤位分娩に関連する．時折，帝王切開でもみられ，両側大腿骨骨折の報告も一つみられた（Cebesoy, 2009）．現在は，ほとんどの骨盤位妊娠は帝王切開を行うため，大腿骨骨折のほとんどはこの分娩方法と関連する（Alexander, 2006；Cebesoy, 2009）．

下顎骨折は報告されたことはあるが，まれな疾患で，Vasconcelosら（2009）により再検討された．骨盤位分娩またはZavanelli法を行った際に**頸椎脱臼**を起こしたまれなケースは以前から議論されている（Ross, 2006）．最後に**肋骨骨折**は時折出くわす（Khan, 2016）．

■ 筋組織の損傷

過去に胸鎖乳突筋損傷はたいてい経腟骨盤位分娩でみられた．筋肉または筋膜鞘の血腫はゆっくりと瘢痕性収縮を起こしながら治っていく．正常に首が成長していくと，伸縮性の悪い損傷を受けた筋肉は正常な組織と比較して適切に伸長しない．その結果，頭が徐々に患部のほうへ傾く**斜頸**となる．

■ 軟部組織の損傷

考えられる限りでは，胎児の臓器・組織は経腟分娩でも帝王切開でも損傷を受ける可能性がある．被膜下肝血腫も含まれ，鼠径部血腫，陰嚢血腫として現れる．その場合，Stabler signと呼ばれる鼠径部の斑状出血，Bryant signと呼ばれる陰嚢の斑状出血がみられる（Heyman, 2011；Saroha, 2015）．分娩中または分娩後に起こる先天的過形成または囊胞を伴う胸腺の外傷性出血は，前に述べた（Eifinger, 2007；Saksenberg, 2001）．外眼筋の外側直筋麻痺を起こす第Ⅵ脳神経の損傷が報告されている（Galbraith, 1994）．

■ 先天性奇形の損傷

いくつかの損傷は分娩よりずっと前に胎児の形態異常を引き起こす．一つは羊膜索症候群で，遊離した羊膜が四肢や指を輪状に締めつけることによって起こる．最終的に，四肢や指が変形したり切断されたりすることがある．ときどき，切断された部分が子宮内で見つかることがある．このような遊離した羊膜のバンドの発生に関しては，第6章で議論されている．これによく似た奇形は，9週前の絨毛サンプリング検査による**四肢欠損症**である（第14章参照）．

さまざまな先天的胎勢異常は正常に発達した胎児骨格が，子宮内素因により変形することにより生じる．後者の例は，慢性羊水過少と，異常な形または小さい子宮もしくはもう1人の胎児の存在により胎動が制限されたことにより生じる．機械的変形として内反尖足，脊柱側弯症，股関節脱臼がみられる（Miller, 1981）．内反足や他の足の位置異常は妊娠11～13週の初期の羊水穿刺による破水と関連がある（第14章参照）．

（訳：河越ゆかり，小西晶子）

References

Ahlin K, Himmelmann K, Hagberg G, et al: Cerebral palsy and perinatal infection in children born at term. Obstet Gynecol 122:41, 2013.

Ahlin K, Himmelmann K, Nisson S, et al: Antecedents of cerebral palsy according to severity of motor impairment. Acta Obstet Gynecol Scand 95(7):793, 2016.

Akin MA, Coban D, Doganay S, et al: Intrahepatic and adrenal hemorrhage as a rare cause of neonatal anemia. J Perinat Med 39(3):353, 2011.

Al Tawil K, Saleem N, Kadri H, et al: Traumatic facial nerve palsy in newborns: is it always iatrogenic? Am J Perinatol 27:711, 2010.

Alexander JM, Leveno KJ, Hauth J, et al: Fetal injury associated with cesarean delivery. Obstet Gynecol 108:885, 2006.

Alfirevic Z, Devane D, Gyte GM, et al: Continuous cardiotocography (CTG) as a form of electronic fetal monitoring (EFM) for fetal assessment during labour. Cochrane Database System Rev 2:CD006066, 2017.

American Academy of Pediatrics, American College of Obstetricians and Gynecologists: Guidelines for perinatal care, 8th ed. Elk Grove Village, AAP, 2017.

American Academy of Pediatrics, American College of Obstetricians and Gynecologists: Neonatal encephalopathy and cerebral palsy. Defining the pathogenesis and pathophysiology. Elk Grove Village, AAP, 2003.

American College of Obstetricians and Gynecologists: Neonatal brachial plexus palsy. Report of the American College of Obstetricians and Gynecologists' Task Force on Neonatal Brachial Plexus Palsy. Obstet Gynecol 123(4):902, 2014a.

American College of Obstetricians and Gynecologists: Neonatal encephalopathy and neurologic outcome, second edition. Report of the American College of Obstetricians and Gynecologists' Task Force on Neonatal Encephalopathy. Obstet Gynecol 123(4):896, 2014b.

American College of Obstetricians and Gynecologists: Operative vaginal delivery. Practice Bulletin No. 154, November 2015.

American College of Obstetricians and Gynecologists: Amnioinfusion does not prevent meconium aspiration syndrome. Committee Opinion No. 346, October 2006, Reaffirmed 2016a.

American College of Obstetricians and Gynecologists: Thrombocytopenia in pregnancy. Practice Bulletin No. 166, September 2016b.

American College of Obstetricians and Gynecologists: Approaches to limit intervention during labor and birth. Committee Opinion No. 687, February 2017a.

American College of Obstetricians and Gynecologists: Delayed cord clamping after birth. Committee Opinion No. 684, January 2017b.

American College of Obstetricians and Gynecologists: Delivery of a newborn with meconium-stained amniotic fluid. Committee Opinion No. 689, March 2017c.

American College of Obstetricians and Gynecologists: Intrapartum fetal heart rate monitoring: nomenclature, interpretation, and general management principles. Practice Bulletin No. 106, July 2009, Reaffirmed 2017d.

American College of Obstetricians and Gynecologists, American Academy of Pediatrics: Neonatal Encephalopathy and Neurologic Outcome, 2nd ed. Washington, ACOG, 2014c.

American College of Obstetricians and Gynecologists, American Academy of Pediatrics: The Apgar score. Committee Opinion No. 644, October 2017e.

American College of Obstetricians and Gynecologists, American Society of Addiction Medicine: Opioid use disorder in pregnancy. Committee Opinion No. 711, August 2017f.

Anadkat KS, Kuzniewicz MW, Chaudhari BP, et al: Increased risk for respiratory distress among white, male, late preterm and term infants. J Perinatol 32(10):750, 2012.

Avagliano L, Marconi AM, Candiani M, et al: Thrombosis of the umbilical vessels revisited. An observational study of 317 consecutive autopsies at a single institution. Hum Pathol 41:971, 2010.

Azzopardi D, Strohm B, Marlow N, et al: Effects of hypothermia for perinatal asphyxia on childhood outcomes. N Engl J Med 371(2):140, 2014.

Barbu D, Mert I, Kruger M, et al: Evidence of fetal central nervous system injury in isolated congenital heart defects: microcephaly at birth. Am J Obstet Gynecol 201(1):43.e1, 2009.

Basaldella L, Marton E, Bekelis K, et al: Spontaneous resolution of atraumatic intrauterine ping-pong fractures in newborns delivered by cesarean section. J Child Neurol 26:1149, 2011.

Baskett TF, Allen VM, O'Connell CM, et al: Fetal trauma in term pregnancy. Am J Obstet Gynecol 197:499.e1, 2007.

Bax M, Tydeman C, Flodmark O: Clinical and MRI correlates of cerebral palsy: the European cerebral palsy study. JAMA 296:1602, 2006.

Bednarek N, Mathur A, Inder T, et al: Impact of therapeutic hypothermia on MRI diffusion changes in neonatal encephalopathy. Neurology 78:1420, 2012.

Berthelot-Ricou A, Lacroze V, Courbiere B, et al: Respiratory distress syndrome after elective caesarean section in near term infants: a 5-year cohort study. J Matern Fetal Neonatal Med 26(2):176, 2012.

Bhutani VK, Committee on Fetus and Newborn, American Academy of Pediatrics: Phototherapy to prevent severe neonatal hyperbilirubinemia in the newborn infant 35 or more weeks of gestation. Pediatrics 128(4):e1046, 2011.

Blair E, de Groot JH, Nelson KD: Placental infarction identified by macroscopic examination and risk of cerebral palsy in infants at 35 weeks of gestational age and over. Am J Obstet Gynecol 205(2):124.e1, 2011.

Bloom S, Ramin S, Neyman S, et al: Meconium stained amniotic fluid: is it associated with elevated erythropoietin levels? Am J Obstet Gynecol 174:360, 1996.

Boskabadi H, Zakerihamid M, Sadeghian MH, et al: Nucleated red blood cells count as a prognostic biomarker in predicting the complications of asphyxia in neonates. J Matern Fetal Neonatal Med 30(21):2551, 2017.

Bryne DL, Gau G: In utero meconium aspiration: an unpreventable cause of neonatal death. BJOG 94:813, 1987.

Burke BL, Robbins JM, Bird TM, et al: Trends in hospitalizations for neonatal jaundice and kernicterus in the United States, 1988–2005. Pediatrics 123(2):524, 2009.

Burke N, Field K, Mujahid F, et al: Use and safety of Kielland's forceps in current obstetric practice. Obstet Gynecol 120(4):766, 2012.

Busfield A, Samuel R, McNinch A, et al: Vitamin K deficiency bleeding after NICE guidance and withdrawal of Konakion Neonatal: British Paediatric Surveillance Unit study, 2006–2008. Arch Dis Child 98:41, 2013.

Casey BM, McIntire DD, Leveno KJ: The continuing value of the Apgar score for the assessment of newborn infants. N Engl J Med 344:467, 2001.

Cebesoy FB, Cebesoy O, Incebiyik A: Bilateral femur fracture in a newborn: an extreme complication of cesarean delivery. Arch Gynecol Obstet 279:73, 2009.

Chang HY, Peng CC, Kao HA, et al: Neonatal subgaleal hemorrhage: clinical presentation, treatment, and predictors of poor prognosis. Pediatr Int 49(6):903, 2007.

Chang PW, Newman TB, Maisels MJ: Update on predicting severe hyperbilirubinemia and bilirubin neurotoxicity risks in neonates. Curr Pediatr Rev January 23, 2017 [Epub ahead of print].

Choi HJ, Hahn S, Lee J, et al: Surfactant lavage therapy for meconium aspiration syndrome: a systematic review and meta-analysis. Neonatology 101:183, 2012.

Christensen DL, Baio J, Van Naarden Braun K, et al: Prevalence and characteristics of autism spectrum disorder among children 8 years—Autism and Developmental Disabilities Monitoring Network, 11 sites, United States, 2012. MMWR 65(3):1, 2016.

Clark SL, Hankins GD: Temporal and demographic trends in cerebral palsy—fact and fiction. Am J Obstet Gynecol 188:628, 2003.

Colombatti R, Sainati L, Trevisanuto D: Anemia and transfusion in the neonate. Semin Fetal Neonatal Med 21(1):2, 2016.

Cox P, Silvestri E, Lazda E, et al: Embolism of brain tissue in intrapartum and early neonatal deaths: report of 9 cases. Pediatr Dev Pathol 12(6):464, 2009.

Cui Z, Zhang Y, Liang L, et al: Macular hemorrhages associated with neonatal polycythemia and thrombocytopenia: a case report. Arch Pediatr 24(2):140, 2017.

Davis RO, Phillips JB III, Harris BA Jr, et al: Fatal meconium aspiration syndrome occurring despite airway management considered appropriate. Am J Obstet Gynecol 141:731, 1985.

DeJong EP, Lindenburg IT, van Klink JM, et al: Intrauterine transfusion for parvovirus B19 infection: long term neurodevelopmental outcome. Am J Obstet Gynecol 206(3):204.e1, 2012.

Dijk PH, Hulzebos C: An evidence-based view on hyperbilirubinaemia. Acta Paediatr Suppl 101(464):3, 2012.

Dijxhoorn MJ, Visser GHA, Fidler VJ, et al: Apgar score, meconium and acidemia at birth in relation to neonatal neurological morbidity in term infants. BJOG 86:217, 1986.

Dooley SL, Pesavento DJ, Depp R, et al: Meconium below the vocal cords at delivery: correlation with intrapartum events. Am J Obstet Gynecol 153:767, 1985.

Doumouchtsis SK, Arulkumaran S: Head trauma after instrumental births. Clin Perinatol 35:69, 2008.

Dupuis O, Silvcira R, Dupont C, et al: Comparison of "instrument-associated" and "spontaneous" obstetric depressed skull fractures in a cohort of 68 neonates. Am J Obstet Gynecol 192:165, 2005.

Eggert LD, Wiedmeier SE, Wilson J, et al: The effect of instituting a prehospital-discharge newborn bilirubin screening program in an 18-hospital health system. Pediatrics 117:e855, 2006.

Eifinger F, Ernestus K, Benz-Bohm G, et al: True thymic hyperplasia associated with severe thymic cyst bleeding in a newborn: a case report and review of the literature. Ann Diagn Pathol 11:358, 2007.

Eissa DS, El-Farrash RA: New insights into thrombopoiesis in neonatal sepsis. Platelets 24(2):122, 2013.

El Houchi SZ, Iskander I, Gamaleldin R, et al: Prediction of 3- to 5-month outcomes from signs of acute bilirubin toxicity in newborn infants. J Pediatr 183:51, 2017.

El Shahed AI, Dargaville PA, Ohlsson A, et al: Surfactant for meconium aspiration syndrome in term and late preterm infants. Cochrane Database Syst Rev 12:CD002054, 2014.

Ensing S, Abu-Hanna A, Schaaf JM, et al: Trends in birth asphyxia, obstetric interventions and perinatal mortality among term singletons: a nationwide cohort study. J Matern Fetal Neonatal Med 28(6):632, 2015.

Fauchère JC, Koller BM, Tschopp A, et al: Safety of early high-dose recombinant erythropoietin for neuroprotection in very preterm infants. J Pediatr 167(1):52, 2015.

Finnegan LP, Connaughton JF Jr, Kron RE, et al: Neonatal abstinence syndrome: assessment and management. Addict Dis 2:141, 1975.

Fischer C, Rybakowski C, Ferdynus C, et al: A population-based study of meconium aspiration syndrome in neonates born between 37 and 43 weeks of gestation. Int J Pediatr 2012:321545, 2012.

Frank R, Garfinkle J, Oskoui M, et al: Clinical profile of children with cerebral palsy born term compared with late- and postterm: a retrospective cohort study. BJOG 124(11):1738, 2017.

Fraser WD, Hofmeyr J, Lede R, et al: Amnioinfusion for the prevention of the meconium aspiration syndrome. Amnioinfusion Trial Group. N Engl J Med 353:909, 2005.

Galbraith RS: Incidence of sixth nerve palsy in relation to mode of delivery. Am J Obstet Gynecol 170:1158, 1994.

Garfinkle J, Wintermark P, Shevell MI, et al: Cerebral palsy after neonatal encephalopathy: how much is preventable? J Pediatr 167(1):58, 2015.

Garg N, Choudhary M, Sharma D, et al: The role of early inhaled budesonide therapy in meconium aspiration in term newborns: a randomized control study. J Matern Fetal Neonatal Med 29(1):36, 2016.

Gazzin S, Tiribelli C: Bilirubin-induced neurological damage. J Matern Fetal Neonatal Med 24:154, 2011.

Gilbert WM, Jacoby BN, Xing G: Adverse obstetric events are associated with significant risk of cerebral palsy. Am J Obstet Gynecol 203:328, 2010.

Gilstrap LC III, Leveno KJ, Burris J, et al: Diagnosis of asphyxia on the basis of fetal pH, Apgar score, and newborn cerebral dysfunction. Am J Obstet Gynecol 161:825, 1989.

Glass HG, Hong KJ, Rogers EE, et al: Risk factors for epilepsy in children with neonatal encephalopathy. Pediatr Res 70(5):535, 2011.

Goldaber KG, Gilstrap LC III, Leveno KJ, et al: Pathologic fetal acidemia. Obstet Gynecol 78:1103, 1991.

Graham EM, Adami RR, McKenney SL, et al: Diagnostic accuracy of fetal heart rate monitoring in the identification of neonatal encephalopathy. Obstet Gynecol 124(3):507, 2014.

Grünebaum A, McCullough LB, Sapra KJ, et al: Apgar score of 0 at 5 minutes and neonatal seizures or serious neurologic dysfunction in relation to birth setting. Am J Obstet Gynecol 200:323.e1, 2013.

Guillet R, Edwards AD, Thoresen M, et al: Seven-to-eight year follow-up of the CoolCap trial of head cooling for neonatal encephalopathy. Pediatr Res 71(12):205, 2012.

Gyamfi-Bannerman C, Blackwell TS, Tita AT, et al: Antenatal betamethasone for women at risk for late preterm delivery. N Engl J Med 374(14):1311, 2016.

Harrington DJ, Redman CW, Moulden M, et al: Long-term outcome in surviving infants with Apgar zero at 10 minutes: a systematic review of the literature and hospital-based cohort. Am J Obstet Gynecol 196:463, 2007.

Harteman J, Groenendaal F, Benders M, et al: Role of thrombophilic factors in full-term infants with neonatal encephalopathy. Pediatr Res 73(1):80, 2013.

Heyman S, Vervloessem D: Bryant's and Stabler's signs after a difficult delivery. N Engl J Med 365:1824, 2011.

Higgins RD, Saade G, Polin RA, et al: Evaluation and management of women and newborns with a maternal diagnosis of chorioamnionitis. Obstet Gynecol 127(3):426, 2016.

Hirakawa E, Ibara S, Tokuhisa T, et al: Extracorporeal membrane oxygenation in 61 neonates: Single-center experience. Pediatr Int 59(4):438, 2017.

INFANT Collaborative Group: Computerised interpretation of fetal heart rate during labour (INFANT): a randomised controlled trial. Lancet 389(10080):1719, 2017.

Jacobs SE, Morley CJ, Inder TE, et al: Whole-body hypothermia for term and near-term newborns with hypoxic-ischemic encephalopathy: a randomized controlled trial. Arch Pediatr Adolesc Med 165(8):692, 2011.

Johnson C, Burd I, Northington F, et al: Clinical chorioamnionitis is associated with a more severe metabolic acidosis in neonates with suspected hypoxic-ischemic encephalopathy. Am J Obstet Gynecol 210:S205, 2014.

Kaandorp JJ, Benders MJ, Schuit E, et al: Maternal allopurinol administration during suspected fetal hypoxia: a novel neuroprotective intervention? A multicentre randomised placebo controlled trial. Arch Dis Child Fetal Neonatal Ed 100(3):F216, 2015.

Kaplan M, Bromiker R, Hammerman C: Severe neonatal hyperbilirubinemia and kernicterus: are these still problems in the third millennium? Neonatology 100(4):354, 2011.

Katz VL, Bowes WA Jr: Meconium aspiration syndrome: reflections on a murky subject. Am J Obstet Gynecol 166(1 Pt 1):171, 1992.

Kersten CM, Moellering CM, Mato S: Spontaneous drainage of neonatal cephalohematoma: a delayed complication of scalp abscess. Clin Pediatr 47(2):183, 2008.

Khan NA, Lam V, Rickett A, et al: Unforeseen rib fracture findings in infant chest radiographs: evidence of non-accidental injury or simply a case of birth trauma? BMJ Case Rep June 30, 2016.

Kilani RA, Wetmore J: Neonatal subgaleal hematoma: presentation and outcome—radiological findings and factors associated with mortality. Am J Perinatol 23(1):41, 2006.

Kirton A, Armstrong-Wells J, Chang T, et al: Symptomatic neonatal arterial ischemic stroke: the International Pediatric Stroke Study. Pediatrics 128(6):e1402, 2011.

Kraft WK, Adeniyl-Jones SC, Chervoneva I, et al: Buprenorphine for the treatment of the neonatal abstinence syndrome. N Engl J Med 376(24):2341, 2017.

Krakowiak P, Walker CK, Bremer AA, et al: Maternal metabolic conditions and risk for autism and other neurodevelopmental disorders. Pediatrics 129(5):1, 2012.

Kwon JM, Guillet R, Shankaran S, et al: Clinical seizures in neonatal hypoxic-ischemic encephalopathy have no independent impact on neurodevelopmental outcome: secondary analyses of data from the Neonatal Research Network hypothermia trial. J Child Neurol 26:322, 2011.

Lee J, Romero R, Lee KA, et al: Meconium aspiration syndrome: a role for fetal systemic inflammation. Am J Obstet Gynecol 214(3):366.e1, 2016.

Lee YK, Penn A, Patel M, et al: Hypothermia-treated neonates with hypoxic-ischemic encephalopathy: optimal timing of quantitative ADC measurement to predict disease severity. Neuroradiol J 30(1):28, 2017.

Leveno KJ, Quirk JG Jr, Cunningham FG, et al: Prolonged pregnancy. I. Observations concerning the causes of fetal distress. Am J Obstet Gynecol 150:465, 1984.

Levine MG, Holroyde J, Woods JR, et al: Birth trauma: incidence and predisposing factors. Obstet Gynecol 63:792, 1984.

Lin TY, Ebb DH, Boepple PA, et al: Case 12–2015. A newborn boy with respiratory distress, lethargy, and hypernatremia. N Engl J Med 372(16):1550, 2015.

Lindenburg IT, van Klink JM, Smits-Wintjens EH, et al: Long-term neurodevelopmental and cardiovascular outcome after intrauterine transfusions for fetal anaemia: a review. Prenat Diagn 33:815, 2013.

Lindenskov PH, Castellheim A, Saugstad OD, et al: Meconium aspiration syndrome: possible pathophysiological mechanisms and future potential therapies. Neonatology 107(3):225, 2015.

Linder I, Melamed N, Kogan A, et al: Gender and birth trauma in full-term infants. J Matern Fetal Neonatal Med 25(9):1603, 2012.

Lindqvist PG, Erichs K, Molnar C, et al: Characteristics and outcome of brachial plexus birth palsy in neonates. Acta Paediatr 101(6):579, 2012.

Liu J, Shi Y, Dong JY, et al: Clinical characteristics, diagnosis and management of respiratory distress syndrome in full-term neonates. Clin Med J (Engl) 123:2640, 2010.

Liu LY, Antaya RJ: Neonatal subgaleal hematoma from trauma during vaginal delivery without instrument use. Pediatr Dermatol 34(1):e40, 2017.

Maisonneuve E, Audibert F, Guilbaud L, et al: Risk factors for severe neonatal acidosis. Obstet Gynecol 118(4):818, 2011.

Malessy MJ, Pondaag W: Obstetric brachial plexus injuries. Neurosurg Clin North Am 20(1):1, 2009.

Malin GL, Morris RK, Khan KS: Strength of association between umbilical cord pH and perinatal and long term outcomes: systematic review and meta-analysis. BMJ 340:c1471, 2010.

Malla RR, Asimi R, Teli MA, et al: Erythropoietin monotherapy in perinatal asphyxia with moderate to severe encephalopathy: a randomized placebo-controlled trial. J Perinatol 37(5):596, 2017.

Martinez-Biarge M, Madero R, Gonzalez A, et al: Perinatal morbidity and risk of hypoxic-ischemic encephalopathy associated with intrapartum sentinel events. Am J Obstet Gynecol 206(2):148, 2012.

McAdams RM, Chabra S: Umbilical cord haematoma and adrenal haemorrhage in a macrosomic neonate with anaemia. BMJ Case Rep February 3, 2016.

McDonald SJ, Middleton P, Dowswell T, et al: Effect of timing of umbilical cord clamping of term infants on maternal and neonatal outcomes. Cochrane Database Syst Rev 7:CD004074, 2013.

McIntyre S, Blair E, Badawi N, et al: Antecedents of cerebral palsy and perinatal death in term and late preterm singletons. Obstet Gynecol 122:869, 2013.

McKinlay CJ, Alsweiler JM, Ansell JM, et al: Neonatal glycemia and neurodevelopmental outcomes at 2 years. N Engl J Med 373(16):1507, 2015.

Menticoglou SM, Perlman M, Manning FA: High cervical spinal cord injury in neonates delivered with forceps: report of 15 cases. Obstet Gynecol 86:589, 1995.

Miller ME, Graham JM Jr, Higginbottom MC, et al: Compression-related defects from early amnion rupture: evidence for mechanical teratogenesis. J Pediatr 98:292, 1981.

Moczygemba CK, Paramsothy P, Meikle S, et al: Route of delivery and neonatal birth trauma. Am J Obstet Gynecol 202(4):361.e1, 2010.

Modanlou H, Hutson S, Merritt AT: Early blood transfusion and resolution of disseminated intravascular coagulation associated with massive subgaleal hemorrhage. Neonatal Netw 35(1):37, 2016.

Moster D, Lie RT, Irgens LM: The association of the Apgar score with subsequent death and cerebral palsy: a population-based study in term infants. J Pediatr 138(6):798, 2001.

Moster D, Lie RT, Markestad T: Long-term medical and social consequences of preterm birth. N Engl J Med 359:262, 2008.

Natarajan CK, Sankar MJ, Jain K, et al: Surfactant therapy and antibiotics in neonates with meconium aspiration syndrome: a systematic review and meta-analysis. J Perinatol 36(Suppl 1):S49 2016a.

Natarajan G, Pappas A, Shankaran S: Outcomes in childhood following therapeutic hypothermia for neonatal hypoxic-ischemic encephalopathy (HIE). Semin Perinatol 40(8):549, 2016b.

Nelson DB, Lucke AM, McIntire DD, et al: Obstetric antecedents to body cooling treatment of the newborn infant. Am J Obstet Gynecol 211:115, 2014.

Nelson KB, Blair E: Prenatal factors in singletons with cerebral palsy born at or near term. N Engl J Med 373(10):946, 2015.

Nelson KB, Ellenberg JH: Antecedents of cerebral palsy: multivariate analysis of risk. N Engl J Med 315:81, 1986a.

Nelson KB, Ellenberg JH: Antecedents of cerebral palsy: univariate analysis of risks. Am J Dis Child 139:1031, 1985.

Nelson KB, Ellenberg JH: Antecedents of seizure disorders in early childhood. Am J Dis Child 140:1053, 1986b.

Nelson KB, Ellenberg JH: Obstetric complications as risk factors for cerebral palsy or seizure disorders. JAMA 251:1843, 1984.

Nelson KB, Grether JK: Potentially asphyxiating conditions and spastic cerebral palsy in infants of normal birth weight. Am J Obstet Gynecol 179:507, 1998.

Newman TB, Liljestrand P, Jeremy RJ, et al: Outcomes among newborns with total serum bilirubin levels of 25 mg per deciliter or more. N Engl J Med 354:1889, 2006.

O'Callaghan M, MacLennan A: Cesarean delivery and cerebral palsy: a systematic review and meta-analysis. Obstet Gynecol 122:1169, 2013.

O'Callaghan ME, MacLennan AH, Gibson CS, et al: Epidemiologic associations with cerebral palsy. Obstet Gynecol 118(3):576, 2011.

O'Leary CM, Watson L, D'Antoine H, et al: Heavy maternal alcohol consumption and cerebral palsy in the offspring. Dec Med Child Neurol 54:224, 2012.

Phelan JP, Ahn MO: Perinatal observations in forty-eight neurologically impaired term infants. Am J Obstet Gynecol 171:424, 1994.

Phelan JP, Ahn MO, Korst L, et al: Is intrapartum fetal brain injury in the term fetus preventable? Am J Obstet Gynecol 174:318, 1996.

Plevani C, Pozzi I, Locatelli A, et al: Risk factors of neurological damage in infants with asphyxia. Abstract No. 414, Am J Obstet Gynecol 208(1 Suppl):S182, 2013.

Pritchard JA, Cunningham FG, Pritchard SA, et al: How often does maternal preeclampsia–eclampsia incite thrombocytopenia in the fetus? Obstet Gynecol 69:292, 1987.

Ramachandrappa A, Rosenberg ES, Wagoner S, et al: Morbidity and mortality in late preterm infants with severe hypoxic respiratory failure on extra-corporeal membrane oxygenation. J Pediatr 159(2):192, 2011.

Redline RW: Placental pathology: a systematic approach with clinical correlations. Placenta 22:S86, 2008.

Ree IM, Smits-Wintjens VE, van der Bom JG, et al: Neonatal management and outcome in alloimmune hemolytic disease. Expert Rev Hematol 10(7):607, 2017.

Reuter S, Moser C, Baack M: Respiratory distress in the newborn. Pediatr Rev 35(10):417, 2014.

Richey S, Ramin SM, Bawdon RE, et al: Markers of acute and chronic asphyxia in infants with meconium-stained amniotic fluid. Am J Obstet Gynecol 172:1212, 1995.

Robinson MN, Peake LJ, Ditchfield MR, et al: Magnetic resonance imaging findings in a population-based cohort of children with cerebral palsy. Dev Med Child Neurol 51(1):39, 2008.

Ross MG, Beall MH: Cervical neck dislocation associated with the Zavanelli maneuver. Obstet Gynecol 108:737, 2006.

Rossi AC, Vanderbilt D, Chmait RH: Neurodevelopmental outcomes after laser therapy for twin-twin transfusion syndrome: a systematic review and meta-analysis. Obstet Gynecol 118(5):1145, 2011.

Rutherford MA, Ramenghi LA, Cowan FM: Neonatal stroke. Arch Dis Child Fetal Neonatal Ed 97(5):F377, 2012.

Saksenberg V, Bauch B, Reznik S: Massive acute thymic haemorrhage and cerebral haemorrhage in an intrauterine fetal death. J Clin Pathol 54:796, 2001.

Sankar MJ, Chandrasekaran A, Kumar P, et al: Vitamin K prophylaxis for prevention of vitamin K deficiency bleeding: a systematic review. J Perinatol 36 (Suppl 1):S29, 2016.

Saroha M, Batra P, Dewan P, et al: Genital injuries in neonates following breech presentation. J Neonatal Perinatal Med 8(4):421, 2015.

Scheibl A, Calderon EM, Borau MJ, et al: Epidural hematoma. J Pediatr Surg 47(2):e19, 2012.

Sgro M, Campbell D, Barozzino T, et al: Acute neurological findings in a national cohort of neonates with severe neonatal hyperbilirubinemia. J Perinatol 31(6):392, 2011.

Sgro M, Kandasamy S, Shah V, et al: Severe neonatal hyperbilirubinemia decreased after the 2007 Canadian guidelines. J Pediatr 171:43, 2016.

Shah NA, Wusthoff CJ: Intracranial hemorrhage in the neonate. Neonatal Netw 35(2):67, 2016.

Shankaran S, Branes PD, Hintz SR, et al: Brain injury following trial of hypothermia for neonatal hypoxic-ischaemic encephalopathy. Arch Dis Child Fetal Neonatal Ed 97(6):F398, 2012.

Shatrov JG, Birch SC, Lam FT, et al: Chorioamnionitis and cerebral palsy: a meta-analysis. Obstet Gynecol 116:387, 2010.

Silva AM, Smith RN, Lehmann CU, et al: Neonatal nucleated red blood cells and the prediction of cerebral white matter injury in preterm infants. Obstet Gynecol 107:550, 2006.

Simonson C, Barlow P, Dehennin N, et al: Neonatal complications of vacuum-assisted delivery. Obstet Gynecol 110:189, 2007.

Singh BS, Clark RH, Powers RJ, et al: Meconium aspiration syndrome remains a significant problem in the NICU: outcomes and treatment patterns in term neonates admitted for intensive care during a ten-year period. J Perinatol 29(7):497, 2009.

Slusher TM, Olusanya BO, Vreman HJ, et al: A randomized trial of phototherapy with filtered sunlight in African neonates. N Engl J Med 373(12):1115, 2015.

Smith C, Weinberg A, Forster JE, et al: Maternal lopinavir-ritonavir is associated with fewer adverse events in infants than nelfinavir or atazanavir. Infect Dis Obstet Gynecol 2016:9848041, 2016.

Smithers-Sheedy H, McIntyre S, Gibson C, et al: A special supplement: findings from the Australian Cerebral Palsy Register, birth years 1993 to 2006. Dev Med Child Neurol 58(Suppl 2):5, 2016.

Spruijt M, Steggerda S, Rath M, et al: Cerebral injury in twin-twin transfusion syndrome treated with fetoscopic laser surgery. Obstet Gynecol 120(1):15, 2012.

Stanley FJ, Blair E: Why have we failed to reduce the frequency of cerebral palsy? Med J Aust 154:623, 1991.

Stokens M, Andersen GL, Dahlseng MO, et al: Cerebral palsy and neonatal death in term singletons born small for gestational age. Pediatrics 130(6):e1629, 2012.

Strijbis EM, Oudman I, van Essen P, et al: Cerebral palsy and the application of the international criteria for acute intrapartum hypoxia. Obstet Gynecol 107:1357, 2006.

Stuart A, Olausson PO, Kallen K: Apgar scores at 5 minutes after birth in relation to school performance at 16 years of age. Obstet Gynecol 118(2 Pt 1):201, 2011.

Swanson AE, Veldman A, Wallace EM, et al: Subgaleal hemorrhage: risk factors and outcomes. Acta Obstet Gynecol Scand 91(2):260, 2012.

Tagin MA, Woolcott CG, Vincer MJ, et al: Hypothermia for neonatal hypoxic ischemic encephalopathy: an updated systematic review and meta-analysis. Arch Pediatr Adolesc Med 166(6):558, 2012.

Takenouchi T, Kasdorf E, Engel M, et al: Changing pattern of perinatal brain injury in term infants in recent years. Pediatr Neurol 46(2):106, 2012.

Thacker SB, Stroup DF, Peterson HB: Efficacy and safety of intrapartum electronic fetal monitoring: an update. Obstet Gynecol 86:613, 1995.

Tharakan SJ, Lee RJ, White AM, et al: Distal humeral epiphyseal separation in a newborn. Orthopedics 39(4):e764, 2016.

Thorngren-Jerneck K, Herbst A: Perinatal factors associated with cerebral palsy in children born in Sweden. Obstet Gynecol 108:1499, 2006.

Tolia VN, Patrick SW, Bennett MM, et al: Increasing incidence of the neonatal abstinence syndrome in U.S. neonatal ICUs. N Engl J Med 372(22):2118, 2015.

Torfs CP, van den Berg B, Oechsli FW, et al: Prenatal and perinatal factors in the etiology of cerebral palsy. J Pediatr 116:615, 1990.

Torki M, Barton L, Miller D, et al: Severe brachial plexus palsy in women without shoulder dystocia. Obstet Gynecol 120(3):539, 2012.

Turpenny PD, Nimmo A: Fractured clavicle of the newborn in a population with a high prevalence of grand-multiparity: analysis of 78 consecutive cases. BJOG 100:338, 1993.

Ubachs JM, Slooff AC, Peeters LL: Obstetric antecedents of surgically treated obstetric brachial plexus injuries. BJOG 102:813, 1995.

Vain NE, Szyld EG, Prudent LM, et al: Oropharyngeal and nasopharyngeal suctioning of meconium-stained neonates before delivery of their shoulders: multicentre, randomized controlled trial. Lancet 364:597, 2004.

Vandborg PK, Hansen BM, Greisen G, et al: Follow-up of neonates with total serum bilirubin levels ≥25 mg/dL: a Danish population-based study. Pediatrics 130(1):61, 2012.

Vasconcelos BC, Lago CA, Nogueira RV, et al: Mandibular fracture in a premature infant: a case report and review of the literature. J Oral Maxillofac Surg 67(1):218, 2009.

Villamor E, Tedroff K, Peterson M, et al: Association between maternal body mass index in early pregnancy and incidence of cerebral palsy. JAMA 317(9):925, 2017.

Volpe JJ: Neurology of the Newborn, 3rd ed. Philadelphia, Saunders, 1995.

Wall LB, Mills JK, Leveno KJ, et al: Incidence and prognosis of neonatal brachial plexus palsy with and without clavicle fractures. Obstet Gynecol 123(6):1288, 2014.

Walsh B, Boylan G, Dempsey E, et al: Association of nucleated red blood cells and severity of encephalopathy in normothermic and hypothermic infants. Acta Paediatr 102(2):e64, 2013.

Walsh BH, Bovian GB, Murray DM: Nucleated red blood cells and early EEG: predicting Sarnat stage and two year outcome. Early Hum Dev 87(5):335, 2011.

Walsh BH, Neil J, Morey J, et al: The frequency and severity of magnetic resonance imaging abnormalities in infants with mild neonatal encephalopathy. J Pediatr 187:26, 2017.

Wambach JA, Wegner DJ, Depass K, et al: Single ABCA3 mutations increase risk for neonatal respiratory distress syndrome. Pediatrics 130(6):e1575, 2012.

Watchko JF, Tiribelli C: Bilirubin-induced neurologic damage—mechanisms and management approaches. N Engl J Med 369:21, 2013.

Wayock CP, Meserole RL, Saria S, et al: Perinatal risk factors for severe injury in neonates treated with whole-body hypothermia for encephalopathy. Am J Obstet Gynecol 211(1):41.e1, 2014.

Wenstrom KD, Andrews WW, Maher JE: Amnioinfusion survey: prevalence, protocols, and complications. Obstet Gynecol 86:572, 1995.

Werner EF, Janevic TM, Illuzzi J, et al: Mode of delivery in nulliparous women and neonatal intracranial injury. Obstet Gynecol 118(6):1239, 2011.

Whitby EH, Griffiths PD, Rutter S, et al: Frequency and natural history of subdural haemorrhages in babies and relation to obstetrical factors. Lancet 363:846, 2004.

Wiberg N, Kallen K, Herbst A, et al: Relation between umbilical cord blood pH, base deficit, lactate, 5-minute Apgar score and development of hypoxic ischemic encephalopathy. Acta Obstet Gynecol Scand 89:1263, 2010.

Wiklund LM, Uvebrant P, Flodmark O: Computed tomography as an adjunct in etiological analysis of hemiplegic cerebral palsy, 1. Children born preterm. Neuropediatrics 22:50, 1991a.

Wiklund LM, Uvebrant P, Flodmark O: Computed tomography as an adjunct in etiological analysis of hemiplegic cerebral palsy, 2. Children born at term. Neuropediatrics 22:121, 1991b.

Williams JW: Obstetrics: a Text-book for the Use of Students and Practitioners. New York, Appleton, 1903.

Winkelhorst D, Murphy MF, Greinacher A, et al: Antenatal management in fetal and neonatal alloimmune thrombocytopenia: a systematic review. Blood 129(11):1538, 2017.

Wiswell TE, Tuggle JM, Turner BS: Meconium aspiration syndrome: have we made a difference? Pediatrics 85:715, 1990.

World Health Organization: Guidelines on Basic Newborn Resuscitation. Geneva, World Health Organization, 2012.

Wu YW, Bauer LA, Ballard RA, et al: Erythropoietin for neuroprotection in neonatal encephalopathy: safety and pharmacokinetics. Pediatrics 130(4):683, 2012.

Wu YW, Croen LA, Shah SJ, et al: Cerebral palsy in a term population: risk factors and neuroimaging findings. Pediatrics 118:691, 2006.

Wu YW, Pham TN, Danielsen B, et al: Nighttime delivery and risk of neonatal encephalopathy. Am J Obstet Gynecol 204(1):37.e1, 2011.

Wyckoff MH, Aziz K, Escobedo MB, et al: Part 13: Neonatal resuscitation: 2015 American Heart Association guidelines update for cardiopulmonary resuscitation and emergency cardiovascular care. Pediatrics 136 (Suppl 2):S196, 2015.

Yaish HM, Christensen RD, Lemmons RS: Neonatal nonimmune hemolytic anemia. Curr Opin Pediatr 29(1):12, 2017.

Yeh P, Emary K, Impey L: The relationship between umbilical cord arterial pH and serious adverse neonatal outcome: analysis of 51,519 consecutive validated samples. BJOG 119(7):824, 2012.

Zipursky A: Prevention of vitamin K deficiency bleeding in newborns. Br J Haematol 104:430, 1999.

早産児
The Preterm Newborn

- 呼吸窮迫症候群 ………………………… 783
- 壊死性腸炎 ……………………………… 786
- 未熟児網膜症 …………………………… 787
- 脳障害 …………………………………… 787
- 脳性麻痺 ………………………………… 789

The prognosis for the child depends, of course, upon the degree of development, as well as the pathological condition for which premature delivery is undertaken. Generally speaking, in the case of children born before the thirty-second week, the chances of surviving are very small.

—J. Whitridge Williams (1903)

本書の第1版が出版された当初，早産児は新生児死亡の主要な原因であった．今日の医療の進歩により，新生児の成育限界は妊娠24〜22週まで改善している．しかし，依然として早産児は，その人生において短期的・長期的に多様で深刻な合併症の影響を受けやすい（表34-1）．一般に罹患率や死亡率の原因として先天奇形は少ないが，早産ではとても多く認める．

これらの未熟性による合併症は，全体的な新生児予後の見通しという言葉に置き換えられる．2009年にアメリカで死亡した新生児の2/3は，妊娠37週未満に出生した12％に当たる（Mathews, 2013）．幸い，過去10年間で早産率は2007年の12％から2014年の10％に減少した．この一部は，10代の若年妊娠による分娩が減少したためである（Ferré, 2016）．

表34-1　未熟性による合併症

呼吸窮迫症候群（RDS）
ヒアリン膜症（HMD）
気管支肺異形成症（BPD）
気胸
肺炎/敗血症
動脈管開存症（PDA）
壊死性腸炎（NEC）
未熟児網膜症（ROP）
脳室内出血（IVH）
脳室周囲白質軟化症（PVL）
脳性麻痺（CP）

呼吸窮迫症候群

早産児で最も重要な合併症は呼吸窮迫症候群（respiratory distress syndrome：RDS）である．これは，必要量の酸素を維持できない未熟な肺によって起こる．また結果として起こる低酸素症は，脳性麻痺などの神経学的損傷の潜在的な原因となる．さらにRDS治療の副作用である高酸素症は，気管支肺異形成症や肺高血圧症，壊死性腸炎，脳室周囲白質軟化症，未熟児網膜症などの合併症の原因となる．

■ 病　因

出産直後に血液ガス交換を行うために，肺は液体を除去するとともに，速やかに空気を満たさなければならない．これと同時に，肺動脈の血流量は一気に増加しなければならない．経腟分娩時に新生児の胸部が圧迫されることによって，液体の一部は肺内から排出されるが，ほとんどは第32

章で述べられているような複雑な仕組みで肺リンパ管から吸収される．肺胞が安定して拡張されるためには，II型肺胞上皮細胞でサーファクタントが十分に産生される必要がある．こうした活性物質によって細胞表面の緊張を緩めることにより，呼気時の肺虚脱を防ぐことができる（第7章参照）．サーファクタントが十分でない場合は，遠位細気管支や肺胞にヒアリン膜（肺胞硝子膜）が形成され，RDSの発症につながる．RDSは一般的に早産児の病気だが，正期産児では特に敗血症や胎便吸引症候群の際に認められる．これらの場合，サーファクタントは炎症や胎便の存在によって不活化する（第33章参照）．

サーファクタントが不足すると，肺胞は不安定な状態となり，呼気終末になると圧力低下によって肺胞虚脱をまねく．その後，低酸素症や全身性低血圧が生じると，肺細胞の栄養状態は悪化する．胎児の血液循環が局所的に持続することにより，肺高血圧症やそれに関連する右左シャントを引き起こす場合がある．最終的には，肺胞細胞が虚血性壊死に至る．酸素療法を開始すると，肺血管床が拡張して右左シャントは逆転する．タンパク質に富む血液が肺胞管に漏出すると，その上皮細胞は脱落する．ヒアリン膜はフィブリンに富むタンパク質と細胞破片からなるが，これが拡張した肺胞や末梢気管支の内面を覆う状態となる．その結果として，ヒアリン膜の下部に存在する上皮は壊死に至る．剖検をする際，肺組織をヘマトキシリン・エオジン染色すると，ヒアリン軟骨様に不定形でエオジン好性にみえる．このような理由から，新生児のRDSは**硝子膜症（ヒアリン膜症）**とも呼ばれる．

■ 臨床経過

典型的なRDSでは頻呼吸に続き，肺の虚脱を防ぐため呼気終末に陽圧をかけようとして陥没呼吸，鼻翼呼吸，呻吟がみられる．非換気肺による血液シャントは，低酸素症や代謝性・呼吸性アシドーシスの発症要因となる．また，末梢循環障害や低血圧が生じる場合がある．こうした症例の胸部X線撮影では，びまん性の網状顆粒状浸潤影，空気で満ちた気管気管支樹-空気気管支像（air bronchogram）がみられる．

第33章に記載したとおり，呼吸不全の誘因としては，敗血症，肺炎，胎便吸引症候群，気胸，胎児循環遺残，心不全，横隔膜ヘルニアのような胸部構造異常を伴う奇形などがある．このほか，サーファクタントのタンパク質産生やリン脂質輸送体（ATP binding cassette subfamily A member 3）に関する突然変異もRDSの引き金になる（Beers, 2017；Tredano, 2003；Wert, 2009）．

■ 治療

生存にかかわる重要な因子は，新生児集中治療である．低酸素症の場合，酸素の投与が必要であるが，過剰な酸素は肺組織上皮や網膜，その他の未熟な組織に障害を及ぼす．しかしながら，人工換気技術の進歩により，新生児の生存率は改善されてきた．たとえば，**持続的気道陽圧（continuous positive airway pressure：CPAP）**は不安定な肺胞虚脱を抑制する．この換気法により，高濃度の酸素投与が低減されるため，その毒性を最小限にできる．気管内挿管や間欠的陽圧換気を最小限にするために，CPAPについて，優れたデザインの多施設共同研究が行われた（Morley, 2008；SUPPORT Study Group, 2010b）．きわめて早い週数の早産児に対して，早急の気管挿管やサーファクタントの投与に代わり，初期にCPAPを使用し，その後選択的にサーファクタントを使用する戦略は有益である［アメリカ小児科学会（AAP），2014］．

人工換気は新生児の生存率を確実に改善するが，慢性肺疾患である気管支肺異形成症（bronchopulmonary dysplasia：BPD）の主な発症要因にもなる．すなわち，人工換気は新生児に対して肺の圧損傷や肺胞の過伸展による損傷を生じる危険性がある．さらに，高酸素投与は炎症のきっかけとなる活性酸素種を産生する．感染も引き起こされる可能性がある．障害を受けた新生児では，肺胞や肺血管の発達が阻害され，低酸素血症や高二酸化炭素血症となり，慢性的に酸素需要が高まる（Davidson, 2017；Kair, 2012）．

それを防ぐために，**高頻度振動換気法（high-frequency oscillatory ventilation：HFOV）**が評価されている．しかし，その有益性と危険性に関しては研究によってかなりばらつきがある（Cools, 2015）．

人工換気の必要な新生児は，BPDの予防のた

め，あらかじめ**副腎皮質ステロイド**が投与されていた．現在，AAPはステロイドをルーチンで使用することを，推奨していない．なぜなら有益性が制限されており，ステロイドが投与された新生児で運動・認知機能や学業成績に著しい障害をきたす可能性があるためである（Doyle, 2014a, b；Watterberg, 2010）．

BPDを予防するためのその他の試みとしては，**一酸化窒素**を数週間**吸入**することで，肺機能の十分な改善が得られることを早期の動物実験で示した（McCurnin, 2005）．当初の期待にかかわらず，臨床研究では継続的な有益性を示すことはできなかった．NIHの合意声明とAAP（2014）は，既存のデータでは，吸入一酸化窒素療法は気管支肺異形成症の予防または治療に有効ではないと結論づけた（Cole, 2011）．

カフェインは未熟性によって起こる無呼吸に広く使用されてきたが，気管支拡張作用もある．カフェインにおける大規模な無作為化比較試験では，カフェインの投与で気管支肺異形成症の発症率が低下し，幼児期における神経発達が改善して11歳までは服用が安全であることを示した（Schmidt, 2006, 2012, 2017）．この治療法は現在，1,250 g以下の新生児に広く使われている．

抗酸化ビタミンAは，正常肺の成熟と呼吸器上皮細胞の完成に必要である．早産児は出生時にビタミンAが低値で，これは気管支肺異形成症の大きな危険因子である．無作為化試験では，ビタミンAの投与により1,500 g未満の極低出生体重児で気管支肺異形成症の発症をある程度低下させたとしている（Darlow, 2016）．

◆**サーファクタントによる予防療法と効果**

人工サーファクタント製剤は，RDSを予防するために気管内チューブを通じて投与される．こうした物質には，天然または動物由来肺サーファクタント製剤，たとえば，ウシ由来 Survanta，子ウシ由来 Infasurf，ブタ由来 Curosurf などがある．第1世代 Exosurf や第2世代 Surfaxin R などのような合成サーファクタントは，動物由来の製剤と同等であるが優れてはいない（Moya, 2007）．コクランレビューによると，Ardellら（2015）は，重要なサーファクタントタンパクが含まれていない合成製剤と比べて，動物由来のサーファクタント製剤はよりよい効果があると報告している．現在，合成製剤は使用されていない．

サーファクタント補充療法はRDSに対する効果的で安全な治療として数十年前に確立された．治療により，死亡率や気胸は減少し，気管支肺異形成症にならずに生存できるようになった（Polin, 2014）．サーファクタントは，早産児や疾患リスクをもつ新生児に対する**予防**として，また既存疾患に対する**治療**として用いられている．以上をまとめると，出産前でのステロイドとサーファクタントは，総死亡率をさらに低減させるものといえる．しかしながら，無作為化比較試験では出生前にステロイドを高確率で使用し，分娩室でルーチンにCPAPを使用した群では，予防的なサーファクタント投与はもはや有益ではなく，死亡率もしくはBPDの危険性を上昇させたとしている（Rojas-Reyes, 2012；Sardesai, 2017）．違う側面から，早産児が自発的に呼吸するために治療的なサーファクタントを投与する低侵襲的な経路が模索されている．考えられている経路としては，サーファクタントの咽頭投与，サーファクタント噴霧療法，ラリンジアルマスク経由，気管に留置した細いカテーテルを通じての投与である（Kribs, 2016）．

■ **予　防**

◆**出生前副腎皮質ステロイド投与**

NIH（1994, 2000）は，母体への出生前ステロイド単回投与（1クール）は，在胎24～34週に出生した早産児のRDSや脳室内出血を低減させるとしている．アメリカ産婦人科学会（ACOG）（2016a）は，在胎24～34週の早産が予測されるすべての妊婦に対し，ステロイド投与の対象としている．在胎23週の妊婦で7日以内の分娩が予想される場合にも，投与が検討されている．この点については，第42章で詳しく述べる．最近では，後期早産（在胎34～36週）のリスクがある女性に対する副腎皮質ステロイド投与も，新生児の呼吸器合併症を有意に減少させることがわかった（Gyamfi-Bannerman, 2016）．

◆**胎児の肺成熟度評価のための羊水穿刺**

ある場合において在胎週数が不明であるとき，胎児の肺成熟度を知ることは分娩計画に影響を及ぼす．たとえば，古典的帝王切開術の既往があるため，反復帝王切開が予定されているが，妊婦の

妊娠週数が不確かな場合である．胎児肺の成熟度を知るため，超音波ガイド下の羊水穿刺で得られた羊水を分析する複数の試験がある．パークランド病院では，時にこの検査を提示することがあるが，ACOG（2017a, b）では多くの場合で羊水を使用した肺成熟度の検査を推奨していない．その代わりに，最も妥当な臨床所見から在胎週数を予測し，"41 週"での晩期の分娩を推奨している（第10章参照）．

もし羊水検査が選択される場合，羊水の採取方法は妊娠第2三半期の羊水穿刺と同様である（第14章参照）．緊急分娩を要する合併症が生じる確率はほぼない（Zalud, 2008）．分析結果によると，新生児にRDSが発症する可能性は，適用する検査法や在胎週数によって異なる．ここで重要となるのは，肺成熟を促すステロイド療法がこうした検査の一部において影響をもたらすという点である．Varnerら（2013）は試験の種類について，レビューしている．

生化学試験では，手間のかかる**レシチン・スフィンゴミエリン（L/S）比**は長年にわたり標準的な検査とみなされていた．ジパルミトイルホスファチジルコリン（DPPC），すなわち，**レシチン**と**スフィンゴミエリン**がサーファクタントを構成している．妊娠34週に至るまでは，レシチンとスフィンゴミエリンが羊水内に同等の濃度で存在する．32～34週になると，スフィンゴミエリンと比較してレシチンの濃度が高まる（図34-1）．レシチン濃度がスフィンゴミエリン濃度の少なくとも2倍であれば（L/S比が2以上であれば），新生児RDSの発症リスクは極めて低いといえる（Gluck, 1971）．以前には，糖尿病患者からの出生児ではL/S比が2以上であってもRDSを発症すると考えられていた．よって，一部では糖尿病合併妊娠において羊水中の別のリン脂質である**ホスファチジルグリセロール**値を測定するよう推奨する声もある．最近の検討では，糖尿病自体もしくはそのコントロールの度合いが，胎児の肺成熟をみるリン脂質検査で偽陽性を引き起こすかどうかは不明であるとしている（De Luca, 2009）．

生物物理学試験では，**蛍光分極法**は自動化された測定法であり，遠心分離していない羊水中のサーファクタント/アルブミン比を1時間以内で測定できる．報告によれば，TDx-FLM 検査法は，

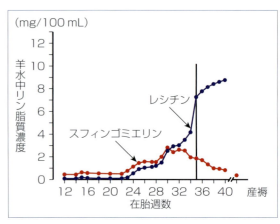

図34-1　正常妊娠における羊水中のレシチンおよびスフィンゴミエリンの平均濃度の推移

(Modified with permission from Gluck L, Kulovich MV: Lecithin-sphingomyelin ratios in amniotic fluid in normal and abnormal pregnancy. Am J Obstet Gynecol. 1973 Feb 15;115(4):539-546)

L/S比，フォーム安定指数（foam stability index），ホスファチジルグリセロール濃度評価などに比べて，同等かより優れていた．この検査では妊娠糖尿病妊婦も含まれていた（Karcher, 2005；Varner, 2013）．改良型の**TDx-FLM Ⅱ**が，肺成熟を評価するための主要検査法として多くの施設にて採用されている．閾値は週数により異なる（Bennasar, 2009）．**フォーム安定検査やシェイクテスト**は，羊水中のサーファクタントを適当量のエタノールと混合させたとき，気体と液体の境界に安定した泡が形成されるかをみる検査である（Clements, 1972）．この検査法の欠点は，わずかな混入によってエラーが生じ，しばしば偽陰性判定になることである．このほか，**Lumadex-FSI**や**蛍光分極法（microviscometry），650 nmの波長による羊水吸光度測定**などがあり，すべてが使われている．

ラメラ体カウント法は，迅速かつ容易に胎児肺成熟度を正確に評価でき，TDx-FLM法やL/S比測定法と同程度に評価することが可能である（Karcher, 2005；Varner, 2013）．

壊死性腸炎

腹部膨張，嘔吐，イレウス，胆汁性胃液，血便などの臨床症状を伴う新生児腸疾患である．本疾患のX線所見では，細菌感染に由来する腸壁ガ

ス-腸管気腫症が認められる．他の典型的な画像所見として，肝胆道ガスや気腹症がある．腸穿孔が認められる場合は，緊急の切除術が必要となる可能性がある．壊死性腸炎（necrotizing enterocolitis：NEC）は主に低出生体重児に認められるが，時に成熟した新生児に発症する場合もある．この発症要因としては，周産期の低血圧，低酸素症，敗血症，臍帯カテーテル挿入，交換輸血や血液輸血，牛乳や高張液の摂取などがあげられる（Neu, 2010）．病態生理は多岐にわたり，遺伝子配列や腸管の未熟性，微小血管抵抗の不均衡性，腸内細菌叢の乱れ，経腸栄養，腸粘膜に対する非常に高い免疫応答が関係していると考えられている（Caplan, 2017；Neu, 2010）．

治療は腹腔内減圧，腸管安静，広域の抗菌薬投与，中心静脈栄養である．手術は腸穿孔を起こした場合，臨床的もしくは生化学的に状態が悪化した際に考慮される．考慮される外科的治療としては，ドレーン留置，病変部の腸管切除を含む試験開腹，腸切除に伴うストマ増設がある（Neu, 2010）．

未熟児網膜症

未熟児網膜症（retinopathy of prematurity：ROP）は，以前は**後水晶体線維増殖症**として知られていたが，1950年まではアメリカで最も多い失明の原因であった．その病因が高酸素症であることが判明して以来，その頻度は減少したが，超早産の生存率が上昇するとともに，未熟児網膜症は再度増加している．

通常，胎児の網膜血管は，在胎4ヵ月頃に視神経乳頭から遠心状に発生し，出生直後まで血管新生がみられる．血管新生の間，過剰な酸素は血管内皮の損傷を伴う著しい網膜血管収縮を誘発し，血管閉塞が生じる．異常な新生血管が形成された後に，網膜に浸潤し，硝子体にまで広がる．血管が進入した硝子体では，タンパク質の漏洩や血管破裂による出血が起こりやすくなる．こうした出血によって癒着が生じると，網膜剥離を引き起こす．血管内皮細胞増殖因子（Vascular endothelial growth factor：VEGF）は正常の血管新生に重要な役割を果たしており，未熟児網膜症が進行する間にも活性化される（Sharma, 2017）．この発見は，抗VEGF療法の新たな治療につながった．

しかし，未熟児網膜症を発症させない正確な酸素濃度は不明である．出生後は子宮内の酸素条件と比較すると，高濃度の酸素療法を受けていない新生児であっても，"相対的"に高酸素状態である．その他の副作用の発生を増やさずに未熟児網膜症の発症を最小限にする酸素飽和度の値を知るために，新生児ネットワークが，在胎24〜27週の出生児1,316例を対象にした酸素化に関する無作為化試験を行った（SUPPORT Study Group, 2010a）．この試験では，酸素飽和度の目標範囲が85〜89％群と91〜95％群に割り付けられた．これらの群はNICUから参加した．その結果，退院前の死亡率は低酸素飽和度（85〜89％）群が有意に高かった（20％対16％）．ところが，生存患者のうち重度網膜症を認めた比率に関しては，低酸素飽和度群で有意に低かった（8.6％対17.9％）．

脳障害

早産児に認められる中枢神経系損傷は，正期産児に比べて異なった神経解剖学的な続発症を引き起こす（第33章参照）．神経イメージングによって検出される早産児の脳内病変としては，脳室内出血，小脳出血，脳室周囲出血性梗塞，囊胞性脳室周囲白質軟化症，びまん性白質障害などである．このような病変はいずれも，神経発達障害と密接に関連している（Kwon, 2014）．

頭蓋内超音波は，しばしば起こる脳の異常や急性病変の検出に有用である．この検査は容易にできるうえに，一般的な異常の検出，脳発育のモニタリングに信頼性が高い検査である．囊胞性損傷が進行するには2〜5週間必要であるため，その期間は連続的に検査を行う．一過性で新生児期の間に病変が消失した児は，病変の残存または進行を認めた児に比べると予後は良好である．ただし早産児の4〜10％では，病変が認められなくとも脳性麻痺（cerebral palsy：CP）を発症する可能性がある．逆にいえば，脳性麻痺を伴う早産児の90〜96％では，頭蓋内超音波によって脳内病変を検出することが可能である．

■ 頭蓋内出血

新生児の頭蓋内出血は，5種類に大別される（Volpe, 2008）．**原発性くも膜下出血**は早産児によくみられ，しばしば予後は良好である．**小脳出血**も早産児によくみられるが，重篤な後遺症の要因として認識される．**脳室内出血**（intraventricular hemorrhage：IVH）はほぼ早産児にのみ認められ，深刻な影響を及ぼす．**硬膜下出血**は正期産児によりみられ，重症になりうる．その他の**脳実質内出血**も正期産児によりみられ，症状はさまざまである．

■ 脳室周囲-脳室内出血

早産児では脳室上衣下胚層内の毛細血管叢はいくつかの理由により脆弱である．一つは，上衣下胚層が毛細血管全体を十分に保持できないことである．二つ目は，この領域の静脈は，うっ血や充血が生じるために，血管内圧の上昇に伴って破裂しやすいことである．三つ目は，早産児では血管の自己調節機能が傷害を受けることである（Matsuda, 2006；Verhagen, 2014）．

脳室上衣下胚層において脆弱な毛細血管が破裂すると，出血が周囲組織に漏出し，脳室内や脳実質に広がる可能性がある．このような出血は，特に在胎32週以前の早産児に多く認める．しかし，それ以降の早産児や正期産児であっても認めることがある．ほとんどの出血は生後72時間以内に発生するが，生後24日目と遅くに発症した報告もある（Whitelaw, 2011）．脳室内出血は分娩から3日以内に認められることが多いので，分娩が原因と誤って判断されやすい．しかし，**分娩前にも脳室内出血が生じる可能性**を認識しておくことは重要である（Achiron, 1993；Nores, 1996）．

脳室内出血の病因は多岐にわたり，低酸素性虚血，高二酸化炭素血症，解剖学的要因，不安定な血圧，凝固障害，遺伝素因，その他多様である（McCrea, 2008；Ment, 2016）．さらに，早産は感染症の発症率が高く，これが内皮細胞活性化，血小板凝集，血栓形成などと関与している（Redline, 2008）．このほか，RDSや人工呼吸器も主要な寄与因子となる（Sarkar, 2009）．

こうした出血のほぼ半数は臨床的な症状はない．また，微小な脳室上衣下胚層内での出血や脳室内に限定される出血であれば，そのほとんどが後遺症なく治癒する．しかし，半数近くは何かしらの神経学的障害の徴候がある（Patra, 2006）．広範囲に脳室周囲出血や脳室内出血を起こした患者は，重篤な神経学的後遺症が残る可能性がある（Mukerji, 2015）．広範囲の出血は，水頭症や脳室周囲白質軟化症（periventricular leukomalacia：PVL）と呼ばれる変性嚢胞性病変をきたす可能性がある．特に重要なのは，広範囲の脳室周囲白質軟化症は，脳性麻痺発症のリスクに関連する点である（Bassan, 2006）．

◆ 頻度と重症度

脳室内出血の発生頻度は，出生時の妊娠週数による．Neonatal Reseach Networkによると，在胎28週以前の早産児の約65％に出血や脳室周囲白質軟化症が認められた（Stroll, 2010）．発症率は在胎23週の早産児で60％，28週ではわずか23％であった．さらに重要なのは，グレードIVの脳室内出血は，在胎23週の新生児では21％であったが，28週では3％にすぎなかったことである．

脳室内出血の重症度については，神経イメージングにより評価可能である．Papileら（1978）は，病変の広がりを定量化し，予後を評価するために最も広く使用されている分類表を考案している．

- グレードI－脳室上衣下胚層のみの出血
- グレードII－脳室内出血
- グレードIII－脳室拡大を伴う出血
- グレードIV－脳実質に及ぶ出血

◆ 分娩前の副腎皮質ステロイド

分娩の少なくとも24時間前に副腎皮質ステロイドを投与すると，脳室内出血の発症を予防し，その重症度を軽減できる（Wei, 2016）．NIHのコンセンサス開発委員会（1994）では，母体への出生前ステロイド療法によって，在胎24～32週の間の早産児において死亡率，RDS，脳室内出血の発症率を低下させたと結論づけた．NIH（2000）による第二の共同声明では，副腎皮質ステロイドの複数回投与を行うべきではないと勧告している（第42章参照）．

母体・胎児部門ネットワーク（Maternal-Fetal Medicine Units Network）によると複数回投与

は，早産児の予後改善に一部寄与するものの，出生体重の低下や胎児発育不全のリスクとなる可能性があると報告している（Wapner, 2006）．2〜3歳を対象にしたコホート研究の調査では，ステロイドの複数回投与群と単一投与群において，身体面または神経発達に有意差は認められなかった（Wapner, 2007）．しかしながら，複数回投与群の出生児では，統計学的に有意ではないが，脳性麻痺の相対リスクが5.7倍であったことには注意が必要である．

同時期にCrowtherら（2007）の2年にわたるオーストラリア共同臨床試験では1,100例以上の乳児において，複数回投与群および単回投与群の脳性麻痺の発生率はそれぞれ4.2％および4.8％とほぼ同等であると報告している．さらに最近では，在胎28週以前に出生した新生児において，ベタメタゾンを投与してから10日かそれ以上経過した場合，重度の脳室内出血の発生率が高かったことが報告されている（Liebowitz, 2016）．

ACOG（2016a）の最新の推奨は，早産の危険性がある在胎24〜34週未満の妊婦に対して1クールの副腎皮質ステロイド投与である．しかし，1クール目の投与から14日以上経過し，それでも早産のリスクが高い妊婦に対しては，2クール目を投与することも考慮される．23〜24週未満では分娩前の副腎皮質ステロイド投与を考慮し，23週以前には推奨されない（ACOG, 2017c）．

◆ その他の予防法

早産のリスクがある患者に対して，分娩前に**硫酸マグネシウム**を投与しても脳室内出血の発生率は低下しないが，神経障害を防ぐ期待はできる（Crowther, 2007；Doyle, 2009）．第42章で詳しく述べるが，ACOG（2016b）はこの効果を期待して，硫酸マグネシウムの使用を推奨している．出生後のフェノバルビタール投与と同様に，出生前に**ビタミンKおよびフェノバルビタール**を投与することで，脳室内出血の発症率を明らかに低下させることはできない（Crowther, 2010a, b；Smit, 2013）．**ビタミンE**の投与は脳室内出血を減少させたが，それに伴う敗血症のリスクは上昇した（Brion, 2003）．出生後に**インドメタシン**を投与する多数の無作為化試験のうちのあるメタアナリシスでは，脳室内出血の減少を認めたが，死亡率や神経発達障害の改善はみられなかった（Fowlie, 2010）．

脳室内出血を減らすために，経腟分娩と帝王切開を比較した利点については，いまだに議論の余地がある．あるメタアナリシスによると，超低出生体重児に対して帝王切開を選択することは，重症脳室内出血の発症率には影響しなかったが，脳室内出血全体の発症率は低下した（Barzilay, 2016）．臍帯の早期結紮と比べ，遅延結紮では，早産児の脳室内出血の危険性を減少させることが報告されている（Rabe, 2012）．

■ 脳室周囲白質軟化症

この病理学的特徴は，出血性または虚血性脳梗塞後に発症する脳白質深部に囊胞領域を形成することにある．組織の虚血が生じると，その領域は壊死する．脳組織は再生せず，早産児ではグリオーシスが認められにくいため，不可逆的に障害を受けた領域の神経イメージングでは低エコー囊胞像となる．通常は，その形成までに最低2週間を要するが，長いと発症から4ヵ月かかることもある．したがって，出生時に認められる脳室周囲白質軟化病変は，出血の発生時期の特定に役立つことがある．

脳性麻痺

脳性麻痺とは，生後早期に非進行性で，中枢神経系を起源とする，慢性的な運動機能障害または姿勢異常が特徴的な疾患群に対して使われる総称である（Nelson, 2003）．てんかんや精神遅滞は高頻度で脳性麻痺に併発する．脳性麻痺の発症要因については，早産児と正期産児の間ではそれぞれ異なる（第33章参照）．

この病態は，痙攣性，運動障害性，失調性の各神経障害タイプに分類される．同様に，症状のある四肢の数と分布により，四肢麻痺，両側麻痺，半身不随または単麻痺としても区分される．Freeman（1988）とRosen（1992）らによる主な病態のタイプとその発生率を以下に示す．

・痙性四肢麻痺：精神発達遅滞や発作性疾患と深くかかわる—20％
・両麻痺：早産児や低出生体重児によくみられる—30％
・片麻痺—30％

・舞踏病アテトーゼ—15％
・その他混合型

■ 頻　度

CDC（2016）によれば，アメリカにおける脳性麻痺の有病率は小児1,000人当たり約3人である．国によっては，超早産児に対する診療技術の改善によって生存率は高くなるが，神経学的予後は改善されないため，脳性麻痺の有病率が増加している（O'Callaghan, 2011）．たとえばMosterら（2008）の報告によれば，ノルウェーにおいて90万人以上の出生児を追跡調査し，脳性麻痺の発生率は，正常分娩による奇形を伴わない新生児群で0.1％であったが，在胎23〜27週の早産児群では9.1％であった．

■ 危険性

◆ 脳室内出血

さまざまな臨床的データや病理学的データによれば，重症の脳室内出血（グレードⅢまたはⅣ）を伴う脳性麻痺と，その結果起こる脳室周囲白質軟化症は関連している．28週以前に出生した約1,500人の新生児における研究で，脳室内出血がなかった新生児と比べ，グレードⅢまたはⅣの出血があった場合，脳性麻痺の発症率は5倍であった（Bolisetty, 2014）．

◆ 虚　血

早産児は，脳虚血や脳室周囲白質軟化症に極めて罹患しやすい．脳内の血管組織については，在胎32週前の段階では二つの系統から構成されている．一つは，脳皮質を貫通するventriculopedal system．もう一つは，脳室に達するが後外側に屈曲するventriculofugal systemである（Weindling, 1995）．両者を吻合する血管は存在しない．側脳室付近のこのシステムの間には錐体路が通るが，結果としてこの部位は虚血を起こしやすい**分水嶺**である．在胎32週未満では血管の発達が未熟であり，この分水嶺領域は最初に虚血が生じやすい．結果として錐体路障害が起き，痙攣性両麻痺が発症する可能性がある．在胎32週を過ぎると，血流は脳皮質の方向にシフトするため，低酸素性傷害は最初に脳皮質に障害を及ぼすようになる．

◆ 周産期感染・炎症

脳室周囲白質軟化症は，感染症や炎症と関連がある．Zupanら（1996）は，在胎24〜32週の出生児753例の検討にて，9％に脳室周囲白質軟化症を認めたと報告している．28週以前の早産児や，分娩数週間前から前日までの間に何らかの炎症を認めた児，あるいはその両者を認めた児で，脳室周囲白質軟化症の発症リスクが最も高かった．その他の研究では，脳室周囲白質軟化症は長期間の前期破水，絨毛膜羊膜炎，新生児低血圧などと強く関連した（Perlman, 1996）．Bailisら（2008）は，急性ではなく慢性的な胎盤の炎症は脳室周囲白質軟化症に関連すると報告している．

胎児感染症は，早産と脳性麻痺の発症過程のなかでの重要な要素である（Burd, 2012；Leviton, 2010）．第42章でも述べられているが，絨毛膜羊膜炎は切迫早産の主要な原因である．**図34-2**に示す経路によれば，分娩前の生殖器感染症により，腫瘍壊死因子やインターロイキン1, 6, 8のようなサイトカインの産生が惹起される．このサイトカインは次々にプロスタグランジン産生や陣痛を誘発する．早産児の脳内血管は破裂や損傷を生じやすく，早産を誘発するサイトカインは神経膠細胞と神経髄鞘に対しての直接的な障害作用もある．血管破裂，低酸素症，サイトカインによる

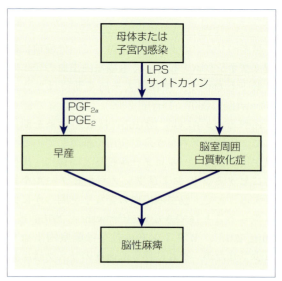

図34-2　母体または子宮内感染と，早産もしくは脳室周囲白質軟化症との関係のシェーマ
双方とも脳性麻痺につながる．
LPS：リポ多糖類，PG：プロスタグランジン．

神経損傷により，広範な神経細胞死を引き起こす．グルタミン酸が放出され，細胞膜受容体が刺激されることで，過剰なカルシウムがニューロン内へ流入する．高濃度の細胞内カルシウムは白質に対し毒性があり，グルタミン酸塩は神経膠細胞に直接毒性がある（Khwaja, 2008）．

多くの研究結果により，感染症とサイトカインは未熟な脳に直接障害を及ぼす可能性があることが判明している（Chau, 2014；Yoon, 1997a）．脳室周囲白質軟化症によって死亡した新生児の脳内において，腫瘍壊死因子やインターロイキン6が高頻度に認められた（Yoon, 1997b）．サイトカインは，微生物が存在しない場合であっても白質病変との間に密接な関連性が示されている（Yoon, 2000）．

Andrewsら（2008）は絨毛膜羊膜炎に関連して神経発達障害が発症しやすいことに疑問を投げかけた．在胎23～32週に出生した新生児を対象としたコホート研究で，子宮内炎症の代わりとなる指標や直接的なマーカーを研究した．マーカーには，臨床学的所見，サイトカイン濃度，組織学的所見，細菌培養が用いられた．総合的な精神神経学テストを受けた児は，これらのマーカーにかかわらず，脳性麻痺，知能指数（IQ）< 70，またはその両者の頻度は同等であった．彼らは，明らかな子宮内感染のない早産では分娩を遅らせるという近年の治療指針を支持する結果だと解釈している．重要なことだが，臨床的に絨毛膜羊膜炎と診断された早産では，これは当てはまらない．在胎33週までに出生した3,094例の単胎妊娠を調べた研究において，15％に臨床的絨毛膜羊膜炎を認めた（Soraisham, 2009）．非感染新生児と比較すると，感染を認めた症例では敗血症の早期発生頻度が増加したほか（4.8％対0.9％），脳質内出血の頻度も増加している（22％対12％）．

■ 予防と神経保護

分娩前に硫酸マグネシウムと副腎皮質ステロイドを投与する有益性はすでに証明されている．脆弱な早産児の脳損傷を軽減または予防するために確立された特別な治療法はほとんどない．可能性のある神経保護療法としては，エリスロポエチンやダルベポエチンなどの赤血球造血刺激因子製剤（erythropoiesis stimulating agents：ESAs）によるものがある．赤血球を刺激するだけではなく，ESAsは動物モデルにおいて脳の発達を保護する（Wassink, 2017）．先行的な臨床試験が推奨されており，現在大規模試験が進行している（Beirer, 2014）．

（訳：酒井杏菜，舟木　哲）

References

Achiron R, Pinchas OH, Reichman B, et al: Fetal intracranial haemorrhage: clinical significance of in-utero ultrasonic diagnosis. BJOG 100:995, 1993.

American Academy of Pediatrics: Respiratory support in preterm infants at birth. Pediatrics 133:171, 2014.

American College of Obstetricians and Gynecologists, Society for Maternal-Fetal Medicine: Antenatal corticosteroid therapy for fetal maturation. Committee Opinion No. 677, October 2016a.

American College of Obstetricians and Gynecologists, Society for Maternal-Fetal Medicine: Magnesium sulfate before anticipated preterm birth for neuroprotection. Committee Opinion No. 455, March 2010, Reaffirmed 2016b.

American College of Obstetricians and Gynecologists: Medically indicated late-preterm and early-term deliveries. Committee Opinion No. 560, April 2013, Reaffirmed 2017a.

American College of Obstetricians and Gynecologists, Society for Maternal-Fetal Medicine: Management of suboptimally dated pregnancies. Committee Opinion No. 688, March 2017b.

American College of Obstetricians and Gynecologists: With the Society for Maternal-Fetal Medicine: Periviable birth. Obstetric Care Consensus No. 6, October 2017c.

Andrews WW, Cliver SP, Biasini F, et al: Early preterm birth: association between in utero exposure to acute inflammation and severe neurodevelopmental disability at 6 years of age. Am J Obstet Gynecol 198:466, 2008.

Ardell S, Pfister RH, Soll R: Animal derived surfactant extract versus protein free synthetic surfactant for the prevention and treatment of respiratory distress syndrome. Cochrane Database Syst Rev (5):CD000144, 2015.

Bailis A, Maleki Z, Askin F, et al: Histopathological placental features associated with development of periventricular leukomalacia in preterm infants. Am J Obstet Gynecol 199(6):S43, 2008.

Barzilay E, Gadot Y, Koren G. Safety of vaginal delivery in very low birthweight vertex singletons: a meta-analysis. J Matern Fetal Neonatal Med 29(22):3724, 2016.

Bassan H, Venson CB, Limperopoulos C, et al: Ultrasonographic features and severity scoring of periventricular hemorrhagic infarction in relation to risk factors and outcome. Pediatrics 117:2111, 2006.

Beers MF, Mulugeta S: The biology of the ABCA3 lipid transporter in lung health and disease. Cell Tissue Res 367(3):481, 2017.

Beirer R, Peceny MC, Hartenberger CH, et al: Erythropoietin concentrations and neurodevelopmental outcome in preterm infants. Pediatrics 118:635, 2006.

Bennasar M, Figueras F, Palacio M et al: Gestational age-specific cutoff levels of TDx-FLM II for the prediction of neonatal respiratory distress syndrome. Fetal Diagn Ther 25:392, 2009.

Bolisetty S, Dhawan A, Abdel-Latif M, et al: Intraventricular hemorrhage and neurodevelopmental outcomes in extreme preterm infants. Pediatrics 133(1):55, 2014.

Brion LP, Bell EF, Raghuveer TS: Vitamin E supplementation for prevention of morbidity and mortality in preterm infants. Cochrane Database Syst Rev 4:CD003665, 2003.

Burd I, Balakrishnan B, Kannan S: Models of fetal brain injury, intrauterine inflammation, and preterm birth. Am J Reprod Immunol 67(4):287, 2012.

Caplan MS, Fanaroff A. Necrotizing enterocolitis: a historical perspective. Semin Perinatol 41(1):2, 2017.

Centers for Disease Control and Prevention: Data and statistics for cerebral palsy. 2016. Available at: https://www.cdc.gov/ncbddd/cp/data.html. October 23, 2017.

Chau V, McFadden DE, Poskitt KJ, et al: Chorioamnionitis in the pathogenesis of brain injury in preterm infants. Clin Perinatol 41(1):83, 2014.

Clements JA, Platzker ACG, Tierney DF, et al: Assessment of the risk of respiratory distress syndrome by a rapid test for surfactant in amniotic fluid. N Engl J Med 286:1077, 1972.

Cole FS, Alleyne C, Barks JD et al: NIH Consensus Development Conference statement: inhaled nitric-oxide therapy for premature infants. Pediatrics 127:363, 2011.

Cools F, Offringa M, Askie LM: Elective high frequency oscillatory ventilation versus conventional ventilation for acute pulmonary dysfunction in preterm infants. Cochrane Database Syst Rev 3:CD000104, 2015.

Crowther CA, Crosby DD, Henderson-Smart DJ: Phenobarbital prior to preterm birth for preventing neonatal periventricular haemorrhage. Cochrane Database Syst Rev 1:CD000164, 2010a.

Crowther CA, Crosby DD, Henderson-Smart DJ: Vitamin K prior to preterm birth for preventing neonatal periventricular haemorrhage. Cochrane Database Syst Rev 1:CD000229, 2010b.

Crowther CA, Doyle LW, Haslam RR, et al: Outcomes at 2 years of age after repeat doses of antenatal corticosteroids. N Engl J Med 357:1179, 2007.

Darlow BA, Graham PJ, Rojas-Reyes MX: Vitamin A supplementation to prevent mortality and short- and long-term morbidity in very low birth weight infants. Cochrane Database Syst Rev 8:CD000501, 2016.

Davidson LM, Berkelhamer SK: Bronchopulmonary dysplasia: chronic lung disease of infancy and long-term pulmonary outcomes. J Clin Med 6(1), 2017.

De Luca AK, Nakazawa CY, Azevedo BC, et al: Influence of glycemic control on fetal lung maturity in gestations affected by diabetes or mild hyperglycemia. Acta Obstet Gynecol Scand 88(9):1036, 2009.

Doyle LW, Crowther CA, Middleton P, et al: Antenatal magnesium sulfate and neurologic outcome in preterm infants: a systematic review. Obstet Gynecol 113:1327, 2009.

Doyle LW, Ehrenkranz RA, Halliday HL: Early (<8 days) postnatal corticosteroids for preventing chronic lung disease in preterm infants. Cochrane Database Syst Rev 5:CD001146, 2014a.

Doyle LW, Ehrenkranz RA, Halliday HL: Late (>7 days) postnatal corticosteroids for chronic lung disease in preterm infants. Cochrane Database Syst Rev 5:CD001145, 2014b.

Ferré C, Callaghan W, Olson C et al: Effects of maternal age and age-specific preterm birth rates on overall preterm birth rates—United States, 2007 and 2014. MMWR 65:1181, 2016.

Fowlie PW, Davis PG, McGuire W: Prophylactic intravenous indomethacin for preventing mortality and morbidity in preterm infants. Cochrane Database Syst Rev 7:CD000174, 2010.

Freeman JM, Nelson KB: Intrapartum asphyxia and cerebral palsy. Pediatrics 82:240, 1988.

Gluck L, Kulovich MV: Lecithin-sphingomyelin ratios in amniotic fluid in normal and abnormal pregnancy. Am J Obstet Gynecol 115:539, 1973.

Gluck L, Kulovich MV, Borer RC Jr, et al: Diagnosis of the respiratory distress syndrome by amniocentesis. Am J Obstet Gynecol 109:440, 1971.

Gyamfi-Bannerman C, Thom EA, Blackwell SC, et al: Antenatal betamethasone for women at risk for late preterm delivery. N Engl J Med 374(14):1311, 2016.

Kair LR, Leonard DT, Anderson JM: Bronchopulmonary dysplasia. Pediatr Rev 33(6):255, 2012.

Karcher R, Sykes E, Batton D, et al: Gestational age-specific predicted risk of neonatal respiratory distress syndrome using lamellar body count and surfactant-to-albumin ratio in amniotic fluid. Am J Obstet Gynecol 193:1680, 2005.

Khwaja O, Volpe JJ: Pathogenesis of cerebral white matter injury of prematurity. Arch Dis Child Fetal Neonatal Ed 93(2):F153, 2008.

Kribs A: Minimally invasive surfactant therapy and noninvasive respiratory support. Clin Perinatol 43(4):755, 2016.

Kwon SH, Vasung L, Ment LR et al: The role of neuroimaging in predicting neurodevelopmental outcomes of preterm neonates. Clin Perinatol 41(1):257, 2014.

Leviton A, Allred EN, Kuban KC, et al: Microbiologic and histologic characteristics of the extremely preterm infant's placenta predict white matter damage and later cerebral palsy. The ELGAN study. Pediatr Res 67:95, 2010.

Liebowitz M, Clyman R: Antenatal betamethasone: a prolonged time interval from administration to delivery is associated with an increased incidence of intraventricular hemorrhage before 28 weeks gestation. J Pediatr 177:114, 2016.

Mathews TJ, MacDorman MF: Infant mortality statistics from the 2009 period linked birth/infant death data set. Natl Vital Stat Rep 61(8):1, 2013.

Matsuda T, Okuyama K, Cho K, et al: Cerebral hemodynamics during the induction of antenatal periventricular leukomalacia by hemorrhagic hypotension in chronically instrumented fetal sheep. Am J Obstet Gynecol 194:1057, 2006.

McCrea HJ, Ment LR: The diagnosis, management, and postnatal prevention of intraventricular hemorrhage in the preterm neonate. Clin Perinatol 35(4):777, 2008.

McCurnin DC, Pierce RA, Chang LY, et al: Inhaled NO improves early pulmonary function and modifies lung growth and elastin deposition in a baboon model of neonatal chronic lung disease. Am J Physiol Lung Cell Mol Physiol 288:L540, 2005.

Ment LR, Aden U, Bauer CR, et al: Genes and environment in neonatal intraventricular hemorrhage. Semin Perinatol 39(8):592, 2016.

Morley CJ, Davis PG, Doyle LW et al: Nasal CPAP or intubation at birth for very preterm infants. N Engl J Med 358:700, 2008.

Moster D, Lie RT, Markestad T: Long-term medical and social consequences of preterm birth. N Engl J Med 359:262, 2008.

Moya F, Sinha S, Gadzinowski J, et al: One year follow-up of very preterm infants who received lucinactant for prevention of respiratory distress syndrome: results from 2 multicenter randomized controlled trials. Pediatrics 119(6):e1361, 2007.

Mukerji A, Shah V, Shah PS: Periventricular/intraventricular hemorrhage and neurodevelopmental outcomes: a meta-analysis. Pediatrics 136(6):1132, 2015.

National Institutes of Health: Antenatal corticosteroids revisited: repeat courses. NIH Consensus Statement 17(2):1, 2000.

National Institutes of Health: The effects of corticosteroids for fetal maturation on perinatal outcomes. NIH Consensus Statement 12(2):1, 1994.

Nelson KB: Can we prevent cerebral palsy? N Engl J Med 349:1765, 2003.

Neu J, Walker WA: Necrotizing enterocolitis. N Engl J Med 364:255, 2010.

Nores J, Roberts A, Carr S: Prenatal diagnosis and management of fetuses with intracranial hemorrhage. Am J Obstet Gynecol 174:424, 1996.

O'Callaghan ME, MacLennan AH, Gibson CS, et al: Epidemiologic associations with cerebral palsy. Obstet Gynecol 118:576, 2011.

Papile LA, Burstein J, Burstein R, et al: Incidence and evolution of subependymal and intraventricular hemorrhage: a study of infants with birth weights less than 1500 gm. J Pediatr 92:529, 1978.

Patra K, Wilson-Costello D, Taylor HG, et al: Grades I-II intraventricular hemorrhage in extremely low birth weight infants: effects on neurodevelopment. J Pediatr 149:169, 2006.

Perlman JM, Risser R, Broyles RS: Bilateral cystic leukomalacia in the premature infant: associated risk factors. Pediatrics 97:822, 1996.

Polin RA, Carlo WA, Committee on Fetus and Newborn of the American Academy of Pediatrics: Surfactant replacement therapy for preterm and term neonates with respiratory distress. Pediatrics 133(1):156, 2014.

Rabe H, Diaz-Rossello JL, Duley L, et al: Effect of timing of umbilical cord clamping and other strategies to influence placental transfusion at preterm birth on maternal and infant outcomes. Cochrane Database Syst Rev 8:CD003248, 2012.

Redline RW: Placental pathology: a systematic approach with clinical correlations. Placenta 22:S86, 2008.

Rojas-Reyes MX, Morley CJ, Soll R: Prophylactic versus selective use of surfactant in preventing morbidity and mortality in preterm infants. Cochrane Database Syst Rev 3:CD000510, 2012.

Rosen MG, Dickinson JC: The incidence of cerebral palsy. Am J Obstet Gynecol 167:417, 1992.

Sardesai S, Biniwale M, Wertheimer F, et al: Evolution of surfactant therapy for respiratory distress syndrome: past, present, and future. Pediatr Res 81(1–2):240, 2017.

Sarkar S, Bhagat I, Dechert R, et al: Severe intraventricular hemorrhage in preterm infants: comparison of risk factors and short-term neonatal morbidities between grade 3 and grade 4 intraventricular hemorrhage. Am J Perinatol 26:419, 2009.

Schmidt B, Anderson PJ, Doyle LW, et al: Survival without disability to age 5 years after neonatal caffeine therapy for apnea of prematurity. JAMA 307(3):275, 2012.

Schmidt B, Roberts RS, Anderson PJ, et al: Academic performance, motor function, and behavior 11 years after neonatal caffeine citrate therapy for apnea of prematurity: an 11-year follow-up of the CAP Randomized Clinical Trial. JAMA Pediatr 171(6):564, 2017.

Schmidt B, Roberts RS, Davis P, et al: Caffeine therapy for apnea of prematurity. N Engl J Med 354(20):2112, 2006.

Sharma M, VanderVeen D: Identification and treatment of retinopathy of prematurity: update 2017. New Reviews 18(2):e85, 2017.

Smit E, Odd D, Whitelaw A: Postnatal phenobarbital for the prevention of intraventricular haemorrhage in preterm infants. Cochrane Database Syst Rev 8:CD001691, 2013.

Soraisham AS, Singhal Nalini, McMillan DD, et al: A multicenter study on the clinical outcome of chorioamnionitis in preterm infants. Am J Obstet Gynecol 200:372.e1, 2009.

Stoll BJ, Hansen NI, Bell EF et al: Neonatal outcomes of extremely preterm infants from the NICHD Neonatal Research Network. Pediatrics 126(3):443, 2010.

SUPPORT Study Group of the Eunice Kennedy Shriver NICHD Neonatal Research Network, Carlo WA, Finer NN, et al: Target ranges of oxygen saturation in extremely preterm infants. N Engl J Med 362(21):1959, 2010a.

SUPPORT Study Group of the Eunice Kennedy Shriver NICHD Neonatal Research Network, Finer NN, Carlo WA, et al: Early CPAP versus surfactant in extremely preterm infants. N Engl J Med 362(21):1970, 2010b.

Tredano M, Griese M, De Blic J, et al: Analysis of 40 sporadic or familial neonatal and pediatric cases with severe unexplained respiratory distress: relationship to SFTPB. Am J Med Genet A 119:324, 2003.

Varner S, Sherman C, Lewis D et al: Amniocentesis for fetal lung maturity: will it become obsolete? Rev Obstet Gynecol 6(3/4):126, 2013.

Verhagen EA, Hummel LA, Bos AF, et al: Near-infrared spectroscopy to detect absence of cerebrovascular autoregulation in preterm infants. Clin Neurophysiol 125(1):47, 2014.

Volpe JJ: Neurology of the Newborn, 5th ed. Philadelphia, Saunders, 2008.

Wapner RJ, Sorokin Y, Mele L, et al: Long-term outcomes after repeated doses of antenatal corticosteroids. N Engl J Med 357:1190, 2007.

Wapner RJ, Sorokin Y, Thom EA, et al: Single versus weekly courses of antenatal corticosteroids: evaluation of safety and efficacy. Am J Obstet Gynecol 195:633, 2006.

Wassink G, Davidson JO, Dhillon SK, et al: Partial white and grey matter protection with prolonged infusion of recombinant human erythropoietin after asphyxia in preterm fetal sheep. J Cereb Blood Flow Metab 37(3):1080, 2017.

Watterberg KL, American Academy of Pediatrics Committee on Fetus and Newborn: Policy statement—postnatal corticosteroids to prevent or treat bronchopulmonary dysplasia. Pediatrics 126(4):800, 2010.

Wei JC, Catalano R, Profit J, et al: Impact of antenatal steroids on intraventricular hemorrhage in very-low-birth weight infants. J Perinatol 36(5):352, 2016.

Weindling M: Periventricular haemorrhage and periventricular leukomalacia. BJOG 102(4):278, 1995.

Wert SE, Whitsett JA, Nogee LM: Genetic disorders of surfactant dysfunction. Pediatr Dev Pathol 12(4):253, 2009.

Whitelaw A: Core concepts: intraventricular hemorrhage. NeoReviews 12(2):e94, 2011.

Yoon BH, Kim CJ, Romero R, et al: Experimentally induced intrauterine infection causes fetal brain white matter lesions in rabbits. Am J Obstet Gynecol 177:797, 1997a.

Yoon BH, Romero R, Kim CJ, et al: High expression of tumor necrosis factor-alpha and interleukin-6 in periventricular leukomalacia. Am J Obstet Gynecol 177:406, 1997b.

Yoon BH, Romero R, Park JS, et al: Fetal exposure to an intra-amniotic inflammation and the development of cerebral palsy at the age of three years. Am J Obstet Gynecol 182:675, 2000.

Zalud I, Janas S: Risks of third trimester amniocentesis. J Reprod Med 53(1):45, 2008.

Zupan V, Gonzalez P, Lacaze-Masmonteil T, et al: Periventricular leukomalacia: risk factors revisited. Dev Med Child Neurol 38:1061, 1996.

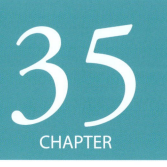

死産
Stillbirth

- 胎児死亡率の定義 ……………………… 794
- 胎児死亡の原因 ………………………… 796
- 危険因子 ………………………………… 796
- 死産の評価 ……………………………… 797
- 精神的側面 ……………………………… 799
- 死産既往 ………………………………… 799
- 死産率の推移 …………………………… 800

> *In the latter months of pregnancy, the disappearance of foetal movements usually directs the attention of the patient to the possibility of foetal death. The diagnosis of this condition, however, can be considered absolute only after repeated examinations, when one has failed to hear the foetal heart or perceive the movements of the child.*
>
> —J. Whitridge Williams (1903)

100年ほど前では，胎児死亡の明白な確証を得ることは患者と産科医双方にとって困難であった．現在では，超音波検査により正確な診断ができるようになり，適切な分娩誘発が可能となっている．しかし，疫学的に胎児死亡を定義し，報告し続けることは困難である．これに応じて，死産の定義を標準化し，臨床診療と公衆衛生政策に適用するためのさまざまな報告を分析する努力が現在行われている．さらに，アメリカや海外での死産の調査と予防が広まってきている．世界的公衆衛生は，Lancetにおける6つの部分の報告の一部に刺激を受けた．この集計によると，毎年推定265万件の死産があり，死産児の98％が低～中所得国に集中しているという認識が，行動のきっかけとなった（*The Lancet's* Stillbirth Series Steering Committee, 2011a～f）．残念ながら，胎児死亡率を改善する取り組みの進行状況は遅く，Lancetのその後の五つの報告では，専任の指導者，介入した影響に対する評価，知識の解釈の違いに対する調査の必要性を強調した（*The Lancet's* Ending Preventable Stillbirths Series Study Group, 2016a～e）．

アメリカでは，毎年約100万人の胎児死亡があり，多くは妊娠20週以前に起こっている．国際生命統計システム（National Vital Statistics system）における胎児死亡率のデータは，通常妊娠20週以降を公表している（MacDorman, 2015）．この記述を用いると，2013年のアメリカでは胎児死亡数がわずかに幼児死亡数を上回った（図35-1）．図35-2に示したとおり，胎児死亡率は妊娠初期と後期に最も多い．これは原因が異なることを示唆している．

胎児死亡率の定義

CDC／アメリカ健康統計センター（NCHS）が採用した死産の定義は，WHOが推奨している定義に基づいている（MacDorman, 2015）．以下が定義である．"死産とは，妊娠期間に関係なく，あるいは人工妊娠中絶によるものではなく，母体から妊娠成分が完全に排出されること，または分娩に先立つ死亡をいう．死は，児の娩出後に呼吸がなく，心拍，臍帯の拍動，随意筋の動きなどの生命徴候が認められないことを指す．ここでいう心拍とは一時的な心臓収縮とは区別され，呼吸は

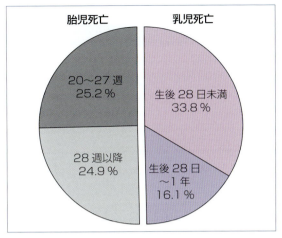

図 35-1 妊娠 20 週以降の胎児死亡率と乳児死亡率の分布（アメリカ，2013 年）
(Data from MacDorman MF, Reddy UM, Silver RM: Trends in stillbirth by gestational age in the United States, 2006-2012, Obstet Gynecol. 2015 Dec; 126(6): 1146-1150)

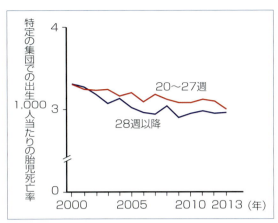

図 35-3 妊娠期間ごとの胎児死亡率（アメリカ，2003～2013 年）
(Data from MacDorman MF, Reddy UM, Silver RM: Trends in stillbirth by gestational age in the United States, 2006-2012, Obstet Gynecol. 2015 Dec; 126(6): 1146-1150)

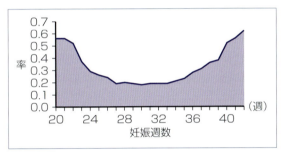

図 35-2 妊娠週数ごとにおける出生 1,000 人当たりの予測される胎児死亡率（アメリカ，2013 年）
(Redrawn from MacDorman MF, Reddy UM, Silver RM: Trends in stillbirth by gestational age in the United States, 2006-2012, Obstet Gynecol. 2015 Dec; 126(6): 1146-1150)

努力性呼吸やあえぎ呼吸とは区別される."

　アメリカにおける死産の報告基準は州ごとで決められており，それぞれ分類が異なる（第1章参照）．ほとんどの州は妊娠 20 週以降かまたは 350 g 以上（ほぼ妊娠 20 週時の体重にあたる）またはその両方を満たす死産を報告の対象としている．しかし，いくつかの州では全妊娠期間を通じて報告する必要があり，16 週に基準を設けている州もある．二つの州では出生時に体重 500 g 以上（ほぼ妊娠 22 週時の体重にあたる）の死産を報告の対象としている．これによると，本来報告されるべき死産件数すべてが，正確に統計に含まれていないことが明らかである（MacDorman, 2015）．また，より早期の妊娠週数である可能性が高い．

　各国で胎児死亡率を比較しても，データが不完全であるため制限されてしまう．つまり国際的には，新生児死亡の 5 ％未満しか文書で公表されていない（The Lancet's Ending Preventable Stillbirths Series Study Group, 2016d）．さらに，他国間で出生体重と在胎週数を比較分析しても，同等の結果とはならない．たとえばアメリカで，死産の定義を分娩時体重が 500 g 以上としたら，死産を 22 週未満と定義したコホートと比較し，40 ％減少することとなる（Blencowe, 2016）．分類法の違いに対処するために，現在の定義を変更するような要求もある（Joseph, 2015）．

　全体として，アメリカでの胎児死亡率は 2006 年以来ほぼ変化していない．しかし，乳児死亡率は 11 ％低下しており，胎児死亡率と乳児死亡率は今や同等である（MacDorman, 2015）．胎児死亡の時期は三つに定義される．初期（在胎 20 週未満），中期（在胎 20～27 週），後期（在胎 28 週以降）である．2013 年の 20～27 週の胎児死亡率は 3 ％減少した．2006～2012 年では，20～27 週の胎児死亡率は基本的には変わらなかった．後期の胎児死亡率は 2006 年以降ほぼ変化がなかった（図 35-3）．

表 35-1　Stillbirth Collaborative Research Network Study でみられた 512 の死産の原因

原因	%	例
産科合併症	29	胎盤剥離，多胎妊娠，20〜24 週での破水
胎盤異常	24	子宮胎盤機能不全，母体血管傷害
胎児奇形	14	主要な構造奇形，遺伝子異常
感染	13	胎児や胎盤を含む
臍帯異常	10	臍帯脱出，狭窄，血栓
高血圧性障害	9	妊娠高血圧腎症，慢性高血圧症
医学的合併症	8	糖尿病，抗リン脂質抗体症候群
不明	24	適用なし

死産のなかには複数の原因を含むものもあるため，合計は 100％以上である．全体で，死産の 76％で原因が特定された．
（Data from Stillbirth Collaborative Research Network Writing Group, 2011b）

胎児死亡の原因

　アメリカ国立小児保健発育研究所（NICHD）の **Eunice Kennedy Shriver** は，アメリカ国内において，人種や土地ごとの胎児死亡の原因を調べるため，Stillbirth Collaborative Research Network（SCRN）を創設した．そこから SCRN（2011b）は，2006〜2008 年の 20 週以降の胎児死亡の原因について，五つの州内の 59 の三次医療機関と地域病院で調査した．剖検や胎盤組織検査，母体や胎児の血液・組織学的検査，胎児の染色体検査などの標準化された評価が行われた．評価は 500 人の妊婦のうち 512 人の死産を対象に行われた．対象集団内の 83％は陣痛発来前の死産であった．死産の原因は，表 35-1 に示すように八つのカテゴリーに分類された．さらにこれらのカテゴリーは推定，可能性，不明の三つに分けられた．たとえば，胎児に致死的異常を伴う diabetic embryopathy を認める，あるいは母体に糖尿病性ケトアシドーシスを認めた場合，糖尿病が**原因として推定される**．母体が血糖コントロール不良で胎児発育に異常があった場合，糖尿病は原因として**可能性がある**と考える．**全体として，症例の 76％で推定あるいは可能性としての原因が明らかにされた**．

　このネットワーク研究は，いくつかの理由からアメリカにおいて先例のない研究である．死産について人口ベースのコホート研究で，系統的で綿密な評価が行われた．いずれの死産の原因も，"胎盤異常"を除いてかなり直接的で理解しやすいものだった．胎盤異常は"子宮胎盤機能不全"や明確に定義できない胎盤自体の異常が含まれる．それら以外の胎児死亡の主な原因は，胎盤早期剥離，多胎妊娠による合併症，体外生存可能な時期以前の自然分娩や破水を含む産科的合併症であった．重要なことは，この研究で系統的な評価により，死産の 3/4 においてその原因が特定できたことである．この割合は，多くの死産の病因学における分析結果よりも高く，死産に対する注意深い評価の重要性を強調している．

危険因子

　多くの要因が死産の危険性増加に関係している．そのなかには，高齢妊娠，アフリカ系アメリカ人，喫煙，不法薬物の使用，妊娠前から存在する糖尿病や慢性高血圧症などの母体疾患，生殖補助医療，未産婦，肥満，既往早産や胎児発育不全の出産既往といった妊娠既往が含まれる（Reddy, 2010；Varner, 2014）．

　妊娠成立前か成立後間もない時期に，死産の危険因子を突き止められるか否かを検証した二つの大規模な研究がある．一つ目は，Reddy ら（2010）が NICHD のデータを分析している．つまり，アメリカ国内の 19 の病院で 2002〜2008 年に出産した 206,969 人の妊婦の妊娠転帰が分析された．妊娠週数による死産の分布を調査してみると，死産の大部分は妊娠満期に起こっている．この結果

表 35-2 推測される母体の危険因子と死産の危険性

状　態	推定される死産率 （出生 1,000 人当たり）	オッズ比[a]
全妊婦	6.4	1.0
低リスク妊娠	4.0〜5.5	0.86
高血圧性疾患		
慢性高血圧症	6〜25	1.5〜2.7
妊娠高血圧症候群		
軽症	9〜51	1.2〜4.0
重症	12〜29	1.8〜4.4
糖尿病		
食事療法のみ	6〜10	1.2〜2.2
インスリン＋食事療法	6〜35	1.7〜7.0
全身性エリテマトーデス	40〜150	6〜20
腎疾患	15〜200	2.2〜30
甲状腺疾患	12〜20	2.2〜3.0
血栓性疾患	18〜40	2.8〜5.0
妊娠性胆汁うっ滞	12〜30	1.8〜4.4
喫煙＞10 本	10〜15	1.7〜3.0
肥満		
BMI 25〜29.9 kg/m^2	12〜15	1.9〜2.7
BMI＞30	13〜18	2.1〜2.8
教育（＜12 歳 vs ≧12 歳）	10〜13	1.6〜2.0
子宮内胎児発育遅延の既往（＜10％）	12〜30	2〜4.6
死産の既往	9〜20	1.4〜3.2
多胎		1.0〜2.8
双胎	12	2.8〜3.7
三胎	34	
母体年齢（35 歳未満と比較）		
35〜39 歳	11〜14	1.8〜2.2
≧40 歳	11〜21	1.8〜3.3
黒人女性と白人女性の比較	12〜14	2.0〜2.2

[a] 危険因子がある場合とない場合のオッズ比を比較した.

(Adapted from Fretts, 2005)

から，人口統計的に死産のいかなる危険因子に対しても，ルーチンの出生前検索は支持されないと彼らは結論づけた．

　二つ目は，死産の危険因子に関する研究が，先述した SCRN で行われている．妊娠初期に認められる危険性に基づいて，死産予測の有効性を評価した．SCRN は，妊娠初期に発覚する危険因子は，死産の危険性のほんの一部にすぎないことを報告した．早産や胎児発育不全による胎児死亡や流産を除き，その他の危険因子は予測に有用ではない（SCRN, 2011a）．再発の危険性としての死産既往の重要性は Sharma ら（2006）により強調されている．特に死産既往のある女性は，死産の危険性が 5 倍であった．その他の報告では，早産や胎児発育不全，妊娠高血圧腎症や胎盤早期剥離の既往は，次回の妊娠での死産と強く関係していた（Rasmussen, 2009）．表 35-2 は，母体因子による死産の危険性を推測したものである．

死産の評価

　死産の原因を明らかにすることは，母体の精神的な順応につながり，罪悪感を癒す助けとなる．再発の危険性を考慮したより的確なカウンセリングが施行可能となり，次の妊娠で同様の結果とならないための治療や介入がより速やかに可能とな

る〔アメリカ産婦人科学会（ACOG），2016a〕．遺伝病を同定することもまた，親族への有用な情報提供となる．

■ 臨床評価

死産評価を行うのに重要な検査は，新生児の剖検や染色体分析，また胎盤，臍帯，絨毛膜羊膜の検査である（Pinar, 2014）．Page ら（2017）は，胎盤病理と胎児の剖検が最も有用であるとしている．ACOG（2016a）から発表されているアルゴリズムを図 35-4 に示す．所見はカルテに記され，関連する出生前の出来事が記されている．可能な限り画像を撮り，fetogram と呼ばれる胎児の全身 X 線撮影を行う．もし両親が胎児の剖検を拒否した場合は，MRI や超音波検査が解剖学的な情報を得るのに特に重要となる（McPherson, 2017；Shruthi, 2017）．

■ 検査の評価

剖検や染色体分析によって，死産の 35 ％以上で主な構造異常が見つかる（Faye-Petersen, 1999）．およそ 20 ％は形態異常か骨格異常があり，8 ％は染色体異常がある（Pauli, 1994；Saller, 1995）．解剖学的な形態異常がない場合，死産児の 5 ％以上で染色体異常を有するだろう（Korteweg, 2008）．ACOG（2016a）では，以前はすべての死産児に対して染色体分析を行うことを推奨していたが，**染色体マイクロアレイ解析（chromosomal microarray analysis：CMA）**などの高分解能全ゲノム配列の技術的進歩により，死産児の染色体の標準的な核型分析に代わりつつある（第 13 章参照）．CMA は細胞の分離を必要とせず，胎児死亡の評価においてより有用な情報をもたらす．浸水した胎児組織の培養はよく失敗するため，CMA は特に有用である（Reddy, 2012）．ACOG（2016c）とアメリカ周産期学会（SMFM, 2016）は死産児に対する CMA を推奨している．

死後に針穿刺によって得られる組織や液状検体を含め，胎児組織を得るためには適切な同意を得なくてはならない．ACOG（2016c）で最近概説されたように，胎児または胎盤組織，羊水など，どの形態でも，CMA による遺伝子検査に提出することができる．理想をいえば，母体組織や母体血の混入を避けるべきである．もし臍帯または胎

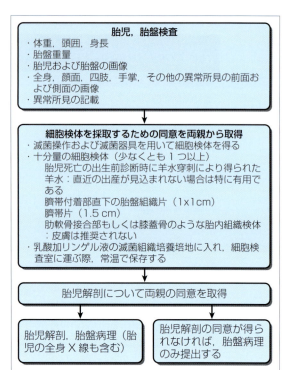

図 35-4　胎児，胎盤評価の流れ
(Modified with permission from ACOG Practice Bulletin No. 102: management of stillbirth, Obstet Gynecol. 2009 Mar; 113(3): 748-761)

児心臓穿刺によって胎児血が得られなかった場合には，ACOG（2016）は，以下のうち少なくとも一つは採取することを推奨している．①臍帯付着部直下の約 1×1 cm の胎盤組織片，②約 1.5 cm の臍帯片，③肋軟骨接合部もしくは膝蓋骨のような胎内組織標本．組織は，乳酸リンゲル液あるいは滅菌の細胞遺伝子培養培地に入れる前に，滅菌の生理食塩水で洗浄される．特に，組織をホルマリンやアルコールに入れることは残存生細胞を殺してしまう．仮に従来の染色体分析が唯一の検査であり，死亡したのが最近であるならば，羊水穿刺により羊水を採取することができる．なぜなら，分娩後に得られる組織と比較して，結果としてより細胞増殖の可能性が高い滅菌の状態の細胞を得られるからである．母体血は Kleihauer-Betke 染色に使用する．陽性であった場合は，抗リン脂質抗体やループスアンチコアグラント試験を行い，overt diabetes を除外する目的で血糖値を測定するために使用される（Silver, 2013）．

重度の胎児発育不全や血栓症の家族歴や既往歴，重度の病理学的な胎盤の異常がある場合，第

Ⅴ因子ライデン突然変異やプロトロンビン突然変異，アンチトロンビン濃度，プロテインC, S活性を調べることは，後の妊娠管理に影響を及ぼす情報が得られるかもしれない（ACOG, 2016a）．関連する胎盤病理の解釈では，母体血管閉塞により生じる障害も含まれており，詳細は第6章で述べられている．遺伝性血栓症のルーチン評価を推奨する意見もあるが，特定ではない集団にスクリーニングを行うことの臨床的，経済的な効果を支持する根拠はない．Silverら（2016）は，SCRNのデータを用いて，母体，胎児の血栓症の大部分は死産との関連がないことを発見し，ルーチンの検査を行うことを推奨していない．

■ 剖 検

両親には胎児全体の剖検を行うことを勧める．しかし，有益な情報はいまだいくつかの研究からしか得られていない．Pinarら（2012）は，SCRNで使用されている剖検のプロトコルについて述べている．剖検をしない場合は，写真やX線，MRIや細菌培養，染色体分析や病理組織検査などを組み合わせて，外表全体を検査して死因を推定することになる．

完璧な剖検はより価値のある情報をもたらす可能性がある．Walesは400例の胎児死亡例を継続して分析したところ，剖検により13％で推定された死因が変更となり，26％で新たな情報が得られることを示した（Cartlidge, 1995）．他の研究では，剖検の結果により25〜50％で再発の危険性の予測や両親へのカウンセリングに変化を及ぼしたと報告されている（Faye-Petersen, 1999；Silver, 2007）．たとえば，Millerら（2016）は胎盤病理により45％の症例でその後の医療介入が変化することを報告した．

Goldenbergら（2013）の調査によると，多くの病院は死産について調査していないとしている．しかし，母体記録と剖検結果を，産科医，母体胎児専門医，新生児科医，臨床遺伝学者，周産期病理医で構成された死産委員会で，毎月集まり振り返る施設もある．可能な限り，死因は得られた証拠に基づき特定される．最も重要なことは，両親にはその後，死亡原因や再発の危険性，再発防止のためにとりうる対策に応じたカウンセリングの場が提供されることである．

精神的側面

胎児死亡は母親とその家族にとって精神的なトラウマとなる．さらなるストレスが生じるのは，胎児死亡の診断から分娩までが24時間以上であること，母親の希望する面会時間がとれないこと，記憶から消そうとすること，コミュニケーションをとらないこと，である（Radestad, 1996；Siassakos, 2017）．母親の精神を安定させるために，死産児と面会し，抱擁することの重要性がKingdonら（2015）によって報告された．第61章で述べるように，死産あるいは初期の流産を経験した母親は，うつ病発症の危険性が高く，慎重に経過を追うべきである（Nelson, 2013）．

Nuzumら（2014）は，周産期の死別体験をケアできるための正式な訓練を受けている者はほとんどいないと報告した．パークランド病院では，このケアには児との時間，形見となる品，写真，牧師への依頼，遺族の支援情報が含まれる．ケアは分娩に立ち会った専門の看護チームを通じて行われる．

死産既往

表35-3には死産既往のある女性に対する妊娠管理の概要が載せてある．重要なことは，これらの事項は，限られた，一定の見解を得ていない科学的証拠や専門家の意見に基づいていることである．残念なことに，そのような女性を対象にしている研究はほとんどない．高血圧や糖尿病のような死産に対して改善可能な危険因子をもつ場合は，特別な予防策が必要である．肥満が死産や他の産科的合併症の危険因子であることを考えると，適切な体重減少は重要である．理論的に，胎盤血管障害，つまり胎盤機能不全による死産の既往がある女性は，次回の周産期予後も不良となる危険が高い（Monari, 2016）．Reddy（2007）によると，死産のおよそ半数は胎児発育不全を伴っており，妊娠中期から胎児超音波検査で解剖学的に評価することを勧めている．続いて妊娠28週で継続的な発育評価を開始させる．妊娠中にビタミンC, Eを摂取しても，胎児死亡のリスクを低下させなかった（Rumbold, 2015a, b）．

Weeksら（1995）は，死産既往のみが危険因子

表 35-3 死産後の次回妊娠の管理

妊娠前もしくは妊娠直後の受診
詳細な医学的, 産科的既往歴の問診
以前の死産の再評価
再発リスクの評価
産後合併症の再発に関する検討
禁煙指導
肥満女性の妊娠前の減量指導
家族内に遺伝性疾患がある場合の遺伝カウンセリング
糖尿病スクリーニング
血栓性疾患のスクリーニング：抗リン脂質抗体（可能性がある場合のみ）
支援と不安の除去

第1三半期
超音波で予定日を決める
第1三半期スクリーニング：妊娠に関連する血漿プロテインA, ヒト絨毛性ゴナドトロピン（hCG）, 胎児後頸部浮腫（nuchal translucency：NT）[a]
支援と不安の除去

第2三半期
妊娠18〜20週での解剖学的な胎児超音波精査
母体血清スクリーニングまたは単一マーカー
第1三半期のスクリーニングで陽性[a]だった場合の母体血清スクリーニングまたは単一マーカーであるαフェトプロテイン
妊娠22〜24週での子宮動脈ドプラ検査
支援と不安の除去

第3三半期
28週から開始する胎児発育不全の超音波スクリーニング
28週から開始する胎動カウント
32週以降または前回死産よりも1〜2週間早い胎児評価
支援と不安の除去

分娩
39週での計画分娩
羊水穿刺により胎児肺成熟を確認後のみ, 39週以前の分娩

[a] リスクの修正はあるが, 管理の変更はしない.
（Modified from Reddy, 2007）

の女性300人に対して, 胎児の状態評価を行った. 死産を繰り返したのは1症例で, 妊娠32週以前に検査で異常が見つかったのは3症例のみだった. 特に, 前回死産となった妊娠週数と, 次回妊娠中に検査異常が見つかること, あるいはその時期, 胎児が危険な状態になることとの関連はなかった. これらの研究結果では, 死産既往の女性はたとえ健康であっても, 少なくとも妊娠32週以降からは分娩前の評価がされるべきだと結論づけている. ACOG（2016a）は, これは医原性に早産率を上昇させると警告しながらも, この推奨を支持している. 第17章で述べられているように, 胎動カウント法は日常的に行われているが, 死産既往のある女性に対して臨床的有効性を示したデータはほとんどない（Mangesi, 2015）.

妊娠39週での分娩は推奨される. 分娩誘発は妥当であり, 分娩誘発が禁忌である場合は帝王切開が選択される. この時期の分娩は胎児死亡率を最小限にし, 危険性軽減効果は高齢妊婦に対してより大きい（Page, 2013）.

死産率の推移

アメリカの死産率は, 2000〜2006年にかけて減少したが, その後はほぼ横ばいである（MacDorman, 2015）. 国の健康推進政策の変化を背景とした死産率に対する解釈はかなり議論となった. 一つの例として, 妊娠39週以前に医学的適応のない分娩誘発を防ぐことで, その後の死産率に及ぼす影響についてである. これに関する実際の新生児予後の評価は, 第26章で述べられている. この"39週ルール"を実行することで, 正期産の死産率に影響を及ぼすかどうかを検証するために, Nicholsonら（2016）は45の州とコロンビア特別区における7年間のデータを調査した. 妊娠39週以前の出生率は2007〜2013年にかけて徐々に減少したが, 正期産の死産率は上昇した. これは39週ルールが図らずとも有害である可能性を示している. MacDormanら（2015）は, 2006〜2012年までアメリカにおける在胎週数別の死産率の傾向も評価した. 彼らは生産と死産を合わせたものを母数とした"従来の死産率"を使用した. 死産率は妊娠24〜27週, 34〜36週, 38週で増加することを報告した. しかし, "今後の死産率"に差はみられなかった. これは, 妊娠21〜42週まで, それぞれその週数の妊娠女性を分母として計算した割合だった. この乖離は, 主に早産やearly-termの出生数が減少しているためと思われる.

要するに, 39週ルールを実行することで妊娠39週以前の選択的な出生数は減少したが, 意図しない結果として, 特に合併症を有する女性で, 正

期産の死産が増加する可能性がある．死産を防ぐために，合併症を有する女性に対して妊娠39週以前に分娩誘発する重要性を，Littleら（2015）は強調した．彼らは，2005〜2011年までの間のearly-term（37〜39週未満）で，後方視的に多変量解析を行った．この時期でearly-termの分娩数は減少していたが，正期産の死産率に大きな変化はみられなかった．しかし，糖尿病の女性では正期産で単胎の死産率が25%上昇しており，これは臨床医がハイリスクの妊婦に対してearly-termの分娩適応を見誤ったためだった．今後も州や国の規模で，すべての妊婦に対して死産率の調査を継続して行うことが取り決められた．

（訳：酒井杏菜，舟木　哲）

References

American College of Obstetricians and Gynecologists: Management of stillbirth. Practice Bulletin No. 102, March 2009, Reaffirmed 2016a.

American College of Obstetricians and Gynecologists: Microarrays and next-generation sequencing technology: the use of advanced genetic diagnostic tools in obstetrics and gynecology. Committee Opinion No. 682, December 2016b.

American College of Obstetricians and Gynecologists: Prenatal diagnostic testing for genetic disorders. Practice Bulletin No. 162, May 2016c.

Blencowe H, Cousens S, Bianchi JF, et al: National, regional, and worldwide estimates of stillbirth rates in 2015, with trends from 2000: a systematic analysis. Lancet Glob Health 4(2):e98, 2016.

Cartlidge PH, Stewart JH: Effect of changing the stillbirth definition on evaluation of perinatal mortality rates. Lancet 346:486, 1995.

Faye-Petersen OM, Guinn DA, Wenstrom KD: Value of perinatal autopsy. Obstet Gynecol 94(6):915, 1999.

Fretts RC: Etiology and prevention of stillbirth. Am J Obstet Gynecol 193(6):1923, 2005.

Goldenberg RL, Farrow V, McClure EM, et al: Stillbirth: knowledge and practice among U.S. obstetrician-gynecologists. Am J Perinatol 30(10):813, 2013.

Joseph KS, Kinniburgh B, Hutcheon JA, et al: Rationalizing definitions and procedures for optimizing clinical care and public health in fetal death and stillbirth. Obstet Gynecol 125(4):784, 2015.

Kingdon C, Givens JL, O'Donnell E, et al: Seeing and holding Baby: systematic review of clinical management and parental outcomes after stillbirth. Birth 42(3):206, 2015.

Korteweg FJ, Bouman K, Erwich JJ, et al: Cytogenetic analysis after evaluation of 750 fetal deaths. Obstet Gynecol 111:865, 2008.

Little SE, Zera CA, Clapp MA, et al: A multi-state analysis of early-term delivery trends and the association with term stillbirth. Obstet Gynecol 126(6):1138, 2015.

MacDorman MF, Gregory EC: Fetal and perinatal mortality, United States, 2013. Natl Vital Stat Rep 64(8):1, 2015.

MacDorman MF, Reddy UM, Silver RM: Trends in stillbirth by gestational age in the United States, 2006–2012. Obstet Gynecol 126(6):1146, 2015.

Mangesi L, Hofmeyr GJ, Smith V, et al: Fetal movement counting for assessment of fetal wellbeing. Cochrane Database Syst Rev 10:CD004909, 2015.

McPherson E, Nestoridi E, Heinke D, et al: Alternatives to autopsy for fetal and early neonatal (perinatal) deaths: insights from the Wisconsin stillbirth service program. Birth Defects Res September 12, 2017 [Epub ahead of print].

Miller ES, Minturn L, Linn R, et al: Stillbirth evaluation: a stepwise assessment of placental pathology and autopsy. Am J Obstet Gynecol 214:115, 2016.

Monari F, Pedrielli G, Vergani P, et al: Adverse perinatal outcome in subsequent pregnancy after stillbirth by placental vascular disorders. PLoS One 11(5):e0155761, 2016.

Nelson DB, Freeman MP, Johnson NL, et al: A prospective study of postpartum depression in 17,648 parturients. J Matern Fetal Neonatal Med 26(12):1155, 2013.

Nicholson JM, Kellar LC, Ahmad S, et al: US term stillbirth rates and the 39-week rule: a cause for concern? Am J Obstet Gynecol 214:621, 2016.

Nuzum D, Meaney S, O'Donoghue K: The impact of stillbirth on consultant obstetrician gynaecologists: a qualitative study. BJOG 121:1020, 2014.

Page JM, Christiansen-Lindquist L, Thorsten V, et al: Diagnostic Tests for Evaluation of Stillbirth: Results From the Stillbirth Collaborative Research Network. Obstet Gynecol 129(4):699, 2017.

Page JM, Snowden JM, Cheng YW, et al: The risk of stillbirth and infant death by each additional week of expectant management stratified by maternal age. Am J Obstet Gynecol 209(4):375.e1, 2013.

Pauli RM, Reiser CA: Wisconsin Stillbirth Service Program: II. Analysis of diagnoses and diagnostic categories in the first 1,000 referrals. Am J Med Genet 50:135, 1994.

Pinar H, Goldenberg RL, Koch MA, et al: Placental findings in singleton stillbirths. Obstet Gynecol 123:325, 2014.

Pinar H, Koch MA, Hawkins H, et al: The stillbirth collaborative research network postmortem examination protocol. Am J Perinatol 29:187, 2012.

Radestad I, Steineck G, Nordin C, et al: Psychological complications after stillbirth—influence of memories and immediate management: population based study. BMJ 312:1505, 1996.

Rasmussen S, Irgens LM, Skjaerven R, et al: Prior adverse pregnancy outcome and the risk of stillbirth. Obstet Gynecol 114(6):1259, 2009.

Reddy UM: Prediction and prevention of recurrent stillbirth. Obstet Gynecol 110:1151, 2007.

Reddy UM, Laughon SK, Sun L, et al: Prepregnancy risk factors for antepartum stillbirth in the United States. Obstet Gynecol 116:1119, 2010.

Reddy UM, Page GP, Saade GR, et al: Karyotype versus microarray testing for genetic abnormalities after stillbirth. N Engl J Med 367(23):2185, 2012.

Rumbold A, Ota E, Hori H, et al: Vitamin E supplementation in pregnancy. Cochrane Database Syst Rev 9:CD004069, 2015a.

Rumbold A, Ota E, Nagata C, et al: Vitamin C supplementation in pregnancy. Cochrane Database Syst Rev 9:CD004072, 2015b.

Saller DN Jr, Lesser KB, Harrel U, et al: The clinical utility of the perinatal autopsy. JAMA 273:663, 1995.

Sharma PP, Salihu HM, Oyelese Y, et al: Is race a determinant of stillbirth recurrence? Obstet Gynecol 107(2 Pt 1):391, 2006.

Shruthi M, Gupta N, Jana M, et al: Comparative study of conventional and virtual autopsy using postmortem MRI in the phenotypic characterization of stillbirths and malformed fetuses. Ultrasound Obstet Gynecol March 13, 2017 [Epub ahead of print].

Siassakos D, Jackson S, Gleeson K, et al: All bereaved parents are entitled to good care after stillbirth: a mixed-methods multicentre study (INSIGHT). BJOG July 31, 2017 [Epub ahead of print].

Silver RM: Fetal death. Obstet Gynecol 109:153, 2007.

Silver RM, Parker CB, Reddy UM, et al: Antiphospholipid antibodies in stillbirth. Obstet Gynecol 122(3):641, 2013.

Silver RM, Saade GR, Thorsten V, et al: Factor V Leiden prothrombin G20210A, and methylene tetrahydrofolate reductase mutations and stillbirth: the Stillbirth Collaborative Research Network. Am J Obstet Gynecol 215:468, 2016.

Society for Maternal-Fetal Medicine: The use of chromosomal microarray for prenatal diagnosis. Society for Maternal-Fetal Medicine (SMFM) Consult Series No. 41, October 2016.

Stillbirth Collaborative Research Network Writing Group: Association between stillbirth and risk factors known at pregnancy confirmation. JAMA 306(22):2469, 2011a.

Stillbirth Collaborative Research Network Writing Group: Causes of death among stillbirths. JAMA 306(22):2459, 2011b.

The Lancet's Ending Preventable Stillbirths Series Study Group: Stillbirths: economic and psychosocial consequences. Lancet 387:604, 2016a.

The Lancet's Ending Preventable Stillbirths Series Study Group: Stillbirths: ending preventable deaths by 2030. Lancet 387:703, 2016b.

The Lancet's Ending Preventable Stillbirths Series Study Group: Stillbirths: progress and unfinished business. Lancet 387:574, 2016c.

The Lancet's Ending Preventable Stillbirths Series Study Group: Stillbirths: rates, risk factors, and acceleration towards 2030. Lancet 387:587, 2016d.

The Lancet's Ending Preventable Stillbirths Series Study Group: Stillbirths: recall to action in high-income countries. Lancet 387: 691, 2016e.

The Lancet's Stillbirths Series Steering Committee: Stillbirths: how can health systems deliver for mothers and babies? Lancet 377:1610, 2011a.

The Lancet's Stillbirths Series Steering Committee: Stillbirths: the vision for 2020. Lancet 377:1798, 2011b.

The Lancet's Stillbirths Series Steering Committee: Stillbirths: the way forward in high-income countries. Lancet 377:1703, 2011c.

The Lancet's Stillbirths Series Steering Committee: Stillbirths: what difference can we make and at what cost? Lancet 377:1523, 2011d.

The Lancet's Stillbirths Series Steering Committee: Stillbirths: where? When? Why? How to make the data count? Lancet 377:1448, 2011e.

The Lancet's Stillbirths Series Steering Committee: Stillbirths: why they matter. Lancet 377:1353, 2011f.

Varner JW, Silver RM, Rowland Hogue CJ, et al: Association between stillbirth and illicit drug use and smoking during pregnancy. Obstet Gynecol 123:113, 2014.

Weeks JW, Asrat T, Morgan MA, et al: Antepartum surveillance for a history of stillbirth: when to begin? Am J Obstet Gynecol 172:486, 1995.

Section 10

産　褥
The Puerperium

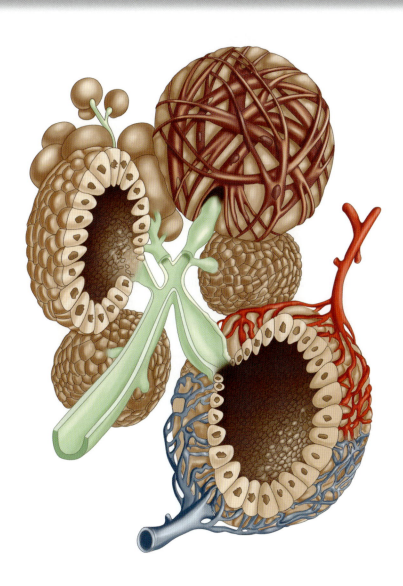

産褥
The Puerperium
CHAPTER 36

生殖器官の復古	804
尿　路	807
腹膜と腹壁	807
血液学的な指標と妊娠循環血液量増加	808
乳房と授乳	809
病院でのケア	813
家庭でのケア	818

Although the changes occurring during the puerperium are considered as physiological, they border very closely upon the pathological, in as much as under no other circumstances does such marked and rapid tissue metabolism occur without a departure from a condition of health.

—J. Whitridge Williams (1903)

表 36-1　分娩後最初の 2～9ヵ月で女性の抱える不安 Pregnancy Risk Assessment Surveillance System（PRAMS）[a]

不安事項	%
• 社会支援の必要性	32
• 母乳栄養の問題	24
• 新生児のケアについての不十分な教育	21
• 産褥うつの支援	10
• 入院期間延長の必要性	8
• 産褥期における母体健康保険の必要性	6

[a] Centers for Disease Control and Prevention, 2016.
(Data from Kanotra S, D'Angelo D, Phares TM, et al: Challenges faced by new mothers in the early postpartum period: an analysis of comment data from the 2000 Pregnancy Risk Assessment Monitoring System (PRAMS) survey. Matern Child Health J 11(6): 549, 2007)

「puerperium」はラテン語由来で，「子ども」という意味の「puer」と，「出産」という意味の「parus」という単語から成り立っている．現在その「産褥」という単語の定義は，分娩後に，妊娠に伴う母体の解剖学的・生理学的な変化が非妊娠時の状態に戻るまでの期間のことであると定義されている．この期間は当然のことながら定まったものではないが，4～6週間と考えられている．妊娠と比較してそれほど複雑ではないが，産褥は Williams（1903）が上述しているようにかなりの変化であり，新しい母親にとってその変化は面倒であるか心配であるかのいずれかである．Kanotra ら（2007）は分娩後 2～9ヵ月の母親が直面する変化について分析した．表 36-1 に CDC の Pregnancy Risk Assessment Surveillance System（PRAMS）（2016）に記載された新しい母親たちが心配する項目を提示する．この母親たちの 1/3 は社会的な支援を必要としており，25％が母乳栄養についての不安を抱えていた．

生殖器官の復古

■産　道

産道における組織の非妊娠時への復古が，分娩後速やかに開始される．腟とその出口部は徐々に元のサイズへと縮小するが，未経産時の状態に戻ることはほとんどない．粘膜皺は 3 週目までに再度現れるが，以前ほどではない．処女膜はいくつかの組織の小さな目印として存在し，その創は**処女膜痕**を形成する．腟上皮は低エストロゲン状態を反映し，産後 4～6 週までは上皮再生が起こら

ない．このタイミングは，卵巣でのエストロゲン分泌が再開するのと一致している．分娩時の会陰部の裂傷や伸展は腟口の弛緩を引き起こしうる．骨盤底への損傷は避けることはできず，分娩後の尿失禁や骨盤組織の脱出の素因となりうる．

■ 子宮

妊娠を維持するために必要な子宮血流の大幅な増加は，骨盤内血管の肥大や再生によって可能になっている．分娩後，骨盤内血管の太さは徐々に縮小し，ほとんど妊娠前の状態にまで戻る．産褥期の子宮内の大血管は硝子組織に置き換わり，徐々に再吸収され小血管となる．しかし大血管が存在した小さな痕跡は数年残る．

分娩中，外子宮口を構成する拡張した頸管の辺縁は損傷を受ける可能性がある．開口した頸管は分娩後すぐに数日間かけて収縮し，緩やかに指2本分の狭さになる．分娩1週目の終わりまでに子宮口は狭くなり，子宮頸管は厚くなり，そして子宮頸管腺は再生していく．外子宮口は妊娠前の状態に，完全には戻らない．外子宮口はいくらか広いままであり，また典型的には裂傷部側での子宮腟部の凹みは永久に続く．こういった変化は経産婦の頸管に特徴的である（図36-1）．子宮頸管上皮もかなり組織再生される．これは実際有益なものとなりうる．なぜなら，約半数の女性が分娩後に高度異形成が退縮するからである（Ahdoot, 1998；Kaneshiro, 2005）．

産後収縮した子宮底は臍のやや下に位置する．子宮底は漿膜に包まれた子宮筋層とその内腔の基底脱落膜でほぼ成り立つ．かなり薄くなった子宮下節は収縮し引っ込んでいくが，子宮体部の収縮ほど力強いものではない．続く数週間で，子宮下節は児頭に対応するのに十分大きな構造から，

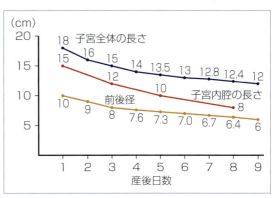

図36-2　分娩後最初の9日間の子宮復古を超音波で計測した値
(Data from Hytten F: The Clinical Physiology of the Puerperium. London, Farrand Press, 1995)

子宮体部と子宮口の間に位置していることがかろうじて認識できる子宮峡部へと変わっていく．産後すぐに，子宮の前壁と後壁は近接し，その厚さはそれぞれ4～5cmとなる（Buhimschi, 2003）．このときの子宮の重量は約1,000gである．

子宮筋層の復古は，分娩後2日目にはすぐに開始される破壊や脱構築による驚くべき現象である（Williams, 1931）．子宮の筋細胞の総数が大幅に減少する，というよりはむしろその大きさが大幅に小さくなるのである．Hytten（1995）により強調されているように，産後における子宮重量の減量の程度について述べている研究の質は低い．子宮の重量は1週間までに約500g, 2週間までに約300g, 4週間頃には復古はほぼ完全となり，子宮の重量は約100gになると通常推定されている．各々の分娩を成功し終えたのち，子宮は通常，直近の分娩前の状態よりやや大きめになる．

◆ 超音波所見

子宮の大きさは最初の1週間で急速に小さくなる（図36-2）．超音波所見としては子宮と子宮内膜は分娩後8週間までに妊娠前の大きさに戻る（Bae, 2012；Steinkeler, 2012）．42人の正常な分娩後の女性における研究で，Tekayら（1993）は子宮内膜腔の液体貯留を2週間で78%, 3週間で52%, 4週間で30%, 5週間で10%の女性に確認した．Belachewら（2012）は三次元超音波検査を用いて子宮内腔の組織を可視化し，1日目では1/3, 7日目では95%, 14日目では87%, 28日目では28%に組織を認めた．56日目までに

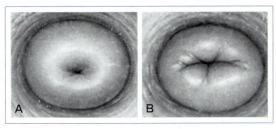

図36-1　未経産婦（A）の子宮頸部と経産婦（B）の子宮頸部

小さくなった内腔は空になった．Sohnら（1988）は超音波ドプラで分娩後の最初の5日間に子宮動脈の血管抵抗が持続的に上昇することを示した．Weintraubら（2013）は，妊娠高血圧腎症の女性では，子宮動脈の速度測定で早期の拡張期ノッチがみられる可能性が高いため，子宮退縮が通常と異なっていると指摘した．

◆ 脱落膜と子宮内膜の再生

胎盤と海綿層を含む膜が剥離するため，基底脱落膜は脱落しない．遺残した脱落膜の厚さはかなり多様で，不規則なギザギザした様相を呈する．そして血液とともに，脱落膜が特に胎盤付着部位に遺残する．分娩後2，3日以内に遺残した脱落膜は2層に分かれていく．表層は壊死して，悪露として脱落していく．子宮筋層に隣接する基底層は元の状態のまま遺残し，新しい子宮内膜の元となる．

子宮内膜の再生は，胎盤付着部位を除いて急速に起こる．分娩後，約1週間以内に表面の何もない部分は上皮に覆われる．Sharman（1953）は分娩後16日目に得られた生検組織すべてで，子宮内膜が修復されることを確認した．組織学的な子宮内膜炎は正常な修復過程の一部である．そのうえ，5～15日の間にほぼ半数の女性に急性卵管炎に特徴的な顕微鏡的な炎症性変化がみられるが，こういった所見は感染を反映しているわけではない（Andrews, 1951）．

◆ 臨床的側面

・後陣痛

子宮復古とともにいくつか臨床的所見が発生する．初産婦では分娩後に子宮は持続的に収縮する傾向にある．しかし，経産婦ではしばしば活発な収縮が間欠的に起こり，それは陣痛の収縮に似ているが，陣痛よりも軽度な**後陣痛**を引き起こす．後陣痛は経産回数が増すごとに増加し，乳児が吸啜する際にはオキシトシンが分泌されるため増強する（Holdcroft, 2003）．たいてい3日目までには後陣痛の程度は減少し，軽度になる．われわれは，子宮感染を起こした分娩後の女性において，しばしば重度で長引く後陣痛に出くわすことがある．

・悪露

産褥早期に脱落膜組織が脱落することで腟分泌物がさまざまな量で排出される．**悪露**と呼ばれる排出物は赤血球や細切れになった脱落膜，上皮細胞や細菌を含んでいる．分娩後の最初の数日は血液に富んでいるため赤色の**赤色悪露**である．3～4日後には悪露の色は徐々に薄くなり**褐色**になる．約10日後には白血球が混じり，液性内容物が減少し白色もしくは黄**白色悪露**になる．悪露が排出される平均的な期間は24～36日である（Fletcher, 2012）．産後の子宮内膜炎が疑われる場合に，悪露を生理食塩水に入れて内容物を顕微鏡的評価することは，悪露の中に白血球成分が含まれると推定されるため，通常は得られる情報が少なく推奨されない．

■ 胎盤付着部位の復古

胎盤付着部の完全な復古には6週間かかる．分娩後すぐの胎盤付着部位は手の平サイズである．通常は分娩後数時間以内に多くの血栓性血管で構成され，最終的に組織化する．2週間経つ頃までには胎盤付着部の直径は3～4cmになる．

胎盤付着部の復古は剥離の過程，すなわち胎盤付着部位の損傷の大部分が新しい子宮内膜に置換される過程である（Williams, 1931）．このように復古は，ただ単に，その部分が吸収されることで起こるものではない．胎盤剥離後に基底脱落膜の深層に残存した腺と間質から子宮内膜が増殖するのと同様に，剥離は，子宮内膜が胎盤付着部の辺縁から"増殖"しながら伸展していくことで起こる．Andersonら（1968）は，胎盤付着部位の剥離は，梗塞・表層の壊死した組織の脱落後に再生する過程と結論づけた．

◆ 復古不全

いくつかの症例で，感染や胎盤の断片の遺残やその他の原因で子宮復古が妨げられる．そのような復古不全は子宮からの不規則もしくは過剰な出血と同時に，悪露排出の期間のさまざまな遷延を引き起こす．双合診では子宮は通常よりも大きく柔らかい．出血を伴うときには，胎盤遺残や出血の原因が血管奇形でないかを除外するために骨盤の超音波検査が役に立つ（Iraha, 2017）．メチルエルゴノビン（メテルギン）0.2 mgを3～4時間おきに24～48時間，経口摂取することが多くで推奨されているが，その効果については疑問である．もしも感染がある場合，通常抗菌薬加療に対する反応はよい．初期の頃の検討でWagerら

(1980)は，産褥晩期の子宮筋層炎の原因の1/3は *Chlamydia trachomatis* であると報告している．軽度の感染に対しては，アジスロマイシン，ドキシサイクリンによる経験的な治療により，原因が細菌であってもたいてい解決してしまう．われわれの施設では，通常の経口抗菌薬として，ドキシサイクリン 100 mg 1日2回，アジスロマイシン 500 mg 1日2回，もしくはアンピシリン-クラブラン酸（オーグメンチン）875 mg 1日2回を7～10日間使用する．重症な子宮内膜炎に対しては，表37-2 に示すような広範囲をカバーする静脈投与の抗菌薬を投与する．

子宮復古不全の原因としてその他に，子宮胎盤の動脈の不完全な再構築などがある（Andrew, 1989；Kavalar, 2012）．これらの収縮不全の血管は血栓で満たされ，内膜が欠如する．血管周囲のトロホブラストが血管壁にも確認されるが，これは子宮の細胞とトロホブラストに異常な交流があることを示唆している．

◆ **産褥晩期出血**

二次的な産後出血は分娩後24時間～12週間の出血と定義される．およそ1％の女性で産後1～2週間以内に臨床的に厄介な出血に進展する．そのような出血は多くの場合，胎盤付着部の復古不全によるものである．時に胎盤組織の残存や子宮動脈の仮性動脈瘤により生じる．遺残物はたいていフィブリンの沈着を伴って壊死し，最終的にいわゆる**胎盤ポリープ**へと変化する．子宮内膜から痂皮がはがれるようにポリープがはがれることで出血が活発になりうる．第56章で述べられているように，産褥晩期出血は von Willebrand 病やその他の遺伝性の凝固障害が原因となりうる（Lipe, 2011）．

われわれの経験では晩期出血のあった女性で胎盤の遺残が見つかった人はほとんどいない．したがって，われわれは掻爬術を日常的に行ってはいない（Lee, 1981）．他の懸念として，掻爬術は胎盤付着部位の出血を悪化させる可能性がある．したがって，安定している患者で，超音波検査を施行して内腔に遺残物がないのであれば，オキシトシンやメチルエルゴノビン，もしくはプロスタグランジンアナログを処方する．適切な処方量は表20-2 に掲載している．抗菌薬は子宮感染が疑われる場合に加える．もしも超音波検査で内腔に大きな塊が確認された場合は，慎重に吸引掻爬を施行することを考慮する．それ以外は，再度出血が増量した場合か，医療介入後に再出血した場合に掻爬術を施行する．

尿 路

正常妊娠による糸球体濾過量の増加は分娩後まで続くが，分娩後2週間経つまでに妊娠前の基準値に戻る（Hladunewich, 2004）．拡張した尿管と腎盂は分娩後2～8週間の間に妊娠前の状態に戻る．この拡張した腎盂尿管のため，分娩時に損傷した膀胱における残尿や細菌尿と相まって，尿路感染症が産褥期に心配されることとなる．

Funnell ら（1954）は分娩後直ちに膀胱鏡を用いてさまざまな程度の粘膜下出血と浮腫の存在を報告した．膀胱損傷は分娩の長さに密接に関連し，したがってある程度，経腟分娩における生理的な合併症なのである．分娩後に膀胱の容量は増加し，相対的に膀胱内圧に鈍感になる．このように膀胱は過度に膨満し，完全に空にはならず，また過度の残尿がよく起こる（Buchanan, 2014；Mulder, 2014）．急性尿路閉塞は，無痛分娩で，より起こりやすい（Kandadai, 2014）．この管理については後で述べられている．

産褥期間に尿失禁が出現することは通常起こらないことである．このことは，分娩後何年か経って，尿失禁やその他の骨盤底の障害が潜在的に増悪する可能性に注意しなくてはならないということである．このことは第30章で詳しく述べられている．

腹膜と腹壁

広間膜と円靱帯は，妊娠中に伸展して緩くなった状態から通常の状態に戻るのにかなりの時間を要する．妊娠子宮により皮膚の弾性線維が断裂し緩くなった状態が遷延すると，腹壁は柔らかく弛緩する．腹壁が異常にたるみ，垂れ下がるようであれば，通常のガードルを用いるので十分である．腹帯は一時的な代わりになる．こういった構造物が通常の状態に戻るには数週間を要し，運動することでその回復が早まる．これらは経腟分娩後いつでも開始できる．帝王切開後は6週間空け

るが，筋膜が治癒し，腹部の痛みも軽減するのがこの時期のためである．白色皮膚線条は通常**妊娠線**から生じる（第4章参照）．これ以外は，腹壁も通常非妊娠時の様相に戻る．しかし筋肉が弛緩しているときは，腹壁もまた弛緩している．その結果，腹直筋の著しい離開（**腹直筋離開**）が起こる可能性がある．

血液学的な指標と妊娠循環血液量増加

■血液凝固学的な変化

分娩中と分娩後には著明な白血球と血小板の増加が起こる．白血球は主に顆粒球の増加を伴って30,000/μL まで上昇することがある．これは相対的なリンパ球減少症であり，絶対的な好酸球減少症である．分娩後始めの数日は，ヘモグロビン濃度とヘマトクリットの変動が，通常中等度に起こる．われわれは産後1日目か必要ならもっと早期にこれらを調べる．分娩直前の状態をはるかに下回るようであれば，かなり大量の血液を失っていることになる．

妊娠の終了までに凝固系に関する検査所見が大きな変化を示す（Kenny, 2014）．これについては第4章で述べられており，付録にも掲載している．これらの変化は産褥期にもさまざまな形で続く．一例として，血漿中のフィブリンの著明な増加は少なくとも分娩後最初の1週間は続き，そしてそのために赤沈も増加する．凝固亢進は明らかであり，分娩後12週間は深部静脈血栓症や肺塞栓症の可能性が増すことを反映している（Kamel, 2014）．このことは図36-3 に図示されており，第52章で詳しく説明している．

■妊娠による循環血液量増加

通常の妊娠に伴う循環血液量増加により，増えた血液が分娩後出血で失われると，ほとんどの女性ですぐに非妊娠時の循環血液量に戻る（第41章参照）．分娩で少量しか失われなかった場合は，ほとんどの女性で血液量が非妊娠時のレベルに戻るのに1週間かかる．心拍出量が増加した状態は分娩後24～48時間後まで続き，非妊娠時のレベルには10日ほどで戻る（Robson, 1987）．心拍数の変化も同様に起こり，血圧も非妊娠時の状

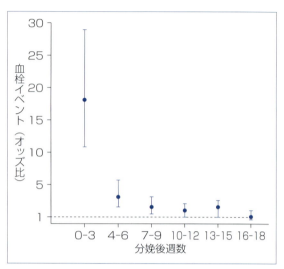

図36-3　分娩後の深部静脈血栓症もしくは肺塞栓症のリスク
(Data from Kamel H, Navi B, Sriram N, et al: Risk of a Thrombotic Event after the 6-week postpartum period. N Engl J Med 370: 1307, 2014)

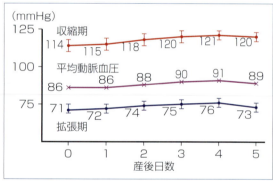

図36-4　産褥早期に血圧は非妊娠時の状態まで上昇する

態に同様に戻っていく（図36-4）．これに対応して，分娩後2日間は全身の収縮期の血管抵抗に関しては，分娩後2日間は妊娠時特有の低い範囲で推移し，徐々に非妊娠時の状態に上昇していく（Hibbard, 2014）．このようなことが起こるのにもかかわらず，Morris ら（2015）は動脈硬化の減少状態が妊娠後も続くことを発見した．このことは，母体心臓血管の変化における妊娠への有利な効果を示唆しており，妊娠高血圧腎症のリスクが，その後の妊娠で減少する機序を示している可能性がある．

■ 産後の利尿

　通常の妊娠では細胞外液中のナトリウムと細胞外液量がかなり増加し，分娩後の生理的な利尿によって元の状態に戻る．Chesleyら（1959）は分娩後の最初の1週間で約2Lの細胞外液が減少することを示している．このことは，妊娠時の循環血液量増加分が喪失する所見とも一致している．妊娠高血圧腎症では，分娩前の病的な体液貯留と分娩後の利尿が非常に強く起こる（第40章参照）．

　分娩と通常の血液の喪失により5〜6kg減少することに加えて，分娩後利尿の結果，比較的急速に2〜3kgの体重減少が起こる．妊娠そのもので増えた体重の減少は分娩後2週間の終わりに最大となる．非妊娠時と比較して増加した体重は，おそらく脂肪の蓄積を表しており，分娩後も続く．Schaubergerら（1992）によると，女性は分娩後6ヵ月の自己申告で非妊娠時の体重に比較して，平均1.4 kg（3ポンド）の増量したままとなる．

乳房と授乳

■ 乳房の解剖と分泌物

　成熟した乳腺や乳房は，いずれも15〜25の乳腺葉で構成される．これらは放射状に配置されており，さまざまな脂肪量で互いに分かれている．いずれの乳腺葉もいくつかの小葉で成り立っており，同時に多数の腺房によって構成される．図36-5に示すように腺房にはいずれも小さい導管が設けられており，その小さな導管は他の導管と集合していずれかの乳腺葉へと開口する単一の大きな導管になる．これらの乳管は個別に乳頭へ開口しており，微細だがはっきりと個別の開口部として区別される．腺房分泌上皮は次に記すようにさまざまな乳成分を合成する．

　分娩後に乳房は濃いレモン色の黄色い液体である初乳を分泌し始める．たいてい分娩後2日目までに乳頭から分泌される．成乳と比較すると初乳は免疫学的成分に富んでおり，ミネラルやアミノ酸もより多く含んでいる（Ballard, 2013）．ほとんどがグロブリンであるが，タンパク質も多く含まれている．しかし糖質や脂質は少ない．初乳の分泌は5日〜2週間続き，4〜6週間で徐々に成乳へと転換していく．初乳の成分であるIgAは，

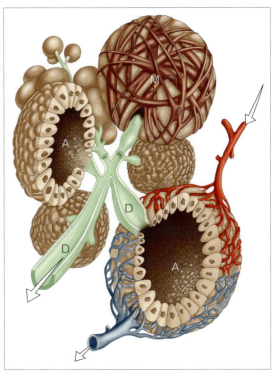

図36-5　授乳中の腺房と導管系
最上層の腺房の外を取り囲む筋上皮線維を（M）と記載した．腺組織からの分泌物は腺房の管腔（A）に押し出され，導管系（D）に筋上皮細胞によって乳頭より排出され，空になる．腺房に供給される動脈血は右上方の矢印として示されており，下方の矢印で示される静脈より出ていく．

新生児に腸内の病原体に対する抵抗力を与える．初乳や成乳中に確認される他の抵抗因子は補体，マクロファージ，リンパ球，ラクトフェリン，ラクトペルオキシダーゼ，リゾチームを含んでいる．

　成乳は脂肪やタンパク質，炭水化物，生理活性因子，ミネラル，ビタミン，ホルモン，多くの細胞内生成物などの混合物で，ダイナミックな生物学的な液体である（表36-2）．ヒトの母乳の濃度や内容は，1回の授乳でも変化し，乳児の年齢，健康状態，要求回数と同様に母親の栄養でも影響を受ける．母乳育児をする母親は1日600 mLの母乳を容易に産生する．そして妊娠時の体重増加は母乳の質や量にはそれほど影響を与えない．母乳は血漿と等張であり，ラクトースは浸透圧のほぼ半分を構成する．必須アミノ酸は血液由来であり，非必須アミノ酸は一部血液由来であり，乳腺でも合成されている．母乳中のほとんどのタンパク質は独特であり，α-ラクトアルブミン，β-ラ

表 36-2　人の母乳の平均的成分

脂肪	g/100 mL
計	4.2
脂肪酸	微量
多価不飽和脂肪酸	0.6
コレステロール	0.016
タンパク	g/100 mL
計	1.1
カゼイン	0.3
α-ラクトアルブミン	0.3
ラクトフェリン	0.2
炭水化物	g/100 mL
ラクトース	7
オリゴ糖	0.5

クトグロブリン，そしてカゼインを含んでいる．脂肪酸は，腺房でグルコースから合成され，アポクリン腺と同様の過程で分泌される．ほとんどのビタミンは母乳中に確認されているが，その量はさまざまである．ビタミンKは実質上欠乏しており，そのために新生児に筋肉内投与が行われる（第33章参照）．ビタミンD量は低値で22 IU/mLである．したがって新生児にサプリメントを与えることがアメリカ小児科学会（AAP）で勧められている（Wagner, 2008）．

　乳清は母乳の漿液成分であり，インターロイキン（IL）-6を多量に含んでいることが知られている（Saito, 1991）．母乳中の乳清とカゼインの比率は60：40で，吸収するのに理想的である．プロラクチンは母乳中に多く分泌される．**表皮成長因子（EGF）**は母乳中に確認されている．そしてEGFは胃のタンパク質分解酵素によって破壊されないため，吸収されて新生児の腸粘膜の成熟と成長を促進する（McCleary, 1991）．その他，母乳に含まれる必須の構成物としてはラクトフェリン，メラトニン，オリゴ糖や必須脂肪酸である．

■ 母乳の内分泌学

　母乳分泌における，体液性と神経系の正確な調節機構は複雑である．プロラクチン，コルチゾール，インスリンだけでなくプロゲステロン，エストロゲン，胎盤性ラクトゲンは母乳分泌機構の成長と発達に共存的に働く（Stuebe, 2014）．分娩時に母体血漿中のプロゲステロンとエストロゲン値の急激かつ大幅な減少が起こる．この減少によりα-ラクトアルブミンの合成におけるプロゲステロンの阻害的影響は取り除かれ，母乳中の乳糖を増加させるための乳糖合成酵素を刺激する．プロゲステロンの消退はまた，α-ラクトアルブミンの合成刺激において，プロラクチンが促進的に作用するのを助ける．乳腺上皮細胞におけるカルシウム感受性レセプター（CaSR）が活性化されると，副甲状腺関連タンパク（PTHrP）を減少させてカルシウムの母乳への輸送を増加させる（Vanhouten, 2013）．セロトニンは乳腺上皮細胞で合成され，母乳の持続的な生成の役割を担う（Collier, 2012）．

　母乳の分泌量や持続期間は，乳房から母乳がなくなることや，授乳による反復刺激により大部分がコントロールされている．プロラクチンは母乳分泌に必須であり，過度の下垂体壊死-**Sheehan症候群**-では母乳の分泌がない（第58章参照）．血漿プロラクチン濃度は分娩後低下し妊娠時のレベルよりも低下するが，吸啜が引き金となり，毎回その濃度が上がる（Pang, 2007）．おそらく乳房からの刺激は，**プロラクチン阻害因子**としても知られているドパミンの視床下部からの分泌を抑制する．これが今度は一時的に，プロラクチンの分泌増加を引き起こす．

　下垂体後葉はパルス状にオキシトシンを分泌する．この刺激は，微小乳管と腺房における筋上皮細胞の収縮を起こすことで，乳房からの母乳分泌を促す（図36-5）．**射乳**は，特に下垂体後葉からのオキシトシン分泌を刺激する吸啜により反射的に開始される．この反射は乳児の啼泣により促され，母体の恐怖やストレスによって阻害される（Stuebe, 2014）．

■ 母乳栄養による免疫学的な効果

　母乳はIgAや成長因子などを含む免疫学的な防御物質をいくつか含んでいる．母乳中の抗体は，特に**大腸菌**のような母体の環境抗原に対抗する（Iyengar, 2012）．CDCによれば（Perrine, 2015），母乳栄養は，耳，呼吸器や胃腸の感染症の率や，壊死性腸炎，乳児突然死症候群の罹患率

を下げるとしている．

　新生児の免疫機構において，母乳中のリンパ球の役割が注目されている．母乳はTとBリンパ球を含んでいるが，Tリンパ球は血中のものとは異なるようである．特に母乳中のTリンパ球は，ほとんど特異的膜抗原を掲示する細胞から構成される．これらのメモリーT細胞は，新生児にとって，母体の免疫学的経験から利益を得るためにあるように思われる．

■ 授　乳

　母乳は新生児にとって理想的な食物である．母乳は，免疫学的因子や抗細菌物質とともに，年齢に合った栄養素を与えてくれる．母乳は，細胞の成長と分化を促進する生物学的なシグナルとして働く物質を含んでいる．母乳栄養の利点が表36-3に示されている．母体と乳児の双方にとって，母乳栄養のメリットは長期的なものになる．たとえば，母乳栄養をしている女性は乳癌や生殖器癌になりにくく，母乳栄養の子どもは，他の多くの因子とは無関係に，成人期の知能が上がると報告されている（Jong, 2012；Kramer, 2008）．母乳栄養は妊娠で増えてしまった体重を減らす効果がある（Baker, 2008）．加えて，母乳栄養児では人工栄養乳児と比較して乳児突然死症候群の割合が有意に低下する．Bartek（2013）らは12ヵ月間90％母乳栄養とすることで，乳児と母体の罹患コストにおいて，毎年30億ドル以上削減できると推測している．これらすべての理由から，アメリカ小児科学会（AAP）（2017）とアメリカ産婦人科学会（ACOG）（2016a, 2017b）は6ヵ月までは完全母乳栄養というWHO（2011）の推奨を支持している．

　The Surgeon General of the U.S. Department of Health and Human Services（2011）は母乳栄養への障壁をいくつか提示し，それらの実用的な克服手段を示している．父親やピアカウンセリングを含む教育的な取り組みはこれらの割合を改善させうる（Pisacane, 2005；Wolfberg, 2004）．***The Baby Friendly Hospital Initiative*** は母乳栄養のみの割合を増加させること，その期間の延長を推進する国際的な取り組みである．このことは，WHO（1989）の**母乳育児を成功させるための10ヵ条**に基づいている（表36-4）．世界中のほぼ20,000の病院で"baby-friendly"を実践している．しかしながらアメリカにおける10〜15％の病院しか認定されていない（Centers for Disease Control and Prevention, 2014；Perrine, 2015）．Forrester-Knaussら（2013）はBaby-Friendly Hospital Initiativeが実施された9年間で，スイ

表36-3　母乳栄養の利点

- 栄養
- 免疫
- 発達
- 精神学的
- 社会的
- 経済的
- 環境面
- 最適な成長と発達
- 急性や慢性疾患のリスクの減少

（Data from American Academy of Pediatrics and the American College of Obstetricians and Gynecologists: Guidelines for Perinatal Care, 8th ed, Elk Grove Village, AAP, 2017）

表36-4　母乳育児を成功させるための10ヵ条

1. 母乳育児推進の方針を文書にし，すべての関係職員がいつでも確認できるようにする
2. この方針を実施するうえで必要な知識と技術をすべての関係職員に指導する
3. すべての妊婦に母乳育児の利点と授乳の方法を教える
4. 出産後1時間以内に母乳を飲ませられるように援助する
5. もしも赤ちゃんを母親から離して収容しなければならない場合にも，母乳の飲ませ方および母乳の分泌を維持する方法を具体的に指導する
6. 医学的に必要でない限り，新生児には母乳以外の栄養や水分を与えないようにする．いかなる状況であっても，無償もしくは低コストで母乳の代用，糖水，おしゃぶりを与えない
7. 母子同室にする．母親と赤ちゃんが終日一緒にいられるようにする
8. 赤ちゃんが欲しがるときはいつでも，母親が母乳を飲ませられるようにする
9. 母乳で育てている赤ちゃんにゴムの乳首やおしゃぶりを与えない
10. 母乳で育てている母親のための支援グループを援助し，母親が退院するときにそれらのグループを紹介する

（Adapted with permission from World Health Organization: Protecting, promoting and supporting breast-feeding: the special role of maternity services. Geneva, World Health Organization, 1989）

スにおける母乳栄養への流れをつくることに成功したと報告した．大規模に行われたアメリカでの集団研究では，正期産児の2/3弱の児でしか退院時に母乳栄養が行われていない（McDonald, 2012）．

母乳栄養をする母親が個々に利用できる情報源としては，AAP（http://www.aap.org）と La Leche League International〔LLLI（http://www.llli.org）〕からのオンラインの情報がある．

■乳房のケア

乳頭は清潔さと皮膚の亀裂以外にほとんど注意はいらない．亀裂の入った乳首は授乳時の痛みにつながり，それが母乳の生成に有害な影響を与える．この亀裂は化膿性細菌の出入口にもなる．乾燥した母乳は蓄積して炎症となるため，授乳前後に乳輪を水と低刺激石けんで洗うことは有益である．乳頭がただれた場合や，亀裂が入ったときは，局所に軟膏を使い，24時間またはそれ以上の時間，乳頭を保護することを推奨している人もいる．このことを裏づける具体的な証拠は欠けるが，乳房痛は10日までには消失する（Dennis, 2014）．もし亀裂がひどい場合は，患側乳頭から乳児に母乳を与えるべきではない．代わりに，患側乳房は亀裂の入った部分が治るまで搾乳して定期的に空にしておくべきである．新生児が乳頭をくわえる体勢が悪い場合に，乳頭亀裂をつくり出すことにつながる．たとえば，新生児が乳首のみを口に入れた場合は，乳首だけが授乳中に硬口蓋に押しつけられる．理想的には，乳首と乳頭は両方とも哺乳力が均等に分配される方がよい．さらに，硬口蓋の乳管洞に対する力は，乳汁の巧みな排出を助ける．したがって乳頭は，軟口蓋の近くに位置することになる．

■授乳の禁忌

脱法ドラッグを服用する，アルコール摂取のコントロールができない，乳児にガラクトース血症がある，HIV感染がある，活動性で未治療の結核患者，一定の薬物治療が行われている，もしくは乳癌の治療を受けた人については授乳を禁止している（AAP, 2017；Faupel-Badger, 2013）．授乳は時にHIVの感染経路としてみなされ，十分な栄養摂取が他の方法で行うことができる先進国では禁止されている．その他のウイルス感染症では，授乳は禁止されない．たとえば，母体サイトメガロウイルス感染ではウイルスと抗体が母乳中に存在する．またB型肝炎ウイルスは母乳中に排泄されるが，罹患した母親の新生児にB型肝炎グロブリン抗体が投与されていれば，授乳は禁忌にはならない．母体のC型肝炎感染者は，授乳で感染するとは報告されていないため授乳は禁忌とならない（Society for Maternal-Fetal Medicine, 2017）．活動型の単純ヘルペスウイルス感染女性は，乳房に感染が及んでなく，授乳前に手洗いなどの特別なケアを行っていれば乳児に授乳することが可能である．

■母乳中に分泌される薬剤

母親に投与された薬剤はたいてい母乳中に分泌されるが，乳児の摂取量としては通常少量である．多くの因子が薬剤の排出に影響を与える．これには血漿中に含まれる濃度，タンパク結合度，血漿と母乳のpH，イオン化の程度，脂溶性，分子量が含まれる（Rowe, 2013）．母乳と血漿中の薬剤濃度比を**母乳血漿薬剤濃度比**（M/P比）という．理想としては乳児への薬剤曝露を最小限にするために，半減期が短く，経口摂取で吸収が悪く，脂溶性の低い薬剤を選択するべきである．もしも1日に複数回の薬剤内服が必要な場合は，毎回，授乳**直後**に内服する．1日1回の薬剤の場合は，乳児が長い眠りにつく直前に（通常は就寝時に）内服する（Spencer, 2002）．

授乳中に絶対的に禁止されている薬剤はほんの少ししかない（Berlin, 2013；Bertino, 2012）．細胞毒性のある薬剤は細胞代謝に関与し，潜在的に免疫抑制や好中球減少を引き起こし，児の成長に影響を与え，少なくとも理論上は幼少期の癌発生のリスクを上昇させる．たとえば，シクロホスファミド，シクロスポリン，ドキソルビシン，メトトレキサート，ミコフェノール酸モフェチルを含む．もし薬剤加療が考慮されるのであれば，その治療の重要性を確認しなくてはならない．それがより安全なものに代替できるか，もしもその薬剤内服が，授乳直後すぐに行われたのであれば新生児への曝露が最小限にできるのかなどを決定しなければならない（AAP, 2017）．最後にマリファナやアルコールのような不正薬物は避けるべ

きである（ACOG, 2017a）．個々の薬剤のデータは NIH の LactMed（toxnet.nlm.nih.gov）を通して利用できる．

銅，ガリウム，インジウム，ヨウ素，ナトリウムやテクネシウムの放射性アイソトープはすぐに母乳中に出現する．これらのアイソトープを用いた診断検査を行う前に，核医学の専門家に相談することを推奨する（第46章参照）．この目的は母乳中に排泄されるのが最も短い放射性核種を使用することである．母親はその検査の前に母乳を搾乳し，乳児に与えるのに十分な量を凍結しておくべきである．その検査後，母乳産生を継続するために搾乳は続けるが，アイソトープが排出される間はその母乳は捨てるべきである．この期間は15時間〜2週間であり，時間は使用したアイソトープの種類に依存する．重要なことは，放射性ヨウ素が濃縮され，甲状腺に残存することである．それについては第63章で述べられている．

■ 乳房うっ滞

これは母乳栄養を行っていない女性に通常起こり，乳汁漏出や乳房の疼痛に代表される症状がある．分娩後3〜5日がピークとなる（Spitz, 1998）．乳房うっ滞のある女性の半分が乳房の痛みを緩和するための鎮痛を必要とし，約10％が分娩後14日目まで高度な痛みがあったと報告されている．

乳房うっ滞に関する特定の治療を強く支持する十分なエビデンスはない（Mangesi, 2016）．よくフィットするブラジャー，乳房帯やスポーツブラなどで乳房を支持することができるといわれている．冷罨法と，経口の鎮痛薬を12〜24時間ほど使うことで不快感を治療する．薬物やホルモン剤による母乳分泌抑制は，一般的には推奨されない．

乳房うっ滞による発熱は母乳栄養が確立する前にはよくあることである．ある研究において，Almeida ら（1986）は産褥婦の13％で乳房うっ滞から37.8〜39℃の範囲の熱が出ると報告した．その熱は，4〜16時間以上はめったに続かない．乳汁うっ滞の頻度増加や重症化と，乳汁うっ滞に伴う発熱は，母乳栄養を行っている場合はかなり低くなる．発熱を起こすその他の原因として，特に感染症によるものは除外しなければならない．これらの**乳腺炎**は乳腺間質の感染である．

これは授乳婦では一般的なことであり，第37章で述べられている．

■ 授乳に関するその他の問題

陥没乳頭では，乳管は乳輪中心の陥没している部分に開口する．これらの陥没乳頭では，授乳は困難である．もしも陥没が深くないのであれば，搾乳器の使用によって母乳を得ることができる可能性がある．もし乳頭の陥没がひどい場合は，妊娠後半の数ヵ月の間に指で乳首を引っ張って探り出す試みが毎日行われる．

乳房外乳房-**多乳房症**や副乳-**多乳頭症**は胎生期の乳腺隆起が発達したものである可能性がある．**乳腺**と呼ばれる両腋窩から両鼠径部に腺が伸びている．何人かの女性では，恥丘や外陰部に副乳腺組織がみられる（Wagner, 2013）．副乳の発生率は一般人口の0.22〜6％である（Loukas, 2007）．こういった乳房は色素性母斑と間違われるほど小さく，もし乳頭をもたなければリンパ節腫脹や脂肪腫と間違われることがある．多乳房症は，時に妊娠中の副乳腺の拡大や，分娩後乳房うっ滞となって不快感や不安感を引き起こすが，産科的な重要性はない．

乳瘤は乳管が濃縮された分泌物で閉塞することでできる．その量は通常限られているが，過剰になると可動性のある塊となり，乳瘤へと変化し圧迫症状を引き起こして，膿瘍を形成する．これは自然に軽快するか，もしくは穿刺吸引を必要とする．

母乳の分泌量は個人間で驚くほど異なる．分泌量の違いは，母体の全身的な健康状態ではなくて，乳腺の発達の違いによる．乳腺分泌がまったくない（**無乳汁分泌症**）ということはめったに起こらない．時として乳腺分泌物の過剰である**乳汁分泌過多**は起こる．

病院でのケア

分娩後2時間では血圧と脈拍数は15分おき，場合によってはそれよりも頻繁に計測するべきである．体温は最初の8時間は4時間ごとに評価し，それからは少なくとも8時間おきに評価する（AAP, 2017）．性器出血の量をモニターし，子宮底を触診し，子宮が良好に収縮しているかどうか

確認する．もしも弛緩していることがわかったら，収縮した状態になるまで腹壁越しに子宮をマッサージすべきである．子宮収縮剤も時に必要になる．外出血ではなく子宮内に血液が貯留することがある．これは分娩後最初の数時間に子宮底の触診を行って，子宮の増大によって子宮内の血液貯留が早期に気づかれるかもしれない．正常分娩においても，分娩直後に重大な出血が起こる可能性が最も高くなるので，分娩後少なくとも1時間は子宮をこまめに評価する．分娩後出血については第41章で述べられている．陣痛や分娩のために局所麻酔や全身麻酔を使用した場合，母体は適切な設備とスタッフをそろえた回復室で観察すべきである．

産褥婦は分娩後数時間以内に離床できるようになる．失神を起こす可能性があるので，少なくとも初回歩行時は付き添いをつけるべきである．早期離床は多くの確実な利点があり，膀胱合併症も少なくなり，便秘の頻度も減り，静脈血栓塞栓症の割合も減少する．前述のように，深部静脈血栓肺塞栓症は産褥期に起こりやすい（図36-3）．最近のパークランド病院での産褥婦の観察の結果では，静脈血栓症の頻度は経腟分娩後で0.008％，帝王切開後で0.04％であった．われわれは，この低い発症率は，早期離床によるものとした．血栓塞栓症の発症頻度を低下させるための，危険因子やその他の因子の測定については，第52章に述べられている．

経腟分娩後の女性に食事の制限はない．正常経腟分娩の2時間後に，合併症が何もない場合は食事が可能である．母乳栄養の場合は，アメリカ国家研究評議会の食品栄養委員会で推奨されているように，妊娠期間中に消費していたカロリーとタンパク質の摂取量より，少し増量する（第9章参照）．母乳栄養をしていない場合，食事の必要量は非妊娠女性と同等である．われわれは，分娩後，少なくとも3ヵ月は鉄の追加を継続し，分娩後初回の診察でヘマトクリット値を検査することを推奨してきた．

先に述べたように，胎盤娩出後に急激なエストロゲン値の低下が起こる．産褥婦は更年期のような，ホットフラッシュを特に夜間に経験するかもしれない．重要なことは，感染によるものか，生理的な血管運動系によるものか，患者の発熱を区別して評価することである．

片頭痛のある女性では，急激なエストロゲン低下が頭痛のトリガーとなるかもしれない．重要なのは，重度の頭痛が脊髄や高血圧の合併症によるものかを区別しなくてはならないことである．ケアの程度は，頭痛の重症度によって変化する．軽度の頭痛は，イブプロフェンやアセトアミノフェンのような鎮痛薬が反応するかもしれない．その他に，Midrinは，交感神経刺激薬であるムチン酸イソメテプテンと，軽度の鎮静薬であるジクロルアルフェナゾンとアセトアミノフェンを配合しており，母乳栄養の際にも使用できる．もっと重度の頭痛に対しては，経口もしくは全身投与の麻薬が使用できる．Midrinの代わりに，スマトリプタン（イミトレックス）のようなトリプタンが，頭蓋内血管の攣縮によって引き起こされる頭痛の軽減に効果的である．

■ 会陰部のケア

女性は外陰部を前方から後方に-外陰部から肛門に向かって清潔にするように指導される．もしも会陰裂傷や切開がある場合は，最初の24時間の会陰浮腫や不快感を減らすために冷えたパックを会陰部に用いる．多くの女性は，局所麻酔スプレーを定期的に利用し，痛みを免れる手段を得ているようである．**強い会陰，腟，直腸の痛みは注意深い検査と触診を行うべきである**．強い不快感がある場合は，たいてい初日までに起こるものは血腫の存在を示唆し，3～4日後に起こるものは感染を示唆する（第37章，第41章参照）．分娩後，約24時間で初めて，温かい坐浴による加温加湿は局部の不快感を軽減するために用いられる．合併症のない分娩では入浴は問題ない．会陰切開は通常3週間で確実に治り，3週間で無症状となる．

まれに子宮頸管と子宮体部の一部は，時として分娩後外陰部から脱出を起こす．これはさまざまな程度の前もしくは後腟壁の脱出を伴う．症状として腫瘤の腟入口部からの脱出感，排尿困難や圧迫感がある．出産時の子宮脱は，子宮復古で子宮重量が軽減するにつれて時間が経つと劇的に改善する．子宮脱に対する一時的な対策として，適切なペッサリーを用いて子宮を通常の位置に戻すことができる．

痔核の静脈は分娩時にはしばしばうっ血する．血栓は一般的で，二次的な悪化進行を促進するかもしれない．治療には，局所的に使用される麻酔薬，温かい湯浴，および便軟化薬が含まれる．コルチコステロイド，astringents，またはフェニレフリンを含む非処方局所製剤はしばしば使用されるが，しかしながら保存的治療と比較してどちらが有益かという無作為化比較試験はない．

■ 膀胱機能

ほとんどの分娩施設で，分娩中や分娩後1時間くらいは静脈内に輸液を行っている．抗利尿効果をもつオキシトシンを通常は産褥期に点滴投与しているが，膀胱は，急速に充満するのが一般的である．そのうえ，局所麻酔，伝達麻酔や会陰切開や裂傷や経腟分娩時の手術的操作による膀胱への損傷により，膀胱の感覚と膀胱を自然に空にする能力が減弱する．このように産褥早期の尿閉や膀胱の過度の充満は一般的である．膀胱の超音波検査で5,500人の産褥婦を調査したところ，発症率は5.1％であった（Buchanan, 2014）．別の調査研究で，Musselwhiteら（2007）は分娩時に硬膜外麻酔を受けた女性の4.7％に尿閉があったと報告した．尿閉の発症率を上昇させる危険因子は，初産，帝王切開分娩，会陰裂傷，オキシトシンによる誘発，もしくは促進分娩，経腟分娩時の手術的操作，分娩中の尿道カテーテル使用，10時間を超える分娩である．

膀胱の過度の充満の予防法は，分娩後に膀胱が充満せず，排尿のたびに十分に空になることを確認することである．拡張した膀胱は恥骨上で触診することができるか，もしくは臍上に子宮底が上昇することで腹壁から間接的にわかる．自動超音波システムを用いた膀胱内の高容量と分娩後の尿閉を検出する研究が報告されている（Buchanan, 2014；Van Os, 2006）．

分娩後4時間以内に排尿がみられないなら，自尿が困難な可能性がある．分娩後，最初のうちに排尿の問題があるようならば，その後にさらなる問題が起こることがある．会陰部と産道の血腫の有無について精査されるべきである．過度に膨張した膀胱で，尿閉を引き起こす因子が取り除かれるまでカテーテルを留置するべきである．はっきりとした原因がないときでさえ，通常は少なくとも24時間はカテーテルを留置するのが最善である．これは再発を予防し，正常な膀胱の収縮と感覚を回復させる．

カテーテル抜去時は，排尿を適切に行うことができる能力があるか，排尿試験する必要がある．4時間後に排尿がなければ，カテーテルを留置し，残尿を計測すべきである．残尿が200mL以上であれば，膀胱が適切に機能しておらず，カテーテルをもう24時間留置する．まれなことではあるが，2回目の排尿試験後も尿閉が続くようなら，尿道留置カテーテルとそのバック装着を検討する．そして外来での排尿試験を行うために1週間後に再来院する．間欠的な自己導尿が，別の選択肢となる（Mulder, 2017）．

排尿試験の間，残尿が200mL未満であれば，カテーテルを抜去し，前述のとおり再度，膀胱を検査する．Harrisら（1977）はそのような女性の40％が細菌尿になるため，カテーテル抜去後に単一か短期間の抗菌薬による加療が有用であると報告している．

■ 疼痛，気分，認知

帝王切開後の不快感やその原因については第30章で述べられている．経腟分娩後最初の数日間は，後陣痛，会陰切開や会陰裂傷，乳房うっ滞，時には硬膜穿刺後頭痛などにより不快感があるかもしれない．コデインやアスピリン，もしくはアセトアミノフェンを含む軽い鎮痛薬を併用することが望ましく，分娩後最初の数日間は4時間おきの頻度で投与する．

産褥婦のうつ症状のスクリーニングは重要である（ACOG, 2016b）．分娩後数日の気分の落ち込みが出現することは母親にとってよくあることである．マタニティーブルーズと呼ばれるこの状態は，妊娠や分娩期間中に経験した興奮や恐怖に続く気分的な落ち込み，産褥早期の不快感，睡眠不足からの疲労，乳児への適切なケアを行う能力についての不安や，ボディイメージの不安などのいくつかの因子の結果である．ほとんどの女性において効果的な治療とは，起こりうる予測を述べ，認識してもらうこと，そして安心を与えることである．この病的状態は時に10日間まで続くことがあるが，通常は，2～3日で軽快するものである．この状態が持続，もしくはさらに悪化するよ

うであれば大うつ病の症候の評価を行うべきである（第61章参照）．希死念慮もしくは嬰児殺念慮は緊急疾患として扱う．次回妊娠時に少なくとも1/4の女性で産褥大うつ病が再発するため，妊娠後期やもしくは分娩後直ちに薬物による予防を開始することを勧める人もいる．

最後に分娩後のホルモン変化が脳機能に影響を及ぼすことがある．Bannbersら（2013）は分娩後女性における高次脳機能を測定し，対照群と比較し，分娩後にそれが減少することを報告した．

■ 神経筋骨格系の問題

◆ 産科的神経障害

児頭が骨盤に下降すると間もなく陣痛時の腰仙骨神経叢の枝への圧迫により，激しい神経痛や，片側かもしくは両方の下肢まで響く痙攣性の痛みが出現する．もしも神経が障害されると分娩後も痛みは続き，さまざまな程度の感覚消失や筋肉の麻痺が起こる．いくつかの症例では，腰仙骨神経叢や坐骨神経，腓骨神経レベルでの障害に伴い，二次的に下垂足が起こる（Bunch, 2014）．腰仙骨神経叢の一部は，骨盤縁を横切り，児頭や鉗子で圧迫されうる．腓骨神経は砕石位で，特に分娩第2期が遷延したときに外部から圧迫されうる．

産科的神経障害は比較的まれである．Wongら（2003）は6,000人の分娩後の女性を評価し，約1％で神経障害が確認されると報告した．外側大腿皮神経障害（24％）が最も一般的で，それに大腿神経障害（14％）が続く．運動障害が三番目の障害としてあげられる．未経産で分娩第2期が遷延し，そしてセミファーラー位で長時間の努責をかけることが危険因子となる．症状の出現期間の中央値は2ヵ月で，範囲は2週間〜18ヵ月である．

帝王切開に伴う神経障害は腸骨下腹，腸骨神経を含む（Rahn, 2010）．これは第2章でさらに述べられている．

■ 筋骨格障害

腰部，殿部，下肢の痛みは正常産や難産で筋肉を持続的に伸展されるか，引き裂かれるかで起こる．MRI検査がしばしばこれらの診断に有用である（Miller, 2015）．例として図36-6に示されるような梨状筋の血腫がある．ほとんどの傷は抗

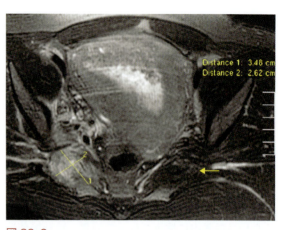

図36-6
血腫を伴う右梨状筋の大きな不均一な腫瘤（黄色いカーソルで計測）を左梨状筋（黄色矢印）の正常のものと比較した．

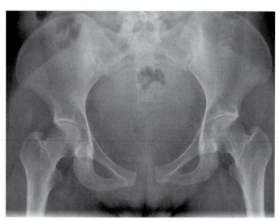

図36-7　2,840 gの児を経腟分娩後1日目にみられた恥骨結合離開
患者には恥骨に痛みがあり，歩行時に痛みを感じた．足を引きずって歩行していた．また仰臥位で足を持ち上げることが困難になった．患者は理学療法と鎮痛薬で治療された．骨盤ベルトを装着し，歩行器が提供された．彼女はすぐに改善し，術後5日目に自宅に退院した．

炎症薬や物理療法で解決できる．まれに腸腰筋膿瘍を伴った化膿性筋炎が起こることがあるかもしれない（Nelson, 2010；Young, 2010）．

陣痛時に恥骨結合もしくは仙腸軟骨結合の一つが離開することで痛みが生じ，運動にかなり制限が加わる（図36-7）．これが起こる頻度は推定で1/600〜30,000分娩とさまざまで報告されている（Reis, 1932；Taylor, 1986）．われわれの経験では，症状を呈する離開はまれである．痛みの発症は分娩中に急激に起こるが，症状は分娩前か分娩

後48時間までに出現する可能性がある（Snow, 1997）．疑われる症例には，X線検査が典型的には選択される．恥骨結合の正常な間隔は0.4〜0.5 cmで，1 cmを超える間隔は，離開の診断となる．治療は一般的に側臥位で，骨盤ベルトを適切な位置に装着して，安静にして保存的に観察することである（Lasbleiz, 2017）．恥骨結合の離開が4 cm以上である場合，時として手術が必要になる（Kharrazi, 1997）．次回妊娠時の再発リスクは高く，Culliganら（2002）は帝王切開も考慮することを推奨している．

まれなことではあるが，合併症のない分娩でさえ仙骨や恥骨枝の骨折の原因となりうる（Alonso-Burgos, 2007；Speziali, 2015）．第58章で述べられているように，後者はヘパリンやコルチコステロイドの治療に関連した骨粗鬆症で起こりやすい（Cunningham, 2005）．まれではあるが重篤な症例では，細菌性骨髄炎-**恥骨炎**-は壊滅的なものになりうる．Lawfordら（2010）は重度の外陰部の浮腫を生じた症例を報告している．

■ 予防接種

Rh（D）陰性でその乳児がD陽性の女性は，分娩後に直ちに抗D免疫グロブリン300 μg（第15章参照）が投与される．風疹もしくは麻疹の免疫のない女性は，退院前に麻疹-ムンプス-風疹混合ワクチン投与の最もよい候補になる（Swamy, 2015）．ジフテリア-破傷風やインフルエンザのワクチン摂取歴がない産褥婦はこれらも投与するべきである（ACOG, 2017c）．Morganら（2015）は，パークランド病院で電子カルテにこれらのワクチン接種に関する警告を出したところ，摂取率が97％になったと報告した．ワクチンに関しては第9章で述べる．

■ 退　院

合併症のない分娩においては48時間以上の入院はめったにない．悪露の変化，利尿による体重減少や，乳汁排出など予想される通常の生理的な産褥変化についての指導を受けるべきである．また発熱，腟からの出血増量，下肢の痛み，腫脹や圧痛などに対する指導も受けるべきである．持続する頭痛や息切れや胸痛は，すぐに診察を必要とする．

陣痛・分娩後の入院期間の長さは現在アメリカ連邦法で規制されている（第32章参照）．現在，合併症のない経腟分娩後は48時間までで，合併症のない帝王切開後は96時間までが標準である（AAP, 2017；Blumenfield, 2015）．それよりも早い時期での退院は，本人が望めば受け入れられる．

■ 避　妊

入院期間中に家族計画の教育がなされる．さまざまな避妊方法は第38章全体で述べられており，避妊手術については，第39章で述べられている．

母乳栄養をしていない女性は通常6〜8週間以内に月経が再開する．しかし，分娩直後に分娩後の最初の月経開始日を特定するのは臨床的に困難である．分娩後すぐの出血が，少量〜中等度の量が間欠的にあるのは少数である．排卵は7週で起こるが，範囲としては5〜11週に起こる（Perez, 1972）．分娩後28日経つ前に排卵があったという報告もある（Hytten, 1995）．したがって，このように人為的に6週間と定義された産褥期間中の妊娠は可能である．**産褥中に性的に活発になる場合や，妊娠を望まない女性は避妊を開始するべきである．**Kellyら（2005）は，産後3ヵ月までに58％の若者が性交を再開するが，避妊を行うのはそのうちの80％にすぎないと報告した．このため多くの人が長期作用型可逆的避妊（LARC）を勧めている（Baldwin, 2013）．

母乳栄養を行っている女性では，行っていない女性と比べてあまり頻繁には排卵しないが，排卵する頻度については非常にさまざまである．排卵のタイミングについては，個人の生物学的な違いと母乳栄養の頻度に依存する．授乳している女性は，早ければ2ヵ月か，遅くとも分娩後18ヵ月までには，最初の月経が起こる．Campbellら（1993）は92人の授乳女性で排卵のタイミングを決定するために尿中ホルモンを毎日分析した．図36-8に示されているように，一般的に母乳栄養をすることで排卵の再開は遅れる．すでに強調されているが，それは通常未然に防ぐことはできない．彼らの研究ではほかに以下の所見を認めた．

1. 排卵の再開は正常な月経血の再開によってしばしばはっきりとわかる．
2. 1回15分以上の授乳を毎日7回行うと，排

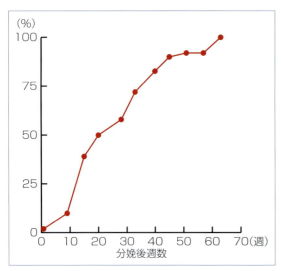

図 36-8 母乳栄養をしている母親の，分娩後 70 週までに排卵した女性の累積割合
(Data from Campbell OM, Gray RH: Characteristics and determinants of postpartum ovarian function in women in the United States. Am J Obstet Gynecol 169: 55, 1993)

卵の再開が遅れる．
3. 排卵は出血なしに起こりうる．
4. 出血は無排卵でありうる．
5. 母乳栄養女性における妊娠リスクは年間で約 4 ％である．

　母乳栄養の女性にとって，プロゲステロンのみを含んだミニピル，メドロキシプロゲステロン，もしくはプロゲスチンインプラントは母乳の質や量に影響を与えない．プロゲステロン放出腟リングの成功に関しても報告されている (Carr, 2016)．これらは産褥期のいつからでも開始できる避妊である．エスプロゲステロンの避妊は母乳の量を減少させそうだが，適切な状況下であれば，母乳栄養の女性にも使用できる．ホルモン療法については第 38 章で述べられている．

家庭でのケア

■ 性　交

　分娩後の性交再開に関連するエビデンスに基づいたデータはない．良識に基づくのが一番よいようである (Minig, 2009)．分娩 2 週間以後に，**欲望と快楽を求めるために**，性交が再開されうる．Barrett ら (2000) は，484 人の初産婦のうち，ほぼ 90 ％が 6 ヵ月までに性的な活動を再開したと報告している．そしてそのうちの 65 ％が何らかの問題を抱えていたが，15 ％のみがヘルスケアプロバイダーに相談していると報告した．

　会陰切開部分や裂傷部分があるために，それがあまり痛みのあるものでなくとも，早すぎる性交再開は不快なものになってしまうことがある．会陰切開を受けなかった女性の検討では，その 0.4 ％のみが 1 ～ 2 度の性交困難症であった (Ventolini, 2014)．逆に，会陰切開を受けた初産婦のうち，3 ヵ月で 67 ％，6 ヵ月で 31 ％，12 ヵ月で 15 ％が性交困難症であった (Chayachinda, 2015)．性交困難症は帝王切開分娩後でも一般的である (McDonald, 2015)．

　産後の腟の上皮は薄く，性的な刺激に伴う粘液産生も非常に少量である．これは分娩後のエストロゲン低下状態によるものであり，排卵が再開するまで続く．これは産後何ヵ月もエストロゲン低下状態になる母乳栄養女性において特に問題となる (Palmer, 2003)．治療のために，局所エストロゲン・クリームを外陰部組織に数週間毎日少量ずつ塗ることもできる．加えて性交時の腟の潤滑油としてそれが使用できる．

　外陰腟上皮のこのような菲薄化は排尿障害となる．膀胱炎が否定されたら局所エストロゲンの再投与が検討される．

■ 晩期母体の罹患

　出産後の数ヵ月において母体の病気の罹患は，主要なものやマイナーなものも合わせて驚くほど一般的である．イギリスで行われた産後 18 ヵ月間の調査で，1,249 人の母親のうち，3 ％が 8 週間以内に再入院が必要であった (Glazener, 1995；Thompson, 2002)．最初の産後 8 週間にすべての女性の 87 ％に軽度な健康問題が起こったと報告されている (表 36-5)．そのうえ，その約 3/4 で 18 ヵ月までさまざまな問題が起こり続けた．家庭医は，分娩後からの回復期にある患者のこうした潜在的な問題に注意を払うべきである．

■ フォローアップケア

　退院までに合併症なく経過した女性は，入浴やドライブや家事を含む多くの活動が再開できる．Jimenez ら (1979) は，さまざまな国および地域から，202 の社会における異文化間の情報を作表

表 36-5 分娩後 8 週間までに報告される罹患率

罹患率	%[a]
・疲労	59
・乳房の問題	36
・貧血	25
・背部痛	24
・痔	23
・頭痛	22
・マタニティブルーズ	21
・便秘	20
・縫合部の挫滅	16
・性器出血	15

[a] 全体の 87％に少なくとも一つの症状が報告された．
(Data from Glazener CM, Abdalla M, Stroud P, et al: Postnatal maternal morbidity: extent, causes, prevention and treatment. BJOG 102: 282, 1995)

した．多くの社会では出産後の活動を制限しておらず，約半数では 2 週間以内に通常業務に戻ることを期待されていた．Wallace ら（2013）は，妊娠中も働いていた 80％の女性が分娩後 1 年までに仕事を再開していると報告した．これらのことがあるが，Tulman ら（1988）は，産後 6 週間までに通常の活動性を取り戻すのはほんの半分の母親のみと報告している．経腟分娩した女性は帝王切開で分娩した女性と比較して，通常，活動量が約 2 倍あるとされていた．理想的には乳児のケアと養育は，父親からの助けを受けられる母親によって，十分になされるべきである．

AAP と ACOG（2017）は産後 4～6 週間の間に産後訪問することを推奨している．退院してからの産褥の異常を早期に発見し，避妊を指導することで，この産後訪問が，産褥婦人に十分な満足を与えることが証明されている．

（訳：佐村　修）

References

Ahdoot D, Van Nostrand KM, Nguyen NJ, et al: The effect of route of delivery on regression of abnormal cervical cytologic findings in the postpartum period. Am J Obstet Gynecol 178:1116, 1998.

Almeida OD Jr, Kitay DZ: Lactation suppression and puerperal fever. Am J Obstet Gynecol 154:940, 1986.

Alonso-Burgos A, Royo P, Diaz L, et al: Labor-related sacral and pubic fractures. J Bone Joint Surg 89:396, 2007.

American Academy of Pediatrics: Breastfeeding and the use of human milk. Pediatrics 129(3):e827, 2012.

American Academy of Pediatrics, American College of Obstetricians and Gynecologists: Guidelines for Perinatal Care, 8th ed. Elk Grove Village, AAP, 2017.

American College of Obstetricians and Gynecologists: Breastfeeding in underserved women: increasing initiation and continuation of breastfeeding. Committee Opinion No. 570, August 2013, Reaffirmed 2016a.

American College of Obstetricians and Gynecologists: Screening for perinatal depression. Committee Opinion No. 630, May 2015, Reaffirmed 2016b.

American College of Obstetricians and Gynecologists: Marijuana use during pregnancy and lactation. Committee Opinion No. 722, October 2017a.

American College of Obstetricians and Gynecologists: Optimizing support for breastfeeding as part of obstetric practice. Committee Opinion No. 658, February 2016, Reaffirmed 2017b.

American College of Obstetricians and Gynecologists: Update on immunizationand pregnancy: tetanus, diphtheria, and pertussis vaccination. Committee Opinion No. 718, September 2017c.

Anderson WR, Davis J: Placental site involution. Am J Obstet Gynecol 102:23, 1968.

Andrew AC, Bulmer JN, Wells M, et al: Subinvolution of the uteroplacental arteries in the human placental bed. Histopathology 15:395, 1989.

Andrews MC: Epithelial changes in the puerperal fallopian tube. Am J Obstet Gynecol 62:28, 1951.

Bae HS, Ahn KH, Oh MJ, et al: Postpartum uterine involution: sonographic changes in the endometrium between 2 and 6 weeks postpartum related to delivery mode and gestational age at delivery. Ultrasound Obstet Gynecol 39(6):727, 2012.

Baker JL, Gamborg M, Heitmann BL, et al: Breastfeeding reduces postpartum weight retention. Am J Clin Nutr 88(6):1543, 2008.

Baldwin MK, Edelman AB: The effect of long-acting reversible contraception on rapid repeat pregnancy in adolescents: a review. J Adolesc Health 52(4 Suppl):S47, 2013.

Ballard O, Morrow AL: Human milk composition: nutrients and bioactive factors. Pediatr Clin North Am 60(1):49, 2013.

Bannbers E, Gingnell M, Engman J, et al: Prefrontal activity during response inhibition decreases over time in the postpartum period. Behav Brain Res 241:132, 2013.

Barrett G, Pendry E, Peacock J, et al: Women's sexual health after childbirth. BJOG 107:186, 2000.

Bartek MC, Stuebe AM, Schwarz EB, et al: Cost analysis of maternal disease associated with suboptimal breastfeeding. Obstet Gynecol 122:111, 2013.

Belachew J, Axelsson O, Mulic-Lutvica A, et al: Longitudinal study of the uterine body and cavity with three-dimensional ultrasonography in the puerperium. Acta Obstet Gynecol Scand 91(10):1184, 2012.

Berlin CM Jr, van den Anker JN: Safety during breastfeeding: drugs, foods, environmental chemicals, and maternal infections. Semin Fetal Neonatal Med 18(1):13, 2013.

Bertino E, Varalda A, Di Nicola P, et al: Drugs and breastfeeding: instructions for use. J Matern Fetal Neonatal Med 25(Suppl 4):78, 2012.

Blumenfield YJ, El-sayed YY, Lyell DJ, et al: Risk factors for prolonged postpartum length of stay following cesarean delivery. Am J Perinatol 32:825, 2015.

Buchanan J, Beckmann M: Postpartum voiding dysfunction: identifying the risk factors. Aust N Z J Obstet Gynaecol 54(1):41, 2014.

Buhimschi CS, Buhimschi IA, Malinow AM, et al: Myometrial thickness during human labor and immediately postpartum. Am J Obstet Gynecol 188:553, 2003.

Bunch K, Hope E: An uncommon case of bilateral peroneal nerve palsy following delivery: a case report and review of the literature. Case Rep Obstet Gynecol 2014:746480, 2014.

Campbell OM, Gray RH: Characteristics and determinants of postpartum ovarian function in women in the United States. Am J Obstet Gynecol 169:55, 1993.

Carr SL, Gaffield ME, Dragoman MV, et al: Safety of the progesterone-releasing vaginal ring (PVR) among lactating women. Contraception 94(3):253, 2016.

Centers for Disease Control and Prevention: Breastfeeding Report Card—United States, 2014. Available at: http://www.cdc.gov/breastfeeding/data/reportcard.htm. Accessed March 27, 2016.

Centers for Disease Control and Prevention: PRAMS, the Pregnancy Risk Assessment Monitoring System. 2016. Available at: http://www.cdc.gov/PRAMS/index.htm. Accessed March 27, 2016.

Chayachinda C, Titapant V, Ungkanungdecha A: Dyspareunia and sexual dysfunction after vaginal delivery in Thai primiparous women with episiotomy. J Sex Med 12(5):1275, 2015.

Chesley LC, Valenti C, Uichano L: Alterations in body fluid compartments and exchangeable sodium in early puerperium. Am J Obstet Gynecol 77:1054, 1959.

Collier RJ, Hernandez LL, Horseman ND: Serotonin as a homeostatic regulator of lactation. Domest Anim Endocrinol 43(2):161, 2012.

Culligan P, Hill S, Heit M: Rupture of the symphysis pubis during vaginal delivery followed by two subsequent uneventful pregnancies. Obstet Gynecol 100:1114, 2002.

Cunningham FG: Screening for osteoporosis. N Engl J Med 353(18):1975, 2005.

Dennis CL, Jackson K, Watson J: Interventions for treating painful nipples among breastfeeding women. Cochrane Database Syst Rev 12:CD007366, 2014.

Faupel-Badger JM, Arcaro KF, Balkam JJ, et al: Postpartum remodeling, lactation, and breast cancer risk: summary of a National Cancer Institute-sponsored workshop. J Natl Cancer Inst 105(3):166, 2013.

Fletcher S, Grotegut CA, James AH: Lochia patterns among normal women: a systematic review. J Womens Health (Larchmt) 21(12):1290, 2012.

Forrester-Knauss C, Merten S, Weiss C, et al: The Baby-Friendly Hospital Initiative in Switzerland: trends over a 9-year period. J Hum Lact 29(4):510, 2013.

Funnell JW, Klawans AH, Cottrell TL: The postpartum bladder. Am J Obstet Gynecol 67:1249, 1954.

Glazener CM, Abdalla M, Stroud P, et al: Postnatal maternal morbidity: extent, causes, prevention and treatment. BJOG 102:282, 1995.

Harris RE, Thomas VL, Hui GW: Postpartum surveillance for urinary tract infection: patients at risk of developing pyelonephritis after catheterization. South Med J 70:1273, 1977.

Hibbard JU, Schroff SG, Cunningham FG: Cardiovascular alterations in normal and preeclamptic pregnancy. In Taylor RN, Roberts JM, Cunningham FG (eds): Chesley's Hypertensive Disorders in Pregnancy, 4th ed. Amsterdam, Academic Press, 2014.

Hladunewich MA, Lafayette RA, Derby GC, et al: The dynamics of glomerular filtration in the puerperium. Am J Physiol Renal Physiol 286:F496, 2004.

Holdcroft A, Snidvongs S, Cason A, et al: Pain and uterine contractions during breast feeding in the immediate post-partum period increase with parity. Pain 104:589, 2003.

Hytten F: The Clinical Physiology of the Puerperium. London, Farrand Press, 1995.

Iraha Y, Okada M, Toguchi M, et al: Multimodality imaging in secondary postpartum or postabortion hemorrhage: retained products of conception and related conditions. Jpn J Radiol October 19, 2017 [Epub ahead of print].

Iyengar SR, Walker WA: Immune factors in breast milk and the development of atopic disease. J Pediatr Gastroenterol Nutr 55(6):641, 2012.

Jimenez MH, Newton N: Activity and work during pregnancy and the postpartum period: a cross-cultural study of 202 societies. Am J Obstet Gynecol 135:171, 1979.

Jong DE, Kikkert HR, Fidler V, et al: Effects of long-chain polyunsaturated fatty acid supplementation of infant formula on cognition and behavior at 9 years of age. Dev Med Child Neurol 54(12):1102, 2012.

Kamel H, Navi B, Sriram N, et al: Risk of a thrombotic event after the 6-week postpartum period. N Engl J Med 370:1307, 2014.

Kandadai P, Kandadai V, Saini J, et al: Acute urinary retention after cesarean delivery: a case-control study. Female Pelvic Med Reconstr Surg 20(5):276, 2014.

Kaneshiro BE, Acoba JD, Holzman J, et al: Effect of delivery route on natural history of cervical dysplasia. Am J Obstet Gynecol 192(5):1452, 2005.

Kanotra S, D'Angelo D, Phares TM, et al: Challenges faced by new mothers in the early postpartum period: an analysis of comment data from the 2000 Pregnancy Risk Assessment Monitoring System (PRAMS) survey. Matern Child Health J 11(6):549, 2007.

Kavalar R, Arko D, Fokter Dovnik N, et al: Subinvolution of placental bed vessels: case report and review of the literature. Wien Klin Wochenschr 124(19–20):725, 2012.

Kelly LS, Sheeder J, Stevens-Simon C: Why lightning strikes twice: postpartum resumption of sexual activity during adolescence. J Pediatr Adolesc Gynecol 18:327, 2005.

Kenny LC, McCrae KR, Cunningham FG: Platelets, coagulation, and the liver. In Taylor RN, Roberts JM, Cunningham FG (eds): Chesley's Hypertensive Disorders in Pregnancy, 4th ed. Amsterdam, Academic Press, 2014.

Kharrazi FD, Rodgers WB, Kennedy JG, et al: Parturition-induced pelvic dislocation: a report of four cases. J Orthop Trauma 11:277, 1997.

Kramer MS, Aboud F, Mironova E, et al: Breastfeeding and child cognitive development: new evidence from a large randomized trial. Arch Gen Psychiatry 65(5):578, 2008.

Lasbleiz J, Sevestre FX, Moquet PY: Using an elastic band device after a severe obstetric pubic symphyseal separation: clinical and imaging evaluation. Obstet Gynecol 130(3):625, 2017.

Lawford AM, Scott K, Lust K: A case of massive vulvar oedema due to septic pubic symphysitis complicating pregnancy. Aust N Z J Obstet Gynaecol 50(6):576, 2010.

Lee CY, Madrazo B, Drukker BH: Ultrasonic evaluation of the postpartum uterus in the management of postpartum bleeding. Obstet Gynecol 58:227, 1981.

Lipe BC, Dumas MA, Ornstein DL: Von Willebrand disease in pregnancy. Hematol Oncol Clin North Am 25(2):335, 2011.

Loukas M, Clarke P, Tubbs RS: Accessory breasts: a historical and current perspective. Am Surg 73(5):525, 2007.

Mangesi L, Zakarija-Grkovic I: Treatments for breast engorgement during lactation. Cochrane Database Syst Rev 6:CD006946, 2016.

McCleary MJ: Epidermal growth factor: an important constituent of human milk. J Hum Lact 7:123, 1991.

McDonald EA, Gartland D, Small R, et al: Dyspareunia and childbirth: a prospective cohort study. BJOG 122:672, 2015.

McDonald SD, Pullenayegum E, Chapman B, et al: Prevalence and predictors of exclusive breastfeeding at hospital discharge. Obstet Gynecol 119(6):1171, 2012.

Miller JM, Low LK, Zielinski R, et al: Evaluating maternal recovery from labor and delivery: bone and levator ani injuries. Am J Obstet Gynecol 213:188e1, 2015.

Minig L, Trimble EL, Sarsotti C, et al: Building the evidence base for postoperative and postpartum advice. Obstet Gynecol 114(4):892, 2009.

Morgan JL, Baggari SR, Chung W, et al: Association of a Best-Practice Alert and prenatal administration with tetanus toxoid, reduced diphtheria toxoid, and acellular pertussis vaccination rates. Obstet Gynecol 126(2):333, 2015.

Morris EA, Hale SA, Badger GJ, et al: Pregnancy induces persistent changes in vascular compliance in primiparous women. Am J Obstet Gynecol 212(5):633.e1, 2015.

Mulder FE, Hakvoort RA, de Bruin JP, et al: Comparison of clean intermittent and transurethral indwelling catheterization for the treatment of overt urinary retention after vaginal delivery: a multicentre randomized controlled clinical trial. Int Urogynecol J August 30, 2017 [Epub ahead of print].

Mulder FE, Hakvoort RA, Schoffelmeer MA, et al: Postpartum urinary retention: a systematic review of adverse effects and management. Int Urogynecol J 25(12):1605, 2014.

Musselwhite KL, Faris P, Moore K, et al: Use of epidural anesthesia and the risk of acute postpartum urinary retention. Am J Obstet Gynecol 196:472, 2007.

Nelson DB, Manders DB, Shivvers SA: Primary iliopsoas abscess and pregnancy. Obstet Gynecol 116(2 Pt 2):479, 2010.

Palmer AR, Likis FE: Lactational atrophic vaginitis. J Midwifery Womens Health 48:282, 2003.

Pang WW, Hartmann PE Initiation of human lactation: secretory differentiation and secretory activation. J Mammary Gland Biol Neoplasia 12:211, 2007.

Perez A, Vela P, Masnick GS, et al: First ovulation after childbirth: the effect of breastfeeding. Am J Obstet Gynecol 114:1041, 1972.

Perrine CG, Galuska DA, Dohack JL, et al: Vital signs: improvements in maternity care policies and practices that support breastfeeding—United States, 2007–2013. MMWR 64:1112, 2015.

Pisacane A, Continisio GI, Aldinucci M, et al: A controlled trial of the father's role in breastfeeding promotion. Pediatrics 116:e494, 2005.

Rahn DD, Phelan JN, Roshanravan SM, et al: Anterior abdominal wall nerve and vessel anatomy: clinical implications for gynecologic surgery. Am J Obstet Gynecol 202(3):234.e1, 2010.

Reis RA, Baer JL, Arens RA, et al: Traumatic separation of the symphysis pubis during spontaneous labor: with a clinical and x-ray study of the normal symphysis pubis during pregnancy and the puerperium. Surg Gynecol Obstet 55:336, 1932.

Robson SC, Dunlop W, Hunter S: Haemodynamic changes during the early puerperium. BMJ (Clin Res Ed) 294:1065, 1987.

Rowe H, Baker T, Hale TW: Maternal medication, drug use and breastfeeding. Pediatr Clin North Am 6(1):275, 2013.

Saito S, Maruyama M, Kato Y, et al: Detection of IL-6 in human milk and its involvement in IgA production. J Reprod Immunol 20:267, 1991.

Schauberger CW, Rooney BL, Brimer LM: Factors that influence weight loss in the puerperium. Obstet Gynecol 79:424, 1992.

Sharman A: Postpartum regeneration of the human endometrium. J Anat 87:1, 1953.

Snow RE, Neubert AG: Peripartum pubic symphysis separation: a case series and review of the literature. Obstet Gynecol Surv 52:438, 1997.

Society for Maternal-Fetal Medicine, Hughes BL, Page CM, et al: Hepatitis C in pregnancy: screening, treatment, and management. Am J Obstet Gynecol August 4, 2017 [Epub ahead of print].

Sohn C, Fendel H, Kesternich P: Involution-induced changes in arterial uterine blood flow [German]. Z Geburtshilfe Perinatol 192:203, 1988.

Spencer JP, Gonzalez LS III, Barnhart DJ: Medications in the breast-feeding mother. Am Fam Physician 65(2):170, 2002.

Speziali A, Tei MM, Placella G, et al: Postpartum sacral stress fracture. Case Rep Orthop 2015:704393, 2015.

Spitz AM, Lee NC, Peterson HB: Treatment for lactation suppression: little progress in one hundred years. Am J Obstet Gynecol 179:1485, 1998.

Steinkeler J, Coldwell BJ, Warner MA: Ultrasound of the postpartum uterus. Ultrasound Q 28(2):97, 2012.

Stuebe AM: Enabling women to achieve their breastfeeding goals. Obstet Gynecol 123:643, 2014.

Swamy G, Heine RP: Vaccinations for pregnant women. Obstet Gynecol 125:212, 2015.

Taylor RN, Sonson RD: Separation of the pubic symphysis. An underrecognized peripartum complication. J Reprod Med 31:203, 1986.

Tekay A, Jouppila P: A longitudinal Doppler ultrasonographic assessment of the alterations in peripheral vascular resistance of uterine arteries and ultrasonographic findings of the involuting uterus during the puerperium. Am J Obstet Gynecol 168(1 Pt 1):190, 1993.

Thompson JF, Roberts CL, Currie M, et al: Prevalence and persistence of health problems after childbirth: associations with parity and method of birth. Birth 29:83, 2002.

Tulman L, Fawcett J: Return of functional ability after childbirth. Nurs Res 37:77, 1988.

U.S. Department of Health and Human Services. Executive summary: the Surgeon General's call to action to support breastfeeding. 2011. Available at: http://www.surgeongeneral.gov/library/calls/breastfeeding/executivesummary.pdf. Accessed March 27, 2016.

Van Os AF, Van der Linden PJ: Reliability of an automatic ultrasound system in the post partum period in measuring urinary retention. Acta Obstet Gynecol Scand 85:604, 2006.

Vanhouten JN, Wysolmerski JJ: The calcium-sensing receptor in the breast. Best Prac Res Clin Endocrinol Metab 27(3)403, 2013.

Ventolini G, Yaklic JL, Galloway ML, et al: Obstetric vulvar lacerations and postpartum dyspareunia. J Reprod Med 59(11–12):560, 2014.

Wager GP, Martin DH, Koutsky L, et al: Puerperal infectious morbidity: relationship to route of delivery and to antepartum *Chlamydia trachomatis* infection. Am J Obstet Gynecol 138:1028, 1980.

Wagner CL, Greer FR, American Academy of Pediatrics Section on Breastfeeding: Prevention of rickets and vitamin D deficiency in infants, children, and adolescents. Pediatrics 122(5):1142, 2008.

Wagner IJ, Damitz LA, Carey E, et al: Bilateral accessory breast tissue of the vulva: a case report introducing a novel labiaplasty technique. Ann Plast Surg 70(5):549, 2013.

Wallace M, Saurel-Cubizolles MJ, EDEN mother–child cohort study group: Returning to work one year after childbirth: data from the mother-child cohort EDEN. Matern Child Health J 17(8):1432, 2013.

Weintraub AY, Aricha-Tamir B, Steiner N, et al: Postpartum uterine artery Doppler velocimetry among patients following a delivery complicated with preeclampsia. Hypertens Pregnancy 32(4):450, 2013.

Williams JW: Obstetrics. New York, D. Appleton, 1903.

Williams JW: Regeneration of the uterine mucosa after delivery with especial reference to the placental site. Am J Obstet Gynecol 22:664, 1931.

Wolfberg AJ, Michels KB, Shields W, et al: Dads as breastfeeding advocates: results from a randomized controlled trial of an educational intervention. Am J Obstet Gynecol 191:708, 2004.

Wong CA, Scavone BM, Dugan S, et al: Incidence of postpartum lumbosacral spine and lower extremity nerve injuries. Obstet Gynecol 101:279, 2003.

World Health Organization: Exclusive breastfeeding for six months best for babies everywhere. 2011. Available at: http://www.who.int/mediacentre/news/statements/2011/breastfeeding_20110115/en./ Accessed March 27, 2016.

World Health Organization: Protecting, promoting and supporting breast-feeding: the special role of maternity services. Geneva, World Health Organization, 1989.

Young OM, Werner E, Sfakianaki AK: Primary psoas muscle abscess after an uncomplicated spontaneous vaginal delivery. Obstet Gynecol 116(2 Pt 2): 477, 2010.

37 CHAPTER

産褥合併症
Puerperal Complications

産後の骨盤内感染 ································ 823
乳房感染 ································ 833

> *One cannot fail to be impressed with the very large proportion of patients whose troubles have originated from febrile affections during the puerperium, which in many cases were clearly due to the neglect of aseptic precautions on the part of the obstetrician or midwife.*
> —J. Whitridge Williams (1903)

産褥合併症にはさまざまな重篤な合併症が含まれるが，産褥死因でよく知られている一般的な合併症は，産後の骨盤内感染である．乳腺炎や乳房膿瘍といった感染症も含まれる．産褥合併症には妊娠中から遭遇するものも多く含まれる．たとえば，第52章でも述べられているように血栓性静脈炎は，産後6週間以内は妊娠中と同様の頻度で発生する．ほかの産褥の問題については第36章で述べることとする．

産後の骨盤内感染

伝統的に**産褥感染**とは，一般的に児娩出後の生殖器への細菌感染症を指す用語である．20世紀以前では，骨盤内感染症は妊娠高血圧腎症，出血と同様に母体死亡を引き起こす三大原因の一つであった．しかし，幸いなことに効果的な抗菌薬のおかげで感染による母体死亡は一般的ではなくなった．Creangaら（2017）はPregnancy Mortality Surveillance Systemで，2011〜2013年の2,009人のアメリカでの産科母体死亡の結果を発表した．感染症は妊娠関連死の12.7％を占めており，二番目の原因であった．1991〜1999年に行われたノースカロライナ州での調査ではBergら（2005）は感染症が原因の母体死亡の40％は予防できると報告した．

■ 産褥熱

産後，38.0℃以上の発熱をきたす原因は感染性・非感染性の多岐にわたる．**児娩出後に発熱が持続する場合，多くは生殖器への感染が原因である**．Filkerら（1979）は，経腟分娩後24時間以内に発熱をきたした女性の約20％のみがその後骨盤内感染と診断されたと報告した．それに比べて帝王切開後に発熱をきたした女性の70％が骨盤内感染と診断されている．産後24時間以内に39℃以上のスパイク熱をきたす場合は，A群溶血性レンサ球菌により引き起こされる悪性の骨盤内感染の可能性があることに気をつけなければならない．それについては後述する．

他の産褥熱の原因としては，乳房腫脹，尿路感染，会陰切開，腹壁切開，会陰裂傷，帝王切開後の呼吸器合併症がある（Maharaj, 2007）．授乳をしない女性の約15％が**乳房腫脹**により産褥熱をきたす．第36章で述べているように授乳している女性のほうが発熱をきたす確率は低い．産後の最初の数日間において"乳腺炎"で39℃以上に達することはほとんどないし，たいてい24時間以上発熱は続かない．正常な利尿作用があるので**尿路感染**は産後では一般的ではない．**急性腎盂腎炎**はさまざまな臨床症状を示す．尿路感染の最初の徴候はたいていが発熱であり，その後，肋骨脊

椎角圧痛や吐き気，嘔吐が起こる．帝王切開後の**無気肺**は低換気により引き起こされるが，催咳法深呼吸で予防できる．無気肺に関連した発熱は，末梢気管支が喀痰によって閉塞され，常在菌が増殖することによって感染が引き起こされると考えられている．

■ 子宮内感染症

産後の子宮内感染や産褥敗血症には**子宮内膜炎**，**子宮内膜筋層炎**，**内膜傍結合織炎**などさまざまな呼び方がある．脱落膜だけではなく，子宮筋層や傍結合織炎の感染も含んでいるため，われわれは総称として**骨盤蜂巣炎を含む内膜炎**（metritis with pelvic cellulitis）を好んで用いる．

◆ 病　因

子宮内感染を引き起こす最大の要因は分娩方法である（Burrows, 2004；Koroukian, 2004）．Deneux-Tharaux ら（2006）は，フランスの母体死亡の調査で，経腟分娩に対して帝王切開では致死性の感染が 25 倍増加したと報告している．創部感染や内膜炎での再入院の確率は，計画的な経腟分娩よりも初回の選択的帝王切開のほうが明らかに高い（Declercq, 2007）．

パークランド病院で経腟分娩をした人のうち内膜炎になったのは 1 〜 2 ％であった．分娩遷延，破水後，頻回の内診など，感染のリスクの高い人で経腟分娩後に内膜炎を発症したのは 5 〜 6 ％であった．分娩中の絨毛膜羊膜炎発症では，子宮感染のリスクは 13 ％上昇する（Maberry, 1991）．Maternal-Fetal Medicine Units（MFMU）ネットワークでの 115,000 人以上の女性におけるコホート研究においても，骨盤内感染は 5 ％ほどであることが報告されている（Grobman, 2015）．

帝王切開後の罹患率の高さゆえに帝王切開を受ける場合，周術期に 1 回，予防的抗菌薬投与（antimicrobial prophylaxis：AMP）が推奨されている〔アメリカ産婦人科学会（ACOG），2016b〕．過去 30 年間，1 回の AMP にて他のどんな方法よりも帝王切開後の感染の発症率と重症化率が減少した．AMP により骨盤内感染のリスクは 65 〜 75 ％減少する（Smaill, 2010）．

帝王切開後の感染の危険性は，AMP が提唱されるより以前に行われた研究で実証されている．Cunningham ら（1978）はパークランド病院で帝王切開をした人の 50 ％に感染が起こったと発表した．術後感染の危険因子は，分娩遷延，破水後の頻回の内診，子宮内胎児心拍モニタリングである．このような危険因子があり，AMP をしていない人の 90 ％に重篤な骨盤内感染が発症した（DePalma, 1982）．

一般的に，骨盤内感染は低所得層の女性に起こりやすいといわれている（Maharaj, 2007）．アメリカでは，極端な例を除いて，貧血や低栄養のために感染が起こりやすいということはない．B 群溶血性レンサ球菌，クラミジア，マイコプラズマ，ウレアプラズマ，ガルドネラの**細菌定着**は産後の感染リスクを増加させる（Andrews, 1995；Jacobsson, 2002；Watts, 1990）．他のリスクとして，全身麻酔，多胎の帝王切開，若年出産，未経産，分娩誘発の遷延，肥満，胎便で混濁した羊水があげられる（Acosta, 2012；Leth, 2011；Siriwachirachai, 2014；Tsai, 2011）．

◆ 微生物学

骨盤内感染の多くは常在菌の生殖器への感染が原因である．過去 25 年間，A 群 β 溶血性レンサ球菌は毒素性ショック症候群を起こし，死に至る可能性があると報告されてきた（Castagnola, 2008；Nathan, 1994）．前期破水は骨盤内感染の明確な危険因子であった（Anteby, 1999）．Crum（2002）と Udagawa（1999）らは，分娩前・分娩中・分娩後 12 時間以内に A 群 β 溶血性レンサ球菌感染症が顕在化した場合，母体の 90 ％，児の 50 ％以上が死亡したことを報告した．ここ 10 年間，市中感染型メチシリン耐性黄色ブドウ球菌（community-acquired methicillin-resistant *Staphylococcus aureus*：CA-MRSA）による皮膚軟部組織感染が一般的になった（第 64 章参照）．CA-MRSA の変異菌は産後の内膜炎の起因菌となることはめったにないが，腹部の切開創の感染に関与する（Anderson, 2007；Patel, 2007）．Rotas ら（2007）は CA-MRSA による会陰切開の創部感染から血行性感染をきたし，壊死性肺炎にまで至った症例を報告した．

・一般病原体

女性の生殖器感染症の主な起因菌を**表 37-1** に示す．一般的に，感染の原因となる病原体は多菌性で，相互作用により感染が増強する．また，血腫や死腔があると，病原体の毒性は増強する．頸

表 37-1　女性生殖器感染症の主な起因菌

好気性菌
　グラム陽性球菌：A，BおよびD群レンサ球菌，腸球菌，黄色ブドウ球菌，表皮ブドウ球菌
　グラム陰性菌：大腸菌，*Klebsiella* 属，*Proteus* 属
　グラム不定菌：ガルドネレラ

その他
　マイコプラズマ，クラミジア，淋菌

嫌気性菌
　球菌：*Peptostreptococcus, Peptococcus* species
　その他：*Clostridium, Bacteroides, Fusobacterium Mobiluncus* species

管や腟には常在菌がいるが，子宮内腔は破水するまでは無菌状態である．陣痛や分娩時の内診により，羊水や子宮に嫌気性菌や好気性菌の感染が起こる．羊水中のサイトカインとCRPは感染のマーカーである（Combs, 2013；Marchocki, 2013）．術前に予防抗菌薬を使用する前の研究で，Gilstrapら（1979）は破水してから6時間以上経過し，陣発している女性で帝王切開を施行した症例の羊水を培養した．すべての症例で菌は培養され，平均2.5種類の微生物が同定された．同定された菌は，嫌気性菌と好気性菌の両方が63％，嫌気性菌のみは30％，好気性菌のみはわずか7％だった．嫌気性菌は *Peptostreptococcus, Peptococcus* 属が45％，*Bacteroides* 属が9％，*Clostridium* 属が3％だった．好気性菌は *Enterococcus* 属が14％，B群溶血性レンサ球菌が8％，大腸菌が9％だった．Shermanら（1999）は帝王切開の症例で培養された病原体と産褥3日以内に内膜炎を引き起こす病原体は関連があると報告した．一般的にB群溶血性レンサ球菌，大腸菌，腸球菌が産褥熱の血液培養で培養される（Cape, 2013；O'Higgins, 2014）．*Clostridium* 属は産褥感染を起こす確率は低いが，感染すると重篤化する（Chong, 2016）．

他の微生物が感染の病因になるかどうかは明らかにはされていない．Chaimら（2003）は子宮頸部で *U. urealyticum* のコロニー形成が多い場合，内膜炎の発症に寄与すると提唱している．Titaら（2016）はβ-ラクタム系抗菌薬単剤投与に比べて，アジスロマイシンと広域スペクトラム抗菌薬の併用が帝王切開における産褥感染を12％から6％まで低下させたと報告した．クラミジア感染症は遅発性で緩徐に発生する内膜炎に関与するとされている（Ismail, 1985）．最後にJacobssonら（2002）は，スウェーデン人で妊娠初期に細菌性腟症と診断された人は，産後の感染のリスクが3倍になると報告している（第65章参照）．

- **細菌培養**

治療前に毎回生殖器の培養を行うことは臨床的ではなく，費用もかかる．血液培養も治療方針に寄与しない．パークランド病院で術後内膜炎になった女性の13％が，ロサンゼルスカントリー病院では24％が，手術前抗菌薬投与の前の血液培養が陽性になった（Cunningham, 1978；DiZerega, 1979）．後のフィンランドでの研究で，Kankuriら（2003）は産後敗血症になった約800人中，菌血症であったのは5％にしかすぎないと報告した．血液培養はA群β溶血性レンサ球菌感染の毒性による非常に高いスパイク熱のある女性においては有効である可能性がある．

◆ **発症機序と臨床経過**

経腟分娩後の産褥感染症は胎盤着床部位や脱落膜や隣接した子宮筋層，頸管および腟の裂傷部位に起こる．帝王切開後の子宮感染症は，外科的切開部位の創感染である．頸管や腟の常在菌は陣痛時に羊水に移行し，分娩後失活した子宮筋層に侵入する．子宮傍結合組織の蜂窩織炎から後腹膜へ感染は波及する．早く治療すれば，感染は傍結合組織や傍腟組織にとどまるが，骨盤内にまで広がることもある．

産褥期の内膜炎の診断をするのに最も重要な要素は発熱である．熱の高さは感染の広がりや敗血症に比例する．熱はたいてい38〜39℃である．発熱とともに悪寒がある場合は，菌血症や内毒素血症が発症している可能性がある．腹痛を訴え，腹部診察や内診にて圧痛がある．好中球は15,000〜30,000 cells/μLに及ぶが，帝王切開術自体で好中球は増加する（Hartmann, 2000）．悪露のにおいが悪臭であることもあるが，感染していない人でも悪臭がすることはある．A群β溶血性レンサ球菌などの菌による感染では，悪露は無臭である（Anderson, 2014）．

◆ **治　療**

経腟分娩後の軽症の内膜炎に対しては経口や筋肉注射の抗菌薬で十分である（Meaney-Delman,

表37-2 帝王切開術後の骨盤内感染の経静脈的抗菌薬投与レジメン

レジメン	コメント
クリンダマイシン＋ゲンタマイシン＋アンピシリン	標準治療．90〜97％に有効．1日1回ゲンタマイシン追加投与でもよい　敗血症や腸球菌感染を疑う場合追加投与する
クリンダマイシン＋アズトレオナム	腎機能不全のためゲンタマイシン投与不可の場合
広域スペクトラムペニシリン系	ピペラシリン，ピペラシリン・タゾバクタム，アンピシリン・スルバクタム，チカルシリン・クラブラン
セフェム系	セフォテタン，セフォキシチン，セフォタキシム
バンコマイシン	黄色ブドウ球菌感染を疑う場合追加投与
メトロニダゾール＋アンピシリン＋ゲンタマイシン	メトロニダゾールは嫌気性菌に対して一番有効
カルバペネム系	イミペネム・シラスタチン，メロペネム，エルタペネム　特殊な適応

2015)．しかし，中等症〜重症の感染症であれば経静脈的に広域のスペクトラムの抗菌薬投与が必要になる．いくつかのレジメンのうちの一つの治療で，90％が48〜72時間以内に改善する．72時間以上発熱が続く場合は，難治性の骨盤内感染の原因を調べることが必要となる．傍結合組織蜂窩織炎，創部感染，骨盤内膿瘍，血腫感染，敗血症性骨盤血栓性静脈炎などがあげられる．われわれの経験では，耐性菌や薬の副作用以外で発熱が持続することはほとんどない．抗菌薬投与は解熱後24時間経過するまで行い，その後は特に抗菌薬の内服投与は必要ない（French，2004；Mackeen，2015）．

• 抗菌薬の選択

治療は経験に基づくが，帝王切開後は，表37-1に示されている複数の細菌に対しての初期治療が必要である．経腟分娩後の感染に対して，90％の女性にアンピシリン＋ゲンタマイシンが有効である．それとは対照的に帝王切開後の感染に対しては嫌気性菌をカバーする必要がある（表37-2）．

DiZerega ら（1979）は，帝王切開後の骨盤内感染に対してクリンダマイシン＋ゲンタマイシンとペニシリンG＋ゲンタマイシンのどちらが有効であるか比較した．クリンダマイシン＋ゲンタマイシンは95％に効果があり，今日でも一般的な治療法である（French，2004；Mackeen，2015）．このクリンダマイシン＋ゲンタマイシンの標準投与にもかかわらず腸球菌が陽性であり続ける場合があるので，最初からもしくは標準投与を行って48〜72時間以上経過しても臨床的効果のない場合は，アンピシリンを追加投与する（Brumfield，2000）．

ゲンタマイシン投与の際は血中濃度を定期的に測定することが推奨されている．パークランド病院では，腎機能が正常であれば，血中濃度の測定をしていない．腎機能に問題ない女性ではゲンタマイシンは単回投与でも複数回投与でも適切な血中濃度になり，治療効果は変わらない（Livingston，2003）．腎濾過流量が減少している場合に腎毒性，聴神経障害を引き起こすことからクリンダマイシンと第2世代セフェム系の投与が推奨される．ほかにはクリンダマイシンとアズトレオナム（アミノグリコシド系と同じ効果があるモノバクタム）が推奨される．

β-ラクタム系抗菌薬は多くの嫌気性菌に対して効果がある．これには，セフォキシチン，セフォタキシム，セフトリアキソンなどのセフェム系，ピペラシリン，チカルシリン，メズロシリンなどの広域ペニシリンなどがある．β-ラクタム系はアレルギー以外は安全であり，毒性はない．**β-ラクタマーゼ阻害薬**（クラブラン酸，スルバクタム，タゾバクタム）はアンピシリン，アモキシシリン，チカルシリン，ピペラシリンと一緒に投与すべきである．**メトロニダゾール**は最も嫌気性菌に効果がある．アンピシリンやアミノグリコシドと一緒にメトロニダゾールを投与すれば，重篤な骨盤内感染を引き起こす菌はほとんどカバーできる．メトロニダゾールは偽膜性大腸炎（*C. difficile* colitis）の治療にも使用される．

イミペネムなどのカルバペネム系は，内膜炎に関連する病原菌をほとんどカバーしている．イミペネムは腎代謝を阻害するシラスタチンと一緒に使用される．エルタペネムは予備調査結果では，イミペネムの次に効果があるという結果が示された（Brown, 2012）．医療的にも経済的にもイミペネムやエルタペネムを常備しておくことは，産科に関連のない重篤な感染症に対しても有効である．

バンコマイシンはグラム陽性球菌に対して有効なグリコペプチド系抗菌薬である．1型アレルギー患者にβ-ラクタマーゼ阻害薬の代替として使用され，**黄色ブドウ球菌**と偽膜性大腸炎への有効性が示されている（第54章参照）．

◆ 周術期抗菌薬投与

周術期の予防的抗菌薬投与は産科では一般的である．しかし，経腟分娩後や胎盤用手剝離後の抗菌薬投与について厳密な研究はない（Chongsomchai, 2014；Liabsuetrakul, 2017）．帝王切開時の抗菌薬の投与により，術後の骨盤内感染と創部感染は減少する．多数の研究で抗菌薬投与により骨盤内感染が70〜80％減少するということが証明されている（Chelmow, 2001；Dinsmoor, 2009；Smaill, 2010）．予定帝王切開と緊急帝王切開どちらにおいても感染率は減少し，腹部の創部感染も減った．

2gのアンピシリンあるいは第1世代セフェム系の単回投与が推奨されている．広域スペクトラム抗菌薬の投与や，複数回の投与と同等の効果がある（ACOG, 2016b）．肥満女性には，セファゾリン3g投与が推奨されている（Swank, 2015）．広域スペクトラム抗菌薬とアジスロマイシンを同時に使うと帝王切開後の内膜炎の発症率がさらに減る（Sutton, 2015；Ward, 2016）．Tita ら（2016）はアジスロマイシンとセファゾリンの投与によって周術期の子宮内感染が12％から6％に減少したと報告した．MRSAに感染した女性には，セファロスポリンに加えてバンコマイシンを投与しなければならない（第64章参照）．

皮膚切開前の抗菌薬投与と臍帯結紮後の抗菌薬投与は，どちらが感染率を減らすか議論されている（Baaqeel, 2013；Macones, 2012；Sun, 2013）．ACOG（2016b）は分娩前に投与したほうがよいという結論を出した．クロルヘキシジンによる消毒はヨードアルコールによる消毒より手術部位感染において優れている（Tuuli, 2016）．ポビドンヨード液やメトロニダゾールゲルの塗布による術前腟洗浄は有効である可能性がある（Haas, 2014；Reid, 2011；Yildirim, 2012）．

・抗菌薬以外の治療方法

出産前の子宮腟部培養の効果を評価した研究がある．早産，絨毛膜羊膜炎，産褥感染の頻度を低下させるために，治療すべき病原微生物を同定する目的で行われた．残念ながら感染徴候のない経腟感染に対する治療は効果がなかった．Careyら（2000）は感染徴候のない細菌性腟症の治療は効果がないと報告した．Klebanoffら（2001）は妊娠中期の感染徴候のない**トリコモナス腟症**に対し，治療群とプラセボ群を比較すると，産後の感染の発症率はほぼ同程度であると報告した．

帝王切開に関して産後の感染の発症率を減らすための治療法が研究された．たとえば，胎盤の用手剝離より自然剝離のほうが感染のリスクを減らす．しかし胎盤娩出後，手袋を変えても感染のリスクは減少しない（Atkinson, 1996）．子宮を閉創するために体外に出すことは感染症の発生率を減らす可能性がある（Jacobs-Jokhan, 2004）．分娩後に機械的に子宮下部や頸管を拡張させることは効果がない（Liabsuetrakul, 2011）．子宮筋層の1層縫合と2層縫合では感染率は変わらない（Hauth, 1992）．同様に，後腹膜を閉じるか閉じないかも感染率に関与しない（Bamigboye, 2014；Tulandi, 2003）．肥満女性の皮下組織を縫うことで創部の感染率は減らないが，創部離開率は減る（Chelmow, 2004）．同様に，縫合と比べてステイプラは非感染性の創部離開が多い（Mackeen, 2012；Tuuli, 2011）．

■ 子宮と骨盤内感染の合併症

内膜炎があっても90％以上は抗菌薬投与で48〜72時間以内に軽快する．しかし，創部感染，蜂窩織炎や膿瘍などの骨盤内感染，血栓性静脈炎などの重篤な合併症が起こることもある（Jaiyeoba, 2012）．しかし他の産褥感染症と同様に，このような合併症の発症や重篤化は，周術期の抗菌薬投与により明らかに減っている．

■ 腹部切開創感染

内膜炎の治療をしている女性において，創部感染があると発熱が持続する．創部感染の危険因子

として，肥満，糖尿病，ステロイド使用中，免疫不全，貧血，高血圧，血腫に対する止血不十分があげられる．これらの危険因子がある人に抗菌薬を投与した場合，帝王切開後の腹部切開創の創部感染は2〜10%に起こる（Andrews, 2003；Chaim, 2000）．パークランド病院では2%に近い発症率である．

帝王切開後の腹壁切開創の膿瘍は，発熱が持続したり，術後4日目以降に発熱する場合に明らかとなることが多い．多くの場合，骨盤感染症の治療のために抗菌薬が投与されているが熱は継続する．創部の発赤や排膿が主な症状であり，治療として切開排膿が必要になる．創部感染を引き起こす病原体は，帝王切開時に羊水から培養されたものと同じであることが多いが，院内感染細菌も原因になりうる（Owen, 1994）．

治療法は，抗菌薬投与，切開排膿および壊死組織のデブリドマンである．脊髄くも膜下麻酔や全身麻酔下で行うこともある．筋膜に病変が及んでいないことを確認する必要がある．局所の創部治療は1日2回行う必要がある．ドレッシング材を交換する前に，創部の大きさや位置に合った鎮痛薬が必要である．経口・経静脈・経筋肉の鎮痛薬が好ましい．リドカインが局所投与されることもある．壊死組織は取り除き，創部を湿潤したガーゼで覆う．4〜6日すると正常な肉芽組織ができ，開放創を埋める（Wechter, 2005）．図37-1のようにポリプロピレンあるいはナイロン糸と適切な針を用いて，両側とも切開創から3 cmずつ離して，底を十分とり，縫合する．これらは開放創を閉鎖するため引き続いて行う．多くの場合10日後に抜糸する．

◆ 創部の陰圧閉鎖療法

創面に陰圧をかけ，創傷治癒を促す方法である．この技術はVAC（vacuum-assisted closure）**療法・TNP（topical negative pressure）療法・NPWT（negative-pressure wound therapy）療法**といわれ，確立したエビデンスは乏しいにもかかわらず広く用いられている（Echebiri, 2015；Rouse, 2015；Swift, 2015）．産科では，腹部の離開創や感染創に一般的に用いられる．会陰創の感染創・血腫・膿瘍にも適応になる（Aviki, 2015）．時折"腹部の開放創"に対して用いられる．陰圧閉鎖療法は，初回閉創時に創傷治癒を促

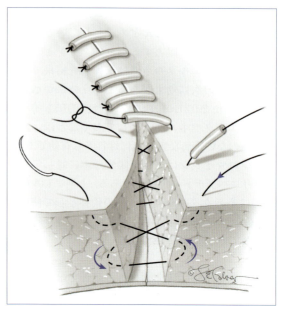

図37-1　2回目の腹壁の縫合方法
(Reproduced with permission from Worley KC: Postoperative complications. In Yeomans ER, Hoffman BL, Gilstrap LC III, et al (eds): Cunningham and Gilstrap's Operative Obstetrics, 3rd ed. New York, McGraw Hill Education, 2017)

すとともに創部感染を予防する．

通常の創部ケアと陰圧閉鎖療法を無作為に比較した試験はほとんどない（Semsarzadeh, 2015）．同様に実質的に治癒時間は短くなるにもかかわらず，対費用効果については完全には検討されていない（Lewis, 2014）．Mouësら（2011）は，乏しいデータから腹部の創部離開に対して陰圧閉鎖療法は慎重に用いるべきと発表した．陰圧閉鎖療法が腹部開放創に対して最も効果のある方法だと論じている研究者もいる（Bruhin, 2014；Quyn, 2012）．

◆ 創部離開

創部離開は筋膜の離開を意味している．創部離開は重大な合併症であり，手術室で創部を再縫合する必要がある．McNeeleyら（1998）の報告では，帝王切開をした9,000人のうち，筋膜離開率は約300症例中に1例であった．創部感染より肥満が高リスク因子となる（Subramaniam, 2014）．多くの場合は漿液性の滲出液を伴い，術後約5日目に発症した．創部離開となった27症例のうち2/3は筋膜の感染や壊死が起こっていた．

■ 筋膜壊死

筋膜壊死はまれではあるが，致死的な合併症で

あり，帝王切開でも経腟分娩でも起こりうる．名前のとおり組織壊死が著明である．Owenら（1994）は，筋膜壊死の危険因子として糖尿病，肥満，高血圧の三つを報告した．骨盤内感染のように，感染の起因菌は多菌性で腟の常在菌である．しかしながら，A群β溶血性レンサ球菌のような単一の菌が起因菌となることもある（Anderson, 2014；Rimawi, 2012）．めったに起因菌とならない菌が筋膜壊死の感染源となることもある（Chong, 2016；Swartz, 2004）．

Goepfertら（1997）は壊死性筋膜炎をまとめた．5,000例以上の帝王切開中9症例，つまり1,000人当たり1.8人に壊死性筋膜炎が発症し，2人が死亡した．Schorgeら（1998）は帝王切開後に筋膜炎となった5人を検討した．全員危険因子はなく，死亡する人もいなかった．

感染は皮膚，皮下組織，腹膜に及ぶ可能性がある（**図37-2**）．筋筋膜炎が筋肉に及ぶこともある．A群β溶血性レンサ球菌のような強毒性細菌感染は産後早期に発症するが，たいてい症状が出るのは分娩後3～5日である．臨床症状は多様で，表面か深部の筋膜の感染かを区別するのが困難であることも多い．疑うことが大事であり，診断が困難である場合，試験開腹術が必要なこともある（Goh, 2014）．早期診断が大事である．確かに筋筋膜炎が進行している場合，敗血症に至ることもある（第47章参照）．

早期診断，外科的デブリドマン，抗菌薬投与および集中治療が，壊死性筋膜炎の管理上，最も重要である（Gallup, 2002；Goh, 2014）．正常組織を含む感染組織すべての広範囲なデブリドマンが必要である．広範囲の腹部や会陰だけでなく，大腿や殿部の筋膜のデブリドマンが必要になることもある．手術をしない場合，死に至ることがほとんどである．広範囲のデブリドマンを施行しても，25％は死ぬこともある．広範囲の切除をした場合，筋膜を閉じるために，後に人工メッシュが必要となることもある（Gallup, 2002；McNeeley, 1998）．

■ **卵巣膿瘍と腹膜炎**

産褥期に**卵巣膿瘍**が発症することはめったにない．卵巣の被膜破綻から感染が起こると推定されている（Wetchler, 1985）．通常，膿瘍は産後1～

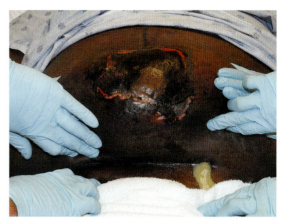

図37-2 腹壁にまで及ぶ壊死性筋膜炎（ファンネンスティール筋膜切開法）
皮膚はすぐにくすみ壊疽になる．切開創の左端から膿の排出を認める．救命には広範囲のデブリドマンと集中的治療が必要である．

2週間後に片側性に発症する．破裂はよく起こり，腹膜炎は重症になることもある．

帝王切開後に**腹膜炎**だけが起こることはあまりない．たいてい，内膜炎が波及して腹膜炎も発症する．ほとんどは子宮の切開部の壊死や離開が原因であるが，卵巣膿瘍破裂や不慮の術中腸管損傷が原因となることもある．

経腟分娩後に腹膜炎が起こることはめったにないが，A群β溶血性レンサ球菌のような毒性の強い菌による感染の場合は起こることもある．妊娠に伴って腹壁が伸展していたために，出産後は，腹膜炎が起きていても腹壁の硬さがあまりはっきりしない．痛みは強いかもしれないが，腹膜炎の初期症状で一番頻度の高い症状は**麻痺性イレウス**である．著明な腸管拡張がみられるが，合併症のない帝王切開後にはみられないものである．感染症が切開創のない子宮から始まり腹膜に波及した場合，通常，抗菌薬加療のみで十分である．対照的に，子宮の切開部の壊死や離開あるいは腸管損傷から腹膜炎が発症した場合は，適切な外科的治療をすべきである．

■ **子宮傍結合組織蜂窩織炎**

帝王切開後の子宮内膜炎が傍結合組織の強い炎症を引き起こして硬結を生じた場合，**蜂窩織炎**と呼ぶが，蜂窩織炎は子宮広間膜にまで及ぶ（**図37-3**）．帝王切開後に子宮内膜炎に対する治療を行っているにもかかわらず，72時間経過しても発

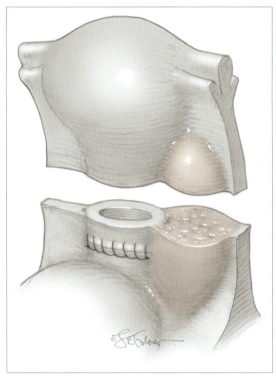

図 37-3　左側の傍子宮組織の蜂窩織炎
蜂窩織炎により帝王切開創に接する傍子宮組織の硬結が生じている.
(Reproduced with permission from Worley KC: Postoperative complications. In Yeomans ER, Hoffman BL, Gilstrap LC III, et al (eds): Cunningham and Gilstrap's Operative Obstetrics, 3rd ed. New York, McGraw Hill Education, 2017)

熱が持続する場合は，蜂窩織炎も考慮しなければならない（Brown, 1999 ; DePalma, 1982）．

蜂窩織炎は通常，片側性で，広間膜起始部の子宮傍結合組織に限局していることが多い．しかし炎症が激しい場合，子宮広間膜に沿って，骨盤壁にまで達することもある．時に直腸腟中隔に波及し，子宮頸部の後壁に硬い腫瘤を形成することもある．多くの場合，広域スペクトラムの抗菌薬レジメンによる治療を継続すれば軽快する．典型的には5～7日で解熱するが，それ以上持続することもある．硬結の消失には数日間～数週間を要する．

重症の子宮切開創の蜂窩織炎により，創部壊死や離開が起こることがある（Treszezamsky, 2011）．図37-4にあるような膿の排出により，腹腔内膿瘍や腹膜炎が発症する．子宮切開創の壊死が疑われる患者では，イレウスや腹膜炎をきたすことがあるため，手術の準備をしておく．多くの

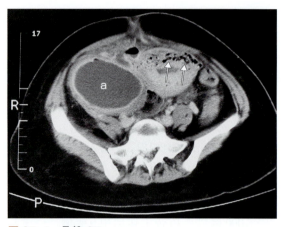

図 37-4　骨盤 CT
子宮の切開創が壊死し，子宮筋層にガスが発生している（矢印）．右側の傍結合組織に大きな膿瘍がある（a）．

場合，子宮摘出とデブリドマンをする必要があるが，子宮頸管や子宮周囲の靱帯に強い炎症が波及しているため，手術は困難である．付属器にはめったに感染が及ばないため，卵巣は少なくとも一つもしくは両方を残すことができる．手術中は出血量が多く，輸血が必要であることもある．

◆ 画像診断

産後に感染症が持続する場合，CTやMRIで評価する．Brownら（1991）は5日間抗菌薬投与をしても骨盤内感染が持続する74人の女性にCT画像を撮影した．75％に腹腔内に少なくとも一つの感染源が認められ，ほとんどは外科的治療を必要としなかった．多くの場合，画像診断を行うことにより，試験開腹術の必要がなくなった．図37-4にみられるような子宮切開創の離開はCTにて疑われる．浮腫と考えられる明らかな子宮切開創の欠損は，合併症のない帝王切開術後でも認められるため，これらの所見は臨床症状と合わせて評価する必要がある（Twickler, 1991）．別の症例を図37-5に示す．腹腔内に子宮切開創からの壊死が波及している．

時折，子宮傍結合組織の蜂窩織炎が広がり，鼠径靱帯上までの広範囲の膿瘍を形成することがある．図37-4に示されているようなこれらの膿瘍は，CTガイド下ドレナージにより加療する．直腸腟中隔の後方にある場合，腟切開にて外科的ドレナージを行う．腸腰筋膿瘍はまれであるが，抗菌薬加療にかかわらず効果的な治療を行うため経皮的ドレナージが必要であるかもしれない（Shahabi,

2002；Swanson, 2008）．

■ 骨盤内の感染性血栓性静脈炎

血栓性静脈炎は抗菌薬を使用する前の時代では頻繁に発症した．抗菌薬の進歩とともに，死亡率や外科的治療の必要性は減少した．図37-6 に示すように感染は静脈に沿って広がり，血栓性静脈炎を引き起こす．リンパ管炎も同時に起こることが多い．卵巣静脈は子宮の上部や胎盤着床部位につながっているため，感染に巻き込まれる．Witlin ら（1995），Brown ら（1999）は産後の血栓性静脈炎は片側あるいは両側の卵巣静脈叢を巻き込むと報告した．25％の患者において下大静脈や腎静脈にまで血栓が及ぶ．

感染性静脈炎の発症頻度に関してさまざまな報告がある．Brown ら（1999）はパークランド病院で5年間に分娩した 45,000 人を調査し，骨盤内の感染性血栓性静脈炎は経腟分娩後では 9,000 分娩に1例，帝王切開後では 800 分娩に1例の割合で起こると報告した．全体としては 3,000 分娩に1例の割合で起き，Dunnihoo ら（1991）の 2,000 分娩に1例の割合で起こるという報告と同様であった．他の研究では，帝王切開 400～1,000 分娩において1例で起こるという結果であった（Dotters-Katz, 2017；Rouse, 2004）．絨毛膜羊膜炎や内膜炎・創部の合併症が他のリスクである．

感染性血栓性静脈炎に罹患した患者の多くは，抗菌薬投与にて症状は軽快するが，発熱は持続する．片側あるいは両側の下半身に疼痛を訴えることもあるが，悪寒以外は明らかな異常所見がない．図37-7 に示すように骨盤CTやMRIにて診断される（Klima, 2008）．Brown ら（1999）は適切な抗菌薬を5日以上投与しても解熱しない 69 人の内膜炎の患者にCTあるいはMRIを施行したところ，20％が骨盤内の感染性血栓性静脈炎であったと報告した．

静脈炎に対してヘパリン静脈投与を行っても解熱しないと証明されている（Brown, 1986；Witlin, 1995）．Garcia ら（2006）や Klima ら（2008）はヘパリン療法を推奨しているが，われわれは抗凝固療法を推奨していない．Brown ら（1999）は 14 例に対して無作為化研究を行い，骨盤内の血栓性静脈炎に対する抗菌薬療法に，ヘパリンを追加しても，早く回復したり治療効

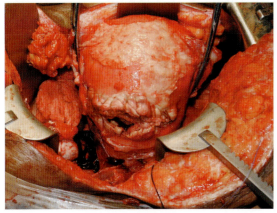

図 37-5　帝王切開に伴う壊死性感染
切開創に重篤な感染が起き，創部が離開し，腹膜腔に漏出する．壊死組織のデブリドマンのため，子宮を摘出する必要がある．

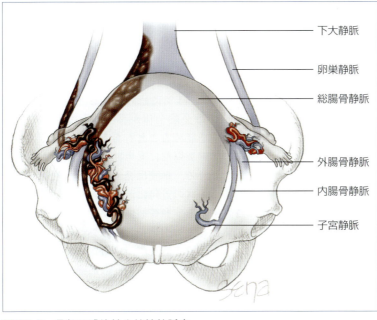

図 37-6　骨盤の感染性血栓性静脈炎
子宮や傍結合組織の感染は骨盤内の静脈および下大静脈に広がりうる．子宮静脈および内腸骨静脈から右総腸骨静脈，下大静脈へと進展する．卵巣静脈の感染性血栓の半分は下大静脈に進展する．

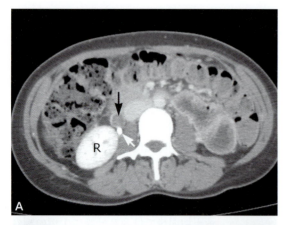
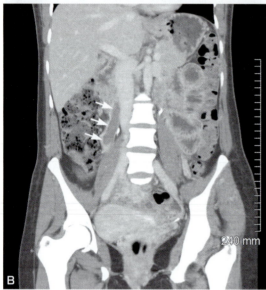

図37-7 敗血症性卵巣静脈血栓：CTにて造影
A．低吸収域の血栓（黒矢印）によって右卵巣静脈が拡大している．尿管（白矢印）と比較される．R：右腎臓下極．
B．冠状断画像でも低吸収域の血栓（矢印）にて拡張した右卵巣静脈が確認できる．

（Reproduced with permission from Worley KC: Postoperative complications. In Yeomans ER, Hoffman BL, Gilstrap LC III, et al (eds): Cunningham and Gilstrap's Operative Obstetrics, 3rd ed. New York, McGraw Hill Education, 2017）

果が改善することはないと報告した．感染徴候のない静脈血栓症に対する長期の抗凝固療法の効果は証明されていない．

■ **会陰感染**

以前に比べ会陰切開をする頻度が減ったため，会陰切開創の感染はあまり起こらなくなった（ACOG, 2016a）．この理由は第27章に記載されている．古い研究で，Owenら（1990）は分娩した20,000人のうち会陰切開創の感染をきたしたのはたった10例であると報告した．感染には創部離開が関係する．Raminら（1992）はパークランド病院で会陰切開創の離開が起きたのはたった0.5％であるが，そのうち80％は感染していたと報告した．Uygurら（2004）は会陰切開部の創部離開は1％に起きるが，その2/3が感染していたと報告した．縫合の技術が創部離開の原因となることを証明するデータはない．

Ⅳ度裂傷では深刻な感染を引き起こす危険が高いので出産後の抗菌薬投与は影響を与えるかもしれない（Buppasiri, 2014；Stock, 2013）．Lewicky-Gauppら（2015）は20％の感染率と発表した．Ⅳ度裂傷の感染は非常に重症となる．Goldaberら（1993）はⅣ度裂傷が起きた390人の患者のうち，5.4％が合併症を起こしたと報告した．これらの患者のうち，創部感染と創部離開が起きたのは2.8％，創部離開のみが起きたのは1.8％，感染のみが起きたのは0.8％であった．会陰切開部の感染により致死的な敗血症をきたすことはまれではあるが，いまだに起こることがある．前述したように，壊死性筋膜炎の原因となることもある．

◆ **発症機序と臨床経過**

述べたように，会陰切開創の離開の原因の多くは感染である．他の原因としては血液凝固障害，喫煙，ヒトパピローマウイルス感染がある（Ramin, 1994）．局所の疼痛と排尿障害が一般的な症状である．Raminら（1992）は，創部離開を起こした34人の患者を分析し，疼痛は65％，膿は65％，発熱は44％に認められると報告した．極端な症例では会陰全体が浮腫状となり，潰瘍化し，滲出液を認めることもある．

感染は腟壁裂傷部にも単独または会陰から波及して起こりうる．粘膜は発赤腫脹し，壊死することもある．子宮の近傍に波及し，リンパ管炎をきたすこともある．頸管裂傷はよく起こるが，裂傷部位に感染しても内膜炎と診断されることは少ない．子宮広間膜まで及ぶ深い裂傷に感染が起き，リンパ管炎，傍結合組織炎，敗血症を引き起こすことがある．

• **治療法**

会陰切開創の感染の治療法は，他部位の創部感染と同様である．縫合糸を取り除き，開放創とし，感染組織を除去する．硬結はあるが化膿していな

い場合には，閉鎖創のまま広域スペクトラムの抗菌薬による治療を行う．離開している場合は，経静脈的抗菌薬投与とともに，局所の創処置を行う．

• **感染した会陰切開創の早期修復**

Hauthら（1986）は感染が治まってきたら早期に創部の修復を行うことを推奨し，ほかの研究でもこれを支持している．Hankinsら（1990）は31人の創部離開を起こした患者に対して，平均6日間以内で修復を行い，2人以外は修復に成功したと報告した．修復に失敗した2人は小さな直腸腟瘻があった．Raminら（1992）は感染による会陰切開創の離開をきたした34人中32人（94％）に早期の修復が成功したと報告した．Uygurら（2004）も同様の高い成功率を報告した．腸管修復術が必要になることはまれである（Rose, 2005）．

早期修復をする前には，表37-3に示すような過程が大切である．切開創は清潔に保ち，感染を避ける．感染が治まりピンク色の肉芽組織が出現した後に，修復を行う．肛門括約筋の損傷がないことをしっかり確認する必要がある．修復は初回の会陰切開創縫合時（第27章参照）のように層を合わせる．術後は，局所のケアおよび低残渣食，緩下剤で，創部が治癒するまで腟や直腸を安静に保つ．

■ トキシックショック症候群

敗血症は多臓器不全をきたし，10～15％が死亡する．発熱，頭痛，意識混濁，全身性の紅斑，浮腫，吐き気，嘔吐，水様性下痢，血液濃縮が認められる．腎障害に次いで肝障害や全身性の血液凝固（DIC）が起こり，急速に循環虚脱が起こることがある．回復中，発疹は落屑する．ときどき黄色ブドウ球菌が認められることがある．特に**トキシックショック症候群毒素1型（toxic shock syndrome toxin-1：TSST-1）**と呼ばれるブドウ球菌性外毒素が，深刻な内皮損傷を引き起こし，そのために臨床症状が表在化してくる．Que（2005）とHeying（2007）らは，少量のTSST-1がT細胞を活性化しサイトカインストームを引き起こすことを示した．

1990年代，ときどき，A群β溶血性レンサ球菌による感染が報告されるようになった（Anderson, 2014）．重症例のいくつかは**レンサ球菌性毒素性ショック症候群**であり，発熱性外毒素産生の合成が原因である．血清型M1やM3は特に毒性

表37-3 会陰切開創部離開の早期修復における治療方針

開放創とし，縫合糸を抜糸して抗菌薬投与を行う
創部のケア 　1日何回かの温浴もしくは洗浄 　適切な鎮痛と麻酔―最初何回かのデブリドマンには 　局所麻酔か全身麻酔が必要 　イソジンによる1日2回の洗浄 　壊死組織の除去
解熱して健常な肉芽組織が形成されたときに創部を塞ぐ
IV度裂傷に対しては腸処置を行う

が強い（Beres, 2004；Okumura, 2004）．最後にRobbieら（2000）は*Clostridium sordellii*の定着を認めた患者において，ほぼ同様な毒素性ショックを報告した．

トキシックショック症候群（toxic shock syndrome：TSS）では，明らかな感染が認められず，粘膜表面の菌の定着により発症したと推定される症例もある．妊婦の10～20％に黄色ブドウ球菌の定着が認められる．また*Clostridium perfringens*や*Clostridium sordellii*は何の症状もない女性の3～10％に定着している（Chong, 2016）．したがって産後，経腟的に細菌が増殖したときにTSSは発症しても驚くべきことではない（Chen, 2006；Guerinot, 1982）．

診断や治療の遅れは死につながる（Schummer, 2002）．Crumら（2002）は出産前にTSS罹患し，新生児死亡をきたした症例を報告した．毛細血管内皮障害を改善させる間，治療の基本は保存的治療である．ブドウ球菌とレンサ球菌をカバーする抗菌薬を用いる．骨盤内感染が明らかであれば広域スペクトラムの抗菌薬も用いる．毒素性が強く，致死率も高いため，TSSに罹患した患者では，広範囲の創部デブリドマンや子宮摘出が必要なことがある（Hotchkiss, 2003）．

乳房感染

乳房の実質感染は分娩前はあまり起こらないが，授乳婦の1/3に発症する（Barbosa-Cesnik, 2003）．Leeら（2010）の報告のように，われわれの経験上も，乳汁うっ滞を除いた乳腺炎の発症率は低く，およそ3％程度である．予防的抗菌薬投与が乳房感染を防ぐというエビデンスはない

(Crepinsek, 2012). 授乳がうまくできないことや亀裂乳頭，抗菌薬内服が危険因子である（Branch-Elliman, 2012；Mediano, 2014）．一般に，産後3〜4週間までに化膿性乳腺炎の症状をきたすことはない．感染はたいてい片側性であり，炎症をきたす前に乳房が張る．症状としては，発熱や頻脈を起こす前に悪寒とふるえがある．強い疼痛を認め，乳房は硬く発赤する（図37-8）．乳腺炎のうち約10％が膿瘍を形成する．波動を察知することは難しく，超音波で診断する．

■ 病　因

黄色ブドウ球菌，特にMRSAが主な原因菌である．Mathesonら（1988）は乳腺炎の40％の原因菌がMRSAであると報告した．コアグラーゼ陰性ブドウ球菌や緑色レンサ球菌も原因菌となる．乳腺炎をきたす病原体は児の鼻やのどに存在する．細菌は乳房の割れ目や小さな擦り傷から侵入する．起因菌は母乳から培養される．黄色ブドウ球菌による乳腺炎からTSSを発症した症例の報告もある（Demey, 1989；Fujiwara, 2001）．

化膿性乳腺炎が授乳婦の間で流行することがある．これは新たな抗菌薬抵抗性のブドウ球菌が出現するときに起こる．この例としてCA-MRSA感染があげられる．いくつかの地域でCA-MRSAはすぐに一般的な菌となった（Berens, 2010；Klevens, 2007）．Laiblら（2005）は2000〜2004年にパークランド病院で産後乳腺炎をきたした患者の1/4にCA-MRSAが確認されたと報告した．院内感染型メシチリン耐性ブドウ球菌は，保菌している看護師が接触した児に菌が定着し，乳腺炎の原因となる（CDC, 2006）．Staffordら（2008）はCA-MRSAにより乳腺炎をきたした場合，後に膿瘍が形成されやすいということを報告した．

■ 管　理

化膿する前に乳腺炎に対する適切な治療が開始できれば，48時間以内に感染は改善する．ブドウ球菌に感染した場合，膿瘍が形成されやすい（Matheson, 1988）．治療前に，感染した乳房から母乳を採取し培養することが推奨されている．菌の同定と抗菌薬の感受性は，院内感染の調査に必須の情報である（Lee, 2010）．

最も効果のある治療法は報告されていない（Ja-

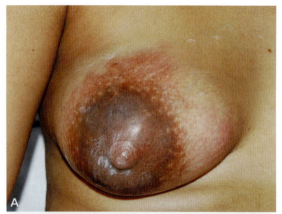
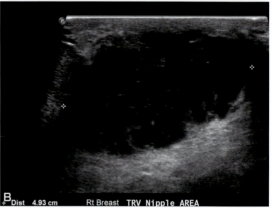

図37-8　膿瘍形成を伴っている産褥乳腺炎
A. 感染が起きている右側の乳房を覆うように硬結と発赤を認める．
B. 超音波所見で5 cmの膿瘍を認める．

(Used with permission from Dr. Emily Adhikari)

hanfar, 2013）．よって初期治療の際に選択する抗菌薬は，その施設で現在流行しているブドウ球菌によって影響される．最初は広域にジクロキサシリン500 mgを1日4回内服するとよい．ペニシリンにアレルギーのある場合はエリスロマイシンを投与する．ペニシリン耐性ブドウ球菌が原因である場合や，培養結果が出る前でも耐性菌の可能性が疑われる場合は，バンコマイシンやクリンダマイシン，ST合剤などの抗菌薬を投与する（Sheffield, 2013）．臨床症状がすぐに改善しても，治療は10〜14日間継続するべきである．

Marshallら（1975）は授乳の継続が重要であると証明した．乳腺炎をきたした65人中，膿瘍を形成した3人は授乳をやめていた15人のうちの女性であった．授乳するだけでも治療となる（Thomsen, 1984）．ときどき児は炎症をきたしている乳房から母乳を飲まないことがある．炎症に

より母乳の味は変わらないが，感染により乳房が腫脹すると，乳輪が硬くなりしゃぶりにくくなるためとされている．搾乳でも症状は緩和する．両方から授乳するときは，炎症が起きていない乳房から授乳を始めると，炎症が起きている乳房の張りも緩むため，授乳できるようになる．

開発途上国では，HIV に感染している患者の授乳は禁止されていない．乳腺炎や膿瘍形成をきたした場合は，母乳中の HIV-RNA レベルが増加するため，感染した乳房からの授乳は中止したほうがよい．症状が改善すれば HIV-RNA レベルは基準内となる（Semrau, 2013）．

■ 乳房膿瘍

スウェーデン人の 150 万人中，0.1 % が乳房に膿瘍を形成した（Kvist, 2005）．乳腺炎に対する治療をし，48 ～ 72 時間経過しても解熱しない場合や，腫瘤を触れた場合，膿瘍の存在が疑われる．超音波検査は有効である．膿瘍はとても大きく，2 L の膿が排出されたという報告もある（Martic, 2012）．第 1 選択の治療は，全身麻酔を用いて外科的ドレナージを行うことである．美容のことを考慮し，ランゲル線に沿って切開を行う（Stehman, 1990）．早期の場合は，膿瘍を 1 ヵ所切開すれば十分であるが，複数膿瘍が形成されている場合は，何ヵ所か切開する必要がある．排膿後の空洞にはガーゼを緩く詰める．24 時間後に小さなガーゼに交換する．

最近は局所麻酔をし，超音波ガイド下に吸引針を刺す方法が用いられており，80 ～ 90 % 成功している（Geiss, 2014；Schwarz, 2001）．Naeem ら（2012）は外科的ドレナージと吸引ドレナージを比較する無作為化試験を行った．吸引ドレナージはより早く回復し，8 週時点での治癒率は，各々 77 %，93 % であった．

（訳：中島あかり）

References

Acosta CD, Bhattacharya S, Tuffnell D, et al: Maternal sepsis: a Scottish population-based case-control study. BJOG 119(4):474, 2012.

American College of Obstetricians and Gynecologists: Prevention and management of obstetric lacerations at vaginal delivery. Practice Bulletin No. 165, July 2016a.

American College of Obstetricians and Gynecologists: Use of prophylactic antibiotics in labor and delivery. Practice Bulletin No. 120, June 2011, Reaffirmed 2016b.

Anderson BL: Puerperal group A streptococcal infection: beyond Semmelweis. Obstet Gynecol 123(4):874, 2014.

Anderson DJ, Sexton DJ, Kanafani ZA, et al: Severe surgical site infection in community hospitals: epidemiology, key procedures, and the changing prevalence of methicillin-resistant Staphylococcus aureus. Infect Control Hosp Epidemiol 28(9):1047, 2007.

Andrews WW, Hauth JC, Cliver SP, et al: Randomized clinical trial of extended spectrum antibiotic prophylaxis with coverage for Ureaplasma urealyticum to reduce post-cesarean delivery endometritis. Obstet Gynecol 101:1183, 2003.

Andrews WW, Shah SR, Goldenberg RL, et al: Association of post-cesarean delivery endometritis with colonization of the chorioamnion by Ureaplasma urealyticum. Obstet Gynecol 85:509, 1995.

Anteby EY, Yagel S, Hanoch J, et al: Puerperal and intrapartum group A streptococcal infection. Infect Dis Obstet Gynecol 7:276, 1999.

Atkinson MW, Owen J, Wren A, et al: The effect of manual removal of the placenta on post-cesarean endometritis. Obstet Gynecol 87:99, 1996.

Aviki EM, Batalden RP, del Carmen MG, et al: Vacuum-assisted closure for episiotomy dehiscence. Obstet Gynecol 126(3):530, 2015.

Baaqeel H, Baaqeel R: Timing of administration of prophylactic antibiotics for caesarean section: a systematic review and meta-analysis. BJOG 120(6):661, 2013.

Bamigboye AA, Hofmeyr GJ: Closure versus non-closure of the peritoneum at caesarean section. Cochrane Database Syst Rev 8:CD000163, 2014.

Barbosa-Cesnik C, Schwartz K, et al: Lactation mastitis. JAMA 289:1609, 2003.

Berens P, Swaim L, Peterson B: Incidence of methicillin-resistant Staphylococcus aureus in postpartum breast abscesses. Breastfeed Med 5(3):113, 2010.

Beres SB, Sylva GL, Sturdevant DE, et al: Genome-wide molecular dissection of serotype M3 group A Streptococcus strains causing two epidemics of invasive infections. Proc Natl Acad Sci U S A 101:11833, 2004.

Berg CJ, Harper MA, Atkinson SM, et al: Preventability of pregnancy-related deaths: results of a state-wide review. Obstet Gynecol 106:1228, 2005.

Branch-Elliman W, Golen TH, Gold HS, et al: Risk factors for Staphylococcus aureus postpartum breast abscess. Clin Infect Dis 54(1):71, 2012.

Brown CE, Dunn DH, Harrell R, et al: Computed tomography for evaluation of puerperal infection. Surg Gynecol Obstet 172:2, 1991.

Brown CE, Lowe TW, Cunningham FG, et al: Puerperal pelvic thrombophlebitis: impact on diagnosis and treatment using x-ray computed tomography and magnetic resonance imaging. Obstet Gynecol 68:789, 1986.

Brown CE, Stettler RW, Twickler D, et al: Puerperal septic pelvic thrombophlebitis: incidence and response to heparin therapy. Am J Obstet Gynecol 181:143, 1999.

Brown KR, Williams SF, Apuzzio JJ: Ertapenem compared to combination drug therapy for the treatment of postpartum endometritis after cesarean delivery. J Matern Fetal Neonatal Med 25(6):743, 2012.

Bruhin A, Ferreira F, Chariker M, et al: Systematic review and evidence based recommendations for the use of negative pressure wound therapy in the open abdomen. Int J Surg 12(10)1105, 2014.

Brumfield CG, Hauth JC, Andrews WW: Puerperal infection after cesarean delivery: evaluation of a standardized protocol. Am J Obstet Gynecol 182:1147, 2000.

Buppasiri P, Lumbiganon P, Thinkhamrop J, et al: Antibiotic prophylaxis for third- and fourth–degree perineal tear during vaginal birth. Cochrane Database Syst Rev 10:CD005125, 2014.

Burrows LJ, Meyn LA, Weber AM: Maternal morbidity associated with vaginal versus cesarean delivery. Obstet Gynecol 103:907, 2004.

Cape A, Tuomala RE, Taylor C, et al: Peripartum bacteremia in the era of group B streptococcus prophylaxis. Obstet Gynecol 121(4):812, 2013.

Carey JC, Klebanoff MA, Hauth JC, et al: Metronidazole to prevent preterm delivery in pregnant women with asymptomatic bacterial vaginosis. N Engl J Med 342:534, 2000.

Castagnola DE, Hoffman MK, Carlson J, et al: Necrotizing cervical and uterine infection in the postpartum period caused by Group A *Streptococcus*. Obstet Gynecol 111:533, 2008.

Centers for Disease Control and Prevention: Community-associated methicillin-resistant *Staphylococcus aureus* infection among healthy newborns—Chicago and Los Angeles County, 2004. MMWR 55(12):329, 2006.

Chaim W, Bashiri A, Bar-David J, et al: Prevalence and clinical significance of postpartum endometritis and wound infection. Infect Dis Obstet Gynecol 8:77, 2000.

Chaim W, Horowitz S, David JB, et al: *Ureaplasma urealyticum* in the development of postpartum endometritis. Eur J Obstet Reprod Biol 15:145, 2003.

Chelmow D, Rodriguez EJ, Sabatini MM: Suture closure of subcutaneous fat and wound disruption after cesarean delivery: a meta-analysis. Obstet Gynecol 103:974, 2004.

Chelmow D, Ruehli MS, Huang E: Prophylactic use of antibiotics for non-laboring patients undergoing cesarean delivery with intact membranes: a meta-analysis. Am J Obstet Gynecol 184:656, 2001.

Chen KT, Huard RC, Della-Latta P, et al: Prevalence of methicillin-sensitive and methicillin-resistant *Staphylococcus aureus* in pregnant women. Obstet Gynecol 108:482, 2006.

Chong E, Winikoff B, Charles D, et al: Vaginal and rectal *Clostridium sordellii* and *Clostridium perfringens* presence among women in the United States. Obstet Gynecol 127:360, 2016.

Chongsomchai C, Lumbiganon P, Laopaiboon M: Prophylactic antibiotics for manual removal of retained placenta in vaginal birth. Cochrane Database Syst Rev 10:CD004904, 2014.

Combs CA, Gravett M, Garite T, et al: Intramniotic inflammation may be more important than the presence of microbes as a determinant of perinatal outcome in preterm labor. Am J Obstet Gynecol 208(1):S44, 2013.

Creanga AA, Syverson C, Seed K, et al: Pregnancy-related mortality in the United States, 2011–2013. Obstet Gynecol 130:2:366, 2017.

Crepinsek MA, Crowe L, Michener K, et al: Interventions for preventing mastitis after childbirth. Cochrane Database Syst Rev 10:CD007239, 2012.

Crum NF, Chun HM, Gaylord TG, et al: Group A streptococcal toxic shock syndrome developing in the third trimester of pregnancy. Infect Dis Obstet Gynecol 10:209, 2002.

Cunningham FG, Hauth JC, Strong JD, et al: Infectious morbidity following cesarean: comparison of two treatment regimens. Obstet Gynecol 52:656, 1978.

Declercq E, Barger M, Cabral HJ, et al: Maternal outcomes associated with planned primary cesarean births compared with planned vaginal births. Obstet Gynecol 109:669, 2007.

Demey HE, Hautekeete MI, Buytaert P, et al: Mastitis and toxic shock syndrome. A case report. Acta Obstet Gynecol Scand 68:87, 1989.

Deneux-Tharaux C, Carmona E, Bouvier-Colle MH, et al: Postpartum maternal mortality and cesarean delivery. Obstet Gynecol 108:541, 2006.

DePalma RT, Cunningham FG, Leveno KJ, et al: Continuing investigation of women at high risk for infection following cesarean delivery. Obstet Gynecol 60:53, 1982.

Dinsmoor MJ, Gilbert S, Landon MB, et al: Perioperative antibiotic prophylaxis for nonlaboring cesarean delivery. Obstet Gynecol 114(4):752, 2009.

DiZerega G, Yonekura L, Roy S, et al: A comparison of clindamycin-gentamicin and penicillin gentamicin in the treatment of post-cesarean section endomyometritis. Am J Obstet Gynecol 134:238, 1979.

Dotters-Katz SK, Smid MC, Grace MR, et al: Risk factors for postpartum septic pelvic thrombophlebitis: a multicenter cohort. Am J Perinatol 34(11):1148, 2017.

Dunnihoo DR, Gallaspy JW, Wise RB, et al: Postpartum ovarian vein thrombophlebitis: a review. Obstet Gynecol Surv 46:415, 1991.

Echebiri NC, McDoom MM, Aalto MM, et al: Prophylactic use of negative pressure wound therapy after cesarean delivery. Obstet Gynecol 125(2):299, 2015.

Filker RS, Monif GR: Postpartum septicemia due to group G streptococci. Obstet Gynecol 53:28S, 1979.

French LM, Smaill FM: Antibiotic regimens for endometritis after delivery. Cochrane Database Syst Rev 4:CD001067, 2004.

Fujiwara Y, Endo S: A case of toxic shock syndrome secondary to mastitis caused by methicillin-resistant *Staphylococcus aureus*. Kansenshogaku Zasshi 75:898, 2001.

Gallup DG, Freedman MA, Meguiar RV, et al: Necrotizing fasciitis in gynecologic and obstetric patients: a surgical emergency. Am J Obstet Gynecol 187(2)305, 2002.

Garcia J, Aboujaoude R, Apuzzio J, et al: Septic pelvic thrombophlebitis: diagnosis and management. Infect Dis Obstet Gynecol 2006(15614):1, 2006.

Geiss CS, Golshan M, Flaherty K, et al: Clinical experience with aspiration of breast abscesses based on size and etiology at an academic medical center. J Clin Ultrasound 42(9):513, 2014.

Gilstrap LC III, Cunningham FU: The bacterial pathogenesis of infection following cesarean section. Obstet Gynecol 53:545, 1979.

Goepfert AR, Guinn DA, Andrews WW, et al: Necrotizing fasciitis after cesarean section. Obstet Gynecol 89:409, 1997.

Goh T, Goh LG, Ang CH, et al: Early diagnosis of necrotizing fasciitis. Br J Surg 101(1):e119, 2014.

Goldaber KG, Wendel PJ, McIntire DD, et al: Postpartum perineal morbidity after fourth degree perineal repair. Am J Obstet Gynecol 168:489, 1993.

Grobman WA, Bailit JL, Rice MM, et al: Racial and ethnic disparities in maternal morbidity and obstetric care. Obstet Gynecol 125(6):1460, 2015.

Guerinot GT, Gitomer SD, Sanko SR: Postpartum patient with toxic shock syndrome. Obstet Gynecol 59:43S, 1982.

Haas DM, Morgan S, Contreras K: Vaginal preparation with antiseptic solution before cesarean section for preventing postoperative infections. Cochrane Database Syst Rev 12:CD007892, 2014.

Hankins GD, Hauth JC, Gilstrap LC, et al: Early repair of episiotomy dehiscence. Obstet Gynecol 75:48, 1990.

Hartmann KE, Barrett KE, Reid VC, et al: Clinical usefulness of white blood cell count after cesarean delivery. Obstet Gynecol 96:295, 2000.

Hauth JC, Gilstrap LC III, Ward SC, et al: Early repair of an external sphincter ani muscle and rectal mucosal dehiscence. Obstet Gynecol 67:806, 1986.

Hauth JC, Owen J, Davis RO: Transverse uterine incision closure: one versus two layers. Am J Obstet Gynecol 167:1108, 1992.

Heying R, van de Gevel J, Que YA, et al: Fibronectin-binding proteins and clumping factor A in *Staphylococcus aureus* experimental endocarditis: FnBPA is sufficient to activate human endothelial cells. Thromb Haemost 97:617, 2007.

Hotchkiss RS, Karl IE: The pathophysiology and treatment of sepsis. N Engl J Med 348:2, 2003.

Ismail MA, Chandler AE, Beem ME: Chlamydial colonization of the cervix in pregnant adolescents. J Reprod Med 30:549, 1985.

Jacobs-Jokhan D, Hofmeyr G: Extra-abdominal versus intra-abdominal repair of the uterine incision at caesarean section. Cochrane Database Syst Rev 4:CD000085, 2004.

Jacobsson B, Pernevi P, Chidekel L, et al: Bacterial vaginosis in early pregnancy may predispose for preterm birth and postpartum endometritis. Acta Obstet Gynecol Scand 81:1006, 2002.

Jahanfar S, Ng CJ, Teng CL: Antibiotics for mastitis in breastfeeding women. Cochrane Database Syst Rev 2:CD005458, 2013.

Jaiyeoba O: Postoperative infections in obstetrics and gynecology. Clin Obstet Gynecol 55(4):904, 2012.

Kankuri E, Kurki T, Carlson P, et al: Incidence, treatment and outcome of peripartum sepsis. Acta Obstet Gynecol Scand 82:730, 2003.

Klebanoff MA, Carey JC, Hauth JC, et al: Failure of metronidazole to prevent preterm delivery among pregnant women with asymptomatic *Trichomonas vaginalis* infection. N Engl J Med 345:487, 2001.

Klevens RM, Morrison MA, Nadle J, et al: Invasive methicillin-resistant *Staphylococcus aureus* infections in the United States. JAMA 298:1763, 2007.

Klima DA, Snyder TE: Postpartum ovarian vein thrombosis. Obstet Gynecol 111:431, 2008.

Koroukian SM: Relative risk of postpartum complications in the Ohio Medicaid population: vaginal versus cesarean delivery. Med Care Res Rev 61:203, 2004.

Kvist LJ, Rydhstroem H: Factors related to breast abscess after delivery: a population-based study. BJOG 112:1070, 2005.

Laibl VR, Sheffield JS, Roberts S, et al: Clinical presentation of community-acquired methicillin-resistant *Staphylococcus aureus* in pregnancy. Obstet Gynecol 106:461, 2005.

Lee IW, Kang L, Hsu HP, et al: Puerperal mastitis requiring hospitalization during a nine-year period. Am J Obstet Gynccol 203(4):332, 2010.

Leth RA, Uldbjerg N, Norgaard M, et al: Obesity, diabetes, and the risk of infections diagnosed in hospital and post-discharge infections after cesarean section: a prospective cohort study. Acta Obstet Gynecol Scand 90(5):501, 2011.

Lewis LS, Convery PA, Bolac CS, et al: Cost of care using prophylactic negative pressure wound vacuum on closed laparotomy incisions. Gynecologic Oncology 132(3):684, 2014.

Liabsuetrakul T, Choobun T, Peeyananjarassri K, et al: Antibiotic prophylaxis for operative vaginal delivery. Cochrane Database Syst Rev 8:CD004455, 2017.

Liabsuetrakul T, Peeyananjarassri K: Mechanical dilatation of the cervix at non-labour caesarean section for reducing postoperative morbidity. Cochrane Database Syst Rev 11:CD008019, 2011.

Livingston JC, Llata E, Rinehart E, et al: Gentamicin and clindamycin therapy in postpartum endometritis: the efficacy of daily dosing versus dosing every 8 hours. Am J Obstet Gynecol 188:149, 2003.

Lewicky-Gaupp C, Leader-Cramer A, Johnson LL, et al: Wound complications after obstetric anal sphincter injuries. Obstet Gynecol 125(5):1088, 2015.

Maberry MC, Gilstrap LC III, Bawdon RE, et al: Anaerobic coverage for intra-amnionic infection: maternal and perinatal impact. Am J Perinatol 8:338, 1991.

Mackeen AD, Berghella V, Larsen ML: Techniques and materials for skin closure in caesarean section. Cochrane Database Syst Rev 11:CD003577, 2012.

Mackeen AD, Packard RE, Ota E, et al: Antibiotic regimens for postpartum endometritis. Cochrane Database Syst Rev 2:CD001067, 2015.

Macones GA, Cleary KL, Parry S, et al: The timing of antibiotics at cesarean: a randomized controlled trial. Am J Perinatol 29(4):273, 2012.

Maharaj D: Puerperal pyrexia: a review. Part II: Obstet Gynecol Surv 62:400, 2007.

Marchocki Z, O'Donoghue M, Collins K, et al: Clinical significance of elevated high-sensitivity C-reactive protein in amniotic fluid obtained at emergency caesarean section. Am J Obstet Gynecol 208(1)S314, 2013.

Marshall BR, Hepper JK, Zirbel CC: Sporadic puerperal mastitis—an infection that need not interrupt lactation. JAMA 344:1377, 1975.

Martic K, Vasilj O: Extremely large breast abscess in a breastfeeding mother. J Hum Lact 28(4):460, 2012.

Matheson I, Aursnes I, Horgen M, et al: Bacteriological findings and clinical symptoms in relation to clinical outcome in puerperal mastitis. Acta Obstet Gynecol Scand 67:723, 1988.

McNeeley SG Jr, Hendrix SL, Bennett SM, et al: Synthetic graft placement in the treatment of fascial dehiscence with necrosis and infection. Am J Obstet Gynecol 179:1430, 1998.

Meaney-Delman D, Bartlett LA, Gravett MG, et al: Oral and intramuscular treatment options for early postpartum endometritis in low-resource settings: a systematic review. Obstet Gynecol 125(4):789, 2015.

Mediano P, Fernandez L, Rodriguez JM, et al: Case-control study of risk factors for infectious mastitis in Spanish breastfeeding women. BMC Pregnancy Childbirth 14:195, 2014.

Moues CM, Heule F, Hovius SE: A review of topical negative pressure therapy in wound healing: sufficient evidence? Am J Surg 201(4):544, 2011.

Naeem M, Rahimnajjad MK, Rahimnajjad NA, et al: Comparison of incision and drainage against needle aspiration for the treatment of breast abscess. Am Surg 78(11):1224, 2012.

Nathan L, Leveno KJ: Group A streptococcal puerperal sepsis: historical review and 1990s resurgence. Infect Dis Obstet Gynecol 1:252, 1994.

O'Higgins AC, Egan AF, Murphy OC, et al: A clinical review of maternal bacteremia. Int Gynaecol Obstet 124(3):226, 2014.

Okumura K, Schroff R, Campbell R, et al: Group A streptococcal puerperal sepsis with retroperitoneal involvement developing in a late postpartum woman: case report. Am Surg 70:730, 2004.

Owen J, Andrews WW: Wound complications after cesarean section. Clin Obstet Gynecol 27:842, 1994.

Owen J, Hauth JC: Episiotomy infection and dehiscence. In Gilstrap LC III, Faro S (eds): Infections in Pregnancy. New York, Liss, 1990, p 61.

Patel M, Kumar RA, Stamm AM, et al: USA300 genotype community-associated methicillin-resistant *Staphylococcus aureus* as a cause of surgical site infection. J Clin Microbiol 45 (10):3431, 2007.

Que YA, Haefliger JA, Piroth L, et al: Fibrinogen and fibronectin binding cooperative for valve infection and invasion in *Staphylococcus aureus* experimental endocarditis. J Exp Med 201:1627, 2005.

Quyn AJ, Johnston C, Hall D, et al: The open abdomen and temporary abdominal closure systems—historical evolution and systematic review. Colorectal Dis 14(8):e429, 2012.

Ramin SM, Gilstrap LC: Episiotomy and early repair of dehiscence. Clin Obstet Gynecol 37:816, 1994.

Ramin SM, Ramus R, Little B, et al: Early repair of episiotomy dehiscence associated with infection. Am J Obstet Gynecol 167:1104, 1992.

Reid VC, Hartmann KE, McMahon M, et al: Vaginal preparation with povidone iodine and postcesarean infectious morbidity: a randomized controlled trial. Obstet Gynecol 97:147, 2011.

Rimawi BH, Soper DE, Eschenbach DA: Group A streptococcal infections in obstetrics and gynecology. Clin Obstet Gynecol 55(4):864, 2012.

Robbie LA, Dummer S, Booth NA, et al: Plasminogen activator inhibitor 2 and urokinase-type plasminogen activator in plasma and leucocytes in patients with severe sepsis. Br J Haematol 109:342, 2000.

Rose CH, Blessitt KL, Araghizadeh F: Episiotomy dehiscence that required intestinal diversion. Am J Obstet Gynecol 193:1759, 2005.

Rotas M, McCalla S, Liu C, et al: Methicillin-resistant *Staphylococcus aureus* necrotizing pneumonia arising from an infected episiotomy site. Obstet Gynecol 109:533, 2007.

Rouse DJ: Prophylactic negative pressure wound therapy. Obstet Gynecol 125:297, 2015.

Rouse DJ, Landon M, Leveno KJ, et al: The Maternal-Fetal Medicine Units cesarean registry: chorioamnionitis at term and its duration—relationship to outcomes. Am J Obstet Gynecol 191:211, 2004.

Schorge JO, Granter SR, Lerner LH, et al: Postpartum and vulvar necrotizing fasciitis: early clinical diagnosis and histopathologic correlation. J Reprod Med 43:586, 1998.

Schummer W, Schummer C: Two cases of delayed diagnosis of postpartal streptococcal toxic shock syndrome. Infect Dis Obstet Gynecol 10:217, 2002.

Schwarz RJ, Shrestha R: Needle aspiration of breast abscesses. Am J Surg 182:117, 2001.

Semrau K, Kuhn L, Brooks DR, et al: Dynamics of breast milk HIV-1 RNA with unilateral mastitis or abscess. J Acquir Immune Defic Syndr 62(3):348, 2013.

Semsarzadeh NN, Tadisina KK, Maddox J, et al: Closed incision negative-pressure therapy is associated with decreased surgical-site infections: a meta-analysis. Plast Reconstr Surg 136(3):592, 2015.

Shahabi S, Klein JP, Rinaudo PF: Primary psoas abscess complicating a normal vaginal delivery. Obstet Gynecol 99:906, 2002.

Sheffield JS: Methicillin-resistant *Staphylococcus aureus* in obstetrics. Am J Perinatol 30(2):125, 2013.

Sherman D, Lurie S, Betzer M, et al: Uterine flora at cesarean and its relationship to postpartum endometritis. Obstet Gynecol 94:787, 1999.

Siriwachirachai T, Sangkomkamhang US, Lumbiganon P, et al: Antibiotics for meconium-stained amniotic fluid in labour for preventing maternal and neonatal infections. Cochrane Database Syst Rev 11:CD007772, 2014.

Smaill FM, Grivell RM: Antibiotic prophylaxis versus no prophylaxis for preventing infection after cesarean section. Cochrane Database Syst Rev 10:CD007482, 2014.

Stafford I, Hernandez J, Laibl V, et al: Community-acquired methicillin-resistant *Staphylococcus aureus* among patients with puerperal mastitis requiring hospitalization. Obstet Gynecol 112(3):533, 2008.

Stehman FB: Infections and inflammations of the breast. In Hindle WH (ed): Breast Disease for Gynecologists. Norwalk, Appleton & Lange, 1990, p 151.

Stock L, Basham E, Gossett DR, et al: Factors associated with wound complications in women with obstetric and sphincter injuries (OASIS). Am J Obstet Gynecol 208(4):327.e1, 2013.

Subramaniam A, Jauk VC, Figueroa D, et al: Risk factors for wound disruption following cesarean delivery. J Matern Fetal Neonatal Med 27(12):1237, 2014.

Sun J, Ding M, Liu J, et al: Prophylactic administration of cefazolin prior to skin incision versus antibiotics at cord clamping in preventing postcesarean infectious morbidity: a systematic review and meta-analysis of randomized controlled trials. Gynecol Obstet Invest 75(3):175, 2013.

Sutton AL, Acosta EP, Larson KB, et al: Perinatal pharmacokinetics of azithromycin for cesarean prophylaxis. Am J Obstet Gynecol 212(6):812.e1, 2015.

Swank ML, Wing DA, Nicolau DP, et al: Increased 3-gram cefazolin dosing for cesarean delivery prophylaxis in obese women. Am J Obstet Gynecol 213(3):415.e1, 2015.

Swanson A, Lau KK, Kornman T, et al: Primary psoas muscle abscess in pregnancy. Aust N Z J Obstet Gynaecol 48(6):607, 2008.

Swartz MN: Cellulitis. N Engl J Med 350:904, 2004.

Swift SH, Zimmerman MB, Hardy-Fairbanks AJ: Effect of single-use negative pressure wound therapy on postcesarean infections and wound complications for high-risk patients. J Reprod Med 60(5–6):211, 2015.

Tita AT, Szychowski JM, Boggess K, et al: Adjunctive azithromycin prophylaxis for cesarean delivery. N Engl J Med 375(13):1231, 2016.

Thomsen AC, Espersen T, Maigaard S: Course and treatment of milk stasis, noninfectious inflammation of the breast, and infectious mastitis in nursing women. Am J Obstet Gynecol 149:492, 1984.

Treszezamsky AD, Feldman D, Sarabanchong VO: Concurrent postpartum uterine and abdominal wall dehiscence and *Streptococcus anginosus* infection. Obstet Gynecol 118(2):449, 2011.

Tsai PS, Hsu CS, Fan YC: General anaesthesia is associated with increased risk of surgical site infection after cesarean delivery compared with neuraxial anaesthesia: a population-based study. Br J Anaesth 107(5):757, 2011.

Tulandi T, Al-Jaroudi D: Nonclosure of peritoneum: a reappraisal. Am J Obstet Gynecol 189:609, 2003.

Tuuli MG, Liu J, Stout MJ, et al: A randomized trial comparing skin antiseptic agents at cesarean delivery. N Engl J Med 374(7):647–55, 2016.

Tuuli MG, Rampersad RM, Carbone JF, et al: Staples compared with subcuticular suture for skin closure after cesarean delivery: a systematic review and meta-analysis. Obstet Gynecol 117(3):682, 2011.

Twickler DM, Setiawan AT, Harrell RS, et al: CT appearance of the pelvis after cesarean section. AJR Am J Roentgenol 156:523, 1991.

Udagawa H, Oshio Y, Shimizu Y: Serious group A streptococcal infection around delivery. Obstet Gynecol 94:153, 1999.

Uygur D, Yesildaglar N, Kis S, et al: Early repair of episiotomy dehiscence. Aust N Z J Obstet Gynaecol 44:244, 2004.

Ward E, Duff P: A comparison of 3 antibiotic regimens for prevention of postcesarean endometritis: an historical cohort study. Am J Obstet Gynecol 214(6):751.e1, 2016.

Watts DH, Krohn MA, Hillier SL, et al: Bacterial vaginosis as a risk factor for post-cesarean endometritis. Obstet Gynecol 75:52, 1990.

Wechter ME, Pearlman MD, Hartmann KE: Reclosure of the disrupted laparotomy wound. A systematic review. Obstet Gynecol 106:376, 2005.

Wetchler SJ, Dunn LJ: Ovarian abscess. Report of a case and a review of the literature. Obstet Gynecol Surv 40:476, 1985.

Witlin AG, Sibai BM: Postpartum ovarian vein thrombosis after vaginal delivery: a report of 11 cases. Obstet Gynecol 85:775, 1995.

Worley KC: Postoperative complications. In Yeomans ER, Hoffman BL, Gilstrap LC III, et al (eds): Cunningham and Gilstrap's Operative Obstetrics, 3rd ed. New York, McGraw-Hill Education, 2017.

Yildirim G, Gungorduk K, Asicioglu O, et al: Does vaginal preparation with povidone-iodine prior to cesarean delivery reduce the risk of endometritis? A randomized controlled trial. J Matern Fetal Neonatal Med 25(11):2316, 2012.

第 38 章 避妊
Contraception

- 子宮内器具 ……………………………………… 840
- プロゲスチンインプラント …………………… 848
- プロゲスチン単独避妊法 ……………………… 849
- ホルモン剤による避妊方法 …………………… 850
- バリア法 ………………………………………… 856
- 妊娠可能期間を知る方法 ……………………… 858
- 殺精子剤 ………………………………………… 858
- 緊急避妊法 ……………………………………… 859
- 産褥避妊 ………………………………………… 859

From the evidence available, it appears to be tolerably satisfactorily demonstrated that in women who copulate at frequent intervals the tube must be regarded as a species of receptaculum seminis, in which spermatozoa are always present and waiting for the ovum, and that fertilization usually occurs in the tubes and only rarely in the uterus.

—J. Whitridge Williams (1903)

　毎年アメリカでは全妊娠の約半数が計画外妊娠である（Finer, 2016）．これらは避妊方法の失敗や避妊法を使わないことによって生じている．特に，2011～2013年の妊娠を望んでいない性的に活発なアメリカ人女性の7％は，いかなる避妊法も使っていない（Daniels, 2015）．

　避妊を望む女性にとっては有効な避妊法があり選択することができる（表38-1）．これらの方法では，理想的な使用法と典型的な使用法とでは避妊をし始めた最初の1年間で妊娠する確率にはかなりの差異がみられる．同様にWHOもこれらの失敗率を基に避妊法の効果についてグループ分けした（表38-1）．インプラントと子宮内避妊具は避妊成功率が一番高い．これらの方法は計画外妊娠の確率を下げ，長期作用型可逆的避妊法（long-acting reversible contraception：LARC）として捉えられている．アメリカ産婦人科学会（ACOG）（2017c）はこのWHOが発表したグループ分けと高い計画外妊娠率を認識している．したがって，学会は臨床医に避妊希望者にすべての避妊手段法を説明したうえで，有効性が高いLARCを勧めることを推奨している．

　副作用のない避妊法はないが，避妊することは妊娠するよりもリスクが低い．しかし，病気や治療のための薬物は避妊の危険を増加させることがある．WHO（2015）はさまざまな健康状態にある女性に高い効果をもち，また可逆的なすべての避妊法の使用法について**医学的適格性基準（Medical Eligibility Criteria）**というエビデンスに基づいたガイドラインを提示した．次いで各国でこれらを改訂した．**アメリカの医学的適格性基準（United States Medical Eligibility Criteria：US MEC）**をCDCが改訂した（Curtis, 2016b）．US MECのガイドラインやこうした更新はhttp://www.cdc.gov/reproductivehealth/UnintendedPregnancy/Contraception_Guidance.htm.で閲覧可能である．

　US MECでは可逆的な避妊方法をその類似性により六つに分類している．混合型避妊薬（combination hormonal contraceptives：CHCs），プロゲスチン単独薬（progestin-only pills：POPs），メドロキシプロゲステロン酢酸エステル（depot medroxyprogesterone acetate：DMPA），インプラント，レボノルゲストレル徐放型子宮内器具

表 38-1 アメリカ人女性における避妊法を用いた最初の 1 年での避妊失敗率

方法[a]	理想的な使用法	一般的な使用法
第一階層：最も効果の高い避妊法		
子宮内避妊器具		
レボノルゲストレル	0.2	0.2
銅付加型 T380A	0.6	0.8
レボノルゲストレルインプラント	0.05	0.05
女性不妊手術	0.5	0.5
男性不妊手術	0.1	0.15
第二階層：超効果的避妊法		
混合型ピル	0.3	9
腟リング	0.3	9
パッチ	0.3	9
DMPA	0.2	6
プロゲスチン単独ピル	0.3	9
第三階層：効果的避妊法		
コンドーム		
男性用	2	18
女性用	5	21
ダイアフラムと殺精子剤	6	12
Fertility-awareness		24
スタンダードデイズ法	5	
ツーデイ法	4	
排卵法	3	
症候体温法	0.4	
第四階層：効果の低い避妊法		
殺精子剤	18	28
スポンジ		
経産婦	20	24
未産婦	9	12
WHO カテゴリー外		
腟外射精	4	22
避妊なし	85	85

[a] 避妊効果によって分類した方法. (Data from Trussell, 2011a)

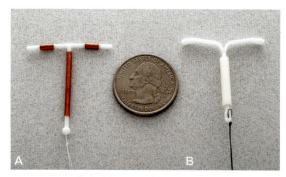

図 38-1　子宮内避妊器具（IUDs）
A. パラガード T 380A　銅付着型 IUD.
B. ミレーナ　レボノルゲストレル放出子宮内避妊器具.
(Reproduced with permission from Stuart GS: Contraception and sterilization. In Hoffman BL, Schorge JO, Bradshaw KD, et al: Williams Gynecology, 3rd ed. New York, McGraw-Hill Education, 2016)

子宮内器具

　世界的に，妊娠可能な女性の 14 ％が子宮内避妊具を使用しており，アメリカでは，避妊婦の 10 ％がこの方法を使用している（Buhling, 2014；Daniels, 2015）．現在，アメリカで使用が承認されている 5 種類の子宮内避妊器具（intrauterine devices：IUDs）は化学反応によって銅もしくはレボノルゲストレルが持続的に溶出される．これらは T 字形でバリウムが添加されており放射線不透過性となっている．ミレーナとリリタは長さ 32×32 mm で T 字の部分から 52 mg のレボノルゲストレルが放出されるようなしくみとなっている（図 38-1）．ミレーナは茶色，リリタは青色の 2 本のひもが末梢側についていて，抜去するときに引けばよいようになっている．スカイラ（一部の国では Jaydess という名称）は 13.5 mg のレボノルゲストレルを含有している．スカイラは 28×30 mm と全体的に小さくなっていて，未経産の子宮によりぴったり装着される（Gemzell-Danielsson, 2012）．カイリーナはスカイラと同じ大きさだが，19.5 mg のレボノルゲストレルを含有している．抜去用のひもはスカイラでは茶色，カイリーナでは青色である．スカイラとカイリーナは垂直軸とアーム近くの銀のリングによってミレーナやリリタとは視覚的にも超音波的にも区別することができる．現在ミレーナとカイリーナは 5 年の，スカイラとリリタは 3 年の継続使用が許可されている．

(levonorgestrel-releasing intrauterine system：LNG-IUS），銅付加型子宮内器具（copper intrauterine devices：Cu-IUDs）である．健康状態により，各方法の安全性は 1 ～ 4 に分類される（表 38-2）．①使用に対し制限がない，②効果がリスクを上回る，③リスクが効果を上回る，④容認できない過度な健康被害をもたらす．

　あるいは，基礎疾患や強い希望により，女性もしくは男性の不妊手術が永久避妊法として選ばれたり，勧められたりすることもある（ACOG, 2017b）．これらはすべて第 39 章で解説する．

表38-2 避妊法の禁忌と注意点

状　態	CHC[a]	POP	DMPA	Implants	LNG-IUS	Cu-IUD
	1＝制限なし 2＝効果がリスクを上まわる 3＝リスクが効果を上まわる 4＝容認できない健康障害がある この表で，空欄になっているところはカテゴリー1または2を示す					
産褥　＜21日＜30日	4/3					
21〜42日	2/3[b]					
産後感染症					4	4
35歳以上の喫煙	3/4[c]					
現在の乳癌	4	4	4	4	4	
乳癌後再発なしの状態が5年以上	3	3	3	3	3	
複数の心血管リスク	3/4[d]		3			
コントロール良好または軽度の慢性高血圧	3					
収縮期血圧≧160または拡張期血圧≧100	4		3			
血管疾患	4		3			
複雑型心臓弁膜症	4					
周産期心筋症	3/4[d]					
急性のVTE[e]またはVTEの既往	3/4[d]					
血栓症	4					
手術に伴う長期臥床	4					
多発性硬化症に伴う臥床	3					
糖尿病＞20年または血管疾患	3/4[d]		3			
糖尿病と臓器障害	3/4[d]		3			
肥満外科手術と吸収不良	3[f]	3				
炎症性腸疾患	2/3[d]					
肝硬変（重症，非代償性）	4	3	3	3	3	
肝腫瘍[g]	4	3	3	3	3	
症候性胆嚢疾患	3					
混合型避妊薬関連の胆汁うっ滞	3					
GC/CTのリスクあり					3	3
子宮内腔彎曲					4	4
妊娠性絨毛疾患の経過観察中					4	4
ホスアンプレナビル	3					
酵素誘導性抗てんかん薬[h]	3	3				
ラモトリギン	3					
リファンピン/リファブチン	3	3				

CHC：混合型避妊薬，POP：プロゲスチン単独薬，DMPA：メドロキシプロゲステロン酢酸エステル，Implant：インプラント，LNG-IUS：レボノルゲストレル徐放型子宮内器具，Cu-IUD：銅付加型子宮内器具.

表 38-2 避妊法の禁忌と注意点（続き）

状 態	開始/継続 (S/C)					
	S/C	S/C	S/C	S/C	S/C	S/C
現在または過去の虚血性心疾患の罹患	4	2/3	3	2/3	2/3	
脳卒中	4	2/3	3	2/3		
前徴のある片頭痛	4	2/3	2/3	2/3	2/3	
原因不明の不正出血[j]			3	3	4/2	4/2
治療前の子宮頸癌					4/2	4/2
妊娠性絨毛疾患の経過観察中					4/2	4/2
現在の骨盤内炎症性疾患または子宮頸管炎					4/2	4/2
関節リウマチ				2/3[k]		
急性ウイルス性肝炎		4/2				
骨盤結核					4/3	4/3
SLEと抗体陽性または不明の抗リン脂質抗体症候群	4	3	3	3	3	
SLEと重症血小板減少症				3		3/2
複雑な臓器移植	4				3/2	3/2

[a] 混合型ホルモン避妊薬（CHC）グループはピルや腟リング，パッチを含む．
[b] 35歳以上，分娩時の輸血，BMI 30以上，産後出血，帝王切開，喫煙，子癇がある場合はスコアが増加する．
[c] 1日15本以上の喫煙はこの年齢ではリスクカテゴリー4に分類される．
[d] リスクカテゴリーは危険因子と重症度によって分類される．
[e] 表在性血栓症を含む．
[f] 内服薬のみ該当．リングやパッチはカテゴリー1に分類される．
[g] 良性肝腺腫または肝細胞癌．
[h] フェニトイン，バルビツレート，カルバマゼピン，オキスカルバゼピン，プリミドン，トピラマートを含む．
[i] 開始/継続のうち開始はこの方法が患者に開始されるかどうかの場合で，継続は特定の避妊法をしている女性が初めてこの状態になった場合にこの方法を継続するリスクに関してのスコアを表している．
[j] 評価されていないもの．
[k] 長期にステロイド使用に伴う骨折の危険があるもの．
GC/CT：淋菌/*Chlamydia trachomatis*，SLE：全身性エリテマトーデス．

(Compiled from Curtis, 2016b; Merck, 2015; Teva Women's Health, 2014)

三つ目はT 380A IUDで，**Paragard**と名づけられ，銅線が巻き付けてあり，軸からは2本のひもが出ている．元来，ひもは青色であったが現在は白色である．現在，10年の継続使用が許可されている（Teva Women's Health, 2011）．

現在市場に出ているこれら三つのIUDに加えて，生産中止となったIUDを使用している女性もいるかもしれない．S字が縦に並んでいるような形の**Lippes Loop**，カニ型の**Dalkon Shield**，数字の7の形の**Copper 7**がある．**Progestasert**は初期のT字型プロゲスチン放出子宮内避妊器具である．最後に，金属を溶出しているリング型の器具はアジアでは一般的である．

■ 避妊作用

これらのすべてのIUDsは効果的である．失敗率は1%を下回り，おおむね卵管結紮術での避妊失敗率と同様である（Thonneau, 2008；Trussell, 2011b）．これらの明確な作用機序はわかっていないが，避妊の効果は支持されている．

LNG-IUSは炎症反応に加え，長時間のプロゲスチン放出が子宮内膜を萎縮させ正常な着床を妨げる（Silverberg, 1986）．さらに，プロゲスチンにより粘性で少量の頸管粘液となり，精子の運動を妨害する（Apter, 2014；Moraes, 2016）．特に銅含有の器具では，子宮内で局所的な子宮内膜の激しい炎症が引き起こされる．この炎症細胞およ

び液体成分は子宮内膜組織と子宮内腔および卵管内の液体中に放出され，精子と卵子の生存能力が低下する（Ortiz, 2007）．また，万が一受精が起こっても，同様の炎症反応が胚盤胞に起こる．加えて，特に銅付加型子宮内避妊具では頸管粘液内の銅の濃度が増加し，精子の運動率と生存率を低下させる（Jecht, 1973）．LNG-IUSは排卵を一部抑制しているが，Cu-IUDは排卵抑制はしていないので，これらのことがIUDの避妊効果を最も高めている要因と考えられる（Nilsson, 1984）．

■ IUD装着による特有の副作用

◆ 異所性妊娠

IUD装着によるいくつかの特有な合併症を表38-2に示した．過去にはIUDは異所性妊娠の確率を増加させると認識されていたが，その後事実が明らかになってきている．具体的には，IUDは避妊の有効な手段であり，異所性妊娠の絶対数を非避妊女性の割合と比較して半減させる（WHO, 1985, 1987）．しかし，IUDは**子宮内の着床妨害**により避妊効果をもたらす．そのため，IUDによる避妊に失敗するとより多くの妊娠が異所性となる可能性がある（Backman, 2004；Furlong, 2002）．

◆ 器具紛失

子宮からのIUD脱落は挿入1ヵ月目で最もよくみられる．そのため，装着後約1ヵ月で検査をする．通常は月経後に子宮頸部から出ているひもを確認する．この後は月経後に毎月ひもを確認するよう指導する．IUDの種類にかかわらず，3年間でIUD脱落率は10％である（Madden, 2014；Simonatto, 2016）．これは25歳以下の女性でさらに高くなる（Jatlaoui, 2017）．

IUDのひもが見えなくなってしまった場合には，脱落してしまったか子宮を穿孔してしまったか，もしくは位置が異常である可能性がある．あるいは器具の位置は正常であっても子宮頸管や子宮内腔に器具の尾が折られた状態で装着されていることもある．ひもを探すためには，まずは妊娠を除外してから，サイトブラシを子宮頸部でひもを巻き付けるようにくるくる回していると，腟のほうへ出てくることがある．うまくいかなかったら，Randall stone鉗子や先端にフックがついている特殊な棒の器具でひもや器具を回収するように子宮腔内を注意深く探る．

ひもが見えないからといって器具が脱落してしまったと思い込んではいけない．したがって，ひもが見えなかったり，確認できなかったりしたら経腟超音波断層法で子宮内の器具の有無を確認することができる．多くの症例で従来の超音波で十分にIUDの位置を同定することができるが，3D超音波では特にLNG-IUDがより見えやすくなる（Moschos, 2011）．もし超音波検査ではっきりしないもしくは器具が見当たらないようであれば，腹部単純X線撮影を行う．CTや，あまり一般的ではないが，MRI検査も選択肢にあがる（Boortz, 2012）．1.5テスラと3テスラのMRI検査はIUDが入っていても安全に行える（Ciet, 2015）．

◆ 子宮穿孔

子宮にゾンデやIUDを装着する際に子宮穿孔が起こることがある．それは内診時に想定していた子宮の大きさ以上に器具が進んで入ってしまったときにわかる．1,000件に1件起こるといわれ，産褥期や授乳期，不慣れな術者による手技，子宮の過屈曲によるものが含まれる（Harrison-Woolrych, 2003；Heinemann, 2015）．器具が子宮内に自然に入っていっても，ほとんどの穿孔は装着時に起こるか，少なくとも挿入時に始まっている（Ferguson, 2016）．

急性穿孔では，子宮底部に起こることがほとんどであるが，穿孔周囲の子宮筋が収縮するため出血は少ないことが多い．器具を抜去した後，活動性，持続性の出血を認めなければ経過観察で可能である．まれに子宮外側の穿孔を起こすと，子宮動脈損傷により活動性の出血を起こし，止血目的に緊急の腹腔鏡手術や開腹術を要することがある．根拠に基づいているわけではないが，どのような穿孔の後も広域スペクトラムの抗菌薬の単回使用が感染を軽くする可能性がある．

慢性穿孔では，器具がさまざまな角度で子宮筋に穿通する．患者は無症状のこともあるが，腹痛，子宮出血，またはひもが欠損していることが手がかりになることもある（Kaislasuo, 2013）．子宮内に器具がある場合は通常子宮鏡によって除去可能である．逆に子宮壁をほぼ穿孔した，または完全に穿孔した場合は腹腔鏡下で容易に除去することができる．とりわけ，子宮外のCu-IUDは，しばしば強い局所的炎症反応および癒着を誘発する（Kho, 2014）．したがって開腹手術が必要とな

る可能性があり，腸管の前処置などが検討されることがある．S状結腸や膀胱の穿孔，腸閉塞は挿入とはほぼ関係ないと報告されている（Sano, 2012；Xu, 2015；Zeino, 2011）．

◆月経変化

IUD使用により月経困難症や過多月経になることがある（Aoun, 2014；Grunloh, 2013）．これらはNSAIDsや抗線溶薬であるトラネキサム酸で治療されることが多い（Godfrey, 2013；Madden, 2012；Sørdal, 2013）．2種類のIUDのうち，Cu-IUDでは重度の出血を起こすことがある．出血が多く鉄剤の服用を要するような鉄欠乏性貧血になることもある．LNG-IUSの場合，装着から半年は不正出血が認められることがある．その後，30％の女性は使用2年後に，60％は12年後に無月経になると報告されている（Ronnerdag, 1999）．このことがしばしば月経困難症の改善につながる．

◆感　染

上部生殖器感染のリスクは，IUD挿入後の最初の数ヵ月が最も高い（Farley, 1992；Turok, 2016）．病原体は淋菌，*Chlamydia trachomatis*，および腟細菌叢が含まれる．性感染症（sexually transmitted diseases：STD）リスクのある女性は，IUD挿入の前またはその時点でスクリーニングされるべきである（CDC, 2015；Sufrin, 2012）．無症状であれば淋菌やクラミジア，細胞診の結果を待っている間のIUD装着を遅らせる必要はないといわれている（Birgisson, 2015）．これらが認められれば，無症状であればIUDは装着したままで，第65章にならって治療できることもある．重要なことは，IUD装着前の**漫然とした予防的抗菌薬投与は推奨されない**ということである（Grimes, 2012；Walsh, 1998）．さらにいうと，アメリカ心臓協会（AHA）ではIUD装着時の感染性心内膜炎の予防を推奨していない（Nishimura, 2014）．

STDのリスクが低いであろうIUD使用者において，装着開始から1ヵ月の感染リスクは増加しない．同様に，STD低リスク者がIUDによって不妊になることはたとえ可能性があるとしても，ほとんどない（Hubacher, 2001）．ACOG（2015c, 2016a）は若年層を含むSTDの感染リスクが低い人たちにもIUDがよい適応になると勧めている．また，IUDはHIV感染者でも安全で効果的であり，他の免疫抑制状態の患者であっても使用することができるだろう（CDC, 2015；Tepper, 2016a）．

感染が起こると，状態により広域抗菌薬投与が必要となることがある．膿瘍のない**骨盤内炎症性疾患（pelvic inflammatory disease：PID）**は感染の重症度に応じ外来または入院ベースで抗菌薬で治療される．理論上はIUDが入っていると感染を増悪させ，回復を遅らせているかもしれない．医療従事者はこの状態でIUDの抜去を選択するかもしれないが，軽～中等度のPIDではIUDを子宮内に残したまま治療することを支持する報告がある（CDC, 2015；Tepper, 2013）．48～72時間の治療後に感染が改善しない場合はそのIUDは抜去する．IUDに関連して卵管卵巣膿瘍が起こってしまったら，積極的に広域スペクトラム抗菌薬を静脈投与しIUDを抜去する．最後に，**敗血症性流産**の場合は迅速な子宮内容除去術と抗菌薬投与が必要とされる．

まれに**膿瘍形成**を起こし，増殖速度が遅く，グラム陽性で嫌気性の腟常在菌である*Actinomyces israelii*（イスラエル放線菌）がある．IUD使用者の腟の常在菌や細胞診検査でより頻繁に認められるとの報告がある（Curtis, 1981；Kim, 2014）．IUD使用者で放線菌が認められても，無症状なら抜去せず抗菌薬も投与しないのが現在推奨されている方針である（ACOG, 2017c；Lippes, 1999；Westhoff, 2007a）．しかし，もし放線菌保持者で感染の徴候や症状がある場合は，IUDを抜去し抗菌薬治療をするべきである．発熱，体重減少，腹痛，不正出血や帯下異常が感染の初期症状としてあげられる．放線菌はグラム陽性菌をカバーする抗菌薬，特にペニシリン系に感受性がある．

◆IUD装着に伴う妊娠

IUDを装着している女性が妊娠した場合は異所性妊娠を除外するべきである．子宮内妊娠の場合，子宮頸部からIUDのひもが見えたらそれを注意深く引き出しIUDを抜去する．これによって自然流産や絨毛膜羊膜炎，早産のリスクが低下する（Fulkerson Schaeffer, 2017；Kim, 2010）．子宮内にIUDが残存したままでは54％の流産率と17％の早産率を認めるとの報告がある．Cu-IUDを迅速に抜去した場合は流産率は25％で早

産率は4％であったと報告されている（Tatum, 1976）．LNG-IUS に関するデータは少なく，ほとんどが Cu-IUD に関するものである．

ひもが見えない場合に，IUD を見つけ出し抜去しようとすると流産してしまうことがある．しかしひもが見えなくても，超音波や子宮鏡を併用し IUD を確認し抜去することに成功している報告もある（Pérez-Medina, 2014；Schiesser, 2004）．胎児が生存可能な週数に達した後の IUD の残存，抜去の安全性に関しては明確にはわかっていない．IUD の残存と胎児奇形の増加の関連は大きく関与していない（Tatum, 1976；Vessey, 1979）．

第2三半期の流産では IUD が残存していると，感染率が高くなり（Vessey, 1974），劇症型や致死的な敗血症になる．子宮内に IUD が入った状態で妊娠した女性に骨盤内感染の徴候が少しでもあれば，広域抗菌薬治療を始め，迅速な子宮内容除去術を要する．こういった感染のリスクがあるので，妊娠初期に IUD を抜去できなかった場合は妊娠初期の中絶も選択肢として与えられるべきである．IUD 装着のまま分娩に至った場合は，分娩時に IUD を抜去する．

■ IUD 装着
◆ タイミング

脱落や子宮穿孔のリスクを減らすために，完全な子宮復古を認める少なくとも出産後6週程度まで待つこともある．パークランド病院では出産後3週間は経過観察し，出産後6週もしくは子宮復古を認めたら IUD を装着している．

感染がなければ，流産や人工妊娠中絶，分娩後にすぐに装着することができる（Lopez, 2015a；Okusanya, 2014）．また，この「すぐに」という意味は mifepristone による中絶や人工中絶後1週間後である（Sääv, 2012；Shimoni, 2011）．IUD 脱落のリスクはこれらの妊娠の直後に装着すると若干増加する（Whitaker, 2017）．しかし，伝統的な時期を待ってから装着する場合より，すぐに装着したほうが IUD が保持される女性の割合が多かった．時期を待つと挿入のために来院しない女性もいる（Bednarek, 2011；Chen, 2010）．

中絶後すぐの装着法は子宮のサイズにより違う．第1三半期の子宮内容除去術後では，IUD は使用説明書どおりに挿入できる．子宮腔が大きい場合は超音波ガイド下でリング鉗子を用いて挿入する（Drey, 2009；Fox, 2011）．

経腟分娩や帝王切開直後では，IUD は用手的またはインサータやリング鉗子を用いて挿入する（Levi, 2015；Xu, 1996）．これらの方法のいずれを用いても，挿入の前に IUD のアームをインサータチューブ内に折り畳む必要はない．帝王切開のときに留置する場合は，用手的にあるいはインサータを用いて，切開された子宮筋層から子宮底部で留置する．もう片方の手で子宮底部の外側を押さえ，子宮を支える．そしてひもを丁寧に子宮頸部方向へ出す．経腟分娩後に IUD を器具を用いて挿入する場合は，胎盤娩出後腟壁を修復した後，会陰修復する前に手袋を換える．子宮頸部前唇をリング鉗子で把持する．もう一つのリング鉗子で IUD を把持し，子宮腔に挿入し底部に到達させる．経腟分娩後に用手的に IUD を挿入させる場合は，人差し指と中指で IUD を挟み挿入する．いずれの場合も，腹部に手に置き子宮底部に IUD が到達していることを触知する（Stuart, 2017；The ACQUIRE Project, 2008）．

妊娠後ではない通常の装着であれば，子宮頸部が軟らかく非月経時よりいくぶんか拡張している月経の最終日あたりに挿入する．より装着しやすい時期であり，妊娠も除外することができるからである．しかしほかの時期にも装着することはできる．確実に妊娠していないことがわかっていて挙児希望がなければ，いつでも装着可能である．

◆ 手 法

装着の前に禁忌事項がないか確認し，説明をして書面で同意を得る．鎮痛のため経口 NSAIDs を使用し，コデインと併用することもできる（Ngo, 2015）．NSAIDs，ミソプロストール内服や，傍子宮頸管ブロックなどが IUD 装着の際の鎮痛効果を上げるというエビデンスはない（Bednarek, 2015；Hubacher, 2006；Mody, 2012；Pergialiotis, 2014）．局所リドカイン製剤のうち，2％ゲルは有効ではないが，新しいゲルとスプレーの両方とも有効かもしれない（Aksoy, 2016；Lopez, 2015b；Tornblom-Paulander, 2015）．双手診にて子宮の向きと大きさを確認する．挿入できないような異常がないか判断する．粘液膿性子宮頸管炎やひどい腟炎は，IUD 装着の前に適切に治療しておくべきである．

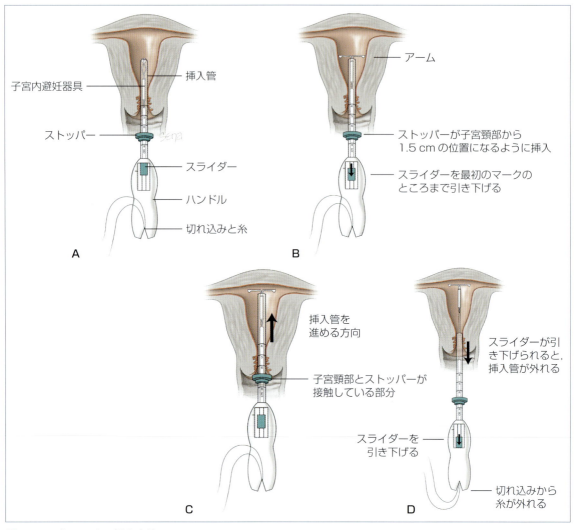

図 38-2　ミレーナの挿入方法
まず最初にスライダーの後方についている糸を外す．
スライダーが一番上まで上がっていることを確認し，器具のアームが水平に位置するよう調節する．挿入管の先端からストッパーの先端までの長さが，測定しておいた子宮内腔の長さと合うようにストッパーの位置を調節する．
A. 2本の糸を手前に引いて**ミレーナ**本体を挿入管の中に引き入れる．そしてハンドルの切れ込み部に糸をしっかりと固定する．図では挿入管は短縮して描かれている．挿入管を子宮口から子宮内に注意深く挿入する．アームが開くようにするため，ストッパーが外子宮口から1.5〜2 cmの位置になるように挿入する．
B. ハンドルを固定したまま，スライダーを挿入管のハンドルのマーク位置まで手前に引き下げるとアームが開く．
C. ストッパーが子宮頸部に触れるまで挿入管を注意深く押し上げる．
D. 挿入管を固定した状態でスライダーを一番下まで引き下げると挿入管から本体が外れる．糸は自動的に切れ込みから外れる．挿入管を抜き，IUDの糸を切る．
(Reproduced with permission from Stuart GS: Contraception and sterilization. In Hoffman BL, Schorge JO, Bradshaw KD, et al: Williams Gynecology, 3rd ed. New York, McGraw-Hill Education, 2016)

　子宮頸部の周囲を消毒薬でぬぐい，滅菌された器具とIUDを用意する．支持鈎で子宮頸部を把持し，鈎をやさしく牽引して子宮内腔と頸部をまっすぐにする．子宮の方向と内腔の深さを確認する．ミレーナやパラガードの特殊な装着法は図38-2，図38-3を参照されたい．また，各々の箱に取り扱い説明が書かれている．
　挿入すると，子宮頸部から垂れた糸が見える．この糸を頸部から3〜4 cm程度腟へ出るように切り，長さを記録しておく．もし器具が適切に装

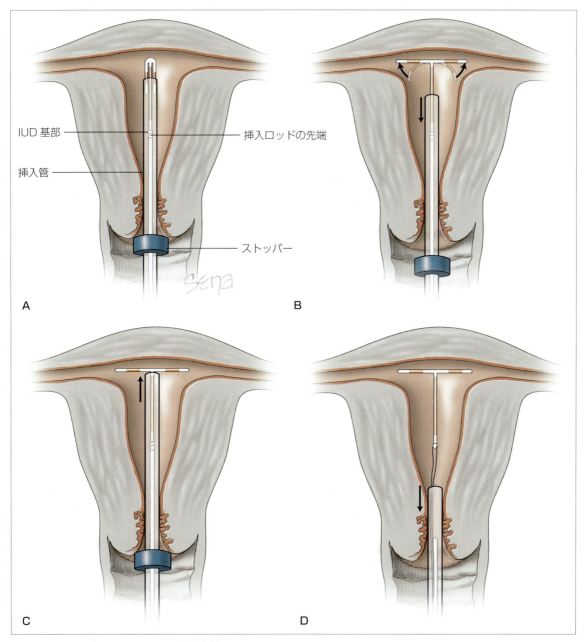

図 38-3 パラガード T 380A の挿入方法
器具の挿入5分前までに子宮の大きさなどを測定し，IUD を挿入管の中に入れる．挿入管の外側についている青色のストッパーの下端から IUD の先端までが子宮内腔の長さとなるよう挿入管を調節する．アームが開く方向と青色のストッパーの平面を合わせる．
A．IUD 本体の入った挿入管を子宮内に挿入する．長く固く白い挿入ロッドは IUD の基部に接している．ストッパーが子宮頸部に触れるまで挿入する．
B．IUD のアームを開くために，挿入管と挿入ロッドをしっかり持ち，挿入管を 1 cm 程度引き下げる．
C．挿入ロッドではなく挿入管を注意深く押し上げ子宮内に進め，底部で抵抗を感じたところでやめる．挿入している間挿入ロッドを押し上げてはならない．
D．まず挿入ロッドを抜きその後挿入管を抜く．子宮口は糸だけが見えている状態でこの糸を子宮口から 3〜4 cm を残して切る．
(Reproduced with permission from Stuart GS: Contraception and sterilization. In Hoffman BL, Schorge JO, Bradshaw KD, et al: Williams Gynecology, 3rd ed. New York, McGraw-Hill Education, 2016)

着されていない疑いがあるときは，超音波を用いて器具の場所を確認する．IUD が子宮内に適切に装着されていない場合は，抜去し新しい器具を装着し直す．脱落したり一部脱落したような器具は再装着してはいけない．

プロゲスチンインプラント

エトノゲストレルインプラント

エトノゲストレルインプラントはプロゲスチンを含ませた細く柔らかいシリンダーで，皮下に埋め込むと何年もホルモンが分泌されるしくみになっている．Nexplanon という種類のインプラントは 68 mg のエトノゲストレルを含み，エチレン酢酸ビニル共重合体で覆われた棒状のものである．インプラントは肘の上腕二頭筋長腱溝より 8〜10 cm 頭側の上腕皮下内側面に，腕の長軸に沿って埋め込む．3 年間の避妊効果があり，交換の際は，同部または対側の腕に再留置する（Merck, 2016a）．

Nexplanon は X 線非透過性であり，皮下留置をアシストするように設計されたインサータがあり，深部への挿入を防いでいる．この Nexplanon はインプラノンにとって代わった．インプラノンは X 線透過性である．インプラノンを探すときには 10〜15 MHz のリニアアレイトランスデューサーを用いた超音波で検出できる（Shulman, 2006）．超音波検査をしたが，追加の情報が必要なときは MRI 検査が必要になることもある（Correia, 2012）．両者とも形態，薬理学的に似ている．また両者は非常に効果が高く，プロゲスチン単独産生による避妊作用機序は後ほど詳細を述べる（Croxatto, 1998；Mommers, 2012）．インプラノンは FDA の承認を受け安全であるが現在は販売されていない．

レボノルゲストレルインプラント

最初のプロゲスチンインプラントはレボノルゲストレル（LNG）を含有し，アメリカ以外の国ではいまだに使用されている．もともと Norplant-2 と名づけられた Jadelle は LNG を放出し，シリコン製の棒を 2 本皮下に挿入することで 5 年間の避妊効果をもたらす．5 年後に抜去し，希望があれば同側に入れ替える（Bayer Group, 2015）．Jadelle は FDA で承認を得たがアメリカでは市場に出て流通することはなかった．Sino-implant II は Jadelle と同様，150 mg の LNG を含み作用機序も同じであったが，避妊効果は 4 年間であった．Sino-implant II は中国製でアジアおよびアフリカなど 20 ヵ国で使用が許可されている（FHI 360, 2012）．

エトノゲストレルインプラントのようなインプラントは肘関節より約 8 cm 頭側の内側皮下に挿入し，抜去法も同様である．インプラントの種類によって挿入方法が異なるため使用説明書を参考にするべきである．両者とも効果の高いインプラントである（Sivin, 1998；Steiner, 2010）．

これらの先駆けは Norplant System で，LNG 含有で六つのシリコン製の棒を埋め込むものであった．2002 年に製造販売中止となった．

LNG とエトノゲストレルインプラントを比較するデータはほとんど認めない．2.5 年の使用による効果率と中断率とが近似していたという報告が一つある（Bahamondes, 2015）．

プロゲスチンインプラント法における特有の副作用

不正性器出血はプロゲスチン単独インプラント使用によくある副作用である．インプラントに特有なリスクは主に挿入の位置異常に由来する．第一に，埋込みが深すぎるか，挿入位置のわからなくなってしまったインプラントの捜索が侵襲的であると，内側前腕皮神経を損傷することがある．臨床現場では前腕の前内側のしびれや感覚異常が報告されている（Wechselberger, 2006）．第二に触知不可能な器具はまれではなく，その場所を探すために放射線学的画像検査が必要になるかもしれない．また補助診断として，乳腺腫瘍手術時に用いるフックワイヤーを深部にあるインプラントをマーキングするため抜去前に使用する方法をとる施設もある（Nouri, 2013）．もし画像検査にて Implanon や Nexplanon が見つからなければ，エトノゲストレルの血中濃度によってインプラントが局所にあることが確かめられる．この特別な検査は検査会社に協力してもらう必要がある（1-877-467-5266）．

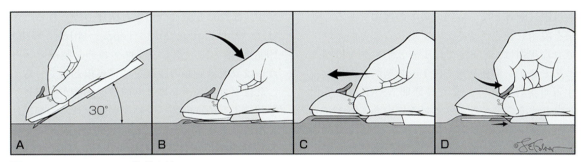

図 38-4　Nexplanon の装着方法
滅菌されたペンで上腕骨内顆から近位側に 8 ～ 10 cm のところの挿入する場所に印をつける．そこから腕の長軸に沿って近位側 4 cm の部分にもう一つ印をつける．消毒し，挿入する予定の部分に 1 ％リドカインで局所麻酔をする．
A．器具をもって針のキャップを取り除く．器具の内側に針が入っている．針と皮膚との角度を 30°にして皮膚を貫く．
B．皮膚に針が完全に刺さったら，器具を水平に寝かせる．
C．針が皮下をゆっくり水平に進んでいき針が皮膚で覆われることが重要である．
D．針が完全に挿入されたら，器具の上についているレバーを自分の方へ引く．針は器具の方へ戻り，インプラントのみが皮下へ装着される．皮膚から器具を離し，患者とともに 4 cm のインプラントが皮下に装着されていることを触って確認する．

■ インプラント装着
◆ タイミング

現在ホルモン薬による避妊をしていない場合は，エトノゲストレルインプラントは月経開始から 5 日以内に装着するのが望ましい．LNG 放出型インプラントである場合は，月経開始 7 日までに装着した場合，装着後 24 時間以内に避妊効果が確立される（Sivin, 1997；Steiner, 2010）．インプラントへの移行方法は，経口避妊薬（combination oral contraceptive：COC）の場合は偽薬初日に，メドロキシプロゲステロン酢酸エステルのデポ剤（DMPA）は次回注射時に，POP は最終内服時から 24 時間以内にインプラントを装着する（Merck, 2012a）．確実に妊娠していない女性の場合，別の時期に装着し，装着後 1 週間は別の方法で避妊をする．妊娠に関連することでは，分娩や流産，中絶の後は退院の前にインプラントを装着することもできる（Sothornwit, 2017）．

◆ Nexplanon の装着手法

患者を横に寝かせ，利き手と逆側の前腕と手の内側が上を向くようにまっすぐに伸ばしてから肘を曲げる．上腕骨内顆の 8 ～ 10 cm 近位側に滅菌したペンで挿入位置をマーキングする．4 cm 近位側に二つ目のマーキングをし，インプラント挿入の目印をスケッチする．Nexplanon 装着は無菌操作で行う．まず消毒し，1 ％リドカインで予定挿入方向に沿って皮下に局所麻酔を行う．そしてインプラントを図 38-4 のように挿入する．挿入後は患者も術者も皮下に装着されている 4 cm のインプラントの両端を触って確認する．内出血を抑えるため，圧迫包帯を腕に巻いて，翌日包帯をとる．

インプラントの抜去時は，滅菌下でインプラントの近位側の端を押し下げて，末梢側のインプラントを皮膚に向かって浮き出させる．浮き出た膨らみに沿って局所麻酔を行い，腕の長軸に沿い肘関節に向かって 2 mm の皮膚切開をする．インプラントの近位端を切開創に向かって押し出す．インプラントの端が見えたら止血鉗子で把持し取り除く．インプラント周囲の癒着が強い場合は止血鉗子を創部に入れて癒着をはがしながら抜去する．

プロゲスチン単独避妊法
■ 作用，副作用

プロゲスチン単独製剤には前述したインプラントや経口避妊薬（COCs），注射製剤がある．基本的な避妊作用機序は黄体化ホルモン（luteinizing hormone：LH）を抑制して排卵を抑制することである．他の作用としては，頸管粘液の粘性を増加させ精子の侵入を防御し，子宮内膜を萎縮させ着床を妨げる．プロゲスチン単独の場合は，中止すればすぐに妊孕性が回復するが，DMPA は後述するように例外的である（Mansour, 2011）．

どのプロゲスチン単独製剤による避妊法でも，不正出血は明らかに不都合なものである．不正出

血は継続困難となる症例の最多の理由である．効果を説明し安心させることで足りることが多い．厄介な出血は，COCsでは1～2サイクル以内，エストロゲン単独製剤では1～3週間以内に改善する可能性があり，また短期間NSAIDsを併用したりすることで改善する可能性がある（Abdel-Aleem, 2013）．幸いにも継続していくとプロゲスチンにより子宮内膜が萎縮して無月経になっていく．このことはカウンセリングを十分に受けた患者にとっては利点となることが多い．

多くのプロゲスチン単独避妊法は脂質代謝や血糖値，血栓関連因子，肝機能，甲状腺機能に影響を及ぼさない（Dorflinger, 2002）．しかしながらDMPAではLDL（low-density lipoprotein）コレステロール値を増加させ，HDL（high-density lipoprotein）コレステロール値を低下させるため，心血管リスクのある患者では好ましくない（Kongsayreepong, 1993）．

プロゲスチン単独法では母乳産生を害さないため授乳期の女性に最適である．また生殖器や肝臓，乳腺の悪性腫瘍を増加させない（Samson, 2016；Wilailak, 2012；WHO, 1991a, b, 1992）．体重増加や骨折もこの方法では顕著な副作用ではない．ただし，後述するDMPAは例外である（Lopez, 2012a, 2013a）．プロゲスチン単独法の群では機能性卵巣囊胞を多く認めるが通常治療の必要はない〔ヨーロッパ生殖医学会（ESHRE），2001；Hidalgo, 2006；Nahum, 2015〕．最後に，うつとDMPAやPOPsとの関連は明らかではない（Civic, 2000；Pagano, 2016；Svendal, 2012；Westhof, 1995）．うつの女性でこれらの治療が選択されるかもしれないが，はじめから注意深く観察しておくことが望ましいだろう．

■ プロゲスチンの禁忌

これらの方法は多くの女性にとって最適なものであるが，表38-2に示したいくつかの禁忌と慎重投与がある．現在の乳癌罹患，妊娠の二つは絶対禁忌である．メーカーの規制がUS MECと異なる点がいくつかある．第一に，メーカーは血栓症や血栓塞栓症は禁忌事項としている（Merck, 2016a；Pfizer, 2015a, b）．しかしながら，US MECはこれらをカテゴリー2に分類している．さらに，プロゲスチン単独避妊法では血栓塞栓症，脳卒中，または心臓血管疾患と関連づけられることはない（Mantha, 2012；Tepper, 2016b；WHO, 1998）．第二に，多くのプロゲスチン製剤でメーカーは異所性妊娠の既往を禁忌事項としている．これはプロゲスチンにより卵管運動能が低下し，それにより子宮内腔へ受精卵が運ばれるのが遅れるため派生する．とはいえ，効果的な避妊は全体的な妊娠率を下げる．しかし，US MECは既往異所性妊娠に関し，プロゲスチンの注射剤やインプラントはカテゴリー1に，プロゲスチン単独ピルはカテゴリー2に分類している．

ホルモン剤による避妊方法

これらには現在，エストロゲンプロゲスチン製剤，プロゲスチン単独製剤がある．プロゲスチン単独の注射剤や錠剤は非常に効果的と考えられるが，患者のコンプライアンスがよくなければならないため第2選択の手段である．同様に，エストロゲンとプロゲスチンの両方を含む混合型避妊薬（combination hormonal contraception：CHC）も第2選択の手段である．これらには錠剤や腟リング，パッチ製剤がある．

■ 作用機序

CHCsの避妊作用機序は複雑であるが，最も重要な作用は視床下部へのゴナドトロピン放出ホルモンの抑制である．このことにより卵巣を刺激するFSH（follicle-stimulating hormone）とLHの下垂体分泌が抑制され排卵が抑制される．プロゲスチン成分は，LHを抑えることで排卵を抑制させ，その結果頸管粘液の粘性が増加し，精子の侵入を抑え，子宮内膜への着床を妨げる．エストロゲン成分はFSHを抑えることで排卵を抑制する．エストロゲンはまた子宮内膜を安定させ，**破綻出血**として知られる不正出血を防ぐ．これは実に効果的な方法であり，可逆的である（Mansour, 2011）．

■ 経口避妊薬
◆ 成分

COCsはアメリカでは最もポピュラーな避妊法である．2006～2010年までの調査によると，アメリカ人女性の16％がこの方法で避妊をしてい

た（Daniels, 2015）．COCs はさまざまなエストロゲンとプロゲスチンの組み合わせで販売されている．また，たいていのものに後発品が存在するが，FDA（2016）はその後発品の生物学的同等性を認めている．ACOG（2015a）は先発品も後発品もどちらも使用可能と認めている．

　薬理学的にエチニルエストラジオールがアメリカにおける COCs 製剤に含有されているエストロゲン成分のなかで最も多い成分である．まれにメストラノールや吉草酸エストラジオールが使用される．エストロゲンの望ましくない効果によって乳房の圧痛，体重増加，吐き気，頭痛などが起こる．

　COCs はプロゲステロンやテストステロン，スピロノラクトンに構造上の関連があるプロゲスチンの一つも含んでいる．そのため，これらのプロゲスチンはプロゲステロンやアンドロゲン，エストロゲン，グルココルチコイド，ミネラルコルチコイドの受容体と結合する．ピル関連の多くの副作用がこの受容体親和性で説明がつき，プロゲスチン製剤を互いに比較するために使われる．

　COCs で用いられる多くのプロゲスチンはテストステロンと関連しており，痤瘡や LDL と HDL 値への悪影響などアンドロゲンに関連した副作用がみられる．これらの副作用を減らすために，抗アンドロゲン性プロゲスチンが導入されており，**ジエノゲストおよびノメゲストロール酢酸エステル**がその例である．後者は，アメリカ外で承認された COCs で使用されている．こうした薬理学的な違いがあるにもかかわらず，プロゲスチンの違いによる利点は不明確である（Lawrie, 2011；Moreau, 2007）．

　別のプロゲスチンである**ドロスピレノン**はスピロノラクトンに似た構造をもつ．現在販売されている COCs の用量はこの利尿ホルモンの 25 mg 相当の効果をもつ（Seeger, 2007）．ドロスピレノンは抗アンドロゲン作用をもち，抗アルドステロン作用により水分保持が最小限になる．また抗ミネラルコルチコイド作用によりカリウム保持作用があり高カリウム血症となる可能性もある（Krattenmacher, 2000）．したがって，腎機能，副腎機能障害や肝機能障害のある女性は服用を避ける．さらにいうと，カリウム保持作用のある薬剤を内服している患者は，開始した最初の月は血中カリウム濃度をモニタリングすることを勧める．これらには NSAIDs やアンジオテンシン変換酵素（angiotensin-converting enzyme：ACE）阻害薬，アンジオテンシン受容体拮抗薬，ヘパリン，アルドステロン拮抗薬，カリウム保持性利尿薬などがあげられる（Bayer HealthCare Pharmaceuticals, 2015）．

　COCs 開発以来，エストロゲンやプロゲスチンの含有量は副作用を軽減するために著しく減量されてきた．現在の最少許容量は，避妊効果があり受け入れがたいほどの破綻出血を起こさせない程度の量に制限されている．そのため 1 錠中のエチニルエストラジオール含有が 10 〜 50 μg までのものがあり，多くは 35 μg かそれ以下である．

　いくつかの COCs では，プラセボ錠剤に鉄分が含まれている．そのような COCs の場合，名前の末尾に Fe がついている．さらに**ビーヤーズ**の実薬，偽薬ともに葉酸-レボメル酸カルシウムが含まれている．

　1 相性ピルと呼ばれるものは，プロゲスチンの量が 1 周期の間一定量である．一方，プロゲスチン量が変化するものを **2 相性**，**3 相性**，**4 相性**といい，周期中の用量の変化する回数によって規定されている．製剤によってはエストロゲン量も異なる．一般的に，段階型ピルは避妊効果や生理周期の安定化に影響を与えない程度に，1 周期中のプロゲスチン量が低くなるよう開発されてきた．低いプロゲスチン量による理論的利点は臨床においては証明されていない（Moreau, 2007）．また生理周期も 1 相性から 3 相性では同等のようである（van Vliet, 2011a, b, c）．

◆ 投与法

　ホルモンは決まった期間（21 〜 81 日間）毎日内服し，それから「pill-free interval」と呼ばれる期間（4 〜 7 日間）に偽薬を飲む．この休薬期間中に消退出血がみられる．

　副作用を軽減するためにエストロゲン量を減量する傾向にあり，卵胞発育と排卵への懸念がある．これに対し，実薬期間を 24 日間に延長する製剤も出てきた．これらの 24/4 法はエストロゲン高用量の 21/7 法と同様に作用する（Anttila, 2011；Marr, 2012）．

　別法として，実薬期間を長くして，離脱症状を最小限にした方法が導入され，従来の方法と比べ

て安全性も有効性も同等と示されている（Edelman, 2014）．この延長された周期は13週間周期で，つまり実薬を12週間使用し，それに続く1週間が休薬による月経となる．**アメジスト**という製品は365日間実薬を飲み続けるものである．こういった長く持続的な方法はひどい月経困難症の患者には特に適しているかもしれない（Mendoza, 2014）．

　一般的にはCOCsは月経初日から開始するのがよい．この場合には補助的な避妊をする必要はない．より伝統的な"Sunday start"の場合は，月経が始まってから最初の日曜日に開始する．このやり方の場合，妊娠を避けるために1週間は他の避妊法もとる必要がある．もし月経が日曜日から開始した場合はその日から内服を開始して他の避妊法をとる必要はない．別法である"Quick Start"法はいつから始めてもよく，一般的には周期に関係なく，処方された当日に始めることが多い．開始最初の1週間は他の避妊法もとる（Westhoff, 2002, 2007b）．もし，Quick Start法を始めたときにすでに妊娠していたとしてもCOCsには催奇形性はない（Lammer, 1986；Rothman, 1978；Savolainen, 1981）．しかし，COCを開始してから生理が来ないときに妊娠検査を行うべきである．同様に，同じ日に避妊リングやパッチも同時に開始することができる（Murthy, 2005；Schafer, 2006）．

　最大の効果を発揮させるためには，ピルは毎日同時刻に飲むのがよい．1錠飲み忘れた場合，直ちに飲み忘れの分を服用し，その日の予定分の服用も時間どおりにする．2日以上飲み忘れた場合は，直近の飲み忘れの分を服用し，その日は予定どおり服用すれば，その後実薬を継続している7日間は避妊効果がある（Curtis, 2016a）．消退出血が認められない場合は，妊娠を除外しつつ内服を継続する．

　COCs開始初期は点状出血や破綻出血はよく認められる．これは避妊が失敗しているわけではなく，多くは1〜3周期で認められなくなってくる．不正出血が持続する場合，出血が錠剤パックの前半で起こる場合はピルのエストロゲン量を増量し，出血が錠剤パックの二番目の部分で起こる場合はプロゲスチンを増量することで改善する可能性がある（Nelson, 2011）．

■ 混合型経口避妊薬投与による特有の副作用
◆ 薬物相互作用

　いくつかの薬剤はCOCsの効果を減弱させるので，別の避妊方法を選択することが好ましい．しかしながら，こうした薬剤使用者が併用する場合は，エチニルエストラジオールが最低30 μgは含有されているものを選択するべきである．逆に，COCsの一部は特定の薬物の作用を妨げる（表38-2参照）．

　肥満女性においてもCOCsは非常に有効である（Lopez, 2016）．いくつかの研究では，ホルモンの生物学的利用能の低下が指摘されているが，全体的な有効性は高いままである（Nakajima, 2016；Westhoff, 2010；Yamazaki, 2015）．しかし，後述するように経皮パッチでは肥満患者においては薬物動態が変わり，有効性は減弱するという強いエビデンスがある．

◆ 代謝性変化

　CHCは脂質合成を変化させ，一般的にはCOCsにより血液中の中性脂肪値，総コレステロール値を増加させる．エストロゲンはLDLコレステロール濃度を低下させるが，HDLコレステロールと超低密度リポタンパク質（VLDL）コレステロール値を増加させる．経口避妊薬にはアテローム生成はなく，脂質に対する影響はとるに足らないものである（Wallach, 2000）．脂質異常症の女性では，限られたデータではあるが，COCsが心筋梗塞と最小限の静脈血栓か脳梗塞のリスクを増加させることを示唆した（Dragoman, 2016）．複数の心血管疾患のリスクのあるものでは，別の避妊法を勧めている．

　COCsはタンパク代謝に影響を与え，エストロゲンは肝臓でのさまざまなグロブリン産生を促進する．まず，エストロゲンの用量に正比例して，血中のフィブリノゲンとさまざまな凝固因子の濃度が上昇し，それに伴い血栓症が引き起こされることがある．アンジオテンシノゲンの産生もCOCsにより増加し，レニンからアンジオテンシンⅠへの変換により後述するピル誘発性高血圧が引き起こされる可能性がある．最後に，COCsは性ホルモン結合グロブリン（sex hormone-binding globulin：SHBG）を増加させることで，体内で利用可能なテストステロン濃度が低下し，アンドロゲンに起因する副作用を軽減させている．

糖代謝の点では，幸いなことに最近の低用量製剤の使用は糖尿病でない女性に対してわずかな影響があるだけである（Lopez, 2014）．そして，糖尿病のリスクは増加しない（Kim, 2002）．糖尿病患者でも20年未満の罹患歴で，関連する血管疾患，腎障害，網膜症または神経障害がない非喫煙者ではCOCsを使用することができる（Curtis, 2016b）．

他の代謝変化では，甲状腺結合グロブリンおよび甲状腺刺激ホルモン（thyroid-stimulating hormone：TSH）レベルは上昇するが，遊離血漿サイロキシン（FT_4）レベルは変化しない（Raps, 2014）．COCsと体重増加との関連は支持されていない（Gallo, 2014）．

◆ 心血管系への影響

血中のアンジオテンシノゲン（レニン基質）は増加するにもかかわらず，COCs製剤を使用している女性に臨床上有意な高血圧が認められることはまれである（Chasan-Taber, 1996）．しかしながら，患者が血圧とほかの症状を検査するために，COCs開始後8〜12週間後に受診することはよくあることである．

初めての避妊方法を選択する際，妊娠高血圧の既往によってCOCs使用が制限されることはない．うつ病，急性心筋梗塞，末梢動脈疾患はCOC使用者でよりリスクが高くなり，COCsはUS MECカテゴリー3に分類されている（Curtis, 2016b）．末期臓器障害などを起こしている重症な高血圧の場合にはCOC使用はできない．

35歳未満の非喫煙者では虚血性または出血性脳卒中のリスクは極めて低い（WHO, 1996）．COCs使用者では，虚血性脳卒中のリスクがわずかに増加している（Chan, 2004；Lidegaard, 2012）．高血圧や喫煙，閃輝性暗点やその他の神経症状を伴う片頭痛にCOCsを使用した場合に大幅に上がる（MacClellan, 2007；Tepper, 2016c）．前徴を伴わない片頭痛患者の脳卒中リスクはあまり明確ではない（Etminan, 2005；Schürks, 2009）．健康で正常血圧で若く，非喫煙者であれば，神経症状を伴わない片頭痛患者でのCOC使用は避妊法の選択肢にあげることができるとしている．脳卒中の既往のある患者において，再発のリスクがあるためCOCsを選択するべきではない．

心筋梗塞の既往のある患者では，COCsは選択されるべきではない．また，喫煙，高血圧，高齢，糖尿病のような複数の心血管疾患の危険因子を多数有する患者もまた心筋梗塞の危険が避妊による利益を上回る．しかし，これらの危険因子がない場合は低用量のCOCsは心筋梗塞のリスクをあげない（Margolis, 2007；WHO, 1997）．

COCs使用の女性における深部静脈血栓症と肺塞栓症のリスクは昔から知られてきた（Stadel, 1981）．これらのリスクは明らかにエストロゲンの用量と関連があり，10〜35μgのエチニルエストラジオールを含有している低用量製剤によって発生率は大幅に下げられてきた．COC使用者の静脈血栓塞栓症（venous thromboembolism：VTE）発症率は年に10万人に対し4〜5人である．COCs使用者でのVTEの発生率は，非使用者に比べて3〜5倍に増加する（Shaw, 2013；van Hylckama Vlieg, 2009）．肥満は，COCs使用者にとってVTEリスクを上昇させる因子である（Horton, 2016；Suchon, 2016）．したがって，肥満はCOCs使用においてUS MECカテゴリー2とみなされている．35歳以上の喫煙者においてVTEリスクは顕著に増加するので，COCsは勧められない．VTE発症リスクが最も高い女性は血栓性素因をもつ者である（ESHRE Capri Workshop Group, 2013）．さらに，大きな手術を受ける前の月にCOCsを使用していると，手術後のVTEのリスクが2倍になるかもしれない（Robinson, 1991）．そのため，ACOG（2016d）は手術前にはCOCsによる血栓形成の影響をなくすために必要な4〜6週間の間に，計画外妊娠とVTEと術後の動けない期間によるリスクのバランスをとるように推奨している．また，産褥初期でもVTEのリスクは高くなるため，分娩後4週間以内でのCOCs使用は推奨されていない．

COCsに含まれるプロゲスチンは，血栓塞栓症発症の割合と関連する．ドロスピレノン含有のCOCsでVTE発症リスクがわずかに上昇するという二つの報告がある．したがって，FDAではこれらのCOCs使用の場合は患者の利益とVTEのリスクを評価して使用するべきとしている（FDA, 2012；Jick, 2011；Parkin, 2011）．デソゲストレルとgestodeneも同様な関与とリスク上昇が示唆されている（Stegeman, 2013；Vinogradva, 2015).

◆ 発　癌

　多くの研究でCOCsと発癌リスクの上昇との関連はないことが示唆されている（Cibula, 2010）．それどころか，卵巣癌と子宮体癌が減少するという報告もされている（Collaborative Group on Epidemiological Studies of Ovarian Cancer, 2008；Tsilidis, 2011）．例外として，COCsを服用中の女性では子宮頸部異形成や子宮頸癌の相対危険度は増加するが，服用を中止すればこのリスクは下がる．服用中止後10年以上経過すると，これらの発症リスクはCOCs未使用者と同じに戻る（International Collaboration of Epidemiological Studies of Cervical Cancer, 2007）．COCs使用が乳癌の発症に関与するかどうかは明確ではないが，大規模な研究により現在の使用者ではリスクはないか，もしくは低リスクであると示された．また服用中止後は時間とともにそのリスクは低下する（Collaborative Group on Hormonal Factors in Breast Cancer, 1996；Marchbanks, 2002）．

　以前はCOCs使用と肝臓の**限局性結節性過形成**や**良性の肝腺腫**との関連を指摘されてきたが，大規模な研究では支持されなかった（Heinemann, 1998）．さらに，肝細胞癌のリスクを増加させるというエビデンスもない（Maheshwari, 2007）．肝限局性結節性過形成の女性ではCOCsは使用されても構わないが，肝腺腫や肝細胞癌の女性では使用を避ける（Kapp, 2009b）．大腸癌の発症率はCOCs使用歴のある女性で低いようである（Bosetti, 2009；Luan, 2015）．

◆ その他の影響

　胆汁うっ滞や胆汁うっ滞性の黄疸はまれであるが，COCsを中止すると改善することがある．活動性の肝炎を有する女性にはCOCsを始めるべきではないが，すでに服用をしている間に肝炎が再燃した場合は服用を継続できるかもしれない．こうした女性がプロゲスチン単独製剤を服用することは制限されない．さらに，治癒した女性が服用を制限される理由もない．軽度の代償性肝硬変ではCOCsやプロゲスチン単独製剤の使用は制限されない．しかし，重度の代償性肝硬変ではすべてのホルモン製剤を避けるべきである（Kapp, 2009a）．

　顔面や額の色素沈着は「肝斑」と呼ばれ，妊娠中にこのような変化を起こした女性によりみられやすい．低用量のエストロゲン製剤ではめったに起こらない（第4章参照）．以前は機能性卵巣嚢胞の治療としてCOCsが使用されていたこともあったが，低用量のCOCs製剤では嚢胞の治療や予防に関する効果はない（ESHRE, 2001；Grimes, 2014）．

　COCsには避妊以外の多くの効果が認められる（ACOG, 2016c）．そして避妊の必要がなくても，こうした効果を目的として使用されているのも事実である．月経困難症および重症な過多月経はCOCs使用で軽減される．ほかに痤瘡や多毛症といったアンドロゲン作用を改善する作用がある．いくつかの研究でドロスピレノン含有COCsの**Yaz**において月経前不快気分障害（premenstrual dysphoric disorder：PMDD）が改善したという報告がある（Lopez, 2012b；Pearlstein, 2005；Yonkers, 2005）．

■ 経皮吸収型避妊薬

　Ortho Evraパッチにはエチニルエストラジオールとプロゲスチンノルエルゲストロミンが含まれている．内側に粘着剤とホルモンが含まれ，外側は耐水性になっている．そのため，効果を低下させることなくパッチをつけたまま風呂，シャワー，プール，サウナ，ジャグジー風呂にも入れる．パッチは殿部や上腕，下腹部，上半身に貼ることができるが，胸部は避ける．ホルモン剤は粘着剤と結合するため，きちんと皮膚に貼らないとホルモンの吸収と効果が低下する．そのため，テープでの補強が必要なくらい粘着性が悪ければ，貼り替えたほうがよい．

　パッチの開始時期はCOCsと同様で，1週間ごとにパッチを貼り替え3週間続ける．4週目はパッチを貼らず，その間に消退出血が起こる．パッチは7日以内に貼り替えるのが理想的だが，実際は9日目までホルモンの効果はある．パッチの貼り替えが遅れても2日間は猶予がある（Abrams, 2001）．

　一般的に，経皮吸収型避妊薬や腟リングはCOCsと同様の代謝変化や副作用，効果を示す．しかしながら，経皮吸収型避妊薬はいくつかの研究でVTEのリスクがより上昇することを指摘されてきた（Cole, 2007；Jick, 2010；Lidegaard,

2012).これを受けて，パッチ製剤ではVTEのリスクが他のCOCsと比較して増加する可能性があり，FDA（2015b）は，相対リスクの見積りが1.2〜2.2の範囲であることを示すパッチのラベルを承認した．90 kg以上の肥満では避妊効果が低下することがある（Janssen Pharmaceuticals, 2015；Zieman, 2002）．最後に，貼付部の局所反応，乳房緊満感はパッチ貼付を開始した周期により頻繁にみられる（Urdl, 2005）．

■ 腟リング

NuvaRingはさらにもう一つの混合型ホルモン避妊法で，柔らかい腟内装着タイプのリングである．エチレン酢酸ビニルでできており，リングの直径は54 mm，断面は4 mmの大きさである（図38-5）．挿入するときはリングを小さく潰し，腟内で広げる．腟内ならどこに装着してもよい．リングの芯からエチニルエストラジオールとプロゲスチンエトノゲストレルが放出され，腟上皮から吸収される．リングは冷蔵保存し，いったん取り出した場合の保存可能期間は4ヵ月である．月経開始5日以内に挿入し3週間後に抜去する．1週間休み，その間に消退出血が起こる．4週目にまだリングが腟内に残っていても避妊効果は継続する（Merck, 2016b）．

この方法の患者満足度は高いが，腟炎やリング関連のトラブル，帯下異常などがよく起こる（Lopez, 2013b；Oddsson, 2005）．それにもかかわらず，下部生殖管や子宮内膜上皮への悪影響は認められていない（Lete, 2013；Veres, 2004）．リングは，腟剤やタンポンと同時に使用することができる（Haring, 2003；Verhoeven, 2004a, b）．約70％のパートナーが性交時にリングの感触がわかる（Dieben, 2002）．もし違和感があれば，性交の間は抜去し3時間以内にリングを再挿入すれば効果は持続する．

■ プロゲスチン注射用避妊薬

3ヵ月ごとに150 mgの筋肉注射をする酢酸デポメドロキシプロゲステロン（DMPA）（Depo-Provera）や2ヵ月ごとに200 mgの筋肉注射をするノルエチステロンエナント酸は，長い間世界中で使われている避妊用プロゲスチン注射製剤である．アメリカで使用可能なDMPAは三角筋

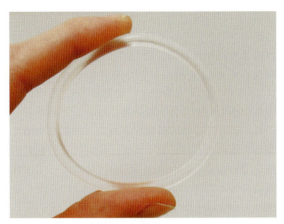

図38-5　NuvaRing
エストロゲンプロゲスチン放出腟リング．

や殿筋に注射し，確実に薬剤を緩徐に放散させるため注射後のマッサージは避ける．ほかにはdepo-subQ provera104という皮下注射薬もあり，前腕または腹部の皮下組織に3ヵ月ごとに注射する．

DMPAは効果の高い方法である．そして，他のプロゲスチン単独製剤と同様に，排卵抑制，頸管粘液の粘性の増加，受精卵の着床に好ましくない子宮内膜の産生により避妊効果をもたらす．月経開始5日以内に最初の注射をする．24時間以内に一定の避妊効果を発揮するのに十分な血中濃度になる．したがって，月経開始5日以内に注射できれば，追加の避妊法は必要ない．Quick Start法や月経周期に関係なくDMPAを開始する方法を支持する報告は限られている．この方法を行う場合，注射前に妊娠反応陰性であることを確認し，注射後1週間は他の避妊法も追加し，また3〜6週間後に妊娠初期を同定するため2回目の妊娠検査を行うことを勧める（Rickert, 2007；Sneed, 2005）．DMPA使用と催奇形性の関連はない（Katz, 1985）．販売メーカーは前回の筋肉注射から13週以上もしくは皮下注射から14週以上経過してしまった場合は，再注射をする前に妊娠を除外することを推奨している（Pfizer, 2015a, b）．

◆ 作用機序と副作用

プロゲスチン注射は3ヵ月ごとのスケジュールという利便性があり，避妊効果はCOCsと同等か上回り，母乳分泌障害は最小限か認められない．長期使用者は無月経のため鉄欠乏症貧血になりにくくなり，1年使用すると50％で，5年後に

は80％に無月経が認められる．

　他のプロゲスチン単独避妊法と同様に，不正出血はよく認められる．そして，1/4の女性が不正出血のために最初の1年で使用をやめてしまう（Cromer，1994）．DMPAに特徴的なことは，使用を中止してから長く無排卵になることがあり，これにより妊孕性の再開が遅れる．注射をやめてから1/4の患者が最高1年間，規則的な月経の再開を認めない（Gardner，1970）．したがって，妊娠前の短い期間のみ避妊をしたい人はDMPAを選択しないほうがよいかもしれない．

　他のプロゲスチン製剤と同様に，DMPAは他の点では健康な女性における心血管イベントまたは脳卒中との関連はない．しかし重症の高血圧をもったDMPA使用者において脳卒中のリスクが増加したという報告がある（WHO，1998）．さらに，US MECは血管疾患に罹患しているか心血管疾患に関する複数のリスクをもつ女性がDMPAを使用している場合，DMPAの低エストロゲン作用や血中のHDL濃度の低下について懸念を表明している．

　体重増加は一般的にDMPAによって起こり，これらの両デポー製剤で同等の増加である（Bahamondes，2001；Vickery，2013；Westhoff，2007c）．長期使用者において，骨密度の低下を招く可能性がある（Petitti，2000；Scholes，1999）．造骨中の若年層や閉経後に骨密度が低下していく閉経期前後の女性に最も影響があるため，2004年にFDAはDMPAの表示に警告文を加えた．WHO（1998）とACOG（2016b）は，これらハイリスクグループにおけるDMPAの使用制限をするべきではないとしている．そして，使用に際してリスクとベネフィットを再評価することが賢明であろう．骨密度の低下はDMPAの使用を中止すれば元に戻るのでいくらか安心できるが，18～24ヵ月ではまだ完全には元に戻らない（Clark，2006；Scholes，2002）．

■ プロゲスチン単独ピル

　いわゆるミニピルは，POPs薬で毎日服用する．この方法はあまり一般的ではなく，アメリカ人女性ではわずか0.4％しか使用していない（Hall，2012）．COCsとは異なり，ミニピルは排卵を確実には抑制しない．むしろ，頸管粘液の粘性増加と子宮内膜萎縮作用によって避妊効果をもたらしている．頸管粘液の変化は24時間以上続かないため，最大限の効果を得るためにミニピルは毎日同じ時間に服用しなくてはならない．プロゲスチン単独製剤服用が4時間遅れただけで，別の避妊法の追加を48時間しなくてはならない．プロゲスチン単独製剤は，乳癌に罹患している女性，妊娠している女性において禁忌である．別の注意点については表38-2に列挙した．

バリア法

■ 男性用コンドーム

　避妊法として成功率はさまざまであるが，何年もの間，男性用コンドーム，女性用コンドーム，ダイアフラム，定期禁欲法が用いられてきた（表38-2）．適切に使用すれば，コンドームによってさまざまな性感染症やHIVに対して，完璧ではないがかなりの予防効果が得られる（Eaton，2014）．男性用コンドームの避妊効果はリザーバーチップによって明らかに高められ，殺精子剤との併用によってもおそらく高められる．油性成分がコンドームやダイアフラムの膜を破壊するため，併用する製剤や潤滑剤には水性成分のものを用いる．

　ラテックスアレルギーの人には羊の腸からできたコンドームが有効であるが，感染症は防ぐことができない．幸いにも，ポリウレタン製や合成ゴムでつくられたノンアレルギーコンドームが開発されてきた．ポリウレタン製のコンドームはSTDの予防はできるが，ラテックスコンドームよりも破れやすく，ずれやすいという欠点がある（Gallo，2012a）．

■ 女性用コンドーム

　女性用コンドームで市場に出ているものは唯一FC2 Female Condomのみである．合成ニトリルでできた筒の両端にポリウレタン製の柔軟性のリングがついている．リングの開いているほうは腟外にあり，閉じているほうのリングは腟内に挿入するとダイアフラムのように腟内の恥骨結合下でフィットする（図38-6）．女性用コンドームの潤滑剤は水性でも油性でも構わない．男性用コンドームと同時に使うと，摩擦によりこすれて破れたり正しい位置からずれたりするため併用しては

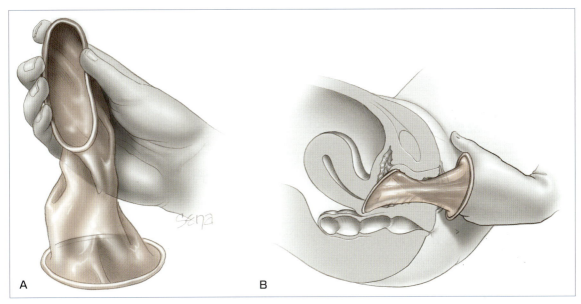

図38-6 エフシツーフィメイルコンドームの装着法
A. 内側のリングを押しつぶして腟内へ挿入する．シースはダイアフラムと同様に挿入する．
B. 内リングを人さし指で押し上げる．

ならない．使用後は女性用コンドームの外リングを捻ってコンドームを閉じるようにして精液がこぼれないように取り出す．加えて女性コンドームはSTDsを防ぐことができる可能性がある（Minnis, 2005）．

■ ダイアフラムと殺精子剤

ダイアフラムは種々の大きさの丸いラテックスのドームからできており，ラテックスで覆われた金属製のバネで周囲が支持されている．殺精子剤のゼリーやクリームとの併用が効果的である．ドームのカップと縁に殺精子剤をつける．そしてカップが頸部を覆い，頸部と腟円蓋，腟前壁が残りの腟部分とペニスから分けられるように位置づけする．このようにすると，中央につけた殺精子剤は頸部に固定される．適切な位置に装着されると，一方の辺縁が後腟円蓋に固定され，もう一方の辺縁は恥骨結合の内側で尿道の真下に固定される（図38-7）．ダイアフラムが小さすぎると，適切な場所に装着されず，ダイアフラムが大きすぎると不快感が強くなる．膀胱瘤や子宮脱を認める場合，ダイアフラムは不安定で脱出しやすい．ダイアフラムはサイズやバネの強さを個人に合わせるため処方箋なしに使用することはできない．

使用時はダイアフラムと殺精子剤を性交の数時

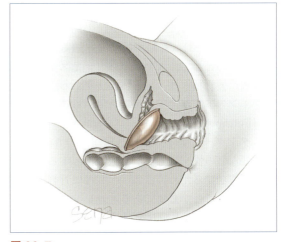

図38-7
ダイアフラムは装着されると，腟と頸部の間の物理的なバリアになる．

間前に装着するが，6時間以上経過する場合は効果を最大限にするため腟上部に追加の殺精子剤をつけ，各性交前に再び塗る．ダイアフラムは性交後少なくとも6時間は抜去してはならない．ダイアフラム使用後の毒素性ショック症候群が報告されており，発症率を下げるために6時間後か，少なくとも翌日の朝までに抜去する価値はありそうである．ダイアフラムの使用により尿路感染症の発症率を若干上げる．恥骨結合の下のリングに

よって尿道に炎症が起こってしまうことが原因だろう．

■ サービカルキャップ

現在アメリカにおいて唯一使用可能なサービカルキャップは FemCap である．シリコン製のゴムでできており，頸部を覆う半球体とキャップが腟上部の筋層に適切に固定されるように広がった縁をもつ．22 mm，26 mm，30 mm のサイズがあり，装着する際にドームキャップの両面に殺精子剤を塗る．避妊のためには，性交後 6 時間は FemCap を装着したままにし，48 時間まで装着していてよい．適切に装着，使用されても，ダイアフラムよりも妊娠率が高い（Gallo，2012b；Mauck，1999）．

妊娠可能期間を知る方法

これらの家族計画法は，個々の周期の妊娠可能日を同定し，この期間の禁欲を試みる方法である．しかしながら，これらの方法の効果には限界がある（表 38-1）．妊娠可能期間を知る方法の一般的なものとして，スタンダードデイズ法，基礎体温法，頸管粘液法，症候体温法がある．スマートフォンのアプリケーションを用いることもできる（Fehring，2013）．

スタンダードデイズ法は月経周期の 8 ～ 19 日は避妊なしの性交は避けるように指導する．この方法で成功するためには 26 ～ 32 日に月経周期が整っていることが必要である．カレンダーに印をつけたり，Cycle Beads というビーズをリングに通したもので月経周期を数えていく方法がある．

基礎体温法は通常，排卵直前に起こるわずかな基礎体温の上昇（0.4°F）に依存したものである．排卵期の体温が上昇してからしばらく経つまで性交を避けることを毎周期行えば，この方法は避妊効果が高い．この方法で避妊効果をさらに高めるには，月経の初日から体温上昇後 3 日経つまで性交を避ける．

頸管粘液法はツーデイ法やビリングス法とも呼ばれているもので，腟の"乾燥"や"湿潤"の自覚に基づいている．こうした自覚の変化は月経周期における頸管粘液の量や質の変化を反映している．ビリングス法では月経初日からつるつるした粘液が出た 4 日後まで禁欲をする．ツーデイ法では性交の前日かその日の粘液が特に気になるものでなければ性交は安全だろうと考える方法である．

症候体温法は頸管粘液の変化を妊娠の可能性のある初日，体温変化を妊娠の可能性のある最終日とし，排卵日を予測する．この方法はより複雑だが，明らかな避妊効果の改善もない．

■ 殺精子剤

クリーム，ゼリー，坐薬，フィルム，エアロゾルフォームなどさまざまなものが販売されている．ほとんどが処方箋なしで購入できる．これらは避妊効果の低い方法と考えられている（表 38-1）．幸い，妊娠しても催奇形性はないとされている（Briggs，2015）．

殺精子剤は典型的には，精子の侵入に対する物理的なバリアと化学物質の作用により避妊効果をもたらす．活性成分はノノキシノール-9 またはオクトキシノール-9 である．殺精子機能はあるが，STD 予防の効果はない．理想的には殺精子剤は性交の少し前に，頸部と接着するように腟上部へ沈着させる．効果が最大の時間は 1 時間しかないため，再度性交する前に再塗布する．性交後 6 時間は洗浄してはならない．

■ 避妊スポンジ

トゥデイという避妊スポンジは，一般販売されているフリーサイズのものである．ノノキシノール-9 を充填させたポリウレタン製のディスクで，厚さ 2.5 cm 幅 5.5 cm の大きさである．片側に凹みがあり，対側にサテンのひものループがついている（図 38-8）．性交の 24 時間前までに装着できる．そして装着されている間は性交の頻度にかかわらず避妊効果がある．性交後 6 時間は装着したままでいなくてはならない．主な避妊効果はノノキシノール-9 の殺精子効果によるもので，それほどではないにせよ頸部を覆って精液を吸収する効果もある．

スポンジはダイアフラムやコンドームよりも便利であるが，効果は劣る（Kuyoh，2013）．使用中止の主な理由は妊娠，炎症，違和感，腟炎である（Beckman，1989）．避妊スポンジに関連して毒素性ショック症候群が報告されているが，まれであ

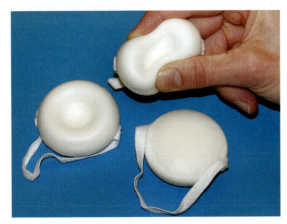

図 38-8　トゥデイスポンジ
スポンジに水道水を含ませ，泡をつくるようにやさしく絞り，子宮頸部に凹み部分が合うように装着する．腟内に糸が出ており，スポンジを取り出す際に指に引っかける．

る．またスポンジはブドウ球菌の外毒素の産生を抑制する可能性を示唆する報告もある（Remington, 1987）．月経中や産褥期にスポンジを使用することは控えるべきと推奨されている．

緊急避妊法

避妊せずに性交し，行為後の避妊に悩む女性は多くいる．こうした場合，緊急避妊法（EC）が正確に使用されれば妊娠率を大幅に減少させることができる．現在，COCs，プロゲスチン，プロゲスチンアンタゴニスト，銅含有 IUD がある（表38-3）．全体として，IUD が最も有効であり，ウリプリスタルアセテートは最も有効な経口レジメンである（ACOG, 2017a）．また，1-888-NOT-2-LATE に電話をしたり，The Emergency Contraception Website（http://not-2-late.com）にアクセスして，情報を得ることができる．

ホルモン剤による緊急避妊法

特定の成分に対するアレルギーを除いて，US MEC はホルモン EC 法に禁忌を定めていない．プロゲスチン単独法は，レボノルゲストレルを1回につき 1.5 mg 投与する方法である（Arowojolu, 2002）．これは現在，0.75 mg を 12 時間後，24時間後の2回投与するという方法に代わり推奨されている（Ngai, 2005）．性交後72時間以内が望ましいが，120時間までよいとするものもある．

特に，プロゲスチン単独法は，すべての生殖年齢の女性が処方箋なしに購入できる（FDA, 2013, 2015a）．

現在緊急避妊法として使用できるプロゲスチン受容体モジュレータは酢酸ウリプリスタルで，エラとして販売されている．性交後120時間以内に 30 mg の錠剤を1錠内服する（Brache, 2010；Watson, 2010）．

また EC 法の一つにヤッペ法として知られる方法がある．100 μg のエチニルエストラジオールと 0.5 mg のレボノルゲストレルをそれぞれ2回服用する．表38-3で示すように，2錠以上の服用が必要な場合もある．理想的には最初の服用は性交後72時間以内であるが，120時間以内とするものもある．初回服用後12時間後に再度同じ用量を服用する．

すべてのホルモンの療法による作用機序は主に排卵の抑制作用または遅延作用である．経口法のなかでは，ウリプリスタルを用いた方法が最も失敗率が低く（1〜2％），ヤッペ法が最も高い（2〜3.5％）（Cleland, 2014）．これらの EC 法に失敗してしまった場合であっても，催奇形性や妊娠合併症とエストロゲンやプロゲスチンを含む製剤との関連を示唆する報告は認めない（Jatlaoui, 2016；Levy, 2014）．

緊急避妊薬の吐き気と嘔吐は重大な副作用になりうる（ACOG, 2015b；Gemzell-Danielsson, 2013）．したがって，経口避妊薬服用の1時間前に制吐薬を内服してもよいだろう（Rodriguez, 2013）．経口避妊薬の服用2時間以内に嘔吐してしまった場合は，再度服用する．

銅含有子宮内避妊器具

銅含有 IUD は効果的な避妊法で，10年の避妊効果を呈する（Cheng, 2012）．避妊しない性交後5日以内に IUD を挿入すれば，失敗率はわずか 0.1％程度である（Cleland, 2012；Wu, 2010）．

産褥避妊

授乳中の母親には産後10週間は排卵を認めないことが多い．しかしながら，授乳は日中しかしないような場合もあるので家族計画としては信頼できるものではない．さらに，月経に先立って排

表 38-3　緊急避妊として用いることができる方法

方　法	製　剤	一回量	服用回数[a]
プロゲスチン単独ピル			
プラン B ワンステップ Next Choice One Dose	150 mg レボノルゲストレル	1	1
プロゲステロン受容体モジュレーターピル			
Ella	30 mg ウルピリスタルアセテート	1	1
混合型経口避妊薬[b, c]			
オジェストレル	0.05 mg エチニルエストラジオール＋ 0.5 mg ノルゲストレル	2	2
Cryselle，ローオジェストレル	0.03 mg エチニルエストラジオール＋ 0.3 mg ノルゲストレル	4	2
エンプレッセ（オレンジ），トリボラ（ピンク）	0.03 mg エチニルエストラジオール＋ 0.125 mg レボノルゲストレル	4	2
レボラ，シーズナブル	0.03 mg エチニルエストラジオール＋ 0.15 mg レボノルゲストレル	4	2
エイビアン，ローシーズニーク（オレンジ）	0.02 mg エチニルエストラジオール＋ 0.1 mg レボノルゲストレル	5	2
銅付加型子宮内避妊器具			
Paragard T380A			

[a] 12 時間あけて服用.
[b] 他社の混合型経口避妊薬も使用可能.
[c] 混合型経口避妊薬服用前に頻度の高い副作用である吐き気が制吐剤を服用することで軽減する.

卵は起こるため，月経の再開を待つことも避妊にはならない．妊娠を希望しないのであれば，初回月経再開後から避妊は欠かせない．

表 38-2 に示すように，分娩後数週間後以降の授乳中の母親に対し，すべての方法が適している可能性があるが，その間の血栓塞栓症リスクは依然として大きい．すべてのホルモン療法では，微量のホルモンが母乳中へ移行されるが，乳児への副作用は報告されていない（Phillips, 2015；WHO, 1988）．強いエビデンスがあるわけではないが，いくつかの古い研究では産後 6 週以前に経口避妊薬を開始すると，乳児の体重増加減少や乳量の減少につながるという報告がある（Lopez, 2015c；Tepper, 2016a）．

（訳：松野香苗）

References

Abdel-Aleem H, d'Arcangues C, Vogelsong KM, et al: Treatment of vaginal bleeding irregularities induced by progestin only contraceptives. Cochrane Database Syst Rev 10:CD003449, 2013.

Abrams LS, Skee DM, Wong FA, et al: Pharmacokinetics of norelgestromin and ethinyl estradiol from two consecutive contraceptive patches. J Clin Pharmacol 41:1232, 2001.

Aksoy H, Aksoy Ü, Ozyurt S, et al: Lidocaine 10% spray to the cervix reduces pain during intrauterine device insertion: a double-blind randomised controlled trial. J Fam Plann Reprod Health Care 42(2):83, 2016.

American College of Obstetricians and Gynecologists: Brand versus generic oral contraceptives. Committee Opinion No. 375, August 2007, Reaffirmed 2015a.

American College of Obstetricians and Gynecologists: Emergency contraception. Practice Bulletin No. 152, September 2015b.

American College of Obstetricians and Gynecologists: Increasing access to contraceptive implants and intrauterine devices to reduce unintended pregnancy. Committee Opinion No. 642, October 2015c.

American College of Obstetricians and Gynecologists: Adolescents and long-acting reversible contraception: implants and intrauterine devices. Committee Opinion No. 539, October 2012, Reaffirmed 2016a.

American College of Obstetricians and Gynecologists: Depot medroxyprogesterone acetate and bone effects. Committee Opinion No. 602, June 2014, Reaffirmed 2016b.

American College of Obstetricians and Gynecologists: Noncontraceptive use of hormonal contraceptives. Practice Bulletin No. 110, January 2010, Reaffirmed 2016c.

American College of Obstetricians and Gynecologists: Prevention of deep vein thrombosis and pulmonary embolism. Practice Bulletin No. 84, August 2007, Reaffirmed 2016d.

American College of Obstetricians and Gynecologists: Access to emergency contraception. Committee Opinion No. 707, July 2017a.

American College of Obstetricians and Gynecologists: Benefits and risks of sterilization. Practice Bulletin No. 133, February 2013, Reaffirmed 2017b.

American College of Obstetricians and Gynecologists: Long-acting reversible contraception: implants and intrauterine devices. Practice Bulletin No. 186, November 2017c.

Anttila L, Bachmann G, Hernádi L, et al: Contraceptive efficacy of a combined oral contraceptive containing ethinyl oestradiol 20 μg/drospirenone 3 mg administered in a 24/4 regimen: a pooled analysis of four open-label studies. Eur J Obstet Gynecol Reprod Biol 155(2):180, 2011.

Aoun J, Dines VA, Stovall DW, et al: Effects of age, parity, and device type on complications and discontinuation of intrauterine devices. Obstet Gynecol 123(3):585, 2014.

Apter D, Gemzell-Danielsson K, Hauck B, et al: Pharmacokinetics of two low-dose levonorgestrel-releasing intrauterine systems and effects on ovulation rate and cervical function: pooled analyses of phase II and III studies. Fertil Steril 101(6):1656, 2014.

Arowojolu AO, Okewole IA, Adekunle AO: Comparative evaluation of the effectiveness and safety of two regimens of levonorgestrel for emergency contraception in Nigerians. Contraception 66(4):269, 2002.

Backman T, Rauramo I, Huhtala S, et al: Pregnancy during the use of levonorgestrel intrauterine system. Am J Obstet Gynecol 190(1):50, 2004.

Bahamondes L, Brache V, Meirik O, et al: A 3-year multicentre randomized controlled trial of etonogestrel- and levo-norgestrel-releasing contraceptive implants, with non-randomized matched copper-intrauterine device controls. Hum Reprod 30(11):2527, 2015.

Bahamondes L, Del Castillo S, Tabares G: Comparison of weight increase in users of depot medroxyprogesterone acetate and copper IUD up to 5 years. Contraception 64(4):223, 2001.

Bayer Group: Jadelle: data sheet. 2015. Available at: http://www.medsafe.govt.nz/profs/datasheet/j/Jadelleimplant.pdf. Accessed October 11, 2016.

Bayer HealthCare Pharmaceuticals: Yaz: highlights of prescribing information. 2015. Available at: http://labeling.bayerhealthcare.com/html/products/pi/fhc/YAZ_PI.pdf. Accessed October 11, 2016.

Beckman LJ, Murray J, Harvey SM: The contraceptive sponge: factors in initiation and discontinuation of use. Contraception 40:481, 1989.

Bednarek PH, Creinin MD, Reeves MF, et al: Immediate versus delayed IUD insertion after uterine aspiration. N Engl J Med 364(23):2208, 2011.

Bednarek PH, Creinin MD, Reeves MF, et al: Post-Aspiration IUD Randomization (PAIR) Study Trial Group. Prophylactic ibuprofen does not improve pain with IUD insertion: a randomized trial. Contraception 91(3):193, 2015.

Birgisson NE, Zhao Q, Secura GM, et al: Positive testing for *Neisseria gonorrhoeae* and *Chlamydia trachomatis* and the risk of pelvic inflammatory disease in IUD users. J Womens Health 24(5):354, 2015.

Boortz HE, Margolis DJ, Ragavendra N, et al: Migration of intrauterine devices: radiologic findings and implications for patient care. Radiographics 32(2):335, 2012.

Bosetti C, Bravi F, Negri E, et al: Oral contraceptives and colorectal cancer risk: a systematic review and meta-analysis. Hum Reprod Update 15(5):489, 2009.

Brache V, Cochon L, Jesam C, et al: Immediate pre-ovulatory administration of 30 mg ulipristal acetate significantly delays follicular rupture. Hum Reprod 25(9):2256, 2010.

Briggs GG, Freeman RK: Drugs in Pregnancy and Lactation, 10th ed. Philadelphia, Wolters Kluwer, 2015.

Buhling KJ, Zite NB, Lotke P, et al: Worldwide use of intrauterine contraception: a review. Contraception 89(3):162, 2014.

Centers for Disease Control and Prevention: Sexually transmitted diseases treatment guidelines, 2015. MMWR 64(3):1, 2015.

Chan WS, Ray J, Wai EK, et al: Risk of stroke in women exposed to low-dose oral contraceptives: a critical evaluation of the evidence. Arch Intern Med 164:741, 2004.

Chasan-Taber L, Willett WC, Manson JE, et al: Prospective study of oral contraceptives and hypertension among women in the United States. Circulation 94:483, 1996.

Chen BA, Reeves MF, Hayes JL, et al: Postplacental or delayed insertion of the levonorgestrel intrauterine device after vaginal delivery: a randomized controlled trial. Obstet Gynecol 116(5):1079, 2010.

Cheng L, Che Y, Gulmezoglu AM: Interventions for emergency contraception. Cochrane Database Syst Rev 2:CD001324, 2012.

Cibula D, Gompel A, Mueck AO, et al: Hormonal contraception and risk of cancer. Hum Reprod Update 16(6):631, 2010.

Ciet P, Litmanovich DE: MR safety issues particular to women. Magn Reson Imaging Clin N Am 23(1):59, 2015.

Civic D, Scholes D, Ichikawa L, et al: Depressive symptoms in users and non-users of depot medroxyprogesterone acetate. Contraception 61(6):385, 2000.

Clark MK, Sowers M, Levy B, et al: Bone mineral density loss and recovery during 48 months in first-time users of depot medroxyprogesterone acetate. Fertil Steril 86:1466, 2006.

Cleland K, Raymond EG, Westley E, et al: Emergency contraception review: evidence-based recommendations for clinicians. Clin Obstet Gynecol 57(4):741, 2014.

Cleland K, Zhu H, Goldstuck N, et al: The efficacy of intrauterine devices for emergency contraception: a systematic review of 35 years of experience. Hum Reprod 27(7):1994, 2012.

Cole JA, Norman H, Doherty M, et al: Venous thromboembolism, myocardial infarction, and stroke among transdermal contraceptive system users. Obstet Gynecol 109:339, 2007.

Collaborative Group on Epidemiological Studies of Ovarian Cancer, Beral V, Doll R, et al: Ovarian cancer and oral contraceptives: collaborative reanalysis of data of 45 epidemiological studies including 23,257 women with ovarian cancer and 87,303 controls. Lancet 371:303, 2008.

Collaborative Group on Hormonal Factors in Breast Cancer: Breast cancer and hormonal contraceptives: collaborative reanalysis of individual data on 53,297 women with breast cancer and 100,239 women without breast cancer from 54 epidemiological studies. Lancet 347:1713, 1996.

Correia L, Ramos AB, Machado AI, et al: Magnetic resonance imaging and gynecological devices. Contraception 85(6):538, 2012.

Cromer BA, Smith RD, Blair JM, et al: A prospective study of adolescents who choose among levonorgestrel implant (Norplant), medroxyprogesterone acetate (Depo-Provera), or the combined oral contraceptive pill as contraception. Pediatrics 94:687, 1994.

Croxatto HB, Mäkäräinen L: The pharmacodynamics and efficacy of Implanon. An overview of the data. Contraception 58:91S, 1998.

Curtis EM, Pine L: *Actinomyces* in the vaginas of women with and without intrauterine contraceptive devices. Am J Obstet Gynecol 140:880, 1981.

Curtis KM, Jatlaoui TC, Tepper NK, et al: U.S. selected practice recommendations for contraceptive use, 2016. MMWR 65(4):1, 2016a.

Curtis KM, Tepper NK, Jatlaoui TC, et al: U.S. medical eligibility criteria for contraceptive use, 2016. MMWR 65(3):1, 2016b.

Daniels K, Daugherty J, Jones J, et al: Current contraceptive use and variation by selected characteristics among women aged 15–44: United States, 2011–2013. Natl Health Stat Report 86:1, 2015.

Dieben TO, Roumen FJ, Apter D: Efficacy, cycle control, and user acceptability of a novel combined contraceptive vaginal ring. Obstet Gynecol 100:585, 2002.

Dorflinger LJ: Metabolic effects of implantable steroid contraceptives for women. Contraception 65(1):47, 2002.

Dragoman M, Curtis KM, Gaffield ME: Combined hormonal contraceptive use among women with known dyslipidemias: a systematic review of critical safety outcomes. Contraception 94(3):280, 2016.

Drey EA, Reeves MF, Ogawa DD, et al: Insertion of intrauterine contraceptives immediately following first- and second-trimester abortions. Contraception 79(5):397, 2009.

Eaton EF, Hoesley CJ: Barrier methods for human immunodeficiency virus prevention. Infect Dis Clin North Am 28(4):585, 2014.

Edelman A, Micks E, Gallo MF, et al: Continuous or extended cycle vs. cyclic use of combined hormonal contraceptives for contraception. Cochrane Database Syst Rev 7:CD004695, 2014.

ESHRE Capri Workshop Group: Venous thromboembolism in women: a specific reproductive health risk. Hum Reprod Update 19(5):471, 2013.

Etminan M, Takkouche B, Isorna FC, et al: Risk of ischaemic stroke in people with migraine: systematic review and meta-analysis of observational studies. BMJ 330:63, 2005.

European Society of Human Reproduction and Embryology—ESHRE Capri Workshop Group: Ovarian and endometrial function during hormonal contraception. Hum Reprod 16(7):1527, 2001.

Farley TM, Rosenberg MJ, Rowe PJ, et al: Intrauterine devices and pelvic inflammatory disease: an international perspective. Lancet 339:785, 1992.

Fehring RJ, Schneider M, Raviele K, et al: Randomized comparison of two internet-supported fertility-awareness-based methods of family planning. Contraception 88(1):24, 2013.

Ferguson CA, Costescu D, Jamieson MA, et al: Transmural migration and perforation of a levonorgestrel intrauterine system: a case report and review of the literature. Contraception 93(1):81, 2016.

FHI 360: Sino-implant (II) project. 2012. Available at: https://www.urbanreproductivehealth.org/sites/mle/files/fhi360_factsheet_sino-implant_5.30.2012.pdf. Accessed July 1, 2016.

Finer LB, Zolna MR: Declines in unintended pregnancy in the United States, 2008–2011. N Engl J Med 374(9):843, 2016.

Food and Drug Administration: Citizen petition partial approval and denial response from FDA CDER to state of Wisconsin (Department of Justice). 2015a. Available at: https://www.regulations.gov/document?D = FDA-2001-P-0123–0188. Accessed October 10, 2016.

Food and Drug Administration: FDA approves Plan B One-Step emergency contraceptive for use without a prescription for all women of child-bearing potential. 2013. Available at: http://www.fda.gov/NewsEvents/Newsroom/PressAnnouncements/ucm358082.htm. Accessed June 21, 2016.

Food and Drug Administration: FDA Drug Safety Communication: Updated information about the risk of blood clots in women taking birth control pills containing drospirenone. 2012. Available at: http://www.fda.gov/Drugs/DrugSafety/ucm299305.htm. Accessed July 7, 2016.

Food and Drug Administration: FDA MedWatch 2004 Safety Alert-Depo-Provera (medroxyprogesterone acetate injectable suspension). 2004. Available at: http://www.fda.gov/Safety/MedWatch/SafetyInformation/SafetyAlertsforHumanMedicalProducts/ucm154784.htm. Accessed October 10, 2016.

Food and Drug Administration: Orange book: approved drug products with therapeutic equivalence evaluations. 2016. Available at: http://www.accessdata.fda.gov/scripts/cder/ob/default.cfm. Accessed October 10, 2016.

Food and Drug Administration: Ortho Evra (norelgestromin/ethinyl estradiol) transdermal system. 2015b. Available at: http://www.fda.gov/Safety/MedWatch/SafetyInformation/ucm211821.htm. Accessed July 7, 2016.

Fox MC, Oat-Judge J, Severson K, et al: Immediate placement of intrauterine devices after first and second trimester pregnancy termination. Contraception 83(1):34, 2011.

Fulkerson Schaeffer S, Gimovsky AC, et al: Pregnancy and delivery with an intrauterine device in situ: outcomes in the National Inpatient Sample Database. J Matern Fetal Neonatal Med October 26, 2017 [Epub ahead of print].

Furlong LA: Ectopic pregnancy risk when contraception fails. J Reprod Med 47:881, 2002.

Gallo MF, Grimes DA, Lopez LM, et al: Non-latex versus latex male condoms for contraception. Cochrane Database Syst Rev 1:CD003550, 2006, Reassessed 2012a.

Gallo MF, Grimes DA, Schulz KF: Cervical cap versus diaphragm for contraception. Cochrane Database Syst Rev 4:CD003551, 2002, Reassessed 2012b.

Gallo MF, Lopez LM, Grimes DA, et al: Combination contraceptives: effects on weight. Cochrane Database Syst Rev 1:CD003987, 2014.

Gardner JM, Mishell DR Jr: Analysis of bleeding patterns and resumption of fertility following discontinuation of a long-acting injectable contraceptive. Fertil Steril 21:286, 1970.

Gemzell-Danielsson K, Rabe T, Cheng L: Emergency contraception. Gynecol Endocrinol 29 Suppl 1:1, 2013.

Gemzell-Danielsson K, Schellschmidt I, Apter D: A randomized, phase II study describing the efficacy, bleeding profile, and safety of two low-dose levonorgestrel-releasing intrauterine contraceptive systems and Mirena. Fertil Steril 97(3):616, 2012.

Godfrey EM, Folger SG, Jeng G, et al: Treatment of bleeding irregularities in women with copper-containing IUDs: a systematic review. Contraception 87(5):549, 2013.

Grimes DA, Jones LB, Lopez LM, et al: Oral contraceptives for functional ovarian cysts. Cochrane Database Syst Rev 4:CD006134, 2014.

Grimes DA, Schulz KF: Antibiotic prophylaxis for intrauterine contraceptive device insertion. Cochrane Database Syst Rev 2:CD001327, 2001, Reaffirmed 2012.

Grunloh DS, Casner T, Secura GM, et al: Characteristics associated with discontinuation of long-acting reversible contraception within the first 6 months of use. Obstet Gynecol 122(6):1214, 2013.

Hall KS, Trussell J, Schwarz EB: Progestin-only contraceptive pill use among women in the United States. Contraception 86(6):653, 2012.

Hannaford PC, Selvaraj S, Elliott AM, et al: Cancer risk among users of oral contraceptives: cohort data from the Royal College of General Practitioners' oral contraception study. BMJ 335:651, 2007.

Haring T, Mulders TMT: The combined contraceptive ring NuvaRing® and spermicide co-medication. Contraception 67:271, 2003.

Harrison-Woolrych M, Ashton J, Coulter D: Uterine perforation on intrauterine device insertion: is the incidence higher than previously reported? Contraception 67:53, 2003.

Heinemann K, Reed S, Moehner S: Risk of uterine perforation with levonorgestrel-releasing and copper intrauterine devices in the European Active Surveillance Study on Intrauterine Devices. Contraception 91(4):274, 2015.

Heinemann LA, Weimann A, Gerken G, et al: Modern oral contraceptive use and benign liver tumors: the German Benign Liver Tumor Case-Control Study. Eur J Contracept Reprod Health Care 3:194, 1998.

Hidalgo MM, Lisondo C, Juliato CT, et al: Ovarian cysts in users of Implanon and Jadelle subdermal contraceptive implants. Contraception 73(5):532, 2006.

Horton LG, Simmons KB, Curtis KM: Combined hormonal contraceptive use among obese women and risk for cardiovascular events: a systematic review. Contraception 94(6):590 2016.

Hubacher D, Lara-Ricalde R, Taylor DJ, et al: Use of copper intrauterine devices and the risk of tubal infertility among nulligravid women. N Engl J Med 345:561, 2001.

Hubacher D, Reyes V, Lillo S, et al: Pain from copper intrauterine device insertion: randomized trial of prophylactic ibuprofen. Am J Obstet Gynecol 195(5):1272, 2006.

International Collaboration of Epidemiological Studies of Cervical Cancer: Cervical cancer and hormonal contraceptives: collaborative reanalysis of individual data for 16,573 women with cervical cancer and 35,509 women without cervical cancer from 24 epidemiological studies. Lancet 370:1609, 2007.

Janssen Pharmaceuticals: ORTHO EVRA prescribing information. 2015. Available at: http://www.accessdata.fda.gov/drugsatfda_docs/label/2015/ 021180s047lbl.pdf. Accessed July 7, 2016.

Jatlaoui TC, Riley H, Curtis KM: Safety data for levonorgestrel, ulipristal acetate and Yuzpe regimens for emergency contraception. Contraception 93(2):93, 2016.

Jatlaoui TC, Riley HE, Curtis KM: The safety of intrauterine devices among young women: a systematic review. Contraception 95(1):17, 2017.

Jecht EW, Bernstein GS: The influence of copper on the motility of human spermatozoa. Contraception 7:381, 1973.

Jick SS, Hagberg KW, Kaye JA: ORTHO EVRA and venous thromboembolism: an update. Contraception 81(5):452, 2010.

Jick SS, Hernandez RK: Risk of non-fatal venous thromboembolism in women using oral contraceptives containing drospirenone compared with women using oral contraceptives containing levonorgestrel: case-control study using United States claims data. BMJ 340:d2151, 2011.

Kaislasuo J, Suhonen S, Gissler M, et al: Uterine perforation caused by intrauterine devices: clinical course and treatment. Hum Reprod 28(6):1546, 2013.

Kapp N, Curtis KM: Hormonal contraceptive use among women with liver tumors: a systematic review. Contraception 80(4):387, 2009a.

Kapp N, Tilley IB, Curtis KM: The effects of hormonal contraceptive use among women with viral hepatitis or cirrhosis of the liver: a systematic review. Contraception 80(4):381, 2009b.

Katz Z, Lancet M, Skornik J, et al: Teratogenicity of progestogens given during the first trimester of pregnancy. Obstet Gynecol 65(6):775, 1985.

Kho KA, Chamsy DJ: Perforated intraperitoneal intrauterine contraceptive devices: diagnosis, management, and clinical outcomes. J Minim Invasive Gynecol 21(4):596, 2014.

Kim C, Siscovick DS, Sidney S, et al: Oral contraceptive use and association with glucose, insulin, and diabetes in young adult women: the CARDIA Study. Coronary Artery Risk Development in Young Adults. Diabetes Care 25:1027, 2002.

Kim SK, Romero R, Kusanovic JP, et al: The prognosis of pregnancy conceived despite the presence of an intrauterine device (IUD). J Perinat Med 38(1):45, 2010.

Kim YJ, Youm J, Kim JH, et al: *Actinomyces*-like organisms in cervical smears: the association with intrauterine device and pelvic inflammatory diseases. Obstet Gynecol Sci 57(5):393, 2014.

Kongsayreepong R, Chutivongse S, George P, et al: A multicentre comparative study of serum lipids and apolipoproteins in long-term users of DMPA and a control group of IUD users. World Health Organization. Task Force on Long-Acting Systemic Agents for Fertility Regulation Special Programme of Research, Development and Research Training in Human Reproduction. Contraception 47(2):177, 1993.

Krattenmacher R: Drospirenone: pharmacology and pharmacokinetics of a unique progestogen. Contraception 62:29, 2000.

Kuyoh MA, Toroitich-Ruto C, Grimes DA, et al: Sponge versus diaphragm for contraception. Cochrane Database Syst Rev 5:CD003172 2013.

Lammer EJ, Cordero JF: Exogenous sex hormone exposure and the risk for major malformations. JAMA 255:3128, 1986.

Lawrie TA, Helmerhorst FM, Maitra NK, et al: Types of progestogens in combined oral contraception: effectiveness and side-effects. Cochrane Database Syst Rev 5:CD004861, 2011.

Lete I, Cuesta MC, Marín JM, et al: Vaginal health in contraceptive vaginal ring users—a review. Eur J Contracept Reprod Health Care 18(4):234, 2013.

Levi EE, Stuart GS, Zerden ML, et al: Intrauterine device placement during cesarean delivery and continued use 6 months postpartum: a randomized controlled trial. Obstet Gynecol 126(1):5, 2015.

Levy DP, Jager M, Kapp N, et al: Ulipristal acetate for emergency contraception: postmarketing experience after use by more than 1 million women. Contraception 89(5):431, 2014.

Lidegaard Ø, Løkkegaard E, Jensen A, et al: Thrombotic stroke and myocardial infarction with hormonal contraception. N Engl J Med 366(24):2257, 2012.

Lidegaard Ø, Nielsen LH, Skovlund CW, et al: Risk of venous thromboembolism from use of oral contraceptives containing different progestogens and oestrogen doses: Danish cohort study, 2001–9. BMJ 343:d6423, 2011.

Lippes J: Pelvic actinomycosis: a review and preliminary look at prevalence. Am J Obstet Gynecol 180:265, 1999.

Lopez LM, Bernholc A, Chen M, et al: Hormonal contraceptives for contraception in overweight or obese women. Cochrane Database Syst Rev 8:CD008452, 2016.

Lopez LM, Bernholc A, Hubacher D, et al: Immediate postpartum insertion of intrauterine device for contraception. Cochrane Database Syst Rev 6:CD003036, 2015a.

Lopez LM, Bernholc A, Zeng Y, et al: Interventions for pain with intrauterine device insertion. Cochrane Database Syst Rev 7:CD007373, 2015b.

Lopez LM, Chen M, Mullins S, et al: Steroidal contraceptives and bone fractures in women: evidence from observational studies. Cochrane Database Syst Rev 8:CD009849, 2012a.

Lopez LM, Edelman A, Chen M, et al: Progestin-only contraceptives: effects on weight. Cochrane Database Syst Rev 7:CD008815, 2013a.

Lopez LM, Grey TW, Stuebe AM, et al: Combined hormonal versus nonhormonal versus progestin-only contraception in lactation. Cochrane Database Syst Rev 3:CD003988, 2015c.

Lopez LM, Grimes DA, Gallo MF, et al: Skin patch and vaginal ring versus combined oral contraceptives for contraception. Cochrane Database Syst Rev 4:CD003552, 2013b.

Lopez LM, Grimes DA, Schulz KF: Steroidal contraceptives: effect on carbohydrate metabolism in women without diabetes mellitus. Cochrane Database Syst Rev 2:CD006133, 2014.

Lopez LM, Kaptein AA, Helmerhorst FM: Oral contraceptives containing drospirenone for premenstrual syndrome. Cochrane Database Syst Rev 2:CD006586, 2012b.

Luan NN, Wu L, Gong TT, et al: Nonlinear reduction in risk for colorectal cancer by oral contraceptive use: a meta-analysis of epidemiological studies. Cancer Causes Control 26(1):65, 2015.

MacClellan LR, Giles W, Cole J, et al: Probable migraine with visual aura and risk of ischemic stroke: the Stroke Prevention in Young Women Study. Stroke 38:2438, 2007.

Madden T, McNicholas C, Zhao Q, et al: Association of age and parity with intrauterine device expulsion. Obstet Gynecol 124(4):718, 2014.

Madden T, Proehl S, Allsworth JE, et al: Naproxen or estradiol for bleeding and spotting with the levonorgestrel intrauterine system: a randomized controlled trial. Am J Obstet Gynecol 206(2):129.e1, 2012.

Maheshwari S, Sarraj A, Kramer J, et al: Oral contraception and the risk of hepatocellular carcinoma. J Hepatol 47:506, 2007.

Mansour D, Gemzell-Danielsson K, Inki P, et al: Fertility after discontinuation of contraception: a comprehensive review of the literature. Contraception 84(5):465, 2011.

Mantha S, Karp R, Raghavan V, et al: Assessing the risk of venous thromboembolic events in women taking progestin-only contraception: a meta-analysis. BMJ 345:e4944, 2012.

Marchbanks PA, McDonald JA, Wilson HG, et al: Oral contraceptives and the risk of breast cancer. N Engl J Med 346(26):2025, 2002.

Margolis KL, Adami HO, Luo J, et al: A prospective study of oral contraceptive use and risk of myocardial infarction among Swedish women. Fertil Steril 88:310, 2007.

Marr J, Gerlinger C, Kunz M: A historical cycle control comparison of two drospirenone-containing combined oral contraceptives: ethinyl estradiol 30 μg/drospirenone 3 mg administered in a 21/7 regimen versus ethinyl estradiol 20 μg/drospirenone 3 mg administered in a 24/4 regimen. Eur J Obstet Gynecol Reprod Biol 162(1):91, 2012.

Mauck C, Callahan M, Weiner DH, et al: A comparative study of the safety and efficacy of FemCap, a new vaginal barrier contraceptive, and the Ortho All-Flex diaphragm. The FemCap Investigators' Group. Contraception 60(2):71, 1999.

Mendoza N, Lobo P, Lertxundi R, et al: Extended regimens of combined hormonal contraception to reduce symptoms related to withdrawal bleeding and the hormone-free interval: a systematic review of randomised and observational studies. Eur J Contracept Reprod Health Care 19(5):321, 2014.

Merck: Mirena: highlights of prescribing information. 2015. Available at: http://labeling.bayerhealthcare.com/html/products/pi/Mirena_PI.pdf. Accessed October 11, 2016.

Merck: Nexplanon: highlights of prescribing information. 2016a. Available at: https://www.merck.com/product/usa/pi_circulars/n/nexplanon/nexplanon_pi.pdf. Accessed December 27, 2016.

Merck: NuvaRing: prescribing information. 2016b. Available at: https://www.merck.com/product/usa/pi_circulars/n/nuvaring/nuvaring_pi.pdf. Accessed December 27, 2016.

Minnis AM, Padian NS: Effectiveness of female controlled barrier methods in preventing sexually transmitted infections and HIV: current evidence and future research directions. Sex Transm Infect 81(3):193, 2005.

Mody SK, Kiley J, Rademaker A, et al: Pain control for intrauterine device insertion: a randomized trial of 1% lidocaine paracervical block. Contraception 86(6):704, 2012.

Mommers E, Blum GF, Gent TG, et al: Nexplanon, a radiopaque etonogestrel implant in combination with a next-generation applicator: 3-year results of a noncomparative multicenter trial. Am J Obstet Gynecol 207(5):388.e1, 2012.

Moraes LG, Marchi NM, Pitoli AC, et al: Assessment of the quality of cervical mucus among users of the levonorgestrel-releasing intrauterine system at different times of use. Eur J Contracept Reprod Health Care 7:1, 2016.

Moreau C, Trussell J, Gilbert F, et al: Oral contraceptive tolerance: does the type of pill matter? Obstet Gynecol 109:1277, 2007.

Moschos E, Twickler DM: Does the type of intrauterine device affect conspicuity on 2D and 3D ultrasound? AJR Am J Roentgenol 196(6):1439, 2011.

Murthy AS, Creinin MD, Harwood B, et al: Same-day initiation of the transdermal hormonal delivery system (contraceptive patch) versus traditional initiation methods. Contraception 72(5):333, 2005.

Nahum GG, Kaunitz AM, Rosen K, et al: Ovarian cysts: presence and persistence with use of a 13.5 mg levonorgestrel-releasing intrauterine system. Contraception 91(5):412, 2015.

Nakajima ST, Pappadakis J, Archer DF: Body mass index does not affect the efficacy or bleeding profile during use of an ultra-low-dose combined oral contraceptive. Contraception 93(1):52, 2016.

Nelson AL, Cwiak C: Combined oral contraceptives (COCs). In Hatcher RA, Trussell J, Nelson AL, et al (eds): Contraceptive Technology, 20th ed. New York, Ardent Media, 2011.

Ngai SW, Fan S, Li S, et al: A randomized trial to compare 24 h versus 12 h double dose regimen of levonorgestrel for emergency contraception. Hum Reprod 20:307, 2005.

Ngo LL, Ward KK, Mody SK: Ketorolac for pain control with intrauterine device placement: a randomized controlled trial. Obstet Gynecol 126(1):29, 2015.

Nilsson CG, Lähteenmäki PL, Luukkainen T: Ovarian function in amenorrheic and menstruating users of a levonorgestrel-releasing intrauterine device. Fertil Steril 41(1):52, 1984.

Nishimura RA, Otto CM, Bonow RO, et al: 2014 AHA/ACC Guideline for the management of patients with valvular heart disease: a report of the American College of Cardiology/American Heart Association Task Force on Practice Guidelines. Circulation 129(23):e521, 2014.

Nouri K, Pinker-Domenig K, Ott J, et al: Removal of non-palpable Implanon® with the aid of a hook-wire marker. Contraception 88(4):577, 2013.

Oddsson K, Leifels-Fischer B, Wiel-Masson D, et al: Superior cycle control with a contraceptive vaginal ring compared with an oral contraceptive containing 30 microg ethinylestradiol and 150 microg levonorgestrel: a randomized trial. Hum Reprod 20:557, 2005.

Okusanya BO, Oduwole O, Effa EE: Immediate postabortal insertion of intrauterine devices. Cochrane Database Syst Rev 7:CD001777, 2014.

Ortiz ME, Croxatto HB: Copper-T intrauterine device and levonorgestrel intrauterine system: biological bases of their mechanism of action. Contraception 75:S16, 2007.

Pagano HP, Zapata LB, Berry-Bibee EN, et al: Safety of hormonal contraception and intrauterine devices among women with depressive and bipolar disorders: a systematic review. Contraception 94(6):641, 2016.

Parkin L, Sharples K, Hernandez RK, et al: Risk of venous thromboembolism in users of oral contraceptives containing drospirenone or levonorgestrel: nested case-control study based on UK General Practice Research Database. BMJ 340:d2139, 2011.

Pearlstein TB, Bachmann GA, Zacur HA, et al: Treatment of premenstrual dysphoric disorder with a new drospirenone-containing oral contraceptive formulation. Contraception 72:414, 2005.

Pérez-Medina T, Sancho-Saúco J, Ríos M, et al: Hysteroscopy in pregnancy-related conditions: descriptive analysis in 273 patients. J Minim Invasive Gynecol 21(3):417, 2014.

Pergialiotis V, Vlachos DG, Protopappas A, et al: Analgesic options for placement of an intrauterine contraceptive: a meta-analysis. Eur J Contracept Reprod Health Care 19(3):149, 2014.

Petitti DB, Piaggio G, Mehta S, et al: Steroid hormone contraception and bone mineral density: a cross-sectional study in an international population. The WHO Study of Hormonal Contraception and Bone Health. Obstet Gynecol 95(5):736, 2000.

Pfizer: Depo-Provera (medroxyprogesterone acetate) injectable suspension: highlights of prescribing information. 2015a. Available at: http://labeling.pfizer.com/ShowLabeling.aspx?id = 522. Accessed October 11, 2016.

Pfizer: Depo-subQ Provera 104: physician information. 2015b. Available at: http://labeling.pfizer.com/ShowLabeling.aspx?id = 549. Accessed October 11, 2016.

Phillips SJ, Tepper NK, Kapp N, et al: Progestogen-only contraceptive use among breastfeeding women: a systematic review. Contraception 94(3):226, 2015.

Raps M, Curvers J, Helmerhorst FM, et al: Thyroid function, activated protein C resistance and the risk of venous thrombosis in users of hormonal contraceptives. Thromb Res 133(4):640, 2014.

Remington KM, Buller RS, Kelly JR: Effect of the Today contraceptive sponge on growth and toxic shock syndrome toxin-1 production by *Staphylococcus aureus*. Obstet Gynecol 69:563, 1987.

Rickert VI, Tiezzi L, Lipshutz J, et al: Depo Now: preventing unintended pregnancies among adolescents and young adults. J Adolesc Health 40(1):22, 2007.

Robinson GE, Burren T, Mackie IJ, et al: Changes in haemostasis after stopping the combined contraceptive pill: implications for major surgery. BMJ 302:269, 1991.

Rodriguez MI, Godfrey EM, Warden M, et al: Prevention and management of nausea and vomiting with emergency contraception: a systematic review. Contraception 87(5):583, 2013.

Ronnerdag M, Odlind V: Health effects of long-term use of the intrauterine levonorgestrel-releasing system. Acta Obstet Gynecol Scand 78:716, 1999.

Rothman KJ, Louik C: Oral contraceptives and birth defects. N Engl J Med 299:522, 1978.

Sääv I, Stephansson O, Gemzell-Danielsson K: Early versus delayed insertion of intrauterine contraception after medical abortion—a randomized controlled trial. PLoS One 7(11):e48948, 2012.

Samson M, Porter N, Orekoya O, et al: Progestin and breast cancer risk: a systematic review. Breast Cancer Res Treat 155(1):3, 2016.

Sano M, Nemoto K, Miura T, et al: endoscopic treatment of intrauterine device migration into the bladder with stone formation. J Endourol Case Rep 3(1):105, 2017.

Savolainen E, Saksela E, Saxen L: Teratogenic hazards of oral contraceptives analyzed in a national malformation register. Am J Obstet Gynecol 140:521, 1981.

Schafer JE, Osborne LM, Davis AR, et al: Acceptability and satisfaction using Quick Start with the contraceptive vaginal ring versus an oral contraceptive. Contraception 73(5):488, 2006.

Schiesser M, Lapaire O, Tercanli S, et al: Lost intrauterine devices during pregnancy: maternal and fetal outcome after ultrasound-guided extraction. An analysis of 82 cases. Ultrasound Obstet Gynecol 23:486, 2004.

Scholes D, LaCroix AS, Ichikawa LE, et al: Injectable hormone contraception and bone density: results from a prospective study. Epidemiology 13:581, 2002.

Scholes D, LaCroix AS, Ott SM, et al: Bone mineral density in women using depot medroxyprogesterone acetate for contraception. Obstet Gynecol 93:233, 1999.

Schürks M, Rist PM, Bigal ME, et al: Migraine and cardiovascular disease: systematic review and meta-analysis. BMJ 339:b3914, 2009.

Seeger JD, Loughlin J, Eng PM, et al: Risk of thromboembolism in women taking ethinylestradiol/drospirenone and other oral contraceptives. Obstet Gynecol 110:587, 2007.

Shaw KA, Edelman AB: Obesity and oral contraceptives: a clinician's guide. Best Pract Res Clin Endocrinol Metab 27(1):55, 2013.

Shimoni N, Davis A, Ramos ME, et al: Timing of copper intrauterine device insertion after medical abortion: a randomized controlled trial. Obstet Gynecol 118(3):623, 2011.

Shulman LP, Gabriel H: Management and localization strategies for the nonpalpable Implanon rod. Contraception 73:325, 2006.

Silverberg SG, Haukkamaa M, Arko H, et al: Endometrial morphology during long-term use of levonorgestrel releasing intrauterine devices. Int J Gynecol Pathol 5:235, 1986.

Simonatto P, Bahamondes MV, Fernandes A, et al: Comparison of two cohorts of women who expulsed either a copper-intrauterine device or a levonorgestrel-releasing intrauterine system. J Obstet Gynaecol Res 42(5):554, 2016.

Sivin I, Campodonico I, Kiriwat O, et al: The performance of levonorgestrel rod and Norplant contraceptive implants: a 5 year randomized study. Hum Reprod 13(12):3371, 1998.

Sivin I, Viegas O, Campodonico I, et al: Clinical performance of a new two-rod levonorgestrel contraceptive implant: a three-year randomized study with Norplant implants as controls. Contraception 55(2):73, 1997.

Sneed R, Westhoff C, Morroni C, et al: A prospective study of immediate initiation of depot medroxyprogesterone acetate contraceptive injection. Contraception 71(2):99, 2005.

Sørdal T, Inki P, Draeby J, et al: Management of initial bleeding or spotting after levonorgestrel-releasing intrauterine system placement: a randomized controlled trial. Obstet Gynecol 121(5):934, 2013.

Sothornwit J, Werawatakul Y, Kaewrudee S, et al: Immediate versus delayed postpartum insertion of contraceptive implant for contraception. Cochrane Database Syst Rev 4:CD011913, 2017.

Stadel BV: Oral contraceptives and cardiovascular disease. N Engl J Med 305:612, 1981.

Stegeman BH, de Bastos M, Rosendaal FR, et al: Different combined oral contraceptives and the risk of venous thrombosis: systematic review and network meta-analysis. BMJ 347:f5298, 2013.

Steiner M, Lopez M, Grimes D, et al: Sino-implant (II)—a levonorgestrel releasing two-rod implant: systematic review of the randomized controlled trials. Contraception 81(3)197, 2010.

Stuart GS: Contraception and sterilization. In Hoffman BL, Schorge JO, Bradshaw KD, et al: Williams Gynecology, 3rd ed. New York, McGraw-Hill Education, 2016.

Stuart GS: Puerperal sterilization. In Yeomans ER, Hoffman BL, Gilstrap LC III, et al (eds): Cunningham and Gilstrap's Operative Obstetrics, 3rd ed. New York, McGraw-Hill Education, 2017.

Suchon P, Al Frouh F, Henneuse A, et al: Risk factors for venous thromboembolism in women under combined oral contraceptive. The PILl Genetic Risk Monitoring (PILGRIM) Study. Thromb Haemost 115(1):13, 2016.

Sufrin CB, Postlethwaite D, Armstrong MA, et al: *Neisseria gonorrhea* and *Chlamydia trachomatis* screening at intrauterine device insertion and pelvic inflammatory disease. Obstet Gynecol 120(6):1314, 2012.

Svendal G, Berk M, Pasco JA, et al: The use of hormonal contraceptive agents and mood disorders in women. J Affect Disord 140(1):92, 2012.

Tatum HJ, Schmidt FH, Jain AK: Management and outcome of pregnancies associated with Copper-T intrauterine contraceptive device. Am J Obstet Gynecol 126:869, 1976.

Tepper NK, Curtis KM, Nanda K, et al: Safety of intrauterine devices among women with HIV: a systematic review. Contraception 94(6):713, 2016a.

Tepper NK, Phillips SJ, Kapp N, et al: Combined hormonal contraceptive use among breastfeeding women: an updated systematic review. Contraception 94(3):262 2016b.

Tepper NK, Steenland MW, Gaffield ME, et al: Retention of intrauterine devices in women who acquire pelvic inflammatory disease: a systematic review. Contraception 87(5):655, 2013.

Tepper NK, Whiteman MK, Marchbanks PA, et al: Progestin-only contraception and thromboembolism: a systematic review. Contraception 94(6):678, 2016c.

Tepper NK, Whiteman MK, Zapata LB, et al: Safety of hormonal contraceptives among women with migraine: a systematic review. Contraception 94(6):630, 2016d.

Teva Women's Health: ParaGard T 380A intrauterine copper contraceptive: prescribing information, 2014. Available at: http://paragard.com/Pdf/ParaGard-PI.pdf. Accessed October 10, 2016.

The ACQUIRE Project: The Postpartum Intrauterine Device: a Training Course for Service Providers. New York, Engender-Health, 2008.

Thonneau PF, Almont TE: Contraceptive efficacy of intrauterine devices. Am J Obstet Gynecol 198:248, 2008.

Tornblom-Paulander S, Tingåker BK, Werner A, et al: Novel topical formulation of lidocaine provides significant pain relief for intrauterine device insertion: pharmacokinetic evaluation and randomized placebo-controlled trial. Fertil Steril 103(2):422, 2015.

Trussell J: Contraceptive efficacy. In Hatcher RA, Trussell J, Nelson AL, et al (eds): Contraceptive Technology, 20th ed. New York, Ardent Media, 2011a.

Trussell J: Contraceptive failure in the United States. Contraception 70:89, 2011b.

Tsilidis KK, Allen NE, Key TJ, et al: Oral contraceptive use and reproductive factors and risk of ovarian cancer in the European Prospective Investigation into Cancer and Nutrition. Br J Cancer 105(9):1436, 2011.

Turok DK, Eisenberg DL, Teal SB, et al: A prospective assessment of pelvic infection risk following same-day sexually transmitted infection testing and levonorgestrel intrauterine system placement. Am J Obstet Gynecol 215(5):599.e1, 2016.

Urdl W, Apter D, Alperstein A, et al: Contraceptive efficacy, compliance and beyond: factors related to satisfaction with once-weekly transdermal compared with oral contraception. Eur J Obstet Gynecol Reprod Biol 121:202, 2005.

van Hylckama Vlieg A, Helmerhorst FM, Vandenbroucke JP, et al: The venous thrombotic risk of oral contraceptives, effects of oestrogen dose and progestogen type: results of the MEGA case-control study. BMJ 339:b2921, 2009.

Van Vliet HA, Grimes DA, Helmerhorst FM, et al: Biphasic versus monophasic oral contraceptives for contraception. Cochrane Database Syst Rev 6:CD002032, 2006, Reaffirmed 2011a.

Van Vliet HA, Grimes DA, Lopez LM, et al: Triphasic versus monophasic oral contraceptives for contraception. Cochrane Database Syst Rev 11:CD003553, 2011b.

Van Vliet HA, Raps M, Lopez LM, et al: Quadriphasic versus monophasic oral contraceptives for contraception. Cochrane Database Syst Rev 11:CD009038, 2011c.

Veres S, Miller L, Burington B: A comparison between the vaginal ring and oral contraceptives. Obstet Gynecol 104:555, 2004.

Verhoeven CH, Dieben TO: The combined contraceptive vaginal ring, NuvaRing, and tampon co-usage. Contraception 69(3):197, 2004a.

Verhoeven CH, van den Heuvel MW, Mulders TM, et al: The contraceptive vaginal ring, NuvaRing, and antimycotic co-medication. Contraception 69(2):129, 2004b.

Vessey MP, Johnson B, Doll R, et al: Outcome of pregnancy in women using intrauterine devices. Lancet 1:495, 1974.

Vessey MP, Meisler L, Flavel R, et al: Outcome of pregnancy in women using different methods of contraception. Br J Obstet Gynaecol 86:548, 1979.

Vickery Z, Madden T, Zhao Q, et al: Weight change at 12 months in users of three progestin-only contraceptive methods. Contraception 88(4):503, 2013.

Vinogradova Y, Coupland C, Hippisley-Cox J: Use of combined oral contraceptives and risk of venous thromboembolism: nested case-control studies using the QResearch and CPRD databases. BMJ 350:h2135, 2015.

Wallach M, Grimes DA (eds): Modern Oral Contraception. Updates from The Contraception Report. Totowa, Emron, 2000.

Walsh T, Grimes D, Frezieres R, et al: Randomised controlled trial of prophylactic antibiotics before insertion of intrauterine devices. IUD Study Group. Lancet 351:1005, 1998.

Watson: Ella prescribing information. 2010. Available at: http://www.accessdata.fda.gov/drugsatfda_docs/label/2010/022474s000lbl.pdf. Accessed December 27, 2016.

Wechselberger G, Wolfram D, Pülzl P, et al: Nerve injury caused by removal of an implantable hormonal contraceptive. Am J Obstet Gynecol 195(1):323, 2006.

Westhoff C: IUDs and colonization or infection with *Actinomyces*. Contraception 75:S48, 2007a.

Westhoff C, Heartwell S, Edwards S, et al: Initiation of oral contraceptive using a quick start compared with a conventional start: a randomized controlled trial. Obstet Gynecol 109:1270, 2007b.

Westhoff C, Jain JK, Milson, et al: Changes in weight with depot medroxyprogesterone acetate subcutaneous injection 104 mg/0.65 mL. Contraception 75:261, 2007c.

Westhoff C, Kerns J, Morroni C, et al: Quick start: novel oral contraceptive initiation method. Contraception 66:141, 2002.

Westhoff C, Wieland D, Tiezzi L: Depression in users of depo-medroxyprogesterone acetate. Contraception 51(6):351, 1995.

Westhoff CL, Torgal AH, Mayeda ER, et al: Pharmacokinetics of a combined oral contraceptive in obese and normal-weight women. Contraception 81(6):474, 2010.

Whitaker AK, Chen BA, Borgatta L: Society of Family Planning Guidelines: postplacental insertion of intrauterine devices. Contraception October 5, 2017 [Epub ahead of print].

Wilailak S, Vipupinyo C, Suraseranivong V, et al: Depot medroxyprogesterone acetate and epithelial ovarian cancer: a multicentre case-control study. BJOG 119(6):672, 2012.

World Health Organization: A multinational case-control study of ectopic pregnancy. Clin Reprod Fertil 3:131, 1985.

World Health Organization: Acute myocardial infarction and combined oral contraceptives: results of an international multi-center case-control study. Lancet 349:1202, 1997.

World Health Organization: Cardiovascular disease and use of oral and injectable progestogen-only contraceptives and combined injectable contraceptives. Results of an international, multicenter, case-control study. Contraception 57:315, 1998.

World Health Organization: Depot-medroxyprogesterone acetate (DMPA) and risk of endometrial cancer. Int J Cancer 49:186, 1991a.

World Health Organization: Depot-medroxyprogesterone acetate (DMPA) and risk of invasive squamous cell cervical cancer. Contraception 45(4): 299, 1992.

World Health Organization: Depot-medroxyprogesterone acetate (DMPA) and risk of liver cancer. Int J Cancer 49(2):182, 1991b.

World Health Organization: Effects of hormonal contraceptives on breast milk composition and infant growth. Stud Fam Plann 19/361, 1988.

World Health Organization: Ischaemic stroke and combined oral contraceptives: results of an international, multi-center case-control study. Lancet 348:498, 1996.

World Health Organization: Mechanism of action, safety and efficacy of intrauterine devices. Technical Report No. 753, Geneva, Switzerland, WHO, 1987.

World Health Organization: Medical Eligibility for Contraceptive Use, 5th ed. Geneva, World Health Organization, 2015.

Wu S, Godfrey EM, Wojdyla D, et al: Copper T380A intrauterine device for emergency contraception: a prospective, multicentre, cohort clinical trial. BJOG 117(10):1205, 2010.

Xu JX, Remedios E, Duthie A, et al: Intrauterine contraceptive device: cause of small bowel obstruction and ischaemia. ANZ J Surg May 26, 2015 [Epub ahead of print].

Xu JX, Rivera R, Dunson TR, et al: A comparative study of two techniques used in immediate postplacental insertion (IPPI) of the Copper T-380A IUD in Shanghai, People's Republic of China. Contraception 54(1):33, 1996.

Yamazaki M, Dwyer K, Sobhan M, et al: Effect of obesity on the effectiveness of hormonal contraceptives: an individual participant data meta-analysis. Contraception 92(5):445, 2015.

Yonkers KA, Brown C, Pearlstein TB, et al: Efficacy of a new low-dose oral contraceptive with drospirenone in premenstrual dysphoric disorder. Obstet Gynecol 106:492, 2005.

Zeino MY, Wietfeldt ED, Advani V, et al: Laparoscopic removal of a copper intrauterine device from the sigmoid colon. JSLS 15(4):568, 2011.

Zieman M, Guillebaud J, Weisberg E, et al: Contraceptive efficacy and cycle control with the Ortho Evra/Evra transdermal system: the analysis of pooled data. Fertil Steril 77:S13, 2002.

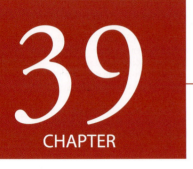

39 CHAPTER 不妊手術
Sterilization

- 産褥時卵管不妊手術 …………………………… 868
- 非産褥期卵管不妊手術 ………………………… 870
- 長期合併症 ……………………………………… 870
- 経頸管的不妊手術 ……………………………… 872
- 精管切除 ………………………………………… 872

In order, therefore, to render a woman permanently sterile by an operation upon the tubes, they must be excised by wedge-shaped incisions at the cornua of the uterus and the wounds closed by sutures.
—J. Whitridge Williams (1903)

　不妊手術は，多くの男女に広く普及している避妊法である．避妊を行う女性の1/3が自身もしくはパートナーの不妊手術を行っている（Daniels, 2015）．不妊手術は，これを希望し，いったんこの手術を受ければ，卵管の再建手術はうまくいかないことを明確に理解する人々に適応される．アメリカ産婦人科学会（ACOG, 2017a, c）は，不妊手術を検討しているすべての人が代替避妊法の選択肢について助言されるべきと推奨している．

　女性不妊手術は，通常，卵管の閉塞，切除，除去によりなされる．帝王切開や経腟分娩に伴って行われる**分娩時不妊手術**は，アメリカにおける全生児分娩の約7％で施行される（Moniz, 2017）．これに対し**非分娩時の卵管不妊手術**は，直近の妊娠と無関係なタイミングで行われ，間欠期不妊手術とも称される．

産褥時卵管不妊手術

■時　期

　分娩後数日間は，子宮底部は臍部の高さにあり，卵管は腹壁直下に接近している．さらに，腹壁の弛緩により子宮角部まで臍部から容易に到達できる．

　われわれの施設では，分娩後の朝に専用の外科チームが産褥卵管結紮を行っている．この時期に行うことで入院期間は最小限となり，手術後の回復を遅らせる産後出血の可能性を低下できる．加えて，新生児の状態を確認した後に手術を行うことができる．一方で，分娩直後に無痛分娩に用いた区域麻酔下で不妊手術を選択する者もいる．この方法では，手術室の空きが限られているような特に多くの分娩を扱う病床では，分娩後手術を緊急枠で行うことで不妊手術に対する障壁が緩和される（ACOG, 2016；Potter, 2013）．

■方　法

　卵管通過性を途絶させるために，さまざまな技術が利用されている．一般的には，卵管中部を摘出し，同部が線維化し腹膜が再生することにより摘出断端がしっかり固く閉じられる．Parkland法，Pomeroy法，修正Pomeroy法と呼ばれる不妊手術が広く普及している（ACOG, 2017a）．頻度は低いものの，Filshie clipsが用いられることもある（Madari, 2011）．IrvingとUchidaによる手法やKroenerの卵管采切除術は，切開が延長されたり，失敗率が高いため，めったに行われない．また，子宮疾患やその他の骨盤疾患がない症

例では，不妊手術として帝王切開時や早期産褥期，または妊娠から時間が経った場合でも子宮摘出を行うことは正当化されにくい．子宮摘出術を行うと卵管不妊手術と比べてはるかに外科的合併症が増加する．

卵管は漿液性癌，特に卵巣癌の発生源になるとされている．これに基づき，アメリカ婦人科腫瘍学会（SGO, 2013）やACOG（2017b）では癌のリスクを下げるため卵管切除の検討を推奨している．特に，中等度の卵巣癌リスクをもっている女性では，子宮摘出や腹腔内または骨盤内手術の際に卵管結紮の代わりにリスク低減卵管切除を行うことを議論・考慮すべきであるとしている．

産後1日目に予定する場合，産褥不妊手術は一般的に脊髄くも膜下麻酔を使用して行われる．より分娩時期に近いタイミングで不妊手術が行われる場合，無痛分娩に使用される硬膜外カテーテルを不妊手術の麻酔にも同様に用いる．特に，子癇，HELLP症候群（溶血，肝酵素の上昇，血小板減少），妊娠中の血小板減少症の合併では血小板数が10万/μL以上であることを確認し，脊椎ブロックを行う（第25章参照）．全身麻酔は妊娠時の気道変化が残存しているため，あまり望ましくない（Bucklin, 2003）．裂傷を防ぐため術前に膀胱内を空にする．充満した膀胱は底部を臍上部に押し上げることもある．

臍部下方での小切開が以下の理由で理想的である．第一に，底部が多くのケースで臍部付近にあること，第二に，臍部は前腹壁の最も薄い部位であり，白線までの皮下切開を減らすこと，第三に，臍部下方小切開は，完全に筋膜を閉鎖し創部ヘルニアを最小限にすることである．最後に，臍部下方のカーブに沿った切開は美容的にも適切である．平均的な体重の女性では2～4cm横または縦切開で十分である．肥満女性の場合，4～6cmの切開が腹腔内に十分達するには必要となりうる．

皮膚切開の下に，皮下組織は白線まで鈍的に分けられる．このため，アリス鉗子は軽い圧力で開閉できるため有用である．同様に，二つの鉤がそれぞれ対側に吊り上げる陸海軍用開創器も皮下組織を分けることができる．脂肪組織を筋膜からきれいに離すことにより，筋膜は切開でき，術後創部治癒障害を起こす脂肪を巻き込むことなく閉じられる．

筋膜切開は，横または縦切開でもよいが，皮膚切開に合わせることが望ましい．このため，一度白線まで到達したら，2本のアリス鉗子で把持し，うち1本は筋膜切開予定部のどちらかに置く．それぞれの鉗子による組織の把持が重要で，筋膜を切開するための小さなたるみを作り出す．しばしば腹膜は同時に切開され腹腔内に入る．入れなかった場合は，腹膜は2本の止血鉗子で把持し鋭的に切開する．その他では両手の人差し指を用いて鈍的に入ることもある．特に，最初の筋膜切開がとても小さい場合，切開の延長は曲がりメイヨー剪刀で行う．

十分に視野を確保することが不可欠であり，陸海軍用または虫垂用開創器が一般的に適している．肥満女性では，わずかに切開創を広げたり，狭く深い開創器が必要となりうる．腸や大網が視野の障害になるのなら，トレンデレンブルグ体位が有用である．湿らせた外科用ガーゼを用いて用手的に腸を覆い視野を確保する場合があるが，ガーゼ遺残を防ぐために必ず止血鉗子でガーゼの遠位端を把持する．露出した卵管とは反対側に手術台を傾けることも有用である．

卵管を認めたら，卵管中央部をBabcock鉗子で把持し，遠位側の卵管采を確認する．これにより，円靱帯と卵管中央部を見間違えないようにする．不妊手術における医療事故の主な原因は，卵管ではなく，卵管周囲にある誤った構造物（特に円靱帯）の結紮である．それゆえ，結紮前に遠位卵管部の確認と分離が必要不可欠である．術中に卵管を把持し損なったときは，こうした確認行程を繰り返すことが必須である．結紮の外科的処置の概要は図39-1と図39-2に記されている．

卵管切除の方法は図39-3に記されている．臍部切開は，一般に卵管と卵管間膜の適切な視野を確保し，クランプを行うためにより大きくする必要がある．卵管切除では，卵管間膜全体を卵管と分離する必要がある．

二つのコホートによると，経腟分娩後の卵管切除は，卵管閉塞と比べて手術時間は延長し，そのうち一つでは出血量も増加した（Danis, 2016；Powell, 2017）．帝王切開に伴って卵管切除する場合では，総出血量は統計的に有意差はなかった（Powell, 2017；Shinar, 2017）．

術後，食事は許容される．腸閉塞はまれである

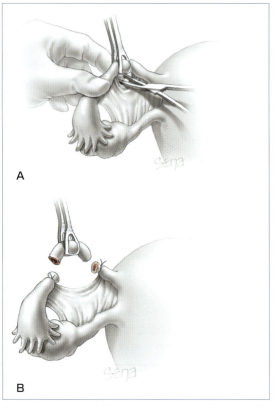

図 39-1　Parkland 法
A. 卵管近傍の卵管間膜にある無血管野を小止血操作で穿孔処理する．卵管を近傍の卵管間膜から約 2.5 cm 分離するために，鉗子を開く．
B. 分離された卵管は，近位と遠位で 0-クロミック縫合針で結紮される．約 2 cm の介在部分は切除され，断端部分が止血されているか視診する．この方法は，本来の卵管の遠位切断端を Pomeroy 法による卵管と区別するために考えられた．

(Reproduced with permission from Hoffman BL, Corton MM: Surgeries for benign gynecologic conditions. In Hoffman BL, Schorge JO, Bradshaw KD, et al: Williams Gynecology, 3rd ed. New York, McGraw-Hill Education, 2016)

が，腸管損傷を起こさないよう懸念すべきである．たいていの女性には合併症を認めず，術後 1 日目で退院する．

非産褥期卵管不妊手術

不妊手術の技術や他の修正法は，基本的には以下のとおりである．①前述のような産褥期不妊手術としての腹式卵管結紮および摘出，②腹腔鏡や子宮鏡を用いて永久的リングやクリップ，インサートを卵管に適応，③腹腔鏡を用いて，卵管部分を電気凝固．これらの詳細な記述と説明は

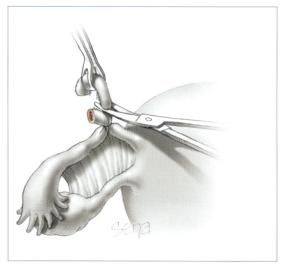

図 39-2　Pomeroy 法
卵管中間部分をループにして結紮する間，結紮糸の吸収を促進したり，卵管側の十分な分離を行うために，プレーンカットグットが使用される．

(Reproduced with permission from Hoffman BL, Corton MM: Surgeries for benign gynecologic conditions. In Hoffman BL, Schorge JO, Bradshaw KD, et al: Williams Gynecology, 3rd ed. New York, McGraw-Hill Education, 2016)

「Williams Gynecology」第 3 版に記載されている (Thompson, 2016)．

アメリカでは，腹腔鏡を用いた卵管不妊手術が最も一般的である．その手技は全身麻酔下で外来手術としてよく行われる．ほぼすべての症例で，数時間で退院可能である．恥骨上に 3 cm の切開を行う最小開腹手術が，開発途上国において最も普及している．最小開腹手術と腹腔鏡手術のどちらにおいても，主要な合併症はめったに起こらない．一般的には行われないが，腟切開を行い後腟円蓋から腹腔内へ入り，卵管を切断することもできる．

長期合併症

避妊の失敗

不妊手術後の妊娠はまれである．The Collaborative Review of Sterilization (CREST) の研究では，1978～1986 年の間に卵管不妊手術を受けた 10,863 人の女性を調査している (Peterson, 1996)．多様な卵管手術に対する累積失敗率は，1,000 人中 18.5 人または約 0.5 ％ であった．研究は，産褥期不妊手術が高い効果を示していたこと

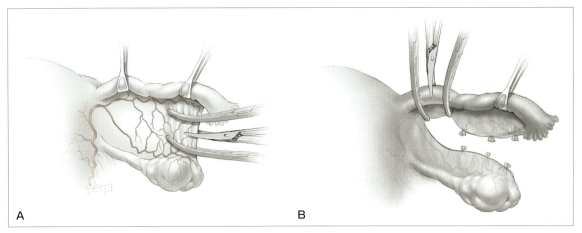

図39-3
A. 卵管切除術では，卵管間膜は少しずつクランプし，切断，結紮する．
B. 角部で卵管と卵管間膜をまとめてクランプし，卵管を切除する．
(Reproduced with permission from Stuart GS: Puerperal sterilization. In Yeomans ER, Hoffman BL, Gilstrap, III, et al (eds): Cunningham and Gilstrap's Operative Obstetrics, 3rd ed. New York, McGraw-Hill, 2017)

を明らかにした．5年間の失敗率は1,000人中5人であり，12年間では1,000人中7人であった．

産褥期不妊手術は主に二つの理由で失敗する．第一には，手術の失敗で円靱帯の一部を切断したり，卵管一部分のみを切断していることである．こうした理由から，両側卵管の切除部分を病理学的検査で確認している．第二に，卵管切断端に瘻や自然な再吻合が形成される可能性がある．

卵管不妊手術の失敗による妊娠の30％は，異所性である．このうち20％は分娩後手術である（Peterson，1996，1997）．このように，卵管不妊手術後で妊娠徴候がある場合では，必ず診察し，異所性妊娠を除外しなければならない．

■ その他の効果

不妊手術後では，卵巣癌のリスクは低下し乳癌のリスクには影響しない（Gaudet，2013；Pearce，2015）．卵管不妊手術を受けた女性は，その後に卵管炎になる可能性が極めて低い（Levgur，2000）．卵管不妊手術後の月経過多や月経間の出血頻度に関する調査では，多くの場合相関を認めなかった（DeStefano，1985；Peterson，2000；Shy，1992）．

客観的ではないが重要な精神合併症も評価されている．CREST研究のなかでCostello（2002）は，卵管結紮を行った80％の女性で性の趣向は変化しなかったと報告している．一方，20％の女性で性の趣向が変化し，そのほとんどが，10〜15倍性に積極的な効果があった．

例外なく多くの女性は，不妊手術を後悔していて，若い世代で手術を施行している場合は特に顕著である（Curtis，2006；Kelekçi，2005）．CREST研究においてJamieson（2002）は，卵管結紮術を受けた女性の7％が5年以内に後悔したと報告している．またこれは，女性不妊手術に限ったことではなく，精管切除を受けた夫をもつ女性の6.1％が同様に後悔していると報告している．

■ 卵管不妊手術の撤回

手術や生殖補助医療技術により術後の妊孕性が保証されていると信じている女性は，卵管不妊手術を施行すべきではない．再疎通手術と生殖補助医療は高価で技術的に困難であり，必ずしも成功するわけではない．外科的再吻合後の妊娠率は，35歳以下，卵管の長さが7cm残存している，不妊手術から短期間しか経っていない，そして峡部-峡部間の修復を行った症例において高かった．卵管不妊手術後の開腹による再吻合術後の妊娠率は，44〜82％とさまざまである（Deffieux，2011；Malacova，2015）．卵管不妊手術の再吻合後に妊娠した女性の2〜10％は，異所性妊娠である〔アメリカ生殖医学会（ASRM），2015〕．Essureを用いた不妊手術後に再吻合した場合，27％の女性しか生児を得られなかった（Monteith, 2014).

経頸管的不妊手術

デバイスは子宮鏡を用いて挿入し，卵管近位部を閉塞させる．Essure マイクロインサートには，ポリエステル繊維で包まれたステンレス製の内部コイルと，ニッケルとチタン合金のニチノール製の膨張可能な外部コイルがある（図39-4）．留置後，内部の繊維が膨張することで外側のコイルが拡張する．これらの合成繊維は慢性炎症反応を起こし，局所組織の内方発育を促進することで卵管内腔を占有する．麻酔方法は鎮静か傍頸管ブロック，またはその両方を使用し，外来で子宮鏡を挿入することが多い．すべての女性で器具を留置できるわけではなく，覚醒したままでは処置に耐えられない患者もいる（Duffy, 2005）．初回では，両側卵管への留置は 81～98 % で成功する（la Chapelle, 2015）．

Essure が導入されて以降，不正出血，機器の移動に伴う子宮・卵管破裂，特にニッケル成分によるアレルギーまたは過敏症などの有害事象の報告がされている（Al-Safi, 2013；Mao, 2015）．このうち腹部手術により機器を除去した症例もあった（Casey, 2016；Lazorwitz, 2017）．FDA（2016）は危険性と利益に関する情報を提供するため，警告文と患者選択式のチェックリストを作成し，カウンセリングを援助するようにした．

完全な卵管閉塞は 100 % ではないので，手術 3 ヵ月後には子宮卵管造影（hysterosalpingography：HSG）で確認しなければならない（Bayer Healthcare, 2002）．こうした確認において，これらの器具の有効率は 98～99 % に上る（Chudnoff, 2015；Munro, 2014）．経頸管的不妊手術の失敗例は，HSG 不履行や所見の解釈の誤りであったり，器具挿入前や HSG 施行前の着床などに起因する．報告例は少ないが，Essure が留置されたままの妊娠では，器具により危険性が増すことはないようである（Arora, 2014；Veersema, 2014）．

他の挿入物である Adiana もまた，円柱状の非吸収性シリコンエラストマーマトリックスを使って，局所組織の内方発育を促進し卵管内腔を占有する．しかしながら，経営上の理由でこの器具の製造は製造者により中断されたままである（Ho-

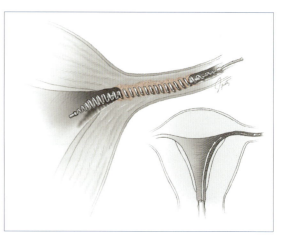

図 39-4
子宮鏡下に，Essure という微小な挿入物を留置することで組織が内方発育する．
(Reproduced with permission from Thompson M, Kho K: Minimally invasive surgery. In Hoffman BL, Schorge JO, Bradshaw KD, et al (eds): Williams Gynecology, 3rd ed. New York, McGraw-Hill, 2016)

logic, 2012）．これらを挿入している患者は，器具の効果を実感できるだろう．

アメリカで現在利用できないが，**キナクリンの顆粒製剤**は卵管小孔を硬化させる．IUD と同様の方法で子宮底に配置することで，この顆粒が卵管小孔に移動する．キナクリンと発癌との関連は反証された（Sokal, 2010a, b）．技術の改良により効果が上がっている．1,335 人の治療後の女性を対象としたコホート研究では，妊娠率は 10 年間で 12 % であった（Sokal, 2008）．挿入機器の進歩により，術後 2 年間での失敗率は 1.2 % であった（Lippes, 2015）．

精管切除

現在，毎年アメリカでは 50 万人もの人が精管切除を受けている（Barone, 2006；Eisenberg, 2010）．そして 5 % の女性が避妊としてこの方法を選択している（Daniels, 2015）．この不妊手術では，精巣からの精子の移動を止めるため，精管管腔を途絶させる．最も一般的な方法は，特殊な機器を用いて精管とその周囲の皮膚をまとめて把持する **no-scalpel vasectomy**（NSV）である．他には皮膚に穿刺し精管を分ける切除機器がある（Rogers, 2013）．アメリカ泌尿器学会（AUA）によると，低侵襲精管切除術にはさまざまな精管を

単離する方法があるが，その一つとして，メスを用いずに1cm未満の皮切をおき，最小限に精管を切除する方法がある（図39-5）（Sharlip, 2012）．皮切を1cm以上行い精管を広く切除する**従来の切開法**と比較して，メスを用いない方法は術後の合併症もほとんどなく，避妊効果は従来法と同等である（Cook, 2014）．

精管切除は低侵襲で局所麻酔で行えるため，卵管不妊手術よりも安全である（ACOG, 2017a）．Hendrixら（1999）による両者を比較したレビューでは，精管切除と比べて女性卵管不妊手術は，合併症出現率は20倍に増加し，失敗率が10〜37倍であり，費用は3倍かかる．

唯一の欠点は，精管切除による不妊手術には即効性がないことである．精管切断前に生殖器官に貯留された精子が完全に放出されるまでに，およそ3ヵ月または20回の射精を要する．AUAは，不妊を証明するためには術後8〜16週間で精液を分析することを推奨している（Sharlip, 2012）．無精子症と診断されるまでは，他の避妊法を利用すべきである．

精管切除術後の1年間の不成功率は，1,000件中9.4件，2，3，5年後では1,000件中11.4件であった（Jamieson, 2004）．不成功の原因は，結紮術直後に無防備な性交を行うこと，精管の閉塞が不完全であったり再開通することである（Awsare, 2005；Deneux-Tharaux, 2004）．

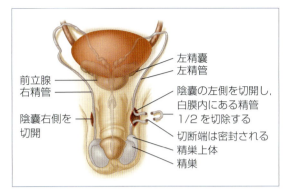

図39-5 精管切除のための男性生殖器系の解剖図

残念ながら長期予後の報告例はめったにない．主要な合併症は慢性陰嚢痛であり，最大15％の男性で出現する（Leslie, 2007；Manikandan, 2004）．血管内のアテローム発生，免疫複合体疾患，精巣癌そして前立腺癌の発生率は減少した（Bernal-Delgado, 1998；Giovannucci, 1992；Goldacre, 1983；Møller, 1994）．

顕微鏡を用いた微細な手術による精管再吻合が，不妊状態からの回復に最も効果的と思われる．不妊状態回復手術後の妊娠率は，精管切除術から長期間経過している場合，回復術後に精子の質が不良である場合，回復術の術式により低下する（ASRM, 2008）．

（訳：小池勇輝，青木宏明）

References

Al-Safi ZA, Shavell VI, Hobson DT, et al: Analysis of adverse events with Essure hysteroscopic sterilization reported to the Manufacturer and User Facility Device Experience database. J Minim Invasive Gynecol 20(6):825, 2013.

American College of Obstetricians and Gynecologists: Access to postpartum sterilization. Committee Opinion No. 530, July 2012, Reaffirmed 2016.

American College of Obstetricians and Gynecologists: Benefits and risks of sterilization. Practice Bulletin No. 133, February 2013, Reaffirmed 2017a.

American College of Obstetricians and Gynecologists: Salpingectomy for ovarian cancer prevention. Committee Opinion No. 620, January 2015b, Reaffirmed 2017b.

American College of Obstetricians and Gynecologists: Sterilization of women: ethical issues and considerations. Committee Opinion No. 695, Apri 2017c.

American Society for Reproductive Medicine: Vasectomy reversal. Fertil Steril 90:S78, 2008.

American Society for Reproductive Medicine: Role of tubal surgery in the era of assisted reproductive technology: a committee opinion. Fertil Steril 103(6):e37, 2015.

Arora P, Arora RS, Cahill D: Essure for management of hydrosalpinx prior to in vitro fertilisation-a systematic review and pooled analysis. BJOG 121(5):527, 2014.

Awsare N, Krishnan J, Boustead GB, et al: Complications of vasectomy. Ann R Coll Surg Engl 87:406, 2005.

Barone MA, Hutchison PL, Johnson CH, et al: Vasectomy in the Unites States, 2002. J Urol 176:232, 2006.

Bayer Healthcare: Essure: instruction for use. 2002. Available at: http://www.hcp.essure-us.com/assets/pdf/Link%20Essure%20IFU.pdf. Accessed April 28, 2016.

Bernal-Delgado E, Latour-Pérez J, Pradas-Arnal F, et al: The association between vasectomy and prostate cancer: a systematic review of the literature. Fertil Steril 70:201, 1998.

Bucklin BA: Postpartum tubal ligation: timing and other anesthetic considerations. Clin Obstet Gynecol 46(3):657, 2003.

Casey J, Aguirre F, Yunker A: Outcomes of laparoscopic removal of the Essure sterilization device for pelvic pain: a case series. Contraception 94(2):190, 2016.

Chudnoff SG, Nichols JE Jr, Levie M: Hysteroscopic Essure inserts for permanent contraception: extended follow-up results of a phase III multicenter international study. J Minim Invasive Gynecol 22(6):951, 2015.

Cook LA, Pun A, Gallo MF, et al: Scalpel versus no-scalpel incision for vasectomy. Cochrane Database Syst Rev 3:CD004112, 2014.

Costello C, Hillis S, Marchbanks P, et al: The effect of interval tubal sterilization on sexual interest and pleasure. Obstet Gynecol 100:3, 2002.

Curtis KM, Mohllajee AP, Peterson HB: Regret following female sterilization at a young age: a systematic review. Contraception 73:205, 2006.

Daniels K, Daugherty J, Jones J, et al: Current contraceptive use and variation by selected characteristics among women aged 15–44: United States, 2011–2013. Natl Health Stat Report 86:1, 2015.

Danis RB, Della Badia CR, Richard SD: Postpartum permanent sterilization: could bilateral salpingectomy replace bilateral tubal ligation? J Minim Invasive Gynecol 23(6):928, 2016.

Deffieux X, Morin Surroca M, Faivre E, et al: Tubal anastomosis after tubal sterilization: a review. Arch Gynecol Obstet 83(5):1149, 2011.

Deneux-Tharaux C, Kahn E, Nazerali H, et al: Pregnancy rates after vasectomy: a survey of U.S. urologists. Contraception 69:401, 2004.

DeStefano F, Perlman JA, Peterson HB, et al: Long term risk of menstrual disturbances after tubal sterilization. Am J Obstet Gynecol 152:835, 1985.

Duffy S, Marsh F, Rogerson L, et al: Female sterilization: a cohort controlled comparative study of Essure versus laparoscopic sterilization. BJOG 112:1522, 2005.

Eisenberg ML, Lipshultz LI: Estimating the number of vasectomies performed annually in the United States: data from the National Survey of Family Growth. J Urol 184(5):2068, 2010.

Food and Drug Administration: Labeling for permanent hysteroscopically-placed tubal implants intended for sterilization. 2016. Available at: http://www.fda.gov/downloads/Medical Devices/DeviceRegulationandGuidance/Guidance Documents/UCM488020.pdf. Accessed April 28, 2016.

Gaudet MM, Patel AV, Sun J, et al: Tubal sterilization and breast cancer incidence: results from the cancer prevention study II nutrition cohort and meta-analysis. Am J Epidemiol 177(6):492, 2013.

Giovannucci E, Tosteson TD, Speizer FE, et al: A long-term study of mortality in men who have undergone vasectomy. N Engl J Med 326:1392, 1992.

Goldacre JM, Holford TR, Vessey MP: Cardiovascular disease and vasectomy. N Engl J Med 308:805, 1983.

Hendrix NW, Chauhan SP, Morrison JC: Sterilization and its consequences. Obstet Gynecol Surv 54:766, 1999.

Hoffman BL, Corton MM: Surgeries for benign gynecologic conditions. In Hoffman BL, Schorge JO, Bradshaw KD, et al: Williams Gynecology, 3rd ed. New York, McGraw-Hill Education, 2016.

Hologic: Hologic announces second quarter fiscal 2012 operating results. 2012. Available online at: file:///C:/Users/bhoffm/Downloads/Hologic-Announces-Second-Quarter-Fiscal-2012-Operating-Results.pdf. Accessed May 19, 2016.

Jamieson DJ, Costello C, Trussell J, et al: The risk of pregnancy after vasectomy. Obstet Gynecol 103:848, 2004.

Jamieson DJ, Kaufman SC, Costello C, et al: A comparison of women's regret after vasectomy versus tubal sterilization. Obstet Gynecol 99:1073, 2002.

Kelekçi S, Erdemoglu E, Kutluk S, et al: Risk factors for tubal ligation: regret and psychological effects. Impact of Beck Depression Inventory. Contraception 71:417, 2005.

la Chapelle CF, Veersema S, Brölmann HA, et al: Effectiveness and feasibility of hysteroscopic sterilization techniques: a systematic review and meta-analysis. Fertil Steril 103(6):1516, 2015.

Lazorwitz A, Tocce K: A case series of removal of nickel-titanium sterilization microinserts from the uterine cornua using laparoscopic electrocautery for salpingectomy. Contraception 96(2):96, 2017.

Leslie TA, Illing RO, Cranston DW, et al: The incidence of chronic scrotal pain after vasectomy: a prospective audit. BJU Int 100:1330, 2007.

Levgur M, Duvivier R: Pelvic inflammatory disease after tubal sterilization: a review. Obstet Gynecol Surv 55:41, 2000.

Lippes J: Quinacrine sterilization (QS): time for reconsideration. Contraception 92(2):91, 2015.

Madari S, Varma R, Gupta J: A comparison of the modified Pomeroy tubal ligation and Filshie clips for immediate postpartum sterilisation: a systematic review. Eur J Contracept Reprod Health Care 16(5):341, 2011.

Malacova E, Kemp-Casey A, Bremner A, et al: Live delivery outcome after tubal sterilization reversal: a population-based study. Fertil Steril 104(4):92, 2015.

Manikandan R, Srirangam SJ, Pearson E, et al: Early and late morbidity after vasectomy: a comparison of chronic scrotal pain at 1 and 10 years. BJU Int 93:571, 2004.

Mao J, Pfeifer S, Schlegel P, et al: Safety and efficacy of hysteroscopic sterilization compared with laparoscopic sterilization: an observational cohort study. BMJ 351:h5162, 2015.

Møller H, Knudsen LB, Lynge E: Risk of testicular cancer after vasectomy: cohort study of over 73,000 men. BMJ 309:295, 1994.

Moniz MH, Chang T, Heisler M, et al: Inpatient postpartum long-acting reversible contraception and sterilization in the United States, 2008–2013. Obstet Gynecol 129(6):1078, 2017.

Monteith CW, Berger GS, Zerden ML: Pregnancy success after hysteroscopic sterilization reversal. Obstet Gynecol 124(6):1183, 2014.

Munro MG, Nichols JE, Levy B, et al: Hysteroscopic sterilization: 10-year retrospective analysis of worldwide pregnancy reports. J Minim Invasive Gynecol 21(2):245, 2014.

Pearce CL, Stram DO, Ness RB, et al: Population distribution of lifetime risk of ovarian cancer in the United States. Cancer Epidemiol Biomarkers Prev 24(4):671, 2015.

Peterson HB, Jeng G, Folger SG, et al: The risk of menstrual abnormalities after tubal sterilization. N Engl J Med 343:1681, 2000.

Peterson HB, Xia Z, Hughes JM, et al: The risk of ectopic pregnancy after tubal sterilization. U.S. Collaborative Review of Sterilization Working Group. N Engl J Med 336(11):762, 1997.

Peterson HB, Xia Z, Hughes JM, et al: The risk of pregnancy after tubal sterilization: findings from the U.S. Collaborative Review of Sterilization. Am J Obstet Gynecol 174:1161, 1996.

Potter JE, Stevenson AJ, White K, et al: Hospital variation in postpartum tubal sterilization rates in California and Texas. Obstet Gynecol 121(1):152, 2013.

Powell CB, Alabaster A, Simmons S, et al: Salpingectomy for sterilization: change in practice in a large integrated health care system, 2011–2016. Obstet Gynecol 130(5):961, 2017.

Rogers MD, Kolettis PN: Vasectomy. Urol Clin North Am 40(4):559, 2013.

Sharlip ID, Belker AM, Honig S, et al: Vasectomy: AUA guideline. Outcomes of microsurgical vasovasostomy for vasectomy reversal: a meta-analysis and systematic review. J Urol 188(6 Suppl):2482, 2012.

Shinar S, Blecher Y, Alpern S, et al: Total bilateral salpingectomy versus partial bilateral salpingectomy for permanent sterilization during cesarean delivery. Arch Gynecol Obstet 295(5):1185, 2017.

Shy KK, Stergachis A, Grothaus LG, et al: Tubal sterilization and risk of subsequent hospital admission for menstrual disorders. Am J Obstet Gynecol 166:1698, 1992.

Society of Gynecologic Oncologists: SGO Clinical Practice Statement: Salpingectomy for ovarian cancer prevention. Available at: https://www.sgo.org/clinical-practice/guidelines/sgo-clinical-practice-statement-salpingectomy-for-ovarian-cancer-prevention./ Accessed December 13, 2013.

Sokal DC, Hieu do T, Loan ND, et al: Contraceptive effectiveness of two insertions of quinacrine: results from 10-year follow-up in Vietnam. Contraception 78:61, 2008.

Sokal DC, Trujillo V, Guzmán SC, et al: Cancer risk after sterilization with transcervical quinacrine: updated findings from a Chilean cohort. Contraception 81(1):75, 2010a.

Sokal DC, Vach TH, Nanda K, Quinacrine sterilization and gynecologic cancers: a case-control study in northern Vietnam. Epidemiology 21(2):164, 2010b.

Stuart GS: Puerperal sterilization. In Yeomans ER, Hoffman BL, Gilstrap, III, et al (eds): Cunningham and Gilstrap's Operative Obstetrics, 3rd ed. New York, McGraw-Hill, 2017.

Thompson M, Kho K: Minimally invasive surgery. In Hoffman BL, Schorge JO, Bradshaw KD, et al (eds): Williams Gynecology, 3rd ed. New York, McGraw-Hill, 2016.

Veersema S, Mijatovic V, Dreyer K, et al: Outcomes of pregnancies in women with hysteroscopically placed micro-inserts in situ. J Minim Invasive Gynecol 21(3):492, 2014.

Section 11

産科合併症
Obstetrical Complications

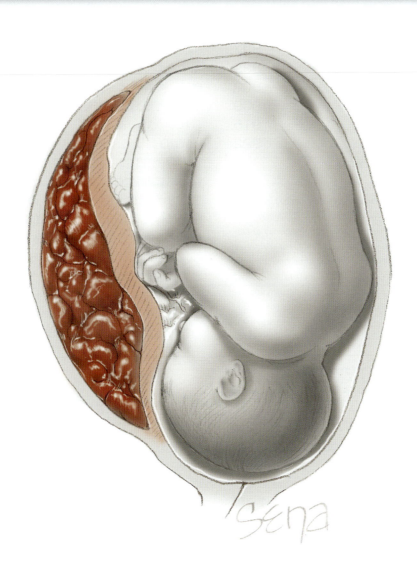

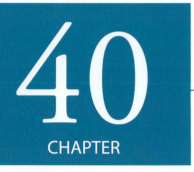

40 CHAPTER

高血圧性疾患
Hypertensive Disorders

- 用語と診断 ………………………………… 878
- 発症率と危険因子 ………………………… 881
- 病態発生 …………………………………… 882
- 病態生理 …………………………………… 887
- 予 測 ……………………………………… 897
- 予 防 ……………………………………… 899
- 妊娠高血圧腎症 …………………………… 902
- 子 癇 ……………………………………… 909
- 管理の考察 ………………………………… 915
- 長期的な結果 ……………………………… 922

An eclamptic convulsion sometimes occurs without warning, "like a bolt from a clear sky", in women who are apparently in perfect health. In the majority of cases, however, the outbreak is preceded for a longer or shorter period by premonitory symptoms indicative of toxemia of pregnancy, among the more common being oedema, headache, epigastric pain, and possibly disturbances of vision.

—J. Whitridge Williams (1903)

　本書の第1版出版時点では，子癇の多くに"中毒症"が先行すると考えられており，高血圧の主な役割はわかっていなかった．その後長期間を経て，子癇前症は症候群であり高血圧症がその重要な一側面にすぎないことがわかってきた．しかし，妊娠が高血圧症を引き起こし，悪化させる機序は依然として明らかにされていない．高血圧性疾患はいまだ産科学における重要かつ興味深い研究課題の一つである．高血圧性疾患は全妊娠の5～10％にみられ，大量出血や感染症とともに母体の罹患率，死亡率に大きく関係している．高血圧疾患のなかでも，**妊娠高血圧腎症（preeclampsia）**，高血圧合併妊娠（chronic hypertension）や加重型妊娠高血圧腎症（superimposed preeclampsia）は最も注意を要する疾患である．後述するように，妊娠中に発症する高血圧—**妊娠高血圧**—の多くは，後に妊娠高血圧腎症の症状を呈する．妊娠高血圧腎症は全妊娠の4～5％に認められる（Martin, 2012）．

　WHOによる，世界規模の先進国における母体死亡の調査によると，母体死亡の16％が高血圧性疾患に起因するものであった（Khan, 2006）．アメリカでは2011～2013年の間，2,009の妊娠関連母体死亡のうち7.4％が妊娠高血圧腎症や子癇によるものであったと報告されている（Creanga, 2017）．フランスでの2003～2007年の調査においても10％と同様のデータが示されている（Saucedo, 2013）．しかしながら，重要なことは半分以上の高血圧関連死亡は予防可能であったとの報告もあることである（Berg, 2005）．

用語と診断

　妊娠中の高血圧性疾患に関する用語や分類を改訂しコード化するために，アメリカ産婦人科学会（ACOG）（2013）のTask Forceは臨床実践のためのエビデンスに基づいた推奨を提言している．以前からある基本分類はそのままとなり，以下の四つのタイプの高血圧疾患の分類が提示された．

1. 妊娠高血圧腎症と子癇（preeclampsia and eclampsia syndrome）．

2. さまざまな病因による高血圧合併妊娠 (chronic hypertension of any etiology).
3. 加重型妊娠高血圧腎症 (preeclampsia superimposed on chronic hypertension).
4. 妊娠高血圧 (gestational hypertension) ― 妊娠高血圧腎症の確たる徴候がなく, 産褥12週までに消失する高血圧.

この分類では妊娠高血圧腎症はより危険な状況につながる前兆として, その他の高血圧性疾患と区別していることに留意すべきである.

■ 高血圧性疾患の診断

収縮期血圧 140 mmHg 以上, もしくは拡張期血圧 90 mmHg 以上を超えると高血圧であると診断される. Korotkoff phase V を拡張期血圧決定に用いる. かつては血圧の絶対値が 140/90 mmHg 未満でも, 妊娠中期の収縮期 30 mmHg, 拡張期 15 mmHg の血圧上昇を診断基準としていた. 現在ではこれらの血圧上昇があっても高血圧症と診断されることはないが, 血圧 140/90 mmHg 未満でも時に子癇による痙攣を起こすこともあり, やはり収縮期 30 mmHg, 拡張期 15 mmHg 以上の血圧上昇がある妊婦には, 注意深い経過観察が必要である (Alexander, 2006). "デルタ高血圧"として知られる急激な平均動脈圧の上昇があれば, 血圧が正常域であっても, 妊娠高血圧腎症の可能性がある (Macdonald-Wallis, 2012 ; Zeeman, 2007).

■ "デルタ高血圧" の概念

収縮期血圧 140 mmHg, 拡張期血圧 90 mmHg という基準は非妊娠患者における高血圧の基準として 1950 年代より広く用いられてきた. しかしながら, この基準は保険会社が中年男性のグループ設定に使用したものである. 若年の健常妊婦のような集団に対しては, 血圧の上限, 下限を決め, 正常血圧を設定したほうが現実だろうと考えられる. 図 40-1 では任意の平均動脈血圧測定値を用いた例をグラフで示している. グラフにある 2 人の患者の血圧の曲線はともに妊娠 32 週までは 25 パーセンタイル付近である. その後, 患者 B では血圧が上がり始め, 満期にはかなり上昇している. しかしこの患者は血圧 140/90 mmHg 未満であったため "正常血圧" と判断されてい

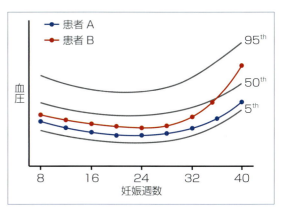

図 40-1
図は妊娠期間中の血圧の正常範囲を示したものである. 患者 A (青線) は妊娠期間を通じて 20 パーセンタイル当たりの血圧である. 患者 B (赤線) では妊娠 36 週頃までは 25 パーセンタイル程度だがその後上昇している. 満期までに実質的には血圧上昇をきたしているが 75 パーセンタイルに入っているため, "正常血圧" であると判断されてしまう.

る. われわれはこの急激な血圧上昇を表す目的で "デルタ高血圧" の用語を使用している. こういった患者のなかに, 正常血圧にもかかわらず, 明らかな妊娠高血圧腎症や子癇や HELLP 症候群を発症する患者が含まれている.

■ 妊娠高血圧

妊娠中期以降に初めて認められる, **タンパク尿を伴わない** 140/90 mmHg 以上の高血圧を妊娠高血圧と診断している. 妊娠高血圧患者の約半数は後に妊娠高血圧腎症に進展する. しかし, 血圧が高度に上昇した際は, タンパク尿がなくとも, 母体, 胎児両方が危険にさらされる可能性があり注意が必要となる. Chesley (1985) は, 子癇の 10 % が明らかなタンパク尿の出現前に発症していることを強調している. 最終的に妊娠高血圧腎症に発展せず, 産後 12 週までに血圧が正常化した場合, 妊娠高血圧は **一過性高血圧症** と再分類されることもある.

■ 妊娠高血圧腎症

妊娠高血圧腎症とは, ほぼすべての臓器に影響を与える可能性がある妊娠特有の症候群である といえる. またその人が人生の後半で心血管疾患に罹患する可能性が高いことを予見するものでもある. 妊娠高血圧腎症は, 単純に妊娠高血圧にタン

表 40-1 妊娠に関連する高血圧症の診断基準

診断名	診断基準
妊娠高血圧	正常血圧女性で妊娠 20 週以降に新たに認めた血圧 > 140/90 mmHg の状態
妊娠高血圧腎症 　―高血圧に加えて	
タンパク尿	24 時間で 300 mg 以上,または タンパク/クレアチニン比 0.3 以上または 試験紙 1+ の持続[a] または
血小板減少	血小板 < 100,000/μL
腎機能障害	血清クレアチニン > 1.1 mg/dL または基準値[b]の 2 倍
肝機能障害	トランスアミナーゼ[c]が正常値の 2 倍
神経症状	頭痛,視覚障害,痙攣
肺水腫	―

[a] ほかの検査が施行できない際にのみ使用.
[b] 腎臓の基礎疾患がない.
[c] AST:aspartate aminotransferase または ALT:alanine aminotransferase.
(Modified with permission from American College of Obstetricians and Gynecologists; Task Force on Hypertension in Pregnancy: Hypertension in pregnancy. Report of the American College of Obstetricians and Gynecologists' Task Force on Hypertension in Pregnancy, Obstet Gynecol. 2013 Nov; 122(5): 1122-31)

パク尿を伴っているだけではなく,さまざまな症状を伴うものではあるが,やはりタンパク尿の出現は重要な診断基準であることに変わりない.したがってタンパク尿は**客観的な**指標であり,妊娠高血圧腎症を特徴づける全身の血管内皮細胞からの漏出を反映したものといえる.

妊娠高血圧腎症患者のなかで,高度のタンパク尿や胎児発育遅延のいずれも出現しないことがある(Sibai, 2009).そのため妊娠高血圧の Task Force(2013)は表 40-1 に示したような別の診断基準を提示した.多臓器障害を表す根拠として血小板減少,腎機能障害,肝細胞壊死,脳神経症状や肺水腫をあげている.

■ **妊娠高血圧腎症の重症度の指標**

表 40-1 に示した指標は妊娠高血圧腎症の重症度を分類する際にも用いられる."軽症","重症"の二つに分ける分類法はよく用いられるが,Task Force(2013)では"軽症妊娠高血圧腎症"の使用は推奨していない."重症"妊娠高血圧腎症の診断基準がある一方,その他が"軽症","重症度の低い","非重症"などとの名称が用いられてしまい,そのような印象を与える当初の分類法は問題である(Alexander, 2003;Lindheimer, 2008b).

三つ目のカテゴリーである"中等度"妊娠高血圧腎症はコンセンサスを得られていない.われわれは表 40-2 に示されたような"重症","非重症"の分類を使用している.

症状のなかには悪化の前兆と考えられているものもある.**頭痛**や暗点のような**視覚障害**は子癇に進展する可能性がある.子癇はほかに原因のない状態で起きる痙攣である.痙攣は全身性で分娩前,分娩中,分娩後いずれにも出現しうる.分娩後 48 時間以降に出現するものが約 10 % といわれている(Sibai, 2005;Zwart, 2008).さらには**心窩部痛,右季肋部痛**が,肝細胞の壊死,虚血,浮腫によりグリソン鞘が引き伸ばされるようになることにより出現する.この特徴的な痛みは高頻度にトランスアミナーゼの上昇を伴う.そして**血小板減少**も,悪化する妊娠高血圧腎症の特徴で,微小血管での溶血と同様に,血小板の活性化,凝集を反映している.重症妊娠高血圧腎症を示唆するものとしてそのほかには,腎機能障害,心不全,明らかな胎児発育不全(FGR),妊娠早期の出現などがある.

後述するように,こういった徴候は,症状が強いほど待機的にみることが難しくなり,より分娩を急ぐ必要が出てくる.**重症妊娠高血圧腎症なの**

表 40-2　妊娠中の高血圧性疾患の重症度[a]

	非重症[b]	重症
拡張期血圧	<110 mmHg	≧110 mmHg
収縮期血圧	<160 mmHg	≧160 mmHg
タンパク尿[c]	−〜+	−〜+
頭痛	−	+
視覚障害	−	+
上腹部痛	−	+
乏尿	−	+
痙攣（子癇）	−	+
血清クレアチニン	正常	上昇
血小板減少（<100,000/μL）	−	+
肝逸脱酵素	軽度	高度
胎児発育不全（FGR）	−	明らかな FGR
肺水腫	−	+
妊娠週数	遅発型	早発型

[a] 表 40-1 の基準参照．
[b] "軽度""中等度"の高血圧は定義せず．
[c] タンパク尿の程度は重症，非重症に用いないことが多い．

か非重症なのかは十分に検討すべきである，そうでないと軽症から急激に重症に進展しうる妊娠高血圧腎症では誤った判断をしてしまいかねない．

■ 加重型妊娠高血圧腎症

　原因のいかんにかかわらず，すべての慢性高血圧疾患患者は加重型妊娠高血圧腎症に進行しうる．妊娠前，あるいは妊娠 20 週未満の時点で血圧 140/90 mmHg 以上を認めた場合，高血圧症と診断される．患者が妊娠中期以降まで受診しなかった場合，高血圧性疾患の診断・管理は困難になる．慢性高血圧疾患患者でも正常血圧の患者でも第 2 三半期や第 3 三半期の早期の時期には血圧は下がるのが通常であるからである（図 40-1）．そのため，診断されていない慢性血管疾患患者が，妊娠 20 週以前に受診した場合，血圧は正常範囲内であるということがしばしば起こってしまう．しかし第 3 三半期になると再び本来の高血圧の状態に戻ることとなるが，そのときには慢性高血圧なのか妊娠により発症した高血圧なのかの判断は困難である．こういった患者の多くは軽症であり，心室肥大や網膜血管障害，腎障害などを認めないので，慢性の高血圧性臓器障害の有無について詳細に検討してもあまり意味はない．

　高血圧症患者のなかに，明らかに血圧が異常値に上昇してくる患者が存在し，典型的には妊娠 24 週以降に出現してくる．基礎血圧の上昇に加えて，タンパク尿や表 40-1 に示したようなその他の異常を併発してきた場合，加重型妊娠高血圧腎症の診断となる．一般に"単純な"妊娠高血圧腎症と比較して，加重型妊娠高血圧腎症はより早期に出現してくる．また，より重症になりやすく，FGR を併発しやすい．表 40-2 に示した基準は加重型妊娠高血圧腎症の重症度の指標として使用できる．

発症率と危険因子

　高齢妊婦では高血圧症に加重型妊娠高血圧腎症を合併するリスクが高いのに対して，若年初産婦では特に妊娠高血圧腎症を発症しやすい．妊娠高血圧腎症の発症には人種や民族，つまり遺伝的素因が大きく関係している．Maternal Fetal Medicine Units Network（MFMU ネットワーク）の研究によると，妊娠高血圧腎症の発症率は白人で 5%，ヒスパニックで 9%，アフリカ系アメリカ人では 11% であった（Myatt, 2012a, b）．さらに黒人女性ではほかより罹患率が高いとのデータもある（Shahul, 2015）．Staff ら（2015）は複数の世界規模の研究をレビューし，初産婦の妊娠高血圧腎症発症率は 3〜10% であったと報告している．経産婦では 1.4〜4% と報告されている（Fisher, 2015）．

　Bartsch ら（2016）は 2,500 万の妊婦から抽出したデータからいくつかの因子について表 40-3 に示したように相対危険度を算出した．他の研究ではメタボリックシンドロームや高ホモシステイン血症を因子としてあげている（Karumanchi, 2016a；Masoudian, 2016；Scholten, 2013）．また男児の妊娠で若干のリスク上昇がみられる（Jaskolka, 2017）．妊娠中の喫煙はさまざまな妊娠合併症を引き起こすが，妊娠中の高血圧に関してはリスクを下げるといわれている（Bainbridge, 2005；Kraus, 2014）．他の危険因子として血清 HIV 陽性，睡眠時呼吸障害もあげられている

表 40-3　妊娠高血圧腎症の臨床的リスクファクター

危険因子	妊娠数（100万）	統合未補正相対危険度（95%信頼区間）
SLE	2.43	2.5 (1.0-6.3)
未産婦	2.98	2.1 (1.9-2.4)
35歳以上	5.24	1.2 (1.1-1.3)
死産歴	0.063	2.4 (1.7-3.4)
CKD	0.97	1.8 (1.5-2.1)
ART妊娠	1.46	1.8 (1.6-2.1)
BMI > 30	5.92	2.8 (2.6-3.1)
多胎	7.31	2.9 (1.4-2.7)
胎盤早期剝離既往	0.29	2.0 (1.4-2.7)
糖尿病	2.55	3.7 (3.1-4.3)
妊娠高血圧腎症既往	3.72	8.4 (7.1-9.9)
慢性高血圧	6.59	5.1 (4.0-6.5)
抗リン脂質抗体	0.22	2.8 (1.8-4.3)

ART：生殖補助医療，CKD：慢性腎臓病，SLE：全身性エリテマトーデス．

(Data from Bartsch, 2016)

(Facco, 2017；Sansone, 2016).

　子癇に関しては医療サービスが利用可能な状態にある地域では，発症率が下がってきている．アメリカでは1998年に3,250分娩に対して1例であったと報告されている（Ventura, 2000）．これはアイスランドを除くと極めて低い頻度であり，医療資源に不足のない国における平均は2,000〜3,000分娩に対して1例程度である（Andersgaard, 2006；Jaatinen, 2016；O'Connor, 2013；Royal College of Obstetricians and Gynaecologists, 2006；Zwart, 2008).

病態発生

　妊娠中の高血圧性疾患は下記の特徴をもった妊婦により起こりやすいとされているが，その理由の多くは妊娠高血圧腎症の発生機序に関する理論で説明されている．
・初めて絨毛にさらされた妊婦．
・双胎や胞状奇胎のような過剰な絨毛にさらされた妊婦．
・糖尿病や肥満，腎臓病，心血管障害，免疫学的疾患，遺伝的影響といった血管内皮の活性化や炎症が基礎にある妊婦．
・妊娠中の高血圧悪化に関係する遺伝的素因のある妊婦．

　妊娠高血圧腎症の発症には，必ずしも胎児そのものが必要ではない．絨毛がその本質的な部分であり，必ずしも子宮内にある必要もない．たとえば，妊娠高血圧腎症は腹腔妊娠でも起こることが報告されている（Worley, 2008）．発症の要因によらず，妊娠高血圧腎症に至る一連の流れは，血管攣縮を伴う血管内皮傷害から血漿の漏出，虚血や血栓形成と特徴づけられる．

■ 妊娠高血圧腎症の表現型

　妊娠高血圧腎症は臨床的にはさまざまな表現型をとる．しかし，これらは，血管内のトロホブラストの侵入による子宮らせん細動脈のリモデリングに問題があるかどうかで少なくとも二つに分けられる．この考え方が妊娠高血圧腎症の病因に関する"2段階異常"理論をもたらした．Redmanら（2015a）は，stage 1は血管内でのトロホブラストのリモデリングの異常により発生し，その結果stage 2の臨床症状を呈してくると述べている．重要なことは前述の箇条書きリストの三つ目にあげたような基礎疾患が血管内皮の活性化や炎症により顕在化しstage 2の状態に影響を与えることである．

　こういった分類は形式的なもので，妊娠高血圧腎症症候群は臨床的には一連の悪化していく疾患スペクトラムと捉えられる．さらに後に論じるように，多くの"isoform"の存在を示唆するデータが出てきている．例としては母体と胎児の特徴の違いや胎盤所見，早期発症と晩期発症の違いなどである（Phillips, 2010；Valensise, 2008；van der Merwe, 2010).

■ 病　因

　妊娠高血圧腎症の原因についてはいくつもの原因が提示されてきた．そのなかで現在重要と考えられているものとして下記のようなものがある．
1. 子宮血管への異常トロホブラストの侵入を伴う胎盤の着床．
2. 母，父（胎盤），胎児組織の間の不適当な免

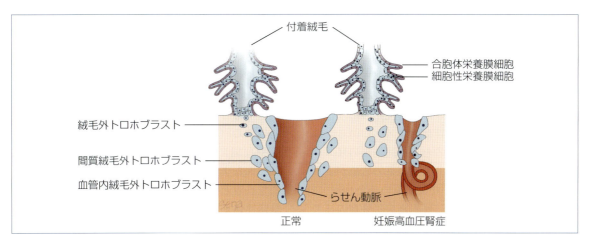

図 40-2
正常な胎盤侵入の図では，付着絨毛から絨毛外トロホブラストが侵入してくる様子が示されている．このトロホブラストは脱落膜やらせん動脈壁に侵入し，内皮や血管平滑筋を置換して血管を拡張し，血管抵抗を下げる．妊娠高血圧腎症では絨毛外トロホブラストの侵入が不十分であり毛細血管の抵抗が高くなってしまう．

疫学的寛容．
3. 正常妊娠時の心血管の変化や炎症性の変化に対する母体の不適応．
4. 先天的素因やエピジェネティックな要因などの遺伝的因子．

◆ 異常なトロホブラストの侵入

第5章で論じたように，正常な着床は基底脱落膜内でのらせん動脈のリモデリングの進展が特徴である（図40-2）．血管内のトロホブラストは血管径を大きくするように血管の内皮や筋層を置き換えていく（Zhou, 1997）．静脈への侵入は表面だけである．

しかしながら妊娠高血圧腎症のなかには，トロホブラストの侵入が不十分である症例がある．これに加えて，脱落膜の血管は血管内トロホブラストに裏打ちされるようになる．これは子宮筋層内の血管ではみられない．そのため，より深い筋層内の血管では内皮や筋弾性組織がなくなることはなく，平均血管外径は併存する正常胎盤血管の約半分程度である（Fisher, 2015）．一般に，トロホブラスト侵入の異常の程度と高血圧疾患の重症度は相関するといわれている（Madazli, 2000）．早期発症の妊娠高血圧腎症において，よりこのトロホブラスト侵入異常が見受けられる（Khodzhaeva, 2016）．McMahonら（2014）は，可溶性の抗血管新生因子の低下がこの血管のリモデリングの異常と関連している可能性について指摘している．

電子顕微鏡による研究からは初期の妊娠高血圧腎症では血管内皮傷害，血管壁からの血漿成分の漏出，血管平滑筋細胞の増殖，そして内膜の壊死がみられたと報告されている（De Wolf, 1980）．Hertig（1945）は血管平滑筋細胞内とマクロファージ内での脂質の蓄積を atherosis と呼んだ．このような所見は34週以前に妊娠高血圧腎症と診断された患者の胎盤内ではより一般的である（Nelson, 2014b）．急激な動脈壁の肥厚をきたした妊婦は，将来の動脈硬化や心血管疾患のリスクが高い可能性がある（Staff, 2015）．そして妊娠中では，らせん動脈内腔の異常な狭小化は胎盤の血流障害を引き起こす可能性がある．血流の低下と低酸素の環境により，最終的に placental debris や微小粒子が出現することとなる．

この時点で，こういった変化により全身性の炎症反応が惹起され，stage 2 の妊娠高血圧腎症に至る（Lee, 2012；Redman, 2012）．不十分な胎盤形成は妊娠高血圧，妊娠高血圧腎症，早産，FGR，常位胎盤早期剝離などの原因とも考えられている（Brosens, 2011；Labarrere, 2017；Nelson, 2014b）．

◆ 免疫学的因子

胎盤や胎児の父親由来の抗原に対する免疫寛容については第5章で論じている．こういった免疫学的寛容の消失や，制御不能が妊娠高血圧腎症を説明するもう一つの理論である（Erlebacher,

2013). 母体と胎盤の接点では組織学的変化があり，これは急性の移植片拒絶反応のような現象が起きていることを示唆している．

データからの推測でも妊娠高血圧腎症は免疫が媒介する異常であることを示している．たとえば，胎盤の抗原部位に対する遮断抗体の形成が障害されると，妊娠高血圧腎症のリスクが明らかに増強する．この仮説に則ると，初回妊娠のリスクがより高い可能性がある．父親由来の抗原がより多く負荷される際，つまり父由来の染色体が"2セット"負荷される場合に妊娠高血圧腎症のリスクが上がることは，免疫寛容の失調で説明できるかもしれない．すなわち，胞状奇胎患者では早発妊娠高血圧腎症の頻度が高いということである．13トリソミーの児を妊娠している妊婦の30〜40％に妊娠高血圧腎症が発症し，こちらも高率である．こういった妊婦では血清内の抗血管新生因子が増加している．抗血管新生因子遺伝子の一つである**可溶性 fms 様チロシンキナーゼ 1**（soluble fms-like tyrosine kinase-1：sFlt-1）は13番染色体上に存在する（Bdolah, 2006）．逆に**同じパートナーとの子を以前に妊娠している**など，過去に父由来の抗原にさらされたことのある女性は妊娠高血圧腎症に対して"免疫"がある．しかしこの現象は前回流産の場合には明らかではない（Strickland, 1986）．経産婦で新たなパートナーとの子を妊娠した場合，妊娠高血圧腎症のリスクは上がるとの報告もある（Mostello, 2002）．

Redmanら（2015a）は妊娠高血圧腎症の病態生理における**免疫不適合**の果たす役割についてレビューした．妊娠高血圧腎症を起こす女性では，妊娠早期の絨毛外のトロホブラストの免疫抑制にかかわる非古典的ヒト白血球抗原である HLA-G の発現量が少ない．黒人女性では妊娠高血圧腎症に罹患しやすくなる1597ΔC変異の頻度が高い（Loisel, 2013）．このような変化が妊娠高血圧腎症のstage 1における胎盤の血管新生不全にかかわっている可能性がある．第4章で論じたとおり，正常妊娠では type 2（Th2）活性が Type 1 活性に対して高くなるようにヘルパーT（Th）リンパ球が産生されるいわゆる **Type 2 バイアス**という状態になる（Redman, 2012, 2015a）．Th2細胞は液性免疫を活性化し，Th1細胞は炎症性サイトカインの分泌を促す．妊娠高血圧腎症を発症する妊婦では，第2三半期のはじめにTh1の活動が高まっている．

◆ 内皮細胞の活性化

炎症性変化がstage 1の変化の持続であると考えられている．虚血性変化やその他さまざまな原因に反応して，胎盤因子が放出されカスケードが開始する（Davidge, 2015）．そのため，抗血管新生や代謝にかかわる因子，炎症性白血球メディエータによって全身性の内皮細胞の傷害が引き起こされると考えられていて，本書において**内皮細胞活性化**または**機能不全**と同義に用いられている．

血管内皮細胞の機能不全は，母体循環血中の白血球が強く活性化した結果引き起こされる（Faas, 2000；Gervasi, 2001）．要するに，腫瘍壊死因子（tumor necrosis factor：TNF）-αやインターロイキン（IL）のようなサイトカインが妊娠高血圧腎症にかかわる全身性の酸化ストレスに影響している可能性がある．これは自己増殖性過酸化脂質を生成する活性酸素やフリーラジカルといったもので代表されるものである（Manten, 2005）．こういった物質が全身の血管内皮細胞を傷害する毒性の高いラジカルを次々に産生し，血管内皮の一酸化窒素（NO）生成を変化させ，プロスタグランジンのバランスを壊していく．胎盤の動脈硬化にみられる脂質蓄積マクロファージ泡沫細胞の産生や血小板減少として現れる微小血管内凝固，尿タンパクや浮腫として現れる毛細血管透過性の亢進といった事象も酸化ストレスによるものである．

◆ 遺伝的要因

妊娠高血圧腎症は多因子，多遺伝子の異常である．スウェーデンにおけるおよそ120万の出産を対象とした研究では，妊娠高血圧と妊娠高血圧腎症に遺伝的要因の関連を認めている（Nilsson, 2004）．Wardら（2015）妊娠高血圧症候群の母をもつ女性は20〜40％，姉妹が妊娠高血圧症候群であれば11〜37％，双胎では22〜47％のリスクであると報告した．アフリカ系アメリカ人に妊娠高血圧腎症が多いと述べたように，民族人種の因子は重要である．ラテン系アメリカ先住民と白人の遺伝子の相互作用により，ラテン系の女性での頻度は低いと考えられる（Shahabi, 2013）．

妊娠高血圧腎症の遺伝的素因はすべての臓器で無数の酵素や代謝の機能をコントロールする両親から受け継いだ数百の遺伝子の相互作用の結果で

あると思われる（Triche, 2014）．妊娠高血圧腎症において血漿由来の因子がこういった遺伝子を誘導する可能性が指摘されている（Mackenzie, 2012）．それゆえ妊娠高血圧症候群の女性それぞれに現れる臨床症状は前述したとおり幅をもっている．つまり，環境因子との相互作用により同様の遺伝子型の間でも表現型は異なってくる（Yang, 2013）．

　数百の遺伝子が妊娠高血圧腎症との関係性の有無について研究されてきた（Buurma, 2013；Sakowicz, 2016；Ward, 2015）．妊娠高血圧腎症と関係している可能性のあるいくつかの遺伝子を表40-4に記載した．しかしながら妊娠高血圧腎症は一様でなく，他の遺伝子や環境因子もその複雑な表現型と関係している以上，単一の責任遺伝子の候補が見つかるかどうかは疑問である．実際，Majanderら（2013）は胎児の18番染色体にある遺伝子でさえ妊娠高血圧腎症の素因が関係していると報告した．

表40-4　妊娠高血圧腎症に関連のある可能性がある遺伝子

遺伝子（多型）	影響を受ける機能
MTHFR（C677T）	メチレンテトラヒド葉酸還元酵素
F5（Leiden）	第Ⅴ因子ライデン変異
AGT（M235T）	アンジオテンシノーゲン
HLA（Various）	ヒト白血球型抗原
NOS3（Glu 298 Asp）	血管内皮一酸化窒素
F2（G20210A）	プロトロンビン（第Ⅱ因子）
ACE（I/D at Intoron 16）	アンジオテンシン変換酵素
CTLA4	細胞傷害性Tリンパ球関連タンパク
LPL	リポタンパクリパーゼ
SERPINE 1	セリンペプチダーゼ阻害
GNA promotor	メチル化抑制

（Data from Buurma, 2013; Staines-Urias, 2012; Triche, 2014; Ward, 2014; Ye, 2016）

■ 発症機序

◆ 血管攣縮

　妊娠高血圧腎症における血管攣縮の概念は100年かけて発展してきた（Volhard, 1918）．全身性の内皮活性化が血管攣縮を引き起こし，血管抵抗が増大し妊娠高血圧腎症につながっていく．内皮細胞の傷害により血小板やフィブリノゲンといったような血液成分が間質へ漏出し内皮細胞下に沈着する．血管内皮細胞間タンパクも破壊され，抵抗血管（細動脈）の内皮細胞下に超微細構造の変化をきたす（Suzuki, 2003；Wang, 2002）．また，より大きな静脈叢にも同様の変化が起こっている．

　血管攣縮や間質への漏出から不均衡分布を引き起こすことから血管流量が減少し，組織の周りの部分の虚血が起こり，それが，この症候群の特徴である壊死，出血，終末臓器の障害へとつながっていく．これに関連する臨床的所見は，重症の妊娠高血圧腎症の患者における血液量の著明な減少である（Zeeman, 2009）．

◆ 内皮細胞傷害

　内皮細胞の傷害が妊娠高血圧腎症の病態を理解するうえで核であった（Davidge, 2015）．このなかで，胎盤などから産生されるタンパクが母体循環内に分泌され，全身性に血管内皮の活性化や障害を引き起こす．妊娠高血圧腎症の臨床的症候の多くは広汎な内皮細胞の変化によるものであると考えられている．

　正常内皮は抗凝固能を有しており，内皮細胞がNOを遊離して血管平滑筋のアゴニストに対する反応を抑制している．内皮細胞の傷害や活性化によって，NOの産生が低下し，凝固促進因子の分泌を増加し，血管収縮因子への感受性が高まる．さらに血管内皮細胞の活性化により，糸球体毛細血管の形態変化，毛細血管の透過性，内皮細胞の活性化物質の血中濃度上昇が起こる．おそらく妊娠高血圧腎症の妊婦の血漿内の複数の因子が複合してこのように血管へ影響を及ぼしている（Myers, 2007；Walsh, 2009）．

◆ 昇圧薬への反応増強

　第4章で論じたように，妊娠中の女性は昇圧薬投与への耐性ができている（Abdul-Karim, 1961）．しかし，早発型の妊娠高血圧腎症患者ではノルエピネフリンやアンジオテンシンⅡへの反応性が高まっている（Raab, 1956；Talledo, 1968）．さらにアンジオテンシンⅡへの反応性増加は妊娠高血圧症発症に先行して起こることが明らかとなっている（Gant, 1974）．ところが，満期にな

る前に妊娠高血圧腎症を呈する妊婦の血中アンジオテンシンIIの値は低いことが報告されている（Chase, 2017）.

　いくつかのプロスタグランジンが妊娠高血圧腎症の病態生理の中心にあると考えられている．特に，正常妊娠における昇圧薬への反応性低下には血管内皮におけるプロスタグランジンの生成による血管の反応性低下が少なくとも部分的にかかわっている．たとえば，妊娠高血圧腎症では血管内皮プロスタサイクリン（PGI_2）の産生が正常妊娠と比較して低下している．これはホスホリパーゼ A_2 により誘導される（Davidge, 2015）．同時に，血小板からつくられるトロンボキサン A_2 は増加しプロスタサイクリン/トロンボキサン A_2 比が低下する．最終的に投与されたアンジオテンシンIIへの反応性が増加し，最終的に血管収縮が増強する（Spitz, 1988）．こういった変化は妊娠高血圧腎症を後に発症する妊婦では妊娠22週頃より明らかとなる（Chavarria, 2003）.

　NOは血管内皮細胞でL-アルギニンから生成される．NOの生成阻害により平均動脈圧の上昇，心拍数の低下，昇圧薬への反応低下の回復がみられる．ヒトにおいてNOは胎児胎盤灌流の特徴である拡張期の低血圧維持にかかわっている（Myatt, 1992；Weiner, 1992）．妊娠高血圧腎症におけるNO産生の影響ははっきりしていない．妊娠高血圧症候群は内皮におけるNO生成酵素の発現低下と関連しており，これはNOの不活化につながるであろうと考えられている（Davidge, 2015）.

　エンドセリンは21個のアミノ酸からなるペプチドであり血管収縮能をもち，エンドセリン-1（ET-1）は血管内皮で産生され，基本となるアイソフォームである（Karumanchi, 2016b）．血漿ET-1レベルは正常血圧妊婦で上昇し，妊娠高血圧腎症妊婦ではより上昇する（Ajne, 2003）．Taylorら（1999）によるとET-1濃度の上昇は胎盤によるものではなく，全身の内皮細胞の活性化によるものである可能性を指摘した．妊娠高血圧腎症妊婦で硫酸マグネシウムによる治療がET-1濃度を低下させるという事実があり興味深い（Sagsoz, 2003）．またシルデナフィルがET-1濃度を下げるということが動物実験で示された（Gillis, 2016）.

◆ **血管新生促進および抑制タンパク**

　胎盤の血管新生は受精の21日までに確認できるようになる．胎盤の血管新生にかかわる，血管新生促進，血管新生抑制因子について研究が進められている．血管内皮細胞増殖因子（vascular endothelial growth factor：VEGF）やアンジオポエチン（Ang）ファミリーは最も広く研究されてきた．**血管新生の不均衡**は，胎盤と子宮の接点での悪化していく低酸素により血管新生抑制因子の産生が刺激され，過剰となることで起こると考えられてきた．妊娠高血圧腎症を発症する妊婦のトロホブラストからは少なくとも2種類の抗血管新生ペプチドが過剰産生され母体循環内に流入する（Karumanchi, 2016a）.

　第一に，**sFlt-1** はVEGF受容体である．図40-3 に示すとおり母体血中sFlt-1の増加は血中遊離胎盤増殖因子（placental growth factor：PlGF）やVEGF濃度の不活化や減少をきたし，内皮の機能障害を引き起こす（Maynard, 2003）．また，興味深いことに，母体血中sFlt-1は妊娠高血圧腎症が顕在化する数ヵ月前より増加し始める（図40-4）．Haggertyら（2012）によると第2三半期におけるsFlt-1の上昇は妊娠高血圧腎症のリスクを倍に上昇させると報告している．この正常値からの逸脱は早発型の妊娠高血圧腎症ではより早期に出現する（Vatten, 2012）．こういった因子はFGRにも関係している（Herraiz, 2012）.

　二番目の抗血管新生ペプチドとしては可溶性エンドグリン（sEng）があげられる．これはさまざまなTGF-βファミリーのアイソフォームが血管内皮の受容体に結合するのを妨げる因子である（図40-3）．エンドグリンはこのような受容体の一種である．エンドグリンへの結合が減少すると，NO依存性の内皮の血管拡張能が失われる．血清中のsEngもまた妊娠高血圧腎症発症の数ヵ月前より上昇し始める（Haggerty, 2012）．メトホルミンはヒト組織からの抗血管新生因子の分泌を減少させることが報告されており興味深い（Brownfoot, 2016）.

　あるシステマティックレビューにおいて，第3三半期のsFlt-1レベルの上昇とPlGF濃度の低下は25週以降の妊娠高血圧腎症発症と関係していると述べられている（Widmer, 2007）．その後，Haggertyら（2012）はsFlt-1とsEngの発現が

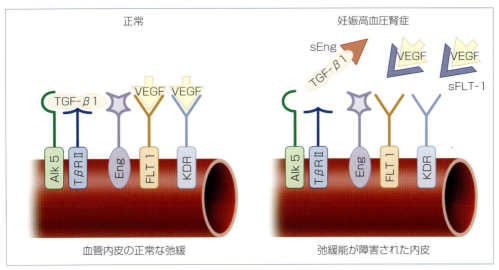

図 40-3　sFlt-1 と sEng による受容体阻害

倍になると妊娠高血圧腎症のリスクがそれぞれ39％と74％になると報告した．胎盤での血管新生抑制因子の過剰産生の機序はいまだ不明である．この分泌においては民族人種間差異も存在していることが報告されている（Yang, 2016）．可溶性分子の濃度は胎児血中や羊水中では増加しない．さらに分娩後は母体血中レベルも低下する（Staff, 2007）．

　臨床研究は血管新生抑制タンパクを妊娠高血圧腎症の予測や診断に用いる方向に進んでいる．またsFlt-1 をアフェレーシスにより減少させるという治療的応用に関してもプレリミナリーな報告がある（Thadhani, 2016）．

病態生理

　妊娠高血圧腎症の徴候は妊娠の早期から始まっており，妊娠期間の経過とともに水面下で生理学的変化は強くなっていき，最終的には臨床的に明らかとなってくる．分娩に至らない限り，こういった変化は最終的に多臓器に影響することとなり，所見に乏しいものから，激烈な異常までさまざまな症状を引き起こしてくる．前述のとおり，こういった事象は血管内皮の異常，血管攣縮，虚血によるものと考えられている．多くの妊娠高血圧腎症による母体合併症は個々の臓器で語られることが多いが，多くの場合複数の合併症を同時に呈しており，臨床的には互いに重なっている．

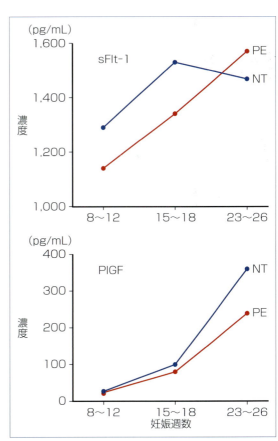

図 40-4　正常血圧妊婦（NT）と妊娠高血圧腎症罹患妊婦（PE）の妊娠中の血管新生因子や抗血管新生因子の血中濃度

両方の因子ともに 23〜26 週までに有意に標準から外れてくる．sFlt-1：血漿可溶性 fms 様チロシンキナーゼ1，PlGF：胎盤増殖因子．

（Data from Myatt, 2013）

■ 循環器系

妊娠高血圧腎症により重度の循環器系の異常をきたすことはまれではない．①高血圧による後負荷の増大，②妊娠による循環血漿量の増加はこの病態では逆に減少するので前負荷は減少するが，晶質液や膠質液の静脈投与により増大，③特に肺で重要となるが，内皮細胞の活性化により内皮細胞間から間質へ液体が流出すること，といったことが妊娠高血圧腎症による循環器系の問題に関与している．

■ 血行動態の変化と心機能

妊娠関連の高血圧性疾患での循環器系の異常はさまざまな因子の影響を受ける．妊娠高血圧腎症や高血圧の重症度，慢性の基礎疾患や臨床的なスペクトラムなどがその因子である．場合によってはこういった循環器系の異常が血圧の上昇に先行することがある（De Paco, 2008；Easterling, 1990；Khalil, 2012；Melchiorre, 2013）．とはいうものの，妊娠高血圧腎症の臨床症状発現とともに，心拍出量は末梢血管抵抗の増大の一部の影響により減少する．妊娠高血圧腎症での心機能を評価するときには，心臓超音波検査での**心筋機能**の測定と臨床的に重要な**心室機能**に注意する．

◆ 心筋機能

妊娠高血圧腎症患者への心臓超音波検査で，40〜45％の妊婦に拡張障害が起きていることが示されている（Guirguis, 2015；Melchiorre, 2012）．拡張障害のある状態では心室は正常に弛緩せず，血液の流入も異常をきたす．このような妊婦のなかに，分娩後最大4年まで異常が持続する人がいる（Evans, 2011；Orabona, 2017）．拡張障害は心室のリモデリングに端を発している．これは心室のリモデリングは，妊娠高血圧腎症による後負荷の増大に対して，正常な収縮能を維持しようとするための適応反応と考えられている抗血管新生因子のタンパクレベルが高いことが関与しているかもしれない（Shahul, 2016）．これに対して，正常妊婦では，こういった変化は通常，問題とならない．しかし，たとえば高血圧症による求心性心室肥大などの心室機能障害があり，さらに拡張障害の悪化が起これば，心原性の肺水腫をきたす可能性がある（Wardhana, 2017）．これに関しては第47章と第49章で後述する．

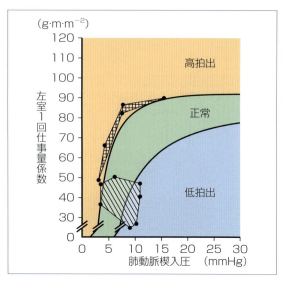

図 40-5
正常妊婦の心室機能（縞模様）と妊娠高血圧腎症患者の心室機能（格子模様）をBraunwald心室機能曲線にプロットした．正常値はClark, 1989より，子癇患者の値はHankins, 1984より．

◆ 心室機能

妊娠高血圧腎症では拡張障害の頻度が比較的に高いにもかかわらず，臨床的な心機能は問題ないことが多い（Hibbard, 2015）．妊娠高血圧腎症患者のなかに，心臓トロポニン値が軽度上昇している患者が存在し，また重症妊娠高血圧腎症患者ではヒト脳性ナトリウム利尿ペプチド前駆体N端フラグメント（Nt pro-BNP）が上昇している（Pergialiotis, 2016；Zachary, 2017）．正常妊婦，妊娠高血圧腎症妊婦の心機能は，ともに正常からやや高拍出の状態にあることは重要である（**図40-5**）．ゆえに，両者とも左室流入圧に見合った心拍出量を保っている．流入圧は静脈への流入量と関係している．積極的輸液群では多くの患者が明らかな心室の**高拍出量状態**を呈している．しかしこれと同時に肺動脈楔入圧の上昇も起きている．こういった患者のなかに，肺胞上皮と血管内皮間からの漏出により心室機能が正常にもかかわらず，肺水腫を発症する患者を認める．これには血清アルブミン値の低下による膠質浸透圧の低下も関与している．まとめると，重症妊娠高血圧腎症の妊婦への積極的な輸液は正常左室流入圧を上昇させ，生理的な心拍出量の上昇をもたらして，高拍出状態をつくるといえる．

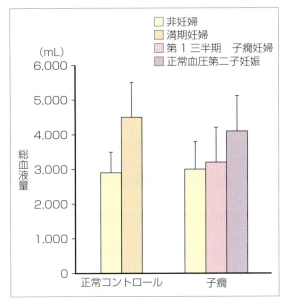

図 40-6　正常血圧女性と子癇妊婦における総血液量の比較
棒グラフから縦に伸びるラインは平均から1SDの範囲である．子癇妊婦では血液量の増加が次回妊娠が正常血圧であった場合の血液量増加と比較して少ないことがわかる．
(Data from Zeeman, 2009)

■ 血液量

血液濃縮は子癇の特徴である．これは Zeeman ら（2009）がかつての Pritchard ら（1984）による観察を発展させ，**子癇女性においては通常の妊娠で起こる循環血液量の増大がかなりおさえられている**ことを報告した（図 40-6）．通常，非妊婦女性では平均の循環血液量は約 3,000 mL で，正常妊娠の終盤の何週間かの期間では循環血液量は約 4,500 mL 程度となる．しかしながら**子癇**の女性では正常妊娠で増加する 1,500 mL の部分の大半あるいは全部が失われてしまう．血管内皮細胞の活性化と血管透過性の亢進により血漿が間質へ漏出し，全身の血管収縮が起きた結果これが引き起こされる．**妊娠高血圧腎症**では，重症度にもよるが，この血液濃縮はあまり強くない．

このような変化は臨床的にも確実に現れてくる．重要なことは高度の血液濃縮状態の妊婦では分娩時の出血に非常に敏感であるし，そうでないと，問題ないと見過ごされてしまう危険があるということである．血管攣縮や血管内皮からの血漿漏出は産後，内皮が正常な状態に修復されるまで持続する．血管収縮が回復し，血管内容量が増加

するにつれ，ヘマトクリットは通常低下する．ヘマトクリットの急激な低下は多くの場合，分娩による出血が原因であることが多いことを認識しておかなければならない．また後述するように，貧血は赤血球の破壊増加も影響している．

■ 母体血小板減少

あらゆるタイプの妊娠高血圧症において血小板はルーチンで測定される．子癇による血小板減少は 100 年以上前に報告されている．血小板減少の頻度や程度は妊娠高血圧腎症の重症度や持続期間，血小板測定の頻度などによってさまざまである（Heilmann, 2007；Hupuczi, 2007）．血小板数が 10 万/μL 未満となる明らかな血小板減少は，疾患が重症であることを示している（表 40-2）．一般に血小板数が低いほど，母体の罹患率，死亡率は上昇する（Leduc, 1992）．多くの場合，血小板数が低下し続けるなら，分娩としたほうが望ましい．分娩翌日くらいまでは，血小板はさらに低下する可能性がある．多くは分娩後 3～5 日で正常レベルに回復する．後で述べるように，HELLP症候群の場合には分娩後も減少が継続する．48～72 時間以内に最小値とならない場合，妊娠高血圧腎症が血栓性の微小血管障害の原因ではない可能性がある．これについては第 56 章で述べる．

妊娠高血圧腎症によりほかにもさまざまな血小板の変化が報告されている．Kenny ら（2015）のレビューのなかでは，血小板の活性化とともにα顆粒の脱顆粒の亢進が起きてβトロンボグロブリンや血小板第 4 因子が産生され，クリアランスが増加すると述べている．多くの研究では逆説的に，妊娠中の正常な血小板凝集能の増加と比較して *in vitro* では血小板凝集能が低下する．これはおそらく生体内での活性化に引き続いて起こる血小板の"枯渇"によるものではないかと考えられる．この原因は不明であるが，血管内皮傷害部位での免疫学的機序や単純な血小板の消費が示唆される．血小板結合性免疫グロブリンや循環血液中の血小板結合能を有する免疫グロブリンの増加は血小板表面の変化を示唆している．

母体が重症妊娠高血圧腎症であっても，胎児や新生児に重症血小板減少が起こるわけではない（Kenny, 2015；Pritchard, 1987）．**血圧が高い妊婦で母体血小板減少があっても，胎児適応で帝王**

切開をすることはない．

■ 溶　血

重症妊娠高血圧腎症では高頻度に溶血を合併し，血清 LDH 上昇やハプトグロビンの減少がみられる．末梢血での分裂赤血球，球状赤血球，網赤血球の増加なども報告されている（Cunningham, 1985；Pritchard, 1954, 1976）．こういった異常は血小板の凝集とフィブリンの沈着を伴う内皮の障害による**微小血管内溶血**の結果である．Cunningham ら（1995）は，こういった変化は血清脂質の変化によるものであり，妊娠高血圧腎症女性では赤血球中の長鎖脂肪酸濃度が大きく減少しているとしている（Mackay, 2012）．

重症妊娠高血圧腎症に伴う溶血や血小板減少に関する初期の報告では，血清中の肝臓トランスアミナーゼの異常上昇がよくみられ，肝細胞の壊死を示唆していることが示された（Chesley, 1978）．Weinstein（1982）はこういった症候群を **HELLP 症候群**と呼び，現在では世界中でこの名称が用いられている．また，**表 40-2** に示したとおり，HELLP の各症状は妊娠高血圧腎症の軽症と重症を分ける基準に含まれている．HELLP 症候群についてはそのセクションで詳述する．

■ 凝固系の変化

妊娠高血圧腎症や子癇では一般に，血管内凝固に伴う変化や頻度はやや低いが，赤血球の破壊がみられる（Cunningham, 2015；Kenny, 2015）．変化としては，第Ⅷ因子の増加やフィブリノペプチド A や B，D-ダイマー値の上昇，調節タンパクであるアンチトロンビンⅢやプロテイン C や S の減少といったものがある．前述した血小板減少以外の凝固異常は多くの場合重症ではなく臨床的に重要になることはあまりない（Kenny, 2015；Pritchard, 1984）．常位胎盤早期剥離を発症しない限り，血漿フィブリノゲンはそれほど大きな異常値になることはない．D-ダイマーのようなフィブリン分解産物の上昇は軽度である．妊娠高血圧腎症の悪化に伴い，**トロンボエラストグラフィ**の異常も出現してくる（Pisani-Conway, 2013）．こういった変化はあるが，PT や APTT や血漿フィブリノゲン値といった通常の凝固検査は妊娠関連高血圧疾患の管理において必ずしも必要ではない．

■ 内分泌の変化

正常妊娠では血漿中の**レニン**，**アンジオテンシンⅡ**，**アンジオテンシン 1-7**，**アルドステロン**，**デオキシコルチコステロン**，**心房性ナトリウム利尿ペプチド（ANP）**の濃度は上昇する．ANP は容量負荷により心房が伸展すると分泌され，心臓の収縮力に影響する（第 4 章参照）．妊娠中は血清中のレベルは上昇し，妊娠高血圧腎症患者ではより分泌は増加する（Luft, 2009）．前駆体である**プロ心房性ナトリウム利尿ペプチド**も妊娠高血圧腎症で増加する（Sugulle, 2012）．バソプレシンの濃度は非妊婦，正常妊婦，妊娠高血圧腎症患者で同等であるが，後の二つでは代謝クリアランスが高くなっている（Dürr, 1999）．

■ 体液と電解質の変化

重症妊娠高血圧腎症において，**細胞外液量**は正常妊娠と比較し大きく増加しており浮腫を呈する．先に述べたとおり，体液の貯留は血管内皮の障害によるものであると考えられている（Davidge, 2015）．さらに重症妊娠高血圧腎症患者では全身性浮腫とタンパク尿に加え，血漿膠質浸透圧の低下が起きている．これにより濾過バランスが崩れ，血管内から間質へ体液が移動する．電解質濃度に関しては，正常妊婦と妊娠高血圧腎症患者の間に大きな違いは認めない．

子癇による痙攣後は，乳酸アシドーシスと代償性呼吸性の二酸化炭素減少により**血清 pH 値や重炭酸濃度は低下する**．アシドーシスの程度は乳酸産生の程度（代謝性アシドーシス）と二酸化炭素排出の程度（呼吸性アシドーシス）による．

■ 腎　臓

正常妊娠では，腎血流量や糸球体濾過量が増加する（第 4 章参照）．妊娠高血圧腎症患者では，多くの可逆的な解剖学的，生理学的変化が起きてくる．腎血流量や糸球体濾過量は低下することは臨床的に重要である．非妊婦よりも低下することはまれであるが，その場合は重症と考えられる．軽度の糸球体濾過量の低下であればそれは血漿量の低下によるものである．しかし多くの場合は正常の 5 倍にまで上るといわれている．これは輸入

細動脈の血管抵抗の上昇によるものである（Conrad, 2015；Cornelis, 2011）．形態学的変化はglomerular endotheliosisによって特徴づけられ，濾過を可能にしているバリアをブロックする．濾過の減少により血清クレアチニンは1 mg/mLや場合によってはそれ以上に上昇する（Lindheimer, 2008a）．これらは通常分娩後10日以上経過すると正常化する（Cornelis, 2011；Spaan, 2012a）．

多くの妊娠高血圧腎症患者では尿中ナトリウム濃度は上昇している．尿浸透圧，尿/血漿クレアチニン比，ナトリウム排泄率（FENa）の値は低く，腎前性腎不全のこれらすべては周産期特有の変化の関与を示唆している．ナトリウム含有の晶質液の投与は左室流入圧を上昇させ，一時的に乏尿を改善するが，急激な投与は肺水腫を誘発する可能性がある．急速輸液は乏尿を呈する妊娠高血圧腎症患者への"治療"として適切でない．出血や嘔吐，発熱による体液喪失時にのみ適応になる．

典型的な妊娠高血圧腎症では，尿酸値が上昇する．この上昇は糸球体濾過率の減少を上回っており，尿細管の再吸収量の増加によるものであると考えられる（Chesley, 1945）．また，妊娠高血圧腎症は尿中カルシウムの排泄減少もきたし，おそらくは尿細管での再吸収増加によるものと考えられている（Taufield, 1987）．

◆タンパク尿

表40-1に示したように，タンパク尿の程度は妊娠高血圧腎症の診断に影響する．24時間蓄尿で300 mg以上，尿中タンパク/クレアチニン比≧0.3 mg；随時尿で30 mg/dL（試験紙で1＋）の尿タンパクの持続を，経験的に異常尿タンパクと定義している．タンパク尿の悪化やネフローゼレベルのタンパク尿は重症の妊娠高血圧腎症の徴候と考えられてきたが，現れない症例もある（Airoldi, 2007）そのためタンパク尿を重症度診断に用いる考え方は2013年のTask Forceでは賛同されなかった．

尿中のタンパクやアルブミンの異常値を確認する最適な検査方法がいまだ確立されていないのは問題である．24時間蓄尿検体による定量検査では，24時間で300 mgが"コンセンサス"になっている（ACOG, 2013）．12時間165 mgでも同等の意味があると報告されている（Stout, 2015；Tun, 2012）．

尿中タンパク/クレアチニン比は取り扱いの難しい24時間タンパク定量にとって代わる可能性がある（Kyle, 2008；Morris, 2012）．Chenら（2008）によると中間尿や導尿による検体が適しているとしている．システマティックレビューでは，随時尿で130〜150 mg/gつまり0.13〜0.15未満であれば1日の尿タンパク量は300 mgを超える可能性は低いとの結論を報告した（Papanna, 2008）．0.08以下と1.19以上のそれぞれの陰性適中率，陽性適中率は86％と96％である（Stout, 2013）．300 mg/gつまり0.3の中等度の値では感度，特異度ともに低い．そのため中等度の値の場合，24時間タンパク定量を併用すべきと考えられる．

試験紙による定性検査はタンパク濃度に依存しており，偽陽性，偽陰性が多いことはよく知られている．そのため，尿タンパク300 mg/日未満でも濃縮尿検体では試験紙で1＋，2＋となる可能性がある．

尿タンパクは時に遅れて出現し，分娩後や子癇の痙攣出現後に現れることもある．たとえば，HELLP症候群患者の10〜15％はタンパク尿を呈さない（Sibai, 2004）．ほかには痙攣発作発症までの間にタンパク尿を呈さない例が子癇患者の17％にみられる（Zwart, 2008）．

◆解剖学的変化

Sheehanら（1973）によると，子癇患者の剖検の腎臓の光学・電子顕微鏡所見には高頻度に変化がみられることを報告した．糸球体は約20％増大し，それらは"貧血様"で，毛細血管は拡張したり，収縮したりさまざまである．毛細血管内皮は腫脹しており，glomerular capillary endotheliosisと呼んでいる（Spargo, 1959）．腫脹した内皮細胞により毛細血管内腔は完全にあるいは一部閉塞する（図40-7）（Hecht, 2017）．また，内皮細胞下へのタンパクやフィブリン様物質の均一な沈着もみられる．

内皮細胞の腫大は遊離血管新生タンパクと循環血中の抗血管新生タンパク受容体の複合体により血管新生因子が"消失"した結果起きてくる（図40-3）．血管新生タンパクは糸球体有足細胞にとって不可欠であり，これらの不活化が有足細胞の機能障害をきたし，毛細血管内皮の腫脹につながる（Conrad, 2015；Karumachi, 2009）．また子癇もこういった上皮の有足細胞からの分泌増加が

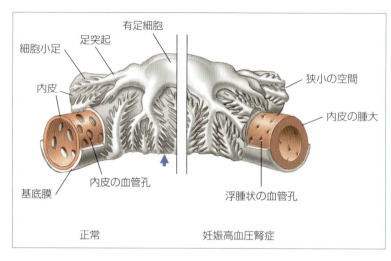

図 40-7
糸球体毛細血管内皮の病態を図示している．左側に示した正常な糸球体毛細血管は大きな血管孔を有し，有足細胞から発する小足間にはスペース（矢印）が保たれている．右の図は妊娠高血圧腎症により変化した糸球体である．内皮は浮腫を呈し，孔は狭小化し小足が近接している．

特徴的である（Wagner, 2012；White, 2014）．

◆急性腎障害

軽度の急性腎障害に遭遇することもあるが，臨床的に明らかな**急性尿細管壊死**は出血による循環血液量の低下や血圧低下が同時に起こることによって引き起こされることがほとんどである（第41章参照）．こういったことは重症産科出血，特に常位胎盤早期剥離で十分に輸血が行われないことによって起きてくることが多い．Drakeley ら（2002）は 72 人の妊娠高血圧腎症と腎不全を併存する患者は，半分は HELLP 症候群で 1/3 が常位胎盤早期剥離であったと報告している．HELLP 症候群患者 183 人を対象としたレビューでは，5％に腎障害を認めたと報告している（Haddad, 2000）．しかしそのうち半分は常位胎盤早期剥離を併発しており，またほとんどの症例で産後出血を認めた．不可逆的な**腎皮質壊死**はまれである（第53章参照）．

■ 肝　臓

子癇に伴う肝障害は肝表面における門脈周囲出血が特徴的である（Hecht, 2017）．しかし図 40-8 に示した病変ほど大きいものは珍しい．Sheehan ら（1973）は子癇により死亡した女性の約半数が，出血を伴う肝梗塞を伴っていたことを剖検所見から明らかにした．この所見は 1960 年代に相次いで報告された血清トランスアミナーゼの上昇に矛盾しないものだった．子癇に溶血や血小板減少を伴うことを報告した Pritchard ら（1954）による初期の報告の延長として，溶血，肝細胞壊死，血小板減少をきたす症候群は，後に HELLP 症候群と名づけられた．

実地臨床では，肝障害を伴う妊娠高血圧腎症は少なくとも三つの所見を示してくる．一つ目として，痛みは重症化を示す徴候であり，典型的には中等度～高度の右季肋部痛あるいは心窩部痛，圧痛を呈してくる．多くの場合血清 AST，ALT の上昇がみられる．しかし，肝梗塞の範囲は驚くほど広がっているケースもあるが，それでも臨床的に重要となってくるとは限らない（Nelson, 2017）．われわれの経験からすると，梗塞は産科出血による血圧の低下により悪化する可能性があり，時にショック肝と呼ばれるような肝不全を誘発する（Alexander, 2009；Yoshihara, 2016）．

二つ目に，血清 AST，ALT の上昇は重症妊娠高血圧腎症のマーカーであることがあげられる．500 U/L を超えることはほとんどないが，まれに 2,000 U/L を超える例も報告されている（第55章参照）．一般に血清中のトランスアミナーゼ濃度は血小板値の減少とともに増加し，分娩後3日で正常化する．

三つ目として，出血性梗塞の後に形成される肝臓の血腫形成がある．これはさらには被膜下血腫に発展し破裂の危険を伴ってくる．こういった病変は CT や MRI 検査で発見される（図 40-9）．未破裂血腫は思ったよりもおそらく頻度が高く，HELLP 症候群に併発することが多い．一度は手術を考えるが，出血が持続していなければ経過観察や保存的治療を行うことが現在は多い．しかしながら緊急手術や動脈塞栓術による介入で救命さ

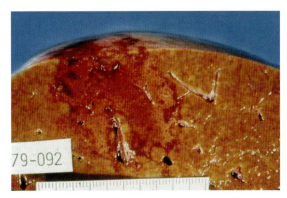

図 40-8 誤嚥性肺炎で死亡した妊娠高血圧腎症患者から得られた肝臓の肉眼所見
顕微鏡的には門脈周囲の出血，壊死がみられる．
(Reproduced with permission from Cunningham FG: Liver disease complicating pregnancy. Williams Obstetrics, 19th ed. (Suppl 1), Norwalk, Appleton & Lange, 1993)

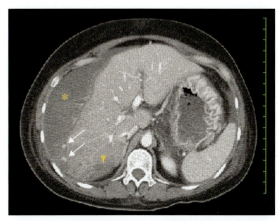

図 40-9 右上腹部痛を訴える重症 HELLP 症候群患者に産後に施行した腹部 CT
肝内梗塞，血腫（矢頭）とともに大きな被膜下血腫（＊）が認められる．血腫内に複数の火炎状出血を認める（矢印）．

れる症例もある．180例の肝血腫，破裂症例の検討では，94％がHELLP症候群であり，90％以上で皮膜は破裂していた（Vigil-De Gracia, 2012）．母体死亡率は22％で周産期死亡率は31％であった．ごく少数例において肝移植が必要となる（Hunter, 1995；Wicke, 2004）．

急性妊娠性脂肪肝は時に妊娠高血圧腎症との区別が時に難しくなる（Nelson, 2013；Sibai, 2007a）．この病態も妊娠後期に発症し，高血圧，トランスアミナーゼの上昇，血小板減少，血清クレアチニンの上昇を伴ってくることが多い．しかしながら急性妊娠性脂肪肝の鑑別のポイントは明らかな肝障害であり，図 55-1 にその違いは示した．

最後に，膵臓に関しては妊娠高血圧腎症による特有の合併症の報告はない（Sheehan, 1973）．時に出血性膵炎合併の報告例はあるが疾患の関連はなさそうである（Lynch, 2015；Swank, 2012）．パークランド病院でのわれわれの経験では，アミラーゼの上昇は妊娠高血圧腎症でみることはほとんどない（Nelson, 2014a）．

◆ HELLP 症候群

この症候群に関しては世界的に認められた厳密な定義はなく，そのため発症率に関しては報告によりさまざまである．先に記載した183人のHELLP症候群のデータでは，40％が合併症を起こし，うち2例は母体死亡に至っていると報告されている（Haddad, 2000）．合併症の内容は，子癇 6％，常位胎盤早期剥離 10％，急性腎障害 5％，肺水腫 10％であった．そのほかには脳血管障害，肝被膜下血腫，凝固異常，急性呼吸窮迫症候群や敗血症といった重大な合併症も起こりうる．

通常，HELLP症候群を合併した妊娠高血圧腎症患者は，合併しない患者と比較して経過は不良である（Kozic, 2011；Martin, 2012, 2013）．693人のHELLP症候群患者の検討では10％に子癇の併発がみられたと報告されている（Keiser, 2011）．また，Sepら（2009）はHELLP症候群患者では"単純な妊娠高血圧腎症"患者よりも有意に合併症の頻度が上がることを報告している．具体的には子癇がそれぞれ15％対4％，早産は93％対78％，周産期死亡率は9％対4％である．こういった顕著な臨床的経過の違いがあるので，これらのデータを報告した研究者はHELLP症候群には特有の機序があるのではないかと仮説を立てている（Reimer, 2013；Vaught, 2016）．

■ 脳

頭痛や視覚症状は重症妊娠高血圧腎症で頻度の高い症状であり，子癇と関連している．最も初期の報告では剖検所見により解剖学的に脳の合併症が報告されていたが，現在ではCT，MRI，ドプラにより脳血管障害に関する重要な知見が新たに加わった．

◆ 神経解剖学障害

古い解剖所見からの報告によると，図 40-10 に

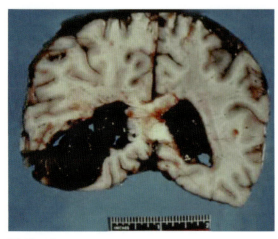

図 40-10
子癇に罹患した初産婦の脳の剖検切片には，致死的な高血圧性出血がみられる．

示した症例のように脳の病態が原因となったのは死亡例のわずか1/3であった．肺水腫による死亡がほとんどであり，脳の病変は偶発的に合併している例が含まれている．そのため，子癇に伴う肉眼的脳内出血は60％以上にみられると報告されているが，死亡例はそのうちの半分にとどまっている（Melrose, 1984；Richards, 1988；Sheehan, 1973）．図 40-11 に示したように，子癇女性の剖検でわかったその他の重要な病変として，皮質，皮質下の点状出血がある．それらの古典的な光学顕微鏡所見としては動脈壁のフィブリノイド壊死や血管周囲の微小梗塞や出血がみられる．そのほかには，皮質下の浮腫，脳全体にみられる出血のない多数の"軟化部位"，白質出血などがよく報告されている（Hecht, 2017）．基底核や橋出血も起こる可能性があり，これらは脳室内に穿破することがある．

◆ 脳血管の病態生理

子癇に伴う脳の障害は臨床所見，病理学的所見，画像診断所見から，二つの理論で説明されるようになった．妊娠高血圧腎症の特徴である内皮細胞の障害がこの二つにおいて重要な役割を果たしている．一つ目の理論は急性の重症高血圧に反応して，脳血管に過剰な調節が起こり，血管攣縮が引き起こされるというものである（Trommer, 1988）．この機序では，脳血流の低下が虚血，細胞傷害性の浮腫，組織の梗塞を引き起こしていると考えられている．これを支持する客観的なエビデンスはほとんどない．

二つ目の理論は急激な全身の血圧上昇が脳血管の自動調節能を超えてしまうというものである（Hauser, 1988；Schwartz, 2000）．血管拡張，血管収縮の異常は特に動脈支配の境界域でよく起こる．毛細血管のレベルでは毛細血管終末圧の崩壊により静水圧の増加や灌流増加，内皮細胞のタイトジャンクションの開窓を通じた血漿や赤血球の漏出といったことを引き起こす．こういったことが**血管性浮腫**を引き起こす．中枢神経系のリンパ管システムに関する近年の報告は，この理論を支持している（Louveau, 2015）．

これら二つの理論を合わせたものが最も真実に近い機序であると考えるのが合理的であろう．つまり，妊娠高血圧腎症による内皮細胞間の漏出は血管性浮腫の原因となる血圧よりかなり低い値で発生し，同時に自己調節能の上限も失われる（Fugate, 2015；Zeeman, 2009）．画像診断では，こういった変化は**可逆性後頭葉白質脳症（posterior reversible leukoencephalopathy syndrome：PRES）**の一側面として生じてくる（図 40-12）

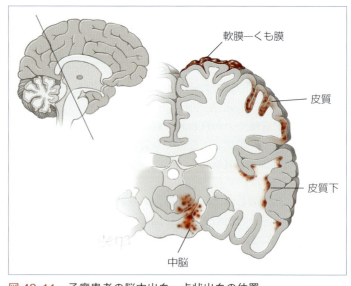

図 40-11　子癇患者の脳内出血，点状出血の位置
左上挿入されているイラストはメインの図をどのレベルでつくったのかを表している．
(Data from Sheehan, 1973)

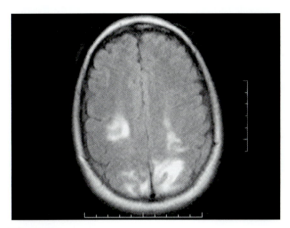

図 40-12
初産の子癇妊婦の脳 MRI を示す．T2-FLAIR 画像で複数の高信号を示す病変がみられる．
FLAIR：fluid-attenuated inversion recovery.
(Used with permission from Dr. Gerda Zeeman)

(Fugate, 2015；Hinchey, 1996)．確かに PRES は主に脳の後ろの部分での発生であることが多く，後頭葉や頭頂葉皮質で発生しているが，実際少なくとも 1/3 の症例は，それ以外の領域でも発生している (Edlow, 2013；Zeeman, 2004a)．

◆ 脳血流

　自動調節は脳の灌流圧の変化に対して，脳血流を一定に保つしくみである．脳の灌流圧は平均動脈圧と頭蓋内圧の差である．非妊婦ではこのしくみにより平均動脈圧が 160 mmHg まで上昇しても高い灌流圧から脳は守られる．この値はごく一部を除くほとんどすべての子癇患者の平均血圧よりはるかに高い．ゆえに子癇による痙攣は，妊娠により自動調節が変化していることにより起きているとの仮説が立てられた．Cipolla ら (2007, 2009, 2015) の研究では，げっ歯類の場合妊娠期間を通じて自動調節能は変化しなかったと報告している．しかし妊娠高血圧腎症で自動調節能が障害されるという報告も認められる (Janzarik, 2014；van Veen, 2013)．

　Zeeman ら (2003) は正常妊娠での第 1・第 2 三半期の脳血流は非妊婦と変わらないが，その後第 3 三半期では 20 ％減少し，また，重症妊娠高血圧腎症では正常血圧妊婦と比較し脳血流が有意に増加していることを報告した (Zeeman, 2004b)．これらを合わせて考えると，こういった所見は内皮細胞傷害のため脳灌流圧が上昇し，毛細血管内液が間質へ押し出され，妊娠高血圧腎症に特徴的な血管周囲浮腫をきたすといった機序を示唆している．

◆ 神経学的症状

　妊娠高血圧腎症にはいくつかの典型的な神経症状が出現する．いずれも重症であることを示し，迅速な対応が求められる．

　一つ目は**頭痛と暗点**で，これらは脳血管灌流の増加によるもので，後頭葉に好発する．最大で 75 ％の患者が頭痛を，20 ～ 30 ％の患者が視覚症状を子癇発作の前に経験すると報告している (Sibai, 2005；Zwart, 2008)．頭痛は軽いものから高度のもの，間欠的なものから持続的なものまでありうる．われわれの経験では，この頭痛は通常の鎮痛薬に反応しないことが多いが，硫酸マグネシウムの投与により高頻度に改善するという特徴がある．

　二つ目の症状は**痙攣**であり，この場合子癇と診断される．グルタミンなどの興奮性神経伝達物質の過剰な遊離，広汎なニューロンの脱分極，活動電位の暴走により子癇は誘発される (Meldrum, 2002)．臨床的にも基礎データからも広汎な痙攣は脳の障害や遅発性の脳機能障害の原因になることが示されている．

　三つ目の症状は，**失明**である．これは妊娠高血圧腎症だけで起きることはまれで，子癇を併発すると最大で 15 ％が罹患する (Cunningham, 1995)．失明状態は分娩後長くて 1 ～数週間の間出現しうる (Chambers, 2004)．少なくとも 2 種類の失明のタイプがあり後述する．

　四つ目は**全般的脳浮腫**により起こる精神錯乱状態から昏睡といった精神状態の変化である．この症状は致死的なテント切痕ヘルニアになりうるので特に危険である．

　最後の症状としては認知機能に関してである．子癇を経験した女性を 5 ～ 10 年後に調べると認知機能の低下を認める．これについては，この章の最終部分でさらに述べる．

◆ 神経画像診断

　CT 検査で灰白質，白質境界での限局性の低輝度な病変が子癇患者ではよくみられる．多くは頭頂後頭葉に出現する．こういった病変は前頭葉，下側頭葉，基底核，視床でもみられることがある (Brown, 1988)．このような低輝度エリアは点状

出血や局所的な浮腫に一致する．後頭葉の浮腫や脳全体の浮腫は失明，昏睡，混乱といった症状を引き起こす（Cunningham, 2000）．脳の広汎な浮腫は著明な脳室の圧迫や破壊といった所見を呈する．こういった所見では，致死的テント切痕ヘルニアが差し迫っている徴候である可能性がある．

いくつかのMRI画像所見は子癇患者の診断として用いられる．頭頂葉，後頭葉皮質，皮質下でのT2高信号が一般的な所見で，これはPRESの所見である（図40-12）．基底核，脳幹，小脳もこういった病変が比較的よくみられる部位である（Brewer, 2013；Zeeman, 2004a）．こういった病変は局所的な脳浮腫を反映している．こういったPRESの病変は子癇患者にはほぼ必発だが，妊娠高血圧腎症では20％程度である（Mayama, 2016）．より重症な患者や神経症状を呈する患者でみられることが多い．ほとんどが可逆的病変であるが，高信号病変の1/4程度は脳梗塞を反映した所見で不可逆的に持続する（Loureiro, 2003；Zeeman, 2004a）．

◆ 視覚変化と失明

暗点，霧視，複視は重症妊娠高血圧腎症や子癇において頻度の高い症状である．こういった症状は多くの場合，硫酸マグネシウム投与や血圧の降下に伴い改善する．失明に至る症例はまれで，たいていは可逆的であり，おそらく三つの領域から発生する可能性がある．後頭葉の視覚野，外側膝状体，網膜の三つである．網膜では虚血，梗塞，網膜剝離といった病態が働いていると考えられる（Handor, 2014；Roos, 2012）．

後頭葉からの失明は別名amaurosis（黒内障）とも呼ばれる．これはギリシャ語でdimming（白やけ）を意味する．罹患女性は通常画像検査で後頭葉に広範囲な血管性浮腫の所見を認める．パークランド病院で治療を受けた15人の女性では，失明の症状が4時間～8日間続いたが，全員が完全に視力を取り戻した（Cunningham, 1995）．まれではあるが，広範な脳梗塞により部分的もしくは完全な視力消失も起こりうる．

網膜病変による失明は重症網膜剝離や，まれにPurtscher網膜症と呼ばれる網膜梗塞によって発症する（図40-13）．重症網膜剝離は多くの場合片側性で，全盲となることはほとんどない．実際，妊娠高血圧腎症における無症候性の重症網膜

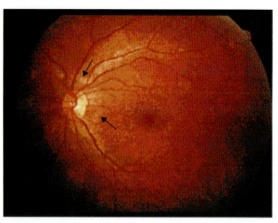

図40-13
Purtscher網膜症は妊娠高血圧腎症で脈絡膜の虚血や梗塞により発生する．眼底検査では網膜に黄色の不透明な病変が散在している様子が認められる（矢印）．
(Reproduced with permission from Lam DS, Chan W: Images in clinical medicine. Choroidal ischemia in preeclampsia. N Engl J Med 344(10): 739, 2001)

剝離は少なくない（Saito, 1998）．多くの子癇関連の失明は後に回復するが，網膜動脈閉塞の場合には不可逆的に視覚が障害される（Lara-Torre, 2002；Moseman, 2002；Roos, 2012）．

◆ 脳浮腫

広汎な脳浮腫を示唆する臨床所見は注意すべきである．パークランド病院における13年の経験では，子癇患者175人のうち10人（6％）が症候性脳浮腫の診断に至っている（Cunningham, 2000）．症状は倦怠感，混乱，霧視といったものから，知覚鈍麻，昏睡といったものまでさまざまである．多くの場合，症状は一進一退する．精神状態は一般にCTやMRIの画像診断でみられる所見の程度と相関する．**子癇患者では急激な血圧の上昇の影響を受けやすく，それによりすでに広がった血管性浮腫が悪化しうる．そのため慎重な血圧コントロールが重要である．**先の脳浮腫患者10人のうち，3人が昏睡となり，画像所見上テント切痕ヘルニア切迫状態であった．3例のうち1例が脳ヘルニアで死亡した．マンニトールやデキサメタゾンによる治療が考慮される．

■ 子宮胎盤循環

子宮胎盤循環不全は周産期罹患率，死亡率上昇の主な要因である（Harmon, 2015）．妊娠高血圧腎症に伴う血管内のトロホブラストの侵入不全に

関してはすでに述べた．そのため子宮，絨毛間，胎盤血流の測定には意義があると考えられる．しかし，ヒトでこれらの値を測定しようとしても，胎盤にうまくアクセスできない，胎盤の静脈が複雑である，アイソトープの使用や侵襲的処置が必要になる，などのいくつかの問題があり行うことが難しい．

子宮動脈の血流速度測定は，子宮胎盤血流の抵抗を推定するのに用いられてきた（第17章参照）．血管抵抗は動脈の収縮期と拡張期の血流速度の波形の比較により推定される．胎盤形成の完成までに子宮動脈血流抵抗は著明に低下するが，胎盤形成の異常が生じると，異常に高い血管抵抗が持続する（Everett, 2012；Ghidini, 2008；Napolitano, 2012）．初期の研究では，妊娠高血圧腎症患者における子宮動脈と臍帯動脈の収縮期の最大血流速度と拡張期血流速度の比を測定し血管抵抗を評価していた．これらの結果，全症例ではないが血管抵抗が増加している症例も認められた（Fleischer, 1986；Trudinger, 1990）．

もう一つのドプラ波形として，子宮動脈の"ノッチ"が妊娠高血圧腎症やFGRとの関連が報告されてきた（Groom, 2009）．しかしMFMUネットワークの研究でMyattら（2012a）は，早発型の重症妊娠高血圧腎症症例以外では，ノッチ所見は的中率が低いと報告した．

子宮らせん動脈の血管抵抗の測定では，血管抵抗は中央の血管より辺縁で，いわゆる"リング様"分布であった（Matijevic, 1999）．平均血管抵抗は一様に正常血圧妊婦より妊娠高血圧腎症患者で高かった．妊娠高血圧腎症患者やFGRを伴う妊婦より摘出した子宮筋層内の動脈での胎盤血流を *ex vivo* に評価するのにMRIなどの技術が使用されている研究もある（Ong, 2003）．これらの研究により，妊娠高血圧腎症，FGRともに子宮筋層内動脈は内皮細胞依存性の血管拡張反応を呈していることを確認した．さらに，ほかの妊娠に関する病態にもまた，血管抵抗の上昇が関係している（Urban, 2007）．主要なものとしてはFGRがあげられるがこれは第44章で論じる．

Pimentaら（2014）は3Dパワードプラヒストグラムを用いて胎盤血管密度を測定した．研究者らは **placental vascularity index** を示した．これはあらゆる妊娠関連高血圧疾患患者で低下し，

正常コントロールで15.2％に対して，11.1％であった．

こういった所見にもかかわらず，子宮胎盤循環不全の所見は妊娠高血圧腎症患者のうちのごく少数にしか認められない．実際，第3三半期に妊娠高血圧腎症が発症した際，重症者のわずか1/3にしか子宮動脈血流速度の異常を認めなかった（Li, 2005）．50人のHELLP症候群に関する研究では，1/3の患者だけに子宮動脈の血流波形異常を認めたと報告されている（Bush, 2001）．一般に異常波形は胎児の重症度と関連があるといわれている（Ghidini, 2008；Groom, 2009）．

予　測

妊娠高血圧腎症の発症を予測するためさまざまな生物学的マーカーが測定されてきた．多くは妊娠前半期での検討であるが，第3三半期における重症度予測についてのマーカーを検討した報告も存在する（Chaiworapongsa, 2013；Lai, 2013；Mosimann, 2013）．また，妊娠高血圧腎症再発予測に関するマーカーを検討した報告もみられる（Demers, 2014；Eichelberger, 2015）．すべてとはいえないがいくつかの検査について表40-5にリストアップした．

しかしながら，結局はこういった試みの多くは，感度が低く陽性適中率の低い検査に終わってしまっている（Conde-Agudelo, 2015；Odibo, 2013）．**現状では予測能力が高く，効果的で，経済的なスクリーニング検査はない**．しかしまだ十分に検証されてはいないものの，複数の検査を組み合わせる方法は期待できそうである（Gallo, 2016；Olsen, 2012）．

■ 血管抵抗検査と胎盤循環

このカテゴリーにおける検査の多くは時間がかかるものであったり，煩雑であることが多い．刺激に対する血圧上昇を評価する方法として三つの検査が広く研究されてきた．一つ目は28〜32週の妊婦に対して，左側臥位から仰臥位に変化させるテストで**ロールオーバー検査**と呼ばれるものである．この動作により血圧が上昇すれば陽性と判断される．**等尺性運動試験**は手でボールを握るのと同じ動きを使用している．アンジオテンシンⅡ

表 40-5 妊娠高血圧腎症の予測検査

検査の関連部位	具体例
胎盤循環/血管抵抗	ロールオーバー検査，等尺性ハンドグリップ試験あるいは寒冷昇圧試験，有酸素運動昇圧反応，アンジオテンシンⅡ静脈内投与，妊娠中期平均動脈圧，血小板-アンジオテンシンⅡ結合，携帯型 24 時間血圧モニター，子宮動脈や胎児頭蓋内ドプラ血流計測
胎児胎盤系の内分泌機能障害	ヒト絨毛性ゴナドトロピン（hCG），α-フェトプロテイン（AFP），エストリオール，妊娠関連タンパク A（PAPP A），インヒビン A，アクチビン A，胎盤性タンパク 13，プロカルシトニン，副腎皮質刺激ホルモン放出ホルモン（CRH），A ジスインテグリン，ADAM12，キスペプチン
腎機能障害	血清尿酸値，微量アルブミン尿症，尿中カルシウム，尿中カリクレイン，微量尿中トランスフェリン，N-アセチル-β-グルコサミニダーゼ，シスタチン C，尿中糸球体有足細胞，尿中ポドカリキシン
内皮障害/酸化ストレス	血小板数と活性化，フィブロネクチン，内皮結合分子，プロスタグランジン，プロスタサイクリン，MMP-9，トロンボキサン，CRP，サイトカイン，エンドセリン，ニューロキニン B，ホモシステイン，脂質，インスリン抵抗性，レジスチン，抗リン脂質抗体，プラスミノーゲンアクチベーターインヒビター（PAI），レプチン，P-セレクチン，PlGF，VEGF，sFlt-1，エンドグリンなどの血管新生因子
その他	アンチトロンビンⅢ（AT-3），心房性ナトリウム利尿ペプチド（ANP），$β_2$ ミクログロブリン，ハプトグロビン，トランスフェリン，フェリチン，25 ヒドロキシビタミン D，遺伝子マーカー，cell-free fetal DNA，血中/尿中プロテオミクス/代謝マーカー，肝逸脱酵素

ADAM12：ADAM metallopeptidase domain 12，MMP：マトリックスメタロプロテアーゼ．

（Adapted from Conde-Agudelo, 2015, Duckworth, 2016）

投与試験は，静脈内投与量を段階的に増やしていき血圧上昇の程度を測定する．最新のメタアナリシスではこれら三つの試験の感度は 55〜70 ％で特異度は約 85 ％であったと報告されている（Conde-Agudelo, 2015）．

　子宮動脈ドプラ血流測定はらせん動脈のトロホブラストへの侵入不全を反映する．この侵入不全は胎盤灌流を減少させ，子宮動脈の抵抗を増加させることにつながる．第 1，2 三半期に超音波ドプラでみられる子宮動脈血流速度の上昇は間接的にこの機序が進んでいることを示していることから，妊娠高血圧腎症の予測検査となりうる（Dar, 2010；Groom, 2009）．血管抵抗の上昇により異常な拡張期のノッチ形成に代表される異常波形を示してくる．これは FGR を予測する検査としては有用であるが妊娠高血圧腎症には有用でない（ACOG, 2015）．いくつかの血流速度波形が妊娠高血圧腎症の予測を目的として研究されてきた．しかし，いずれも臨床応用に適していない（Conde-Agudelo, 2015；Kleinrouweler, 2012；Myatt, 2012a）．

■ 胎児胎盤系の内分泌機構

　妊娠高血圧腎症を予測するため，いくつかの血清物質が提案されている（表 40-5）．新しいものが次々に出てきているが，一般的にこういった検査で臨床的に高血圧の予測に有用なものはない．

■ 腎機能検査

　高尿酸血症は糸球体濾過量の低下に伴う尿酸クリアランスの低下，尿細管再吸収の増加と分泌の低下によるものであろうと考えられている．時に妊娠高血圧腎症の診断にも用いられるが，Cnossen ら（2006）はその感度は 0〜55 ％，特異度は 77〜95 ％であったと報告している．

　単独の妊娠性タンパク尿は，妊娠高血圧腎症の危険因子である（Jayaballa, 2015；Morgan, 2016；Yamada, 2016）．妊娠高血圧腎症の予測ツールとして，微量アルブミン尿症は感度が 7〜90 ％，特異度が 29〜97 ％である（Conde-Agudelo, 2015）．

■ 血管内皮障害と酸化ストレス

　内皮細胞の活性化や炎症は妊娠高血圧腎症の病

態生理における重要なピースである．表40-5に示したような物質は患者の循環血中で上昇していることが検出されるので，疾患の予測への応用が研究されてきた．

まず，フィブロネクチンは高分子量の糖タンパクで，血管内皮細胞の傷害時に内皮細胞や細胞外マトリックスより放出される．しかしながらシステマティックレビューでは，細胞フィブロネクチン量，総フィブロネクチン量いずれも妊娠高血圧腎症の予測に有用ではないと結論づけている（Leeflang, 2007）．

血小板減少や血小板機能障害は妊娠高血圧腎症の病態の中心である．血小板の活性化は破壊の亢進と濃度の低下を引き起こす．また血小板の未熟性が高まることにより平均血小板容積が大きくなる（Kenny, 2015）．先に述べたように凝固活性化のマーカーが増加しても，その値は正常血圧妊婦と大部分でオーバーラップしており，妊娠高血圧腎症を予測するという意味では有用ではない．

さまざまな酸化ストレスマーカーもまた，妊娠高血圧腎症の予測に利用できることが期待されていた．すなわち，過酸化脂質の増加が抗酸化活性の低下を伴うということがその理由である．そのほかにもマーカーとしてさまざまな過酸化物質やその増強物質があり，鉄，トランスフェリン，フェリチン，リジスチン，高ホモシステイン血症，トリグリセリド，遊離脂肪酸やリポタンパクといった血清脂質，さらにはアスコルビン酸やビタミンEといった抗酸化物質などが含まれる（Christiansen, 2015；Conde-Agudelo, 2015；D'Anna, 2004；Mackay, 2012；Mignini, 2005）．しかしこれらが予測因子になるという結果はいまだない．

最後に，血管新生抑制因子の不均衡が妊娠高血圧腎症の発生機序との関連があげられる．VEGFやPlGFなどの血管新生促進の血清レベルは臨床的に妊娠高血圧腎症が明らかになる前から減り始める．また，同時に図40-4で示したように，sFlt-1やsEngといった血管新生抑制因子は増加し始める（Karumanchi, 2016a, Maynard, 2008）．こういった因子を組み合わせると，あらゆる妊娠高血圧腎症に対する予測感度は30〜50％で特異度は約90％であったと報告されている（Conde-Agudelo, 2015）．早発型の妊娠高血圧腎症に対する予測は精度がより高かったと報告されている（Redman, 2015b；Tsiakkas, 2016）．妊娠37週付近で入院した女性において，妊娠高血圧腎症を除外するために測定したsFlt-1/PlGF比は，予測因子として有用であった（Baltajian, 2016；Zeisler, 2016a, b）．こういった結果は，特に妊娠後期において，妊娠高血圧腎症を予測することの臨床的有用性を期待させるものである（Duckworth, 2016；Gallo, 2016）．これらはまた，SLEおよび抗リン脂質抗体を有する女性における妊娠合併症の発症を予測しうるかもしれない（Kim, 2016）．

■ その他のマーカー

第13章で述べたが，cell-free DNA（cfDNA）を母体血中より検出することができる．栄養膜細胞のアポトーシス増加によりcfDNAは遊離するとの仮説が立てられている（DiFederico, 1999）．MFMUネットワーク調査では，全cfDNAレベルと妊娠高血圧腎症との間に相関はみられなかった（Silver, 2017）．

プロテオーム，メタボローム，トランスクリプトーム研究のテクノロジーを用いて血清や尿中のタンパク質，細胞の代謝産物を調べることができるようになり，妊娠高血圧腎症予測は新しいステージに入ったといえる．いくつかのプレリミナリーな研究によりこういったものが有用である可能性が示された（Bahado-Singh, 2013；Carty, 2011；Ma, 2014；Myers, 2013）．

予　防

妊娠高血圧腎症の予防にはさまざまな方法が検討されてきた．表40-6にそのいくつかを提示した．一般にはこれらのうちどれも非常に有用といえるものはない．

■ 食習慣と生活習慣の改善

妊娠高血圧腎症に対する食事"療法"という名目の誤った方法が行われてきた（Chesley, 1978）．最も初期の妊娠高血圧腎症予防に関する研究の試みの一つが**塩分制限**であった（De Snoo, 1937）．この治療は不適切な利尿薬治療が行われていた時代の後，数年にわたって行われていた．この方法は現在行われていないが，比較的最近に初めての無作為化比較試験が行われ，塩分制限に妊娠高血

表40-6 無作為化比較試験で検証された妊娠高血圧腎症の予防法

栄養管理	減塩，カルシウム補充，魚油補充
運動	運動，ストレッチ
心血管系薬剤	利尿薬，降圧薬
抗酸化物質	アスコルビン酸（ビタミンC），α-トコフェロール（ビタミンE），ビタミンD
抗凝固薬	低用量アスピリン，アスピリン/ジピリダモール，アスピリン＋ヘパリン，アスピリン＋ケタンセリン

(Modified from Staff, 2014)

圧腎症予防効果がないと示されるまで行われていた（Knuist, 1998）.

妊娠中の**定期的な運動**は妊娠高血圧腎症発症のリスクを下げることが示された（Barakat, 2016；Morris, 2017）.また運動によりリスク軽減に向かう傾向があるとしているシステマティックレビューも存在する（Kasawara, 2012）.いまだ少数の無作為化比較研究があるのみであり，さらなる研究が必要である（Staff, 2015）.

それに関連して，Abenhaimら（2008）は，切迫早産でベッド上安静のために入院している非高血圧患者677人の後ろ向きコホート研究を報告した．これらの患者の転帰を一般産科患者集団と比較すると，ベッド上安静は有意に妊娠高血圧腎症発症の相対危険度（relative risk：RR）を0.27に低下させることを示した．二つの小規模な無作為化比較試験では，血圧が正常な妊婦で1日4～6時間の予防的なベッド上安静により有意に妊娠高血圧腎症の発症率が減少したと報告されている（Meher, 2006）.

カルシウム補充はアメリカ国立小児保健発達研究所（National Institute of Child Health and Human Development：NICHD）による4,500人以上の初産婦を対象にしたものをはじめ，いくつかの試験で研究された（Levine, 1997）.カルシウム補充では妊娠高血圧腎症や妊娠関連高血圧を予防できなかった．最近のあるメタアナリシスでは，高リスク群の女性においてカルシウムの補充により妊娠高血圧腎症のリスクが下がるとしている（Patrelli, 2012）.しかし多くの試験の結果からまとめると，カルシウム補充はカルシウムが不足し

ている女性でない限り有益性はないといえる（Sanchez-Ramos, 2017；Staff, 2015）.

スカンジナビア人やイヌイットの食事には，脂肪の豊富なある種の魚に**心臓保護作用のある脂肪酸**が多く含まれる．こういった脂肪酸の摂取により，炎症性のアテローム形成が予防されうるため，こういった脂肪酸が妊娠高血圧腎症も予防しうると予想されたが，残念ながら無作為化比較試験では，その有益性は示されなかった（Makrides, 2006；Olafsdottir, 2006；Zhou, 2012）.

■ **降圧薬**

塩分制限による効果があるとの想定のもと，1957年のクロロチアジドの導入とともに利尿薬治療が広まった（Finnerty, 1958；Flowers, 1962）.7,000妊娠を含む，九つの無作為化比較試験をまとめたメタアナリシスでは，利尿薬は浮腫や高血圧を減少させたが，妊娠高血圧腎症は減少しなかったと報告している（Churchill, 2007）.慢性高血圧合併女性は妊娠高血圧腎症のハイリスク群であるため，さまざまな降圧薬による加重型妊娠高血圧腎症の発症率低下を検討する複数の無作為化比較試験も行われた（第50章参照）.Staffら（2015）による批判的検討では降圧薬の有用性は示されなかった．

■ **抗酸化物質**

妊娠高血圧腎症の発症に酸化物質活性と抗酸化物質活性の不均衡が重要な役割を果たしていると推察させるデータがある．自然な抗酸化物質であるビタミンC，D，Eは酸化を抑制する．いくつかの無作為化比較試験で妊娠高血圧腎症ハイリスク群を対象とした，ビタミン摂取の効果が検討されている（Poston, 2006；Rumbold, 2006；Villar, 2009）.MFMUネットワークによるThe Combined Antioxidant and Preeclampsia Prediction Studies（CAPPS）では約10,000人の低リスクの初産婦が対象となっている（Roberts, 2010）.いずれの試験においても妊娠高血圧腎症の発症率に関しビタミンC，Eのプラセボに対する有益性は示されなかった．

スタチン製剤は，スタチンがsFlt-1の分泌を抑制するヘムオキシゲナーゼ-1を刺激するということから，妊娠高血圧腎症予防効果があるので

はという説が提唱されていた．スタチンにより妊娠関連の血圧異常が予防される可能性がある，というプレリミナリーな動物データもある（Lewis, 2017）．MFMU ネットワークではプラバスタチンを用いた無作為化比較試験が計画されている（Costantine, 2013, 2016）．

メトホルミンはミトコンドリアの電子伝達系の活動を抑制し *hypoxic inducible factor 1α* を阻害する．それにより sFlt-1 や sEng の活動性を低下させ，妊娠高血圧腎症の予防効果がある可能性がある（Brownfoot, 2016）．しかしながら臨床研究データは十分でない．

■ 抗凝固薬

先に述べたとおり，妊娠高血圧腎症は血管攣縮，内皮細胞傷害，炎症，血小板や凝固システムの活性化で特徴づけられる．さらに，胎盤梗塞や，らせん動脈血栓症もその他の特徴である（Nelson, 2014b）．そのため複数の抗凝固薬が妊娠高血圧腎症発症を減少させる目的でテストされてきた．

妊娠高血圧腎症予防目的での**低分子ヘパリン**の利用は複数の無作為化比較試験で研究されてきている．Rodger ら（2016）は 963 人の個別データを抽出しメタアナリシスを行い，ヘパリン群とプラセボ群で妊娠高血圧腎症の再発，胎盤早期剥離，FGR のリスクに両群間の差を認めなかったと報告している．

1 日 50 〜 150 mg の経口摂取では，**アスピリン**はトロンボキサン A_2 の生合成を阻害するが，プロスタサイクリンの生成にはあまり影響しない（Wallenburg, 1986）．複数の臨床試験からは妊娠高血圧腎症予防におけるごく限られた有用性が示されるにとどまった．たとえば，MFMU ネットワークによる無作為化比較試験ではアスピリンによる妊娠高血圧腎症関連合併症の有意な減少は認められなかった（Caritis, 1998）．しかしながら，いくつかの研究では良好な結果も得られている．たとえば 31 の無作為化比較試験，32,217 人の女性を含んだ Paris Collaborative Group によるメタアナリシスからは良好な結果が得られている（Askie, 2007）．抗血小板薬投与群に割り付けられた群では，妊娠高血圧腎症，加重型妊娠高血圧腎症，早産，その他の妊娠関連合併症いずれにおいても，最大 10 ％まで有意にリスクを減少させる．もう一つのメタアナリシスでは，低用量アスピリンの重症妊娠高血圧腎症に対して有益な傾向があったと報告している（Roberge, 2012, Villa, 2013）．最近報告された無作為化比較試験では，妊娠高血圧腎症再発予防目的に妊娠 11 から 14 週〜 36 週までアスピリンの投与を受けた妊娠高血圧腎症ハイリスク妊婦 1,600 人以上を対象としており，アスピリン群の再発率は 1.6 ％，プラセボ群は 4.3 ％であったと報告されている（Rolnik, 2017）．

また，Roberge ら（2017）による最近のメタアナリシスでは，妊娠 16 週以前に開始されたアスピリンの予防目的の投与により 60 ％の妊娠高血圧腎症と FGR が有意に予防されたと報告しており，さらにそれは用量依存性であったとしている．また同時に，Meher ら（2017）は個別データを用いてメタアナリシスを行い，それよりはかなり低い約 10 ％程度が有意なリスク低下効果を妊娠 16 週以前の開始，以後の開始にかかわらず認められたと報告している．

また同時に，US Preventive Services Task Force は妊娠高血圧腎症ハイリスク妊婦の低用量アスピリンの服用を推奨している（Henderson, 2014）．これを受けて，ACOG（2016b）も妊娠高血圧腎症ハイリスク妊婦は予防目的に妊娠 12 〜 28 週で低用量アスピリン投与を受けるべきであるとの指針を発表した．ここには妊娠高血圧腎症既往妊婦，双胎，慢性高血圧，明らかな糖尿病，腎疾患，自己免疫疾患患者が含まれている．この結果から**すべての妊婦がアスピリン投与を受けるべきなのかどうか**という新たな疑問が呈されている（Mone, 2017）．現時点では答えは No である．

ループスアンチコアグラント陽性の女性における**低用量アスピリンとヘパリン**による治療は血栓性合併症を軽減する（第 59 章参照）．胎盤の血栓性病変が重症妊娠高血圧腎症患者に同程度高率に認められるため，このような治療法の可能性をさぐる研究が行われてきた．早発型妊娠高血圧腎症既往をもつ妊婦にアスピリンあるいはアスピリン＋エノキサパリンを投与する二つの無作為化比較試験が行われたが，同等であるとのことであった（Groom, 2017；Haddad, 2016）．Sergis ら（2006）は重症早発型妊娠高血圧腎症の既往や低出生体重児の分娩既往をもつ女性に対して，低分子量ヘパ

リンと低用量アスピリンを予防投与し，妊娠および分娩のアウトカムに対する効果について検討し，低分子量ヘパリンと低用量アスピリンの併用は低用量アスピリン単独と比較して良好な分娩アウトカムだったと報告した．deVries ら（2012）も同様の報告をしている．

（訳：江島瑠李子，關　壽之）

妊娠高血圧腎症

妊娠高血圧罹患妊婦の管理には，重症度，妊娠高血圧腎症の有無，妊娠週数などを考慮する必要がある．妊娠高血圧腎症は常に確定診断できるとは限らない．そのため ACOG の Task Force（2013）は妊娠高血圧腎症が「疑われる」なら，頻回の受診をするよう推奨している．**収縮期，拡張期血圧の上昇は生理的変化の場合もあれば，悪化の前兆である場合もある．**より監視を強めることで血圧，重要な検査所見，臨床所見や症状の悪化をより早期に把握することが可能となる（Macdonald-Wallis, 2015）．

妊娠高血圧腎症罹患妊婦の基本的な管理目標は，①起こりうる母体，胎児の障害を最小限にとどめ妊娠を終了すること，②生存可能な健康な新生児を誕生させること，③母体の健康状態を完全に回復すること，である．多くの妊娠高血圧腎症患者で，特に満期に近い週数の女性では陣痛誘発によりこの三つを達成することができる．**また管理を成功させるため胎齢についての正確な情報は非常に重要である．**

■ 妊娠高血圧腎症の早期診断

伝統的に妊娠の第 3 三半期で健診の回数は増えてくるが，これは妊娠高血圧腎症の早期発見に役立っている．**高血圧合併妊娠のない患者で，早発型妊娠高血圧腎症を通常の健診で指摘される患者は多い．**パークランド病院では長年にわたり新規発症で拡張期血圧が 80 mmHg 以上 90 mmHg 未満，もしくは，1 週間で 2 ポンド以上の急激な体重増加のあった患者には，最低 7 日以内の再診を指示してきた．明らかな高血圧，尿タンパク，頭痛，視覚障害，上腹部痛がない限り外来での管理を継続している．

拡張期血圧が 90 mmHg 以上，また収縮期血圧が 140 mmHg 以上のような明らかな高血圧が発症した場合，その血圧上昇が妊娠高血圧腎症の増悪による可能性がある場合，重症度を診断するためにも入院としている．

■ 評　価

入院管理においては以下のような体系的な評価方法が設定されている．
・頭痛や視覚異常，上腹部痛，急激な体重増加といった臨床所見に対しては通常の観察に加え，より詳細に診察する．
・毎日の体重測定．
・入院時と少なくとも 2 日おきのタンパク尿や尿タンパク／クレアチニン比のチェック．
・適切なサイズのカフを用いた，4 時間ごとの坐位での血圧測定（直前の値が高くなければ 24～6 時は省略）．
・血漿，もしくは血清のクレアチニン，肝トランスアミラーゼ値の測定，血小板数を含む血算の測定．測定頻度は高血圧の重症度で決められる．血清尿酸値や乳酸デヒドロゲナーゼ値，凝固検査を推奨している場合もあるが，これらの検査の価値は疑問視されるようになってきている（Conde-Agudelo, 2015；Thangaratinam, 2006）．
・理学所見や超音波を用いた胎児の発育，well-being，羊水量の評価．

長時間の安静は有効な可能性があるが，2013 年の Task Force はベッド上絶対安静は望ましくないと結論づけている．十分なタンパク質とカロリーを日々の食事に取り入れ，ナトリウムや水分の摂取は特別に制限したり促したりすべきではない．

まとめると評価の目標として，妊娠高血圧腎症の発症や症状の悪化の早期発見，適切な分娩時期の設定があげられる．幸いにも軽症で満期に近い症例が多く，自然な陣痛発来まで，あるいは陣痛誘発可能な程度に頸管が熟化するまで待機することが可能である．**しかし妊娠高血圧腎症の徴候や症状が分娩前に完全に消えることはまれで，分娩まで病態は持続する．**もし表 40-2 の基準を用いて重症妊娠高血圧腎症が診断された場合，その後さらに管理が必要である．

■ 分娩の考慮

ターミネーションが妊娠高血圧腎症の唯一の治療である．頭痛，視覚障害，上腹部痛は痙攣の前兆である可能性があり，また乏尿も悪化の前兆である．重症な妊娠高血圧腎症では分娩後に抗痙攣薬や高い頻度で降圧薬を必要とする．子癇の治療は後述の子癇と同様である．痙攣を予防し，頭蓋内出血や重要臓器障害を予防し，問題なく児を分娩することを目指す．

頸管が熟化していない場合も同様である（Tajik, 2012）．陣痛誘発は通常，プロスタグランジンや子宮頸管拡張器による頸管熟化を行ってから施行する（第26章参照）．

頸管熟化不良例や妊娠高血圧腎症の重症で緊急性を要する症例，新生児の集中治療が必要である症例は帝王切開が考慮される．Alexanderら（1999）はパークランド病院で重症妊娠高血圧腎症のため分娩となり，体重750〜1,500gで出生した278の単胎分娩について検討した．半数の女性は陣痛誘発を施行し，残りは陣痛誘発を行わず帝王切開が行われた．誘発の1/3が経腟分娩に成功し，超低出生体重児でも有害ではなかった．ほかも同様の観察研究を報告した（Alanis, 2008；Roland, 2017）．しかし誘発がうまくいかないときや失敗に終わったときは帝王切開の適応となる．

予定日近くの女性で，頸管が軟らかく展退している場合は，軽度な妊娠高血圧腎症であっても陣痛誘発を行わないほうが，母体および新生児へのリスクがより高くなる（Tajik, 2012）．軽度な妊娠高血圧腎症の患者756人を対象にした無作為化比較試験では，妊娠37週以降の分娩を支持している（Koopmans, 2009）．

満期に満たない週数では，未熟性に起因する新生児死亡や重症合併症のリスクを減少させるために，一時的に数週間の妊娠延長を行う傾向にある．こういった方針は軽症例には適している．特に児が未熟な場合には，胎児well-beingと胎盤機能の評価を施行する．胎児well-being評価をするために，NSTとバイオフィジカルプロファイルスコア（BPS）を頻回に行うことが推奨されている（ACOG, 2016a）肺成熟の証拠を確認するためにさまざまな検査を行うことができる（第34章参照）．sFlt-1とPIGFの比が38未満の場合，短期間のうちには妊娠高血圧腎症を発症しないと予測できるが，sFlt-1/PIGF比はいまだ治験上のものである（Zeisler, 2016a, b）．また，sFlt-1/PIGF比が高値の妊婦だと，より重症となる傾向がある（Baltajian, 2016）．

Late-pretermでの分娩の決定については不明な点が多い．Bartonとcoworkersら（2011）は軽症で，安定していて，尿タンパクを伴わない高血圧であるにもかかわらず，妊娠38週以前に分娩した場合新生児罹患率は高いと報告した．34週0日〜36週6日に出生した4,316人の新生児を対象としたオランダの研究でも，このような場合には新生児罹患率が高いと報告している（Langenveld, 2011）．オランダの34〜37週の重症ではない高血圧の妊婦を無作為にターミネーションか妊娠延長管理かに割り付けたHYPITAT-Ⅱという研究では，ターミネーションでは母親の有害転帰のリスクが1.1対3.1％に低下したが，新生児呼吸窮迫症候群（5.7対1.7％）のリスクが増加した（Broekhujisen, 2015）．

■ 入院と外来管理

軽症〜中等症の安定した高血圧症患者では，妊娠高血圧腎症が認められるかどうか監視を継続する．経過観察中は，直感的には長時間の安静は有用のように思われる．2013年のTask Forceによると，ベッド上の絶対安静は推奨されていない．その理由として，一つ目はそれ以外が健康な患者にとっては現実的には実行が難しいこと，第二に血栓症の素因となりうるからである（Knight, 2007）．活動性をおさえるため，いくつかの研究で，入院患者への利点と外来患者の管理について検討されてきた．

高血圧症妊婦の長期入院は1970年代に出現した概念である．パークランド病院では，1973年にDr. Peggy Whalleyによりそのような女性に治療を提供することを主な目的として，分娩前入院患者のユニットが設立された．Hauth（1976），Gilstrap（1978）らによりこのユニットの効果に関する最初の報告がなされた．多くの入院患者で有益であり，高血圧の改善が認められた．**これらの患者は，決して治癒したわけではなく，90％以上の患者は陣痛前や陣痛発来後に高血圧が再発する**．2016年までに，1万人以上の早発型の軽症〜中等症の高血圧症の初産婦がこの病床での管理に

成功してきた．比較的シンプルな施設で簡単な看護，鉄と葉酸のサプリメント以外の薬剤もなく，重要な検査もほとんどないため費用は早産児に対する NICU にかかる費用より少ない．また重要なことに血栓塞栓症の発症は認めなかった．

多くの臨床医は高血圧症が 2, 3 日で改善するような場合，それ以上の入院をする必要はないと考えており，第三者支払機関が支払いを拒否することが合法化された．その結果，多くの軽症～中等症の高血圧症患者は外来で管理されている．妊娠高血圧腎症の悪化や胎児の状態悪化が疑われない限りは外来での管理を継続する．可能な限り，坐位による安静が推奨されている．患者には症状を細かく報告するように指示しておく．自宅血圧測定や尿タンパク測定，頻回の訪問看護師による診察が有用な可能性がある．

このやり方を評価するため，1,182 人の軽症高血圧症の初産婦（うち 20 % で尿タンパク陽性）を在宅で管理した（Barton, 2002）．彼女らの登録時の妊娠週数の平均は 32 ～ 33 週で，平均 36 ～ 37 週で分娩している．重症な妊娠高血圧腎症に増悪したのはおよそ 20 %，約 3 % は HELLP 症候群を発症し，2 人は子癇を発症した．周産期予後は一般的には良好で，およそ 20 % で FGR を認め，周産期死亡は 1,000 人中 4.2 人であった．

入院管理と外来管理を比較した研究はいくつか存在する．パークランド病院の予備研究で，妊娠 27 ～ 37 週の新規に高血圧症を発症した初産婦 72 人を，入院管理群と外来管理群に無作為に割り付けた（Horsager, 1995）．唯一の違いは，外来患者の 42 %，入院患者の 25 % が重症妊娠高血圧腎症を発症し，外来管理群で有意に多かった．別の試験では入院での初期評価の後，218 人の非タンパク尿性軽症妊娠高血圧患者を分割した（Crowther, 1992）．表 40-7 に示すように入院群の平均入院日数は 22.2 日で，外来管理グループはたった 6.5 日であった．34 週，また 37 週以前の早産は外来管理患者で 2 倍に増えたが，母体と胎児の予後は同等であった．

その他の方法としてデイケアがヨーロッパでは普及している（Milne, 2009）．ある研究では妊娠 26 週以降の高血圧症の女性 54 人をデイケアと通常の外来管理に割り付けた（表 40-7）（Tuffnell, 1992）．明らかな妊娠高血圧腎症の増悪や，陣痛

表 40-7　軽症妊娠高血圧あるいは妊娠高血圧腎症患者における入院と外来での一般療法を比較した無作為化比較試験

研究グループ	No.	母体の特徴―入院時				母体の特徴―分娩時				周産期予後		
		Para$_0$ (%)	Chronic HTN(%)	EGA 週	Prot (%)	EGA 週	＜37週 (%)	＜34週 (%)	平均入院日数(日)	平均出生体重(g)	SGA (%)	PMR (%)
Crowther (1992)	218[a]											
入院	110	13	14	35.3	0	38.3	12	1.8	22.2	3,080	14	0
外来	108	13	17	34.6	0	38.2	22	3.7	6.5	3,060	14	0
Tuffnell (1992)	54											
デイユニット	24	57	23	36	0	39.8	—	—	1.1	3,320	—	0
通常ケア	30	54	21	36.5	21	39	—	—	5.1	3,340	—	0
Turnbull (2004)	374[b]											
入院	125	63	0	35.9	22	39	—	—	8.5	3,330	3.8	0
デイユニット	249	62	0	36.2	22	39.7	—	—	7.2	3,300	2.3	0

[a] 登録時，尿タンパクがあった女性は除外．
[b] 尿タンパクが ≦1+ の女性は含む．
EGA：推定妊娠週数，HTN：高血圧，Para$_0$：初産婦，PMR：周産期死亡率，Prot：尿タンパク，SGA：small for gestational age．

誘発の施行が，外来通常管理群で有意に高頻度であった．ほかの研究では，395人の患者をデイケアまたは入院に無作為に割り付けた（Turnbull, 2004）．約95％が軽症〜中等症の高血圧を呈した．登録患者のうち288人は尿タンパク陰性であり，86人は≧1＋の陽性であった．周産期死亡はなく，子癇やHELLP症候群も認めなかった．費用は同等であり，全体の満足度はデイケアで高かった．

要約すると，非重症妊娠高血圧腎症患者を含む新規発症の軽症高血圧患者では入院管理あるいは密な外来通院のどちらも許容される．これらの研究のほとんどが専門に管理するチームを有する研究機関で行われた．密な経過観察と良好な家庭の支援がある良心的な患者であるということが成功の鍵である，としている．

■ 軽症から中等症に対する降圧療法

さまざまな高血圧の障害が生じた妊婦に対して，妊娠期間の延長や周産期予後改善を目的とした降圧薬の使用が試みられてきた．妊娠によって悪化した慢性高血圧の治療については第50章で詳述する．

早発型の軽度妊娠高血圧腎症に対する薬物療法は効果がないとされている（表40-8）．Sibaiら（1987a）は，ラベタロールを投与した女性の平均血圧が有意に低いことを報告した．しかし，妊娠期間の延長，分娩時の週数，出生体重に関して両グループ間で差を認めなかった．帝王切開率，集中治療が必要な胎児の数も同等であった．**発育不全の新生児はラベタロールを投与群で19％，非投与群で9％と倍の結果であった．**

表40-8で示されている他の三つの研究は，ラベタロール，カルシウム拮抗薬（ニフェジピンとisradipine）とプラセボを比較した．こういった研究のいずれも重症高血圧症例以外では，高血圧治療の有益性を示さなかった（Magee, 2015）．Abalosら（2014）は軽症〜中等症の妊娠高血圧の女性に，無治療あるいはプラセボと積極的な降圧治療を比較した49の無作為化比較試験を再検討し，同様の結論を報告した．

表40-8　早発型軽症妊娠高血圧に対する降圧薬療法とプラセボとの無作為化比較試験

研究	対象薬剤（対象数）	妊娠期間の延長（日）	重症な高血圧症（％）	帝王切開（％）	胎盤早期剥離（％）	平均出生体重（g）	発育不全（％）	周産期死亡（件数）
Sibai (1987a)[a] 200人の入院患者	ラベタロール (100)	21.3	5	36	2	2,205	19[c]	1
	プラセボ (100)	20.1	15[c]	32	0	2,260	9	0
Sibai (1992)[b] 200人の外来患者	ニフェジピン (100)	22.3	9	43	3	2,405	8	0
	プラセボ (100)	22.5	18[c]	35	2	2,510	4	0
Pickles (1992) 144人の外来患者	ラベタロール (70)	26.6	9	24	NS	NS	NS	NS
	プラセボ (74)	23.1	10	26	NS	NS	NS	NS
Wide-Swensson (1995) 111人の外来患者	isradipine (54)	23.1	22	26	NS	NS	NS	0
	プラセボ (57)	29.8	29	19	NS	NS	NS	0

[a] すべての女性が妊娠高血圧腎症．
[b] 産後の高血圧症を含む．
[c] 試験対象薬とプラセボとの比較で $p < 0.05$．
NS：記載なし．

■ 分娩の待機

1990年代前半までは，すべての重症妊娠高血圧腎症は速やかに分娩させる方針であり，待機的管理は行われていなかった．しかし，満期前の重症妊娠高血圧腎症に対して別の管理方法が提唱された．これは「保存的」または「待機的」管理と呼ばれ，母体の安全を損なうことなく周産期予後を改善するための対策であった．こういった管理は毎日慎重かつ頻繁に母体や胎児のモニタリングを行うといったようなものである．

◆ 満期前における重症妊娠高血圧腎症の待機的な管理

理論的には，出生児の無病生存が期待できる週数よりも前に重症妊娠高血圧腎症を発症した場合，降圧薬療法の適応となる．そのような管理方法は意見が割れるところであり，危険な可能性がある．初期の研究の一つとして，Sibaiら（1985）は，妊娠18～27週の重症高血圧腎症の女性60人で，胎児の未熟性を理由にした妊娠期間延長に関する研究を行った．しかしその結果は壊滅的であった．**周産期死亡率が87％，母体死亡はなかったものの，13人に常位胎盤早期剥離，10人に子癇，3人に腎不全，2人に高血圧性脳症を発症し，脳内出血と肝内血腫破裂が1件ずつ発症した**．

これらの初期の研究のため，Memphisらは，研究の適応基準を再検討し，より週数の経過した28～32週の重症妊娠高血圧腎症女性95人を待機的管理群と積極的管理群に割り付け，無作為化比較試験を行った（Sibai, 1994）．**HELLP症候群の女性はこの試験からは除外された**．積極的管理には分娩までの48時間に胎児の肺成熟を目的としたグルココルチコイドの投与も行った．待機的管理群はベッド上安静と，血圧上昇が重度の場合にラベタロールもしくはニフェジピンの経口投与が行われた．この研究で，待機的管理群は平均15.4日妊娠期間が延長された．また全体的な新生児予後の改善もみられたと報告された．

これらの結果が出た後には待機的管理がより一般的となったが，HELLP症候群やFGRの患者は例外とされていた．しかしMemphisらのグループはその後の追跡研究で，妊娠24～36週でHELLP症候群を合併した133人と，HELLP症候群を合併しない136人の妊娠高血圧腎症の女性の周産期予後を比較した（Abramovici, 1999）．患者を三つのサブグループに分類し，最初のグループはcomplete HELLP syndrome，二つ目はpartial HELLP syndrome（定義された検査項目の全三つではなく，一つか二つで定義されている），三つ目のグループは，検査結果上HELLP症候群のない重症妊娠高血圧腎症とした．周産期予後は全三グループで同等であり，重要なことに，妊娠延長で予後が改善されなかった．こういった結果にもかかわらず，著者は部分的HELLP症候群合併群とHELLP症候群を合併しない重症妊娠高血圧腎症群は待機的管理を行えうると結論づけた．FGRを合併している患者では一般的に分娩までの期間が短い（McKinney, 2016）．

Sibaiら（2007b）は，待機的管理をした妊娠24～34週の重症妊娠高血圧腎症患者を再検討した．1,200人以上が対象となり，平均待機日数は5～10日間程度であったが，母体罹患率がかなり高いことが示された．これらの研究やその後の研究における重篤な合併症として，常位胎盤早期剥離，HELLP症候群，肺水腫，腎不全，子癇を認めた（表40-9）．周産期死亡率は1,000人に対して平均90人であった．FGRの頻度が高く，オランダの研究によると94％と劇的に高いことが示された（Ganzevoort, 2005a, b）．周産期死亡率はFGRの児で非常に高かったが，母体の予後はFGRがない妊娠とほぼ同等であった（Haddad, 2007；Shear, 2005）．The MEXPRE Latin Studyは妊娠28～32週の重症妊娠高血圧腎症の女性267人を早期分娩群と待機的管理群に無作為に割り付けた多施設共同研究である（Vigil-De Gracia, 2013）．周産期の死亡率は両群でおよそ9％であり，待機的管理群において新生児の複合罹患率の改善を認めなかった．一方，胎児発育不全は22％対9％，胎盤早期剥離は7.6％対1.5％と明らかに待機的管理群で高かった．

◆ 妊娠中期の重症妊娠高血圧腎症に対する待機的管理

**妊娠28週以前の重症妊娠高血圧腎症に対する待機的管理に着目した小規模な研究は複数存在する．Bombrysら（2008）は，妊娠26週以前に発症した重症妊娠高血圧腎症患者約200人を含む八つの研究を検討した．母体合併症の頻度は高く，妊娠23週以前に分娩となった例では生存した新

表 40-9 2005 年以降に報告された妊娠 24～34 週の重症妊娠高血圧腎症の待機的管理における母体および周産期アウトカム

研究	No.	妊娠延長日数	母体のアウトカム（%）					周産期のアウトカム（%）	
			常位胎盤早期剝離	HELLP	肺水腫	急性腎不全	子癇	FGR	周産期死亡率
Oettle (2005)	131[a]	11.6	23	4.6	0.8	2.3	2.3	言及なし	13.8
Shear (2005)	155	5.3	5.8	27	3.9	言及なし	1.9	62	3.9
Ganzevoort (2005a, b)	216	11	1.8	18	3.6	言及なし	1.8	94	18
Bombrys (2009)	66	5	11	8	9	3	0	27	1.5
Abdel-Hady (2010)	211	12	3.3	7.6	0.9	6.6	0.9	言及なし	48
Vigil-De Gracia (2013)	131	10.3	7.6	14	1.5	4.5	0.8	22	8.7
Range	910	5～12	1.8～23	4.6～27	0.9～3.9	2.3～6.6	0.9～18	27～94	1.5～48

[a] 1 人の周産期死亡を含む．

生児がいなかったことから，ACOG の Task Force (2013) はターミネーションを推奨した．しかしわずかに妊娠週数が経過した妊婦にとっての方針ははっきりしていない．たとえば 23 週の妊娠で胎児の生存率は 18％であるが，長期的な周産期罹患率は不明である．妊娠 24～26 週の妊婦の胎児生存率は 60％であるが，このうち 26 週では平均 90％である．

待機的管理された中期の重症妊娠高血圧腎症について，2005 年以降に報告された研究は少なくとも五つある (Abdel-Hady, 2010；Belghiti, 2011；Bombrys, 2008；Budden, 2006；Gaugler-Senden, 2006)．母体の合併症が 60％で，1 人は死亡した．周産期死亡率は出生 1,000 のうち 650 であった．現時点では早期分娩と比較し待機的管理が児にとって有用であるとした比較研究はなく，待機的管理の重症母体合併症がほぼ 50％に迫るという事実がある．待機的管理は勧められない．

◆肺成熟のためのグルココルチコイド

重症高血圧妊婦で妊娠週数が早い場合，胎児の肺成熟を目的としてグルココルチコイドが投与されてきた．この治療は母体高血圧を悪化させることなく児の呼吸窮迫症候群の発症率を低下させ，生存率の改善へとつながった．しかし児の肺成熟を目的に副腎皮質ステロイドを重症高血圧妊婦に投与した無作為化比較試験は一つしかない．この研究では妊娠 26～34 週の重症妊娠高血圧腎症 218 人を対象とし，ベタメタゾン投与群とプラセボ投与群に無作為に割り付けた (Amorim, 1999)．呼吸窮迫症候群，脳室内出血，新生児死亡といった児の合併症はプラセボ群に比較してベタメタゾン投与群で有意に減少した．一方で，**2 例の母体死亡と 18 例の死産を認めたという負の側面もある**．このような結果から，われわれは妊娠期間の延長に対しては強く賛成することができない (Alexander, 2015；Bloom, 2003)．

◆推奨される待機的管理

要約すると，これらの研究からは，妊娠 24～32 週の重症妊娠高血圧腎症患者に対する待機的な管理のリスクを大きく上回るメリットは示されていない．このような警告にかかわらずアメリカ周産期学会 (SMFM) (2011) は，34 週未満の一部の重症妊娠高血圧腎症の患者ではこういった待機的管理が合理的な選択肢であるとした (図 40-14)．ACOG の Task Force (2013) はこの推奨を支持している．図 40-10 で示したように，待機的管理は妊娠高血圧腎症悪化や母体や胎児の状態悪化の所見を認めたらすぐに分娩を進めていくこ

とができるなかで，入院管理でのモニタリングを行う必要がある．多くの場合，経腟分娩が試みられるが，妊娠週数が小さいほど帝王切開の可能性が増加する．

われわれの見解はもっと保守的で，妊娠高血圧腎症に対しターミネーションを行う絶対的な理由は母体の安全のためである．実際，重症妊娠高血圧腎症患者における妊娠期間延長は重症な周産期合併症のリスクが伴うことは明らかなようである（表40-9）．平均約1週間の妊娠期間延長により周産期予後が著しく改善するという明確なデータがないことを考えると，こういった研究結果を重視する必要がある．もし仮に待機するとしても，表40-10で示すような分娩への方針転換の条件は遵守すべきである．

■ 副腎皮質ステロイドによるHELLP症候群の改善

少なくとも三つの無作為化比較試験がHELLP症候群に関連する検査値の異常を改善するために投与されたグルココルチコイドの利点を評価した．一つ目の試験では，Fonsecaら（2005）は132人のHELLP症候群の患者を対象に，デキサメタゾン投与群とプラセボ投与群に無作為に割り付けた．入院期間，検査異常値の改善までの期間，臨床症状の改善，また急性腎不全，肺水腫，子癇，母体死亡といった合併症を検討したが，2群間に有意な差を認めなかった．二つ目の試験では，105人の分娩後のHELLP症候群患者をデキサメタゾンまたはプラセボの投与に無作為に割り付けた（Katz, 2008）．結果はFonsecaらの結果と同様でデキサメタゾンの有効性を認めなかった（図40-15）．三つ目の試験では血小板数が50,000〜150,000/μLの妊娠高血圧腎症の女性にプラセボまたはメチルプレドニゾロンのいずれかを投与した（Pourrat, 2016）．コルチコステロイド療法の優位性は認められなかった．これらの結果により，ACOGのTask Force（2013）はHELLP症候群に伴う血小板減少症の治療に副腎皮質ステロイドを投与することを推奨していない．

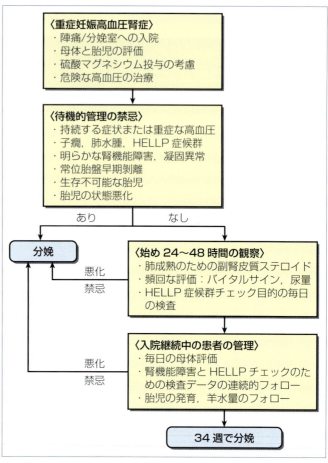

図40-14　妊娠34週未満で重症妊娠高血圧腎症を疑ったときの臨床的管理法のアルゴリズム
（Adapted from the Society for Maternal-Fetal Medicine, 2011）

■ 実験的治療

いくつかの予備研究において，抗血管新生因子の血中濃度を低下させるか，作用を軽減させるための治療が試用されている．sFlt-1の血中濃度をレベルを下げる**アフェレーシス治療**を含む（Thadhani, 2016）．**プラバスタチン**は妊娠高血圧腎症の予防のために投与する（Cleary, 2014）．**クエン酸シルデナフィル**（ホスホジエステラーゼ阻害薬）血管拡張を促進するために投与する（Trapani, 2016；Vigil-De Gracia, 2016）．最近の120人の早発型の妊娠高血圧腎症の妊婦を対象とした無作為化比較試験では分娩前の同じタイミングで**遺伝子組換えアンチトロンビン**あるいは生理食塩水を投与し比較した（Sibai, 2017）．

子癇

　強直間代性の痙攣を伴う妊娠高血圧腎症は母児両者へのリスクが高い．Mattar ら（2000）は，1977～1998 年の間に子癇をきたした 399 人の妊婦のアウトカムを報告した．主な母体の合併症は，常位胎盤早期剝離が 10 ％，神経学的後遺症が 7 ％，誤嚥性肺炎が 7 ％，肺水腫が 5 ％，心肺停止が 4 ％，急性腎不全が 4 ％であった．さらに 1 ％の母体死亡を認めた．その後の報告でも，HELLP 症候群，肺塞栓症，脳卒中を含む子癇による高率な周産期罹患率，死亡率を報告している（Andersgaard, 2006；Knight, 2007）．オランダにおいて，222 人の子癇妊婦のうち 3 人が死亡したと報告された（Zwart, 2008）．アイルランドとオーストラリアからも同様の報告がある（O'Connor, 2013；Thornton, 2013）．子癇による死亡率はこれらの国々の妊産婦死亡率全体の 1,000 倍を超える．

　ほとんど例外なく（時には気づかないうちに），妊娠高血圧腎症は子癇の痙攣に先行する．子癇は一般的に第 3 三半期に起こり，予定日が近づくにつれて頻度が増加する．最近では分娩後の子癇の発症は減少している．これはおそらく出生前のケアが改善したこと，妊娠高血圧腎症の初期での検出，そして硫酸マグネシウムの予防的使用が関係している（Chames, 2002）．分娩後 48 時間以上後の痙攣，神経学的巣症状，遷延する意識障害，非定型的な子癇の患者に対しては，ほかの診断を考慮することが重要である（Sibai, 2012）．

表 40-10　待機的管理を行っている 34 週未満の患者における分娩の適応

肺成熟のための副腎皮質ステロイド療法[a]と母体の安定化後の分娩
・コントロール不能の重症妊娠高血圧腎症 ・子癇 ・肺水腫 ・常位胎盤早期剝離 ・播種性血管内凝固（DIC） ・胎児機能不全 ・胎児死亡
肺成熟を目的とした副腎皮質ステロイド ―可能なら 48 時間の分娩待機
・満期前の前期破水や分娩 ・血小板減少　100,000/mL 未満 ・肝トランスアミナーゼの正常上限未満の 2 倍以上の上昇 ・胎児発育不全 ・羊水過少 ・臍帯動脈の拡張期末期の血流の逆流 ・腎機能悪化

[a] 初回投与のみ施行し分娩時期の延期は行わない．
(From the Society for Maternal-Fetal Medicine, 2011, and the Task Force of the American College of Obstetricians and Gynecologists, 2013)

■ 子癇の臨床所見

　子癇発作は激しいため，患者を保護しなければならない，特に気道確保が重要である．筋肉の運動は特に強く，ベッドから自分の身を投げ出すほどであり，保護しなければあごで舌を嚙んでしまう可能性がある（図 40-16）．この間，筋肉は収縮と弛緩を交互に繰り返しおよそ 1 分間持続する．徐々にその筋運動は小さく，少なくなってきて，最終的には静止する．

　発作の後，意識レベルに変化を認める場合がある．痙攣の頻度が少なくなってくると，発作の後に意識はある程度回復することが多い．患者は目覚めると，半覚醒の不安定な状態が持続する．重症例では痙攣が次から次へ起こり昏睡状態が

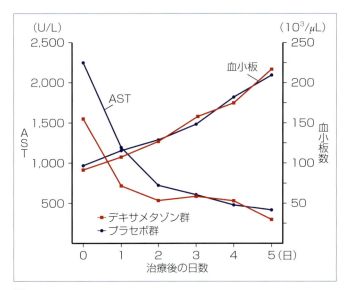

図 40-15
HELLP 症候群の女性をデキサメタゾン群とプラセボ群に割り付け，血小板数と AST 値の回復までの時間を計測した．（Data from Katz, 2008）

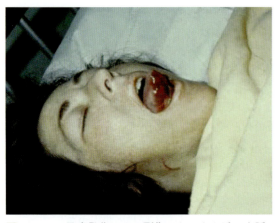

図 40-16　子癇発作による裂傷からできた舌の血腫　血小板減少症が出血を助長したと考えられる．

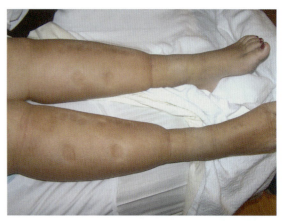

図 40-17　分娩前の妊娠高血圧腎症で重症な浮腫をきたした若い初産婦

(Used with permission from Dr. Nidhi Shah)

持続し，結果的に死に至ることがある．極めてまれながら，1 回の痙攣の後，昏睡状態となり，意識が回復しないこともある．しかし，通常は高頻度な痙攣がなければ死に至ることはない．まれに痙攣が落ち着いてくることなく持続し，**重積発作**となることがあるがその場合は，無酸素脳症を防ぐための深い鎮静と全身麻酔を要する．

子癇発作の後の呼吸は二酸化炭素や乳酸の蓄積，一時的な低酸素状態のため通常 50 回/分以上の頻呼吸になる．重症例ではチアノーゼが出現することもある．高熱は脳血管出血による放散熱の重要なサインである．

タンパク尿は前述されているように頻度の高い症候であるが必発ではない．尿量は高度に減少し，無尿を呈することもある．またヘモグロビン尿症もまれにみられる．末梢や顔面の浮腫を認めることが多いが，伴わない場合もある（図 40-17）．

重症妊娠高血圧腎症では分娩後に尿量が増加するが，これは改善の徴候である．もし腎不全などがあれば血清クレアチニン値を測定しなければならない．タンパク尿および浮腫は，通常，産後 1 週間以内に消失する．ほとんどのケースで，血圧は分娩後数日〜2 週間以内に正常化する（Berks, 2009）．分娩後も，高血圧が持続する患者では，慢性の血管疾患に移行することがある（Podymow, 2010）．

分娩前子癇では，痙攣が続いた後に自然にすぐに陣痛が始まり，急速に進行する可能性がある．陣痛中に痙攣が起きる場合，陣痛の頻度と強度は増加し，分娩時間が短くなる可能性がある．痙攣による母体の低酸素症と乳酸アシデミアのため，発作に続いて胎児徐脈が起こることもある（図 40-18）．胎児心拍数は通常 2〜10 分で回復する（Ambia, 2018）．しかし 10 分以上徐脈が持続した場合，常位胎盤早期剝離や分娩直前である可能性を考慮しなければならない．

肺水腫が子癇発作の直後から数時間以内に続発することもあるが，これは痙攣に伴う嘔吐による誤嚥性肺炎が原因であることが多い．一部の患者では，重症な高血圧で後負荷が増加し心不全になることにより肺水腫が起こることがある．過剰な補液管理によって肺水腫と高血圧の両方が悪化する可能性がある（Dennis, 2012b）．心不全から起こる肺水腫は，病的な肥満患者や基礎に慢性の高血圧が存在する患者に発症する．

時に子癇発作の発症と同時に，あるいはそのすぐ後に突然死する症例があるが，ほとんどの場合，広範囲に及ぶ脳内出血が原因である（図 40-10）．片麻痺は致死的な出血が原因で起こる．頭蓋内出血は慢性の高血圧を合併する年配の女性に起こりやすい．

子癇患者のおよそ 10 ％では，発作に続いてある程度の失明をきたすことがある．この失明や視野障害の原因は前述している．痙攣を伴わない重症な妊娠高血圧腎症による失明は，網膜剝離によって起こるのが一般的である（Vigil-De Gracia, 2011）．反対に子癇を伴う失明はほとんどが後頭葉の浮腫が原因である（Cunningham, 1995）．し

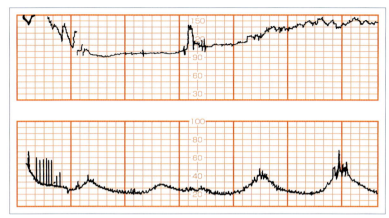

図40-18　子癇発作後の胎児徐脈を示した胎児心拍数図
徐脈は子癇発作後の5分で回復し基線細変動も元に戻った．

1. 痙攣のコントロールには硫酸マグネシウムの点滴によるボーラス投与と，その後の維持投与を用いる．
2. 高血圧が危機的なほど高い場合には間欠的降圧薬投与．
3. 明らかな肺水腫がない限り利尿薬の投与は行わず，体液喪失が過剰でなければ静脈内補液を制限し，高浸透圧補液は行わない．
4. 妊娠高血圧腎症改善のための分娩．

かしいずれの場合でも，正常機能への回復は良好で通常1〜2週間で完治する．

　子癇患者の最大5％で痙攣後に意識の変化が起こり，場合により持続的な昏睡状態となる．これは広範囲な脳浮腫によるもので，テント切痕ヘルニアがあれば死に至る可能性もある．

　まれに子癇後に精神病が続発することがあり，暴力的になり，数日〜2週間くらい持続する．精神病が基礎になければ正常な状態への回復は良好である．こういった病態は第61章で後述される産後精神病と類似していると推定されている．パークランド病院では，抗精神病薬は子癇後精神病にほぼ有効性を示さなかった．

　子癇は一般的に，見逃されるよりはむしろ高頻度に診断される傾向にある．妊娠後期や産褥期のてんかん発作，脳炎，髄膜炎，脳腫瘍，神経嚢虫症，羊水塞栓，硬膜穿刺後頭痛，脳動脈瘤破裂などは子癇と類似している．しかし，他の原因が除外されるまで，痙攣を起こしたすべての妊産婦は子癇であると考えるべきである．

■ 子癇の管理

　硫酸マグネシウムは妊娠高血圧腎症の患者に対して子癇予防と子癇の際の痙攣を止めることに有用である．Chesley（1978）は自らのレビューのなかで，Pritchardら（1955, 1975）によるパークランド病院からの観察研究のデータと，彼らの施設のデータを引用した．当時，アメリカで使用されていた子癇の管理法は現在使用されている治療の考え方と同様で，今日まで使用されている．

■ 硫酸マグネシウムによる痙攣のコントロール

　硫酸マグネシウムの非経口投与は中枢神経系の抑制を防ぐために有効であり，持続静脈内投与，あるいは間欠的筋肉内投与をする（表40-11）．重症な妊娠高血圧腎症の患者には，子癇患者と同様の量を投与する．陣痛や分娩進行中は痙攣が起こりやすいので，妊娠高血圧腎症や子癇の患者には分娩中と，分娩後24時間は硫酸マグネシウムを投与する．

　アメリカでは硫酸マグネシウムは通常，経静脈投与されている．硫酸マグネシウム製剤は安価ではあるが，開発途上国ではすぐに使用することができないことは懸念材料である．使用できたとしても，それを投与する技術がない可能性がある．そのため筋肉内投与の必要性も軽視できず，また筋肉内投与も静脈内投与と同等の効果があるといわれている（Salinger, 2013）．インドの二つの報告では，子癇における硫酸マグネシウムの筋肉内投与による痙攣再発や母体死亡の予防効果は静脈内投与の場合とほぼ同等の効果があったとしている（Chowdhury, 2009 ; Jana, 2013）．これらの観察結果はパークランド病院がかつて報告したデータと一致している（Pritchard, 1975, 1984）．

　硫酸マグネシウムは，高血圧治療のために使用されるべきではない．硫酸マグネシウムは大脳皮質に働きかけて，特定の抗痙攣作用を有するといわれている．一般的に，初回4gの負荷投与で母体の痙攣が止まり，1〜2時間で意識は回復し見当識の回復が得られる．

　硫酸マグネシウムの投与は**表40-11**で示される

表 40-11　重症な妊娠高血圧および子癇に対する硫酸マグネシウムの投与スケジュール

持続静脈内投与

- 4〜6 g の硫酸マグネシウムを 100 mL で希釈し，15〜20 分かけてボーラス投与．
- 2 g/時で静脈内持続投与を開始．1 g/時を勧める場合もある．
- 副作用のモニタリング
  定期的な深部腱反射の評価
  血清マグネシウムを 4〜6 時間で評価し，4〜7 mEq/L（4.8〜8.4 mg/dL）で調節し維持投与する．
  血清クレアチニンが≧1.0 mg/dL であれば血清マグネシウム値を測定する．
- 硫酸マグネシウム投与は分娩後 24 時間で中止する．

断続的な筋肉内注射

- 20％硫酸マグネシウム 4 g を，1 g/分を超えないように静脈内投与する．
- 50％硫酸マグネシウム 10 g を半量の 5 g は両側殿部外側上方 1/4 に 3 インチ 20 G 針で，それぞれ深く筋注（痛みを抑えるために 2％リドカイン 1 mL を添加する）．15 分後も痺れが持続するならば，20％溶液で最高で 2 g までの量を 1 g/分を超えないように静脈内投与．女性の体格が大きいときは，4 g を限度としてゆっくり投与を追加する．
- その後は，4 時間ごとに 50％硫酸マグネシウム 5 g 左右交互に殿部外側上方 1/4 に深く筋注で投与．以下に注意する．
  1) 膝蓋反射があること
  2) 呼吸抑制がないこと
  3) 直前 4 時間の尿量が 100 mL を超えていること
- 硫酸マグネシウムは分娩後 24 時間で中止する．

ように通常，血漿中のマグネシウム濃度によって決めていくこととなる（図 40-19）．子癇発作を止めるために硫酸マグネシウムが投与されていても，10〜15％の患者はその後も痙攣が起きる．その場合はゆっくりと 20％の溶液で 2 g を追加で静脈内投与する．体の小さな患者ではこの追加投与は 1 回で済むが，体の大きな患者には 2 回必要な場合もある．パークランド病院において子癇患者 245 人のうち，痙攣を制御するために代わりの補助的な抗痙攣薬を必要としたのはわずか 5 人であった（Pritchard, 1984）．その場合バルビツール系をゆっくりと静脈内投与した．ミダゾラムやロラゼパムは少量・単回投与で投与可能だが，この薬剤の継続使用は誤嚥性肺炎による死亡率上昇に相関があり，継続使用は避けなければならない〔イギリス産婦人科学会（RCOG），2006〕．

硫酸マグネシウムの持続投与は旧来，分娩後 24 時間継続されてきた．分娩後に発症する子癇を予防するため，硫酸マグネシウムは痙攣発症後から 24 時間投与される．この治療期間を 12 時間に短縮し，発作は認められなかったと報告する研究者もいる（Anjum, 2016；Ehrenberg, 2006；Kashanian, 2016）．さらに最近，Ludmir ら（2017）は，硫酸マグネシウム療法を分娩後に中止した場合の有益性について報告した．これらの研究は小規模

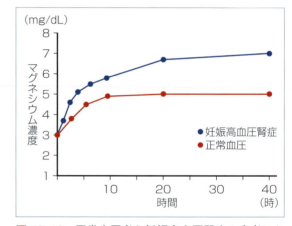

図 40-19　正常血圧者と妊娠高血圧腎症の患者におけるマグネシウム 4 g の初回投与後に 2 g/時の持続投与をした場合の血漿マグネシウム濃度　（Data from Brookfield, 2016）

であるため，マグネシウムの短期投与を標準化するにはさらなる研究が必要である．

◆薬理学と中毒学

United States Pharmacopeia（USP）基準を使用すると硫酸マグネシウムは，$MgSO_4 \cdot 7H_2O$ で，1 g 当たり 8.12 mEq である．非経口的に投与されたマグネシウムは腎排泄によってほとんど排出され，糸球体濾過量が正常ないしは軽度低下した状態では，マグネシウム中毒となる頻度は低

い．通常，尿量が十分であれば糸球体濾過率は保たれていると考えられる．しかし，マグネシウム排泄は尿量に依存するわけではなく，厳密にいえば，単位時間当たりの尿量も腎機能を予測するものではない．**したがって，糸球体濾過率低下を捉えるために血清クレアチニン値を測定するべきである．**

血漿中のマグネシウム値を 4 ～ 7 mEq/L，4.8 ～ 8.4 mg/dL，2.0 ～ 3.5 mmol/L に維持することでほとんどの子癇発作を予防し，止めることができる．しかしマグネシウム薬物動態のある報告では，ほとんどのレジメンでは血清マグネシウム濃度がはるかに低値であることが示された（Okusanya, 2016）．1 g/時のみ投与された場合は特に当てはまる（Yefet, 2017）．肥満はこの薬物動態の多くに影響を与えている（Cunningham, 2016）．Tudela ら（2013）は，パークランド病院でマグネシウム管理されている肥満患者の報告をした．BMI が 30 kg/m^2 以上で，2 g/時の投与をした患者の 60 ％以上は，4 時間後は治療域以下の濃度であり，肥満の患者は有効な血漿レベルを維持するのに 3 g/時を必要とした．しかし現状では日常的なマグネシウム値の測定は推奨されていない（ACOG, 2013；RCOG, 2006）．

膝蓋腱反射は，血漿マグネシウム濃度が 10 mEq/L（約 12 mg/dL）に達すると消失するが，おそらくクラーレ様作用（神経筋接合部ブロック作用）によるものであり，マグネシウム中毒になりかかっている徴候である．血清マグネシウム値が 10 mEq/L を超えると呼吸抑制が出現する．12 mEq/L 以上で呼吸筋麻痺が起こり，呼吸不全となりうる（Somjen, 1966）．**硫酸マグネシウム投与をやめてグルコン酸カルシウムや塩化カルシウムを 1 g 静脈投与する治療は，軽症～中等症の呼吸不全をほぼ回復させる．**マグネシウムを投与している間は，このような薬剤を少なくとも一つはすぐに使用できるようにしておくべきである．マグネシウム濃度が中毒量で恒常化してしまうと，静脈内投与されたカルシウムの効果は長く持続しない．重症な呼吸困難や呼吸不全の場合，救命のためには迅速な気管挿管と人工呼吸が必要である．通常，高濃度マグネシウムが心筋へ直接的な毒性をきたすことはない（McCubbin, 1981；Morisaki, 2000）．

マグネシウムはほぼすべてが腎臓より排泄されるので，糸球体濾過量が減少すると上記投与量では過剰となってしまう．初回の 4 g ボーラス投与は腎機能に関係なく安全に投与できる．負荷投与は標準投与量で投与すべきであり，腎機能低下時には投与量を減らすべきという誤解で減量することがないようにする．薬剤の分布後，すなわち負荷投与で理想的な治療域へ濃度を上昇させた後，維持投与で一定のレベルに維持するためのものだからである．**したがって，糸球体濾過率が低下した人では維持投与速度を変えなければならない．**腎機能は，血漿クレアチニン値で推定され，血漿クレアチニン値が＞ 1.0 mg/mL の場合，血清マグネシウム値を測定したうえで投与速度を計算する．

15 分以上かけて 4 g の負荷投与をした後，平均動脈圧は軽度低下し，心係数は 13 ％上昇したと報告されている（Cotton, 1986b）．このように，マグネシウムは全身の血管抵抗を減少させ，動脈圧を減少させ，それと同時に，心拍出量を増加させる．これらの所見は一過性の吐き気やほてりを伴って出現し，持続投与を行っても循環器への効果持続時間はわずか 15 分間であった．

Thurnau ら（1987）は，マグネシウム療法で脳脊髄液内のマグネシウムの総量がわずかながら有意に増加をしているということを示した．その増加の程度は血中濃度に正比例していた．

◆ 他の影響

マグネシウムは抗痙攣作用，神経保護作用を有することが，さまざまな動物モデルで示されている．下記のようないくつかのメカニズムが考えられている．①神経伝達物質グルタミン酸のシナプス前放出の減少，②グルタミン酸作動性 N-メチル-D-アスパルテート（NMDA）受容体の遮断，③アデノシン活性の増強，④ミトコンドリアによるカルシウム緩衝の改善，⑤電位チャネルを介したカルシウム流入の阻害（Arango, 2008；Wang, 2012）．

比較的高いマグネシウム血中濃度では，子宮筋の収縮能は試験管内でも生体内でも低下する．提案されたレジメンでは初回のボーラス投与の最中とその直後以外は子宮筋の収縮低下は認められなかった（Leveno, 1998；Szal, 1999；Witlin, 1997）．標準的なマグネシウム治療では分娩時の出血量は

増加しない（Graham, 2016）．しかし，子宮筋収縮の抑制はマグネシウムの投与量に依存しており，血清値で少なくとも 8～10 mEq/L は必要である（Watt-Morse, 1995）．

◆ 胎児と新生児への影響

非経口投与されるマグネシウムは速やかに胎盤を通過し，胎児の血清と平衡状態に達するが，羊水ではそれほど迅速ではない（Hallak, 1993）．羊水中濃度は母体への持続注入により増加してくる（Gortzak-Uzen, 2005）．硫酸マグネシウムが胎児心拍パターン，特に基線細変動に対し小さいながら有意な影響を与えているというデータもある（Hallak, 1999）．Duffy ら（2012）は胎児心拍の基線の正常範囲内での低下，基線細変動は減少するが，遷延性一過性徐脈は少ないと報告した．分娩アウトカムには影響を認めなかった．

全体として，母体へのマグネシウム投与は周産期管理において安全とされている（Drassinower, 2015）．最近の早産児 1,500 人以上を対象とした MFMU ネットワークのある研究では，新生児蘇生率と，臍帯血のマグネシウム濃度の間には関係性を認めなかったと報告した（Johnson, 2012）．しかし，マグネシウムの使用と新生児の有害事象には関係があるものがある．パークランド病院で満期近くにマグネシウムに曝露された新生児 6,654 人の研究では，6％に筋緊張低下を認めている（Abbassi-Ghanavati, 2012）．さらに，マグネシウムに曝露された新生児はアプガースコアの 1，5 分値が低く，挿管率が高く，NICU 入院率が高いという結果であった．この研究では新生児の障害は分娩時に高マグネシウム血症が重度であった場合にのみ発生すると報告している．

いくつかの観察研究において，マグネシウムは超低出生体重児の脳性麻痺の発生を防ぐことが示唆された（Nelson, 1995 ; Schendel, 1996）．また，少なくとも五つの無作為化比較試験で早産児への神経保護作用が調べられた．これらの結果は，第 42 章に後述されている．Nguyen ら（2013）はこの神経保護の可能性を正期産児まで検討したが，結論を導くにはデータが不十分であった．

最後に満期より前に陣痛が起きた症例では子宮収縮抑制目的にマグネシウムを数日間投与する（第 42 章参照）．マグネシウムの長期使用と新生児の骨量減少症には関連がある（ACOG, 2016c）．

◆ 母体への安全性と有用性

Multinational Eclampsia Trial Collaborative Group の研究（1995）では，子癇女性 1,687 人を三つの抗痙攣薬（硫酸マグネシウム，ジアゼパム，フェニトイン）の一つに無作為に割り付けた（表 40-12）．まとめると，発作の再発率はフェニトイン（28％）やジアゼパム（17％）と比較して硫酸マグネシウム療法では有意に低かった（9.7％）．母体の死亡率の合計はほか二つの治療群は 5.2％であったのに対して硫酸マグネシウム投与群では 3.2％であり，有意に低かった．

Smith ら（2013）は 9,500 人以上の治療を受けた女性の調査で，膝蓋腱反射の消失は 1.6％，呼吸抑制が 1.3％，グルコン酸カルシウム管理は 0.2％であったと報告している．マグネシウム中毒による母体死亡は 1 例であった．われわれが経験している事例でも同様で，60 年以上のパークランド病院でのマグネシウム投与例で，1 例が過剰投与で死亡している（Pritchard, 1984）．

表 40-12　子癇発作の再発予防に対する硫酸マグネシウムとフェニトイン，ジアゼパムを比較した無作為化比較試験

	硫酸マグネシウム	フェニトイン	ジアゼパム
発作の再発[a]	60/453（13％）	126/452（28％）	—
	22/388（5.6％）	—	66/389（17％）
母体死亡[b]	10/388（2.6％）	20/387（5.2％）	—
	17/453（3.8％）	—	24/452（5.3％）

[a] すべての比較で $p < 0.01$ で有意差を認めた．
[b] 個々のグループの比較は有意差を認めないが，二つ合わせると $p < 0.05$ で有意差を認めた．

(Data from Eclampsia Trial Collaborative Group, 1995)

管理の考察

■ 重症高血圧症の管理

危険な高血圧は脳出血や高血圧脳症の原因や，妊娠高血圧腎症の患者では子癇発作の引き金となりうる．その他の合併症として常位胎盤早期剥離と高血圧性うっ血性心不全がある．

これらの重篤な合併症のため，The National High Blood Pressure Education Program Working Group（NHBPEP）（2000）と Task Force（2013）は，収縮期血圧を 160 mmHg 以下，拡張期血圧を 110 mmHg 以下に治療するように推奨した．Martin ら（2005，2016）は，収縮期高血圧を治療することを重視する画期的な観察研究結果を報告した．彼らは，脳血管障害に罹患した重症妊娠高血圧腎症の患者 28 人を抽出し報告した．彼女らのほとんど（93％）は出血性脳卒中であり，すべての女性が発症前の収縮期血圧が 160 mmHg 以上であった．対照的に拡張期血圧が 110 mmHg 以上だった人はわずか 20％であった．

他の観察研究では妊娠高血圧腎症に合併する重症な出血性脳卒中は少なくとも半数は慢性高血圧の女性に発症する（Cunningham, 2005）．長期間にわたる高血圧は中大脳動脈の分枝であるレンズ核線条体枝動脈の穿通枝に発症する Charcot-Bouchard 動脈瘤の発達をきたす．これらの血管は，橋と小脳深部だけでなく，大脳基底核，被殻，視床とそれに接した深い白質にも血流を供給する．このような動脈瘤の脆弱化により，突然の高血圧発作の際，動脈瘤の破裂が起こりやすくなる．

いくつかの薬は妊娠高血圧において危険に上昇した血圧を速やかに下降させることができる．主にヒドララジン，ラベタロール，ニフェジピンの 3 種類が最もよく使用される．長い間，この三つのなかで使用できるのは非経口ヒドララジンのみであった．しかし，非経口ラベタロールが後に導入されて，産科での使用においても同様の効果があると考えられた．その後，経口ニフェジピンが重症妊娠高血圧腎症の第 1 選択薬としてある程度普及した．ACOG（2017a）ではこの三つの薬剤は全部第 1 選択薬の薬剤として推奨されている．

◆ ヒドララジン

ヒドララジンはアメリカで重症妊娠高血圧の治療に最も用いられる降圧薬である．ヒドララジンは 5～10 mg の初回投与量を静注で投与し，十分な反応が得られるまで 15～20 分間隔で，10 mg ずつ追加する．われわれは 3 回投与するが，ACOG（2017a）では 2 回目の投与後も重度の高血圧が持続する場合はラベタロールの投与を勧めている．分娩前と分娩中の降圧目標は収縮期血圧が 160 mmHg 未満，拡張期血圧 90～110 mmHg である．拡張期血圧を下げることにより胎盤の血流を下げるリスクがある．ヒドララジンは脳出血を防止するために極めて効果的であることが示されている．その作用発現時間は 10 分と早い．15～20 分間隔での反復投与は理論的には必要以上の低血圧を招くことも考えられるが，5～10 mg の追加でこういった低血圧をきたしたという経験はない．

パークランド病院では，分娩時に高血圧になった患者の 5～10 ％には非経口高血圧治療薬が投与される．分娩前では通常，前述のとおりにヒドララジンを投与する．われわれは，投与の総量を制限しておらず，他の降圧薬を必要とすることはほぼなかった．パークランド病院で過去 50 年間，約 6,000 人の治療を行った．RCOG（2006）によれば，ヒドララジンはヨーロッパではあまり一般的ではないが，いくつかの施設では使用している．

血圧が高い場合，多めの初期投与を行う傾向があるが，これは避けるべきである．重症な高血圧のため 5～10 mg のヒドララジン投与に対する反応さえ予測できない．そのためわれわれのプロトコルでは初回量は常に 5 mg としている．図 40-20 では初回投与量を超過した際の有害事象を示した．この女性は高血圧症に重症加重型妊娠高血圧腎症を合併し，ヒドララジンが推奨されているよりも頻回に投与された例である．本症例の血圧は 1 時間以内に 240～270/130～150 mmHg から 110/80 mmHg まで減少し，胎盤機能不全の特徴である胎児徐脈が出現した．胎児徐脈は晶質液の急速投与により母体血圧が回復するまで持続した．場合によっては子宮の血流低下に対する胎児の反応を胎盤早期剥離と混同する可能性があり，不必要な緊急帝王切開につながる可能性がある．

◆ ラベタロール

ラベタロールは，α_1 および非選択的 β 遮断薬

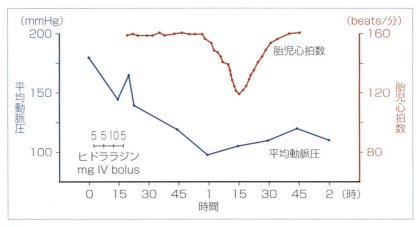

図 40-20
ヒドララジンを 15 分間隔でなく 5 分間隔で投与した．平均動脈圧は 1 時間のうちに 180 mmHg → 90 mmHg まで減少し，胎児徐脈と関連していた．迅速な膠質液の注入により平均血圧を 115 mmHg まで上昇させ，胎児心拍も回復した．

である．ラベタロールはヒドララジンより副作用が少ないため好んで使用される場合もある．パークランド病院ではまず 10 mg を静脈内投与する．血圧が 10 分で適切な範囲まで低下しない場合は，さらに 20 mg を追加投与する．次の 10 分間後の追加投与は 40 mg で，必要ならさらに 40 mg 追加する．それでも有効な反応がみられない場合は，さらに 80 mg 追加する．Sibai（2003）は 20～40 mg を 10～15 分間隔で必要に応じて増加し，1 回の治療での最大用量は 220 mg を推奨している．ACOG（2017a）は初回投与には 20 mg のボーラス投与を推奨している．10 分以内に降圧効果が得られない場合は，その後 10 分おきに 40 mg，80 mg と増量する．高血圧が持続する場合はヒドララジンが投与される．

ヒドララジン対ラベタロールの比較研究では，効果に差を認めなかった（Umans, 2015）．ある試験ではラベタロールはより早く血圧を降下させ，頻脈も最小限であった．しかしながら，ヒドララジンは平均動脈圧をより効果的に安全なレベルまで降下させた（Mabie, 1987）．別の試験では母体と新生児の予後は変わりがなかった（Vigil-De Gracia, 2007）．ヒドララジンは明らかに母体の頻脈，動悸を引き起こし，ラベタロールは低血圧と徐脈を引き起こした．両剤ともに胎児心拍の一過性頻脈の頻度の減少と相関していた（Cahill, 2013）．喘息患者にはラベタロールを投与しない．

◆ニフェジピン

ニフェジピンは経口カルシウム拮抗薬で，急激な妊娠関連の高血圧のコントロールに効果的であり普及している．ACOG（2017a）と The NHB-PEP Working Group（2000）と RCOG（2006）は初回投与 10 mg の経口投与と，必要に応じて 20～30 分ごとに 10～20 mg を追加投与することを推奨している．効果が十分でなければラベタロールを投与する．**ニフェジピンの舌下投与はもはや推奨されない**．舌下投与は迅速かつ甚大な影響を与えるため危険である．ニフェジピンとラベタロールを比較した無作為化比較試験ではいずれかがより優れているという結果ではなかった．しかしながらニフェジピンはより早期に血圧を低下させた（Scardo, 1999；Shekhar, 2016；Vermillion, 1999）．ニフェジピンはマグネシウムの効果を増強させない（Magee, 2015）．

◆他の降圧薬

そのほか 2，3 の一般的に用いられている降圧薬について臨床試験が行われてきたが，普及していない（Umans, 2015）．降圧薬には，ベラパミル，ニトログリセリン，ニトロプルシド，ketanserin，ニカルジピン，および nimodipine が含まれる（Belfort, 1990, 2003；Bolte, 2001；Cornette, 2016）．妊娠高血圧腎症の治療に有用となる可能性のある実験段階の薬も存在する（Lam, 2013）．

◆ 利尿薬

強力なループ利尿薬は胎盤血流をさらに低下させる可能性がある．血管内容量を迅速に低下させる効果があるが，前述したように妊娠高血圧腎症では正常妊婦よりすでに低下していることがほとんどである．したがって，分娩前に血圧を下げる目的で利尿薬を使用すべきではない（Zeeman, 2009；Zondervan, 1988）．われわれは**分娩前の**フロセミドやその類の利尿薬の使用を肺水腫の治療のみに制限している．

■ 補液療法

乳酸リンゲル液は，嘔吐，下痢，発汗，分娩時大量出血といった異常な体液喪失がない限り通常60〜125 mL/時で投与される．乏尿は重症妊娠高血圧腎症で頻度が高い症状である．そのため妊娠高血圧腎症の患者は正常な妊婦と比べて血管内容量が低下しているという概念と相まって，静脈内補液は必要に思われがちである．しかし，典型的な重症妊娠高血圧腎症患者では細胞内と細胞外での水分不均衡があり，すでに過度の細胞外液が存在しているため補液は制限したほうがよい．大量の水分投与は，血管外液の不均衡を助長し，それにより肺や脳浮腫の危険性を増加させる（Dennis, 2012a；Sciscione, 2003；Zinaman, 1985）．したがって，妊娠高血圧腎症の患者が無尿の場合，ボーラス投与を少量増やすことで1時間当たり30 mLの排尿を維持することができる．出血や嘔吐または発熱による循環血漿量の減少は，徐々にボーラス投与を増やすことで補うことができる．区域麻酔による無痛分娩では，段階的に緩徐な晶質液の投与が必要である（第25章参照）．

◆ 肺水腫

重症妊娠高血圧腎症は産後に肺水腫をきたしやすい（Cunningham, 1986, 2012；Zinaman, 1985）．子癇患者に肺水腫が疑われた場合，痙攣や麻酔，過度の鎮静による胃内容物の誤嚥を鑑別しなければならない．重症な妊娠高血圧腎症における肺水腫の主な三つの原因は—肺の毛細血管透過性亢進による浮腫，心原性浮腫，またその両者の組み合わせである．

重症妊娠高血圧腎症のなかに，特に積極的な補液をされた患者で多いが，透過性亢進による軽度の肺うっ血を認めることがある．妊娠による生理的変化が妊娠高血圧腎症により増強されることが原因である．膠質浸透圧は血清アルブミン濃度の低下により正常妊娠でもかなり減少するが，妊娠高血圧腎症ではさらに低下するということを知っておく必要がある（Zinaman, 1985）．さらに，妊娠高血圧腎症では膠質浸透圧低下による血管外液の増加と毛細血管浸透圧亢進の両方が起きている（Brown, 1989；Øian, 1986）．

◆ 観血的血行動態測定

重症妊娠高血圧腎症や子癇患者における心血管系，血行動態的病態生理の変化に関する知識は，観血的モニタリングと肺動脈カテーテルを用いた研究により得られたものである（図40-5）．妊娠高血圧腎症に関連した乏尿と肺水腫は，徴候として頻繁にみられる症状である（Clark, 2010）．皮肉にも乏尿に対する積極的な治療が肺水腫の原因となることがほとんどである．Task Force（2013）は，ルーチンでの観血的モニタリングを推奨していない．そのようなモニタリングは重症な心疾患，腎疾患またその両方，治療抵抗性の高血圧，乏尿，肺水腫を併発する重症な妊娠高血圧腎症患者のために準備しておくべきであるとしている．

■ 血漿量の増加

妊娠高血圧腎症では血液濃縮を伴うため，血液容量を増加させるために糖質液，アルブミン濃縮液，その混合物などさまざまな液体を投与した（Ganzevoort, 2004）．過去の観察研究で体液量の増加により深刻な副作用，特に肺水腫が報告された（Benedetti, 1985；López-Llera, 1982；Sibai, 1987b）．

Ganzevoortら（2005a, b）により報告されたThe Amsterdam randomized studyは容量負荷を評価するためのよくデザインされた試験であった．調査には妊娠24〜34週の重症妊娠高血圧妊婦が計216人登録された．この調査には，HELLP症候群や子癇，胎児発育不全を合併した患者も含まれている．無作為に容量負荷群に割り付けられた群では，患者に6％のヒドロキシエチルデンプン液250 mLを4時間かけて，1日2回投与された．対照群と比較し，二つのグループ間の結果に有意差を認めなかった（表40-13）．このような"待機的"管理には，重症母体合併症や高い周産期死亡率が伴うということが重要である（表40-9）．

■ 神経保護—痙攣の予防

いくつかの無作為化比較試験でタンパク尿の有無にかかわらず妊婦高血圧患者における痙攣発作予防の有用性について試している．そのほとんどは硫酸マグネシウムとその他の抗痙攣薬またはプラセボとを比較したものである．**そのすべての研究で，硫酸マグネシウムは他の薬剤と比較して子癇予防により有用であった**．四つの大規模試験の結果を表40-14にまとめる．パークランド病院における研究では妊娠高血圧や妊娠高血圧腎症の患者において硫酸マグネシウムはフェニトインよりも子癇発作予防に優れていた（Lucas, 1995）．硫酸マグネシウムと脳血管拡張作用をもつカルシウム拮抗薬である nimodipine の子癇予防効果を 1,650 人の重症妊娠高血圧腎症患者を対象として比較した研究（Belfort, 2003）では，子癇の比率は nimodipine 投与群で 2.6 %，コントロール群で 0.8 % と 3 倍多かった．

最大の比較研究は Magpie Trial Collaboration Group より命名された **Magnesium Sulfate for Prevention of Eclampsia** である（2002）．33 の国から 1 万人以上の重症妊娠高血圧腎症を対象に，硫酸マグネシウム群とプラセボ群に無作為に割り付けた．マグネシウムを投与された患者では，プラセボ群より子癇のリスクは 58 % 有意に低かった．マグネシウムを投与された母親から出生した新生児のその後の経過のデータでは約 18 ヵ月の時点で硫酸マグネシウムに曝露された児とそうでない児の間に行動の差は認めなかった（Smyth, 2009）．

表 40-13 妊娠 24〜34 週の重症妊娠高血圧の 216 人への血漿増加薬と生理食塩水投与による母体と胎児のアウトカムを比較した無作為化比較試験

アウトカム	コントロール[a] (n=105)	治療群[a] (n=111)
母体のアウトカム（%）		
子癇	1.9	1.8
HELLP	19.0	17.0
肺水腫	2.9	4.5
常位胎盤早期剥離	3.8	1.0
周産期アウトカム		
胎児死亡（%）	7	12
妊娠期間の延長（平均）	11.6 日	6.7 日
推定死亡週数（平均）	26.7 週	26.3 週
出生体重（平均）	625 g	640 g
出生（%）	93	88
妊娠期間の延長（平均）	10.5 日	7.4 日
分娩時推定妊娠週数（平均）	31.6 週	31.4 週
呼吸窮迫症候群（%）	30	35
新生児死亡（%）	7.6	8.1
周産期死亡率（n/1,000）	142/1,000	207/1,000

[a] すべての比較 $p > 0.05$．

（Data from Ganzevoort, 2005a, b）

表 40-14 妊娠高血圧患者に対する子癇予防を目的とした硫酸マグネシウム投与とプラセボまたは，その他の抗痙攣薬投与を比較した無作為化比較試験

研究/対象	痙攣発生数/治療数		比較[a]
	硫酸マグネシウム	対照群	
Lucas ら（1995）		フェニトイン	
妊娠高血圧[b]	0/1,049（0）	10/1,089（0.9）	$p < 0.001$
Coetzee ら（1998）		プラセボ	
重症妊娠高血圧腎症	1/345（0.3）	11/340（3.2）	RR=0.09（0.1〜0.69）
Magpie Trial（2002）[c]		プラセボ	
重症妊娠高血圧腎症	40/5,055（0.8）	96/5,055（1.9）	RR=0.42（0.26〜0.60）
Belfort ら（2003）		nimodipine	
重症妊娠高血圧腎症	7/831（0.8）	21/819（2.6）	RR=0.33（0.14〜0.77）

[a] すべての比較は有意差 $p < 0.05$ で比較した．
[b] 尿タンパクを含む人も含まない人もいるが，全員が重症妊娠高血圧腎症である．
[c] Magpie Trial Collaboration Group, 2002.
RR＝相対危険度．

◆マグネシウムの適応となる患者はだれか？

マグネシウムはより重症な患者においてより痙攣を予防する．しかし，重症度は定量化することが困難なので，個々の患者に対する神経保護の有効性を判断するのは難しい．Task Force（2013）では子癇や重症妊娠高血圧腎症の患者にマグネシウムの予防投与を行うことが推奨されている．しかし再度繰り返すが，"重症度"を規定する基準は統一されておらず（表40-2），"軽症"妊娠高血圧腎症患者にはマグネシウム予防投与は必要ではないとしている．"非重症"の妊娠高血圧，妊娠高血圧腎症の患者全員に痙攣予防をするかどうかは難しい問題である（Alexander, 2006）．

多くの国で，Magpie共同研究グループ（2002）の研究結果の普及の後，現在硫酸マグネシウムは重症妊娠高血圧腎症の患者における投与が推奨されている．しかし，すでに子癇による痙攣を発症している患者に対して投与すべきかどうかという議論は続いている．われわれは子癇発作は危険であると考えている．最近の報告でも母体死亡率は最高5％である．さらに，周産期死亡率は明らかに増加している（Abd El Aal, 2012；Knight, 2007；Ndaboine, 2012；Schutte, 2008；von Dadelszen, 2012）．子癇による長期の神経心因性障害や視覚関連後遺症発症の可能性があるため，子癇発作は"軽症"ではないと認識され始めている．

◆硫酸マグネシウム予防投与は選択的に行うべきか全例に行うべきか

前述のとおり，**非重症**妊娠高血圧患者に神経保護目的のマグネシウム製剤を投与すべきであるかははっきりしていない．パークランド病院での予防プロトコルが変更されたため，この疑問について調査できるようになった．変更以前には，**軽症妊娠高血圧腎症**で予防的マグネシウムを投与しない場合の子癇の危険性はおよそ1/100と報告されていた（Lucas, 1995）．2000年までわれわれは妊娠高血圧患者全例に予防的なマグネシウムの筋肉注射を行っていた．2000年以降マグネシウムの静脈内投与に関する標準化したプロトコルを確立した（Alexander, 2006）．同時にすべての妊娠高血圧妊婦にではなく，われわれの基準を満たした妊娠高血圧の患者のみに選択的に痙攣予防をするように変更した．この基準は表40-15で示しており，カテーテル尿で試験紙を用いた測定で尿タンパク≧2＋の患者というような対象であった．

このプロトコル変更後4年半の期間で6,518人の妊娠高血圧の患者のうち60％に神経保護のためのマグネシウムの投与が行われた．残り40％の非重症高血圧患者は治療が行われず，このうち27人に子癇発作が認められた（92人に1人の割合）．重症の基準を満たす患者で硫酸マグネシウム投与を受けた3,935人における痙攣発症率は358人のうち1人の割合であり，これらは治療失敗例である．

罹患率を評価するため，87人の子癇患者と子癇がない6,431人の高血圧患者とで予後を比較した（Alexander, 2006）．大部分の結果は同等であったが，子癇患者の1/4で全身麻酔下の帝王切開を要した．子癇患者では喉頭浮腫があり，挿管困難，胃酸の誤嚥，死亡のハイリスク患者であるためこれは重要な問題である．新生児に関する予後に関しても，複合罹患率が子癇のある患者の児は子癇のない患者の児に比べて，各々12％対1％と10倍であり懸念される結果であった．これらの予後には臍帯動脈血のpH＜7.0，アプガースコア5分値＜4，満期の新生児の予期せぬ集中治療室への入院を含む．

このように，パークランド病院の基準を非重症妊娠高血圧患者に適応すると，予防的なマグネシウムを投与されていない患者のおおよそ100人に1人は子癇になっていることになる．これらの1/4の患者では全身麻酔による緊急帝王切開が必要になり，結果として母体および新生児の合併症

表40-15 選択的対非選択的硫酸マグネシウムの予防的投与：妊娠高血圧または妊娠高血圧腎症の重症度を規定するパークランド病院の基準

新規発症のタンパク尿を伴う高血圧の患者で以下の基準のうち少なくとも一つを満たすもの
・収縮期血圧≧160または拡張期血圧≧110 mmHg
・カテーテル尿での試験紙による尿タンパクが2＋以上
・血清クレアチニン＞1.1 mg/dL
・血小板数＜100,000/μL
・ASTが正常上限の2倍以上
・頭痛，暗点の持続
・心窩部痛と右季肋部痛の持続

（Criteria based on those from National High Blood Pressure Education Program Working Group, 2000; American College of Obstetricians and Gynecologists, 2012b; cited by Alexander, 2006）

の罹患や死亡を伴いうる．この結果から，非重症な妊娠高血圧妊婦の管理に関して，99人の不必要な治療を避けることは1人が子癇の危険にさらされることだが，許容することができるか？という問題が生じるが，Task Force（2013）の見解では，この答えは「はい」である．パークランド病院では基準を満たす女性にのみ神経保護のためのマグネシウムを投与している．

■ 鎮痛と麻酔

過去20年の間を経て，妊娠高血圧腎症の患者に伝達麻酔を用いるのが理想的であることがわかってきた．問題の一つはすでに体液量の減少している妊娠高血圧腎症の妊婦に対して交感神経をブロックすることにより生じる低血圧や子宮灌流の低下であった．しかし，希釈した麻酔薬で緩徐に導入するという硬膜外麻酔の技術により肺水腫は軽減した．この技術により神経ブロックによる母体低血圧改善のために多量の膠質液や晶質液の急速投与は必要ではなくなる（Hogg, 1999；Wallace, 1995）．このテクニックについては第25章にて述べている．硬膜外麻酔を行うことで全身麻酔を回避し，急速に発症する重症高血圧の原因となる気管内挿管は行わずに済むことが重要である．このような血圧の急上昇は次に肺水腫や脳浮腫，頭蓋内出血の原因となりうる．さらに，気管内挿管は妊娠高血圧腎症においては喉頭浮腫があり難しく，危険な場合がある（ACOG, 2017b）．

こういった麻酔や鎮痛を比較するための無作為化比較試験が少なくとも三つ施行された．Wallaceら（1995）はパークランド病院の重症妊娠高血圧腎症の患者で帝王切開を施行した80人の患者を対象に調査した．陣痛に対する硬膜外麻酔は行っておらず，無作為に全身麻酔群，硬膜外麻酔群，また脊髄くも膜下硬膜外併用麻酔（combined spinal-epidural analgesia：CSEA）に割り付けられた．患者らの術前血圧は170/110 mmHg前後で，全例にタンパク尿を認めた．それぞれの群で母体と新生児の予後に差を認めなかった．区域麻酔による母体低血圧には適宜補液を行った．全身麻酔を受けた患者では重症高血圧を回避するよう母体血圧は管理された．この調査で，この三つの麻酔の方法を原因とした重症な母児の合併症は認めなかった．各麻酔方法で各手順が慎重に行えるならいずれの麻酔方法でも重症妊娠高血圧腎症に施行可能であると結論づけられた．

もう一つの無作為化比較試験は70人の重症妊娠高血圧における帝王切開時の脊椎麻酔と全身麻酔を比較したものである（Dyer, 2003）．母体と胎児の予後に差を認めなかった．三つ目の研究では，116人の重症妊娠高血圧を対象に，分娩中の硬膜外麻酔投与群とメペリジンを用いた経静脈的PCA（自己調節鎮痛）投与群に無作為に割り付けた（Head, 2002）．硬膜外麻酔を受けた患者の9％が低血圧のためエフェドリンが必要となった．予想どおり鎮痛は硬膜外の群でより優れていた．母児の合併症は両群間で差を認めなかった．両群の1人ずつで肺水腫を発症した．強調すべきは，硬膜外麻酔が妊娠高血圧腎症の**治療**ではないということである（Lucas, 2001；Ray, 2017）．

区域麻酔を受ける重症妊娠高血圧妊婦では適切な補液を行うことが重要である．硬膜外麻酔を受ける重症妊娠高血圧腎症の患者に積極的な補液を行うことは肺動脈楔入圧を増加させる原因になる（Newsome, 1986）．重症妊娠高血圧腎症患者への積極的な補液管理は肺水腫の危険性を増加させ，分娩後72時間では特にハイリスクである（Clark, 1985；Cotton, 1986a）．喉頭浮腫のほとんどは積極的な補液療法が関連している（Heller, 1983）．

■ 分娩時出血

血液濃縮や正常妊娠でみられる循環血液量増大の欠如は，重症妊娠高血圧や子癇を予測する所見である（図40-7）（Zeeman, 2009）．**したがって，正常妊娠でみられる循環血液量増大が欠如したこういった妊婦では，正常血圧の妊婦に比べて正常範囲の出血に対する耐性がそれほどない**．分娩直後の急激な血圧低下は過剰な血液喪失を意味するものであり，血管攣縮や血管内皮傷害の急速な回復を意味するものではない．分娩後に乏尿が続くときは，過剰な血液喪失を想定し，ヘマトクリットを測定し，出血を評価すべきである．出血があれば，適切な晶質液や輸血の投与で治療すべきである．

■ 産後重症高血圧症の持続

通常，高血圧を合併した陣痛と分娩の後に重症な高血圧は発症するが，8％の女性は産後初めて

高血圧が発症する（Goel, 2015）．どちらの場合でも高血圧のコントロールが困難な場合や，静脈内のヒドララジンやラベタロールを繰り返し使用している場合は，経口投与の薬剤を使用すること．たとえば，ラベタロールや他のβ遮断薬，ニフェジピンや他のカルシウム拮抗薬が使用できる（Sharma, 2017）．その治療により再入院が必要となる可能性は低くなる（Hirshberg, 2016）．持続的/治療抵抗性高血圧は慢性高血圧をベースに，間質液の病的な移動や静脈内への再分配，あるいはその両者が原因である可能性が高い（Sibai, 2012；Tan, 2002）．非ステロイド性抗炎症薬，具体的にはイブプロフェンを散発的ではなく慢性的に投与することにより，妊娠高血圧腎症の患者において産後高血圧が悪化する可能性がある（Vigil-De Gracia, 2017；Viteri, 2017）．慢性の高血圧や左心肥大がある場合，重症な分娩後高血圧が心不全による肺水腫の原因となる可能性がある（Cunningham, 1986, 2012；Sibai, 1987a）．

◆ フロセミド

重症高血圧の持続は，利尿の開始時期や期間あるいは細胞外液の移動に一致するため，フロセミドにより利尿を促すことが血圧コントロールの促進を促すと考えられる．264人の産後の妊娠高血圧腎症患者を対象に20 mgの経口フロセミド連日投与群と無治療群に無作為に割り付けた（Ascarelli, 2005）．軽症の妊娠高血圧腎症患者は薬を投与していてもしていなくても血圧コントロールは同様であったが，重症の妊娠高血圧腎症では2日目にプラセボ群に比較して治療群で収縮期血圧の平均が142 mmHg対153 mmHgと低いという結果であった．治療群では残りの入院期間でも補充での降圧薬の使用頻度が低く，治療群，プラセボ群でそれぞれ14％対26％であった．最近の無作為化比較試験で，Veenaら（2017）は，ニフェジピン＋フロセミドまたはニフェジピン単独で重度の産後子癇を治療し，ニフェジピン＋フロセミドでの治療群では追加の降圧薬の必要性は明らかに低下した（26％対8％）と報告している．

われわれは過剰な細胞外間質液を推定する単純な方法を使用してきた．**出産後の体重**と最終受診時や分娩目的での入院時のいずれかの最新の**分娩前体重**を比較するというものである．通常は分娩直後の母体の体重は，胎児や胎盤の重さ，羊水，出血のため少なくとも10〜15ポンド（約4.5〜7.0 kg）は減少する．硬膜外麻酔下での分娩や経腟器械分娩や帝王切開の際の静脈内の晶質液の投与といったようなさまざまな介入により，重症妊娠高血圧腎症患者は分娩直後の体重が**出産前の体重**を上回ることも多い．もしこの体重増加が重症産褥高血圧と関連しているならフロセミドの静脈内投与による利尿が血圧コントロールに役立つということになる．

■ 血漿交換

分娩したにもかかわらず重症妊娠高血圧腎症や子癇が継続する場合，しばしば非典型的な症候群を有することがある．Martinら（1995）は，10年間の間に遭遇したこのような18人の女性を報告した．彼らはこういった患者への単回あるいは複数回の血漿交換を提唱した．場合によっては治療に反応するまでに3 Lの血漿が3回交換され，36〜45人のドナーに曝露される．そのほかに分娩後のHELLP症候群で血漿交換を行ったとの報告もある（Förster, 2002；Obeidat, 2002）．しかしながらこれらのケースのすべてでHELLP症候群と血栓性紫斑病，溶血性尿毒症症候群の鑑別診断がはっきりしていなかった（Tsai, 2016）．

2017年までにパークランド病院で治療を受けた45万妊娠のうちの5万人以上の妊娠高血圧を扱ったわれわれの経験のなかで，血栓性微小血管障害と診断され分娩後持続的な高血圧，血小板減少，腎不全を呈する症例はほぼ経験しなかった（Dashe, 1998）．こういった妊娠合併症はMartin（2008）とGeorgeら（2013）によって検討され，ADAMTS-13酵素活性による迅速な診断検査がこれらの症候群を区別するのに役立つ可能性があると結論づけている．

◆ 可逆性脳血管攣縮症候群

この病態は高血圧の持続，"雷鳴のような"頭痛，痙攣，中枢神経症状のもう一つの原因である．分娩後の血管障害の一つである．**可逆性脳血管収縮症候群**は広範に脳動脈の分節的な収縮がみられるのが特徴で，虚血や出血性脳血管障害と関連している可能性がある．可逆性脳血管攣縮症候群には，妊娠や特に妊娠高血圧腎症を含むいくつかの原因がある（Ducros, 2012）．女性でより一般的である．症例によってはこの血管収縮は脳虚

血や梗塞を引き起こすほどに重症化しうる．現時点では適切な管理方法は確立されていない（Edlow, 2013）．

長期的な結果

■ 将来の妊娠

胎盤形成におけるらせん動脈のリモデリング異常が妊娠高血圧腎症の一つの原因だとされてきた．具体的には，深部への胎盤形成の欠如は妊娠高血圧腎症，常位胎盤早期剝離，FGR，早産と関連している（Wikström, 2011）．こういった"overlap syndrome"では高血圧疾患は後の早産や胎児発育不全のマーカーとなりうる．たとえば次回妊娠が非高血圧妊娠であっても，満期以前の妊娠高血圧腎症の既往があれば早産やFGRのリスクは高い（Bramham, 2011；Connealy, 2014；Palatnik, 2016）．

そのうえ，妊娠高血圧や妊娠高血圧腎症の既往がある人は，次の妊娠でも高血圧になる可能性が高い（Lykke, 2009b）．一般的に現在の妊娠中での妊娠高血圧腎症診断の時期が早いほど妊娠高血圧腎症の再発率は高くなる．メタボリックシンドロームの女性だとさらに再発のリスクが上昇する（Stekkinger, 2015）．Sibai ら（1986，1991）は，初産で30週以前に妊娠高血圧腎症が診断された場合は，以降の妊娠での再発率が40％であるということを報告した．37週以前に妊娠高血圧腎症のため分娩となった500人を対象に行われた前向き研究において，次回妊娠時の再発率は23％であった（Bramham, 2011）．

当然ながらHELLP症候群患者の再発リスクは高い．二つの研究で，危険性は5〜26％であったが，実際の再発リスクはこの間にあると考えられる（Habli, 2009；Sibai, 1995）．たとえ，HELLP症候群が再発しなくとも，早産やFGR，胎盤剝離，帝王切開の発症率は高い（Habli, 2009；Hnat, 2002）．

■ 長期の罹患率と死亡率

妊娠高血圧腎症がFGRや早産の場合と同様に，後の心血管障害への罹患やそれによる死亡を予測するマーカーであるという証拠が得られた（表40-16）．そのため，妊娠中に高血圧を診断さ

表40-16　妊娠高血圧腎症の患者の長期的結果

心血管障害
　慢性高血圧
　虚血性心疾患
　アテローム性動脈硬化
　冠動脈疾患
　心筋症
　血栓塞栓症

神経血管障害
　脳卒中
　網膜剝離
　糖尿病性網膜症

代　謝
　2型糖尿病
　メタボリック症候群
　脂質異常症
　肥満

腎機能
　糸球体障害
　タンパク尿

中枢神経系
　白質病変
　見当識障害
　網膜症

れた患者は分娩後のはじめの数ヵ月の間に評価を受けるべきである．NHBPEP委員会（2000）は，妊娠に関連して発症する高血圧は，分娩後12週間以内に治まらなければならないと結論した．この時期を超え高血圧が持続するなら，慢性高血圧症であると考えられる（第50章参照）．The Magpie Trial Follow-Up Collaborative Group（2007）は，妊娠高血圧腎症だった患者3,375人のうち約20％が高血圧を有していて，その中央値は分娩後26ヵ月であったと報告した．たとえ高血圧が短期間しか持続しなくても，長期的な心血管障害への罹患リスクは高いということが重要である．

■ 心血管疾患の罹患率

妊娠中のどんな高血圧でもその後の人生において，罹患率，死亡率の危険因子である（ACOG, 2013；Bellamy, 2007）．アイスランドのケースコントロール研究でArnadottirら（2005）は正常血圧妊婦と比較して妊娠高血圧既往患者では**虚血性心疾患罹患率**が24％対15％，**脳卒中**が9.5％対6.5％と，有意にリスクが高いことが示された．

40万人以上の女性を対象としたスウェーデンの集団研究で，妊娠高血圧腎症の再発患者は収縮機能障害と虚血性心疾患の発症が増加すると報告されている（Valensise, 2016）．拡張機能障害も頻度が高い（Bokslag, 2017）．妊娠高血圧腎症は冠動脈石灰化および特発性心筋症のリスクでもある（Behrens, 2016；White, 2016）．

Lykkeら（2009a）はデンマークの78万人以上の初産婦が登録されたデータベースからの調査結果を引用した．平均15年の観察期間の後，**慢性高血圧症**発生率は妊娠高血圧では5倍に増加し，軽症妊娠高血圧腎症で3.5倍，重症妊娠高血圧腎症で6倍であった．また2回の妊娠に関連する高血圧症の既往を有する場合，発生率は6倍に上昇した．さらに，妊娠に関連した高血圧のある女性は**2型糖尿病**の発症率が増加する（Rice, 2016）．そして，妊娠高血圧腎症は後に糖尿病性網膜症および網膜剥離のリスクとなる（Auger, 2017；Beharier, 2016）．

複数の研究者が他の因子や合併症が相まってこういった晩期の有害事象発症率が上昇すると強調している（Gastrich, 2012；Harskamp, 2007；Hermes, 2012；Spaan, 2012b）．その因子はメタボリックシンドローム，糖尿病，肥満，脂質異常症，アテローム性動脈硬化症といったものである（Kajantie, 2017；Orabona, 2016；Stekkinger, 2015）．

早産で生まれた人は，将来心室の体積が増加しているという事実がある（Lewandowski, 2013）．妊娠高血圧腎症になり後に高血圧症になった患者では，高血圧症発症に先行して心筋重量係数が増加していた（Ghossein-Doha, 2013）．最終的に少なくとも患者の一部では，高血圧性心血管障害の病因は**出生時付近**から出現していたと考えられる．同様の現象は，早産や胎児発育障害とも関連している．

■ 腎後遺症

妊娠高血圧腎症は後の腎疾患発症の予知マーカーにもなりうる．妊娠高血圧腎症の既往のある患者のおよそ15％は腎機能障害を有する（Lopes van Balen, 2017）．40年間のノルウェーでの出生児と終末期の腎臓病を関連させた登録では，腎不全発症の絶対リスクは小さいものの，妊娠高血圧腎症は腎臓病発症のリスクは4倍上昇させると報告されている（Vikse, 2008）．妊娠高血圧腎症を再発する患者ではさらに高いリスクがある．こういったデータは，腎生検を受けた妊娠高血圧腎症の15〜20％に慢性腎炎の所見を認めたという結果を踏まえたうえで考えていく必要がある（Chesley, 1978）．他の長期間の観察研究としては，Spaanら（2009）が妊娠高血圧腎症既往の女性と，分娩時正常血圧の女性の群を比較した報告がある．分娩後20年の時点で，妊娠高血圧腎症既往群ではコントロール群に比較し有意に高血圧症の発症リスクが高く，55％対7％であった．妊娠高血圧腎症既往女性では末梢血管と腎血管の抵抗が高く，腎血流が低下していた．これらの結果からは因果関係までは論じることはできない．

■ 中枢神経の後遺症

最近まで，子癇発作の長期的予後について有意な後遺症を及ぼすことはないと信じられてきた．しかし必ずしもそうではないとわかってきた（Theilen, 2016）．ほぼすべての子癇患者は複数の領域に血管周囲浮腫をきたし，約1/4では脳梗塞をきたすことを考慮すべきである（Zeeman, 2004a）．

重症妊娠高血圧腎症と子癇患者における長期間観察研究で，子癇発作の後に脳白質の病変が長期間持続することを報告した（Aukes, 2007, 2009, 2012）．具体的に，平均7年間のMRIを用いたフォロー研究では，子癇の既往のある女性の40％に白質病変を認め，正常血圧女性の17％と比較して明らかに多く，広範囲であった．彼らは後に妊娠高血圧腎症で痙攣のなかった患者でも白質病変を認めたと報告した（Aukes, 2012）．Siepmannら（2017）は，妊娠高血圧腎症の既往のある女性で側脳の白質の変化と皮質の減少があることを報告した．臨床的関連性を評価した研究では，子癇の既往のある女性では自覚的な認知機能が低下したと報告された（Postma, 2014）．Wiegmanら（2012）は，子癇症後約10年間時点でコントロール患者と比較して視覚障害による生活の質の低下があると報告した．これは，Augerら（2017）が報告した網膜症のリスク上昇と一致する可能性が高い．これらの女性が妊娠高血圧腎症や子癇に罹患する前に検査を行っていないため，

これらの白質病変に関する因果関係については，はっきりわかっていないと結論づけている．

（訳：毛利　心，藪﨑惠子）

References

Abalos E, Duley L, Steyn DW, et al: Antihypertensive drug therapy for mild to moderate hypertension during pregnancy. Cochrane Database Syst Rev 2:CD002252, 2014.

Abbassi-Ghanavati M, Alexander JM, McIntire DD: Neonatal effects of magnesium sulfate given to the mother. Am J Perinatol 29(10):795, 2012.

Abd El Aal DE, Shahin AY: Management of eclampsia at Assiut University Hospital, Egypt. Int J Gynaecol Obstet 116(3):232, 2012.

Abdel-Hady ES, Fawzy M, El-Negri M, et al: Is expectant management of early-onset severe preeclampsia worthwhile in low-resource settings? Arch Gynecol Obstet 282(1):23, 2010.

Abdul-Karim R, Assali NS: Pressor response to angiotonin in pregnant and nonpregnant women. Am J Obstet Gynecol 82:246, 1961.

Abenhaim HA, Bujold E, Benjamin A, et al: Evaluating the role of bedrest on the prevention of hypertensive disease of pregnancy and growth restriction. Hypertens Pregnancy 27(2):197, 2008.

Abramovici D, Friedman SA, Mercer BM, et al: Neonatal outcome in severe preeclampsia at 24 to 36 weeks' gestation: does the HELLP (hemolysis, elevated liver enzyme, and low platelet count) syndrome matter? Am J Obstet Gynecol 180:221, 1999.

Airoldi J, Weinstein L: Clinical significance of proteinuria in pregnancy. Obstet Gynecol Surv 62:117, 2007.

Ajne G, Wolff K, Fyhrquist F, et al: Endothelin converting enzyme (ECE) activity in normal pregnancy and preeclampsia. Hypertens Pregnancy 22:215, 2003.

Alanis MC, Robinson CJ, Hulsey TC, et al: Early-onset severe preeclampsia: induction of labor vs elective cesarean delivery and neonatal outcomes. Am J Obstet Gynecol 199:262.e1, 2008.

Alexander JM, Bloom SL, McIntire DD, et al: Severe preeclampsia and the very low-birthweight infant: is induction of labor harmful? Obstet Gynecol 93:485, 1999.

Alexander JM, Cunningham FG: Management. In Taylor RN, Roberts JM, Cunningham FG (eds): Chesley's Hypertensive Disorders in Pregnancy, 4th ed. Amsterdam, Academic Press, 2015.

Alexander JM, McIntire DD, Leveno KJ, et al: Magnesium sulfate for the prevention of eclampsia in women with mild hypertension. Am J Obstet Gynecol 189:S89, 2003.

Alexander JM, McIntire DD, Leveno KJ, et al: Selective magnesium sulfate prophylaxis for the prevention of eclampsia in women with gestational hypertension. Obstet Gynecol 108:826, 2006.

Alexander JM, Sarode R, McIntire DD, et al: Use of whole blood in the management of hypovolemia due to obstetric hemorrhage. Obstet Gynecol 113(6):1320, 2009.

Ambia AM, Yule CS, Wells E: Does fetal bradycardia during eclamptic seizure necessitate emergent cesarean delivery? Unpublished data, 2018.

American College of Obstetricians and Gynecologists: Hypertension in pregnancy. Report of the American College of Obstetricians and Gynecologists' Task Force on Hypertension in Pregnancy. Obstet Gynecol 122:1122, 2013.

American College of Obstetricians and Gynecologists: Fetal growth restriction. Practice Bulletin No. 134, May 2013, Reaffirmed 2015.

American College of Obstetricians and Gynecologists: Antepartum fetal surveillance. Practice Bulletin No. 145, July 2014, Reaffirmed 2016a.

American College of Obstetricians and Gynecologists: Low-dose aspirin and prevention of preeclampsia: updated recommendations. Practice Advisory July 11, 2016b.

American College of Obstetricians and Gynecologists, Society for Maternal-Fetal Medicine: Magnesium sulfate use in obstetrics. Committee Opinion No. 652, January 2016c.

American College of Obstetricians and Gynecologists: Emergent therapy for acute onset, severe hypertension during pregnancy and the postpartum period. Committee Opinion No. 692, April 2017a.

American College of Obstetricians and Gynecologists: Obstetric analgesia and anesthesia. Practice Bulletin No. 177, April 2017b.

Amorim MM, Santos LC, Faúndes A: Corticosteroid therapy for prevention of respiratory distress syndrome in severe preeclampsia. Am J Obstet Gynecol 180:1283, 1999.

Andersgaard AB, Herbst A, Johansen M, et al: Eclampsia in Scandinavia: incidence, substandard care, and potentially preventable cases. Acta Obstet Gynecol 85:929, 2006.

Anjum S, Goel N, Shrama R, et al: Maternal outcomes after 12 hours and 24 hours of magnesium sulfate therapy for eclampsia. Int J Gynaecol Obstet 132(1):68, 2016.

Arango MF, Mejia-Mantilla JH: Magnesium for acute traumatic brain injury. Cochrane Database Syst Rev 4:CD005400, 2008.

Arnadottir GA, Geirsson RT, Arngrimsson R, et al: Cardiovascular death in women who had hypertension in pregnancy: a case-control study. BJOG 112:286, 2005.

Ascarelli MH, Johnson V, McCreary H, et al: Postpartum preeclampsia management with furosemide: a randomized clinical trial. Obstet Gynecol 105:29, 2005.

Askie LM, Henderson-Smart DJ, Stewart LA: Antiplatelet agents for the prevention of preeclampsia: a meta-analysis of individual data. Lancet 369:179, 2007.

Auger N, Fraser WD, Paradis G, et al: Preeclampsia and long-term risk of maternal retinal disorders. Obstet Gynecol 129(1):42, 2017.

Aukes AM, de Groot JC, Aarnoudse JG, et al: Brain lesions several years after eclampsia. Am J Obstet Gynecol 200(5):504.e1, 2009.

Aukes AM, de Groot JC, Wiegman MJ, et al: Long-term cerebral imaging after pre-eclampsia. BJOG 119(9):1117, 2012.

Aukes AM, Wessel I, Dubois AM, et al: Self-reported cognitive functioning in formerly eclamptic women. Am J Obstet Gynecol 197(4):365.e1, 2007.

Bahado-Singh RO, Akolekar R, Mandal R, et al: First-trimester metabolomic detection of late-onset preeclampsia. Am J Obstet Gynecol 208(1):58.e1, 2013.

Bainbridge SA, Sidle EH, Smith GN: Direct placental effects of cigarette smoke protect women from pre-eclampsia: the specific roles of carbon monoxide and antioxidant systems in the placenta. Med Hypotheses 64:17, 2005.

Baltajian K, Bajracharya S, Salahuddin S, et al: Sequential plasma angiogenic factors levels in women with suspected preeclampsia. Am J Obstet Gynecol 215(1):89.e1, 2016.

Barakat R, Pelaez M, Cordero Y, et al: Exercise during pregnancy protects against hypertension and macrosomia: randomized clinical trial. Am J Obstet Gynecol 214:649.e1, 2016.

Barton CR, Barton JR, O'Brien JM, et al: Mild gestational hypertension: differences in ethnicity are associated with altered outcomes in women who undergo outpatient treatment. Am J Obstet Gynecol 186:896, 2002.

Barton J, Barton L, Istwan N, et al: Elective delivery at 34$^{0/7}$ to 36$^{6/7}$ weeks' gestation and its impact on neonatal outcomes in women with stable mild gestational hypertension. Am J Obstet Gynecol 204(1):44.e1, 2011.

Bartsch E, Medcalf KE, Park AL, et al: Clinical risk factors for preeclampsia determined in early pregnancy: systematic review and meta-analysis of large cohort studies. BMJ 353:i1753, 2016.

Bdolah Y, Palomaki GE, Yaron Y, et al: Circulating angiogenic proteins in trisomy 13. Am J Obstet Gynecol 194(1):239, 2006.

Beharier O, Davidson E, Sergienko R, et al: Preeclampsia and future risk for maternal ophthalmic complications. Am J Perinatol 33(7):703, 2016.

Behrens I, Basit S, Lykke JA, et al: Association between hypertensive disorders of pregnancy and later risk of cardiomyopathy. JAMA 315(10)1026, 2016.

Belfort M, Anthony J, Saade G, et al: A comparison of magnesium sulfate and nimodipine for the prevention of eclampsia. N Engl J Med 348:304, 2003.

Belfort MA, Anthony J, Buccimazza A, et al: Hemodynamic changes associated with intravenous infusion of the calcium antagonist verapamil in the treatment of severe gestational proteinuric hypertension. Obstet Gynecol 75:970, 1990.

Belghiti J, Kayem G, Tsatsaris V, et al: Benefits and risks of expectant management of severe preeclampsia at less than 26 weeks gestation: the impact of gestational age and severe fetal growth restriction. Am J Obstet Gynecol 205(5):465.e1, 2011.

Bellamy L, Casas JP, Hingorani AD, et al: Pre-eclampsia and risk of cardiovascular disease and cancer in later life: systematic review and meta-analysis. BMJ 335:974, 2007.

Benedetti TJ, Kates R, Williams V: Hemodynamic observations in severe preeclampsia complicated by pulmonary edema. Am J Obstet Gynecol 152:330, 1985.

Berg CJ, Harper MA, Atkinson SM, et al: Preventability of pregnancy-related deaths. Obstet Gynecol 106:1228, 2005.

Berks D, Steegers EA, Molas M, et al: Resolution of hypertension and proteinuria after preeclampsia. Obstet Gynecol 114(6):1307, 2009.

Bloom SL, Leveno KJ: Corticosteroid use in special circumstances: preterm ruptured membranes, hypertension, fetal growth restriction, multiple fetuses. Clin Obstet Gynecol 46:150, 2003.

Bokslag A, Franssen C, Teunissen PW, et al: Higher prevalence of diastolic dysfunction in women who have had a decade ago early onset preeclampsia. Abstract No. 66, Am J Obstet Gynecol 216:S47, 2017.

Bolte AC, van Eyck J, Gaffar SF, et al: Ketanserin for the treatment of preeclampsia. J Perinat Med 29:14, 2001.

Bombrys AE, Barton JR, Habli M, Sibai BM: Expectant management of severe preeclampsia at 27(0/7) to 33(6/7) weeks' gestation: maternal and perinatal outcomes according to gestational age by weeks at onset of expectant management. Am J Perinatol 26:441, 2009.

Bombrys AE, Barton JR, Nowacki EA, et al: Expectant management of severe preeclampsia at less than 27 weeks' gestation: maternal and perinatal outcomes according to gestational age by weeks at onset of expectant management. Am J Obstet Gynecol 199:247.e1, 2008.

Bramham K, Briley AL, Seed P, et al: Adverse maternal and perinatal outcomes in women with previous preeclampsia: a prospective study. Am J Obstet Gynecol 204(6):512.e1, 2011.

Brewer J, Owens MY, Wallace K, et al: Posterior reversible encephalopathy syndrome in 46 of 47 patients with eclampsia. Am J Obstet Gynecol 208(6):468.e1, 2013.

Broekhuijsen K, van Baaren GJ, van Pampus MG, et al: Immediate delivery versus expectant monitoring for hypertensive disorders of pregnancy between 34 and 37 weeks of gestation (HYPITAT-II): an open-label, randomised controlled trial. Lancet 385(9986):2492, 2015.

Brookfield KF, Su F, Elkomy MH, et al: Pharmacokinetics and placental transfer of magnesium sulfate in pregnant women. Am J Obstet Gynecol 214:737.e1, 2016.

Brosens I, Pijnenborg R, Vercruysse L, et al: The "Great Obstetrical Syndromes" are associated with disorders of deep placentation. Am J Obstet Gynecol 204(3):193, 2011.

Brown CE, Purdy P, Cunningham FG: Head computed tomographic scans in women with eclampsia. Am J Obstet Gynecol 159(4):915, 1988.

Brown MA, Zammit VC, Lowe SA: Capillary permeability and extracellular fluid volumes in pregnancy-induced hypertension. Clin Sci 77:599, 1989.

Brownfoot FC, Hastie R, Hannan NJ, et al: Metformin as a prevention and treatment for preeclampsia: effects on soluble fms-like tyrosine kinase 1 and soluble endoglin secretion and endothelial dysfunction. Am J Obstet Gynecol 214(3):356.e1, 2016.

Budden A, Wilkinson L, Buksh MJ, et al: Pregnancy outcomes in women presenting with pre-eclampsia at less than 25 weeks gestation. Aust N Z J Obstet Gynaecol 46(5):407, 2006.

Bush KD, O'Brien JM, Barton JR: The utility of umbilical artery Doppler investigation in women with HELLP (hemolysis, elevated liver enzymes, and low platelet count) syndrome. Am J Obstet Gynecol 184:1087, 2001.

Buurma AJ, Turner RJ, Driessen JH, et al: Genetic variants in pre-eclampsia: a meta-analysis. Hum Reprod Update 19(3):289, 2013.

Cahill A, Odibo A, Roehl K, et al: Impact of intrapartum antihypertensives on electronic fetal heart rate (EFM) patterns in labor. Abstract No. 615, Am J Obstet Gynecol 208(1 Suppl):S262, 2013.

Caritis S, Sibai B, Hauth J, et al: Low-dose aspirin to prevent preeclampsia in women at high risk. National Institute of Child Health and Human Development Network of Maternal-Fetal Medicine Units. N Engl J Med 338(11):70, 1998.

Carty DM, Siwy J, Brennand JE, et al: Urinary proteomics for prediction of preeclampsia. Hypertension 57(3):561, 2011.

Chaiworapongsa T, Robero R, Korzeniewski SJ, et al: Maternal plasma concentrations of angiogenic/antiangiogenic factors in the third trimester of pregnancy to identify the patient at risk for stillbirth at or near term and severe late preeclampsia. Am J Obstet Gynecol 208(4):287.e1, 2013.

Chambers KA, Cain TW: Postpartum blindness: two cases. Ann Emerg Med 43:243, 2004.

Chames MC, Livingston JC, Ivester TS, et al: Late postpartum eclampsia: a preventable disease? Am J Obstet Gynecol 186:1174, 2002.

Chase VL, McBride CA, Badger, et al: Association of pre-pregnancy and longitudinal change in angiotensin-II with preterm preeclampsia. Abstract No. 934, Am J Obstet Gynecol 216:S530, 2017.

Chavarria ME, Lara-González L, González-Gleason A, et al: Prostacyclin/thromboxane early changes in pregnancies that are complicated by preeclampsia. Am J Obstet Gynecol 188:986, 2003.

Chen BA, Parviainen K, Jeyabalan A: Correlation of catheterized and clean catch urine protein/creatinine ratios in preeclampsia evaluation. Obstet Gynecol 112:606, 2008.

Chesley LC: Diagnosis of preeclampsia. Obstet Gynecol 65:423, 1985.

Chesley LC (ed): Hypertensive Disorders in Pregnancy. Appleton-Century-Crofts, New York, 1978.

Chesley LC, Williams LO: Renal glomerular and tubular function in relation to the hyperuricemia of preeclampsia and eclampsia. Am J Obstet Gynecol 50:367, 1945.

Chowdhury JR, Chaudhuri S, Bhattacharyya N, et al: Comparison of intramuscular magnesium sulfate with low dose intravenous magnesium sulfate regimen for treatment of eclampsia. J Obstet Gynaecol Res 35:119, 2009.

Christiansen M, Hedley PL, Placing S, et al: Maternal serum resistin is reduced in first trimester preeclampsia pregnancies and is a marker of clinical severity. Hypertens Pregnancy 34(4):422, 2015.

Churchill D, Beever GD, Meher S, et al: Diuretics for preventing preeclampsia. Cochrane Database Syst Rev 1:CD004451, 2007.

Cipolla MJ: Brief review: cerebrovascular function during pregnancy and eclampsia. Hypertension 50:14, 2007.

Cipolla MJ, Smith J, Kohlmeyer MM, et al: SKCa and IKCa channels, myogenic tone, and vasodilator responses in middle cerebral arteries and parenchymal arterioles: effect of ischemia and reperfusion. Stroke 40(4):1451, 2009.

Cipolla MJ, Zeeman GG, Cunningham FG: Cerebrovascular (patho)physiology in preeclampsia/eclampsia. In Taylor RN, Roberts JM, Cunningham FG (eds): Chesley's Hypertensive Disorders in Pregnancy, 4th ed. Amsterdam, Academic Press, 2015.

Clark SL, Dildy GA III: Pulmonary artery catheterization. In Belfort M, Saade GR, Foley MR, et al (eds): Critical Care Obstetrics, 5th ed. West Sussex, Wiley-Blackwell, 2010.

Clark SL, Cotton DB, Wesley L, et al: Central hemodynamic assessment of normal term pregnancy. Am J Obstet Gynecol 161:1439, 1989.

Clark SL, Divon MY, Phelan JP: Preeclampsia/eclampsia: hemodynamic and neurologic correlations. Obstet Gynecol 66:337, 1985.

Cleary KL, Roney K, Costantine M: Challenges of studying drugs in pregnancy for off-label indications: pravastatin for preeclampsia prevention. Semin Perinatol 38:523, 2014.

Cnossen JS, de Ruyter-Hanhijarvi H, van der Post JA, et al: Accuracy of serum uric acid determination in predicting pre-eclampsia: a systematic review. Acta Obstet Gynecol Scand 85(5):519, 2006.

Coetzee EJ, Dommisse J, Anthony J: A randomised controlled trial of intravenous magnesium sulphate versus placebo in the management of women with severe pre-eclampsia. BJOG 105(3):300, 1998.

Conde-Agudelo A, Romero R, Roberts JM: Tests to predict pre-eclampsia. In Taylor RN, Roberts JM, Cunningham FG (eds): Chesley's Hypertensive Disorders in Pregnancy, 4th ed. Amsterdam, Academic Press, 2015.

Connealy B, Carreno C, Kase B, et al: A history of prior preeclampsia as a risk factor for preterm birth. Am J Perinatol 31(6):483, 2014.

Conrad KP, Stillman I, Lindheimer MD: The kidney in normal pregnancy and preeclampsia. In Taylor RN, Roberts JM, Cunningham FG (eds): Chesley's Hypertensive Disorders in Pregnancy, 4th ed. Amsterdam, Academic Press, 2015.

Cornelis T, Odutayo A, Keunen J, et al: The kidney in normal pregnancy and preeclampsia. Semin Nephrol 31(1):4, 2011.

Cornette J, Buijs EA, Duvekot JJ, et al: Hemodynamic effects of intravenous nicardipine in severely preeclamptic women with a hypertensive crisis. Ultrasound Obstet Gynecol 47(1):89, 2016.

Costantine MM, Cleary K, Eunice Kennedy Shriver National Institute of Child Health and Human Development Obstetric-Fetal Pharmacology Research Units Network: Pravastatin for the prevention of preeclampsia in high-risk pregnant women. Obstet Gynecol 121(2 Pt 1):349, 2013.

Costantine MM, Cleary K, Hebert MF, et al: Safety and pharmacokinetics of pravastatin used for the prevention of preeclampsia in high-risk pregnant women: a pilot randomized controlled trial. Am J Obstet Gynecol 214:720.e1, 2016.

Cotton DB, Jones MM, Longmire S, et al: Role of intravenous nitroglycerine in the treatment of severe pregnancy-induced hypertension complicated by pulmonary edema. Am J Obstet Gynecol 154:91, 1986a.

Cotton DB, Longmire S, Jones MM, et al: Cardiovascular alterations in severe pregnancy-induced hypertension: effects of intravenous nitroglycerin coupled with blood volume expansion. Am J Obstet Gynecol 154:1053, 1986b.

Creanga AA, Syverson C, Seed K, et al: Pregnancy-related mortality in the United States, 2006–2010. Obstet Gynecol 130(2):366, 2017.

Crowther CA, Bouwmeester AM, Ashurst HM: Does admission to hospital for bed rest prevent disease progression or improve fetal outcome in pregnancy complicated by non-proteinuric hypertension? BJOG 99:13, 1992.

Cunningham FG: Liver disease complicating pregnancy. Williams Obstetrics, 19th ed. (Suppl 1). Norwalk, Appleton & Lange, 1993.

Cunningham FG: Peripartum cardiomyopathy: we've come a long way, but.... Obstet Gynecol 120(5):992, 2012.

Cunningham FG: Severe preeclampsia and eclampsia: systolic hypertension is also important. Obstet Gynecol 105(2):237, 2005.

Cunningham FG, Fernandez CO, Hernandez C: Blindness associated with preeclampsia and eclampsia. Am J Obstet Gynecol 172:1291, 1995.

Cunningham FG, Lowe T, Guss S, et al: Erythrocyte morphology in women with severe preeclampsia and eclampsia. Am J Obstet Gynecol 153:358, 1985.

Cunningham FG, Nelson DB: Disseminated intravascular coagulation syndromes in obstetrics. Obstet Gynecol 126(5):999, 2015.

Cunningham FG, Nelson DB: Magnesium sulphate: too much of a good thing? BJOG 123:356, 2016.

Cunningham FG, Pritchard JA, Hankins GD, et al: Peripartum heart failure: idiopathic cardiomyopathy or compounding cardiovascular events? Obstet Gynecol 67:157, 1986.

Cunningham FG, Twickler D: Cerebral edema complicating eclampsia. Am J Obstet Gynecol 182:94, 2000.

D'Anna R, Baviera G, Corrado F, et al: Plasma homocysteine in early and late pregnancy complicated with preeclampsia and isolated intrauterine growth restriction. Acta Obstet Gynecol Scand 83:155, 2004.

Dar P, Gebb J, Reimers L, et al: First-trimester 3-dimensional power Doppler of the uteroplacental circulation space: a potential screening method for preeclampsia. Am J Obstet Gynecol 203(3):238.e1, 2010.

Dashe JS, Ramin SM, Cunningham FG: The long-term consequences of thrombotic microangiopathy (thrombotic thrombocytopenic purpura and hemolytic uremic syndrome) in pregnancy. Obstet Gynecol 91:662, 1998.

Davidge S, de Groot C, Taylor RN: Endothelial cell dysfunction and oxidative stress. In Taylor RN, Roberts JM, Cunningham FG (eds): Chesley's Hypertensive Disorders in Pregnancy, 4th ed. Amsterdam, Academic Press, 2015.

de Almeida Pimenta EJ, Silva de Paula CF, Duarte Bonini Campos JA, et al: Three-dimensional sonographic assessment of placental volume and vascularization in pregnancies complicated by hypertensive disorders. J Ultrasound Med 33(3):483, 2014.

Demers S, Bujold E, Arenas E, et al: Prediction of recurrent preeclampsia using first-trimester uterine artery Doppler. Am J Perinatol 31(2):99, 2014.

Dennis AT, Castro J, Carr C, et al: Haemodynamics in women with untreated pre-eclampsia. Anaesthesia 67(10):1105, 2012a.

Dennis AT, Solnordal CB: Acute pulmonary oedema in pregnant women. Anaesthesia 67(6):646, 2012b.

De Paco C, Kametas N, Rencoret G, et al: Maternal cardiac output between 11 and 13 weeks of gestation in the prediction of preeclampsia and small for gestational age. Obstet Gynecol 111:292, 2008.

De Snoo K: The prevention of eclampsia. Am J Obstet Gynecol 34:911, 1937.

de Vries JI, van Pampus MG, Hague WM: Low-molecular-weight heparin added to aspirin in the prevention of recurrent early-onset pre-eclampsia in women with inheritable thrombophilia: the FRUIT-RCT. J Thromb Haemost 10(1):64, 2012.

De Wolf F, De Wolf-Peeters C, Brosens I, et al: The human placental bed: electron microscopic study of trophoblastic invasion of spiral arteries. Am J Obstet Gynecol 137:58, 1980.

DiFederico E, Genbacev O, Fisher SJ: Preeclampsia is associated with widespread apoptosis of placental cytotrophoblasts within the uterine wall. Am J Pathol 155:293, 1999.

Drakeley AJ, Le Roux PA, Anthony J, et al: Acute renal failure complicating severe preeclampsia requiring admission to an obstetric intensive care unit. Am J Obstet Gynecol 186:253, 2002.

Drassinower D, Friedman AM, Levin H, et al: Does magnesium exposure affect neonatal resuscitation? Am J Obstet Gynecol 213:424.e1, 2015.

Duckworth S, Griffin M, Seed PT, et al: Diagnostic biomarkers in women with suspected preeclampsia in a prospective multicenter study. Obstet Gynecol 128(2):245, 2016.

Ducros A: Reversible cerebral vasoconstriction syndrome. Lancet Neurol 11(10):906, 2012.

Duffy CR, Odibo AO, Roehl KA, et al: Effect of magnesium sulfate on fetal heart rate patterns in the second stage of labor. Obstet Gynecol 119(6):1129, 2012.

Dürr JA, Lindheimer MD: Control of volume and body tonicity. In Lindheimer MD, Roberts JM, Cunningham FG (eds): Chesley's Hypertensive Disorders in Pregnancy, 2nd ed. Stamford, Appleton & Lange, 1999.

Dyer RA, Els I, Farbas J, et al: Prospective, randomized trial comparing general with spinal anesthesia for cesarean delivery in preeclamptic patients with a nonreassuring fetal heart trace. Anesthesiology 99:561, 2003.

Easterling TR, Benedetti TJ, Schmucker BC, et al: Maternal hemodynamics in normal and preeclamptic pregnancies: a longitudinal study. Obstet Gynecol 76:1061, 1990.

Eclampsia Trial Collaborative Group: Which anticonvulsant for women with eclampsia? Evidence from the collaborative eclampsia trial. Lancet 345:1455, 1995.

Edlow JA, Caplan LR, O'Brien K, et al: Diagnosis of acute neurological emergencies in pregnant and post-partum women. Lancet Neurol 12(2):175, 2013.

Ehrenberg HM, Mercer BM: Abbreviated postpartum magnesium sulphate therapy for women with mild preeclampsia: a randomized controlled trial. Obstet Gynecol 108(4):833, 2006.

Eichelberger KY, Baker AM, Woodham PC, et al: Second-trimester maternal serum paraxanthine, CYP1A2 activity, and the risk of severe preeclampsia. Obstet Gynecol 126(4):725, 2015.

Erlebacher A: Immunology of the maternal-fetal interface. Annu Rev Immunol 31:387, 2013.

Evans CS, Gooch L, Flotta D, et al: Cardiovascular system during the postpartum state in women with a history of preeclampsia. Hypertension 58:57, 2011.

Everett TR, Mahendru AA, McEniery CM, et al: Raised uterine artery impedance is associated with increased maternal arterial stiffness in the late second trimester. Placenta 33(7):572, 2012.

Faas MM, Schuiling GA, Linton EA, et al: Activation of peripheral leukocytes in rat pregnancy and experimental preeclampsia. Am J Obstet Gynecol 182:351, 2000.

Facco FL, Parker CB, Reddy UM, et al: Association between sleep-disordered breathing and hypertensive disorders of pregnancy and gestational diabetes mellitus. Obstet Gynecol 129(1):31, 2017.

Finnerty FA, Buchholz JH, Tuckman J: Evaluation of chlorothiazide (Diuril) in the toxemias of pregnancy. JAMA 166:141, 1958.

Fisher S, Roberts JM: The placenta in normal pregnancy and preeclampsia. In Taylor RN, Roberts JM, Cunningham FG (eds): Chesley's Hypertensive Disorders in Pregnancy, 4th ed. Amsterdam, Academic Press, 2015.

Fleischer A, Schulman H, Farmakides G, et al: Uterine artery Doppler velocimetry in pregnant women with hypertension. Am J Obstet Gynecol 154:806, 1986.

Flowers CE, Grizzle JE, Easterling WE, et al: Chlorothiazide as a prophylaxis against toxemia of pregnancy. A double-blind study. Am J Obstet Gynecol 84:919, 1962.

Fonseca JE, Méndez F, Cataño C, et al: Dexamethasone treatment does not improve the outcome of women with HELLP syndrome: a double-blind, placebo-controlled, randomized clinical trial. Am J Obstet Gynecol 193:1591, 2005.

Förster JG, Peltonen S, Kaaja R, et al: Plasma exchange in severe postpartum HELLP syndrome. Acta Anaesthesiol Scand 46:955, 2002.

Fugate JE, Rabinstein AA: Posterior reversible encephalopathy syndrome: clinical and radiological manifestations, pathophysiology, and outstanding questions. Lancet Neurol 14(9):914, 2015.

Gallo DM, Wright D, Casanova C, et al: Competing risks model in screening for preeclampsia by maternal factors and biomarkers at 19–24 weeks' gestation. Am J Obstet Gynecol 214:619.e1, 2016.

Gant NF, Chand S, Worley RJ, et al: A clinical test useful for predicting the development of acute hypertension in pregnancy. Am J Obstet Gynecol 120:1, 1974.

Ganzevoort W, Rep A, Bonsel GJ, et al: A randomized trial of plasma volume expansion in hypertensive disorders of pregnancy: influence on the pulsatile indices of the fetal umbilical artery and middle cerebral artery. Am J Obstet Gynecol 192:233, 2005a.

Ganzevoort W, Rep A, Bonsel GJ, et al: Plasma volume and blood pressure regulation in hypertensive pregnancy. J Hypertens 22:1235, 2004.

Ganzevoort W, Rep A, PERTA investigators, et al: A randomized controlled trial comparing two temporizing management strategies, one with and one without plasma volume expansion, for severe and early onset pre-eclampsia. BJOG 112:1337, 2005b.

Gastrich MD, Gandhi SK, Pantazopoulos J, et al: Cardiovascular outcomes after preeclampsia or eclampsia complicated by myocardial infarction or stroke. Obstet Gynecol 120(4), 823, 2012.

Gaugler-Senden IP, Huijssoon AG, Visser W, et al: Maternal and perinatal outcome of preeclampsia with an onset before 24 weeks' gestation. Audit in a tertiary referral center. Eur J Obstet Gynecol Reprod Biol 128:216, 2006.

George JN, Charania RS: Evaluation of patients with microangiopathic hemolytic anemia and thrombocytopenia. Semin Thromb Hemost 39(2):153, 2013.

Gervasi MT, Chaiworapongsa T, Pacora P, et al: Phenotypic and metabolic characteristics of monocytes and granulocytes in preeclampsia. Am J Obstet Gynecol 185:792, 2001.

Ghidini A, Locatelli A: Monitoring of fetal well-being: role of uterine artery Doppler. Semin Perinatol 32:258, 2008.

Ghossein-Doha C, Peeters L, van Jeijster S, et al: Hypertension after preeclampsia is preceded by changes in cardiac structures and function. Hypertension 62(2):382, 2013.

Gillis EE, Mooney JN, Garrett MR, et al: Sildenafil treatment ameliorates the maternal syndrome of preeclampsia and rescues fetal growth in the Dahl salt-sensitive rat. Hypertension 67(3):647, 2016.

Gilstrap LC, Cunningham FG, Whalley PJ: Management of pregnancy-induced hypertension in the nulliparous patient remote from term. Semin Perinatol 2:73, 1978.

Goel A, Maski MR, Bajracharya S, et al: Epidemiology and mechanisms of de novo and persistent hypertension in the postpartum period. Circulation 132(18):1726, 2015.

Gortzak-Uzan L, Mezad D, Smolin A: Increasing amniotic fluid magnesium concentrations with stable maternal serum levels. A prospective clinical trial. J Reprod Med 50:817, 2005.

Graham NM, Gimovsky AC, Roman A, et al: Blood loss at cesarean delivery in women on magnesium sulfate for preeclampsia. J Matern Fetal Neonatal Med 29(11):1817, 2016.

Groom K, McCowan L, MacKay L, et al: Enoxaparin for the prevention of preeclampsia and intrauterine growth restriction in women with a history: a randomized trial. Am J Obstet Gynecol 216(3):296.e1, 2017.

Groom KM, North RA, Stone PR, et al: Patterns of change in uterine artery Doppler studies between 20 and 24 weeks of gestation and pregnancy outcomes. Obstet Gynecol 113(2):332, 2009.

Guirguis GF, Aziz MM, Boccia Liang C, et al: Is preeclampsia an independent predictor of diastolic dysfunction: a retrospective cohort study. Pregnancy Hypertens 5(4):359, 2015.

Habli M, Eftekhari N, Wiebracht E, et al: Long-term maternal and subsequent pregnancy outcomes 5 years after hemolysis, elevated liver enzymes, and low platelets (HELLP) syndrome. Am J Obstet Gynecol 201(4):385.e1, 2009.

Haddad B, Barton JR, Livingston JC, et al: Risk factors for adverse maternal outcomes among women with HELLP (hemolysis, elevated liver enzymes, and low platelet count) syndrome. Am J Obstet Gynecol 183:444, 2000.

Haddad B, Kayem G, Deis S, et al: Are perinatal and maternal outcomes different during expectant management of severe preeclampsia in the presence of intrauterine growth restriction? Am J Obstet Gynecol 196:237.e1, 2007.

Haddad B, Winer N, Chitrit Y, et al: Enoxaparin and aspirin compared with aspirin alone to prevent placenta-mediated pregnancy complications. Obstet Gynecol 128(5):1053, 2016.

Haggerty CL, Seifert ME, Tang G: Second trimester anti-angiogenic proteins and preeclampsia. Pregnancy Hypertens 2(2):158, 2012.

Hallak M, Berry SM, Madincea F, et al: Fetal serum and amniotic fluid magnesium concentrations with maternal treatment. Obstet Gynecol 81:185, 1993.

Hallak M, Martinez-Poyer J, Kruger ML, et al: The effect of magnesium sulfate on fetal heart rate parameters: a randomized, placebo-controlled trial. Am J Obstet Gynecol 181:1122, 1999.

Handor H, Daoudi R: Images in clinical medicine. Hypertensive retinopathy associated with preeclampsia. N Engl J Med 370(8):752, 2014.

Hankins GD, Wendel GW Jr, Cunningham FG, et al: Longitudinal evaluation of hemodynamic changes in eclampsia. Am J Obstet Gynecol 150:506, 1984.

Harmon QE, Huang L, Umbach DM, et al: Risk of fetal death with preeclampsia. Obstet Gynecol 125(3):628, 2015.

Harskamp RE, Zeeman GG: Preeclampsia: at risk for remote cardiovascular disease. Am J Med Sci 334(4):291, 2007.

Hauser RA, Lacey DM, Knight MR: Hypertensive encephalopathy. Arch Neurol 45:1078, 1988.

Hauth JC, Cunningham FG, Whalley PJ: Management of pregnancy-induced hypertension in the nullipara. Obstet Gynecol 48:253, 1976.

Head BB, Owen J, Vincent RD Jr, et al: A randomized trial of intrapartum analgesia in women with severe preeclampsia. Obstet Gynecol 99:452, 2002.

Hecht JL, Ordi J, Carrilho C, et al: The pathology of eclampsia: an autopsy series. Hypertens Pregnancy 36:259, 2017.

Heilmann L, Rath W, Pollow K: Hemostatic abnormalities in patients with severe preeclampsia. Clin Appl Thromb Hemost 13:285, 2007.

Heller PJ, Scheider EP, Marx GF: Pharyngo-laryngeal edema as a presenting symptom in preeclampsia. Obstet Gynecol 62:523, 1983.

Henderson JT, Whitlock EP, O'Connor E, et al: Low-dose aspirin for prevention of morbidity and mortality from preeclampsia: a systematic evidence review for the U.S. Preventive Services Task Force. Ann Intern Med 160:695, 2014.

Hermes W, Ket JC, van Pampus MG, et al: Biochemical cardiovascular risk factors after hypertensive pregnancy disorders: a systematic review and meta-analysis. Obstet Gynecol Surv 67(12):793, 2012.

Herraiz I, Escribano D, Gómez-Arriaga PI, et al: Predictive value of sequential models of uterine artery Doppler in pregnancies at high risk for pre-eclampsia. Ultrasound Obstet Gynecol 40(1):68, 2012.

Hertig AT: Vascular pathology in the hypertensive albuminuric toxemias of pregnancy. Clinics 4:602, 1945.

Hibbard JU, Shroff SG, Cunningham FG: Cardiovascular alterations in normal and preeclamptic pregnancy. In Taylor RN, Roberts JM, Cunningham FG (eds): Chesley's Hypertensive Disorders in Pregnancy, 4th ed. Amsterdam, Academic Press, 2015.

Hinchey J, Chaves C, Appignani B, et al: A reversible posterior leukoencephalopathy syndrome. N Engl J Med 334(8):494, 1996.

Hirshberg A, Levine LD, Srinivas SK: Clinical factors associated with readmission for postpartum hypertension in women with pregnancy-related hypertension: a nested case control study. J Perinatol 36(5):405, 2016.

Hnat MD, Sibai BM, Caritis S, et al: Perinatal outcome in women with recurrent preeclampsia compared with women who develop preeclampsia as nulliparas. Am J Obstet Gynecol 186:422, 2002.

Hogg B, Hauth JC, Caritis SN, et al: Safety of labor epidural anesthesia for women with severe hypertensive disease. Am J Obstet Gynecol 181:1096, 1999.

Horsager R, Adams M, Richey S, et al: Outpatient management of mild pregnancy induced hypertension. Am J Obstet Gynecol 172:383, 1995.

Hunter SK, Martin M, Benda JA, et al: Liver transplant after massive spontaneous hepatic rupture in pregnancy complicated by preeclampsia. Obstet Gynecol 85:819, 1995.

Hupuczi P, Nagy B, Sziller I, et al: Characteristic laboratory changes in pregnancies complicated by HELLP syndrome. Hypertens Pregnancy 26:389, 2007.

Jaatinen N, Ekholm E: Eclampsia in Finland: 2006 to 2010. Acta Obstet Gynecol Scand 95(7):787, 2016.

Jana N, Dasgupta S, Das DK, et al: Experience of a low-dose magnesium sulfate regimen for the management of eclampsia over a decade. Int J Gynaecol Obstet 122(1):13, 2013.

Janzarik WG, Ehlers E, Ehmann R, et al: Dynamic cerebral autoregulation in pregnancy and the risk of preeclampsia. Hypertension 63:161, 2014.

Jaskolka D, Retnakaran R, Zinman B, et al: Fetal sex and maternal risk of pre-eclampsia/eclampsia: a systematic review and meta-analysis. BJOG 124(4):553, 2017.

Jayaballa M, Sood S, Alahakoon I, et al: Microalbuminuria is a predictor of adverse pregnancy outcomes including preeclampsia. Pregnancy Hypertens 5(4):303, 2015.

Johnson LH, Mapp DC, Rouse DJ: Association of cord blood magnesium concentration and neonatal resuscitation. J Pediatr 160(4):573, 2012.

Kajantie E, Osmond C, Eriksson JG: Gestational hypertension is associated with increased risk of type 2 diabetes in adult offspring: the Helsinki Birth Cohort Study. Am J Obstet Gynecol 216(3):281.e1, 2017.

Karumanchi SA: Angiogenic factors in preeclampsia from diagnosis to therapy. Hypertension 67:1072, 2016a.

Karumanchi SA, Granger JP: Preeclampsia and pregnancy-related hypertensive disorders. Hypertension 67:238, 2016b.

Karumanchi SA, Stillman IE, Lindheimer MD: Angiogenesis and preeclampsia. In Lindheimer MD, Roberts JM, Cunningham FG (eds): Chesley's Hypertensive Disorders of Pregnancy, 3rd ed. New York, Elsevier, 2009.

Kasawara KT, do Nascimento SL, Costa ML, et al: Exercise and physical activity in the prevention of pre-eclampsia: systematic review. Acta Obstet Gynecol Scand 91(10):1147, 2012.

Kashanian M, Koohpayehzadeh J, Sheikhansari N, et al: A comparison between the two methods of magnesium sulfate administration for duration of 12 versus 24 h after delivery in patients with severe preeclampsia. J Matern Fetal Neonatal Med 29(14):2282, 2016.

Katz L, de Amorim MM, Figueroa JN, et al: Postpartum dexamethasone for women with hemolysis, elevated liver enzymes, and low platelets (HELLP) syndrome: a double-blind, placebo-controlled, randomized clinical trial. Am J Obstet Gynecol 198:283.e1, 2008.

Keiser S, Owens M, Parrish M, et al: HELLP syndrome with and without eclampsia. Am J Perinatol 28(3):187, 2011.

Kenny L, McCrae K, Cunningham FG: Platelets, coagulation, and the liver. In Taylor RN, Roberts JM, Cunningham FG (eds): Chesley's Hypertensive Disorders in Pregnancy, 4th ed. Amsterdam, Academic Press, 2015.

Khalil A, Akolekar R, Syngelaki A, et al: Maternal hemodynamics at 11–13 weeks' gestation and risk of pre-eclampsia. Ultrasound Obstet Gynecol 40(1):28, 2012.

Khan KS, Wojdyla D, Say L, et al: WHO analysis of causes of maternal death: a systematic review. Lancet 367:1066, 2006.

Khodzhaeva ZS, Kogan YA, Shmakov RG, et al: Clinical and pathogenetic features of early- and late-onset preeclampsia. J Matern Fetal Neonatal Med 29(18):2980, 2016.

Kim MY, Buyon JP, Guerra MM, et al: Angiogenic factor imbalance early in pregnancy predicts adverse outcomes in patients with lupus and antiphospholipid antibodies: results of the PROMISSE study. Am J Obstet Gynecol 214:108.e1, 2016.

Kleinrouweler CE, Wiegerinck MM, Ris-Stalpers C, et al: Accuracy of circulating placental growth factor, vascular endothelial growth factor, soluble fms-like tyrosine kinase 1 and soluble endoglin in the prediction of pre-eclampsia: a systematic review and meta-analysis. BJOG 119(7):778, 2012.

Knight M, UK Obstetric Surveillance System (UKOSS): Eclampsia in the United Kingdom 2005. BJOG 114:1072, 2007.

Knuist M, Bonsel GJ, Zondervan HA, et al: Low sodium diet and pregnancy-induced hypertension: a multicentre randomized controlled trial. BJOG 105:430, 1998.

Koopmans CM, Bijlenga D, Groen H, et al: Induction of labour versus expectant monitoring for gestational hypertension or mild pre-eclampsia after 36 weeks' gestation (HYPITAT): a multicentre, open-label randomized controlled trial. Lancet 374(9694):979, 2009.

Kozic JR, Benton SJ, Hutcheon JA, et al: Abnormal liver function tests as predictors of adverse maternal outcomes in women with preeclampsia. J Obstet Gynaecol Can 33(10):995, 2011.

Kraus D, Feng L, Heine RP, et al: Cigarette smoke-induced placental adrenomedullin expression and trophoblast cell invasion. Reprod Sci 21(1):63, 2014.

Kyle PM, Fielder JN, Pullar B, et al: Comparison of methods to identify significant proteinuria in pregnancy in the outpatient setting. BJOG 115:523, 2008.

Labarrere CA, DiCarlo HL, Bammerlin E, et al: Failure of physiologic transformation of spiral arteries, endothelial and trophoblast cell activation, and acute atherosis in the basal plate of the placenta. Am J Obstet Gynecol 216:287.e1, 2017.

Lai J, Poon LC, Bakalis S, et al: Systolic, diastolic and mean arterial pressure at 30–33 weeks in the prediction of preeclampsia. Fetal Diagn Ther 33(3):173, 2013.

Lam DS, Chan W: Images in clinical medicine. Choroidal ischemia in preeclampsia. N Engl J Med 344(10):739, 2001.

Lam GK, Hopoate-Sitake M, Adair CD, et al: Digoxin antibody fragment, antigen binding (Fab), treatment of preeclampsia in women with endogenous digitalis-like factor: a secondary analysis of the DEEP trial. Am J Obstet Gynecol 209(2):119.e1, 2013.

Langenveld J, Ravelli ACJ, van Kaam AH, et al: Neonatal outcome of pregnancies complicated by hypertensive disorders between 34 and 37 weeks of gestation: a 7 year retrospective analysis of national registry. Am J Obstet Gynecol 205(6):540.e.1, 2011.

Lara-Torre E, Lee MS, Wolf MA, et al: Bilateral retinal occlusion progressing to long-lasting blindness in severe preeclampsia. Obstet Gynecol 100:940, 2002.

Leduc L, Wheeler JM, Kirshon B, et al: Coagulation profile in severe preeclampsia. Obstet Gynecol 79:14, 1992.

Lee SM, Romero R, Lee YJ, et al: Systemic inflammatory stimulation by microparticles derived from hypoxic trophoblast as a model for inflammatory response in preeclampsia. Am J Obstet Gynecol 207(4):337.e1, 2012.

Leeflang MM, Cnossen JS, van der Post JA, et al: Accuracy of fibronectin tests for the prediction of pre-eclampsia: a systematic review. Eur J Obstet Gynecol Reprod Biol 133(1):12, 2007.

Leveno KJ, Alexander JM, McIntire DD, et al: Does magnesium sulfate given for prevention of eclampsia affect the outcome of labor? Am J Obstet Gynecol 178:707, 1998.

Levine RJ, Hauth JC, Curet LB, et al: Trial of calcium to prevent preeclampsia. N Engl J Med 337:69, 1997.

Lewandowski AJ, Augustine D, Lamata P, et al: Preterm heart in adult life. Cardiovascular magnetic resonance reveals distinct differences in left ventricular mass, geometry, and function. Circulation 127(2):197, 2013.

Lewis AR, Afroze SH, Wesley KB, et al: Pravastatin protects cytotrophoblasts from a hyperglycemia-induced preeclampsia phenotype. Abstract No. 879, Am J Obstet Gynecol 216:S502, 2017.

Li H, Gudnason H, Olofsson P, et al: Increased uterine artery vascular impedance is related to adverse outcome of pregnancy but is present in only one-third of late third-trimester pre-eclampsia women. Ultrasound Obstet Gynecol 25:459, 2005.

Lindheimer MD, Conrad K, Karumanchi SA: Renal physiology and disease in pregnancy. In Alpern RJ, Hebert SC (eds): Seldin and Giebisch's The Kidney: Physiology and Pathophysiology, 4th ed. New York, Elsevier, 2008a.

Lindheimer MD, Taler SJ, Cunningham FG: Hypertension in pregnancy [Invited Am Soc Hypertension position paper]. J Am Soc Hypertens 2:484, 2008b.

Loisel DA, Billstrand C, Murray K, et al: The maternal HLA-G 1597 DC null mutation is associated with increased risk of preeclampsia and reduced HLA-G expression during pregnancy in African-American women. Mol Hum Reprod 19(3):144, 2013.

Lopes van Balen VA, Spaan JJ, Cornelis T, et al: Prevalence of chronic kidney disease after preeclampsia. J Nephrol 30(3):403, 2017.

López-Llera M: Complicated eclampsia: fifteen years' experience in a referral medical center. Am J Obstet Gynecol 142:28, 1982.

Loureiro R, Leite CC, Kahhale S, et al: Diffusion imaging may predict reversible brain lesions in eclampsia and severe pre-eclampsia: initial experience. Am J Obstet Gynecol 189:1350, 2003.

Louveau A, Smirnov I, Keyes TJ, et al: Structural and functional features of central nervous system lymphatic vessels. Nature 523:337, 2015.

Lucas MJ, Leveno KJ, Cunningham FG: A comparison of magnesium sulfate with phenytoin for the prevention of eclampsia. N Engl J Med 333:201, 1995.

Lucas MJ, Sharma S, McIntire DD, et al: A randomized trial of the effects of epidural analgesia on pregnancy-induced hypertension. Am J Obstet Gynecol 185:970, 2001.

Ludmir J, Vigil-De Gracia P, Mag-Pip (Magnesium postpartum in preeclampsia) study group: Is magnesium sulfate use of benefit postpartum? A randomized controlled trial. Abstract No. 4, Am J Obstet Gynecol 216:S3, 2017.

Luft FC, Gallery ED, Lindheimer MD: Normal and abnormal volume homeostasis. In Lindheimer MD, Roberts JM, Cunningham FG (eds): Chesley's Hypertensive Disorders of Pregnancy, 3rd ed. New York, Elsevier, 2009.

Lykke JA, Langhoff-Roos J, Sibai BM, et al: Hypertensive pregnancy disorders and subsequent cardiovascular morbidity and type 2 diabetes mellitus in the mother. Hypertension 53:944, 2009a.

Lykke JA, Paidas MJ, Langhoff-Roos J: Recurring complications in second pregnancy. Obstet Gynecol 113:1217, 2009b.

Lynch TA, Dexter SC: Alcoholic pancreatitis masquerading as preeclampsia. Obstet Gynecol 126(6):1276, 2015.

Ma K, Jin H, Hu R, et al: A proteomic analysis of placental trophoblastic cells in preeclampsia-eclampsia. Cell Biochem Biophys 69(2):247, 2014.

Mabie WC, Gonzalez AR, Sibai BM, et al: A comparative trial of labetalol and hydralazine in the acute management of severe hypertension complicating pregnancy. Obstet Gynecol 70:328, 1987.

Macdonald-Wallis C, Lawlor DA, Fraser A, et al: Blood pressure change in normotensive, gestational hypertensive, preeclamptic, and essential hypertensive pregnancies. Hypertension 59(6):1241, 2012.

Macdonald-Wallis C, Silberwood RJ, de Stavola BL, et al: Antenatal blood pressure for prediction of preeclampsia, preterm birth, and small for gestational age babies: development and validation in two general population cohorts. BMJ 351:h5948, 2015.

Mackay VA, Huda SS, Stewart FM, et al: Preeclampsia is associated with compromised maternal synthesis of long-chain polyunsaturated fatty acids, leading to offspring deficiency. Hypertension 60(4):1078, 2012.

Mackenzie RM, Sandrim VC, Carty DM, et al: Endothelial FOS expression and preeclampsia. BJOG 119(13):1564, 2012.

Madazli R, Budak E, Calay Z, et al: Correlation between placental bed biopsy findings, vascular cell adhesion molecule and fibronectin levels in preeclampsia. BJOG 107:514, 2000.

Magee LA, von Dadelszen P, Rey E, et al: Less-tight versus tight control of hypertension in pregnancy. N Engl J Med 372(5):407, 2015.

Magpie Trial Collaboration Group: Do women with pre-eclampsia, and their babies, benefit from magnesium sulphate? The Magpie Trial: a randomised placebo-controlled trial. Lancet 359:1877, 2002.

Magpie Trial Follow-Up Collaborative Group: The Magpie Trial: a randomized trial comparing magnesium sulphate with placebo for pre-eclampsia. Outcome for women at 2 years. BJOG 114:300, 2007.

Majander KK, Villa PM, Kivinen K, et al: A follow-up linkage study of Finnish pre-eclampsia families identifies a new fetal susceptibility locus on chromosome 18. Eur J Hum Genet 21(9):1024, 2013.

Makrides M, Duley L, Olsen SF: Marine oil, and other prostaglandin precursor supplementation for pregnancy uncomplicated by pre-eclampsia or intrauterine growth restriction. Cochrane Database Syst Rev 3:CD003402, 2006.

Manten GT, van der Hoek YY, Marko Sikkema J, et al: The role of lipoprotein (a) in pregnancies complicated by pre-eclampsia. Med Hypotheses 64:162, 2005.

Martin JN Jr: Severe systolic hypertension and the search for safer motherhood. Semin Perinatol 40(2):119, 2016.

Martin JN Jr, Bailey AP, Rehberg JF, et al: Thrombotic thrombocytopenic purpura in 166 pregnancies: 1955–2006. Am J Obstet Gynecol 199(2), 98, 2008.

Martin JN Jr, Brewer JM, Wallace K, et al: HELLP syndrome and composite major maternal morbidity: importance of Mississippi classification System. J Matern Fetal Neonatal Med 26(12):1201, 2013.

Martin JN Jr, Files JC, Blake PG, et al: Postpartum plasma exchange for atypical preeclampsia–eclampsia as HELLP (hemolysis, elevated liver enzymes, and low platelets) syndrome. Am J Obstet Gynecol 172:1107, 1995.

Martin JN Jr, Owens MY, Keiser SD, et al: Standardized Mississippi protocol treatment of 190 patients with HELLP syndrome: slowing disease progression and preventing new major maternal morbidity. Hypertens Pregnancy 31(1):79, 2012.

Martin JN Jr, Thigpen BD, Moore RC, et al: Stroke and severe preeclampsia and eclampsia: a paradigm shift focusing on systolic blood pressure. Obstet Gynecol 105(2):246, 2005.

Masoudian P, Nasr A, de Nanassy J: Oocyte donation pregnancies and the risk of preeclampsia or gestation hypertension: a systematic review and metaanalysis. Am J Obstet Gynecol 214(3):328, 2016.

Matijevic R, Johnston T: In vivo assessment of failed trophoblastic invasion of the spiral arteries in pre-eclampsia. BJOG 106:78, 1999.

Mattar F, Sibai BM: Eclampsia: VIII. Risk factors for maternal morbidity. Am J Obstet Gynecol 182:307, 2000.

Mayama M, Uno K, Tano S, et al: Incidence of posterior reversible encephalopathy syndrome in eclamptic and patients with preeclampsia with neurologic symptoms. Am J Obstet Gynecol 215(2):239.e1, 2016.

Maynard S, Epstein FH, Karumanchi SA: Preeclampsia and angiogenic imbalance. Annu Rev Med 59:61, 2008.

Maynard SE, Min J-Y, Merchan J, et al: Excess placental soluble fms-like tyrosine kinase 1 (sFlt1) may contribute to endothelial dysfunction, hypertension, and proteinuria in preeclampsia. J Clin Invest 111(5):649, 2003.

McCubbin JH, Sibai BM, Abdella TN, et al: Cardiopulmonary arrest due to acute maternal hypermagnesemia. Lancet 1:1058, 1981.

McKinney D, Boyd H, Langager A, et al: The impact of fetal growth restriction on latency in the setting of expectant management of preeclampsia. Am J Obstet Gynecol 214(3):395.e1, 2016.

McMahon K, Karumanchi SA, Stillman IE, et al: Does soluble fms-like tyrosine kinase-1 regulate placental invasion? Insight from the invasive placenta. Am J Obstet Gynecol 10:66.e1, 2014.

Meher S, Duely L: Rest during pregnancy for preventing pre-eclampsia and its complications in women with normal blood pressure. Cochrane Database Syst Rev 19:CD005939, 2006.

Meher S, Duley L, Hunter K, et al: Antiplatelet therapy before or after 16 weeks' gestation for preventing preeclampsia: an individual participant data meta-analysis. Am J Obstet Gynecol 216(2):121, 2017.

Melchiorre K, Sutherland G, Sharma R, et al: Mid-gestational maternal cardiovascular profile in preterm and term pre-eclampsia: a prospective study. BJOG 120(4):496, 2013.

Melchiorre K, Sutherland G, Watt-Coote I, et al: Severe myocardial impairment and chamber dysfunction in preterm pre-eclampsia. Hypertens Pregnancy 31(4):454, 2012.

Meldrum BS: Implications for neuroprotective treatments. Prog Brain Res 135:487, 2002.

Melrose EB: Maternal deaths at King Edward VIII Hospital, Durban. A review of 258 consecutive cases. S Afr Med J 65:161, 1984.

Mignini LE, Latthe PM, Villar J, et al: Mapping the theories of preeclampsia: the role of homocysteine. Obstet Gynecol 105: 411, 2005.

Milne F, Redman C, Walker J, et al: Assessing the onset of pre-eclampsia I the hospital day unit: summary of the pre-eclampsia guideline (PRECOG II). BMJ 339:b3129, 2009.

Mone F, Mulcahy C, McParland M, et al: Should we recommend universal aspirin for all pregnant women? Am J Obstet Gynecol 216(2):141.e1, 2017.

Morgan JL, Nelson DB, Roberts SW, et al: Association of baseline proteinuria and adverse outcomes in pregnant women with treat chronic hypertension. Obstet Gynecol 128(2):270, 2016.

Morisaki H, Yamamoto S, Morita Y, et al: Hypermagnesemia-induced cardiopulmonary arrest before induction of anesthesia for emergency cesarean section. J Clin Anesth 12(3):224, 2000.

Morris E, McBride CA, Badger GJ, et al: Prepregnancy fitness and risk of hypertensive disorders of pregnancy. Abstract No. 853, Am J Obstet Gynecol 216:S488, 2017.

Morris RK, Riley RD, Doug M, et al: Diagnostic accuracy of spot urinary protein and albumin to creatinine ratios for detection of significant proteinuria or adverse pregnancy outcome in patients with suspected pre-eclampsia: a systematic review and meta-analysis. BMJ 345:e4342, 2012.

Moseman CP, Shelton S: Permanent blindness as a complication of pregnancy induced hypertension. Obstet Gynecol 100:943, 2002.

Mosimann B, Wagner M, Poon LC, et al: Maternal serum cytokines at 30–33 weeks in the prediction of preeclampsia. Prenat Diagn 33(9):823, 2013.

Mostello D, Catlin TK, Roman L, et al: Preeclampsia in the parous woman: who is at risk? Am J Obstet Gynecol 187:425, 2002.

Myatt L, Brewer AS, Langdon G, et al: Attenuation of the vasoconstrictor effects of thromboxane and endothelin by nitric oxide in the human fetal–placental circulation. Am J Obstet Gynecol 166:224, 1992.

Myatt L, Clifton R, Roberts J, et al: Can changes in angiogenic biomarkers between the first and second trimesters of pregnancy predict development of pre-eclampsia in a low-risk nulliparous patient population? BJOG 120(10):1183, 2013.

Myatt L, Clifton RG, Roberts JM, et al: First-trimester prediction of preeclampsia in nulliparous women at low risk. Obstet Gynecol 119(6):2012a.

Myatt L, Clifton RG, Roberts JM, et al: The utility of uterine artery Doppler velocimetry in prediction of preeclampsia in a low-risk population. Obstet Gynecol 120(4):815, 2012b.

Myers JE, Hart S, Armstrong S, et al: Evidence for multiple circulating factor in preeclampsia. Am J Obstet Gynecol 196(3):266.e1, 2007.

Myers JE, Tuytten R, Thomas G, et al: Integrated proteomics pipeline yields novel biomarkers for predicting preeclampsia. Hypertension 61(6):1281, 2013.

Napolitano R, Thilaganathan B: Mean, lowest, and highest pulsatility index of the uterine artery and adverse pregnancy outcome in twin pregnancies. Am J Obstet Gynecol 206(6):e8, 2012.

National High Blood Pressure Education Program: Working group report on high blood pressure in pregnancy. Am J Obstet Gynecol 183:51, 2000.

Ndaboine EM, Kihunrwa A, Rumanyika R, et al: Maternal and perinatal outcomes among eclamptic patients admitted to Bugando Medical Centre, Mwanza, Tanzania. Afr J Reprod Health 16(1):35, 2012.

Nelson DB, Bailey A, Khan A, et al: Liver injury in HELLP syndrome measured by diffusion-weighted MRI. Abstract No. 965, Am J Obstet Gynecol 216:S545, 2017.

Nelson DB, Duraiswamy S, McIntire DD, et al: Dose preeclampsia involve the pancreas? A report of original research. J Matern Fetal Neonatal Med 28(7):836, 2014a.

Nelson DB, Yost NP, Cunningham FG: Acute fatty liver of pregnancy: clinical outcomes and expected duration of recovery. Am J Obstet Gynecol 209(5):456.e1, 2013.

Nelson DB, Ziadie MS, McIntire DD, et al: Placental pathology suggesting that preeclampsia is more than one disease. Am J Obstet Gynecol 210:66.e1, 2014b.

Nelson KB, Grether JK: Can magnesium sulfate reduce the risk of cerebral palsy in very low birthweight infants? Pediatrics 95:263, 1995.

Newsome LR, Bramwell RS, Curling PE: Severe preeclampsia: hemodynamic effects of lumbar epidural anesthesia. Anesth Analg 65:31, 1986.

Nguyen TM, Crowther CA, Wilkinson D, et al: Magnesium sulfate for women at term for neuroprotection of the fetus. Cochrane Database Syst Rev 2:CD009395, 2013.

Nilsson E, Ros HS, Cnattingius S, et al: The importance of genetic and environmental effects for pre-eclampsia and gestational hypertension: a family study. BJOG 111:200, 2004.

Obeidat B, MacDougall J, Harding K: Plasma exchange in a woman with thrombotic thrombocytopenic purpura or severe pre-eclampsia. BJOG 109:961, 2002.

O'Connor HD, Hehir MP, Kent EM, et al: Eclampsia: trends in incidence and outcomes over 30 years. Am J Perinatol 30(8):661, 2013.

Odibo AO, Rada CC, Cahill AG, et al: First-trimester serum soluble fms-like tyrosine kinase-1, free vascular endothelial growth factor, placental growth factor and uterine artery Doppler in preeclampsia. J Perinatol 2013 33(9):670, 2013.

Oettle C, Hall D, Roux A, et al: Early onset severe pre-eclampsia: expectant management at a secondary hospital in close association with a tertiary institution. BJOG 112(1):84, 2005.

Øian P, Maltau JM, Noddleland H, et al: Transcapillary fluid balance in preeclampsia. BJOG 93:235, 1986.

Okusanya BO, Oladapo OT, Long Q, et al: Clinical pharmacokinetic properties of magnesium sulphate in women with pre-eclampsia and eclampsia. BJOG 123(3):356, 2016.

Olafsdottir AS, Skuladottir GV, Thorsdottir I, et al: Relationship between high consumption of marine fatty acids in early pregnancy and hypertensive disorders in pregnancy. BJOG 113:301, 2006.

Olsen RN, Woelkers D, Dunsmoor-Su R, et al: Abnormal second-trimester serum analytes are more predictive of preterm eclampsia. Am J Obstet Gynecol 207:228.e1, 2012.

Ong SS, Moore RJ, Warren AY, et al: Myometrial and placental artery reactivity alone cannot explain reduced placental perfusion in pre-eclampsia and intrauterine growth restriction. BJOG 110(10):909, 2003.

Orabona R, Sciatti E, Vizzard E, et al: Elastic properties of ascending aorta in women with previous pregnancy complicated by early-or late-onset preeclampsia. Ultrasound Obstet Gynecol 47(3):316, 2016.

Orabona R, Vizzardi E, Sciatti E, et al: Insights into cardiac alterations after preeclampsia: an echocardiographic study. Ultrasound Obstet Gynecol 49(1):124, 2017.

Palatnik A, Grobman WA, Miller ES: Is a history of preeclampsia associated with an increased risk of a small for gestational age infant in a future pregnancy? Am J Obstet Gynecol 215(3):355.e1, 2016.

Papanna R, Mann LK, Kouides RW, et al: Protein/creatinine ratio in preeclampsia: a systematic review. Obstet Gynecol 112:135, 2008.

Patrelli TS, Dal'asta A, Gizzo S, et al: Calcium supplementation and prevention of preeclampsia: a meta-analysis. J Matern Fetal Neonatal Med 25(12):2570, 2012.

Pergialiotis V, Prodromidou A, Frountzas M, et al: Maternal cardiac troponin levels in preeclampsia: a systematic review. J Matern Fetal Neonatal Med 29(20):3386, 2016.

Phillips JK, Janowiak M, Badger GJ, et al: Evidence for distinct preterm and term phenotypes of preeclampsia. J Matern Fetal Neonatal Med 23(7):622, 2010.

Pickles CJ, Broughton Pipkin F, Symonds EM: A randomised placebo controlled trial of labetalol in the treatment of mild to moderate pregnancy induced hypertension. BJOG 99(12):964, 1992.

Pisani-Conway C, Simhan H: Does abnormal hemostasis as reflected by a thromboelastogram (TEG) correlate with preeclampsia disease severity? Abstract No. 621, Am J Obstet Gynecol 208(1 Suppl):S264, 2013.

Podymow T, August P: Postpartum course of gestational hypertension and preeclampsia. Hypertens Pregnancy 29(3):294, 2010.

Postma IR, Bouma A, Ankersmit IF, et al: Neurocognitive functioning following preeclampsia and eclampsia: a long-term follow-up study. Am J Obstet Gynecol 211(1):37.e1, 2014.

Poston L, Briley AL, Seed PT, et al: Vitamin C and vitamin E in pregnant women at risk for pre-eclampsia (VIP trial): randomized placebo-controlled trial. Lancet 367:1145, 2006.

Pourrat O, Dorey M, Ragot S, et al: High-dose methylprednisolone to prevent platelet decline in preeclampsia: a randomized controlled trial. Obstet Gynecol 128:153, 2016.

Pritchard JA: The use of magnesium ion in the management of eclamptogenic toxemias. Surg Gynecol Obstet 100:131, 1955.

Pritchard JA, Cunningham FG, Mason RA: Coagulation changes in eclampsia: their frequency and pathogenesis. Am J Obstet Gynecol 124:855, 1976.

Pritchard JA, Cunningham FG, Pritchard SA, et al: How often does maternal preeclampsia–eclampsia incite thrombocytopenia in the fetus? Obstet Gynecol 69:292, 1987.

Pritchard JA, Cunningham FG, Pritchard SA: The Parkland Memorial Hospital protocol for treatment of eclampsia: evaluation of 245 cases. Am J Obstet Gynecol 148(7):951, 1984.

Pritchard JA, Pritchard SA: Standardized treatment of 154 consecutive cases of eclampsia. Am J Obstet Gynecol 123(5):543, 1975.

Pritchard JA, Weisman R Jr, Ratnoff OD, et al: Intravascular hemolysis, thrombocytopenia and other hematologic abnormalities associated with severe toxemia of pregnancy. N Engl J Med 250:87, 1954.

Raab W, Schroeder G, Wagner R, et al: Vascular reactivity and electrolytes in normal and toxemic pregnancy. J Clin Endocrinol 16:1196, 1956.

Ray A, Ray S: Epidural therapy for the treatment of severe preeclampsia in non labouring women. Cochrane Database Syst Rev 11: CD009540, 2017.

Redman CW, Sargent IL, Taylor RN: Immunology of abnormal pregnancy and preeclampsia. In Taylor RN, Roberts JM, Cunningham FG (eds): Chesley's Hypertensive Disorders in Pregnancy, 4th ed. Amsterdam, Academic Press, 2015a.

Redman CW, Staff AC: Preeclampsia, biomarkers, syncytiotrophoblast stress, and placental capacity. Am J Obstet Gynecol 213(4 Suppl):S9.e1, 2015b.

Redman CW, Tannetta DS, Dragovic RA, et al: Review: does size matter? Placental debris and the pathophysiology of pre-eclampsia. Placenta 33(Suppl):S48, 2012.

Reimer T, Rohrmann H, Stubert J, et al: Angiogenic factors and acute-phase proteins in serum samples of preeclampsia and HELLP syndrome patients: a matched-pair analysis. J Matern Fetal Neonatal Med 26(3):263, 2013.

Rice MM, Landon MB, Varner MW, et al: Pregnancy-associated hypertension in glucose-intolerant pregnancy and subsequent metabolic syndrome. Obstet Gynecol 127(4):771, 2016.

Richards A, Graham DI, Bullock MRR: Clinicopathological study of neurological complications due to hypertensive disorders of pregnancy. J Neurol Neurosurg Psychiatry 51:416, 1988.

Roberge A, Nicolaides K, Demers S, et al: The role of aspirin dose on the prevention of preeclampsia and fetal growth restriction: systematic review and meta-analysis. Am J Obstet Gynecol 216(2):110, 2017.

Roberge S, Giguere Y, Villa P, et al: Early administration of low-dose aspirin for the prevention of severe and mild preeclampsia: a systematic review and meta-analysis. Am J Perinatol 29(7):551, 2012.

Roberts JM, Myatt L, Spong CY, et al: Vitamins C and E to prevent complications of pregnancy-associated hypertension. N Engl J Med 362(14):1282, 2010.

Rodger MA, Gris JC, de Vries JI, et al: Low-molecular-weight-heparin and recurrent placenta-mediated pregnancy complications: a meta-analysis of individual patient data from randomised controlled trials. Lancet 388(10060):2629, 2016.

Roland C, Warshak CR, DeFranco EA: Success of labor induction for preeclampsia at preterm and term gestational ages. J Perinatol 37(6):636, 2017.

Rolnik DL, Wright D, Poon LC, et al: Aspirin versus placebo in pregnancies at high risk for preterm preeclampsia. N Engl J Med 377:613, 2017.

Roos NM, Wiegman MJ, Jansonius NM, et al: Visual disturbance in (pre) eclampsia. Obstet Gynecol Surv 67(4):242, 2012.

Royal College of Obstetricians and Gynaecologists: The management of severe pre-eclampsia. RCOG Guideline 10A:1, 2006.

Rumbold AR, Crowther CA, Haslam RR: Vitamins C and E and the risks of preeclampsia and perinatal complications. N Engl J Med 354:17, 2006.

Sagsoz N, Kucukozkan T: The effect of treatment on endothelin-1 concentration and mean arterial pressure in preeclampsia and eclampsia. Hypertens Pregnancy 22:185, 2003.

Saito Y, Tano Y: Retinal pigment epithelial lesions associated with choroidal ischemia in preeclampsia. Retina 18:103, 1998.

Sakowicz A, Hejduk P, Pietrucha T, et al: Finding NEMO in preeclampsia. Am J Obstet Gynecol 214:538.e1, 2017.

Salinger DH, Mundle S, Regi A, et al: Magnesium sulphate for prevention of eclampsia: are intramuscular and intravenous regimens equivalent? A population pharmacokinetic study. BJOG 120(7):894, 2013.

Sanchez-Ramos L, Roeckner JT, Kaunitz AM: Which agent most effectively prevents preeclampsia? A systematic review with multi-treatment comparison (network meta-analysis) of large multicenter randomized controlled trials. Abstract No. 883, Am J Obstet Gynecol 216:S504, 2017.

Sansone M, Sarno L, Saccone G, et al: Risk of preeclampsia in human immunodeficiency virus-infected pregnant women. Obstet Gynecol 127(6):1027, 2016.

Saucedo M, Deneux-Tharaux C, Bouvier-Colle MH, et al: Ten years of confidential inquiries into maternal deaths in France, 1998–2007. Obstet Gynecol 122(4):752, 2013.

Scardo JA, Vermillion ST, Newman RB, et al: A randomized, double-blind, hemodynamic evaluation of nifedipine and labetalol in preeclamptic hypertensive emergencies. Am J Obstet Gynecol 181:862, 1999.

Schendel DE, Berg CJ, Yeargin-Allsopp M, et al: Prenatal magnesium sulfate exposure and the risk for cerebral palsy or mental retardation among very low birthweight children aged 3 to 5 years. JAMA 276:1805, 1996.

Scholten RR, Hopman MT, Sweep FC, et al: Co-occurrence of cardiovascular and prothrombotic risk factors in women with a history of preeclampsia. Obstet Gynecol 121(1):97, 2013.

Schutte JM, Schuitemaker NW, van Roosmalen J, et al: Substandard care in maternal mortality due to hypertensive disease in pregnancy in the Netherlands. BJOG 115(10):1322, 2008.

Schwartz RB, Feske SK, Polak JF, et al: Preeclampsia-eclampsia: clinical and neuroradiographic correlates and insights into the pathogenesis of hypertensive encephalopathy. Radiology 217:371, 2000.

Sciscione AC, Ivester T, Largoza M, et al: Acute pulmonary edema in pregnancy. Obstet Gynecol 101:511, 2003.

Sep S, Verbeek J, Spaanderman M, et al: Clinical differences between preeclampsia and the HELLP syndrome suggest different pathogeneses. Reprod Sci 16:176A, 2009.

Sergis F, Maria Clara D, Galbriella F, et al: Prophylaxis of recurrent preeclampsia: low molecular weight heparin plus low-dose aspirin versus low-dose aspirin alone. Hypertension Pregnancy 25:115, 2006.

Shahabi A, Wilson ML, Lewinger JP, et al: Genetic admixture and risk of hypertensive disorders of pregnancy among Latinas in Los Angeles County. Epidemiology 24(2):285, 2013.

Shahul S, Medvedofsky D, Wenger JB, et al: Antiangiogenic factors and myocardial dysfunction. Hypertension 67:1273, 2016.

Shahul S, Tung A, Minhaj M, et al: Racial disparities in comorbidities, complications, and maternal and fetal outcomes in women with preeclampsia/eclampsia. Hypertens Pregnancy 34(4):506, 2015.

Sharma KJ, Greene N, Kilpatrick SJ: Oral labetalol compared to oral nifedipine for postpartum hypertension: a randomized controlled trial. Hypertens Pregnancy 36(1):44, 2017.

Shear RM, Rinfret D, Leduc L: Should we offer expectant management in cases of severe preterm preeclampsia with fetal growth restriction? Am J Obstet Gynecol 192:1119, 2005.

Sheehan HL, Lynch JB (eds): Cerebral lesions. In Pathology of Toxaemia of Pregnancy. Baltimore, Williams & Wilkins, 1973.

Shekhar S, Gupta N, Kirubakaran R, et al: Oral nifedipine versus intravenous labetalol for severe hypertension during pregnancy: a systematic review and meta-analysis. BJOG 123(1):40, 2016.

Sibai BM: Diagnosis and management of gestational hypertension and preeclampsia. Obstet Gynecol 102:181, 2003.

Sibai BM: Diagnosis, controversies, and management of the syndrome of hemolysis, elevated liver enzymes, and low platelet count. Obstet Gynecol 103:981, 2004.

Sibai BM: Diagnosis, prevention, and management of eclampsia. Obstet Gynecol 105:402, 2005.

Sibai BM: Etiology and management of postpartum hypertension-preeclampsia. Am J Obstet Gynecol 206(6):470, 2012.

Sibai BM: Imitators of severe preeclampsia. Obstet Gynecol 109:956, 2007a.

Sibai BM, Barton JR, Akl S, et al: A randomized prospective comparison of nifedipine and bed rest versus bed rest alone in the management of preeclampsia remote from term. Am J Obstet Gynecol 167(1):879, 1992.

Sibai BM, Barton JR: Expectant management of severe preeclampsia remote from term: patient selection, treatment and delivery indications. Am J Obstet Gynecol 196:514, 2007b.

Sibai BM, El-Nazer A, Gonzalez-Ruiz A: Severe preeclampsia–eclampsia in young primigravid women: subsequent pregnancy outcome and remote prognosis. Am J Obstet Gynecol 155:1011, 1986.

Sibai BM, Gonzalez AR, Mabie WC, et al: A comparison of labetalol plus hospitalization versus hospitalization alone in the management of preeclampsia remote from term. Obstet Gynecol 70:323, 1987a.

Sibai BM, Mabie BC, Harvey CJ, et al: Pulmonary edema in severe preeclampsia–eclampsia: analysis of thirty-seven consecutive cases. Am J Obstet Gynecol 156:1174, 1987b.

Sibai BM, Mercer B, Sarinoglu C: Severe preeclampsia in the second trimester: recurrence risk and long-term prognosis. Am J Obstet Gynecol 165:1408, 1991.

Sibai BM, Mercer BM, Schiff E, et al: Aggressive versus expectant management of severe preeclampsia at 28 to 32 weeks' gestation: a randomized controlled trial. Am J Obstet Gynecol 171:818, 1994.

Sibai BM, Paidas MJ, The PRESERVE Study Group: Randomized double-blind placebo controlled evaluation of the safety and efficacy of recombinant antithrombin versus placebo in preterm preeclampsia. Abstract No. LB02, Am J Obstet Gynecol 216:S559, 2017.

Sibai BM, Ramadan MK, Chari RS, et al: Pregnancies complicated by HELLP syndrome (hemolysis, elevated liver enzymes, and low platelets): subsequent pregnancy outcome and long-term prognosis. Am J Obstet Gynecol 172:125, 1995.

Sibai BM, Spinnato JA, Watson DL, et al: Eclampsia, 4. Neurological findings and future outcome. Am J Obstet Gynecol 152:184, 1985.

Sibai BM, Stella CL: Diagnosis and management of atypical preeclampsia-eclampsia. Am J Obstet Gynecol 200:481.e1, 2009.

Siepmann T, Boardman H, Bilderbeck A, et al: Long-term cerebral white and gray matter changes after preeclampsia. Neurology 88(13):1256, 2017.

Silver RM, Myatt L, Hauth JC, et al: Cell-free total and fetal DNA in first trimester maternal serum and subsequent development of preeclampsia. Am J Perinatol 34(2):191, 2017.

Smith JM, Lowe RF, Fullerton J, et al: An integrative review of the side effects related to the use of magnesium sulfate for preeclampsia and eclampsia management. BMC Pregnancy Childbirth 13:34, 2013.

Smyth RM, Spark P, Armstrong N, et al: Magpie Trial in the UK: methods and additional data for women and children at 2 years following pregnancy complicated by pre-eclampsia. BMC Pregnancy Childbirth 9:15, 2009.

Society for Maternal-Fetal Medicine, Sibai BM: Evaluation and management of severe preeclampsia before 34 weeks' gestation. Am J Obstet Gynecol 205(3):191, 2011.

Somjen G, Hilmy M, Stephen CR: Failure to anesthetize human subjects by intravenous administration of magnesium sulfate. J Pharmacol Exp Ther 154(3):652, 1966.

Spaan JJ, Ekhart T, Spaanderman ME, et al: Remote hemodynamics and renal function in formerly preeclamptic women. Obstet Gynecol 113:853, 2009.

Spaan JJ, Ekhart T, Spaanderman ME, et al: Renal function after preeclampsia: a longitudinal pilot study. Nephron Clin Pract 120(3):c156, 2012a.

Spaan JJ, Sep SJ, Lopes van Balen V, et al: Metabolic syndrome as a risk factor for hypertension after preeclampsia. Obstet Gynecol 120(2 Pt 1):311, 2012b.

Spargo B, McCartney CP, Winemiller R: Glomerular capillary endotheliosis in toxemia of pregnancy. Arch Pathol 68:593, 1959.

Spitz B, Magness RR, Cox SM: Low-dose aspirin. I. Effect on angiotensin II pressor responses and blood prostaglandin concentrations in pregnant women sensitive to angiotensin II. Am J Obstet Gynecol 159(5):1035, 1988.

Staff AC, Braekke K, Johnsen GM, et al: Circulating concentration of soluble endoglin (CD105) in fetal and maternal serum and in amniotic fluid in preeclampsia. Am J Obstet Gynecol 197(2):176.e1, 2007.

Staff AC, Sibai BM, Cunningham FG: Prevention of preeclampsia and eclampsia. In Taylor RN, Roberts JM, Cunningham FG (eds): Chesley's Hypertensive Disorders in Pregnancy, 4th ed. Amsterdam, Academic Press, 2015.

Staines-Urias E, Paez MC, Doyle P, et al: Genetic association studies in pre-eclampsia: systematic meta-analyses and field synopsis. Int J Epidemiol 41(6):1764, 2012.

Stekkinger E, Scholten RR, Heidema WM, et al: Recurrent preeclampsia in women with metabolic syndrome and low plasma volume: a retrospective cohort study. BJOG 122(13):1773, 2015.

Stout MJ, Conner SN, Colditz GA, et al: The utility of 12-hour urine collection for the diagnosis of preeclampsia. Obstet Gynecol 126(4):731, 2015.

Stout MJ, Scifres CM, Stamilio DM: Diagnostic utility of urine protein-to-creatinine ratio for identifying proteinuria in pregnancy. J Matern Fetal Neonatal Med 26(1):66, 2013.

Strickland DM, Guzick DS, Cox K, et al: The relationship between abortion in the first pregnancy and the development of pregnancy-induced hypertension in the subsequent pregnancy. Am J Obstet Gynecol 154:146, 1986.

Sugulle M, Herse F, Hering L, et al: Cardiovascular biomarker midregional proatrial natriuretic peptide during and after preeclamptic pregnancies. Hypertension 59(3):395, 2012.

Suzuki Y, Yamamoto T, Mabuchi Y, et al: Ultrastructural changes in omental resistance artery in women with preeclampsia. Am J Obstet Gynecol 189:216, 2003.

Swank M, Nageotte M, Hatfield T: Necrotizing pancreatitis associated with severe preeclampsia. Obstet Gynecol 120(2 Pt 2):453, 2012.

Szal SE, Croughan-Minibane MS, Kilpatrick SJ: Effect of magnesium prophylaxis and preeclampsia on the duration of labor. Am J Obstet Gynecol 180:1475, 1999.

Tajik P, van der Tuuk K, Koopmans CM, et al: Should cervical favourability play a role in the decision for labour induction in gestational hypertension or mild preeclampsia at term? An exploratory analysis of the HYPITAT trial. BJOG 119(9):1123, 2012.

Talledo OE, Chesley LC, Zuspan FP: Renin-angiotensin system in normal and toxemic pregnancies, 3. Differential sensitivity to angiotensin II and norepinephrine in toxemia of pregnancy. Am J Obstet Gynecol 100:218, 1968.

Tan LK, de Swiet M: The management of postpartum hypertension. BJOG 109(7):733, 2002.

Taufield PA, Ales KL, Resnick LM, et al: Hypocalciuria in preeclampsia. N Engl J Med 316:715, 1987.

Taylor RN, Roberts JM: Endothelial cell dysfunction. In Lindheimer MD, Roberts JM, Cunningham FG (eds): Chesley's Hypertensive Disorders in Pregnancy, 2nd ed. Stamford, CT, Appleton & Lange, 1999.

Thadhani R, Hagmann H, Schaarschmidt W, et al: Removal of soluble fms-like tyrosine kinase-1 by dextran sulfate apheresis in preeclampsia. J Am Soc Nephrol 27(3):903, 2016.

Thangaratinam S, Ismail KMK, Sharp S, et al: Accuracy of serum uric acid in predicting complications of pre-eclampsia: a systematic review. BJOG 113: 369, 2006.

Theilen LH, Fraser A, Hollingshaus MS, et al: All-cause and cause-specific mortality after hypertensive disease of pregnancy. Obstet Gynecol 128(2):238, 2016.

Thornton C, Dahlen H, Korda A, et al: The incidence of preeclampsia and eclampsia and associated maternal mortality in Australia from population-linked datasets: 2000–2008. Am J Obstet Gynecol 208(6):476.e1, 2013.

Thurnau GR, Kemp DB, Jarvis A: Cerebrospinal fluid levels of magnesium in patients with preeclampsia after treatment with intravenous magnesium sulfate: a preliminary report. Am J Obstet Gynecol 157:1435, 1987.

Trapani A Jr, Gonclaves LF, Trapani TF, et al: Perinatal and hemodynamic evaluation of sildenafil citrate for preeclampsia treatment. A randomized controlled trial. Obstet Gynecol 128:253, 2016.

Triche EW, Uzun A, DeWan AT, et al: Bioinformatic approach to the genetics of preeclampsia. Obstet Gynecol 123(6):1155, 2014.

Trommer BL, Homer D, Mikhael MA: Cerebral vasospasm and eclampsia. Stroke 19:326, 1988.

Trudinger BJ, Cook CM: Doppler umbilical and uterine flow waveforms in severe pregnancy hypertension. BJOG 97:142, 1990.

Tsai HM, Kuo E: From gestational hypertension and preeclampsia to atypical hemolytic uremic syndrome. Obstet Gynecol 127:907, 2016.

Tsiakkas A, Mendez O, Wright A, et al: Maternal serum soluble fms-like tyrosine kinase-1 at 12, 22, 32 and 36 weeks; gestation in screening for preeclampsia. Ultrasound Obstet Gynecol 47(4):478, 2016.

Tudela CM, McIntire DD, Alexander JM: Effect of maternal body mass index on serum magnesium levels given for seizure prophylaxis. Obstet Gynecol 121(2 Pt 1):314, 2013.

Tuffnell DJ, Lilford RJ, Buchan PC, et al: Randomized controlled trial of day care for hypertension in pregnancy. Lancet 339:224, 1992.

Tun C, Quiñones JN, Kurt A, et al: Comparison of 12-hour urine protein and protein:creatinine ratio with 24-hour urine protein for the diagnosis of preeclampsia. Am J Obstet Gynecol 207(3):233.e1, 2012.

Turnbull DA, Wilkinson C, Gerard K, et al: Clinical, psychosocial, and economic effects of antenatal day care for three medical complications of pregnancy: a randomized controlled trial of 395 women. Lancet 363:1104, 2004.

Umans JG, Abalos E: Cunningham FG: Antihypertensive treatment. In Taylor RN, Roberts JM, Cunningham FG (eds): Chesley's Hypertensive Disorders in Pregnancy, 4th ed. Amsterdam, Academic Press, 2015.

Urban G, Vergani P, Ghindini A, et al: State of the art: non-invasive ultrasound assessment of the uteroplacental circulation. Semin Perinatol 31(4), 232, 2007.

Valensise H, Lo Presti D, Gagliardi G, et al. Persistent maternal cardiac dysfunction after preeclampsia identifies patients at risk for recurrent preeclampsia. Hypertension 67(4):748, 2016.

Valensise H, Vasapollo B, Gagliardi G, et al: Early and late preeclampsia: two different maternal hemodynamic states in the latent phase of the disease. Hypertension 52(5):873, 2008.

van der Merwe JL, Hall DR, Wright C, et al: Are early and late preeclampsia distinct subclasses of the disease—what does the placenta reveal? Hypertens Pregnancy 29(4):2010.

van Veen TR, Panerai RB, Haeri S, et al: Cerebral autoregulation in normal pregnancy and preeclampsia. Obstet Gynecol 122:1064, 2013.

Vatten LJ, Asvold BO, Eskild A: Angiogenic factors in maternal circulation and preeclampsia with or without fetal growth restriction. Acta Obstet Gynecol Scand 91(12):1388, 2012.

Vaught AJ, Gavriilaki E, Hueppchen N, et al: Direct evidence of complement activation in HELLP syndrome: a link to atypical hemolytic uremic syndrome. Exp Hematol 44:390, 2016.

Veena P, Lakshimdeepthi P, Raghavan SS: Furosemide in postpartum management of severe preeclampsia: a randomized controlled trial. Hypertens Preg 36:84, 2017.

Ventura SJ, Martin JA, Curtin SC, et al: Births: final data for 1998. Natl Vital Stat Rep 48(3):1, 2000.

Vermillion ST, Scardo JA, Newman RB, et al: A randomized, double-blind trial of oral nifedipine and intravenous labetalol in hypertensive emergencies of pregnancy. Am J Obstet Gynecol 181:858, 1999.

Vigil-De Gracia P, Ludmir J. Perinatal and hemodynamic evaluation of sildenafil citrate for preeclampsia treatment: a randomized controlled trial. Obstet Gynecol 128(5):1181, 2016.

Vigil-De Gracia P, Ortega-Paz L: Pre-eclampsia/eclampsia and hepatic rupture. Int J Gynaecol Obstet 118(3):186, 2012.

Vigil-De Gracia P, Ortega-Paz L: Retinal detachment in association with pre-eclampsia, eclampsia, and HELLP syndrome. Int J Gynaecol Obstet 114(3):223, 2011.

Vigil-De Gracia P, Ruiz E, Lopez JC, et al: Management of severe hypertension in the postpartum period with intravenous hydralazine or labetalol: a randomized clinical trial. Hypertens Pregnancy 26(2):163, 2007.

Vigil-De Gracia P, Solis V, Ortega N: Ibuprofen versus acetaminophen as a postpartum analgesic for women with severe preeclampsia: randomized clinical study. J Matern Fetal Neonatal Med 30(11):1279, 2017.

Vigil-De Gracia P, Tejada OR, Minaca AC, et al: Expectant management of severe preeclampsia remote from term: the MEXPRE Latin Study, a randomized multicenter clinical trial. Am J Obstet Gynecol 209:425.e1, 2013.

Vikse BE, Irgens LM, Leivestad T, et al: Preeclampsia and the risk of end-stage renal disease. N Engl J Med 359:800, 2008.

Villa PM, Kajantie E, Räikkönen K, et al: Aspirin in the prevention of pre-eclampsia in high-risk women: a randomized placebo-controlled PREDO Trial and a meta-analysis of randomized trials. BJOG 120(1):64, 2013.

Villar J, Purwar M, Merialdi M, et al: World Health Organisation multicentre randomised trial of supplementation with vitamins C and E among pregnant women at high risk for pre-eclampsia in populations of low nutritional status from developing countries. BJOG 116(6):780, 2009.

Viteri OA, England JA, Lash KA, et al: Should non-steroidal anti-inflammatory drugs be avoided in puerperal hypertensive women? Abstract No. 49, Am J Obstet Gynecol 216:S34, 2017.

Volhard F: Die doppelseitigen haematogenen Nierenerkrankungen. Berlin, Springer, 1918.

von Dadelszen P, Firoz T, Donnay F, et al: Preeclampsia in low and middle income countries—health services lessons learned from the PRE-EMPT (PRE-eclampsia monitoring, prevention, and treatment) Project. J Obstet Gynaecol Can 34(10):917, 2012.

Wagner SJ, Craici IM, Grande JP, et al: From placenta to podocyte: vascular and podocyte pathophysiology in preeclampsia. Clin Nephrol 78(3):241, 2012.

Wallace DH, Leveno KJ, Cunningham FG, et al: Randomized comparison of general and regional anesthesia for cesarean delivery in pregnancies complicated by severe preeclampsia. Obstet Gynecol 86:193, 1995.

Wallenburg HC, Makovitz JW, Dekker GA, et al: Low-dose aspirin prevents pregnancy-induced hypertension and preeclampsia in angiotensin-sensitive primigravidae. Lancet 327:1, 1986.

Walsh SW: Plasma from preeclamptic women stimulates transendothelial migration of neutrophils. Reprod Sci 16(3):320, 2009.

Wang LC, Huang CY, Want HK, et al: Magnesium sulfate and nimesulide have synergistic effects on rescuing brain damage after transient focal ischemia. J Neurotrauma 29(7):1518, 2012.

Wang Y, Gu Y, Granger DN, et al: Endothelial junctional protein redistribution and increased monolayer permeability in human umbilical vein endothelial cells isolated during preeclampsia. Am J Obstet Gynecol 186:214, 2002.

Ward K, Taylor RN: Genetic factors in the etiology of preeclampsia. In Taylor RN, Roberts JM, Cunningham FG (eds): Chesley's Hypertensive Disorders in Pregnancy, 4th ed. Amsterdam, Academic Press, 2015.

Wardhana MP, Dachlan EG, Dekker G: Pulmonary edema in preeclampsia: an Indonesian case-control study. J Matern Fetal Neonatal Med March 1, 2017 [Epub ahead of print].

Watt-Morse ML, Caritis SN, Kridgen PL: Magnesium sulfate is a poor inhibitor of oxytocin-induced contractility in pregnant sheep. J Matern Fetal Med 4:139, 1995.

Weiner CP, Thompson LP, Liu KZ, et al: Endothelium derived relaxing factor and indomethacin-sensitive contracting factor alter arterial contractile responses to thromboxane during pregnancy. Am J Obstet Gynecol 166: 1171, 1992.

Weinstein L: Syndrome of hemolysis, elevated liver enzymes and low platelet count: a severe consequence of hypertension in pregnancy. Am J Obstet Gynecol 142:159, 1982.

White WM, Garrett AT, Craici IM, et al: Persistent urinary podocyte loss following preeclampsia may reflect subclinical renal injury. PLoS One 9(3):e92693, 2014.

White WM, Mielke MM, Araoz PA, et al: A history of preeclampsia is associated with a risk for coronary artery calcification 3 decades later. Am J Obstet Gynecol 214(4)519.e1, 2016.

Wicke C, Pereira PL, Neeser E, et al: Subcapsular liver hematoma in HELLP syndrome: evaluation of diagnostic and therapeutic options—a unicenter study. Am J Obstet Gynecol 190:106, 2004.

Wide-Swensson DH, Ingemarsson I, Lunell NO, et al: Calcium channel blockade (isradipine) in treatment of hypertension in pregnancy: a randomized placebo-controlled study. Am J Obstet Gynecol 173(1):872, 1995.

Widmer M, Villar J, Benigni A, et al: Mapping the theories of preeclampsia and the role of angiogenic factors. Obstet Gynecol 109:168, 2007.

Wiegman MJ, de Groot JC, Jansonius NM, et al: Long-term visual functioning after eclampsia. Obstet Gynecol 119(5):959, 2012.

Wikström AK, Stephansson O, Cnattingius S: Previous preeclampsia and risks of adverse outcomes in subsequent nonpreeclamptic pregnancies. Am J Obstet Gynecol 204(2):148.e1, 2011.

Witlin AG, Friedman SA, Sibai BA: The effect of magnesium sulfate therapy on the duration of labor in women with mild preeclampsia at term: a randomized, double-blind, placebo-controlled trial. Am J Obstet Gynecol 176:623, 1997.

Worley LC, Hnat MD, Cunningham FG: Advanced extrauterine pregnancy: diagnostic and therapeutic challenges. Am J Obstet Gynecol 198(3):297.e1, 2008.

Yamada T, Obata-Yasuoka M, Hamadea H, et al: Isolated gestational proteinuria preceding the diagnosis of preeclampsia—an observational study. Acta Obstet Gynecol Scand 95(9):1048, 2016.

Yang J, Pearl M, DeLorenze GN, et al: Racial-ethnic differences in midtrimester maternal serum levels of angiogenic and antiangiogenic factors. Am J Obstet Gynecol 215:359.e1, 2016.

Yang J, Shang J, Zhang S, et al: The role of renin-angiotensin-aldosterone system in preeclampsia: genetic polymorphisms and microRNA. J Mol Endocrinol 50(2):R53, 2013.

Ye W, Shen L, Xiong Y, et al: Preeclampsia is associated with decreased methylation of the GNA12 promoter. Ann Hum Genet 80(1):7, 2016.

Yefet E, Braester Y, Suleiman A, et al: The effect of magnesium sulfate at 1 gram versus 2 grams maintenance doses on serum magnesium concentrations and adverse effects profile in women with severe preeclampsia. [Abstract No. 884] Am J Obstet Gynecol 216:S504, 2017.

Yoshihara M, Mayama M, Ukai M, et al: Fulminant liver failure resulting from massive hepatic infarction associated with hemolysis, elevated liver enzymes, and low platelets syndrome. J Obstet Gynaecol Res 42(10):1375, 2016.

Zachary S, Rubeo ZS, Jortani SA: The association of N-terminal pro-brain natriuretic peptide with severe preeclampsia, HELLP syndrome, and eclampsia Abstract No. 990, Am J Obstet Gynecol 216:S557, 2017.

Zeeman G, Alexander JM, Vollaard E, et al: "Delta eclampsia"—a hypertensive encephalopathy of pregnancy in "normotensive" women. Abstract No. 479, Am J Obstet Gynecol 197(6 Suppl):S140, 2007.

Zeeman GG, Alexander JM, McIntire DD, et al: Homocysteine plasma concentration levels for the prediction of preeclampsia in women with chronic hypertension. Am J Obstet Gynecol 189:574, 2003.

Zeeman GG, Cunningham FG, Pritchard JA: The magnitude of hemoconcentration with eclampsia. Hypertens Pregnancy 28(2):127, 2009.

Zeeman GG, Fleckenstein JL, Twickler DM, et al: Cerebral infarction in eclampsia. Am J Obstet Gynecol 190:714, 2004a.

Zeeman GG, Hatab M, Twickler DM: Increased cerebral blood flow in preeclampsia with magnetic resonance imaging. Am J Obstet Gynecol 191(4):1425, 2004b.

Zeisler H, Llurba E, Chantraine F, et al: Predictive value of the sFlt-1:PIGF ration in women with suspected preeclampsia. N Engl J Med 374:13, 2016a.

Zeisler H, Llurba E, Chantraine F, et al: Soluble fms-like tyrosine kinase-1-to-placental growth factor ratio and time to delivery in women with suspected preeclampsia. Obstet Gynecol 128(2):261, 2016b.

Zhou SJ, Yelland L, McPhee AJ, et al: Fish-oil supplementation in pregnancy does not reduce the risk of gestational diabetes or preeclampsia. Am J Clin Nutr 95(6):1378, 2012.

Zhou Y, Damsky CH, Fisher SJ: Preeclampsia is associated with failure of human cytotrophoblasts to mimic a vascular adhesion phenotype. J Clin Invest 99(9):2152, 1997.

Zinaman M, Rubin J, Lindheimer MD: Serial plasma oncotic pressure levels and echoencephalography during and after delivery in severe preeclampsia. Lancet 1:1245, 1985.

Zondervan HA, Oosting J, Smorenberg-Schoorl ME, et al: Maternal whole blood viscosity in pregnancy hypertension. Gynecol Obstet Invest 25:83, 1988.

Zwart JJ, Richters A, Öry F, et al: Eclampsia in The Netherlands. Obstet Gynecol 112:820, 2008.

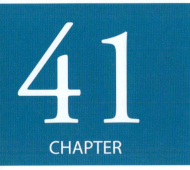

産科出血
Obstetrical Hemorrhage

- 総　論 ………………………………… 937
- 子宮弛緩 ……………………………… 941
- 子宮内反症 …………………………… 945
- 産道の損傷 …………………………… 947
- 胎盤早期剥離 ………………………… 952
- 前置胎盤 ……………………………… 961
- 癒着胎盤 ……………………………… 966
- 消費性凝固障害 ……………………… 972
- 出血の管理 …………………………… 979

A profuse hemorrhage occurring prior to or shortly after the birth of the child is always dangerous and not infrequently a fatal complication.
—J. Whitridge Williams (1903)

　産科出血は，高血圧や感染症とともに妊産婦死亡を引き起こす"三主徴"の一つである．また，妊婦が集中治療室（intensive care unit：ICU）に入院する主な原因ともなる（Chantry, 2015；Crozier, 2011；De Greve, 2016；Guntupalli, 2015）．2006～2013年のアメリカにおける産科関連の妊産婦死亡5,367人の11.4％は，出血が直接の死因であった（Creanga, 2015, 2017）．同様にNationwide Inpatient Sampleでは1,102人の妊婦死亡のうち，16％は出血が原因であったと報告された（Kuriya, 2016）．開発途上国においては，これはさらに著明であり，世界的にも出血は妊産婦死亡における最も重大な原因である（Goffman, 2016；Oladapo, 2016；Thomas, 2016）．これらのような報告があるなか，アメリカでは出血による妊産婦死亡率は減少してきているとされている．しかし第1章で示すとおり，出血による妊産婦死亡がこれ以上減少できない最小値に達したとは考えにくい．

総　論

■ 止血機序

　産科出血の病態生理と管理を理解するには，まず正常分娩後の止血のメカニズムを理解すべきである．妊娠満期には，600 mL/分以上という信じられない量の血流が絨毛間腔を流れている（Pates, 2010）．この莫大な血流は，平均120本存在するらせん動脈から注がれている．これら絨毛間腔の血管は，栄養膜内で起こるリモデリングにより筋層が欠如しており，これが低圧システムを形成している．胎盤が剥離すると，胎盤に灌流していたこれらの血管も同時に切断され，その第1段階として，子宮筋層の収縮により比較的大きい血管が圧迫される．その圧迫に続いて，血管内腔が凝固し閉塞する．

　分娩後に子宮筋層が強力に収縮した場合，胎盤が剥離した部位からの出血が致死的になる可能性は低い．**重要なことは，子宮や産道，会陰部の裂傷を認めなければ，分娩後の止血に関して，正常な凝固機能は必ずしも必要ではないということである**．一方で，正常な凝固機能であっても，子宮が弛緩していれば致死的な産後出血は起こりうるのである．

定義と発生

伝統的に，分娩後出血は分娩第3期後に500 mL以上出血した場合と定義される．しかし，経腟分娩をした妊婦の約半分は，500 mL以上の出血量と計測されており，この定義には検討の余地がある（Pritchard, 1962）．この結果は図41-1に示したが，さらに，経腟分娩をした妊婦の約5％は1,000 mL以上の出血をしていることがわかる．アメリカ産婦人科学会（ACOG）（2017d）では，分娩後出血は，循環血液量の減少を認める徴候や症状を伴う1,000 mL以上の出血と定義している．そして，帝王切開を施行した女性の約1/3が1,000 mL以上の出血を呈している．**これらの論文では，推定される出血量が，一般的に実際の約半分の出血量にすぎないことも示されている**．そのため，推定される出血量が"平均的"な量を超えた場合でも，それ以上に出血している可能性があることを産科医は認識する必要がある．一方で分娩後出血の定量化が精度を改善するかどうかは議論の余地がある（Hamm, 2017；Toledo, 2007）．

正常な妊婦は，全血液量は通常1.5倍程度（30〜60％），すなわち平均的な体格の妊婦で1,500〜2,000 mL増加している（Pritchard, 1965）．血液量の算出方法は，表41-1に示す．正常な妊婦は，妊娠中に増加した血液量を分娩時に失っても，分娩後のヘマトクリット値の低下は生じない．したがって，妊娠中に増加した血液量より分娩時の出血量が少なければ，分娩後数日間は，ヘマトクリット値はそのままである．その後翌週にかけて，非妊娠時の正常なヘマトクリット値に戻る．**分娩時より分娩後のヘマトクリット値が低い場合は，妊娠中に増加した血液量に加え，さらにヘマトクリット値3％低下当たり500 mLの分娩時出血を認めたと推定できる．**

大量出血は，さまざまな方法で推定できる．Sosaら（2009）は特別に作製されたドレープを使用し，経腟分娩での出血量に関して，500 mL以上の出血を10.8％に認め，1,000 mL以上の出血を1.9％に認めたと報告した．図41-1と比較すると，これらの推定は低すぎると考えられる．Titaら（2012）は，分娩後にヘマトクリット値が6％低下することを，臨床的に有意な経腟分娩時の出血と定義した．このヘマトクリット値の低下は，平均的な体格の妊婦において出血が1,000 mLより多いことを意味する．1/4の妊婦にこのヘマトクリット値の低下を認め，図41-1の知見と一致していた．

大量出血の頻度を推定するために使用されるその他のマーカーは，輸血率である．前述したTitaら（2012）は，経腟分娩した妊婦の6％以上が輸血を行っていたと報告した．また，パークランド病院で分娩した妊婦66,000人以上において，循環血液量減少により2.3％の症例で輸血を行ったと報告している（Hernandez, 2012）．そのうちの半数は帝王切開による分娩であった．さらに輸血した症例では，平均約3,500 mLも出血したと算出された．最後に，Greenら（2016）は，分娩後出血の**大量輸血**の発生率は，10万人の出生当たり23人であると報告した．

前述どおり，経腟分娩の1/4の妊婦に大量出血が伴うことは明らかである．帝王切開では，出血量や出血の割合はより多くなる．そして，出血量は過小報告される．たとえば，National Hospital Discharge Summaryのデータベースの報告によると，アメリカでの分娩後出血の発生率は2世代で2.0％と2.6％

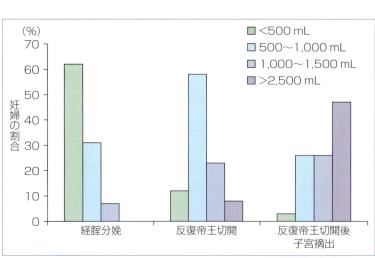

図41-1 経腟分娩時，反復帝王切開時，反復帝王切開後子宮摘出時の出血量
(Data from Pritchard, 1962)

表 41-1 母体全血液量の算出方法

非妊娠時の全血液量[a]：

$$\frac{[身長（インチ）\times 50]+[体重（ポンド）\times 25]}{2}$$
$$=血液量（mL）$$

妊娠時の全血液量：
- 平均的な血液量増加は，非妊娠時の 30～60％である．
- 血液量は妊娠週数とともに増加し，おおよそ妊娠 34 週で一定となる．
- ヘマトクリット値の基準値は，通常 30～40％である．
- 多胎妊娠では，平均的な血液量増加は 40～80％である．
- 妊娠高血圧腎症では，平均的な血液量増加が少なく，その量は重症度に反比例する．

多量出血した場合の分娩後の血液量：
- 輸液・輸血による蘇生により，速やかに非妊娠時の全血液量に戻る．
- 妊娠時の全血液量に戻ることはない．

[a] 全血液量や出血量を算出する公式は，^{51}Cr を標識した赤血球を使用した 100 人以上の妊婦から考えられた．

（Data from Hernandez, 2012）

表 41-2 産科出血：原因および素因，罹患しやすい患者

異常な胎盤形成
- 前置胎盤
- 胎盤早期剝離
- 癒着胎盤（楔入胎盤，嵌入胎盤，穿通胎盤）
- 異所性妊娠
- 胞状奇胎

産道の損傷
- 切開および裂傷
- 鉗子・吸引分娩
- 帝王切開，帝王切開後子宮摘出
- 子宮破裂
  - 瘢痕のある子宮
  - 多産婦
  - 過強陣痛
  - 分娩停止
  - 子宮内操作
  - 中位鉗子での内回転
  - 骨盤位牽引術

素因
- 肥満
- 産後の多量出血の既往
- 32 週未満の妊娠
- 敗血症
- 妊娠高血圧症候群，子癇

罹患しやすい患者
- 慢性腎機能障害
- 体格の小さい妊婦

子宮弛緩
- 子宮の過伸展
  - 巨大児
  - 多胎
  - 羊水過多
  - 凝血塊貯留
- 分娩誘発
- 麻酔，鎮痛
  - ハロゲン化吸入麻酔
  - 血圧低下時の伝導麻酔
- 陣痛・分娩の異常
  - 急速遂娩
  - 遷延分娩
  - 陣痛促進
  - 絨毛膜羊膜炎
- 子宮弛緩の既往
- 出産歴：初産，多経産

凝固障害（その他の原因を増強させる）
- 大量の輸血
- 胎盤早期剝離
- 敗血症
- 重症の妊娠高血圧腎症
- 急性脂肪肝
- 抗凝固療法の施行
- 先天性凝固障害
- 羊水塞栓
- 子宮内胎児死亡後の娩出遅延
- 人工中絶（生理食塩水を用いた）

しかないといわれていた（Berg, 2009）．同様のことが他の報告でもいわれている（Kramer, 2013；Mehrabadi, 2013；Patterson, 2014）．

■ リスク

多くの臨床的状況が産科出血のリスクを高める．表 41-2 では，出血が妊娠中，分娩時，分娩後を通して，どの時期にも起こりうることが示されている．したがって，産科出血では妊娠週数を記載するべきである．妊産婦死亡の原因の一部を図 41-2 に示す．

■ 出血の時期

◆ 分娩前出血

産科出血は，**分娩前**には前置胎盤や胎盤早期剝離，**分娩後**には最も一般的な原因である子宮弛緩や産道裂傷に分類するのが慣習的である．しかしながらすべての妊婦でこれらの分類が当てはまるわけではなく，出血の原因と妊娠週数を具体的にあげるほうが理にかなっている．

妊娠中どの時期に出血が起こるかは，出血の原因を知る手がかりになるかもしれない．妊娠前半の出血の多くで流産や子宮外妊娠が原因であることは，第 18 章，第 19 章で説明されている．本章では，胎外生育可能な生存児が存在する妊娠を取り扱う．**このような場合，早急なアセスメントを行う際に，母体の出血による胎児への有害な影響を常に考えるべきである．**

少量の腟への出血は，分娩中に一般的に認める．この"産徴"は，小さな血管の裂傷を伴う，子宮頸管の展退と開大の結果である．しかしながら子宮頸管より上方からの出血は，面倒である．産道のすぐ近くに存在する前置胎盤の剝離からかもしれないし，胎盤早期剝離や子宮裂傷からかもしれない．一部の女性，特に前置胎盤の症例では，子宮頸部静脈瘤から出血を認めることがある（O'Brien, 2013）．まれなものとしては，臍帯卵膜付着で子宮頸部の上に胎盤の血管が存在する**前置**

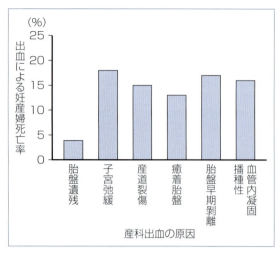

図 41-2　産科出血の原因別の妊産婦死亡率
各々で異なる定義を使用しているため，比率は近似値である．
(Data from Al-Zirqi, 2008; Berg, 2010; Creanga, 2015; Zwart, 2008)

血管からの出血かもしれない．この場合，破水する臍帯血管が破綻する恐れがあり，胎児にとって重篤な出血となる（Swank, 2016）．

妊娠満期に近づいた妊婦の多くでは，子宮からの出血の原因はわからず，いずれ無症候性の出血は止まり，分娩しても明らかな原因はわからないままとなる．このような症例のほとんどは，おそらくわずかな胎盤辺縁の剥離が原因なのであろう．**それにもかかわらず，分娩前から出血を認める妊娠は，たとえ出血が止まり，超音波検査で前置胎盤が除外されたとしても，有害な転帰をきたすリスクは高いままである．**

妊娠中期の出血はいくつかの有害な事象と関連する．カナダの周産期ネットワークでは，妊娠22～28週で出血を認めた妊婦806人について報告した（Sabourin, 2012）．同定された出血の原因では常位胎盤早期剥離（32％），前置胎盤（21％），子宮頸部からの出血（6.6％）の頻度が高く，1/3の症例では原因は見つからなかったとしている．全妊婦の44％は，妊娠29週以前に分娩に至った．スコットランドの68,000人以上の女性を対象とした報告では第1三半期後からの分娩前出血の発生率は11％だった（Bhandari, 2014）．これらの女性は，早産，誘発分娩，出産後出血のリスクが有意に高かった．

◆ **分娩後出血**

多くの場合，分娩後出血の原因は明らかにすることが可能であり，また，明らかにしなければならない．頻度の高い原因は，胎盤剥離面からの出血を伴う子宮弛緩か，産道の外傷か，もしくはその両方である．分娩後出血は通常見てすぐにわかるものであるが，例外として，子宮内腔や腟内への血液貯留，および腹腔内または後腹膜出血を伴う子宮破裂が重要である．そのほかに鑑別すべきは，広範な外陰部または腟壁の血腫である．初期評価として，子宮弛緩と産道裂傷を鑑別するため，産道下部の精査，子宮収縮の評価を行う．子宮弛緩は，双手診において子宮が触知しづらく柔らかく，子宮のマッサージで凝血塊や血液が圧出されることにより，診断される．

子宮が硬く，収縮良好であるにもかかわらず出血が持続する場合には，出血の原因は産道裂傷からであることが多い．さらに出血が鮮血な場合は，動脈性の出血を示唆している．**出血源が産道裂傷であることをはっきりさせるためには，腟や子宮頸管，子宮の視診を注意深く行う必要がある．**時に，出血が子宮弛緩と産道の外傷の両方による場合がある．特に，鉗子分娩や吸引分娩による分娩後である．十分に伝達麻酔を行ったうえで観察を行う．産道下部の裂傷がなく，子宮も収縮しているにもかかわらず，さらに子宮頸管より上方からの出血が持続する場合には，子宮裂傷を除外するために，子宮の用手的な検索を行う（Kaplanoglu, 2016）．これは，足位内回転術後や骨盤位牽引術後，また帝王切開後の経腟分娩後では，ルーチンに施行したほうがよい．

遅発性の分娩後出血は，分娩後24時間以上経ってからの出血を示す．このような出血は妊婦の1％に認められ，危険な状況になることもあり，第37章（ACOG, 2017d）で述べられている．

■ **出血量の推定**

上述したように，出血量の推定は，不正確であり，特に大量出血の場合はなおさらである．分娩後出血は，突然の大量出血ではなく，しばしば持続的な出血として生じる．もし子宮弛緩が持続すれば，ある瞬間は出血量が中等度であるようにみえるかもしれないが，最終的には重症な循環血液量の低下まで出血が持続する．会陰切開や腟壁裂傷からの出血は，軽度～中等度におさまる．しかし，絶え間ない出血は，比較的早急に大量出血に

つながることもありうる．場合によっては，胎盤娩出後に血液が腟へと流出せずに子宮内腔に貯留し，1,000 mL 以上の貯留した血液により子宮が膨張することもある．そのほか，分娩後の子宮のマッサージで，子宮底部と間違えて，腹部脂肪の塊をマッサージしてしまうことがある．

これらのすべての要因により，いつも出血量の過小評価につながる．出血の影響は，母体の非妊娠時の全血液量と，前述した妊娠中に増加する血液量に依存している．このような理由や，またその他の理由により，血液量減少はかなり遅くまで気づかれない．**分娩後出血の危険な特徴として，大量出血して初めて，脈拍数と血圧の中等度以上の障害がみられるようになることである**．正常血圧の妊婦では，出血した直後はカテコールアミンが分泌され，やや高血圧になることがある．さらには，妊娠高血圧腎症の妊婦では，かなりの血液量減少があるにもかかわらず，"正常血圧"であるかもしれない．

ある一定の条件下では，妊娠中に増加する血液量が予想されるより少ないため，出血の影響を受けやすいことがある．このような状況は，体格の小さな妊婦で最もよくみられる．このような妊婦では，体格に見合った血液量増加しか認めないためである．重症の妊娠高血圧腎症や子癇の妊婦も，しばしば正常な血液量増加を認めないため，出血の影響をより受けやすい．特に Zeeman ら（2009）は，**子癇の妊婦では，たった 10 % しか非妊娠時からの血液量増加を認めないと報告している**（第 40 章参照）．三つ目の例としては慢性腎不全の妊婦であり，妊娠中の血液量増加が中等度〜重度に抑えられる（第 53 章参照）．**このようなハイリスク妊婦において大量出血が疑われた場合には，疑われた血液量減少に対し，電解質輸液や血液を速やかに投与する**．

子宮弛緩

■ 分娩第 3 期の管理

最も頻度の高い産科出血の原因は，分娩後に十分な子宮収縮が起こらず，胎盤剥離部の血管からの出血を止めることができないことによる．胎盤が剥離し始める分娩第 3 期には，多少の出血は避けられないことがある．胎盤が剥離する場合は，胎盤が完全に娩出されるまで胎盤剥離部からの出血が速やかに腟内に流出する（Duncan 様式）か，胎盤と子宮内膜面の間に貯留する（Schultze 様式）かのどちらかである．胎盤剥離徴候がみられた後に子宮が十分に収縮していない場合は，子宮をマッサージする必要がある．牽引した臍帯がたるんでくることが胎盤剥離の徴候である．**重要なこととして，臍帯を牽引して胎盤の剥離・娩出を行うと，特に子宮が弛緩している場合には，子宮内反症を引き起こす可能性がある**．

胎児娩出後にかなりの量の出血が持続し，かつ胎盤が部分的もしくは全体的に付着したままであれば，胎盤用手剥離が必要である（Cummings, 2016；Frolova, 2016）．この手技を行うためには十分な鎮痛を行い，手技は清潔野で行う必要がある．手技に関しては図 41-3 に示すように，片方の手の指先を子宮壁と胎盤の間に挿入し，前方を一掃するように子宮の胎盤をはがす．胎盤を娩出後，遺残した卵膜を注意深く脱落膜より剥離する．必要であればリング状の鉗子を用いる．ガーゼをくるんだ手で子宮内腔をぬぐう方法もある．胎盤用手剥離後はアンピシリンまたはセファゾリンの抗菌薬投与が勧められている（WHO, 2015）．

胎盤娩出後には，子宮が良好に収縮しているかを確認するために，子宮底部を常に触診すべきである．子宮収縮が不良の場合，力強く子宮底部のマッサージを行うことで，子宮弛緩による分娩後出血を防ぐことが通常できる（Hofmeyr, 2013）．同時に，1,000 mL の電解質輸液に 20 単位のオキシトシンを混入し，10 mL/分（200 mU/分）の速度で静脈内投与することが効果的である．より高濃度の投与は，あまり効果的でない（Tita, 2012）．オキシトシンを希釈せずに使用すると，重篤な低血圧や不整脈を起こすことがある．

■ 危険因子

リスクが知られている多くの妊婦では，分娩に先立ち，子宮弛緩を少なくとも予測はできる．しかしある研究では，帝王切開後に子宮弛緩を生じた妊婦の半分までに，危険因子が認められなかった（Rouse, 2006）．表 41-2 にある各因子の子宮弛緩に対するリスクの高さは，文献によりばらつきがある．**初産婦と経産回数の多い妊婦は危険因子である**（Driessen, 2011）．分娩後出血の発生率

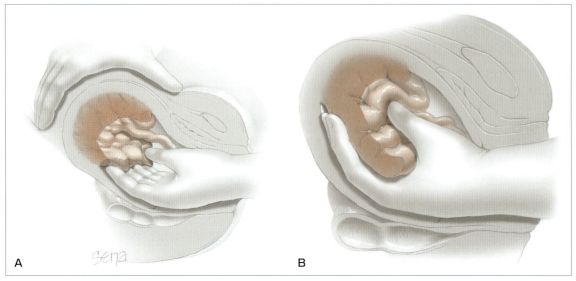

図41-3　胎盤用手剥離
A. 一方の手で子宮底部を把持する．もう一方の手は子宮内腔に挿入し，胎盤辺縁から拭くようにして，指を奥へ進める．
B. 胎盤を剥離したら，把持して取り出す．

は，経産回数の少ない妊婦で0.3％であるのに対し，経産回数が4回以上になると1.9％に増加し，7回以上では2.7％になる（Babinszki, 1999）．**過伸展した子宮**は分娩後に筋緊張が低下する傾向にある．そのため，巨大児や多胎，羊水過多の妊婦も子宮弛緩の高いリスクとなる．**陣痛の異常**も子宮の弛緩を起こしやすい傾向があり，**過強陣痛**や**微弱陣痛**が含まれる．同様に，プロスタグランジンやオキシトシンを用いた**分娩誘発**あるいは**促進**も子宮弛緩が起こる可能性が高い（Driessen, 2011）．出血の頻度は，分娩第3期の延長とともに増加する（Frolova, 2016）．最後に，**分娩後出血の既往**のある妊婦は，次の分娩で繰り返すリスクがある．

■ 評価と管理

分娩直後の出血では，注意深く視診を行い，産道裂傷を除外する．遺残した胎盤組織から出血が生じる可能性もあるため，分娩後の胎盤の観察をルーチンにすべきである．もし胎盤に欠損部が認められたら，子宮を用手的に検索し，遺残した組織を除去する．時には，**副胎盤**の遺残も分娩後出血の原因となることがある（第6章参照）．産道裂傷や子宮弛緩の原因を検索している間は，子宮のマッサージを行い，子宮収縮薬を投与する．

◆ 子宮収縮薬

分娩後の子宮の収縮を促す方法には，さまざまなものがある（第27章参照）．子宮収縮を確実に行い，分娩後出血を**予防**するために，これらのいずれかを日常的に選択し施行している．これらの方法のほとんどは，子宮弛緩の**治療**としても使用されている．加えて，多くの臨床試験が子宮弛緩の予防と治療の結果を組み合わせてしまっているため，これらの試験結果を評価するには問題が多い．たとえば，**オキシトシン**は70年以上使用されてきており，多くの場合，胎盤娩出後に静脈内投与もしくは筋肉内注射を行っている．しかし，どちらの投与方法が優れているかは示されていない（Dagdeviren, 2016）．オキシトシンやその他の子宮収縮薬を予防的に投与することで，多くの子宮弛緩を防いでいるのであろう．

子宮弛緩予防のためにエルゴタミン誘導体は何世紀にもわたり使用されてきた．オキシトシンや他の薬剤を使用しても子宮弛緩が継続する場合は，第2選択薬としてエルゴタミン誘導体が使用される．エルゴタミン誘導体にはメチルエルゴノビン（メテルギン）やエルゴノミンがある．現在では唯一メチルエルゴノビンだけがアメリカで製造されている．非経口的に投与すると，速やかに強直性の子宮収縮を起こし，約45分間効果を認

める（Schimmer, 2011）．一般的な投与方法は，どちらの薬剤も 0.2 mg の筋肉内注射である．メテルギンは，2～4 時間間隔で必要に応じ繰り返し投与することができる．**エルゴタミン製剤では，特に静脈内投与において，危険な高血圧を起こす可能性があると警告されている．妊娠高血圧腎症の妊婦では，特に危険である**．また重症の高血圧は，HIV 感染症に対しプロテアーゼインヒビターを併用している場合にもみられる．これらの有害事象を認めるにもかかわらず，オキシトシンと比較してエルゴタミン誘導体が優れた治療効果があるかどうかは，まだ定かではない．

　一つの薬剤が子宮弛緩に対し，抵抗性がある場合，異なる種類の薬剤を追加することができる．少なくとも二つの無作為化研究で，エルゴタミン誘導体-オキシトシン併用レジメンを扱っている．一つの研究はエルゴメトリンとオキシトシン併用レジメンとエルゴメトリン単独投与による産後出血の予防を比較する内容であった（Koen, 2016）．輸血の全体的な必要性は，併用レジメンで有意に低かった．ほかの研究でも，同様の成果が確認された（Şentürk, 2016）．

　過去 40 年間，子宮弛緩に対する第 2 選択薬として，プロスタグランジン E や F 製剤が使用されている．カルボプロスト・トロメタミン合剤（Hemabate）は，プロスタグランジン $F_{2α}$ の 15 メチル誘導体である．この製剤は，子宮弛緩に対する治療として承認されており，250 μg（0.25 mg）を筋肉内注射される．必要であれば，15～90 分間隔で，最大 8 回まで繰り返すことができる．観察研究では 88 ％が出血のコントロールが可能であったと示された（Oleen, 1990）．約 20 ％の妊婦で副作用を認めた．頻度の高い順に，下痢，高血圧，嘔吐，発熱，熱感，頻脈であった．その他の薬理学的な影響としては，気道や血管の収縮が認められる．したがってカルボプロストは，気管支喘息を合併する妊婦や羊水塞栓症を疑う妊婦では使用すべきではない．時折，カルボプロストを投与した妊娠高血圧腎症の妊婦で重症の高血圧を認めることがある．平均 10 ％の動脈血酸素飽和度の低下を引き起こすと報告されている（Hankins, 1988）．カルボプロストに対する相対禁忌には，腎臓，肝臓，および心臓疾患が含まれる（ACOG, 2017d）．

　プロスタグランジン E 製剤は，子宮弛緩の予防と治療に使用されている．ジノプロストンはプロスタグランジン E_2 製剤であり，2 時間ごとに 20 mg の坐薬を経直腸もしくは経腟的に投与する．典型的な下痢を引き起こすために経直腸投与で問題となる一方で，活発な腟への出血がある場合も経腟的投与が困難となる．低血圧は出血時に多く認められるため，低血圧患者への投与は禁忌とされることもある．静脈内投与を行うプロスタグランジン E_2 製剤としてはスルプロストンがあり，ヨーロッパでは使用されているが，アメリカにおいては使用できない（Schimitz, 2011）．

　ミソプロストール（**サイトテック**）は，合成プロスタグランジン E_1 アナログであり，子宮弛緩の予防および治療の双方に対し使用されている（Abdel-Aleem, 2001；Ugwu, 2016）．ほとんどの研究では予防に焦点を絞っており，相反する結論を認める．コクランレビューにおける Mousa ら（2014）の報告では，オキシトシンやエルゴタミン誘導体と比較しミソプロストールに有益性はないとしている．一方で，Derman ら（2006）は，分娩時 600 μg のミソプロストールの経口投与とプラセボを比較し，ミソプロストールを投与した群で出血の発生率が 12 ％から 6 ％に，重症の出血が 1.2 ％から 0.6 ％に低下したと報告した．しかしながらその他の研究では，Gerstenfeld ら（2001）が，分娩後出血の予防として使用した 400 μg のミソプロストールの経直腸投与はオキシトシンの静脈内投与よりも効果的ではなかったと結論づけている．またシステマティックレビューにおいて Villar（2002）は，分娩後出血の予防として分娩後にオキシトシンとエルゴタミン誘導体を投与することはミソプロストールを投与するよりも効果的であったと報告している（第 27 章参照）．ミソプロストールを用いて子宮弛緩を治療する場合，ACOG（2017d）は，直腸，経口または舌下で 600～1,000 μg の用量を推奨している．

◆ 子宮収縮薬に反応しない出血

　子宮弛緩に対する初期の処置を行った後も出血が持続する際には，速やかに，そして同時に以下の取り扱い手順を行う．

1. 子宮の双手圧迫を始める．この処置は簡単に行うことができ，持続する出血をほぼ抑えることができる（図 41-4）．この処置は，単に

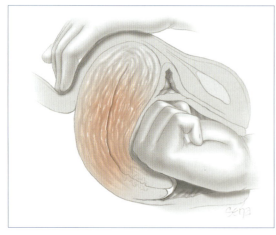

図 41-4　子宮弛緩に対する双手圧迫
一方の手の握りこぶしで，前腟円蓋を通して子宮前壁を圧迫し，もう一方の手で，腹壁の上から子宮を固定する．腹壁の上の手は，同時に子宮のマッサージも行う．

子宮底部のマッサージではない．一方の手で腹壁の上より子宮後壁をマッサージし，もう一方の手で握りこぶしをつくり腟内に挿入する．握りこぶしは，前腟円蓋を通して子宮前壁をマッサージし，同時に，両方の手の間で子宮を圧迫する．

2. 速やかに，分娩室に救急処置ができる産科チームを集合させ，全血もしくは赤血球濃厚液を依頼する．
3. 緊急で，麻酔科チームを要請する．
4. 少なくとも2本以上の太めの静脈内カテーテルを確保し，オキシトシンを混入した電解質輸液とともに血液製剤を投与する．フォーリーカテーテルを挿入し，持続的な尿量測定を行う．
5. 電解質輸液を急速に静脈内投与し，血液量の回復を促す．
6. 鎮静や鎮痛，麻酔をかけ，改めて十分な検索を行う．胎盤組織遺残や子宮の裂傷，子宮破裂を確認するため，子宮内腔を用手的に検索する．
7. 産道裂傷は見逃されやすいため，改めて子宮頸部と腟壁を徹底的に調べる．
8. もし依然として妊婦が不安定な状態であったり，出血が持続したりしているならば，輸血を行う．

この時点で，子宮弛緩以外の原因が除外され，血液量減少が改善されたにもかかわらず，出血が持続しているようであれば，その他の対策を考える．これらには出産経歴や次回の妊娠に対する希望，各々の対策に対する経験値など，いくつかの要素がかかわってくる．

• バルーンタンポナーデ

難治性の子宮弛緩に対する子宮内パッキングは，内出血（子宮内へ出血していても隠されてしまう状態）や感染に対する懸念から，好んで施行されなくなった（Gilstrap, 2017）．これらの懸念のいくつかを軽減する新しい方法が報告された（Sentilhes, 2016；Zelop, 2011）．一つは，30 mLのバルーンが付いた24〜30 Fのフォーリーカテーテル先端を子宮内腔に挿入し，バルーンを60〜80 mLの生理食塩水で膨らますという方法である．カテーテル先端は開口しているため，子宮内からの出血を持続的にドレナージできる．われわれはバルーンに50 mL以上を注入した際にバルーン破裂を経験したため，60 mLのバルーンを備えた34 Fのフォーリーカテーテルを使用している．出血がおさまれば，カテーテルは12〜24時間で抜去する．子宮内腔を充填するのに使用される同様の機器としては，Sengstaken-BlakemoreチューブやRuschカテーテル，ebbバルーン，condomカテーテルがある（Antony, 2017；Georgiou, 2009）．

子宮弛緩やその他の原因による出血に対して，特別な子宮内バルーンも開発が熱望されてきた．**Bakri**バルーンや**BT Cath**は，子宮内に挿入し膨らませることで子宮内腔を充填し，止血を行う（図41-5）．挿入する際には2〜3人の人を必要とする．まず1人目は，処置中経腹超音波を行う．2人目は，バルーンを子宮内に留置し，そのまま把持しておく．3人目は，バルーンに液体を注入し膨らませる．速やかに150 mL以上を注入し，さらに数分で計300〜500 mLまで膨らませ，止血を図る．約12時間後にバルーンを抜去することが推奨されている（Einerson, 2017）．

分娩後出血に対し，これらのバルーンを用いて管理を行った約150人の妊婦を対象とした前向き研究を行った（Grönvall, 2013；Kaya, 2016；Vintejoux, 2015）．分娩後出血の約1/4は子宮弛緩が原因であった．すべての原因に対する成功率は約85％であったと示されていた．バルーンタンポ

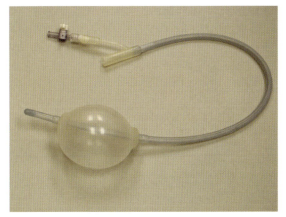

図 41-5　分娩後出血に対する子宮内 Bakri バルーン

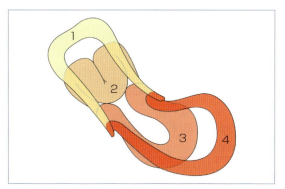

図 41-6　子宮内反症の段階的な重症度

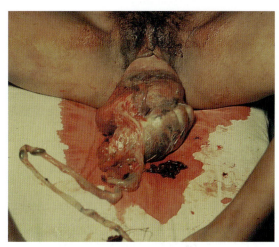

図 41-7　子宮内反症による妊産婦死亡
子宮底部の癒着胎盤による子宮内反症が原因で，失血により妊産婦死亡となった症例．自宅出産であった．

ナーデと子宮圧迫縫合の組み合わせも報告されている（Diemert, 2012；Yoong, 2012）．これらすべての治療で止血を行えなかった場合には，子宮摘出を含め，さまざまな外科的処置が必要となる．

◆ 外科的処置

子宮圧迫縫合や骨盤の動脈の結紮，経カテーテル動脈塞栓術，子宮摘出が含まれる．これらについては後述する．

子宮内反症

産褥の子宮内反症は，産科領域で直面する典型的な危機的出血の一つである．速やかに子宮内反症と診断し適切に管理しなければ，出血はしばしば多量となる．危険因子には，以下が単独もしくは組み合わさって，含まれる．①子宮底部の胎盤の付着，②子宮弛緩，③胎盤が剝離する**前**に行われた臍帯の牽引，④癒着胎盤を引き起こす，異常な胎盤形成．

これらのどの因子が原因かによって，子宮内反症の発生や重症度はさまざまである．図 41-6 には子宮内反症の段階的な重症度が示されている．最も悪いシナリオは，産道から子宮が突き出る完全子宮内反症である（図 41-7）．

子宮内反症の発生率は，経腟分娩の場合，約 2,000〜2 万分娩に 1 例とされている（Coad, 2017；Ogah, 2011；Rana, 2009；Witteveen, 2013）．パークランド病院での発生率は，2,000 分娩に 1 例より高い．これは，臍帯の牽引を単独で行って胎盤娩出を行ったり，胎盤が剝離したという確信が得られる前に行ったりすることをやめさせている方針であるにもかかわらず，である．胎盤の剝離徴候がみられた**後**に臍帯を牽引するという**分娩第 3 期の積極的な管理をすること**が，子宮内反症の可能性を増加させるかどうかは，明らかではない（Deneux-Tharaux, 2013；Gülmezoglu, 2012；Prick, 2013）．

■ 認識と管理

速やかに子宮内反症と認識することで，迅速な決断ができ，良好な結果を得られる（Furukawa, 2015b）．診断が遅れた場合，おそらく出血の持続が産道の精査をするきっかけとなる．完全子宮内反症は通常容易に診断できるが，不完全子宮内反症では子宮筋腫と間違えることがあり，このような場合，超音波検査法が鑑別に有用である

(Pan, 2015；Smulian, 2013)．多くの場合，急激で生命を脅かす大量出血を認め，1/4の症例では輸血が必要となる（Coad, 2017）．

いったん，いかなる程度でも子宮内反症を認めたら，緊急にそして同時に，いくつか手順を実施しなければならない．

1. 速やかに，産科医や麻酔科医を含め，人を呼び集める．
2. 必要になりそうな場合は，分娩室に輸血用の血液を取り寄せる．
3. 妊婦が，緊急に全身麻酔が可能かどうかを評価する．太めの静脈内カテーテルを確保し血液製剤が到着するのを待つ間，血液量減少に対し急速な電解質輸液を開始する．
4. もし，直前に内反した子宮が完全には収縮しておらず，かつ胎盤剥離していた場合は，子宮底部を手掌と手指で腟壁の長軸方向に押し上げることで，単純に整復可能なことが多い（図41-8）．固く広げた2本の指で，子宮底部の中心を上方へ押す．**指先で過剰な圧力を加えてしまい，子宮穿孔を起こさないように注意する．**
5. もし，胎盤が付着したままの場合は，子宮を胎盤とともに元の位置に戻すよう試みる．子宮を弛緩させ位置の矯正を行うために，テルブタリンや硫酸マグネシウム，ニトログリセリンのような子宮収縮抑制薬の静脈内投与が勧められている（You, 2006）．もし，これらで十分な弛緩が得られなかったら，即効性のハロゲン化吸入麻酔薬を投与する．子宮整復後に，胎盤を注意深く除去する．
6. 胎盤が付着した状態で，子宮を元の位置に戻せなかった場合，胎盤を剥離し，手順4に記載されているように，手拳もしくは手掌，手指で，伸展した子宮頸部を通して内反した子宮底部を押し上げる．
7. いったん子宮が正常の位置に戻ったら，子宮収縮抑制薬の投与を中止する．その後オキシトシンを投与し，次いで子宮弛緩の項目で説明したその他の子宮収縮薬を投与してもよいかもしれない．一方，子宮収縮が良好になるまではさらなる出血を抑えるため，子宮双手圧迫を行いながら，子宮を正常な解剖学的位置に保持する（図41-4）．そして，再度内反

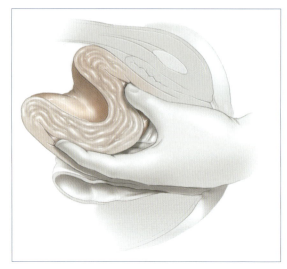

図 41-8　不完全子宮内反症の整復
不完全子宮内反症は，腹壁の上の手からクレーター様の陥凹として触診される．子宮底部を徐々に上方に押し上げる．

が起こらないかどうかを，経腟的に確認し続ける．Bakriバルーンは子宮が正常な位置を維持するよう使用される（Haeri, 2015；Ida, 2015）．

■ **外科的介入**

多くの場合，上述した用手的な整復方法を行えば，子宮は正常の位置に戻ることができる．しかし時折，用手的な整復が成功しないことがある．一つの理由として，子宮収縮輪があげられる．この場合，開腹手術は必須である．ただし手術時の解剖学的位置は，図41-9 に示すように，通常と異なり注意を要する．子宮収縮抑制薬を使用し，同時に子宮を下方から押し上げ，上方から引っ張ることで，子宮が正常な位置に戻る．無傷性の鉗子で左右の円靱帯を把持し上方に牽引する方法は，有用であるかもしれない（**Huntington手術**）．また内反した子宮底部に牽引用の縫合糸をしっかりかけたり，組織用の鉗子で子宮底部を把持したりすることも補助となるかもしれない．しかしながら，これらは技術的に難しい．もし，子宮収縮輪により子宮が変わらず正常の位置に戻らなければ，収縮輪を通るよう子宮後壁に縦切開を加え（**Haultain切開**），子宮収縮輪による子宮の固定を解除する．内腔から子宮底部を露出し，内反した子宮を整復する（Sangwan, 2009）．子宮が正常の

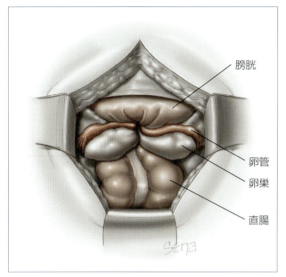

図41-9　開腹所見でみられる，完全子宮内反症の解剖学的位置

位置に戻った後は，子宮収縮抑制薬の投与を中止し，オキシトシンやその他の子宮収縮薬を投与したうえで，子宮切開創を縫合する．その後の妊娠や陣痛・分娩の際に，この子宮後壁の切開部が離開するリスクは不明である．さらなる説明と考察は，「Cunningham and Gilstrap's Operative Obstetrics」第3版（Zahn, 2017）を参照．

場合によっては，子宮が正常に戻ったほぼ直後に，再度内反することがある．この問題が生じた場合は，再度内反を予防するために，子宮圧迫縫合を行う（Matsubara, 2009；Mondal, 2012）．時には，分娩後数週間たってから，慢性的な産褥の子宮内反症が明らかになることもある．

産道の損傷

出産時には，常に産道の損傷がつきものである．産道には子宮や子宮頸部，腟壁，会陰部が含まれる．陣痛や分娩中に生じる損傷は，小粘膜の裂傷から，生命を脅かす大量出血や血腫を引き起こす裂傷にまで及ぶ．

会陰・腟壁裂傷

ACOG（2016b）によれば，経腟分娩時，最大で80％の女性になんらかの裂傷を認めている．裂傷は下部生殖管に沿い，近位または遠位に生じる．

最初に，尿道付近の腟前壁に生じる小さい裂傷は，比較的よく起こる．これらはしばしば表面のみで，出血はほとんどないが，時折止血のための縫合を要する．同部位に広範囲の修復が必要なほどの大きな裂傷を生じた場合には，短期間ではあるが排尿困難となることがあり，膀胱カテーテルを留置する必要がある．

深い会陰裂傷は，腟円蓋から腟口までの外側1/3に種々の程度の損傷を伴っていることが多い．なかには，損傷が肛門括約筋まで広がったり，腟壁からさまざまな深さをもって広がったりする．これらの会陰部裂傷の修復は第27章で詳述されている．

腟円蓋から中1/3もしくは内側1/3を含む裂傷は，会陰もしくは子宮頸部の損傷を伴っていることが多い．徹底的な視診を行わない限り，これらはときどき見逃されてしまう．上方に伸びている腟壁裂傷は，通常は縦方向である．腟壁裂傷は自然分娩でも起こるが，器械分娩でより生じやすい．ほとんどが深部組織まで達するため，通常大量出血を引き起こすが，適切な縫合による修復でコントロール可能である．このためには，有効な鎮痛・麻酔，明瞭な視野の確保，適切な補助，出血に対する確実な補正が必須である．

広範囲にわたる腟壁裂傷や頸管裂傷は，後腹膜への出血や腹膜の穿孔，出血がないかを注意深く検索しなければならない．また，子宮内を精査することで，子宮の裂傷または破裂を鑑別できると考えられている（Conrad, 2015）．腹膜穿孔または子宮破裂が強く疑われる場合，開腹手術を検討する（Rafi, 2010）．後で説明するように，画像化と塞栓術は，巨大な後腹膜血腫の治療に適していると考えられる．

子宮頸管裂傷

子宮頸部の浅い裂傷は，注意深い視診により，経腟分娩の半分以上にみられる．これらの多くは0.5cm未満であり，めったに修復を必要としない．深い裂傷はほとんど認められていないが，ただ気づかれていないだけなのかもしれない．子宮頸管裂傷が把握されているかどうかの偏りにより，裂傷がどのくらい発生するかという報告にもばらつきがある．たとえば，Consortium on Safe Labor databaseによる詳細な検査において，子

宮頸管裂傷の発生率は，初産婦で1％，経産婦で0.5％であった（Landy, 2011）．しかし，イスラエルの妊婦81,000人以上を対象とした研究では，すべての子宮頸管裂傷の発生率はわずか0.16％であった（Melamed, 2009）．子宮頸管裂傷は，吸引または鉗子分娩などの器械分娩により発生する可能性がより高くなる（Fong, 2014）．

子宮頸管裂傷は，出血を生じたり，裂傷が広がったりしていなければ，通常問題となることはない．まれに，子宮頸部が全体的もしくは部分的に，前方や後方，側方の腟円蓋部から断裂する**腟断裂**を生じることがありうる．その他のまれな損傷としては，子宮腟部全体が剝離してしまう，**環状もしくは円形の剝離**がある．これらの損傷は，子宮口が完全には全開大していないうちに，鉗子葉を子宮頸部の上から使用した鉗子分娩に引き続いて生じる．時には，子宮頸管裂傷が子宮下部まで延長し，子宮動脈やその主要な分枝を巻き込むことがある．腹膜腔まで広がることもある．重症の裂傷は通常外出血や血腫として現れることが多いが，時折それを疑えないこともありうる．イスラエルの研究によると，子宮頸管裂傷を認めた妊婦の約11％が輸血を必要としていた（Melamed, 2009）．

時折，腫脹した子宮頸部の前唇が，児頭と母体の恥骨結合の間で圧縮されることがある．これは通常，ほとんど影響がなく，自然に解決される．まれに，これにより重度の虚血を生じると，子宮頸部の前唇は壊死し，残りの子宮頸部から離断する．

外陰部裂傷の場合と同様に，手術室に移動することで，子宮頸管裂傷を正確に診察することができる．助手は子宮に下向きの圧力をかけ，術者は鉗子で子宮頸部を弱く牽引する．第2助手は，直角の腟壁リトラクタまたはBreiskyの腟リトラクタを使用することで，さらに良好な視野を展開することができる．吸引装置を使用することも視野の展開に役立つ．

通常1，2 cmの子宮頸管裂傷は，出血を認めない限りは，修復を行わない．そのような裂傷はすぐに治癒し，裂傷が治癒した際には，以前のお産を示すかのように子宮頸部が不整となったり，時には外子宮口が放射状の外観となる．

深い子宮頸管裂傷は通常，外科的修復を必要と

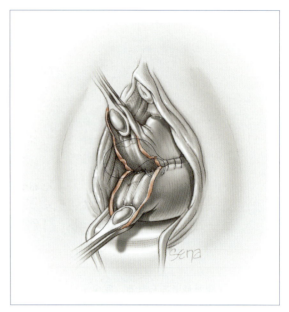

図41-10 適切な視野での，子宮頸管裂傷の修復
裂傷の頭側端から，吸収糸で連続縫合を行う．

する．裂傷が子宮頸部に限局しているか，多少腟円蓋部に広がっている程度であれば，図41-10に描かれているように，子宮頸部を牽引し縫合することで，十分に修復可能である．子宮頸管裂傷を修復している間は，同時に併発した腟壁裂傷または会陰切開による出血を止めるように，ガーゼパックにより充塡する．出血は通常，裂傷の頭側端から認められるため，はじめの縫合は2-0クロミックまたはポリグラクチンを用いて，頭側端の直上の組織にかける．その後，結節縫合か連続縫合のいずれかで，尾側のほうに向かって直列に縫合していく．もし裂傷が子宮体部にまで至り，出血が持続する場合には，後述するような方法を用いて止血する必要がある．

■ 産褥血腫
◆ 分類とリスク

骨盤血腫は，分娩に引き続きさまざまな解剖学的部位に発生しうる．産褥の血腫は，解剖学的に外陰部血腫，外陰腟血腫，傍腟壁血腫，後腹膜血腫に分類される．外陰部血腫は，腟前庭球もしくは内陰部動脈の分枝から起こる．内陰部動脈からは下直腸動脈や会陰動脈，陰核動脈が分岐する（図41-11）．傍腟壁血腫は，子宮動脈下行枝から起こる．場合によっては，骨盤隔膜筋膜の上方で

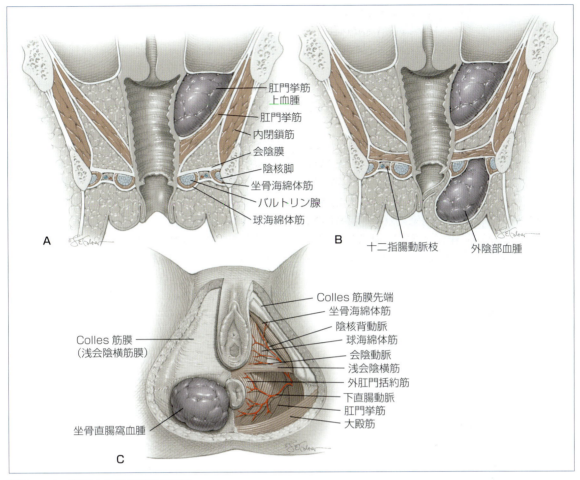

図 41-11　産褥の血腫の種類の図解
A．冠状断：肛門挙筋上血腫，B．冠状断：外陰部血腫，C．会陰からの断面：会陰部の解剖，および坐骨直腸窩血腫．
（Reproduced with permission from Cunningham FG: Genital tract lacerations and hematomas. In Yeomans ER, Hoffman BL, Gilstrap LC III, et al (eds): Cunningham and Gilstrap's Operative Obstetrics, 3rd edition. New York, McGraw-Hill Education, 2017a）

血管が傷つき，肛門挙筋上血腫に進展することもある．これらは腟管上部に広がり，腟管の内腔をほとんど塞いでしまう．出血が持続すると後腹膜のほうへ広がり，鼠径靱帯の上に触知可能な腫瘤を形成する．上行結腸の後方をさらに進展し，右結腸曲まで至ることもある（Rafi, 2010）．

産褥血腫のリスクは，腟または会陰部の裂傷，会陰切開，器械分娩が含まれる（Iskender, 2016）．いずれの血腫も，裂傷に関連した血管の伸展および破綻に続いて発症することがある（Nelson, 2012）．これは，鉗子分娩で特に当てはまる可能性がある．時に，血液凝固異常と関連している場合もある．

◆診　断

会陰部，外陰部および腟壁血腫は急速に増大し，しばしば強い疼痛を引き起こすことがある（図 41-12）．さまざまな大きさの緊満した，軟らかい腫瘤が急速に増大し，それが腟内腔で増大し，上皮は出血斑を形成する．傍腟壁血腫は，発生直後だと見逃してしまう可能性がある．しかし骨盤の圧迫感や疼痛，といった強い徴候を認めるときには，迅速に評価をするべきである．その他の血腫は，血液量減少による症状を認めるまで，発見されないかもしれない．肛門挙筋上に広がる場合，血腫が腟傍結合組織を上方へ進展し，広間膜前葉と後葉の間に至る．この血腫は，腹部の触診で触知できるようになったり，血液量減少を認め

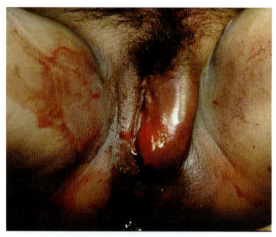

図41-12 腟壁裂傷に伴う，外陰部血腫
左側に腟壁裂傷に伴う，外陰部血腫が認められる．急性妊娠脂肪肝による消費性凝固障害の妊婦において，経腟分娩に引き続き生じた．

るようになったりするまで，発見が遅れることがある．超音波検査法やCTによる画像診断は，診断に有用である（Cichowski, 2017；Kawamura, 2014；Takeda, 2014）．

◆臨床的指針と管理

小さな血腫はしばしば残存し，最小限の拡張を示す．また，拡大している血腫の上部に存在している組織は，圧力による壊死により破裂する可能性がある．大量の出血が継続する場合もあれば，血腫が大きな凝塊となり古い血液となり排液される場合もある．腟内腔を含み，肛門括約筋の上部まで血腫が拡張する場合は，後腹膜で大量出血を認め，時に致死的になることがある．少数ではあるが，産後2週間で出血を起こす例も報告された（Cunningham, 2017a）．

外陰腟血腫は，大きさや分娩からの期間，広がりにより管理方法を検討する．止血された中〜小サイズの血腫は，吸収されることが予期される．しかし疼痛が強い場合や血腫が増大し続ける場合は，外科的診察を行うことが望ましい．**大きな産褥の血腫に伴う出血量は，臨床症状から推定される出血量よりもかなり多いことがほとんどである**．血液量減少を認めることも多く，外科的修復が必要な際に輸血が必要となることもしばしばある．

修復の際は，最も腫脹している部分を切開し，血液や凝血塊を排出したうえで，出血部位を結紮

する．さらに血腫が存在した腔を吸収糸でマットレス縫合し，閉鎖する．しばしば出血部位が認められないこともある．その場合は血腫の排出された腔を外科的に閉鎖し，腟内を12〜24時間圧迫充塡する．肛門挙筋上血腫の治療はより難しい．外陰部や腟壁を切開し血腫を排出することも可能であるが，出血が持続する場合には開腹手術または画像下塞栓術が勧められる．

カテーテル動脈塞栓術は，産褥の血腫に対する管理としては広く普及している．特に肛門挙筋上血腫，後腹膜血腫における治療として使用されている．初回治療として，もしくは血腫に対する外科的処置がうまくいかなかった場合や，外科的処置が困難な場合の二次的治療として使用される（Distefano, 2013；Lee, 2012；Poujade, 2012）．腟壁血腫に対するBakriバルーンの使用も報告されている（Gizzo, 2013；Grönvall, 2013）．また再発肛門挙筋上血腫に対しては超音波検査ガイド下のドレナージによる治療も報告されている（Mukhopadhyay, 2015）．

■子宮破裂
◆素　因

子宮破裂は，しばしば重症となることがある．子宮破裂には，無傷であるかもしくは瘢痕のない子宮に起こる**原発性**のものと，過去に施行した子宮切開や損傷，子宮奇形に関連して起こる**続発性**のものがある．子宮破裂の病因について，**表41-3**に示す．重要なことは，これらの病因の各々がどれくらい子宮破裂の原因になっているかが，過去50年の間に著しく変化しているということである．特に1960年以前には，帝王切開率が現在よりはるかに低く，多産婦も多かったため，原発性の子宮破裂が圧倒的に多かった．1990年代には，帝王切開が増加し，特にこのような女性がその後分娩を試みることが多かったため，既往帝王切開瘢痕部が原因の子宮破裂が目立つようになった（Gibbins, 2015；Mone, 2016）．しかしながら，近年は既往帝王切開の女性が分娩を試みる情熱が薄れてきたため，2種類の子宮破裂の発生率の傾向が再び変化している．1,500万人以上の女性における3,942例の子宮破裂の研究において，既往帝王切開が原因となった患者は約半数が死亡した（Yao, 2017）．2009年から2016年までにパーク

表 41-3　子宮破裂の原因

過去に子宮の損傷，子宮奇形が存在した場合（続発性）	今回の妊娠による子宮の損傷，異常（原発性）
子宮筋層に傷を加える手術： ・帝王切開，子宮切開 ・既往子宮破裂の修復 ・子宮筋層に傷を加える子宮筋腫核出術 ・卵管間質部の深い卵管角切除 ・子宮形成 同時に生じる子宮の損傷： ・器械を使用した流産処置（鋭的，吸引，掻爬，超音波） ・鋭的，鈍的外傷（性的暴行，自動車事故，銃弾，ナイフ） ・無症候性子宮破裂の既往 先天的なもの： ・双角子宮における小さな角への妊娠 ・結合組織の障害（Marfan 症候群，Ehlers-Danlos 症候群）	分娩前： ・持続的で，過強な，自然の子宮収縮 ・分娩誘発（オキシトシン，プロスタグランジン） ・羊水注入（生理食塩水，プロスタグランジン） ・子宮内圧カテーテル挿入による子宮穿孔 ・外傷（鋭的，鈍的） ・外回転術 ・子宮筋の過伸展（羊水過多，多胎妊娠） 分娩中： ・後続児の内回転術 ・困難な鉗子分娩 ・急速で，不安定な陣痛，分娩 ・骨盤位牽引術 ・子宮下部を伸展させる胎児奇形 ・分娩中の子宮への強い圧迫 ・困難な胎盤用手剝離 後天的なもの： ・癒着胎盤 ・妊娠性絨毛疾患 ・子宮腺筋症 ・後傾子宮

ランド病院で 40 例の破裂がみられたが，15 例（37％）が原発性，25 例（63％）が続発性であった（Happe, 2017）．

前述した既往帝王切開に加えて，その他子宮筋層に傷を加える過去の手術や操作も，子宮破裂のリスクに含まれる．たとえば，子宮内膜掻爬や子宮穿孔，子宮内膜アブレーション，子宮筋腫核出術，子宮鏡下手術である（Kieser, 2002；Pelosi, 1997）．Porreco ら（2009）による研究では，帝王切開の既往のない妊婦 21 人のうち，7 人が過去に子宮の手術を受けていた．

先進国における子宮破裂の発生率は，4,800 分娩当たり 1 例と報告している（Getahun, 2012）．ノルウェーでは過去 40 年間で，子宮破裂の発生率は約 1,560 分娩当たり 1 例と，著しく増加したと報告している（Al-Zirqi, 2016）．原発性の子宮破裂の頻度は，おおよそ 10,000 〜 15,000 出生に 1 例である（Porreco, 2009）．子宮破裂が減少した一つの理由は，上述したように多産婦が減少しているからである．その他の理由としては，以前頻繁に行っていたオキシトシンによる過剰で適切でない子宮刺激を，ほとんど行わなくなったからである．Maggio ら（2014）は，モンテビデオ単位と続発性子宮破裂との間に関連性がないことを発見した．さらに，高用量オキシトシンレジメンと低用量オキシトシンレジメンを比較した最近の三つの試験では，子宮破裂率に差はなかった（Budden, 2014）．プロスタグランジンにオキシトシンを併用した誘発により，子宮破裂率が上昇する（Al-Zirqi, 2017）．パークランド病院ではプロスタグランジン E_1 による分娩誘発を行った妊婦では原発性の子宮破裂の頻度が異なった．

鈍的な腹部外傷は，子宮の破裂を引き起こす可能性がある．増大した妊娠子宮は，鈍的外傷に対し驚くほどの耐性があるものの，そのような腹部への外傷を被った妊婦では，子宮破裂の徴候を注意深く観察すべきである（第 47 章参照）．原発性の子宮破裂 13 例の研究では，外傷が原因の症例を 3 例認めた（Miller, 1996）．外傷性の子宮破裂は今日ではまれになっているものの，足位内回転術や胎児を足から外に引き出す牽引術，難しい鉗子分娩，骨盤位牽引術，水頭症のような異常な胎児発育を認める際には，外傷性の子宮破裂の原因となりうる．

子宮破裂の珍しい原因として，子宮奇形，多胎妊娠があげられる（Bankada, 2015；Tarney,

2013；Tola, 2014）．時折，破裂を引き起こす子宮筋層に，もともと脆弱性が存在することもある．例としては，解剖学的異常，平滑筋腫，腺筋症，脈絡膜癌，および Ehlers-Danlos 症候群のような結合組織欠損症があげられる（Arici, 2013；Nikolaou, 2013；Noh, 2013；Ramskill, 2014；Sun, 2016）．

◆ 発生機序

無傷である子宮で生じた分娩中の子宮破裂は，ほとんどの場合，薄くなった子宮下部に認める．破裂した裂け目が子宮頸部付近であると，しばしば横方向か斜めに広がる．広間膜に隣接する部位に裂創があれば，通常縦方向である．裂傷は主に子宮下部で生じるが，子宮体部へ向かって上方に広がったり，もしくは子宮頸部を通って腟へ向かい下方に広がることは珍しいことではない（図41-13）．時には，膀胱が裂ける場合もある．もし破裂した部位が十分に大きければ，子宮内容は通常腹腔内へ流出する．しかし，子宮内に胎児がしっかりと嵌入している場合は，胎児の一部のみが子宮から押し出されることがある．胎児の予後は，胎盤剥離の程度と母体の出血や血液量減少の程度に大きく依存している．場合によっては，子宮を覆う腹膜は無傷のままであり，出血が広間膜内に広がり，巨大な後腹膜血腫を引き起こすことがある．

子宮手術や，子宮内操作既往のない症例の経腟分娩後に，垂直に広がり，大量出血を起こすような子宮内裂傷を時折経験する（Conrad, 2015）．これらの裂傷は通常，経腟的に観察できず，収縮した子宮にもかかわらず，出血のコントロールが困難な場合の子宮摘出時にみられる．このような裂傷を伴う場合，多量の出血が生じ，両側の子宮動脈が結紮されるまで，出血量は減少しないことが多い．

◆ 管理と転帰

子宮破裂のさまざまな臨床症状とその管理は，第31章に詳しく説明している．CDCの最新の妊産婦死亡統計によると，子宮破裂は出血による死亡の約10％を占めるとされる（Creanga, 2015, 2017）．妊産婦罹患率には，出血をコントロールするため子宮摘出をする症例が含まれている．子宮破裂に関連した周産期罹患率や死亡率も高く，胎児に重度の神経学的障害が発症する症例を含んでいる（Gibbins, 2015；Porreco, 2009）．また子宮破裂を伴った母体肥満は，有害な新生児転帰の増加率と関連している（Yao, 2017）．

胎盤早期剥離

■ 病 因

分娩前に，部分的もしくは全体的に胎盤付着部の剥離を生じることがあり，これはラテン語で **abruptio placentae** と定義されている．直訳すると"胎盤が真二つに裂けること"を表し，臨床的特徴である突然の不測の出来事を意味する．長ったらしいためにほとんど使用されないが，**常位胎盤早期剥離**という言葉は最もよく表現されている．なぜならその言葉は，前置胎盤の剥離を除外しているからである．

胎盤早期剥離は，基底脱落膜内の出血から始まる．その後脱落膜は，子宮筋層に付着した薄い層を残して裂ける．その結果，脱落膜血腫ができ，隣接する胎盤の剥離と圧迫を引き起こす．多くの症例の原因が断定されている．動脈硬化により正常な機能が損なわれた栄養膜細胞の子宮筋層への浸潤は，胎盤早期剥離を合併した妊娠高血圧腎症と関連する場合がある（Brosens, 2011）．炎症もしくは感染も一因となることがある（Mhatre,

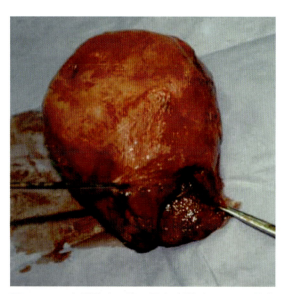

図41-13　自然陣痛に伴い子宮破裂がみられた子宮腔上部で切断された検体
子宮下部の左側壁が縦方向に裂けていた．

2016；Nath, 2007）．組織学的所見からは胎盤早期剥離の時期を推定することはできない（Chen, 2017）．

胎盤早期剥離は，おそらく脱落膜のらせん動脈の断裂に始まり，出血の拡大により胎盤後血腫を引き起こす．胎盤早期剥離の初期の段階では，まったく症状がない場合もある．胎盤が剥離し，出血が続いているとしても，まだ胎盤早期剥離が**全体的**なのか，**部分的**なのかはわからない（図41-14）．いずれの場合も卵膜と子宮との間に出血が生じ，最終的に子宮頸部に流れ**外出血**となったことを，遠回しに示しているだけである．時には，血液が付着したままの胎盤と子宮の間にせき止められ，**内出血**となり，診断が遅れることがある．この遅れにより，母体や胎児が非常に危険な状態となる．内出血では，消費性凝固障害の可能性も大きくなる．これは，胎盤後方の凝血塊が広がることにより絨毛間腔の内圧が上昇し，より多くの胎盤トロンボプラスチンが母体循環へ流れるからである．

外傷性ではない胎盤早期剥離においては，胎盤後血腫のほとんどの血液は母体血である．これは，出血が母体の脱落膜の中の剥離により引き起こされるからであり，胎盤の絨毛膜は通常，はじめのうちは無傷である．パークランド病院において，外傷性ではない胎盤早期剥離の妊婦78人では，母児間輸血はたった20％と記録されており，全例胎児出血は10 mL未満であった（Stettler, 1992）．末梢血中の胎児細胞が同定されたのは，胎盤早期剥離の妊婦68人のうちわずか4％にすぎなかった（Atkinson, 2015）．

分娩直後の胎盤の母体面で限局性の陥凹を認めた場合，臨床的に胎盤早期剥離が疑われる．これらは通常，直径数 cmで，黒い凝血塊が付着している．この解剖学的変化が起こるまで数分は必要であるため，分娩直前に剥離した胎盤では，分娩時にほとんど正常のようにみえることもある．われわれは，Benirschkeら（2012）の報告と同様に，胎盤後方の凝血塊ができた"時期"を厳密に

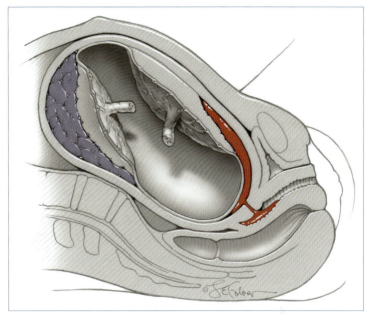

図41-14 胎盤早期剥離の図解
左にみられるのは，隠された内出血を伴う全体的な胎盤早期剥離である．右にみられるのは，部分的な胎盤早期剥離であり，内子宮口まで卵膜と脱落膜の間が剥離することにより出血や凝血塊を伴い，その後腟内へ流れ外出血となる．

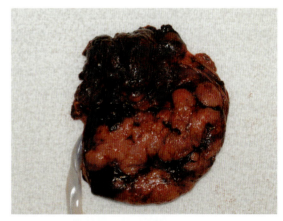

図41-15 黒い凝血塊が付着した，部分的な胎盤早期剥離

は判断できないと考える．図41-15の例では，大きな黒い凝血塊がしっかり形成され，胎盤容積を減少させている．おそらく数時間以上は経過していると推定される．

胎盤早期剥離の重症度の定義には問題がある．われわれは胎児が死亡したときに重症と定義したが，胎児が生存した場合であっても，母親および胎児の合併症は深刻な場合がある．Ananthら（2016）は，以下に示すものに当てはまる場合，

重症の胎盤早期剥離と定義した．①播種性血管内凝固症候群，ショック，輸血，子宮摘出術，腎不全，または死亡を含む母系後遺症，②胎児の合併症，たとえば，胎児機能不全，胎児発育不全，胎児死亡，または，③新生児死亡，早産児，発育不全を含む新生児転帰．

◆ 外傷性の胎盤早期剥離

自動車事故もしくは加重暴行などによる外傷は，胎盤早期剥離を引き起こす．外傷による胎盤早期剥離の頻度はさまざまである．Kettelら（1988）やStaffordら（1988）は，胎盤早期剥離は比較的軽度な外傷によっても引き起こされる可能性があることを，強調して述べている．これらの胎盤早期剥離の臨床所見や転帰は，自然に起こった胎盤早期剥離の症例とは多少異なる．たとえば，母児間輸血は，自然に起こった胎盤早期剥離では滅多に臨床上重要な問題となることはないが，外傷性では胎盤の裂傷や"破断"を伴うため，より一般的である（第47章参照）．Pearlmanら（1990）による報告では，外傷性の胎盤早期剥離の妊婦の1/3において，平均12 mLの胎児出血を認めたとされる．パークランド病院において治療された外傷性の胎盤早期剥離の8人の妊婦のうち3人では80〜100 mLの母児間輸血を認めた（Stettler, 1992）．重要なのは，胎児機能不全の胎児心拍数モニタリング以外に胎盤早期剥離のほかの根拠を伴わないことがある，ということである．サイナソイダルパターンが一つの例である．外傷性の胎盤早期剥離については，第47章にさらに詳細に記載されている．

◆ 慢性胎盤早期剥離

慢性胎盤早期剥離は，妊娠初期から始まることがある．Dugoffら（2004）は，母体血清中の異数体マーカーが異常高値を示すこととその後の胎盤早期剥離との関連性を報告した．第1，第2三半期の出血と第3三半期に生じた胎盤早期剥離は相関関係を示した（Ananth, 2006；Weiss, 2004）．慢性胎盤早期剥離のなかには，引き続き羊水過少が生じる場合がある．これを，chronic abruption-oligohydramnios sequence（CAOS）という（Elliott, 1998）．妊娠後期には，胎盤後血腫の形成を伴う出血が，分娩とは別に，完全に止まってしまうことがある．これらの妊婦では，血清αフェトプロテイン値または胎盤特異的RNAが異常高値になっていることがあり，マーカーとして用いられる（Miura, 2016；Ngai, 2012）．

■ 頻　度

報告された胎盤早期剥離の発生率は，使用された基準が異なるために，さまざまである．その頻度は平均0.5％もしくは200分娩に1例と報告されている．2006〜2012年の約2,800万の出生のうち，胎盤早期剥離は約1％に認めた（Ananth, 2016）．Ruiterら（2015）がオランダの157万以上の出生を対象にして行ったコホート研究では，胎盤早期剥離の頻度は0.22％，もしくは450出生に1例であった．2000〜2015年の期間のパークランド病院の250,000例近くの分娩では，平均0.35％もしくは290分娩に1例であった（図41-16）．

胎盤早期剥離の頻度は，アメリカでは上昇しており，この増加のほとんどは，黒人の妊婦であった（Ananth, 2005, 2016）．しかしパークランド病院では，重症の胎盤早期剥離の頻度は減少していると報告している．この胎盤早期剥離の頻度の不一致は，早発型の妊娠高血圧腎症の管理における変化により部分的に説明できる（第40章参照）．**胎児が亡くなるほど広範囲な**胎盤早期剥離の発生率は1956〜1967年の期間で0.24％，もしくは420出生に1例であった（Pritchard, 1967）．多産婦の数が出生前管理や緊急搬送の改善とともに減少するに従い，胎児死亡を引き起こす胎盤早期剥離の頻度も，1989年に0.12％に低下した．そ

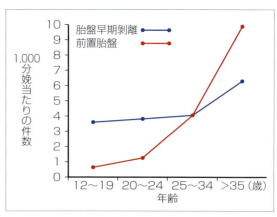

図41-16　2000〜2015年のパークランド病院における，母体年齢による，胎盤早期剥離と前置胎盤の頻度

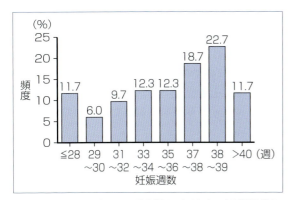

図 41-17　パークランド病院における，妊娠週数による，胎盤早期剥離の頻度

表 41-4　胎盤早期剥離の危険因子

危険因子	相対危険度
胎盤早期剥離の既往	10〜188
母体年齢および経産回数の増加	1.3〜2.3
妊娠高血圧腎症	2.1〜4.0
高血圧症（chronic hypertension）	1.8〜3.0
絨毛膜羊膜炎	3.0
37 週未満の前期破水	2.4〜4.9
多胎妊娠	2〜8
低出生体重	14.0
羊水過多	2〜8
喫煙	1.4〜1.9
単一臍動脈	3.4
コカインの使用	該当なし
子宮筋腫	該当なし

(Data from Ananth, 1999a, b, 2004, 2007; Aviram, 2015; Gutvirtz, 2016; Morgan, 2016; Nath, 2007, 2008; Ruiter, 2015)

して最近では 2015 年に，0.05 ％もしくは 2,060 出生に 1 例に低下した．

■ 周産期合併症と死亡率

　全体として，周産期転帰は妊娠週数の影響を受けており，胎盤早期剥離の頻度は，第 3 三半期で上昇している．図 41-17 でみられるように，パークランド病院における胎盤早期剥離の半数以上は，妊娠 37 週以降に生じている．しかし周産期死亡率や罹患率は，早期の胎盤剥離でより高い（Furukawa, 2015a）．その他の関連要因として，主要な胎児の先天奇形は胎盤早期剥離と大きく関連している（Riihimäki, 2013）．

　周産期死亡率自体は低下してきているものの胎盤早期剥離以外の原因によるものも低下しており，依然として死産の原因として胎盤早期剥離の与える影響は大きいままである．たとえば 1990 年代初頭以来，パークランド病院におけるすべての第 3 三半期の死産の 10〜12 ％は，胎盤早期剥離の影響であった．胎盤早期剥離によって引き起こされる高い周産期死亡率が報告されているものもある．Salihu ら（2005）は，1995〜1998 年の期間に単胎児を出生した 1,500 万例以上を解析した．一般の妊婦の周産期死亡率が 1,000 出生当たり 8 例であるのに対し，胎盤早期剥離に関連した周産期死亡率は 1,000 出生当たり 119 例であった．

　新生児死亡は胎盤早期剥離後によく起こりうる．パークランド病院では，胎盤早期剥離後に生存していた新生児の 15 ％が死亡した．周産期罹患率もまた，しばしば深刻な状況となり，生存した新生児に起こりうる（Abdella, 1984）．Matsuda ら（2003, 2013）による研究では，生産児の 20 ％が脳性麻痺を生じたと報告している．これらの報告は，パークランド病院でのデータと同様である．特に，胎盤早期剥離の妊婦から出生した生産児の 20 ％が，pH < 7.0 もしくは 12 mmol/L 以上の塩基不足（base deficit）で定義される重症なアシデミアを認めた．一つのレビューでは，脳性麻痺の関連リスクが確認された（Downes, 2017）．Ananth ら（2017）は神経発達における有害な結果は，主に早産に起因すると報告した．

■ 素　因

◆ 人工統計学的素因

　さまざまな病因が，胎盤早期剥離のリスクを上昇させており，そのうちのいくつかを示した（表 41-4）．**母体年齢の上昇**はその一つであり，**多産婦**に関しては相反するデータもある（Okby, 2017；Pritchard, 1991）．**人種や民族**もまた重要であると思われる．パークランド病院での約 366,000 例の分娩では，胎児が死亡するほど重症の胎盤早期剥離は，黒人や白人で 200 分娩に 1 例と最も多く，次いでアジアの妊婦で 300 分娩に 1 例，最も少ないのはラテン系アメリカ人で 350 分娩に 1 例であった（Pritchard, 1991）．**家族性関連**のものでは，ノルウェーの観察集団の登記の解析が存在

する（Rasmussen, 2009）．重症の胎盤早期剥離の妊婦を認めた場合，姉妹のリスクは2倍となる．

◆妊娠に関連した高血圧

高血圧のある型は，胎盤早期剥離と関連する最も頻度の高い状態のものがある．これには，妊娠高血圧や妊娠高血圧腎症，高血圧合併妊娠，それらを組み合わせたものが含まれる．胎盤早期剥離の妊婦408人とその胎児死亡が記載されたPritchardら（1991）の報告では，妊婦の血液量減少を補正すると，半分の症例において高血圧が明らかとなった．これらの妊婦の半分，つまり全408人の1/4は，高血圧合併妊娠であった．一方，ほかの観点からみると，Maternal-Fetal Medicine Units（MFMU）Network研究では，高血圧合併妊娠の妊婦の1.5％が胎盤早期剥離を発症したと報告している（Sibai, 1998）．第50章で議論されているように，パークランド病院において，治療を受けた慢性高血圧女性の胎盤早期剥離の頻度はほぼ1％であり，0.3％のベースラインよりも3倍高かった（Morgan, 2016）．

加重型妊娠高血圧腎症を伴う高血圧合併妊娠や胎児発育不全は，さらに高リスクである（Ananth, 2007）．しかし高血圧の重症度と胎盤早期剥離の発生率は必ずしも相関はしない（Morgan, 2016；Zetterstrom, 2005）．高血圧合併妊婦の長期的な影響は，慢性高血圧症の有無にかかわらず，胎盤早期剥離の既往のある妊婦において心血管死亡のリスクが有意に上昇することは明らかである（DeRoo, 2016；Pariente, 2013）．Magpie Trial Collaborative Groupの報告では，高血圧合併妊娠の有無にかかわらず，硫酸マグネシウムを投与した妊娠高血圧腎症の妊婦は，胎盤早期剥離のリスクが低下する可能性があるとされている（Altman, 2002）．

◆37週未満の前期破水

妊娠満期前に前期破水を起こす際に，胎盤早期剥離のリスクは有意に上昇する（ACOG, 2016a；Hackney, 2016）．Majorら（1995）は，妊娠20～36週の間に前期破水を起こした756人の妊婦の5％が，胎盤早期剥離になったと報告した．前期破水は17％の症例に認める（Kibel, 2016）．前期破水において胎盤感染を伴うと，胎盤早期剥離のリスクはさらに上昇する（Ananth, 2004）．これらは，早産だけでなく炎症や感染が，胎盤早期剥離を引き起こす主な原因でありうることを示唆している（Nath, 2007, 2008）．

Aviramら（2015）は，羊水過多を合併する場合，34週以降での胎盤早期剥離のリスクが8倍高くなることを発見した．破水による，突然の子宮内の減圧が，胎盤早期剥離を誘発している可能性がある．

◆胎盤早期剥離の既往

多くの病因は既往であり，胎盤早期剥離も同様であり，これらの症例では，再発率が高い．Pritchardら（1970）によれば，これらの妊婦での再発率が12％であり，この半分はさらなる胎児死亡を引き起こしていた．Furuhashiら（2002）は再発率が22％であることを報告し，半分の妊婦は最初の胎盤早期剥離より1～3週間早い在胎週数で再発していた．前述したオランダの研究では，Ruiterら（2015）は胎盤早期剥離の再発率は5.8％と報告している．第2の観点からみると，Tikkanenら（2006）は，胎盤早期剥離を発症した114人の経産婦のうち，9％は胎盤早期剥離の既往をもつことを報告した．第3の観点として，Rasmussenら（2009）による767,000件の妊娠の観察集団に基づいた研究がある．彼らは，"軽症"の胎盤早期剥離の既往のある症例では再発のリスクは6.5倍に上昇し，"重症"症例では11.5倍であることを報告した．二度の重症の胎盤早期剥離の既往のある妊婦では，三度目の再発リスクは50倍に上昇した．

前回胎盤早期剥離既往のある妊婦の管理は，正期産までまだ週数があったとしても突然剥離が起こる可能性があるため，非常に困難である．これらの再発の多くでは，胎盤早期剥離前の胎児の状態はほとんど問題ない．したがって，分娩前の胎児状態をみる検査では通常予測できない．正期産での胎盤早期剥離は再発の可能性があるため，Ruiterら（2015）は妊娠37週での誘発分娩を推奨している．パークランド病院では，他の合併症が発症していない場合，妊娠38週での誘発分娩を施行している．

◆その他

喫煙は胎盤早期剥離のリスク上昇と関連している（Misra, 1999；Naeye, 1980）．160万人の妊婦のメタアナリシスの結果，喫煙者において胎盤早期剥離のリスク2倍であった（Ananth, 1999b）．

このリスクは，喫煙者が高血圧症，もしくは重症妊娠高血圧腎症，もしくはその両方の場合，5～8倍に上昇した．同様の研究結果は他の文献でも報告されている（Hogberg, 2007；Kaminsky, 2007）．分娩前のビタミンCとビタミンEの摂取は，喫煙者の胎盤早期剝離を防止すると報告された（Abramovici, 2015）．

コカインの乱用は，胎盤早期剝離の驚くべき頻度での発生と関連している（Addis, 2001；Cressman, 2014）．Bingolら（1987）は，妊娠中にコカインを乱用した50人の妊婦について記述しており，8人の妊婦が胎盤早期剝離により死産していた．

子宮筋腫が，特に胎盤付着部の後方の子宮内膜表面の近くに位置する場合は，胎盤早期剝離を起こしやすくなる．これは最近 Ezzedine らから報告された（2016）．

単一臍帯動脈は，胎盤早期剝離のリスクを3.4倍に上昇させる（Gutvirtz, 2016）．不妊治療での双生児もより大きなリスクを伴う（Okby, 2017）．潜在的な甲状腺機能低下症または抗甲状腺抗体が高値の場合は，胎盤早期剝離のリスクを2～3倍に上昇させる（Abbassi-Ghanavati, 2010；Casey, 2014；Maraka, 2016）．

いくつかの**血栓性素因**をもつ妊婦は，妊娠中の血栓塞栓性疾患と高率に関連する．しかし，胎盤早期剝離との関連は，あまりはっきりしていない（ACOG, 2017a, b）．ループスアンチコアグラントは，胎盤の母体面の梗塞と関連しているが，典型的な胎盤早期剝離とはほとんど関連しない．血栓性素因と，胎盤早期剝離と関連しているというもっともらしい証拠はない．

■ 臨床所見と診断

胎盤早期剝離を起こしたほとんどの妊婦は，突然発症した腹痛と腟からの出血，子宮の圧痛を認める．前向き研究においては，Hurdら（1983）が，胎盤早期剝離の78％に腟からの出血を，66％に子宮の圧痛もしくは背部痛を，60％に胎児機能不全を認めたと報告した．その他の所見では，頻回な子宮収縮および持続的な子宮筋緊張亢進が認められた．これらの妊婦の1/5は早産と診断され，胎児機能不全，もしくは胎児死亡を確認するまで，胎盤早期剝離を疑っていなかった．

重要なことは，胎盤早期剝離の徴候や症状は，かなり異なるということである．ある妊婦では，外出血はおびただしいが，胎盤早期剝離は胎児が危険にさらされるほど広くない場合がある．一方では，外出血は認めないが，胎盤は胎児が死亡するほどに剝断されている場合もある（隠された胎盤早期剝離）．まれな例として，パークランド病院で治療された経産婦は，鼻出血を認めた．腹痛や子宮の疼痛，圧痛，腟への出血はなかった．しかしながら，胎児は死亡し，彼女の血液は凝固しなかった．血漿フィブリノゲン値は25 mg/dLであった．分娩誘発を施行し，分娩時に完全に胎盤が剝離していることが確認された．

◆ 鑑別診断

重症の胎盤早期剝離では，診断は概して明らかである．前述のように，重症度の低い，より一般的な胎盤早期剝離では，常に確信をもって診断することはできない．したがって，診断は除外診断のなかの一つである．残念ながら，軽症の胎盤早期剝離を正確に確認するような，臨床検査や他の診断方法はない．超音波検査法は，胎盤と新鮮な凝血塊が類似した画像的特徴をもっているため，その用途には限界がある．Glantzら（2002）が，胎盤早期剝離を疑った149人の妊婦において超音波検査法ではわずか24％の感度であったことを報告した．**重要なことは，超音波検査法での陰性所見は，胎盤早期剝離を除外するものではないということである**．対照的に，MRIは胎盤早期剝離に対する高い感度があり，もしこのことを知って管理を変えられるのであれば，MRI検査を考慮すべきである（Masselli, 2011）．

胎盤早期剝離においては，ある程度の血管内凝固はほぼ普遍的に起こる．したがって，血清D-ダイマー値の上昇は胎盤早期剝離を予想させるかもしれないが，これは十分に検証されていない．血清αフェトプロテイン値＞280 μg/Lで，陽性的中率が97％であるという予備データの報告がある（Ngai, 2012）．

したがって，腟からの出血を伴う妊婦や胎児が生存している場合は，臨床所見および超音波検査法による評価で，前置胎盤や出血をきたすその他の原因を除外する必要がある．**疼痛を伴う子宮からの出血は胎盤早期剝離を意味し，疼痛を伴わない子宮からの出血は前置胎盤の指標である**と，長

い間正当化され教えられてきた．しかし，鑑別診断は通常，このように簡単ではなく，前置胎盤を伴う陣痛では，胎盤早期剥離を示唆するような疼痛を引き起こすかもしれない．一方では，胎盤早期剥離の痛みは正常な陣痛に似ていることや，疼痛を伴わないこともある．特に胎盤が後壁に付着している場合で多い．時には，腟からの出血の原因が，分娩後もあいまいなままであることもある．

◆ **循環血液量減少性ショック**

胎盤早期剥離は，大量で時には激しい出血をきたす重要な産科的疾患の一つである．循環血液量減少性ショックは，母体の血液量減少により起こる．パークランド病院の初期の報告によると，Pritchardら（1967）が，胎児が死亡するほど重症の胎盤早期剥離の141人の妊婦について報告している．これらの妊婦の血液量減少は，しばしば妊娠中の全血液量の少なくとも半分に達していた．さらに，大量の血液量減少やショック状態は，外出血のない胎盤早期剥離において生じていた．電解質輸液や輸血による血圧低下に対する迅速な治療は必須であり，蘇生の手順は後述する．

◆ **消耗性凝固障害**

主に胎盤早期剥離や羊水塞栓といった産科的イベントは，**フィブリノゲン減少症候群**という疾患概念の始まりとなった．これは現在**消費性凝固障害**，もしくは**播種性血管内凝固（disseminated intravascular coagulation：DIC）**と呼ばれており，これについては後で詳しく説明している．胎盤早期剥離は，産科領域において最も頻度が高く，臨床的に有意な消費性凝固障害を引き起こす疾患であり，それどころか，おそらく医療のすべてのなかでもそうであるかもしれない（Cunningham, 2015）．

血管内凝固の重要な転帰は，プラスミノゲンをプラスミンに活性化させ，微小循環を維持するためにフィブリン微小塞栓を溶解することである．胎児が死亡するほど重症の胎盤早期剥離では，母体血清中のフィブリン・フィブリノゲン分解産物（fibrin-fibrinogen degradation products：FDP）値やD-ダイマー値が常に異常に高い（Erez, 2015）．この検査値は臨床的に有用ではない．胎児が死亡するほど重症の胎盤早期剥離の妊婦の1/3では，血清フィブリノゲン値は150 mg/dL未満である．これらの値は母体の胎盤早期剥離以前のフィブリノゲン値に依存し，より高い値は消費性凝固障害の「予防」となる（Cunningham, 2015；Wang, 2016）．臨床的に有意に低い値では，面倒な外科的出血を引き起こす可能性がある．いくつかの凝固因子の血清濃度も，不定に低下する．加えて，血小板減少症は，最初は顕著な低フィブリノゲン血症に伴い起こり，その後は輸血を繰り返した後によくみられるようになり，時にはひどくなることもある．

消費性凝固障害は，外出血のない胎盤早期剥離でより生じやすい．外出血のない胎盤早期剥離では子宮内圧がより高いため，その結果，胎盤付着部より多くのトロンボプラスチンが大きな静脈に進入するからである．部分的な胎盤早期剥離で胎児が生存している場合では，重度の凝固障害はあまりみられない．われわれの経験では，胎盤早期剥離の症状が現れるときには，すでに深刻な凝固障害が明らかになっている．

◆ **Couvelaire子宮**

帝王切開の際に，子宮筋層内や子宮漿膜下へ広範囲に及ぶ溢血を認めることは，珍しいことではない（**図41-18**）．それは，1900年代初頭にCouvelaireにより**子宮胎盤溢血**と呼ばれ，現在彼にちなんでCouvelaire子宮と命名されている．このような子宮筋層内への出血で子宮弛緩を引き起こすことはめったになく，それだけで子宮摘出

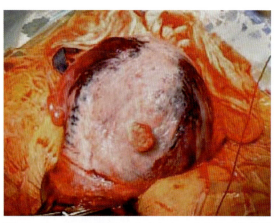

図41-18 帝王切開時にみられた，全体的な胎盤早期剥離に伴うCouvelaire子宮

血液は，子宮筋層から漿膜下，特に卵管角部まで著しく広がっている．子宮切開創を縫合した後の子宮収縮は良好であった．子宮前壁下部に認められる小さな漿膜下筋腫は，偶然見つかったものである．

(*Used with permission from Dr. Angela Fields Walker*)

の適応にはならない．血液の滲出は，卵管間膜下や広間膜の間，卵巣実質，腹膜腔にもみられる．

◆ 臓器障害

急性腎障害（acute kidney injury：AKI）は，さまざまな要因による腎機能障害を説明する一般的な用語である（第53章参照）．重症な胎盤早期剥離による循環血液量減少に対する治療の遅延，また不完全な治療は，急性腎障害の要因の一つとなる．しかし，重度の播種性血管内凝固を伴う胎盤早期剥離であったとしても，輸血や電解質輸液により出血に対する治療を迅速に，かつ積極的に行うことで，通常臨床的に重症な腎機能障害を予防することができる．妊娠高血圧腎症を併発している場合，胎盤早期剥離における腎障害のリスクはより悪化する（Alexander, 2015；Drakeley, 2002）．急性腎障害は多くの場合可逆性であり，透析を必要とするほど重症ではない．一般的に，長期的な予後は良好である（Arazi, 2015）．妊娠中に起きた不可逆性の**急性腎皮質壊死**は，胎盤早期剥離に関連している可能性があるといわれている（Gopalakrishnan, 2015）．

まれに，下垂体機能低下症いわゆる**Sheehan症候群**では分娩中もしくは分娩後早期の多量出血によって生じることがある．第58章で説明されるが，正確な発生機序は不明であり，なぜなら致命的な出血を被った妊婦でさえ，この内分泌異常はめったに起こらないからである（Matsuwaki, 2014；Robalo, 2012）．

■ 管　理

胎盤早期剥離の妊婦に対する治療は，主に妊婦の病態や妊娠週数，関連する出血量により異なる．胎外生育が可能な大きさの胎児が生存しており，すぐに経腟分娩となりそうでなければ，ほとんど緊急帝王切開が選択される．この病態での妊婦は，胎児機能不全が明らかである（図41-19）．胎児の状態を評価する際に，胎児心拍を超音波検査法により確認する必要がある．時には，死亡した胎児に直接装着した電極が，誤って母体心拍を記録することがあるからである．胎児が死亡した場合や胎外で生存するほど十分に成長していないと考えられる場合は，経腟分娩が好ましい．いずれの場合も，輸血や電解質輸液による迅速かつ集中的な蘇生を行い，胎盤後方や外への出血による

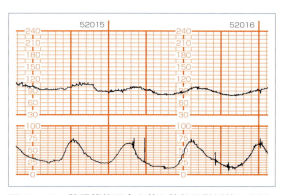

図41-19　胎児機能不全を伴う胎盤早期剥離の症例
下：子宮内圧の基線が20～25mmHgと子宮筋緊張亢進と，ピークが約75mmHgに達する頻回な子宮収縮を認める．
上：胎児心拍数は徐脈であり，繰り返す遅発性一過性徐脈を認める．

血液量減少を回復させる．これらの処置が，母体と，できる場合ならば胎児を救命する．もし胎盤早期剥離の診断が確定しておらず，胎児は生存し，胎児機能不全を認めなければ，速やかに治療介入できるという条件で，厳重に観察する．Colónら（2016）は無作為化比較試験を行い，妊娠24～34週の早期の"重症でない"胎盤早期剥離を伴う女性に投与された硫酸マグネシウムによる子宮収縮抑制効果は認められなかったと報告した．

◆ 帝王切開

胎児機能不全の場合，通常すぐに帝王切開が行われ，分娩までの時間は，周産期転帰の重要な要素である．Kayaniら（2003）は，臨床的に明らかな胎盤早期剥離や胎児徐脈を認めた33例の単胎妊娠において，分娩までの時間との関連性を検討した．22人の神経学的に問題のなかった生産児のうち15人は，帝王切開決定から分娩までの時間が20分以内であった．しかしながら，死亡もしくは脳性麻痺を生じた11人の新生児のうち8人は，分娩まで20分以上かかっていた．

帝王切開を行ううえでの大きな危険因子は，臨床的に有意な消費性凝固障害がある場合である．血液やその他の成分を備えておく準備と凝固機能，特にフィブリノゲンの含有量の評価が必要である．

◆ 経腟分娩

胎児が死亡した場合，通常経腟分娩が選択される．前述したように，胎盤剥離部の止血は主に子

宮筋層の収縮に依存しており，血液凝固機能には依存しない．したがって経腟分娩後は，子宮収縮薬を使用し，子宮のマッサージを行い，子宮筋層の収縮を促す．もし凝固障害があったとしても，子宮筋線維が胎盤剥離部の血管を圧迫し迅速に止血を行う．

場合によっては，胎児が死亡したとしても経腟分娩は好ましくない．たとえば，積極的な輸血による管理でさえうまくいかないほど，出血傾向が強い場合である．他の多くの産科合併症も経腟分娩は好ましくない．それらは表 30-1 に記載されている．

広範囲な胎盤早期剥離を認める妊婦は，子宮が通常，筋緊張が持続的に亢進しているため，陣痛が急速になる傾向にある．これにより，胎児機能不全をより悪化させる．場合によっては，ベースラインの子宮内圧（羊水圧）が 50 mmHg もしくはそれ以上に達し，子宮収縮に伴い，子宮内圧は，100 mmHg 以上に達することがある．しかし，全体的には，第 1 三半期と第 2 三半期の陣痛感覚は短縮されていないようにみえる（Downes, 2016）．

早期に人工破膜をすることは，胎盤早期剥離の管理において，長い間必須の手技とされてきた．これにより，表面上は，胎盤剥離部からの出血を減少させるようなよりいらせん動脈の圧迫が起こり，母体血管系へのトロンボプラスチンの注入を減少させる．この理論を支持する証拠は不足しているが，破水をさせることで分娩が早まる可能性がある．しかしながら，胎児が小さい場合には，子宮頸管の開大を促すうえで，破水していない胎胞のほうがより効率的かもしれない．もし子宮筋緊張亢進の状態に律動的な子宮収縮が加わらない場合は，オキシトシンを標準的な用量で投与する．オキシトシンが，トロンボプラスチンの母体循環への放出を促し，凝固障害をさらに悪化させるというデータはない（Clark, 1995；Pritchard, 1967）．胎盤早期剥離に高率で関連していることを考慮し，ミソプロストールは，子宮収縮期との関連性のため，あまり好ましくない誘発剤と考えられる．

従来は，経腟分娩を可能な任意の時間制限を設定していた．それよりも，妊産婦転帰は，分娩までの時間よりも十分な輸液や輸血を続ける努力にかかわっていることが経験的に明らかになった．Pritchard ら（1967）が報告したパークランド病院での観察記録は，Brame ら（1968）が報告したバージニア大学のものと類似している．特に，重症の胎盤早期剥離の妊婦において，18 時間以上輸液や輸血を行い分娩に至った症例とすぐに分娩に至った症例とは，同様の転帰であった．

◆ 早産児を伴う保存的な妊娠管理

可能であれば，未成熟な胎児は，分娩を遷延させることが有利になるかもしれない．Bond ら（1989）は，妊娠 35 週より前に生じた胎盤早期剥離の 43 人の妊婦の妊娠管理を行い，うち 31 人は子宮収縮抑制を行った．全 43 人の分娩までの平均期間は約 12 日間であった．帝王切開は 75 ％の妊婦で施行され，死産は認めなかった．前述したように，ごく初期の胎盤早期剥離の妊婦は，しばしば CAOS を生じる．Elliott ら（1998）の報告では，平均妊娠 20 週で胎盤早期剥離を起こした 4 人の妊婦は，羊水過少を生じ，平均 28 週で分娩に至ったと記載している．Sabourin ら（2012）は，28 週以前に胎盤早期剥離を生じた 256 人の妊婦において平均 1.6 週間の妊娠延長を認めたと報告した．そのうち 65 ％の妊婦は，29 週より前に分娩となり，半分の妊婦は緊急帝王切開となった．

残念ながら，連続胎児心拍数モニタリングでさえ，良好な転帰を常に保証するものではない．たとえば，正常な記録を認めた後に，突然さらに胎盤が剥離し，瞬時にみられるような胎児機能不全となるかもしれない．これらのいくつかの症例では，胎盤が広範囲に剥離してしまった場合は，分娩前に胎児が死亡してしまう．もし胎児機能不全が認められなければ，胎盤早期剥離が疑われた症例に対する子宮収縮抑制は支持される．早産時期の妊婦のごく限られた一群において，いくつかの研究で，子宮収縮抑制により妊娠転帰が改善したことが観察された（Bond, 1989；Combs, 1992；Sholl, 1987）．他の研究では，Towers ら（1999）が，妊娠 36 週より前に診断された胎盤早期剥離の 131 人の妊婦のうち 95 人に，硫酸マグネシウム，テルブタリン，もしくはその両方を投与した．周産期死亡率は，子宮収縮抑制の有無にかかわらず，5 ％であった．無作為化比較試験からも同様の結果が報告された（Colón, 2016）．われわれの見解は，胎盤早期剥離が疑われる症例には，子宮

収縮抑制薬の使用は禁ずるというものである．
（訳：鶴岡佑斗，山村倫啓）

前置胎盤

ラテン語でpreviaは先行するという意味であり，胎盤が胎児よりも産道へ先行するということである．産科領域において，前置胎盤とは胎盤が子宮下部に付着し，内子宮口に接するか，もしくはかなり近い位置にあるとされる．これらの解剖学的な関係性はたびたび正確に定義するのが困難であり，妊娠週数を通じて変化するため，しばしば用語を混同される．

■ 胎盤の相対的位置移動

近年，超音波検査法を頻回に施行することにより，内子宮口から離れていく**胎盤の相対的位置移動**（placental migration）がよく認められるようになった（King, 1973）．当然胎盤そのものが移動するということはなく，いまだに胎盤の位置が変化するメカニズムは完全には明らかにはされていない．そもそも，**移動**という表現は不適切である．なぜならば，内子宮口周囲のいずれかで絨毛膜は脱落膜へ浸潤しているからである．

そのほかにもいくつか補足する説明がある．第一に，2次元の超音波検査法で，低置胎盤の移動と内子宮口の正確な位置関係を評価することは難しい．第二に，妊娠経過において子宮下部と上部では異なる増殖を示す．子宮上部は血流が豊富なため，胎盤は子宮底部に向かって増殖する（**栄養向性**という）．"移動する"とされるこれらの胎盤の多くが，真の絨毛膜の浸潤を伴って内子宮口を覆い，円周状に付着する可能性はほとんどない．重要なことは，**既往帝王切開瘢痕に位置する低置胎盤または前置胎盤が子宮内を"移動する"ことはほとんどない**．

胎盤の相対的位置移動に関してはいくつかの検討がなされている．Sandersonら（1991）は，妊娠中期の4,300人の妊婦を対象に検討を行い，12％に低置胎盤を認めた．内子宮口を覆っていないこれらの妊婦においては，低置胎盤が持続することはなく，胎盤由来の出血も認められなかった．逆に，妊娠中期に内子宮口を覆っている症例の約40％は，分娩時まで同様の状態であった．

したがって，第3三半期早期で胎盤が内子宮口に近く接するが，覆っていない場合は，妊娠満期に前置胎盤となる可能性は低い（Heller, 2014；Parrott, 2015）．一方でBohrerら（2012）は，第2三半期に低置胎盤を認めた場合，出血による産前の入院や分娩時出血量が増加する可能性を報告した．

妊娠28週未満に超音波検査法により前置胎盤が検出され，持続する確率を図41-20に示した．同様の研究結果は妊娠23週以前での双胎妊娠でも報告されており，その後に前置胎盤が持続する確率ははるかに高い（Kohari, 2012）．Staffordら（2010）は，前置胎盤でかつ第3三半期における子宮頸管長が30 mm未満の場合は，出血，子宮収縮，早産のリスクが高いと報告したが，Trudellら（2013）は否定的である．Friszerら（2013）は，出血を認めた妊婦が子宮頸管長25 mm未満の場合，7日以内に分娩に至る可能性が高いと報告しているが，Trundellら（2013）はこのことを確認していない．

■ 分　類

前置胎盤という用語は，混乱しやすい．NIHにおける最新のFetal Imaging Workshopによると以下の分類が推奨されている．

・**前置胎盤**：内子宮口が胎盤によって部分的もしくは完全に覆われている状態である（図41-21，図41-22）．かつては全前置胎盤と部分前置胎

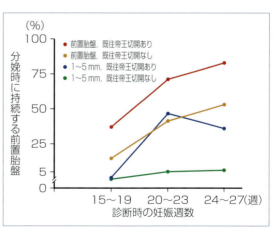

図41-20　分娩時に前置胎盤，もしくは低置胎盤が持続する確率
妊娠中の三つの時期に，前置胎盤か，もしくは内子宮口から1〜5 mmに胎盤辺縁を認めるかを，超音波検査法で診断した．
(Data from Oyelese, 2006)

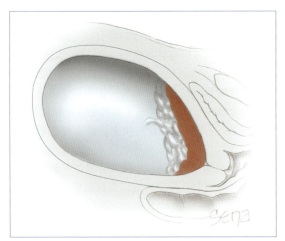

図 41-21　前置胎盤のシェーマ
わずかな子宮頸管の開大でも大量出血しうる．

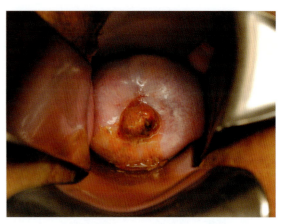

図 41-22　腟鏡診にて，子宮頸管より胎盤が突き出している像
(Used with permission from Dr. Maureen E. Flowers)

盤と分類されていた．

- **低置胎盤**：子宮下部に胎盤が存在する状態であり，胎盤の辺縁が内子宮口に接しないが 2 cm 以内である状態である．かつては **辺縁前置胎盤** という用語で，胎盤が内子宮口に接するが，覆わない状態とされた（Reddy, 2014）．

明らかに，これらの分類に影響を与える因子として，子宮口の開大があげられる（Dashe, 2013；Reddy, 2014）．たとえば，子宮口が 2 cm 開大時に低置胎盤であった症例が，4 cm 開大時には部分前置胎盤となる可能性がある．子宮頸部が胎盤辺縁の方に開大するからである．逆に，子宮口が開大する前に全前置胎盤にみえていても，4 cm 開大時に部分前置胎盤になる可能性もある．子宮頸部が胎盤辺縁を越えて開大するからである．**これら胎盤の辺縁と内子宮口の間の変化を確認するために内診を行うと，通常大量出血を引き起こす．**

全前置胎盤，部分前置胎盤のいずれにしろ，ある程度の自然な胎盤の剝離により，子宮下部のリモデリングや子宮口の開大が生じるのは避けられないことである．これによりしばしば出血し，厳密には胎盤早期剝離とみなされるわけであるが，通常，このような場合には胎盤早期剝離という用語は使用しない．

まれに似た状況をつくり出す病態として **前置血管** があげられる．これは胎児の血管が卵膜内を通り，内子宮口の上に存在する病態である（Catanzarite, 2016）．前置血管は最近 SMFM（2015）でレビューされており，これに関しては第 6 章で説明する．

■ 発生および関連因子
◆ 人口統計学的因子

前置胎盤の発生率は過去 30 年間で上昇傾向である．報告されている前置胎盤の発生率は平均 0.3 %，すなわち 300 〜 400 件の分娩に 1 件である．パークランド病院における 1988 〜 2003 年の期間の約 250,000 例の出生において，前置胎盤の頻度は 2.6/1,000 例であった．2004 〜 2015 年の統計では，3.8/1,000 例と上昇傾向であった．オーストリア，フィンランド，イスラエルでも同様の頻度であった（Kollmann, 2016；Räisänen, 2014；Rosenberg, 2011）．

いくつかの人口統計学的要因により前置胎盤のリスクは上昇する．最初に **母体年齢** は前置胎盤の頻度を上昇させる（Biro, 2012；Roberts, 2012）．36,000 人以上の妊婦を検討した妊娠第 1，第 2 三半期のリスク評価試験（FASTER 試験）では，前置胎盤の頻度が 35 歳未満の妊婦で 0.5 % であったのに対して，35 歳以上では 1.1 % であったと報告している（Cleary-Goldman, 2005）．パークランド病院では，19 歳以下の発生率が 1,000 例に 0.65 例と低率であったのに対し，35 歳以上ではおおよそ 1,000 例に 10 例と高率であった（図 41-16）．

経産婦 も前置胎盤のリスクを上昇させる（Räisänen, 2014）．母体年齢の上昇と経産回数の上昇の影響は混同しやすい．しかし Babinszki ら

（1999）は，5回経産以上の妊婦では発生率が2.2％であり，それ以下の経産回数の妊婦と比較して有意に上昇していたと報告した．妊娠と次の妊娠までの期間はこの率に影響を及ぼさない（Fox, 2015）．

喫煙者における前置胎盤の相対的リスクは，非喫煙者と比較して少なくとも2倍上昇する（Usta, 2005）．原因としては，一酸化炭素による低酸素症が代償性の胎盤の肥大を引き起こし，接着面積の拡大が生じるためと仮定されている．また喫煙は，脱落膜の血管障害をきたすことに関与している可能性もある．最後に，**子宮筋腫**は前置胎盤の危険因子である（Jenabi, 2017）．

◆ 臨床的要因

いくつかの臨床的特徴もまた前置胎盤のリスクを上昇させる．1回以上の**既往帝王切開**がある女性は次回妊娠時に前置胎盤，常位胎盤早期剥離，癒着胎盤などの胎盤異常のリスクが非常に高くなる（Gibbins, 2018；Klar, 2014）．帝王切開の増加による前置胎盤発生のリスクの上昇は，驚くべきものである．前回が予定の帝王切開であったとしても，そのリスクは上昇する（Downes, 2015）．帝王切開を施行された30,132人の妊婦を対象にしたMaternal-Fetal Medicine Units（MFMU）ネットワーク研究では，既往帝王切開が1回だけの妊婦の前置胎盤の発生率が1.3％であるのに対して，6回以上では3.4％であったと報告している（Silver, 2006）．単胎を2回分娩した約40万人の妊婦を後ろ向きに検討したところ，1回目の分娩が帝王切開であった妊婦は，2回目の妊娠において前置胎盤の発生率が1.6倍と有意に上昇していた（Gurol-Urganci, 2011）．これらの研究者は，六つの同様のコホート研究でも前置胎盤の発生率が1.5倍上昇していた，と報告した．4回以上の経産回数で4回以上の既往帝王切開のある妊婦において，前置胎盤の発生率が8倍以上上昇したと算出した（Gesteland, 2004；Gilliam, 2002）．

重要なこととして，子宮切開の既往がありかつ前置胎盤を認めた妊婦は，癒着胎盤を認めることが多いため止血目的に帝王切開後子宮摘出となる可能性が上昇する（Wei, 2014）．ある研究では，前置胎盤のため初めて帝王切開を施行した妊婦の6％で子宮摘出が必要となった．帝王切開の既往がある場合，この比率は25％となる（Frederik-sen, 1999）．

母体血清中のα-フェトプロテイン（maternal serum alpha-fetoprotein：MSAFP）の出生前スクリーニング値が説明できないほど異常に上昇している妊婦は，前置胎盤やその他の多くの異常のリスクが上昇する．さらに，妊娠16週でMSAFPが2.0 MoM以上の場合は，妊娠後期の出血や早産のリスクが上昇する（第14章参照）．

最後に，**生殖補助医療**（assisted reproductive technology：ART）による妊娠は前置胎盤のリスクを上昇させる．この関連性の一部は，重なり合う影響により生じている．たとえば，より高齢の女性はARTによる妊娠が大部分を占めている（Luke, 2017）．さらに，多胎妊娠は体外受精と前置胎盤両方のリスクとして知られている．しかし，これらの重なり合う要因を排除したとしても，ARTは前置胎盤のリスク上昇に関係している（Romundstand, 2006）．

■ 臨床的因子

痛みを伴わない出血が，前置胎盤の最も特徴的な所見である．出血は通常第2三半期の終わりかそれ以降に生じるが，妊娠中期よりも前に生じることもありうる．確かに中期流産のなかには，胎盤の位置異常が原因で引き起こされるものもある．前置胎盤からの出血は，これまで問題なく経過していた妊婦において，予兆なく生じ，痛みや子宮収縮を伴わない．これがいわゆる**警告出血**であり，致命的な出血に至ることはほとんどない．通常，出血はいったん止まるが，再度生じる．おそらく10％程度の女性，特に胎盤付着部が内子宮口に近いが，内子宮口を覆っていない場合は，陣痛発来まで出血を認めない．陣痛発来時の出血は若干量～大量までさまざまであり，臨床的に胎盤早期剥離と類似することもある．

胎盤が内子宮口を覆っている場合は，ある特有な順序で，出血が引き起こされる．まず，子宮体部のリモデリングが生じ，子宮下部が形成される．これと同時に内子宮口が開大し，必然的に胎盤が剥離する．本来，子宮下部の筋線維が収縮し，それにより剥離された血管を圧迫するべきであるが，その力は弱いため出血は拡大する．同様に，胎盤娩出後に子宮下部の胎盤が付着していた部位から，たびたび出血が持続的に認められる．

最後に，脆弱な子宮頸部や子宮体部下部に裂傷が生じることもある．これは特に，癒着している胎盤を用手剥離する際に起こりやすい．

癒着胎盤は前置胎盤に関連する高頻度で重篤な合併症である．後にも述べるが，胎盤の異常な子宮への付着は子宮下部を裏打ちする脱落膜の形成が悪いためと考えられている．Biswas ら（1999）は，前置胎盤を認める 50 人の妊婦の胎盤と，正常な 50 人の妊婦の胎盤の組織診を施行した．前置胎盤の検体の半分で，血管内栄養膜の浸潤というよりむしろ，らせん動脈への栄養膜巨細胞の浸潤が認められた．一方，正常に付着した胎盤では同様の変化は 20 % しか認められなかった．他の研究では前置胎盤の 514 例のうち，胎盤の異常な付着は 7 % に認められた（Frederiksen, 1999）．前述したとおり，帝王切開の既往のある前置胎盤の場合は，特に癒着胎盤のハイリスクとなる．

胎盤が広範に剥離した場合でさえ，前置胎盤に**凝固障害**が併発することはほとんどない（Cunningham, 2015）．胎盤早期剥離の際に認められる，血管内凝固の誘因となる胎盤トロンボプラスチンは，母体循環に入らず，子宮頸管から容易に流出する．この部位において，子宮筋層の大きな静脈が少ないことが，保護的に作用しているのかもしれない．

■ 診　断

妊娠中期以降に子宮からの出血を認めた場合は，前置胎盤か胎盤早期剥離を常に念頭におかなければいけない．前で述べたカナダの周産期ネットワークの研究では，妊娠 22 〜 28 週に腟への出血を認める妊婦の 21 % を，前置胎盤が占めているとされる（Sabourin, 2012）．前置胎盤は，超音波検査法によりその存在がはっきりと否定されない限りは，鑑別疾患として除外すべきでない．もしも超音波検査法がすぐにできない場合は，臨床検査による診断では，子宮頸部を通して指で胎盤を触知する必要があるため，**ダブルセットアップ**で準備をする必要がある．内診は分娩が決定するまでは行うべきではない．**内診は手術室で，速やかに緊急帝王切開へ移行できる環境で行うべきである．なぜなら，軽度の刺激でも大量の出血をきたす可能性があるからである．**しかしながら，現在胎盤の位置はほとんど超音波検査法で確認できるようになったため，ダブルセットアップで準備してまでこの検査が必要となることはまれである．

標準的な超音波技術により，胎盤位置の正確かつ迅速な評価は可能である（Dashe, 2013）．たいていは経腹超音波で行われている．胎盤が明らかに子宮頸部にある，もしくは子宮体下部から離れているのであれば，その検査は高い感度と陰性的中率である（Olive, 2006；Quant, 2014）．肥満妊婦の場合は，子宮体下部を明瞭化するのが困難な可能性がある．さらに，膀胱が充満している状態では人工的に頸管を延長し，子宮体下部が圧排されることにより，胎盤が子宮頸部にあるような印象を与える可能性がある．胎盤位置に関して疑問が残るようなら，経腟超音波は最も正確な評価法である（図 41-23）．出血していたとしても，経腟超音波は安全である．

精度は超音波検査の技術によって変わってくる．包括的な調査では，経腟超音波ではすべての症例で内子宮口を可視化できた一方で，経腹超音波では 30 % しか可視化できなかった（Farine, 1988）．先に述べたように，胎児画像のワークショップによると，胎盤辺縁が内子宮口を覆わないが 2 cm 以内に位置するとき，胎盤位置が低いとみなされる（Reddy, 2014）．ほかの徴候がない場合，胎盤の位置を記録するため頻回に超音波を行う必要はない．パークランド病院では，妊娠 18 〜 22 週に前置胎盤と診断された帝王切開既往のある妊婦は 28 週に再度評価し，32 週では行わない．28 週以降でも前置胎盤を認める場合，張りや出血などの臨床症状を認めない場合は活動の制限は必要ない．32 週でもしも胎盤辺縁が依然として子宮口より 2 cm 以内に位置する場合，経腟超音波は 36 週まで繰り返す必要がある．

何人かの研究者は，MRI により胎盤の異常を可視的に評価するという優れた結果を報告している．彼らは，この技術が迅速かつ施設を選ばない検査である超音波検査法にとって代わる可能性は低いとも述べていた．しかし MRI は癒着胎盤の評価に有用であることが証明されつつある．

■ 前置胎盤の管理

前置胎盤の管理は個々の病院に委ねられている．管理上，妊娠週数および成長度，陣痛，出血およびその重症度の三つの因子が考慮される．あ

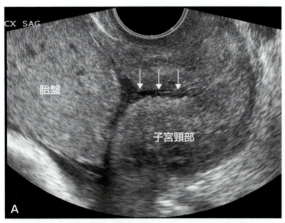
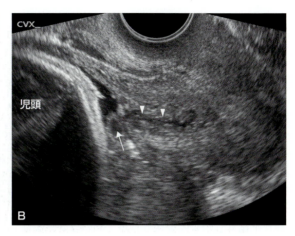

図41-23 34週時の前置胎盤の経腟超音波所見
A．胎盤は前壁で，矢印で示されている内子宮口を完全に覆っている．
B．胎盤は後壁（矢印）で，ちょうど内子宮口に届く位置にある．
（Reproduced with permission from Cunningham FG: Placenta previa and morbidly adherent placenta. In Yeomans ER, Hoffman BL, Gilstrap LC III, et al (eds): Cunningham and Gilstrap's Operative Obstetrics, 3rd edition. New York, McGraw-Hill Education, 2017b）

る研究では前置胎盤214症例を対象とし，そのうちの43％が緊急帝王切開となり，これらの半分は早産であった（Ruiter, 2015）．しかし，もしも胎児が未成熟で活動性の出血が落ち着いているなら産科病棟で厳重に経過観察すべきである．子宮収縮抑制薬の投与についての記載はまばらであった．また，しっかりした無作為化比較試験は欠落しているが，Boseら（2011）は子宮収縮抑制を行う場合，48時間以内に限定することを推奨している．われわれはこの状況での無条件での子宮収縮抑制薬の使用は推奨しない．

出血後約2日が経過し出血が止まれば，胎児の状況がよいと判断できる場合は，退院が可能である．しかし重要なことは，患者本人と家族が再出血の可能性があることを理解し，有事には速やかに病院へ向かえる準備ができていることである．状況によっては，長期の入院の継続も考慮される．

前置胎盤の妊婦の緊急分娩の頻度は25～40％の範囲である（Gibbins, 2018；Kassir, 2017）．しかし適切に選択された患者においては，長期入院管理と外来管理で予後に差がないとの報告がある（Neilson, 2003）．ある無作為化比較試験では，妊娠24～36週の間に出血を認めた前置胎盤の妊婦53人における，入院管理と外来管理を比較したところ，どちらの管理方法でも周産期罹患率に差はなかった（Wing, 1996）．53人の妊婦のうち60％で再出血を認めた．また，約半数の妊婦で最終的に緊急帝王切開が必要であった．

妊娠満期に近づき出血していない妊婦では，予定帝王切開が考慮される．帝王切開の時期は，胎児が最大限に成長し，かつ分娩前出血の可能性が最低限になるように設定することが重要である．NIHのワークショップでは，妊娠36～37週での分娩を勧めている（Spong, 2011）．SMFM（2017）は妊娠34～37週での分娩を勧めている．パークランド病院では通常，予定帝王切開は妊娠38週で施行している．NIHのワークショップでは，癒着胎盤が疑われる症例の分娩は，妊娠34～35週を勧めている．われわれは満36週での分娩をしている．

■ 分　娩

実際には，すべての前置胎盤の妊婦が，帝王切開により分娩となる．多くの医師は激しく出血した場合にすぐさま腹腔内に入れるように，もしくは子宮全摘出術が必要となった場合の術野の確保のために皮膚の縦切開を推奨している．半数以上の症例で出血のため緊急帝王切開となり，その1/4の症例で輸血が必要となる（Boyle, 2009；Sabourin, 2012）．子宮下部横切開は通常可能ではあるが，胎盤が子宮前壁付着であり子宮切開時に胎盤を切る必要がある場合は，胎児の出血に至る可能性があり，胎児の迅速な娩出が不可欠である（Silver, 2015a）．したがって，このような状況で

は，子宮の縦切開のほうが望ましいかもしれない．とはいうものの，たとえ胎盤に切開が加えられたとしても，母体と胎児の予後はほとんど変わらない．

胎盤を娩出した後にも，子宮下部の平滑筋の収縮が弱いために，コントロール不良の大量出血をきたす可能性がある．胎盤付着部を圧迫しても止血できない場合は，0号クロミック糸による縫合が施される．Choら（1991）は，止血コントロール目的に子宮下部の出血部位を円周状に取り囲むように1cm間隔で0号クロミック糸による結節縫合を施行したことを報告した．そのほか，子宮前壁と後壁を横断，圧迫する子宮圧迫縫合が奏効したと報告されている（Kayem, 2011；Penotti, 2012）．

その他の方法として，BakriもしくはFoleyバルーンタンポナーデ単独あるいは，子宮圧迫縫合と組み合わせた方法が述べられていた（Albayrak, 2011；Diemert, 2012；Kumru, 2013）．Lawら（2010）は，止血用のゲルを用いた成功経験について報告した．その他の外科的方法として，後述するような両側子宮動脈や内腸骨動脈を結紮する方法もある．現在は，骨盤内の動脈塞栓術が主流となりつつある．

■ 子宮全摘出術

仮にこれらの保存的処置が失敗に終わった場合や危機的な出血が生じた場合は，子宮摘出が必要となる．パークランド病院やその他の報告では，前置胎盤，特に癒着胎盤を認める場合が，周産期での子宮摘出の最大の原因となっている（Jakobsson, 2015；Wong, 2011）．癒着胎盤がなければ，子宮全摘出術となる率は2％と報告されている（Gibbins, 2018）．

したがって，前置胎盤は認めるものの癒着胎盤がない場合の子宮摘出への影響を正確に評価することは不可能である．**既往の子宮切開創に被るような前壁付着の前置胎盤の妊婦では，癒着胎盤の可能性とともに子宮摘出の必要性が高くなる．**イギリスにおいて周産期に子宮摘出を施行した318例の研究では，40％の症例で胎盤の異常な付着が原因であった（Knight, 2007）．子宮全摘出術を施行した211例の北欧の産科調査でも似たような結果となった（Jakobsson, 2015）．パークランド病院において，帝王切開後子宮摘出の44％は，前置胎盤からの出血もしくは癒着胎盤が原因であった（Wortman, 2015）．周産期の子宮摘出の方法については，第30章で説明されている．

■ 妊産婦および周産期転帰

前置胎盤やこれに関連する癒着胎盤が，妊産婦の罹患率および死亡率に影響を与えている．前置胎盤の妊婦では妊産婦死亡率が一般と比較して約3倍上昇するとの報告がある（Gibbins, 2018；Oyelese, 2006）．他の報告では，2006～2013年のアメリカでの5,367人の妊産婦死亡のうち約3％が，前置胎盤に由来する出血が原因であった，とされている（Creanga, 2015, 2017）．

Consortium on Safe Laborでは，前置胎盤を伴って生じる周産期合併症に関して報告している（Lai, 2012）．早産は，周産期死亡の主要な原因である（Nørgaard, 2012）．1997年のアメリカにおいて，前置胎盤のない妊婦から主に早産によって生じた新生児死亡率に比べて前置胎盤を伴う早産によって生じた新生児死亡率は3倍上昇した（Salihu, 2003）．Ananthら（2003b）は，正期産であっても新生児死亡のリスクを上昇させると報告している．これらの一部には，胎児異常と関連するものも含まれている．前置胎盤を伴う妊娠では胎児異常も2～3倍増加するとされる（Crane, 1999）．

妊娠週数で修正を加えた解析では，前置胎盤と胎児発育不全の関連は低いとされるAnanthら（2001）の報告では，50万例以上の単胎の出生を対象としたコホート研究において，前置胎盤と関連する低出生体重児のほとんどは早産が原因であった．Harperら（2010）も，約58,000人の妊婦を対象としたコホート研究において，同様の結果を報告している．一方で，少なくとも二つの研究では，胎児発育不全の大きなリスクであると報告している（Räisänen, 2014；Weiner, 2016）．

癒着胎盤

■ 病因

癒着胎盤という言葉は胎盤が異常に付着，もしくは浸潤，癒着していることを特徴とする異所性胎盤形成である．また，われわれはこれら疾患を楔入症候群（accreta syndromes）と呼び，これ

らの用語を使用している．楔入の由来は，ラテン語の*ac-* + *crescere*，つまり付着している状態から癒着している状態になるという意味である（Benirschke, 2012）．

癒着胎盤では，第5章で述べているように，基底脱落膜が部分的もしくは完全に欠損し，フィブリン層や Nitabuch 層の発達が不十分である一部の子宮筋層に胎盤が異常なほど強固に付着する．脱落膜の海綿層が部分的もしくは完全に欠損している場合は，組織的に胎盤と子宮筋層を隔てる層がないため，胎盤が密に付着する．顕微鏡的には，胎盤絨毛が脱落膜よりも子宮筋層に付着している．脱落膜が欠損すると，分娩後の正常な胎盤剝離が生じにくくなる．胎盤付着部に栄養膜組織がどの程度浸潤するかは症例によって異なるが，このような変化が生じている胎盤では全例で大量出血を引き起こす可能性がある．

これまでの知見においても，癒着胎盤は解剖学的な脱落膜の欠損のみで生じているわけではない（Duzyj, 2017；Tantbirojn, 2008）．確かに，栄養膜細胞層が血管新生を促す因子を介して，脱落膜の浸潤をコントロールしているとの報告がある（Duzyj, 2015；Goh, 2016；Wehrum, 2011）．また，癒着胎盤の組織標本は，過剰な栄養膜細胞層の浸潤所見が認められている（Pri-Paz, 2012）．前回の妊娠で基底膜に付着した子宮筋線維は以降の癒着胎盤の予測をする指標となる（Linn, 2015；Miller, 2016）．すなわち，ほとんどの癒着胎盤の症例では，先天的に"子宮内膜の欠損"がみられた．既往の子宮損傷が癒着胎盤の大きなリスクであるといわれているのは，栄養膜細胞の浸潤で脆弱性が悪化することで一部説明がつくと思われる（Garmi, 2012；Gill, 2015；Jauniaux, 2017）．

既往の子宮損傷との関連性は**帝王切開瘢痕部妊娠（cesarean scar pregnancy：CSP）**が後に癒着胎盤へと進展するのと似たような関連性により裏づけされる．加えて，CSPと癒着胎盤は同じ組織病理学を共有しているため，二つは同じスペクトラムにありCSPが前兆であるといわれている（Happe, 2018；Timor-Tritsch, 2014）．CSPの頻度は約2,000件の妊娠に1例と報告されている（Berhie, 2015；Rotas, 2006）．第19章で述べているように，CSPでは早期の子宮破裂や出血は珍しくなく，これらを避けるためにしばしば妊娠中断を選択する（Michaels, 2015；Timor-Tritsch, 2015）．

■ **分　類**

癒着胎盤は，栄養膜細胞が浸潤する深さにより分類されている（**図 41-24，41-25**）．**楔入胎盤**では絨毛は子宮筋層に付着している．**嵌入胎盤**では，絨毛が実際に子宮筋層に浸潤し，**穿通胎盤**では子宮筋層を貫き，漿膜にまで達する状態として定義される（Bailit, 2015；Silver, 2015a）．臨床において，これらの比率はおおよそ80：15：5である（Wong, 2008）．どの分類であっても，胎盤が全面にわたって異常に癒着している場合は**全癒着胎盤**となり，一つもしくは複数の胎盤葉が異常に癒着している場合は**部分癒着胎盤**となる．癒着胎盤の組織学的診断は胎盤のみでは不可能であり，摘出した子宮の所見，もしくは子宮筋層を掻爬した所見も併せて診断する必要がある（Benirschke, 2012）．

■ **発生率**

癒着胎盤の頻度は約100年前2万件の分娩に1例であった（McKeogh, 1951）．1971年になってやっと，「**Williams Obstetrics**」第14版の編集者であるHellmanとPritchardは，癒着胎盤を症例報告として記載している．それ以降，癒着胎盤の発生率は格段に上昇しており，帝王切開率の上昇と直接関連していると考えられる．1980年代には癒着胎盤の発生率が2,500件の分娩中1例であったのに対し，115,502妊婦が登録されているMFMUネットワークでは731件の分娩中1例と報告されている（Bailit, 2015）．さらに57万件を超えるカナダの報告では700分娩に1例とされている（Mehrabadi, 2015）．アメリカ入院患者標本では，癒着胎盤の頻度は1,000件の分娩中3.7例，すなわち270件の分娩中1例であった（Mogos, 2016）．

癒着胎盤の頻度は上昇しており，癒着胎盤が産科領域で最も深刻な問題の一つとなってきている．アメリカでは，2006〜2013年までの妊娠関連の妊産婦死亡5,367例のレビューでは，13％は癒着胎盤による出血が原因となっていた（Creanga, 2015, 2017）．そしてその出血が周産期での子宮摘出の原因となっている（Awan, 2011；Eller, 2011；Rossi, 2010）．ACOG（2017c），アメリカ周

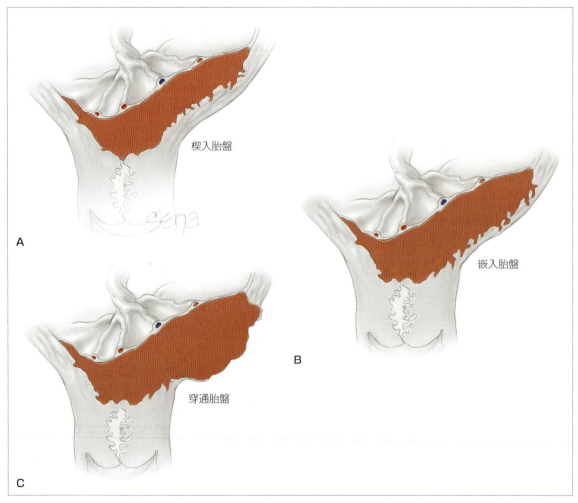

図 41-24　胎盤と位置異常
A．楔入胎盤．B．嵌入胎盤．C．穿通胎盤．

産期学会（SMFM）（2010）は癒着胎盤の管理に関して述べ，最適な方向へ導いた．

　癒着胎盤既往のある妊娠では，再度癒着胎盤となるリスクが高い．子宮摘出を免れた女性の約20％で再発したと推定された（Cuningham, 2016；Roeca, 2017）．さらにこれらの女性は前置胎盤，子宮破裂，子宮摘出となるリスクが高いと，いくつかの研究で証明されている（Eshkoli, 2013）．

■ 危険因子

　前置胎盤と多くの危険因子が共通している．とはいうものの，癒着胎盤の最も重要な危険因子は前置胎盤と既往帝王切開の二つであり，さらにこれら二つの組み合わせがより危険となる（Klar, 2014）．古典的帝王切開後では，より危険性が増加する（Gyamfi-Bannerman, 2012）．実際，帝王切開の既往がある妊婦の約半分が，顕微鏡下で子宮筋線維が胎盤と強固に癒着していた（Hardardottir, 1996；Miller, 2016）．前置胎盤の場合，癒着の危険性が増加する．図 41-26 に示したとおり，既往帝王切開回数の増加とともに前置癒着胎盤の発症は明らかに著増している．

　脱落膜の形成は，既往の子宮切開創や子宮内膜掻爬といった子宮筋層の損傷に伴い，不完全になる可能性がある（Benirschke, 2012；Gill, 2015）．以前に子宮を切開していなくても前置胎盤が付随しているだけで癒着胎盤の頻度を上昇させ，ある

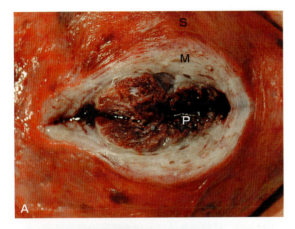
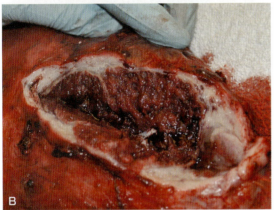
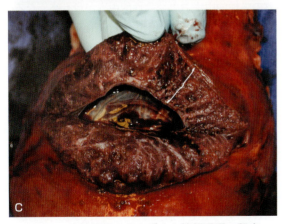

図 41-25 癒着胎盤のさまざまな筋層浸潤の程度
A. 胎盤（P）はわずかに筋層（M）に浸潤している．S：膀胱漿膜．
B. 胎盤が大きく筋層に浸潤していることがわかる．
C. 胎盤（白カッコ）は術者が把持している漿膜の端まで浸潤している．この部分にはまったく筋層は残っていない．

（Reproduced with permission from Dr. C. Edward Wells in Cunningham FG: Placenta previa and morbidly adherent placenta. In Yeomans ER, Hoffman BL, Gilstrap LC III, et al (eds): Cunningham and Gilstrap's Operative Obstetrics, 3rd edition. New York, McGraw-Hill Education, 2017b）

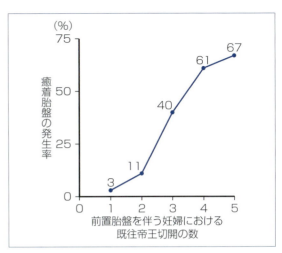

図 41-26 1〜5回の既往帝王切開があり，かつ前置胎盤を伴っている妊婦の胎盤位置異常の発生率
（Data from Silver, 2006）

研究によれば，前置胎盤の妊婦の 10 ％が癒着胎盤と関係があった．癒着胎盤での子宮頸管長の短縮は早産のリスクとはならなかった（Rac, 2017）．

神経管欠損と異数体のスクリーニングのために MSAFP とヒト絨毛性ゴナドトロピン（human chorionic gonadotropin：hCG）が広く使用され，他の危険因子が明らかになってきた．Hungら（1999）による報告では，妊娠 14〜22 週に前述のスクリーニングをされた 9,300 人以上の妊婦において癒着胎盤の危険性を評価したところ，MSAFP ＞ 2.5 MoM の場合は約 8 倍，母体血清中の free β-hCG ＞ 2.5 MoM の場合は約 4 倍に増加した．

■ 臨床的特徴と診断

第 1 および第 2 三半期の癒着胎盤の症例では，通常前置胎盤の合併による出血を認める．このような出血を認めた場合，迅速な評価と管理が必要となる．前置胎盤を伴わない症例では，分娩第 3 期に至るまで，癒着胎盤と診断されない可能性がある．残念ながら画像診断では，早期にこれらすべての胎盤を完全に確定診断することはできない．

理想的には，異常な胎盤の浸潤は，分娩前に超音波検査法により評価されるべきである（Chantraine, 2013；Jauniaux, 2016；Reddy, 2014；Tam Tam, 2012）．Happe ら（2018）は第 1 三半期に最も薄い子宮筋層の厚さを測定することは，癒着

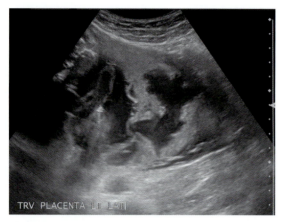

図 41-27
穿通胎盤の経腟超音波所見では，大規模な複数の placental lake，もしくはラクナを認める．
(Reproduced with permission from Dr. Martha Rac in Cunningham FG: Placenta previa and morbidly adherent placenta. In Yeomans ER, Hoffman BL, Gilstrap LC III, et al (eds): Cunningham and Gilstrap's Operative Obstetrics, 3rd edition. New York, McGraw-Hill Education, 2017b)

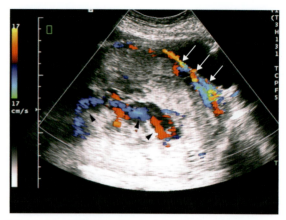

図 41-28　経腟超音波における癒着胎盤の浸潤
胎盤後方の血管（白色矢印）が子宮筋層に浸潤し，子宮漿膜と膀胱壁との境界が不明瞭である．異常な胎盤内の venous lake（黒色矢頭）は，この状態でよく認められる所見である．

胎盤での子宮摘出の必要性を予測するのに用いることができると報告した．ほかの所見で，胎盤と子宮の間にある胎盤後方に認める正常な低エコー領域の消失，胎盤内のラクナ領域，膀胱後壁への胎盤隆起が含まれた（図 41-27）．これらの基準を用いて，Warshak ら（2006）は感度 77 %，特異度 96 %，陽性的中率 98 % を算出した．類似した値が ACOG（2017c）や他の研究者たちからも報告された（Chalubinski, 2013；Elhawary, 2013；Maher, 2013）．

これらの所見にもかかわらず，一部の研究者は超音波検査法によるあまりよくない結果を報告している（Jauniaux, 2016；Primo, 2014）．Bowman ら（2014）は超音波検査法の感度は 54 %，特異度は 88 %，陽性的中率は 82 %，陰性的中率は 65 %，正診率は 65 % と述べている．胎盤の位置は超音波検査法の精度に影響を及ぼす．ある研究では検出率は前壁付着の癒着胎盤では 90 % だったのに対して，後壁付着の癒着胎盤では 50 % だった（Pilloni, 2016）．Nageotte（2014）は超音波検査法を用いた癒着胎盤の同定は，臨床症状や手術可能所見とともに解釈すべきであると結論づけた．

3D 超音波検査法やカラードプラ法を用いることにより，よりよい結果がいくつか報告されている（Collins, 2015；Doyle, 2015）．われわれもカラードプラ法を用いて，子宮筋層への浸潤をより高率に感知できた（図 41-28）．子宮漿膜−膀胱壁の境界と胎盤後方の血管との距離が 1 mm 未満の場合や，胎盤内に大きなラクナがある場合に，癒着胎盤が疑われる（Rac, 2015a；Twickler, 2000）．同様に Cali ら（2013）の報告によると，子宮漿膜と膀胱壁の境界の血管増生がある場合に，穿通胎盤の陽性的中率および陰性的中率が最も高くなる．

MRI は，解剖学的位置や，尿管を含む隣接臓器への浸潤の有無を明確にするために，用いられる（Chalubinski, 2013；Reddy, 2014）．妊娠中はガドリウム造影は通常用いないのだが，造影したほうが画像の対比はよくなる（Millischer, 2017）．Lax ら（2007）の報告では，癒着胎盤を示唆する三つの特徴的な MRI 所見として，胎盤付着部の子宮の膨隆，胎盤内信号の不均一性，T2 強調画像での胎盤内低信号域をあげている．超音波検査では結論づけられない場合や，胎盤が後壁付着の場合には，MRI を推奨している（ACOG, 2017c；Silver, 2015a）．

■ 管　理

術前の評価は，出生前に癒着胎盤と認識した時点で始めなければならない（Fitzpatrick, 2014；Sentilhes, 2013）．**最も重要なことは，適切な分娩時期と施設を検討することである**．緊急時に，手術や麻酔，血液バンクの利用が適切に行えなければならない．産科医や婦人科腫瘍専門医だけで

なく，外科医や泌尿器科医，画像下治療を行う放射線科医の協力が必要である（Brennan, 2015；Shamshirsaz, 2015）．ACOG（2017c）や SMFM（2010）では，三次医療機関での計画分娩を推奨している．このような施設では，癒着胎盤に対して計画されたチームがつくられ，オンコール体制で対応する（Al-Khan, 2014；Erfani, 2017a；Smulian, 2017；Walker, 2013）．

Silver ら（2015b）は癒着胎盤を扱う中核病院の基準を提供している．表 41-5 では，高次施設へ搬送を考慮するいくつかの基準を示している．輸血やそれから派生する行為を拒否する妊婦では，特に管理が難しくなる（Barth, 2011）．可能であれば，すべての医療資源やチームメンバーがそろったスケジュールでの分娩が好ましい．しかしながら，1/3 の症例で想定していない分娩が必要となることもあり，非常事態に備えておかなければならない（Pettit, 2017）．

◆ 分娩時期

分娩時期は胎児の未熟性と緊急帝王切開による母体への重篤な有害事象の比較で決めていく（Stephenson, 2016）．ACOG（2017c）では，分娩時期の個別化を推奨している．これは，妊娠 34 週以降に胎児の肺成熟を検査することなく分娩時期を決めてよいという決定分析の研究結果から引用されている（Robinson, 2010）．SMFM（2017）は 34〜37 週の分娩を推奨している．最近の二つの調査では，ほとんどの臨床医は妊娠 36 週以降での分娩は行っていなかった（Esakoff, 2012；Wright, 2013）．パークランド病院では一般的に妊娠 36 週以降の分娩を計画するが，緊急事態への対応も準備されている（Rac, 2015b）．Perlman ら（2017）は特別な危険性の基準に基づいた個別化を推奨している．

いくつかの症例では，癒着胎盤が開腹するまで認識されない場合がある．もし，穿通胎盤を外科的に管理するのには不十分な資源しかない場合，妊婦が安定しており出血がなく，胎児が娩出されていないのなら，閉腹して三次医療機関へ母体搬送する．

◆ 術前の予防的カテーテル法

片側もしくは両側の尿管にカテーテルを留置した場合，損傷部分の分析と同定，修復の助けとなる．すべてではないが，何人かが術前の尿管

表 41-5　癒着胎盤の患者を周産期中核病院への搬送を検討するためのクライテリア

- 超音波で癒着胎盤が疑われる
- 異常な超音波所見を認める前置胎盤
- 既往帝王切開術が 3 回以上ある前置胎盤の患者
- 胎盤が前壁であり，古典的帝王切開の既往がある
- 子宮内膜アブレーションもしくは，骨盤内照射の既往がある
- 楔入胎盤を適切に評価する，もしくは除外することが不可能である
- 癒着胎盤を疑うその他の理由がある

(Reproduced with permission from Silver, 2015b)

カテーテル留置を推奨している（Eller, 2011；SMFM, 2010；Tam Tam, 2012）．

バルーンの付いたカテーテルを内腸骨動脈まで挿入し，胎児娩出後にバルーンを拡張させ血流を遮断することで，胎盤剝離や子宮摘出を補助する（Ballas, 2012；Desai, 2012）．また，カテーテルは，出血している動脈に塞栓をするためにも用いられる．一方で，これらの方法の有効性は定かではなく，重篤な危険性を有すると指摘する意見もある（Salim, 2015；Sentilhes, 2009）．合併症として，両側の総腸骨もしくは左内腸骨動脈で血栓が生じやすい（Bishop, 2011）．現時点で，われわれは ACOG（2017c）と同様に，カテーテル使用の是非について強く推奨はできない．同様に内腸骨動脈の結紮も明確な利益はない（Eller, 2011；Po, 2012）．

◆ 帝王切開と子宮摘出

大量出血を防ぐために，分娩前に子宮摘出の可能性を評価するべきである．これらの異常な胎盤形成が部分的であれば，止血のための縫合を行うことで，子宮摘出に至らず胎盤娩出が可能なこともある．穿通胎盤や嵌入胎盤では通常子宮摘出を行う．胎児娩出前に胎盤がどの程度浸潤しているか不明瞭な場合，われわれは早期に多くの解剖学的手順を完了させる．これで子宮摘出後の無駄な出血を最小限に抑えることができる．すなわち通常，子宮切開を行う前に広範囲な bladder flap の作製（膀胱を下方にはがす）を試みる（Cunningham, 2017b）．円靱帯との間で腹膜翻転部の外側端を下方に切開する．可能であれば，胎盤付着部全体を囲むように切開を広げ，膀胱前腔や膀胱後壁の浸潤している部位を肉眼的に確認する．そし

て，胎盤を避けるように古典的な子宮切開もしくは子宮底部の横切開を行う（Kotsuji, 2013）．

胎児娩出後は，すぐに胎盤用手剝離をせずに，まずは胎盤の浸潤の範囲を評価する．イギリスの報告では，子宮摘出前に胎盤剝離を行うと出血量が約2倍に増加するとされる（Fitzpatrick, 2014）．一般的には，明らかな穿通胎盤や嵌入胎盤では子宮摘出が最善の選択であり，胎盤は剝離せずに子宮摘出を行う（Eller, 2014）．広範な胎盤の浸潤を認め，それが全癒着胎盤であったとしても，胎盤用手的剝離を試みるまでは出血はほとんどないか，まったくない．自然に胎盤が剝離したとしても，緊急の子宮摘出が必要となる出血を認めなければ，十分に評価をしたうえで手術を続行するべきである．出血を認めた場合は，迅速な輸血のほか，子宮動脈や内腸骨動脈の結紮，バルーンによる血流遮断，もしくは塞栓術が考慮される．

Baylor College of Medicine のグループは，癒着胎盤の外科的管理には準広汎子宮全摘としており（Shamshirsaz, 2015），この詳細は Cunningham and Gilstrap's Operative Obstetrics（Yeomans, 2017）に記載されている．パークランド病院では，われわれはすべての癒着胎盤に対して広汎子宮全摘術が必要であった．

◆ **保存的な管理**

時に，臍帯を切断し，子宮切開創を縫合し，子宮内に胎盤を残したまま子宮摘出術を行わないことが可能である．この方法は，帝王切開前に異常な胎盤形成が疑われず，子宮の縫合により止血が図れる妊婦では，比較的有効かもしれない．この後に高次医療機関へ搬送することも可能である．そのほかに考えられる適応としては，その後も強い挙児希望があり，しっかりとカウンセリングを受け入れた場合もある．

保存的な管理は Perez-Delboy（2014）と Fox ら（2015）によって報告された．残された胎盤が1〜12ヵ月，平均6ヵ月で自然に吸収される場合もある．敗血症や DIC，肺動脈塞栓症，動静脈奇形などの多数の合併症が生じる可能性がある（Fox, 2015；Judy, 2015；Roach, 2015）．

出血が減ってきた分娩後数週間後に出血や感染を起こし，予定もしくは緊急での子宮摘出が必要となる場合もある（Al-Khan, 2014；Sentilhes, 2009）．ある研究ではそのような女性の21％で最終的に子宮摘出が必要となった（Bretelle, 2007）．一方で，他の研究では最終的に緊急の子宮摘出術が必要となったのが60％にも及んだ（Clausen, 2013；Pather, 2014）．メトトレキサートが吸収を促進するという根拠はない．胎盤が子宮内に残されている妊婦では，血清 β-hCG 値を測定する意義は乏しく，超音波検査法や MRI での評価が推奨される（Timmermans, 2007；Worley, 2008）．

ACOG（2017c）ではこの方法についてほとんど記載されておらず，われわれも賛同する．ただし，高次施設へ搬送できるようにするために時間稼ぎをする場合は例外である．

■ **妊娠転帰**

癒着胎盤により母体，胎児ともに予後不良となる可能性がある．胎盤の浸潤の深さと胎児の予後に相関は認めないが，母体の予後においては重要な因子である（Seet, 2012）．表41-6 に示したのは，三次医療機関で術前に癒着胎盤と診断された妊婦を対象とした，三つの報告の妊産婦転帰である．三次医療機関であるという強みがあるにもかかわらず，出血や尿管損傷，ICU 入院，二次的な手術といった合併症が多かった．これらの報告では，三次医療機関で治療を受けていないか，分娩前に癒着胎盤と診断されなかったか，もしくはその両方の妊婦を対象とした妊産婦転帰も示されており，罹患率はより高く，1例の妊産婦死亡も認めた．

消費性凝固障害

消費性凝固障害，脱線維症候群，DIC，これらの単語は重要な違いがあるにもかかわらず，しばしば同義語として使われている．血管内にある実際の凝血源の消費に関連する事象は**消費性凝固障害**である．対照的に，出血による凝血源の大量消失は**希釈性**の凝固障害である．意味論でいうと，消費性凝固障害を伴う臨床病理的な凝固の異常は全身の血管内活性に影響し，自然の止血を完全に途絶させる．その結果，自然な抗凝固システムのバランスが無効となり線維素沈着が増大し，多臓器不全を引き起こす（Levi, 2013）．

表 41-6　術前に癒着胎盤と診断され，高次医療機関で分娩となった妊婦の妊産婦転帰

転帰[a]	サンディエゴ[b] n=62	ユタ[c] n=60	トロント[d] n=33	ニュージャージー[e] n=42	ヒューストン[f] n=107
妊娠週数（週）	33.9±1.1	34 (17〜41)	〜32 (19〜39)	〜34.6 (25〜40)	〜33 (29〜35)
手術時間（分）	194±1.6	記載なし	107 (68〜334)	記載なし	287 (74〜608)
輸血	〜75%	70%	記載なし	記載なし	〜65%
赤血球（単位）	4.7±2.2	≧4 (30%)	3.5 (0〜20)	0〜11	3 (0〜6)
新鮮凍結血漿（単位）	4.1±2.3	記載なし	記載なし	0〜6	1 (0〜2.5)
術中合併症					
膀胱損傷	23%	37%	30%	17%	35%
尿管損傷	8%	7%	0	記載なし	2%
術後経過					
ICU入院	72%	30%	15%	21%	100%
術後入院期間（日）	7.4±1.8	3〜13	2〜13	4〜13	2〜12

[a] 結果は平均値±1SDで示されている．同様に中央値（範囲），数（％）で表されている．
[b] Data from Warshak, 2010.
[c] Data from Eller, 2011.
[d] Data from Walker, 2013.
[e] Data from Al-Khan, 2014.
[f] Data from Erfani, 2017b; Shamshirsaz, 2015.

妊娠における DIC

多くの定義がなされ，かつその重症度もさまざまであるため，妊婦の消費性凝固障害の発生率を正確に把握することは難しいが，0.03〜0.35%の範囲である（Erez, 2014；Rattray, 2012）．たとえば，後で説明するが，胎盤早期剝離や羊水塞栓のほとんどの場合は，さまざまな程度の凝固障害を生じているからである．そのほかに高頻度ではあるが，軽度の凝固障害をきたす例として，敗血症や血栓性血小板減少性紫斑病，急性腎障害，acute fatty liver，妊娠高血圧腎症，HELLP症候群（hemolysis：溶血性貧血, elevated liver enzyme levels：肝逸脱酵素上昇, low platelet count：血小板低下）があげられる（Cunningham, 2015）．これらの産科領域での個々の障害における全体の割合も，調査される集団によって変化する（Erez, 2015）．

重症の消費性凝固障害では，妊産婦および周産期罹患率，死亡率は上昇する．ある49症例の研究で，消費性凝固障害の素因としては上記に述べたものであり，このうち59%で輸血を，18%で子宮摘出を，6%で透析を施行し，3例の妊産婦死亡を認めた（Rattray, 2012）．周産期死亡率は30%であった．Callaghanら（2012）は全米入院患者検体より，1998〜2009年でDICの有病率が上がっていることを報告した．2010〜2011年でDICは二番目に最も一般的で重症な周産期罹患率の指標であった（Creanga, 2014）．特にDICは，この研究期間で妊産婦死亡の約1/4と関連していた．これらの統計にもかかわらず，妊産婦死亡の原因の根底として消費性凝固障害は比較的一般的ではなく，アメリカでの妊娠関連死亡でたった0.2%を占めている（Creanga, 2015）．

妊娠による凝固機能の変化

正常妊娠中に凝固系と線維素溶解（以下線溶）系が大きく変化し，凝固促進状態となる．凝固第Ⅰ因子（フィブリノゲン），第Ⅶ，第Ⅷ，第Ⅸ，

第X因子の血漿濃度は，明らかに上昇する．これらの正常値は付録Iに示す．同時にプラスミノゲンも大きく上昇するが，プラスミノゲンアクチベータインヒビター1, 2（PAI-1, PAI-2）も上昇するため，**プラスミン活性**は分娩後まで低く抑えられている（Hale, 2012；Hui, 2012）．妊娠中は，平均的な血小板数は約10％減少するが，血小板活性は亢進している（Kenny, 2015）．

これらの変化の結果，フィブリノペプチドAやβトロンボグロブリン，血小板第4因子，D-ダイマーを含むフィブリン/フィブリノゲン分解産物の値は上昇する．抗凝固活性のあるプロテインS濃度の低下や凝固能亢進，線溶系抑制とともに，十分な根拠はないが，血管内凝固により子宮と胎盤の相互作用が維持されている可能性がある．

■ 正常な凝固活性

滝のような凝固の経時的な活性化にもかかわらず，現在の理論は，外皮膜の糖タンパクである組織因子が凝固の主源として用いられることを提案する（Levi, 2010b）．それから凝固は前進するが，フィードバックループを組み込む．まず最初に，第IX，X因子を活性化させるため，第VII/VIIa因子複合体を形成する．その組織因子は，血管新生が活発な臓器（たとえば脳，肺，胎盤）や羊水中，そして特定の他の細胞で発現する（Kuczyński, 2002；Østerud, 2006；Uszyński, 2001）．

組織因子VIIa複合体は，凝固を開始するために，活性化された第X因子（Xa）を最終的に生成する．引き続き，以前に"内因系"といわれていた経路は，このプロセスを増幅する．具体的には，直接生じる最初のトロンビンは，フィードバックループを増幅させることによって，第XI因子を活性化する．この組織因子の初期の役割，すなわち凝固における組織因子VIIa複合体とトロンビンのそれに伴う増幅ループは，**図41-29**に示されている（Rapaport, 1995）．この増幅された凝固プロセスの結果，フィブリンが作られる．そして，これはプラスミノゲンが活性化されている線溶系によって平衡される．**図41-29**で示すように，この過程さえ，最初に組織因子と関連する．最終的にD-ダイマーを含むような，フィブリノゲン/フィブリン変性産物を産生する．

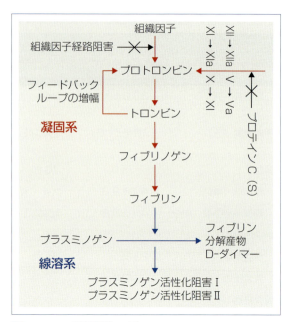

図41-29 凝固経路の図

◆ 病理学的な凝固活性

DICの始まりは，病理学的な組織因子の放出から始まる．組織因子は内皮下組織によって放出され，単球を刺激した．そして，それは内皮からサイトカインの放出を次々に引き起こす．全般的な内皮活性化の後に，凝固の広汎な活性化が起こる．この病理学的な凝固系や線溶系の活性化は，臨床において，凝固因子や血小板消費性凝固障害の際に重要となる．

いくつかの産科学症候群は，消費性凝固障害の引き金となる．最もよく知られ，かつ重症なものに，胎盤早期剥離におけるトロンボプラスチンの放出があげられる．そのほかに母体循環での羊水塞栓症がある．これは，胎児の扁平上皮細胞由来の大量のムチンにより第X因子が活性化されることにより生じる．そのほか，グラム陰性菌の内毒素やグラム陽性菌の外毒素によっても引き起こされる．

■ 診 断

バイオアッセイは，臨床的に重要な凝固障害を見つけ出したり，疑ったりするうえで有用な方法である．軽微な損傷であるにもかかわらず，甚だしい出血を認める場合は，止血のメカニズムが欠如している可能性がある．たとえば，静脈穿刺部

や会陰部，腹部の剃毛後の小さな傷から，膀胱カテーテル挿入時の損傷部から持続的な出血を認めた場合，歯肉や鼻，消化管から自発的な出血を認めた場合である．血圧計のマンシェットや駆血帯の痕に紫斑が認められる場合は，重症の血小板減少が疑われる．先に述べたように，いかなる外科的処置も最高のバイオアッセイであり，皮膚や皮下組織，筋膜，後腹膜腔，会陰切開，帝王切開や子宮摘出時の切開，切離部から毛細管性出血を誘発することとなる．

　臨床検査のうち，フィブリノゲン，フィブリンと分解産物レベルは，有益な情報となりうる．妊娠後期において，血漿中のフィブリノゲン値は300～600 mg/dL まで上昇する．重症の消費性凝固障害を認めたとしても，臨床的な低フィブリノゲン血症に対応できるだけのフィブリノゲン量を有している場合もある．たとえば，胎盤早期剥離によりフィブリノゲン値が600 mg/dL から250 mg/dL まで低下するほど大量のフィブリノゲンが消費されたとしても，150 mg/dL 以上であれば臨床的な凝固機能を果たすうえでは十分な量である．フィブリノゲン値が50 mg/dL 未満の重症の**低フィブリノゲン血症**を認めた場合，試験管内の血餅は，はじめのうち柔らかいが，必ずしも明らかな容量減少は認めない．その後30分ほど経過すると，血小板により血餅の退縮が進み，血餅は非常に小さくなる．赤血球を除くと，試験管内の液体が血餅よりも明らかに多くなる．

　図41-29 に示したように，線溶系により，フィブリンやフィブリノゲンはいくつかのフィブリン分解産物に分解され，さまざまな検査方法により検出される．多くのフィブリン分解産物の断片型があるなかで，通常モノクローナル抗体を用いて，D-ダイマー値を特異的に検出する．この値は，重症の消費性凝固障害において，たびたび異常な高値を示す．少なくとも産科疾患においては，D-ダイマー値自体は必ずしも臨床転帰と相関しない．さまざまな産科的凝固異常のフィブリン分解産物上昇の例は図41-30 で示す．

　点状出血を豊富に認めた場合や，血液凝固が1時間以内に終わらない場合には，**血小板減少症**が考えられる．血小板数の測定により確認される．重症の妊娠高血圧腎症との関連が疑われる場合は，**血小板の質的低下も考慮される**（第40章

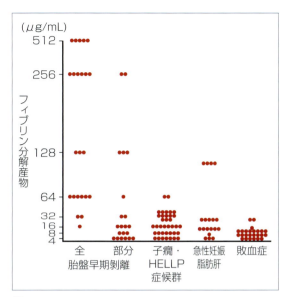

図41-30
DIC が起きるさまざまな産科学的症候群におけるフィブリン分解産物の定量化した図．
(Reproduced with permission from Cunningham FG, Nelson DB: Disseminated intravascular coagulation syndromes in obstetrics. Obstet Gynecol. 2015 Nov; 126(5): 999-1011)

参照)．

　プロトロンビン時間（PT）および活性化部分トロンボプラスチン時間（PTT）は基本的な凝固検査である．延長所見を認める場合は，フィブリノゲン濃度の明らかな低下か，トロンビンを生成するうえで不可欠な前駆凝固因子の大幅な減少か，血中のフィブリン/フィブリノゲン分解産物の大幅な増加が考えられる．

　トロンボエラストメトリーとトロンボエラストグラフィは，従来の検査の補助として使われる臨床現場即時検査（point-of-care tests）である（Abdul-Kadir, 2014）．後に検討されるのだが，それらの現在の役割は，血液交換の指標を与えることである．

　これらの試験の多くを使用することで，いくつかの機構は，DIC のより同一の定義を確立することを試みた．その一つとして国際血栓止血学会（ISTH）の評価法があげられる．そのスコアは臨床検査を組み合わせて，血管内凝固が同定，算出される状態が判明した**後**にだけ使用される．ISTH-DIC スコアが5点未満の場合はDIC と認めず，一方5点以上の場合はDIC であることが明白であるとした．急性妊娠脂肪肝の一つの報告以

外，この評価法は，産科では広く適用されなかった（Nelson, 2014）．

■ 一般的な管理

進行中の脱線維素を停止するように，迅速な凝固障害の原因の同定と除去が第一である．多量出血を伴う外科的切開や広範囲の裂傷があれば，通常迅速な凝固因子の補充が望ましい．脱水を補正するための循環の積極的な治療や維持は，強調してもしすぎることはない．十分な補液により，活性化された凝固因子，フィブリンやフィブリン分解産物は，網内系で速やかに除去され，肝や血管内皮での前駆凝固因子の合成が回復する．

これらの基本的な治療を除いて，ほとんどの他の薬剤は，十分に効果があると判明していない．一見効果があるように思われ，以前は，非分画性のヘパリン投与が推奨されていたが今では使用されていない．他の例では，トラネキサム酸またはεアミノカプロン酸などの抗線維素溶解薬使用がある（ACOG, 2017d；Pacheco, 2017）．線溶系は，全身性血管内凝固に起因する広範囲にわたるフィブリン血栓症の消滅のために必要であるため，最近ではこれら二つの薬は推奨されていない（Hunt, 2014）．後に検討されるのだが，組換え型のⅦa（rFⅦa）因子は，他の原因から重篤な産科出血を制御するのを助けるのに用いられた．しかしながら，現在の臨床所見では，産科的凝固異常のために，その投与を強く推奨するには不十分である．

■ 具体的な併存疾患

胎盤早期剝離は産科領域における最もよく知られた重症の消費性凝固障害の原因で，詳しくは前述のとおりである．胎盤早期剝離によるフィブリン分解物の典型的な定量化のレベルは，**図 41-30** で示される．血管内皮の活性化や損傷が，**妊娠高血圧性腎症や子癇，HELLP 症候群**の特徴であり，第 40 章で説明されている．一般的に，妊娠高血圧腎症の重症度は，血小板減少やフィブリン・フィブリノゲン分解産物生成の程度と直接相関する（Kenny, 2015；Levi, 2010b）．とはいうものの，**図 41-30** に示すように血管内凝固が臨床上，心配になるような高値には減多にならない（Pritchard, 1976）．

◆ 子宮内胎児死亡と遷延分娩

死亡した胎児が母体内に長くとどまるために生じる消費性凝固障害は，子宮内胎児死亡を容易に診断できるようになった今日においては，まれである．分娩誘発が最も効果的な対処方法である．単胎妊娠の場合，死亡した胎児が娩出されなければ，2 週間以内に自然な陣痛が発来することが多い．母体の凝固障害は，4 週間まではほとんど進行しない（Pritchard, 1959, 1973）．しかし，この時期をすぎると，約 1/4 の妊婦で消費性凝固障害が生じる．

多胎妊娠において少なくとも 1 児が死亡し，ほかに生存児がいる場合，明らかな凝固障害に進行することがある（Chescheir, 1988；Landy, 1989）．このような状況はまれではあり，22 例の妊娠を対象とした研究においても，凝固障害は認められなかった（Petersen, 1999）．第 45 章に示すように，一絨毛膜性双胎で，両児間で血液循環を共有する場合がほとんどである．

◆ 羊水塞栓症

突然の循環，呼吸障害，そして DIC を伴う古典的な三徴は，羊水塞栓症の診断を支持する（Clark, 2016）．ほとんどの研究で，頻度は 4 万〜5 万出生当たり 1 例と報告している（Clark, 2014；Knight, 2010；Kramer, 2012）．これらの研究すべての致死率は，11 〜 43 ％の範囲である．別の観点からみると，アメリカとカナダにおけるすべての妊娠に関連した死亡の 5 〜 15 ％を羊水塞栓症が占めていた（Berg, 2003, 2010；Creanga, 2015；Kramer, 2012）．

羊水塞栓症をきたす素因としては，急速に進行した分娩や胎便で汚染された羊水，子宮や骨盤内の大きな静脈の裂傷があげられる（SMFM, 2016）．その他の危険因子としては，母体年齢の高齢化，過期産，分娩誘発や促進，子癇，帝王切開や鉗子，吸引分娩，胎盤早期剝離や前置胎盤，羊水過多症である（Knight, 2010, 2012；Kramer, 2012）．子宮筋緊張亢進は，羊水塞栓症の**原因**というより**結果**として生じていると考えられる．子宮内圧が 35 〜 40 mmHg に達すると子宮への血流が途絶える．その結果，筋緊張が亢進した子宮収縮により，羊水やその他の物質がこれ以上子宮の静脈へ流入しない状況がつくられる（Clark, 1985）．したがって，羊水塞栓症とオキシトシン

表41-7 羊水塞栓症の診断基準

突然の呼吸循環停止，または血圧低下と呼吸困難の両方の発症．
明白な播種性血管内凝固の記録．凝固異常は，希釈性もしくは，消費性凝固異常に関連するショックを引き起こすのに十分な血液の喪失が起きる前に検出されなければならない．
臨床症状は分娩中もしくは胎盤娩出後30分以内に起こる．
38℃以上の発熱がない．

(Adapted from Clark, 2016)

由来の過剰な子宮収縮との間にも，関連性は認められない．

・診 断

羊水塞栓症の診断基準は，表41-7で示される．典型的な例では，臨床像は劇的であり，分娩直前か分娩後すぐにあえぎ呼吸となる．その後急速な経過で，消費性凝固障害による大量出血を伴い，痙攣を起こすか心肺停止となる．臨床症状はさまざまである．たとえば，合併症のない経腟分娩，もしくは帝王切開に引き続き，重症で急性の消費性凝固障害を認めるが，明らかな循環や呼吸障害を認めない妊婦を経験することがある．このような妊婦は，羊水塞栓症の**不完全型**と思われる(Kramer, 2012；Porter, 1996)．

このように臨床症状がさまざまなため，急性心不全や呼吸不全の他の原因も検討しなければならない．すなわち，心筋梗塞，肺塞栓や空気塞栓，高度な脊髄遮断，子癇やアナフィラキシーショックなどが検討されるべきである．場合によっては，症状発生の時間的要素は，診断を補助する．**残念ながら，羊水塞栓症を診断できる特別な臨床検査は存在しない．あるのは臨床診断のみである．**本当の原因が認められていない，もしくは出血が正当に評価されていないとき，過剰な出血と結果として生じる凝固異常を患っている女性は，羊水塞栓症と誤診される可能性がある(Clark, 2016)．呼吸循環状態の悪化は，どちらも直ちに蘇生されるべきである(SMFM, 2016)．

・病態生理学

羊水塞栓症の病態生理は，時代とともに変化している．初期の理論では，羊水や破片が母体循環に入ることで，低酸素や右心不全，そして死亡に至る，肺動脈血流量を妨げることを提案した．しかし正常な分娩においても，母体と胎児の間の生理学的な隔壁のわずかな隙間から，羊水は母体循環に流入する．分娩時に，扁平上皮細胞やその他の胎児由来の細胞成分，栄養膜細胞が母体末梢血で認められる(Clark, 1986；Lee, 1986)．幸いなことに，流入した羊水がたとえ多かったとしても，一般的には無害である(Adamsons, 1971；Stolte, 1967)．

最近の説では，母体胎児間の境界面が破壊されることにより，胎児成分が母体循環に入ることにより生じるとしている．これにより炎症を促進するメディエーターが異常に活性化し，全身性炎症反応症候群(systemic inflammatory response syndrome：SIRS)に似たような症状で，まず一過性肺血管収縮と肺高血圧を引き起こす．急性右心不全は，左心室中隔変位と結合され，右心梗塞の血行力学的崩壊に続いて，最終的に左側の心拍出量を減少させる．この右室および左室機能不全の後に，心原性肺水腫と全身性の血圧低下が続く．同時にこの過程で，シャントによる重篤な低酸素血症を伴う急性呼吸不全が発現する．特に，結果として生じる多臓器不全は，各々に影響を及ぼしている心機能障害および肺障害によって生じた病態である．

これらの第1段階を越えて生存する女性は，古典的な三徴候の第3構成要素すなわち，消費性凝固異常症をもつ．以前に述べた凝固プロセスと同様で，組織因子を含んでいる胎児側の物質は，第VII因子を活性化する．そしてDICへ発展していく(図41-29)．

羊水塞栓症で死亡した症例から，明白な病理組織学的所見が得られることがある(図41-31)．しかし，そのような所見には特殊な染色が必要であり，検出されにくい．ある研究では，剖検例において胎児成分を認めたのは75％であり，しかもそのうちの50％は，生前に肺動脈カテーテルから採取した濃縮されたバフィーコートの抽出液をサンプルとしていた(Clark, 1995)．

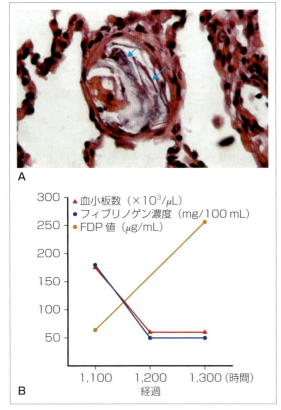

図 41-31 致死的な羊水塞栓症
A. 剖検での肺の所見：胎児の扁平上皮細胞（矢印）が，小さな肺動脈に詰まっていた．
B. 同一女性の凝固検査所見：フィブリノゲン濃度と血小板数の明白な減少とともに，フィブリノゲン分解物は上昇を認めた．

・管　理

羊水塞栓症を伴う全身性および肺高血圧の最初の段階は一過性のものである．したがって，即時の高品質な心肺蘇生と高度救命処置は，遅滞なく開始されなければならない（SMFM, 2016）．これらは第47章で詳しく述べられている．

もしも蘇生が成功したならば，生存者では血行力学が不安定なことが多い．熱と高酸素症は脳への虚血再灌流傷害を悪化させる．そのため，両方とも回避される．適切な体温は36℃で，平均動脈圧は65 mmHgである（SMFM, 2016）．挿管のような追加の支持療法は，通常必要となる．右室不全の段階では，ドブタミンのような変力性薬剤は正常な心拍出量を改善する可能性があり，そして，後の全身性血圧低下はノルエピネフリンのような昇圧薬を用いた治療を受けなければならな

い．過剰な点滴はすでに充満している右心室の拡張を悪化させる危険があり，さらに右側心筋梗塞と心室中隔の偏位を生じる場合があるため，行わないほうがよい．

心肺崩壊の直後，もしくは細胞傷害の段階では，凝固異常はほとんどの場合，活性化第Ⅶおよび第Ⅹ因子から発展していく．これは，進行中の出血によって悪化する可能性がある．産科出血の一般的な原因は，子宮弛緩症である．したがって，凝固パラメータを即時に評価することで，同時に出血の臨床管理につながる．

・臨床予後

羊水塞栓症の報告では，非常に厳しい転帰であることがほとんどである．これは，不十分な診断の症例が含まれていたり，最も死亡率が高い症例に偏っていたりしている可能性がある．Several reports are illustrative. カリフォルニアにおける110万分娩のデータベースによると，羊水塞栓症による死亡率は約60％であった（Gilbert, 1999）．中国における報告では，妊産婦死亡率は90％であった（Weiwen, 2000）．この追加報告では，妊産婦死亡が驚くほど急速に起こったことが強調されており，34例の死亡例のうち12例は30分以内に死亡していた．カナダのデータベースを基にした最も大きな研究によれば，死亡率はそれほど厳しいものではない．羊水塞栓症の120人の妊婦のうち，死亡例はたった1/4であった．一方で，多くの報告で生存者に共通しているのが，重い神経学的障害を認めることである．Clark（1995）は，心停止後に救命され，神経学的障害を認めなかった妊婦は，わずか8％であったと報告している．全体として，どんな特殊な治療を行っても，予後は心停止に付随する病気の重症度と関連しているようにみえる（Clark, 2014）．

予想どおり，周産期転帰もまた決してよいものではなく，母体の心停止から分娩までの時間とは負の相関を示す．新生児生存率は70％であるが，不幸なことに，生産児の半数までが神経学的後遺症を負う．カナダの報告によると，分娩時に28％が仮死と考えられた（Kramer, 2012）．

◆敗血症症候群

妊婦においては，さまざまな感染に伴う細胞内毒素もしくは外毒素により敗血症をきたしうる．この症候群は凝固系を活性化するという特徴があ

るが，敗血症のみで大量の前駆凝固因子の消費に至ることはまれである．**大腸菌**の菌血症は，分娩前の腎盂腎炎や産褥感染症でたびたび認められるが，これに合併する消費性凝固障害は通常重篤にはならない．例外としては，A群溶血性レンサ球菌や黄色ブドウ球菌，*Clostridium perfringens*（ウェルシュ菌），*Clostridium sordellii*，*C. novyi* などで産生される外毒素により引き起こされる産褥敗血症や，敗血症性流産があげられる（Herrera, 2016）．敗血症症候群や敗血症性ショックの治療は，第47章で説明する．

◆ 電撃性紫斑病

この重篤で，たびたび致死的となる疾患は，消費性凝固障害の一つであり，小血管への微小血栓により発症し，皮膚壊死や時に血管炎をきたす．しばしば熱傷ユニットでの，四肢や殿部の皮膚に対して広範囲なデブリードマンが必要となることがある．電撃性紫斑病は，通常，ヘテロ接合体のプロテインC欠損症や血清プロテインC濃度の低下を伴う（Levi, 2010b）．ホモ接合体のプロテインCまたはS欠損症では，致死的な**新生児の電撃性紫斑病**となる（第52章参照）．

◆ 流　産

前述のように敗血症流産は，とりわけ妊娠中期において，血液凝固を引き起こし，出血を悪化させる．実際，血管内凝固を伴う敗血症症候群は，流産関連死の25%を占める（Saraiya, 1999）．パークランド病院では，過去に，特に非合法の人工妊娠中絶の際，ウェルシュ菌の感染により，重症の血管内溶血を引き起こした例をしばしば認めた（Pritchard, 1971）．しかし近年では，*C. sordellii* の感染のほうが敗血症性流産の原因として重要とされている（第18章参照）．

第2三半期の流産は，敗血症がなくても，血管内凝固を誘発する．Ben-Amiら（2012）は，第2三半期後半に子宮内容除去術を施行した1,249例中1.6%で血管内凝固を認めた．これらの2/3は子宮内胎児死亡例に対して行われており，これが凝固障害の原因となった可能性がある．そのほか重症の凝固障害の原因としては，中期流産に対する高張液の注入が考えられる．しかし現在は，流産に対してこのような措置は一般的に行われていない．この凝固障害が生じるメカニズムとしては，高張液の類壊死作用により胎盤や胎児，脱落膜から放出されたトロンボプラスチンが，母体循環に流入することが考えられている（Burkman, 1977）．

出血の管理

産科出血の重症度の判断は，出血を管理するうえで重要である．出血量が多い場合，見た目での出血量の評価は不正確であり，実際の出血量は臨床上推定される出血量の2〜3倍となることがある．産科領域であることを考慮すると，出血量の一部もしくはすべてが，隠されているのかもしれない．分娩前後の出血の評価は難しい．というのも，妊娠中は血液量が増加しているためである．分娩後妊娠時の多血状態が終了すると，ヘマトクリットが3%低下するごとに500 mL出血すると推定される．ヘマトクリット値がどこまで低下するかは，電解質輸液の静脈内投与の速さに依存している．**急性出血では，分娩室や手術室，回復室で計測したリアルタイムのヘマトクリット値が，その時点の最大の値であることを覚えておかなければならない．**

専門家によって出血量が平均より多いと判断された場合は，ヘマトクリット値を測定し，全身状態が悪化した際の綿密な経過観察の計画を立てる必要がある．尿量は，最も重要な"バイタルサイン"である．**利尿薬を使用せず，活動性出血がほとんどなければ，正確な尿量測定が，腎灌流量，さらにはその他の重要な臓器の灌流量を反映する．**1時間当たりの尿量は最低30 mL，もしできれば50 mL以上を維持する必要がある．

循環血液量減少性ショック

循環血液量減少性ショックは，段階を経て進展する．大量出血の初期は，平均動脈圧や1回心拍出量，心拍出量，中心静脈圧，肺動脈楔入圧の減少が認められる．動静脈酸素含量較差の増加は，組織での酸素抽出の相対的な増加を反映するが，全体的な酸素消費量は減少する．

臓器の毛細血管床への血流は，細動脈によって制御される．細動脈は，一部は中枢神経系で制御される抵抗血管である．しかし全血液量の約70%は細静脈に存在し，液性因子により制御されている．出血時のカテコールアミン放出により，

細静脈全般の血管抵抗が増し，この細静脈内に存在した血液からの自己血再分布が起こる（Barber, 1999）．このことで，代償的に，心拍数の上昇，全身および肺血管抵抗，心筋収縮性の増加が生じる．さらに，主に細動脈の収縮や弛緩を介して，選択的な心拍出量と血液量の再分布が起こる．これを**自己調節**という．このように腎臓や内臓床，筋肉，皮膚，子宮への血流が減少したとしても，心臓や脳，副腎への血流は比較的保たれる．

出血量が全血液量の約25％を超えると，代償的に心拍出量や血圧を維持することは困難となる．そうなると，さらなる少量の出血でも，全身状態が悪化しうる．はじめに母体組織における**すべての酸素必要量**が増加し，引き続き，血流の不均等分布により**末梢組織での酸素欠乏**および代謝性アシドーシスが生じる．これにより，血管収縮の負のサイクルを引き起こし，臓器の虚血，さらには細胞死が生じる．

出血に伴って生じるその他の重要な臨床的特徴は，リンパ球や単球の活性化であり，これにより血管内皮細胞が活性化され，血小板の凝集が引き起こされる．これらにより，血管作動性物質が放出され，小血管の閉塞やさらなる微小循環の灌流障害が生じる．その他の産科特有の疾患としては妊娠高血圧腎症や敗血症があり，これらもまた，毛細血管内皮が損傷し，血液が細胞外へ漏出し血小板の凝集を生じる．それから，これらはDICを引き起こす．

先に述べた病態生理学的変化により，重要である一方で見落としやすい細胞外液や電解質の移動は，循環血液量減少性ショックの発生の際にも治療の際にも生じる．ナトリウムと水が骨格筋に入り，カリウムが喪失するといったさまざまなイオンの経細胞輸送である．そのため，細胞外液の補充と血管内容量の確保の両方が必要である．**急性の出血性ショックに至った場合，輸血単独よりも輸血に電解質輸液を加えたほうが，生存率は上昇する．**

■ 初期蘇生輸液

妊婦で重症の出血を認めた場合は，出血源の同定と同時に，補液を開始する必要がある．分娩前であれば，母体の血液量を回復させることは母体と胎児の両方に有益であり，緊急での分娩への備えにもなる．分娩後であれば，子宮弛緩や遺残胎盤，生殖器の裂傷を迅速に確認する必要がある．この場合，輸血の準備ができるまでの間，太めの静脈内カテーテルを1本，理想的には複数本確保したうえで，電解質を用いた迅速な静脈内投与を行う必要がある．また，手術室のスタッフ，外科医，麻酔科医を迅速に集めなければならない．より特別な産科出血の管理を行うには，原因検索が必要である．

産科大量出血において，迅速かつ適切に電解質輸液を用いて血管内容量を確保することは，最も重要である．しかし，これらは素早く血管外と平衡になるため，重症患者においては，輸液後1時間で電解質輸液の20％しか血管内にはとどまらない（Zuckerbraun, 2010）．**このため，初期輸液は推定される出血量の約2〜3倍を目安に施行するべきである．**

循環血液量減少性ショックに対し，膠質液を用いるべきか，電解質輸液を用いるべきかは，議論されている．コクランレビューにおいてPerelら（2013）が，非妊娠時の重症患者における初期蘇生輸液では，有効性は同等であるものの，膠質液のほうが高価であった，と報告した．7,000人の非妊婦を対象とした，生理食塩水とアルブミン製剤の効果を比較した無作為化比較試験（Saline versus Albumin Fluid Evaluation：SAFE）でも，同様の結果が得られている（Finfer, 2004）．われわれも，Zuckerbraunら（2010）の見解と同様に，初期蘇生輸液は電解質輸液と輸血を中心に使用している．

■ 輸　血

ヘマトクリット値やヘモグロビン濃度で輸血の有無を決定することには，議論の余地がある．ヘモグロビン濃度が7g/dL以下もしくはヘマトクリット値が20％以下になると，心拍出量は低下する．いくつかの機関では，この水準での赤血球輸血を推奨している（Carson, 2017）．また，イラクにおけるMilitary Combat Trauma Unitsは，ヘマトクリット値が21％を輸血の基準としている（Barbieri, 2007）．一般的に，**活動性**の産科出血では，ヘマトクリット値が25％未満となる場合，迅速に輸血を行う適応と考えている．輸血の決定には，胎児が娩出しているかどうか，手術がすぐ行

われるか，術中にさらなる出血が予想されるか，急性低酸素血症や血管虚脱，その他の因子が認められるか，などもかかわってくる．

臨床データが不足している場合，特にこれらの問題を明らかにする．Canadian Critical Care Trials Group が，非妊娠時の患者を対象に，ヘモグロビン濃度＞7 g/dL に維持する程度に赤血球輸血を制限する群と，ヘモグロビン濃度を 10～12 g/dL に維持するように輸血を自由にする群との無作為化比較試験を行ったところ，30 日間での死亡率は 19 ％ と 23 ％ でほぼ同等であった（Hébert, 1999）．7 g/dL が輸血の目標として 9 g/dL と比較されたとき，非妊娠時の敗血症性ショック患者における輸血治療は同程度の死亡率となった（Holst, 2014）．**何単位の輸血で目標のヘマトクリット値に達するかは，妊婦の体重と今後予想される出血量より推定される．**

◆ **血液製剤**

各血液製剤の内容と効果について**表 41-8** に示す．全血輸血は，**危機的な大量出血の際に適している．** 保存期間は 40 日間であり，70 ％ の症例では全血輸血後 24 時間以内に再度赤血球輸血が施行されている．1 単位の輸血でヘマトクリット値は 3～4 ％ 上昇する．全血輸血では，産科出血で重要な多くの凝固因子，とりわけフィブリノゲンが補充され，血漿成分により血液量減少症が補正される．大量出血の妊婦に対する全血輸血は，赤血球濃厚液やその他の血液製剤による成分輸血をするよりも，少量で補充される，という副次的な産物もある（Shaz, 2009）．

大量出血における全血輸血の有効性に関する報告は，パークランド病院でのわれわれの経験も含め，散見される（Alexander, 2009；Hernandez, 2012）．66,000 以上の分娩で，産科出血を認める妊婦に全血輸血を行った場合，赤血球濃厚液やその他の血液製剤による成分輸血と比較して，腎不全や急性呼吸窮迫症候群，肺水腫，低フィブリノゲン血症の発生率，ICU 入院率や妊産婦死亡率が，有意に低下していた．新鮮な全血輸血は，戦闘地の病院での致命的な多血出血にも有用である（Murdock, 2014；Stubbs, 2016）．

しかし最近では，ほとんどの医療機関で全血輸血が行われていない．たとえば，活動性の産科出血の症例では，赤血球濃厚液と電解質輸液を用いている．このような症例に，赤血球製剤と血漿製剤の輸血を 1：1 の比率で施行することを支持するデータはない．その後述べられるように，多くの機関では**輸血時のプロトコル**が作成され，産科の大量出血に備えている．この"プロトコル"には赤血球製剤や血漿製剤，クリオプレシピテート，

表 41-8 産科出血において輸血される血液製剤

血液製剤	1 単位当たりの容量	1 単位当たりの含有量	出血に対する効果
全血	約 500 mL，ヘマトクリット値 40 ％ 以下	赤血球，血漿，フィブリノゲンが 600～700 mg，血小板は含まれず	血液量およびフィブリノゲンを回復させる．1 単位当たり，ヘマトクリット値を 3～4 ％ 上昇させる
赤血球濃厚液	約 250～300 mL，ヘマトクリット値 55～80 ％ 以下	赤血球，フィブリノゲンが最小限．血小板は含まれず	1 単位当たり，ヘマトクリット値を 3～4 ％ 上昇させる
新鮮凍結血漿（FFP）	約 250 mL；30 分で滴下	コロイド，フィブリノゲンが 600～700 mg，血小板は含まれず	循環血液量およびフィブリノゲンを回復させる
クリオプレシピテート	約 15 mL；凍結	1 単位中のフィブリノゲンは 200 mg 以下，その他凝固因子，血小板は含まれず	15～20 単位，もしくは約 3～4 g を輸血し，フィブリノゲン濃度を 150 mg/dL まで上昇させる
血小板	約 50 mL；常温保存	1 単位当たり血小板数が約 5,000/μL 上昇．単一供血者由来の成分献血から得られたものが望ましい	6～10 単位を輸血し，血小板数を 30,000/μL まで上昇させる

血小板製剤が含まれる（Cunningham, 2015；Pacheco, 2011；Shields, 2011）．

いくつかの研究は，血漿を評価している．すなわち，民間の外傷団体や陸軍の医療施設で，大量輸血のプロトコルを用いて赤血球製剤の比率を評価した（Borgman, 2007；Gonzalez, 2007；Hardin, 2014；Johansson, 2007）．10単位以上の大量輸血を行った場合，生存率が高い血液製剤の使用比率は，新鮮凍結血漿が1単位に対して赤血球濃厚液が1.4単位であった．一方で，最も死亡率の高い比率は，新鮮凍結血漿と赤血球濃厚液が1：8であった．ただし，これらの研究では，**5～10単位程度の赤血球輸血では，その他の血液製剤を使用する必要はほとんどないとしている．**

前述のとおり，赤血球輸血が5単位以上となる場合は，血小板数や凝固因子，フィブリノゲン濃度の評価が必要である．産科出血の妊婦では，血小板製剤の輸血により血小板数が50,000/μL以上に維持されるべきである．外科的出血により，フィブリノゲン値＜150 mg/dLやPTやAPTTの有意な延長が認められる場合も，輸血の適応となる．新鮮凍結血漿の輸血は10～15 mL/kgが適当であり，クリオプレシピテートの輸血も考慮される（表41-8）．

◆希釈性凝固障害

大量出血に対して電解質輸液と赤血球製剤を用いた治療の最大の問題点は，血小板と凝固因子が枯渇することである．これは**希釈**によるもので，臨床的にはDICとの区別が難しい（Hossain, 2013）．

血小板減少症は，出血や複数回の輸血により生じる希釈性凝固障害のなかで最も頻度が高い（Counts, 1979）．さらには，赤血球濃厚液では凝固因子の含有量がわずかであり，全血製剤では血小板や凝固因子の第Ⅴ因子，第Ⅷ因子，第Ⅺ因子が欠乏しているため，赤血球濃厚液のみを大量輸血すると，**低フィブリノゲン血症**をきたし，PTやAPTTの延長が生じる．産科出血の原因の多くは消費性凝固障害を引き起こすため，希釈性凝固障害と消費性凝固障害の区別が難しいが，幸いなことに治療方法は類似している．

◆タイプアンドスクリーンと交差適合試験

出血の危険性がある妊婦には，血液型の同定と不規則抗体スクリーニングをあらかじめ検査する必要がある．不規則抗体スクリーニングでは，母体血清と標準試薬の赤血球を用い，血清中の一般的に臨床的意義のある抗体の有無を，赤血球抗原に反応させ，判定する．交差適合試験では，標準試薬の赤血球ではなく，供血者血球が用いられる．これは非常に効率的な検査方法であり，この方法で不規則抗体を認めず交差適合試験で抗体を認めた患者は，0.03～0.07％しか存在しなかった（Boral, 1979）．**重要なことは，スクリーニングされた血液製剤では，ほとんど有害な合併症を認めない，ということである．**

◆赤血球濃厚液

赤血球濃厚液の1単位は，全血製剤の1単位から，緩やかに遠心分離され，得られるヘマトクリット値が55～80％のものである．赤血球濃厚液1単位でヘマトクリット値が3～4％上昇する．

◆血小板製剤

器械分娩もしくは裂傷で出血が持続し，血小板数が50,000/μL未満となった場合は，血小板輸血が考慮される（Kenny, 2015）．**手術を施行していない症例**では，血小板数が10,000/μL以上で出血が起きることはまれである（Murphy, 2010）．血小板製剤には，単一の供血者由来の成分献血で得られたものを使用することが望ましい．これは，6人の供血者からの6単位の血小板製剤に相当する．母体の体格によるが，どの単一の供血者由来の成分献血で得られた6単位のバッグでも，血小板数は約20,000/μL程度上昇する（Schlicter, 2010）．単一の供血者からの血小板製剤が使用できなければ，複数の供血者のものを使用し，通常1回につき6～8単位が輸血される．

重要なことは，供血者の血小板製剤に含まれる血漿成分は，受血者の赤血球と適合しなければならない，ということである．さらに，血小板輸血とともに赤血球輸血が常に同時に行われるため，Rh（D）陰性の受血者には，Rh（D）陰性の供血者からの血小板製剤を輸血すべきである．しかし，必要に応じて輸血したとしても，有害な合併症はほとんど生じない（Lin, 2002）．

◆新鮮凍結血漿

新鮮凍結血漿は，全血から血漿成分を分離し，凍結することで得られる製剤である．融解するには約30分を要する．新鮮凍結血漿はフィブリノゲンを含むすべての凝固因子が含まれており，た

びたび消費性および希釈性凝固障害の妊婦の治療に用いられる．**特定の凝固因子欠乏を認めない状況において，単なる血管内容量確保のために新鮮凍結血漿を使用することは適切ではない．**フィブリノゲン値＜ 150 mg/dL や PT や APTT の異常のある産科出血の妊婦に対して，輸血が考慮される．

新鮮凍結血漿の代わりとしては，**液体血漿（liquid plasma：LQP）**があげられる．これは凍結させずに 1〜6℃で 26 日間の貯蔵が可能であり，*in vitro* では融解した血漿よりも優れた効果を示している（Matijevic, 2013）．

◆ クリオプレシピテートとフィブリノゲン濃縮製剤

クリオプレシピテートは，新鮮凍結血漿より生成される．1 単位が 10〜15 mL で，少なくとも 200 mg のフィブリノゲンや第Ⅷ因子：C，第Ⅷ因子：von Willebrand 因子，第ⅩⅢ因子，フィブロネクチンを含む（American Association of Blood Banks, 2014）．これは通常 8〜120 人の供血者のフィブリノゲン濃縮製剤の一部分を用いて，"プール"もしくは"バッグ"として使用される．フィブリノゲン値がかなり低下している場合や手術切開部からの毛細管性出血が持続する場合には，クリオプレシピテートは理想的な血液製剤である．代わりとしては，ウイルス不活化フィブリノゲン製剤がある．この製剤 1 g につき，血漿フィブリノゲン値が約 40 mg/dL 上昇する（Ahmed, 2012；Kikuchi, 2013）．

◆ 遺伝子組換え活性型第Ⅶ因子製剤

このビタミン K 依存性合成タンパク質は，**ノボセブン**として使用されている．このタンパク質は，損傷部位で組織因子と結合してトロンビンを生成し，血小板凝集および血液凝固カスケードの活性化をもたらす．rFⅦa は，手術や外傷，産科的疾患など多くの出血をコントロールするのに用いられてきた（Goodnough, 2016；Murakami, 2015）．Level 1 trauma center のほとんどで，このタンパク質の使用が大量出血時のプロトコルに含まれている．パークランド病院でもこのプロトコルを用いている．重要なことは，rFⅦa は，フィブリノゲン値＜ 50mg/dL や血小板数＜ 30,000/μL の際には効果が乏しい，ということである．

rFⅦa の使用による第一の大きな懸念は，動脈から小さな静脈までの血栓症の発生である．約 4,500 症例を含む 35 の無作為化比較試験では，55 ％で動脈血栓塞栓症が認められた（Levi, 2010a）．第二の懸念は，これらのほとんどの研究で効果がわずかであったことである（Pacheco, 2011）．

◆ トラネキサム酸

この抗線維素溶解性の薬は産科出血や外傷の際に用いられている．トラネキサム酸は，プラスミンがフィブリンを分解させるのを防止することによって，事前に出血に対処するのを促すため，血餅融解を阻止する．トラネキサム酸の使用は，腎皮質壊死の発生率上昇と関係していた（Frimat, 2016）．産科出血の対処療法としての使用に関してはエビデンスに限界があり，予防目的で日常的に使用することは ACOG では推薦されていない（ACOG, 2017d；Pacheco, 2017）．

◆ 大量輸血のプロトコル

病室または手術室への早急な血液製剤の配送に対するプロトコルは蘇生プロセスにおいて早急に血液製剤投与ができるようにする．プロトコルにより合理的には，晶質液単独や赤血球輸血による蘇生の副作用を防ぐ．そうは言うものの，少なくとも 4〜5 単位の赤血球製剤が 2 時間ほど以内に投与されるまで，大量輸血を開始する必要はない．いったん大量輸血が開始されるなら，赤血球，血漿，血小板とフィブリノゲンはプロトコルにより表 41-9 に示される量で投与される．プロトコルによっては，rFⅦa やトラネキサム酸を含むものもある．

予想されるように，大量輸血プロトコルで生存のために優位性を証明している研究は限られている．大部分の報告では外傷性出血でのプロトコルを述べているが，いくつかの観察研究では産科学出血も扱っている（Green, 2016；Pacheco, 2016）．これらのプロトコルを用いて，より多くのデータが必要である．

◆ 粘弾性分析

トロンボエラストグラフィ（TEG）とトロンボエラストメトリー（ROTEM）は大量輸血の間に凝固を評価する，臨床現場即時検査（point-of-care tests）である．これは患者から採取した全血で凝血塊構造と破損構造を分析する検査である．試験は凝固力学の側面を生じ，そして示され

た値は速度と凝血塊構造の質を示す（図41-32）．これらの分析は，凝血塊を形成し，凝血塊を強固にし，フィブリン溶解させるまでの時間の情報を提供する．現在，これらの検査は外傷，肝移植，心臓外科患者で血液製剤治療の指標となっている．妊婦におけるTEGとROTEM技術の研究は妊娠の凝固能亢進の状態を確認し，この集団用の基準範囲を提供している（Butwick, 2015 ; de Lange, 2014 ; Solomon, 2012）．

表41-9 パークランド病院での産科大量輸血におけるプロトコル

No.	PRBC 5単位	FFP 3単位	Plts 6袋	Cryo 1単位	rVIIa 2 mg
1	X	X			
2	X	X	X		X
3	X	X		X	
4	X	X	X		X
5	X	X			
6	X	X	X	X	X
7	X	X			
8	X	X	X		X

PRBC：濃厚赤血球製剤，FFP：新鮮凍結血漿，Plts：濃厚血小板製剤，Cryo：クリオプレシピテート，rVIIa：遺伝子組換え活性型第VII因子製剤．

これらの臨床現場即時検査は将来性もありそうだが，いくつかの限界もある．たとえば，これらは一次止血障害の発見に関しては用いることができない（Solomon, 2012）．さらに，これらの検査では，血小板機能異常症や抗血小板薬から生じる血液凝固異常を診断することはできない．最大の欠点は，熟練されていない人によって検査されると間違った解釈をしてしまうリスクがある．これらの検査が産科出血の治療のために広く適用される前に，更なる研究が必要である．

◆ 局所止血薬

持続的な毛細管出血では，いくつかの止血薬が使用されている．これらは最近Millerらによって再調査された（2015）．帝王切開と同時に行う子宮摘出以外では，あまり使用されない．

◆ 貯血式自己血輸血と回収式自己血輸血

貯血式自己血輸血の効果は，期待はずれである．例外としては，まれな血液型や不規則抗体をもつ場合があげられる．ほとんどが自己血輸血は費用対効果が低いと結論づけられている（Etchason, 1995 ; Pacheco, 2011, 2013）．

自己血輸血による手術時の血液回収は，産科患者への安全な介入であると考慮される．第30章で述べたように，この方法は輸血を拒否する女性にとって助けとなりうる．最も留意することは羊水混濁と塞栓である（Dhariwal, 2014 ; Goucher,

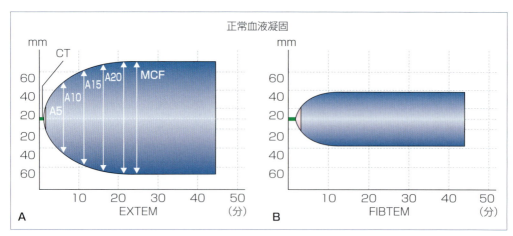

図41-32 妊婦における凝固線溶系のトロンボエラストグラフ
A. 外因系のプロファイル．CT：血餅形成開始までの時間，A5～A20：測定開始から5分，10分，15分，20分の血餅振幅，MCF：血餅振幅の最大値．
B. FIBTEM（フィブリン重合）のプロファイル：フィブリンによる凝固能の評価に優れている．

(Reproduced with permission from Solomon C, Collis RE, Collins PW: Haemostatic monitoring during postpartum haemorrhage and implications for management, Br J Anaesth. 2012 Dec;109(6):851-863)

2015；Pacheco, 2011）．3,028 人の女性を対象とした最近の無作為化比較試験では，日常的な治療に対して日常的な細胞サルベージ使用を比較した．そこにおいて，サルベージは出血徴候のためにだけ使用された．非自己血輸血の割合は細胞サルベージ群で 2.5 対 3.5 ％ と減少したが，有意差は認めなかった（Khan, 2017）．先の報告と同様に，羊水塞栓症の症例は報告されなかった．

◆ 輸血に伴う合併症

深刻な既知のリスクのうち，**不適合輸血**は，急性溶血になる場合がある．重症の場合は DIC や急性腎障害をきたし，死に至ることもある．このような合併症のほとんどの原因は予防できる過誤であり，これには検体表示の間違いや誤った患者への輸血が含まれる．アメリカではこのような間違いが生じる確率は 14,000 単位に 1 例とされているが，おそらく報告されていない事象も多い（Lerner, 2010）．輸血副作用の特徴として，発熱や低血圧，頻脈，呼吸困難，胸背部痛，潮紅，重度の不安感，ヘモグロビン尿があげられる．その際には，輸血の中止を含めて，低血圧や高カリウム血症の治療，利尿，尿のアルカリ化を迅速に図ることが重要である．

輸血関連急性肺障害（transfusion-related acute lung injury：TRALI）は，輸血関連の死亡率で最も頻度が高い原因である．輸血後 6 時間以内に重篤な呼吸障害や低酸素症，非心原性肺水腫を生じることが特徴である（Peters, 2015）．TRALI は，少なくとも 12,000 件の輸血に 1 件は併発すると推定される（Carson, 2017）．この発生機序は完全には明らかにはされていないが，供血者の血漿中の抗 HLA（human leukocyte antigen）抗体と抗 HNA（human neutrophil antibodies）抗体による肺毛細血管の障害が関与していると考えられている（Lerner, 2010）．輸血後 6 〜 72 時間で遅発性に発症する TRALI も報告されている（Marik, 2008）．管理は，人工呼吸器を含めた支持療法が中心となる（第 47 章参照）．

輸血による**細菌感染**は，通常生じない．凍結保存により，細菌発育が抑制されているからである．赤血球製剤で最も問題となるのは，*Yersinia* 属や *Pseudomonas* 属，*Serratia* 属，*Acinetobacter* 属，大腸菌属である．ただし，実際に細菌混入が問題となるのは，常温で保存されている血小板製剤である．最近の知見では，血小板製剤 1,000 〜 2,000 単位に 1 単位の割合で細菌混入が認められる．血小板輸血による敗血症が原因の死亡例は，単一の供血者からでは 17,000 件に 1 件であり，アフェレーシス供血者からでは 61,000 件に 1 件ある（Lerner, 2010）．

輸血による**ウイルス感染**は，減少傾向にある．HIV や C 型肝炎ウイルスの感染率は，100 〜 200 万単位に 1 単位と推定される（Carson, 2017；Stramer, 2004）．HIV-2 の感染率はほとんどない．B 型肝炎を含むその他のウイルス感染は，10 万単位に 1 単位未満と考えられている（Jackson, 2003）．サイトメガロウイルスに感染した白血球は，その高い有病率のためにしばしば輸血される．そのため，妊婦には胎児がいることも念頭におき，免疫抑制された受血者と同様の注意が必要である．

輸血によりウェストナイル熱ウイルスやヒト T リンパ球向性ウイルス 1 型（HTLV-1），パルボウイルス B19，toxoplasmosis に感染する危険性はわずかである（American Association of Blood Banks, 2013；Foroutan-Rad, 2016）．最後に，ジカウイルスも，輸血に関連した感染として認められた（Motta, 2016）．FDA（2016）はすべての全血構成要素を回収し感染の有無を検査するときに，ジカウイルス感染の有無も含めるよう改訂した．この検査は，CDC によって容認された（2016）．

出血に対する補助的外科処置

いくつかの侵襲的技法は，分娩後出血を抑えるのに有効である．ヘルスケア研究と質のための機関からの報告では，これらの方法について述べている大部分の研究の質が悪いと結論づけた（Likis, 2015）．産後出血を認めた 6,660 人の妊婦を対象にしたある研究では，4.4 ％ が侵襲的技法を受け，1.1 ％ が子宮摘出術を受けた（Kayem, 2016）．保守的治療の不成功率は，外科および塞栓形成術の 15 ％ であった．

◆ 子宮動脈結紮

片側もしくは両側の子宮動脈結紮は，子宮切開創の外側部の裂傷に対して第一に考慮される（図 41-33）．しかし子宮弛緩に対して，この処置は有効ではない．

◆ 子宮圧迫縫合

この方法は，2 号クロミック糸を用いて，子宮

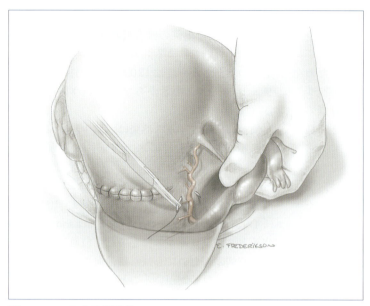

図 41-33　子宮動脈結紮
この縫合では，子宮側壁の前方から後方へ針を通し，再度前方へ持ってくる．結紮すれば，子宮動脈を取り囲むこととなる．

前壁と後壁を圧迫縫合する（B-Lynch, 1997）．これはサスペンダーのような外観から brace とも呼ばれている（図 41-34）．さまざまな B-Lynch 変法が報告されている（Cho, 2000；Hayman, 2002；Matsubara, 2013；Nelson, 2007）．適応は方法ごとに異なり，これが成功率に影響を及ぼす．たとえば，B-Lynch（2005）は 948 例を報告し，失敗例はわずか 7 例であった．逆に，Kayem ら（2011）は 211 人の妊婦について報告している．全体的な失敗率は 25 ％ で，B-Lynch 法と B-Lynch 変法で差は認めなかった．他の研究では失敗率は 20 ％ であった（Kaya, 2016）．Sathe ら（2016）の再調査でも同様の結論に至った．

　子宮圧迫縫合にはいくつかの特徴的な合併症が認められる（Matsubara, 2013）．腹膜炎を伴う子宮の虚血性壊死の類が，最も一般的な合併症である（Gottlieb, 2008；Joshi, 2004；Ochoa, 2002；Treloar, 2006）．さらには，子宮や卵巣動脈，円靱帯の結紮を伴い B-Lynch 法を施行された妊婦で生じた子宮全体の壊死（total uterine necrosis）も，Friederich ら（2007）により報告されている．子宮圧迫縫合を施したほとんどの妊婦では，その後の妊娠に問題を生じない（An, 2013）．しかし，B-Lynch 法や Cho 法による子宮圧迫縫合を施行された妊婦で，まれに子宮壁が欠損することがある（Akoury, 2008）．その他の長期の合併症としては，子宮内腔の癒着があげられる（Alouini, 2011；Ibrahim, 2013；Poujade, 2011）．

◆ 内腸骨動脈結紮

　片側もしくは両側内腸骨動脈の結紮は，骨盤内の血管からの出血を減らすために長く用いられてきた．しかしながら，手技の難しさが難点であり，半数の症例でしか成功しない（ACOG, 2017d）．また，弛緩出血には有用ではない（Clark, 1985）．

　結紮のためにまず，総腸骨動脈直上の腹膜を開放し，外腸骨動脈と内腸骨動脈の分岐部の下方まで切開を延長し，後腹膜腔を十分に展開する（図 41-35）．外腸骨動脈の遠位への分枝は，鼠径部もしくは鼠径部の下方で拍動を触れる．内腸骨動脈を結紮する位置は，総腸骨動脈分岐部の 5 cm 遠位側であり，後方への側枝を避けるようにする（Bleich, 2007）．内腸骨動脈の血管鞘を縦方向に切開し，right-angle clamp を動脈直下に外側から内側へ向かって注意深く通す．隣接している大きな血管，特に内腸骨静脈を傷つけないよう注意する．縫合糸は通常非吸収糸を用い，鉗子とともに動脈直下を通し，しっかりと結紮する．

　内腸骨動脈結紮の最も重要な機序は，結紮部位から遠位側で脈圧が 85 ％ 減少することである（Burchell, 1968）．このことで，同部位の動脈圧が静脈圧に近づき，血管内での血圧が低下による止血や凝血塊形成を可能にする．

　両側内腸骨動脈を結紮しても，その後の妊娠に影響は与えない．Nizard ら（2003）は，両側内腸骨動脈を結紮した 17 人の妊婦の経過を報告した．計 21 例の妊娠のうち，13 例は正常であり，3 例が自然流産，3 例が人工流産，2 例が異所性妊娠であった．

◆ カテーテル動脈塞栓術

　この方法は，外科的処置が難しくコントロール不良な出血に，現在用いられている．カテーテル

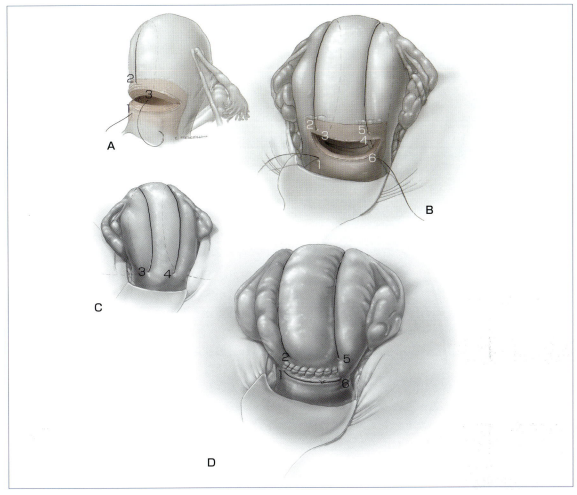

図41-34 子宮圧迫縫合または"brace"
A, B, Dは前方から, Cは後方からB-Lynch法を見た図である. 数字は, 縫合の順序を示す.
ステップ1. 子宮切開創の下方より針を通し, 子宮内腔に出す.
ステップ2. 子宮内腔から, 切開創の上方に針を出す. その後, 子宮底部を取り囲むように, 子宮後壁に針を回す.
ステップ3. 子宮後壁から, 再度子宮内腔に針を出す. その後, 子宮内腔を反対側へ横切る.
ステップ4. 子宮内腔から, 子宮後壁を通して外に針を出し, 子宮底部を取り囲むようにして, 子宮前壁に針を持ってくる.
ステップ5. 切開創の上方より, 子宮筋層を通して子宮内腔に針を通す.
ステップ6. 切開創の下方より外に針を出す. 最後にステップ1と6で出ている糸を切開創の下方で結紮する.
子宮切開創は, この後通常閉鎖する.

動脈塞栓術を施行した500人以上の妊婦の検討では90％が有効であった(Grönvall, 2014；Lee, 2012；Poujade, 2012；Zhang, 2015). Rouse (2013)による最近のレビューによると, この方法はコントロール不良な分娩後出血に対して有効であると結論づけている. 他の報告ではその有効性について強くは強調されていない. 妊孕性は低下せず, その後の妊娠例が数多く報告されている(Chauleur, 2008；Fiori, 2009；Kolomeyevskaya, 2009). これらの処置で注意すべき重要事項は, **持続的な出血を認め, 循環動態が不安定な患者を手術室にとどめておくことである**.

合併症は比較的まれであるが, 発症した場合には重篤になる. 子宮の虚血性壊死, 子宮感染の報告が認められる(Grönvall, 2014；Katakam, 2009；Nakash, 2012). Al-Thunyanら(2012)は, 両側内腸骨動脈塞栓術後に殿部の広範な壊死を認めた妊婦や対麻痺を認めた妊婦について報告

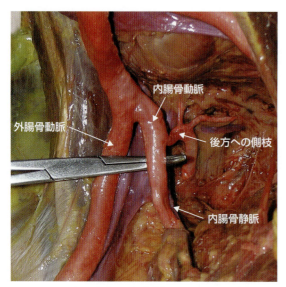

図41-35　右の内腸骨動脈結紮
剖検：後方への側枝が分岐したすぐの遠位で，内腸骨動脈直下をright-angle clampで通している．

(Used with permission from Dr. Marlene Corton)

している．

　出血が多く外科的処置が困難であると予想される症例を認めることがある．このような症例に対し，術前にバルーンのついたカテーテルを腸骨動脈もしくは子宮動脈に挿入し，バルーンを拡張させることは，前述した癒着胎盤の所で述べられて

いる．

◆ 骨盤パッキング

　縫合または局所止血剤が困難なほど大量の出血を認める場合，ガーゼによる骨盤パッキングで一時的に手術を終了する場合がある．ガーゼの役割は，パックすることで局所に持続的な圧力をかけることである．これは，画像下治療を行う前に対処療法として用いられる可能性がある．他の研究ではパッキング単独の留置時間は24〜48時間といわれている．もし患者が安定しており，出血が止まったようにみえる場合は，パッキングが除去される．

　傘型もしくはパラシュート型のパックは似たようなコンセプトで使われている（Logothetopulos, 1926）．現在ではあまり使用されていないが，他の方法がすべて無効な場合は，救命可能な方法となりうるかもしれない（Dildy, 2006；Howard, 2002）．パックは，無菌のX線カセットの袋で構成されており，骨盤内を充填するのに十分な量の何連かに連なったガーゼで満たされている．経腹的に挿入され，茎部は腟に出しておく．茎部には1Lの液体が入った袋を接続しベッドの下に吊り下げることにより，軽い牽引力が得られる．umbrella packは24時間で，経腟的に抜去される．

（訳：下舞和貴子，山村倫啓）

References

Abbassi-Ghanavati M, Casey BM, Spong CY, et al: Pregnancy outcomes in women with thyroid peroxidase antibodies. Obstet Gynecol 116:381, 2010.

Abdel-Aleem H, El-Nashar I, Abdel-Aleem A: Management of severe postpartum hemorrhage with misoprostol. Int J Gynaecol Obstet 72:75, 2001.

Abdella TN, Sibai BM, Hays JM Jr, et al: Perinatal outcome in abruptio placentae. Obstet Gynecol 63:365, 1984.

Abdul-Kadir R, McLintock C, Ducloy AS, et al: Evaluation and management of postpartum hemorrhage: consensus from an international expert panel. Transfusion 54(7):1756, 2014.

Abramovici A, Gandley RE, Clifton RG, et al: Prenatal Vitamin C and E supplementation in smokers is associated with reduced placental abruption and preterm birth: a secondary analysis. BJOG 122(13):1740, 2015.

Adamsons K, Mueller-Heubach E, Myers RE: The innocuousness of amniotic fluid infusion in the pregnant rhesus monkey. Am J Obstet Gynecol 109:977, 1971.

Addis A, Moretti ME, Ahmed Syed F, et al: Fetal effects of cocaine: an updated meta-analysis. Reprod Toxicol 15:341, 2001.

Ahmed S, Harrity C, Johnson S, et al: The efficacy of fibrinogen concentrate compared with cryoprecipitate in major obstetric haemorrhage—an observational study. Transfus Med 22(5):344, 2012.

Akoury H, Sherman C: Uterine wall partial thickness necrosis following combined B-Lynch and Cho square sutures for the treatment of primary post-partum hemorrhage. J Obstet Gynaecol Can 30:421, 2008.

Al-Khan A, Gupta V, Illsley NP, et al: Maternal and fetal outcomes in placenta accreta after institution of team-managed care. Reprod Sci 21(6):761, 2014.

Al-Thunyan A, Al-Meshal O, Al-Hussainan H, et al: Buttock necrosis and paraplegia after bilateral internal iliac artery embolization for postpartum hemorrhage. Obstet Gynecol 120(2 Pt 2):468, 2012.

Altman D, Carroli G, Duley L, et al: Do women with preeclampsia, and their babies, benefit from magnesium sulphate? The Magpie Trial: a randomised placebo-controlled trial. Lancet 359:1877, 2002.

Al-Zirqi I, Daltveit AK, Forsén L, et al: Risk factors for complete uterine rupture. Am J Obstet Gynecol 216(2):165.e1, 2017.

Al-Zirqi I, Vangen S, Forsen L, et al: Prevalence and risk factors of severe obstetric haemorrhage. BJOG 115:1265, 2008.

Al-Zirqi L, Stray-Pedersen B, Forsen L, et al: Uterine rupture: trends over 40 years. BJOG 123(5):780, 2016.

Albayrak M, Ozdemir I, Koc O, et al: Post-partum haemorrhage from the lower uterine segment secondary to placenta previa/accreta: successful conservative management with Foley balloon tamponade. Aust N Z J Obstet Gynaecol 51(4):377, 2011.

Alexander JM, Cunningham FG: Management. In Taylor RN, Roberts JM, Cunningham FG (eds): Chesley's Hypertensive Disorders in Pregnancy, 4th ed. Amsterdam, Academic Press, 2015.

Alexander JM, Sarode R, McIntire DD, et al: Use of whole blood in the management of hypovolemia due to obstetric hemorrhage. Obstet Gynecol 113:1320, 2009.

Alouini S, Coly S, Megier P, Lemaire B, et al: Multiple square sutures for postpartum hemorrhage: results and hysteroscopic assessment. Am J Obstet Gynecol 205(4):335, 2011.

American Association of Blood Banks: Circular of information for the use of human blood and blood components. 2014. Available at: https://www.fda.gov/downloads/biologicsbloodvaccines/guidancecomplianceregulatoryinformation/guidances/blood/ucm364593.pdf. Accessed July 31, 2017.

American Association of Blood Banks: Human parvovirus B19. 2013. Available at: https://www.aabb.org/tm/eid/Documents/Human-Parvovirus-B19.pdf. Accessed July 31, 2017.

American College of Obstetricians and Gynecologists: Premature rupture of membranes. Practice Bulletin No. 172, January 2016a.

American College of Obstetricians and Gynecologists: Prevention and management of obstetric lacerations at vaginal delivery. Practice Bulletin No. 165, July 2016b.

American College of Obstetricians and Gynecologists: Antiphospholipid syndrome. Practice Bulletin No. 132, December 2012, Reaffirmed 2017a.

American College of Obstetricians and Gynecologists: Inherited thrombophilias in pregnancy. Practice Bulletin No. 138, September 2013, Reaffirmed 2017b.

American College of Obstetricians and Gynecologists: Placenta accreta. Committee Opinion No. 529, July 2012, Reaffirmed 2017c.

American College of Obstetricians and Gynecologists: Postpartum hemorrhage. Practice Bulletin No. 183, October 2006, Reaffirmed 2017d.

American Institute of Ultrasound in Medicine: AIUM practice guideline for the performance of obstetric ultrasound examinations. J Ultrasound Med 32(6):1063, 2013.

An GH, Ryu HM, Kim My, et al: Outcomes of subsequent pregnancies after uterine compression sutures for postpartum hemorrhage. Obstet Gynecol 122(3):565, 2013.

Ananth CV, Berkowitz GS, Savitz DA, et al: Placental abruption and adverse perinatal outcomes. JAMA 282:1646, 1999a.

Ananth CV, Demissie K, Smulian JC, et al: Relationship among placenta previa, fetal growth restriction, and preterm delivery: a population-based study. Obstet Gynecol 98:299, 2001.

Ananth CV, Friedman AM, Lavery JA, et al: Neurodevelopmental outcomes in children in relation to placental abruption. BJOG 124(3):463, 2017.

Ananth CV, Getahun D, Peltier MR, et al: Placental abruption in term and preterm gestations. Obstet Gynecol 107:785, 2006.

Ananth CV, Lavery JA, Vintzileos AM, et al: Severe placental abruption: clinical definition and associations with maternal complications. Am J Obstet Gynecol 214(2):272.e1, 2016.

Ananth CV, Oyelese Y, Srinivas N, et al: Preterm premature rupture of membranes, intrauterine infection, and oligohydramnios: risk factors for placental abruption. Obstet Gynecol 104:71, 2004.

Ananth CV, Oyelese Y, Yeo L, et al: Placental abruption in the United States, 1979 through 2001: temporal trends and potential determinants. Am J Obstet Gynecol 192(1):191, 2005.

Ananth CV, Peltier MR, Kinzler WL, et al: Chronic hypertension and risk of placental abruption: is the association modified by ischemic placental disease? Am J Obstet Gynecol 197:273.e1, 2007.

Ananth CV, Smulian JC, Vintzileos AM: Incidence of placental abruption in relation to cigarette smoking and hypertensive disorders during pregnancy: a meta-analysis of observational studies. Obstet Gynecol 93:622, 1999b.

Ananth CV, Smulian JC, Vintzileos AM: The effect of placenta previa on neonatal mortality: a population-based study in the United States, 1989 through 1997. Am J Obstet Gynecol 188:1299, 2003.

Antony KM, Racusin DA, Belfort MA, et al: Under pressure: intraluminal filling pressures of postpartum hemorrhage tamponade balloons. AJP Rep 7(2):e86, 2017.

Arazi ES, Kessous R, Shoham-Vardi I, et al: Is there an association between a history of placental abruption and long-term maternal renal complications? J Matern Fetal Neonatal Med 28(14):1641, 2015.

Arici V, Corbetta R, Fossati G, et al: Acute first onset of Ehlers-Danlos syndrome type 4 with spontaneous rupture of posterior tibial artery pseudoaneurysm. Vascular 21(1):43, 2013.

Atkinson AL, Santolaya-Forgas J, Matta P, et al: The sensitivity of the Kleihauer-Betke test for placental abruption. J Obstet Gynaecol 35(2):139, 2015.

Aviram A, Salzer L, Hiersch L, et al: Association of isolated polyhydramnios at or beyond 34 weeks of gestation and pregnancy outcome. Obstet Gynecol 125(4):825, 2015.

Awan N, Bennett MJ, Walters WA: Emergency peripartum hysterectomy: a 10-year review at the Royal Hospital for Women, Sydney. Aust N Z J Obstet Gynaecol 51(3):210, 2011.

B-Lynch C: Partial ischemic necrosis of the uterus following a uterine brace compression suture. BJOG 112:126, 2005.

B-Lynch CB, Coker A, Laval AH, et al: The B-Lynch surgical technique for control of massive postpartum hemorrhage: an alternative to hysterectomy? Five cases reported. BJOG 104:372, 1997.

Babinszki A, Kerenyi T, Torok O, et al: Perinatal outcome in grand and great-grand multiparity: effects of parity on obstetric risk factors. Am J Obstet Gynecol 181:669, 1999.

Bailit JL, Grobman WA, Rice MM, et al: Morbidly adherent placenta treatments and outcomes. Obstet Gynecol 125(3):683, 2015.

Ballas J, Hull AD, Saenz, et al: Preoperative intravascular balloon catheters and surgical outcomes in pregnancies complicated by placenta accreta: a management paradox. Am J Obstet Gynecol 207(3):216.e1, 2012.

Bankada V, Purra P, Ningappa AM, et al: A rare case of bilateral broad ligament haematoma in twin pregnancy. J Clin Diagn Res 9(10):QD03, 2015.

Barber A, Shires GT III, Shires GT: Shock. In Schwartz SI, Shires GT, Spencer FC, et al (eds): Principles of Surgery, 7th ed. New York, McGraw-Hill, 1999.

Barbieri RL: Control of massive hemorrhage: lessons from Iraq reach the U.S. labor and delivery suite. OBG Management 19:8, 2007.

Barth WH Jr, Kwolek CJ, Abrams JL, et al: Case records of the Massachusetts General Hospital. Case 23–2011. A 40-year-old pregnant woman with placenta accreta who declined blood products. N Engl J Med 365(4):359, 2011.

Ben-Ami I, Fuchs N, Schneider D, et al: Coagulopathy associated with dilation and evacuation for second-trimester abortion. Acta Obstet Gynecol Scand 91(1):10, 2012.

Benirschke K, Burton, Baergen RN: Pathology of the Human Placenta, 6th ed. New York, Springer, 2012, p 204.

Berg CJ, Callaghan WM, Syverson C, et al: Pregnancy-related mortality in the United States, 1998–2005. Obstet Gynecol 116(6):1302, 2010.

Berg CJ, Chang J, Callaghan WM, et al: Pregnancy-related mortality in the United States, 1991–1997. Obstet Gynecol 101:289, 2003.

Berg CJ, MacKay AP, Qin C, et al: Overview of maternal morbidity during hospitalizations for labor and delivery in the United States. 1993–1997 and 2001–2005. Obstet Gynecol 113(5):1075, 2009.

Berhie SH, Molina RL, Davis MR, et al: Laparoscopic hysterectomy for 7-week cesarean delivery scar implantation pregnancy. Am J Obstet Gynecol 212:247.e1, 2015.

Bhandari S, Raja EA, Shetty A, et al: Maternal and perinatal consequences of antepartum haemorrhage of unknown origin. BJOG 121(1):44, 2014.

Bingol N, Fuchs M, Diaz V, et al: Teratogenicity of cocaine in humans. J Pediatr 110:93, 1987.

Biro MA, Davey MA, Carolan M, et al: Advanced maternal age and obstetric morbidity for women giving birth in Victoria, Australia: a population-based study. Aust N Z J Obstet Gynaecol 52(3):229, 2012.

Bishop S, Butler K, Monaghan S, et al: Multiple complications following the use of prophylactic internal iliac artery balloon catheterization in a patient with placenta percreta. Int J Obstet Anesth 20(1):70, 2011.

Biswas R, Sawhney H, Dass R, et al: Histopathological study of placental bed biopsy in placenta previa. Acta Obstet Gynecol Scand 78:173, 1999.

Bleich AT, Rahn DD, Wieslander CK, et al: Posterior division of the internal iliac artery: anatomic variations and clinical applications. Am J Obstet Gynecol 197:658.e1, 2007.

Bohrer J, Goh W, Hirai C, et al: Obstetrical outcomes in patients with low-lying placenta in the second trimester. Abstract No. 129, Am J Obstet Gynecol 206(1):S69, 2012.

Bond AL, Edersheim TG, Curry L, et al: Expectant management of abruptio placentae before 35 weeks' gestation. Am J Perinatol 6:121, 1989.

Boral LI, Hill SS, Apollon CJ, et al: The type and antibody screen, revisited. Am J Clin Pathol 71:578, 1979.

Borgman MA, Spinella PC, Perkins JC, et al: The ratio of blood products transfused affects mortality in patients receiving massive transfusions at a combat support hospital. J Trauma 63:805, 2007.

Bose DA, Assel BG, Hill JB, et al: Maintenance tocolytics for preterm symptomatic placenta previa: a review. Am J Perinatol 28(1):45, 2011.

Bowman ZS, Eller AG, Kennedy AM, et al: Accuracy of ultrasound for the prediction of placenta accreta. Am J Obstet Gynecol 211(2):177.e1, 2014.

Boyle RK, Waters BA, O'Rourke PK: Blood transfusion for caesarean delivery complicated by placenta praevia. Aust N Z J Obstet Gynaecol 49(6):627, 2009.

Brame RG, Harbert GM Jr, McGaughey HS Jr, et al: Maternal risk in abruption. Obstet Gynecol 31:224, 1968.

Brennan DJ, Schulze B, Chetty N, et al: Surgical management of abnormally invasive placenta: a retrospective cohort study demonstrating the benefits of a standardized operative approach. Acta Obstet Gynecol Scand 94(12):1380, 2015.

Bretelle f, Courbière B, Mazouni C, et al: Management of placenta accreta: morbidity and outcome. Eur J Obstet Gynecol Reprod Biol 133(1):34, 2007.

Brosens I, Pijnenborg R, Vercruysse L, et al: The "great obstetrical syndromes" are associated with disorders of deep placentation. Am J Obstet Gynecol 204(3):193, 2011.

Budden A, Chen LJ, Henry A: High-dose versus low-dose oxytocin infusion regimens for induction of labour at term. Cochrane Database Syst Rev 10:CD009701, 2014.

Burchell RC: Physiology of internal iliac artery ligation. J Obstet Gynaecol Br Commonw 75:642, 1968.

Burkman RT, Bell WR, Atienza MF, et al: Coagulopathy with midtrimester induced abortion: association with hyperosmolar urea administration. Am J Obstet Gynecol 127:533, 1977.

Butwick AJ, Goodnough LT: Transfusion and coagulation management in major obstetric hemorrhage. Curr Opin Anesthesiol 28:275, 2015.

Cali G, Biambanco L, Puccio G, et al: Morbidly adherent placenta: evaluation of ultrasound diagnostic criteria and differentiation of placenta accreta from percreta. Ultrasound Obstet Gynecol 41(4):406, 2013.

Callaghan WM, Creanga AA, Kuklina EV: Severe maternal morbidity among delivery and postpartum hospitalizations in the United States. Obstet Gynecol 120(5):1029, 2012.

Carson JL, Triulzi DJ, Ness PM: Indications for and adverse effects of red-cell transfusion. N Engl J Med 377:13, 2017.

Casey B, de Veciana M: Thyroid screening in pregnancy. Am J Obstet Gynecol 211:351, 2014.

Catanzarite V, Cousins L, Daneshmand S, et al: Prenatally diagnosed vasa previa. A single-institution series of 96 cases. Obstet Gynecol 128(5):1153, 2016.

Centers for Disease Control and Prevention: Zika and blood transfusions. 2016. Available at: https://www.cdc.gov/zika/transmission/blood-transfusion.html. Accessed March 3, 2017.

Chalubinski KM, Pils S, Klein K, et al: Prenatal sonography can predict the degree of placental invasion. Ultrasound Obstet Gynecol 42(5):518, 2013.

Chantraine F, Braun T, Gonser M, et al: Prenatal diagnosis of abnormally invasive placenta reduces maternal peripartum hemorrhage and morbidity. Acta Obstet Gynecol Scand 92(4):439, 2013.

Chantry AA, Deneux-Tharaux C, Bonnet MP, et al: Pregnancy-related ICU admissions in France: trends in rate and severity, 2006–2009. Crit Care Med 43:78, 2015.

Chauleur C, Fanget C, Tourne G, et al: Serious primary postpartum hemorrhage, arterial embolization and future fertility: a retrospective study of 46 cases. Hum Reprod 23:1553, 2008.

Chen AL, Goldfarb IT, Scourtas AO, et al: The histologic evolution of revealed, acute abruptions. Hum Pathol 67:187, 2017.

Chescheir NC, Seeds JW: Spontaneous resolution of hypofibrinogenemia associated with death of a twin in utero: a case report. Am J Obstet Gynecol 159:1183, 1988.

Cho JH, Jun HS, Lee CN: Haemostatic suturing technique or uterine bleeding during cesarean delivery. Obstet Gynaecol 96:129, 2000.

Cho JY, Kim SJ, Cha KY, et al: Interrupted circular suture: bleeding control during cesarean delivery in placenta previa accreta. Obstet Gynecol 78:876, 1991.

Cichowski S, Rogers RG: Managing complications of perineal lacerations. Contemp Ob/Gyn 62:22, 2017.

Clark SL: Amniotic fluid embolism. Obstet Gynecol 123:337, 2014.

Clark SL, Hankins GDV, Dudley DA, et al: Amniotic fluid embolism: analysis of the National Registry. Am J Obstet Gynecol 172:1158, 1995.

Clark SL, Pavlova Z, Greenspoon J, et al: Squamous cells in the maternal pulmonary circulation. Am J Obstet Gynecol 154:104, 1986.

Clark SL, Phelan JP, Yeh SY: Hypogastric artery ligation for obstetric hemorrhage. Obstet Gynecol 66:353, 1985.

Clark SL, Romero R, Dildy GA, et al: Proposed diagnostic criteria for the case definition of amniotic fluid embolism in research studies. Am J Obstet Gynecol October, 2016.

Clausen C, Stensballe J, Albrechtsen CK, et al: Balloon occlusion of the internal iliac arteries in the multidisciplinary management of placenta percreta. Acta Obstet Gynecol Scand 92(4):386, 2013.

Cleary-Goldman J, Malone FD, Vidaver J, et al: Impact of maternal age on obstetric outcome. Obstet Gynecol 105:983, 2005.

Coad S, Dahlgren L, Hutcheson JA: Risk and consequences of puerperal uterine inversion in the United States, 2004–2013. Am J Obstet Gynecol 217:377, 2017.

Collins SL, Stevenson GN, Al-Khan A, et al: Three-dimensional power Doppler ultrasonography for diagnosing abnormally invasive placenta and quantifying the risk. Obstet Gynecol 126(3):645, 2015.

Colón I, Berletti M, Garabedian MJ, et al: Randomized, double-blinded trial of magnesium sulfate tocolysis versus intravenous normal saline for preterm nonsevere placental abruption. Am J Perinatol 33(7):696, 2016.

Combs CA, Nyberg DA, Mack LA, et al: Expectant management after sonographic diagnosis of placental abruption. Am J Perinatol 9:170, 1992.

Conrad LB, Groome KJ, Black DR: Management of persistent postpartum hemorrhage caused by inner myometrial lacerations. Obstet Gynecol 126(2):266, 2015.

Counts RB, Haisch C, Simon TL, et al: Hemostasis in massively transfused trauma patients. Ann Surg 190:91, 1979.

Crane JM, Van Den Hof MC, Dodds L, et al: Neonatal outcomes with placenta previa. Obstet Gynecol 93:541, 1999.

Creanga AA, Bateman BT, Kuklina EV, et al: Racial and ethnic disparities in severe maternal morbidity: a multistate analysis, 2008–2010. Am J Obstet Gynecol 210(5):435.e.1, 2014.

Creanga AA, Berg CJ, Syverson C, et al: Pregnancy-related mortality in the United States, 2006–2010. Obstet Gynecol 125(1):5, 2015.

Creanga AA, Syverson C, Seed K, et al: Pregnancy-related mortality in the United States, 2011–2013. Obstet Gynecol 130:366, 2017.

Cressman AM, Natekar A, Kim E, et al: Cocaine abuse during pregnancy. J Obstet Gynaecol Can 36(7):628, 2014.

Crozier TM, Wallace EM: Obstetric admissions to an integrated general intensive care unit in a quaternary maternal facility. Aust N Z J Obstet Gynaecol 51(3):233, 2011.

Cummings K, Doherty DA, Magann EF, et al: Timing of manual placenta removal to prevent postpartum hemorrhage: is it time to act? J Matern Fetal Neonatal Med 29(24):3930, 2016.

Cunningham FG: Genital tract lacerations and hematomas. In Yeomans ER, Hoffman BL, Gilstrap LC III, et al (eds): Cunningham and Gilstrap's Operative Obstetrics, 3rd ed. New York, McGraw-Hill Education, 2017a.

Cunningham FG: Placenta previa and morbidly adherent placenta. In Yeomans ER, Hoffman BL, Gilstrap LC III, et al (eds): Cunningham and Gilstrap's Operative Obstetrics, 3rd ed. New York, McGraw-Hill Education, 2017b.

Cunningham FG, Nelson DB: Disseminated intravascular coagulation syndromes in obstetrics. Obstet Gynecol 126(5):999, 2015.

Cunningham KM, Anwar A, Lindow SW: The recurrence risk of placenta accreta following uterine conserving management. J Neonatal Perinatal Med 8(4):293, 2016.

Dagdeviren H, Cengiz H, Heydarova U, et al: Intramuscular versus intravenous prophylactic oxytocin for postpartum hemorrhage after vaginal delivery: a randomized controlled study. Arch Gynecol Obstet 294(5):911, 2016.

Dashe JS: Toward consistent terminology of placental location. Semin Perinatol 37(5):375, 2013.

De Greve M, Van Mieghem T, Van Den Berghe G, et al: Obstetric admissions to the intensive care unit in a tertiary hospital. Gynecol Obstet Invest 81(4):315, 2016.

de Lange NM, van Rheenen-Flach LE, Lance MD, et al: Peripartum reference ranges for ROTEM thromboelastography. Br J Anesth 112:852, 2014.

Deneux-Tharaux C, Sentilhes L, Maillard F, et al: Effect of routine controlled cord traction as part of the active management of the third stage of labour on postpartum hemorrhage: multicentre randomized controlled trial (TRACOR). BMJ 346:f1541, 2013.

Derman RJ, Kodkany BS, Gaudar SS, et al: Oral misoprostol in preventing postpartum haemorrhage in resource-poor communities: a randomized controlled trial. Lancet 368:1248, 2006.

DeRoo L, Skjaervan R, Wilcox A, et al: Placental abruption and long-term maternal cardiovascular disease mortality: a population-based registry study in Norway and Sweden. Eur J Epidemiol 31(5):501, 2016.

Desai N, Tam HT, Fleischer A: Prophylactic arterial catheterization may improve operative morbidity in suspected placenta accreta and reduce the need for hysterectomy. Am J Obstet Gynecol 206(1):S44, 2012.

Dhariwal SK, Khan KS, Allard S, et al: Does current evidence support the use of intraoperative cell salvage in reducing the need for blood transfusion in caesarean section? Curr Opin Obstet Gynecol 26(6):425, 2014.

Diemert A, Ortmeyer G, Hollwitz B, et al: The combination of intrauterine balloon tamponade and the B-Lynch procedure for the treatment of severe postpartum hemorrhage. Am J Obstet Gynecol 206(1):65.e1, 2012.

Dildy GA, Scott AR, Saffer CS: An effective pressure pack for severe pelvic hemorrhage. Obstet Gynecol 108(5):1222, 2006.

Distefano M, Casarella L, Amoroso S, et al: Selective arterial embolization as a first-line treatment for postpartum hematomas. Obstet Gynecol 121(2 Pt 2 Suppl):443, 2013.

Downes KL, Grantz KL, Shenassa ED: Maternal, labor, delivery, and perinatal outcomes associated with placental abruption: a systematic review. Am J Perinatol 34:935, 2017.

Downes KL, Hinkle SN, Sjaarda LA, et al: Previous prelabor or intrapartum cesarean delivery and risk of placenta previa. Am J Obstet Gynecol 212(5):669.e1, 2015.

Downes LK, Shenassa ED, Grantz KL: Duration of labor associated with placental abruption. Abstract No. 692, Am J Obstet Gynecol 214(1):S365, 2016.

Doyle N, Pullen J, Holliday N, et al: 3D ultrasound: the best view of placenta accreta. Abstract No. 108, Am J Obstet Gynecol 212(1):S72, 2015.

Drakeley AJ, Le Roux PA, Anthony J, et al: Acute renal failure complicating severe preeclampsia requiring admission to an obstetric intensive care unit. Am J Obstet Gynecol 186:253, 2002.

Driessen M, Bouvier-Colle MH, Dupont C, et al: Postpartum hemorrhage resulting from uterine atony after vaginal delivery. Factors associated with severity. Obstet Gynecol 117(1):21, 2011.

Dugoff L, Hobbins JC, Malone FD, et al: First trimester maternal serum PAPPA and free-beta subunit human chorionic gonadotropin concentrations and nuchal translucency are associated with obstetric complications: a population-based screening study (The FASTER Trial). Am J Obstet Gynecol 191:1446, 2004.

Duzyj CM, Barishansky S, Khan S, et al: Evidence of active wound remodeling at the site of trophoblast invasion in placenta accreta. Abstract No. 147, Am J Obstet Gynecol 216:S99, 2017.

Duzyj CM, Buhimschi IA, Motawea H, et al: The invasive phenotype of placenta accreta extravillous trophoblasts associates with loss of E-cadherin. Placenta 36(6):645, 2015.

Einerson BD, Son M, Schneider P, et al: The association between intrauterine balloon tamponade duration and postpartum hemorrhage outcomes. Am J Obstet Gynecol 216:300.e1, 2017.

Elhaway TM, Dabees NL, Youssef MA: Diagnostic value of ultrasonography and magnetic resonance imaging in pregnant women at risk for placenta accreta. J Matern Fetal Neonatal Med 26(14):1443, 2013.

Eller AG, Bennett MA, Sharshiner M, et al: Maternal morbidity in cases of placenta accreta managed by a multidisciplinary care team compared with standard obstetric care. Obstet Gynecol 117(2 Pt 1):331, 2011.

Elliott JP, Gilpin B, Strong TH Jr, et al: Chronic abruption–oligohydramnios sequence. J Reprod Med 43:418, 1998.

Erez O, Mastrolia SA, Thachil J: Disseminated intravascular coagulation in pregnancy: insights in pathophysiology, diagnosis and management. Am J Obstet Gynecol 213(4):452, 2015.

Erez O, Novack L, Beer-Weisel R, et al: DIC score in pregnant women—a population based modification of the International Society on Thrombosis and Hemostasis score. PLoS One 9:e93240, 2014.

Erfani H, Fox KA, Bateni ZH, et al: Morbidly adherent placenta—comparison of characteristics and outcomes between scheduled and unscheduled deliveries managed within a single, multidisciplinary team-based referral center. Abstract No. 724, Am J Obstet Gynecol 216:S422, 2017a.

Erfani H, Fox KA, Bateni ZH, et al: Multidisciplinary team learning in management of morbidly adherent placenta—outcome improvements over time. Abstract No. 865, Am J Obstet Gynecol 216:S494, 2017b.

Esakoff TF, Handler SJ, Granados JM, et al: PAMUS: placenta accreta management across the United States. J Matern Fetal Neonatal Med 25:761, 2012.

Eshkoli T, Weintraub AY, Sergienko R, et al: Placenta accreta: risk factors, perinatal outcomes, and consequences for subsequent births. Am J Obstet Gynecol 208(3):219.e1, 2013.

Etchason J, Petz L, Keeler E, et al: The cost effectiveness of preoperative autologous blood donations. N Engl J Med 332:719, 1995.

Ezzedine D, Norwitz ER: Are women with uterine fibroids at increased risk for adverse pregnancy outcome? Clin Obstet Gynecol 59(1):119, 2016.

Farine D, Fox HE, Jakobson S, et al: Vaginal ultrasound for diagnosis of placenta previa. Am J Obstet Gynecol 159:566, 1988.

Finfer S, Bellomo R, Boyce N, et al: A comparison of albumin and saline for fluid resuscitation in the intensive care unit. N Engl J Med 350:2247, 2004.

Fiori O, Deux JF, Kambale JC, et al: Impact of pelvic arterial embolization for intractable postpartum hemorrhage on fertility. Am J Obstet Gynecol 200:384.e1, 2009.

Fitzpatrick K, Sellers S, Spark P, et al: The management and outcomes of placenta accreta, increta, and percreta in the UK: a population-based descriptive study. BJOG 121(1):62, 2014.

Food and Drug Administration: Revised recommendation for reducing the risk of Zika virus transmission by blood and blood components. 2016. Available at: https://www.fda.gov/downloads/BiologicsBloodVaccines/GuidanceComplianceRegulatoryInformation/Guidances/Blood/UCM518213.pdf. Accessed March 3, 2017.

Fong A, Wu E, Pan D, et al: Temporal trends and morbidities of vacuum, forceps, and combined use of both. J Matern Fetal Neonatal Med 27(8):1886, 2014.

Foroutan-Rad M, Majidan H, Dalvand S, et al: Toxoplasmosis in blood donors: a systematic review and meta-analysis. Transfus Med Rev 30(3):116, 2016.

Fox K, Shamshirsaz A, Salmanian B, et al: Is interpregnancy interval a predictor of severity of invasion in morbidly adherent placenta? Abstract No. 821, Am J Obstet Gynecol 212(1):S395, 2015.

Frederiksen MC, Glassenberg R, Stika CS: Placenta previa: a 22-year analysis. Am J Obstet Gynecol 180:1432, 1999.

Friederich L, Roman H, Marpeau L: A dangerous development. Am J Obstet Gynecol 196:92, 2007.

Frimat M, Decambron M, Lebas C, et al: Renal cortical necrosis in postpartum hemorrhage: a case series. Am J Kidney Dis 68(1):50, 2016.

Friszer S, Le Ray C, Tort J, et al: Symptomatic placenta praevia: short cervix at admission is a predictive factor for delivery within 7 days. Abstract No. 158, Am J Obstet Gynecol 208(1):S78, 2013.

Frolova AI, Stout MJ, Tuuli MG, et al: Duration of the third stage of labor and risk of postpartum hemorrhage. Obstet Gynecol 127(5):951, 2016.

Furuhashi M, Kurauchi O, Suganuma N: Pregnancy following placental abruption. Arch Gynecol Obstet 267:11, 2002.

Furukawa S, Doi K, Furuta K, et al: The effect of placental abruption on the outcome of extremely premature infants. J Matern Fetal Neonatal Med 28(6):705, 2015a.

Furukawa S, Sameshima H: The importance of the monitoring of resuscitation with blood transfusion for uterine inversion in obstetrical hemorrhage. Obstet Gynecol Int 2015:269156, 2015b.

Garmi G, Samlim R: Epidemiology, etiology, diagnosis, and management of placenta accreta. Obstet Gynecol Int 2012:873929, 2012.

Georgiou C: Balloon tamponade in the management of postpartum haemorrhage: a review. BJOG 116(6):748, 2009.

Gerstenfeld TS, Wing DA: Rectal misoprostol versus intravenous oxytocin for the prevention of postpartum hemorrhage after vaginal delivery. Am J Obstet Gynecol 185:878, 2001.

Gesteland K, Oshiro B, Henry E, et al: Rates of placenta previa and placental abruption in women delivered only vaginally or only by cesarean section. Abstract No. 403, J Soc Gynecol Invest 11:208A, 2004.

Getahun BS, Yeshi MM, Roberts DJ: Case records of the Massachusetts General Hospital: case 34–2012: a 27-year old woman in Ethiopia with severe pain, bleeding, and shock during labor. N Engl J Med 367(19):1839, 2012.

Gibbins KJ, Einerson BD, Varner MW, et al: Placenta previa and maternal hemorrhagic morbidity. J Matern Fetal Neonatal Med 31(4):494, 2018.

Gibbins KJ, Weber T, Holmgren CM, et al: Maternal and fetal morbidity associated with uterine rupture of the unscarred uterus. Am J Obstet Gynecol 213(3):382.e1, 2015.

Gilbert WM, Danielsen B: Amniotic fluid embolism: decreased mortality in a population-based study. Obstet Gynecol 93:973, 1999.

Gill LA, Baldwin E, Lessard-Anderson C, et al: Septic abortion with placenta accreta in pregnancy after endometrial ablation. Obstet Gynecol 125(4):822, 2015.

Gilliam M, Rosenberg D, Davis F: The likelihood of placenta previa with greater number of cesarean deliveries and higher parity. Obstet Gynecol 99:976, 2002.

Gilstrap LC III: Management of postpartum hemorrhage. In Yeomans ER, Hoffman BL, Gilstrap LC, et al (eds): Cunningham and Gilstrap's Operative Obstetrics. New York, McGraw-Hill Education, 2017.

Gizzo S, Saccardi C, Paztrelli TS, et al: Bakri balloon in vaginal-perineal hematomas complicating vaginal delivery: a new therapeutic approach. J Low Genit Tract Dis 17:125, 2013.

Glantz C, Purnell L: Clinical utility of sonography in the diagnosis and treatment of placental abruption. J Ultrasound Med 21:837, 2002.

Goffman D, Nathan L, Chazotte C: Obstetric hemorrhage: a global review. Semin Perinatol 40(2):96, 2016.

Goh WA, Zalud I: Placenta accreta: diagnosis, management and the molecular biology of the morbidly adherent placenta. J Matern Fetal Neonatal Med 29(11):1795, 2016.

Gonzalez EA, Moore FA, Holcomb JB, et al: Fresh frozen plasma should be given earlier to patients requiring massive transfusion. J Trauma 62:112, 2007.

Goodnough LT, Levy JH: The judicious use of recombinant factor VIIa. Semin Thromb Hemost 42(2):125, 2016.

Gopalakrishnan N, Dhanapriya J, Muthkumar P, et al: Acute kidney injury in pregnancy—a single center experience. Ren Fail 37(9):1476, 2015.

Gottlieb AG, Pandipati S, Davis KM, et al: Uterine necrosis. A complication of uterine compression sutures. Obstet Gynecol 112:429, 2008.

Goucher H, Wong CA, Patel SK, et al: Cell salvage in obstetrics. Anesth Analg 121(2):465, 2015.

Green L, Knight M, Seeney FM, et al: The epidemiology and outcomes of women with postpartum haemorrhage requiring massive transfusion with eight or more units of red cells: a national cross-sectional study. BJOG 123(13):2164, 2016.

Grönvall M, Tikkanen M, Metsätähti M, et al: Pelvic arterial embolization in severe obstetric hemorrhage. Acta Obstet Gynecol Scand 93(7):716, 2014.

Grönvall M, Tikkanen M, Tallberg E: Use of Bakri balloon tamponade in the treatment of postpartum hemorrhage: a series of 50 cases from a tertiary teaching hospital. Acta Obstet Gynecol Scand 92(4):433, 2013.

Gülmezoglu AM, Lumbiganon P, Landoulsi S, et al: Active management of the third stage of labor with and without controlled cord traction: a randomized, controlled, non-inferiority trial. Lancet 379(9827):1721, 2012.

Guntupalli KK, Hall N, Karnad DR, et al: Critical illness in pregnancy: part I: an approach to a pregnant patient in the ICU and common obstetric disorders. Chest 148(4):1093, 2015.

Gurol-Urganci I, Cromwell DA, Edozien LC, et al: Risk of placenta previa in second birth after first birth cesarean section. BMC Pregnancy Childbirth 11:95, 2011.

Gutvirtz G, Walfisch A, Beharier O, et al: Isolated single umbilical artery is an independent risk factor for perinatal mortality and adverse outcomes in term neonates. Arch Gynecol Obstet, 294(5):931, 2016.

Gyamfi-Bannerman C, Gilbert S, Landon MB, et al: Risk of uterine rupture and placenta accreta with prior uterine surgery outside of the lower segment. Obstet Gynecol 120(6):1332, 2012.

Hackney DN, Kuo K, Petersen RJ, et al: Determinants of the competing outcomes of intrauterine infection, abruption, or spontaneous preterm birth after preterm premature rupture of membranes. J Matern Fetal Neonatal Med 29(2):258, 2016.

Haeri S, Rais S, Monks B: Intrauterine tamponade balloon use in the treatment of uterine inversion. BMJ Case Rep January 6, 2015.

Hale SA, Sobel B, Benvenuto A, et al: Coagulation and fibrinolytic system protein profiles in women with normal pregnancies and pregnancies complicated by hypertension. Pregnancy Hypertens 2(2):152, 2012.

Hamm RF, Wang EY, O'Rourke K, et al: Implementation of quantitative blood loss does not improve prediction of hemoglobin drop in deliveries with average blood loss. Abstract No. 454, Am J Obstet Gynecol 216:S267, 2017.

Hankins GD, Berryman GK, Scott RT Jr, et al: Maternal arterial desaturation with 15-methyl prostaglandin F2 alpha for uterine atony. Obstet Gynecol 72:367, 1988.

Happe SK, Rac MW, Moschos E, et al: Prospective assessment of morbidly adherent placenta with first trimester ultrasound. Presented at the 38th Annual Meeting of the Society for Maternal-Fetal Medicine, January 29–February 3, 2018.

Happe SK, Yule CS, Wells EC: Outcomes in pregnancies complicated by uterine rupture. Unpublished data, 2017.

Hardardottir H, Borgida AF, Sanders MM, et al: Histologic myometrial fibers adherent to the placenta: impact of method of placental removal. Am J Obstet Gynecol 174:358, 1996.

Hardin MO, Ritchie JD, Aden JK, et al: Plasma-to-red cell ratio and mechanism of injury in massively transfused combat casualties. Mil Med 179(1):92, 2014.

Harper LM, Odibo AO, Macones GA, et al: Effect of placenta previa on fetal growth. Am J Obstet Gynecol 203(4):330.e1, 2010.

Hayman RG, Arulkumaran S, Steer PJ: Uterine compression sutures: surgical management of postpartum hemorrhage. Obstet Gynecol 99:502, 2002.

Hébert PC: Anemia and red cell transfusion in critical care. Transfusion Requirements in Critical Care Investigators and the Canadian Critical Care Trials Group. Minerva Anestesiol 65(5)293, 1999.

Heller HT, Mullen KM, Gordon RW, et al: Outcomes of pregnancies with a low-lying placenta diagnosed on second-trimester sonography. J Ultrasound Med 33(4):691, 2014.

Hellman LM, Pritchard JA (eds): Placenta previa. In Williams Obstetrics, 14th ed. New York, Appleton Century Crofts, 1971.

Hernandez JS, Alexander JM, Sarode R, et al: Calculated blood loss in severe obstetric hemorrhage and its relation to body mass index. Am J Perinatol 29(7):557, 2012.

Herrera C, Meehan R, Poddutori V, et al: Maternal deaths due to Clostridium novyi in an injection drug user. Obstet Gynecol 128:876, 2016.

Hofmeyr GJ, Abdel-Aleem H, Abdel-Aleem MA: Uterine massage for preventing postpartum haemorrhage. Cochrane Database Syst Rev 7:CD006431, 2013.

Hogberg V, Rasmussen S, Irgens L: The effect of smoking and hypertensive disorders on abruptio placentae in Norway 1999–2002. Acta Obstet Gynecol Scand 86:304, 2007.

Holst LB, Haase N, Wetterslev J, et al: Lower versus higher hemoglobin threshold for transfusion in septic shock. N Engl J Med 371(15):1381, 2014.

Hossain N, Paidas MJ: Disseminated intravascular coagulation. Semin Perinatol 37(4):257, 2013.

Howard RJ, Straughn JM Jr, Huh WK, et al: Pelvic umbrella pack for refractory obstetric hemorrhage secondary to posterior uterine rupture. Obstet Gynecol 100(5 Pt 2):1061, 2002.

Hui C, Lili M, Libin C, et al: Changes in coagulation and hemodynamics during pregnancy: a prospective longitudinal study of 58 cases. Arch Gynecol Obstet 285(5):1231, 2012.

Hung TH, Shau WY, Hsieh CC, et al: Risk factors for placenta accreta. Obstet Gynecol 93:545, 1999.

Hunt BJ: Bleeding and coagulopathies in critical care. N Engl J Med 370:847, 2014.

Hurd WW, Miodovnik M, Hertzberg V, et al: Selective management of abruptio placentae: a prospective study. Obstet Gynecol 61:467, 1983.

Ibrahim MI, Raafat TA, Ellaithy MI, et al: Risk of postpartum uterine synechiae following uterine compression suturing during postpartum haemorrhage. Aust N Z J Obstet Gynecol 53(1):37, 2013.

Ida A, Ito K, Kubota Y, et al: Successful reduction of acute puerperal uterine inversion with the use of a Bakri postpartum balloon. Case Rep Obstet Gynecol 2015:424891, 2015.

Iskender C, Topcu HO, Timur H, et al: Evaluation of risk factors in women with puerperal genital hematomas. J Matern Fetal Neonatal Med 29(9):1435, 2016.

Jackson BR, Busch MP, Stramer SL, et al: The cost-effectiveness of NAT for HIV, HCV, and HBV in whole-blood donations. Transfusion 43:721, 2003.

Jakobsson M, Tapper AM, Colmorn LB, et al: Emergency peripartum hysterectomy: results from the prospective Nordic Obstetric Surveillance Study (NOSS). Acta Obstet Gynecol Scand 94(7):745, 2015.

Jauniaux E, Collins S, Burton GJ: Placenta accreta spectrum: pathophysiology and evidence-based anatomy for prenatal ultrasound imaging. Am J Obstet Gynecol June 24, 2017 [Epub ahead of print].

Jauniaux E, Collins SL, Jurkovic D, et al: Accreta placentation: a systematic review of prenatal ultrasound imaging and grading of villous invasiveness. Am J Obstet Gynecol 215(6):712, 2016.

Jenabi E, Fereidooni B: The uterine leiomyoma and placenta previa: a meta-analysis. J Matern Fetal Neonatal Med November 21, 2017 [Epub ahead of print].

Johansson PI, Stensballe J, Rosenberg I, et al: Proactive administration of platelets and plasma for patients with a ruptured abdominal aortic aneurysm: evaluating a change in transfusion practice. Transfusion 47:593, 2007.

Joshi VM, Shrivastava M: Partial ischemic necrosis of the uterus following a uterine brace compression suture. BJOG 111:279, 2004.

Judy AE, Lyell DJ, Druzin ML, et al: Disseminated intravascular coagulation complicating the conservative management of placenta percreta. Obstet Gynecol 126(5):1016, 2015.

Kaminsky LM, Ananth CV, Prasad V, et al: The influence of maternal cigarette smoking on placental pathology in pregnancies complicated by abruption. Am J Obstet Gynecol 197:275.e1, 2007.

Kaplanoglu M, Kaplanoglu D, Bulbul M, et al: Inner myometrial laceration—an unusual presentation of antepartum and postpartum hemorrhage: case reports and review of the literature. J Matern Fetal Neonatal Med 29(16):2621, 2016.

Kassir E, Fox KA, Efani H, et al: Placenta previa without morbidly adherent placentation: comparison of characteristics between scheduled and unscheduled (emergency) deliveries in a tertiary center. Abstract No. 726, Am J Obstet Gynecol 216:S423, 2017.

Katakam N, Vitthala S, Sasson S, et al: Complications and failure of uterine artery embolization for intractable postpartum haemorrhage. BJOG 116(6):863, 2009.

Kawamura Y, Kondoh E, Hamanishi J, et al: Treatment decision-making for postpartum hemorrhage using dynamic contrast-enhanced computed tomography. J Obstet Gynaecol Res 40(1):67, 2014.

Kaya B, Guralp O, Tuten A, et al: Which uterine sparing technique should be used for uterine atony during cesarean section? The Bakri balloon or the B-Lynch suture? Arch Gynecol Obstet 294(3):511, 2016.

Kayani SI, Walkinshaw SA, Preston C: Pregnancy outcome in severe placental abruption. BJOG 110:679, 2003.

Kayem G, Dupont C, Bouvier-Colle MH, et al: Invasive therapies for primary postpartum haemorrhage: a population-based study in France. BJOG 123(4):598, 2016.

Kayem G, Kurinczuk JJ, Alfirevic A, et al: Uterine compression sutures for the management of severe postpartum hemorrhage. Obstet Gynecol 117(1):14, 2011.

Kenny L, McCrae K, Cunningham FG: Platelets, coagulation, and the liver. In Taylor R, Roberts JM, Cunningham FG (eds): Chesley's Hypertension in Pregnancy, 4th ed. Amsterdam, Academic Press, 2015.

Kettel LM, Branch DW, Scott JR: Occult placental abruption after maternal trauma. Obstet Gynecol 71:449, 1988.

Khan K, Moor P, Wilson MJ, et al: Cell salvage during caesarean section: a randomised controlled trial (The SALVO Trial). Abstract No. LB01, Am J Obstet Gynecol 216:S559, 2017.

Kibel M, Asztalos E, Barrett J, et al: Outcomes of pregnancies complicated by preterm premature rupture of membranes between 20 and 24 weeks of gestation. Obstet Gynecol 128:313, 2016.

Kieser KE, Baskett TF: A 10-year population-based study of uterine rupture. Obstet Gynecol 100:749, 2002.

Kikuchi M, Itakura A, Miki A, et al: Fibrinogen concentrate substitution therapy for obstetric hemorrhage complicated by coagulopathy. J Obstet Gynaecol Res 39(4):770, 2013.

King DL: Placental migration demonstrated by ultrasonography. Radiology 109:167, 1973.

Klar M, Michels KB: Cesarean section and placental disorders in subsequent pregnancies—a meta-analysis. J Perinat Med 42(5):571, 2014.

Knight M, Berg C, Brocklehurst P, et al: Amniotic fluid embolism incidence, risk factors and outcomes: a review and recommendations. BMC Pregnancy Childbirth 12:7, 2012.

Knight M, Tuffnell D, Brocklehurst P, et al: Incidence and risk factors for amniotic-fluid embolism. Obstet Gynecol 115(5):910, 2010.

Knight M, UKOSS: Peripartum hysterectomy in the UK: management and outcomes of the associated haemorrhage. BJOG 114:1380, 2007.

Koen S, Synman LC, Pattinson RC, et al: A randomised controlled trial comparing oxytocin and oxytocin +ergotamine for prevention of postpartum hemorrhage at caesarean section. S Afr Med J 106:55, 2016.

Kohari KS, Roman AS, Fox NS, et al: Persistence of placenta previa in twin gestations based on gestational age at sonographic detection. J Ultrasound Med 31(7):985, 2012.

Kollmann M, Gaulhofer J, Lang U, et al: Placenta previa: incidence, risk factors and outcome. J Matern Fetal Neonatal Med 29(9):1395, 2016.

Kolomeyevskaya NV, Tanyi JL, Coleman NM, et al: Balloon tamponade of hemorrhage after uterine curettage for gestational trophoblastic disease. Obstet Gynecol 113:557, 2009.

Kotsuji F, Nishihima K, Kurokawa T, et al: Transverse uterine fundal incision for placenta praevia with accreta, involving the entire anterior uterine wall: a case series. BJOG 120(9):1144, 2013.

Kramer MS, Berg C, Abenhaim H, et al: Incidence, risk factors, and temporal trends in severe postpartum hemorrhage. Am J Obstet Gynecol 209(5):449.e1, 2013.

Kramer MS, Rouleau J, Liu S, et al: Amniotic fluid embolism: incidence, risk factors, and impact on perinatal outcomes. BJOG 119(7):874, 2012.

Kuczyński J, Uszyński W, Zekanowska E, et al: Tissue factor (TF) and tissue factor pathway inhibitor (TFPI) in the placenta and myometrium. Eur J Obstet Gynecol Reprod Biol 105:15, 2002.

Kumru P, Demirci O, Erdogdu E, et al: The Bakri balloon for the management of postpartum hemorrhage in cases with placenta previa. Eur J Obstet Gynecol Reprod Biol 167(2):167, 2013.

Kuriya A, Piedimonte S, Spence AR, et al: Incidence and causes of maternal mortality in the USA. J Obstet Gynaecol Res 42(6):661, 2016.

Lai J, Caughey AB, Qidwai GI, et al: Neonatal outcomes in women with sonographically identified uterine leiomyomata. J Matern Fetal Neonatal Med 25(6):710, 2012.

Landy HJ, Laughon K, Bailit JL, et al: Characteristics associated with severe perineal and cervical lacerations during vaginal delivery. Obstet Gynecol 117(3):627, 2011.

Landy HJ, Weingold AB: Management of a multiple gestation complicated by an antepartum fetal demise. Obstet Gynecol Surv 44:171, 1989.

Law LW, Chor CM, Leung TY: Use of hemostatic gel in postpartum hemorrhage due to placenta previa. Obstet Gynecol 116(Suppl 2):528, 2010.

Lax A, Prince MR, Mennitt KW, et al: The value of specific MRI features in the evaluation of suspected placental invasion. Magn Reson Imaging 25:87, 2007.

Lee HY, Shin JH, Kim J, et al: Primary postpartum hemorrhage: outcome of pelvic arterial embolization in 251 patients at a single institution. Radiology 264(3):903, 2012.

Lee W, Ginsburg KA, Cotton DB, et al: Squamous and trophoblastic cells in the maternal pulmonary circulation identified by invasive hemodynamic monitoring during the peripartum period. Am J Obstet Gynecol 155:999, 1986.

Lerner NB, Refaai MA, Blumberg N: Red cell transfusion. In Kaushansky K, Lichtman M, Beutler K, et al (eds): Williams Hematology, 8th ed. New York, McGraw-Hill, 2010, p 2287.

Levi M: Pathogenesis and management of peripartum coagulopathic calamities (disseminated intravascular coagulation and amniotic fluid embolism). Thromb Res 131(Suppl 1):S32, 2013.

Levi M, Levy JH, Andersen HF, et al: Safety of recombinant activated factor VII in randomized clinical trials. N Engl J Med 363(19):1791, 2010a.

Levi M, Seligsohn U: Disseminated intravascular coagulation. In Kaushansky K, Lichtman M, Beutler K, et al (eds): Williams Hematology, 8th ed. New York, McGraw-Hill, 2010b.

Likis FE, Sathe NA, Morgans AK, et al: Management of postpartum hemorrhage. Agency for Healthcare Research and Quality (US) Report No. 15-EHC013-EF, April 2015.

Lin Y, Callum JL, Coovadia AS, et al: Transfusion of ABO-nonidentical platelets is not associated with adverse clinical outcomes in cardiovascular surgery patients. Transfusion 42:166, 2002.

Linn RL, Miller ES, Lim G, et al: Adherent basal plate myometrial fibers in the delivered placenta as a risk factor for development of subsequent placenta accreta. Placenta 36(12):1419, 2015.

Logothetopulos K: Eine absolut sichere Blutstillungsmethode bei vaginalen und abdominalen gynakologischen Operationen. Zentralbl Gynakol 50:3202, 1926.

Luke B, Gopal D, Cabral H, et al: Pregnancy, birth, and infant outcomes by maternal fertility status: the Massachusetts Outcomes Study of Assisted Reproductive Technology. Am J Obstet Gynecol 217(3):327.e1–327, 2017.

Maggio L, Forbes J, Carey LL, et al: Association of Montevideo units with uterine rupture in women undergoing a trial of labor. J Reprod Med 59(9–10):464, 2014.

Maher MA, Abdelaziz A, Bazeed MF: Diagnostic accuracy of ultrasound and MRI in the prenatal diagnosis of placenta accreta. Acta Obstet Gynecol Scand 92(9):1017, 2013.

Major CA, deVeciana M, Lewis DF, et al: Preterm premature rupture of membranes and abruptio placentae: is there an association between these pregnancy complications? Am J Obstet Gynecol 172:672, 1995.

Maraka S, Ospina NM, O'Keeffe DT, et al: Subclinical hypothyroidism in pregnancy: a systematic review and meta-analysis. Thyroid 26(4):580, 2016.

Marik PE, Corwin HL: Acute lung injury following blood transfusion: expanding the definition. Crit Care Med 36(11):3080, 2008.

Masselli G, Brunelli R, Di Tola M, et al: MR imaging in the evaluation of placental abruption: correlation with sonographic findings. Radiology 259(1):222, 2011.

Matijevic N, Wang YW, Cotton BA, et al: Better hemostatic profiles of never-frozen liquid plasma compared with thawed fresh frozen plasma. J Trauma Acute Care Surg 74(1):84, 2013.

Matsubara S, Yano H, Ohkuchi A, et al: Uterine compression suture for postpartum hemorrhage: an overview. Acta Obstet Gynecol Scand 92(4):378, 2013.

Matsubara S, Yano H, Taneichi A, et al: Uterine compression suture against impending recurrence of uterine inversion immediately after laparotomy positioning. J Obstet Gynaecol Res 35(4):819, 2009.

Matsuda Y, Maeda T, Kouno S: Comparison of neonatal outcome including cerebral palsy between abruptio placentae and placenta previa. Eur J Obstet Gynecol Reprod Biol 106:125, 2003.

Matsuda Y, Ogawa M, Konno J, et al: Prediction of fetal acidemia in placental abruption. BMC Pregnancy Childbirth 13:156, 2013.

Matsuwaki T, Khan KN, Inoue T, et al: Evaluation of obstetrical factors related to Sheehan syndrome. J Obstet Gynaecol Res 40(1):46, 2014.

McKeogh RP, D'Errico E: Placental accreta: clinical manifestations and conservative management. N Engl J Med 245:159, 1951.

Mehrabadi A, Hutcheon J, Lee L, et al: Epidemiological investigation of a temporal increase in atonic postpartum haemorrhage: a population-base retrospective cohort study. BJOG 120(7):853, 2013.

Mehrabadi A, Hutcheon JA, Liu S, et al: Contribution of placenta accreta to the incidence of postpartum hemorrhage and severe postpartum hemorrhage. Obstet Gynecol 125(4):814, 2015.

Melamed N, Ben-Haroush A, Chen R, Kaplan B, et al: Intrapartum cervical lacerations: characteristics, risk factors, and effects on subsequent pregnancies. Am J Obstet Gynecol 200(4):388.e1, 2009.

Mhatre MV, Potter JA, Lockwood CJ, et al: Thrombin augments LPS-induced human endometrial endothelial cell inflammation via PARK1 activation. Am J Reprod Immunol 76(1):29, 2016.

Michaels AY, Washburn EE, Pocius KD, et al: Outcome of cesarean scar pregnancies diagnosed sonographically in the first trimester. J Ultrasound Med 34(4):595, 2015.

Miller DA, Paul RH: Rupture of the unscarred uterus. Am J Obstet Gynecol 174:345, 1996.

Miller DT, Roque DM, Santin AD: Use of Monsel solution to treat obstetrical hemorrhage: a review and comparison to other topical hemostatic agents. Am J Obstet Gynecol 212(6):725, 2015.

Miller ES, Linn RL, Ernst LM: Does the presence of placental basal plate myometrial fibers in a prior pregnancy improve prediction of placenta accreta? BJOG 123(13):2140, 2016.

Millischer AE, Solomon LJ, Porcher R, et al: Magnetic resonance imaging for abnormally invasive placenta: the added value of intravenous gadolinium injection. BJOG 124(1):88, 2017.

Misra DP, Ananth CV: Risk factor profiles of placental abruption in first and second pregnancies: heterogeneous etiologies. J Clin Epidemiol 52:453, 1999.

Miura K, Higashijima A, Murakami Y, et al: Circulating levels of pregnancy-associated, placenta-specific microRNAs in pregnant women with placental abruption. Reprod Sci June 13, 2016 [Epub ahead of print].

Mogos MF, Salemi JL, Ashley M, et al: Recent trends in placenta accreta in the United States and its impact on maternal-fetal morbidity and healthcare-associated costs, 1998–2011. Ultrasound Obstet Gynecol 29(7):1077, 2016.

Mondal PC, Ghosh D, Santra D, et al: Role of Hayman technique and its modification in recurrent puerperal uterine inversion. J Obstet Gynaecol Res 38(2):438, 2012.

Mone F, Elsayed S, McAuliffe FM, et al: Uterine rupture—when, why and emerging trends in an Irish population. Abstract No. 433, Am J Obstet Gynecol 214(1):S238, 2016.

Morgan JL, Nelson DB, Roberts SW, et al: The impact of baseline proteinuria in pregnant women with treated chronic hypertension. Obstet Gynecol 128:270, 2016.

Motta IJ, Spencer BR, Cordeiro da Silva SG, et al: Evidence for transmission of Zika virus by platelet transfusion. N Engl J Med 375(11):1101, 2016.

Mousa HA, Blum J, Abou El Senoun G, et al: Treatment for primary postpartum haemorrhage. Cochrane Database Syst Rev 2:CD003249, 2014.

Mukhopadhyay D, Jennings PE, Banerjee M, et al: Ultrasoundguided drainage of supralevator hematoma in a hemodynamically stable patient. Obstet Gynecol 126(6):1188, 2015.

Murakami M, Kobayashi T, Kubo T, et al: Experience with recombinant activated factor VII for severe postpartum hemorrhage in Japan, investigated by Perinatology Committee, Japan Society of Obstetrics and Gynecology. J Obstet Gynaecol Res 41(8):1161, 2015.

Murdock AD, Berseus O, Hervig T, et al: Whole blood: the future of traumatic hemorrhagic shock resuscitation. Shock 41(Supp 1):62, 2014.

Murphy M, Vassallo R: Preservation and clinical use of platelets. In Kaushansky K, Lichtman M, Beutler K, et al (eds): Williams Hematology, 8th ed. New York, McGraw-Hill, 2010.

Naeye RL: Abruptio placentae and placenta previa: frequency, perinatal mortality, and cigarette smoking. Obstet Gynecol 55:701, 1980.

Nageotte MP: Always be vigilant for placenta accreta. Am J Obstet Gynecol 211(2):87, 2014.

Nakash A, Tuck S, Davies N: Uterine sepsis with uterine artery embolisation in the management of obstetric bleeding. J Obstet Gynecol 32(1):26, 2012.

Nath CA, Ananth CV, DeMarco C, et al: Low birthweight in relation to placental abruption and maternal thrombophilia status. Am J Obstet Gynecol 198:293.e1, 2008.

Nath CA, Ananth CV, Smulian JC, et al: Histologic evidence of inflammation and risk of placental abruption. Am J Obstet Gynecol 197:319.e1, 2007.

Neilson JP: Interventions for suspected placenta praevia. Cochrane Database Syst Rev 2:CD001998, 2003.

Nelson DB, Yost NP, Cunningham FG: Acute fatty liver of pregnancy: clinical outcomes and expected durations of recovery. Am J Obstet Gynecol 209(5):456.e1, 2013.

Nelson DB, Yost NP, Cunningham FG: Hemostatic dysfunction with acute fatty liver of pregnancy. Obstet Gynecol 124:40, 2014.

Nelson EL, Parker AN, Dudley DJ: Spontaneous vulvar hematoma during pregnancy: a case report. J Reprod Med 57(1–2):74, 2012.

Nelson WL, O'Brien JM: The uterine sandwich for persistent uterine atony: combining the B-Lynch compression suture and an intrauterine Bakri balloon. Am J Obstet Gynecol 196(5):e9, 2007.

Ngai I, Bernstein P, Chazotte C, et al: Maternal serum alpha fetoprotein (MSAFP) and placental abruption. Abstract No. 122, Am J Obstet Gynecol 206(1):S66, 2012.

Nikolaou M, Kourea HP, Antonopoulos K, et al: Spontaneous uterine rupture in a primigravid woman in the early third trimester attributed to adenomyosis: a case report and review of literature. J Obstet Gynaecol Res 39(3):727, 2013.

Nizard J, Barrinque L, Frydman R, et al: Fertility and pregnancy outcomes following hypogastric artery ligation for severe postpartum haemorrhage. Hum Reprod 18:844, 2003.

Noh JJ, Park CH, Jo MH, et al: Rupture of an unscarred uterus in a woman with long-term steroid treatment for systemic lupus erythematosus. Obstet Gynecol 122(2 Pt 2):472, 2013.

Nørgaard LN, Pinborg A, Lidegaard Ø, et al: A Danish national cohort study on neonatal outcome in singleton pregnancies with placenta previa. Acta Obstet Gynecol Scand 91(5):546, 2012.

O'Brien B, Smoleneic J: Cervical varicosities and placenta praevia. Aust N Z J Obstet Gynaecol 53(5):451, 2013.

Ochoa M, Allaire AD, Stitely ML: Pyometria after hemostatic square suture technique. Obstet Gynecol 99:506, 2002.

Ogah K, Munjuluri N: Complete uterine inversion after vaginal delivery. J Obstet Gynaecol 31(3):265, 2011.

Okby R, Atawaz AA, Wainstock T, et al: Placental abruption in twin pregnancies, risk factors and perinatal outcomes. Abstract No. 978, Am J Obstet Gynecol 216:S551, 2017.

Oladapo OT, Adetoro OO, Ekele BA, et al: When getting there is not enough: a nationwide cross-sectional study of 998 maternal deaths and 1451 near-misses in public tertiary hospitals in a low-income country. BJOG 123(6):928, 2016.

Oleen MA, Mariano JP: Controlling refractory atonic postpartum hemorrhage with Hemabate sterile solution. Am J Obstet Gynecol 162:205, 1990.

Olive EC, Roberts CL, Nassar N, et al: Test characteristics of placental location screening by transabdominal ultrasound at 18–20 weeks. Ultrasound Obstet Gynecol 28(7):944, 2006.

Østerud B, Bjorklid E: Sources of tissue factor. Semin Thromb Hemost 32(1):11, 2006.

Oyelese Y, Smulian JC: Placenta previa, placenta accreta, and vasa previa. Obstet Gynecol 107:927, 2006.

Pacheco LD, Hankins GV, Saad AF, et al: Tranexamic acid for the management of obstetric hemorrhage. Obstet Gynecol 130:765, 2017.

Pacheco LD, Saade GR, Costantine MM, et al: An update on the use of massive transfusion protocols in obstetrics. Am J Obstet Gynecol 214(3):340, 2016.

Pacheco LD, Saade GR, Constantine MM, et al: The role of massive transfusion protocols in obstetrics. Am J Perinatol 30(1):1, 2013.

Pacheco LD, Saade GR, Gei AF, et al: Cutting-edge advances in the medical management of obstetrical hemorrhage. Am J Obstet Gynecol 205(6):526, 2011.

Pan J, Zhou L, Huang A, et al: Sonographic diagnosis of complete uterine inversion: an unusual case. Clin Exp Obstet Gynecol 42(2):240, 2015.

Pariente G, Shoham-Vardi I, Kessous R, et al: Placental abruption as a marker for long term cardiovascular mortality: a follow-up period of more than a decade. Am J Obstet Gynecol 208(1):S62, 2013.

Parrott J, Holland M: Second trimester marginal previa: is follow-up necessary? Abstract No. 653, Am J Obstet Gynecol 212(1):S322, 2015.

Pates JA, Hatab MR, McIntire DD, et al: Determining uterine blood flow in pregnancy with magnetic resonance imaging. Magn Reson Imaging 28(4):507, 2010.

Pather S, Strockyj S, Richards A, et al: Maternal outcome after conservative management of placenta percreta at caesarean section: a report of three cases and a review of the literature. Aust N Z J Obstet Gynaecol 54(1):84, 2014.

Patterson JA, Roberts CL, Bowen JR, et al: Blood transfusions during pregnancy, birth, and the postnatal period. Obstet Gynecol 123(1):126, 2014.

Pearlman MD, Tintinalli JE, Lorenz RP: A prospective controlled study of outcome after trauma during pregnancy. Am J Obstet Gynecol 162:1502, 1990.

Pelosi MA III, Pelosi MA: Spontaneous uterine rupture at thirty-three weeks subsequent to previous superficial laparoscopic myomectomy. Am J Obstet Gynecol 177:1547, 1997.

Penotti M, Vercellini P, Bolis G: Compressive suture of the lower uterine segment for the treatment of postpartum hemorrhage due to complete placenta previa: a preliminary study. Gynecol Obstet Invest 73(4):314, 2012.

Perel P, Roberts I, Ker K: Colloids versus crystalloids for fluid resuscitation in critically ill patients. Cochrane Database Syst Rev 2:CD000567, 2013.

Perez-Delboy A, Wright JD: Surgical management of placenta accreta: to leave or remove the placenta? BJOG 121:163, 2014.

Perlman NC, Little SE, Thomas A, et al: Patient selection for later delivery timing with suspected previa-accreta. Acta Obstet Gynecol Scand 96(8):1021, 2017.

Peters AI, Van Stein D, Vlaar AP: Antibody-mediated transfusion-related acute lung injury: from discovery to prevention. Br J Haematol 170(5):597, 2015.

Petersen IR, Nyholm HC: Multiple pregnancies with single intrauterine demise. Description of twenty-eight pregnancies. Acta Obstet Gynecol Scand 78:202, 1999.

Pettit KE, Stephenson ML, Truong YN, et al: Maternal and neonatal outcomes among scheduled versus unscheduled deliveries in women with prenatally diagnosed, pathologically proven placenta accreta. J Matern Fetal Neonatal Med November 5, 2017 [Epub ahead of print].

Pilloni E, Alemanno MG, Gaglioti P, et al: Accuracy of ultrasound in antenatal diagnosis of placental attachment disorders. Ultrasound Obstet Gynecol 47(3):302, 2016.

Po LK, Simons ME, Levinsky ES: Concealed postpartum hemorrhage treated with transcatheter arterial embolization. Obstet Gynecol 120(2 Pt 2):461, 2012.

Porreco RP, Clark SL, Belfort MA, et al: The changing specter of uterine rupture. Am J Obstet Gynecol 200(3):269.e1, 2009.

Porter TF, Clark SL, Dildy GA, et al: Isolated disseminated intravascular coagulation and amniotic fluid embolism. Am J Obstet Gynecol 174:486, 1996.

Poujade O, Grossetti A, Mougel L, et al: Risk of synechiae following uterine compression sutures in the management of major postpartum haemorrhage. BJOG 118(4):433, 2011.

Poujade O, Zappa M, Letendre I, et al: Predictive factors for failure of pelvic arterial embolization for postpartum hemorrhage. Int J Gynaecol Obstet 117(2):119, 2012.

Pri-Paz S, Devine PC, Miller RS, et al: Cesarean hysterectomy requiring emergent thoracotomy: a case report of a complication of placenta percreta requiring a multidisciplinary effort. J Reprod Med 57(1–2):58, 2012.

Prick BW, Vos AA, Hop WC, et al: The current state of active third stage management to prevent postpartum hemorrhage: a cross-sectional study. Acta Obstet Gynecol Scand 92(11):1277, 2013.

Primo LF, Arbogast K, Digiacomo T, et al: Placenta accreta: can we forecast its arrival? Obstet Gynecol 123(Suppl 1):166S, 2014.

Pritchard JA: Changes in the blood volume during pregnancy and delivery. Anesthesiology 26:393, 1965.

Pritchard JA: Fetal death in utero. Obstet Gynecol 14:573, 1959.

Pritchard JA: Haematological problems associated with delivery, placental abruption, retained dead fetus, and amniotic fluid embolism. Clin Haematol 2:563, 1973.

Pritchard JA, Baldwin RM, Dickey JC, et al: Blood volume changes in pregnancy and the puerperium, 2. Red blood cell loss and changes in apparent blood volume during and following vaginal delivery, cesarean section, and cesarean section plus total hysterectomy. Am J Obstet Gynecol 84:1271, 1962.

Pritchard JA, Brekken AL: Clinical and laboratory studies on severe abruptio placentae. Am J Obstet Gynecol 97:681, 1967.

Pritchard JA, Cunningham FG, Mason RA: Coagulation changes in eclampsia: their frequency and pathogenesis. Am J Obstet Gynecol 124:855, 1976.

Pritchard JA, Cunningham FG, Pritchard SA, et al: On reducing the frequency of severe abruptio placentae. Am J Obstet Gynecol 165:1345, 1991.

Pritchard JA, Mason R, Corley M, et al: Genesis of severe placental abruption. Am J Obstet Gynecol 108:22, 1970.

Pritchard JA, Whalley PJ: Abortion complicated by Clostridium perfringens infection. Am J Obstet Gynecol 111:484, 1971.

Quant HS, Friedman AM, Wang E, et al: Transabdominal sonography as a screening test for second-trimester placenta previa. Obstet Gynecol 13(3):628, 2014.

Rac MW, Dashe JS, Wells CE, et al: Ultrasound predictors of placental invasion: the Placenta Accreta Index. Am J Obstet Gynecol 212:343, 2015a.

Rac MW, McIntire DD, Wells CE, et al: Cervical length in patients at risk for placental accreta. J Ultrasound Med 36(7):1431, 2017.

Rac MW, Wells CE, Twicker DM, et al: Placenta accreta and vaginal bleeding according to gestational age at delivery. Obstet Gynecol 125(4):808, 2015b.

Rafi J, Muppala H: Retroperitoneal haematomas in obstetrics: literature review. Arch Gynecol Obstet 281(3):435, 2010.

Räisänen S, Kancherla V, Kramer MR, et al: Placenta previa and the risk of delivering a small-for-gestational-age newborn. Obstet Gynecol 124(2 Pt 1):285, 2014.

Ramskill N, Hameed A, Beebeejaun Y: Spontaneous rupture of uterine leiomyoma during labor. BMJ Case Rep 2014:pii: bcr2014204364, 2014.

Rana KA, Patel PS: Complete uterine inversion: an unusual yet crucial sonographic diagnosis. J Ultrasound Med 28(12):1719, 2009.

Rapaport SI, Rao LV: The tissue factor pathway: how it has become a "prima ballerina." Thromb Haemost 74:7, 1995.

Rasmussen S, Irgens LM: Occurrence of placental abruption in relatives. BJOG 116:693, 2009.

Rattray DD, O'Connell CM, Baskett TF: Acute disseminated intravascular coagulation in obstetrics: a tertiary centre population review (1980 to 2009). J Obstet Gynaecol Can 34(4):341, 2012.

Reddy UM, Abuhamad AZ, Levine D, et al: Fetal imaging: executive summary of a joint Eunice Kennedy Shriver National Institute of Child Health and Human Development, Society for Maternal-Fetal Medicine, American Institute of Ultrasound in Medicine, American College of Obstetricians and Gynecologists, American College of Radiology, Society for Pediatric Radiology, and Society of Radiologists in Ultrasound Fetal Imaging Workshop. Obstet Gynecol 123(5):1070, 2014.

Riihimäki O, Metsäranta M, Ritvanen A, et al: Increased prevalence of major congenital anomalies in births with placental abruption. Obstet Gynecol 122(2 Pt 1):268, 2013.

Roach MK, Thomassee MS: Acquired uterine arteriovenous malformation and retained placenta increta. Obstet Gynecol 126(3):642, 2015.

Robalo R, Pedroso C, Agapito A, et al: Acute Sheehan's syndrome presenting as central diabetes insipidus. BMJ Case Rep Online Nov 6, 2012.

Roberts CL, Algert CS, Warrendorf J, et al: Trends and recurrence of placenta previa: a population-based study. Aust N Z J Obstet Gynaecol 52(5):483, 2012.

Robinson CJ, Villers MS, Johnson DD, et al: Timing of elective repeat cesarean delivery at term and neonatal outcomes: a cost analysis. Am J Obstet Gynecol 202(6):632, 2010.

Roeca C, Little SE, Carusi D: Pathologically-diagnosed accreta and hemorrhagic morbidity in a subsequent pregnancy. Obstet Gynecol 129(2):321, 2017.

Romundstad LB, Romundstad PR, Sunde A, et al: Increased risk of placenta previa in pregnancies following IVF/ICSI; a comparison of ART and non-ART pregnancies in the same mother. Hum Reprod 21(9):2353, 2006.

Rosenberg T, Pariente G, Sergienko R, et al: Critical analysis of risk factors and outcome of placenta previa. Arch Gynecol Obstet 284(1):47, 2011.

Rossi AC, Lee RH, Chmait RH: Emergency postpartum hysterectomy for uncontrolled postpartum bleeding: a systematic review. Obstet Gynecol 115(3):637, 2010.

Rotas MA, Haberman S, Luvgur M: Cesarean scar ectopic pregnancies: etiology, diagnosis, and management. Obstet Gynecol 107:1373, 2006.

Rouse DJ: Epidemiological investigation of a temporal increase in atonic postpartum haemorrhage: a population-based retrospective cohort study. Obstet Gynecol 122(3):693, 2013.

Rouse DJ, MacPherson C, Landon M, et al: Blood transfusion and cesarean delivery. Obstet Gynecol 108:891, 2006.

Ruiter L, Ravelli AC, de Graaf IM, et al: Incidence and recurrence rate of placental abruption: a longitudinal linked national cohort study in the Netherlands. Am J Obstet Gynecol 213(4):573.e1, 2015.

Sabourin JN, Lee T, Magee LA, et al: Indications for, timing of, and modes of delivery in a national cohort of women admitted with antepartum hemorrhage at 22+0 to 28+6 weeks' gestation. J Obstet Gynaecol Can 34(11):1043, 2012.

Salihu HM, Bekan B, Aliyu MH, et al: Perinatal mortality associated with abruptio placenta in singletons and multiples. Am J Obstet Gynecol 193:198, 2005.

Salihu HM, Li Q, Rouse DJ, et al: Placenta previa: neonatal death after live births in the United States. Am J Obstet Gynecol 188:1305, 2003.

Salim R, Chulski A, Romano S, et al: Precesarean prophylactic balloon catheters for suspected placenta accreta: a randomized controlled trial. Obstet Gynecol 126(5):1022, 2015.

Sanderson DA, Milton PJD: The effectiveness of ultrasound screening at 18–20 weeks gestational age for predication of placenta previa. J Obstet Gynaecol 11:320, 1991.

Sangwan N, Nanda S, Singhal S, et al: Puerperal uterine inversion associated with unicornuate uterus. Arch Gynecol Obstet 280(4):625, 2009.

Saraiya M, Green CA, Berg CJ, et al: Spontaneous abortion-related deaths among women in the United States—1981–1991. Obstet Gynecol 94:172, 1999.

Sathe NA, Likis FE, Young JL, et al: Procedures and uterine-sparing surgeries for managing postpartum hemorrhage: a systematic review. Obstet Gynecol Surv 71(2):99, 2016.

Schimmer BP, Parker KL: Contraception and pharmacotherapy of obstetrical and gynecological disorders. In Brunton LL, Chabner BA, Knollmann BC (eds): Goodman and Gilman's The Pharmacological Basis of Therapeutics, 12th ed. New York, McGraw-Hill, 2011.

Schlicter SJ, Kaufman RM, Assmann SF, et al: Dose of prophylactic platelet transfusions and prevention of hemorrhage. N Engl J Med 362(7):600, 2010.

Schmitz T, Tararbit K, Dupont C, et al: Prostaglandin E2 analogue sulprostone for treatment of atonic postpartum hemorrhage. Obstet Gynecol 118(Pt 2):257, 2011.

Seet EL, Kay HH, Wu S, et al: Placenta accreta: depth of invasion and neonatal outcomes. J Matern Fetal Neonatal Med 25(10):2042, 2012.

Sentilhes L, Goffinet F, Kayem G: Management of placenta accreta. Acta Obstet Gynecol Scand 92(10):1125, 2013.

Sentilhes L, Gromez A, Clavier E, et al: Predictors of failed pelvic arterial embolization for severe postpartum hemorrhage. Obstet Gynecol 113:992, 2009.

Sentilhes L, Merlot B, Madar H, et al: Postpartum hemorrhage: prevention and treatment. Expert Rev Hematol 9(11):1043, 2016.

Şentürk S, Kagtitci M, Balik G, et al: The effect of the combined use of methylergonovine and oxytocin during caesarean section in the prevention of postpartum haemorrhage. Basic Clin Pharmacol Toxicol 118:338, 2016.

Shamshirsaz AA, Fox KA, Salmanian B, et al: Maternal morbidity in patients with morbidly adherent placenta treated with and without a standardized multidisciplinary approach. Am J Obstet Gynecol 212:218.e1, 2015.

Shaz BH, Dente CJ, Harris RS, et al: Transfusion management of trauma patients. Anesth Analg 108:1760, 2009.

Shields LE, Smalarz K, Reffigee L, et al: Comprehensive maternal hemorrhage protocols improve patient safety and reduce utilization of blood products. Am J Obstet Gynecol 205:368.e1, 2011.

Sholl JS: Abruptio placentae: clinical management in nonacute cases. Am J Obstet Gynecol 156:40, 1987.

Sibai BM, Lindheimer M, Hauth J, et al: Risk factors for preeclampsia, abruptio placentae, and adverse neonatal outcomes among women with chronic hypertension. N Engl J Med 339:667, 1998.

Silver RM: Abnormal placentation: placenta previa, vasa previa, and placenta accreta. Obstet Gynecol 126(3):654, 2015a.

Silver RM, Fox KA, Barton JR, et al: Center of excellence for placenta accreta. Am J Obstet Gynecol, May 2015b.

Silver RM, Landon MB, Rouse DJ, et al: Maternal morbidity associated with multiple repeat cesarean deliveries. Obstet Gynecol 107:1226, 2006.

Smulian JC, DeFulvio JD, Diven L, et al: Sonographic findings in acute uterine inversion. J Clin Ultrasound 41(7):453, 2013.

Smulian JC, Pascual AL, Hesham H, et al: Invasive placental disease: the impact of a multidisciplinary team approach to management. J Matern Fetal Neonatal Med 30(12):1423, 2017.

Society for Maternal-Fetal Medicine, Belfort MA: Placenta accreta. Am J Obstet Gynecol 203(5):430, 2010.

Society for Maternal-Fetal Medicine, Gyamfi-Bannerman C: Management of bleeding in the late preterm period. Consult Series No. 44. Am J Obstet Gynecol October 25, 2017 [Epub ahead of print].

Society for Maternal-Fetal Medicine, Pacheco LK, Saade G, et al: Amniotic fluid embolism; diagnosis and management. Am J Obstet Gynecol 215(2):B16, 2016.

Society for Maternal-Fetal Medicine, Sinkey RG, Odibo AO, et al: Diagnosis and management of vasa previa. Am J Obstet Gynecol 213(5):615, 2015.

Society of Thoracic Surgeons: 2011 update to the Society of Thoracic Surgeons and the Society of Cardiovascular Anesthesiologists blood conservation clinical practice guidelines. Ann Thorac Surg 91(3):944, 2011.

Solomon C, Collis RE, Collins PW: Haemostatic monitoring during postpartum haemorrhage and implications for management. Br J Anesth 109(6):851, 2012.

Sosa CG, Althabe F, Belizán JM, et al: Risk factors for postpartum hemorrhage in vaginal deliveries in a Latin-American population. Obstet Gynecol 113(6):1313, 2009.

Spong CY, Mercer BM, D'Alton M, et al: Timing of indicated late-preterm and early-term birth. Obstet Gynecol 118(2 Pt 1):323, 2011.

Stafford IA, Dashe JS, Shivvers SA, et al: Ultrasonographic cervical length and risk of hemorrhage in pregnancies with placenta previa. Obstet Gynecol 116(3):595, 2010.

Stafford PA, Biddinger PW, Zumwalt RE: Lethal intrauterine fetal trauma. Am J Obstet Gynecol 159:485, 1988.

Stephenson ML, Pettit KE, Henry DE, et al: Complicated accreta: comparison of maternal and neonatal outcomes. Abstract No. 623, Am J Obstet Gynecol 214:S332, 2016.

Stettler RW, Lutich A, Pritchard JA, et al: Traumatic placental abruption: a separation from traditional thought. Presented at the American College of Obstetricians and Gynecologists Annual Clinical Meeting, April 27, 1992.

Stolte L, van Kessel H, Seelen J, et al: Failure to produce the syndrome of amniotic fluid embolism by infusion of amniotic fluid and meconium into monkeys. Am J Obstet Gynecol 98:694, 1967.

Stramer SL, Glynn SA, Kleinman SH, et al: Detection of HIV-I and HCV infections among antibody-negative blood donors by nucleic acid–amplification testing. N Engl J Med 351:760, 2004.

Stubbs JR, Zielinski MD, Jenkins D: The state of the science of whole blood: lessons learned at Mayo Clinic. Transfusion 56(Suppl 2):S173, 2016.

Sun JN, Zhang BL, Yu HY, et al: Spontaneous uterine rupture due to placenta percreta during pregnancy. Am J Emerg Med 34(9):1918.e1, 2016.

Swank ML, Garite TJ, Maurel K, et al: Vasa previa: diagnosis and management. Am J Obstet Gynecol 215(2):223.e1, 2016.

Takeda A, Koike W, Imoto S, et al: Three-dimensional computerized tomographic angiography for diagnosis and management of intractable postpartum hemorrhage. Eur J Obstet Gynecol Reprod Biol 176:104, 2014.

Tam Tam KB, Dozier J, Martin JN Jr: Approaches to reduce urinary tract injury during management of placenta accreta, increta, and percreta: a systematic review. J Maternal Fetal Neonatal Med 25(4):329, 2012.

Tantbirojn P, Crum CP, Parast MM: Pathophysiology of placenta accreta: the role of decidua and extravillous trophoblast. Placenta 29(7):639, 2008.

Tarney CM, Whitecar P, Sewell M, et al: Rupture of an unscarred uterus in a quadruplet pregnancy. Obstet Gynecol 121(2 Pt 2 Suppl 1):483, 2013.

Thomas S, Meadows J, McQueen KA: Access to cesarean section will reduce maternal mortality in low-income countries: a mathematic model. World J Surg 40(7):1537, 2016.

Tikkanen M, Nuutila M, Hiilesmaa V, et al: Prepregnancy risk factors for placental abruption. Acta Obstet Gynecol Scand 85:40, 2006.

Timmermans S, van Hof AC, Duvekot JJ: Conservative management of abnormally invasive placentation. Obstet Gynecol Surv 62:529, 2007.

Timor-Tritsch IE, Khatib N, Monteagudo A, et al: Cesarean scar pregnancies: experience of 60 cases. J Ultrasound Med 34(4):601, 2015.

Timor-Tritsch IE, Monteagudo A, Cali G, et al: Cesarean scar pregnancy is a precursor of morbidly adherent placenta. Ultrasound Obstet Gynecol 44(3):346, 2014.

Tita AT, Szychowski JM, Rouse DJ, et al: Higher-dose oxytocin and hemorrhage after vaginal delivery. Obstet Gynecol 119(2 Pt 1):293, 2012.

Tola EN: First trimester spontaneous uterine rupture in a young woman with uterine anomaly. Case Rep Obstet Gynecol 2014:967386, 2014.

Toledo P, McCarthy RJ, Hewlett BJ, et al: The accuracy of blood loss estimation after simulated vaginal delivery. Anesth Analg 105:1736, 2007.

Towers CV, Pircon RA, Heppard M: Is tocolysis safe in the management of third-trimester bleeding? Am J Obstet Gynecol 180:1572, 1999.

Treloar EJ, Anderson RS, Andrews HG, et al: Uterine necrosis following B-Lynch suture for primary postpartum haemorrhage. BJOG 113:486, 2006.

Trudell A, Stout M, Cahill A, et al: Second trimester cervical length and persistence of placental previa in the third trimester. Abstract No. 91, Presented at the 33rd Annual Meeting of the Society for Maternal-Fetal Medicine, February 11–16, 2013.

Twickler DM, Lucas MJ, Balis AB, et al: Color flow mapping for myometrial invasion in women with a prior cesarean delivery. J Matern Fetal Med 9:330, 2000.

Ugwu IA, Oluwasola TA, Enabor OO, et al: Randomized controlled trial comparing 200μg and 400μg sublingual misoprostol for prevention of primary postpartum hemorrhage. Int J Gynaecol Obstet 133(2):173, 2016.

Usta IM, Hobeika EM, Abu Musa AA, et al: Placenta previa-accreta: risk factors and complications. Am J Obstet Gynecol 193:1045, 2005.

Uszyński M, Zekanowska E, Uszyński W, et al: Tissue factor (TF) and tissue factor pathway inhibitor (TFPI) in amniotic fluid and blood plasma: implications for the mechanism of amniotic fluid embolism. Eur J Obstet Gynecol Reprod Biol 95:163, 2001.

Villar J, Gülmezoglu AM, Hofmeyr GJ, et al: Systematic review of randomized controlled trials of misoprostol to prevent postpartum hemorrhage. Obstet Gynecol 100:1301, 2002.

Vintejoux E, Ulrich D, Mousty E, et al: Success factors for Bakri balloon usage secondary to uterine atony: a retrospective, multicenter study. Aust N Z J Obstet Gynaecol 55(6):572, 2015.

Walker MG, Allent L, Windrim RC, et al: Multidisciplinary management of invasive placenta previa. J Obstet Gynaecol Can 35(5):417, 2013.

Wang L, Matsunaga S, Mikami Y, et al: Pre-delivery fibrinogen predicts adverse maternal or neonatal outcomes in patients with placental abruption. J Obstet Gynaecol Res 42(7):796, 2016.

Warshak CR, Eskander R, Hull AD, et al: Accuracy of ultrasonography and magnetic resonance imaging in the diagnosis of placenta accreta. Obstet Gynecol 108(3 Pt 1):573, 2006.

Warshak CR, Ramos GA, Eskander R, et al: Effect of predelivery diagnosis in 99 consecutive cases of placenta accreta. Obstet Gynecol 115(1):65, 2010.

Wehrum MJ, Buhimschi IA, Salafia C, et al: Accreta complicating complete placenta previa is characterized by reduced systemic levels of vascular endothelial growth factor and by epithelial-to-mesenchymal transition of the invasive trophoblast. Am J Obstet Gynecol 204(5):411.e1, 2011.

Wei Q, Zhang W, Chen M, et al: Peripartum hysterectomy in 38 hospitals in China: a population-based study. Arch Gynecol Obstet 289(3):549, 2014.

Weiner E, Miremberg H, Grinstein E, et al: The effect of placenta previa on fetal growth and pregnancy outcome in correlation with placental pathology. J Perinatol 36(12):1073, 2016.

Weiss JL, Malone FD, Vidaver J, et al: Threatened abortion: a risk factor for poor pregnancy outcome, a population-based screening study. Am J Obstet Gynecol 190:745, 2004.

Weiwen Y: Study of the diagnosis and management of amniotic fluid embolism: 38 cases of analysis. Obstet Gynecol 95:385, 2000.

Wing DA, Paul RH, Millar LK: Management of the symptomatic placenta previa: a randomized, controlled trial of inpatient versus outpatient expectant management. Am J Obstet Gynecol 174:305, 1996.

Witteveen T, van Stralen G, Zwart J, et al: Puerperal uterine inversion in the Netherlands: a nationwide cohort study. Acta Obstet Gynecol Scand 92(3):334, 2013.

Wong HS, Cheung YK, Zuccollo J, et al: Evaluation of sonographic diagnostic criteria for placenta accreta. J Clin Ultrasound 36(9):551, 2008.

Wong TY: Emergency peripartum hysterectomy: a 10-year review in a tertiary obstetric hospital. N Z Med J 124(1345):34, 2011.

World Health Organization: WHO recommendations for prevention and treatment of maternal peripartum infections. Geneva, WHO, 2015.

Worley KC, Hnat MD, Cunningham FG: Advanced extrauterine pregnancy: diagnostic and therapeutic challenges. Am J Obstet Gynecol 198:297.e1, 2008.

Wortman A, Schaefer S, Wilson K, et al: Maternal morbidity associated with placenta previa with and without placental invasion. Abstract No. 601, Am J Obstet Gynecol 212(1):S299, 2015.

Wright JD, Silver RM, Bonanno C, et al: Practice patterns and knowledge of obstetricians and gynecologists regarding placenta accreta. J Matern Fetal Neonatal Med 26(16):1602, 2013.

Yao R, Goetziner KR, Crimmins SD, et al: Association of maternal obesity with maternal and neonatal outcomes in cases of uterine rupture. Obstet Gynecol 129:683, 2017.

Yeomans ER, Hoffman BL, Gilstrap LC III, et al (eds): Cunningham and Gilstrap's Operative Obstetrics, 3rd ed. New York, McGraw-Hill Education, 2017.

Yoong W, Ridout A, Memtsa M, et al: Application of uterine compression suture in association with intrauterine balloon tamponade ("uterine sandwich") for postpartum hemorrhage. Acta Obstet Gynecol Scand 91(1):147, 2012.

You WB, Zahn CM: Postpartum hemorrhage: abnormally adherent placenta, uterine inversion, and puerperal hematomas. Clin Obstet Gynecol 49:184, 2006.

Zahn C, Timofeev J: Uterine inversion. In Yeomans ER, Hoffman BL, Gilstrap LC III, et al (eds): Cunningham and Gilstrap's Operative Obstetrics, 3rd ed. New York, McGraw-Hill Education, 2017.

Zeeman GG, Cunningham FG, Pritchard JA: The magnitude of hemoconcentration with eclampsia. Hypertens Pregnancy 28(2):127, 2009.

Zelop CM: Postpartum hemorrhage. Becoming more evidence-based. Obstet Gynecol 117(1):3, 2011.

Zetterstrom K, Lindeberg SN, Haglund B, et al: Maternal complications in women with chronic hypertension: a population-based cohort study. Acta Obstet Gynecol Scand 84:419, 2005.

Zhang E, Liu L, Owen R: Pelvic artery embolization in the management of obstetrical hemorrhage: predictive factors for clinical outcomes. Cardiovasc Intervent Radiol 38(6):1477, 2015.

Zuckerbraun BS, Peitzman AB, Billiar TR: Shock. In Brunicardi FC, Andersen DK, Billiar TR, et al (eds): Schwartz's Principles of Surgery, 9th ed. New York, McGraw-Hill, 2010.

Zwart JJ, Richters JM, Öry F, et al: Severe maternal morbidity during pregnancy, delivery and puerperium in the Netherlands: a nationwide population-based study of 371,000 pregnancies. BJOG 115:842, 2008.

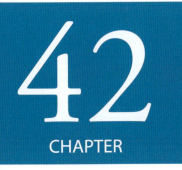

早産
Preterm Birth

- 早産の定義 1001
- 早産率の推移 1002
- 早産児における罹病率 1003
- 早産の原因 1008
- 寄与因子 1013
- 診　断 1015
- 早産予防 1017
- 早産期の前期破水の管理 1022
- 未破水例での切迫早産管理 1026

> *It is generally admitted that there exists in the medulla a centre for uterine contractions, which can be stimulated by an excess of carbon dioxide in the blood, by anaemia and the presence of various toxic substances; and it seems highly probable that the frequency of premature labour in cases of renal insufficiency and eclampsia may be due to the action of metabolic poisons upon the centre.*
>
> —J. Whitridge Williams (1903)

　本書の第 1 版では，早産に関してはほとんど言及されておらず，1966 年の第 13 版まで独立したテーマとして組み込まれていなかった．そして，イソクスプリンを子宮収縮抑制薬として使用するという内容のものが 3 文あっただけであった．それに対して，現在では，動物モデルによる研究，橋渡し研究，臨床試験，および遺伝学的研究から得られたデータに基づいて，毎年 3,000 件以上の論文が作成されている．それらの研究努力にもかかわらず，人間における分娩の生物学および早産の予防機序の解明にはまだ至っていない（Martin, 2017）．

早産の定義

　低出生体重児とは，とても小さく生まれた新生児と定義される．早産または未熟児出産は，正常の分娩時期よりも早く生まれた新生児を示すために用いられる用語である．在胎週数に関していえば，早産，正期産，過期産のいずれかに分類される．サイズに関していえば，新生児の大きさが分娩週数相当であれば，appropriate for gestation age，小さければ small for gestational age，大きければ large for gestational age と定義する．在胎週数に対し，出生体重が標準の 10 パーセンタイル未満の児を低出生体重児と分類する．その他に頻繁に使用される用語としては，**胎児発育不全や子宮内胎児発育不全**がある．large for gestational age という用語は，在胎週数に応じた出生時体重が 90 パーセンタイルを上回る新生児を分類する．appropriate for gestation age という用語は，体重が 10〜90 パーセンタイルの新生児を表す．

　正期産よりも前に生まれた新生児は，在胎週数のわりに小さい場合もあれば大きい場合もあるが，早産の定義に当てはまる．**低出生体重児**は，体重 1,500〜2,500 g の新生児を意味する．**とても小さい極低出生体重児**は，体重 1,000〜1,500 g の新生児を意味する．また，**超低出生体重児**は，500〜1,000 g の新生児を意味する．

　この教科書の第 15 版までは，早産児または未熟児は，出生時体重 2,500 g 未満と定義されてい

た．第15版以降，早産児は，満37週未満，すなわち，36週6日以前に生まれた新生児とされた（Pritchard, 1976）．この定義は，現在はおよそ40年近く用いられているが，WHOおよび国際産婦人科連合（FIGO）によって1976年に提唱された．この定義は，出生時の在胎週数の分布を統計解析した結果に基づくものであった（Steer, 2005）．重要なのは，この定義は具体的な機能的根拠が欠けており，**未熟性**の概念とは明確に区別すべきということである．未熟性とは，出生時にさまざまな器官系の発達が不完全であることを示す．特に影響を受けるのは肺であり，呼吸窮迫症候群（respiratory distress syndrome：RDS）を引き起こす（第34章参照）．

2013年，アメリカでは23,446人の乳児が生後1年間に死亡した．これらの乳児の1/3が早産に関与している（Matthews, 2015）．出生時の妊娠週数と新生児の罹患率および死亡率のリスクは逆相関する（Frey, 2016）．つまり，早期早産で生まれた新生児は出生率が最小であるが，未熟児関連合併症の割合が高い **(表 42-1)**．

2005年以降，34週0日～36週6日の間に生まれた新生児で未熟性に特徴的な罹病率および死亡率が認められ，早産が細分化された．33週6日未満の出産は**早期早産**に分類され，満34～36週の出産は**後期早産**に分類された．実際，39週0日～40週6日に出生した新生児と比べて，これらの後期早産児は未熟性に関連する病態を呈する（Spong, 2013）．最近ではこの考え方は拡大されており，37週0日～38週6日は**早期正期産**，39週0日～40週6日は**正期産**と定義されている．

この定義から，在胎週数が短い出産を39週0日未満のものと再定義する考え方もある．そのように定義すると，2015年のアメリカにおける出生の1/3以上が在胎週数が短い出産であったとされる（Martin, 2017）．これは，アメリカで39～41週の最適妊娠期間で出生したのはわずか65％であったということである．このことは，ヒトにおける胎児の成熟が以前評価されていたものより遅れて連続的に完了するという認識を強調する．その結果，39週より前に選択的に分娩とすることは，胎児の未熟性から，新生児に有害である（Reddy, 2009；Tita, 2009）．

この知識は39週以前の非医学的な理由で分娩とするのを阻止するための"39週ルール"の適用に至った（Spong, 2011）．そしてこのヘルスケア戦略の意図しない結果は，アメリカの死産率の上昇をもたらした．一つの懸念事項として，このルールが早期娩出の医学的適応がある場合に誤用された可能性がある（Hill, 2017；Nicholson, 2016）．Spong（2016）は必要なときには必要な産科的介入を行うべきであると強調した．

早産率の推移

■ 方法論

アメリカでの早産率は，2014年の9.57％から2015年の9.63％とわずかに増加しており（Martin, 2017），2007年以来初めて増加した．しかし，2007～2014年の早産率の低下は，産科的出生率の体系的なバイアスによるものである（Frey, 2016）．

具体的には，2014年から，National Center for Health StatisticsのNational Vital Statistics Reportsは，出生証明書の新生児出生年齢を推定するために新しい基準へ移行した（Martin, 2015）．新しい基準では，出生予定日を最後の正常月経の日付に基づいて再計算するというものであった（第44章参照）．**図 42-1** に示すように，これらの尺度は異なるため，早産率の絶対的な数値比較はできない．たとえば，2015年の産科的な尺度に基づいた早産率は，最終月経に基づいた11.3％と比較して9.6％であった（Martin, 2017）．したがって，**現在のデータは妊娠週数算定方法が異なるため，以前に報告された早産の割合と直接比較**

表 42-1　2013年における乳児死亡率

	生産数（％）	乳児死亡数（1,000出生当たり）
総数	3,932,181(100)	23,446(6)
出産時週数		
＜34週	133,503(3)	13,284(100)
34～36週	313,858(8)	2,268(7)
＜37週	447,361(11)	15,552(35)
37～38週	974,162(25)	2,933(3)
39～41週	2,291,468(58)	4,218(2)
≧42週	215,510(5)	515(2)

(Data from Matthews, 2015)

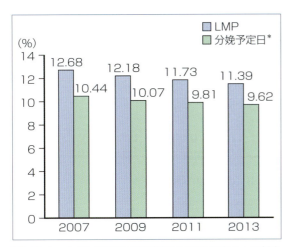

図 42-1 在米早産児の妊娠期間の評価方法による割合
LMP：最終月経の日付．
(Adapted with permission from Martin JA, Osterman MJ, Kirmeyer SE, et al: Measuring gestational age in vital statistics data: transitioning to the obstetric estimate. Natl Vital Stat Rep. 2015 Jun 1;64(5):1–20)

＊訳者注：胎児超音波所見から妊娠週数を計算し，分娩予定日を算出する．

できない．現在のデータは，2007 年から開始され，この情報が利用可能になった年と一致している．

■ 早産の傾向を示す因子

Ferré ら（2016）は National Vital Statistics System のデータを使用して，2014 年以前における早産の減少は，母体の年齢分布の変化によるものであることを示した．具体的には，10 歳代の出生率が低下していた．このことにより，2014 年以前での早産率の低下と新生児死亡率の低下を説明することができる（Callaghan, 2017）．

アメリカにおける早産率の推移を混乱させている点は，人種および民族的な格差が存続していることによる．黒人女性の早産率は，毎年の白人女性とヒスパニック女性よりも格段に高くなっている（Martin, 2017）．さらには，黒人女性の 32 週以前での出生率は白人女性とヒスパニック系女性よりも高い．一部の研究者は，この格差を社会経済的環境によるものとしている（Collins, 2007；Leveno, 2009）．また，アメリカにおける早産の割合は，他の先進諸国における割合と比較しても高い（Ananth, 2009；Delnord, 2017；Martin, 2017）．

早産児における罹病率

在胎週数 37 週未満で生まれた新生児では，正期産児に比べてさまざまな罹病率—主に器官系の未成熟によるもの—が有意に増加する（表 42-2）．早産児の新生児生存率は飛躍的に上昇した．これは特に 28 週以降に生まれた新生児に当てはまる．400〜1,500 g または在胎週数 22〜32 週で生まれた 18,000 人を超える乳児の生存率を検討した研究では，体重および在胎週数の両方について分析している（Fanaroff, 2007）．出生時体重 1,000 g 以上，あるいは在胎週数 28 週（女児の場合）または在胎週数 30 週（男児の場合）に達してからは，生存率は 95 ％ に達する．

■ 生存閾値

胎児の体重が 500 g 未満であることから，"流産"とみなされていた児は，現在では生存児として分類されている．2014 年，アメリカでは 500 g 以下の児が 5,863 人，生存して出生した（Martin, 2017）．早産児の周産期および新生児医療は，主に 33 週以前に生まれた早産児において飛躍的に進歩した．その結果，子宮外生存が可能な児の成熟度の下限が **生存閾値** として再評価された．現在，生存率の閾値は妊娠 20〜26 週とされている．

生存閾値 で出生した新生児は器官系が未成熟であるため，病気に対して弱く，虚弱であると報告されている．これらの多くは第 34 章に記載されているが，低酸素性虚血性脳症や敗血症による脳損傷を含む．こうした状況では，低酸素血症および敗血症は，脳内出血，脳室周囲白質軟化症の原因となる白質障害，また，最終的には神経発達障害に至る生後の脳発達障害につながる一連の事象を引き起こす．関連する病的状態には，知的障害，脳性麻痺，失明，痙攣発作，および痙性四肢麻痺が含まれ，生涯にわたって医療介入が必要となる可能性がある（Annas, 2004）．通常，活発な脳発達は第 2 三半期および第 3 三半期を通じて起こるため，25 週未満に生まれた新生児は特に脳損傷を受けやすいと考えられている．

2013 年，これらの胎児の産科的ケアを明確にするために，アメリカ周産期学会（SMFM），Eunice Kennedy Shriver 国立小児保健・人類発達研究所（NICHD），アメリカ小児科学会（AAP），アメリ

表 42-2　低出生体重で出生した児の短期的・長期的問題点

臓器または機能	短期的問題	長期的問題
肺	呼吸窮迫症候群，気胸，気管支・肺の形成不全，未熟性による無呼吸	気管支・肺の形成不全，反応性気道疾患，喘息
胃・腸管または栄養	高ビリルビン血症，哺乳不全，壊死性腸炎，体重増加不良	発育不全，短腸症候群，胆汁うっ滞
免疫	院内感染，免疫不全，新生児感染症	RS ウイルス，細気管支炎
脳神経系	脳室内出血，脳室周囲白質軟化症，水頭症	脳性麻痺，水頭症，脳萎縮，神経発達遅延，聴力障害
眼	未熟児網膜症	失明，網膜剝離，近視，斜視
心循環系	低血圧，動脈管開存，肺高血圧症	肺高血圧症，成人高血圧症
腎臓	水・電解質異常，酸塩基平衡異常	成人高血圧症
血液所見	医原性貧血，頻回な輸血，未熟性による貧血	
内分泌	低血糖，一過性甲状腺機能低下，コルチゾール低下	血糖調節障害，インスリン抵抗性の上昇

(Data from Eichenwald, 2008)

カ産婦人科学会（ACOG）が共同ワークショップを開催した（Raju, 2014）．このワークショップでの声明は，ACOG（2017e）の産科ケアコンセンサス文書（Obstetric Care Consensus document）の基礎となった．

◆ 極めて未成熟な児における罹病率

産科ケアコンセンサスサマリー（Obstetric Care Consensus summary）では，極めて未成熟な新生児の転帰について概説している．23 週未満で出生した児はほとんどが死亡し，生存率はわずか 5 % にすぎない（図 42-2）．生存した児にはほぼ確実に障害を残す．積極的な蘇生処置のバリエーションが幅広いため，異なる施設間での周産期予後に差が生じる理由となっている可能性がある．しかし，重要な注意点は診断バイアスである．たとえば，分母をすべての生産とした場合，平均生存率は 45 % であったのに対し，分母を新生児集中治療室に入院した新生児のみとした場合は 72 % であった（Guillen, 2011）．診断バイアスのもう一つの原因は，多施設データベースの使用であった．産科的介入や新生児に対する早期介入については，特に 22 週および 23 週時には，施設間でかなりの差があった（Stoll, 2010）．

NICHD 新生児研究ネットワークは，22〜24 週で出生した新生児における出生後同時期の成績を評価するため，2000〜2003 年，2004〜2007 年，および 2008〜2011 年に出生した児の月齢 18 ヵ

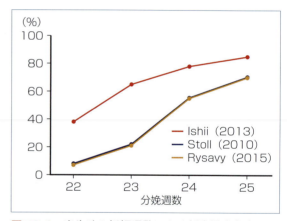

図 42-2　出生時の妊娠週数による新生児生存率
Ishii（2013）のデータ曲線は生存新生児の生存率を反映している．Stoll（2010）曲線は生存新生児の生存率を反映している．Rysavy（2015）曲線は全生存率を反映している．

月から 22 ヵ月における生存期間および神経発達を報告した（Younge, 2017）．生存した乳児の割合は，2000〜2003 年の 30 % から 2008〜2011 年の 36 % に大きく上昇した．神経発達障害を伴わずに生存した児の割合も，同じ期間に 16 % から 20 % に有意に増加した（図 42-3）．神経発達障害のない生存率は，23 週および 24 週に出生した児では，時間とともに増加したが，22 週に出生した児ではわずか 1 % しかなかった（Younge, 2017）．

スウェーデンでも同様の結果が報告されている

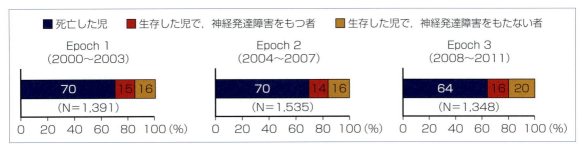

図 42-3　各時代における 22～24 週に生まれた新生児の矯正年齢 18～22 ヵ月での死亡率および神経発達障害の割合
(Data from Younge N, Goldstein RF, Bann CM, et al: Survival and neurodevelopmental outcomes among periviable infants, N Engl J Med. 2017 Feb 16; 376(7): 617-628)

(Serenius, 2013). この報告では, 27 週未満で生まれたすべての生産児および死産児を対象とした全国的な集団ベースの前向き研究の詳細を記述している. 表 42-3 に示したのは, スウェーデンで 2004～2007 年に 22～26 週で生まれた乳児 707 例の生存率および障害率である. 2004～2007 年の 24 週で生まれた幼児について, アメリカとスウェーデンで比較すると, スウェーデンの集団のほうが神経発達障害のない生存率が高かった.

◆ 臨床的な管理

産科ケアコンセンサス文書は妊婦の臨床的特徴に基づいた管理オプションについて述べている. 修正が不可能な因子としては, 胎児の性別, 体重, および多胎妊娠かどうかである. 潜在的に修正可能な妊娠前および妊娠中の因子には, 分娩場所, 帝王切開および陣痛誘発の介入, および分娩前の副腎皮質ステロイドおよび硫酸マグネシウムの投与がある. 出生後の管理としては, 集中治療の開始または中止がある. 週数ごとでの治療に関してのレビューを示す (表 42-4).

生存閾値における帝王切開については議論が分かれており, 分娩方法におけるジレンマの一つといえる. たとえば, 胎児・乳児が積極的な生命維持を行うにはあまりに未成熟であると考えられる場合, 骨盤位や胎児の心拍パターンの異常といった一般的な適応症に対する帝王切開は, 回避される場合がある. さらに, 観察研究では, 唯一の適応症である未熟性について帝王切開の利点を報告することができていない (Alfirevic, 2013).

単胎妊娠の 24 週 0 日～31 週 6 日で経腟分娩を試みた生産児 2,906 人を解析した研究では, 頭位の胎児の 84 % で計画的な経腟分娩が成功してい

表 42-3　2004～2007 年のスウェーデンで出生した児の分娩週数と修正年齢 2.5 歳の予後

予後	分娩週数 (週)					
	22	23	24	25	26	Total
出生児数 (数)	51	101	144	205	206	707
1歳児の生存 (%)	10	53	67	82	85	70
障害の率 (%)[a]						
障害なし	0	30	34	44	49	42
軽度	40	19	33	29	34	31
中等度	20	30	21	17	9	16
高度	40	21	13	10	7	11

[a] 2.5 歳で障害をもつ割合. 障害は Bayley Ⅲ 発達検査での評価, 精神発達遅延, 脳性麻痺, 視覚障害および聴覚障害とした.
(Data from Serenius F, Källén K, Blennow M, et al: Neurodevelopmental outcome in extremely preterm infants at 2.5 years after active perinatal care in Sweden, JAMA 2013 May 1; 309(17): 1810-1820)

る (Reddy, 2012). 計画的な経腟分娩と計画的な帝王切開とを比較して, 新生児死亡率に差は認められなかった. しかし, 骨盤位の場合は, 経腟分娩を試行した場合, 死亡の相対リスクが 3 倍となった. 別の研究では, Werner ら (2013) は, 24～34 週の早産児 20,231 人を解析した. 帝王切開は, 新生児死亡, 脳室内出血, 痙攣発作, RDS, および硬膜下出血などの予後不良な転帰を予防しなかった. これらの報告から, 産科ケアコンセンサスは, 胎児適応による帝王切開を 23 週 0 日～24 週 6 日にすべきであると提案している. しかし, 22 週以前では, 母体適応でのみ帝王切開を行う.

急速に進化する最近の妊娠管理における産科ケ

表42-4　分娩が差し迫った極めて未成熟な児のための産科介入のための一般的なガイドライン

	＜22週	22週	23週	24週＋
新生児の蘇生	推奨されない	考慮される	考慮される	推奨される
副腎皮質ステロイド療法	推奨されない	推奨されない	考慮される	推奨される
硫酸マグネシウムによる神経保護	推奨されない	推奨されない	考慮される	推奨される
子宮収縮抑制	推奨されない	推奨されない	考慮される	推奨される
PPROMに対する抗菌薬投与	考慮される	考慮される	考慮される	推奨される
連続電子式モニタリング	推奨されない	推奨されない	考慮される	推奨される
GBS予防	推奨されない	推奨されない	考慮される	推奨される
胎児の徴候のための帝王切開の供給	推奨されない	推奨されない	考慮される	推奨される
積極的な蘇生	緩和処置のみ	推奨されない，ただし成熟度によっては考慮される	考慮される	推奨される

GBS：B群溶血性レンサ球菌．　　　　　　　　　　（Data from the American College of Obstetricians and Gynecologists, 2017e; Raju, 2014）

アの試みを要約することは困難である．たとえば，2016年1月以来，ACOGは，"早産の管理"に関して3回の提言を行い，2015年11月から三つの"産科ケアコンセンサス"文書が出版されている．この不確実な環境で，臨床医として，各々の多分野のチームで患者中心のケアを行うということが基本である．

　その答えではないが，パークランド病院の管理指針について述べる．新生児医療の発達と並行して，われわれの方針は決定されている．重要なのは，帝王切開を試行しないという決断は，胎児の治療を軽んじているわけではないことを強調しなければならない．新生児科医は分娩前に相談を受け，生存率および罹病率について女性やその家族と話し合いが行われる．新生児科医はそれぞれの分娩に立ち会い，その後の管理を決定する．

　われわれの施設では，伝統的に胎児適応での帝王切開は25週0日以降の場合に行われる．23週時には，胎児適応による帝王切開は行わない．24週時には，胎児の体重が推定750 g以上でない限り，帝王切開は行わない．発育不全が認められる場合は積極的な産科的管理を行う．管理指針として用いられるのは胎児の大きさよりむしろ妊娠週数である．

■後期早産

　34～36週の新生児は早産児全体の70％超を占める（図42-4）．これらの新生児は，アメリカに

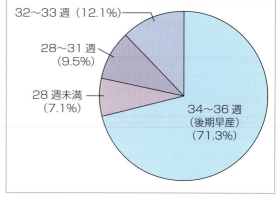

図42-4　2015年アメリカにおける早産の週数による分布
（Data from Martin JA, Hamilton BE, Osterman MJ: Births: final data for 2015. Natl Vital Stat Rep 66(1): 1, 2017）

おける単胎の早産のなかで最大の割合を占めており，最も急速に増加している（Raju, 2006）．全国の後期早産の出生率は，2014～2015年にかけて6.82％から6.87％に上昇した（Martin, 2017）．

　後期早産に関連するリスクを推定するため，McIntireらは，1988～2005年のパークランド病院における34，35および36週の新生児の死亡率および罹病率を正期産児と比較して解析した（McIntire, 2008）．期間中の出産全体の約3％が24～32週に発生し，9％が後期早産にあたる週に発生した．したがって，後期早産は早産全体の3/4を占めていた．このうち約80％が特発性自然早産または前期破水によるものであった（図42-5）．

その他20％の症例は，高血圧症や胎盤に関する合併症に関連していた．後期早産児の有病率と死亡率は正期産児と比較して高かった（表42-5，図42-6）．同様に，Tomashek（2017）も，後期早産の新生児死亡率が高いと報告している．また後期早産児では，正期産の新生児と比較して神経発達障害の発生率増加も認められた（Petrini, 2009）．

まとめると，以上の結果は，未熟性のある児に重点をおいた医療を拡充させ，後期早産も対象とすべきであることを示唆している．さらに，これらの女性の約80％は—34週未満の出産と同様に—自然に分娩を開始するため，早産を治療し予防するようにさせようとする試みでは十分ではなかった（Institute of Medicine, 2007）．このため，後期早産の予防を目ざした国家戦略は，早期陣痛の予防および管理における新たな発展なくして明らかな利益をもたらさないであろうと考える．ACOG（2017c）は意図的な後期早産は母体もしくは胎児適応があるときのみ許容されるべきであ

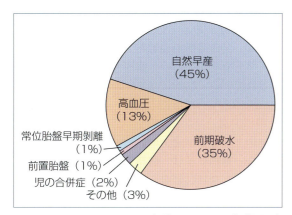

図42-5　パークランド病院における後期早産21,771例の産科的合併症
(Data from McIntire DD, Leveno KJ: Neonatal mortality and morbidity rates in later preterm births compared with births at term, Obstet Gynecol. 2008 Jan; 111(1): 35-41)

表42-5　パークランド病院における39週で出生した児と比較した後期早産で出生した児の新生児罹患率

罹患[a]	早産			正期産
	34週 n=3,498	35週 n=6,571	36週 n=11,702	39週 n=84,747
呼吸不全				
呼吸器	116 (3.3)[b]	109 (1.7)[b]	89 (0.8)[b]	275 (0.3)
新生児一過性多呼吸	85 (2.4)[b]	103 (1.6)[b]	130 (1.1)[b]	34 (0.4)
脳室内出血				
グレード1, 2	16 (0.5)[b]	13 (0.2)[b]	7 (0.06)[c]	13 (0.01)
グレード3, 4	0	1 (0.02)	1 (0.01)	3 (0.004)
敗血症				
外的評価で診断	1,073 (31)[b]	1,443 (22)[b]	1,792 (15)[b]	10,588 (12)
培養結果で確認	18 (0.5)[b]	23 (0.4)[b]	26 (0.2)[c]	97 (0.1)
光線療法	13 (6.1)[b]	227 (3.5)[b]	36 (2.0)[b]	857 (1)
壊死性腸炎	3 (0.09)[b]	1 (0.02)[c]	1 (0.001)	1 (0.001)
アプガースコア（5分値）3点以下	5 (0.1)	12 (0.2)[b]	10 (0.9)	54 (0.06)
分娩室での挿管	49 (1.4)[b]	55 (0.8)[c]	36 (0.6)	477 (0.6)
上記一つ以上	1,175 (34)[b]	1,565 (24)[b]	1,993 (17)[b]	11,513 (14)

[a] データに示された数（％）．
[b] 39週と比較し $p < .001$．
[c] 39週と比較し $p < .05$．

(Reproduced with permission from McIntire DD, Leveno KJ: Neonatal mortality and morbidity rates in later preterm births compared with births at term, Obstet Gynecol. 2008 Jan; 111(1): 35-41)

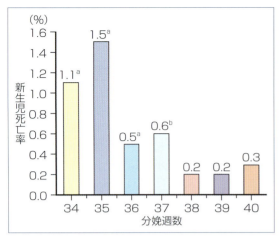

図 42-6　パークランド病院における奇形を除いた単胎妊娠の 34 〜 40 週までの新生児死亡率
a 39 週と比較し p ＜ 0.001．
b 39 週と比較し p ＝ 0.02．

（Reproduced with permission from McIntire DD, Leveno KJ: Neonatal mortality and morbidity rates in later preterm births compared with births at term, Obstet Gynecol. 2008 Jan;111(1): 35-41）

ると強調した．

早産の原因

　アメリカにおける早産は主に四つの直接的な原因がある．これらは以下のとおりである．①卵膜損傷を伴わない原因不明の自然早産，②特発性の早産期の前期破水（preterm premature rupture of membranes：PPROM），③母親または胎児に医学的適応がある場合の分娩，④双胎児およびそれ以上の多胎児の出産．早産全体のうち，30 〜 35 ％が医学的適応，40 〜 45 ％が自然早産によるもの，30 〜 35 ％が破水による早産であった（Goldenberg, 2008）．実際，アメリカにおける単胎早産率の増加の大部分は，医学的適応による早産件数の増加によって説明がつく（Ananth, 2005）．最後に，アメリカにおいて，双胎の 50 ％以上，三胎の 90 ％以上が早産または低出生体重児である（第 45 章参照）（Martin, 2017）．

　早産の原因は多岐にわたり，多くの場合，相互的に作用する先行因子が多数ある（Esplin, 2016）．これは特に PPROM および自然早産に当てはまる．

　その他の複雑な疾患の過程と同様に，多数の共存する遺伝子変化や環境が早産の原因となっている可能性がある（Esplin, 2005；Velez, 2008；Ward, 2008）．たとえば，コラーゲンの集合体を制御する遺伝子の変異が継承されると，子宮頸管無力症や前期破水を発症しやすくなる（Anum, 2009；Wang, 2006；Warren, 2007）．そして，今日では，全血遺伝子発現およびプロテオミックバイオマーカーが早産の予測因子を同定するのに利用されている（Cantonwine, 2016；Heng, 2016）．

■ 自然早産

　臨床上および研究上の目的のため，卵膜損傷を伴わない自然早産は，前期破水により起こった早産と区別しなければならない．たとえそうだとしても，自然早産は，前期破水より起こった早産と同質の集団ではない．より一般的な関連所見としては，多胎妊娠，子宮内感染，出血，胎盤梗塞，子宮口の早期開大，子宮頸管無力症，羊水過多，子宮底の奇形，および胎児の異常がある．また，感染による母親の重度の疾患，自己免疫疾患，また妊娠高血圧症候群も，早産のリスクを増加させる．

　早産のそれぞれの原因には独自の特徴があるが，こうしたさまざまな要因が，最終的には共通する終点，すなわち子宮口の早期開大と子宮頸管展退および子宮の早期易収縮性に至る．重要なのは，早産の実際の過程は最終段階であり，陣痛開始の数日ないしは数週間前から始まる徐々に進行または急激な変化に起因するものとみなすべきであるという点である．実際，分娩第 2 期の早期開始に起因する自然早産の多くの形態は，この観点から検討することができる（第 21 章参照）．早産の最終結果は正期産と同じ，すなわち，子宮頸管熟化および子宮筋活性化であるが，動物モデルを対象とした最近の研究では，早産は必ずしも正常なプロセスが加速したものではないという考えが主流である．分娩を引き起こす多様な経路が存在し，早産の病因はそれに依存している．自然早産の四つの主な原因として，子宮膨満（子宮筋の伸展），母親と胎児のストレス，子宮頸管の早期変化，および感染がある．

◆ 子宮膨満（子宮筋の伸展）

　多胎妊娠および羊水過多は，早産のリスクとしてよく知られている．早期の子宮膨満が子宮筋の収縮関連タンパク（contraction-associated proteins：CAPs）の発現を開始させるように作用すると考えられる．子宮筋伸展の影響を受けるCAP遺伝子として，コネキシン43などのギャップ結合タンパク質をコードする遺伝子，オキシトシン受容体をコードする遺伝子，プロスタグランジン合成酵素をコードする遺伝子がある（Korita, 2002；Lyall, 2002；Sooranna, 2004）．最近の報告では，伸展に伴ってガストリン放出ペプチド（gastrin-releasing peptides：GRPs）が増加し，子宮筋の収縮性を促進すること，また，GRP拮抗薬が子宮筋の収縮性を阻害することが示唆されている（Tattershell, 2012）．また，子宮筋伸展誘導性カリウムチャネル—TREK-1—もあり，これは，妊娠期間中は亢進され，分娩中は抑制される．この発現パターンは，妊娠中の子宮筋弛緩における潜在的な役割と一致している（Buxton, 2010）．

また，過度の子宮伸展は，図21-10に示す胎盤・胎児の内分泌カスケードの早期活性化にもつながる．その結果生じる母親の副腎皮質刺激ホルモン放出ホルモン（corticotropin-releasing hormone：CRH）濃度およびエストロゲン濃度の早期上昇は，子宮筋のCAP遺伝子の発現をさらに亢進する可能性がある（Warren, 1990；Wolfe, 1988）．最後に，子宮伸展の影響については，子宮頸管に関する影響を検討すべきである．子宮筋伸展および内分泌活性が早期に増強すると，早期の子宮頸管熟化など，子宮が活性化される可能性がある．

◆ 母親と胎児のストレス

ストレスは，個人の正常な生理的または心理的機能を妨げる状態または有害な環境と定義される．ストレス因子の例として，低栄養，肥満，感染症，および糖尿病があげられる．心理的ストレスとして，人種差別，小児ストレス，うつ病，または外傷後ストレス症候群があげられる（Gillespie, 2017；Goldstein, 2017；Shaw, 2017）．"ストレス"を測定するのは困難である．しかし，母親のなんらかのストレスと死産，早産，および胎児発達異常との相関関係を示す多数のエビデンスが得られている（Hobel, 2003；Ruiz, 2003）．このカスケードを活性化する因子は広範であり，ストレス反応に影響を与える可能性が高い．

ストレスによって誘発されるメカニズムの一つとして，胎児副腎-胎盤内分泌カスケードの早期活性化がある．母親の心理的ストレスによるコルチゾールの上昇が一つの誘因と考えられる（Lockwood, 1999；Petraglia, 2010；Wadhwa, 2001）．この機序の活性化により，母体血清中の胎盤由来副腎皮質刺激ホルモン放出ホルモン濃度が上昇する．これにより，成人および胎児の副腎ステロイドホルモン産生が上昇し，早期に子宮筋静止状態を喪失する（図21-10参照）．

早産が胎児副腎-胎盤内分泌カスケードの早期活性化に関連しているとすれば，母体のエストロゲン濃度はおそらく早期に上昇すると考えられる．事実，早産前の女性では，血清中エストリオール濃度の早期上昇が認められる（Heine, 2000；McGregor, 1995）．生理学的には，エストロゲン濃度のこうした早期上昇は，子宮筋収縮の静止状態を変化させ，子宮頸管熟化を促進すると考えられる．

ストレスによって早産をきたしうる他のメカニズムとして，細胞の早期老化があげられる．正常の生理学的側面では，正期産において胎児および脱落膜細胞の老化が子宮を収縮させるシグナルの放出を引き起こす（Menon, 2014a）．女性における関連性をみる動物研究では，脱落膜の老化が促進されることによって早産がもたらされることを示している（Cha, 2013；Hirota, 2010）．さらに，細胞の早期老化はPPROMに寄与する（Menon, 2016）．

◆ 子宮頸部の機能不全

ほとんどの場合，未熟な子宮頸部のリモデリングは早産の発症に先行する．場合によっては，上皮細胞または間質細胞外マトリックスの機能不全のいずれかが子宮頸部機能不全の根本的な原因である．たとえば，感染症が広がるのを予防するためには，無傷の子宮頸部上皮のバリアが不可欠である．グリコサミノグリカンヒアルロナンがないマウスのように，このバリアの破壊は，感染および早産を引き起こす傾向にある（Akgul, 2014）．興味深いことに，B群溶血性レンサ球菌のコロニー形成から引き起こされる早産リスクの上昇は，ヒアルロニダーゼを分泌する細菌の能力に起因する可能性がある．細菌が増殖するために，この酵素は頸部腟上皮のヒアルロン酸を分解する（Vornhagen, 2017）．

もう一つの要因としては子宮頸部の機械的能力を低下があげられる．たとえば，コラーゲンや弾性線維，およびタンパク質の構造をつくる遺伝子の変異は，子宮頸部の機能不全，PPROM，および早産の危険因子である（Anum, 2009；Nallasamy, 2017；Pyeritz, 2000）．

◆感　染

　一過性の女性生殖器における子宮頸管の開大は，妊娠および分娩にとって不可欠ではあるが，理論的には分娩第1期に問題となる．細菌は，以下によって子宮内組織に侵入できると考えられている．①母体の全身感染の経胎盤移行，②卵管を介した腹腔からの逆行性感染，③子宮頸管からの細菌感染の上行性感染．卵膜-脱落膜結合の内子宮口の部分は子宮頸管口に隣接しており，子宮頸管口は腟に向かって開口している．この解剖学的位置の関係から微生物の通路となる．上行性感染が最も一般的な侵入路と考えられている．上行する微生物は子宮頸部，脱落膜，場合により羊膜にコロニーを形成し，羊膜内に入る．

　早産の主な原因である破水を伴わない羊水中の感染は，早産の25〜40％を占める（Goncalves, 2002；Iams, 1987）．場合によって，羊膜，脱落膜または臍帯に炎症が組織学的に認められる．その他の症例は"無症候性"とみなされる．現在得られているデータにより，腟から子宮への微生物侵入は，感染による早産を誘発するのに十分であることが示唆されている．微生物の影響を受けた女性は，そうでない女性と比較して，臨床的絨毛膜羊膜炎およびPPROMを発症する可能性がより高い．さらに，これらの女性から生まれた新生児もまた，RDS，脳室内出血，および壊死性腸炎を含む合併症を発症する可能性が高い（Hitti, 2001）．明白な子宮内感染がある場合，臨床経過はより重症となるが，検出可能な微生物が存在しない炎症―次のセクションで述べられている無菌性子宮内炎症も炎症反応のリスクとなる（Lee, 2007, 2008；Romero, 2014）．要するに，早産の開始時期が早いほど，感染が確認される可能性は高くなる（Goldenberg, 2000；Goncalves, 2002；Watts, 1992）．

　自然正期産の際の羊水穿刺での培養陽性率は，早産の場合と同様である（Gomez, 1994；Romero, 1993）．正期産時には，分娩の結果として羊水に細菌が侵入し，一方，早産では細菌が分娩の重要な誘因となることが示唆されている．したがって，羊水内で検出される細菌によって定義されるように，胎児感染は異なる病因および結果を有する．

　以上の所見にもかかわらず，絨毛膜羊膜炎を早産と関連づけるデータが多数得られている（Goldenberg, 2002；Üstün, 2001）．そのような感染では，細菌が母体組織にのみ侵入し，羊水には侵入しない場合がある．それにもかかわらず，エンドトキシンが羊膜細胞を刺激して，羊水に移行するサイトカインを分泌させる．このシナリオは，羊水中サイトカインと早産との関連に関する一見矛盾する所見（羊水中に細菌が検出されない）を説明するうえで有用かもしれない．

• 感染による炎症反応

　炎症反応は，感染によって誘発される早産を引き起こす．リポ多糖（LPS）または細菌によって精緻化された毒素は，**Toll様受容体**のようなパターン認識受容体によって認識される（Janssens, 2003）．これらの受容体は，単核貪食細胞，脱落膜細胞，子宮頸管上皮および栄養膜細胞に存在する（Chuang, 2000；Gonzalez, 2007；Holmlund, 2002）．マウスモデルでは，特定のToll様受容体が失われると，分娩の遅延が生じる（Montalbano, 2013）．逆に，Toll様受容体の活性化は，インターロイキン8（IL-8）などのケモカインおよびIL-1βなどのサイトカインの産生を活性化するシグナル伝達カスケードを誘導する．Toll様受容体の活性化はまた，免疫細胞を生殖管に誘導する．サイトカインは，免疫細胞および子宮頸管，脱落膜，または胎児自身の細胞によって産生される．

　LPSによって誘導されたIL-1βは，以下のような一連の反応を促進するように作用する．①その他のIL-6，IL-8，および腫瘍壊死因子-α（tumor-necrosis factor alfa：TNF-α）の合成を亢進する，②白血球の増殖，活性化，および遊走，③細胞外マトリックスタンパク質の変化，④発熱や急性期反応などの細胞分裂促進作用および細胞傷害作用（El-Bastawissi, 2000）．また，IL-1は，子宮筋層，脱落膜，および羊膜など，多くの組織においてプロスタグランジンの生成を促進するIL-1βはプロスタグランジン生成を促進し，頸管熟化と子宮筋の静止状態からの離脱を誘導する（Casey,

1990；Challis, 2002；Keelan, 2003)．感染による早産はプロスタグランジンの影響を強く受け，マウスにおいてもヒト以外の霊長類においてもプロスタグランジン阻害薬がLPS誘導性早産の発生率を低下させるという所見によって裏づけられている（Gravett, 2007；Timmons, 2014)．マウスにおいて，シクロオキシゲナーゼ2（cyclooxygen-ase-2：COX-2）の阻害は，炎症による早産を妨げる．また，免疫を調節する薬と抗菌薬の併用は，実験的な羊膜内感染後の早産を遅延させる．

マトリックスメタロプロテーゼ（MMP）などのプロテアーゼもIL-1βによって誘導され，コラーゲンまたは弾性線維などの細胞外マトリックス成分を分解する．これにより，羊膜および子宮頸部の規則正しい構造を破壊する．動物およびヒトを用いた研究から得た現在のエビデンスでは，感染による早産の多くの状態は，正期産でたどる経路とは異なることが示唆される（Hamilton, 2012；Holt, 2011；Shynlova, 2013a, b；Timmons, 2014)．

・サイトカインの発生源

子宮内にあるサイトカインは，早産にとって重要であると考えられている．たとえば，母体の脱落膜および子宮筋層で産生されたサイトカインが卵膜側に影響を及ぼすのは当然であるが，一方で，羊膜または羊水内の細胞で産生されたサイトカインは，母体組織には移動しない．IL-1βなどのサイトカインが脱落膜から羊膜を通過して羊水へ移動することは，極めて少ないようである．ヒト子宮筋層は，分娩中に減少するケモカイン受容体を発現する（Hua, 2013)．

女性の正期産の開始に白血球が必要か否かについては，結論が得られていない．一般的に，感染に起因する炎症が起こると，常在および浸潤白血球は大量のサイトカインを産生する．実際，感染により，白血球—主に好中球，マクロファージ，およびTリンパ球—が，分娩時に子宮頸管，内子宮口，子宮底部および羊膜に浸潤する．浸潤白血球および一部の実質細胞はいずれもサイトカインを産生し，子宮筋サイトカインの主な発生源のようである（Young, 2002)．対照的に，脱落膜では，間質細胞および白血球が寄与している可能性がある．子宮頸管では，腺上皮細胞および表面上皮細胞がサイトカインを産生しているようである．

羊水中のサイトカインの存在およびそれらと早産との関係については，多数の報告がある．しかし，微生物の有無については十分に明らかにされていない．羊水中のサイトカインは，活性化されて羊水中に動員された単核食細胞または好中球によって分泌される可能性が最も高い．以上のとおり，羊水中IL-1βの量は，誘発される白血球の数，それらの活性化状態，または羊水の組成がそれらのIL-1β分泌率に及ぼす影響によって決まると考えられる．

・腟細菌叢

進行中の基礎研究における重要な焦点は，上行性感染と早産の原因となる要因である．主要なトピックは，子宮頸部上皮のバリア機能と粘膜免疫，腟内細菌叢の微生物の組成，およびそれらの相互作用についてである（Smith, 2017)．動物実験より，下部生殖管の粘膜免疫がウイルス感染によって崩壊された後，上行性細菌感染に対する反応が増強されうることがわかった（Racicot, 2013, 2017)．腟内環境の傷害に対する子宮腟上皮の能力に加えて，腟内細菌叢の組成もまた，上行性感染に対する反応を決定しうる．

ゲノム解析に基づく新しい技術により，非妊娠時の腟管は複雑な細菌叢を宿していることが示された（Gajer, 2012；White, 2011)．第65章にも記載されているように，これらの細菌叢のタイプは，すべての健常女性間で大きく異なることがある．そして，腟細菌叢は正常妊娠中に変化する（Aagaard, 2012；Stout, 2017)．すなわち，細菌叢の多様性と豊富さは妊娠中に減少し，より安定する．非妊婦と比較して，妊婦では*Lactobacillus*種が優位に示される．一部の研究では，特定の微生物（*Gardnerella vaginalis*や*Ureaplasma urealyticum*など）が早産の女性において増加していると報告されている（Donders, 2009；Nelson, 2014)．しかし，妊婦の母集団や早産の定義，データ解析方法の違いがこれらのデータの解釈を複雑にしているのかもしれない．

いくつかの微生物は，他の微生物よりも高頻度で早産女性の羊水中に検出される（Gerber, 2003；Hillier, 1988；Yoon, 1998)．それには，*G. vaginalis*, *Fusobacterium*, *Mycoplasma hominis*, および*U. urealyticum*が含まれる．これらの所見を，特定の微生物は早産の誘導において病原

体として関与する頻度が高いことを示す推定的エビデンスであると解釈する者もいる．しかし，もう一つの解釈は，子宮口の開大後は羊膜に直接アクセスすることを考えると，こうした露出した組織に侵入する能力がより高いFusobacteriaなどの一部の微生物も侵入するであろう，というものである．Fusobacteriaは9％の女性の膣内にしか検出されないが，羊膜損傷を伴わない早産妊娠の羊水培養が陽性であった場合には28％で検出される（Chaim, 1992）．

■ 早産期の前期破水

この用語の定義は，満37週未満かつ陣痛開始以前の自然破水である（ACOG, 2016d）．このような破水にはさまざまな原因がある可能性が考えられ，子宮内感染，酸化的ストレスに誘導されたDNA損傷，および早期の細胞老化が主要な素因となる（Dutta, 2016；Gomez, 1997；Mercer, 2003）．社会経済的状態の悪さ，BMI 19.8以下，栄養失調，また喫煙など，関連する危険因子が存在している．PPROMの既往歴のある女性では，その後の妊娠中の再発リスクが増加する（Bloom, 2001）．これらの既知の危険因子があるにもかかわらず，前期破水の大部分の症例ではこれらの危険因子が特定されていない．

◆ 分子学的な変化

PPROMの発症機序は，羊膜細胞成分のアポトーシスやネクローシスの亢進，また羊膜および羊水中の特定のプロテアーゼの濃度上昇に関連している可能性がある．膜のほとんどの引っ張る強さは，間葉系細胞で産生される羊膜細胞外マトリックスおよび羊膜間質性コラーゲンによってもたらされる（Casey, 1996）．このため，コラーゲンの分解が研究対象となってきた．MMPファミリーは，正常組織のリモデリング，特にコラーゲンの分解に関与している．MMPのなかには，PPROMの妊婦から採取した羊水中に高濃度で検出される種類のものがある（Maymon, 2000；Park, 2003；Romero, 2002）．MMPの活性は，MMPの組織阻害因子であるtissue inhibitors of matrix metalloproteinases（TIMPs）によってある程度制御される．これらの阻害因子のうちいくつかは，破水女性の羊水中に比較的低い濃度で検出される．プロテアーゼ阻害因子の発現量が減少したときに認められるMMP濃度の上昇は，それらの発現が羊膜の張力を変化させることをさらに裏づけるものである．

羊膜絨毛膜の移植片試験では，ある種のサイトカインの投与により，MMPの発現が増加する可能性があることが証明された（Fortunato, 1999a, b, 2002）．破水により，トロンビン活性が上昇し，MMPおよびプロスタグランジン合成が活性化される．Mogami（2013）の最近の研究では，細菌毒素またはTNF-αが，羊膜上皮細胞による胎児性フィブロネクチン（fetal fibronectin：fFN）の放出を誘発する機序が示されている．次に，fFNは羊膜間葉系細胞中のToll様受容体4に結合して，シグナル伝達カスケードを活性化する．これらの結果，プロスタグランジンE（PGE_2）の合成が亢進され，MMPの活性が上昇する．プロスタグランジン濃度の上昇により，子宮頸管熟化および子宮収縮が促進される．MMPの増加は，卵膜中のコラーゲンを分解させ，前期破水が生じる．

PPROMの妊婦の羊膜では，正期産の羊膜に比べて細胞死の確率が上昇し，アポトーシスマーカーが上昇する（Arechavaleta-Velasco, 2002；Fortunato, 2003）．*In vitro*試験では，アポトーシスが細菌毒素，IL-1β，およびTNF-αによって制御される可能性があることが示唆されている．さらに，感染以外の事象によって引き起こされる酸化的ストレスは，DNA損傷，早期の細胞老化，およびそれに引き続く炎症およびタンパク質の分解を誘導し，PPROMを引き起こす可能性がある（Menon, 2014a, b）．最後に，成熟架橋コラーゲンや，コラーゲンと結合して張力を増加させるマトリックスタンパク質が存在する．これらのタンパク質は，前期破水をした羊膜では変化している（Wang, 2006）．

◆ 感 染

感染による前期破水の発生率を確認する研究がいくつか実施されている．羊水の細菌培養は，かなりの割合で感染が関与していることを裏づけている．PPROMの女性1,500人近くを対象とした18件の試験をレビューしたところ，1/3で羊水から細菌が分離された（Goncalves, 2002）．未破水で早期に陣痛発来した女性に抗菌薬治療を行った研究もあるが，後で述べるように，結果はよいものではなかった（Kenyon, 2008b）．

現在行われている研究分野は，膜の弱体化やこのプロセスにおけるメディエータが引き起こす炎症反応についてである．PPROM の早期リスクマーカーを特定することが，一つのゴールである．

■ 多胎妊娠

双胎児およびそれ以上の多胎児の出産は，アメリカ内で生まれた乳児の約 3％を占める（Martin, 2017）．早産は，依然として多胎妊娠に伴う過度の周産期罹病率および死亡率の主要原因となっている．子宮伸展の影響については前述した．さまざまな相互関係については第 45 章で考察する．

寄与因子

■ 妊娠による因子

遺伝的および環境的要因のなかには，早産の頻度に影響を及ぼすものがある．このうち，妊娠初期の切迫流産は，その後の転帰不良の増加に関連している．Weiss（2004）は，14,000 人近い女性の 6 ～ 13 週時の不正出血の転帰を報告した．軽度出血および重度出血はいずれもその後の早産，胎盤早期剥離，24 週未満の流産に関連していた．

胎児の先天異常はまた，早産の素因となる可能性がある．第 1 三半期および第 2 三半期のリスク評価（First- and Second-Timester Evaluation of Risk：FASTER）試験で得られたデータの二次解析で，先天異常が早産および低出生体重に関連していることが明らかになった（Dolan, 2007）．

■ 生活習慣因子

喫煙，母体の不適切な体重増加，また違法薬物の使用は，低出生体重児の発生率および転帰に影響を与える（第 44 章参照）．妊娠中の過剰な体重減少および肥満の母親では，早産のリスクが上昇する（Cnattingius, 2013；Girsen, 2016）．その他に関連が示唆されている母親側の要因として，母親の若齢または高齢，貧困，低身長，およびビタミン C 欠乏症がある（Casanueva, 2005；Gielchinsky, 2002；Kramer, 1995；Leveno, 2009；Meis, 1995）．

前で考察したように，うつ病，不安，慢性ストレスなどの心理的要因は早産と関連している（Hoffman, 2016；Venkatesh, 2016）．Donovan ら（2016）は，50 以上の研究のレビューを行い，身体的虐待により傷害を受けた女性における低出生体重と早産の間に有意な関連があることを見いだした（第 47 章参照）．

早産に関係する仕事および身体活動の研究では，これらと早産に矛盾する結果が得られている（Goldenberg, 2008）．長時間労働や激しい肉体労働がおそらくは早産のリスク増加に関連していることを示すエビデンスもいくつかある（Luke, 1995）．しかし，標準体重の妊婦で，合併症を伴わない単胎妊娠では，有酸素運動は安全であり，早産に関連していないようである（ACOG, 2017d；Di Mascio, 2016）．運動についてのメタアナリシスにより，余暇での運動が早産のリスクの低下と関連していることがわかった（Aune, 2017）．

■ 遺伝的要因

早産の再発，家族性，および人種は，遺伝的特徴が原因となる可能性があることが示唆される（Gibson, 2007；Hampton, 2006；Macones, 2004；Velez, 2009）．この考えは，遺伝子変異に関して蓄積されつつある文献によって支持されている（Gibson, 2007；Hampton, 2006；Macones, 2004；Velez, 2009）．いくつかのこのような研究によって，感染による早産症例の絨毛膜羊膜炎の増悪における免疫調節遺伝子の関連が示唆されている（Varner, 2005）．

■ 歯周病

歯肉炎は，アメリカで 50％もの妊婦が罹患する慢性の嫌気性菌炎症である（Goepfert, 2004）．Vergnes ら（2007）は，17 件の試験のメタアナリシスを実施し，歯周病は早産に有意に関連するという結論に至った．歯周病との関係をより深く検討するため，Michalowicz（2006）は，在胎週数 13 ～ 17 週の歯周病の妊婦 813 人を，妊娠中の治療または分娩後の治療に無作為に割り付けた．その結果，妊娠中の治療は歯周病を改善し，かつ安全であった．しかし，治療によって早産の発生率が有意に変化することはなかった．この見解は，ヨーロッパ歯周病学会（EFP）とアメリカ歯周病学会（AAP）の共同ワークショップによって再確認された（Sanz, 2013）．

■ 妊娠間隔

妊娠間隔と周産期の転帰不良とは関連している．メタアナリシスでは，18ヵ月未満および59ヵ月超の妊娠間隔は早産および低出生体重児のリスク増加につながると報告されている（Conde-Agudelo, 2006）．しかし，短い妊娠間隔の因果関係に関しては疑問視されている（Ball, 2014）．

■ 早産の既往

早産の重大な危険因子は，早産の既往歴である．パークランド病院で出産した16,000人近くの女性における有用なデータを示す．最初の妊娠が早産であった女性の早産再発のリスクは，最初の新生児が正期産で生まれた女性に比べて3倍に増加する．最初の2人の新生児が早産であった女性の1/3以上の妊婦は，その後3人目の早産児を出産していた．この試験では，再妊娠の大部分—70％—が前回の早産の在胎期間から2週間以内に発生していた．重要なのは，前回の早産の原因もまた再発するという点である．早産の既往歴のある女性は明らかに再発のリスクがあるが，この試験では，早産の既往歴のある女性の妊婦は早産全体の10％にすぎなかった．言い換えれば，パークランド病院における早産の90％は，早産の既往歴に基づいて予測することが不可能であった．Laughonら（2014）は，**自然**早産の重要性について述べている．注目すべきは，早産歴はその後の自然早産と強く関連していることである．自然早産の定義の多様性とその定義の使用はこの関連性を示すことができる可能性がある．

結局，早産の再発のリスクは，既往早産の回数，妊娠週数によって評価される重症度，および早産の発生順序の三つの要因が影響している（McManemy, 2007）．すなわち，各女性の再発早産のリスクは，過去の出産回数，早産回数および妊娠期間が影響している．たとえば，3妊2産の女性において，早産歴がある者とない者では早産のリスクが異なる．したがって，早産再発のリスクについて，生殖歴は予後に影響する．さらに，後述するさまざまな介入によって想定される利益についても影響する可能性がある．

■ 感　染
◆ 抗菌薬による予防

前述したように，早産と感染との関係については反論の余地がないと思われる（Goldenberg, 2008）．いくつかの試験では，微生物侵入による早産を予防するために抗菌薬投与が行われた．これらの治療戦略は特にマイコプラズマ属菌種を標的としたものであった．Morencyら（2007）は，文献61件のメタアナリシスを実施し，第2三半期の抗菌薬投与はその後の早産を予防する可能性があることを示唆した．Andrewsら（2006）は，二重盲検妊娠間隔試験の結果を報告した．この試験で彼らは，前回の妊娠が34週未満の自然早産であった非妊娠女性241人に対し，アジスロマイシン＋メトロニダゾールを4ヵ月に1回のコースで施行した．その後妊娠した女性の約80％は，その後の妊娠から6ヵ月以内に治験薬の投与を受けていた．このような相互作用のある抗菌薬投与は早産の再発率を低下させなかった．Titaら（2007）は，これらの同じデータのサブグループ解析を実施し，このような抗菌薬の使用は有害と思われると結論づけた．別の無作為化比較試験で，Goldenbergら（2006）は，2,661人の女性を対象にして検討し，あるいは在胎週数20～24週時にプラセボまたはメトロニダゾール＋エリスロマイシンを投与する群に割り付けし，分娩時にアンピシリン＋メトロニダゾールを投与した．この抗菌薬療法は早産の発生率または組織学的絨毛膜羊膜炎の発生率を低下させなかった．現時点では，早期陣痛および未破水の女性に対して，早産予防のために予防的抗菌薬投与を行うことは推奨されていない（Flenady, 2013）．

◆ 細菌性腟症

この病態は，過酸化水素を産生する乳酸菌（lactobacillus）優勢の正常な腟内細菌叢が，嫌気性菌に置き換わることを示す（Hillier, 1995；Nugent, 1991）．その診断と管理については，第65章で説明する．グラム染色により，細菌性腟症に特徴的な細菌形態型の相対濃度を測定し，**Nugent**スコアによって評価するか，もしくは**Amsel**の**診断基準**を用いて臨床的に評価する．

細菌性腟症は，自然流産，早産，PPROM，絨毛膜羊膜炎，および羊水感染と関連している（Hillier, 1995；Kurki, 1992；Leitich, 2003a, b）．細菌

性腟症の発症においては環境的要因が重要と思われる．慢性ストレスへの曝露，人種差，あるいは頻回または最近の腟洗浄は，いずれも本疾患の発生率増加に関連している（Culhane, 2002；Ness, 2002）．遺伝子と環境との相互作用もまた，報告されている（Macones, 2004）．細菌性腟症であり，感受性のある TNF-α 遺伝子型をもつ女性では，早産の発生率が 9 倍に増加した．

これらすべての試験から考えると，有害な腟内細菌叢がなんらかの形で自然早産に関連していることは間違いないようである．これまで，残念ながら，スクリーニングや治療が早産を予防することは示されていない．これらは第 65 章で詳述する．実際には，細菌性腟症の消失を目的とした治療の結果として，微生物の耐性獲得や，抗菌薬による腟内細菌叢の変化が報告されている（Beigi, 2004；Carey, 2005）．

診　断

■ 症　状

明らかな子宮頸管の展退と開大が認められる前に，真の陣痛かどうかを早期に見極めるのは難しい．**Braxton Hicks 収縮**のこともあり，子宮収縮のみの場合は，誤解を招くこともある．これらの不規則で非リズム性の収縮は，真の陣痛発来の診断に大きな混乱を引き起こす．正期産前に分娩となる女性のなかには，Braxton Hicks 収縮を陣痛と誤って判断してしまったことが原因であることもまれではない．ACOG（2016b）は，子宮頸管の変化を伴う 37 週以前の定期的な子宮収縮を切迫早産と定義している．

子宮収縮に加えて，骨盤圧迫感，月経様の腹痛，水様性腟分泌物や腰痛などの症状は，経験的に早産が差し迫っている徴候である．そのような訴えは，妊娠の一般的な症状と考えられており，しばしば患者，産科医療従事者によって見すごされる．

これらの症状が分娩の前駆症状として重要と主張する研究者もいる（Iams, 1990；Kragt, 1990）．Iams ら（1994）は，子宮収縮も含めた早産につながる徴候や症状は，早産の 24 時間以内にのみ起きると発見した．

Chao（2011）は，早産症状でパークランド病院を受診した，妊娠 24 週 0 日〜33 週 6 日，未破水例，子宮頸管開大 2 cm 未満の単胎妊娠患者 843 人を対象に前向き研究を行った．そのなかで，子宮頸管開大が 2 cm 未満のままであった例は偽陣痛と診断して帰宅となった．帰宅した女性の 34 週未満の早産率は，一般集団と比較して同等で有意差は認めなかった（2 ％対 1 ％）．しかしながら，34 〜 36 週での早産率は 5 ％と，一般集団の 2 ％と比較して有意に高率であった．退院時に子宮頸管開大が 1 cm であった群と開大のない群を比較すると，34 週以前に分娩となる率は 5 ％対 1 ％であった．また，1 cm の子宮頸管開大が認められる群の約 90 ％は診断後 21 日以内に分娩したという結果が特に重要な点である．

■ 子宮頸管変化

早産の前兆や早産の可能性がある無症候性の子宮頸部変化を評価した研究がある．妊娠後期の無症候性の子宮頸管開大は早産の危険因子であると考えられているが，それが正常な解剖学的変化であると考えている臨床医もいる．さらに，この研究の結果では，出産歴だけでは第 3 三半期の初期に認められる子宮頸管開大を説明するのには十分ではないということが示唆された．

Cook（1996）は，満期産に至った未経産および経産の女性において，妊娠 18 〜 30 週における子宮頸部の状態を経腟超音波断層法で縦断的に評価した．子宮頸部の長さと直径は，この妊娠週数全体を通じて両群で差を認めなかった．パークランド病院では妊娠 26 〜 30 週で 185 人の女性を対象にして内診による評価を行った．子宮頸部が 2 〜 3 cm まで拡張した女性の約 25 ％は，34 週以前に分娩したという結果であった（Leveno, 1986a）．ほかにも，早産のリスク増加の予測手段として，子宮頸管開大を評価する研究も行われている（Copper, 1995）．

子宮頸管開大と第 3 三半期での展退は早産の危険性が高いとされるが，それらの検出は妊娠予後を改善しない．Buekens ら（1994）は，出生前の診察でルーチンの検査を受ける 2,719 人の女性を無作為に割り付けし，それらが行われなかった 2,721 人の女性と比較した．子宮頸管開大を把握しておくことは早産および早産への介入の頻度に影響を及ぼさなかった．また，PPROM も関連が

なかった．同時に，子宮頸部を検査することは有益でも有害でもなかった．

■ 移動式子宮モニタリング

腹部周囲に電子ウエスト記録計と接続した外側陣痛計をベルトで締めることで，子宮収縮を記録している間，患者は歩き回ることができる．結果は毎日電話で伝達される．患者は早産の徴候と症状について教育される一方，臨床医は早産の徴候と症状の進行を知ることができる．1985年にFDAによって承認されたことで，この監視装置は，臨床において幅広く用いられた．その後，この高価で，そして時間のかかるシステムを用いても早産率は低下しないと結論づけられた（Collaborative Home Uterine Monitoring Study Group, 1995；Iams, 2002；Urquhart, 2017）．インターネットや携帯電話による技術は向上してきているが，そのようなモニタリングの使用は推奨されない（ACOG, 2016c）．

■ 胎児フィブロネクチン

この糖タンパクは20の異なる分子形状をもち，肝細胞，線維芽細胞，内皮細胞と羊膜細胞などさまざまな細胞によって生成される．fNは母体血液や羊水において高濃度に存在し，子宮脱落膜への胎盤付着を維持するための細胞間接着において機能する（Leeson, 1996）．正常妊娠において，満期の未破水例で子宮頸管や腟の分泌物中から検出された場合，fNは分娩前における子宮頸部の熟化を反映するようである．

Lockwood（1991）は，破水前において，子宮頸管および腟の分泌物中のfN検出が切迫早産の指標になると報告した．fNは酵素結合免疫吸着検定法を使用して測定され，50 ng/mLを超えている場合は陽性とみなされる．羊水と母体血液によるサンプルコンタミネーションは回避されなければならない．無症候性妊婦において，fNをスクリーニングで使用する介入研究では，周産期予後は有意に改善されなかった（Andrews, 2003；Esplin, 2017；Grobman, 2004）．ACOG（2016c）は，fN試験でのスクリーニングを推奨していない．子宮頸管長測定との併用については次に述べる．

■ 子宮頸管長測定

超音波検査による頸管長の進行的な短縮は，早産率の増加と関連する（Iams, 1996）．超音波検査で子宮頸管長を測定する方法については第10章で説明されている．熟練した医師によって行われるとき，経腟的超音波検査を用いた子宮頸管長分析法は安全であり，経腹超音波断層法と比較して再現性が高い（ACOG, 2016c）．母体-胎児医学会（2016b）は，適切に子宮頸管長を測定するための指針を示した．母体-胎児医学会は，認定プログラムを通じて超音波技師や開業医が子宮頸管の描出および測定についての特定の訓練を受けることを推奨している．

経腟超音波断層法は，母体肥満，子宮頸部の位置，胎児の先進部の陰になるなどの影響を受けない．妊娠初期には子宮頸部と子宮体下部との区別が困難であるため，経腟超音波断層法での頸管長の評価は通常，妊娠16週以降に実施される．経腟超音波検査の有用性については現在のところ，単胎妊娠に限られており，臨床研究以外での多胎妊娠では推奨されていない（ACOG, 2016c）．

子宮頸管長測定の指標については多少の議論がある．自然早産の既往がある女性に対して，母体-胎児医学会（2016b）は経腟超音波断層法での子宮頸管長スクリーニングを推奨している．しかし，ACOG（2016c）は，早産徴候のスクリーニングを行うことにのみ推奨している．母体-胎児医学会（2016b）は，早産歴のない単胎妊娠の女性では，頸管長スクリーニングは妥当であるとしているが，まだ議論の必要があるということを認めている．

第一の関心事として，子宮頸管長スクリーニングによってリスクの高い妊婦を検出した後，周産期予後を改善するための介入が有効であるかどうかということがある．そのうち，子宮頸管縫縮術とプロゲステロン腟剤の投与はともに評価されている．早産予防のためのプロゲステロン腟剤の投与については後で述べる．数多くの研究では，早産既往のある女性や子宮頸管短縮を認める女性に対しての予防的頸管縫縮について，優れた主要評価が示されなかった．しかし，それらの研究のサブグループ解析により得た知見は，子宮頸管長の評価と子宮頸管縫縮術に関して，現在のガイドラインの推奨事項の基礎として使用されている．第

二の関心事は前述した．特に早産の大部分を占める低リスク女性におけるスクリーニング検査の精度と有用性についてである．

Esplin ら（2017）は，低リスク女性のこの問題に対処するために，初産で単胎妊娠の女性9,410人について前向き研究を行った．超音波検査での子宮頸管長スクリーニングおよび腟内fNの定量測定を，37週前の自然早産の予測因子として評価した．これらの尺度は，スクリーニング試験として用いるには予測能力が低かった．実際，すべてのスクリーニング様式で相対的に感度および陽性的中率は低かった．これらの知見より，低リスク群に対してこれらのスクリーニング検査を日常的に用いることは推奨されない．Bloom ら（2017）はその後，低リスク女性における経腟的頸管長スクリーニングの使用とコンセンサスガイドラインの普及について要約した．第1章で述べたように，彼らはそのような戦略の結果として，アメリカの医療制度を脅かす驚異的なコストについて強調した．

早産予防

■ 頸管縫縮術

早産の予防は，ゴールがみえない．しかし，最近の報告では，ある集団では予防できる可能性が示唆される．

頸管縫縮術は少なくとも三つの状況下で早産予防のため行われる．一つ目は予防的子宮頸管縫縮術である．第2三半期での再発性の早産既往があり，子宮頸管無力症と診断された女性で用いられる．二つ目は超音波断層法によって子宮頸管長の短縮が認められる場合である．三つ目は"レスキュー"として縫縮される場合であり，切迫早産の女性が頸管無力症と診断された場合，緊急で行われる．

事実上すべての産科的病態の場合と同様に，正確な病歴聴取は管理上の決定を行ううえで重要である．子宮頸管無力症によって生じる反復流産についての歴史的な効果の証拠は第18章に概説されている．子宮頸管の短縮が超音波検査で偶然発見された場合，子宮頸管縫縮術の利点は，その女性が早産の既往歴を有するかどうかに直接関係しているように思われる．早産歴がない人では，超音波によって検出された頸管長短縮のみで頸管縫縮術を行うことに利点はない．To ら（2004）は47,123人の女性に対しスクリーニングを行い，子宮頸管長15 mm 未満の女性253人を頸管縫縮する群としない群で無作為化して比較した．妊娠33週未満の早産の頻度については有意差を認めなかった．対照的に，早産の既往歴がある女性に対しては，有用である可能性があった．Owen ら（2009）は早産出産の既往があり，25 mm 未満の子宮頸管長短縮が認められる302人を対象に，子宮頸管縫縮術をする群としない群で無作為に割り付けた．一次アウトカムは介入を支持しなかった．子宮頸管長15 mm 未満の女性において，子宮頸管縫縮術を行った群と行わなかった群を比較すると，35週以前の分娩は30％対65％と縫縮術を行った群で有意に少なかった．本研究では，サブセット解析で早産の既往があり，子宮頸管が短縮している無症状の女性に対し，子宮頸管縫縮術によって再発が予防できることが示された．

Berghella ら（2011）は個々の患者データを用いてメタアナリシスを行い，これらの結果の再評価を促した（図42-7）．一次アウトカムでは子宮頸管縫縮術は支持されなかった．しかし，これらの研究者は，自然早産，単胎妊娠，および子宮頸

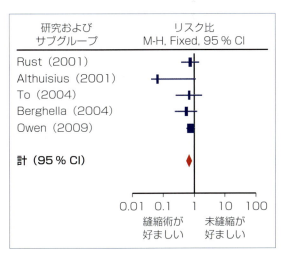

図42-7 子宮頸管長25 mm 未満の女性への，早産再発予防のための子宮頸管縫縮術の施行と未施行での比較
周産期死亡率および罹患率の森林プロット解析．
（Adapted with permission from Berghella V, Rafael TJ, Szychowski JM, et al: Cerclage for short cervix on ultrasonography in women with singleton gestations and previous preterm birth: a meta-analysis, Obstet Gynecol 117(3): 663, 2011）

管長が25 mm未満の女性において，頸管縫縮術は有意に早産を防ぎ，新生児周産期死亡および母体合併症を有意に減少すると結論づけた．

この子宮頸管縫縮術のデータ解釈における一つの注意点として，妊娠週数の影響がある．たとえば，メタアナリシスを含むすべての試験において，16～17週での流産が含まれていた．第2三半期早期での流産を，子宮頸管無力症よりもむしろ早産として定義することは問題である．したがって，これらの女性が頸管無力症または切迫流産の診断で妊娠16週に治療されたかどうかを区別することは困難である．それにもかかわらず，ACOG（2016c）はこれらの知見に基づいて，単胎妊娠女性では，34週未満での自然早産既往，子宮頸管長が25 mm未満，現在の妊娠週数が24週未満で子宮頸管縫縮術が考慮されると結論づけた．

■ 黄体ホルモン製剤による予防

ほとんどの哺乳類において，**プロゲステロンの離脱**は分娩誘発事象であると考えられている．しかしながら，母体，胎児，および羊水におけるプロゲステロン値は妊娠中は上昇したままである．ヒトの分娩には，プロゲステロン受容体活性の低下による機能的なプロゲステロン低下が関与している（第21章参照）．これは概念的にプロゲステロンの投与は早産を妨げる可能性があるということである．この仮説は，早産リスクのある女性への17α-ヒドロキシプロゲステロン（17-OHP-C）による治療およびプロゲステロンの経腟投与に関する研究を活発にした．

現在のところ，これらのいずれかの黄体ホルモン療法に関する有益な報告は単胎妊娠女性に限られている．多胎妊娠におけるプロゲステロン治療は，早産率を低下させない（Caritis, 2009; Rouse, 2007）．したがって，ACOG（2016c）と母体-胎児医学会（2017a）は，単胎妊娠女性の一部に早産予防のために黄体ホルモン療法を行うことを認めている．適応基準は早産既往があるか，もしくは早産既往はないが，超音波検査で子宮頸管長短縮を認める場合である．

■ 早産既往と黄体ホルモン製剤による予防

17-OHP-Cは合成黄体ホルモンであり，再発早産の予防のためにFDAによって承認された最初の，そして唯一の薬剤である．2011年に承認されたが，これはMaternal-Fetal Medicine Units（MFMU）ネットワークの調査によって支持されたことによる（Meis, 2003）．この試験では，早産歴のある463人の妊婦を無作為に割り付け，妊娠16～36週の妊娠期間中，不活性油または17-OHP-Cの筋肉注射を毎週行った．17-OHP-Cを投与された女性の36％が早産であったのに対し，プラセボを投与された女性の55％が早産であったことから，早産の再発率が有意に低下していた．

このMFMU試験は，プラセボ群における予期せぬ高い早産率のため結果が怪しまれている（Romero, 2013）．プラセボ群で早産率が高かった理由の一つとして，再発リスクの非対称性があげられる．実際，コントロール群の41％が2回以上の早産既往であったのに対して，17-OHP-C群ではわずか28％であった．17-OHP-Cの注射投与量が250 mg/週と経験的に選択されたことも懸念事項であった（Caritis, 2014）．後の報告でのみ17-OHP-Cの薬物動態について言及している（Caritis, 2012）．それにもかかわらず，母体-胎児医学会（2017a）は，早産の再発予防のために，最近，プロゲステロン腟内投与ではなく，17-OHP-Cの使用を肯定した．

◆ 代謝について

Sharmaら（2008）は，17-OHP-Cの代謝が主にCYP3A酵素系によって媒介されると報告した．この酵素系を誘発または阻害することで，肝機能障害を引き起こすその他の薬剤は，薬物の血中レベルを変化させる可能性がある．彼らはまた，17-OHP-Cは投与後にプロゲステロンの一次代謝物である17α-ヒドロキシプロゲステロンに変換されないことを示した．プロゲステロン受容体に対する17-OHP-Cの相対的な結合親和性は，プロゲステロンによるものの約30％にすぎない（Attardi, 2007）．合成17-OHP-Cは天然の黄体ホルモンに変換されない．そして古典的なステロイド受容体が媒介する経路を介してホルモン応答を誘発する点で，プロゲステロンよりも劣っている．現在は代替経路によってその有効性が説明されると考えられている（Manuck, 2011）．

Caritisら（2012）は，17-OHP-Cによる治療を受けている61人の女性を検討し，半減期が比

表 42-6　パークランド病院における妊娠 35 週未満の女性 430 人と 17-OHP-C 投与後の早産再発率

35 週未満の早産	17-OHP-C 非治療群	17-OHP-C 治療群			
	歴史的コホート研究の再発率[a]	再発率			
		数	数	割合	p 値[b]
全体	16.8%	430	106	25%	1.0
1 産	18%	141	44	31%	1.0
2 産					
両児とも 35 週未満	43%	48	20	42%	0.49
第 2 子のみが 35 週未満	17%	52	11	21%	0.84
第 1 子のみが 35 週未満	11%	39	2	5%	0.18
3 産以上					
すべてが 35 週未満	45%	27	12	44%	0.56
その他の連続した 35 週未満	12%	123	17	14%	0.78

[a] 再発率は，17-OHP-C 導入前の 1988～2011 年での Parkland obstetrical population から得られたものである．
[b] p 値は片側 p 値である．

(Reproduced with permission from Nelson, 2017)

較的長いことを見いだした（中央値 16.2 日）．薬物動態パラメータは，母体の体温によって影響され，対象間で幅広く変化した．さらに，17-OHP-C は胎盤障壁を超え，母体への最後の注射を行った 44 日後に，臍帯血で検出された（Caritis, 2012）．それにもかかわらず，今日までのエビデンスでは，17-OHP-C は胎児にとって安全であると示唆されている．2003 年の MFMU ネットワーク試験における 17-OHP-C に曝露された乳児の 48 ヵ月間の追跡調査では，生殖器を含む異常は認められなかった（Northen, 2007）．

◆ 薬価に関する懸念

17-OHP-C とその後発品の便乗値上げに関して，特別な懸念がある（Cohen, 2011；Romero, 2013）．2011 年，FDA は KV Pharmaceutical に，Makena のブランド名で 17-OHP-C を販売するための一時的な承認を与えた．承認のない調合は規制されていたため，この比較的安価な薬剤に競合相手はなく，Makena は注射 1 回当たり 1,500 ドルであった．これは，Makena の分娩までの累積コストが 1 妊娠当たり 30,000 ドル以上になるため，大きな懸念となった．

◆ パークランド病院における 17-OHP-C の使用方法

パークランド病院では 2012 年に 17-OHP-C の実施プログラムが導入された．上記の懸念を考慮して，現地の調合薬局は，ゴマ油中に 1 回分の用量である 250 mg の 17-OHP-C を配合したバイアルを調合し，1 日当たり 25 ドルで提供した．Nelson ら（2017）は 17-OHP-C を投与された 430 人の女性における前向き研究で，このプログラムの結果を報告した．パークランド病院での後ろ向きコホートと比較して，17-OHP-C の使用は 35 週以下における早産の再発予防に効果を認めなかった．表 42-6 に示されるように，17-OHP-C は，早産歴および分娩歴にかかわらず，早産の再発率を有意に低下させなかった．さらに，妊娠 35 週以下で分娩となった女性とそれ以降に分娩となった女性では，妊娠 24 週または妊娠 32 週で 17-OHP-C の血漿濃度は差がなかった．興味深いことに，17-OHP-C の血漿濃度はヒマシ油を溶媒として用いた以前に報告されたレベルと一致した（Caritis, 2014）．最後に，17-OHP-C の使用によって早産が再発する時期は変わらなかった．17-OHP-C の副作用は，妊娠糖尿病の有意な増加であった．まとめると，17-OHP-C の使用は早産の再発を防ぐ効果を認めず，有意な副作用増加を伴った．

上記の研究から，早産の再発を予防するために 17-OHP-C を使用するのを支持するエビデンスは懐疑的である（Young, 2017）．作用機序は未知のままであり，薬理学的特性はまだ確立されてい

表42-7　早産予防のために投与されるプロゲスチン製剤についての無作為化比較試験

研究者	対象	子宮頸管長[a]	プロゲスチン製剤	プロゲスチン製剤対プラセボ
Fonseca (2007)	n=250；5％　初産，10％　双胎妊娠，15％　早産の既往；イギリス，ギリシャ，ブラジル，チリの8ヵ所の病院	<15 mm	プロゲステロン 200 mg カプセル，経腟投与，毎日	分娩<34週：19％対34％，$p=.02$
Hassan (2011)	n=465；単胎のみ；55％　初産；13％　早産の既往；10ヵ国の44の病院	10～20 mm	プロゲステロン，90 mg ゲル経腟投与，毎日	分娩<33週：9％対16％，$p=.02$
Grobman (2012)	n=657；単胎のみ；初産のみ；アメリカの14のセンター	<30 mm	17-OHPC，250 mg 筋肉内投与，毎週	分娩<37週：25％対24％，p＝有意差なし

[a] 超音波断層法によって決定される．

ない．臨床的有効性のエビデンスに関してもまだ確立されていない．FDAが17-OHP-Cを承認する条件は，多施設での二重盲検無作為化比較試験を行い，35週未満で良好な一次エンドポイントを得ることであった．現在，この国際的なトライアル―PROLONG―は，2018年に完了予定で，1,707人が参加予定である（PROLONG, 2014）．

■ 早産既往以外でのプロゲステロンの使用

早産歴のない女性においてプロゲステロン療法を使用すべきかどうかを議論した三つの無作為化比較試験が中心にある．表42-7に示すこれらの試験は，超音波検査によって測定された子宮頸管長で決定づけられるものである．一つ目の試験でFonsecaら（2007）はルーチンに行われる出生前の検査において，子宮頸管長が15 mm以下と短縮が認められる250人の妊婦を，妊娠24～34週でプロゲステロン200 mg腟細粒カプセルを毎晩投与する群とプラセボ投与群に無作為に割り付けし，比較した．プロゲステロン治療によって34週以前の自然早産は有意に減少した．この研究において重要なことは，初産婦だけでなく双胎妊娠や早産既往がある女性も含んでいたことである．

二つ目の試験では，Hassanら（2011）は，子宮頸管長が10～20 mmに短縮している465人に対し，プロゲステロンゲル，1日90 mg腟内投与群とプラセボ投与群に無作為に割り付けして比較した．本研究も早産の既往がある女性に加え，初産婦も含んでいる．

これらの試験結果において，アメリカの被験者で有効性を立証する有意差を認めなかったため，FDAはアメリカにおけるプロゲステロンゲル投与を推奨しなかった．Likisら（2012）によれば，初産婦などといった統一されたリスクを持つ集団だけで報告されたものではなく，プロゲステロン治療のさまざまな適応をもった集団を同一に比較したアウトカムであったので，プロゲステロンの有効性を解釈することが不可能となった．

三つ目の研究では，16～22週3日の初産・単胎で超音波検査で子宮頸管長が30 mm未満である妊婦を17-OHP-Cの筋肉内注射群またはプラセボ投与群に無作為に割り付けし，検討した（表42-8）（Grobman, 2012）．週1回の17-OHP-Cによる治療では，37週以前の早産率は減少しなかった．子宮頸管長に関係なく，17-OHP-Cの効果は認められなかった．

17-OHP-Cではなく，プロゲステロン腟内投与は，超音波検査で頸管長の短縮が認められた女性に対して有効であるようである．Romeroら（2013）は，この矛盾するエビデンスを説明するためにレビューを行い，腟内投与を行う製剤に使用される天然由来プロゲステロンが合成17-OHP-Cと同じではないと主張した．同様に，Furcronら（2015）は，17-OHP-Cが母児境界または頸管において局所の抗炎症作用を有しないことを発見した．さらに17-OHP-Cは，エンドトキシンによって誘発される早産を予防しなかった．

これらすべての研究から，ACOG（2016c）

表 42-8 ＜37週と＜34週での早産予防における 17-OHPC 投与群とプラセボ群の比較

結　果	17-OHPC N=327	プラセボ N=330	RR（95％ CI）	p 値[a]
早産＜37週：				.59
子宮頸管長（mm）				
＜10	5/9（56）	10/16（63）	0.89（0.4〜1.78）	
10〜20	19/50（38）	18/40（45）	0.84（0.52〜1.38）	
＞20	58/268（21）	52/274（19）	1.4（0.82〜1.52）	
早産＜34週：				.49
子宮頸管長（mm）				
＜10	5/9（56）	6/16（38）	1.48（0.63〜3.51）	
10〜20	11/50（22）	12/40（30）	0.73（0.36〜1.48）	
＞20	25/268（9）	30/274（11）	0.85（0.52〜1.41）	

[a] データは n/N（％）として示す Breslow-Day interaction term に関する p 値.
CI：信頼区間，RR：相対危険度.
(Data from Grobman, 2012)

は，早産歴のない女性に対する一律の子宮頸管長のスクリーニングは必須ではないと結論づけた．しかしながら，このスクリーニング戦略は，プロゲステロン腟内投与による治療の状況において考慮されうる．

◆ OPPTIMUM 試験

単胎妊娠でハイリスク因子を伴う 1,228 人の女性を対象にしたこの研究は，プロゲステロン腟剤のデータとしてこれまでの最大のものである（Norman, 2016）．プロゲステロン腟剤 200 mg を 22〜24 週から 34 週まで毎日投与するこの無作為化試験は，OPPTIMUM 試験— dOes Prophylaxis To prevent preterm labor IMprove oUtcoMe?—と呼ばれた．高リスクの女性は，34 週以下での自然早産の既往，または子宮頸管長≦25 mm，または fFN 検査陽性例であり，早産の他の臨床的危険因子と組み合わされるものと定義された．

OPPTIMUM 試験の一次アウトカムは，分娩直後および小児期のアウトカムの両方を調べた点がユニークであった．分娩直後のアウトカムとして胎児死亡または 34 週未満での出産であり，また，小児期のアウトカムとしては死亡，脳損傷，気管支肺異形成症，2 歳時の認知スコアであった．以前の報告とは対照的に，プロゲステロン腟剤は，早産のリスクまたは新生児の有害転帰のリスクを下げることと関連していなかった．2 歳の小児でもまた，プロゲステロン腟剤は長期的な有益性も害もなかった．

したがってエビデンスは，さまざまな特定の適応のスペクトラムにわたる黄体ホルモンの有効性に関して相反している．システマティックレビューとメタアナリシスによってこれらの問題を解決しようとしたものもいた（Prior, 2017；Romero, 2016, 2017）．この章全体で概説したように，特定の適応のために黄体ホルモンを使用することを支持するすべてのエビデンスはなんらかの形で再検証される可能性がある．直近の研究結果で，早産を予防するためのプロゲステロンの使用の大きなレビュー，具体的な治療による恩恵を受ける可能性のある女性を特定するための研究，リスクのある女性の早産を予防するための代替戦略を見つける，以上のことを迅速に行わなければならないという OPPTIMUM 試験（Norman, 2016）の結論をわれわれは支持する．

■ 地域に基づいた公衆衛生プログラム

秩序立った出生前ケアシステムによって，早産のハイリスクである貧困層において早産率は減少した（Creasy, 1980）．一つの例として，パークランド病院出生前診療システムがあげられる（Leveno, 2009）．図 42-8 に示されるように，1988〜2006 年における早産率の減少は，出生前ケアを受ける人の著しい増加と一致した．1990 年代初期には，妊娠期の間に登録を始め，分娩，産褥を通じて継ぎ目のないケアを行うことで，出生前ケアを受ける機会を改善するための協調努力がなされた．出生前ケアを行うクリニックは，患者がアクセスしやすいように，ダラス郡の全域に戦略的に

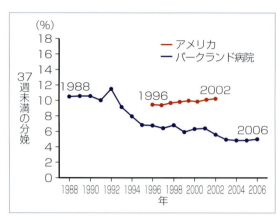

図 42-8　パークランド病院における妊娠 37 週未満の早産の出生率（1988～2006）と，アメリカにおける妊娠 37 週未満の早産の出生率（1996～2002）の比較
両コホートの分析は，出生前に治療を受けた，500 g 以上の単胎出生児に限られている．
(Reproduced with permission from with permission from Leveno KJ, McIntire DD, Bloom SL, et al: Decreased preterm births in an innercity public hospital, Obstet Gynecol, 2009 Mar; 113(3): 578-584)

配置された．出生前のプロトコルは，すべてのクリニックでナースプラクティショナーによって均一な治療を行うのに用いられる．妊娠合併症をもつハイリスク妊婦に関しては，hospital-based central clinic system を参照する．母児医療クリニックには，レジデントと助産師が平日配置されており，フェローと教員によってスーパーバイズされている．

したがって，出生前ケアは地域に密着している総合的および組織化された公衆衛生システムの一つの構成要素と考えられる．都心部の病院における早産の減少が，妊婦の小集団を対象としている地域に基づいた公衆衛生プログラムに起因していたとわれわれは仮定している．バーミンガムのアラバマ大学における貧困妊婦のための同様の産科ケアシステムでも，有益な結果を得ている（Tita, 2011）．

早産期の前期破水の管理

破水を診断するのに用いられる方法は，第 22 章で詳述される．破水による腟内への液体漏出は，連続的な流出または噴出として認められるが，腟鏡診で羊水の腟内貯留や子宮頸管からの透明な液体流出を視覚的に確認しなければならない．PPROM の確認は通常，超音波断層法を同時に使用して行い，羊水量の評価，先進部の確認，予定日が決定していなければ妊娠週数の推定などを行う．PPROM が特定されると，表 42-9 に示すような計画に沿って管理を行う．

■ 自然史

Cox ら（1988）は，パークランド病院において妊娠 24～34 週での自然破水後に出産した女性 298 人の妊娠転帰について検討した．この時期の破水は妊婦全体のわずか 1.7 ％でしか確認されていないにもかかわらず，すべての周産期死亡の 20 ％に相当した．破水が生じる頃には，76 ％はすでに陣痛が発来しており，5 ％は他の合併症のために分娩となった．したがって，19 ％のみでしか期待どおりの治療を行うことができなかった．最終的に，破水後 48 時間以上経ってから分娩となったのはこのコホート研究全体でわずか 7 ％であった．しかし，このグループには新生児死亡がなかったことから，分娩が遅れることで利益を得ているように思われた．これは，破水から 48 時間の範囲内で娩出される早産児における新生児死亡率が 80/1,000 であったことと対照的であった．Nelson ら（1994）は，同様の結果を報告している．

PPROM から分娩までの時間は妊娠期間に反比例する（Carroll, 1995）．図 42-9 で示すように，第 3 三半期に破水したとき，妊娠中期と比較して極めて少ない日数で分娩となっている．

■ 入院管理

大部分の臨床医は，前期破水と診断すると妊婦を入院させる．大部分の正常妊娠は破水後 1 週間以内に退院するため，長い入院期間の費用に関する懸念について，通常は議論の余地がない．Carlan ら（1993）は，67 人の破水した女性において，自宅待機群または病院管理群で無作為に割り付けを行い，比較した．入院による有益性は認められず，産科病院滞在日数は 14 日対 7 日で自宅待機群において 50 ％減少した．ここで重要なことは，本研究において自宅待機が臍帯脱出のリスクと比較して安全だったと結論づけるにはあまりに症例数が少ないということである．

表 42-9 Preterm PROM の管理

妊娠週数	管理
34 週以降	通常，分娩誘発を行う B 群溶血性レンサ球菌への予防が推奨される[a] 副腎皮質ステロイド単回投与は，36 週 6 日まで考慮することができる[b]
32〜33 週	待機的管理が推奨される B 群溶血性レンサ球菌への予防が推奨される[a] 副腎皮質ステロイド単回投与が推奨される[c] 妊娠期間を延長するための抗菌薬投与が推奨される
24〜31 週	待機的管理が推奨される B 群溶血性レンサ球菌への予防が推奨される[a] 副腎皮質ステロイド単回投与が推奨される[c] 子宮収縮抑制薬—コンセンサスなし 妊娠期間を延長するための抗菌薬投与が推奨される 神経保護のための硫酸マグネシウム投与が考慮される[d]
24 週未満	待機的管理が推奨される[d] B 群溶血性レンサ球菌への予防は推奨されない[e] 副腎皮質ステロイド単回投与は考慮される[f] 子宮収縮抑制薬—コンセンサスなし[e,f] 抗菌薬投与は状況によって考慮される[e,g]

[a] 図 64-7 で早産における B 群溶血性レンサ球菌予防について概説している．
[b] 初回の副腎皮質ステロイド投与を受けていない患者は，34 週 0 日〜 36 週 6 日とみなされる．
[c] 前期破水への副腎皮質ステロイドの繰り返し，もしくは緊急投与に関しては議論が分かれる．
[d] 神経保護のための硫酸マグネシウム投与に関しては一つの大規模な研究に基づく．
[e] 患者のカウンセリングと意思決定を支援のため，新生児生存閾値を参照．
[f] 生存閾値以前での介入は推奨されないが，妊娠の 23 週 0 日程度で考慮される．
[g] 20 週 0 日程度で考慮される．

(Data from American College of Obstetricians and Gynecologists 2016a, d, 2017a, e)

■ 分娩誘発

1970 年代中期以前では，前期破水に対して敗血症の恐れがあるため，分娩誘発を行っていた．母親における感染リスクと胎児における未熟児のリスクは，破水時の妊娠週数によって異なり，管理上の決定はこのバランスに左右される．極めて未成熟な児に関して，Morales（1993b）は，25 週以前に破水した 94 例の単胎妊娠を待機的に管理した．待機的管理による破水から分娩までの平均的な日数は 11 日であった．乳児の 41 ％が 1 歳まで生存したが，神経学的に正常だったものはわずか 27 ％しかいなかった．同様の結果は，Farooqi（1998）と Winn ら（2000）によっても報告されている．これらの妊娠初期での管理については，前述した．

PPROM に対して 1990 年代に 2 件の無作為化比較試験が行われ，分娩誘発と待機管理が比較された（Cox, 1995；Mercer, 1993）．これらの研究の両方において，即時の分娩も待機管理も新生児予後を改善するとはいえず，リスクとベネフィットについて比較検討するのは困難であった．Lieman ら（2005）は，33 週以降の待機的管理で新生児予後が改善されなかったと報告した．McElrath ら（2003）は，破水後の長期間にわたる妊娠継続は胎児の神経学的障害の発生率増加とは関係していないと報告した．感染，特に絨毛膜羊膜炎が新生児の神経学的傷害の発症の危険因子として認識されていることが相関関係として重要である（Gaudet, 2001；Wu, 2000）．

Bond ら（2017）は 37 週以前に PPROM となった妊婦で，即時の分娩と待機的管理について比較した．彼らは 12 件の無作為化比較試験から，合計 3,617 人の女性と 3,628 人の新生児を評価した．即時に分娩とした群と待機的管理した群では，新生児敗血症の発生率に関して，臨床的に重要となる差は認められなかった．絨毛膜羊膜炎の発症率は低かったが，即時に分娩とした群に割り付けされた妊婦から出生した新生児は，より早い妊娠週

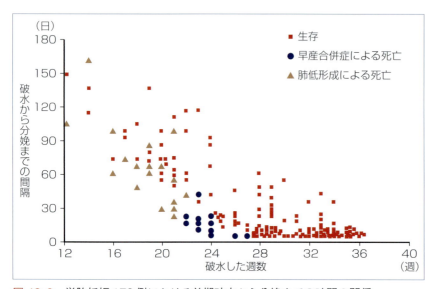

図42-9　単胎妊娠172例における前期破水から分娩までの時間の関係
（Reproduced with permission from Carroll SG, Blott M, Nicolaides KH: Preterm prelabor amniorrhexis: Outcome of live births, Obstet Gynecol 1995 Jul; 86(1): 18-25）

数で生まれる可能性が高く，後遺症を残した．著者らは，妊娠37週以前に破水した妊婦で妊娠継続の禁忌がなければ，注意深い監視のもと待機的管理を行う方針が，母親と新生児の両方にとってよりよいアウトカムをあげられると結論づけた．

　ACOG（2016d）は，即時に分娩と待機的管理との比較に関する議論について認識している．明らかに，在胎週数は重要な考慮事項である．24週0日～33週6日では，胎児機能不全や臨床的絨毛膜羊膜炎，または胎盤早期剥離を認めない場合は，待機的管理が推奨される．34週0日以上では，全破水症例に対して現在も分娩が推奨されている．パークランド病院では現在，これらの推奨事項と一致する治療を行っている．

■ 待機的管理の考え方

　待機的管理を行っていくうえで，いくつかのシナリオには考慮が必要である．その一つが内診である．Alexanderら（2000）は，PPROMで待機的管理を行っていた妊娠24～32週の妊婦の所見を分析した．彼らは，1～2回の内診を受けた患者と内診を受けていない患者とを比較した．内診を受けた患者は，破水から分娩までの間隔が3日間であり，内診を受けていない患者では5日間であった．この差は母児の予後を悪化させない．

　第2三半期における羊水穿刺後の破水はまれである（第14章参照）．Borgidaら（2000）は，第2三半期で自然破水をきたした患者と比較して，羊水検査後のPPROMでは，周産期予後が有意に良好であると述べた．周産期における生存率は91％であった．破水した患者は，カウンセリング後，外来で連続的に羊水量を観察することで管理される（ACOG, 2016d）．この引用した文献では，羊水量が正常な量となるまでの平均期間は約2週間であった．

　陣痛抑制はいくつかの研究で用いられている．破水しており，陣痛がない患者では，予防的な陣痛抑制は新生児の転帰を改善しないが，絨毛膜羊膜炎の発生率がより高くなる（Mackeen, 2014）．同様に，破水をして陣痛をきたしている患者のために治療的な陣痛抑制もまた，周産期において大きな利益をもたらさなかった（Garite, 1987）．

　子宮頸管縫縮術を受けた女性のPPROMに関しては不確実である．McElrathら（2002）は，114人の子宮頸管縫縮後，妊娠34週以前に破水した女性を対象に研究を行った．それらは288人のコントロール群と比較された．結果は両群で同等の分娩アウトカムであった．PPROM後24時間以上にわたり頸管縫縮糸を抜糸しないことにより，妊娠を延長する可能性があるが，その結果として子宮内感染のリスクを生じる（Giraldo-Isaza, 2011；Laskin, 2012）．第18章で述べたように，そのような管理には議論の余地がある．

　一般にPPROMでは，破水後に残存する羊水量は，妊娠26週以前では予後に重要な影響を与える．Hadiら（1994）は，20～25週で破水した妊婦178人について報告をした．約40％が羊水ポケットが2cm以上ないことで定義される羊水過少を呈した．実際には，羊水過少を伴うすべての妊婦は25週以前に分娩となったが，正常な羊水量であった場合，85％が第3三半期で分娩と

なった．Carrollら（1995）は，24週以降での破水後に生まれた胎児において肺低形成は観察されなかった．これは，23週以下が肺低形成発症の閾値であることを示唆している（第7章参照）．さらに，早期待機的管理を考慮する場合，羊水過少および結果として生じる四肢の圧迫による奇形も考慮される（第11章参照）．

その他のリスク要因についても評価されている．一つ目は，待機的管理をされていた活動的なヘルペス病変を有する女性から生まれた新生児では，早産に伴うリスクより感染のリスクが上昇するようであった（Major, 2003）．二つ目は，Lewisら（2007）は，PPROMを伴う非頭位の妊婦の待機的管理が，特に26週以前の臍帯脱出をきたす割合の増加と関連していることを発見した．

■ 臨床的絨毛膜羊膜炎

議論してきたように，感染は破水の主要因である．いくつかの症例は無症候性のままであるが，絨毛羊膜炎が診断された場合，分娩，好ましくは経腟分娩とする迅速な処置が開始される．母体の白血球数増加のみでは信頼性が高いとはいえず，**発熱は絨毛膜羊膜炎を診断するための唯一の信頼性が高い指標である**．医療機関の慣例とプロトコルでは，体温の閾値の定義が異なる．伝統的に破水に伴う38℃以上の発熱は感染を示唆する．パークランド病院では，現在もこの基準に基づいて診療を行っている．

2015年にNICHD主催のワークショップが開催され，この状態を"intraamnionic infection and inflammation"（子宮内感染症および炎症）と改めることが提案された（Higgins, 2016）．この「トリプルI」という新しい用語のメリットと臨床的有用性は疑問視されている（Barth, 2016）．それにもかかわらず，ACOG（2017b）は最近，羊水内感染の定義および体温の閾値の両方を改定した．これらの新しい定義を使用すると，妊婦の体温が≧39.0℃である場合，または母体の体温が38.0～38.9℃で臨床的な危険因子が一つ存在する場合に，子宮内感染が疑われると診断される．要因には，出産歴が少ないこと，複数回の内診，子宮内胎児モニターの使用，羊水混濁，および特定の性感染症の存在が含まれる．B群溶血性レンサ球菌および性病が例としてあげられる．38.0～38.9℃の間の母体発熱のみであり，追加される危険因子がない場合，持続的な体温上昇の有無によらず孤立性母体発熱と定義される．

絨毛膜羊膜炎において，胎児および新生児の罹患率が実質上昇する．Alexanderら（1998）は，パークランド病院に搬送される1,367人の極低出生体重児に関して検討した．明らかな絨毛膜羊膜炎をきたした女性から出生した児は約7％であり，それらのアウトカムが臨床的に感染を認めない新生児と比較された．感染した群は，敗血症，RDS，早発性痙攣，脳室内出血と脳室周囲白質軟化症の発生率がより高かった．よって，これらの極低出生体重児は絨毛膜羊膜炎に起因する神経学的障害に弱いと結論づけられた．Yoonら（2000）は，早産児における子宮内感染と脳性麻痺罹患率の増加が関連しているとした．Petrovaら（2001）は，1995～1997年までのアメリカにおける1,100万以上の単胎出生を検証した．すべての妊婦の1.6％で分娩中に発熱が認められ，このことは出生時期にかかわらず，感染に関連した新生児死亡の強い予測因子であった．

■ 抗菌薬治療

自然発生の早産，破水に対する微生物学的要因のため，分娩に先立ってさまざまな抗菌薬を投与するようになった．Mercerら（1995）は，35週以前の早産例を扱った13件の無作為化比較試験について概説した．メタアナリシスにおいて，10の結果のうちのわずか三つのみが有用であろうということが示された．①絨毛膜羊膜炎を呈する女性の減少，②新生児敗血症の減少，③抗菌薬を投与することで妊娠継続が約7日間延長した．しかしながら新生児の生存率，壊死性腸炎，RDSまたは頭蓋内出血については影響しなかった．

この問題にさらに取り組むために，MFMUネットワークは，プラセボまたは7日間の抗菌薬投与レジメンを比較する臨床試験を計画した．治療には，アンピシリン＋エリスロマイシンを6時間ごとに48時間の静脈内投与を行い，続いてアモキシシリン＋エリスロマイシンを8時間ごとに5日間の経口投与を行った．対象は妊娠24～32週の破水例で，子宮収縮抑制薬も副腎皮質ステロイドによる治療も行われなかった妊婦であった．抗菌薬投与群の新生児は，RDS，壊死性腸炎と複合有

害アウトカムが有意に減少した（Mercer, 1997）. 分娩までの期間は有意に延長した. 具体的には, 治療開始後7日の時点で, 未分娩のままであったのは抗菌薬投与群では50％であったが, プラセボ群ではわずか25％であった. 延長妊娠期間が14〜21日であった率が有意に増加していた. 腟培養検査におけるB群溶血性レンサ球菌感染陽性例は, これらの結果を左右しなかった.

他の研究では, 治療期間の短縮と抗菌薬の組み合わせについて, 有効性を調べている. アンピシリンまたはアンピシリン＋スルバクタムを7日間投与した群と比較して, 3日間投与した群では周産期予後において効果は同等であった（Lewis, 2003；Segel, 2003）. 同様に, プラセボ群と比較してエリスロマイシン投与群では, 新生児予後に関して有益であった. しかし, アモキシシリン＋クラブラン酸療法は, 壊死性腸炎の発生率が上昇したため, 推奨されなかった（Kenyon, 2004）.

妊娠中の長期間にわたる抗菌薬療法は有害性が出現する可能性があると予測された（Carroll, 1996；Mercer, 1999）. Stollら（2002）は, 1998〜2000年までで, 出生体重が400〜1,500gまでの新生児4,337人を調査した. それらの結果は, 抗菌薬投与が行われる前の1991〜1993年に出生した, 同等の出生体重の新生児7,606人と比較された. 早発性敗血症の全体の発症率は, 二つの時代間に変化を認めなかった. しかし, B群溶血性レンサ球菌による敗血症は, 1991〜1993年の群の1,000出生当たり5.9から1998〜2000年の群の1,000出生当たり1.7に減少した. 大腸菌による敗血症の発症率は, 1,000出生当たり3.2から6.8まで増加した. 最近のコホート研究では, 大腸菌分離株の約85％は, アンピシリン抵抗性であった. 大腸菌群による早発性敗血症に罹患した新生児は死亡する可能性が高かった. 長期的な観察では, Kenyonら（2008a）は, 前期破水における抗菌薬投与が, 7歳の小児の健康に影響を及ぼさないと述べている.

■ **副腎皮質ステロイドによる胎児の肺成熟促進**

PPROMにおいて, 出産前に副腎皮質ステロイドを使用することは, 未破水の場合ほど利益が大きくないため, かつて議論の余地があると考えられていた. しかし, 現在では, 妊娠24週0日〜34週0日に破水した妊婦への副腎皮質ステロイドの1コース投与は推奨されている（ACOG, 2017a）. 前述した生存可能期間に用いるのと同様に, 7日以内に早産のリスクがある患者に, 早ければ23週0日にも副腎皮質ステロイドの1コース投与が考慮される（ACOG, 2017e）. 後に述べるように, 後期早産に対する副腎皮質ステロイド投与を最終的に妊娠何週まで投与するか, 同様の議論がある.

■ **膜修復**

組織シーラントは医学においてさまざまな目的のために使われており, 外科的止血に用いられる. 第18章で述べたように, 組織シーラントによる膜の修復に関しての報告は限られる. Crowleyら（2016）は入手可能なエビデンスをレビューし, 今のところ破水に対してシーリングを用いることを評価するデータは不十分であると結論づけた. パークランド病院では, 現在, 破水に対して組織シーラントを使用していない.

未破水例での切迫早産管理

未破水例での切迫早産の徴候と症状に関しては, PPROMと同様に管理される. 妊娠34週以前では可能ならば分娩を遅らせる. 予定日前の子宮収縮抑制または寛解させるのに用いられる薬物療法については後ほど述べる.

■ **羊水穿刺による感染の検出**

羊水感染の診断を行うために, いくつかの試験が行われている（Andrews, 1995；Romero, 1993；Yoon, 1996）. このような感染の検出は検査結果で陽性となることで確認することができるが, 日常的に羊水穿刺をすることの有用性はほとんどない（ACOG, 2017b）.

■ **副腎皮質ステロイドによる胎児の肺成熟**

副腎皮質ステロイドが予定日前のヒツジ胎仔で肺成熟を促進するということが発見されたため, Ligginsら（1972）は副腎皮質ステロイドによる肺成熟に関する治療を検証した. 出生の24時間以上前にベタメタゾンが**投与された**場合, 副腎皮質ステロイド療法はRDSの発生率と新生児死亡

率を低下させた．これらの初期の試験で副腎皮質ステロイドに曝露された乳児は31歳まで悪影響を認めておらず，現在も経過観察されている．1995年のNIH Consensus Development Conference panelでは，切迫早産において，早産の危険がある症例に対し，胎児の肺成熟のために副腎皮質ステロイドを用いることを推奨した．それ以降の会議で，高血圧，糖尿病，多胎妊娠，胎児発育不全，胎児水腫を合併した妊娠においては副腎皮質ステロイドの効果を評価するにはデータが不十分であるとNIH Conference（2000）は結論づけた．しかしこのことは，これらの合併症においても副腎皮質ステロイドを投与することが合理的であるとも結論づけることにもなる．

Robertら（2017）の最近のメタアナリシスによれば，7,774人の女性と8,158人の乳児を対象とした30の研究のうち，1コースの副腎皮質ステロイド投与の有効性が示されている．治療により，周産期死亡率，新生児死亡率，RDS，脳室内出血，壊死性腸炎，人工換気の必要性，および生後48時間での全身感染の発症率は低下した．慢性肺疾患，小児期の死亡，または小児期の神経発達遅延に関して明らかな利益はなかった．治療は絨毛膜羊膜炎とは関連していなかった．つけ加えると，早産のリスクがある患者への予防的な副腎皮質ステロイド投与は，低〜中所得の国では周産期死亡率を**増加させる**（Althabe, 2015）．

現在，副腎皮質ステロイド1コース投与は7日間以内に分娩となるリスクのある24〜34週の患者でACOG（2017a）によって推奨されている．未熟双胎児に対するこの勧告は再検証されている（Viteri, 2016）．副腎皮質ステロイド投与を行う在胎週数の境界についても現在検討中である．前述したように，妊娠23週で7日以内に分娩となるリスクがある場合，副腎皮質ステロイドの1コース投与が考慮されることがある．極めて未成熟な期間中の副腎皮質ステロイドの投与は，家族による児の蘇生に関しての決定に関連し，そのなかで考慮されるべきである（ACOG, 2017e）．

胎児の肺の成熟において，ベタメタゾンとデキサメタゾンは同等であると思われる（Murphy, 2007）．早産児における主要な新生児疾患の罹患率を下げる効果について，これら二つは同等である（Elimian, 2007）．治療は，12 mgのベタメタゾンを24時間間隔で2回，筋肉内投与を行う．デキサメタゾンでは6 mgを12時間間隔で4回，筋肉内投与を行う．24時間未満の治療でも有益であり，新生児の罹患率および死亡率を低下させる可能性があるため，出産前に追加投与ができるか否かにかかわらず，出産前に1回目の副腎皮質ステロイドの投与を行う（ACOG, 2017a）．

◆ 後期早産のリスク

MFMUネットワークは，後期早産となる可能性のある患者へのベタメタゾン投与が新生児の呼吸器および他の合併症を減少させるか否かを評価する無作為化比較試験を行った（Gyamfi-Bannerman, 2016）．2,831人の母集団のうち60％しか2回の副腎皮質ステロイド注射を受けていないのにもかかわらず，複合転帰としての呼吸器合併症の割合は副腎皮質ステロイド使用群ではプラセボ群と比較して低かった（11.6％対14.4％）．これらの結果により，ACOG（2017a）および母体-胎児医学会（2016a）の両方で，34週0日〜36週6日の間でのベタメタゾンの投与について**考慮する**ことが推奨されている．

副腎皮質ステロイド投与は普遍的に行われる治療ではない．短期および長期の新生児の安全性に関して懸念がある（Crowther, 2016；Kamath-Rayne, 2016）．具体的には，ベタメタゾン投与によって新生児で低血糖の発生率が有意に上昇したことがあげられる（Gyamfi-Bannerman, 2016）．発達遅延のような有害な長期的予後が生じる可能性があるため，新生児の低血糖は特に懸念される（Kerstjens, 2012）．もう一つ注意すべき点は，ベタメタゾンの最大の効果は，新生児の一過性多呼吸を減らすことであり，臨床的意義がほとんどない状態が含まれる（Kamath-Rayne, 2016）．具体的には，新生児一過性多呼吸の罹患率は，ベタメタゾン投与群およびプラセボ投与群で6.7％および9.9％であった．これらの値は，the Consortium on Safe Labor（2010）によって報告された，アメリカ内の19の病院から詳細な分娩情報を聴取した233,844例の分娩に関しての後ろ向き観察研究でのデータより3〜4倍も高かった．これらの問題点により，現時点ではパークランド病院で34週以上での副腎皮質ステロイド投与を行っていない．

◆ 副腎皮質ステロイド投与と反復

　肺成熟のための副腎皮質ステロイド筋注における胎児および新生児の安全性について，単回投与群と複数回投与群の比較は，二つの大きな試験の主題となった．両者とも複数回投与が新生児呼吸器疾患の罹患率を低下させることがわかったにもかかわらず，長期の結果では大きく異なっていた．Crowther ら（2007）による無作為化比較試験の一つでは，早産のリスクがあるすべての女性に，1 回目のベタメタゾンが投与された．その後，1 週間で早産のリスクが残存する患者を対象に，11.4 mg のベタメタゾンを投与し，その予後を調査した．この研究では，乳児〜2 歳までの経過観察では副作用は生じなかった．Wapner ら（2007）は，副腎皮質ステロイドの単回投与群（2 回投与を含む）または複数回投与群（毎週投与）で無作為に割り付けられた 495 人から生まれる乳児を対象に調査した．複数回投与群の乳児で脳性麻痺罹患率の有意な上昇が認められなかった．いくつかの実験で副腎皮質ステロイドの副作用は用量依存性であるというエビデンスがあったため，本研究における 2 倍量投与は懸念された（Bruschettini, 2006）．Stiles（2007）は，これらの 2 つの研究を"短期的には有用，長期的には疑問"として要約した．われわれはそれに同感であり，パークランド病院では ACOG（2017a）によって推奨されている 1 コース投与を行っている．

◆ レスキュー療法

　分娩が差し迫ったときの対処法および副腎皮質ステロイドの初回投与から 7 日以上経過した場合の再投与法について述べる．Peltoniemi ら（2007）によって報告された初回の無作為化比較試験では，326 人をプラセボ群または 12 mg のベタメタゾン単回投与によるレスキュー療法群に割り付けた．これらの研究により，ベタメタゾンの臨時追加投与が逆に RDS のリスクを増加させるということがわかった．33 週未満のレスキュー療法群またはプラセボ群に無作為に割り付けられた 437 人の多施設試験において，Garite ら（2009）は副腎皮質ステロイドレスキュー療法によって，呼吸器疾患とそれに併発した疾患の罹患率が有意に減少したと報告した．しかし，周産期死亡率と他疾患の罹患率については差を認めなかった．McEvoy ら（2010）の試験では，治療を受けた乳児の呼吸コンプライアンスが改善したことを示した．

　Garite ら（2009）は，33 週未満の単胎または双胎妊娠において，未破水例 437 人をベタメタゾン投与群またはデキサメタゾン投与群またはプラセボ投与群に無作為に割り付けし，"レスキュー"で単回投与を行った．対象の全員は，妊娠 30 週前に 1 回副腎皮質ステロイドの投与を受けており，"レスキュー"療法の前に少なくとも 14 日以上経過していた．乳児における RDS の罹患率はプラセボ群で 62 % であったのに対し，副腎皮質ステロイド投与群では 41 % であった．早産による他の疾患についての罹患率については差を認めなかった．メタアナリシスにおいて，Crowther ら（2011）は，レスキュー療法は副腎皮質ステロイドの初回投与が少なくとも 7 日以上前に投与されており，34 週未満でなければならないと結論づけた．ACOG（2017a）も，レスキュー療法は，初回投与が 34 週以前において行われ，かつ少なくとも 7 日以上前に初回投与が行われている場合に**考慮する**とする立場である．34 週以降のレスキュー療法の効果について，現在はよく知られていない．パークランド病院では，現在，最初の単回投与以外に，副腎皮質ステロイドの追加投与は行っていない．

■ 硫酸マグネシウムによる胎児の神経保護

　母が早産または妊娠高血圧腎症のために硫酸マグネシウムを用いた治療を受けた極低出生体重児で，出生後 3 年間における脳性麻痺の発症率が減少した（Grether, 2000；Nelson, 1995）．このことに対して，無作為化比較試験によってこの仮説の検証が行われた．Crowther ら（2003）による無作為化比較試験では，30 週未満の切迫早産女性 1,063 人を対象に，硫酸マグネシウム投与群とプラセボ群に割り付けて比較した．この試験により，マグネシウム曝露によって周産期予後が改善することが示された．新生児死亡および脳性麻痺の発症率はマグネシウム投与を受けている群で低かった．しかし，本研究は影響を与えるだけの十分なパワーがなかった．Marret ら（2008）によって報告された the multicenter French trial においても類似の問題点があった．

　MFMU ネットワーク試験（Beneficial Effects of Antenatal Magnesium Sulfate—BEAM—

Study）によって，マグネシウムによる神経保護について，より納得のいくエビデンスが示された（Rouse, 2008）．これは，妊娠 24～31 週の切迫早産リスクのある女性 2,241 人を対象にしたプラセボコントロール研究であった．硫酸マグネシウム投与群女性に対しては，20～30 分かけて 6 g のボーラス投与を行い，2 g/時で維持投与が行われた．実際には，分娩時に治療を受けている女性の約半分において硫酸マグネシウム投与が行われていた．表 42-10 に示すように，96 ％の小児に 2 年間の追跡調査が可能であった．本研究は，統計の解析方法によって異なった解釈をされることがある．治療が行われた妊娠期間に関係なく，硫酸マグネシウム投与が脳性麻痺を予防することを意味するという解釈があるが，異なった視点でみると，28 週以前においてのみ，脳性麻痺の予防のために硫酸マグネシウムを使用することが支持されるという解釈もある．

本研究の後に，Doyle ら（2009）は硫酸マグネシウムの神経保護の効果を評価するために 5 件の無作為化比較試験のレビューを行った．合計 6,145 人の乳児を対象に調査され，マグネシウム曝露群は非曝露群と比較して脳性麻痺のリスクが有意に低下すると結論づけられた．その他の新生児有病率には差がなかった．マグネシウムを女性 63 人に投与すると 1 人の脳性麻痺が予防されうる計算であった．

アメリカ周産期学会（SMFM）の 2011 年の学術集会でも，神経保護のためのマグネシウムの有効性について議論された．Rouse（2011）は硫酸マグネシウムの利点について述べたが，その一方で，Sibai（2011）は，Doyle（2009）による，神経保護について比較した既報告試験における有益性は，メタアナリシスにおける統計誤差によって生じる偽陽性であると抗議した．その他の特異的なこととしては，効果が用量依存性ではないことである（McPherson, 2014）．ACOG（2016a）は，いずれの調査においても主要項目に関して有益性が認められなかったため，胎児の神経保護のために硫酸マグネシウムを使用する医師は，治療指針や診断基準などを含めたガイドラインを定めなければならないと結論づけた．安全な治療を行うために，ACOG（2012）は硫酸マグネシウムを神経保護のために用いるときに使用する**患者安全チェックリスト**を作成した．PPROM の患者も同様に行われる．パークランド病院では，神経保護のための硫酸マグネシウム投与を，妊娠 24 週 0 日～27 週 6 日の早産が脅かされた状況の患者に投与する．

■ 抗菌薬

早産を阻止するための抗菌薬投与の研究では，結果は期待外れであった．コクランメタアナリシスの一つから，未破水の患者に抗菌薬による予防を行うことによって，早産率は低下せず，その他の臨床的に重要な短期アウトカムに影響しなかった（Flenady, 2013）．しかし，抗菌薬に曝露された母親から出生した児の短期および長期の罹患率は高かった．Kenyon（2001）は感染の所見を認めない，未破水の自然早産例 6,295 人を対象にし

表 42-10　脳性麻痺予防のための硫酸マグネシウム投与[a]

周産期予後[a]	治療		相対危険度（95 % CI）
	硫酸マグネシウム投与群人数（%）	プラセボ群人数（%）	
2 年間の新生児経過観察	1,041（100）	1,095（100）	－
胎児もしくは新生児死亡	99（9.5）	93（8.5）	1.12（0.85～1.47）
中等度または高度脳性麻痺：			
全体	20/1,041（1.9）	3/1,095（3.4）	0.55（0.32～0.95）
＜28～31 週[b]	12/442（2.7）	30/496（6）	0.45（0.23～0.87）
≧24～27 週[b]	8/599（1.3）	8/599（1.3）	1.00（0.38～2.65）

[a] Beneficial Effects of Antenatal Magnesium Sulfate (BEAM) Study から選択された結果．
[b] 無作為化された妊娠週数．

(Data from Rouse, 2008)

た ORACLE Collaborative Group study を報告した．対象を抗菌薬投与群とプラセボ群で無作為に割り付けた．新生児死亡，慢性肺疾患と重篤な脳障害の主要項目については両群で同様の結果であった．ORACLE II trial の追跡調査において，この臨床設定における胎児の抗菌薬への曝露は，非曝露児と比較して，7歳における脳性麻痺率増加と関係している（Kenyon, 2008b）．重要なことであるが，ここに記載されている抗菌薬の使用は，B群溶血性レンサ球菌予防に投与されたものとは異なる（第64章参照）．

■ 床上安静

床上安静は妊娠中に最も行われている治療の一つであるが，最も研究されていないものの一つでもある．あるシステマティックレビューでは，早産を防止するための床上安静は支持もしくは否定されないと結論づけられた（Sosa, 2004）．Goulet ら（2001）は，急性切迫早産症状の治療後の250人のカナダ人を在宅ケア群または入院群に無作為に割り付けして比較したが，床上安静による有益性は認められなかった．しかし，有害な可能性についての報告もある．Kovacevich ら（2000）は，血栓塞栓症の合併リスクが日常生活動作に制限がなければ 1/1,000 であったのに対し，3日以上の床上安静は 16/1,000 に上昇すると報告した．Promislow ら（2004）は外来での評価で，床上安静を行っている妊婦において有意な骨量減少が認められるとした．最近の報告で，Grobman ら（2013）は活動制限が課されている女性は，34週以前に2.5倍，早産が認められているとした．しかし，この知見は確認バイアスを反映している可能性がある．つまり，早産のより差し迫ったリスクがあると考えられたため，床上安静を指示された可能性があったということである．McCall ら（2013）は床上安静について要約し，床上安静を支持するエビデンスは不十分であるとした．ACOG（2017d）は，床上安静は頻繁に指示されるものの，めったに必要とはされず，ほとんどの場合で歩行は考慮されるべきであると提案している．

■ ペッサリー

Arabin ペッサリーとして知られているシリコンリングは，超音波断層法で子宮頸管長が短縮している女性に対して，子宮頸部を支持するのに用いられている．Goya ら（2012）は頸管長 25 mm 以下の385人のスペイン人女性に対してシリコンペッサリー挿入または待機療法を行った．妊娠34週未満での分娩は待機療法群では 27 % であったのに対し，ペッサリー群では 6 % であった．もう一つの試験では，妊娠 20～24 週で子宮頸管長 25 mm 未満の女性100人をペッサリー群と待機的管理群で無作為に割り付けして比較している（Hui, 2013）．早産予防に対するシリコンペッサリーの使用によって，妊娠34週未満での分娩率は低下しなかった．同様の結果が Nicolaides ら（2016）によって報告されている．最近では，SMFM（2017b）は相反する既報告および，早産予防のためのペッサリー使用に関する FDA の承認がないことについて認識している．現在，彼らはペッサリー治療に関して，研究プロトコル内でのみの使用を推奨している．

■ 子宮頸管縫縮術による緊急処置

いくつかのエビデンスは子宮頸管無力症と切迫早産は，早産に至る同じスペクトルの上にあるという概念を支持している．したがって，切迫早産が臨床的に現れ始めた後に行われる子宮頸管縫縮術を研究者たちは評価した．Althuisius ら（2003）は妊娠27週以前に子宮頸管無力症で床上安静を課されている23人をマクドナルド子宮頸管縫縮術施行群と無施行群で無作為に割り付けし比較した．子宮頸管縫縮術施行群と無施行群を比較すると，54日対24日と有意に妊娠期間を延長した．Terkildsen ら（2003）は，第2三半期での緊急頸管縫縮術を経験した116人の女性を対象に調査を行った．未経産，胎胞脱出，妊娠22週以前での子宮頸管縫縮術は有効な妊娠継続を有意に減少させた．妊娠中期に子宮頸管が拡張することによって妊娠予後が不良となる女性に対して，適切なカウンセリングのもとに緊急またはレスキューで行われる子宮頸管縫縮術は合理的である．しかし，このような介入が真に利益をもたらすか，あるいは単に破水および感染のリスクを増大させるかどうかは不明である（Hawkins, 2017）．

■ 子宮収縮抑制と切迫早産治療

いくつかの薬剤投与と介入研究が早産を予防ま

たは阻止するために行われたが，いずれも完全な効果は認められなかった．ACOG（2016b）は子宮収縮抑制薬は妊娠期間を著しく延長するわけではなく，最高48時間，一部の女性で分娩を延長する可能性があると結論づけた．この延長された時間は，地域の産科センターへの搬送を可能にし，副腎皮質ステロイド療法を行うための時間となる可能性がある．副腎皮質ステロイドの投与のために分娩を遅らせることがあるが，この治療によって周産期アウトカムは改善しない（Gyetvai, 1999）．

β-アドレナリン受容体作動薬，硫酸マグネシウム，カルシウム拮抗薬またはインドメタシンは，短期使用において推奨された子宮収縮抑制薬である．子宮収縮抑制薬を使用する妊娠期間の範囲に関しては議論の余地がある．しかし，一般的に副腎皮質ステロイドは34週以降には使用されず，また，後期早産児の周産期予後は一般的に良好であるため，妊娠33週以降に子宮収縮抑制薬を使用することは推奨されない（Goldenberg, 2002）．

多くの女性において，子宮収縮抑制薬は一時的に収縮を止めるが，早産を防ぐことはまれである．The College（2016b）は，子宮収縮抑制薬による維持療法は早産の予防には効果がないと述べている．プラセボと比較して，子宮収縮抑制薬が重要な有害アウトカムの減少を納得がいくように示した試験はないということが重要である（Walker, 2016）．急性期の治療後に維持療法を行うことは推奨されない．

◆ β-アドレナリン受容体作動薬

β-アドレナリン受容体作動薬は，アドレナリン受容体の反応によって細胞内のカルシウムイオン濃度を低下させ，子宮筋収縮性タンパク質が活性化するのを抑制する（第21章参照）．アメリカでは，リトドリンとテルブタリンが産科で用いられていたが，リトドリンのみが切迫早産治療のためにFDAによって承認された．

リトドリンは2003年にアメリカの市場から自発的に回収されたが，ここで，β-アドレナリン受容体作動薬の使用において，ある論議が起きた．初期の多施設治験では，切迫早産に対してリトドリンを用いた治療を受けた新生児は，早産および新生児合併症の発症率は低かった（Merkatz, 1980）．パークランド病院の無作為化比較試験では，リトドリンの静脈内投与によって分娩を24時間遅らせるとしたが，その他の有益性を認めなかった（Leveno, 1986b）．追加の研究では，48時間の妊娠延長をもたらすことが確認された（Canadian Preterm Labor Investigators Group, 1992）．

β作動薬の注射は重篤で，致命的な母体への副作用を引き起こす．肺水腫は特に懸念される副作用であり，その罹患率に関しては第47章で述べる．初期の研究で，ミシシッピ州では14年間，子宮収縮抑制は急性呼吸窮迫および母体死亡において3番目に多い原因であった（Perry, 1998）．肺水腫の原因は，多因子性である．危険因子のなかには，β作動薬による子宮収縮抑制治療，多胎妊娠，副腎皮質ステロイド療法の併用，24時間以上の子宮収縮抑制と多量の晶質液負荷が含まれる．β作動薬によってナトリウムと水が体内に保持されるため，通常24〜48時間の投与で用量過負荷となる可能性がある（Hankins, 1988）．β作動薬は血管透過性亢進，不整脈と心筋虚血に関連している．

テルブタリンは，早産を予防するためにアメリカで一般的に使用されている．リトドリンと同様，肺水腫を引き起こしうる（Angel, 1988）．低用量テルブタリンは皮下ポンプにて長期投与を行うことができる（Lam, 1988；Perry, 1995）．しかしながら，無作為化比較試験では，テルブタリンのポンプ投与による有益性は報告されなかった（Guinn, 1998；Wenstrom, 1997）．早産を防止するための経口でのテルブタリン治療も効果的でなかった（How, 1995；Parilla, 1993）．ある試験では，24〜34週の切迫早産女性203人を，4時間ごとのテルブタリン錠剤5mg投与群と4時間ごとのプラセボ投与群で無作為に割り付けを行い，比較した（Lewis, 1996）．結果のうち，治療開始後1週間における出産率，妊娠期間の延長の中央値，平均分娩週数，早産の再発率は両群で同等であった．FDA（2011）は，母体に対する重篤な副作用の報告により，切迫早産治療のためのテルブタリン投与について警告した．ACOG（2016b）は，テルブタリンの使用を子宮収縮抑制または頻収縮の急性期治療に対する短期間の入院患者にのみ推奨している．一般的に急性期治療のため0.25mgを皮下投与する．テルブタリンを外回転術に先立って使用する場合については，第28章

で述べる．

◆ 硫酸マグネシウム

　マグネシウムイオンを十分に高い濃度で用いると子宮筋の収縮性を変えることができる．おそらくカルシウム拮抗薬の作用機序と同様であり，薬理学的用量で投与することにより分娩進行を止めることができる可能性がある．マグネシウムの静脈内投与について，4 gのボーラス投与後に2 g/時の持続点滴を行うことで分娩進行を止めることができる（Steer, 1977）．β作動薬と同様に，マグネシウム治療は肺水腫を引き起こしうる（Samol, 2005）．しかし，このことは数万人の妊娠高血圧腎症の女性に硫酸マグネシウムの静脈注射を行ってきたパークランド病院では経験したことがない．マグネシウムの薬理学および毒性については，第40章でより詳細に考察する．

　子宮収縮抑制に関して行ったプラセボと硫酸マグネシウムの無作為化比較試験は2件のみである．Cottonら（1984）は，切迫早産女性54人を硫酸マグネシウム投与群，リトドリン投与群，プラセボ群に割り付け，比較した．結果はほとんど違いを認めなかった．Coxら（1990）は，156人の女性を硫酸マグネシウム静脈内投与群と生理食塩液静脈内投与群で無作為に割り付けを行い，比較した．マグネシウム治療群の女性とその胎児においてプラセボ群と比較したが，差を認めなかった．これらの結果により，パークランド病院ではこの方法による子宮収縮抑制は施行されなくなった．同様に，Crowtherら（2014）は，硫酸マグネシウムを子宮収縮抑制薬としてレビューを行い，硫酸マグネシウムは効果がなく，潜在的に有害であると結論づけた．最後に，FDA（2013）は5〜7日以上曝露で，胎児において骨菲薄化と骨折が認められるため，切迫早産治療において硫酸マグネシウムを長期間使用することについて警告を行った．これは胎児の低カルシウム血症に起因していた．

◆ プロスタグランジン阻害薬

　プロスタグランジンは正常分娩における子宮収縮に密接に関与している（第21章参照）．アンタゴニストはプロスタグランジンの合成抑制，または標的器官に及ぼすプロスタグランジンの作用をブロックすることによって作用する．**プロスタグランジンシンターゼ**と称される一群の酵素は，遊離アラキドン酸をプロスタグランジンに転換する．アセチルサリチル酸とインドメタシンを含むいくつかの薬は，この作用を阻害する．

　非選択的COX阻害薬であるインドメタシンが子宮収縮抑制薬として用いられたのは，50人の女性に対して投与した研究が最初である（Zuckerman, 1974）．追跡調査では，インドメタシンの効能によって収縮を止めることで，早産を遅らせると報告された（Muench, 2003；Niebyl, 1980）．しかし，Moralesら（1989, 1993a）は，インドメタシンとリトドリンおよび硫酸マグネシウムとを比較したが，早産においてそれらの有効性に差を認めなかった．Berghellaら（2006）は，超音波断層法において子宮頸管長短縮を認める女性にインドメタシンを投与した四つの試験を検討したが，治療による効果は見いだされなかった．

　インドメタシンは経口または経直腸的に投与される．ほとんどの研究ではインドメタシン投与によって起こる羊水過少症に対する懸念のためにインドメタシンの使用は24〜48時間に制限された．羊水量のモニタリングによって，羊水過少症を早期に検出することができ，それは投薬中断によって可逆的である．

　Nortonら（1993）による妊娠30週以前に出生した新生児の研究では，壊死性腸炎が新生児37人中8％で認められたのに対し，インドメタシンに曝露された新生児では30％で認められた．インドメタシン曝露群では脳室内出血と動脈管開存においても高い発生率であった．数人の研究者は，インドメタシン曝露と壊死性腸炎の関係について異議を唱えている（Muench, 2001；Parilla, 2000）．同様に，Gardner（1996）とAbbasiら（2003）は，インドメタシン使用と脳室内出血，動脈管開存，敗血症，壊死性腸炎または新生児死亡との関連はないとした．新生児予後に関する出産前のインドメタシンの作用についての二つのメタアナリシスは，相反する結果であった（Amin, 2007；Loe, 2005）．20件の研究のレビューにおいて，インドメタシンを含むCOX阻害薬はプラセボや他の子宮収縮抑制薬と比較して明らかな利益はないとReinebrantら（2015）は報告している．

◆ ニトロ化合物

　ニトロ化合物は強力な平滑筋弛緩薬であり，血管系，腸および子宮に影響を及ぼす．無作為化臨

床試験において，ニトログリセリンの経口的，経皮的，および経静脈的投与は効果がなく，他の子宮収縮抑制薬と比較して優位性を認めなかった．それに加えて，母体の血圧低下は，副作用として一般的に認められた（Bisits, 2004；El-Sayed, 1999；Lees, 1999）．

◆ カルシウム拮抗薬

第21章で議論されているように，子宮筋活性は細胞質からの遊離カルシウムに直接関連があり，その濃度の減少は収縮を阻害する．カルシウム拮抗薬にはさまざまな機序によって細胞膜チャネルでカルシウム流入を阻害する作用がある．カルシウム拮抗薬は高血圧を治療するために発展したにもかかわらず，早産を防止することに関しても評価された．

研究結果から，カルシウム拮抗薬（特にニフェジピン）がβ作動薬より安全で有効な子宮収縮抑制薬であると結論づけた（King, 2003；Papatsonis, 1997）．Lyellら（2007）は，妊娠24～33週の女性192人を硫酸マグネシウム投与群とニフェジピン投与群で無作為に割り付けを行い検証したが，有効性または副作用において有意差を認めなかった．別の無作為化比較試験では，妊娠24～33週の切迫早産女性145人をニフェジピン投与群とatosiban投与群に無作為に割り付けを行って比較した．妊娠延長に関して明確な有意差は確認されず，新生児予後についても差は認めなかった（Salim, 2012）．

Flenadyら（2014b）は，切迫早産に対するカルシウム拮抗薬（主にニフェジピン）に関しての38の試験をレビューした．これらの研究者は，カルシウム拮抗薬がプラセボと比較して有益であるか，もしくは効果がないことを示唆した．しかし，この結論は，選択バイアスの不明確なリスクを伴う研究と，盲検化されていない84人の女性を対照にした3群比較研究（Ara, 2008；Zhang, 2002）に起因した．われわれはパークランド病院で現在，切迫早産の急速子宮収縮抑制のために，ニフェジピンの無作為化，二重盲検化，プラセボ対照試験を実施している．

重要なのは，ニフェジピンとマグネシウムの組み合わせが潜在的に危険であることである．Ben-Ami（1994）とKurtzmanら（1993）は，ニフェジピンがマグネシウムによる肺および心臓における神経筋遮断効果を増強すると報告した．切迫早産女性54人をマグネシウムとニフェジピンの併用群とマグネシウム単独投与群に無作為に割り付けた小規模な研究では，有益性も有害性も認めなかった（How, 2006）．

◆ Atosiban

このノナペプチド-オキシトシン類似体は，オキシトシン受容体拮抗薬（oxytocin-receptor antagonist：ORA）である．Goodwinら（1995）は，妊婦におけるその薬理学的動態を解説した．無作為化比較臨床試験において，atosibanは新生児予後を改善せず，新生児罹患率上昇と関連していた（Moutquin, 2000；Romero, 2000）．有効性と新生児に対する安全性に関して懸念があったため，FDAはatosibanを認可しなかった．さらに，2014年にメタアナリシスは，妊娠の延長または新生児転帰に関して，プラセボ，β作動薬，またはカルシウム拮抗薬と比較して，ORA（主としてatosiban）は子宮収縮抑制薬としての優位性を示さなかった．しかし，ORAは，母体の副作用がより少ないことと関連していた（Flenady, 2014a）．最近では，van Vlietら（2016）は，早産の危険がある510人の女性を対象にニフェジピンとatosibanを比較した無作為化試験を実施した．有害でさまざまな要素からなる不利益な周産期アウトカムに関して，二つの研究グループの間に差異は報告されなかった．

■ 陣痛

分娩誘発でも自然陣痛でも，胎児心拍数と子宮収縮の異常を観察するよう努める．われわれは連続電子式モニタリングによって行う．胎児頻脈は，特に破水後においては，敗血症を示唆する．通常，分娩時のアシドーシスによって早産による新生児合併症のいくつかが悪化する可能性があるというエビデンスがある．たとえば，Morganら（2017）は，代謝性アシドーシスが，妊娠34週以前に分娩となった新生児の未熟性に関連するリスクを有意に上昇させることを発見した．Lowら（1995）は，臍帯動脈血液pH 7.0未満の分娩時のアシドーシスは新生児合併症において重要な意味合いがあると述べた（第33章参照）．B群レンサ球菌感染症は早産児においてよく認められ，さらに危険があるため，感染予防を行われなければな

らない（第64章参照）.

■ 分　娩

　腟出口部の展退がない場合，児頭が会陰に達した際，分娩のために会陰切開が必要となる場合がある．周産期アウトカムについてのデータでは，"壊れやすい"早産児の児頭を保護するために，ルーチンでの会陰切開や鉗子分娩は支持されない．早産では妊娠期間に応じて，蘇生可能な技術に熟達し，どのような特殊な問題でも確実に解決できるスタッフが分娩時にいなければならない．ここでは第32章で記述される蘇生術の原則が適用される．三次医療センターにおいて分娩される際，専門人員と早産児ケアのための設備がそろっていることが新生児の生存率を改善するために重要である．

■ 新生児頭蓋内出血の予防

　早産児は頭蓋内胚芽層出血によって重篤な脳室内出血に及ぶことがある（第34章参照）．帝王切開を行うことで，経腟分娩による外傷を防ぎ，これらの合併症を予防できる可能性があると仮定された．しかし，その後の研究で立証されなかった．Malloy（1991）は，1,765人の出生体重1,500g未満の新生児を分析したが，帝王切開分娩によって死亡率または頭蓋内出血のリスクは低下しなかった．しかし，Anderson（1988）は頭蓋内出血予防における帝王切開分娩の役割に関して，興味深い観察を行った．頭蓋内出血は分娩活動期の曝露と相関した．しかし，分娩方法の決定は分娩活動期が確立するまでできないため，大部分の早産では分娩活動期を回避できないということが強調された．

（訳：宇田川治彦）

References

Aagaard K, Riehle K, Ma J, et al: A metagenomic approach to characterization of the vaginal microbiome signature in pregnancy. PLoS One 7(6):e36466, 2012.

Abbasi S, Gerdes JS, Sehdev HM, et al: Neonatal outcomes after exposure to indomethacin in utero: a retrospective case cohort study. Am J Obstet Gynecol 189:782, 2003.

Akgul Y, Word RA, Ensign LM, et al: Hyaluronan in cervical epithelia protects against infection-mediated preterm birth. J Clin Invest 124(12):5481, 2014.

Alexander JM, Gilstrap LC, Cox SM, et al: Clinical chorioamnionitis and the prognosis for very low birthweight infants. Obstet Gynecol 91:725, 1998.

Alexander JM, Mercer BM, Miodovnik M, et al: The impact of digital cervical examination on expectantly managed preterm ruptured membranes. Am J Obstet Gynecol 183:1003, 2000.

Alfirevic Z, Milan SJ, Livio S: Caesarean section versus vaginal delivery for preterm birth in singletons. Cochrane Database Syst Rev 9:CD000078, 2013.

Althabe F, Belizán JM, McClure EM, et al: A population-based, multifaceted strategy to implement antenatal corticosteroid treatment versus standard care for the reduction of neonatal mortality due to preterm birth in low-income and middle-income countries: the ACT cluster-randomised trial. Lancet 385(9968):629, 2015.

Althuisius SM, Dekker G, Hummel P, et al: Cervical incompetence prevention randomized cerclage trial: emergency cerclage with bed rest versus bed rest alone. Am J Obstet Gynecol 189:907, 2003.

Althuisius SM, Dekker GA, Hummel P, et al: Final results of the Cervical Incompetence Prevention Randomized Cerclage Trial (CIPRACT): therapeutic cerclage with bed rest versus bed rest alone. Am J Obstet Gynecol 185:1106, 2001.

American College of Obstetricians and Gynecologists: Magnesium sulfate before anticipated preterm birth for neuroprotection. Patient Safety Checklist No. 7, August 2012.

American College of Obstetricians and Gynecologists: Magnesium sulfate use in obstetrics. Committee Opinion No. 652, January 2016a.

American College of Obstetricians and Gynecologists: Management of preterm labor. Practice Bulletin No. 171, October 2016b.

American College of Obstetricians and Gynecologists: Prediction and prevention of preterm birth. Practice Bulletin No. 130, October 2012, Reaffirmed 2016c.

American College of Obstetricians and Gynecologists: Premature rupture of membranes. Practice Bulletin No. 172, October 2016d.

American College of Obstetricians and Gynecologists: Antenatal corticosteroid therapy for fetal maturation. Committee Opinion No. 713, August 2017a.

American College of Obstetricians and Gynecologists: Intrapartum management of intraamniotic infection. Committee Opinion No. 712, August 2017b.

American College of Obstetricians and Gynecologists: Medically indicated late-preterm and early-term deliveries. Committee Opinion No. 560, April 2013, Reaffirmed 2017c.

American College of Obstetricians and Gynecologists: Physical activity and exercise during pregnancy and the postpartum period. Committee Opinion No. 650, December 2015, Reaffirmed 2017d.

American College of Obstetricians and Gynecologists, Society for Maternal-Fetal Medicine: Periviable birth. Obstetric Care Consensus No. 6, 2017e.

Amin SB, Sinkin RA, Glantz C: Metaanalysis of the effect of antenatal indomethacin on neonatal outcomes. Am J Obstet Gynecol 197:486, 2007.

Ananth CV, Joseph KS, Oyelese Y, et al: Trends in preterm birth and perinatal mortality among singletons: United States, 1989 through 2000. Obstet Gynecol 105:1084, 2005.

Ananth CV, Liu S, Joseph KS, et al: A comparison of foetal and infant mortality in the United States and Canada. Int J Epidemiol 38(2):480, 2009.

Anderson GD, Bada HS, Sibai BM, et al: The relationship between labor and route of delivery in the preterm infant. Am J Obstet Gynecol 158:1382, 1988.

Andrews WW, Goldenberg RL, Hauth JC, et al: Interconceptional antibiotics to prevent spontaneous preterm birth: a randomized clinical trial. Am J Obstet Gynecol 194:617, 2006.

Andrews WW, Hauth JC, Goldenberg RL, et al: Amniotic fluid interleukin-6: correlation with upper genital tract microbial colonization and gestational age in women delivered after spontaneous labor versus indicated delivery. Am J Obstet Gynecol 173:606, 1995.

Andrews WW, Sibai BM, Thom EA, et al: Randomized clinical trial of metronidazole plus erythromycin to prevent spontaneous preterm delivery in fetal fibronectin-positive women. Obstet Gynecol 101:847, 2003.

Angel JL, O'Brien WF, Knuppel RA, et al: Carbohydrate intolerance in patients receiving oral tocolytics. Am J Obstet Gynecol 159:762, 1988.

Annas GJ: Extremely preterm birth and parental authority to refuse treatment—the case of Sidney Miller. N Engl J Med 35:2118, 2004.

Anum EA, Springel EH, Shriver MD, et al: Genetic contributions to disparities in preterm birth. Pediatr Res 65(1):1, 2009.

Ara I, Banu H: A prospective randomised trial of nifedipine versus placebo in preterm labour. Bangladesh J Obstet Gynaecol 23(2):61, 2008.

Arechavaleta-Velasco F, Mayon-Gonzalez J, Gonzalez-Jimenez M, et al: Association of type II apoptosis and 92-kDa type IV collagenase expression in human amniochorion in prematurely ruptured membranes with tumor necrosis factor receptor-1 expression. J Soc Gynecol Investig 9:60, 2002.

Attardi BJ, Zeleznik A, Simhan H, et al: Comparison of progesterone and glucocorticoid receptor binding and stimulation of gene expression by progesterone, 17-alpha hydroxyprogesterone caproate, and related progestins. Am J Obstet Gynecol 197(6):599.e1, 2007.

Aune D, Schlesinger S, Henriksen T, et al: Physical activity and the risk of preterm birth: a systematic review and meta-analysis of epidemiological studies. BJOG 124(12):1816, 2017.

Ball SJ, Pereira G, Jacoby P, et al: Re-evaluation of link between interpregnancy interval and adverse birth outcomes: retrospective cohort study matching two intervals per mother. BMJ 349:g4333, 2014.

Barth WH Jr: Lost in translation: the changing language of our specialty. Obstet Gynecol 127(3):423, 2016.

Beigi RH, Austin MN, Meyn LA, et al: Antimicrobial resistance associated with the treatment of bacterial vaginosis. Am J Obstet Gynecol 191:1124, 2004.

Ben-Ami M, Giladi Y, Shalev E: The combination of magnesium sulphate and nifedipine: a cause of neuromuscular blockade. BJOG 101:262, 1994.

Berghella V, Odibo AO, Tolosa JE: Cerclage for prevention of preterm birth in women with a short cervix found on transvaginal ultrasound examination: a randomized trial. Am J Obstet Gynecol 191:1311, 2004.

Berghella V, Rafael TJ, Szychowski JM, et al: Cerclage for short cervix on ultrasonography in women with singleton gestations and previous preterm birth: a meta-analysis. Obstet Gynecol 117(3):663, 2011.

Berghella V, Rust OA, Althuisius SM: Short cervix on ultrasound: does indomethacin prevent preterm birth? Am J Obstet Gynecol 195:809, 2006.

Bisits A, Madsen G, Knox M, et al: The randomized nitric oxide tocolysis trial (RNOTT) for the treatment of preterm labor. Am J Obstet Gynecol 191:683, 2004.

Bloom SL, Leveno KJ: Unproven technologies in maternal-fetal medicine and the high cost of US health care. JAMA 317(10):1025, 2017.

Bloom SL, Yost NP, McIntire DD, et al: Recurrence of preterm birth in singleton and twin pregnancies. Obstet Gynecol 98:379, 2001.

Bond DM, Middleton P, Levett KM, et al: Planned early birth versus expectant management for women with preterm prelabour rupture of membranes prior to 37 weeks' gestation for improving pregnancy outcome. Cochrane Database Syst Rev 3:CD004735, 2017.

Borgida AF, Mills AA, Feldman DM, et al: Outcome of pregnancies complicated by ruptured membranes after genetic amniocentesis. Am J Obstet Gynecol 183(4):937, 2000.

Bruschettini M, van den Hove DL, Gazzolo D, et al: Lowering the dose of antenatal steroids: the effects of a single course of betamethasone on somatic growth and brain cell proliferation in the rat. Am J Obstet Gynecol 194:1341, 2006.

Buekens P, Alexander S, Boutsen M, et al: Randomised controlled trial of routine cervical examinations in pregnancy. Lancet 344:841, 1994.

Buxton IL, Singer CA, Tichenor JN: Expression of stretch-activated two-pore potassium channels in human myometrium in pregnancy and labor. PLoS One 5(8):e12372, 2010.

Callaghan WM, MacDorman MF, Shapiro-Mendoza CK, et al: Explaining the recent decrease in US infant mortality rate, 2007-2013. Am J Obstet Gynecol 216(1):73.e1, 2017.

Canadian Preterm Labor Investigators Group: Treatment of preterm labor with the beta-adrenergic agonist ritodrine. N Engl J Med 327:308, 1992.

Cantonwine DE, Zhang Z, Rosenblatt K, et al: Evaluation of proteomic biomarkers associated with circulating microparticles as an effective means to stratify the risk of spontaneous preterm birth. Am J Obstet Gynecol 214(5):631.e1, 2016.

Carey JC, Klebanoff MA: Is a change in the vaginal flora associated with an increased risk of preterm birth? Am J Obstet Gynecol 192(4):1341, 2005.

Caritis SN, Rouse DJ, Peaceman AM, et al: Prevention of preterm birth in triplets using 17alpha-hydroxyprogesterone caproate. Obstet Gynecol 113:285, 2009.

Caritis SN, Sharma S, Venkataramanan R, et al: Pharmacology and placental transport of 17-hydroxyprogesterone caproate in singleton gestation. Am J Obstet Gynecol 207(5):398.e1, 2012.

Caritis SN, Venkataramanan R, Thom E, et al: Relationship between 17-alpha hydroxyprogesterone caproate concentration and spontaneous preterm birth. Am J Obstet Gynecol 210(2):128.e1, 2014.

Carlan SJ, O'Brien WF, Parsons MT, et al: Preterm premature rupture of membranes: a randomized study of home versus hospital management. Obstet Gynecol 81:61, 1993.

Carroll SG, Blott M, Nicolaides KH: Preterm prelabor amniorrhexis: outcome of live births. Obstet Gynecol 86:18, 1995.

Carroll SG, Papaionnou S, Ntumazah IL, et al: Lower genital tract swabs in the prediction of intrauterine infection in preterm prelabour rupture of the membranes. BJOG 103:54, 1996.

Casanueva E, Ripoll C, Meza-Camacho C, et al: Possible interplay between vitamin C deficiency and prolactin in pregnant women with premature rupture of membranes: facts and hypothesis. Med Hypotheses 64:241, 2005.

Casey ML, Cox SM, Word RA, et al: Cytokines and infection-induced preterm labour. Reprod Fertil Devel 2:499, 1990.

Casey ML, MacDonald PC: Transforming growth factor-beta inhibits progesterone-induced enkephalinase expression in human endometrial stromal cells. J Clin Endocrinol Metab 81:4022, 1996.

Cha J, Bartos A, Egashira M, et al: Combinatory approaches prevent preterm birth profoundly exacerbated by gene-environment interactions. J Clin Invest 123(9):4063, 2013.

Chaim W, Mazor M: Intraamniotic infection with fusobacteria. Arch Gynecol Obstet 251:1, 1992.

Challis JR, Sloboda DM, Alfaidy N, et al: Prostaglandins and mechanisms of preterm birth. Reproduction 124:1, 2002.

Chao TT, Bloom SL, Mitchell JS, et al: The diagnosis and natural history of false preterm labor. Obstet Gynecol 118(6):1301, 2011.

Chuang TH, Ulevitch RJ: Cloning and characterization of a subfamily of human toll-like receptors: hTLR7, hTLR8, and hTLR9. Eur Cytokine Netw 11:372, 2000.

Cnattingius S, Villamor E, Johansson S, et al: Maternal obesity and risk of preterm delivery. JAMA 309(22):2362, 2013.

Cohen AW, Copel JA, Macones GA, et al: Unjustified increase in cost of care resulting from U.S. Food and Drug Administration approval of Makena (17α-hydroxyprogesterone caproate). Obstet Gynecol 117(6):1408, 2011.

Collaborative Home Uterine Monitoring Study Group: A multicenter randomized controlled trial of home uterine monitoring: active versus sham device. Am J Obstet Gynecol 173:1170, 1995.

Collins JW Jr, David RJ, Simon DM, et al: Preterm birth among African American and white women with a lifelong residence in high-income Chicago neighborhoods: an exploratory study. Ethn Dis 17(1):113, 2007.

Conde-Agudelo A, Rosas-Bermúdez A, Kafury-Goeta AC: Birth spacing and risk of adverse perinatal outcomes: a meta-analysis. JAMA 295:1809, 2006.

Consortium on Safe Labor: Respiratory morbidity in late preterm births. JAMA 304(4):419, 2010.

Cook CM, Ellwood DA: A longitudinal study of the cervix in pregnancy using transvaginal ultrasound. BJOG 103:16, 1996.

Copper RL, Goldenberg RL, Dubard MB, et al: Cervical examination and tocodynamometry at 28 weeks' gestation: prediction of spontaneous preterm birth. Am J Obstet Gynecol 172:666, 1995.

Cotton DB, Strassner HT, Hill LM, et al: Comparison between magnesium sulfate, terbutaline and a placebo for inhibition of preterm labor: a randomized study. J Reprod Med 29:92, 1984.

Cox SM, Leveno KJ: Intentional delivery versus expectant management with preterm ruptured membranes at 30–34 weeks' gestation. Obstet Gynecol 86:875, 1995.

Cox SM, Sherman ML, Leveno KJ: Randomized investigation of magnesium sulfate for prevention of preterm birth. Am J Obstet Gynecol 163:767, 1990.

Cox SM, Williams ML, Leveno KJ: The natural history of preterm ruptured membranes: what to expect of expectant management. Obstet Gynecol 71:558, 1988.

Creasy RK, Gummer BA, Liggins GC: System for predicting spontaneous preterm birth. Obstet Gynecol 55(6):692, 1980.

Crowley AE, Grivell RM, Dodd JM: Sealing procedures for preterm prelabour rupture of membranes. Cochrane Database Syst Rev 7:CD010218, 2016.

Crowther CA, Brown J, McKinlay CJ, et al: Magnesium sulphate for preventing preterm birth in threatened preterm labour. Cochrane Database Syst Rev 8:CD001060, 2014.

Crowther CA, Doyle LW, Haslam RR, et al: Outcomes at 2 years of age after repeat doses of antenatal corticosteroids. N Engl J Med 357:1179, 2007.

Crowther CA, Harding JE: Antenatal glucocorticoids for late preterm birth. N Engl J Med 374(14):1376, 2016.

Crowther CA, Hiller JE, Doyle LW, et al: Effect of magnesium sulfate given for neuroprotection before preterm birth: a randomized controlled trial. JAMA 290:2669, 2003.

Crowther CA, McKinlay CJ, Middleton P, et al: Repeat doses of prenatal corticosteroids for women at risk for preterm birth for improving neonatal health outcomes. Cochran Database Syst Rev 6:CD003935, 2011.

Culhane JF, Rauh V, McCollum KF, et al: Exposure to chronic stress and ethnic differences in rates of bacterial vaginosis among pregnant women. Am J Obstet Gynecol 187(5):1272, 2002.

Delnord M, Hindori-Mohangoo AD, Smith LK, et al: Variations in very preterm birth rates in 30 high-income countries: are valid international comparisons possible using routine data. BJOG 124(5):785, 2017.

Di Mascio D, Magro-Malosso ER, Saccone G, et al: Exercise during pregnancy in normal-weight women and risk of preterm birth: a systematic review and meta-analysis of randomized controlled trials. Am J Obstet Gynecol 215(5):561, 2016.

Dolan SM, Gross SJ, Merkatz IR, et al: The contribution of birth defects to preterm birth and low birth weight. Obstet Gynecol 110:318, 2007.

Donders GG, Van Calsteren K, Bellen G, et al: Predictive value for preterm birth of abnormal vaginal flora, bacterial vaginosis and aerobic vaginitis during the first trimester of pregnancy. BJOG 116(10):1315, 2009.

Donovan BM, Spracklen CN, Schweizer ML, et al: Intimate partner violence during pregnancy and the risk for adverse infant outcomes: a systematic review and meta-analysis. BJOG 123(8):1289, 2016.

Doyle LW, Crowther CA, Middleton S, et al: Magnesium sulfate for women at risk of preterm birth for neuroprotection of the fetus. Cochrane Database Syst Rev 1:CD004661, 2009.

Dutta EH, Behnia F, Boldogh I, et al: Oxidative stress damage-associated molecular signaling pathways differentiate spontaneous preterm birth and preterm premature rupture of the membranes. Mol Hum Reprod 22(2):143, 2016.

Eichenwald EC, Stark AR: Management and outcomes of very low birth weight. N Engl J Med 358(16):1700, 2008.

El-Bastawissi AY, Williams MA, Riley DE, et al: Amniotic fluid interleukin-6 and preterm delivery: a review. Obstet Gynecol 95:1056, 2000.

Elimian A, Garry D, Figueroa R, et al: Antenatal betamethasone compared with dexamethasone (Betacode Trial): a randomized controlled trial. Obstet Gynecol 110:26, 2007.

El-Sayed Y, Riley ET, Holbrook RH, et al: Randomized comparison of intravenous nitroglycerin and magnesium sulfate for treatment of preterm labor. Obstet Gynecol 93:79, 1999.

Esplin MS: The importance of clinical phenotype in understanding and preventing spontaneous preterm birth. Am J Perinatol 33(3):236, 2016.

Esplin MS, Elovitz MA, Iams JD, et al: Predictive accuracy of serial transvaginal cervical lengths and quantitative vaginal fetal fibronectin levels for spontaneous preterm birth among nulliparous women. JAMA 317(10):1047, 2017.

Esplin MS, Varner MW: Genetic factors in preterm birth—the future. BJOG 112 (Suppl 1):97, 2005.

Fanaroff AA, Stoll BJ, Wright LL, et al: Trends in neonatal morbidity and mortality for very low birthweight infants. Am J Obstet Gynecol 196:e1.147, 2007.

Farooqi A, Holmgren PA, Engberg S, et al: Survival and 2-year outcome with expectant management of second trimester rupture of membranes. Obstet Gynecol 92:895, 1998.

Ferré C, Callaghan W, Olson C, et al: Effects of maternal age and age-specific preterm birth rates on overall preterm birth rates—United States, 2007 and 2014. MMWR 65(43):1181, 2016.

Flenady V, Hawley G, Stock OM, et al: Prophylactic antibiotics for inhibiting preterm labour with intact membranes. Cochrane Database Syst Rev 12:CD000246, 2013.

Flenady V, Reinebrant HE, Liley HG, et al: Oxytocin receptor antagonists for inhibiting preterm labour. Cochrane Database Syst Rev 6:CD004452, 2014a.

Flenady V, Wojcieszek AM, Papatsonis DN, et al: Calcium channel blockers for inhibiting preterm labour and birth. Cochrane Database Syst Rev 6:CD002255, 2014b.

Fonseca EB, Celik E, Para M, et al: Progesterone and the risk of preterm birth among women with a short cervix. N Engl J Med 357:462, 2007.

Food and Drug Administration: FDA drug safety communication: FDA recommends against prolonged use of magnesium sulfate to stop pre-term labor due to bone changes in exposed babies. May 30, 2013. Available at: http://www.fda.gov/drugs/drugsafety/ucm35333.htm. Accessed November 9, 2017.

Food and Drug Administration: FDA drug safety communication: new warnings against use of terbutaline to treat preterm labor. February 17, 2011. Available at: http://www.fda.gov/drugs/drugsafety/ucm243539.htm. Accessed November 9, 2017.

Fortunato SJ, Menon R: IL-1 beta is a better inducer of apoptosis in human fetal membranes than IL-6. Placenta 24:922, 2003.

Fortunato SJ, Menon R, Lombardi SJ: MMP/TIMP imbalance in amniotic fluid during PROM: an indirect support for endogenous pathway to membrane rupture. J Perinat Med 27:362, 1999a.

Fortunato SJ, Menon R, Lombardi SJ: Role of tumor necrosis factor-alpha in the premature rupture of membranes and preterm labor pathways. Am J Obstet Gynecol 187:1159, 2002.

Fortunato SJ, Menon R, Lombardi SJ: Stromelysins in placental membranes and amniotic fluid with premature rupture of membranes. Obstet Gynecol 94:435, 1999b.

Frey HA, Klebanoff MA: The epidemiology, etiology, and costs of preterm birth. Semin Fetal Neonatal Med 21(2):68, 2016.

Furcron AE, Romero R, Plazyo O, et al: Vaginal progesterone, but not 17α-hydroxyprogesterone caproate, has antiinflammatory effects at the murine maternal-fetal interface. Am J Obstet Gynecol 213(6):846.e1, 2015.

Gajer P, Brotman RM, Bai G, et al: Temporal dynamics of the human vaginal microbiota. Sci Transl Med 4(132):132ra52, 2012.

Gardner MO, Owen J, Skelly S, et al: Preterm delivery after indomethacin: a risk factor for neonatal complications? J Reprod Med 41:903, 1996.

Garite TJ, Keegan KA, Freeman RK, et al: A randomized trial of ritodrine tocolysis versus expectant management in patients with premature rupture of membranes at 25 to 30 weeks of gestation. Am J Obstet Gynecol 157:388, 1987.

Garite TJ, Kurtzman J, Maurel K, et al: Impact of a "rescue course" of antenatal corticosteroids: a multicenter randomized placebo-controlled trial. Am J Obstet Gynecol 200:248.e.1, 2009.

Gaudet LM, Smith G: Cerebral palsy and chorioamnionitis: the inflammatory cytokine link. Obstet Gynecol Surv 56(7):433, 2001.

Gerber S, Vial Y, Hohlfeld P, et al: Detection of Ureaplasma urealyticum in second-trimester amniotic fluid by polymerase chain reaction correlates with subsequent preterm labor and delivery. J Infect Dis 187:518, 2003.

Gibson CS, MacLennan AH, Dekker GA, et al: Genetic polymorphisms and spontaneous preterm birth. Obstet Gynecol 109:384, 2007.

Gielchinsky Y, Mankuta D, Samueloff A, et al: First pregnancy in women over 45 years of age carries increased obstetrical risk [Abstract]. Am J Obstet Gynecol 187:S87, 2002.

Gillespie SL, Christian LM, Alston AD, et al: Childhood stress and birth timing among African American women: cortisol as biological mediator. Psychoneuroendocrinology 84:32, 2017.

Giraldo-Isaza MA, Berghella V: Cervical cerclage and preterm PROM. Clin Obstet Gynecol 54(2):313, 2011.

Girsen AI, Mayo JA, Carmichael SL, et al: Women's prepregnancy underweight as a risk factor for preterm birth: a retrospective study. BJOG 123(12):2001, 2016.

Goepfert AR, Jeffcoat MK, Andrews W, et al: Periodontal disease and upper genital tract inflammation in early spontaneous preterm birth. Obstet Gynecol 104:777, 2004.

Goldenberg RL: The management of preterm labor. Obstet Gynecol 100:1020, 2002.

Goldenberg RL, Culhane JF, Iams JD, et al: Preterm birth 1: epidemiology and causes of preterm birth. Lancet 371:75, 2008.

Goldenberg RL, Hauth JC, Andrews WW: Intrauterine infection and preterm delivery. N Engl J Med 342:1500, 2000.

Goldenberg RL, Mwatha A, Read JS, et al: The HPTN 024 Study: the efficacy of antibiotics to prevent chorioamnionitis and preterm birth. Am J Obstet Gynecol 194:650, 2006.

Goldstein B, Bradley B, Ressler KJ, et al: Associations between posttraumatic stress disorder, emotion dysregulation, and alcohol dependence symptoms among inner city females. J Clin Psychol 73(3):319, 2017.

Gomez R, Romero R, Edwin SS, et al: Pathogenesis of preterm labor and preterm premature rupture of membranes associated with intraamniotic infection. Infect Dis Clin North Am 11:135, 1997.

Gomez R, Romero R, Glasasso M, et al: The value of amniotic fluid interleukin-6, white blood cell count, and gram stain in the diagnosis of microbial invasion of the amniotic cavity in patients at term. Am J Reprod Immunol 32:200, 1994.

Goncalves LF, Chaiworapongsa T, Romero R: Intrauterine infection and prematurity. Ment Retard Dev Disabil Res Rev 8:3, 2002.

Gonzalez JM, Xu H, Ofori E, et al: Toll-like receptors in the uterus, cervix, and placenta: is pregnancy an immunosuppressed state? Am J Obstet Gynecol 197(3):296, 2007.

Goodwin TM, Millar L, North L, et al: The pharmacokinetics of the oxytocin antagonist atosiban in pregnant women with preterm uterine contractions. Am J Obstet Gynecol 173:913, 1995.

Goulet C, Gevry H, Lemay M, et al: A randomized clinical trial of care for women with preterm labour: home management versus hospital management. CMAJ 164:985, 2001.

Goya M, Pratcorona L, Merced C, et al: Cervical pessary in pregnant women with a short cervix (PECEP): an open-label randomised controlled trial. Lancet 379(9828):1790, 2012.

Gravett MG, Adams KM, Sadowsky DW, et al: Immunomodulators plus antibiotics delay preterm delivery after experimental intraamniotic infection in a nonhuman primate model. Am J Obstet Gynecol 197(5):518.e1, 2007.

Grether JK, Hoogstrate J, Walsh-Greene E, et al: Magnesium sulfate for tocolysis and risk of spastic cerebral palsy in premature children born to women without preeclampsia. Am J Obstet Gynecol 183:717, 2000.

Grobman WA, Gilbert SA, Iams JD, et al: Activity restriction among women with a short cervix. Obstet Gynecol 121:1181, 2013.

Grobman WA, Thom EA, Spong CY, et al: 17alpha-Hydroxyprogesterone caproate to prevent prematurity in nulliparas with cervical length less than 30 mm. Am J Obstet Gynecol 207(5):390e.1, 2012.

Grobman WA, Welshman EE, Calhoun EA: Does fetal fibronectin use in the diagnosis of preterm labor affect physician behavior and health care costs? A randomized trial. Am J Obstet Gynecol 191:235, 2004.

Guillen Ú, DeMauro S, Ma L, et al: Survival rates in extremely low birthweight infants depend on the denominator: avoiding potential for bias by specifying denominators. Am J Obstet Gynecol 205:328.e1, 2011.

Guinn DA, Goepfert AR, Owen J, et al: Terbutaline pump maintenance therapy for prevention of preterm delivery: a double-blind trial. Am J Obstet Gynecol 179:874, 1998.

Gyamfi-Bannerman C, Thom EA, Blackwell SC, et al: Antenatal betamethasone for women at risk for late preterm delivery. N Engl J Med 374(14):1311, 2016.

Gyetvai K, Hannah ME, Hodnett ED, et al: Tocolytics for preterm labor: a systematic review. Obstet Gynecol 94:869, 1999.

Hadi HA, Hodson CA, Strickland D: Premature rupture of the membranes between 20 and 25 weeks' gestation: role of amniotic fluid volume in perinatal outcome. Am J Obstet Gynecol 170:1139, 1994.

Hamilton S, Oomomian Y, Stephen G, et al: Macrophages infiltrate the human and rat decidua during term and preterm labor: evidence that decidual inflammation precedes labor. Biol Reprod 86(2):39, 2012.

Hampton T: Genetic link found for premature birth risk. JAMA 296:1713, 2006.

Hankins GD, Hauth JC, Cissik JH, et al: Effects of ritodrine hydrochloride on arteriovenous blood gas and shunt in healthy pregnant yellow baboons. Am J Obstet Gynecol 158:658, 1988.

Hassan SS, Romero R, Vidyadhari D, et al: Vaginal progesterone reduces the rate of preterm birth in women with sonographic short cervix: a multicenter, randomized, double-blind, placebo-controlled trial. Ultrasound Obstet Gynecol 38:18, 2011.

Hawkins JS: Lower Genital Tract Procedures. In Yeomans ER, Hoffman BL, Gilstrap LC III, et al (eds): Cunningham and Gilstrap's Operative Obstetrics, 3rd ed. New York, McGraw-Hill Education, 2017.

Heine RP, McGregor JA, Goodwin TM, et al: Serial salivary estriol to detect an increased risk of preterm birth. Obstet Gynecol 96:490, 2000.

Heng YJ, Pennell CE, McDonald SW, et al: Maternal whole blood gene expression at 18 and 28 weeks of gestation associated with spontaneous preterm birth in asymptomatic women. PLoS One 11(6):e0155191, 2016.

Higgins RD, Saade G, Polin RA, et al: Evaluation and management of women and newborns with a maternal diagnosis of chorioamnionitis: summary of a workshop. Obstet Gynecol 127(3):426, 2016.

Hill WC: US term stillbirth rates and the 39-week rule: a cause for concern? Am J Obstet Gynecol 216(1):85, 2017.

Hillier SL, Martius J, Krohn M, et al: A case-control study of chorioamnionic infection and histologic chorioamnionitis in prematurity. N Engl J Med 319:972, 1988.

Hillier SL, Nugent RP, Eschenbach DA, et al: Association between bacterial vaginosis and preterm delivery of a low-birth-weight infant. N Engl J Med 333:1737, 1995.

Hirota Y, Daikoku T, Tranguch S, et al: Uterine-specific p53 deficiency confers premature uterine senescence and promotes preterm birth in mice. J Clin Invest 120(3):803, 2010.

Hitti J, Tarczy-Hornoch P, Murphy J, et al: Amniotic fluid infection, cytokines, and adverse outcome among infants at 34 weeks' gestation or less. Obstet Gynecol 98:1080, 2001.

Hobel C, Culhane J: Role of psychosocial and nutritional stress on poor pregnancy outcome. J Nutr 133:1709S, 2003.

Hoffman MC, Mazzoni SE, Wagner BD, et al: Measures of maternal stress and mood in relation to preterm birth. Obstet Gynecol 127(3):545, 2016.

Holmlund U, Cabers G, Dahlfors AR, et al: Expression and regulation of the pattern recognition receptors Toll-like receptor-2 and Toll-like receptor-4 in the human placenta. Immunology 107:145, 2002.

Holt R, Timmons BC, Akgul Y, et al: The molecular mechanisms of cervical ripening differ between term and preterm birth. Endocrinology 152:1036, 2011.

How HY, Hughes SA, Vogel RL, et al: Oral terbutaline in the outpatient management of preterm labor. Am J Obstet Gynecol 173:1518, 1995.

How HY, Zafaranchi L, Stella CL, et al: Tocolysis in women with preterm labor between $32^{0/7}$ and $34^{6/7}$ weeks of gestation: a randomized controlled pilot study. Am J Obstet Gynecol 194:976, 2006.

Hua R, Pease JE, Cheng W, et al: Human labour is associated with decline in myometrial chemokine receptor expression: the role of prostaglandins, oxytocin, and cytokines. Am J Reprod Immunol 69:21, 2013.

Hui SY, Chor CM, Lau TK, et al: Cerclage pessary for preventing preterm birth in women with a singleton pregnancy and a short cervix at 20 to 24 weeks: a randomized controlled trial. Am J Perinatol 30:283, 2013.

Iams JD, Clapp DH, Contox DA, et al: Does extraamniotic infection cause preterm labor? Gas-liquid chromatography studies of amniotic fluid in amnionitis, preterm labor, and normal controls. Obstet Gynecol 70:365, 1987.

Iams JD, Goldenberg RL, Meis PJ, et al: The length of the cervix and the risk of spontaneous premature delivery. N Engl J Med 334:567, 1996.

Iams JD, Johnson FF, Parker M: A prospective evaluation of the signs and symptoms of preterm labor. Obstet Gynecol 84:227, 1994.

Iams JD, Newman RB, Thom EA, et al: Frequency of uterine contractions and the risk of spontaneous preterm birth. N Engl J Med 346:250, 2002.

Iams JD, Stilson R, Johnson FF, et al: Symptoms that precede preterm labor and preterm premature rupture of the membranes. Am J Obstet Gynecol 162:486, 1990.

Institute of Medicine: Preterm Birth: Causes, Consequences, and Prevention. Washington, National Academies Press, 2007.

Ishii N, Kono Y, Yonemoto N, et al: Outcomes of infants born at 22 and 23 weeks' gestation. Pediatrics 132(1):62, 2013.

Janssens S, Beyaert R: Role of Toll-like receptors in pathogen recognition. Clin Microbiol Rev 16:637, 2003.

Kamath-Rayne BD, Rozance PJ, Goldenberg RL, et al: Antenatal corticosteroids beyond 34 weeks gestation: what do we do now? Am J Obstet Gynecol 215(4):423, 2016.

Keelan JA, Blumenstein M, Helliwell RJ, et al: Cytokines, prostaglandins and parturition—a review. Placenta 24:S33, 2003.

Kenyon S, Boulvain M, Neilson J: Antibiotics for preterm rupture of the membranes: a systematic review. Obstet Gynecol 104:1051, 2004.

Kenyon S, Pike K, Jones DR, et al: Childhood outcomes after prescription of antibiotics to pregnant women with preterm rupture of the membranes: 7-year follow-up of the ORACLE I trial. Lancet 372:1310, 2008a.

Kenyon S, Pike K, Jones DR, et al: Childhood outcomes after prescription of antibiotics to pregnant women with spontaneous preterm labour: 7-year follow-up of the ORACLE II trial. Lancet 372:1319, 2008b.

Kenyon SL, Taylor DJ, Tarnow-Mordi, et al: Broad-spectrum antibiotics for spontaneous preterm labour: the ORACLE II randomized trial. Lancet 357:989, 2001.

Kerstjens JM, Bocca-Tjeertes IF, de Winter AF, et al: Neonatal morbidities and developmental delay in moderately preterm-born children. Pediatrics 130(2):e265, 2012.

King JF, Flenady V, Papatsonis D, et al: Calcium channel blockers for inhibiting preterm labour: a systematic review of the evidence and a protocol for administration of nifedipine. Aust N Z J Obstet Gynaecol 43:192, 2003.

Korita D, Sagawa N, Itoh H, et al: Cyclic mechanical stretch augments prostacyclin production in cultured human uterine myometrial cells from pregnant women: possible involvement of up-regulation of prostacyclin synthase expression. J Clin Endocrinol Metab 87:5209, 2002.

Kovacevich GJ, Gaich SA, Lavin JP, et al: The prevalence of thromboembolic events among women with extended bed rest prescribed as part of the treatment for premature labor or preterm premature rupture of membranes. Am J Obstet Gynecol 182:1089, 2000.

Kragt H, Keirse MJ: How accurate is a woman's diagnosis of threatened preterm delivery? BJOG 97:317, 1990.

Kramer MS, Coates AL, Michoud MC, et al: Maternal anthropometry and idiopathic preterm labor. Obstet Gynecol 86:744, 1995.

Kurki T, Sivonen A, Renkonen OV, et al: Bacterial vaginosis in early pregnancy and pregnancy outcome. Obstet Gynecol 80:173, 1992.

Kurtzman JL, Thorp JM Jr, Spielman FJ, et al: Do nifedipine and verapamil potentiate the cardiac toxicity of magnesium sulfate? Am J Perinatol 10:450, 1993.

Lam F, Gill P, Smith M, et al: Use of the subcutaneous terbutaline pump for long-term tocolysis. Obstet Gynecol 72:810, 1988.

Laskin MD, Yinon Y, Whittle WL: Preterm premature rupture of membranes in the presence of cerclage: is the risk for intrauterine infection and adverse neonatal outcome increased. J Matern Fetal Neonatal Med 25(4):424, 2012.

Laughon SK, Albert PS, Leishear K, et al: The NICHD Consecutive Pregnancies Study: recurrent preterm delivery by subtype. Am J Obstet Gynecol 210(2):131.e1, 2014.

Lee SE, Romero R, Jung H: The intensity of the fetal inflammatory response in intraamniotic inflammation with and without microbial invasion of the amniotic cavity. Am J Obstet Gynecol 197(3):294, 2007.

Lee SE, Romero R, Park CW: The frequency and significance of intraamniotic inflammation in patients with cervical insufficiency. Am J Obstet Gynecol 198(6):633, 2008.

Lees CC, Lojacono A, Thompson C, et al: Glyceryl trinitrate and ritodrine in tocolysis: an international multicenter randomized study. Obstet Gynecol 94:403, 1999.

Leeson SC, Maresh MJ, Martindale EA, et al: Detection of fetal fibronectin as a predictor of preterm delivery in high risk symptomatic pregnancies. BJOG 103:48, 1996.

Leitich H, Bodner-Adler B, Brunbauer M, et al: Bacterial vaginosis as a risk factor for preterm delivery: a meta-analysis. Am J Obstet Gynecol 189:139, 2003a.

Leitich H, Brunbauer M, Bodner-Adler B, et al: Antibiotic treatment of bacterial vaginosis in pregnancy: a meta-analysis. Am J Obstet Gynecol 188:752, 2003b.

Leveno KJ, Cox K, Roark ML: Cervical dilatation and prematurity revisited. Obstet Gynecol 68(3):434, 1986a.

Leveno KJ, Klein VR, Guzick DS, et al: Single-centre randomised trial of ritodrine hydrochloride for preterm labour. Lancet 1:1293, 1986b.

Leveno KJ, McIntire DD, Bloom SL, et al: Decreased preterm births in an inner-city public hospital. Obstet Gynecol 113(3):578, 2009.

Lewis DF, Adair CD, Robichaux AG, et al: Antibiotic therapy in preterm premature rupture of membranes: are seven days necessary? A preliminary, randomized clinical trial. Am J Obstet Gynecol 188:1413, 2003.

Lewis DF, Robichaux AG, Jaekle RK, et al: Expectant management of preterm premature rupture of membranes and nonvertex presentation: what are the risks? Am J Obstet Gynecol 196:566, 2007.

Lewis R, Mercer BM, Salama M, et al: Oral terbutaline after parenteral tocolysis: a randomized, double-blind, placebo-controlled trial. Am J Obstet Gynecol 175:834, 1996.

Lieman JM, Brumfield CG, Carlo W, et al: Preterm premature rupture of membranes: is there an optimal gestational age for delivery? Obstet Gynecol 105:12, 2005.

Liggins GC, Howie RN: A controlled trial of antepartum glucocorticoid treatment for prevention of the respiratory distress syndrome in premature infants. Pediatrics 50:515, 1972.

Likis FE, Velez Edwards DR, Andrews JC, et al: Progestogens for preterm birth prevention. Obstet Gynecol 120:897, 2012.

Lockwood CJ: Stress-associated preterm delivery: the role of corticotropin-releasing hormone. Am J Obstet Gynecol 180:S264, 1999.

Lockwood CJ, Senyei AE, Dische MR, et al: Fetal fibronectin in cervical and vaginal secretions as a predictor of preterm delivery. N Engl J Med 325:669, 1991.

Loe SM, Sanchez-Ramos L, Kaunitz AM: Assessing the neonatal safety of indomethacin tocolysis: a systematic review with meta-analysis. Obstet Gynecol 106:173, 2005.

Low JA, Panagiotopoulos C, Derrick EJ: Newborn complication after intrapartum asphyxia with metabolic acidosis in the preterm fetus. Am J Obstet Gynecol 172:805, 1995.

Luke B, Mamelle N, Keith L, et al: The association between occupational factors and preterm birth: a United States nurses study. Am J Obstet Gynecol 173:849, 1995.

Lyall F, Lye S, Teoh T, et al: Expression of Gsalpha, connexin-43, connexin-26, and EP1, 3, and 4 receptors in myometrium of prelabor singleton versus multiple gestations and the effects of mechanical stretch and steroids on Gsalpha. J Soc Gynecol Investig 9:299, 2002.

Lyell DJ, Pullen K, Campbell L, et al: Magnesium sulfate compared with nifedipine for acute tocolysis of preterm labor: a randomized controlled trial. Obstet Gynecol 1108:61, 2007.

Mackeen AD, Seibel-Seamon J, Muhammad J, et al: Tocolytics for preterm premature rupture of membranes. Cochrane Database Syst Rev 2:CD007062, 2014.

Macones GA, Parry S, Elkousy M, et al: A polymorphism in the promoter region of TNF and bacterial vaginosis: preliminary evidence of gene-environment interaction in the etiology of spontaneous preterm birth. Am J Obstet Gynecol 190:1504, 2004.

Major CA, Towers CW, Lewis DF, et al: Expectant management of preterm premature rupture of membranes complicated by active recurrent genital herpes. Am J Obstet Gynecol 188:1551, 2003.

Malloy MH, Onstad L, Wright E: The effect of cesarean delivery on birth outcome in very low birth weight infants. Obstet Gynecol 77:498, 1991.

Manuck TA, Lai Y, Meis PJ, et al: Progesterone receptor polymorphisms and clinical response to 17-alpha-hydroxyprogesterone caproate. Am J Obstet Gynecol 205(2):135.e1, 2011.

Marret S, Marpeau L, Bénichou J: Benefit of magnesium sulfate given before very preterm birth to protect infant brain. Pediatrics 121(1):225, 2008.

Martin JA, Hamilton BE, Osterman MJ: Births: final data for 2015. Natl Vital Stat Rep 66(1):1, 2017.

Martin JA, Osterman MJ, Kirmeyer SE, et al: Measuring gestational age in vital statistics data: transitioning to the obstetric estimate. Natl Vital Stat Rep 64(5):1, 2015.

Matthews TJ, MacDorman MF, Thoma ME: Infant mortality statistics from the 2013 period linked birth/infant death data set. Natl Vital Stat Rep 64(9):1, 2015.

Maymon E, Romero R, Pacora P, et al: Evidence for the participation of interstitial collagenase (matrix metalloproteinase 1) in preterm premature rupture of membranes. Am J Obstet Gynecol 183(4):914, 2000.

McCall CA, Grimes DA, Drapkin Lyerly A: "Therapeutic" bed rest in pregnancy unethical and unsupported by data. Obstet Gynecol 121:1305, 2013.

McElrath TF, Allred E, Leviton A: Prolonged latency after preterm premature rupture of membranes: an evaluation of histologic condition and intracranial ultrasonic abnormality in the neonate born at <28 weeks of gestation. Am J Obstet Gynecol 189:794, 2003.

McElrath TF, Norwitz ER, Lieberman ES, et al: Perinatal outcome after preterm premature rupture of membranes with in situ cervical cerclage. Am J Obstet Gynecol 187:1147, 2002.

McEvoy C, Schilling D, Segel S, et al: Improved respiratory compliance in preterm infants after a single rescue course of antenatal steroids: a randomized trial. Am J Obstet Gynecol 202(6):544.e1, 2010.

McGregor JA, Jackson GM, Lachelin GC, et al: Salivary estriol as risk assessment for preterm labor: a prospective trial. Am J Obstet Gynecol 173:1337, 1995.

McIntire DD, Leveno KJ: Neonatal mortality and morbidity rates in later preterm births compared with births at term. Obstet Gynecol 111:35, 2008.

McManemy J, Cooke E, Amon E, et al: Recurrence risk for preterm delivery. Am J Obstet Gynecol 196(6):576.e1, 2007.

McPherson JA, Rouse DJ, Grobman WA, et al: Association of duration of neuroprotective magnesium sulfate infusion with neonatal and maternal outcomes. Obstet Gynecol 124(4):749, 2014.

Meis PJ, Klebanoff M, Thom E, et al: Prevention of recurrent preterm delivery by 17alpha-hydroxyprogesterone caproate. N Engl J Med 348:2379, 2003.

Meis PJ, Michielutte R, Peters TJ, et al: Factors associated with preterm birth in Cardiff, Wales, I. Univariable and multivariable analysis. Am J Obstet Gynecol 173:590, 1995.

Menon R: Oxidative stress damage as a detrimental factor in preterm birth pathology. Front Immunol 5:567, 2014a.

Menon R, Behnia F, Polettini J, et al: Placental membrane aging and HMGB1 signaling associated with human parturition. Aging (Albany NY) 8(2):216, 2016.

Menon R, Jones J, Gunst PR, et al: Amniotic fluid metabolomic analysis in spontaneous preterm birth. Reprod Sci 21(6):791, 2014b.

Mercer BM: Preterm premature rupture of the membranes. Obstet Gynecol 101:178, 2003.

Mercer BM, Arheart KL: Antimicrobial therapy in expectant management of preterm premature rupture of the membranes. Lancet 346:1271, 1995.

Mercer BM, Carr TL, Beazley DD, et al: Antibiotic use in pregnancy and drug-resistant infant sepsis. Am J Obstet Gynecol 181:816, 1999.

Mercer BM, Crocker LG, Boe NM, et al: Induction versus expectant management in premature rupture of the membranes with mature amniotic fluid at 32 to 36 weeks: a randomized trial. Am J Obstet Gynecol 169:775, 1993.

Mercer BM, Miodovnik M, Thurnau GR, et al: Antibiotic therapy for reduction of infant morbidity after preterm premature rupture of the membranes. JAMA 278:989, 1997.

Merkatz IR, Peter JB, Barden TP: Ritodrine hydrochloride: a betamimetic agent for use in preterm labor, II. Evidence of efficacy. Obstet Gynecol 56:7, 1980.

Michalowicz BS, Hodges JS, DiAngelis AJ, et al: Treatment of periodontal disease and the risk of preterm birth. N Engl J Med 355:1885, 2006.

Mogami H, Kishore AH, Shi H, et al: Fetal fibronectin signaling induces matrix metalloproteases and cyclooxygenase-2 (COX-2) in amnion cells and preterm birth in mice. J Biol Chem 288(3):1953, 2013.

Montalbano AP, Hawgood S, Mendelson CR: Mice deficient in surfactant protein A (SP-A) and SP-D or in TLR2 manifest delayed parturition and decreased expression of inflammatory and contractile genes. Endocrinology 154(1):483, 2013.

Morales WJ, Madhav H: Efficacy and safety of indomethacin compared with magnesium sulfate in the management of preterm labor: a randomized study. Am J Obstet Gynecol 169:97, 1993a.

Morales WJ, Smith SG, Angel JL, et al: Efficacy and safety of indomethacin versus ritodrine in the management of preterm labor: a randomized study. Obstet Gynecol 74:567, 1989.

Morales WJ, Talley T: Premature rupture of membranes at <25 weeks: a management dilemma. Am J Obstet Gynecol 168:503, 1993b.

Morency AM, Bujold E: The effect of second-trimester antibiotic therapy on the rate of preterm birth. J Obstet Gynaecol Can 29:35, 2007.

Morgan JL, Nelson DB, Casey BM, et al: Impact of metabolic acidemia at birth on neonatal outcomes in infants born before 34 weeks' gestation. J Matern Fetal Neonatal Med 30(16):1902, 2017.

Moutquin JM, Sherman D, Cohen H, et al: Double-blind, randomized, controlled trial of atosiban and ritodrine in the treatment of preterm labor: a multicenter effectiveness and safety study. Am J Obstet Gynecol 183:1191, 2000.

Muench MV, Baschat AA, Kopelman J, et al: Indomethacin therapy initiated before 24 weeks of gestation for the prevention of preterm birth [Abstract]. Obstet Gynecol 101:65S, 2003.

Muench V, Harman CR, Baschat AA, et al: Early fetal exposure to long term indomethacin therapy to prevent preterm delivery: neonatal outcome. Am J Obstet Gynecol 185:S149, 2001.

Murphy KE: Betamethasone compared with dexamethasone for preterm birth: a call for trials. Obstet Gynecol 110:7, 2007.

Nallasamy S, Mahendroo M: Distinct roles of cervical epithelia and stroma in pregnancy and parturition. Semin Reprod Med 35(2):190, 2017.

National Institutes of Health: Antenatal corticosteroids revisited: repeat courses. NIH Consens Statement 17(2):1, 2000.

Nelson DB, Hanlon A, Nachamkin I, et al: Early pregnancy changes in bacterial vaginosis-associated bacteria and preterm delivery. Paediatr Perinat Epidemiol 28(2):88, 2014.

Nelson DB, McIntire DD, McDonald J, et al: 17-alpha Hydroxyprogesterone caproate did not reduce the rate of recurrent preterm birth in a prospective cohort study. Am J Obstet Gynecol 216(6):600.e1, 2017.

Nelson KB, Grether JK: Can magnesium sulfate reduce the risk of cerebral palsy in very-low-birthweight infants? Pediatrics 95:263, 1995.

Nelson LH, Anderson RL, O'Shea M, et al: Expectant management of preterm premature rupture of the membranes. Am J Obstet Gynecol 171:350, 1994.

Ness RB, Hillier SL, Richter HE: Douching in relation to bacterial vaginosis, lactobacilli, and facultative bacteria in the vagina. Obstet Gynecol 100:765, 2002.

Nicholson JM, Kellar LC, Ahmad S, et al: US term stillbirth rates and the 39-week rule: a cause for concern? Am J Obstet Gynecol 214(5):621.e1, 2016.

Nicolaides KH, Syngelaki A, Poon LC, et al: A randomized trial of a cervical pessary to prevent preterm singleton birth. N Engl J Med 374(11):1044, 2016.

Niebyl JR, Blake DA, White RD, et al: The inhibition of premature labor with indomethacin. Am J Obstet Gynecol 136:1014, 1980.

Norman JE, Marlow N, Messow CM, et al: Vaginal progesterone prophylaxis for preterm birth (the OPPTIMUM study): a multicenter, randomized, double-blind trial. Lancet 387(10033):2106, 2016.

Northen AT, Norman GS, Anderson K, et al: Follow-up of children exposed in utero to 17 alpha-hydroxyprogesterone caproate compared with placebo. Obstet Gynecol 110(4):865, 2007.

Norton ME, Merrill J, Cooper BA, et al: Neonatal complications after the administration of indomethacin for preterm labor. N Engl J Med 329:1602, 1993.

Nugent RP, Krohn MA, Hillier SL: Reliability of diagnosing bacterial vaginosis by a standardized method of gram stain interpretation. J Clin Microbiol 29:297, 1991.

Owen J, Hankins G, Iams JD, et al: Multicenter randomized trial of cerclage for preterm birth prevention in high-risk women with shortened mid-trimester cervical length. Am J Obstet Gynecol 201(4):375.e1, 2009.

Park KH, Chaiworapongsa T, Kim YM, et al: Matrix metalloproteinase 3 in parturition, premature rupture of the membranes, and microbial invasion of the amniotic cavity. J Perinat Med 31:12, 2003.

Papatsonis DN, Van Geijn HP, Ader HJ, et al: Nifedipine and ritodrine in the management of preterm labor: a randomized multicenter trial. Obstet Gynecol 90:230, 1997.

Parilla BV, Dooley SL, Minogue JP, et al: The efficacy of oral terbutaline after intravenous tocolysis. Am J Obstet Gynecol 169:965, 1993.

Parilla BV, Grobman WA, Holtzman RB, et al: Indomethacin tocolysis and risk of necrotizing enterocolitis. Obstet Gynecol 96:120, 2000.

Peltoniemi OM, Kari MA, Tammela O, et al: Randomized trial of a single repeat dose of prenatal betamethasone treatment in imminent preterm birth. Pediatrics, 119:290, 2007.

Perry KG Jr, Martin RW, Blake PG, et al: Maternal mortality associated with adult respiratory distress syndrome. South Med J 91(5):441, 1998.

Perry KG Jr, Morrison JC, Rust OA, et al: Incidence of adverse cardiopulmonary effects with low-dose continuous terbutaline infusion. Am J Obstet Gynecol 173:1273, 1995.

Petraglia F, Imperatore A, Challis JR: Neuroendocrine mechanisms in pregnancy and parturition. Endocrine Rev 31(6):783, 2010.

Petrini JR, Dias T, McCormick MC, et al: Increased risk of adverse neurological development for late preterm infants. J Pediatr 154(2):169, 2009.

Petrova A, Demissie K, Rhoads GG, et al: Association of maternal fever during labor with neonatal and infant morbidity and mortality. Obstet Gynecol 98:20, 2001.

Prior M, Hibberd R, Asemota N, et al: Inadvertent P-hacking among trials and systematic reviews of the effect of progestogens in pregnancy? A systematic review and meta-analysis. BJOG 124(7):1008, 2017.

Pritchard JA, MacDonald PC: Williams Obstetrics, 15th ed. New York, Appleton-Century-Crofts, 1976.

PROLONG: Confirmatory Study of 17P Versus Vehicle for the Prevention of Preterm Birth in Women With a Previous Singleton Spontaneous Preterm Delivery, 2014. Available at: https://clinicaltrials.gov/ct2/show/NCT01004029. Accessed November 13, 2017.

Promislow JH, Hertz-Picciotto I, Schramm M, et al: Bed rest and other determinants of bone loss during pregnancy. Am J Obstet Gynecol 191:1077, 2004.

Pyeritz RE: Ehlers-Danlos syndrome. N Engl J Med 342(10):730, 2000.

Racicot K, Cardenas I, Wünsche V, et al: Viral infection of the pregnant cervix predisposes to ascending bacterial infection. J Immunol 191(2):934, 2013.

Racicot K, Mor G: Risks associated with viral infections during pregnancy. J Clin Invest 127(5):1591, 2017.

Raju TN, Higgins RD, Stark AR, et al: Optimizing care and outcome for late-preterm (near-term) infants: a summary of the workshop sponsored by the National Institute of Child Health and Human Development. Pediatrics 118:1207, 2006.

Raju TN, Mercer BM, Burchfield DJ, et al: Periviable birth: executive summary of a joint workshop by the Eunice Kennedy Shriver National Institute of Child Health and Human Development, Society for Maternal-Fetal Medicine, American Academy of Pediatrics, and American College of Obstetricians and Gynecologists. Obstet Gynecol 123(5):1083, 2014.

Reddy UM, Ko CW, Raju TN, et al: Delivery indications at late-preterm gestations and infant mortality rates in the United States. Pediatrics 124(1):234, 2009.

Reddy UM, Zhang J, Sun L, et al: Neonatal mortality by attempted route of delivery in early preterm birth. Am J Obstet Gynecol 207:117.e1, 2012.

Reinebrant HE, Pileggi-Castro C, Romero CL, et al: Cyclo-oxygenase (COX) inhibitors for treating preterm labour. Cochrane Database Syst Rev 6:CD001992, 2015.

Roberts D, Brown J, Medley N, et al: Antenatal corticosteroids for accelerating fetal lung maturation for women at risk of preterm birth. Cochrane Database Syst Rev 3:CD004454, 2017.

Romero R, Chaiworapongsa T, Espinoza J, et al: Fetal plasma MMP-9 concentrations are elevated in preterm premature rupture of the membranes. Am J Obstet Gynecol 187:1125, 2002.

Romero R, Conde-Agudelo A, Da Fonseca E, et al: Vaginal progesterone for preventing preterm birth and adverse perinatal outcomes in singleton gestations with a short cervix: a meta-analysis of individual patient data. Am J Obstet Gynecol November 16, 2017 [Epub ahead of print].

Romero R, Miranda J, Chaiworapongsa T, et al: Prevalence and clinical significance of sterile intra-amniotic inflammation in patients with preterm labor and intact membranes. Am J Reprod Immunol 72(5):458, 2014.

Romero R, Nicolaides KH, Conde-Agudelo A, et al: Vaginal progesterone decreases preterm birth ≤34 weeks of gestation in women with a singleton pregnancy and a short cervix: an updated meta-analysis including data from the OPPTIMUM study. Ultrasound Obstet Gynecol 48(3):308, 2016.

Romero R, Nores J, Mazor M, et al: Microbial invasion of the amniotic cavity during term labor. Prevalence and clinical significance. J Reprod Med 38:543, 1993.

Romero R, Sibai BM, Sanchez-Ramos L, et al: An oxytocin receptor antagonist (atosiban) in the treatment of preterm labor: a randomized, double-blind, placebo-controlled trial with tocolytic rescue. Am J Obstet Gynecol 182:1173, 2000.

Romero R, Stanczyk FZ: Progesterone is not the same as 17α-hydroxyprogesterone caproate: implications for obstetrical practice. Am J Obstet Gynecol 208(6):421, 2013.

Rouse DJ: Magnesium sulfate for fetal neuroprotection. Am J Obstet Gynecol 205(4):296, 2011.

Rouse DJ, Caritis SN, Peaceman AM, et al: A trial of 17alpha-hydroxyprogesterone caproate to prevent prematurity in twins. N Engl J Med 357:454, 2007.

Rouse DJ, Hirtz DG, Thom E, et al: A randomized, controlled trial of magnesium sulfate for the prevention of cerebral palsy. N Engl J Med 359:895, 2008.

Ruiz RJ, Fullerton J, Dudley DJ: The interrelationship of maternal stress, endocrine factors and inflammation on gestational length. Obstet Gynecol Surv 58:415, 2003.

Rust OA, Atlas RO, Reed J, et al: Revisiting the short cervix detected by transvaginal ultrasound in the second trimester: why cerclage therapy may not help. Am J Obstet Gynecol 185:1098, 2001.

Rysavy MA, Li L, Bell EF: Between-hospital variation in treatment and outcomes in extremely preterm infants. N Engl J Med 372(19):1801, 2015.

Salim R, Garmi G, Zohar N, et al: Nifedipine compared with atosiban for treating preterm labor: a randomized controlled trial. Obstet Gynecol 120(6):1323, 2012.

Samol JM, Lambers DS: Magnesium sulfate tocolysis and pulmonary edema: the drug or the vehicle? Am J Obstet Gynecol 192:1430, 2005.

Sanz M, Kornman K, Working group 3 of the joint EFP/AAP workshop: Periodontitis and adverse pregnancy outcomes: consensus report of the Joint EFP/AAP Workshop on Periodontitis and Systemic Diseases. J Periodontol 84(4 Suppl):S164, 2013.

Segel SY, Miles AM, Clothier B, et al: Duration of antibiotic therapy after preterm premature rupture of fetal membranes. Am J Obstet Gynecol 189:799, 2003.

Serenius F, Källén K, Blennow M, et al: Neurodevelopmental outcome in extremely preterm infants at 2.5 years after active perinatal care in Sweden. JAMA 309(17):1810, 2013.

Sharma S, Ou J, Strom S, et al: Identification of enzymes involved in the metabolism of 17alpha-hydroxyprogesterone caproate: an effective agent for prevention of preterm birth. Drug Metab Dispos 36(9):1896, 2008.

Shaw JG, Asch SM, Katon JG, et al: Post-traumatic stress disorder and antepartum complications: a novel risk factor for gestational diabetes and preeclampsia. Paediatr Perinat Epidemiol 31(3):185, 2017.

Shynlova O, Nedd-Roderique T, Li Y, et al: Infiltration of myeloid cells into decidua is a critical early event in the labour cascade and post-partum uterine remodeling. J Cell Mol Med 17(2):311, 2013a.

Shynlova O, Nedd-Roderique T, Li Y, et al: Myometrial immune cells contribute to term parturition, preterm labour and post-partum involution in mice. J Cell Mol Med 17(1):90, 2013b.

Sibai BM: Magnesium sulfate for neuroprotection in patients at risk for early preterm delivery: not yet. Am J Obstet Gynecol 205(4):296, 2011.

Smith SB, Ravel J: The vaginal microbiota, host defence and reproductive physiology. J Physiol 595(2):451, 2017.

Society for Maternal-Fetal Medicine: Implementation of the use of antenatal corticosteroids in the late preterm birth period in women at risk for preterm delivery. Am J Obstet Gynecol 215(2):B13, 2016a.

Society for Maternal-Fetal Medicine: The choice of progestogen for the prevention of preterm birth in women with singleton pregnancy and prior preterm birth. Am J Obstet Gynecol 216(3):B11, 2017a.

Society for Maternal-Fetal Medicine: The role of cervical pessary placement to prevent preterm birth in clinical practice. Am J Obstet Gynecol 216(3):B8, 2017b.

Society for Maternal-Fetal Medicine, McIntosh J, Feltovich H, et al: The role of routine cervical length screening in selected high- and low-risk women for preterm birth prevention. Am J Obstet Gynecol 215(3):B2, 2016b.

Sooranna SR, Lee Y, Kim LU, et al: Mechanical stretch activates type 2 cyclooxygenase via activator protein-1 transcription factor in human myometrial cells. Mol Hum Reprod 10:109, 2004.

Sosa C, Althabe F, Belizan J, et al: Bed rest in singleton pregnancies for preventing preterm birth. Cochrane Database Syst Rev 1:CD003581, 2004.

Spong CY: Defining "term" pregnancy. Recommendations from the Defining "Term" Pregnancy Workgroup. JAMA 309(23):2445, 2013.

Spong CY: Improving birth outcomes key to improving global health. JAMA 316(4):395, 2016.

Spong CY, Mercer BM, D'alton M, et al: Timing of indicated late-preterm and early-term birth. Obstet Gynecol 118(2 Pt 1):323, 2011.

Steer CM, Petrie RH: A comparison of magnesium sulfate and alcohol for the prevention of premature labor. Am J Obstet Gynecol 129:1, 1977.

Steer P: The epidemiology of preterm labour. BJOG 112(1):1, 2005.

Stiles AD: Prenatal corticosteroids—early gain, long-term questions. N Engl J Med 357:1248, 2007.

Stoll BJ, Hansen NI, Bell EF, et al: Neonatal outcomes of extremely preterm infants from the NICHD Neonatal Research Network. Pediatrics 126:443, 2010.

Stoll BJ, Hansen N, Fanaroff AA, et al: Changes in pathogens causing early-onset sepsis in very-low-birth-weight infants. N Engl J Med 347:240, 2002.

Stout MJ, Zhou Y, Wylie KM, et al: Early pregnancy vaginal microbiome trends and preterm birth. Am J Obstet Gynecol 217(3):356.e1, 2017.

Tattershell M, Cordeaux Y, Charnock-Jones DS, et al: Expression of gastrin-releasing peptide is increased by prolonged stretch of human myometrium, and antagonists of its receptor inhibit contractility. J Physiol 590(Pt 9):2018, 2012.

Terkildsen MF, Parilla BV, Kumar P, et al: Factors associated with success of emergent second-trimester cerclage. Obstet Gynecol 101:565, 2003.

Timmons BC, Reese J, Socrate S, et al: Prostaglandins are essential for cervical ripening in LPS-mediated preterm birth but not term or antiprogestin-driven preterm ripening. Endocrinology 155(1):287, 2014.

Tita A, Owen J, Cliver S, et al: Decreasing temporal trends in adjusted preterm birth among women receiving prenatal care at a university-based health system. Am J Obstet Gynecol 204:S183, 2011.

Tita AT, Cliver SP, Goepfert AR, et al: Clinical trial of interconceptional antibiotics to prevent preterm birth: subgroup analyses and possible adverse antibiotic-microbial interaction. Am J Obstet Gynecol 196:367, 2007.

Tita AT, Landon MB, Spong CY, et al: Timing of elective repeat cesarean delivery at term and neonatal outcomes. N Engl J Med 360(2):111, 2009.

To MS, Alfirevic Z, Heath VC, et al: Cervical cerclage for prevention of preterm delivery in women with short cervix: randomized controlled trial. Lancet 363(9424):1849, 2004.

Tomashek KM, Shapiro-Mendoza CK, Davidoff MJ, et al: Differences in mortality between late-preterm and term singleton infants in the United States, 1995–2002. J Pediatr 151:450, 2007.

Urquhart C, Currell R, Harlow F, et al: Home uterine monitoring for detecting preterm labour. Cochrane Database Syst Rev 2:CD006172, 2017.

Üstün C, Kocak I, Baris S, et al: Subclinical chorioamnionitis as an etiologic factor in preterm deliveries. Int J Obstet Gynecol 72:109, 2001.

van Vliet EO, Nijman TA, Schuit E, et al: Nifedipine versus atosiban for threatened preterm birth (APOSTEL III): a multicentre, randomised controlled trial. Lancet 387(10033):2117, 2016.

Varner MW, Esplin MS: Genetic factors in preterm birth—the future. BJOG 112(Suppl 1):28, 2005.

Velez DR, Fortunato S, Thorsen P, et al: Spontaneous preterm birth in African Americans is associated with infection and inflammatory response gene variants. Am J Obstet Gynecol 200(2):209.e1, 2009.

Velez DR, Fortunato SJ, Williams SM, et al: Interleukin-6 (IL-6) and receptor (IL6-R) gene haplotypes associate with amniotic fluid protein concentrations in preterm birth. Hum Mol Genet 17:1619, 2008.

Venkatesh KK, Riley L, Castro VM, et al: Association of antenatal depression symptoms and antidepressant treatment with preterm birth. Obstet Gynecol 127(5):926, 2016.

Vergnes JN, Sixou M: Preterm low birthweight and maternal periodontal status: a meta-analysis. Am J Obstet Gynecol 196:135.e1, 2007.

Viteri OA, Blackwell SC, Chauhan SP, et al: Antenatal corticosteroids for the prevention of respiratory distress syndrome in premature twins. Obstet Gynecol 128(3):583, 2016.

Vornhagen J, Adams Waldorf KM, Rajagopal L: Perinatal group B streptococcal infections: virulence factors, immunity, and prevention strategies. Trends Microbiol 25(11):919, 2017.

Wadhwa PD, Culhane JF, Rauh V, et al: Stress and preterm birth: neuroendocrine, immune/inflammatory, and vascular mechanisms. Matern Child Health J 5:119, 2001.

Walker KF, Thornton JG: Tocolysis and preterm labour. Lancet 387(10033): 2068, 2016.

Wang H, Parry S, Macones G, et al: A functional SNP in the promoter of the SERPINH1 gene increases risk of preterm premature rupture of membranes in African Americans. PNAS 103:13463, 2006.

Wapner RJ, Sorokin Y, Mele L, et al: Long-term outcomes after repeat doses of antenatal corticosteroids. N Engl J Med 357:1190, 2007.

Ward K: Genetic factors in common obstetric disorders. Clin Obstet Gynecol 51:74, 2008.

Warren JE, Silver RM, Dalton J, et al: Collagen 1A1 and transforming growth factor-β polymorphisms in women with cervical insufficiency. Obstet Gynecol 110:619, 2007.

Warren WB, Goland RS, Wardlaw SL, et al: Elevated maternal plasma corticotropin releasing hormone levels in twin gestation. J Perinat Med 18:39, 1990.

Watts DH, Krohn MA, Hillier SL, et al: The association of occult amniotic fluid infection with gestational age and neonatal outcome among women in preterm labor. Obstet Gynecol 79:351, 1992.

Weiss JL, Malone FD, Vidaver J, et al: Threatened abortion: a risk factor for poor pregnancy outcome, a population-based screening study. Am J Obstet Gynecol 190:745, 2004.

Wenstrom K, Weiner CP, Merrill D, et al: A placebo controlled randomized trial of the terbutaline pump for prevention of preterm delivery. Am J Perinatol 14:87, 1997.

Werner EF, Han CS, Savitz DA, et al: Health outcomes for vaginal compared with cesarean delivery of appropriately grown preterm neonates. Obstet Gynecol 121:1195, 2013.

White BA, Creedon DJ, Nelson KE, et al: The vaginal microbiome in health and disease. Trends Endocrinol Metab 22(10):389, 2011.

Winn HN, Chen M, Amon E, et al: Neonatal pulmonary hypoplasia and perinatal mortality in patients with mid-trimester rupture of amniotic membranes—a critical analysis. Am J Obstet Gynecol 182:1638, 2000.

Wolfe CD, Patel SP, Linton EA, et al: Plasma corticotrophin-releasing factor (CRF) in abnormal pregnancy. BJOG 95:1003, 1988.

Wu YW, Colford JM Jr: Chorioamnionitis as a risk factor for cerebral palsy: a meta-analysis. JAMA 284(11):1417, 2000.

Yoon BH, Romero R, Park JS, et al: Fetal exposure to an intra-amniotic inflammation and the development of cerebral palsy at the age of three years. Am J Obstet Gynecol 182:675, 2000.

Yoon BH, Romero R, Park JS, et al: Microbial invasion of the amniotic cavity with Ureaplasma urealyticum is associated with robust host response in fetal, amniotic, and maternal compartments. Am J Obstet Gynecol 179:1254, 1998.

Yoon BH, Yang SH, Jun JK, et al: Maternal blood C-reactive protein, white blood cell count, and temperature in preterm labor: a comparison with amniotic fluid white blood cell count. Obstet Gynecol 87:231, 1996.

Young A, Thomson AJ, Ledingham M, et al: Immunolocalization of proinflammatory cytokines in myometrium, cervix, and fetal membranes during human parturition at term. Biol Reprod 66:445, 2002.

Young D: Clinical trials and tribulations: 17OHPC and preventing recurrent preterm birth. Am J Obstet Gynecol 216(6):543, 2017.

Younge N, Goldstein RF, Bann CM, et al: Survival and neurodevelopmental outcomes among periviable infants. N Engl J Med 376(7):617, 2017.

Zhang X, Liu M: Clinical observations on the prevention and treatment of premature labor with nifedipine. [Chinese] Hua Xi Yi Ke Da Xue Xue Bao 33(2):288, 2002.

Zuckerman H, Reiss U, Rubinstein I: Inhibition of human premature labor by indomethacin. Obstet Gynecol 44:787, 1974.

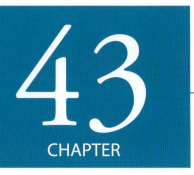

過期妊娠
Postterm Pregnancy

- 推定妊娠週数 ················· 1044
- 発症率 ······················· 1045
- 周産期死亡率と罹病率 ········· 1045
- 病態生理 ····················· 1046
- 合併症 ······················· 1049
- 出生前管理 ··················· 1050
- 分娩時の管理 ················· 1052

It must be admitted that the duration of pregnancy not infrequently exceeds 280 days from the last menstrual period, and that when it lasts much longer large children are developed, which are frequently delivered only after great difficulty. Thus, whenever the menstrual history of the patient indicates that she has passed much beyond the tenth and is approaching the eleventh lunar month, we should consider the propriety of the induction of labour, provided that examination shows the child is larger than usual.

—J. Whitridge Williams (1903)

　上記のWilliamsからの抜粋は，過期妊娠は100年以上前から問題があることを示している．今日でも過期妊娠は問題なのは変わりない．

　過期，**遷延**，**予定日超過**，**過熟**などの用語は正常な期間を超えてしまった妊娠に対して同義語のように混同して使用されている．多くの過期妊娠の本来の問題が"日付"ではないため，著者らは**予定日超過**という用語の使用は控える．**過成熟**であることが，比較的まれな新生児の病気（すなわち病的な遷延妊娠を表すような特徴をもつ乳児）をもたらすことは周知のとおりである．したがって，**過期**または**遷延妊娠**という表現が時期を過ぎた妊娠において適切な表現として好ましいと考える．

　アメリカ産婦人科学会（ACOG）（2016b, d）によって支持されている過期妊娠の国際的な定義とは，42週0日を超える，すなわち，最終月経1日目より計算して294日以降のことである．ここで重要なのは，妊娠41週1日〜41週6日の間が42週が"満了する週"であるが，42週目は7日目が過ぎ去るまで42週は完了しないということである．そのため，著者らは本書のなかでは，42週目を7日間に，すなわち42週0日から42週6日に分けることとする．

推定妊娠週数

　現在の過期妊娠の定義は，最終月経の2週間後に排卵が起こったものと仮定したうえで成り立っている．つまり，なかには実際は過期妊娠ではない可能性があるものも含まれている．それどころか，誤った月経開始日の記憶または，排卵の遅れにより妊娠期間の誤算が生じていることすらある．そのため，妊娠満42週に達した妊娠は二つのカテゴリー，つまりは受胎から真に40週が経過したもの，そして不正確に推定された妊娠週数では期限を過ぎたが実際にはその週数に達していないもの，に分けられる．正確に記憶されていた月経の日付だとしても，不確かさは依然残るものであるため，ACOG（2016d, 2017b）は，第1三半期における超音波検査が妊娠週齢を正確に確立または確認する手段として最も確からしい方法であると考えている．いくつかの臨床試験でもこの

事象を支持している（Bennett, 2004；Blondel, 2002；Joseph, 2007）．

発症率

2015年にアメリカで出生した393万人の乳児の約0.4％は，42週またはそれ以降に分娩している（Martin, 2017）．以前は，この割合はより高かった．この傾向は早期の介入が加わるようになったことを示唆しているが，より早い時期の超音波検査による妊娠週齢決定の精度が向上したことがもう一つの要因である．

過期妊娠となる潜在的な素因を特定するために，Olesenら（2006）は，デンマークの出生コホートにおけるさまざまな特徴を分析した．その結果，妊娠前BMI 25以上であることと未産婦においてのみ，遅延妊娠と有意に関連があった．Missionら（2015）およびArrowsmithら（2011）もまた類似した相関を見いだしている．初産の妊娠女性においては，妊娠中期の子宮頸部の長さが長い，つまりは第3四分位値または第4四分位値に該当するほどであると，妊娠42週以降に分娩となる可能性が2倍になる（van der Ven, 2016）．

なかには過期妊娠を繰り返す傾向を示す母体がおり，この事実は遷延妊娠のなかには生物学的に決められているものが存在するということを示唆している．Obergら（2013）は，母親とその娘が遷延妊娠を経験した場合，さらにその娘が遷延妊娠をするリスクは有意に増加することを報告した．Laursenら（2004）は，父親ではなく母親の遺伝子が遷延妊娠に影響していることを見いだしている．第5章で述べたように，遷延妊娠を生じさせるようなまれな胎児-胎盤因子として，無脳症や副腎機能不全，X連鎖性胎盤スルファターゼ欠損症なども存在する（Ayyavoo, 2014；MacDonald, 1965）．

周産期死亡率と罹病率

予想された期日を過ぎた後では，死産率，新生児死亡率，乳児罹患率はすべて上昇する．過期妊娠への医療介入が広く普及する前の時代から過期妊娠における周産期死亡率を分析するとよくわかる．図43-1に示した二つのスウェーデンの大規

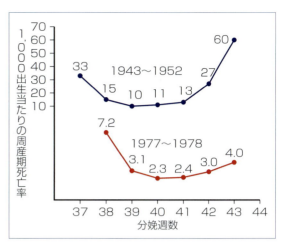

図43-1　1977～1978年の間および1943～1952年の間における，スウェーデンの全出生数のなかでの妊娠週数ごとの妊娠後期周産期死亡率の比較

部分的に圧縮されたスケールは描出の都合による．

（Adapted from Bakketeig, 1991; Lindell, 1956）

表43-1　過期妊娠に関連する母体および周産期の有害転帰

母体	周産期
胎児性巨大児	死産
羊水過少	過熟症候群
妊娠高血圧腎症	NICU入院
帝王切開	胎便吸引
難産	新生児痙攣
胎児異常	低酸素性虚血性脳症
肩甲難産	分娩時外傷
産後出血	小児肥満
会陰裂傷	

模研究によると，周産期死亡率は妊娠39週から妊娠40週で最底値に達した後，妊娠41週を過ぎると上昇する．この傾向はアメリカでの研究でも同様に報告されている（Cheng, 2008；MacDorman, 2009）．表43-1に示すように，これらの研究における主な死亡原因は妊娠高血圧症，児頭骨盤不均衡による遷延分娩，分娩外傷や低酸素性および虚血性脳症だった．Olesenら（2003）によるデンマークで分娩誘発が行われる前に過期妊娠となった78,022人の妊娠女性を対象とした研究でも，類似した帰結が示されている．Mosterら

(2010) は，過期産での脳性麻痺の発症率の増加を見いだし，さらにYangら (2010) は，妊娠42週以降に出生した児の6歳半時における知能指数 (intelligence quotient: IQ) がより低いことを報告した．逆に，過期産は自閉症との関連はない (Gardener, 2011)．

Alexanderら (2000a) は，1988〜1998年の間にパークランド病院で妊娠40週以降に出生した56,317例の単胎児をレビューした．妊娠満42週を過ぎた症例の35%で分娩誘発が施行された．難産と胎児機能不全のために帝王切開を施行した割合は，それ以前の分娩と比較して42週で有意に多かった．過期妊娠の末に産まれた新生児のほうがより多くNICUに入院となっていた．重要なことは，新生児痙攣と死亡の頻度は妊娠42週で2倍だったことである．Smith (2001) はある週の周産期死亡リスクの母集団は，その週の出生数というよりむしろ，その週の妊娠女性数であるため，以下のような解析に挑戦した．妊娠37週から妊娠満43週の間で週数ごとに出生数のみ計算して算出した周産期死亡率と，すべての妊娠女性数を分母に含んだうえで算出される累積死亡率 (prenatal index) を比較した．この計算を用いた結果，妊娠38週での分娩が周産期死亡率に関して最も低いリスクインデックスを示した．

病態生理

■ 過熟症候群

過熟児は特有の外見をしており，皺のある斑状剥離した皮膚，消耗を示す長細い体に，眼を見開いて，異常に年老いた特徴を示す (図43-2)．皮膚の皺は，特に手掌と足底で顕著である．爪は典型的に長い．出生体重は妊娠期間の10パーセンタイルを下回ることはほとんどなく，ほとんどの過熟児で厳密な発育不全はない (第44章参照)．一方で，論理的には妊娠42週を完了しないといけないほどの重篤な発育不全が存在することもありうる．

妊娠41週，妊娠42週，妊娠43週それぞれにおける新生児における過熟症候群の発症率は不明確である．データからは，この症候群は妊娠満42週の妊娠女性の10〜20%に合併する (ACOG, 2016d)．羊水過少が合併しやすく，過熟症候群

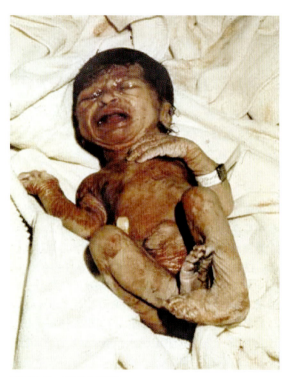

図43-2　過熟症候群
妊娠43週で出生した児で，硬く粘性の高い胎便が落屑を伴う皮膚に付着している．手指の細長い外観と皺が特徴的である．

の可能性を実質的に上昇させる．Trimmerら (1990) は，妊娠42週に超音波断層法で測定した最大羊水ポケットが1cm以下を羊水過少症とした場合，その88%の新生児が過熟症候群だったと報告している．

■ 胎盤機能不全

多くの人は過期妊娠が異常であると思っている．Redmanら (2015) は，機能不全の合胞体栄養細胞によって特徴づけられる限られた胎盤容量が，過熟症候群のより大きなリスクを説明しうると仮定している．

Cliffordら (1954) は，過熟の皮膚変化は胎脂の保護作用の喪失に起因するとした．彼はまた，過熟症候群は胎盤の老化が要因であると考えたが，組織学的に胎盤の退行変化は見いだされなかった．形態的または有意な定量的な所見はいまだ認められないが，過熟の根幹には胎盤機能不全が存在するというこの概念は，今も検討が続いている (Larsen, 1995；Redman, 2015；Rushton,

1991）．妊娠36〜39週の場合と比して，妊娠41週から妊娠満42週において胎盤アポトーシス，つまりプログラムされた細胞死の割合が有意に上昇したという報告もある（Smith, 1999）．キスペプチンのようなアポトーシス前駆遺伝子は，正期産の胎盤よりも過期妊娠の胎盤で発現が亢進されていた（Torricelli, 2012）．このように胎盤組織に認められるアポトーシスの臨床的意義は現在のところまだ不明確である．

　Jazayeriら（1998）は妊娠37〜43週までに出生した124人の週数相当の成長を認めた新生児に関し，臍帯血中エリスロポエチン値を調査した．エリスロポエチンの刺激因子は，知られている限りは酸素分圧の低下のみである．そのため，彼らは過期妊娠における胎盤の老化により胎児の酸素化能が低下するかどうかについて評価している．すべての症例は正常経腟分娩だった．このようななかで彼らは，臍帯血のエリスロポエチン値が41週以降の出産で有意に上昇することを見いだした．アプガースコアと酸塩基平衡は正常であったが，彼らは過期産のなかには胎児の低酸素化が生じる例が存在すると結論づけた．

　もう一つの説としては，過期妊娠において胎児の体重が増加し，出生時に異常な大きさの児になることである．これは，少なくとも胎盤機能はさほど障害されないことを示唆している．実際には，妊娠満37週以降でより緩徐になるものの，連続した児の成長は正常に認められる（図43-3）．Nahumら（1995）は，少なくとも妊娠42週まで児の成長は続くことを確認している．しかし，Linkら（2007）は臍帯血流は同時に増加しないことを示した．

■ 胎児機能不全と羊水過少症

　過期産児にさまざまなリスクが増加する主な原因は，Levenoら（1984）によって述べられている．分娩前の胎児リスクと分娩時の胎児機能不全は，双方とも羊水過少症に伴う臍帯圧迫の結果であることが報告された．彼らの727例の過期妊娠の解析によれば，モニタリングで検出される分娩時の胎児機能不全は，胎盤機能不全に特徴的な遅発一過性徐脈と関連していなかった．その代わりに，図43-4に示すような1回以上の遷延一過性徐脈は，胎児機能不全と診断され緊急帝王切開と

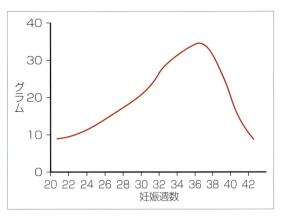

図43-3　妊娠週数ごとの平均の1日胎児体重増加量
（Redrawn from Hendricks CH: Patterns of fetal and placental growth: the second half of pregnancy. Obstet Gynecol 24: 357, 1964）

なった症例の3/4に認められた．また，2症例を除き変動一過性徐脈も認められた．他の胎児の一般的な心拍パターンとしては，それ自体は特に悪いものではないが，サルタトリパターンは認められた．第24章で示されているように，これらは胎児機能不全を引き起こす直接の原因として臍帯圧迫により生じる．また，羊水過少や粘性胎便とも関連があるとされる．Schafferら（2005）は，頸部付近に存在する臍帯と，分娩時の胎児心拍パターン異常や胎便，遷延妊娠における新生児の状態が関連しているとも報告している．

　羊水量は，通常妊娠38週以降は減少し続け，問題となる可能性がある．さらに，すでに減少した羊水量の中に胎便が出されると，**胎便吸引症候群を引き起こしうる硬く粘性の高い胎便となる**（第33章参照）．

　Trimmerら（1990）は，38人の過期妊娠女性に対して超音波下で膀胱の容量を詳細に測定することで，1時間ごとの胎児の尿産生を計測した．この研究により，尿産生の減少が羊水過少症と関連することが見いだされた．また，彼らは胎児の尿流量の減少は，胎児の嚥下を制限する羊水過少がまず生じるために起こると仮定した．Ozら（2002）は，ドプラ波形を測定することで，羊水過少症に伴う過期妊娠において，胎児の腎血流が減ると結論づけた．考えられる原因として，再度Linkら（2007）の結果を示すと，臍帯血流量は過期妊娠においては増加しないことがあげられる．

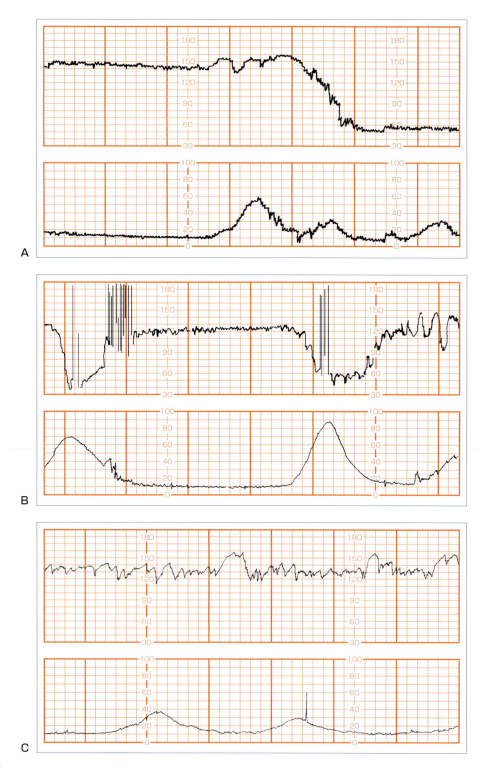

図 43-4
A. 羊水過少を伴う過期妊娠例の緊急帝王切開術前に認められた胎児遷延一過性徐脈.
B. 羊水過少を伴う過期妊娠例に認められた重症, つまりは 70 bpm 未満の状態が 60 秒以上継続する変動一過性徐脈.
C. 過期妊娠例の羊水過少に関連する, 20 bpm を超える変動幅を示す胎児心拍のサルタトリー基線.

(Reproduced with permission from Leveno KJ, Quirk JG, Cunningham FG, et al: Prolonged pregnancy, I. Observations concerning the causes of fetal distress, Am J Obstet Gynecol. 1984 Nov 1; 150(5 Pt 1): 465-473)

■ 胎児発育不全

1990年代後半になって，それまでは特に問題のない妊娠と扱われてきた症例のなかに認められていた胎児発育不全に関して，その臨床的重要性がより深く認識されるようになった．Divonら（1998）とClaussonら（1999）は，National Swedish Medical Birth Registryに登録されている1991〜1995年の間の出生に関して解析した．妊娠42週以降に出生した発育不全を伴っていた新生児で死産がより多かった．実際のところ，過期妊娠の死産児の1/3は発育不全を伴っていた．この時代のスウェーデンでは，陣痛誘発と胎児モニタリングは通常妊娠42週から開始していた．Alexanderら（2000b）は，パークランド病院で妊娠42週以降に出生し，出生体重が3パーセンタイル未満だった355人の新生児の予後を調査した．14,520人の類似した在胎週数の出生体重が3パーセンタイルより大きい新生児の予後と比較することで，その結果，罹病率と死亡率は発育不全を認めた児で有意に増加した．また，遷延妊娠における死産の1/4がこのかなり少ない数の胎児発育不全児に含まれていた．

合併症

医学的にも，またその他の産科合併症の面からも，妊娠42週を超えるまで妊娠を継続することは一般的に推奨されない．実際，以下のような症例では，より**早い時期**に分娩を誘発されている．一般的には，妊娠高血圧症候群，帝王切開既往，糖尿病合併などの場合である．その他の臨床的に重要な因子として羊水量や潜在的巨大児があげられる．

■ 羊水過少症

多くの臨床試験において，超音波を用いたさまざまな方法で認識しうる羊水量の減少が過期産児におけるリスクを増加させることを支持している．実際に，どのような妊娠においても羊水過少は胎児のリスクを増加させる（第11章参照）．残念なことに，"羊水量の減少"を定義する厳密な方法がないということが課題であり，超音波検査におけるさまざまな異なる基準が提唱されている．Fischerら（1993）は，過期妊娠症例のなかで正

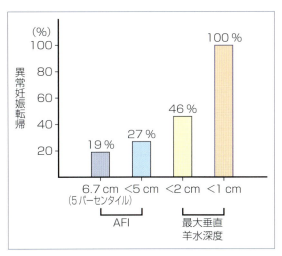

図43-5　遷延妊娠における超音波を用いた羊水量推定法ごとの診断基準値の比較
異常な転帰には，胎児リスクのための帝王切開や器械分娩，出生後5分のアプガースコア≦6点，臍帯動脈血pH＜7.1，NICU入院が含まれる．
（Redrawn from Fischer RL, McDonnell M, Bianculli KW, et al: Amniotic fluid volume estimation in the postdate pregnancy: a comparison of techniques. Obstet Gynecol 81: 698, 1993）

常な転帰だったものと異常な転帰だったものを比較して，最もその予後を予想しえた基準はどれか検討している．図43-5に示すとおり，羊水ポケットがより少ないほど，臨床的に重要な羊水過少があるという可能性が高くなった．重要なことは，正常な羊水量でも異常な帰結をとる症例が存在したことである．Alfirevicら（1997）は，第11章で説明した羊水インデックス（amnionic fluid index：AFI）または羊水ポケットを用いて評価した過期妊娠女性500人を無作為に割り付けした．このなかで彼らは，過期妊娠においてAFIは異常妊娠の可能性を過大評価すると結論づけた．

過期妊娠における羊水過少を診断するために用いられるクライテリアにかかわらず，分娩進行中に程度はさまざまだが"胎児機能不全"を認める頻度がより高くなることは明らかである．そのため，どの定義を用いて評価されたとしても羊水過少は臨床的に意義のある所見である．逆に，"正常"な羊水量が維持されていたとしても，継続的に胎児がwell-beingであると確認できるかどうかは断言できない．これは，どの程度のスピードで病的な羊水過少が進行するかということと関連するかもしれない．そのような症例はまれであるにもかかわらず，Clementら（1987）は羊水量

が24時間で急激に減少した6例の過期妊娠女性について報告し、そのうち1例で胎児は死亡した。

■ 巨大児

胎児の体重増加の速度は、およそ妊娠37週でピークに達する（図43-3）。発育速度はそれ時点では緩徐だが、ほとんどの胎児で継続した体重増加は認められる。たとえば、2009年に産まれたなかで出生体重が4,000 gを上回った児の割合は、妊娠37〜41週で8.2％であり、妊娠42週以降では11.0％にまで増加した（Martin, 2011）。Duryeaら（2014）によると、妊娠42週の95パーセンタイルは4,475 gだった。たとえそうであっても、腕神経叢損傷は過期妊娠と関連性が認められなかった（Walsh, 2011）。直観的には、巨大児が関連した母体と胎児双方の罹病率は、さらに児が成長する前に適切な時期に分娩を誘導することにより軽減されるように思われる。しかし、ACOG（2016c）は、現行のエビデンスでは、巨大児が疑われる正期産域の妊娠女性にこのような介入は支持されないと結論づけた。さらに、糖尿病がない場合、胎児の推定体重が5,000 g以下だと推定される妊娠女性に関して、経腟分娩は禁忌でないということも併せて結論を出している（第27章参照）。このような勧告すべてにおいて明らかな問題点は、胎児体重推定が実質的に幅があることである。

出生前管理

なんらかの介入が遷延妊娠には必要とされるが、介入の方法とタイミングは一貫性がない。この決定は分娩誘発が正当化されるか、または待機的管理がよいかに集約される。10年以上前に行われた調査だが、Cleary-Goldmanら（2006）は、ACOGの会員の73％が妊娠41週での誘発分娩を行っていると報告した。残りの大部分の会員は、妊娠42週まで週2回は胎児評価を行っている。

■ 分娩誘発にかかわる因子

すべての産科医が、"熟化不良"がどのような状況であるか知っているが、その言葉は残念ながら正確で客観的な定義を欠いている。したがって、研究者たちは、過期妊娠の研究のためさまざまな基準を使用している。Harrisら（1983）は、ビショップスコア＜7点を熟化不良と定義し、妊娠42週の妊娠女性の92％がこれに該当すると報告した（第26章参照）。Hannahら（1992）は、妊娠41週の妊娠女性3,407例のうち40％が"開大していない子宮頸管"だったと報告した。パークランド病院で過期妊娠のために分娩誘発を行った800人の妊娠女性の検討において、Alexanderら（2000b）は、子宮口開大を認めない症例では"難産"による帝王切開率が約2倍だったと報告している。Yangら（2004）は、経腟超音波断層法検査で子宮頸管長が3 cm以下であれば分娩誘発の成功が期待できることを報告した。また類似した研究で、Vankayalapatiら（2008）は、子宮頸管長が25 mm以下の症例は、自然分娩または分娩誘発が成功すると報告した。

研究者のなかには、子宮頸管が熟化不良であるが過期妊娠のために誘発分娩となった症例で、プロスタグランジンE_2（PGE_2）とプロスタグランジンE_1（PGE_1）を評価している者もいる。Maternal-Fetal Medicine Units Network（1994）による研究では、プラセボに比べてPGE_2ゲルは効果的とはいえないことを報告した。Alexanderら（2000c）は、その時点での子宮頸管の"熟化不良"の程度に関係なく、過期妊娠に対してPGE_2を用いて加療された393人の妊娠女性に関して検討し、その結果そのうち子宮口が2〜4 cm開大していた84例のうちほぼ半数は、PGE_2単独使用で陣痛が開始した。また、別の研究では、mifepristoneを用いることで、妊娠41週を超えた妊娠女性に子宮収縮薬なしで子宮の活動性を増加させることも報告された（Fasset, 2008）。子宮頸管熟化のために使用されるプロスタグランジンと他剤については、第26章で述べる。

陣痛を誘発し、それゆえに過期妊娠を予防するために**卵膜刺激または卵膜剥離**を行うことに関して、1990年代の間に15の無作為化試験で行われた。Boulvainら（2005）はこれらの研究のメタアナリシスを行い、妊娠38〜40週の卵膜剥離が過期妊娠の頻度を低下させたことを見いだした。さらに、母体および新生児の感染率は上昇させなかった。しかし、この操作は帝王切開のリスクを減らすものではなかった。それ以降、Wongら

(2002), Kashanianら（2006），Hillら（2008）は無作為化試験を行い，卵膜刺激は分娩誘発を要する症例を減少させないと結論づけた．卵膜剝離の欠点は，疼痛，性器出血，陣痛ではない不規則な子宮収縮を引き起こしうることなどである．

骨盤内における児頭の高さは，過期妊娠での分娩誘発が成功するかどうかのもう一つの予測因子である．Shinら（2004）は妊娠41週以降に誘発分娩となった484例の初産婦を調査した．帝王切開率は，児頭の高さと直接的に関連していた．具体的には，帝王切開率は誘発前の児頭の高さが－1の場合は6％，－2の場合は20％，－3の場合は43％，－4の場合は77％であった．

■ 誘発分娩と胎児検査

上記のように子宮頸管熟化不良の状態での誘発分娩は有益性が不確かなため，臨床医のなかには妊娠満41週を超えたところから胎児検査を実行するものもいる．たとえば，カナダの調査においては，3,407例の妊娠41週以降の妊娠女性を分娩誘発群か，胎児検査群へ無作為に割り付けた（Hannah, 1992）．監視群は，①毎日2時間の胎動を測る，②ノンストレステストを週3回施行する，③羊水量を週に2～3回は評価し，羊水ポケット＜3cmを異常と評価をした．分娩誘発群は，24％の胎児検査群と比較して21％とわずかではあるが，帝王切開率は有意に減らしえた．この差は，胎児機能不全への対応によるものと考えられた．また，胎児検査群で2例だが死産があった．

Maternal-Fetal Medicine Networkは，妊娠41週のはじめにおいて分娩誘発群と胎児検査群の無作為化試験を行った（Gardner, 1996）．胎児評価は週2回のノンストレステストや超音波断層法による羊水量検査を行い，175症例が対象だった．また周産期転帰を，頸管熟化の有無に関係なく誘発分娩を行った妊娠41週の妊娠女性265例のものと比較した．周産期死亡はなく，帝王切開による出産率も両群に差は認められなかった．この研究の結果は，これらの対応のどちらも有効性を示すのに用いることができる．

22の試験の解析により，Gulmezogluら（2012）は，妊娠41週後の誘発分娩では，経過観察するよりむしろ周産期死亡および胎便吸引症候群，そして帝王切開率を有意に減少させることに関連していると報告した．二つのメタアナリシスと一つの無作為化試験のレビューによっても，類似の結論が導かれている（Mozurkewich, 2009）．

ほとんどの研究で，妊娠42週0日での分娩誘発は，自然陣痛発来と比較して帝王切開率は高かった．パークランド病院から，Alexanderら（2001）は，妊娠転帰を評価するために，誘発分娩を施行した過期妊娠638例と，自然陣痛発来の過期妊娠687例を比較した．分娩誘発群において帝王切開率は有意に上昇し（19％対14％），分娩停止に起因した．しかしながら，危険因子を修正した場合，誘発分娩そのものというよりも，内因な母体自体の因子が原因で，より高い帝王切開率につながっていると結論づけた．これらの因子には，初産，頸管熟化不全と硬膜外麻酔などがあげられる．

Zizzoら（2017）によるデンマークの大規模な研究も有益である．2011年にデンマークのガイドラインでは，胎児のサーベイランスのない42週0日の分娩誘発という記載から，妊娠41週0日から胎児サーベイランスを開始したうえで妊娠41週2日～41週6日における分娩誘発，という記載に変更された．彼らは2011年の前後3年間ごとの成績を比較しており，その結果を表43-2に示した．妊娠42週0日を超える割合は，2.85％から0.62％に低下した．同時に，期待されたとおり，誘発率は著しく上昇し，周産期死亡率の低下も伴っていた．具体的には，1,000出生当たり22例から13例に減少した．帝王切開率は変化しなかった．類似した前後の観察研究では，妊娠42週以上での分娩誘発は帝王切開率を15％対19.4％と有意に低下させることと関連があると報告されている（Bleicher, 2017）．

上記から，実証すべき介入を示すエビデンス，つまりは分娩誘発するべきか胎児検査をするべきか，妊娠41週と妊娠42週でどちらの段階で始めるべきかといったことは，まだ議論の余地がある．妊娠41週に介入すべきであることを正当化するのに用いられるエビデンスのほとんどは，先に引用したカナダやアメリカで行われた無作為化試験から得られたものである．妊娠41週に介入した群と，内容がまったく同じ介入を妊娠42週で行った群とで特異的に比較した無作為化試験は

表 43-2　妊娠 41 週 0 日に達した 102,167 妊娠を対象とした新生児死亡コホート研究

因子	2008〜2010[a]	2012〜2014	p 値
推定妊娠週数＞42 週 0 日	2.85％	0.62％	
死産	9/1,000	5/1,000	0.018
新生児死亡	13/1,000	8/1,000	0.033
帝王切開	15％	15％	NS
吸引分娩	11.3％	10.2％	＜0.0001
誘発分娩	28％	43％	＜0.0001

[a] 国際ガイドラインの変更は本文に記載したとおり時代により変化した．
NS：not significant.

(Data from Zizzo, 2017)

行われていない．妊娠 41 週 0 日で 1 万人以上の女性を対象とした大規模なスウェーデンの多施設無作為化試験が，この問題に対処するように計画されている（Elden, 2016）．

■ 管理戦略

ACOG（2016a）は過期妊娠を妊娠満 42 週，すなわち 42 週 0 日を超えたものと定義している．妊娠 40 週から妊娠満 42 週までに，管理戦略を遂行することを強く推奨するような十分なエビデンスはない．そのため，強制的ではないものの，妊娠 41 週に胎児検査を行うことは合理的な選択肢と考えられる．妊娠満 42 週を過ぎた場合には，図 43-6 に要約したように，誘発分娩が推奨される．

妊娠期間が不明な場合は，ACOG（2017b）は，妊娠週数に関して臨床的に推定される最良のものを用いたうえでの妊娠 41 週での分娩を推奨している．また，胎児の肺成熟の評価のために羊水穿刺は推奨していない．

パークランド病院では，前述した試験の結果に基づいて，他に合併症のない 41 週の妊娠に関しては問題はないと考えている．そのため，妊娠満 42 週までは，妊娠週数だけの基準では分娩介入は行われない．高血圧や胎動減少，羊水過少といった合併症などがある場合に，誘発分娩が行われる．合併症のない 41 週の妊娠が理由もなく妊娠期間の延長を考慮される前に，大規模な無作為化比較試験が行われるべきと考えている．妊娠週数が**正確**である妊娠女性では，陣痛誘発は妊娠満 42 週に考慮される．そのような女性の約 90％は問題なく分娩に至る，または 2 日以内に分娩に至るような陣痛が開始する．初回の誘発で分娩に至

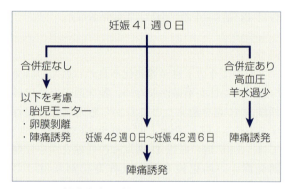

図 43-6　過期妊娠の管理のアルゴリズム
(Summarized from American College of Obstetricians and Gynecologists, 2016d)

らない症例において，2 回目の誘発は 3 日以内に行われる．この管理方針により，ほとんどすべての症例が分娩に至るが，分娩に至らない少数の非典型例では 3 回目またはより多くの回数以上の誘発を行うか，帝王切開を行うかについて方針決定をしなければならない．**不正確**な過期妊娠に分類される女性では，毎週のノンストレステストと羊水量評価により管理される．AFI≦5 cm または胎動減少を伴う女性では陣痛誘発が行われる．

分娩時の管理

陣痛は過期妊娠の胎児にとって特に危険を伴う時間である．そのため，過期妊娠とわかっている，または疑われる妊娠女性は陣痛が疑われればすぐに来院してもらうことが理想的である．有効陣痛かどうか評価すると同時に，モニターで胎児心拍数と子宮収縮を観察し胎児の異常を疑う変化を汲み取れることが推奨される．

分娩進行中，人工破膜を行うかどうかの決定は問題を含んでいる．人工破膜によりさらに羊水量が減少することにより，臍帯圧迫が生じる可能性は高くなりうる．逆に，人工破膜後は，児頭電極や子宮内圧計を留置することが可能となる．これらの機器は，胎児心拍と子宮収縮に関するより正確なデータを常に提供してくれる．また，人工破膜することで胎便の性状も確認することができる．

羊水中に粘性の強い胎便が存在するという状況は特に懸念される．粘性の高さは水分の不足，つまりは羊水過少を示していると考えられる．この粘性の高い胎便の吸引は重篤な呼吸機能不全，ひいては新生児死亡を引き起こす可能性がある（第33章参照）．このような懸念のため，分娩進行中の羊水注入は，胎便を希釈させ，胎便吸引症候群の発症を低下させる手段として提唱されている（Wenstrom, 1989）．第24章で述べられているように，羊水注入の有益性は依然議論の余地がある．Fraser ら（2005）により行われた大規模無作為化試験では，羊水注入により胎便吸引症候群および周産期死亡のリスクは減少し得なかった．しかし，ACOG（2016a）によると，羊水注入は胎便吸引を予防しないが，反復する変動一過性徐脈に対する合理的な治療法であることには変わりはない．

分娩進行早期に粘性の高い胎便を含む羊水混濁を認める初産婦では，問題なく経腟分娩に至る可能性はかなり低くなる．したがって，分娩まで時間を要する場合，速やかに帝王切開を行うことが強く推奨され，特に児頭骨盤不均衡が疑われる場合や微弱もしくは過強陣痛が認められる場合はなおさらである．このような症例ではオキシトシンの使用を避ける選択をする臨床家もいる．

つい最近まで，児頭娩出後直ちに，咽頭吸引を行うことによって完全になくすことはできないが，胎便の吸引を最小限にしうると教えられており，パークランド病院も例外ではなかった．American Heart Association のガイドラインによると，この処置はもはや推奨されない（Wyckoff, 2015）．ACOG（2017a）は，分娩時にルーチンで吸引操作をすることは推奨していない．その代わり，胎便を伴う羊水混濁を認めたなかで胎児の状態が悪い場合は，挿管が考慮される．

（訳：嶋﨑美和子，佐藤泰輔）

References

Alexander JM, McIntire DD, Leveno KJ: Forty weeks and beyond: pregnancy outcomes by week of gestation. Obstet Gynecol 96:291, 2000a.

Alexander JM, McIntire DD, Leveno KJ: Postterm pregnancy: does induction increase cesarean rates? J Soc Gynecol Invest 7:79A, 2000b.

Alexander JM, McIntire DD, Leveno KJ: Postterm pregnancy: is cervical "ripening" being used in the right patients? J Soc Gynecol Invest 7:247A, 2000c.

Alexander JM, McIntire DD, Leveno KJ: Prolonged pregnancy: induction of labor and cesarean births. Obstet Gynecol 97:911, 2001.

Alexander JM, McIntire DD, Leveno KJ: The effect of fetal growth restriction on neonatal outcome in postterm pregnancy. Abstract No. 463. Am J Obstet Gynecol 182:S148, 2000d.

Alfirevic Z, Luckas M, Walkinshaw SA, et al: A randomized comparison between amniotic fluid index and maximum pool depth in the monitoring of postterm pregnancy. Br J Obstet Gynaecol 104:207, 1997.

American College of Obstetricians and Gynecologists: Amnioinfusion does not prevent meconium aspiration syndrome. Committee Opinion No. 346, October 2006, Reaffirmed 2016a.

American College of Obstetricians and Gynecologists (Joint with the Society for Maternal-Fetal Medicine): Definition of term pregnancy. Committee Opinion No. 579, November 2013, Reaffirmed 2016b.

American College of Obstetricians and Gynecologists: Fetal macrosomia. Practice Bulletin No. 173, November 2016c.

American College of Obstetricians and Gynecologists: Management of late-term and postterm pregnancies. Practice Bulletin No. 146, August 2014, Reaffirmed 2016d.

American College of Obstetrics and Gynecologists: Management of delivery of a newborn with meconium-stained amniotic fluid. Committee Opinion No. 689, March 2017a.

American College of Obstetricians and Gynecologists: Management of suboptimally dated pregnancies. Committee Opinion No. 688, March 2017b.

Arrowsmith S, Wray S, Quenby S: Maternal obesity and labour complications following induction of labour in prolonged pregnancy. BJOG 118(5):578, 2011.

Ayyavoo A, Derraik JG, Hofman PL, et al: Postterm births: are prolonged pregnancies too long? J Pediatr 164(3):647, 2014.

Bakketeig LS, Bergsjø P: Post-term pregnancy: magnitude of the problem. In Chalmers I, Enkin M, Keirse M (eds): Effective Care in Pregnancy and Childbirth. Oxford, Oxford University Press, 1991, p 765.

Bennett KA, Crane JM, O'Shea P, et al: First trimester ultrasound screening is effective in reducing postterm labor induction rates: a randomized controlled trial. Am J Obstet Gynecol 190:1077, 2004.

Bleicher I, Vinter D, Iofe A, et al: When should pregnancies that extended beyond term be induced? J Matern Fetal Neonatal Med 30(2):219, 2017.

Blondel B, Morin I, Platt RW, et al: Algorithms for combining menstrual and ultrasound estimates of gestational age: consequences for rates of preterm and postterm birth. Br J Obstet Gynaecol 109:718, 2002.

Boulvain M, Stan CM, Irion O: Membrane sweeping for induction of labour. Cochrane Database Syst Rev 1:CD000451, 2005.

Cheng YW, Nicholson JM, Nakagawa S, et al: Perinatal outcomes in low-risk term pregnancies: do they differ by week of gestation? Am J Obstet Gynecol 199(4):370.e1, 2008.

Clausson B, Cnattingus S, Axelsson O: Outcomes of postterm births: the role of fetal growth restriction and malformations. Obstet Gynecol 94:758, 1999.

Cleary-Goldman J, Bettes B, Robinon JN, et al: Postterm pregnancy: practice patterns of contemporary obstetricians and gynecologists. Am J Perinatol 23:15, 2006.

Clement D, Schifrin BS, Kates RB: Acute oligohydramnios in postdate pregnancy. Am J Obstet Gynecol 157:884, 1987.

Clifford SH: Postmaturity with placental dysfunction. Clinical syndromes and pathologic findings. J Pediatr 44:1, 1954.

Divon MY, Haglund B, Nisell H, et al: Fetal and neonatal mortality in the postterm pregnancy: the impact of gestational age and fetal growth restriction. Am J Obstet Gynecol 178:726, 1998.

Duryea EL, Hawkins JS, McIntire DD, et al: A revised birth weight reference for the United States. Obstet Gynecol 124:16, 2014.

Elden H, Hagberg H, Wessberg A, et al: Study protocol of SWEPIS a Swedish multicentre register based randomised controlled trial to compare induction of labour at 41 completed gestational weeks versus expectant management and induction at 42 completed gestational weeks. BMC Pregnancy Childbirth 16:49, 2016.

Fasset MJ, Wing DA: Uterine activity after oral mifepristone administration in human pregnancies beyond 41 weeks' gestation. Gynecol Obstet Invest 65(2):112, 2008.

Fischer RL, McDonnell M, Bianculli KW, et al: Amniotic fluid volume estimation in the postdate pregnancy: a comparison of techniques. Obstet Gynecol 81:698, 1993.

Fraser WD, Hofmeyr J, Lede R, et al: Amnioinfusion for the prevention of the meconium aspiration syndrome. New Engl J Med 353:909, 2005.

Gardener H, Spiegelman D, Buka SL: Perinatal and neonatal risk factors for autism: a comprehensive meta-analysis. Pediatrics 128:344, 2011.

Gardner M, Rouse D, Goldenberg R, et al: Cost comparison of induction of labor at 41 weeks versus expectant management in the postterm pregnancy. Am J Obstet Gynecol 174:351, 1996.

Gulmezoglu AM, Crowther CA, Middleton P, et al: Induction of labour for improving birth outcomes for women at or beyond term. Cochrane Database Syst Rev 6:CD004945, 2012.

Hannah ME, Hannah WJ, Hellman J, et al: Induction of labor as compared with serial antenatal monitoring in post-term pregnancy. N Engl J Med 326:1587, 1992.

Harris BA Jr, Huddleston JF, Sutliff G, et al: The unfavorable cervix in prolonged pregnancy. Obstet Gynecol 62:171, 1983.

Hendricks CH: Patterns of fetal and placental growth: the second half of pregnancy. Obstet Gynecol 24:357, 1964.

Hill MJ, McWilliams GC, Garcia-Sur, et al: The effect of membrane sweeping on prelabor rupture of membranes: a randomized controlled trial. Obstet Gynecol 111(6):1313, 2008.

Jazayeri A, Tsibris JC, Spellacy WN: Elevated umbilical cord plasma erythropoietin levels in prolonged pregnancies. Obstet Gynecol 92:61, 1998.

Joseph KS, Huang L, Liu S, et al: Reconciling the high rates of preterm and postterm birth in the United States. Obstet Gynecol 109(4):798, 2007.

Kashanian M, Aktarian A, Baradaron H, et al: Effect of membrane sweeping at term pregnancy on duration of pregnancy and labor induction: a randomized trial. Gynecol Obstet Invest 62:41, 2006.

Larsen LG, Clausen HV, Andersen B, et al: A stereologic study of postmature placentas fixed by dual perfusion. Am J Obstet Gynecol 172:500, 1995.

Laursen M, Bille C, Olesen AW, et al: Genetic influence on prolonged gestation: a population-based Danish twin study. Am J Obstet Gynecol 190:489, 2004.

Leveno KJ, Quirk JG, Cunningham FG, et al: Prolonged pregnancy, I. Observations concerning the causes of fetal distress. Am J Obstet Gynecol 150:465, 1984.

Lindell A: Prolonged pregnancy. Acta Obstet Gynecol Scand 35:136, 1956.

Link G, Clark KE, Lang U: Umbilical blood flow during pregnancy: evidence for decreasing placental perfusion. Am J Obstet Gynecol 196(5)489.e1, 2007.

MacDonald PC, Siiteri PK: Origin of estrogen in women pregnant with an anencephalic fetus. J Clin Invest 44:465, 1965.

MacDorman MF, Kirmeyer S: Fetal and perinatal mortality, United States, 2005. Natl Vital Stat Rep 57(8):1, 2009.

Martin JA, Hamilton BE, Osterman MJK, et al: Births: final data for 2013. Natl Vital Stat Rep 64:1, 2015.

Martin JA, Hamilton BE, Sutton PD, et al: Births: final data for 2015. Natl Vital Stat Rep 66(1):1, 2017.

Maternal–Fetal Medicine Units Network: A clinical trial of induction of labor versus expectant management in postterm pregnancy. Am J Obstet Gynecol 170:716, 1994.

Mission JF, Marshall NE, Caughey AB: Pregnancy risks associated with obesity. Obstet Gynecol Clin North Am 42:335, 2015.

Moster D, Wilcox AJ, Vollset SE, et al: Cerebral palsy among term and postterm births. JAMA 304(9):976, 2010.

Mozurkewich E, Chilimigras J, Koepke E, et al: Indications for induction of labour: a best-evidence review. BJOG 116(5):626, 2009.

Nahum GG, Stanislaw H, Huffaker BJ: Fetal weight gain at term: linear with minimal dependence on maternal obesity. Am J Obstet Gynecol 172:1387, 1995.

Oberg AS, Frisell T, Svensson AC, et al: Maternal and fetal genetic contributions to postterm birth: familial clustering in a population-based sample of 475,429 Swedish births. Am J Epidemiol 177(6):531, 2013.

Olesen AW, Westergaard JG, Olsen J: Perinatal and maternal complications related to postterm delivery: a national register-based study, 1978–1993. Am J Obstet Gynecol 189:227, 2003.

Olesen AW, Westergaard JG, Olsen J: Prenatal risk indicators of a prolonged pregnancy. The Danish Birth Cohort 1998–2001. Acta Obstet Gynecol Scand 85:1338, 2006.

Oz AU, Holub B, Mendilcioglu I, et al: Renal artery Doppler investigation of the etiology of oligohydramnios in postterm pregnancy. Obstet Gynecol 100:715, 2002.

Redman CW, Staff AC: Preeclamptic biomarkers, syncytiotrophoblast stress, and placental capacity. Am J Obstet Gynecol 213 (4 Suppl):S9.e1, 2015.

Rushton DI: Pathology of placenta. In Wigglesworth JS, Singer DB (eds): Textbook of Fetal and Perinatal Pathology. Boston, Blackwell, 1991, p 171.

Schaffer L, Burkhardt T, Zimmerman R, et al: Nuchal cords in term and postterm deliveries—do we need to know? Obstet Gynecol 106:23, 2005.

Shin KS, Brubaker KL, Ackerson LM: Risk of cesarean delivery in nulliparous women at greater than 41 weeks' gestational age with an unengaged vertex. Am J Obstet Gynecol 190:129, 2004.

Smith GC: Life-table analysis of the risk of perinatal death at term and post term in singleton pregnancies. Am J Obstet Gynecol 184:489, 2001.

Smith SC, Baker PN: Placental apoptosis is increased in postterm pregnancies. BJOG 106:861, 1999.

Torricelli M, Novembri R, Conti N, et al: Correlation with kisspeptin in postterm pregnancy and apoptosis. Reprod Sci 19(10):1133, 2012.

Trimmer KJ, Leveno KJ, Peters MT, et al: Observation on the cause of oligohydramnios in prolonged pregnancy. Am J Obstet Gynecol 163:1900, 1990.

Van der Ven AJ, van Os MA, Kleinrouweler CE, et al: Midpregnancy cervical length in nulliparous women and its association with postterm delivery and intrapartum cesarean delivery. Am J Perinatol 33 (1):40, 2016.

Vankayalapati P, Sethna F, Roberts N, et al: Ultrasound assessment of cervical length in prolonged pregnancy: prediction of spontaneous onset of labor and successful vaginal delivery. Ultrasound Obstet Gynecol 31(3):328, 2008.

Walsh JM, Kandamany N, Shuibhne NN, et al: Neonatal brachial plexus injury: comparison of incidence and antecedents between 2 decades. Am J Obstet Gynecol 204:324, 2011.

Wenstrom KD, Parsons MT: The prevention of meconium aspiration in labor using amnioinfusion. Obstet Gynecol 73:647, 1989.

Wong SF, Hui SK, Choi H, et al: Does sweeping of membranes beyond 40 weeks reduce the need for formal induction of labour? Br J Obstet Gynaecol 109:632, 2002.

Wyckoff MH, Aziz K, Escobedo MB, et al: Part 13: neonatal resuscitation. 2015 American Heart Association guidelines for cardiopulmonary resuscitation and emergency cardiovascular care. Circulation 132:S543, 2015.

Yang S, Platt RW, Kramer MS: Variation in child cognitive ability by week of gestation among healthy term births. Am J Epidemiol 171:399, 2010.

Yang SH, Roh CR, Kim JH: Transvaginal ultrasonography for cervical assessment before induction of labor. Obstet Gynecol Surv 59:577, 2004.

Zizzo AR, Kirkegaard I, Pinborg A, et al: Decline in stillbirths and perinatal mortality after implementation of a more aggressive induction policy in post-date pregnancies: a nationwide register study. Acta Obstet Gynecol Scand 96(7):862, 2017.

44 胎児の発育異常
Fetal-Growth Disorders

CHAPTER

胎児発育	1056
胎児発育不全	1059
胎児過剰発育	1071

When infants are of large size and abundant, they may mechanically throw out of function so great a portion of the placenta as seriously to interfere with the nutrition of the foetus, and sometimes cause its death. Excessive development of the foetus can usually be traced to prolongation of pregnancy, large size of one or both parents, advancing age, or multiparity of the mother.
—J. Whitridge Williams (1903)

Williams の第 1 版においては，巨大児ならびに胎児の発育不全については詳しく述べられていなかった．胎児の成長が阻害される原因として胎盤や胎児感染が問題となり，逆に巨大児は難産を引き起こす可能性があるため，現在の産科学においてこれらは主要な問題となっている．

アメリカで出生する約 400 万の新生児のうち 20％近くで，胎児発育が極端に小さかったり大きかったりする．2015 年には，新生児 8.1％で出生時体重が 2,500 g 未満であり，8.0％が 4,000 g 以上であった．低出生体重児の約 70％が早産であり，正期産のうち 3％は低出生体重児であった（Martin，2017）．1990〜2006 年にかけて，出生時体重が 2,500 g 以下の新生児の割合は 8.3％から 20％以上に増加している（Martin，2012）．出生時体重の減少傾向は 2000 年代半ばから緩やかになっており，39 週以前の分娩が減少してきたことが理由として考えられる（Richards，2016）．

対照的に 4,000 g 以上の新生児の割合は 30％減少し 2010 年には 7.6％に低下している（Martin，2012）．巨大児の原因と考えられる肥満が流行している一方で，このように児の体重は減少方向にシフトしており，その理由は説明しがたい（Morisaki，2013）．

胎児発育

■ 病態生理

ヒトの胎児発育は，組織や臓器の発育・分化・成熟の一連の流れで成り立っている．二足歩行により骨盤が狭くなる反面，知能の発達により脳つまり頭が大きくなるという矛盾を「産科的ジレンマ」という．これに伴い妊娠後期での発育抑制力が大きくなったとの推測もある（Mitteroecker，2016）．つまり病的な発育不全ではなく，適応力としての**発育不全**といえるかもしれない．

胎児発育は三つの時期に分けられる．第 1 期は 16 週までで，細胞数の急激な増加が特徴である．第 2 期は 32 週までで，細胞増殖と細胞肥大の両方を認める．32 週以降は細胞肥大による胎児の増大であり，胎児に脂肪や糖が最も蓄積されるのはこの時期である．これらの時期に相当する胎児発育率は妊娠 15 週で 5 g/日，24 週で 15〜20 g/日，34 週で 30〜35 g/日である（Williams，1982）．図 44-1 のように，胎児発育の速さは非常に多様性に富んでいる．

胎児発育は，母体の栄養供給およびそれら物質の胎盤での輸送，ならびに遺伝子自体の発育能に制御されている．しかし正常な胎児発育をもたら

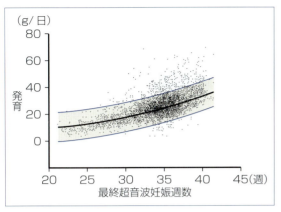

図44-1　妊娠24〜42週における1日当たりの胎児体重増加
黒線は平均，青線は±2SD（標準偏差）．
（Data from pregnancies managed at Parkland Hospital）

す緻密な細胞・分子レベルの機序は完全にはわかっていない．一般的には，インスリンとインスリン様成長因子（insulin-like growth factor：IGF）が胎児発育と体重増加の調節に大きな役割を果たしているといわれている（Luo, 2012）．これらの成長因子はほとんどすべての胎児臓器からつくられ，細胞分裂や分化の刺激となる．

胎児発育にかかわるその他のホルモン，特に脂肪細胞由来のホルモンが明らかにされてきた．これらのホルモンは**アディポカイン**として広く知られ，**肥満遺伝子**の産生タンパク質であるレプチンを含む．胎児のレプチン濃度は妊娠期間中に上昇し，出生体重と新生児の脂肪重量に関係する（Briffa, 2015；Logan, 2017；Simpson, 2017）．アディポネクチン，グレリン，フォリスタチン，レシスチン，ビスファチン，バスピン，オメンチン-1, アペリン，ケメリンといった他のアディポカインも関与が示唆されている．

胎児発育には適切な栄養供給も必要である．第7章で述べているように，母体の糖供給が多すぎても少なすぎても胎児発育に影響を及ぼす．母体の血糖値が下がると出生体重は小さくなる．しかし，発育不全の新生児において臍帯血の血糖値は必ずしも低くなかった（Pardi, 2006）．糖欠乏による胎児発育不全は長期間の著明な母体カロリー欠乏によってのみ起こるということである（Lechtig, 1975）．

逆に高血糖は巨大児を引き起こす．血糖値の変動はインスリンやIGFを通して胎児発育に影響する．Hyperglycemia and Adverse Pregnancy Outcome（HAPO）スタディの研究チーム（2008）は，胎児の高インスリン血症を表す臍帯血のCペプチドの上昇が出生体重増加に関係していることを発見した．この関係性は，糖尿病の基準を満たさない血糖値の母体においても認められた．巨大児は正常血糖値の母親にも起こりうる．この病態は単に糖質の調節障害によって起こるとはいえない可能性が高い（Catalano, 2011）．遺伝的要因，すなわちゲノムインプリンティングや遺伝子のメチル化といったエピジェネティックな遺伝子の改変もまた重要かつ潜在的な役割を担っている（Begemann, 2015；Nawathe, 2016）．

胎児への過剰な脂質の移行も巨大児の原因となるのではないかといわれてきた（Higa, 2013）．母体血漿に存在する遊離脂肪酸やエステル化されていない脂肪酸は，促進拡散もしくは栄養膜リパーゼによりトリグリセリドから遊離して胎児に移行する（Gil-Sánchez, 2012）．一般的に，脂質の活性は妊娠により上昇し，非肥満妊婦の第3三半期で脂肪酸は上昇する（Diderholm, 2005）．妊娠中のBMIとは無関係に，妊娠後半の遊離脂肪酸の値は出生時体重と相関する（Crume, 2015）．トリグリセリド値と出生体重の相関を示した報告もある（Di Cianni, 2005；Vrijkotte, 2011）．特定の脂肪酸，特にオメガ3の摂取量の増加は出生時体重の増加と関連している（Calabuig-Navarro, 2016）．

胎児発育不全ならびに巨大児となる母体の状態において，胎盤での脂肪酸代謝や転送が調節不全となっている可能性がある．たとえば血管内皮リパーゼは胎児発育不全において減少しており，糖尿病の妊婦において胎盤で過剰発現する（Gauster, 2007, 2011）．糖尿病や肥満が胎盤の脂質輸送遺伝子の発現量に関与しているという報告もある（Radaelli, 2009）．肥満はまた，栄養膜内の脂肪酸結合ならびに輸送タンパク質の発現量にも関連している（Myatt, 2016；Scifres, 2011）．これらの変化は最終的に脂質の異常な蓄積を引き起こし，胎盤での病的な炎症や機能不全を惹起する（Calabuig-Navarro, 2016；Myatt, 2016；Yang, 2016）．

アミノ酸は能動輸送されるため，通常では母体血中より胎児血中の濃度のほうが高い．胎児発育

不全においてこのパターンは逆になる．一つのメカニズムとしてこれらアミノ酸の胎盤での輸送状態の変化があげられる．特記すべきはアミノ酸が胎児に到達する前にまず母体面の微絨毛膜を通過しなければいけないということである．アミノ酸は次に栄養膜細胞を横断し，最終的に基底膜を通過して胎児血に到達する（第5章参照）．胎児の成長はヒト胎盤における L 型アミノ酸受容体（LAT）1 および 2 の調整を担うペルオキシソーム増殖因子活性化受容体γ（PPAR-γ）活性と相関する（Chen, 2015b）．さらなる調整はラパマイシン複合体（mTORC）1 および 2 に由来している（Rosario, 2013）．胎盤の mTORC 活性は胎児発育不全において減少している．他の研究者らは出生時体重および母体 BMI が微絨毛膜における特定のアミノ酸トランスポーターの発現と活性に関与していることを示している（Jansson, 2013）．

■ 正常出生体重

胎児発育の基準は民族や地域ごとの出生体重に基づいている．そのため，アメリカのあらゆる場所でさまざまな人種や地域による胎児発育曲線がつくられた（Brenner, 1976；Ott, 1993；Overpeck, 1999；Williams, 1975）．これらの曲線は民族や集落ごとに異なるため，人口全体を表す曲線は存在しない．

これに対して，アメリカにおける出生体重の全国的なデータが表 44-1 のように示された．図 44-2 は 1991〜2011 年の間にアメリカで出生した単胎児の母 320 万人以上によるデータを使用して作成された成長曲線である（Duryea, 2014）．これら最新の成長曲線は超音波断層法によって**推定された妊娠週数**に対する出生体重を表したものであり，より正確で正しい妊娠週数を反映していると考えられる．以前の成長曲線は最終月経を基に得られた妊娠週数を使用していた．1991 年の出生体重と 2011 年のデータの比較によれば，以前のデータが特に早産時において出生体重を過大評価していたことを最近の成長曲線は示している．特に，以前は 31〜32 週に対応していた胎児発育の 50 パーセンタイル値は，改善された妊娠週数を用いることで 33〜34 週に相当している．

Alexander（1996）や Duryea（2014）はこの曲線を基準値ではなく**人口参考値**と表現した．人口

表 44-1 アメリカの単胎生産児 3,252,011 例における週数ごとの出生体重（g）パーセンタイル値

週数（週）	パーセンタイル				
	5th	10th	50th	90th	95th
24	539	567	680	850	988
25	540	584	765	938	997
26	580	637	872	1,080	1,180
27	650	719	997	1,260	1,467
28	740	822	1,138	1,462	1,787
29	841	939	1,290	1,672	2,070
30	952	1,068	1,455	1,883	2,294
31	1,080	1,214	1,635	2,101	2,483
32	1,232	1,380	1,833	2,331	2,664
33	1,414	1,573	2,053	2,579	2,861
34	1,632	1,793	2,296	2,846	3,093
35	1,871	2,030	2,549	3,119	3,345
36	2,117	2,270	2,797	3,380	3,594
37	2,353	2,500	3,025	3,612	3,818
38	2,564	2,706	3,219	3,799	3,995
39	2,737	2,877	3,374	3,941	4,125
40	2,863	3,005	3,499	4,057	4,232
41	2,934	3,082	3,600	4,167	4,340
42	2,941	3,099	3,686	4,290	4,474

（From Duryea, 2014, with permission）

参考値にはさまざまなリスクを伴う妊娠もあり，正常児も異常児も含まれている．反対に，**基準値**には正常児しか含まれない．人口参考値は発育不全と思われる早産児も含むため，その出生体重データは胎児発育不全を過大評価することになるという意見もある（Mayer, 2013；Zhang, 2010）．

最近のプロジェクトの一つとして 8 ヵ国での地域基準を設定しようという試みがあり，最適な母体の健康状態ならびに社会経済的な状況を基にデータがとられている．The International Fetal and Newborn Growth Consortium for the 21st Century—INTERGROWTH 21 によれば中国，インド，ケニア，ブラジル，オマーン，イタリア，イギリス，アメリカの成長曲線は同様であった（Villar, 2014）．しかしながら健康女性に基づく国際基準には疑問の余地がある（Hanson, 2015）．

■ 胎児発育と出生体重

ヒトの胎児発育で正常あるいは異常といわれて

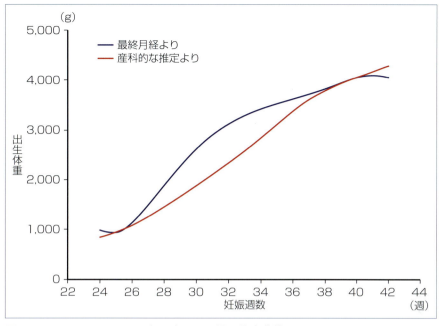

図44-2　アメリカで2011年に生まれた児の発育曲線
曲線はそれぞれ，最終月経および超音波検査など産科的な推定から計算された妊娠週数に基づいている．

いるものの多くが，週数ごとの出生体重の統計に基づいている．しかし困ったことに，出生体重は胎児の成長率を表していない．実際，そのような出生体重曲線では極度の発育障害の場合しか発育不全にならない．すなわちその曲線は目標体重に到達できない児を見つけるためのものではなく，10パーセンタイルを下回る児を特定するためのものである．たとえば40パーセンタイルの体重で出生した児は，80パーセンタイルの値まで成長する遺伝的な能力がなかったのかもしれない．

　胎児の成長率や成長速度は定期的な超音波計測により推測できる．たとえば，Milovanovic（2012）はsmall-for-gestational-age（SGA）児（10パーセンタイル以下）の成長率からappropriate-for-gestational-age（AGA）児のそれを概算した．しかしながら出生体重にかかわらず，発育速度の低下は周産期死亡やその後の代謝異常につながる．最近Sovioら（2015）は腹囲の成長速度が遅い下位10％には病的な異常を有するSGA児が多く認められることを示した．反対に極端な発育増加，特に腹囲（肝臓の血流増加に関連しているといわれる）は巨大児に関係する〔アメリカ産婦人科学会（ACOG），2016a〕．

　いくつかの疾患や障害は，胎児の正常な発育に悪影響を及ぼしうる．胎児の発育不全と生まれながらの低出生体重を区別することは，臨床上重要である．

胎児発育不全

■定　義

　Lubchencoら（1963）は週数と出生体重を細かく比較し，週数ごとの胎児の大きさの基準をつくった．次にBattagliaら（1967）は週数の10パーセンタイルを下回る児を**SGA**と分類した．週数より小さく生まれた低出生体重児はよく**胎児発育不全**があると表現される．SGA児では新生児死亡リスクが上昇するとされた．たとえば，38週で生まれたSGA児の新生児死亡率は1％で，適切な出生体重児の0.2％と比較し高い．

　ただ重要なのは10パーセンタイル以下で出生した児の多くが病的な発育不全ではなく，単に正常な生物学的要因で小さくなっているということである．70％ものSGA児が正常な転帰をたどり，母親の民族，経産回数，体重，身長を考慮すると適切な発育であると考えられる（Unterscheider, 2015). このように小さいだけで正常の児では，通常発育不全に関連して起きる代謝異常も認めない．さらにいえば，もともとSGAの児は生後2年間の追跡でAGA児に比べて小さいが，メタボリックリスクでは差を認めない（Milovanovic, 2012）．

こういった個体差を考慮して，別の分類がつくられた．Usherら（1969）は週数ごとの体重の平均から±2SD（標準偏差）を正常範囲として胎児発育基準にすることを提唱した．この定義ではSGA児は10%でなく3%のみとなる．パークランド病院における122,754人の出生児の人口基盤解析では，McIntireら（1999）はこの定義が臨床的に有意であるとしている．図44-3でも示すように，ほとんどの有害事象が3パーセンタイル以下の児で生じている．このカットオフ値の重要性はUnterscheiderら（2013a）による別の前向き研究で確認されている．

最近では，人口基盤に代わって個々のカットオフ値を用いた胎児発育曲線が提唱された．このモデルでは，それぞれの至適体重から逸脱した胎児が過剰発育あるいは発育不全とみなされ，至適体重の予測は母体の人種や民族に基づいて設定される（Chiossi, 2017）．しかしながら，こうした個別の発育曲線は確立されていない（Chiossi, 2017；Costantine, 2013；Grobman, 2013；Zhang, 2011）．

■ Symmetrical・asymmetrical 胎児発育不全

Campbellら（1977）は発育不全児を区別するために超音波の頭腹囲比（HC/AC）を用いた．**Symmetrical**な児は頭と体が均等に小さく，**asymmetrical**な児では頭の発育に比し体幹の発育が遅れていた．胎児特有の障害の発症時期と原因が，それぞれのタイプの発育不全に関連している可能性もある．**Symmetrical**な**発育不全**の場合，早期に受けた障害が細胞数や大きさの相対的減少につながる．たとえば，薬剤の曝露やウイルス感染，染色体異数性に伴う細胞異常のような早期の全身的な障害では，頭と体の両方が対称的に小さくなることがある．**Asymmetrical**な**発育不全**は高血圧による胎盤機能不全のような妊娠後期の障害で生じる．この場合では糖供給や肝貯蔵の減少は細胞数ではなく細胞の大きさに影響される．すなわち肝のサイズで反映されるACが減少

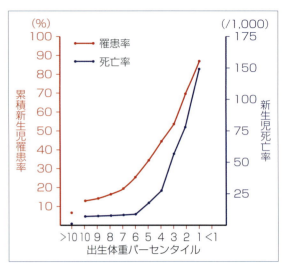

図44-3 SGA児1,560人の出生体重パーセンタイルと新生児死亡率・罹病率
出生体重パーセンタイルが小さいほど死亡率・罹病率の上昇を認める．
(Data from Manning, 1995)

する．

◆ 血流再分配

こうした体の発育不全は脳に酸素や栄養を優先的に供給するために生じ，そうすることで脳や頭の発育は正常となる．これは**brain sparing**と呼ばれる．こうして，脳と肝の重さの比は最後の12週間で通常3：1になるが重症発育不全児では5：1に増加しさらに差は大きくなる．brain sparing 効果により，asymmetrical児は発育不全の影響から守られていると思われていた．

後に胎児発育パターンはもっと複雑であることがわかってきた．たとえば，染色体異数性の児のなかには頭が大きくasymmetricalの発育不全となるタイプもあり，これまでの理論とは逆になる（Nicolaides, 1991）．さらに，妊娠高血圧腎症や胎盤機能不全により発育不全のある早産児の多くはむしろsymmetricalな発育障害となっており，これも前説とは異なる（Salafia, 1995）．

Dasheら（2000）の報告では，さらに胎児発育の複雑さが示されている．彼らは出生4週間以内に超音波が行われた単胎の生児8,722人を解析した．発育不全児のうち頭と体幹の非対称を認めたのは20%のみで，それらの児では出生時や新生児期の合併症リスクが増加していた．Symmetricalな発育不全児では有害事象のリスクは適正体重児に比べて高くなかった．研究者らは，asymmetrical な発育不全は著明な発育異常を表しており，symmetrical な発育不全のほうが遺伝的原因による正常な児である可能性が高いと結論づけた．

しかしある研究者は，brain sparing の概念にも疑問を呈した．Roza ら（2008）は，**brain sparing** のあった児では行動障害が多いということを発見した．別のスタディでは，10 パーセンタイル以下の発育不全で中大脳動脈血流異常を有した児 62 人のうち，半数に brain sparing があったと報告している（Figueras, 2011）．これらの新生児はコントロール群と比較してさまざまな領域で神経行動学的に劣り，重度の脳損傷が考えられた．Zhu ら（2016）は MRI を利用して血行動態を分析することで 14 人の遅発性の発育不全児と 26 人の正常発育の児を前向きに比較した．Brain sparing の概念に反して発育不全児はコントロール群より著しく脳の大きさが小さかった．また Miller ら（2016）はこのような障害の複雑な影響を，特にそのタイミングや重症度に関して，脳の構造や構築，神経行動学的な予後を基に最近レビューした．

■ 胎盤異常

胎児発育不全は，早期胎盤形成の障害による"主要な産科症候群"の一つであるといえる（Brosens, 2015）．Rogers ら（1999）は胎盤付着部位の異常が胎盤血流の低下を引き起こすと結論づけた．これは胎盤血管因子と妊娠高血圧との関係を示している（第 40 章参照）．したがって高血圧のある胎盤は胎盤血流低下に対する反応としてこれらの血管因子をつくり出すが，一方で高血圧を伴わない胎児発育不全ではこのような反応は起こらない（Jeyabalan, 2008）．

栄養膜侵入異常の機序は多因子性で，血管と免疫の両方の因子が提唱されていた．たとえばコリンとして知られる **ANP（atrial natriuretic peptide）変換酵素**は栄養膜侵入や子宮のらせん動脈のリモデリングに重要な役割を果たしている（Cui, 2012）．これらのプロセスはコリン欠失マウスで障害され，妊娠高血圧腎症も増加させた．さらに，妊娠高血圧腎症の妊婦にコリン遺伝子の突然変異があったという報告もある（Chen, 2015a）．

一部の免疫異常は胎児発育不全に関係する．これは"父方由来の半移植"への母体の拒絶反応である可能性を示唆している．Rudzinski ら（2013）は，臓器移植の拒絶反応にかかわる補酵素である C4d が慢性的な羊膜炎と強く関連（症例群で 88 ％に対しコントロール群ではわずか 5 ％）しており，胎盤重量を減少させることを発見した．10,204 の胎盤を用いた研究で慢性羊膜炎は胎盤低灌流，胎児アシデミア，胎児発育不全やその後遺症に関係していることを示した（Greer, 2012）．Kim ら（2015）は慢性的な炎症性の胎盤病変とそれらが胎児発育不全や妊娠高血圧腎症，早産に関与することを大規模な研究で示した．

■ 周産期の罹患率と死亡率

短期的および長期的に有害な後遺症のなかには，胎児発育不全に関連しているものもある．第一に図 44-3 に示すとおり，周産期の罹患率と死亡率は胎児発育不全と非常に関係がある．新生児仮死，胎便吸引，低血糖，および低体温を含む死産や不運な転帰をたどった新生児の割合は，異常な神経発達をきたした児の割合も含めて増加する．これは正期産，早産いずれにおいても当てはまる．妊娠 27 週以前に生まれた約 3,000 人の新生児を調べた研究では，体重が 10 パーセンタイル未満の新生児は非 SGA 児に比して新生児死亡や神経発達障害のリスクが 4 倍高く，また脳性麻痺の頻度は 2.6 倍増加した（De Jesus, 2013）．91,000 人以上の合併症を伴わない妊娠に関する別の研究では，出生体重が 5 パーセンタイル未満の新生児においてアプガースコア 5 分値，呼吸困難，壊死性腸炎，新生児敗血症のリスクが適切な体重の新生児よりも増加していた．死産および新生児死亡のリスクはそれぞれ 6 倍および 4 倍高かった（Mendez-Figueroa, 2016）．

さらに，重篤な発育不全を呈した新生児はより重症な転帰をたどる．44,561 人以上の新生児を調べた研究では，出生時に 1 パーセンタイル未満の体重で生まれた児のたった 14 ％しか生存して退院していなかった（Griffin, 2015）．生存しえた児，特に血流再分配や主要な先天異常を示した児において有害な神経発達障害のリスクが非常に大きい（Meher, 2015；Nelson, 2015b）．残念なことに，発育不全で生まれた新生児期の稚拙な運動，認知，言語，注意力，行動は幼児期ならびに思春期まで持続する（Baschat, 2014；Levine, 2015；

Rogne, 2015).

長期的後遺症

◆ 胎児発育不全

Barker (1992) は胎児や幼児期の健康状態が**大人になってからの罹病や死亡に関係している**という仮説を述べている．これは発育不全も発育過剰も含む．胎児発育不全においては，胎児期の栄養不足と後の高血圧，動脈硬化，2型糖尿病，代謝異常の関連を示した論文が非常に多く存在する（Burton, 2016；Jornayvaz, 2016）．どの程度での低出生体重が生活習慣病に影響するかについては議論があり，初期の体重増加も重要と考えられる（Breij, 2014；Kerkhof, 2012；McCloskey, 2016）．

胎児発育不全が臓器の発達，特に心臓に影響しているのではないかという証拠が示されてきた．低出生体重における心臓の構造変化や機能障害は幼児期，青年期，成人期を通して持続する．ある研究では，妊娠34週前にSGAで出生した80人の乳児と正常に成長した80人とを6ヵ月で比較した（Cruz-Lemini, 2016）．SGA児では心室が球状に近く，結果として収縮・拡張障害を認めた．また別の研究では青年期の418人に心エコーを行い，低出生体重が左心室後壁の肥厚化にかかわることを発見した（Hietalampi, 2012）．しかしCohenら（2016）のレビューでは，これらの知見の長期的予後は不明確であると結論づけている．

胎児発育不全は新生児期における腎臓の構造・機能変化にも関連する．Luyckxら（2015）のレビューでは，出生体重と腎形成異常，腎機能障害，慢性腎臓病，高血圧の関係性が評価された．母体肥満や妊娠糖尿病と同様に低出生もしくは巨大児は子宮内での腎形成ならびに成人期での腎機能に影響を及ぼす．しかしながら幼児期の栄養状態，急性腎障害，小児期の過度な体重増加，肥満などその他のものも長期的な腎機能を悪化させる．

◆ 胎児過剰発育

特に母体糖尿病や臍帯血IGF-1が上昇している状態において，胎児の過剰発育は新生児の脂肪増加や形態学的な心臓の変化を引き起こす．Pedersen（1954）は高血糖が胎児の高インスリン血症および胎児の過剰発育につながることを初めて提唱した．妊娠糖尿病合併妊娠において新生児の心室中隔肥厚があることなど，臓器の異常症を引き起こすこともわかった（Aman, 2011；Garcia-Flores, 2011）．心肺血管系もまた妊娠糖尿病によって悪影響を受ける．新生児遷延性肺高血圧症（PPHN）の3,277例において，母体肥満，糖尿病，胎児発育不全および過剰発育の両者ともが独立した危険因子となった（Steurer, 2017）．肥満ならびに糖尿病における胎児の過剰発育に関しては第48章と第57章も参照願いたい．

肺成熟の促進

発育不全児における胎児の肺成熟促進に関しては非常に多くの文献がある（Perelman, 1985）．一ついえることは，胎児のストレス下における反応として副腎のグルココルチコイド分泌増加により肺成熟を促進するということである（Laatikainen, 1988）．この考え方は周産期において一般的に知られているが，それを証明できるものはほとんどない．

この仮説に対し，Owenら（1990）は高血圧により分娩になった178人の新生児と，早産での陣発や破水により分娩に至った159人とを比較した．この解析では"ストレスに曝された"妊娠において優れた結果が得られるということはなかった．Friedmanら（1995）も重症妊娠高血圧腎症妊婦において同様の結果を示している．パークランド病院における二つのスタディでも早産において胎児発育不全児が有利であるということはなかった（McIntire, 1999；Tyson, 1995）．

危険因子と病因

胎児発育不全の危険因子として，母体・胎児・胎盤の異常の可能性がある．これら三つの関係が図44-4に示されている．これらの因子のうちいくつかは胎児発育不全を起こすことが知られており，多くが母体・胎児・胎盤のうち二つ以上に関係している．たとえば，サイトメガロウイルス感染では胎児に直接的に関係するが，結核のような細菌感染では母体への影響により胎児発育不全を生じることがある．同様に原虫感染であるマラリアは胎児機能不全を引き起こす原因として認識されている（Briand, 2016）．重要なことは，曝露されたすべての妊婦において胎児発育不全を生じるというわけではなく，多くが胎児発育不全の危険因子となりうる，ということである．

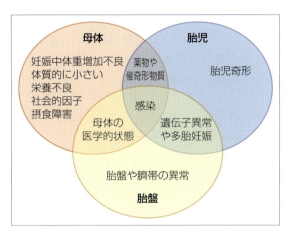

図 44-4 母体，胎児，胎盤を中心とした胎児発育障害の危険因子と原因

◆ 体質的に小さい母体

小さい母体からは小さい児が生まれやすいというのは明らかである．前述したように妊娠前体重と妊娠時の体重増加はいずれもリスクに関連する．Durie ら（2011）は，母体の体重増加がアメリカ医学研究所（IOM）の推奨より少ない妊婦では SGA 児を生むリスクが高くなることを示した（第 9 章参照）．また，出生体重には父母両方の大きさが影響する．正期産児 137,538 人について調べたスウェーデンの研究では，児の出生体重と母，父の出生体重はそれぞれ 6％と 3％の違いであった（Mattsson, 2013）．

◆ 妊娠中の体重増加と栄養

上に述べた Durie ら（2011）の研究では，クラスⅡまたはクラスⅢの肥満妊婦以外のすべての妊婦において，中期〜後期にかけての IOM での推奨より少ない体重増加は SGA 児を起こしうる．反対に，妊娠中の過剰な体重増加はどの体重カテゴリーにおいても過剰発育児と関係している（Blackwell, 2016）．

食事摂取不良は低出生体重や早産の非常に高いリスクである（Micali, 2016）．中期以降の著明な体重増加不良は肥満妊婦であっても推奨されない（第 48 章参照）．1 日 1,500 kcal 未満の食事摂取は胎児発育を不十分にする（Lechtig, 1975）．飢餓が胎児発育に及ぼす影響について一番記載があるのは，1944 年オランダの Hunger Winter である．6 ヵ月にわたり，ドイツの占領軍は妊婦を含めた市民の食事を 1 日 500 kcal に制限した．これにより平均出生体重は 250 g 減少した（Stein, 1975）．

栄養不良の妊婦に対する微量栄養素補助食品の有益性はわかっていない．ある研究では，32,000 近くのインドネシア人妊婦が微量栄養素補助食品を摂取する群と，鉄と葉酸のタブレットのみを摂取する群とに割り付けられた（Prado, 2012）．微量栄養素を摂取していた群のほうが乳児期の死亡率や低出生体重のリスクが低く，小児期の運動認知能力は高かった．反対に，Liu ら（2013）は初産婦 18,775 人を葉酸のみ，葉酸と鉄，葉酸と鉄と 13 の微量栄養素の群に割り付けた．葉酸と鉄，葉酸と鉄と 13 の微量栄養素を含む 2 群では妊娠後期における貧血のリスクが 30％減少した．しかし補充は，他の母体や新生児のアウトカムには影響しなかった．138,538 例の女性を対象とした 19 件のコクランデータベースのレビューでは，鉄分と葉酸の補給が低出生体重および SGA となる危険性の低下を含む，出生予後を改善すると結論づけた（Haider, 2017）．妊婦におけるビタミンと微量元素の重要性は，第 9 章に詳述されている．

妊娠中の運動は胎児の適切な発育に有益な場合がある．5,322 人の女性を対象とした 28 件のメタアナリシスでは胎児発育不全のリスクを上昇させることなく，胎児の過剰発育のリスクを軽減すると結論づけた（Wiebe, 2015）．別のメタアナリシスでは有酸素運動が原因で低出生体重児にはならないと結論づけた（Di Mascio, 2016）．

◆ 社会背景

出生体重には，喫煙，アルコールや薬物の乱用，栄養不良のような生活因子も影響を与える．適切な介入を行うことで，心理的リスクのある女性では低出生体重児や早産，他の妊娠合併症を生じにくかった（Coker, 2012）．

移民女性特有の胎児発育不全となるリスクもあるようである．ある研究ではロッテルダムで計 56,443 人の単胎妊娠を解析し，社会的貧困は SGA 児を含む周産期有害事象に関与することを見いだした（Poeran, 2013）．西洋出身女性以外の社会的貧困の妊婦にはこの傾向はみられなかったとも述べている．しかし，移民の影響に関しては複雑で人口基盤調査に依存していることがあげられる（Howell, 2017；Sanchez-Vaznaugh, 2016）．

◆血管障害・腎障害

加重型妊娠高血圧腎症を合併すると，一般的に慢性的な血管障害によって，発育不全をきたす（第50章参照）．2,000人以上の妊婦における研究では，妊娠早期の子宮動脈血流波形異常のような血管障害は，妊娠高血圧腎症，SGA児，34週未満の早産率の高いリスクであった（Groom, 2009）．Learyら（2012）はワシントン州出生証明書データを用いて，186人のSGA児の25%で母体の虚血性心疾患が関連していることを発見した．Roos-Hesselinkら（2013）も同様の結果を，25人の虚血性心疾患合併妊婦で見いだした．

慢性腎不全は背景に高血圧や血管障害を高頻度に伴う．腎症では，一般的に胎児発育不全となりやすい（Cunningham, 1990；Feng, 2015；Saliem, 2016）．この関連は第53章に詳述されている．

◆糖尿病合併妊娠

糖尿病合併妊婦での新生児の胎児発育不全は先天奇形に関連したり母体血管障害からくる物質の不足により起こることがある（第57章参照）．胎児発育不全はWhite分類における腎症が伴う場合には起こりやすい（Klemetti, 2016）．とはいえ糖尿病による血管障害はそれほど重大ではなく，糖尿病，特に1型による**過剰発育**がまず問題となる．たとえば，糖尿病合併妊娠の682例を前向きに研究したデータでは，1型糖尿病では2型に比べて新生児体重の90パーセンタイル以上と97.7パーセンタイル以上が明らかに多かった（Murphy, 2011）．さらに1型糖尿病の女性はSGA児を出産する率が有意に低かった．最近の研究では1型糖尿病合併の単胎妊婦375人において，妊娠第3三半期の血糖値の上昇が胎児過剰発育のリスクと相関していることがわかった（Cyganek, 2017）．新生児のほぼ1/4が巨大児であり，第3三半期のHbA1cおよび空腹時血糖値は巨大児リスクの独立した予測因子であった．

◆慢性低酸素

子宮胎盤循環における慢性的な低酸素状態には妊娠高血圧腎症，慢性高血圧，喘息，母体チアノーゼ性心疾患，喫煙，高地などが関与する．慢性的な低酸素状態に曝露されると，一部の児では著明な低出生体重となる．オーストリアの180万人以上の新生児では，高度が1,000 m上昇するにつき出生体重が150 gずつ減少した（Waldhoer, 2015）．63,620人のペルー人の新生児では，高地における平均出生体重は低地に比較して著明に小さいと報告し，具体的には高地で3,065±475 gに対し低地で3,280±525 gであった（Gonzales, 2009）．この研究では2,500 g未満の児は低地で6.2%，高地では9.2%であった．反対に，4,000 g以上の児は低地で6.3%，高地で1.6%であった．

◆貧血

母体貧血により胎児発育不全を起こすことはほとんどない．例外としては鎌状赤血球や他の遺伝性貧血の場合である（Desai, 2017；Thame, 2016）．重要なのは，母体の循環血液量減少が胎児発育不全に関連していることである（de Haas, 2017；Stott, 2017）．これは，第40章に詳述されている．

◆抗リン脂質抗体症候群

胎児発育不全を含む産科的有害事象は3種類の抗リン脂質抗体に関連している．それらは，**抗カルジオリピン抗体**，**ループスアンチコアグラント**，**抗β_2グリコプロテインI抗体**である．メカニズムとして，最初に内皮障害があり，そこに絨毛間での胎盤塞栓ができるという2ヒット仮説が論じられている．具体的には，β_2グリコプロテインIのような膜タンパクの酸化障害により抗リン脂質抗体ができ，免疫複合体となって塞栓に至る（Giannakopoulos, 2013）．この症候群については第52章と第59章で詳しく述べる．こうした抗体をもった女性の妊娠予後は悪く，胎児発育不全や胎児死亡となる場合もある（Cervera, 2015）．産科的に抗リン脂質抗体症候群をまず予測するための自己抗体としてはループスアンチコアグラントがあげられる（Yelnik, 2016）．

◆不妊症

不妊歴のある女性の妊娠において，不妊治療の有無にかかわらず児のSGAリスクが高いかどうかは議論の余地がある（Zhu, 2007）．Dickeyら（2016）は体外受精で生まれた単胎の出生時の体重曲線を，前述のDuryea（2014）の曲線と比較した．結果として胎児発育の減少はみられなかった．Kondapalliら（2013）は最近のレビューでさまざまな治療を受けた不妊症と低出生体重が関連しうることを示したが，単胎妊婦においてその関連性はいまだ説明できないと結論づけている．

◆ 胎盤と臍帯の異常

　胎盤異常の一部は胎児発育不全を起こすことがある．慢性早期剥離，広範囲の梗塞，絨毛血管腫，卵膜付着，前置胎盤，臍帯動脈血栓などがあげられるが，詳細は第6章に記載がある．こうしたケースにおける発育不全は子宮胎盤因子による二次的なものと考えられる．内皮障害を伴う異常胎盤も胎児発育不全を起こしうる（Brosens, 2015）．このような組織像は妊娠高血圧腎症合併妊娠において認められる（第40章参照）．胎盤が子宮外に付着すれば，胎児は発育不全となる（第19章参照）．また，子宮奇形も発育不全の原因となることがある（第3章参照）．

◆ 多胎妊娠

　双胎以上の妊娠では数が増えるにつれ単胎と比べ発育は小さくなる．このことは図44-5に示してあり，第45章でも述べられている．

◆ 催奇形性薬剤と胎児への影響

　一部の薬剤や化学物質は胎児発育不全の原因となることがある．催奇形性があるものは器官形成前に胎児に影響を与える．器官形成後の8週以降に影響する薬剤もある．これらの多くは第12章に記載があるが，例として抗痙攣薬や抗癌薬があげられる．喫煙，アヘンなどの麻薬，アルコール，コカインも発育不全を起こすことがあり，直接的なこともあれば母体の食事摂取低下によることもある．カフェインの使用と胎児発育の関係性は依然として推測の域を出ない（ACOG, 2016b）．対照的に，Cyganek ら（2014）は腎移植と肝移植後の妊娠における胎児発育不全を研究し，プレドニゾン，アザチオプリン，シクロスポリンA，タクロリムスといった一般的な免疫抑制薬は児の成長速度に影響を及ぼさないと結論づけた．

◆ 母体・胎児感染

　ウイルス，細菌，原虫，スピロヘータ感染は胎児発育不全の原因の5％にもなるといわれている（第64，65章参照）．最もよく知られているのは風疹とサイトメガロウイルス感染症である．これらはどちらも細胞壊死に関連して胎児の石灰化を促進し，感染時期が早いほど予後は悪くなる．Toda ら（2015）は先天性風疹症候群を患った292人の正期産児のうち39％が低出生体重児であったことをベトナムでの流行において見いだした．238例の初感染のサイトメガロウイルス感染症を

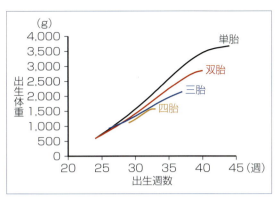

図44-5　パークランド病院における奇形のない多胎の出生体重と週数の相関

解析した研究では，妊娠14週以降の感染では重症例は認められなかった（Picone, 2013）．後に先天感染の69例のうち30例の超音波所見を特定し，30例のうち30％で発育不全が認められた（Picone, 2014）．

　結核や**梅毒**も胎児発育不全に関係する．肺外結核も肺結核も低出生体重を引き起こす（第51章参照）．Sobhy ら（2017）は3,384人の活動性結核患者を含む13の研究を分析した．低出生体重のオッズ比は1.7であった．病態ははっきりしていないが，低栄養など結核による母体への有害性は重大である（Jana, 2012）．先天性梅毒のほうがより一般的であるが，逆に梅毒の胎盤は浮腫と血管周囲の感染により腫大し重量もある（第65章参照）．先天性梅毒は早産にも関連が強いため低出生体重児となりやすい（Sheffield, 2002）．

　トキソプラズマ原虫も先天性感染を起こし，Paquet ら（2013）は昔から胎児発育不全と関連していると主張した．Capobiango（2014）は先天性トキソプラズマ症による31例のブラジル人妊婦に関して検討した．分娩前にトキソプラズマの治療を受けていたのはわずか13％であり，低出生体重は31例のうち40％に合併していた．**先天性マラリア**もまた低出生体重児および胎児発育不全を引き起こす．Briand ら（2016）は感染リスクのある女性への妊娠初期の予防接種の重要性を強調している．

◆ 先天奇形

　大奇形のある胎児13,000例以上の研究で，22％が胎児発育不全を伴っていた（Khoury, 1988）．胎児腹壁破裂を生じた111例の妊婦の解

析では，1/3の児で出生体重が10パーセンタイル以下であった（Nelson, 2015a）．一般的には，奇形が重篤であるほど胎児がSGAとなりやすい．これは特に染色体異常や重症心奇形を伴う児に認められる．

◆ 染色体異常

常染色体トリソミーの胎児はその余剰染色体により発育不全を示す．たとえば，**21トリソミー**では発育不全は一般的に軽度で，反対に**18トリソミー**では顕著な胎児発育不全をきたす．18, 13トリソミーの児では，21トリソミーと異なり，週数に比較してCRLが小さい（Bahado-Singh, 1997；Schemmer, 1997）．第2三半期には長管骨長は3パーセンタイル以下になる．ある研究においては13トリソミー児174人の平均出生体重は2,500 gなのに対し18トリソミー児254人は1,800 gであった（Nelson, 2016）．

胎児発育不全はまたTurner症候群にも合併し，その重症度はX染色体短腕のハプロ不全の度合いと相関する（Fiot, 2016）．対照的に，発育不全はX染色体数の増加では起こらない（Ottesen, 2010；Wigby, 2016）．第13章で述べられているとおり，**胎盤性モザイク（confined placental mosaicism：CPM）**における胎盤の異数性は胎児発育不全の原因として認識されている．3型のCPMである胎盤の細胞性栄養膜と間葉系絨毛核の双方で異数性が認められる型が胎児発育不全に関連していることが示唆されている（Toutain, 2010）．

第1三半期に行う胎児異数性のスクリーニング検査で染色体異常に関係しない胎児発育不全のリスクを偶然発見することがある．8,012人の妊婦の解析で，free β-hCG（β-human chorionic gonadotropin）やPAPP-A（pregnancy-associated plasma protein-A）がごく低値の胎児では発育不全となるリスクが高い（Krantz, 2004）．この研究からDugoff（2010）は，PAPP-A低値が発育不全に強く関連するが，free β-hCGについては統一された見解はないと結論づけた．

第2三半期の解析では，AFP・インヒビンA高値と血清非抱合型エストリオール低値は5パーセンタイル未満の低出生体重と顕著に関連している．発育不全の高リスクはこうしたマーカーの組み合わせによってわかる．しかしこれらのマーカーは感度と陽性的中率が低いためスクリーニングには適さない（Dugoff, 2010）．後頸部浮腫も胎児発育不全の予測には用いられない．これらのマーカーの染色体異数性スクリーニングの役割は第14章に述べられている．

胎児発育不全の診断

胎児発育不全の診断には依然として課題がある．妊娠早期での週数決定，母体体重増加の確認，妊娠中の注意深い子宮底長計測により，低リスク妊婦の胎児発育異常の多くは発見することができる．**胎児発育不全の既往を含めた危険因子は現妊娠での胎児発育不全のリスクを20%近く増加させる**（ACOG, 2015）．リスクのある妊婦では，定期的な超音波診断が考慮される．超音波検査の頻度はその適応により異なるが，最初に妊娠週数を決定した時点から32〜34週，あるいは何かしらの臨床徴候がみられる時点までフォローされ，発育不全と診断される．それでも**最終的な診断は出生時までつかないことも多い**．

◆ 子宮底長

ある系統的レビューによれば，胎児発育不全を定義する子宮底長の基準は確立されていない（Robert Peter, 2015）．子宮底長測定を注意深く継続して行うことは，簡単で安全で安価であり，発育不全の発見に有効な**スクリーニング**として勧められる．スクリーニング方法としての主な欠点はその不正確さである．Haraganら（2015）によれば，たとえば胎児発育の過剰または不全を発見できる感度はそれぞれ71%，43%および特異度は85%，66%と報告した．

子宮底長測定を用いた方法については第9章に記載されている．妊娠18〜30週の間の子宮底長はその週数±2 cmに一致する．したがって，測定が2〜3 cm以上ずれれば，胎児発育が不適切であることが疑われ，超音波検査を行うことが考慮される．

◆ 超音波検査による計測

すべてに妊婦に対し日常的に超音波検査を行うメリットは，それ自体が胎児発育不全を診断する機会になりうることである．一般的に，早期の超音波検査を妊娠16〜20週で全妊婦に対しスクリーニングとして行う．妊娠週数の同定ならびに異常の特定のため第1三半期に検査が追加される

ことも多い．胎児発育評価のため32〜34週で超音波検査を再度行うことも推奨されている．

第1三半期の超音波検査ではSGA児を予測する精度に限りがある．たとえばCrovettoらは5％ならびに10％の偽陽性率で，検出率がそれぞれ35％，42％と報告している．Tuuliら（2011）は9,000例近くの妊娠から，第2三半期の超音波検査のほうが第1三半期に比べSGA児の推定には優っていると結論づけた．パークランド病院では，妊娠中期の超音波スクリーニングを全例に行っている．臨床的に必要な場合は追加で胎児発育評価の超音波検査を行う．

超音波を用いた胎児発育不全の診断で最も一般的なのは，複数箇所の胎児計測から推定体重を出す方法である．頭，腹部，大腿の計測の組み合わせが有用で，他の測定を加えるとさらにもう少し改良される（Platz, 2008）．計測において，大腿骨長が技術的に最も容易で再現性がある．児頭大横径と頭囲は断面により異なり，頭蓋骨にかかる圧による影響も受ける．最後に，腹囲はさらに変動しうる．しかし，この計測では軟部組織が顕著に反映されるため胎児発育不全において最も異常を認めやすい（図44-6）．図44-7は重症胎児発育不全の新生児の例である．

一部の研究では胎児発育不全を疑う場合，腹囲の測定が胎児発育不全の的中率を高めると報告されている．ある研究では4,000人近くの妊婦に対し第3三半期に臨床的な所見もしくは一般的な超音波検査を用いてスクリーニングを行った（Sovio, 2015）．一般的な超音波検査はSGA児の検出率を20％から57％に上昇させた．しかしながら重要なことに，新生児の罹患率は腹囲の成長速度が下位10％の場合にのみ上昇した．

超音波による推定体重と実際の体重は20％以上異なることがあり，偽陽性や偽陰性となりうる．Dasheら（2000）は出生4週間以内に超音波検査を施行しパークランド病院で出生した8,400人を解析し，発育不全児の30％が出生前診断されていなかったと報告した．妊娠32〜36週の低リスクな2,586例を無作為に超音波検査に割り付ける調査では，妊娠後期の胎児発育不全を検出する感度を高めた（Roma, 2015）．しかしながら出生体重の3パーセンタイル未満の児のうち40％近くが見逃されていた．34,980人の女性を対象と

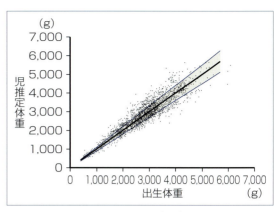

図44-6　超音波による腹囲（AC）を用いた胎児推定体重と実際の出生体重の相関
(Data from pregnancies managed at Parkland Hospital)

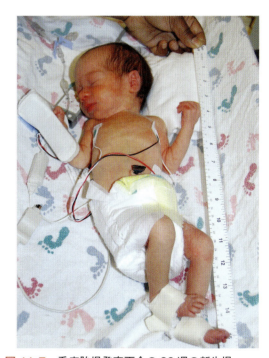

図44-7　重症胎児発育不全の36週の新生児
(Used with permission from Dr. Roxane Holt)

した13の試験を解析したコクランデータベースでは，低リスクもしくは選別されていない母集団における日常的な後期の超音波検査は母体または胎児の利益にならないと結論づけた（Bricker, 2015）．

◆羊水量計測

胎児発育不全と羊水過少の関連は昔から知られている．Petrozellaら（2011）は，妊娠24〜34週における羊水過少は奇形と強い関連があると報

告した．奇形のない場合においては，3パーセンタイル未満の発育不全は羊水過少症の37％，正常下限羊水量の21％に認められるが，正常羊水量の妊婦ではわずか4％である．また35,000人以上の妊婦を含む15件のメタアナリシスから，羊水過少のある高リスク妊婦は羊水過少のある低リスク妊婦と比べて低出生体重を引き起こす傾向にあった（Rabie, 2017）．低酸素と腎血流量減少が羊水過少の原因ではないかといわれている．

◆ **ドプラ速度計測**

この方法により，胎盤因子による発育不全の早期の徴候を臍帯動脈や中大脳動脈などの血管から検出できる．後期の徴候としては臍帯動脈逆流や静脈管・大動脈・肺動脈流出路の異常血流があげられる．

臍帯動脈血流異常（拡張末期の途絶や逆流）は特に胎児発育不全と関係する（第10章参照）．これらの異常は早期からの重症な胎児発育不全を明らかにし，胎児が母体内で適応できなくなってきたことを表す．したがって図44-8に示すような持続的な臍帯動脈拡張期末期の途絶や逆流は，低酸素，アシドーシス，胎児死亡にかかわるといわれてきた．推定体重が10パーセンタイル未満の1,116例の胎児に対する前向きの超音波検査を用いた研究において，臍帯動脈波形が正常な児は1.3％しか有害な転帰をきたさなかったが，臍帯動脈波形に異常をきたした11.5％に有害な転帰を認めた（O'Dwyer, 2014）．Unterscheiderら（2013a）は臍帯動脈波形異常と3パーセンタイル以下の推定体重を満たした例が最も産科的な予後不良因子となると報告した．

これらの発見によって臍帯動脈血流ドプラは胎児発育不全の評価と管理の基本と考えられている．ACOG（2015）は，臍帯動脈血流ドプラが臨床的予後を改善すると結論づけた．胎児発育不全の管理において，ノンストレステスト（NST）やbiophysical profile scoring（BPS）といった基本的監視技術の補助的な方法として推奨されている．

その他のドプラによる評価は依然として研究中である．腹囲が5パーセンタイル未満で33週未満の胎児604例に対し静脈管の評価が行われた（Baschat, 2007）．静脈管ドプラのパラメータは新生児予後を予測する初期の心血管因子であった．これらの後期の変化は心筋の悪化やアシデミ

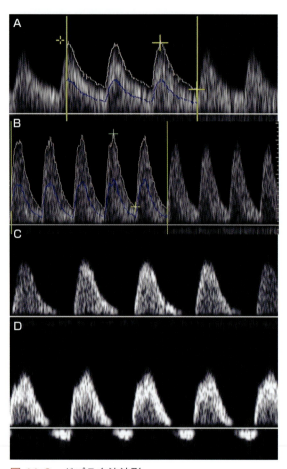

図44-8　ドプラ血流波形
A．正常波形〔収縮/拡張（S/D）比は正常〕．
B．抵抗増大によるS/D比異常波形．
C．拡張末期の途絶．
D．拡張末期の逆流．

アといった周産期，新生児の重大な合併症を反映していると思われる．胎児発育不全児46例を解析した他の研究では，大動脈弁峡部のドプラ血流異常は静脈管のそれより1週間早く起こるとした（Figueras, 2009）．Turanら（2008）はそれぞれの胎児血管の評価において，軽度胎盤機能不全，進行性胎盤機能不全，早期発症の重症胎盤機能不全の一連の変化の特徴を述べた．しかしながらUnterscheiderら（2013b）は，ドプラでの異常の進行が実際に胎児発育不全において存在するかどうか疑問を呈した．

■ **予　防**

胎児発育不全の予防は，妊娠前から開始することが理想的である．母体状態や内服・栄養状態の

最適化と，禁煙が重要である．その他の危険因子については，たとえばマラリア地域に住む女性に対する予防接種や栄養不良の改善など，母体状態により異なる．注目すべき点として軽度〜中等度の高血圧の治療は発育不全児を減少させないとの報告がある（第50章参照）．

妊娠初期に正確な予定日を決定することは重要である．定期的な超音波診断が一般に用いられるが，どれくらいの間隔で行うのが適切かは確立されていない．SGAの既往が次の妊娠の予後，特に死産や早産にかかわるとすれば，次回妊娠中の慎重な管理は有用であろう（Mendez-Figueroa, 2016；Spong, 2012）．ACOG（2015）によれば，前回の妊娠で胎児発育不全があり，今回の妊娠で発育が問題なければ，ドプラ血流測定や胎児監視は特別必要としない．最近のメタアナリシスによれば，20,909人の女性を対象とした45の試験では，妊娠16週前に開始した低用量アスピリンは，胎児発育不全のリスクを有意に低下させることが報告された（Roberge, 2017）．さらに彼らは用量に依存した効果であることを記載している．ACOG（2015）は，以前に胎児発育不全をきたした女性に対する低用量アスピリンによる予防を支持していない．

■ 管　理

胎児発育不全が疑われると，診断確定，胎児の状態評価，原因検索を試みる．早期発症の発育不全のほうが特に問題である．胎児奇形が疑われる妊婦に対しては，カウンセリングと出生前診断の検査が勧められる（ACOG, 2015）．

管理アルゴリズムの一例を図44-9に示す．胎児発育不全が疑われる妊娠では，頻回な胎児計測に加えて定期的な臍帯動脈血流ドプラ測定を含む分娩前胎児監視を行う．パークランド病院では胎児の計測が3パーセンタイル以下でかつ生存可能な週数の妊婦を入院させ，ハイリスク妊娠病床で管理を行う．連日の胎児心拍数モニタリング，毎週のドプラ血流測定，超音波による3〜4週おきの胎児発育評価が行われる．他のドプラ血流測定法として，中大脳動脈や静脈管の評価も考慮される．ACOG（2015）は，胎児発育不全合併でかつ妊娠34週以前の分娩リスクがある場合には出産前の副腎皮質ステロイドを肺成熟のため投与することを推奨している．

分娩の時期は極めて重要で，胎児死亡のリスクと早産の危険性を考慮しなければならない．これらの問題に対するいくつかの多施設共同研究があるが，残念ながら明確な分娩時期は確立されていない．早産児の分娩時期について唯一の無作為化比較研究はthe Growth Restriction Intervention Trial（GRIT）である（Thornton, 2004）．この研究は分娩時期の臨床的判断が難しい妊娠24〜36週の妊婦548人に対して行われた．妊婦はすぐに分娩する群と状況が悪くなるまで分娩を遅らせる待機群で無作為に割り付けられた．プライマリアウトカムは周産期死亡または2歳未満の死亡とした．2歳までの死亡率に差はなかった．さらに，6〜13歳までの小児期にも両群間で臨床的に差は認められなかった（Walker, 2011）．

Trial of Randomized Umbilical and Fetal Flow in Europe（TRUFFLE）では胎児の静脈管血流が胎児心拍数モニタリングと比較された．妊娠26〜32週の間で腹囲が10パーセンタイル未満かつ臍帯動脈のpulsatility index（PI）が95パーセンタイル以上を示す胎児は310例あった（Lees, 2015）．分娩のタイミングは三つの異なる胎児の評価項目によって決定された．すなわち胎児心拍数陣痛図のshort-term variability，早期の静脈管ドプラ速度測定での変化，後期での静脈管の変化である．2歳時に神経障害を有する子どもの割合は群間で差がなかった．注目すべきは，全新生児の32％のみがこの無作為化に従って割り付けられたことである．安全性の基準や母体・胎児適応はプロトコルからの逸脱を引き起こした（Visser, 2016）．事後分析で著者らは静脈管ドプラもしくは胎児心拍数異常が出現するまで分娩を遅らせることは，おそらく安全でありかつ長期的な予後の改善を受ける可能性があると結論づけた（Ganzevoort, 2017）．

The Disproportionate Intrauterine Growth Intervention Trial at Term（DIGITAT）では妊娠36週以降の発育不全児の分娩時期に関して検討された．分娩誘発群と待機群に割り付けられた321人の女性において，二次解析で38週以後の分娩で新生児の入院期間が短かったことを除き，新生児の全罹患率に差はなかった（Boers, 2010, 2012）．DIGITATのその他の二次的な検討でも，

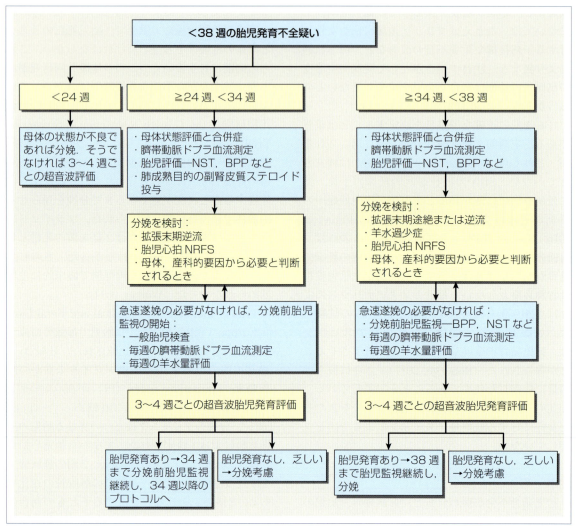

図44-9 パークランド病院における胎児発育不全管理のアルゴリズム

分娩誘発を行うことでの恩恵を受けた集団はサブグループ解析で見いだせなかった（Tajik, 2014）．また別の解析でも2歳時点での神経発達および行動障害の評価でこれらの群間での差を見いだせなかった（Van Wyk, 2012）．

◆ 満期に近い胎児の管理

図44-9に示すように，発育不全が疑われる児で臍帯動脈ドプラ血流正常，羊水量正常，胎児心拍数モニタリングが正常の場合，妊娠38週まで妊娠継続可能と考えられる．別の言い方をすると，確実な診断ができなければ，児の肺成熟が保証されるまで介入を控えるべきである．分娩前の胎児監視技術による待機的管理法が第17章に記載されている．しかしほとんどの臨床医が，著明な羊水過少症を認める場合，妊娠34週あるいはそれ以降の分娩を推奨している．アメリカ周産期学会（SMFM）（Spong, 2011）やACOG（2017a）のコンセンサスも同様で，羊水過少症や同等の状態がある場合，妊娠34〜37週の分娩を推奨している．胎児心拍数モニタリングが正常であれば，経腟分娩が予定される．しかし，なかには経腟分娩に耐えられない場合もある．

◆ 週数が早い児の管理

解剖学的に正常な妊娠34週未満の胎児で羊水量や胎児監視が正常の場合の胎児発育不全では，経過観察が勧められる．トキソプラズマ，サイトメガロウイルス感染症，風疹，ヘルペスウイルス，その他の感染症のスクリーニングも考慮され

るが，それが有益となることは経験上なかった（Yamamoto, 2013）．

定期的な胎児発育と胎児監視で問題がない間は，胎児の肺成熟が得られるまで妊娠継続可能である (図44-9)．胎児発育の再評価は3〜4週以上かけないと評価できない．定期的なNSTに加えて毎週の臍帯動脈血流ドプラや羊水量の評価が行われるが，どのくらいの頻度で行うのが適切であるかはわかっていない．われわれの場合は，そうした妊婦をハイリスク妊娠として入院させて毎日胎児モニターを行っている．胎児発育や羊水量，臍帯動脈血流ドプラが正常であれば，妊婦を自宅退院させて定期的な外来にて経過観察を行う．

まだ早い週数の胎児発育不全の場合，その状態を改善する明確な治療法はない．たとえば，床上安静にすることで発育がよくなったり予後が改善するといったエビデンスはない．しかし多くの臨床医は直感的に安静を指示する．栄養補給，循環血液量上昇，酸素療法，降圧薬，ヘパリン，アスピリンといった方法はいずれも効果がない（ACOG, 2015）．

満期以前に診断されたほとんどのケースで，その原因や治療法は明らかでない．管理方法は妊娠中の胎児死亡のリスクと早産に伴うリスクの相対的リスク評価により決まる．胎児心拍数モニタリングが正常であれば胎児成熟のために待機できるが，長期的な神経学的予後も考慮される（Baschat, 2014；Lees, 2015；Thornton, 2004）．Baschatら（2009）は胎児発育不全児の2年の神経学的予後予測において出生体重と週数が最も重要であるとした．ドプラ異常は，第3三半期に出生した低出生体重児において認知発達スコアと関連しない（Llurba, 2013）．これらはすなわち神経学的予後不良例の予測も困難ということである．

■ 陣痛と分娩

胎児発育不全は母体血の灌流障害，胎盤機能の減少，あるいはその両方による胎盤機能不全で生じることが多い．この状態があると陣痛により状態はさらに悪化する．また，羊水量の減少は陣痛による臍帯圧迫を起こしやすくする．このほかにもさまざまな理由により帝王切開の頻度は増加する．こうした理由から，胎児発育不全が疑われる妊婦では"ハイリスク"として分娩監視を行うべ

きである（第24章参照）．

新生児低酸素症や胎便吸引症候群のリスクも上昇する．この場合，新生児の蘇生では迅速に気道確保ができ，適切な換気ができる熟練した医師が必要となってくる（第32章参照）．重症発育不全の新生児は特に低体温や低血糖，多血症，過粘稠といった代謝異常をきたしやすい．さらに，低出生体重児では運動や神経学的障害のリスクが増加し，出生体重が極端に小さいとリスクはかなり高くなる（Baschat, 2009, 2014；Llurba, 2013）．

胎児過剰発育

巨大児という単語は非常に大きな胎児や新生児を表すかなりあいまいな表現である．一般的に産科医の間では新生児が4,000 g未満であれば異常に大きくはないという認識だが，巨大児の定義に関してはコンセンサスは得られていない．新生児の体重が11ポンド（5,000 g）を超えることはまれで，そのように極端に大きな児は珍しい．**ギネス世界記録**に登録されている最大の新生児は10,800 gの男児で，カナダ人妊婦が1879年に出産した（Barnes, 1957）．

2015年，アメリカでは，400万以上の出生のうち6.9 %が4,000〜4,499 g，1 %が4,500〜4,999 g，0.1 %が5,000 g以上であった（Martin, 2017）．確かに，極端に大きな新生児は20世紀に増加した．Williams（1903）によれば，20世紀初頭の5,000 g以上の児は1万出生当たり1〜2例であった．それと比較して，1988〜2008年のパークランド病院では1万出生当たり16例，2010年のアメリカで1万出生当たり11例であった．母体肥満率の増加の影響はとても大きく，糖尿病との関連もよくわかってきた．パークランド病院で5,000 g以上の児を出産した妊婦のうち15 %以上は糖尿病であった．

■ 定 義

臨床的にいくつかの単語が病的な胎児過剰発育に対して使用されている．そのなかで最も一般的な**巨大児**は人口のうち基準のパーセンタイルを超えた出生体重により定義される．巨大児を定義する別の方法として実際の出生体重の上限値を設定する案もある．

表 44-2　1988〜2012 年，パークランド病院における 354,509 出生児の出生体重の分布

出生体重(g)	出生 数	%	母体糖尿病 数	%
500〜3,999	322,074	90.9	13,365	4
4,000〜4,249	19,106	5.4	1,043	5
4,250〜4,499	8,391	2.4	573	7
4,500〜4,649	3,221	0.9	284	9
4,750〜4,999	1,146	0.3	134	12
5,000〜5,249	385	0.1	57	15
5,250〜5,499	127	0.04	31	24
5,500 以上	59	0.02	14	24
計	354,509		15,501	

表 44-3　過剰発育児の危険因子

- 肥満
- 糖尿病
- 過期産
- 多産
- 両親が大きい
- 母体高齢
- 巨大児の既往
- 人種・民族的因子

◆ 出生体重の分布

　巨大児とは出生体重の数学的な分布に基づいて定義されることが多い．一般的に児が週数に対して 90 パーセンタイルを超えると，巨大児や large-for-gestational age（LGA）児といわれる．たとえば妊娠 39 週での 90 パーセンタイルは 4,000 g である．しかし +2.0 SD の出生体重を基準にしたら 97 パーセンタイルとなり，その場合妊娠 39 週での巨大児の閾値はおよそ 4,500 g になる．

◆ 経験的出生体重

　出生体重 4,000 g（8 ポンド，13 オンス）以上はしばしば巨大児の定義に用いられる．4,250 g や 4,500 g（10 ポンド）が用いられることもある．表 44-2 で示すように，4,500 g 以上の出生体重は珍しい．パークランド病院で 30 年間の単胎の出生 35 万以上のうち，4,500 g 以上の新生児はわずか 1.4 % であった．われわれが異常とみなす胎児発育の上限は +2.0 SD で，おそらく全出生の約 3 % である．40 週ではその閾値はおよそ 4,500 g になる．ACOG（2016a）は満期の巨大児を 4,500 g 以上と定義した．

■ 危険因子

　表 44-3 に胎児過剰発育に関連する因子がいくつかあげられている．この多くに相互関係があり，さらに発育を促進する．たとえば，年齢が上がると経産歴や糖尿病に関係し，肥満は当然ながら糖尿病に関連する．ある研究では中国において肥満女性の実に 24 % 以上が巨大児を出産しており，巨大児の率は妊娠期間が長いおよび妊娠糖尿病の母体で有意に（約 2.5 倍）高かった（Wang，2017）．このように，母体糖尿病は胎児過剰発育の重要な危険因子である（第 57 章参照）．表 44-2 に示すように，4,000 g 以上の出生体重が増えるにつれ母体糖尿病率も上昇している．しかし，そうした大きい児全体からみると母体糖尿病の割合は小さいということも強調すべきである．

■ 母体・周産期罹病率

　胎児発育が過剰になることによる悪影響は重要である．4,000 g 以上の新生児は帝王切開率が 50 % 以上である．これは特に母体の肥満か糖尿病，または出生体重が 5,000 g 以上のとき当てはまる（Cordero，2015；Crosby，2017；Gaudet，2014；Hehir，2015）．ある研究では正常体重児に比べ LGA 児では新生児外傷の罹患率が高いことがわかった（Chauhan，2017）．母体が糖尿病を合併している巨大児の場合は肩甲難産の率は上昇し，30 % 近くに達する可能性がある（Cordero，2015）．糖尿病の母体を含む一般的な妊婦では，出生体重が 5,000 g 以上の新生児での肩甲難産率は少なくとも 5 % である（Crosby，2017；Hehir，2015）．合併症として弛緩出血，会陰裂傷，母体感染症の頻度は，過剰発育児を出産した母で増加する．パークランド病院で 4,000 g 以上の分娩をした母体・新生児の予後を表 44-4 に示す．

■ 診　断

　現時点で過剰発育児の推定体重をきちんと評価する方法がないため，巨大児は分娩まで正確に診断することができない．身体計測による臨床的推定体重は誤っている場合もあり，少なくとも母体

表 44-4　1998 〜 2012 年，パークランド病院での分娩 208,090 例の母体・胎児アウトカム

アウトカム[a]	< 4,000 g n=187,119	4,000 〜 4,499 g n=17,750	4,500 〜 4,999 g n=2,849	≧5,000 g n=372	p 値
帝王切開　計	46,577 (25)	5,362 (30)	1,204 (42)	224 (60)	< 0.001
予定	12,564 (7)	1,481 (8)	316 (11)	65 (17)	< 0.001
難産	7,589 (4)	1,388 (8)	337 (12)	46 (12)	< 0.001
肩甲難産	437 (0)	366 (2)	192 (7)	56 (15)	< 0.001
3 〜 4 度裂傷	7,296 (4)	932 (5)	190 (7)	37 (10)	< 0.001
分娩誘発	26,118 (13)	2,499 (14)	420 (15)	39 (10)	0.141
分娩第 2 期遷延	6,905 (4)	899 (5)	147 (5)	14 (4)	< 0.001
絨毛膜羊膜炎	13,448 (7)	1,778 (10)	295 (10)	35 (9)	< 0.001
pH < 7.0	925 (0.5)	96 (0.6)	20 (0.7)	4 (1.1)	0.039
アプガー 5 分値 < 7	1,898 (1.0)	80 (0.5)	22 (0.8)	10 (2.7)	< 0.001
集中治療室入院	4,266 (2.2)	123 (0.7)	36 (1.3)	9 (2.4)	< 0.001
鎖骨骨折	1,880 (1.0)	616 (3.5)	125 (4.4)	16 (4.3)	< 0.001
人工呼吸	2,305 (1.2)	54 (0.3)	11 (0.4)	9 (2.4)	< 0.001
低血糖	480 (0.2)	89 (0.5)	31 (1.1)	12 (3.2)	< 0.001
高ビリルビン血症	5,829 (3.0)	305 (1.7)	60 (2.1)	12 (3.2)	< 0.001
Erb 麻痺	470 (0.2)	224 (1.3)	74 (2.6)	22 (5.9)	< 0.001
新生児死亡	402 (0.2)	3 (0)	2 (0.1)	1 (0.3)	< 0.001

[a] データ表記はすべて n（%）．

肥満の一部ではしばしば起こる．これまで超音波による胎児推定体重の正確性を向上させようという多くの試みがなされてきた．胎児の頭，大腿，腹部の計測から胎児体重を計算する公式がいくつもつくられた．胎児発育不全，早産児などの推定体重は正確に測定できるが，巨大児での推定体重の測定では有効ではない．糖尿病合併妊娠で LGA と推定された 248 人と推定されなかった 655 人において，LGA と推定されたうち実際には 23％のみが LGA 児を出産した（Scifres, 2015）．結果として，LGA と推定された場合の帝王切開率が 3 倍以上上昇した．

前述のことから，胎児推定体重の超音波による評価は巨大児の同定において信頼できないことが明らかであり，日常的な使用は推奨されない．ACOG（2016a）でも，臨床的な胎児推定体重値は超音波検査による値と同様に正確であると結論づけた．

■ 管　理

胎児発育過剰を抑制する介入方法がいくつか提案されてきた．臨床徴候に乏しい「切迫する巨大児」のような児に対して予防的分娩誘発を行ったり，難産や肩甲難産を避けるため選択的帝王切開を行う場合もある．糖尿病合併の妊婦では，インスリン療法や頻回の血糖測定により出生体重は減少するが，帝王切開率の減少にはつながらなかった．さらに前述のように糖尿病合併妊娠での巨大児の誤診断は帝王切開率を上昇させる（Scifres, 2015）．加えて糖尿病の有無によらず，巨大児は母体の肥満および妊娠中の体重増加と強く関与している（Durie, 2011；Durst, 2016；Harper, 2015）．たとえば，妊娠中の体重増加をおさえることで胎児の過剰発育をおさえられるかどうかなどは今後の積極的な研究の対象となっている．母体 BMI に対する妊娠中に推奨されている体重増加量は第 9 章に記されている．

◆「予防的」分娩誘発

一部の臨床医は，糖尿病のない妊婦に巨大児が疑われた場合に分娩誘発を行っている．これによりさらなる胎児発育はなくなり，分娩時での合併症も減少する可能性がある．こうした予防的な分娩誘発は理論的には肩甲難産や帝王切開のリスクを減少させる．巨大児が疑われる妊婦に対する待機的管理と分娩誘発を比較した11のスタディのレビューで，分娩誘発は帝王切開率を上昇させるが新生児予後を改善しないと結論づけた（Sanchez-Ramos, 2002）．対照的に Magro-Malosso ら（2017）は，1,190人の女性を対象とした4件の無作為化比較試験のメタアナリシスを行い，妊娠38週以降で巨大児が疑われる場合は分娩誘発を行うことで胎児の過剰発育ならびに骨折の頻度を著しく減少させると結論づけた．これらのスタディの一つでは LGA 児が予想される女性822人が，早期正期産（37週0日～38週6日）と待機的な管理のいずれかに無作為に割り付けられた（Boulvain, 2015）．経腟分娩できた割合がわずかに多く，罹患率もより低い結果となった．これらの著者はいかなる利益であれ，早期正期産の誘発分娩のリスクとのバランスをとるべきであると警告した．すなわち，分娩におけるレビューでは，39週未満の選択的分娩が母体予後を改善するということはなく，新生児予後の悪化につながるとされている（Tita, 2016）．ACOG（2016a, 2017a, b）も認めているように，39週未満の早期誘発や分娩を支持するエビデンスはない．巨大児が疑われる際の分娩や誘発が待機的に管理するより優れているかどうかは依然として不明である．

◆選択的帝王切開

巨大児の分娩において，第27章で述べられているように肩甲難産やそれに伴うリスクが主として問題となる．ACOG（2017b）によると，すべての肩甲難産例のうち持続的な腕神経叢損傷となるのは10％以下で，次回の妊娠で帝王切開を必要とするのは4％である．

このことから，巨大児が疑われる症例に腕神経叢損傷予防のための予定帝王切開を行うことは**全体で考えると合理的でない**（Chauhan, 2005）．Ecker ら（1997）はブリガム・アンド・ウィメンズ病院で出生した77,616人のうち腕神経叢損傷を生じた80例を解析した．非糖尿病妊婦においては1例の腕神経叢損傷を予防するために相当数の不要な帝王切開をすることになる．Rouse ら（1996）はこれらの考えを非糖尿病妊婦の解析に反映させた．

逆に児推定体重が4,250 g 以上または4,500 g 以上の**糖尿病妊婦**の場合は，予定帝王切開が合理的な治療戦略になるかもしれない．Conway ら（1998）は超音波で推定体重4,250 g 以上の糖尿病妊婦に対する予定帝王切開のプロトコルを示している．この管理法は肩甲難産を2.4％から1.1％と著明に減少させた．

まとめると，ACOG も，特に39週未満では，過剰発育が疑われる児に対する計画分娩は推奨していない．最後に胎児推定体重が5,000 g 以下の非糖尿病妊婦，推定体重が4,500 g 以下の糖尿病妊婦においても，選択的帝王切開は推奨されていない（ACOG, 2016a, 2017b）．

（訳：北村直也）

References

Alexander GR, Himes JH, Kaufman RB, et al: A United States national reference for fetal growth. Obstet Gynecol 87:163, 1996.

Aman J, Hansson U, Ostlund I, et al: Increased fat mass and cardiac septal hypertrophy in newborn infants of mothers with well-controlled diabetes during pregnancy. Neonatology 100(2):147, 2011.

American College of Obstetricians and Gynecologists: Fetal growth restriction. Practice Bulletin No. 134, May 2013, Reaffirmed 2015.

American College of Obstetricians and Gynecologists: Fetal macrosomia. Practice Bulletin No. 173, November 2016a.

American College of Obstetricians and Gynecologists: Moderate caffeine consumption during pregnancy. Committee Opinion No. 462, August 2010, Reaffirmed 2016b.

American College of Obstetricians and Gynecologists: Nonmedically indicated early-term deliveries. Committee Opinion No. 561, April 2013, Reaffirmed 2017a.

American College of Obstetricians and Gynecologists: Shoulder dystocia. Practice Bulletin No. 178, May 2017b.

Bahado-Singh RO, Lynch L, Deren O, et al: First-trimester growth restriction and fetal aneuploidy: the effect of type of aneuploidy and gestational age. Am J Obstet Gynecol 176(5):976, 1997.

Barker DJ (ed): Fetal and Infant Origins of Adult Disease. London, BMJ Publishing, 1992.

Barnes AC: An obstetric record from the medical record. Obstet Gynecol 9(2):237, 1957.

Baschat AA: Neurodevelopment after fetal growth restriction. Fetal Diagn Ther 36:136, 2014.

Baschat AA, Cosmi E, Bilardo CM, et al: Predictors of neonatal outcome in early-onset placental dysfunction. Obstet Gynecol 109(2, pt 1):253, 2007.

Baschat AA, Viscardi RM, Hussey-Gardner B, et al: Infant neurodevelopment following fetal growth restriction: relationship with antepartum surveillance parameters. Ultrasound Obstet Gynecol 33(1):44, 2009.

Battaglia FC, Lubchenco LO: A practical classification of newborn infants by weight and gestational age. J Pediatr 71(2):159, 1967.

Begemann M, Zirn B, Santen G, et al: Paternally inherited IGF2 mutation and growth restriction. N Engl J Med 373:349, 2015.

Blackwell SC, Landon MB, Mele L, et al: Relationship between excessive gestational weight gain and neonatal adiposity in women with mild gestational diabetes mellitus. Obstet Gynecol 128:1325, 2016.

Boers KE, van Wyk L, van der Post JA, et al: Neonatal morbidity after induction vs expectant monitoring in intrauterine growth restriction at term: a subanalysis of the DIGITAT RCT. Am J Obstet Gynecol 206:344.e1, 2012.

Boers KE, Vijgen SM, Bijlenga D, et al: Induction versus expectant monitoring for intrauterine growth restriction at term: randomised equivalence trial (DIGITAT). BMJ 341:c7087, 2010.

Boulvain M, Senat MV, Perrotin F, et al: Induction of labour versus expectant management for large-for-date fetuses: a randomised controlled trial. Lancet 385:2600, 2015.

Breij LM, Kerkhof GF, Hokken-Koelega AC: Accelerated infant weight gain and risk for nonalcoholic fatty liver disease in early adulthood. J Clin Endocrinol Metab 99:1189, 2014.

Brenner WE, Edelman DA, Hendricks CH: A standard of fetal growth for the United States of America. Am J Obstet Gynecol 126:555, 1976.

Briand V, Saal J, Ghafari C, et al: Fetal growth restriction is associated with malaria in pregnancy: a prospective longitudinal study in Benin. J Infect Dis 214:417, 2016.

Bricker L, Medley N, Pratt JJ: Routine ultrasound in late pregnancy (after 24 weeks' gestation). Cochrane Database Syst Rev 6:CD001451, 2015.

Briffa JF, McAinch AJ, Romano T, et al: Leptin in pregnancy and development: a contributor to adulthood disease? Am J Physiol Endocrinol Metab 308:E335, 2015.

Brosens I, Benagiano G, Brosens JJ: The potential perinatal origin of placentation disorders in the young primigravida. Am J Obstet Gynecol 212:580, 2015.

Burton GJ, Fowden AL, Thornburg KL: Placental origins of chronic disease. Physiol Rev 96:1509, 2016.

Calabuig-Navarro V, Puchowicz M, Glazebrook P, et al: Effect of ω-3 supplementation on placental lipid metabolism in overweight and obese women. Am J Clin Nutr 103:1064, 2016.

Campbell S, Thoms A: Ultrasound measurement of the fetal head to abdomen circumference ratio in the assessment of growth retardation. BJOG 84(3):165, 1977.

Capobiango JD, Breganó RM, Navarro IT, et al: Congenital toxoplasmosis in a reference center of Paraná, Southern Brazil. Braz J Infect Dis 18:364, 2014.

Catalano PM, Hauguel-De Mouzon S. Is it time to revisit the Pedersen hypothesis in the face of the obesity epidemic? Am J Obstet Gynecol 204(6):479, 2011.

Cervera R, Serrano R, Pons-Estel GJ, et al: Morbidity and mortality in the antiphospholipid syndrome during a 10-year period: a multicentre prospective study of 1000 patients. Ann Rheum Dis 74:1011, 2015.

Chauhan SP, Grobman WA, Gherman RA, et al: Suspicion and treatment of the macrosomic fetus: a review. Am J Obstet Gynecol 193(2):332, 2005.

Chauhan SP, Rice MM, Grobman WA, et al: Neonatal morbidity of small- and large-for-gestational-age neonates born at term in uncomplicated pregnancies. Obstet Gynecol 130(3):511, 2017.

Chen S, Cao P, Dong N, et al: PCSK6-mediated corin activation is essential for normal blood pressure. Nat Med 21:1048, 2015a.

Chen Z, He P, Ding X, et al: PPARγ stimulates expression of l-type amino acid and taurine transporters in human placentas: the evidence of PPARγ regulating fetal growth. Sci Rep 5:12650, 2015b.

Chiossi G, Pedroza C, Costantine MM, et al: Customized versus population-based growth charts to identify neonates at risk of adverse outcomes: a systematic review and Bayesian meta-analysis of observational studies. Ultrasound Obstet Gynecol 50(2):156, 2017.

Cohen E, Wong FY, Horne RS, Yiallourou SR: Intrauterine growth restriction: impact on cardiovascular development and function throughout infancy. Pediatr Res 79:821, 2016.

Coker AL, Garcia LS, Williams CM, et al: Universal psychosocial screening and adverse pregnancy outcomes in an academic obstetric clinic. Obstet Gynecol 119(6):1180, 2012.

Conway DL, Langer O: Elective delivery of infants with macrosomia in diabetic women: reduced shoulder dystocia versus increased cesarean deliveries. Am J Obstet Gynecol 178(5):922, 1998.

Cordero L, Paetow P, Landon MB, et al: Neonatal outcomes of macrosomic infants of diabetic and non-diabetic mothers. J Neonatal Perinatal Med 8:105, 2015.

Costantine MM, Mele L, Landon MB, et al: Customized versus population approach for evaluation of fetal overgrowth. Am J Perinatol 30:565, 2013.

Crosby DA, Ahmed S, Razley A, et al: Obstetric and neonatal characteristics of pregnancy and delivery for infant birthweight ≥5.0 kg. J Matern Fetal Neonatal Med 30(24):2961, 2017.

Crovetto F, Triunfo S, Crispi F, et al: Differential performance of first trimester screening in predicting small for gestational age neonates or fetal growth restriction. Ultrasound Obstet Gynecol 49(3):349, 2017.

Crume TL, Shapiro AL, Brinton JT, et al: Maternal fuels and metabolic measures during pregnancy and neonatal body composition: the healthy start study. J Clin Endocrinol Metab 100:1672, 2015.

Cruz-Lemini M, Crispi F, Valenzuela-Alcaraz B, et al: Fetal cardiovascular remodeling persists at 6 months in infants with intrauterine growth restriction. Ultrasound Obstet Gynecol 48:349, 2016.

Cui Y, Wang W, Dong N, et al: Role of corin in trophoblast invasion and uterine spiral artery remodelling in pregnancy. Nature 484(7393):246, 2012.

Cunningham FG, Cox SM, Harstad TW, et al: Chronic renal disease and pregnancy outcome. Am J Obstet Gynecol 163(2):453, 1990.

Cyganek A, Pietrzak B, Kociszewska-Najman B, et al: Intrauterine growth restriction in pregnant renal and liver transplant recipients: risk factors assessment. Transplant Proc 46:2794, 2014.

Cyganek K, Skupien J, Katra B, et al: Risk of macrosomia remains glucose-dependent in a cohort of women with pregestational type 1 diabetes and good glycemic control. Endocrine 55(2):447, 2017.

Dashe JS, McIntire DD, Lucas MJ, et al: Effects of symmetric and asymmetric fetal growth on pregnancy outcomes. Obstet Gynecol 96(3):321, 2000.

de Haas S, Ghossein-Doha C, van Kuijk SM, et al: Physiologic adaptation of maternal plasma volume during pregnancy: a systematic review and meta-analysis. Ultrasound Obstet Gynecol 49(2):177, 2017.

De Jesus LC, Pappas A, Shankaran S, et al: Outcomes of small for gestational age infants born at <27 weeks' gestation. J Pediatr 163:55.e1, 2013.

Desai G, Anand A, Shah P, et al: Sickle cell disease and pregnancy outcomes: a study of the community-based hospital in a tribal block of Gujarat, India. J Health Popul Nutr 36:3, 2017.

Dickey RP, Xiong X, Pridjian G, et al: Singleton birthweight by gestational age following in vitro fertilization in the United States. Am J Obstet Gynecol 214:101.e1, 2016.

Diderholm B, Stridsberg M, Ewald U, et al: Increased lipolysis in non-obese pregnant women studied in the third trimester. BJOG 112(6):713, 2005.

Di Mascio D, Magro-Malosso R, Saccone G, et al: Exercise during pregnancy in normal-weight women and risk of preterm birth: a systematic review and meta-analysis of randomized controlled trials. Am J Obstet Gynecol 215(5):561, 2016.

Dugoff L, Society for Maternal-Fetal Medicine: First- and second-trimester maternal serum markers for aneuploidy and adverse obstetric outcomes. Obstet Gynecol 115(5):1052, 2010.

Durie DE, Thornburg LL, Glantz JC: Effect of second-trimester and third-trimester rate of gestational weight gain on maternal and neonatal outcomes. Obstet Gynecol 118(3):569, 2011.

Durst JK, Sutton AL, Cliver SP, et al: Impact of gestational weight gain on perinatal outcomes in obese women. Am J Perinatol 33:849, 2016.

Duryea EL, Hawkins JS, McIntire DD, et al: A revised birth weight reference for the United States. Obstet Gynecol 124:16, 2014.

Ecker JL, Greenberg JA, Norwitz ER, et al: Birthweight as a predictor of brachial plexus injury. Obstet Gynecol 89(5 pt 1):643, 1997.

Feng Z, Minard C, Raghavan R: Pregnancy outcomes in advanced kidney disease. Clin Nephrol 83:272; 2015.

Figueras F, Benavides A, Del Rio M, et al: Monitoring of fetuses with intrauterine growth restriction: longitudinal changes in ductus venosus and aortic isthmus flow. Ultrasound Obstet Gynecol 33(1):39, 2009.

Figueras F, Cruz-Martinez R, Sanz-Cortes M, et al: Neurobehavioral outcomes in preterm, growth-restricted infants with and without prenatal advanced signs of brain-sparing. Ultrasound Obstet Gynecol 38(3):288, 2011.

Fiot E, Zenaty D, Boizeau P, et al: X-chromosome gene dosage as a determinant of impaired pre and postnatal growth and adult height in Turner syndrome. Eur J Endocrinol 174:281, 2016.

Friedman SA, Schiff E, Kao L, et al: Neonatal outcome after preterm delivery for preeclampsia. Am J Obstet Gynecol 172(6):1785, 1995.

Ganzevoort W, Mensing Van Charante N, et al: How to monitor pregnancies complicated by fetal growth restriction and delivery before 32 weeks: post-hoc analysis of TRUFFLE study. Ultrasound Obstet Gynecol 49(6):769, 2017.

Garcia-Flores J, Jañez M, Gonzalez MC, et al: Fetal myocardial morphological and functional changes associated with well-controlled gestational diabetes. Eur J Obstet Gynecol Reprod Biol 154(1):24, 2011.

Gaudet L, Wen SW, Walker M. The combined effect of maternal obesity and fetal macrosomia on pregnancy outcomes. J Obstet Gynaecol Can 36:776, 2014.

Gauster M, Hiden U, Blaschitz A, et al: Dysregulation of placental endothelial lipase and lipoprotein lipase in intrauterine growth-restricted pregnancies. J Clin Endocrinol Metab 92(6):2256, 2007.

Gauster M, Hiden U, van Poppel M, et al: Dysregulation of placental endothelial lipase in obese women with gestational diabetes mellitus. Diabetes 60(10):2457, 2011.

Giannakopoulos B, Krilis SA: The pathogenesis of the antiphospholipid syndrome. N Engl J Med 368(11):1033, 2013.

Gil-Sánchez A, Koletzko B, Larqué E: Current understanding of placental fatty acid transport. Curr Opin Clin Nutr Metab Care 15(3):265, 2012.

Gonzales GF, Tapia V: Birth weight charts for gestational age in 63,620 healthy infants born in Peruvian public hospitals at low and at high altitude. Acta Paediatr 98(3):454, 2009.

Greer LG, Ziadie MS, Casey BM, et al: An immunologic basis for placental insufficiency in fetal growth restriction. Am J Perinatol 29(7):533, 2012.

Griffin IJ, Lee HC, Profit J, et al: The smallest of the small: short-term outcomes of profoundly growth restricted and profoundly low birth weight preterm infants. J Perinatol 35:503, 2015.

Grobman WA, Lai Y, Rouse DJ, et al: The association of cerebral palsy and death with small-for-gestational-age birthweight in preterm neonates by individualized and population-based percentiles. Am J Obstet Gynecol 209(4):340.e1, 2013.

Groom KM, North RA, Stone PR, et al: Patterns of change in uterine artery Doppler studies between 20 and 24 weeks of gestation and pregnancy outcomes. Obstet Gynecol 113(2 pt 1):332, 2009.

HAPO Study Cooperative Research Group: Hyperglycemia and adverse pregnancy outcomes. N Engl J Med 358(19):1991, 2008.

Haider BA, Bhutta ZA: Multiple-micronutrient supplementation for women during pregnancy. Cochrane Database Syst Rev 4:CD004905, 2017.

Hanson M, Kiserud T, Visser GH, et al: Optimal fetal growth: a misconception? Am J Obstet Gynecol 213:332.e1, 2015.

Haragan AF, Hulsey TC, Hawk AF, et al: Diagnostic accuracy of fundal height and handheld ultrasound-measured abdominal circumference to screen for fetal growth abnormalities. Am J Obstet Gynecol 212:820.e1, 2015.

Harper LM, Tita A, Biggio JR: The Institute of Medicine guidelines for gestational weight gain after a diagnosis of gestational diabetes and pregnancy outcomes. Am J Perinatol 32:239, 2015.

Hehir MP, Mchugh AF, Maguire PJ, et al: Extreme macrosomia—obstetric outcomes and complications in birthweights >5000 g. Aust N Z J Obstet Gynaecol 55:42, 2015.

Hietalampi H, Pahkala K, Jokinen E, et al: Left ventricular mass and geometry in adolescence: early childhood determinants. Hypertension 60(5):1266, 2012.

Higa R, Jawerbaum A: Intrauterine effects of impaired lipid homeostasis in pregnancy diseases. Curr Med Chem 20(18):2338, 2013.

Howell EA, Egorova NN, Janevic T, et al: Severe maternal morbidity among Hispanic women in New York City: investigation of health disparities. Obstet Gynecol 129(2):285, 2017.

Jana N, Barik S, Arora N, et al: Tuberculosis in pregnancy: the challenges for South Asian countries. J Obstet Gynaecol Res 38(9):1125, 2012.

Jansson N, Rosario FJ, Gaccioli F, et al: Activation of placental mTOR signaling and amino acid transporters in obese women giving birth to large babies. J Clin Endocrinol Metab 98(1):105, 2013.

Jeyabalan A, McGonigal S, Gilmour C, et al: Circulating and placental endoglin concentrations in pregnancies complicated by intrauterine growth restriction and preeclampsia. Placenta 29(6):555, 2008.

Jornayvaz FR, Vollenweider P, Bochud M, et al: Low birth weight leads to obesity, diabetes and increased leptin levels in adults: the CoLaus study. Cardiovasc Diabetol 2016;15:73.

Kerkhof GF, Willemsen RH, Leunissen RW, et al: Health profile of young adults born preterm: negative effects of rapid weight gain in early life. J Clin Endocrinol Metab 97(12):4498, 2012.

Khoury MJ, Erickson JD, Cordero JF, et al: Congenital malformations and intrauterine growth retardation: a population study. Pediatrics 82(1):83, 1988.

Kim CJ, Romero R, Chaemsaithong P, et al: Chronic inflammation of the placenta: definition, classification, pathogenesis, and clinical significance. Am J Obstet Gynecol 2213:S53, 2015.

Klemetti MM, Laivuori H, Tikkanen M, et al: White's classification and pregnancy outcome in women with type 1 diabetes: a population-based cohort study. Diabetologia 59(1):92, 2016.

Kondapalli LA, Perales-Puchalt A: Low birth weight: is it related to assisted reproductive technology or underlying infertility? Fertil Steril 99(2):303, 2013.

Krantz D, Goetzl L, Simpson J, et al: Association of extreme first-trimester free human chorionic gonadotropin-β, pregnancy-associated plasma protein A, and nuchal translucency with intrauterine growth restriction and other adverse pregnancy outcomes. Am J Obstet Gynecol 191(4):1452, 2004.

Laatikainen TJ, Raisanen IJ, Salminen KR: Corticotrophin-releasing hormone in amnionic fluid during gestation and labor and in relation to fetal lung maturation. Am J Obstet Gynecol 159(4):891, 1988.

Leary PJ, Leary SE, Stout KK, et al: Maternal, perinatal, and post neonatal outcomes in women with chronic heart disease in Washington State. Obstet Gynecol 120:1283, 2012.

Lechtig A, Delgado H, Lasky RE, et al: Maternal nutrition and fetal growth in developing societies. Am J Dis Child 129(5):434, 1975.

Lees CC, Marlow N, van Wassenaer-Leemhuis A, et al: 2 year neurodevelopmental and intermediate perinatal outcomes in infants with very preterm fetal growth restriction (TRUFFLE): a randomised trial. Lancet 385:2162, 2015.

Levine TA, Grunau RE, McAuliffe FM, et al. Early childhood neurodevelopment after intrauterine growth restriction: a systematic review. Pediatrics 135:126, 2015.

Liu JM, Mei Z, Ye R, et al: Micronutrient supplementation and pregnancy outcomes: double-blind randomized controlled trial in China. JAMA Intern Med 173(4):276, 2013.

Llurba E, Baschat AA, Turan OM, et al: Childhood cognitive development after fetal growth restriction. Ultrasound Obstet Gynecol 41(4):383, 2013.

Logan CA, Bornemann R, Koenig W, et al: Gestational weight gain and fetal-maternal adiponectin, leptin, and CRP: results of two birth cohorts studies. Sci Rep 7:41847, 2017.

Lubchenco LO, Hansman C, Dressler M, et al: Intrauterine growth as estimated from liveborn birth-weight data at 24 to 42 weeks of gestation. Pediatrics 32:793, 1963.

Luo ZC, Nuyt AM, Delvin E, et al: Maternal and fetal IGF-I and IGF-II levels, fetal growth, and gestational diabetes. J Clin Endocrinol Metab 97(5):1720, 2012.

Luyckx VA, Brenner BM: Birth weight, malnutrition and kidney-associated outcomes–a global concern. Nat Rev Nephrol 11:135, 2015.

Magro-Malosso ER, Saccone G, Chen M, et al: Induction of labour for suspected macrosomia at term in non-diabetic women: a systematic review and meta-analysis of randomized controlled trials. BJOG 124:414, 2017.

Manning FA (ed): Intrauterine growth retardation. In Fetal Medicine Principles and Practice. Norwalk, Appleton & Lange, 1995.

Martin JA, Hamilton BE, Osterman MJ, et al: Births: final data for 2015. Natl Vital Stat Rep 66(1):1, 2017.

Martin JA, Hamilton BE, Venture SJ, et al: Births: final data for 2010. Natl Vital Stat Rep 61(1):1, 2012.

Mattsson K, Rylander L: Influence of maternal and paternal birthweight on offspring birthweight—a population-based intergenerational study. Paediatr Perinat Epidemiol 27(2):138, 2013.

Mayer C, Joseph KS: Fetal growth: a review of terms, concepts and issues relevant to obstetrics. Ultrasound Obstet Gynecol 41(2):136, 2013.

McCloskey K, Burgner D, Carlin JB, et al: Infant adiposity at birth and early postnatal weight gain predict increased aortic intima-media thickness at 6 weeks of age: a population-derived cohort study. Clin Sci 130:443, 2016.

McIntire DD, Bloom SL, Casey BM, et al: Birthweight in relation to morbidity and mortality among newborn infants. N Engl J Med 340(16):1234, 1999.

Meher S, Hernandez-Andrade E, Basheer SN, et al: Impact of cerebral redistribution on neurodevelopmental outcome in small-for-gestational-age or growth-restricted babies: a systematic review. Ultrasound Obstet Gynecol 46:398, 2015.

Mendez-Figueroa H, Truong VT, Pedroza C, et al: Small-for-gestational-age infants among uncomplicated pregnancies at term: a secondary analysis of 9 Maternal-Fetal Medicine Units Network studies. Am J Obstet Gynecol 215:628.e1, 2016.

Micali N, Stemann Larsen P, Strandberg-Larsen K, et al: Size at birth and preterm birth in women with lifetime eating disorders: a prospective population-based study. BJOG 123:1301, 2016.

Miller SL, Huppi PS, Mallard C: The consequences of fetal growth restriction on brain structure and neurodevelopmental outcome. J Physiol 594:807, 2016.

Milovanovic I, Njuieyon F, Deghmoun S, et al: Innate small babies are metabolically healthy children. J Clin Endocrinol Metab 97(12):4407, 2012.

Mitteroecker P, Huttegger SM, Fischer B, et al: Cliff-edge model of obstetric selection in humans. Proc Natl Acad Sci U S A 113:14680, 2016.

Morisaki N, Esplin MS, Varner MW, et al: Declines in birth weight and fetal growth independent of gestational length. Obstet Gynecol 121(1):51, 2013.

Murphy HR, Steel SA, Roland JM, et al: East Anglia Study Group for Improving Pregnancy Outcomes in Women with Diabetes (EASIPOD). Obstetric and perinatal outcomes in pregnancies complicated by Type 1 and Type 2 diabetes: influences of glycaemic control, obesity and social disadvantage. Diabet Med 28(9):1060, 2011.

Myatt L, Maloyan A: Obesity and placental function. Semin Reprod Med 34:42, 2016.

Nawathe AR, Christian M, Kim SH, et al: Insulin-like growth factor axis in pregnancies affected by fetal growth disorders. Clin Epigenetics 8:11, 2016.

Nelson DB, Martin R, Twickler DM, et al: Sonographic detection and clinical importance of growth restriction in pregnancies with gastroschisis. J Ultrasound Med 34:2217, 2015a.

Nelson KB, Blair E: Prenatal factors in singletons with cerebral palsy born at or near term. N Engl J Med 373:946, 2015b.

Nelson KE, Rosella LC, Mahant S, et al: Survival and surgical interventions for children with trisomy 13 and 18. JAMA 316:420, 2016.

Nicolaides KH, Snijders RJ, Noble P: Cordocentesis in the study of growth-retarded fetuses. In Divon MY (ed): Abnormal Fetal Growth. New York, Elsevier, 1991.

O'Dwyer V, Burke G, Unterscheider J, et al: Defining the residual risk of adverse perinatal outcome in growth-restricted fetuses with normal umbilical artery blood flow. Am J Obstet Gynecol 211:420.e1, 2014.

Ott W: Intrauterine growth retardation and preterm delivery. Am J Obstet Gynecol 168:710, 1993.

Ottesen AM, Aksglaede L, Garn I, et al: Increased number of sex chromosomes affects height in a nonlinear fashion: a study of 305 patients with sex chromosome aneuploidy. Am J Med Genet A 152A:1206, 2010.

Overpeck MD, Hediger ML, Zhang J, et al: Birthweight for gestational age of Mexican American infants born in the United States. Obstet Gynecol 93:943, 1999.

Owen J, Baker SL, Hauth JC: Is indicated or spontaneous preterm delivery more advantageous for the fetus? Am J Obstet Gynecol 163(3):868, 1990.

Paquet C, Yudin MH: Toxoplasmosis in pregnancy: prevention, screening, and treatment. J Obstet Gynaecol Can 35(1):78, 2013.

Pardi G, Cetin I: Human fetal growth and organ development: 50 years of discoveries. Am J Obstet Gynecol 194(4):1008, 2006.

Pedersen J: Weight and length at birth of infants of diabetic mothers. Acta Endocrinol (Copenh) 16:330, 1954.

Perelman RH, Farrell PM, Engle MJ, et al: Development aspects of lung lipids. Annu Rev Physiol 47:803, 1985.

Petrozella LN, Dashe JS, McIntire DD, et al: Clinical significance of borderline amniotic fluid index and oligohydramnios in preterm pregnancy. Obstet Gynecol 117(2 Pt 1):338, 2011.

Picone O, Teissier N, Cordier AG, et al: Detailed in utero ultrasound description of 30 cases of congenital cytomegalovirus infection. Prenat Diagn 34:518, 2014.

Picone O, Vauloup-Fellous C, Cordier AG, et al: A series of 238 cytomegalovirus primary infections during pregnancy: description and outcome. Prenat Diagn 2:1, 2013.

Poeran J, Maas AF, Birnie E, et al: Social deprivation and adverse perinatal outcomes among Western and non-Western pregnant women in a Dutch urban population. Soc Sci Med 83:42, 2013.

Rabie N, Magann E, Steelman S, et al: Oligohydramnios in complicated and uncomplicated pregnancies: a systematic review and meta-analysis. Ultrasound Obstet Gynecol 49(4):442, 2017.

Radaelli T, Lepercq J, Varastehpour A, et al: Differential regulation of genes for fetoplacental lipid pathways in pregnancy with gestational and type 1 diabetes mellitus. Am J Obstet Gynecol 201:209.e1, 2009.

Richards JL, Kramer MS, Deb-Rinker P, et al: Temporal trends in late preterm and early term birth rates in 6 high income countries in North American and Europe and association with clinician-initiated obstetric interventions. JAMA 316:410, 2016.

Roberge S, Nicolaides K, Demers S, et al: The role of aspirin dose on the prevention of preeclampsia and fetal growth restriction: systematic review and meta-analysis. Am J Obstet Gynecol 216(2):110, 2017.

Robert Peter J, Ho JJ, Valliapan J, et al: Symphysial fundal height (SFH) measurement in pregnancy for detecting abnormal fetal growth. Cochrane Database Syst Rev 8:CD008136, 2015.

Rogers BB, Bloom SL, Leveno KJ: Atherosis revisited: current concepts on the pathophysiology of implantation site disorders. Obstet Gynecol Surv 54(3):189, 1999.

Rogne T, Engstrøm AA, Jacobsen GW, et al: Fetal growth, cognitive function, and brain volumes in childhood and adolescence. Obstet Gynecol 125:673, 2015.

Roma E, Arnau A, Berdala R, et al: Ultrasound screening for fetal growth restriction at 36 vs 32 weeks' gestation: a randomized trial (ROUTE). Ultrasound Obstet Gynecol 46:391, 2015.

Roos-Hesselink JW, Ruys TP, Stein JI, et al: Outcome of pregnancy in patients with structural or ischaemic heart disease: results of a registry of the European Society of Cardiology. Eur Heart J 34(9):657, 2013.

Rosario FJ, Kanai Y, Powell TL, et al: Mammalian target of rapamycin signaling modulates amino acid uptake by regulating transporter cell surface abundance in primary human trophoblast cells. J Physiol 591:609, 2013.

Rouse DJ, Owen J, Goldenberg RL, et al: The effectiveness and costs of elective cesarean delivery for fetal macrosomia diagnosed by ultrasound. JAMA 276(2):1480, 1996.

Roza SJ, Steegers EA, Verburg BO, et al: What is spared by fetal brain-sparing? Fetal circulatory redistribution and behavioral problems in the general population. Am J Epidemiol 168(10):1145, 2008.

Rudzinski E, Gilroy M, Newbill C, et al: Positive C4d immunostaining of placental villous syncytiotrophoblasts supports host-versus-graft rejection in villitis of unknown etiology. Pediatr Dev Pathol 16(1):7, 2013.

Salafia CM, Minior VK, Pezzullo JC, et al: Intrauterine growth restriction in infants of less than 32 weeks' gestation: associated placental pathologic features. Am J Obstet Gynecol 173(4):1049, 1995.

Saliem S, Patenaude V, Abenhaim HA: Pregnancy outcomes among renal transplant recipients and patients with end-stage renal disease on dialysis. J Perinat Med 44:321, 2016.

Sanchez-Ramos L, Bernstein S, Kaunitz AM: Expectant management versus labor induction for suspected fetal macrosomia: a systematic review. Obstet Gynecol 100(5 pt 1):997, 2002.

Sanchez-Vaznaugh EV, Braveman PA, Egerter S, et al: Latina birth outcomes in California: not so paradoxical. Matern Child Health J 20:1849, 2016.

Schemmer G, Wapner RJ, Johnson A, et al: First-trimester growth patterns of aneuploid fetuses. Prenat Diagn 17(2):155, 1997.

Scifres CM, Chen B, Nelson DM, et al: Fatty acid binding protein 4 regulates intracellular lipid accumulation in human trophoblasts. J Clin Endocrinol Metab 96:E1083, 2011.

Scifres CM, Feghali M, Dumont T, et al: Large for gestational age ultrasound diagnosis and risk for cesarean delivery in women with gestational diabetes mellitus. Obstet Gynecol 126:978, 2015.

Sheffield JS, Sánchez PJ, Morris G, et al: Congenital syphilis after maternal treatment for syphilis during pregnancy. Am J Obstet Gynecol 186(3):569, 2002.

Simpson J, Smith AD, Fraser A, et al: Programming of adiposity in childhood and adolescence: associations with birth weight and cord blood adipokines. J Clin Endocrinol Metab 102(2):499, 2017.

Sobhy S, Babiker Z, Zamora J, et al: Maternal and perinatal mortality and morbidity associated with tuberculosis during pregnancy and the postpartum period: a systematic review and meta-analysis. BJOG 124(5):727, 2017.

Sovio U, White IR, Dacey A, et al: Screening for fetal growth restriction with universal third trimester ultrasonography in nulliparous women in the Pregnancy Outcome Prediction (POP) study: a prospective cohort study. Lancet 386:2089, 2015.

Spong CY: Add stillbirth to the list of outcomes to worry about in a pregnant woman with a history of preterm birth or fetal growth restriction. Obstet Gynecol 119(3):495, 2012.

Spong CY, Mercer BM, D'Alton M, et al: Timing of indicated late-preterm and early-term birth. Obstet Gynecol 118(2 Pt 1):323, 2011.

Stein Z, Susser M, Saenger G, et al: Famine and Human Development: The Dutch Hunger Winter of 1944–1945. New York, Oxford University Press, 1975.

Stott D, IP, Paraschiv D, et al: Longitudinal maternal haemodynamics in fetal growth restriction in pregnancies at high risk for placental insufficiency. Ultrasound Obstet Gynecol 49(6):761, 2017.

Tajik P, van Wyk L, Boers KE, et al: Which intrauterine growth restricted fetuses at term benefit from early labour induction? A secondary analysis of the DIGITAT randomised trial. Eur J Obstet Gynecol Reprod Biol 172:20, 2014.

Thame MM, Singh-Minott I, Osmond C, et al: Pregnancy in sickle cell-haemoglobin C (SC) disease. A retrospective study of birth size and maternal weight gain. Eur J Obstet Gynecol Reprod Biol 203:16, 2016.

Thornton JG, Hornbuckle J, Vail A, et al: Infant well-being at 2 years of age in the Growth Restriction Intervention Trial (GRIT): multicenter randomized controlled trial. Lancet 364(9433):513, 2004.

Tita AT: What we have learned about scheduling elective repeat cesarean delivery at term. Semin Perinatol 40:287, 2016.

Toda K, Reef S, Tsuruoka M, et al: Congenital rubella syndrome (CRS) in Vietnam 2011–2012−CRS epidemic after rubella epidemic in 2010–2011. Vaccine 33:3673, 2015.

Toutain J, Labeau-Gaüzere C, Barnetche T, et al: Confined placental mosaicism and pregnancy outcome: a distinction needs to be made between types 2 and 3. Prenat Diagn 30:1155, 2010.

Turan OM, Turan S, Gungor S, et al: Progression of Doppler abnormalities in intrauterine growth restriction. Ultrasound Obstet Gynecol 32(2):160, 2008.

Tuuli MG, Cahill A, Stamilio D, et al: Comparative efficiency of measures of early fetal growth restriction for predicting adverse perinatal outcomes. Obstet Gynecol 117(6):1331, 2011.

Tyson JE, Kennedy K, Broyles S, et al: The small for gestational age infant: accelerated or delayed pulmonary maturation? Increased or decreased survival? Pediatrics 95(4):534, 1995.

Unterscheider J, Daly S, Geary MP, et al: Optimizing the definition of intrauterine growth restriction: the multicenter prospective PORTO study. Am J Obstet Gynecol 208(4):290.e1, 2013a.

Unterscheider J, Daly S, Geary MP, et al: Predictable progressive Doppler deterioration in IUGR: does it really exist? Am J Obstet Gynecol 209:539.e1, 2013b.

Unterscheider J, O'Donoghue K, Malone FD: Guidelines of fetal growth restriction: a comparison of recent national publications. Am J Perinatol 32:307, 2015.

Usher R, McLean F: Intrauterine growth of live-born Caucasian infants at sea level: standards obtained from measurements in 7 dimensions of infants born between 25 and 44 weeks' gestation. J Pediatr 74(6):901, 1969.

van Wyk L, Boers KE, van der Post JA, et al: Effects on (neuro)developmental and behavioral outcome at 2 years of age of induced labor compared with expectant management in intrauterine growth-restricted infants: long-term outcomes of the DIGITAT trial. Am J Obstet Gynecol 206(5):406.e1, 2012.

Villar J, Papageorghiou AT, Pang R, et al: The likeness of fetal growth and newborn size across non-isolated populations in the INTERGROWTH-21st Project: the Fetal Growth Longitudinal Study and Newborn Cross-Sectional Study. Lancet Diabetes Endocrinol 2:781, 2014.

Visser GH, Bilardo CM, Derks JB, et al: The TRUFFLE study; fetal monitoring indications for delivery in 310 IUGR infants with 2 year's outcome delivered before 32 weeks of gestation. Ultrasound Obstet Gynecol November 11, 2016 [Epub ahead of print].

Waldhoer T, Klebermass-Schrehof K: The impact of altitude on birth weight depends on further mother- and infant-related factors: a population-based study in an altitude range up to 1600 m in Austria between 1984 and 2013. J Perinatol 35:689, 2015.

Walker DM, Marlow N, Upstone L, et al: The Growth Restriction Intervention Trial: long-term outcomes in a randomized trial of timing of delivery in fetal growth restriction. Am J Obstet Gynecol 204(1):34.e1, 2011.

Wang D, Hong Y, Zhu L, et al: Risk factors and outcomes of macrosomia in China: a multicentric survey based on birth data. J Matern Fetal Neonatal Med 30:623, 2017.

Wiebe HW, Boulé NG, Chari R, et al: The effect of supervised prenatal exercise on fetal growth: a meta-analysis. Obstet Gynecol 125:1185, 2015.

Wigby K, D'Epagnier C, Howell S, et al: Expanding the phenotype of Triple X syndrome: a comparison of prenatal versus postnatal diagnosis. Am J Med Genet A 170:2870, 2016.

Williams JW: Williams Obstetrics, New York, D. Appleton and Co., 1903.

Williams RL: Intrauterine growth curves. Intra- and international comparisons with different ethnic groups in California. Prev Med 4:163, 1975.

Williams RL, Creasy RK, Cunningham GC, et al: Fetal growth and perinatal viability in California. Obstet Gynecol 59:624, 1982.

Yamamoto R, Ishii K, Shimada M, et al: Significance of maternal screening for toxoplasmosis, rubella, cytomegalovirus and herpes simplex virus infection in cases of fetal growth restriction. J Obstet Gynaecol Res 39(3):653, 2013.

Yang X, Li M, Haghiac M, Catalano PM, et al: Causal relationship between obesity-related traits and TLR4-driven responses at the maternal-fetal interface. Diabetologia 59:2459, 2016.

Yelnik CM, Laskin CA, Porter TF, et al: Lupus anticoagulant is the main predictor of adverse pregnancy outcomes in aPL-positive patients: validation of PROMISSE study results. Lupus Sci Med 3:e000131, 2016.

Zhang J, Merialdi M, Platt LD, et al: Defining normal and abnormal fetal growth: promises and challenges. Am J Obstet Gynecol 202(6):522, 2010.

Zhang J, Mikolajczyk R, Grewal J, et al: Prenatal application of the individualized fetal growth reference. Am J Epidemiol 173(5):539, 2011.

Zhu JL, Obel C, Hammer Bech B, et al: Infertility, infertility treatment, and fetal growth restriction. Obstet Gynecol 110(6):1326, 2007.

Zhu MY, Milligan N, Keating S, et al: The hemodynamics of late-onset intrauterine growth restriction by MRI. Am J Obstet Gynecol 214:367.e1, 2016.

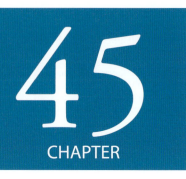

多胎妊娠
Multifetal Pregnancy

- 多胎妊娠の仕組み …………………………… 1081
- 多胎の診断 …………………………………… 1087
- 多胎への母体適応 …………………………… 1089
- 母体合併症 …………………………………… 1089
- 多胎特有の合併症 …………………………… 1092
- 双胎の発育の不均衡 ………………………… 1102
- 胎児死亡 ……………………………………… 1103
- 妊娠中の管理 ………………………………… 1105
- 早　産 ………………………………………… 1106
- 分　娩 ………………………………………… 1109
- 選択的減胎と娩出 …………………………… 1114

> *In single-ovum twins, there is always a certain area of the placenta in which there is anastomosis between vascular systems which is never present in the fused placenta of doubleovum twins. Thus, if at an early period the heart of one embryo is considerably stronger than that of the other, a gradually increasing area of the communicating portion of the placenta is monopolized by the former, so that its heart increases rapidly in size, whilst that of the latter receives less blood and eventually atrophies.*
>
> —J. Whitridge Williams (1903)

　Williamsの時代には，多胎妊娠における発生学的，形態学的な多くのことが解明されていなかった．多胎妊娠は，二つまたはそれ以上の受精が同時に起こること，または一つの受精卵が分割してしまうこと，またはその両方によって成立する．多胎妊娠は一昔前も，そして現在も母体と胎児の両方にとって問題となる．たとえば，アメリカでは出生体重が1,500 g未満である極低出生体重児のおよそ1/4が多胎妊娠から出生している（Martin, 2017）．

　アメリカでは，不妊治療の発展に伴い，双胎やそれ以上の多胎妊娠は1980年代から劇的に増加した．Martinら（2017）により示されたNational dataは非常に有益な情報である．双胎妊娠の割合は，1980～2009年にかけて1,000出生数当たり18.9から33.2と76％増加した．また同時期の三胎やそれ以上の多胎妊娠数は1998年に1,000出生数当たり1.9とピークを迎えた．しかしながら，それ以降不妊治療の管理が変わり，多胎妊娠の割合は特にヒスパニック系でない白人で減少していった．特に人口統計学的なデータでは，三胎やそれ以上の多胎妊娠は，1998～2015年にかけて50％以上減少した．そして，2015年の多胎妊娠数は1,000出生数当たり34.5となり，その97％程度を双胎妊娠が占めた．

　これらの多胎妊娠の割合は早産やその他の産科的疾患の割合に直接影響する．さらに先天性奇形やそれに伴う合併症などのリスクは多胎妊娠より大きい．重要なことは，この上昇したリスクがそれぞれの胎児に降りかかり，それは単純に罹患する胎児の数だけにとどまらないということである．実際に2013年のアメリカでの報告では，多胎妊娠が全分娩数の3％を占めているが，全新生児死亡の15％が多胎妊娠に関連している．さらには新生児死亡のリスクは妊娠した胎児数に比例して上昇する（Matthews, 2015）．具体的には，双胎における新生児死亡率は単胎妊娠と比較し4倍以上高かった．さらに同年の単胎妊娠の新生児死亡率と比較し，三胎では12倍近く，四胎では

26倍上昇するという驚くべき結果が得られた．パークランド病院での単胎と双胎の比較を表45-1に示す．これらのリスクは三胎や四胎でさらに増加する．

母体も周産期的合併症の罹患率や死亡率が上昇し，それは胎児数の増加に伴って上昇する（Mhyre, 2012；Young, 2012）．44,000例以上の多胎妊娠の研究によると，単胎妊娠に比べて，妊娠高血圧腎症，産後出血，母体死亡のリスクが2倍以上であった（Walker, 2004）．周産期の子宮摘出のリスクもまた増加し，Francoisら（2005）の報告によると，双胎で3倍，三胎および四胎では24倍になる．さらに単胎妊婦に比べて多胎妊婦ではうつ病や離婚のリスクも増加する（Choi, 2009；Jenna, 2011）．

多胎妊娠の仕組み

双胎妊娠の多くは二つの別の卵細胞が受精したもの，つまり二卵性双胎である．より少ないのは，一つの卵細胞が受精して分かれたもの，つまり一卵性双胎である．多胎妊娠となる過程は，胎児数が増えるほどさまざまな過程がある．たとえば，四胎では少なくとも一つから多くて四つの受精卵から成立する．次の項でも述べるが，これらの双胎発生の仕組みは50年以上前から伝えられてきたことであり，広く受け入れられていることである．近年では，Herranz (2015) が一卵性双胎は受精後の2細胞期で分割したものであるという，新たな仮説を唱えている．しかし特に，これまでいわれてきたことと新たな仮説のどちらにも，サポートするようなデータはない（Denker, 2015）．

二卵性双胎と一卵性双胎

二卵性双胎は厳密な意味での双胎ではない．なぜなら，一つの排卵周期に，二つの卵子が成熟して受精することで起こるからである．さらに遺伝

表45-1 パークランド病院での1988〜2016年にかけての単胎と双胎の分娩結果

結　果	単胎（人）	双胎（人）
妊婦	202,306	2,412
出生[a]	202,306	4,824
死産	1,011 (5.0)	114 (23.6)
新生児死亡	590 (2.9)	92 (19.5)
周産期死亡	1,601 (7.9)	206 (42.7)
極低出生体重児（＜1,500 g）	1,927 (9.6)	507 (107.6)

[a] 出生データは人数として記載（1,000人当たり）．
[b] 新生児死亡数と極低出生体重児数の分母は生存している新生児数．

(Data from Dr. Don McIntire)

学的にみれば，二卵性双胎はその他のきょうだいと同様である．

一方，一卵性双胎は，遺伝形質的には同じだが，しばしば異なることもある．一つの受精卵が二つに分離するとき，必ずしも同等の原形質として分離するわけではない．実際，一卵性双胎の遺伝子変異は一致しない．なぜなら受精後の変異であったり，同じ遺伝病でもさまざまな表現形を示すためである．女児では，ランダムなX染色体不活性化が，X染色体の異なる形質や病気として発現する．一卵性双胎となる過程は，ある意味，催奇形性な出来事であり，一卵性双胎はしばしば異なる奇形をもつ（Glinianaia, 2008）．たとえば，926組の一卵性双胎を研究した報告によれば，先天性心疾患の罹患率は12倍になるが，罹患児の68％には健常なきょうだいがいる（Pettit, 2013）．さらに同性の二卵性双生児は，出生時に，一卵性双生児よりも瓜二つに見えることがある．

一卵性双胎の発生

一卵性双胎の発生過程はほとんどわかっていない．生殖補助医療（assisted reproductive technology：ART）によって妊娠する妊婦では，2〜5倍程度一卵性双胎の頻度が増加する．分割は検体の取り扱いや，培養液，精子DNAの顕微注射，不妊症と関連する異常などに起因する（McNamara, 2016）．

一卵性双胎は，いつ分裂が起こるかにより周産

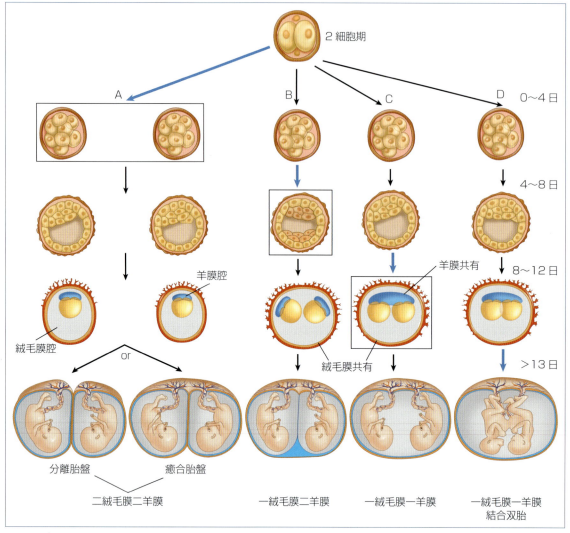

図 45-1　一絨毛膜双胎の発生の仕組み．黒い四角と青い矢印は A，B，C で示す分裂のタイミングを示している
A. 受精後 0 〜 4 日目に，初期の受精卵が二つに分裂し，二つの絨毛膜と二つの羊膜となる（二絨毛膜二羊膜）．胎盤は分離または癒合する．
B. 4 〜 8 日目に分裂すると胚盤胞が二つの内部細胞塊となる．各々の内部細胞塊は共有した絨毛膜の中に各々の羊膜腔をもつ（一絨毛膜二羊膜）．
C. 8 〜 12 日目に胚盤の上に，羊膜と羊膜腔ができる．胎芽が二つに分裂して，共有した羊膜と共有した絨毛膜をもつ二つの胚となる（一絨毛膜一羊膜）．
D. 結合双胎の発育には異なる説がある．一つは，一つの胚が不完全に二つに分離したという説．もう一つは，一絨毛膜の片方の胚の一部がもう片方に癒合したという説である．

期的な結果が異なる．もし受精卵が受精後 72 時間以内に分裂すれば，二つの胎芽，二つの羊膜，二つの絨毛膜が生じ，二絨毛膜二羊膜双胎となり（図 45-1），二つの別の胎盤，または一つに融合した胎盤が発育する．もし受精卵が 4 〜 8 日目に分裂すれば，一絨毛膜二羊膜双胎となる．受精から約 8 日目で，絨毛膜と羊膜はすでに分化しており，一つの共通の羊膜腔の中で二つの胎芽に分裂すると，一絨毛膜一羊膜双胎となる．もし 8 日目以降に生じる場合は結合双胎となる．

一絨毛膜性双胎が一卵性に生ずることは長く受け入れられてきた．しかし，まれに，一絨毛膜性双胎が二卵性に生ずる場合もある（Hackmon, 2009）．このようなことが起こった 14 例のレビュー

では，ほぼすべてがARTによる妊娠であった（Ekelund, 2008）．McNamaraら（2016）はこれらの典型的または非典型的な双胎発生のメカニズムとそれを証明するエビデンスに対する素晴らしいレビューを報告した．

■ 過剰受胎と過妊娠

過剰受胎は，一月経周期内に二つの受精が起こることである．過剰受胎は妊娠成立までの間に排卵と受精が同時に起き，基底脱落膜と壁側脱落膜が癒合して子宮腔が閉塞するまでは理論上可能となる．ウマでは過剰受胎が起きることが知られているが，ヒトでの自然発生は知られていない．Lantieriら（2010）は卵巣過剰刺激の後，未診断の卵管妊娠の存在下での子宮内妊娠を報告している．ヒトの過剰受胎を最も信じられるのは，同じ週数の双胎胎児の間に明らかに不均一な成長と発達を認めたときである．

過妊娠は，一月経周期内に別々の性行為によって二つの受精卵が受精することである．Harris（1982）によって，異父過妊娠の実例が報告されており，図45-2に示す．母親は，A型の黒人とO型の白人を出産した．彼女と夫の血液型はO型だった．最近では訴訟となった例も報告されている（Girela, 1997）．過妊娠はARTにより生じる可能性が高く，体外受精後は性交渉を避けるように説明するべきである（McNamara, 2016；Peigné, 2011）．

■ 双胎発生に影響を与える因子

二卵性双胎は，一つの受精卵が分裂した一卵性双胎よりも多く，人種，遺伝，母体年齢，出産歴，そして特に生殖医療によって影響を受ける．それに対して一卵性双胎は，世界中で一定の割合で生まれ，およそ250分娩につき1組であり，ARTの増加によって受精卵の分裂が増えていることを除いては，人口統計学的因子の影響を受けない（Aston, 2008）．

◆ 人口統計学

多胎妊娠の頻度は人種，民族によって異なる．Abelら（2012）は，2004～2008年のアメリカでの800万例以上の分娩を解析している．この調査によると黒人の双胎妊娠率が高く（3.5％），白人は低かった（3.0％）．ヒスパニック系，アジア

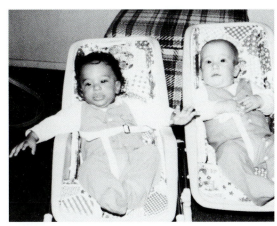

図45-2 過妊娠の結果生まれた二卵性双胎の男児の一例

系，ネイティブアメリカンでは白人よりも低い．Knoxら（1960）の報告によると，ナイジェリアの一つの地方では，20分娩のうち一つが双胎であった！双胎妊娠の頻度の著しい違いは，卵胞刺激ホルモン（follicle-stimulating hormone：FSH）の人種差によると考えられている（Nylander, 1973）．

母体年齢は，もう一つの多胎の重要な発生因子である（図45-3）．二卵性双胎の頻度は15歳から37歳と年齢が上がると4倍増える（Painter, 2010）．高年妊娠では妊孕性の低下がみられる一方で，双胎妊娠率は上昇する（Beemsterboer, 2006）．また高年女性ではARTが増えるため，双胎妊娠の割合が劇的に増える（Ananth, 2012）．父親の年齢も双胎妊娠の頻度に少し関与している（Abel, 2012）．双胎妊娠は周産期合併症の増加と深く関連しているが，McLennanら（2017）は高年であることが胎児・新生児死亡率を上昇させる危険因子とはならないと報告した．そして同時にアメリカの人口統計に基づく研究結果から30歳代女性には年齢自体が双胎妊娠における周産期的合併症を増加させる危険因子とならないことを説明する必要があるかもしれない，と結論づけた．

妊娠回数が増すことで他因子と関係なく双胎妊娠の頻度が増加することは，どの人種の研究でも示されている．Antsaklisら（2013）の報告では，ここ30年間において経産回数と双胎妊娠の頻度が非常に強い相関があることが示された．しかし同時にARTの増加がその一端を担っているとも

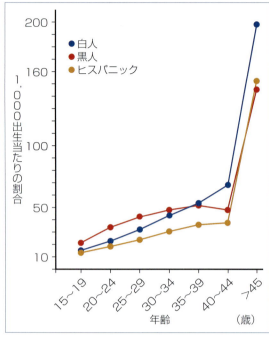

図45-3　2015年のアメリカにおける母体年齢と人種に関連した多胎妊娠の割合
(Data from Martin, 2017)

警告している．ARTの技術が一般的でないナイジェリアでの2年間の研究で，Olusanya（2012）は，多胎妊娠は4回以下の経産回数では未経産と比較して8倍，5回以上の経産回数では20倍になる，と報告した．

◆遺　伝

双胎の決定因子として，母親の家族歴が父親の家族歴よりも重要である．4,000家系の調査では，母親自身が二卵性双胎であった場合，58分娩につき1分娩が双胎であった（White, 1964）．母親自身でなく夫が二卵性双胎であった場合，116分娩につき1分娩が双胎であった．Painterら（2010）は，母親が二卵性双胎であった500家系以上の全ゲノム連鎖解析を行い，四つの可能性のある連鎖ピークが判明した．6番染色体長腕が最も高く，7，9，16番染色体でもピークを認めた．それぞれの遺伝子変異が双胎の発生頻度に与える影響はそれほどでもない（Hoekstra, 2008）．

◆栄　養

動物では栄養が十分なほど，出産子数が多い．さまざまな情報により，人間でも同じことが考えられる．Nylander（1971）は母体の大きさからみる栄養状態がよいほど，双胎妊娠の割合が増加する傾向を示した．背の高い，体重のある女性は，背の低いやせた女性に比べて25～30％双胎妊娠率が高い．同様にReddyら（2005）はアメリカにおいて，妊孕性改善薬を使用していなかったとしても，母体体重と二卵性双胎の関連があることを報告した．実際に肥満女性が増加し続けるアメリカにおいては，双胎妊娠のリスクとしての母体体重の影響は今後も上昇し続ける．

第二次世界大戦中〜大戦後にかけての調査で，双胎妊娠の割合は体重よりも栄養状態と相関すると示された．当時のヨーロッパの栄養状態を反映して，二卵性双胎の割合は明らかに減少した（Bulmer, 1959）．いくつかの調査において，女性たちが葉酸を補給するようになったことで，双胎妊娠率が増加したと報告されている（Ericson, 2001；Haggarty, 2006）．逆に，Muggliら（2007）による系統的レビューでは，有意な関連は証明できなかった．テキサスにおける穀物の葉酸の栄養強化後の調査では，双胎妊娠の増加の独立因子とはいえなかった（Waller, 2003）．

◆下垂体ゴナドトロピン

人種，年齢，体重に共通する多胎妊娠の関連因子はFSHレベルである（Benirschke, 1973）．この理論は次の事実によって裏づけられている．経口避妊薬を中止して1ヵ月以内に妊娠した女性で，多産の増加と二卵性双胎の増加が報告されている（Rothman, 1977）．これは下垂体ゴナドトロピンの急激な放出量が，ホルモン薬中止後の1周期目に多いためである．確かに，母体年齢に伴う妊娠率の低下と双胎妊娠率の増加というパラドックスは，危機的卵巣機能不全からのネガティブフィードバックによってFSH放出ホルモンが増加するということによって説明できる（Beemsterboer, 2006）．

◆不妊治療

排卵誘発剤として絨毛性性腺刺激ホルモンを追加したFSHやクロミフェンクエン酸塩の投与が過排卵に関係している．McClamrokら（2012）の報告では，双胎やそれ以上の多胎妊娠の割合はそれぞれ28.6％と9.3％である．この高い確率は重要な課題として残っている．現在進行中の二つの多施設研究—Assesment of Multiple Gestations from Ovarian Stimulation（AMIGOS）とPreg-

表 45-2　双胎の種類と双胎特有の合併症のまとめ

双胎の型	双胎特有の合併症（%）				
	双胎	胎児発育不全	早産[a]	胎盤血管吻合	新生児死亡
二卵性	80	25	40	0	10〜12
一卵性	20	40	50		15〜18
二羊膜/二絨毛膜	6〜7	30	40	0	18〜20
二羊膜/一絨毛膜	13〜14	50	60	100	30〜40
一羊膜/一絨毛膜	<1	40	60〜70	80〜90	58〜60
結合双胎	0.002〜0.008	−	70〜80	100	70〜90

[a] 37週前の分娩．

(Data from Manning, 1995)

nancy in Polycystic Ovary Syndrome Ⅱ（PPCOS Ⅱ）―では，可能な限り多胎妊娠を減らしながらも，より高い妊娠率を得るためのガイドライン作成を目ざした研究デザインがなされている（Diamond, 2015；Legro, 2014）．

一般的な体外受精（in vitro fertilization：IVF）では，移植される胚が多いほど，双胎や多胎妊娠のリスクが増加する．2014年は，アメリカの全出生児の1.6％，多胎妊娠で出生した新生児の18.3％がART妊娠であった（Sunderam, 2017）．アメリカ生殖医学会（ASRM, 2017）では，最近，高年齢女性の多胎妊娠を減らすために，年齢に関連した移植する胚盤胞や分割胚の数に関するガイドラインを修正した．そのガイドラインによれば，35歳以下の女性では胚のステージによらず，なるべく一つの胚移植を行うよう促すことが推奨されている．これにより2009年以降毎年，多胎妊娠率，三胎妊娠率，高年齢の多胎妊娠率は減少している（Kulkarni, 2013；Martin, 2017）．

■多胎妊娠の性差

ヒトでは，妊婦当たりの胎児数が増加すると，男児の割合は減少する．Strandskovら（1946）の報告では，アメリカの3,100万単胎児のうち51.6％が男児であった．双胎児では50.9％，三胎児では49.5％，四胎児では46.5％であった．スイスの135年間の出生データにおいて，男児出生率は100女児出生率に対して，単胎で106人，双胎で103人，三胎で99人であった（Fellman, 2010）．卵が二つに分かれる時期が遅ければ遅いほど，女児の割合が多くなる．たとえば，胸結合体の68％は女児である（Mutchinick, 2011）．こ れには二つの理由がある．一つ目は胎内でも，出生後生涯にわたっても，女性のほうが死亡率が低いこと，二つ目は女児の受精卵は分裂傾向が強いことである．

■受精卵の決定

反対の性別の双胎はほとんどが二卵性双胎である．まれな症例では，細胞の突然変異または染色体異常のために，一卵性双胎の核型または表現型が異なることがある（Turpin, 1961）．最も多く報告されているのは，46,XY双胎における，受精後のY染色体欠損である．表現型としては女児のTurner症候群（45,X）となる．Zechら（2008）はまれな症例として，47,XXY受精卵を報告しており，X染色体が欠損した細胞と，Y染色体が欠損した細胞とになり，双胎の表現型は男児1人と女児1人であった．核型の分析によって，両者ともに46,XX/46,XYモザイクであることが明らかになった．

■膜性診断

双胎特有の合併症のリスクは絨毛膜数と羊膜数によりさまざまである．表45-2に示すように，絨毛膜数のほうがより重要な因子である．特に周産期死亡率と神経障害の発症率は，一絨毛膜二羊膜双胎のほうが二絨毛膜二羊膜双胎と比較して増加している（Hack, 2008；Lee, 2008）．2,000組以上の双胎の後ろ向き研究では，一児または両児の胎児死亡のリスクは一絨毛膜性双胎において二絨毛膜双胎の2倍である（McPherson, 2012）．さらに分娩前の死産リスクにおいても全早産週数において一絨毛膜性双胎が二絨毛膜双胎と比較し

高く，28週以前で最も上昇する（Glinianaia, 2011）．対照的に，絨毛膜数の違いは母体の周産期合併症罹患率に影響を与えない（Carter, 2015）．

◆超音波検査における膜性診断

超音波検査は多胎妊娠管理に必須となった．実際に多胎妊娠の診断や膜性評価は第1三半期に超音波検査を用いて行われる（Reddy, 2014）．それに加えアメリカとカナダの30の医療施設からなる北アメリカ胎児治療ネットワーク（North American Fetal Therapy Network：NAFTNet）では，膜性診断に超音波検査を用いて行うことが推奨されている（Emery, 2015）．

膜性評価における超音波所見の特徴は妊娠週数により異なる．第1三半期では最も正確に診断できるが，週数が進むにつれ診断精度は低下する．具体的には，超音波検査を用いた膜性診断の精度は第1三半期には98%であるが，第2三半期では10%以上が正確な診断に至らない（Emery, 2015；Lee, 2006）．そして妊娠15～20週での超音波検査診断において，膜性診断の間違いが妊娠14週以前に診断できている例と比較し，1週ごとに10%ずつ誤診率が上昇していく（Blumenfeld, 2014）．結果的には，およそ95%程度の症例が妊娠24週以前に超音波検査を用いて正しく膜性診断されている（Lee, 2006）．

第1三半期の早期では絨毛膜数と胎嚢の数は等しい．絨毛膜の太い隔膜が二つに分かれれば二絨毛膜妊娠となる．一絨毛膜双胎では胎嚢は一つである．もし妊娠が一絨毛膜二羊膜双胎である場合は妊娠8週以前ではその薄い隔膜を確認することは難しい（Emery, 2015）．もし隔膜を確認することが難しい場合は，たいていは胎嚢の数が絨毛膜数と一致すると考えられる．しかしながら胎嚢の数は羊膜数の予測因子としては必ずしも正確とはいえない（Shen, 2006）．通常，妊娠早期には確認できないが，臍帯相互巻絡が一羊膜妊娠では認められる．もし膜性がはっきりしない場合は，追加で超音波検査を行う．

妊娠10～14週以降の超音波検査を用いた膜性診断は，胎盤数，隔壁の厚さ，隔膜の形状，そして胎児の性別という四つの特徴的な所見により決定できる可能性がある（Emery, 2015）．まずはじめに，二つの胎盤があれば二絨毛膜である．逆に癒合した一つの胎盤であった場合などでは，絨

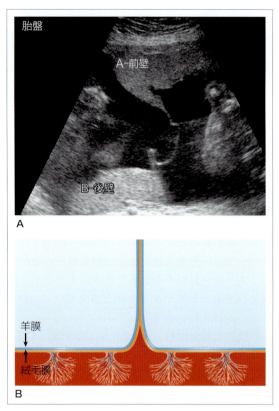

図45-4
A. 妊娠24週の"twin peak sign"の超音波画像，"λサイン"とも呼ばれる．この超音波画像の上方で前壁胎盤からの組織が下方に向けて伸び，羊膜層を二つに分けている．このサインがあれば二絨毛膜双胎である．
B. "twin peak sign"の模式図．胎盤の三角形の部分が羊膜絨毛膜層の間に見えてくる．

毛膜を判断することが難しくなる．次に，隔壁の厚さであるが，通常2mmかそれ以上厚い隔膜を認めたら，二絨毛膜と推測できる．二絨毛膜妊娠では隔壁を構成する膜は2枚の絨毛膜と2枚の羊膜となり全部で4枚となるはずである．そしてλまたはΔサインと呼ばれるtwin peak signを胎盤表面の隔膜起始部に認める．隔膜の起始部が三角形の膨隆として認める（図45-4）．

一方，一絨毛膜妊娠では，第2三半期まで見えてこない薄い隔膜をもつ．隔膜は通常2mm以下であり，拡大して2層とわかる．隔膜の起始部に胎盤組織などを含めた三角形の膨隆がない場合の胎盤と隔膜の関係性をT signと呼ぶ（図45-5）．膜性診断は第1三半期の時点で，99%の妊婦で可能である（Miller, 2012）．また，隔膜が確認できない場合は，一絨毛膜一羊膜妊娠であることを示

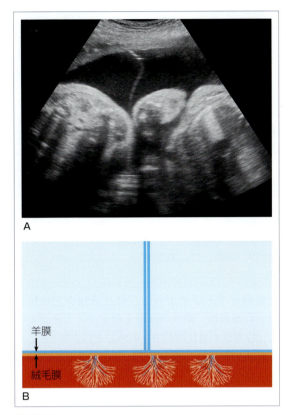

図 45-5
A. 妊娠30週の一絨毛膜二羊膜双胎で認めた"T"サインの超音波画像．
B. "T"サインの模式図．双胎は互いの羊膜が並んでできた膜によって分けられる．"T"はどちらかの羊膜が胎盤と付着している部分である．

唆している．

最後に，性別の違う双胎は二絨毛膜または二卵性であることが示唆される（Emery, 2015）．この場合の非常にまれな例外として，異なる核型の一絨毛膜性妊娠がある．もしこのような双胎妊娠において性別が同じであった場合は，さらなる精査が必要となる．

◆ 胎盤診断

分娩後，注意深く胎盤と隔膜を観察することで，約2/3の症例で卵性と絨毛膜数が確認できる．以下の系統的診断が推奨されている．第1子娩出後，第1子の臍帯を1ヵ所結紮する．臍帯血採血は第2子娩出後まで待つ．第2子娩出後，第2子の臍帯を2ヵ所結紮する．第3子がいれば3ヵ所結紮する．多胎妊娠の場合は，代わりにカラータグを用いて区別するとより簡易である．子宮内に残っている児の胎盤から胎児の血液がすで

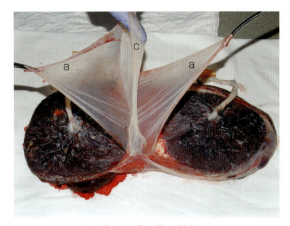

図 45-6　二絨毛膜二羊膜双胎の胎盤
双胎を分けていた隔壁は上昇し，羊膜（a）の間に絨毛膜（c）を構成している．

に出生した児の胎盤へ吻合血管を介して移行し，その胎盤の臍帯が未結紮であった場合に，同部位から子宮内に残っている胎児は出血することになる．それによる児の循環血漿量の減少と貧血を防ぐために，最後の児が娩出するまで各々の臍帯は必ず結紮しておく．また現段階では多胎妊娠において臍帯結紮のタイミングを遅らせることへの十分なエビデンスはない〔アメリカ産婦人科学会（ACOG），2017a〕．パークランド病院では多胎妊娠に対して臍帯結紮のタイミングを遅らせることは行っていない．

胎盤は羊膜と絨毛膜の接合を保つように，慎重に剝離する．一つの共通した羊膜腔もしくは並んだ羊膜は，胎児間で絨毛膜によって分離しなければ，一卵性双胎である（図45-1）．羊膜が絨毛によって分離していれば，二卵性または一卵性双胎の可能性があるが，二卵性双胎がより一般的である（図45-6）．新生児が同性であれば，臍帯血の血液型が役に立つかもしれない．異なる血液型であれば，二卵性双胎と確定でき，同じ血液型では判断できない．最終診断には，より複雑な技術を用いたDNAフィンガープリント検査によって行うが，医学的診断に必要でない限り，出生直後は行っていない．

多胎の診断

■ 臨床的評価

第9章で述べているように，妊婦健診では正確

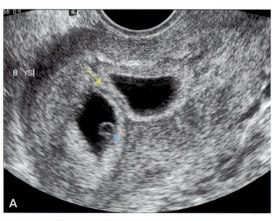 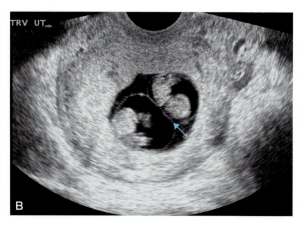

図45-7　第1三半期の双胎の超音波画像
A. 妊娠6週の二絨毛膜二羊膜双胎．絨毛膜を分ける厚い部分（黄色矢印）．卵黄嚢の一つ（青矢印）．
B. 妊娠8週の一絨毛膜二羊膜双胎．互いの胚を取り囲む薄い羊膜が薄い隔膜となる（青矢印）．

な子宮底長の測定が重要である．典型的な多胎妊娠では，子宮の大きさは第2三半期に単胎妊婦よりも大きくなる．Rouseら（1993）は，336組の双胎妊娠の子宮底長を報告している．妊娠20〜30週の間に，同じ週数の単胎と比較して子宮底長は平均して約5cm大きくなる．

　第3三半期前の双胎妊娠の触診による診断は難しい．妊娠後期でも一方の胎児が他方の胎児に重なり合っている場合や，妊婦が肥満の場合，羊水過多の場合には特に困難である．二つの胎児の頭を触れる場合は，子宮を四分割したうちの別の場所にいることが多く，双胎妊娠と診断できる．第1三半期終わりには二つの胎児心拍は互いの心拍音や母体音とはっきり区別がつくようになり，超音波ドプラ検査で確認できるようになる．

　しかし臨床的な診断基準のみでは多胎妊娠の診断は不確定である．たとえば，Routine Antenatal Diagnostic Imaging with Ultrasound（RADIUS）試験によると，スクリーニング超音波検査を受けていない37％の妊婦において，妊娠26週まで双胎妊娠の診断がつかず，13％の同様の妊婦においては，分娩のために入院した際に多胎妊娠であることが診断されているという事実がある（ACOG，2016；LeFevre，1993）．

■ 超音波診断

　実際には超音波検査ですべての双胎を診断するべきである．そして第1三半期での超音波検査の頻度を増加させ，双胎妊娠の早期診断をすることを常識とする必要がある．超音波検査では胎児数，妊娠週数，膜性の診断を決定することができる．注意深く超音波検査を行うことにより，もし双胎妊娠であれば，離れた二つの胎嚢を妊娠初期に見つけることができる（図45-7）．また，一方の児の体幹と他方の児の頭を一つの胎児として観察してしまわないように，それぞれの児頭を二つの直交した面で確認するべきである．同じ胎児を二度観察することのないように，二つの頭または二つの腹部を同じ断面で描出できると理想的である．

　多胎妊娠においては，より評価が困難となる．第1三半期でさえ，正確な胎児数と位置を確認することが難しいであろう．もし妊婦が減胎を考えている場合，この診断は特に重要となる．

■ その他の診断方法

　腹部X線撮影は，多胎妊娠において胎児数が不明の場合に，有用である可能性がある．しかし，X線撮影は一般的に限界があり，撮影中の胎動や不適切な撮影時間によって正しい診断を導けないことがある．加えて，妊娠18週未満の胎児の骨はX線非透過性が不十分であり，見えにくいことがある．

　多胎の診断にMRIを用いることは一般的ではないが，一絨毛膜双胎の合併症診断に役立つ（Hu，2006）．合併症をもつ双胎妊娠17組の評価に超音波とMRIを用いたレビューによると，MRIは双胎妊娠のより詳細な病理学的情報がわかり（Bekiesinska-Figatowska，2013），特に結合双胎

の症例で有用であると報告されている．

多胎妊娠における信頼できる生化学的検査はない．血清または尿中 β-hCG 値と母体血中 α-フェトプロテイン（maternal serum levels of alpha-fetoprotein：MSAFP）値は，一般的に単胎と比較して双胎で高くなるが，値はさまざまであり，区別は困難である．

多胎への母体適応

さまざまな生理学的負担が妊婦にかかり，重症な母体合併症は単胎妊娠よりも多胎妊娠で重くなる．既往歴をもつ女性を診察するとき，早期に多胎妊娠が判明すれば，特に考慮しなければならない．まだ妊娠していないが，不妊治療を検討している女性にも同様のことがいえる．

第 1 三半期はじめに，一時的に血中 β-hCG が上昇するため，多胎妊婦では単胎妊婦に比べて妊娠悪阻の症状が強く出ることがある．多胎妊婦の血液循環量は平均して 50〜60％ 増加する．単胎妊婦では 40〜50％ である（Pritchard，1965）．この循環血漿量の上昇は単胎妊娠より双胎妊娠に 2 倍となる経腟分娩時の出血に備えたものである．赤血球も増えるが，双胎妊娠での相対的比率は低い．鉄と葉酸の需要が増えるため，貧血の予防的投与が必要となる．

双胎児を妊娠している女性は，典型的な血圧変動のパターンをとる．MacDonald-Wallis ら（2012）は，13,000 人以上の単胎妊婦と双胎妊婦の連続測定した血圧について検討している．妊娠 8 週までは，双胎妊婦の拡張期血圧は単胎妊婦よりも低いが，一般的に分娩時期には上昇する．ある研究によると，少なくとも 15 mmHg 以上血圧が上昇する妊婦は，単胎妊婦ではたった 54％ に比べて，双胎妊婦では 95％ であった（Campbell，1986）．

血管抵抗性の低下に伴う循環血液量増加は心機能に大きな影響を与える．119 人の双胎妊婦の心機能を評価した研究では，双胎妊婦の心拍出量は単胎妊婦に比べて 20％ 以上増加していた（Kametas，2003）．Kuleva ら（2011）は，合併症のない 20 人の双胎妊婦に対して連続した心臓超音波検査を使用し，双胎妊娠の心拍出量が増加することを示した．この二つの研究によってわかったことは，心拍数を増加させるよりも，1 回心拍出量を上げることによって，全体の心拍出量を上げている．単胎妊娠と比較して双胎妊娠において血管抵抗は有意に低い．合併症のない 30 人の双胎妊婦を対象にした研究では，同じ心臓超音波検査技師による心臓機能評価において第 1 三半期から第 3 三半期にかけて，進行性の拡張機能障害が認められた．この拡張機能障害は分娩後には正常化していた（Ghi，2015）．

多胎妊娠の子宮発育は単胎妊娠よりも本質的に大きい．子宮と胎児以外の付属物で 10 L 以上になり，重さ 20 ポンドになる．特に，一卵性双胎では羊水量が急激に増える．この状況下で，母体の腹部臓器と肺は圧迫され，増大した子宮が置き換わる．増大した子宮の大きさと重さのために，坐位をとることが難しくなる．

羊水過多の場合，母体の腎機能に重篤な障害をきたすことがあり，閉塞性尿路疾患の結果として生じることが最も多い（Quigley，1977）．重篤な羊水過多では，母体の負担軽減のために治療的羊水穿刺が行われることで，尿路の閉塞が改善する．続いて切迫早産や前期破水が減少し，早産リスクが減少する．残念ながら，羊水過多は分娩予定日よりかなり早い週数に急激に発症することが多く，羊水穿刺を行っても急速に再貯留することがある．

母体合併症

■ 自然流産

流産は多胎妊娠でよくみられる．ある 16 年間の研究では，自然流産率は単胎妊娠 0.9％ と比較して，多胎妊娠 7.3％ であった（Joó，2012）．また，自然妊娠に比べて ART による双胎妊娠は流産のリスクが上がることが報告されている（Szymusik，2012）．

双胎妊娠では妊娠中に一方の児が自然流産してしまうことがある．結果的に第 1 三半期の双胎妊娠数は双胎妊娠の分娩数より多くなっている．多胎妊娠は **8 妊娠** に 1 組で始まり，自然に減少していくことで最終的に **80 分娩** に 1 組となると推定されている（Corsello，2010）．第 1 三半期での超音波検査を用いた研究では，全双胎妊娠中 10〜40％ で一児が第 2 三半期以前に自然に"消失"した（Brady，2013）．ART 妊娠においてよりその

確率は高い．また一絨毛膜双胎は二絨毛膜双胎よりも流産のリスクが特に高い（Sperling, 2006）．いくつかの切迫流産は，気づかれていない双胎妊娠における一方の胎芽の死と，再吸収により生じているという事実は，疑いの余地もない．

Dickey ら（2002）は 709 人の多胎妊婦の自然減胎について報告している．妊娠 12 週前までには，双胎妊娠の 36％，三胎妊娠の 53％，四胎妊娠の 65％で一つまたは複数の胎芽が死滅する．興味深いことに，妊娠継続期間や出生時体重は，最終的な出生胎児数によらず，はじめの胎嚢数に反比例する．この事象は四胎から始まった双胎で最も多く認められる．Chasen ら（2006）の報告によると，体外受精（IVF）により妊娠成立した双胎妊娠の一児が自然減胎した単胎妊娠の周産期予後は，IVF 単胎と減胎しなかった IVF 双胎の中間となる．双胎妊娠に対する自然減胎の短期的，長期的影響に関しては議論の余地がある（McNamara, 2016）．

とりわけ，双胎妊娠の自然減胎は出生前スクリーニングの結果に影響を与える．Gjerris ら（2009）は，ART 妊娠を対象にした研究において，56 例の早期胎児死亡した双胎妊娠と 897 例の単胎妊娠では妊娠 9 週以前に胎芽の消失が確認されていれば妊娠第 1 三半期の血清マーカーの値に差がないことを報告した．妊娠 9 週以降に診断された場合は早期胎児死亡した双胎妊娠で単胎妊娠より血清マーカーの値は高いが，やや不正確な結果となった．"Vanishing twin" では，第 1 三半期での妊娠関連血漿タンパク質 A（pregnancy-associated plasma protein A：PAPP-A）が上昇する．第 2 三半期では MSAFP と dimeric inhibin A の値も上昇する（Huang, 2015）．そしてこの現象は，cell-free DNA（cfDNA）を用いた non-invasive prenatal testing（NIPT）にも影響を及ぼす．この現象が定量法を用いた偽陽性の 15％に関与している可能性があることも報告されている（Futch, 2013）．近年，cfDNA を用いた single nucleotide polymorphism（SNP）解析技術によりこういった症例をより特定しやすくなった（Curnow, 2015）．したがって vanishing twin の症例では，染色体異常や神経管欠損症のスクリーニング検査の評価に関しては，これらのことを考慮し，混乱を避けなければならない．

■ 先天奇形

先天奇形の発生は，単胎妊娠よりも多胎妊娠で多い．10,000 妊娠当たりの先天奇形率は，双胎妊娠では 406，単胎妊娠では 238 であったという報告がある（Glinianaia, 2008）．この調査を基にした研究では，一絨毛膜双胎の奇形率は二絨毛膜双胎の約 2 倍であった．この増加は一卵性双胎が構造異常をもつ可能性が高いためである．実際に 1998〜2010 年の人口統計を基にした研究では，双胎妊娠では単胎妊娠と比較し，先天性心奇形が 73％増加し，そのリスクは一絨毛膜双胎において高いことが報告されている（Best, 2015）．しかし，ヨーロッパの 30 年間の多胎妊娠登録によると，構造奇形の割合が，1987〜2007 年で 2.16％から 3.26％まで著しく増加していた（Boyle, 2013）．この間，二卵性双胎は 30％増加し，一卵性双胎は同数であった．この二卵性双胎の先天奇形の増加は ART 増加と関連している．ART に関連する先天異常発生率の増加が繰り返し報告されている（Boulet, 2016；Talauliker, 2012）．

■ 低出生体重

多胎妊娠では胎児発育不全と早産のために，単胎妊娠よりも低出生体重となることが多い．1988〜2012 年にパークランド病院で生まれた，先天奇形を除く 357,205 人の単胎新生児と，両者とも元気に生まれた 3,714 人の双胎新生児について調査した．妊娠 28〜30 週までの双胎胎児の出生時体重は，単胎胎児とほぼ同様であった．それ以降は，双胎胎児の体重はしだいに低くなっていく（図 45-8）．妊娠 35 週はじめから妊娠 36 週にかけて，双胎の出生体重は単胎と明らかに違う．

一般的に，胎児数の増加に伴って発育不全の程度が違う．注意したいのは，この考えは単胎の発育曲線を基にしていることである．いくつかの議論によると，双胎妊娠の胎児発育は単胎と異なり，発育異常は**多胎妊娠**で作成された基準値以下の体重になるときにのみ診断する．それに伴い，双胎妊娠と三胎妊娠の発育曲線が作成されている（Kim, 2010；Odibo, 2013；Vora, 2006）．パークランド病院では，胎児発育不全を検出するために双胎妊娠における出生体重基準を絨毛膜数に応じて使い分けている（Ananth, 1998）．

一卵性双胎における胎児発育不全の程度は，二

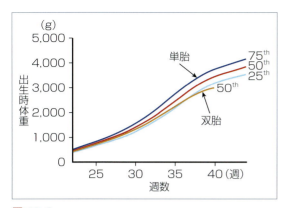

図45-8　1988〜2012年のパークランド病院での357,205例の単胎妊娠で出生した児の25〜75パーセンタイルまでの出生時体重と3,714例の双胎妊娠で出生した児の50パーセンタイルの出生時体重の比較．重篤な奇形をもつ胎児，死産，25％以上の不均衡な体重差を認める双胎妊娠は除外．　*(Data from Dr. Don McIntire)*

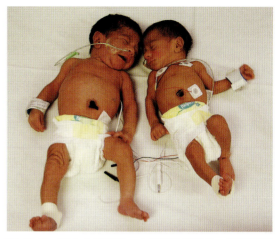

図45-9　明らかに不均一な発育を認める一絨毛膜双胎の新生児

(Used with permission from Dr. Laura Greer)

卵性双胎のそれと比較しても大きい傾向がある（図45-9）．一絨毛膜胎児では形質分化が均等ではなく，胎盤の吻合血管は栄養と酸素分配の不均等を引き起こし，さらには双胎妊娠であることから生じるそれぞれの胎児の構造異常も発育に影響を与える可能性がある．たとえば，図45-10 に示す五胎は，3児が二卵性，2児が一卵性である．妊娠31週で分娩となり，独立した受精卵から発育した3人の新生児の体重は 1,420 g，1,530 g，1,440 g であり，同じ受精卵から発育した2人の新生児の体重は 990 g と 860 g であった．

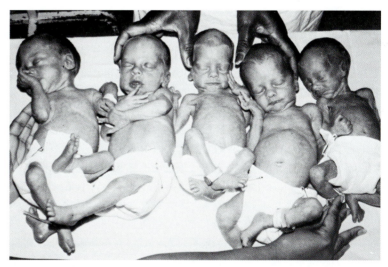

図45-10　出生後3週間のDavisの五胎
左から1，2，4番目の新生児は別々の受精卵から互いに独立して発育した．一方3，5番目の新生児は同じ受精卵から発育した．

第3三半期になると胎児が大きくなることで，胎盤は熟化し，相対的に胎盤機能不全になる．二卵性双胎では体重が不均一なときはたいてい，不均一な胎盤であり，一方の胎盤は他方の胎盤より多くの血流を受けている．大きさの違いが遺伝的胎児発育の違いにも影響している．不均一さは胎児奇形や遺伝病，感染，臍帯の卵膜付着や辺縁付着，前置血管などの臍帯異常により発生することがある（第44章参照）．

■ 高血圧

妊娠に伴う高血圧は多胎妊娠でよくみられる傾向がある．双胎妊娠における高血圧の正確な発生率を決定するのは難しい．双胎妊娠は妊娠高血圧腎症を起こす前に早産となるからである．双胎妊婦は高齢，経産婦が多く，妊娠高血圧腎症とは関連が低い（Francisco, 2017）．双胎妊婦の妊娠に関連した高血圧の発生率はパークランド病院では20％であった．Foxら（2014）の513人の双胎妊婦の解析では，15％に分娩時の妊娠高血圧腎

症を認めた．妊娠糖尿病をもつ257人の双胎妊婦と糖尿病のない277人の双胎妊婦を比較した研究では，妊娠糖尿病と診断された女性において妊娠高血圧腎症と診断された数が2倍であった（Gonzalez, 2012）．また特に卵性は関係なく双胎妊娠では高血圧関連疾患が上昇するという報告もある（Lučovnik, 2016）．そしてアメリカ全国保健統計センター（National Center Health Statistics：NCHS）から，Lukeら（2008）は316,696組の双胎妊娠，12,193組の三胎妊娠，778組の四胎妊娠を比較し，妊娠関連高血圧のリスクが双胎妊娠に対し，三胎妊娠および四胎妊娠で増大したことを報告した（8％対11％対12％）．

これらのデータが示すのは，胎児数や胎盤重量が妊娠高血圧腎症の病因の一部であることである．双胎妊婦は血管新生抑制物質である soluble fms-like tyrosine kinase-1（sFlt-1）の値が高く，単胎妊婦の2倍である．この値は胎盤病理よりも胎盤重量により関連しているようである（Bdolah, 2008；Maynard, 2008）．Ranaら（2012）は，妊娠高血圧腎症と診断された79人の双胎妊婦の血管新生抑制物質である sFlt-1 と血管新生促進物質である placental growth factor（PlGF）について測定した．妊娠高血圧または妊娠高血圧腎症と診断された58人の双胎妊婦で，正常血圧の双胎妊婦と比較して，段階的な sFlt-1 濃度の上昇と PlGF の低下，sFlt-1/PlGF 比の上昇を認めた．多胎妊娠では，より高血圧を発症しやすいだけでなく，早期にそして重症に進行していく傾向がある．先に述べた血管新生因子の解析において，半分以上の妊婦が妊娠34週以前に発症し，sFlt-1/PlGF 比は著しく上昇していた（Rana, 2012）．この関係については第40章に記載されている．

■ 早　産

胎児数が増えると妊娠持続期間が短縮する．2015年のアメリカにおいて，10組の双胎中5組以上，10組の三胎中9組が早産であった（Martin, 2017）．またそれに伴う未熟性は双胎で6倍，三胎で10倍に増加する（Giuffre, 2012）．あるレビューによると，双胎では約60％が計画出産となり，約1/3が自然陣痛発来であり，10％が前期破水であった（Chauhan, 2010）．また別の約30万出生の解析では，前期破水を伴う早産の割合は，胎児数が増加するにつれて増え，単胎では13％が，三胎またはそれ以上では20％に及ぶと報告した（Pakrashi, 2013）．

双胎と単胎の早産の原因は異なるが，周産期予後は同じ週数では，ほぼ同様である（Kilpatrick, 1996；Ray, 2009；Salem, 2017）．重要なことは，明らかに不均一な双胎の早産予後と単胎の早産予後は比較できないことである．なぜなら，何が原因であれ，不均一性が長期的に影響するからである（Yinon, 2005）．

■ 新生児発達の長期予後

歴史的にみて，双胎は単胎より研究が遅れている（Record, 1970；Ronalds, 2005）．しかし満期の出生時体重が正常な児の後ろ向き研究では，双胎と単胎で長期予後は同様の結果であった（Lorenz, 2012）．Christensenら（2006）の研究では，1986〜1988年に3,411組の双生児と7,796人の単胎児の間で，9年生時に施行される全国統一試験の得点に差がないことを見いだしている．

しかし，正常体重出生児における脳性麻痺発症のリスクは双胎あるいはそれ以上の多胎で上昇する．たとえば，脳性麻痺の発症率は1,000単胎妊娠当たり2.3，1,000双胎妊娠当たり12.6，1,000三胎妊娠当たり44.8となる（Giuffre, 2012）．胎児発育不全，先天奇形，双胎間輸血症候群（twin-twin transfusion syndrome：TTTS），双胎一児胎内死亡などのリスクは単胎と多胎における長期予後の違いを生み出している可能性がある（Lorenz, 2012）．

多胎特有の合併症

いくつかの特有な合併症が多胎妊娠では起こる．双胎妊娠について最もよく報告されているが，それ以上の多胎妊娠でも知られている．ほとんどの胎児合併症は，一卵性双胎における双胎となる経過そのものから生じる．そのメカニズムについては図45-1にまとめてある．

■ 一羊膜双胎

全一卵性双胎の1％程度が羊膜を共有しており，一絨毛膜双胎の20組に1組が一羊膜双胎である（Hall, 2003；Lewi, 2013）．二羊膜双胎も自

然な隔膜穿破や医原性の破膜が生じると一羊膜となる可能性がある．こういった症例における合併症の罹患率や死亡率は一羊膜双胎と同様である．

これまでの報告では，一羊膜双胎の死亡率は70％以上であった．一時的に予後の改善は認めたものの，いまだに胎児死亡率は高い（Post, 2015）．妊娠16週以前の生存例のうち，胎児奇形や自然流産により新生児期までに半分以下しか生存できない（Prefumo, 2015）．妊娠20週以降では，一羊膜双胎妊娠の周産期死亡率はおよそ15％程度である（Shub, 2015）．早産，先天性奇形，双胎間輸血症候群，臍帯相互巻絡が高い死亡率の原因である．

一羊膜双胎における先天性奇形率は18～28％である（Post, 2015）．両児が同じ奇形となる例はおよそ1/4程度であり，一方の児が正常構造であっても，もう片方の児に対しても詳細な評価を行う必要がある．また心奇形を合併するリスクも高いため，胎児心臓超音波を行うようにする．一羊膜双胎は一卵性であり，遺伝的には同一であると考えられる．したがって両児が不均一であるまれな場合をのぞいて両児が染色体異常であるかまたはどちらの児も染色体異常でない（Zwijnenburg, 2010）．実際に一卵性双胎の両児におけるDown症候群のリスクは同年代の単胎妊娠と比較すると同等またはやや低下する（Sparks, 2016）．妊娠中のDown症候群のスクリーニングにおける典型的な方法についてはすでに紹介した（第14章参照）．

一羊膜双胎では双胎間輸血症候群の発症率は一絨毛膜二羊膜双胎より低いと報告されている．これは一羊膜双胎全般に存在する動脈-動脈血管吻合が両児に対して保護的な役割をしている可能性があるためである（Hack, 2009b；Post, 2015）．双胎間輸血症候群に関しては後で述べる．

一羊膜双胎では臍帯の相互巻絡の頻度が高い（図45-11）．臍帯相互巻絡は早期から生じ，一羊膜双胎では妊娠30～32週まで達すると胎児死亡のリスクが減少する．オランダの一羊膜双胎妊娠についての報告によると，周産期死亡率は妊娠20週以降で15％から，妊娠32週以降で4％にまで減少する（Hack, 2009a）．カラードプラ法を用いた超音波検査は相互巻絡を診断するために有用であるが（図45-12），臍帯血管が絡まる原因についてははっきりしていない．残念ながら，臍帯相互巻絡による胎児死亡は予想できないうえに，胎児心拍モニタリングは有用ではない．Quinnら（2011）は，17組の一羊膜双胎妊娠において10,000時間以上の胎児心拍モニタリングを行ったが，モニターが可能だった症例はたった50％であった．また胎児心拍異常による分娩誘導はたった6例のみであった．

Heyborneら（2005）は妊娠26～27週に入院した43組の双胎妊娠を毎日胎児評価することで，死産数を0にした．この研究をベースに一つの管理指針が提案されたが，産科的異常がない限りは外来管理とした44組の双胎のうち13組は死産となった．この報告をもとに，一羊膜双胎妊婦は，外来・入院管理にかかわらず，妊娠26～28週以降は，1日1時間胎児心拍モニタリングを行

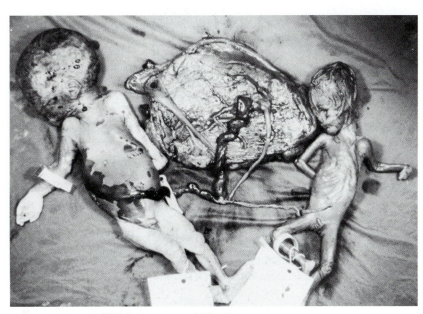

図45-11 一つの羊膜腔内にいた一卵性双胎
臍帯巻絡によって，明らかに小さい胎児が先に死亡し，続いて大きい胎児が死亡した．

うことが推奨されている．そしてまずベタメタゾンを1コース投与し，肺を成熟させる（第42章参照）．もし胎児が元気なままであれば，そのまま妊娠32〜34週で帝王切開を行う．2コース目のベタメタゾンは帝王切開前に行うことも許容される（ACOG, 2016）．この管理指針はパークランド病院で使用されており，図45-12に示すように妊娠34週での娩出に成功している．

■ 異常な双胎妊娠

一羊膜双胎のみで生じる異常のなかで，受精後9日に分離したことで生じる興味深いものがある．この"mirror image twin"は遺伝学的には同一であるが，鏡で写したような特徴を有している（Post, 2015）．

一卵性双胎のこれらの異常は一連の胎児奇形を引き起こす．基本的には，一つの胚が二つに分かれる際に不完全な分離をすることで生じている．しかし，二つの別の胚が初期に二次癒合を起こす場合にも生じる．二つの胚は，非対称的な場合もあれば対称的な場合もあり，奇形の分類を図45-13に示した．

◆ 結合双胎

アメリカでは，結合双胎は，シャム（タイ）のChang and Eng Bunker兄弟にちなんで，**シャム双生児**と呼ばれる．彼らの存在は，Barnum P. T.によって世界的に広められた．双胎の結合はどちらか一方から始まり，どの体の部分が結合するかによりその特徴的な形が形成される（図45-14）．結合双胎のうち胸結合体が最も多い（Mutchinick, 2011）．結合双胎の頻度は，あまり確立されていない．シンガポールのTanら（1971）が，40万例以上の分娩のうち7例の結合双胎を報告しており，それによると発症率は60,000例に1例となる．

結合双胎は妊娠中期の超音波検査で診断されることが多い（McHugh, 2006）．これは，両親の妊娠継続か否かを決定する機会を与えることとなる．図45-15のように，第1三半期の間に診断できる症例もある．超音波検査中には胎児の体幹が非常に近い位置にあるか，もう一方の胎児との位置関係に変化はないかなどを評価する．またカウンセリングの前にどの臓器が結合しているかなどの注意深い検査が必要である．図45-16に示すとおり，MRI検査は両児が共有している臓器を評価するために有用である．超音波検査と比較しても，妊娠後期で羊水が減少しているときや胎児が

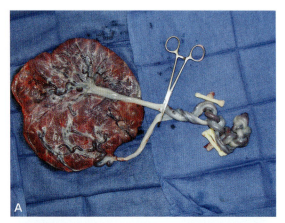
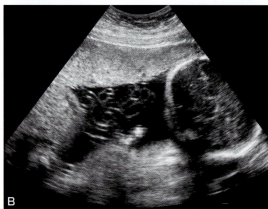
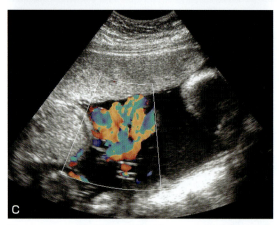

図45-12　一絨毛膜一羊膜双胎における臍帯相互巻絡
A. 明らかな臍帯の結び目にもかかわらず，強靭な双胎は帝王切開によって分娩した．
B. この妊婦の術前超音波検査では絡み合う臍帯を認めた．
C. この画像はカラードプラをあてたものである．

（Used with permission from Dr. Julie Lo）

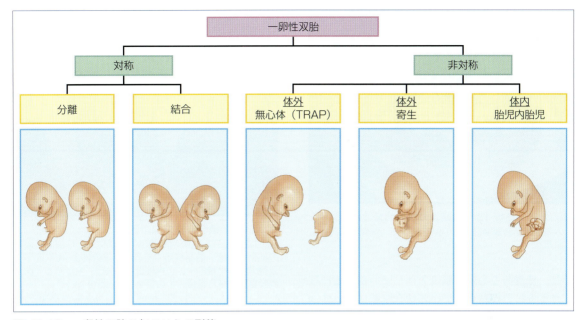

図 45-13　一卵性双胎に起こりうる形態
非対称の分類には，双胎のどちらか一方，大体は小さく不完全なほうが補足される種類の双胎が含まれる．

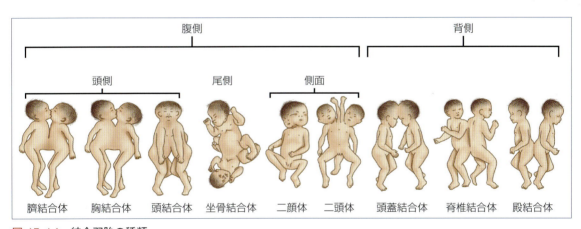

図 45-14　結合双胎の種類
(Modified with permission from Spencer R: Theoretical and analytical embryology of conjoined twins: part I: embryogenesis, Clin Anat. 2000; 13(1): 36-53)

混み合っているときの妊娠後期では特に MRI では有用な画像を得ることができる（Hibbeln, 2012）．

ほぼ完全な結合双胎の分離手術は，重要臓器を共有していなければ可能である（O'Brien, 2015；Tannuri, 2013）．結合双胎には不均一な構造異常があるため，妊娠継続するか否かの決定がより困難になる．小児外科医への相談が両親の方針決定に役立つ．Spitz（2105）により報告された「Seminars in Pediatric Surgery」に出生後の素晴らしい管理指針が掲載されている．

生存可能な結合双胎は，帝王切開で分娩とすべきである．しかし，妊娠中絶のためには，結合双胎は柔軟性であることが多いため，経腟分娩が可能である（図 45-17）．それでも，肩甲難産を生じやすく，胎児が成熟していれば，経腟分娩によって子宮や頸管を損傷する可能性がある．

◆External Parasitic Twins

これは，著しく不完全な胎児または胎児の器官のみが，比較的正常な胎児の外側に付着しているものである．寄生児にはたいてい，過剰な四肢やいくつかの臓器が付着している．しかし，典型例

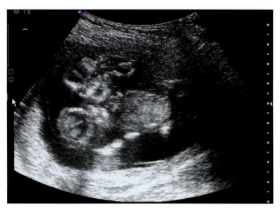

図 45-15　妊娠 13 週の結合双胎の超音波画像
この胸臍帯結合双胎は二つの頭をもつが、胸腹部は共有していた。

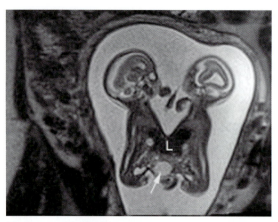

図 45-16　結合双胎の MRI 所見
T_2 強調 HASTE 法矢状断では，剣状突起から臍直下までの結合を認め，臍結合胎である．肝臓の結合（L）の下，双胎の結合組織の中に正中線嚢胞（矢印）を認める．臍腸間膜嚢胞は結合組織の中に認めることが多い．
(Used with permission from Dr. April Bailey)

では，機能的な心臓や脳は欠落している．鏡に写したように児が結合している結合双胎については先に説明している（図 45-14）．寄生体は，欠陥のある児が死亡したところから発生していると信じられている．残存臓器は正常児に付着し，正常児の血管により養われていると考えられている（Spencer, 2001）．世界的な共同疫学研究によると，寄生双胎は，すべての結合双胎の 4 ％に及び，男児に多い（Mutchinick, 2011）．

◆ Fetus-in-Fetu（胎児内胎児）

発達初期に，片方の胎児がもう片方の胎児に取り込まれることがある．このまれな寄生双胎は，通常，第 1 三半期に心拍停止となる．その結果，多くの臓器が失われている．典型的なのは，胎児型腫瘍の中に脊椎骨や頭蓋骨，胸骨，肋骨を認めるが，心臓や脳は欠落している．これらの腫瘍は一卵性双胎や一絨毛膜二羊膜双胎で生ずる可能性があり，正常構造児から少数の寄生大血管に栄養されている（McNamara, 2016；Spencer, 2000）．悪性変化はまれである（Kaufman, 2007）．

■ 一絨毛膜双胎と血管吻合

すべての一絨毛膜双胎の胎盤においてはいくつかの解剖学的吻合が必ずみられる．まれな例外を除いて，双胎における吻合は一絨毛膜双胎に特有である．吻合には数・大きさ・方向性などにさまざまなバリエーションがある（図 45-18）．一絨毛膜双胎 200 組以上の胎盤の解析では，吻合の数の中央値 8 であり，25 パーセンタイルと 75 パーセンタイルはそれぞれ 4 と 14 であった（Zhao, 2013）．

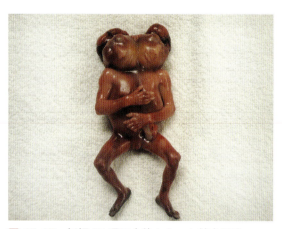

図 45-17　妊娠 17 週に中絶となった結合双胎
(Used with permission from Dr. Jonathan Willms)

動脈-動脈吻合は最も頻度の高いものであり，75 ％の一絨毛膜双胎の胎盤の絨毛膜面で同定できる．静脈-静脈吻合や動脈-静脈吻合は約 50 ％程度で同定される．一つの血管はいくつかの吻合を有しており，時に動脈と静脈の両方と吻合する．絨毛膜表面の血管吻合とは対照的に，深部での動脈-静脈吻合は絨毛の細い部分まで広がりをみせる（図 45-19）．これらの深部の動脈-静脈吻合は絨毛コンパートメント内ででき上がり，"第三の循環"として一絨毛膜双胎の胎盤の約半数にみられる．

それらの吻合が双胎に対して危険かどうかは血行動態への影響の程度による．圧力や流量の勾配において，双胎間でシャントが発達する．**双胎間**

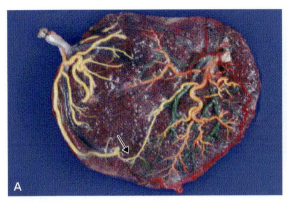
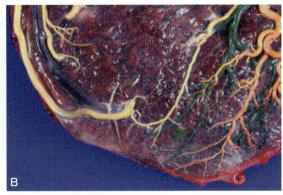

図 45-18 TTTS を合併した胎盤
注射により色がつけられている．左の児では黄色が動脈，青が静脈である．右の児では赤が動脈で緑が静脈である．
A．右の児の動脈が一部黄色に染まっている．動脈-動脈吻合が存在している（矢印）ためである．
B．胎盤の近影で，胎盤の低い位置では吻合部は黄色で満たされている．
（Reproduced with permission from De Paepe ME, DeKoninck P, Friedman RM: Vascular distribution patterns inmonochorionic twin placentas, Placenta. 2005 Jul; 26(6): 471-475）

輸血症候群や双胎貧血多血症，無心体双胎などはこの双胎間の慢性的な血液の移動の結果で起こる．

◆TTTS

この症候群では供血児から受血児へ血液が流れ，結果的に供血児の貧血と発育不全を引き起こす．これに対し，受血児は多血症となり，循環負荷により，胎児水腫が生じる．供血児の色は青白く，受血児は赤黒くなる．同様に胎盤も片方が青白く見えることがある．心不全や重度の容量負荷・過粘稠により，受血児は循環過多になる．また，塞栓症も起こる．最終的に受血児の多血症は高ビリルビン血症と核黄疸を引き起こす（第33章参照）．TTTS の発症率は1万出生に対し，約1～3例とされている〔アメリカ周産期学会（SMFM），2013〕．

慢性的な TTTS は動脈-静脈吻合を介した一方向性の流れによって生じる．**供血児**胎盤の動脈からの非酸素化された血液は受血児と共有しているcotyledon へ流れる（図 45-19）．絨毛内で酸素交換がいったん完了すると，酸素化された血液は**受血児**の胎盤の静脈を経由して，cotyledon へ流れる．一般には動脈-動脈吻合を介して補正されるが，一方向性の流れは血液容量の不均衡をもたらす（Lewi, 2013）．臨床的に重要な TTTS は慢性的であり，双胎間の有意な血管内容量の違いにより生じる．しかし，双胎の一方からもう片方への単純な赤血球の移動だけというわけでなく，複雑な発生機序である．実際に TTTS を合併した一

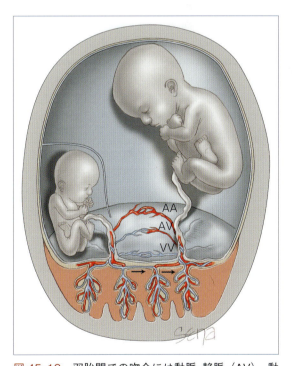

図 45-19 双胎間での吻合には動脈-静脈（AV），動脈-動脈（AA），静脈-静脈（VV）がある
この図は TTTS における絨毛組織深部での"共有された絨毛領域"と"第三の循環"を形成する AV 吻合を示した．共有された循環を介して供血児から受血児へ血液が流れる．この移動により，供血児の著しい羊水量の減少を伴った発育不全が起こる．これは"stuck"と呼ばれる．

絨毛膜双胎のほとんどで，受血児と供血児においてヘモグロビン濃度の差はない（Lewi, 2013）．

TTTS は典型的には供血児で腎血流が低下

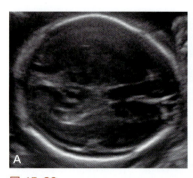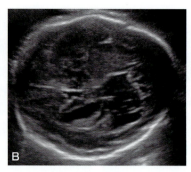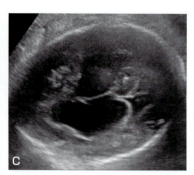

図 45-20
左から右に，一絨毛膜双胎における一児死亡から1週間後，5週間後，8週間後の脳実質の超音波所見の変化を表している．脳室内出血が脳実質まで進展し，最終的に孔脳症となる．

し，乏尿となる妊娠中期に診断される（SMFM, 2013）．供血児は羊水過少となり，受血児は尿の増加により羊水過多になる．供血児における実質的な羊水過少は胎児の動きを制限する．これをstuck twin もしくは羊水過多・過少の頭文字をとり，**polyhydramnios-oligohydramnios（poly-oli）症候群**と呼ぶ．羊水の不均衡は供血児においては発育不全や関節拘縮，肺低形成を，また受血児においては心不全や前期破水を引き起こす．

・**胎児脳障害**

脳性麻痺，小頭症，孔脳症や多囊胞性脳軟化症は，多胎妊娠における胎盤血管吻合に関連した重篤な合併症である．神経学的後遺症の正確な発症機序の解明は十分ではないが，脳の空洞化を引き起こす虚血性の壊死によって生じうる（図45-20）．供血児では低血圧や貧血により虚血が生じる．受血児では血圧の変動や重度の低血圧により虚血が生じる（Lopriore, 2011）．脳虚血は早産に関連した出生後の脳損傷によっても起こりうる（第34章参照）．妊娠中にTTTSを合併後に出生した315人の児のうち，8%に脳奇形があった（Quarello, 2007）．

妊娠中に双胎の一児が死亡した場合，生存児の脳は急に低血圧となる．死亡した胎児からの凝血塊による塞栓症も起こりうる．Fusiら（1990, 1991）の報告では，双胎の一児が死亡すると，生存児では血圧は正常に保たれているため，血管抵抗の少ない死亡した胎児へ血液が流れる．急性に双胎間で輸血が起こることで，生存児の低血圧と出生前の脳虚血が引き起こされる．一児死亡を伴った343組の双胎のシステマティックレビューでは，神経学的後遺症の発症リスクは二絨毛膜双胎においては2%であったが，一絨毛膜双胎では26%にみられたと報告している（Hillman, 2011）．また，神経学的後遺症は一児が死亡した妊娠週数にも影響されている．妊娠28〜33週で死亡した場合，二絨毛膜双胎と比較し，約8倍もリスクが高い．妊娠34週以降の死亡ではオッズ比は1.48と驚異的に低下する．

TTTSで一児死亡に伴う急激な血圧低下が起こった場合，生存児への十分な医療介入は不可能である．一児死亡に早期に気づき速やかな娩出を行ったとしても，死亡した直後の血圧低下のため，すでに不可逆的な脳へのダメージが引き起こされているかもしれない（Langer, 1997；Wada, 1998）．このように，一児死亡における早期娩出はその他の娩出理由がなければ，有用ではない．

・**診　断**

TTTSの診断基準と重症度の分類に関しては劇的な変化がある．かつては一絨毛膜双胎の体重不均衡とヘモグロビン値の差が計測されていた．しかし，多くの症例で，その診断法では手遅れになってしまっていた．SMFM（2013）によるとTTTSは二つの基準によって診断される．一絨毛膜二羊膜双胎であること，そして羊水過多の児の最大羊水深度（MVP）が8cm以上で，羊水過少の児のMVPが2cmより小さいことである．羊水容量不均衡の程度が少ないものではTTTSに進行するものは15%にすぎない（Huber, 2006）．両児の体重差や胎児発育不全などもTTTSではみられることがあるが，診断基準としては考慮されていない．

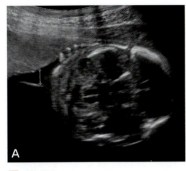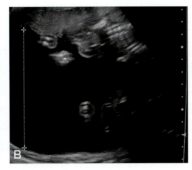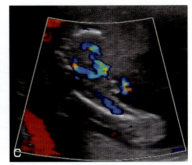

図 45-21
A. 妊娠 19 週の TTTS Stage I の超音波画像である．供血児が羊水過少により隔膜に包まれるような形で"stuck twin"となっており，前壁から隔膜が引っ張られている．
B. A と同じ妊娠での受血児の羊水過多所見である．羊水ポケットは 10 cm 以上となっている．
C. 妊娠 17 週の TTTS Stage II の供血児の超音波画像である．カラードプラ所見で強調された臍帯動脈に囲まれた膀胱内に尿貯留を認めない．

　ACOG（2016），SMFM（2013）そして，NAFTNet（Emery, 2015）を含めた組織では超音波検査による TTTS のリスク管理を行うように推奨している．羊水量の不均衡とその他の一絨毛膜双胎に関連する合併症を早期に同定するために，これらの超音波検査が妊娠 16 週頃から 2 週間ごとに行われる．一度 TTTS の診断を受ければ，Quintero（1999）の診断基準により分類される（図 45-21）．

- Stage I —羊水量の不均衡は前述の基準を満たし，供血児の膀胱内に超音波で尿が確認できる状態．
- Stage II —羊水量の不均衡の基準を満たし，供血児の膀胱内に超音波で尿が確認できない状態．
- Stage III — Stage II の状態に加え，臍帯動脈，臍帯静脈，静脈管などでドプラ異常波形がみられる．
- Stage IV —どちらか一方に腹水や明らかな胎児水腫を認める．
- Stage V —どちらかが胎児死亡となる．

　これらの基準に加え，受血児の心機能が胎児の予後に関連しているというエビデンスがある（Crombleholme, 2007）．胎児心臓超音波検査は Quintero 分類には含まれてはいないが，多くの施設で TTTS の症例に対し，心臓超音波検査が行われている．受血児において心筋症の早期診断は早期介入を判断するための利点と考えられる．myocardial performance index（MPI）または Tei index と呼ばれる心機能を評価するシステムは，それぞれの心室機能を評価するドプラ指数である（Michelfelder, 2007）．心機能評価を含むスコアリングシステムは発達してきたが，予後予測の有用性に関しては，いまだ議論すべき点が残っている（SMFM, 2013）．

- 管理と予後

　TTTS 合併の双胎の予後は Quintero の分類と診断時の妊娠週数に関連がある．Stage I では，3/4 以上が安定しているか介入なしでも消失する．一方で，Stage III 以上と診断された周産期予後は悪く，介入しなかった場合の周産期死亡率が 70 〜 100 %となる（SMFM, 2013）．パークランド病院では，TTTS の待機的管理を行ったなかで，ほとんどが早期に診断に至り，50 %の Stage I 症例で症状が進行した（Duryea, 2016）．

　TTTS に対してはいくつかの治療法が施行されている．羊水除去，血管吻合に対するレーザー焼灼，選択的な堕胎，隔膜穿破などがある．詳細は第 11 章で述べるが，羊水除去術は過剰になった羊水に対して子宮腔内に針を穿刺しドレナージを行う方法である．隔膜穿破は，両児の羊水腔を隔てる膜に意図的に穴を開ける方法であるが，大きくなりすぎないようにする（SMFM, 2013）．これらの治療法に対する無作為化比較試験に関しては以下で述べる．

　Eurofetus のトライアルでは妊娠 26 週以前に重度 TTTS と診断された 142 例を解析した．血管吻合に対するレーザー焼灼群と羊水除去群に無作為に割り付けられた（Senat, 2004）．少なくと

も一児が生後6ヵ月まで生存した率がレーザー焼灼群では76％で、羊水除去群では51％であり、レーザー焼灼群のほうが高かった。さらに他の無作為化比較試験でも、新生児予後に関して羊水除去よりレーザー焼灼のほうがよりよい結果であった（Roberts, 2008；Rossi, 2008, 2009）。その一方で、Crombleholmeら（2007）は42例を検討し、一方、または両児の30日生存率が、羊水除去では75％で、選択的レーザー焼灼では65％とほぼ同等であったと報告した。さらに、Eurofetusが行った6歳までの双胎の予後調査研究では、レーザー治療群で、生後6ヵ月の生存率の改善や神経学的予後の改善はみられなかった（Salomon, 2010）。現在、血管吻合のレーザー焼灼はStage Ⅱ～Ⅳの重度TTTSに関して推奨される。Stage Ⅰに関しては議論の余地がある。

レーザー治療が行われた後は調査の継続が必要である。Robyrら（2006）はレーザー治療を受けた101例の1/4が、TTTSの再発や中大脳動脈のドプラ所見を診断根拠にした貧血や多血症により、追加の侵襲的治療が必要であったと報告した。近年、個々の吻合血管のみを選択的に凝固するレーザー焼灼法と、個々の血管吻合を凝固した後に胎盤の端から凝固した部位をつないで両児の胎盤表面を分けるレーザー焼灼法との比較において、Baschatら（2013）は後者において、再発の頻度を減らしたと報告した。

妊娠20週以前の重度な発育不全と羊水の不均衡があるときは選択的減胎も考慮される。このような症例では多くの場合が医療介入なしでは、両児とも死亡に至る。血液循環が共有されていることにより、一方に注入された薬剤はもう一方の児に影響を及ぼすことがある。そのため、減胎術には高周波焼灼、胎児鏡を用いた結紮、レーザーやモノポーラー・バイポーラーによる焼灼で臍帯や臍静脈を塞栓し、循環を閉塞させるという方法も含まれる（Challis, 1999；Chang, 2009；Parra-Cordero, 2016）。しかしながら、これらの治療を行っても、残された児にはリスクがかなり残ってしまう（Rossi, 2009）。このトピックに関しては後で詳しく記載している。

◆ **双胎貧血多血症（Twin anemia-polycythemia sequence：TAPS）**

慢性的な両児間での血液の移動があり、供血児と受血児間のヘモグロビンの有意な差が存在する場合、それはTAPSと呼ばれる。TAPSはTTTSにみられるような羊水差は生じない（Slaghekke, 2010）。これは出生前の供血児の胎児中大脳動脈最高血流速度（middle cerebral artery-peak systolic velocity：MCA-PSV）の multiples of the median（MoM）が1.5より大きく、受血児におけるMoMが1.0より小さいときに診断される（SMFM, 2013）。自然経過では一絨毛膜双胎の3～5％に合併するが、レーザー治療の後では13％に発生すると報告されている。**自然発生**のTAPSの多くは妊娠26週以降に発生するが、**医原性**のTAPSは治療後の5週間以内に発生する（Lewi, 2013）。Slaghekkeら（2010）により分類法が提唱されたが、TAPSの自然経過や管理方法に関してはさらに多くの研究が必要である。その分類法では両児のMCA-PSVの大きな差に応じてstageが上がる。

◆ **Twin reversed arterial perfusion（TRAP）シークエンス**

無心体双胎は、35,000出生に1例とまれなものであり、一絨毛膜双胎の重篤な合併症である。TRAPシークエンスでは正常形態の心不全を伴う供血児と心臓やその他の臓器が欠損した受血児が存在する。TRAPシークエンスは胎盤の巨大な動脈-動脈シャント（しばしば静脈-静脈シャントも伴う）により引き起こされると考えられている（図45-22）。共有されている一つの胎盤の中で、供血児の動脈灌流の圧が受血児の圧を超え、最終的に供血児は受血児から酸素消費された血液を受ける（Lewi, 2013）。この古い動脈血は臍帯動脈を通じて受血児へ到達し、腸骨の血管へ優先的に流れる。このように下半身のみで灌流が起こり、その結果、上半身の成長・発達が阻害される。頭部の成長が阻害された場合は**無頭無心体**と呼ばれ、手足が認識可能で一部脳が発達しているものはmyelacephalus（**髄脳）無心体**と呼ばれ、どんな形も認識できないものは**無形無心体**と呼ばれる（図45-23）（Faye-Petersen, 2006）。これらの血管吻合により、正常な供血児は自分自身だけではなく、発達途中の受血児である無心体へも血液を供給しなければならない。その結果、正常児は心臓の肥大と高拍出性心不全を引き起こしてしまう（Fox, 2007）。

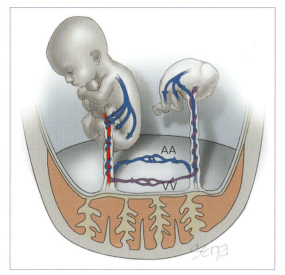

図 45-22　TRAP シークエンス
通常，TRAP シークエンスでは，心不全を伴う正常な形態の供血児と，心臓のない受血児がいる．TRAP シークエンスは巨大な動脈-動脈シャントや静脈-静脈シャントにより引き起こされるとされる．一つの共有された胎盤の中で，供血児の灌流圧が受血児の圧を超えると，受血児に逆流した血液が流入する．受血児へ流れる"使用された"動脈血は腸骨血管から下半身のみに流れるため，上半身へは流れず，上半身の発育を妨げている．

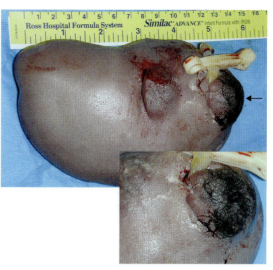

図 45-23　475 g の無心体
黒矢印で示した部位が，未発達な頭部である．細部は中に入り込んでいる．黄色い固定具は臍帯と思われる部位に見える．供血児は 36 週台に経腟分娩により 2,325 g で出生した．
(Used with permission from D. Michael D. Hnat)

過去の報告では，供血児の死亡率は 50 ％を超えるという報告がされてきた．これは未熟性に伴う合併症と高拍出状態が続くことでの心不全によるものが大半を占めていた（Dashe, 2001）．そのリスクは無心体の大きさに直接関連する．超音波を用いた無心体のサイズの計測法では，楕円形の球体のサイズの計測法（長径×幅×高さ×π/6）を利用している．そのサイズが供血児の 50 ％未満である場合，待機的管理が外科的治療に伴うリスクより小さくなると考えられる（第 15 章参照）（Jelin, 2010）．反対に，そのサイズが 50 ％以上となる場合は一般的には外科的治療を行う．ラジオ波焼灼術（radiofrequency ablation：RFA）は治療法の一つであり，これまでの報告では周産期予後を改善させている．NAFTNet では，1998 ～ 2008 年に RFA を行った 98 例について解析している（Lee, 2013）．平均分娩週数は妊娠 37 週であり，80 ％の新生児が生存した（Lee, 2013）．RFA を行った平均施行週数は妊娠 20 週であり無心体の供血児に対するサイズは平均で 90 ％程度であった．主な合併症は前期破水と早産であった．

興味深いことに TRAP シークエンスは一羊膜双胎においても生じる．その周産期予後は，一絨毛膜二羊膜双胎より悪い．Sugibayashi ら（2016）は 40 例の RFA を施行した TRAP シークエンスに関して，供血児の生存率は一絨毛膜二羊膜双胎で 88 ％，一羊膜双胎で 67 ％であったと報告している．

■ 胎児共存奇胎

胎児共存奇胎は双胎の一児が正常胎児であり，もう一児が胞状奇胎である．罹患率は 22,000 ～ 10 万出生に 1 例と報告されている（Dolapcioglu, 2009）．これは部分胞状奇胎合併妊娠（一般的には三倍体である）とは区別されなければならない（図 20-4 参照）．双胎では正常児の胎嚢と部分胞状奇胎の胎嚢の二つを認める（McNamara, 2016）．

診断時期はほとんどが第 1 三半期である．超音波所見では，正常に見える胎児とともにたくさんの小さな囊胞で構成された大きな胎盤が存在している（図 20-4 参照）．たいていは妊娠の中断がなされることが多いが，妊娠継続を行うことも少しずつ受け入れられてきている．まず妊娠予後はこれまで考えられてきたものよりもよく，生児を得る確率は 20 ～ 40 ％であったこと（Dolapcioglu, 2009；McNamara, 2016），そして存続絨毛症のリ

スクは妊娠中断の有無にかかわらず一定であったこと（Massardier, 2009；Sebire, 2002）が妊娠継続を支持する理由である．しかしこれらは限られた症例数でしかなく，推奨をするに至る強固なエビデンスには乏しい．重要なことは，待機的管理には性器出血，妊娠悪阻，甲状腺中毒症，早発型妊娠高血圧腎症のリスクを伴うことである（McNamara, 2016）．これらの合併症の結果，多くの症例で胎児・新生児死亡を含む周産期予後の悪化を伴う早産となる．理論的には，妊娠継続を行った症例での長期観察研究が必要である．

双胎の発育の不均衡

胎児発育の不均衡は双胎では約15％に生じ，病態としては一児の胎児発育不全となる（Lewi, 2013；Miller, 2012）．一般的には双胎間での体重差は大きくなるにつれて，胎児死亡率は上昇する．不均衡さが顕著となってきた場合，一児発育不全（selective fetal growth restriction：selective FGR）と呼ばれ，通常第2三半期終わり〜第3三半期はじめに生じる．早期に不均衡さを認める場合には小さいほうの児の胎児死亡率は上昇する．特に妊娠20週以前に認める場合は，発育不全を認める児の胎児死亡率はおおよそ20％程度となる（Lewi, 2013）．

■ 原因と病態

双胎における出生体重の不均衡の理由は不明である．しかし，一絨毛膜双胎における原因は二絨毛膜双胎の原因とは異なる．一つの胎盤は常に一絨毛膜双胎の両児に均等に分配されているわけではなく，二絨毛膜双胎よりTTTSを除く胎児発育の不均衡が生じやすいからである．一絨毛膜双胎における体重の不均衡は，双胎間での血流の不均衡を引き起こす胎盤の血管吻合に関連している．供血児での血圧や灌流の減少が胎盤と胎児の発育不全を引き起こす．しかし，不均衡な胎盤面積の分配が一絨毛膜双胎の発育の不均衡に最も重要な要素であると思われる（Lewi, 2013）．形態異常による不均衡のために，一絨毛膜双胎において発育の不均衡が生じることもある．

二絨毛膜双胎における不均衡はさまざまな要素の結果により生じる．二卵性双胎ではもともと遺伝的な相違がある（特に性別が異なる場合）．二絨毛膜双胎では胎盤は分かれており，子宮内でより多くの着床スペースを必要とするため，一方の胎盤は一番よいスペースに着床することができない．Bagchiら（2006）は双胎と比較し，三胎では重度な体重不均衡が2倍であると報告した．これは子宮内が密集していると発育不全になりうることを示している．胎盤病理も同様の結果を示していた．668例の双胎胎盤の研究では，二絨毛膜双胎における胎盤の組織学的な異常と，発育不全を伴う出生体重の不均衡には強い相関があることが報告された．一絨毛膜双胎では，相関関係は認めなかった（Kent, 2012）．

■ 診 断

双胎における大きさの不均衡は，超音波を用いた方法により測定される．胎児の頭殿長（crown-rump length：CRL）の違いは出生体重の不均衡を予測する因子とはならなかった（Miller, 2012）．そのため不均衡さに関する調査研究は第1三半期以降に行われる．最も一般的な方法の一つがそれぞれの胎児の体重を超音波検査で算出することである（第10章参照）．体重が大きいほうの児と小さいほうの児を比較する．つまり大きい児の体重から小さい児の体重を引いたものを，大きい児の体重で割り，不均衡の比率を計算する．その他に腹囲（abdominal circumference：AC）は発育不全が一番反映され，胎児の栄養状態の影響を受けるため，それぞれの胎児の腹囲を比較するという方法もある．

これらの方法では，腹囲が20 mm以上の差がある場合や，推定体重の差が20％以上の場合に，selective FGRの診断となる．このようにさまざまな双胎間の体重の不均衡が，発育の不均衡として定義されている．25〜30％以上の体重の不均衡は新生児予後の悪化をもたらすと推定されるというデータがある．Hollierら（1999）は，パークランド病院における1,370例を後ろ向きに検討し，15〜40％の体重不均衡を5％ずつ分類し，評価したものを報告した．呼吸障害，脳室内出血，痙攣，脳室周囲白質軟化症，敗血症，壊死性腸炎は不均衡の程度によって，増加を認めた．25％以上の不均衡があるとき，それらの発生率が増加した．30％以上の不均衡を認めた群の胎

児死亡の相対的リスクは 5.6 であり，40 ％以上の不均衡を認めた群では 18.9 であった．

■ 管理
◆ 定期的な超音波検査

超音波検査は，双胎における発育管理の中心である．一絨毛膜双胎では検査はより頻回に行われる．二絨毛膜双胎では死亡のリスクが 1.1 ％であるのに対し，一絨毛膜双胎では 3.6 ％であり，神経学的後遺症のリスクも高いためである（Hillman, 2011；Lee, 2008）．Thorson ら（2011）は 108 組の一絨毛膜双胎を後ろ向きに検討した．2 週間ごとの超音波検査と重症 TTTS の検出の相関を評価し，2 週間ごとの検査が推奨されると結論づけた（Simpson, 2013；SMFM, 2013）．しかし，一絨毛膜双胎に関して，どの間隔で超音波検査を行うのが最適かということを評価した無作為化比較試験はまだ行われていない．パークランド病院では一絨毛膜双胎は超音波検査を 4 週間ごとに行っている．それに加え TTTS を検索するための超音波検査をその間の 2 週間ごとで行っている．

二絨毛膜双胎に対しては，近年の研究で 2 週間ごとの超音波検査を行うことで，分娩誘導しなければならない異常を検出することができるという報告がある（Corcoran, 2015）．しかしこの方法が周産期予後を改善するかどうかは不明である．パークランド病院では，6 週間ごとに検査を行っている．

◆ 胎児評価

少なくとも一方に発育不全があるときは，妊娠週数と不均衡の程度により，胎児評価が行われる．ノンストレステスト（non-stress test：NST）や biophysical profile score（BPS）や臍帯動脈血流の評価は双胎の管理において推奨されているが，どれが適切であるかを検討した前向き研究はまだない（Miller, 2012）．

もし一絨毛膜双胎において不均衡が認められた場合は，小さい児に対する臍帯動脈のドプラ検査が管理のうえで有用であるかもしれない（Gratacós, 2007）．臍帯動脈のドプラ検査が胎盤所見や胎児の予後予測をする selective FGR の程度と相関があることを報告したのである（Gratacós, 2012）．これらの相関関係を基に，selective FGR の分類が提唱された．Type Ⅰ は臍帯動脈拡張期逆流・途絶を認めず，両児の不均衡を軽度に認める場合であり，比較的予後は良好である．Type Ⅱ は小さい児において臍帯動脈拡張期途絶を継続的に認める場合であり，胎児死亡の確率は高い．Type Ⅲ は，間欠的に臍帯動脈拡張期逆流または途絶を認める場合である．これは大きな動脈-動脈吻合が胎盤に存在する場合であり，Type Ⅱ と比較すると児の予後は良好である．すべての症例を検討してみると，それぞれの程度に応じて胎盤が不均衡に分配されている．

周産期合併症のない二絨毛膜双胎では出生前の継続的な評価は周産期予後を改善しない．ACOG（2016）は単胎と双胎どちらも同様に検査することを推奨している（第 17 章参照）．

パークランド病院においては，25 ％以上の不均衡を認める場合は，入院のうえ，毎日評価を行っている．双胎の最適な娩出時期に関する研究は限られたものしかないが，妊娠週数が進んでいる場合を除いては，大きさの不均衡のみを理由として分娩を決定することは推奨されていない．

胎児死亡

■ 一児死亡

多胎妊娠においてはいかなる場合でも一児以上の死亡の可能性があり，同時にもしくは引き続いて起こることがある．胎児死亡の原因と頻度は，卵性，膜性，発育不均衡と関連している．

妊娠満期よりかなりの早い時期で一児死亡が起こった場合，残った児の妊娠が継続される．かなり早期で一児死亡が起きるものとして前述したように vanishing twin と呼ばれるものがある．妊娠週数が少し経過した場合の胎児死亡では，生存児が娩出されて初めて死亡した児の存在がかろうじて確認できる場合がある．これは**胎児が圧迫**され，平坦化し，乾燥することで**紙様児**となるためである（図 45-24）．

図 45-25 に示すように，双胎では死産と妊娠週数に関連があるが，妊娠 32 週以前では一絨毛膜双胎でより死亡率が高い．日本での 9,822 組の双胎妊娠の解析で，Morikawa ら（2012）は，一児または両児が妊娠 22 週以降で死亡した症例は一絨毛膜二羊膜双胎では 2.5 ％であり，二絨毛膜双胎では 1.2 ％であったと報告した．また，一児死亡

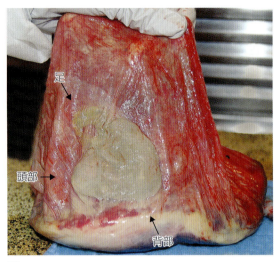

図 45-24
卵膜に接した圧縮された褐色の円形のものが紙様児である．解剖学的部位が何とか確認できる．これは17週台まで超音波検査で確認できた．もう一方の生存児は40週台で分娩となった．

(Used with permission from Dr Michael V. Zaretsky)

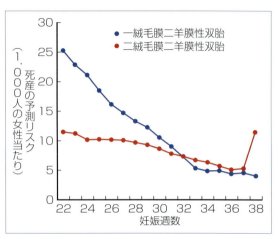

図 45-25 妊娠週数における予測される死産数（／1,000症例）

(Reproduced with permission from Morikawa M, Yamada T, Yamada T, et al: Prospective risk of stillbirth: monochorionic diamniotic twins vs dichorionic twins. J Perinat Med. 2012 Jan 10; 40(3): 245-249)

が起こり，両児とも死亡に至った症例は一絨毛二羊膜双胎では，二絨毛膜双胎と比較して16倍であった．そのほかにも同様の報告がなされている（Danon, 2013；Hillman, 2011；Mahony, 2011）．

一児死亡に至った妊娠週数と一児死亡から生存児の娩出までの期間を含め，いくつかの因子が生存児の予後に影響している．第1三半期以降で vanishing twin が生じた場合，生存児への死亡のリスクは増大しない．しかしながら，第2三半期以降で一児が死亡したとき，死亡時の妊娠週数と死亡率の割合に関する影響はあまり明確ではない．Hillman ら（2011）の解析では，一児死亡が妊娠13〜27週もしくは妊娠28〜34週で生じたかどうかはもう一児が死亡する頻度に影響しないと報告した．しかし，第1三半期で一児死亡が起こったいくつかの症例では，生存した児の自然発生または医原性の早産のオッズ比は増加した（Hillman, 2011）．妊娠28〜33週の間で一児死亡が起こった一絨毛膜双胎で，早産は5倍に増加するが，一児死亡が妊娠34週以降で起こった場合は，早産率は同様であった．

膜性は生存児の神経学的予後に大きく影響する．Ong ら（2006）のレビューでは二絨毛膜双胎では神経学的異常は1％にしかすぎないが，一絨毛膜双胎では18％であると報告した．ほかのレビューでは妊娠34週以前に一児死亡が起こった双胎において，一絨毛膜双胎では二絨毛膜双胎と比較し，神経学的後遺症のリスクが5倍だったと報告されている．妊娠34週以降で一児死亡が生じた場合では，神経学的後遺症の発生率は一絨毛膜と二絨毛膜ではほぼ同じであった（Hillman, 2011）．

妊娠後期では，多胎妊娠における一児死亡により母体への凝固障害が惹起されることがある．双胎妊娠での一児死亡後の母体の血液凝固異常の報告は少数しかない．これは，一児が死亡した後，数週以内に分娩に至ることが理由と思われる（Eddib, 2006）．しかし，一児が死亡し，もう一方が生存している多胎妊娠の母体での一時的，自然発生の消費性の凝固障害を経験することがある．血漿フィブリノーゲンの凝集は，はじめ減少するが，その後増加する．血清フィブリノゲン-フィブリン分解産物は最初に増え，その後通常レベルまで戻る．分娩時の生存児の胎盤は正常である．しかし，死亡した児が有していた胎盤はフィブリンの沈殿物が多くみられる．

◆管理

妊娠週数，一児死亡が起こった原因や生存児のリスクに基づいて管理方法は決定されるべきである．妊娠初期の早い段階で一児が死亡した場合は追加で検査を行う必要はない．一絨毛膜双胎で妊

娠初期以降に一児死亡が起こったときは，もう一児の死亡や神経学的障害に大きく影響する．一絨毛膜双胎における合併症の率は一児死亡後の急激な低血圧を引き起こす血管吻合の影響を受ける．一絨毛膜双胎で一児死亡が第1三半期以降に，もう一児が生存不可能な時期に起きた場合，もう一児の妊娠中断が考慮されうる（Blickstein, 2013）．糖尿病性ケトアシドーシスや常位胎盤早期剝離を伴う重症妊娠高血圧腎症などの母体合併症により，多胎妊娠の一児が死亡するということも起こる．妊娠管理は母体と生存児の状態により行われる．先天的な奇形により，二絨毛膜双胎で一児死亡が起こった場合は，生存児への影響はない可能性が高い．

第2三半期終わり〜第3三半期はじめに起こった一児死亡は，生存児へのリスクが最も大きい．一絨毛膜双胎では第2三半期終わり〜第3三半期はじめで一児死亡が発生すると，生存している児の死亡や神経学的後遺症のリスクは上昇するが，早産のリスクは一絨毛膜，二絨毛膜双胎ともに同じである（Ong, 2006）．一般的には，一児死亡と診断されてから3週以内に娩出されることが多く，そのため肺成熟のために，分娩前のステロイド投与が考慮されるべきである（Blickstein, 2013）．しかし子宮内の環境が悪くなければ，あくまで妊娠継続を考慮すべきである．

第2三半期終わり〜第3三半期はじめで一児死亡が起こり待機的管理を行った場合の娩出の時期は議論の余地がある．二絨毛膜双胎では妊娠満期まで安全な可能性があるが，一絨毛膜双胎の娩出時期の判断は難しく，しばしば妊娠34〜37週台で娩出となっている（Blickstein, 2013）．妊娠満期に一児死亡が起こった場合，特に原因がわからない場合は，多くは待機的管理ではなく，娩出が選択される．ACOG（2016）はそのような症例の場合は個別に方針決定をすべきであるとしている．

■ 一児死亡の徴候

双胎に対する妊娠中の検査で一児に異常があり，もう一児が正常である場合は，それはジレンマとなる．病的な児への最もよい選択は娩出であるが，もう一児にとっては未熟性に伴い死に至ることもあるからである．もし，肺が成熟していれば，健康な児と危険にさらされている児の両方を助けることができる．不幸なことに両児が未熟である場合は難しい問題であるが，両児が後遺症なく生存ができる可能性を見すえて管理されることが理想である．たいていは病的な児に重篤な発育不全や奇形がある．どのような診断にもかかわらず妊娠を継続する場合でも，双胎妊娠の高齢出産の症例に関して羊水検査を行うことは有益である．染色体異常が一児で確認された場合，医療介入に対する合理的な決定が行われうる．

妊娠中の管理

多胎妊娠における妊娠管理の最も重要な目的は，周産期合併症を予防し，悪化させないように十分な観察をすることである．著しく未熟な早産を予防することは必須事項である．パークランド病院では，多胎妊娠では妊娠22週以降で2週間ごとに妊婦健診を行い，また，子宮頸管長と展退の確認は，来院のたびに行われている．前述されたような双胎特有の合併症の発見により，早期娩出や入院管理を含む医療介入が行うことができる．

■ 食　事

より頻回に健診を受けることで，カロリー，タンパク質，ミネラル，ビタミンや必須脂肪酸の追加が妊婦の食事でなされているか確認できる．Institute of Medicine（2009）では，双胎妊娠においては正常なBMIの体重から37〜54ポンドの増加が推奨されている．栄養問題に関する大規模なレビューで，Goodnightら（2009）はカルシウム，マグネシウム，亜鉛，ビタミンC, D, Eなどを食品栄養委員会（FNB）の基準よりも多く補充する必要があると推奨している．双胎の妊婦におけるカロリーは，40〜45 kcal/kg/日であり，20％がタンパク質，40％が炭水化物，40％が脂肪であり，1日に3回の食事と3回の間食に分けて補充する．

■ 超音波検査

前述したとおり，継続的な超音波検査は第3三半期を通した胎児発育や羊水量の異常を検索するために行われる．羊水過少は子宮・胎盤の状態を反映し，胎児のwell-beingの評価を詳しく行うことが必要である．とはいうものの，多胎妊娠にお

ける羊水量の評価は難しいときがある．それぞれの羊水の最大深度を測り，主観的に評価するものである．Magannら（2000）は，羊水量に関する主観的評価法といくつかの客観的評価法を23組の双胎で比較した．羊水量の異常の予測はどの方法においても，二羊膜性双胎では質の低いものであった．パークランド病院ではそれぞれの羊水腔において最大深度を計測し，2 cm未満の場合を羊水過少とし，8 cmより多い場合を羊水過多とした（Duryea, 2017；Hernandez, 2012）．

■ 出生前の胎児評価

出生前の胎児評価として，NSTやBPSが双胎またはそれ以上の多胎妊娠において行われる．多胎妊娠の合併症の複雑さや，技術的な難しさなどにより，妊娠中のこれらの方法での胎児の健康状態の評価は限界があるように思われる．DeVoe（2008）によれば，双胎妊娠でのNSTの特別な研究がほとんどないということが，単胎妊娠と同じような方法を行っている根拠であると提言している．

Elliottら（1995）は多胎妊娠の管理においてBPSを主に使用して評価した．24組中4組において，BPSでは良好であったにもかかわらず，予後が悪かった．多胎妊娠においてBPSでの評価は一般的に行われるが，その有効性に関しては不十分なデータしかない（DeVoe, 2008）．

双胎妊娠の胎児発育に対して臍帯動脈血流のドプラ計測を用いた研究でも同様のことが報告されている．たとえば胎児発育不全を認めない症例に対して胎児発育パラメータに基づく検査に臍帯動脈血流測定を加えた群とそうでない群を比較し，胎児の予後改善にはつながらないと報告した（Giles, 2003）．Hackら（2008）は，周産期合併症のない一絨毛膜双胎67組に対しての臍帯動脈血流測定の有効性に関して調査した．臍帯動脈血流測定の異常の有無では，死亡率に差はなかった．

すべての検査は単胎妊娠における高い偽陽性率があり，これらのデータは多胎妊娠においては優れたものではない．双胎の一児でそれらの検査で異常があり，もう一児が正常であるときに医原性の早産が起こっていることは大きな懸念である．

早産

多胎妊娠において早産はよく起こり，双胎では50％程度であり，三胎では75％，四胎では90％にも達する（Elliott, 2007）．単胎妊娠における早産と同様に，羊膜内感染が双胎の1/3程度が原因であると報告されている（Oh, 2017）．

双胎妊娠における早産の割合の報告はさまざまであり40〜70％である（Giuffre, 2012）．たとえば，黒人では早産リスクは高い（Grant, 2017）．

■ 早産の予測

多胎妊娠における健診の大きな目的の一つが，早産になりそうな妊婦を正確に予測し，予防することである．ここ10年で頸管長測定が早産の予測因子となりうることが示されてきた．Toら（2006）は妊娠22〜24週の1,163組の双胎の子宮頸管長を測定した．32週未満での早産の割合は，子宮頸管長が10 mmで66％，20 mmで24％，40 mmではたった1％だった．Conde-Agudeloら（2010）は妊娠34週未満の早産予測因子として頸管長が20 mm未満であることは最も正確であり，特異度97％，陽性尤度比は9.0であると結論づけた．Kindingerら（2016）は頸管長と妊娠週数の両方による予測について報告している．継続的な頸管長測定と妊娠中期のみの頸管長測定を比較したものでは，頻回の頸管長測定は無症候性の双胎妊娠女性において早産リスクを決定するのに有用であった（Melamed, 2016a）．その他の研究では，2 mm以上の頸管長変化は妊娠35週以前の分娩のリスクになると指摘している（Moroz, 2017）．興味深いことは，内診での内子宮口閉鎖所見が，超音波検査における正常頸管長と胎児性フィブロネクチン陰性所見を合わせた検査結果と同様に，過期妊娠の予測因子となっていることである（McMahon, 2002）．しかし残念なことに，双胎妊娠における頸管長測定は予後改善にはつながらない（Gordon, 2016）．

■ 早産の予防

早産の予防としていくつかの方法が評価されている．単胎の早産のリスクを減らすためいくつかの報告が小規模のグループで最近になってみられる．しかし，残念なことにほとんどが単胎妊娠に

おいても多胎妊娠においても効果的ではない（ACOG, 2016）．

◆床上安静

多くの研究で多胎妊娠症例のルーチンの入院は妊娠の継続に効果的ではないとされている．床上安静のメタアナリシスで，床上安静では早産や周産期死亡のリスクを減少させないと結論づけている（Crowther, 2010）．パークランド病院で，選択的な入院と外来経過観察を比較したが，有意な差はみられなかった（Andrews, 1991）．しかし，重要なことは，そのほぼ半分は高血圧や早産の危険が高いため入院が必要であったということである．

身体的な活動制限，早期離職，頻回な健診，超音波検査，また，早産に関する教育などが多胎妊娠の早産の割合を減らすものとして提唱されている．残念ながら，早産予防に効果的なエビデンスはほとんどない．

◆予防的子宮収縮抑制薬

多胎妊娠における子宮収縮抑制薬の研究は広く行われていない．子宮収縮抑制薬であるβ受容体刺激薬に関する双胎の374組のレビューでは，妊娠34週未満もしくは妊娠37週未満の早産のリスクを減少させるものではないと結論づけた（Yamasmit, 2015）．特にテルブタリンの内服使用に関するFDAの警告の面からも，多胎妊婦に対するβ受容体刺激薬の予防投与は妥当ではないように思われる．

◆プロゲステロンの筋肉内投与

17-α カプロン酸ヒドロキシプロゲステロン（17-OHP-C）の投与は単胎妊娠の早産の再発予防に関して，ある程度効果的なものとされているが，多胎妊娠には効果的ではないと報告されている（Caritis, 2009；Rouse, 2007）．さらに最近の240組の双胎に対する無作為化比較試験でも，同様の結果であった（Combs, 2011）．そして子宮頸管長が36 mm（25パーセンタイル）未満の双胎妊娠においても効果的ではなかったという報告もある（Durnwald, 2010）．Senatら（2013）は，165例の双胎妊娠において無症候群と子宮頸管長25 mm未満群に対して17-OHP-Cを投与したが，妊娠37週未満の早産のリスクを減少させることはなかったと報告している．さらには，血漿中の濃度に関する評価を行い，17-OHP-Cの濃度が高い場合，分娩週数が早いことを報告した（Caritis, 2012）．彼らは17-OHP-Cが双胎において逆に分娩週数を早めると結論づけた．双胎においては筋肉注射しても子宮頸管長の短縮を防ぎ，早産リスクを減少させることはない．

◆経腟的プロゲステロン投与

双胎における微細化プロゲステロンの経腟的投与の効果は確かではない．Cetingozら（2011）は妊娠24〜34週に，微細化プロゲステロン100 mgを経腟的に毎日投与した．この報告では，双胎の67組のうち，妊娠37週未満の早産リスクを79％から51％まで減少させたとした．しかし，どのような形態で経腟的プロゲステロン投与を行っても，早産リスクの減少にはつながらなかったという研究もいくつかある．Prevention of Preterm Delivery in Twin Gestations（PREDICT）無作為トライアルでは，667組の双胎を早産予防として200 mgプロゲステロンのペッサリー群とプラセボのペッサリー群に振り分け比較を行った（Rode, 2011）が，この研究でも，妊娠34週未満の早産リスクの減少にはつながらなかった．このトライアルのサブグループ解析では，子宮頸管長が短い症例もしくは，過去に早産歴がある症例においても，早産予防の効果がないことを示した（Klein, 2011）．またNormanら（2009）は，プロゲステロンゲルを用いても妊娠34週未満の早産リスクの減少にはつながらなかったと報告している．

Romeroら（2017）は，303人の頸管長短縮を認める双胎妊婦へ経腟的プロゲステロン投与群と無治療群に無作為に割り付け，個別データを用いたメタアナリシスを行った．その結果，経腟的プロゲステロン投与群において妊娠30週未満の早産リスクを有意に減少させ，周産期予後が改善した．パークランド病院では，多胎妊娠の管理においてあらゆる形状のプロゲステロン投与も一般的に行っていない．

The Eunice Kennedy Shriver National Institute of Child Health and Human Development（NICHD）では，現在微細化経腟的プロゲステロン投与群または，アラビンペッサリー使用群とプラセボ群との無作為化比較試験の参加患者を募集している（PROSPECT, 2015）．プライマリーアウトカムは，妊娠35週以前の分娩または胎児死亡である．

◆ 子宮頸管縫縮術

多胎妊娠において，予防的子宮頸管縫縮術は周産期予後を改善させるものではない．これまでの研究では，特に症例の選定がされていないものや超音波検査で頸管長の短縮を認めたものに行ったものがある（Houlihan, 2016；Newman, 2002；Rebarber, 2005）．実際に頸管長短縮を認めた群で行った研究において，頸管縫縮術施行群で悪化したという報告もある（Berghella, 2005；Roman, 2013）．

第2三半期に頸管開大してしまった双胎妊娠に**治療的頸管縫縮術**を施行することは有用であるかもしれない．Romanら（2016）は後ろ向き研究を行い，治療的頸管縫縮術を行った群では行わなかった群と比較し，新生児の周産期予後が有意に改善したと報告した．

◆ ペッサリー

ペッサリーは，理論的には，子宮頸管を取り囲み，圧迫し，子宮頸管の傾きを変える．また，内子宮口の直接的な圧力を軽減し，子宮頸管縫縮の代替として提案される．最も一般的なものはシリコン製のアラビンペッサリーである．妊娠18～22週の頸管長短縮症例に対し，ペッサリーの使用の有効性について比較した研究がある．双胎妊娠23組においてペッサリー使用群でコントロール群と比較し，妊娠32週未満の早産を有意に減少させたという報告がある（Arabin, 2003）．また，別の無作為トライアルでは，頸管ペッサリーを使用した群で妊娠34週の早産が有意に減少した（Goya, 2016）．

しかし，その他の研究ではあまり好ましい結果は得られなかった．Pessaries in Multiple Pregnancy as a Prevention of Preterm Birth（ProTWIN）という無作為トライアルでは，813例の双胎妊婦を妊娠12～20週の間にアラビンペッサリーを使用した群と，コントロール群に割り付けた（Liem, 2013）．ペッサリーが早産全体を予防するという結果は出なかったが，子宮頸管長が38mm未満の症例において妊娠32週未満の早産の予防には効果があったというサブセット解析の結果が出た（29％対14％）．また1,180組の双胎妊娠に対して施行した無作為他施設トライアルで同様の結果が報告されている（Nicolaides, 2016）．小規模ではあるが，**Bioteque**カップペッサリーを用いた無作為割り付け試験では予後に有意差を認められなかった（Berghella, 2017）．現在，ACOG（2016）では，ペッサリーの使用は推奨されていない．前述したように，現在進行中のPROSPECTトライアルの結果から，さらなるデータが得られることを期待している．

■ 早産の治療

多くの人はこれまで述べたような治療法を主張するが，これらの多胎の早産を予防するために行われる治療では新生児予後の明らかな改善にはつながらない（Chauhan, 2010；Gyetvai, 1999）．多胎妊娠に対する子宮収縮抑制薬を使用した治療は単胎妊娠と比較してリスクが高くなる．妊娠に伴う循環血漿量の増加による心負荷の上昇と医原性の肺水腫を引き起こしやすくなるからである（第47章参照）．Gabrielら（1994）は，早産治療としてβ受容体刺激薬を使用した26例の双胎妊娠と6例の三胎妊娠を51例の単胎妊娠と比較した．多胎妊娠では，3例の肺水腫を含む心血管系の合併症が単胎妊娠と比較し，有意に多かった（43％対4％）．最近の後ろ向き研究で，Derbentら（2011）は，ニフェジピンによる治療に関して，58例の単胎妊娠と32例の双胎妊娠で評価した．双胎妊娠では母体の頻脈などの副作用の発症率が19％であり，単胎妊娠の9％と比較し高かったと報告した．

◆ 肺成熟に対するグルココルチコイド投与

多胎妊娠において肺成熟に対するグルココルチコイド投与に関しては十分に研究されていない．しかし，理論的には単胎妊娠と同様に効果があると考えるべきである（Roberts, 2006）．早産例の双胎妊娠と単胎妊娠でベタメタゾンに有効性を検討した後ろ向き研究では，2群間で新生児の罹患率において有意な差は認めなかった（Melamed, 2016b）．さらにGyamfiら（2010）は，出生前に週1回の副腎皮質ステロイドを投与された双胎妊娠と単胎妊娠におけるベタメタゾンの濃度を比較したところ，両群で差がなかった．これらと対照的に，単胎妊娠と比較し双胎妊娠において，デキサメタゾンの臍帯/母体比が低下したという報告もある（Kim, 2017）．これらの治療に関しては第42章で述べている．現在，ガイドラインでは双胎妊娠に対するグルココルチコイドの使用に関し

ては，単胎妊娠と同じ扱いとしている（ACOG, 2016）．

■ 前前期破水

前前期破水（preterm premature rupture of membranes：PPROM）の頻度は，胎児の数が増えるにつれ増加する．29万出生以上を対象にした人口統計学的な研究で，単胎妊娠ではPPROMを伴う早産の頻度は13.2％であり，双胎では17％，三胎・四胎では20％，それ以上では100％であったと報告した（Pakrashi, 2013）．多胎妊娠のPPROMの管理は，単胎妊娠と同様に行われている（第42章参照）．Ehsanipoorら（2012）は，妊娠24～32週のPPROMを合併した41例の双胎妊娠と82例の単胎妊娠を比較した．分娩までの待機期間に関しては単胎妊娠では中央値が6.2日であったが，双胎では3.6日と短かった．妊娠30週以降のPPROMにおいては，双胎妊娠では中央値が1.7日であったが，単胎妊娠では6.9日であり有意な差を認めた．重要なことは，どちらのグループでも約40％で7日以上の待機期間があったということである．

■ 双胎後続児の待機的分娩

一児が早産で産まれた後，もう一児を子宮に残すことがよい場合がまれにある．Trivediら（1998）は，多胎妊娠において待機的分娩の45例の症例報告をレビューした．結果にばらつきはあるが，双胎・三胎において平均で49日間妊娠継続していた．子宮収縮抑制薬や抗菌薬の投与，頸管縫縮術には明らかなメリットはなかった．10年間で，Romanら（2010）は，一児が妊娠20～25週で分娩となったケースで，13例の双胎妊娠と5例の三胎妊娠において，16日（中央値）の待機的期間があったと報告した．先に娩出された児が生存していたのは16％であった．待機的分娩した児が生存していたのは54％であるが，大きな合併症がなかった割合は37％にすぎない．Livingstonら（2004）は，一児が娩出してから，待機的管理を試みた14症例の19児を評価した．大きな合併症なく生存したのは1例のみであり，母体が敗血症性ショックになった例が1例あった．Arabinら（2009）は，17年間の彼らの施設での93組の双胎妊娠と34組の三胎妊娠を検討し，待機的分娩の予後が比較的よかったものはごくわずかであったとしている．

待機的分娩が試みられるときは，感染や常位胎盤早期剝離，先天的な奇形に十分注意しなければならない．特に，母体の生命を脅かすほどの感染が起こる可能性に関して十分な説明が必要である．待機的分娩がよい結果につながる妊娠週数は限定的である．妊娠23～26週での分娩を回避することは有益と思われる．われわれの経験では，待機的分娩の候補となる症例はわずかである．

分 娩

■ 準 備

分娩を通じて，多胎妊娠では問題が常に存在する．それに加え，早産，子宮収縮不全，胎位異常，臍帯脱出，前置胎盤，常位胎盤早期剝離，緊急帝王切開，そして，弛緩出血による大量出血などの頻度が増加する．これらのすべての問題は予測されなければならず，予防措置と特別な管理が必要である．予防措置と特別な管理には，以下に記載するものを含んでいる必要がある．

1. 十分に訓練を受けた人間が，分娩を通じて母体に付き添うべきである．持続的なモニター装着も必要である．破水したときや，子宮頸管が拡張したときは，先進児を内診で確認する．
2. 静脈への急速輸液も必要とされる．大量出血がないときでは，ブドウ糖液か乳酸リンゲル液を60～125 mL/時で投与する．
3. 必要があればすぐに輸血も考慮する．
4. 子宮内で胎児の部位を確認でき，子宮内操作に熟練した産科医の存在が必要である．
5. 児の位置や向きを評価し，先進児が生まれた後，後続児の状況を予想するために，超音波検査は，常に使えるようにしておく必要がある．
6. 緊急帝王切開と経腟分娩の際の子宮内操作に備え，すぐに麻酔科が動ける状態にすること．
7. それぞれの児に対して，新生児の蘇生やケアに熟練した人間を最低1人ずつ配置する必要がある．
8. 分娩場所には看護師，産科医，麻酔科医，小児科医のグループが十分に動けるような広い

スペースが必要である．そして，緊急時の麻酔や手術，新生児や母体の蘇生が行えるように装置を準備しておく必要がある．

■ 分娩時期

分娩時期の決定には妊娠週数，胎児発育，肺成熟度，母体合併症の状態などいくつかの要因がかかわってくる．レシチン/スフィンゴミエリン比を計測し，肺成熟を推定するのは双胎においても行われる（Leveno, 1984）．さらに，単胎妊娠では妊娠36週までレシチン/スフィンゴミエリン比は2.0を超えないが，多胎妊娠では妊娠32週頃に2.0を超えることがしばしばある．双胎においても妊娠31週以降でサーファクタントが増加すると報告した（McElrath, 2000）．Ghiら（2013）は，帝王切開で出生した100例の双胎妊娠と241例の単胎妊娠の新生児呼吸障害罹患率を比較し，特に妊娠37週以前に分娩した双胎妊娠において新生児呼吸障害罹患率が低いことを報告した．しかし，肺機能が著しく異なっており，小さい児やストレスがかかっていた児は肺がより成熟していた症例がいくつかあった．

Bennettら（1969）は妊娠40週またはそれ以上での双胎妊娠では過期妊娠であると認識すべきであると指摘している．妊娠40週またはそれ以上の週数で分娩した双胎妊娠における死産児は単胎妊娠の死産児と同様の特徴を有している（第43章参照）．約30万例の双胎分娩の解析では，妊娠39週またはそれ以上では，死産のリスクが新生児死亡のリスクより増加した（Kahn, 2003）．

ACOG（2016）のガイドラインでは周産期合併症のない二絨毛膜双胎では妊娠38週での分娩を推奨している．周産期合併症のない一絨毛膜双胎では妊娠34週から妊娠37週6日での分娩が考慮されている．そして，一羊膜双胎では，妊娠32週から妊娠34週での分娩を推奨している．パークランド病院では，基本的にはこのガイドラインに沿って管理を行っているが，一絨毛膜二羊膜双胎に関しては，特に娩出を考慮しなければならない状況でなければ妊娠37週以降での分娩としている．

■ 胎位の評価

第22章で説明したような標準的な準備に加え，多胎妊娠では特別な配慮が必要である．まず，児の向きと位置に関しては超音波検査が最も有用である．児の向きに関してはいかなる組み合わせも起こりうるが，分娩目的に入院した際には頭位-頭位，頭位-骨盤位，頭位-横位であることが多い．パークランド病院において，2008～2013年で分娩目的の入院時に先進児が頭位であった双胎が71％であった．重要なことは，頭位-頭位以外では，胎児の向きは分娩の最中は流動的であるということである．顔位，頤位，足位，骨盤位などの組み合わせは比較的多いが，児が小さいときや，羊水過多，経産婦などのときはさらに増える．このようなときは臍帯脱出も起こりやすい．

この初期評価の後，有効陣痛があれば，経腟分娩を試みるのか，帝王切開を施行するのかを決める．胎位により帝王切開が選択されることが多い．先進児が頭位のときは，経腟分娩が考慮される（ACOG, 2016）．経腟分娩を試みるかどうかは，分娩介助医の技量によって変わりうる（de Castro, 2016；Easter, 2017；Schmitz, 2017）．帝王切開率もいまだに高い．たとえばパークランド病院の5年間で先進児が頭位であった547組の双胎妊娠中，32％しか自然経腟分娩に至らなかった．最終的な同期間の双胎妊娠の帝王切開率は77％であった．特に，帝王切開となった5％の症例では，先進児娩出後に後続児が緊急帝王切開となっており，このジレンマを避けるためにアメリカでは双胎妊娠における帝王切開率が上昇している（Antsaklis, 2013）．

■ 分娩誘発と促進

The Consortium of Safe Laborの10万例以上の単胎妊娠と891例の双胎妊娠を比較した検討によると，Leftwichら（2013）は，双胎妊娠では，初産婦と経産婦のどちらでも，陣痛の活動期の進行が緩徐であったと結論づけた．第26章で述べたようにすべての双胎妊娠においてオキシトシン投与が必要かもしれない．Wolfeら（2013）は，分娩誘発成功例を検討し，双胎妊娠においてオキシトシン単独，またはオキシトシンと子宮頸管の熟化手技の併用のどちらでも安全に使用できると報告した．Taylorら（2012）も同様の結果を報告しているが，Razaviら（2017）は，分娩誘発では母体合併症の頻度が増加すると報告した．アメ

リカにおける双胎妊娠の分娩検討では，双胎妊娠の分娩誘発率は1999〜2008年で13.8％から9.9％に減少していた（Lee, 2011）．パークランド病院では，多胎妊娠における経腟分娩では分娩誘発も陣痛促進も行わない．経腟分娩を強く望む多胎妊婦に対しては，人工破膜を行っている．

■ 麻酔と鎮痛

双胎の分娩には早産や妊娠高血圧腎症，子宮内操作を必要とするような微弱陣痛，弛緩による大量出血などのさまざまな問題がある．そのため，多胎妊娠における分娩の最中の麻酔や鎮痛薬の使用は容易ではない．

内回転術や帝王切開術が必要なときに，急速に頭側へ広がり，痛みを和らげることができるため，硬膜外麻酔は理想的である．第25章で述べたように，子宮内操作が必要となるときには緊急子宮弛緩を必要とするため，ハロゲン化剤吸入での全身麻酔が行われる．全身麻酔による合併症のリスクを避けるために，ニトログリセリンの静脈または舌下投与，テルブタリンの静脈投与で緊急子宮弛緩を行う医師たちもいる．しかしこれらの投与は麻酔チームによって投与されるのが理想的である．

■ 分娩経路

分娩の最中は，胎位がどのように変化しても対応できるように準備すべきである．特に，先進児の娩出後は注意すべきである．重要なことは，さまざまな要因の新生児予後を比較すると，後続児は分娩方法にかかわらず，予後が悪い（Muleba, 2005；Smith, 2007；Thorngren-Jerneck, 2001）．

◆ 頭位-頭位

先進児が頭位である場合，自然分娩や鉗子分娩が行われることが多い．D'Alton（2010）は，頭位-頭位においては経腟分娩を試みることが一般的であると提言した．Hogleら（2003）は，頭位-頭位のときは選択的帝王切開による新生児予後の改善はないと報告した．Barrettら（2013）による無作為化比較試験でも同様の結果であった．

◆ 頭位-非頭位

頭位-非頭位において最善の分娩経路がどれかというのは議論の余地がある．症例の選択は非常に重要であり，選択肢として，両児とも帝王切開

で分娩する方法や，頻度は少ないものの，後続児を分娩中に外回転術で頭位にしたうえで経腟分娩とする方法などがある．先進児娩出後から後続児が娩出されるまでの時間が長くなることで後続児の新生児予後が悪化するという研究がある（Edris, 2006；Stein, 2008）．このため，外回転術よりも骨盤位牽引術のほうが好まれる．臍帯脱出，常位胎盤早期剝離，子宮頸管の収縮や胎児機能不全などの合併症により，先進児が経腟分娩でも，後続児が帝王切開となることもある．すべてではないが，多くの報告でこのシナリオは新生児予後を悪化させる（Alexander, 2008；Rossi, 2011；Wen, 2004）．

後続児が非頭位である場合，安全に経腟分娩するには1,500gより大きい必要があるとしている報告がいくつかある．フランスの5,915例の双胎妊娠を扱った多施設研究ではそれについて言及されている（Schmitz, 2017）．妊娠32週以降で先進児が頭位であった双胎妊娠の25％が選択的帝王切開であり，その他の75％が経腟分娩を試み，そのうちの80％で成功した．興味深いことに妊娠37週以前に選択的帝王切開を施行した群において周産期死亡率と周産期合併症罹患率が有意に高かった（5.2％対3.0％）．Foxら（2014）は，287組の二羊膜双胎に関する報告を行った．130例で計画的経腟分娩が行われたが，帝王切開で分娩となったものは15％にすぎなかった．周産期予後は両群間に差はなかった．また推定体重が1,500gより大きい児を含んだ研究も二つある．しかしながら経腟分娩で出生した1,500gより大きい児と比較して，1,500gより小さい児の新生児予後が同等，もしくはよりよい結果であるという報告もいくつかある（Caukwell, 2002；Davidson, 1992）．

頭位-非頭位双胎に対しては帝王切開を行うべきであると主張している人たちもいる（Armson, 2006；Hoffmann, 2012）．Yangら（2005a, b）は15,185例の頭位-非頭位双胎を研究した．両児とも経腟分娩で出生した児のほうが，両児とも帝王切開で出生した児よりも新生児死亡に関連するような仮死のリスクは高かったと報告した．

前述したような臨床的に困難な問題を見極めるために，カナダのグループ（the Twin Birth Study Collaborative Group）により，無作為化比較試験

が行われた．この研究で Barrett ら（2013）は先進児が頭位であった二羊膜双胎の 2,804 組を検討した．妊娠 32 〜 38 週に無作為に帝王切開群と経腟分娩群に割り付けられた．無作為化されてから分娩までの期間は 12.4 日対 13.3 日であり，分娩週数の平均は 36.7 週対 36.8 週で，区域麻酔の使用率は 92 ％対 87 ％でどれも差はなかった．主要な妊婦と新生児に関する結果を表 45-3 に示した．二つのグループに関しては結果に有意な差はなかった．今回の背景では経腟分娩を計画することによる母体と胎児へのリスクの増加はなかったが，この結果が，双胎における帝王切開術施行の頻度へわずかながら影響すると考えている（Greene, 2013）．

◆ 先進児が骨盤位のとき

先進児が骨盤位のときは単胎妊娠での骨盤位と同様の問題が起こる．特に以下の場合に重大な問題が起こる．まず，胎児が巨大児で産道より頭部が大きいときである．次に，胎児の体幹が小さいために，十分に拡張していない子宮頸管を通って手足や胴体が娩出され，子宮頸管で頭部のみが挟まってしまうときである．これは特に早産や胎児発育不全のときや水頭症により殿部や体幹と比較し頭が大きいときにみられる．そして，臍帯脱出が起きるリスクが存在するときである．

これらの問題が予測されうる場合，胎児が生存可能な大きさであれば，たいていは帝王切開術が好ましいと考えられる．しかし，これらの問題がないときでも，多くの産科医が，先進児が骨盤位であることで帝王切開術を選択する．これは経腟分娩の安全性を支持するデータであるが，Blickstein ら（2000）はヨーロッパの 13 施設において先進児が骨盤位であった 613 組の双胎妊娠について報告した．経腟分娩は 373 組で試みられ，成功したのは 64 ％であった．後続児が帝王切開になった症例は 2.4 ％であった．アプガースコア 5 分値が 7 点未満であった確率や死亡率は骨盤位の先進児が 1,500 g 以上の群では差がなかった．骨盤位牽引術の詳細に関しては第 28 章で述べた．

先進児が骨盤位で後続児が頭位のとき，分娩中に両児とも locking する可能性がある．骨盤位である先進児が産道を下降するときに先進児の顎が，頭位である後続児の首と顎の間に locking を起こすことがある．この現象はまれであり，

表 45-3 双胎妊娠における経腟分娩と帝王切開の無作為化比較試験

結　果	帝王切開予定群	経腟分娩予定群	p 値
母体人数	1,393 例	1,393 例	
帝王切開	89.9 %	39.6 %	
（陣痛前の帝王切開）	(53.8 %)	(14.1 %)	
重篤な合併症率	7.3 %	8.5 %	0.29
死亡	1 例	1 例	
大量出血	6.0 %	7.8 %	
輸血	4.7 %	5.4 %	
血栓症	0.4 %	0.1 %	
新生児数	2,783 例	2,782 例	0.49
新生児合併症の率	2.2 %	1.9 %	
新生児死亡	9/1,000	6/1,000	
重篤な合併症	1.3 %	1.3 %	
脳障害の可能性あり[a]	0.5 %	0.4 %	
気管挿管	1.0 %	0.6 %	

[a] 脳障害は昏睡，不活発な状態や 2 回以上の痙攣を含む．
（Data from Barrett, 2013）

Cohen ら（1965）は 817 例で 1 例のみ報告している．もともと locking が予想される場合は，帝王切開を考慮すべきである．

■ 後続児の経腟分娩

先進児の分娩後，経腹的・経腟的検査や内診を繰り返し行い，慎重かつ迅速に後続児の産道に対する大きさや，関係性を確かめなければならない．超音波検査は有用な助けとなる．胎児の頭や殿部が骨盤内の産道に固定されているときは，適度な圧力を加え，破膜する．その直後に臍帯脱出がないことを確認する．陣痛は徐々に再開する．約 10 分経過しても陣痛が起こらないときは子宮収縮の目的でオキシトシン投与を考慮する．

かつては先進児の娩出から後続児の娩出までの安全な時間差は 30 分未満とされていた．Rayburn ら（1984）は持続的なモニターが可能であれば，差は 30 分以上でも安全であったと報告した．いくつかの報告では，先進児と後続児の分娩の間隔が長くなると，臍帯血ガスの評価が悪かったとしている（Leung, 2002；Stein, 2008）．239 例

の双胎妊娠のレビューから，Gourheux ら（2007）は 15 分間以上両児の娩出時間に差がある場合，臍帯動脈の pH の平均が有意に低かったと報告した．175,000 組以上の双胎妊娠の研究から，Cheng ら（2017）は母児周産期的予後においても同様のことがいえると報告している．

　後頭位や骨盤位の児が産道には固定されずに，骨盤入口部を越えた場合，ただちに腟内に挿入している手で，児を骨盤内に誘導する．一方で，もう片方の手で，子宮底部にある程度の圧力をかける．胎児の肩が先進していた場合もゆっくり誘導することで，頭位にすることができる．またそのほかには，母体の腹壁越しに胎児を骨盤方向へ誘導する方法もある．超音波検査は誘導の助けとなり，心拍モニターにもなる．また，後続児が非頭位であるときは分娩中に外回転も行われる．

　後頭位や骨盤位で骨盤入口部を越えないときや，適度な圧力では固定されないとき，出血が多量になったときは，後続児の娩出はかなり難しい問題となる．よい結果を得るためには，子宮内での胎児への熟練した操作や非頭位の後続児を経腟分娩させるための子宮弛緩させる効果的な麻酔が不可欠である（ACOG, 2016）．子宮が収縮し，子宮頸管が狭まる前に拡張した子宮頸管を最大限に利用するために，時間がかかりすぎることは避けなければならない．内回転術に慣れている人がいないときや，子宮の弛緩を起こす麻酔ができる人がいないときは，後続児分娩では迅速な帝王切開が推奨される．

　この操作は子宮内に片手を挿入し，胎児を回転させて骨盤位にすることである（図 45-26）．産科医は胎児の足を子宮内でつかみ，骨盤牽引術によって，胎児を娩出させる（第 28 章参照）．先述したように，Fox ら（2010）は，子宮内での内回転術を含む後続児の分娩管理に関する厳しいプロトコルを作成した．そのプロトコルを使用した報告では，先進児が経腟分娩で娩出された 110 例で，後続児が帝王切開となった例は 1 例もなかった．Chauhan ら（1995）は，内回転術と骨盤位牽引術によって娩出された後続児の 23 症例と，外回転術を行い娩出された後続児の 21 症例を比較した．内回転後の骨盤位牽引術のほうが外回転術より，胎児ストレスを少なくすることができていた．この手技に関する詳細は，「Cunningham

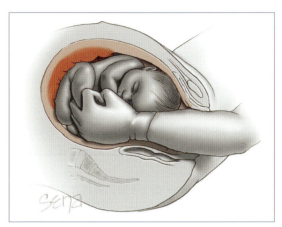

図 45-26　内回転術
経腹的な操作で頭部を上へ押し上げ，経腟的に足を下方へ牽引する．

and Gilstrap's Operative Obstetrics, 3rd edition」を参考にしてほしい（Yeomans, 2017）．

■ 帝王切開術後の経腟分娩

　過去に少なくとも 1 回以上の帝王切開を施行されている妊婦に対して，双胎での経腟分娩を試みる際は十分に気をつけるべきである．双胎においても帝王切開後経腟分娩（vaginal birth after cesarean：VBAC）は症例を選択すれば安全であるという報告がいくつかある（Cahill, 2005；Ford, 2006；Varner, 2005）．ACOG（2017c）によれば，子宮破裂のリスクを増大させるエビデンスはなく，過去に低位横切開で 1 回の帝王切開を施行されている双胎妊婦に関しては，経腟分娩を試みる候補となりうる．パークランド病院では，帝王切開を受けている双胎妊婦には，一般的に帝王切開を推奨している．

■ 多胎妊娠の帝王切開

　多胎妊娠の帝王切開施行中は通常とは異なるいくつかの問題がある．仰臥位低血圧症はよく起こる．そのときは子宮の重さが大動脈にかかるのを避けるために左側臥位にする（第 4 章参照）．両児とも無傷で娩出できるほど十分な切開ができるようであれば，低位での横切開が好まれる．後続児が骨盤位である場合はパイパー鉗子を用いることもある（図 28-11 参照）．子宮を縦切開するときは，可能な限り低い位置から始めると有益であることがある．背部が下方にある横位のときや，

不意に腕が先進してしまったとき，横切開をさらに横に広げたり，逆"T"字切開したりするよりも，低い位置の縦切開を上に延長させるほうが簡易で安全である．

■ 三胎以上の多胎妊娠

分娩中に三胎の心拍モニターを継続するのは困難である．頭皮電極が先進児に装着されても，そのほかの胎児を別々にモニターすることは難しい．経腟分娩において，先進児はほとんど器具を使わずに娩出される．しかし，それに続く児は先進部位によりさまざまで非常に複雑な産科手技が必要となる．内回転術を併用または併用せずに骨盤位牽引術を行う，または帝王切開が必要となることもある．胎児の位置の異常は臍帯脱出のリスクを増加させる．さらに，胎盤血流の低下や，胎盤剝離による大量出血が分娩中にしばしば起こりうる．

これらの理由から，多くの分娩を扱う医療者が三胎またはそれ以上の多胎妊娠での最善の分娩様式は帝王切開であると考えている（ACOG, 2016）．胎児が著しく未熟であるために児の生存が期待できない状況や，母体合併症により帝王切開が母体へ危険をもたらす場合には経腟分娩が考慮される．ある状況下であれば，経腟分娩は安全であると考えられている．Grobmanら（1998）とAlranら（2004）は三胎において経腟分娩を試み，それぞれ88%，84%で成功したと報告した．新生児予後も，選択的帝王切開の症例と差がなかった．逆に，7,000組以上の三胎の症例を解析した研究では，経腟分娩が周産期死亡率の上昇と関連していると報告した（Vintzeleos, 2005）．Lappenら（2016）は the Consortium on Safe Labor のデータベースからも同様の結果が導かれていると報告し，三胎妊娠においては帝王切開分娩を推奨している．重要なことは，三胎妊娠における帝王切開率は95%であることである．

選択的減胎と娩出

三胎以上の妊娠例のなかには，2人または3人に胎児数を減らすことで，残児の生存率が改善することがある．選択的減胎は早期に行われるが，選択的中絶は比較的遅い時期に行われる．この施術は，超音波ガイド下の手技に熟練した経験豊富な術者により行われるべきものである．

■ 選択的減胎

多胎妊娠における多絨毛膜妊娠への減胎は，残った児の生存率を改善するために行われる（ACOG, 2017b）．非無作為化比較試験のメタアナリシスにおいて，双胎へ減胎した群は，待機的管理を行った群と比較し母体合併症や早産，新生児死亡の割合を減らしたと報告されている（Dodd, 2004, 2012）．

減胎は経腟的，経子宮頸管的，経腹的に行われるが，経腹的なものが最も容易であり，一般的である．経腹的な減胎は妊娠10〜13週で行われる．この週数では多くの自然流産がすでに発生しており，残された児が成長しており超音波での評価が可能である．また治療後に生じる死亡胎児の成分が少なく，処置を行ったことですべてが流産するリスクが低い．最も小さい児またはなんらかの異常を認める児を減胎の対象とする．超音波ガイド下に選択された児の心臓や胸郭内へ塩化カリウムを注入する．残される児の羊膜嚢へ入ったり，横切ったりしないように気をつける．

Evansら（2005）は1995〜1998年の間の1,000以上の症例を解析した．流産率は三胎から双胎に減胎した群で4.5%であった．流産率ははじめの胎児の数が多くなるにつれ，増加した．最大で六胎以上で15%であった．術者の技量や経験が流産率の減少につながると考えられている．

■ 選択的中絶

多胎妊娠において構造的もしくは遺伝的異常などにより不均衡があるとき，以下の三つの方法がある．すべてを中絶する，異常な児のみ中絶する，すべての妊娠を継続するという三つの方法である．奇形は一般的には第2三半期まではっきりしないため，選択的中絶は，選択的減胎が行われる週数よりも遅くに行われ，リスクが高い．この処置は死亡にまでは至らないが重度な異常でない限り，通常は行われない．いくつかの症例において，異常な胎児が正常な胎児へ悪影響をもたらす場合があり，その場合，中絶が検討される．

選択的中絶の必須条件は異常児への正確な診断とその位置である．多胎妊娠において羊水検査を

行うとき，すべての児の明確な位置の把握が必要である．臍帯の遮断などの特殊な処置が行われない限り，選択的中絶は多絨毛膜の多胎妊娠でないと，生存児へ影響を及ぼす（Lewi, 2006）．Romanら（2010）は，一絨毛膜の多胎妊娠で妊娠中期にバイポーラによる臍帯の焼灼を行った40例と，ラジオ波焼灼を行った20例を比較した．生存率は87％と88％で同等であり，分娩時の週数の中央値もどちらも妊娠36週以降であった．Prefumoら（2013）は一絨毛膜双胎で，マイクロ波を用いて臍帯を焼灼し，選択的中絶を行った2例を報告した．1例は7日以内に流産し，もう1例は妊娠39週で単胎を分娩した．

Evansら（1999）は，異常胎児への第2三半期の選択的中絶に対する総合的な評価を報告した．世界中の8施設の双胎妊娠345組，三胎妊娠39組，四胎妊娠18組の全402組に関して解析した．塩化カリウムを用いた選択的中絶では90％以上で，少なくとも一児以上の生存児を得た．分娩週数の平均は35.7週であった．単胎へ減らしたうちの7％，また双胎へ減らしたうちの13％で生存児を得られなかった．処置が行われた妊娠週数と流産率は影響がないようであった．

選択的減胎や中絶の前に，妊娠を継続した場合の合併症の率や死亡率，双胎や三胎における合併症の率や死亡率，また処置そのもののリスクに関して説明されるべきである（ACOG, 2017b）．選択的減胎と中絶での特徴的なリスクについて以下に記載する．①選択されていない児の流産，②違う児の流産や妊娠継続，③一方の児への障害，④早産，⑤体重不均衡や発育不全，⑥胎児遺残による母体感染症，出血，DICなどの母体合併症．これらを考慮したうえで患者自身により，処置を行わず妊娠を継続する，すべての胎児を中絶する，一部の胎児のみを中絶する，などの最終的な決断がなされるべきである（Chervenak, 2013）．

（訳：長谷川瑛洋）

References

Abel EL, Kruger ML: Maternal and paternal age and twinning in the United States, 2004–2008. J Perinat Med 40:237, 2012.

Alexander JM, Leveno KJ, Rouse D, et al: Cesarean delivery for the second twin. Obstet Gynecol 112(4):748, 2008.

Alran S, Sibony O, Luton D, et al: Maternal and neonatal outcome of 93 consecutive triplet pregnancies with 71% vaginal delivery. Acta Obstet Gynecol Scand 83:554, 2004.

American College of Obstetricians and Gynecologists: Multifetal gestations: twin, triplets, and higher-order multifetal pregnancies. Practice Bulletin No. 169, October 2016, Reaffirmed 2016.

American College of Obstetricians and Gynecologists: Delayed umbilical cord clamping after birth. Committee Opinion No. 684, January 2017a.

American College of Obstetricians and Gynecologists: Multifetal pregnancy reduction. Committee Opinion No. 719, September 2017b.

American College of Obstetricians and Gynecologists: Vaginal birth after previous cesarean delivery. Practice Bulletin No. 115, August 2010, Reaffirmed 2017c.

American Society for Reproductive Medicine, Society for Assisted Reproductive Technology: Guidance on the limits to the number of embryos to transfer: a committee opinion. Fertil Steril 107(4):901, 2017.

Ananth CV, Chauhan SP: Epidemiology of twinning in developed countries. Semin Perinatol 36:156, 2012.

Ananth CV, Vintzileos AM, Shen-Schwarz S, et al: Standards of birth weight in twin gestations stratified by placental chorionicity. Obstet Gynecol 91(6):917, 1998.

Andrews WW, Leveno KJ, Sherman ML, et al: Elective hospitalization in the management of twin pregnancies. Obstet Gynecol 77:826, 1991.

Antsaklis A, Fotodotis M, Sindos M, et al: Trends in twin pregnancies and mode of delivery during the last 30 years: inconsistency between guidelines and clinical practice. J Perinat Med 41(4):355, 2013.

Arabin B, Halbesma JR, Vork F, et al: Is treatment with vaginal pessaries an option in patients with a sonographically detected short cervix? J Perinat Med 31:122, 2003.

Arabin B, van Eyck J: Delayed-interval delivery in twin and triplet pregnancies: 17 years of experience in 1 perinatal center. Am J Obstet Gynecol 200(2):154.e1, 2009.

Armson BA, O'Connell C, Persad V, et al: Determinants of perinatal mortality and serious neonatal morbidity in the second twin. Obstet Gynecol 108(3 Pt 1):556, 2006.

Aston K, Peterson C, Carrell D: Monozygotic twinning associated with assisted reproductive technologies: a review. Reproduction 136(4):377, 2008.

Bagchi S, Salihu HM: Birth weight discordance in multiple gestations: occurrence and outcomes. J Obstet Gynaecol 26(4):291, 2006.

Barrett JFR, Hannah ME, Hutton EK, et al: A randomized trial of planned cesarean or vaginal delivery for twin pregnancy. N Engl J Med 369:1295, 2013.

Baschat AA, Barber J, Pedersen N, et al: Outcome after fetoscopic selective laser ablation of placental anastomoses vs equatorial laser dichorionization for the treatment of twin-to-twin transfusion syndrome. Am J Obstet Gynecol 209:1.e1, 2013.

Bdolah Y, Lam C, Rajakumar A, et al: Twin pregnancy and the risk of preeclampsia: bigger placenta or relative ischemia? Am J Obstet Gynecol 198:438.e1, 2008.

Beemsterboer SN, Homburg R, Gorter NA, et al: The paradox of declining fertility but increasing twinning rates with advancing maternal age. Hum Reprod 21:1531, 2006.

Bekiesinska-Figatowska M, Herman-Sucharska I, Romaniuk-Doroszewska A, et al: Diagnostic problems in case of twin pregnancies: US vs MRI study. J Perinat Med 41(5):535, 2013.

Benirschke K, Kim CK: Multiple pregnancy. N Engl J Med 288:1276, 1973.

Bennett D, Dunn LC: Genetical and embryological comparisons of semilethal t-alleles from wild mouse populations. Genetics 61:411, 1969.

Berghella V, Dugoff L, Ludmir J: Prevention of preterm birth with pessary in twins (PoPPT): a randomized controlled trial. Ultrasound Obstet Gynecol 49(5):567, 2017.

Berghella V, Odibo AO, To MS, et al: Cerclage for short cervix on ultrasonography: meta-analysis of trials using individual patient-level data. Obstet Gynecol 106(1):181, 2005.

Best KE, Rankin J: Increased risk of congenital heart disease in twins in the North of England between 1998 and 2010. Heart 101(22):1807, 2015.

Blickstein I, Goldman RD, Kupferminc M: Delivery of breech first twins: a multicenter retrospective study. Obstet Gynecol 95:37, 2000.

Blickstein I, Perlman S: Single fetal death in twin gestations. J Perinat Med 41:65, 2013.

Blumenfeld YJ, Momirova V, Rouse DJ, et al: Accuracy of sonographic chorionicity in twin gestations. J Ultrasound Med 33(12):2187, 2014.

Boulet SL, Kirby RS, Reefhuis J, et al: Assisted reproductive technology and birth defects among liveborn infants in Florida, Massachusetts, and Michigan, 2000–2010. JAMA Pediatr 170(6):e154934, 2016.

Boyle B, McConkey R, Garne E, et al: Trends in the prevalence, risk and pregnancy outcome of multiple births with congenital anomaly: a registry-based study in 14 European countries 1984–2007. BJOG 120:707, 2013.

Brady PC, Correia KF, Missmer SA, et al: Early β-human chorionic gonadotropin trends in vanishing twin pregnancies. Fertil Steril 100(1):116, 2013.

Bulmer MG: The effect of parental age, parity, and duration of marriage on the twinning rate. Hum Genet 23:454, 1959.

Cahill A, Stamilio DM, Paré E, et al: Vaginal birth after cesarean (VBAC) attempt in twin pregnancies: is it safe? Am J Obstet Gynecol 193:1050, 2005.

Campbell DM: Maternal adaptation in twin pregnancy. Semin Perinatol 10:14, 1986.

Caritis SN, Rouse DJ, Peaceman AM, et al: Prevention of preterm birth in triplets using 17alpha-hydroxyprogesterone caproate: a randomized controlled trial. Obstet Gynecol 113(2 Pt 1):285, 2009.

Caritis SN, Simhan H, Zhao Y, et al: Relationship between 17-hydroxyprogesterone caproate concentrations and gestational age at delivery in twin gestation. Am J Obstet Gynecol 207:396.e1, 2012.

Carter EB, Bishop KC, Goetzinger KR, et al: The impact of chorionicity on maternal pregnancy outcomes. Am J Obstet Gynecol 213(3):390.e1, 2015.

Caukwell S, Murphy DJ: The effect of mode of delivery and gestational age on neonatal outcome of the non-cephalic-presenting second twin. Am J Obstet Gynecol 187:1356, 2002.

Cetingoz E, Cam C, Sakalh M, et al: Progesterone effects on preterm birth in high-risk pregnancies: a randomized placebo-controlled trial. Arch Gynecol Obstet 283:423, 2011.

Challis D, Gratacos E, Deprest JA: Cord occlusion techniques for selective termination in monochorionic twins. J Perinat Med 27:327, 1999.

Chang E, Park M, Kim Y, et al: A case of successful selective abortion using radio-frequency ablation in twin pregnancy suffering from severe twin to twin transfusion syndrome. J Korean Med Sci 24:513, 2009.

Chasen ST, Luo G, Perni SC, et al: Are in vitro fertilization pregnancies with early spontaneous reduction high risk? Am J Obstet Gynecol 195:814, 2006.

Chauhan SP, Roberts WE, McLaren RA, et al: Delivery of the nonvertex second twin: breech extraction versus external cephalic version. Am J Obstet Gynecol 173:1015, 1995.

Chauhan SP, Scardo JA, Hayes E, et al: Twins: prevalence, problems, and preterm births. Am J Obstet Gynecol 203(4):305, 2010.

Cheng YW, Yee LM, Caughey AB: Intertwin delivery interval and associated maternal and neonatal outcomes. Abstract No. 848, Am J Obstet Gynecol 216(1):S485, 2017.

Chervenak FA, McCullough LB: Ethical challenges in the management of multiple pregnancies: the professional responsibility model of perinatal ethics. J Perinat Med 41:61, 2013.

Choi Y, Bishai D, Minkovitz CS: Multiple births are a risk factor for postpartum maternal depressive symptoms. Pediatrics 123(4):1147, 2009.

Christensen K, Petersen I, Skytthe A, et al: Comparison of academic performance of twins and singletons in adolescence: follow-up study. BMJ 333:1095, 2006.

Cohen M, Kohl SG, Rosenthal AH: Fetal interlocking complicating twin gestation. Am J Obstet Gynecol 91:407, 1965.

Combs CA, Garite T, Maurel K, et al: 17-Hydroxyprogesterone caproate for twin pregnancy: a double-blind, randomized clinical trial. Am J Obstet Gynecol 204(3):221.e1, 2011.

Conde-Agudelo A, Romero R, Hassan SS, et al: Transvaginal sonographic cervical length for the prediction of spontaneous preterm birth in twin pregnancies: a systematic review and metaanalysis. Am J Obstet Gynecol 203:128.e1, 2010.

Corcoran S, Breathnach F, Burke G, et al: Dichorionic twin ultrasound surveillance: sonography every 4 weeks significantly underperforms sonography every 2 weeks: results of the Prospective Multicenter ESPRiT Study. Am J Obstet Gynecol 213(4):551.e1, 2015.

Corsello G, Piro E: The world of twins: an update. J Matern Fetal Neonatal Med 23(S3):59, 2010.

Crombleholme TM, Shera D, Lee H, et al: A prospective, randomized, multicenter trial of amnioreduction vs selective fetoscopic laser photocoagulation for the treatment of severe twin-twin transfusion syndrome. Am J Obstet Gynecol 197:396.e1, 2007.

Crowther CA, Han S: Hospitalization and bed rest for multiple pregnancy. Cochrane Database Syst Rev 7:CD000110, 2010.

Curnow KJ, Wilkins-Haug L, Ryan A, et al: Detection of triploid, molar, and vanishing twin pregnancies by a single-nucleotide polymorphism-based noninvasive prenatal test. Am J Obstet Gynecol 212(1):79.e1, 2015.

D'Alton ME: Delivery of the second twin. Obstet Gynecol 115(2):221, 2010.

Danon D, Sekar R, Hack KE, et al: Increased stillbirth in uncomplicated monochorionic twin pregnancies: a systematic review and meta-analysis. Obstet Gynecol 121(6):1318, 2013.

Dashe JS, Fernandez CO, Twickler DM: Utility of Doppler velocimetry in predicting outcome in twin reversed-arterial perfusion sequence. Am J Obstet Gynecol 185(1):135, 2001.

Davidson L, Easterling TR, Jackson JC, et al: Breech extraction of low-birth-weight second twins. Am J Obstet Gynecol 166:497, 1992.

de Castro H, Haas J, Schiff E, et al: Trial of labour in twin pregnancies: a retrospective cohort study. BJOG 126(6):940, 2016.

Denker HW: Comment on G. Herranz: The timing of monozygotic twinning: a criticism of the common model. Zygote (2013). Zygote 23(2):312, 2015.

De Paepe ME, DeKoninck P, Friedman RM: Vascular distribution patterns in monochorionic twin placentas. Placenta 26(6):471, 2005.

Derbent A, Simavli S, Gumus I, et al: Nifedipine for the treatment of preterm labor in twin and singleton pregnancies. Arch Gynecol Obstet 284:821, 2011.

DeVoe LD: Antenatal fetal assessment: multifetal gestation—an overview. Semin Perinatol 32:281, 2008.

Diamond MP, Legro RS, Coutifaris C, et al: Assessment of multiple intrauterine gestations from ovarian stimulation (AMIGOS) trial: baseline characteristics. Fertil Steril 103(4):962, 2015.

Dickey RP, Taylor SN, Lu PY, et al: Spontaneous reduction of multiple pregnancy: incidence and effect on outcome. Am J Obstet Gynecol 186:77, 2002.

Dodd J, Crowther C: Multifetal pregnancy reduction of triplet and higher-order multiple pregnancies to twins. Fertil Steril 81(5):1420, 2004.

Dodd JM, Crowther CA: Reduction of the number of fetuses for women with a multiple pregnancy. Cochrane Database Syst Rev 10:CD003932, 2012.

Dolapcioglu K, Gungoren A, Hakverdi S, et al: Twin pregnancy with a complete hydatidiform mole and co-existent live fetus: two case reports and review of the literature. Arch Gynecol Obstet 279:431, 2009.

Durnwald CP, Momirova V, Rouse DJ, et al: Second trimester cervical length and risk of preterm birth in women with twin gestations treated with 17-α hydroxyprogesterone caproate. J Matern Fetal Neonatal Med 23(12):1360, 2010.

Duryea EL, Happe SK, McIntire DD, et al: Sonography interval and the diagnosis of twin-twin transfusion syndrome. J Matern Fetal Neonatal Med 30(6):640, 2017.

Duryea EL, Happe SK, McIntire DD, et al: The natural history of twin-twin transfusion syndrome stratified by Quintero stage. J Matern Fetal Neonatal Med 29(21):3411, 2016.

Easter SR, Robinson JN, Lieberman E, et al: Association of intended route of delivery and maternal morbidity in twin pregnancy. Obstet Gynecol 129(2):305, 2017.

Eddib A, Rodgers B, Lawler J, et al: Monochorionic pseudomonoamniotic twin pregnancy with fetal demise of one twin and development of maternal consumptive coagulopathy. Ultrasound Obstet Gynecol 28:735, 2006.

Edris F, Oppenheimer L, Yang Q, et al: Relationship between intertwin delivery interval and metabolic acidosis in the second twin. Am J Perinatol 23(8):481, 2006.

Ehsanipoor R, Arora N, Lagrew DC, et al: Twin versus singleton pregnancies complicated by preterm premature rupture of membranes. J Matern Fetal Neonatal Med 25(6):658, 2012.

Ekelund CK, Skibsted L, Sogaard K, et al: Dizygotic monochorionic twin pregnancy conceived following intracytoplasmic sperm injection treatment and complicated by twin-twin transfusion syndrome and blood chimerism. Ultrasound Obstet Gynecol 32:282, 2008.

Elliott JP: Preterm labor in twins and high-order multiples. Clin Perinatol 34:599, 2007.

Elliott JP, Finberg HJ: Biophysical profile testing as an indicator of fetal well-being in high-order multiple gestations. Am J Obstet Gynecol 172:508, 1995.

Emery SP, Bahriyar MO, Dashe JS, et al: The North American Fetal Therapy Network Consensus Statement: prenatal management of uncomplicated monochorionic gestations. Obstet Gynecol 125(5):1236, 2015.

Ericson A, Källén B, Aberg A: Use of multivitamins and folic acid in early pregnancy and multiple births in Sweden. Twin Res 4(2):63, 2001.

Evans MI, Ciorica D, Britt DW, et al: Update on selective reduction. Prenat Diagn 25:807, 2005.

Evans MI, Goldberg JD, Horenstein J, et al: Elective termination for structural, chromosomal, and mendelian anomalies: international experience. Am J Obstet Gynecol 181:893, 1999.

Faye-Petersen OM, Heller DS, Joshi VV: Handbook of Placental Pathology, 2nd ed, London, Taylor & Francis, 2006.

Fellman J, Eriksson AW: Secondary sex ratio in multiple births. Twin Res Hum Genet 13(1):101, 2010.

Ford AA, Bateman BT, Simpson LL: Vaginal birth after cesarean delivery in twin gestations: a large, nationwide sample of deliveries. Am J Obstet Gynecol 195:1138, 2006.

Fox H, Sebire NJ: Pathology of the Placenta, 3rd ed. Philadelphia, Saunders, 2007.

Fox NS, Roman AS, Saltzman DH, et al: Risk factors for preeclampsia in twin pregnancies. Am J Perinatol 31(2):163, 2014.

Fox NS, Silverstein M, Bender S, et al: Active second-stage management in twin pregnancies undergoing planned vaginal delivery in a U.S. population. Obstet Gynecol 115:229, 2010.

Francisco C, Wright D, Benkő Z, et al: Hidden high rate of preeclampsia in twin compared with singleton pregnancy. Ultrasound Obstet Gynecol 50(1):88, 2017.

Francois K, Ortiz J, Harris C, et al: Is peripartum hysterectomy more common in multiple gestations? Obstet Gynecol 105:1369, 2005.

Fusi L, Gordon H: Twin pregnancy complicated by single intrauterine death. Problems and outcome with conservative management. BJOG 97:511, 1990.

Fusi L, McParland P, Fisk N, et al: Acute twin-twin transfusion: a possible mechanism for brain-damaged survivors after intrauterine death of a monochorionic twin. Obstet Gynecol 78:517, 1991.

Futch T, Spinosa J, Bhatt S, et al: Initial clinical laboratory experience in noninvasive prenatal testing for fetal aneuploidy from maternal plasma DNA samples. Prenat Diagn 33(6):569, 2013.

Gabriel R, Harika G, Saniez D, et al: Prolonged intravenous ritodrine therapy: a comparison between multiple and singleton pregnancies. Eur J Obstet Gynecol Reprod Biol 57:65, 1994.

Ghi T, degli Esposti D, Montaguti E, et al: Maternal cardiac evaluation during uncomplicated twin pregnancy with emphasis on the diastolic function. Am J Obstet Gynecol 213(3):376, 2015.

Ghi T, Nanni M, Pierantoni L, et al: Neonatal respiratory morbidity in twins versus singletons after elective prelabor caesarean section. Eur J Obstet Gynecol Reprod Biol 166:156, 2013.

Giles W, Bisits A, O'Callaghan S, et al: The Doppler assessment in multiple pregnancy randomized controlled trial of ultrasound biometry versus umbilical artery Doppler ultrasound and biometry in twin pregnancy. BJOG 110:593, 2003.

Girela E, Lorente JA, Alvarez JC, et al: Indisputable double paternity in dizygous twins. Fertil Steril 67(6):1159, 1997.

Giuffre M, Piro E, Corsello G: Prematurity and twinning. J Matern Fetal Neonatal Med 25(53):6, 2012.

Gjerris AC, Loft A, Pinborg A, et al: The effect of a "vanishing twin" on biochemical and ultrasound first trimester screening markers for Down's syndrome in pregnancies conceived by assisted reproductive technology. Hum Reprod 24(1):55, 2009.

Glinianaia SV, Obeysekera MA, Sturgiss S, et al: Stillbirth and neonatal mortality in monochorionic and dichorionic twins: a population-based study. Hum Reprod 26(9):2549, 2011.

Glinianaia SV, Rankin J, Wright C: Congenital anomalies in twins: a register-based study. Hum Reprod 23:1306, 2008.

Gonzalez NL, Goya M, Bellart J, et al: Obstetric and perinatal outcome in women with twin pregnancy and gestational diabetes. J Matern Fetal Neonatal Med 25(7):1084, 2012.

Goodnight W, Newman R: Optimal nutrition for improved twin pregnancy outcome. Obstet Gynecol 114:1121, 2009.

Gordon MC, McKenna DS, Stewart TL, et al: Transvaginal cervical length scans to prevent prematurity in twins: a randomized controlled trial. Am J Obstet Gynecol 214(2):277.e1, 2016.

Gourheux N, Deruelle P, Houfflin-Debarge V, et al: Twin-to-twin delivery interval: is a time limit justified? Gynecol Obstet Fertil 35(10):982, 2007.

Goya M, de la Calle M, Pratcorona L, et al: Cervical pessary to prevent preterm birth in women with twin gestation and sonographic short cervix: a multicenter randomized controlled trial (PECEP-Twins). Am J Obstet Gynecol 214(2):145, 2016.

Grant J, Vladutiu C, Manuck TA: Racial disparities in gestational age at delivery among twin gestations. Abstract No. 149, Am J Obstet Gynecol 216(1):S100, 2017.

Gratacós E, Lewi L, Muñoz B, et al: A classification system for selective intrauterine growth restriction in monochorionic pregnancies according to umbilical artery Doppler flow in the smaller twin. Ultrasound Obstet Gynecol 30(1):28, 2007.

Gratacós E, Ortiz JU, Martinez JM: A systematic approach to the differential and management of the complications of monochorionic twin pregnancies. Fetal Diagn Ther 32(3):145, 2012.

Greene MF: Comment on: A randomized trial of planned cesarean or vaginal delivery for twin pregnancy. N Engl J Med 369(14):1365, 2013.

Grobman WA, Peaceman AM, Haney EI, et al: Neonatal outcomes in triplet gestations after a trial of labor. Am J Obstet Gynecol 179:942, 1998.

Gyamfi C, Mele L, Wapner R, et al: The effect of plurality and obesity on betamethasone concentrations in women at risk for preterm delivery. Am J Obstet Gynecol 203:219.e1, 2010.

Gyetvai K, Hannah ME, Hodnett ED, et al: Tocolytics for preterm labor: a systematic review. Obstet Gynecol 94:869, 1999.

Hack KE, Derks JB, Elias SG, et al: Increased perinatal mortality and morbidity in monochorionic versus dichorionic twin pregnancies: clinical implications of a large Dutch cohort study. BJOG 115:58, 2008.

Hack KE, Derks JB, Schaap AH: Perinatal outcome of monoamniotic twin pregnancies. Obstet Gynecol 113(2 Pt 1):353, 2009a.

Hack KE, van Gemert MJ, Lopriore E, et al: Placental characteristics of monoamniotic twin pregnancies in relation to perinatal outcome. Placenta 30(1):62, 2009b.

Hackmon R, Jormark S, Cheng V, et al: Monochorionic dizygotic twins in spontaneous pregnancy: a rare case report. J Matern Fetal Neonatal Med 22(8):708, 2009.

Haggarty P, McCallum H, McBain H, et al: Effect of B vitamins and genetics on success of in-vitro fertilization: prospective cohort study. Lancet 367(9521):1513, 2006.

Hall JG: Twinning. Lancet 362:735, 2003.

Harris DW: Superfecundation: letter. J Reprod Med 27:39, 1982.

Hernandez JS, Twickler DM, McIntire DD, et al: Hydramnios in twin gestations. Obstet Gynecol 120(4):759, 2012.

Herranz G: The timing of monozygotic twinning: a criticism of the common model. Zygote 23(1):27, 2015.

Heyborne KD, Porreco RP, Garite TJ, et al: Improved perinatal survival of monoamniotic twins with intensive inpatient monitoring. Am J Obstet Gynecol 192(1):96, 2005.

Hibbeln JF, Shors SM, Byrd SE: MRI: is there a role in obstetrics? Clin Obstet Gynecol 55(1):352, 2012.

Hillman SC, Morris RK, Kilby MD: Co-twin prognosis after single fetal death. A systematic review and meta-analysis. Obstet Gynecol 118(4):928, 2011.

Hoekstra C, Zhao ZZ, Lambalk CB, et al: Dizygotic twinning. Hum Reprod Update 14:37, 2008.

Hoffmann E, Oldenburg A, Rode L, et al: Twin births: cesarean section or vaginal delivery? Acta Obstet Gynecol Scand 91(4):463, 2012.

Hogle KL, Hutton EK, McBrien KA, et al: Cesarean delivery for twins: a systematic review and meta-analysis. Am J Obstet Gynecol 188:220, 2003.

Hollier LM, McIntire DD, Leveno KJ: Outcome of twin pregnancies according to intrapair birth weight differences. Obstet Gynecol 94:1006, 1999.

Houlihan C, Poon LC, Ciarlo M, et al: Cervical cerclage for preterm birth prevention in twin gestation with short cervix: a retrospective cohort study. Ultrasound Obstet Gynecol 48(6):752, 2016.

Hu LS, Caire J, Twickler DM: MR findings of complicated multifetal gestations. Pediatr Radiol 36:76, 2006.

Huang T, Boucher K, Aul R, et al: First and second trimester maternal serum markers in pregnancies with a vanishing twin. Prenat Diagn 35(1):90, 2015.

Huber A, Diehl W, Zikulnig L, et al: Perinatal outcome in monochorionic twin pregnancies complicated by amniotic fluid discordance without severe twin-twin transfusion syndrome. Ultrasound Obstet Gynecol 27:45, 2006.

Institute of Medicine and National Research Council: Weight Gain During Pregnancy: Reexamining the Guidelines. Washington, DC, National Academies Press, 2009.

Jelin E, Hirose S, Rand L, et al: Perinatal outcome of conservative management versus fetal intervention for twin reversed arterial perfusion sequence with a small acardiac twin. Fetal Diagn Ther 27(3):138, 2010.

Jenna AB, Goldman DP, Joyce G: Association between the birth of twins and parental divorce. Obstet Gynecol 117(4):892, 2011.

Joó JG, Csaba Á, Szigeti Z, et al: Spontaneous abortion in multiple pregnancy: focus on fetal pathology. Pathol Res Pract 208(8):458, 2012.

Kahn B, Lumey LH, Zybert PA, et al: Prospective risk of fetal death in singleton, twin, and triplet gestations: implications for practice. Obstet Gynecol 102:685, 2003.

Kametas NA, McAuliffe F, Krampl E, et al: Maternal cardiac function in twin pregnancy. Obstet Gynecol 102:806, 2003.

Kaufman D, Du L, Velcek F, et al: Fetus-in-fetu. J Am Coll Surg 205(2):378, 2007.

Kent EM, Breathnach FM, Gillan JE, et al: Placental pathology, birthweight discordance, and growth restriction in twin pregnancy: results of the ESPRIT Study. Am J Obstet 207(3):220.e1, 2012.

Kilpatrick SJ, Jackson R, Croughan-Minihane MS: Perinatal mortality in twins and singletons matched for gestational age at delivery at > or = 30 weeks. Am J Obstet Gynecol 174(1 Pt 1):66, 1996.

Kim HS, Kim MK, Oh JW, et al: Placental transfer of dexamethasone in twin pregnancy compared to singleton pregnancy. Abstract No. 662. Am J Obstet Gynecol 216(1):S388, 2017.

Kim JH, Park SW, Lee JJ: Birth weight reference for triples in Korea. J Korean Med Sci 25:900, 2010.

Kindinger LM, Poon LC, Cacciatore S, et al: The effect on gestational age and cervical length measurements in the prediction of spontaneous preterm birth in twin pregnancies: an individual patient level meta-analysis. BJOG 123(6):877, 2016.

Klein K, Rode L, Nicolaides KH, et al: Vaginal micronized progesterone and risk of preterm delivery in high-risk twin pregnancies: secondary analysis of a placebo-controlled randomized trial and meta-analysis. Ultrasound Obstet Gynecol 38(3):281, 2011.

Knox G, Morley D: Twinning in Yoruba women. J Obstet Gynaecol Br Emp 67:981, 1960.

Kuleva M, Youssef A, Maroni E, et al: Maternal cardiac function in normal twin pregnancy: a longitudinal study. Ultrasound Obstet Gynecol 38:575, 2011.

Kulkarni AD, Jamieson DJ, Jones HW Jr, et al: Fertility treatments and multiple births in the United States. N Engl J Med 369(23):2218, 2013.

Langer B, Boudier E, Gasser B, et al: Antenatal diagnosis of brain damage in the survivor after the second trimester death of a monochorionic monoamniotic co-twin: case report and literature review. Fetal Diagn Ther 12:286, 1997.

Lantieri T, Revelli A, Gaglioti P, et al: Superfetation after ovulation induction and intrauterine insemination performed during an unknown ectopic pregnancy. Reprod Biomed Online 20(5):664, 2010.

Lappen JR, Hackney DN, Bailit JL: Maternal and neonatal outcomes of attempted vaginal compared with planned cesarean delivery in triplet gestations. Am J Obstet Gynecol 215(4):493.e1, 2016.

Lee H, Bebbington M, Crombleholme TM, et al: The North American Fetal Therapy Network Registry data on outcomes of radiofrequency ablation for twin-reversed arterial perfusion sequence. Fetal Diagn Ther 33(4):224, 2013.

Lee HC, Gould JB, Boscardin WJ, et al: Trends in cesarean delivery for twin births in the United State 1995–2008. Obstet Gynecol 118(5):1095, 2011.

Lee YM, Clery-Goldman J, Thaker HM, et al: Antenatal sonographic prediction of twin chorionicity. Am J Obstet Gynecol 195(3):863, 2006.

Lee YM, Wylie BJ, Simpson LL, et al: Twin chorionicity and the risk of stillbirth. Obstet Gynecol 111:301, 2008.

LeFevre ML, Bain RP, Ewigman BG, et al: A randomized trial of prenatal ultrasonographic screening: impact on maternal management and outcomes. RADIUS (Routine Antenatal Diagnostic Imaging with Ultrasound) Study Group. Am J Obstet Gynecol 169(3):483, 1993.

Leftwich HK, Zaki MN, Wilkins I, et al: Labor patterns in twin gestations. Am J Obstet Gynecol 209(3):254.e1, 2013.

Legro RS, Brzyski RG, Diamond MP, et al: The Pregnancy in Polycystic Ovary Syndrome II study: baseline characteristics and effects of obesity from a multicenter randomized clinical trial. Fertil Steril 101(1):258e.8, 2014.

Leung TY, Tam WH, Leung TN, et al: Effect of twin-to-twin delivery interval on umbilical cord blood gas in the second twins. BJOG 109(1):63, 2002.

Leveno KJ, Quirk JG, Whalley PJ, et al: Fetal lung maturation in twin gestation. Am J Obstet Gynecol 148:405, 1984.

Lewi L, Deprest J, Hecher K: The vascular anastomoses in monochorionic twin pregnancies and their clinical consequences. Am J Obstet Gynecol 208(1):19, 2013.

Lewi L, Gratacos E, Ortibus E, et al: Pregnancy and infant outcome of 80 consecutive cord coagulations in complicated monochorionic multiple pregnancies. Am J Obstet Gynecol 194(3):782, 2006.

Liem S, Schuit E, Hegerman M, et al: Cervical pessaries for prevention of preterm birth in women with a multiple pregnancy (ProTWIN): a multicenter, open-label randomised controlled trial. Lancet 382(9901):1341, 2013.

Livingston JC, Livingston LW, Ramsey R, et al: Second-trimester asynchronous multifetal delivery results in poor perinatal outcome. Obstet Gynecol 103:77, 2004.

Lopriore E, Oepkes D: Neonatal morbidity in twin-twin transfusion syndrome. Early Hum Dev 87:595, 2011.

Lorenz JM: Neurodevelopmental outcomes of twins. Semin Perinatol 36(3):201, 2012.

Lučovnik M, Blickstein I, Lasič M, et al: Hypertensive disorders during monozygotic and dizygotic twin gestations: a population-based study. Hypertens Pregnancy 135(4):542, 2016.

Luke B, Brown MB: Maternal morbidity and infant death in twin vs triplet and quadruplet pregnancies. Am J Obstet Gynecol 198:401.e1, 2008.

MacDonald-Wallis C, Lawlor DA, Fraser A, et al: Blood pressure change in normotensive, gestational hypertensive, preeclamptic, and essential hypertensive pregnancies. Hypertension 59:1241, 2012.

Magann EF, Chauhan SP, Whitworth NS, et al: Determination of amniotic fluid volume in twin pregnancies: ultrasonographic evaluation versus operator estimation. Am J Obstet Gynecol 182:1606, 2000.

Mahony BS, Mulcahy C, McCauliffe F, et al: Fetal death in twins. Acta Obstet Gynecol Scand 90(11):1274, 2011.

Manning FA (ed): Fetal biophysical profile scoring. In Fetal Medicine: Principles and Practices. Norwalk, Appleton & Lange, 1995.

Martin JA, Hamilton BE, Osterman MJ, et al: Births: final data for 2015. Natl Vital Stat Rep 66(1):1, 2017.

Massardier J, Golfner F, Journet D, et al: Twin pregnancy with complete hydatidiform mole and coexistent fetus obstetrical and oncological outcomes in a series of 14 cases. Eur J Obstet Gynecol Reprod Biol 143:84, 2009.

Matthews TJ, MacDorman MF, Thoma ME: Infant mortality statistics from the 2013 period linked birth/infant death data set. Natl Vital Stat Rep 64(91):1, 2015.

Maynard SE, Moore Simas TA, Solitro MJ, et al: Circulating angiogenic factors in singleton vs multiple gestation pregnancies. Am J Obstet 198:200.e1, 2008.

McClamrock HD, Jones HW, Adashi EY: Ovarian stimulation and intrauterine insemination at the quarter centennial: implications for the multiple births epidemic. Fertil Steril 97(4):802, 2012.

McElrath TF, Norwitz ER, Robinson JN, et al: Differences in TDx fetal lung maturity assay values between twin and singleton pregnancies. Am J Obstet Gynecol 182:1110, 2000.

McHugh K, Kiely EM, Spitz L: Imaging of conjoined twins. Pediatr Radiol 36:899, 2006.

McLennan AS, Gyamfi-Bannerman C, Ananth CV, et al: The role of maternal age in twin pregnancy outcomes. Am J Obstet Gynecol 217(1):80.e1, 2017.

McMahon KS, Neerhof MG, Haney EI, et al: Prematurity in multiple gestations: identification of patients who are at low risk. Am J Obstet Gynecol 186:1137, 2002.

McNamara HC, Kane SC, Craig JM, et al: A review of the mechanisms and evidence for typical and atypical twinning. Am J Obstet Gynecol 214(2):172, 2016.

McPherson JA, Odibo O, Shanks AL, et al: Impact of chorionicity on risk and timing of intrauterine fetal demise in twin pregnancies. Am J Obstet Gynecol 207:190.e1, 2012.

Melamed N, Pittini A, Hiersch L, et al: Do serial measurements of cervical length improve the prediction of preterm birth in asymptomatic women with twin gestations? Am J Obstet Gynecol 215(5):616.e1, 2016a.

Melamed N, Shah J, Yoon EW, et al: The role of antenatal corticosteroids in twin pregnancies complicated by preterm birth. Am J Obstet Gynecol 215(4):482.e1, 2016b.

Mhyre JM: Maternal mortality. Curr Opin Anesthesiol 25:277, 2012.

Michelfelder E, Gottliebson W, Border W, et al: Early manifestations and spectrum of recipient twin cardiomyopathy in twin-twin transfusion syndrome: relation to Quintero stage. Ultrasound Obstet Gynecol 30:965, 2007.

Miller J, Chauhan SP, Abuhamad AZ: Discordant twins: diagnosis, evaluation and management. Am J Obstet Gynecol 206(1):10, 2012.

Morikawa M, Yamada T, Yamada T, et al: Prospective risk of stillbirth: monochorionic diamniotic twins vs dichorionic twins. J Perinat Med 40:245, 2012.

Moroz LA, Brock CO, Govidappagari S, et al: Association between change in cervical length and spontaneous preterm birth in twin pregnancies. Am J Obstet Gynecol 216(2):159.e1, 2017.

Muggli EE, Halliday JL: Folic acid and risk of twinning: a systematic review of the recent literature, July 1994 to July 2006. MJA 186(5):243, 2007.

Muleba N, Dashe N, Yost D, et al: Respiratory morbidity among second-born twins. Presented at the 25th Annual Meeting of the Society for Maternal Fetal Medicine, February 7–12, 2005.

Mutchinick OM, Luna-Munoz L, Amar E, et al: Conjoined twins: a worldwide collaborative epidemiological study of the international clearinghouse for birth defects surveillance and research. Am J Med Genet C Semin Med Genet 157C(4):274, 2011.

Newman RB, Krombach S, Myers MC, et al: Effect of cerclage on obstetrical outcome in twin gestations with a shortened cervical length. Am J Obstet Gynecol 186:634, 2002.

Nicolaides KH, Syngelaki A, Poon LC, et al: Cervical pessary placement for prevention of preterm birth in unselected twin pregnancies: a randomized controlled trial. Am J Obstet Gynecol 214(1):3.e1, 2016.

Norman JE, Mackenzie F, Owen P, et al: Progesterone for the prevention of preterm birth in twin pregnancy (STOPPIT): a randomised, double-blind, placebo-controlled study and meta-analysis. Lancet 373:2034, 2009.

Nylander PP: Biosocial aspects of multiple births. J Biosoc Sci 3:29, 1971.

Nylander PP: Serum levels of gonadotropins in relation to multiple pregnancy in Nigeria. BJOG 80:651, 1973.

O'Brien P, Nugent M, Khalil A: Prenatal diagnosis and obstetric management. Semin Pediatr Surg 24(5):203, 2015.

Odibo AO, Cahill AG, Goetzinger KR, et al: Customized growth charts for twin gestations to optimize identification of small-for-gestational age fetuses at risk of intrauterine fetal death. Ultrasound Obstet Gynecol 41:637, 2013.

Oh KJ, Hong JS, Romero R, et al: The frequency and clinical significance of intra-amniotic inflammation in twin pregnancies with preterm labor and intact membranes. J Matern Fetal Neonatal Med October 1, 2017 [Epub ahead of print].

Olusanya BO, Solanke OA: Perinatal correlates of delayed childbearing in a developing country. Arch Gynecol Obstet 285(4):951, 2012.

Ong SS, Zamora J, Khan KS, et al: Prognosis for the co-twin following single-twin death: a systematic review. BJOG 113:992, 2006.

Painter JN, Willemsen G, Nyholt D, et al: A genome wide linkage scan for dizygotic twinning in 525 families of mothers of dizygotic twins. Human Reprod 25(6):1569, 2010.

Pakrashi T, Defranco EA: The relative proportion of preterm births complicated by premature rupture of membranes in multifetal gestations: a population-based study. Am J Perinatol 30:69, 2013.

Parra-Cordero M, Bennasar M, Martínez JM, et al: Cord occlusion in monochorionic twins with early selective intrauterine growth restriction and abnormal umbilical artery doppler: a consecutive series of 90 cases. Fetal Diagn Ther 39(3):186, 2016.

Peigné M, Andrieux J, Deruelle P, et al: Quintuplets after a transfer of two embryos following in vitro fertilization: a proved superfecundation. Fertil Steril 95(6):2124.e13, 2011.

Pettit KE, Merchant M, Machin GA, et al: Congenital heart defects in a large, unselected cohort of monochorionic twins. J Perinatol 33:467, 2013.

Post A, Heyborne K: Managing monoamniotic twin pregnancies. Clin Obstet Gynecol 58(3):643, 2015.

Prefumo F, Cabassa P, Fichera A, et al: Preliminary experience with microwave ablation for selective feticide in monochorionic twin pregnancies. Ultrasound Obstet Gynecol 41:469, 2013.

Prefumo F, Fichera A, Pagani G, et al: The natural history of monoamniotic twin pregnancies: a case series and systematic review of the literature. Prenat Diagn 35(3):274, 2015.

Pritchard JA: Changes in blood volume during pregnancy. Anesthesiology 26:393, 1965.

PROSPECT: A trial of pessary and progesterone for preterm prevention in twin gestation with a short cervix, May 2017. Available at: https://clinicaltrials.gov/ct2/show/NCT02518594. Accessed October 30, 2017.

Quarello E, Molho M, Ville Y: Incidence, mechanisms, and patterns of fetal cerebral lesions in twin-to-twin transfusion syndrome. J Matern Fetal Neonatal Med 20:589, 2007.

Quigley MM, Cruikshank DP: Polyhydramnios and acute renal failure. J Reprod Med 19:92, 1977.

Quinn KH, Cao CT, Lacoursiere Y, et al: Monoamniotic twin pregnancy: continuous inpatient electronic fetal monitoring—an impossible goal? Am J Obstet Gynecol 204:161, 2011.

Quintero RA, Morales WJ, Allen MH, et al: Staging of twin-twin transfusion syndrome. J Perinatol 19:550, 1999.

Rana S, Hacker MR, Modest AM, et al: Circulating angiogenic factors and risk of adverse maternal and perinatal outcomes in twin pregnancies with suspected preeclampsia: novelty and significance. Hypertension 60:451, 2012.

Ray B, Platt MP: Mortality of twin and singleton livebirths under 30 weeks' gestation: a population-based study. Arch Dis Child Fetal Neonatal Ed 94(2):F140, 2009.

Rayburn WF, Lavin JP Jr, Miodovnik M, et al: Multiple gestation: time interval between delivery of the first and second twins. Obstet Gynecol 63:502, 1984.

Razavi AS, Chasen ST, Chambers F, et al: Maternal morbidity associated with labor induction in twin gestations. Abstract No. 733 Am J Obstet Gynecol 216:S427, 2017.

Rebarber A, Roman AS, Istwan N, et al: Prophylactic cerclage in the management of triplet pregnancies. Am J Obstet Gynecol 193:1193, 2005.

Record RG, McKeown T, Edwards JH: An investigation of the difference in measured intelligence between twins and single births. Ann Hum Genet 34(1):11, 1970.

Reddy UM, Abuhamad AZ, Levine D, et al: Fetal imaging: executive summary of a joint Eunice Kennedy Shriver National Institute of Child Health and Human Development, Society for Maternal-Fetal Medicine, American Institute of Ultrasound in Medicine, American College of Obstetricians and Gynecologists, American College of Radiology, Society for Pediatric Radiology, and Society of Radiologists in Ultrasound Fetal Imaging workshop. Obstet Gynecol 123(5):1070, 2014.

Reddy UM, Branum AM, Klebanoff MA: Relationship of maternal body mass index and height to twinning. Obstet Gynecol 105(3):593, 2005.

Roberts D, Dalziel S: Antenatal corticosteroids for accelerating fetal lung maturation for women at risk of preterm birth. Cochrane Database Syst Rev 3:CD004454, 2006.

Roberts D, Gates S, Kilby M, et al: Interventions for twin-twin transfusion syndrome: a Cochrane review. Ultrasound Obstet Gynecol 31:701, 2008.

Robyr R, Lewi L, Salomon LJ, et al: Prevalence and management of late fetal complications following successful selective laser coagulation of chorionic plate anastomoses in twin-to-twin transfusion syndrome. Am J Obstet Gynecol 194:796, 2006.

Rode L, Klein K, Nicolaides KH, et al: Prevention of preterm delivery in twin gestations (PREDICT): a multicenter, randomized, placebo-controlled trial on the effect of vaginal micronized progesterone. Ultrasound Obstet Gynecol 38:272, 2011.

Roman A, Papanna R, Johnson A, et al: Selective reduction in complicated monochorionic pregnancies: radiofrequency ablation vs bipolar cord coagulation. Ultrasound Obstet Gynecol 36:37, 2010.

Roman A, Rochelson B, Martinelli P, et al: Cerclage in twin pregnancy with dilated cervix between 16 to 24 weeks of gestation: retrospective cohort study. Am J Obstet Gynecol 215(1):98.e1, 2016.

Roman AS, Saltzman DH, Fox N, et al: Prophylactic cerclage in the management of twin pregnancies. Am J Perinatol 30(9):751, 2013.

Romero R, Conde-Agudelo A, El-Refaie W, et al: Vaginal progesterone decreases preterm birth and neonatal morbidity and mortality in women with a twin gestation and a short cervix: an updated meta-analysis of individual patient data. Ultrasound Obstet Gynecol 49(3):303, 2017.

Ronalds GA, De Stavola BL, Leon DA: The cognitive cost of being a twin: evidence from comparisons within families in the Aberdeen children of the 1950s cohort study. BMJ 331(7528):1306, 2005.

Rossi AC, D'Addario V: Laser therapy and serial amnioreduction as treatment for twin-twin transfusion syndrome: a metaanalysis and review of literature. Am J Obstet Gynecol 198:147, 2008.

Rossi AC, D'Addario V: Umbilical cord occlusion for selective feticide in complicated monochorionic twins: a systematic review of literature. Am J Obstet Gynecol 200(2):123, 2009.

Rossi AC, Mullin PM, Chmait RH: Neonatal outcomes of twins according to birth order, presentation and mode of delivery: a systematic review and meta-analysis. BJOG 118(5):523, 2011.

Rothman KJ: Fetal loss, twinning and birthweight after oral contraceptive use. N Engl J Med 297:468, 1977.

Rouse DJ, Caritis SN, Peaceman AM, et al: A trial of 17alpha-hydroxyprogesterone caproate to prevent prematurity in twins. N Engl J Med 357:454, 2007.

Rouse DJ, Skopec GS, Zlatnik FJ: Fundal height as a predictor of preterm twin delivery. Obstet Gynecol 81:211, 1993.

Salem SY, Kibel M, Asztalos E, et al: Neonatal outcomes of low-risk, late-preterm twins compared with late-preterm singletons. Obstet Gynecol 130(3):582, 2017.

Salomon LJ, Örtqviast L, Aegerter P, et al: Long-term developmental follow-up of infants who participated in a randomized clinical trial of amniocentesis vs laser photocoagulation for the treatment of twin-to-twin transfusion syndrome. Am J Obstet Gynecol 203(5):444.e1, 2010.

Schmitz T, Prunet C, Azria E, et al: Association between planned cesarean delivery and neonatal mortality and morbidity in twin pregnancies. Obstet Gynecol 129(6):986, 2017.

Sebire NJ, Foskett M, Paradinas FJ, et al: Outcome of twin pregnancies with complete hydatidiform mole and healthy co-twin. Lancet 359:2165, 2002.

Senat MV, Deprest J, Boulvain M, et al: Endoscopic laser surgery versus serial amnioreduction for severe twin-to-twin transfusion syndrome. N Engl J Med 351:136, 2004.

Senat MV, Porcher R, Winer N, et al: Prevention of preterm delivery by 17alpha-hydroxyprogesterone caproate in asymptomatic twin pregnancies with a short cervix: a randomized controlled trial. Am J Obstet Gynecol 208(3):194.e1, 2013.

Shen O, Samueloff A, Beller U, et al: Number of yolk sacs does not predict amnionicity in early first-trimester monochorionic multiple gestations. Ultrasound Obstet Gynecol 27(1):53, 2006.

Shub A, Walker SP: Planned early delivery versus expectant management of monoamniotic twins. Cochran Database Syst Rev 4:CD008820, 2015.

Simpson LL: Ultrasound in twins: dichorionic and monochorionic. Semin Perinatol 37(5):348, 2013.

Slaghekke F, Kist WJ, Oepkes D, et al: Twin anemia-polycythemia sequence: diagnostic criteria, classification, perinatal management and outcome. Fetal Diagn Ther 27(4):181, 2010.

Smith GC, Fleming KM, White IR: Birth order of twins and risk of perinatal death related to delivery in England, Northern Ireland, and Wales, 1994–2003: retrospective cohort study. BMJ 334(7593):576, 2007.

Society for Maternal-Fetal Medicine, Simpson LL: Twin-twin transfusion syndrome. Am J Obstet Gynecol 208(1):3, 2013.

Sparks TN, Norton ME, Flessel M, et al: Observed rate of Down syndrome in twin pregnancies. Obstet Gynecol 128(5):1127, 2016.

Spencer R: Parasitic conjoined twins: external, internal (fetuses in fetu and teratomas), and detached (acardiacs). Clin Anat 14:428, 2001.

Spencer R: Theoretical and analytical embryology of conjoined twins: part I: embryogenesis. Clin Anat 13:36, 2000.

Sperling L, Kiil C, Larsen LU, et al: Naturally conceived twins with monochorionic placentation have the highest risk of fetal loss. Ultrasound Obstet Gynecol 28:644, 2006.

Spitz L: Seminars in pediatric surgery: The management of conjoined twins: the great Ormond Street experience. Preface. Semin Pediatr Surg 24(5):201, 2015.

Stein W, Misselwitz B, Schmidt S: Twin-to-twin delivery time interval: influencing factors and effect on short term outcome of the second twin. Acta Obstet Gynecol Scand 87(3):346, 2008.

Strandskov HH, Edelen EW, Siemens GJ: Analysis of the sex ratios among single and plural births in the total white and colored U.S. populations. Am J Phys Anthropol 4:491, 1946.

Sugibayashi R, Ozawa K, Sumie M: et al: Forty cases of twin reversed arterial perfusion sequence treated with radio frequency ablation using the multistep coagulation method: a single-center experience. Prenat Diagn 36(5):437, 2016.

Sunderam S, Kissin DM, Crawford SB, et al: Assisted reproductive technology surveillance—United States, 2014. MMWR 66(6):1, 2017.

Szymusik I, Kosinska-Kaczynska K, Bomba-Opon D, et al: IVG versus spontaneous twin pregnancies—which are at higher risk of complications? J Matern Fetal Neonatal Med 25(12):2725, 2012.

Talauliker VS, Arulkumaran S: Reproductive outcomes after assisted conception. Obstet Gynecol Surv 67(9):566, 2012.

Tan KL, Goon SM, Salmon Y, et al: Conjoined twins. Acta Obstet Gynecol Scand 50:373, 1971.

Tannuri A, Batatinha J, Velhote M, et al: Conjoined twins—twenty years' experience at a reference center in Brazil. Clinics 68(3):371, 2013.

Taylor M, Rebarber A, Saltzman DH, et al: Induction of labor in twin compared with singleton pregnancies. Obstet Gynecol 120(2):297, 2012.

Thorngren-Jerneck K, Herbst A: Low 5-minute Apgar score: a population-based register study of 1 million term births. Obstet Gynecol 98(1):65, 2001.

Thorson HL, Ramaeker DM, Emery ST: Optimal interval for ultrasound surveillance in monochorionic twin gestations. Obstet Gynecol 117(1):131, 2011.

To MS, Fonseca EB, Molina FS, et al: Maternal characteristics and cervical length in the prediction of spontaneous early preterm delivery in twins. Am J Obstet Gynecol 194(5):1360, 2006.

Trivedi AN, Gillett WR: The retained twin/triplet following a preterm delivery—an analysis of the literature. Aust N Z J Obstet Gynaecol 38:461, 1998.

Turpin R, Lejeune J, Lafourcade J, et al: Presumption of monozygotism in spite of sexual dimorphism: XY male subject and haploid X neuter subject. C R Hebd Seances Acad Sci 252:2945, 1961.

Varner MW, Leindecker S, Spong CY, et al: The Maternal-Fetal Medicine Unit Cesarean Registry: trial of labor with a twin gestation. Am J Obstet Gynecol 193:135, 2005.

Vintzileos AM, Ananth CV, Kontopoulos E, et al: Mode of delivery and risk of stillbirth and infant mortality in triplet gestations: United States, 1995 through 1998. Am J Obstet Gynecol 192:464, 2005.

Vora NL, Ruthazer R, House M, et al: Triplet ultrasound growth parameters. Obstet Gynecol 107:694, 2006.

Wada H, Nunogami K, Wada T, et al: Diffuse brain damage caused by acute twin-twin transfusion during late pregnancy. Acta Paediatr Jpn 40:370, 1998.

Walker MC, Murphy KE, Pan S, et al: Adverse maternal outcomes in multifetal pregnancies. BJOG 111:1294, 2004.

Waller DK, Tita TN, Annegers JF: Rates of twinning before and after fortification of foods in the U.S. with folic acid, Texas, 1996 to 1998. Paediatr Perinat Epidemiol 17(4):378, 2003.

Wen SW, Demissie K, Yang Q, et al: Maternal morbidity and obstetric complications in triplet pregnancies and quadruplet and higher-order multiple pregnancies. Am J Obstet Gynecol 191:254, 2004.

White C, Wyshak G: Inheritance in human dizygotic twinning. N Engl J Med 271:1003, 1964.

Wolfe MD, de la Torre L, Moore LE, et al: Is the protocol for induction of labor in singletons applicable to twin gestations? J Reprod Med 58(304):137, 2013.

Yamasmit W, Chaithongwongwatthana S, Tolosa JE, et al: Prophylactic oral betamimetics for reducing preterm birth in women with a twin pregnancy. Cochrane Database Syst Rev 12:CD004733, 2015.

Yang Q, Wen SW, Chen Y, et al: Occurrence and clinical predictors of operative delivery for the vertex second twin after normal vaginal delivery of the first twin. Am J Obstet Gynecol 192(1):178, 2005a.

Yang Q, Wen SW, Chen Y, et al: Neonatal death and morbidity in vertex-nonvertex second twins according to mode of delivery and birth weight. Am J Obstet Gynecol 192(3):840, 2005b.

Yeomans ER: Delivery of twin gestations. In Yeomans ER, Hoffman BL, Gilstrap LC III, et al (eds): Cunningham and Gilstrap's Operative Obstetrics, 3rd ed. New York, McGraw-Hill Education, 2017.

Yinon Y, Mazkereth R, Rosentzweig N, et al: Growth restriction as a determinant of outcome in preterm discordant twins. Obstet Gynecol 105(1):80, 2005.

Young BC, Wylie BJ: Effects of twin gestation on maternal morbidity. Semin Perinatol 36(3):162, 2012.

Zech NH, Wisser J, Natalucci G, et al: Monochorionic-diamniotic twins discordant in gender form a naturally conceived pregnancy through postzygotic sex chromosome loss in a 47,XXY zygote. Prenat Diagn 28:759, 2008.

Zhao DP, de Villiers SF, Slaghekke F, et al: Prevalence, size, number and localization of vascular anastomoses in monochorionic placentas. Placenta 34:589, 2013.

Zwijnenburg PJ, Meijiers-Heijboer H, Boomsma DI: Identical but not the same: the value of discordant monozygotic twins in genetic research. Am J Med Genet B Neuropsychiatr Genet 153B(6):1134, 2010.

Section 12

合併症妊娠

Medical and Surgical Complications

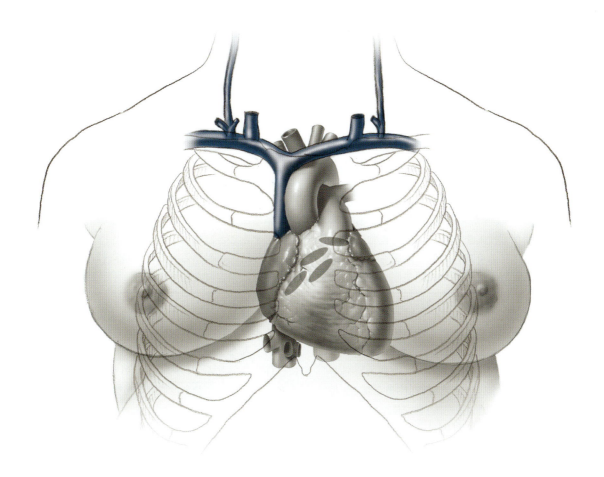

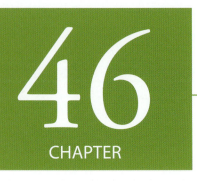

46 CHAPTER 総論と母体評価

General Considerations and Maternal Evaluation

- 母体生理学と検査値 …………………………… 1124
- 投薬および手術 ………………………………… 1125
- 腹腔鏡下手術 …………………………………… 1126
- X線撮影法 ……………………………………… 1129
- 超音波検査法 …………………………………… 1135
- 磁気共鳴画像法 ………………………………… 1135

> As a rule, all diseases which subject the organism to a considerable strain are much more serious when occurring in a pregnant woman.
> —J. Whitridge Williams (1903)

1903年のWilliamsのレビューにあるとおり，妊婦は妊娠可能年齢の女性に起こるすべての内科的，外科的疾患に罹患しやすい．特に慢性的な疾患が多いが，妊娠前から罹患していることもある．このような慢性疾患のなかには，正常な妊娠を急激に悪化させる可能性のある疾患もある．推定では，ある医療管理された妊婦集団が妊娠期間中に入院する割合は100分娩当たり10.1例であった（Gazmararian, 2002）．この入院のうち1/3は腎臓疾患，呼吸器疾患，感染症などの非産科的疾患によるものであった．2002年に行われたNationwide Inpatient Sampleを使用した別の研究では，外傷での入院率は出産数1,000件当たり4.1人の妊婦であったと報告されている（Kuo, 2007）．最後に約635人に1人の妊婦は非産科的な疾患に対し外科的治療を受けていると報告されている（Corneille, 2010；Kizer, 2011）．

産科医は，妊娠可能年齢の女性に多くみられる内科的疾患の知識を幅広くおさえておくべきである．その多くは産科医による診療範囲内のものであるが，なかには他の診療科医と相談することが必要であり，専門医チームによる治療が必要となる疾患もある．チームには周産期専門医，総合診療医，内科医，サブスペシャルティ領域専門医，外科医，麻酔科医，およびその他の多数の分野の専門家が含まれる（Levine, 2016）．アメリカ産婦人科学会（ACOG）とアメリカ周産期学会（SMFM）（2014, 2017b）は，母性保護の解釈を見直し，専門ケアの必要なレベルを提案した．

妊婦が妊娠によって不利益を被ってはならないことは当然である．これを徹底するためには，以下のいくつかの問題点に取り組む必要がある．
- 非妊娠時にはどのような管理が推奨されるのか．
- 女性患者に対して提案される医療管理が妊娠していることを理由に変更される場合，それを正当化することはできるか．
- 母体と胎児に対する有益性と危険性は何か，またそれは相容れないものか．
- 個別の管理プランを作成することで有益性と危険性のバランスを保てるように工夫することは可能か．

このようなアプローチを行っていくことで妊娠に合併するほとんどの内科的，外科的合併症のある女性への個々に合わせたケアが可能になる．

母体生理学と検査値

妊娠は実質的にすべての臓器に生理学的変化を引き起こす．次に多くの臨床検査の結果に変化が

あり，一部の値は非妊娠女性の場合には異常とみなされる．これとは逆に，正常範囲内と思われる値のなかには，妊婦の場合には明らかな異常値と扱われるものもある．その変化は，合併症の状態を過大評価もしくは過小評価させる可能性がある．通常の生理学や検査値に妊娠が及ぼす多様な影響については，このセクションの後の章で詳述し，付録Iに一覧を示す．

投薬および手術

妊娠の転帰

妊娠中に合併する多くの疾患を治療するのに必要な薬剤の多くは，幸いにも比較的安全に投与することができる．しかし注意すべき例外があり，これについては第12章で検討するほか，本章でも取り上げる．

手術に関しては，単純な外科的治療を受けるほとんどの女性において，妊娠の転帰に悪影響を及ぼす危険性は高くない．しかしながら合併症がある場合，危険性が増大する可能性は高くなる．たとえば腹膜炎を伴う穿孔性虫垂炎は，外科処置および麻酔処置が完璧であったとしても，母体および胎児の罹患率，死亡率はかなり高い．また，処置に伴う合併症がアウトカムに悪影響を及ぼすこともある．たとえば術中合併症なく虫垂炎で虫垂切除した妊婦でも，挿管や抜管手技の際に胃酸を誤嚥してしまうことがある．とはいえ，類似した手技を行った場合，妊婦が非妊婦と比較して合併症を引き起こしやすいということはない（Silvestri, 2011）．American College of Surgeons' National Surgical Quality Improvement Program の試験では，妊婦群の転帰は，非妊婦のコントロール群の転帰と差がなかった（Moore, 2015）．この報告によると，患者数2,539例ずつの二つのコホートで同様の結果が示された．しかしながら，より小規模の試験では，妊娠23週目をすぎてから非産科的手術を受けた妊婦群は，その後に早期産に至る割合が高かった（Baldwin, 2015）．

妊婦と胎児に対する麻酔薬および手術のリスクに関する最も大規模なデータはSwedish Birth Registry（スウェーデン出生登録）から得られ，Mazzeらが報告している（1989）．1973～1981年の間に対象となった72万人の妊婦のなかで，非

表46-1　非産科的手術を受けた妊婦5,405人の出生予後

予後	割合	p値[a]
大奇形	1.9%	NS
死産	7 per 1,000	NS
生後7日以内の新生児死亡	10.5 per 1,000	< 0.05
37週未満の早産	7.5%	< 0.05
出生体重1,500 g未満	1.2%	< 0.05
出生体重2,500 g未満	6.6%	< 0.05

[a] 手術を受けていない72万人の妊婦との比較．
NS：有意差なし．
(Data from Mazze, 1989)

産科的外科手術を施行された5,405例について妊娠転帰に与える影響が分析された．およそ半分の症例に全身麻酔が行われ，同時に亜酸化窒素（笑気）の吸入もしくは静脈麻酔薬の併用が行われた．これらの手術の41%は第1三半期に，35%は第2三半期に，24%は第3三半期に行われた．全体の25%は開腹手術であり，20%は婦人科的もしくは泌尿器科的手術であった．腹腔鏡下手術は最も多く実施された手術で，虫垂切除術は第2三半期において最も多く実施された手術であった．

周産期罹患率

非産科的手術に関連した周産期罹患率の悪化は，多くの場合，手術や麻酔の合併症や副作用よりも，病気そのものと関連している．ここで再びSwedish Birth Registryからの有益なデータを示す（表46-1）．新生児の先天奇形の発生率や死産率は，手術を受けていない妊婦によるコントロール群の新生児と比較して有意差がみられなかった．しかし低出生体重児，早産，新生児死亡は手術を受けた妊婦で有意に発生率が高かった．新生児死亡率の悪化は主に早産が原因となっていた．他の二つの研究では，非産科的手術を受けている妊婦の早産率も上昇していた（Baldwin, 2015；Hong, 2006）．

妊娠初期の母体手術による胎児異常の発生率は増加していないとみられる．Källénら（1990）は，妊娠4～5週における572例の手術を精査し，神経管異常のリスクは上昇しなかったと報告している．Czeizelら（1998）は，ハンガリーのデータベースからの同様の研究で，麻酔薬に催奇

形性があるという明確な証拠はないと述べている．

腹腔鏡下手術

　腹腔鏡下手術は，第1三半期において，いくつかの外科的疾患に対する診断，治療方法として最も一般的な手術である．2017年には，アメリカ消化器内視鏡外科学会（SAGES）より，妊婦における腹腔鏡の使用に関する推奨事項が更新された（表46-2）．

　妊婦に対する手術方法の選択に関しての情報はアメリカ外科学会（ACS）のデータベースで確認できる（Silvestri, 2011）．ここでは，2009年までの5年間で虫垂切除術もしくは胆嚢摘出術を施行された約1,300人の妊婦に関して調査している．開腹での虫垂切除術は妊婦857人のうち36%に行われたのに対して，非妊婦で開腹手術を受けたのはわずか17%であった．胆嚢摘出術は436人の妊婦のうち10%に開腹手術が行われたのに対し，非妊婦では5%であった．腹腔鏡下手術と開腹手術を比較した無作為化比較試験はないが，ほとんどのレビューは同等の結果を報告している（Bunyavejchevin, 2013；Cox, 2015；Fatum, 2001）．最も多く行われた手術は胆嚢摘出術，付属器手術，虫垂切除術であった．妊娠中の付属器腫瘍の手術は腹腔鏡下手術で行うことが望ましく，相対的な安全性を示している研究がいくつかある

表46-2　妊婦における腹腔鏡下手術施行に関するSAGESガイドライン

適応：	非妊娠女性と同様
	付属器腫瘍切除
	急性腹症の診断
	虫垂切除，胆嚢切除，腎臓切除，副腎摘出，脾臓摘出
手技	
	体位：側臥位
	刺入法：オープンテクニック，慎重なベレス針の使用，光学トロッカー；子宮底の高さにより，刺入部位の変更を考慮する
	トロッカー：直視下で留置する；子宮底の高さにより刺入部位の変更を考慮する
	CO_2気腹圧：10～15 mmHg
	モニタリング：術中カプノグラフィ，手術前後の胎児心拍数評価
	周術期の下肢空気圧迫装置と術後早期離床

(Data from Pearl, 2017)

（Daykan, 2016；Hoover, 2011；Webb, 2015）．当初は26～28週程度が手術を行う妊娠週数の上限とされていた．しかし症例経験を重ねたことで，現在多くの報告で腹腔鏡下手術が第3三半期に行われている（Kizer, 2011）．59人の妊婦に対して腹腔鏡下で胆嚢摘出術もしくは虫垂切除術が行われ，そのうち1/3は妊娠26週以降の妊婦であったとの報告がある（Rollins, 2004）．手術後の重大な後遺症は報告されていない．また妊婦に対する腹腔鏡下での脾臓摘出術，副腎摘出術，腎摘出術が報告されている（Asizare, 2014；Dong, 2014；Gernsheimer, 2007；Miller, 2012；Stroup, 2007）．

血行動態に対する影響

　腹腔鏡下手術での気腹は表46-3にまとめた血行動態の変化を引き起こす．Reedyら（1995）は人間の妊娠22～26週に相当するヒヒを用いて研究している．10 mmHgの気腹では生理的変化は起こらなかったが，20 mmHgの気腹では20分で母体に著しい心血管系，呼吸系の変化が生じた．呼吸数は上昇し，呼吸性アシドーシスが進行，心拍出量は減少し，肺動脈および肺毛細血管楔入圧は上昇した．

　ヒト女性の場合，心肺系の変化は気腹圧が15 mmHgを下回る場合には，心肺機能の変化は概して重度ではない．妊娠中期の妊婦では非侵襲的な血行動態モニタリングで，5分間の気腹で心拍出量は26%減少し，15分間の気腹で21%減少した（Steinbrook, 2001）．しかしながら，平均動脈圧，全身血管抵抗，心拍数に有意な変化はみられなかった．

肥満

　腹腔鏡下手術は肥満女性には理想的であることが多い（Sisodia, 2015）．しかしながら，正常体重症例に比べ，肥満妊婦の場合は有害な影響を受けることが多くなる可能性がある．そのような症例では開腹術への移行率が高く，手術時間が長時間化し，入院日数が長期化することが報告されている．また十分な気腹がいっそう困難になり，適切な手術空間を設けるためには気腹の圧力上昇が必要となる．腹壁が構造上歪曲してしまい，ランドマークの位置がずれることになる．最後に，ポート部位でのヘルニアが発展するリスクが比較的大

表 46-3　CO_2 による気腹の生理学的影響

組 織	影 響[a]	機 序	起こりうる母体・胎児への影響
呼吸器系	P_{CO_2} 上昇，pH 低下	CO_2 の吸収	高炭酸ガス血症，アシドーシス
心血管系	上昇-心拍数；組織血管抵抗；肺血管，大静脈，および平均動脈圧 低下-心拍出量	高炭酸ガス血症と腹腔内圧の上昇 静脈還流量の低下	子宮胎盤低灌流-胎児低酸素症，アシドーシス，低灌流の可能性
血流	肝臓，腎臓，消化管への低灌流を伴う臓器血流量の低下	腹腔内圧の上昇	上記
	下肢静脈還流量の低下	腹腔内圧の上昇	上記
	脳血流量の増加	臓器タンポナーデによるシャントにより起こりうる高炭酸ガス血症	CSF 圧の上昇[b]

[a] ヒヒにおいて気腹圧を 20 mmHg としたときに生じた状態を有意としている（Reedy, 1995）.
[b] 主に動物実験からのデータ.
CSF：脳脊髄液，P_{CO_2}：二酸化炭素分圧.

(Data from O'Rourke, 2006; Reynolds, 2003)

きくなる.

■ 周産期アウトカム

　ヒトの胎児に対する腹腔鏡下手術の正確な影響は不明であり，動物実験が参考となる．妊娠した雌ヒツジでの初期の研究では，何人かの研究者が，気腹圧が 15 mmHg を超えると子宮胎盤血流が減少すると報告している（Barnard, 1995；Hunter, 1995）．これは灌流圧が減少し，胎盤内の血管抵抗が上昇したことによる（表 46-3）．先に述べた Reedy ら（1995）によるヒヒの研究でも同様の研究結果を認める．

　ヒト女性の周産期アウトカムについては観察研究に限られている．Reedy ら（1997）は更新された Swedish Birth Registry を用いて，20 年間分，200 万例以上もの分娩を解析した．そのうち 2,181 例に腹腔鏡下手術が行われ，これらのほとんどは第 1 三半期に行われていた．また，これらの女性の周産期的転帰を，データベース上のすべての女性群に対して，また開腹手術を受けた群に対して比較している．研究者らは低出生体重児，早期産，胎児発育不全のリスク上昇を報告した．腹腔鏡下手術群と開腹手術群ではアウトカムに差がなく，付属器腫瘍に対して手術を受けた 262 例に対しての研究でも，同様の結果が確認された（Koo, 2012）．

■ 手　技

　以下に妊娠中の腹腔鏡手術手技の概要を記す．詳細な説明は，「*Cunningham and Gilstrap's Operative Obstetrics*」第 3 版の第 15 章を参照されたい（Kho, 2016）.

　腹腔鏡下手術に対する術前処置は，開腹手術のものとほとんど変わらない．腸洗浄は不要であるが，大腸を空にすることは，視野確保の補助または操作を簡便化することになる場合もある．経鼻胃管もしくは経口胃管減圧法は，トロカールによる胃穿刺と誤嚥のリスクを減少させる．大静脈圧迫は左側臥位にて回避できる．超音波により胎児を評価したり用手的に子宮を動かすため，砕石位をとる．子宮マニピュレータは，妊娠中には用いるべきではない．

　多くの報告で，気管挿管後の全身麻酔中は終末期呼気炭酸ガス濃度（$EtCO_2$）のモニタリングを用いている（Hong, 2006；Ribic-Pucelj, 2007）．人工呼吸中は，$EtCO_2$ を 30 〜 35 mmHg に維持する．

　第 1 三半期をすぎると，通常の骨盤内腹腔鏡下手術においては，腹腔内挿入の際に子宮穿刺や子宮裂傷を起こさないように手技を施行することが求められる（図 46-1）．子宮穿孔や骨盤内血管および付属器の損傷を避けるためにオープン法による挿入が推奨される（Kizer, 2011；Koo, 2012）．臍部もしくは臍上部を切開し，腹腔内へ直視下で入る（図 46-2）．この状況で，カニューレを気腹装置に接続し，12 mmHg 圧で気腹する．最初の気腹は，気腹圧関連の副作用を迅速に評価し調整するために，緩徐に行われなければならない．カ

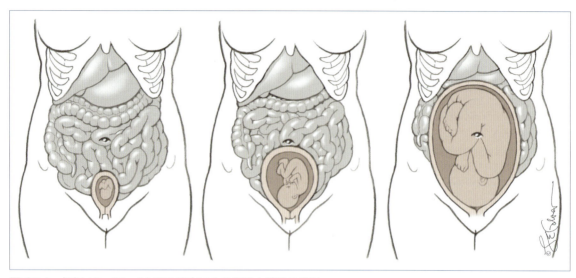

図 46-1　妊娠 10, 20, 36 週の子宮による腹腔内臓器の移動
(Reproduced with permission from Kho KA: Diagnostic and operative laparoscopy. In Yeomans ER, Hoffman BL, Gilstrap LC III, et al (eds): Cunningham and Gilstrap's Operative Obstetrics 3rd ed, New York McGraw-Hill Education, 2017)

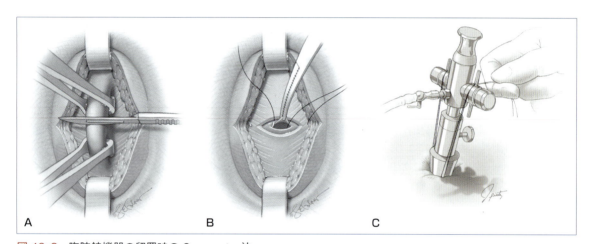

図 46-2　腹腔鏡機器の留置時の Open entry 法
A. 二つの Allis 鉗子で把持され，切開前に吊り上げられた筋膜．
B. 2 本の縫合糸で腹膜と筋膜を把持する．
C. これらの筋膜縫合糸を Hasson カニューレのホルダー周囲に巻いて所定の位置に固定する．
(Reproduced with permission from Kho KA: Diagnostic and operative laparoscopy. In Yeomans ER, Hoffman BL, Gilstrap LC III, et al (eds): Cunningham and Gilstrap's Operative Obstetrics 3rd ed, New York McGraw-Hill Education, 2017)

ニューレ周囲のガス漏れは，タオルクランプによって周囲の皮膚を圧迫することで管理できる．二つ目のトロッカーの挿入は，臍部ポートより腹腔鏡を挿入し直視観察下で行うことで，非常に安全に行うことができる．シングルポートでの手術も報告されている（Dursun, 2013）．

さらに週数の進んだ妊婦では，左上腹部鎖骨中線上の肋骨縁の 2 cm 下方でのポート留置で，子宮底部を回避することができる（Donkervoort, 2011；Stepp, 2004）．パーマー点として知られるこの留置部位は，胸腹膜癒着が起こりにくいため，婦人科腹腔鏡下手術でも用いられている（Vilos, 2007）．

支持棒と腹腔内での羽根型のリトラクターを用いたガスによる気腹を使用しない腹腔鏡下手術は一般に選択されることの少ない代替アプローチ法である．手術時には，この器具は腹壁を上方へ牽引する．この方法は気腹ではなく牽引で術野を確

保するため腹腔鏡下での典型的な心血管動態の変化を回避することができる（Phupong, 2007）．

■ 合併症

妊娠中は，腹腔鏡下手術で起こりうるすべてのリスクの発症率が微増する．妊娠に特徴的な合併症は，トロッカーもしくはベレスニードルによる妊娠子宮の穿刺である（Azevedo, 2009；Kizer, 2011；Mala, 2014）．しかし，この合併症の報告はまれである（Fatum, 2001；Koo, 2012）．コクランデータベースレビューにて，腹腔鏡下手術と開腹手術の有益性と危険性を比較することが必要であるとされた（Bunyavejchevin, 2013）．実際に比較を行うのは難しいが，常識でアプローチを決めるべきである．

X線撮影法

超音波検査，放射線検査，MRI検査などを含む画像検査は妊娠中の診断および治療のための補助として用いられている．これらの検査のなかで放射線検査が最も問題が生じる検査である．初期の妊娠を認知する前に，外傷や重症疾患に対して行われてしまうX線検査を回避することは困難である．幸いにも，ほとんどの診断的放射線検査の胎児に対する危険性は微少である．しかしながら薬物治療と同様に，妊娠の転帰が悪かった場合は訴訟に至る可能性もある．そしてX線曝露後は，患者自身や医療者の不安によって，不必要な人工妊娠中絶が施行される場合もある．

2007年から，アメリカ放射線医学会（ACR）は医療における全分野での放射線量に対する懸念が増大しているという問題に対して取り組んでいる（Amis, 2007）．その目標の一部は，放射線の安全対策を通して曝露を制限するものであり，生涯での被曝線量蓄積記録をすべての被曝患者で行うよう推し進めることを推奨している．対策のなかで，小児や妊婦，妊娠の可能性のある女性など，特に放射線感受性が高い人々に対してはより注意深く取り扱うことを提言している．われわれの施設では，妊婦のための特別な推奨事項を設けている．CTや蛍光透視法などの高曝露エリアにおいては，放射線被曝の値と期間を記録しモニタリングする．

■ 電離放射線

放射線という用語は文字どおり透過するエネルギーであり，それはよくいわれるX線に限らず，マイクロ波，超音波，ジアテルミー，ラジオ波などを含む．これらのうち，X線とγ線は，超高エネルギーである短波長をもつ，電離放射線である．その他の四つの形態は，波長はより長く，エネルギーは低い（Brent, 1999b, 2009）．

電離放射線は，DNAの構造など分子構造を変えることができる，あるいは二次的に組織を損傷する可能性のある遊離基またはイオンを作製しうる有意のエネルギーの波動または粒子—光子—を指す〔Hall, 1991；全米研究評議会（NRC），1990〕．X線の影響を測定する方法を**表46-4**にまとめた．使用される標準的な用語は，**曝露**（空気中），**線量**（組織に対する），および**相対的実効線量**（組織に対する）である．診断用X線のエネルギーの範囲では現在，線量はグレイ（Gy）で，相対的実効線量はシーベルト（Sv）で表されている．これらは取り換えて使用することもできる．整合性を維持するため，この後に検討する線量はすべて，グレイ（1 Gy = 100 rad）またはシーベルト（1 Sv = 100 rem）を併用した単位で表す．換算する場合は，1 Sv = 100 rem = 100 rad とする．

前述のように，X線による生物学的影響は，電気化学的反応による組織損傷である．Brent（1999a, 2009）によれば高線量のX線とγ線は，生物学的影響と胎児の生殖能力という2種類に関するリスクをもたらす．これらは**確定的影響**であり**確率的影響**である．いずれも次のセクションで

表46-4 電離放射線の計測法

被曝線量	X線によって産生されるイオン量を空気1 kgごとに算定 単位：レントゲン（R）
放射線量	エネルギー量は組織1 kgごとで算定 最新の単位：グレイ（Gy） 　　　　　（1 Gy＝100 rad） 従来の単位：rad
効果線量	エネルギー量は組織1 kgごとで算定 生物学的影響に標準化される 最新の単位：シーベルト（Sv） 　　　　　（1 Sv＝100 rem） 従来の単位：rem

詳述する．

■ 確定的影響

放射線被曝の潜在的な有害な影響の一つは確定的影響であり，これは流産，成長制限，先天奇形，小頭症，または精神遅滞を引き起こす可能性がある．これらの確定的影響は閾値効果であり，**閾値は無有害作用量（No Observed Adverse effect Level：NOAEL）** である（Brent, 2009）．今も議論の最中であるが，NOAEL の概念は，閾値（0.05 Gy もしくは 5 rad）を下回れば危険性はないとしている．また重症の胎児奇形を引き起こす閾値は 0.2 Gy（20 rad）程度であるとしている．

電離放射線の有害な確定的影響は，結果として生じる胚形成障害による細胞損傷について広く研究されている．これらは，日本の原爆犠牲者や小児癌のオックスフォード調査（Oxford Survey of Childhood Cancers：OSCC）とともに動物モデルでも評価が行われてきた（Sorahan, 1995）．補足的なソースにより，過去の観察結果の確証やさらなる情報の提供も行われている（Groen, 2012）．一つは，出生前の照射による胎児の生物学的影響を詳述した 2003 年の国際放射線防護委員会（International Commission on Radiological Protection）の刊行物である．もう一つは NRC の電離放射線の生物学的効果-BEIR Ⅶ第 2 相（Biological effects of Ionizing Radiation-BEIR VII Phase 2）レポート（2006）である．これは電離放射線の低レベル曝露の健康リスクを検討したものである．

◆ 動物実験

マウスモデルでは，致死性リスクが最も高いのは着床前から受精後最長 10 日間の間であった（Kanter, 2014）．これは染色体損傷によって引き起こされる割球破壊による可能性が高い（Hall, 1991）．マウスの場合，器官形成期間中に高用量放射線—1 Gy または 100 rad —は形成異常や成長障害を引き起こす可能性が高く，致死効果をもつ可能性は低い．脳の発達に関する複数の研究から，胎児の早期および中期のニューロンの発達と皮質への影響が示唆されている．とはいえ，非常に低線量の電離放射線は悪影響をもたないと思われる（Howell, 2013）．

◆ ヒトでのデータ

ヒトに対する高線量電離放射線の悪影響のデータは，主に広島と長崎の原爆被爆者より得られる（Greskovich, 2000；Otake, 1987）．初期の研究を確認したところ（国際放射線防護委員会，2003），重度の精神発達遅滞のリスクは妊娠 8～15 週の間に最も大きかった．閾値は，前述したマウスモデルでの皮質への影響に類似した範囲の 0.3 Gy（30 rad）という低いものと考えられた．知能指数（intelligence quotient：IQ）の平均低下率は 1 Gy または 100 rad 当たり 25 点であった．これは，線量反応があるようにみえるが，閾値があるかは定かではない．閾値がない線量反応として観察を行うと，多くのくい違いが生じる．Choi ら（2012）が行った低放射線量に曝露された胎児の研究では，先天奇形リスクの上昇は認められなかった．

最後に妊娠 8 週未満や 25 週以上での被曝では被曝線量が 0.5 Gy もしくは 50 rad 以上であっても，精神発達遅滞のリスクの上昇は認められなかった（国際放射線防護委員会，2003）．高線量の放射線を用い，女性の悪性腫瘍や過多月経，子宮筋腫に対する治療を行った研究報告がある．Dekaban（1968）は，妊娠の前半期において 2.5 Gy もしくは 250 rad 程度の被曝を受けた，精神発達遅滞または小頭症，もしくはその両方を認めた 22 人の新生児について報告している．

◆ 胎児の放射線被曝の概要

妊娠 8～15 週において，胎児胚は精神発達遅滞を含め，最も放射線に過敏である．その線量に関しては閾値があるのか，線量反応になるのかは判明していない．生物学的影響に関する委員会（1990）の推定によれば，重度の精神発達遅滞が起こる確率は，0.1 Gy（10 rad）被曝で 4 ％，1.5 Gy（150 rad）被曝で 60 ％程度と高い．この線量は放射線検査における最大線量の 2～100 倍の線量である．重要なことは，特に妊娠 8～15 週において，さまざまな検査を行うことにより累積線量が有害な範囲に到達するかもしれないことである．妊娠 16～25 週では被曝によるリスクは低い．そしてまた，妊娠 8 週以前もしくは 25 週以後のリスクについては実証されたデータがない．

重要なことは，低線量の診断用放射線曝露による胚や胎児へのリスクは軽微であると思われる点である．最近の研究においては，0.05 Gy（5 rad）以下の放射線量においては，奇形や発育不全，流産などのリスク上昇はないとされている．事実，

Brent（2009）は 0.2 Gy（20 rad）以下の被曝量では，先天奇形の発生は増加しないと結論づけている．放射線検査では滅多に 0.1 Gy（10 rad）を超えないため，Strzelczyk ら（2007）はこれらの検査は確定的影響を引き起こす可能性は低いと結論づけている．Groen ら（2012）は 0.1 Gy の放射線は胸部 X 線撮影 1,000 枚以上の線量である点を強調している．

■ 確率的影響

確率的影響とは，放射線被曝の偶発的な，おそらく予測不可能な発癌性や突然変異への影響である．診断的放射線被曝によって，胎児の小児癌や遺伝学的な疾患のリスクが上昇する可能性がある．Doll ら（1997）ならびに NRC（2006）BEIR Ⅶ Phase 2（2006）の報告では，子宮内被曝が 0.01 Sv もしくは 1 rad の低線量であっても発癌率は上昇しうるとしている．そのほかにも，Hurwitz ら（2006）は，被曝線量が 0.03 Gy もしくは 3 rad であれば小児癌のリスクが通常での 1/600 の 2 倍にあたる 2/600 に上昇すると推測した．

ある研究では，17～45 歳の 10 種類の固形癌で子宮内放射線被曝が影響していた．その研究では，前述のように 0.1 Sv もしくは 10 rem を閾値として，線量と反応に相関が認められた．この結果はおそらく，DNA と電離放射線間の一連の複合した相互作用によるものである．0.1 Sv もしくは 10 rem を下回る低線量での発癌リスクの予測もまた，問題にされている．重要なこととして，0.1～0.2 Sv 以下の線量においての発癌作用は証明されていない（Brent, 2009, 2014；Preston, 2008；Strzelczyk, 2007）．

■ X 線線量測定法

頻繁に利用されている各種放射線診断における子宮と胚に対する線量の推定値を，表 46-5 にまとめた．頭部のような子宮から最も離れた臓器に対する検査では，胎芽や胎児に対する放射線の被曝線量は非常に少なくなる．女性の体格，X 線撮影方法，機材の性能は線量の変動因子となる（Wagner, 1997）．このため，表内のデータはガイドラインにすぎない．特定の個人に対する放射線量の測定が必要となる場合は，医学物理学者に相談するべきである．Brent（2009）は患者の被曝線量を推定するための質疑のため，Health Physics Society のウェブサイト（www.hps.org）を利用することを推奨している．

■ 治療用放射線

アメリカ医学物理学会議（AAPM）の放射線療法委員会タスクグループ（Radiation Therapy Committee Task Group）（Stovall, 1995）は，妊

表 46-5　一般的な放射線検査による子宮への放射線量

検　査	撮影方向	撮影[a] 当たりの放射線量（mGy）	撮影枚数[b]	放射線量（mGy）
頭部[c]	AP, PA, Lat	＜ 0.0001	4.1	＜ 0.0005
胸部	AP, PA[c], Lat[d]	＜ 0.0001～0.0008	1.5	0.0002～0.0007
乳房[d]	CC, Lat	＜ 0.0003～0.0005	4.0	0.0007～0.002
腰仙椎[e]	AP, Lat	1.14～2.2	3.4	1.76～3.6
腹部[e]	AP		1.0	0.8～1.63
静脈性腎盂造影[e]	3 views		5.5	6.9～14
殿部[b]（1 枚）	AP	0.7～1.4		
	Lat	0.18～0.51	2.0	1～2

[a] X 線を 2～4 mm のアルミニウムと同等域の半価層にて Rosenstein（1988）の方法論で計算した．
[b] Laws（1978）が報告したデータと方法に基づく．
[c] Conway（1989）による入光部の被曝線量のデータ．
[d] 予想線量は前述のデータに基づく．
[e] アメリカ放射線防護測定評議会（1989）によって報告された NEXT のデータに基づく．
AP：前後方向，CC：頭尾方向，Lat：側方，PA：後前方向．

妊女性に対して放射線療法を慎重に個別化することに重点をおいている（第63章参照）．たとえば，胎児に対する遮蔽や，その他防護措置などの使用が推奨される（Fenig, 2001；Nuyttens, 2002）．言い換えれば，胎児は危険量の放射線被曝を受ける可能性があるので，治療計画は注意して立てる必要がある（Prado, 2000）．例として，母体の脳に対する放射線治療や，乳房の切線照射での胎児被曝量を計算して行うなどする（Mazonakis, 1999, 2003）．放射線治療の将来の生殖能力および妊娠予後に関するレビューはWoら（2009）などによって報告されている．第63章にも詳述した．

■ 診断用放射線
◆ X線撮影

胎児に対する危険性を推定するためには，おおよその放射線量を知っておく必要がある．ACRは，胚や胎児の予後を脅かすのに十分な放射線量を確認するための単一の診断検査はないとしている（Hall, 1991）．

標準的なX線撮影での線量は表46-5に示した．妊娠中には，胸部の前後方向撮影が放射線検査としては最も多く，胎児への被曝線量は0.0007 Gyもしくは70 mradと，非常に低い．腹部X線写真では，胚もしくは胎児が直接X線に曝されるので，被曝線量は0.001 Gyまたは100 mradと高くなる．標準的な静脈性腎盂造影検査では，複数枚の撮影をするため0.005 Gyもしくは500 mradを超える被曝線量になる可能性がある．1回限りの撮影での腎盂造影検査は第53章に記載されており，尿路結石かその他の原因による尿路閉塞か，超音波検査でははっきりしない場合に有用である．多くの"外傷シリーズ"，たとえば四肢の骨，頭蓋骨，肋骨のX線写真は，撮影目標から距離があるため胎児への被曝は低線量である（Shakerian, 2015）．

◆ X線透視撮影と血管造影

X線透視撮影と血管造影検査での線量算出は，撮影数や総透視時間，胎児が放射線照射野にいる間の透視時間などさまざまな因子があるため難しい．表46-6のように，線量範囲が変化する．血管造影法などの特殊な検査法では，より高い被曝量となる可能性があるが，FDAはバリウム撮影などの従来のX線透視撮影法に関する被曝を制限している．

血管造影法と静脈塞栓法は，腎臓病や外傷などの重症の母体疾患に対して必要になる（Wortman, 2013）．前述と同様に，胚または胎児からの距離が遠くなればなるほど，被曝線量とリスクは低減する．

◆ コンピューター断層撮影法

これは通常，360°方向からからせん状に撮像された複数の画像を後処理する方法で撮影される．このうち，横断面の画像は最も一般的である．多列検出器CT/マルチスライスCT（multidetector CT：MDCT）は，現在通常のCT適応症例に対して標準的に用いられている．近年の検出器は16列もしくは64列のチャンネルをもち，MDCTのプロトコルでは，従来のCT検査よりも多くの線量を出す場合があるとされている．撮像パラメータの数値は，被曝線量に影響する（Brenner, 2007）．これらにはピッチ，管電圧，管電流，視準，スライス数，管回転，総撮影時間が含まれる．検査で非造影像も撮像したならば，2倍の撮影数になるため被曝線量も2倍になる．胎児の被曝線量は，胎児の大きさや位置，母体の体格などの要因にも依存している．そして単純X線写真

表46-6　一般的なX線透視検査による子宮および胎児への推定X線放射線量

検査方法	子宮への放射線量 (mGy)	1秒間におけるX線透視の曝露 (SD)
脳血管造影法[a]	＜0.1	―
心血管造影法[b, c]	0.65	223 (±118)
1枝病変のPTCA[b, c]	0.60	1,023 (±952)
2枝病変のPTCA[b, c]	0.90	1,186 (±593)
上部消化管検査法[d]	0.56	136
食道造影法[b, e]	0.06	192
バリウム注腸造影法[b, f, g]	20〜40	289〜311

[a] Wagner (1997).
[b] Gorson (1984) のデータに基づいて計算した．
[c] Finci (1987).
[d] Suleiman (1991).
[e] Rowley (1987) の女性データに基づく．
[f] すべての検査において放射線照射野に胎芽が存在するとする．
[g] Bednarek (1983).
PTCA：経皮的冠動脈形成術，SD：標準偏差．

と同様に，撮影野が胎児に近ければ近いほど，被曝線量は高くなる．

頭部 CT スキャンは妊婦に対して最も一般的に行われる検査である．これは神経障害（第 60 章参照）や子癇（第 40 章参照）に対して行われる．非造影 CT スキャンは一般的に，硬膜外，硬膜下，くも膜下の急性出血を鑑別するために使われる（図 46-3）．胎児からの距離があるため，胎児の被曝線量はごくわずかである（Goldberg-Stein, 2012）．

腹部の検査は，より問題が多くなる．Hurwitz ら（2006）は 16 列の MDCT での，妊娠 0 ヵ月と 3 ヵ月の胎児に対する被曝線量を，ファントムモデルを用いて算出した．算出は妊婦に対して行われる三つの一般的な検査に関して行われた（表 46-7）．肺塞栓プロトコルでは，後で述べる換気血流（ventilation-perfusion：V/Q）肺スキャンと同様の被曝線量であった．虫垂炎プロトコルはその撮影範囲が広いために，最も高い被曝線量であったが，臨床的には MRI が撮像できない場合に非常に有用な検査である．Lazarus ら（2007）の虫垂炎が疑われた 67 人の女性の検証では，感度 92 %，特異度 99 %，陰性的中率 99 % と報告された．この検証では，通常の虫垂撮影法とピッチが異なるために，被曝線量が著明に少なかった．これについては第 54 章で詳述する．

尿路結石が疑われ，超音波検査で診断がつかない場合，MDCT プロトコルが行われる．類似したプロトコルを使用して，White ら（2007）は平均妊娠 26.5 週の妊婦 20 人で 13 人の尿路結石を診断した．最後に，図 46-4 で示すように，腹部 CT は，重度の外傷のある妊婦に対しては行わなければならない（Matzon, 2015；Shakerian, 2015）．

胸部 CT スキャンを施行された症例中で最も多かったのは肺塞栓症疑いであった．Stein ら（2007）による肺塞栓診断の予測試験である Prospective Investigation of Pulmonary Embolism Diagnosis（PIOPED）Ⅱで発表された最新の提言では，妊娠中は胸部 CT の使用が推奨されている．そこで妊婦に対しては，放射線科医の 70 %が肺シンチグラフィ（V/Q スキャン）を推薦し，30 % が胸部 CT 血管造影法を推薦した．そして妊婦に対するシンチグラフィは単純胸部 X 線写真とともにアメリカ胸部疾患学会（ATS）にて

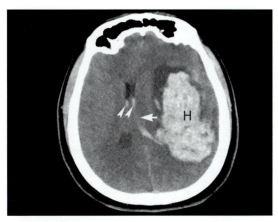

図 46-3 満期で分娩子癇を発症した 37 歳
非造影頭部 CT 検査画像．脳室内へ進展（矢頭）する左側前頭頭頂側頭葉実質内の広範な血腫（H）．血腫の圧迫によって偏位した正中線（矢印）．
(Reproduced with permission from Kho KA: Diagnostic and operative laparoscopy. In Yeomans ER, Hoffman BL, Gilstrap LC III, et al (eds): Cunningham and Gilstrap's Operative Obstetrics 3rd ed, New York McGraw-Hill Education, 2017)

表 46-7 16 列の MDCT による推定放射線量測定

プロトコル	線量測定（mGy）	
	着床前	在胎 3 ヵ月
肺塞栓症	0.20〜0.47	0.61〜0.66
腎結石	8〜12	4〜7
虫垂炎	15〜17	20〜40

(Data from Hurwitz, 2006)

推薦された（Leung, 2012）．しかし MDCT 血管造影法はその撮像時間がますます速くなったことで，正確さが増してきていることは多くの人が認めるところである（Brown, 2014）．他の報告では，CT 血管造影の使用割合が増えてきていると報告され，被曝線量は V/Q シンチグラフィと同様であると主張している（Brenner, 2007；Greer, 2015；Hurwitz, 2006）．胎児の被曝量は V/Q スキャンと比べて CT 血管造影のほうが低いとされることには議論があるが，母体の胸部への放射線量は CT 検査で実質的に高くなる（van Mens, 2017）．われわれは，肺塞栓症疑いの症例に対しては最初に MDCT スキャンを進んで用いている（第 52 章参照）．

CT 骨盤計測法が骨盤位分娩試行前に行われることがある（第 28 章参照）．胎児被曝線量はおおよそ 0.015 Gy もしくは 1.5 rad になるが，低線量

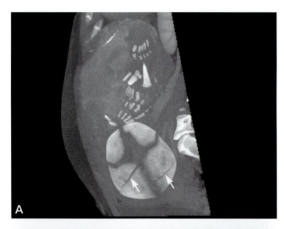

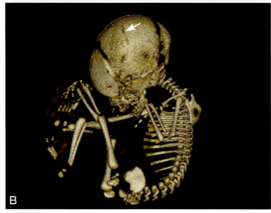

図 46-4 この第3三半期の妊婦は高速度での自動車事故に遭遇した
A. 母体適応のため最大値の投影で撮像された画像では胎児の頭蓋骨骨折（**矢印**）を容易に確認できる．
B. 母体の検査中に撮像されたデータでの骨アルゴリズムのCT3次元再構成画像では胎児骨格が描出される．なお，矢印は骨折部位を意味する．

(Reproduced with permission from Bailey AA, Twickler DM: Perioperative imaging. In Yeomans ER, Hoffman BL, Gilstrap LC III, et al (eds): Cunningham and Gilstrap's Operative Obstetrics 3rd ed. New York: McGraw-Hill Education; 2017. Photo contributor: Dr. Travis Browning)

の方法を用いれば 0.0025 Gy もしくは 0.25 rad まで低減される．

◆ X線撮影用造影剤

造影剤は静注でも，経口でも投与可能である．静脈内造影剤はFDAによりカテゴリーBとされている．現在の画像診断で採用されている静注造影剤はヨード化された低浸透圧のものであり，胎盤を通過し胎児まで到達する．水溶性のヨード化された造影剤を使用した場合の，新生児甲状腺機能低下症またはその他の有害作用の症例は記録されていない（ACR, 2015）．経口造影剤は通常，ヨウ素またはバリウムを含有し，全身への吸収量は少量であり，胎児に影響を及ぼす可能性は低い．

◆ 核医学検査法

この検査は注射，吸入もしくは内服できる放射性元素を"標識"とすることで行われる．たとえば，放射性同位元素テクネチウム-99mは，赤血球，硫黄コロイド，過テクネチウム酸塩に標識される．この検査法では，胎児放射線被曝を起こす標識を使用する．胎盤移行量が重要なのは明白であるが，胎児は母体の膀胱近傍に位置するため腎クリアランスも重要である．放射性テクネチウムの測定は，その崩壊とキュリー（Ci）もしくはベクレル（Bq）での単位量を基準とする．線量は通常，ミリキュリー（mCi）で表記される．**表 46-4**で示すように，組織実効線量はシーベルト単位（Sv）に変換され表記される（1 Sv = 100 rem = 100 rad）．

放射性同位元素の身体的・生化学的特性に従い，平均胎児被曝線量は計算することができる（Wagner, 1997；Zanzonico, 2000）．一般的に用いられる放射性医薬品と胎児吸収線量の推定値を**表 46-8**にまとめた．放射性核種の使用量はできるだけ少なくしておかなければならない（Adelstein, 1999；Zanotti-Fregonara, 2017）．被曝影響は在胎週数により異なり，大部分の放射性医薬品では妊娠初期に最も大きくなる．例外の一つとして，ヨウ素-131の胎児甲状腺に対する遅発性影響がある（Wagner, 1997）．

前述のように，妊婦の肺塞栓症疑いに対して用いられることがある．この診断法はCT血管造影法によって診断がつかなかった場合に用いられる．血流は注射された^{99}Tc-大凝集アルブミンによって測定され，換気は吸入されたキセノン-127もしくはキセノン-133によって測定される．どちらも胎児被曝量はわずかである（Chan, 2002；Mountford, 1997）．

ヨウ素-123もしくはヨウ素-131による甲状腺スキャンは妊娠中にあまり行われない．検査として用いる量であれば，胎児に対するリスクは最小限である．重要なことは，バセドウ病や甲状腺癌に対する治療で用いられる放射性ヨウ素の内服では，児の甲状腺切除が必要となったり，クレチン病を引き起こすかもしれないことである．

^{99m}Tc-硫黄コロイドを用いて，乳癌の最も転移しやすい腋窩リンパ節を同定するセンチネリ

表 46-8　核医学検査において用いられる放射性医薬品

検　査	検査当たりの推定投与放射線量（mCi）[a]	在胎週数[b]	子宮/胎芽に対する放射線量[c]
脳	20 mCi ^{99m}Tc DTPA	＜12	8.8
		12	7[c]
肝胆道系	5 mCi ^{99m}Tc sulfur colloid	12	0.45
	5 mCi ^{99m}Tc HIDA		1.5
骨	20 mCi ^{99m}Tc phosphate	＜12	4.6
肺血流	3 mCi ^{99m}Tc-macroaggregated albumin	Any	0.45〜0.57（combined）
肺換気	10 mCi ^{133m}Xe gas		
腎臓	20 mCi ^{99m}Tc DTPA	＜12	8.8
膿瘍もしくは腫瘍	3 mCi ^{67}Ga citrate	＜12	7.5
心血管系	20 mCi ^{99m}Tc-labeled red blood cells	＜12	5
	3 mCi ^{210}Tl chloride	＜12	11
		12	6.4
		24	5.2
		36	3
甲状腺	5 mCi ^{99m}TcO$_4$	＜8	2.4
	0.3 mCi ^{123}I（whole body）[d]	1.5〜6	0.10
	0.1 mCi ^{131}I		
	Whole body	2〜6	0.15
	Whole body	7〜9	0.88
	Whole body	12〜13	1.6
	Whole body	20	3
	Thyroid-fetal	11	720
	Thyroid-fetal	12〜13	1,300
	Thyroid-fetal	20	5,900
センチネルリンパ節シンチグラフィ	5 mCi ^{99m}Tc sulfur colloid（1〜3 mCi）		5

[a] mCi：ミリキュリー．mrad に変換すると 100 倍の値．
[b] 被曝線量は，一般的に在胎 12 週以前のほうがそれ以後の週齢と比較してより大きくなる．
[c] 測定値は胎盤通過性による．
[d] ^{131}I の取り込み量と被曝線量は在胎週齢が進むほど増加する．
DTPA：ジエチレントリアミペンタアセテート酸，Ga：ガリウム，HIDA：肝胆道系イミノミ酢酸，I：ヨウ素，mSv：ミリシーベルト，Tc：テクネチウム，TcO$_4$：過テクネチウム酸塩，Tl：タリウム．

（Data from Adelstein, 1999; Schwartz, 2003; Stather, 2002; Wagner, 1997; Zanzonico, 2000）

ンパ節シンチグラフィは，非妊婦の手術前検査として一般的に行われている（Newman, 2007；Spanheimer, 2009；Wang, 2007）．表 46-8 で示すように，計算上の被曝線量は 0.014 mSv もしくは 1.4 mrad であり，妊娠中の使用を禁止するべきではない．

母体に対する超音波検査の発展は，最も大きな業績の一つであることは明白である．日々の診療のなかで超音波検査は不可欠である．妊娠に関する超音波検査の幅広い臨床的活用方法は，第 10 章のほか，この本の他のほとんどのセクションで記載されている．

超音波検査法

産科学のすべての主要な進歩のなかで，胎児と

磁気共鳴画像法

磁気共鳴画像診断法は電離放射線を用いない検

査である．適応については本書全体を通してあげられている．利点として，軟部組織を高いコントラストで描出できる特徴的な組織画像が得られることや，横断面，矢状断面，冠状断面などどんな断面でも撮像できることなどがある．MRI撮像のメカニズムについては第10章に記載されている．

■ 安全性

Kanalら（2013）は，ACRのMR安全性に関する専門家パネルが最近更新した内容を報告した．パネルでは，ヒトへの有害な作用はMRIからは報告されていないと結論づけていた．カナダ予防医療対策委員会（Canadian Task Force on Preventive Health Care）も同様の結論に達していた（Patenaude, 2014）．

初期の研究では，1.5 T（T＝テスラ）によるMRIに曝露された初期ネズミ胚の胚盤胞形成に差異がみられた（Chew, 2001）．規定された限界値の範囲内で操作した場合，臨床用の磁力の強度が3 T以下であれば，母体と胎児の画像化を安全に実施できる．妊娠期に関係なく，以下の場合にMRIは使用できる．①非電離性のモダリティ，すなわち超音波検査では撮像できない場合，②検査の結果が妊娠中の母体または胎児の管理の指針となる場合，③女性がその後に妊娠していない状態になるまで画像診断を遅らせることができない場合，である．磁気強度＞1.5 Tを使用するという判断は，特別な母体適応として行われる可能性がある．初期の研究では，3 Tでの画像診断が胎児診断精度を向上しうることも示唆していた（Victoria, 2016）．動物においては，磁気強度は4 Tまでは安全と思われる（Magin, 2000）．Vadeyarら（2000）は，妊婦のMR画像診断中の明白な胎児心拍数のパターンの変化はなかったと報告している．子宮内で磁力に曝露された小児を評価する試験では，悪影響は示されていない（Clements, 2000；Kok, 2004；Reeves, 2010）．

MRIの禁忌は，体内式心臓ペースメーカ，神経刺激装置，植込み型除細動器，薬剤注入ポンプ，人工内耳，その他磁気感受性の高い部位の金属片や脳動脈瘤クリップ，そしてすべての眼内金属異物である．Deweyら（2007）は51,000人以上の非妊婦がMRI検査を予定し，そのうち検査の絶対禁忌事項をもっていたのはわずか0.4％であったと報告した．

■ 造影剤

いくつかの**ガドリニウムキレート**構成体は，常磁性体のコントラストをつけるために用いられる．これらは胎盤を通過して，胎児，胎盤，羊水中で認められる（Oh, 2015）．人間への使用量のおよそ10倍の量のガドリニウム系造影剤を使用したウサギの胎児で，わずかな発達障害が認められた．De Santisらは，第1三半期の女性26人にガドリニウム派生体を投与した試験において胎児への有害作用はなかったと報告した（Kanal, 2013）．Briggsら（2015）によると，ACOG（2017a）とACR（2015）は，胎児のリスクを上回る潜在的な利益がない限り，ガドリニウムのルーチンの使用は推奨されないと勧告している．この勧告の重要な点は，ガドリニウムイオンの羊水中のリガンドと潜在的な胎児への長期曝露からの回避を可能とすることである．

■ 母体適応

MRIがCTに対して補足的な検査になることもあるが，一方でMRIのほうが好ましい場合もある．脳腫瘍や脊髄損傷などの母体中枢神経系異常では，MRIのほうがより鮮明に対象物を画像化することができる．第40章で記載されたように，MRIによって子癇の病態生理学的に価値のある画像所見や妊娠高血圧腎症の脳血管血流の測定がなされた（Twickler, 2007；Zeeman, 2003, 2004）．MRIは神経学的緊急症例を診断するときに非常に有用である（Edlow, 2013）．MRIは母体の腹部と後腹膜領域を評価するのに優れている検査であり，前置胎盤の程度と範囲，既往帝王切開後妊娠での胎盤の形態を確認する際に多く選択される（第41章参照）．MRIは妊娠中の副腎腫瘍や腎腫瘍，消化管腫瘍，骨盤内腫瘍の発見と局在診断のために使用される．妊娠中の胸部，腹部，骨盤内新生物の評価にも向いている（Boyd, 2012；Tica, 2013）．MR尿路造影は腎尿路結石症診断のためにも活用されている（Mullins, 2012）．第37章で論じられているように，CTとMRIは産褥感染症の評価に有用である．MRIのほうが帝王切開後の膀胱弁領域の評価についてよりよい画

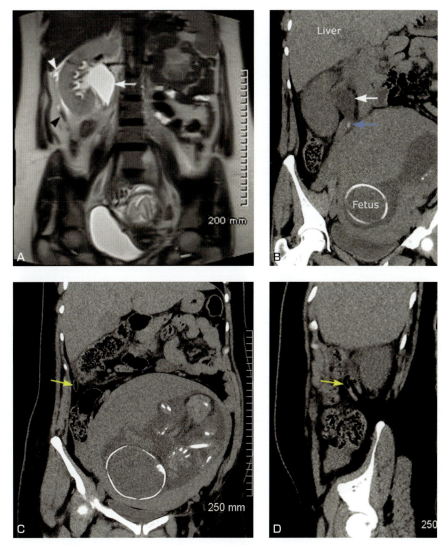

図 46-5　妊娠 29 週で虫垂炎が疑われた経産婦

A. T2 強調 MRI 画像冠状断像を示す．腎盂の破裂を示唆する重度水腎症（矢印）と腎周の液体（白の矢頭）．正常な虫垂を側方に認める（黒の矢頭）．

B. CT 画像冠状断像では，閉塞の原因として水腎を呈した腎臓（白の矢印）から遠位の腎盂尿管移行部（青の矢印）に，8 mm の放射線不透過性の結石を認める．

C および D. 同一症例のさらに前方の CT 画像冠状断像および矢状断像．妊娠の進行に伴い，炎症のない虫垂（黄色の矢印）が上腹部に偏位したと推測される．

像を得ることができる（Brown, 1999；Twickler, 1997）．MRI は妊娠中の右下腹部痛，特に虫垂炎の評価に用いられる（図 46-5）（Baron, 2012；Dewhurst, 2013；Furey, 2014；Pedrosa, 2009；Tsai, 2017）．研究者たちは，その他の消化管疾患に関しても MRI によって容易に診断することができると報告している（第 54 章参照）．最後に，心臓の MRI は，正常の生理，複雑な構造異常，心筋症の調査に有用であることが報告されている（Kramer, 2015；Nelson, 2015；Stewart, 2016）．

■ **胎児適応**

胎児 MRI は超音波検査を補うことができる（Laifer-Narin, 2007；Sandrasegaran, 2006）．Zaretsky ら（2003a）によると，MRI は胎児のほとんどすべての身体的構造を映し出すことができる．胎児での MRI の最も多い適応は，脳，胸部，尿生殖器系の複雑な異常の評価である（Williams,

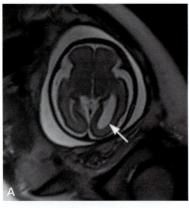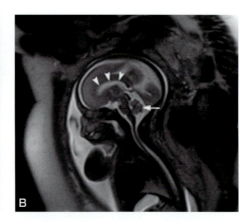

図 46-6　妊娠 27 週の初産婦
A．MRI T2 強調横断像で胎児の左側脳室に軽度一側性脳室拡大（矢印）を認める．
B．MRI T2 強調矢状断像では脳梁（矢頭）と虫部（矢印）は正常に発達している．

表 46-9　妊娠期および授乳期の画像診断のためのガイドライン

超音波検査と MRI 検査は，胎児のリスクと関連がなく，妊娠中の画像診断において優先される選択肢である．
一般に，X 線撮影，CT 検査，または核医学検査などでの放射線は，胎児へのリスクがあるとされる線量よりはるかに低い線量を照射する．超音波検査や MRI 検査を補うために必要な場合や，これらの検査のほうが速やかに施行できる場合には，使用を控える必要はない．
MRI 検査では，胎児または母体の転帰に対して有益な診断精度を大幅に向上させない限り，ガドリニウム造影剤の使用は制限される．
授乳中はガドリニウム投与後に授乳を中止する必要はない．

（Data from American College of Obstetricians and Gynecologists, 2017a）

2017）．Reichel（2003），Twickler（2002）らは胎児の中枢神経系奇形および身体計測の確認に MRI を用いた（図 46-6）．Caire ら（2003）は胎児泌尿生殖器系奇形に対する MRI の利点を報告した．Hawkins ら（2008）は腎奇形と羊水過少症を認める 21 症例の胎児での MRI について報告した．Zaretsky ら（2003b）は胎児推定体重が超音波検査よりも MRI でより正確であると報告した．胎動は，すばやい撮像であればそれほど問題にはならない．形態は，HASTE（half-Fourier acquisition single-shot turbo spin echo）または SSFSE（single-shot fast spin echo）などの高速 T2 強調シーケンスで主に評価する．MRI の胎児の適応と所見については，第 10 章でさらに広げて取り上げているほか，本書全体で扱っている．

◆妊娠中の画像診断

ACOG（2017a）は，妊娠中の X 線撮影，超音波検査，MRI 法による曝露の影響を概説した．そこで示されたガイドラインを表 46-9 に示す．

（訳：田畑潤哉）

References

Adelstein SJ: Administered radionuclides in pregnancy. Teratology 59:236, 1999.
American College of Obstetricians and Gynecologists: Guidelines for diagnostic imaging during pregnancy and lactation. Committee Opinion No. 723, October 2017a.
American College of Obstetricians and Gynecologists: Nonobstetric surgery during pregnancy. Committee Opinion No. 696, April 2017b.
American College of Radiology: ACR manual on contrast media. Version 10.1, 2015.
Amis ES Jr, Butler PF, Applegate KE, et al: American College of Radiology white paper on radiation dose in medicine. J Am Coll Radiol 4(5):272, 2007.
Asizare M, 2015; Alipour M, Taghavi M, et al: Bilateral laparoscopic adrenalectomy in a pregnant women with Cushing's syndrome. Urol J 11(5):1911, 2014.
Azevedo JL, Azevedo OC, Miyahira SA, et al: Injuries caused by Veress needle insertion for creation of pneumoperitoneum: a systematic literature review. Surg Endosc 23(7):1428, 2009.

Bailey AA, Twickler DM: Perioperative imaging. In Yeomans ER, Hoffman BL, Gilstrap LC III, et al (eds): Cunningham and Gilstrap's Operative Obstetrics, 3rd ed, New York, McGraw-Hill Education, 2017.

Baldwin EA, Borowski KS, Brost BC, et al: Antepartum nonobstetrical surgery at ≥23 weeks' gestation and risk for preterm delivery. Am J Obstet Gynecol 212:232.e1, 2015.

Barnard JM, Chaffin D, Droste S, et al: Fetal response to carbon dioxide pneumoperitoneum in the pregnant ewe. Obstet Gynecol 85:669, 1995.

Baron KT, Arleo EK, Robinson C, et al: Comparing the diagnostic performance of MRI versus CT in the evaluation of acute nontraumatic abdominal pain during pregnancy. Emerg Radiol 19(6):519, 2012.

Bednarek DR, Rudin S, Wong, et al: Reduction of fluoroscopic exposure for the air-contrast barium enema. Br J Radiol 56:823, 1983.

Boyd CA, Benarroch-Gampel J, Kilic G, et al: Pancreatic neoplasms in pregnancy: diagnosis, complications, and management. J Gastrointest Surg 16(5):1064, 2012.

Brenner DJ, Hall JH, Phil D: Computed tomography—an increasing source of radiation exposure. N Engl J Med 357:2277, 2007.

Brent RL: Carcinogenic risks of prenatal ionizing radiation. Semin Fetal Neonatal Med 19(3):203, 2014.

Brent RL: Developmental and reproductive risks of radiological procedures utilizing ionizing radiation during pregnancy. Proceedings No. 21 in Radiation Protection in Medicine: Contemporary Issues. Proceedings of the Thirty-Fifth Annual Meeting of the National Council on Radiation Protection and Measurements. Arlington, VA, April 7–8, 1999a.

Brent RL: Saving lives and changing family histories: appropriate counseling of pregnant women and men and women of reproductive age, concerning risk of diagnostic radiation exposure during and before pregnancy. Am J Obstet Gynecol 200(1):4, 2009.

Brent RL: Utilization of developmental basic science principles in the evaluation of reproductive risks from pre- and postconception environmental radiation exposures. Teratology 59:182, 1999b.

Briggs GG, Freeman RK: Drugs in Pregnancy and Lactation, 10th ed. Philadelphia, Lippincott Williams & Wilkins, 2015.

Brown AM, Cronin CG, NiMhuircheartaigh J, et al: Evaluation of imaging quality of pulmonary 64-MDCT angiography in pregnancy and puerperium. AJR Am J Roentgenol 202(1):60, 2014.

Brown CE, Stettler RW, Twickler D, et al: Puerperal septic pelvic thrombophlebitis: incidence and response to heparin therapy. Am J Obstet Gynecol 181:143, 1999.

Bunyavejchevin S, Phupong V: Laparoscopic surgery for presumed benign ovarian tumor during pregnancy. Cochrane Database Syst Rev 1:CD005459, 2013.

Caire JT, Ramus RM, Magee KP, et al: MRI of fetal genitourinary anomalies. AJR Am J Roentgenol 181:1381, 2003.

Chan WS, Ray JG, Murray S, et al: Suspected pulmonary embolism in pregnancy. Arch Intern Med 152:1170, 2002.

Chew S, Ahmadi A, Goh PS, et al: The effects of 1.5T magnetic resonance imaging on early murine in-vitro embryo development. J Magn Reson Imaging 13:417, 2001.

Choi JS, Han JY, Ahn HK, et al: Fetal and neonatal outcomes in first-trimester pregnant women exposed to abdominal or lumbar radiodiagnostic procedures without administration of radionucleotides. Intern Med J 43(5):513, 2012.

Clements H, Duncan KR, Fielding K, et al: Infants exposed to MRI in utero have a normal paediatric assessment at 9 months of age. Br J Radiol 73 (866):190, 2000.

Committee on Biological Effects of Ionizing Radiation: Other somatic and fetal effects. In BEIR V: Effects of Exposure to Low Levels of Ionizing Radiation. Washington, National Academy Press, 1990.

Corneille MG, Gallup TM, Bening T, et al: The use of laparoscopic surgery in pregnancy: evaluation of safety and efficacy. Am J Surg 200:363, 2010.

Cox TC, Huntington CR, Blair LJ, et al: Laparoscopic appendectomy and cholecystectomy versus open: a study in 1999 pregnant patients. Surg Endosc 30(2):593, 2016.

Czeizel AE, Pataki T, Rockenbauer M: Reproductive outcome after exposure to surgery under anesthesia during pregnancy. Arch Gynecol Obstet 261:193, 1998.

Daykan Y, Klein Z, Bugin R, et al: Ovarian torsion during pregnancy—perinatal and delivery outcome after surgical treatment. Am J Obstet Gynecol 214:S110, 2016.

Dekaban AS: Abnormalities in children exposed to x-irradiation during various stages of gestation: tentative timetable of radiation injury to the human fetus. J Nucl Med 9:471, 1968.

De Santis M, Straface G, Cavaliere AF, et al: Gadolinium periconceptional exposure: pregnancy and neonatal outcome. Acta Obstet Gynecol Scand 86:99, 2007.

Dewey M, Schink T, Dewey CF: Frequency of referral of patients with safety-related contraindications to magnetic resonance imaging. Eur J Radiol 63(1):124, 2007.

Dewhurst C, Beddy P, Pedrosa I: MRI evaluation of acute appendicitis in pregnancy. J Magn Reson Imaging 37(3):566, 2013.

Doll R, Wakeford R: Risk of childhood cancer from fetal irradiation. Br J Radiol 70:130, 1997.

Dong D, Li H: Diagnosis and treatment of pheochromocytoma during pregnancy. J Matern Neonatal Med 27(18):1930, 2014.

Donkervoort, SC, Boerma D: Suspicion of acute appendicitis in the third trimester of pregnancy: pros and cons of a laparoscopic procedure. JSLS 15(3):379, 2011.

Dursun P, Gülümser C, Cağlar M, et al: Laparoendoscopic single-site surgery for acute adnexal pathology during pregnancy: preliminary experience. J Matern Fetal Neonatal Med 26(13):1282, 2013.

Edlow JA, Caplan LR, O'Brien K, et al: Diagnosis of acute neurological emergencies in pregnant and postpartum women. Lancet Neurol 12(2):175, 2013.

Fatum M, Rojansky N: Laparoscopic surgery during pregnancy. Obstet Gynecol Surv 56:50, 2001.

Fenig E, Mishaeli M, Kalish Y, et al: Pregnancy and radiation. Cancer Treat Rev 27:1, 2001.

Finci L, Meier B, Steffenino G, et al: Radiation exposure during diagnostic catheterization and single- and double-vessel percutaneous transluminal coronary angioplasty. Am J Cardiol 60:1401, 1987.

Furey EA, Bailey AA, Pedrosa I: Magnetic resonance imaging of acute abdominal and pelvic pain in pregnancy. Top Magn Reson Imaging 23(4):225, 2014.

Gazmararian JA, Petersen R, Jamieson DJ, et al: Hospitalizations during pregnancy among managed care enrollees. Obstet Gynecol 100:94, 2002.

Gernsheimer T, McCrae KR: Immune thrombocytopenic purpura in pregnancy. Curr Opin Hematol 14:574, 2007.

Goldberg-Stein SA, Liu B, Hahn PF, et al: Radiation dose management: part 2, estimating fetal radiation risk from CT during pregnancy. AJR Am J Roentgenol 198(4):W352, 2012.

Gorson RO, Lassen M, Rosenstein M: Patient dosimetry in diagnostic radiology. In Waggener RG, Kereiakes JG, Shalek R (eds): Handbook of Medical Physics, Vol II. Boca Raton, CRC Press, 1984.

Greer IA: Clinical Practice. Pregnancy complicated by venous thrombosis. N Engl J Med 373(6):540, 2015.

Greskovich JF, Macklis RM: Radiation therapy in pregnancy: risk calculation and risk minimization. Semin Oncol 27:633, 2000.

Groen RS, Bae JY, Lim KJ: Fear of the unknown: ionizing radiation exposure during pregnancy. Am J Obstet Gynecol 206(6):456, 2012.

Hall EJ: Scientific view of low-level radiation risks. RadioGraphics 11:509, 1991.

Hawkins JS, Dashe JS, Twickler DM: Magnetic resonance imaging diagnosis of severe fetal renal anomalies. Am J Obstet Gynecol 198:328.e1, 2008.

Hong JY: Adnexal mass surgery and anesthesia during pregnancy: a 10-year retrospective review. Int J Obstet Anesth 15:212, 2006.

Hoover K, Jenkins TR: Evaluation and management of adnexal mass in pregnancy. Am J Obstet Gynecol 205(2):97, 2011.

Howell EK, Gaschak SP, Griffith KD: Radioadaptive response following in utero low-dose irradiation. Radiat Res 179(1):29, 2013.

Hunter JG, Swanstrom L, Thornburg K: Carbon dioxide pneumoperitoneum induces fetal acidosis in a pregnant ewe model. Surg Endosc 9:272, 1995.

Hurwitz LM, Yoshizumi T, Reiman RE, et al: Radiation dose to the fetus from body MDCT during early gestation. Am J Roentgenol 186:871, 2006.

International Commission on Radiological Protection: Biological effects after prenatal irradiation (embryo and fetus). IRCP Publication 90. Ann IRCP: September/December 2003.

Källén B, Mazze RI: Neural tube defects and first trimester operations. Teratology 41:717, 1990.

Kanal E, Barkovich AJ, Bell C, et al: American College of Radiology guidance document on MR safe practices: 2013. J Magn Reson Imaging 37:501, 2013.

Kanter DJ, O'Brien MB, Shi XH, et al: The impact of ionizing radiation on placental trophoblasts. Placenta 35(2):85, 2014.

Kho KA: Diagnostic and operative laparoscopy. In Yeomans ER, Hoffman BL, Gilstrap LC III, et al (eds): Cunningham and Gilstrap's Operative Obstetrics, 3rd ed, New York, McGraw-Hill Education, 2017.

Kizer NT, Powell MA: Surgery in the pregnant patient. Clin Obstet Gynecol 54(4):633, 2011.

Kok RD, de Vries MM, Heerschap A, et al: Absence of harmful effects of magnetic resonance exposure at 1.5 T in utero during the third trimester of pregnancy: a follow-up study. Magn Reson Imaging 22(6):851, 2004.

Koo YJ, Kim HJ, Lim KT, et al: Laparotomy versus laparoscopy for the treatment of adnexal masses during pregnancy. Aust N Z J Obstet Gynecol 52:34, 2012.

Kramer CM: Role of cardiac MR imaging in cardiomyopathies. J Nucl Med 56 Suppl 4):39S, 2015.

Kuo C, Jamieson DJ, McPheeters ML, et al: Injury hospitalizations of pregnant women in the United States, 2002. Am J Obstet Gynecol 196:161, 2007.

Laifer-Narin S, Budorick NE, Simpson LL, et al: Fetal magnetic resonance imaging: a review. Curr Opin Obstet Gynecol 19:151, 2007.

Lazarus E, Mayo-Smith WW, Mainiero MB, et al: CT in the evaluation of nontraumatic abdominal pain in pregnant women. Radiology 244:784, 2007.

Leung AN, Bull TM, Jaeschke R, et al: American Thoracic Society documents: an official American Thoracic Society/Society of Thoracic Radiology Clinical Practice Guidelines—evaluation of suspected pulmonary embolism in pregnancy. Radiology 262(2):635, 2012.

Levine LD, Schulkin J, Mercer BM, et al: Role of the hospital and maternal fetal medicine physician in obstetrical inpatient care. Am J Perinatol 33(2):123, 2016.

Magin RL, Le JK, Klintsova A, et al: Biological effects of long duration, high-field (4T) MRI on growth and development in the mouse. J Magn Res Imaging 12(1):140, 2000.

Mala T, Harsem NK, Rostad S, et al: Perforation of the pregnant uterus during laparoscopy for suspected internal herniation after gastric bypass. Case Rep Obstet Gynecol 2014:720181, 2014.

Matzon JL, Lutsky KF, Ricci EK, et al: Considerations in the radiologic evaluation of the pregnant orthopaedic patient. J Am Acad Orthop Surg 23(8):485, 2015.

Mazonakis M, Damilakis J, Varveris H, et al: A method of estimating fetal dose during brain radiation therapy. Int J Radiat Oncol Biol Phys 44:455, 1999.

Mazonakis M, Varveris H, Damilakis J, et al: Radiation dose to conceptus resulting from tangential breast irradiation. Int J Radiat Oncol Biol Phys 55:386, 2003.

Mazze RI, Källén B: Reproductive outcome after anesthesia and operation during pregnancy: a registry study of 5405 cases. Am J Obstet Gynecol 161:1178, 1989.

Miller MA, Mazzaglia PJ, Larson L, et al: Laparoscopic adrenalectomy for phaeochromocytoma in a twin gestation. J Obstet Gynaecol 32(2):186, 2012.

Moore HB, Juarez-Colunga E, Bronsert M, et al: Effect of pregnancy on adverse outcomes after general surgery. JAMA Surg 150(7):637, 2015.

Mountford PJ: Risk assessment of the nuclear medicine patient. Br J Radiol 100:671, 1997.

Mullins JK, Semins MJ, Hayams ES, et al: Half Fourier single-shot turbo-echo magnetic resonance urography for the evaluation of suspected renal colic in pregnancy. Urology 79(6):1252, 2012.

National Council on Radiation Protection and Measurements: Medical X-ray, electron beam and gamma-ray protection for energies up to 50 MeV. Report No. 102, Bethesda, 1989.

National Research Council: Health effects of exposure to low levels of ionizing radiation BEIR V. Committee on the Biological Effects of Ionizing Radiations. Board on Radiation Effects Research Commission on Life Sciences. Washington, National Academy Press, 1990.

National Research Council: Health risks from exposure to low levels of ionizing radiation BEIR VII Phase 2. Committee to assess health risks from exposure to low levels of ionizing radiation. Board on Radiation Effects Research Division on Earth and Life Studies. Washington, National Academies Press, 2006.

Nelson DB, Stewart RD, Matulevicius SA, et al: The effects of maternal position and habitus on maternal cardiovascular parameters as measured by cardiac magnetic resonance. Am J Perinatol 32(14):1318, 2015.

Newman EA, Newman LA: Lymphatic mapping techniques and sentinel lymph node biopsy in breast cancer. Surg Clin North Am 87:353, 2007.

Nuyttens JJ, Prado KL, Jenrette JM, et al: Fetal dose during radiotherapy: clinical implementation and review of the literature. Cancer Radiother 6:352, 2002.

Oh KY, Roberts VH, Schabel MC, et al: Gadolinium chelate contrast material in pregnancy: fetal biodistribution in the nonhuman primate. Radiology 276(1):110, 2015.

O'Rourke N, Kodali BS: Laparoscopic surgery during pregnancy. Curr Opin Anaesthesiol 19:254, 2006.

Otake M, Yoshimaru H, Schull WJ: Severe mental retardation among the prenatally exposed survivors of the atomic bombing of Hiroshima and Nagasaki: a comparison of the old and new dosimetry systems. Radiation Effects Research Foundation, Technical Report No. 16–87, 1987.

Patenaude Y, Pugash D, Lim K, el al: Society of Obstetricians and Gynaecologists of Canada. The use of magnetic resonance imaging in the obstetric patient. J Obstet Gynaecol Can 36(4):349, 2014.

Pearl JP, Price RR, Tonkin AE, et al: SAGES guidelines for the use of laparoscopy during pregnancy. Surg Endosc 31(10):3767, 2017.

Pedrosa I, Lafornara M, Pandharipande PV, et al: Pregnant patients suspected of having acute appendicitis: effect of MR imaging on negative laparotomy rate and appendiceal rate. Radiology 250(3):749, 2009.

Phupong V, Bunyavejchewin S: Gasless laparoscopic surgery for ovarian cyst in a second trimester pregnant patient with a ventricular septal defect. Surg Laparosc Endosc Percutan Tech 17:565, 2007.

Prado KL, Nelson SJ, Nuyttens JJ, et al: Clinical implementation of the AAPM Task Group 36 recommendations on fetal dose from radiotherapy with photon beams: a head and neck irradiation case report. J Appl Clin Med Phys 1(1):1, 2000.

Preston DL, Cullings H, Suyama A, et al: Solid cancer incidence in atomic bomb survivors exposed in utero or as young children. J Natl Cancer Inst 100:428, 2008.

Reedy MB, Galan HL, Bean-Lijewski JD, et al: Maternal and fetal effects of laparoscopic insufflation in the gravid baboon. J Am Assoc Gynecol Laparosc 2:399, 1995.

Reedy MB, Källén B, Kuehl TJ: Laparoscopy during pregnancy: a study of five fetal outcome parameters with use of the Swedish Health Registry. Am J Obstet Gynecol 177:673, 1997.

Reeves MJ, Brandreth M, Whitby EH, et al: Neonatal cochlear function: measurement after exposure to acoustic noise during in utero MR imaging. Radiology 257(3):802, 2010.

Reichel TF, Ramus RM, Caire JT, et al: Fetal central nervous system biometry on MR imaging. AJR Am J Roentgenol 180:1155, 2003.

Reynolds JD, Booth JV, de la Fuente S, et al: A review of laparoscopy for non-obstetric-related surgery during pregnancy. Curr Surg 60:164, 2003.

Ribic-Pucelj M, Kobal B, Peternelj-Marinsek S: Surgical treatment of adnexal masses in pregnancy: indications, surgical approach and pregnancy outcome. J Reprod Med 52:273, 2007.

Rollins MD, Chan KJ, Price RR: Laparoscopy for appendicitis and cholelithiasis during pregnancy. Surg Endosc 18:237, 2004.

Rowley KA, Hill SJ, Watkins RA, et al: An investigation into the levels of radiation exposure in diagnostic examinations involving fluoroscopy. Br J Radiol 60:167, 1987.

Sandrasegaran K, Lall CG, Aisen AA: Fetal magnetic resonance imaging. Curr Opin Obstet Gynecol 18:605, 2006.

Schwartz JL, Mozurkewich EL, Johnson TM: Current management of patients with melanoma who are pregnant, want to get pregnant, or do not want to get pregnant. Cancer 97:2130, 2003.

Shakerian R, Thomson BN, Judson R, el al: Radiation fear: impact on compliance with trauma imaging guidelines in the pregnant patient. J Trauma Acute Care Surg 78(1):88, 2015.

Silvestri MT, Pettker CM, Brousseau EC, et al: Morbidity of appendectomy and cholecystectomy in pregnant and nonpregnant women. Obstet Gynecol 118(6):1261, 2011.

Sisodia RM, Del Carmen MG, Boruta DM: Role of minimally invasive surgery in the management of adnexal masses. Clin Obstet Gynecol 58(1):66, 2015.

Society for Maternal-Fetal Medicine (SMFM), Sciscione A, Berghella V, et al: Society for Maternal-Fetal Medicine (SMFM) Special Report: the maternal-fetal medicine subspecialists' role within a health care system. Am J Obstet Gynecol 21(6):607, 2014.

Sorahan T, Lancashire RJ, Temperton DH, et al: Childhood cancer and paternal exposure to ionizing radiation: a second report from the Oxford Survey of Childhood Cancers. Am J Ind Med 28(1):71, 1995.

Spanheimer PM, Graham MM, Sugg SL, et al: Measurement of uterine radiation exposure from lymphoscintigraphy indicates safety of sentinel lymph node biopsy during pregnancy. Ann Surg Oncol 16(5):1143, 2009.

Stather JW, Phipps AW, Harrison JD, et al: Dose coefficients for the embryo and fetus following intakes of radionuclides by the mother. J Radiol Prot 22:1, 2002.

Stein, PD, Woodard PK, Weg JG, et al: Diagnostic pathways in acute pulmonary embolism: recommendations of the PIOPED II investigators. Radiology 242(1):15, 2007.

Steinbrook RA, Bhavani-Shankar K: Hemodynamics during laparoscopic surgery in pregnancy. Anesth Analg 93:1570, 2001.

Stepp K, Falcone T: Laparoscopy in the second trimester of pregnancy. Obstet Gynecol Clin North Am 31:485, 2004.

Stewart RD, Nelson DB, Matulevicius SA, et al: Cardiac magnetic resonance to assess the impact of maternal habitus on cardiac remodeling during pregnancy. Am J Obstet Gynecol 214(5):640.e1, 2016.

Stovall M, Blackwell CR, Cundif J, et al: Fetal dose from radiotherapy with photon beams: report of AAPM Radiation Therapy Committee Task Group No. 36. Med Phys 22:63, 1995.

Stroup SP, Altamar HO, L'Esperance JO, et al: Retroperitoneoscopic radical nephrectomy for renal-cell carcinoma during twin pregnancy. J Endourol 21:735, 2007.

Strzelczyk, J, Damilakis J, Marx MV, et al: Facts and controversies about radiation exposure, part 2: low-level exposures and cancer risk. J Am Coll Radiol 4:32, 2007.

Suleiman OH, Anderson J, Jones B, et al: Tissue doses in the upper gastrointestinal examination. Radiology 178(3):653, 1991.

Tica AA, Tica OS, Saftoiu A, et al: Large pancreatic mucinous cystic neoplasm during pregnancy: what should be done? Gynecol Obstet Invest 75(2):132, 2013.

Tsai R, Raptis C, Fowler KJ, et al: MRI of suspected appendicitis during pregnancy: interradiologist agreement, indeterminate interpetation, and the meaning of non-visualization of the appendix. Br J Radiol 90:1079, 2017.

Twickler DM, Cunningham FG: Central nervous system findings in preeclampsia and eclampsia. In Lyall F, Belfort M (eds): Preeclampsia—Etiology, and Clinical Practice. Cambridge, Cambridge University Press, 2007, p 424.

Twickler DM, Reichel T, McIntire DD, et al: Fetal central nervous system ventricle and cisterna magna measurements by magnetic resonance imaging. Am J Obstet Gynecol 187:927, 2002.

Twickler DM, Setiawan AT, Evans R, et al: Imaging of puerperal septic thrombophlebitis: a prospective comparison of MR imaging, CT, and sonography. AJR Am J Roentgenol 169:1039, 1997.

Vadeyar SH, Moore RJ, Strachan BK, et al: Effect of fetal magnetic resonance imaging on fetal heart rate patterns. Am J Obstet Gynecol 182:666, 2000.

van Mens TE, Scheres LJ, de Jong PG, et al: Imaging for the exclusion of pulmonary embolism in pregnancy. Cochrane Database Syst Rev 1:CD011053, 2017.

Victoria T, Johnson AM, Edgar JC, et al: Comparison between 1.5-T and 3-T MRI for fetal imaging: is there an advantage to imaging with a higher field strength? AJR Am J Roentgenol 206:195, 2016.

Vilos GA, Ternamian A, Dempster J, et al: Laparoscopic entry: a review of techniques, technologies, and complications. J Obstet Gynaecol Can 29:433, 2007.

Wagner LK, Lester RG, Saldana LR: Exposure of the Pregnant Patient to Diagnostic Radiation. Philadelphia, Medical Physics Publishing, 1997.

Wang L, Yu JM, Wang YS, et al: Preoperative lymphoscintigraphy predicts the successful identification but is not necessary in sentinel lymph nodes biopsy in breast cancer. Ann Surg Oncol 14(8):2215, 2007.

Webb KE, Sakhel K, Chauhan SP, el al: Adnexal mass during pregnancy: a review. Am J Perinatol 32(11):1010, 2015.

White WM, Zite NB, Gash J, et al: Low-dose computer tomography for the evaluation of flank pain in the pregnant population. J Endourol 21:1255, 2007.

Wo JY, Viswanathan AN: Impact of radiotherapy on fertility, pregnancy, and neonatal outcomes in female cancer patients. Int J Radiat Oncol Biol Phys 73(5):1304, 2009.

Wortman A, Miller DL, Donahue TF, et al: Embolization of renal hemorrhage in pregnancy. Obstet Gynecol 121(Pt 2 Suppl 1):480, 2013.

Zanotti-Fregonara P, Hindie E: Performing nuclear medicine examinations in pregnant women. Phys Med 43:159, 2017.

Zanzonico PB: Internal radionuclide radiation dosimetry: a review of basic concepts and recent developments. J Nucl Med 41:297, 2000.

Zaretsky M, McIntire D, Twickler DM: Feasibility of the fetal anatomic and maternal pelvic survey by magnetic resonance imaging at term. Am J Obstet Gynecol 189:997, 2003a.

Zaretsky M, Reichel TF, McIntire DD, et al: Comparison of magnetic resonance imaging to ultrasound in the estimation of birth weight at term. Am J Obstet Gynecol 189:1017, 2003b.

Zeeman GG, Cipolla MJ, Cunningham FG: Cerebrovascular (patho)physiology in preeclampsia. In Taylor RN, Roberts JM, Cunningham FG, et al (eds): Chesley's Hypertensive Disorders in Pregnancy, 4th ed. Amsterdam, Elsevier, 2014, p 269.

Zeeman GG, Hatab M, Twickler D: Maternal cerebral blood flow changes in pregnancy. Am J Obstet Gynecol 189:968, 2003.

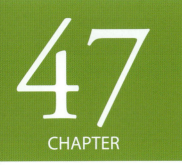

集中治療と外傷
Critical care and Trauma

- 産科集中治療 1143
- 急性肺水腫 1145
- 急性呼吸窮迫症候群 1146
- 敗血症症候群 1150
- 外　傷 1156
- 熱　傷 1162
- 心肺蘇生 1163
- 動物咬傷，刺傷での毒物注入 1164

> *The pregnant women is exposed to the same possibility of injury as at other times, the prognosis not being naturally altered except that abortion frequently occurs.*
> —J. Whitridge Williams (1903)

100年以上前に著されたこのような重篤な状態の妊婦に対する見解は，現在の集中治療の体制にはそぐわなくなってきている．たとえば，妊娠に伴う内科的，外科的，産科的疾患は集学的治療チームにより管理されることが多い．また，産科医やその他の治療メンバーは当然周産期医療では妊婦特有の病態の理解が必要である．第46章ではこのような妊娠中の生理学的変化や，基準値の変化，胎児への考察などが述べられている．周産期関連の重症患者は若く，原疾患を有していないことが多いため，他の集中治療室（intensive care unit：ICU）の患者よりも一般的に予後はよい（Gaffney, 2014）.

産科集中治療

アメリカでは毎年1～3％の妊婦が集中治療を必要とし，その死亡リスクは2～11％にわたる〔アメリカ産婦人科学会（ACOG），2017b〕．重篤な妊娠合併症（特に出血と高血圧）では集中治療が必要となる（Chantry, 2015；Gaffney, 2014；Guntupalli, 2015a, b）．とはいうものの，集中治療を要する妊婦は，糖尿病や肺炎，喘息，心疾患，慢性高血圧，腎盂腎炎，甲状腺クリーゼなどの非産科的疾患が原因となることも多い（Guntupalli, 2015b；Zeeman, 2006）．妊娠中の治療に加えて，分娩期・産褥期の高血圧，出血，敗血症や心肺合併症に対する集中治療が求められる．たとえば重篤な大量出血では外科的治療が必要となり，分娩室と手術室が近接しているほうがよい．また近接していることで，このような状況では早産となることが多い胎児をよい状態で管理することができる（Kilpatrick, 2016）.

■ 集中治療の成り立ち

集中治療の概念が提唱されたのは1960年代である．NIHが総会を開き（1983），その後アメリカ集中治療医学会（SCCM）（1988, 1999）がICUに関するガイドラインを制定した．特に周産期に関しては，コストの高いICUユニットより小規模の**中等度ケアユニット**が勧められた．集中治療は必要としないが，普通病床よりも重点的な治療を必要とする患者のための設備で，アメリカ集中治療学会（ACCM）とSCCM（1998）がこのユニットに関するガイドラインを公表してい

表 47-1　中等度ケアユニットの基準を満たすためのガイドライン

心臓：梗塞の可能性，状態の安定した梗塞，状態の安定した不整脈，軽度〜中等度うっ血性心不全，臓器損傷のない高血圧切迫症

肺：呼吸器から離脱した者や慢性換気が必要な者で，呼吸不全の可能性があるがそれ以外は安定した患者

神経：中枢神経系が安定していること，神経筋や脳神経外科学的に観察を要する状況

薬物過剰摂取：血行動態が安定

消化器：状態の安定した出血，バイタルサインの安定した肝不全

内分泌：糖尿病性ケトアシドーシス，頻繁なモニタリングを必要とする甲状腺中毒症

外科的：モニタリングを必要とする合併症や大手術後

その他：初期の敗血症，精密な静脈内補液を必要とする患者，重症妊娠高血圧症候群やその他の医学的問題を合併した妊婦

(From Nasraway, 1998)

表 47-2　産科的集中治療の比較（%）

因子	中等度ケアユニット (n=483)[a]	内科的・外科的ICU (n=564)[b]
状態		
分娩前	20	23
分娩後	80	77
徴候[c]		
高血圧	45	40
出血	18	21
心肺	12	16
敗血症	5	8
妊娠関連死亡率	0.2	2

[a] *Data from Zeeman, 2003.*
[b] *Data from Baskett, 2009; Keizer, 2006; Paxton, 2014; Small, 2012; Stevens, 2006; Vasquez, 2007.*
[c] いくつかの診断は省かれているため，徴候の合計は100%にならない．

る（表 47-1）．

■ 産科的集中治療

　産科患者に対する集中治療の一般的な発展については先に言及したが，明確なガイドラインはない．多くの医療機関ではこれらの概念を混合させて使用しており，一般に三つのユニットタイプに分けられる．

　まず，大多数の医療施設では，重症女性患者は内科および外科的な"集中治療専門家"が従事する内科もしくは外科ICUユニットに搬送される．そこへの入院と搬送は早期の治療への対応と施設の治療設備に基づいて選択される．たとえば，呼吸器管理や侵襲的モニタリング，薬物治療が必要な妊婦はICUに搬送される（Chanty, 2015）．ほかにも，神経学的ICUがある（Sheth, 2012）．25以上の第三次医療機関で産科患者の約0.5%がこのタイプのICUへ搬送された（Zeeman, 2006）．

　二つ目のタイプは産科的中等度ケアユニット（high-dependency care unit：HDU）と呼ばれ，その一例がパークランド病院にある．陣痛室や分娩室の中にあり，必要な設備と経験豊富なスタッフが配置されている．HDUとICUのガイドラインを取り入れ，ケアは母体胎児医療の専門家や産科集中治療の経験のある看護師が行っているが，必要に応じて他の産科医や麻酔科医，婦人科腫瘍医，呼吸器内科医，循環器内科医，外科医，その他の医療関係者が介入する（Stevens, 2015）．多くの三次医療センターはこのような中間ケアユニットをもち，そのなかからトリアージしてICUに搬送する．救急搬送のガイドラインは，アメリカ政府の制定した「救急患者が支払い能力や保険の有無にかかわらず医療を受けられる権利（EMTALA）」にある．アメリカ小児科学会（AAP）やACOG（2017）では，重症患者の搬送時は脈拍計，心電図，バイタルサインの必要最低限のモニタリングを要するとしている．また重症患者では搬送前に静脈の確保が必須である．呼吸器管理時は搬送前に気管内チューブの位置を確認する．妊婦の搬送時は，子宮を左側にすることと酸素投与が行われるべきである．持続的な胎児心拍モニタリングも必要に応じて行う．

　三つ目は産科的集中ケアユニットで前述したICU治療を，分娩室にて産科医と麻酔科医によって行うが，この設備を有する施設はまれである（Zeeman, 2003, 2006）．

　小規模な医療施設では，内科・外科ICUへ入室させることが多く，場合によっては他施設への搬送が必要となる．集中治療室への入室適応はさまざまであるが，3形態を合わせて患者数を比較すると割合はあまり変わらない（表 47-2）．

ACOG（2017b）は産科的集中治療の実際は，医療施設の大きさと施設設備によって選択されるとしている．

■ 肺動脈カテーテル

妊婦の肺動脈カテーテル（pulmonary artery catheter：PAC）のデータは，妊娠中の血行動態や病態生理の理解に寄与している．妊娠中の肺動脈カテーテルはこれまで子癇や妊娠高血圧腎症，急性呼吸窮迫症候群，羊水塞栓に施行された（Clark, 1988, 1995, 1997；Cunningham, 1986, 1987；Hankins, 1984, 1985）．しかし実際には，PACのモニタリングの必要性は低いと報告された（ACOG, 2013；Gidwani, 2013；Magder, 2015）．

産科以外では，約5,000の無作為化比較試験で，PACによるモニタリングは有効でないと実証されている〔Harvey, 2005；アメリカ国立心肺血液研究所（NHLBI），2006；Sandham, 2003〕．最新のコクランデータベースでは，PACを子癇治療に用いた無作為化比較試験は発表されていない（Li, 2012）．これらすべてのメカニズムや利点，リスクについてはMagder（2015）によって検討されている．

■ 妊娠中の血行動態の変化

血行動態パラメータを導き出す式を**表47-3**に示す．体表面積（body surface area：BSA）で割り，体の大きさに対する指数値（index values）を計算する．非妊時の成人に対しては有用であるが，妊娠中の子宮胎盤灌流による"受動的な"変化を必ずしも反映するわけではない．

Clarkら（1989）は，健康な妊婦と同じ女性の非妊時にPACを用いて心血管系の数値調査を行う研究を施行した（第4章参照）．増加した血液量と心拍出量は，血管抵抗の低下と心拍数の増加で代償されるため，妊娠末期でも心機能は正常範囲内にある．

心機能障害は妊娠中のICU入室となる原因としてよくある（Gantupalli, 2015b）．心機能評価は超音波で行われることが多い．この際には心臓の解剖学的な評価と右心室の機能評価が必要となる（Krishnan, 2015；Thiele, 2015）．詳細については第49章で述べており，また付録にいくつかの正常値が記載されている．妊娠中の心血管生理学

表47-3　さまざまな心肺機能パラメータ計算式

平均動脈圧（MAP）（mmHg）＝［SBP＋2（DBP）］÷3

心拍出量（CO）（L/分）＝心拍数×1回心拍出量（SV）（mL/拍）＝CO/HR

1回心拍出係数（SI）（mL/拍/m^2）＝SV/BSA

心係数（CI）（L/分/m^2）＝CO/BSA

全身血管抵抗（SVR）（dynes×秒×cm^{-5}）＝［（MAP−CVP）/CO］×80

肺血管抵抗（PVR）（dynes×秒×cm^{-5}）＝［（MPAP−PCWP）/CO］×80

BSA：体表面積（m^2），CVP：中心静脈圧（mmHg），DBP：拡張期血圧（mmHg），HR：心拍数（拍/分），MPAP：平均肺動脈圧（mmHg），PCWP：肺毛細血管楔入圧（mmHg），SBP：収縮期血圧（mmHg）．

は，この章の後半やこの本を通して議論される妊娠合併症の病態生理学を理解するのに必要である．

急性肺水腫

第三次医療機関における妊娠に合併する肺水腫の発病率は平均して500人につき1人である．原因は，①**心原性**：肺毛細血管圧の上昇に起因する静水圧性浮腫，②**非心原性**：毛細血管内皮と肺胞上皮の障害に起因する浸透圧性浮腫の二つに分類される．妊娠中には非心原性肺水腫が一般的である．肺水腫に至った症例の半分以上が，積極的な補液治療を行う切迫早産や重度妊娠高血圧腎症，産科的出血のほかに，敗血症を合併していた（O'Dwyer, 2014；Thornton, 2011）．

心原性肺水腫は多くはないが，増悪因子として大量出血や切迫早産の治療がある．ある研究によれば，肺水腫の女性患者51人の原因は，心不全，切迫早産治療，医原性の輸液過多，妊娠高血圧腎症であった（Sciscione, 2003）．ほかの研究では，半分以上の症例で妊娠高血圧腎症に関連があり，その他三つの原因の割合が同程度であった（Hough, 2007）．その他の研究では53例中，83％が高血圧関連疾患であり，11％が心原性，6％が敗血症であった（O'Dwyer, 2015）．現在はほとんど使用されていないが，肺水腫症例の40％が1回のβ刺激薬での切迫早産治療が原因であった（DiFederico, 1998；Gandhi, 2014；Jenkins, 2003）．

■ 非心原性血管浸透圧亢進性浮腫

血管内皮細胞の活性化は妊娠高血圧腎症，敗血症や出血の急性期やこれらが合わせて起こったときに共通して存在し，肺水腫を引き起こす原因となる (表47-4)．原因は，胎児の肺成熟を促進するために用いられる副腎皮質ステロイドと，積極的な補液や切迫早産の治療があげられる（Thornton, 2011）．非経口β作動薬は明らかに肺水腫を伴いやすい．これらの研究は妊娠高血圧腎症に投与される硫酸マグネシウムも同様に肺水腫に関連すると述べている（Gandhi, 2014；Wilson, 2014；Xiao, 2014）．混合しての使用もまた肺水腫の原因となる．切迫早産の約800人の女性患者に硫酸マグネシウムを投与し，その8％に肺水腫が生じたとされる研究において，それらの約半数ではテルブタリンも使用されていた（Samol, 2005）．

■ 心原性静水圧性浮腫

妊娠中に肺水腫を引き起こす心不全は，妊娠高血圧症と関連がある．先天的もしくは後天性の心構造異常による可能性もあるが，拡張機能障害は高血圧症や肥満を伴うことが多い（Jessup, 2003；Kenchaiah, 2002）．その病態として，急性の収縮期高血圧が拡張機能障害の悪化を招き，肺水腫が生じる（Dennis, 2012；Gandhi, 2001）．中心性および遠心性心肥大は白人女性と比較して黒人女性に2～3倍多くみられる（Drazner, 2005）．28人の妊娠高血圧腎症に肺水腫を合併した妊婦はその半分が出産に至らなかった（Gandhi, 2014）．

心筋症をもつ女性では，妊娠高血圧腎症や高血圧，出血や貧血，産褥期敗血症が心不全の誘因となることがよくある（Cunningham, 1986；Sibai, 1987）．これらの多くは，心エコー検査の心駆出率で示される心収縮機能は保たれているが，拡張機能障害を認めることがある（Aurigemma, 2004）．
脳ナトリウム利尿ペプチド（brain natriuretic peptide：BNP）の測定は，妊婦においてはまだ評価されていない（Seror, 2014）．通常，この神経ホルモンは心不全で心筋が拡張した際に心室筋細胞と線維芽細胞により分泌される．非妊娠時には，BNP値が＜100 pg/mLでは高い陰性的中率，＞500 pg/mLでは高い陽性的中率を表す．100～500 pg/mLの場合が問題であり，診断の指標とならない（Ware, 2005）．N末端BNPと心房性ナトリウム利尿ペプチド（atrial natriuretic peptide：ANP）はともに妊娠高血圧腎症では上昇する（Szabo, 2014；Tihtonen, 2007）．これらについては第4章および妊娠中の基準値については付録を参照のこと．

表47-4　妊娠中の肺水腫の原因

非心原性肺水腫—肺胞毛細血管漏出による内皮細胞活性化
　妊娠高血圧腎症
　急性出血
　敗血症症候群（腎盂腎炎，子宮内炎症）
　子宮収縮抑制治療（β作動薬，硫酸マグネシウム）
　誤嚥性肺炎
　静脈内補液過多
　膵炎

心原性肺水腫—心筋障害に伴い起こる肺毛細血管圧上昇による静水圧性浮腫
　高血圧心筋症
　肥満（心臓脂肪過多）
　左側心臓弁膜症
　静脈内補液過多
　肺高血圧

■ 管　理

急性肺水腫は速やかな治療を要する．重症の高血圧コントロールのためには利尿薬（フロセミドを20～40 mg）を静脈投与する．治療は，出産前か後かによって方針が決まる．胎児が生存している場合，末梢血管抵抗を低下させ，子宮胎盤循環血流を減少させる可能性のある強心薬の使用は行わない．心原性の場合は原因検索は心エコー検査で行い，これがそのまま治療の助けにもなる．急性肺水腫の診断のみでは，緊急帝王切開の適応にはならない．

急性呼吸窮迫症候群

高度血管透過性亢進による肺水腫と呼吸不全を引き起こす急性肺損傷は急性呼吸窮迫症候群（acute respiratory distress syndrome：ARDS）と呼ばれる．軽度の肺不全から高濃度吸入気酸素や機械的呼吸補助が必要となるまでの連続する病態生理である．その診断には統一された基準がないため，報告されている妊娠中の発生率はさまざまである．Nationwide Inpatient Sampleの調査で

は 2,808 人の妊婦が ARDS とされている（Rush, 2017）．発症率は 10 万分娩で 36～60 例であり，母体死亡率は 9 ％であった．呼吸器管理を必要とする重症例では死亡率は 45 ％である．この確率は，敗血症が原因もしくは合併する症例では 90 ％まで上昇する可能性がある（Phua, 2009）．妊婦は全体人口より若く健康であるが，それでも死亡率は 25～40 ％である（Catanzarite, 2001；Cole, 2005）．最終的にもし分娩前に ARDS と診断された場合，同様に周産期死亡率は高くなる．

■ 定　義

多くの定義で，ARDS は X 線検査上で肺浸潤影が認められ，動脈酸素分圧が（$PaO_2：FiO_2$）＜ 200，かつ心不全でないものとされている（Mallampalli, 2010；Thompson, 2017）．近年，ARDS Definition Task Force（2012）によって国際的合意を得た**ベルリン定義**が発表された．これは，ARDS を軽度，中等度，重度に分類するもので，**急性肺損傷**の診断は，PaO_2/FiO_2 ＜ 300 であり呼吸困難，頻呼吸，酸素不飽和，X 線検査による肺浸潤を伴うという条件が用いられている（Wheeler, 2007）．

■ 疾病原因

ARDS はさまざまな原因によって，急性肺障害から始まる生理学的病態である（**表 47-5**）．妊娠中，敗血症やびまん性感染性肺炎の二つが代表的な原因疾患であり，腎盂腎炎，絨毛膜羊膜炎，産褥期骨盤内炎症が最も頻度の高い敗血症の原因である．前述したとおり，重症な妊娠高血圧症候群や産科出血は概して浸透圧性浮腫の原因となることが多い．重要なこととして，ARDS 合併妊婦の半数以上が敗血症，出血，ショック，外傷，体液過剰状態のいくつかを合併している．**輸血関連急性肺障害**（transfusion-related acute lung injury：TRALI）の寄与は明らかでない（第 41 章参照）．

肺毛細血管内での内皮傷害は，サイトカインを放出し，さらに炎症部位へと好中球を誘導する．好中球によりさらに多くのサイトカインが合成され，組織損傷を悪化させる．ARDS の発症過程には 3 段階ある．まず**滲出期**は肺血管を含む微小血管内皮の広範囲の損傷であり，肺胞内皮損傷も

表 47-5　妊婦の急性肺損傷・呼吸不全の原因

肺炎―細菌性，ウイルス性，誤嚥
敗血症症候群―絨毛膜羊膜炎，腎盂腎炎，産褥期感染症，敗血症性流産
出血―ショック，大量輸血，輸血関連急性肺損傷（TRALI）
妊娠高血圧腎症
子宮収縮抑制治療
塞栓症―羊水，絨毛性疾患，空気，脂肪
膠原病
薬物乱用
刺激物吸入や熱傷
膵炎
薬物過剰摂取
胎児手術
外傷
鎌状赤血球症
粟粒結核
脳出血

（Data from Cole, 2005; Duarte, 2014; Golombeck, 2006; Lapinsky, 2015; Martin, 2006; Sheffield, 2005; Sibai, 2014; Snyder, 2013; Zeeman, 2003, 2006）

生じる．これにより，肺毛細血管浸透圧を上昇させ，サーファクタントの消失や不活化，肺容量の減少，動脈内低酸素状態に伴う血管内シャントが引き起こされる．次の**線維増殖期**は通常その 3～4 日後に始まり，21 日目に至るまで持続する．最後に，**線維化期**は治癒の結果として生じ，肺機能の長期予後は非常によい（Herridge, 2003；Levy, 2015）．

■ 臨床経過

肺損傷を伴う場合，損傷の程度とそれを補正する能力，病期に依存する．たとえば一般的に，初期損傷の直後は過換気以外には身体所見がない．動脈の酸素化は十分であることが多いが，妊娠性の軽度代謝性アルカローシスは過換気によって悪化する可能性がある．状態が悪化すると，肺水腫，肺のコンプライアンスは減少，肺内血流シャント増加などの臨床所見や画像所見が出現する．肺胞および間質の浮腫は炎症性細胞と赤血球の血管外漏出で進行する．

理想的には，肺損傷は初期に診断し，肺損傷に対する特異的な治療を早期に行うことが望ましい．急性呼吸障害のさらなる増悪は，著明な呼吸困難，頻呼吸，低酸素血症で特徴づけられる．そしてさらなる肺気量低下は肺コンプライアンス悪

化とシャントの増加を招く．聴診では広汎性に異常肺音を聴取し，胸部X線写真にて両側肺浸潤の所見を示す（図47-1）．この時期になると呼吸器管理が必須になる．シャント率が30％以上になると，高度抵抗性低酸素血症が，心筋の易刺激性や機能障害，心停止を誘因しうる代謝性および呼吸性アシドーシスと並行し進行する．

■ 治 療

高度救命救急の進歩によりARDSによる死亡率は低下する（Levy, 2015）．これらで求められているのは，①内科的，外科的な疾病に気づき，治療すること，②処置やそれに伴う合併症を最小限にすること，③静脈血栓や消化管出血，誤嚥，中心静脈栄養の感染を予防する管理，④院内感染を迅速に診断すること，⑤適切な栄養指導にしっかりと留意することである．

重症の急性肺損傷の場合，肺損傷を悪化させない方法として，末梢組織の十分な酸素化が必要である．酸素供給を増加させれば，組織での取り込みも増加するはずだが，それを測定するのは困難である．静脈内の晶質と血液の循環を保つことが必要である．前述したように，NHLBI（2006）は肺動脈カテーテル法が予後を改善しないと報告した．肺損傷では敗血症合併が多いため，壊死組織のデブリードマンと感染症に対しての積極的な抗菌薬治療がなされる．また，貧血の改善により酸素輸送能は大きく改善しうる．酸素90％飽和下では，ヘモグロビンは1g当たり1.25mLの酸素を運搬する．それと比較すると，動脈P_{O_2}が100mmHgから200mmHgへ増加しても，100mLの血液につき，わずか0.1mLの追加酸素が運搬されるにすぎない．

重症肺損傷の女性に対する治療目標は，＜50％の吸気酸素飽和度かつ呼気終末陽圧＜15mmHgの状況でPa_{O_2} 60mmHgもしくは90％の酸素飽和度である．妊娠に関して，児の娩出により母体の酸素化が改善するか否かに関しては論争中である（Mallampalli, 2010）．29人の呼吸器管理中の妊婦に関する研究では，10人が挿管中に分娩となっている（Lapinsky, 2015）．このことにより半数が呼吸機能の改善をある程度得られたかもしれないが，予後が改善したかは不明である．

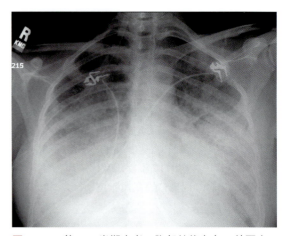

図47-1 第2三半期患者の胸部前後方向X線写真
腎盂腎炎により生じたARDSに引き続き発症した両側の肺実質および肋膜の不透明化．

■ 機械換気

非侵襲的な，たとえばフェイスマスクによる陽性換気は，肺機能不全の初期には効果があると思われる（Duarte, 2014）．切迫した呼吸不全が疑われる妊婦に対しては，早期に気管内挿管を施行することがある．人工呼吸管理に関しては多くの確立した手法があり，初期の1回換気量は6mL/kg以下が最適とされている（Levy, 2012；Schwaiberger, 2016）．高頻度振動換気法（high frequency oscillatory ventilation：HFOV）はARDSでは効果的でないとされている（Ferguson, 2013；Slutsky, 2013）．Pa_{O_2}＞60mmHgもしくはヘモグロビン酸素飽和度≧90％かつPa_{CO_2}：35～45mmHgとなるよう調整される．胎盤灌流が損なわれる可能性があるため，低酸素血症は避けなければならない（Levinson, 1974）．

経過の長さにかかわらず，人工呼吸管理による治療を必要とした妊婦の母体死亡率は10～20％である．妊婦51人の報告では（そのほぼ半数は重症妊娠高血圧腎症であるが），気管挿管を最も必要としたのは分娩後であった．11例では人工呼吸管理中に胎児娩出され，6例では妊娠継続のまま退院となった（Jenkins, 2003）．切迫早産治療中の合併症による死亡例を含む2例が母体死亡となった．ほかの三つの報告では，母体死亡率は10～20％であった（Chen, 2003；Lapinsky, 2015；Schneider, 2003）．多くの症例で，分娩は母体の予後を改善しなかった．

◆ 呼気終末陽圧

高度の肺損傷と高い肺内シャント分圧によって，100％酸素の投与を行っても通常の換気圧では十分な酸素を供給できない場合がある．呼気終末陽圧（positive end-expiratory pressure：PEEP）は一般的に，つぶれた肺胞を回復させてシャントを減少させることができる．陽圧は通常は5〜15 mmHgの低レベルで問題なく使用できる．高レベルの陽圧では右側静脈還流が損なわれ，心拍出量の減少や子宮胎盤灌流量の減少，過度な肺胞膨張，コンプライアンスの低下，気圧性外傷を招く可能性がある（Schwaiberger, 2016；Slutsky, 2013）．

◆ 体外膜型酸素化装置

第33章で論じられるように，体外膜型酸素化装置（extracorporeal membrane oxygenation：ECMO）は新生児胎便吸引症候群の治療に適している．それが成人のARDSにも活用できる可能性が示唆されている（Brodie, 2011；Levy, 2015；Peek, 2009）．ECMOは妊婦で使用されたこともあり，ある研究ではインフルエンザ感染症合併妊婦12人がECMOにて治療された．その研究での4人の母体死亡のうち，3人は抗凝固関連の出血が原因であった（Nair, 2011）．ほかの報告では，5人の妊婦で，4人の生存例に対する使用期間は2〜28日であった（Cunningham, 2006）．29人の妊婦の治療をまとめた総説では，80％がARDSであり，死亡率は28％であった（Anselmi, 2015）．ECMOの技術面に関しては，BrodieとBacchetta（2011）によって総説が報告されている．

◆ 胎児酸素化

酸素を放出するヘモグロビン分子の傾向は，**酸素ヘモグロビン解離曲線**（図47-2）で示される．臨床目的で，この曲線は肺胞-毛細血管環境を表す上方の酸素関連曲線と，組織-毛細血管環境を表す下方の酸素解離部に分けられる．曲線のシフトは，酸素供給に影響を及ぼすため急峻な部分で最も効果がある．右側区域へのシフトはヘモグロビン親和性の減少と関連しており，それゆえに，組織-毛細血管間の酸素交換を増加させる．右側区域へのシフトは，高二酸化炭素血症や代謝性アシドーシス，発熱，2,3-ジホスホグリセリン酸増加によって生じる．妊娠中に2,3-ジホスホグリセ

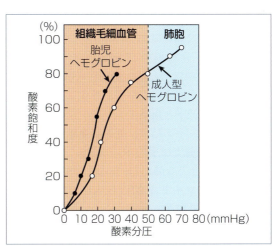

図47-2　酸素ヘモグロビン解離曲線
成人型ヘモグロビンは肺胞内の高い酸素分圧（Pa_{O_2}）にあると，組織毛細血管内での低酸素分圧下と比較して最大限飽和する．どのような酸素分圧でも胎児ヘモグロビンは成人型と比較してより多くの酸素を運搬する．

リン酸の赤血球濃度は，約30％増加する．このことにより胎児と母体の末梢組織への酸素供給が行われる．

胎児（性）ヘモグロビンは，成人型ヘモグロビンより高い酸素親和性をもつ．**図47-2**でみられるように，胎児（性）ヘモグロビン曲線は成人（型）の曲線の左側に位置する．50％ヘモグロビン酸素飽和に必要なPa_{O_2}は胎児ではわずか19 mmHgなのに対して，成人では27 mmHgでなくてはならない．通常の生理的状況下では，胎児は絶えず曲線上もしくは解離部に位置する．重症の肺疾患合併妊婦で非常に低いPa_{O_2}レベルの症例でさえ，胎児組織へは有利に酸素置換される．ほかの例は高地で生活する妊婦にもみられ，そこでは母体Pa_{O_2}はわずか60 mmHgであるにもかかわらず，胎児Pa_{O_2}は海抜レベルで暮らす妊婦と同程度である（Subrevilla, 1971）．

◆ 静脈内輸液

死亡率に変化はないが，輸液投与を消極的に行うか積極的に行うかは人工呼吸使用期間の減少と関連している（Wiedemann, 2006）．妊娠中の積極的な輸液治療によって浸透圧性浮腫を招く生理的変化がいくつかある．コロイド浸透圧（colloid oncotic pressure：COP）は血清アルブミン濃度で規定される（1 g/dLの増加によりおよそ6 mmHg圧が上昇する）．第4章で論じられたように，通

常妊娠中は血清アルブミン濃度が減少する．これにより浸透圧は非妊時の 28 mmHg から妊娠満期の 23 mmHg，産褥期の 17 mmHg まで低下する（Benedetti, 1979；Dennis, 2012）．妊娠高血圧腎症では，漏出を伴う内皮細胞活性化により，血管外アルブミン低下と血清アルブミン量の減少が引き起こされる．その結果，妊娠高血圧腎症では，浸透圧は分娩前では平均 16 mmHg，分娩後では平均 14 mmHg となる（Zinaman, 1985）．これらの変化は，**コロイド浸透圧/楔入圧勾配**に臨床上重要な影響を及ぼす．通常，この勾配は 8 mmHg を超えるが，4 mmHg 以下の場合は肺水腫発症リスクが上昇する．このような女性に晶質液の代わりにアルブミンを投与しても利はない（Uhlig, 2014）．これらの関連性は Dennis ら（2012）によって報告されている．

■ 長期予後

ARDS から回復した妊婦に対する長期追跡調査はない．一般患者では，3 ヵ月後と 12 ヵ月後でも機能不全リスクがあることが世界的に認識されている（Pandharipande, 2013）．非妊患者のデータでは，基本的活動がすべて回復するまでに 1 〜 2 年の時間を要することを示唆している．5 年追跡調査では Herridge ら（2011）が，肺機能は正常であったとしても著明な運動制限や身体的，精神的後遺症，身体的な生活の質の低下を認め，ヘルスケアサービスへの費用と利用が増加したと報告した．

敗血症症候群

敗血症症候群はバクテリアやウイルス，それらの副産物（たとえばエンドトキシンや外毒素）により誘発された全身炎症反応で起こる．敗血症の重症度には連続性がある（図 47-3）．CDC によれば，2011 〜 2013 年のアメリカでの妊娠関連死亡のうち，6.2 ％ が敗血症症候群によるものであった（Creanga, 2017）．また，ミシガンやイギリスでも重要な妊婦死亡原因である（Bauer, 2015；Mohamed-Ahmed, 2015；Nair, 2015）．

産科学領域で敗血症の原因となる感染症は一般的に腎盂腎炎（第 53 章参照），絨毛膜羊膜炎と産褥期敗血症（第 37 章参照），流産（第 18 章参照），壊死性筋膜炎（第 37 章参照）などである．一般患者における重症敗血症の死亡率は 20 〜

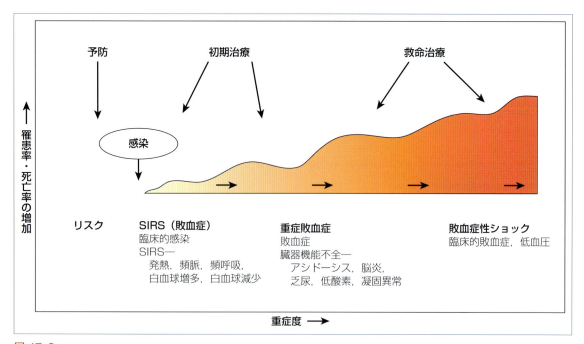

図 47-3
敗血症症候群は，感染に対する反応として全身性炎症反応症候群（SIRS）から始まり，敗血症性ショックに進行する可能性がある．

35％，敗血症性ショックに至った場合では40〜60％である（Angus, 2013；Munford, 2015）．敗血症とショックを合併した場合，妊婦の死亡率は30％と報告されている（Mabie, 1997；Snyder, 2013）．しかし，敗血症の母体死亡リスクはかなり過小評価されている（Bauer, 2015；Chebbo, 2016；Mohamed-Ahmed, 2015）．

■ 疾病原因

敗血症の発病機序としてリポ多糖（lipopolysaccaride：LPS）やエンドトキシンの研究が多く知られている（Munford, 2015）．リピドA部分は単核球細胞に結合し，取り込まれることで，内部のカスケードを撹乱させる．内分泌的，傍分泌的，自己分泌的作用をもつサイトカインが分泌されて，敗血症の臨床症状が出現する（Angus, 2013；Singer, 2016）．

産科的な敗血症は複数の病原体に起因する場合もあるが，大部分のケースは限られた種類の菌が原因となる．たとえば大腸菌と *Klebsiella* が原因となった妊娠中の腎盂腎炎は，しばしば菌血症や敗血症と関連する（Cunningham, 1987；Snyder, 2013）．そして，骨盤内感染症は通常，多種の微生物が原因となるが，重症敗血症を引き起こすバクテリアはしばしばエンドトキシン産生腸内細菌群（最も一般的な細菌は大腸菌）である（Eschenbach, 2015）．他の骨盤内病原体としては好気性もしくは嫌気性溶血性レンサ球菌，*Bacteroides* や *Clostridium* がある．いくつかの種類のA群β溶血性レンサ球菌とブドウ球菌〔市中感染性メチシリン耐性種（CA-MRSA）を含む〕はスーパー抗原を産生する．これはT細胞を活性化して敗血症のあらゆる症状を急速に引き起こす．これがいわゆる中毒性ショック症候群である（Moellering, 2011；Soper, 2011）．これに関しては，第37章で詳しく述べられている．

また，重症敗血症症候群を引き起こす可能性のある，強力な細菌性**外毒素**もある．*Clostridium perfringens* や *C. Sordellii* からの外毒素や，ブドウ球菌からの毒素性ショック症候群毒素-1（toxic shock syndrome toxin-1：TSST-1），A群β溶血性レンサ球菌からの毒素性ショック様外毒素などが例としてあげられる（Daif, 2009；Soper, 2011）．これらの外毒素は，急速にそして広範囲にわたり組織の壊死や壊疽を引き起こし（特に産褥子宮），心血管系の虚脱と母体死亡を引き起こす場合がある（Nathan, 1993；Sugiyama, 2010）．後で議論されるレビューにおいて，これらの感染症による母体死亡率は58％とされている（Yamada, 2010）．

このように，敗血症症候群は，微生物が産生するエンドトキシンや外毒素に対する刺激応答から始まる（Angus, 2013）．CD4＋T細胞と白血球が刺激され，腫瘍壊死因子α（tumor necrosis factor-α：TNF-α），いくつかのインターロイキン，サイトカイン，プロテアーゼ，オキシダント，ブラジキニンを含む炎症性化合物を産生し，結果"サイトカインストーム"とも呼ばれる状態となる（Russell, 2006）．その後，炎症性・抗炎症性化合物への刺激や，血液凝固亢進，遺伝子活性化，レセプター調整や免疫抑制など多くの細胞反応が後に続く（Filbin, 2009；Moellering, 2011）．IL-6が介在し，心筋抑制が起こることもある（Pathan, 2004）．

このカスケードに対する病態生理学的反応は，血流の不均等配分を伴う選択的な血管拡張である．白血球と血小板凝集は毛細血管の閉塞を引き起こす．また内皮傷害の悪化は毛細血管透過性漏出と間質液貯留を誘引する（図47-4）．図47-3に示されているように，傷害の程度と炎症反応の程度が進むにつれて，生理学的変化から引き続いて起こる臨床症状も進行していく．臨床的な敗血症症候群は感染症の微細な徴候から発症し，十分な輸液を行っても低血圧となる**敗血症性**ショックに至る．初期の段階でのショックは，心拍出量の増加では代償できないほどの全身血管抵抗の減少から生じる．低灌流は，乳酸アシドーシス，組織酸素分圧の減少，肺損傷や腎損傷を含む終末臓器機能不全を引き起こす．

■ 臨床症状

敗血症症候群では無数の臨床症状を呈し，これらの要因の一つとして，特異的な侵入する微生物，いくつかのエンドトキシンや外毒素がある．LPS（リポ多糖）の一般的な影響のいくつかは，以下のとおりである．

1. 中枢神経系：意識障害，せん妄，眠気，昏睡，好戦性，発熱．

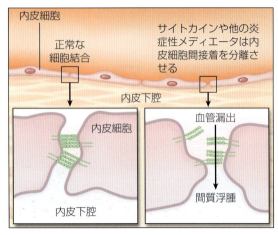

図 47-4　内皮細胞透過性
正常の内皮細胞間接着部分は，図左で示される．サイトカインと他の炎症性メディエータは細胞間接着を分解し，微小血管漏出を引き起こす（図右）．

2. 心血管系：頻脈，低血圧．
3. 肺：頻呼吸，組織酸素と代謝失調，低酸素血症を伴う動静脈シャント，肺胞内皮傷害からの滲出性浸潤，肺高血圧．
4. 消化器：胃炎—吐き気，嘔吐，下痢．腸閉塞，肝細胞壊死—黄疸，高トランスアミナーゼ血症．
5. 腎臓：腎前性乏尿，高窒素血症，急性腎不全，タンパク尿．
6. 血液：白血球の増加もしくは減少，血小板減少，播種性血管内凝固症候群による凝固の亢進．
7. 内分泌：高血糖，副腎不全．
8. 皮膚：末梢チアノーゼ，紅皮症，水疱，指の壊疽．

毛細血管漏出によって循環血液量減少が初期より生じるが，この時点で管内晶質液が与えられれば，敗血症は血行力学的に心拍出量が高い状態，あるいは全身の血管抵抗が低い状態として説明することができる（図 47-5）．高心拍出量なのにもかかわらず，付随して肺高血圧が起きるため敗血症は心筋抑制を生じやすい（Munford, 2015；Ognibene, 1988）．これは感染性ショックの warm phase と呼ばれる．これらの所見は早期の敗血症の最も一般的な心血管系の病態だが，上記のほかにも臨床的，検査上の異常を合併することがある．
初期の血管内補液への反応は予後を反映してい

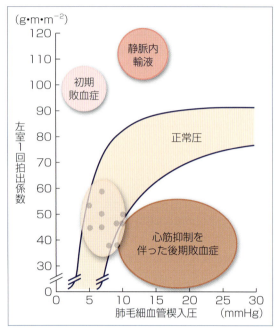

図 47-5　敗血症症候群の血行動態への影響
妊娠満期の女性の正常値は水玉部分で示される．初期敗血症では，心拍出量は多く血管抵抗は低い．血流が戻ることで，心拍出量はさらに増加するが，毛細血管圧も上昇する．敗血症の持続により，さらに毛細血管圧を増加し，心筋抑制が起こると考えられる．血漿浸透圧〔血清アルブミン（g）×6 mmHg〕の減少は肺間質液と上皮/内皮漏出による肺胞浮腫を引き起こす．

る可能性がある．初期敗血症を合併した多くの妊婦は晶質液輸液と抗菌薬投与，そして必要に応じた感染組織のデブリードマンにて改善傾向を示す．反対に，もし積極的な補液で低血圧が補正されないならその予後はより重症である．この段階で，もし β アドレナリン作用型強心薬への反応がなければ，これもまた血流不全や高度の心筋抑制，もしくはその両方を伴った，重症で低反応性の細胞外液漏出があることを示す．乏尿や持続する末梢血管収縮は敗血症性ショックの第二段階 **cold phase** とされ，致死性が高い．もう一つの予後悪化徴候は低血圧が是正された後の持続する腎，肺，脳の機能障害である（Angus, 2013；Chebbo, 2016）．各臓器不全によって平均死亡率は 15 % から 20 % に上昇する．これら三つの臓器不全例での死亡率は 70 % である（Martin, 2003；Wheeler, 1999）．

■ 管理

2004年に提唱されたSurviving Sepsis Campaignにより、国際的な敗血症の治療指針が示された（Dellinger, 2013）。その基本的な治療方針は、**早期目標指向型治療**（early goal-directed management）と名づけられ、迅速に細菌感染の診断を行い、慎重にバイタルサインと尿量を観察するとされる。このプロトコルの導入により、生存率が改善されるかについてはまだ不明である（ARISE Investigators, 2014；Mouncey, 2015；ProCESS Investigators, 2014）。同様の結論が産科の早期警告システムの導入についても出ている（Edwards, 2015；Mhyre, 2014）。AlbrightらはSepsis in Obstetrics Scoreという敗血症によるICU入室決定のシステムの評価を行っている（2017）。

敗血症の管理チャートを図47-6に示す。敗血症管理の基本ステップは三つあり、これらを並行して行う。つまり、感染巣検索および続発症や心肺機能評価を行い、これらに迅速に対応しながら、全身管理を行う。管理方法で最も重要なのは、2Lの急速輸液である。時には腎の血液灌流量を回復させるために、さらに4～6Lの晶質液の輸液が必要となることもある（Vincent, 2013）。これと同時に広域スペクトラムの抗菌薬を開始する。また、毛細血管の破綻により血液濃縮が起きているため、重症敗血症に貧血が伴った場合には、輸血を行う。ヘモグロビン値が9g/dL以上を保っても、7g/dL以上を目標とした群と予後に違いはなかった（Holst, 2014）。しかし、胎児の酸素化はヘモグロビン値が高いと改善される。

Hetastarchなどの膠質液輸液が敗血症の治療として有効であるかについてはまだ結論が出ていない（Angus, 2013；Ware, 2000）。ある無作為化比較試験では、ヒドロキシエチルデンプン製剤（HES製剤）とリンゲル液での輸液を比較し、HES製剤で死亡率が高いという結論を出している（Perner, 2012）。そのほかにも、6％HES製剤の輸液と、同量の生理食塩水の輸液を比較すると、ほぼ同等の効果が得られたという報告がある（Myburgh, 2012）。アルブミン製剤の使用は晶質液より有効とはならなかった（Caironi, 2014）。

輸液負荷は尿量が少なくとも30mL/時、理想的には50mL/時を保てるように行う。もしこれが保てない場合には血管作動薬の使用を考慮する（Pacheco, 2014）。呼吸不全および腎不全を伴うと、敗血症の死亡率は上昇する。重症敗血症のときには、肺末梢血管の内皮細胞および肺胞上皮細胞の障害が起き、肺胞洪水（alveolar flooding）や肺水腫を引き起こす。図47-1が示すとおり、この状態はARDSを伴い、たとえ肺動脈楔入圧が正常もしくは低い場合でも起こりうる。ARDSについての詳細は前述し、図47-1に示されている。

広域スペクトラムの抗菌薬は可能性の高い感染原因から経験的に選ぶ。投与する前には、血液、尿、滲出液などの培養を正常細菌叢が混入しないように適切に採り、採取後は直ちに最大用量で開始する。重症敗血症の場合、経験を踏まえて適切に薬剤選択を行えば生存率が上がるという報告もある（Barochia, 2010；MacArthur, 2004）。急性腎盂腎炎は、第53章でも述べてあるとおり、腸内細菌によることが多い。骨盤内炎症症候群の場合には経験的に、アンピシリンにゲンタマイシンおよびクリンダマイシンを加えて投与することでほぼカバーできる（第37章参照）。切開創やその他の軟部組織への損傷が原因の場合には、メチシリン耐性ブドウ球菌（MRSA）によるものの可能性が高くなる。この場合、バンコマイシンの投与を追加する（Klevens, 2007；Rotas, 2007）。流産に伴う敗血症症例の場合には、グラム染色を行うことで、Clostridium speciesやA群β溶血性レンサ球菌の同定が行える。筋膜に達するような深い損傷があるときにも同様のことがいえる。

◆ 外科的治療

長期間にわたる敗血症は生命予後にかかわる。壊死した組織や化膿した部分の除去は、非常に重要である（Nelson, 2015；Pacheco, 2014）。産科領域での主な敗血症要因としては、感染性の流産、腎盂腎炎、産褥の骨盤周囲感染症（子宮炎や会陰裂傷に伴う感染なども含む）や子宮切開創部、開腹手術創部の感染などがあげられる。感染性の流産の場合、子宮内容物の迅速な掻爬が必須である（第18章参照）。壊疽にならなければ、子宮摘出術が必要とされることはめったにない。

腎盂腎炎に伴って敗血症が持続する場合、尿路閉塞を起こしている原因を迅速に検索する必要がある。たとえば、結石や腎および腎周囲の膿瘍や蜂窩織炎などである。腎の超音波検査や静脈性尿

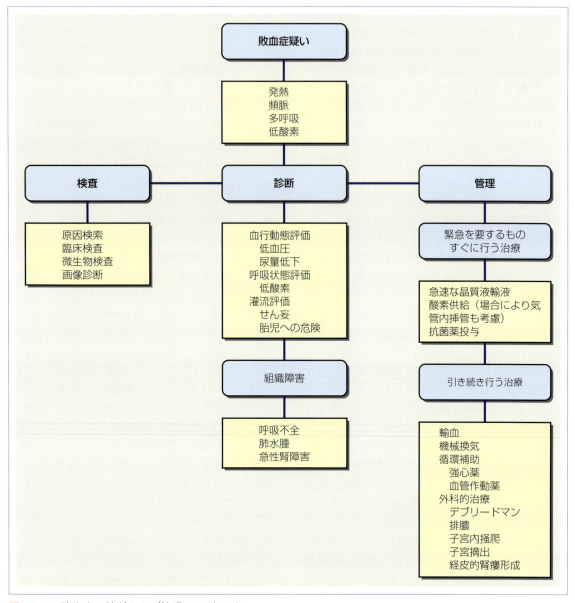

図 47-6　敗血症の診断および管理アルゴリズム
迅速かつ積極的にこれらを行うことで予後の改善が期待できる．検査と診断と管理はできる限り並行して行っていく．

路造影は閉塞起点の同定や結石の診断の一助となる．もし，尿路閉塞が見つかったら，尿管カテーテルや経皮的腎瘻増設術を行ったり，周辺組織の検索を行うことが救命につながる（第 53 章参照）．CT 検査や MRI 検査は，膿瘍や蜂窩織炎の同定に役に立つ．

・産褥感染

産褥骨盤内感染による敗血症の多くは，産褥直後の数日以内に症状が出る．一般的な治療としてはデブリードマンは行わず，点滴による抗菌薬投与を行う．ただし例外がいくつかある．

まず一つ目として，A 群 β 溶血性レンサ球菌や炭疽菌による広範囲な子宮感染がある（Soper, 2011；Sugiyama, 2010；Yamada, 2010）．初期症状の一覧を表 47-6 にあげる．図 47-7 に示してあるとおり，壊疽を伴う場合，患者の死亡率は高く，迅速な子宮摘出が救命につながる（Mabie, 1997；Nathan, 1993）．また，A 群 β 溶血性レン

表 47-6 A群β溶血性レンサ球菌に感染し，発症後12時間以内に分娩に至った55例の臨床症状

所　見	頻　度 (%)
経産婦	83
第3三半期	90
インフルエンザ様症状	
高熱	94
上気道炎症状	40
消化器症状	49
子宮収縮	73
発症早期からの血圧低下	91
死亡率	
母体	58
胎児	66

(Data from Yamada, 2010)

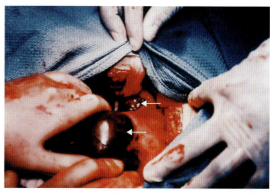

図 47-7　正常経腟分娩後，A群β溶血性レンサ球菌による産褥感染を起こし，致命的な経過をたどった症例
感染により子宮の壊死および重篤な敗血症が引き起こされた．矢印部分は産褥子宮が"風船状に膨らんだ"黒色壊死の部分．

サ球菌および炭疽菌の感染では，明らかな壊疽を伴わなくても毒素性ショックを引き起こすことがある（Mason, 2012）．これはA群β溶血性レンサ球菌毒素性ショック様毒素や炭疽菌外毒素によるもので，黄色ブドウ球菌による毒素性ショックの重症型である（第37章参照）．このようなときは，菌血症や広範囲にわたる感染が認められるにもかかわらず，子宮や創部は特に問題ないことが多い．私たちの経験では，通常ならCTなどを用いて検査を行い，子宮の壊死が否定できたなら，子宮摘出は必須とならない（Soper, 2011）．このような感染はいまだに致死率が高い（Yamada, 2010）．

二つ目の例外は，会陰創部や術創部の壊死性筋膜炎である．Gallapら（2002）による報告では，このような場合には，緊急での外科的処置など積極的な治療を検討すべきであるとしている．これに関しては第37章でも述べている．Sinhaら（2015）は**フルニエ壊疽（Fournier gangrene）**の女性で広範囲のデブリードマンおよび人工肛門形成を要した症例を報告している．

三つ目の例外は持続する進行性壊死を伴う子宮内感染や子宮切開創の離開，重篤な腹膜炎などによる敗血症である（第37章参照）．このため，帝王切開後に腹膜炎を疑った患者は，注意深く子宮創部の壊死や腸管穿孔がないかを評価すべきである．このような感染の場合，A群β溶血性レンサ球菌によるものなどより当初は症状が軽くみえるが，産後しばらくして悪化することが多い．CTでの評価はこれらの感染があるかを見つけるのに有用である．もし，疑いがあるときには，迅速な外科的処置が必要となる．特に切開創の壊死がある場合には通常は子宮摘出が必要となる（図37-5参照）．子宮周囲，腹腔内や卵巣の膿瘍破裂が腹膜炎や敗血症の原因となることはそれほど多くない（第37章参照）．

◆補助的治療

図47-6で示すとおり，敗血症患者の治療は，基本的には晶質液輸液および，輸血・呼吸管理である．しかし，時にはその他の治療も必要となる．血管作動薬は輸液だけでは血圧や循環動態の安定が図れないときにのみ使用する．第1選択としてはノルエピネフリン，エピネフリン，ドパミン，ドブタミン，フェニレフリンなどがある（Vincent, 2013）．

副腎皮質ステロイドの使用が予後に寄与するかはまだ結論が出ていない．いくつかの報告ではステロイド投与の有用性が述べられているが，すべてではない．しかし，**重症疾患関連副腎皮質機能不全（critical illness-related corticosteroid insufficiency：CIRCI）**は治療不応性の低血圧の原因となると考えられるため，昇圧薬依存性となっている患者に対しての副腎皮質ステロイドの使用を考慮してよいだろう（Angus, 2013；Munford, 2015）．

エンドトキシンは血管内皮上皮細胞に働きかけて，組織因子や凝血促進因子を賦活化させる（Cunningham, 2015）．敗血症に関連して起こる凝固因子の消費については第 41 章で述べている．また，エンドトキシンは同時にプロテイン C を賦活化させて，抗凝固の働きの抑制も行う．血液凝固を抑制する薬剤として**遺伝子組換え活性型プロテイン C，アンチトロンビンⅢや血小板活性化因子拮抗物質，組織因子経路阻害薬**などいくつか開発されているが，明らかな効果を認めたものはない（Munford, 2015；Wenzel, 2012）．

外傷

定義にもよるが，10 〜 20 ％の妊婦が身体的外傷を受けるとされている（Jain, 2015；Lucia, 2016）．外傷による死亡は，妊産婦が妊娠以外での理由で死亡する理由として最も一般的なものである（Brown, 2009；Horon, 2001）．カリフォルニアの約 480 万件妊娠をまとめたデータでは，350 人に 1 人は暴行により入院する（El Kady, 2005）．パークランド病院のデータでは，乗り物の事故や転落による外傷は 1,682 人で，妊婦の外傷の 85 ％を占める（Hawkins, 2007）．また，Palladino ら（2011）による National Violent Death Reporting System では，10 万分娩中 2.0 件程度で自殺が起きている，と報告している．また，妊娠中の殺人は，10 万分娩につき 2.9 件程度で起きる．そして，自殺のうちのいくつかは，パートナーからの暴力が関連しているであろうことも報告されている（Martin, 2007）．ハイリスクな患者に対しての，けがの予防や教育を行うことにより死亡率が下がる可能性がある（Chisolm, 2017；Lucia, 2016）．

■ 身体的虐待

CDC によれば，パートナー間暴力とは現在もしくは過去のパートナーや配偶者から受ける身体的，性的，精神的な暴力と定義されている（Breiding, 2015）．このような暴力を年間で 5 人に 1 人が受けている．「Healthy people 2010」による暴力防止の目標設定は，男性パートナーからの直接的・物理的な暴力の減少である．Pregnancy Risk Assessment Monitoring System（PRAMS）の報告では，いくつかの地域では改善傾向を認めている（Suellentrop, 2006）．

単なる身体的な暴力よりもさらにひどい暴行が妊娠中も続くこともある．暴力は貧困や，低学歴，喫煙，飲酒，違法薬物使用などと関連が深い（CDC, 2008）．さらに悪いことに，暴力を受けた女性はそのままパートナーと居続けることが多い．パートナーによる殺人と最も関連深い危険因子は，家庭内暴力の既往である（Campbell, 2007）．また，妊娠中絶を行った女性を調査すると，パートナーから暴力を受けていることが多い（Bourassa, 2007）．

肉体的虐待を受けている女性は出産前のケアを受けるのが遅れる，もしくはまったく受けない傾向がある．カリフォルニアにおける，暴力を受けて入院した妊婦の周産期死亡率は，明らかに高い（El Kady, 2005）．暴力が原因で起こる緊急対応が必要な疾患としては，子宮破裂，早産，母体および胎児死亡がある．また，暴力に引き続いて起こる疾患としては胎盤早期剝離や早産による低出生体重児娩出などがある．Silverman ら（2006）は PRAMS からの報告と同様の結果を，26 の州，11 万 8,000 人の妊婦を対象とした報告で出している．

このような事態を防ぐために，2012 年に ACOG は，妊婦健診の初診時や通常妊婦健診時，産後健診時などに，パートナーからの暴力を発見するスクリーニング方法を発表した（第 9 章参照）．そのほかにも，身体症状から家庭内暴力事例を発見するような方法も提言されている（Robertson-Blackmore, 2013）．

■ 性的暴行

親密なパートナーならびに性的暴力に関する全米調査報告書（National Intimate Partner and Sexual Violence Survey）（Black, 2014）によると毎年推定 120 万人の女性が性暴力を受けている．Satin ら（1992）は，ダラスの 5,700 人以上の性的暴行を受けた女性を調査し，そのうち 2 ％が妊娠していたと報告した．肉体的暴力に伴ってこれらが起こることはよくある（Sugar, 2004）．法医学的には，双方の証拠をそろえるときの手法はほぼ同じである（Linden, 2011）．

身体の外傷を見る際には，同時に性感染症のリスクを考慮する必要がある．CDC（2015）は，淋

表 47-7　性的暴行被害者の性感染症予防ガイドライン

予防対象	投与方法	代替療法
淋菌	セフトリアキソン 250 mg 筋注 1 回 および アジスロマイシン 1 g 経口 1 回	セフィキシム 400 mg 経口 1 回 および アジスロマイシン 1 g 経口 1 回
クラミジア	アジスロマイシン 1 g 経口 1 回[a] もしくは アモキシシリン 500 mg 経口 1 日 3 回 7 日間	エリスロマイシン塩基剤 500 mg 経口 1 日 4 回 7 日間 もしくは レボフロキサシン 500 mg 経口 1 日 1 回 7 日間[b] もしくは オロフロキサシン 300 mg 経口 1 日 2 回 7 日間[b]
細菌性腟炎	メトロニダゾール 500 mg 経口 1 日 2 回 7 日間 もしくは メトロニダゾールゲル (0.75％) 5 g 腟内投与連日 5 日間 もしくは クリンダマイシンクリーム (2％) 5 g 腟内投与連日 7 日間	チニダゾール 2 g 経口 1 日 1 回 2 日間[b] もしくは チニダゾール 1 g 経口 5 日間[b] もしくは クリンダマイシン 300 mg 経口 1 日 2 回 7 日間 もしくは クリンダマイシン腟坐剤 100 mg 眠前に腟内挿入 3 日間
トリコモナス	メトロニダゾール 2 g 経口 1 回 もしくは チニダゾール 2 g 経口 1 回[b]	メトロニダゾール 500 mg 経口 1 日 2 回 7 日間
B 型肝炎ウイルス (HBV)	ワクチン接種歴が明らかでない場合には HBV ワクチンの初回接種を行い，1〜2 ヵ月後，4〜6 ヵ月後に再度接種	
ヒト免疫不全ウイルス (HIV)	HIV 感染の可能性が高い場合には抗 HIV 治療薬投与なども考慮する	

[a] 妊婦でない場合には，ドキシサイクリン 100 g 経口 1 日 2 回 7 日間でも代替可能．
[b] CDC による妊娠カテゴリー：C．

(Data from Centers for Disease Control and Prevention, 2015)

病，クラミジア，細菌性腟症，トリコモナスに対する抗菌薬の予防内服を推奨している（表 47-7）．ACOG（2016；2017a）は第 38 章にもあるように，もし，女性が妊娠中でないならば，緊急避妊を考慮することも非常に重要であると述べている．

被害女性およびその家族への精神的なケア，カウンセリングはとても大切である．彼女らの心的外傷後ストレス障害やうつ病，自殺企図の生涯リスクは 30〜35％にも及ぶ（Linden, 2011）．

■ 交通外傷

アメリカでは，妊婦の少なくとも 3％が自動車事故に巻き込まれている．Sirin ら（2007）による PRAMS のデータでは，毎年 9 万 2,500 人の妊婦が交通外傷を負っている．このなかでも自動車による事故は重篤もしくは致死的な外傷の原因として最も多いものである（Brown, 2013a；Mendez-Figueroa, 2013, 2016；Vladutiu, 2013）．Mattox ら（2005）は，これらの事故が外傷による胎児死亡の原因にもなることを報告しており，パークランド病院でも同様の結果が出ている（Hawkins, 2007）．交通外傷は第 2 三半期に最もよく起こる（Redelmeier, 2014）．ほかの自動車事故と同様に，飲酒が関連するものは多い．また，事故被害者の半数以上はシートベルトをつけていなかった．このため，多くの死亡事故は図 47-8 に示したような 3 点固定を行うことにより，防ぐことができた可能性がある（Luley, 2013；Schuster, 2016）．シートベルトは，身体がハンドルにぶつかることを防ぎ，腹部への衝撃を和らげる働きをする（Motozawa, 2010）．

興味深い話として，エアバッグが展開したことによりけがをした場合，いくらか衝撃を和らげたという報告がある（Luley, 2013；Matsushita,

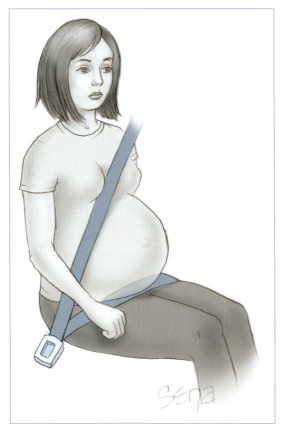

図 47-8　正しい 3 点を抑えたシートベルトの装着方法
上部のベルトは子宮を越えるようにかかり，下のベルトは大腿の上にぴったりと沿っており，子宮の下方にも沿っている．

2014)．平均 35 マイル/時（約 56 km/時）程度のスピードで起きた，エアバッグ展開を伴う事故にあった 30 人の妊婦（妊娠 20～37 週）を調べた報告を示す（Metz，2006）．1/3 はシートベルトをつけておらず，うち 1 件は胎盤早期剥離により胎児死亡した．エアバッグ展開を伴った事故にあった 2,207 人の妊婦を対象とした後ろ向き研究では，エアバッグなしで事故にあった 1,141 人の妊婦と比べて周産期予後に差を認めなかった（Schiff，2010）．が，この研究では，両群の 96 ％がシートベルトをつけていた．エアバッグ展開によるけがは事故の大きさに関連する（Mendez-Figueroa，2016）．

■ その他の鈍的外傷

その他のよくみられる鈍的外傷として，転落と加重暴行（重い刑罰の対象となるような暴行）が

ある．El Kady ら（2005）によると，カリフォルニアで外傷により入院した妊婦の 1/3 は，意図的に加えられた暴行により受傷していた．あまり一般的ではないが，崩落や爆発によるものもある（Sela，2008）．鈍的外傷は，重篤な腹腔内損傷を起こす．大きな子宮が防御壁となるため，腸管損傷はそれほど多くない．また横隔膜や脾臓，肝臓，腎臓も同様に無事なことが多い．特に注意すべき疾患は，羊水塞栓である．羊水塞栓は軽い外傷の際にも起こりうる（Ellingsen，2007；Pluymakers，2007）．後腹膜の出血も，非妊婦より起こりやすい（Takehana，2011）．

妊婦の整形外科的な外傷も一定の確率で遭遇するものである（Desai，2007）．パークランド病院の外傷診察ユニットでは，受診した 1,682 人の妊婦のうち 6 ％に整形外科的な外傷を認めた．また，これらの妊婦では胎盤早期剥離や早産，周産期死亡のリスクが高かった．また，骨盤骨折した 101 人の妊婦を調査した研究では，母体の 9 ％，胎児の 35 ％が死亡していた（Leggon，2002）．ほかの研究でも，骨盤や股関節の骨折をした 15 人の妊婦（胎児は 16 人）のうち 1 人は母体死亡し，4 人の胎児が死亡した（Almog，2007）．妊婦の頭部外傷や脳神経外科治療に関しては興味深い問題が報告されている（Qaiser，2007）．

■ 胎児損傷および胎児死亡

周産期死亡率は母体の損傷の重症度に伴い増加する．胎児死亡は胎児や胎盤の損傷，母体の血圧低下，骨盤骨折，母体の頭部損傷，および低酸素などに伴い起きることが多い（Ikossi，2005；Pearlman，2008）．自動車事故は外傷による胎児死亡原因の 82 ％を占める．死亡原因としては半分が胎盤損傷によるものであり，4 ％が子宮破裂によるものである（Weiss，2001）．

多くはないが，児頭が骨盤嵌入している状態で母体の骨盤骨折が起こると，胎児の頭蓋骨および脳損傷が起こる頻度が高い（Palmer，1994）．逆に，胎児の頭部損傷やこれに伴う対側損傷などにより，児頭の骨盤嵌入が難しくなったり，頭位にならないことがある．胎児の頭蓋骨骨折はまれであるが，CT 検査により詳しく観察することができる（Sadro，2012）．一例を図 46-4 に提示する．続発症として頭蓋内出血がある（Gherman，2014；

Green-Thompson, 2005). 出生の数ヵ月前に自動車事故にあってから出生した児に対麻痺および拘縮を認めた症例が Weyerts ら（1992）から報告されている. その他の胎児損傷の報告としては, 妊娠中期に, 胎児断頭が起きた症例や腹部が一部切断された症例などがある（Rowe, 1996；Weir, 2008）.

■ 胎盤損傷

鈍的外傷が起きると胎盤早期剥離や胎盤が断裂したり, 折れ曲がるといった非常に重篤な状況となることがある（図 47-9）. 外傷により胎盤が剥離していくのは, 弾性に乏しい胎盤を, 非常に弾性に富む子宮筋層が取り囲んでいて, 子宮筋層が外傷により強く変形することで起きる（Crosby, 1968）. このような事態は, 自動車に乗っている際に急速な減速をして, 大きくなっている子宮がハンドルやシートベルトに強く押しつけられることにより起きる. 剥離した部分の程度により 1 ～ 6 ％程度の剥離なら軽度な胎盤剥離, 50 ％以上なら重度の剥離などと判断する（Pearlman, 1990；Schiff, 2002）. 胎盤早期剥離は時速 30 マイル（約 48 km/時）以上出ているときの事故でより起こりやすい（Reis, 2000）.

外傷による胎盤早期剥離の臨床症状は, 自然に起きた胎盤早期剥離とあまり変わらない（第 41 章参照）. しかし, Kettel ら（1988）は, 外傷による胎盤早期剥離は子宮の痛みや収縮, 出血などの症状に乏しいことや, ほとんどないことがあると強調している. パークランド病院における外傷による胎盤早期剥離の 13 症例のうち, 11 人は腹部の張りを訴えていたが, 性器出血を伴っていたのはたった 5 人であった. 外傷による胎盤早期剥離は症状が出づらく, 子宮内圧が高くなる傾向があるため, 血液凝固障害が非外傷性の胎盤早期剥離とくらべより起こりやすい. 部分剥離の場合には子宮収縮の増加が認められる. これに関しては後述する. その他の症状としては胎児への障害を示す, 胎児頻脈や心音低下, アシドーシス, 胎児死亡などがある.

もし外傷により腹部に強い力が加わったときには, 胎盤は断裂したり, 折れ曲がったりする（図 47-9）. もしこのような事態になれば, 羊水腔内への出血や母児間輸血が起こり, 致命的な胎児出血となりうる（Pritchard, 1991）. 胎盤の断裂は, 子宮の急激な変形および復古により, 線状もしく

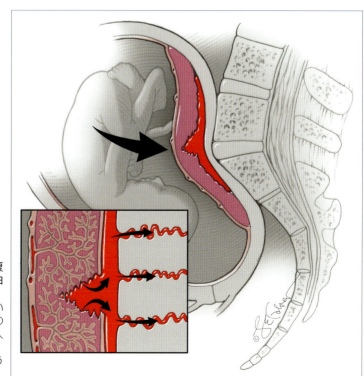

図 47-9 外傷による子宮の変形と回復により胎盤が断裂や折れ曲がってしまう仕組み
胎盤早期剥離が胎盤後面に血がたまっている部分に起きている. 挿入部：胎盤からの出血がここから胎盤の細静脈巣のほうへ入り込んでいき, 母体の血液循環へ入る. Kleihauer-Betke テストにより, このような母児間輸血が起きているかを確認できる.

は図47-10のような星型となる．もしABO式血液型不適合が起こった場合には，Kleihauer-Betke染色で母体血をチェックすれば，母児間輸血量を定量化することができる．外傷を受けた妊婦のうち，1/3に母児間輸血が認められ，このうち90%の輸血量が15 mL未満であった（Goodwin, 1990；Pearlman, 1990）．外傷が原因ではない胎盤早期剝離では，ごくわずかな量の胎児血が絨毛間腔に流れ込むのみであり，明らかな母児間輸血を認めることは少ない．しかし，外傷性の胎盤早期剝離では大量の母児間輸血を認めることがある．ある研究では，母児間輸血が起こった場合，子宮収縮や早産のリスクは20倍になる（Muench, 2004）．胎児に重大な出血が起きた場合，児の長期的な神経障害が起こる率は高い（Kadooka, 2014）．

■ 子宮破裂

鈍的外傷で子宮破裂に至る重篤なケースは1%未満である（ACOG, 2017b）．子宮破裂の多くは子宮手術既往がある場合や，直接的にかなり強い力が子宮に加わったときに起こる．時速25マイル（約40 km/時）のスピードで衝突した場合，その衝撃により，固定されている女性の子宮腔内圧力は500 mmHg以上まで上昇する（Crosby, 1968）．臨床症状は子宮破裂を伴わない胎盤早期剝離と似たものが多い．そして発症すると，母体も胎児も急激に症状が悪化していく．Pearlmanら（1996）は，猛スピードでの衝突により子宮底部が激しく破裂し，児頭離断した妊娠20週の症例を報告している．同様にWeirら（2008）は，子宮頸部上方が離断し，これに伴って胎児も離断した妊娠22週の症例を報告している．CT検査は胎児死亡や胎盤断裂を伴う子宮破裂の診断に有用である（Kopelman, 2013；Manriquez, 2010；Sadro, 2012）．

■ 貫通外傷

Petrone（2011）が報告した，321人の腹部外傷を受けた妊婦の研究では，9%が貫通外傷を受けていた．このうち77%は銃撃による受傷で，23%が刺されたことによる受傷であった．貫通外傷による母体の内臓損傷は，非妊婦の場合には80〜90%に起きているにもかかわらず，妊婦ではたった15〜40%のみであった（Stone, 1999）．貫通外傷が起きた場合，子宮が受け止めてしまうため，母体より胎児により重篤な損傷が起きることが多い．実際，子宮に貫通外傷を受けた症例のうち，2/3の胎児が損傷を受けたが，母体の内臓損傷は20%にとどまった．とはいうものの，妊娠中の貫通外傷はほかの鈍的外傷より，母体・胎児ともに死亡率が明らかに高い．母体死亡率は貫通外傷で7%，鈍的外傷では2%，胎児死亡率はそれぞれ73%，10%である．

■ 外傷の管理

母体および胎児の予後は外傷の重症度により決

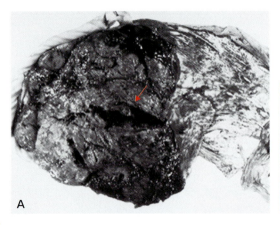
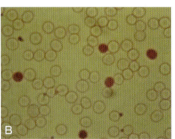

図47-10
A．部分胎盤早期剝離．付着した血液は取り除かれている．矢印が示す胎盤断裂部より大量の母児間輸血が起こり，児は胎内死亡した．
B．Kleihauer-Betke染色を行った母体末梢血像．濃く染まった細胞は赤血球の4.5%を占めていた胎児由来のものであり，中が抜けている細胞は母由来のものである．

まる．しかし，通常使用されている重症度判定の基準は，胎盤早期剝離などに伴う疾病発生率や死亡率を反映しておらず，妊娠帰結などにも配慮されていない．外傷により入院した582人の妊婦をまとめた報告によれば，外傷の重症度スコアでは正確な妊娠予後予測は難しかった（Schiff, 2005）．重要なことは，軽度の外傷でも早産や胎盤早期剝離を引き起こしてしまうということである．このような報告はいくつか行われている（Biester, 1997；Ikossi, 2005）．妊娠24週以降に"軽度な外傷"を受けた317人を調べた研究では，14％に明らかな子宮収縮が出現し，受傷後4時間まで胎児状態のチェックを行う必要があった（Cahill, 2008）．

いくつかの例外はあるが，妊婦が受傷したときの治療優先順位は，基本的に非妊婦が受傷したときと同様である（Barraco, 2010；Mendez-Figueroa, 2016）．初期目標は，母体の外傷評価であり，全身状態の安定に努める．母体の外傷が重篤で，生命を脅かすような状態の場合には，胎児の状態評価は後に回す（ACOG, 2017b；Brown, 2009）．蘇生時の基本方針は，呼吸補助，止血，晶質液や血液製剤による循環血液量確保である．重要なことは，妊娠中は子宮が増大するため，大血管を圧迫して心拍出量が減少することがあることに留意する（Nelson, 2015）．

蘇生処置に引き続いて，骨折や内臓損傷，出血部位の確認，そして胎盤や子宮および胎児の状態などの評価を行う．放射線検査は禁忌とはならないが，適応は慎重に検討する．一つの報告として，妊娠中の受傷者は妊娠していない人よりも放射線被曝する量が少なかったというものがある（Ylagan, 2008）．超音波検査で腹腔内のスクリーニング評価を行ってから，所見が認められる症例に対してのみCT検査を行う方法がいくつか提案されている（Brown, 2015；Saphier, 2014）．スクリーニングの一つとしてFAST（focused assessment with sonography for trauma）scanがある．これは5分間で4もしくは6画面をチェックすることで肝周囲，脾臓周囲，骨盤，心臓周囲をチェックする方法である（Mendez-Figueroa, 2016）．通常，このいずれかの画面に液体貯留を示す所見があれば，500 mL以上の出血が予想される（図47-11）．しかし，この基準は妊娠中の

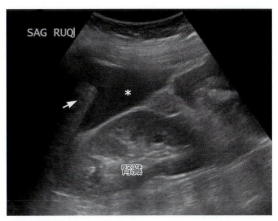

図 47-11　FAST scan
液体貯留を示す無エコー領域（＊）が，肝辺縁（矢印）と，腎臓のあいだに認められる（モリソン窩）．この患者は2,500 mLの腹腔内出血が起きていた．
（Reproduced with permission from Mendez-Figueroa H, Rouse DJ: Trauma in pregnancy. In Yeomans ER, Hoffman BL, Gilstrap, III, et al (eds): Cunningham and Gilstrap's Operative Obstetrics, 3rd ed. New York, McGraw-Hill, 2017）

場合には必ずしも当てはまらない．開腹による腹腔内検索が，出血などの評価の参考になった症例の報告もある（Tsuei, 2006）．

ほとんどの貫通外傷では，放射線検査による評価が必要となる．特に妊娠中は貫通外傷による臨床症状が乏しい傾向があるため，積極的に開腹して，診断を行うことも許容される．一方で，銃撃による創傷の場合は診断的開腹が必須となる．何人かの臨床家は刺創の場合には特に頻回の観察を行うこと，診断のための腹腔鏡下手術を行うことを推奨している（第46章参照）．

◆帝王切開

帝王切開を検討する際にはいくつかの項目を考える必要がある．開腹術を行うことのみでは，帝王切開の適応とはならない．妊娠週数や胎児の状態，子宮損傷の大きさや，子宮の大きさがその他の内臓損傷の評価や治療の妨げになっていないかなどを考慮して決める必要がある（Tsuei, 2006）．

◆胎児心拍数モニタリング

母体の全身状態，胎児のwell-beingに影響を及ぼすことがあるため，胎児モニタリングは，ある意味母体の状態を把握する一つの"バイタルサイン"であるともいえる．母体の全身状態が落ち着いてみえていても，胎児心拍モニタリングを行っていることで，胎盤早期剝離の徴候を見つけられ

ることもある．Pearlmanら（1990）の報告では，受傷してから4時間以内に子宮収縮の間隔が10分以内にならなければ，胎盤早期剥離は起こらないと考えられうると述べている．また，受傷して4時間以内に，10分以下の間隔で子宮収縮を認めた妊婦の20％で，胎盤早期剥離を認めた．これらほとんどの症例で，胎児頻脈や遅発一過性心音低下などのモニター異常が認められた．逆に，胎児心拍数モニタリングで特に異常が認められなかった症例では，胎盤早期剥離は認めなかった（Connolly, 1997）．また，このような張りが認められるときに子宮収縮抑制薬などを使用すると，所見がわかりづらくなるため，使用は勧められない．

　胎盤早期剥離は，外傷を受けてすぐに起こることが多いため，母体の全身状態が落ち着いたら，なるべく早く胎児心拍数モニタリングを開始する．受傷後，胎児心拍数モニタリングをどれだけ継続するべきかについては，はっきりとしたデータはない．過去の知見では，特に腹部の張りや子宮の圧痛，出血などの症状がなければ，受傷後4時間程度のモニタリングがよいであろうとされている．もし，子宮収縮や胎児心音異常，性器出血，子宮の圧痛，重篤な母体の外傷，破水などが起きている場合には，できるだけ長時間モニタリングを継続するべきである（ACOG, 2017b）．ただし，まれではあるが，受傷後1日たってから胎盤早期剥離が起こった例もある（Higgins, 1984）．

■ 母児間輸血症候群

　外傷を負った妊婦すべてに，Kleihauer-Betkeやその類の検査を行うことで，胎児貧血や胎児不整脈，胎児死亡などを予防できるかについてははっきりとしたデータはない（Pak, 1998）．鈍的外傷を受けた妊婦125人を対象とした後ろ向き研究では，Kleihauer-Betke検査の急性外傷管理での意義は低かった（Towery, 1993）．その他の研究でも，胎児細胞が0.1％以上の場合，子宮収縮や早産になる可能性が上昇するとは述べているが，検査の意義に関しては，Toweryらと同様の結論を出している（Connolly, 1997；Muench, 2003, 2004）．

　抗D抗体陰性妊婦の場合には抗D免疫グロブリンの投与を考慮する．もし，胎児が抗D抗体陰性であるとわかった場合には行う必要はない．また，抗D免疫グロブリン投与を行った場合でも，母児間輸血量が15 mL以上となった場合には同種免疫が起こってしまうことがある（第15章参照）．

　外傷を負った妊婦をみる際に，最初に破傷風のワクチン接種歴を確認することは適切な対応である．もし十分な免疫をもっていないなら，破傷風・ジフテリア・百日咳ワクチン（Tdap）の接種が望ましい．Tdapは児にも百日咳の免疫がつくという面でも優れている（第9章参照）．

熱　傷

　熱傷を負った妊婦の治療は，非妊婦と大きな違いはない（Mendez-Figueroa, 2016）．一般的に，妊娠中であっても母体の予後は同年齢の非妊婦のそれとそれほど変わりはない．母体および胎児の生存率は熱傷面積に比例する（Parikh, 2015）．Karimiら（2009）は，自殺企図による熱傷および熱や煙を吸入したときの死亡率は高いと報告した．七つの論文から抽出した，200人の熱傷を受けた妊婦の死亡率は，熱傷面積のパーセントが増すごとに高くなった（図47-12）．熱傷面積が20％，40％，60％のとき，母体の死亡率は4％，30％，93％であり，胎児の死亡率はそれぞれ20％，48％，96％である．重症熱傷の場合，通常は数日もしくは数週間以内に陣痛発来が起きて，多くは死産となる．熱傷に伴って起きることとしては，循環血漿量の減少，肺の損傷，敗血症，激しい異化亢進などがある（Radosevich, 2013）．

　腹部の重症熱傷の既往による皮膚の拘縮がある場合，妊娠中に痛みが出現し，減張切開や，皮膚自家移植が必要となることもある（Mitsukawa, 2015；Radosevich, 2013）．乳頭を失ったり，変形してしまっている場合には授乳が問題となる．Mitsukawaら（2015）は熱傷の瘢痕部が腹部全体の75％より広い場合は拘縮の解除が必要となると報告している．興味深いことに，妊娠に伴って広がった腹部の皮膚は，腹部以外の瘢痕を治療する際のよい材料になる（Del Frari, 2004）．

■ 電撃損傷・雷撃損傷

　先の報告では電撃損傷を受けた場合の胎児死亡

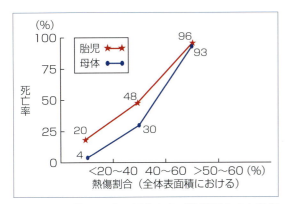

図 47-12　約 400 人の母体および胎児死亡率と熱傷の重症度
(Data from Akhtar, 1994; Amy, 1985; Mabrouk, 1977; Maghsoudi, 2006; Parikh, 2015; Rayburn, 1984; Rode, 1990)

率は高い（Fatovich, 1993）．しかし，Einarson ら（1997）の前向きコホート研究では，31 人の電撃損傷を受けた妊婦と受傷していない妊婦では周産期予後に大きな違いがなかったと報告している．彼らは北米では 110 ボルトの電気を使用していることで，220 ボルトの電力を使うヨーロッパより危険が少なかったのであろうと考察している．妊娠 22 週に軽度の電撃損傷を受けたことが，妊娠 29 週で発症した腸骨大腿静脈血栓症の原因となった可能性があるとした報告もある（Sozen, 2004）．ほかにも心停止から脳死に至った妊婦の報告もある（Spartic, 2014）．通常，電撃損傷での熱傷は広範囲となる．

　雷撃損傷による病態生理学的な影響は甚大である．García Gutiérrez ら（2005）は，雷撃損傷の 13 症例についてまとめており，流・死産率は 50 ％ と報告した．

心肺蘇生

　Nationwide Inpatione Sample（全米の入院患者データベース）によると，分娩での入院中の心停止は 1/12,000 程度とされる（Mhyre, 2014）．原因として最も多いのは出血，心不全，羊水塞栓と敗血症である．蘇生方法や準備，設備などの一般的な知識については，ACOG（2017b）や産科麻酔学会（SOAP）（Lipman, 2014）がまとめている．アメリカ心臓学会（AHA）による 2010 年のガイドライン（Jeejeebhoy, 2015）には妊娠中期の心肺蘇生（cardiopulmonary resustation：CPR）について，別枠で項目を設けている．ここでは重篤な状況の妊婦に対する標準的な対応として以下をあげている．①左側方向に子宮をずらして大静脈への圧迫を解除する，② 100 ％酸素を投与する，③横隔膜レベルより上方で静脈路を確保する，④収縮期血圧 100 mmHg 以下，安定時の循環血漿量の 80 ％以下などの治療が必要な循環血漿量低下の有無を評価する，⑤危篤状態になった原因を迅速に検索して治療する．

　妊婦への心臓マッサージの位置は非妊婦と違いはない（Holmes, 2015）．非妊婦の場合には心臓マッサージを行うと，安静時の 30 ％程度の心拍出量が確保できる．しかし妊娠後期の場合には，CPR を行っても子宮の大血管の圧迫により，それほど多くの心拍出量は得られない可能性がある（Clark, 1997；Nelson, 2015）．このため，子宮の側方への移動は蘇生を効果的にするために最も重要である．側方への移動は手術台を傾けたり，三角形の枕を右殿部の下に入れ込んだり，手で子宮を左に寄せることで行える（Rees, 1988；Rose, 2015）．そのようなことができる設備がない，たとえば屋外などでの心肺停止では，一人が地面にひざまずいて患者の背部に大腿を押し入れて体を斜めに倒してやる "human wedge" の体勢をとる（Whitty, 2002）．

帝王切開

　母体の蘇生中に，妊娠自体が CPR を邪魔するときは，児の救命および母体の蘇生状況の改善のため，**緊急死戦期帝王切開**（perimortem cesarean delivery）を考慮する．この帝王切開の適応は CPR を開始して 4～5 分以内で，児の生存が可能であることとされている（Drukker, 2014）．死戦期帝王切開を行った場合，児の神経学的後遺症なき生存率と心肺停止から娩出までの時間は明らかな逆相関を示す（Katz, 2012）．具体的には，心肺停止後 5 分以内の娩出であれば，98 ％の児が神経学的後遺症なく生存するが，6～15 分では 83 ％，16～25 分では 33 ％，26～35 分ではたった 25 ％になる（Clark, 1997）．上記のようなデータや，妊娠終結が "おそらく" 蘇生を助けるであろうと予想されることから，ACOG（2017b）は心肺停止後 4 分以内に帝王切開を考慮することを

推奨している.

この非常に重く,時に議論の的となる問題については確固としたデータがない. Katz ら（2005）は"非常に大きな選択バイアスのかかった"38例の死戦期帝王切開症例をまとめた. 結論として彼らは,心肺停止後4分以内の死戦期帝王切開は母体および胎児の予後を改善するとしたが,信用性に乏しいデータであった. Clark ら（1997）や Rose ら（2015）の報告やわれわれの経験では,ほとんどの心肺停止症例はこのような処置が難しいような場所や状況で起きており, CPR 開始の5分間は, 1人で行うことも多い. また, 十分な麻酔や設備のないところで帝王切開を行うと, 心肺蘇生がおろそかになり, 母体死亡を招くことにもなりかねない. 今後は, 死戦期帝王切開と胎児死亡後帝王切開のきちんとした比較なども行うことが必要であろう（Katz, 2012 ; Rose, 2015）. また,どのような選択をするにしろ,母体優先とすべきか,児優先とすべきかについては倫理的な面でもすぐに結論を出すことは難しい. 最近になり, Katz ら（2012）は, 死戦期帝王切開についてのデータをまとめ発表している.

■脳 死

時に,脳死の女性が妊娠を維持して,生命維持装置下に児の成熟を待てることがある. このことについては第60章を参照のこと.

動物咬傷, 刺傷での毒物注入

Brown ら（2013b）は総説で, 蛇やクモ, サソリ, クラゲ, 蜂, アリなどによる中毒で重篤な症状を呈した妊婦をまとめている. 有害事象は母体の状況などと関連しており, 対応としては, 毒性に応じて対症療法, 抗毒素の使用, 場合によりアナフィラキシーの治療や胎児評価を行うことがよいであろうと結論づけている. 北米での蛇の咬傷に対する管理方法が Lei ら（2015）により発表されている.

（訳：堀谷まどか）

References

Akhtar MA, Mulawkar PM, Kulkarni HR: Burns in pregnancy: effect on maternal and fetal outcomes. Burns 20:351, 1994.

Albright CM, Has P, Rouse DJ, et al: Internal validation of the sepsis in obstetric score to identify risk of morbidity from sepsis in pregnancy. Obstet Gynecol 130:747, 2017.

Almog G, Liebergall M, Tsafrir A, et al: Management of pelvic fractures during pregnancy. Am J Orthop 36:E153, 2007.

American Academy of Pediatrics, American College of Obstetricians and Gynecologists: Guidelines for Perinatal Care, 8th ed. Elk Grove Village, 2017.

American College of Critical Care Medicine and the Society of Critical Care Medicine: Guidelines on admission and discharge for adult intermediate care units. Crit Care Med 26:607, 1998.

American College of Obstetricians and Gynecologists: Intimate partner violence. Committee Opinion No. 518, February 2012.

American College of Obstetricians and Gynecologists: Hypertension in pregnancy: report of the American College of Obstetricians and Gynecologists' task force on hypertension in pregnancy. Executive summary. Obstet Gynecol 122:1122, 2013.

American College of Obstetricians and Gynecologists: Sexual assault. Committee Opinion No. 592, April 2014, Reaffirmed 2016.

American College of Obstetricians and Gynecologists: Access to emergency contraception. Committee Opinion No. 707, July 2017a.

American College of Obstetricians and Gynecologists: Critical care in pregnancy. Practice Bulletin No. 170, October 2016, Reaffirmed 2017b.

Amy BW, McManus WF, Goodwin CW, et al: Thermal injury in the pregnant patient. Surg Gynecol Obstet 161:209, 1985.

Angus DC, van der Poll T: Severe sepsis and septic shock. N Engl J Med 369:840, 2013.

Anselmi A, Ruggieri VG, Letheulle J, et al: Extracorporeal membrane oxygenation in pregnancy. J Card Surg 30(10):781, 2015.

ARDS Definition Task Force: Acute respiratory distress syndrome. The Berlin definition. JAMA 307(23):2526, 2012.

ARISE Investigators, ANZICS Clinical Trials Group, Peake SL: Goal-directed resuscitation for patients with septic shock. N Engl J Med 371(16)1496, 2014.

Aurigemma GP, Gaasch WH: Diastolic heart failure. N Engl J Med 351:1097, 2004.

Barochia AV, Cui X, Vilberg D, et al: Bundled care for septic shock: an analysis of clinical trials. Crit Care Med 38:668, 2010.

Barraco RD, Chiu WC, Clancy TV, et al: Practice management guidelines for the diagnosis and management of injury in the pregnant patient: the EAST Practice Management Guidelines Work Group. J Trauma 69(1):211, 2010.

Baskett TF, O'Connell CM: Maternal critical care in obstetrics. J Obstet Gynaecol Can 31(3):218, 2009.

Bauer ME, Lorenz RP, Bauer ST, et al: Maternal deaths due to sepsis in the state of Michigan, 1999–2006. Obstet Gynecol 126(4):747, 2015.

Benedetti TJ, Carlson RW: Studies of colloid osmotic pressure in pregnancy-induced hypertension. Am J Obstet Gynecol 135:308, 1979.

Biester EM, Tomich PG, Esposito TJ, et al: Trauma in pregnancy: normal revised trauma score in relation to other markers of maternofetal status—preliminary study. Am J Obstet Gynecol 176:1206, 1997.

Black MC, Basile KC, Breiding MJ, et al: The National Intimate Partner and Sexual Violence Survey. 2014. Available at: http://www.cdc.gov/violenceprevention/nisvs./ Accessed May 7, 2016.

Bourassa D, Bérubé J: The prevalence of intimate partner violence among women and teenagers seeking abortion compared with those continuing pregnancy. J Obstet Gynaecol Can 29:415, 2007.

Breiding MJ, Basile KC, Smith SG, et al: Intimate partner violence surveillance: uniform definitions and recommended data elements. Version 2.0, 2015. Available at: http://www.cdc.gov/violenceprevention/pdf/intimatepartnerviolence.pdf. Accessed May 7, 2016.

Brodie D, Bacchetta M: Extracorporeal membrane oxygenation for ARDS in adults. N Engl J Med 365(20):1905, 2011.

Brown HL: Trauma in pregnancy. Obstet Gynecol 114:147, 2009.

Brown MA, Sirlin CB, Farahmand N, et al: Screening sonography in pregnant patients with blunt abdominal trauma. J Ultrasound Med 24:175, 2005.

Brown S, Mozurkewich E: Trauma during pregnancy. Obstet Gynecol Clin North Am 40(1):47, 2013a.

Brown SA, Seifert SA, Rayburn WF: Management of envenomations during pregnancy. Clin Toxicol 51:3, 2013b.

Cahill AG, Bastek JA, Stamilio DM. et al: Minor trauma in pregnancy—is the evaluation unwarranted? Am J Obstet Gynecol 198:208.e1, 2008.

Caironi P, Tognoni G, Masson S, et al: Albumin replacement in patients with severe sepsis or septic shock. N Engl J Med 370(15):1412, 2014.

Campbell JC, Glass N, Sharps PW, et al: Intimate partner homicide: review and implications of research and policy. Trauma Violence Abuse 8:246, 2007.

Catanzarite V, Willms D, Wong D, et al: Acute respiratory distress syndrome in pregnancy and the puerperium: causes, courses, and outcomes. Obstet Gynecol 97:760, 2001.

Centers for Disease Control and Prevention: Adverse health conditions and health risk behaviors associated with intimate partner violence—United States, 2005. MMWR 57(5):113, 2008.

Centers for Disease Control and Prevention: Sexually transmitted diseases treatment guidelines, 2015. MMWR 64(3):1, 2015.

Chantry AA, Deneux-Tharaux C, Bonnet MP, et al: Pregnancy-related ICU admissions in France: trends in rate and severity, 2006–2009. Crit Care Med 43:78, 2015.

Chebbo A, Tan S, Kassis C, et al: Maternal sepsis and septic shock. Crit Care Clin 32(1):119, 2016.

Chen CY, Chen CP, Wang KG, et al: Factors implicated in the outcome of pregnancies complicated by acute respiratory failure. J Reprod Med 48:641, 2003.

Chisholm CA, Bullock L, Ferguson JE: Intimate partner violence and pregnancy: screening and intervention. Am J Obstet Gynecol 217:145, 2017.

Clark SL, Cotton DB: Clinical indications for pulmonary artery catheterization in the patient with severe preeclampsia. Am J Obstet Gynecol 158:453, 1988.

Clark SL, Cotton DB, Hankins GDV, et al: Critical Care Obstetrics, 3rd ed. Boston, Blackwell Science, 1997.

Clark SL, Cotton DB, Lee W, et al: Central hemodynamic assessment of normal term pregnancy. Am J Obstet Gynecol 161:1439, 1989.

Clark SL, Hankins GD, Dudley DA, et al: Amniotic fluid embolism: analysis of a national registry. Am J Obstet Gynecol 172:1158, 1995.

Cole DE, Taylor TL, McCullough DM, et al: Acute respiratory distress syndrome in pregnancy. Crit Care Med 33:S269, 2005.

Connolly AM, Katz VL, Bash KL, et al: Trauma and pregnancy. Am J Perinatol 14:331, 1997.

Creanga AA, Syverson C, Seed K, et al: Pregnancy-related mortality in the United States, 2011–2013. Obstet Gynecol 130(2):366, 2017.

Crosby WM, Snyder RG, Snow CC, et al: Impact injuries in pregnancy, 1. Experimental studies. Am J Obstet Gynecol 101:100, 1968.

Cunningham FG, Lucas MJ, Hankins GD: Pulmonary injury complicating antepartum pyelonephritis. Am J Obstet Gynecol 156:797, 1987.

Cunningham FG, Nelson DB: Disseminated intravascular coagulation syndromes in obstetrics. Obstet Gynecol 126:999, 2015.

Cunningham FG, Pritchard JA, Hankins GDV, et al: Peripartum heart failure: a specific pregnancy-induced cardiomyopathy or the consequence of coincidental compounding cardiovascular events? Obstet Gynecol 67:157, 1986.

Cunningham JA, Devine PC, Jelic S: Extracorporeal membrane oxygenation in pregnancy. Obstet Gynecol 108:792, 2006.

Daif JL, Levie M, Chudnoff S, et al: Group A *Streptococcus* causing necrotizing fasciitis and toxic shock syndrome after medical termination of pregnancy. Obstet Gynecol 113:504, 2009.

Del Frari B, Pulzl P, Schoeller T, et al: Pregnancy as a tissue expander in the correction of a scar deformity. Am J Obstet Gynecol 190:579, 2004.

Dellinger RP, Levy MM, Rhodes A, et al: Surviving Sepsis Campaign: international guidelines for management of severe sepsis and septic shock: 2012. Crit Care Med 41(580), 2013.

Dennis AT, Solnordal CB: Acute pulmonary oedema in pregnant women. Anaesthesia 67(6):646, 2012.

Desai P, Suk M: Orthopedic trauma in pregnancy. Am J Orthop 36:E160, 2007.

DiFederico EM, Burlingame JM, Kilpatrick SJ, et al: Pulmonary edema in obstetric patients is rapidly resolved except in the presence of infection or of nitroglycerine tocolysis after open fetal surgery. Am J Obstet Gynecol 179:925, 1998.

Drazner MH, Dries Dl, Peshock RM, et al: Left ventricular hypertrophy is more prevalent in blacks than whites in the general population. The Dallas Heart Study. Hypertension 45:124, 2005.

Drukker L, Hants Y, Sharon E, et al: Perimortem cesarean section for maternal and fetal salvage: concise review and protocol. Acta Obstet Gynecol Scand 93(10):965, 2014.

Duarte AG: ARDS in pregnancy. Clin Obstet Gynecol 57(4):862, 2014.

Edwards SE, Grobman WA, Lappen JR, et al: Modified obstetric early warning scoring systems (MOEWS): validating the diagnostic performance for severe sepsis in women with chorioamnionitis. Am J Obstet Gynecol 212(4):536.e1, 2015.

Einarson A, Bailey B, Inocencion G, et al: Accidental electric shock in pregnancy: a prospective cohort study. Am J Obstet Gynecol 176:678, 1997.

El Kady D, Gilbert WM, Xing G, et al: Maternal and neonatal outcomes of assaults during pregnancy. Obstet Gynecol 105:357, 2005.

Ellingsen CL, Eggebo TM, Lexow K: Amniotic fluid embolism after blunt abdominal trauma. Resuscitation 75(1):180, 2007.

Eschenbach DA: Treating spontaneous and induced septic abortions. Obstet Gynecol 125(5):1042, 2015.

Fatovich DM: Electric shock in pregnancy. J Emerg Med 11:175, 1993.

Ferguson ND, Cook DJ, Guyatt GH, et al: High-frequency oscillation in early acute respiratory distress syndrome. N Engl J Med 368(9):795, 2013.

Filbin MR, Ring DC, Wessels MR, et al: Case 2–2009: a 25-year-old man with pain and swelling of the right hand and hypotension. N Engl J Med 360:281, 2009.

Gaffney A: Critical care in pregnancy—is it different? Semin Perinatol 38(6):329, 2014.

Gallup DG, Freedman MA, Meguiar RV, et al: Necrotizing fasciitis in gynecologic and obstetric patients: a surgical emergency. Am J Obstet Gynecol 187:305, 2002.

Gandhi S, Sun D, Park AL, et al: The Pulmonary Edema Pre-eclampsia Evaluation (PEPE) Study. J Obstet Gynaecol 36(12):1065, 2014.

Gandhi SK, Powers JC, Nomeir AM, et al: The pathogenesis of acute pulmonary edema associated with hypertension. N Engl J Med 344:17, 2001.

García Gutiérrez JJ, Meléndez J, Torrero JV, et al: Lightning injuries in a pregnant woman: a case report and review of the literature. Burns 31:1045, 2005.

Gherman RB, Chauhan SP: Placental abruption and fetal intraventricular hemorrhage after airbag deployment: a case report. J Reprod Med 59(9–10):501, 2014.

Gidwani UK, Mohanty B, Chatterjee K: The pulmonary artery catheter: a critical reappraisal. Cardiol Clin 31(4):545, 2013.

Golombeck K, Ball RH, Lee H, et al: Maternal morbidity after maternal-fetal surgery. Am J Obstet Gynecol 194:834, 2006.

Goodwin TM, Breen MT: Pregnancy outcome and fetomaternal hemorrhage after noncatastrophic trauma. Am J Obstet Gynecol 162:665, 1990.

Green-Thompson R, Moodley J: In-utero intracranial haemorrhage probably secondary to domestic violence: case report and literature review. J Obstet Gynaecol 25:816, 2005.

Guntupalli KK, Hall N, Karnard DR, et al: Critical illness in pregnancy: part I: an approach to a pregnant patient in the ICU and common obstetric disorders. Chest 148(4):1093, 2015a.

Guntupalli KK, Karnad DR, Bandi V, et al: Critical illness in pregnancy: part II: common medical conditions complicating pregnancy and puerperium. Chest 148(5):1333, 2015b.

Hankins GD, Wendel GD, Cunningham FG, et al: Longitudinal evaluation of hemodynamic changes in eclampsia. Am J Obstet Gynecol 150:506, 1984.

Hankins GD, Wendel GD, Leveno KJ, et al: Myocardial infarction during pregnancy. A review. Obstet Gynecol 65:139, 1985.

Harvey S, Harrison DA, Singer M, et al: Assessment of the clinical effectiveness of pulmonary artery catheters in management of patients in intensive care (PAC-Man): a randomized controlled trial. Lancet 366:472, 2005.

Hawkins JS, Casey BM, Minei J, et al: Outcomes after trauma in pregnancy. Am J Obstet Gynecol 197:S92, 2007.

Herridge MS, Cheung AM, Tansey CM, et al: One-year outcomes in survivors of the acute respiratory distress syndrome. N Engl J Med 348:683, 2003.

Herridge MS, Tansey CM, Matté A, et al: Functional disability 5 years after acute respiratory distress syndrome. N Engl J Med 364(14):1293, 2011.

Higgins SD, Garite TJ: Late abruptio placentae in trauma patients: implications for monitoring. Obstet Gynecol 63:10S, 1984.

Holmes S, Kirkpatrick IDC, Zelop CM, et al: MRI evaluation of maternal cardiac displacement in pregnancy: implications for cardiopulmonary resuscitation. Am J Obstet Gynecol 213:401.e1, 2015.

Holst LB, Haase N, Wetterslev J, et al: Lower versus higher hemoglobin threshold for transfusion in septic shock. N Engl J Med 371(15):1381, 2014.

Horon IL, Cheng D: Enhanced surveillance for pregnancy-associated mortality—Maryland, 1993–1998. JAMA 285:1455, 2001.

Hough ME, Katz V: Pulmonary edema: a case series in a community hospital. Obstet Gynecol 109:115S, 2007.

Ikossi DG, Lazar AA, Morabito D, et al: Profile of mothers at risk: an analysis of injury and pregnancy loss in 1,195 trauma patients. J Am Coll Surg 200:49, 2005.

Jain V, Chari R, Maslovitz S, et al: Guidelines for the management of a pregnant trauma patient. J Obstet Gynaecol Can 37(6):553, 2015.

Jeejeebhoy FM, Zelop CM, Lipman S, et al: Cardiac arrest in pregnancy. AHA J 132:1747, 2015.

Jenkins TM, Troiano NH, Graves CR, et al: Mechanical ventilation in an obstetric population: characteristics and delivery rates. Am J Obstet Gynecol 188:439, 2003.

Jessup M, Brozena S: Heart failure. N Engl J Med 348:2007, 2003.

Kadooka M, Kato H, Kato A, et al: Effects of neonatal hemoglobin concentration on long-term outcome of infants affected by fetomaternal hemorrhage. Early Hum Dev 90(9):431, 2014.

Karimi H, Momeni M, Momeni M, et al: Burn injuries during pregnancy in Iran. Int J Gynaecol Obstet 104(2):132, 2009.

Katz V, Balderston K, DeFreest M: Perimortem cesarean delivery: were our assumptions correct? Am J Obstet Gynecol 192:1916, 2005.

Katz VL: Perimortem cesarean delivery: its role in maternal mortality. Semin Perinatol 36(1):68, 2012.

Keizer JL, Zwart JJ, Meerman RH, et al: Obstetric intensive care admission: a 12-year review in a tertiary care centre. Eur J Obstet Gynecol Reprod Biol 128:152, 2006.

Kenchaiah S, Evans JC, Levy D, et al: Obesity and the risk of heart failure. N Engl J Med 347:305, 2002.

Kettel LM, Branch DW, Scott JR: Occult placental abruption after maternal trauma. Obstet Gynecol 71:449, 1988.

Kilpatrick SJ, Abreo A, Gould J, et al: Confirmed severe maternal morbidity is associated with high rate of preterm delivery. Am J Obstet Gynecol 215(2):233.e1, 2016.

Klevens RM, Morrison MA, Nadle J, et al: Invasive methicillin-resistant *Staphylococcus aureus* infections in the United States. JAMA 298 (15):1763, 2007.

Kopelman TR, Manriquez NE, Gridley M, et al: The ability of computed tomography to diagnose placental abruption in the trauma patient. J Trauma Acute Care Surg 74(1):236, 2013.

Krishnan S, Schmidt GA: Acute right ventricular dysfunction: real-time management with echocardiography. Chest 147(3):835, 2015.

Lapinsky SE, Rojas-Suarez JA, Crozier TM, et al: Mechanical ventilation in critically-ill pregnant women: a case series. Int J Obstet Anesth 24:323, 2015.

Lee WL, Slutsky AS: Sepsis and endothelial permeability. N Engl J Med 363(7):689, 2010.

Leggon RE, Wood GC, Indeck MC: Pelvic fractures in pregnancy: factors influencing maternal and fetal outcomes. J Trauma 53:796, 2002.

Lei C, Badowski NJ, Auerbach PS, et al: Disorders caused by venomous snakebites and marine animal exposures. In Kasper DL, Fauci AS, Hauser SL, et al (eds): Harrison's Principles of Internal Medicine, 19th ed. New York, McGraw-Hill, 2015, p 2736.

Levinson G, Shnider SM, DeLorimier AA, et al: Effects of maternal hyperventilation on uterine blood flow and fetal oxygenation and acid-base status. Anesthesiology 40:340, 1974.

Levy BD, Choi AMK: Acute respiratory distress syndrome. In Kasper DL, Fauci AS, Hauser SL, et al (eds): Harrison's Principles of Internal Medicine, 19th ed. New York, McGraw-Hill, 2015, p 173.

Li YH, Novikova N: Pulmonary artery flow catheters for directing management in pre-eclampsia. Cochrane Database Syst Rev 6:CD008882, 2012.

Linden JA: Care of the adult patient after sexual assault. N Engl J Med 365(9):834, 2011.

Lipman S; Cohen S; Einav S; et al: The Society for Obstetric Anesthesia and Perinatology consensus statement on the management of cardiac arrest in pregnancy. Anesth Analg 118(5)1003, 2014.

Lucia A, Dantoni SE: Trauma management of the pregnant patient. Crit Care Clin 32(1):109, 2016.

Luley T, Fitzpatrick CB, Grotegut CA, et al: Perinatal implications of motor vehicle accident trauma during pregnancy: identifying populations at risk. Am J Obstet Gynecol 208:466.e1, 2013.

Mabie WC, Barton JR, Sibai BM: Septic shock in pregnancy. Obstet Gynecol 90:553, 1997.

Mabrouk AR, el-Feky AE: Burns during pregnancy: a gloomy outcome. Burns 23:596, 1977.

MacArthur RD, Miller M, Albertson T, et al: Adequacy of early empiric antibiotic treatment and survival in severe sepsis: Experience from the MONARCS trial. Clin Infect Dis 38:284, 2004.

Magder S: Invasive hemodynamic monitoring. Crit Care Clin 31(1)67, 2015.

Maghsoudi H, Samnia R, Garadaghi A, et al: Burns in pregnancy. Burns 32:246, 2006.

Mallampalli A, Hanania A, Guntupalli KK: Acute lung injury and acute respiratory distress syndrome. In Belfort MA, Saade GR, Foley MR, et al (eds): Critical Care Obstetrics, 5th ed. Wiley-Blackwell, 2010, p 338.

Manriquez M, Srinivas G, Bollepalli S, et al: Is computed tomography a reliable diagnostic modality in detecting placental injuries in the setting of acute trauma? Am J Obstet Gynecol 202(6):611.e1, 2010.

Martin GS, Mannino DM, Eaton S, et al: The epidemiology of sepsis in the United States from 1979 through 2000. N Engl J Med 348:1546, 2003.

Martin SR, Foley MR: Intensive care in obstetrics: an evidence-based review. Am J Obstet Gynecol 195:673, 2006.

Martin SL, Macy RJ, Sullivan K, et al: Pregnancy-associated violent deaths: the role of intimate partner violence. Trauma Violence Abuse 8:135, 2007.

Mason KL, Aronoff DM: Postpartum group A *Streptococcus* sepsis and maternal immunology. Am J Reprod Immunol 67(2):91, 2012.

Matsushita H, Harada A, Sato T, et al: Fetal intracranial injuries following motor vehicle accidents with airbag deployment. J Obstet Gynaecol Res 40(2):599, 2014.

Mattox KL, Goetzl L: Trauma in pregnancy. Crit Care Med 33:S385, 2005.

Mendez-Figueroa H, Dahlke JD, Vress RA, et al: Trauma in pregnancy: an updated systematic review. Am J Obstet Gynecol 209(1):1, 2013.

Mendez-Figueroa H, Rouse DJ: Trauma in pregnancy. In Yeomans ER, Hoffman BL, Gilstrap LC III, et al (eds): Cunningham and Gilstrap's Operative Obstetrics, 3rd ed, New York, McGraw-Hill Education, 2016, In press.

Metz TD, Abbott JT: Uterine trauma in pregnancy after motor vehicle crashes with airbag deployment: a 30-case series. J Trauma 61:658, 2006.

Mhyre JM, Tsen LC, Einav S, et al: Cardiac arrest during hospitalization for delivery in the United States, 1998–2011. Anesthesiology 120(4):810, 2014.

Mitsukawa N, Saiga A, Satoh K: Protocol of surgical indications for scar contracture release before childbirth: women with severe abdominal scars after burn injuries. J Plast Surg Hand Surg 49(1):32, 2015.

Moellering RC Jr, Abbott GF, Ferraro MJ: Case 2–2011: a 30-year-old woman with shock after treatment for a furuncle. N Engl J Med 364(3):266, 2011.

Mohamed-Ahmed O, Nair M, Acosta C, et al: Progression from severe sepsis in pregnancy to death: a UK population-based case-control analysis. BJOG 122:1506, 2015.

Motozawa Y, Hitosugi M, Abe T, et al: Effects of seat belts worn by pregnant drivers during low-impact collisions. Am J Obstet Gynecol 203(1):62.e1, 2010.

Mouncey PR, Osborn TM, Power GS, et al: Trial of early, goal-directed resuscitation for septic shock. N Engl J Med 372(14):1301, 2015.

Muench M, Baschat A, Kush M, et al: Maternal fetal hemorrhage of greater than or equal to 0.1 percent predicts preterm labor in blunt maternal trauma. Am J Obstet Gynecol 189:S119, 2003.

Muench MV, Baschat AA, Reddy UM, et al: Kleihauer-Betke testing is important in all cases of maternal trauma. J Trauma 57:1094, 2004.

Munford RS: Severe sepsis and septic shock. In Kasper DL, Fauci AS, Hauser SL, et al: Harrison's Principles of Internal Medicine, 19th ed. New York, McGraw-Hill, 2015, p 1751.

Myburgh JA, Finfer S, Bellomo R, et al: Hydroxyethyl starch or saline for fluid resuscitation in intensive care. N Engl J Med 367(20):1901, 2012.

Nair M, Kurinczuk JJ, Brocklehurst P, et al: Factors associated with maternal death from direct pregnancy complications: a UK national case-control study. BJOG 122(5):653, 2015.

Nair P, Davies AR, Beca J, et al: Extracorporeal membrane oxygenation for severe ARDS in pregnant and postpartum women during the 2009 H1N1 pandemic. Intensive Care Med 37(4):648, 2011.

Nasraway SA, Cohen IL, Dennis RC, et al: Guidelines on admission and discharge for adult intermediate care units. Crit Care Med 26(3):607, 1998.

Nathan L, Peters MT, Ahmed AM, et al: The return of life-threatening puerperal sepsis caused by group A streptococci. Am J Obstet Gynecol 169:571, 1993.

National Heart, Lung, and Blood Institute Acute Respiratory Distress Syndrome (ARDS) Clinical Trials Network: Pulmonary-artery versus central venous catheter to guide treatment of acute lung injury. N Engl J Med 354:2213, 2006.

National Institutes of Health: Critical Care Medicine Consensus Conference. JAMA 250:798, 1983.

Nelson DB, Stewart RD, Matulevicius SA, et al: The effects of maternal position and habitus on maternal cardiovascular parameters as measured by cardiac magnetic resonance. Am J Perinatol 32:1318, 2015.

O'Dwyer SL, Gupta M, Anthony J: Pulmonary edema in pregnancy and the puerperium: a cohort study of 53 cases. J Perinat Med 43:675, 2015.

Ognibene FP, Parker MM, Natanson C, et al: Depressed left ventricular performance. Response to volume infusion in patients with sepsis and septic shock. Chest 93:903, 1988.

Pacheco LD, Saade GR, Hankins GD: Severe sepsis during pregnancy. Clin Obstet Gynecol 57(4):827, 2014.

Pak LL, Reece EA, Chan L: Is adverse pregnancy outcome predictable after blunt abdominal trauma? Am J Obstet Gynecol 179:1140, 1998.

Palladino CL, Singh V, Campbell J, et al: Homicide and suicide during the perinatal period. Obstet Gynecol 118(5):1056, 2011.

Palmer JD, Sparrow OC: Extradural haematoma following intrauterine trauma. Injury 25:671, 1994.

Pandharipande PP, Girad TD, Jackson A, et al: Long-term cognitive impairment after critical illness. N Engl J Med 369:1306, 2013.

Parikh P, Sunesara I, Lutz E, et al: Burns during pregnancy: implications for maternal-perinatal providers and guidelines for practice. Obstet Gynecol Surv 70:633, 2015.

Pathan N, Hemingway CA, Alizadeh AA, et al: Role of interleukin 6 in myocardial dysfunction of meningococcal septic shock. Lancet 363:203, 2004.

Paxton JL, Presneill J, Aitken L: Characteristics of obstetric patients referred to intensive care in an Australian tertiary hospital. Aust N Z J Obstet Gynaecol 54(5):445, 2014.

Pearlman MD, Cunningham FG: Trauma in pregnancy. In Cunningham FG, MacDonald PC, Gant NF, et al (eds): Williams Obstetrics, 19th ed. Supplement No. 21, October/November 1996.

Pearlman MD, Klinch KD, Flannagan CAC: Fetal outcome in motor-vehicle crashes: effects of crash characteristics and maternal restraint. Am J Obstet Gynecol 198(4):450.e1, 2008.

Pearlman MD, Tintinalli JE, Lorenz RP: A prospective controlled study of outcome after trauma during pregnancy. Am J Obstet Gynecol 162:1502, 1990.

Peek GJ, Mugford M, Tiruvoipati R, et al: Efficacy and economic assessment of conventional ventilatory support versus extracorporeal membrane oxygenation for severe adult respiratory failure (CESAR): a multicenter randomized controlled trial. Lancet 374(9698):1351, 2009.

Perner A, Naase N, Guttormsen, et al: Hydroxyethyl starch 130/0.4 versus Ringer's acetate in severe sepsis. N Engl J Med 367(2):124, 2012.

Petrone P, Talving P, Browder T, et al: Abdominal injuries in pregnancy: a 155-month study at two level 1 trauma centers. Injury 42(1):47, 2011.

Phua J, Badia JR, Adhikari NK, et al: Has mortality from acute respiratory stress syndrome decreased over time? A systematic review. Am J Respir Crit Care Med 179(3):220, 2009.

Pluymakers C, De Weerdt A, Jacquemyn Y, et al: Amniotic fluid embolism after surgical trauma: two case reports and review of the literature. Resuscitation 72(2):324, 2007.

Pritchard JA, Cunningham G, Pritchard SA, et al: On reducing the frequency of severe abruptio placentae. Am J Obstet Gynecol 165:1345, 1991.

ProCESS Investigators, Yealy DM, Kellum JA, et al: A randomized trial of protocol-based care for early septic shock. N Engl J Med 370(18):1683, 2014.

Qaiser R, Black P: Neurosurgery in pregnancy. Semin Neurol 27:476, 2007.

Radosevich MA, Finegold H, Goldfarb W, et al: Anesthetic management of the pregnant burn patient: excision and grafting to emergency cesarean section. J Clin Anesth 25(7):582, 2013.

Rayburn W, Smith B, Feller I, et al: Major burns during pregnancy: effects on fetal well-being. Surg Gynecol Obstet 63:392, 1984.

Redelmeier DA, May SC, Thiruchelvam D, et al: Pregnancy and the risk of a traffic crash. CMAJ 186(10):742, 2014.

Rees GA, Willis BA: Resuscitation in late pregnancy. Anaesthesia 43(5):347, 1988.

Reis PM, Sander CM, Pearlman MD: Abruptio placentae after auto accidents. A case control study. J Reprod Med 45:6, 2000.

Robertson-Blackmore E, Putnam FW, Rubinow DR, et al: Antecedent trauma exposure and risk of depression in the perinatal period. J Clin Psychiatry 74:e942, 2013.

Rode H, Millar AJ, Cywes S, et al: Thermal injury in pregnancy—the neglected tragedy. S Afr Med J 77:346, 1990.

Rose CH, Faksh A, Traynor KD, et al: Challenging the 4- to 5-minute rule: from perimortem cesarean to resuscitative hysterotomy. Am J Obstet Gynecol 213(5):653, 2015.

Rotas M, McCalla S, Liu C, et al: Methicillin-resistant *Staphylococcus aureus* necrotizing pneumonia arising from an infected episiotomy site. Obstet Gynecol 109:533, 2007.

Rowe TF, Lafayette S, Cox S: An unusual fetal complication of traumatic uterine rupture. J Emerg Med 14:173, 1996.

Rush B, Martinka P, Kilb B, et al: Acute respiratory distress syndrome in pregnant women. Obstet Gynecol 129:530, 2017.

Russell JA: Management of sepsis. N Engl J Med 355:1699, 2006.

Sadro CT, Zins AM, Debiec K, et al: Case report: lethal fetal head injury and placental abruption in a pregnant trauma patient. Emerg Radiol 19(2):175, 2012.

Samol JM, Lambers DS: Magnesium sulfate tocolysis and pulmonary edema: the drug or the vehicle? Am J Obstet Gynecol 192:1430, 2005.

Sandham JD, Hull RD, Brant RF, et al: A randomized, controlled trial of the use of pulmonary-artery catheters in high-risk surgical patients. N Engl J Med 348:5, 2003.

Saphier NB, Kopelman TR: Traumatic Abruptio Placenta Scale (TAPS): a proposed grading system of computed tomography evaluation of placental abruption in the trauma patient. Emerg Radiol 21(1):17, 2014.

Satin AJ, Ramin JM, Paicurich J, et al: The prevalence of sexual assault: a survey of 2404 puerperal women. Am J Obstet Gynecol 167:973, 1992.

Schiff MA, Holt VL: Pregnancy outcomes following hospitalization for motor vehicle crashes in Washington State from 1989 to 2001. Am J Epidemiol 161:503, 2005.

Schiff MA, Holt VL, Daling JR: Maternal and infant outcomes after injury during pregnancy in Washington state from 1989 to 1997. J Trauma 53:939, 2002.

Schiff MA, Mack CD, Kaufman RP, et al: The effect of air bags on pregnancy outcomes in Washington state: 2002–2005. Obstet Gynecol 115(1):85, 2010.

Schneider MB, Ivester TS, Mabie WC, et al: Maternal and fetal outcomes in women requiring antepartum mechanical ventilation. Abstract No. 45. Obstet Gynecol 101:69S, 2003.

Schuster M, Becker N, Mackeen AD: Blunt trauma in pregnancy. Abstract No. 363. Am J Obstet Gynecol 214:S203, 2016.

Schwaiberger D, Karcz M, Menk M, et al: Respiratory failure and mechanical ventilation in the pregnant patient. Crit Care Clin 32(1):85, 2016.

Sciscione A, Invester T, Largoza M, et al: Acute pulmonary edema in pregnancy. Obstet Gynecol 101:511, 2003.

Sela HY, Shveiky D, Laufer N, et al: Pregnant women injured in terror-related multiple casualty incidents: injuries and outcomes. J Trauma 64(3):727, 2008.

Seror J, Lefevre G, Berkane N, et al: B-type natriuretic peptide measurement for early diagnosis of acute pulmonary edema during pregnancy. Acta Obstet Gynecol Scand 93(12):1317, 2014.

Sheffield JS, Cunningham FG: Urinary tract infection in women. Obstet Gynecol 106:1085, 2005.

Sheth SS, Sheth KN: Treatment of neurocritical care emergencies in pregnancy. Curr Treat Options Neurol 14:197, 2012.

Sibai BM, Mabie BC, Harvey CJ, et al: Pulmonary edema in severe preeclampsia–eclampsia: analysis of thirty-seven consecutive cases. Am J Obstet Gynecol 156:1174, 1987.

Sibai BM, Viteri OA: Diabetic ketoacidosis in pregnancy. Obstet Gynecol 123:167, 2014.

Silverman JG, Decker MR, Reed E, et al: Intimate partner violence victimization prior to and during pregnancy among women residing in 26 U.S. states: associations with maternal and neonatal death. Am J Obstet Gynecol 195:140, 2006.

Singer M, Deutschman CS, Seymour CW, et al: The Third International Consensus Definitions for Sepsis and Septic Shock (Sepsis-3). JAMA 315:801, 2016.

Sinha R, Arachchi A, Lee P, et al: Fournier gangrene in pregnancy. Obstet Gynecol 125(6):1342, 2015.

Sirin H, Weiss HB, Sauber-Schatz EK, et al: Seat belt use, counseling and motor-vehicle injury during pregnancy: results from a multi-state population-based survey. Matern Child Health J 11:505, 2007.

Slutsky AD, Ranieri VM: Ventilator-induced lung injury. N Engl J Med 369:2126, 2013.

Small MK, James AH, Kershaw T, et al: Near-miss maternal mortality: cardiac dysfunction as the principal cause of obstetric intensive care unit admissions. Obstet Gynecol 119(2 pt 1):250, 2012.

Snyder CC, Barton JR, Habli M, et al: Severe sepsis and septic shock in pregnancy: indications for delivery and maternal and perinatal outcomes. J Matern Fetal Neonatal Med 26(5):503, 2013.

Society of Critical Care Medicine: Recommendations for intensive care unit admission and discharge criteria. Crit Care Med 16(8):807, 1988.

Society of Critical Care Medicine: Guidelines for intensive care unit admission, discharge, and triage. Crit Care Med 27(3):633, 1999.

Soper DE, Lee SI, Kim JY, et al: Case 35–2011: a 33-year-old woman with postpartum leukocytosis and gram-positive bacteremia. N Engl J Med 365(20):1916, 2011.

Sozen I, Nesin N: Accidental electric shock in pregnancy and antenatal occurrence of maternal deep vein thrombosis. A case report. J Reprod Med 49:58, 2004.

Sparic R, Berisavac I, Kadija S, et al: Accidental electrocution in pregnancy. Int J Gynaecol Obstet 126(2):181, 2014.

Stevens TA, Carroll MA, Promecene PA, et al: Utility of acute physiology, age, and chronic health evaluation (APACHE III) score in maternal admissions to the intensive care unit. Am J Obstet Gynecol 194:e13, 2006.

Stevens TA, Swaim LS, Clark SL: The role of obstetrics/gynecology hospitalists in reducing maternal mortality. Obstet Gynecol Clin North Am 42(3):463, 2015.

Stone IK: Trauma in the obstetric patient. Obstet Gynecol Clin North Am 26:459, 1999.

Subrevilla LA, Cassinelli MT, Carcelen A, et al: Human fetal and maternal oxygen tension and acid-base status during delivery at high altitude. Am J Obstet Gynecol 111:1111, 1971.

Suellentrop K, Morrow B, Williams L, et al: Monitoring progress toward achieving maternal and infant Healthy People 2010 objectives—19 states, Pregnancy Risk Assessment Monitoring System (PRAMS), 2000–2003. MMWR 55(9):1, 2006.

Sugar NF, Fine DN, Eckert LO: Physical injury after sexual assault: findings of a large case series. Am J Obstet Gynecol 190:71, 2004.

Sugiyama T, Kobayashi T, Nagao K, et al: Group A streptococcal toxic shock syndrome with extremely aggressive course in the third trimester. J Obstet Gynaecol Res 36(4):852, 2010.

Szabo G, Molvarec A, Nagy B, et al: Increased B-type natriuretic peptide levels in early-onset versus late-onset preeclampsia. Clin Chem Lab Med 52:281, 2014.

Takehana CS, Kang YS: Acute traumatic gonadal vein rupture in a pregnant patient involved in a major motor vehicle collision. Emerg Radiol 18(4):349, 2011.

Thiele RH, Bartels K, Gan TJ: Cardiac output monitoring: a contemporary assessment and review. Crit Care Med 43(1):177, 2015.

Thompson BT, Chambers RC, Liu KD: Acute respiratory distress syndrome. N Engl J Med 377:562, 2017.

Thornton CE, von Dadelszen P, Makris A, et al: Acute pulmonary oedema as a complication of hypertension during pregnancy. Hypertens Pregnancy 30(2):169, 2011.

Tihtonen KM, Kööbi T, Vuolteenaho O, et al: Natriuretic peptides and hemodynamics in preeclampsia. Am J Obstet Gynecol 196:328, 2007.

Towery R, English TP, Wisner D: Evaluation of pregnant women after blunt injury. J Trauma 35:731, 1993.

Tsuei BJ: Assessment of the pregnant trauma patient. Injury Int J Care Injured 37:367, 2006.

Uhlig C, Silva PL, Deckert S, et al: Albumin versus crystalloid solutions in patients with the acute respiratory distress syndrome: a systematic review and meta-analysis. Crit Care 18(1):R10, 2014.

Vasquez DN, Estenssoror E, Canales HS, et al: Clinical characteristics and outcomes of obstetric patients requiring ICU admission. Chest 131(3):718, 2007.

Vincent JL, De Backer D: Circulatory shock. N Engl J Med 369:1726, 2013.

Vladutiu CJ, Marshall SW, Poole C, et al: Adverse pregnancy outcomes following motor vehicle crashes. Am J Prev Med 45:629, 2013.

Ware LB, Matthay MA: Acute pulmonary edema. N Engl J Med 353:2788, 2005.

Ware LB, Matthay MA: The acute respiratory distress syndrome. N Engl J Med 342:1334, 2000.

Weir LF, Pierce BT, Vazquez JO: Complete fetal transection after a motor vehicle collision. Obstet Gynecol 111(2):530, 2008.

Weiss HB, Songer TJ, Fabio A: Fetal deaths related to maternal injury. JAMA 286:1863, 2001.

Wenzel RP, Edmond MB: Septic shock—evaluating another failed treatment. N Engl J Med 366(22):2122, 2012.

Weyerts LK, Jones MC, James HE: Paraplegia and congenital contractures as a consequence of intrauterine trauma. Am J Med Genet 43:751, 1992.

Wheeler AP, Bernard GR: Acute lung injury and the acute respiratory distress syndrome: a clinical review. Lancet 369:1553, 2007.

Wheeler AP, Bernard GR: Treating patients with severe sepsis. N Engl J Med 340:207, 1999.

Whitty JE: Maternal cardiac arrest in pregnancy. Clin Obstet Gynecol 45:377, 2002.

Wiedemann HP, Wheeler AP, Bernard GR, et al: Comparison of two fluid-management strategies in acute lung injury. N Engl J Med 354(24):2213, 2006.

Wilson MS, Ingersoll M, Meschter E, et al: Evaluating the side effects of treatment for preterm labor in a center that uses "high-dose" magnesium sulfate. Am J Perinatol 31(8):711, 2014.

Xiao C, Gangal M, Abenhaim HA: Effect of magnesium sulfate and nifedipine on the risk of developing pulmonary edema in preterm births. J Perinat Med 42(5):585, 2014.

Yamada T, Yamada T, Yamamura MK, et al: Invasive group A streptococcal infection in pregnancy. J Infect 60(6):417, 2010.

Ylagan MV, Trivedi N, Basu T, et al: Radiation exposure in the pregnant trauma patient: implications for fetal risk counseling. Abstract No. 320. Am J Obstet Gynecol 199(6):S100, 2008.

Zeeman GG: Obstetric critical care: a blueprint for improved outcomes. Crit Care Med 34:S208, 2006.

Zeeman GG, Wendel GD Jr, Cunningham FG: A blueprint for obstetric critical care. Am J Obstet Gynecol 188:532, 2003.

Zinaman M, Rubin J, Lindheimer MD: Serial plasma oncotic pressure levels and echoencephalography during and after delivery in severe preeclampsia. Lancet 1:1245, 1985.

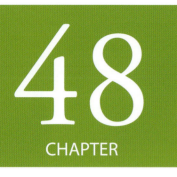

48 CHAPTER

肥 満
Obesity

総　論	1170
妊娠と肥満	1173
分娩前の管理	1177
分娩中の管理	1178
肥満手術	1180

I recently saw a patient who imagined herself in the last month of pregnancy, and who, while talking to me, exclaimed at the violence of the movements, but on examination I found that her uterus was normal in size, and that her enlarged abdomen was due to a rapidly increasing deposit of fat.

—J. Whitridge Williams (1903)

20世紀のはじめには，肥満が大きな問題となることはなく，ほとんど例外もなかったので，Williamsは周産期的な悪影響について言及しなかった．しかし今日では，多くの先進国で過剰な体重増加は，健康上の大きな問題である（GBD 2015 Obesity Collaborators, 2017）．実際2014年までに，アメリカ人の成人のうち1/3以上が肥満となった（Ogden, 2015）．

肥満は多くの健康被害をもたらし，それには糖尿病・心臓病・高血圧・脳卒中・変形性膝関節症などが含まれる．肥満妊婦やその胎児は，妊娠期間中の重篤な合併症に罹りやすく，長期的な合併症率や死亡率も上昇する．

総　論

■ 定義と有病率

肥満にはいくつかの定義・分類があるが，ケトレー指数としても知られているBMIが最も広く普及している．BMIは体重を身長の二乗で割る（kg/m^2）ことで算出される．BMIは図48-1のようにさまざまなチャートやグラフに利用されている．NIH（2000）は成人のBMIを次のとおりに分類している：標準（$18.5 \sim 24.9\,kg/m^2$），**過体重**（$25 \sim 29.9\,kg/m^2$），**肥満**（$\geq 30\,kg/m^2$）．また肥満はさらに次のとおりに分類されている：**Class 1**（$30 \sim 34.9\,kg/m^2$），**Class 2**（$35 \sim 39.9\,kg/m^2$），**Class 3**（$\geq 40\,kg/m^2$）．Class 3の肥満はしばしば病的な肥満として扱われ，さらに$\geq 50\,kg/m^2$は**極度の病的な肥満**として表現される．

これらの定義を用いると，2011〜2014年までで，女性のほうが男性よりもわずかに肥満とされる割合が多かった（36％対34％）（Ogden, 2015）．女性においては，さまざまな年齢層や人種間で，肥満の有病率が上昇している（図48-2）．肥満は今や，あらゆる社会経済水準で一般的となっているが，貧困度が増すにつれて全体の重症度も増加する（Bilger, 2017）．遺伝的な体質があることも，いくつかの遺伝子領域から特定されている（Locke, 2015；Shungin, 2015）．

■ 脂肪の病態生理学

脂肪組織は，単にエネルギーを貯蔵する機能だけでなくさらに複雑な機能を有している．脂肪組織内のさまざまな細胞は，特別に**アディポサイト**

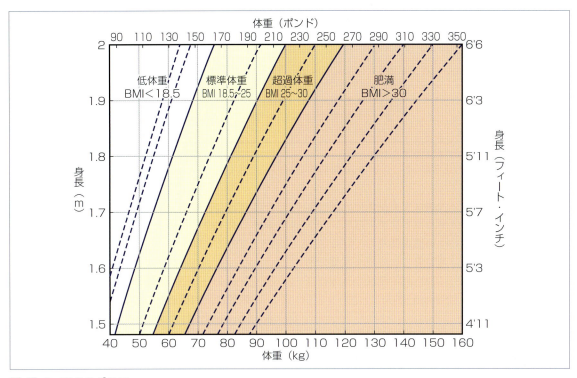

図 48-1　BMI のグラフ
身長と体重から BMI を設定する.

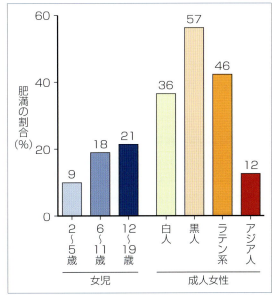

図 48-2　2009～2014 年のアメリカにおける女児・成人女性の肥満の割合
(Data from Ogden, 2015)

れることもあるが，代謝機能を有するそれらのなかには，アディポネクチン・レプチン・腫瘍壊死因子 α（tumor necrosis factor-α：TNF-α）・インターロイキン 6（interleukin-6：IL-6）・レジスチン・ビスファチン・アペリン・血管内皮細胞増殖因子（vascular endothelium growth factor：VEGF）・リポプロテインリパーゼ・インスリン様成長因子がある．主なアディポカインは 30-kDa タンパクであるアディポネクチンである．それはインスリン感受性を高め，肝臓からのグルコース放出抑制に関与し，循環血漿中の脂質に対して心血管保護作用を有する．アディポネクチンの不足は糖尿病，高血圧，血管内皮細胞の活性化，心血管疾患を引き起こす．

インスリン抵抗性を引き起こすサイトカイン（レプチン，レジスチン，TNF-α，および IL-6）は，妊娠中に増加する．実際には，特に炎症性サイトカインであるアディポカインが主体となってインスリン抵抗性を引き起こすかもしれない（Al-Badri, 2015；Yang, 2016）．逆に，アディポネクチンは抗炎症作用やインスリン感受性を高める作用があり，脂肪組織によって抑制的に制御される．

カインと呼ばれるサイトカインによって，内分泌因子や傍分泌因子を経由して他のあらゆる組織と相互に関係している．単にアディポカインと呼ば

表 48-1　メタボリックシンドロームの診断基準

以下の項目のうち3項目以上を満たす者	
腹囲の増加[a]	
トリグリセリドの上昇[b]：	≧150 mg/dL
HDL-コレステロールの減少：	＜40 mg/dL（男性）
	＜50 mg/dL（女性）
血圧の上昇[b]：	収縮期血圧≧130 mmHg and/or 拡張期血圧≧85 mmHg
空腹時血糖[b]：	≧100 mg/dL

[a] 国や特定の人口の基準による．
[b] 治療により正常値である者もこの診断基準に適合すると考えられる．

(Data from Alberti, 2009)

これらアディポカインの相反する効果の一例として，妊娠糖尿病ではアディポネクチンは低いがレプチン濃度は高いという病態が関連している．これらのアディポカインの胎盤での生成も重要であり，胎児の発育やすでに知られる肥満のメカニズムとも関連している（Sartori, 2016）．

■ メタボリックシンドローム

脂肪組織には多様な内分泌と傍分泌機能があるため，過剰な脂肪組織は有害であることは驚くべきことではない（Cornier, 2011；Gilmore, 2015）．肥満は遺伝的な要因と相互に影響して，**インスリン抵抗性**を引き起こす．インスリン抵抗性は，グルコース代謝異常や2型糖尿病に特徴的である．また，インスリン抵抗性は無症状のまま心血管障害を引き起こし，疾患の発症を早める．その疾患のうち重要なものに，**メタボリックシンドローム**の要素である2型糖尿病，脂質異常症，高血圧がある．

メタボリックシンドロームを定義するための診断基準を表48-1に示す（Alberti, 2009）．腹囲がスクリーニングとして一般的に計測されるが，表に示した五つの項目のうちいずれか3項目を満たすとメタボリックシンドロームと診断される．特筆すべきは，2型糖尿病に罹患している多くの患者が，この診断基準によってメタボリックシンドロームと診断されることである．高血圧を伴う肥満女性も，典型的には血中インスリン値の上昇を認める．これらは，中心性肥満の女性でより顕著である（Fu, 2015）．

CDCのアメリカ国民健康栄養調査（The National Health Nutrition Examination Survey：NHANES）は，2012年までででアメリカにおけるメタボリックシンドローム患者は全体の34％であると報告している（Moore, 2017）．想定されたとおり，有病率は年齢とともに上昇した．つまり，18～29歳で20％，30～39歳で36％だった．

■ 非アルコール性脂肪性肝疾患

一般的に，内臓脂肪は肝臓の脂肪含量と相関する（Cornier, 2011）．肥満では，過剰な脂肪が肝臓に蓄積され，非アルコール性脂肪性肝疾患（nonalcoholic fatty liver disease：NAFLD）とも呼ばれる**脂肪肝**の状態となる．メタボリックシンドロームの患者では，脂肪肝は**非アルコール性脂肪性肝炎**（nonalcoholic steatohepatitis：NASH）や肝硬変，肝細胞癌にも進行する．実際に，世界中の慢性肝疾患症例のうち1/4はNAFLDが原因である（Younossi, 2016）．さらにNAFLDは致死性および非致死性の心血管疾患と強く関連している（Targher, 2016）．

■ 肥満に関連する合併症

肥満者は通常，耐糖能障害や高血圧，脂質異常症やメタボリックシンドロームといったよく知られた状態になりやすい．さらに，メタボリックシンドロームと肥満は心筋梗塞や心房細動，心不全や心臓発作のような心血管疾患と関連している（Lond, 2016）．インスリン抵抗性やメタボリックシンドロームは脳の構造変化を引き起こし，成人における実行機能や記憶力を減退させる．同様の結果が若年でも認められ，神経認知機能におけるメタボリックシンドロームの影響は，閉塞性血管障害とは明らかに独立していることを示唆している（Rusinek, 2014）．

肥満は若年死亡のあらゆる原因と高率に関係している（Fontaine, 2003；Peeters, 2003）．19の前向き研究から得られた，心血管イベントによる死

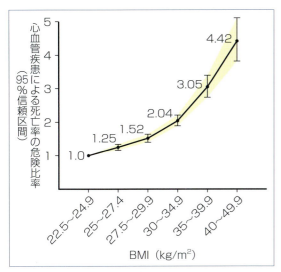

図 48-3　白人男女 146 万人における BMI と心血管疾患による死亡率の危険比率（95 ％信頼区間）
(Data from de Gonzalez, 2010)

亡リスクを図 48-3 に示した．これらおよび他の研究において，心血管疾患と癌の死亡リスクは BMI が増加するにつれて直線的に増加する．しかしながら特筆すべきは，あるグループでは肥満であることにより実際に生存上の利点を得ているという逆説が提唱されている（Hainer, 2013）．それにもかかわらず，標準体重であることの健康上の利点が通説となっている（Cheung, 2017）．

■ 肥満の治療

肥満者にとって，減量は非常に困難である．達成されたとしても，その状態を長期に維持することは，やはり減量と同様に困難である．産婦人科医は肥満の成人女性に対して減量を試みるように促す．減量を成功させるためのアプローチは行動療法，薬物療法，外科的療法，もしくはこれらを組み合わせて行う方法である（Dixon, 2016）．食習慣の改善と運動は体重を減少させ，それに関連したメタボリックシンドロームの罹患率も減少させる（Garvey, 2016；Martin, 2016）．肥満手術との併用で，2 型糖尿病患者の血糖コントロールは改善される（Schauer, 2014）．しかしながら，外科的および薬物的に介入しても，肥満手術を受けた 2 型糖尿病患者の 50 ％までが，長期的には治療を断念している（Mingrone, 2015）．

妊娠と肥満

肥満女性が生殖に関して不利ということは明白である〔アメリカ生殖医療学会（ASRM），2015〕．つまり，正常な妊娠を完遂することは難しく，早期反復流産や早産に加え，妊娠，分娩，出産，産褥期におけるさまざまな産科的，内科的，外科的合併症が増加する〔アメリカ産婦人科学会（ACOG），2015〕．また過体重の女性は経口避妊薬による避妊の失敗の頻度が増える（第 38 章参照）．最後に，肥満妊婦から生まれた乳幼児（成人後も含め）の有病率の増加にも関連する（Godfrey, 2017；Reynolds, 2013）．

肥満合併妊娠はアメリカで著明に増加している．パークランド病院での 4 期の経験を図 48-4 に示す．

■ 母体の有病率

女性の体重が増加するに従って妊娠合併症が増加する（Schummers, 2015）．表 48-2 では 100 万人以上の単胎妊婦を含めた五つの研究結果が示さ

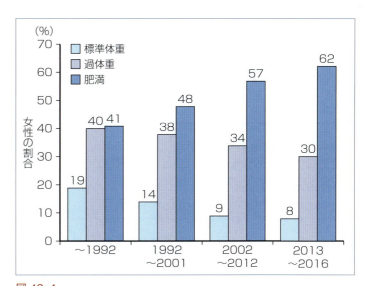

図 48-4
4 期で比較した妊婦の肥満の割合で，年を経るごとに上昇している．パークランド病院での初診時体重にて分類した．

表48-2 肥満・病的肥満妊婦の妊娠中の不良な結果

合併症	標準BMIの有病率（BMI 18.5～24.9）n=621,048	95％信頼区間の有病率（%）のオッズ比[a]	
		肥満（BMI 25～29.9）n=228,945	病的肥満（BMI > 30）n=78,043
妊娠糖尿病	2.3	4.3（OR 1.91, 1.86～1.96）	8.6（OR 4.04, 3.94～4.15）
妊娠高血圧腎症	2.7	4.3（OR 1.60, 1.56～1.64）	8.1（OR 3.17, 3.08～3.25）
早産	3.8	4.1（OR 1.09, 1.05～1.13）	4.8（OR 1.28, 1.23～1.34）
分娩誘発	20.9	23.8（OR 1.19, 1.17～1.21）	29.7（OR 1.60, 1.57～1.64）
陣発前もしくは選択的帝王切開	6.6	8.3（OR 1.28, 1.26～1.31）	11.5（OR 1.85, 1.81～1.89）
帝王切開	25.2	31.5（OR 1.37, 1.34～1.39）	39.3（OR 1.92, 1.88～1.96）
肩甲難産	2.0	2.4（OR 1.22, 1.17～1.28）	2.3（OR 1.14, 1.08～1.21）
産後大出血	6.7	8.4（OR 1.29, 1.26～1.31）	8.7（OR 1.34, 1.31～1.37）
骨盤内感染	0.6	0.7（OR 1.16, 1.06～1.26）	0.8（OR 1.28, 1.15～1.43）
創部感染・合併症	0.4	0.5（OR 1.42, 1.28～1.58）	1.0（OR 2.70, 2.42～3.01）
過体重児	8.7	13.1（OR 1.57, 1.54～1.61）	16.3（OR 2.04, 1.99～2.10）
巨大児	2.0	3.6（OR 1.81, 1.74～1.88）	5.1（OR 2.60, 2.50～2.71）
死産	0.3	1.8（OR 5.89, 5.57～6.22）	0.5（OR 1.71, 1.56～1.87）

[a] 95％信頼区間におけるBMI正常グループと比較したオッズ比．

（Data from Kim, 2016; Lisonkova, 2017; Ovesen, 2011; Schummers, 2015; Sebire, 2001）

れている．肥満を対象としたコホート研究ほどリスクが増えるわけではないが，ほぼすべての合併症の割合は，BMIが正常である女性よりも過体重の女性で著明に高い．

肥満女性という，有害事象の研究で使用される定義はBMIが30 kg/m² 以上から50 kg/m² 以上までとさまざまである（Crane, 2013；Denison, 2008；Stamilio, 2014）．これらの研究の結果から，Mariona（2017）はミシガン州における母体死亡についてまとめており，肥満妊婦における母体死亡率は約4倍であることがわかった．超病的肥満の女性は高頻度で妊娠高血圧腎症，胎児の過成長，帝王切開などの母体と新生児合併症を引き起こし，さらに高頻度で胎便吸引症候群や呼吸補助を必要とする病態，新生児死亡も起こる（Marshall, 2014；Smid, 2016）．大規模研究の結果を図48-5に示す．

特に高血圧と妊娠糖尿病の罹患率の著明な上昇が印象的である．以前に示したように，肥満とメタボリックシンドロームは軽度炎症と血管内皮活性化を引き起こすインスリン抵抗性で特徴づけられる（Ma, 2016）．後者は妊娠高血圧腎症の中心的役割を担っている（第40章参照）．母体BMIの上昇と妊娠高血圧腎症の頻度の関係の明確なエビデンスを図48-6に示した．類似した結果は大規模なカナダの研究とSafeLabor Consortiumによっても報告されている（Kim, 2016；Schummers, 2015）．

肥満と高血圧は周産期心不全において共通因子である（Cunningham, 1986, 2012）．Stewartら（2016）は14人の正常体重，9人の過体重または肥満妊婦において前向きに心臓のリモデリングに対する肥満の影響を研究した（図4-8参照）．求心性リモデリングは過体重または肥満妊婦において高度であった（図48-7）．しかしながら，これは産褥3ヵ月までに正常化する．

肥満と妊娠糖尿病は表48-2に示したように密接な関係がある．妊娠において肥満と妊娠糖尿病を二つもつ場合の，妊娠の不良な結果に関しては57章に詳述する．

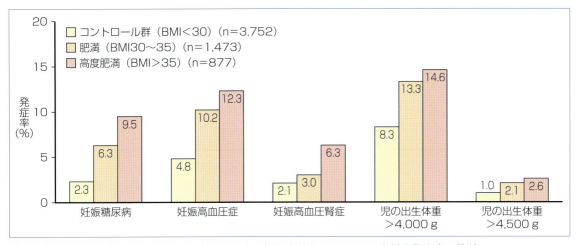

図 48-5　FASTER 研究に登録された 16,102 人の妊娠女性の BMI による合併症発症率の比較
(Data from Weiss, 2004)

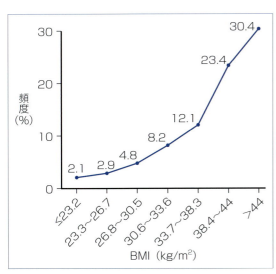

図 48-6　高血糖と不良な妊娠結果の研究（HAPO）：BMI による妊娠高血圧腎症の頻度
(Data from the HAPO Study Cooperative Research Group, 2008)

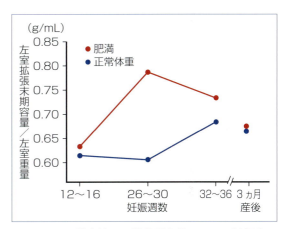

図 48-7　肥満女性と正常体重女性における妊娠中の心室リモデリングの幾何学的変化
(Data from Stewart, 2016)

非アルコール性脂肪肝はいくつかの不良な妊娠結果と関連している．NAFLD をもつ 110 人の女性のコホート研究では，妊娠高血圧腎症，早産，低出生体重児，帝王切開，妊娠糖尿病のリスクは上昇した（Hagström, 2016）．476 人の妊婦の前向き研究では，第 1 三半期の超音波検査で NAFLD を認めた場合に妊娠糖尿病と強く関連があった（DeSouza, 2016a, b）．Meyer ら（2013）は過体重または肥満妊婦は正常体重妊婦と比べて低比重リポタンパクⅢ（LDL-Ⅲ）が高値であったことを報告した．LDL-Ⅲ が増加すると NAFLD に特徴とする異所性肝臓脂肪の蓄積が起こる．パークランド病院では現在，NAFLD と診断された，または血清トランスアミナーゼ上昇による脂肪肝をもつ肥満妊婦が高頻度に来院する．まれに，他疾患の除外診断のために肝生検を要する．

これらのメタボリック合併症に加え，妊娠中は肥満により QOL が下がる（Amador, 2008；Ruhstaller, 2017）．あるシステマティックレビューでは，妊娠中または産後の過体重と肥満はうつ病のリスクが有意に上昇することがわかった（Molyneaux, 2014）．また肥満女性は妊娠中，有意に不

安を経験する傾向にあった．

■周産期死亡率

　肥満が高度になるにつれて，**死産**はより多くみられる（Ovesen, 2011；Schummers, 2015）．約100の文献を集計したレビューでは，肥満は改善できる可能性のある死産における最大の危険因子と報告されている（Flenady, 2011）．Yaoら（2014）は，正常体重における分娩と比較して，超病的肥満における分娩では，39週および41週での死産率がそれぞれ5.7倍および13.6倍と高値であることを発見した．特に，本研究における満期での死産の25％は肥満女性におけるものであった．肥満に関連する加重型の妊娠高血圧腎症の慢性高血圧は，死産に至る強い原因の一つである．

　Lindamら（2016）は，妊娠初期の母体BMI高値が**周産期死亡**のリスク因子となることを報告した．新生児死亡についても同様に，肥満はより大きなリスクとなることが報告されている（Johansson, 2014；Meehan, 2014）．最後に，Cnattingiusら（2016）は，妊娠期間中の体重増加が周産期死亡の危険因子である一方，肥満女性の妊娠期間中の体重減少がこのリスクを低下させることを示した．

■周産期罹患率

　胎児・新生児の合併症は肥満女性の妊娠で増加する．周産期合併症に高率で寄与し，重要かつ相互関係がある二つの因子は，慢性高血圧症および糖尿病であり，これらは肥満に関連している．これらの合併症は胎児発育不全の割合を増加させ，肥満妊婦に認められる早産の原因となる（Schummers, 2015）．妊娠前から存在する糖尿病は，胎児奇形の率を上昇させ，妊娠糖尿病は妊娠週数に対して出生時体重が大きくなりやすく，巨大児の割合を増加させる（第44章参照）．

　しかし，糖尿病を考慮しなくても，肥満の妊婦では巨大児の割合が増加する（Kim, 2016；Ovesen, 2011；Schummers, 2015）．クリーブランドのメトロヘルスメディカルセンターは，妊娠前の肥満や妊娠中の体重増加，および糖尿病や妊娠糖尿病が出生時体重と新生児の肥満に関連があるかどうかの大規模研究を行った（Catalano, 2009, 2015；Lassance, 2015；Ma, 2016；Yang, 2016）．

これらの事象はそれぞれ，より大きくて肥満な新生児の出生に関連していた．しかし，妊娠前のBMIとその影響による炎症および胎盤における遺伝子の発現が，巨大児の割合に最も強い影響を及ぼすと結論づけられている．

　先天異常の割合も，糖尿病をもつ肥満妊婦から出生した児のほうが高い（Stothard, 2009）．神経管欠損症の発生率については，過体重，肥満，高度肥満の女性でそれぞれ1.2倍，1.7倍，3.1倍リスクが上昇する（Rasmussen, 2008）．アメリカ先天異常予防研究会（The National Birth Defect Prevention Study）は，BMIと先天性心疾患との相関を報告している（Gilboa, 2010）．しかしながら，これは共存する因子である糖尿病に関連している可能性もある（Biggio, 2010）．重要なこととして，肥満は超音波検査の正確性および先天性異常の出生前診断の障害となりうる（Adekola, 2015；Dashe, 2009；Weichart, 2011）．

■長期的な児の罹患率

　肥満妊婦は肥満児を生みやすく，さらにその児は，成人になると肥満になりやすい．Catalanoら（2009）は年齢の中央値が9歳の子どもたちを調査し，母体の妊娠前の肥満が児の小児期の肥満に関連があることを報告した．さらに，メタボリックシンドロームの診断基準である中心性肥満，収縮期血圧の上昇，インスリン抵抗性の上昇，脂質異常症に関連があることを報告した．Reynoldsら（2013）は，過体重・肥満の妊婦から出生し成人した37,709人を解析し，心血管系疾患やすべての理由での死亡率が増加すると報告した．Gaillardら（2016）は，先述した内容と同様の報告を行っている．他のデータでも，妊娠中に過剰な体重増加をした妊婦から出生した児は，成人してから肥満になりやすいことが報告されている（Lawrence, 2014；Reynolds, 2010）．最後に，グルコース不耐症およびメタボリックシンドロームの割合は，肥満女性から出生した子孫のほうが高いことも報告されている（Gaillard, 2016；Tan, 2015）．

　これらの関連についてのメカニズムは明らかになっていない．しかしながら，先述した研究は**"胎児プログラミング"**の可能性を示唆している．つまり，胎児期の環境が，成人した際の健康に有

害な結果をもたらす可能性がある，ということである．潜在的な母体の危険因子や遺伝的因子と幼児期・青春期・小児期の食事や活動性の環境因子のデータが不十分なため，これらの関連性は解明には至っていない．エピジェネティックな考え方では，母体-胎児の環境が分娩後，児の出生後に悪い影響を与える可能性があると報告されている（Kitsiou-Tzeli, 2017）．また，出生後の母体-小児の環境がかかわっている可能性も考えられている（Gluck, 2009）．胎児プログラミングに関する因子については第44章でも論じられている．

分娩前の管理

母体体重増加

アメリカ医学研究所（2009）は，以前の母体体重増加因子を見直した（表9-4参照）．肥満妊婦では，15～25ポンド（6.8～11.4 kg）の体重増加が推奨され，病的肥満妊婦は11～20ポンド（5～9 kg）までの体重増加が推奨される．胎児や胎盤組織や羊水，母体の血液量増加のために母体の体重を十分に増加させなければならない．したがって，妊娠中の母体体重減少は望ましくない．ACOG（2015）は，このアメリカ医学研究所が発表したガイドラインを支持している．

しかしながら，これらは確かな科学的根拠はなく発表されており，その価値は実証されていない（Rasmussen, 2010）．たとえば，最近の研究では肥満女性の体重増加が不十分であることに関して相違がある．Bodnarら（2016）は，妊娠中の体重増加が不十分だった47,494人の肥満女性のうち，低出生体重またはSGA児分娩の大きなリスクはないと報告した．Bogaertsら（2015）は，肥満女性の体重減少は胎児発育不全をきたさなかったと報告している．しかし，Hannafordら（2017）は，研究所の基準を下回った肥満女性は，SGA児出産の可能性が約3倍高いことを報告した．別の研究では，同様に妊娠中に体重減少した肥満女性のSGA児出産のリスクが約2倍高いことを報告した（Cox Bauer, 2016）．

体重増加不良とは別に，妊娠中の過剰な体重増加は，肥満の母親に大きなリスクをもたらす可能性がある．Berggrenら（2016）は，妊娠中の過体重および肥満妊婦は筋肉よりも過剰に脂肪が増加したと発表した．他の研究からは，高血圧，帝王切開，胎児の過成長の割合が高く，早産や子宮内胎児発育不全の確率は低かったと報告された（Johnson, 2013）．しかし，BMIカテゴリー別に分析した場合，1,937人の過体重妊婦では，妊娠高血圧腎症，帝王切開，胎児の過成長率が有意に高かったが，1,445人の肥満妊婦ではその傾向は認めなかった．

過体重や肥満妊婦は正常体重妊婦と比較して妊娠中は推奨される体重増加よりも体重が増えやすい（Endres, 2015）．さらに，過体重および肥満妊婦は，産後1年経過しても過剰な体重であり，1/3は妊娠前の体重よりも少なくとも20ポンド以上増加する．

食事指導

食事介入は，前述した体重増加を制限するのに役立つ．オプションにはライフスタイルの介入や身体活動が含まれる．300人の肥満妊婦に対する運動の無作為化比較試験では，妊娠糖尿病のリスクが低下した（Wang, 2017）．別の試験では，75人の肥満妊婦が，定期的なケア，また妊娠中期後に開始する16週間の中等度の静的サイクリングプログラムに無作為に割り付けられた．母体および新生児のアウトカムは，グループ間で差はなかった（Seneviratne, 2016）．また，11,444人の女性のコクランデータベース分析によると，生活習慣介入は母体の体重増加をわずかに減少させるだけであり，胎児過成長，帝王切開率，新生児有害転帰の優位性はない（Muktabhant, 2015）．新生児のアウトカムに関しては，妊娠中の生活習慣介入が新生児アウトカムを改善しなかったことに関しては，介入が遅く，胎盤内の早期の遺伝子発現がすでにプログラムされていることに起因している（Catalano, 2015）．

妊婦健診

頻回の妊婦健診により，糖尿病や高血圧症の初期徴候をほとんど検知できる．肥満妊婦においては，超音波断層検査による胎児奇形の検出に限界があることから，標準的な超音波断層検査で十分である．胎児の成長に関しては，連続的な超音波検査を通常必要とする．分娩前の胎児心拍モニタリングも同様に困難なことがある．

分娩中の管理

肥満女性は妊娠および分娩中の合併症が多い．これらには過期妊娠や分娩異常が含まれる（Carpenter, 2016）．143,519人の妊婦の研究において，肥満妊婦は正常体重の女性の約半分しか妊娠満期に自然陣痛発来に至らなかった（Denison, 2008）．5,000人を超える統計においてBMI > 30 kg/m^{2}の妊婦は分娩第1期における時間が長く分娩進行が遅いことが示されている（Norman, 2012）．

分娩誘発

正常体重の妊婦と比較して肥満妊婦が分娩誘発を受ける確率は約2倍である（Denison, 2008）．分娩誘発においても肥満妊婦は約2倍の確率で失敗し，肥満の程度が上がるほど失敗率も上昇する（Wolfe, 2011）．BMI > 30 kg/m^{2}でかつ子宮頸管の熟化がよくない470人の初産婦の後ろ向き研究において，39週で分娩誘発を施行する群と39週を越えて待期的管理をする群とを比較した（Wolfe, 2014）．待期的管理をした群の2/3の症例が陣痛発来したか自然破水していた．39週誘発群のほうが帝王切開率は高かった（26％対40％）．さらにNICU入院においても39週誘発群のほうが確率は上昇した（6％対18％）．逆にLeeら（2016）の74,725人の肥満妊婦のレビューにおいて37～39週分娩誘発群のほうが帝王切開率は低かった．特に経産婦では帝王切開率は低かった．これらの矛盾した結果は胎児と肥満妊婦のことを考慮した分娩管理者によって直面する困難を反映している．この問題を解決するために，Maternal-Fetal Medicine Units Network（MFMUネットワーク）は39週の初産妊婦の分娩誘発の無作為化比較試験を実施している．

麻酔関連の合併症のリスク

硬膜外または脊椎麻酔を失敗することや施行できても合併症が生じることを含め肥満女性では麻酔関連の合併症が起こりやすい．麻酔科医による肥満妊婦の合併症のリスク評価は妊婦健診時もしくは陣痛室に入室した時点で行われていることが望ましい（ACOG, 2017）．産前の麻酔科受診や早期の硬膜外麻酔の導入は理論的に利益があることに根拠があるが，その利益について証明した論文はほとんどない（Eley, 2016）．

超肥満妊婦に対しての硬膜外・脊椎麻酔は手技に時間がかかることや失敗することに関連があることが報告されている（Tonidandel, 2014）．しかしながら重要なことは，肥満妊婦の帝王切開時の脊椎麻酔は硬膜外麻酔併用の脊椎麻酔と効果が変わらない．たとえばRossら（2014）は，病的肥満妊婦において脊椎麻酔単独と硬膜外麻酔併用の脊椎麻酔の効果を比較したが，その効果が同等であったと報告している．

区域麻酔を受けて相対的低血圧の合併症が起こった肥満妊婦は分娩が遷延しやすいことにより臍帯動脈のアシドーシスになりやすい．Edwardsら（2013）は5,742人の肥満妊婦の研究においてBMIが高くなると著しく臍帯血pHが低下すると報告した．BMI 25 kg/m^{2}未満の症例におけるpH 7.1未満が3.5％であったのに対して，BMI 40 kg/m^{2}以上の症例は7.1％と倍になっていた．麻酔のリスクや合併症に関しては第25章で詳しく説明している．

帝王切開

肥満妊婦は帝王切開率が著しく高い．ある研究では肥満妊婦は33.8％であり，病的肥満妊婦は47.4％の帝王切開率であったと報告している．それに対して正常体重妊婦の帝王切開率は20.7％であったと報告されている（Weiss, 2004）．226,958人の妊婦の分析では肥満の程度により帝王切開率が上昇した（過体重妊婦；34％，肥満class I；38％，class II；43％，class III；50％）（Schummers, 2015）．同研究で妊娠糖尿病（それ自体が帝王切開分娩の危険因子）に関して，BMIが25 kg/m^{2}未満の妊婦の有病率が6％であったのに対し，BMIが40 kg/m^{2}以上の妊婦では21％に増加していた．さらに肥満妊婦は**緊急**帝王切開率も高く，帝王切開決定から児の娩出時間も長いことが報告されている（O'Dwyer, 2013；Pulman, 2015）．Girsenら（2014）は肥満妊婦に対する帝王切開の児娩出までの時間が緊急でも緊急でない帝王切開でも長くなることを報告している．

第31章で論じたとおり，肥満妊婦では陣痛発来後の経腟分娩失敗による帝王切開が高率である（Grasch, 2017；Hibbard, 2006）．妊娠期間中に体

重が過剰に増えた妊婦もまた著しく経腟分娩での出生率が低くなる．

■ 外科関連

　帝王切開時は胎児を娩出することができ，可能な限り創傷閉鎖に最適な腹部切開が望ましい．まずは肥満妊婦に対して児娩出が容易となるため正中縦切開を勧める（図 48-8）．下垂腹の上もしくは下方の腹部横切開も好まれる．肥満妊婦の体型の個体差は一般的にどれが優れた開腹法かを決められない（McLean, 2012；Turan, 2016）．いくつかの観察研究にて縦切開と横切開法の皮膚創傷の比較をされているがどちらがより優れているという見解はまだない（Brocato, 2013；Marrs, 2014；McClean, 2012；Sutton, 2016；Thornburg, 2012）．

　創部感染の頻度は BMI に直接的に相関する．Conner ら（2014）は重症な病的肥満女性の創部感染が3倍（23％対7％）高いことを報告した．BMI が 45 kg/m^2 を超えた女性の創部合併症の確率は 14～19％であった（Smid, 2015；Stamilio, 2014）．糖尿病を合併する場合，創部合併症のリスクはさらに上がる（Leth, 2011）．その他の研究では肥満妊婦の創部合併症の率は 2～40％以上と報告されている（Conner, 2014；Marrs, 2014；Smid, 2015；Thornburg, 2012）．

　いくつかの医療的介入は予防的に施行されている．少なくとも 2 cm の深さで皮下組織の縫合をすると創部合併症を減らすという報告がある（Tipton, 2011）．いくつかの研究で周術期の予防的抗菌薬の用量を増やすべきか検討されている．薬理学的には抗菌薬の組織濃度が BMI の上昇とともに低下することが示されている（Pevzner, 2011；Young, 2015）．一つの前向き研究では 3 g のセファゾリン投与が 2 g 投与と比較してより高い組織濃度をもたらしたと報告している（Swank, 2015）．その研究では体重の中央値が 310 ポンドの肥満女性 335 人に対して高用量のセファゾリンを投与した場合，創部感染を減らせなかった（Ahmadzia, 2015）．最近の研究では肥満女性に対する周術期のセファロスポリンの予防的投与をした群の周術期感染が 13.4％であったのに対して，周術期のメトロニダゾールの予防的投与に加えてセファレキシンの 2 日間内服投与をした群では 6.4％であったと報告されている（Valent,

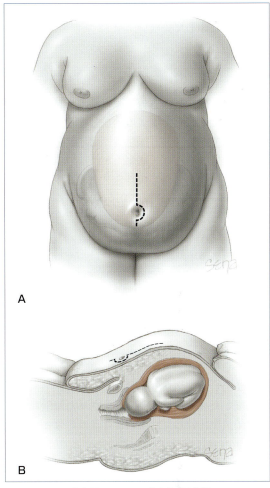

図 48-8　肥満女性における腹部切開方法
A．全額断—点線は皮膚および開腹するための適切な皮膚切開創を示す．図で示されるような臍周囲の皮切は子宮下部の操作を簡便にする．
B．矢状断．

2017）．

　陰圧閉鎖療法（negative pressure wound therapy：NPWT）も予防的に施行されている（Mark, 2014）．Hussamy ら（2018）は 400 人以上の肥満女性の帝王切開症例に対して NPWT 対通常のドレッシング材の無作為化比較試験を計画した．NPWT は通常のドレッシング材に対して術後の創部合併症を優位に低下させる結果とはならなかった（19％対 17％）．

　ACOG（2015）では肥満女性の帝王切開に対して血栓塞栓症の合併症を軽減するため，弾性ストッキング，水分補給，早期離床を推奨している．また"低用量"ヘパリンを予防的に使用した

ほうがよいと勧める人もいるが，われわれはルーチンには使用していない（第 52 章参照）．

肥満手術

外科的治療は胃の容量を**減らす**または消化管**吸収障害**を促すことで肥満の治療となるようにデザインされている．非妊娠患者ではこれらの手術が糖尿病・脂質異常症・高血圧・睡眠時無呼吸を改善し，心筋梗塞や死亡のリスクを減らすことが報告されている（Beamish, 2016）．

■ 胃の制限

腹腔鏡下調節可能胃バンド手術（the laparoscopic adjustable silicone gastric banding：LASGB）は腹腔鏡下で食道胃吻合部より 2 cm 下にバンドを置き小さなポーチを造設する．LAPBAND と REALIZE の二つの方法がある．そのバンドは生理食塩水のリザーバーによって調節される．

これらの手術は妊娠予後も改善できる．Dixon ら（2005）は肥満女性に対して LASGB 手術をして妊娠した群と，それとマッチさせた肥満妊婦の妊娠予後を比較した．手術施行群は対象と比較して妊娠高血圧症を 10 ％ 対 45 ％ と改善を認め，妊娠糖尿病は 6 ％ 対 15 ％ と改善を認めた．手術施行群のほうが両合併症に関しては有意に少なくなった．これらの結果と，その他の報告をまとめたものを表 48-3 に示す．

妊娠中のバンドの拡大は母体および胎児の体重増加に影響する．Pilone ら（2014）はバンドを留置した 22 人の妊婦を研究し，すべての症例において第 1 三半期にバンドが最大まで広がっており，妊娠中に平均 14.7 kg の体重増加を認めたことを報告した．他の研究では 42 人がバンドの拡張を認めたのに対して 54 人がバンドの膨張を維持できたと報告した．そして拡張を認めた症例は維持できた症例に比べより体重増加（15.4 kg 対 7.6 kg）を認め，出生体重も大きく（3,712 g 対 3,380 g），巨大児のリスクも 2 倍であった（Cornthwaite, 2015）．まれに悪心・嘔吐によってバンドが滑脱することがあるが妊娠満期や産後は特にまれである（Pilone, 2014；Schmitt, 2016；Sufee, 2012）．嘔吐によるバンドの滑脱による幽門部の狭窄によって二次的に引き起こされた母体のビタ

表 48-3 肥満術後の妊娠予後

アウトカム[a]	Gastric Banding[b] (n=651)	Roux-en-Y Gastric Bypass[c] (n=361)
高血圧	11 ％	4 ％
妊娠糖尿病	7 ％	4 ％
帝王切開	35 ％	33 ％
平均出生体重	3,206 g	3,084 g
低出生体重児	7 ％	11 ％
死産	3/1,000	3/1,000

[a] 複数の論文からのデータ（頻度は近似していた）．
[b] Data from Adams, 2015; Bar-Zohar, 2006; Carelli, 2011; Dixon, 2005; Ducarme, 2013; Facchiano, 2012; Lapolla, 2010; Pilone, 2014; Sheiner, 2009; Skull, 2004.
[c] Data from Adams, 2015; Ducarme, 2013; Facchiano, 2012; González, 2015; Sheiner, 2009.

ミン K 欠乏から致死的な胎児脳出血に発展した 1 例が報告されている（Van Mieghem, 2008）．

■ 吸収不良手術

腹腔鏡下の **Roux-en-Y 法胃バイパス術**が胃の制限および選択的吸収障害に施行される最も施行される方法であり，その方法は図 48-9 に示されている．

他の肥満手術と同様に Roux-en-Y 法胃バイパス術も妊娠予後改善に有用である（Adams, 2015）．表 48-3 に示すように，高血圧・妊娠糖尿病・胎児巨大児の発生率が低下する．重篤な合併症はまれであるが，上腹部痛は妊娠中に頻繁に起こる合併症の一つであり，しばしば腸間膜欠損による腸ヘルニアに関連する．Petersen ら（2017）は 139 妊娠のコホート研究について報告した．上腹部痛は 46 ％ に認め，そのうちの 1/3 がヘルニアであった．上腹部痛を認めた 64 妊娠のうち早産は 14 例に認めたのに対して，上腹部痛を認めなかった 75 妊娠のうち早産は 1 例のみであった．ヘルニアから腸重積や小腸閉鎖に進行し母体死亡に至った重症例も報告されている（Moore, 2004；Renault, 2012）．しかし腸閉塞は診断することが難しいことが知られている（Vannevel, 2016；Wax, 2013）．

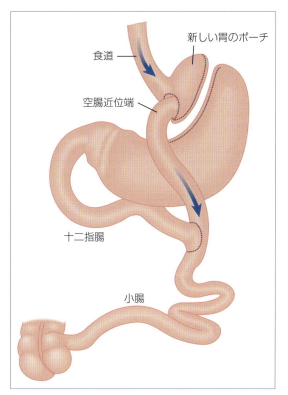

図 48-9 Roux-en-Y 法胃バイパス術
この方法を用いると胃胞近位側が 30 mL のポーチへと変換される．空腸の近位側をこの小さなポーチとつなげる．この接続が胃の大部分と十二指腸をバイパスする．胃空腸吻合より 60 cm 末梢側に Roux-en-Y 腸腸吻合を造設するが，これが，使用されない胃と十二指腸からの分泌物をドレナージする．

■ 肥満術後の妊娠

肥満手術は健康を改善するため人気があり，手術を施行された多く女性がその後妊娠している（Narayanan, 2016）．観察研究から肥満手術を受けた女性は病的肥満の女性と比較して妊娠率が高くなり，産科合併症は減ったと報告されている（Kominiarek, 2017；Yi, 2015）．この研究の一つで，バイパス術を受けて妊娠した 670 人の女性のうち約半数が術後初めての妊娠でまだ肥満であったと報告されている（Johansson, 2015）．それにもかかわらず，LFD 児（在胎不当過大児）の割合が 22 % から 8.6 % まで低くなり，SFD 児（在胎不当過小児）の割合が 7.6 % から 15.6 % に高くなったと報告されている．Yi ら（2015）がシステムレビューにて肥満手術後の妊娠における胎児の体重の同様な傾向について報告している．また妊娠糖尿病と妊娠高血圧腎症が減ったことも併せて報告している．

近年，ACOG（2015）は肥満手術を受けた女性に対して，十分な栄養やビタミンを摂取することを推奨している．適応があればビタミン B_{12}・ビタミン D・葉酸・カルシウム摂取を推奨している．女性のビタミン A の不足もすでに報告されている（Chagas, 2013）．胃バンド手術を受けた妊婦は，妊娠中はバンド調節が必要となるため，肥満手術のチームによって胃バンドをモニターされるべきである．最後に，腸閉塞を伴ったヘルニアの徴候には注意すべきである（Stuart, 2017；Wax, 2013）．

（訳：松井仁志，舟木　哲，宮美智子，窪谷祐太郎，嶋﨑美和子）

References

Adams TD, Hammoud AO, Davidson LE, et al: Maternal and neonatal outcomes for pregnancies before and after gastric bypass surgery. Int J Obes (Lond) 39:686, 2015.

Adekola H, Soto E, Dai J, et al: Optimal visualization of the fetal four-chamber and outflow tract views with transabdominal ultrasound in the morbidly obese: are we there yet? J Clin Ultrasound 43:548, 2015.

Ahmadzia HK, Patel EM, Joshi D, et al: Obstetric surgical site infections: 2 grams compared with 3 grams of cefazolin in morbidly obese women. Obstet Gynecol 126:708, 2015.

Al-Badri MR, Zantout MS, Azar ST: The role of adipokines in gestational diabetes mellitus. Ther Adv Endocrinol Metab 6:103, 2015.

Alberti KG, Eckel RH, Grundy SM et al: Harmonizing the metabolic syndrome. A joint interim statement of the International Diabetes Task Force on Epidemiology and Prevention; National Heart, Lung, and Blood Institute; American Heart Association; World Heart Federation; International Atherosclerosis Society; and International Association for the Study of Obesity. Circulation 120(16):1640, 2009.

Amador N, Juárez JM, Guizar JM, et al: Quality of life in obese pregnant women: a longitudinal study. Am J Obstet Gynecol 198:203.e1, 2008.

American College of Obstetricians and Gynecologists: Obesity in pregnancy. Practice Bulletin 156, December 2015.

American College of Obstetricians and Gynecologists: Obstetric analgesia and anesthesia. Practice Bulletin No. 177, April 2017.

American Society for Reproductive Medicine: Obesity and reproduction: a committee opinion. Fertil Steril 104:116, 2015.

Bar-Zohar D, Azem F, Klausner J, et al: Pregnancy after laparoscopic adjustable gastric banding: perinatal outcome is favorable also for women with relatively high gestational weight gain. Surg Endosc 20:1580, 2006.

Beamish AJ, Olbers T, Kelly AS, et al: Cardiovascular effects of bariatric surgery. Nat Rev Cardiol 13:730, 2016.

Berggren EK, Groh-Wargo S, Presley L, et al: Maternal fat, but not lean, mass is increased among overweight/obese women with excess gestational weight gain. Am J Obstet Gynecol 214:745.e1, 2016.

Biggio JR Jr, Chapman V, Neely C, et al: Fetal anomalies in obese women: the contribution of diabetes. Obstet Gynecol 115:290, 2010.

Bilger M, Kruger EJ, Finkelstein EA: Measuring socioeconomic inequality in obesity: looking beyond the obesity threshold. Health Econ 26(8):1052, 2017.

Bodnar LM, Pugh SJ, Lash TL, et al: Low gestational weight gain and risk of adverse perinatal outcomes in obese and severely obese women. Epidemiology 27:894, 2016.

Bogaerts A, Ameye L, Martens E, et al: Weight loss in obese pregnant women and risk for adverse perinatal outcomes. Obstet Gynecol 125:566, 2015.

Brocato BE, Thorpe EM Jr, Gomez LM, et al: The effect of cesarean delivery skin incision approach in morbidly obese women on the rate of classical hysterotomy. J Pregnancy 2013:890296, 2013.

Carelli AM1, Ren CJ, Youn HA, et al: Impact of laparoscopic adjustable gastric banding on pregnancy, maternal weight, and neonatal health. Obes Surg 21:1552, 2011.

Carpenter JR: Intrapartum management of the obese gravida. Clin Obstet Gynecol 59:172, 2016.

Catalano P, deMouzon SH: Maternal obesity and metabolic risk to the offspring: why lifestyle interventions have not achieved the desired outcomes. Int J Obes (Lond) 39:642, 2015.

Catalano PM, Farrell K, Thomas A, et al: Perinatal risk factors for childhood obesity and metabolic dysregulation. Am J Clin Nutr 90:1303, 2009.

Chagas CB, Saunders C, Pereira S, et al: Vitamin A deficiency in pregnancy: perspectives after bariatric surgery. Obes Surg 23:249, 2013.

Cheung YM, Joham A, Marks S, et al: The obesity paradox: an endocrine perspective. Intern Med J 47(7):727, 2017.

Cnattingius S, Villamor E: Weight change between successive pregnancies and risks of stillbirth and infant mortality: a nationwide cohort study. Lancet 387:558, 2016.

Conner SN, Verticchio JC, Tuuli MG, et al: Maternal obesity and risk of postcesarean wound complications. Am J Perinatol 31:299, 2014.

Cornier MA, Després JP, Davis N, et al: Assessing adiposity: a scientific statement from the American Heart Association. Circulation 124:1996, 2011.

Cornthwaite K, Jefferys A, Lenguerrand E, et al: One size does not fit all. Management of the laparoscopic adjustable gastric band in pregnancy: a national prospective cohort study. Lancet 385 Suppl 1:S32, 2015.

Cox Bauer CM, Bernhard KA, Greer DM, et al: Maternal and neonatal outcomes in obese women who lose weight during pregnancy. J Perinatol 36:278, 2016.

Crane JM, Murphy P, Burrage L, et al: Maternal and perinatal outcomes of extreme obesity in pregnancy. J Obstet Gynaecol Can 35: 606, 2013.

Cunningham FG: Peripartum cardiomyopathy: we've come a long way, but.... Obstet Gynecol 120(5):992, 2012.

Cunningham FG, Pritchard JA, Hankins GV, et al: Idiopathic cardiomyopathy or compounding cardiovascular events? Obstet Gynecol 67:157, 1986.

Dashe JS, McIntire DD, Twickler DM: Effect of maternal obesity on the ultrasound detection of anomalous fetuses. Obstet Gynecol 113:1001, 2009.

De Gonzalez AB, Hartge P, Cherhan JR, et al: Body mass index and mortality among 1.46 million white adults. N Engl J Med 363:23, 2010.

De Souza LR, Berger H, Retnakaran R, et al: Hepatic fat and abdominal adiposity in early pregnancy together predict impaired glucose homeostasis in mid-pregnancy. Nutr Diabetes 6:e229, 2016a.

De Souza LR, Berger H, Retnakaran R, et al: Non-alcoholic fatty liver disease in early pregnancy predicts dysglycemia in mid-pregnancy: prospective study. Am J Gastroenterol 111:665, 2016b.

Denison FC, Price J, Graham C, et al: Maternal obesity, length of gestation, risk of postdates pregnancy and spontaneous onset of labour at term. BJOG 115:720, 2008.

Dixon JB: Obesity in 2015: advances in managing obesity. Nat Rev Endocrinol 12:65, 2016.

Dixon JB, Dixon ME, O'Brien PE: Birth outcomes in obese women after laparoscopic adjustable gastric banding. Obstet Gynecol 106:965, 2005.

Ducarme G, Parisio L, Santulli P, et al: Neonatal outcomes in pregnancies after bariatric surgery: a retrospective multi-centric cohort study in three French referral centers. J Matern Fetal Neonatal Med 26:275, 2013.

Edwards RK, Cantu J, Cliver S, et al: The association of maternal obesity with fetal pH and base deficit at cesarean delivery. Obstet Gynecol 122(2 Pt 1):262, 2013.

Eley VA, van Zundert AA, Lipman J, et al: Anaesthetic management of obese parturients: what is the evidence supporting practice guidelines? Anaesth Intensive Care 44:552, 2016.

Endres LK, Straub H, McKinney C, et al: Postpartum weight retention risk factors and relationship to obesity at one year. Obstet Gynecol 125:144, 2015.

Facchiano E, Iannelli A, Santulli P, et al: Pregnancy after laparoscopic bariatric surgery: comparative study of adjustable gastric banding and Roux-en-Y gastric bypass. Surg Obes Relat Dis 8:429, 2012.

Flenady V, Koopmans L, Middleton P, et al: Major risk factors for stillbirth in high-income countries: a systematic review and meta-analysis. Lancet 377:1331, 2011.

Fontaine KR, Redden DT, Wang C, et al: Years of life lost due to obesity. JAMA 289:187, 2003.

Ford ES, Giles WH, Dietz WH: Prevalence of the metabolic syndrome among U.S. adults. Findings from the Third National Health and Nutrition Examination Survey. JAMA 287:356, 2002.

Fu J, Hofker M, Wijmenga C: Apple or pear: size and shape matter. Cell Metab 7:507, 2015.

Gaillard R, Welten M, Oddy WH, et al: Associations of maternal prepregnancy body mass index and gestational weight gain with cardio-metabolic risk factors in adolescent offspring: a prospective cohort study. BJOG 123:207, 2016.

Garvey WT, Mechanick JI, Brett EM, et al: American Association of Clinical Endocrinologists and American College of Endocrinology comprehensive clinical practice guidelines for medical care of patients with obesity. Endocr Pract 22:842, 2016.

GBD 2015 Obesity Collaborators: Health effects of overweight and obesity in 195 countries over 25 years. N Engl J Med 377:13, 2017.

Gilboa SM, Correa A, Botto LD, et al: Association between prepregnancy body mass index and congenital heart defects. Am J Obstet Gynecol 202:51.e1, 2010.

Gilmore LA, Klempel-Donchenko M, Redman LM: Pregnancy as a window to future health: excessive gestational weight gain and obesity. Semin Perinatol 39:296, 2015.

Girsen AI, Osmundson SS, Naqvi M, et al: Body mass index and operative times at cesarean delivery. Obstet Gynecol 124:684, 2014.

Gluck ME, Venti CA, Lindsay RS, et al: Maternal influence, not diabetic intrauterine environment, predicts children's energy intake. Obesity 17:772, 2009.

Godfrey KM, Reynolds RM, Prescott SL, et al: Influence of maternal obesity on the long-term health of offspring. Lancet Diabetes Endocrinol 5:53, 2017.

González I, Rubio MA, Cordido F, et al: Maternal and perinatal outcomes after bariatric surgery: a Spanish multicenter study. Obes Surg 25:436, 2015.

Grasch JL, Thompson JL, Newton JM, et al: Trial of labor compared with cesarean delivery in superobese women. Obstet Gynecol 130:994, 2017.

Hagström H, Höijer J, Ludvigsson JF, et al: Adverse outcomes of pregnancy in women with non-alcoholic fatty liver disease. Liver Int 36:268, 2016.

Hainer V, Aldhoon-Hainerová I: Obesity paradox does exist. Diabetes Care 36 Suppl 2:S276, 2013.

Hannaford KE, Tuuli MG, Odibo L, et al: Gestational weight gain: association with adverse pregnancy outcomes. Am J Perinatol 34:147, 2017.

HAPO Study Cooperative Research Group, Metzger BE, Lowe LP, et al: Hyperglycemia and adverse pregnancy outcomes. N Engl J Med 358(19):1991, 2008.

Hibbard JU, Gilbert S, Landon MB, et al: Trial of labor or repeat cesarean delivery in women with morbid obesity and previous cesarean delivery. Obstet Gynecol 108(1):125, 2006.

Hoffman BL, Horsager R, Roberts SW et al: Obesity. In Williams Obstetrics, 23rd edition Study Guide, New York, McGraw-Hill, 2011.

Hussamy DJ, Wortman AC, McIntire DD, et al: A randomized trial of closed incision negative pressure therapy in morbidly obese women undergoing cesarean delivery. Presented at the 38th Annual Meeting of the Society for Maternal-Fetal Medicine, January 29–February 3, 2018.

Institute of Medicine, National Research Council, Rasmussen KM, et al (eds): Weight Gain during Pregnancy: Reexamining the Guidelines. Washington, National Academy of Sciences, 2009.

Johansson K, Cnattingius S, Näslund I, et al: Outcomes of pregnancy after bariatric surgery. N Engl J Med 372:814, 2015.

Johansson S, Villamor E, Altman M, et al: Maternal overweight and obesity in early pregnancy and risk of infant mortality: a population based cohort study in Sweden. BMJ 349:g6572, 2014.

Johnson J, Clifton RG, Roberts JM, et al: Pregnancy outcomes with weight gain above or below the 2009 Institute of Medicine guidelines. Obstet Gynecol 121:969, 2013.

Kim SS, Zhu Y, Grantz KL, et al: Obstetric and neonatal risks among obese women without chronic disease. Obstet Gynecol 128:104, 2016.

Kitsiou-Tzeli S, Tzetis M. Maternal epigenetics and fetal and neonatal growth. Curr Opin Endocrinol Diabetes Obes 24:43, 2017.

Kominiarek MA, Jungheim ES, Hoeger KM, et al: American Society for Metabolic and Bariatric Surgery position statement on the impact of obesity and obesity treatment on fertility and fertility therapy. Endorsed by the American College of Obstetricians and Gynecologists and the Obesity Society. Surg Obes Relat Dis 13(5):750, 2017.

Lapolla A, Marangon M, Dalfrà MG, et al: Pregnancy outcome in morbidly obese women before and after laparoscopic gastric banding. Obes Surg 20:1251, 2010.

Lassance L, Haghiac M, Leahy P, et al: Identification of early transcriptome signatures in placenta exposed to insulin and obesity. Am J Obstet Gynecol 212:647.e1, 2015.

Lawrence GM, Shulman S, Friedlander Y, et al: Associations of maternal pre-pregnancy and gestational body size with offspring longitudinal change in BMI. Obesity (Silver Spring) 22:1165, 2014.

Lee VR, Darney BG, Snowden JM, et al: Term elective induction of labour and perinatal outcomes in obese women: retrospective cohort study. BJOG 123:271, 2016.

Leth RA, Uldbjerg N, Norgaard M, et al: Obesity, diabetes, and the risk of infections diagnosed in hospital and post-discharge infections after cesarean section: a prospective cohort study. Acta Obstet Gynecol Scand 90(5):501, 2011.

Lindam A, Johansson S, Stephansson O, et al: High maternal body mass index in early pregnancy and risks of stillbirth and infant mortality—a population-based sibling study in Sweden. Am J Epidemiol 184:98, 2016.

Lisonkova S, Muraca GM, Potts J, et al: Association between prepregnancy body mass index and severe maternal morbidity. JAMA 318:1777, 2017.

Locke AE, Kahali B, Berndt SI, et al: Genetic studies of body mass index yield new insights for obesity biology. Nature 518:197, 2015.

Long MT, Fox CS: The Framingham Heart Study-67 years of discovery in metabolic disease. Nat Rev Endocrinol 12:177, 2016.

Ma RC, Schmidt MI, Tam WH, et al: Clinical management of pregnancy in the obese mother: before conception, during pregnancy, and postpartum. Lancet Diabetes Endocrinol 4:1037, 2016.

Mariona FG: Does maternal obesity impact pregnancy-related deaths? Michigan experience. J Matern Fetal Neonatal Med 30(9):1060, 2017.

Mark KS, Alger L, Terplan M: Incisional negative pressure therapy to prevent wound complications following cesarean section in morbidly obese women: a pilot study. Surg Innov 21:345, 2014.

Marrs CC, Moussa HN, Sibai BM, et al: The relationship between primary cesarean delivery skin incision type and wound complications in women with morbid obesity. Am J Obstet Gynecol 210:319.e1, 2014.

Marshall NE, Guild C, Cheng YW, et al: The effect of maternal body mass index on perinatal outcomes in women with diabetes. Am J Perinatol 31:249, 2014.

Martin CA, Gowda U, Smith BJ et al: Systematic review of the effect of lifestyle interventions on the components of the metabolic syndrome in South Asian migrants. J Immigr Minor Health October 21, 2016 [Epub ahead of print].

McLean M, Hines R, Polinkovsky M, et al: Type of skin incision and wound complications in the obese parturient. Am J Perinatol 29:301, 2012.

Meehan S, Beck CR, Mair-Jenkins J, et al: Maternal obesity and infant mortality: a meta-analysis. Pediatrics 133:863, 2014.

Meyer BJ, Stewart FM, Brown EA, et al: Maternal obesity is associated with the formation of small dense LDL and hypoadiponectinemia in the third trimester. J Clin Endocrinol Metab 98:643, 2013.

Mingrone G, Panunzi S, De Gaetano A, et al: Bariatric-metabolic surgery versus conventional medical treatment in obese patients with type 2 diabetes: 5 year follow-up of an open-label, single-centre, randomised controlled trial. Lancet 386:964, 2015.

Molyneaux E, Poston L, Ashurst-Williams S, et al: Obesity and mental disorders during pregnancy and postpartum: a systematic review and meta-analysis. Obstet Gynecol 123:857, 2014.

Moore JX, Chaudhary N, Akinyemiju T, et al: Metabolic syndrome prevalence by race/ethnicity and sex in the United States, National Health and Nutrition Examination Survey, 1988–2012. Prev Chronic Dis 14:160287, 2017.

Moore KA, Ouyang DW, Whang EE: Maternal and fetal deaths after gastric bypass surgery for morbid obesity. N Engl J Med 351:721, 2004.

Muktabhant B, Lawrie TA, Lumbiganon P, et al: Diet or exercise, or both, for preventing excessive weight gain in pregnancy. Cochrane Database Syst Rev 6:CD007145, 2015.

Narayanan RP, Syed AA: Pregnancy following bariatric surgery—medical complications and management. Obes Surg 26:2523, 2016.

National Institutes of Health: The practical guide: identification, evaluation, and treatment of overweight and obesity in adults. NIH Publication 00–4084. Bethesda, National Institutes of Health, 2000.

Norman SM, Tuuli MG, Obido AO, et al: The effects of obesity on the first stage of labor. Obstet Gynecol 120:130, 2012.

O'Dwyer V, O'Kelly S, Monaghan B, et al: Maternal obesity and induction of labor. Acta Obstet Gynecol Scand 92:1414, 2013.

Ogden CL, Carroll MD, Fryar CD, et al: Prevalence of obesity in the United States, 2011–2014. NCHS data brief No. 219, Hyattsville, National Center for Health Statistics, 2015.

Ovesen P, Rasmussen S, Kesmodel U: Effect of prepregnancy maternal overweight and obesity on pregnancy outcome. Obstet Gynecol 118(2 Pt 1):305, 2011.

Peeters A, Barendregt JJ, Willekens F, et al: Obesity in adulthood and its consequences for life expectancy: a life-table analysis. Ann Intern Med 138:24, 2003.

Petersen L, Lauenborg J, Svare J, et al: The impact of upper abdominal pain during pregnancy following a gastric bypass. Obes Surg 27(3):688, 2017.

Pevzner L, Swank M, Krepel C, et al: Effects of maternal obesity on tissue concentrations of prophylactic cefazolin during cesarean delivery. Obstet Gynecol 117:877, 2011.

Pilone V, Hasani A, Di Micco R, et al: Pregnancy after laparoscopic gastric banding: maternal and neonatal outcomes. Int J Surg 12 Suppl 1:S136, 2014.

Pulman KJ, Tohidi M, Pudwell J, et al: Emergency caesarean section in obese parturients: Is a 30-minute decision-to-incision interval feasible? J Obstet Gynaecol Can 37:988, 2015.

Rasmussen KM, Abrams B, Bodnar LM, et al: Recommendations for weight gain during pregnancy in the context of the obesity epidemic. Obstet Gynecol 116:1191, 2010.

Rasmussen SA, Chu SY, Kim SY, et al: Maternal obesity and risk of neural tube defects: a metaanalysis. Am J Obstet Gynecol 198(6):611, 2008.

Renault K, Gyrtrup HJ, Damgaard K, et al: Pregnant women with fatal complication after laparoscopic Roux-en-Y gastric bypass. Acta Obstet Gynecol Scand 91:873, 2012.

Reynolds RM, Allan KM, Raja EA, et al: Maternal obesity during pregnancy and premature mortality from cardiovascular event in adult offspring: follow-up of 1 323 275 person years. BMJ 347:f4539, 2013.

Reynolds RM, Osmond C, Phillips DI, et al: Maternal BMI, parity, and pregnancy weight gain: influences on offspring adiposity in young adulthood. J Clin Endocrinol Metab 95:5365, 2010.

Ross VH, Dean LS, Thomas JA, et al: A randomized controlled comparison between combined spinal-epidural and single-shot spinal techniques in morbidly obese parturients undergoing cesarean delivery: time for initiation of anesthesia. Anesth Analg 118:168, 2014.

Ruhstaller KE, Elovitz MA, Stringer M, et al: Obesity and the association with maternal mental health symptoms. J Matern Fetal Neonatal Med 10:1, 2017.

Rusinek H, Convit A: Obesity: cerebral damage in obesity-associated metabolic syndrome. Nat Rev Endocrinol 10:642, 2014.

Sartori C, Lazzeroni P, Merli S: From placenta to polycystic ovarian syndrome: the role of adipokines. Mediators Inflamm 2016:4981916, 2016.

Schauer PR, Bhatt DL, Kirwan JP, et al: Bariatric surgery versus intensive medical therapy for diabetes—3 year outcomes. N Engl J Med 370:2002, 2014.

Schmitt F, Topart P, Salle A, et al: Early postpartum gastric band slippage after bariatric surgery in an adolescent obese girl. J Surg Case Rep 2016(9), 2016.

Schummers L, Hutcheon JA, Bodnar LM, et al: Risk of adverse pregnancy outcomes by prepregnancy body mass index: a population-based study to inform preprepregnancy weight loss counseling. Obstet Gynecol 125:133, 2015.

Sebire NJ, Jolly M, Harris JP, et al: Maternal obesity and pregnancy outcome: a study of 287,213 pregnancies in London. Int J Obes Relat Metab Disord 25:1175, 2001.

Seneviratne SN, Jiang Y, Derraik JG, et al: Effects of antenatal exercise in overweight and obese pregnant women on maternal and perinatal outcomes: a randomised controlled trial. BJOG 123:588, 2016.

Sheiner E, Balaban E, Dreiher J, et al: Pregnancy outcome in patients following different types of bariatric surgeries. Obes Surg 19:1286, 2009.

Shungin D, Winkler TW, Croteau-Chonka DC, et al: New genetic loci link adipose and insulin biology to body fat distribution. Nature 518:187, 2015.

Skull AJ, Slater GH, Duncombe JE, et al: Laparoscopic adjustable banding in pregnancy: safety, patient tolerance and effect on obesity-related pregnancy outcomes. Obes Surg 14:230, 2004.

Smid MC, Kearney MS, Stamilio DM: Extreme obesity and postcesarean wound complications in the Maternal-Fetal Medicine Unit cesarean registry. Am J Perinatol 32:1336, 2015.

Smid MC, Vladutiu CJ, Dotters-Katz SK, et al: Maternal super obesity and neonatal morbidity after term cesarean delivery. Am J Perinatol 33:1198, 2016.

Stamilio DM, Scifres CM: Extreme obesity and postcesarean maternal complications. Obstet Gynecol 124(2 Pt 1):227, 2014.

Stewart RD, Nelson DB, Matulevicius SA, et al: Cardiac magnetic resonance imaging to assess the impact of maternal habitus on cardiac remodeling during pregnancy. Am J Obstet Gynecol 214:640.e1, 2016.

Stothard KJ, Tennant PW, Bell R, et al: Maternal overweight and obesity and the risk of congenital anomalies: a systematic review and meta-analysis. JAMA 301:636, 2009.

Stuart A, Kallen K: Risk of abdominal surgery in pregnancy among women who have undergone bariatric surgery. Obstet Gynecol 129:887, 2017.

Suffee MT, Poncelet C, Barrat C: Gastric band slippage at 30 weeks' gestation: diagnosis and laparoscopic management. Surg Obes Relat Dis 8(3):366, 2012.

Sutton AL, Sanders LB, Subramaniam A, et al: Abdominal incision selection for cesarean delivery of women with class III obesity. Am J Perinatol 33:547, 2016.

Swank ML, Wing DA, Nicolau DP, et al: Increased 3-gram cefazolin dosing for cesarean delivery prophylaxis in obese women. Am J Obstet Gynecol 213:415.e1, 2015.

Tan HC, Roberts J, Catov J: Mother's pre-pregnancy BMI is an important determinant of adverse cardiometabolic risk in childhood. Pediatr Diabetes 16:419, 2015.

Targher G, Byrne CD, Lonardo A, et al: Non-alcoholic fatty liver disease and risk of incident cardiovascular disease: a meta-analysis. J Hepatol 65:589, 2016.

Thornburg LL, Linder MA, Durie DE, et al: Risk factors for wound complications in morbidly obese women undergoing primary cesarean delivery. J Matern Fetal Neonatal Med 25:1544, 2012.

Tipton AM, Cohen SA, Chelmow D: Wound infection in the obese pregnant woman. Semin Perinatol 35:345, 2011.

Tonidandel A, Booth J, D'Angelo R, et al: Anesthetic and obstetric outcomes in morbidly obese parturients: a 20-year follow-up retrospective cohort study. Int J Obstet Anesth 23:357, 2014.

Turan OM, Rosenbloom J, Galey JL, et al: The relationship between rostral retraction of the pannus and outcomes at cesarean section. Am J Perinatol 33:951, 2016.

Valent AM, DeArmond C, Houston JM, et al: Effect of post-cesarean delivery cephalexin and metronidazole on surgical site infection among obese women. A randomized trial. JAMA 318:1026, 2017.

Van Mieghem T, Van Schoubroeck D, Depiere M, et al: Fetal cerebral hemorrhage caused by vitamin K deficiency after complicated bariatric surgery. Obstet Gynecol 112:434, 2008.

Vannevel V, Jans G, Bialecka M, et al: Internal herniation in pregnancy after gastric bypass. A systematic review. Obstet Gynecol 127:1013, 2016.

Wang C, Wei Y, Zhang X, et al: A randomized clinical trial of exercise during pregnancy to prevent gestational diabetes mellitus and improve pregnancy outcome in overweight and obese women. Am J Obstet Gynecol 216:340, 2017.

Wax JF, Pinette MG, Cartin A: Roux-en-Y gastric bypass-associated bowel obstruction complicating pregnancy—an obstetrician's map to the clinical minefield. Am J Obstet Gynecol 208:265, 2013.

Weichart J and Hartge DR: Obstetrical sonography in obese women: a review. J Clin Ultrasound 39:209, 2011.

Weiss JL, Malon FD, Emig D, et al: Obesity, obstetric complications and cesarean delivery rate—a population based screening study. FASTER Research Consortium. Am J Obstet Gynecol 190:1091, 2004.

Wolfe H, Timofeev J, Tefera E, et al: Risk of cesarean in obese nulliparous women with unfavorable cervix: elective induction vs expectant management at term. Am J Obstet Gynecol 211:53.e1, 2014.

Wolfe KB, Rossi RA, Warshak CR: The effect of maternal obesity on the rate of failed induction of labor. Am J Obstet Gynecol 205:128.e1, 2011.

Yang X, Li M, Haghiac M, et al: Causal relationship between obesity-related traits and TLR-4-driven responses at the maternal-fetal interface. Diabetologia 59:2459, 2016.

Yao R, Ananth CV, Park BY, et al: Obesity and the risk of still birth: a population-based cohort study. Am J Obstet Gynecol 210:457.e1, 2014.

Yi XY, Li QF, Zhang J, et al: A meta-analysis of maternal and fetal outcomes of pregnancy after bariatric surgery. Int J Gynaecol Obstet 130:3, 2015.

Young OM, Shaik IH, Twedt R, et al: Pharmacokinetics of cefazolin prophylaxis in obese gravidae at time of cesarean delivery. Am J Obstet Gynecol 213:541.e1, 2015.

Younossi ZM, Koenig AB, Abdelatif D, et al: Global epidemiology of nonalcoholic fatty liver disease—meta-analytic assessment of prevalence, incidence, and outcomes. Hepatology 64:73, 2016.

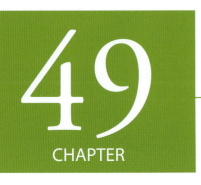

心血管疾患
Cardiovasculer Disorders

- 妊娠中の生理学的考察（特徴）・・・・・・・・・1186
- 心疾患の診断・・・・・・・・・・・・・・・・・・・・・・・・・・1187
- 周産期管理・・・・・・・・・・・・・・・・・・・・・・・・・・・・1190
- 心疾患に対する外科的治療・・・・・・・・・・・・1192
- 弁膜症・・・・・・・・・・・・・・・・・・・・・・・・・・・・・・・・1194
- 先天性心疾患・・・・・・・・・・・・・・・・・・・・・・・・・1198
- 肺高血圧症・・・・・・・・・・・・・・・・・・・・・・・・・・・1201
- 心筋症・・・・・・・・・・・・・・・・・・・・・・・・・・・・・・・・1202
- 心不全・・・・・・・・・・・・・・・・・・・・・・・・・・・・・・・・1205
- 感染性心内膜炎・・・・・・・・・・・・・・・・・・・・・・・1206
- 不整脈・・・・・・・・・・・・・・・・・・・・・・・・・・・・・・・・1207
- 大動脈疾患・・・・・・・・・・・・・・・・・・・・・・・・・・・1209
- 虚血性心疾患・・・・・・・・・・・・・・・・・・・・・・・・・1210

Some authorities recommend that women suffering from heart lesions be dissuaded from marriage. This, however, appears to be an extreme view, though, of course, when the lesion is serious and the compensation faulty, the dangers of childbearing should be carefully explained.

—J. Whitridge Williams (1903)

　Williamsが1世紀以上前に認識したように，心血管疾患合併妊娠はかなり危険で，心不全や死に至る可能性がある．2011〜2013年のアメリカの母体死亡率の解析では，かつて母体死亡の主な原因であった出血，高血圧症，血栓症は減少していた．一方，心血管疾患による死亡は，妊娠関連死亡の約26％を占める（Creanga, 2017）．心血管疾患は妊婦の罹患率のかなりの部分を占め，産科的ICU入院の原因として重要である（Small, 2012）．

　心血管疾患合併妊娠の増加は，肥満や高血圧，糖尿病を含めた複数の要因が関連している（Klingberg, 2017）．実際に国立衛生統計センターによると，20歳以上のほぼ半数が少なくとも一つの心血管疾患の危険因子をもっている（Fryar, 2012）．他の関連因子として，高齢出産が含まれる．前述のとおり，先天性心疾患を合併した妊娠も増加している．

妊娠中の生理学的考察（特徴）

■ 心血管系の生理学

　妊娠に伴う解剖学的・機能的な心臓生理の変化は，前述した心疾患に重大な影響を与える（第4章参照）．これらの変化は表49-1にあげている．重要なのは，心拍出量が妊娠中約40％増加する点である．この約半分の増加は妊娠8週までに起

表49-1　分娩時と，産後12週に得られた10例正常妊婦における心血管系指標の変化

パラメータ	変化率（%）
心拍出量	+43
心拍数	+17
左室1回仕事量係数	+17
血管抵抗	
全身性	−21
肺血管	−34
平均動脈圧	＋4
膠質浸透圧	−14

(Data from Clark, 1989)

こり，妊娠中期に最大となる（Capeless, 1989）．妊娠早期の1回拍出量の増加は，血管抵抗の減少によるものである．妊娠後半に脈拍数が変わらず1回拍出量が増加するのは，妊娠中の循環血液量の増加により拡張末期の心室容積が増加するためである．これに心拍数の増加が合わさり，満期まで平均40％の拍出量の増加を保っている．この変化は，多胎妊娠でより顕著に起こる（Kametas, 2003；Kuleva, 2011）．重要な点として，左室の収縮能は変わらない．すなわち正常な左室機能が妊娠中も維持されており，心臓収縮能の亢進や高心拍出量が特徴というわけではない．

心疾患をもつ女性はこの変化に適応できない場合があり，心室機能不全から心原性の心不全となる．重度の心機能不全をもつ場合は，一部は妊娠中期前に心不全となるか，妊娠性に循環血液量が増加し心拍出量が最大となる妊娠28週以降に心不全となる．しかしほとんどの症例では，心不全は陣痛，分娩といった過度の心負荷をもたらす周産期に生じる．これらのいくつかは，妊娠高血圧腎症，出血，貧血，敗血症を含む．

■ 妊娠中の心室機能

妊娠による循環血液量の増加に適応するために，心室容積が増加する．これは拡張末期径と収縮末期径の増加を反映している．しかし，駆出率や中隔の厚さは変わらない．これらは二次的な心室のリモデリング—**可塑性**—に付随して変化しているためであり，妊娠満期に近づくと左室が平均30～35％と大幅に拡張する．この変化は，すべて産後2, 3ヵ月以内に妊娠前の状態に戻る．

臨床的な意味においては，確かに妊娠中の左室機能は，図4-9にある**Braunwald心室機能**のグラフに示すように正常である．圧増加に伴い，妊娠中の心機能を保つために適正な心拍出量となる．非妊娠時の高心拍出量の正常心は左心室が**長軸方向に変形**し，この変化により，超音波検査で心機能評価を行うと正常値を示す．しかし妊娠中は，心臓は**球形に近い変形**を起こすため，心機能評価を行うと低拍出量を示す．このように，正常妊娠時に特徴的な心臓の球状変化は，現行の心機能評価指標では想定外のため，妊娠女性の心機能を正確に評価することは難しい（Savu, 2012；Stewart, 2016）．

この幾何学的な変化に応じて，Melchiorreら（2016）は，559人の初産婦を対象に妊娠中に合計4回，産後1年に心臓超音波検査で正常な妊婦の心機能を検討した．その結果，妊娠満期の妊婦では，拡張期心不全を18％，心臓弛緩を28％で認めた．さらに，研究対象妊婦のかなりの割合で，1回拍出量係数の低下や逸脱したリモデリングを認めた．これらの所見は，多くの正常妊娠において要求される循環血液量の増加に，心血管系が順応できていないことを示唆する．安静時呼吸困難は，妊娠満期の妊婦の7.4％で報告されており，そのほとんどが心臓の拡張機能不全によるものである．心機能と呼吸困難徴候は産後1年経過して改善する．

心臓MRI検査は心臓の構造と機能を評価する目的で行われてきた．Stewartら（2016）は23人の妊婦に妊娠中と産後12週という長期にわたり心臓MRI検査を施行した．結果は，妊娠12～16週と比較して，正常体重の妊婦と肥満妊婦ともに左室重量が明らかに増加していた．左室心筋重量と左室拡張末期容量の比を計算したところ，妊娠期を通じて求心性リモデリングが起きることがわかった．これは産後12週で解消された．また右室もリモデリングを起こす（Martin, 2017）．以上の結果から，妊娠により変わった求心性の心室リモデリングが起こることがわかる．

心疾患の診断

妊娠中の生理学的適応により，正常でも症状が出現したり臨床所見が変化する．これにより心疾患の診断はより困難となる．たとえば，正常妊婦の機能的な収縮期心雑音は一般的で，努力呼吸が目立ち，下肢末梢の浮腫も妊娠中期以降にみられる．疲労感や運動不耐性もしばしば出現する．収縮期雑音が増強し，図49-1に示すようなさまざまな心音の正常な変化により，誤って心疾患を示唆することがある．心疾患を疑う臨床所見を**表49-2**に示す．

■ 診断のための検査法

非侵襲的な心血管系を評価する検査（心電図検査，胸部X線検査，心臓超音波検査）は，ほとんどの症例で必要である．

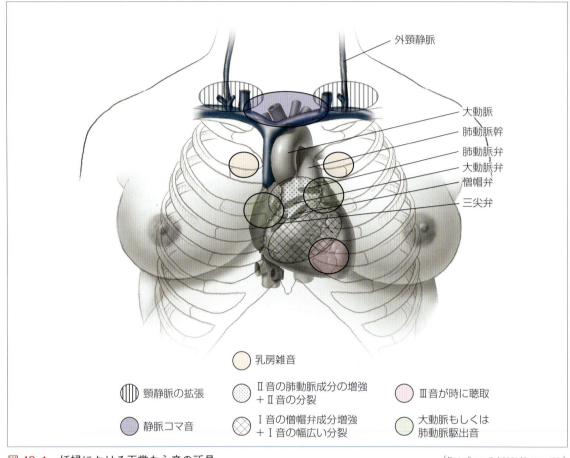

図 49-1　妊婦における正常な心音の所見
S_1＝Ⅰ音；M_1＝僧帽弁Ⅰ音；S_2＝Ⅱ音；P_2＝肺Ⅱ音.

(Data from Gei, 2001; Hytten, 1991)

表 49-2　妊娠中の心疾患の臨床徴候

症状
- 進行性の呼吸困難もしくは起坐呼吸
- 夜間の咳嗽
- 喀血
- 失神
- 胸痛

臨床所見
- チアノーゼ
- 太鼓状ばち指
- 頸静脈の持続的な膨張
- 収縮期雑音 grade 3/6 もしくはそれ以上
- 拡張期雑音
- 心拡大
- 持続性の頻脈と/または不整脈
- Ⅱ音の固定性分裂
- Ⅳ音
- 肺高血圧の診断基準を満たしている

心電図検査は，妊娠経過に伴い横隔膜が挙上するため，平均15°左軸偏位する．他の所見は，図49-2に示す．PR間隔が短縮し，T波が陰転化または平坦化し，第Ⅲ誘導でQ波を認める（Angeli, 2014）．電位は妊娠中も変わらない．心房心室の期外収縮が比較的よく観察される（Carruth, 1981）．

胸部X線検査は後前像と側面像が有用で，防護服を用いて胎児への被曝を最小限にする．妊娠中は正常でも心陰影が大きくなるので，わずかな心拡大は正確に同定できないが，著明な心肥大の除外診断は一般的に可能である．これはポータブルX線写真後前像で確認できる．

心臓超音波検査は現在広く用いられ，妊娠中のほとんどの心疾患を正確に診断できる．正常妊娠でもすべての心房心室径や左室重量がわずかに増加し，三尖弁および僧帽弁逆流が増加する（Grewal, 2014）．注視すべきは，収縮能は基本的に変わ

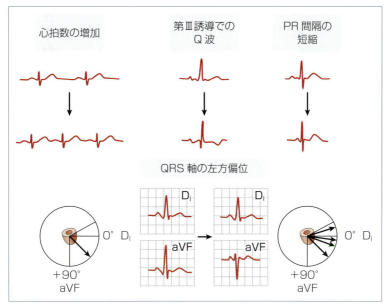

図49-2　妊婦における心電図（ECG）の正常変化
平均PR間隔の短縮，心拍数増加，左軸偏位，T波の陰転化および平坦化，第Ⅲ誘導でのQ波．
(Reproduced with permission from Angeli F, Angeli E, Verdecchia P: Electrocardiographic changes in hypertensive disorders of pregnancy. Hypertens Res. 2014 Nov; 37(11): 973-975)

らない．Savu（2012）やVitarelliら（2011）は，妊婦の形態学的・機能的な心臓超音波検査の指標を作成した（付録Ⅱ参照）．複雑先天性心疾患には，経食道心臓超音波検査が有用である．

心臓MRI検査は，心臓超音波検査と比較して再現性が高く，体形や心室の形状に妨げられにくい．右心室も評価可能である（Nelson, 2017）．Ducasら（2014）は，妊婦の正常基準値を発表した．

他の研究をみると，テクネシウム-99mで標識されたアルブミンや赤血球は，妊娠中に心室機能を評価する目的でまれに用いられる．その報告によると，心筋灌流の核医学検査で胎児が受ける推定被曝量はごく少量である．心臓カテーテル検査も，透視時間を短縮することで安全に行える．腹部を保護しない状態で心臓造影を行うと，平均被曝線量は1.5 mGyで，胎児に到達するのはこの20％未満である〔ヨーロッパ心臓病学会（ESC），2011〕．透視時間の短縮により，胎児の被曝量を最小限にできる（Raman, 2015；Tuzcu, 2015）．明確な適応がある妊婦では，母体への有益性が理論上の小さな胎児リスクを上回る（第46章参照）．

■ **心機能分類**

臨床応用可能で，正確な心機能を測定できる検査法はない．ニューヨーク心臓協会（NYHA）の臨床心機能分類は，過去と現在の機能障害を基に作成され，理学的所見に影響を受けないものである．

・class Ⅰ．**心疾患を有するが，身体活動が制限されない**：心不全の症状や狭心痛をきたさない患者．
・class Ⅱ．**心疾患を有し，身体活動が軽度制限される**：安静時は無症状であるが，ふつうの身体活動で疲労，動悸，呼吸困難あるいは狭心痛をきたす患者．
・class Ⅲ．**心疾患を有し，身体活動が高度に制限される**：安静時は無症状であるが，ふつう以下の身体活動で疲労，動悸，呼吸困難あるいは狭心痛をきたす患者．
・class Ⅳ．**心疾患を有し，非常に軽度の身体活動でも愁訴をきたす**：安静時においても心不全あるいは狭心症を起こすことがある．どのような身体活動であっても，不快感が増加する．

Siuら（2001b）は，NYHAの分類に加え妊娠中の心臓合併症を予測するスコアリングシステム

を作成した．これは617妊娠，562人の心疾患をもつ妊婦を対象にカナダで前方視解析を行った．以下に示す心臓合併症を予測因子とする．①心不全の既往，一過性の心筋虚血，不整脈または心筋梗塞がある，②NYHA class ⅢまたはⅣ，またはチアノーゼを認める，③僧帽弁領域が2 cm²未満，動脈弁が1.5 cm²未満，左室流出勾配が30 mmHg以上といった左心系の障害，④駆出率が40％未満．これらのうち，予測因子が一つあれば肺水腫，不整脈，心停止，心臓死のリスクが一つずつ増加する．二つ以上あればさらにリスクは増加する．Khairyら（2006）も同様の報告をしている．

さらなる総合的なリスク層化システムは，WHOの心血管疾患合併妊娠のリスク分類を修正して作成された（表49-3）．この分類は，母体のリスクを評価し，妊娠前のカウンセリングに特に有用である．Lu（2015）とPijuan-Domènech（2015）らは，この修正版WHO分類は妊娠中の心疾患合併症を最も正しく予測すると結論づけている．

■ 妊娠前カウンセリング

重症心疾患をもつ女性が妊娠前にカウンセリングを受けることは非常に有用であり，通常母体胎児または循環器の専門機関に紹介される（Clark, 2012；Seshadri, 2012）．母体死亡率は一般的に心機能の程度に相関し，妊娠経過に伴い変化する．カナダの研究では，Siuら（2011b）によると，NYHA class Ⅰ，Ⅱでは579妊娠中4.4％が悪化した．後の報告より，生命を脅かす心疾患を有する女性も，手術により回復すれば妊娠に伴う危険性は減少する．また，人工弁置換術後でワルファリンを投与する場合は，胎児奇形への影響を考慮する．最後に，多くの先天性心疾患は多因子遺伝として受け継がれる（第13章参照）．先天性心疾患がある女性は，同様の異常をもつ児を出産する可能性があり，心疾患によりリスクはさまざまである（表49-4）．

■ 周産期管理

ほとんどの症例で，産科医，循環器医，麻酔科医，必要に応じて他の専門医とともにチームで管理を行う．複雑な障害や特にリスクのある症例では，妊娠初期に多方面で訓練されたチームによる評価が推奨される．母体の心機能分類や障害の種類・重症度に応じて，その患者の予後や管理方法を検討する．妊娠中断が望ましい症例もある．

少数の例外を除いて，NYHA class Ⅰとほとんどのclass Ⅱの症例は，病状が顕在化することなく妊娠を考慮できる．心不全の予防と早期発見に細心の注意を払う．このうち，敗血症を伴う感染症は，心不全を突然発症する．さらに，感染性心内膜炎は弁膜症患者においては生命にかかわる合併症である．妊婦には，感冒を含む呼吸感染症患者との接触を避け，感染した場合にはすぐ報告するよう指導する．肺炎球菌やインフルエンザワクチン接種が推奨される（第9章参照）．

喫煙は禁忌である．麻薬は特に有害で，コカインやアンフェタミンは心血管系へ影響する．特に麻薬の静脈内投与は，感染性心内膜炎のリスクを増加させる．

今日では，幸いにもNYHA class Ⅲ，Ⅳの症例はあまりみられない．前述のカナダでの研究では，約600妊娠中NYHA class Ⅲの心疾患合併妊娠はたった3％で，初診時にclass Ⅳは一人もいなかった（Siu, 2001b）．妊娠を希望した妊婦は，リスクを認識し，計画的な治療に協力的でなければならない．症例によって，妊娠期間を延長するために，長期入院やベッド上安静が必要となる．

■ 陣痛と分娩

心疾患合併妊婦には，一般的に経腟分娩が望ましく，誘発分娩が安全とされる（Thurman, 2017）．心疾患と妊娠に関する大規模登録より，Ruysらは（2015）誘発分娩869症例と予定帝王切開393症例の妊娠予後を検討した．予定帝王切開が，母胎の予後に優位とはならなかった．

帝王切開は産科的適応がある場合に限られ，心疾患や母体の全身状態，経験ある麻酔科医の人員，医療機関の規模などを考慮しなければならない．症例により外科的手術に耐えられない場合があり，その場合は複雑性心疾患の管理経験が豊富な施設で分娩する．重症例では，肺動脈カテーテルを挿入して血行動態を観察する必要がある（第47章参照）．われわれの経験では，このような侵襲的なモニタリングを要する症例はまれである．

Simpson（2012）らのレビューより，以下の症

表 49-3　WHO が作成した心血管疾患と妊娠に関するリスク分類

リスク分類	疾　患
WHO 1 一般女性と同等のリスク	軽症の合併症 　肺動脈狭窄症 　心室中隔欠損症 　動脈管開存 　僧帽弁逆流がわずかな僧帽弁逸脱症 修復術成功後 　心房中隔欠損症による小孔 　心室中隔欠損症 　動脈管開存 　総肺静脈還流異常 孤立性の心室性期外収縮や心房の異所性心拍

- 循環器専門医に妊娠中 1 ～ 2 度相談

WHO 2 母体の罹病率および致死率が軽度上昇	他の合併症がない 　未治療の心房中隔欠損 　修復術後の Fallot 四徴症 　多くの不整脈

- 循環器専門医に各三半期に相談

WHO 2 または 3 個々の症例に委ねる	軽度の左室不全 肥大型心筋症 本来のまたは生体弁による弁膜性疾患（WHO 4 を満たさない） 大動脈拡張を伴わない Marfan 症候群 心臓移植

- 疾患の重症度に応じて WHO のカテゴリー 2 または 3 に似た個別化治療を行う

WHO 3 明らかに母体の致死率が増加するか，専門的な心臓および産科的管理が必要である	人工弁 機能的右室—修正大血管転位または単純な転位（Mustard 手術や Senning 手術後） Fontan 手術後 チアノーゼ性心疾患 他の複雑な先天性心疾患

- 多岐にわたる専門医による治療；1 ～ 2 ヵ月ごとの循環器および産科的モニタリング

WHO 4 母体の致死率がかなり高く，妊娠が禁忌であり妊娠中絶が検討される	肺高血圧症 重度の心室の機能不全（NYHA III～IVまたは左室駆出率＜30％） 左室機能不全を伴う産褥心筋症の既往 重度の左室（流出路）閉塞 40 mm を超える大動脈拡張を伴う Marfan 症候群

- 妊娠禁忌
- 妊娠したら，1 ～ 2 ヵ月ごとの循環器および産科的モニタリング

（Summarized from European Society of Gynecology, 2011; Nanna, 2014; Thorne, 2006; World Health Organization, 2010）

例で帝王切開を推奨している．①4 cm 以上に拡張した大動脈瘤がある，②急性の重症なうっ血性心不全，③最近認めた心筋梗塞，④重症な症候性の大動脈狭窄症，⑤分娩の 2 週間以内にワルファリンを投与している，⑥分娩直後に緊急の弁置換術が必要な場合である．著者はほとんどの項目で同意するが，いくつか補足説明をする．たとえば，われわれは，肺水腫に対して積極的に安定化を図り，その後に可能であれば経腟分娩を行う．またワルファリンによる抗凝固療法を行っている場合，ビタミン K，血漿およびプロトロンビン濃縮製剤によりその効果を抑制できる．

心疾患がある場合，分娩中の体位は半横臥位を保つ．バイタルサインは陣痛間欠期に頻回に測定

表 49-4　先天性心疾患の家族歴と胎児へのリスク

心病変	胎児における先天性心疾患の割合 (%)		
	これまでに兄弟が罹患	父から罹患	母から罹患
Marfan 症候群	有意差なし	50	50
大動脈狭窄症	2	3	15-18
肺動脈狭窄症	2	2	6-7
心室中隔欠損	3	2	10-16
心房中隔欠損	2.5	1.5	5-11
動脈管開存	3	2.5	4
大動脈縮窄症	有意差なし	有意差なし	14
Fallot 四徴症	2.5	1.5	2-3

(Data from Lupton, 2002)

し，脈拍が 100 bpm 以上となるか呼吸数が 24/分以上で特に息切れを伴う場合，心不全の初期症状である可能性がある．心臓の代償不全徴候がある場合，直ちに綿密な治療を実施する．分娩自体は母体の状態を改善しない．さらに緊急帝王切開は特に危険である．このような状況下で急速遂娩を決定する際には，母体および児の双方の状態を考慮する．

■ 疼痛緩和と麻酔

不安と疼痛緩和は特に重要である．静脈麻酔により良好な和痛効果が得られることもあるが，ほとんどの場合では持続的な硬膜外麻酔が推奨される．麻酔による主な副作用は，母体低血圧である（第 25 章参照）．特に逆流性の心内シャントをもつ症例で危険性が高い．肺高血圧や大動脈狭窄を有する症例は，前負荷により心拍出量が保たれているため，低血圧は生命を脅かす．この場合，麻薬による局所麻酔か全身麻酔が望ましい．

心血管疾患が軽症であれば，経腟分娩の鎮痛には，鎮静薬を経静脈的投与しながら硬膜外麻酔を行うことで十分効果が得られる場合が多い．分娩時の心拍出量の変動は最小限となり，鉗子分娩や吸引分娩などの手技も可能である．脊椎くも膜下麻酔は，明らかな心疾患がある妊婦には，低血圧を起こすため一般的に推奨されない．帝王切開では硬膜外麻酔が好まれるが，肺高血圧症例での使用は警告が出ている．

■ 分娩中の心不全

分娩中に心不全をきたした場合，低酸素を伴う肺水腫や血圧低下，もしくはその両方を認める．治療方法は血行動態や心疾患の状態により異なる．たとえば，循環血液量の過剰により肺水腫になった僧帽弁狭窄症では，積極的な利尿が最善策である．突然の頻脈には β ブロッカーで心拍数をコントロールする．反対に，大動脈狭窄で代償障害や低血圧となった妊婦に同様の治療を行うと致死的となりかねない．背景にある病態生理を理解せず，心不全の原因がはっきりしていないまま経験に基づいた治療をするのは危険である．

■ 産褥期

妊娠中や分娩時に心不全徴候をまったく，あるいはほとんど認めなかった場合でも，産褥期に心機能の代償不全となることがある．これは，血管内への液体流入や末梢血管抵抗の減少により，心臓にかかる仕事量が増加するため生じる．よって産褥期も細心の注意を払い管理を継続する（Keizer, 2006；Zeeman, 2006）．産後出血や貧血，感染，血栓症は，心疾患合併症例では深刻な合併症である．これらが産褥期に突然心不全を発症する原因となる．加えて，敗血症や重症妊娠高血圧腎症により肺水腫を発症し，悪化させる．これは血管内皮活性や毛細血管と肺胞間の漏出が原因である（第 47 章参照）．

経腟分娩後の卵管結紮については，母体の血行動態が正常化し，発熱や貧血がなくふつうに歩行できることを確認してから施行する．将来妊娠を望む場合には，U.S. Medical Eligibility Criteria for Contraceptive Use を用いて詳細な避妊のアドバイスを行う（Curtis, 2016）．

心疾患に対する外科的治療

臨床的に明らかな先天性心疾患のほとんどは小児期に手術される．心房中隔欠損症や肺動脈狭窄，二尖弁の大動脈弁，大動脈狭窄症といった成人期まで診断されない症例もある（Brickner, 2014）．これらは軽度であれば手術は必要ないが，明らかに構造異常がある場合には修復術の適応があり，理想的には妊娠前に施行する．まれに妊娠中に外科的修復術を要する．

■ 妊娠前の弁置換術

弁置換された僧帽弁や大動脈弁を有する症例における妊娠予後については，多くの報告がある．弁の種類（機械弁と生体弁のどちらか）が最重要である．一つのレビューから，弁置換術後の症例における推定母体死亡率は全体で 1.2 %，人工弁の症例で 1.8 %，生体弁で 0.7 % であった（Lawley, 2015）．The Registry of Pregnancy and Cardiac Disease（ROPAC）より，母体罹患率は機械弁の症例で 1.4 %，生体弁の症例で 1.5 % であった（van Hagen, 2015）．機械弁の血栓症は 4.7 % で合併した．重篤な合併症が生じない割合は，機械弁の症例でわずか 58 %，生体弁でも 79 % であった（表 49-5）．血栓症のリスクがあり，抗凝固療法が必要であるが，合併症については次の項で述べる．弁置換した女性には，慎重に適応を検討した症例にのみ妊娠を許可する．

Bouhout ら（2014）は，**大動脈弁**置換術後に妊娠した 14 人の妊婦，27 の妊娠について予後を報告した．機械弁の症例は 5 人で，27 妊娠中 7 妊娠で合併症を認め，内訳は心筋梗塞が 2 例，流産，産後出血，常位胎盤早期剥離，早産がそれぞれ 1 例であった．生体弁の症例では，流産が 9 例，失神による入院が 2 例，早産が 1 例であった．

ブタの生体弁は，血栓症はまれで抗凝固療法が不要なことから，妊娠中でも安全性が高いが（表 49-5），心機能低下に伴う弁の機能不全が重大なリスクとして残る．また，生体弁は機械弁に比べ耐久性に乏しく，平均して 10～15 年で弁置換術が必要となることが欠点である．Cleuziou ら（2010）は，妊娠は弁置換術のリスクを増加させないと結論づけている．しかし Nappi ら（2014）は，凍結保存された僧帽弁の同種移植を受けた女性における，妊娠と弁の劣化との関連性を見いだした．

■ 抗凝固療法

機械弁をもつ女性は，抗凝固療法を要する．ワルファリンは母体の血栓症予防に最も効果的だが，明らかに胎児に有害となる（第 12 章参照）．ヘパリンは胎児への危険性は少ないが，母体の血栓症のリスクはより高くなる（McLintock, 2011）．ワルファリンは催奇形性があり，流産，死産，胎児奇形の原因となる．妊娠中にワルファリンを投

表 49-5 弁置換術による妊娠中の合併症[a]

予後/合併症	人工弁 (n=212)	生体弁 (n=134)
母体死亡率	3 (1.4)	2 (1.5)
心不全	162 (7.5)	1 (8.2)
血栓	13 (6.1)	1 (0.7)
出血	49 (23)	7 (5.1)
24 週未満の胎児死亡	33 (15.6)	2 (1.5)
死産	6 (2.8)	0 (0)
早産（37 週未満）	29 (18)	24 (19)

データは n（%）で示す．
[a] Data from the Registry of Pregnancy and Cardiac Disease. *(Data from van Hagen, 2015)*

与された 71 例の検討では，32 % が流産，7 % が死産，6 % が胎芽病であった（Cotrufo, 2002）．ワルファリンの 1 日量が 5 mg を超えたときに胎児へのリスクは最高になる．同様に胎芽病のリスクは用量依存性であり，アメリカ心臓病学会（ACC）とアメリカ心臓協会（AHA）は，ワルファリン量 ≦ 5 mg/日で低リスク—3 % 未満—と推定した（Nishimura, 2014）．ワルファリン量 > 5 mg/日の場合の胎芽病の割合は 8 % を超える．

低用量の未分画ヘパリン（unfractionated heparin：UFH）による抗凝固療法は，機械弁の症例には明らかに不十分であり，母体死亡と強く関連する（Chan, 2000；Iturbe-Alessio, 1986）．UFH か低分子ヘパリン（low-molecular-weight heparin：LMWH）の一つを用いて**最大量の抗凝固療法**を行っても，血栓症を起こしうる（Leyh, 2002, 2003；Rowan, 2001）．しかし，（ヘパリン療法は）1 日 2 回投与といった治療コンプライアンスがよいことや治療モニタリングしやすい（Mclintock, 2014）．用量調整した UFH や LMWH で完全な抗凝固療法を行う場合には，注意深いモニタリングが推奨される．活性化部分トロンボプラスチン時間（activated partial thromboplastin time：aPTT）は少なくとも 2 倍でコントロールするか，投与 4～6 時間後の抗 Xa 因子の値は 0.8～1.2 U/mL にするべきである（Nishimura, 2014）．

◆ 推奨される抗凝固療法

以下に示す治療法に理想的な方法は存在しないが，コンセンサスを得たものに基づいている．二

つはアメリカ胸部学会（ACCP）から，その他は，ACC と AHA が共同で推奨したものである（Bates, 2012；Nishimura, 2004）．四つのレジメンとも推奨される．一つ目は，用量調節性に LMWH を 1 日 2 回投与し，投与 4 時間後に抗 Xa 因子を最高値となるようにする．もう一つの方法は，12 時間ごとに用量調節した UFH を投与し aPTT の中央値を 2 倍とし，抗 Xa 因子を 0.35〜0.70 U/mL とする．三つ目は，LMWH か UFH を 13 週間まで投与したあと，分娩近くまでワルファリンを投与し，分娩前に LMWH か UFH に切り替える．最後の方法は妊娠中ワルファリンを投与し続ける．これは血栓症のハイリスク症例やヘパリンの効果や安全性が懸念される症例に対して行う．分娩間近でヘパリンに切り替え，アスピリンを 75〜100 mg/日で併用する．

　ヘパリンは分娩直前に中止する．もし抗凝固療法の効果が持続している間に突然分娩となる場合は，出血過多となるため，プロタミン硫酸塩を静注する．ワルファリンまたはヘパリンによる抗凝固療法は，経腟分娩後 6 時間経過すれば再開しても通常は問題ないことが多い．帝王切開後では抗凝固療法の再開は控えたほうがよいが，待機する期間については明確ではない．ACOG（2017）は，帝王切開後 6〜12 時間後に UFH か LMWH を再開するよう提言している．しかし，われわれは大きな手術後は少なくとも 24 時間は投与していない．

　ワルファリンや LMWH および UFM は母乳に蓄積されないので，児へ抗凝固作用はきたさない．それゆえ抗凝固療法をしながらでも母乳育児は可能である〔アメリカ産婦人科学会（ACOG），2017〕．

■ 妊娠中の心臓手術

　妊婦に対する弁置換術や他の心臓手術は一般的に産後まで待機するが，妊娠中に行うことで救命につながる場合もある．いくつかのレビューによると，これらの手術は母児の罹病や死亡に関連する．メイヨークリニックでは，1976〜2009 年の間に 21 例の妊婦に心肺バイパスを用いた心臓胸部手術を施行した（John, 2001）．内訳は，弁置換術，粘液腫切除術，動脈瘤修復術，卵円孔開存に対する閉鎖術，弁置換した大動脈弁の血栓除去術，中隔の筋層切除術であった．心肺バイパスの平均時間は 53 分で，その範囲は 16〜185 分であった．1 例は術後 2 日で母体死亡となり 3 例で胎児死亡となった．また，52 ％が妊娠 36 週前に分娩となった．Elassy（2014）らは，23 例の妊婦に対して重度の心臓弁機能不全症例に対する開心術を施行した．退院することなく 2 例が母体死亡，10 例が胎児死亡―いずれも妊娠 28 週未満―となった．わずか 6 例の胎児が正期産で分娩となった．Chandrasekhar ら（2009）は，以下の状況下で選択的に手術を行うよう推奨している．心拍出量が 2.5 L/分/m^2 以上，平均灌流圧が 70 mmHg 以上，ヘマトクリットが 28 ％以上で行うことが望ましい．

■ 心臓移植後の妊娠

　多くの妊婦が心臓移植後に妊娠成功に至っている（Abdalla, 2014；Vos, 2014）．国際心肺移植学会（ISHLT）は，移植後 1 年以上経過し安定していれば避妊を推奨しない（Costanzo, 2010）．その場合，他職種による高度な専門性をもったケアが必要である．

　移植された心臓は通常みられる妊娠性の変化を生じると報告されている（Key, 1989；Kim, 1996）が，妊娠中の合併症は共通である（Dashe, 1998）．37 例の心臓移植患者，53 の妊娠予後に関する報告では，ほぼ半数が高血圧になり，22 ％が妊娠中に少なくとも一度は拒絶反応が起きていた（Armenti, 2002；Miniero, 2004）．分娩方法は主に帝王切開で，平均分娩時期は妊娠 37〜38 週であった．3/4 の症例で生児を得た．その後のフォローアップで，少なくとも 5 例が産後 2 年以上経過し死亡した．別の報告では，25 例の妊婦，42 の分娩のうち，母体死亡はみられなかった．主な合併症は，2 例が産褥早期に拒絶反応を示し，2 例が腎不全，11 例が自然流産となった（Estensen, 2011）．5 例が分娩後 2〜12 年の間で死亡していた．また，イギリスからの報告では，Mohamed-Ahmed ら（2014）は，2007〜2011 年に心臓移植を受けた 14 人の女性について報告した．結果は，2 例で拒絶反応を認め，うち 1 例は死亡した．

弁膜症

　アメリカではリウマチ熱の頻度は低いが，これ

表 49-6　主な弁疾患

分類	原因	病態生理	妊娠の影響
僧帽弁狭窄症	リウマチ性	左房拡大および肺高血圧，心房細動	循環血液量増加に伴う心不全，頻脈
僧帽弁閉鎖不全症	リウマチ性，僧帽弁逸脱症，左室肥大	左室拡大と延伸性肥大	後負荷の減少に伴う心室機能の改善
大動脈弁狭窄症	先天性，二尖弁	左室の求心性肥大，心拍出量の低下	中等度の狭窄では妊娠に耐えうるが，高度の狭窄では前負荷が減少（出血，局所麻酔）すると致死的
大動脈弁閉鎖不全症	リウマチ性，結合組織疾患，先天性	左室の肥大と拡大	後負荷減少により心室の機能は改善
肺動脈狭窄症	先天性，リウマチ性	右房および右室拡大を伴う肺動脈狭窄	軽度の狭窄は妊娠に耐えうるが，高度の狭窄では，右心不全と心房性の不整脈をきたす

は人口密度が低く，ペニシリンが容易に入手可能で，レンサ球菌がリウマチ熱を引き起こさない菌種へと進化してきているからである．しかし依然として，開発途上国の妊娠可能年齢の女性において，リウマチ熱は弁膜症の主要な原因である（Nanna, 2014；Roedar, 2011）．

■ 僧帽弁狭窄症

リウマチ性心内膜炎はほとんどの症例で僧帽弁狭窄症を引き起こす．正常な僧帽弁の表面積は 4.0 cm^2 であるが，狭窄によって 2.5 cm^2 未満になると症状が顕在化する（Desai, 2000）．狭窄した弁は左房から左室への血流を妨げる．

より重症度の高い狭窄症では，左房が拡張し左房圧が慢性的に上昇することで肺高血圧に進展する（表 49-6）．このとき心拍出量は比較的一定であり，正常妊娠でも増加する前負荷は，心拍出量を増加させる他の因子とともに，心室機能不全や肺水腫の原因となりうる．実際に僧帽弁狭窄症をもつ女性の 1/4 は，妊娠中に初めて心不全を起こす（Caulin-Glaser, 1999）．結果として，肺静脈圧の上昇と肺水腫により，呼吸困難，倦怠感，動悸，咳，血痰などの症状が出現する．古典的な心雑音が聴取されない症例があり，分娩時における臨床症状を特発性周産期心筋症と混同してしまうことがある（Cunningham, 1986, 2012）．

著明な僧帽弁狭窄の場合，頻脈により心室拡張期の血液充満時間が短縮し，僧帽弁前後での圧較差が広がる．これが過剰となると肺水腫になる．

そのため洞性頻脈に対して，予防的に β ブロッカーで治療する．心房細動といった心房性の頻脈性不整脈は僧帽弁狭窄症でよくみられるが，必要に応じて積極的に治療する．心房細動は血管の壁在血栓や脳血管における血栓塞栓の原因となり，結果的に脳卒中を引き起こす可能性がある（第 60 章参照）．たとえ洞調律であっても，心房内血栓ができることがある（Hameed, 2005）．

◆ 妊娠予後

一般的に合併症は，僧帽弁狭窄の程度と直接的に関連する．僧帽弁の面積が 2 cm^2 未満の場合，最大のリスクとなる（Siu, 2001b）．また僧帽弁狭窄症を有する 46 妊娠についての報告では，43 % が心不全となり，20 % が不整脈を発症した（Hameed, 2001）．胎児発育不全は，僧帽弁面積が 1.0 cm^2 未満の妊婦で共通して認めた．

予後は母体の心機能と関連する．もともとリウマチ性心疾患による僧帽弁狭窄症があり，不整脈性心不全を合併した 486 例の妊婦の検討では，母体死亡した 10 人中 8 人が NYHA class Ⅲ，Ⅳ であった（Sawhney, 2003）．

◆ 管理

僧帽弁狭窄症を有する場合，通常身体活動の制限が勧められる．肺うっ血の症状が現れた場合，運動はさらに制限し，塩分摂取を制限し，利尿薬の投与を開始する（Siva, 2005）．β ブロッカーは，一般的に体動時の心拍数の上昇を緩やかにする目的で投与される．心房細動が新規に発症したら，ベラパミルを 5〜10 mg 静脈投与するか，除細動

を行う．持続する心房細動，心房血栓に血栓症の既往がある場合，もしくは血栓症の既往のみでも，抗凝固療法の治療適応となる（Nanna, 2014）．

症状のある高度の僧帽弁狭窄や，僧帽弁の面積が 1.5〜2 cm² の中等度狭窄で反復する血栓や高度の肺高血圧症を有する女性には外科的治療が考慮される．弁に柔軟性があるのなら，バルーンによる弁拡張術が好まれる．強度の弁狭窄に経皮的弁形成術を受けた 71 人の妊婦のレビューでは，分娩時には，98％の妊婦が NYHA class Ⅰ か Ⅱ になっていた．平均 44 ヵ月のフォローアップ時に，合併症を起こさなかった割合は 54％であった．しかしながら，8 例の女性は別の手術介入を要した．正期産で生まれた 66 例の新生児はすべて，正常の発達，発育であった．

症候性の僧帽弁狭窄症をもつ妊婦では，分娩は特にストレスが大きい（図 49-3）．子宮収縮時は循環血液量の増加により心拍出量が増加する．疼痛やそれに伴ういきみ，不安感は頻脈をきたし，心不全の可能性が増加する．硬膜外麻酔の併用は，循環血液量が過剰とならないよう注意すれば有用である．前負荷が突然増加すると，肺毛細血管楔入圧が上昇し肺水腫の原因となる．楔入圧は分娩直後にさらに上昇する．これは，分娩後に血管抵抗が低い胎盤循環がなくなること，内腔が空虚となり収縮した子宮や下半身，骨盤から静脈系への"自己血還流"が起こるためであると推察されている（Clark, 1985）．

僧帽弁狭窄症を有する女性の分娩方法は，経腟分娩が好ましいとの考えが多数である．誘発分娩は，計画的にかつ習熟したチームで分娩を管理できるため，妥当な方法である．高度な僧帽弁狭窄や心不全のある症例では，肺動脈カテーテルを挿入することで治療方針の決定に有用かもしれない．

■ 僧帽弁閉鎖不全症

わずかな僧帽弁閉鎖不全は，健常人でも認める．しかし収縮期で僧帽弁が適切に接合できないと，異常な僧帽弁逆流が起こる．これにより左室がしだいに拡張し，異常に肥大する（表 49-6）．**急性の僧帽弁閉鎖不全症**は，心内腱索の断裂，乳頭筋の梗塞，感染性心内膜炎による弁尖の穿孔によって起こる．一方，**慢性的な僧帽弁逆流**は，リウマチ熱，結合組織異常，僧帽弁逸脱症，ほかの

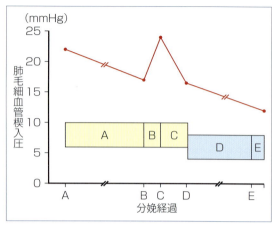

図 49-3 僧帽弁狭窄症を有する 8 例の妊婦における平均肺毛細血管楔入圧

黄色と青色のボックスは，満期の陣痛のない妊婦の平均圧（±1 SD）を示す．
A：分娩第 1 期，B：分娩第 2 期（分娩前 15〜30 分），C：分娩後 5〜15 分間，D：分娩後 4〜6 時間，E：18〜24 時間．　　　　（Data from Clark, 1985, 1989）

原因による左室拡大（たとえば拡張型心筋症など）により起こる．頻度の低い原因としては，僧帽弁輪の石灰化，一部の食欲抑制薬，高齢女性における虚血性心疾患などがある．**Libman-Sacks 心内膜炎**などの僧帽弁にみられる疣贅は，抗リン脂質抗体陽性の女性で認めやすい（Shroff, 2012）．これらは時に SLE に合併して存在する．

非妊娠女性では，僧帽弁閉鎖不全症の症状を認めることはまれであり，感染性心内膜炎を発症しない限り弁置換術の適応にならない．僧帽弁逆流は妊娠にうまく適応する．これは全身性の血管抵抗の低下により逆流量が減少するためと考えられる．よって本症例が妊娠中に心不全を発症することはまれだが，頻脈性不整脈や重症心不全があると治療を要する．

■ 僧帽弁逸脱症

僧帽弁逸脱症の診断は，病理学的な結合組織異常（しばしば**粘液腫変性**と呼ばれる）の存在を意味し，この変化は弁尖自体や弁輪，心内腱索にも及ぶ．僧帽弁閉鎖不全症に進展することもある．僧帽弁逸脱症のほとんどの症例は無症状で，検診や心臓超音波検査で診断される．有症状の患者はごく少数で，不安感，動悸，非典型的な胸痛，呼吸困難感，失神といった症状を認める（Guy,

2012).

僧帽弁逸脱症の妊婦が，心臓合併症を起こすことはまれである．妊娠による循環血液量の増加が僧帽弁の機能を改善し，病理学的に粘液腫様変性が明らかでない妊婦は，一般的に妊娠予後は良好である（Leśniak-Sobelga, 2004）．症状を有する場合，βブロッカーを投与することで，胸痛や動悸といった症状を緩和し生命を脅かす不整脈のリスクを減少する．

■ 大動脈弁狭窄症

大動脈弁狭窄症は一般的に加齢性の疾患で，若年性の場合は先天性疾患によることがほとんどである．リウマチ性心疾患の減少に伴い大動脈弁狭窄症は減少しており，アメリカにおける大動脈弁狭窄の原因のほとんどは，二尖弁によるものである（Friedman, 2008）．正常の大動脈弁の面積は $3 \sim 4 \, cm^2$ で，圧較差は 5 mmHg 未満である．弁の面積が $1 \, cm^2$ 未満では駆出に抵抗が生じ，大動脈流出路と左室の間に収縮期圧差が生じる（Roeder, 2011）．左室の求心性肥大が起こり，さらに高度になると拡張末期圧が上昇し，駆出率が低下し，心拍出量が減少する（表49-6）．特徴的な症状の出現は遅れ，胸痛，失神，心不全，不整脈による突然死が含まれる．労作性の胸痛が出現してからの平均余命は，わずか5年であり，症状がある場合には弁置換術の適応がある．

◆ 妊　娠

妊娠中，大動脈弁狭窄が臨床的に顕在化することはめったにない．軽度〜中等度の狭窄は妊娠に耐性があるが，重度の場合は生命の危険性がある．高度な狭窄により心拍出量が固定化されることが，血行動態における一番の問題である．妊娠中は子宮の圧迫による下大静脈塞栓，局所麻酔，出血といったさまざまな要因により前負荷が減少するため，さらに心拍出量が固定化される．重要なのは，これらにより心臓，脳，子宮への灌流が減少することである．妊娠中のこれらの要因により，大動脈狭窄はかなり危険な状態を引き起こしうる．カナダの多施設の大規模研究によると，大動脈弁の面積が $1.5 \, cm^2$ 未満になると合併症が増加する（Siu, 2001b）．また Hameed ら（2001）は，大動脈弁狭窄症をもつ妊婦の致死率は8％で，弁の圧較差が 100 mmHg より大きい場合は極めてリスクが高いと報告している．

◆ 管　理

無症状の場合は，こまめな経過観察にとどめ治療は行わない．症状がある場合は厳格に運動制限し，感染がある場合には迅速に治療を行う．ベッド上安静でも症状が持続する場合は，外科的治療を検討する．カテーテルを用いた弁膜形成術は母体と胎児ともにリスクがあり，長期的な治療効果も乏しい（Pessel, 2014；Reich, 2004）．大動脈弁が再狭窄したり，新たに弁逆流することもある．弁置換術といった外科的治療は，心肺バイパスの影響で胎児死亡のリスクとなる（Datt, 2010）．それに伴い，ACC や AHA，ESC は，重度の大動脈弁狭窄症例には，外科的治療後まで妊娠を遅らせるよう勧めている（Bonow, 2008）．

重度の大動脈弁狭窄症をもつ場合，分娩中は徹底的なモニタリングを行うことが重要である．循環血液量の過剰と低下の境界は狭いため，肺動脈カテーテルによるモニタリングが有用である．大動脈弁狭窄症例は，十分な拡張末期心室充満圧により心拍出量と全身灌流を維持している．急な拡張末期容量の低下により，血圧低下，失神，心筋梗塞，突然死を招く可能性がある．よって，心室の前負荷の減少を防ぎ，心拍出量を維持することが重要である．分娩中は出血の可能性を考慮し，血管内容量を "wet" な状態にして安全な範囲内に管理する．僧帽弁がきちんと閉鎖する場合，肺水腫が起こることはまれである．

分娩中は，麻薬を用いた硬膜外麻酔の併用が理想的で，これにより危険な血圧低下を回避できる．Esterling ら（1988）は，5人の重度の大動脈弁狭窄症をもつ妊婦に硬膜外麻酔を行ったところ，心室充満圧を減少させ，迅速かつ絶大な効果を得たと報告している．Xia ら（2006）は，硬膜外腔に投与する際には濃度を薄めた局所麻酔薬をゆっくり投与するよう強調している．血行動態が安定していれば，鉗子および吸引による急産は産科的適応で行う．

■ 大動脈弁閉鎖不全症

大動脈弁逆流や閉鎖不全症は，拡張期に大動脈から左室に逆流が起こる．主にリウマチ熱や結合組織異常，先天性心疾患などが原因となる．Marfan 症候群は，大動脈が拡張することで大動

脈弁に逆流が生じる．急性の閉鎖不全は，感染性心内膜炎や大動脈解離などにより発症する．大動脈および僧帽弁閉鎖不全は，食欲減退薬であるフェンフルラミンやデクスフェンフルラミン，麦角由来のドパミンアゴニストであるカベルゴリンやペルゴリドなどが関連する（Gardin, 2000；Schade, 2007；Zanettini, 2007）．慢性の閉鎖不全は左室肥大および左室拡大を生じ，その後倦怠感や呼吸困難，浮腫といった症状が徐々に出現してくる．急速な悪化は，通常持続する（表49-6）．

大動脈弁閉鎖不全は，一般的に妊娠中に悪化しない．僧帽弁閉鎖不全と同様に，妊娠中は血管抵抗が減少するため，血行動態が改善すると考えられている．心不全症状がみられたら，利尿薬の投与やベッド上安静を行う．

■ 肺動脈弁狭窄症

肺動脈狭窄の多くは先天性であり，Fallot 四徴症や Noonan 症候群などが関連する．妊娠中は心負荷が増大し，高度な狭窄では突然に右心不全や心房性不整脈を引き起こす．この場合，妊娠前に外科的修復術が勧められるが，妊娠中に症状が進行すれば分娩前にバルーン拡張術を行う（Galal, 2015；Siu, 2001a）．

Drenthen（2006）らによる肺動脈狭窄をもつ51人のオランダ人，81の妊娠についての検討では，心臓合併症はまれであった．2人がNYHAの分類上悪化し，9人が動悸や不整脈を認めた．肺動脈弁の機能変化や他の心臓合併症を認めなかった．しかし，心臓以外の合併症は増加し，17％で早産，15％で高血圧，4％で血栓塞栓症を認めた．

先天性心疾患

アメリカでの先天性心疾患の頻度は，1,000出生中約11人である（Egbe, 2014）．近代の外科的進歩により，先天性心疾患を有する児の約90％は妊娠可能年齢まで生存可能であり，現在，先天性心疾患は妊娠中に最も遭遇する心疾患である（Brickner, 2014；Lindley, 2015）．アメリカのNationwide Inpatient Sample databaseによると，2000〜2010年の間の先天性心疾患の有病率は直線的に増加し，分娩のために入院する1万人の妊婦のうち6.6〜9.0人が先天性心疾患を有していた（Thompson, 2015）．

先天性心疾患をもつ妊婦とそうでない妊婦を比較した場合，心血管合併症のオッズ比は10.5〜35.5倍になる．また産科合併症のオッズ比も1.2〜2.1倍になる（Thompson, 2015）．また，母体の死亡率は，先天性心疾患を合併する妊婦のほうがそうでない妊婦より多く，それぞれ1万分娩中17.8，0.7分娩であった．Opotowsky（2012）らは同様のリスクを報告している．

■ 心房中隔欠損症

全成人の約1/4で卵円孔開存症をもっている（Miller, 2015）．ほとんどの心房中隔欠損症（atrial septal defects：ASDs）は30〜40歳代まで無症状で経過する．二次孔欠損型が70％を占め，僧帽弁逸脱を伴った粘液腫を合併している．ASDが成人期に見つかれば，ほとんどの症例で修復術を勧める．妊娠中は肺高血圧が起こらなければ血行動態は安定しているが，肺高血圧は一般的に発症しない（Geva, 2014）．妊娠中のASDの治療は，うっ血性心不全や不整脈に対して行う．Aliagaら（2003）は，ASDに伴う心内膜炎のリスクはわずかであると結論づけている．

右→左シャントにより，静脈性の血栓が心房中隔の欠損孔を通って動脈系に入ることがある．これを**奇異性塞栓症**といい，これにより塞栓性脳卒中が起こりうる（Erkut, 2006；Miller, 2015）．無症状の場合，血栓塞栓の予防的抗凝固療法は問題であり，Kizerら（2005）によりさまざまな勧告について要約されている．弾性ストッキングや予防的なヘパリン投与は，安静を要する場合や他の血栓塞栓のリスクを有するASDの妊婦に推奨される（Head, 2005）．

■ 心室中隔欠損症

心室中隔欠損症は，90％の症例で小児期に自然閉鎖する．膜様部が最多で，左右シャントの程度や生理学的障害の程度は欠損孔の大きさに依存する．一般的に欠損孔の面積が$1.25\ cm^2$未満であれば，肺高血圧や心不全をきたさない．欠損孔が大動脈弁の面積を超えると，直ちに症状が出現する．以上より，ほとんどの心室中隔欠損をもつ小児では，肺高血圧となる前に修復術を行う．修復術を行わず成人になると，左心不全や肺高血圧

を起こし，高率に感染性心内膜炎を発症する（Brickner, 2000, 2014）．

妊娠中は，軽度か中等度の左→右シャントであれば，血行動態は安定している．しかし肺動脈圧が全身性のレベルまで上昇すると，シャント血流が双方向性となったり右→右シャントとなる（Eisenmenger 症候群）．こうなると母体死亡率が明らかに上昇するため，妊娠は望ましくない．修復術をしていない場合，感染性心内膜炎を合併しやすく，抗菌薬投与を要する．表 49-4 にあるように，心室中隔欠損をもつ妊婦から生まれた児は，10〜16％で心室中隔欠損症を合併すると報告されている．

■ 房室中隔欠損症

房室中隔欠損症は先天性心疾患のうち約 3％を占め，単独の心房中隔欠損や心室中隔欠損と区別する．房室中隔欠損症は，卵形房室接合部が特徴である．異数性染色体異常や Eisenmenger 症候群，ほかの奇形を合併することがある（Altin, 2015）．単独の中隔欠損に比べ，妊娠中に合併症をきたしやすい．29 人の妊婦，48 の妊娠についての報告では，23％が NYHA の分類で悪化を認め，19％で不整脈，2％で心不全を発症した（Drenthen, 2005b）．この疾患の遺伝性は約 15％といわれている．

■ 動脈管開存

動脈管は，左肺動脈の近位部から下行大動脈の鎖骨下動脈分岐部の直後を結ぶ．正期産では，出生直後の血管収縮により動脈管が機能的に閉鎖する．動脈管開存の大きさに伴い，生理学的影響をきたす．ほとんどが小児期に修復術を行うが，施行しない症例では 50 年後の死亡率が高くなる（Brickner, 2014）．修復術を行わずに妊娠した場合，若い女性でも，血圧低下や大動脈から肺動脈に逆流が生じると，肺高血圧や心不全，チアノーゼを起こす（Vashisht, 2015）．分娩時に麻酔や出血などにより突然血圧が低下すると，致死的な状態になりうる．ゆえに，どのような場合でも循環血液量が減少しないように，積極的に治療する．修復術をしていない症例では，分娩時に感染性心内膜炎に対する予防投与を行う．表 49-4 のように，遺伝性は約 4％といわれている．

■ チアノーゼ性心疾患

先天性の心機能障害が肺血管床を超えて右→左シャントをもたらすとき，チアノーゼとなる．成人期や妊娠中に発症する典型的で最も頻度の高いチアノーゼ性心疾患は，Fallot 四徴症である（Lindley, 2015）．この特徴は，心室中隔欠損や肺動脈狭窄症，右室肥大，大動脈騎乗であり，左右の心室から大動脈に血流が入る．シャントの程度は全身性の血管抵抗によりさまざまである．妊娠中は末梢の血管抵抗が減少するため，シャントが増大しチアノーゼは悪化する．

一般的に，チアノーゼ性心疾患の妊娠中の状態は良好でない．修復術を行っていない Fallot 四徴症では母体死亡率は 10％にもなる．慢性の低酸素血症，赤血球増多が流産や周産期罹病率といった妊娠予後に関連する．低酸素血症によりヘマトクリットが 65％以上に上昇している場合，実質的な流産率は 100％である．

すべてのチアノーゼ性心疾患が治療可能なわけではないが，妊娠前に十分な外科的修復術をすることで母胎の予後はかなり改善する．Fallot 四徴症の外科的修復術を施行した 99 例，197 妊娠の報告では，妊娠変化にうまく適応し，母体死亡が 1 例もなかった．不整脈や心不全の新規発症もしくは悪化により，約 9％の妊娠で合併症が生じた（Balci, 2011；Kamiya, 2012）．肺動脈弁置換術後の妊婦では，妊娠により弁の機能を悪化させなかったとの報告がある（Oosterhof, 2006）．Fallot 四徴症をもつ女性に対して，妊娠前後に遺伝カウンセリングを行い，22q11 欠失症候群について評価する（Lindley, 2015）．

三尖弁の形態および位置異常を伴う Ebstein 奇形をもつ女性も，しばしば生殖年齢に達する．妊娠中は，循環血液量の増加により右心不全となったり，チアノーゼが悪化する．チアノーゼにならなければ，一般的に妊娠中も安定している（Brickner, 2014）．

■ 外科的修復術後の妊娠
◆ 大血管置換術

外科的置換術後の妊娠もリスクがある．Canobbio（2006）と Drenthen（2005a）らは，68 例，119 の妊娠予後について報告した．90％が Mustard 手術，10％が Senning 手術を事前に行ってい

た．妊娠中1/4が不整脈を起こし，12％が心不全，1例で二次的に心臓移植を要した．1例では分娩1ヵ月後に突然死亡，もう1例は4年後に死亡した．新生児の1/3は早産であった．また，置換術後の34例，60の妊娠予後についての報告では，1/4で流産，1/4で早産となった（Trigas, 2014）．7例で心機能分類の悪化，4例で収縮機能の悪化を認めた．2例で分娩中に蘇生を要し，1例は陣痛発来中に上室性頻拍となった．**総動脈幹症**や**両大血管右室起始症**の修復術後の妊娠成功例についても（経過中なんらかは起こるが）報告されている（Drenthen, 2008；Hoendermis, 2008）．

◆ 機能的単心室

左心低形成症候群では，現在では治療後の約70％は成人まで生存すると期待され，妊娠例もみられる（Feinstein, 2012）．**Fontan手術後**の症例では，合併症のリスクが高い．簡単にいうとFontan手術は，右心室を通過することなく，上・下大静脈から肺動脈への外科的吻合を介して血液を流す方法である．血液は受動的に肺血管に流れるため，前負荷にかなり依存した血液循環となっている（Lindley, 2015）．

Fontan手術後の14人の妊婦の報告によると，6例が自然流産し，8例が合計14の生児を獲得した（Caudwell, 2016）．不整脈，血栓塞栓症といった心臓関連の合併症を認めた．児の予後は，10例は早産で出生し，8例は在胎週数に比して出生体重が小さい，子宮内胎児発育不全であった．同様の合併症は母体の機能的右室に生じる．すなわち，左室より右室が全身循環に血液を送り込んでいる（Khan, 2015）．

Eisenmenger 症候群

Eisenmenger症候群は，心疾患から二次的に肺高血圧となり，肺血管抵抗が全身の血管抵抗を上回ると右→左シャントとなる．心房中隔欠損症や心室中隔欠損症，動脈管開存などが原因として多い（図49-4）．数年間は無症状で経過するが，やがて肺高血圧が高度となり右→左シャントが発生するまでになると本症候群になる（Greutmann, 2015）．

Eisenmenger症候群を合併した妊娠では，低

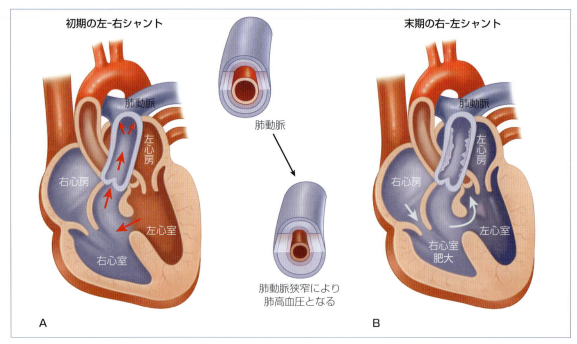

図49-4　心室中隔欠損症によるEisenmenger症候群
A. 心室中隔欠損による左→右シャントにより，肺動脈や細小動脈が形態的に変化する．特に中膜肥厚と内膜細胞の増殖，線維化により血管が狭小化する．これにより，肺高血圧や可逆的な心内シャントが生じる．
B. 肺高血圧が持続すると，アテローム性動脈硬化症や石灰化が大きな肺動脈に起こる．ここに示すのは心室中隔欠損症であるが，大きな心房中隔欠損や動脈管開存と関連してEisenmenger症候群が起こりうる．

血圧に耐えられず，右心不全から起こる心原性ショックが一般的に死因となる．1978 年までにまとめられた 44 症例のレビューでは，母子の致死率は約 50 ％であった（Gleicher, 1979）．後の 73 人の妊娠例のレビューでは，Weiss ら（1998）は母体死亡率が 36 ％であったと報告している．26 人の死亡例中 3 例が分娩前で，残りが分娩中または産後 1 ヵ月以内であった．より最近の 13 人の妊婦についての検討では，1 例が分娩 17 日目で母体死亡し，5 例が周産期死亡を起こしていた（Wang, 2011）．**Eisenmenger 症候群合併妊娠は母児ともに極めて予後不良であるため，妊娠は絶対禁忌とされている**（Brickner, 2014；Lindley, 2015；Meng, 2017；Warnes, 2015）．本疾患の管理方法は，Broberg（2016）により述べられており，次項で解説する．

肺高血圧症

正常安静時の肺動脈圧は 12～16 mmHg である．妊娠後半での肺血管抵抗は，約 80 dyn/秒/cm^{-5} であり，非妊娠時の 120 dyn/秒/cm^{-5} より 34 ％少ない（Clark, 1989）．**肺高血圧症**の診断は，非妊娠時かつ安静時で平均 25 mmHg 以上として定義されている．

表 49-7 にある現在の臨床分類システムには，肺高血圧を引き起こす五つの障害が含まれる（Galiè, 2016）．グループ 1 の肺高血圧とその他のグループでは，予後や治療方針に重要な違いがある．グループ 1 は，肺の小動脈に影響する疾患が含まれる．これには，特発性または原発性肺動脈高血圧，ならびに結合組織異常などの既知の原因に続発する症例が含まれる．たとえば強皮症の約 1/3，全身性エリテマトーデスの 10 ％は肺高血圧を合併する（Rich, 2005）．若年女性における他の原因は，HIV 感染症や鎌状赤血球症，甲状腺機能亢進症がある（Newman, 2015；Sheffield, 2004）．

妊婦では，グループ 2 の原因を最も多く認める．これには左房・左室の弁膜症により二次的に**肺静脈**圧が上昇する疾患が含まれ，典型的には僧帽弁狭窄症があげられる．逆に，グループ 3～5 は若年健康女性ではあまりみられない．

表 49-7　肺高血圧の総合的臨床分類

1. 肺動脈性高血圧
   特発性
   遺伝性
   薬物および毒素誘発
   結合組織疾患，HIV 感染，門脈圧亢進症，先天性心疾患，住血吸虫症などの合併
   1′ 肺性閉塞性疾患および/または肺毛細管血管腫症
      特発性
      遺伝性
      薬物，毒素および放射線誘発
      結合組織疾患，HIV 感染の合併
   1″ 新生児の持続性肺高血圧症
2. 左心疾患による肺高血圧
   左室収縮機能不全
   左室拡張機能不全
   弁膜症
   先天性/後天性左心室流入/流出路閉塞および先天性心筋症
   先天性/後天性肺静脈狭窄
3. 肺疾患および/または低酸素による肺高血圧
   慢性閉塞性肺疾患
   間質性肺疾患
   拘束および閉塞性の混合パターンを有する他の肺疾患
   睡眠呼吸障害
   肺胞低換気障害
   高所への慢性曝露
   進行性肺疾患
4. 慢性血栓塞栓性肺高血圧症/その他の肺動脈閉塞
   慢性血栓塞栓性肺高血圧症
   その他の肺動脈閉塞（腫瘍，動脈炎，肺動脈狭窄，寄生虫）
5. 原因不明および/または複数の原因を伴う肺高血圧
   血液学的疾患：慢性溶血，骨髄増殖性疾患，脾摘出
   全身性障害：サルコイドーシス，肺組織球症，神経線維腫症
   代謝障害：グリコーゲン貯蔵疾患，Gaucher 病，甲状腺疾患
   その他：線維化性縦隔炎，慢性腎不全

(Adapted from Galiè, 2016)

■ 診　断

肺高血圧は，一般的に症状がはっきりしなかったり，労作に伴う呼吸障害を認める．グループ 2 では，起坐呼吸や夜間性呼吸障害がよくみられる．狭心症や失神は状態の悪化を示し，右室駆出量が変化しなくなると発症する．胸部 X 線検査では，肺門の動脈血管が拡張し末梢の血管影が減弱する．これにより肺高血圧の原因が明らかとなる

場合もある．心臓カテーテル検査は肺動脈圧を測定する標準的な方法であるが，非侵襲的心臓超音波検査が肺動脈圧の予測に用いられる．心臓超音波検査と心臓カテーテル検査を両方行った51妊婦での検討では，心臓超音波検査は1/3の症例で肺動脈圧を過大評価していた（Penning, 2001；Wylie, 2007）．

■ 予 後

病因にかかわらず，肺高血圧は最終的に右心不全から死に至る．診断後の平均生存期間は4年未満である（Krexi, 2015）．生命予後は，肺高血圧の原因と診断時の重症度に依存する．後述するが，いくつかの疾患は薬物治療によりQOLが改善される．妊娠前および避妊についてのカウンセリングが必須である（Gei, 2014）．

■ 妊 娠

母体死亡率は，特に特発性肺高血圧症で予想可能である．特発性肺高血圧症の重症例の多くは予後を悪化させるが，以前は肺高血圧の重症度や原因を見分けるのが困難であったため，すべてのタイプの肺高血圧症の危険性を同等と誤って予想していた．その後心臓超音波検査の普及により，重症度が低く予後がよい症例を見分けられるようになっている．Bédardら（2009）の報告によると，1996年までの10年間の致死率（38％）と比較して2007年までの10年間の致死率（25％）は改善していた．重要なことは，死亡の80％は分娩後1ヵ月以内に起こっている．Meng（2017）らは，グループ1の致死率は23％，その他のグループでは5％であったと報告している．致死率は肺高血圧の重症度と関連する．

重症例では妊娠は禁忌であり，特に肺動脈に変化が起こっているグループ1で禁忌である．他の原因——一般的にはグループ2——による軽症型では，予後がよい（Meng, 2017）．心疾患を有する若年女性では，心臓超音波検査や心臓カテーテル検査をこまめに行い，妊娠や陣痛，分娩に耐えられるとされる軽度～中等度の肺高血圧症であるかどうか確認する．Sheffieldら（2004）は，甲状腺機能亢進症により肺高血圧症を発症したが治療により改善した1例を報告している．同様に，Boggessら（1995）による報告では，間質性拘束性肺疾患でさまざまな程度の肺高血圧症を有する9例は全例で妊娠をうまく乗り切っていた．

■ 管 理

症状を有する妊婦には，妊娠後期に活動制限や仰臥位を回避させる．また基本的な治療は，利尿薬や酸素投与，血管拡張薬がある．症例により，抗凝固療法も推奨される（Hsu, 2011）．血管拡張薬の静注を行い，有効であった報告も多くみられる（Badalian, 2000；Garabedian, 2010；Goya, 2014）．エポプロステノールやトレプロスチニルといったプロスタサイクリンアナログの非経口投与やイロプロストの吸入もある．それぞれ妊婦への投与例もある．一酸化窒素の吸入は，妊娠期や産褥期に急性の心肺機能の代償不全となった場合の選択肢となる（Lane, 2011）．Običanら（2014）の報告では，シルデナフィルといったホスホジエステラーゼ-5阻害薬は，肺血管や全身の血管床をともに拡張し，肥大した右室に変力作用を生じる．この作用は妊娠中に有利に働く（Goland, 2010；Hsu, 2011；Meng, 2017）．エンドセリン受容体拮抗薬であるボセンタンは，マウスに催奇性を認め，避妊を勧める（Običan, 2014）．

陣痛や分娩中に静脈還流や右室充満が減少したときには，これらの妊婦が最も危険なときである．低血圧を避けるため，硬膜外麻酔を用いた誘発や，出血予防と治療に細心の注意をする（Meng, 2017）．

心筋症

AHAは，心筋症とは機械的または電気的機能不全に起こす心筋疾患の総称と定義している．罹患女性のうち，全例ではないが異常な心室肥大や心室拡大を認める．さまざまな原因で発症し，遺伝性もある（Maron, 2006）．心筋症は二つのグループに分けられる．**特発性心筋症**は単独または主に心筋に障害を認める心筋症で，肥大型心筋症や拡張型心筋症，産褥心筋症などがあげられる．**二次性心筋症**は，全身性疾患による心筋症で，病理学的に心筋に障害を認める．糖尿病，SLE，慢性高血圧症，甲状腺疾患などがあげられる．

■ 肥大型心筋症

疫学的には，約500人に1人の頻度である（Herrey, 2014；Maron, 2004）．心筋肥大や筋細胞の乱れ，間質の線維化などが特徴で，これはサルコメアタンパクをコードする多数の遺伝子のどれか一つに，突然変異が起こることによって発症する．またこれらの所見は本患者の60％以上で認める．遺伝性は常染色体優性遺伝で，遺伝的なスクリーニングは複雑である（Elliott, 2014）．その他の遺伝性の原因や非遺伝性の原因は5～10％にのぼり，原因不明の肥大型心筋症も約25％認める．心筋の異常は，典型的には左室流出血流への圧勾配を伴った左室の心筋肥大である．診断は，心臓超音波検査で心筋肥大と左室拡張不全を認め，ほかの心血管所見がない場合に本疾患と診断される．

ほとんどの症例で無症状であるが，狭心症や非典型的な胸痛，失神，不整脈などが起こりうる．複雑な不整脈は突然死の原因となり，死因として最も多い．もともと無症状でも心室性頻脈発作をきたすと，突然死する可能性がある．症状を有する場合は運動で悪化する．

一部の報告によると，本疾患をもつ妊婦は妊娠に十分耐えられるが，心臓の有害事象が起こることが一般的である．127人の妊婦，271の妊娠についての報告によると，母体死亡はなかったが，全体の1/4の症例で，呼吸障害や胸痛，動悸といった心臓由来の症状を少なくとも一つ認めた（Thaman, 2003）．Schinkel（2014）は，408妊娠，237人の肥大型心筋症合併妊婦を対象とした一つの体系的レビューに基づき，妊産婦死亡率は0.5％と算出した．29％の症例で症状や合併症の悪化が起こり，26％で早産となった．

管理方法は大動脈狭窄症と同様である．妊娠中の強度な運動は禁忌である．突然の体位変換は，血管拡張を起こす反射を起こしたり，前負荷を減少させるため避ける．利尿薬など血管抵抗を減らす薬剤はあまり投与しない．もし狭心症といった症状がみられたら，βブロッカーやカルシウム拮抗薬などを投与する．分娩方法は，産科的適応で決定する．麻酔併用の有用性は議論のあるところで，ある報告では全身麻酔が最も安全と考えられている（Pitton, 2007）．児に遺伝的異常をまれに認める．

■ 拡張型心筋症

拡張型心筋症は，左室または右室もしくはその両方が拡張し心収縮能が低下する疾患であり，冠動脈欠損，弁膜症，先天性疾患，全身性疾患などにより心筋の機能障害が起こる．多くの原因が知られているが，遺伝性・後天性ともに存在し，症例の約半数では原因が不明なままである（Stergiopoulos, 2011）．HIVや心筋炎といったウイルス感染により発症する症例もある（Barbaro, 1998；Felker, 2000）．ほかにアルコール性やコカイン，甲状腺疾患といった可逆性の原因もある．Watkinsら（2011）は，遺伝性の拡張型心筋症と関連する多数の複雑な遺伝子変異を報告している．

■ 周産期心筋症

この病態は妊娠に関連しない非虚血性拡張型心筋症とよく似ている（Pyatt, 2011）．実際，周産期心筋症は，家族性と散発性の特発性拡張型心筋症と遺伝的素因を共有している（Ware, 2016）．現在は，周産期に発症した心不全と評価し，他の原因を除外して診断している．

周産期心筋症という用語は広く用いられているが，独自の妊娠誘発性の心筋症を支持するエビデンスは最近までほとんどない．Pearson（2000）は，アメリカ国立心肺血液研究所（NHLBI）と希少疾患対策室のワークショップでつくられた診断基準は，

1. 分娩前1ヵ月から産後5ヵ月以内に発症する．
2. ほかに心不全の原因がない．
3. 妊娠末期（分娩前1ヵ月以内）まで心疾患の既往がない．
4. 古典的な心臓超音波検査の診断基準により，駆出率低下や左室拡張を伴う左室短縮率の低下といった左室収縮機能不全の所見がある（図49-5）．

病態はまだ不明で，ウイルス性心筋炎や妊娠に対する異常な免疫反応，妊娠による心負荷の増大，ホルモンの相互作用，栄養失調，炎症，アポトーシスといった多くの原因が示されているが，明確ではない（Elkayam, 2011）．ほかに，妊娠末期に心筋内の酸化ストレスがタンパクを分解しプロラクチンを切断するとの推測もある（Hilfiker-Kleiner, 2007）．16 kDaのプロラクチンの断片は心毒性をもち，心筋細胞の収縮能や代謝を弱める

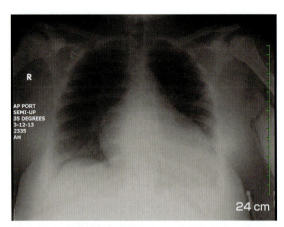

図 49-5　軽度の肺水腫を伴った産褥心筋症（胸部 X 線検査，前後像）
心拡大と軽度の末梢性透過性低下を伴い，産褥心筋症の所見である．

可能性がある．この機序により，プロラクチン分泌を抑制するブロモクリプチン療法が提示されている．実際，一つの予備研究によると，ブロモクリプチンが産褥心筋症の心機能を回復させ，さらに患者に対する無作為化割り付け試験が進行中である（Haghikia, 2015；Sliwa, 2010）．

高血圧症は周産期心筋症をしばしば合併するとの報告や，妊娠高血圧腎症と産褥心筋症の関連性を指摘する報告がある（Cunningham, 2012；Fong, 2014；Patten, 2012）．著者らは，すでに妊娠高血圧腎症と関連があると知られている抗血管新生因子が，産褥心筋症を誘発することを，マウスモデルの研究で示している．このことから，血管新生の前駆物質の不足により影響を受けやすい個体において，抗血管新生因子により心筋症が突然発症すると仮定している．

数名の研究者は，病態に関連する共通の経路について記述している（Arany, 2016；Hilfiker-Kleiner, 2014）．具体的には，不安定な酸化ストレスとプロラクチンの上昇により，疾患を発症または進行させる要因である 16 kDa のプロラクチンの断片が産生される．主に内皮細胞に存在するこの断片は，追加の抗血管新生因子とともに，産褥期の血管新生バランスを悪化させ，これにより心機能が障害される．

いまだに病態が未解明のため，産褥心筋症の診断の際には他の心不全の原因を除外する必要がある．Bültmann ら（2005）は 26 例の周産期心筋症の心内膜心筋生検を行ったところ，半数以上で組織学的に "borderline myocarditis" を認めた．彼らはパルボウイルス B19 や human herpesvirus（HHV）-6, Epstein-Barr virus（EBV）, cytomegalovirus（CMV）などへのウイルス性のゲノム材料に注目した．また，パークランド病院では，"特発性" 心筋症と診断された症例は，高血圧性心疾患が原因と判明した．これは臨床的には，無症候性の僧帽弁狭窄症や肥満，ウイルス性心筋炎などであった（Cunningham, 1986）．妊娠中に慢性高血圧症について加療された妊婦の 20 ％は，求心性心肥大であった（Ambia, 2017）．

Ntusi（2015）らは，30 症例の周産期心筋症と 53 症例の高血圧性心不全を比較検討した．周産期心筋症の症例では全例で産褥期に症状が出現し始めたが，高血圧性心不全症例では 85 ％が分娩前に出現し始めた．周産期心筋症は，双胎妊娠や喫煙，心臓超音波検査上の異常と関連していた．一方，高血圧性心不全では，高血圧の家族歴や，妊娠中の高血圧症および妊娠高血圧腎症の既往，頻脈，心臓超音波検査上の左室機能不全の所見ありの症例を多く認めた．

周産期心筋症の頻度は報告によりかなりの幅があり，原因検索をどれほどしっかり行ったかによる．アメリカの Nationwide Inpatient Sample database によると，疾患頻度は 2004 年の 1,181 出生中 1 例であったのが，2011 年では 849 出生中 1 例に増加していた（Kolte, 2014）．別の二つの大規模人口データベース研究による疾患頻度は，2,000 〜 2,800 出生中 1 例であった（Gunderson, 2011；Harper, 2012）．パークランド病院でさらに前に行われた研究では，周産期心筋症はたった 15,000 分娩中 1 例であった．これは若年非妊娠女性の特発性心筋症と同様の頻度であった（Cunningham, 1986）．

◆予　後

産褥心筋症の約半数の症例で，産後 6 ヵ月以内に心室機能が正常化する．しかし心不全が持続する場合，5 年後の致死率は 85 ％にまで達する（Moioli, 2010）．周産期心筋症と新規で診断された 100 人の集団では，72 ％が左室駆出率が 50 ％以上であり，93 ％がその後大きなイベントなく生存できた（McNamara, 2015）．しかし，6 症例に九つのイベントを認めた．内訳は，死亡が 4 例，左室

へのデバイス植込み術が4例，心臓移植が1例であった．左室駆出率が50％以上にまで回復した症例は，左室駆出率の基準値が少なくとも30％であった女性のうち約90％であった．この割合は，心室駆出率が30％未満の女性では40％未満であった．左室駆出率の回復は，左室拡張末期径にも関連していた．Li（2016）らは，左室駆出率34％未満であることと脳性ナトリウム利尿ペプチド（BNP）値1,860 pg/mLを超えることは，持続性の左室収縮不全のリスクを約3倍に増加させると報告している．

◆ 次の妊娠

この疾患について最も大きい研究によると，周産期心筋症の病歴のある女性の約1/3は，別の妊娠中に症状の悪化や左室機能の低下を伴う再発を起こす（Elkayam, 2014a）．持続的な左室機能不全をもつ女性の再発リスクは，次回の妊娠前に正常な左室機能となった症例よりもかなり高い（Hilfiker-Kleiner, 2017）．しかし，左室機能が正常化しても妊娠中に合併症を起こさないと保証するものではない．なぜなら，このような症例の約20％は，左室機能の悪化のリスクを有するからである．

■ 他の心筋症の原因

不整脈原性の右室過形成は特殊な心筋症で，進行性に右室の心筋が脂肪や線維組織に置換される疾患と組織学的に定義されている．頻度は1/5,000と推計され，心室性頻脈性不整脈を誘発し，特に若者における突然死の原因となる（Agir, 2014；Elliott, 2008）．この疾患をもつ女性が妊娠することによるリスクはわかっていない．しかし，Krulら（2011）によるシステマティックレビューでは，妊娠しないよう勧めている．

拘束性心筋症は，おそらく最もまれな心筋症である．この遺伝性の心筋症は，心筋の硬化により心室圧が急激に増加し，心室容量がわずかしか充満できないという特徴がある（Elliott, 2008）．深刻な臨床経過となり一般的に予後は悪いため，妊娠は許容されない（Krul, 2011）．**たこつぼ心筋症**は，可逆性のある急性の左室心尖部壁のバルーン状拡張をもつ特殊なタイプの心筋症である（Kraft, 2017）．

心不全

心機能障害の原因となる基礎疾患の有無にかかわらず，産褥心不全を発症したほとんどの女性は，心不全を起こすもしくは悪化させる別の産科的合併症を発症している．たとえば，妊娠高血圧腎症は一般的で，突然に後負荷の増大を起こしう．心疾患と妊娠に関する大規模登録によると，妊娠高血圧腎症を引き起こすような心疾患を元から有している症例では，妊娠中に心不全になるリスクは30％である（Ruys, 2014）．さらに，出血や急性の貧血といった高心拍出状態により，心臓の仕事量が増加し，心室機能障害の生理学的効果が増強される．同様に感染や敗血症は心拍出量や酸素必要量を増やし，心筋機能を弱める．

過重型妊娠高血圧腎症を伴う高血圧症は，妊娠中に心不全を起こす原因として一番多い．高血圧症では求心性の左室肥大となりやすい（Ambia, 2017）．診断されない軽度の高血圧は潜在的な心筋症を起こし，過重型妊娠高血圧腎症に進行すると，別の不可解な心不全を引き起こすことがある．肥満は高血圧症の原因の一つで，異常な心室肥大を引き起こす（Kenchaiah, 2002）．

■ 診 断

うっ血性心不全は，徐々に発症することもあれば，"閃光"のように突然肺水腫となることもある．心不全は，第2三半期の終わり/第3三半期の初めと周産期に最も起こりやすい（Ruys, 2014）呼吸困難は共通の症状であるが，ほかに起坐呼吸や動悸，胸骨下部の胸痛，日常動作を行う能力の急激な低下，および夜間咳嗽などがある．臨床所見には，持続的な肺基部でのラ音，喀血，進行性浮腫，頻呼吸，および頻脈が含まれる（Sheffield, 1999）．特徴的なX線検査所見は，心拡大と肺水腫である（**表49-5**）．実際に収縮不全があり，心臓超音波検査では駆出率＜0.45または短縮率＜30％かその両方を認めたり，拡張末期径＞2.7 cm/m^{2}となる（Hibbard, 1999）．拡張不全も同時にみられることがあるが，心不全の原因による（Redield, 2016）．

■ 管 理

心不全性の肺水腫は，利尿薬を投与し前負荷を

減少させることで改善する．通常，高血圧を認め，ヒドララジンや血管拡張薬により後負荷を減少させる．胎児への影響を考慮し，アンジオテンシン変換酵素阻害薬の投与は産後まで避ける．慢性心不全があると血栓症の頻度が高くなるため，ヘパリンの予防投与が必要となる．

左室補助装置（left ventricular assist devices：LVADs）は，急性もしくは慢性心不全の管理によく用いられる．しかし，妊娠での使用の報告はかなり少ない（LaRue, 2011；Sims, 2011）．劇症型心筋症に対して**膜性人工肺**（extracorporeal membrane oxygenation：ECMO）を使用し救命したとの報告があり，肺高血症例にはこの治療法を行っている（Meng, 2017；Smith, 2009）．

感染性心内膜炎

アメリカにおいて，感染性心内膜炎の最大のリスクは，先天性心疾患や静脈内薬物使用，変性弁疾患，心臓内植込み装置といわれている（Karchmer, 2012）．**亜急性細菌性心内膜炎**は，心臓内の構造的変化がある部分に病原性の低い細菌感染が起こると発症する．通常は自然に起きる，弁の感染症である．無症状の心内膜炎を起こす細菌は，viridans-group streptococci やブドウ球菌，*Enterococcus* species が多い．血管内への薬物乱用者やカテーテル関連感染症を有する症例では，黄色ブドウ球菌が原因として多い．表皮ブドウ球菌は，しばしば人工弁への感染を起こす．肺炎レンサ球菌や淋菌による心筋症は，急性で劇症型となることがある．その他，妊娠中もしくは周産期において，*N. sicca* や *N. mucosa*，B 群レンサ球菌，大腸菌による心内膜炎の報告例がある．

■ 診断と管理

心内膜炎の症状は多様で，気づかないうちに進行していることが多い．発熱はしばしば悪寒を伴い 80〜90％で認め，心雑音は 80〜85％で聴取する．食欲低下や全身倦怠感のほか，全身症状が出現する（Karchmer, 2012）．その他，貧血，タンパク尿，血栓症の徴候として点状出血，局所的な神経症状，胸痛，腹痛，四肢の虚血などが臨床的な手がかりとなる．症例により心不全となる．症状が出てから診断までに数週間かかることもあり，まず疑うことが必要である．

診断には **Duke 診断基準**が用いられ，この基準には血液培養検査で陽性であることや心内膜炎の所見の有無が含まれる（Hoen, 2013；Pierce, 2012）．心臓超音波検査で診断されるが，三尖弁上にある 2 mm 未満の疣贅は見逃されやすい．所見がはっきりしない場合は，経食道心臓超音波検査（transesophageal echocardiography：TEE）が正確で有益である．重要なのは，心臓超音波検査で所見がなくても心内膜炎を除外しないことである．

治療は最初に内科的に治療を行うが，起因菌の同定とその感受性検査は，感受性のある抗菌薬を選択するために必須である．適切な抗菌薬治療のガイドラインが専門家から発行されており，定期的に改訂されている（Habib, 2015；Karchmer, 2015）．治療抵抗性の原因菌や弁機能低下による心不全を認める場合は，持続的な弁の感染により弁置換術が必要となる．

■ 妊娠

感染性心内膜炎は妊娠中や産褥期にはあまり認めない．パークランド病院における心内膜炎の頻度は，7 年間で 16,000 出生に 1 例で，7 人中 2 人が死亡した（Cox, 1988）．母体および胎児死亡率は 25〜35％であった（Habib, 2015；Seaworth, 1986）．妊娠中の感染性心内膜炎のシステマティックレビューによると，リスクファクターは静脈内薬物使用（14％），先天性心疾患（12％），リウマチ性心疾患（12％）であった（Kebed, 2014）．最も一般的な病原菌は，streptococcal species（43％）と staphylococcal species（26％）であった．51 妊娠のうち，母体死亡率は 11％であった．

■ 心内膜炎の予防

何年もの間，心臓弁疾患がある患者は，心内膜炎予防のために処置前後に抗菌薬を投与されていた．しかし最近は推奨される適応はより厳格となった．AHA は，以下の患者が歯科処置を行う際に予防投与を推奨している．①人工弁や弁治療に人工物を用いている場合，②心内膜炎の既往がある場合，③未治療のチアノーゼ性心疾患や修復部位にまだ欠損がある場合，④心臓移植後の弁膜疾患（Nishimura, 2017）．ACOG（2016）は，上

記の病変を除き，骨盤内感染がなければ，経腟分娩や帝王切開の際の抗菌薬の予防投与は推奨していない．チアノーゼ性心疾患や人工弁を有するもしくはその両方を合併する場合に，心内膜炎のリスクが最も高い．予防投与の適応があるときや別の適応により分娩時の抗菌薬投与がまだである場合に，心内膜炎に対して起因菌をカバーするように抗菌薬を投与する．予防投与の方法については，表 49-8 を参照すること．これらは予想分娩時間の 30 ～ 60 分前に可能な限り近いタイミングで投与する．

不整脈

妊娠中や分娩および産褥期に，基礎疾患としての不整脈や不整脈の新規発症がみられる（Joglar, 2014；Knotts, 2014）．上室性頻拍（supraventricular tachycardia：SVT）の既往がある 73 人の妊婦の検討では，心房粗動，心房細動，心室性頻脈の再発率は，それぞれ推定で 50，52，27 % であった（Silversides, 2006）．妊娠中に不整脈が起こる機序は，まだよく解明されていない．いくつかの研究より，エストラジオールとプロゲステロンに催不整脈作用があるとされる．エストロゲンの増大により心筋にあるアドレナリン受容体が増加するため，妊娠中はアドレナリン反応性が増大する（Enriquez, 2014）．妊娠中，正常範囲であるが軽度の低カリウム血症や心拍数の生理学的上昇を起こすことがある．このいずれかもしくは両者により不整脈が起こりやすくなっている．また通常の妊婦検診を頻繁に行うことで，不整脈が同定されやすくなっている可能性がある．

■ 徐脈性不整脈

完全房室ブロックを含む徐脈性不整脈は，比較的分娩予後がよい（Keepanasseril, 2015）．完全房室ブロックがある場合，陣痛発作や分娩時に失神することがあり，一時的な心臓ペースメーカが必要となる場合がある（Hidaka, 2006）．われわれの経験や他の報告では，永久的なペースメーカ植込みを受けた患者は，一般的に分娩に十分耐えられる（Hidaka, 2011；Jafe, 1987）．脈拍が一定になれば，1 回拍出量の増加により明らかに心拍出量は増加する．

表 49-8 ハイリスク症例における感染性心内膜炎予防のための抗菌薬投与方法

ACOG（2016）
・標準（Ⅳ）：アンピシリン 2 g またはセファゾリンまたはセフトリアキソン 1 g
・ペニシリンアレルギー（Ⅳ）：セファゾリンまたはセフトリアキソン 1 g またはクリンダマイシン 600 mg　経口：アモキシシリン 2 g
AHA/ESC（Karchmer, 2015）[a]
・標準：アモキシシリン 2 g 経口，またはアンピシリン 2 g 静注または筋注
・ペニシリンアレルギー：クラリスロマイシンまたはアジスロマイシン 500 mg 経口，セファレキシン 500 mg 経口，クリンダマイシン 600 mg 経口または静注または筋注，またはセファゾリン 1 g 静注または筋注

[a] セファゾリンまたはセフトリアキソンは処置の 30 分前，その他は 1 時間前に投与．

ペースメーカや他の電気的植込み術を施行した症例では，妊娠中に特別な予防的措置が必要である．迷走電流は心臓内の植込み装置により生じる心臓内の信号と解釈され，ペーシングを変化させている可能性がある．加えて，心筋の熱傷は，接地パッドというよりペーシング電極を通じて起こる電流が原因である可能性がある（Pinski, 2002）．これらの装置を有する場合，循環器科への相談を含めた予防的な対応が必要である．すなわち，電気外科手術では，単極電流よりも双極電流を用いた電気外科器具を用いたり，高調波メスを使用する．単極電流を使用する場合は最小電流に設定する，連続的な心臓や脈拍，酸素飽和度のモニタリング，不整脈に備えた緊急対応方法，（双極）電気外科手術では活性電極およびリターン電極を近接させる（ピンセットなど器具の両電極をより近づける）などがあげられる（Crossley, 2011）．

■ 上室性頻拍

生殖可能年齢で最も頻度の高い不整脈は，発作性上室性頻拍である．妊娠中の発症頻度は，10 万入院のうち 24 症例であり，約 20 % は症状が増悪する（Enriquez, 2014）．発作性上室性頻拍をもつ妊婦の平均心拍数は非妊娠女性より早い—それぞれ 184 bpm と 166 bpm であった（Yu, 2015）．ハンガリーでは，Bánhidy ら（2015）らの報告では，

特発性上室性頻拍合併妊婦の約半数は，妊娠中に初めて発症した．母体の特発性上室性頻拍は，胎児の心臓の中隔欠損（特に二次孔型心房中隔欠損）のリスクを2倍に増加するといわれている．

反対に，**心房細動**や**心房粗動**が妊娠中に初めて発症することはまれである．実際に，心房細動が新規に発症したら，心奇形や甲状腺機能亢進症，肺塞栓症，薬物中毒，電解質異常といった潜在的な原因を調べるべきである（Di-Carlo-Meacham, 2011）．主な合併症は塞栓性脳卒中で，僧帽弁狭窄症を伴っている場合，心拍数が増加すれば妊娠後期に肺水腫に進展する可能性がある．

上室性頻拍の急性治療は，迷走神経刺激（Valsalva法，頸動脈洞圧迫，安静臥床，冷水に顔面をつける）で，これにより迷走神経反射が起こり房室結節をブロックする（Link, 2012；page, 2015）．アデノシンの静脈投与は，内因性ヌクレオチドという，房室結節接合部をブロックする物質を超短時間に活性化する．われわれの検討でも，他の報告のようにアデノシンによる除細動は安全かつ効果的で，妊婦の循環を安定化していた（Page, 2015；Robins, 2004）．アデノシンによる一過性胎児徐脈の報告もある（Dunn, 2000）．

もし薬物療法が効果不十分であったり禁忌である場合は，ACCやAHAは循環動態が不安定な上室性頻拍を起こした妊婦に対して同期型除細動を推奨している（Page, 2015）．標準的なエネルギーで行う電気的除細動は妊娠中でも禁忌でないが，慎重に行うことが重要である．Barnesら（2002）は，直流電流による除細動は子宮収縮や胎児徐脈を起こすと報告している．余談であるが，妊娠は植込み型除細動器の運転に影響を与えない（Boulé, 2014）．

もし除細動に失敗したり，血栓症の合併により安全にできないと判断される場合は，長期的な抗凝固療法や薬物による心拍数のコントロールが必要となる（DiCarlo-Meacham, 2011）．他のACCやAHAが推奨する治療法は，以下のとおりである（Page, 2015）．

・アデノシンが無効または禁忌である場合，メトプロロールまたはプロプラノロールの静脈内投与
・アデノシンおよびβブロッカーが無効または禁忌である場合，静脈内ベラパミルの投与
・静脈内プロカインアミドの投与
・潜在的に生命を脅かす上室性頻拍をもつ場合や，他の療法が無効または禁忌である場合は静脈内アミオダロンの投与

無症候性の**Wolff-Parkinson-White（WPW）症候群**をもつ女性は，妊娠により不整脈を誘発しやすくなる．妊娠前に上室性頻拍と診断された25人の女性についての報告では，WPW症候群をもつ12人中3人と，WPW症候群を合併しない13人中6人の妊婦が上室性頻拍を発症した（Pappon, 2003）．そのうち数例に対して，副伝導路のアブレーションが行われた．Driver（2015）らはレビューを報告している．

■ 心室性頻拍

基礎疾患のない健常若年女性でこの不整脈を認めることはまれである．Brodskyら（1992）は新規に心室性頻拍を発症した7人の妊婦と23のレビューについて報告している．ほとんどの症例で心臓の構造異常を認めなかった．このうち14例は，運動や精神的ストレスにより頻拍となっていた．また，2例で心筋梗塞，2例でQT延長症候群を認め，1例で麻酔により頻拍を発症していた．妊娠中に頻拍を起こしたら，βブロッカーの投与が推奨される．これまでの報告のように，不整脈性の右室異形成はときどき心室頻脈性不整脈を起こすことがある（Lee, 2006）．状態が安定しなければ，緊急の除細動を行うが，妊婦でも一般成人に対するエネルギー量と同じで十分である（Jeejeebhoy, 2011；Lin, 2015）．

■ QT延長症候群

この伝導異常は，torsades de pointesのような潜在的かつ致死的な心室性不整脈の原因となる（Roden, 2008）．502人の**QT延長症候群**合併妊娠を含む二つの研究によると，妊娠中には増加しないが，産褥期で心臓イベントの頻度が明らかに増加していた（Rashba, 1998；Seth, 2007）．妊娠中の正常な心拍数増加が保護的に影響していたのかもしれない．これと逆説的ではあるが，βブロッカーにより妊娠中および産褥期のQT延長症候群によるtorsades de pointesの発症リスクは減少していた（Enriquez, 2014；Seth, 2007）．また，アジスロマイシンやエリスロマイシン，クラリスロ

マイシンといった多くの薬物が QT 延長の原因となる可能性がある（Ray, 2012；Roden, 2004）.

大動脈疾患

■ 大動脈解離

　Marfan 症候群と大動脈縮窄症の二つは，妊娠中に大動脈解離のリスクが増加する（Russo, 2017）．実際，若年女性に発症した大動脈解離の約半数が，妊娠に関連している（O'Gara, 2004）．他の危険因子は，二尖大動脈弁や Turner 症候群および Noonan 症候群などである．また，Ehlers-Danlos 症候群の患者で大動脈解離や破裂の頻度が高い（Murray, 2014；Pepin, 2000）．解離の機序は明らかではないが，まず最初に大動脈の内膜の中で裂け，中膜に出血し，最終的に破裂する．

　ほとんどの症例では，大動脈解離は強烈な胸痛を伴い，この胸痛は引き裂く，引きちぎる，突き刺すなどと表現される．重要な身体所見として，後天的な大動脈弁閉鎖不全症の雑音とともに末梢血管の拍動の減少または消失を認める．他の妊娠中における大動脈解離との鑑別疾患は，心筋梗塞や肺塞栓症，気胸，大動脈弁破裂と，常位胎盤早期剝離や子宮破裂といった産科的に緊急性の高い疾患がある．

　大動脈解離を発症した患者の 90％以上で，胸部 X 線検査の異常所見を示す．大動脈血管造影検査は，最も確実な診断方法である．しかし，臨床現場での緊急度に応じて，超音波検査や CT 検査，MRI 検査といった非侵襲的な検査がより用いられている．

　初期治療では，血圧を低めに保つ．中枢性の大動脈解離では，多くの症例で切除術が必要となり，必要に応じて大動脈弁置換術を行う．末梢性の解離ではより複雑で，多くは内科的治療が行われる．**非妊娠時**の 5.5 cm 未満の大動脈瘤に対して，経過観察する症例と比較し，即時に選択的に治療しても予後は改善しない．しかし，Karthikesalingam ら（2016）は，治療対象となる動脈瘤のサイズの閾値について再検討されるべきと述べている．

■ Marfan 症候群

　Marfan 症候群は常染色体優性遺伝の結合組織異常である．頻度は 1 万人に 2〜3 例であり，人種や民族によらない（Ammash, 2008）．第 59 章にも述べられているが，Marfan 症候群は全身性の組織が脆弱になるため，結果的に危険な心血管系の合併症を起こしうる．すべての組織が脆弱となるため，関節の過伸展や脊柱側弯症といった他の障害もみられる．大動脈が進行性に拡張することで，大動脈弁閉鎖不全症を起こし，感染性心内膜炎や閉鎖不全を伴う僧帽弁逸脱症もみられる．大動脈拡張や大動脈解離が最も深刻な心血管異常で，弁機能不全に伴う心不全や大動脈解離などにより，突然死となる可能性がある．

◆ 妊　娠

　2003〜2010 年のアメリカの Nationwide Inpatient Sample database を用いた検討では，339 人の Marfan 症候群を合併する妊婦が分娩していた．1 例が母体死亡となり，6 例（1.8％）が大動脈解離を発症していた（Hassan, 2015）．Russo（2017）らはテキサスの産科外来患者のデータを調査したところ，47 例の大動脈解離のうち 8 例が Marfan 症候群であった．イギリスの報告でも同様の結果であった（Curry, 2014）．

　大動脈起始部の血管径は一般的に約 2 cm で，正常妊娠ではわずかに拡張する（Easterling, 1991）．Marfan 症候群では，大動脈起始部径が 4〜4.5 cm まで拡張したら，大動脈起始部の修復術が推奨される（Smok, 2014）．ACC と AHA，アメリカ胸部外科学会（AATS）のガイドラインでは，上行大動脈径が 4 cm を超える場合は，妊娠を考慮する女性に対して予防的修復術を勧めている（Hiratzka, 2010）．ESC（2011）は，大動脈修復術の基準を大動脈径が 4.5 cm 以上としている．身長が低い患者ではより小さな大動脈径で解離するため，外科的修復術の適応は身長を指標とした計算式を考慮して決定する（Bradley, 2014；Smok, 2014）．

　胸部大動脈起始部または腹部大動脈の拡張を有する妊婦の場合，毎月または隔月で心臓超音波検査を行い，上行大動脈径を測定し拡張の有無を観察する（Hiratzka, 2010）．βブロッカーの予防投与は，Marfan 症候群である妊婦に対して基本的な薬物治療である．これにより，上行大動脈への血行力学的なストレスを減少し血管拡張の進行を緩やかにする（Simpson, 2012）．大動脈瘤を有す

る妊婦は，心胸腔外科手術が実施可能な施設で分娩することが望ましい．また，大動脈起始部の血管径が4cm未満の妊婦の分娩は，局所麻酔を併用し，分娩第2期をサポートした経腟分娩が安全とされる．

大動脈起始部が4〜5cm以上に拡張している場合，選択的帝王切開が推奨され，産後に近位大動脈の人工血管置換術が考慮される（Simpson, 2012）．妊娠中に大動脈起始部の置換術が成功した症例報告もみられるが，手術が胎児の虚血性脳障害に影響するとの報告もある（Mul, 1998；Seeburger, 2007）．また急性の大動脈解離（A型）を発症した妊婦に対し緊急帝王切開を行い，同時に血管置換術に成功した症例報告も数例ある（Guo, 2011；Haas, 2011；Papatsonis, 2009）．

Marfan症候群の63人の妊婦の142の妊娠について，産科的予後を評価する報告がある．20週以降に分娩となった111例のうち，15％が早産，5％が前期破水であった（Meijboom, 2006）．8例の周産期死亡があり，出生した児のうち半数はその後にMarfan症候群と診断された．

■ 大動脈縮窄症

大動脈縮窄症は比較的まれな疾患で，他の大血管の異常を伴うことがある．大動脈縮窄症の1/4の症例で大動脈二尖弁を認め，他の10％で脳動脈瘤を合併する．他に動脈管開存や中隔欠損症，Turner症候群などを合併することがある．縮窄部の上方に発達する側副血行路が，著明に再構築および拡張する．これに伴い，肋間動脈が異常に発達し肋骨領域の局所的なびらんが生じる．典型的な所見として，上肢は高血圧であるが，下肢で正常血圧または低血圧を認める．著者らは，妊娠中にMRIで診断された症例を報告をしている（Sherer, 2002；Zwiers, 2006）．さらに，Jimenez-Juanら（2014）は，MRIにより測定した血管径と妊娠中の有害事象の発症の関連性を報告している．これによると，大動脈縮窄を認める最小血管径が15mmを超えていれば，有害事象を認めなかった．

大動脈縮窄症の主な合併症は，長期にわたる重症高血圧によるうっ血性心不全や，大動脈二尖弁の感染性心内膜炎，大動脈破裂がある．高血圧は妊娠中に悪化することがあり，βブロッカーを用いた降圧療法が必要である．大動脈破裂は妊娠後期や産褥早期に起こりやすい．Willis動脈輪の脳動脈瘤から出血をきたすこともある．

188の妊娠予後についての報告では，全体の1/3が高血圧をもっていたが，これは大動脈縮窄症の程度と相関していた．妊娠36週に大動脈解離による死亡例もあった（Beauchesne, 2001）．アメリカの全国的入院患者データベースには700例近くの大動脈縮窄症例の分娩を認めたが，妊娠に伴う高血圧性の合併症は約3〜4倍に増加していた（Krieger, 2011）．大動脈縮窄症を有する妊婦では，母体死亡や心不全，不整脈，脳血管を含む血栓塞栓症といった心血管イベントの頻度が約5％で，対照群の0.3％と比較し多かった．また大動脈縮窄症をもつ妊婦の分娩方法は，41％が帝王切開で，対照群の26％と比較し多かった．

うっ血性心不全になると心機能を改善するための積極的な治療が必要であり，妊娠中絶の正当な理由となる．著者によっては，大動脈解離や大動脈破裂を予防するために，妊娠中に大動脈縮窄部の切除術を推奨している．この手術は，すべての側副血行路がさまざまな時間クランプされるので，特に胎児にとって明らかなリスクとなる．

虚血性心疾患

冠動脈疾患を合併する妊婦は，糖尿病や喫煙，高血圧，脂質異常症，肥満といった典型的な危険因子を有する（James, 2006）．比較的まれな疾患ではあるが，妊婦の虚血性心疾患のリスクは，同世代の非妊娠女性と比較して約3倍である（Elkayam, 2014b）．1998〜2009年のアメリカの入院患者は約50万人いたが，心筋梗塞の頻度は10万分娩中2例で，産後の入院においては10万症例中4例であった（Callaghan, 2012）．Ladnerら（2005）の報告では，虚血性心疾患の頻度は同様に10万分娩中2.7であった．

■ 妊娠中の心筋梗塞

心筋梗塞による死亡率は同世代の非妊娠女性と比較し高い．アメリカのNationwide Inpatient Sample databaseには，急性心筋梗塞を発症した859例の妊婦が登録され，死亡率は5.1％であった（James, 2006）．分娩前2週間以内に梗塞を発

症した場合は特に死亡率が高いが、これは陣痛や分娩時期は心筋の酸素需要が増加するためである（Esplin, 1999）．

150症例のシステマティックレビューによると、特に第3三半期や産褥期に急性心筋梗塞（myocardial infarction：MI）を発症しやすい（Elkayam, 2014b）．MIを発症した3/4の症例は、心電図でST上昇を伴うMI（ST segment-elevation MI：STEMI）であった．この病態として**特発性冠動脈解離**（43 %）や**アテローム（性）動脈硬化症**（27 %）がある．合併症は、心不全/心原性ショック（38 %）、再発性狭心症（19 %）、心室性不整脈（12 %）がある．母体および児の死亡率は、それぞれ7 %、5 %であった．また、脂質異常症をもつ2例の喫煙妊婦は、エルゴメトリンを投与後に冠動脈塞栓を発症していた（Mousa, 2000；Ramzy, 2015；Sutaria, 2000）．Schulte-Sasse（2000）らは、分娩誘発の目的で腟内に投与されたプロスタグランジンE_1が心筋梗塞の発症に関与したと報告した．

妊娠中の急性心筋梗塞の診断は非妊娠女性と同様で、臨床症状や特徴的な心電図所見、血清トロポニン値の上昇により心筋壊死が起きていることを証明する（Pacheco, 2014）．もちろんトロポニンI値は正常妊娠で正期産の時期では検出しにくく、経腟分娩や帝王切開後は上昇しない（Koscica, 2002；Shivvers, 1999）．しかし、妊娠高血圧腎症をもつ場合、正常血圧女性と比較してトロポニンIが高くなる（Atalay, 2005；Yang, 2006）．特発性冠動脈解離の診断は、胸痛がある妊婦に対し強く疑うことが必要である（Codsi, 2016）．冠動脈造影が最も標準的な診断方法で、急性冠症候群—心筋梗塞、不安定狭心症—がある場合に施行する．

治療は非妊娠時と同様である（Pacheco, 2014）．妊娠中の管理方法のアルゴリズムは図49-6にまとめた．妊娠中に経皮的冠動脈形成術やステント留置術の成功例もみられる（Balmain, 2007；Duarte, 2011；Dwyer, 2005）．心肺蘇生法が必要となることもあり、母子への効果については第47章に記載されている．梗塞治療後では、帝王切開は産科適応で行い、陣痛時は硬膜外麻酔が推奨される（Esplin, 1999）．

■ **虚血性心疾患を既往にもつ妊娠**

心筋梗塞後の妊娠の妥当性ははっきりしていない．虚血性心疾患は進行性の疾患で、一般的に高血圧や糖尿病と関連することから、虚血性心疾患既往がある場合、妊娠は推奨されないようである．**非妊娠時の心筋梗塞の既往がある30の妊娠例**を検討した．妊娠中、1人も死亡例はなかったが、4人がうっ血性心不全、4人が狭心症の悪化を認めた（Vinatier, 1994）．Pombarら（1995）は、糖尿病関連の虚血性心疾患の既往のある妊娠予後について報告し、3人が妊娠前に冠動脈バイパス術を施行した．17人中8人が妊娠中に死亡した．

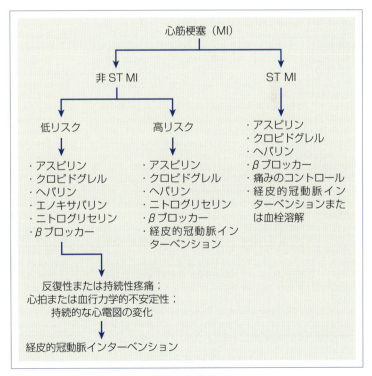

図49-6　妊娠中の急性心筋梗塞の初期管理
リスク階層化とは、最適な医療管理にもかかわらず、症状を再発するリスクを指す．
（Adapted with permission from Pacheco LD, Saade GR, Hankins GD: Acute myocardial infarction during pregnancy. Clin Obstet Gynecol. 2014 Dec; 57(4): 835-843）

妊娠中は心臓の仕事量が増加するため，心室造影法や放射性核種検査，心臓超音波検査，冠動脈造影法といった心機能評価を妊娠前に行う．明らかな心機能障害がなければ，妊娠に耐えられることが多い．上記の検査を行わず妊娠した場合でも，心臓超音波検査は施行する．運動負荷試験も勧められ，放射性核種心室造影法は胎児に最小限の放射性曝露ですむ．

（訳：高橋有希子）

References

Abdalla M, Mancini DM: Management of pregnancy in the post-cardiac transplant patient. Semin Perinatol 38(5):318, 2014.

Agir A, Bozyel S, Celikyurt U: Arrhythmogenic right ventricular cardiomyopathy in pregnancy. Int Heart J 55(4):372, 2014.

Aliaga L, Santiago FM, Marti J, et al: Right-sided endocarditis complicating an atrial septal defect. Am J Med Sci 325:282, 2003.

Altin FH, Yildiz O, Karacalilar M: Complete atrioventricular septal defects and pulmonary stenosis diagnosed in a 49-year-old woman after 10 uneventful births. Tex Heart Inst J 42(2):166, 2015.

Ambia AM, Morgan JL, Wilson KL, et al: Frequency and consequences of concentric hypertrophy in pregnant women with treated chronic hypertension. Abstract No. 808, Am J Obstet Gynecol 216:S463, 2017.

American College of Obstetricians and Gynecologists: Thromboembolism in pregnancy. Practice Bulletin No. 123, September 2011, Reaffirmed 2017.

American College of Obstetricians and Gynecologists: Use of prophylactic antibiotics in labor and delivery. Practice Bulletin No. 120, June 2011, Reaffirmed 2016.

Ammash NM, Sundt TM, Connolly HM: Marfan syndrome—diagnosis and management. Curr Probl Cardiol 33:7, 2008.

Angeli F, Angeli E, Verdecchia P: Electrocardiographic changes in hypertensive disorders of pregnancy. Hypertens Res 37(11):973, 2014.

Arany Z, Elkayam U: Peripartum cardiomyopathy. Circulation 133(14):1397, 2016.

Armenti VT, Radomski JS, Moritz MJ, et al: Report from the National Transplantation Pregnancy Registry (NTPR): outcomes of pregnancy after transplantation. Clin Transpl 121:30, 2002.

Atalay C, Erden G, Turhan T, et al: The effect of magnesium sulfate treatment on serum cardiac troponin I levels in preeclamptic women. Acta Obstet Gynecol Scand 84:617, 2005.

Badalian SS, Silverman RK, Aubry RH, et al: Twin pregnancy in a woman on long-term epoprostenol therapy for primary pulmonary hypertension: a case report. J Reprod Med 45:149, 2000.

Balci A, Drenthen W, Mulder BJ, et al: Pregnancy in women with corrected tetralogy of Fallot: occurrence and predictors of adverse events. Am Heart J 161:307, 2011.

Balmain S, McCullough CT, Love C, et al: Acute myocardial infarction during pregnancy successfully treated with primary percutaneous coronary intervention. Intl J Cardiol 116:e85, 2007.

Bánhidy F, Ács N, Puhó EH, et al: Paroxysmal supraventricular tachycardia in pregnant women and birth outcomes of their children: a population-based study. Am J Med Genet Part A 167A(8):1779, 2015.

Barbaro G, di Lorenzo G, Grisorio B, et al: Incidence of dilated cardiomyopathy and detection of HIV in myocardial cells of HIV-positive patients. N Engl J Med 339:1093, 1998.

Barnes EJ, Eben F, Patterson D: Direct current cardioversion during pregnancy should be performed with facilities available for fetal monitoring and emergency caesarean section. BJOG 109:1406, 2002.

Bates SM, Greer IA, Middleldorp S, et al: VTE, thrombophilia, antithrombotic therapy, and pregnancy. Chest 141:e691S, 2012.

Beauchesne LM, Connolly HM, Ammash NM, et al: Coarctation of the aorta: outcome of pregnancy. J Am Coll Cardiol 38:1728, 2001.

Bédard E, Dimopoulos K, Gatzoulis MA: Has there been any progress made on pulmonary outcomes among women with pulmonary arterial hypertension? Eur Heart J 30:256, 2009.

Boggess KA, Easterling TR, Raghu G: Management and outcome of pregnant women with interstitial and restrictive lung disease. Am J Obstet Gynecol 173:1007, 1995.

Bonow RO, Carabello BA, Chatterjee K, et al: 2008 focused update incorporated into the ACA/AHA 2006 guidelines for the management of patients with valvular heart disease: a report of the American College of Cardiology/American Heart Association Task Force on Practice Guidelines (writing committee to revise the 1998 guidelines for the management of patients with valvular heart disease). Endorsed by the Society of Cardiovascular Anesthesiologists, Society for Cardiovascular Angiography and Interventions, and Society of Thoracic Surgeons. Circulation 118(15):e523, 2008.

Bouhout I, Poirier N, Mazine A, et al: Cardiac, obstetric, and fetal outcomes during pregnancy after biological or mechanical aortic valve replacement. Can J Cardiol 30(7):801, 2014.

Boulé S, Ovart L, Marquié C, et al: Pregnancy in women with and implantable cardioverter-defibrillator: is it safe? Europace 16(11):1587, 2014.

Bradley EA, Zaidi AN, Goldsmith P, et al: Major adverse maternal cardiovascular-related events in those with aortopathies. What should we expect? Int J Cardiol 177(1):229, 2014.

Brickner ME: Cardiovascular management in pregnancy: congenital heart disease. Circulation 130(3):273, 2014.

Brickner ME, Hillis LD, Lange RA: Congenital heart disease in adults. First of two parts. N Engl J Med 342:256, 2000.

Broberg CS: Challenges and management issues in adults with cyanotic congenital heart disease. Heart 102(9):720, 2016.

Brodsky M, Doria R, Allen B, et al: New-onset ventricular tachycardia during pregnancy. Am Heart J 123:933, 1992.

Bui AH, O'Gara PT, Economy KE, et al: Clinical problem-solving. A tight predicament. N Engl J Med 371(10):953, 2014.

Bültmann BD, Klingel K, Näbauer M, et al: High prevalence of viral genomes and inflammation in peripartum cardiomyopathy. Am J Obstet Gynecol 193:363, 2005.

Callaghan WM, Creanga AA, Kuklina EV: Severe maternal morbidity among delivery and postpartum hospitalizations in the United States. Obstet Gynecol 120(5):1029, 2012.

Canobbio MM, Morris CD, Graham TP, et al: Pregnancy outcomes after atrial repair for transposition of the great arteries. Am J Cardiol 98:668, 2006.

Capeless EL, Clapp JF: Cardiovascular changes in early phase of pregnancy. Am J Obstet Gynecol 161:1449, 1989.

Carruth JE, Mirvis SB, Brogan DR, et al: The electrocardiogram in normal pregnancy. Am Heart J 102:1075, 1981.

Cauldwell M, Von Klemperer K, Uebing A, et al: A cohort study of women with a Fontan circulation undergoing preconception counseling. Heart 102(27):534, 2016.

Caulin-Glaser T, Setaro JF: Pregnancy and cardiovascular disease. In Burrow GN, Duffy TP (eds): Medical Complications During Pregnancy, 5th ed. Philadelphia, Saunders, 1999.

Chan WS, Anand S, Ginsberg JS: Anticoagulation of pregnant women with mechanical heart valves: a systematic review of the literature. Arch Intern Med 160:191, 2000.

Chandrasekhar S, Cook CR, Collard CD: Cardiac surgery in the parturient. Anesth Analg 108:777, 2009.

Clark SL, Cotton DB, Lee W, et al: Central hemodynamic assessment of normal term pregnancy. Am J Obstet Gynecol 161:1439, 1989.

Clark SL, Hankins GD: Preventing maternal death: 10 clinical diamonds. Obstet Gynecol 119:360, 2012.

Clark SL, Phelan JP, Greenspoon J, et al: Labor and delivery in the presence of mitral stenosis: central hemodynamic observations. Am J Obstet Gynecol 152:984, 1985.

Cleuziou J, Hörer J, Kaemmerer H, et al: Pregnancy does not accelerate biological valve degeneration. Int J Cardiol 145:418, 2010.

Codsi E, Tweet MS, Rose CH, et al: Spontaneous coronary artery dissection in pregnancy. Obstet Gynecol 128(4):731, 2016.

Costanzo MR, Dipchand A, Starling R, et al: The International Society of Heart and Lung Transplantation guidelines for the heart transplant recipient. J Heart Lung Transplant 29(8):914, 2010.

Cotrufo M, De Feo M, De Santo LS, et al: Risk of warfarin during pregnancy with mechanical valve prostheses. Obstet Gynecol 99:35, 2002.

Cox SM, Hankins GD, Leveno KJ, et al: Bacterial endocarditis: a serious pregnancy complication. J Reprod Med 33:671, 1988.

Creanga AA, Syverson CJ, Seed K, et al: Pregnancy-related mortality in the United States, 2011–2013. Obstet Gynecol 130(2):366, 2017.

Crossley GH, Poole JE, Rozner MA, et al: The Heart Rhythm Society (HRS)/American Society of Anesthesiologists (ASA) Expert Consensus Statement on the perioperative management of patients with implantable defibrillators, pacemakers and arrhythmia monitors: facilities and patient management. Heart Rhythm 8(7):1114, 2011.

Cunningham FG: Peripartum cardiomyopathy: we've come a long way, but.... Obstet Gynecol 120:992, 2012.

Cunningham FG, Pritchard JA, Hankins GD, et al: Peripartum heart failure: idiopathic cardiomyopathy or compounding cardiovascular events? Obstet Gynecol 67:157, 1986.

Curry RA, Gelson E, Swan L, et al: Marfan syndrome and pregnancy: maternal and neonatal outcomes. BJOG 121(5):610, 2014.

Curtis KM, Tepper NK, Jatlaoui TC, et al: U.S. medical eligibility criteria for contraceptive use, 2016. MMWR 65(3):1, 2016.

Dashe JS, Ramin KD, Ramin SM: Pregnancy following cardiac transplantation. Prim Care Update Ob Gyns 5:257, 1998.

Datt V, Tempe DK, Virmani S, et al: Anesthetic management for emergency cesarean section and aortic valve replacement in a parturient with severe bicuspid aortic valve stenosis and congestive heart failure. Ann Card Anaesth 13:64, 2010.

Deger R, Ludmir J: Neisseria sicca endocarditis complicating pregnancy. J Reprod Med 37:473, 1992.

Desai DK, Adanlawo M, Naidoo DP, et al: Mitral stenosis in pregnancy: a four-year experience at King Edward VIII Hospital, Durban, South Africa. BJOG 107:953, 2000.

DiCarlo-Meacham LT, Dahlke LC: Atrial fibrillation in pregnancy. Obstet Gynecol 117:389, 2011.

Drenthen W, Pieper PG, Ploeg M, et al: Risk of complications during pregnancy after Senning or Mustard (atrial) repair of complete transposition of the great arteries. Eur Heart J 26:2588, 2005a.

Drenthen W, Pieper PG, Roos-Hesselink JW, et al: Non-cardiac complications during pregnancy in women with isolated congenital pulmonary valvar stenosis. Heart 92:1838, 2006.

Drenthen W, Pieper PG, van der Tuuk K, et al: Cardiac complications relating to pregnancy and recurrence of disease in the offspring of women with atrioventricular septal defects. Eur Heart J 26:2581, 2005b.

Drenthen W, Pieper PG, van der Tuuk K, et al: Fertility, pregnancy and delivery in women after biventricular repair for double outlet right ventricle. Cardiology 109:105, 2008.

Driver K, Chisholm CA, Darby AE, et al: Catheter ablation of arrhythmia during pregnancy. J Cardiovasc Electrophysiol 26(6):698, 2015.

Duarte FP, O'Neill P, Centeno MJ, et al: Myocardial infarction in the 31st week of pregnancy—case report. Rev Bras Anestesiol 61:225, 2011.

Ducas RA, Elliot JE, Melnyk SF, et al: Cardiovascular magnetic resonance in pregnancy: insights from the Cardiac Hemodynamic Imaging and Remodeling in Pregnancy (CHIRP) study. J Cardiovasc Magn Reson 16:1, 2014.

Dunn JS Jr, Brost BC: Fetal bradycardia after IV adenosine for maternal PSVT. Am J Emerg Med 18:234, 2000.

Dwyer BK, Taylor L, Fuller A, et al: Percutaneous transluminal coronary angioplasty and stent placement in pregnancy. Obstet Gynecol 106:1162, 2005.

Easterling TR, Benedetti TJ, Schmucker BC, et al: Maternal hemodynamics and aortic diameter in normal and hypertensive pregnancies. Obstet Gynecol 78:1073, 1991.

Easterling TR, Chadwick HS, Otto CM, et al: Aortic stenosis in pregnancy. Obstet Gynecol 72:113, 1988.

Egbe A, Uppu S, Stroustrup A, et al: Incidences and sociodemographics of specific congenital heart diseases in the United States of America: an evaluation of hospital discharge diagnoses. Pediatr Cardiol 35(6):975, 2014.

Elassy SMR, Elmidany AA, Elbawab HY: Urgent cardiac surgery during pregnancy: a continuous challenge. Ann Thorac Surg 97(5):1624, 2014.

Elkayam U: Clinical characteristics of peripartum cardiomyopathy in the United States: diagnosis, prognosis, and management. J Am Coll Cardiol 58:659, 2011.

Elkayam U: Risk of subsequent pregnancy in women with a history of peripartum cardiomyopathy. J Am Coll Cardiol 64(15):1629, 2014a.

Elkayam U, Jalnapurkar S, Barakkat MN, et al: Pregnancy-associated acute myocardial infarction: a review of contemporary experience in 150 cases between 2006 and 2011. Circulation 129(16):1695, 2014b.

Elliott P, Andersson B, Arbustini E, et al: Classification of the cardiomyopathies: a position statement from the European Society of Cardiology working group on myocardial and pericardial diseases. Euro Heart J 29:270, 2008.

Elliott PM, Anastasakis A, Borger MA, et al: 2014 ESC Guidelines on diagnosis and management of hypertrophic cardiomyopathy: the Task Force for the Diagnosis and Management of Hypertrophic Cardiomyopathy of the European Society of Cardiology (ESC). Eur Heart J 35(39):2733, 2014.

Enriquez AD, Economy KE, Tedrow UB: Contemporary management of arrhythmias during pregnancy. Circ Arrhythm Electrophysiol 7(5):961, 2014.

Erkut B, Kocak H, Becit N, et al: Massive pulmonary embolism complicated by a patent foramen ovale with straddling thrombus: report of a case. Surg Today 36:528, 2006.

Esplin S, Clark SL: Ischemic heart disease and myocardial infarction during pregnancy. Contemp Ob/Gyn 44:27, 1999.

Estensen M, Gude E, Ekmehag B, et al: Pregnancy in heart- and heart/lung recipients can be problematic. Scand Cardiovasc J 45:349, 2011.

Esteves CA, Munoz JS, Braga S, et al: Immediate and long-term follow-up of percutaneous balloon mitral valvuloplasty in pregnant patients with rheumatic mitral stenosis. Am J Cardiol 98:812, 2006.

European Society of Cardiology (ESG), Association for European Paediatric Cardiology (AEPC), German Society for Gender Medicine (DGesGM), et al: ESC guidelines on the management of cardiovascular diseases during pregnancy: the Task Force on the Management of Cardiovascular Diseases during Pregnancy of the European Society of Cardiology (ESC). Eur Heart J 32(24):3147, 2011.

Feinstein JA, Benson W, Dubin AM, et al: Hypoplastic left heart syndrome: current considerations and expectations. J Am Coll Cardiol 59:S1, 2012.

Felker GM, Thompson RE, Hare JM, et al: Underlying causes and long-term survival in patients with initially unexplained cardiomyopathy. N Engl J Med 342:1077, 2000.

Fong A, Lovell S, Gabby L, et al: Peripartum cardiomyopathy: demographics, antenatal factors, and a strong association with hypertensive disorders. Am J Obstet Gynecol 210:S254, 2014.

Friedman T, Mani A, Elefteriades JA: Bicuspid aortic valve: clinical approach and scientific review of a common clinical entity. Expert Rev Cardiovasc Ther 6:235, 2008.

Fryar CD, Chen T, Li X: Prevalence of uncontrolled risk factors for cardiovascular disease: United States, 1999–2010. NCHS Data Brief 103:1, 2012.

Galal MO, Jadoon S, Momenah TS: Pulmonary valvuloplasty in a pregnant woman using sole transthoracic echo guidance: technical considerations. Can J Cardiol 31(1):103.e5, 2015.

Galiè N, Humbert M, Vachiery JL, et al: 2015 ESC/ERC guidelines for the diagnosis and treatment of pulmonary hypertension: the Joint Task Force for the Diagnosis and Treatment of Pulmonary Hypertension of the European Society of Cardiology (ESC) and the European Respiratory Society (ERS): endorsed by: Association for European Paediatric and Congenital Cardiology (AEPC), International Society for Heart and Lung Transplantation (ISHLT). Eur Heart J 37(1):67, 2016.

Garabedian MJ, Hansen WF, Gianferrari EA, et al: Epoprostenol treatment for idiopathic pulmonary arterial hypertension in pregnancy. J Perinatol 30:628, 2010.

Gardin J, Schumacher D, Constantine G, et al: Valvular abnormalities and cardiovascular status following exposure to dexfenfluramine or phentermine/fenfluramine. JAMA 283:1703, 2000.

Gei A, Montúfar-Rueda C: Pulmonary hypertension and pregnancy: an overview. Clin Obstet Gynecol 57(4):806, 2014.

Gei AF, Hankins GD: Cardiac disease and pregnancy. Obstet Gynecol Clin North Am 28:465, 2001.

Geva T, Martins JD, Wald RM: Atrial septal defects. Lancet 383(9932):1921, 2014.

Gleicher N, Midwall J, Hochberger D, et al: Eisenmenger's syndrome and pregnancy. Obstet Gynecol Surv 34:721, 1979.

Goland S, Tsai F, Habib M, et al: Favorable outcome of pregnancy with an elective use of epoprostenol and sildenafil in women with severe pulmonary hypertension. Cardiology 115(3):205, 2010.

Goya M, Mesequer ML, Merced C, et al: Successful pregnancy in a patient with pulmonary hypertension associated with mixed collagen vascular disease. J Obstet Gynaecol 34(2):191, 2014.

Greutmann M, Tobler D, Kovacs AH, et al: Increasing mortality burden among adults with complex congenital heart disease. Congenit Heart Dis 10(2):117, 2015.

Grewal J, Silversides CK, Colman JM: Pregnancy in women with heart disease: risk assessment and management of heart failure. Heart Fail Clin 10(1):117, 2014.

Gunderson EP, Croen LA, Chiang V, et al: Epidemiology of peripartum cardiomyopathy: incidence, predictors, and outcomes. Obstet Gynecol 118:583, 2011.

Guo C, Xu D, Wang C: Successful treatment for acute aortic dissection in pregnancy—Bentall procedure concomitant with cesarean section. J Cardiothorac Surg 6:139, 2011.

Guy TS, Hill AC: Mitral valve prolapse. Annu Rev Med 63:277, 2012.

Haas S, Trepte C, Rybczynski M, et al: Type A aortic dissection during late pregnancy in a patient with Marfan syndrome. Can J Anesth 58:1024, 2011.

Habib G, Lancellotti P, Antunes MJ, et al: 2015 ESC Guidelines of the management of infective endocarditis: the TASK Force for the Management of Infective Endocarditis of the European Society of Cardiology (ESC). Endorsed by: European Association for Cardio-Thoracic Surgery (EACTS), the European Association of Nuclear Medicine (EANM). Eur Heart J 36(44):3075, 2015.

Haghikia A, Podewski E, Berliner D, et al: Rationale and design of a randomized, controlled multicenter clinical trial to evaluate the effect of bromocriptine on left ventricular function in women with peripartum cardiomyopathy. Clin Res Cardiol 104(11):911, 2015.

Hameed A, Akhter M, Bitar F, et al: Left atrial thrombosis in pregnant women with mitral stenosis and sinus rhythm. Am J Obstet Gynecol 193:501, 2005.

Hameed A, Karaalp IS, Tummala PP, et al: The effect of valvular heart disease on maternal and fetal outcome of pregnancy. J Am Coll Cardiol 37:893, 2001.

Harper MA, Meyer RE, Berg CJ: Peripartum cardiomyopathy: population-based birth prevalence and 7-year mortality. Obstet Gynecol 120:1013, 2012.

Hassan N, Patenaude V, Oddy L, et al: Pregnancy outcomes in Marfan Syndrome: a retrospective cohort study. Am J Perinatol 30(2):123, 2015.

Head CEG, Thorne SA: Congenital heart disease in pregnancy. Postgrad Med J 81:292, 2005.

Herrey AS: Pregnancy in inherited and acquired cardiomyopathies. Best Pract Res Clin Obstet Gynaecol 28(4):563, 2014.

Hibbard JU, Lindheimer M, Lang RM: A modified definition for peripartum cardiomyopathy and prognosis based on echocardiography. Obstet Gynecol 94:311, 1999.

Hidaka N, Chiba Y, Fukushima K, et al: Pregnant women with complete atrioventricular block: perinatal risks and review of management. Pacing Clin Electrophysiol 34:1161, 2011.

Hidaka N, Chiba Y, Kurita T, et al: Is intrapartum temporary pacing required for women with complete atrioventricular block? An analysis of seven cases. BJOG 113:605, 2006.

Hilfiker-Kleiner D, Haghikia A, Masuko D, et al: Outcome of subsequent pregnancies in patients with a history of peripartum cardiomyopathy. Eur J Heart Fail March 27, 2017 [Epub ahead of print].

Hilfiker-Kleiner D, Sliwa K: Pathophysiology and epidemiology of peripartum cardiomyopathy. Nat Rev Cardiol 11(6):364, 2014.

Hiratzka LF, Bakris GL, Beckman JA, et al: 2010 ACCF/AHA/AATS/ACRA/ASA/SCA/SCAI/SIR/STS/SVM guidelines for the diagnosis and management of patients with thoracic aortic disease: a report of the American College of Cardiology Foundation/American Heart Association Task Force on Practice Guidelines, American Association for Thoracic Surgery, American College of Radiology, American Stroke Association, Society of Cardiovascular Anesthesiologists, Society for Cardiovascular Angiography and Interventions, Society of Interventional Radiology, Society of Thoracic Surgeons, and Society of Vascular Medicine. J Am Coll Cardiol 55(14):e27, 2010.

Hoen B, Duval X: Infective endocarditis. N Engl J Med 369(8):785, 2013.

Hoendermis ES, Drenthen W, Sollie KM, et al: Severe pregnancy-induced deterioration of truncal valve regurgitation in an adolescent patient with repaired truncus arteriosus. Cardiology 109:177, 2008.

Hsu CH, Gomberg-Maitland M, Glassner C, et al: The management of pregnancy and pregnancy-related medical conditions in pulmonary arterial hypertension patients. Int J Clin Pract Suppl 172:6, 2011.

Hytten FE, Chamberlain G: Clinical Physiology in Obstetrics. Oxford, Blackwell, 1991.

Iturbe-Alessio I, Fonseca MD, Mutchinik O, et al: Risks of anticoagulant therapy in pregnant women with artificial heart valves. N Engl J Med 315:1390, 1986.

Jaffe R, Gruber A, Fejgin M, et al: Pregnancy with an artificial pacemaker. Obstet Gynecol Surv 42:137, 1987.

James AH, Jamison MG, Biswas MS, et al: Acute myocardial infarction in pregnancy: a United States population-base study. Circulation 113:1564, 2006.

Jeejeebhoy FM, Zelop CM, Windrim R, et al: Management of cardiac arrest in pregnancy: a systematic review. Resuscitation 82:801, 2011.

Jimenez-Juan L, Krieger EV, Valente AM, et al: Cardiovascular magnetic resonance imaging predictors of pregnancy outcomes in women with coarctation of the aorta. Eur Heart J Cardiovasc Imaging 15(3):299, 2014.

Joglar JA, Page RL: Management of arrhythmia syndromes during pregnancy. Curr Opin Cardiol 29(1):36, 2014.

John AS, Gurley F, Schaff HV, et al: Cardiopulmonary bypass during pregnancy. Ann Thorac Surg 91:1191, 2011.

Kametas NA, McAuliffe F, Krampl E, et al: Maternal cardiac function in twin pregnancy. Obstet Gynecol 102:806, 2003.

Kamiya CA, Iwamiya T, Neki R, et al: Outcome of pregnancy and effects on the right heart in women with repaired tetralogy of Fallot. Circ J 76:957, 2012.

Kangavari S, Collins J, Cercek B, et al: Tricuspid valve group B streptococcal endocarditis after an elective termination of pregnancy. Clin Cardiol 23:301, 2000.

Karchmer AW: Infective endocarditis. In Longo Kasper DL, Fauci AS, et al (eds): Harrison's Principles of Internal Medicine, 19th ed. New York, McGraw-Hill, 2015.

Karthikesalingam A, Vidal-Diez A, Holt PJ, et al: Thresholds for abdominal aortic aneurysm repair in England and the United States. N Engl J Med 375(21):2051, 2016.

Kebed KY, Bishu K, Al Adham RI, et al: Pregnancy and postpartum infective endocarditis: a systematic review. Mayo Clin Proc 89(8):1143, 2014.

Keepanasseril A, Maurya DK, Suriya Y, et al: Complete atrioventricular block in pregnancy: report of seven pregnancies in a patient without pacemaker. BMJ Case Rep, 2015. pii:bcr2014208618.

Keizer JL, Zwart JJ, Meerman RH, et al: Obstetric intensive care admission: a 12-year review in a tertiary care centre. Eur J Obstet Gynecol Reprod Biol 128:152, 2006.

Kenchaiah S, Evans JC, Levy D, et al: Obesity and the risk of heart failure. N Engl J Med 347:305, 2002.

Key TC, Resnik R, Dittrich HC, et al: Successful pregnancy after cardiac transplantation. Am J Obstet Gynecol 160:367, 1989.

Khairy P, Ouyang DW, Fernandes SM, et al: Pregnancy outcomes in women with congenital heart disease. Circulation 113:517, 2006.

Khan A, Kim YY: Pregnancy in complex CHD: focus on patients with Fontan circulation and patients with a systemic right ventricle. Cardiol Young 25(8):1608, 2015.

Kim KM, Sukhani R, Slogoff S, et al: Central hemodynamic changes associated with pregnancy in a long-term cardiac transplant recipient. Am J Obstet Gynecol 174:1651, 1996.

Kizer JR, Devereux RB: Patent foramen ovale in young adults with unexplained stroke. N Engl J Med 353:2361, 2005.

Klingberg S, Brekke HK, Winkvist A, et al: Parity, weight change, and maternal risk of cardiovascular events. Am J Obstet Gynecol 216(2):172.e1, 2017.

Knotts RJ, Garan H: Cardiac arrhythmias in pregnancy. Semin Perinatol 38(5):285, 2014.

Kolte D, Khera S, Aronow WS, et al: Temporal trends in incidence and outcomes of peripartum cardiomyopathy in the United States: a nationwide population-based study. J Am Heart Assoc 3(3):e001056, 2014.

Koscica KL, Anyaogu C, Bebbington M, et al: Maternal levels of troponin I in patients undergoing vaginal and cesarean delivery. Obstet Gynecol 99:83S, 2002.

Kraft K, Graf M, Karch M, et al: Takotsubo syndrome after cardiopulmonary resuscitation during emergency cesarean delivery. Obstet Gynecol 129:521, 2017.

Krexi D, Sheppard MN: Pulmonary hypertensive vascular changes in lungs of patients with sudden unexpected death. Emphasis on congenital heart disease, Eisenmenger syndrome, postoperative deaths, and death during pregnancy and postpartum. J Clin Pathol 68(1):18, 2015.

Krieger EV, Landzberg MJ, Economy KE, et al: Comparison of risk of hypertensive complications of pregnancy among women with versus without coarctation of the aorta. Am J Cardiol 107:1529, 2011.

Krul SP, van der Smag JJ, van den Berg MP, et al: Systematic review of pregnancy in women with inherited cardiomyopathies. Euro J Heart Failure 13:584, 2011.

Kulaš T, Habek D: Infective puerperal endocarditis caused by Escherichia coli. J Perinat Med 34:342, 2006.

Kuleva M, Youssef A, Maroni E, et al: Maternal cardiac function in normal twin pregnancy: a longitudinal study. Ultrasound Obstet Gynecol 38:575, 2011.

Ladner HE, Danielser B, Gilbert WM: Acute myocardial infarction in pregnancy and the puerperium: a population-based study. Obstet Gynecol 105:480, 2005.

Lane CR, Trow TK: Pregnancy and pulmonary hypertension. Clin Chest Med 32:165, 2011.

LaRue S, Shanks A, Wang IW, et al: Left ventricular assist device in pregnancy. Obstet Gynecol 118:426, 2011.

Lawley CM, Lain SJ, Algert CS, et al: Prosthetic heart valves in pregnancy, outcomes for women and their babies: a systematic review and meta-analysis. BJOG 122(11):1446, 2015.

Lee LC, Bathgate SL, Macri CJ: Arrhythmogenic right ventricular dysplasia in pregnancy. A case report. J Reprod Med 51:725, 2006.

Leśniak-Sobelga A, Tracz W, Kostkiewicz M, et al: Clinical and echocardiographic assessment of pregnant women with valvular heart disease—maternal and fetal outcome. Int J Cardiol 94:15, 2004.

Leyh RG, Fischer S, Ruhparwar A, et al: Anticoagulation for prosthetic heart valves during pregnancy: is low-molecular-weight heparin an alternative? Eur J Cardiothorac Surg 21:577, 2002.

Leyh RG, Fischer S, Ruhparwar A, et al: Anticoagulation therapy in pregnant women with mechanical valves. Arch Gynecol Obstet 268:1, 2003.

Li W, Li H, Long Y: Clinical characteristics and long-term predictors of persistent left ventricular systolic dysfunction in peripartum cardiomyopathy. Can J Cardiol 32:362, 2016.

Lin LT, Tsui KH, Change R, et al: Management of recurrent and refractory ventricular tachycardia in pregnancy. Taiwan J Obstet Gynecol 54(3):319, 2015.

Lindley KJ, Conner SN, Cahill AG: Adult congenital heart disease in pregnancy. Obstet Gynecol Surv 70(6):397, 2015.

Link MS: Evaluation and initial treatment of supraventricular tachycardia. N Engl J Med 367:1438, 2012.

Lu CW, Shih JC, Chen SY, et al: Comparison of 3 risk estimation methods for predicting cardiac outcomes in pregnant women with congenital heart disease. Circ J 79(7):1609, 2015.

Lupton M, Oteng-Ntim E, Ayida G, et al: Cardiac disease in pregnancy. Curr Opin Obstet Gynecol 14:137, 2002.

Maron BJ: Hypertrophic cardiomyopathy: an important global disease. Am J Med 116:63, 2004.

Maron BJ, Towbin JA, Thiene G, et al: Contemporary definitions and classification of the cardiomyopathies an American Heart Association Scientific Statement from the Council on Clinical Cardiology, Heart Failure and Transplantation Committee; Quality of Care and Outcomes Research and Functional Genomics and Translational Biology Interdisciplinary Working Groups; and Council on Epidemiology and Prevention. Circulation 113:1807, 2006.

Martin RB, Nelson DB, Stewart R, et al: Impact of pregnancy on maternal cardiac atria. Abstract No. 508, Am J Obstet Gynecol 216:S632, 2017.

McLintock C: Anticoagulant therapy in pregnant women with mechanical prosthetic heart valves: no easy option. Thromb Res 127:556, 2011.

McLintock C: Thromboembolism in pregnancy: challenges and controversies in the prevention of pregnancy-associated venous thromboembolism and management of anticoagulation in women with mechanical prosthetic heart valves. Best Pract Res Clin Obstet Gynecol 28(4):519, 2014.

McNamara DM, Elkayam U, Alharethi R, et al: Clinical outcomes for peripartum cardiomyopathy in North America: results of the IPAC study (investigations of pregnancy-associated cardiomyopathy). J Am Coll Cardiol 66(8):905, 2015.

Meijboom LJ, Drenthen W, Pieper PG, et al: Obstetric complications in Marfan syndrome. Intl J Cardiol 110:53, 2006.

Melchiorre K, Sharma R, Khalil A, et al: Maternal cardiovascular function in normal pregnancy: evidence of maladaptation to chronic volume overload. Hypertension 67(4):754, 2016.

Meng ML, Landau R, Viktorsdottir O, et al: Pulmonary hypertension in pregnancy: a report of 49 cases at four tertiary North American sites. Obstet Gynecol 129(3):511, 2017.

Miller BR, Strubian D, Sundararajan S: Stroke in the young: patent foramen ovale and pregnancy. Stroke 46(8):e181, 2015.

Miniero R, Tardivo I, Centofanti P, et al: Pregnancy in heart transplant recipients. J Heart Lung Transplant 23:898, 2004.

Mohamed-Ahmed O, Nelson-Piercy C, Bramham K, et al: Pregnancy outcomes in liver and cardiothoracic transplant recipients: a UK national cohort study. PLoS One 9(2):e89151, 2014.

Moioli M, Mendada MV, Bentivoglio G, et al: Peripartum cardiomyopathy. Arch Gynecol Obstet 281:183, 2010.

Mousa HA, McKinley CA, Thong J: Acute postpartum myocardial infarction after ergometrine administration in a woman with familial hypercholesterolaemia. BJOG 107:939, 2000.

Mul TFM, van Herwerden LA, Cohen-Overbeek TE, et al: Hypoxic–ischemic fetal insult resulting from maternal aortic root replacement, with normal fetal heart rate at term. Am J Obstet Gynecol 179:825, 1998.

Murray ML, Pepin M, Peterson S, et al: Pregnancy-related deaths and complications in women with vascular Ehlers-Danlos syndrome. Genet Med 16(12):874, 2014.

Nanna M, Stergiopoulos K: Pregnancy complicated by valvular heart disease: an update. J Am Heart Assoc 3:e000712, 2014.

Nappi F, Spadaccio C, Chello M, et al: Impact of structural valve deterioration on outcomes in the cryopreserved mitral homograft valve. J Card Surg 29(5):616, 2014.

Nelson DB, Martin R, Stewart RD, et al: The forgotten ventricle. Right ventricular remodeling across pregnancy and postpartum. Abstract No. 641. Am J Obstet Gynecol 216;S376, 2017.

Newman T, Cafardi JM, Warshak CR: Human immunodeficiency virus-associated pulmonary arterial hypertension diagnosed postpartum. Obstet Gynecol 125(1):193, 2015.

Nishimura RA, Otto CM, Bonow RO, et al: 2014 AHA/ACC guidelines for the management of patients with valvular heart disease: a report of the American College of Cardiology/American Heart Association Task Force on Practice Guidelines. J Thorac Cardiovasc 148(1):e1, 2014.

Nishimura RA, Otto CM, Bonow RO, et al: 2017 AHA/ACC focused update of the 2014 AHA/ACC Guideline for the Management of Patients with Valvular Heart Disease: A Report of the American College of Cardiology/American Heart Association Task Force on Clinical Practice Guidelines. Circulation 135(25):e1159, 2017.

Ntusi NB, Badri M, Gumedze F, et al: Pregnancy-associated heart failure: a comparison of clinical presentation and outcome between hypertensive heart failure of pregnancy and idiopathic peripartum cardiomyopathy. PLoS One 10(8):e0133466, 2015.

Običan SG, Cleary KL: Pulmonary arterial hypertension in pregnancy. Semin Perinatol 35(5):289, 2014.

O'Gara PT, Greenfield AJ, Afridi NA, et al: Case 12–2004: a 38-year-old woman with acute onset of pain in the chest. N Engl J Med 350:16, 2004.

Oosterhof T, Meijboom FJ, Vliegen HW, et al: Long-term follow-up of homograft function after pulmonary valve replacement in patients with tetralogy of Fallot. Eur Heart J 27:1478, 2006.

Opotowsky AR, Siddiqi OK, D'Souza B, et al: Maternal cardiovascular events during childbirth among women with congenital heart disease. Heart 98:145, 2012.

Pacheco LD, Saade GR, Hankins GD: Acute myocardial infarction during pregnancy. Clin Obstet Gynecol 57(4):835, 2014.

Page RL, Joglar JA, Caldwell MA, et al: 2015 ACC/AHA/HRS guideline for the management of adult patients with supraventricular tachycardia: executive summary. Circulation 133:e471, 2015.

Papatsonis DNM, Heetkamp A, van den Hombergh C, et al: Acute type A aortic dissection complicating pregnancy at 32 weeks: surgical repair after cesarean section. Am J Perinatol 26:153, 2009.

Pappone C, Santinelli V, Manguso F, et al: A randomized study of prophylactic catheter ablation in asymptomatic patients with the Wolff-Parkinson-White syndrome. N Engl J Med 349:1803, 2003.

Patten IS, Rana S, Shahul S, et al: Cardiac angiogenic imbalance leads to peripartum cardiomyopathy. Nature 485:333, 2012.

Pearson GD, Veille JC, Rahimtoola S, et al: Peripartum cardiomyopathy. National Heart, Lung, and Blood Institute and Office of Rare Diseases (National Institutes of Health) workshop recommendations and review. JAMA 283:1183, 2000.

Penning S, Robinson KD, Major CA, et al: A comparison of echocardiography and pulmonary artery catheterization for evaluation of pulmonary artery pressures in pregnant patients with suspected pulmonary hypertension. Am J Obstet Gynecol 184:1568, 2001.

Pepin M, Schwarze U, Superti-Furga A, et al: Clinical and genetic features of Ehlers–Danlos syndrome type IV, the vascular type. N Engl J Med 342:673, 2000.

Pessel C, Bonanno C: Valve disease in pregnancy. Semin Perinatal 38(5):273, 2014.

Pierce D, Calkins BC, Thornton K: Infectious endocarditis: diagnosis and treatment. Am Fam Physician 85:981, 2012.

Pijuan-Domènech A, Galian L, Goya M, et al: Cardiac complications during pregnancy are better predicted with the modified WHO risk score. Int J Cardiol 195:149, 2015.

Pinski SL, Trohman RG: Interference in implanted cardiac devices, part II. Pacing Clin Electrophysiol 25(10):1496, 2002.

Pitton MA, Petolillo M, Munegato E, et al: Hypertrophic obstructive cardiomyopathy and pregnancy: anesthesiological observations and clinical series. Minerva Anestesiol 73:313, 2007.

Pombar X, Strassner HT, Fenner PC: Pregnancy in a woman with class H diabetes mellitus and previous coronary artery bypass graft: a case report and review of the literature. Obstet Gynecol 85:825, 1995.

Pyatt JR, Dubey G: Peripartum cardiomyopathy: current understanding, comprehensive management review and new developments. Postgrad Med J 87:34, 2011.

Raman AS, Sharma S, Hariharan: Minimal use of fluoroscopy to reduce fetal radiation exposure. Tex Heart Inst J 42(2):152, 2015.

Ramzy J, New G, Cheong A, et al: Iatrogenic anterior myocardial infarction secondary to ergometrine-induced coronary artery spasm during dilation and curettage for an incomplete miscarriage. Int J Cardiol 198:154, 2015.

Rashba EJ, Zareba W, Moss AJ, et al: Influence of pregnancy on the risk for cardiac events in patients with hereditary long QT syndrome. Circulation 97:451, 1998.

Ray WA, Murray KT, Hall K, et al: Azithromycin and the risk of cardiovascular death. N Engl J Med 366:1881, 2012.

Redfield MM: Heart failure with preserved ejection fraction. N Engl J Med 375(19):1868, 2016.

Reich O, Tax P, Marek J, et al: Long term results of percutaneous balloon valvoplasty of congenital aortic stenosis: independent predictors of outcome. Heart 90:70, 2004.

Rich S, McLaughlin VV: Pulmonary hypertension. In Zipes DP (ed): Braunwald's Heart Disease: A Textbook of Cardiovascular Medicine, 7th ed. Philadelphia, Saunders, 2005.

Robins K, Lyons G: Supraventricular tachycardia in pregnancy. Br J Anaesth 92:140, 2004.

Roden DM: Drug-induced prolongation of the QT interval. N Engl J Med 350:1013, 2004.

Roden DM: Long-QT syndrome. N Engl J Med 358:169, 2008.

Roeder HA, Kuller JA, Barker PC, et al: Maternal valvular heart disease in pregnancy. Obstet Gynecol Surv 66:561, 2011.

Rowan JA, McCowan LM, Raudkivi PJ, et al: Enoxaparin treatment in women with mechanical heart valves during pregnancy. Am J Obstet Gynecol 185:633, 2001.

Russo ML, Gandhi M, Morris SA: Aortic dissection in pregnancy—a Texas population-based study. Abstract No. 769. Am J Obstet Gynecol 216:S445, 2017.

Ruys TP, Roos-Hesselink JW, Hall R, et al: Heart failure in pregnant women with cardiac disease: data from the ROPAC. Heart 100(3):231, 2014.

Ruys TP, Roos-Hesselink JW, Pijuan-Domènech A, et al: Is a planned caesarean section in women with cardiac disease beneficial? Heart 101(7):530, 2015.

Savu O, Jurcuţ R, Giuşcă S, et al: Morphological and functional adaptation of the maternal heart during pregnancy. Circ Cardiovasc Imaging 5:289, 2012.

Sawhney H, Aggarwal N, Suri V, et al: Maternal and perinatal outcome in rheumatic heart disease. Int J Gynaecol Obstet 80:9, 2003.

Schade R, Andersohn F, Suissa S, et al: Dopamine agonists and the risk of cardiac-valve regurgitation. N Engl J Med 356:29, 2007.

Schinkel AF: Pregnancy in women with hypertrophic cardiomyopathy. Cardio Rev 22(5):217, 2014.

Schulte-Sasse U: Life threatening myocardial ischaemia associated with the use of prostaglandin E_1 to induce abortion. BJOG 107:700, 2000.

Seaworth BJ, Durack DT: Infective endocarditis in obstetric and gynecologic practice. Am J Obstet Gynecol 154:180, 1986.

Seeburger J, Wilhelm-Mohr F, Falk V: Acute type A dissection at 17 weeks of gestation in a Marfan patient. Ann Thorac Surg 83:674, 2007.

Seshadri S, Oakeshott P, Nelson-Piercy C, et al: Prepregnancy care. BMJ 344:34, 2012.

Seth R, Moss AJ, McNitt S, et al: Long QT syndrome and pregnancy. J Am Coll Cardiol 49:1092, 2007.

Sheffield JS, Cunningham FG: Diagnosing and managing peripartum cardiomyopathy. Contemp Ob/Gyn 44:74, 1999.

Sheffield JS, Cunningham FG: Thyrotoxicosis and heart failure that complicate pregnancy. Am J Obstet Gynecol 190:211, 2004.

Sherer DM: Coarctation of the descending thoracic aorta diagnosed during pregnancy. Obstet Gynecol 100:1094, 2002.

Shivvers SA, Wians FH Jr, Keffer JH, et al: Maternal cardiac troponin I levels during normal labor and delivery. Am J Obstet Gynecol 180:122, 1999.

Shroff H, Benenstein R, Freedberg R, et al: Mitral valve Libman-Sacks endocarditis visualized by real time three-dimensional transesophageal echocardiography. Echocardiography 29:E100, 2012.

Silversides CK, Harris L, Haberer K, et al: Recurrence rates of arrhythmias during pregnancy in women with previous tachyarrhythmia and impact on fetal and neonatal outcomes. Am J Cardiol 97:1206, 2006.

Simpson LL: Maternal cardiac disease: update for the clinician. Obstet Gynecol 119:345, 2012.

Sims DB, Vink J, Uriel N, et al: A successful pregnancy during mechanical circulatory device support. J Heart Lung Transplant 30:1065, 2011.

Siu SC, Colman JM: Congenital heart disease: heart disease and pregnancy. Heart 85:710, 2001a.

Siu SC, Sermer M, Colman JM, et al: Prospective multicenter study of pregnancy outcomes in women with heart disease. Circulation 104:515, 2001b.

Siva A, Shah AM: Moderate mitral stenosis in pregnancy: the haemodynamic impact of diuresis. Heart 91:e3, 2005.

Sliwa K, Blauwet L, Tibazarwa K, et al: Evaluation of bromocriptine in the treatment of acute severe peripartum cardiomyopathy: a proof-of-concept pilot study. Circulation 121:1465, 2010.

Small MJ, James AH, Kershaw T, et al: Near-miss maternal mortality: cardiac dysfunction as the principal cause of obstetric intensive care unit admissions. Obstet Gynecol 119:250, 2012.

Smith IJ, Gillham MJ: Fulminant peripartum cardiomyopathy rescue with extracorporeal membranous oxygenation. Int J Obstet Anesth 18:186, 2009.

Smok DA: Aortopathy in pregnancy. Semin Perinatol 38(5):295, 2014.

Stergiopoulos K, Shiang E, Bench T: Pregnancy in patients with pre-existing cardiomyopathies. J Am Coll Cardiol 58:337, 2011.

Stewart RD, Nelson DB, Matulevicious SA, et al: Cardiac magnetic resonance imaging to assess the impact of maternal habitus on cardiac remodeling during pregnancy. Am J Obstet Gynecol 214(5):640.e1, 2016.

Sutaria N, O'Toole L, Northridge D: Postpartum acute MI following routine ergometrine administration treated successfully by primary PTCA. Heart 83:97, 2000.

Thaman R, Varnava A, Hamid MS, et al: Pregnancy related complications in women with hypertrophic cardiomyopathy. Heart 89:752, 2003.

Thompson JL, Kuklina EV, Bateman BT, et al: Medical and obstetric outcomes among pregnant women with congenital heart disease. Obstet Gynecol 126(2):346, 2015.

Thorne S, MacGregor A, Nelson-Piercy C: Risks of contraception and pregnancy in heart disease. Heart 92(10):152, 2006.

Thurman R, Zaffar N, Sayyer P, et al: Labour profile and outcomes in pregnant women with heart disease. Abstract No. 799. Am J Obstet Gynecol 216:S459, 2017.

Trigas V, Nagdyman N, Pildner von Steinburg S, et al: Pregnancy-related obstetric and cardiologic problems in women after atrial switch operation for transposition of the great arteries. Circ J 78(2):443, 2014.

Tuzcu V, Gul EE, Erdem A, et al: Cardiac interventions in pregnant patients without fluoroscopy. Pediatr Cardiol 36(6):1304, 2015.

Van Hagen IM, Roose-Hesselink JW, Ruys TP, et al: Pregnancy in women with a mechanical heart valve: data of the European Society of Cardiology Registry of Pregnancy and Cardiac Disease (ROPAC). Circulation 132(2):132, 2015.

Vashisht A, Katakam N, Kausar S, et al: Postnatal diagnosis of maternal congenital heart disease: missed opportunities. BMJ Case Rep, 2015. pii: bcr2015209938.

Vinatier D, Virelizier S, Depret-Mosser S, et al: Pregnancy after myocardial infarction. Eur J Obstet Gynecol Reprod Biol 56:89, 1994.

Vitarelli A, Capotosto L: Role of echocardiography in the assessment and management of adult congenital heart disease in pregnancy. Int J Cardiovasc Imaging 27:843, 2011.

Vos R, Ruttens D, Verleden SE, et al: Pregnancy after heart and lung transplantation. Best Pract Res Clin Obstet Gynecol 28(8):1146, 2014.

Wang H, Zhang W, Liu T: Experience of managing pregnant women with Eisenmenger's syndrome: maternal and fetal outcome in 13 cases. J Obstet Gynaecol Res 37:64, 2011.

Ware JS, Seidman JG, Arany Z: Shared genetic predisposition in peripartum and dilated cardiomyopathies. N Engl J Med 374(26):2601, 2016.

Warnes CA: Pregnancy and delivery in women with congenital heart disease. Circ J 79(7):1416, 2015.

Watkins H, Ashrafian H, Redwood C: Inherited cardiomyopathies. N Engl J Med 364:1643, 2011.

Weiss BM, Zemp L, Seifert B, et al: Outcome of pulmonary vascular disease in pregnancy: a systematic overview from 1978 through 1996. J Am Coll Cardiol 31:1650, 1998.

Wilson W, Taubert KA, Gewitz M, et al: Prevention of infective endocarditis. Guidelines from the American Heart Association. Circulation 116:1736, 2007.

World Health Organization: Medical eligibility for contraceptive use, 4th ed. 2009. Geneva, World Health Organization, 2010.

Wylie BJ, Epps KC, Gaddipati S, et al: Correlation of transthoracic echocardiography and right heart catheterization in pregnancy. J Perinat Med 35(6):497, 2007.

Xia VW, Messerlian AK, Mackley J, et al: Successful epidural anesthesia for cesarean section in a parturient with severe aortic stenosis and a recent history of pulmonary edema—a case report. J Clin Anesth 18:142, 2006.

Yang X, Wang H, Wang Z, et al: Alteration and significance of serum cardiac troponin I and cystatin C in preeclampsia. Clin Chim Acta 374:168, 2006.

Yu M, Yi K, Zhou L, et al: Pregnancy increases heart rates during paroxysmal supraventricular tachycardia. Can J Cardiol 31(6):820.e5, 2015.

Zanettini R, Antonini A, Gatto G, et al: Valvular heart disease and the use of dopamine agonists for Parkinson's disease. N Engl J Med 356:39, 2007.

Zeeman GG: Obstetric critical care: a blueprint for improved outcomes. Crit Care Med 34:S208, 2006.

Zwiers WJ, Blodgett TM, Vallejo MC, et al: Successful vaginal delivery for a parturient with complete aortic coarctation. J Clin Anesth 18:300, 2006.

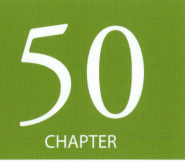

高血圧症
Chronic Hypertension

CHAPTER 50

- 概　要 1219
- 妊娠中の診断と評価 1221
- 妊娠への悪影響 1222
- 妊娠中の管理 1225

A small proportion of women suffering from chronic nephritis had eclampsia. For the most part, autopsy will reveal the presence of renal changes usually of acute nephritis, though occasionally it may be engrafted upon a chronic process.

―J. Whitridge Williams (1903)

「Williams Obstetrics」の第1版では，"妊娠中毒症"を含めて，血圧変化についてほとんど言及されていなかった．当時は，高血圧症は"高齢者"の疾患として扱われ，年齢の高い者だけが発症するものと考えられていた（Lindheimer, 2015）．確かに，腎臓の解剖学的な変化が，時に子癇と関連するということ以外に，1903年の「Williams Obstetrics」では，高血圧症について記載されていない．

現在では，高血圧症は妊娠中に最も頻度が高く，重症な合併症の一つであることが明らかとなった．CDCによるアメリカ全国健康・栄養調査（National Health and Nutrition Examination Survey：NHANES）（2011）によると，18～39歳の女性の高血圧の平均有病率は約7％であるため驚くべきことではない．

妊娠中の高血圧症の合併率は対象とする症例によって変わる．Nationwide Patient Sampleの5,600万人以上の妊婦を対象とした研究によると，1.8％の女性が高血圧症を合併していた（Bateman, 2012）．そして，Medicaid Analytic Extractから抽出した878,000以上の妊娠において，2.3％が高血圧症を合併していた（Bateman, 2015）．このように頻度の高い疾患にもかかわらず，適正な管理方法はあまり研究されていない．高血圧症は多くの場合，妊娠初期には改善することが知られている．妊娠後期にはさまざまな因子の影響を受ける．重要なことは，母児の周産期予後を悪化させる加重型妊娠高血圧腎症は予測不可能ということである．特に加重型妊娠高血圧腎症は，母体や新生児の罹病率と死亡率を増加させる．

概　要

高血圧症を定義するために，まず正常な血圧範囲を決めることが必要である．これは容易ではない．なぜならば多くの多因子遺伝形質のように，正常血圧は集団によって変わるからである．そして正常血圧の範囲内であっても，個人差がある．さらに多数のエピジェネティック因子によっても影響を受ける．たとえば，血圧は人種や性別間で異なるだけでなく，特に収縮期血圧は年齢や体重が増えるにつれて高くなる．実際に，正常な成人の血圧範囲は広く，高血圧症も同様である．そしてさらに，安静時血圧はふだんの活動を反映しない．

このような違いを認識したうえで，高血圧症を助長するリスクを考慮することは重要である．高血圧症は死亡の原因となり，世界の死因の15％を占める．およそ6,500万人のアメリカ人が高血圧症に罹患しており，その数は肥満の増加とともに

に増大している（Kotchen, 2015）．高血圧症は，心血管障害，冠動脈性心疾患，うっ血心不全，脳血管障害，腎障害，末梢動脈障害のリスクを上昇させる（Forouzanfar, 2017）．

■ 定義と分類

以上の理由から，高血圧症は安静時血圧の値で定義される．安静時血圧は短期または長期の有害事象と関連する．この観点から，140/90 mmHg が正常血圧の上限とされる．しかし，アメリカでは長年の間，生命保険会社がまとめた白人男性のデータを基準値として用いていた．こうした"基準値"は，人種や性別，他の重要な関連する因子が考慮されていなかった．たとえば，人種の重要性は Kotchen（2015）によって示されており，高血圧を 140/90 mmHg 以上と定義した場合の発病率は，黒人では 34 %，白人では 29 %，メキシコ系アメリカ人では 21 % であった．

長年の間，高血圧症の診断と分類，管理方法に関するガイドラインは Joint National Committee から発表されていた．2008 年に国立心肺血液研究所（NHLBI）の指示により，Joint National Committee 8（JNC 8）はガイドラインの作成を中止し，代わりにエビデンスに基づいたレビューを作成することとなった（James, 2014）．高血圧症を合併している若年女性の管理方法を表 50-1 に示した．

■ 非妊娠成人に対する治療法と有効性

他に合併症のない成人に対する高血圧治療の有効性は証明されている．非常に多くの研究でさまざまな組み合わせの高血圧治療法が研究されている．重要なことはこれらの研究は人種ごとの効果とともに，単剤と多剤を比較していることである．心血管疾患の発症率が改善することが最も多く示されたが，脳血管障害，腎不全の発症率と死亡率も改善することが明らかになった．このような明確な効果があるため，JNC 8 は表 50-1 に示した治療法を推奨している．

軽度の血圧上昇に対しても，血圧を下げるための介入は有益である（SPRINT Research Group, 2015）．さらに，生殖年齢の非妊娠女性の拡張期血圧が 90 mmHg 以上の場合，降圧薬の使用が認められる．しかし，妊娠計画中に治療を受けている女性や治療中に妊娠した女性，妊娠中に初めて高血圧症を合併していると判明した女性に対する最善の管理方法は，これらの観察研究で明らかにされていない（August, 2015）．これらの女性に対する高血圧治療の有効性と安全性は，後に記すように明確ではない．

■ 妊娠前のカウンセリング

高血圧症罹患女性は，妊娠前にカウンセリングを受けることが理想的である．高血圧の持続期間，血圧管理の程度，現在行われている治療法を確認する．血圧コントロールに多剤の内服を要する女性やコントロール不良の女性は，周産期予後

表 50-1　Eighth Joint National Committee (JNC 8)-2014 高血圧症ガイドラインと勧告

無作為化比較試験によるエビデンスに基づいた勧告
高血圧と高血圧予備群の定義は言及されていない
ライフスタイルを改善することが Lifestyle Work Group (Eckel, 2013) から提唱された
4 種類の降圧薬が推奨されている：アンジオテンシン変換酵素阻害薬（ACE-I），アンジオテンシン受容体拮抗薬（ARB），カルシウムチャネル阻害薬，利尿薬
- 60 歳以下の成人：拡張期血圧 ≤ 90 mmHg と収縮期血圧 ≤ 140 mmHg を目標に薬剤治療を開始する
- 糖尿病患者：< 140/90 mmHg に血圧を下げる
- 慢性腎不全患者：< 140/90 mmHg に血圧を下げる．予後を改善するために ACE-I または ARB を追加する
- 黒人でない人：初回に投与する薬剤にサイアザイド系利尿薬かカルシウムチャネル阻害薬，ACE-I，ARB を含めるべきである
- 黒人：初回に投与する薬剤にサイアザイド系利尿薬かカルシウムチャネル阻害薬を含めるべきである
- 1 ヵ月ごとに評価をし，内服開始 1 ヵ月後に目標血圧に達しない場合は，最初の薬剤を増量するか第 2 薬剤を追加するべきである．それでも反応がない場合，薬剤を増量するか，第 3 薬剤を追加する．それでも反応がない場合，高血圧専門医に相談する

(Summarized from James, 2014)

表50-2　高血圧患者が日常生活で注意すること

体重を減少させること
野菜，果物，全粒穀物を摂取する；低脂肪食品，鳥肉，魚，豆，非熱帯食物由来油，ナッツを摂取する；甘い物と赤身の肉は控える―例，DASH食，USDA Food Patern，AHA食
塩分摂取を控える― 2,400 mg/日以上は摂取しない．1,500 mg/日が望ましい
1週間に3～4回有酸素運動をする．1回の運動は少なくとも40分継続する．中等度～高度の激しさの運動を取り入れる
中等度のアルコールの摂取

AHA：アメリカ心臓協会，DASH：Dietary Approaches to Stop Hypertension，USDA：アメリカ農務省．

(*Summarized from Eckel, 2013; Kotchen, 2015*)

が増悪する可能性が高い．自宅血圧測定器が正確であるかを確認するべきである．全身の健康状態と日々の運動量，嗜好品についても評価する（表50-2）．

5年以上高血圧を合併している女性や糖尿病を合併する高血圧の女性では，心血管や腎機能を評価するべきである（August, 2015；Gainer, 2005）．臓器不全のある女性や，脳血管障害，心筋梗塞，不整脈，心室不全の既往がある女性は妊娠中に再発したり，悪化したりする可能性が著しく上がる．腎機能は血清クレアチニン値で評価する．また，もし尿タンパク/クレアチニン比が著しく高ければ（＞0.3），24時間蓄尿で尿タンパクを評価する（Hladunewich, 2011；Kuper, 2016；Morgan, 2016a）．NHLBIの The Work Group Report on High Blood Pressure in Pregnancy（2000）は，血清クレアチニン値が1.4 mg/dL以上の場合に胎児死亡と腎障害のリスクが上がると結論づけた（第53章参照）．

重症でコントロール不良の高血圧合併女性は妊娠禁忌と考えられているが，それに関してはコンセンサスが得られていない．確かに，治療を開始しても拡張期血圧が110 mmHg以上の女性や複数の降圧薬を要する女性，血清クレアチニン値が2 mg/dL以上の女性，脳血管障害や心筋梗塞，心不全の既往のある女性に対しては，女性自身や妊娠予後が著しくリスクが高いことを伝えなければならない．

妊娠中の診断と評価

妊娠中にのみ悪化する高血圧症については第40章に記載した．妊娠前から高血圧と診断されている女性や，妊娠20週以前に診断された高血圧は，高血圧症と診断される．また，**高血圧予備群**も高血圧症と同じような病態を引き起こすことも明らかになっている（Rosner, 2017）．明らかな高血圧症がない女性のなかには，妊娠高血圧腎症の合併はさまざまだが，繰り返し妊娠高血圧を発症する人がいる．このような人は，潜在的な高血圧症のリスクがある．特に妊娠高血圧腎症，なかでも早発型の妊娠高血圧腎症は重要な因子である．さまざまな点で，妊娠高血圧症候群は妊娠糖尿病と類似しており，**高血圧症と糖尿病を合併している患者**では，遺伝要因と環境要因が大きく関与している．

頻度は高くないが，常に高血圧の二次的な原因が見つかる可能性がある．このため，慢性腎疾患，膠原病，原発性アルドステロン症，Cushing症候群，褐色細胞腫や他の多くの原因を考慮するべきである．つまり，もともと高血圧がある多くの妊婦は，このような疾患を合併している可能性は低い．

■ 危険因子

いくつかの因子は，妊婦が高血圧症を合併するリスクを増加させる．最も関与するといわれているのが，人種と肥満，糖尿病である．前述したように高血圧症は人種差があり，黒人に最も多く，メキシコ系アメリカ人には少ない（Kotchen, 2015）．これに関連して，数百の血圧に関与する表現型や遺伝子領域が，明らかになってきている．このなかには妊娠高血圧腎症や高血圧症の候補遺伝子が含まれている（Cowley, 2006；Ward, 2015）．

メタボリック症候群は，高血圧，高血糖，皮下脂肪の過剰，脂質異常症などを含んだ概念である．この一群は，加重型妊娠高血圧腎症や産後の

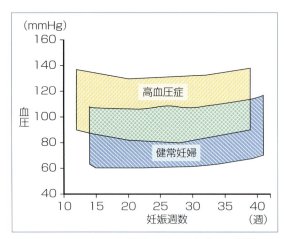

図50-1 107人の未治療高血圧症女性（黄）と4,589人の健常初産婦（青）の妊娠中の平均収縮期血圧と拡張期血圧の比較
(Data from August, 2015; Levine, 1997; Sibai, 1990a)

表50-3 母体と新生児の高血圧症の予後

母体	新生児
加重型妊娠高血圧腎症	胎児死亡
HELLP症候群	発育不全
常位胎盤早期剥離	早産
脳梗塞	新生児死亡
急性腎不全	新生児罹患率
心不全	
高血圧性心筋症	
心筋梗塞	
母体死亡	

HELLP : hemolysis, elevated liver enzyme levels, low platelet count.

高血圧のリスクを上昇させる（Jeyabalan, 2015；Spaan, 2012）。これは驚くべきことではない。なぜならば肥満は高血圧の発症率を10倍上昇させる（第48章参照）。さらに，肥満女性では加重型妊娠高血圧腎症に進展しやすい。糖尿病は高血圧症女性に多く，肥満と妊娠高血圧腎症の発症にも強く関連している（Leon, 2016）。前述したNationwide Patient Sampleによると，高血圧症と最も関連のある因子は妊娠糖尿病の既往（6.6%），甲状腺異常（4.1%），膠原病（0.6%）であった（Bateman, 2012）。同様の因子をCruzら（2011）が報告している。

■ 妊娠の高血圧症への影響

多くの高血圧症女性で妊娠初期に血圧は低下する。そして第3三半期に再度上昇する（図50-1）。Tihtonenら（2007）の研究によると，高血圧症の女性は血管抵抗が持続的に上がり，おそらく血管内容量の増加が抑えられる。これらの女性に望ましくない合併症を生じるかは，加重型妊娠高血圧腎症を発症するかどうかに大きくかかわっている。このことはHibbardら（2005, 2015）の，動脈の機械的特性が加重型妊娠高血圧腎症で最も顕著であるという観察研究と関係している。

妊娠への悪影響

表50-3に示したように，高血圧症は母体と児の重症な周産期予後に関連している。まとめると，妊娠前の高血圧の重症度と有病期間，加重型妊娠高血圧腎症，特に妊娠初期に進展したものと周産期予後が直接関係している。軽症の高血圧症の女性においても，妊娠中の血圧と周産期予後は関連している。しかしながら後述するように，妊娠中に"厳格"に血圧管理を行うか"やや厳格"に血圧管理を行うか，どちらがよいかは明らかでない（Magee, 2015）。

■ 母体の罹患率と死亡率

妊娠前に良好に血圧管理されている女性の多くは予後良好である。しかし，これらの女性においても，周産期合併症のリスクは上がる。血圧が高いほど合併症を伴いやすく，特に終末器官損傷が起こる（Czeizel, 2011；Odibo, 2013）。約3万人の高血圧症女性を対象とした周産期予後に関する研究において，Gilbertら（2007）は母体脳血管障害，肺水腫，腎不全の罹患率が著しく上昇すると述べている。この結果はBatemanら（2012）によるNationwide Patient Sampleを用いた報告と一致する。高血圧のある者では，脳卒中が2.7（対1,000人），急性腎不全が5.9（対1,000人），肺水腫が1.5（対1,000人），人工呼吸器の使用が3.8（対1,000人），自宅での母体死亡が0.4（対1,000人）である。高血圧と妊娠中の脳血管障害の関連は第60章で，高血圧性または特発性の産褥心筋症の関連は第49章で述べられている。

妊娠により増悪する高血圧はおそらく妊娠高血圧か加重型妊娠高血圧腎症である。どちらの疾患でも，血圧は異常高値となる。Clarkら（2012）

が強調しているように，収縮期血圧 160 mmHg 以上または拡張期血圧 110 mmHg 以上で急速に腎不全，心肺機能不全，脳出血になりうる．重症加重型妊娠高血圧腎症または子癇では妊娠を終結しなければ母体の予後は不良である．常位胎盤早期剝離は頻度が高く，重篤な合併症である（第41章参照）．前述した高血圧性心不全に加え，大動脈解離については Weissman-Brenner ら（2004）によって報告されており，第49章に記載した．

高血圧症は母体死亡率を5倍増加させる（Gilbert, 2007）．このことは 2006～2010 年のアメリカの周産期死亡 3,358 人を対象とした Creanga ら（2015）の報告で強調されている．高血圧症や妊娠高血圧腎症を含む高血圧関連疾患は，周産期死亡の 9.4 % を占めている．他の明らかな死因としては，心血管疾患（14.6 %），脳血管疾患（6.2 %），心筋症（11.8 %）がある．Moodley（2007）の，南アフリカの母体死亡 3,406 人を対象とした報告も同様の結果であった．

■ 加重型妊娠高血圧腎症

高血圧症女性における加重型妊娠高血圧腎症の正確な定義がないため，報告されている発症率は 13～40 % とさまざまである〔アメリカ産婦人科学会（ACOG）2013；Bramham, 2016；Kim, 2016b；Moussa, 2017〕．August ら（2015）は似通った遺伝学的，生物学的，または代謝異常などの背景因子が存在するだろうと述べている．加重型妊娠高血圧腎症のリスクは平均血圧の重症度と関連する（Ankumah, 2014；Morgan, 2016b）．Maternal-Fetal Medicine Units（MFMU）ネットワークトライアルにおいて，Caritis ら（1998）が高血圧症のうち 25 % が加重型妊娠高血圧腎症を発症したと述べている．California database study では 29 % だった（Yanit, 2012）．そして，妊娠中に持続的に降圧薬が必要なほど血圧が上昇した女性では，加重型妊娠高血圧腎症となるリスクが極めて高い（Morgan, 2016a）．またこのリスクは，尿タンパクがあるとより高くなる．最後に図 50-2 で示すように，最終的に重症な加重型妊娠高血圧腎症になる女性は，そうでない女性に比べて，妊娠初期の血圧が高く，より早い週数で血圧の最下点を迎える．

これまで，臨床における加重型妊娠高血圧腎症

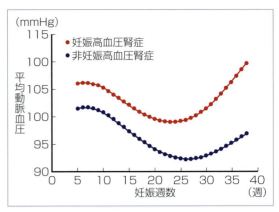

図 50-2　加重型妊娠高血圧腎症を発症している高血圧症女性と発症していない高血圧症女性の，治療中の血圧の傾向

妊娠初期の平均血圧（$p < 0.001$）と妊娠中の平均血圧（$p < 0.001$）は，両群で明らかに異なっている．平均血圧の最下点は，加重型妊娠高血圧腎症女性で 23.2 週（95 % 信頼区間 22.5～24.1），加重型妊娠高血圧腎症ではない女性で 26.4 週（95 % 信頼区間 22.5～27.6）と差が明らかである（3.1 週，95 % 信頼区間 2.3～4.3）．
(Data from Morgan, 2016a)

の予後や予知試験は期待外れの結果であった（Conde-Agudelo, 2015）．Di Lorenzo ら（2012）は Down 症候群の血清マーカーを用いて，妊娠高血圧腎症の発症との関連を解析し，感度は 60 % で，偽陽性率は 20 % であった．高血圧症，妊娠高血圧，妊娠高血圧腎症の鑑別診断に抗血管新生因子を使用した研究でも同様の結果だった（Costa, 2016；Sibai, 2008）．Anton ら（2013）によって，micro RNA 測定は，妊娠に関連する高血圧の予測因子として有効である可能性が示された．

◆ 予防

高血圧症女性において，妊娠高血圧腎症の発症を予防するさまざまな治療が研究されているが，概して満足な結果は得られておらず，結果はわずかに効果ありか効果なしだった．低用量アスピリンは最も多くの研究が行われている（Mol, 2016；Staff, 2015）．前述した Caritis ら（1998）の MFMU ネットワークスタディによると，加重型妊娠高血圧腎症と胎児発育不全，または双方の発症頻度は低用量アスピリン群とプラセボ群で有意差はなかった．Moore ら（2015）によると，高血圧症女性において早い段階での低用量アスピリンの投与（妊娠 17 週未満）は，加重型妊娠高血圧腎症の頻度を 41 % 減少させた（18 % 対

31%）．Duley（2007）とMeadsら（2008）は，システマティックレビューで一部のハイリスク女性において，低用量アスピリンは有効であると報告している．Askieら（2007）によるメタアナリシスでも中等度の効果が示されている．二次解析において，Poonら（2017）は，早期妊娠高血圧腎症の発症に対して低用量アスピリンの有効性は明らかでないと述べた．

US Preventive Services Task Forceでは，妊娠高血圧腎症のリスクが高い高血圧症女性に対して低用量アスピリンの使用を推奨している（Henderson, 2014）．妊娠12〜28週の期間に81 mgから開始し出産まで使用することが，ACOG（2016b）で推奨されている．高血圧症に加えて，妊娠高血圧腎症の既往のある女性や多胎妊娠，糖尿病，腎臓病，自己免疫疾患など，妊娠高血圧腎症を起こすリスクの高い女性にも低用量アスピリンによる予防が推奨されている．

妊娠高血圧腎症の予防のための抗酸化薬も研究されている．Spinnatoら（2007）は311人の高血圧女性をビタミンCとE投与群とプラセボ群に無作為に割り付けた．両群において，妊娠高血圧腎症の発症率に差はなかった（17%対20%）．

■ 常位胎盤早期剝離

高血圧合併妊娠では早期の胎盤剝離のリスクが2〜3倍に上昇する．全体の発症率は200〜300妊娠に1人であり，高血圧合併妊娠では60〜120妊娠に1人と発症率が増加する（Ankumah, 2014；Cruz, 2011；Magee, 2015）．喫煙者ではさらに常位胎盤早期剝離の発症率が増加する．常位胎盤早期剝離は，妊娠高血圧や加重型妊娠高血圧腎症の増悪している女性で発症することが多い．Vigil-De Graciaら（2004）によると，重症高血圧では最もリスクが高く，8.4％である．Norwegian Birth Registryによると，高血圧合併妊娠例へ葉酸とマルチビタミンを投与することで常位胎盤早期剝離の発症率がわずかに減少する（Nilsen, 2008）．

■ 周産期合併症の罹患率と死亡率

高血圧合併女性で，ほぼすべての有害な周産期合併症の発生率が上昇する．高血圧症女性において，妊娠高血圧腎症合併例では，非合併例と比較して周産期合併症の頻度が増加することは想像に難くない．図50-3に示すように，血圧が上昇するほど，有害事象が増加する．また，母体の治療の有無にかかわらず高血圧合併妊娠の場合，胎児奇形を生じることが多い．Batemanら（2015）によるMedicaid Analytic Extractでは，心奇形などの重篤な先天異常のリスクが上がると報告されている．さらに，重症高血圧症は胎児の食道閉鎖や食道狭窄と関連する（Bánhidy, 2011；Van Gelder, 2015）．

多くの報告で胎児死亡の頻度が高い（第35章参照）．Nationwide Patient Sample studyでは，胎児死亡の頻度は15.1（対1,000）である（Bateman, 2012）．これはNorwegian study（Ahmad, 2012）の18（対1,000）という結果と，Network study（Ankumah, 2014）の24（対1,000）という結果と，後に述べる結果と類似している．また，低出生体重児であることが多い．図50-3に示すように，早産，胎児発育不全，または双方により，低出生体重児の頻度が高くなる．California database studyでは，4人に1人の胎児が早産だった（Yanit, 2012）．

これらの報告と他の報告より，胎児発育不全のリスクが増加することが明らかにされ，その発症頻度は平均20％である．Zetterströmら（2006）の研究によると，2,754人の高血圧症のスウェーデン人女性は正常血圧の女性と比較して，胎児発育不全のリスクが2.4倍増加する．Broekhuijsenら（2012）の報告によると，高血圧症の1,609人

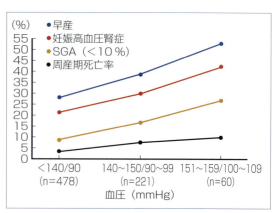

図50-3　軽症高血圧合併妊娠における血圧の程度による周産期の有害事象の頻度
SGA : small for gestational age.（Data from Ankumah, 2014）

のオランダ人初産婦は，正常血圧の妊婦と比較して 1.3 倍増加した．加重型妊娠高血圧腎症に進展した高血圧症妊婦では，胎児発育不全の頻度がより高い．Chappell ら（2008）の報告によると，加重型妊娠高血圧腎症では胎児発育不全の頻度が約 50％であるのに対し，妊娠高血圧腎症を伴わない高血圧合併妊娠では 21％だった．そして，治療を要する高血圧症の妊婦では，出生時体重が 3 パーセンタイル以下の胎児発育不全の確率が 11％である（Morgan, 2016a）．以上の理由により，これらの女性から出生した児は，高い確率で NICU 入院となる．

前述した高血圧症のすべての周産期有害事象は周産期死亡率に関係しており，正常血圧女性と比較して高血圧合併女性は周産期死亡率が 3〜4 倍高い（ACOG, 2013）．図 50-3 に示した Ankumah（2014）の Network study では，軽度の高血圧合併妊娠の周産期死亡率は 31（対 1,000 出生），中等度では 72（対 1,000 出生），重症高血圧症では 100（対 1,000 出生）となる．また，パークランド病院における Morgan（2016a）の研究では，治療を受けた高血圧症女性の周産期死亡率は 32（対 1,000 出生）となっている．加重型妊娠高血圧腎症を発症した女性では最も周産期死亡率が上昇し，4％から 8％と 2 倍となる．高血圧症に糖尿病を合併した場合は，早産と胎児発育不全，周産期死亡はさらに増加する（Gonzalez-Gonzalez, 2008；Yanit, 2012）．

妊娠中の管理

妊娠中の高血圧症は正確に診断するべきである．ACOG（2013）では，白衣高血圧を除外するために，降圧薬を開始する前に携帯型血圧計の使用を推奨している．高血圧症の管理目標は母体と児の周産期有害事象を減少させることである．治療は中等度または重度の高血圧を防ぐことと，妊娠による高血圧の悪化を遅らせたり，改善したりすることに焦点をおいている．これらの目標はある程度，薬物治療によって達成できる．血圧の自己測定が推奨されており，正確に測定するためには，自動血圧測定器を適正に調整するべきである（Brown, 2004；Staessen, 2004）．個人の健康指導には栄養指導やタバコ，飲酒，コカインやその他の薬の使用を減らすことなどが含まれる（表 50-2）．低ナトリウム食は推奨されていない（ACOG, 2013）．

特に長期的に高血圧症を発症している女性や治療がなされていない女性では，妊娠中に有害事象の起こるリスクが増大する．たとえば，高血圧症妊婦の 4 人に 1 人に求心性心室肥大を認めるという報告もある（Ambia, 2017；Kim, 2016a）．よって，たとえまだ症状がなくても，妊娠中に心血管系と腎臓系の精査を行う（Morgan, 2016a, b）．

■ 降圧薬

ACOG（2013, 2016a）で結論づけられたように，すべての種類の薬が妊娠中の治療に使用されるが，まだ安全性と効果に関しては限られた情報しかない（Czeizel, 2011；Podymow, 2011）．治療を要する女性で周産期有害事象が増加することを示唆した報告が多数存在するが，原因なのか結果なのかは不明である（Orbach, 2013）．「2016 Physicians' Desk Reference」を含むいくつかの出典を基に，以下に示す降圧薬に関する概要をまとめた．これらの薬の多くは第 12 章にも記載しており，また，Umans ら（2015）がレビューした．

◆ アドレナリン受容体阻害薬

末梢神経系の β アドレナリン受容体を阻害し，交感神経系を抑制し，心拍出量を減少させる．例として，プロプラノロール，メトプロロール，アテノロールがある．ラベタロールはよく使用される α/β アドレナリン阻害薬で，安全と考えられている．いくつかのアドレナリン阻害薬は中枢神経系に作用し，交感神経系を抑制し，血管抵抗を抑える．例としてクロニジンや α メチルドパがあげられる．妊娠中に高血圧の治療に最も使用されているのが，メチルドパまたはラベタロールのような α/β 受容体阻害薬である．

◆ カルシウムチャネル阻害薬

カルシウムチャネル阻害薬は，細胞内へのカルシウム流入阻害と電位依存性カルシウムチャネル結合パターンによって，三つのサブグループに分けられる．ジヒドロピリジン系のニフェジピンとフェニルアルキルアミン系のベラパミルがよく使用される．これらの薬は筋収縮を抑制するため，心室機能不全とうっ血性心不全が増悪する可能性がある．理論上，子癇の神経障害の予防のために

投与される硫酸マグネシウムの効果を増強させる．これらの薬剤の妊娠中の投与に関する論文は少ないが，カルシウムチャネル阻害薬は高血圧症に対する安全な治療薬と考えられる（Briggs, 2015；Umans, 2015）．

◆ 利尿薬

サイアザイド系利尿薬はスルホンアミドで，高血圧症治療に成功した最初の薬剤である（Beyer, 1982）．これらの薬剤とフロセミドのようなループ利尿薬は非妊娠女性の高血圧治療によく使われている．短期的には，これらの利尿薬はナトリウムと水を排出し，血管内容量を減少させる．しかし時間とともに**ナトリウム補正**により，容量減少は補正される．末梢血管抵抗を低下させることで，長期的な罹患率を減少させるという見解もある（Umans, 2015）．

サイアザイド系の薬は軽度の糖尿病誘発性作用があり，妊娠女性では容量負荷を軽減すると考えられている．Sibaiら（1984）によると，利尿薬を継続した高血圧妊婦の循環血漿量が20％増加したのに対し，治療を中断した妊婦では50％増加した．これらの周産期予後には差がなかったが，このような結果から特に妊娠20週以降は第1選択薬として利尿薬の使用を控える傾向になっている（Working Group Report, 2000）．Churchillら（2007）のコクランレビューで，妊娠高血圧腎症の予防のために1,836人の正常血圧の女性をサイアザイド系利尿薬群とプラセボ群に無作為に割り付けた結果，周産期予後に有意差はなかった．結果として，サイアザイド系利尿薬は妊娠中でも安全な薬と考えられている（Briggs, 2015）．しかし，妊娠高血圧腎症への治療効果は否定的である（Umans, 2015）．

◆ 血管拡張薬

ヒドララジンは動脈の平滑筋を弛緩させる．長年の間，分娩前後の重症高血圧に対する安全な非経口薬として使用されてきた（第40章参照）．高血圧症に対するヒドララジンの単独経口投与は一般的に行われない．なぜならば降圧作用が弱く，頻脈になるからである．特に慢性腎不全合併女性に対して，他の降圧薬と併用して補助的に長期投与される．Suら（2013）の研究によると，高血圧症の治療に血管拡張薬を用いた場合，低出生体重児と発育不全児のリスクが2倍に増加する．

◆ アンジオテンシン変換酵素（ACE）阻害薬

これらの薬は，アンジオテンシンⅠから血管収縮作用をもつアンジオテンシンⅡに変換するのを阻害する．この薬剤は第2，第3三半期間に投与された場合，重篤な胎児奇形の原因となる可能性がある．具体的には，羊水過少と頭蓋骨形成不全，腎不全である（第12章参照）．いくつかの研究でも催奇形性の可能性が示唆されており，いかなる時期においても妊娠中の投与は推奨されない（Briggs, 2015；Podymow, 2011）．

アンジオテンシン受容体拮抗薬は類似した作用をする．アンジオテンシンⅡの産生を阻害するのではなく，アンジオテンシンⅡ受容体への結合を阻害する．胎児に対してACE阻害薬と同様の催奇形性が示唆されているため，妊娠中は禁忌である．

妊娠中の高血圧治療

◆ 重症高血圧症

多くの報告から，高血圧合併妊娠の周産期予後は，妊娠前の血圧の重症度から予測できることが示唆される．原因か結果かわからないが，多くの重症高血圧女性は腎障害も合併していることと関連する（Cunningham, 1990；Morgan, 2016a）．降圧薬を要するほど重症な高血圧女性は，加重型妊娠高血圧腎症の発症リスクが極めて高い．

Sibaiら（1986）は，妊娠6〜11週の時点で血圧が170/110 mmHg以上の44人の妊婦の周産期予後を報告している．すべての妊婦に対してαメチルドパとヒドララジンを経口投与し，血圧を160/110 mmHg以下に維持した．44人の妊婦のうち，加重型妊娠高血圧腎症を発症したのは半数であり，すべての周産期合併症がこの半数の妊婦に起こった．さらに，加重型妊娠高血圧腎症を発症した妊婦はすべて早産となり，80％近くが発育不全であり，周産期死亡率は48％であった．反対に，重症の高血圧症で，加重型妊娠高血圧腎症に至らなかった妊婦は良好な経過をたどった．周産期死亡はなく，胎児発育不全は5％のみだった．Websterら（2017）はラベタロールとニフェジピンが高血圧症の妊婦に同等に効果があることを示した．

Morganら（2016a）は，高血圧治療を妊娠20週以前に開始する必要性のあった447人の妊婦を

対象とした報告をした．結果，半数以上の妊婦が重症加重型妊娠高血圧腎症を発症した．尿タンパクが300 mg/日未満の高血圧症妊婦では，53％が妊娠高血圧腎症を発症した．しかし，尿タンパクが300 mg/日以上の高血圧症妊婦では，79％が重症妊娠高血圧腎症を発症した．

◆軽度または中程度高血圧症

軽度～中程度高血圧の場合，妊娠中に高血圧治療を継続するべきかが議論されている．血圧を下げることは，母体の長期予後に有益であるが，少なくとも理論上は子宮胎盤血流を減少させる．過去の観察研究によると，一般的に，加重型妊娠高血圧腎症を発症しない限りは，軽度～中等度の高血圧女性の周産期予後は，無治療でも良好である（Chesley, 1978；Umans, 2015）．

妊娠中に血圧を下げることで，周産期予後が改善するという新しいデータが集まっている．以前の研究は，比較的規模が小さく，対象と結果の基準がさまざまであった．4,723症例，49の報告をまとめたコクランレビューにおいて，Abalosら（2014）は，治療により重症高血圧への増悪を抑えられると結論づけた．無治療の高血圧症の妊婦と比較して，加重型妊娠高血圧腎症，子癇，胎盤早期剥離，早産，胎児発育不全，新生児/母体死亡の頻度は変わらなかった．このコクランレビューではβ阻害薬（アテノロール）により胎児発育不全が増加することが示唆された．しかしこれはまだ解決していない．なぜならば，母体血圧が低下することで二次的に胎盤血流が減少したのか，高血圧が増悪したこと自体が胎児の発育異常とかかわっているのか明らかでないからである．また，薬が直接胎児に作用するという説もある（Umans, 2015）．しかしながら，二つの大規模無作為化比較試験では，胎児発育不全の発症頻度は，無作為に割り付けした治療群と無治療群で有意差はなかった（Gruppo di Studio Ipertensione in Gravidanza, 1998；Sibai, 1990a）．

Morganら（2016a）の研究はAbalosのコクランレビューを支持している．特に，彼らは，慢性高血圧症の治療の有無にかかわらず，加重型妊娠高血圧腎症，胎児発育不全，早産，周産期死亡の頻度は高いと報告している．そしてさらに，表50-4 で示したように，妊娠20週以前の尿タンパクが300 mg/日を上回る症例では，周産期予後がより悪い．

◆厳格な血圧管理

過去10年の間，血圧の**厳格な管理**は母体と児の予後を改善するとして支持されてきた．このような管理は妊娠糖尿病の血糖コントロールと類似している．Ankumah（2014）による観察研究では，より早期からの「厳格」な血圧管理は信頼性があると述べている．この研究では759人の高血圧症女性を対象とし，妊娠20週以前に収縮期血圧が140 mmHg未満にコントロールした群は，血圧が高かった群と比較して周産期予後が良好であった．残念ながら，この研究は，「やや厳格」に血圧管理した群と「厳格」に血圧管理した群の比較はされていない．特にMageeら（2015）は，987人の高血圧症，妊娠高血圧症女性に対して，「厳格」に血圧管理した群と「やや厳格」に血圧管理した群について，無作為化比較試験を行った．「厳格」に血圧管理をした群で重症高血圧症の発症率が低かったこと以外は，周産期予後に両群に大きな差は認めなかった（表50-5）．「厳格」な血圧管理はより経済的負担も多い（Ahmed, 2016）．この答えを明らかにする，Project CHAP（ClinicalTrials.gov, 2016）という無作為化比較試験が実施されており，結果が待たれる．

◆妊娠中の推奨治療法

軽度～中等度の高血圧症妊婦に対する降圧療法が有益だという確実なデータが出るまでは，ACOG（2013）と，アメリカ周産期学会（SMFM）（2015）のガイドラインに従うのが妥当である．**重症の高血圧妊婦**は，母体の神経，心臓，腎臓保護のために治療を行うべきである．脳血管疾患，心筋梗塞，心不全，腎不全の既往がある女性も治療が必要である．末梢臓器不全があれば，臓器障害を最小限にとどめるために，拡張期血圧を90 mmHg以下に保つ．

ACOGでは，軽度から中等度の高血圧症妊婦に対しては，収縮期血圧が160 mmHg未満，拡張期血圧が105 mmHg未満の場合は治療を差し控えることを推奨している．他に合併症がなく，収縮期血圧が150 mmHgまたは拡張期血圧が95～100 mmHgを持続的に超える場合は，降圧治療が望まれるという報告もある（August, 2015；Working Group Report, 2000）．パークランド病院では，血圧が150/100 mmHgを超えた

表 50-4 妊娠中に加療された高血圧症女性のうちベースラインタンパク尿の有無による周産期予後

結 果	ベースラインタンパク尿[a]	タンパク尿なし	P値
加重型妊娠高血圧腎症	79%	49%	<0.001
常位胎盤早期剝離	0	1%	0.45
出産時妊娠週数(平均)[b]	35.1±4.3週	37.2±3.3週	<0.001
≦30週	18%	6%	0.001
≦34週	34%	17%	0.005
≦37週	48%	26%	0.002
出生時体重(平均)[b]	2,379±1,028 g	2,814±807 g	<0.001
≦3パーセンタイル	20%	9%	0.01
≦10パーセンタイル	41%	22%	<0.001
周産期死亡率	36/1,000	31/1,000	0.47

[a] 妊娠20週以前に尿タンパク量が300 mg/日以上のもの.
[b] 平均±標準偏差.

(Data from Morgan, 2016b)

妊娠の初期または妊娠以前に降圧療法を行った妊婦が,治療を続けるのかどうかは議論の余地がある(Rezk, 2016).ACOG(2013)とSMFM(2015)によると,軽度～中等度の高血圧症であれば妊娠初期の期間は治療を中止し,血圧が重症域に達したら再開することが適切であるとされている.パークランド病院では,前医で降圧療法を開始している場合は治療を継続している.例外として,ACE阻害薬やアンジオテンシン受容体拮抗薬は中止する.

通常の治療を行っても,治療抵抗性の女性もいる(Samuel, 2011;Sibai, 1990a).加重型妊娠高血圧腎症を併発する場合としない場合があるが,これらの女性では妊娠によって高血圧が悪化する傾向があるか注意する.その他の可能性として不正確な血圧測定,不適切な治療,NSAIDsのような拮抗作用のある成分の摂取などがある(Moser, 2006;Sowers, 2005).

場合に治療を開始する.私たちのよく行う治療法は,ラベタロールなどのβ遮断薬やアムロジピンなどのカルシウムチャネル阻害薬の単剤療法である.妊娠の前半では,サイアザイド系利尿薬もよい.この治療は,特に黒人のように塩分の変化に敏感な高血圧症妊婦に効果的である.

表 50-5 高血圧症女性に対する「やや厳格」な管理と「厳格」な管理による母体・胎児の予後

結 果	「やや厳格」な管理(n=493)	「厳格」な管理(n=488)
母体		
常位胎盤早期剝離	2.2%	2.3%
重症高血圧[a]	41%	28%
妊娠高血圧腎症	49%	46%
HELLP症候群	1.8%	0.4%
胎児		
死亡	28/1,000	23/1,000
<10パーセンタイル	16%	20%
<3パーセンタイル	4.7%	5.3%
呼吸障害	17%	14%

[a] $p<0.001$,他のすべての比較 $p<0.05$.
HELLP:hemolysis, elevated liver enzyme levels, low platelet count.

(Data from Magee, 2015)

■ 妊娠によって悪化する高血圧と加重型妊娠高血圧腎症

前述したように,高血圧症合併妊娠の加重型妊娠高血圧腎症の発症率は,対象と高血圧の重症度によって変わる(Ankumah, 2014).高血圧症女性のうち,40～50%が妊娠37週以前に加重型妊娠高血圧腎症を発症するということは重要である

(Chappell, 2008；Harper, 2016). この数字は高血圧症に対して治療を必要とした妊婦でより高くなる（Morgan, 2016a)．

特に慢性タンパク尿のある腎疾患を合併した高血圧症例では診断が難しいであろう (Cunningham, 1990；Morgan, 2016b). 第40章に記載されているように，加重型妊娠高血圧腎症の診断の補助となる症状は，高血圧の悪化や新しく出現したタンパク尿，頭痛や視野異常などの神経学的症状，全身浮腫，尿糖，痙攣，肺水腫などである．もともとタンパク尿がある場合に，尿タンパクの増悪を基に診断する場合は注意が必要である．診断の補助となる検査所見は血清クレアチニン値の上昇や血小板減少，肝機能異常などのHELLP症候群所見である．重症な症状を伴う高血圧症や加重型妊娠高血圧腎症では母体の神経保護のために，硫酸マグネシウムを投与することが推奨されている (ACOG, 2013). 重症高血圧症の治療については第40章に記載している．

加重型妊娠高血圧腎症の所見がないにもかかわらず，高血圧症が悪化することもある．第2三半期の後半に悪化することが多い．加重型妊娠高血圧腎症の所見を伴わず，図50-1に示した正常血圧曲線の正常上限となる．このような女性では，妊娠高血圧腎症が除外されたら，高血圧治療を開始したり，薬を増量したりするべきである．

■ 胎児評価

高血圧症の管理が良好で他に合併症がない場合は，一般的に周産期予後は良好と予想される．軽症高血圧でも加重型妊娠高血圧腎症や胎児発育不全のリスクが上がるので，妊娠中の胎児well-beingの評価が推奨されている．ACOG (2013) によると，第44章に記したように，超音波検査による胎児発育のモニタリングを除いて，さまざまな出産前の検査方法が，有益か有害かの結論は出ていない．

■ 早期発症の妊娠高血圧腎症の管理

高血圧症妊婦の多くが満期になる前に加重型妊娠高血圧腎症を発症するため，待機的管理を考慮することは，症例によっては合理的であるかもしれない．マギー・ウィメンズ病院での研究では，平均妊娠週数31.6週の41人の妊婦を注意深く選び，待機的管理を行った (Samuel, 2011). 大まかな分娩基準を設けたにもかかわらず，17％の妊婦は常位胎盤早期剥離や肺水腫を発症した．妊娠期間は平均9.7日延長した．周産期死亡はなかったが，予後には有意差を認めなかった．待機的管理に関して無作為化比較試験が必要であると述べている．

■ 分娩

胎児発育不全や加重型妊娠高血圧腎症のような合併症を伴う高血圧症では，臨床的判断によって分娩を決定する．分娩方法は産科要素で決まる．かなりの早産であっても，多くの重症加重型妊娠高血圧腎症では出産したほうがよい．出産が遅れることで，常位胎盤早期剥離や脳出血，心不全のリスクが増加するからである (Cunningham, 1986, 2005；Martin, 2005).

妊娠高血圧腎症を合併していない高血圧症女性を対象とした，妊娠後期での待機的管理がHarperら (2016) によって報告されている．妊娠39週以降での待機的管理では重症妊娠高血圧腎症の確率が上がり，妊娠37週以前の計画分娩では新生児に悪影響をもたらす確率が高くなると結論づけている．

ACOG (2013) は，合併症のない軽度〜中等度の高血圧症妊婦は，38週0日までは分娩させるべきではないと推奨している．コンセンサス会議でSpongら (2011) は，妊娠38〜39週（妊娠37週以降）の出産を推奨した．誘発分娩が望ましく，多くの妊婦は反応良好で，経腟分娩に至る (Alexander, 1999；Atkinson, 1995).

■ 分娩中に考慮すること

重症妊娠高血圧腎症の女性の分娩前後の管理は，第40章で述べたものと同じである．高血圧の治療にはならないことを説明したうえで，陣痛・分娩時に硬膜外麻酔を行うことは望ましい (Lucas, 2001). 重症の加重型妊娠高血圧腎症ではより麻酔の影響を受けやすく，硬膜外麻酔によって急激な血圧低下が起こりやすい (Vricella, 2012). 子癇を予防するために硫酸マグネシウムを開始する．重症高血圧，つまり拡張期血圧110 mmHg以上または収縮期血圧が160 mmHg以上の場合はヒドララジンかラベタロールの点滴

を行う．拡張期血圧が 100～105 mmHg で治療を開始するという意見もある．Vigil-De Gracia ら（2006）は妊娠中の重症高血圧を急激に下げるために，200 人の妊婦をヒドララジン点滴群とラベタロール点滴群に無作為に割り付けた．ヒドララジン群で母体の動悸と頻脈，ラベタロール群で新生児の低血圧と徐脈が増加した以外は，両群の結果に差はなかった．

■ 産後の管理

多くの点で，分娩後の有害事象の観察，予防，管理は重症高血圧症と重症妊娠高血圧腎症，子癇で類似している．重症高血圧が持続する場合は褐色細胞腫や Cushing 病も考慮しなければならない（Sibai, 2012）．慢性の末梢臓器不全のある場合は，いくつかの合併症は特に頻度が高い．例として，脳や肺浮腫，心不全，腎障害，脳出血があり，特に分娩後 48 時間以内に発症しやすい（Martin, 2005；Sibai, 1990b, 2012）．これらは平均動脈圧，特に収縮期血圧がスパイク状に上昇した後に発症することが多い（Cunningham, 2000, 2005）．

分娩後，母体の末梢血管抵抗は上がり，左心室の運動負荷も増加する．妊娠高血圧腎症が改善するに伴って，多くの間質液が血管内に戻るため，左心室への負荷はさらに増大する．このような場合，突然の中等度または高度の高血圧が拡張不全を悪化させ，収縮不全の原因となり，肺水腫を引き起こす（Cunningham, 1986；Gandhi, 2001）．フロセミド投与によって急速に利尿を促し，迅速に高血圧をコントロールすることで通常はすぐに肺水腫は改善する．

分娩前の降圧治療が産褥期に再開されうる．多くの女性でフロセミドの静脈あるいは経口投与を先立って行うことで，通常の分娩後の利尿を促進させることができる．ある研究では，産後の重症妊娠高血圧腎症の女性へフロセミド 20 mg/日を 5 日間経口投与したところ，良好に血圧がコントロールされた（Ascarelli, 2005）．毎日の体重測定は指標になる．分娩後すぐに平均 15 ポンド体重が減少する．余分な細胞外液量は分娩前後の体重から予測できる．産後の高血圧管理についてのさらなる研究が進められている（Cursino, 2015）．

産褥期に NSAIDs を**慢性的に**使用することで，重症妊娠高血圧腎症の女性において血圧を上昇させるという報告がある（Vigil-De Gracia, 2017）．これらの薬が必要時にのみ投与されていれば，さほど大きな問題ではないだろう（Wasden, 2014）．

高血圧症の女性は避妊と不妊手術の選択を検討する必要がある．第 38 章と第 39 章で詳しく述べられている．

■ 長期予後

特に糖尿病と肥満，メタボリックシンドロームを合併した場合は，生涯において心血管疾患を発症するリスクが高い．最近の研究では，これらの女性では，妊娠後しばらく時間が経ってから，心筋症を発症するリスクが高いことが報告されている（Behrens, 2016）．

（訳：福島蒼太，伊藤由紀）

References

Abalos E, Duley L, Steyn DW, et al: Antihypertensive drug therapy for mild to moderate hypertension during pregnancy. Cochrane Database Syst Rev 2:CD002252, 2014.

Ahmad AS, Samuelsen SO: Hypertensive disorders in pregnancy and fetal death at different gestational lengths: a population study of 2 121 371 pregnancies. BJOG 119(12):1521, 2012.

Ahmed RJ, Gafni A, Hutton EK, et al: The cost implications of less tight versus tight control of hypertension in pregnancy (CHIPS Trial). Hypertension 68(4):1049, 2016.

Alexander JM, Bloom SL, McIntire DD, et al: Severe preeclampsia and the very low birth weight infant: is induction of labor harmful? Obstet Gynecol 93:485, 1999.

Ambia AM, Morgan JL, Wilson KL, et al: Frequency and consequences of ventricular hypertrophy in pregnant women with treated chronic hypertension. Am J Obstet Gynecol 217:467.e1, 2017.

American College of Obstetricians and Gynecologists: Chronic hypertension in pregnancy and superimposed preeclampsia. In: Hypertension in Pregnancy. Report of the American College of Obstetricians and Gynecologists' Task Force on Hypertension in Pregnancy. 2013.

American College of Obstetricians and Gynecologists: Hypertension. In Clinical Updates in Women's Health Care, Volume XV, No. I, January 2016a.

American College of Obstetricians and Gynecologists: Practice advisory on low-dose aspirin and prevention of preeclampsia: updated recommendations. 2016b. Available at: http://www.acog.org/About-ACOG/News-Room/Practice-Advisories/Practice-Advisory-Low-Dose-Aspirin-and-Prevention-of-Preeclampsia-Updated-Recommendations. Accessed January 5, 2017.

Ankumah NA, Cantu J, Jauk V, et al: Risk of adverse pregnancy outcomes in women with mild chronic hypertension before 20 weeks of gestation. Obstet Gynecol 123(5):966, 2014.

Anton L, Olarerin-George AO, Schwartz N, et al: miR-210 inhibits trophoblast invasion and is a serum biomarker for pre-eclampsia. Am J Pathol 183(5):1437, 2013.

Ascarelli MH, Johnson V, McCreary H, et al: Postpartum pre-eclampsia management with furosemide: a randomized clinical trial. Obstet Gynecol 105(1):29, 2005.

Askie LM, Duley L, Henderson-Smart DJ, et al: Antiplatelet agents for prevention of pre-eclampsia: a meta-analysis of individual patient data. Lancet 369(9575):1791, 2007.

Atkinson MW, Guinn D, Owen J, et al: Does magnesium sulfate affect the length of labor induction in women with pregnancy-associated hypertension? Am J Obstet Gynecol 173(4):1219, 1995.

August P, Jeyabalan A, Roberts JM: Chronic hypertension and pregnancy. In: Taylor RN, Roberts JM, Cunningham FG, et al (eds): Chesley's Hypertensive Disorders in Pregnancy. Amsterdam, Academic Press, 2015.

Bánhidy F, Ács N, Puhó EH, et al: Chronic hypertension with related drug treatment of pregnant women and congenital abnormalities in their offspring: a population-based study. Hypertens Res 34(2):257, 2011.

Bateman BT, Bansil P, Hernandez-Diaz S, et al: Prevalence, trends, and outcomes of chronic hypertension: a nationwide sample of delivery admissions. Am J Obstet Gynecol 206(2): 134.e1, 2012.

Bateman BT, Huybrechts KF, Fischer MA, et al: Chronic hypertension in pregnancy and the risk of congenital malformations: a cohort study. Am J Obstet Gynecol 212:337.e1, 2015.

Behrens I, Basit S, Lykke JA, et al: Association between hypertensive disorders of pregnancy and later risk of cardiomyopathy. JAMA 315(10):1026, 2016.

Beyer KH: Chlorothiazide. J Clin Pharmacol 13:15, 1982.

Bramham K, Hladunewich MA, Jim B, et al: Pregnancy and kidney disease. NephSAP Nephrology Assessment Program 15(1):1, 2016.

Briggs GG, Freeman RK: Drugs in Pregnancy and Lactation, 10th ed. Philadelphia, Lippincott Williams & Wilkins, 2015.

Broekhuijsen K, Langeveld J, van den Berg P, et al: Maternal and neonatal outcomes in pregnancy in women with chronic hypertension. Am J Obstet Gynecol 206:S344, 2012.

Brown M, McHugh L, Mangos G, et al: Automated self-initiated blood pressure or 24-hour ambulatory blood pressure monitoring in pregnancy? BJOG 111:38, 2004.

Caritis S, Sibai B, Hauth J, et al: Low-dose aspirin to prevent pre-eclampsia in women at high risk. N Engl J Med 338(11):701, 1998.

Centers for Disease Control and Prevention: Vital signs: prevalence, treatment, and control of hypertension—United States, 1999–2002 and 2005–2008. MMWR 60(4):1, 2011.

Chappell LC, Enye S, Seed P, et al: Adverse perinatal outcomes and risk factors for preeclampsia in women with chronic hypertension: a prospective study. Hypertension 51(4):1002, 2008.

Chesley LC: Superimposed preeclampsia or eclampsia. In Chesley LC (ed): Hypertensive Disorders in Pregnancy. New York, Appleton-Century-Crofts, 1978.

Churchill D, Beevers GD, Meher S, et al: Diuretics for preventing pre-eclampsia. Cochrane Database Syst Rev 1:CD004451, 2007.

Clark SL, Hankins GD: Preventing maternal death. 10 clinical diamonds. Obstet Gynecol 119(2):360, 2012.

ClinicalTrials.gov: Chronic Hypertension and Pregnancy (CHAP) Project. 2016. Available at: https://clinicaltrials.gov/ct2/show/NCT02299414. Accessed January 5, 2017.

Conde-Agudelo A, Romero R, Roberts JM: Tests to predict pre-eclampsia. In Taylor RN, Roberts JM, Cunningham FG, et al (eds): Chesley's Hypertensive Disorders in Pregnancy, 4th ed. Amsterdam, Academic Press, 2015.

Costa RA, Hoshida MS, Alves EA, et al: Preeclampsia and superimposed preeclampsia: the same disease? The role of angiogenic biomarkers. Hypertens Pregnancy 35(2): 139, 2016.

Cowley AW Jr: The genetic dissection of essential hypertension. Nat Rev Genet 7:829, 2006.

Creanga AA, Berg CJ, Syverson C, et al: Pregnancy-related mortality in the United States, 2006–2010. Obstet Gynecol 125(1):5, 2015.

Cruz MO, Gao W, Hibbard JU: Obstetrical and perinatal outcomes among women with gestational hypertension, mild preeclampsia, and mild chronic hypertension. Am J Obstet Gynecol 205:260.e1, 2011.

Cunningham FG: Severe preeclampsia and eclampsia: systolic hypertension is also important. Obstet Gynecol 105:237, 2005.

Cunningham FG, Cox SM, Harstad TW, et al: Chronic renal disease and pregnancy outcome. Am J Obstet Gynecol 163:453, 1990.

Cunningham FG, Pritchard JA, Hankins GD, et al: Idiopathic cardiomyopathy or compounding cardiovascular events? Obstet Gynecol 67:157, 1986.

Cunningham FG, Twickler D: Cerebral edema complicating eclampsia. Am J Obstet Gynecol 182(1):94, 2000.

Cursino T, Katz L, Coutinho I, et al: Diuretics vs. placebo for postpartum blood pressure control in preeclampsia (DIUPRE): a randomized clinical trial. Reprod Health 12:66, 2015.

Czeizel AE, Bánhidy F: Chronic hypertension in pregnancy. Curr Opin Obstet Gynecol 23(2):76, 2011.

Di Lorenzo G, Ceccarello M, Cecotti V, et al: First trimester maternal serum PIGF, free b-hCG, PAPP-A, PP-13, uterine artery Doppler and maternal history for the prediction of preeclampsia. Placenta 33(6):495, 2012.

Duley L, Henderson-Smart DJ, Meher S, et al: Antiplatelet agents for preventing pre-eclampsia and its complications. Cochrane Database Syst Rev 2:CD004659, 2007.

Eckel RH, Jakicic JM, Ard JD, et al: 2013 AHA/ACC guidelines on lifestyle management to reduce cardiovascular risk: a report of the American College of Cardiology/American Heart Association Task Force on Practice Guidelines. Circulation 129(25 Suppl 2):S76, 2013.

Forouzanfar MH, Liu P, Roth GA, et al: Global burden of hypertension and systolic blood pressure of at least 110 to 115 mm Hg, 1990–2015. JAMA 317:165, 2017.

Gainer J, Alexander J, McIntire D, et al: Maternal echocardiogram findings in pregnant patients with chronic hypertension. Presented at the 25th Annual Meeting of the Society for Maternal-Fetal Medicine, Reno, February 7–12, 2005.

Gandhi SK, Powers JC, Nomeir A, et al: The pathogenesis of acute pulmonary edema associated with hypertension. N Engl J Med 344(1):17, 2001.

Gilbert WM, Young AL, Danielsen B: Pregnancy-outcomes in women with chronic hypertension: a population-based study. J Reprod Med 52(11):1046, 2007.

Gonzalez-Gonzalez NL, Ramirez O, Mozas J, et al: Factors influencing pregnancy outcomes in women with type 2 versus type 1 diabetes mellitus. Acta Obstet Gynecol Scand 87(1):43, 2008.

Gruppo di Studio Ipertensione in Gravidanza: Nifedipine versus expectant management in mild to moderate hypertension in pregnancy. BJOG 105(7):718, 1998.

Harper LM, Biggio JR, Anderson S, et al: Gestational age of delivery in pregnancies complicated by chronic hypertension. Obstet Gynecol 127(6):1101, 2016.

Henderson JT, Whitlock EP, O'Connor E, et al: Low-dose aspirin for prevention of morbidity and mortality from preeclampsia: a systematic evidence review for the U.S. Preventive Services Task Force. Ann Intern Med 160(10):695, 2014.

Hibbard JU, Korcarz CE, Nendaz GG, et al: The arterial system in pre-eclampsia and chronic hypertension with superimposed pre-eclampsia. BJOG 112(7):897, 2005.

Hibbard JU, Shroff SG, Cunningham FG: Cardiovascular alterations in pregnancy and preeclamptic pregnancy. In Taylor RN, Roberts JM, Cunningham FG, et al (eds): Chesley's Hypertensive Disorders in Pregnancy. Amsterdam, Academic Press, 2015.

Hladunewich MA, Schaefer F: Proteinuria in special populations: pregnant women and children. Adv Chronic Kidney Dis 18(4):267, 2011.

James PA, Oparil S, Carter BL, et al: 2014 evidence-based guidelines for the management of high blood pressure in adults. Report from the panel members appointed to the Eighth Joint National Committee (JNC 8). JAMA 311(5):507, 2014.

Jeyabalan A, Hubel CA, Roberts JM: Metabolic syndrome and preeclampsia. In Taylor RN, Roberts JM, Cunningham FG, et al (eds): Chesley's Hypertensive Disorders in Pregnancy, 4th ed. Amsterdam, Academic Press, 2015.

Kim MJ, Seo J, Cho KI, et al: Echocardiographic assessment of structural and hemodynamic changes in hypertension-related pregnancy. J Cardiovasc Ultrasound 24:28, 2016a.

Kim SA, Park JB: OS 23–03 Midtrimester risk prediction of superimposed pre-eclampsia in pregnant women with chronic hypertension. J Hypertens 34 Suppl 1:e241, 2016b.

Kotchen TA: Hypertensive vascular disease: In Kasper DL, Fauci AS, Hauser SL, et al (eds): Harrison's Principles of Internal Medicine, 19th ed.New York, McGraw-Hill Education, 2015.

Kuper SG, Tita AT, Youngstrom ML, et al: Baseline renal function tests and adverse outcomes in pregnant patients with chronic hypertension. Obstet Gynecol 128:93, 2016.

Leon MG, Moussa HN, Longo M, et al: Rate of gestational diabetes mellitus and pregnancy outcomes in patients with chronic hypertension. Am J Perinatol 33(8):745, 2016.

Levine RJ, Hauth JC, Curet LB, et al: Trial of calcium to prevent preeclampsia. N Engl J Med 337(2):69, 1997.

Lindheimer MD, Taylor RN, Roberts JM et al: Introduction, history, controversies, and definitions. In Taylor RN, Roberts JM, Cunningham FG, et al (eds): Chesley's Hypertensive Disorders in Pregnancy, 4th ed. Amsterdam, Academic Press, 2015.

Lucas MJ, Sharma SK, McIntire DD, et al: A randomized trial of labor analgesia in women with pregnancy-induced hypertension. Am J Obstet Gynecol 185(4):970, 2001.

Magee LA, von Dadelszen P, Rey E, et al: Less-tight versus tight control of hypertension in pregnancy. N Engl J Med 372(5):407, 2015.

Martin JN Jr, Thigpen BD, Moore RC, et al: Stroke and severe preeclampsia and eclampsia: a paradigm shift focusing on systolic blood pressure. Obstet Gynecol 105(2):246, 2005.

Meads CA, Cnossen JS, Meher S, et al: Methods of prediction and prevention of pre-eclampsia: systematic reviews of accuracy and effectiveness literature with economic modelling. Health Technol Assess 12(6):1, 2008.

Mol BW, Roberts CT, Thangaratinam S, et al: Pre-eclampsia. Lancet 387(10022):999, 2016.

Moodley J: Maternal deaths due to hypertensive disorders in pregnancy: Saving Mothers report 2002–2004. Cardiovasc J Afr 18:358, 2007.

Moore GS, Allshouse AA, Post AL. et al: Early initiation of low-dose aspirin for reduction in preeclampsia risk in high-risk women: a secondary analysis of the MFMU high-risk aspirin study. J Perinatol 35(5):328, 2015.

Morgan JL, Nelson DB, Roberts SW, et al: Blood pressure profiles across pregnancy in women with chronic hypertension. Am J Perinatol 33(12):1128, 2016a.

Morgan JL, Nelson DB, Roberts SW, et al: The association of baseline proteinuria and adverse pregnancy outcomes in pregnant women with treated chronic hypertension. Obstet Gynecol 128:270, 2016b.

Moser M, Setaro JF: Resistant or difficult-to-control hypertension. N Engl J Med 355:385, 2006.

Moussa HN, Leon MG, Marti A, et al: Pregnancy outcomes in women with preeclampsia superimposed on chronic hypertension with and without severe features. Am J Perinatol 34(4):403, 2017.

Nilsen RM, Vollset SE, Rasmussen SA, et al: Folic acid and multivitamin supplement use and risk of placental abruption: a population-based registry study. Am J Epidemiol 167(7):867, 2008.

Odibo I, Zilberman D, Apuzzio J, et al: Utility of posterior and septal wall thickness in predicting adverse pregnancy outcomes in patients with chronic hypertension. Abstract No. 624, Am J Obstet Gynecol 208:S265, 2013.

Orbach H, Matok I, Gorodischer R, et al: Hypertension and antihypertensive drugs in pregnancy and perinatal outcomes. Am J Obstet Gynecol 208(4):301.e1, 2013.

Physicians' Desk Reference, 70th ed. Chestertown, PDR Network, 2016.

Podymow T, August P: Antihypertensive drugs in pregnancy. Semin Nephrol 31(1):70, 2011.

Poon LC, Wright D, Rolnik DL, et al: Aspirin for evidence-based preeclampsia prevention trial: effect of aspirin in prevention of preterm preeclampsia in subgroups of women according to their characteristics and medical and obstetrical history. Am J Obstet Gynecol August 4, 2017 [Epub ahead of print].

Rezk M, Eliakwa H, Gamal A, Emara M: Maternal and fetal morbidity following discontinuation of antihypertensive drugs in mild to moderate chronic hypertension: a 4-year observational study. Pregnancy Hypertens 6:291, 2016.

Rosner JY, Gutierrez M, Dziadosz M, et al: Prehypertension in early pregnancy: what is the significance? Am J Perinatol 34(2):117, 2017.

Samuel A, Lin C, Parviainen K, et al: Expectant management of preeclampsia superimposed on chronic hypertension. J Matern Fetal Neonatal Med 24(7):907, 2011.

Sibai BM: Etiology and management of postpartum hypertension-preeclampsia. Am J Obstet Gynecol 206(6):470, 2012.

Sibai BM, Anderson GD: Pregnancy outcome of intensive therapy in severe hypertension in first trimester. Obstet Gynecol 67(4):517, 1986.

Sibai BM, Grossman RA, Grossman HG: Effects of diuretics on plasma volume in pregnancies with long-term hypertension. Am J Obstet Gynecol 150(7):831, 1984.

Sibai BM, Koch MA, Freire S, et al: Serum inhibin A and angiogenic factor levels in pregnancies with previous preeclampsia and/or chronic hypertension: are they useful markers for prediction of subsequent preeclampsia? Am J Obstet Gynecol 199(3):268.e1, 2008.

Sibai BM, Mabie WC, Shamsa F, et al: A comparison of no medication versus methyldopa or labetalol in chronic hypertension during pregnancy. Am J Obstet Gynecol 162(4):960, 1990a.

Sibai BM, Villar MA, Mabie BC: Acute renal failure in hypertensive disorders of pregnancy. Pregnancy outcome and remote prognosis in thirty-one consecutive cases. Am J Obstet Gynecol 162(3):777, 1990b.

Society for Maternal-Fetal Medicine: SMFM statement: benefit of antihypertensive therapy for mild-to-moderate chronic hypertension during pregnancy remains uncertain. Am J Obstet Gynecol 213(1):3, 2015.

Sowers JR, White WB, Pitt B, et al: The effects of cyclooxygenase-2 inhibitors and nonsteroidal anti-inflammatory therapy on 24-hour blood pressure in patients with hypertension, osteoarthritis, and type 2 diabetes mellitus. Arch Intern Med 165(2):161, 2005.

Spaan JJ, Sep SJ, van Balen VL, et al: Metabolic syndrome as a risk factor for hypertension after preeclampsia. Obstet Gynecol 120(2 Pt 1):311, 2012.

Spinnato JA 2nd, Freire S, Pinto ESilva JL, et al: Antioxidant therapy to prevent preeclampsia: a randomized controlled trial. Obstet Gynecol 110(6):1311, 2007.

Spong CY, Mercer BM, D'Alton M, et al: Timing of indicated late-preterm and early-term birth. Obstet Gynecol 118(2 Pt 1):323, 2011.

SPRINT Research Group, Wright JT Jr, Williamson JD, et al: A randomized trial of intensive versus standard blood-pressure control. N Engl J Med 373(22):2103, 2015.

Staessen JA, Den Hond E, Celis H, et al: Antihypertensive treatment based on blood pressure measurement at home or in the physician's office: a randomized controlled trial. JAMA 291(8):955, 2004.

Staff CA, Sibai BM, Cunningham FG: Prevention of preeclampsia and eclampsia. In Taylor RN, Roberts JM, Cunningham FG, et al (eds): Chesley's Hypertensive Disorders in Pregnancy, 4th ed. Amsterdam, Academic Press, 2015.

Su CY, Lin HC, Cheng HC, et al: Pregnancy outcomes of antihypertensives for women with chronic hypertension: a population-based study. PLoS One 8(2):e53844, 2013.

Tihtonen K, Kööbi T, Huhtala H, et al: Hemodynamic adaptation during pregnancy in chronic hypertension. Hypertens Pregnancy 26(3):315, 2007.

Umans JG, Abalos E, Cunningham FG: Antihypertensive treatment. In Taylor RN, Roberts JM, Cunningham FG, et al (eds): Chesley's Hypertensive Disorders in Pregnancy, 4th ed. Amsterdam, Academic Press, 2015.

Van Gelder MM, Van Bennekom CM, Louik C, et al: Maternal hypertensive disorders, antihypertensive medication use, and the risk of birth defects: a case control-study. BJOG 122(7):1002, 2015.

Vigil-De Gracia P, Lasso M, Montufar-Rueda C: Perinatal outcome in women with severe chronic hypertension during the second half of pregnancy. Int J Gynaecol Obstet 85(2):139, 2004.

Vigil-De Gracia P, Lasso M, Ruiz E, et al: Severe hypertension in pregnancy: hydralazine or labetalol a randomized clinical trial. Eur J Obstet Gynecol Reprod Biol 128(1–2):157, 2006.

Vigil-De Gracia P, Solis V, Ortega N: Ibuprofen versus acetaminophen as a post-partum analgesic for women with severe preeclampsia: randomized clinical study. J Matern Fetal Neonatal Med 30(11):1279, 2017.

Vricella LK, Louis JM, Mercer BM, et al: Epidural-associated hypotension is more common among severely preeclamptic patients in labor. Am J Obstet Gynecol 207(4):335.e1, 2012.

Ward K, Taylor RN: Genetic factors in the etiology of preeclampsia/eclampsia. In Taylor RN, Roberts JM, Cunningham FG, et al (eds): Chesley's Hypertensive Disorders in Pregnancy, 4th ed. Amsterdam, Academic Press, 2015.

Wasden SW, Ragsdale ES, Chasen ST, et al: Impact of non-steroidal anti-inflammatory drugs on hypertensive disorders of pregnancy. Pregnancy Hypertens 4:259, 2014.

Webster LM, Myers JE, Nelson-Piercy C, et al: Labetalol versus nifedipine as antihypertensive treatment for chronic hypertension in pregnancy: a randomized controlled trial. Hypertension 70:915, 2017.

Weissman-Brenner A, Schoen R, Divon MY: Aortic dissection in pregnancy. Obstet Gynecol 103:1110, 2004.

Working Group Report on High Blood Pressure in Pregnancy: Report of the National High Blood Pressure Education Program Working Group on High Blood Pressure in Pregnancy. Am J Obstet Gynecol 183:S1, 2000.

Yanit KE, Snowden JM, Cheng YW, et al: The impact of chronic hypertension and pregestational diabetes on pregnancy outcomes. Am J Obstet Gynecol 207(4):333.e1, 2012.

Zetterström K, Lindeberg SN, Haglund B, et al: Chronic hypertension as a risk factor for offspring to be born small for gestational age. Acta Obstet Gynecol Scand 85(9):1046, 2006.

51 CHAPTER

肺疾患
Pulmonary Disorders

喘　息	1235
急性気管支炎	1239
肺　炎	1240
結　核	1244
サルコイドーシス	1246
囊胞性線維症	1247
一酸化炭素中毒	1249

A lung which is partially destroyed or thrown out of function may suffice for the respiration of a normal individual, but be unable to respond to the added demands of pregnancy, particularly in the latter months, when the enlarged uterus restricts the mobility of the diaphragm.

—J. Whitridge Williams (1903)

　上記に示すように，妊娠後期の女性は肺疾患に耐性が乏しいと長らく認識されてきた．にもかかわらず，肺疾患は妊娠中にしばしば起こる．慢性の喘息または喘息の急性増悪は最も頻度が高く妊婦の 8 % に及ぶ．ある保険会社によると，これらの疾患は市中肺炎に加えて，産科以外の入院原因の 10 % を占めている（Gazmararian, 2002）．産褥期の再入院の原因として，肺炎はしばしば合併する（Belfort, 2010）．これらの肺疾患はいくつかの重要な妊娠による呼吸器生理の変化に伴うものである．たとえば妊婦，特に妊娠後半期の妊婦は重症の急性肺炎への耐性がなく，インフルエンザパンデミックでは多くの妊産婦死亡があった．

　重要でありときどき起こる妊娠による呼吸器生理の変化は第 4 章に記してあり，関連する検査の値に関しては付録に記した（付録 I 参照）．肺の病態生理学を直接評価する肺容積・肺活量は著明に変化する．次に血液中のガス濃度や酸塩基平衡が変化する．妊娠による生理学的変化は Wise ら（2006）によってまとめられている．

1. **肺活量や吸気量**は妊娠後期におよそ 20 % 増加する．
2. **予備呼気量**は 1,300 mL からおおよそ 1,100 mL に減少する．
3. **1 回呼吸気量**はプロゲステロンによる呼吸促進作用によりおおよそ 40 % 増加する．
4. 1 回呼吸気量が増えるため，**分時換気量**は 30〜40 % 増加する．その結果，動脈血酸素分圧は 100 mmHg から 105 mmHg に上がる．
5. 代謝要求量の増加により**二酸化炭素産生量**は 30 % 増えるが，過換気に伴い拡散能は高くなるため動脈血二酸化炭素分圧は 40 mmHg から 32 mmHg に低下する．
6. **残気量**は 1,500 mL からおおよそ 1,200 mL に約 20 % 減少する．
7. 子宮の拡大や腹圧の上昇により胸壁のコンプライアンスが低下し，**機能的残気量**（予備呼気量と残気量の合計）は 10〜25 % 減少する．

　長期的なコホート研究で Grindheim ら（2012）は，努力肺活量と最大呼気流量は妊娠 14〜16 週に進行性に増えることを示している．これらの妊娠に伴う変化の結果，深い頻回の呼吸となり換気は増える．妊娠中期に，基本の酸素消費量が漸次 20 mL/分から 40 mL/分に増加していくことに刺激された結果である．

喘息

反応性気道疾患は若い女性に多くみられ，しばしば妊娠中に起こる．1970年代中頃より，多くの国では喘息の有病率は徐々に高くなってきているが，アメリカでは成人の有病率は約10％とほぼ一定である（Barnes, 2015；CDC, 2010c, 2013）．妊娠中に喘息を発症する率は4～8％の間で，これは増加しているようにみえる（Kelly, 2015；Racusin, 2013）．最後に，胎児や新生児の曝露環境が喘息の発症に関連するという証拠が示されている（Grant, 2016；Litonjua, 2016；Spiegel, 2016）．

■ 病態生理学

喘息は多数の遺伝性要素による慢性の気道炎症による症候群である．気道反応の上昇と亜急性の持続性感染は，5番染色体長腕にある遺伝子と関連がある．それは，サイトカイン遺伝子群，βアドレナリンとグルココルチコイド受容体の遺伝子，T細胞抗原受容体遺伝子を含んでいる（Barnes, 2015）．喘息は病原学的や臨床的にさまざまな因子により起こり，インフルエンザやタバコの煙のような**環境性アレルギー刺激**が誘因となる（Bel, 2013）．

喘息の特徴は気管平滑筋の収縮，粘液の分泌亢進，粘膜浮腫による可逆性の気道閉塞である．好酸球，肥満細胞，T細胞の粘膜への浸潤によって，気道の炎症が引き起こされる．そして，刺激物やウイルス感染，アスピリン，冷気，運動によって気道の反応が上昇する．ヒスタミン，ロイコトリエン，プロスタグランジン，サイトカインやIgEなど，さまざまな炎症メディエータがこれらの細胞によって放出される．重要なのは，プロスタグランジンF類や麦角アルカロイドは産科でよく使用される薬剤だが，喘息を悪化させるので可能な限り使用は避けるべきである．

■ 臨床経過

肺機能の変化は，健康な女性に比べて喘息患者ではより明白である（Zairina, 2015）．喘息の所見は軽度の喘鳴から気道狭窄や息の流れを減らすような重度の気管支閉塞まで幅広い．これらの閉塞性障害によって，1秒間の努力呼気量（forced expiratory volume in 1 second：FEV_1）/努力肺活量（forced vital capacity：FVC）比と最大呼気流量（peak expiratory flow：PEF）が減少する．努力呼吸がしだいに増強し，患者は胸部の締めつけ感，喘鳴や息切れを訴える．気道の狭窄部位の不均等分布により，換気血流不均衡が起こり，血液の酸素化状態に変化が起こる．

重症度，症状出現時，持続期間を考慮した喘息の重症度分類を示す（表51-1）．気道閉塞の持続や悪化による重症化の過程を示す（図51-1）．最初は，低酸素症が過呼吸によって代償されるため，動脈血酸素分圧は正常範囲内であり，二酸化炭素分圧が低下するため呼吸性アルカローシスになる．さらに気道狭窄が進むと，換気血流不均衡が増悪し，動脈血の低酸素化が続いて起こる．重度の閉塞では換気不全になり，早期に二酸化炭素が貯留する．初期には過呼吸によって，二酸化炭素分圧が正常になったようにみえることがある．気道の閉塞が続くと，疲労から呼吸不全に至る．

これらの変化は，非妊時ではたいてい可逆的であり耐えられるものであるが，喘息の初期であっても妊婦や胎児にとっては危険なものとなる．妊婦は予備能力が低くなっており，肺交換も増えているため，より低酸素血症になりやすい．

◆ 妊娠が喘息に与える影響

妊娠が潜在性の喘息に与える予測可能な影響を示す根拠はない．六つの2,000人以上の妊婦を対象とした前向き研究のレビューはある．Gluckらは改善した例，著変がなかった例，明らかに増悪した例は各々約1/3ずつであったと報告した．増悪例は重症例に，より発生していた（Ali, 2013）．Schatzら（2003）の研究は，重症度のベースラインは妊娠中の喘息罹患率に相関すると報告している．軽症では13％の女性が増悪し，2.3％が入院し，中等症では26％が増悪し，7％が入院，重症では52％が増悪し，27％が入院した．ほかでも，同様の報告がされている（Charlton, 2013；Hendler, 2006）．最後に，罹患率は白人女性と比べて黒人女性で高い．

軽症～中等症の喘息である女性の20％が，分娩中に増悪したとの報告がある（Schatz, 2003）．逆に，Wendelら（1996）は分娩中に増悪したのはほんの1％であったとしている．Mabieら（1992）は喘息が増悪するリスクは，帝王切開が経腟分娩の18倍になると報告している．

表51-1 喘息の重症度分類

項目	重症度			
	間欠的	持続性		
		軽度	中等度	重度
症状	≤2日/週	>2日/週,毎日ではない	毎日	1日中ずっと
夜間覚醒	≤2回/月	3〜4回/月	>1回/週,毎晩ではない	しばしば7回/週
短時間作用性吸入,β刺激薬頓用	≤2日/週	≥2日/週,>1回/日	毎日	1日数回
日常生活の妨げ	なし	軽度制限	中等度制限	高度制限
肺機能	正常〜増悪			
・FEV$_1$	>80%	≥80%	60〜80%	<60%
・FEV$_1$/FVC	正常	正常	5%減少	>5%減少

FEV:努力呼気量,FVC:努力肺活量. (*From National Heart, Lung, and blood Institute, 2007*)

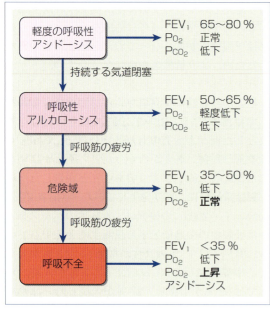

図51-1 喘息の臨床的段階
FEV$_1$:1秒間の努力呼気量.

◆ **妊娠転帰**

喘息合併妊娠の転帰は,過去20年間で改善されてきた.喘息を合併している女性の流産率はわずかに高い(Blais, 2013).喘息合併妊娠約3万例の母体・周産期予後を表51-2に示した.これら

の研究の結果に一貫性はなかった.たとえば,いくつかの研究では,妊娠高血圧腎症,早産,胎児発育不全,周産期死亡率がわずかに上がると報告している(Murphy, 2011).別の報告では,胎盤早期剥離や前置胎盤,前期破水,妊娠糖尿病の率がわずかに上がるとしている(Getahun, 2006;Wang, 2014).しかし,37,585人の喘息合併妊婦を対象としたヨーロッパのレポートでは,ほとんどの周産期合併症のリスクは上がらないとしている(Tata, 2007).Cossetteら(2013)によると,吸入ステロイド薬の投与量を固定した群と増やした群では周産期合併症に有意差は認めなかった.

罹患率の有意な増加は,重症度とコントロールの悪さと関連しているように思われる.Maternal-Fetal Medicine Units Network(MFMUネットワーク)による研究では,1,687人の喘息合併妊婦と881人のコントロール群では37週未満の早産に有意差は認めなかった(Dombrowski, 2004a).しかし,重症の喘息合併妊婦の場合は約2倍になる.656人の喘息合併妊婦と1,052人のコントロール群を対象としたTricheら(2004)の前向き評価では,中等症〜重症の喘息合併の場合,治療にかかわらず,妊娠高血圧腎症のリスクが高くなる.最終的に,MFMUネットワークは,FEV$_1$と出生体重は直接の相関があり,妊娠高血

表 51-2 喘息合併妊娠の周産期予後

研　究	周産期予後			
	症例数	妊娠高血圧症[a]	発育不全	早産
Liu（2001）	2,193	13	12	10
Dombrowski（2004a）	1,739	12.2[b]	7.1[b]	16[b]
Mendola（2013）	17,044	10.2[c]	報告記載なし	14.8[c]
Cossette（2013）	7,376	報告記載なし	13.5[c]	9.5[c]
おおよその平均値	28,352	〜11	〜11	〜13

[a] 妊娠高血圧腎症を含む．
[b] 疾患群とコントロール群で有意差がなかった．
[c] 疾患群とコントロール群で有意差があった．

圧および早産とは逆相関の関係にあると示唆している（Schatz, 2006）．

　喘息重積発作による生命を脅かすような合併症には，呼吸停止となるような呼吸筋の疲労，気胸，縦隔気腫，急性肺性心，心不整脈がある．当然のことながら，人工呼吸器を必要とするような場合には，母体および周産期死亡が増加する．

◆ 児転帰

　適切な喘息管理を行えば，周産期予後は一般的にはよい．たとえば，MEMUネットワークの研究によると，喘息を合併する妊婦からの新生児に合併症の有意な増加は認めない（Dombrowski, 2004a）．対象としたグループでは重症の喘息がまれであることを注意しなければならない．呼吸性アルカローシスが進んだ場合，動物でも人間でも，母体の酸素化によるアルカローシスとなる前に，胎児の低酸素が進む（Rolston, 1974）．子宮動脈の血流減少や母体の静脈還流の減少，アルカリによる酸素ヘモグロビン解離曲線の左方移動により胎児は危険にさらされると仮定される（第47章参照）．

　胎児は母体の低酸素化に臍帯血流を減らし，収縮期の肺血管抵抗を高くし，心拍出量を減少させて対応する．Brackenら（2003）の観察によると，胎児発育不全は喘息が重症なほど増える．喘息が重症なほど，胎児は危険にさらされるため，より積極的なマネージメントを必要とする．胎児の状態をモニターすることは，母体の状態の効果的な指標となる．

　喘息の治療薬による，胎児の催奇形性や副作用の可能性は関心のあるところである．いくつかの報告によると，口唇口蓋裂や自閉スペクトラムのリスクをわずかに高めるとされている．しかし，すべての研究でこれが立証されているわけではない（Eltonsy, 2016；Gidaya, 2016；Murphy, 2013b；Wang, 2014）．半数近くの女性が妊娠5〜13週の間，必要な治療をやめていたとの心配な報告もある（Enriquez, 2006）．

■ 臨床評価

　喘息の主観的な重症度は，しばしば客観的な気道の機能や換気能力とは相関していない．しかし，臨床検査は予測因子として不正確であり，努力呼吸，頻脈，奇脈，呼気延長や副筋の使用などの臨床症状が有用である．中心性チアノーゼや意識混濁状態などが潜在的に致死的発作のサインである．

　動脈血液ガス分析は，母体の酸素化状態，換気，酸塩基平衡の客観的な指標となる．これらの情報により，喘息の急性発作の重症度が評価できる（図51-1）．Wendelら（1996）の前向き評価によると，喘息の管理で入院を必要とするような妊婦のほとんどは，ルーチンで動脈血ガス分析をすることは有用ではないとしている．結果を評価する際には，妊娠中の基準値を考慮して解釈する必要がある．たとえば，pH＜7.35でPCO_2＞35 mmHgのときは，妊婦の場合，過換気と二酸化炭素の貯留を意味する．

　肺機能検査は，慢性・急性の喘息の管理に必要である．FEV_1または**最大呼気流量（peak expira-**

tory flow rate：PEFR）の計測が重症度のよい指標である．FEV_1 が 1 L 未満，あるいは予測値の 20 ％以下の場合，低酸素状態の重症であり，治療に抵抗性で，再発率が高い．PEFR は FEV_1 とよく相関し，安価な流量計で正確に測定できる．患者個々に，無症状のときの基準値を決め，有症状のときの値と比較する．

■ 慢性喘息の治療

経験豊富なチームによる喘息管理は有益な結果をもたらす（Bonham, 2017；Lim, 2014；Wendel, 1996）．喘息と妊娠のワーキンググループのガイドラインによると
1. 患者教育——一般的な喘息管理，妊娠への影響．
2. 環境増悪因子——ウイルス感染（風邪を含めた）の予防・管理（Ali, 2013；Murphy, 2013a）．
3. 客観的な肺機能の評価，胎児発育——PEFR または FEV_1 のモニター．
4. 薬物療法——適切な用法・用量によりコントロールを行い，症状増悪時に対応する．服薬コンプライアンスも重要である（Sawicki, 2012）．

一般に，中等度〜重症の喘息では，FEV_1 または PEFR を 1 日に 2 回測定し記録するように指導する．理想は FEV_1 の予測値の 80 ％以上である．PEFR の予測値は 380 〜 550 L/分の範囲である．患者それぞれに基礎値があり，これらの測定値に基づいて治療を行う〔アメリカ産婦人科学会（ACOG），2016a；Rey, 2007〕．

治療方針は重症度に応じて決める．妊婦の喘息に対する治療レジメンで広く受け入れられているものはない（Bain, 2014）．β 刺激薬は気管支攣縮を軽減し，ステロイドは炎症を治療する．**図 51-2** に外来患者の処方管理の仕方を示した．軽度の喘息は，必要時に β **刺激薬**を吸入することでたいてい十分である．持続性の喘息には，**ステロイドの吸入**は 3 〜 4 時間ごとに行う．最終目標は，症状軽減のための β 刺激薬を減らすことである．カナダの 15,600 人以上の非妊婦を対象としたケースコントロール研究によると，吸入ステロイド薬は入院率を 80 ％減らす（Blais, 1998）．パークランド病院で Wendel ら（1996）は，β 刺激薬による治療に加え，吸入ステロイド薬により調整することで妊婦の喘息症状増悪による再入院率を

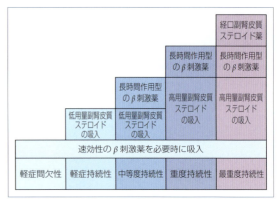

図 51-2 喘息治療の重症度段階別治療
(Modified from Barnes PJ. Asthma. In Kasper D, Fauci A, Hauser SL, et al (eds): Harrison's Principles of Internal Medicine, 19th ed. New York, McGraw-Hill Education, 2015, p 1669)

55 ％減らした．

テオフィリンは吸入ステロイド薬が使われるようになってからは，使用頻度が減っている．使用する利点が少なく，副作用が高率である．テオフィリン誘導体のうち，ステロイドや β 刺激薬の吸入では効果のない場合，外来での経口維持治療として有用なものがあると考えられている（Dombrowski, 2004b）．

ロイコトリエン調節薬は，ロイコトリエンの合成阻害薬で，**zileuton，zafirlukast，モンテルカスト**などがある．これらの薬は経口または吸入で，予防目的に使われ，急性発作には効果がない（Barnes, 2015）．維持療法としては，少量を吸入ステロイド薬と併用して使用する．喘息患者の約半分はこれらの薬で改善している．吸入ステロイド薬ほどの効果はなく，妊娠中の使用経験に乏しい（Fanta, 2009）．

クロモンには，**クロモリン**や **nedocromil** などがあり，マスト細胞の脱顆粒を阻害する．これらの薬は急性期には効果はなく，小児喘息の初期治療として使われる．

■ 急性喘息発作の管理

妊娠中の急性喘息発作に対する治療は，非妊時と同様である．重要なのは，入院の判断基準は妊婦では低くなる．経静脈的補液は，肺の分泌物を除くために有効であり，マスクにより酸素投与を行う．治療目標は，酸素分圧を 60 mmHg 以上に保ち，酸素飽和度を 90 〜 95 ％に保つことであ

る．基本的な肺機能検査は，FEV_1または PEFR の測定である．持続酸素モニターと胎児心拍モニターは，妊娠週数によるが有用な情報が得られる．後で述べるように，肺炎を合併していなければ抗菌薬は使用しない（Terrneo, 2014）．

急性喘息発作の第1選択の薬物治療は，テルブタリン，サルブタモール，isoetharine，エピネフリン，イソプロテレノール，metaproterenol などのβアドレナリン刺激薬であり，皮下注射，経口または吸入により投与する．重症な場合は経静脈的に投与する（Barnes, 2015）．これらの薬は細胞表面の特異的受容体に作用し，アデニルシクラーゼを活性化し，細胞内のサイクリック AMP を増やす．また，気管平滑筋の弛緩を調節する．長時間作用薬は外来患者に使用する．

もしこれまでに加療されていなければ，ステロイド薬の吸入を開始する．この時点で反応が不十分であれば，抗コリン作用薬の吸入を加える（Barnes, 2015）．重度の増悪であれば，マグネシウム製剤が有効である．重度の急性喘息発作に対しては，早い段階で副腎皮質ステロイドを投与すべきである．気管支拡張薬に反応がよく，吸入ステロイド薬による治療を行っていなければ，経口または非経口的にステロイド投与を行う（Lazarus, 2010）．通常，経口で prednisone またはプレドニゾロン，経静脈的にメチルプレドニゾロンを1日 30～45 mg，5～10 日間，漸減せずに投与する（Barnes, 2015）．これらの効果発現には数時間かかるため，急性喘息発作の治療時にはステロイド薬は最初，β刺激薬と併用する．

さらなる管理は，重症度と治療に対する効果の程度による．β刺激薬による初期治療で，FEV_1または PEFR が基準値の 70％を超えて改善していれば，投薬終了を考慮する．観察を続けることでよい人もいる．一方，明らかな呼吸困難を認めるか，3回のβ刺激薬投与後に FEV_1 または PEFR が基準値の 70％以下であれば，入院管理を考慮する（Lazarus, 2010）．β刺激薬の吸入，ステロイドの経静脈的投与，呼吸困難や呼吸疲労の悪化に対する綿密な観察を含む集中治療を行う（Racusin, 2013）．患者は，分娩室または ICU で管理する（Dombrowski, 2006；Zeeman, 2003）．

◆ 喘息重積状態と呼吸不全

30～60 分の集中治療にも反応しないような重症の喘息発作は，喘息重積状態といわれる．この状態はいくつかの重大な喘息症状で決められている（Kenyon, 2015）．非妊時の患者の喘息重積状態の集中治療を行った場合は，多くの症例で良好な経過をたどる．妊娠中に，積極的な治療にもかかわらず，母体の呼吸状態が悪化し続ける場合には，早期に挿管を考慮する（図 51-1）．疲労，二酸化炭素貯留，低酸素は挿管，呼吸器管理の適応である（Chan, 2015）．Lo ら（2013）は，帝王切開をした喘息重積状態の患者は，適切な呼吸器管理が必要であるとしている．Andrews（2013）はこのような臨床経過はまれであると警告している．

■ 分娩管理

陣痛開始後，分娩中は投薬を継続的に行う．4週間以内に全身的なステロイド治療を受けている患者には，ステロイドカバーが必要である．通常，ヒドロコルチゾン 100 mg を 8 時間ごとに経静脈的に，陣痛開始～分娩後 24 時間まで投与する．入院時，PEFR または FEV_1 を測定し，症状に変化があれば経時的に測定していく．

オキシトシンやプロスタグランジン E_1，E_2 は頸管熟化や分娩誘発に使われる．無痛分娩に使用する薬剤はフェンタニルのような非ヒスタミン遊離麻薬のほうが，メペリジンよりも好ましい．帝王切開を行う場合，気管挿管は重症の気管支攣縮を引き起こしうるため，伝達麻酔のほうが望ましい．産後出血はオキシトシンまたはプロスタグランジン E_1 や E_2 で治療する．プロスタグランジン $F_{2α}$ やエルゴタミンは気管支攣縮の誘因となる．

急性気管支炎

上気道感染は間質性肺炎を伴わなくても，咳の症状が出る．特に冬に多い．感染の原因は，インフルエンザ A・B，パラインフルエンザ，呼吸器合胞体ウイルス，コロナウイルス，アデノウイルス，ライノウイルスなどがあげられる（Wenzel, 2006）．市中肺炎の原因となる細菌媒体は滅多に特定できない．急性気管支炎の咳の症状は，10～20 日間（平均 18 日間）続き，ときどき 1ヵ月間かそれ以上続く．アメリカ胸部学会（ACCP）の 2006 年度のガイドラインによると，ルーチンでの抗菌薬投与は指示しないとしている（Smith,

2014)．

肺　炎

肺炎はアメリカで一番多い死亡原因である（Heron, 2016）．肺炎はいくつかのタイプに分類され，**市中肺炎**（community-acquired pneumonia：CAP）は典型的に，妊娠中も含む健康な女性に起こる．**医療ケア関連肺炎**（health-care-associated pneumonia：HCAP）は外来患者に発生し，**医療関連肺炎**（hospital-acquired pneumonia：HAP）と類似している．

市中肺炎の原因病原体はほとんどの場合，特定されない．CDCによる最近の研究では，約2,500人の成人肺炎患者のうち，病原体が特定されたのはわずか38％であった（Jain, 2015）．ウイルスによるものが23％，細菌によるものが11％，両方によるものが3％，真菌または原虫によるものが1％であった．細菌分離株の半分が肺炎球菌であった．

肺炎は妊婦に比較的よくみられる（Brito, 2011；Sheffield, 2009）．Gazmararianら（2002）は肺炎が，分娩後の非産科的な入院の理由の4.2％を占めると報告している．肺炎はしばしば分娩後の再入院の理由となる（Belfort, 2010）．インフルエンザ流行期は，呼吸器疾患による入院率が，ほかの時期に比べて2倍になる（Cox, 2006）．肺炎の原因によらず，若い女性では，肺炎による死亡は滅多に起こらないが，妊娠中は重症肺炎によって起こる換気障害に対する耐性が低下する（Callaghan, 2015；Rogers, 2010）．胎児は低酸素やアシドーシスへの耐性がより低いため，妊娠中期以降，早産時期での分娩にせざるをえないこともある．肺炎の原因は上気道のウイルス感染であることが多く，症状が悪化や持続する場合には肺炎への移行を考える．肺炎が疑わしい妊婦では，胸部X線撮影を行うべきである．

■細菌性肺炎

多くの細菌が市中肺炎の原因となり，肺炎球菌のような常在菌叢の一部も原因となる．病原菌叢の感染や，ウイルス感染に続く細菌感染によって，常在菌叢と粘膜の食細胞による防御の共存関係が乱される．喫煙や慢性気管支炎は，肺炎球菌，インフルエンザ桿菌，レジオネラ菌の温床となる．喘息，過度の飲酒，HIVもリスクとなる（Sheffield, 2009）．

◆ 発生原因

妊娠自体は肺炎の発生要因にはならない．Jinら（2003）によるカナダのアルベルタでの調査によると，妊娠中に肺炎による入院は1,000人に1.5人であり，非妊時は1,000人に1.47人でほぼ同じである．同様に，75,000人の妊婦を対象にした調査では，1,000人に1.5人の肺炎合併率であった（Yostら，2000）．先に述べたように，肺炎の原因の少なくとも半数はウイルスによるものである．1/4は細菌で，肺炎球菌が半数を占める．ここ数年では，メチシリン耐性黄色ブドウ球菌（CA-MRSA）が壊死性肺炎の原因になりうる（Mandell, 2012；Moran, 2013）．時折，レジオネラ肺炎に遭遇することもある（Close, 2016）．

◆ 診　断

典型的な肺炎の症状は，咳嗽，呼吸困難，痰，胸膜炎による胸痛である．軽度の上気道症状や倦怠感が，これらの症状に先立つことが多い．軽度の白血球増加を認める．胸部X線撮影は診断に必要である（図51-3）．X線撮影で原因を正確に特定することはできず，起因菌が同定できるのは，半分以下である．アメリカ感染症学会（IDSA），アメリカ胸部疾患学会（ATS）は，起因菌の同定検査は任意であるとしている（Mandell, 2007）．喀痰培養，血液検査，寒冷凝集素検査や細菌抗原検査は推奨しない．例外は，インフルエンザA・

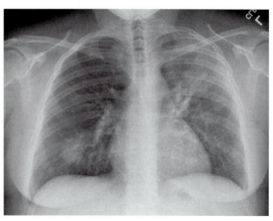

図51-3　右肺下葉と左肺上葉に肺炎を発症した妊婦の胸部X線画像
右側基部と左側尖端の円形の浸潤影が診断と一致している．

Bの迅速検査である（Sheffield, 2009）.

◆ 管　理

若い健康な成人は外来で安全に管理されているが，パークランド病院では，胸部X線撮影にて肺炎と診断された妊婦は全員，入院管理としている．外来にて治療するか，23時間経過観察を行うこともある．少なくとも妊娠していない患者には，入院管理の適応として肺炎重症度指数（pneumonia severity index：PSI）やCURB-65スコアリングシステムを使う（Mandell, 2015）．どちらも妊婦での研究はみられていない．緊急入院が必要な危険因子を表51-3に示した．

重症肺炎の場合，ICUかそれに準じた管理をすることが勧められる．パークランド病院に，肺炎で入院した妊婦の20％はICUでの管理を必要とした（Zeeman, 2003）．重症肺炎は妊娠中，急性呼吸窮迫症候群（ARDS）の主な原因となり，人工呼吸器管理が必要となる（第47章参照）．実際，人工呼吸器管理が必要となった妊婦51人のうち，12％は肺炎によるものだった（Jenkinsら，2003）.

抗菌薬，抗ウイルス薬投与は経験に基づいて行う（Mandell, 2015）．成人の肺炎のほとんどは，肺炎球菌，マイコプラズマ，クラミジアによるものであり，アジスロマイシン，クラリスロマイシンまたはエリスロマイシンなどのマクロライド系を単剤投与する（表51-4）．Yostら（2000）によるとエリスロマイシン単剤を経静脈的または経口で投与した場合，99例中1例を除く，ほとんどすべてのほかに合併症のない妊婦の肺炎に効果がみられた．インフルエンザ流行期は，経験に基づき，肺炎患者にオセルタミビルの投与をルーチン的に行う.

表51-3に示した基準で重症肺炎と診断された場合，Mandellら（2007）がIDSA/ATSガイドラインをまとめたものによると，①レボフロキサシン，モキシフロキサシンまたはgemifloxacinといったフルオロキノロン系の使用，②マクロライドに，高用量のアモキシシリンまたはアモキシシリン・クラブラン酸といったβラクタム系を使用する．βラクタム系の代替薬として，セフトリアキソン，セフポドキシムまたはセフロキシムがある．マクロライド系に耐性のある肺炎球菌の場合は後者の治療を行う．フルオロキノロン系薬剤の催奇形性のリスクは低く，適応があれば投与する（Briggs, 2015）．CA-MRSAが疑われる場合は，バンコマイシンまたはリネゾリドを追加投

表51-3　重症市中肺炎の診断基準[a]

- 呼吸数≧30/分
- Pao_2/Fio_2比≦250
- 多葉性の浸潤像
- 錯乱/見当識障害
- 尿毒症
- 白血球減少—白血球＜4,000/μL
- 血小板減少—血小板＜10万/μL
- 低体温—深部体温＜36℃
- 積極的な補液蘇生を必要とする低血圧

[a]「IDSA/ATSガイドライン」．
Pao_2/Fio_2：動脈血中の酸素分圧/吸入酸素の割合．
(Adapted from Mandell, 2007)

表51-4　経験的な市中肺炎に対する抗菌薬治療

無併発性，健常[a]
マクロライド[b]：クラリスロマイシンまたはアジスロマイシン
および
インフルエンザA感染が疑わしい場合，オセルタミビル
重症肺炎[c]
呼吸器系フルオロキノロン：モキシフロキサシン，gemifloxacin，またはレボフロキサシン
または
βラクタム系：アモキシシリン・クラブラン酸，セフォタキシム，またはセフロキシムにマクロライドを併用
および
インフルエンザA感染が疑わしい場合，オセルタミビル

[a] 入院患者または外来患者のレジメンを使う．
[b] 分娩後はドキシサイクリンを代わりに使う．
[c] 表51-3参照．

与する（Mandell, 2015；Moran, 2013；Wunderink, 2013）．

48〜72時間で臨床症状はたいてい改善し，発熱は2〜4日間で回復する．胸部X線所見は，完全に改善するまでに6週間かかる（Torres, 2008）．症状の増悪は転帰不良を示唆し，発熱が続く場合は胸部X線撮影で経過をみることが勧められる．約20％の女性に胸水の貯留を認める．肺炎の治療は少なくとも5〜7日間は続ける必要がある（Musher, 2014）．15％は治療が無効であり，抗菌薬をより広域のものにし，診断のための検査を追加する必要がある．

◆ 肺炎の妊娠転帰

抗菌薬が開発される前の時代は，肺炎にかかった妊婦の1/3は死亡していた（Finland, 1939）．大きく改善されたにもかかわらず，母体と新生児死亡率はいまだ恐るべきものである．1990年以降に発表された五つの研究では，632人を対象とし，母体死亡率は0.8％であった．約7％の患者が挿管管理や人工呼吸器管理を必要とした．

前期破水や早産はしばしば合併し，約1/3の症例に起こる（Getahun, 2007；Shariatzadeh, 2006）．以前の研究では，低出生体重児の頻度も2倍になると報告されている（Sheffield, 2009）．最近，台湾で219,000人を対象に行われたコホート研究では，妊娠高血圧腎症や帝王切開と同様に，早産や胎児発育不全の発生も有意に増えていた（Chen, 2012）．

◆ 予　防

肺炎球菌ワクチンは2種類あり，成人には23種類の血清型に対するもの，子どもには13種類の血清型に対するものが使われている（Swamy, 2015）．肺炎球菌ワクチンは，ワクチンに関連のある23種類の血清型に対して60〜70％の予防効果が認められ，ワクチンによって薬剤耐性肺炎球菌の出現は減った（Kyaw, 2006）．13価ワクチンは健康な妊婦には接種が勧められない．HIVなどの免疫不全患者に対してはワクチン接種が勧められる．喫煙歴のある者，糖尿病，心疾患，肺疾患または腎疾患，無脾症や鎌状赤血球症の患者にもワクチン接種が勧められる（表9-7参照）．慢性疾患の患者は，健康な女性に比べ肺炎球菌に対するワクチンが効果的ではない可能性がある（Moberley, 2013）．

■ インフルエンザ肺炎
◆ 臨床像

毎年，妊婦の10％はインフルエンザにかかる（Cantu, 2013）．インフルエンザA・Bは肺炎などの呼吸器感染症を引き起こすRNAウイルスで，冬に流行する．インフルエンザウイルスは飛沫感染によって広まり，すぐに絨毛円柱上皮，肺胞細胞，粘液分泌細胞，マクロファージに感染する．感染してから1〜4日で発症する．共通する症状は発熱，咳，筋肉痛，悪寒である（Sokolow, 2015）．健康な成人のほとんどは自然治癒する．

肺炎はインフルエンザの最も頻度の高い合併症であり，細菌性のものと鑑別が困難である．CDC（2010a）によると，感染した妊婦は入院管理が必要であり，場合によってはICU管理が必要となる．ほかでこの知見は実証されている（Mertz, 2017）．パークランド病院にて2003〜2004年のインフルエンザ流行期では，インフルエンザを発症した妊婦の12％が肺炎を起こした（Rogers, 2010）．

2009〜2010年のA/H1N1型pdm 09系統のインフルエンザ大流行は特に重症化した（Rasmussen, 2014）．MFMUネットワークの研究によると，H1N1型のインフルエンザに感染した10％の妊婦・産褥婦がICU管理となり，そのうち11％の患者が死亡した（Varner, 2011）．妊娠後期，喫煙，慢性高血圧は危険因子である．全体的にみて，2009〜2010年の流行期は，インフルエンザが妊娠関連の死亡原因の12％を占めた（Callaghan, 2015）．2013〜2014年のインフルエンザ流行期には，カリフォルニアのICUに入院した妊婦の1/4が死亡した（Louie, 2015）．Obonoら（2016）によると，インフルエンザに罹患した865人の妊婦のうち，7％は重症化し，4人が死亡した．インフルエンザによるARDSの場合，体外式膜型人工肺（extra corporeal membrane oxygenation：ECMO）が救命となるであろう（Anselmi, 2015；Saad, 2016）

原発性のインフルエンザ肺炎は，喀痰はわずかで，胸部X線所見では間質の透過性低下を示す（Cohen, 2015）．二次性の細菌性肺炎合併はより多くみられ，レンサ球菌やブドウ球菌によるものが多く，初期症状の改善がみられた2〜3日後に顕在化する．CDC（2007）によると，CA-MRSAの

二次感染を起こしたインフルエンザ肺炎の致死率は25％である．その他のインフルエンザA・Bの妊娠合併症に関しては第64章に記載している．

◆ 管　理

解熱薬の使用や安静は，合併症のないインフルエンザの場合に勧められる．早めの抗ウイルス薬の使用は効果的である（Jamieson, 2011；Oboho, 2016）．インフルエンザ肺炎の重症妊婦は入院を考慮する．前述したように，インフルエンザでの入院率は妊娠していない女性に比べ妊婦で高い（Dodds, 2007；Schanzer, 2007）．CDC（2016b）は，ノイラミダーゼインヒビターはインフルエンザA・Bの化学的予防，治療のために発症後2日以内に投与するべきとされている（第64章参照）．抗インフルエンザ薬は感染性宿主細胞から子孫ウイルスが放出されるのを妨害し，新しい宿主細胞の発生を防ぐ（Cohen, 2015）．オセルタミビルは75 mgを1日2回経口投与，ザナミビルは10 mgを1日2回吸入する．治療期間はどちらも5日間である．治療によって罹患期間は1〜2日間短縮され，間質性肺炎のリスクを減らす（Belgi, 2014；Muthuri, 2014）．間質性肺炎合併の有無にかかわらず，インフルエンザに罹患したすべての妊婦は治療される（Rasmussen, 2014）．抗インフルエンザ薬の妊婦への使用のデータは少ないが，動物実験では催奇形性は示されておらず，リスクは低いと考えられている（Briggs, 2015）．

鳥インフルエンザウイルスに対する耐性も大きく懸念される．HPAI，H5N8，H5N2，H5N1といった鳥インフルエンザウイルスもアメリカでCDCに報告されている（Jhung, 2015）．アジアではこれらのウイルスのヒトへの感染が報告されており，致死率が高い．

予防的に，インフルエンザAに対するワクチン接種はACOG（2016b）とCDC（2016b）から勧められている．第64章にワクチンの詳細を記載している．出生前のワクチン接種は一時的に胎児を守る（Madhi, 2014；Tita, 2016）．CDCによると，2014〜2015年のインフルエンザ流行期にはわずか半分の妊婦しかワクチンを接種していなかったと報告している（Ding, 2015）．

■ 水痘肺炎

水痘・帯状疱疹ウイルスおよび同様の感染症は，妊婦の肺炎の5％を占める（Harger, 2002）．診断，管理については第64章に記載している．

■ 真菌・寄生虫性肺炎

◆ ニューモシスチス肺炎

真菌や寄生虫の肺への感染は免疫不全患者で多く，特にAIDSの女性でみられる．*Pneumocystis jirovecii* の肺感染，formerly called *Pneumocystis carinii* はAIDS患者の女性によくみられる合併症である．真菌の日和見感染による間質性肺炎の特徴は，乾性咳嗽，多呼吸，胸部X線所見でのびまん性の透過性低下が特徴的である．喀痰培養による寄生虫の発見や，気管支鏡による洗浄や組織生検が必要になる．

AIDS臨床試験センターにてStrattonら（1992）の先の報告によると，妊婦のHIV関連の合併症においてニューモシスチス肺炎が最も多い．挿管管理や人工呼吸器が必要になることもある．Ahmadら（2001）は妊娠中の22症例を調べ，死亡率は50％であった．治療はトリメトプリム・スルファメトキサゾールを14〜21日間用いる（Masur, 2015）．代替薬剤としてペンタミジンが用いられる（Walzer, 2005）．

肺炎予防として，いくつかの国際的な保健機関はHIV合併妊婦で，ある一定の条件を満たす場合，トリメトプリム・スルファメトキサゾールを倍量，連日経口投与することを推奨している．それらは，CD4$^+$Tリンパ球が200/μL未満，リンパ球中のCD4$^+$細胞が14％未満，AIDSの指標疾患，特に口腔咽頭のカンジダがある場合である（CDC, 2016a）．

◆ 真菌性肺炎

真菌は肺炎の原因となる．妊娠時，真菌性肺炎はHIV合併妊婦または易感染者によくみられる．感染はほとんどが重症例ではなく，自己治癒する．咳や発熱に始まり，全身播種はまれである（Mansour, 2015）．

ヒストプラズマ症やブラストミセス症は妊娠時，あまりみられず，重症化しない（Youssef, 2013）．**コクシジオイデス症**に関してのデータは矛盾している（Bercovitch, 2011；Patel, 2013）．特定の地域のケースコントロール研究では，Rosensteinら（2001）によると，妊娠は全身性播種性の疾患の危険因子と報告されている．しかし，

Caldwellら（2000）によると，32例を血清学的に分析し，3例のみ播種がみられた．結節性紅斑を生じる女性は予後が良好であるが，縦隔リンパ節腫脹は播種性疾患を反映している可能性が高い（Caldwell, 2000；Mayer, 2013）．Crumら（2006）は，妊娠に合併したコクシジオイデス症80例を検討し，ほとんどの女性が第3三半期に播種性疾患に罹患していた．妊婦の死亡率は40％といわれているが，1973年からの29例の報告では20％であった．Spinello（2007）やBercovitchら（2011）は妊娠中のコクシジオイデス症をレビューしている．

妊娠中の**クリプトコッカス症**のほとんどは髄膜炎の報告が多い．健康な妊婦にクリプトコッカス肺炎が発症することもある（Asadi Gharabaghi, 2014；Ely, 1998）．診断は，他の市中肺炎と症状が似ているため難しい．

・治 療

2007年のIDSA/ATSガイドラインによると，真菌症に対しイトラコナゾールの使用が勧められている（Mandell, 2007）．妊婦にはアムホテリシンBやケトコナゾールを経静脈的に投与する（Paranyuk, 2006；Pilmis, 2015）．アムホテリシンBは胎児への影響はなく，妊娠中広く使われている．フルコナゾール，イトラコナゾール，ケトコナゾールは妊娠初期に高用量使用すると胎児毒性があるため，Briggsら（2011）はできる限り妊娠初期の使用は避けるように勧めている．

カスポファンギン，ミカファンギン，anidulafunginの三つのエキノキャンディン誘導体はカンジダ症に有効である（Pilmis, 2015；Reboli, 2007）．これらは動物実験では胎児毒性や催奇形性が示されているが，ヒトでの報告はない（Briggs, 2015）．

■ 重症急性呼吸器症候群（SARS）

重症急性呼吸器症候群（severe acute respiratory syndrome：SARS）は2002年に中国で初めて報告されたコロナウイルスの感染症であるが，2005年までで新規発症は報告されていない．非定型的な肺炎を引き起こし，致死率は約10％になる（Dolin, 2012）．妊娠中に重症急性呼吸器症候群を発症した場合，致死率は25％になる（Lam, 2004；Wong, 2004）．Ngら（2006）によると，19例中7例の胎盤で異型絨毛がみられ，3例でびまん性のフィブリン沈着，2例で広範囲に拘束性の血栓性血管障害を認めた．

結 核

結核はいまだ世界的に主要な疾患である．実際に，世界人口の1/3が感染している（Getahun, 2015）．しかしながら，アメリカでは一般的ではない．アメリカでは**活動性の結核の発症**は2000年から横ばいである（Scott, 2015）．半数以上は移民の発症である（CDC, 2009b）．アメリカで出生した人は新しく後天性に感染するが，他国で出生した人はたいてい過去の感染の再活性化である．結核は高齢者や貧困地域，少数民族，特に黒人やHIV感染者にみられる（Khan, 2013；Raviglione, 2015）．

結核菌の吸入によって感染を起こし，肉芽腫性病変を肺に形成する．患者の90％以上は潜伏感染であり，長い期間休眠状態にある（Getahun, 2015；Zumla, 2013）．免疫不全者や他の疾患に罹患している者は，結核が再燃し臨床症状が現れることがある．臨床症状は少量の喀痰を伴う咳，微熱，喀血，体重減少である．胸部X線所見ではさまざまな浸潤陰影がみられ，空洞形成や縦隔リンパ節腫脹を伴うこともある．培養陽性患者の約2/3で，喀痰の塗抹染色で抗酸菌がみられる．肺以外での結核感染は，リンパ節，胸膜，泌尿器，骨，消化器などに発症し，粟粒性または播種性である（Raviglione, 2015）．

■ 治 療

1990年代初めのアメリカでの抗結核薬耐性は，**多剤耐性の結核**（multidrug-resistant tuberculosis：MDR-TB）株の出現と関連していた．このことで，CDC（2009a）は症候性の結核をもった患者の初期治療には多剤併用のレジメンを勧めるようになった．イソニアジド，リファンピシン，ピラジナミド，エタンブトールの4剤を薬剤感受性試験の結果が出るまで投与する（Horsburgh, 2015）．6ヵ月間の**直接服薬確認療法**（directly observed therapy：DOT）は90％の治癒率である（Raviglione, 2015）．セカンドラインの薬剤は必要あれば追加する．最初の分離菌すべて

に薬剤感受性試験を行う．

■ 結核と妊娠

アジア，アフリカ，メキシコ，中米からのアメリカでの移民は，妊婦の結核合併率の上昇に関係している．Sackoff ら（2006）は，ニューヨーク市の周産期クリニックを受診した移民女性 678 人の半分はツベルクリン反応陽性であったと報告している．約 60％は新しく診断されている．Pillay ら（2004）は HIV 陽性妊婦における結核感染の高い有病率を強調した．Schulte ら（2002）によるとジャクソン記念病院では，207 人の HIV 合併妊婦のうち 21％で皮内試験陽性であった．子宮内膜への結核感染は，卵管性不妊の原因になる（Levinson, 2010；Raviglione, 2015）．

抗結核療法をしないと，結核は妊娠に悪影響を及ぼす（Mnyani, 2011）．いくつかの研究は，予後は結核の感染部位，診断時期によるとしている．インドの Jana ら（1994），メキシコシティの Figueroa-Damian ら（1998）は，結核は早産，低出生体重児，胎児発育不全，周産期死亡に関連すると報告している．ほかでも同様の報告がされている（El-Messidi, 2016；Lin, 2010；Sobhy, 2017）．Efferen（2007）のレビューによると，結核は，低出生体重児や早産，妊娠高血圧腎症のリスクが 2 倍になるとしている．周産期死亡はほぼ 10 倍にもなる．予後の悪さは，診断の遅れ，不十分または変則的な治療，進行性の肺病変と関連している．逆に，治療された結核は良い妊娠予後と関連する（Nguyen, 2014；Taylor, 2013）．

肺以外での結核感染は少ない．Jana ら（1999）は，腎や腸管，皮膚の結核感染合併妊婦 33 人において 1/3 で低出生体重児を認めたと報告している．Llewelyn ら（2000）は肺以外での結核感染例 13 例中 9 例は診断が遅れた．Prevost ら（1999）が結核性髄膜炎を合併した妊婦 56 人の症例をレビューした結果，1/3 は死亡している．結核性脊椎炎は対麻痺の原因となるが，脊椎融合手術は不可逆性になるのを防ぐ（Badve, 2011；Nanda, 2002）．脊髄に感染した者の 5％が腰筋膿瘍を発症している（Nigam, 2013）．結核感染の腹膜炎は，卵巣癌の癌性腹膜炎や変性子宮筋腫に似ており，結核性髄膜炎は妊娠悪阻に似ている（Kutlu, 2007；Moore, 2008；Sherer, 2005）．

◆ 診 断

潜在性か活動性の結核か診断する方法は 2 種類ある．一つは昔から使われている**ツベルクリン皮膚検査**（tuberculin skin test：TST），もう一つは**インターフェロンγ遊離試験**（interferon-gamma release assays：IGRAs）であり，どちらかを用いる（Getahun, 2015；Horsburgh, 2011）．IGRAs は結核菌に対するインターフェロンγを測る血液検査であり，カルメット・ゲラン桿菌（bacille Calmette-Guérin：BCG）ワクチンには反応しない（Levison, 2010）．CDC（2005b, 2010b）は，ハイリスクの妊婦には TST か IGRAs を行うことを勧めている．BCG ワクチンを接種した者には，IGRAs を用いる（Mazurek, 2010）．

皮内試験での望ましい抗原は，中等度の効力がある 5 ツベルクリン単位の精製タンパク誘導体（purified protein derivative：PPD）である．もし，皮内試験が陰性であったなら，追加の試験は不要である．皮内試験陽性は，胸部 X 線所見を含め活動性の結核感染を示す者は直径 5 mm 以上を陽性とみなす．

IGRAs は 2 種類あり，**クォンティフェロン-TB ゴールド**と **T-スポット.TB** が CDC（2005 a, b）で皮内試験同様，勧められている．これらの試験はツベルクリン皮膚検査ほどまだ広まっていないが，Kowada（2014）は費用対効果もあるとしている．

潜伏感染であっても活動性であったとしても，結核の検出・立証のために，顕微鏡，培養，核酸増幅法，薬剤耐性試験が必要な検査である（Horsburgh, 2015；Raviglione, 2015）．

◆ 治 療

・潜在性結核感染

非妊婦でツベルクリン反応陽性患者であり，35 歳以下で活動性感染ではない場合，9 ヵ月間，イソニアジド 1 日 300 mg を経口投与する．イソニアジドは何十年もの間使用されており，妊婦への使用も安全と考えられている（Briggs, 2015；Taylor, 2013）．コンプライアンスが重要な問題であり，Sackoff（2006）や Cruz（2005）は，残念ながら完全に治療をした者は 10％であると報告している．結核治療と妊婦管理が完全に離れていてつながっていない（Zenner, 2012）．イソニアジドによる治療は分娩後に勧められている．イソ

ニアジドによる肝障害のリスクが産後は高くなる可能性があるため，分娩後3〜6ヵ月まで治療保留が勧められる．とはいうものの，分娩前の治療と同等に活動性の感染へ進行するのを予防する効果はない．Boggessら（2000）はサンフランシスコ病院で分娩したツベルクリン反応陽性で症状のない妊婦167人のうち，6ヵ月間の治療を完全に終えたのはほんの42％であったと報告している．

妊娠中は，潜在性結核感染治療を遅らせるということがあてはまらない場合がある．最近では，感染から1年の活動性への移行頻度が5％であるため，皮内試験陽性者は妊娠中に治療を行う（Zumla, 2013）．皮内試験陽性で活動性の感染に曝露された女性は，感染の起こる確率が1年間に0.5％であるため治療を行う．HIV陽性女性は活動性の感染になるリスクが年10％になるため治療を行う．

- **活動性疾患**

妊婦の活動性結核感染への治療の第1選択は，イソニアジド，リファンピシン，エタンブトール，ピラジナミドにピリドキシン（VitB6に分類される化合物）を加えた4剤併用療法である．髄膜炎に対しては，レボフロキサシンを追加する（Kalita, 2014）．最初2ヵ月間は4剤すべてを使用する（**bactericidal phase**）．その後の4ヵ月間はイソニアジドとリファンピシンを投与する（**continuation phase**）（Raviglione, 2015；Zumla, 2013）．妊娠中のMDR-TBに関する報告は少なく，治療選択についてレビューがある（Horsburgh, 2015；Lessnau, 2003）．抗結核療法中，母乳栄養は禁止しなくてよい．

活動性感染の治療で，抗レトロウイルス療法も行う場合には特別な考慮が必要である．このような場合には，抗結核療法と抗レトロウイルス療法を同時に始めると，薬剤の副作用でIRIS（immune reconstitution inflammatory syndrome）を引き起こす可能性がある（Lai, 2016；Török, 2011）．最近の研究では，抗結核療法を始めた後2〜4週間のうちに，HAART（highly active antiretroviral therapy）の導入が勧められている（Blanc, 2011；Havlir, 2011；Karim, 2011）．HIV感染患者で，もしプロテアーゼ阻害薬や非核酸系逆転写酵素阻害薬を使用している場合には，リファンピシン，リファブチンは禁忌となる．リファブチンやリファンピシンに耐性がある場合は，ピラジナミドが使用される．第2選択療法のアミノグリコシド系（ストレプトマイシン，カナマイシン，アミカシン，capreomycin）は胎児への聴毒性があり，禁忌である（Briggs, 2015）．

- **新生児の結核**

結核の菌血症は胎盤に感染しうるが，胎児に感染し先天性結核となるのはまれである．先天性結核は，分娩時に感染した分泌物を吸入して新生児が感染した場合も含む．どちらの感染経路も半々である．新生児の結核は，他の先天性感染と同様に，肝脾腫，呼吸障害，発熱，リンパ節腫脹などの症状を伴う（Dewan, 2014；Osowicki, 2016）．

Cantwellら（1994）は1980年より29例の先天性結核についてレビューした．12例のみ母体が活動性の感染であり，分娩後の子宮内膜の生検でしばしば立証された．Adhikariら（1997）は子宮内膜の生検で培養陽性となった11人の南アフリカの産褥婦を検討した．6人の新生児が先天性結核となった．

新生児感染は，母体の活動性感染を分娩前に治療している場合，喀痰培養陰性の場合は可能性が低い．新生児は結核に感染しやすいため，活動性の感染が疑われる母親からは隔離が勧められる．もし治療が行われなければ，活動性感染の母親から生まれた新生児は，最初の1年で50％罹患するリスクがある（Jacobs, 1988）．

サルコイドーシス

サルコイドーシスは，原因不明の慢性全身性疾患であり，ヘルパーT細胞や貪食細胞が蓄積した非乾酪性肉芽腫が特徴である（Baughman, 2015；Celada, 2015）．疾病素因は一般的にヘルパーT細胞の過剰反応によって決められる．肺病変が最も一般的であり，次いで皮膚，眼，リンパ節であり，他のすべての臓器に起こりうる．アメリカでの有病率は20〜60/10万であり，性差はない．白人に比べ黒人では10倍であった（Baughman, 2015）．20〜40歳代がほとんどである．臨床症状はさまざまであるが，全身症状を伴わない呼吸困難や，乾性咳嗽で，潜在性であり数ヵ月に及ぶ．25％が突然発症し，10〜20％は無症状で発見される．

肺症状が多くみられ，90％以上で胸部X線にて異常所見がみられる．**間質性肺炎**は肺浸潤の特徴であり，約50％が不可逆性の胸部X線異常所見を示す．縦隔の**リンパ節異常**は75〜90％の症例でみられる．1/4ではブドウ膜炎，皮膚症状がみられ，たいてい**結節性紅斑**が出現する．女性では，結節性紅斑の原因の10％はサルコイドーシスである（Mert, 2007）．重要なことに，その他の臓器に浸潤する（Kandolin, 2015；Powe, 2015；Wallmüller, 2012）．確定診断は生検，リンパ節生検が好ましい．肺に浸潤がある場合，組織採取はしばしば困難である．

全体的なサルコイドーシスの予後は良好で，治療を行わず50％の患者は治癒する．しかし，日常生活は制限される（de Vries, 2007）．それ以外の50％は中等度や非進行性であっても，永続する臓器障害を起こす．10％は死亡する．

症候群疾患にはグルココルチコイドが治療に最も広く使われている．臓器障害はこれらの薬剤使用によって回復する（Paramothayan, 2002）．治療は症状，身体所見，胸部X線所見，呼吸機能検査によって決定する．呼吸器症状が顕著でない限り，通常，数ヵ月間経過観察し，治療は保留する．炎症が鎮静しない場合，プレドニゾロン1 mg/kgを10 mg以下になるように6ヵ月間で漸減する（Baughman, 2015）．これに反応が不十分な場合は，免疫抑制薬や細胞障害性薬剤やサイトカイン調節薬を使用する．

■ サルコイドーシスと妊娠

サルコイドーシスはまれな疾患で，たいてい良性であり，妊娠中に合併することはまれである．サルコイドーシスはめったに妊娠に悪影響を与えることはないが，髄膜炎や心不全，神経障害などの重篤な合併症を起こしたことが報告されている（Cardonick, 2000；Maisel, 1996；Wallmüller, 2012）．全国的なサルコイドーシス合併妊娠の入院患者678症例の研究では，妊娠高血圧腎症，早産，血栓塞栓症は増える（Hadid, 2015）．Selroos（1990）はフィンランドで252例のサルコイドーシスの女性患者を研究したところ，15％の患者が妊娠中にサルコイドーシスを伴っていた．活動期間である26例では病気の増悪はみられなかった．うち3例は自然流産し，23例は正期産であった．ミシガン大学のAghaら（1982）も，同様の報告を35症例行っている．

活動性のサルコイドーシスは非妊時と同様のガイドラインに従って妊娠時も治療を行う．重症度は呼吸機能によって評価する．ブドウ膜炎や身体症状，呼吸器症状に対してプレドニゾロン1 mg/kgを毎日経口投与する．

囊胞性線維症

囊胞性線維症は白人によくみられる常染色体劣性遺伝の外分泌疾患である．アミノ酸ポリペプチドをコードする7番染色体長腕上の230 kbの遺伝子の2,000以上の点突然変異が原因である（Patel, 2015；Sorscher, 2015）．このペプチドは塩素イオンチャネルとして働き，CFTR（cystic fibrosis transmembrane conductance regulator）として定義される．表現型多様性があるが，ΔF508の変異は共通している（Rowntree, 2003）．詳細は第14章に述べている．約10〜20％は生後まもなく胎便性腹膜炎によって診断される（Boczar, 2015；Sorscher, 2015）．現代では，80％近くの囊胞性線維症の女性は成人まで生き，平均寿命は37歳であった（Gillet, 2002；Patel, 2015）．

■ 病態生理

塩素イオンチャネルの変異は上皮細胞の電解質輸送を変化させる．CFTRが関与しているすべての臓器に影響がある．たとえば，分泌細胞や副鼻腔，肺，膵臓，肝臓，生殖器である．重症度は，遺伝性の二つの対立遺伝子の変異によって決まり，約10％は突然変異による（Sorscher, 2015）．Phe508del（ΔF508）のホモ接合性は重症なうちの一つであり，90％の人はF508の少なくとも一つに変異がある．

外分泌腺が厚く，粘着性の分泌になることで閉塞する（Rowe, 2005）．肺では粘膜下腺が障害される．エクリン汗腺の異常は**汗テスト**によって，汗中のナトリウム，カリウム，塩素イオンのレベルの上昇によって決められる．

肺合併症はよく起こり，しばしば死亡原因になる．粘液栓を伴う気管支腺肥大と小気道閉塞によって感染が起こり，慢性気管支炎や気管支拡張症となる．複雑で説明できない理由により，**緑膿**

菌の慢性感染が90％以上でみられる．**黄色ブドウ球菌**，インフルエンザ菌，*Burkholderia cepacia* も検出されることがある（Rowe, 2005）．*B. cepacia* のコロニー形成は生命予後を悪くし，特に妊娠中は増悪する（Gillet, 2002）．急性・慢性の実質への感染は，最終的に線維化の拡大や気道の狭窄を伴い換気血流不均衡が生じる．最終的に呼吸機能不全となる．肺，心肺移植の5年生存率はわずか50〜60％である（Sorscher, 2015）．何人かの女性は肺移植後，妊娠成立を成功している（Kruszka, 2002；Shaner, 2012）．

■ 妊娠前のカウンセリング

CFTR2の明確な病因的役割をもつ遺伝子変異の情報は，以下に記載されている（http://www.cftr2.org）．囊胞性線維症の女性は子宮頸管粘液分泌の異常のため不妊である．男性は精子減少症，無精子症，輸精管の閉塞のため98％は不妊である（Ahmad, 2013）．しかし，北アメリカでは囊胞性線維症に罹患している女性の4％が毎年妊娠している（Edenborough, 1995）．子宮内膜や卵管はCFTRが出現しているが機能は正常であり，卵巣はCFTR遺伝子が発現していない（Edenborough, 2001）．人工授精も体外受精も囊胞性線維症の女性に有効である（Rodgers, 2000）．これらの女性の妊娠に関する倫理的な問題はWexlerら（2007）がレビューしている．重要な一つの問題は，母親の長期予後である．Sobczyńska-Tomaszewskaら（2006）は男性不妊に関しては，遺伝子診断の重要性を強調している．

・スクリーニング

ACOG（2017）は妊娠中または妊娠を考えている女性のスクリーニングを勧めている（第14章参照）．CDCは新生児スクリーニングに囊胞性線維症を加えた（Southern, 2009）（第32章参照）．

■ 囊胞性線維症と妊娠

妊娠予後は肺機能障害の重症度と逆相関している．重症慢性肺疾患，低酸素症，繰り返す感染は有害である．少なくとも昔は，**肺性心**がよく起こっていたが，妊娠継続には影響しなかった（Cameron, 2005）．**膵臓の機能障害**で母体低栄養を起こした妊婦もいる．正常妊娠は妊娠中期に，妊娠によりインスリン抵抗性が出現し妊娠糖尿病を引き起こす（Hardin, 2005）．48症例を検討した研究では，半数に膵臓機能不全を認め，1/3はインスリンを必要とした（Thorpe-Beeston, 2013）．20歳までに25％の患者は糖尿病になり，糖尿病はΔF508のホモ接合性変異に最もよくみられた（Giacobbe, 2012；Patel, 2015）．

囊胞性線維症自体は，妊娠による影響を受けない（Schechter, 2013）．以前の報告では，囊胞性線維症の臨床経過に妊娠が有害な影響を与えるといわれていた（Olson, 1997）．非妊婦と重症度を合わせて比較したところ，妊娠の長期予後への悪影響は示されなかった（Schechter, 2013）．

■ 管　理

妊娠前のカウンセリングは必要である．妊娠を選択した患者は，混合型感染や糖尿病，心不全に関して監視が必要となる．管理のために肺機能検査を行っていく．FEV_1 が少なくとも70％あれば，妊娠に耐えられる．体位ドレナージや気管支拡張療法，感染管理に留意する．

βアドレナリン気管支拡張薬は気管支狭窄のコントロールによい．吸入の，遺伝子組換えヒトデオキシヌクレアーゼⅠは喀痰の粘性を減らすことにより肺機能を改善する（Sorscher, 2015）．7％食塩水の吸入も，短期および長期予後を改善する（Elkins, 2006）．栄養状態も栄養指導にて評価する．膵臓の機能障害は経口で膵酵素を補充し治療する．CFTRタンパクの機能不全を治す見込みがある新しい治療がWainwrightら（2015）によって報告された．lumacaftorとivacaftorの合剤を使用することで，研究者らはΔF508のホモ接合性変異に著明に効果があることを示した．妊娠中の女性について，いずれの薬剤についても報告はない．

感染は咳や喀痰の増加で予知する．経口のペニシリンやセファロスポリンはブドウ球菌の感染に有効である．**緑膿菌**感染は成人で最も問題となる．トブラマイシンとコリスチンの吸入で有効に管理する．緊急入院や集中治療は重症の肺感染症に対して行う．他の合併症での入院の必要性は低い．陣痛・分娩時には硬膜外麻酔が推奨される（Deighan, 2014）．

■ 妊娠予後

以前の報告では，囊胞性線維症を有する女性の母体および周産期の予後が悪かった（Cohen, 1980；Kent, 1993）．最近の報告では予後はよくなったが，依然重篤な合併症を伴う．重症度は肺機能検査で評価され，妊娠や母体の長期予後を予測する一番よい方法である．Edenboroughら（2000）は69症例について報告し，妊娠前のFEV$_1$が60％以下の場合，早産，呼吸器合併症，分娩後数年での母体死亡のリスクがあるとしている．Thorpe-Beestonら（2013）やFitzsimmonsら（1996）も同様の報告をしている．Gilletら（2002）はフランスの囊胞性線維症に登録している75例の妊娠を報告した．約20％が早産となり，30％が発育不全であった．妊娠前のFEV$_1$が60％であった患者が緑膿菌の敗血症で死亡した．長期だと17％の患者が死亡し，4人の新生児が囊胞性線維症と診断された．

母体合併症は恐ろしい．Patelら（2015）がNational Inpatient Sample databaseを調査したところ，妊娠女性の囊胞性線維症の有病率が2000〜2010年にかけて直線的に増えていることがわかった．彼らは1,119人の罹患女性，1,200万以上の出生を解析し，リスクを述べている（表51-5）．逆に，驚くべきことに周産期予後はよかった．

■ 肺移植

囊胞性線維症は肺移植の適応として知られている．Gyiら（2006）は10例の肺移植後の妊娠を検討し，9例生児を得たと報告している．母体予後は良好ではなく，3例で妊娠中に拒絶反応がみられ，肺機能が悪くなり，分娩後38ヵ月までで死亡した．

一酸化炭素中毒

一酸化炭素は広範囲に存在するガスで，非喫煙者の場合，一酸化炭素濃度は1〜3％である．喫煙者は5〜10％である．一酸化炭素は世界中でしばしば中毒の原因となる（Stoller, 2007）．中毒レベルは暖房などを使用して換気が不十分なスペースで高い．

一酸化炭素は無味無臭であり，ヘモグロビンとの親和性が高く，中毒を起こしやすい．酸素と置き換わり，輸送を妨害するため，低酸素となる．死亡や低酸素脳症といった急性の続発症に加え，半数の患者が意識障害を起こすのは一酸化炭素レベルが25％以上となったときである（Weaver, 2002）．低酸素による脳障害は大脳皮質や白質，基底核に起こる（Lo, 2007；Prockop, 2007）．回復後，ときどきParkinson症候群が起こる（Hemphill, 2015）．

■ 妊娠と一酸化炭素中毒

妊娠による変化で体内の一酸化炭素の率は通常の妊娠で倍になる（Longo, 1977）．妊婦は一酸化炭素中毒への感受性は非妊時と変わらないが，胎児は高濃度の曝露への耐性はない（Friedman, 2015）．慢性的な曝露で，母体の症状は一酸化炭素濃度が5〜20％になったとき出始める．症状は頭痛，脱力，めまい，身体的・視力的機能障害，動悸，吐き気，嘔吐である．急性の曝露では，一酸化炭素の濃度が30〜50％で切迫循環虚脱の症状が出る．50％以上では母体にとって致死的となる．

ヘモグロビンFは一酸化炭素にも親和性が高いため，胎児の一酸化炭素濃度は母体に比べると10〜15％高い．これは促進拡散によるものである（Longo, 1977）．重要なことは，母体では一酸化炭素ヘモグロビンの半減期は2時間だが，胎児は7時間である．一酸化炭素がヘモグロビンFと強力に結びつくため，母体の血中一酸化炭素濃度がかなり上昇する前に，胎児は低酸素に陥って

表51-5 囊胞性線維症合併妊婦1,119例における妊娠合併症のオッズ比

合併症	オッズ比
喘息	5
糖尿病	14
血栓	6
人工呼吸器	32
肺炎	69
呼吸不全	30
急性腎不全	16
死亡	125

(Data from Patel, 2015)

いる．いくつかの奇形が胎芽期の曝露と関連しており，胎児期の曝露の後遺症として無酸素性脳症がみられる（Alehan, 2007；Aubard, 2000）．

■ 治　療

　一酸化炭素中毒の治療は，直ちに100％酸素を吸入投与することである．非妊娠時における高圧酸素療法の効果は不明である（Kao, 2005）．Weaverら（2002）は高圧酸素療法と常圧酸素療法を比較し，高圧酸素療法のほうが成人において6週間後と1年後の認知障害の頻度が低くなったと報告している．高圧酸素療法は妊娠中，相当量の一酸化炭素に曝露されたときは勧められている（Aubard, 2000；Ernst, 1998）．問題は相当量の程度である（Friedman, 2015）．母体の一酸化炭素濃度からは正確に胎児の濃度を推測できないが，母体の血中濃度が15〜20％以上であれば高圧酸素療法が推奨される．胎児心拍モニターの評価では，Towersら（2009）は胎児が一酸化炭素中毒の影響を受けると基線が上昇し，細変動が減少し，一過性頻脈がなくなり，一過性徐脈がみられるようになると述べている．新生児に対する高圧酸素療法も，議論の余地がある（Bar, 2007）．

　Elkharratら（1991）は44人の妊婦に対し，高圧酸素療法を行い成功したと報告している．Silvermanら（1997）は，異常神経・心肺所見を認めた妊婦を治療し，胎児の変動一過性徐脈を改善したと報告している．Greingorら（2001）は，妊娠21週の妊婦に2.5 atmの100％酸素を90分間投与し，その妊婦は正期産で健康な児を出産していると報告している．デューク大学のDiver Alert Network（DAN）によると，北・中央アメリカには700の高圧酸素の機械がある．DANの相談は919-684-9111（アメリカにおける電話番号）で可能である．

（訳：小西晶子）

References

Adhikari M, Pillay T, Pillay DG: Tuberculosis in the newborn: an emerging disease. Pediatr Infect Dis J 16:1108, 1997.

Agha FP, Vade A, Amendola MA, et al: Effects of pregnancy on sarcoidosis. Surg Gynecol Obstet 155:817, 1982.

Ahmad A, Ahmed A, Patrizio P: Cystic fibrosis and fertility. Curr Opin Obstet Gynecol 25(3):167, 2013.

Ahmad H, Mehta NJ, Manikal VM, et al: *Pneumocystis carinii* pneumonia in pregnancy. Chest 120:666, 2001.

Alehan F, Erol I, Onay OS: Cerebral palsy due to nonlethal maternal carbon monoxide intoxication. Birth Defects Res A Clin Mol Teratol 79(8):614, 2007.

Ali Z, Ulrik CS: Incidence and risk factors for exacerbations of asthma during pregnancy. J Asthma Allergy 6:53, 2013.

American College of Obstetricians and Gynecologists: Asthma in pregnancy. Practice Bulletin No. 90, February 2008, Reaffirmed 2016a.

American College of Obstetricians and Gynecologists: Influenza vaccination during pregnancy. Committee Opinion No. 608, September 2014, Reaffirmed 2016b.

American College of Obstetricians and Gynecologists: Carrier screening for genetic conditions. Committee Opinion No. 691, March 2017.

Andrews WW: Cesarean delivery for refractory status asthmaticus. Obstet Gynecol 121:417, 2013.

Anselmi A, Ruggieri VG, Letheulle J, et al: Extracorporeal membrane oxygenation in pregnancy. J Card Surg 30(10):781, 2015.

Asadi Gharabaghi M, Allameh SF: Primary pulmonary cryptococcosis. BMJ Case Rep 2014:pii: bcr2014203821, 2014.

Aubard Y, Magne I: Carbon monoxide poisoning in pregnancy. BJOG 107:833, 2000.

Badve SA, Ghate SD, Badve MS, et al: Tuberculosis of spine with neurological deficit in advanced pregnancy: a report of three cases. Spine J 11(1):e9, 2011.

Bain E, Pierides KL, Clifton VL, et al: Interventions for managing asthma in pregnancy. Cochrane Database Syst Rev 10:CD010660, 2014.

Bar R, Cohen M, Bentur Y, et al: Pre-labor exposure to carbon monoxide: should the neonate be treated with hyperbaric oxygenation? Clin Toxicol 45(5):579, 2007.

Barnes PJ: Asthma. In Kasper D, Fauci A, Hauser SL, et al (eds): Harrison's Principles of Internal Medicine, 19th ed. New York, McGraw-Hill Education, 2015, p 1669.

Baughman RP, Lower EE: Sarcoidosis. In Kasper DL, Fauci AS, Hauser SL, et al (eds): Harrison's Principles of Internal Medicine, 19th ed. New York, McGraw-Hill Education, 2015, p 2205.

Bel EH: Mild asthma. N Engl J Med 369(6):549, 2013.

Belfort MA, Clark SL, Saade GR, et al: Hospital readmission after delivery: evidence for an increased incidence of nonurogenital infection in the immediate postpartum period. Am J Obstet Gynecol 202:35.e1, 2010.

Belgi RH, Venkataramanan R, Caritis SN, et al: Oseltamivir for influenza in pregnancy. Semin Perinatol 38(8):503, 2014.

Bercovitch RS, Catanzaro A, Schwartz BS, et al: Coccidioidomycosis during pregnancy: a review and recommendations for management. Clin Infect Dis 53(4):363, 2011.

Blais L, Kettani FZ, Forget A: Relationship between maternal asthma, its severity and control and abortion. Hum Reprod 28(4):908, 2013.

Blais L, Suissa S, Boivin JF, et al: First treatment with inhaled corticosteroids and the prevention of admissions to hospital for asthma. Thorax 53:1025, 1998.

Blanc FX, Sok T, Laureillard D, et al: Earlier versus later start of antiretroviral therapy in HIV-infected adults with tuberculosis. N Engl J Med 365(16):1471, 2011.

Boczar M, Sawicka E, Zybert K: Meconium ileus in newborns with cystic fibrosis—results of treatment in the group of patients operated on in the years 2000–2014. Dev Period Med 19(1):32, 2015.

Boggess KA, Myers ER, Hamilton CD: Antepartum or postpartum isoniazid treatment of latent tuberculosis infection. Obstet Gynecol 96:747, 2000.

Bonham CA, Patterson KC, Strek ME: Asthma outcomes and management during pregnancy. Chest September 1, 2017 [Epub ahead of print].

Bracken MB, Triche EW, Belanger K, et al: Asthma symptoms, severity, and drug therapy: a prospective study of effects on 2205 pregnancies. Obstet Gynecol 102:739, 2003.

Briggs GG, Freeman RK (eds): Drugs in Pregnancy and Lactation, 10th ed. Philadelphia, Wolters Kluwer, 2015.

Brito V, Niederman MS: Pneumonia complicating pregnancy. Clin Chest Med 32:121, 2011.

Caldwell JW, Asura EL, Kilgore WB, et al: Coccidioidomycosis in pregnancy during an epidemic in California. Obstet Gynecol 95:236, 2000.

Callaghan WM, Creanga AA, Jamieson DJ: Pregnancy-related mortality resulting from influenza in the United States during the 2009–2010 pandemic. Obstet Gynecol 126:486, 2015.

Cameron AJ, Skinner TA: Management of a parturient with respiratory failure secondary to cystic fibrosis. Anaesthesia 60:77, 2005.

Cantu J, Tita AT: Management of influenza in pregnancy. Am J Perinatol 30:99, 2013.

Cantwell MF, Shehab ZM, Costello AM, et al: Congenital tuberculosis. N Engl J Med 330:1051, 1994.

Cardonick EH, Naktin J, Berghella V: Neurosarcoidosis diagnosed during pregnancy by thoracoscopic lymph node biopsy. J Reprod Med 45:585, 2000.

Celada LJ, Drake WP: Targeting CD4(+) T cells for the treatment of sarcoidosis: a promising strategy? Immunotherapy 7(1):57, 2015.

Centers for Disease Control and Prevention: Controlling tuberculosis in the United States. Recommendations from the American Thoracic Society, CDC, and the Infectious Disease Society of America. MMWR 54(12):1, 2005a.

Centers for Disease Control and Prevention: Guidelines for using the QuantiFERON-TB gold test for detecting *Mycobacterium tuberculosis* infection, United States. MMWR 54(15):29, 2005b.

Centers for Disease Control and Prevention: Severe methicillin-resistant *Staphylococcus aureus* community-acquired pneumonia associated with influenza—Louisiana and Georgia—December 2006–January 2007. MMWR 56(14):325, 2007.

Centers for Disease Control and Prevention: Plan to combat extensively drug-resistant tuberculosis. MMWR 58(3):1, 2009a.

Centers for Disease Control and Prevention: Trends in tuberculosis—United States, 2008. MMWR 58(10):1, 2009b.

Centers for Disease Control and Prevention: 2009 pandemic influenza A (H1N1) in pregnant women requiring intensive care—New York City, 2009. MMWR 59(11):321, 2010a.

Centers for Disease Control and Prevention: Decrease in reported tuberculosis cases—United States, 2009. MMWR 59(10):289, 2010b.

Centers for Disease Control and Prevention: National Center for Health E-Stat: asthma prevalence, health care use and morbidity: United States, 2003–05. 2010c. Available at: http://www.cdc.gov/nchs/data/hestat/asthma03–05/asthma03–05.htm. Accessed May 5, 2016.

Centers for Disease Control and Prevention: Asthma attacks among persons with current asthma—United States, 2001—2010. MMWR 62:93, 2013.

Centers for Disease Control and Prevention: Guidelines for prevention and treatment of opportunistic infections in HIV-infected adults and adolescents, May 3, 2016. Available at: http://aidsinfo.nih.gov/contentfiles/Adult_OI.pdf. Accessed May 5, 2016a.

Centers for Disease Control and Prevention: Influenza (flu). 2016b. Available at: http://www.cdc.gov/flu./ Accessed May 5, 2016.

Chan AL, Juarez MM, Gidwani N, et al: Management of critical asthma syndrome during pregnancy. Clin Rev Allergy Immunol 45(1)45, 2015.

Charlton RA, Hutchison A, Davis KJ, et al: Asthma management in pregnancy. PLoS One 8(4):e60247, 2013.

Chen YH, Keller J, Wang IT, et al: Pneumonia and pregnancy outcomes: a nationwide population-base study. Am J Obstet Gynecol 207:288.e1, 2012.

Close A, Gimovsky A, Macri C: Adult respiratory distress due to Legionnaires disease in pregnancy: a case report. J Reprod Med 61(1–2):83, 2016.

Cohen LF, di Sant Agnese PA, Friedlander J: Cystic fibrosis and pregnancy: a national survey. Lancet 2:842, 1980.

Cohen YZ, Dolin R: Influenza. In Kasper DL, Fauci AS, Hauser DL, et al: (eds): Harrison's Principles of Internal Medicine, 19th ed. New York, McGraw-Hill Education, 2015, p 1209.

Cossette B, Forget A, Beauchesne MF: Impact of maternal use of asthma-controller therapy on perinatal outcomes. Thorax 68:724, 2013.

Cox S, Posner SF, McPheeters M, et al: Hospitalizations with respiratory illness among pregnant women during influenza season. Obstet Gynecol 107:1315, 2006.

Crum NF, Ballon-Landa G: Coccidioidomycosis in pregnancy: case report and review of the literature. Am J Med 119:993, 2006.

Cruz CA, Caughey AB, Jasmer R: Postpartum follow-up of a positive purified protein derivative (PPD) among an indigent population. Am J Obstet Gynecol 192:1455, 2005.

Deighan M, Ash S, McMorrow R: Anaesthesia for parturients with severe cystic fibrosis: a case series. Int J Obstet Anesth 23(1):75, 2014.

de Vries J, Drent M: Quality of life and health status in sarcoidosis: a review. Semin Respir Crit Care Med 28:121, 2007.

Dewan P, Gomber S, Das S: Congenital tuberculosis: a rare manifestation of a common disease. Paediatr Int Child Health 34(1):60, 2014.

Ding H, Black CL, Ball S, et al: Influenza vaccination coverage among pregnant women—United States, 2014–15 influenza season. MMWR 64(36):1000, 2015.

Divers Alert Network: Chamber location and availability. Available at: http://www.diversalertnetwork.org/medical. Accessed May 5, 2016.

Dodds L, McNeil SA, Fell DB, et al: Impact of influenza exposure on rates of hospital admissions and physician visits because of respiratory illness among pregnant women. CMAJ 17:463, 2007.

Dolin R: Common viral respiratory infections. In Longo D, Fauci A, Kasper D, et al (eds): Harrison's Principles of Internal Medicine, 18th ed. New York, McGraw-Hill Education, 2012, p 1485.

Dombrowski MP: Asthma and pregnancy. Obstet Gynecol 108:667, 2006.

Dombrowski MP, Schatz M, Wise R, et al: Asthma during pregnancy. Obstet Gynecol 103:5, 2004a.

Dombrowski MP, Schatz M, Wise R, et al: Randomized trial of inhaled beclomethasone dipropionate versus theophylline for moderate asthma during pregnancy. Am J Obstet Gynecol 190:737, 2004b.

Edenborough FP: Women with cystic fibrosis and their potential for reproduction. Thorax 56:648, 2001.

Edenborough FP, Mackenzie WE, Stableforth DE: The outcome of 72 pregnancies in 55 women with cystic fibrosis in the United Kingdom 1977–1996. BJOG 107:254, 2000.

Edenborough FP, Stableforth DE, Webb AK, et al: The outcome of pregnancy in cystic fibrosis. Thorax 50:170, 1995.

Efferen LS: Tuberculosis and pregnancy. Curr Opin Pulm Med 13:205, 2007.

Elkharrat D, Raphael JC, Korach JM, et al: Acute carbon monoxide intoxication and hyperbaric oxygen in pregnancy. Intensive Care Med 17:289, 1991.

Elkins MR, Robinson M, Rose BR, et al: A controlled trial of long-term inhaled hypertonic saline in patients with cystic fibrosis. N Engl J Med 354:229, 2006.

El-Messidi A, Czuzoj-Shulman N, Spence AR, et al: Medical and obstetrical outcomes among pregnant women with tuberculosis: a population-based study of 7.8 million births. Am J Obstet Gynecol 215:797.e6, 2016.

Eltonsy S, Blais L: Asthma during pregnancy and congenital malformations: the challenging task of separating the medication effect from asthma itself. J Allergy Clin Immunol 137(5):1623, 2016.

Ely EW, Peacock JE, Haponik EF, et al: Cryptococcal pneumonia complicating pregnancy. Medicine 77:153, 1998.

Enriquez R, Pingsheng W, Griffin MR, et al: Cessation of asthma medication in early pregnancy. Am J Obstet Gynecol 195:149, 2006.

Ernst A, Zibrak JD: Carbon monoxide poisoning. N Engl J Med 339:1603, 1998.

Fanta CH: Asthma. N Engl J Med 360:1002, 2009.

Figueroa-Damian R, Arrendondo-Garcia JL: Pregnancy and tuberculosis: influence of treatment on perinatal outcome. Am J Perinatol 15:303, 1998.

Finland M, Dublin TD: Pneumococcic pneumonias complicating pregnancy and the puerperium. JAMA 112:1027, 1939.

Fitzsimmons SC, Fitzpatrick S, Thompson D, et al: A longitudinal study of the effects of pregnancy on 325 women with cystic fibrosis. Pediatr Pulmonol l13:99, 1996.

Friedman P, Guo XM, Stiller RJ, et al: Carbon monoxide exposure during pregnancy. Obstet Gynecol Surv 70(11):705, 2015.

Gazmararian JA, Petersen R, Jamieson DJ, et al: Hospitalizations during pregnancy among managed care enrollees. Obstet Gynecol 100:94, 2002.

Getahun D, Ananth CV, Oyelese Y, et al: Acute and chronic respiratory diseases in pregnancy: associations with spontaneous premature rupture of membranes. J Matern Fetal Neonatal Med 20:669, 2007.

Getahun D, Ananth CV, Peltier MR: Acute and chronic respiratory disease in pregnancy: association with placental abruption. Am J Obstet Gynecol 195:1180, 2006.

Getahun H, Matteelli A, Chaisson R. et al: Latent *Mycobacterium tuberculosis* infection. N Engl J Med 372:2127, 2015.

Giacobbe LE, Nguyen RH, Aguilera MN, et al: Effect of maternal cystic fibrosis genotype on diabetes in pregnancy. Obstet Gynecol 120(6):1394, 2012.

Gidaya NB, Lee BK, Burstyn I, et al: In utero exposure to β-2-adrenergic receptor agonist drugs and risk for autism spectrum disorders. Pediatrics 137(2):1, 2016.

Gillet D, de Brackeleer M, Bellis G, et al: Cystic fibrosis and pregnancy. Report from French data (1980–1999). BJOG 109:912, 2002.

Gluck JC, Gluck PA: The effect of pregnancy on the course of asthma. Immunol Allergy Clin North Am 26:63, 2006.

Grant CC, Crane J, Mitchell EA, et al: Vitamin D supplementation during pregnancy and infancy reduces aeroallergen sensitisation: a randomised controlled trial. Allergy 71(9):1325, 2016.

Greingor JL, Tosi JM, Ruhlmann S, et al: Acute carbon monoxide intoxication during pregnancy. One case report and review of the literature. Emerg Med J 18:399, 2001.

Grindheim G, Toska K, Estensen ME, et al: Changes in pulmonary function during pregnancy: a longitudinal cohort study. BJOG 119:94, 2012.

Gyi KM, Hodson ME, Yacoub MY: Pregnancy in cystic fibrosis lung transplant recipients: case series and review. J Cyst Fibros 5(3):171, 2006.

Hadid V, Patenaude V, Oddy L, et al: Sarcoidosis and pregnancy: obstetrical and neonatal outcomes in a population-based cohort of 7 million births. J Perinat Med 43(2):201, 2015.

Hardin DS, Rice J, Cohen RC, et al: The metabolic effects of pregnancy in cystic fibrosis. Obstet Gynecol 106(2):367, 2005.

Harger JH, Ernest JM, Thurnau GR, et al: Risk factors and outcome of varicella-zoster virus pneumonia in pregnant women. J Infect Dis 185:422, 2002.

Havlir DV, Kendall MA, Ive P, et al: Timing of antiretroviral therapy for HIV-1 infection and tuberculosis. N Engl J Med 365(16):1482, 2011.

Hemphill JC, Smith WS, Gress DR: Neurologic critical care, including hypoxic-ischemic encephalopathy and subarachnoid hemorrhage. In Kasper DL, Fauci AS, Hauser DL, et al: Harrison's Principles of Internal Medicine, 19th ed. New York, McGraw-Hill Education, 2015, p 1782.

Hendler I, Schatz M, Momirova V, et al: Association of obesity with pulmonary and nonpulmonary complications of pregnancy in asthmatic women. Obstet Gynecol 108(1):77, 2006.

Heron M: Deaths: leading causes for 2013. Natl Vital Stat Rep 65(2):1, 2016.

Horsburgh CR Jr, Barry CE, Lange C: Treatment of tuberculosis. N Engl J Med 373:2149, 2015.

Horsburgh CR Jr, Rubin EJ: Latent tuberculosis infection in the United States. N Engl J Med 364:15:1441, 2011.

Jacobs RF, Abernathy RS: Management of tuberculosis in pregnancy and the newborn. Clin Perinatol 15:305, 1988.

Jain S, Self WH, Wunderink RG, et al: Community-acquired pneumonia requiring hospitalization among U.S. adults. N Engl J Med 373:415, 2015.

Jamieson DJ, Rasmussen SA, Uyeki TM, et al: Pandemic influenza and pregnancy revisited: lessons learned from 2009 pandemic influenza A (H1N1). Am J Obstet Gynecol 204(6 Suppl 1):S1, 2011.

Jana N, Vasishta K, Jindal SK, et al: Perinatal outcome in pregnancies complicated by pulmonary tuberculosis. Int J Gynecol Obstet 44:119, 1994.

Jana N, Vasishta K, Saha SC, et al: Obstetrical outcomes among women with extrapulmonary tuberculosis. N Engl J Med 341:645, 1999.

Jenkins TM, Troiano NH, Grave CR, et al: Mechanical ventilation in an obstetric population: characteristics and delivery rates. Am J Obstet Gynecol 188:549, 2003.

Jhung MA, Nelson DI, Centers for Disease Control and Prevention (CDC): Outbreaks of avian influenza A (H5N2), and (H5N8), and (H5N1) among birds—United States, December 2014-January 2015. MMWR 64(4):111, 2015.

Jin Y, Carriere KC, Marrie TJ, et al: The effects of community-acquired pneumonia during pregnancy ending with a live birth. Am J Obstet Gynecol 188:800, 2003.

Kalita J, Misra UK, Prasad S, et al: Safety and efficacy of levofloxacin versus rifampicin in tuberculous meningitis: an open-label randomized controlled trial. J Antimicrob Chemother 69(8):2246, 2014.

Kandolin R, Lehtonen J, Airaksinen J, et al: Cardiac sarcoidosis: epidemiology, characteristics, and outcome over 25 years in a nationwide study. Circulation 131(7):624, 2015.

Kao LW, Nañagas KA: Carbon monoxide poisoning. Med Clin North Am 89(6):1161, 2005.

Karim SSA, Naidoo K, Grobler A, et al: Integration of antiretroviral therapy with tuberculosis treatment. N Engl J Med 365(16):1492, 2011.

Kelly W, Massoumi A, Lazarus A: Asthma in pregnancy: physiology, diagnosis, and management. Postgrad Med 127(4):349, 2015.

Kent NE, Farquharson DF: Cystic fibrosis in pregnancy. Can Med Assoc J 149:809, 1993.

Kenyon N, Zeki AA, Albertson TE, et al: Definition of critical asthma syndromes. Clin Rev Allergy Immunol 48(1):1, 2015.

Khan AD, Magee E, Grant G, et al: Tuberculosis—United States, 1993–2010. MMWR 3:149, 2013.

Kowada A: Cost effectiveness of interferon-gamma release assay for TB screening of HIV positive pregnant women in low TB incidence countries. J Infect 688:32, 2014.

Kruszka SJ, Gherman RB: Successful pregnancy outcome in a lung transplant recipient with tacrolimus immunosuppression. A case report. J Reprod Med 47:60, 2002.

Kutlu T, Tugrul S, Aydin A, et al: Tuberculosis meningitis in pregnancy presenting as hyperemesis gravidarum. J Matern Fetal Neonatal Med 20:357, 2007.

Kyaw MH, Lynfield R, Schaffner W, et al: Effect of introduction of the pneumococcal conjugate vaccine on drug-resistant *Streptococcus pneumoniae*. N Engl J Med 354:1455, 2006.

Lai RP, Meintjes G, Wilkinson RJ: HIV-1 tuberculosis-associated immune reconstitution inflammatory syndrome. Semin Immunopathol 38(2):185, 2016.

Lam CM, Wong SF, Leung TN, et al: A case-controlled study comparing clinical course and outcomes of pregnant and nonpregnant women with severe acute respiratory syndrome. BJOG 111:771, 2004.

Lazarus SC: Emergency treatment of asthma. N Engl J Med 363(8):755, 2010.

Lessnau KD, Qarah S: Multidrug-resistant tuberculosis in pregnancy: case report and review of the literature. Chest 123:953, 2003.

Levison JH, Barbieri RL, Katx JT, et al: Hard to conceive. N Engl J Med 363(10):965, 2010.

Lim AS, Stewart K, Abramson MJ, et al: Multidisciplinary approach to management of maternal asthma (MAMMA): a randomized controlled trial. Chest 145(5):1046, 2014.

Lin HC, Lin HC, Chen SF: Increased risk of low birthweight and small for gestational age infants among women with tuberculosis. BJOG 117(5):585, 2010.

Litonjua AA, Carey VJ, Laranjo N, et al: Effect of prenatal supplementation with vitamin D on asthma or recurrent wheezing in offspring by age 3 years: the VDAART randomized clinical trial. JAMA 315(4):362, 2016.

Liu S, Wen SW, Demissie K, et al: Maternal asthma and pregnancy outcomes: a retrospective cohort study. Am J Obstet Gynecol 184:90, 2001.

Llewelyn M, Cropley I, Wilkinson RJ, et al: Tuberculosis diagnosed during pregnancy: a prospective study from London. Thorax 55:129, 2000.

Lo CP, Chen SY, Lee KW, et al: Brain injury after acute carbon monoxide poisoning: early and late complications. AJR Am J Roentgenol 189(4):W205, 2007.

Longo L: The biologic effects of carbon monoxide on the pregnant woman, fetus and newborn infant. Am J Obstet Gynecol 129:69, 1977.

Louie JK, Sailbay CJ, Kang M, et al: Pregnancy and severe influenza infection in the 2013–2014 influenza season. Obstet Gynecol 125(1):184, 2015.

Mabie WC, Barton JR, Wasserstrum N, et al: Clinical observations on asthma in pregnancy. J Matern Fetal Med 1:45, 1992.

Madhi SA, Cutland CL, Kuwanda L, et al: Influenza vaccination of pregnant women and protection of their infants. N Engl J Med 371(10):918, 2014.

Maisel JA, Lynam T: Unexpected sudden death in a young pregnant woman: unusual presentation of neurosarcoidosis. Ann Emerg Med 28:94, 1996.

Mandell LA, Wunderink RG: Pneumonia. In Kasper DL, Fauci A, Hauser SL, et al (eds): Harrison's Principles of Internal Medicine, 19th ed. New York, McGraw-Hill Education, 2015, p 803.

Mandell LA, Wunderink RG, Anzueto A, et al: Infectious Diseases Society of America/American Thoracic Society consensus guidelines on the management of community-acquired pneumonia in adults. Clin Infect Dis 44:S27, 2007.

Mansour MK, Ackman JB, Branda JA, et al: Case 32–2015: a 57-year-old man with severe pneumonia and hypoxemic respiratory failure. New Engl J Med 373:1554, 2015.

Masur H, Morris A: *Pneumocystis* infections. In Kasper DL, Fauci AS, Hauser SL, et al: Harrison's Principles of Internal Medicine, 19th ed. New York, McGraw-Hill Education, 2015, p 1358.

Mayer AP, Morris MF, Panse PM, et al: Does the presence of mediastinal adenopathy confer a risk for disseminated infection in immunocompetent persons with pulmonary coccidioidomycosis? Mycoses 56(2):145, 2013.

Mazurek GH, Vernon A, LoBue P, et al: Updated guidelines for using interferon gamma release assays to detect *Mycobacterium tuberculosis* infection, United States, 2010. MMWR 59(5):2, 2010.

Mendola P, Laughon SK, Männistö TI, et al: Obstetric complications among US women with asthma. Am J Obstet Gynecol 208(2):127.e1, 2013.

Mert A, Kumbasar H, Ozaras R, et al: Erythema nodosum: an evaluation of 100 cases. Clin Exp Rheumatol 25:563, 2007.

Mertz D, Geraci J, Winkup J, et al: Pregnancy as a risk factor for severe outcomes from influenza virus infection: a systematic review and meta-analysis of observational studies. Vaccine 35:521, 2017.

Mnyani CN, McIntyre JA: Tuberculosis in pregnancy. BJOG 118(2):226, 2011.

Moberley S, Holden J, Tatham DP, et al: Vaccines for preventing pneumococcal infection in adults. Cochrane Database Syst Rev 1:CD000422, 2013.

Moore AR, Rogers FM, Dietrick D, et al: Extrapulmonary tuberculosis in pregnancy masquerading as a degenerating leiomyoma. Obstet Gynecol 111(2): 551, 2008.

Moran GJ, Rothman RE, Volturo GA: Emergency management of community-acquired bacterial pneumonia: what is new since the 2007 Infectious Diseases Society of America/American Thoracic Society guidelines. Am J Obstet Gynecol 31:602, 2013.

Murphy VE, Namazy JA, Powell H, et al: A meta-analysis of adverse perinatal outcomes in women with asthma. BJOG 118:1314, 2011.

Murphy VE, Powell H, Wark PA: A prospective study of respiratory viral infection in pregnant women with and without asthma. Chest 144(2):420, 2013a.

Murphy VE, Wang G, Namazy JA, et al: The risk of congenital malformations, perinatal mortality and neonatal hospitalization among pregnant women with asthma: a systematic review and meta-analysis. BJOG 120(7):812, 2013b.

Musher DM, Thorner AR: Community-acquired pneumonia. N Engl J Med 371:1619–28, 2014.

Muthuri SG, Venkatesan S, Myles PR, et al: Effectiveness of neuraminidase inhibitors in reducing mortality in patients admitted to hospital with influenza A H1N1pdm09 virus infection: a meta-analysis of individual participant data. Lancet Respir Med 2:395, 2014.

Nanda S, Agarwal U, Sangwan K: Complete resolution of cervical spinal tuberculosis with paraplegia in pregnancy. Acta Obstet Gynecol Scand 81:569, 2002.

National Heart, Lung, and Blood Institute: Expert panel report 3: guidelines for the diagnosis and management of asthma, 2007. Available at: http://www.nhlbi.nih.gov/health-pro/guidelines/current/asthma-guidelines. Accessed May 5, 2016.

Ng WF, Wong SF, Lam A, et al: The placentas of patients with severe acute respiratory syndrome: a pathophysiological evaluation. Pathology 38:210, 2006.

Nguyen HT, Pandolfini C, Chiodini P, et al: Tuberculosis care for pregnant women: a systematic review. BMC Infect Dis 14:617, 2014.

Nigam A, Prakash A, Pathak P, et al: Bilateral psoas abscess during pregnancy presenting as an acute abdomen: atypical presentation. BMJ Case Rep 2013:pii: bcr2013200860, 2013.

Oboho IK, Reed C, Gargiullo P, et al: Benefit of early initiation of influenza antiviral treatment to pregnant women hospitalized with laboratory-confirmed influenza. J Infect Dis 214(4):507, 2016.

Olson GL: Cystic fibrosis in pregnancy. Semin Perinatol 21:307, 1997.

Osowicki J, Wang S, McKenzie C, et al: Congenital tuberculosis complicated by hemophagocytic lymphohistiocytosis. Pediatr Infect Dis J 35(1):108, 2016.

Paramothayan S, Jones PW: Corticosteroid therapy in pulmonary sarcoidosis. A systematic review. JAMA 287:1301, 2002.

Paranyuk Y, Levine G, Figueroa R: Candida septicemia in a pregnant woman with hyperemesis receiving parenteral nutrition. Obstet Gynecol 107:535, 2006.

Patel EM, Swamy GK, Heine RP, et al: Medical and obstetric complications among pregnant women with cystic fibrosis. Am J Obstet Gynecol 212:98.e1, 2015.

Patel S, Lee RH: The case of the sinister spores: the patient was hospitalized for a menacing infection in the second trimester of pregnancy. Am J Obstet Gynecol 208(5):417.e1, 2013.

Pillay T, Khan M, Moodley J, et al: Perinatal tuberculosis and HIV-1: considerations for resource-limited settings. Lancet Infect Dis 4:155, 2004.

Pilmis B, Jullien V, Sobel J, et al: Antifungal drugs during pregnancy: an updated review. J Antimicrob Chemother 70(1):14, 2015.

Powe NR, Peterson PG, Mark EJ: Case 27–2015: a 78-year-old man with hypercalcemia and renal failure. N Engl Med 373:864, 2015.

Prevost MR, Fung Kee Fung KM: Tuberculous meningitis in pregnancy—implications for mother and fetus: case report and literature review. J Matern Fetal Med 8:289, 1999.

Prockop LD, Chichkova RI: Carbon monoxide intoxication: an updated review. J Neurol Sci 262(1–2):122, 2007.

Racusin DA, Fox KA, Ramin SM: Severe acute asthma. Semin Perinatol 37(4):234, 2013.

Rasmussen SA, Jamieson DJ: 2009 H1N1 Influenza and pregnancy—5 years later. N Engl J Med 371:1373, 2014.

Raviglione MC: Tuberculosis. In Kasper DL, Fauci A, Hauser SL, et al (eds): Harrison's Principles of Internal Medicine, 19th ed. New York, McGraw-Hill Education, 2015, p 1102.

Reboli AC, Rotstein C, Pappas PG, et al: Anidulafungin versus fluconazole for invasive candidiasis. N Engl J Med 356:2472, 2007.

Rey E, Boulet LP: Asthma in pregnancy. BMJ 334:582, 2007.

Rodgers HC, Knox AJ, Toplis PH, et al: Successful pregnancy and birth after IVF in a woman with cystic fibrosis. Human Reprod 15:2152, 2000.

Rogers VL, Sheffield JS, Roberts SW, et al: Presentation of seasonal influenza A in pregnancy: 2003–2004 influenza season. Obstet Gynecol 115(5):924, 2010.

Rolston DH, Shnider SM, de Lorimer AA: Uterine blood flow and fetal acid–base changes after bicarbonate administration to the pregnant ewe. Anesthesiology 40:348, 1974.

Rosenstein NE, Emery KW, Werner SB, et al: Risk factors for severe pulmonary and disseminated coccidioidomycosis: Kern County, California, 1995–1996. Clin Infect Dis 32:708, 2001.

Rowe SM, Miller S, Sorscher EJ: Cystic fibrosis. N Engl J Med 353:1992, 2005.

Rowntree RK, Harris A: The phenotypic consequences of CFTR mutations. Ann Hum Genet 67(5):471, 2003.

Saad AF, Rahman M, Maybauer DM, et al: Extracorporeal membrane oxygenation in pregnant and postpartum women with H1N1-related acute respiratory distress syndrome. Obstet Gynecol 127:241, 2016.

Sackoff JE, Pfieffer MR, Driver CR, et al: Tuberculosis prevention for non-U.S.-born pregnant women. Am J Obstet Gynecol 194:451, 2006.

Sawicki E, Stewart K, Wong S: Management of asthma by pregnant women attending an Australian maternity hospital. Aust N Z J Obstet Gynecol 52(2):183, 2012.

Schanzer DL, Langley JM, Tam TW: Influenza-attributed hospitalization rates among pregnant women in Canada 1994–2000. J Obstet Gynaecol Can 29:622, 2007.

Schatz M, Dombrowski MP, Wise R, et al: Asthma morbidity during pregnancy can be predicted by severity classification. J Allergy Clin Immunol 112:283, 2003.

Schatz M, Dombrowski MP, Wise R, et al: Spirometry is related to perinatal outcomes in pregnant women with asthma. Am J Obstet Gynecol 194:120, 2006.

Schechter MS, Quittner AL, Konstan MW, et al: Long-term effects of pregnancy and motherhood on disease outcomes of women with cystic fibrosis. Ann Am Thorac Soc 10(3):213, 2013.

Schulte JM, Bryan P, Dodds S, et al: Tuberculosis skin testing among HIV-infected pregnant women in Miami, 1995 to 1996. J Perinatol 22:159, 2002.

Scott C, Kirking HL, Jeffries C, et al: Tuberculosis trends—United States, 2014. MMWR 64(10):265, 2015.

Selroos O: Sarcoidosis and pregnancy: a review with results of a retrospective survey. J Intern Med 227:221, 1990.

Shaner J, Coscia LA, Constantinescu S, et al: Pregnancy after lung transplant. Prog Transplant 22(2):134, 2012.

Shariatzadeh MR, Marrie TJ: Pneumonia during pregnancy. Am J Med 119:872, 2006.

Sheffield JS, Cunningham FG: Management of community-acquired pneumonia in pregnancy. Obstet Gynecol 114(4):915, 2009.

Sherer DM, Osho JA, Zinn H, et al: Peripartum disseminated extrapulmonary tuberculosis simulating ovarian carcinoma. Am J Perinatol 22:383, 2005.

Silverman RK, Montano J: Hyperbaric oxygen treatment during pregnancy in acute carbon monoxide poisoning. A case report. J Reprod Med 42:309, 1997.

Smith SM, Smucny J, Fahey T: Antibiotics for acute bronchitis. JAMA 312(24):2678, 2014.

Sobczyńska-Tomaszewska A, Bak D, Wolski JK, et al: Molecular analysis of defects in the CFTR gene and AZF locus of the Y chromosome in male infertility. J Reprod Med 51(2):120, 2006.

Sobhy S, Babiker Z, Zamora J, et al: Maternal and perinatal mortality and morbidity associated with tuberculosis during pregnancy and the postpartum period: a systematic review and meta-analysis. BJOG 124:727, 2017.

Sokolow LZ, Naleway AL, LI DK, et al: Severity of influenza and noninfluenza acute respiratory illness among pregnant women, 2010–2012. Am J Obstet Gynecol 212:202.e1, 2015.

Sorscher EJ: Cystic fibrosis. In Kasper DL, Fauci AS, Hauser SL, et al (eds): Harrison's Principles of Internal Medicine, 19th ed. New York, McGraw-Hill Education, 2015, 1697.

Southern KW, Mérelle MM, Dankert-Roelse JE, et al: Newborn screening for cystic fibrosis. Cochrane Database Syst Rev 1:CD001402, 2009.

Spiegel E, Shoham-Vardi I, Sergienko R, et al: Maternal bronchial asthma is an independent risk factor for long-term respiratory morbidity of the offspring. Abstract No. 817. Am J Obstet Gynecol 214:S425, 2016.

Spinello IM, Johnson RH, Baqi S: Coccidioidomycosis and pregnancy: a review. Ann N Y Acad Sci 1111:358, 2007.

Stoller KP: Hyperbaric oxygen and carbon monoxide poisoning: a critical review. Neurol Res 29(2):146, 2007.

Stratton P, Mofenson LM, Willoughby AD: Human immunodeficiency virus infection in pregnant women under care at AIDS Clinical Trials Centers in the United States. Obstet Gynecol 79:364, 1992.

Swamy GK, Heine RP: Vaccinations for pregnant women. Obstet Gynecol 125:212, 2015.

Tata LJ, Lewis SA, McKeever TM, et al: A comprehensive analysis of adverse obstetric and pediatric complications in women with asthma. Am J Respir Crit Care Med 175:991, 2007.

Taylor AW, Mosimaneotsile B, Mathebula U, et al: Pregnancy outcomes in HIV-infected women receiving long-term isoniazid prophylaxis for tuberculosis and antiretroviral therapy. Infect Dis Obstet Gynecol 2013:195637, 2013.

Terraneo S, Polverino E, Cilloniz C, et al: Severity and outcomes of community acquired pneumonia in asthmatic patients. Respir Med 108(11):1713, 2014.

Thorpe-Beeston JG, Madge S, Gyi K, et al: The outcome of pregnancies in women with cystic fibrosis—single centre experience 1998–2011. BJOG 120(3):354, 2013.

Tita AT, Andrews WW: Influenza vaccination and antiviral therapy in pregnant women. J Infect Dis 214(4):505, 2016.

Török ME, Farrar JJ, et al: When to start antiretroviral therapy in HIV-associated tuberculosis. N Engl J Med 365(16):1538, 2011.

Torres A, Menéndez R: Hospital admission in community-acquired pneumonia. [Spanish]. Med Clin (Barc) 131(6):216, 2008.

Towers CV, Corcoran VA: Influence of carbon monoxide poisoning on the fetal heart monitor tracing: a report of 3 cases. J Reprod Med 54(3):184, 2009.

Triche EW, Saftlas AF, Belanger K, et al: Association of asthma diagnosis, severity, symptoms, and treatment with risk of preeclampsia. Obstet Gynecol 104:585, 2004.

Varner MW, rice MM, Anderson B, et al: Influenza-like illness in hospitalized pregnant and postpartum women during the 2009–20120 H1N1 pandemic. Obstet Gynecol 118(3), 2011.

Wainwright CE, Elborn JS, Ramsey BW, et al: Lumacaftor-ivacaftor in patients with cystic fibrosis homozygous for Phe-508del CFTR. N Engl J Med 373:220, 2015.

Wallmüller C, Domanovits H, Mayr FB, et al: Cardiac arrest in a 35-year-old pregnant woman with sarcoidosis. Resuscitation 83(6)e151, 2012.

Walzer PD: Pneumocystis infection. In Kasper DL, Fauci AS, Longo DL, et al (eds): Harrison's Principles of Internal Medicine, 16th ed. New York, McGraw-Hill, 2005, p 1194.

Wang G, Murphy VE, Namazy J, et al: The risk of maternal and placental complications in pregnant women with asthma: a systematic review and meta-analysis. J Matern Fetal Neonatal Med 27(9):934–42, 2014.

Weaver LK, Hopkins RO, Chan KJ, et al: Hyperbaric oxygen for acute carbon monoxide poisoning. N Engl J Med 347:1057, 2002.

Wendel PJ, Ramin SM, Hamm CB, et al: Asthma treatment in pregnancy: a randomized controlled study. Am J Obstet Gynecol 175:150, 1996.

Wenzel RP, Fowler AA 3rd: Acute bronchitis. N Engl J Med 355:2125, 2006.

Wexler ID, Johnnesson M, Edenborough FP, et al: Pregnancy and chronic progressive pulmonary disease. Am J Respir Crit Care Med 175:330, 2007.

Wise RA, Polito AJ, Krishnan V: Respiratory physiologic changes in pregnancy. Immunol Allergy Clin North Am 26:1, 2006.

Wong SF, Chow KM, Leung TN, et al: Pregnancy and perinatal outcomes of women with severe acute respiratory syndrome. Am J Obstet Gynecol 191:292, 2004.

Wunderink RG: How important is methicillin-resistant *Staphylococcus aureus* as a cause of community-acquired pneumonia and what is best antimicrobial therapy? Infect Dis Clin North Am 27(1):177, 2013.

Yost NP, Bloom SL, Richey SD, et al: An appraisal of treatment guidelines for antepartum community-acquired pneumonia. Am J Obstet Gynecol 183: 131, 2000.

Youssef D, Raval B, El-Abbassi A, et al: Pulmonary blastomycosis during pregnancy: case report and review of the literature. Tenn Med 106(3):37, 2013.

Zairina E, Abramson MJ, McDonald CF, et al: A prospective cohort study of pulmonary function during pregnancy in women with and without asthma. J Asthma 12:1, 2015.

Zeeman GG, Wendel GD, Cunningham FG: A blueprint for obstetrical critical care. Am J Obstet Gynecol 188:532, 2003.

Zenner D, Kruijshaar ME, Andrews N, et al: Risk of tuberculosis in pregnancy: a national, primary care-based cohort and self-controlled case series study. Am J Respir Crit Care Med 185(7):779, 2012.

Zumla A, Raviglione M, Hafner R, et al: Tuberculosis. N Engl J Med 368:745, 2013.

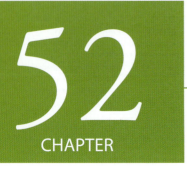

血栓塞栓症
Thromboembolic Disorders

病態生理	1256
血栓症	1257
深部静脈血栓症	1263
表在性静脈血栓症	1270
肺塞栓症	1270
血栓症予防	1274

The patient complains of intense and sudden precordial pain, becomes livid in appearance, and presents symptoms of profound dyspnea and eventually of air hunger. These embolisms, however, are not always fatal, a small proportion of the patients recovering. The treatment is purely palliative.

—J. Whitridge Williams (1903)

この一世紀の間に産褥期の静脈血栓塞栓症（venous thromboembolism：VTE）の頻度は，広く普及した早期離床により明らかに減少した．しかし他の前進的な予防や治療にかかわらず，血栓症はいまだ母体疾病や死亡の主因である．確かに2011年から2013年のアメリカにおいて，肺塞栓症は妊娠関連母体死因の9.2％に値する（Creanga, 2017）．

無条件での妊娠時のVTEの発生率は1,000人に1〜2人と低い．しかし，非妊娠時に比べおよそ5倍高いリスクとなる（Greer, 2015）．出産前と産褥期でだいたい半数ずつ同頻度である．深部静脈血栓症の単独発症は出産前に頻度が高く，肺塞栓症は産褥6週間以内の発症が通常である（Jacobsen, 2008）．産褥期の血栓症罹患は10万分娩に22例と見積もられる．依然頻度は高いものの，産褥6〜12週ではおよそ10万分娩に3例とリスクは減少する（Kamel, 2014）．

病態生理

Rudolf Virchow（1856）は，うっ血，血管壁の局所損傷および凝固亢進傾向が，静脈血栓症に進展させやすくしていると提言した．妊娠中はこれらすべてのリスクが上昇する．増大した子宮により骨盤内静脈や下大静脈が圧迫され，特に下肢末端の静脈組織がうっ血しやすくなる．Marikら（2008）は，妊娠後期〜産後6週まで下肢の血流速度は半分以下に下がると引用している．このうっ血は，VTEの最も持続的な危険因子である．出産分娩とうっ血は血管内皮細胞傷害をもたらす．加えて付録Iにあげたように，妊娠中は凝固能亢進となる．

妊娠中に血栓塞栓症に発展する項目を表52-1に示す．これらで最も重要なことは血栓の既往である．特に，妊娠中に起きたすべてのVTEは15〜25％において再発である〔アメリカ産婦人科学会（ACOG, 2017b）〕．ある研究において，妊娠中にVTEと診断された7,177人と，産褥期に診断された7,158人を用いて，他の危険因子について検討概算した（James, 2006）．血栓塞栓症の危険因子は，多胎，貧血，妊娠悪阻，大量出血，帝王切開でおよそ2倍になり，産褥期の感染によりその危険性はさらに大きくなる．Waldmanら（2013）は，VTEの危険性は高齢妊娠でやや上昇し，多産婦，高血圧，帝王切開，肥満で約2倍，死産と産褥期の子宮全摘術既往患者では有意に増

表 52-1 血栓塞栓症の増悪因子

産科	全般
帝王切開	35 歳以上
帝王切開時の子宮全摘術	解剖学的異常[a]
糖尿病	癌
出血と貧血	膠原病
妊娠悪阻	脱水
長期臥床	長時間渡航
多胎妊娠	感染炎症
多産	骨髄増殖性疾患
妊娠高血圧腎症	ネフローゼ
分娩時感染	肥満
死産	経口避妊薬内服
	整形外科領域手術
	下半身麻痺
	血栓塞栓症既往
	鎌状赤血球症
	喫煙
	血栓症

[a] May-Thurner 症候群（腸骨静脈圧迫症候群）を含む．

大したと報告している．

次に最も重要な特有の危険因子は，遺伝的に診断された血栓症である．妊娠中および産褥期に静脈血栓症を起こした女性の 20 〜 50 % が遺伝的な基礎疾患をもつ（ACOG, 2017b）．

血栓症

凝固カスケードにはいくつかの抑制系に働く重要な制御タンパク質がある（図 52-1）．妊娠中の正常値については付録 I を参照されたい．これら抑制系のタンパク質の遺伝的および後天的な欠乏は，凝固能亢進と繰り返し VTE を引き起こし，まとめて**血栓性素因**と称されている（Connors, 2017）．白人系ヨーロッパ人の 15 % にみられるが，妊娠中に起こる血栓塞栓症の半数以上はこれらが原因である（Lockwood, 2002；Pierangeli, 2011）．よく知られている遺伝的血栓性素因の見解を表 52-2 にまとめている．

■ 遺伝的血栓性素因

遺伝的な血栓性素因をもつ患者は，血栓症の家族歴がしばしば認められる．45 歳以前に VTE を発症した患者の半数以上にこの遺伝的血栓性素因が認められる．また，肺塞栓症による突然死の家族歴や，繰り返す血栓症により，長期間の抗凝固療法を必要とする複数の家族歴をもつ者に圧倒的に多い（Anderson, 2011）．

◆ アンチトロンビン欠乏症

アンチトロンビンは肝臓で生成され，トロンビンの最も重要な阻害物質であり，トロンビンと凝固第 Xa 因子を不活化する（Rhéaume, 2016）．注目すべきは，アンチトロンビンの目標物質に対する相互作用率はヘパリンにより亢進されることである（Anderson, 2011）．アンチトロンビン欠乏症は多くの場合，常染色体優性遺伝となる何百もの異なった変異により起こる．タイプ I 欠乏症は，正常なアンチトロンビンの合成減少，タイプ II 欠乏症は，アンチトロンビン量は正常であるが機能する活性化アンチトロンビンの減少が特徴である（Anderson, 2011）．ホモ接合体のアンチトロンビン欠乏症は致死的である．

アンチトロンビン欠乏症は，500 〜 5,000 人に 1 人発症するまれな疾患である（Ilonczai, 2015；Rhéaume, 2016）．遺伝性の血栓症のなかで最も血栓形成傾向が強い．実際に，アンチトロンビン欠乏症患者における VTE の相対的危険は，一般集団において 25 〜 50 倍であり，妊娠中の血栓関連疾患の危険は 6 倍になる（Ilonczai, 2015）．また，生涯における VTE の発症危険度はおよそ 50 % である（Duhl, 2007）．

Sabadell ら（2010）による計 18 症例のアンチトロンビン欠乏症合併妊娠についての報告では，12 症例で低分子量ヘパリン療法（low-molecular-weight heparin：LMWH）が行われ，6 症例は診断がついていなかったため未治療であった．未治療群のうち 3 症例に血栓塞栓症のエピソードを認め，治療群では認めなかった．また，未治療群の半数で死産および胎児発育不全を認め，治療群では死産はないものの，1/4 で胎児発育不全を認めた．Ilonczai ら（2015）による報告も同様であった．García-Botella ら（2016）は，アンチトロンビン欠乏症における妊娠中の腸間膜静脈血栓症について言及した．またある総説では，アンチトロンビン欠乏症の新生児 23 人の予後を調べたところ，11 症例が血栓症を起こし，10 症例が死亡した（Seguin, 1994）．

このような危険性に対しては，先行する血栓症の有無にかかわらず，妊娠中のヘパリン療法が有効である．手術や出産で抗凝固療法を中止しなく

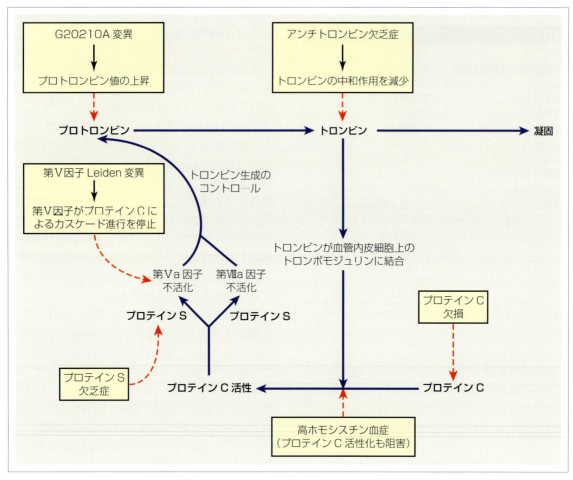

図 52-1　遺伝的血栓性素因とその凝固カスケードへの作用

てはならないとき，Paidas ら（2016）は遺伝子組換えのヒト-アンチトロンビン製剤が VTE の悪化を防ぐことを見いだした．Sharpe ら（2011）は，LMWH を行っているもかかわらず妊娠後期に血栓症に至ったアンチトロンビン欠乏症に対して，アンチトロンビン製剤の投与が有効と報告した．

◆ プロテイン C 欠乏症

　トロンビンが毛細血管内皮細胞のトロンボモジュリンと結合すると，その血栓形成活性が中和される．この結合はプロテイン C も活性化する．プロテイン C は，凝固第 Va 因子と Ⅷa 因子を不活化することにより，トロンビンの生成を制御するプロテイン S の存在下で抗凝固作用を発揮する（図 52-1）．プロテイン C 活性は妊娠前半に緩やかに有意に上昇し，抗凝固と炎症の制御経路を介して初期の妊娠維持にある役割を果たしていること

が示唆されている（Said, 2010b）．

　プロテイン C 遺伝子での常染色体優性遺伝変異は 160 種類以上報告されている（Louis-Jacques, 2016）．プロテイン C 欠乏症の頻度は 1,000 人に 2～3 人の割合であるが，実際に何かを発症する頻度はもっと少なく，血栓症の既往をもつ者は少ない（Anderson, 2011）．多くの検査機関で実施されている方法でのプロテイン C 活性が 50～60 ％ であると，VTE の発症危険度は 6～12 倍になる（Lockwood, 2012）．

◆ プロテイン S 欠乏症

　この体内を循環している抗血栓物質は，プロテイン C により活性化されることにより，凝固第 Va 因子と Ⅷa 因子を不活化する働きを強める（図 52-1）．プロテイン S 欠乏症は 130 以上の遺伝子変異で起こり，その頻度はおよそ 1,000 人に 0.3～1.3 人である（Louis-Jacques, 2016）．プロテイン

表 52-2 遺伝的血栓症と妊娠中の静脈血栓塞栓症（VTE）の関連性

変異	妊娠中のVTE罹患危険度（既往歴なし）(%)	妊娠中のVTE罹患危険度（VTE既往あり）(%)	VTEオッズ比[a]
第V因子 Leiden ヘテロ変異体	0.5～1.2	10	6.4
第V因子 Leiden ホモ変異体	4	17	35.8
プロトロンビン遺伝子ヘテロ変異体	＜0.5	＞10	5.1
プロトロンビン遺伝子ホモ変異体	2～4	＞17	21.1
第V因子 Leiden/プロトロンビン二重ヘテロ変異体	4～5	＞20	21.2
アンチトロンビン欠乏	3～7	40	9.5
プロテインC欠乏	0.1～0.8	4～17	9.3
プロテインS欠乏	0.1	0～22	7.0

[a] オッズ比：非妊娠女性に対する妊娠女性におけるVTE罹患率．

(Data from the American College of Obstetricians and Gynecologists, 2017c; Croles, 2017)

S欠乏症の診断には，抗原性に従って遊離プロテインS，機能的プロテインS，全プロテインSの濃度を測定する．妊娠中はこれらすべてが減少するため（付録I参照），妊娠中に診断することは経口避妊薬内服中と同様に難しい（Archer, 1999）．妊娠中にスクリーニングが必要な場合には，遊離プロテインS量が妊娠中期で30％以下，妊娠後期が24％以下で基準値以下とみなす．これに該当し，家族歴がある場合，VTEの危険度は6～7％と報告されている（ACOG, 2017c）．

Conardら（1990）は，プロテインS欠乏症の29人中5人に血栓症が発症したと報告している．Burneoら（2002）も，母体の脳静脈血栓症を報告している．新生児のホモ接合体でのプロテインC, S欠乏症は，通常，**電撃性紫斑病**で知られる病態と関連する（Shanbhag, 2015）．

◆ プロテインC耐性の活性化―第V因子 Leiden 変異

これは既知の血栓性素因のなかで最も多く，活性化プロテインCの抗血栓形成に対する抵抗性が特徴である．いくつもの変異が報告されているが，第V因子のLeiden変異が最も頻度が高く，この症例が報告された都市の名前から名づけられた．第V因子遺伝子のミスセンス変異により，第V因子ポリペプチド506番目の位置でグルタミンがアルギニンに置き換わることにより，活性化プロテインCによる第V因子の活性が中和されおよそ10倍遅くなり（図52-1），トロンビン経路への増強に傾くこととなる（MacCallum, 2014）．

第V因子 Leiden変異のヘテロ遺伝子は，最も知られた遺伝性の血栓性素因である．ヨーロッパ人の3～15％，アフリカ系アメリカ人の3％にみられるが，アフリカ系黒人とアジア人にはほとんどみられない（Lockwood, 2012）．比較的高い普及率の理由の一つとして，ヘテロであることは，おそらく出産や外傷時の出血量を減少させ生存に有利に働くことが提示されている（MacCallum, 2014）．

第V因子 Leiden ヘテロ変異の女性が，妊娠中に発生するVTEの40％を占める．しかし，実際には本人や50歳以下での第1度近親者に血栓症の既往がない第V因子 Leiden ヘテロ変異の女性での罹患危険度は，1,000人中5～12人である（表52-2）．対照的に，既往歴や家族歴がある場合，少なくとも10％に上昇する．ホモ変異で本人や家族の既往歴がない場合の妊娠女性は1～4％でVTEが起こり，既往歴がある場合17％で起こる（ACOG, 2017c）．

妊娠中の診断は第V因子突然変異のDNA解析により行われる．バイオアッセイが行われないのは，妊娠初期より他の凝固系タンパクが変化することにより，通常その抵抗性が増大するためである（Walker, 1997）．特筆すべき点として，活性化プロテインC抵抗性は，後述する抗リン脂質抗体症候群が原因でも認められ，このことについては第59章にも書かれている．

Kjellbergら（2010）が491人の母体第V因子Leiden変異保因者と1,055人の正常な妊婦の妊娠予後に関して比較検討を行ったところ，血栓塞栓症が起きた3人は保因者であった．しかし早産，児体重，高血圧合併に差はみられなかった．Maternal-Fetal Medicine Units Network（MFMU）ネットワークにおけるおよそ5,000人の女性を対象とした前向き研究によると，第V因子Leidenヘテロ変異の頻度は2.7％であった（Dizon-Townson, 2005）．3人の肺塞栓症と1人の深部静脈血栓症—1,000妊娠に0.8の頻度である—は，この保因者間にはみられなかった．しかも，ヘテロ変異保因者での妊娠高血圧腎症，常位胎盤早期剥離，胎児発育不全および流死産の危険度は増加していなかった．研究者たちは，保因者の妊婦でVTEの既往がなければ，すべての妊婦に対してLeiden変異をスクリーニングすることと予防は必要ないと結論づけた．

◆ プロトロンビン G20210A 変異
　この部位のプロトロンビン遺伝子におけるミスセンス変異により，プロトロンビンが大量に蓄積してトロンビンに変換されると考えられる．プロトロンビンの量はヘテロ変異保因者で30％，ホモ変異保因者で70％増加する（MacCallum, 2014）．第V因子Leiden変異と同様に，VTEの既往歴と50歳以下の第1度近親者での家族歴があると，妊娠中のVTEの危険度が高くなる（表52-2）．ヘテロ変異保因者でそのような既往がある場合，その危険度は10％を超える．既往歴がないヘテロ変異保因者の場合の，妊娠中のVTEの危険度は1％弱である（ACOG, 2017c）．
　Silverら（2010）が約4,200人の女性のプロトロンビン G20210A 変異を調べたところ，157人（3.8％）の女性にこの変異がみられ，1人はホモ変異であった．保因者での流死産，妊娠高血圧腎症，胎児発育不全や常位胎盤早期剥離の頻度は，非保因者の頻度と変わりなく，3人の血栓塞栓症罹患者は非保因者であった．
　ホモ変異保有者か，第V因子Leiden変異にG20210A変異を共遺伝した者は，ヘテロ保因者に比べて高い血栓塞栓症の危険度をもつ（Connors, 2017）．Limら（2016）は，このようなまれな複合的な血栓形成傾向の妊娠予後に関する詳細な情報を提供している．

◆ 高ホモシスチン血症
　血中ホモシスチン濃度が上昇する一番の原因は，5,10-メチレンテトラヒドロ葉酸還元酵素（methylene tetra hydrofolate reductase：MTHFR）のC667Tの熱不安定性突然変異で，常染色体劣性遺伝である．ホモシスチンの上昇は，いくつかのメチオニン代謝酵素の欠損や，葉酸とビタミンB_6，B_{12}の自然摂取の欠乏により起こる（Hague, 2003）．正常妊娠では血漿中ホモシスチン濃度は低下するので（López-Quesada, 2003），Lockwood（2002）は妊娠中に診断する場合は，空腹時 12 μmol/L をカットオフ値とすることを推奨している．
　Den Heijerら（2005）は興味深いメタアナリシスを行い，国際的な調査でMTHFR多型は血栓症の有意な危険性を少し上昇させると報告した．対照的に，北アメリカの調査では関連性はないとしている．これは葉酸補充で説明がつき，葉酸はホモシスチンからメチオニンへの代謝還元に関与する．同様にアメリカ胸部学会（ACCP）は，血栓塞栓症との関連が欠如する要因は，妊娠や出生前長期の葉酸補充に関連してホモシスチンの生理的減少が反映するためとしている（Bates, 2012）．ACOG（2017c）は，VTEの評価としてMTHFR多型性や空腹時のホモシスチン値を測定するには十分なエビデンスがないとした．

◆ その他の血栓性素因遺伝変異
　血栓性素因の可能性をもつ遺伝子多型は絶えず多数発見されているが，このような新しく発見されたものは有意な予知としての情報に乏しい．たとえば，**プロテインZ**は，ビタミンKに依存して第Xa因子を不活化するが，非妊娠女性でのプロテインZ低値は，VTEの危険因子増加につながり，よくない妊娠結果の病因とも関連しているかもしれない（Almawi, 2013）．同様に，**plasminogen activator inhibitor type 1（PAI-1）**は重要な線溶系制御因子で，この遺伝子プロモータのいくつかの多型はVTEの危険度を少し上昇させる．他の血栓性素因と共遺伝で患者のなかでの危険度が増すとしても，ACOG（2017c）は，スクリーニングとして勧めるには証拠不十分であると結論づけた．
　興味深い話として，Galanaudら（2010）は，父親が血栓性素因をもっていると母親の血栓塞栓

症の危険度が上昇すると仮説を立てた．父親の血栓性素因— PROCR 6936G アレル—は内皮細胞のプロテイン C 受容体に影響を及ぼす．この受容体は絨毛細胞に発現しており，母体血に曝露される．この研究はまだ予備段階ではあるが，妊娠女性の原因不明の繰り返す血栓症の病態解明に一役買うであろう．

■ 後天性血栓性素因

後天性の高凝固活性状態には，抗リン脂質抗体症候群（antiphospholipid syndrome：APS）（第 59 章参照），後述するヘパリン起因性血小板減少症と癌がある．

◆ 抗リン脂質抗体症候群

このプロトロンビンの疾患は，静脈と動脈両方の循環に影響する．下肢深部静脈と脳動脈が，静脈，動脈それぞれでの最も多い血栓発症部位である（Connors, 2017；Giannakopoulos, 2013）．APS の血栓症以外の重要な臨床症状は産科的である (表 18-5 参照)．基準は，① 1 回以上の妊娠 10 週以降原因不明胎児死亡，② 1 回以上の子癇，重症妊娠高血圧腎症，胎盤発生不全による妊娠 34 週以前の早産，③ 3 回以上連続する妊娠 10 週以前の原因不明流産，である．

血栓症か産科的基準を一つでも満たしたら，APS の診断のため抗リン脂質抗体の測定を実行しなくてはならない．以下の 3 つの項目が存在しているか検査をする．①ループスアンチコアグラント，②抗カルジオリピン IgG，IgM 抗体，③抗 $β_2$ グリコプロテイン I IgG，IgM 抗体．もしいずれかの項目が陽性になった場合には，12 週後に再検査を行う（Connors, 2017）．

Saccone ら（2017）は，APS に罹患した 750 人の単胎妊娠を対象とした調査より，ほとんどが単独の抗リン脂質抗体陽性であったが，ループスアンチコアグラントと抗カルジオリピン抗体単独陽性に比べ，抗 $β_2$ グリコプロテイン I 抗体陽性の場合は，低い出生率と高い妊娠高血圧腎症，胎児発育遅延，死産の発症に関連していることを見いだした．この調査では，三つの抗体をもっている場合，低用量アスピリンと LMWH を予防的に投与しても生児獲得率はたったの 30 ％であることもわかった．

APS 女性の妊娠中は，血栓症の危険度が有意に上昇し，実際に 25 ％以上の女性において妊娠中と産褥期に血栓症が起きている．別の調査からは，妊娠中および産褥期の血栓症の危険度は 5 〜 12 ％と報告されている（ACOG, 2017c）．この症候群については第 59 章で詳しく論じられている．

■ 血栓性素因と産科合併症

遺伝的血栓性素因と血栓症以外の産科合併症との関連の可能性に注目が向けられている．Robertson ら（2005）による 25 調査を系統的にまとめた表を表 52-3 に示す．これらは ACCP でも最も推奨されるものとして取り入れられている（Bates, 2012）．しかし重要なことに，この多種多様性と幅広い信頼区間が，遺伝的血栓性素因と産科合併症の関連性について不確かなものであることをも示している．

他の研究からも結果はさまざまであることが示されている．たとえば Kahn ら（2009）は，第 V 因子 Leiden 変異，プロトロンビン G20210A 変異，MTHFR C677T 多型，高ホモシスチン血症は，早期発症もしくは重症妊娠高血圧腎症の危険度を増加させないとしている．Said ら（2010a）は，2,000 人以上もの健常な初産婦を対象に，第 V 因子 Leiden 変異，プロトロンビン遺伝子変異，MTHFR C677T，MTHFR A1298C，トロンボモジュリン遺伝子多型のスクリーニングを行ったところ，プロトロンビン遺伝子変異があると，重症妊娠高血圧腎症，胎児発育不全，常位胎盤早期剥離や死産といった不運な妊娠帰結となる危険性が 3.6 倍に上昇すると報告した．Stillbirth Collaborative Research Network から，Silver ら（2016）は，母体の Leiden V 因子と死産は弱い関連であること，死産とその他の遺伝性血栓傾向に関連がないことを見いだした．Korteweg ら（2010）は，750 妊娠症例を対象とした前向き研究により，死産後に日常的な血栓性素因の検査は勧めないと結論づけている．

ACOG（2017c）は，遺伝的な血栓傾向と不運な妊娠帰結に決定的な原因の関連づけはできないと通達している．しかも Rodger ら（2014）は，ある無作為化比較試験で，血栓傾向のある女性での妊娠中の予防的 LMWH 投与は，流死産，早発妊娠高血圧腎症，低出生体重や VTE の混合的な結果を減少させなかったと報告した．

表 52-3　妊娠合併症と血栓性素因の関連

血栓性素因	初期流産	反復第1三半期流産	第2三半期流産	死産	妊娠高血圧腎症	胎盤早期剥離	胎児発育不全
第V因子 Leiden 変異（ホモ変異体）	2.71 (1.32〜5.58)	—[a]	—[a]	1.98 (0.40〜9.69)	1.87 (0.44〜7.88)	8.43 (0.41〜171.20)	4.64 (0.19〜115.68)
第V因子 Leiden 変異（ヘテロ変異体）	1.68 (1.09〜2.58)	1.91 (1.01〜3.61)[a]	4.12 (1.91〜8.81)[a]	2.06 (1.10〜3.86)	2.19 (1.46〜3.27)	4.70 (1.13〜19.59)	2.68 (0.59〜12.13)
プロトロンビン遺伝子変異（ヘテロ変異体）	2.49 (1.24〜5.00)	2.70 (1.37〜5.34)	8.60 (2.18〜33.95)	2.66 (1.28〜5.53)	2.54 (1.52〜4.23)	7.71 (3.01〜19.76)	2.92 (0.62〜13.70)
MTHFR C677T（ホモ変異体）	1.40 (0.77〜2.55)	0.86 (0.44〜1.69)	NA	1.31 (0.89〜1.91)	1.37 (1.07〜1.76)	1.47 (0.40〜5.35)	1.24 (0.84〜1.82)
アンチトロンビン欠乏症	0.88 (0.17〜4.48)	NA	NA	7.63 (0.30〜196.36)	3.89 (0.16〜97.19)	1.08 (0.06〜18.12)	NA
プロテインC欠乏症	2.29 (0.20〜26.43)	NA	NA	3.05 (0.24〜38.51)	5.15 (0.26〜102.22)	5.93 (0.23〜151.58)	NA
プロテインS欠乏症	3.55 (0.35〜35.72)	NA	NA	20.09 (3.70〜109.15)	2.83 (0.76〜10.57)	2.11 (0.47〜9.34)	NA
抗リン脂質抗体	3.40 (1.33〜8.68)	5.05 (1.82〜14.01)	NA	3.30 (1.62〜6.70)	2.73 (1.65〜4.51)	1.42 (0.42〜4.77)	6.91 (2.70〜17.68)
ループスアンチコアグラント（非特異抑制）	2.97 (1.03〜9.76)	NA	14.28 (4.72〜43.20)	2.38 (0.81〜6.98)	1.45 (0.70〜4.61)	NA	NA
高ホモシスチン血症	6.25 (1.37〜28.42)	4.21 (1.28〜13.87)	NA	0.98 (0.17〜5.55)	3.49 (1.21〜10.11)	2.40 (0.36〜15.89)	NA

[a] ホモ変異体とヘテロ変異体を同時に観測（各々の観測は不可能であった）．
データは95％信頼区間オッズ比で示している（Robertson, 2005）．
有意差があるものを太字で示す．
MTHFR：methylene tetrahydrofolate reductase variant，NA：入手できず．
(Reproduced with permission from Bates SM, Greer IA, Middledorp S, et al: VTE, thrombophilia, antithrombotic therapy, and pregnancy. Chest 141: e691S, 2012)

このように，遺伝的血栓性素因がある女性の産科合併症に対する有効な予防法と同様に，危険度への関連性も不確かであるので，一般的なスクリーニングがいまだ立証されていない（Louis-Jacques, 2016）．対して，APSと，死産，習慣流産，妊娠高血圧腎症など不運な妊娠帰結との間には強い相関がある．

■ 血栓性素因のスクリーニング

人口当たりの血栓性素因保持者の比率は高いが，VTEを発症する確率は低く，よって妊娠女性全般の一般的スクリーニング検査としては経済的ではない（Carbone, 2010）．したがって，必要な患者を抜粋することが求められる．アメリカ小児科学会（AAP）とACOG（2017）は，下記のような臨床背景の者に血栓性素因の検査をすることを推奨している．すなわち，①骨折，手術あるいは長期臥床などの再発性のない危険因子によるVTEの既往患者，または②第1度近親者（両親または兄弟）に重度の血栓性素因があるか，50歳以下で明らかな原因のないVTEを既往している者がいる，である．

ACOG（2017c）は，妊娠中のヘパリン療法は死産や常位胎盤早期剥離の再発の予防法としては不十分なため，これらの既往患者への遺伝性血栓性素因の検査は推奨されるものではないと通達している．胎児発育不全や重症妊娠高血圧腎症の既往者に対しても同様の見解である．ACCPにおいても産科合併症既往者への検査は反対している（Bates, 2012）．しかしながら，流死産や早発妊娠高血圧腎症を経験した者への抗リン脂質抗体の検査は適切であろう（Berks, 2015）．

遺伝性血栓性素因に対する一般的な検査方法を表 52-4 に示す．検査は血栓症を発症してから 6 週間以上間隔をあける必要があり，非妊娠時での抗凝固療法やホルモン補充療法を行っていないときに行う．高ホモシスチン血症へのスクリーニングは推奨されない（ACOG, 2017c）．

深部静脈血栓症

■ 臨床症状

妊娠中はほとんどの血栓が下肢深部静脈にとどまり，およそ 70 ％が下腿静脈を巻き込まないで腸骨大腿静脈に局在する．単独の血栓発症は，腸骨静脈におよそ 17 ％，下腿静脈におよそ 6 ％である（Chan, 2010）．対して一般母集団では，深部静脈血栓症の 80 ％は下腿静脈を巻き込み，腸骨大腿骨静脈や腸骨内静脈単独はまれである（Huisman, 2015）．

その徴候と症状は炎症反応の強さと閉塞の程度によって大きな幅がある．Ginsberg ら（1992）は，出産前女性 60 人中 58 人（97 ％）において左脚に発症したと報告している．Blanco-Molina ら（2007）は 78 ％と報告している．Greer（2003）は，これは右の腸骨および卵巣動脈が，左側でのみ腸骨静脈を横切ることにより圧排されるものと唱えている．確かに，第 53 章にあるように尿管は右側のほうがより圧排されている．

下腿の典型的な血栓症は突然発症し，下肢に痛みとむくみをもたらす．一般的に足の先から腸骨大腿部領域までの深部静脈系の大部分で発症する．時に反射的に動脈が痙攣し，末端への血液拍動を減少させ，蒼白低温にする．逆に大きな血栓であっても，痛みが少なく熱も腫脹もみられないときもある．重要な点として，ふくらはぎの自発痛，把持痛，アキレス腱伸展時の痛み（Homans 徴候）は，筋肉が張りつめた結果か打撲である．下腿の急性深部静脈血栓症と診断された 30 〜 60 ％の女性において無症候性の肺塞栓症を合併している．

■ 診　断

深部静脈血栓症の臨床的診断は難しく，以前の妊娠女性での調査では，約 10 ％しか臨床的に確定診断できなかった（Hull, 1990）．他の調査においても，非妊娠女性に広く行われている通常の診断試験の多くが，妊娠女性においては適切と確認されなかった（Huisman, 2015）．図 52-2 は ACCP が提唱している妊娠女性のための評価システムである（Guyatt, 2012）．われわれパークランド病院においても，いくつかの修正点を加えた同様の評価法に従って評価している．

◆ 圧迫超音波検査

AAP および ACOG（2017）は，妊娠女性に深部静脈血栓症が疑われたときは，近位端の圧迫超音波検査を初期診断検査として推奨している．ACCP においても，この非侵襲的な検査を深部静脈血栓

表 52-4　血栓性素因の検査法

血栓性素因	検査方法	妊娠中における検査の信頼性	血栓症の急性期における検査の信頼性	抗凝固療法中における検査の信頼性
第 V 因子遺伝子変異	活性化プロテイン C 抵抗性検査（第 2 世代）	Yes	Yes	No
	異常があれば DNA 解析	Yes	Yes	Yes
プロトロンビン遺伝子 G20210A 変異	DNA 解析	Yes	Yes	Yes
プロテイン C 欠乏症	プロテイン C 活性（＜ 60 ％）	Yes	No	No
プロテイン S 欠乏症	プロテイン S 活性（＜ 55 ％）	No[a]	No	No
アンチトロンビン欠乏症	アンチトロンビン活性（60 ％）	Yes	No	No

[a] 妊娠中にスクリーニングが必要な場合，第 2 および第 3 三半期の遊離プロテイン S 抗原値のカットオフ値は，それぞれ 30 ％未満および 24 ％未満としている．

(Reproduced with permission from American College of Obstetricians and Gynecologists Women's Health Care Physicians: ACOG Practice Bulletin No.138: Inherited thrombophilias in pregnancy. Obstet Gynecol. 2013 Sep; 122(3): 706-717)

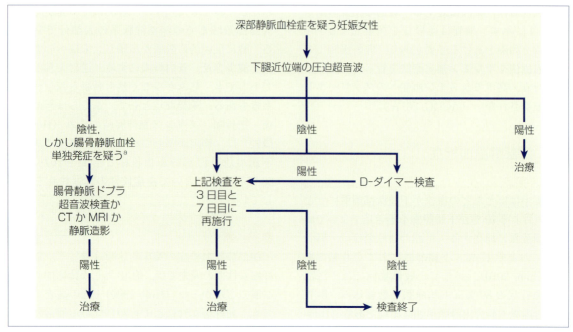

図52-2　妊娠中深部静脈血栓症疑いに対する評価方法
a 所見・徴候は，腹痛・殿部痛・背部痛の有無にかかわらず，脚全体の腫脹を認める．
(Data from Guyatt GH, Akl EA, Crowther M, et al: Executive summary: Antithrombotic therapy and prevention of thrombosis, 9th ed: American College of Chest Physicians evidence-based clinical practice guidelines. Chest. 2012 Feb;141(2 Suppl):7S-47S)

の発見のための第1選択にするべきとしている(Guyatt, 2012)．この診断は，血栓となった静脈の非圧縮性や典型的な超音波反響画像に基づく．

　非妊娠女性に血栓症が疑われたときは，1週間以上の通常連続した圧迫超音波検査が行われ，その間は安全な量での抗凝固薬の使用が確立されている(Birdwell, 1998；Heijboer, 1993)．腓腹筋静脈血栓症単独発症では，その1/4の患者において1～2週間の期間で近位の静脈まで進展してしまうので，定期的な圧迫超音波検査が行われる．

　妊娠女性の場合，注意すべきは静脈の超音波検査にて何も検出されなかったとしても，それは肺塞栓症を否定しているわけではない点である．それは，すでに塞栓化を起こしてしまったからか，超音波検査では到達できなかった腸骨や他の深部静脈から生じた可能性があるからである(Goldhaber, 2004)．論じられるように，妊娠中の肺塞栓症に関連する血栓は，ほとんど腸骨静脈由来である．

　二つの研究結果が，深部静脈血栓症が疑われるものの，最初の圧迫超音波検査法では所見を認めなかった妊娠女性における，継続的な検査の必要性を評価するのに役立つ．この二つの研究の結果を組み合わせたものを図52-3に示す．Chanら(2013)は，深部静脈血栓症が疑われる221人の妊娠中もしくは産褥期の女性を調査した結果，最初の検査で陰性であった205人の女性は，その後の継続的な検査もすべて陰性であったが，そのうち1人が7週間後に肺塞栓症となった．Le Galら(2012)は，深部静脈血栓症が疑われる妊娠および産褥期の女性210人に対して，調査を行った．そのうち深部静脈血栓症ではなかった177人には抗凝固療法を行わず，その後の継続的な検査も行わなかったが，2人は3ヵ月以内に客観的に確信された血栓症の診断が下された．これらの予備段階の調査が言わんとしていることは，きちんと圧迫超音波検査を施行できれば，ほとんどの妊娠女性に対して侵襲なく深部静脈血栓症を否定しうる，ということである．

◆MRI

　この技術は，鼠径靱帯より上方の解剖学的詳細を確実に描写できるため，腸骨大腿静脈や骨盤内の静脈血栓の診断に非常に有用である．磁気共鳴(MR)静脈造影による静脈叢の再構築については

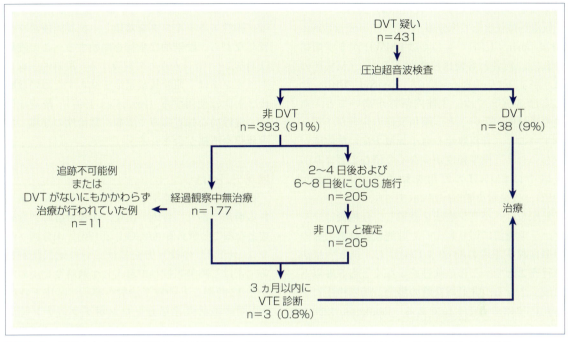

図 52-3　妊娠中および産褥期における連続性・非連続性圧迫超音波検査での二つの調査における所見
DVT：深部静脈血栓症，CUS：超音波診断，VTE：静脈血栓塞栓症． (Data from Chan, 2013; Le Gal, 2012)

第46章に記してある．Erdmanら（1990）は，MRIは感度100％，特異度90％で非妊娠女性の静脈造影で確認された深部静脈血栓症を証明したと報告した．重要な点は，深部静脈血栓症でない半分以上で，蜂窩織炎，筋炎，浮腫，血腫と表在性静脈炎などの血栓症以外の病態がみられる．

Khalilら（2012）は，磁気共鳴静脈造影を用いて経腟分娩後の骨盤内静脈血栓の自然経過を調査した．4日以内に出産した無症状の30人を調査し，腸骨もしくは卵巣静脈に30％は決定的な，37％は疑わしい血栓が認められた．われわれの数百例での産後MRI検査では，この結果を支持してはいない．したがって，この結果についての臨床的有意性は明確ではないが，骨盤内静脈腔欠損の一部は正常所見といえるだろう．

◆D-ダイマースクリーニング検査

この特異的なフィブリン代謝産物は，フィブリノライシンがフィブリンを分解するときに生成され，血栓塞栓症が発症するときも同様である（第41章参照）．D-ダイマー測定は，非妊娠女性におけるVTEの診断アルゴリズムに組み入れられることが多い（Wells, 2003）．しかし，妊娠中の測定値に関しては，いくつかの理由で問題がある．付録Ⅰにあるように，感度のよい検査であるため，妊娠に伴う実質的な血漿中フィブリノゲンの上昇に伴い，その値も上昇してしまう（Murphy, 2015）．多胎妊娠や帝王切開によっても影響を受ける（Morikawa, 2011）．D-ダイマー濃度は，胎盤早期剝離，妊娠高血圧腎症，敗血症といった産科合併症において確実に上昇する．その上，鎌状赤血球の保因者や，アフリカと南アジアを起源とする女性にその高値が観察される（Grossman, 2016）．こういった理由から，妊娠中のD-ダイマー測定の用途は不確実であるが，D-ダイマー値の上昇がないということは安心な状態と考えられる（Lockwood, 2012；Marik, 2008）．

■治　療

妊娠中のVTEの治療に関して，エビデンスに基づいた実施治療を提唱できるような大きな調査研究はいまだ行われていない．しかし，抗凝固や血栓の増大を抑制する治療の一致はとれている．もし血栓性素因の検査を施行するのであれば，ヘパリンはアンチトロンビン値を下げ，ワルファリンはプロテインCとプロテインSの濃度を下げてしまうため，抗凝固療法を行う前に行う．検査

結果は治療法を変えない（Connors, 2017）.

抗凝固療法として未分画ヘパリン（unfractionated heparin：UFH）もしくはLMWHがまず開始される．両者とも使用可能であるが，LMWHのほうがよりよい（Bates, 2016；Kearon, 2016）．たとえばACCPでは，生体内活性が高いこと，血漿中半減期が長いこと，服用反応の余地が予想しやすいこと，骨粗鬆症や血小板減少症の危険度が少ないこと，投与頻度が少なくて済むことより，妊娠中はLMWHの使用を勧めている（Bates, 2012）．投薬量を表52-5に示す．

妊娠中はヘパリン療法を継続し，分娩後はワルファリン療法に切り替える．肺塞栓症は無治療の静脈血栓症患者の約60％に発症し，抗凝固療法を行うことで，この危険性を少なくとも5％以下に減少させる．非妊娠女性の場合，肺塞栓症による死亡率はおよそ1％である（Douketis, 1998；Pollack, 2011）．

数日で脚の疼痛は消失する．症状が消失すれば，弾性ストッキングを着用し，抗凝固療法を続行しながら，段階的に歩行を開始する．この段階は通常7〜10日かかって回復する．段階的圧縮ストッキングは，血栓後後遺症を減らすために診断後2年間は使用する（Brandjes, 1997）．後遺症には，慢性的な知覚麻痺や疼痛，難治性の浮腫，皮膚硬化や潰瘍が含まれる．

■ 未分画ヘパリン

血栓塞栓症の治療薬として最初に使用が考慮される薬剤であり，分娩，出産，血栓溶解時にも必要となることがある（ACOG, 2017b）．未分画ヘパリン（UFH）の投与方法には二つの選択肢がある．①はじめ静脈投与で導入し至適濃度を決めてから12時間ごとの皮下注射へ移行，②皮下注射6時間後の活性化部分トロンボプラスチン時間（activated partial thromboplastin time：APTT）

表52-5　抗凝固療法の治療方法

抗凝固療法	治療方法
予防的LMWH療法[a]	エノキサパリン 40 mg，皮下注射，1日1回 ダルテパリン 5,000 単位，皮下注射，1日1回 チンザパリン 4,500 単位，皮下注射，1日1回
治療的LMWH療法[b]	エノキサパリン 1 mg/kg，12時間おき ダルテパリン 200 単位/kg，1日1回 チンザパリン 175 単位/kg，1日1回 ダルテパリン 100 単位/kg，12時間おき 1日2回投与では抗Xa活性値 0.6〜1.0 U/mL を目標とするが，1回投与では少し高めの設定が必要である
最低限の予防的UFH療法	UFH 5,000 単位，皮下注射，12時間おき
予防的UFH療法	UFH 5,000〜10,000 単位，皮下注射，12時間おき UFH　第1三半期 5,000〜7,500 単位，皮下注射，12時間おき UFH　第2三半期 7,500〜10,000 単位，皮下注射，12時間おき UFH　第3三半期 10,000 単位，皮下注射，12時間おき APTT 上昇がない限り
治療的UFH療法[b]	UFH 10,000 単位かそれ以上，皮下注射，12時間おき 投与6時間後のAPTTが1.5〜2.5倍を目標とする
産褥期の抗凝固療法	UFH/LMWHを予防的投与量で4〜6週続けるか，ビタミンK拮抗薬をINRが2.0〜3.0の維持量で4〜6週，INRが2日間以上2.0となるまでUFH/LMWHを併用する．
監視方法	深部静脈血栓が疑われる女性に対しての臨床的注意と，適切な目的のある観察

[a] 体重が過剰に重い場合には修正が必要である．
[b] 同じく体重に適合させて完全な治療濃度とする．

（Reproduced with permission from American College of Obstetricians and Gynecologists Women's Health Care Physicians: ACOG Practice Bulletin No.138: Inherited thrombophilias in pregnancy, Obstet Gynecol. 2013 Sep; 122(3): 706-717）

の延長を指標に濃度を調節する1日2回のUFHの皮下接種である（Bates, 2012）．表52-5にあるように，UFHの皮下接種は通常，1回1万単位かそれ以上を12時間ごとに行う．

静脈投与に関しては多くのプロトコルが存在する．一般的にはUFHを用いる場合，最初70〜100単位/kg, 5,000〜10,000単位を急速投与し，引き続いて1,000単位/時か，15〜20単位/kg/時で持続投与し，APTTを正常値の1.5〜2.5倍になるように調節する（Brown, 2010；Linnemann, 2016）．経静脈的な抗凝固療法は最低でも5〜7日継続し，その後皮下注射に変更し，適宜APTTが1.5〜2.5倍に延長するよう維持する．ループスアンチコアグラント陽性の女性では，APTTは抗凝固の精密な指標ではないので，凝固第Xa因子活性値を測定することが適切である．

治療期間はさまざまで，妊娠に関連する血栓塞栓症に対しての最適な治療期間を定義づけることができる研究はいまだない．VTEの非妊娠女性に対しては，最低3ヵ月の抗凝固療法が支持されている（Kearon, 2012）．ACCPでは妊娠女性に対して，妊娠中から産褥期を通して最低3ヵ月の治療を推奨している（Bates, 2012）．Lockwood（2012）は，20週間は治療し，妊娠が続いている場合はその後も予防的投与量での抗凝固療法を勧めている．予防的投与量とは，UFHを5,000〜10,000単位を12時間ごとに投与し，皮下接種6時間後の第Xa因子活性値を0.1〜0.2 U/mLに維持する．もし産褥期にVTEが発症した場合は，最低6ヵ月の抗凝固療法を行うことを推奨している（Lockwood, 2012）．

■ 低分子量ヘパリン

これはUFH誘導体の一群で，分子量は従来12,000〜16,000 Daに対し，平均4,000〜5,000 Daである．どのヘパリンも胎盤を通過せず，アンチトロンビンを活性化することにより抗凝固作用を有する．大きな違いは，第Xa因子とトロンビンに対する活性抑制の度合いである．UFHは第Xa因子とトロンビンに対して同等の活性抑制をするが，LMWHでは第Xa因子に対しての抑制がトロンビンと比較してはるかに大きい．さらに，UFHに比べて生体内活性が高く血漿中半減期が長く濃度に非依存性に代謝され，血小板に対する干渉が少ないことより，予測される抗凝固反応がより強いのに副作用としての出血傾向が少ないことがあげられる（Tapson, 2008）．LMWHは腎臓で代謝されるため，腎疾患患者への使用は注意が必要である．

LMWHはVTEの治療法として有効であるとする報告もある（Quinlan, 2004；Tapson, 2008）．Breddinら（2001）は定期的な静脈造影図を用いて，UFHに比べてLMWHは致死率や多量出血の合併症なく，血栓の大きさを縮小させたと報告している．ACOG（2017b, c）では，急性のVTEに対して，至適濃度のLMWHを用いた表52-5に記したさまざまな治療方法が推奨されている．

◆ 妊娠中の薬物動態学

LMWHは，エノキサパリン，チンザパリン，ダルテパリンともに妊娠中の使用が可能である．Rodieら（2002）は，妊娠中と出産直後にVTEを発症した36人でのエノキサパリン（ラブノックス）の薬物動態を調査した．濃度はおよそ妊娠初期体重1 mg/kgで，1日2回投与し，接種3時間後の抗Xa因子活性を0.4〜1.0 U/mLになるように調整した．エノキサパリンは，33人に対して十分な抗凝固作用を呈し，3人では減量を必要とした．血栓症の再発や出血傾向の副作用はみられなかった．Stephensonら（2016）は，BMI 35以上の帝王切開後の女性では，エノキサパリンの濃度を1日40 mgに固定するよりも，体重を基準に0.5 mg/kgを1日2回投与すると，より予防に効果的である抗Xa因子活性0.2〜0.6 U/mLに達することができると報告した．同様の結果がOvercashら（2015）によっても報告されている．

チンザパリン（イノヘップ）では，抗Xa因子活性を0.1〜1.0 U/mLにするには，75〜175 U/kg/日の投与量が必要である（Smith, 2004）．ダルテパリン（フラグミン）については，薬物動態的に，100 U/kgを12時間ごとに投与している通常の開始量では，抗凝固作用を期待する濃度としては不十分である（Barbour, 2004；Jacobsen, 2003）．表52-5と比較するとやや多い投与量が必要でろう．

◆ 投与量と管理方法

ACOG（2017b）による，LMWHの一般的な予防的および治療的投与量を表52-5に示す．妊娠経過中の至適投与量に関しては，いまだに議論

中である（Berresheim, 2014；Cutts, 2013）．いくつかの報告では，治療的至適濃度を調整するために，定期的に接種後4～6時間での抗Xa因子活性の測定を提案している．治療の安全性や有効性を上昇させるという，投与方法や投与量の大きな調査はまだ報告されていない．ACCPは，抗Xa因子活性の定期的な検査の正当性を確立するのは難しいとしている（Bates, 2012；McDonnell, 2017）．

◆ 妊娠中の安全性

以前の報告により，当初LMWHは安全性も有効性も確立されたものと報告されていた（Lepercq, 2001；Sanson, 1999）．しかしながら，2002年，ラブノックスの製造元により先天性奇形と大量出血の危険性が報告された．さらなる調査を経て，ACOG（2017b）は，これらの危険性はまれで，その頻度は通常の妊娠でのそれと変わらず，因果関係を確立することはできないと通達した．さらに，エノキサパリンとダルテパリンの妊娠中の使用に対しての安全性が報告され，引き続く調査でもその結果を支持する結果となっている（Andersen, 2010；Bates, 2012；Galambosi, 2012）．

Nelson-Piercy ら（2011）による，チンザパリンにおける妊娠中の安全性についての1,267人を対象とした包括的検討では，母体死亡や区域麻酔による合併症を認めなかった．後述するように1.8％に血小板減少症を認めたが，それはヘパリン誘導性のものではなかった．1.3％にアレルギー反応を，骨粗鬆症を3人（0.2％）に認めた．43人（3.4％）に出血に対しての医療介入を必要とした．15人が死産となり，そのうち4人はチンザパリン使用による可能性が示唆された．しかしながら，新生児死亡や先天性奇形は認められなかったため，著者らは妊娠中のチンザパリンの使用は母児ともに安全であると結論づけた．LMWHsは授乳中にも安全に使用できる（Lim, 2010）．

しかしながら，腎不全患者へは使用を避けるべきである．さらに，帝王切開後2時間は，創部血腫の危険性が増す（van Wijk, 2002）．

■ 陣痛と分娩

LMWHを使用していた場合は治療的，予防的抗凝固療法どちらの使用方法においても，出産1ヵ月前もしくは分娩徴候がみられたら，薬物半減期がより短いUFHに切り替える．分娩時の母体出血量の減少が目的であるが，硬膜外脊髄血腫による神経損傷の合併症はむしろ多くなる（第25章参照）．ACCPでは，LMWHもしくはUFHを1日2回投与している場合は，誘発分娩か帝王切開の予定日24時間前の中止を，LMWHを1日1回投与している場合は，予定日の前日朝に通常の半分量を接種するよう提言している（Bates, 2012）．ACOG（2017c）は，LMWHあるいはUFHとも，予定日の24～36時間前に中止するようにしている．The American Society of Regional Anesthesia and Pain Medicineでは，最後のLMWH接種から，予防的な投与量では10～12時間，治療的な投与量では24時間は，脊髄硬膜外麻酔を行わないよう忠告している（Horlocker, 2010）．

もし，UFH投与中に陣痛発来した場合には，APTTを測定することにより薬の代謝度合いを確認するが，ヘパリン拮抗薬であるプロタミンを使用することは非常にまれであり，予防的投与量であった場合には適応もない．抗凝固療法を一時的に中断している患者には，空気圧迫装置の使用が推奨される．

■ ワルファリン化合物による抗凝固療法

ビタミンK誘導体は，容易に胎盤を通過し，胎児に出血傾向をもたらすことから胎児死亡や先天性奇形の原因となるため，一般的に禁忌薬剤である（第12章参照）．乳汁中には蓄積されないため，授乳中は安心して使用できる．

産後，静脈血栓症は通常，ヘパリンの経静脈投与に併用してワルファリンの内服を開始する．初期投与量として，最初の2日間は通常5～10 mgを使用する．その後，国際標準比（international normalized ratio：INR），2.0～3.0になるよう用量調整を行っていく．ワルファリンの早期にプロテインCを低下させる影響による副作用としての血栓症や皮膚壊死を避けるために，UFHあるいはLMWHを治療量で5日間，続けて2日間INRが治療的濃度になるまで投与する（ACOG, 2017c；Stewart, 2010）．

産褥期の治療には，より投与量の多い抗凝固療法が必要となることが多い．Brooks ら（2002）が，産褥期の女性と，年齢を合わせた非妊娠女性とを比較検討したところ，目標のINRまで必要な

ワルファリン量が 45 mg 対 24 mg で，到達日数は 7 日間対 4 日間であった．

■ 新しい治療薬について

新しい経口抗凝固薬では，ダビガトラン（プラザキサ）はトロンビンを阻害し，リバーロキサバン（イグザレルト）とアピキサバン（エリキュース）は，第 Xa 因子を阻害する．現在のところ，これら新薬の妊娠中での調査研究はなく，さらに生殖への影響もわかっていない（Bates, 2012）．ダビガトランは胎盤通過性である（Bapat, 2014）．どの新薬も，乳汁中に排泄されるかはわかっていない．出産後の女性においては，新生児に害が及ぶ可能性から，授乳を避けるのか，ワルファリンなどの別の抗凝固薬に変更するかを決定しなくてはならない（Burnett, 2016）．

■ 抗凝固療法の合併症

抗凝固療法での有意な合併症は，出血，血小板減少，骨粗鬆症である．後半の二つはヘパリンに特有で，LMWH を使用することでその危険性は減少する．最も深刻な合併症は出血で，特に手術や外傷からの日が浅いほど起きやすい．また，ヘパリンの投与量が過剰でも起こる．残念なことに，どのくらいのヘパリン濃度が血栓の再発防止に十分量で，かつ深刻な出血の原因とならないということを確認できる検査方法を用いた管理指針は，まだ検討中である．

◆ヘパリン起因性血小板減少症

これには二つのタイプがある．最も一般的なタイプは，非免疫性で，良性，可逆性であり，治療を始めて数日間のうちに発症し，治療の中止をしなくても 5 日以内には治癒する．もう一つがヘパリン起因性血小板減少症（heparin-induced thrombocytopenia：HIT）のより重症なタイプで，血小板第 4 因子とヘパリンの複合体に対する IgG 抗体によるものである．副作用としての血栓症の原因としてよく知られている．HIT の診断は，血小板数が 50 ％以上減少するか，血小板を活性化する HIT 抗体の出現により，ヘパリンを開始して 5 〜 10 日に血栓症になるかである．HIT における血小板数の減少は 1 〜 3 日と速く，ヘパリン開始後の一番多い血小板数と比較し評価する．通常の最低値は 40,000 〜 80,000/mL である

（Greinacher, 2015）．

HIT の発症頻度は，非妊娠女性においておよそ 3 〜 5 ％で，産科患者の 0.1 ％以下である（Linkins, 2012）．Fausett ら（2001）の報告によると，ヘパリン治療を受けた 244 人の妊娠女性ではまったく発症しなかったが，244 人の非妊娠女性のうち 10 人が発症した．ACCP は，HIT の危険性は 1 ％未満と考えられるので，投与開始 4 〜 14 日目まで，2 〜 3 日おきの血小板数の監視を推奨している（Linkins, 2012）．

HIT と診断したら，ヘパリン治療を中止し，別の抗凝固療法を導入する．血小板の輸血は避ける（Greinacher, 2015）．LMWH は，UFH と作用機序がいくつか重なるため，安全性は完全ではない．ACCP は，硫酸化グリコアミノグリカンヘパリノイドであるダナパロイド（オルガラン）を推奨している（Bates, 2012；Linkins, 2012）．Lindhoff-Last ら（2005）は，妊娠女性 50 人近くの HIT もしくは皮膚発疹症例をまとめ，ダナパロイドが妥当な変更薬であると結論づけた．しかしながら彼らは，2 例の致命的な大出血と，3 例の胎児死亡を報告している．Magnani（2010）が，妊娠中にダナパロイドを使用した 83 人をまとめたところ，有効な薬剤であるものの，2 人の患者が薬剤に関連する出血で死亡，3 人が非致死性の出血に苦しみ，3 人がダナパロイドに反応せず血栓症となったとしている．この薬剤はアメリカ市場から一掃された．

他の薬剤に，五糖類の第 Xa 阻害薬のフォンダパリヌクス（アリクストラ）と，直接的なトロンビン阻害薬のアルガトロバン（ノバスタン）があり（Kelton, 2013；Linkins, 2012），妊娠中の使用の成功が報告されている（Elsaigh, 2015；Knol, 2010）．Tanimura ら（2012）は，遺伝性アンチトロンビン欠乏症の HIT 患者にアルガトロバンと後期にフォンダパリヌクスを使用した妊娠管理成功例を報告している．

◆ヘパリン起因性骨粗鬆症

通常 6 ヵ月以上の使用で骨減少がみられ，それは喫煙者に顕著である．UFH は骨減少の原因となり，LMWH はいくぶんかその危険性が減る（Deruelle, 2007）．ヘパリン治療をしている女性は，1 日 1,500 mg のカルシウムの経口摂取が推奨される（Cunningham, 2005；Lockwood, 2012）．

Rodger ら（2007）はダルテパリンを212日間投与したところ，骨密度の有意な減少はみられなかったと報告している．

■ 抗凝固療法と流産

ヘパリンを用いた深部静脈血栓症の治療中でも，注意深い掻爬を行えば，妊娠終結させることができる．生殖器系に外傷がなければ，妊娠成分除去後，数時間後に最大量のヘパリンを投与することができる．

■ 抗凝固療法と出産

ヘパリンが出産時の出血へ与える影響は，さまざまな要因で変化する．①量，投与方法および時期，②創部，裂傷の深さや数，③産後の子宮復古度，④他の凝固素因の有無，である．経腟分娩で会陰切開が大きくも深くもなく，裂傷がなく，子宮復古が迅速にみられた場合，大出血となることはない．しかし，このような理想的な出産が常ではない．たとえばヘパリン療法中の血栓性静脈炎の患者10人におけるMuellerら（1969）の報告では，陣痛および分娩中にヘパリンを投与された3人は，明らかに出血量が多く，大きな血腫を発生した．これより，一般的に陣痛および分娩中はヘパリンの投与を中止する．AAPおよびACOG（2017）は，原則的に，経腟分娩後4〜6時間，帝王切開後6〜12時間以内のUFHおよびLMWHの投与を控えるよう勧告している．われわれは，帝王切開や大きな裂傷を伴った経腟分娩では，少なくとも24時間待つようにしている．

ゆっくりとしたプロタミンの経静脈投与は，通常はヘパリンの作用に速やかかつ効果的に拮抗する．この薬剤自体が抗凝固作用を有するため，ヘパリンの中和量以上の投与は控えるべきである．

表在性静脈血栓症

伏在静脈系の表在静脈に限局している血栓症は，鎮痛薬，弾性ストッキングの使用，温熱および安静療法を行う．症状がすぐに軽快せず深部静脈への波及が疑われるときには，適切な診断的検査を行う．表在静脈の血栓症がある場合，深部静脈血栓症の危険度は4〜6倍となる．深部静脈への波及が確定したらヘパリンを投与する（Roach, 2013）．典型的な血栓性静脈炎は，表在静脈瘤部位または静脈カテーテルを留置したことのある部位にみられる．

肺塞栓症

母体死亡のおよそ10％の原因になっているにもかかわらず，妊娠中および産褥期の肺塞栓症は比較的まれである．平均的な発症率はおよそ7,000人に1人である．Marikら（2008）によると，肺塞栓を合併した妊娠女性の70％に深部静脈血栓症も認められた．また，深部静脈血栓症の患者のうち30〜60％が潜在性の肺塞栓症を併発している．

■ 臨床症状

肺塞栓症と証明された非妊娠女性の約2,500人のうち，症状の頻度は，呼吸困難82％，胸痛49％，咳嗽20％，意識消失14％，血痰7％であった（Goldhaber, 1999）．Pollackら（2011）は，同様の研究結果を報告したその他の特徴的な症状として多呼吸，不安感，頻脈が示された．ある症例では，肺動脈閉塞音，ラ音，もしくは胸膜摩擦音を認めた．

心電図所見は，右軸偏位と前壁誘導における陰性T波である．しかし胸部X線所見は少なくとも40％が正常である．その他，無気肺，浸潤影，心拡大，胸水などの非特異的所見も認めうる（Pollack, 2011）．また，肺動脈からの血流減少のため肺血管陰影の減少が認められることもある．多くの女性患者は低酸素状態であるが，正常動脈血ガス分析であっても肺動脈梗塞症を除外することはできない．およそ1/3の若い患者は$P_{O_2} > 80$ mmHgである．反対に，肺胞-動脈血酸素分圧較差は非常に診断に役立つ指標である．86％以上の急性肺梗塞患者の肺胞-動脈血酸素分圧較差は20 mmHg以上と報告されている（Lockwood, 2012）．広範性肺動脈塞栓症であっても，診断のための症状や検査所見は非特異的である．

■ 広範性肺動脈血栓塞栓症

広範性肺動脈血栓塞栓症は，血行動態不安定を引き起こす塞栓症と定義される（Tapson, 2008）．急性肺血管の機械的閉塞は，肺血管抵抗を上昇さ

せ右心室拡張を引き起こす．健康である限り，60〜75％の肺血管が閉塞するまでは，明らかな肺高血圧は起こりえない（Guyton, 1954）．さらに，循環虚脱を引き起こすには，75〜80％の閉塞が生じる．これは図52-4に示す．最も急性の徴候を示す塞栓は巨大鞍状塞栓症である．肺動脈圧の実質的な上昇が心臓超音波検査で認められたら，巨大鞍状肺塞栓症を疑うべきである．

右心機能低下がなければ死亡率は1％であるが，右心機能不全徴候が認められたら死亡率は25％に達する（Kinane, 2008）．このような症例では晶質性心筋保護液の静注と昇圧薬での血圧コントロールが重要となる．前に述べているが，酸素投与，気管挿管，人工呼吸器管理下での血栓溶解療法，フィルターあるいは塞栓除去が必要となる（Tapson, 2008）．

■ 診　断

肺塞栓症の診断には，強く疑われる症状に基づいた客観的評価法が必要である．母児への放射線被曝については，妊娠中に肺塞栓症疑いに対して検査するうえで懸念事項である．しかしながら，この潜在的な懸念は，致命的診断を見失うという危険からほとんど却下されている．そのうえ，妊娠女性への肺塞栓の間違った診断は問題をも伴う．母児を不必要な抗凝固療法にさらし，分娩計画やその後の家族計画，続く妊娠期間中の血栓症予防にまで影響する．このことから，確定診断を目的として，検査はされるべきである（Konstantinides, 2014）．

2011年，アメリカ胸部疾患学会（ATS）とアメリカ胸部放射線学会（STR）は図52-5に示すような妊娠中の肺塞栓症の診断アルゴリズムを示した（Leung, 2011）．前述の圧迫超音波検査に加えて，アルゴリズムには肺血管造影CT（computed-tomographic pulmonary angiography：CTPA）と換気-血流シンチグラフィが含まれている．

◆ 肺血管造影CT（CTPA）

マルチスライスCTによる肺血管造影は，非妊婦の肺塞栓症の診断に最も広く用いられている検

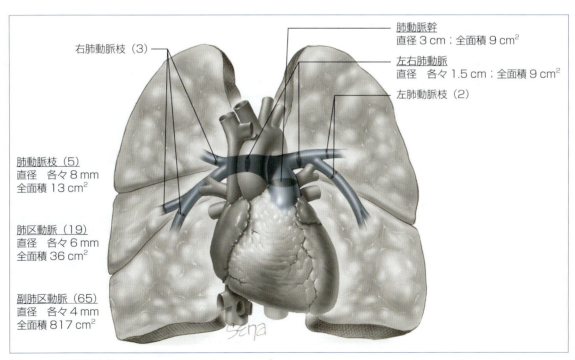

図52-4　肺動脈循環のシェーマ
肺動脈幹の面積は9 cm². 巨大鞍状塞栓は50〜90％の肺血管を梗塞し血行動態不安定となる．肺動脈は末梢枝を出しているため表面積は急激に増加する．すなわち，五つの葉動脈13 cm²，19の区動脈36 cm²，65の枝動脈で800 cm²以上となる．それゆえ，血行動態不均衡は葉動脈より末梢の塞栓では起こりにくい．
（Data from Singhal S, Henderson R, Horsfield K, et al: Morphometry of the human pulmonary arterial tree, Circ Res. 1973 Aug; 33(2): 190-197）

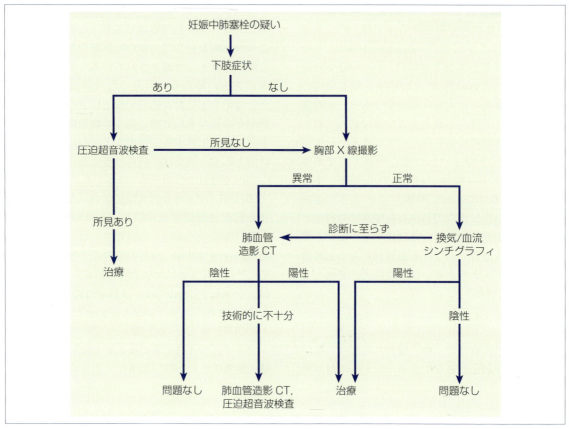

図 52-5　ATS と STR の妊婦肺塞栓症の診断アルゴリズム
(Modified with permission from Leung AN, Bull TM, Jaeschke R, et al: An official American Thoracic Society/Society of Thoracic Radiology Clinical Practice Guideline: Evaluation of suspected pulmonary embolism in pregnancy. Am J Respir Crit Care Med. 2011 Nov 15; 184(10): 1200-1208)

査である (Bourjeily, 2012；Pollack, 2011)．方法は第46章を参照のこと．図52-6 に典型的な画像を示す．胎児への被曝量は平均0.45 ～ 0.6 mGyで，母体の胸部線量は 10 ～ 70 mGy である (Waksmonski, 2014)．

Bourjeily ら (2012) が，臨床的に肺塞栓を疑われたが CTPA が陰性であった 318 人の妊婦を対象とした前向き研究を行ったところ，初発症状から 3 ヵ月間もしくは分娩後 6 週間後までに静脈血栓症と診断される女性はいなかった．

CTPA には多くの利点があるが，われわれはこれまで臨床上疑わしかった末梢の小さい血栓を高解像度検知することが可能であることを見いだした．同様の結果がほかにも報告されている (Anderson, 2007；Hall, 2009)．また，妊娠に伴う高心拍出循環や循環血漿量の増加のため，診断に至らない症例が非妊娠例と比較すると多く存在していることも指摘されている (Ridge, 2011；Scars-

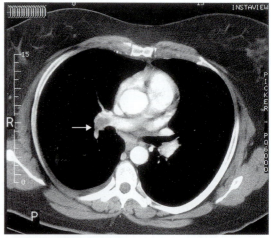

図 52-6　造影スパイラル CT での肺冠状断
肺塞栓症として，右肺動脈に大きな血栓が造影されている (矢印)．　(Reproduced with permission from Dr. Michael Landay)

brook, 2006).

◆ 肺胞換気-血流シンチグラフィ―肺スキャン

この方法は，テクネチウム99m粗大凝集アルブミンなどの少量の核種を用いる．胎児や母体胸部の被曝量は，0.1～0.4 mGyと無視できる量である．この方法では明確な診断に至ることができないとされている．たとえば，肺炎や気管支攣縮でもスキャン上欠損部位が認められるからである．Chanら（2002）は，妊婦において換気-血流スキャンを行ってもその1/4は診断に至らず，CTPAを行うと報告している（Tromeur, 2017）．

Revelら（2011）は，肺梗塞を疑われた妊婦137人を対象に肺シンチグラフィとCTPAを比較検討し，陽性，陰性，判定不能率に有意差はなかったと報告している．特記すべきは，両方法とも判定不能率がおよそ20%であった点である．非妊娠女性では1/4が判定不能である．この違いは妊婦の年齢がより若い層にあることに起因すると考えられている．同様にあるシステマティックレビューでは，CTPAと肺シンチグラフィは，妊娠女性の肺塞栓症を除外する検査として妥当であると考察している（van Mens, 2017）．

◆ 経静脈的肺血管造影

この方法は，右心系へのカテーテル挿入を必要とし，肺塞栓に対する参考試験と考えられている．マルチスライスCTの発達を考えると，侵襲的な肺血管造影の意義は疑問視される．特に胎児への高い被曝量はそうである（Konstantinides, 2014；Kuriakose, 2010）．その他の欠点は，時間がかかり，不快で時には造影剤のアレルギーや急性腎不全となることもある．手技による死亡率はおよそ200人に1人と報告されている（Stein, 1992）．侵襲の低い検査においてあいまいな結果が得られた場合に，確認のため血管造影を行う．

■ 治　療

肺塞栓症に対する初期治療は，前述した深部静脈血栓症に対する治療と同様に，最大投与量での抗凝固療法を行う．さらにいくつか補足的な治療が適応となる．

◆ 下大静脈フィルタ

肺塞栓症を発症して間もない妊婦に対して帝王切開術を施行せざるをえないとき，抗凝固を拮抗する治療は別の塞栓を誘発しかねず，抗凝固療法中の手術は致死的もしくは後遺症となりうる出血をもたらす可能性がある．このような状況に術前のフィルタ留置が考慮される（Marik, 2008）．ヘパリン療法では骨盤や下肢からの再発する肺塞栓症を予防できない，または行われているにもかかわらず塞栓症が進行するという，非常にまれな状況のときに下大静脈フィルタが適応となる．血栓溶解の対象とならない塊状の血栓に対しても適応となる（Deshpande, 2002）．

フィルタは頸静脈か大腿静脈より挿入し，陣痛の間にも行うことができる（Jamjute, 2006）．恒常的に留置することがヘパリン療法より利点があるとはいえない（Decousus, 1998）．回収可能なフィルタは短期間の予防法として用いられ，1～2週後に抜去する（Liu, 2012）．Harrisら（2016）はシステマティックレビューから，妊娠女性での下大静脈フィルタ使用による合併症の確率は，非妊娠時のそれと変わらないことを見いだした．

◆ 血栓溶解

ヘパリンに比べて血栓溶解薬は，肺塞栓物質を素早く溶解し肺高血圧を改善する（Tapson, 2008）．Konstantinidesら（2002）は，亜広汎性の急性肺塞栓症となりヘパリンを投与された256人の非妊娠患者を対象に，無作為にプラスミノゲン活性化物質であるアルテプラーゼかプラセボを投与した．アルテプラーゼを投与された群に比べプラセボ群では，死に至るか，拡大治療を必要とした危険度が3倍となった．Agnelliら（2002）は，計461人の非妊娠女性が対象となったメタアナリシスで，ヘパリン単独よりも，ヘパリンに血栓溶解薬を加えた治療を行ったほうが，有意に再発や致死の危険度が減少したと報告した（17%対10%）．しかし致死的な出血が，ヘパリン単独療法では0%に対し，血栓溶解薬療法群では2%に生じている．

Leonhardtら（2006）は，妊娠中にプラスミノゲン活性化物質を使用した28症例をまとめ，10症例は血栓塞栓症に対して使用されていた．副作用は非妊娠女性の発生頻度と同等であり，彼らは妊娠中でも適応があれば使用を差し控えるべきではないとしている．しかしながらAkazawaら（2017）が，出産後すぐの48時間に系統的な血栓溶解療法を施行した13人を再調査したところ，帝王切開術の5/8例に輸血を必要とし，そのうち

3例は子宮全摘術となり2例では血腫除去術を行った．

◆ **血栓除去術**

外科的な血栓除去は，血栓溶解薬やフィルタを留置しているときは通常適応とならない．妊娠中の緊急除去術に関しては症例報告のみである（Colombier, 2015；Saeed, 2014）．Ahearn ら（2002）は再調査を行い，母体に対する手術の危険性は合理的なものであったとしても，胎児死亡率は20〜40％と報告している．

血栓症予防

妊娠中の血栓症予防についての多くの推奨策は，同意を得たガイドラインに由来している．妊娠中の血栓症予防のガイドラインをまとめたある調査では，どの女性に血栓症予防や血栓性素因の検査を行うか全体での合意に欠ける，と結論づけた（Okoroh, 2012）．Bates ら（2016）は，産科に関するVTEのガイドラインの再調査を指揮し，証拠に基づく推奨は非妊娠女性においての推定データと観察研究に準拠すると要約した．同様に，コクランレビューは妊娠中の血栓予防に関しては，証拠が確固たる推奨には不十分であると結論づけた（Bain, 2014）．

この混乱は，訴訟当該者に肥沃な大地を与えることとなった．Cleary-Goldman ら（2007）が所属医師151人に調査をしたところ，確固たる適応なく医療介入することが一般的であったという．**表52-6** に推奨されるいくつかの血栓症予防策を示す．いくつかの例において，複数の意見が上がっており，現状の混乱を示している．

■ 静脈血栓塞栓症の既往

一般的には，出産前の注意やヘパリンの予防策は，VTEの既往がある場合のみならず，再発の危険や血栓性素因がなくとも推奨される．しかしながら，Tengborn ら（1989）によると，このような対策は有効でないという．血栓性素因未検査の，血栓塞栓症罹患既往のあるスウェーデン人妊婦87人を調査したところ，ヘパリン5,000単位を1日2回投与していた20人中3人（15％）が，また，ヘパリン非投与の67人中8人（12％）が，産褥期に血栓塞栓症を再発した．

Brill-Edwards ら（2000）は，VTEを過去に一度経験した125人の妊婦を前向きに調査した．ヘパリンを出産前には投与せず，抗凝固療法を産後4〜6週間行った．産前3人，産後3人の計6人がVTEを再発した．血栓性素因がないか，前回の血栓症も一時的な理由により発症した44人に再発はみられなかった．この二つのグループには，予防的ヘパリン投与は必要ないことを示している．反対に**表52-6**のように，血栓性素因が関連した血栓症や，特に原因の見当たらない血栓症の既往がある場合には，産前産後の予防策が重要である（Connors, 2017）．

De Stefano ら（2006）は，40歳前に最初のVTEを経験した1,104人を調査した．抗リン脂質抗体陽性者を除外し予防的抗凝固療法を受けていない88人155妊娠例中，19症例（22％）が，妊娠中もしくは産褥期にVTEを発症した．妊娠や経口避妊薬を除いた一時的な理由による血栓症の既往がある20例では，分娩前の再発はなかったが，産後に2例再発した．VTE既往女性に対しての妊娠中の抗血栓予防療法は，その原因の事情に応じて対応するべきである．

抗血栓予防療法を行ったとしても，VTEは再発するおそれがあるということは非常に重要である．Galambosi ら（2014）は，369妊娠中少なくとも1回以上VTEを起こした270人を調査し，計28人（10.4％）が再発した．そのうち12人は抗血栓予防療法を開始する妊娠初期に，16人はLMWHを用いた予防法を行ったにもかかわらず再発した．

パークランド病院にてVTEの既往がある症例に対し長年行ってきた方法は，UFH 5,000〜7,500単位を1日2〜3回連日皮下注射することである．このレジメンでは，深部静脈血栓症の再発はほとんどみられない．およそ10年前からはエノキサパリン40 mg 連日皮下投与を行い，良好な成績を得ている．

■ 帝王切開術

帝王切開後は経腟分娩後に比べて，深部静脈血栓症も，特に致死的な血栓塞栓症の危険度が何倍にも上昇する．出産している女性の1/3が帝王切開であるアメリカにおいて，肺塞栓症が母体死亡理由の最大の原因であることを考えると，簡単

表 52-6 妊娠中の血栓予防に対する，いくつかの推奨事項

臨床症状	妊娠中		産褥期	
	ACOG[a]	ACCP[b]	ACOG[a]	ACCP[b]
VTE 単回既往				
現在危険因子なし	経過観察のみ	経過観察のみ	産後抗凝固療法[c] "知識をもって経過観察"	予防的もしくは中間量でのLMWH もしくはワルファリン内服にて PT-INR 目標 2.0〜3.0 に設定．6 週間
治療例の浅い 　妊娠 　女性ホルモン剤 　原因不明による血栓既往	予防的 UFH・LMWH 投与．"知識をもって経過観察"	予防的もしくは中間量での LMWH	産後抗凝固療法[c]	予防的もしくは中間量でのLMWH もしくはワルファリン内服にて PT-INR 目標 2.0〜3.0 に設定．6 週間
ワルファリン長期投与者	なし	適当量か治療的投与量の 75％でのLMWH	なし	抗凝固療法の再開
高リスクの血栓性素因があるが[d]，長期の抗凝固療法未治療もしくは両親・兄弟に家族歴ある者	予防的か中間量か適当量でのLMWH・UFH	なし	産後抗凝固療法[c]または中間量か適当量でのLMWH・UFH．6 週間	予防的もしくは中間量でのLMWH もしくはワルファリン内服にて PT-INR 目標 2.0〜3.0 に設定．6 週間
低リスクの血栓性素因があり[e]，未治療者	予防的か中間量でのLMWH・UFH または経過観察のみ	なし	産後抗凝固療法[c]または中間量の LMWH・UFH	予防的もしくは中間量でのLMWH もしくはワルファリン内服にて PT-INR 目標 2.0〜3.0 に設定．6 週間
血栓性素因をもつかどうかにかかわらず 2 回以上 VTE 既往				
長期治療の未治療者	予防的か治療的投与量の UFH・LMWH	なし	産後抗凝固療法[c]または治療的投与量のLMWH・UFH．6 週間	予防的もしくは中間量でのLMWH もしくはワルファリン内服にて PT-INR 目標 2.0〜3.0 に設定．6 週間
長期間抗凝固療法の治療を受けている	治療的投与量のLMWH・UFH	適当量か治療的投与量の 75％でのLMWH	長期の抗凝固療法の再開	長期の抗凝固療法の再開

に理解できる（Creanga, 2017）．前述した Bates ら（2016）らによる，いわゆる "質の高いデータの欠如" は，ACOG やイギリス産婦人科学会（RCOG），ACCP が公表する現行での勧告において大きな変革をもたらした（Palmerola, 2016）．

2011 年に ACOG（2017b）は，帝王切開術を行う際は，血栓症予防をすでに行っている患者以外には下肢の空気圧迫装置を準備するよう推奨している．これは，主として総意と専門家の意見による．血栓塞栓症のさらなるリスク群に対しては，空気圧迫装置にさらに，UFH もしくは LMWH の併用を推奨している．また，ACOG は血栓症予防のための処置より，緊急の帝王切開術が遅れるようなことがあってはならないとも明記している．アメリカで最大の営利産科的ヘルスケア提供システムである Hospital Corporation of America でこの方策を実践したところ，肺塞栓症による死亡が 458,097 の帝王切開例のうち 7 例だったのが，465,880 帝王切開例中 1 例に減少した（Clark, 2011, 2014）．

2016 年，National Partnership for Maternal Safety は，母体 VTE を防ぐためのいくつかの意見が統一された勧告を提示した（D'Alton, 2016）．この勧告には，3 日以上入院している場合や，経腟分娩中，分娩後に対しての予防策の適応拡大，

表 52-6 続き

臨床症状	妊娠中 ACOG[a]	妊娠中 ACCP[b]	産褥期 ACOG[a]	産褥期 ACCP[b]
VTE 既往なし				
高リスクの血栓性素因[d]	経過観察のみまたは予防的か中間量でのLMWH・UFH	予防的か中間量でのLMWH	産後抗凝固療法[c]	中間量でのLMWHもしくはワルファリン内服にてPT-INR目標2.0〜3.0に設定. 6週間
VTE既往の家族歴あり 凝固第V因子ホモ変異 プロトロンビン20210A変異	なし	予防的か中間量でのLMWH	なし	予防的もしくは中間量でのLMWHもしくはワルファリン内服にてPT-INR目標2.0〜3.0に設定. 6週間
VTE家族歴なし 凝固第V因子ホモ変異 プロトロンビン20210A変異	経過観察のみまたは予防的LMWH・UFH	経過観察のみ	産後抗凝固療法[c]	予防的もしくは中間量でのLMWHもしくはワルファリン内服にてPT-INR目標2.0〜3.0に設定. 6週間
VTE家族歴あり 低リスクの血栓性素因[e]	経過観察のみ	経過観察のみ	産後抗凝固療法または中間量のLMWH・UFH	予防的もしくは中間量でのLMWHもしくは、プロテインCやSの欠乏症でなければワルファリン内服にてPT-INR目標2.0〜3.0
低リスクの血栓性素因[a]	経過観察のみ	家族歴がなければ経過観察のみ	経過観察のみ 産後 追加の危険因子[f]があれば抗凝固療法	家族歴がなければ経過観察のみ
抗リン脂質抗体あり				
VTEの既往あり	UFHもしくはLMWHの予防的投与に加えて低用量アスピリン療法を行う	なし	専門家のもと[g]予防的抗凝固療法[c]	なし
VTE既往なし	経過観察のみまたは予防的LMWH・UFHまたは予防的LMWH・UFH・低用量アスピリン療法 習慣的流産や死産既往がある場合	予防的もしくは中間量でのUFH, もしくは予防量でのLMWH投与それに加えて75〜100 mg/日のアスピリン投与[h]	予防的ヘパリン・低用量アスピリン療法 習慣的流産や死産既往がある場合[g]	なし

[a] ACOG, 2017a, c.
[b] ACCP（Bates, 2012）.
[c] 産後治療レベルは産前レベルより高く設定するべきである.
[d] アンチトロンビン欠乏症；第V因子遺伝子ホモ・ヘテロ変異かつプロトロンビン遺伝子 G20210A ホモ・ヘテロ変異.
[e] 第V因子遺伝子ヘテロ変異；プロテインC, S欠乏症.
[f] 第1度近親者における50歳未満でのVTEの既往, その他の主要な血栓性素因：例 肥満, 長期臥床.
[g] 抗リン脂質抗体症候群では女性ホルモン薬を使用してはならない.
[h] 習慣流産および死産既往で抗リン脂質抗体症候群と診断された場合, 抗凝固療法が推奨される.
LMWH：低分子ヘパリン, NSS：特殊対応なし, UFH：未分画ヘパリン, VTE：静脈血栓塞栓症.
予防的, 中間量, 適当量でのレジメンは表52-5に示す.

ほとんどの帝王切開女性が対象となる予防的薬物療法が含まれている．反応としては，Sibaiら（2016）は，これらの新しい勧告は，産科患者に対しての適否として疑問がある希薄な情報に由来するものだと表現している．彼らは，薬剤による血栓予防が増加することに対しての利益，害，経費を評価することを，より質の高い証拠と呼んでいる．Macones（2017）がふさわしい表現をしている．"このような帝王切開後の薬物による血栓予防といった介入は，国際的なガイドラインが実施される前に，効果や安全面に対して合理的なより高い度合いの証拠が要求される．"われわれもこういった意見に賛同する．

（訳：田知本里恵）

References

Agnelli G, Becattini C, Kirschstein T: Thrombolysis vs heparin in the treatment of pulmonary embolism. Arch Intern Med 162: 2537, 2002.

Ahearn GS, Hadjiliadis D, Govert JA, et al: Massive pulmonary embolism during pregnancy successfully treated with recombinant tissue plasminogen activator. Arch Intern Med 162:1221, 2002.

Akazawa M, Nishida M: Thrombolysis with intravenous recombinant tissue plasminogen activator during early postpartum period: a review of the literature. Acta Obstet Gynecol Scand 96(5):529, 2017.

Almawi WY, Al-Shaikh FS, Melemedjian OK, et al: Protein Z, an anticoagulant protein with expanding role in reproductive biology. Reproduction 146(2):R73, 2013.

American Academy of Pediatrics, American College of Obstetricians and Gynecologists: Guidelines for Perinatal Care, 8th ed. Elk Grove Village, AAP, 2017.

American College of Obstetricians and Gynecologists: Antiphospholipid syndrome. Practice Bulletin No. 132, December 2012, Reaffirmed 2017a.

American College of Obstetricians and Gynecologists: Thromboembolism in pregnancy. Practice Bulletin No. 123, September 2011, Reaffirmed 2017b.

American College of Obstetricians and Gynecologists: Inherited thrombophilias in pregnancy. Practice Bulletin No. 138, September 2013, Reaffirmed 2017c.

Andersen AS, Berthelsen JG, Bergholt T: Venous thromboembolism in pregnancy: prophylaxis and treatment with low molecular weight heparin. Acta Obstet Gynecol Scand 89(1):15, 2010.

Anderson DR, Kahn SR, Rodger MA, et al: Computed tomographic pulmonary angiography vs ventilation-perfusion lung scanning in patients with suspected pulmonary embolism: a randomized controlled trial. JAMA 298:2743, 2007.

Anderson JA, Weitz JI: Hypercoagulable states. Crit Care Clin 27:933, 2011.

Archer DF, Mammen EF, Grubb GS: The effects of a low-dose monophasic preparation of levonorgestrel and ethinyl estradiol on coagulation and other hemostatic factors. Am J Obstet Gynecol 181:S63, 1999.

Bain E, Wilson A, Tooher R, et al: Prophylaxis for venous thromboembolic disease in pregnancy and the early postnatal period. Cochrane Database Syst Rev 2:CD001689, 2014.

Bapat P, Kedar R, Lubetsky A, et al: Transfer of dabigatran and dabigatran etexilate mesylate across the dually perfused human placenta. Obstet Gynecol 123(6):1256, 2014.

Barbour LA, Oja JL, Schultz LK: A prospective trial that demonstrates that dalteparin requirements increase in pregnancy to maintain therapeutic levels of anticoagulation. Am J Obstet Gynecol 191:1024, 2004.

Bates SM, Greer IA, Middeldorp S, et al: VTE, thrombophilia, antithrombotic therapy, and pregnancy. Chest 141:e691S, 2012.

Bates SM, Middeldorp S, Rodger M, et al: Guidance for the treatment and prevention of obstetric-associated venous thromboembolism. J Thromb Thrombolysis 41(1):92, 2016.

Berks D, Duvekot JJ, Basalan H, et al: Associations between phenotypes of preeclampsia and thrombophilia. Eur J Obstet Reprod Biol 194:199, 2015.

Berresheim M, Wilkie J, Nerenberg KA, et al: A case series of LMWH use in pregnancy: should trough anti-Xa levels guide dosing? Thromb Res 134(6):1234, 2014.

Birdwell BG, Raskob GE, Whitsett TL, et al: The clinical validity of normal compression ultrasonography in outpatients suspected of having deep venous thrombosis. Ann Intern Med 128:1, 1998.

Blanco-Molina A, Trujillo-Santos J, Criado J, et al: Venous thromboembolism during pregnancy or postpartum: findings from the RIETE Registry. Thromb Haemost 97:186, 2007.

Bourjeily G, Khalil H, Raker C, et al: Outcomes of negative multidetector computed tomography with pulmonary angiography in pregnant women suspected of pulmonary embolism. Lung 190:105, 2012.

Brandjes DP, Buller HR, Heijboer H, et al: Randomised trial of effect of compression stockings in patients with symptomatic proximal-vein thrombosis. Lancet 349:759, 1997.

Breddin HK, Hach-Wunderle V, Nakov R, et al: Effects of a low-molecular-weight heparin on thrombus regression and recurrent thromboembolism in patients with DVT. N Engl J Med 344:626, 2001.

Brill-Edwards P, Ginsberg JS, Gent M, et al: Safety of withholding heparin in pregnant women with a history of venous thromboembolism. N Engl J Med 343:1439, 2000.

Brooks C, Rutherford JM, Gould J, et al: Warfarin dosage in postpartum women: a case-control study. Br J Obstet Gynaecol 109:187, 2002.

Brown HL, Hiett AK: Deep vein thrombosis and pulmonary embolism in pregnancy: diagnosis, complications, and management. Clin Obstet Gynecol 53:345, 2010.

Burneo JG, Elias SB, Barkley GL: Cerebral venous thrombosis due to protein S deficiency in pregnancy. Lancet 359:892, 2002.

Burnett AE, Mahan CE, Vazquez SR, et al: Guidance for the practical management of the direct oral anticoagulants (DOACs) in VTE treatment. J Thromb Thrombolysis 41(1):206, 2016.

Carbone JF, Rampersad R: Prenatal screening for thrombophilias: indications and controversies. Clin Lab Med 30:747, 2010.

Chan WS, Ray JG, Murray S, et al: Suspected pulmonary embolism in pregnancy. Arch Intern Med 162:1170, 2002.

Chan WS, Spencer FA, Ginsberg JS: Anatomic distribution of deep vein thrombosis in pregnancy. CMAJ 182:657, 2010.

Chan WS, Spencer FA, Lee AY, et al: Safety of withholding anticoagulation in pregnant women with suspected deep vein thrombosis following negative serial compression ultrasound and iliac vein imaging. CMAJ 185(4):E194, 2013.

Clark SL, Christmas JT, Frye DR, et al: Maternal mortality in the United States: predictability and the impact of protocols on fatal postcesarean pulmonary embolism and hypertension-related intracranial hemorrhage. Am J Obstet Gynecol 211:32, 2014.

Clark SL, Meyers JA, Frye DK, et al: Patient safety in obstetrics—the Hospital Corporation of America experience. Am J Obstet Gynecol 204(4):283, 2011.

Cleary-Goldman J, Bettes B, Robinson JN, et al: Thrombophilia and the obstetric patient. Obstet Gynecol 110:669, 2007.

Colombier S, Niclauss L: Successful surgical pulmonary embolectomy for massive perinatal embolism after emergency cesarean section. Ann Vasc Surg 29(7):1452.e1, 2015.

Conard J, Horellou MH, Van Dreden P, et al: Thrombosis and pregnancy in congenital deficiencies in AT III, protein C or protein S: study of 78 women. Thromb Haemost 63:319, 1990.

Connors JM: Thrombophilia testing and venous thrombosis. N Engl J Med 377(12):1177, 2017.

Creanga AA, Syverson C, Seed K, et al: Pregnancy-related mortality in the United States, 2011–2013. Obstet Gynecol 130(2):366, 2017.

Croles FN, Nasserinejad K, Duvekot JJ, et al: Pregnancy, thrombophilia, and the risk of a first venous thrombosis: systematic review and bayesian meta-analysis. BMJ 359:j4452, 2017.

Cunningham FG: Screening for osteoporosis. N Engl J Med 353:1975, 2005.

Cutts BA, Dasgupta D, Hunt BJ: New directions in the diagnosis and treatment of pulmonary embolism in pregnancy. Am J Obstet Gynecol 208(2):102, 2013.

D'Alton ME, Friedman AM, Smiley RM, et al: National partnership for maternal safety: consensus bundle on venous thromboembolism. Obstet Gynecol 128(4):688, 2016.

Decousus H, Leizorovicz A, Parent F, et al: A clinical trial of vena caval filters in the prevention of pulmonary embolism in patients with proximal deep-vein thrombosis. N Engl J Med 338:409, 1998.

Den Heijer M, Lewington S, Clarke R: Homocysteine, MTHRF and risk of venous thrombosis: a meta-analysis of published epidemiological studies. Thromb Haemost 3:292, 2005.

Deruelle P, Coulon C: The use of low-molecular-weight heparins in pregnancy—how safe are they? Curr Opin Obstet Gynecol 19:573, 2007.

Deshpande KS, Hatem C, Karwa M, et al: The use of inferior vena cava filter as a treatment modality for massive pulmonary embolism. A case series and review of pathophysiology. Respir Med 96:984, 2002.

De Stefano V, Martinelli I, Rossi E, et al: The risk of recurrent venous thromboembolism in pregnancy and puerperium without antithrombotic prophylaxis. Br J Haematol 135:386, 2006.

Dizon-Townson D, Miller C, Sibai B, et al: The relationship of the Factor V Leiden mutation and pregnancy outcomes for mother and fetus. Obstet Gynecol 106:517, 2005.

Douketis JD, Kearon C, Bates S, et al: Risk of fatal pulmonary embolism in patients with treated venous thromboembolism. JAMA 279:458, 1998.

Duhl AJ, Paidas MJ, Ural SH, et al: Antithrombotic therapy and pregnancy: consensus report and recommendations for prevention and treatment of venous thromboembolism and adverse pregnancy outcomes. Am J Obstet Gynecol 197(5):457.e1, 2007.

Elsaigh E, Thachil J, Nash MJ, et al: The use of fondaparinux in pregnancy. Br J Haematol 168(5):762, 2015.

Erdman WA, Jayson HT, Redman HC, et al: Deep venous thrombosis of extremities: role of MR imaging in the diagnosis. Radiology 174:425, 1990.

Fausett MB, Vogtlander M, Lee RM, et al: Heparin-induced thrombocytopenia is rare in pregnancy. Am J Obstet Gynecol 185:148, 2001.

Galambosi PJ, Kaaja RJ, Stefanovic V, et al: Safety of low-molecular-weight heparin during pregnancy: a retrospective controlled cohort study. Eur J Obstet Gynecol Reprod Bio 163:154, 2012.

Galambosi PJ, Ulander VM, Kaaja RJ: The incidence and risk factors of recurrent venous thromboembolism during pregnancy. Thromb Res 134(2):240, 2014.

Galanaud JP, Cochery-Nouvellon E, Alonso S, et al: Paternal endothelial protein C receptor 219Gly variant as a mild and limited risk factor for deep vein thrombosis during pregnancy. J Thromb Haemost 8:707, 2010.

García-Botella A, Asenjo S, De la Morena-Barrio ME, et al: First case with antithrombin deficiency, mesenteric vein thrombosis and pregnancy: multidisciplinary diagnosis and successful management. Thromb Res 144:72, 2016.

Giannakopoulos B, Krilis SA: The pathogenesis of the antiphospholipid syndrome. N Engl J Med 368(11):1033, 2013.

Ginsberg JS, Brill-Edwards P, Burrows RF, et al: Venous thrombosis during pregnancy: leg and trimester of presentation. Thromb Haemost 67:519, 1992.

Goldhaber SZ, Tapson VF, DVT FREE Steering Committee: A prospective registry of 5,451 patients with ultrasound-confirmed deep vein thrombosis. Am J Cardiol 93:259, 2004.

Goldhaber SZ, Visani L, De Rosa M: Acute pulmonary embolism: clinical outcomes in the International Cooperative Pulmonary Embolism Registry (ICOPER). Lancet 353:1386, 1999.

Greer IA: Clinical practice. Pregnancy complicated by venous thrombosis. N Engl J Med 373(6):540, 2015.

Greer IA: Prevention and management of venous thromboembolism in pregnancy. Clin Chest Med 24:123, 2003.

Greinacher A: Heparin induced thrombocytopenia. N Engl J Med 373(3):252, 2015.

Grossman KB, Arya R, Peixoto AB, et al: Maternal and pregnancy characteristics affect plasma fibrin monomer complexes and D-dimer reference ranges for venous thromboembolism in pregnancy. Am J Obstet Gynecol 215(4):466.e1, 2016.

Guyatt GH, Akl EA, Crowther M, et al: Executive summary: Antithrombotic therapy and prevention of thrombosis, 9th ed: American College of Chest Physicians evidence-based clinical practice guidelines. Chest 141:7S, 2012.

Guyton AC, Lindsey AW, Gilluly JJ: The limits of right ventricular compensation following acute increase in pulmonary circulatory resistance. Circ Res 2:326, 1954.

Hague WM: Homocysteine and pregnancy. Best Pract Res Clin Obstet Gynaecol 17:459, 2003.

Hall WB, Truitt SG, Scheunemann LP, et al: The prevalence of clinically relevant incidental findings on chest computed tomographic angiograms ordered to diagnose pulmonary embolism. Arch Intern Med 169:1961, 2009.

Harris SA, Velineni R, Davies AH: Inferior vena cava filters in pregnancy: a systematic review. J Vasc Interv Radiol 27(3):354, 2016.

Heijboer H, Buller HR, Lensing AW, et al: A comparison of real-time compression ultrasonography with impedance plethysmography for the diagnosis of deep-vein thrombosis in symptomatic outpatients. N Engl J Med 329:1365, 1993.

Horlocker TT, Wedel DJ, Rowlingson JC, et al: Executive summary: Regional anesthesia in the patient receiving antithrombotic or thrombolytic therapy: American Society of Regional Anesthesia and Pain Medicine evidence-based guideline, 3rd ed. Reg Anesth Pain Med 35:102, 2010.

Huisman MV, Klok FA: Current challenges in diagnostic imaging of venous thromboembolism. Hematology Am Soc Hematol Educ Program 2015:202, 2015.

Hull RD, Raskob GF, Carter CJ: Serial IPG in pregnancy patients with clinically suspected DVT: clinical validity of negative findings. Ann Intern Med 112:663, 1990.

Ilonczai P, Oláh Z, Selmeczi A, et al: Management and outcomes of pregnancies in women with antithrombin deficiency: a single-center experience and review of literature. Blood Coagul Fibrinolysis 26(7):798, 2015.

Jacobsen AF, Qvigstad E, Sandset PM: Low molecular weight heparin (dalteparin) for the treatment of venous thromboembolism in pregnancy. BJOG 110:139, 2003.

Jacobsen AF, Skjeldstad FE, Sandset PM: Incidence and risk patterns of venous thromboembolism in pregnancy and puerperium—a register-based case-control study. Am J Obstet Gynecol 198:233.e1, 2008.

James AH, Jamison MG, Brancazio LR, et al: Venous thromboembolism during pregnancy and the postpartum period: incidence, risk factors, and mortality. Am J Obstet Gynecol 194:1311, 2006.

Jamjute P, Reed N, Hinwood D: Use of inferior vena cava filters in thromboembolic disease during labor: case report with a literature review. J Matern Fetal Neonatal Med 19:741, 2006.

Kahn SR, Platt R, McNamara H, et al: Inherited thrombophilia and preeclampsia within a multicenter cohort: the Montreal Preeclampsia Study. Am J Obstet Gynecol 200:151.e1, 2009.

Kamel H, Navi BB, Sriram N, et al: Risk of a thrombotic event after the 6-week postpartum period. N Engl J Med 370(14):1307, 2014.

Kearon C, Akl EA, Comerota AJ, et al: Antithrombotic therapy for VTE disease: antithrombotic therapy and prevention of thrombosis, 9th ed: American College of Chest Physicians evidence-based clinical practice guidelines. Chest 141:e419S, 2012.

Kearon C, Akl EA, Ornelas J, et al: Antithrombotic therapy for VTE disease: CHEST guidelines and expert panel report. Chest 149(2):315, 2016.

Kelton JG, Arnold DM, Bates SM: Nonheparin anticoagulants for heparin-induced thrombocytopenia. N Engl J Med 368:737, 2013.

Khalil H, Avruck L, Olivier A, et al: The natural history of pelvic vein thrombosis on magnetic resonance venography after vaginal delivery. Am J Obstet Gynecol 206:356.e1, 2012.

Kinane TB, Grabowski EF, Sharma A, et al: Case 7–2008: a 17-year-old girl with chest pain and hemoptysis. N Engl J Med 358:941, 2008.

Kjellberg U, van Rooijen M, Bremme K, et al: Factor V Leiden mutation and pregnancy-related complications. Am J Obstet Gynecol 203:469.e1, 2010.

Knol HM, Schultinge L, Erwich JJ, et al: Fondaparinux as an alternative anticoagulant therapy during pregnancy. J Thromb Haemost 8:1876, 2010.

Konstantinides S, Geibel A, Heusel G, et al: Heparin plus alteplase compared with heparin alone in patients with submassive pulmonary embolism. N Engl J Med 347:1143, 2002.

Konstantinides SV, Torbicki A, Agnelli G, et al: 2014 ESC guidelines on the diagnosis and management of acute pulmonary embolism. Eur Heart J 35(43):3033, 2014.

Korteweg FJ, Erwich JJ, Folkeringa N, et al: Prevalence of parental thrombophilic defects after fetal death and relation to cause. Obstet Gynecol 116:355, 2010.

Kuriakose J, Patel S: Acute pulmonary embolism. Radiol Clin North Am 48:31, 2010.

Le Gal G, Kercret G, Yahmed KB, et al: Diagnostic value of single complete compression ultrasonography in pregnant and postpartum women with suspected deep vein thrombosis: prospective study. BMJ 344:e2635, 2012.

Leonhardt G, Gaul C, Nietsch HH, et al: Thrombolytic therapy in pregnancy. J Thromb Thrombolysis 21:271, 2006.

Lepercq J, Conard J, Borel-Derlon A, et al: Venous thromboembolism during pregnancy: a retrospective study of enoxaparin safety in 624 pregnancies. BJOG 108:1134, 2001.

Leung AN, Bull TM, Jaeschke R, et al: An official American Thoracic Society/Society of Thoracic Radiology Clinical Practice Guideline: evaluation of suspected pulmonary embolism in pregnancy. Am J Respir Crit Care Med 184:1200, 2011.

Lim MY, Deal AM, Musty MD, et al: Thrombophilic risk of individuals with rare compound factor V Leiden and prothrombin G20210A polymorphisms: an international case series of 100 individuals. Eur J Haematol 97(4):353, 2016.

Lim W: Using low molecular weight heparin in special patient populations. J Thromb Thrombolysis 29:233, 2010.

Lindhoff-Last E, Kreutzenbeck HJ, Magnani HN: Treatment of 51 pregnancies with danaparoid because of heparin intolerance. Thromb Haemost 93:63, 2005.

Linkins L-A, Dans AL, Moores LK, et al: Treatment and prevention of heparin-induced thrombocytopenia. Chest 141:e495S, 2012.

Linnemann B, Scholz U, Rott H, et al: Treatment of pregnancy-associated venous thromboembolism—position paper from the Working Group in Women's Health of the Society of Thrombosis and Haemostasis (GTH). Vasa 45(2):103, 2016.

Liu Y, Sun Y, Zhang S, et al: Placement of a retrievable inferior vena cava filter for deep venous thrombosis in term pregnancy. J Vasc Surg 55:1042, 2012.

Lockwood C: Thrombosis, thrombophilia, and thromboembolism: clinical updates in women's health care. American College of Obstetricians and Gynecologists Vol. VI, No. 4, October 2007, Reaffirmed 2012.

Lockwood CJ: Inherited thrombophilias in pregnant patients: detection and treatment paradigm. Obstet Gynecol 99:333, 2002.

López-Quesada E, Vilaseca MA, Lailla JM: Plasma total homocysteine in uncomplicated pregnancy and in preeclampsia. Eur J Obstet Gynecol Reprod Biol 108:45, 2003.

Louis-Jacques AF, Maggio L, Romero ST: Prenatal screening for thrombophilias. Clin Lab Med 36(2):421, 2016.

Macones GA: Patient safety in obstetrics. More evidence, less emotion. Obstet Gynecol 103(2):257, 2017.

MacCallum P, Bowles L, Keeling D: Diagnosis and management of heritable thrombophilias. BMJ 349:g4387, 2014.

Magnani HN: An analysis of clinical outcomes of 91 pregnancies in 83 women treated with danaparoid (Orgaran). Thromb Res 125:297, 2010.

Marik PE, Plante LA: Venous thromboembolic disease and pregnancy. N Engl J Med 359:2025, 2008.

McDonnell BP, Glennon K, McTiernan A, et al: Adjustment of therapeutic LMWH to achieve specific target anti-FXa activity does not affect outcomes in pregnant patients with venous thromboembolism. J Thromb Thrombolysis 43(1):105, 2017.

Morikawa M, Yamada T, Yamada T, et al: Changes in D-dimer levels after cesarean section in women with singleton and twin pregnancies. Thromb Res 128:e33, 2011.

Mueller MJ, Lebherz TB: Antepartum thrombophlebitis. Obstet Gynecol 34:867, 1969.

Murphy N, Broadhurst DI, Khashan AS, et al: Gestation-specific D-dimer reference ranges: a cross-sectional study. BJOG 122(3):395, 2015.

Nelson-Piercy C, Powrie R, Borg J-Y, et al: Tinzaparin use in pregnancy: an international, retrospective study of the safety and efficacy profile. Eur J Obstet Gynecol Reprod Biol 159:293, 2011.

Okoroh E, Azonobi I, Grosse S, et al: Prevention of venous thromboembolism in pregnancy. J Women Health 21:611, 2012.

Overcash RT, Somers AT, LaCoursiere DY: Enoxaparin dosing after cesarean delivery in morbidly obese women. Obstet Gynecol 125(6):1371, 2015.

Paidas MJ, Triche EW, James AH, et al: Recombinant human antithrombin in pregnant patients with hereditary antithrombin deficiency: integrated analysis of clinical data. Am J Perinatol 33(4):343, 2016.

Palmerola KL, D'Alton ME, Brock CO, et al: A comparison of recommendations for pharmacologic thromboembolism prophylaxis after caesarean delivery from three major guidelines. BJOG 123:2157, 2016.

Pierangeli SS, Leader B, Barilaro G, et al: Acquired and inherited thrombophilia disorders in pregnancy. Obstet Gynecol Clin North Am 38:271, 2011.

Pollack CV, Schreiber D, Goldhaber SZ, et al: Clinical characteristics, management, and outcomes of patients diagnosed with acute pulmonary embolism in the emergency department. JACC 57:700, 2011.

Quinlan DJ, McQuillan A, Eikelboom JW: Low-molecular-weight heparin compared with intravenous unfractionated heparin for treatment of pulmonary embolism: a meta-analysis of randomized, controlled trials. Ann Intern Med 140:143, 2004.

Revel MP, Cohen S, Sanchez O, et al: Pulmonary embolism during pregnancy: diagnosis with lung scintigraphy or CT angiography? Radiology 258:590, 2011.

Rhéaume M, Weber F, Durand M, et al: Pregnancy-related venous thromboembolism risk in asymptomatic women with antithrombin deficiency: a systematic review. Obstet Gynecol 127(4):649, 2016.

Ridge CA, Mhuircheartaigh JN, Dodd JD, et al: Pulmonary CT angiography protocol adapted to the hemodynamic effects of pregnancy. AJR Am J Roentgenol 197:1058, 2011.

Roach RE, Lifering WM, van Hylckama Vlieg A, et al: The risk of venous thrombosis in individuals with a history of superficial vein thrombosis and acquired venous thrombotic risk factors. Blood 122(26):4264, 2013.

Robertson L, Wu O, Langhorne P, et al: Thrombophilia in pregnancy: a systematic review. Br J Haematol 132:171, 2005.

Rodger MA, Hague WM, Kingdom J, et al: Antepartum dalteparin versus no antepartum dalteparin for the prevention of pregnancy complications in pregnant women with thrombophilia (TIPPS): a multinational open-label randomized trial. Lancet 84(9955):1673, 2014.

Rodger MA, Kahn SR, Cranney A, et al: Long-term dalteparin in pregnancy not associated with a decrease in bone mineral density: substudy of a randomized controlled trial. J Thromb Haemost 5:1600, 2007.

Rodie VA, Thomson AJ, Stewart FM, et al: Low molecular weight heparin for the treatment of venous thromboembolism in pregnancy: a case series. BJOG 109:1020, 2002.

Sabadell J, Casellas M, Alijotas-Reig J, et al: Inherited antithrombin deficiency and pregnancy: maternal and fetal outcomes. Eur J Obstet Gynecol Reprod Biol 149:47, 2010.

Saccone G, Berghella V, Maruotti GM, et al: Antiphospholipid antibody profile based obstetric outcomes of primary antiphospholipid syndrome: the PREGNANTS study. Am J Obstet Gynecol 216(5):525.e1, 2017.

Saeed G, Möller M, Neuzner J, et al: Emergent surgical pulmonary embolectomy in a pregnant woman: case report and literature review. Tex Heart Inst J 41(2):188, 2014.

Said JM, Higgins JR, Moses EK, et al: Inherited thrombophilia polymorphisms and pregnancy outcomes in nulliparous women. Obstet Gynecol 115:5, 2010a.

Said JM, Ignjatovic V, Monagle PT, et al: Altered reference ranges for protein C and protein S during early pregnancy: implications for the diagnosis of protein C and protein S deficiency during pregnancy. Thromb Haemost 103:984, 2010b.

Sanson BJ, Lensing AW, Prins MH, et al: Safety of low-molecular-weight heparin in pregnancy: a systematic review. Thromb Haemost 81:668, 1999.

Scarsbrook AF, Evans AL, Owen AR, et al: Diagnosis of suspected venous thromboembolic disease in pregnancy. Clin Radiol 61:1, 2006.

Seguin J, Weatherstone K, Nankervis C: Inherited antithrombin III deficiency in the neonate. Arch Pediatr Adolesc Med 148:389, 1994.

Seligsohn U, Lubetsky A: Genetic susceptibility to venous thrombosis. N Engl J Med 344:1222, 2001.

Shanbhag S, Pai N, Ghosh K, et al: Letters to the editor. Prenatal diagnosis in a family with purpura fulminans. Blood Coagul Fibrinolysis 26:350, 2015.

Sharpe CJ, Crowther MA, Webert KE, et al: Cerebral venous thrombosis during pregnancy in the setting of type I antithrombin deficiency: case report and literature review. Transf Med Rev 25:61, 2011.

Sibai BM, Rouse DJ: Pharmacologic thromboprophylaxis in obstetrics: broader use demands better data. Obstet Gynecol 128(4):681, 2016.

Silver RM, Saade GR, Thorsten V, et al: Factor V Leiden, prothrombin G20210A, and methylene tetrahydrofolate reductase mutations and stillbirth: the Stillbirth Collaborative Research Network. Am J Obstet Gynecol 215(4):468.e1, 2016.

Silver RM, Zhao Y, Spong CY, et al: Prothrombin gene G20210A mutation and obstetric complications. Obstet Gynecol 115:14, 2010.

Singhal S, Henderson R, Horsfield K, et al: Morphometry of the human pulmonary arterial tree. Circ Res 33:190, 1973.

Smith MP, Norris LA, Steer PJ, et al: Tinzaparin sodium for thrombosis treatment and prevention during pregnancy. Am J Obstet Gynecol 190:495, 2004.

Stein PD, Athanasoulis C, Alavi A, et al: Complications and validity of pulmonary angiography in acute pulmonary embolism. Circulation 85:462, 1992.

Stephenson ML, Serra AE, Neeper JM, et al: A randomized controlled trial of differing doses of postcesarean enoxaparin thromboprophylaxis in obese women. J Perinatol 36(2):95, 2016.

Stewart A: Warfarin-induced skin necrosis treated with protein C concentrate (human). Am J Health-Syst Pharm 67:901, 2010.

Tanimura K, Ebina Y, Sonoyama A, et al: Argatroban therapy for heparin-induced thrombocytopenia during pregnancy in a woman with hereditary antithrombin deficiency. J Obstet Gynaecol Res 38:749, 2012.

Tapson VF: Acute pulmonary embolism. N Engl J Med 358:1037, 2008.

Tengborn L, Bergqvist D, Matzsch T, et al: Recurrent thromboembolism in pregnancy and puerperium: is there a need for thromboprophylaxis? Am J Obstet Gynecol 160:90, 1989.

Tromeur C, van der Pol LM, Klok FA, et al: Pitfalls in the diagnostic management of pulmonary embolism in pregnancy. Thromb Res 151 Suppl 1:S86, 2017.

van Mens TE, Scheres LJ, de Jong PG, et al: Imaging for the exclusion of pulmonary embolism in pregnancy. Cochrane Database Syst Rev 1:CD011053, 2017.

van Wijk FH, Wolf H, Piek JM, et al: Administration of low molecular weight heparin within two hours before caesarean section increases the risk of wound haematoma. BJOG 109:955, 2002.

Virchow R: Gesammelte Abhandlungen zur wissenschaftlichen Medizin. Frankfurt, Medinger Sohn & Co., 1856.

Waksmonski CA: Cardiac imaging and functional assessment I pregnancy. Semin Perinatol 38(5):240, 2014.

Waldman M, Sheiner E, Vardi IS: Can we profile patients at risk for thrombo-embolic events after delivery: a decade of follow up. Am J Obstet Gynecol 208:S234, 2013.

Walker MC, Garner PR, Keely EJ, et al: Changes in activated protein C resistance during normal pregnancy. Am J Obstet Gynecol 177:162, 1997.

Wells PS, Anderson DR, Rodger M, et al: Evaluation of D-dimer in the diagnosis of suspected deep-vein thrombosis. N Engl J Med 349:1227, 2003.

腎泌尿器疾患
Renal and Urinary Tract Disorders

CHAPTER 53

妊娠による泌尿器系の変化	1281
尿路感染症	1283
腎結石症	1288
腎移植後の妊娠	1289
多嚢胞性腎症	1291
糸球体疾患	1291
慢性腎臓病	1294
急性腎障害	1297
下部生殖器障害	1299

> *In rare instances in patients suffering from pyelitis, the pregnant uterus may so compress the ureter as to cause a damming back of the purulent discharge, and thus give rise to a pyelonephritis.*
> ―J. Whitridge Williams (1903)

泌尿器領域疾患は妊娠中にしばしば生じうる．これらのうちの一つは，腎結石症に代表されるような妊娠前から存在する障害である．もう一つは，妊娠自体が契機になるものや妊娠によりさらに罹患しやすくなるもので，たとえば，上記のWilliamsの言葉にもあるように，腎盂腎炎は発症リスクが急激に上昇する．最後は，妊娠高血圧腎症のような妊娠特異的な腎臓病態があげられる．しかし，今日周産期管理の向上により，たとえこのような疾患を併発しようとも長期的な後遺症を残すことは少なくなってきている．

妊娠による泌尿器系の変化

正常妊娠において泌尿器系の変化が解剖学的および機能上の双方に生じ，その変化が劇的であることは第4章ですでに記したとおりである．腎臓は腫大し，腎盂・尿管の拡張は目立つようになる（図53-1）．このような変化は妊娠14週前より確認しうるが，妊娠初期の時点でのこの変化の主因はプロゲステロンによる平滑筋の弛緩作用による

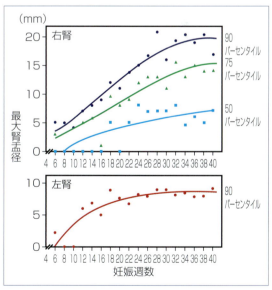

図53-1　妊娠4〜42週までの1,395人の妊娠女性における超音波検査上の母体腎盂径の50パーセンタイル，75パーセンタイルおよび90パーセンタイル値

(Redrawn from Faúndes A, Bricola-Filho M, Pinto e Silva JC: Dilatation of the urinary tract during pregnancy: proposal of a curve of maximal caliceal diameter by gestational age. Am J Obstet Gynecol 178: 1082, 1998)

と考えられている．より目だった拡張は妊娠中期に入ってから生じるが，この変化は子宮自体の物理的な尿管圧迫に基づくと考えられており，その影響は特に母体右側に有意に生じるとされる（Faúndes, 1998）．妊娠中に**膀胱尿管逆流**を認める例も少なからず存在する．この生理学的な変化により，上部尿路感染症のリスクが上昇する．また，尿路閉塞の評価のために行われる画像検査が誤った解釈をされてしまうことも生じうる．

腎機能の賦活化は妊娠成立後とても早い時期から認められる．細胞数は変化しないにもかかわらず，糸球体が腫大する（Strevens, 2003）．妊娠を契機に腎血管の拡張が求心性にも遠心性にも生じ，血管抵抗が減少する．その結果，腎血漿流量および糸球体濾過量の著しい増加を生み出していく（Helal, 2012；Hussein, 2014）．妊娠12週の時点でさえ糸球体濾過率（glomerular filtration rate：GFR）は非妊娠時に比べて約20％増加している（Hladunewich, 2004）．そして最終的には腎血漿流量は40％まで，GFRは65％までそれぞれ増加していく．そのため，妊娠期には血清クレアチニン濃度および尿素窒素濃度は実質的低下を認め，非妊娠時は正常範囲とされる値でも妊娠期には異常値として捉えなければならない場合もありうる（付録Ⅰ参照）．また，酸塩基平衡，浸透圧調整，水分・電解質バランスを正常領域に維持するために，腎臓にはほかにもさまざまな変化が生じている．

■ **妊娠期における腎機能の評価**

尿検査は妊娠期であろうと尿糖を時に認める以外は本質的に大きな変化はない．また，尿タンパク排出も通常増加を認めるが，一般的なスクリーニング法では陽性と判断されることはほとんどない．Higbyら（1994）は，1日尿タンパク定量では115 mg/日，95％信頼区間では260 mg/日であると報告している．その値は妊娠前期，中期，後期で変化しない（図4-14参照）．アルブミンに関しては5～30 mg/日とタンパク漏出のごく一部を占めるのみである．これらの報告をまとめて，Airoldiら（2007）は，尿タンパク量が300 mg/日を超えると異常として捉えるべきと述べている．500 mg/日というラインが妊娠高血圧症に関して重要な値であると考えられている．スポット尿，理想としては早朝一番尿における尿中タンパク質/クレアチニン比が0.3以上であることと，24時間蓄尿中のタンパク質漏出量が300 mg以上であることが関連しているという報告もある（Kuper, 2016）．

ある研究では，妊娠20週前の4,589人の初産婦のうち3％が**本態性血尿**であるとされ，試験紙法にて尿潜血＋1またはそれ以上の反応を認めた（Stehman-Breen, 2002）．これらの妊婦は妊娠高血圧腎症に発展するリスクが2倍とされる．妊娠中にスクリーニングされた1,000人の妊婦において，その15％に試験紙法で血尿が認められた（Brown, 2005）．そのほとんどは血尿は痕跡程度のレベルであり，偽陽性率は40％であった．

妊娠中に血清クレアチニン値が0.9 mg/dL（75 μmol/L）を継続して超えるような場合，腎臓自体の障害を疑うべきである．このような症例ではGFRの推定値としてクレアチニンクリアランスを求めることがある．また，別の評価手段として，**超音波断層法検査**で腎臓のサイズ，相対密度，そして尿路閉塞の原因物質を描出することができる（図53-1）．また，腎腫瘍の評価のためMRIを用いることで高精度な解剖学的情報が得られる（Putra, 2009）．フルシークエンスの**経静脈腎盂造影**はルーチンで行われるものではないが，状況によっては1～2枚の腹部X線写真を造影剤を用いて撮影することが推奨される場合もある．**膀胱鏡**が有用な手段になることもある．尿管鏡も適応があれば考慮される．

腎生検は妊娠中でも比較的安全に施行することができるが，生検結果で治療方針が変わる可能性がない限りは妊娠中の施行は見あわせるのが通例である．243例の妊娠中の腎生検施行例の検討では合併症の頻度は7％であり，これに対して産後施行例での発生率は1％という結果だった（Piccoli, 2013）．原因がはっきりしない腎機能の急速な低下が認められる場合や有症状のネフローゼ症候群の場合には，腎生検を検討されることもある（Lindheimer, 2007a）．著者自身も含め，必要な症例を見極め治療方針決定のために生検を行うことの有用性を報告している（Chen, 2001；Piccoli, 2013）．12人の**正常妊婦**のボランティアたちに腎生検を施行したところ，そのうち5人に軽度～中等度の糸球体内皮症（glomerular endotheliosis）

が認められた（Strevens, 2003）．この所見は，典型的な妊娠高血圧腎症であると思われる際に認められる病理組織学的障害であり，糸球体内皮内のフィブリン沈着とそれによる毛細血管閉塞と特徴づけられる．一方で，タンパク尿を伴う高血圧を合併した27人の妊婦全員にこの内皮症を認め，1人を除いて中等度～重度であったと報告している．

■ 片側腎摘出後の妊娠

これらの症例では，残存腎が正常である場合，腎機能は亢進される．しかしながら，腎臓ドナーとなった女性が妊娠した場合，高頻度で妊娠高血圧症や妊娠高血圧腎症を発症する．非ドナー女性の発症率が5％程度であるのに対して，ドナー女性の発症率は11％とされる（Garg, 2015）．一方で，一つの正常腎がある女性は妊娠中に問題が生じることはほとんどない．さらには，腎移植が長期的な有害事象をもたらすことはない．つまりは，残存腎の慎重な機能評価が重要である（Ibrahim, 2009）．

尿路感染症

尿路感染症は妊娠中に合併する細菌感染症のなかで最も頻度の高いものである．**無症候性細菌尿**がほとんどではあるものの，症候性感染として**膀胱炎**から，腎杯，腎盂，腎実質にまで炎症が及び**腎盂腎炎**に至るまで，程度はさまざまである．尿路感染の原因菌は外陰部の常在菌であることが一般的である．非閉塞性の腎盂腎炎の原因菌となる**大腸菌**の約90％がP線毛やS線毛といった接着因子として働くアドヘシンと呼ばれるタンパク質を有している．これらは細菌の接着能を強めるための細胞表面の構造物であり，病原性自体にもかかわるものである（Foxman, 2010；Hooton, 2012）．

妊婦の場合，尿路性敗血症が生じた場合に後遺症はより重症になりやすいという研究データもある．この原因の一つとして，ヘルパーT細胞，具体的にはTh1/Th2比率が妊娠時に逆転していることがあげられ，この詳細は第4章で述べたとおりである．サイトカインや接着因子の発現の変化も原因として可能性がある（Chaemsaithong, 2013；Sledzińska, 2011）．しかし，たとえ妊娠そのものがこれらの毒性因子を増強することはないとしても，尿路うっ滞や膀胱尿管逆流，糖尿病が症候性の上部尿路感染症の発症リスクを上昇させる（Czaja, 2009）．

産褥期においても，尿路感染の危険因子となるものが存在する．膀胱拡張に対する感覚は分娩時外傷や硬膜外麻酔の併用によりしばしば低下する．腟壁や会陰部の外傷がもたらす不快感によっても膀胱の感覚は不明瞭になりうる．産後に一般的に生じる利尿により膀胱はさらに過伸展させられるが，膀胱充満を防ぐためにカテーテル挿入を行ったりすることが尿路感染の引き金になりうる．産後の腎盂腎炎は産前の尿路感染と同様に取り扱い，治療を進めていく（McDonnold, 2012）．

■ 無症候性細菌尿

無症候性細菌尿とは，特に何も症状のない女性の尿路内で持続的かつ活動性に増殖する細菌が認められている状態をいう．妊娠中の頻度は，非妊娠時のそれと同程度とされるが，2～7％と解析する集団により幅がある．最も頻度の高い集団は鎌状赤血球症をもつアフリカ系アメリカ人の多産女性たちであり，逆に最も頻度の少ない集団としては出産回数の少ない富裕層の白人女性たちである．無症候性感染は糖尿病患者の集団内ではより頻度が高いものである（Schneeberger, 2014）．

最初の妊婦検診の時点で細菌尿が存在していることが典型的な経過である．最初に陽性と判断された尿培養の結果が治療を効果的に進めるきっかけとなる．この時点できちんと治療を施していた場合，その後，尿路感染症にまで悪化を認めた女性は1％以下であった（Whalley, 1967）．一般的には清潔下に採取された尿検体の中にコロニー数が1 mL当たり10万個以上を認めるときに細菌尿と診断する．しかし，なかにはコロニー数が1 mL当たり2万～5万個しかなかったにもかかわらず腎盂腎炎にまで悪化を認めた例もあることから，たとえ10万個より少ない量だったとしても妊婦の場合には治療を検討したほうが賢明であると考える（Lucas, 1993）．

多くの研究からも，もし無症候性細菌尿をそのまま未治療で放置した場合，約25％の感染妊婦が妊娠中になんらかの症状を発症すると考えられている（Smaill, 2015）．より最近の研究によると，**治療介入した女性のなかでは腎盂腎炎にまで**

発展してしまったのはたった2.4％であった（Kazemier, 2015）．抗菌薬による細菌尿の改善が，このような重篤な感染症の予防には最も効果的である．アメリカ小児科学会（AAP）およびアメリカ産婦人科学会（ACOG）（2017），そしてU. S. Preventive Services Task Force（2008）は最初の妊婦検診時の細菌尿に対するスクリーニングを推奨している．発症頻度が低い場合には，尿培養検査を標準検査とすることはコストの面でもあまり有益とはいえない．罹患率が2％未満程度の場合には，白血球エラスターゼ/亜硝酸塩試験紙法のような，より安価なスクリーニング検査の費用対効果は高い（Rogozinska, 2016；Rouse, 1995）．また，試験紙を用いた培養技術は優れた陽性的中率，陰性的中率を示す（Mignini, 2009）．この試験紙は，はじめに特別なゲルでコーティングされた試験紙を尿中に入れ，その後培地としてそのまま用いることができる．パークランド病院においては無症候性細菌尿が5～8％といった高い頻度で認められるため，古典的な培養検査によるスクリーニングをほとんどの妊婦に施行している．無症候性細菌尿の初期治療は経験的治療になるため，薬剤感受性検査は特に必要としないとされる（Hooton, 2012）．

細菌尿に関する研究のなかには，潜在性の細菌尿と早産や低出生体重児との関連を示唆するものも存在する．細菌尿を根絶することで，この早産や低出生体重児などを減少させるのか否かに関して議論され続けている．25,746組の母児に対するコホート研究において，Schieveら（1994）は尿路感染が低出生体重児や早産，妊娠関連高血圧症，貧血などのリスク増加と相関があると報告している．これらと異なる結果を示している報告もある（Gilstrap, 1981b；Whalley, 1967）．特に，多くの研究で，無症候性感染のコホートは急性尿路感染症と分けて評価されていない（Banhidy, 2007）．コクランデータベースのレビューのなかでは，この問題を結論づけるにはデータが不十分であるといわれている（Smaill, 2015）．

◆ 治　療

細菌尿に対しては，表53-1に提示したようないくつかの抗菌薬のレジメンに従った経験的治療が効果を示す．In vitroにおける感受性検査に基づいて，治療を選択することができるが，われわ

表53-1 無症候性細菌尿を併発した妊娠女性の治療に用いる経口抗菌薬

単回投与
- アモキシシリン，3 g
- アンピシリン，2 g
- セファロスポリン，2 g
- ニトロフラントイン，200 mg
- トリメトプリム・スルファメトキサゾール，320 mgおよび1,600 mg

3日間投与
- アモキシシリン，1,500 mg/日，分3
- アンピシリン，1,000 mg/日，分4
- セファロスポリン，1,000 mg/日，分4
- シプロフロキサシン，500 mg/日，分2
- レボフロキサシン，250または500 mg/日，分1
- ニトロフラントイン，200～400 mg/日，分4，または200 mg/日，分2
- トリメトプリム・スルファメトキサゾール，320 mg/日および1,600 mg/日，分2

その他
- ニトロフラントイン，400 mg/日，分4，10日間
- ニトロフラントイン，200 mg/日，5～7日間
- ニトロフラントイン，100 mg/日，分1，就寝前10日間

治療不成功
- ニトロフラントイン，400 mg/日，分4，21日間

持続感染，再発の予防
- ニトロフラントイン，100 mg/日，分1，就寝前妊娠期間中継続

れの多くの経験上，ニトロフラントインを就寝前に100 mg，10日間という予防的に経口投与治療を行うことが通常，効果的であると考えている．ニトロフラントイン100 mgを1日2回，7日間の経口投与にて良好な治療成績だったという報告もある（Lumbiganon, 2009）．抗菌薬の単回投与治療の成績は不良であった（Widmer, 2015）．**重要な留意点としては，投与方法に関係なく再発率は約30％と高率なことである**．これは潜在性の上部尿路感染が存在し，より長期的な治療が必要であることを示唆している可能性がある．そのため，初回治療後，尿路感染症の再発を予防するために定期的なサーベイランスが必要である（Schneeberger, 2015）．

再発した細菌尿に対しては，著者らはニトロフラントイン100 mgを1日1回就寝前に内服を21日間という治療を行い良好な成績を得ている（Lucas, 1994)．持続して細菌尿を認める，または頻回に反復するような女性に対しては，残りの妊娠期間中に抑制療法として抗菌薬の投与を継続することもある．著者らは日常診療ではニトロフラントイン100 mgを1日1回就寝前に内服という治療を行っている．この薬剤は急性肺反応を引き起こすことはほとんどなく，もし生じたとしても薬剤中止により速やかに改善する（Boggess, 1996）．

■ 膀胱炎と尿道炎

妊娠前より潜在性の細菌尿などが認められなくとも，妊娠中は下部尿路感染症を引き起こしやすい（Harris, 1981）．膀胱炎は排尿障害，尿意切迫，頻尿感が特徴にあげられるが，関連する全身的な所見はほとんどない．膿尿や細菌尿が通常認められる．また，顕微鏡的血尿も一般的な所見であり，時には出血性膀胱炎による肉眼的血尿を認めることもある．膀胱炎は単純性であることが多いが，時に上行性に感染が広がり，上部尿路感染症を引き起こしうる．急性腎盂腎炎に罹患した妊娠女性のうち約40％が先行して下部尿路感染の症状が認められていた（Gilstrap, 1981a）．

膀胱炎に罹患した女性に対しての薬剤投与方法はいくつかあるが，どれでも反応はよいとされる．表53-1に提示した3日間投与のほとんどの方法で，90％の有効性を示したとされる（Fihn, 2003）．単回投与においては多少有効性は劣るとされ，もし単回投与を行う場合には腎盂腎炎が併発していないかは確実に除外しておかなければならない．

膿尿を伴う下部尿路症状が存在するにもかかわらず尿培養にて起因菌が確認できない場合，*Chlamydia trachomatis* を起因菌とする尿道炎を考慮すべきである．そのような場合，粘液膿性子宮頸管炎を併発していることが多く，アジスロマイシンによる治療が効果的とされている（第65章参照）．

■ 急性腎盂腎炎

腎臓の感染症は最も一般的でありかつ重篤な医学的合併症の一つである．2006年のNationwide Inpatient Sampleというデータベースを用いて調査を行ったところ，急性腎盂腎炎での妊婦の入院患者は29,000人近くに及んだ（Jolley, 2012）．単施設における55万出生のデータベースでは，その頻度は0.5％だった（Wing, 2014）．重要なのは，腎盂腎炎が妊娠期間の敗血症性ショックの主な原因であるということである（Snyder, 2013）．また，パークランド病院の産科集中治療室におけるレビューでは，分娩前に入院となった患者の12％は尿路感染症を原因とする敗血症症候群だった（Zeeman, 2003）．尿路敗血症が早産児における脳性麻痺の発症率の増加と関連があるかもしれないことも示唆されている（Jacobsson, 2002）．幸いにも，罹患した母体には深刻で長期的な後遺症は認められない（Raz, 2003）．

◆ 臨床所見

尿路感染症は第2三半期に最も発症頻度が高く，また初産と若年妊娠は危険因子としてあげられる（Hill, 2005）．腎盂腎炎の半数以上は片側性，特には右側の発症であり，1/4が両側性である．また，一般的に発熱と震えが比較的突発的に生じ，片側または両側の腰部に疼くような痛みを生じる．食思不振，吐き気，嘔吐などは脱水の悪化につながる可能性がある．背部痛は片側および両側の肋骨脊柱角を叩打することにより明確化することができる．鑑別診断としては，陣痛，絨毛膜羊膜炎，付属器捻転，虫垂炎，常位胎盤早期剥離，子宮筋腫梗塞などがあげられる．敗血症症候群の所見に関しては同様である（第47章参照）．

もし腎盂腎炎が疑われた場合，下部尿路からのコンタミネーションを防ぐために導尿して尿検体を得ることが推奨される．尿沈渣には多数の白血球を認め，時に集塊を成している．また，膨大な量の細菌も認めうる．細菌尿はこのような女性の15～20％に認められる．罹患者の尿中または血液中から70～80％で大腸菌が，また3～5％で *Klebsiella pneumoniae* が，同じく3～5％で *Enterobacter* 属や *Proteus* 属が，10％以下でB群レンサ球菌や黄色ブドウ球菌を含むグラム陽性菌が分離される（Hill, 2005；Wing, 2000）．

過去の調査にて妊娠女性の20％で急性腎障害に発展したという報告もあり，血清クレアチニンの推移は確認すべきである．しかしながら，輸液療法など積極的に体液循環の改善を図れれば，その割合は5％程度であったとの結果も得ている（Hill, 2005）．その追試によれば，このエンドトキシンにより引き起こされる腎機能障害は時間はか

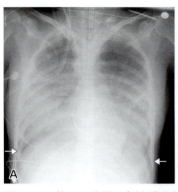 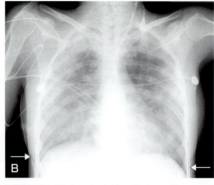 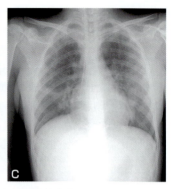

図53-2　第2三半期に急性呼吸窮迫症候群を発症した女性の胸部X線A-P写真の経時的変化
A．広範囲にわたり浸潤影が認められ，横隔膜影が完全に消失していることが見てとれる（白矢印）．
B．胸膜病変がなくなり両側とも肺野の含気が改善している（矢印）．
C．板状の無気肺は残存するものの肺野の透過性は劇的に改善し，横隔膜影も正常と同様に確認しうる．

かるものの可逆性であるとされている．図53-2に示すとおり，エンドトキシン誘発性肺胞障害に起因する**呼吸窮迫症候群**が，程度はさまざまであるが罹患女性の2％程度に認められる（Cunningham, 1987；Snyder, 2013；Wing, 2014）．

子宮収縮もエンドトキシンにより誘発され，発熱の重症度と相関するとされる（Graham, 1993）．腎盂腎炎合併妊婦において入院時には1時間当たり平均5回の子宮収縮を認めるが，輸液療法と抗菌薬投与を行った6時間以内には1時間当たり2回まで減少したという報告もある（Millar, 2003）．子宮収縮抑制のためのβ作動薬療法は，その薬剤のナトリウムおよび水分を保持しようとする働きによって，血管透過性亢進に伴う肺水腫を主体とする呼吸不全を生じる可能性が増加する（Lamont, 2000）．腎盂腎炎合併妊婦にβ作動薬投与を行った際の肺水腫の発症割合は8％といわれ，非合併時の発症割合の4倍以上だった（Towers, 1991）．

エンドトキシンにより引き起こされる**溶血**も一般的にみられる所見であり，約1/3の腎盂腎炎の患者が貧血を呈する（Cox, 1991）．急性炎症はエリスロポエチンの産生に影響しないため，炎症の改善を認めれば，ヘモグロビンの再生は正常に行われる（Cavenee, 1994）．

◆ 管　理

急性腎盂腎炎に対するマネジメントの一例を表53-2に示す．尿培養は行われるが，前向き研究の結果，血液培養に関しては臨床的有用性は限定的であった（Gomi, 2015；Wing, 2000）．そのため，

表53-2　急性腎盂腎炎合併妊娠の管理

- 入院管理の推奨
- 尿培養，可能ならば血液培養
- 血液像，血清クレアチニン値および電解質の評価
- 尿量も含めたバイタルサインの頻回の監視―カテーテル留置も考慮―
- 晶質液点滴などによる50 mL/時以上の尿量の確保
- 経静脈投与による抗菌薬の使用（本文参照）
- 呼吸困難や頻呼吸を認める場合には胸部X線撮影を考慮
- 48時間ごとの血液像および血液生化学検査の再検
- 解熱を認めた際には抗菌薬を内服へ変更
- 24時間解熱継続を認めた際には退院へ，その際には7～10日間の抗菌薬の投与継続を考慮
- 抗菌薬治療終了1～2週間後に尿培養検査を再評価する

(Modified from Lucas, 1994; Sheffield, 2005)

われわれは体温が39℃以上ある場合には血液培養も行うようにしている．**尿量を適切に保持するための経静脈的輸液療法が治療の定石である**．抗菌薬投与も速やかに開始すべきであるが，抗菌薬により菌が破壊される結果，一時的にエンドトキシン血症の悪化を認めることがあるため注意すべきである．敗血症症候群の悪化がないかを継続的に監視するために，尿量や血圧，心拍数，体温，経皮的血液酸素飽和度を定期的に確認していく必要がある．もし高熱がある場合には，クーリングやアセトアミノフェンによる解熱を図るべきである．これは発熱による催奇形性の可能性の観点から，特に妊娠初期において重要となる．

抗菌薬投与は通常は経験的に行われることが多

く，アンピシリンとゲンタマイシン，セファゾリンまたはセフトリアキソン，またそれ以外の広域スペクトラムの抗菌薬はすべて95％有効であったことが無作為化比較試験により示されている（Sanchez-Ramos, 1995；Wing, 1998, 2000）．*In vitro* ではアンピシリンが有効であるとされる大腸菌は半数以下であるが，セファロスポリン系やゲンタマイシンは一般的に優れた効果を示す．もし腎毒性のある薬剤を使用する際には，血清クレアチニンを継続して確認していく．パークランド病院では，初期治療としてアンピシリンとゲンタマイシンの併用療法を行っている．細菌検査にて *in vitro* で薬剤耐性が確認された場合には，感受性に適した代替薬剤に変更する．どの投与法を用いたとしても，薬剤の反応は一般的には即座にみることができ，有効である場合95％の患者で72時間以内に解熱を認める（Hill, 2005；Sheffield, 2005）．また，退院後も多くの場合は合計7〜14日間となるように経口投与を継続して行うことが推奨される（Hooton, 2012）．

- **持続感染**

一般的に輸液療法と抗菌薬治療により，1日につき約1°F（約0.5℃）ずつ段階的に解熱を認めうる．弛張熱が継続したり，治療開始から48〜72時間までに臨床的に改善徴候が認められない場合には，尿路閉塞やその他の合併症，またその双方の存在を考慮すべきである．このような症例の場合，腎臓の超音波断層法検査は尿管および腎盂の異常な拡張の原因となっている塞栓物の評価のために推奨される（Seidman, 1998）．感染が継続する患者のほとんどには閉塞を示唆する所見がみられないが，少なからず結石が指摘される症例もある．また逆に，超音波断層法検査にて水腎症が指摘されたとしても，妊娠中には結石を常に指摘できるわけではない（Butler, 2000；Maikranz, 1987）．超音波では所見がないにもかかわらず結石が強く疑われるような場合には，腹部単純X線撮影にて90％近くは同定しうる．ほかに追加検査として検討しうるものは，改良型の**1回投与による経静脈的腎盂尿管造影**がある．これは，造影剤を静脈注射した30分後に1枚だけX線撮影を行うという検査で，この方法により通常は適切な画像を得ることができる（Butler, 2000）．

MRIにより持続感染の原因が明らかになることもある（Spencer, 2004）．尿路閉塞がないとしても，腎実質および腎周囲の膿瘍や蜂窩織炎が持続感染の原因になりうるためである（Cox, 1988；Rafi, 2012）．治療として閉塞を緩和することが重要となるのだが，その方法の一つとして膀胱鏡を用いたダブルJ尿管ステント留置がある（Rodriguez, 1988）．このステントは分娩が終了するまで留置可能であるが，しばしば詰まってしまい交換が必要となることもある．経皮的腎瘻は，ステント交換がより簡単であるため，われわれはダブルJステントより望ましいと考えている．後述するが，最終的に，外科的に結石除去が必要になる症例もありうる．

- **外来患者における腎盂腎炎の取り扱い**

外来患者の取り扱いは，合併症のない腎盂腎炎の非妊娠女性と同様である（Hooton, 2012）．外来加療に関しては，はじめに入院でセフトリアキソン1gを24時間の間隔をあけて計2回筋肉注射にて投与された92人の外来妊娠女性患者の取り扱いについて論じている報告がある（Wing, 1999）．この後，外来管理が可能と考えられたのは1/3だけで，さらにこの群の患者を，退院させ抗菌薬の経口投与を行う群と，そのまま入院継続とし経静脈的に抗菌薬投与を行う群の2群に無作為に分けた．通院群のうち1/3は，この治療法を継続することができず，再度入院加療を行うこととなった．この研究結果は，外来通院での管理が適応しうる妊婦はごく少数に限られるということを示唆している．

潜在的にしても症候性にしても，腎盂腎炎の治療後の再発尿路感染症は30〜40％の症例で認められる（Cunningham, 1973）．尿中に菌が認められないことが他の検査で確認されない限り，治癒後の妊娠期間中ニトロフラントインを100 mg，就寝前に経口投与を継続することが細菌尿の再発を減らす手段である（Van Dorsten, 1987）．

■ 逆流性腎症

幼児期の膀胱尿管逆流は再発尿路感染症の原因となり，その後，**慢性腎盂腎炎**に起因して慢性間質性腎炎が続発するとされる．さらには，細菌尿がないとしても高圧での逆流があることで，正常の腎臓の成長を阻害されることも示されている．この二つの事象が組み合わさることで，斑状の間

質性瘢痕，尿細管の萎縮，ネフロン密度の減少が引き起こされ，この病態を**逆流性腎症**（reflux nephropathy）という．このような症例のなかで，特にサンゴ状結石を合併する場合，**黄色肉芽腫性腎盂腎炎**（xanthogranulomatous pyelonephritis）は腎臓組織の化膿性破壊を引き起こす．成人期においては，慢性腎盂腎炎の長期的合併症として高血圧などがあり，それらは重篤になりうる（Beck, 2015；Diamond, 2012）．

逆流性腎症をもつ女性の約半数が，幼少期に腎感染症に対して治療歴がある．このうち，多くが小児期に逆流に対して外科的矯正処置も受けており，妊娠した際に共通して細菌尿を認めている（Mor, 2003）．逆流性腎症をもつ女性の残りの半数は，反復する膀胱炎や急性腎盂腎炎，閉塞性疾患などの明らかな病歴は認められなかった．逆流性腎症をもつ379人を含む939人の妊婦に関しての報告では，障害を受けた腎機能や両腎の瘢痕は母体合併症の増加に関連性があることが示された（El-Khatib, 1994；Jungers, 1996；Köhler, 2003）．慢性腎疾患と妊娠の予後は後でより詳細に論じる．

腎結石症

女性での腎結石の生涯有病率は9％程度とされ，その発症年齢の平均は20歳代にある（Curhan, 2015）．カルシウム塩が結石の約90％を占め，副甲状腺機能亢進症は鑑別すべき疾患である．また，若年の非妊娠女性においてはシュウ酸カルシウム結石が最も頻度が高いが，妊娠女性ではリン酸カルシウム結石，またはハイドロキシアパタイトであり，その割合は65〜75％に及ぶ（Ross, 2008；Tan, 2013）．腎結石の既往がある場合，2〜3年ごとに新たな結石が再発することが典型的である．妊娠自体が結石形成のリスク因子だと明らかにしている（Reinstatler, 2017）．

昔からいわれていたこととは反対に，低カルシウム食は結石の産生を**促進してしまう**．サイアザイド系利尿薬の使用は結石形成を抑制する．一般的に，閉塞や感染，難治性疼痛，多量出血は結石が排出されつつある徴候であり，後述する．

■ 妊娠中の結石症

妊娠中の結石症の頻度は報告によって異なる．妊娠に合併した結石症の発症頻度は，報告により大きく異なるものであった．低いものでは，パークランド病院では，1,000妊娠に対して0.3の入院症例という結果だった（Butler, 2000）．イスラエルの研究では，22万人近くの妊娠女性における発症頻度は1,000妊娠中0.8症例であった（Rosenberg, 2011）．ワシントン州での研究では，1,000妊娠において1.7症例という発症頻度であった（Swartz, 2007）．膀胱結石はまれではあるが，感染を繰り返したり結石による分娩進行を妨げるなどの弊害が報告されている（Ait Benkaddour, 2006；Ruan, 2011）．

腎結石の存在が，低出生体重児や早産のリスクを増加させるのか否かという点に関しては，データとしては相反する結果が得られている．腎結石を患った2,239人の女性と正常例を比較した研究では，正常群に比べて，腎結石罹患群で早産率に有意な上昇を認めた（10.6％対6.4％）（Swartz, 2007）．より最近の報告として，台湾における全国レベルでの研究においても，低出生体重児および早産の割合が20〜40％増加することが報告されている（Chung, 2013）．しかし，それに対して，ハンガリーにおける症例対照研究では，早産も含めた妊娠の予後は結石合併群でも，正常妊娠群でも差は認めなかったとしている（Banhidy, 2007）．先ほど引用したイスラエルの研究においても，同じような結果が述べられている（Rosenberg, 2011）．

◆ 診 断

妊娠中には尿管の拡張が認められているため，妊婦の場合は結石の移動があっても何かしら症状が認められる頻度が低いという報告がある（Hendricks, 1991；Tan, 2013）．同報告において，症候性腎結石を合併した妊婦のうち90％以上は疼痛が認められた．肉眼的血尿は非妊娠女性の場合と比べて頻度は低く，Butlerら（2000）の報告ではなんらかの明らかな症状を有したのは23％程度であると報告している．しかしながら，別の報告では，肉眼的血尿を認めたのはわずか2％とも述べられている（Lewis, 2003）．通常，超音波断層法検査が結石の確認に用いられるが，前述のとおり多くの場合は水腎症により所見があいまいとなり結石を同定することが難しい（McAleer, 2004）．また，膀胱流入部の尿の"jets"の有無を確認す

るために行う経腹カラードプラ超音波検査は閉塞の否定に有用である可能性もある（Asrat, 1998）.

尿管の異常な拡張を認めるにもかかわらず結石が確認できない場合，他の画像診断が考慮される．ヘリカル CT 検査は非妊娠患者に対して行われる画像検索法であるが，それに関連する X 線曝露があるため妊娠時の第 2 選択としては MRI が推奨されるようになった（Masselli, 2015）．それゆえ，CT は通常妊娠期は可能な限り避ける（Curhan, 2015；Masselli, 2015）．もし使用する場合には，スライスする領域を必要範囲のみに絞ることが望ましい．White ら（2007）は，妊婦に対しては非造影でのヘリカル CT を推奨し，また胎児の平均被曝量は 7 mGy までにすべきとしている．

◆管　理

治療は症状と妊娠週数により左右される（Semins, 2014）．経静脈的な補液と鎮痛薬投与が行われている．有症状の結石をもつ妊婦において，その半数は感染も併発しており，前述のとおり治療も積極的になされる．妊娠中は，結石による閉塞症状が出現しづらいが，持続的な腎盂腎炎を認める場合には結石による尿路閉塞を積極的に検索するべきである．感染を伴う尿路閉塞は緊急事態であり，"pus under pressure" とされる（Curhan, 2015）．

症状を有する女性の約 65〜80 % は保存的治療のみで改善が見込まれ，排石も通常自然に認められる（Tan, 2013）．なかには，尿管ステント留置や尿管鏡，腎瘻造設，経尿管的レーザー破砕術やバスケットによる摘出など侵襲的な処置が必要となる症例もある（Butler, 2000；Johnson, 2012；Semins, 2014）．膀胱鏡を介して可動性のバスケットによる排石は，昔ほど行われなくはなったが，いまだ妊娠女性には合理的に考慮される方法である．2,239 人の有症状の妊娠女性のうち，623 人にさまざまな処置が施行されていたが，そのなかで外科的加療が必要だった症例は 2 % にも満たなかった（Swartz, 2007）．その他の治療では，経皮的結石破砕術は有用だが，蛍光透視法が必要なことが難点である（Toth, 2005）．体外衝撃波破砕術は妊娠時には禁忌である．

腎移植後の妊娠

移植後において，1 年移植片生着率は生体腎移植で 95 %，死体腎移植で 89 % とされる．移植者の生存率も，1988 年と比較して 1996 年では約 2 倍となっているが，その主な要因は臓器拒絶反応を予防，または治療するためのシクロスポリンやムロモナブ-CD3（OKT3 モノクローナル抗体）などの薬剤の使用が多大に貢献している．これらの薬剤の出現に続いて，ミコフェノール酸モフェチルやタクロリムスの導入によって急性の拒絶反応の発生をさらに減少させることとなったが，ミコフェノール酸モフェチルは催奇形性があると考えられている（Briggs, 2014）．National Transplant Pregnancy Registry からの報告によれば，ミコフェノール酸に曝露された胎児の 23 % に先天奇形を認めた（Coscia, 2010）．重要なのは，妊娠可能年齢女性において移植後に腎機能の改善を認めた時点で妊孕性も十分に改善しうるという点である（Hladunewich, 2011；Rao, 2016）．移植を受けた患者の半数以上において，避妊に関して説明を受けていなかったという報告もあるくらいである（French, 2013）．

妊娠の予後

移植後の女性は，透析を要する末期腎障害を合併する女性と比較し，妊娠率は格段に上昇する（Saliem, 2016）．移植レシピエントのうちの 2,000 人の妊娠女性に関する研究では，そのほとんどがシクロスポリンやタクロリムスで加療されており，約 75 % の妊娠女性は生児を得ている（Coscia, 2010）．他国から出された研究でも類似した予後が示されている（Bramham, 2013；Wyld, 2013）．ウルグアイでの研究では，生児の 62 % が早産児だった（Orihuela, 2016）．ほかの二つの報告でも早産との高い関連を示している（Erman Akar, 2015；Stoumpos, 2016）．特筆すべきこととして，ミコフェノール酸モフェチルを用いている症例を除いて，胎児奇形の頻度が増加することはなかった（Coscia, 2010）．

妊娠高血圧腎症の発症頻度はすべて移植後のレシピエントにおいて増加する（Brosens, 2013）．イギリスにおける全国コホート研究によると，妊娠高血圧腎症の発症頻度は 22 % だった（Bramham, 2013). また，そのレビューからJosephsonら（2011）は1/3という発症頻度を示したが，この頻度に関しては妥当性が疑問視されている．ここで重要なことは，拒絶反応が妊娠高血圧腎症と鑑別が難しい症例が存在する点である．実際に，拒絶反応の割合は2～5％存在するとされる（Bramham, 2013；Orihuela, 2016）．ウイルス感染，特にBKウイルスとも呼ばれる*polyomavirus hominis 1*による感染がしばしば認められる．腎移植レシピエントにおいてこのウイルスは腎症を引き起こす可能性があり，罹患すると一般的に非典型的な腎機能の低下が認められる（Wright, 2016）．妊娠糖尿病も約5％の症例で認められる．これらは双方とも免疫抑制療法に関連性があるようだ．似たような予後がいくつか報告されている（Al Duraihimh, 2008；Cruz Lemini, 2007；Ghafari, 2008）．

妊娠を計画する前に，腎移植患者に対していくつかの条件を満たしてもらうことが必要である（Josephson, 2011；López, 2014）．まずはじめに，移植施行後少なくとも1～2年は妊娠を避け，一般的に健康な状態を保つことである．そして，重症な腎機能不全を認めることなく，腎機能を維持することである．そのため，血清クレアチニン値は2 mg/dL未満，もし可能であれば1.5 mg/dL未満，また1日尿タンパク量が500 mg/日未満が求められる．移植片拒絶反応の徴候を移植後6ヵ月以上認めることなく，また尿路造影にて腎盂尿管拡張が認められないことも確認したい．さらに，高血圧を認めない，またはコントロールが良好であることも条件としてあげられる．最後に，催奇形性薬剤の使用がないこと，そしてそれ以外の薬剤も維持療法レベルまで減量されていることが必要となる．

シクロスポリンやタクロリムス，プレドニゾン，アザチオプリンは腎移植後患者に標準的に用いられている（Jain, 2004；López, 2014）．シクロスポリンの血中濃度は妊娠中に減少するが，拒絶反応の出現との関連性は指摘されてはいない（Aktürk, 2015；Kim, 2015）．しかし残念ながら，これらの薬剤は腎毒性を有しており，腎性高血圧との関連も示唆されている．事実，腎臓以外の実質臓器移植後の患者の10～20％において，慢性腎臓病の発症と実質的に関連している可能性が高い（Goes, 2007）．子宮内で免疫抑制療法を受けた児に出現しうる遅発的な影響に関しては懸念が残る．たとえば，悪性新生物，生殖細胞の機能異常，そしてこの児に将来子どもができたときの奇形発生などに関しての可能性がある．加えて，シクロスポリンは母乳にも移行する（Moretti, 2003）．

最後に，理論上では妊娠により誘導される腎過剰濾過が移植片の長期的予後に悪影響を及ぼしうることが憂慮されるが，Sturgissら（1995）の報告によると34例の同種移植レシピエントの平均15年にわたる経過からの症例対照研究の結果，そのような影響は認められなかった．同様の見解が別の報告でもあげられている（Debska-Ślizień, 2014；Stoumpos, 2016）．

■ 管　理

綿密な経過観察が必要とされる．潜在性細菌尿にも治療を行い，もし再発するようであれば残りの妊娠期間中は追加でこれらをおさえ込むための療法を行うべきである．アザチオプリンやシクロスポリンの毒性評価として，定期的な肝酵素濃度と血算検査は行うべきである．血清中シクロスポリン濃度測定を推奨されることもある．副腎皮質ステロイド投与中には妊娠糖尿病の頻度は上昇し，また明らかな糖尿病に関しては妊娠26週前後にグルコース負荷試験を行い鑑別を行っておく必要がある．ヘルペスウイルス，サイトメガロウイルス，トキソプラズマなどによる日和見感染は比較的頻度が高く認められるため，その検索は重要となる．BKウイルスも検索が推奨されることもあるが，治療は難しい（Josephson, 2011）．

腎機能の観察を行い，GFRは通常20～25％増加している．もし血清クレアチニン濃度が大幅に上昇していることが確認された場合には，その原因同定を行わなければならない．その原因の可能性としては，急性拒絶反応やシクロスポリンの毒性，妊娠高血圧腎症，感染症，尿路閉塞などがあげられる．腎盂腎炎や拒絶反応の徴候を認める場合は積極的に管理を行うべきである．画像検査および腎生検も考慮されるべきだろう．高血圧の出現または増悪，特に加重型妊娠高血圧腎症への進展について慎重に経過を確認する必要がある．妊娠中の高血圧の管理としては移植の有無にかかわらず同じである．

子宮内胎児発育不全や早産の割合の増加を認めるため，より重点的な胎児評価が推奨される（第42章，第44章参照）．帝王切開術に関しては産科的適応にて予定されるのだが，時に移植腎のために陣痛を回避し帝王切開術が選択される場合がある．腎移植後の女性において，帝王切開率は60％を超えていたという報告もある（Bramham, 2013；Rocha, 2013）．

多囊胞性腎症

多囊胞性腎症は一般的には主に腎臓に影響を与える常染色体優性遺伝病である．疾患頻度は800出生に1例といった程度で，アメリカの末期腎臓病のおよそ5〜10％はこの疾患が原因とされる．遺伝的異質性はあるが，約85％が第16番染色体の*PKD1*遺伝子変異に，残りの15％は第4番染色体上の*PKD2*遺伝子変異に起因する（Zhou, 2015）．出生前診断は，家族内で変異部位が同定されていたり，家系での連鎖が明らかになっている場合に行える．

腎臓に関する合併症は女性に比べ男性で一般的であり，症状は30〜40歳代での出現が多い．側腹部痛や血尿，タンパク尿，腹部腫瘤，また囊胞腎に関連した結石形成や感染などがよく認められる．高血圧の発症が75％の症例に認められ，腎不全にまで陥る可能性があることが一番の問題点である．加重型の急性腎障害もまた，感染症や膀胱流入の位置異常による尿管の流入角度の変化による尿路閉塞を起点として発症する可能性がある．

通常，他臓器にも病変があることが多いとされる．無症候性の**肝囊胞**は多囊胞性腎症患者の1/3に併発しているとされる．肝臓に病変を伴うことが特に多く，さらに女性でより多く認められ，さらに重症な多囊胞肝は多産女性で特に多く認められる（Zhou, 2015）．また多囊胞性腎症患者の約10％が，関連する**頭蓋内berry動脈瘤**の破裂で命を落としている．さらには，1/4までの患者で弁逸脱症や弁機能不全を伴う**心臓弁膜疾患**が認められる．

■ 妊娠の予後

一般的に症状が遅発性であるため，成人の多囊胞性腎症を妊娠期に認めることはまれである（Banks, 2015）．多囊胞性腎症合併妊娠の予後は，合併する高血圧と腎機能障害の程度により左右される．尿路感染症もまたよくみられるものである．ある研究で，多発囊胞腎症を有する女性235人（総妊娠回数605回）と，その家族で多発囊胞腎症を有さない女性108人（総妊娠回数244回）で比較検証を行っている（Chapman, 1994）．周産期合併症の割合は33％と26％と同様な結果であった．しかしながら，妊娠高血圧腎症を含めた高血圧の発症は多発囊胞腎症を有している群でより多く認められた．妊娠自体がこの疾患の病状変化を自然経過よりも加速させることはないようだ（Lindheimer, 2007b）．

糸球体疾患

糸球体およびそれを構成する毛細血管は，さまざまな状態や刺激によって急性疾患，慢性疾患を引き起こしうる．糸球体障害は毒物や感染症のような要因によっても生じ，また高血圧や糖尿病，全身性エリテマトーデスといった全身性疾患に続発することによっても生じる（Lewis, 2015）．さらには，特発性に生じる可能性がある．毛細血管に炎症が生じているような場合，その病態は**糸球体腎炎**と称され，多くの場合，自己免疫による障害が関与している．

遷延する糸球体腎炎はさらなる腎機能低下をもたらしうる．その進行もさまざまであり，慢性腎不全と診断されるまで何の徴候も認めないこともありうる．Lewisら（2015）は，臨床的特徴に基づいて糸球体障害を六つの症候群に分類した（**表53-3**）．さらには，これらの分類のそれぞれで，若年女性に生じる疾患が存在し，それゆえ，妊娠に先立って存在したり，また妊娠期に初めて表面化してくる可能性がある．

■ 急性腎炎症候群

急性糸球体腎炎にはいくつかの発症原因が知られている（**表53-3**）．臨床所見としては高血圧，血尿，赤血球円柱，膿尿，タンパク尿などが認められる．腎機能低下の程度はさまざまであるが，塩分と水の貯留から浮腫や高血圧，循環うっ滞が生じる（Lewis, 2015）．ネフローゼ症候群の予後と治療はその病因による．自然軽快，また治療に

表 53-3 臨床的糸球体腎炎の分類

急性腎炎症候群	レンサ球菌感染後，感染性心内膜炎，全身性エリテマトーデス，抗糸球体基底膜疾患，IgA 腎症（Berger 病），ANCA 関連血管炎，Henoch-Schönlein 紫斑病，クリオグロブリン血症，膜性腎症，メサンギウム増殖性糸球体腎炎
肺腎症候群	Goodpasture 症候群，ANCA 関連血管炎，Henoch-Schönlein 紫斑病，クリオグロブリン血症
ネフローゼ症候群	微小変化型疾患，巣状糸球体硬化症，膜性糸球体腎炎，糖尿病，アミロイドーシス，その他
基底膜症候群	抗糸球体基底膜疾患，その他
糸球体血管症候群	アテローム性動脈硬化，慢性高血圧症，鎌状赤血球症，血栓性微小血管症，抗リン脂質抗体症候群，ANCA 関連血管炎，その他
感染症関連疾患	レンサ球菌感染後，感染性心内膜炎，HIV，B 型肝炎，C 型肝炎，梅毒，その他

ANCA：抗好中球細胞質抗体，IgA：免疫グロブリン A.

(Adapted from Lewis, 2015)

より改善を認める症例も存在する．しかしながら，なかには**急速進行性糸球体腎炎**のため末期腎不全に陥る症例や，また緩徐に腎臓病が進行し，**慢性糸球体腎炎**に発展する症例も存在する．

妊娠前に判明したループス腎炎は 50 %の割合で妊娠中に増悪を認める（Koh, 2015）．**Berger 病**としても知られている **IgA 腎症**は世界規模でみても，急性糸球体腎炎の最も頻度の高い原因である（Wyatt, 2013）．腎臓に限局した病態は散発性であるが，それが全身疾患として **Henoch-Schönlein 紫斑病**と関連する場合がある（Donadio, 2002）．孤発性の腎炎は抗糸球体基底膜（anti-GBM）抗体が原因である可能性もある．この抗体は肺にも関連し，**Goodpasture 症候群**と称される肺胞出血を伴う肺腎症候群の原因としても知られている（Friend, 2015；Huser, 2015）．

◆ 妊　娠

妊娠中の急性ネフローゼ症候群は重症妊娠高血圧腎症や子癇と鑑別することは難しいと考えられる（Cabiddu, 2016）．一つの例としては，妊娠後半での全身性エリテマトーデスの増悪の場合があげられる（Bramham, 2012；Zhao, 2013）．また，このような症例のなかには，病因検索や直接的な管理方針を決定するために腎生検が必要な症例も存在する（Lindheimer, 2007a；Ramin, 2006）．

基礎にある病因が何であれ，急性糸球体腎炎は妊娠の予後に対して深刻な影響を与える．過去の研究にて，**妊娠前に原発性糸球体腎炎と診断された 238 人の女性の 395 例の妊娠**に関して研究が行われている（Packham, 1989）．この研究によると，腎生検において最も一般的に認められた病変は，膜性糸球体腎炎，IgA 糸球体腎炎，びまん性メサンギウム糸球体腎炎であった．これらの女性のほとんどが正常な腎機能であったが，半数は高血圧を発症し，1/4 は早産となり，妊娠 28 週以降の周産期死亡率は 1,000 妊娠に対して 80 例であった．予想されたとおり，周産期予後が最も悪かった例は腎機能障害を伴った群，また早期より高血圧を認めた群，重症の高血圧を認めた群，ネフローゼに相当するような尿タンパクを認めた群であった．

同様な予後に関しては，IgA 腎症を合併した妊娠についての報告でも示されている．このような妊娠 300 例以上についてまとめたものから，Lindheimer ら（2000）は妊娠の予後は腎障害の程度，また高血圧の程度と関連していると結論づけている．Liu ら（2014）も類似した結果を得ている．

■ ネフローゼ症候群

高度の尿タンパクがネフローゼ症候群の最大の徴候である．これらは種々の原発性また続発性の腎疾患により生じ，糸球体毛細血管壁の破壊を伴う免疫学的障害または中毒性障害により，血清タンパク質の過剰濾過を引き起こす．重度の尿中タンパクの漏出に加えて，この症候群は低アルブミン血症，高コレステロール血症，そして浮腫により特徴づけられる．そのなかでも高血圧は高い頻度で認められ，アルブミンによる腎毒性が続いて生じ，最終的に腎不全にまで進行していく．

ネフローゼ症候群の原因として頻度の高いものとして微小変化型（10〜15 %），巣状糸球体硬化型（35 %），膜性子宮体腎症（30 %），そして糖尿病性腎症があげられる．ほとんどの症例にて，腎生検によって顕微鏡的異常が明らかになり，直接的な治療方針を決定する一助となりうる（Chen,

2015；Lo, 2014). 浮腫に関してはまだ議論の余地があり，特に妊娠中はなおさらである．高い生理活性をもった栄養タンパク質の正常な摂取が推奨される．血栓塞栓症の割合は増加するが，高血圧，尿タンパク，腎不全の重症度はさまざまである（Stratta, 2006). 動脈および静脈どちらも血栓症は生じうるが，腎静脈血栓症が特に憂慮されるものである．血栓症予防に関しては，どの種類においても，その効果に関しては不明確である．原発性糸球体疾患によるネフローゼ症候群のなかにはグルココルチコイドや免疫抑制薬や細胞傷害性薬剤の治療に反応する．感染症や薬剤が原因で生じた症例のほとんどでは，基礎病因が改善されることで尿タンパクも減少する．

◆ 妊　娠

　ネフローゼ症候群を合併する女性における母体および周産期の予後は，基礎病因とその重症度に依存する．可能なときにいつでも，基礎病因については確認されるべきであり，またその病因が治療に反応しうるものであるのかどうか判断するために腎生検も考慮されるべきである．ネフローゼに相当する尿タンパクを示す女性の半数は妊娠の週数が進むにつれて1日におけるタンパク漏出が増加していくことが予想される（Packham, 1989). パークランド病院にて治療されたネフローゼ症候群を合併した女性に関して，全体の2/3が3 g/日を超える量のタンパク漏出を認めていたとStettlerらは報告している（Stettler, 1992). しかし同時に，これらの女性のうち腎機能障害が軽症程度であった症例では，妊娠期間中を通して正常に亢進したGFRをもち合わせていた（Cunningham, 1990).

　妊娠中の浮腫の取り扱いは特に慎重に行うべきであり，それは下肢において正常妊娠でも静水圧の増加が生じ，その影響で浮腫の悪化を認めることがあるためである．なかには，外陰部の広範囲な浮腫を認めることもありうる．梅毒第2期を原因としたネフローゼ症候群による広範囲に及ぶ外陰部浮腫の症例を図53-3に示す．その他の主要な問題としては，この症候群に罹患する半分の女性が治療介入が必要と思われる高血圧症を合併することである．また，妊娠前は正常域の血圧であった症例でも同様に，高血圧症を合併する症例は，妊娠高血圧腎症発症の頻度が高く，しばしば

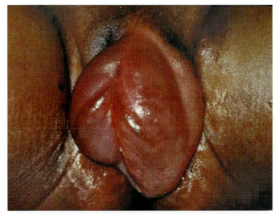

図53-3　第2期梅毒に伴うネフローゼ症候群を合併した妊娠女性に認められた重篤な外陰部浮腫
(Used with permission from Dr. George Wendel, Jr)

妊娠早期に発症しうる．

　重症高血圧や腎機能不全のない状態のネフローゼ症候群の女性のほとんどが，妊娠に関しては良好な経過をたどっていた．また逆に，腎不全が認められる場合や中等度～重症の高血圧が認められる場合，またその両方を認める場合には，妊娠の予後は特に悪いものである．パークランド病院で加療したこのような妊娠女性65人に関する研究では，合併症の頻度が高かった（Stettler, 1992). タンパク漏出の平均値は4 g/日であり，1/3の症例で古典的ネフローゼ症候群に分類された．また，75％に程度を問わず腎機能障害が認められ，40％に高血圧症を，25％に持続的な貧血を認めた．さらに重要な点としては，60％が妊娠高血圧腎症を続発し，45％が早産であったことである．しかし，そのような状態であれ，中絶例を除いても，57例中53例で生児を得ている．また，別の報告では，このような状態にある妊婦の1/3において子宮内胎児発育不全を認めたことを報告している（Stratta, 2006).

　妊娠前および妊娠中にネフローゼ症候群と診断された女性は，深刻かつ長期にわたる悪影響をこうむる危険性を孕んでいる（Su, 2017). 上記に示したわれわれの研究では，10年間経過を追った症例の少なくとも20％が末期腎不全にまで進行していた（Stettler, 1992). 同様に，ネフローゼ症候群を合併し妊娠中に腎生検を施行した15人の妊娠女性の検討では，2年以内に3人が死亡し，3人が慢性腎不全に進行し，2人が末期腎不全にま

で進行を認めた（Chen, 2001）．予測因子のうち，血清クレアチニン値が 1.4 mg/dL よりも高く，24時間尿タンパク漏出量が 1 g/日を超える症例では，妊娠後の腎臓の機能維持期間は最も短かったと述べられている（Imbasciati, 2007）．

慢性腎臓病

ここでは，末期腎臓病にまで進行していく病態生理学的過程を示す．全米腎臓財団（NKF）によれば，慢性腎臓病は GFR の程度により定義される 6 段階に分類されるとしている．その分類は GFR > 90 mL/分/1.73 m^2 で定義される stage 0 から GFR < 15 mL/分/1.73 m^2 で定義される stage 5 までの六つの stage である．進行性に腎機能低下を認める疾患は多く存在するが，多くは前述した糸球体疾患の一つが原因となっている．透析や腎移植を必要とする末期腎臓病につながる頻度の高い疾患と，それらのおおよその内訳は，糖尿病が 35％，高血圧が 25％，糸球体腎炎が 20％，多囊胞性腎症が 15％ とされる（Abboud, 2010；Bargman, 2015）．

これらの疾患をもつ生殖可能年齢女性の多くが，程度はさまざまだが腎機能障害，タンパク尿，またその両方を伴っている．不妊治療や妊娠の予後について話をする際には，腎機能障害の程度やそれに関連する高血圧の程度は事前に評価しておくべきである．一般的に，この二つの事項が，どの腎臓病に罹患しているかよりも妊娠予後との関連が深いとされている．慢性腎臓病の女性に対し，任意の腎機能分類を用いて，全体の予後が評価されている場合がある（Davison, 2011）．このなかには正常の腎機能から**軽度**の腎障害を，血清クレアチニン値が 1.5 mg/dL 未満と定義し，**中等度**の腎障害を血清クレアチニン値が 1.5 mg/dL 以上，3.0 mg/dL 未満と定義し，そして**重度**の腎障害を血清クレアチニン値が 3.0 mg/dL 以上と定義しているのもある．NKF の分類を適応している人もいれば，古い分類を用いることを推奨している人もいる（Davison, 2011；Piccoli, 2010a, 2011）．そのため，産科医はどちらの分類にも精通している必要がある．

妊娠と慢性腎臓病

多くの女性が比較的軽度の腎障害を合併しており，基礎に存在する高血圧と合わせて腎障害の重症度自体が妊娠の結果の予後そのものである．たとえば糖尿病や全身性エリテマトーデスなど，全身障害を続発しうる合併症を伴う腎障害ではより悪い予後が想定される（Davison, 2011；Koh, 2015）．慢性腎臓病をもつ女性において，高血圧，妊娠高血圧腎症，早産，そして子宮内発育不全などの問題が生じる割合は高いとされる（Kendrick, 2015）．だが，このようなことが知られているにもかかわらず，National High Blood Pressure Education Program（2000）は，妊娠の予後としては 1980 年代と比較して本質的に改善を認めているという結論を得ている．この点は複数のレビューでも確認されている（Hladunewich, 2016a；Nevis, 2011；Ramin, 2006）．

腎臓組織の喪失は，残存するネフロンにおける腎血管の拡張・肥大と関連が深い．その結果生じる過剰な腎への灌流，そしてそれによる過剰濾過が最終的に残存するネフロンに障害を与えることとなり，**腎硬化**および腎機能のさらなる悪化を引き起こすことにつながるのである．軽度の腎障害の場合には，妊娠により腎血漿流量と GFR は増加傾向を示す（Baylis, 2003；Helal, 2012）．しかし，より進んだ腎障害の場合，腎血漿流量はほとんど変化しないか，あっても微増程度とされる．ある報告では，中等度の腎障害を合併する妊婦において妊娠期にみられるような GFR の増加を確認できたのはそのうちの約半数程度であり，それが重度の妊婦群になると増加を認めたものは 1 人もいなかったとしている（Cunningham, 1990）．

ここで重要なのは，**重症の慢性腎臓病では，妊娠期に通常認められる循環血漿流量の増加も認められなくなるということである**．妊娠期に認める血液自体の増加量は腎障害の重症度と関連し，血清クレアチニン値と逆相関する．図 53-4 に示したように，軽度および中等度の腎障害を合併する女性では，平均 55％ と正常な血液量増加を認める．しかし，重度の腎障害を合併する場合，血液量増加は平均して 25％ 程度と減少し，この結果は子癇の際に認める血液濃縮の状態と類似している．さらには，これらの女性では程度はさまざまだが腎疾患を原因とする腎性の慢性貧血を合併し

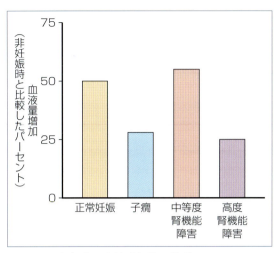

図 53-4　妊娠中の血液増加量の比較
44 例の正期産期における正常妊娠群，29 例の子癇発症群，10 例の中等度腎機能障害群（血清クレアチニン値 1.5〜2.9 mg/dL），4 例の高度腎機能障害群（血清クレアチニン値 3.0 mg/dL 以上）．
（Data from Cunningham, 1990; Zeeman, 2009）

表 53-4　妊娠中に生じる慢性腎臓病に関連した合併症（%）

合併症	機能正常	腎機能障害 中等症および重症	重症のみ
慢性高血圧症	25	30〜70	50
妊娠高血圧症	20〜50	30〜50	75
腎機能の悪化	8〜15	0〜43	26〜35
永続的腎不全	4〜5	10〜20	35
早産	7	30〜60	73〜89
胎児発育不全	8〜14	30〜38	57
周産期死亡率	5〜14	4〜7	—

（Data from Alsuwaida, 2011; Cunningham, 1990; Farwell, 2013; Feng, 2015; Imbasciati, 2007; Maruotti, 2012; Nevis, 2011; Packham, 1989; Piccoli, 2010a, 2011; Stettler, 1992; Surian, 1984; Trevisan, 2004）

ていることが多い．

◆ 腎機能正常の腎疾患

　糸球体疾患が腎機能障害を引き起こしていない状態だとしても，妊娠合併症の頻度の増加がみられる．表 53-4 に示すとおり軽度の腎機能障害をもつ女性は，中等症および重症の腎機能障害をもつ女性のコホート研究の結果と比較しても合併症の頻度が少ない．これに関しては，二つの先行研究がその根拠としてあげられる．一つは，腎生検により診断された糸球体疾患を合併した女性の 123 例の妊娠における予後について報告したもので，ほんの数例のみ腎機能障害を示していたが，これらのうち 40 ％が産科的また腎臓に関する合併症を併発したという結果だった（Surian, 1984）．もう一つ，妊娠前に糸球体腎炎，またごく軽度の腎機能障害と診断されていた 395 例の妊娠の転帰に関して記したもので，妊娠期においてこれらの女性の 15 ％において腎機能障害自体の悪化を認め，60 ％では尿タンパクの悪化を認めた（Packham, 1989）．また，高血圧症の妊娠前からの合併は 12 ％のみだったが，最終的には 395 例の妊娠の半数以上が高血圧を合併した．周産期死亡率は 1,000 妊娠中 140 妊娠であったが，早発，また重症の高血圧，さらにネフローゼ症候群に該当するような尿タンパクを示した症例を除けば，その割合は 1,000 妊娠中 50 妊娠であった．この報告のなかで特に重要なのは，腎機能障害が永続的なものとなった症例が 5 ％存在したという点である．

◆ 慢性腎不全

　慢性腎臓病合併女性において，すでに腎機能低下も認めている症例では，有害事象発生は一般的に直接的に腎機能の低下の度合いと関連する．腎障害が中等度か高度で分けて，それぞれの予後が報告されることは一般的にない（表 53-5）．しかしながら，Piccoli ら（2010a）は stage 1 の慢性腎臓病を合併した 91 例の妊娠に関して報告している．そのなかでは主に高血圧を原因として 33 ％が早産となり，13 ％に子宮内胎児発育不全が認められた．Alsuwaida ら（2011）も同様な結果を報告している．また，ほかの研究者によって，中等度または重度の腎障害を合併した妊娠に関する報告がなされている（Cunningham, 1990；Imbasciati, 2007；Zhang, 2015）．慢性高血圧症，貧血，妊娠高血圧腎症，早産，そして子宮内胎児発育不全などの発症率が高いにもかかわらず，周産期予後は一般的に許容しうる範囲内のものであった．図 53-5 に示すように，胎児発育はしばしば障害され腎機能障害の重症度と相関している．

■ 管　理

　慢性腎臓病を合併する女性に対する出生前治療

表 53-5　透析を施行した 179 人の妊娠女性の帰結

研究	妊娠			妊娠転帰（%）			
	報告例数	分娩週数（週）	出生時体重（g）	高血圧	羊水過多	周産期死亡率	生児率
Chao（2002）	13	32	1,540	72	46	31	69
Tan（2006）	11	31	1,390	36	18	18	82
Chou（2008）	13	31	1,510	57	71	50	50
Luders（2010）	52	33	1,555	67	40	13	87
Shahir（2013）	13	NS	2,130	19[a]	14	22	78
Jesudason（2014）	77	34	1,750	NS	NS	20	80
概算平均	179	〜32	〜1,600	〜50	〜44	〜25	〜80

[a] 妊娠高血圧腎症のみ．
NS：記録なし．

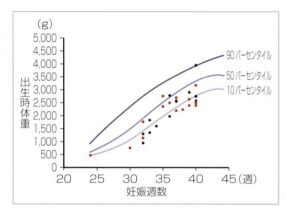

図 53-5
パークランド病院において出産した血清クレアチニン値が 1.4〜2.4 mg/dL の軽度および中等度腎不全（黒色点）および 2.5 mg/dL 以上の重度腎不全（赤色点）を合併した 29 人の妊娠女性から出生した児の出生時体重のパーセンタイル．
（Data from Cunningham, 1990; Stettler, 1992. Growth curves are those reported by Alexander, 1996）

は患者それぞれに合わせたものとなる．定期的な血圧の評価は何よりも重要であり，また血清クレアチニン値，タンパク質/クレアチニン比，24 時間タンパク排出量は前述のとおり評価すべきである．細菌尿は，腎盂腎炎のリスクを減らしたり，残存ネフロンの保護のため，治療を進めるべきである．高タンパク食が推奨される（Jim, 2016；Lindheimer, 2000）．慢性腎臓病を原因とする貧血を伴う女性のなかにはリコンビナント型エリスロポエチンに効果を示す例もあると思われるが，高血圧が一般的な副作用としてあげられる．胎児発育の経時変化を追うために，定期的に超音波断層法検査を施行し評価する．高血圧の悪化と加重型妊娠高血圧腎症の鑑別は，議論の余地があるところである．予備データではあるが，バイオマーカーとして胎盤性成長因子（placental growth factor：PlGF）とその可溶性受容体（sFlt-1）が慢性高血圧と妊娠高血圧を鑑別するのに有用かもしれない．これに関しては第 40 章で述べる．

■ 長期的影響

濾過量の増加および糸球体内圧の増加が腎硬化症を悪化させることで，妊娠自体が慢性腎臓病の進行を早めてしまう症例も存在する（Baylis, 2003；Helal, 2012）．重度の慢性腎障害を合併する女性において，腎機能障害は妊娠中に悪化を認める傾向が強い（Abe, 1991；Jones, 1996）．たとえば，Jungers ら（1995）の報告にて，360 例の妊娠前は正常の腎機能である慢性糸球体腎炎合併妊娠の研究において，妊娠を原因とした長期的な悪影響はほとんど認められなかった．しかし，Jones ら（1996）の報告においても，妊娠 1 年後の時点で 10 % の症例で末期腎不全，つまりは stage 5 の慢性腎臓病にまで悪化を認めていた．パークランド病院からの研究報告では，中等度〜重度の腎機能障害を伴った妊婦の 20 % が平均 4 年で末期腎不全にまで進行を認めた（Cunningham, 1990）．中央値 3 年間の経過観察を行った類似した研究が Imbasciati ら（2007）により報告されている．この観察期間中，血清クレアチニン値が 1.4 mg/dL

以上，尿中タンパク漏出量が1g/日より多い症例の30％が末期腎不全に進行した．慢性タンパク尿もまた，腎不全に進展する指標として扱うことができる．パークランド病院からの他の報告では，妊娠中に慢性的にタンパク尿を認めた女性の20％において，数年以内に末期腎不全にまで進行を認めていたことが示されている（Stettler, 1992）．

■ 妊娠中の透析

血液透析や腹膜透析といった慢性的に腎代替療法を必要とするほど重篤な腎障害は，妊孕能の低下を伴う（Hladunewich, 2016b；Shahir, 2013）．このような女性の妊娠にはさまざまな問題が生じうることは想像に難くない．131例のレビューによると，児の平均出生時体重は，透析を受けながら妊娠をした群で1,530g，妊娠中に透析を開始した群で1,245gと，以前から透析を受けていた群のほうが大きいという結果だった（Chou, 2008）．また，Jesudasonら（2014）により報告された，77例の妊娠においても同様の結果だった．さらに同様の結果を示す報告を表53-5に示す．

これらの報告は血液透析と腹膜透析どちらでも似たような結果であったと結論づけている．そのため，すでにどちらかの治療が開始されている女性においては，透析施行の頻度が増加することは考慮しつつも，現在施行している方法の治療を継続することが妥当だと思われる．透析治療が未導入の段階の女性に対して，妊娠中に透析を開始しないといけない基準は不明確である．Lindheimerら（2007a）は血清クレアチニン値が5〜7mg/dLに達した状態では導入すべきであると推奨している．低血圧の原因となる急激な循環血液量の変化を避けることが必須であるため，透析の頻度は週5回，または週6回にまで増やす可能性がある（Reddy, 2007）．

プロトコルのなかには，透析により失われる物質の補充に関して注意を促しているものもある（Jim, 2016）．マルチビタミンの投与量は倍にし，カルシウムと鉄塩は十分な食物タンパク質やカロリーとともに摂取すべきである．慢性貧血はエリスロポエチン製剤にて加療を行う．妊娠による変化に対応するため，透析液中にカルシウムを余分に追加し，逆に重炭酸塩は減量する．

母体合併症は一般的に起こりやすく，重症高血圧，常位胎盤早期剝離，心不全，敗血症などがあげられる．78人の女性の90妊娠におけるレビューでは，表53-5に記載したとおり，母体高血圧と貧血，早産児，子宮内発育不全児，死産，羊水過多の頻度が高いことが報告されている（Piccoli, 2016b）．

急性腎障害

急性腎不全（acute renal failure）と以前は呼ばれていたものであるが，急激に腎臓の機能が障害を受け，尿素窒素またほかの老廃物を腎臓から正常に排泄することができなくなった状態を現在では急性腎障害（acute kidney injury：AKI）と呼ぶ（Waikar, 2015）．重症AKIが妊娠に併発することは今日まれである．たとえば，メイヨー病院における6年間での全患者中の割合は0.4％であった（Gurrieri, 2012）．透析を要する女性は極めてまれであり，10,000出生に1例とされる（Hildebrand, 2015）．しかし，いまだに重篤な産科的病態を引き起こす原因にもなり，また緊急透析が必要となる事例では死亡率も高いままである（Kuklina, 2009；Van Hook, 2014）．予後については計266人の腎不全患者に関して行われた四つの先行報告から考察できる（Drakeley, 2002；Nzerue, 1998；Sibai, 1990；Turney, 1989）．約70％が妊娠高血圧腎症，50％が産科的出血，そして30％が常位胎盤早期剝離を生じていた．また，約20％が透析療法を必要とし，母体死亡率は約15％にも及んだ．

透析療法を要するAKIを合併した産科症例は今日では頻度はとても低いものとなったが，重症の妊娠高血圧腎症や出血を原因とした急性腎虚血はいまだによく遭遇する病態である（Gurrieri, 2012；Jim, 2017）．なかでも特にHELLP（溶血，肝酵素上昇，血小板減少）症候群と常位胎盤早期剝離が関連する（Audibert, 1996；Drakely, 2002）．敗血症も関連深い合併症であるが，特に開発途上国で顕著である（Acharya, 2013；Srinil, 2011；Zeeman, 2003）．また，AKIは急性妊娠性脂肪肝とも関連が深い（Sibai, 2007）．パークランド病院において加療したこの疾患に罹患した症例の52例すべてで程度はさまざまながら腎機能障害を認めたと報告している（Nelson, 2013）．ま

た，パークランド病院から報告された妊婦で，妊娠15週の時点で妊娠悪阻による脱水から AKI に陥った例も存在する（Hill, 2002）．血栓性微小凝固障害などを含め，他の原因も存在する（Balofsky, 2016；Ganesan, 2011）（第56章参照）．

■ 診断と管理

多くの場合で，AKI は産後に悪化を認めることから，胎児要因で，管理が難渋するといったことは少ない．血清クレアチニン値の急激な上昇は，ほとんどの場合は，腎虚血によるものである．乏尿は急激に腎機能が障害されていることを示す重要な徴候である．産科症例においては，腎前性，腎性，どちらの因子も同時に関係していることが多い．たとえば，常位胎盤早期剥離では，大量出血により重度な循環血漿量減少が生じる病態が一般的であり，妊娠高血圧腎症によって腎虚血がもともと存在することが多い．加えて，播種性血管内凝固異常症も寄与することもある．

高窒素血症が明らかで，重度の乏尿が継続しているような場合には，何らかの形で腎代替療法が必要となる．重篤な悪化を認める前に血液濾過または透析を開始するべきである．血行動態に関する測定値の正常化を図る．重要な点としては，薬物投与量の調整を行う必要があり，硫酸マグネシウムやヨード化造影剤，アミノグリコシド，NSAIDs などが有名な例であろう（Waikar, 2015）．早期に透析を行ったほうが死亡率を明らかに減少させると考えられており，腎機能の改善も助長する可能性もある．時間経過とともに，腎機能は通常，正常または正常近くまでは改善を認める．

■ 予 防

産科における AKI は，ほとんどが急性の大量出血に起因し，特に妊娠高血圧腎症に関連するとされる．そのため予防に関しては以下のように考えられる．

1. 常位胎盤早期剥離や前置胎盤，子宮破裂，産後弛緩出血などを原因として大量出血が生じた際に，代償しうるだけの膠質液や血液の迅速かつ積極的な使用（第41章参照）．
2. 重症の妊娠高血圧腎症および子癇を合併した分娩，またそれらを原因とした妊娠終結，そして平均以上の出血を認めた際の慎重な輸血療法（第40章参照）．
3. 腎盂腎炎，感染性流産，絨毛膜羊膜炎，その他の骨盤感染症を原因とした敗血症やショックが生じた場合に，初期の段階でその徴候をすぐに把握するための綿密な観察（第47章参照）．
4. 腎血流を適正に保てるだけの循環血液量と心拍出量の確保ができていない段階での，乏尿の治療を目的としてのループ系利尿薬の使用の回避．
5. 低血圧の対応を目的としての血管収縮薬の慎重な使用．その使用は病態生理学的に血管拡張が低血圧の原因であることが確定したときにのみ使用．

不可逆性の虚血性腎不全は**急性の腎皮質壊死**により生じるが，産科領域においてはほとんど認められない（Frimat, 2016）．透析療法が広まる前では，産科における腎不全症例は4倍も認められた（Grünfeld, 1987；Turney, 1989）．このうちの多くの症例が常位胎盤早期剥離，妊娠高血圧腎症および子癇そしてエンドトキシンショックに続発して発症していた．かつては感染性流産にも続発する例が多く認められたが，今日ではアメリカにおいてはほとんど認められていない（Lim, 2011；Srinil, 2011）．組織学的に，病変は腎血管系の一区域の血栓を原因としていると考えられている．病変は巣状，斑状，癒合性，びまん性とどのような形式もありうる．臨床的には，腎皮質壊死は AKI の進行に伴い認められるようになり，早期の段階では急性尿細管壊死との鑑別は困難である．予後は壊死領域の広がり度合いに依存する．機能回復はさまざまであり，なかにはそのまま腎機能障害が遷延してしまうこともありうる（Lindheimer, 2007a）．

■ 閉塞性腎障害

まれではあるが，巨大な妊娠子宮による両側の尿管圧迫が過度になりすぎることがある．両側尿管の閉塞の結果，重度の乏尿および高窒素血症が生じる．顕著な例を図53-6に提示する．Brandesら（1991）は，著明に腫大した子宮を認めた13例の尿路閉塞例について報告しており，そのなかの双胎妊娠女性は妊娠34週時に無尿となり，血

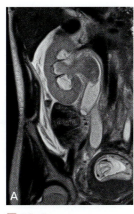
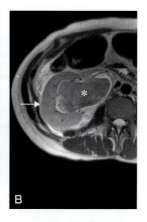

図 53-6
A. 尿管閉塞によって引き起こされた片側性水腎症を発症した妊娠女性の単純 MRI 画像矢状断画像．血清クレアチニン値が 8 mg/dL だったが，経皮的腎瘻造設術後には 0.8 mg/dL にまで低下した．
B. 同症例の単純 MRI 画像冠状断画像．左側腎臓（矢印）と続発した水腎症（＊）を示す．

清クレアチニン値が 12.2 mg/dL まで上昇を認めた．その症例は，羊水除去術を行った後から，尿流が 500 mL/時と認められ，その後血清クレアチニン値の急激な減少を認めた．Eckford ら（1991）は尿管閉塞に対してステント留置を行った 10 例に関して報告している．ステントは平均して妊娠 15.5 週に留置されており，産後 4～6 週に抜去されていた．類似した経験が他施設からも報告されている（Sadan, 1994；Satin, 1993）．尿管の部分的な閉塞は体液貯留およびそれによる重大な高血圧を伴いうる．閉塞性尿路障害から解放された場合，利尿が促進され血圧は正常化する．われわれの経験としては，尿管手術歴のある女性はこのような閉塞が逆流を生じやすいと考えている．

下部生殖器障害

■ 尿道憩室

妊娠に合併するものとしては多くはないが，このタイプの憩室は傍尿道腺膿瘍が尿道腔に開放してしまうことによって生じると考えられている．感染が鎮静した際には，拡張した憩室嚢と尿道への開口部が残存・存続する．尿の嚢内貯留，また嚢胞からの尿の漏出，疼痛，腫瘤の触知，反復する尿路感染症などが診断の一助をなす．一般的に，憩室は妊娠中は経過観察される．まれに，排液・排膿，さらには手術が必要な場合がありうる（Iyer, 2013）．分娩前に追加評価が必要な場合には，軟部組織における分解能に優れること，また複雑な憩室を診断しうるという点から MRI が推奨される（Dwarkasing, 2011；Pathi, 2013）．

■ 尿生殖路瘻

妊娠中に発見される瘻に関しては妊娠前から存在していた可能性が高いが，まれなものとして妊娠中に形成されることがある．先進国において，McDonald 頸管縫縮術時に続発して，**膀胱腟瘻や腟頸管瘻**が報告されている（Massengill, 2012；Zanconato, 2015）．これらの瘻孔は分娩停止のまま長時間経過した症例でも生じうることが知られており，開発途上国においてよく認められる（Cowgill, 2015）．このような症例では，生殖管は児頭と骨盤骨に挟まれる状態となっている．短時間の圧迫はさほど問題にならないが，圧迫が長時間に及ぶと組織の壊死を招き，その結果瘻孔形成を生じる（Wall, 2012）．**膀胱子宮瘻**は初産経腟分娩後および帝王切開術後に生じうる（DiMarco, 2006；Harfouche, 2014；Manjunatha, 2012）．また，まれだが，**膀胱頸管瘻**は帝王切開術後に生じ，また子宮頸部上唇が恥骨結合に圧迫されることによっても生じる可能性があると考えられる（Dudderidge, 2005）．最後に，後壁内類線維腫の悪化により**回腸子宮瘻**が生じた症例も報告されている（Shehata, 2016）．

（訳：佐藤泰輔）

References

Abboud H, Henrich WL: Stage IV chronic kidney disease. N Engl J Med 362(1):56, 2010.

Abe S: An overview of pregnancy in women with underlying renal disease. Am J Kidney Dis 17:112, 1991.

Acharya A, Santos J, Linde B, et al: Acute kidney injury in pregnancy—current status. Adv Chronic Kidney Dis 20:215, 2013.

Airoldi J, Weinstein L: Clinical significance of proteinuria in pregnancy. Obstet Gynecol Surv 62(2):117, 2007.

Ait Benkaddour Y, Aboulfalah A, Abbassi H: Bladder stone: uncommon cause of mechanical dystocia. Arch Gynecol Obstet 274(5):323, 2006.

Aktürk S, Celebi ZK, Erdogmus S, et al: Pregnancy after kidney transplant: outcomes, tacrolimus doses, and trough levels. Transplant Proc 47(5):1442, 2015.

Al Duraihimh H, Ghamdi G, Moussa D, et al: Outcome of 234 pregnancies in 140 renal transplant recipients from five Middle Eastern countries. Transplantation 85:840, 2008.

Alexander GR, Himes JH, Kaufman RB, et al: A United States national reference for fetal growth. Obstet Gynecol 87:163, 1996.

Alsuwaida A, Mousa D, Al-Harbi A, et al: Impact of early chronic kidney disease on maternal and fetal outcomes of pregnancy. J Matern Fetal Neonatal Med 24(12):1432, 2011.

American Academy of Pediatrics and American College of Obstetricians and Gynecologists: Guidelines for Perinatal Care, 8th ed. Elk Grove Village, AAP, 2017.

Asrat T, Roossin M, Miller EI: Ultrasonographic detection of ureteral jets in normal pregnancy. Am J Obstet Gynecol 178:1194, 1998.

Audibert F, Friedman SA, Frangieh AY, et al: Diagnostic criteria for HELLP syndrome: tedious or "helpful"? Am J Obstet Gynecol 174:454, 1996.

Balofsky A, Fedarau M: Renal failure in pregnancy. Crit Care Clin 32(1):73, 2016.

Banhidy F, Acs N, Puho EH, et al: Pregnancy complications and birth outcomes of pregnant women with urinary tract infections and related drug treatments. Scand J Infect Dis 39:390, 2007.

Banks N, Bryant J, Fischer R, et al: Pregnancy in autosomal recessive polycystic kidney disease. Arch Gynecol Obstet 291(3):705, 2015.

Bargman JM, Skorecki K: Chronic kidney disease. In Kasper DL, Fauci AS, Hauser SL, et al (eds): Harrison's Principles of Internal Medicine, 19th ed. New York, McGraw-Hill Education, 2015.

Baylis C: Impact of pregnancy on underlying renal disease. Adv Ren Replace Ther 10:31, 2003.

Beck LH, Salant DJ: Tubulointerstitial diseases of the kidney. In Kasper DL, Fauci AS, Hauser SL, et al (eds): Harrison's Principles of Internal Medicine, 19th ed. New York, McGraw-Hill Education, 2015.

Boggess KA, Benedetti TJ, Raghu G: Nitrofurantoin-induced pulmonary toxicity during pregnancy: a report of a case and review of the literature. Obstet Gynecol Surv 41:367, 1996.

Bramham K, Nelson-Piercy C, Gao H, et al: Pregnancy in renal transplant recipients: a UK National Cohort Study. Clin J Am Soc Nephrol 8(2):290, 2013.

Bramham K, Soh MC, Nelson-Piercy C: Pregnancy and renal outcomes in lupus nephritis: an update and guide to management. Lupus 21(12):1271, 2012.

Brandes JC, Fritsche C: Obstructive acute renal failure by a gravid uterus: a case report and review. Am J Kidney Dis 18:398, 1991.

Briggs GG, Freeman RK: Drugs in Pregnancy and Lactation, 10th ed. Philadelphia, Lippincott Williams & Wilkins, 2014.

Brosens I, Pijnenborg R, Benagiano G: Risk of obstetrical complications in organ transplant recipient pregnancies. Transplantation 96(3):227, 2013.

Brown MA, Holt JL, Mangos GK, et al: Microscopic hematuria in pregnancy: relevance to pregnancy outcome. Am J Kidney Dis 45:667, 2005.

Butler EL, Cox SM, Eberts E, et al: Symptomatic nephrolithiasis complicating pregnancy. Obstet Gynecol 96:753, 2000.

Cabiddu G, Castellino S, Gernone G, et al: A best practice position statement on pregnancy in chronic kidney disease: the Italian study group on kidney and pregnancy. J Nephrol 29(3):277, 2016.

Cavenee MR, Cox SM, Mason R, et al: Erythropoietin in pregnancies complicated by pyelonephritis. Obstet Gynecol 84:252, 1994.

Chaemsaithong P, Romero R. Korzeniewski SJ, et al: Soluble TRAIL in normal pregnancy and acute pyelonephritis: a potential explanation for the susceptibility of pregnant women to microbial products and infection. J Matern Fetal Neonatal Med 26(16):1568, 2013.

Chao AS, Huang JY, Lien R, et al: Pregnancy in women who undergo long-term hemodialysis. Am J Obstet Gynecol 187(1):152, 2002.

Chapman AB, Johnson AM, Gabow PA: Pregnancy outcome and its relationship to progression of renal failure in autosomal dominant polycystic kidney disease. J Am Soc Nephrol 5:1178, 1994.

Chen HH, Lin HC, Yeh JC, et al: Renal biopsy in pregnancies complicated by undetermined renal disease. Acta Obstet Gynecol Scand 80:888, 2001.

Chen TK, Gelber AC, Witter FR, et al: Renal biopsy in the management of lupus nephritis during pregnancy. Lupus 24(2):147–54, 2015.

Chou CY, Ting IW, Lin TH, et al: Pregnancy in patients on chronic dialysis: a single center experience and combined analysis of reported results. Eur J Obstet Gynecol Reprod Biol 136:165, 2008.

Chung SD, Chen YH, Keller JJ, et al: Urinary calculi increased the risk for adverse pregnancy outcomes: a nationwide study. Acta Obstet Gynecol Scand 921:69, 2013.

Coscia LA, Constantinescu S, Moritz MJ, et al: Report from the National Transplantation Pregnancy Registry (NTPR): outcomes of pregnancy after transplantation. Clin Transpl 65, 2010.

Cowgill KD, Bishop J, Norgaard AK, et al: Obstetric fistula in low-resource countries: an under-valued and under-studied problem—systematic review of its incidence, prevalence, and association with stillbirth. BMC Pregnancy Childbirth 15:193, 2015.

Cox SM, Cunningham FG: Acute focal pyelonephritis (lobar nephronia) complicating pregnancy. Obstet Gynecol 71:510, 1988.

Cox SM, Shelburne P, Mason R, et al: Mechanisms of hemolysis and anemia associated with acute antepartum pyelonephritis. Am J Obstet Gynecol 164:587, 1991.

Cruz Lemini MC, Ibargüengoitia Ochoa F, Villanueva Gonzalez MA: Perinatal outcome following renal transplantation. Int J Gynecol Obstet 95:76, 2007.

Cunningham FG, Cox SM, Harstad TW, et al: Chronic renal disease and pregnancy outcome. Am J Obstet Gynecol 163:453, 1990.

Cunningham FG, Lucas MJ, Hankins GC: Pulmonary injury complicating antepartum pyelonephritis. Am J Obstet Gynecol 156:797, 1987.

Cunningham FG, Morris GB, Mickal A: Acute pyelonephritis of pregnancy: a clinical review. Obstet Gynecol 42:112, 1973.

Curhan GC: Nephrolithiasis. In Kasper DL, Fauci AS, Hauser SL, et al (eds): Harrison's Principles of Internal Medicine, 19th ed. New York, McGraw-Hill Education, 2015.

Czaja CA, Rutledge BN, Cleary PA, et al: Urinary tract infections in women with type 1 diabetes mellitus: survey of female participants in the epidemiology of diabetes interventions and complications study cohort. J Urol 181(3):1129, 2009.

Davison JM, Lindheimer MD: Pregnancy and chronic kidney disease. Semin Nephrol 31(1):86, 2011.

Debska-Ślizień A, Galgowska J, Chamienia A, et al: Pregnancy after kidney transplantation: a single-center experience and review of the literature. Transplant Proc 46(8):2668, 2014.

Diamond DA, Mattoo TK: Endoscopic treatment of primary vesicoureteral reflux. N Engl J Med 366(13):1218, 2012.

DiMarco CS, DiMarco DS, Klingele CJ, et al: Vesicouterine fistula: a review of eight cases. In Urogynecol J Pelvic Floor Dysfunct 17(4):395, 2006.

Donadio JV, Grande JP: IgA nephropathy. N Engl J Med 347:738, 2002.

Drakeley AJ, Le Roux PA, Anthony J, et al: Acute renal failure complicating severe preeclampsia requiring admission to an obstetric intensive care unit. Am J Obstet Gynecol 186:253, 2002.

Dudderidge TJ, Haynes SV, Davies AJ, et al: Vesicocervical fistula: rare complication of cesarean section demonstrated by magnetic resonance imaging. Urology 65(1):174, 2005.

Dwarkasing RS, Dinkelaar W, Hop WC, et al: MRI evaluation of urethral diverticula and differential diagnosis in symptomatic women. AJR Am J Roentgenol 197(3):676, 2011.

Eckford SD, Gingell JC: Ureteric obstruction in pregnancy—diagnosis and management. BJOG 98:1137, 1991.

El-Khatib M, Packham DK, Becker GJ, et al: Pregnancy-related complications in women with reflux nephropathy. Clin Nephrol 41:50, 1994.

Erman Akar AM, Ozekinci M, Sanhal C, et al: A retrospective analysis of pregnancy outcomes after kidney transplantation in a single center. Gynecol Obstet Invest 79(1):13, 2015.

Farwell J, Emerson J, Wyatt S, et al: Outcomes of pregnancies complicated by chronic kidney disease. Abstract No. 346. Am J Obstet Gynecol 208(1 Suppl):S153, 2013.

Faúndes A, Bricola-Filho M, Pinto e Silva JC: Dilatation of the urinary tract during pregnancy: proposal of a curve of maximal caliceal diameter by gestational age. Am J Obstet Gynecol 178:1082, 1998.

Feng Z, Minard C, Raghavan R: Pregnancy outcomes in advanced kidney disease. Clin Nephrol 83(5):272, 2015.

Fihn SD: Acute uncomplicated urinary tract infection in women. N Engl J Med 349:259, 2003.

Foxman B: The epidemiology of urinary tract infection. Nat Rev Urol 7(12):653, 2010.

French VA, Davis JB, Savies HS, et al: Contraception and fertility awareness among women with solid organ transplants. Obstet Gynecol 122:809, 2013.

Friend S, Carlan SJ, Wilson J, et al: Reactivation of Goodpasture disease during the third trimester of pregnancy: a case report. J Reprod Med 60(9–10):449, 2015.

Frimat M, Decambron M, Lebas C, et al: Renal cortical necrosis in postpartum hemorrhage: a case series. Am J Kidney Dis 68(1):50, 2016.

Ganesan C, Maynard SE: Acute kidney injury in pregnancy: the thrombotic microangiopathies. J Nephrol 24(5):554, 2011.

Garg AX, Nevis IF, McArthur E, et al: Gestational hypertension and preeclampsia in living kidney donors. N Engl J Med 372(15):1469, 2015.

Ghafari A, Sanadgol H: Pregnancy after renal transplantation: ten-year single-center experience. Transplant Proc 40:251, 2008.

Gilstrap LC III, Cunningham FG, Whalley PJ: Acute pyelonephritis in pregnancy: an anterospective study. Obstet Gynecol 57:409, 1981a.

Gilstrap LC III, Leveno KJ, Cunningham FG, et al: Renal infection and pregnancy outcome. Am J Obstet Gynecol 141:708, 1981b.

Goes NB, Calvin RB: Case 12–2007: A 56-year-old woman with renal failure after heart–lung transplantation. N Engl J Med 356:1657, 2007.

Gomi H, Goto Y, Laopaiboon M, et al: Routine blood cultures in the management of pyelonephritis in pregnancy for improving outcomes. Cochrane Database Syst Rev 2:CD009216, 2015.

Graham JM, Oshiro BT, Blanco JD, et al: Uterine contractions after antibiotic therapy for pyelonephritis in pregnancy. Am J Obstet Gynecol 168:577, 1993.

Grünfeld JP, Pertuiset N: Acute renal failure in pregnancy: 1987. Am J Kidney Dis 9:359, 1987.

Gurrieri C, Garovic VD, Gullo A, et al: Kidney injury during pregnancy: associated comorbid conditions and outcomes. Arch Gynecol Obstet 286(3):567, 2012.

Harfouche M, Kaliti S, Hosseinipour M, et al: Pregnancy in a patient with a vesicouterorectal fistula and obliterated vagina: a case report. J Reprod Med 59(9–10):515, 2014.

Harris RE, Gilstrap LC III: Cystitis during pregnancy: a distinct clinical entity. Obstet Gynecol 57:578, 1981.

Helal I, Fick-Brosnahan GM, Reed-Gitomer B, et al: Glomerular hyperfiltration: definitions, mechanisms, and clinical implications. Nat Rev Nephrol 8:293, 2012.

Hendricks SK, Ross SO, Krieger JN: An algorithm for diagnosis and therapy of management and complications of urolithiasis during pregnancy. Surg Gynecol Obstet 172:49, 1991.

Higby K, Suiter CR, Phelps JY, et al: Normal values of urinary albumin and total protein excretion during pregnancy. Am J Obstet Gynecol 171:984, 1994.

Hildebrand AM, Liu K, Shariff SZ, et al: Characteristics and outcomes of AKI treated with dialysis during pregnancy and the postpartum period. J Am Soc Nephrol 26(12):3085, 2015.

Hill JB, Sheffield JS, McIntire DD, et al: Acute pyelonephritis in pregnancy. Obstet Gynecol 105:38, 2005.

Hill JB, Yost NP, Wendel GD Jr: Acute renal failure in association with severe hyperemesis gravidarum. Obstet Gynecol 100:1119, 2002.

Hladunewich MA, Herca AE, Keunen J, et al: Pregnancy in end stage renal disease. Semin Dial 24(6):634, 2011.

Hladunewich MA, Lafayette RA, Derby GC, et al: The dynamics of glomerular filtration in the puerperium. Am J Physiol Renal Physiol 286:F496, 2004.

Hladunewich MA, Melamad N, Bramham K: Pregnancy across the spectrum of chronic kidney disease. Kidney Int 89(5):995, 2016a.

Hladunewich MA, Schatell D: Intensive dialysis and pregnancy. Hemodial Int 20(3):339, 2016b.

Hooton TM: Uncomplicated urinary tract infection. N Engl J Med 366(11):1028, 2012.

Huser M, Wagnerova K, Janku P, et al: Clinical management of pregnancy in women with Goodpasture syndrome. Gynecol Obstet Invest 79(2):73, 2015.

Hussein W, Lafayette RA: Renal function in normal and disordered pregnancy. Curr Opin Nephrol Hypertens 23:46, 2014.

Ibrahim HN, Foley R, Tan L, et al: Long-term consequences of kidney donation. N Engl J Med 360:459, 2009.

Imbasciati E, Gregorini G, Cabiddu G, et al: Pregnancy in CKD stages 3 to 5: fetal and maternal outcomes. Am J Kidney Dis 49:753, 2007.

Iyer S, Minassian VA: Resection of urethral diverticulum in pregnancy. Obstet Gynecol 122(2 Pt 2):467, 2013.

Jacobsson B, Hagberg G, Hagberg B, et al: Cerebral palsy in preterm infants: a population-based case-control study of antenatal and intrapartal risk factors. Acta Paediatr 91:946, 2002.

Jain AB, Shapiro R, Scantlebury VP, et al: Pregnancy after kidney and kidney-pancreas transplantation under tacrolimus: a single center's experience. Transplantation 77:897, 2004.

Jesudason S, Grace BS, McDonald SP: Pregnancy outcomes according to dialysis commencing before or after contraception in women with ESRD. Clin J Am Soc Nephrol 9:143, 2014.

Jim B, Bramham K, Maynard SE, et al (eds): Management of the pregnant dialysis patient. In Pregnancy and Kidney Disease. NephSAP Nephrology Assessment Program 15(2):75, 2016.

Jim B, Garovic VD: Acute kidney injury in pregnancy. Semin Nephrol 37:P378, 2017.

Jolley JA, Kim S, Wing DA: Acute pyelonephritis and associated complications during pregnancy in 2006 in US hospitals. J Matern Fetal Neonatal Med 25(12):2494, 2012.

Johnson EB, Krambeck AE, White WM, et al: Obstetric complications of ureteroscopy during pregnancy. J Urol 188(1):151, 2012.

Jones DC, Hayslett JP: Outcome of pregnancy in women with moderate or severe renal insufficiency. N Engl J Med 335:226, 1996.

Josephson MA, McKay DB: Pregnancy and kidney transplantation. Semin Nephrol 31(1):100, 2011.

Jungers P, Houillier P, Chauveau D, et al: Pregnancy in women with reflux nephropathy. Kidney Int 50:593, 1996.

Jungers P, Houillier P, Forget D, et al: Influence of pregnancy on the course of primary chronic glomerulonephritis. Lancet 346:1122, 1995.

Kazemier BM, Koningstein FN, Schneeberger C, et al: Maternal and neonatal consequences of treated and untreated asymptomatic bacteriuria in pregnancy: a prospective cohort study with an embedded randomized controlled trial. Lancet Infect Dis 15(11):1324, 2015.

Kendrick J, Sharma S, Holmen J, et al: Kidney disease and maternal and fetal outcomes in pregnancy. Am J Kidney Dis 66(1):55, 2015.

Kim H, Jeong JC, Yang J, et al: The optimal therapy of calcineurin inhibitors for pregnancy in kidney transplantation. Clin Transplant 29(2):142, 2015.

Koh JH, Ko HS, Lee J, et al: Pregnancy and patients with preexisting lupus nephritis: 15 years of experience at a single center in Korea. Lupus 24(7):764, 2015.

Köhler JR, Tencer J, Thysell H, et al: Long-term effects of reflux nephropathy on blood pressure and renal function in adults. Nephron Clin Pract 93:c35, 2003.

Kuklina EV, Meikle SF, Jamieson DJ, et al: Severe obstetric morbidity in the United States: 1998–2005. Obstet Gynecol 113:293, 2009.

Kuper SG, Tita AT, Youngstrom ML, et al: Baseline renal function tests and adverse outcomes in pregnant patients with chronic hypertension. Obstet Gynecol 128(1):93, 2016.

Lamont RF: The pathophysiology of pulmonary edema with the use of beta-agonists. BJOG 107:439, 2000.

Lewis DF, Robichaux AG III, Jaekle RK, et al: Urolithiasis in pregnancy: diagnosis, management and pregnancy outcome. J Reprod Med 48:28, 2003.

Lewis JB, Neilson EG: Glomerular disease. In Kasper DL, Fauci AS, Hauser SL, et al (eds): Harrison's Principles of Internal Medicine, 19th ed. New York, McGraw-Hill Education, 2015.

Lim LM, Tsai KB, Hwang DY, et al: Anuric acute renal failure after elective abortion. Intern Med 50(16):1715, 2011.

Lindheimer MD, Conrad KP, Karumanchi SA: Renal physiology and diseases in pregnancy. In Alpern R, Hebert S (eds): Seldin and Giebisch's The Kidney, 4th ed. London, Academic Press, 2007a.

Lindheimer MD, Davison JM: Pregnancy and CKD: Any progress? Am J Kidney Dis 49:729, 2007b.

Lindheimer MD, Grünfeld JP, Davison JM: Renal disorders. In Barron WM, Lindheimer MD (eds): Medical Disorders During Pregnancy, 3rd ed. St. Louis, Mosby, 2000.

Liu Y, Ma X, Lv J, et al: Risk factors for pregnancy outcomes in patients with IgA nephropathy: a matched cohort study. Am J Kidney Dis 64(5):730, 2014.

Lo JO, Kerns E, Rueda J, et al: Minimal change disease in pregnancy. J Matern Fetal Neonatal Med 27(12):1282, 2014.

López LF, Martínez CJ, Castañeda DA, et al: Pregnancy and kidney transplantation, triple hazard? Current concepts and algorithm for approach of preconception and perinatal care of the patient with kidney transplantation. Transplant Proc 46(9):3027, 2014.

Lucas MJ, Cunningham FG: Urinary infection in pregnancy. Clin Obstet Gynecol 36:855, 1993.

Lucas MJ, Cunningham FG: Urinary tract infections complicating pregnancy. Williams Obstetrics, 19th ed. (Suppl 5). Norwalk, Appleton & Lange, February/March 1994.

Luders C, Martins MC, Titak SM, et al: Obstetric outcome in pregnancy women on long-term dialysis: a case series. Am J Kidney Dis 56(1):77, 2010.

Lumbiganon P, Villar J, Laopaiboon M, et al: One-day compared with 7-day nitrofurantoin for asymptomatic bacteriuria in pregnancy. Obstet Gynecol 113:339, 2009.

Maikranz P, Coe FL, Parks J, et al: Nephrolithiasis in pregnancy. Am J Kidney Dis 9:354, 1987.

Manjunatha YC, Sonwalkar P: Spontaneous antepartum vesicouterine fistula causing severe oligohydramnios in a patient with a previous cesarean delivery. J Ultrasound Med 31(8):1294, 2012.

Maruotti GM, Sarno L, Napolitano R, et al: Preeclampsia in women with chronic kidney disease. J Matern Fetal Neonatal Med 25(8):1367, 2012.

Masselli G, Weston M, Spencer J: The role of imaging in the diagnosis and management of renal stone disease in pregnancy. Clin Radiol 70(12):1462, 2015.

Massengill JC, Baker TM, Von Pechmann WS, et al: Commonalities of cerclage-related genitourinary fistulas. Female Pelvic Med Reconstr Surg 18(6):362, 2012.

McAleer SJ, Loughlin KR: Nephrolithiasis and pregnancy. Curr Opin Urol 14:123, 2004.

McDonnold M, Friedman A, Raker C, et al: Is postpartum pyelonephritis associated with the same maternal morbidity as antepartum pyelonephritis? J Matern Fetal Neonatal Med 25(9):1709, 2012.

Mignini L, Carroli G, Abalos E, et al: Accuracy of diagnostic tests to detect asymptomatic bacteriuria during pregnancy. Obstet Gynecol 113(1):346, 2009.

Millar LK, DeBuque L, Wing DA: Uterine contraction frequency during treatment of pyelonephritis in pregnancy and subsequent risk of preterm birth. J Perinat Med 31:41, 2003.

Mor Y, Leibovitch I, Zalts R, et al: Analysis of the long-term outcome of surgically corrected vesicoureteric reflux. BJU Int 92:97, 2003.

Moretti ME, Sgro M, Johnson DW, et al: Cyclosporine excretion into breast milk. Transplantation 75:2144, 2003.

National High Blood Pressure Education Program: Report of the National High Blood Pressure Education Program Working Group on High Blood Pressure in Pregnancy. Am J Obstet Gynecol 183(1):S1, 2000.

Nelson DB, Yost NP, Cunningham FG: Acute fatty liver of pregnancy: clinical outcomes and expected durations of recovery. Am J Obstet Gynecol 209(5):456.e1, 2013.

Nevis IF, Reitsma A, Dominic A, et al: Pregnancy outcomes in women with chronic kidney disease: a systematic review. Clin J Am Soc Nephrol 6:2587, 2011.

Nzerue CM, Hewan-Lowe K, Nwawka C: Acute renal failure in pregnancy: a review of clinical outcomes at an inner city hospital from 1986–1996. J Natl Med Assoc 90:486, 1998.

Orihuela S, Nin M, San Roman S, et al: Successful pregnancies in kidney transplant recipients: Experience of the National Kidney Transplant Program from Uruguay. Transplant Proc 48(2):643, 2016.

Packham DK, North RA, Fairley KF, et al: Primary glomerulonephritis and pregnancy. Q J Med 71:537, 1989.

Pathi SD, Rahn DD, Sailors JL, et al: Utility of clinical parameters, cystourethroscopy, and magnetic resonance imaging in the preoperative diagnosis of urethral diverticula. Int Urogynecol J 24(2):319, 2013.

Piccoli GB, Attini R, Vasario E, et al: Pregnancy and chronic kidney disease: a challenge in all CKD stages. Clin J Am Soc Nephrol 5:844, 2010a.

Piccoli GB, Conijn A, Attini R, et al: Pregnancy in chronic kidney disease: need for a common language. J Nephrol 24(03)282, 2011.

Piccoli GB, Conijn A, Consiglio V, et al: Pregnancy in dialysis patients: is the evidence strong enough to lead us to change our counseling policy? Clin J Am Soc Nephrol 5:62, 2010b.

Piccoli GB, Daidola G, Attini R, et al: Kidney biopsy in pregnancy: evidence for counseling? A systematic narrative review. BJOG 120(4):412, 2013.

Putra LG, Minor TX, Bolton DM, et al: Improved assessment of renal lesions in pregnancy with magnetic resonance imaging. Urology 74:535, 2009.

Rafi J, Smith RB: Acute lobar nephronia in pregnancy: a rarely reported entity in obstetric renal medicine. Arch Gynecol Obstet 286(3):797, 2012.

Ramin SM, Vidaeff AC, Yeomans ER, et al: Chronic renal disease in pregnancy. Obstet Gynecol 108(6):1531, 2006.

Rao S, Ghanta M, Moritz MJ, et al: Long-term functional recovery, quality of life, and pregnancy after solid organ transplantation. Med Clin North Am 100(3):613, 2016.

Raz R, Sakran W, Chazan B, et al: Long-term follow-up of women hospitalized for acute pyelonephritis. Clin Infect Dis 37:1014, 2003.

Reddy SS, Holley JL: Management of the pregnant chronic dialysis patient. Adv Chronic Kidney Dis 14:146, 2007.

Reinstatler L, Khaleel S, Pais VM Jr: Association of pregnancy with stone formation among women in the United States: a NHANES analysis 2007 to 2012. J Urol February 24, 2017 [Epub ahead of print].

Rocha A, Cardoso A, Malheiro J, et al: Pregnancy after kidney transplantation: graft, mother, and newborn complications. Transplant Proc 45(3):1088, 2013.

Rodriguez PN, Klein AS: Management of urolithiasis during pregnancy. Surg Gynecol Obstet 166:103, 1988.

Rogozinska E, Formina S, Zamora J, et al: Accuracy of onsite tests to detect asymptomatic bacteriuria in pregnancy. Obstet Gynecol 128:495, 2016.

Rosenberg E, Sergienko R, Abu-Ghanem S: Nephrolithiasis during pregnancy: characteristics, complications, and pregnancy outcome. World J Urol 29(6):743, 2011.

Ross AE, Handa S, Lingeman JE, et al: Kidney stones during pregnancy: an investigation into stone composition. Urol Res 36:99, 2008.

Rouse DJ, Andrews WW, Goldenberg RL, et al: Screening and treatment of asymptomatic bacteriuria of pregnancy to prevent pyelonephritis. A cost-effectiveness and cost benefit analysis. Obstet Gynecol 86:119, 1995.

Ruan JM, Adams SR, Carpinito G, et al: Bladder calculus presenting as recurrent urinary tract infections: a late complication of cervical cerclage placement: a case report. J Reprod Med 56(3–4):172, 2011.

Sadan O, Berar M, Sagiv R, et al: Ureteric stent in severe hydronephrosis of pregnancy. Eur J Obstet Gynecol Reprod Biol 56:79, 1994.

Saliem S, Patenaude V, Abenhaim HA: Pregnancy outcomes among renal transplant recipients and patients with end-stage renal disease on dialysis. J Perinat Med 44(3):321, 2016.

Sanchez-Ramos L, McAlpine KJ, Adair CD, et al: Pyelonephritis in pregnancy: once a day ceftriaxone versus multiple doses of cefazolin. A randomized double-blind trial. Am J Obstet Gynecol 172:129, 1995.

Satin AJ, Seiken GL, Cunningham FG: Reversible hypertension in pregnancy caused by obstructive uropathy. Obstet Gynecol 81:823, 1993.

Schieve LA, Handler A, Hershow R, et al: Urinary tract infection during pregnancy: its association with maternal morbidity and perinatal outcome. Am J Public Health 84:405, 1994.

Schneeberger C, Geerlings SE, Middleton P, et al: Interventions for preventing recurrent urinary tract infection during pregnancy. Cochrane Database Syst Rev 7:CD009279, 2015.

Schneeberger C, Kazemier BM, Geerlins SE: Asymptomatic bacteriuria and urinary tract infections in special patient groups: women with diabetes mellitus and pregnant women. Curr Opin Infect Dis 27:106, 2014.

Seidman DS, Soriano D, Dulitzki M, et al: Role of renal ultrasonography in the management of pyelonephritis in pregnant women. J Perinatol 18:98, 1998.

Semins MJ, Matlaga BR: Kidney stones during pregnancy. Nat Rev Urol 11(3):163, 2014.

Shahir AK, Briggs N, Katsoulis J, et al: An observational outcomes study from 1966–2008, examining pregnancy and neonatal outcomes from dialysed women using data from the ANZDATA Registry. Nephrology 18(4):276, 2013.

Sheffield JS, Cunningham FG: Urinary tract infection in women. Obstet Gynecol 106:1085, 2005.

Shehata A, Hussein N, El Halwagy A, et al: Ileo-uterine fistula in a degenerated posterior wall fibroid after caesarean section. Clin Exp Reprod Med 43(1):51, 2016.

Sibai BM: Imitators of severe preeclampsia. Obstet Gynecol 109:956, 2007.

Sibai BM, Villar MA, Mabie BC: Acute renal failure in hypertensive disorders of pregnancy. Pregnancy outcome and remote prognosis in thirty-one consecutive cases. Am J Obstet Gynecol 162(3):777, 1990.

Sledzińska A, Mielech A, Krawczyk B, et al: Fatal sepsis in a pregnant woman with pyelonephritis caused by *Escherichia coli* bearing Dr and P adhesions: diagnosis based on postmortem strain genotyping. BJOG 118(2):266, 2011.

Smaill FM, Vazquez JC: Antibiotics for asymptomatic bacteriuria in pregnancy. Cochrane Database Syst Rev 8:CD000490, 2015.

Snyder CC, Barton JR, Habli M, et al: Severe sepsis and septic shock in pregnancy: indications for delivery and maternal and perinatal outcomes. J Matern Fetal Neonatal Med 26(5):503, 2013.

Spencer JA, Chahal R, Kelly A, et al: Evaluation of painful hydronephrosis in pregnancy: magnetic resonance urographic patterns in physiological dilatation versus calculous obstruction. J Urol 171:256, 2004.

Srinil S, Panaput T: Acute kidney injury complicating septic unsafe abortion: clinical course and treatment outcomes of 44 cases. J Obstet Gynaecol Res 37(11):1525, 2011.

Stehman-Breen CO, Levine RJ, Qian C, et al: Increased risk of preeclampsia among nulliparous pregnant women with idiopathic hematuria. Am J Obstet Gynecol 187:703, 2002.

Stettler RW, Cunningham FG: Natural history of chronic proteinuria complicating pregnancy. Am J Obstet Gynecol 167:1219, 1992.

Stoumpos S, McNeill SH, Gorrie M, et al: Obstetric and long-term kidney outcomes in renal transplant recipients: a 40 year single-centre study. Clin Transplant 30(6):673, 2016.

Stratta P, Canavese C, Quaglia M: Pregnancy in patients with kidney disease. Nephrol 19:135, 2006.

Strevens H, Wide-Swensson D, Hansen A, et al: Glomerular endotheliosis in normal pregnancy and pre-eclampsia. BJOG 110:831, 2003.

Sturgiss SN, Davison JM: Effect of pregnancy on long-term function of renal allografts. Am J Kidney Dis 26:54, 1995.

Su X, Lv J, Liu Y, et al: Pregnancy and kidney outcomes in patients with IgA nephropathy: a cohort study. Am J Kidney Dis 70:762, 2017.

Surian M, Imbasciati E, Cosci P, et al: Glomerular disease and pregnancy: a study of 123 pregnancies in patients with primary and secondary glomerular diseases. Nephron 36:101, 1984.

Swartz MA, Lydon-Rochelle MT, Simon D, et al: Admission for nephrolithiasis in pregnancy and risk of adverse birth outcomes. Obstet Gynecol 109(5):1099, 2007.

Tan LK, Kanagalingam D, Tan HK, et al: Obstetric outcomes in women with end-stage renal failure requiring renal dialysis. Int J Gynaecol Obstet 94:17, 2006.

Tan YK, Cha DY, Gupta M: Management of stones in abnormal situations. Urol Clin North Am 40(1):79, 2013.

Toth C, Toth G, Varga A, et al: Percutaneous nephrolithotomy in early pregnancy. Int Urol Nephrol 37:1, 2005.

Towers CV, Kaminskas CM, Garite TJ, et al: Pulmonary injury associated with antepartum pyelonephritis: can patients at risk be identified? Am J Obstet Gynecol 164:974, 1991.

Trevisan G, Ramos JG, Martins-Costa S, et al: Pregnancy in patients with chronic renal insufficiency at Hospital de Clinicas of Porto Alegre, Brazil. Ren Fail 26:29, 2004.

Turney JH, Ellis CM, Parsons FM: Obstetric acute renal failure 1956–1987. BJOG 96:679, 1989.

U.S. Preventive Services Task Force. Screening for asymptomatic bacteriuria in adults. Reaffirmation recommendation statement. 2008. Available at: http://www.uspreventiveservicestaskforce.org/uspstf08/asymptbact/asbactrs.htm. Accessed September 22, 2016.

Van Dorsten JP, Lenke RR, Schifrin BS: Pyelonephritis in pregnancy: the role of in-hospital management and nitrofurantoin suppression. J Reprod Med 32:897, 1987.

Van Hook JW: Acute kidney injury during pregnancy. Clin Obstet Gynecol 57(4):851–61, 2014.

Waikar SS, Bonventre JW: Acute kidney injury. In Kasper DL, Fauci AS, Hauser SL, et al (eds): Harrison's Principles of Internal Medicine, 19th ed. New York, McGraw-Hill Education, 2015.

Wall LL: Preventing obstetric fistulas in low-resource countries: insights from a Haddon matrix. Obstet Gynecol Surv 67(2):111, 2012.

Whalley PJ: Bacteriuria of pregnancy. Am J Obstet Gynecol 97:723, 1967.

White WM, Zite NB, Gash J, et al: Low-dose computed tomography for the evaluation of flank pain in the pregnant population. J Endourol 21(11):1255, 2007.

Widmer M, Lopez I, Gülmezoglu AM, et al: Duration of treatment for asymptomatic bacteriuria during pregnancy. Cochrane Database Syst Rev 11:CD000491, 2015.

Wing DA, Fassett MJ, Getahun D: Acute pyelonephritis in pregnancy: an 18-year retrospective analysis. Am J Obstet Gynecol 210(3):219.e1, 2014.

Wing DA, Hendershott CM, Debuque L, et al: A randomized trial of three antibiotic regimens for the treatment of pyelonephritis in pregnancy. Am J Obstet Gynecol 92:249, 1998.

Wing DA, Hendershott CM, Debuque L, et al: Outpatient treatment of acute pyelonephritis in pregnancy after 24 weeks. Obstet Gynecol 94:683, 1999.

Wing DA, Park AS, DeBuque L, et al: Limited clinical utility of blood and urine cultures in the treatment of acute pyelonephritis during pregnancy. Am J Obstet Gynecol 182:1437, 2000.

Wright AJ, Gill JS: Strategies to prevent BK virus infection in kidney transplant recipients. Curr Opin Infect Dis 29(4):353, 2016.

Wyatt RJ, Julian BA: IgA nephropathy. N Engl J Med 368(25):2402, 2013.

Wyld ML, Clayton PA, Jesudason S, et al: Pregnancy outcomes for kidney transplant recipients. Am J Transplant 13:3173, 2013.

Zanconato G, Bergamini V, Baggio S, et al: Successful pregnancy outcomes after laparoscopic cerclage in a patient with cervicovaginal fistula. Case Rep Obstet Gynecol 2015:784025, 2015.

Zeeman GG, Cunningham GC, Pritchard JA: The magnitude of hemoconcentration with eclampsia. Hypertens Pregnancy 28(2):127, 2009.

Zeeman GG, Wendel GD Jr, Cunningham FG: A blueprint for obstetric critical care. Am J Obstet Gynecol 188:532, 2003.

Zhang JJ, Ma XX, Hao L, et al: A systematic review and meta-analysis of outcomes of pregnancy in CKD and CKD outcomes in pregnancy. Clin J Soc Nephrol 10(11):1964, 2015.

Zhao C, Zhao J, Huang Y, et al: New-onset systemic lupus erythematosus during pregnancy. Clin Rheumatol 32(6):815, 2013.

Zhou J, Pollak MR: Polycystic kidney disease and other inherited disorders of tubule growth and development. In Kasper DL, Fauci AS, Hauser SL, et al (eds): Harrison's Principles of Internal Medicine, 19th ed. New York, McGraw-Hill Education, 2015.

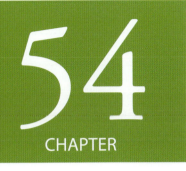

54 消化管疾患
CHAPTER Gastrointestinal Disorders

総　論	1305
上部消化管疾患	1307
小腸・大腸の疾患	1312

The diagnosis of acute appendicitis is more difficult than at other times, as the enlarged uterus renders it almost impossible to explore the right iliac region satisfactorily.

—J. Whitridge Williams (1903)

　この文章は，"妊娠期間中，消化器器官は解剖学的，生理学的，機能学的に顕著に変化する"ことを示している．妊娠中の消化器器官の変化（第4章参照）は，虫垂炎などの一般的な消化管疾患の診断と治療にも変化をもたらす．妊娠週数が進むにつれ，消化管疾患の評価はより困難になる．増大していく子宮が腹腔内臓器を押しのけることで疼痛の度合いや部位が変わりうるため，身体所見の評価はあいまいになりやすい．

総　論
■ 診断方法
◆ 内視鏡検査

　光ファイバーを用いた内視鏡検査は，消化管疾患の診断と治療に革命をもたらした．特に妊娠中の女性はよい適応となる．妊娠中の内視鏡検査と早産の関連が示唆されているが，消化管疾患そのものの影響と考えられている（Ludvigsson, 2017）．内視鏡を用いることで，食道・胃・十二指腸・大腸の検査が可能である（Cappell, 2011；Savas, 2014）．また，空腸近位部を観察することも可能であり，**内視鏡的逆行性胆管膵管造影（endoscopic retrograde cholangiopancreatography：ERCP）**を施行するためのファーター乳頭拡張部位にカニュレーションすることもできる（Akcakaya, 2014；Fogel, 2014）．一方で，内視鏡的胆管結石除去術後の膵炎を合併する頻度は，妊娠中で上昇する可能性があるという報告がある（Inamdar, 2016）．妊娠中の小腸評価のための**カプセル内視鏡検査**に関しての報告はいまだ多くない（Storch, 2006）．

　上部消化管内視鏡検査は，各種疾患の診断目的に加え，管理目的にも使用されている．また，総胆管結石に対する総胆管造影およびドレナージにも使用されている（第55章参照）．また，**硬化療法や経皮内視鏡胃瘻造設術（percutaneous endoscopic gastrostomy：PEG）**にも使用される．これらに関する多くのレビューが発表されている（Cappell, 2011；Fogel, 2014；Gilinsky, 2006）．

　S状結腸鏡検査は，妊娠中の女性でも安心して使用することができる（Siddiqui, 2006）．いくつかの**腸疾患**を診断および管理するためには結腸全体および遠位部の回腸を検査する大腸内視鏡検査は欠かせない．妊娠中期を除いた，妊娠中の大腸内視鏡検査に関する報告は少ないが，大半の報告において，必要であれば施行するべきであると結論づけている（Cappell, 2010, 2011；De Lima, 2015）．腸管の前処置は，ポリエチレングリコール電解質またはリン酸ナトリウム溶液が用いられることが多いが，重篤な母体の脱水による子宮胎

盤灌流の減少に注意を払わなければならない.

◆非侵襲的イメージング技術

妊娠中の胃腸評価は，腹部の超音波検査が望ましい．妊娠中は放射線被曝のために CT の使用が制限されるため，妊娠中の腹部や後腹膜腔内評価に対しては MRI が一般的に用いられる（Khandelwal, 2013）. 検査例としては，磁気共鳴胆道膵管造影法（magnetic resonance cholangiopancreatography：MRCP）がある（Oto, 2009）．ほかにも，核磁気共鳴 enterography（magnetic resonance enterography：MRE）がある（Stern, 2014）．これらの画像診断法と妊娠中の安全な使用については，第 46 章で詳細に述べられている.

◆開腹と腹腔鏡検査

手術は消化管疾患における救命手技の一つであり，そのなかで頻度が最も高いのは穿孔性虫垂炎である．妊娠中における腹部手術は，腹腔鏡下手術が元来の開腹手術にとって代わるものとなりつつある．手術手技の詳細については第 46 章および「Cunningham and Gilstrap's Operative Obstetrics」第 3 版に示している（Kho, 2016）. 妊娠中の外科的疾患に対する診断・治療・内視鏡的手術の適応については，アメリカ消化器内視鏡外科学会（SAGES）のガイドラインを参照のこととする（Pearl, 2017）.

■栄養補給

栄養補給は，経鼻胃管を用いて**経腸的**に，もしくは末梢・中心カテーテルを用いて**経静脈的**に投与される場合がある.

可能な場合には，重篤な合併症が少ないとされる経腸栄養が望ましい（Bistrian, 2012；Stokke, 2015）. 妊婦に対しては，異化亢進を防ぐための経腸栄養が禁止となることはほとんどない．まれであるが，非常に重篤な妊娠悪阻に対して PEG-J tube を用いた経皮的内視鏡下胃瘻造設術が施行された報告がある（Saha, 2009）.

非経腸栄養や**高カロリー輸液**の投与は，腸管安静を必要とするときに施行される．高浸透圧性の高カロリー輸液は血液流量の多い血管内で急速に希釈される必要があり，完全な非経腸栄養を行うためには中心静脈へのアプローチが必須となる．高張性グルコース溶液として，24 ～ 40 kcal/kg/日の栄養が必要とされる.

表 54-1 妊娠中に経腸および非経口栄養を必要とする疾患[a]

アカラシア
悪性腫瘍
潰瘍性大腸炎
Crohn 病
空腸回腸バイパス
食道裂孔
神経性食欲不振症
膵炎
ストーマ閉塞
穿孔性虫垂炎
短腸症候群
胆嚢炎
腸閉塞
糖尿病性腸疾患
妊娠悪阻
妊娠高血圧腎症
熱傷
脳卒中

[a] 五十音順.
(Data from Folk, 2004; Guglielmi, 2006; Manhadevan, 2015; Ogura, 2003; Porter, 2014; Russo-Stieglitz, 1999; Saha, 2009; Spiliopoulos, 2013)

妊娠中に完全な非経腸栄養が必要となる原因を表にあげた（表 54-1）. 胃腸障害が最も一般的な疾患であり，多くの研究で報告されているように，非経腸栄養摂取を必要とした期間は平均 33 日間であった.

非経腸栄養の合併症は，決してまれなことではなく，時に重症化することも忘れてはならない（Guglielmi, 2006）. 26 人の妊婦のうち，気胸，血胸，腕神経叢損傷を含む合併症が 50 ％の頻度で起こったことが確認されている（Russo-Stieglitz, 1999）. 最も頻度の高い重症合併症はカテーテル敗血症であり，妊娠悪阻で非経腸栄養摂取を必要とした 27 症例のうち 25 ％に発症したことが確認されている（Folk, 2004）. 細菌性敗血症も同様に頻度の高い合併症であるが，カンジダ敗血症の報告もある（Paranyuk, 2006）. CDC は，カテーテル関連の敗血症を防止するためのガイドラインおよび重度の感染症発症時の対応策を更新した（O'Grady, 2011）. 周産期合併症はまれであるが，母親のビタミン K 欠乏に起因する胎児の硬膜下血腫が確認されている（Sakai, 2003）.

末梢から挿入された中心静脈カテーテル（peripherally inserted central catheter：PICC）の

長期使用に起因する合併症も多く確認されている．感染症が最も頻度の高い合併症である（Holmgren，2008；Ogura，2003）．66人の妊婦に使用された84本のカテーテルのうち，56％に合併症を生じ，うち菌血症の頻度が最も高かったと報告されている（Capeら，2014）．

非妊娠女性を対象とした48の報告をまとめたレビューからは，Turcotteら（2006）は，PICCはCVポートと比較して特にメリットはなかったと報告した．しかし，数週間程度の短期的栄養においては，PICC留置がより大きな利益対危険率をもつことが確認されている（Bistrian，2012）．

上部消化管疾患

妊娠悪阻

妊娠16週頃までは軽度～中等度の吐き気と嘔吐が妊婦の半数に認められる（第9章参照）．そのなかで，食事の工夫や制吐薬の使用では改善しない重症例も存在する．**重症妊娠悪阻**は，重度の吐き気や嘔吐により，体重減少，脱水，ケトーシス，塩酸喪失によるアルカローシス，低カリウム血症をもたらすものと定義される．飢餓状態が継続することでアシドーシスも引き起こされる．なかには，一過性の肝臓機能障害が生じ，胆泥が蓄積される場合もある（Matsubara，2012）．妊娠悪阻は除外診断であるので，他の原因も考えなければいけない（Benson，2013）．

妊娠悪阻に関する統一された診断基準が存在しないため，さまざまな報告がなされているが，人種と家族性は妊娠悪阻の発症と関連がある可能性がある（Grjibovski，2008）．カリフォルニア，ノバスコシアとノルウェーでの研究報告によると，入院を要した妊娠悪阻は0.5～1％であった（Bailit，2005；Fell，2006；Vikanes，2013）．妊娠悪阻で入院した既往のある妊婦の20％が，次の妊娠でも入院を必要としていた（Dodds，2006；Trogstad，2005）．一般的に，肥満妊婦の妊娠悪阻による入院率は高くないとされている（Cedergren，2008）．

妊娠悪阻の原因は多因子によるものとされ，はっきりとした原因はわかっていない．血清中の急激な妊娠関連ホルモンであるヒト絨毛性ゴナドトロピン（human chorionic gonadotropin；hCG），エストロゲン，黄体ホルモン，レプチン，胎盤成長ホルモン，プロラクチン，サイロキシン，副腎皮質ホルモンの上昇によるものと考えられている（Verberg，2005）．最近の研究では，グレリン，レプチン，nesfatin-1，peptide YY（3-36）といったホルモンの関与も報告されている（Albayrak，2013；Gungor，2013）．

多くの生物学的要因および環境因子が，これらホルモンの過剰放出に関与している．さらに精神的な要因も重要な役割を果たしていると考えられる（Christodoulou-Smith，2011；McCarthy，2011）．その他，甲状腺機能亢進症，奇胎妊娠の既往，糖尿病，消化器疾患，食事制限，喘息，アレルギー疾患なども悪阻を重症化させ，入院を必要とする要因になっていると考えられる（Fell，2006；Mullin，2012）．明確な確証は得られていないが，*Helicobacter pylori*との関連も報告されている（Goldberg，2007）．**大麻悪阻症候群**は同様の症状を呈する（Alaniz，2015；Andrews，2015）．また，おそらくエストロゲンに関与していると考えられているが，胎児が女児である場合に重症妊娠悪阻の発症率が1.5倍になると報告されている（Schiff，2004；Tan，2006；Veenendaal，2011）．妊娠悪阻は早産や胎盤早期剝離や妊娠高血圧腎症にも関与しているとの報告がある（Bolin，2013；Vandraas，2013；Vikanes，2013）．

◆ **合併症**

嘔吐は高頻度に起こり，時に長期にわたり，重症化することがある．重篤な合併症を**表54-2**に示す．脱水による急性腎障害の程度はさまざまである（Nwoko，2012）．極端な重症例として，血清クレアチニン濃度が10.7 mg/dLまで上昇し，5日

表54-2 生命を脅かす可能性のある重篤な妊娠悪阻の合併症

- 透析を必要とする重篤な腎機能障害
- うつ（原因か結果かは不明瞭）
- 横隔膜断裂
- 食道破裂—Boerhaave症候群
- 低プロトビン血症—ビタミンK欠乏
- 栄養過剰による合併症
- Mallory-Weiss症候群—出血，気胸，縦隔気腫，心膜気腫
- 横紋筋融解症
- Wernicke脳症—ビタミンB_1欠乏

の透析を必要とした症例もある（Hill, 2002）．嘔吐の継続によりMallory-Weiss症候群を発症することもある．その他は，**Boerhaave症候群**と呼ばれる気胸，縦隔気腫，横隔膜破裂と胃食道断裂を引き起こすこともある（ACOG, 2015；Chen, 2012）．

妊娠悪阻に伴う重篤なビタミン欠乏症が少なくとも二つ報告されている．ビタミンB_1欠乏による**Wernicke脳症**は，頻度が増加していることで認知されるようになった（Di Gangi, 2012；Palacious-Marqués, 2012）．眼球運動障害，意識障害，運動失調の三徴候が頻度の多い症状とされていたが，二つのレビューでは，三徴候を発症したのは半数しかいなかった（Chiossi, 2006；Selitsky, 2006）．Wernicke脳症では異常脳波がみられることがあり，ほとんどの症例において，MRIでも特異的な所見を認める（Vaknin, 2006；Zara, 2012）．今までに少なくとも3例の母体死亡が報告され，長期にわたる合併症として，視覚障害，痙攣，昏睡がある（Selitsky, 2006）．また，**ビタミンK欠乏**は，ビタミンK依存性の胎児疾患だけでなく，母体の凝固障害と胎児の頭蓋内出血を引き起こすことが報告されている（Kawamura, 2008；Lane, 2015；Sakai, 2003）．

◆ 管理方法

妊娠中の吐き気・嘔吐に対する対応を図54-1に示す．軽度～中等度の症状はさまざまな第1選択薬の制吐薬投与により外来対応する（Clark, 2014；Matthews, 2014）．昨今，**Diclegis**（doxylamine 10 mgおよびピリドキシン10 mg）が主要な治療薬となっており，安全性と効果が明らかになってきている（Briggs, 2015；Koren, 2014）．通常，眠前に2錠内服する．もし効果が不十分であれば，早朝，さらに昼間に追加内服が可能である．われわれの施設では，経費節約のためにdoxylamine 50 mgの半錠とビタミンB_6 25 mgの錠剤をそれぞれ個別に処方している．増量可能だが，1日用量の3倍を超えて処方することはない．

オンダンセトロン（ゾフラン）もまた催奇形性がないことが明らかになってきた．オンダンセトロンがDiclegisよりもやや有効性があったことが無作為化試験で示された（Oliveira, 2014；Pasternak, 2013）．オンダンセトロンの副作用として，QT延長症候群やセロトニン症候群が知られ

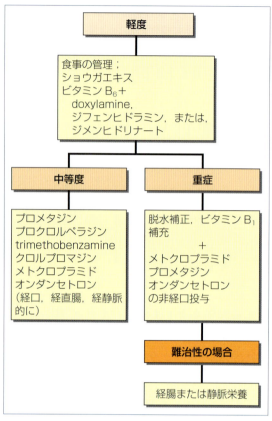

図54-1　重症妊娠悪阻の入院中または外来通院の管理

ている（Koren, 2014）．

制吐薬などの単純な治療で効果が得られないときは，晶質液輸液により脱水，電解質欠乏，ケトーシス，酸-塩基平衡，低カリウム血症の改善を行う．5％ブドウ糖液に晶質浸透圧薬を添加することは勧められない（Tan, 2013）．Wernicke脳症予防のためにビタミンB_1を100 mg/日投与することも必要である（Giugale, 2015；Niebyl, 2010）．通常ビタミンB_1は，1 Lの晶質液に薄めて，患者の状態に応じた速度で投与される．

嘔吐が持続し，経口で水分補給が行えない場合は，入院管理が推奨されている（ACOG, 2015）．1日の入院も効果的であることが無作為化試験で示されている（McCarthy, 2014）．プロメタジン，プロクロルペラジン，クロルプロマジン，メトクロプラミドのような制吐薬を点滴で投与する**(表54-3)**．副腎皮質ステロイド投与は効果的でないというエビデンスが確立されつつある（Yost, 2003）．なぜならば副腎皮質ステロイドに

表 54-3 妊娠中の消化器疾患に対する薬剤

薬剤（製品名）	通常用量	投与法
制吐薬		
抗ヒスタミン薬		
doxylamine＋ピリドキシン（Diclegis）[a]	眠前（1日4回まで）	経口
フェノチアジン系	6時間ごと	
プロメタジン（Phenergan）[c]	12.5～25 mg	筋注，静注，経口，坐剤
プロクロルペラジン（Compazine）[c]	5～10（25 PR）mg	筋注，静注，経口，坐剤
セロトニン拮抗薬	8時間ごと	
オンダンセトロン（ゾフラン）[b]	8 mg	静注，経口
ベンズアミド系	6時間ごと	
メトクロプラミド（Reglan）[b]	5～15 mg	筋注，静注，経口
胃食道逆流症に対する経口薬		
H_2 受容体拮抗薬		
ラニチジン（ザンタック）[b]	150 mg 1日2回	
シメチジン（タガメット）[b]	400 mg 1日4回，12週間まで 800 mg 1日2回，12週間まで	
ニザチジン（Axid）[b]	150 mg 1日2回	
ファモチジン（Pepcid）[b]	20 mg 1日2回，6週間まで	
プロトンポンプ阻害薬		
Pantoprazole（Protonix）[b]	1日40 mg，8週間まで	
ランソプラゾール（Prevacid）[b]	1日15 mg，8週間まで	
オメプラゾール（Prilosec, Zegerid）[c]	1日20 mg，4～8週間	
dexlansoprazole（Dexilant）[c]	1日30 mg，4週間まで	

[a] FDA カテゴリー A．
[b] FDA カテゴリー B．
[c] FDA カテゴリー C．

催奇形性があるとされ，漫然と投与することは推奨されていないからである（ACOG, 2015）．

入院し治療をしているのにもかかわらず，嘔吐が持続するときは，嘔吐を引き起こすような，その他の疾患の合併を考えるべきである．ある研究では49人の女性において内視鏡検査によって管理方法は変わらなかった（Debby, 2008）．他の嘔吐の原因として，胃腸炎，胆嚢炎，膵炎，肝炎，消化性潰瘍，腎盂腎炎などが考えられる．妊娠中期以降は，重度の妊娠高血圧腎症や急性妊娠脂肪肝も鑑別にあがる．臨床的な甲状腺中毒症は，妊娠悪阻の発症要因と考えられているが，hCG様作用をもつサイロキシンの急激な上昇によるものと考えられてきている（Sun, 2014）（第5章参照）．われわれの経験では，血清サイロキシン濃度は，脱水と嘔吐の治療により速やかに正常化する．

適切な処置で，大部分の女性は改善し，制吐薬の内服で退院できるが，ほとんどの前向き研究では25～35％が再入院すると報告されている．症状の原因が心理的・社会的要因である場合は，入院によって劇的に改善する（Swallow, 2004）．退院後に妊娠悪阻の症状が再発し，**心的外傷後ストレス症候群**に発展する場合もある（Christodoulou-Smith, 2011；McCarthy, 2011）．妊娠悪阻が妊娠中絶の適応となる場合もある（Poursharif, 2007）．

前述したように治療抵抗性，難治性の嘔吐に対しては，**経腸栄養**が施行されるときもある．Stokke ら（2015）は，107 人の妊婦に経鼻空腸チューブを使用し，最高 41 日間経管栄養したと報告している．超音波検査でチューブの正しい位置を確かめられる（Swartzlander, 2013）．空腸を使用した経皮的内視鏡下胃瘻造設術も報告されている（Saha, 2009；Schrag, 2007）．無作為化試験では，早期から経腸栄養を行うことの有益性は示されなかった（Grooten, 2017）．

われわれの経験上，**非経腸栄養**を必要とするまでの妊婦はほとんどいない（Yost, 2003）．しかし Peled ら（2014）は，599 人の妊婦のうち 20 % が中心静脈栄養を必要としたと報告している．

■ 胃食道逆流症

症候性逆流症は，非妊娠時にも 15 % 程度認められる（Kahrilas, 2015）．その続発症として，食道炎，狭窄，Barrett 食道，食道腺癌がある．主要な症状は，**胸やけ**（逆流症に伴う灼熱感）であり，妊婦に特徴的にみられる．第 1 三半期では 26 % に認め，第 2 三半期では 36 %，第 3 三半期では 51 % に上昇する（Malfertheiner, 2012）．胸骨後方の灼熱感は，下部食道括約筋が弛緩することで生じる胃食道逆流による食道炎に起因する．

逆流症の症状は，通常，タバコや飲酒を控えること，食事の量を減らすこと，頭を高くして眠ること，食後すぐに横にならないことで改善する．逆流症を"引き起こす"食事，たとえば脂っぽい食事，トマト料理，コーヒーなどは控えるべきである．経口制酸薬がまずは第 1 選択薬となる．もし症状がひどく，継続する場合はスクラルファート（Carafte）に加え，プロトンポンプ阻害薬や H_2 受容体拮抗薬を併用することが望ましい（表 54-3）．これらの薬剤は妊娠中でも安全に使用できると考えられている（Briggs, 2015；Mahadevan, 2006b）．1 g のスクラルファートを毎食 1 時間前および眠前に経口内服することを上限 8 週間続ける．制酸薬はスクラルファート服用の前後 30 分は使用しない．それでも改善しないときは内視鏡検査が検討される．ミソプロストールは子宮収縮を生じさせるため禁忌である（第 26 章参照）．

非妊娠患者で外科的胃底皺襞形成術が施行されうる（Kahrilas, 2015）．Biertho ら（2006）は，妊娠前に腹腔鏡下 Nissen 胃底皺襞形成術を 25 人の女性が受け，そのなかで 20 % にしか逆流症が生じなかったと報告している．

■ 食道裂孔ヘルニア

古い文献であるが，妊娠中の食道裂孔ヘルニアについて報告されている．妊娠後期の女性 195 人に上部消化管 X 線写真撮影を施行したところ，経産婦 116 人の 20 % と初産婦 79 人の 5 % に食道裂孔ヘルニアがあると報告された（Rigler, 1935）．産後に検査された 10 人のうち 3 人は 1〜18 ヵ月間ヘルニアが確認された．

食道裂孔ヘルニアと逆流性食道炎との関係はいまだ明らかになっていない．ある報告では逆流症とヘルニアの間には関係性がなく，ヘルニアにより胸郭内で消化管の位置がずれても下部食道括約筋が重要な役割を果たし修正してくれるとの報告がある（Cohen, 1971）．しかしながら，妊娠中食道裂孔ヘルニアによって，嘔吐，上腹部痛，潰瘍部からの出血が起こる場合もある．Schwentner（2011）は妊娠 12 週の妊婦が重度のヘルニア形成のため外科的手術を必要としたと報告した．Curran ら（1999）は妊娠 30 週で傍食道裂孔ヘルニアから胃が脱出してしまった症例を報告している．

■ 横隔膜ヘルニア

横隔膜ヘルニアは，Bochdalek 孔や Morgagni 孔から腹腔内臓器が脱出することで生じる．幸いにも，これらの症状は妊娠にめったに合併しない．Kurzel ら（1988）は 18 人の横隔膜ヘルニアの妊婦をレビューし，急性閉塞に発展したケースを報告した．母体死亡率が 45 % であったため，たとえ無症状であったとしても，妊娠中に処置することを勧めている．妊娠前の外傷性横隔膜障害の妊婦 1 例と，妊娠初期に逆流防止手術を受けたもう 1 例で，ヘルニア形成の報告がある（Brygger, 2013；Flick, 1999）．分娩中に，腹圧上昇により自然横隔膜断裂を引き起こした症例の報告もいくつかある（Chen, 2012；Sharifah, 2003）．

■ アカラシア

アカラシアは，まれな食道の運動障害であり，下部の食道括約筋が嚥下時に正常に弛緩しないために生じる．食道筋層の非蠕動運動性の収縮

によっても症状を引き起こす（Kahrilas, 2015；Khudyak, 2006）．この疾患は，下部食道の平滑筋および括約筋のなかに存在する腸間筋叢（Auerbach神経叢）が持続的な炎症により破壊されることで生じる．神経節後のコリン性ニューロンが反応しないため，括約筋刺激に対する反応が起こらない．症状として，嚥下障害，胸やけ，逆流症である．バリウムX線造影検査では，狭窄している遠位食道部で鳥のくちばし状または**スペードのエースの形**を認める．胃癌を除外するために内視鏡検査が施行され，そして，検圧法で確定診断に至る．食道の拡張が得られず，内科的治療においても改善されない場合は，筋層切開術が考慮される（Torquati, 2006）．

アカラシアがある妊婦において，理論上は妊娠中に下部食道括約筋の弛緩は起こらないと考えられるため，ほとんどの女性は妊娠することで悪化することはない．妊婦20人を対象としたなかで，重症の逆流性食道炎を生じたケースはなかったとの報告もある（Mayberry, 1987）．Khudyakら（2006）は，35人の妊婦をレビューした結果，数人に食道拡張が必要であったが，ほとんど無症候性であったと報告している．14 cmに及ぶ巨大食道症の破裂により妊娠24週で死亡した症例報告もある（Fassina, 1995）．

アカラシアの管理方法として，軟らかい食事の摂取と抗コリン薬の内服があげられる．症状が続く場合は，硝酸塩やカルシウム拮抗薬の内服や，ボツリヌス毒素Aの局所注射などが検討される（Hooft, 2015；Kahrilas, 2015）．食道括約筋をバルーン拡張する治療もあり，非妊娠女性の85％に効果的であるとの報告もある．Satin（1992），Fiestら（1993）は，（圧縮）空気を用いた拡張術が妊婦に有効であったと報告している．**拡張術による食道破裂は，最も注意を払わなければならない合併症である**．Spiliopoulosら（2013）は，妊娠29週の妊婦に10週間静脈栄養を用い，出産後に手術を施行した症例を報告している．

■ 消化性潰瘍

女性の消化性潰瘍の生涯有病率は10％である（Del Valle, 2015）．びらん性の潰瘍は，胃と十二指腸に生じる．胃・十二指腸潰瘍の原因として，慢性的な H. pylori 感染によるもの，NSAIDsの内服があげられる．いずれも妊娠中に関連して起こる事象ではない（McKenna, 2003；Weyermann, 2003）．酸の分泌が重要であると同時に抗胃酸分泌性物質も重要である（Suerbaum, 2002）．妊娠中は，胃酸分泌の減少，蠕動運動の減少，粘液分泌の亢進といった生理学的な変化により胃が保護される（Hytten, 1991）．にもかかわらず，逆流性食道炎に対する頻回の治療のために潰瘍性疾患まで進展するものが診断されていない可能性がある（Mehta, 2010）．パークランド病院において著者らは過去50年で50万人以上の妊婦を対応したが，明らかな潰瘍性疾患と診断された者はほとんどいなかった．穿孔はまれである（Goel, 2014）．潰瘍に対する適切な治療が確立される以前に，Clark（1953）は313人の妊婦において118人に潰瘍性疾患を認めたと報告している．そのなかで90％近くが妊娠中に症状が軽減したと述べているが，半分以上が分娩後3ヵ月以内に，ほとんどが2年以内に再発を認めている．

管理の主流は，H. pylori の除菌とNSAIDs誘発疾患の予防である．制酸薬は通常処方されるが，第1選択の治療では，H_2受容体拮抗薬やプロトンポンプ阻害薬を併用する（Del Valle, 2015）．**スクラルファート**は，硫酸化されたショ糖のアルミニウム塩であり，ペプシンを抑制し，潰瘍基底部を保護する作用をもつ．アルミニウム塩のおよそ10％が吸収されるが，妊婦に対しても安全であると考えられている（Briggs, 2015）．

進行性潰瘍の場合，H. pylori の検索が行われる．診断補助として，尿素呼気試験，血清学的検査，内視鏡生検が施行される．いずれかが陽性の場合は抗菌薬投与およびプロトンポンプ阻害薬内服が望ましい．妊娠中にも使用できるテトラサイクリンを含まない経口抗菌薬が数種類ある．治療としては，14日間，アモキシシリン 14-day regimence include 1,000 mg 1日2回に加えて，クラリスロマイシン 250〜500 mg 1日2回とメトロニダゾール 500 mg 1日2回に加え，プロトンポンプ阻害薬であるオメプラゾールを内服する方法がある（Del Valle, 2015）．

■ 上部消化管出血

持続性の嘔吐は時に深刻な上部消化管出血を伴うことがある．出血性消化管潰瘍の場合もある

が，大部分の女性においては，食道胃接合部で，粘膜が小さく縦走に裂ける—**Mallory-Weiss症候群**を認める．出血は大体においては，冷却した生理食塩水での洗浄や，制酸薬の局所注射，H_2受容体拮抗薬やプロトンポンプ阻害薬の点滴により保存的治療が奏効する．輸血が必要となる場合がある．また出血が持続する場合は，内視鏡検査が通常行われる．(O'Mahony, 2007)．頻度は低いが，吐き気が持続し，食道内圧がひどく高まることで，より深刻な病態である食道破裂（**Boerhaave症候群**）が生じることもある．

小腸・大腸の疾患

妊娠中，小腸の蠕動運動は減弱する．Lawson (1985)は，非吸収性の炭水化物を使用し，各々の妊娠三半期における小腸の平均移動時間を計測し，それぞれ99分，125分，137分である一方，非妊娠時は75分であったと示した．Eversonら(1992)は，水銀で満たした風船を使用し胃から盲腸への平均移動時間を計測し，非妊娠女性が52時間であったのに対し，妊娠後期の妊婦は58時間であったと報告している．

腸管の筋弛緩は，便秘の素因になる水とナトリウムの吸収にも付随する．これらの合併症は，時に妊娠女性の約40％に報告される（Everson, 1992）．便秘は時に治療に難渋する．予防方法は，線維を豊富に含む食事と膨張性下剤の使用である．Wald (2003)は，治療の選択肢をレビューしている．われわれは，便が大量に詰まることで巨大結腸症を生じた妊婦を複数例経験したが，それらの女性の大半が刺激性下剤を慢性的に濫用していた．

■ 急性下痢症

成人の下痢症の推定月間有病率は3〜7％である（DuPont, 2014）．下痢症は，急性（2週間未満），持続性（2〜4週間），慢性（4週間以上）に分類される．急性下痢症の大部分は，食品由来の伝染性病原体によって引き起こされる．成人に下痢をもたらす，多様な種類のウイルス，バクテリア，蠕虫，原生動物は，当然ながら妊婦にも症状を引き起こす．これらについては，第64章で記載されている．急性下痢症は，その重症度と期間により評価される．脱水，凝血塊を含む糞便，38℃以上の発熱，48時間以上改善がみられず継続する下痢，発症前後での抗菌薬の内服歴，免疫不全状態の確認，といった項目により下痢の重症度を評価する（Camilleri, 2015；Du Pont, 2014）．糞便に白血球や多量の血液が混じる場合は，確定診断に時間を費やす前に経験的治療としての（エンピリックな）抗菌薬の投与をしたほうが有益である．急性下痢症候群の一般的に認められる症状の特徴を表54-4に記載した．

治療の主軸は，母体の脱水補正と子宮胎盤灌流量を確実に保持するために，生理食塩水やカリウムを加えたリンゲル乳酸塩液を点滴で投与することである．敗血症になっていないかどうかを確認するためにバイタルサインと尿量が測定される．重症ではあるが，発熱および出血を認めない下痢においては，ロペラミド（Imodium）のような止瀉薬が効果的である．またサリチル酸ビスマス（Pepto-Bismol）も症状を改善する可能性がある．

抗菌薬の適切な使用は治療に効果的である．ある程度重症な女性には，経験的治療としてシプロフロキサシン（3〜5日間，1日2回500 mg）の投与が勧められる．特定の病原体が確認できたときはそれらに応じて治療がなされる（表54-4）．大腸菌，ブドウ球菌，セレウス菌，ノロウイルス属ウイルスなどに起因する場合は基本的には治療は不要である．*Salmonella*属に起因する重症な場合は，シプロフロキサシンまたはトリメトプリム-スルファメトキサゾールで，*Campylobacter*属にはアジスロマイシンで，*Clostridium difficile*には経口メトロニダゾールまたはバンコマイシンで，そして，*Giardia*属と赤痢アメーバにはメトロニダゾールが適用となる（DuPont, 2014；Rocha-Castro, 2016）．

◆ *Clostridium difficile* 感染症

Clostridium difficile はグラム陽性桿菌であり，経口-糞便感染により伝播する．アメリカでは院内感染の原因菌として最も多い．2011年には45万3,000の症例および2万9,000件の関連死亡がCDCにより報告されている（Lessa, 2015）．最も重要な危険因子は抗菌薬使用であり，アミノペニシリン系，クリンダマイシン，セファロスポリン系，フルオロキノロン系でそのリスクが高い．他の危険因子として，炎症性腸疾患，免疫抑制状

表 54-4　感染性下痢症の原因，臨床的特徴と治療

原因	潜伏期	嘔吐	痛み	発熱	下痢	治療
毒素産生菌	1〜72時間	3〜4+	1〜2+	0〜1+	3〜4+，水様性	
ブドウ球菌						―
ウェルシュ菌						―
腸管毒素原性大腸菌						シプロフロキリシン
セレウス菌						―
腸管接着性因子	1〜8日	0〜1+	1〜3+	0〜2+	1〜2+，水様性，泥状	
大腸菌						シプロフロキサシン
Giardia 属						チニダゾール
蠕虫						種類に応じて
細胞毒性因子	1〜3日	0〜1+	3〜4+	1〜2+	1〜3+，水様性，血性	
Clostridium difficile						メトロニダゾール
出血性大腸菌						―
炎症性因子						
最小	1〜3日	1〜3+	2〜3+	3〜4+	1〜3+，水様性	
ロタウイルス						
ノロウイルス						
中等症	1〜11日	0〜3+	2〜4+	3〜4+	1〜4+，水様性，血性	
Salmonella 属						シプロフロキサシン
Campylobacter						アジスロマイシン
Vibrio 属						ドキシサイクリン
重症	1〜8日	0〜1+	3〜4+	3〜4+	1〜2+，血性	
赤痢菌						シプロフロキサシン
大腸菌						シプロフロキサシン
赤痢アメーバ						メトロニダゾール

(Data from Camilleri, 2015; DuPont, 2014)

態，高齢，消化器手術などがあげられる．ほとんどの例は院内発症であるが，市中感染例も増えてきている（Leffler, 2015）．重症の大腸炎を伴い，感染に関連した死亡率は 5％である．

診断は便中毒素に対する酵素免疫測定法や，毒素遺伝子を同定する DNA 検査によってなされる．下痢症を伴う患者に対しては診断検査を行い，治療後評価は勧められない．予防法は石けん水による手指洗浄および感染物からの隔離である．治療はバンコマイシンおよびメトロニダゾールの経口内服である．初期感染後の再発率は 20％である．糞便移植が再発性 *Clostridium difficile* 腸炎に対する標準治療となりうる．

■ 炎症性腸疾患

非感染性の炎症性腸疾患は，大半が潰瘍性大腸炎と Crohn 病である．治療が異なるため，二つの疾患の鑑別は重要である．二つの疾患は同様の症状を呈することがあり，また Crohn 病が大腸に病変を認める場合は，時として鑑別が困難である．表 54-5 に示される臨床的および検査上の特徴は，二つを鑑別するときに有益である．二つの疾患の発症機序はいずれも不明であるが，どちらの疾患においても遺伝的な素因があることがわかっ

表 54-5　炎症性腸疾患の臨床的特徴の比較

	潰瘍性大腸炎	Crohn 病
共通項目		
遺伝	患者の 1/3 が保有している 100 以上の病気関連の遺伝子座．ユダヤ人に多くみられる．5～10％で家族歴を認める．Turner 症候群，免疫機能不全	
腸管外合併症	関節炎，結節性紅斑，ブドウ膜炎を慢性的に，断続的に増悪と寛解を繰り返す	
異なる項目		
主症状	慢性的・断続的な下痢，渋り腹，直腸出血，痙攣痛	線維狭窄―繰り返し生じる右下腹部の疝痛および発熱　瘻孔形成―皮膚，膀胱，消化管内
小腸病変	直腸から始まる粘膜と粘膜下層の病変（40％は直腸炎のみ）	小腸・大腸の全層性に認める非連続性の狭窄および瘻孔形成
内視鏡病変	直腸に及ぶ発赤調・微細顆粒状の粘膜	非連続性の肛門周囲から直腸にわたる病変
血性抗体	抗好中球細胞（pANCA）～70％	Anti-S. cerevisiae *（ASCA）～50％
合併症	中毒性巨大結腸症，狭窄，関節炎，癌（3～5％）	瘻孔，関節炎，中毒性巨大結腸症
管理	薬剤治療，治療的直腸結腸切除	保存的治療，分節もしくは瘻孔切除

*S. cerevisiae：Saccharomyces cerevisiae.

(Data from Friedman, 2015; Lichtenstein, 2009; Podolsky, 2002)

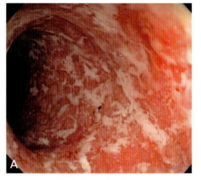 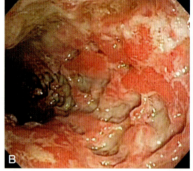

図 54-2　大腸炎の原因
A．びまん性の潰瘍と滲出液を伴う慢性の潰瘍性大腸炎．
B．深部潰瘍を伴う Crohn 病．
(Reproduced with permission from Song LM, Topazian M: Gastrointestinal endoscopy. Kasper DL, Fauci AS, Hauser SL, et al (eds): Harrison's Principles of Internal Medicine, 19th ed. New York: McGraw-Hill Education; 2015)

てきている．炎症は，自己免疫性補体結合反応の有無にかかわらず，正常な細菌叢に対する粘膜の免疫制御不全から生じると考えられている（Friedman, 2015）．

◆潰瘍性大腸炎

大腸の粘膜上皮に限局した炎症による粘膜障害である．一般的に，炎症は直腸から始まり，口側に広がり，病変の範囲は多種多様である．炎症の範囲が直腸と S 状結腸にとどまるものが約 40％であるが，20％は汎大腸炎になる．原因はわかっていないが，虫垂切除の既往があると，潰瘍性大腸炎は重症化しづらいことが知られている（Friedman, 2015）．内視鏡検査において，潰瘍部と粘液膿性滲出液が点在し，また粘膜の細顆粒状化と易出血性を認める（図 54-2）．

潰瘍性大腸炎の主症状は，下痢，直腸出血，渋り腹と腹部痙攣である．急性に，断続的に現れ，増悪と寛解を繰り返すのが特徴である．**中毒性巨大結腸症**と大出血は，結腸切除が必要となる可能性がある重大な合併症である．**腸管外の合併症**として，関節炎，ブドウ膜炎，結節性紅斑がある．もう一つの深刻な問題として，大腸癌罹患の危険性が 1 年につき 1％ずつ増加していくことがあげられる．潰瘍性大腸炎と Crohn 病のいずれにおいても，静脈血栓塞栓症の発症のリスクが高くなる（Kappelman, 2011；Novacek, 2010）．

◆Crohn 病

限局性腸炎，Crohn 回腸炎，肉芽腫大腸炎のよ

うに，Crohn病は潰瘍性大腸炎より多種多様な症状をもつ．病変は，腸粘膜だけでなくより深い層にも出現し，時には穿孔することもある（図54-2）．病変は，口から肛門までのすべての消化管全域に起こる可能性があり，典型的には非連続性の病変を形成する（Friedman, 2015）．病変は，30％が小腸に限局であり，25％は大腸に限局，そして40％は小腸・大腸両方に生じる．直腸周囲の瘻孔や膿瘍は，1/3にみられる．

症状は，病変が腸のどの部位に生じているかによる．右下側の腸管痙攣を伴う腹痛，下痢，体重減少，微熱，閉塞性イレウスなどの症状が生じる場合もある．この疾患は，慢性化しながら増悪と寛解を繰り返す．そして，特記すべきことは，内科的および外科的に根治することができないということである．患者のおよそ1/3は，診断された後1年以内に手術を必要とし，その後は1年に5％の患者に手術が必要となる．関節炎は一般的な随伴症状であり，潰瘍性大腸炎ほどではないが胃十二指腸癌の罹患率も高くなる．

◆ 炎症性腸疾患と妊孕能

妊孕性の低下と慢性疾患の罹患とは関係があることが多い．炎症性腸疾患があっても，手術を必要とするような重症なものでなければ妊孕性は正常であるとMahadevan（2006a）は述べている．Alstead（2003）は，急性期のCrohn病が原因で妊孕率が低下した場合でも，病勢が抑えられると妊孕率も正常に戻ると報告している．腸管の外科的切除を必要とする女性にとって，腹腔鏡下吻合術を施行することでより高い妊娠率を得ることができた（Beyer-Berjot, 2013）．しかし結腸切除により妊娠率が改善するとはいえ，患者の約半分は不妊の状態である（Bartels, 2012）．回腸肛門吻合による性機能と妊孕性への影響はごくわずかとの報告がある（Hor, 2016）．妊孕性の低下は，可逆的な精子異常を引き起こす可能性がある潰瘍性大腸炎治療薬であるスルファサラジンに起因している可能性もある（Feagins, 2009）．

◆ 炎症性腸疾患と妊娠

潰瘍性大腸炎もCrohn病も比較的若年に発症する疾患のため，いずれもある程度の頻度で妊娠中に合併する．妊娠とこれらの疾患については周知となっている事実がいくつかある．一つは，妊娠により炎症性腸疾患が増悪することはないということである（Mahadevan, 2015）．逆に，炎症性腸疾患をヨーロッパ全体で10年間追跡した研究では，妊娠中に増悪する可能性は，妊娠前の増悪率よりも低いと報告している（Riis, 2006）．妊娠初期に無活動性であった病状が増悪することはまれであるが，一度増悪すると重症化する可能性が高い．つまり後述するように妊娠初期に活動性であった場合は，妊娠予後が悪いものになりうる．通常は，最も一般的な治療が妊娠中にも適応され継続される．治療のためや，確定診断の評価をするために必要であるならば外科的治療も施行されうる．正常に妊娠を成し遂げる女性にとって，これらの治療をすることで半分は生活の質の向上を感じている（Ananthakrishnan, 2012）．

一見すると，炎症性腸疾患が妊娠の予後を悪くしているように考えられる（Boyd, 2015；Cornish, 2012；Getahun, 2014）．この原因としては，ほとんどの研究がどちらの病気も含めたものになっていることに起因している．具体的には，Crohn病の高すぎる罹患率に関係している（Dominitz, 2002；Stephansson, 2010）．また，Reddyら（2008）によると，周産期予後の悪さは重症度と再発を繰り返している女性にのみ関係していると述べている．実際，European case-control ECCO-EpiCom studyの前向き研究によると，Bortoliら（2011）は炎症性腸疾患をもつ332人の妊婦のうち潰瘍性大腸炎もしくはCrohn病に罹患している妊婦は，正常妊婦とほぼ予後が変わらなかったと報告している．さらに重要なことは，周産期死亡率の上昇も明らかでない．

• 潰瘍性大腸炎と妊娠

潰瘍性大腸炎は妊娠経過に大きな影響を与えない．潰瘍性大腸炎の妊婦755人を対象としたレビューによると，鎮静化していた病状の1/3が妊娠により悪化したと報告している（Fonager, 1998）．妊娠時に急性期の状態でいた女性において，45％が悪化し，25％が不変であり，そして25％のみが改善した．これらの報告は，Miller（1986）やOronら（2012）が報告した結果と類似している．

骨粗鬆症は1/3に生じる重要な合併症であり，ビタミンD（1日800 IU），カルシウム（1日1,200 mg）が勧められる．神経管欠損症の予防のため，葉酸（1日4 mg経口内服）投与が妊娠前

から第1三半期に勧められる．スルファサラジンの葉酸代謝拮抗薬作用を相殺するために，葉酸が高用量で投与される．心因的ストレスにより増悪する場合もあり，安静が重要である．

妊娠中の潰瘍性大腸炎の管理は，非妊娠時とほぼ同じである．急性期の潰瘍性大腸炎の治療は，維持療法と同様に5-アミノサリチル酸（5-ASA）もしくはmesalamineを取り入れた薬剤療法である．**サラゾスルファピリジン（Azulfidine）**は基本型の薬剤であり，そのなかに含まれる5-ASAという成分が大腸粘膜のプロスタグランジン合成酵素を阻害する．ほかには，**olsalazine（Dipentum）**やbasalazide（Colazal），5-ASA徐放製剤（**Apriso，アサコール，ペンタサ，リアルダ**）がある．グルココルチコイドは，5-ASAに反応しない中等度～重症例において，経腸的に，非経腸的に，または浣腸剤を用いて投与される．しかし，維持療法には用いない．難治性の症例に対しては，免疫抑制薬であるが，比較的妊婦に対しても安全性の確保された**アザチオプリンや6-メルカプトプリンやシクロスポリン**を使用することもある（Briggs, 2015；Mozaffari, 2015）．重要なことは，**メトトレキサートは妊婦に禁忌である**ことである．

以前，生物学的製剤は中等度～重症の治療抵抗例に使用されていた．現在は生物学的製剤の効果の高さゆえ，将来の合併症予防の観点からも，**早い時期**から用いられている．これらの薬剤は腫瘍壊死因子α（tumor necrosis factor-alpha：TNF-α）に対する抗体である．潰瘍性大腸炎の治療薬として承認されたものには，**インフリキシマブ（レミケード），アダリムマブ（ヒュミラ）そしてゴリムマブ（シンポニー）**がある．これらの薬剤は静脈内投与もしくは皮下投与される．いくつかの研究によると妊娠中の使用は安全であるが，生物学的製剤の中断による症状再燃が懸念されると報告されている（Torres, 2015）．さらに懸念されているのは，新生児に対する免疫抑制である（Bröms, 2016；Diav-Citrin, 2014；Gisbert, 2013）

直腸内視鏡も施行されうる（Katz, 2002）．妊娠中に急速に進行する大腸炎に対しては，各三半期のいずれにおいても，救命処置として結腸切除と人工肛門造設が必要になる場合もある．Dozois（2006）はそのような42人の妊婦をレビューし，予後はよいと報告している．Ooiら（2003）は，大半の女性は部分もしくは全腸切除をしたが，妊娠10～16週で回腸造瘻術や減圧のための人工肛門造設をした妊婦もいたとの報告をしている．すでに述べたように，症状が増悪している場合には非経口栄養が必要となることがある．

妊娠前に回腸嚢や肛門吻合術が施行された女性は性機能や妊孕性が向上したという報告がある（Cornish, 2007）．合併症として，頻回の排便や，手術を受けた約半分に認められる夜間の便失禁，また回腸嚢炎がある．回腸嚢炎は，細菌の発生による回腸嚢周囲の炎症により生じる．回腸嚢炎は，通常セファロスポリンやメトロニダゾールに反応する．一つのまれな症例で，炎症による子宮への癒着が強固であったために，子宮の増大とともに回腸嚢穿孔を起こした報告もある（Aouthmany, 2004）．

直腸結腸切除および回腸肛門吻合術を受けた女性でも，経腟分娩は正常に行うことができる（Ravid, 2002）．Hahnloser（2004）は，回腸嚢を施術されていない女性235人と，された女性232人の分娩方法を研究した．結果はほぼ同等であり，そして，分娩の際に，帝王切開の準備がいつでもされていなければならないという結論に至った．帝王切開後に，回腸嚢の閉塞も報告されている（Malecki, 2010）．

前述したように，潰瘍性大腸炎は妊娠に対しては，最小限の有害事象しかもたらさない．Modigliani（2000）は，2,398人の潰瘍性大腸炎の妊婦の周産期の結果をレビューしたところ，一般的な妊婦の結果とほぼ変わらなかったと報告している．特に，自然流産，早産，死産の率は著しく低かった．ワシントン州で施行されたコホート研究では，107人の潰瘍性大腸炎の妊婦と1,308人の正常妊婦の周産期の結果はほぼ同じであった（Dominitz, 2002）．二つの例外があり，一つは，原因は明らかでないが，先天性奇形発症率が高かったことである．もう一つは，正常妊娠群と比較し帝王切開率が上昇したことである（Mahadevan, 2015）．前述のECCO-EpiCom studyにおいても，187人の潰瘍性大腸炎の妊婦の周産期の結果は正常の妊婦と同様であったと報告されている（Bortoli, 2011）．

- **Crohn病と妊娠**

一般的に，妊娠中のCrohn病の活動性は妊娠

した時点での病勢に関係する．279人の無活動性のCrohn病妊婦のコホート研究をしたところ，186人の妊婦は妊娠初期には病勢は不活動期だったが妊娠中に1/4が増悪した（Fonager, 1998）．一方，93人の活動性のCrohn病の妊婦においては，2/3が活動性のままか，もしくはさらなる増悪を認めた．Miller（1986）はOronら（2012）が発表した研究結果と同様の結果を報告している．

カルシウム，ビタミンDと葉酸の補給が潰瘍性大腸炎に対し施行される．一般的に，無症候性のときに施行される維持療法は存在しない．**スルファサラジン**は効果的であるが，新しい5-ASA製剤のほうがより許容される．**プレドニン**治療は，中等度～重症例に対し効果的ではあるが，病変に小腸を含む場合はその限りではない．**アザチオプリン，6-メルカプトプリン，シクロスポリン**のような免疫抑制薬は，活動性の場合や維持療法に使用されるが，比較的妊娠中にも安全であるとされる（Briggs, 2015；Chande, 2015）．第12章でも議論されているように，メトトレキサート，ミコフェノール酸モフェチルは妊娠中には禁忌である（Briggs, 2015；FDA, 2008）．

活動性潰瘍性大腸炎の治療と同様にCrohn病の初期治療および維持療法として，腫瘍壊死因子抗体がしばしば用いられる（Casanova, 2013；Cominelli, 2013；Friedman, 2015）．**インフリキシマブ，アダリムマブ，セルトリズマブ（シムジア），ナタリズマブ（タイサブリ），vedolizumab（Entyvio）**などがその例である．先に述べたようにこれらの免疫抑制薬は妊娠中も安全に使用できるとされている（Briggs, 2015；Clowse, 2015）．ただし，使用中断は，症状再燃を引き起こしかねない（Torres, 2015）．

内視鏡検査や保存的手術は，合併症に対して考慮されうる．小腸病変をもつ患者は，瘻孔，狭窄，膿瘍などの難治性の合併症が生じることが多いため，より手術を必要とする可能性がある．Woolfson（1990）によると，5％の妊婦に開腹手術が必要であったとされる．非経腸栄養療法は重症難治性例に対して効果的である（Russo-Stieglitz, 1999）．小腸の人工肛門形成術を施行される場合は重症例である．直腸腟瘻がなく，肛門瘻孔をもつ女性は，合併症がなく経腟分娩が可能とされる（Forsnes, 1999；Takahashi, 2007）．

すでに述べたように，潰瘍性大腸炎に比しCrohn病のほうがより周産期の予後不良に影響している可能性が高い（Stephansson, 2010）．そして，予後は病期の活動性により関与している可能性がある．デンマークのケースコントロールスタディにおいて，Norgård（2007）は早産の率が2倍に上がると報告している．Dominitz（2002）は，149人のコホート研究において，早産や低出生体重や胎児発育不全，帝王切開になる率が2～3倍になると報告している．しかしながら先にも述べたが，前向きのECCO-EpiCom studyでは正常妊娠と周産期予後はほぼ同等であった．

■ 人工肛門造設術と妊娠

人工肛門造設または回腸造瘻術は，その造設場所ゆえに，妊娠中に問題が生じることがある（Hux, 2010）．人工肛門造設術を施行された82人の妊婦中の66人で**ストマ機能不全**が生じたが，いずれのケースも保存的治療に反応した（Gopal, 1985）．しかしながら，**小腸イレウス**を生じた6人のうち3人の妊婦で外科的治療が必要となり，別の4人は**造瘻した回腸が脱出**し同様に手術を要した．これらは全体の10％に及んだ．この82人を対象とした研究では1/3が帝王切開を施行されたと報告しているが，Takahashi（2007）はCrohn病でストマを造設した妊婦の7人中6人が帝王切開になったと報告している．増大した子宮が人工肛門を閉塞する可能性がある（Porter, 2014）．幸いにも，Faroukら（2000）は，妊娠が長期の人工肛門造設機能を悪化させないと報告している．

■ 腸閉塞

一般的に診断は難しいとされるが，妊娠中に腸閉塞の発症率は上がらないとされる．Meyerson（1995）は二つのデトロイト病院で20年間での発症は17,000の分娩のうち1例であったと報告している．ある報告によると，妊娠中に起こる急性腹症の原因として，小腸閉塞は虫垂炎に続き2位であり，各々30％と15％である（Unal, 2011）．帝王切開を含めた以前の骨盤内の手術が原因で起こる癒着性のものが半数以上を占める（Al-Sunaidi, 2006；Andolf, 2010；Lyell, 2011）．その他の25％は，S状結腸，盲腸や小腸に生じる腸捻転である．これらは妊娠後期や産褥初期に報告されて

いる（Bade, 2014；Biswas, 2006；Al Maksound, 2015）．妊娠中の小腸閉鎖は体重減少のためのRoux-en-Y胃バイパス術に起因していると報告されている（Bokslag, 2014；Wax, 2013）．腸重積症はときどき遭遇する（Bosman, 2014；Harma, 2011）．開腹の結腸直腸癌手術の後の腸閉塞は，腹腔鏡下手術を受けた患者に対し3倍の発症率となった（Haggar, 2013）．Serraら（2014）は腸閉塞を伴った巨大腹壁ヘルニアを報告している．

　妊娠中における腸閉塞の大部分は，腸の癒着に対し，増大する子宮が圧をかけることによる．Davisら（1983）によると，腸閉塞は以下に述べる三つの時期に主に生じるとされる．①妊娠中期では，子宮が増大し腹部の大部分を占める器官になるため，②第3三半期では，胎児の頭が下がってくるため，③出産直後に子宮の急激なサイズ変化が起こるため，であるとされる．妊婦の98%に持続性または急激な腹痛が生じ，80%は吐き気と嘔吐を認め，70%に腹部の反跳痛があり，55%に異常な腸蠕動音が認められたとPerdue（1992）は報告している．小腸閉鎖の患者の90%に単純X線検査で異常を認めた（図54-3）．しかし，造影剤使用後の単純X線検査は小腸閉鎖を診断する手段としては正確性が低く，著者を含め，CTとMRIが診断に役立つと考えている（Biswas, 2006；Essilfie, 2007；McKenna, 2007）．腸捻転に対しては，直腸鏡が診断および治療の両方に役立つとされる（Dray, 2012；Khan, 2012）．

　妊娠中の小腸閉鎖による死亡率は上昇する．診断が困難で遅れる可能性があり，また妊娠中のため手術が躊躇され，緊急手術が必要となるからである（Firstenberg, 1998；Shui, 2011）．古い文献であるがPerdueら（1992）は，66人の妊婦のうち母体死亡が6%，胎児死亡が26%であったと報告している．死亡した女性の4人のうち2人は妊娠後期に癒着によるS状結腸または盲腸捻転および腸穿孔が生じていたとされる．

■ 偽性結腸閉塞

　Ogilvie症候群として知られる偽性結腸閉塞は，筋無力症によって生じる腸閉塞に起因する．盲腸や右半結腸の拡張による腹部の膨張により生じる．偽性結腸閉塞の約10%は妊娠に関連し，その頻度は1,500分娩に1例と報告されている

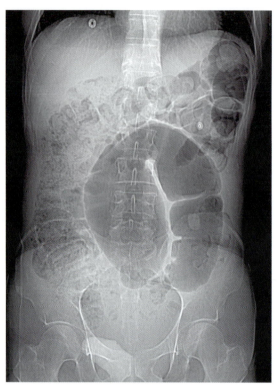

図54-3　S状結腸捻転に特徴的な"bent inner tube"（腹部X線画像）
(Reproduced with permission from Song LM, Topazian M: Gastrointestinal endoscopy. Kasper DL, Fauci AS, Hauser SL, et al (eds): Harrison's Principles of Internal Medicine, 19th ed. New York: McGraw-Hill Education; 2015)

（Reeves, 2015）．この症候群は産褥期（大半は帝王切開後）に生じるが，分娩前の報告もある（Tung, 2008）．ごくまれではあるが，大腸破裂の報告もある（Singh, 2005）．通常はネオスチグミン（2 mg）の静脈内投与により迅速な減圧が得られる（Song, 2015）．直腸内視鏡は減圧のために施行され，破裂時は開腹術が施行される（De Giorgio, 2009；Rawlings, 2010）．

■ 虫垂炎

　虫垂炎の生涯有病率は7～10%である（Flum, 2015）．妊娠中に虫垂炎の評価をすることは妥当である．Theilenら（2015）は171人の女性を5年間追跡し，病理学的に虫垂炎の診断がついたのは12人であった．臨床的・画像的評価を行うと，虫垂炎を疑う率は低くなり，800万人以上の調査のなかで，虫垂炎発症率は1/1,000～1/5,500であった（Abbasi, 2014；Hée, 1999；Mazze, 1991）．

再三述べていることであるが，妊娠中の虫垂炎の診断が困難であるのは特記すべきことである．吐き気・嘔吐は正常妊娠でも生じるが，子宮の増大に伴い虫垂の位置が右下腹部より上方・外側に移動していく（Baer, 1932；Erkek, 2015；Pates, 2009）．診断が困難になるもう一つの理由としては，正常な妊娠であっても白血球の上昇が起こることである．その他の理由として，妊娠中，特に後期では，虫垂炎で"特異的"な臨床症状が存在しないことである．したがって，虫垂炎は胆囊炎，陣痛，腎盂腎炎，腎疝痛，常位胎盤早期剥離，子宮平滑筋腫変性などと混同される．

妊娠週数が進むごとに，罹患率と死亡率が上昇することは多くの論文で発表されている．腫大する子宮により虫垂は上方へ押し上げられ，大網による炎症の抑制がなされなくなる．虫垂破裂が妊娠後期になればなるほど起こりやすくなることは明らかである（Abbasi, 2014）．Andersson（2001）とUeberrueck（2004）の報告によると，各々の三半期における破裂の発症率は，8％，12％，20％であった．

◆診　断

持続する腹痛と反跳痛は，最も再現性のある症状である．妊娠により虫垂の位置は上方へ移動するが，右下側腹部の痛みは最も見受けられる（Mourad, 2000）．妊娠中の右下腹部の初期評価において，腹部超音波検査は産科的疾患による原因除外のためにも，虫垂炎を疑うためにも有用である（Butala, 2010）．虫垂の位置が変化することと子宮の圧迫により，**段階式圧超音波検査**は困難であるといわれる（Pedrosa, 2009）．**虫垂炎**を疑ったときには，超音波検査よりも**虫垂のCT検査**を使用したほうがより感度が高く，診断能が高い（Katz, 2012；Raman, 2008）．特定の撮影条件下では，胎児への放射線被曝を下げることができる（第46章参照）．MRI検査が可能であれば施行することがより望ましい検査とされている（図54-4）．MRI検査は高い診断能および精度を示している（Fonseca, 2014；Theilen, 2015）．陽性的中率および陰性的中率は各々90％と99.5％であったとのメタアナリシスの報告がある（Blumenfeld, 2011）．Burkeら（2015）は同様の結果を報告している．決定解析モデルを使用し，CTやMRIを使用することは費用対効果も高いとわ

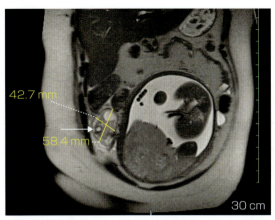

図54-4　妊娠中期における虫垂周囲膿瘍のMRI矢状断画像
膿瘍はおよそ5×6cm．腫大した虫垂（矢印）は右下腹部に広範囲で認める．膿瘍の右側に妊娠子宮を認める．

かった（Kastenberg, 2013）．この事実は，7,000症例以上を扱った臨床試験のもと検証された（Fonseca, 2014）．

◆管理方法

虫垂炎を疑ったときに，迅速に外科的検索を行うことは治療になる．万が一，正常な虫垂を切除することになった場合でも，外科的検索は治療介入の遅れや腹膜炎への進展よりも好ましいと考えられる（Abbasi, 2014）．以前の報告では，妊婦の60～70％しか診断に至らなかったという報告があるが，前述したようにCTやMRIを併用することで診断率は向上した（Blumenfeld, 2011；Theilen, 2015）．特記すべきことは，診断の正確さは妊娠週数が進むことにより低くなることである．

近年では虫垂炎が疑われたとき，妊娠初期，中期の各三半期においては腹腔鏡下手術が施行される．スウェーデンのデータベースから，妊娠20週以前の虫垂炎の治療を2,000件の腹腔鏡下手術と1,500件の開腹手術を施行した症例で比較したとき，周産期予後はほぼ同等であったと報告されている（Reedy, 1997）．一方で，Wilasrusmeeら（2012）によると腹腔鏡下手術のほうがより胎児死亡率が高かったとしている．より最新のシステマティックレビューによると，最適な虫垂切除の方法について十分なエビデンスはないが，腹腔鏡下手術は流産リスクの上昇と関連している可能性があると結論づけられた（Walker, 2014）．ほとんどの施設では，第3三半期でも腹腔鏡下手術が施

行されるまでになっている（Donkervoort, 2011）．これらの治療は SAGES により認可され，推奨されている（Pearl, 2017；Soper, 2011）．妊娠 26 週以降の腹腔鏡下手術は，経験豊かな外科医にのみ施行されるべきであるとの意見もある（Parangi, 2007）．

外科的治療の前に，通常は第 2 世代のセファロスポリン系や第 3 世代のペニシリン系などの抗菌薬が経静脈的に投与される．壊疽，破裂，虫垂周囲の化膿性炎がない場合は手術後の抗菌薬投与は中止されることが多い．広汎性腹膜炎を合併していなければ，予後は非常によい．虫垂切除と同時に帝王切開が施行されることはほとんどない．虫垂炎のときに子宮収縮が生じることは頻繁にあり，一部の医療者は子宮収縮抑制薬を使用するとするが，著者らは行わない．De Veciana（1994）は，子宮収縮抑制薬を使用することで敗血症に伴う肺透過性浮腫を生じるリスクが上昇すると報告している（第 47 章参照）．

◆ **抗菌薬加療と外科的治療**

ヨーロッパの研究によると，大半の虫垂炎は抗菌薬の静脈投与のみで加療できると報告されている（Flum, 2015；Joo, 2017）．妊婦に対する適切な研究がなされるまでは，現在われわれはこの方法を推奨していない．ある研究によると，虫垂炎合併妊婦の 6％が保存的加療を受けたが，外科的治療を受けた虫垂炎合併妊婦と比較し，敗血症，腹膜炎，静脈血栓塞栓症のリスクが"やや上昇した"のであった（Abbasi, 2014）．

◆ **周産期予後**

虫垂炎は，流産や早産の発症率を上昇させ，特に腹膜炎を合併した場合はさらに上昇する．虫垂炎の手術後は，ほかの理由で手術した症例よりも妊娠 23 週以降に早産になる可能性が高くなるという二つの報告がある（Cohen-Kerem, 2005；Mazze, 1991）．ある報告では，妊娠 23 週以降に手術を受けた場合 22％で死産になったとしている．さらに二つの大規模な研究で，妊娠中の虫垂炎による周産期予後の増悪が裏づけられた．カリフォルニアの臨床統計の報告では，3,133 人の虫垂炎疑いで手術を施行された妊婦の胎児死亡率は 23％であり，合併症のある場合は 11％と，ない場合の 6％と比べ 2 倍であった（McGory, 2007）．台湾の国家的な研究によると，急性虫垂炎であった 908 人の妊婦の低出生体重率と早産率はコントロール群に比べ，1.5～2 倍に及んだと報告している（Wei, 2012）．

長期にわたる合併症は通常認めない．母体の敗血症と児の神経学的損傷との関連は明らかでない（Mays, 1995）．また，虫垂炎と不妊症との関係も明らかになっていない（Viktrup, 1998）．

（訳：大西純貴，長谷川瑛洋）

References

Abbasi N, Patenaude V, Abenhaim HA: Management and outcomes of acute appendicitis in pregnancy—population-based study of over 7000 cases. BJOG 121(12): 1509, 2014.

Akcakaya A, Koc B, Adas G, et al: The use of ERCP during pregnancy: is it safe and effective? Hepatogastroenterology 61(130):296, 2014.

Alaniz V, Liss J, Metz TD, et al: Cannabinoid hyperemesis syndrome: a cause of refractory nausea and vomiting in pregnancy. Obstet Gynecol 125(6):1484, 2015.

Albayrak M, Karatas A, Demiraran Y, et al: Ghrelin, acylated ghrelin, leptin, and PYY-3 levels in hyperemesis gravidarum. J Matern Fetal Neonatal Med 26(9):866, 2013.

Al Maksoud AM, Barsoum AK, Moneer MM: Sigmoid volvulus during pregnancy: a rare non-obstetric complication. Report of a case and review of the literature. Int J Surg Case Rep 17:51, 2015.

Alstead EM, Nelson-Piercy C: Inflammatory bowel disease in pregnancy. Gut 52:159, 2003.

Al-Sunaidi M, Tulandi T: Adhesion-related bowel obstruction after hysterectomy for benign conditions. Obstet Gynecol 108:1162, 2006.

American College of Obstetricians and Gynecologists: Nausea and vomiting of pregnancy. Practice Bulletin No. 153, September 2015.

Ananthakrishnan AN, Zadvornova Y, Naik AS, et al: Impact of pregnancy on health-related quality of life of patients with inflammatory bowel disease. J Dig Dis 13(9):472, 2012.

Andersson RE, Lambe M: Incidence of appendicitis during pregnancy. Int J Epidemiol 30:1281, 2001.

Andolf E, Thorsell M, Käkkén K: Cesarean delivery and risk for postoperative adhesions and intestinal obstruction: a nested case-control study of the Swedish Medical Birth Registry. Am J Obstet Gynecol 203(4):406, 2010.

Andrews KH, Bracero LA: Cannabinoid hyperemesis syndrome during pregnancy: a case report. J Reprod Med 60(9–10):430, 2015.

Aouthmany A, Horattas MC: Ileal pouch perforation in pregnancy: report of a case and review of the literature. Dis Colon Rectum 47:243, 2004.

Bade K, Omundsen M: Caecal volvulus: a rare cause of intestinal obstruction in pregnancy. ANZ J Surg 84(4):298, 2014.

Baer JL, Reis RA, Arens RA: Appendicitis in pregnancy with changes in position and axis of normal appendix in pregnancy. JAMA 98:1359, 1932.

Bailit JL: Hyperemesis gravidarum: epidemiologic findings from a large cohort. Am J Obstet Gynecol 193:811, 2005.

Bartels SA, D'Hoore A, Cuesta MA, et al: Significantly increased pregnancy rates after laparoscopic restorative proctocolectomy: a cross-sectional study. Ann Surg 256(6):1045, 2012.

Benson BC, Guinto RE, Parks JR: Primary hyperparathyroidism mimicking hyperemesis gravidarum. Hawaii J Med Public Health 72(1):11, 2013.

Beyer-Berjot L, Maggiori L, Birnbaum D, et al: A total laparoscopic approach reduces the infertility rate after ileal pouch-anal anastomosis: a 2-center study. Ann Surg 258(2):275, 2013.

Biertho L, Sebajang H, Bamehriz F, et al: Effect of pregnancy on effectiveness of laparoscopic Nissen fundoplication. Surg Endosc 20:385, 2006.

Bistrian BR, Driscoll DF: Enteral and parenteral nutrition therapy. In Longo DL, Fauci AS, Kasper DL, et al (eds): Harrison's Principles of Internal Medicine, 18th ed. New York, McGraw-Hill Education, 2012, p 612.

Biswas S, Gray KD, Cotton BA: Intestinal obstruction in pregnancy: a case of small bowel volvulus and review of the literature. Am Surg 72:1218, 2006.

Blumenfeld YJ, Wong AE, Jafari A, et al: MR imaging in cases of antenatal suspected appendicitis—a meta-analysis. J Matern Fetal Neonatal Med 24(3):485, 2011.

Bokslag A, Jebbink J, De Wit L, et al: Intussusception during pregnancy after laparoscopic Roux-en-Y gastric bypass. BMJ Case Rep, November 18, 2014.

Bolin M, Akerud H, Cnattingius S, et al: Hyperemesis gravidarum and risks of placental dysfunction disorders: a population-based cohort study. BJOG 120(5):541, 2013.

Bortoli A, Pedersen N, Duricova D, et al: Pregnancy outcome in inflammatory bowel disease: prospective European case-control ECCO-Epicom study, 2003–2006. Aliment Pharmacol Ther 34(7):724, 2011.

Bosman WM, Veger HT, Hedeman Joosten PP, et al: Ileocaecal intussusception due to submucosal lipoma in a pregnant woman. BMJ Case Rep 2014: pii:bcr2013203110, 2014.

Boyd HA, Basit S, Harpsoe MC, et al: Inflammatory bowel disease and risk of adverse pregnancy outcomes. PLoS One 10(6):e0129567, 2015.

Briggs GG, Freeman RK: Drugs in Pregnancy and Lactation, 10th ed. Baltimore, Williams & Wilkins, 2015.

Bröms G, Granath F, Ekbom A, et al: Low risk of birth defects for infants whose mothers are treated with anti-tumor necrosis factor agents during pregnancy. Clin Gastroenterol Hepatol 14(2):234, 2016.

Brygger L, Fristrup CW, Harbo FS, et al: Acute gastric incarceration from thoracic herniation in pregnancy following laparoscopic antireflux surgery. BMJ Case Rep pii: bcr2012008391, 2013.

Burke LM, Bashir MR, Miller FH, et al: Magnetic resonance imaging of acute appendicitis in pregnancy: a 5-year multiinstitution study. Am J Obstet Gynecol 213:693.e1, 2015.

Butala P, Greenstein AJ, Sur MD, et al: Surgical management of acute right lower-quadrant pain in pregnancy: a prospective cohort study. J Am Coll Surg 211(4):491, 2010.

Camilleri M, Murray JA: Diarrhea and constipation. In Kasper DL, Fauci AS, Hauser SL, et al (eds): Harrison's Principles of Internal Medicine, 19th ed. New York, McGraw-Hill Education, 2015, p 264.

Cape AV, Mogensen KM, Robinson MK, et al: Peripherally inserted central catheter (PICC) complications during pregnancy. JPEN J Parenter Enteral Nutr 38(5):595, 2014.

Cappell MS: Risks versus benefits of gastrointestinal endoscopy during pregnancy. Nat Rev Gastroenterol Hepatol 8(11):610, 2011.

Cappell MS, Fox SR, Gorrepati N: Safety and efficacy of colonoscopy during pregnancy: an analysis of pregnancy outcome in 20 patients. J Reprod Med 55(3–4):115, 2010.

Casanova MJ, Chaparro M, Doménech E, et al: Safety of thiopurines and anti-TNF-α drugs during pregnancy in patients with inflammatory bowel disease. Am J Gastroenterol 108(3):433, 2013.

Cedergren M, Brynhildsen, Josefsson A, et al: Hyperemesis gravidarum that requires hospitalization and the use of antiemetic drugs in relation to maternal body composition. Am J Obstet Gynecol 198:412.e1, 2008.

Chen X, Yang X, Cheng W: Diaphragmatic tear in pregnancy induced by intractable vomiting: a case report and review of the literature. J Matern Fetal Neonatal Med 25(9):1822, 2012.

Chiossi G, Neri I, Cavazzuti M, et al: Hyperemesis gravidarum complicated by Wernicke encephalopathy: background, case report, and review of the literature. Obstet Gynecol Surv 61:255, 2006.

Christodoulou-Smith J, Gold JI, Romero R, et al: Posttraumatic stress symptoms following pregnancy complicated by hyperemesis gravidarum. J Matern Fetal Neonatal Med 24(11):1307, 2011.

Clark DH: Peptic ulcer in women. BMJ 1:1254, 1953.

Clark SM, Dutta E, Hankins GD: The outpatient management and special considerations of nausea and vomiting in pregnancy. Semin Perinatol 38(8):496, 2014.

Clowse ME, Wolf DC, Förger F, et al: Pregnancy outcomes in subjects exposed to certolizumab pegol. J Rheumatol 42(12):2270, 2015.

Cohen S, Harris LD: Does hiatus hernia affect competence of the gastroesophageal sphincter? N Engl J Med 284(19):1053, 1971.

Cohen-Kerem R, Railton C, Oren D, et al: Pregnancy outcome following nonobstetric surgical intervention. Am J Surg 190:467, 2005.

Cominelli F: Inhibition of leukocyte trafficking in inflammatory bowel disease. N Engl J Med 369(8):775, 2013.

Cornish J, Wooding K, Tan E, et al: Study of sexual, urinary, and fecal function in females following restorative proctocolectomy. Inflamm Bowel Dis 18(9):1601, 2012.

Cornish JA, Tan E, Teare J, et al: The effect of restorative proctocolectomy on sexual function, urinary function, fertility, pregnancy and delivery: a systematic review. Dis Colon Rectum 50:1128, 2007.

Curran D, Lorenz R, Czako P: Gastric outlet obstruction at 30 weeks' gestation. Obstet Gynecol 93:851, 1999.

Davis MR, Bohon CJ: Intestinal obstruction in pregnancy. Clin Obstet Gynecol 26:832, 1983.

Debby A, Golan A, Sadan O, et al: Clinical utility of esophagogastroduodenoscopy in the management of recurrent and intractable vomiting in pregnancy. J Reprod Med 53:347, 2008.

De Giorgio R, Knowles CH: Acute colonic pseudo-obstruction. Br J Surg 96(3):229, 2009.

De Lima A, Galjart B, Wisse PH, et al: Does lower gastrointestinal endoscopy during pregnancy pose a risk for mother and child?—a systematic review. BMC Gastroenterol 15:15, 2015.

Del Valle J: Peptic ulcer disease and related disorders. In: Kasper DL, Fauci AS, Hauser SL, et al (eds): Harrison's Principles of Internal Medicine, 19th ed. New York, McGraw-Hill Education, 2015, p 1911.

de Veciana M, Towers CV, Major CA, et al: Pulmonary injury associated with appendicitis in pregnancy: who is at risk? Am J Obstet Gynecol 171(4):1008, 1994.

Di Gangi S, Gizzo S, Patrelli TS, et al: Wernicke's encephalopathy complicating hyperemesis gravidarum: from the background to the present. J Matern Fetal Neonatal Med 25(8):1499, 2012.

Diav-Citrin O, Otcheretianski-Volodarsky A, Shechtman S, et al: Pregnancy outcome following gestational exposure to TNF-alpha-inhibitors: a prospective, comparative, observational study. Reprod Toxicol 43:78, 2014.

Dodds L, Fell DB, Joseph KS, et al: Outcomes of pregnancies complicated by hyperemesis gravidarum. Obstet Gynecol 107:285, 2006.

Dominitz JA, Young JC, Boyko EJ: Outcomes of infants born to mothers with inflammatory bowel disease: a population-based cohort study. Am J Gastroenterol 97:641, 2002.

Donkervoort SC, Boerma D: Suspicion of acute appendicitis in the third trimester of pregnancy: pros and cons of a laparoscopic procedure. JSLS 15(3):379, 2011.

Dozois EJ, Wolff BG, Tremaine WJ, et al: Maternal and fetal outcome after colectomy for fulminant ulcerative colitis during pregnancy: case series and literature review. Dis Colon Rectum 49:64, 2006.

Dray X, Hamzi L, Lo Dico R, et al: Endoscopic reduction of a volvulus of the sigmoid colon in a pregnancy woman. Dig Liver Dis 44(5):447, 2012.

DuPont HL: Acute infectious diarrhea in immunocompetent adults. N Engl J Med 370:1532, 2014.

Erkek A, Anik Ilhan G, Yidixhan B, et al: Location of the appendix at the third trimester of pregnancy: a new approach to old dilemma. J Obstet Gynaecol 35(7):688, 2015.

Essilfie P, Hussain M, Stokes IM: Small bowel infarction secondary to volvulus during pregnancy: a case report. J Reprod Med 52:553, 2007.

Everson GT: Gastrointestinal motility in pregnancy. Gastroenterol Clin North Am 21:751, 1992.

Farouk R, Pemberton JH, Wolff BG, et al: Functional outcomes after ileal pouch–anal anastomosis for chronic ulcerative colitis. Ann Surg 231:919, 2000.

Fassina G, Osculati A: Achalasia and sudden death: a case report. Forensic Sci Int 75:133, 1995.

Feagins LA, Kane SV: Sexual and reproductive issues for men with inflammatory bowel disease. Am J Gastroenterol 104(3):768, 2009.

Fell DB, Dodds L, Joseph KS, et al: Risk factors for hyperemesis gravidarum requiring hospital admission during pregnancy. Obstet Gynecol 107:277, 2006.

Fiest TC, Foong A, Chokhavatia S: Successful balloon dilation of achalasia during pregnancy. Gastrointest Endosc 39:810, 1993.

Firstenberg MS, Malangoni MA: Gastrointestinal surgery during pregnancy. Gastroenterol Clin North Am 27:73, 1998.

Flick RP, Bofill JA, King JC: Pregnancy complicated by traumatic diaphragmatic rupture. A case report. J Reprod Med 44:127, 1999.

Flum DR: Acute appendicitis—appendectomy or the "antibiotics first" strategy. N Engl J Med 372:1937, 2015.

Fogel EL, Sherman S: ERCP for gallstone pancreatitis. N Engl J Med 370:150, 2014.

Folk JJ, Leslie-Brown HF, Nosovitch JT, et al: Hyperemesis gravidarum: outcomes and complications with and without total parenteral nutrition. J Reprod Med 49:497, 2004.

Fonager K, Sorensen HT, Olsen J, et al: Pregnancy outcome for women with Crohn's disease: a follow-up study based on linkage between national registries. Am J Gastroenterol 93:2426, 1998.

Fonseca AL, Schuster KM, Kaplan LJ, et al: The use of magnetic resonance imaging in the diagnosis of suspected appendicitis in pregnancy: shortened length of stay without increase in hospital charges. JAMA Surg 149(7):687, 2014.

Food and Drug Administration: Information for healthcare professionals: mycophenolate mofetil (marketed as CellCept) and mycophenolic acid (marketed as Myfortic), 2008. Available at: http://www.fda.gov/drugs/drugsafety/postmarketdrugsafetyinformationforpatientsandproviders/ucm124776.htm. Accessed March 28, 2016.

Forsnes EV, Eggleston MK, Heaton JO: Enterovesical fistula complicating pregnancy: a case report. J Reprod Med 44:297, 1999.

Friedman S, Blumberg RS: Inflammatory bowel disease. In Kasper DL, Fauci AS, Hauser SL, et al (eds): Harrison's Principles of Internal Medicine, 19th ed. New York, McGraw-Hill Education, 2015, p 1947.

Getahun D, Fassett MJ, Longstreth GF, et al: Association between maternal inflammatory bowel disease and adverse perinatal outcomes. J Perinatol 34(6):435, 2014.

Gilinsky NH, Muthunayagam N: Gastrointestinal endoscopy in pregnant and lactating women: emerging standard of care to guide decision-making. Obstet Gynecol Surv 61:791, 2006.

Gisbert JP, Chaparro M: Safety of anti-TNF agents during pregnancy and breastfeeding in women with inflammatory bowel disease. Am J Gastroenterol 108(9):1426, 2013.

Giugale LE, Young OM, Streitman DC: Iatrogenic Wernicke encephalopathy in a patient with severe hyperemesis gravidarum. Obstet Gynecol 125(5):1150, 2015.

Goel B, Rani J, Huria A, et al: Perforated duodenal ulcer—a rare cause of acute abdomen in pregnancy. J Clin Diagn Res 8(9):OD03, 2014.

Goldberg D, Szilagyi A, Graves L: Hyperemesis gravidarum and *Helicobacter pylori* infection. Obstet Gynecol 110:695, 2007.

Gopal KA, Amshel AL, Shonberg IL, et al: Ostomy and pregnancy. Dis Colon Rectum 28:912, 1985.

Grjibovski AM, Vikanes A, Stoltenberg C, et al: Consanguinity and the risk of hyperemesis gravidarum in Norway. Acta Obstet Gynecol Scand 87:20, 2008.

Grooten IJ, Koot MH, van der Post JA, et al: Early enteral tube feeding in optimizing treatment of hyperemesis gravidarum: the Maternal and Offspring outcomes after Treatment of HyperEmesis by Refeeding (MOTHER) randomized controlled trial. Am J Clin Nutr 106:812, 2017.

Guglielmi FW, Baggio-Bertinet D, Federico A, et al: Total parenteral nutrition-related gastroenterological complications. Digest Liver Dis 38:623, 2006.

Gungor S, Gurates B, Aydin S, et al: Ghrelins, obestatin, nesfatin-1 and leptin levels in pregnant women with and without hyperemesis gravidarum. Clin Biochem 46(9):828, 2013.

Haggar F, Pereira G, Preen D, et al: Maternal and neonatal outcomes in pregnancies following colorectal cancer. Surg Endosc 27(7):2327, 2013.

Hahnloser D, Pemberton JH, Wolff BG, et al: Pregnancy and delivery before and after ileal pouch-anal anastomosis for inflammatory bowel disease: immediate and long-term consequences and outcomes. Dis Colon Rectum 47:1127, 2004.

Harma M, Harma MI, Karadeniz G, et al: Idiopathic ileoileal invagination two days after cesarean section. J Obstet Gynaecol Res 37(2):160, 2011.

Hée P, Viktrup L: The diagnosis of appendicitis during pregnancy and maternal and fetal outcome after appendectomy. Int J Gynaecol Obstet 65:129, 1999.

Hill JB, Yost NP, Wendel GW Jr: Acute renal failure in association with severe hyperemesis gravidarum. Obstet Gynecol 100:1119, 2002.

Holmgren C, Aagaard-Tillery KM, Silver RM, et al: Hyperemesis in pregnancy: an evaluation of treatment strategies with maternal and neonatal outcomes. Am J Obstet Gynecol 198:56.e1, 2008.

Hooft N, Schmidt ES, Bremner RM: Achalasia in pregnancy: botulinum toxin A injection of lower esophageal sphincter. Case Rep Surg 2015:328970, 2015.

Hor T, Lefevre JH, Shields C, et al: Female sexual function and fertility after ileal-anal pouch anastomosis. Int J Colorectal Dis 31(3):593, 2016.

Hux C: Ostomy and pregnancy. Ostomy Wound Manage 56(1):48, 2010.

Hytten FE: The alimentary system. In Hytten F, Chamberlain G (eds): Clinical Physiology in Obstetrics. London, Blackwell, 1991, p 137.

Inamdar S, Berzin TM, Sejpal DV, et al: Pregnancy is a risk factor for pancreatitis after endoscopic retrograde cholangiopancreatography in a national cohort study. Clin Gastroenterol Hepatol 14:107, 2016.

Joo JI, Park HC, Kim MJ, et al: Outcomes of antibiotic therapy for uncomplicated appendicitis in pregnancy. Am J Med June 9, 2017 [Epub ahead of print].

Kahrilas PJ, Hirano I: Diseases of the esophagus. In Kasper DL, Fauci AS, Hauser SL, et al (eds): Harrison's Principles of Internal Medicine, 19th ed. New York, McGraw-Hill Education, 2015, p 1900.

Kappelman MD, Horvath-Puho E, Sandler RS, et al: Thromboembolic risk among Danish children and adults with inflammatory bowel diseases: a population-based nationwide study. Gut 60(7):937, 2011.

Kastenberg ZJ, Hurley MP, Luan A, et al: Cost-effectiveness of preoperative imaging ultrasonography in the second or third trimester of pregnancy. Obstet Gynecol 122:821, 2013.

Katz DS, Klein MA, Ganson G, et al: Imaging of abdominal pain in pregnancy. Radiol Clin North Am 50(1):149, 2012.

Katz JA: Endoscopy in the pregnant patient with inflammatory bowel disease. Gastrointest Endosc Clin North Am 12:635, 2002.

Kawamura Y, Kawamata K, Shinya M, et al: Vitamin K deficiency in hyperemesis gravidarum as a potential cause of fetal intracranial hemorrhage and hydrocephalus. Prenat Diagn 28:59, 2008.

Khan MR, Ur Rehman S: Sigmoid volvulus in pregnancy and puerperium: a surgical and obstetric catastrophe. Report of a case and review of the world literature. World J Emerg Surg 7(1):10, 2012.

Khandelwal A, Fasih N, Kielar A: Imaging of the acute abdomen in pregnancy. Radiol Clin North Am 51:1005, 2013.

Kho KA: Diagnostic and operative laparoscopy. In Yeomans ER, Hoffman BL, Gilstrap LC III, et al (eds): Cunningham and Gilstrap's Operative Obstetrics, 3rd ed. New York, McGraw-Hill Education, 2016, In press.

Khudyak V, Lysy J, Mankuta D: Achalasia in pregnancy. Obstet Gynecol Surv 61:207, 2006.

Koren G: Treating morning sickness in the United States—changes in prescribing are needed. Am J Obstet Gynecol 211(6):602, 2014.

Kurzel RB, Naunheim KS, Schwartz RA: Repair of symptomatic diaphragmatic hernia during pregnancy. Obstet Gynecol 71:869, 1988.

Lane AS, Stallworth JL, Eichelberger KY, et al: Vitamin K deficiency embryopathy from hyperemesis gravidarum. Case Rep Obstet Gynecol 2015:324173, 2015.

Lawson M, Kern F, Everson GT: Gastrointestinal transit time in human pregnancy: prolongation in the second and third trimesters followed by postpartum normalization. Gastroenterology 89:996, 1985.

Leffler DA, Lamont JT: *Clostridium difficile* infection. N Engl J Med 372(16):1539, 2015.

Lessa FC, Mu Y, Bamberg WM, et al: Burden of *Clostridium difficile* infection in the United States. N Engl J Med 372(9):825, 2015.

Lichtenstein GC, Hanauer SB, Sandborn WJ, et al: Management of Crohn's disease in adults. Am J Gastroenterol 104(2):465, 2009.

Ludvigsson JF, Lebwohl B, Ekbom A, et al: Outcomes of pregnancies for women undergoing endoscopy while they were pregnant: a nationwide cohort study. Gastroenterology 152:554, 2017.

Lyell DJ: Adhesions and perioperative complications of repeat cesarean delivery. Am J Obstet Gynecol 205(6 Suppl):S11, 2011.

Mahadevan U: Fertility and pregnancy in the patient with inflammatory bowel disease. Gut 55:1198, 2006a.

Mahadevan U, Kane S: American Gastroenterological Association Institute technical review on the use of gastrointestinal medications in pregnancy. Gastroenterology 131(1):283, 2006b.

Mahadevan U, Matro R: Care of the pregnant patient with inflammatory bowel disease. Obstet Gynecol 126(2):401, 2015.

Malecki EA, Skagen CL, Frick TJ, et al: Ileoanal pouch inlet obstruction following cesarean section. Am J Gastroenterol 105(8):1906, 2010.

Malfertheiner SF, Malfertheiner MV, Kropf S, et al: A prospective longitudinal cohort study: evolution of GERD symptoms during the course of pregnancy. BMC Gastroenterol 12:131, 2012.

Matsubara S, Kuwata T, Kamozawa C, et al: Connection between hyperemesis gravidarum, jaundice or liver dysfunction, and biliary sludge. J Obstet Gynaecol Res 38(2):446, 2012.

Matthews A, Haas DM, O'Mathuna DP, et al: Interventions for nausea and vomiting in early pregnancy. Cochrane Database Syst Rev Mar 3:CD007575, 2014.

Mayberry JF, Atkinson M: Achalasia and pregnancy. BJOG 94:855, 1987.

Mays J, Verma U, Klein S, et al: Acute appendicitis in pregnancy and the occurrence of major intraventricular hemorrhage and periventricular leukomalacia. Obstet Gynecol 86:650, 1995.

Mazze RI, Källén B: Appendectomy during pregnancy: a Swedish registry study of 778 cases. Obstet Gynecol 77:835, 1991.

McCarthy FP, Khashan AS, North RA, et al: A prospective cohort study investigating associations between hyperemesis gravidarum and cognitive, behavioural and emotional well-being in pregnancy. PLoS One 6(11):e27678, 2011.

McCarthy FP, Murphy A, Khashan AS, et al: Day care compared with inpatient management of nausea and vomiting of pregnancy. Obstet Gynecol 124(4):743, 2014.

McGory ML, Zingmond DS, Tillou A, et al: Negative appendectomy in pregnant women is associated with a substantial risk of fetal loss. J Am Coll Surg 205:534, 2007.

McKenna D, Watson P, Dornan J: *Helicobacter pylori* infection and dyspepsia in pregnancy. Obstet Gynecol 102:845, 2003.

McKenna DA, Meehan CP, Alhajeri AN, et al: The use of MRI to demonstrate small bowel obstruction during pregnancy. Br J Radiol 80:e11, 2007.

Mehta N, Saha S, Chien EK, et al: Disorders of the gastrointestinal tract in pregnancy. In Powrie R, Greene M, Camann W (eds): de Swiet's Medical Disorders in Obstetric Practice, 5th ed. New Jersey, Wiley-Blackwell, 2010, p 256.

Meyerson S, Holtz T, Ehrinpresis M, et al: Small bowel obstruction in pregnancy. Am J Gastroenterol 90:299, 1995.

Miller JP: Inflammatory bowel disease in pregnancy: a review. J R Soc Med 79:221, 1986.

Modigliani RM: Gastrointestinal and pancreatic disease. In Barron WM, Lindheimer MD, Davison JM (eds): Medical Disorders of Pregnancy, 3rd ed. St. Louis, Mosby, 2000, p 316.

Mourad J, Elliott JP, Erickson L, et al: Appendicitis in pregnancy: new information that contradicts long-held clinical beliefs. Am J Obstet Gynecol 185:1027, 2000.

Mozaffari S, Abdolghaffari AH, Nikfar S, et al: Pregnancy outcomes in women with inflammatory bowel disease following exposure to thiopurines and antitumor necrosis factor drugs: a systematic review with meta-analysis. Hum Exp Toxicol 35(5):445, 2015.

Mullin PM, Ching C, Schoenberg R, et al: Risk factors, treatments, and outcomes associated with prolonged hyperemesis gravidarum. J Matern Fetal Neonatal Med 25(6):632, 2012.

Niebyl JR: Nausea and vomiting in pregnancy. N Engl J Med 363(16):1544, 2010.

Norgård B, Hundborg HH, Jacobsen BA, et al: Disease activity in pregnant women with Crohn's disease and birth outcomes: a regional Danish cohort study. Am J Gastroenterol 102:1947, 2007.

Novacek G, Weltermann A, Sobala A, et al: Inflammatory bowel disease is a risk factor for recurrent venous thromboembolism. Gastroenterology 139(3):779, 2010.

Nwoko R, Plecas D, Garovic VD: Acute kidney injury in the pregnant patient. Clin Nephrol 78(6):478, 2012.

O'Grady NP, Alexander M, Burns L: Guidelines for prevention of intravascular catheter-related infections. Clin Infect Dis 52(9):e162 2011.

Ogura JM, Francois KE, Perlow JH, et al: Complications associated with peripherally inserted central catheter use during pregnancy. Am J Obstet Gynecol 188:1223, 2003.

Oliveira LG, Capp SM, You WB, et al: Ondansetron compared with doxylamine and pyridoxine for treatment of nausea in pregnancy. Obstet Gynecol 124(4):735, 2014.

O'Mahony S: Endoscopy in pregnancy. Best Pract Res Clin Gastroenterol 21:893, 2007.

Ooi BS, Remzi FH, Fazio VW: Turnbull-blowhole colostomy for toxic ulcerative colitis in pregnancy: report of two cases. Dis Colon Rectum 46:111, 2003.

Oron G, Yogev Y, Shkolnik S, et al: Inflammatory bowel disease: risk factors for adverse pregnancy outcome and the impact of maternal weight gain. J Matern Fetal Neonatal Med 25(112):2256, 2012.

Oto A, Ernst R, Ghulmiyyah L, et al: The role of MR cholangiopancreatography in the evaluation of pregnant patients with acute pancreaticobiliary disease. Br J Radiol 82(976):279, 2009.

Palacios-Marqués A, Delgado-Garcia S, Martín-Bayón T, et al: Wernicke's encephalopathy induced by hyperemesis gravidarum. BMJ Case Rep June 8, 2012.

Parangi S, Levine D, Henry A, et al: Surgical gastrointestinal disorders during pregnancy. Am J Surg 193:223, 2007.

Paranyuk Y, Levin G, Figueroa R: Candida septicemia in a pregnant woman with hyperemesis receiving parenteral nutrition. Obstet Gynecol 107:535, 2006.

Pasternak B, Svanström M, Henrik A: Ondansetron in pregnancy and risk of adverse fetal outcomes. N Engl J Med 368:814, 2013.

Pates JA, Avendanio TC, Zaretsky MV, et al: The appendix in pregnancy: confirming historical observations with a contemporary modality. Obstet Gynecol 114(4):805, 2009.

Pearl JP, Price RR, Tonkin AE, et al: SAGES guidelines for the use of laparoscopy during pregnancy. Surg Endosc 31(10):3767, 2017.

Pedrosa I, Lafornara M, Pandharipande PV, et al: Pregnant patients suspected of having acute appendicitis: effect of MR imaging on negative laparotomy rate and appendiceal perforation rate. Radiology 250(3):749, 2009.

Peled Y, Melamed N, Hiersch L, et al: The impact of total parenteral nutrition support on pregnancy outcome in women with hyperemesis gravidarum. J Matern Fetal Neonatal Med 27(11):1146, 2014.

Perdue PW, Johnson HW Jr, Stafford PW: Intestinal obstruction complicating pregnancy. Am J Surg 164:384, 1992.

Podolsky DK: Inflammatory bowel disease. N Engl J Med 347(6):417, 2002.

Porter H, Seeho S: Obstructed ileostomy in the third trimester of pregnancy due to compression from the gravid uterus: diagnosis and management. BMJ Case Rep August 19, 2014.

Poursharif B, Korst LM, Macgibbon KW, et al: Elective pregnancy termination in a large cohort of women with hyperemesis gravidarum. Contraception 76:451, 2007.

Prefontaine E, Sutherland LR, Macdonald JK, et al: Azathioprine or 6-mercaptopurine for maintenance of remission in Crohn's disease. Cochrane Database Syst Rev 1:CD000067, 2009.

Raman SS, Osuagwu FC, Kadell B, et al: Effect of CE on false positive diagnosis of appendicitis and perforation. N Engl J Med 358:972, 2008.

Ravid A, Richard CS, Spencer LM, et al: Pregnancy, delivery, and pouch function after ileal pouch-anal anastomosis for ulcerative colitis. Dis Colon Rectum 45:1283, 2002.

Rawlings C: Management of postcaesarian Ogilvie's syndrome and their subsequent outcomes. Aust N Z J Obstet Gynaecol 50(6):573, 2010.

Reddy D, Murphy SJ, Kane SV, et al: Relapses of inflammatory bowel disease during pregnancy: in-hospital management and birth outcomes. Am J Gastroenterol 103:1203, 2008.

Reedy MB, Kallen B, Kuehl TJ: Laparoscopy during pregnancy: a study of five fetal outcome parameters with use of the Swedish Health Registry. Am J Obstet Gynecol 177:673, 1997.

Reeves M, Frizelle F, Wakeman C, et al: Acute colonic pseudo-obstruction in pregnancy. ANZ J Surg 85(10):728, 2015.

Rigler LG, Eneboe JB: Incidence of hiatus hernia in pregnant women and its significance. J Thorac Surg 4:262, 1935.

Riis L, Vind I, Politi P, et al: Does pregnancy change the disease course? A study in a European cohort of patients with inflammatory bowel disease. Am J Gastroenterol 101:1539, 2006.

Rocha-Castro J, Kronbauer K, Dalle J, et al: Characteristics of bacterial acute diarrhea among women. Int J Gynaecol Obstet 132(3):302, 2016.

Russo-Stieglitz KE, Levine AB, Wagner BA, et al: Pregnancy outcome in patients requiring parenteral nutrition. J Matern Fetal Med 8:164, 1999.

Saha S, Loranger D, Pricolo V, et al: Geeding jejunostomy for the treatment of severe hyperemesis gravidarum: a case series. J Parenter Enteral Nutr 33(5):529, 2009.

Sakai M, Yoneda S, Sasaki Y, et al: Maternal total parenteral nutrition and fetal subdural hematoma. Obstet Gynecol 101:1142, 2003.

Satin AJ, Twickler D, Gilstrap LC: Esophageal achalasia in late pregnancy. Obstet Gynecol 79:812, 1992.

Savas N: Gastrointestinal endoscopy in pregnancy. World J Gastroenterol 20(41):15241, 2014.

Schiff MA, Reed SD, Daling JR: The sex ratio of pregnancies complicated by hospitalisation for hyperemesis gravidarum. BJOG 111:27, 2004.

Schrag SP, Sharma R, Jaik NP, et al: Complications related to percutaneous endoscopic gastrostomy (PEG) tubes: a comprehensive clinical review. J Gastrointest Liver Dis 16:407, 2007.

Schwentner L, Wulff C, Kreienberg R, et al: Exacerbation of a maternal hiatus hernia in early pregnancy presenting with symptoms of hyperemesis gravidarum: case report and review of the literature. Arch Gynecol Obstet 283(3):409, 2011.

Selitsky T, Chandra P, Schiavello HJ: Wernicke's encephalopathy with hyperemesis and ketoacidosis. Obstet Gynecol 107:486, 2006.

Serra AE, Fong A, Chung H: A gut-wrenching feeling: pregnancy complicated by massive ventral hernia with bowel obstruction. Am J Obstet Gynecol 211(1):79, 2014.

Sharifah H, Naidu A, Vimal K: Diaphragmatic hernia: an unusual cause of postpartum collapse. BJOG 110:701, 2003.

Shui LH, Rafi J, Corder A, et al: Mid-gut volvulus and mesenteric vessel thrombosis in pregnancy: case report and literature review. Arch Gynecol Obstet 283 (Suppl 1):39, 2011.

Siddiqui U, Denise-Proctor D: Flexible sigmoidoscopy and colonoscopy during pregnancy. Gastrointest Endosc Clin North Am 16:59, 2006.

Singh S, Nadgir A, Bryan RM: Post-cesarean section acute colonic pseudo-obstruction with spontaneous perforation. Int J Gynaecol Obstet 89:144, 2005.

Song LM, Topazian M: Gastrointestinal endoscopy. In Kasper DL, Fauci AS, Hauser SL, et al (eds): Harrison's Principles of Internal Medicine, 19th ed. New York, McGraw-Hill Education, 2015, p 1947.

Soper NJ: SAGES' guidelines for diagnosis, treatment, and use of laparoscopy for surgical problems during pregnancy. Surg Endosc 25:3477, 2011.

Spiliopoulos D, Spiliopoulos M, Awala A: Esophageal achalasia: an uncommon complication during pregnancy treated conservatively. Case Rep Obstet Gynecol 2013(639698):1, 2013.

Stephansson O, Larsson H, Pedersen L, et al: Crohn's disease is a risk factor for preterm birth. Clin Gastroenterol Hepatol 8(6):509, 2010.

Stern MD, Kopylov U, Ben-Horin S, et al: Magnetic resonance enterography in pregnant women with Crohn's disease: case series and literature review. BMC Gastroenterol 14:146, 2014.

Stokke G, Gjelsvik BL, Flaatten KT, et al: Hyperemesis gravidarum, nutritional treatment by nasogastric tube feeding: a 10-year retrospective cohort study. Acta Obstet Gynecol Scand 94(4):359, 2015.

Storch I, Barkin JS: Contraindications to capsule endoscopy: do any still exist? Gastrointest Endosc Clin North Am 16:329, 2006.

Suerbaum S, Michetti P: *Helicobacter pylori* infection. N Engl J Med 347:1175, 2002.

Sun S, Qiu X, Zhou J: Clinical analysis of 65 cases of hyperemesis gravidarum with gestational transient thyrotoxicosis. J Obstet Gynaecol Res 40 (6):1567, 2014.

Swallow BL, Lindow SW, Masson EA, et al: Psychological health in early pregnancy: relationship with nausea and vomiting. J Obstet Gynaecol 24:28, 2004.

Swartzlander TK, Carlan SJ, Locksmith G, et al: Sonographic confirmation of the correct placement of a nasoenteral tube in a woman with hyperemesis gravidarum: case report. J Clin Ultrasound 41(Suppl 1):18, 2013.

Takahashi K, Funayama Y, Fukushima K, et al: Pregnancy and delivery in patients with enterostomy due to anorectal complications from Crohn's disease. Int J Colorectal Dis 22:313, 2007.

Tan PC, Jacob R, Quek KF, et al: The fetal sex ratio and metabolic, biochemical, haematological and clinical indicators of severity of hyperemesis gravidarum. BJOG 113:733, 2006.

Tan PC, Norazilah MJ, Omar SZ: Dextrose saline compared with normal saline rehydration of hyperemesis gravidarum: a randomized controlled trial. Obstet Gynecol 121(2 Pt1):291, 2013.

Theilen LH, Mellnick VM, Longman RE, et al: Utility of magnetic resonance imaging for suspected appendicitis in pregnant women. Am J Obstet Gynecol 12(3):345, 2015.

Torquati A, Lutfi R, Khaitan L, et al: Heller myotomy vs Heller myotomy plus Dor fundoplication: cost-utility analysis of a randomized trial. Surg Endosc 20:389, 2006.

Torres J, Boyapati RK, Kennedy NA, et al: Systematic review of effects of withdrawal of immunomodulators or biologic agents from patients with inflammatory bowel disease. Gastroenterology 149(7):1716, 2015.

Trogstad LI, Stoltenberg C, Magnus P, et al: Recurrence risk in hyperemesis gravidarum. BJOG 112:1641, 2005.

Tung CS, Zighelboim I, Gardner MO: Acute colonic pseudoobstruction complicating twin pregnancy. J Reprod Med 53:52, 2008.

Turcotte S, Dubé S, Beauchamp G: Peripherally inserted central venous catheters are not superior to central venous catheters in the acute care of surgical patients on the ward. World J Surg 30:1603, 2006.

Ueberrueck T, Koch A, Meyer L, et al: Ninety-four appendectomies for suspected acute appendicitis during pregnancy. World J Surg 28:508, 2004.

Unal A, Sayherman SE, Ozel L, et al: Acute abdomen in pregnancy requiring surgical management: a 20-case series. Eur J Obstet Gynecol Reprod Biol 159(1):87, 2011.

Vaknin Z, Halperin R, Schneider D, et al: Hyperemesis gravidarum and nonspecific abnormal EEG findings. J Reprod Med 51:623, 2006.

Vandraas KF, Vikanes AV, Vangen S, et al: Hyperemesis gravidarum and birth outcomes-a population-based cohort study of 2.2 million births in the Norwegian Birth Registry. BJOG 120(13):1654, 2013.

Veenendaal MV, van Abeelen AF, Painter RC, et al: Consequences of hyperemesis gravidarum for offspring: a systematic review and meta-analysis. BJOG 118(11):1302, 2011.

Verberg MF, Gillott JD, Fardan NA, et al: Hyperemesis gravidarum, a literature review. Hum Reprod Update 11:527, 2005.

Vikanes AV, Stoer NC, Magnus P, et al: Hyperemesis gravidarum and pregnancy outcomes in the Norwegian mother and child cohort—a cohort study. BMC Pregnancy Childbirth 13:169, 2013.

Viktrup L, Hée P: Fertility and long-term complications four to nine years after appendectomy during pregnancy. Acta Obstet Gynecol Scand 77:746, 1998.

Wald A: Constipation, diarrhea, and symptomatic hemorrhoids during pregnancy. Gastroenterol Clin North Am 32:309, 2003.

Walker HG, Al Samaraee A, Mills SJ, et al: Laparoscopic appendicectomy in pregnancy: a systematic review of the published evidence. Int J Surg 12(11):1235, 2014.

Wax JR, Pinette MG, Cartin A: Roux-en-Y gastric bypass-associated bowel obstruction complicating pregnancy—an obstetrician's map to the clinical minefield. Am J Obstet Gynecol 208(4):265, 2013.

Wei PL, Keller JJ, Liang HH, et al: Acute appendicitis and adverse pregnancy outcomes: a nationwide population-based study. J Gastrointest Surg 16(6):1204, 2012.

Weyermann M, Brenner H, Adler G, et al: *Helicobacter pylori* infection and the occurrence and severity of gastrointestinal symptoms during pregnancy. Am J Obstet Gynecol 189:526, 2003.

Wilasrusmee CSukrat B, McEvoy M, et al: Systematic review and meta-analysis of safety laparoscopic versus open appendectomy for suspected appendicitis in pregnancy. Br J Surg 99(11):1470, 2012.

Woolfson K, Cohen Z, McLeod RS: Crohn's disease and pregnancy. Dis Colon Rectum 33:869, 1990.

Yost NP, McIntire DD, Wians FH Jr, et al: A randomized, placebo-controlled trial of corticosteroids for hyperemesis due to pregnancy. Obstet Gynecol 102:1250, 2003.

Zara G, Codemo V, Palmieri A, et al: Neurological complications in hyperemesis gravidarum. Neurol Sci 33(1):133, 2012.

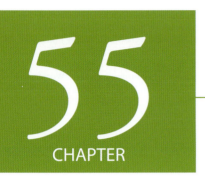

肝，胆道系，膵臓疾患
Hepatic, Biliary, and Pancreatic Disorders

肝臓疾患 1326
胆嚢疾患 1341
膵臓疾患 1342

> *Pregnancy is comparatively seldom complicated by jaundice. Notwithstanding the fact that in most cases the jaundice disappears without treatment, too favorable a prognosis should not be ventured, for the reason that now and again the condition may represent the initial symptom of acute yellow atrophy of the liver.*
> —J. Whitridge Williams (1903)

実際の臨床で急性脂肪肝，肝臓，膵臓および胆道系の障害が妊娠中に困難を要する経過をたどる合併症となる可能性があるとWilliamsは言及している．特定の条件下で特定の妊娠週数に生じることがある．妊娠に伴うこれらの疾患の関連性は興味深く，課題の多い問題である．

肝臓疾患

妊娠中の肝臓疾患は三つのカテゴリーに分類できる．一つ目は妊娠と特に関連性のあるもので自然に治癒したり，分娩後に治癒するものである．たとえば，肝内胆汁うっ滞や急性脂肪肝からくる肝細胞障害であり，両者の詳細は後述されている．妊娠悪阻による肝機能障害も含まれる．妊娠悪阻にて入院した妊婦の半分に軽度の高ビリルビン血症とともに血清アミノトランスフェラーゼ高値を認めることがある．しかし，これらは200 U/Lを超えることはめったにない（表55-1）．肝生検

では軽度の脂肪化を示すことがある．妊娠悪阻の詳細は，第54章を参照のこと．もう一つここでのカテゴリーとして妊娠高血圧腎症から生じる肝障害としてHELLP症候群（溶血，血清肝機能酵素上昇，血小板数低下）がある．この変化の詳細は第40章に述べられている．

二つ目のカテゴリーは急性ウイルス性肝炎などの妊娠中の肝障害を含んでいる．三つ目のカテゴリーは，慢性肝炎や肝硬変，食道静脈瘤のような妊娠に先行する慢性肝疾患を含んでいる．

重要なのは，これらの疾患は妊娠中に多くの肝臓関連の臨床検査値の変化や生理的変化をもたらす（第4章，付録Ⅰ参照）．たとえばアルカリホスファターゼの増加，手掌紅斑やくも状血管腫（これらは肝臓疾患を一般的に示唆する）は正常妊娠においても認めることがある．代謝もまた妊娠中のエストロゲン，プロゲステロンの上昇および他のホルモンの変化によってシトクロムP450が活性化されるため変化する．たとえば，妊娠中では肝臓のCYP1A2活性は減少する．しかし，CYP2D6とCYP3A4の活性は増加する．また妊娠中でもシトクロム酵素は肝臓のほかにも多くの臓器で活性化されるが，胎盤で顕著に活性化される．このシトクロムP450活性の変化は妊娠週数および臓器が複雑に影響している（Isoherranen, 2013）．正常妊娠においては，このシトクロムP450活性の変化を認めるが肝臓の組織学的変化は生じない．

妊娠性胆汁うっ滞

妊娠性胆汁うっ滞は妊娠性反復性黄疸，胆汁

表 55-1　妊娠中の急性肝障害における臨床症状と検査結果

病　期	妊娠中における発症時期	臨床症状	肝臓		腎臓	血液学と凝固					
			AST (U/L)	Bili (mg/dL)	Cr (mg/dL)	Hct	Plat	Fib	DD	PT	溶血
妊娠悪阻	初期	重篤な吐き気・嘔吐	正常〜300	NL〜4	↑	↑↑	正常	正常	正常	正常	なし
胆汁うっ滞	後期	瘙痒感，黄疸	正常〜200	1〜5	正常	正常	正常	正常	正常	正常	なし
脂肪肝	後期	中等度吐き気・嘔吐，±高血圧症，肝不全	200〜800	4〜10	↑↑↑	↑↑↑	↓↓	↓↓↓	↑	↑↑	↑↑↑
妊娠高血圧腎症	中期〜後期	頭痛，高血圧症	正常〜300	1〜4	↑	↑	↓↓	正常	正常	正常	↑〜↑↑
肝炎	さまざま	黄疸	2,000+	5〜20	正常	↓	正常	正常	正常	正常	なし

↑：増加率，↓：減少率，AST：アスパラギン酸アミノ基転移酵素，Bili：ビリルビン，Cr：クレアチニン，DD：D-ダイマー，Fib：フィブリノゲン，Hct：ヘマトクリット，Plat：血小板，PT：プロトロンビン時間．

うっ滞性肝炎，妊娠性黄疸とも呼ばれる．これらは臨床症状として痒みもしくは黄疸，その両方を呈することが特徴とされる．そして多胎妊娠の際にはより多くの頻度でみることができる．また，有意な遺伝的影響がある（Lausman, 2008；Webb, 2014）．よって，この疾患は国，人種間によって頻度が異なる．たとえば，胆汁うっ滞は，北アメリカでは珍しく，500〜1,000 例の妊娠中におよそ 1 例と報告されている．しかし，ロサンゼルスではラテン系女性の妊娠において 5.6 % の発症率と報告されている（Lee, 2006）．歴史的にはチリとボリビアの先住民は相対的に高い発症率であった．理由はわからないが，1970 年代より発症率は下がり，今では 2 % 未満であった（Reyes, 2016）．他の国ではスウェーデン，中国，イスラエルでは 0.25 〜 1.5 % の間の発生率であった（Glantz, 2004；Luo, 2015；Sheiner, 2006）．

◆ 病　因

妊娠性胆汁うっ滞の原因は明らかではない．以前は，性ステロイドホルモンの増加・減少が関連していると考えられていた．最近の研究では肝細胞の輸送系を制御する多くの遺伝子が関連していると考えられている．たとえば *ABCB11* によってコードされる胆汁酸塩輸出ポンプと同様に，*ABCB4* 遺伝子にコードされる家族性胆汁うっ滞に関連する多剤耐性タンパク 3（multidrug resistance protein 3：MDR3）の変異が報告されている（Anzivino, 2013；Dixon, 2014）．ほかにも，Farnesoid X 受容体や *ATP8B1* によってコードされる ATP アーゼ（ATPase）の関与が報告されている（Abu-Hayyeh, 2016；Davit-Spraul, 2012）．またいくつかの薬物が胆汁酸の循環を悪化させることが知られている．腎移植患者に用いるアザチオプリンが妊婦の重症な胆汁うっ滞性黄疸を引き起こしたと報告されている．

原因によらず胆汁酸は完全には除去されないため，血漿に蓄積する．蓄積した胆汁酸は高ビリルビン血症を引き起こす．しかし，血漿ビリルビン濃度が 4 〜 5 mg/dL を超えることはめったにない．正常妊娠においてもアルカリホスファターゼは上昇する．しかし血清アミノトランスフェラーゼは軽度上昇を認めることがあるが，250 U/L を超えることはまれである（表 55-1）．また肝生検の結果では，炎症や壊死を認めない軽度の肝内胆管の胆汁うっ滞を認める．これらの変化は分娩後に消失するが，その後の妊娠やエストロゲンを含む経口避妊薬内服でしばしば再発する．

◆ 臨床症状

妊娠性胆汁うっ滞は妊娠後期に進行するが，しばしば妊娠初期より発症することがある．一般的に全身症状はなく，皮膚の瘙痒感を呈する．瘙痒感から皮膚をかくことで擦過傷を呈することはある．症状が現れたとき，生化学検査が異常となるかもしれないが，皮膚瘙痒感は血清ビリルビン値

の上昇よりも数週間早く出現する．黄疸になる頻度はおよそ10％である．

　肝機能酵素が正常値であり，痒みを呈する皮膚疾患は鑑別を要する（表62-1参照）．妊娠高血圧腎症も鑑別の一つとなりうるが，血圧の変動や尿タンパクを認めない場合は考えにくい．腹部超音波断層検査は胆石症や胆道閉塞を除外するために必要な検査である．胆汁うっ滞でみられる血清アミノトランスフェラーゼは低値であるため，**急性ウイルス性肝炎**と鑑別することは難しくない．しかし，**慢性C型肝炎**のRNA陽性症例は妊娠中の胆汁うっ滞の頻度が約20倍であると報告されているため，鑑別診断の一つとなりうる（Marschall, 2013）．

◆治　療

　痒みの症状は，血清胆汁酸塩値の上昇により生じ，臨床的な問題となりやすい．**抗ヒスタミン薬や皮膚軟化剤の局所投与**は症状改善を期待することができる．コレスチラミンは胆汁酸塩と結合し，有効であるといわれているが，この合成物は脂溶性ビタミンの減少も引き起こしてしまうため，ビタミンK欠乏症を引き起こす可能性がある．したがって胎児の凝固機能異常を引き起こす可能性がある．胎児の頭蓋内出血および死産が報告されている（Matos, 1997；Sadler, 1995）．

　近年のメタアナリシスにて，**ウルソデオキシコール酸**が胆汁酸と血清の肝機能酵素を低下させ，痒みを改善し，それによって新生児合併症（早産，胎児機能不全，呼吸窮迫症候群）を減らし，新生児集中治療室の入院も減らすことができると報告されている（Bacq, 2012）．Kondrackiene ら（2005）は，84人の症候性妊婦にウルソデオキシコール酸（8～10 mg/kg/日）あるいはコレスチラミンの無作為化比較試験を施行し，ウルソデオキシコール酸がコレスチラミンより効果があったと報告している（67％対19％）．同様に，Glantz ら（2005）は，ウルソデオキシコール酸とデキサメタゾンの無作為化比較試験を施行し，ウルソデオキシコール酸がデキサメタゾンより効果的であったと報告している．アメリカ産婦人科学会（ACOG）（2015）はウルソデオキシコール酸が痒みを取り除き，新生児予後を改善すると報告をした．しかし後者のことは，まだ確定されていない．

◆妊娠予後

　以前の報告では，妊娠中の胆汁うっ滞による経過が可逆的であることを報告した．過去20年間のデータでは，妊娠中の胆汁うっ滞が周産期死亡率を増加させるか，新生児予後を増悪させるかは明らかにされていない．近年の報告では以下のように説明されている．Glantz ら（2004）はスウェーデン人の胆汁うっ滞693症例における臨床結果を報告し，周産期死亡率は少し上昇したが，それは重症例の母体でのみ認めた．Sheiner ら（2006）は胆汁うっ滞376症例は周産期予後において正常妊娠と比較して差がなかったことを報告した．しかしながら，胆汁うっ滞症例の妊婦は陣痛誘発剤の使用頻度や帝王切開率の増加が顕著であった．また Lee ら（2009）は non-stress test（NST）では予測できなかった突然の胎児死亡の2症例を報告した．Rook ら（2012）は北カリフォルニアにおける胆汁うっ滞101症例において，胆汁うっ滞症例の分娩周辺時期の胎児死亡は認めないものの，そのうちの87％が症状増悪の予防を目的に陣痛誘発がされ，それにもかかわらず血清総胆汁酸の重症例では約1/3の症例が新生児合併症（呼吸障害，胎児機能不全，羊水胎便混濁）を生じたと報告した．これらの問題は，胆汁酸の濃度が高くなれば高くなるほど明らかになってくる．Herrera ら（2017）は，同様の結果を報告している．Wikström Shemer ら（2013）は1,213,668例の単胎妊娠における肝臓内の胆汁うっ滞5,477症例の研究結果を報告した．その研究では新たに，妊娠高血圧腎症や妊娠糖尿病と胆汁うっ滞の関連があることを報告し，また新生児予後として，胆汁うっ滞症例はアプガースコア5分値が低値であり，胎児が大きめであったが，死産は増加しなかった．これはより高い誘発および早産率を反映すると考えられていた．これまでは死産を避けるために早期陣痛誘導を勧めていたが，パークランド病院の周産期の専門家は38週で誘発するよりも39週での誘発を勧めている．

　考察したように高血清胆汁酸濃度が胎児死亡の一因となる可能性があるという報告もある．胆汁酸は通常，正常妊娠中に10 μmol/L 未満のままである（Egan, 2012）．上昇した胆汁酸レベルは，胎便の排泄と死産に関連している．たとえば，693人のスウェーデン女性の以前の研究では死産は胆

汁酸レベルが 40 µmol/L 以上の女性に限定されていた（Glantz, 2004）．より最近のデータでは有害な事象は，より高い胆汁酸レベルと相関していた．たとえば Brouwers ら（2015）は，積極的なより早期の分娩誘発の管理にもかかわらず自然発生の早産（19％），胎便染色陽性羊水（48％），周産期死亡（10％），胆汁酸濃度＞100 µmol/L を導いたと報告した．Kawakita ら（2015）も同様の死産関連のデータを報告した．特に，妊娠の胆汁うっ滞に続いて 233 人の女性のなかで，胆汁酸レベルが＞100 µmol/L である女性のなかに 4 人の死産があった．Gao ら（2014）は胆汁酸が心機能障害に関与していることを報告した．心筋細胞の試験管外の研究において，コール酸は細胞内カルシウムレベルを増加させながら，心拍数を用量依存的に低下させたと報告した．興味深いことにこの研究では，心拍数が減少した女性の胎児心電図検査における PR 間隔の延長が示されている（Rodríguez, 2016；Strehlow, 2010）．

■ 急性妊娠性脂肪肝

急性妊娠性脂肪肝は，妊婦に最もよくみられる肝不全の原因の一つであり，**急性脂肪変性**や**急性黄色肝萎縮**とも呼ばれる．脂肪肝は，正常な肝臓の機能を"締め出す（crowds out）"という文字のごとく，微小な脂肪の空胞が蓄積していることが特徴である（図 55-1）．肉眼的に脂肪肝の肝臓は小さくて軟らかく，黄色で脂分を多く含む．この最も重症な病態は 1 万例に 1 例の発生頻度と推定されている（Nelson, 2013）．次回妊娠時の再発はまれとされているが，再発例も数例報告されている（Usta, 1994）．

◆ 原因・病理

多くの研究者が相反するさまざまなデータを解析することで，不完全ではあるがこの病気に対する興味深い結果を出している．たとえば，妊娠性脂肪肝の多くの症例が，常染色体劣性遺伝形式のミトコンドリアにおける脂肪酸の酸化異常に関連があるという結果がある．これらは Reye 様症候群の児に特徴が似ている．ミトコンドリア三価タンパク酵素複合体が脂肪酸酸化過程の最後にかかわるいくつかの遺伝子変異が報告されている．最も知られているのは，long-chain-3-hydroxyacyl-CoA-dehydrogenase（LCHAD）をコードする 2

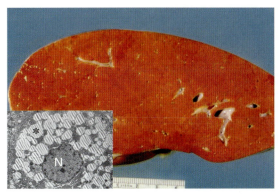

図 55-1　急性妊娠性脂肪肝
呼吸不全と誤嚥により死亡した女性の肝臓の切断面．黄疸をびまん性に認める．微小な脂肪滴（＊）を含む二つの腫大した肝細胞の電子顕微鏡像．細胞の中心には核（N）が残存している．　　　(Used with permission from Dr. Don Wheeler)

番染色体上の遺伝子変異（G1528C や E474Q）である．そのほかにも carnitine palmitoyltransferase 1（CPT1）欠損や medium-chain acyl-CoA dehydrogenase（MCAD）の変異などがある（Santos, 2007；Ylitalo, 2005）．

Sims ら（1995）は，Reye 様症候群で**ホモ接合体**の LCHAD 欠損を有する児の母親に**ヘテロ接合体**の脂肪肝を認めたと報告している．これらの現象はコンパウンドヘテロ接合体の児をもつ母親にも同様に認められる．ヘテロ接合体 LCHAD 欠損の母体は，その胎児がホモ接合体であると急性妊娠性脂肪肝のリスクが高いとの報告もあるが，これらは正しいとは言いきれない（Baskin, 2010）．

脂肪酸 β 酸化酵素欠損と重症妊娠高血圧腎症，特に HELLP 症候群の妊婦には明らかな関連性があるというのはまだ議論の余地がある（第 40 章参照）．これらの研究結果の多くは後に Reye 様症候群と診断された児の母親の後ろ向き研究によって得られたものである．たとえば Browning ら（2006）は，脂肪酸酸化酵素欠損の児の母親 50 人とコントロール群として設定した 1,250 人でケースコントロールスタディを施行した．コントロール群では 0.9％であったのに対し，脂肪酸酸化酵素欠損の児の母親では 16％に妊娠中，肝機能障害を認めた．またこの群において，HELLP 症候群は 12％，脂肪肝は 4％認めた．これらの所見にもかかわらず，HELLP 症候群の有無に関係なく重症妊娠高血圧腎症と脂肪肝は異なる症候群であるということが臨床的，生化学的，病理組織学

的に示唆された〔アメリカ産婦人科学会（ACOG），2015；Sibai, 2007〕．

◆ 臨床・検査所見

急性妊娠性脂肪肝は通常，妊娠後期に発症する．Nelsonら（2013）は，パークランド病院において平均週数37週（31.7～40.9週）の51人の患者について検討した結果，約20％の患者が34週未満の早産となっており，また41％が初産で胎児は男児が多い（2/3）．別の報告では10～20％が多胎妊娠であったとしている（Fesenmeier, 2005；Vigil-De Gracia, 2011）．

脂肪肝の臨床症状は重篤で，最重症例では数日で病状が悪化する．持続する吐き気・嘔吐が主症状で，倦怠感，食欲不振，上腹部痛や進行性の黄疸など程度はさまざまである．およそ半数に高血圧，タンパク尿，浮腫といった妊娠高血圧腎症を疑わせる症状が単独もしくは組み合わさって現れる．表55-1，表55-2 に示されているように，低フィブリノゲン血症，低アルブミン血症，低コレステロール血症や凝固時間の延長などの検査所見も中等度～重症まで程度はさまざまである．ビリルビン値は通常10 mg/dL未満，トランスアミナーゼの上昇も1,000 U/L未満と中等度の上昇である．

ほとんどの重症例では血管内皮細胞の活性化による毛細管の透過性亢進の結果，血液濃縮，急性腎障害，腹水貯留，時に肺水腫などをきたす（Bernal, 2013）．血液濃縮が高度となると，母体アシドーシスを伴った子宮胎盤血流の減少に加えて，症状発現前に胎児死亡を引き起こす．母体と胎児のアシドーシスは，高い帝王切開率を引き起こす胎児機能不全の増加とも関連している．

血液検査所見では溶血が高度であり，白血球増加，有核赤血球出現，軽度～中等度の血小板減少，乳酸脱水素酵素（LDH）の上昇などがみられる．血液濃縮はあるが，ヘマトクリット値は正常範囲内であることが多い．末梢血の塗抹標本では棘状赤血球がみられる．これは低コレステロール血症により赤血球膜で溶血が起こるためである（Cunningham, 1985）．

血液凝固異常の程度もさまざまであり，特に手術による分娩においては生命を脅かすほどの重度の凝固障害も起こりうる．肝臓での凝固因子の生成が減少し，またDICにより血管内で凝固因子を消費するためである．低フィブリノゲン血症がしばしばみられる（表55-2）．パークランド病院において治療された51人の脂肪肝患者のうち，約1/3の患者がフィブリノゲンの減少（＜100 mg/dL）を認めた（Nelson, 2014）．D-ダイマーの中等度の上昇やフィブリン分解物の上昇は消費性の凝固障害を意味する．まれに重篤な血小板減少を引き起こすことがある（表55-2）．パークランド

表55-2　215人の急性妊娠性脂肪肝の検査結果

論文	No.	フィブリノゲン (mg/dL)	血小板 ($10^3/\mu L$)	クレアチニン (mg/dL)	AST (U/L)
Pereira（1997）	32	検査されず	123 (26～262)	2.7 (1.1～8.4)	99 (25～911)
Fesenmeier（2005）	16	検査されず	88 (22～226)	3.3 (0.5～8.6)	692 (122～3,195)
Vigil-De Gracia（2011）	35	136±80	86	—	280±236
Nelson（2013）	51	147±96 (27～400)	99±68 (9～385)	2.0±0.8 (0.7～5.0)	449±375 (53～2,245)
Xiong（2015）	25	検査されず	82 (16～242)	2.4 (0.8～5.9)	385 (10～2,144)
Zhang（2016）	56	246±186	145±75	1.4±0.9	260±237
推定の平均値	215	140	102	2.5	330

ほとんどの異常値は中央値±1.0 SDで表示している

[a] フィブリノゲンと血小板は，それぞれの患者の最低値で表示している．クレアチニンとASTは，最高値で表示している．

病院において治療された51人の脂肪肝患者のうち，20％の患者の血小板が10万/μL未満となり，10％の患者が5万/μL未満であった（Nelson, 2014）．

超音波検査，CT，MRIなどの画像診断は急性妊娠性脂肪肝の診断に対して使用されるが，感度は低いことが知られている．特にCastroら（1996）は超音波検査では11人の患者に対して3人が陽性，CTでは10人の患者に対して5人が陽性，MRIでは5人の患者に対して陽性はいなかったことを報告している．同様にCh'ngら（2002）によって提言されたSwansea基準においても，超音波検査では1/4の患者において母体の腹水貯留や肝臓のエコー輝度の増加を認めるだけであった（Knight, 2008）．Nelsonら（2013）も同様の報告をしている．

多くの症例で診断後に症状は悪化する．低血糖はよく起こり，肝性昏睡，重度の凝固異常のほか，腎不全が約半数に起こる．幸運なことに分娩によって肝機能障害の増悪が止められる．

われわれはこの疾患の**不完全型**の患者を何人か経験した．これは臨床的には軽度であり，血液検査においても溶血と軽度のフィブリノゲン低下といった異常値を示すにとどまる．したがって，肝機能障害の程度は，妊娠高血圧腎症になるまで気づかれない程度から，肝性脳症を引き起こす程度のものまでさまざまであった．

◆ 治療

集中治療と適切な周産期管理を行うことが重要である．診断時にすでに胎児死亡しているケースでは分娩方法が問題となることは少ない．胎児が生存している場合でも分娩のストレスには耐えられないことが多く，分娩を先延ばしにすることは母体と胎児のリスクを増大させるため，われわれは児が生存可能な時期であれば，陣痛誘発を試みる．肝臓の治療を急ぐために帝王切開を推奨する者もいるが，高度凝固異常がある場合，帝王切開は母体のリスクを増大させる．にもかかわらず，帝王切開率は90％である．手術時や産道裂傷に対して全血・濃厚赤血球・新鮮凍結血漿・クリオプレシピテートの輸血がしばしば必要となる（第41章参照）．

分娩後に肝機能は回復することが多い．通常1週間以内であるが，正常化するまでしばらくの間集中的な管理が必要である．この時期に二つの関連した病態が生じる可能性がある．約25％の患者が，肝臓でのバソプレシン不活化酵素の生成が減少することで，血中バソプレシン濃度が上昇することによって**一過性の尿崩症**となる．最終的に20％の患者が**急性膵炎**を引き起こす．

支持療法により通常は完治まで回復する．母体死亡の原因は敗血症，出血，誤嚥，腎不全，膵炎，消化管出血によるものである．パークランド病院では母体死亡は2例で，1例は搬送中の挿管前に誤嚥した脳症の女性，もう1例は重症肝不全で治療に反応しない低血圧であった（Nelson, 2013）．いくつかの施設では，血漿交換や肝移植を行ったという報告がある（Fesenmeier, 2005；Franco, 2000；Martin, 2008）．

◆ 周産期予後

急性妊娠性脂肪肝の母体死亡率はこれまで75％近くとされていたが，現代はこれよりずっとよくなってきている．Sibai（2007）は，死亡率は7％と報告している．また，早産が70％，以前は90％近くであった周産期死亡率はおよそ15％とも報告している．パークランド病院では，過去40年間で母体死亡率は4％，周産期死亡率は12％であった（Nelson, 2013）．

急性ウイルス性肝炎

ほとんどのウイルス性肝炎は不顕性感染であるが，過去30年間の統計的にアメリカでは症候性のウイルス性肝炎は減少している（Daniels, 2009）．少なくとも五つのタイプのウイルス性肝炎がある．A型肝炎（HAV），B型肝炎（HBV），B型肝炎ウイルスに関連するデルタ因子によるD型肝炎（HDV），C型肝炎（HCV），E型肝炎（HEV）がある．臨床症状はほとんど類似している．肝炎ウイルスは直接は肝臓には障害を起こさないが，免疫反応を介して肝細胞壊死を引き起こす（Dienstag, 2015a, b）．

前述されているように急性肝炎は無症候性のことが多く，**無黄疸性**である．臨床症状が出現すると，吐き気，嘔吐，頭痛および全身倦怠感が黄疸に1～2週間ほど先行する．A型肝炎では微熱が出ることが多い．黄疸が出る時期になると，それ以外の症状は改善していることが多い．血清トランスフェラーゼの値はさまざまでそのピークは病

勢と一致しない（表55-1）．ピーク値も400〜4,000 U/Lの範囲で，黄疸が出るまでにその値まで上昇する．典型的には，血清ビリルビン値は血清トランスアミラーゼが下降した後も上昇し，5〜20 mg/dL程度を最高値として上昇する．

重症であると考えられる場合は適切に入院させるべきである．重症か判断するものとして，頻繁な吐き気・嘔吐，プロトロンビン時間の延長，血清アルブミンの低下，低血糖，高血清ビリルビン値あるいは中枢神経系症状などがある．また，A型肝炎のすべての症例，B型肝炎のほとんどの症例，そしてC型肝炎の一部の症例で1〜2ヵ月以内に臨床的にも生化学的にも正常化する期間がある．

急性肝炎患者を入院させた場合，患者の糞便・便器・分泌物・腸管に触れたものを取り扱う際には必ず手袋をするべきである．分娩や手術の際には，手袋を二重にするなど，ふだん以上の警戒が勧められる．B型肝炎の患者との接触を考えて，CDC（2016a）はB型肝炎の予防接種を強く勧めている．C型肝炎には予防接種がないため接触後の厳重な血液検査の経過観察を勧めているのみである．

急性肝炎の致死率は0.1％である．入院適応となる症例における致死率でも1％程度である．最も問題となるのは**劇症肝炎**が起こることで，その経過は妊娠後期に起こる急性脂肪肝の経過に類似している．これらの場合では，肝性脳症はほぼ出現し，死亡率は80％である．重症な急性肝炎の原因のほぼ半分はB型肝炎感染である．そして，それに続くデルタ因子の感染も知られている．

■ 慢性肝炎

CDC（2016b）では400万人以上のアメリカ人の慢性肝炎患者がいると見込んでいる．多くの人は無症候性保因者となるが，およそ20％は10〜20年以内に肝硬変になる（Dienstag, 2015b）．症候性の慢性肝炎は非特異的で全身倦怠感などを呈することがある．肝障害を伴う肝硬変や食道静脈瘤からの出血によって発見されることもある．実際に，無症候性の慢性ウイルス性肝炎が，肝臓癌発生の最も大きな原因であり，肝移植の最も多い理由である．

慢性ウイルス性肝炎は，通常血液学的に診断される（表55-3）．持続的な生化学検査の異常値をもつ患者に肝生検をすると，肝硬変につながる可能性のある肝細胞壊死や線維化がみられる．慢性肝炎は原因（炎症の組織学的な活動性の程度や進行度）によって分類される（Dienstag, 2015b）．

慢性ウイルス性肝炎をもつほとんどの若い女性は，無症状であるか，ほんの軽症の肝疾患をもっている．血液検査で陽性かつ無症状の女性にとって妊娠は通常，特に問題にならない．症候性の慢性活動性肝炎がある場合は，その妊娠予後は，病状や線維化の重症度によって一次的には決まり，特に門脈圧亢進の有無によって決定される．妊娠中にうまく管理された女性は少ないが，それでも長期予後は悪い．したがって，人工中絶や不妊処置と同様に，肝移植の可能性についても情報提供されるべきである．

表55-3　肝炎患者の鑑別診断

診　断	血清学的検査			
	HBsAg	IgM-抗HAV抗体	IgM-抗HBc抗体	HCV抗体
急性A型肝炎	−	＋	−	−
急性B型肝炎	＋	−	＋	−
慢性B型肝炎	＋	−	−	−
慢性B型肝炎に合併した急性A型肝炎	＋	＋	−	−
急性A，B型肝炎	＋	＋	＋	−
急性C型肝炎	−	−	−	＋

HAV：A型肝炎ウイルス，HBc：B型肝炎ウイルスコア，HBsAg：HBs抗原，HCV：C型肝炎ウイルス．

(Compiled from the Centers for Disease Control and Prevention, 2016b; Dienstag, 2015a)

■ A型肝炎

A型肝炎の発症率は予防接種によって1995年以来95％減少した．2014年にはアメリカで，A型肝炎の頻度はこれまでで最低の割合である10万人当たり0.4人であったと報告されている（CDC，2016b）．この27 nmのRNAピコルナウイルスは通常汚染された食物や水の摂取を介す糞口経路によって感染する．潜伏期間はおよそ4週間とされている．感染者は糞便中にウイルスを流す．また比較的短期間ではあるが，ウイルス血症の期間は血液も感染性がある．黄疸はほとんどの患者に発症するが，徴候や症状は多くの場合非特異的で，軽症である．患者の10〜15％は症状が持続するか，6ヵ月以内の再発は起こりうるが，通常2ヵ月未満で改善する（Dienstag, 2015a）．感染初期の血清学的検査ではIgM抗体によって確認されるが，この抗A型肝炎ウイルスIgM抗体陽性は数ヵ月間持続する．回復期にはIgG抗体が優位となり，持続するためA型肝炎に対する免疫機能を獲得する．A型肝炎に慢性期は認めない．

A型肝炎の妊婦の治療はバランスのとれた食事と安静である．特に重症でなければ外来管理で経過をみる．先進国におけるA型肝炎の妊娠への影響は大きくない（ACOG, 2015, 2016）．しかし開発途上国においては周産期死亡率および母体死亡率が増加している．A型肝炎ウイルスに催奇形性があるという証拠はない．また胎内感染は無視できる程度である．しかし，早産が増加し，また新生児の胆汁うっ滞が報告されている（Urganci, 2003）．A型肝炎ウイルスのRNAが母乳から検出されるが，母乳による二次的な新生児のA型肝炎は報告されていない（Daudi, 2012）．

ホルマリンによって不活化された予防接種による能動免疫は90％以上の有効率がある．HAVの予防接種は，ACOG（2016），Advisory Committee on Immunization（Kim, 2015a）およびCDC（2016）によってハイリスクの人やハイリスクの国々への旅行者に推薦されている．これらの国々はCDCの海外旅行に対する情報（2016c）にリストアップされている．Yellow Bookのウェブサイトを参照のこと．妊婦が2週間以内にA型肝炎患者と濃厚または性的接触があった場合の受動免疫として，0.02 mL/kgの免疫グロブリンを使用する（Kim, 2015a）．また，2週間以内のA型肝炎患者との接触があった妊婦に対して，予防接種が免疫グロブリンと同等な予防効果があり，その両者のA型肝炎の発症率が3〜4％であったとの報告がある（Victor, 2007）．

■ B型肝炎

B型肝炎は二重らせん構造のDNAウイルスに属する．世界中でみられるが，特にアフリカ，中央および東南アジア，中国，東ヨーロッパ，中東および南アメリカに多く，5〜20％の罹患率である．WHO（2009）は世界中で20億人以上がHBVに感染しており，そのうちの3億7,000万人が慢性感染であると推測している．CDC（2016b）はアメリカでの急性B型肝炎の患者が18,100例いると見込んでいる．1980年に導入されたワクチン接種開始以来，この数はかなり減少している．

この疾患は血液や体液を介して感染する．特定の国々では垂直感染（母子感染）が慢性B型肝炎の35〜50％を占めるともいわれている．アメリカは2％未満の有病率であるが，そのような有病率が低い国々では，汚染された針の共有や性感染が多い．HBVは体液でも感染するとされているが，血液感染が最も感染力が強い．

急性B型肝炎は平均で8〜12週，30〜180日の潜伏期間を経て発症する．急性B型肝炎の少なくとも半分が無症候性である．症候性である場合，それらは通常軽症であり，拒食，吐き気，嘔吐，発熱，腹痛および黄疸を呈することがある．劇症肝炎の約半数が急性B型肝炎である．症候性の急性B型肝炎の約90％が3〜4ヵ月の期間で完治する．

図55-2に急性B型肝炎の各種抗原および抗体の推移を示す．検知される最初の血清マーカーはB型肝炎表面抗原（HBsAg）でトランスアミナーゼの増加にしばしば先行する．HBsAgが消えるとともに表面抗原の抗体（anti-HBs）が出現する．これは疾患の完治を意味する．B型肝炎のコア抗原は細胞内抗原で，血清において検知することはできない．しかし，HBc抗体はHBsAgが現れてから数週間以内に検知することができる．HBe抗原は，多量のウイルスの複製時期に存在し，HBV DNAの存在としばしば関連する．急性B型肝炎に罹患した後，約90％の症例は完治する．残りの約10％が慢性の感染状態となり，

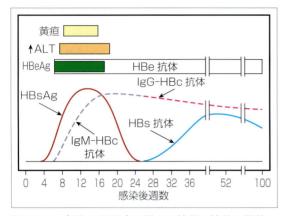

図55-2　急性B型肝炎の種々の抗原・抗体の推移
(Reproduced with permission from Dienstag JL: Acute viral hepatitis. In Kasper DL, Fauci AS, Hauser SL, et al (eds): Harrison's Principles of Internal Medicine, 19th ed. New York, McGraw-Hill Education, 2015)

慢性肝炎となったと判断される．

　慢性のHBV感染は多くの場合無症候性であるが，持続する食欲不振，体重減少，全身倦怠感および肝脾腫によって臨床的に示唆されることがある．肝臓以外では，関節炎，全身の血管炎，糸球体腎炎，心膜炎，心筋炎，横断性脊髄炎，末梢神経障害を呈することがある．慢性感染に移行するリスクとして感染した年齢がある．新生児期では90％以上が，幼児期では50％以上が，免疫能を完全に獲得した成人期では10％未満が慢性感染へと移行する．別の危険因子としてHIV感染，移植レシピエント，化学療法中の免疫不全の状態などがあげられる．慢性感染へ移行した場合，無症候性の保因者となるか，肝硬変を伴うまたは伴わない慢性肝炎となる．慢性感染の患者は血清HBsAgが陽性である．ウイルス複製能が高いHBV DNAをもつ患者は，HBeAgが陽性もしくは陰性であっても，肝硬変と肝細胞癌になる可能性が高い．WHOはB型肝炎はタバコに続く2番目の癌原物質であるとしている．HBV DNAは肝障害および肝硬変・肝細胞癌へ進行する重要な危険因子である．

◆妊娠中のB型肝炎

　B型肝炎は妊娠中の重症な合併症や母体死亡につながる疾患ではない．ほとんどの場合が無症候性であり，妊婦健康診断のスクリーニング検査として見つかることが多い（Stewart, 2013）．The National Inpatient Sample（NIS）のレビューでは，HBV陽性の母親の妊娠は早産の割合が少し多かったが，胎児発育不全や妊娠高血圧腎症の割合には差がなかったと報告している（Reddick, 2011）．ほかにも同様の結果が報告されている（Chen, 2015）．胎児への経胎盤感染はまれである．Towersら（2001）はHBVのDNAは羊水中および臍帯血中で見つかることはごくまれであると報告している．しかし，母児感染において重要な因子ではないと考えられるが，母親の卵巣でHBV DNAが発見されたという興味深い報告がある（Jin, 2016b）．最も高いHBVのDNAレベルは胎児にウイルスを感染させた女性に認めた（Dunkelberg, 2015；Society for Maternal-Fetal Medicine, 2016）．

　母児感染予防法をとらなければHBs抗原陽性の母親から児への垂直感染は10〜20％である．また，HBs抗原とHBe抗原が陽性の母親の場合，この垂直感染の割合は90％まで上昇する．HBV感染の母親から出生した新生児に免疫学的予防とB型肝炎ワクチン接種をすることは，劇的に感染を減少させ，およそ90％を予防する（Smith, 2012）．しかし，10億〜1,000億コピー/mLの高いDNAレベルのHBV感染やHBe抗原陽性妊婦は免疫学的予防を施行していても少なくとも10％の垂直感染を認める（Yi, 2016）．

　よってHBV DNAが高値に検出される場合は垂直感染を減少させる目的で抗ウイルス薬が推奨されている〔アメリカ周産期学会（SMFM），2016〕．ラミブジン（シチジン・ヌクレオシド・アナログ）は，高HBVウイルス量をもった妊婦において胎児のHBV感染を著しく減少させるが，妊娠第3三半期では効果が劣る．さらに突然変異により耐性をもったウイルスの発生に関係していると考えられており，第1選択薬剤ではもはや推奨されていない．より新しい薬剤にはアデノシンヌクレオシドアナログテノホビルおよびチミジンアナログテルビブジンが含まれる．どちらもラミブジンよりも抵抗のリスクが低い（Ayres, 2014；Yi, 2016）．SMFM（2016）ではテノホビルを妊娠中の第1選択薬として推奨している．これらの抗ウイルス薬は妊娠時でも安全であると考えられている．先天性の異常または産科的有害事象の発生率は高くないと考えられている（Brown, 2016）．感染のリスクが最も高い女性に分娩前にB型肝炎

免疫グロブリン（hepatitis B immunoglobulin：HBIG）も費用対効果が高いと報告されている（Fan, 2016）．

血清反応陽性の母親から生まれた児には出生直後にHBIGを投与する．これはB型肝炎ワクチンの3回投与のうちの1回目である．Hillら（2002）は369人の乳幼児においてワクチンが3回投与されていれば母乳栄養では2.4％の母子感染率は増加しないことを報告した．しかし，Shiら（2011）は母乳中にウイルスが存在しているが，母子感染の確率はミルク栄養でも低くならないと報告している．アメリカ小児科学会（AAP）とACOG（2017）はHBV感染の母親における母乳栄養による垂直感染は考慮しなくてよいとしている．

HBs抗体が陰性である高リスク妊婦には妊娠中のB型肝炎ワクチンが有効である．接種方法は非妊娠時と同様に3回法が効果的で，3回投与後のセロコンバージョンは約95％であった（Stewart, 2013）．0ヵ月，1ヵ月および6ヵ月に投与する従来のワクチン接種スケジュールは妊娠中に完結することが難しい場合もある．また，分娩後の接種はコンプライアンスが悪くなる．Sheffieldら（2011）は0ヵ月，1ヵ月および4ヵ月に投与する方法でも各接種後のセロコンバージョンの割合が56％，77％，90％であることから，妊娠期間中に投与が終了できるこの投与法が簡便であると報告した．

■ D型肝炎

デルタ肝炎とも呼ばれ，HBs表面抗原とデルタ核をもったハイブリッド粒子の1本鎖RNAウイルスである．このウイルスはB型肝炎と同時に感染もしくは引き続き感染を起こす．B型肝炎ウイルスより長く血中にとどまることはない．感染形態はB型肝炎と同様である．B型とD型肝炎を慢性的に重複感染するとB型肝炎単独より重症となり，75％で肝硬変に至る．HDV感染はHDV抗体やHDV DNAにより検知される．新生児に対するB型肝炎ワクチンの接種がデルタ肝炎を予防するため，新生児感染はまれである．

■ C型肝炎

これは1本鎖RNAウイルスである．血液や体液を介して感染し，性感染はまれである．感染者の1/3は感染経路がはっきりしない（Dienstag, 2015b）．HCVのスクリーニング検査は，HIV感染者，薬物常用者，血液透析患者，HCV感染の母親から出生した人，HCV陽性の血液や体液の接触があった人，明らかな原因が不明なアミノトランスフェラーゼ高値を認める人，1992年7月以前に移植もしくは輸血を行ったレシピエントに対して推奨されている．アメリカでは出生前スクリーニング検査は上記のハイリスク群に対して勧められている．HCV抗体陽性率は1〜2.4％と報告される（ACOG, 2016；Arshad, 2011）．HIV陽性の女性は，HCV抗体陽性の頻度が高い．また，パークランド病院のHIV感染妊婦の6.3％がB型肝炎もしくはC型肝炎との重複感染を認めた（Santiago-Munozら，2005）．

急性C型肝炎は通常無症候性であるか軽症である．10〜15％が黄疸に至る．潜伏期は幅が広く，平均で7週間，15〜160日までに及ぶ．急性感染の期間はアミノトランスフェラーゼの上昇を認める．HCV RNA検査は今日では標準医療の検査であり，アミノトランスフェラーゼの上昇やHCV抗体が陽性になる前に陽性となる．HCV抗体は感染後も平均15週間（長い場合1年間）検知されない（Dienstag, 2015）．

急性感染のうち80〜90％が慢性化する．しかし多くが無症候性であり，20〜30年かけて20〜30％が肝硬変に至る．アミノトランスフェラーゼは変動し，HCV RNAは感染期間を通してさまざまな値をとる．HCV感染者に肝生検を施行した場合，慢性肝炎や線維化を50％程度で診断することができるが，これらは比較的軽症で長期予後は良好であることが多い．

◆ 妊娠中のC型肝炎

予想されるようにほとんどのHCV陽性妊婦は慢性肝炎をもっている．HCV感染は妊娠予後に限定的に影響すると考えられていた．近年では，低出生体重，NICUの入院，早産，人工呼吸管理のリスクを中等度増加させると報告されている（Berkley, 2008；Pergam, 2008；Reddick, 2011）．しかし，HCV感染に関連したハイリスクな行動が，それらのリスクを増加させた可能性があるという見解もある．

最も重要なことは，C型肝炎が胎児や新生児に垂直感染することである．そして感染力は，HCV

RNA陽性の妊婦において高率となる（Indolfi, 2014；Joshi, 2010）．Airoldiら（2006）はHCV陽性の妊婦において，HCV RNA陰性例の垂直感染率が1〜3％であったのに対し，HCV RNA陽性例は4〜6％であったと報告している．またダブリンのMcMenaminら（2008）も545人のHCV陽性妊婦において，HCV RNA陰性例の垂直感染率が0％であったのに対し，HCV RNA陽性例は7.1％であったと報告している．母親がHIVに感染している場合はさらに重大なリスクがあることが報告されている（Snidjewind, 2015；Tovo, 2016）．侵襲性のある出生前診断による胎児への伝達を増加させると報告されていない．しかしRacら（2014）はその可能性についてはほとんど研究されていないため，羊水穿刺中の胎盤への移行を避けるべきだと推奨している．およそ2/3が分娩前後で垂直感染する．HCVの遺伝子タイプ，羊水検査，母乳栄養，分娩様式は母子感染には関与しないとされている．しかし，内圧計を用いた侵襲的な胎児心拍モニタリングは避けるべきである．また母乳栄養も禁忌とはされていない．

現在，有効なHCVワクチンはない．慢性C型肝炎の治療法は（標準もしくはペグ化された）αインターフェロン療法単独もしくはリバビリンとの併用である．動物実験にてリバビリンの催奇形性の可能性が報告されているため，妊娠中は禁忌である（Joshi, 2010）．しかし，人間に対するリバビリンの臨床研究では5年間に催奇形性を証明するエビデンスはなかった．しかし，研究に参加する登録人数が必要人数の半分に満たなかったため，今後も検証される必要がある（Roberts, 2010）．この10年間の研究で慢性C型肝炎に対する宿主に直接作用する抗ウイルス薬の有用性に見込みがあることが示唆された（Liang, 2013；Lok, 2012；Poordad, 2013）．妊婦に対してのデータは乏しいが，インターフェロンやリバビリンを用いない治療法が評価されている．

■ E型肝炎

この水系感染RNAウイルスは汚染された水を介して腸から感染する．E型肝炎ウイルスは急性肝炎を引き起こす原因のなかで最も多い（Hoofnagle, 2012）．開発途上国にて大流行し，重症例や死亡例も多い．妊娠中のE型肝炎は非妊娠時よりも致死率が高くなる．Jinら（2016a）はアジアとアフリカの約4,000人の被験者のメタアナリシスで，妊産婦死亡率と胎児死亡率をそれぞれ21％と34％と報告していた．劇症肝炎はまれではあるが妊娠中のほうがより一般的であり，死亡率の増加に寄与する．妊娠中のE型肝炎の初期感染によるマクロファージおよびToll様受容体のシグナル伝達に関する免疫応答の変化が劇症肝炎発症の一因となる可能性があると報告されている（Sehgal, 2015）．

組換えHEVワクチンが開発され中国で発売されている．接種後12ヵ月間は95％以上で効果がある．長期的な効果は87％と報告されており，期間は4.5年であると報告されている（Zhang, 2015）．予防接種を受けた妊婦から有害な母体または胎児の有害事象は認めなかった（Wu, 2012）．現時点ではこの中国で販売されているワクチンが他の遺伝子型が優勢である他の国々で有効かどうかは不明である．Geno-type 4は中国で最も一般的であり，tepe 2およびtype 3はアメリカでより一般的である．現在，FDAが承認したワクチンは入手できない．

E型肝炎は世界中で発見されており，東アジアで最も有病率は高いがCDC（2015）はメキシコでも罹患率が高いことを報告している．罹患率は年齢や地理によって異なるが，全体の血清罹患率は10％と報告されている．デュランゴで最も高い罹患率（37％）であった（Fierro, 2016）．

■ G型肝炎

G型肝炎は現在，HPvGまたはhuman pegivirusとして知られているRNA flavivirusの旧名称である．肝臓，脾臓，骨髄，末梢血単核細胞の血液由来感染は実際に肝炎を引き起こすものではないと考えられている（Chivero, 2015）．世界中で7億5,000万人が感染していると考えられており，過去の感染の既往はおよそ2倍であると報告されている．特にHIVとの同時感染の間，免疫応答を調節しうる．現在，基本的な血液および身体の感染予防以外の治療は推奨されていない．胎児への垂直感染と水平感染が報告されている（Trinks, 2014）．

■ 自己免疫性肝炎

自己免疫性肝炎は一般的に進行性の慢性肝炎であり他のウイルス性肝炎と鑑別することが重要である．自己免疫性肝炎は女性により発症しやすく他の自己免疫疾患，特に自己免疫甲状腺炎とSjögren症候群に頻繁に合併する．症候は典型的な急性および慢性肝炎であるが，1/4が無症候性である．肝硬変は世界的に地域差も認めるが，欧米諸国では自己免疫性肝炎がより一般的であり，抗核抗体（antinuclear antibodies：ANA）や抗平滑筋抗体などの複数の自己免疫性抗体が特徴的である．自己免疫肝炎のtype 2は，女性においてさらに高い有病率を有し，重症化する．発症率は繁殖時期よりも前の小児期および青年期にピークを迎える．治療は副腎皮質ステロイドを単独またはアザチオプリンと併用する．この2剤に治療抵抗性の症例も多く認め，自己免疫肝炎type 2のほぼ全員の女性が長期間持続する治療を必要とする（Vierling, 2015）．時に肝炎が進行し肝硬変や肝細胞癌にまで進行することもある．特に妊娠中は分娩予後が不良であることが多い．

またWestbrookら（2012）は53人の妊婦における81妊娠をまとめ，1/3の妊娠で悪化を認めたと報告した．しかし，この研究対象は薬物治療を受けなかった症例や妊娠前に慢性肝炎の状態であった症例に多かった．母体・胎児の合併症は肝硬変の患者に多くみられた．特に妊娠中あるいは産後12ヵ月以内に重症の肝硬変となった，もしくは肝移植が必要とされた患者に多かった．スウェーデンの全国データベース分析では，早産，低出生体重，糖尿病の頻度は高かったが，妊娠高血圧腎症や帝王切開の頻度は高くなかった（Stokkeland, 2016）．Danielsson Borssén（2016）は，100人の新生児を娩出した58人の自己免疫性肝炎の妊婦において84％が自己免疫性肝炎が安定していた，または軽度であったことを報告した．1/4の症例が38週間前に分娩となり，1/3が産後に自己免疫性肝炎が進行した．40％が肝硬変を認め，これらの女性は妊娠中により多くの合併症を認めた．

■ 鉄と銅の過剰負荷

鉄と銅の過剰負荷によって慢性肝炎および肝硬変になりうる．鉄過剰症は遺伝性ヘモクロマトーシスなどの一般的に遺伝する主要な原因から生じるか特定のヘモグロビン症の合併症に続発する．遺伝性ヘモクロマトーシスの根底にある多くの遺伝子突然変異はヘプシジンを含み，調節不能の鉄輸送を引き起こす（第4章参照）．これらの突然変異のいくつかは，北ヨーロッパ発の特定の集団でより一般的との報告がある（Pietrangelo, 2016；Salgia, 2015）．心筋症，糖尿病，関節疾患，および皮膚疾患は肝疾患と共存することがある．遺伝性ヘモクロマトーシスにおける鉄過剰症に関連する妊娠の結果に関しては，より高い鉄濃度が出生時体重に影響するなど，肝機能障害の程度によって引き起こされる（Dorak, 2009）．

母親には影響を及ぼさない新生児ヘモクロマトーシスの形態は今や同種免疫であると考えられており，**妊娠性同種異系肝疾患**と呼ばれている（Anastasio, 2016）．これにより，母体自己抗体は胎児と交差し鉄ホメオスタシスの機能不全を媒介するが，これらの同種異種抗体の抗原標的は依然として不明である．それは重大な新生児の罹患率および死亡率に関連し，後の妊娠で頻繁に再発する．これらの症例では静脈内免疫グロブリン（intravenous immunoglobulin：IVIG）を用いた妊娠中の治療は転帰を改善しうる（Feldman, 2013；Roumiantsev, 2015）．

銅の過剰負荷が原因で慢性肝炎および肝硬変となるのはWilson病である．Wilson病は，筋症，腎疾患，精神神経症状，特定の内分泌異常を認める．虹彩を取り囲むカイザー・フライシャー（Kayser-Fleischer）リングは非常に特異的だが，疑わしい診断には一般的に遺伝的分析が必要である．*ATP7B*遺伝子の常染色体劣性変異はこの障害の根底にある．この遺伝子はセルロプラスミンおよび胆汁への銅輸送に関与するP型ATPアーゼをコードする（Bandman, 2015）．

Wilson病では不妊症があるかもしれないが，妊娠している感染した女性の妊娠の転帰は重症度によって影響される．Malikら（2013）は4例の妊娠経過を報告し，うち3例が妊娠高血圧症，妊娠高血圧腎症を発症した．母体および新生児の転帰は良好であり，Malikらは妊娠中にペニシラミンおよび硫酸亜鉛を用いたキレート治療を検討した．アメリカ消化器病学会（ACG）はどのキレート剤の治療が最良であるかのデータはほとんどな

いとしている（Tran, 2016）．これらにはペニシラミン，亜鉛，トリエンチンが含まれ，薬剤自体副作用よりもキレート剤治療を中止するリスクのほうが高いと考えられている．治療中止によるリスクには肝臓代償不全だけでなく，胎盤および胎児肝臓への損傷も含まれる．したがって ACG は，妊娠中の女性がキレート剤療法を継続することを推奨しているが，創傷治癒を促進するためには 25 〜 50 ％のキレート剤の減少を考慮する必要があると説明している．銅イオンは創傷修復に必須のタンパク質の活性を調節する．

■ 非アルコール性脂肪性肝疾患

しばしば肥満と併存し，アメリカで最も一般的な慢性肝疾患である（Diehl, 2017）．**非アルコール性脂肪性肝炎**（nonalcoholic steatohepatitis：NASH）は広く認識されてきており，重症例は肝硬変に進行する．非アルコール性脂肪性肝疾患（nonalcoholic fatty liver disease：NAFLD）は大滴性脂肪肝状態であり，アルコール性肝障害に類似しているがアルコールの乱用がなくてもみられる．肥満や 2 型糖尿病，**シンドローム X** の家族性高脂血症と合併することが多い（第 48 章参照）．現在の仮説はこの状態が他の未知の病因と相互作用して，肝障害をもたらす複数の傷害または"ヒット"を引き起こす可能性があることを示唆している．たとえば 2 型糖尿病患者の半分は NAFLD を有し，インスリン抵抗性は可能性のある"ヒット"として考えられている（Buzzetti, 2016）．Browning ら（2004）はダラスにおける NAFLD の罹患率を調べるために MRI の撮影方法の一つでもある MR スペクトロスコピーを施行し，1/3 の成人が罹患していると報告した．人種差を認め，ヒスパニックが 45 ％で，白人が 33 ％，黒人が 24 ％であった．また，大人の約 80 ％が，肝機能酵素は正常範囲でありながら，脂肪肝をもっていたことを報告した．肥満手術を施行された肥満の若者を対象とした研究では，1/3 以上が肝炎を発症していない脂肪肝を有しており，20 ％以上が境界性または確定的な NASH の状態であった（Xanthakos, 2015）．

肝障害は NAFLD から NASH へ進行し，肝硬変に進行しうる肝臓線維化に続く（Goh, 2016）．通常，無症候性であり，健康診断などで採血検査を施行した際にアミノトランスフェラーゼが上昇していることがきっかけで発見されることが多い．確かに，NAFLD はほかの肝臓疾患が除外された場合の約 90 ％の無症候性アミノトランスフェラーゼ上昇の原因である．アメリカでは成人の肝機能異常の最も一般的な原因である．糖尿病および脂質代謝異常の患者に対し，減量が唯一推奨される治療法である．

脂肪肝はおそらく肥満および妊娠糖尿病よりもはるかに一般的である．過去 10 年間で，脂肪肝を認める妊婦の数が増加している．かつては重度の肝障害である急性妊娠性脂肪肝を除外できれば，脂肪性肝炎は妊娠中に問題となることはないと考えられていた．最近では脂肪性肝炎が妊娠結果の悪化になりうるという報告もある．スウェーデンにて NAFLD 合併の 110 人の妊婦は妊娠糖尿病，妊娠高血圧腎症，早産，低出生体重児になるリスクが合併していない妊婦に比べて 2 〜 3 倍多かった（Hagström, 2016）．Yarrington ら（2016）は肝障害，飲酒，糖尿病を合併しておらず，かつ第 1 三半期にアラニントランスアミナーゼレベルが上昇していた妊婦に妊娠糖尿病が多いことを報告した．肥満が悪化するにつれ妊娠中の肝機能障害が悪化するのも明らかになっていくだろう．

■ 肝硬変

広範囲な線維化や再生結節を認める不可逆性の慢性肝障害はいくつかの肝疾患の最終的に行き着く病態である．**アルコール性肝硬変**はよくみる原因の一つである．しかし，妊娠している若い女性のなかで最も多くみられるのは，慢性 B 型肝炎や慢性 C 型肝炎による**壊死性**の**肝硬変**である．**特発性肝硬変**の多くは NAFLD が原因であることが知られている（Goh, 2016）．肝硬変の臨床症状は黄疸，浮腫，凝固異常，代謝異常，胃および食道の静脈瘤や血小板減少を引き起こす脾腫を伴った門脈圧亢進症などである．深部静脈血栓塞栓症の発生率は増加している（Søgaard, 2009）．予後は不良であり，75 ％は 1 〜 5 年の間に死亡することになる．

症候性の肝硬変をもつ女性はしばしば不妊である．また，妊娠中の肝硬変の予後は一般的に不良である．一般的な合併症は一過性の肝不全，静脈瘤からの出血，早産，胎児発育不全および母体死

亡があげられる（Tan, 2008）．肝硬変に食道静脈瘤が併存した場合は，予後がさらに悪くなる．

また肝硬変による致死的な合併症は脾動脈瘤が原因で生じることもある．脾動脈瘤をもつ妊婦の20％程度が妊娠中に破裂し，そのうちの70％が第3三半期に破裂する（Palatnik, 2017；Tan, 2008）．Haら（2009）は動脈瘤をもつ妊婦32症例をまとめた．動脈瘤の直径は平均が2.25 cmで，半数以上が＜2 cmであった．ほとんどの症例が破裂した際に計測されていたことから，母体死亡率が22％と高率であった．Parrishら（2015）は第3三半期に13×9 mmの動脈瘤の塞栓術を施行し，3週間後に脾臓に膿瘍が生じ，敗血症が生じた症例を報告している．

■ 門脈圧亢進症と食道静脈瘤

妊婦における食道静脈瘤の約半数の症例が門脈圧亢進症に結びつく肝硬変や肝外門脈閉塞によって生じていた．肝外の高血圧は**血栓形成症候群**の一つに関連した門脈塞栓症になることがある（第52章参照）．そのほかにも，特に生まれたばかりの早産児において臍帯静脈カテーテルから塞栓症を起こすことがある．

肝内もしくは肝外の血流抵抗が門脈圧を5〜10 mmHgの範囲で上昇させ，その値が30 mmHgを超える可能性がある．側副血行路は門脈血を体循環へと運び出す．側副血行路として胃・食道・肋間の静脈系が発達し，そこにある静脈瘤は悪化する．静脈瘤の出血は胃噴門部からのことが多く，出血量も非常に多い．肝硬変の妊婦のうち，1/3〜1/2が妊娠中に静脈瘤からの出血を起こし，母体死亡の主要な原因となる（Tan, 2008）．

母体の予後は静脈瘤からの出血の有無によって左右される．肝硬変に関連した静脈瘤をもつ症例の母体死亡率が18％であり，肝硬変に関連のない静脈瘤をもつ症例は2％であった．肝硬変によって悪化した静脈瘤をもつ症例の母体死亡は高率であることが知られている．また新生児死亡率の増加，早産，低出生体重，妊娠高血圧腎症および産後出血の増加が報告されている（Puljic, 2016）．

治療法は非妊娠時と同様である．肝硬変患者は妊娠していても，そうでなくてもすべての患者において，食道静脈瘤が存在するかどうかの内視鏡検査を受ける必要がある（Bacon, 2015）．プロプラノロールのようなβブロッカーは門脈圧を下げ，静脈瘤からの出血のリスクを下げる（Bissonnette, 2015；Tran, 2016）．

妊娠中にはできる限り薬物の使用を避けるため，急性期の食道静脈瘤からの出血に対する治療法として，内視鏡的静脈瘤結紮術のほうが硬化療法よりも好まれる（Bissonnette, 2015；Tan, 2008）．内視鏡的に確認された静脈瘤からの出血に対する急性期の治療法として静脈内血管収縮薬オクトレオチドまたはソマトスタチンおよび内視鏡的バンディングがある．バソプレシンはあまり使用されない（Bacon, 2015）．

内視鏡が使用できない場合，救命を目的として出血している静脈瘤を圧迫するため，胃・食道にトリプルルーメンのバルーンタンポナーゼも効果的である．ほかにも，**経頸静脈的肝内門脈静脈ステント短絡術**（transjugular intrahepatic portosystemic stent shunting：TIPSS）が前述の治療法で改善を認めない場合に施行すべきであると報告されている（Bissonnette, 2015；Tan, 2008）．TIPSSは静脈瘤からの出血の既往がある患者においても選択的に施行できる．

■ 急性アセトアミノフェン中毒

この薬剤は，アメリカにおける急性肝不全の最も一般的な原因である（Lee, 2013）．アセトアミノフェンは妊娠中によく内服され，偶発的にまたは自殺未遂のいずれかで過剰摂取し肝細胞壊死と急性肝不全を引き起こす可能性がある（Bunchorntavakul, 2013）．広範囲の壊死はサイトカインの過剰反応を引き起こし，多臓器不全をきたす．過量服薬の初期症状は吐き気，嘔吐，発汗，不快感，顔色不良である．服用24〜48時間後に肝障害となり，5日目より改善し始める．デンマークの前向き試験では，劇症肝炎となり肝移植を待つ患者の35％のみが自然に回復したと報告した（Schmidt, 2007）．

拮抗薬はN-アセチルシステインであり，早急に投与すべきである．この薬は，有毒代謝産物であるN-アセチル-p-ベンゾキノンイミンの代謝を促すグルタチオン抱合を増加させると考えられている．この治療の必要性は，過量服薬後の経過時間と血中の肝細胞毒の濃度の関係に基づいてい

る．多くの中毒事故管理センターは，Rumack ら（1975）により提唱された計算式を使用している．服薬後 4 時間の血中濃度を測定し，＞150 μg/mL であれば治療を行う（Smilkstein, 1988）．血中濃度が不明であれば，7.5 g 以上内服していれば経験的治療を行う．N-アセチルシステインを 140 mg/kg 服薬後は，治療開始後 72 時間は 4 時間ごとに 70 mg/kg，計 17 回投与する．経口投与と経静脈投与には差がないことを，Hodgman ら（2012）は報告した．薬の濃度は胎児にとっては治療域に達すると報告されている（Wiest, 2014）．

　妊娠 14 週以後には，胎児はアセトアミノフェンを有毒代謝産物に代謝するのに必要なシトクロム P450 をもっていた．Riggs ら（1989）は，Rocky Mountain Poison and Drug Center の 60 人の女性について報告した．過量服薬後，早期に拮抗薬を投与された場合は，母体・胎児の生存率は高かった．少なくとも 1 例，33 週の胎児が母体の過量服薬後 2 日目に肝毒性の直接的な影響で死亡したと思われた．もう 1 例では，Crowell ら（2008）は 32 週妊娠時のアセトアミノフェン過剰摂取の 1 例を報告した．女性は病院に到着する約 1.5 時間前に 9.75 g のアセトアミノフェンを服用していた．治療後患者は生存し，健康な正期産の新生児を娩出した．

■ 限局性結節性過形成

　これは肝臓の良性病変と考えられており，特徴的には多くの場合，中心性線維性瘢痕の周りをきれいに配列した正常肝細胞が取り囲んでいる境界明瞭な腫瘍として認められる．MRI や CT で，肝腺腫と区別することが可能である．疼痛を伴うようなまれなケース以外では外科的処置は行われることは少なく，妊娠中においてもほとんどが無症候性である．Rifai ら（2013）は，ドイツの 1 施設における 20 例の報告をした．妊娠中に重症化した例はなく，妊娠前と比較して妊娠中や産後に腫瘍のサイズが大きく変化した例も認めなかった．3 例は 20 ％程度の腫瘍増大が認められたが，10 例は腫瘍の縮小が認められた．残りの 7 例は産後も変化がなかった．Ramírez-Fuentes ら（2013）は，30 人の女性の 44 個の腫瘍について，MRI 検査結果を報告した．80 ％はサイズに変化がなく，残りのほとんどは縮小傾向にあった．サイズ変化は妊娠や経口避妊薬の内服，および閉経と関連がないと考えられ，第 38 章で述べているように，エストロゲン含有避妊薬は禁忌ではない．

■ 肝腺腫

　肝腺腫は一般的にはめずらしい良性腫瘍であるが悪性転換のリスクが 5 ％ある．また妊娠中には特に出血を伴う破裂の危険性が顕著である．前述したとおり，腺腫と限局性結節性過形成は MRI もしくは CT で鑑別が可能である．腺腫は 9：1 の割合で女性に多くみられ，経口避妊薬の使用が関連しているといわれている．破裂のリスクは腫瘍サイズとともに増加するため，5 cm を超えた場合は外科的切除が推奨される（Agrawal, 2015）．Tran ら（2016）は，妊娠中の肝腺腫の超音波検査を推奨している．Cobey ら（2004）によると，腺腫を認めた 27 人の妊婦のうち，23 人は第 3 三半期や産褥期に見つかっており，腫瘍サイズが 6.5 cm に満たない場合は，出血した例はなかった．しかしながら 27 例中 16 例（60 ％）は腫瘍破裂をきたし，7 例が母体死亡，6 例が胎児死亡となった．27 例中 13 例は産後 2 ヵ月までに腺腫が見つかっており，その半分が腫瘍破裂により出血をきたした．Wilson ら（2011）は，妊娠中の肝腺腫出血の 2 例を報告した．1 例は腹腔鏡下の部分切除が施行され，もう 1 例は肝生検後に開腹手術が必要であった．妊娠中でも肝腺腫の疑いのある場合は積極的に生検し，問題がある場合は外科的切除の必要がある．

■ 肝移植

　2013 年にアメリカで 5,921 人の成人肝臓移植が行われ，患者の 34 ％が女性であった（Kim, 2015b）．現在，65,000 人以上の肝臓移植患者が生存している．一つの文献レビューでは，肝移植を受けた 3,026 人の女性のうちの 450 件の妊娠について報告されている（Deshpande, 2012）．その生産率は 80 ％で，流産率も非移植患者と大差はなかったが，妊娠高血圧腎症，帝王切開率，早産率は増加した．1/4 に高血圧を認め，1/3 は早産となり，10 ％に拒絶反応が認められた（表 55-4）．重要なことは，母体の 4 ％が出産後 1 年以内に死亡しているが，この確率が非妊娠肝移植患者とほぼ同率であることである．Ghazali ら（2016）

表 55-4　540 人の肝移植後の妊娠合併症 (%)

論文	No.	妊娠高血圧腎症・高血圧	帝王切開	拒否反応	生産
Jain (2003)	49	2～8	45	24	100
Nagy (2003)	38	21	46	17	63
Christopher (2006)	71	13～28	28	17	70
Coscia (2010)	281	22～33	32	6	75
Jabiry-Zieniewicz (2011)	39	8～26	79	8	100
Blume (2013)	62	6	30	13	77
統計平均値	540	16～28	38	10	78

は全米の National Inpatient Sample data base を分析し，10万分娩当たり2.1回の肝臓移植があると報告した．肝臓移植後の妊娠は，高血圧，妊娠糖尿病，産後出血などの母体および胎児の合併症のリスクが有意に高かった．早産，胎児発育不全，および先天異常も増加した．Mattila ら (2017) は，彼らが診ている肝移植後の妊婦の半分が母体合併症があったと報告した．

胆囊疾患

■ 胆汁性うっ滞と胆囊炎

アメリカでは40歳以上の女性の20％に胆石を認める．このうちほとんどの症例がコレステロール結石であり，胆汁中へのコレステロールの過剰分泌が結石形成の主原因と考えられている．無症候性の胆石患者が症候性となり手術を受ける累積指数は5年で10％，10年で15％，15年で18％程度であった (Greenberger, 2015)．よって無症候性胆石の治療として予防的胆囊摘出術は積極的な適応にはならない．症候性胆石に対する保存的治療としてウルソデオキシコール酸の経口投与や体外衝撃波破砕術がある．これら治療の妊娠中の経験は少ない．

急性胆囊炎は胆管閉塞があると進行しやすい．50～85％の症例では細菌感染が引き金になっていると考えられている．急性胆囊炎の過半数の症例で従来の胆石症による右上腹部痛を認める．その他の急性胆囊炎の症状として食欲不振，吐き気，嘔吐，微熱，軽度の白血球増加を伴う．図55-3 に示したように，超音波にて描出可能であ

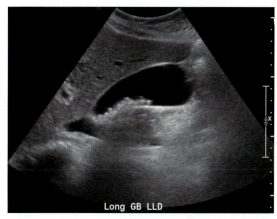

図 55-3
無エコー領域の胆囊の中に多数の高エコーを示す胆石を認める．

る．また偽陽性率，偽陰性率はそれぞれ2～4％である (Greenberger, 2015)．急性症例では術前に補液，抗菌薬投与，鎮痛薬投与，経鼻胃内容吸引などの処置を行う．現在ではほとんどの症例において腹腔鏡下胆囊摘出術が施行されるようになってきている．

■ 妊娠中の胆囊疾患

第1三半期以降では空腹時の胆囊容積と食事摂取後の残留量はどちらも非妊時の2倍に増加する．不十分な胆汁排泄によりコレステロール結晶が停滞することで，コレステロール結石が形成される．Maringhini ら (1993) は妊娠中の胆泥 (胆石の前駆物質) および胆石の発生率はそれぞれ 31％，2％であると述べている．一方，Ko ら (2014) によると胆泥と胆石を合わせた発生率は

5％未満であると述べている．他の文献では，1,500人以上の妊婦または出産後の女性の2.5〜10％で無症候性の胆石を同定している（Maringhini, 1993；Valdivieso, 1993）．

分娩後には高率に胆泥は減少し，胆石が再吸収されることもある．その一方，分娩後1年以内に胆嚢疾患で再入院することがよくあると示している．Jorgeら（2015）は，妊娠中症候性胆石を有する53人の女性の半数が産後胆嚢摘出術を受けたと報告した．これらの女性の80％において再発症状が手術前に発症していた．

■ 保存的治療と外科的治療

妊娠中および産褥期に急性胆嚢炎は胆石または胆泥を合併することが多い．症候性胆嚢炎の初期治療は通常非妊時と同様に行う．以前はほとんどの症例で内科的治療を行っていたが，妊娠中の再発率が高く25〜50％の妊婦で難治性となり最終的に胆嚢摘出術を施行している．妊娠週数が進んで胆嚢炎が発症すると早産になりやすく，胆嚢摘出術も手技的に困難となる．

これらの理由により近年保存的治療と比較し開腹術または内視鏡手術が主流となってきている．Othmanら（2012）は保存的治療群では外科的治療群と比較し疼痛症状，再発による救急受診率，入院期間，帝王切開率ともに有意に高いことを示した．Dhuparら（2010）は胆嚢疾患に対し保存的治療群は腹腔鏡下胆嚢摘出治療群に比し入院回数，点滴日数，胆嚢症状悪化に伴う予定外の分娩誘発などの合併症が多いことを示した．胆嚢摘出術は全妊娠期間中において安全に施行できる．腹腔鏡下胆嚢摘出術を施行した19例のうちわずか1例に合併症を認めたものの再手術には至っていない．メタアナリシスでは，胆嚢摘出術は早産や母児の周産期死亡のリスクを増加させないことがわかった（Athwal, 2016）．以上よりパークランド病院では胆石性膵炎を合併した症例では早期の手術療法を推奨している．ここ20年間で腹腔鏡下胆嚢摘出術はよく行われる外科的アプローチとして確立されてきており，第46章で述べている．

■ 内視鏡的逆行性胆管膵管造影

内視鏡的逆行性胆管膵管造影（endoscopic retrograde cholangiopancreatography：ERCP）の使用により妊娠中の症候性胆石の除去が容易となってきた（Fogel, 2014；Menees, 2006）．この検査は胆石による総胆管閉鎖を疑う症例または診断された症例に施行する．症候性結石のある患者の約10％に総胆管結石を認める（Stinton, 2012）．ERCPは透視検査による放射線被曝を避けるために多くの施設で改良されている（Sethi, 2015）．

Tangら（2009）はパークランド病院にて65人の妊婦に施行した68回のERCP症例につき検討した．2人を除いた全症例で胆石を認め，1人を除いた全症例に括約筋切開術を施行した．65人のうち半数に総胆管結石を認め，そのうち1人を除いた全症例で結石の除去が可能であった．22％の症例に胆道ステントを留置し，分娩後に抜去した．16％の症例で術後膵炎を合併したが軽度であった．妊娠予後は胆石のない妊婦集団と比較し有意差を認めなかった．侵襲の少ない検査として核磁気共鳴胆管膵管造影（magnetic resonance cholangiopancreatography：MRCP）が小規模後方視的な症例報告にて有用であるとされてきている．Wuら（2014）は妊娠中の使用で特に重症例への施行に注意が必要であり，MRCPは簡便な方法ではないので施行時期が遅れてしまう可能性があると報告している．

上行性胆管炎は急性胆道閉塞に合併することがある．感染した患者の70％近くが**Charcot三徴**，jaundice，腹痛，発熱を認める．診断は超音波検査が適しているが，治療は広範囲の抗菌薬の使用とERCPによる胆汁排液である（Greenberger, 2015）．

膵臓疾患

■ 膵 炎

急性膵炎は，膵臓のトリプシノゲン活性化が引き金となり自己消化されることによって起こる．特徴的に，細胞膜の破壊やタンパク質分解，浮腫，出血・壊死がみられる（Conwell, 2015；Fogel, 2014）．約10％は壊死性膵炎となり，これらの患者の死亡率は15％にも及ぶが，感染が重症化した場合は死亡率も上がる（Cain, 2015）．

非妊娠患者においては，急性膵炎の原因は主に胆石症と急性アルコール中毒である．しかしながら妊娠中は，常に胆石症を起こしやすい状態であ

ることに注意する．ほかの原因としては，脂質異常症（高トリグリセリド血症）や副甲状腺機能亢進症，膵胆管合流異常症などの先天性奇形，薬剤，まれではあるが自己免疫性膵炎があげられる（Cain, 2015；Ducarme, 2014）．非胆汁性膵炎は術後や外傷，薬剤性やなんらかのウイルス感染からも生じるとされる．また，急性妊娠性脂肪肝や家族性高トリグリセリド血症も，膵炎の原因になる（Nelson, 2013）．急性および慢性膵炎は，囊胞性線維性膜貫通タンパクを制御する遺伝子の多数の変異と関連があるとされる（Chang, 2015）．

膵炎の発生率は人種・地域によって異なる．パークランド病院（大多数がメキシコ/アメリカ人）では重症の急性膵炎をきたしたのは妊婦3,300人中1人であった（Ramin, 1995）．同様に，ブリガム・アンド・ウィメンズ病院（もっと多様な人種が存在する）では1/4,450であった（Hernandez, 2007）．妊婦を対象にした中西部3州における調査では，1/3,450であった（Eddy, 2008）．対照的にカリフォルニアの出生データから発生率は6,000件の妊娠で1例にしかすぎなかった（Hacker, 2015）．

◆ 診　断

急性膵炎の症状には，軽度～高度の心窩部痛，吐き気と嘔吐，腹部膨満がある．患者は通常衰弱しており，微熱，頻脈，血圧低下と腹部に圧痛を認める．血管内皮傷害から急性呼吸窮迫症候群（acute respiratory distress syndrome：ARDS）へと進展することもある全身性炎症反応症候群（systemic inflammatory response syndrome：SIRS）を10％ほど起こす（第47章参照）．

血清アミラーゼ値が正常値の3倍以上まで上昇すれば診断は確定的である．**表55-5**で示すように，膵炎を合併した妊婦173人の血清アミラーゼ値の平均は約2,000 IU/Lであり，血清リパーゼ値の平均は約3,000 IU/Lであった．**ここで重要なのは，酵素の上昇と疾患の重症度には相関関係がないということである**．血清アミラーゼ値は，症状が持続していても48～72時間以内に正常化することが多い．一方，血清リパーゼ値は膵炎が持続していれば上昇したままであることが多い．また，白血球増加を認めることが多く，25％の症例に低カルシウム血症を認める．ビリルビン値とアスパラギン酸アミノトランスフェラーゼ濃度

表55-5 急性膵炎を合併した妊婦173例の検査値

検査項目	平均	範囲	正常値
血清アミラーゼ（IU/L）	1,980	111～8,917	28～100
血清リパーゼ（IU/L）	3,076	36～41,824	7～59
総ビリルビン（mg/dL）	1.7	0.1～8.71	0.2～1.3
アスパラギン酸トランスフェラーゼ（U/L）	115	11～1,113	10～35
白血球（/μL）	10,700	1,000～27,200	3,900～10,700

(From Ramin, 1995; Tang, 2010; Turhan, 2010)

の上昇は，胆石症の存在を考慮する．

いくつかの予後因子は疾患の重症度を予測するのに有用とされているが妊娠中にはその限りでない．たとえば入院時に重症度を評価するランソン基準の五つに二つは非妊娠患者に対しての基準である．同様に，Apache Ⅱスコアリングシステムの特定の基準は妊娠生理学の変化を考慮していない．対照的にAtlanta Classiicationは臓器不全の程度を測り，妊娠中に使用できるかもしれない（Banks, 2013；Cain, 2015）．

◆ 治　療

治療は非妊娠患者と同様で，鎮痛薬投与と輸液を行い，膵酵素分泌を抑制するために絶飲食とする．必要なときの抗菌薬治療と，胆石による膵炎の場合の外科的治療以外の支持療法は，結果を改善しなかった．保存的治療を行った43人の妊婦の入院期間は，平均8.5日であった（Ramin, 1995）．経鼻胃管吸引は軽度～中等度の症例では必要ないが，痛みを伴って腸閉塞をきたした症例が改善されれば，経腸栄養に役立つ場合がある．より重篤な膵炎および長期の疾患経過を有する女性については経鼻胃管を用いた経腸栄養が非経腸栄養よりも優れている（Cain, 2015；Conwell, 2015）．壊死性膵炎，敗血症または胆管炎の細菌性重複感染が存在する場合，広域抗菌薬が投与される．膵胆管に結石を認めた場合，ERCPが適応となる（Fogel, 2014；Tang, 2010）．胆石性膵炎の女性が再発性膵炎のリスクが高いため，炎症が治った後に胆嚢摘出術が考慮される（Cain, 2015）．

周産期予後は急性膵炎の重症度に影響される．Eddyら（2008）は膵炎の妊婦が30％の早産率であり，11％が35週未満の早産であったことを報告した．また二つの膵炎に関連した母体死亡があった．重要なことに妊娠中の73人の膵炎を合併した女性のほぼ1/3が妊娠中に再発した．カリフォルニア州の研究で膵炎を合併した342人の妊婦において早産や胎児死亡率が増加したことを報告した（Hacker, 2015）．また妊娠高血圧腎症のリスクは4倍であった．

■ 膵臓移植

膵臓移植後の妊娠についての報告はほとんどない．Mastrobattistaら（2008）は，膵臓，腎臓移植後の女性73人のうち44人の妊娠と分娩について報告した．妊娠予後は十分によいもので，経腟分娩が行われた．高血圧，妊娠高血圧腎症，早産と胎児発育不全の発生率が高かったが，周産期死亡は1例であった．妊娠中に4例の拒絶反応を認めたが，治療により改善を認めた．膵島自家移植は膵切除の後，糖尿病を防止するために行われ，少なくとも3例の妊娠成功例が報告された（Jung, 2007）．

（訳：松井仁志）

References

Abu-Hayyeh S, Ovadia C, Lieu T, et al: Prognostic and mechanistic potential of progesterone sulfates in intrahepatic cholestasis of pregnancy and pruritus gravidarum. Hepatology 63:1287, 2016.

Agrawal S, Agarwal S, Arnason T, et al: Management of hepatocellular adenoma: recent advances. Clin Gastroenterol Hepatol 13:1221, 2015.

Airoldi J, Berghella V: Hepatitis C and pregnancy. Obstet Gynecol Surv 61(10):666, 2006.

American Academy of Pediatrics and the American College of Obstetricians and Gynecologists: Guidelines for Perinatal Care, 8th ed. Elk Grove Village, AAP, 2017.

American College of Obstetricians and Gynecologists: Upper gastrointestinal tract, biliary, and pancreatic disorders. Clinical Updates in Women's Health Care, Vol. XI, No. 4, 2012, Reaffirmed 2015.

American College of Obstetricians and Gynecologists: Viral hepatitis in pregnancy. Practice Bulletin No. 86, October 2007, Reaffirmed 2016.

Anastasio HB, Gruncy M, Birsner ML, et al: Gestational alloimmune liver disease. A devastating condition preventable with maternal intravenous immunoglobulin. Obstet Gynecol 128:1092, 2016.

Anzivino C, Odoardi MR, Meschiari E, et al: ABCB4 and ABCB11 mutations in intrahepatic cholestasis of pregnancy in an Italian population. Dig Liver Dis 45(3):226, 2013.

Arshad M, El-Kamary SS, Jhaveri R: Hepatitis C virus infection during pregnancy and the newborn period—are they opportunities for treatment? J Viral Hepat 18(4):229, 2011.

Athwal R, Bhogal RH, Hodson J, et al: Surgery for gallstone disease during pregnancy does not increase fetal or maternal mortality: a meta-analysis. Hepatobiliary Surg Nutr 5:53, 2016.

Ayres A, Yuen L, Jackson KM, et al: Short duration of lamivudine for the prevention of hepatitis B virus transmission in pregnancy: lack of potency and selection of resistance mutations. J Viral Hepat 21:809, 2014.

Bacon BR: Cirrhosis and its complications. In Kasper DL, Fauci AS, Hauser SL, et al (eds): Harrison's Principles of Internal Medicine, 19th ed. New York, McGraw-Hill Education, 2015.

Bacq Y, Sentilhes L, Reyes HB, et al: Efficacy of ursodeoxycholic acid in treating intrahepatic cholestasis of pregnancy: a meta-analysis. Gastroenterology 143(6):1492, 2012.

Bandman O, Weiss KH, Kaler SG: Wilson's disease and other neurological copper disorders. Lancet Neurol 14:103, 2015.

Banks PA, Bollen TL, Dervenis C, et al: Acute pancreatitis classification working group. Classification of acute pancreatitis—2012: revision of the Atlanta classification and definitions by international consensus. Gut 62:102, 2013.

Baskin B, Geraghty M, Ray PN: Paternal isodisomy of chromosome 2 as a cause of long chain 3-hydroxyacyl-CoA dehydrogenase (LCHAD) deficiency. Am J Med Genet A 152A(7):1808, 2010.

Berkley EM, Leslie KK, Arora S, et al: Chronic hepatitis C in pregnancy. Am J Obstet Gynecol 112(2 Pt 1):304, 2008.

Bernal W, Wendon J: Acute liver failure. N Engl J Med 369(26):2525, 2013.

Bissonnette J, Durand F, de Raucourt E, et al: Pregnancy and vascular liver disease. J Clin Exp Hepatol 5:41, 2015.

Blume C, Sensoy A, Gross MM, et al: A comparison of the outcome of pregnancies after liver and kidney transplantation. Transplantation 95(1):222, 2013.

Brouwers L, Koster MP, Page-Christiaens GC, et al: Intrahepatic cholestasis of pregnancy: maternal and fetal outcomes associated with elevated bile acid levels. Am J Obstet Gynecol 212:100, 2015.

Brown RS Jr, McMahon BJ, Lok AS, et al: Antiviral therapy in chronic hepatitis B viral infection during pregnancy: A systematic review and meta-analysis. Hepatology 63(1):319, 2016.

Browning JD, Szczepaniak LS, Dobbins R, et al: Prevalence of hepatic steatosis in an urban population in the United States: impact of ethnicity. Hepatology 40(6):1387, 2004.

Browning MF, Levy HL, Wilkins-Haug LE, et al: Fetal fatty acid oxidation defects and maternal liver disease in pregnancy. Obstet Gynecol 107:115, 2006.

Bunchorntavakul C, Reddy KR: Acetaminophen-related hepatotoxicity. Clin Liver Dis 17:587, 2013.

Buzzetti E, Pinzani M, Tsochatzis EA: The multiple-hit pathogenesis of non-alcoholic fatty liver disease (NAFLD). Metabolism 65(8):1038, 2016.

Cain MA, Ellis J, Vengrove MA, et al: Gallstone and severe hypertriglyceride-induced pancreatitis in pregnancy. Obstet Gynecol Surv 70:577, 2015.

Castro MA, Ouzounian JG, Colletti PM, et al: Radiologic studies in acute fatty liver of pregnancy. A review of the literature and 19 new cases. J Reprod Med 41:839, 1996.

Centers for Disease Control and Prevention: Hepatitis E FAQs for health professionals. 2015. Available at: http://www.cdc.gov/hepatitis/hev/hevfaq.htm. Accessed May 2, 2016.

Centers for Disease Control and Prevention: Recommended vaccines for healthcare workers. 2016a. Available at: http://www.cdc.gov/vaccines/adults/rec-vac/hcw.html. Accessed September 30, 2016.

Centers for Disease Control and Prevention: Surveillance for Viral Hepatitis—United States, 2014. 2016b. Available at: http://www.cdc.gov/hepatitis/statistics/2014surveillance/index.htm. Accessed September 30, 2016.

Centers for Disease Control and Prevention: Yellow book: table of contents. 2016c. Available at: http://wwwnc.cdc.gov/travel/yellowbook/2016/table-of-contents. Accessed September 30, 2016.

Chang MC, Jan IS, Liang PC, et al: Cystic fibrosis transmembrane conductance regulator gene variants are associated with autoimmune pancreatitis and slow response to steroid treatment. J Cyst Fibros 14:661, 2015.

Chen HL, Lee CN, Chang CH, et al: Efficacy of maternal tenofovir disoproxil fumarate in interrupting mother-to-infant transmission of hepatitis B virus. Hepatology 62(2):375, 2015.

Chivero ET, Stapleton JT: Tropism of human pegivirus (formerly known as GB virus C/hepatitis G virus) and host immunomodulation: insights into a highly successful viral infection. J Gen Virol 96:1521, 2015.

Ch'ng CL, Morgan M, Hainsworth I, et al: Prospective study of liver dysfunction in pregnancy in Southwest Wales. Gut 51(6):876, 2002.

Christopher V, Al-Chalabi T, Richardson PD, et al: Pregnancy outcome after liver transplantation: a single-center experience of 71 pregnancies in 45 recipients. Liver Transpl 12:1037, 2006.

Cobey FC, Salem RR: A review of liver masses in pregnancy and a proposed algorithm for their diagnosis and management. Am J Surg 187(2):181, 2004.

Conwell DL, Banks P, Greenberger NJ: Acute and chronic pancreatitis. In Kasper DL, Fauci AS, Hauser SL, et al (eds): Harrison's Principles of Internal Medicine, 19th ed. New York, McGraw-Hill Education, 2015.

Coscia LA, Constantinescu S, Moritz MJ, et al: Report from the National Transplantation Pregnancy Registry (NTPR): outcomes of pregnancy after transplantation. Clin Transpl 2010:65, 2010.

Crowell C, Lyew RV, Givens M, et al: Caring for the mother, concentrating on the fetus: intravenous N-acetylcysteine in pregnancy. Am J Emerg Med 26:735, 2008.

Cunningham FG, Lowe TW, Guss S, et al: Erythrocyte morphology in women with severe preeclampsia and eclampsia. Am J Obstet Gynecol 153:358, 1985.

Daudi N, Shouval D, Stein-Zamir C, et al: Breastmilk hepatitis A virus DNA in nursing mothers with acute hepatitis A virus infection. Breastfeed Med 7:313, 2012.

Daniels D, Grytdal S, Wasley A, et al: Surveillance for acute viral hepatitis—United States, 2007. MMWR 58(3):1, 2009.

Danielsson Borssén Å, Wallerstedt S, Nyhlin N, et al: Pregnancy and childbirth in women with autoimmune hepatitis is safe, even in compensated cirrhosis. Scand J Gastroenterol 51:479, 2016.

Davit-Spraul A, Gonzales E, Jacquemin E: NR1H4 analysis in patients with progressive familial intrahepatic cholestasis, drug-induced cholestasis or intrahepatic cholestasis of pregnancy unrelated to ATP8B1, ABCB11 and ABCB4 mutations. Clin Res Hepatol Gastroenterol 36(6):569, 2012.

Deshpande NA, James NT, Kucirka LM, et al: Pregnancy outcomes of liver transplant recipients: a systematic review and meta-analysis. Liver Transpl 18(6):621, 2012.

Dhupar R, Smaldone GM, Hamad GG: Is there a benefit to delaying cholecystectomy for symptomatic gallbladder disease during pregnancy? Surg Endosc 24(1):108, 2010.

Diehl AM, Day C: Cause, pathogenesis and treatment of nonalcoholic steatohepatitis. N Engl J Med 377:2063, 2017.

Dienstag JL: Acute viral hepatitis. In Kasper DL, Fauci AS, Hauser SL, et al (eds): Harrison's Principles of Internal Medicine, 19th ed. New York, McGraw-Hill Education, 2015a.

Dienstag JL: Chronic hepatitis. In Kasper DL, Fauci AS, Hauser SL, et al (eds): Harrison's Principles of Internal Medicine, 19th ed. New York, McGraw-Hill Education, 2015b.

Dixon PH, Wadsworth CA, Chambers J, et al: A comprehensive analysis of common genetic variation around six candidate loci for intrahepatic cholestasis of pregnancy. Am J Gastroenterol 109:76, 2014.

Dorak MT, Mackay RK, Relton CL, et al: Hereditary hemochromatosis gene (HFE) variants are associated with birth weight and childhood leukemia risk. Pediatr Blood Cancer 53:1242, 2009.

Ducarme G, Maire F, Chatel P, et al: Acute pancreatitis during pregnancy: a review. J Perinatol 34:87, 2014.

Dunkelberg JC, Berkley EM, Thiel KW, et al: Hepatitis B and C in pregnancy: a review and recommendations for care. J Perinatol 34:882, 2014.

Eddy JJ, Gideonsen MD, Song JY, et al: Pancreatitis in pregnancy. Obstet Gynecol 112:1075, 2008.

Egan N, Bartels A, Khashan AS, et al: Reference standard for serum bile acids in pregnancy. BJOG 119:493, 2012.

Fan L, Owusu-Edusei K Jr, Schillie SF, et al: Cost-effectiveness of active-passive prophylaxis and antiviral prophylaxis during pregnancy to prevent perinatal hepatitis B virus infection. Hepatology 63:1471, 2016.

Feldman AG, Whitington PF: Neonatal hemochromatosis. J Clin Exp Hepatology 3:313, 2013.

Fesenmeier MF, Coppage KH, Lambers DS, et al: Acute fatty liver of pregnancy in 3 tertiary care centers. Am J Obstet Gynecol 192:1416, 2005.

Fierro NA, Realpe M, Meraz-Medina T, et al: Hepatitis E virus: an ancient hidden enemy in Latin America. World J Gastroenterol 22:2271, 2016.

Fogel EL, Sherman S: ERCP for gallstone pancreatitis. N Engl J Med 370:150, 2014.

Franco J, Newcomer J, Adams M, et al: Auxiliary liver transplant in acute fatty liver of pregnancy. Obstet Gynecol 95:1042, 2000.

Gao H, Chen LJ, Luo QQ, et al: Effect of cholic acid on fetal cardiac myocytes in intrahepatic choliestasis of pregnancy. J Huazhong Univ Sci Technolog Med Sci 34:736, 2014.

Ghazali S, Czuzoj-Shulman N, Spence AR, et al: Pregnancy outcomes in liver transplant patients, a population-based study. J Matern Fetal Neonatal Med 25:1, 2016.

Glantz A, Marschall HU, Lammert F, et al: Intrahepatic cholestasis of pregnancy: a randomized controlled trial comparing dexamethasone and ursodeoxycholic acid. Hepatology 42(6):1399, 2005.

Glantz A, Marschall H, Mattsson L: Intrahepatic cholestasis of pregnancy: relationships between bile acid levels and fetal complication rates. Hepatology 40:467, 2004.

Goh GB, McCullough AJ: Natural history of nonalcoholic fatty liver disease. Dig Dis Sci 61:1226, 2016.

Greenberger NJ, Paumgartner G: Disease of the gallbladder and bile ducts. In Kasper DL, Fauci AS, Hauser SL, et al (eds): Harrison's Principles of Ireland Medicine, 19th ed. New York, McGraw-Hill Education.

Ha JF, Phillips M, Faulkner K: Splenic artery aneurysm rupture in pregnancy. Eur J Obstet Gynecol Reprod Biol 146(2):133, 2009.

Hacker FM, Whalen PS, Lee VR, et al: Maternal and fetal outcomes of pancreatitis in pregnancy. Am J Obstet Gynecol 213:568, 2015.

Hagström H, Höijer J, Ludvigsson JF, et al: Adverse outcomes of pregnancy in women with non-alcoholic fatty liver disease. Liver Int 36:268, 2016.

Hernandez A, Petrov MS, Brooks DC, et al: Acute pancreatitis and pregnancy: a 10-year single center experience. J Gastrointest Surg 11:1623, 2007.

Herrera CA, Manuck TA, Stoddard GJ, et al: Perinatal outcomes associated with intrahepatic cholestasis of pregnancy. J Matern Fetal Neonatal Med June 5, 2017 [Epub ahead of print].

Hill JB, Sheffield JS, Kim MJ, et al: Risk of hepatitis B transmission in breast-fed infants of chronic hepatitis B carriers. Obstet Gynecol 99(6):1049, 2002.

Hodgman MJ, Garrard AR: A review of acetaminophen poisoning. Crit Care Clin 28(4):499, 2012.

Hoofnagle JH, Nelson KE, Purcell RH: Hepatitis E. N Engl J Med 367:13, 2012.

Indolfi G, Azzari C, Resti M: Hepatitis: immunoregulation in pregnancy and perinatal transmission of HCV. Nat Rev Gastroenterol Hepatol 11:6, 2014.

Isoherranen N, Thummel KE: Drug metabolism and transport during pregnancy: how does drug disposition change during pregnancy and what are the mechanisms that cause such changes? Drug Metab Dispos 41(2):256, 2013.

Jabiry-Zieniewicz Z, Szpotanska-Sikorska M, Pietrzak B, et al: Pregnancy outcomes among female recipients after liver transplantation: further experience. Transplant Proc 43(8):3043, 2011.

Jain AB, Reyes J, Marcos A, et al: Pregnancy after liver transplantation with tacrolimus immunosuppression: a single center's experience update at 13 years. Transplantation 76(5):827, 2003.

Jin H, Zhao Y, Zhang X, et al: Case-fatality risk of pregnant women with acute viral hepatitis type E: a systematic review and meta-analysis. Epidemiol Infect 144(10):2098, 2016a.

Jin L, Nie R, Li Y, et al: Hepatitis B surface antigen in oocytes and embryos may not result in vertical transmission to offspring of hepatitis B virus carriers. Fertil Steril 105:1010, 2016b.

Jorge AM, Keswani RN, Veerappan A, et al: Non-operative management of symptomatic cholelithiasis in pregnancy is associated with frequent hospitalizations. J Gastrointest Surg 19:598, 2015.

Joshi D, James A, Quaglia A, et al: Liver disease in pregnancy. Lancet 375(9714):594, 2010.

Jung HS, Choi SH, Noh JH, et al: Healthy twin birth after autologous islet transplantation in a pancreatectomized patient due to a benign tumor. Transplant Proc 39(5):1723, 2007.

Kawakita T, Parikh LI, Ramsey PS, et al: Predictors of adverse neonatal outcomes in intrahepatic cholestasis of pregnancy. Am J Obstet Gynecol 213:570, 2015.

Kim DK, Bridges CB, Harriman HK, et al: Advisory Committee on Immunization Practices recommended immunization schedule for adults aged 19 years or older: United States, 2015. Ann Intern Med 162:214, 2015a.

Kim WR, Lake JR, Smith JM, et al: OPTN/SRTR 2013 annual data report: liver. Am J Transplant 15 Suppl 2:1, 2015b.

Knight M, Nelson-Piercy C, Kurinczuk JJ, et al: A prospective national study of acute fatty liver of pregnancy in the UK. Gut 57(7):951, 2008.

Ko CW, Napolitano PG, Lee SP, et al: Physical activity, maternal metabolic measures, and the incidence of gallbladder sludge or stones during pregnancy: a randomized trial. Am J Perinatol 31:39, 2014.

Kondrackiene JI, Beuers U, Kupcinskas L: Efficacy and safety of ursodeoxycholic acid versus cholestyramine in intrahepatic cholestasis of pregnancy. Gastroenterology 129:894, 2005.

Lausman AY, Al-Yaseen E, Sam E, et al: Intrahepatic cholestasis of pregnancy in women with a multiple pregnancy: an analysis of risks and pregnancy outcomes. J Obstet Gynaecol Can 30(11):1008, 2008.

Lee RH, Goodwin TM, Greenspoon J, et al: The prevalence of intrahepatic cholestasis of pregnancy in a primarily Latina Los Angeles population. J Perinatol 26(9):527, 2006.

Lee RH, Incerpi MH, Miller DA, et al: Sudden death in intrahepatic cholestasis of pregnancy. Obstet Gynecol 113(2):528, 2009.

Lee WM: Drug-induced acute liver failure. Clin Liver Dis 17:575, 2013.

Liang CM, Hu TH, Lu SN, et al: Role of hepatitis C virus substitutions and interleukin-28B polymorphism on response to peginterferon plus ribavirin in a prospective study of response-guided therapy. J Viral Hepat 20(11):761, 2013.

Lok AS, Gardiner DF, Lawitz E, et al: Preliminary study of two antiviral agents for hepatitis C genotype 1. N Engl J Med 366(3):216, 2012.

Luo XL, Zhang WY: Obstetrical disease spectrum in China: an epidemiological study of 111,767 cases in 2011. Chin Med J (Engl) 128:1137, 2015.

Malik A, Khawaja A, Sheikh L: Wilson's disease in pregnancy: case series and review of literature. BMC Res Notes 6:421, 2013.

Maringhini A, Ciambra M, Baccelliere P, et al: Biliary sludge and gallstones in pregnancy: incidence, risk factors, and natural history. Ann Intern Med 119(2):116, 1993.

Marschall HU, Shemer EW, Ludvigsson JF, et al: Intrahepatic cholestasis of pregnancy and associated hepatobiliary disease: a population based cohort study. Hepatology 58(4):1385, 2013.

Martin JN Jr, Briery CM, Rose CH, et al: Postpartum plasma exchange as adjunctive therapy for severe acute fatty liver of pregnancy. J Clin Apher 23(4):138, 2008.

Mastrobattista JM, Gomez-Lobo V: Pregnancy after solid organ transplantation. Obstet Gynecol 112:919, 2008.

Mattila, M, Kemppainen H, Isoniemi H, et al: Pregnancy outcomes after liver transplantation in Finland. Acta Obstet Gynecol Scand 96:1106, 2017.

Matos A, Bernardes J, Ayres-de-Campos D, et al: Antepartum fetal cerebral hemorrhage not predicted by current surveillance methods in cholestasis of pregnancy. Obstet Gynecol 89:803, 1997.

McMenamin MB, Jackson AD, Lambert J, et al: Obstetric management of hepatitis C-positive mothers: analysis of vertical transmission in 559 mother-infant pairs. Am J Obstet Gynecol 199:315.e1, 2008.

Menees S, Elta G: Endoscopic retrograde cholangiopancreatography during pregnancy. Gastrointest Endosc Clin North Am 16:41, 2006.

Nagy S, Bush MC, Berkowitz R, et al: Pregnancy outcome in liver transplant recipients. Obstet Gynecol 102(1):121, 2003.

Nelson DB, Yost NP, Cunningham FG: Acute fatty liver of pregnancy: clinical outcomes and expected durations of recovery. Am J Obstet Gynecol 209(5):456.e1, 2013.

Nelson DB, Yost NP, Cunningham FG: Hemostatic dysfunction with acute fatty liver of pregnancy. Obstet Gynecol 124:40, 2014.

Othman MO, Stone E, Hashimi M, et al: Conservative management of cholelithiasis and its complications in pregnancy is associated with recurrent symptoms and more emergency department visits. Gastrointest Endosc 76(3):564, 2012.

Palatnik A, Rinella ME: Medical and obstetric complications among pregnant women with liver cirrhosis. Obstet Gynecol 129:1118, 2017.

Parrish J, Maxwell C, Beecroft JR: Splenic artery aneurysm in pregnancy. J Obstet Gynecol Can 37:816, 2015.

Pereira SP, O'Donohue J, Wendon J, et al: Maternal and perinatal outcome in severe pregnancy-related liver disease. Hepatology 26:1258, 1997.

Pergam SA, Wang CC, Gardella CM, et al: Pregnancy complications associated with hepatitis C: data from a 2003–2005 Washington state birth cohort. Am J Obstet Gynecol 199:38.e1, 2008.

Pietrangelo A: Iron and the liver. Liver Int 36:116, 2016.

Poorrad F, Lawitz E, Kowdley KV, et al: Exploratory study of oral combination antiviral therapy for hepatitis C. N Engl J Med 368(1):45, 2013.

Puljic A, Salati J, Doss A, et al: Outcomes of pregnancies complicated by liver cirrhosis, portal hypertension, or esophageal varices. J Matern Fetal Med 29:506, 2016.

Rac MW, Sheffield JS: Prevention and management of viral hepatitis in pregnancy. Obstet Gynecol Clin North Am 41:573, 2014.

Ramin KD, Ramin SM, Richey SD, et al: Acute pancreatitis in pregnancy. Am J Obstet Gynecol 173:187, 1995.

Ramírez-Fuentes C, Martí-Bonmatí L, Torregrosa A, et al: Variations in the size of focal nodular hyperplasia on magnetic resonance imaging. Radiologia 55(6):499, 2013.

Reddick KLB, Jhaveri R, Gandhi M, et al: Pregnancy outcomes associated with viral hepatitis. J Viral Hepat 18(7):e394, 2011.

Reyes H: What have we learned about intrahepatic cholestasis of pregnancy? Hepatology 63:4, 2016.

Rifai K, Mix H, Krusche S, et al: No evidence of substantial growth progression or complications of large focal nodular hyperplasia during pregnancy. Scand J Gastroenterol 48(1):88, 2013.

Riggs BS, Bronstein AC, Kulig K, et al: Acute acetaminophen overdose during pregnancy. Obstet Gynecol 74:247, 1989.

Roberts SS, Miller RK, Jones JK, et al: The Ribavirin Pregnancy Registry: findings after 5 years of enrollment, 2003–2009. Birth Defects Res A Clin Mol Teratol 88(7):551, 2010.

Rodríguez M, Moreno J, Márquez R, et al: Increased PR interval in fetuses of patients with intrahepatic cholestasis of pregnancy. Fetal Diagn Ther 40(4):298, 2016.

Rook M, Vargas J, Caughey A, et al: Fetal outcomes in pregnancies complicated by intrahepatic cholestasis of pregnancy in a Northern California cohort. PLoS One 7(3):e28343, 2012.

Roumiantsev S, Shah U, Westra SJ, et al: Case records of the Massachusetts general hospital. Case 20–2015. A newborn girl with hypotension coagulopathy, anemia, and hyperbilirubinemia. N Engl J Med 372:2542, 2015.

Rumack BH, Matthew H: Acetaminophen poisoning and toxicity. Pediatrics 55:871, 1975.

Sadler LC, Lane M, North R: Severe fetal intracranial haemorrhage during treatment with cholestyramine for intrahepatic cholestasis of pregnancy. BJOG 102:169, 1995.

Salgia RJ, Brown K: Diagnosis and management of hereditary hemochromatosis. Clin Liver Dis 19:187, 2015.

Santiago-Munoz P, Roberts S, Sheffield J, et al: Prevalence of hepatitis B and C in pregnant women who are infected with human immunodeficiency virus. Am J Obstet Gynecol 193:1270, 2005.

Santos L, Patterson A, Moreea SM, et al: Acute liver failure in pregnancy associated with maternal MCAD deficiency. J Inherit Metab Dis 30(1):103, 2007.

Schmidt LE, Larsen FS: MELD score as a predictor of liver failure and death in patients with acetaminophen-induced liver injury. Hepatology 45(3):789, 2007.

Sehgal R, Patra S, David P, et al: Impaired monocyte-macrophage functions and defective Toll-like receptor signaling in hepatitis E virus-infected pregnant women with acute liver failure. Hepatology 62:1683, 2015.

Sethi S, Thosani N, Banerjee S: Radiation-free ERCP in pregnancy: a "sound" approach to leaving no stone unturned. Dig Dis Sci 60:2604, 2015.

Sheffield JS, Hickman A, Tang J, et al: Efficacy of an accelerated hepatitis B vaccination program during pregnancy. Obstet Gynecol 117(5):1130, 2011.

Sheiner E, Ohel I, Levy A, et al: Pregnancy outcome in women with pruritus gravidarum. J Reprod Med 51:394, 2006.

Shi Z, Tang Y, Wang H, et al: Breastfeeding of newborns by mothers carrying hepatitis B virus: a meta-analysis and systematic review. Arch Pediatr Adolesc Med 165(9):837, 2011.

Sibai BM: Imitators of severe preeclampsia. Obstet Gynecol 109:956, 2007.

Sims HF, Brackett JC, Powell CK, et al: The molecular basis of pediatric long chain 3-hydroxyacyl-CoA dehydrogenase deficiency associated with maternal acute fatty liver of pregnancy. Proc Natl Acad Sci U S A 92:841, 1995.

Smilkstein MJ, Knapp GL, Kulig KW, et al: Efficacy of oral N-acetylcysteine in the treatment of acetaminophen overdose. Analysis of the national multicenter study (1976 to 1985). N Engl J Med 319:1557, 1988.

Smith EA, Jacques-Carroll L, Walker TY, et al: The National Perinatal Hepatitis B Prevention Program, 1994–2008. Pediatrics 129(4):609, 2012.

Snidjewind IJ, Smit C, Schutten M, et al: Low mother-to-child-transmission rate of hepatitis C virus in cART treated HIV-1 infected mothers. J Clin Virol 68:11, 2015.

Society for Maternal-Fetal Medicine (SMFM), Dionne-Odom J, Tita AT, et al: #38: Hepatitis B in pregnancy screening, treatment, and prevention of vertical transmission. Am J Obstet Gynecol 214:6, 2016.

Søgaard KK, Horváth-Puhó E, Grønback H, et al: Risk of venous thromboembolism in patients with liver disease: a nationwide population-based case-control study. Am J Gastroenterol 104(1):96, 2009.

Stewart RD, Sheffield JS: Hepatitis B vaccination in pregnancy in the United States. Vaccines 1:167, 2013.

Stinton LM, Shaffer EA: Epidemiology of gallbladder disease: cholelithiasis and cancer. Gut Liver 6:172, 2012.

Stokkeland K, Ludvigsson JF, Hultcrantz R, et al: Increased risk of preterm birth in women with autoimmune hepatitis—a nationwide cohort study. Liver Int 36:76, 2016.

Strehlow SL, Pathak B, Goodwin TM, et al: The mechanical PR interval in fetuses of women with intrahepatic cholestasis of pregnancy. Am J Obstet Gynecol 203:455.e1, 2010.

Tan J, Surti B, Saab S: Pregnancy and cirrhosis. Liver Transpl 14(8):1081, 2008.

Tang S, Mayo MJ, Rodriguez-Frias E, et al: Safety and utility of ERCP during pregnancy. Gastrointest Endosc 69:453, 2009.

Tang SJ, Rodriguez-Frias E, Singh S, et al: Acute pancreatitis during pregnancy. Clin Gastroenterol Hepatol 8(1):85, 2010.

Tovo PA, Calitri C, Scolfaro C, et al: Vertically acquired hepatitis C virus infection: correlates of transmission and disease progression. World J Gastroenterol 22:1382, 2016.

Towers CV, Asrat T, Rumney P: The presence of hepatitis B surface antigen and deoxyribonucleic acid in amniotic fluid and cord blood. Am J Obstet Gynecol 184:1514, 2001.

Tran TT, Ahn J, Reau NS: ACG clinical guideline: Liver disease and pregnancy. Am J Gastroenterol 111:176, 2016.

Trinks J, Maestri M, Oliveto F, et al: Human pegivirus molecular epidemiology in Argentina: potential contribution of Latin America migration to genotype 3 circulation. J Med Virol 86:2076, 2014.

Turhan AN, Gönenç M, Kapan S, et al: Acute biliary pancreatitis related with pregnancy: a 5-year single center experience. Ulus Travma Acil Cerrahi Derg 16(2):160, 2010.

Urganci N, Arapoglu M, Akyildiz B, et al: Neonatal cholestasis resulting from vertical transmission of hepatitis A infection. Pediatr Infect Dis J 22(4):381, 2003.

Usta IM, Barton JR, Amon EA, et al: Acute fatty liver of pregnancy: an experience in the diagnosis and management of fourteen cases. Am J Obstet Gynecol 171:1342, 1994.

Valdivieso V, Covarrubias C, Siegel F, et al: Pregnancy and cholelithiasis: pathogenesis and natural course of gallstones diagnosed in early puerperium. Hepatology 17:1, 1993.

Victor JC, Monto AS, Surdina TY, et al: Hepatitis A vaccine versus immune globulin for postexposure prophylaxis. N Engl J Med 357:1685, 2007.

Vierling JM: Autoimmune hepatitis and overlap syndromes: diagnosis and management. Clin Gastroenterol Hepatol 13:2088, 2015.

Vigil-de Gracia P, Montufar-Rueda C: Acute fatty liver of pregnancy: diagnosis, treatment, and outcome based on 35 consecutive cases. J Matern Fetal Neonatal Med 24(9):1143, 2011.

Wang PH, Yang MJ, Lee WL, et al: Acetaminophen poisoning in late pregnancy. A case report. J Reprod Med 42:367, 1997.

Webb GJ, Elsharkawy AM, Hirschfield G: Editorial: the etiology of intrahepatic cholestasis of pregnancy: towards solving a monkey puzzle. Am J Gastroenterol 109:85, 2014.

Westbrook RH, Yeoman AD, Kriese S, et al: Outcomes of pregnancy in women with autoimmune hepatitis. J Autoimmun 38(2–3):J239, 2012.

Wiest DB, Chang E, Fanning D, et al: Antenatal pharmacokinetics and placental transfer of N-acetylcysteine in chorioamnionitis for fetal neuroprotection. J Pediatr 165:672, 2014.

Wikström Shemer E, Marschall HU, Ludvigsson JF, et al: Intrahepatic cholestasis of pregnancy and associated adverse pregnancy and fetal outcomes: a 12-year population-based cohort study. BJOG 120(6):717, 2013.

Wilson CH, Manas DM, French JJ: Laparoscopic liver resection for hepatic adenoma in pregnancy. J Clin Gastroenterol 45:828, 2011.

World Health Organization: Hepatitis B vaccines. Weekly Epidemiological Record 84(40):405, 2009.

Wu T, Zhu FC, Huang SJ, et al: Safety of the hepatitis E vaccine for pregnant women: a preliminary analysis. Hepatology 55(6):2038, 2012.

Wu W, Faigel DO, Sun G, et al: Non-radiation endoscopic retrograde cholangiopancreatography in the management of choledocholithiasis during pregnancy. Dis Endosc 26:691, 2014.

Xanthakos SA, Jenkins TM, Kleiner DE, et al: Teen-LABS consortium. High prevalence of nonalcoholic fatty liver disease in adolescents undergoing bariatric surgery. Gastroenterology 149:623, 2015.

Xiong HF, Liu JY, Guo LM, et al: Acute fatty liver of pregnancy: over six months follow-up study of twenty-five patients. World J Gastroenterol 21(6):1927, 2015.

Yarrington CD, Cantonwine DE, Seely EW, et al: The association of alanine aminotransferase in early pregnancy with gestational diabetes. Metab Syndr Relat Disord 14(5):254, 2016.

Yi P, Chen R, Huang Y, et al: Management of mother-to-child transmission of hepatitis B virus: propositions and challenges. J Clin Virol 77:32, 2016.

Ylitalo K, Vänttinen T, Halmesmäki E, et al: Serious pregnancy complications in a patient with previously undiagnosed carnitine palmitoyltransferase 1 deficiency. Am J Obstet Gynecol 192:2060, 2005.

Zhang J, Zhang XF, Huang SJ, et al: Long-term efficacy of a hepatitis E vaccine. N Engl J Med 372:914, 2015.

Zhang YP, Kong WQ, Zhou SP, et al: Acute fatty liver of pregnancy: a retrospective analysis of 56 cases. Chin Med J (Engl) 129(10):1208, 2016.

56 血液疾患
CHAPTER
Hematological Disorders

- 貧　血 1349
- 多血症 1356
- 異常ヘモグロビン症 1356
- サラセミア症候群 1360
- 血小板障害 1362
- 遺伝性凝固障害 1366
- 血栓形成傾向 1369

In the later months of pregnancy there is a slight increase in the amount of hemoglobin and red corpuscles and a slight increase in the number of white corpuscles, which become markedly accentuated during the first few days of the puerperium.

—J. Whitridge Williams (1903)

　1903年のWilliamsの第1版には，妊娠女性の貧血に関する記載はほとんどなかった．悪性貧血が妊娠中に起こることがあると2段落にわたって記載されているだけだった．今日では，妊娠女性は生殖年齢に発症する血液異常症の影響を受けやすいことがよく知られている．具体的には，遺伝性貧血，免疫学的血小板減少症，悪性疾患（白血球，リンパ腫など）などの慢性疾患が含まれる．その他，妊娠に誘発されて発症する血液異常症もある．たとえば，鉄欠乏性貧血と巨赤芽球性貧血である．妊娠により潜在している血液異常症が顕在化するかもしれない．いかなる血液疾患も妊娠中に発症する可能性がある．妊娠による生理学的変化が血液疾患の診断や治療評価を困難にさせることがよくあることには留意したい（第4章参照）．

貧　血

■定義と発生率

　妊娠中の正常な細胞成分の濃度を付録の表にまとめた（付録Ⅰ参照）．CDC（1998）は鉄補充を受けている妊娠女性の5パーセンタイルをカットオフ値として，妊娠中の貧血の定義を，第1三半期と第3三半期は11.0 g/dL未満，第2三半期は10.5 g/dLと定めた（図56-1）．妊娠中は循環血漿量の増大が赤血球量の増大を相対的に上回るために，軽度のヘモグロビン値とヘマトクリット値の低下が起こる．母体循環における血漿量と赤血球量の不均衡は第2三半期に最も顕著となる．妊娠後期は，循環血漿量の増大は止まるが，ヘモグロビンの容積は増大し続ける．

　妊娠中の貧血の主な原因を表56-1に記した．

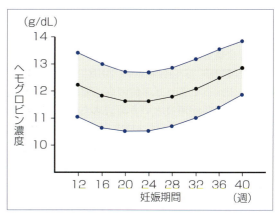

図56-1　鉄剤を内服している正常妊娠女性の平均ヘモグロビン濃度（黒線）と5〜95パーセンタイル値（青線）
(Data from the Centers for Disease Control and Prevention, 1989)

表 56-1　妊娠中の貧血の原因

後天性
　鉄欠乏性貧血
　急性出血による貧血
　炎症や悪性腫瘍に伴う貧血
　巨赤芽球性貧血
　後天性溶血性貧血
　再生不良性貧血

遺伝性
　サラセミア
　鎌状赤血球症
　他のヘモグロビン異常症
　遺伝性溶血性貧血

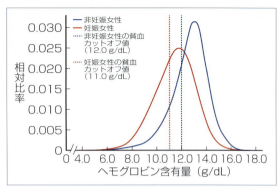

図 56-2　世界的な妊娠，非妊娠女性におけるヘモグロビン含有量の傾向
(Reproduced with permission from Stevens GA, Finucane MM, De-Regil LM, et al: Global, regional, and national trends in haemoglobin concentration and prevalence of total and severe anaemia in children and pregnant and non-pregnant women for 1995-2011: a systematic analysis of population-representative data, Lancet Glob Health. 2013 Jul;1(1): e16-25)

頻度は，地理や人種，社会環境レベル，栄養状態，妊娠前の鉄欠乏の有無，妊娠中の鉄剤摂取の有無など種々の要因に影響される．他の要因として社会環境があり，貧困層で貧血の頻度は高い〔アメリカ産婦人科学会（ACOG），2017a〕．アメリカにおける妊娠中の貧血の頻度は 3～38％である（CDC, 1989）．ラテンアメリカやカリブでは，生殖年齢女性の貧血の頻度は 5～45％である（Mujica-Coopman, 2015）．貧血の頻度は中国，インド，南アジア，アフリカでも高い（Azulay, 2015；Kumar, 2013；Stevens, 2013）．図 56-2 に妊娠女性と非妊娠女性におけるヘモグロビン値と貧血の基準値の世界動向を記載する．

■ 周産期予後への影響

妊娠中の貧血の研究の多くは大規模で栄養学的貧血を対象としている．貧血は早産を含む重症な周産期予後と関連する（Kidanto, 2009；Kumar, 2013；Rukuni, 2016）．鉄欠乏女性が鉄補充せずに出産した場合，児の精神発達指数が低いことが報告されている（Drassinower, 2016；Tran, 2014）．

一方で，ヘモグロビン値の高い健康な妊娠女性の周産期予後が不良という報告もある（Murphy, 1986；von Tempelhoff, 2008）．これは赤血球の体積の増大に対して循環血漿量の増加が少なかった結果かもしれない．Scanlon ら（2000）は 173,031 妊娠を対象として，母体のヘモグロビン値と早産児・胎児発育不全児の関連を調べた．妊娠 12～18 週にヘモグロビン値が平均の 3SD 以上高かった群で胎児発育不全の発症率が 1.3～1.8 倍高かった．母体ヘモグロビン値と胎盤重量は負の相関を示す（Larsen, 2016）．これらの研究結果から，鉄欠乏性貧血に対する鉄剤の投与を控えることで，周産期予後が改善されるという非論理的な報告もある（Ziaei, 2007）．

■ 鉄欠乏性貧血

妊娠中と産褥期に最も頻度の高い貧血の原因は鉄欠乏と急性失血である．1,300 人以上の女性を対象とした研究で，21％が第 3 三半期に貧血があり，16％が鉄欠乏性貧血であった（Vandevijvere, 2013）．単胎妊娠では，母体は平均 1,000 mg の鉄を必要とする．多胎妊娠ではさらに多くの鉄を要する（Ru, 2016）．これらの量は多くの女性の貯蔵鉄量を超えるため，鉄剤を投与されなければ鉄欠乏性貧血になってしまう．

鉄欠乏はしばしばヘモグロビン濃度の低下から明らかになる．第 3 三半期には母体のヘモグロビン増加と胎児への輸送のためにさらに鉄が必要となる．鉄欠乏のない母体でも鉄欠乏のある母体でも胎児へ輸送される鉄量はあまり変わらないため，重度の貧血の母親から生まれた新生児は鉄欠乏性貧血ではない．新生児の貯蔵鉄量は母体の鉄欠乏の有無と臍帯を切断するタイミングに影響される．

◆ 診　断

典型的な鉄欠乏性貧血の形態学的特徴は低色素性，小球性赤血球である（図 56-3）．この所見は妊娠女性では顕在化しずらい．血清のフェリチン

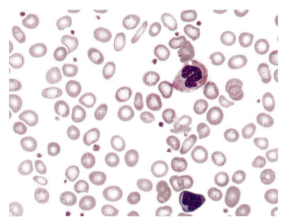

図 56-3　鉄欠乏性貧血女性の末梢血塗抹標本
多数の小球性低色素性赤血球が散在し，中央が蒼白である．また，中等度の変形赤血球を認め，大きさはさまざまで，形は時に楕円形，卵円形や鉛筆形のこともある．
(Reproduced with permission from Werner CL, Richardson DL, Chang SY, et al (eds): Perioperative Considerations. In Williams Gynecology Study Guide, 3rd ed. New York, McGraw-Hill Education, 2016: Photo contributor: Dr. Weina Chen)

値は低い．鉄代謝機構の中心的役割を担う**ヘプシジン**は通常妊娠中に低下する．鉄欠乏性貧血ではヘプシジン値は血清フェリチンに続いて低下する（Camaschella, 2015；Koenig, 2014）．

中等度の貧血の評価項目は，ヘモグロビン，ヘマトクリットの測定，赤血球数，末梢血塗抹標本の鏡検，アフリカ出身の女性の場合は鎌状赤血球に注意する，血清鉄またはフェリチンの測定，または両方の測定である（付録 I 参照）．通常，血清フェリチン値は妊娠中に低下し，10～15 mg/L 以下で鉄欠乏性貧血と診断する．

中等度の鉄欠乏性貧血の妊婦が十分な鉄剤を投与されれば，網赤血球数が増加する．ヘモグロビン濃度とヘマトクリットの上昇は非妊娠女性よりゆるやかである．これは，妊娠中は循環血漿量が増大しているためである．

◆ **治　療**

妊娠中は毎日 30～60 mg の鉄分と 400 μg の葉酸を摂取することが推奨される（WHO, 2012）．コクランレビューには断続的な内服鉄剤の使用も適切という記載もされている（Peña-Rosas, 2015）．鉄欠乏性貧血に対しては，約 200 mg/日の鉄剤内服により**貯蔵鉄**の分解と補充のバランスが**回復**する．鉄分としては硫酸第一鉄やフマル酸鉄，グルコネート鉄が含まれる．経口摂取ができない場合は注射療法を行う．硫酸第一鉄の経静脈投与のほうがデキストラン鉄錯塩の経静脈投与より安全性が高い（ACOG, 2017a；Camaschella, 2015；Shi, 2015）．経口投与でも非経口投与でもヘモグロビンとフェリチン値は同等に上昇する（Breymann, 2017；Daru, 2016）．

■ **急性出血による貧血**

妊娠初期の急性出血による貧血の主な原因として，流産，異所性妊娠，胞状奇胎があげられる．出産後の貧血の主な原因は産科的出血である．大量出血では第 41 章に記したように迅速な対応が必要である．ヘモグロビン値が約 7 g/dL の中等度の貧血で，血行動態が安定して，ほかに症状がなく歩行可能で，敗血症を伴っていなければ輸血は推奨されない．このような場合，内服鉄剤を少なくとも 3 ヵ月投与する（Krafft, 2005）．

■ **慢性疾患による貧血**

慢性腎不全，癌と抗癌薬治療，HIV，慢性炎症などさまざまな疾患で中等度から時に高度の貧血になる．赤血球はやや小球性・低色素性のことが多い．世界で二番目に多い貧血の原因である（Weiss, 2005）．

慢性疾患合併妊娠では妊娠中に初めて貧血が進行することがある．妊娠前からの貧血に加えて，循環血漿量が増すことでさらに貧血が増悪する可能性がある．原因としては慢性腎不全や炎症性腸疾患，膠原病などがある．ほかに，肉芽腫性感染症，悪性新生物，リウマチ性関節炎や慢性の化膿状態などがある．

妊娠中の慢性疾患による貧血の原因としてわれわれが最もよく経験するのは慢性腎不全である．エリスロポエチンの欠乏を伴うこともある．第 53 章に記したように，軽度の慢性腎不全では妊娠中，赤血球の体積増大は腎機能障害と反比例する．同時に循環血漿量の増大は正常なので貧血は増悪する（Cunningham, 1990）．

治療としては，十分な貯蔵鉄が必要である．慢性貧血の治療には**遺伝子組換えエリスロポエチン製剤**が有効である（Weiss, 2005）．慢性腎不全合併妊娠では，ヘマトクリットが約 20％以下で遺伝子組換えエリスロポエチンの投与が考慮される（Cyganek, 2011；Ramin, 2006）．懸念される副作

用の一つは腎疾患患者ではすでに合併していることの多い高血圧である．また，赤芽球癆と抗エリスロポエチン抗体を認めたという報告がある（Casadevall, 2002；McCoy, 2008）．

■ 巨赤芽球性貧血

DNA 合成阻害による末梢血と骨髄の異常を特徴とする．この結果，核成熟は止まる一方で細胞質成熟は正常に近いため，大きな細胞となる．世界的には妊娠中の巨赤芽球性貧血の頻度は地域によってかなり異なる．アメリカではまれである．

◆ 葉酸欠乏

妊娠中の巨赤芽球性貧血の原因のほとんどが葉酸欠乏である．昔は，**妊婦の悪性貧血**といわれた．新鮮な緑黄色野菜や豆，動物性タンパクを摂取しない女性にみられる．葉酸欠乏と貧血が進行すると，食欲不振が増悪しさらに栄養不足となる．薬物とアルコールの過剰摂取でも葉酸欠乏の原因や誘因となる（Hesdorffer, 2015）．

非妊娠女性では葉酸の必要摂取量は 50～100 μg/日である．妊娠中は必要量が増加し，400 μg/日の摂取が推奨される．最初に起こる生化学的変化は，血漿中の葉酸値の低下である（付録Ⅰ参照）．初期の形態学的変化は好中球の過分葉と赤血球の大型化である．鉄欠乏性貧血を合併している場合には，平均赤血球体積から大型赤血球の存在を検出することはできない．末梢血塗抹標本を注意深く観察することで大型赤血球は検出される．貧血がさらに進行すると，末梢血中に有核赤血球が出現し，骨髄検査では巨赤芽球の形成が明らかになる．貧血が進行すると，血小板減少と白血球減少の一方または両方を伴う．葉酸は母体循環から胎児・胎盤へ効率よく移行するため，母親が重症の貧血でも胎児は貧血にならない．

治療としては葉酸と鉄を同時に投与することと十分な食事が推奨される．葉酸治療開始から 4～7 日で網状赤血球が増加し，白血球減少と血小板減少は正常化する．

予防としては，葉酸豊富な食事が重要である．神経管欠損と葉酸欠乏の関係はよく研究されている（第 13 章参照）．1990 年代初期から，ACOG（2016a）は生殖年齢のすべての女性は少なくとも 400 μg/日の葉酸を摂取することを推奨している．多胎妊娠や溶血性貧血，Crohn 病，アルコール依存症，炎症性の皮膚疾患のある人ではさらに多くの葉酸が必要である．先天性心疾患の家族歴のある女性も多くの葉酸を摂取するとよいかもしれない（Huhta, 2015）．神経管欠損児出産既往のある女性は葉酸を 4 mg/日摂取することで再発率を低下させることができる．

◆ ビタミン B_{12} 欠乏

妊娠中は非妊娠時に比べてビタミン B_{12} が低下する．これは，トランスコバラミンという結合タンパクが低下するためである．妊娠中のビタミン B_{12}（シアノコバラミン）欠乏による巨赤芽球性貧血はまれである．典型的な例はビタミン B_{12} の吸収に必要な内因子の分泌不全による**アジソン悪性貧血**である．この自己免疫疾患の好発年齢は 40 歳代以降である（Stabler, 2013）．

われわれの限られた経験では，妊娠中のビタミン B_{12} 欠乏は胃切除後に発症することが多い．胃全摘出術を受けた人では毎月 1,000 μg のビタミン B_{12} の筋肉注射が必要だった．胃部分切除後の人はビタミン B_{12} の補充は必要としないことが多いが，血清ビタミン B_{12} 値を注意深く確認するべきである（付録Ⅰ参照）．ビタミン B_{12} 欠乏による巨赤芽球性貧血の他の原因として，Crohn 病や回腸切除，ある種の薬剤，小腸におけるバクテリアの過剰な増殖があげられる（Hesdorffer, 2015；Stabler, 2013）．

■ 溶血性貧血

いくつかの状況で赤血球破壊が亢進する．赤血球の破壊が亢進する機序として先天的な赤血球異常によるものや赤血球膜タンパクへの抗体によるものがある．鎌状赤血球貧血や遺伝性球状赤血球症などのように溶血が一次的に起こることもある．また，全身性エリテマトーデス（SLE）や子癇のように溶血が二次的に起こることもある．妊娠中の悪性疾患による細血管異常性溶血性貧血が報告された（Happe, 2016）．

◆ 自己免疫性溶血性貧血

異常抗体が産生される原因は明らかではない．典型的には間接クームス試験と直接クームス試験がともに陽性となる．貧血は温式自己抗体（80～90 %），冷式自己抗体，または双方によって起こる．また，原発性（特発性）と続発性に分けることもできる．続発性の例としては，リンパ腫や白

血病，膠原病，感染症，慢性炎症性疾患，薬剤性自己抗体があげられる（Provan, 2000）。**寒冷凝集素病**はマイコプラズマ肺炎や伝染性単核球症などの感染症を契機に発症することがある（Dhingra, 2007）。抗赤血球IgG抗体またはIgM抗体によって溶血が起こり，クームス試験陽性となる。血小板減少を伴う場合，**Evans症候群**という（Wright, 2013）。

妊娠中，溶血が進行する可能性がある．治療法はリツキシマブとプレドニゾンの併用療法が第1選択となる（Luzzatto, 2015）。血小板減少を合併している場合は同時に改善する．赤血球輸血は抗赤血球抗体の影響が懸念されるが，ドナー細胞を体温に温めることで寒冷凝集素による赤血球破壊を減少させられるかもしれない．

◆ **薬剤性溶血性貧血**

他の自己免疫性溶血性貧血とは区別されるべきである．多くの場合，溶血は軽度で原因薬剤を中止することで改善する．また，原因薬剤の服用を避けることで再発は避けられる．溶血の一つの機序は，薬剤によって免疫的に赤血球が破壊されることである．抗ペニシリンIgM抗体や抗セファロスポリンIgM抗体などの抗薬剤抗体が赤血球タンパクに結合したとき，薬剤は高親和性ハプテンとして作用する場合がある．また，プロベネシドやキニジン，リファンピシン，チオペンタールは細胞膜タンパクと結合する低親和性ハプテンとして作用する．より頻度の高い薬剤性溶血の機序は先天性赤血球酵素欠損と関連している．さらに頻度の高い薬剤性溶血性貧血の機序として，先天的な赤血球酵素欠損がある．例としては，グルコース-6-リン酸脱水素酵素（glucose-6-phosphate dehydrogenase：G6PD）欠損症である．後述するが，これはアフリカ系アメリカ人に多い．

薬剤性溶血性貧血は慢性の経過をたどり，重症度は軽度〜中等度のことが多いが，重症かつ急激に溶血を起こすこともある．たとえば，Garrattyら（1999）は産科処置を行った患者へセファロスポリン系薬剤を予防投与したところ，7人の女性にクームス試験陽性の重症溶血性貧血を発症したと報告した．アルファメチルドパも同様の溶血を起こしうる（Grigoriadis, 2013）。さらに，経静脈的免疫グロブリン（intravenous immune globulin：IVIG）を投与したところ母体に溶血性貧血が起こったという報告もある（Rink, 2013）。原因薬剤の中止により溶血は改善することが多い．

◆ **妊娠性溶血**

妊娠初期に原因不明の溶血性貧血が進行し，産後数ヵ月以内に治癒することがある．はっきりとした免疫学的機序や赤血球障害などの原因はわかっていない（Starksen, 1983）。胎児・新生児も一過性の溶血を起こすので，免疫学的な原因が推測される．母体への副腎皮質ステロイドの投与が全例ではないが効果的なことが多い（Kumar, 2001）。われわれは妊娠のたびに重症の溶血性貧血を呈した1人の女性に対してプレドニゾンを投与することでコントロール可能であった．児は溶血性貧血になっておらず，溶血は産後速やかに改善した．

◆ **妊娠に関連した溶血**

妊娠という状況においてのみ溶血が誘発されることがある．重症妊娠高血圧腎症と子癇では血小板減少と軽度の微小血管障害性溶血がよくみられる（Cunningham, 2015；Kenny, 2015）。**HELLP症候群**については第40章で述べる．ほかに妊娠性急性脂肪肝では中等度〜高度の溶血性貧血を認める（Nelson, 2013）。第55章で述べる．

◆ **発作性夜間血色素尿症**

溶血性貧血といわれることが多いが，この造血幹細胞疾患は不完全な血小板，白血球，赤血球の形成が特徴である．発作性夜間血色素尿症は後天性で腫瘍のように一つの異常クローン細胞から起こる（Luzzatto, 2015）。ホスファチジルイノシトールグリカンタンパクAをコードするX染色体上の*PIG-A*遺伝子の一つの変異が原因である．この結果，赤血球と白血球細胞膜のアンカータンパクに異常をきたし，正常では影響を受けないような刺激でも補体によって細胞が溶解してしまう（Provan, 2000）。最も重要な合併症は血栓症である．妊娠中は過凝固状態となっており，さらに高リスクである．

慢性溶血は潜行性に発症し，重症度は軽度から致死性のものまでさまざまである．ヘモグロビン尿の進行は不規則で，必ずしも夜に起こるわけではない．溶血は，輸血や感染，手術によって増悪する．約40％で静脈血栓症を合併し，また，腎不全や高血圧，Budd-Chiari症候群を合併することもある．血栓症に対して予防的な抗凝固療法が推

奨される（Parker, 2005）．治療選択肢として，補体活性を抑制する抗体であるエクリズマブがある（Kelly, 2015）．診断からの平均生存期間は10年で，最も効果のある治療法は骨髄移植である．

妊娠中，発作性夜間血色素尿症は重症になることもあり，また，その進行は予測不可能である．罹患女性の75％で合併症が報告されており，母体死亡率は10〜20％である（De Gramont, 1987；de Guibert, 2011）．合併症は産後に最も発症しやすく，50％の罹患女性は産褥期に静脈血栓症を起こす（Fieni, 2006；Ray, 2000）．Kellyら（2015）はエクリズマブで加療した61人の罹患女性における75妊娠について報告した．半数は妊娠中に投与量が増加した．母体死亡はなかったが，4％に胎児死亡を認めた．

◆ 細菌性毒素

妊娠中に発症する最も劇症の後天性溶血性貧血の原因は，*Clostridium perfringens* またはA群β溶血性レンサ球菌による毒素である（第47章参照）．グラム陰性菌から遊離される毒素であるリポ多糖に伴って，溶血と軽度〜中等度の貧血を認める（Cox, 1991）．例として，急性腎盂腎炎ではよく貧血を伴う．エリスロポエチン産生が正常であれば，感染症が治癒し，妊娠が進行するとともに，貧血は改善する（Cavenee, 1994；Dotters-Katz, 2013）．

◆ 遺伝性赤血球膜異常

正常の赤血球は両凹円形である．赤血球は何度でも可逆的に変形できる．いくつかの遺伝子が赤血球膜タンパクや赤血球内の酵素をコードしている．これらの遺伝子のさまざまな変異が遺伝性膜異常や脂質二重層を不安定にさせる酵素欠損の原因となる．赤血球膜の脂質が消失すると，表面積の低下と可変性の消失をきたし溶血する．貧血の重症度は赤血球の硬度と膨張性の低下の程度に依存する．赤血球の形態もこれらの要因に依存し，最も多い障害赤血球の形態から命名されることが多い．たとえば，**遺伝性球状赤血球症や熱変形赤血球症**，**楕円赤血球症**などである．

・遺伝性球状赤血球症

妊娠女性で診断される遺伝性膜異常を原因とする溶血性貧血で最も頻度の高い疾患である．常染色体優性遺伝のことが多く，**スペクトリンの欠損**を伴う．その他は，常染色体劣性遺伝やde novoの遺伝子変異で，ankyrinやprotein 4.2, moderate band 3, またはこれら複数の欠損を認める（Gallagher, 2010；Rencic, 2017；Yawata, 2000）．貧血と黄疸の程度はさまざまで，診断は末梢血塗抹標本による球状赤血球の同定と浸透圧脆弱性の増悪により確定する．

遺伝性球状赤血球症はcrisisと呼ばれる急激な溶血による重症貧血と関連があるといわれている．これは，脾腫のある人で発症しやすい．感染症は，溶血の進行や赤血球合成抑制により，貧血を悪化させうる．例としてパルボウイルスB19の感染があげられる（第64章参照）．重症例では，脾摘によって溶血や貧血，黄疸が改善する．

・妊　娠

一般的に遺伝性球状赤血球症女性の妊娠予後は良好である．赤血球形成を維持するために4 mg/日の葉酸が経口投与される．パークランド病院で出産した遺伝性球状赤血球症女性のヘマトクリット値は23〜41％（平均31％）だった（Maberry, 1992）．網赤血球は1〜23％であった．23人50妊娠中，8人の女性が流産した．42人の新生児のうち4人が早産であったが，発育不全児はいなかった．4人の女性が感染症で溶血が進行し，そのうち3人で輸血が必要となった．同様の報告をPajorら（1993）がしている．

この疾患は遺伝性のため，新生児も罹患している可能性がある．Celkanら（2008）は妊娠18週時に臍帯血穿刺を施行し，浸透圧脆弱性により出生前診断を行ったと報告した．遺伝性球状赤血球症の児は出生後早期に高ビリルビン血症と貧血を起こす可能性がある．

◆ 赤血球酵素欠損

遺伝性非球状赤血球症はグルコースの嫌気性代謝にかかわる**赤血球内酵素欠損**により起こる．多くの変異は常染色体劣性遺伝である．前述したように，酵素欠損に伴う多くの重症貧血は，薬剤や感染症に誘引されて起こる．

ピルビン酸キナーゼ欠損は貧血と高血圧と関連する（Wax, 2007）．ホモ変異保因者では頻回の輸血により，鉄過剰になりやすく，心筋障害に注意が必要である（Dolan, 2002）．ホモ変異の胎児は貧血と心不全から**胎児水腫**になりうる（第15章参照）．

G6PD欠損は400以上の既知の酵素変異がある

ため複雑である．一塩基置換の頻度が最も高く，アミノ酸変異を起こし，重症度はさまざまである（Luzzatto, 2015；Puig, 2013）．ホモ接合では，両方のX染色体に変異があり，赤血球のG6PD活性が著明に低下している．約2％のアフリカ系アメリカ人が罹患しており，10〜15％にヘテロ変異を認める（Mockenhaupt, 2003）．どちらの場合も，X染色体のランダムな不活化（lyonization）の結果，酵素活性の程度はさまざまである．

妊娠中，G6PD欠損でのヘテロ変異の女性でもホモ変異の女性でも感染症や薬剤に誘発されて溶血が起こる．また，溶血の重症度は酵素活性に依存する．いくつかの変異では慢性の非球状溶血を起こすが，多くの場合，貧血は一過性である．若い赤血球はより酵素活性が高いため，原因が取り除かれると速やかに貧血は改善する．新生児のG6PD欠損のスクリーニングはACOG（2016b）では推奨されていない．

■ 再生不良性貧血・低形成貧血

再生不良性貧血は汎血球減少と骨髄細胞の著明な減少を特徴とする重大な疾患である（Young, 2015）．数多くの原因があり，その一つが自己免疫疾患である（Stalder, 2009）．約1/3の症例で原因が診断可能である．たとえば，薬剤や化学物質，感染症，放射線，白血病，免疫不全，**Fanconi貧血**や**Diamond-Blackfan症候群**のような遺伝性のものがある（Green, 2009；Lipton, 2009）．骨髄幹細胞の減少とともに機能障害が顕在化する．

若年の患者には造血幹細胞移植が最善の治療である（Killick, 2016）．免疫抑制療法が行われる．これらに治療抵抗性の人では**エルトロンボパグ**が効果的なことがある（Olnes, 2012；Townsley, 2017）．最終的な治療は骨髄移植で，約3/4の患者で反応性良好で長期生存可能である（Rosenfeld, 2003）．臍帯血由来幹細胞移植の可能性もある（Moise, 2005；Pinto, 2008）．輸血既往や妊娠歴のある人では拒絶反応のリスクが高い（Young, 2015）．

◆ 妊 娠

低形成貧血・再生不良性貧血合併妊娠はまれである．60人の再生不良性貧血合併妊娠を対象とした報告では，半数は妊娠中に診断されていた（Bo, 2016）．**妊娠性低形成貧血**の報告は少ない．出産や中絶によって貧血やその他の血球減少は改善または進行が止まった（Bourantas, 1997；Choudhry, 2002）．いくつかの症例では，次の妊娠での再発が報告されている．

Diamond-Blackfan貧血は赤芽球癆のまれな型で，約40％は家族性で常染色体優性遺伝である（Orfali, 2004）．グルココルチコイド療法に反応良好なことが多い．しかし，治療の継続が必要で，多くは輸血に依存するようになる（Vlachos, 2008）．Faivreら（2006）はこの疾患を合併した64妊娠のうち2/3で，流産や妊娠高血圧腎症，早産，胎児発育不全，死産などの胎盤血管に起因した異常を生じたと報告した．

Gaucher病は常染色体劣性遺伝のリソソーム欠損症で，β-グルコシダーゼ活性の欠如を特徴とする．罹患女性は貧血と血小板減少を伴っており，妊娠により悪化することが多い（Granovsky-Grisaru, 1995）．Elsteinら（1997）は**アルグルセラーゼ酵素療法**で6人の妊娠女性で症状が改善したと報告した．ヒト組換え酵素置換療法である**イミグルセラーゼ療法**が1994年から承認された．ヨーロッパのガイドラインでは妊娠中の治療を推奨しているが，FDAは"明らかに適応がある"場合に投与が検討されるとしている（Granovsky-Grisaru, 2011）．

低形成貧血合併妊娠の主なリスクは出血と感染である．早産，妊娠高血圧腎症，胎児発育不全，死産の頻度は高い（Bo, 2016）．妊娠中の管理は，妊娠週数により，感染症の有無の確認と速やかな抗菌薬治療が行われる．顆粒球輸血は感染症を発症している間のみ行われる．赤血球輸血は貧血による症状の改善とヘマトクリット値を20％以上に保つために行われる．血小板輸血は出血のコントロールに必要となることがある．母体死亡率は1960年からの報告では平均50％近くだが，最近はより良好な妊娠予後が報告されている（Choudhry, 2002；Kwon, 2006）．

◆ 骨髄移植後妊娠

骨髄移植後に妊娠経過が良好であったという報告がある（Borgna-Pignatti, 1996；Eliyahu, 1994）．Sandersら（1996）は骨髄移植を行った，41人，72妊娠の報告をしている．52妊娠が生産で，そのうちの約半数で早産または高血圧を合併した．われわれの数少ない経験では，赤血球産生

と総循環血漿量が増加し正常妊娠だった．

多血症

二次性多血症

妊娠中の赤血球産生過剰は母体の先天性心疾患や慢性肺疾患による慢性低酸素と関連があることが多い．重度の喫煙が多血症の原因となることもある．われわれはヘビースモーカー以外に異常がなく，慢性気管支炎を合併し，ヘマトクリット値が55～60％の妊婦を経験した．多血症が重症の場合，正常妊娠の確率は低くなる．

真性多血症

骨髄増殖性造血幹細胞の異常により赤血球系，骨髄系，巨核球系前駆細胞の増殖をきたす疾患である（Spivak, 2015；Vannucchi, 2015）．すべての患者で*JAK2*V617Fまたは*JAK2* exon12の遺伝子変異が検出された（Harrison, 2009）．血液の粘稠度増加に伴って症状を呈し，血栓症の頻度が高い．非妊娠女性の治療法はヒドロキシ尿素またはルキソリチニブである（Vannucchi, 2015）．

真性多血症女性では胎児死亡のリスクが高く，アスピリン療法によって周産期予後は改善しうる（Griesshammer, 2006；Robinson, 2005；Tefferi, 2000）．静脈血栓症の既往がある場合は，低分子ヘパリンを予防投与する．妊娠中に細胞減少療法が必要な場合は，インターフェロンアルファが考慮される（Kreher, 2014）．

異常ヘモグロビン症

鎌状赤血球ヘモグロビン異常症

ヘモグロビンAは最も頻度が高く，二つのα鎖と二つのβ鎖からなる四量体を形成している．一方，鎌状ヘモグロビン（ヘモグロビンS）はβ-グロビン遺伝子のコドン6のAがTに置換し，グルタミン酸からバリンにアミノ酸置換したβ鎖からなる．異常ヘモグロビン症のうち，**鎌状赤血球症候群**の臨床症状を呈するものには以下のものがあげられる―鎌状赤血球貧血（Hb SS）；鎌状赤血球症/ヘモグロビンC症（Hb SC）；鎌状赤血球症/βサラセミア（Hb S/B⁰ またはHb S/B⁺）；鎌状赤血球E症（Hb SE）（Benz, 2015）．すべての疾患で周産期異常が増加する．

鎌状赤血球貧血は両親からヘモグロビンS遺伝子を受け継ぐことで生じる．アメリカでは，アフリカ系アメリカ人の12人に1人が，ヘモグロビンS遺伝子と正常のヘモグロビンA遺伝子を一つずつもった鎌状赤血球形成傾向である．計算上，アフリカ系アメリカ人の576人に1人（$1/12 \times 1/12 \times 1/4 = 1/576$）が鎌状赤血球貧血となる．しかし，幼少期に死亡することがあるため，成人での罹患率はこの値より低い．ヘモグロビンCは，β-グロビン遺伝子のコドン6のTがCに置換し，グルタミン酸がリシンに置換されたβ鎖を1本もつ．アフリカ系アメリカ人の約40人に1人がヘモグロビンC遺伝子をもつ．理論上，アフリカ系アメリカ人の子どもがヘモグロビンS遺伝子とヘモグロビンC遺伝子をもつ確率は約2,000人に1人である（$1/12 \times 1/40 \times 1/4$）．βサラセミアの保因者は約40人に1人で，鎌状赤血球症/βサラセミアの罹患率はおよそ2,000人に1人である（$1/12 \times 1/40 \times 1/4$）．

病態生理

ヘモグロビンSを含む赤血球は脱酸素化すると鎌状となり，ヘモグロビン凝集が起こる．鎌状と非鎌状の変形を繰り返すと膜障害を生じ，細胞は鎌状のままになってしまう．内皮細胞との結合や赤血球の脱水，血管運動障害などにより，微小循環での赤血球輸送速度が遅くなる．臨床的には，さまざまな臓器の虚血と梗塞が起こると鎌状化のサインである．臨床症状としては主に痛みを生じ，激しい痛みとなることが多く，「鎌状赤血球クリーゼ（sickle-cell crisis）」と呼ばれる．再生不良性，巨赤芽球性，阻血性，溶血性のクリーゼのこともある．

鎌状化による慢性または急性変化としては，大腿骨頭や上腕骨頭の骨壊死のような骨異常や，腎髄質障害，SSホモ接合体患者の脾摘，その他の変異保因者の脾腫，肝腫大，心室萎縮，肺塞栓症，肺高血圧症，脳血管障害，下肢の潰瘍，易感染性，敗血症などがある（Benz, 2015；Gladwin, 2004）．他の続発症として，脳動脈瘤と鎌状細胞血管障害がある（Buonanno, 2016）．肺高血圧症が進行する可能性があり，SSヘモグロビンの成人の20％に肺高血圧症を認める（Gladwin, 2008）．

◆ 治 療

死亡率を改善するにはよい支持療法が重要である．さまざまな治療法が考案されているが，多くは研究段階である．そのうちの一つがヘモグロビンFを誘導する薬剤によりγ鎖合成を促進する方法である．その一例が**ヒドロキシウレア**で，ヘモグロビンFの産生が増加し，鎌状化が抑制される（Platt, 2008）．ヒドロキシウレアは動物実験では催奇形性を認めているが，出生前にヒドロキシウレアに曝露した児の17年間の観察では異常を認めていない（Ballas, 2009；Briggs, 2011；Italia, 2010）．無作為化比較試験では抗血小板薬である**プラスグレル**の有用性は認められなかった（Henney, 2016）．P-セレクチンに対する抗体，**クリザンリズマブ**は有意に有害事象の発症を低下させる（Ataga, 2017）．

鎌状赤血球症候群と重症サラセミアの「根治」を目的としてさまざまな造血細胞移植が行われている（Hsieh, 2009）．Oringanjeら（2013）はコクランレビューをまとめて，観察研究しか報告されていないと述べている．**骨髄移植**により5年生存率は90％を超える（Dalle, 2013）．**臍帯血幹細胞移植**による治療成績も良好である（Shenoy, 2013）．レンチウイルスベクターによりβ-グロビン遺伝子を幹細胞に導入する遺伝子治療が成功した（Ribeil, 2017）．

◆ 妊娠と鎌状赤血球症候群

妊娠はすべての鎌状ヘモグロビン異常症，特にヘモグロビンSS症女性にとって大きな負荷となる．複数の大規模研究がこのことを明らかにした．Villersら（2008）は鎌状赤血球症候群女性から出生した17,952出産を対象とした．Chakravartyら（2008）は4,352妊娠を対象とした．さらにBouletら（2013）による1,526人を対象とした新しいコホート研究もある．最新のコホート研究では200万人以上の鎌状赤血球症と正常コントロールを比較した（Kuo, 2016）．これらの報告による主な周産期異常とその相対危険度を表56-2に示した．

妊娠中の主な母体合併症の一つが多臓器，特に骨髄の梗塞壊死で，強い痛みを生じる．腎盂腎炎や肺炎，その他の肺疾患の合併頻度が高い．母体死亡率は改善したが，周産期罹患率と死亡率は依然として非常に高値である（Boga, 2016；Lesage,

表56-2 ヘモグロビンSS症とSC症における周産期予後

結果	オッズ比	
	Hb SS	Hb SC
妊娠高血圧腎症	2〜3.1	2.0
死産	6.5	3.2
早産	2〜2.7	1.5
胎児発育不全	2.8〜3.9	1.5
母体死亡	11〜23	11

(Data from metaanalyses by Boafor, 2016; Oteng-Ntim, 2015)

2015；Yu, 2009）．早産と胎児発育不全，周産期死亡の頻度が高い．

◆ ヘモグロビンSC

非妊娠女性におけるSC症の罹患率と死亡率は鎌状赤血球貧血と比較してかなり低い．実際に，SC症女性のうち妊娠前に症状のある人は半分以下である．われわれの経験では，罹患女性は非妊娠時と比較して妊娠中のほうが重症骨痛や肺梗塞，塞栓症の頻度が高い（Cunningham, 1983）．表56-2に周産期予後を示した．

◆ 妊娠中の管理

鎌状赤血球ヘモグロビン異常症女性は妊娠中に注意深い観察が必要である．赤血球産生の低下または赤血球破壊の亢進により貧血は悪化する．赤血球の新陳代謝を維持するために，妊娠中は1日4 mgの葉酸の服用が必要である．

症状のある女性は容易に"鎌状赤血球クリーゼ"と診断されないように注意しなければならない．痛みや貧血を生じる他の疾患が見逃されてしまうことがある．たとえば，異所性妊娠や胎盤早期剝離，腎盂腎炎，虫垂炎などである．このため，他のすべて原因が除外された場合にのみ鎌状赤血球クリーゼの診断がされるべきである．鎌状赤血球症候群の痛みは，鎌状赤血球による強い阻血や多臓器の梗塞によって起こる．これらは妊娠後期や陣痛・出産中，産後早期に急に起こることが多い．

Reesら（2003）によって妊娠中の適切な管理ガイドラインが提唱されている．Marti-Carvajalら（2009）はコクランレビューで妊娠中の治療に関する無作為化比較試験がないと報告した．少なくとも，経静脈補液の投与と強い痛みに対して麻

薬の投与を行う．鼻カニューレによる酸素投与は毛細血管レベルでの鎌状化を緩和する．われわれは強い痛み発作後の赤血球輸血は，さほど痛みを改善せず，また痛みの持続期間も改善しないことを示した．一方，後述しているように，予防的輸血は血管閉塞と痛み発作を予防する．最近の報告では，硬膜外麻酔の有用性が示されている（Verstraete, 2012；Winder, 2011）．経過中に，麻薬中毒になることがある．この問題は，新生児薬物離脱症候群の発症率の増加から注目された（Shirel, 2016）．

潜在性細菌尿と急性腎盂腎炎の頻度が高いため，細菌尿の検査と治療が重要である．腎盂腎炎が進行すると，鎌状赤血球は細菌のエンドトキシンに影響されやすいため，赤血球は急速に破壊され，同時に赤血球形成が抑制される．また，肺炎球菌による肺炎の頻度が高い．CDCは鎌状赤血球症と脾臓のない患者に対して多価肺炎球菌，*Haemophilius influenzae* type B，髄膜炎菌のワクチンを推奨している（Kim, 2016）．ガイドラインを表9-7に記載した．

肺合併症はよく遭遇する．急性胸部症候群は，胸部痛や発熱，咳，肺浸潤像，低酸素を特徴とし，骨・関節痛を伴うことが多い（Vichinsky, 2000）．症状に加えて，X線写真では新規の肺浸潤影を認める．注意すべき四つの病態があり，それは感染症と骨髄塞栓，血栓塞栓症，無気肺である（Medoff, 2005）．細菌またはウイルス感染を約半数に認める．急性胸部症候群が進行すると平均入院期間は10.5日である．約15％で人工呼吸器管理を要し，死亡率は約3％である（Gladwin, 2008）．非妊娠成人に対しては，急性胸部症候群の"引金"を取り除くために，早急な輸血や交換輸血を推奨する人もいる（Gladwin, 2008）．Turnerら（2009）は非妊娠患者において，交換輸血は一般的な輸血に対して利点はなく，交換輸血は4倍血液使用量が増すことを報告した．

鎌状赤血球貧血の妊娠女性は心室肥大による**心不全**を合併していることが多い．慢性高血圧によりさらに心不全は悪化する（Gandhi, 2000）．妊娠中，心拍出量が増大し循環血漿量が増加するが，罹患者ではさらに増す（Veille, 1994）．多くの女性は問題なく妊娠に順応するが，重症妊娠高血圧腎症や重症感染症などの合併により心不全となることもある（Cunningham, 1986）．肺高血圧症による心不全にも注意が必要である（Chakravarty, 2008）．

Chakravartyら（2008）は4,352人の鎌状赤血球症候群の妊娠女性を対象とした研究で，妊娠合併症が有意に増加すると報告している．鎌状赤血球症女性の63％が出産以外の理由による入院をしており，コントロール群と比較して高い入院率であった．また，高血圧の合併が1.8倍（19％），胎児発育不全が2.9倍（6％），帝王切開率が1.7倍（45％）増加した．

• **予防的赤血球輸血**

慢性輸血療法はハイリスク児における脳卒中を予防する（DeBaun, 2014）．妊娠中の予防的輸血は母体罹患率を劇的に改善する（Benites, 2016）．パークランド病院における10年間の調査では，すべての鎌状赤血球症候群妊婦に予防的輸血を行った．ヘマトクリット値が25％以上かつヘモグロビンSが60％以下を維持するように，全妊娠期間で輸血を行った（Cunningham, 1979）．母体罹患率は最低値におさえることができ，赤血球産生の抑制は問題にならなかった．これらの結果を，日常的に輸血を行っていない過去の症例をコントロール群として比較した．輸血群で，罹患率と入院回数が有意に減少した（Asma, 2015；Cunningham, 1983；Grossetti, 2009）．一方で，逆の妊娠転帰を報告しているものもある（Ngô, 2010）．

Koshyら（1988）は，72人の無作為に抽出した鎌状赤血球症候群妊婦を対象とした多施設共同研究を行い，予防的輸血群と適応輸血群を比較した．予防的輸血群で鎌状赤血球クリーゼによる痛みの発作は有意に減少したが，周産期予後には差がなかった．輸血自体のリスクがあるため，予防的輸血は必要ではないと結論づけている．12の研究のメタアナリシスでは，予防的輸血により母体死亡率と肺合併症，周産期死亡率が改善すると報告された（Malinowski, 2015）．

頻回の輸血による合併症が存在することは間違いない．頻回の輸血では遅延性溶血反応の発症率は10％となり，また，主な合併症として感染症がある．Garratty（1997）がまとめた12研究のレビューでは，慢性的に輸血を行った女性の1/4で自己免疫反応が生じたと報告している．これらの女性に対して肝生検を行い，輸血に関連した鉄過

剰やヘモクロマトーシス，慢性肝炎の所見がないことを確認した（Yeomans, 1990）.

メリットが限られているため，妊娠中のルーチンの予防的輸血の是非は結論が出ていない（ACOG, 2015；Okusayna, 2013）. 最近の知見では，個々の症例に応じて輸血を行うべきだとされている.

- **胎児評価**

胎児発育不全と周産期死亡のリスクが高いため，超音波検査による継続的な胎児評価と分娩前の監視が必要である（ACOG, 2015）. Anyaegbunamら（1991）は鎌状赤血球クリーゼ中の胎児well-beingを評価し，クリーゼ中にnon-reactiveだった児が，クリーゼが治まるとreactiveになったことを報告した．これらの結果より，一過性の鎌状赤血球クリーゼは，臍帯の血流には影響しないと結論づけている．

◆ 陣痛と出産

心疾患合併妊娠の管理と類似している（第49章参照）. 安静が必要だが，過度の安静は避けるべきである．無痛分娩が望ましい（Camous, 2008）. 輸血に備えて適合血液を用意しておく．難産や帝王切開術が難航することが予想され，ヘマトクリット値が20％以下の場合は，赤血球輸血を行う．経腟分娩は禁忌ではなく，帝王切開術は産科適応に従って行う（Rogers, 2010）.

◆ 避妊と不妊手術

多くの臨床医は血管への影響と血栓症のリスクを考慮してピルの使用を推奨しない. しかしながら，系統的なレビューの結果，鎌状赤血球症候群の女性がピルを使用しても合併症の発症率は上昇しないことが示された（Haddad, 2012）. CDCは，経口避妊薬や子宮内避妊具（IUD），埋め込み，経口黄体ホルモン薬が一般的な理論上または証明されているリスクより高いリスクがあるわけではなく，有益であるとされている（Curtis, 2016）.

■ 鎌状赤血球形成形質

アフリカ系アメリカ人の鎌状赤血球形成形質の頻度は約8％である．キャリアは時折血尿や腎臓乳頭壊死，低張尿を伴う（Tsaras, 2009）. まだ議論の余地はあるが，鎌状赤血球形成形質では流産や周産期死亡，低出生体重児，妊娠高血圧症のリスクが上昇しないと考えられている（Pritchard,

1973；Tita, 2007；Tuck, 1983）. あまり問題とされていないが無症候性の細菌尿と尿路感染症の発症率が2倍に上昇する．鎌状赤血球形成形質では妊娠を思いとどまったり，ホルモン剤による避妊を続けたりするべきではない．

鎌状赤血球形成形質の母親で，特に，父親がS，C，Dのような異常ヘモグロビンやβ-サラセミアの遺伝子を保因している場合，児の遺伝が問題となる．出生前検査については第14章に記載した．

■ ヘモグロビンCとC-βサラセミア

アフリカ系アメリカ人の約2％がヘモグロビンCヘテロ接合体の保因者である．しかし，ヘモグロビンCはホモ接合体であっても特に問題とならない（Nagel, 2003）. 鎌状赤血球形成形質とともに遺伝したヘモグロビンSC症のみ問題となる．ヘモグロビンCCのホモ接合体やヘモグロビンC-βサラセミアと妊娠の関係は良好である．表56-3にパークランド病院でのわれわれの経験を記載した（Maberry, 1990）. 軽度〜中等度の貧血以外の周産期予後は一般的な産科集団と比較して変わらない．葉酸と鉄の補充は推奨される．

■ ヘモグロビンE

ヘモグロビンEはアメリカでの頻度は低いが，世界的には2番目に頻度の高いヘモグロビン異常症である．ヘモグロビンE形成形質は東南アジアで多くみられる．Hurstら（1983）はヘモグロビ

表56-3 ヘモグロビンCC症とC-βサラセミア合併妊娠72例の結果

	ヘモグロビンCC症	C-βサラセミア
症例数	15	5
妊娠数	49	23
ヘマトクリット値 (range)	27 (21〜33)	30 (28〜33)
出生体重 (g)		
平均	2,990	2,960
range	1,145〜4,770	2,320〜3,980
周産期死亡	1	2
生存児	42	20

(Data from Maberry 1990)

ンEのホモ接合体とヘモグロビンE-βサラセミア，ヘモグロビンE形成形質がカンボジア人の36％，ラオス人の25％でみられると報告した．ヘモグロビンEEでは貧血の合併は軽度またはなく，低色素赤血球，高度の小球性赤血球，標的赤血球を特徴とする．Kemthongら（2016）はヘモグロビンE形成形質1,073人とコントロール2,146人を比較し，無症候性細菌尿以外に産科的リスクは増加しないと報告した．一方，ヘモグロビンE-βサラセミアは東南アジアの小児期の重症貧血の原因となる（DeLoughery, 2014）．Luewanら（2009）は，54人の単胎妊娠におけるコホート研究を行い，罹患女性で早産と胎児発育不全のリスクが3倍に上昇すると報告した．ヘモグロビンSE症が妊娠予後に影響するかはまだ明らかではない．

■ 新生児のヘモグロビン異常症

新生児のヘモグロビンSSやSC，CC症は臍帯血の電気泳動で出生後すぐに診断可能である．アメリカ予防医学作業部会（USPSTF）はすべての新生児が鎌状赤血球症の検査を受けることを推奨している（Lin, 2007）．多くの州では，これらのスクリーニング検査が法律で定められており，日常的に行われている（第32章参照）．

■ 出生前診断

鎌状赤血球症の出生前診断にはさまざまな検査法がある．絨毛検査や羊水検査によって採取した検体によるDNA診断が多い（ACOG, 2015）．ヘモグロビンSやいくつかの異常ヘモグロビンの変異は，ターゲット変異分析およびポリメラーゼ連鎖反応（PCR）で診断可能である（第13章参照）．

サラセミア症候群

ヘモグロビン産生を制御する遺伝子には数百の変異が報告されている．いくつかの変異では一つもしくはそれ以上の正常なグロビンペプチド鎖の合成が障害され，さまざまの程度の赤血球合成障害や溶血，貧血を引き起こす（Benz, 2015）．サラセミアは障害されたグロビン鎖によって分類される．α-ペプチド鎖の合成が障害された場合や不安定な場合はα-サラセミアと呼び，β-鎖が障害された場合はβ-サラセミアと呼ぶ．原因はαまたはそれ以外のグロビン遺伝子の点変異や欠失，転座である（Leung, 2012）．

■ α-サラセミア

α-グロビンには四つの遺伝子があるため，α-サラセミアの遺伝様式はβ-サラセミアより複雑である（Piel, 2014）．表56-4に，α-サラセミアの遺伝子型と表現型を記した．α-グロビン鎖の合成障害の程度と臨床症状の重症度は相関する．多くの集団では，α-グロビン鎖の「クラスター」または遺伝子座は2組とも16番染色体に位置する．同様に，γ鎖も2本ある．正常2倍体の遺伝子は$αα/αα$と$γγ/γγ$と表現する．α-サラセミアは大きく二つに分けられる．$α^0$-サラセミアは片方の染色体の両遺伝子の欠失（$--/αα$），$α^+$-サラセミアは片アレルの1ヵ所の欠失（$-α/αα$ ヘテロ接合体）または各両アレルの1ヵ所の欠失

表56-4　α-サラセミア症候群の遺伝子型と症状

遺伝子型		遺伝子型	症状
正常		$αα/αα$	正常
$α^+$-サラセミア	ヘテロ接合体	$-α/αα$ $αα/-α$	正常，潜在性保因者
$α^+$-サラセミア	ホモ接合体[a]	$-α/-α$	α-サラセミアマイナー――軽度の小球性低色素性貧血
$α^0$-サラセミア	ヘテロ接合体[b]	$--/αα$	
コンパウンドヘテロ $α^0/α^+$		$--/-α$	Hgb H（$β^4$）を伴う中等度から重度の溶血性貧血
ホモ接合体 α-サラセミア		$--/--$	Hgb Bart（$γ^4$）病，胎児水腫

[a] アフリカ系アメリカ人で頻度が高い．
[b] アジア系アメリカ人で頻度が高い．

（$-\alpha/-\alpha$ homozygote）である．

表現型は主に二つに分かれる．すべての四つの α-グロビン鎖遺伝子が欠失している場合（$--/--$），α-サラセミアホモ接合体の特徴を示す．α 鎖は胎児ヘモグロビンに含まれるため，胎児も影響を受ける．すべての四つの遺伝子が発現せず，α-グロビン鎖が合成されない場合，ヘモグロビン バーツ（γ_4）とヘモグロビン H（β_4）が異常4量体を形成し，酸素の輸送はできない（第7章参照）．

◆ 頻　度

α-サラセミア マイナーとヘモグロビン H 症，ヘモグロビン バーツ症の頻度は人種によってかなり変わる．アジアではこれらすべての変異がみられる．アフリカ人では，α-サラセミアの頻度は約2％だが，ヘモグロビン H 症はまれで，ヘモグロビン バーツ症の報告はない．これは，アジア人は片方の染色体の両遺伝子が欠失した α^0-サラセミアが多く（$--/\alpha\alpha$），黒人は両染色体の一つの遺伝子が欠失した α^+-サラセミアが多いためである（$-\alpha/-\alpha$）．

胎児の β-サラセミア マイナーと α-サラセミア メジャーの診断は DNA 解析により可能である（Piel, 2014）．電気泳動または高速液体クロマトグラフィによるヘモグロビン バーツの胎児診断の報告がある（Sirichotiyakul, 2009；Srivorakun, 2009）．罹患者の *HBA1* と *HBA2* の遺伝子解析により 90％が欠失で，10％が点変異であることが明らかになった（Galanello, 2011b）．

◆ 妊　娠

α-サラセミア症候群の妊娠合併症は罹患女性の遺伝子欠失の数によって決定される．一つの遺伝子欠失を有する潜在性キャリアは問題とならない．二つの遺伝子の欠失を有する α-サラセミア マイナーは軽度～中等度の小球性低色素性貧血となる．α^0-サラセミアも α^+-サラセミアも同様の症状を呈し，遺伝子型は $-\alpha/-\alpha$ または $--/\alpha\alpha$ となる．この二つの区別は DNA 診断のみで可能である（Piel, 2014）．どちらの α-サラセミア マイナーも他の臨床症状を伴わないため，気づかれないことも多く，多くは問題とならない（Hanprasertpong, 2013）．これらのサラセミア マイナーの胎児は，出生時にヘモグロビン バーツを有するが，徐々に減少し，ヘモグロビン H には置換しない．

赤血球は小球性低色素性で，ヘモグロビン含有量は正常から軽度低下している．

ヘモグロビン H 鎖症（β_4）は四つの α 遺伝子のうちの三つが欠失した，α^0-と α^+-サラセミアのコンパウンドヘテロである（$--/-\alpha$）．2倍体ゲノムのうち一つの α-グロビン遺伝子しか機能しておらず，新生児はヘモグロビン バーツ（γ_4）とヘモグロビン H（β_4），ヘモグロビン A の混在した異常赤血球を有する．新生児は一見正常だが，多くのヘモグロビン バーツはヘモグロビン H に置換するため，すぐに溶血性貧血が進行する．成人では，貧血は中等度～重度で，妊娠中に悪化することが多い．

四つの異常 α 遺伝子を有する場合は α-サラセミアホモ接合体となる．酸素親和性が高度に増加したヘモグロビン バーツが主に産生される．長期生存は不可能である．Hsieh ら（1989）は，20例の胎児水腫児から経皮的臍帯穿刺によって採血し，65～98％がヘモグロビン バーツだったと報告した．いずれの児も死産または出生直後に死亡した．

妊娠12～13週に胎児の心胸郭比を測定することで罹患児を検出できる（Lam, 1999；Zhen, 2015）．妊娠前半に心筋機能を評価する Tei index を測定し，罹患児では胎児水腫に先立って変化がみられたという報告もある（Luewan, 2013）．重度の貧血は中大脳動脈の血流速度から検出できる．治療として造血細胞移植の報告がある（Galanello, 2011a）．

β-サラセミア

β-サラセミアの原因は異常 β-グロビン鎖の産生または α-鎖の不安定性である．β-グロビン合成を制御する遺伝子は11番染色体にある $\delta\gamma\beta$ 遺伝子"クラスター"にある（第7章参照）．150以上の β-グロビン遺伝子の点変異が報告されている（Weatherall, 2010）．β-サラセミアでは，β-鎖の産生が減少し，また，過剰な α-鎖が蓄積し細胞膜が障害される．α-鎖の不安定性を原因とする β-サラセミアもある（Kihm, 2002）．

ヘテロ接合体の場合を β-サラセミア マイナーと呼び，ヘモグロビン A_2 が増加していることが多い．ヘモグロビン A_2 は2本の α 鎖と2本の δ 鎖からなり，その割合は 3.5％以上となる．ま

た，2本のα鎖と2本のγ鎖からなるヘモグロビンFも増加し2％以上となる．ヘテロ接合体のβ-サラセミア マイナー罹患者では貧血がないこともある．他の罹患者では軽度〜中等度の小球性低色素性貧血を認める．

ホモ接合体の場合をβ-サラセミア メジャーまたはCooley貧血と呼び，重症でしばしば致死性である．溶血が強く，重症貧血となる．多くの罹患者は輸血依存性となり，また，胃腸での鉄吸収が異常に亢進するため続発性の鉄過剰となり，ヘモクロマトーシスを引き起こす．ヘモクロマトーシスは多くの場合，致死性である．β-サラセミア メジャーの治療として幹細胞移植が行われた（Jagannath, 2014）．β-サラセミアのヘテロ接合体は臨床的にはthalassemia intermediaと呼ばれ，中等度の貧血となる．

◆ **妊娠**

妊娠中，β-サラセミア マイナーの女性は軽度の貧血を呈する（Charoenboon, 2016）．鉄剤と葉酸が投与される．循環血漿量の増大が正常であるのに対し，赤血球形成が軽度低下するため，症例によっては貧血が悪化する．

輸血や鉄キレート剤治療を開始する前のサラセミア メジャーに妊娠中に遭遇することはほとんどない．このような管理を行った場合，63妊娠の報告では重症合併症を認めなかった（Aessopos, 1999；Daskalakis, 1998）．母体の心機能が正常な場合，妊娠は比較的安全と考えられる．ヘモグロビンが10 g/dL以上に維持されるように，妊娠中は輸血を行う．胎児発育にも注意していく必要がある（ACOG, 2015；Sheiner, 2004）．

◆ **出生前診断**

β-サラセミア メジャーには多くの変異があるため，出生前診断は難しい．家族の変異を同定したうえで，罹患者に標的変異があるかを解析する．第14章に記載されているCVSやその他の技術を用いて検査する．母体血漿中の胎児由来遊離核酸を用いて非侵襲的にβ-サラセミアの診断をした報告がある（Leung, 2012；Xiong, 2015）．

血小板障害

■ 血小板減少症

血小板異常症は妊娠前に発症したり，妊娠中に

表56-5 妊娠中の血小板減少症の原因

妊娠性血小板減少症—75％
妊娠高血圧腎症とHELLP症候群—20％
産科的凝固障害—DIC, MTP
免疫性血小板減少性紫斑病
全身性エリテマトーデスと抗リン脂質抗体症候群
感染症—ウイルスと敗血症
薬剤
溶血性貧血
血栓性微小血管疾患
悪性新生物

DIC：播種性血管内凝固症候群．
MTP：massive transfusion protocol.
(Data from American College of Obstetrics and Gynecologists, 2016c; Aster, 2007; Diz-Küçükkaya, 2016)

進行したり，妊娠により誘発されて発症したりする．血小板減少症は—血小板数＜150,000/μLと定義される—10％近くの妊婦で認める（ACOG, 2016c）．このうち，75％は**妊娠性血小板減少症**で，残りの25％はさまざまな原因で起こる．他の頻度の高い原因としてHELLP症候群があげられる．血小板減少症は，遺伝性または特発性，急性または慢性，原発性または続発性のことがある．具体例を**表56-5**に提示した．

◆ **妊娠性血小板減少症**

Burrowsら（1993）は15,471妊婦のうち6.6％で血小板数が＜150,000/μLで，1.2％で＜100,000/μLだったと報告した．血小板数が＜150,000/μLの1,027人のうち75％は正常な変異をもっており，偶発的な血小板減少症だった．残りの21％は妊娠性高血圧症を合併しており，4％は免疫異常を合併していた．特発性や妊娠性の血小板減少症では血小板数が＜50,000/μL以下になることはほとんどない．このため，血小板数が＜80,000/μL以下の場合は他の病因を検索するべきである（Gernsheimer, 2013）．

妊娠性血小板減少症では，第3三半期間に生理的に血小板が減少することが多く，主に血液が希釈されることが原因と考えられている．妊娠中に脾臓の体積が増大することも寄与している可能性がある（Maymon, 2006）．多くの研究で，正常妊娠では血小板の寿命は変わらないことが示されている（Kenny, 2015）．

◆ **遺伝性血小板減少症**

Bernard-Soulier症候群は血小板膜のグリコプ

ロテイン（GPⅠb/Ⅸ）の欠損を特徴とし，これにより血小板の重度の機能障害が引き起こされる．母体で胎児のGPⅠb/Ⅸ抗原に対する抗体が産生されると，同種免疫性の胎児血小板減少症となる（Fujimori, 1999；Peng, 1991）．18人，30妊娠のレビューでは，33％で原発性産後出血を認め，半分の症例で輸血が必要であったと報告している（Peitsidis, 2010）．さらに，6例で新生児の同種免疫性の血小板減少症を認め，2例は周産期死亡だったと報告した．致死的な出血が起こる可能性があるため，妊娠中および産後6週間は注意深く経過をみる必要がある（Prabu, 2006）．

May-Hegglin anomalyは常染色体優性遺伝の，血小板減少症と巨大血小板，白血球封入体を特徴とする疾患である（Chatwani, 1992）．Uratoら（1998）は経腟分娩をした症例を報告した．血小板数が16,000/μLにもかかわらず，出血は多くなかった．新生児も同疾患を遺伝し，血小板数が35,000/μLだったにもかかわらず出血をしなかった．40人，75妊娠を含む，26研究のシステマティックレビューでは，4人で産後出血，34人で新生児血小板減少症，2人で胎児死亡を認めた（Hussein, 2013）．

◆ **免疫性血小板減少性紫斑病**

一つ目は，**特発性血小板減少性紫斑病（idiopathic thrombocytopenic purpura：ITP）**で，一つまたはそれ以上の血小板グリコプロテインに対するIgG抗体のクラスターが原因である（Konkle, 2015）．抗体で覆われた血小板は成熟する前に主に脾臓の網内系で破壊される．証明されていないが，PAIgGやPAIgM，PAIgAなどの血小板に関連する自己抗体が媒介すると考えられている．成人では，ITPは慢性の経過をたどり，自然寛解することはまれである．

表56-5に示したように，二つ目の免疫性慢性血小板減少症は全身性エリテマトーデスやリンパ腫，何らかの全身性疾患に関連してみられる．血小板減少症患者の約2％で血清学的にループス陽性であり，抗カルジオリピン抗体が高値のこともある．HIV陽性患者の約10％が血小板減少症を伴っている（Scaradavou, 2002）．

• **診断と管理**

成人ではITPが自然寛解することはまれで，血小板数は10,000〜100,000/μLである（George, 2014）．ITPを以前に診断されたことのある人では妊娠により再発のリスクが高まるというエビデンスはない．また，活動性ITP合併妊娠で血小板減少が悪化するというエビデンスはない．とはいえ，臨床的に数年間寛解していた人では妊娠中に血小板減少症が再発することはまれではない．詳細な調査によるものではないが，高エストロゲン血症が原因と考えられている．

血小板数が30,000〜50,000/μL以下の場合は治療が考慮される（ACOG, 2016c）．治療の第1選択は副腎皮質ステロイドまたはIVIGである（Neunert, 2011）．プレドニゾン1mg/kg/日の投与により脾臓の単球とマクロファージの貪食が抑制される．IVIG 2g/kgの2〜5日間の投与も有効である．

妊娠中は副腎皮質ステロイドやIVIGに反応しない場合は，開腹または腹腔鏡下脾臓摘出術が有効なことがある．妊娠後期は技術的に手術が難しく，脾臓を露出するためには帝王切開が必要となることがある．効果が出るまでに1〜3日を要し，8日目頃にピークとなる．催奇形性のリスクがあるため細胞傷害性のある薬剤の妊娠中投与は避けられることが多い．しかしながら，ITPの非妊娠症例で使用されるアザチオプリンとリツキシマブは妊娠中に使われることがある．トロンボポエチンアゴニストのロミプロスチムは治療反応性を改善させることがある（Decrooq, 2014；Imbach, 2011；Kuter, 2010）．

• **胎児と新生児への影響**

ITPにより妊娠合併症は増加する．例として，流死産，早産がある（Wyszynski, 2016）．血小板関連IgG抗体は胎盤を通過して，時に出血による胎児死亡が起こる（Webert, 2003）．高度に血小板が減少している胎児では陣痛・出産時の脳出血のリスクが高いが，幸い頻度は高くない．Payneら（1997）は1973年以降に発表された母体ITP研究をレビューした．601例の新生児のうち12％で血小板数が＜50,000/μLの重症血小板減少を呈した．6例の新生児は脳出血を起こし，このうちの3例では血小板数が＞50,000/μLだった．同様の報告があり，127例のITP合併妊娠において10〜15％の新生児が一過性のITPだった（Koyama, 2012）．

研究者たちの間で胎児と母体の血小板数に強い

相関はないといわれている（George, 2009；Hachisuga, 2014）．このため，胎児血小板数を推測するために，母体の抗IgG free血小板抗体値と血小板関連抗体値が測定されてきた．しかし，これらの間にもほとんど相関を認めなかった．

研究者たちは母体の特定の血小板減少症と胎児の血小板減少症のリスクの関連についても調べた．四つの対象疾患は，妊娠性血小板減少症と高血圧関連血小板減少症，免疫性血小板減少症，同種免疫性血小板減少症である．Burrowsら（1993）は15,932例の新生児のうち臍帯血中の血小板数が＜50,000/μLだった19例を報告した（0.12 %）．756例の妊娠性血小板減少症合併妊娠のうち1例の児で血小板が減少していた．1,414例の血小板減少を伴った高血圧合併妊娠のうち5例の児で血小板が減少していた．46例の免疫性血小板減少症合併妊娠のうち4例の児で血小板が減少していた．同種免疫性血小板減少症は児の重症血小板減少と関連があり，臍帯血中血小板数は＜20,000/μLだった．1例は胎内死亡し，他の2例で脳出血を認めた．

- 胎児血小板減少症の同定

胎児の血小板数を正確に予測する検査がないため，直接胎児の血液を採取する必要がある．Scottら（1983）は分娩中に児頭採血をし，血小板数が＜50,000/μLの場合は帝王切開術を行うことを推奨した．Daffosら（1985）は経皮的臍帯穿刺（percutaneous umbilical cord blood sampling：PUBS）は合併症の発生率が高いと報告した（第14章参照）．一方，Berryら（1997）もPUBSを行い，合併症は起こらず，重症血小板減少の診断精度は低く，しかし陰性的中率が高かったと報告した．Payneら（1997）は，血小板数を計測するために胎児から採血をした六つの報告をまとめた．計195例の胎児のうち，＜50,000/μLの重症新生児血小板減少症は7 %であった．臍帯穿刺を行った症例の4.6 %で重症合併症を認めた．新生児の重症血小板減少の頻度は低く，罹患率も低いため，胎児血小板数の同定と帝王切開分娩は推奨されない（Neunert, 2011）．

- 同種免疫性血小板減少症

母体と胎児の血小板抗原の不均衡は母体の抗血小板抗体の産生を亢進させる可能性がある．このような血小板同種免疫の機序は赤血球抗原によるものと同様である（第15章参照）．

■ 血小板増加症

血小板増加症は**血小板血症**とも呼ばれ，一般的に血小板数は＞45万/μLと定義される．**二次性**の**血小板増加症**の原因としては，鉄欠乏や感染症，炎症性疾患，悪性腫瘍がある（Deutsch, 2013）．二次性血小板増加症では，血小板数が80万/μLを超えることはまれであり，予後は原因疾患による．一方で，**原発性血小板増加症**では，血小板数は100万/μLを超えることが多い．病因は*JAK2*遺伝子の後天性変異により，異常クローンが産生されることである（Konkle, 2015）．一般的に血小板増加症は無症状だが，動脈および静脈血栓症のリスクが上がり，血栓症は妊娠合併症に関連する（Rabinerson, 2007；Randi, 2014）．同じく血栓症と関連のある**過粘着血小板症候群**との鑑別が重要である（Rac, 2011）．

平均血小板数が＞125万/μLの女性が正常分娩をしたという報告がある（Beard, 1991；Randi, 1994）．他の報告ではもっと悪い予後が報告されている．Niittyvuopioら（2004）は原発性血小板増加症を合併した16例，40妊娠を報告した．約半数は自然流産や胎児死亡，妊娠高血圧腎症だった．メイヨークリニックの36例，63妊娠では，1/3が自然流産だったが他の異常はほとんど認めなかった（Gangat, 2009）．この観察研究では，アスピリン療法を行った群は非治療群と比較して有意に流産率が減少した（1 % 対 75 %）．

妊娠中の治療法としてはアスピリン，低分子量ヘパリン，インターフェロンアルファが推奨される（Finazzi, 2012）．Delageら（1996）のレビューで妊娠中に11例へインターフェロンアルファを投与し，予後良好だったと報告されている．このうちの1例で，妊娠中期に一過性の視覚障害を認めた．このときの血小板数は230万/μLだった．

■ 血栓性微小血管疾患

原発性の血小板障害ではないが，いくつかの血小板減少症では血栓性微小血管疾患を伴う．例として，**血栓性血小板減少性紫斑病**（thrombotic thrombocytopenic purpura：TTP）と**溶血性尿毒症症候群**（hemolytic uremic syndrome：HUS）がある．これらの疾患の発症頻度は100万人当た

り年間2〜6％である（Miller, 2004）．HELLP症候群と類似していることから，この疾患の周産期予後が予測される（George, 2013）．

◆ 病因病理

これらの症候群の原因は多種に及ぶようである．しかしながら，臨床的には原因が同定できないことが多い．TTPの原因は抗ADAMTS13抗体の産生またはADAMTS13の欠乏と考えられている（Ganesan, 2011；Sadler, 2010）．この内膜由来タンパク分解酵素はvon Willebrand因子（vWF）を分解し，活性を減少させる．一方，HUSの原因はウイルスや細菌感染による内皮傷害のことが多く，小児期に発症することが多い（Ardissino, 2013；George, 2014）．

TTPでは血管内の血小板凝集が末梢臓器障害へのカスケードを刺激すると考えられている．内皮の活性と障害がみられるが，これが原因なのか結果なのかは明らかでない．TTPが悪化すると，超高分子vWF多重体が増加する．種々のADAMTS13遺伝子欠失より血栓性微小血管疾患によるさまざまな臨床症状が引き起こされる（Camilleri, 2007；Moake, 2002, 2004）．他の機序として急性期にADAMTS13に対する抗体がvWF多量体の分解活性を中和することもある．最終的には血小板と少量のフィブリンを含んだヒアリン血栓が動脈や毛細血管内で形成される．この血栓の数や大きさが増すと，さまざまな臓器で梗塞や塞栓を起こす．

◆ 臨床症状と検査所見

血栓性微小血管疾患は，血小板減少と断片化溶血，多臓器不全に特徴づけられる．TTPの5徴は血小板減少と発熱，神経学的異常，腎障害，溶血性貧血である．典型的にはHUSのほうが腎障害より重症で，神経学的異常が少ない．

血小板減少は重度のことが多いが，幸い，血小板数がかなり低くても大量出血になることはまれである．微小血栓性溶血のため中等度〜高度の貧血となり，赤血球輸血が頻繁に必要となる．血液塗抹所見の特徴は，赤血球の断片化と破砕赤血球の増加である．網赤血球と有核赤血球が増加し，乳酸デヒドロゲナーゼ（lactate dehydrogenase：LDH）高値，ハプトグロビンの低下がみられる．消耗性凝固障害はよくみられるが，軽症で臨床的に問題とならないことが多い．

◆ 治療

治療の基本は，血漿分離交換による新鮮血漿への置換である．血漿交換により，阻害因子が除去され，ADAMTS13酵素が入れ替わる（George, 2014；Michael, 2009）．抗vWF免疫グロブリンであるカプラシズマブは巨大vWF多量体と血小板の相互作用を阻害する（Peyandi, 2009）．以前は致死性の疾患だったが，これらの治療法により予後が劇的に改善された．致死的な貧血がある場合は，赤血球輸血が必要である．血小板が15万/μL以上になるまで継続する．残念ながら，再発頻度が高い．さらに，腎障害などの長期間継続する後遺症もある（Dashe, 1998；Vesely, 2015）．補体活性が亢進する妊娠関連HUSの治療として，抗C5ヒト化モノクローナル抗体であるエクリズマブが使用される（Ardissino, 2013；Cañigral, 2014；Fakhouri, 2016）．

◆ 妊娠

付録Iに示したように，妊娠中はADAMTS13酵素活性が約50％に低下する（Sánchez-Luceros, 2004）．妊娠高血圧腎症ではさらに活性が低下する．これはTTPが妊娠中に発症しやすいという，一般的な見解と一致する．Dasheら（1998）がパークランド病院における頻度を報告しており，275,000人の妊婦のうち11人（1/25,000）でこれらの症候群を認めた．

他の報告で妊娠時の発症率がより高く報告されているのは，重症妊娠高血圧腎症と子癇も含まれているからだと考えられる（Hsu, 1995；Magann, 1994）．正確に診断するための鑑別項目を記す（表56-6）．たとえば，中等度〜高度の溶血は血栓性微小血管疾患で多くみられる．妊娠高血圧腎症ではHELLP症候群を合併した場合でも，溶血が重症となることはまれである（第40章参照）．血栓性微小血管疾患では肝臓内に微小ヒアリン血栓を認めるが，妊娠高血圧腎症の特徴である肝細胞壊死に伴った血清肝タンパク分解酵素値の上昇はあまりみられない（Ganesan, 2011；Sadler, 2010）．妊娠高血圧腎症は出産により改善するが，血栓性微小血管疾患では出産によって改善するというエビデンスはない（Dashe, 1998；Letsky, 2000）．微小血管症候群では妊娠と関係なく再発することが多い．たとえば，Dasheら（1998）が報告した11人のうち7人は非妊娠時または第1

表 56-6　HELLP 症候群と血栓性微小血管疾患[a]の違い

	HELLP 症候群	血栓性微小血管疾患
血小板減少	軽度/中等度	中等度/高度
微小血管障害性溶血（分裂赤血球増加）	軽度	高度
ADAMTS-13 欠損	軽度/中等度	高度
DIC	軽度	軽度
トランスアミナーゼ上昇（AST，ALT）	中等度/高度	正常/軽度
治療	分娩	血漿交換

[a] 血栓性血小板減少性紫斑病（TTP）と溶血性尿毒症症候群（HUS）を含む．

三半期間に再発した．George（2009）は 36 人中 5 人のみが次の妊娠中に TTP が再発したと報告した．とはいえ，これらの女性における妊娠高血圧腎症のリスクは高い（Jiang, 2014）．

重症妊娠高血圧腎症ではなく，血栓性微小血管疾患と確実に診断できない限りは血漿分離交換や交換輸血，大量ステロイド療法などを行う前に妊娠帰結による結果を評価するべきである．残念ながら，妊娠中の ADAMTS13 酵素活性が正常範囲か否かを判定するのは困難である（Franchini, 2007）．**溶血と血小板減少を伴った妊娠高血圧腎症-子癇に血漿交換は推奨されない．**

過去 20 年の間，血漿分離と血漿交換は同様に血栓性微小血管疾患合併妊娠の生存率を劇的に改善した（Dashe, 1998）．以前の母体死亡率は 50% 以上であったが，血漿交換を行った 11 人中，母体死亡は 2 人，胎児死亡は 3 人だったと Egerman ら（1996）が報告した．Hunt ら（2013）は 2003～2008 年の間のイギリスにおける TTP による母体死亡は 1% であったと報告した．

◆ 長期予後

妊娠中に血栓性微小血管疾患と診断された場合，重症長期合併症を伴う可能性がある（Egerman, 1996）．パークランド病院における 9 年間の経過観察を報告した（Dashe, 1998）．これらの症例では頻回に再発している．透析，移植，または双方を必要とした腎障害，重症高血圧症，輸血を必要とした感染症．2 人は出産後時間が経ってから死亡しており，1 人は透析合併症，1 人は輸血による HIV 感染による死亡だった．

血栓性微小血管疾患から回復した非妊娠女性で持続する意識障害と運動障害を認めた報告がある（Kennedy, 2009；Lewis, 2009）．興味深いことに，第 40 章で述べられているが，これらの意識障害は子癇既往者の長期間観察研究でみられた症状にとても類似している（Aukes, 2009, 2012；Wiegman, 2012）．

遺伝性凝固障害

血友病 A と B

遺伝性の凝固制御関連タンパクの欠損による産科出血の頻度は多くない．例として，血友病 A と B があげられる．凝固因子の値によって重症度が分類されており，軽度 6～30%，中等度 2～5%，重度 1% 以下である（Arruda, 2015）．

血友病 A は X 連鎖劣性遺伝病で，Ⅷ因子の著明な低下が特徴である．ヘテロ接合体の状態で発症する男性と比較して女性罹患者はまれである．ヘテロ接合体の女性ではⅧ因子が低下しているがほぼ正常値である．一方，ホモ接合体では血友病 A を発症する．まれではあるが，女性では新規の変異遺伝子が見つかることがある．抗体が原因である妊娠性後天性血友病 A は重症な出血を引き起こすリスクが高い（Tengborn, 2012）．**クリスマス病**または**血友病 B** はⅨ因子の高度な低下が原因であり，遺伝背景や臨床症状は血友病 A と類似している．

◆ 妊　娠

産科出血のリスクはⅧ・Ⅸ因子の値と直接相関する．罹患女性の活性値は X 染色体のランダム不活化（lyonization）によって個人差があるが，平均 50% である（Letsky, 2000）．10～20% 以下の場合は出血のリスクがある．0% 近くまで低下した場合は，重大なリスクである．しかしながら，正常妊娠ではこれらの凝固因子はかなり上昇するため，妊娠により出血リスクは軽減される（付録Ⅰ参照）．デスモプレシンの投与によりⅧ因子の放出が促進される．裂傷を避け，会陰切開を極力行わず，産後の子宮収縮を最大限に促すことで出血のリスクを下げることができる．器械的経腟分娩は避けるべきである．

血友病合併妊娠の報告は少ない．Kadir ら

(1997) は保因者のうち 20％が分娩後出血を経験したと報告している．Guy ら (1992) は5人の血友病B合併妊娠をレビューし，すべての症例で経過は良好であったと報告している．彼らはIX因子が 10％以下の場合は，IX因子製剤の投与を推奨している．デスモプレシンは限られた症例で産科出血を減少させることが示されている（Trigg, 2012）．

胎児が男児で血友病の場合，出産後に新生児の出血のリスクがある．特に，包皮環状切除を試みた場合に顕著となる．

◆ 遺　伝

母親が血友病AまたはBの場合，すべての男児は血友病となり，すべての女児は保因者となる．母親が保因者の場合，男児の1/2が血友病となり，女児の1/2が保因者となる．血友病の出生前診断はいくつかの家族例で絨毛染色体検査を用いて診断可能である（第14章参照）．血友病に対する着床前診断が Lavery (2009) によってレビューされた．

◆ VIIIまたはIX因子阻害

まれにVIIIまたはIX因子に対する抗体が後天的に産生され，致死性の出血を招くことがある．血友病AまたはB患者で，この抗体が産生されることが多い．一方，血友病ではない人でこの抗体が見つかることは非常にまれである．この抗体は産褥期に見つかることはまれである（Santoro, 2009）．顕著な臨床症状は一見して問題のない分娩から1週間前後に始まる性器からの重度で長期化する，繰り返す出血である（Gibson, 2016）．活性化部分トロンボプラスチン時間が著明に延長する．治療法は複数の血液製剤の輸血，免疫抑制療法，子宮内掻爬術や子宮全摘出術などの外科処置がある．遺伝子組換え活性型血液凝固第VII因子製剤（NovoSeven）は抗体陽性患者の 75％以上で止血効果がある（Arruda, 2015；Gibson, 2016）．

■ von Willebrand 病

VIII因子の複合体と血小板機能障害を特徴とするvon Willebrand 病（vWD）には少なくとも 20 種類ある．多くの場合は遺伝性で，出血を主症状とし，頻度は1～2％である（Arruda, 2015；Pacheco, 2010）．多くの von Willebrand 変異は常染色体優性遺伝であり，I型とII型の頻度が最も多い．特に，I型は von Willebrand 変異の 75％を占める．最も重症なIII型は劣性遺伝である．後天性の vWD の低下は 50 歳以降に進行することが多いが，妊娠女性の報告もある（Lipkind, 2005）．

◆ 病　因

vWF はVIII因子と複合体を形成する血漿中に存在する大型グリコプロテイン多量体である．これは血小板の内皮コラーゲンへの接着と血管損傷時の一時止血に必要である．VIII因子の凝固能を安定させる役割も担っている．凝固共役因子はVIII因子で，肝臓で産生されるグリコプロテインである．一方，血小板や血漿中に存在する von Willebrand 前駆体は，内皮細胞や巨核球で合成される．vWF 抗原（vWF：Ag）は免疫検査で測定される抗原決定基である．

◆ 臨床症状

主な症状は易傷害性，鼻出血，粘膜出血，外傷や手術時の大量出血である．典型的な常染色体優性遺伝の場合は，ヘテロ接合体でも症状を呈する．vWD の主な検査所見は，出血時間の延長，部分トロンボプラスチン時間の延長，vWF 抗原の低下，VIII因子の免疫活性と凝固促進能の低下，種々の刺激に対する血小板機能低下である．

◆ 妊　娠

正常妊娠では，母体のVIII因子と vWF 抗原は増加する（付録 I 参照）．このため，vWD 合併妊娠ではVIII因子活性と vWF 抗原は正常値まで上昇することが多いが，出血時間は延長したままである．VIII因子活性が非常に低いか出血が持続している場合は，治療が推奨される．特に type I に対しては，デスモプレシン注射が一過性にVIII因子と vWF を上昇させる（Arruda, 2015；Kujovich, 2005）．大量出血時は，15 または 20 単位のクリオプレシピテートを 12 時間ごとに投与する．第VIII因子製剤にも高分子量 vWF 多量体が含まれているため，第VIII因子製剤も選択肢となる（Alfanate, Hemate-P）．Lubetsky ら (1999) は経腟分娩時に Hemate-P を持続投与した症例を報告した．Chi ら (2009) は，凝固障害が正常化している場合と予防的に止血剤を投与している場合は安全に局所麻酔が施行できると報告している．

vWD 合併妊娠の周産期予後は一般的に良好であるが，50％以上で産後出血が報告されている．Conti ら (1986) がまとめた 38 症例では，1/4 で

流産，出産，産褥期の出血を認めた．Kadirら（1998）は84人を報告し，20％で産後の急性出血，20％で遅発性出血を認めたと述べている．出血した症例の多くは未治療でvWF値が低かった．Stoofら（2015）は罹患女性154人，185出産をレビューし，出産時の出血リスクは因子の値が最も低い者で高いと報告した．

◆ 遺　伝

vWD罹患者の多くはヘテロ接合体で比較的軽度の出血症状を呈するが，大量出血となることもある．ホモ接合体の子どもはさらに重度の凝固障害となる．絨毛染色体検査による標的遺伝子のDNA解析が報告されている．母親が重症の場合，胎児も罹患している可能性があり，胎児の分娩時の外傷を避けるために帝王切開を推奨する者もいる．

■ その他の障害

一般的に妊娠中は多くの凝固因子活性が上昇する（付録Ⅰ参照）．**第Ⅶ因子欠乏症**はまれな常染色体劣性遺伝病である．正常妊娠ではⅦ因子は上昇するが，第Ⅶ因子欠乏症の女性では上昇が軽度である（Fadel, 1989）．94出産のレビューでは，予防的組換え第Ⅶa因子製剤投与の有無によって，産後の出血頻度は変わらなかったと記されている（Baumann Kreuziger, 2013）．

第Ⅹ因子またはStuart-Prower因子欠乏症はまれな常染色体劣性遺伝病である．正常妊娠ではⅩ因子は50％まで上昇する．Konjeら（1994）はⅩ因子活性が2％の症例を報告した．この症例に対して，血漿由来Ⅹ因子を予防的に投与し血漿中Ⅹ因子値を37％まで上昇させたが，分娩時に胎盤早期剥離を発症した．Bofillら（1996）はⅩ因子活性が1％以下の女性へ分娩時に新鮮凍結血漿を投与し，分娩時に異常は起こらなかった．Beksaçら（2010）は重度のⅩ因子欠乏症例へプロトロンビン複合体製剤を予防的に投与し，妊娠予後は良好だったと報告した．Nanceら（2012）は24妊娠中18妊娠で健常児を出産したと述べている．

第Ⅺ因子（血漿トロンボプラスチン前駆物質）欠乏症は常染色体遺伝病である．ホモ接合体では重症となるが，ヘテロ接合体では軽症である．ユダヤ人で最も頻度が高く，妊娠中に合併することはまれである．Musclowら（1987）は罹患者17人，41妊娠中，輸血を必要とした症例はなかったと報告した．Myersら（2007）は罹患者33人，105妊娠中，70％が妊娠経過と分娩に異常がなかったと報告した．彼らは帝王切開の際に第Ⅺ因子製剤を使用することを推奨している．また，Ⅺ因子を投与せずに硬膜外麻酔を行うことは避けるよう述べている．Martin-Salcesら（2010）はレビューで重度の欠乏女性においてはⅪ因子値と出血の相関は低いと述べた．Wiewel-Verschuerenら（2015）は372人，27研究のシステマティックレビューを行い，18％で分娩後出血を認めたと報告している．

第Ⅻ因子欠乏症は常染色体劣性遺伝病で，妊娠中に合併することはまれである．非妊娠症例では血栓塞栓症の発症率が増加する．Laoら（1991）は妊娠26週に胎盤早期剥離を発症した1人の罹患女性を報告している．

第ⅩⅢ因子欠乏症は常染色体劣性遺伝病で，母体の頭蓋内出血との関連が示唆されている（Letsky, 2000）．Kadirら（2009）はレビューで反復流産と胎盤早期剥離のリスクが上昇すると述べている．また，臍帯出血の原因にもなりうるという報告がある（Odame, 2014）．治療は新鮮凍結血漿である．Naderiら（2012）は17人の罹患妊婦に対して第ⅩⅢ因子含有製剤を毎週投与し，妊娠予後は良好だったと報告した．

フィブリノゲン異常症—質的異常でも量的異常でも凝固異常の原因となりうる．常染色体遺伝をするものには，**異常フィブリノゲン血症**と呼ばれるフィブリノゲンの質的異常も含まれる（Edwards, 2000）．家族性**低または無フィブリノゲン血症**はまれな劣性遺伝病である．質的異常と量的異常を併せもつ症例もあり，**低異常フィブリノゲン血症**と呼ぶ（Deering, 2003）．われわれの経験から低フィブリノゲン血症は常染色体優性遺伝形式でヘテロ接合体と示唆された．典型的には，トロンビン—凝固タンパク値が罹患者の非妊娠時は80～110 mg/dLで，妊娠時は40～50％増加する．後天性低フィブリノゲン血症の妊娠合併症としては，胎盤早期剥離があげられ，フィブリノゲン欠乏でより頻度が高い．Trehanら（1991），Funaiら（1997）は，2人の罹患女性に対して妊娠中にフィブリノゲンまたは血漿を投与し，妊娠

予後は良好だったと報告している．

◆ **出血障害における局所麻酔**

多くの重症出血障害では，陣痛・出産時の硬膜外または脊椎麻酔は理論上避けられる．しかしながら，出血障害がコントロールされていれば伝達麻酔は検討されうる．Chiら（2009）は遺伝性出血障害の63人，80妊娠の周産期結果をレビューしている．これらの症例のなかには，血友病保因者，vWD，血小板障害，第Ⅶ・Ⅺ・Ⅹ因子欠乏症が含まれている．41人に局所ブロックが行われた．このうちの35人は自然に血液異常症が正常化し，残りの症例では予防的補充療法が行われた．レビューではまれな合併症は起こらなかったと報告されている．Singhら（2009）は第Ⅺ因子欠乏症13人をレビューした．9人で脳脊髄麻酔が施行され合併症はなかった．多くの症例では活性化トロンボプラスチン時間を正常化させるために，麻酔施行前に新鮮凍結血漿が投与されていた．

血栓形成傾向

血流を維持するための凝固カスケードを阻害するいくつかの重要な制御タンパクが凝固を阻害する．これらの阻害タンパクの遺伝性の欠乏は遺伝子変異が原因である．反復する血栓塞栓症と関連するため，**血栓形成傾向**と呼ばれる．これらの疾患については，第52章で論じられており，ACOG（2017b）でレビューされた．

（訳：伊藤由紀）

References

Aessopos A, Karabatsos F, Farmakis D, et al: Pregnancy in patients with well-treated β-thalassemia: outcome for mothers and newborn infants. Am J Obstet Gynecol 180:360, 1999.

American College of Obstetricians and Gynecologists: Hemoglobinopathies in pregnancy. Practice Bulletin No. 78, January 2007, Reaffirmed 2015.

American College of Obstetricians and Gynecologists: Neural tube defects. Practice Bulletin No. 44, July 2003, Reaffirmed 2016a.

American College of Obstetrics and Gynecologists: Prenatal diagnostic testing for genetic disorders. Practice Bulletin No. 162, May 2016b.

American College of Obstetricians and Gynecologists: Thrombocytopenia in pregnancy. Practice Bulletin No. 166, September 2016c.

American College of Obstetricians and Gynecologists: Anemia in pregnancy. Practice Bulletin No. 95, July 2008, Reaffirmed 2017a.

American College of Obstetricians and Gynecologists: Inherited thrombophilias in pregnancy. Practice Bulletin No. 138, September 2013, Reaffirmed 2017b.

Anyaegbunam A, Morel MI, Merkatz IR: Antepartum fetal surveillance tests during sickle cell crisis. Am J Obstet Gynecol 165:1081, 1991.

Ardissino G, Ossola MW, Baffero GM, et al: Eculizumab for atypical hemolytic uremic syndrome in pregnancy. Obstet Gynecol 122(2):487, 2013.

Arruda VR, High KA: Coagulation disorders. In: Kasper DL, Fauci AS, Hauser SL, et al (eds): Harrison's Principles of Internal Medicine, 19th ed. New York, McGraw-Hill Education, 2015.

Asma S, Kozanoglu I, Tarim E, et al: Prophylactic red blood cell exchange may be beneficial in the management of sickle cell disease in pregnancy. Transfusion 55(1):36, 2015.

Aster RH, Bougie DW: Drug-induced immune thrombocytopenia. N Engl J Med 357:580, 2007.

Ataga LI, Kutlar A, Kanter J, et al: Crizanlizumab for the prevention of pain crises in sickle cell disease. N Engl J Med 376:1796, 2017.

Aukes AM, de Groot JC, Aarnoudse JG, et al: Brain lesions several years after eclampsia. Am J Obstet Gynecol 200:504.e1, 2009.

Aukes AM, de Groot JC, Wiegman MJ, et al: Long-term cerebral imaging after preeclampsia. BJOG 119(9):1117, 2012.

Azulay CE, Pariente G, Shoham-Vardi I, et al: Maternal anemia during pregnancy and subsequent risk for cardiovascular disease. J Matern Fetal Neonatal Med 28(15):1762, 2015.

Ballas SK, McCarthy WF, Guo N, et al: Multicenter study of hydroxyurea in sickle cell anemia. Exposure to hydroxyurea and pregnancy outcomes in patients with sickle cell anemia. J Natl Med Assoc 101(10):1046, 2009.

Baumann Kreuziger LM, Morton CT, Reding MT: Is prophylaxis required for delivery in women with factor VII deficiency? Haemophilia 19(6):827, 2013.

Beard J, Hillmen P, Anderson CC, et al: Primary thrombocythaemia in pregnancy. Br J Haematol 77:371, 1991.

Beksaç MS, Atak Z, Ozlü T: Severe factor X deficiency in a twin pregnancy. Arch Gynecol Obstet 281(1):151, 2010.

Benites BD, Benevides TC, Valente IS, et al: The effects of exchange transfusion for prevention of complications during pregnancy of sickle hemoglobin C disease patients. Transfusion 56(1):119, 2016.

Benz EJ: Disorders of hemoglobin. In: Kasper DL, Fauci AS, Hauser SL, et al (eds): Harrison's Principles of Internal Medicine, 19th ed. New York, McGraw-Hill Education, 2015.

Berry SM, Leonardi MR, Wolfe HM, et al: Maternal thrombocytopenia. Predicting neonatal thrombocytopenia with cordocentesis. J Reprod Med 42:276, 1997.

Bo L, Mei-Ying L, Yang Z, et al: Aplastic anemia associated with pregnancy: maternal and fetal complications. J Matern Fetal Neonatal Med 29(7):1120, 2016.

Boafor TK, Olayemi E, Galadanci N, et al: Pregnancy outcomes in women with sickle-cell disease in low and high income countries: a systematic review and meta-analysis. BJOG 123(5):691, 2016.

Bofill JA, Young RA, Perry KG Jr: Successful pregnancy in a woman with severe factor X deficiency. Obstet Gynecol 88:723, 1996.

Boga C, Ozdogu H: Pregnancy and sickle cell disease: a review of the current literature. Crit Rev Oncol Hematol 98:364, 2016.

Borgna-Pignatti C, Marradi P, Rugolotto S, et al: Successful pregnancy after bone marrow transplantation for thalassaemia. Bone Marrow Transplant 18:235, 1996.

Boulet SL, Okoroh EM, Azonobi I, et al: Sickle cell disease in pregnancy: maternal complications in a Medicaid-enrolled population. Matern Child Health J 17(2):200, 2013.

Bourantas K, Makrydimas G, Georgiou I, et al: Aplastic anemia: report of a case with recurrent episodes in consecutive pregnancies. J Reprod Med 42:672, 1997.

Breymann C, Milman N, Mezzacasa A, et al: Ferric carboxymaltose vs. oral iron in the treatment of pregnant women with iron deficiency anemia: an international, open-label, randomized controlled trial (FER-ASAP). J Perinat Med 45(4):443, 2017.

Briggs GG, Freeman RK: Drugs in Pregnancy and Lactation, 9th ed. Philadelphia, Lippincott Williams & Wilkins, 2015.

Buonanno FS, Schmahmann JD, Romero JM, et al: Case 10–2016: A 22-year-old man with sickle cell disease, headache, and difficulty speaking. N Engl J Med 374:1265, 2016.

Burrows RF, Kelton JG: Fetal thrombocytopenia and its relation to maternal thrombocytopenia. N Engl J Med 329:1463, 1993.

Camaschella C: Iron-deficiency anemia. N Engl J Med 372:1832, 2015.

Camilleri RS, Cohen H, Mackie I, et al: Prevalence of the ADAMTS13 missense mutation R1060W in late onset adult thrombotic thrombocytopenic purpura. J Thromb Haemost 6(2):331, 2007.

Camous J, N'da A, Etienne-Julan M, et al: Anesthetic management of pregnant women with sickle cell diseases—effect on postnatal sickling complications. Can J Anaesth 55:276, 2008.

Cañigral C, Moscardó F, Castro C, et al: Eculizumab for the treatment of pregnancy-related atypical hemolytic uremic syndrome. Ann Hematol 93(8):1421, 2014.

Casadevall N, Nataf J, Viron B, et al: Pure red-cell aplasia and antierythropoietin antibodies in patients treated with recombinant erythropoietin. N Engl J Med 346:469, 2002.

Cavenee MR, Cox SM, Mason R, et al: Erythropoietin in pregnancies complicated by pyelonephritis. Obstet Gynecol 84:252, 1994.

Celkan T, Alhaj S: Prenatal diagnosis of hereditary spherocytosis with osmotic fragility test. Indian Pediatr 45(1):63, 2008.

Centers for Disease Control and Prevention: CDC criteria for anemia in children and childbearing-aged women. MMWR 38:400, 1989.

Centers for Disease Control and Prevention: Recommendations to prevent and control iron deficiency in the United States. MMWR 47:1, 1998.

Chakravarty EF, Khanna D, Chung L: Pregnancy outcomes in systemic sclerosis, primary pulmonary hypertension, and sickle cell disease. Obstet Gynecol 111:927, 2008.

Charoenboon C, Jatavan P, Traisrisilp K, et al: Pregnancy outcomes among women with beta-thalassemia trait. Arch Gynecol Obstet 293(4):771, 2016.

Chatwani A, Bruder N, Shapiro T, et al: May–Hegglin anomaly: a rare case of maternal thrombocytopenia in pregnancy. Am J Obstet Gynecol 166:143, 1992.

Chi C, Lee CA, England A, et al: Obstetric analgesia and anaesthesia in women with inherited bleeding disorders. Thromb Haemost 101(6):1104, 2009.

Choudhry VP, Gupta S, Gupta M, et al: Pregnancy associated aplastic anemia—a series of 10 cases with review of literature. Hematology 7(4):233, 2002.

Conti M, Mari D, Conti E, et al: Pregnancy in women with different types of von Willebrand disease. Obstet Gynecol 68:282, 1986.

Cox SM, Shelburne P, Mason R, et al: Mechanisms of hemolysis and anemia associated with acute antepartum pyelonephritis. Am J Obstet Gynecol 164:587, 1991.

Cunningham FG, Cox SM, Harstad TW, et al: Chronic renal disease and pregnancy outcome. Am J Obstet Gynecol 163:453, 1990.

Cunningham FG, Nelson DB: Disseminated intravascular coagulation syndromes in obstetrics. Obstet Gynecol 126(5):999, 2015.

Cunningham FG, Pritchard JA: Prophylactic transfusions of normal red blood cells during pregnancies complicated by sickle cell hemoglobinopathies. Am J Obstet Gynecol 135:994, 1979.

Cunningham FG, Pritchard JA, Hankins GDV, et al: Idiopathic cardiomyopathy or compounding cardiovascular events. Obstet Gynecol 67:157, 1986.

Cunningham FG, Pritchard JA, Mason R: Pregnancy and sickle hemoglobinopathy: results with and without prophylactic transfusions. Obstet Gynecol 62:419, 1983.

Curtis KM, Tepper NK, Jatlaoui TC, et al: U.S. Medical Eligibility Criteria for Contraceptive Use, 2016. MMWR 65(3):1, 2016.

Cyganek A, Pietrzak B, Kociszewska-Najman B, et al: Anemia treatment with erythropoietin in pregnant renal recipients. Transplant Proc 43(8):2970, 2011.

Daffos F, Capella-Pavlovsky M, Forestier F: Fetal blood sampling during pregnancy with the use of a needle guided by ultrasound: a study of 606 consecutive cases. Am J Obstet Gynecol 153:655, 1985.

Dalle JH: Hematopoietic stem cell transplantation in SCD. C R Biol 336(3):148, 2013.

Daru J, Cooper NA, Khan KS: Systematic review of randomized trials of the effect of iron supplementation on iron stores and oxygen carrying capacity in pregnancy. Acta Obstet Gynecol Scand 95(3):270, 2016.

Dashe JS, Ramin SM, Cunningham FG: The long-term consequences of thrombotic microangiopathy (thrombotic thrombocytopenic purpura and hemolytic uremic syndrome) in pregnancy. Obstet Gynecol 91:662, 1998.

Daskalakis GJ, Papageorgiou IS, Antsaklis AJ, et al: Pregnancy and homozygous beta thalassaemia major. BJOG 105:1028, 1998.

DeBaun MR, Gordon M, McKinstry RC, et al: Controlled trial of transfusions for silent cerebral infarcts in sickle cell anemia. N Engl J Med 371:699, 2014.

Decrooq J, Marcellin L, Le Ray C, et al: Rescue therapy with romiplostim for refractory primary immune thrombocytopenia during pregnancy. Obstet Gynecol 124(2 pt 2 Suppl 1):481, 2014.

Deering SH, Landy HL, Tchabo N, et al: Hypodysfibrinogenemia during pregnancy, labor, and delivery. Obstet Gynecol 101:1092, 2003.

De Gramont A, Krulik M, Debray J: Paroxysmal nocturnal haemoglobinuria and pregnancy. Lancet 1:868, 1987.

de Guibert S, Peffault de Latour R, et al: Paroxysmal nocturnal hemoglobinuria and pregnancy before the eculizumab era: the French experience. Haematologica 96(9):1276, 2011.

Delage R, Demers C, Cantin G, et al: Treatment of essential thrombocythemia during pregnancy with interferon-α. Obstet Gynecol 87:814, 1996.

DeLoughery TG: Microcytic anemia. N Engl J Med 371:1324, 2014.

Deutsch VR, Tomer A: Advances in megakaryocytopoiesis and thrombopoiesis: from bench to bedside. Br J Haematol 161(6):778, 2013.

Dhingra S, Wiener JJ, Jackson H: Management of cold agglutinin-immune hemolytic anemia in pregnancy. Obstet Gynecol 110:485, 2007.

Diz-Küçükkaya R, Chen J, Geddis A, et al: Thrombocytopenia. In Kaushansky K, Lichtman MA, Beutler E, et al (eds): Williams Hematology, 8th ed. New York, McGraw-Hill, 2010.

Dolan LM, Ryan M, Moohan J: Pyruvate kinase deficiency in pregnancy complicated by iron overload. BJOG 109:844, 2002.

Dotters-Katz SK, Grotegut CA, Heine RP: The effects of anemia on pregnancy outcome with pyelonephritis. Inf Dis Obstet Gynecol 2013:780960, 2013.

Drassinower D, Lavery JA, Friedman AM, et al: The effect of maternal haematocrit on offspring IQ at 4 and 7 years of age: a secondary analysis. BJOG 123(13), 2087, 2016.

Edwards RZ, Rijhsinghani A: Dysfibrinogenemia and placental abruption. Obstet Gynecol 95:1043, 2000.

Egerman RS, Witlin AG, Friedman SA, et al: Thrombotic thrombocytopenic purpura and hemolytic uremic syndrome in pregnancy: review of 11 cases. Am J Obstet Gynecol 195:950, 1996.

Eliyahu S, Shalev E: A successful pregnancy after bone marrow transplantation for severe aplastic anaemia with pretransplant conditioning of total lymph-node irradiation and cyclophosphamide. Br J Haematol 86:649, 1994.

Elstein D, Granovsky-Grisaru S, Rabinowitz R, et al: Use of enzyme replacement therapy for Gaucher disease during pregnancy. Am J Obstet Gynecol 177:1509, 1997.

Fadel HE, Krauss JS: Factor VII deficiency and pregnancy. Obstet Gynecol 73:453, 1989.

Faivre L, Meerpohl J, Da Costa L, et al: High-risk pregnancies in Diamond-Blackfan anemia: a survey of 64 pregnancies from the French and German registries. Haematologica 91:530, 2006.

Fakhouri F: Pregnancy-related thrombotic microangiopathies: Clues from complement biology. Transfus Apher Sci 54(2):199, 2016.

Fieni S, Bonfanti L, Gramellini D, et al: Clinical management of paroxysmal nocturnal hemoglobinuria in pregnancy: a case report and updated review. Obstet Gynecol Surv 61:593, 2006.

Finazzi G: How to manage essential thrombocythemia. Leukemia 26(5):875, 2012.

Franchini M, Montagnana M, Targher G, et al: Reduced von Willebrand factor-cleaving protease levels in secondary thrombotic microangiopathies and other diseases. Semin Thromb Hemost 33(8):787, 2007.

Fujimori K, Ohto H, Honda S, et al: Antepartum diagnosis of fetal intracranial hemorrhage due to maternal Bernard–Soulier syndrome. Obstet Gynecol 94:817, 1999.

Funai EF, Klein SA, Lockwood CJ: Successful pregnancy outcome in a patient with both congenital hypofibrinogenemia and protein S deficiency. Obstet Gynecol 90:858, 1997.

Galanello R, Cao A: Alpha-thalassemia. In Pagon RA, Bird TD, Dolan CR, et al (eds): GeneReviews. Seattle, University of Washington, 2011a.

Galanello R, Cao A: Gene test review. Alpha-thalassemia. Genet Med 13(2):83, 2011b.

Gallagher PG: The red blood cell membrane and its disorders: hereditary spherocytosis, elliptocytosis, and related diseases. In Kaushansky K, Lichtman MA, Beutler E, et al (eds): Williams Hematology, 8th ed. New York, McGraw-Hill, 2010.

Gandhi SK, Powers JC, Nomeir AM, et al: The pathogenesis of acute pulmonary edema associated with hypertension. N Engl J Med 344:17, 2000.

Ganesan C, Maynard SE: Acute kidney injury in pregnancy: the thrombotic microangiopathies. J Nephrol 24(5):554, 2011.

Gangat N, Wolanskij AP, Schwager S, et al: Predictors of pregnancy outcomes in essential thrombocythemia: a single institution study of 63 pregnancies. Eur J Haematol 82(5):350, 2009.

Garratty G: Severe reactions associated with transfusion of patients with sickle cell disease. Transfusion 37:357, 1997.

Garratty G, Leger RM, Arndt PA: Severe immune hemolytic anemia associated with prophylactic use of cefotetan in obstetric and gynecologic procedures. Am J Obstet Gynecol 181:103, 1999.

George JN: The thrombotic thrombocytopenic purpura and hemolytic uremic syndromes: overview of pathogenesis (experience of The Oklahoma TTP-HUS Registry, 1989–2007). Kidney Int 75(112):S8, 2009.

George JN, Nester CM: Syndromes of thrombotic microangiopathy. N Engl J Med 371:654, 2014.

Gernsheimer T, James AH, Stasi R: How I treat thrombocytopenia in pregnancy. Blood 121(1):38, 2013.

Gibson CJ, Berliner N, Miller AL, et al: A bruising loss. N Engl J Med 375:76, 2016.

Gladwin MT, Sachdev V, Jison ML, et al: Pulmonary hypertension as a risk factor for death in patients with sickle cell disease. N Engl J Med 350:886, 2004.

Gladwin MT, Vichinsky E: Pulmonary complications of sickle cell disease. N Engl J Med 359:2254, 2008.

Granovsky-Grisaru S, Aboulafia Y, Diamant YZ, et al: Gynecologic and obstetric aspects of Gaucher's disease: a survey of 53 patients. Am J Obstet Gynecol 172:1284, 1995.

Granovsky-Grisaru S, Belmatoug N, vom Dahl S, et al: The management of pregnancy in Gaucher disease. Eur J Obstet Gynecol Reprod Biol 156(1):3, 2011.

Green AM, Kupfer GM: Fanconi anemia. Hematol Oncol Clin North Am 23(2):193, 2009.

Griesshammer M, Struve S, Harrison CM: Essential thrombocythemia/polycythemia vera and pregnancy: the need for an observational study in Europe. Semin Thromb Hemost 32:422, 2006.

Grigoriadis C, Tympa A, Liapis A, et al: Alpha-methyldopa-induced autoimmune hemolytic anemia in the third trimester of pregnancy. Case Rep Obstet Gynecol 2013:150278, 2013.

Grossetti E, Carles G, El Guindi W, et al: Selective prophylactic transfusion in sickle cell disease. Acta Obstet Gynecol 88:1090, 2009.

Guy GP, Baxi LV, Hurlet-Jensen A, et al: An unusual complication in a gravida with factor IX deficiency: case report with review of the literature. Obstet Gynecol 80:502, 1992.

Hachisuga K, Hidaka N, Fujita Y, et al: Can we predict neonatal thrombocytopenia in offspring of women with idiopathic thrombocytopenic purpura? Blood Res 49(4):259, 2014.

Haddad LB, Curtis KM, Legardy-Williams JK, et al: Contraception for individuals with sickle cell disease: a systematic review of the literature. Contraception 85(6):527, 2012.

Hanprasertpong T, Kor-Anantakul O, Leetanaporn R, et al: Pregnancy outcomes amongst thalassemia traits. Arch Gynecol Obstet 288(5):1051, 2013.

Happe SK, Zofkie AC, Nelson DB: Microangiopathic hemolytic anemia due to malignancy in pregnancy. Obstet Gynecol 128:1437, 2016.

Harrison C: Do we know more about essential thrombocythemia because of JAK2V617F? Curr Hematol Malig Rep 4(1):25, 2009.

Henney MM, Hoppe CC, Abboud MR, et al: A multinational trial of prasugrel for sickle cell vaso-occlusive events. N Engl J Med 374:625, 2016.

Hesdorffer CS, Longo DL: Drug-induced megaloblastic anemia. N Engl J Med 373:1649, 2015.

Hsieh FJ, Chang FM, Ko TM, et al: The antenatal blood gas and acid–base status of normal fetuses and hydropic fetuses with Bart hemoglobinopathy. Obstet Gynecol 74:722, 1989.

Hsieh MM, Kang EM, Fitzhugh CD, et al: Allogenic hematopoietic stem-cell transplantation for sickle cell disease. N Engl J Med 361(24):2309, 2009.

Hsu HW, Belfort MA, Vernino S, et al: Postpartum thrombotic thrombocytopenic purpura complicated by Budd–Chiari syndrome. Obstet Gynecol 85:839, 1995.

Huhta JC, Linask K: When should we prescribe high-dose folic acid to prevent congenital heart defects? Curr Opin Cardiol 30(1):125, 2015.

Hunt BJ, Thomas-Dewing RR, Bramham K, et al: Preventing maternal deaths due to acquired thrombotic thrombocytopenic purpura. J Obstet Gynaecol Res 39(1):347, 2013.

Hurst D, Little B, Kleman KM, et al: Anemia and hemoglobinopathies in Southeast Asian refugee children. J Pediatric 102:692, 1983.

Hussein BA, Gomez K, Kadir RA: May-Hegglin anomaly and pregnancy: a systematic review. Blood Coagul Fibrinolysis 24(5):554, 2013.

Imbach P, Crowther M: Thrombopoietin-receptor agonists for primary immune thrombocytopenia. N Engl J Med 365(8):734, 2011.

Italia KY, Jijina FF, Chandrakala S, et al: Exposure to hydroxyurea during pregnancy in sickle-beta thalassemia: a report of 2 cases. J Clin Pharmacol 50(2):231, 2010.

Jagannath VA, Fedorowicz Z, Al Hajeri A, et al: Hematopoietic stem cell transplantation for people with β-thalassaemia major. Cochrane Database Syst Rev 10:CD008708, 2014.

Jiang Y, McIntosh JJ, Reese JA, et al: Pregnancy outcomes following recovery from acquired thrombotic thrombocytopenic purpura. Blood 123(11):1674, 2014.

Kadir R, Chi C, Bolton-Maggs P: Pregnancy and rare bleeding disorders. Haemophilia 15(5):990, 2009.

Kadir RA, Economides DL, Braithwaite J, et al: The obstetric experience of carriers of haemophilia. BJOG 104:803, 1997.

Kadir RA, Lee CA, Sabin CA, et al: Pregnancy in women with von Willebrand's disease or factor XI deficiency. BJOG 105:314, 1998.

Kelly RJ, Hochsmann B, Szer J, et al: Eculizumab in pregnant patients with paroxysmal nocturnal hemoglobinuria. N Engl J Med 373(11):1032, 2015.

Kemthong W, Jatavan P, Traisrisilp K, et al: Pregnancy outcomes among women with hemoglobin E trait. J Matern Fetal Neonatal Med 29(7):1146, 2016.

Kennedy AS, Lewis QF, Scott JG, et al: Cognitive deficits after recovery from thrombotic thrombocytopenic purpura. Transfusion 49(6):1092, 2009.

Kenny L, McCrae K, Cunningham FG: Platelets, coagulation, and the liver. In Taylor RN, Roberts JM, Cunningham FG (eds): Chesley's Hypertensive Disorders in Pregnancy, 4th ed. London, Academic Press, 2015.

Kidanto HL, Mogren I, Lindmark G, et al: Risks for preterm delivery and low birth weight are independently increased by severity of maternal anaemia. S Afr Med J 99(2):98, 2009.

Kihm AJ, Kong Y, Hong W, et al: An abundant erythroid protein that stabilizes free alpha-haemoglobin. Nature 417(6890):758, 2002.

Killick SB, Bown N, Cavenagh J, et al: Guidelines for the diagnosis and management of adult aplastic anaemia. Br J Haematol 172(2):187, 2016.

Kim DK, Bridges CB, Harriman KH, et al: Advisory Committee on Immunization Practices recommended immunization schedule for adults aged 19 years or older–United States, 2016. MMWR 65(4):88, 2016.

Koenig MD, Tussing-Humphreys LT, Day J, et al: Hepcidin and iron homeostasis during pregnancy. Nutrients 6(8):3062, 2014.

Konje JC, Murphy P, de Chazal R, et al: Severe factor X deficiency and successful pregnancy. BJOG 101:910, 1994.

Konkle BA: Disorder of platelets and vessel wall. In: Kasper DL, Fauci AS, Hauser SL, et al (eds): Harrison's Principles of Internal Medicine, 19th ed. New York, McGraw-Hill Education, 2015.

Koshy M, Burd L, Wallace D, et al: Prophylactic red-cell transfusions in pregnant patients with sickle cell disease: a randomized cooperative study. N Engl J Med 319:1447, 1988.

Koyama S, Tomimatsu T, Kanagawa T, et al: Reliable predictors of neonatal immune thrombocytopenia in pregnant women with idiopathic thrombocytopenic purpura. Am J Hematol 87(1):15, 2012.

Krafft A, Perewusnyk G, Hänseler E, et al: Effect of postpartum iron supplementation on red cell and iron parameters in non-anaemic iron-deficient women: a randomized placebo-controlled study. BJOG 112:445, 2005.

Kreher S, Ochsenreither S, Trappe RU, et al: Prophylaxis and management of venous thromboembolism in patients with myeloproliferative neoplasms: consensus statement of the haemostasis working party of the German Society of Hematology and Oncology (DGHO), the Austrian Society of Hematology and Oncology (ÖGHO) and Society of Thrombosis and Haemostasis Research (GTHe.V.) 93(12):1953, 2014.

Kujovich JL: Von Willebrand disease and pregnancy. J Thromb Haemost 3:246, 2005.

Kumar KJ, Asha N, Murthy DS, et al: Maternal anemia in various trimesters and its effect on newborn weight and maturity: an observational study. Int J Prev Med 4(2):193, 2013.

Kumar R, Advani AR, Sharan J, et al: Pregnancy induced hemolytic anemia: an unexplained entity. Ann Hematol 80:623, 2001.

Kuo K, Caughey AB: Contemporary outcomes of sickle cell disease in pregnancy. Am J Obstet Gynecol 215(4):505.e1, 2016.

Kuter DJ, Rummel M, Boccia R, et al: Romiplostim or standard of care in patients with immune thrombocytopenia. N Engl J Med 363(20):1889, 2010.

Kwon JY, Lee Y, Shin JC, et al: Supportive management of pregnancy-associated aplastic anemia. Int J Gynecol Obstet 95:115, 2006.

Lam YH, Tang MHY, Lee CP, et al: Prenatal ultrasonographic prediction of homozygous type 1 alpha-thalassemia at 12 to 13 weeks of gestation. Am J Obstet Gynecol 180:148, 1999.

Lao TT, Lewinsky RM, Ohlsson A, et al: Factor XII deficiency and pregnancy. Obstet Gynecol 78:491, 1991.

Larsen S, Bjelland EK, Haavaldsen C, et al: Placental weight in pregnancies with high or low hemoglobin concentrations. Eur J Obstet Gynecol Reprod Biol 206:48, 2016.

Lavery S: Preimplantation genetic diagnosis of haemophilia. Br J Haematol 144(3):303, 2009.

Lesage N, Deneux Tharaux C, Saucedo M, et al: Maternal mortality among women with sickle-cell disease in France, 1996–2009. Eur J Obstet Gynecol Reprod Biol 194:183, 2015.

Letsky EA: Hematologic disorders. In Barron WM, Lindheimer MD (eds): Medical Disorders During Pregnancy, 3rd ed. St. Louis, Mosby, 2000.

Leung TY, Lao TT: Thalassaemia in pregnancy. Best Pract Res Clin Obstet Gynaecol 26(1):37, 2012.

Lewis QF, Lanneau MS, Mathias SD, et al: Long-term deficits in health-related quality of life after recovery from thrombotic thrombocytopenia purpura. Transfusion 49(1):118, 2009.

Lin K, Barton MB: Screening for hemoglobinopathies in newborns: reaffirmation update for the U.S. Preventative Task Force. AHRQ Publication No 07–05104-EF-1, 2007.

Lipkind HS, Kurtis JD, Powrie R, et al: Acquired von Willebrand disease: management of labor and delivery with intravenous dexamethasone, continuous factor concentrate, and immunoglobulin infusion. Am J Obstet Gynecol 192:2067, 2005.

Lipton JM, Ellis SR: Diamond-Blackfan anemia: diagnosis, treatment, and molecular pathogenesis. Hematol Oncol Clin North Am 23(2):261, 2009.

Lubetsky A, Schulman S, Varon D, et al: Safety and efficacy of continuous infusion of a combined factor VIII–von Willebrand factor (vWF) concentrate (Haemate-P) in patients with von Willebrand disease. Thromb Haemost 81:229, 1999.

Luewan S, Srisupundit K, Tongsong T: Outcomes of pregnancies complicated by beta-thalassemia/hemoglobin E disease. Int J Gynaecol Obstet 104(3):203, 2009.

Luewan S, Tongprasert F, Srisupundit K, et al: Fetal myocardial performance (Tei) index in fetal hemoglobin Bart's disease. Ultraschall Med 34(4):355, 2013.

Luzzatto L: Hemolytic anemias and anemia due to blood loss. In: Kasper DL, Fauci AS, Hauser SL, et al (eds): Harrison's Principles of Internal Medicine, 19th ed. New York, McGraw-Hill Education, 2015.

Maberry MC, Mason RA, Cunningham FG, et al: Pregnancy complicated by hemoglobin CC and C–beta-thalassemia disease. Obstet Gynecol 76:324, 1990.

Maberry MC, Mason RA, Cunningham FG, et al: Pregnancy complicated by hereditary spherocytosis. Obstet Gynecol 79:735, 1992.

Magann EF, Bass D, Chauhan SP, et al: Antepartum corticosteroids: disease stabilization in patients with the syndrome of hemolysis, elevated liver enzymes, and low platelets (HELLP). Am J Obstet Gynecol 171:1148, 1994.

Malinowski AK, Shehata N, D´Souza R. et al: Prophylactic transfusion for pregnant women with sickle cell disease: a systematic review and meta-analysis. Blood 126(21):2424, 2015.

Marti-Carvajal AJ, Peña-Marti GE, Comunián-Carrasco G, et al: Interventions for treating painful sickle cell crisis during pregnancy. Cochrane Database Syst Rev 1:CD006786, 2009.

Martin-Salces M, Jimenez-Yuste V, Alvarez MT, et al: Factor XI deficiency: review and management in pregnant women. Clin Appl Thromb Hemost 16(2):209, 2010.

Maymon R, Strauss S, Vaknin Z, et al: Normal sonographic values of maternal spleen size throughout pregnancy. Ultrasound Med Biol 32(12):1827, 2006.

McCoy JM, Stonecash RE, Cournoyer D, et al: Epoetin-associated pure red cell aplasia: past, present, and future considerations. Transfusion 48(8):1754, 2008.

Medoff BD, Shepard JO, Smith RN, et al: Case 17–2005: a 22-year-old woman with back and leg pain and respiratory failure. N Engl J Med 352:2425, 2005.

Michael M, Elliott EJ, Ridley GF, et al: Interventions for haemolytic uraemic syndrome and thrombotic thrombocytopenic purpura. Cochrane Database Syst Rev 1:CD003595, 2009.

Miller DP, Kaye JA, Shea K, et al: Incidence of thrombotic thrombocytopenic purpura/hemolytic uremic syndrome. Epidemiology 15:208, 2004.

Moake JL: Thrombotic microangiopathies. N Engl J Med 347:589, 2002.

Moake JL: Von Willebrand factor, ADAMTS-13, and thrombotic thrombocytopenic purpura. Semin Hematol 41:4, 2004.

Mockenhaupt FP, Mandelkow J, Till H, et al: Reduced prevalence of *Plasmodium falciparum* infection and of concomitant anaemia in pregnant women with heterozygous G6PD deficiency. Trop Med Int Health 8:118, 2003.

Moise KJ Jr: Umbilical cord stem cells. Obstet Gynecol 106:1393, 2005.

Mujica-Coopman MF, Brito A, López de Romaña D, et al: Prevalence of Anemia in Latin America and the Caribbean. Food Nutr Bull 36(2 Suppl):S119, 2015.

Murphy JF, O'Riordan J, Newcombe RG, et al: Relation of haemoglobin levels in first and second trimester to outcome of pregnancy. Lancet 1:992, 1986.

Musclow CE, Goldenberg H, Bernstein EP, et al: Factor XI deficiency presenting as hemarthrosis during pregnancy. Am J Obstet Gynecol 157:178, 1987.

Myers B, Pavord S, Kean L, et al: Pregnancy outcome in Factor XI deficiency: incidence of miscarriage, antenatal and postnatal haemorrhage in 33 women with Factor XI deficiency. BJOG 114:643, 2007.

Naderi M, Eshghi P, Cohan N, et al: Successful delivery in patients with FXIII deficiency receiving prophylaxis: report of 17 cases in Iran. Haemophilia 18(5):773, 2012.

Nagel RL, Fabry ME, Steinberg MH: The paradox of hemoglobin SC disease. Blood Rev 17(3):167, 2003.

Nance D, Josephson NC, Paulyson-Nunez K, et al: Factor X deficiency and pregnancy: preconception counselling and therapeutic options. Haemophilia 18(3):e277, 2012.

Nelson DB, Yost NP, Cunningham FG: Acute fatty liver of pregnancy: clinical outcomes and expected duration of recovery. Am J Obstet Gynecol 209:1.e1, 2013.

Neunert C, Lim W, Crowther M, et al: The American Society of Hematology 2011 evidence-based practice guideline for immune thrombocytopenia. Blood 117(16):4190, 2011.

Ngô C, Kayem G, Habibi A, et al: Pregnancy in sickle cell disease: maternal and fetal outcomes in a population receiving prophylactic partial exchange transfusions. Eur J Obstet Gynecol Reprod Biol 152(2):138, 2010.

Niittyvuopio R, Juvonen E, Kaaja R, et al: Pregnancy in essential thrombocythaemia: experience with 40 pregnancies. Eur J Haematol 73:431, 2004.

Odame JE, Chan AK, Breakey VR: Factor XIII deficiency management: a review of the literature. Blood Coagul Fibrinolysis 25(3):199, 2014.

Okusayna BO, Oladapo OT: Prophylactic versus selective blood transfusion for sickle cell disease in pregnancy. Cochrane Database Syst Rev 12:CD010378, 2013.

Olnes MJ, Scheinberg P, Calvo KR, et al: Eltrombopag and improved hematopoiesis in refractory aplastic anemia. N Engl J Med 367(1):11, 2012.

Orfali KA, Ohene-Abuakwa Y, Ball SE: Diamond Blackfan anaemia in the UK: clinical and genetic heterogeneity. Br J Haematol 125(2):243, 2004.

Oringanje C, Nemecek E, Oniyangi O: Hematopoietic stem cell transplantation for children with sickle cell disease. Cochrane Database Syst Rev 5:CD007001, 2013.

Oteng-Ntim E, Meeks D, Seed PT, et al: Adverse maternal and perinatal outcomes in pregnant women with sickle cell disease: systematic review and meta-analysis. Blood 125(21):3316, 2015.

Pacheco LD, Constantine MM, Saade GR: von Willebrand disease and pregnancy: a practical approach for the diagnosis and treatment. Am J Obstet Gynecol 203(3):194, 2010.

Pajor A, Lehoczky D, Szakács Z: Pregnancy and hereditary spherocytosis. Arch Gynecol Obstet 253:37, 1993.

Parker C, Omine M, Richards S, et al: Diagnosis and management of paroxysmal nocturnal hemoglobinuria. Blood 106:3699, 2005.

Payne SD, Resnik R, Moore TR, et al: Maternal characteristics and risk of severe neonatal thrombocytopenia and intracranial hemorrhage in pregnancies complicated by autoimmune thrombocytopenia. Am J Obstet Gynecol 177(1):149, 1997.

Peitsidis P, Datta T, Pafilis I, et al: Bernard-Soulier syndrome in pregnancy: a systematic review. Haemophilia 16(4):584, 2010.

Peña-Rosas JP, De-Regil LM, Gomez Malave H, et al: Intermittent oral iron supplementation during pregnancy. Cochrane Database Syst Rev 10:CD009997, 2015.

Peng TC, Kickler TS, Bell WR, et al: Obstetric complications in a patient with Bernard–Soulier syndrome. Am J Obstet Gynecol 165:425, 1991.

Peyandi F, Scully M, Kremer Hovinga JA, et al: Caplacizumab for acquired thrombotic thrombocytopenic purpura. N Engl J Med 374:511, 2016.

Piel FB, Weatherall DJ: The α-Thalassemias. N Engl J Med 371:20, 2014.

Pinto FO, Roberts I: Cord blood stem cell transplantation for haemoglobinopathies. Br J Haematol 141(3):309, 2008.

Platt OS: Hydroxyurea for the treatment of sickle cell anemia. N Engl J Med 358:1362, 2008.

Prabu P, Parapia LA: Bernard-Soulier syndrome in pregnancy. Clin Lab Haem 28:198, 2006.

Pritchard JA, Scott DE, Whalley PJ, et al: The effects of maternal sickle cell hemoglobinopathies and sickle cell trait on reproductive performance. Am J Obstet Gynecol 117:662, 1973.

Provan D, Weatherall D: Red cells II: acquired anaemias and polycythaemia. Lancet 355:1260, 2000.

Puig A, Dighe AS: Case 20–2013: a 29-year-old man with anemia and jaundice. N Engl J Med 368(26):2502, 2013.

Rabinerson D, Fradin Z, Zeidman A, et al: Vulvar hematoma after cunnilingus in a teenager with essential thrombocythemia: a case report. J Reprod Med 52:458, 2007.

Rac MW, Crawford NM, Worley KC: Extensive thrombosis and first-trimester pregnancy loss caused by sticky platelet syndrome. Obstet Gynecol 117(2 part 2):501, 2011.

Ramin SM, Vidaeff AC, Yeomans ER, et al: Chronic renal disease in pregnancy. Obstet Gynecol 108:1531, 2006.

Randi ML, Barbone E, Rossi C, et al: Essential thrombocythemia and pregnancy. A report of six normal pregnancies in five untreated patients. Obstet Gynecol 83:915, 1994.

Randi ML, Bertozzi I, Rumi E, et al: Pregnancy complications predict thrombotic events in young women with essential thrombocythemia. Am J Hematol 89(3):306, 2014.

Ray JG, Burrows RF, Ginsberg JS, et al: Paroxysmal nocturnal hemoglobinuria and the risk of venous thrombosis: review and recommendations for management of the pregnant and nonpregnant patient. Haemostasis 30(3):103, 2000.

Rees DC, Olujohungbe AD, Parker NE, et al: Guidelines for the management of the acute painful crisis in sickle cell disease. Br J Haematol 120:744, 2003.

Rencic J, Zhou M, Hsu G, et al: Circling back for the diagnosis. N Engl J Med 377:1778, 2017.

Riebeil J-A, Hacein-Bey-Abina S, Payen E, et al: Gene therapy in a patient with sickle cell disease. N Engl J Med 376:848, 2017.

Rink BD, Gonik B, Chmait RH, et al: Maternal hemolysis after intravenous immunoglobulin treatment in fetal and neonatal alloimmune thrombocytopenia. Obstet Gynecol 121(2 Pt 2 Suppl 1):471, 2013.

Robinson S, Bewley S, Hunt BJ, et al: The management and outcome of 18 pregnancies in women with polycythemia vera. Haematol 90: 1477, 2005.

Rogers DT, Molokie R: Sickle cell disease in pregnancy. Obstet Gynecol Clin North Am 37(2):223, 2010.

Rosenfeld S, Follmann D, Nunez O, et al: Antithymocyte globulin and cyclosporine for severe aplastic anemia: association between hematologic response and long-term outcome. JAMA 289:1130, 2003.

Ru Y, Pressman EK, Cooper EM, et al: Iron deficiency and anemia are prevalent in women with multiple gestations. Am J Clin Nutr 104(4):1052, 2016.

Rukuni R, Bhattacharya S, Murphy MF, et al: Maternal and neonatal outcomes of antenatal anemia in a Scottish population: a retrospective cohort study. Acta Obstet Gynecol Scand 95(5):555, 2016.

Sadler JE, Ponca M: Antibody-mediated thrombotic disorders: thrombotic disorders: thrombotic thrombocytopenic purpura and heparin-induced thrombocytopenia. In Kaushansky K, Lichtman MA, Beutler E, et al (eds): Williams Hematology, 8th ed. New York, McGraw-Hill, 2010.

Sánchez-Luceros A, Farias CE, Amaral MM, et al: von Willebrand factor- cleaving protease (ADAMTS13) activity in normal nonpregnant women, pregnant and post-delivery women. Thromb Haemost 92(6):1320, 2004.

Sanders JE, Hawley J, Levy W, et al: Pregnancies following high-dose cyclophosphamide with or without high-dose busulfan or total body irradiation and bone marrow transplantation. Blood 87:3045, 1996.

Santoro RC, Prejanò S: Postpartum-acquired haemophilia A: a description of three cases and literature review. Blood Coagul Fibrinolysis 20(6):461, 2009.

Scanlon KS, Yip R, Schieve LA, et al: High and low hemoglobin levels during pregnancy: differential risk for preterm birth and small for gestational age. Obstet Gynecol 96:741, 2000.

Scaradavou A: HIV-related thrombocytopenia. Blood Rev 16:73, 2002.

Scott JR, Rote NS, Cruikshank DP: Antiplatelet antibodies and platelet counts in pregnancies complicated by autoimmune thrombocytopenic purpura. Am J Obstet Gynecol 145:932, 1983.

Sheiner E, Levy A, Yerushalmi R, et al: Beta-thalassemia minor during pregnancy. Obstet Gynecol 103:1273, 2004.

Shenoy S: Umbilical cord blood: an evolving stem cell source for sickle cell disease transplants. Stem Cells Transl Med 2(5):337, 2013.

Shi Q, Leng W, Wazir R, et al: Intravenous iron sucrose versus oral iron in the treatment of pregnancy with iron deficiency anaemia: a systematic review. Gynecol Obstet 80(3):170, 2015.

Shirel T, Hubler CP, Shah R, et al: Maternal opioid dose is associated with neonatal abstinence syndrome in children born to women with sickle cell disease. Am J Hematol 91(4):416, 2016.

Singh A, Harnett MJ, Connors JM, et al: Factor XI deficiency and obstetrical anesthesia. Anesth Analg 108:1882, 2009.

Sirichotiyakul S, Saetung R, Sanguansermsri T: Prenatal diagnosis of beta-thalassemia/Hb E by hemoglobin typing compared to DNA analysis. Hemoglobin 33(1):17, 2009.

Spivak JL: Polycythemia vera and other myeloproliferative neoplasms. In: Kasper DL, Fauci AS, Hauser SL, et al (eds): Harrison's Principles of Internal Medicine, 19th ed. New York, McGraw-Hill Education, 2015.

Srivorakun H, Fucharoen G, Sae-Ung N, et al: Analysis of fetal blood using capillary electrophoresis system: a simple method for prenatal diagnosis of severe thalassemia diseases. Eur J Haematol 83(1):79, 2009.

Stabler SP: Vitamin B_{12} deficiency. N Engl J Med 368(2):149, 2013.

Stalder MP, Rovó A, Halter J, et al: Aplastic anemia and concomitant autoimmune diseases. Ann Hematol 88(7):659, 2009.

Starksen NF, Bell WR, Kickler TS: Unexplained hemolytic anemia associated with pregnancy. Am J Obstet Gynecol 146:617, 1983.

Stevens GA, Finucane MM, De-Regil LM, et al: Global, regional, and national trends in haemoglobin concentration and prevalence of total and severe anaemia in children and pregnant and nonpregnant women for 1995–2011: a systematic analysis of population-representation data. Lancet Glob Health 1:e16, 2013.

Stoof SC, van Steenbergen HW, Zwagemaker A, et al: Primary postpartum haemorrhage in women with von Willebrand disease or carriership of haemophilia despite specialized care: a retrospective survey. Haemophillia 21(4):505, 2015.

Tefferi A, Soldberg LA, Silverstein MN: A clinical update in polycythemia vera and essential thrombocythemia. Am J Med 109:141, 2000.

Tengborn L, Baudo F, Huth-Kühne A, et al: Pregnancy-associated acquired haemophilia A: results from the European Acquired Haemophilia (EACH2) registry. BJOG 119(12):1529, 2012.

Tita AT, Biggio JR, Chapman V, et al: Perinatal and maternal outcomes in women with sickle or hemoglobin C trait. Obstet Gynecol 110:1113, 2007.

Townsley DM, Scheinberg P, Winkler T, et al: Eltrombopag added to standard immunosuppression for aplastic anemia. N Engl J Med 376:1540, 2017.

Tran TD, Tran T, Simpson JA, et al: Infant motor development in rural Vietnam and intrauterine exposures to anaemia, iron deficiency and common mental disorders: a prospective community-based study. BMC Pregnancy Childbirth 14:8, 2014.

Trehan AK, Fergusson ILC: Congenital afibrinogenaemia and successful pregnancy outcome. Case report. BJOG 98:722, 1991.

Trigg DE, Stergiotou I, Peitsidis P, et al: A systematic review: the use of desmopressin for treatment and prophylaxis of bleeding disorders in pregnancy. Haemophilia 18(1):25, 2012.

Tsaras G, Owusu-Ansah A, Boateng FO, et al: Complications associated with sickle cell trait: a brief narrative review. Am J Med 122(6):507, 2009.

Tuck SM, Studd JW, White JM: Pregnancy in women with sickle cell trait. BJOG 90:108, 1983.

Turner JM, Kaplan JB, Cohen HW, et al: Exchange versus simple transfusion for acute chest syndrome in sickle cell anemia adults. Transfusion 49(5):863, 2009.

Urato AC, Repke JT: May-Hegglin anomaly: a case of vaginal delivery when both mother and fetus are affected. Am J Obstet Gynecol 179:260, 1998.

Vandevijvere S, Amsalkhir S, Oyen HV, et al: Iron status and its determinants in a nationally representative sample of pregnant women. J Acad Nutr Diet 113(5):659, 2013.

Vannucchi AM, Kiladjian JJ, Griesshammer M, et al: Ruxolitinib versus standard therapy for the treatment of polycythemia vera. N Engl J Med 372:426, 2015.

Veille J, Hanson R: Left ventricular systolic and diastolic function in pregnant patients with sickle cell disease. Am J Obstet Gynecol 170:107, 1994.

Verstraete S, Verstraete R: Successful epidural analgesia for a vasoocclusive crisis of sickle cell disease during pregnancy: a case report. J Anesth 26(5):783, 2012.

Vesely SK: Life after acquired thrombotic thrombocytopenic purpura: morbidity mortality, and risks during pregnancy. J Throm Haemost 13 Suppl 1:S216, 2015.

Vichinsky EP, Neumayr LD, Earles AN, et al: Causes and outcomes of the acute chest syndrome in sickle cell disease. N Engl J Med 342:1855, 2000.

Villers MS, Jamison MG, De Castro LM, et al: Morbidity associated with sickle cell disease in pregnancy. Am J Obstet Gynecol 199:125.e1, 2008.

Vlachos A, Ball S, Dahl N, et al: Diagnosing and treating Diamond Blackfan anaemia: results of an international clinical consensus conference. Br J Haematol 142(6):859, 2008.

von Tempelhoff GF, Heilmann L, Rudig L, et al: Mean maternal second-trimester hemoglobin concentration and outcome of pregnancy: a population based study. Clin Appl Thromb/Hemost 14:19, 2008.

Wax JR, Pinette MG, Cartin A, et al: Pyruvate kinase deficiency complicating pregnancy. Obstet Gynecol 109:553, 2007.

Weatherall D: The thalassemias: disorders of globin chain synthesis. In Kaushansky K, Lichtman MA, Beutler E, et al (eds): Williams Hematology, 8th ed. New York, McGraw-Hill, 2010.

Webert KE, Mittal R, Sigouin C, et al: A retrospective 11-year analysis of obstetric patients with idiopathic thrombocytopenic purpura. Blood 102:4306, 2003.

Weiss G, Goodnough LT: Anemia of chronic disease. N Engl J Med 352:1011, 2005.

Wiegman MF, DeGroot JC, Jansonius NM, et al: Long-term visual functioning after eclampsia. Obstet Gynecol 119(5):959, 2012.

Wiewel-Verschueren S, Arendz IJ, M Knol H, et al: Gynaecological and obstetrical bleeding in women with factor XI deficiency–a systematic review. Haemophillia 2015.

Winder AD, Johnson S, Murphy J, et al: Epidural analgesia for treatment of a sickle cell crisis during pregnancy. Obstet Gynecol 118(2 Pt 2):495, 2011.

Wright DE, Rosovsky RP, Platt MY: Case 36–2013: a 38-year-old woman with anemia and thrombocytopenia. N Engl J Med 369:21, 2013.

World Health Organization: Guideline: daily iron and folic acid supplementation in pregnant women. 2012. Available at: http://apps.who.int/iris/bitstream/10665/77770/1/9789241501996_eng.pdf?ua = 1. Accessed November 9, 2016.

Wyszynski DF, Carman WJ, Cantor AB, et al: Pregnancy and birth outcomes among women with idiopathic thrombocytopenic purpura. J Pregnancy 2016:8297407, 2016.

Xiong L, Barrett AN, Hua R, et al: Non-invasive prenatal diagnostic testing for β-thalassaemia using cell-free fetal DNA and next generation sequencing. Prenat Diagn 35(3):258, 2015.

Yawata Y, Kanzaki A, Yawata A, et al: Characteristic features of the genotype and phenotype of hereditary spherocytosis in the Japanese population. Int J Hematol 71:118, 2000.

Yeomans E, Lowe TW, Eigenbrodt EH, et al: Liver histopathologic findings in women with sickle cell disease given prophylactic transfusion during pregnancy. Am J Obstet Gynecol 163:958, 1990.

Young NS: Bone marrow failure syndromes including aplastic anemia and myelodysplasia. In: Kasper DL, Fauci AS, Hauser SL, et al (eds): Harrison's Principles of Internal Medicine, 19th ed. New York, McGraw-Hill Education, 2015.

Yu CK, Stasiowska E, Stephens A, et al: Outcome of pregnancy in sickle cell disease patients attending a combined obstetric and haematology clinic. J Obstet Gynaecol 29(6):512, 2009.

Zhen L, Pen M, Han J, et al: Non-invasive prenatal detection of haemoglobin Bart's disease by cardiothoracic ratio during the first trimester. Eur J Obstet Gynecol Reprod Biol 193:92, 2015.

Ziaei S, Norrozi M, Faghihzadeh S, et al: A randomized placebo-controlled trial to determine the effect of iron supplementation on pregnancy outcome in pregnant women with haemoglobin ≥ 13.2 g/dl. BJOG 114:684, 2007.

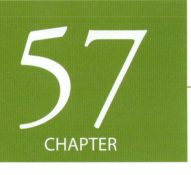

糖尿病
Diabetes Mellitus

糖尿病のタイプ	1376
糖尿病合併妊娠	1377
妊娠糖尿病	1389

> *Diabetes may exist before the inception of pregnancy, or may not appear until labour. The prognosis is generally believed to be ominous for mother and child, but a review of the literature shows that less than 25 percent of the mothers died from diabetic coma, while premature labour occurred in only one third of the cases.*
> —J. Whitridge Williams (1903)

1900年代初頭，妊娠中の明らかな糖尿病は重篤な母児の合併症や妊産婦死亡，胎児死亡をもたらしていた．その後インスリンの普及により母児の合併症は大幅に改善したものの，糖尿病および妊娠糖尿病は今もなお重大な妊娠合併症である．

CDC（2017）によると，アメリカにおいて糖尿病と診断された成人は2,310万人に及ぶ．加えて，アメリカ国内の糖尿病患者のおよそ1/4は診断を受けていない．このような増加の原因として，2型糖尿病に罹患しやすい高齢者の増加や，2型糖尿病の特定の危険因子を有する人口の増加，糖尿肥満とも呼ばれる肥満の劇的な増加，などがあげられる．この**糖尿肥満**という用語は，糖尿病と現代のアメリカで増加している肥満との強固な関連性を反映しており，両方の軌道を修正するため食事療法と生活習慣の介入の必要性を明確に示している．

糖尿病に先行する事象について強い関心がもたれており，子宮内環境もその一つである．子宮内での初期のインプリンティングは後の生涯に影響を及ぼすとされている（Saudek, 2002）．たとえば，子宮内で母体の高血糖にさらされていると胎児に高インスリン血症をきたし，脂肪細胞が増加する．これが小児期の肥満やインスリン抵抗性の原因となり（Feig, 2002），その結果として成人期の耐糖能異常や糖尿病を引き起こす．このような胎児期の糖尿病曝露と小児期の肥満や耐糖能異常の関係については第48章でさらに詳しく述べる．

糖尿病のタイプ

非妊娠時の糖尿病は疾病原因や病態生理に基づいて分類される．**1型糖尿病**は絶対的なインスリン欠乏を特徴とし，一般的には自己免疫が原因であるとされている．これに対し，**2型糖尿病**はインスリン抵抗性や相対的インスリン欠乏，糖産生の増加が特徴である（表57-1）．通常どちらの型でも糖尿病前症と呼ばれるグルコースの恒常性に異常をきたす時期が先行する．インスリン依存性糖尿病（insulin-dependent diabetes mellitus：IDDM）や，非インスリン依存性糖尿病（noninsulin-dependent diabetes mellitus：NIDDM）といった用語は現在は使用されていない．膵β細胞の破壊はあらゆる年代で起こりうるが，1型糖尿病は30歳以前に発症することが多い．2型糖尿病は通常は加齢とともに進行するが，若年肥満患者が増加傾向にある．

■ 妊娠中の分類

糖尿病は妊娠中の合併症として最も一般的であ

表 57-1 糖尿病の病因学的分類

1型：β細胞の破壊，通常は絶対的インスリン欠乏
　自己免疫性
　特発性

2型：主にインスリン抵抗性のものからインスリン分泌不全によりインスリン抵抗性を伴うものまでを含む

その他の型
　β細胞機能の遺伝子変異―MODY1-6 ほか
　インスリン活性の遺伝子欠損
　遺伝症候群―Down, Klinefelter, Turner
　膵外分泌の疾患―膵炎，嚢胞性線維症
　内分泌疾患―Cushing 症候群，褐色細胞腫ほか
　薬剤，化学物質誘発性―ステロイド，サイアザイド利尿薬，β-アドレナリン作動薬ほか
　感染症―先天性風疹，サイトメガロウイルス，コクサッキーウイルス

妊娠糖尿病

MODY：家族性若年糖尿病　　　　(Data from Powers, 2012)

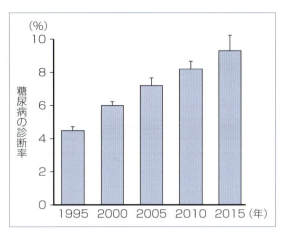

図 57-1　1995～2015年のアメリカにおける2型糖尿病患者の増加
(Reproduced with permission from Centers for Disease Control and Prevention, 2017)

る．妊娠中の糖尿病は，妊娠前から糖尿病のある―**糖尿病合併妊娠**または**妊娠中の明らかな糖尿病**と，妊娠中に診断された―**妊娠糖尿病**とに大きく分けられる．糖尿病を合併した妊娠は1994～2008年の間に2倍以上に増加し，その後安定している（Jovanovič, 2015）．2015年には，アメリカにおける妊娠女性の6.5%であるおよそ258,000人がいずれかの糖尿病を合併していた（Martin, 2017）．非ヒスパニック系黒人，メキシコ系アメリカ人，プエルトリコ系アメリカ人，および先住アメリカ人は糖尿病の罹患率が高い（Golden, 2012）．図57-1に示すここ20年間の妊娠糖尿病の罹患率の増加は，肥満の増加傾向と合致する（第48章参照）．

■ White 分類（妊娠時）

1990年代半ばまでは，Priscilla White による糖尿病罹患妊婦の分類（1978）が管理の中心となっていた．今日では White 分類はあまり使われなくなっているが，妊娠に伴うリスクと予後についてわかりやすく有用な情報が集約されている（Bennett, 2015）．現在引用されている文献の多くにはこの古い分類によるデータも含まれているため，以前，アメリカ産婦人科学会（ACOG）が推奨していたこの分類を表57-2に示す．

ACOG は数年前から White 分類を推奨しておらず，代わりに現在は糖尿病の発症が妊娠より先行していたか否かが重要視されている．現在最も推奨されている，アメリカ糖尿病学会（ADA）が提唱する分類を表57-3に示す．

糖尿病合併妊娠

2型糖尿病の，特に若年者における罹患率の増加が，糖尿病罹患妊婦の増加を引き起こしている．たとえば，CDC（2015）は20歳未満の2型糖尿病の新規患者数は年間5,000人以上であると推定している．Feigsら（2014）の報告では，1996年に1,000人中7人であった糖尿病合併妊娠の有病率は2010年には1,000人中15人と2倍に増加していた．前述のように未診断の糖尿病患者の割合が高いことを考慮すると，妊娠糖尿病と診断された患者のうち多くは認識されていなかった2型糖尿病である可能性が高い．実際，妊娠糖尿病患者の5～10%は妊娠後すぐに糖尿病と診断されている．

■ 診　断

高血糖や，尿糖，ケトアシドーシスを呈する場合は問題なく糖尿病と診断される．随時血糖値＞200 mg/dL に加え，多渇症や多尿，原因不明の体重減少など典型的な症状や徴候を呈するもの，あるいは空腹時血糖が 125 mg/dL を超えるものは ADA（2017）や WHO（2013）によると妊娠中

表 57-2　1986〜1994 年の間に使用されていた糖尿病合併妊娠の分類表

クラス	発症時期	血糖値 空腹時	血糖値 食後 2 時間	治療
A₁	妊娠中	< 105 mg/dL	< 120 mg/dL	食事療法
A₂	妊娠中	> 105 mg/dL	> 120 mg/dL	インスリン

クラス	発症年齢	罹病期間（年）	血管疾患	治療
B	20 歳以降	10 年未満	なし	インスリン
C	10〜19 歳	10〜19 年	なし	インスリン
D	10 歳未満	20 年以上	良性網膜症	インスリン
F	すべて	すべて	腎症[a]	インスリン
R	すべて	すべて	増殖性網膜症	インスリン
H	すべて	すべて	心疾患	インスリン

[a] 妊娠中に診断された場合：妊娠 20 週以前の尿タンパク ≧ 500 mg/24 時間.

表 57-3　妊娠時における糖尿病の分類法（案）

妊娠糖尿病：妊娠中の明らかな糖尿病（1 型または 2 型）を除く，妊娠中に診断された糖尿病
1 型糖尿病：β 細胞の破壊により生じた糖尿病，通常絶対的インスリン欠乏となる
　a. 血管病変を伴わない
　b. 血管病変を伴う（特定の病変）
2 型糖尿病：インスリン抵抗性の悪化を伴うインスリン分泌不全による糖尿病
　a. 血管病変を伴わない
　b. 血管病変を伴う（特定の病変）
その他の型：
遺伝性，膵疾患関連，薬剤性，または化学物質誘発性

(Data from American Diabetes Association, 2017a)

に初めて指摘された明らかな糖尿病と診断される．ところが，軽度の代謝障害のみを呈するものは診断が困難である可能性がある．妊娠中の明らかな糖尿病（overt diabetes in pregnancy）の診断基準として，国際糖尿病・妊娠学会（IADPSG）コンセンサス委員会（2010）は空腹時または随時血糖値および HbA1c を表 57-4 に示す値に設定している．ADA（2017a）および WHO（2013）は，75 g 経口糖負荷 2 時間後の血糖値が 200 mg/dL を超える場合も妊娠中の明らかな糖尿病と診断するとしている．しかしこのような検査を全例に行うか，ハイリスク症例のみに行うかのコンセンサスは得られていない．いずれにしても，これらの基準に基づいて暫定的に診断された妊娠中の明らかな糖尿病については産後に診断の再評価をすべきである．妊婦の糖代謝障害の危険因子には，糖尿病の家族歴や巨大児分娩の既往，持続する尿糖，原因不明の胎児死亡などがある．

表 57-4　妊娠中の明らかな糖尿病（overt diabetes in pregnancy）の診断[a]

血糖値測定	基準値
空腹時血糖	7.0 mmol/L（126 mg/dL）以上
HbA1c	6.5 % 以上
随時血糖	11.1 mmol/L（200 mg/dL）以上（確認を要する）

[a] 妊娠前に糖尿病と診断されていない症例に適応する．血糖評価のための血液検査をすべての妊婦に行うか，糖尿病の危険因子を有する妊婦にのみ行うかの決定は母集団の糖代謝異常の頻度や地域の環境に基づいて行う．

(Data from International Association of Diabetes and Pregnancy Study Groups Consensus Panel, 2010)

表 57-5 1988〜2002年のノバスコシアにおける糖尿病合併妊娠の有無と妊娠予後

因子	糖尿病 (n=516) %	非糖尿病 (n=150,598) %	p値
妊娠高血圧	28	9	<0.001
早産	28	5	<0.001
巨大児	45	13	<0.001
胎児発育不全	5	10	<0.001
死産	1.0	0.4	0.06
周産期死亡	1.7	0.6	0.004

(Data from Yang, 2006)

表 57-6 2004〜2011年の間に糖尿病女性から出生した新生児36,345例における大奇形

器官	1型糖尿病 n=482	2型糖尿病 n=4,166	妊娠糖尿病 n=31,700
合計	55	454	2,203
心臓	38	272	1,129
筋骨格系	1	31	231
尿路系	3	28	260
中枢神経系	1	13	64
消化管	1	30	164
その他	11	80	355

(Data from Jovanovič, 2015)

■ 妊娠への影響

妊娠前からの糖尿病では胎芽や胎児，母体はそれに起因する深刻な合併症を併発することが多い．Petersonら（2015）は年間数千例の合併症は妊娠前の血糖コントロール改善により防げると推定している．しかし妊娠中の明らかな糖尿病における妊娠予後は単に血糖コントロールによって改善するものではなく，根底にある心血管疾患や腎疾患の程度がより重要である可能性がある．したがって，表57-2に示したWhite分類における糖尿病の進行度が進むと妊娠予後は悪化する．表57-5では妊娠前からの糖尿病における有害事象が記載されている．これらの母子の合併症は次項で述べる．

◆ 胎児への影響

・自然流産

複数の研究において，初期の流産は血糖コントロール不良と関連があるとの報告がなされている（第18章参照）．糖尿病罹患妊婦のうち25％までもが初期流産となる（Galindo, 2006；Rosenn, 1994）．HbA1c値が12％以上やあるいは，食前の血糖値が持続して120 mg/dLを超える場合にはリスクが高くなる．Baconら（2015）は遺伝性の糖尿病である若年発症成人型糖尿病（maturity-onset diabetes of the young：MODY）を合併した妊娠89例について報告している．これによると，Glucose kinase（GCK）遺伝子変異をもつ患者ではより流産しやすい傾向にあった．これらの患者はコントロールが困難な変動性の高血糖が特徴である．

・早産

妊娠前からの糖尿病は明らかな早産の危険因子である．Eidemら（2011）によると，ノルウェー医療出生登録における1型糖尿病合併妊娠の1,307出生について解析したところ，一般的な産科的母集団の早産率は6.8％であるのに対し，1型糖尿病妊婦では26％以上であった．さらに，早産例のおよそ60％は産科的あるいは医学的な合併症による人工的な早産であった．カリフォルニアにおける50万出生以上を検討した報告では，コントロール群では早産率が9％であるのに対し，糖尿病合併妊娠では19％が早産をきたしていた（Yanit, 2012）．表57-5に示したカナダの研究では，糖尿病合併妊娠における早産率は28％であった．

・奇形

1型糖尿病合併妊娠における大奇形の発生率は少なくとも2倍に増加し，およそ11％である（Jovanovič, 2015）．これらは糖尿病合併妊娠における周産期死亡のおよそ半数を占める．心奇形は全奇形の半数以上を占める（表57-6）．カナダにおける200万出生以上を対象としたコホート研究によると，1型糖尿病患者では心奇形単独のリスクは5倍高かった（Liu, 2013）．第10章で述べる尾部退行症候群は母体糖尿病と関連することが多いまれな奇形の一つである（Garne, 2012）．

妊娠前および妊娠初期のコントロールの不良な糖尿病がこのような重度の奇形のリスクを増加させる原因と考えられている．図57-2に示すように，母体のHbA1c値の上昇と大奇形とは明らか

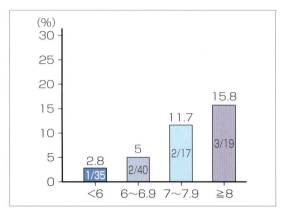

図 57-2　糖尿病合併妊娠における初診時のHbA1c値別の大奇形の頻度
(Data from Galindo A, Burguillo AG, Azriel S, et al: Outcome of fetuses in women with pregestational diabetes mellitus. J Perinat Med. 2006; 34(4): 323-331)

に相関している．この原因として，少なくとも三つの相互に関係のある分子鎖反応が母体の高血糖と関連している（Reece, 2012）．これらには，細胞の脂質代謝の変化，毒性のあるスーパーオキシドラジカルの過剰産生，アポトーシスの活性化が含まれる．Yangら（2015）は糖尿病による胎芽期障害の根底にある分子メカニズムを検討し，酸化ストレスに対するこれらの細胞応答が糖尿病による胎児期障害を予防する潜在的な治療標的であることを示唆している．

・胎児発育の変化

先天奇形，あるいは母体の進行した血管病変による基質欠乏は胎児の発育不良をきたしうる．とはいえ，糖尿病合併妊娠では胎児の過剰発育がより典型的である．母体の高血糖は胎児の高インスリン血症を誘発し，これが過度の体成長を促す．脳を除き，ほとんどの胎児器官は，糖尿病妊婦の胎児に特徴づけられる過剰発育をきたす．図57-3に示すような母体糖尿病に起因する巨大児は，体格的に他の LGA（large-for-gestational age）児とは異なる（Catalano, 2003; Durnwald, 2004）．特に，母体が糖尿病である児は肩と体幹に過剰に脂肪がついており，肩甲難産や帝王切開となりやすい．

母体の平均血糖値が慢性的に 130 mg/dL を超えていると，巨大児の発生率は有意に上昇する（Hay, 2012）．Hammoudら（2013）は，1型，2型，妊娠糖尿病の北欧女性における巨大児分娩の

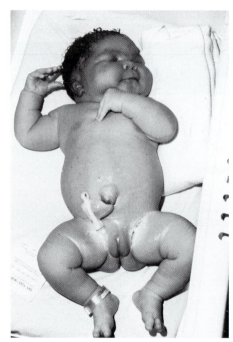

図 57-3　妊娠糖尿病の母体から出生した6,050 gの巨大児

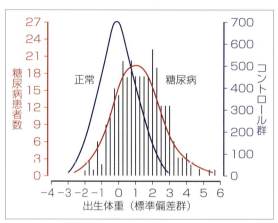

図 57-4　280人の糖尿病妊婦と，3,959人の非糖尿病妊婦から出生した出生週数を適合させた児体重の標準偏差の分布
(Reproduced with permission from Bradley RJ, Nicolaides KH, Brudenell JM.: Are all infants of diabetic mothers 'macrosomic'? BMJ 1988 Dec 17; 297(6663):1583-1584)

割合はそれぞれ35％，28％，24％であったと報告している．図57-4に示すとおり，糖尿病母体から出生した新生児の出生体重の分布は，正常妊娠と比較し，一貫してより重く偏っている．

Hammoudら（2013）は，糖尿病罹患妊婦群244人における897回の超音波検査とコントロー

ル群 145 人における 843 回の超音波検査とで胎児発育プロフィールの比較を行った．糖尿病群では腹囲が不均衡に大きく発育していた．頭囲／腹囲（head circumference/abdominal circumference：HC／AC）比の分析では，この不均衡な発育は主として最終的に巨大児分娩となった糖尿病妊婦においてみられることが判明した．これらの結果は，糖尿病の母体より出生したほぼすべての新生児の発育が促進され，胎児発育の加速は特に血糖コントロール不良な母体で顕著であるという所見と一致する．

- **原因不明の胎児死亡**

世界的にみて，糖尿病合併妊娠における胎児死亡のリスクは3～4倍高くなる（Gardosi, 2013；Patel, 2015）．原因の特定できない死産は妊娠前からの糖尿病を合併した妊婦に比較的限定された現象である．このような死産は，明らかな胎盤機能不全や常位胎盤早期剝離，胎児発育不全，羊水過少などの一般的な要因が同定できないため"原因不明"とされる．これらの胎児は，典型的にはLGAを呈し，第3三半期後期に陣痛がくる前に死亡となることが多い．

これらの原因不明の死産は，血糖コントロール不良に関連している．Lauenborgら（2003）は1990～2000年に原因不明の死産となった症例のうち2/3において，血糖コントロールが不十分であったと報告している．さらに，糖尿病母体の胎児ではしばしば乳酸値の上昇を認めた．Salvesenら（1992, 1993）は胎児血検体を分析し，糖尿病合併妊娠において臍帯静脈血pHの平均値が低値であり，胎児のインスリン濃度と有意に相関することを報告した．このような結果から，高血糖が介在する酸素や胎児代謝産物の輸送における慢性的な異常が，原因不明の胎児死亡の根底にあるのではないかという仮説が支持される（Pedersen, 1977）．

高血糖だけでなく，母体のケトアシドーシスも胎児死亡の原因となりうる．妊娠前からの糖尿病を合併した妊婦では胎盤機能不全による死産の頻度も増加し，その場合重症妊娠高血圧腎症を併発していることが多い．カリフォルニアで行われた50万例近くの単胎分娩についての研究によると，胎児死亡のリスクは糖尿病のみを合併している群では3倍であるのに対し，高血圧と糖尿病を合併している群では7倍であった（Yanit, 2012）．死産の頻度は，進行した糖尿病および血管病変を伴う症例においても増加する．

- **羊水過多症**

糖尿病合併妊娠ではしばしば羊水過多を伴う．Idrisら（2010）の報告によると，糖尿病合併妊娠314例のうち18％が第3三半期におけるAFI（amnionic fluid index）が24 cmを超える羊水過多症と診断された．また，第3三半期にHbA1c値が高かった症例では羊水過多症をきたしやすい傾向にあった．実証はされていないが，胎児の高血糖により多尿となっている可能性がある（第11章参照）．パークランド病院におけるDasheら（2000）の研究によると，糖尿病妊婦におけるAFIは羊水中の糖レベルに相似している．この関連性は，Vinkら（2006）が母体の血糖コントロール不良と，巨大児および羊水過多との関連について報告したことにより，さらに支持された．

- **新生児への影響**

胎児の健康と成熟度の検査が可能となる以前には，原因不明の胎児死亡を回避する目的で糖尿病合併妊娠の女性には計画的に早産期の娩出が選択されていた．このような医療行為は現在では行われなくなったが，糖尿病があった場合の早産率は依然として高い．そのほとんどは加重型妊娠高血圧腎症を併発した糖尿病の進行による人工的な早産である．とはいえ，Littleら（2015）による正産期早期分娩（37週0日～38週6日）の解析では，2005～2011年の糖尿病合併症例におけるこのような分娩は13％減少していた．

現代の新生児管理により未熟性による新生児死亡は減少しているが，依然として早産による新生児合併症は深刻な問題である．新生児臨床研究ネットワークによる超早産児10,781例の研究では，妊娠前からインスリン治療が行われていた糖尿病妊婦では非糖尿病妊婦と比較して新生児の壊死性腸炎および遅発型敗血症のリスクが増加していた（Boghossian, 2016）．

- **呼吸窮迫症候群**

妊娠中の明らかな糖尿病よりむしろ妊娠週数が呼吸窮迫症候群の最も重要な要因である可能性が高い（第33章参照）．実際，Bentalら（2011）による妊娠24～33週に出生した極低出生体重児19,399人の解析では，糖尿病母体から出生した新

生児における呼吸窮迫症候群発症率の増加は立証されなかった．

- **低血糖**

糖尿病母体より出生した新生児は，分娩後に血糖値が急降下する．これは慢性的な母体の高血糖により誘発された胎児の膵 β 細胞の過形成が原因である．新生児の低血糖―45 mg/dL 未満と定義される―は特に分娩中の母体の血糖値が不安定であった場合によく見受けられる（Persson, 2009）．このような合併症は新生児の頻回な血糖測定や積極的な早期授乳により軽減することができる．

- **低カルシウム血症**

正期産児における低カルシウム血症は血中カルシウム濃度＜8 mg/dL と定義され，早発型低カルシウム血症は糖尿病母体から出生した新生児における潜在的な代謝障害の一つである．その原因はいまだ解明されていないが，マグネシウム-カルシウム系の異常や，仮死，早産などが考えられている．DeMarini ら（1994）の無作為化比較試験では，1 型糖尿病合併妊婦 137 人において，厳格な血糖コントロールを行った群と，通例の血糖コントロールを行った群とで比較検討が行われた．厳格な血糖コントロールを行った群では低カルシウム血症を呈した症例は 18％のみであったのに対し，通例の血糖コントロールを行った群ではおよそ 1/3 が低カルシウム血症となった．

- **高ビリルビン血症と多血症**

糖尿病母体より出生した新生児が高ビリルビン血症をきたす病因は不明である．主な要因はビリルビン量を増加させる新生児多血症である（第 33 章参照）．多血症は胎児の相対的低酸素症に対する反応と考えられている．Hay（2012）の報告によると，この胎児低酸素症の原因は，高血糖が介在する母体の酸素親和性の増加および胎児の酸素消費量の増加である．インスリン様成長因子とともに，この低酸素症は胎児のエリスロポエチン濃度を上昇させ，赤血球産生を促進する．多血症に起因する胎児の腎静脈血栓症が報告されている．

- **心筋症**

糖尿病母体より出生した新生児は，主として心室中隔に異常をきたす肥大型心筋症を有する可能性がある（Rolo, 2011）．Huang ら（2013）は糖尿病母体より出生した新生児における病理学的な心室の肥大はインスリン過剰が原因であるという説を立てている．重症例では，このような心筋症により閉塞性心不全を引き起こす可能性がある．Russel ら（2008）は糖尿病合併妊娠 26 例に対し，胎児の連続的な心臓超音波検査を行った．第 1 三半期では，数例ですでに胎児の明らかな拡張不全を認めた．第 3 三半期では，胎児の心室中隔および右室壁の肥厚を認めた．多くの罹患症例は出生後には無症候であり，肥大は生後数ヵ月で消失する．

- **長期的な認知発達**

胎内での代謝環境は児の神経発達に長期にわたって関連するとされている．スウェーデン生まれの男性 70 万人以上を検討した研究において，母親が妊娠中に糖尿病に罹患していた群では知能指数が平均して 1〜2 点低かった（Fraser, 2014）．DeBoer ら（2005）は糖尿病母体から出生した児における 1 歳時の記憶力の低下を示した．また，Childhood Autism Risks from Genetics and Environment（CHARGE）study では糖尿病母体から出生した児において自閉症スペクトラム障害や発達遅滞の頻度が高いことが示された（Krakowiak, 2012）．Adene ら（2016）は母体の糖尿病と幼少期の認知機能および言語発達の低下とは一貫して関連するが，より年長の児では関連を認めないとした．胎内環境が神経発達に及ぼす影響についての解釈は出生後の要素の影響を受けるため，母体の糖尿病や血糖コントロールと長期的な神経発達予後との関連は不確かなままである．

- **糖尿病の遺伝**

両親のいずれかが罹患していた場合の 1 型糖尿病の発症のリスクは 3〜5％である．2 型糖尿病では遺伝性素因がより強い．両親がともに 2 型糖尿病に罹患していた場合，発症リスクは 40％に上る．いずれの型も遺伝性素因と環境因子の複雑な相互作用により発症する．1 型糖尿病は感染や食生活，毒物などの環境因子が引き金となり，遺伝的に脆弱な個体における膵島細胞の自己抗体の出現が先行する（Pociot, 2016；Rewers, 2016）．母乳栄養により 1 型または 2 型糖尿病の発症リスクがおさえられたという報告もある（Owen, 2006；Rewers, 2016）．

◆ **母体への影響**

糖尿病と妊娠は著しく相互作用し，母体の健康を大いに脅かしうる．しかしながら糖尿病性網膜

症を例外として，長期的な糖尿病の経過は妊娠の影響を受けない．

Jovanovičら（2015）の80万妊娠以上の解析では，1型糖尿病の妊婦1,125人は，非糖尿病女性と比較し母体の高血圧や呼吸器合併症の発症リスクが増加していた．また，2型糖尿病の妊婦10,126人においては，うつ，高血圧，感染，循環器または呼吸器合併症の発症リスクがコントロール群と比較し上昇していた．母体死亡はまれであるが，糖尿病を合併していると死亡率は非罹患妊婦よりも高い．Leinonen（2001）による1型糖尿病合併妊娠972例の解析では，母体死亡率は0.5％であり，死因は糖尿病性ケトアシドーシス，低血糖，高血圧，感染であった．

• 妊娠高血圧腎症

妊娠に関連した高血圧症は，糖尿病合併妊娠において，早産を余儀なくされる最も多い合併症である．糖尿病母体では，慢性高血圧症や妊娠性高血圧症—特に妊娠高血圧腎症—の発症率が著しく増加する（第40章参照）．2,500万妊娠以上を含む92の研究についてのシステマティックレビューおよびメタアナリシスにおいて，Bartschら（2016）は糖尿病合併妊娠における妊娠高血圧腎症の統合相対危険度は3.7であったと報告している．前述のYanitら（2012）の研究では，妊娠中の明らかな糖尿病を合併した場合の妊娠高血圧腎症の発症頻度は3〜4倍に増加していた．さらに，慢性高血圧症を合併した糖尿病では妊娠高血圧腎症の発症率はおよそ12倍であった．図57-5に示すように，1型糖尿病のなかでも血管病変や腎症をすでに発症しているようなWhite分類のより進行した妊娠中の明らかな糖尿病を合併している症例では，妊娠高血圧腎症を発症しやすい．このような糖尿病罹患期間に伴うリスクの上昇は，糖尿病合併症や妊娠高血圧腎症の病態において重要な役割を担っている酸化ストレスと関連している可能性がある．これを踏まえて，Diabetes and Preeclampsia Intervention Trial（DAPIT）では1型糖尿病合併妊娠762例を，妊娠前半に抗酸化物質であるビタミンCおよびEを補充する群と，プラセボ群に無作為に割り付けた（McCance, 2010）．元々抗酸化物質の低かった数例を除き，妊娠高血圧腎症の発症率に差を認めなかった．

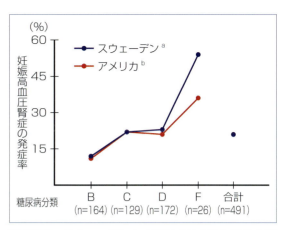

図57-5　スウェーデンおよびアメリカにおける1型糖尿病合併妊娠491例の妊娠高血圧腎症発症率
(Data from Hanson[a], 1993; Sibai[b], 2000)

• 糖尿病性腎症

アメリカにおいて糖尿病は末期の腎臓病の主要原因である（第53章参照）．臨床的に診断される腎症は30〜300 mg/24時間で定義される微量アルブミン尿より始まる．これは糖尿病発症から早くも5年目には現れることがある．マクロアルブミン尿—300 mg/24時間を上回る—をきたした場合，将来，末期の腎不全にまで及ぶことが予測される．この時期になると高血圧はほぼ必発であり，概して5〜10年以内に腎不全をきたす．顕性タンパク尿の発生率は1型糖尿病患者の30％近く，2型糖尿病では4〜20％になる（Reutens, 2013）．腎症は回復することもよくあり，おそらく血糖コントロールの改善により，1型糖尿病患者における腎症の発症率は減少してきている．

糖尿病を合併した妊婦のおよそ5％がすでに腎機能障害をきたしており，その40％が妊娠高血圧腎症を発症する（Vidaeff, 2008）．微量タンパク尿の場合には妊娠高血圧腎症の発症率はそこまで高くはない（How, 2004）．しかしながら，Ambiaら（2018）の報告によると，早産，出生時体重く2,500 gおよび発育不全の割合はタンパク尿を呈していない糖尿病妊婦と比較して微量タンパク尿を呈した糖尿病妊婦から出生した新生児において有意に高かった．

一般に，妊娠により糖尿病性腎症は悪化しないと思われる．Youngら（2012）による糖尿病女性43人の前向き研究によると，産後12ヵ月までの間に糖尿病性腎症の進行はみられなかった．は

とんどの症例では軽度の腎機能障害を認めるのみであった．これに対し，中等度〜高度の腎機能障害をきたしている症例では病変の進行が加速する可能性がある（Vidaeff, 2008）．妊娠前あるいは妊娠中に糸球体病変や高血圧，高度のタンパク尿を認める場合には，糖尿病性腎症合併症例における腎不全発症の重要な予測因子となる（第53章参照）．

- **糖尿病性網膜症**

網膜血管障害は1型および2型糖尿病に非常に特異的な合併症である．アメリカでは，糖尿病性網膜症は生産年齢の成人における視覚障害の最も重要な原因となっている．初期の最も一般的な病変は毛細血管瘤である．これに続き，赤血球が血管瘤から漏出し，点状出血を形成する．そこから漿液性の液体が漏出し，硬性白斑を形成する．このような病変は**背景糖尿病網膜症**または**非増殖性網膜症**と呼ばれる．さらに進行すると，これらの背景をもつ眼病変では異常血管が閉塞し，網膜虚血や梗塞を引き起こし，**綿花様白斑**として認められる．この段階は**前増殖性網膜症**といわれる．虚血への反応として，網膜表面から硝子体内に新生血管が発生する．これらの新生血管が出血をきたすと視力はぼんやりとする．出血する前のレーザー光凝固は視力障害の進行や失明の発症率を1/2に減少させる．このため，適応があれば妊娠中であっても治療を行ってもよい．

Vestgaardら（2010）は妊娠8週までに検査を施行した1型糖尿病合併妊娠102例のうち，およそ2/3が背景糖尿病網膜症変化や，増殖性網膜症，黄斑浮腫をきたしていたと報告した．このうち1/4の症例では妊娠中に少なくとも片側の網膜症の進行を認めた．同研究グループが2型糖尿病合併症例80例についても評価を行ったところ，妊娠初期において14％の症例に網膜症を認め，そのほとんどが軽症であった．病変の進行は14％のみであった（Rasmussen, 2010）．この合併症は妊娠に長期的な有害作用を及ぼすことはまれであると考えられている．

網膜症を進行させる他の危険因子には，高血圧症，インスリン様成長因子−Ⅰの高値，胎盤成長因子や妊娠初期に診断された黄斑浮腫などがある（Bargiota, 2011；Huang, 2015；Mathiesen, 2012；Ringholm, 2011；Vestgaard, 2010）．アメリカ眼科学会（AAO）（2016）は糖尿病合併妊娠の妊婦全例に対し初診時に網膜症の評価を行うことを推奨している．その後の検査については網膜症の進行度や糖尿病のコントロールの程度による．現在はレーザー光凝固および良好な血糖コントロールにより，妊娠による有害な影響を最小限にとどめられるという見解で一致している．

皮肉なことに，妊娠中の"急激"で厳格な血糖コントロールは網膜症の急性増悪に関連する．McElvy（2001）の網膜症合併妊婦201人の研究では，徹底的な血糖コントロールにもかかわらず，およそ30％の症例で眼病変の進行を認めた．とはいえ，Wangら（1993）の報告によると，数ヵ月間での厳格な血糖コントロールにより網膜症は増悪するが，長期的には眼病変の悪化をおさえる．Arunら（2008）は，妊娠中にレーザー光凝固を必要とした症例は4例のみで，その後の5年間でレーザー治療を要した症例は1例もなかった，と報告した．

- **糖尿病性神経障害**

対称性感覚運動性の糖尿病性末梢神経障害は妊婦ではまれである．しかし，これの一形態である**糖尿病性胃障害**は妊娠中に問題となることがある．この病態は悪心・嘔吐や栄養障害，血糖コントロール困難などを引き起こす．胃運動機能不全がある場合には，上記合併症の罹患率が高く，周産期予後が不良になるリスクが高いことが知られている（Kitzmiller, 2008）．メトクロプラミドおよびD_2受容体遮断薬による治療は時に奏効する．妊娠中の胃の神経刺激装置も効果的に使用されている（Fuglsang, 2015）．**妊娠悪阻**の治療には難渋しがちであるが，糖尿病患者が悪阻で入院した場合には持続点滴でインスリン投与を行う（第54章参照）．

- **糖尿病性ケトアシドーシス**

糖尿病合併妊娠のおよそ1％がこの深刻な合併症を発症し，多くは1型糖尿病でみられる（Hawthorne, 2011）．2型糖尿病や妊娠糖尿病症例での報告も増えてきている（Bryant, 2017；Sibai, 2014）．糖尿病性ケトアシドーシス（diabetic ketoacidosis：DKA）は妊娠悪阻や感染，インスリン非遵守，子宮収縮抑制を目的としたβ受容体刺激薬投与，胎児の肺成熟を促すためのステロイド薬投与を契機に発症しうる．DKAはグルカゴ

ンなどの拮抗ホルモンの過剰に伴うインスリン欠乏による．これにより糖新生およびケトン体形成を引き起こす．ケトン体である β-ヒドロキシ酪酸は，通常用いられるケトン体検出法で優先的に検出されるアセト酢酸よりはるかに多く合成される．よって，血清または血漿中の β-ヒドロキシ酪酸の定量法は，より正確に真のケトン体量を反映する．

妊娠中の DKA による死亡率は 1％未満であるが，DKA 発症例での周産期死亡率は 35％に上る可能性がある（Guntupalli, 2015）．コンプライアンス不良は重要な因子であり，ケトアシドーシスと合わせてこの 2 つは妊娠時の予後不良因子であると歴史的に考えられている（Pedersen, 1974）．重要なことに，妊娠女性では通常非妊時と比較してケトアシドーシスを発症する血糖の閾値が低い．パークランド病院で行われた研究によると，DKA を発症した妊娠女性の血糖値の平均は 380 mg/dL であり，HbA1c の平均値は 10％であった（Bryant, 2017）．正常血糖ケトアシドーシスは妊娠中に起こりうるがまれである（Sibai, 2014）．

DKA の管理プロトコルの例を表 57-7 に示す．治療の重要な土台となるのは，生理食塩水やリンゲル液などの電解質液による大量輸液である．

・感染症

糖尿病を合併した妊娠では多くの感染症の発症率が増加する．一般的な感染症として，カンジダ外陰腟炎，泌尿器・呼吸器感染症，産褥骨盤感染性敗血症などがあげられる．ところが，妊娠 16 週以前にスクリーニングされた 1,250 人以上の糖尿病罹患妊婦を対象とした研究では，細菌性腟症および腟からの *Candida* や *Trichomonas* の検出率の増加は認めなかった（Marschalek, 2016）．しかし，Sheiner ら（2009）のおよそ 20 万妊娠を対象にした集団研究によると，糖尿病罹患症例では無症候性細菌尿のリスクが 2 倍に増加していた．同様に，Alvarez ら（2010）は，糖尿病罹患妊婦の 25％が尿培養陽性であったと報告している．パークランド病院における 2 年間の腎盂腎炎症例の解析では，腎盂腎炎の発症率が非糖尿病群では 1.3％であるのに対し，糖尿病群では 5％であった（Hill, 2005）．幸い，腎盂腎炎は無症候性細菌尿のスクリーニングと治療により最小限にとどめることができる（第 53 章参照）．最後に，Johnston ら（2017）によると，糖尿病合併妊娠例の

表 57-7 妊娠中の糖尿病性ケトアシドーシスの管理

検査
動脈血液ガスを採取し，アシドーシスの程度を評価する；血糖，ケトン，電解質を 1〜2 時間ごとに測定する

インスリン
低用量，静脈内投与
初回負荷量：0.2〜0.4 U/kg
維持量：2〜10 U/時間

輸液
等張食塩水
最初の 12 時間で計 4〜6 L
最初の 1 時間で 1 L
500〜1,000 mL/時　2〜4 時間
総量の 80％までは 250 mL/時

糖
血糖値が 250 mg/dL（14 mmol/L）に達したら，生理食塩水に溶解した 5％ブドウ糖の投与を開始

カリウム
正常または減少していた場合，15〜20 mEq/時以下の速度での投与が必要；
上昇していた場合，正常値に到達するまで待機し，その後 20〜30 mEq/L の濃度で輸液内に付加

重炭酸塩
pH＜7.1 であった場合，1 アンプル（44 mEq）を 0.45％生理食塩水 1 L に溶解し投与

（*Data from Bryant, 2017; Landon, 2002; Sibai, 2014*）

16.5％が帝王切開後の創部合併症を併発する．

■ 妊娠中の糖尿病の管理
◆ 妊娠前の管理
　妊娠合併症と母体の血糖コントロールは密接に関連するため，妊娠中の血糖コントロールはより積極的に行われる．なるべく妊娠前から管理を開始し，各三半期ごとに明確な治療目標を定めることが望ましい．

　妊娠初期の流産や児の先天奇形を最小限にとどめるために，妊娠前の最適な医療管理および教育が推奨されている（第8章参照）．CDCのNational Preconception Health and Health care Initiative Clinical Workgroupは最適な血糖コントロール値を設定した（Frayne, 2016）．糖尿病を合併している女性での目標値はHbA1c＜6.5％と定められた．しかしながら，アメリカでは半数近くの妊娠が無計画であり，多くの糖尿病合併妊娠女性が不十分な血糖コントロールのまま妊娠に至っている（Finer, 2016；Kim, 2005）．

　ADA（2017b）もインスリンを使用した妊娠前の最適な血糖コントロール値を明示している．これによると，食前の血糖値は70～100 mg/dL，食後2時間のピークの血糖値は100～120 mg/dL，1日の血糖値の平均値は110 mg/dL未満，としている．Jensen（2010）による1型糖尿病合併妊娠933例の前向き集団研究の報告によると，HbA1c値6.9％未満の症例では7万例以上の非糖尿病コントロール群と比較して明らかな先天奇形のリスク増加は認めなかった．また，値が10％を超える症例では，奇形のリスクが4倍に増加していた．

　適応のある症例に対しては，網膜症や腎症などの糖尿病合併症の評価や治療も妊娠前に行っておくべきである．また神経管欠損のリスクを減少させるため，妊娠前から妊娠初期にかけて葉酸400 μg/日の経口投与を行う．

◆ 第1三半期
　血糖コントロールの慎重なモニタリングは極めて重要である．そのため，多くの臨床医は妊娠した糖尿病患者を初期に入院管理とし，個別の血糖コントロールプログラムを開始し，教育を行う．このときに糖尿病性の血管合併症の程度の評価や正確な妊娠週数の決定も行う．

表57-8　一般に用いられるインスリンの作用概要

インスリンの タイプ	作用する までの時間	ピーク （時間）	作用時間 （時間）
短時間作用型（皮下注射）			
リスプロ	＜15分	0.5～1.5	3～4
グルリジン	＜15分	0.5～1.5	3～4
アスパルト	＜15分	0.5～1.5	3～4
レギュラー	30～60分	2～3	4～6
長時間作用型（皮下注射）			
デテミル	1～4時間	最少	最大24時間
グラルギン	1～4時間	最少	最大24時間
中間型（NPH）	1～4時間	6～10	10～16

NPH：neutral protamine Hagedorn.

（Data from Powers, 2012）

◆ インスリン治療
　妊娠中の明らかな糖尿病の妊婦にはインスリン治療が最も望ましい．後述するように，経口血糖降下薬は妊娠糖尿病に使用され良好な結果を得ていたが，これらの薬剤は議論の余地はあるものの現在は妊娠中の明らかな糖尿病の治療として推奨されていない（ACOG, 2016b）．母体の血糖コントロールは通常，インスリンの頻回投与および食事摂取の調整により可能である．一般的に用いられる短時間および長時間作用型のインスリンの作用の概要を表57-8に示す．

　インスリンポンプによる持続皮下注射は頻回投与と比較して妊娠予後を改善しないが，インスリンポンプは症例を適切に選択すれば安全な代替手段となる（Farrar, 2016；Sibai, 2014）．近年はセンサーつきインスリンポンプやclosed-loopインスリン投与システムが出現し，持続血糖モニタリングをもとにした手動またはコンピューター処理によるインスリン調整が可能となり，血糖コントロールは改善されている．16人の妊婦を対象とした小規模な交差試験ではこれらの二つの技術を比較している（Stewart, 2016）．自動closed-loopシステム群では血糖値が目標範囲内であった時間の割合が高く，血糖値の中央値は低くおさえられた．また，低血糖エピソードの出現率の増加も認めなかった．Roederら（2012）の報告によると，インスリンポンプを使用した1型糖尿病の症例において，1日総投与量が第1三半期では減少したが，その後3倍以上に増加した．ほとんどが食後血糖値の上昇が原因で1日のインスリン必要投与

量が増加した．持続皮下インスリン注入療法を選択する場合は，学習曲線に関連した低血糖やケトアシドーシスのリスクを避けるため，妊娠前からの使用開始が望ましい（Sibai, 2014）．

- モニタリング

血糖測定器を用いた毛細血管の血糖値の自己モニタリングは患者自身が管理にかかわるため，推奨されている．ADA（2017b）は空腹時および食後の血糖モニタリングを推奨している．妊娠中に推奨される血糖値の目標を表57-9に示す．非侵襲的血糖モニタリングが発展すれば，間違いなく間欠的毛細血管血糖モニタリングはすたれていくだろう．皮下持続血糖モニタリングにより，糖尿病罹患妊婦が日中のかなりの時間にわたる高血糖や，夜間低血糖をきたしていることが明らかとなった．これらは従来のモニタリングでは検知されないことである（Combs, 2012）．このような，持続インスリンポンプと組み合わせた血糖モニタリングシステムは，今まで検知できなかった妊娠中の低血糖や高血糖を回避する"人工膵臓"としての可能性を示す．

- 食事療法

栄養計画には身長や体重，耐糖能の程度に基づき炭水化物やカロリーを調節したうえでの適切な体重増加が含まれる（ADA, 2017b；Bantle, 2008）．タンパク質，脂質を合わせて，代謝目標や個々の患者の嗜好に見合うように調整する．理想的には1日に最低でも175 gの炭水化物を摂取する．200人以上の耐糖能異常のある肥満妊婦を対象とした研究では，特に妊娠後期に炭水化物の摂取量が少ないと出生児の体脂肪量は少ない傾向にあった（Renault, 2015）．炭水化物は1日3回の少量〜中等量の食事と2〜4回の軽食に分配される．減量は推奨されないが，控えめなカロリー制限は過体重や肥満患者には適切であろう．理想的な栄養の組成は炭水化物55％，タンパク質20％，脂質25％であり，脂質のうち飽和脂肪は10％未満であることが望ましい．

- 低血糖

糖尿病の病態は妊娠期の前半は不安定となる傾向にあり，低血糖の発生率は第1三半期で最も多い．Chenら（2007）は1型糖尿病症例60例中37例で低血糖―血糖値＜40 mg/dL―を認めた，と報告している．これらのうち，1/4の症例では患者自身が症状に対処できず他者の援助が必要であったことから，重症であったと考えられた．低血糖のエピソードを繰り返している症例において血糖値の正常化を図る場合には注意が必要である．

コクランレビューのMiddletonら（2016）の報告によると，空腹時血糖＞120 mg/dLの緩いコントロールを行った場合，厳格な，あるいは中程度のコントロールを行った場合と比較し妊娠高血圧腎症や帝王切開，出生体重90パーセンタイル超過のリスクが増加した．重要なことに，空腹時血糖＜90 mg/dLとするような過度に厳格な血糖コントロールは何の利益ももたらさず，むしろ低血糖をきたす症例が増加した．したがって，妊娠前からの糖尿病では血糖値が90 mg/dLの閾値を"かなり上回る"症例で良好な妊娠予後を期待できる．

◆第2三半期

妊娠16〜20週における母体血清中のα-フェトプロテイン測定は，神経管欠損やその他の奇形の検索を目的とした超音波検査と関連して用いられる（第14章参照）．母体のα-フェトプロテイン値は糖尿病妊婦では低くなることがあり，それに応じて解釈が変更される．糖尿病を罹患した母体における児の先天性心奇形の発症率は5倍であることから，胎児の心臓超音波検査は第2三半期の超音波検査による評価のなかでも重要な部分である（Fouda, 2013）．しかしながら，超音波技術の進歩にもかかわらず，Dasheら（2009）は，肥満のある糖尿病妊婦において胎児奇形を検知することは，同様の体型の非糖尿病妊婦に対するよりも困難であると警告している．

第2三半期の血糖コントロールに関しては，自

表57-9　毛細血管血糖値の自己モニタリング目標値

サンプル	値（mg/dL）
空腹時	≦ 95
食前	≦ 100
食後1時間	≦ 140
食後2時間	≦ 120
0200-0600	≧ 60
平均値	100
HbA1c	≦ 6％

己モニタリングを用いて正常血糖を保つことが引き続き管理の目標である．不安定な第1三半期の後に，安定した期間が続く．これに続き，第4章で述べたインスリン抵抗の増大により，インスリン必要量の増加が起こる．

◆ 第3三半期および分娩

ここ数十年の間，糖尿病合併症例における妊娠後期の胎児死亡への恐れから，第3三半期からのさまざまな胎児監視プログラムへの勧告が促された．そのプロトコルとして，胎児運動のカウントや，定期的な胎児心拍数モニタリング，間欠的なバイオフィジカルプロファイルスコア（BPS）評価，コントラクションストレステストなどがあげられる（第17章参照）．これらの技法のいずれも前向き無作為化臨床試験は行われておらず，これらの一番の価値は偽陰性率が低い，という点と思われる．ACOG（2016b）は妊娠32〜34週頃からこのような検査を行うことを提案している．

パークランド病院では，糖尿病の妊婦は産科専門外来を2週間ごとに受診し，血糖コントロール評価やインスリン調整を行う．患者は第3三半期のはじめから日常的に胎児のキック回数をカウントするよう指示されている．インスリン治療を行っている全症例が妊娠34週から入院管理となる．入院中は継続して胎動カウントを行い，週に3回胎児心拍数モニタリングを施行する．妊娠38週に計画的に分娩とする．

胎児の推定体重がそれほど大きくなく，頸管の熟化が良好であれば，分娩誘発を試みる（第26章参照）．Littleら（2015）は2005〜2011年にかけての正期産の単胎分娩を解析し，妊娠39週以前の分娩の割合がコホート全体では29％であったのに対し，糖尿病症例では37％と高率であったことを報告している．糖尿病の妊婦ではしばしば巨大児分娩による外傷を回避するために正期産付近での帝王切開が選択されている．より進行した糖尿病において，特に血管病変を合併している場合，正期産から離れた時期での分娩誘発成功の可能性は低く，これも帝王切開率上昇の一因である．バーミンガムのアラバマ大学におけるWhite分類に基づいた糖尿病患者の妊娠予後についての解析では，帝王切開率および妊娠高血圧腎症の割合はWhite分類に伴って上昇していた（Bennett, 2015）．別の研究では，分娩時のHbA1c値＞6.4％は独立して緊急帝王切開と関連していた．このことから，第3三半期のより厳格な血糖コントロールにより妊娠後期の胎児に及ぶ危険や胎児適応での帝王切開は減少するであろうことが示唆される（Miailhe, 2013）．パークランド病院における過去40年間の妊娠前からの糖尿病症例の帝王切開術は継続しておよそ80％である．

分娩当日は長時間作用型インスリンの投与量を減量または休薬することが推奨されている．分娩後は概してインスリン需要が著しく低下することから，分娩中の母体のインスリン必要量の大部分またはすべてをレギュラーインスリンの投与で賄うべきである．シリンジポンプによるインスリン静脈内持続投与が最も好ましい（表57-10）．分娩中から分娩後まで通して，適切に静脈内への補液を行い，十分に糖を投与し正常血糖を維持しなくてはならない．特に分娩進行中は，毛細血管または血漿中の血糖値を頻回に測定し，これに従いレギュラーインスリンを投与する．

◆ 産褥期

産後には，最初の24時間くらいまでにインスリンは不要となることが多い．その後の数日間，

表57-10　分娩前後のインスリン管理

- 就寝時は中間型インスリンを通常どおりの量で投与する
- 朝のインスリン投与は休薬する
- 生理食塩水の静脈内投与を開始する
- 有効陣痛の開始時または血糖値が＜70 mg/dLに減少した場合，点滴を生理食塩水から5％ブドウ糖液に変更し，100〜150 mL/時（2.5 mg/kg/分）の速度で投与し，血糖値をおよそ100 mg/dLとなるようにする
- 血糖値はベッドサイドの計測器を用いて1時間ごとに測定し，インスリンの投与量やブドウ糖の投与速度を調整する
- 血糖値が100 mg/dLを超えた場合，レギュラー（短時間作用型）インスリンを1.25 U/時間の速度で静脈内投与する

(Data from Coustan DR. Delivery: timing, mode, and management. In: Reece EA, Coustan DR, Gabbe SG, editors. Diabetes in women: adolescence, pregnancy, and menopause. 3rd ed. Philadelphia (PA): Lippincott Williams & Wilkins; 2004; and Jovanovic L, Peterson CM. Management of the pregnant, insulin-dependent diabetic woman. Diabetes Care 1980; 3: 63-8)

インスリン需要は著しく変動する可能性がある．感染症があれば即座に診断し，治療しなくてはならない．必要であれば，経口薬の内服を再開してもよい．

産後カウンセリングのなかで，避妊についての話し合いも行うべきである．効果的な避妊は特に妊娠中の明らかな糖尿病患者には重要であり，これにより次の妊娠までの間に最適な血糖コントロールを行うことができる．

妊娠糖尿病

アメリカでは，2010年の全妊娠におけるおよそ5％が妊娠糖尿病に罹患していた（DeSisto, 2014）．世界的には，有病率は人種や民族，年齢，体組成により，またスクリーニングや診断基準によっても異なる．妊娠糖尿病の診断や治療に関しては，依然としてさまざまな議論がなされている．この問題を検討する目的で，NIH Consensus Development Conference（2013）が開催された．ACOG（2017a）も勧告を改訂した．これらの二つの権威ある機関からの情報を基に，診断に関する問題が検証され，妊娠糖尿病の診断と治療への取り組みが強化された．

妊娠性のという言葉は妊娠により糖尿病が誘発されるという意味を含んでおり，これは表面的には糖代謝の生理的変化が強調されたことによる（第4章参照）．妊娠糖尿病は，妊娠中に発症，または妊娠中に初めて診断されたさまざまな重症度の糖質不耐症，と定義される（ACOG, 2017a）．この定義はインスリン治療の有無にかかわらず適用され，診断されていなかった妊娠中の明らかな糖尿病も含まれる．

妊娠糖尿病という用語は，管理の強化の必要性を伝え，産後の精査を促すために用いられてきた．最も重要な周産期関連事項は胎児の過成長であり，これにより母子双方に分娩時の損傷をきたす可能性がある．適切に治療された妊娠糖尿病における胎児死亡の可能性は一般母集団と同等である．大切なこととして，妊娠糖尿病患者のうち半数を超える症例が最終的には20年以内に糖尿病を発症する．そして前述したように，肥満や糖尿病が子どもたちに受け継がれるなどの長期的な合併症のエビデンスが増えている．

表 57-11　妊娠糖尿病の診断基準

血糖値	血糖の閾値[a]		閾値を超えた累積（％）
	mmol/L	mg/dL	
空腹時	5.1	92	8.3
OGTT 1時間値	10.0	180	14.0
OGTT 2時間値	8.5	153	16.1[b]

[a] 75 gOGTTの検査で一つ以上の項目で基準値以上であった場合，妊娠糖尿病と診断する．
[b] さらに，初期コホートにおける被験者のうち1.7％が空腹時血糖＞5.8 mmol/L（105 mg/dL）またはOGTT 2時間値＞11.1 mmol/L（200 mg/dL）であったため盲検化されず，計17.8％となった．

(Data from International Association of Diabetes and Pregnancy Study Groups, 2010)

■ スクリーニングと診断

約50年に及ぶ研究にもかかわらず，いまだ最適な妊娠糖尿病のスクリーニングについての見解は一致していない．コンセンサス達成が困難であることは，表57-11 に示す International Association of Diabetes and Pregnancy Study Groups（IADPSG）の委員会（2010）にて提唱された1段階アプローチ公表後の論争により強調されている．この方策は，後述する Hypoglycemia and Pregnancy Outcomes（HAPO）Study の結果に大きく影響を受けている．ADA（2017a）はこの新案を支持しているが，ACOG（2017a）は妊娠糖尿病のスクリーニングおよび診断には2段階アプローチを推奨し続けている．同様に，2013年の NIH Consensus Development Conference では1段階アプローチを承認するにはエビデンスが不十分であると結論づけた．

推奨される2段階アプローチでは，まず全症例またはリスクを基に選択した症例に対し，50gグルコースチャレンジテスト（glucose challenge test：GCT）を行う．第5回妊娠糖尿病国際ワークショップ会議において承認された**選択的スクリーニング基準**を表57-12 に示した．逆に，ACOG（2017a）は血糖値を用いた**全妊娠症例に対するスクリーニング**を推奨している．スクリーニングされるべきでない10％の妊婦を同定しようとすると，不必要に複雑になることが示唆される．妊娠初期に耐糖能異常が診断されていない症例に対しては，24～28週にスクリーニングを行

表57-12　妊娠糖尿病診断に推奨されるリスクに基づくスクリーニング方法[a]

妊娠糖尿病のリスク評価：初診時に確認する

低リスク：以下のすべてを満たしている場合はルーチンの血糖検査は不要：
　妊娠糖尿病の罹患率の低い民族集団に属している
　1親等に糖尿病患者がいない
　25歳未満
　妊娠前の体重が正常
　出生時体重が正常
　糖代謝異常の既往がない
　産科的予後不良の既往がない

中リスク：24〜28週の間にいずれかの方法で血糖測定を行う：
　2段階法：50 gGCTを行い，GCTの閾値を超えた症例については診断的100 gOGTTを行う
　1段階法：全症例に診断的100 gOGTTを行う

高リスク：以下の一つ以上が当てはまる場合，上記の方法を用いて可能な限り早急に血糖検査を行う：
　重度の肥満
　2型糖尿病の確固とした家族歴
　妊娠糖尿病，糖代謝異常，または尿糖の既往
　妊娠糖尿病の診断とならなかった場合，24〜28週で，あるいは高血糖を疑う症状や徴候の出現時にはいつでも血糖
　　検査を再度行う

[a] 第5回妊娠糖尿病国際ワークショップ会議における診断基準．
(Reproduced with permission from Metzger BE, Coustan DR, the Organizing Committee: Summary and recommendations of the Fourth International Workshop-Conference on Gestational Diabetes Mellitus, Diabetes Care, 1998 Aug; 21 Suppl 2: B161-B167)

うべきである．スクリーニング結果が前もって定められた血糖値の基準を超えた場合，この**50 gGCTによるスクリーニング検査**に続いて，**診断的な3時間の100 g経口糖負荷試験（oral glucose tolerance test：OGTT）**を行う．

50 gGCTでは，検査日の時間や最終飲食時間にかかわらず，50 gの経口ブドウ糖負荷後1時間での血糖値を測定する．近年の報告では，診断に100 gOGTTを用いた場合，閾値を140 mg/dLとすると，スクリーニングの感度は74〜83％であった（van Leeuwen, 2012）．50 gGCTの閾値を135 mg/dLとしても，感度は78〜85％とわずかに改善するのみであった．重要なことに，閾値を140 mg/dLから135 mg/dLにすると特異度は72〜85％から65〜81％へと低下した．閾値を130 mg/dLに設定すると，感度はわずかに上昇し，特異度はさらに低下する（Donovan, 2013）．とはいえ，どの値に設定するのが最もよいか明確なエビデンスは存在しないため，ACOG（2017a）は50 gGCTによるスクリーニングの閾値として三つのうちどの値を使用してもよいとしている．パークランド病院ではスクリーニングの閾値として140 mg/dLを採用し，陽性例には100 gOGTTを行っている．

妊娠糖尿病のスクリーニングおよび治療の正当性はCrowtherら（2005）の研究結果により強調されている．この研究では妊娠24〜34週の妊娠糖尿病症例1,000例が血糖モニタリングやインスリン治療も含め食事指導を行う介入群と，通常の周産期管理を行う群に割り付けられた．夜間絶食後の血糖値が100 mg/dL以上であったり，75 gOGTT後2時間の血糖値が140〜198 mg/dLであったものを妊娠糖尿病と診断した．介入群では周産期死亡，肩甲難産，児の骨折や神経麻痺などの有害な転帰のリスクが減少した．出生時体重≧4,000 gと定義される巨大児は介入群において10％であったのに対し，通常の周産期管理群では21％であった．帝王切開率は2群においてほぼ同等であった．

Maternal-Fetal Medicine Units Network（MFMUネットワーク）による958例の無作為化比較試験ではやや異なった結果が報告されている（Landon, 2009）．周産期の罹患率を減らすことを目的として，軽度の妊娠糖尿病症例に対し，食事指導および血糖モニタリングを行った群と標準的な産科管理を行った群とを比較した．空腹時

血糖＜95 mg/dL の症例を軽度の妊娠糖尿病とした．両群において，死産，新生児低血糖，高インスリン血症，高ビリルビン血症，分娩時外傷などの複合合併症の罹患率に差を認めなかった．重要なことに，二次解析にて治療群ではコントロール群と比較して巨大児の率が 50％減少し，帝王切開率の減少，および肩甲難産の有意な減少—4％に対し 1.5％—を認めた．

これら二つの画期的な研究に基づいて，アメリカ予防医療専門委員会（USPSTF）（2013）では現在，妊娠 24 週以降の低リスク妊婦に対し，全例へのスクリーニングを推奨している．しかしながら，USPSTF は妊娠 24 週以前のスクリーニングの是非について評価するにはエビデンスが不十分であると結論づけている．スクリーニングとして，妊娠糖尿病の診断に最適な OGTT は定まっていない．WHO（2013）および ADA（2017a）は 2 時間の 75 gOGTT を推奨しているが，2 段階アプローチを用いた診断を承認している．しかしアメリカでは，ACOG（2017a）は夜間絶食後，3 時間の 100 gOGTT を推奨している．診断的 100 gOGTT の解釈の基準を表 57-13 に示す．MFMU Network treatment trial の二次解析において，Harper ら（2016）は National Diabetes Data Group（NDDG）および Carpenter-Coustan criteria のいずれの診断方法も治療に有益であったと報告した．しかし，肩甲難産を防ぐための治療が必要だった数は Carpenter-Coustan criteria のほうが高かった．パークランド病院では NDDG criteria を診断に採用している．推奨される 75 gOGTT の診断基準を表 57-11 に示す．

◆ The Hyperglycemia and Adverse Pregnancy Outcome Study（HAPO study）

この研究は 9 ヵ国の 15 施設による 23,325 人の妊娠女性を検討した 7 年間の国際疫学研究である（HAPO Study Cooperative Research Group, 2008）．この調査では，第 3 三半期におけるさまざまな程度の耐糖能異常と妊娠糖尿病症例の児における有害な転帰との関連が解析された．妊娠 24～32 週の間に，母集団の妊婦に対し夜間絶食のうえ 75 gOGTT を行った．血糖値は空腹時および糖負荷後 1 時間，2 時間に測定した．医療者には，血糖値が治療を必要とする値を超え，この研究から除外する必要がある場合を除き，この結果は開示しなかった．3 回測定された血糖値をそれぞれ七つのカテゴリーに分類した（図 57-6）．そして，これらの値は出生時体重＞90 パーセンタイル（LGA）や初回帝王切開，新生児低血糖，臍帯血清中の C-ペプチド値＞90 パーセンタイルと相関していた．それぞれの転帰のオッズは，最も低いカテゴリーの値—たとえば，空腹時血糖＜75 mg/dL —を基準として計算した．研究結果は概して，血糖値の上昇は有害転帰の増加と関連する，という仮説を支持した．Ecker ら（2008）はより軽度の糖代謝異常を治療することにより臨床的な予後が有意に改善することを示すのは難しいと結論づけた．われわれも臨床試験にて利益性が証明されない限り，基準の変更は正当化されないと考える．NIH Consensus Development Conference 2013 もこの意見を承認している．

◆ 国際糖尿病・妊娠学会（IADPSG）

IADPSG は 2008 年に妊娠糖尿病の診断と分類に関するワークショップ会議を開催した．HAPO Study の結果が検討された後，委員会が妊娠中の高血糖の診断と分類に関する勧告を作成した．この委員会は表 57-4 に示すように妊娠中の明らかな糖尿病の診断を可能にした．また，2 時間の 75 gOGTT を用いた 1 段階アプローチによる妊娠糖尿病の診断も推奨している．HAPO Study 全体のコホートからの平均血糖値を基にした空腹時，1 時間値，および 2 時間値の閾値が検討された．これらの閾値は LGA 出生体重や臍帯血清 C-ペプチド値＞90 パーセンタイルのような結果の任意の 1.75 オッズ比を用いて得られたものである．これらの閾値のうち一つでも基準を満たせば妊娠糖尿病の診断となる（表 57-11）．

これらの勧告を実施すると，アメリカにおける妊娠糖尿病の有病率は 17.8％にも及ぶと推測される！言い換えると，治療効果のエビデンスがないものの，軽度の妊娠糖尿病患者の数はおよそ 3 倍に増加することになる（Cundy, 2012）．Feldman ら（2016）は 6,000 例以上を対象とした事前事後分析で IADPSG による枠組みの実施に対する評価を行った．この診断法では，2 段階アプローチと比較して，妊娠糖尿病患者が有意に増加するものの，巨大児の発生率は低下しなかった．注目すべきことに，IADPSG の勧告を採用することにより初回帝王切開率は上昇した．ADA

表57-13 100 gOGTT を用いた妊娠糖尿病の診断[a, b]

時間	NDDG[c]		Carpenter-Coustan[d]	
	(mg/dL)	(mmol/L)	(mg/dL)	(mmol/L)
空腹時	105	5.8	95	5.3
1時間	190	10.6	180	10.0
2時間	165	9.2	155	8.6
3時間	145	8.0	140	7.8

[a] 検査は空腹時に行う.
[b] 二つ以上の項目において基準値以上となった場合,陽性とする.
[c] 血清血糖値.
[d] 血清または血漿血糖値.
NDDG：National Diabetes Data Group.

(Data from American Diabetes Association, 2017a; Ferrara, 2002)

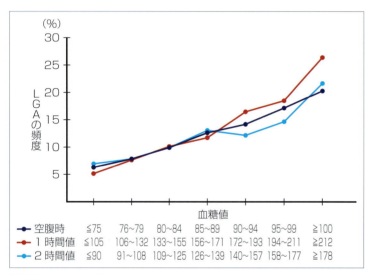

図57-6 HAPO Study
空腹時・75 g 糖負荷後1時間値・2時間値における血糖値別の，新生児の出生体重が在胎週数における90パーセンタイル以上となる頻度．
LGA：妊娠週数に比べて大きい児．
(Reproduced with permission from HAPO Study Cooperative Research Group, Metzger BE, Lowe LP, et al: Hyperglycemia and adverse pregnancy outcomes, N Engl J Med. 2008 May 8; 358(19): 1991-2002)

開催された．この会議では多方面からの計画委員会の情報や，アメリカ医療研究品質局（AHRQ）の Evidence-Based Practice Center（EPC）による系統的エビデンスレビュー，専門家の証言などが審議され，偏りのない委員会が総合的な報告書を作成した．委員会では世界的に標準化することにより利益が得られるであろうという結論に達した．しかしながら，IADPSG が提案するような1段階アプローチを用いた診断法を採用するにはエビデンスが不十分であることがわかった．さらに，前述のとおり，これらの研究結果を加味したうえで ACOG（2017a）は2段階アプローチによる妊娠糖尿病のスクリーニングおよび診断を推奨し続けている．ACOG は，1段階アプローチにより妊娠糖尿病の有病率は3倍に増加するが，それを相殺するに値する母体または周産期予後の有意な改善はない，と言及している．われわれはこの結論を称賛する．

(2013，2017a)は当初はこの新しい診断法の採用を推奨していたが，前述した2段階アプローチにより診断された症例を対象とした研究から推測される有益性に基づき，現在は2段階アプローチも支持すると認めている．

◆NIH Consensus Development Conference

勧告により主張が異なっていたことから，NIH Consensus Development Conference（2013）が

■ 母児への影響

妊娠糖尿病による悪影響は糖尿病合併妊娠のそれとは異なる．妊娠前からの糖尿病と違い，胎児奇形の発生率は実質的には上昇しない（Sheffield, 2002）．スウェーデン出生登録からの100万例以上を検討した研究によると，大奇形の発生率は妊娠糖尿病の母親から生まれた児は，非糖尿病群と比較しわずかに上昇していた—2.3％対1.8％であった（Fadl, 2010）．死産率は上昇していなかった．同様に，Jovanovičら（2015）による2005～2011年にかけての80万妊娠以上を対象とした研究においても死産率は増加していなかった．これとは対照的に，予想しうることだが，空腹時血糖が高値の症例では原因不明の死産が妊娠中の明らかな糖尿病と同様に高率であっ

た．このように，進行した母体高血糖に伴いリスクが増加することにより，妊娠初期に妊娠中の明らかな糖尿病患者を検出することの重要性が強調された（表57-4）．妊娠前からの糖尿病と同様に，妊娠糖尿病に関連した母体への悪影響には，高血圧や帝王切開の頻度の増加などがあげられる．

◆ 巨大児

妊娠糖尿病による主な影響は極端に大きな胎児，あるいは巨大児である．これにはさまざまな定義があり，第44章でさらに詳述している．周産期の目標となるのは，巨大児による難産や肩甲難産に伴う分娩時外傷を回避することである．中国人における8万件以上の経腟分娩の後ろ向き研究によると，Chengら（2013）は出生時体重が4,200g以上の児は，3,500g未満の児と比較して肩甲難産のリスクが76倍であると算出した．しかしながら，重要なことに，糖尿病女性における肩甲難産のオッズ比は2未満であった．妊娠糖尿病は確かに危険因子ではあるが，肩甲難産となる症例は少数にすぎない．

肩や体幹の過剰な脂肪は一般に糖尿病母体の巨大児の特徴であるとされており，理論上この脂肪が肩甲難産や帝王切開になりやすい原因である（Durnwald, 2004；McFarland, 2000）．Landonら（2011）は，50gGCTの結果が120mg/dL未満であった群では肩甲難産が1％未満であったのに対し，軽度妊娠糖尿病群ではおよそ4％が肩甲難産となった，と報告した．しかしながら胎児の脂肪を測定した前向き研究では，Buhlingら（2012）は妊娠糖尿病群630例と非糖尿病群142例に差を認めなかったことを示した．著者らはこの陰性所見は妊娠糖尿病のコントロールが良好であったためであるとしている．

インスリン様成長因子もまた胎児発育の調整の役割を果たしているというレベルの高いエビデンスがある（第44章参照）．これらのプロインスリン様ポリペプチドは実質的にはすべての胎児器官から産生され，細胞分化および分裂の強力な刺激因子である．Luoら（2012）はインスリン様成長因子-Ⅰは出生時体重と強く相関していると報告している．HAPO Studyの研究者たちもまた，75gOGTTにおける母体血糖の上昇とともに臍帯血清中C-ペプチド濃度も急激に増加すると述べている．最も血糖値の高いカテゴリー群の新生児のうちおよそ1/3においてC-ペプチド値は>90パーセンタイルであった．巨大児の原因となるその他の因子として，上皮増殖因子や線維芽細胞増殖因子，血小板由来増殖因子，レプチン，アディポネクチンなどがあげられる（Grissa, 2010；Loukovaara, 2004；Mazaki-Tovi, 2005）．

◆ 新生児低血糖

新生児高インスリン血症は出生後数分以内に重篤な低血糖を引き起こすことがあるが，このような低血糖エピソードのうち出生後6時間以内に起こったものは3/4にすぎなかった（Harris, 2012）．新生児低血糖の定義については議論が分かれており，臨床的な基準としては35〜45mg/dLが推奨される．新生児低血糖に関するNIHワークショップ会議は基準値として35mg/dLを使用することを支持したが，厳密にはエビデンスに基づいていないと警告している（Hay, 2009）．HAPO Study（2008）では図57-6に示した母体のOGTT値の上昇に伴い，臨床的新生児低血糖の発症率も上昇していた．頻度は1〜2％であるが，空腹時血糖≧100mg/dLの群では4.6％にまで上昇した．同様に，Choら（2016）は50gOGTTを施行した韓国人女性3,000人以上を対象に解析を行い，スクリーニングにおける血糖値が200mg/dL以上であった症例における新生児低血糖の発症率は140mg/dL未満であった症例と比較して84倍に上昇していた．新生児低血糖のリスクは臍帯血中C-ペプチド濃度と相関していた．重要なことに，このリスクは，母体の糖尿病の診断にかかわらず出生体重の上昇によっても増加していた（Mitanchez, 2014）．

- 母体肥満

妊娠糖尿病の女性において，母体のBMIは耐糖能異常よりも独立した，より重大な巨大児の危険因子である（Ehrenberg, 2004；Mission, 2013）．Stuebeら（2012）は未治療の軽度妊娠糖尿病または耐糖能試験正常例に対する二次解析を行った．その結果，BMIが高い症例では血糖値にかかわらず出生体重が増加していることがわかった．60万妊娠以上を対象とした研究では，妊娠糖尿病は，肥満や妊娠中の体重増加と比較してLGA児の増加への寄与は最も少なかった（Kim, 2014）．最もLGA児に寄与したものは肥満妊婦の妊娠中の過剰な体重増加であった．同様に，

Eganら（2014）も妊娠中の過度な体重増加は妊娠糖尿病女性において頻繁に認められ，また巨大児のリスクが高まると報告している．妊娠糖尿病のリスクは体幹の肥満とともに増加することから，体重の分布もまた関連があると考えられる．Sureshら（2012）は妊娠18～22週に超音波検査にて測定した母体腹部の皮下脂肪の厚さの増加がBMIと相関しており，妊娠糖尿病のよい予測因子となる，と証明した．

■ 管 理

妊娠糖尿病妊婦は空腹時血糖値により二つの機能的分類に分けられる．食生活の改善により空腹時血糖＜95 mg/dLまたは食後2時間値＜120 mg/dLを維持できない場合，通常は薬物療法が推奨される（ACOG, 2017a）．空腹時高血糖がより軽度な症例に対し薬物療法を行うべきか否かについては明らかになっていない．胎児リスク予防を目的とした理想的な血糖値の指標を定めるような比較試験は現在までに行われていない．一方，HAPO Study（2008）では血糖値が糖尿病の診断に用いた基準値を下回る症例において実際のところ胎児リスクが増加すると報告している．第5回国際ワークショップ会議では，空腹時の毛細血管血糖値を95 mg/dL以下に保つよう推奨している（Metzger, 2007）．

Hartlingら（2013）による系統的レビューでは，妊娠糖尿病の治療は妊娠高血圧腎症や肩甲難産，巨大児の発症率を有意に低下させると結論づけられた．たとえば，4,000 gを超える児を分娩するリスク比は治療後には0.50であった．研究者たちは，特に血糖値の上昇が中等度の場合，このような結果が生じる寄与危険度は低い，と報告している．重要なことは，新生児低血糖や児の将来の代謝予後への影響は実証されていないのである．

◆ 糖尿病食

栄養指導は通常，正常血糖を維持し，ケトーシスを防ぐような炭水化物調整食を含む．平均して，このような食事療法でのカロリー摂取量は1日当たり30～35 kcal/kgである．Moreno-Castillaら（2013）は妊娠糖尿病患者152人を1日の食事の炭水化物が40％の群と55％の群の2群に無作為に割り付け比較研究したところ，2群間のインスリン濃度や妊娠予後に差を認めなかった．

ACOG（2017a）は炭水化物摂取量を総カロリーの40％に制限するよう勧告している．残りのカロリーの20％はタンパク質，40％は脂質とする．

妊娠糖尿病患者に対する最適な食事療法は確立されていない．低グリセミック・インデックス（GI）療法に関する臨床試験のメタアナリシスでは，妊娠糖尿病患者が糖質と食物繊維混合率が高い食事を摂取することにより巨大児やインスリン使用のリスクを軽減することが判明している（Wei, 2016）．しかし，さまざまな食事療法単独で達成できることには限界がある．Mostら（2012）はインスリン治療は妊娠糖尿病に罹患した肥満女性において児の出生体重が過剰となるリスクを軽減したと報告している．Caseyら（2015b）も，軽度の妊娠糖尿病を呈した病的な肥満者について，食事療法単独では新生児の体脂肪量やLGA児の出生体重を軽減できなかったと報告している．

◆ 運 動

妊娠糖尿病患者に特化した運動に関する研究は少ない．ACOG（2017a, b）は妊娠中の有酸素運動と筋力強化運動を組み込んだ定期的な身体的活動を推奨しており，妊娠糖尿病においてもこれを適用している．最近の二つのメタアナリシスでは，組み立てられた運動プログラムを妊娠中に行うことにより体重増加が軽減し，妊娠糖尿病の発症リスクが低下することが示された（Russo, 2015；Sanabria-Martinez, 2015）．妊娠糖尿病患者においても，妊娠中の運動は血糖値を低下させる（Jovanovic-Peterson, 1989）．

◆ 血糖モニタリング

Hawkinsら（2008）は自己血糖測定を併用し食事療法を行った妊娠糖尿病群315例と毎週の産科外来受診時に間欠的空腹時血糖評価を併用し食事療法を行った妊娠糖尿病群615例を比較した．連日自己血糖測定を行った群では外来受診時にのみ血糖評価を行った群と比べて有意に巨大児発生率が低く体重の増加が少なかった．この研究結果は食事療法を行っている妊娠糖尿病女性における血糖自己測定の一般的な実践を支持している．

妊娠糖尿病において食後血糖測定は食前よりも優れていることが示されている（DeVeciana, 1995）．パークランド病院において，われわれは食事療法中の妊娠糖尿病患者に対し食後血糖測定への切り替えの効果についての研究を行い，食後血

糖モニタリング群において，母体の週ごとの体重増加率の有意な減少—0.63 ポンド/週から 0.45 ポンド/週—を認めた．ACOG（2017a）および ADA（2017b）は空腹時および各食後 1～2 時間後の 1 日計 4 回の血糖測定を推奨している．

◆ インスリン治療

歴史的にみて，妊娠糖尿病において，食生活や運動で目標血糖値を維持できない場合はインスリン治療が標準治療であると考えられている．インスリンは胎盤を通過せず，概して厳格な血糖コントロールが可能である．インスリン治療は通常，妊娠糖尿病患者のうち空腹時血糖が持続的に 95 mg/dL を超える場合に用いられる．ACOG（2017a）もまた，食後 1 時間値が持続的に 140 mg/dL を超えるか，2 時間値が 120 mg/dL を超える症例にはインスリンの使用を考慮するよう勧めている．重要なことは，これらの基準値はすべて妊娠中の明らかな糖尿病の管理に対する勧告から推定されたものであるという点である．

インスリンを導入した場合，初回投与量は一般的には 0.7～1.0 単位/kg/日の分割投与である（ACOG, 2017a）．中間型と短時間作用型のインスリンを併用し，投与量の調節は日ごとの特定の時間における血糖値に基づいて行う．パークランド病院では，投与開始時は 1 日投与量の 2/3 を朝食前に，残りの 1/3 は夕食前に分割して投与している．朝の投与量のうち 1/3 はレギュラーインスリン，残りの 2/3 は中間型 neutral protamine Hagedorn：NPH としている．夕方は半分をレギュラーインスリン，もう半分を NPH とする．患者へのインスリン指導は専門外来または短期間の入院により行う．表 57-8 に示したように，インスリンアスパルトやインスリンリスプロのようなインスリンアナログはレギュラーインスリンと比較して作用するまでの時間がより短時間であり，理論上は食後の血糖管理に有用である．妊娠糖尿病へのこれらのアナログ製剤の使用経験は限られており，Singh ら（2009）によると従来のインスリンと比較した有益性は示されていない．

◆ 経口血糖降下薬

妊娠糖尿病患者の持続する高血糖に対してはインスリンが第 1 選択薬であるが，ACOG（2017a）および ADA（2017b）はグリブリド（ミクロナーゼ）やメトホルミン（グルコファージ）の安全性や有効性がいくつかの研究で実証されていることを承認している（Langer, 2000；Nicholson, 2009；Rowan, 2008）．Balsells ら（2015）はグリブリド，メトホルミンとインスリンとをそれぞれを比較した研究のメタアナリシスを行った．グリブリドとインスリンを比較した七つの試験では，グリブリドにおいて出生体重がより重く，巨大児分娩，新生児低血糖の頻度が高かった．メトホルミンとインスリンを比較した六つの試験ではメトホルミンは母体の体重増加量の低下，早産率の増加，重篤な新生児低血糖の減少と関連していた．全試験を平均すると，グリブリド群の 6％およびメトホルミン群の 34％において治療不成功であった．経口血糖降下薬同士を比較した二つの研究においては，メトホルミン治療は母体の体重増加量の低下，出生体重の減少，巨大児の減少と関連していた．インスリンとそれぞれの経口血糖降下薬を比較した研究とは対照的に，この二つの研究においては両方の薬剤の治療不成功率は同等であった．重要なことに，Casey ら（2015a）が行った軽度の妊娠糖尿病 395 例を対象にした食事療法にグリブリド治療を併用した無作為化比較試験ではグリブリド治療による妊娠予後の有意な改善は認めなかった．

近年，グリブリド治療による有害事象の可能性が浮上している．まず，メトホルミンと同様にグリブリドは胎盤を通過し，母体血中濃度の 2/3 以上の濃度で胎児に移行する（Caritis, 2013）．さらに，インスリンまたはグリブリドにより治療を行った妊娠糖尿病 9,000 例以上を対象とした研究では，グリセリドを使用した群で NICU 入院，呼吸窮迫，および新生児低血糖の率が有意に増加していた（Castillo, 2015）．

メトホルミンは母体血中濃度と同等の濃度で胎児に移行する．しかし，妊娠糖尿病 751 例をメトホルミン群とインスリン群に無作為に割り付けた Rowan（2008）の研究では，短期的な周産期の有害事象は 2 群間で差がなかった．転帰には新生児低血糖，呼吸窮迫症候群，光線療法，分娩時外傷，5 分値のアプガースコア≦7，早産が含まれた．児の 2 歳時における成長にも差を認めなかった（Rowan, 2011）．しかし，メトホルミン曝露群の児の脂肪分布は好ましいパターンである傾向にあった．より小規模なメトホルミンの無作為化比

較試験では，生後18ヵ月時点でメトホルミン曝露群のほうがわずかに体重が重かったが，早期の運動および言語発達の指標はインスリン群と比較して差がなかった（Ijäs, 2015）．

FDAは妊娠糖尿病に対するグリブリドおよびメトホルミンの使用を承認していない．しかし，ACOG（2017a）はグリブリドおよびメトホルミンのいずれも，妊娠糖尿病の血糖コントロールの第2選択として合理的であると認めている．長期予後については十分に研究されていないため，経口血糖降下薬を使用する際には現時点で得られている安全性のデータは限られていることを明示したうえで適切なカウンセリングを行うよう推奨している．

■ 産科管理

一般に，インスリン治療を必要としない妊娠糖尿病患者には早期の分娩やその他の介入はほとんどの場合必要ない．分娩前の胎児検査の評価やタイミングに関するコンセンサスは得られていない．通常，死産のリスクの高い糖尿病合併妊娠患者に対して予定する．ACOG（2017a）は妊娠糖尿病で血糖コントロール不良の患者に対しては胎児の監視を推奨している．パークランド病院では，妊娠糖尿病患者全例に第3三半期では毎日胎児のキック数を数えるよう指導している（第17章参照）．インスリン治療中の患者は34週以降入院管理とし，週3回の胎児心拍数モニタリングを施行している．

妊娠糖尿病患者で適切な血糖コントロールがされている場合は待機的に管理する．肩甲難産を予防する目的での分娩誘発と自然陣痛との比較はいまだ議論の分かれるところである．Albericoら（2017）が行った，中断された妊娠糖尿病患者425人を対象とした無作為化比較試験では妊娠38～39週の間に分娩誘発を行った群と妊娠41週まで待機的に管理を行った群とで比較している．統計学的に検出力不足ではあるが，GINEXMAL trialでは帝王切開率は誘発群と待機群でそれぞれ12.6％対11.8％であり，臨床的に意義のある差は認めなかった．しかし，早期分娩誘発群では新生児の高ビリルビン血症の発生率が有意に高く，皮肉にも肩甲難産の割合は有意差はないものの3倍高かった．Melamedら（2016）が行ったカナダ人の妊娠糖尿病8,392例を対象とした後ろ向きコホート研究では，妊娠38～39週でルーチンに分娩とした場合，帝王切開率は低下するがNICU入院は増加した．ACOG（2017a）は食事療法を行っている妊娠糖尿病患者に対するルーチンな妊娠39週以前での分娩誘発は行うべきでないと勧告している．パークランド病院では食事療法中の妊娠糖尿病患者に対してこの適応での選択的な分娩誘発は行っていない．インスリン治療中の患者は妊娠38週での分娩としている．

過成長児に対して腕神経叢損傷を回避する目的での選択的帝王切開もまた重要な問題である．ACOG（2017a）は超音波検査における推定体重が≧4,500 gであった場合の分娩時外傷を回避する目的での帝王切開術施行の是非については十分なエビデンスがないと結論づけている．同学会でのシステマティックレビューにおいて，Garabedianら（2010）は，児の推定体重が4,500 g以上の妊娠糖尿病症例において，1例の永久的腕神経叢麻痺を回避するためにおよそ588例の帝王切開が必要であると見積もっている．Scifresら（2015）は分娩1ヵ月以内に超音波検査を受けた妊娠糖尿病患者903例の後ろ向き研究において，超音波検査による胎児の推定体重は概してLGAと過剰診断されていることを示した．LGA児であると診断されていた症例のうち実際に過成長児であったのは22％のみであった．それでもACOG（2016a）は児の推定体重が4,500 g以上であると予測された場合に予防的帝王切開術を考慮することを承認している．

■ 産後の評価

産後の評価に関する勧告は妊娠糖尿病患者が20年以内に糖尿病を発症する可能性が50％であるという事実に基づいている（O'Sullivan, 1982）．妊娠糖尿病に関する第5回国際ワークショップ会議では，妊娠糖尿病と診断された症例には75 gOGTTによる産後の評価を推奨している（Metzger, 2007）．これらの勧告をADAの分類（2017b）とともに表57-14に示した．Egglestonら（2016）が2000～2013年にかけての保険請求データを基に行った調査によると，妊娠糖尿病患者のうち産後1年以内にスクリーニングを受けた患者は24％のみであり，このうち75 gOGTTの

表57-14　第5回国際ワークショップ会議：妊娠糖尿病において推奨される産後の代謝評価

時　期	検　査	目　的
分娩後（1〜3日）	空腹時および随時血糖	持続する糖尿病の検出
産後早期（6〜12週）	75 g，2時間OGTT	産後の糖代謝分類
産後1年	75 g，2時間OGTT	糖代謝評価
毎年	空腹時血糖	糖代謝評価
3年ごと	75 g，2時間OGTT	糖代謝評価
妊娠前	75 g，2時間OGTT	糖代謝分類
ADA分類（2013）		
正常値	空腹時血糖異常または耐糖能異常	糖尿病
空腹時＜100 mg/dL	100〜125 mg/dL	≧126 mg/dL
2時間値＜140 mg/dL	2時間値≧140〜199 mg/dL	2時間値≧200 mg/dL
HbA1c＜5.7％	5.7〜6.4％	≧6.5％

（Data from American Diabetes Association, 2013, 2017a; Metzger, 2007）

検査が行われた症例は半数以下であった．ACOG（2017a）は糖尿病の診断を目的として，産後4〜12週間の間に空腹時血糖または75 g 2時間OGTTのいずれかを行うことを推奨している．ADA（2017a）は，妊娠糖尿病の既往があり産後のスクリーニングが正常であった女性に，少なくとも3年ごとの検査を推奨している．

妊娠糖尿病の既往は，脂質異常症や高血圧症，腹部肥満—メタボリックシンドローム（第48章参照）—と関連した心血管合併症のリスクもある．経産婦47,909人の研究において，Kessousら（2013）はその後の心血管疾患による入院についての評価を行った．妊娠糖尿病を合併したおよそ5,000例において，心血管疾患による入院は2.6倍増加していた．軽度の妊娠糖尿病と診断されてから5〜10年経過した483例についての研究も行われた（Varner, 2017）．この研究ではその後の妊娠でのメタボリックシンドローム合併リスクは増加していなかった．しかし，その後の妊娠で1回でも妊娠糖尿病を合併した場合，糖尿病発症リスクはおよそ4倍に上昇していた．

■ 妊娠糖尿病の再発

1973〜2014年に公表された文献におけるメタアナリシスでは，総合した妊娠糖尿病再発率は48％であった（Schwartz, 2015）．再発率は初産婦が40％と，経産婦の73％より低かった．同研究グループによると，母体のBMI，インスリン使用，巨大児，妊娠中の体重増加はさらなる妊娠糖尿病再発の危険因子であることが示された（Schwartz, 2016）．したがって，妊娠中の体重コントロールや運動などの生活習慣の改善により妊娠糖尿病の再発は防げる可能性がある．Guelfiら（2016）が行った無作為化比較試験では，妊娠14週以前に運動プログラムを開始した群における再発率の低下は示されなかった．これに対し，Ehrlichら（2011）は初回妊娠時に過体重または肥満であった妊娠糖尿病症例に対し次回妊娠前にBMIを少なくとも2低下させることは次回妊娠での妊娠糖尿病発生のリスク軽減に関連した，と報告している．

（訳：井上桃子）

References

Adane AA, Mishra GD, Tooth LR: Diabetes in pregnancy and childhood cognitive development: a systematic review. Pediatrics 137(5):pii:e20154234, 2016.

Alberico S, Erenbourg A, Hod M, et al: Immediate delivery or expectant management in GDM at term: the GINEXMAL randomised controlled trial. BJOG 124(4):669, 2017.

Alvarez JR, Fechner AJ, Williams SF, et al: Asymptomatic bacteriuria in pregestational diabetic pregnancies and the role of group B streptococcus. Am J Perinat 27(3):231, 2010.

Ambia AM, Seacely AR, Macias D, et al: The impact of baseline proteinuria in pregnancy in a contemporary diabetic population. Presented at the 38th Annual Meeting of the Society for Maternal-Fetal Medicine, January 29-February 3, 2018.

American Academy of Ophthalmology: Diabetic Retinopathy PPP—Updated 2016. Available at: https://www.aao.org/preferred-practice-pattern/diabetic-retinopathy-ppp-updated-2016. Accessed November 5, 2017.

American College of Obstetricians and Gynecologists: Management of diabetes mellitus in pregnancy. Technical Bulletin No. 92, May 1986.

American College of Obstetricians and Gynecologists: Fetal macrosomia. Practice Bulletin No. 173, November 2016a.

American College of Obstetricians and Gynecologists: Pregestational diabetes mellitus. Practice Bulletin No. 60, 2005, Reaffirmed 2016b.

American College of Obstetricians and Gynecologists: Gestational diabetes mellitus. Practice Bulletin No. 180, July 2017a.

American College of Obstetricians and Gynecologists: Physical activity and exercise during pregnancy and the postpartum period. Committee Opinion No. 650, December 2015, Reaffirmed 2017b.

American Diabetes Association: Classification and diagnosis of diabetes—2017. Diabetes Care 40(1 Suppl):S005, 2017a.

American Diabetes Association: Standards of medical care in diabetes—2013. Diabetes Care 36(Suppl 1):S11, 2013.

American Diabetes Association: Standards of medical care in diabetes—2017. Diabetes Care 40(1 Suppl):S114, 2017b.

Arun CS, Taylor R: Influence of pregnancy on long-term progression of retinopathy in patients with type 1 diabetes. Diabetologia 51:1041, 2008.

Bacon S, Schmid J, McCarthy A, et al: The clinical management of hyperglycemia in pregnancy complicated by maturity-onset diabetes of the young. Am J Obstet Gynecol 213(2):236.e1, 2015.

Balsells M, García-Patterson A, Solà I, et al: Glibenclamide, metformin, and insulin for the treatment of gestational diabetes: a systematic review and meta-analysis. BMJ 350:h102, 2015.

Bantle JP, Wylie-Rosett J, Albright AL, et al: Nutrition recommendations and interventions for diabetes. Diabetes Care 31(1 Suppl):S61, 2008.

Bargiota A, Kotoula M, Tsironi E, et al: Diabetic papillopathy in pregnancy. Obstet Gynecol 118:457, 2011.

Bartsch E, Medcalf KE, Park AL, et al: Clinical risk factors for pre-eclampsia determined in early pregnancy: systematic review and meta-analysis of large cohort studies. BMJ 353:i1753, 2016.

Bennett SN, Tita A, Owen J, et al: Assessing White's classification of pregestational diabetes in a contemporary diabetic population. Obstet Gynecol 125(5):1217, 2015.

Bental Y, Reichman B, Shiff Y, et al: Impact of maternal diabetes mellitus on mortality and morbidity of preterm infants (24–33 weeks gestation). Pediatrics 128:e848, 2011.

Boghossian NS, Hansen NI, Bell EF, et al: Outcomes of extremely preterm infants born to insulin-dependent diabetic mothers. Pediatrics 137(6):e20153424, 2016.

Bradley RJ, Nicolaides KH, Brudenell JM: Are all infants of diabetic mothers "macrosomic"? BMJ 297:1583, 1988.

Bryant SN, Herrera CL, Nelson DB, et al: Diabetic ketoacidosis complicating pregnancy. J Neonatal Perinatal Med 10:17, 2017.

Buhling KJ, Doll I, Siebert G, et al: Relationship between sonographically estimated fetal subcutaneous adipose tissue measurements and neonatal skinfold measurements. Ultrasound Obstet Gynecol 39:558, 2012.

Caritis SN, Hebert MF: A pharmacologic approach to the use of glyburide in pregnancy. Obstet Gynecol 121(6):1309, 2013.

Casey BM, Duryea EL, Abbassi-Ghanavati M, et al: Glyburide in women with mild gestational diabetes: a randomized controlled trial. Obstet Gynecol 126(2):303, 2015a.

Casey BM, Mele L, Landon MB, et al: Does maternal body mass index influence treatment effect in women with mild gestational diabetes? Am J Perinatol 32(1):93, 2015b.

Castillo WC, Boggess K, Stürmer T, et al: Association of adverse pregnancy outcomes with glyburide vs insulin in women with gestational diabetes. JAMA Pediatr 169(5):452, 2015.

Catalano PM, Thomas A, Huston-Presley L, et al: Increased fetal adiposity: a very sensitive marker of abnormal in utero development. Am J Obstet Gynecol 189(6):1698, 2003.

Centers for Disease Control and Prevention: Diabetes report card 2014. Updated 2015. Available at: https://www.cdc.gov/diabetes/library/reports/reportcard.html. Accessed November 9, 2017.

Centers for Disease Control and Prevention: National diabetes statistics report, 2017. Available at: https://www.cdc.gov/diabetes/data/statistics/statistics-report.html. Accessed November 9, 2017.

Chen R, Ben-Haroush A, Weismann-Brenner A, et al: Level of glycemic control and pregnancy outcome in type 1 diabetes: a comparison between multiple daily insulin injections and continuous subcutaneous insulin infusions. Am J Obstet Gynecol 197:404e.1, 2007.

Cheng YK, Lao TT, Sahota DS, et al: Use of birth weight threshold for macrosomia to identify fetuses at risk of shoulder dystocia among Chinese populations. Int J Gynecol Obstet 120:249, 2013.

Cho Hy, Jung I, Kim SJ: The association between maternal hyperglycemia and perinatal outcomes in gestational diabetes mellitus patients: a retrospective cohort study. Medicine (Baltimore) 95(36):e4712, 2016.

Combs CA: Continuous glucose monitoring and insulin pump therapy for diabetes in pregnancy. J Matern Fetal Neonatal Med 25(10):2025, 2012.

Coustan DR: Delivery: timing, mode, and management. In Reece EA, Coustan DR, Gabbe SG (eds): Diabetes in Women: Adolescence, Pregnancy, and Menopause, 3rd ed. Philadelphia, Lippincott Williams & Wilkins, 2004.

Crowther CA, Hiller JE, Moss JR, et al: Effect of treatment of gestational diabetes mellitus on pregnancy outcomes. N Engl J Med 352:2477, 2005.

Cundy T: Proposed new diagnostic criteria for gestational diabetes—a pause for thought? Diabet Med 29(2):176, 2012.

Dashe JS, McIntire DD, Twickler DM: Effect of maternal obesity on the ultrasound detection of anomalous fetuses. Obstet Gynecol 113(5):1001, 2009.

Dashe JS, Nathan L, McIntire DD, et al: Correlation between amniotic fluid glucose concentration and amniotic fluid volume in pregnancy complicated by diabetes. Am J Obstet Gynecol 182:901, 2000.

DeBoer T, Wewerka S, Bauer PJ, et al: Explicit memory performance in infants of diabetic mothers at 1 year of age. Dev Med Child Neurol 47:525, 2005.

DeMarini S, Mimouni F, Tsang RC, et al: Impact of metabolic control of diabetes during pregnancy on neonatal hypocalcemia: a randomized study. Obstet Gynecol 83:918, 1994.

DeSisto CL, Kim SY, Sharma AJ: Prevalence estimates of gestational diabetes mellitus in the United States, Pregnancy Risk Assessment Monitoring System (PRAMS), 2007–2010. Prev Chronic Dis 11:E104, 2014.

DeVeciana M, Major CA, Morgan M, et al: Postprandial versus preprandial blood glucose monitoring in women with gestational diabetes mellitus requiring insulin therapy. N Engl J Med 333:1237, 1995.

Donovan L, Hartling L, Muise M, et al: Screening tests for gestational diabetes: a systematic review for the U.S. Preventive Services Task Force. Ann Intern Med 159(2):115, 2013.

Durnwald C, Huston-Presley L, Amini S, et al: Evaluation of body composition of large-for-gestational-age infants of women with gestational diabetes mellitus compared with women with normal glucose levels. Am J Obstet Gynecol 191:804, 2004.

Ecker JL, Greene MF: Gestational diabetes—setting limits, exploring treatment. N Engl J Med 358(19):2061, 2008.

Egan AM, Dennedy MC, Al-Ramli W: ATLANTIC-DIP: excessive gestational weight gain and pregnancy outcomes in women with gestational or pregestational diabetes mellitus. J Clin Endocrinol Metab 99(1):212, 2014.

Eggleston EM, LeCates RF, Zhang F, et al: Variation in postpartum glycemic screening in women with a history of gestational diabetes mellitus. Obstet Gynecol 128(1):159, 2016.

Ehrenberg HM, Mercer BM, Catalano PM: The influence of obesity and diabetes on the prevalence of macrosomia. Am J Obstet Gynecol 191:964, 2004.

Ehrlich SF, Hedderson MM, Feng J, et al: Change in body mass index between pregnancies and the risk of gestational diabetes in a second pregnancy. Obstet Gynecol 117(6):1323, 2011.

Eidem I, Vangen S, Hanssen KF, et al: Perinatal and infant mortality in term and preterm births among women with type 1 diabetes. Diabetologia 54(11):2771, 2011.

Fadl HE, Ostlund KM, Magnusont AF, et al: Maternal and neonatal outcomes and time trends of gestational diabetes mellitus in Sweden from 1991 to 2003. Diabet Med 27:436, 2010.

Farrar D, Tufnell DJ, West J: Continuous subcutaneous insulin infusion versus multiple daily injections of insulin for pregnant women with diabetes. Cochrane Database Syst Rev 6:CD005542, 2016.

Feig DS, Hwee J, Shah BR, et al: Trends in incidence of diabetes in pregnancy and serious perinatal outcomes: a large, population-based study in Ontario, Canada, 1996–2010. Diabetes Care 37(6):1590, 2014.

Feig DS, Palda VA: Type 2 diabetes in pregnancy: a growing concern. Lancet 359:1690, 2002.

Feldman RK, Tieu RS, Yasumura L: Gestational diabetes screening: The International Association of the Diabetes and Pregnancy Study Groups compared with Carpenter-Coustan screening. Obstet Gynecol 127(1):10, 2016.

Ferrara A, Hedderson MM, Quesenberry CP, et al: Prevalence of gestational diabetes mellitus detected by the National Diabetes Data Group or the Carpenter and Coustan plasma glucose thresholds. Diabetes Care 25(9):1625, 2002.

Finer LB, Zolna MR: Declines in unintended pregnancy in the United States, 2008–2011. N Engl J Med 374(9):843, 2016.

Fouda UM, Abou ElKassem MM, Hefny SM, et al: Role of fetal echocardiography in the evaluation of structure and function of fetal heart in diabetic pregnancies. J Matern Fetal Neonatal Med 26(6):571, 2013.

Fraser A, Almqvist C, Larsson H: Maternal diabetes in pregnancy and offspring cognitive ability: sibling study with 723,775 men from 579,857 families. Diabetologia 57(1):102, 2014.

Frayne DJ, Verbiest S, Chelmow D, et al: Health care system measures to advance preconception wellness: consensus recommendations of the clinical workgroup of the national preconception health and health care initiative. Obstet Gynecol 127(5):863, 2016.

Fuglsang J, Ovesen PG: Pregnancy and delivery in a woman with type 1 diabetes, gastroparesis, and a gastric neurostimulator. Diabetes Care 38(5):e75, 2015.

Galindo A, Burguillo AG, Azriel S, et al: Outcome of fetuses in women with pregestational diabetes mellitus. J Perinat Med 34(4):323, 2006.

Garabedian C, Deruelle P: Delivery (timing, route, peripartum glycemic control) in women with gestational diabetes mellitus. Diabetes Metab 36:515, 2010.

Gardosi J, Madurasinghe V, Williams M, et al: Maternal and fetal risk factors for stillbirth: population based study. BMJ 346:f108, 2013.

Garne E, Loane M, Dolk H, et al: Spectrum of congenital anomalies in pregnancies with pregestational diabetes. Birth Defects Res A Clin Mol Teratol 94(3):134, 2012.

Golden SH, Brown A, Cauley JA, et al: Health disparities in endocrine disorders: biological, clinical, and nonclinical factors—an Endocrine Society scientific statement. J Clin Endocrinol Metab 97(9):E1579, 2012.

Grissa O, Yessoufou A, Mrisak I, et al: Growth factor concentrations and their placental mRNA expression are modulated in gestational diabetes mellitus: possible interactions with macrosomia. BMC Pregnancy Childbirth 10:7, 2010.

Guelfi KJ, Ong MJ, Crisp NA, et al: Regular exercise to prevent the recurrence of gestational diabetes mellitus: a randomized controlled trial. Obstet Gynecol 128(4):819, 2016.

Guntupalli KK, Karnad DR, Bandi V, et al: Critical illness in pregnancy: Part II: common medical conditions complicating pregnancy and puerperium. Chest 148(5):1333, 2015.

Hammoud NM, Visser GH, Peterst SA, et al: Fetal growth profiles of macrosomic and non-macrosomic infants of women with pregestational or gestational diabetes. Ultrasound Obstet Gynecol 41(4):390, 2013.

Hanson U, Persson B: Outcome of pregnancies complicated by type 1 insulin-dependent diabetes in Sweden: acute pregnancy complications, neonatal mortality and morbidity. Am J Perinatol 10:330, 1993.

HAPO Study Cooperative Research Group: Hyperglycemia and adverse pregnancy outcomes. N Engl J Med 358:2061, 2008.

Harper LM, Mele L, Landon MB, et al: Carpenter-Coustan compared with National Diabetes Data Group criteria for diagnosing gestational diabetes. Obstet Gynecol 127(5):893, 2016.

Harris DL, Weston PJ, Harding JE: Incidence of neonatal hypoglycemia in babies identified as at risk. J Pediatr 161(5):787, 2012.

Hartling L, Dryden DM, Guthrie A, et al: Benefits and harms of treating gestational diabetes mellitus: a systematic review and meta-analysis for the U.S. Preventive Services Task Force and the National Institutes of Health Office of Medical Applications of Research. Ann Intern Med 159(2):123, 2013.

Hawkins JS, Lo JY, Casey BM, et al: Diet-treated gestational diabetes: comparison of early versus routine diagnosis. Am J Obstet Gynecol, 198:287, 2008.

Hawthorne G: Maternal complications in diabetic pregnancy. Best Pract Res Clin Obstet Gynaecol 25(1):77, 2011.

Hay WW: Care of the infant of the diabetic mother. Curr Diab Rep 12:4, 2012.

Hay WW, Raju TN, Higgins RD, et al: Knowledge gaps and research needs for understanding and treating neonatal hypoglycemia: workshop report from Eunice Kennedy Shriver National Institute of Child Health and Human Development. J Pediatrics 155(5):612, 2009.

Hill JB, Sheffield JS, McIntire DD, et al: Acute pyelonephritis in pregnancy. Am J Obstet Gynecol 105(1):18, 2005.

How HY, Sibai B, Lindheimer M, et al: Is early-pregnancy proteinuria associated with an increased rate of preeclampsia in women with pregestational diabetes mellitus? Am J Obstet Gynecol 190:775, 2004.

Huang H, He J, Johnson D, et al: Deletion of placental growth factor prevents diabetic retinopathy and is associated with Akt activation and HIF1α-VEGF pathway inhibition. Diabetes 64(3):1067, 2015.

Huang T, Kelly A, Becker SA, et al: Hypertrophic cardiomyopathy in neonates with congenital hyperinsulinism. Arch Dis Child Fetal Neonatal Ed 98(4):F351, 2013.

Idris N, Wong SF, Thomae M, et al: Influence of polyhydramnios on perinatal outcome in pregestational diabetic pregnancies. Ultrasound Obstet Gynecol 36(3):338, 2010.

Ijäs H, Vääräsmäki M, Saarela T, et al: A follow-up of a randomised study of metformin and insulin in gestational diabetes mellitus: growth and development of the children at the age of 18 months. BJOG 122(7):994, 2015.

International Association of Diabetes and Pregnancy Study Groups Consensus Panel: Recommendations on the diagnosis and classification of hyperglycemia in pregnancy. Diabetes Care 33(3), 2010.

Jensen DM, Damm P, Ovesen P, et al: Microalbuminuria, preeclampsia, and preterm delivery in pregnant women with type 1 diabetes. Diabetes Care 33:90, 2010.

Johnston RC, Gabby L, Tith T, et al: Immediate postpartum glycemic control and risk of surgical site infection. J Matern Fetal Neonatal Med 30(3):267, 2017.

Jovanovič L, Liang Y, Weng W, et al: Trends in the incidence of diabetes, its clinical sequelae, and associated costs in pregnancy. Diabetes Metab Res Rev 31(7):707, 2015.

Jovanovic-Peterson L, Durak EP, Peterson CM: Randomized trial of diet versus diet plus cardiovascular conditioning on glucose levels in gestational diabetes. Am J Obstet Gynecol 161:415, 1989.

Kessous R, Shoham-Vardi I, Pariente G, et al: An association between gestational diabetes mellitus and long-term maternal cardiovascular morbidity. Heart 99:1118, 2013.

Kim C, Ferrara A, McEwen LN, et al: Preconception care in managed care: the translating research into action for diabetes study. Am J Obstet Gynecol 192:227, 2005.

Kim SY, Sharma AJ, Sappenfield W, et al: Association of maternal body mass index, excessive weight gain, and gestational diabetes mellitus with large-for-gestational-age births. Obstet Gynecol 123(4):737, 2014.

Kitzmiller JL, Block JM, Brown FM, et al: Managing preexisting diabetes for pregnancy. Diabetes Care 31(5):1060, 2008.

Krakowiak P, Walker CK, Bremer A, et al: Maternal metabolic conditions and risk for autism and other neurodevelopmental disorders. Pediatrics 129:e1121, 2012.

Landon MB, Catalano PM, Gabbe SG: Diabetes mellitus. In Gabbe SG, Niebyl JR, Simpson JL (eds): Obstetrics: Normal and Problem Pregnancies, 4th ed. Philadelphia, Churchill Livingstone, 2002.

Landon MB, Mele L, Spong CY, et al: The relationship between maternal glycemia and perinatal outcome. Obstet Gynecol 117(2):218, 2011.

Landon MB, Spong CY, Thom E, et al: A multicenter, randomized treatment trial of mild gestational diabetes. N Engl J Med 361(14):1339, 2009.

Langer O, Conway DL, Berkus MD, et al: A comparison of glyburide and insulin in women with gestational diabetes mellitus. N Engl J Med 343:1134, 2000.

Lauenborg J, Mathiesen E, Ovesen P, et al: Audit on stillbirths in women with pregestational type 1 diabetes. Diabetes Care 26(5):1385, 2003.

Leinonen PJ, Hiilesmaa VK, Kaaja RJ: Maternal mortality in type 1 diabetes. Diabetes Care 24(8):1501, 2001.

Little SE, Zara CA, Clapp MA, et al: A multi-state analysis of early-term delivery trends and the association with term stillbirth. Obstet Gynecol 126(6):1138, 2015.

Liu S, Joseph KS, Lisonkova S, et al: Association between maternal chronic conditions and congenital heart defects: a population-based cohort study. Circulation 128(6):583, 2013.

Loukovaara M, Leinonen P, Teramo K, et al: Diabetic pregnancy associated with increased epidermal growth factor in cord serum at term. Obstet Gynecol 103:240, 2004.

Luo ZC, Nuyt AM, Delvin E, et al: Maternal and fetal IGF-1 and IGF-11 levels, fetal growth, and gestational diabetes. J Clin Endocrinol Metab 97:1720, 2012.

Marschalek J, Farr A, Kiss H, et al: Risk of vaginal infections at early gestation in patients with diabetic conditions during pregnancy: a retrospective cohort study. PLoS One 11(5):e0155182, 2016.

Martin JA, Hamilton BE, Osterman MJ, et al: Births: final data for 2015. Natl Vital Stat Rep 66 (1):1, 2017.

Mathiesen ER, Ringholm L, Feldt-Rasmussen B, et al: Obstetric nephrology: pregnancy in women with diabetic nephropathy—the role of antihypertensive treatment. Clin J Am Soc Nephrol 7:2081, 2012.

Mazaki-Tovi S, Kanety H, Pariente C, et al: Cord blood adiponectin in large-for-gestational age newborns. Am J Obstet Gynecol 193:1238, 2005.

McCance DR, Holmes VA, Maresh MJ, et al: Vitamins C and E for prevention of preeclampsia in women with type 1 diabetes (DAPIT): a randomised placebo-controlled trial. Lancet 376:259, 2010.

McElvy SS, Demarini S, Miodovnik M, et al: Fetal weight and progression of diabetic retinopathy. Obstet Gynecol 97:587, 2001.

McFarland MB, Langer O, Fazioni E, et al: Anthropometric and body composition differences in large-for-gestational age, but not appropriate-for-gestational age infants of mothers with and without diabetes mellitus. J Soc Gynecol Investig 7:231, 2000.

Melamed N, Ray JG, Geary M, et al: Induction of labor before 40 weeks is associated with lower rate of cesarean delivery in women with gestational diabetes mellitus. Am J Obstet Gynecol 214(3):364.e1, 2016.

Metzger BE, Buchanan TA, Coustan DR, et al: Summary and recommendations of the Fifth International Workshop-Conference on Gestational Diabetes. Diabetes Care 30(Suppl 2):S251, 2007.

Miailhe G, Le Ray C, Timsit J, et al: Factors associated with urgent cesarean delivery in women with type 1 diabetes mellitus. Obstet Gynecol 121:983, 2013.

Middleton P, Crowther CA, Simmonds L: Different intensities of glycaemic control for pregnant women with pre-existing diabetes. Cochrane Database Syst Rev 5:CD008540, 2016.

Mission JF, Marshall NE, Caughey AB: Obesity in pregnancy: a big problem and getting bigger. Obstet Gynecol Sur 88(5):389, 2013.

Mitanchez D, Burguet A, Simeoni U: Infants born to mothers with gestational diabetes mellitus: mild neonatal effects, a long-term threat to global health. J Pediatr 164(3):445, 2014.

Moreno-Castilla C, Hernandez M, Bergua M, et al: Low-carbohydrate diet for the treatment of gestational diabetes mellitus. Diabetes Care 36:2233, 2013.

Most O, Langer O: Gestational diabetes: maternal weight gain in relation to fetal growth, treatment modality, BMI and glycemic control. J Matern Fetal Med 25(11):2458, 2012.

National Institutes of Health: NIH Consensus Development Conference on Diagnosing Gestational Diabetes Mellitus. 2013. Available at: https://consensus.nih.gov/2013/gdm.htm. Accessed November 11, 2017.

Nicholson W, Bolen S, Witkop CT, et al: Benefits and risks of oral diabetes agents compared with insulin in women with gestational diabetes. Obstet Gynecol 113(1):193, 2009.

O'Sullivan JB: Body weight and subsequent diabetes mellitus. JAMA 248:949, 1982.

Owen CG, Martin RM, Whincup PH, et al: Does breastfeeding influence risk of type 2 diabetes in later life? A quantitative analysis of published evidence. Am J Clin Nutr 84:1043, 2006.

Patel EM, Goodnight WH, James AH, et al: Temporal trends in maternal medical conditions and stillbirth. Am J Obstet Gynecol 212(5):673.e1, 2015.

Pedersen J: The Pregnant Diabetic and Her Newborn, 2nd ed. Baltimore, Williams & Wilkins, 1977.

Pedersen J, Mølsted-Pedersen L, Andersen B: Assessors of fetal perinatal mortality in diabetic pregnancy. Analysis of 1332 pregnancies in the Copenhagen series, 1946–1972. Diabetes 23:302, 1974.

Persson M, Norman M, Hanson U: Obstetric and perinatal outcomes in type I diabetic pregnancies. Diabetes Care 32:2005, 2009.

Peterson C, Grosse SD, Li R, et al: Preventable health and cost burden of adverse birth outcomes associated with pregestational diabetes in the United State. Am J Obstet Gynecol 212(1):74.e1, 2015.

Pociot F, Lernmark Å: Genetic risk factors for type 1 diabetes. Lancet 387(10035):2331, 2016.

Powers AC: Diabetes mellitus. In: Longo DL, Fauci AS, Kaspar DL, et al (eds): Harrison's Principles of Internal Medicine, 18th ed. McGraw-Hill, New York, 2012.

Rasmussen KL, Laugesen CS, Ringholm L, et al: Progression of diabetic retinopathy during pregnancy in women with type 2 diabetes. Diabetologia 53:1076, 2010.

Reece EA: Diabetes-induced birth defects: what do we know? What can we do? Curr Diab Rep 12:24, 2012.

Renault KM, Carlsen EM, Nøgaard K, et al: Intake of carbohydrates during pregnancy in obese women is associated with fat mass in the newborn offspring. Am J Clin Nutr 102(6):1475, 2015.

Reutens AT: Epidemiology of diabetic kidney disease. Med Clin North Am 97:1, 2013.

Rewers M, Ludvigsson J: Environmental risk factors for type 1 diabetes. Lancet 387(10035):2340, 2016.

Ringholm L, Vestgaard M, Laugesen CS, et al: Pregnancy-induced increase in circulating IGF-1 is associated with progression of diabetic retinopathy in women with type 1 diabetes. Growth Horm IGF Res 21:25, 2011.

Roeder HA, Moore TR, Ramos GA: Insulin pump dosing across gestation in women with well-controlled type 1 diabetes mellitus. Am J Obstet Gynecol 207:324.e1, 2012.

Rolo LC, Nardozza LMM, Junior EA, et al: Reference curve of the fetal ventricular septum area by the STIC method: preliminary study. Arq Bras Cardiol 96(5):386, 2011.

Rosenn B, Miodovnik M, Combs CA, et al: Glycemic thresholds for spontaneous abortion and congenital malformations in insulin-dependent diabetes mellitus. Obstet Gynecol 84:515, 1994.

Rowan JA, Hague WM, Wanzhen G, et al: Metformin versus insulin for the treatment of gestational diabetes. N Engl J Med 358:2003, 2008.

Rowan JA, Rush EC, Obolonkin V, et al: Metformin in gestational diabetes: the offspring follow-up (MiG TOFU): body composition at 2 years of age. Diabetes Care 34(10):2279, 2011.

Russell NE, Foley M, Kinsley BT, et al: Effect of pregestational diabetes mellitus on fetal cardiac function and structure. Am J Obstet Gynecol 199:312.e1, 2008.

Russo LM, Nobles C, Ertel KA, et al: Physical activity interventions in pregnancy and risk of gestational diabetes mellitus: a systematic review and meta-analysis. Obstet Gynecol 125(3):576, 2015.

Salvesen DR, Brudenell MJ, Nicolaides KH: Fetal polycythemia and thrombocytopenia in pregnancies complicated by maternal diabetes mellitus. Am J Obstet Gynecol 166:1287, 1992.

Salvesen DR, Brudenell MJ, Snijders JM, et al: Fetal plasma erythropoietin in pregnancies complicated by maternal diabetes mellitus. Am J Obstet Gynecol 168:88, 1993.

Sanabria-Martinez G, García-Hermoso A, Poyatos-León R, et al: Effectiveness of physical activity interventions on preventing gestational diabetes mellitus and excessive maternal weight gain: a meta-analysis. BJOG 122(9):1167, 2015.

Saudek CD: Progress and promise of diabetes research. JAMA 287:2582, 2002.

Schwartz N, Nachum Z, Green MS: Risk factors of gestational diabetes mellitus recurrence: a meta-analysis. Endocrine 53(3):662, 2016.

Schwartz N, Nachum Z, Green MS: The prevalence of gestational diabetes mellitus recurrence—effect of ethnicity and parity: a metaanalysis. Am J Obstet Gynecol 213(3):310, 2015.

Scifres CM, Feghali M, Dumont T, et al: Large-for-gestational-age ultrasound diagnosis and risk for cesarean delivery in women with gestational diabetes mellitus. Obstet Gynecol 126(5):978, 2015.

Sheffield JS, Butler-Koster EL, Casey BM, et al: Maternal diabetes mellitus and infant malformations. Obstet Gynecol 100:925, 2002.

Sheiner E, Mazor-Drey E, Levy A: Asymptomatic bacteriuria during pregnancy. J Matern Fetal Neonatal Med 22(5):423, 2009.

Sibai BM, Caritis S, Hauth J, et al: Risks of preeclampsia and adverse neonatal outcomes among women with pregestational diabetes mellitus. Am J Obstet Gynecol 182:364, 2000.

Sibai BM, Viteri OA: Diabetic ketoacidosis in pregnancy. Obstet Gynecol 123(1):167, 2014.

Singh SR, Ahmad F, Lai A, et al: Efficacy and safety of insulin analogues for the management of diabetes mellitus: a meta-analysis. CMAJ 180(4):385, 2009.

Stewart ZA, Wilinska ME, Hartnell S, et al: Closed-loop insulin delivery pregnancy in women with type 1 diabetes. N Engl J Med 375(7):644, 2016.

Stuebe AM, Landon MB, Lai Y, et al: Maternal BMI, glucose tolerance, and adverse pregnancy outcomes. Am J Obstet Gynecol 207:62.e.1, 2012.

Suresh A, Liu A, Poulton A, et al: Comparison of maternal abdominal subcutaneous fat thickness and body mass index as markers for pregnancy outcomes: a stratified cohort study. Aust N Z J Obstet Gynecol 52:420, 2012.

U.S. Preventive Services Task Force: Gestational diabetes mellitus, screening. 2014. Available at: https://www.uspreventiveservicestaskforce.org/Page/Document/UpdateSummaryFinal/gestational-diabetes-mellitus-screening. Accessed November 11, 2017.

Van Leeuwen M, Louwerse MD, Opmeer BC, et al: Glucose challenge test for detecting gestational diabetes mellitus: a systematic review. BJOG 119(4):393, 2012.

Varner MW, Rice MM, Landon MB, et al: Pregnancies after the diagnosis of mild gestational diabetes mellitus and risk of cardiometabolic disorders. Obstet Gynecol 129(2):273, 2017.

Vestgaard M, Ringholm L, Laugesen CS, et al: Pregnancy-induced sight-threatening diabetic retinopathy in women with type 1 diabetes. Diabet Med 27:431, 2010.

Vidaeff AC, Yeomans ER, Ramin SM: Pregnancy in women with renal disease. Part II: specific underlying renal conditions. Am J Perinatol 25:399, 2008.

Vink JY, Poggi SH, Ghidini A: Amniotic fluid index and birth weight: is there a relationship in diabetics with poor glycemic control? Am J Obstet Gynecol 195:848, 2006.

Wang PH, Lau J, Chalmers TC: Meta-analysis of effects of intensive blood-glucose control on late complications of type 1 diabetes. Lancet 341:1306, 1993.

Wei J, Heng W, Gao J: Effects of low glycemic index diets on gestational diabetes mellitus: a meta-analysis of randomized controlled clinical trials. Medicine (Baltimore) 95(22):e3792, 2016.

White P: Classification of obstetric diabetes. Am J Obstet Gynecol 130:228, 1978.

World Health Organization: Diagnostic criteria and classification of hyperglycemia first detected in pregnancy. Geneva, WHO, 2013.

Yang J, Cummings EA, O'Connell C, et al: Fetal and neonatal outcomes of diabetic pregnancies. Obstet Gynecol 108:644, 2006.

Yang P, Reece EA, Wang F, et al: Decoding the oxidative stress hypothesis in diabetic embryopathy through proapoptotic kinase signaling. Am J Obstet Gynecol 212(5):569, 2015.

Yanit KE, Snowden JM, Cheng YW, et al: The impact of chronic hypertension and pregestational diabetes on pregnancy outcomes. Am J Obstet Gynecol 207:333, 2012.

Young EC, Pires M, Marques L, et al: Effects of pregnancy on the onset and progression of diabetic nephropathy and of diabetic nephropathy on pregnancy outcomes. Diabetes Metab Syndr 5:137, 2012.

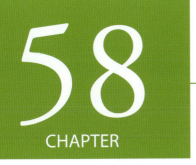

58 内分泌疾患
CHAPTER
Endocrine Disorders

甲状腺疾患 ………………………………… 1403
副甲状腺疾患 ……………………………… 1415
副腎疾患 …………………………………… 1418
下垂体疾患 ………………………………… 1421

> *In a small number of cases the thyroid gland increases markedly in size, though we are ignorant as to its significance.*
>
> —J. Whitridge Williams (1903)

1903年には内分泌疾患のほとんどがわかっていなかった．しかし，妊娠に伴う多量のホルモン分泌などにより，内分泌疾患は妊娠に深く関係しているようである．これは妊娠中によくみられる内分泌疾患であり，糖尿病における胎盤性ラクトゲンがよい例である（第57章参照）．妊娠は少なくとも自己免疫不全に関係するいくつかの内分泌疾患と相互関係がある．この臨床症状は，複雑に相互作用している遺伝，環境，内分泌的要因による内分泌器官内の標的細胞に対する免疫システムの活性化が原因である．これらの相互作用の例として，妊娠中に移行した胎児細胞の母体組織への生着があげられる．これらの細胞は，後に抗体産生，組織破壊，自己免疫疾患を誘発する．

甲状腺疾患

総じて，甲状腺疾患は若年女性によくみられるため，妊娠中によく遭遇する疾患である．母体と胎児の甲状腺機能には密接な関係性があり，母体の甲状腺に影響を与える薬剤は，胎児の甲状腺にも影響を及ぼす．さらに，甲状腺自己抗体は妊娠早期の流産率の増加に関係し，コントロールされていない甲状腺中毒症や未治療の甲状腺機能低下症はどちらも妊娠転帰に悪影響を及ぼす．結果的に，重度自己免疫甲状腺疾患のいくつかは妊娠中には改善するが，産後は増悪することが立証されている．

■ 甲状腺の生理機能と妊娠

母体の甲状腺機能はかなり変化し，通常，甲状腺の腺構造と機能の変化は甲状腺異常と混同されることがある．これらの変化の詳細は第4章に述べられており，血清ホルモンの正常値は付録Iを参照されたい．まず，母体の甲状腺結合グロブリンの血清濃度は，全体または結合甲状腺ホルモン値と同時に増加する（図4-16参照）．次に，**甲状腺刺激ホルモン（thyroid-stimulating hormone：TSH，サイロトロピン）**が現在多くの甲状腺疾患のスクリーニングおよび診断の中心的役割を担っている．特にTSH受容体は相互作用を受け，胎盤栄養膜から分泌される大量のヒト絨毛性ゴナドトロピン（hCG）によりTSH受容体は低下する．TSHは胎盤を通過しないため，胎児への直接的な影響はない．母体の血清hCG値が最も高くなる妊娠12週までは，甲状腺ホルモン分泌は亢進する．その結果，増加した遊離血清サイロキシン（thyroxine：T_4）によって，視床下部から分泌される**甲状腺刺激ホルモン放出ホルモン（thyrotropin-releasing hormone：TRH）**は抑制されることにより，下垂体からのTSH分泌も

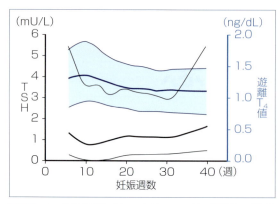

図 58-1　妊娠週数ごとの血清 TSH 値（黒線），遊離 T_4 値（青線）

妊娠中に甲状腺機能検査をした 17,298 人からのデータ．どの色も実線は 50 パーセンタイルを表し，上下の薄い線はそれぞれ 2.5，97.5 パーセンタイルを表す．

(Data from Casey, 2005; Dashe, 2005)

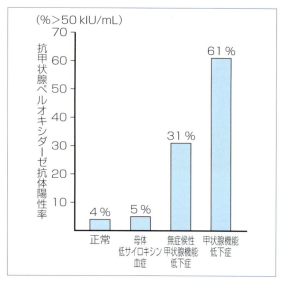

図 58-2　健常女性 16,407 人の抗甲状腺ペルオキシダーゼ抗体陽性率

母体低サイロキシン血症 233 人，無症候性甲状腺機能低下症 598 人，明らかな甲状腺機能低下症 134 人．

(Data from Casey, 2007)

抑制される（図 58-1）．したがって，TRH は母体血清中では検出限界以下となる．逆に，胎児血清中では妊娠中期になると TRH が検出可能となるが，その値は少量であり，妊娠週数が増えても増加しない．

妊娠中，母体の T_4 は胎児に移行する〔アメリカ産婦人科学会（ACOG），2017〕．母体の T_4 は，特に胎児の甲状腺機能が発達する前には胎児の脳の正常な発達に重要である（Bernal, 2007；Korevaar, 2016）．さらに，胎児の甲状腺は，妊娠 12 週以降，ヨウ素を濃縮し，甲状腺ホルモンを合成し始めるが，母体の T_4 の役割は重要である．実際，母体由来のものは，胎児血清中 T_4 の 30 ％ を占める（Thorpe-Beeston, 1991）．しかし，妊娠中期以降の母体甲状腺機能低下症と発達リスクに関しては，まだよくわかっていない（Morreale de Escobar, 2004；Sarkhail, 2016）．

■ 自己免疫と甲状腺疾患

ほとんどの甲状腺疾患は，200 近くの甲状腺細胞成分に対する自己抗体と密接に関連している．これらの抗体のいくつかは，甲状腺機能を刺激するもの，機能をブロックするもの，または，濾胞細胞の破壊を引き起こす甲状腺の炎症の原因となるものなどがある．しばしば，これら抗体の影響は重複または共存する．

TSH 受容体に結合し活性化する働きをもつ**甲状腺刺激自己抗体**，別名**甲状腺刺激免疫グロブリン**（thyroid-stimulating immunoglobulins：TSIs）は，甲状腺の成長と機能亢進の原因となる．これらの抗体は古典的 Graves 病のほとんどの患者に認められるが，**甲状腺刺激阻止抗体**という同時産物はこの効果を鈍らせるかもしれない（Jameson, 2015）．**甲状腺ペルオキシダーゼ**（thyroid peroxidase：TPO）は通常，甲状腺ホルモンの生成物であり甲状腺酵素である．図 58-2 に示すように以前は**甲状腺ミクロソーム自己抗体**と呼ばれていた**甲状腺ペルオキシダーゼ抗体**は TPO に作用し（図 58-2），全妊婦の 5 ～ 15 ％ に認められる（Abbassi-Ghanavati, 2010；Sarkhail, 2016）．これらの抗体は妊娠早期の流産や早産に関係しているとの報告がある（Negro, 2006；Korevaar, 2013；Plowden, 2017；Thangaratinam, 2011）．他の研究では，1,000 人以上の TPO 抗体陽性妊婦において，早産リスクは増加しなかったが，常位胎盤早期剝離のリスクは上昇したとの報告がある（Abbassi-Ghanavati, 2010）．これらの女性は産後甲状腺機能障害のハイリスク群であり，甲状腺異常のリスクが一生涯存在する（Andersen, 2016；Jameson, 2015）．

◆ 胎児マイクロキメリズム

自己免疫性甲状腺疾患は男性よりも女性でより

頻繁にみられる．この違いに関する興味深い説としては胎児母体間細胞移動がある（Greer, 2011）．胎児細胞が妊娠中に母体循環に入ることは知られている．胎児リンパ球が母体循環に入ると，約20年以上もそこで生存し続ける．幹細胞の交換も甲状腺を含めた母体組織の移植で起こり，**胎児性マイクロキメラ現象**と呼ばれている．場合によっては甲状腺も含まれるかもしれない（Bianchi, 2003；Bobby, 2015；Khosrotehrani, 2004）．蛍光遺伝子プローブ法（FISH）を用いて，Y染色体陽性細胞が橋本病で60％，Graves病で40％に認められる（Renné, 2004）．Lepezら（2011）による他の研究では男児を出産した女性では，橋本病の患者で有意に男性の単核細胞の循環が多かったと報告した．皮肉にも，そのようなマイクロキメラ現象には，自己免疫甲状腺疾患に対する保護作用があるかもしれない（Cirello, 2015）．

■ 甲状腺機能亢進症

妊娠週数で調整したTSHの閾値を用いたとき，妊娠中の甲状腺中毒症や甲状腺機能亢進症の発生率は多様で複雑であり，1,000出生当たり2〜17である（表58-1）．正常妊婦でも臨床所見がT_4過剰に似ているため，臨床的に軽度甲状腺中毒症は診断が難しいかもしれない．その症状は正常妊婦でもみられる頻脈や甲状腺腫大，眼球突出，十分な食事摂取にもかかわらず体重が増えないことなどである．検査値は確証的である．血清遊離T_4（FreeT_4：FT_4）値の上昇に伴ってTSH値は著明に抑制される（Jameson, 2015）．まれに甲状腺機能亢進症は血清トリヨードサイロニン（T_3）の異常高値が原因のことがあり，T_3**中毒症**と呼ばれる．

◆ 甲状腺中毒症と妊娠

妊娠における甲状腺中毒症の主要な原因は，前述の甲状腺刺激TSH受容体抗体が関与する臓器特異的自己免疫過程が関与するGraves病である（De Leo, 2016）．これらの抗体はGraves甲状腺機能亢進症に特異的であるため，その検査は診断，管理，および甲状腺機能亢進症を合併した妊娠予後予測のために行われる（Barbesino, 2013）．パークランド病院ではこれらの受容体抗体検査は一般的に胎児の甲状腺中毒症が疑われる場合に行

表58-1 妊娠中の顕性甲状腺機能亢進症の発生率

研　究	国	発生率
Wang（2011）[a]	中国	1％
Vaidya（2007）[a]	イギリス	0.7％
Lazarus（2007）[b]	イギリス	1.7％
Casey（2006b）[c]	アメリカ	0.4％
Anderson（2016）[c, d]	デンマーク	0.4〜0.7％

スクリーニング時期：[a] 第1三半期，[b] 妊娠9〜15週，[c] 妊娠20週以下，[d] 妊娠初期とそれ以降での診断．

われる．Graves病を合併していた場合，妊娠期間中，最初にhCGによって，甲状腺に関する症状が悪化する．しかし，受容体抗体の力価は第2三半期頃には減少し症状も改善する（Mestman, 2012；Sarkhail, 2016）．Aminoら（2003）は妊娠中の抗体阻害値も減少していることを発見した．

・治　療

妊娠中の甲状腺中毒症はチオアミド薬によりほぼコントロールできる．**プロピルチオウラシル（propylthiouracil：PTU）**はT_4からT_3への変換を部分的に阻害し，メチマゾールに比べ胎盤通過性も少ないので好んで使用される傾向がある．**後者は食道閉鎖や後鼻孔閉鎖，先天性皮膚形成不全**などの胎児異常に関連があるといわれている．Yoshiharaら（2012, 2015）は，第1三半期に甲状腺機能亢進症である日本人女性を調査し，メチマゾールに曝露された妊婦はPTUもしくはヨウ化カリウムに曝露された妊婦と比較し胎児の大奇形のリスクが2倍高いことがわかった．特に，皮膚形成不全の9例中7例と食道閉鎖の唯一の例はメチマゾール曝露群であった．PTU関連の胎児期障害の報告もあった（Andersen, 2014）．

2009年にFDAはPTUによる肝毒性について注意喚起した．この警告によりアメリカ甲状腺学会（ATA）とアメリカ臨床内分泌科医会（AACE）（2011）は第1三半期はPTUを用い，続く第2三半期はメチマゾールを用いた治療を行うことを推奨した．このことによる明らかな不利益は甲状腺機能のコントロールが悪くなることがあることである．よって，パークランド病院では妊娠全期間においてPTUによる加療を続けている．

一過性の白血球減少が約10％に出現するが，

治療中断の必要はない（ACOG, 2017）．しかし，およそ0.3％に突然，**無顆粒球症**が発生し，治療を中断せざるを得なくなる（Thomas, 2013）．無顆粒球症は量依存ではなく突然起こるので治療中の定期的な白血球数のチェックは役に立たない．よって，**発熱や咽頭痛が出現した際はすぐに薬剤を中止し血球数を計測するよう指導している**．

治療には他の副作用も存在するかもしれない．上記に記載のとおり，およそ0.1％の割合で起こる肝毒性は重大な副作用の一つである．肝酵素の定期的な測定を行ってもPTU関連の劇症肝毒性は予防できない．PTUを用いて治療している患者の約20％は**抗好中球細胞質抗体**（antineutrophil cytoplasmic antibodies：ANCA）陽性となる．しかし，ANCA陽性者のうち，その後に血管炎に進展する者の割合はごく少数である（Kimura, 2013）．チオアミドは胎児に合併症を引き起こす可能性があるが，まれである．TSH受容体抗体が胎盤を通過して胎児の甲状腺を刺激し甲状腺中毒症や甲状腺腫の原因となるため，症例によってはチオアミドが胎児の治療に用いられている．

チオアミドの初期投与量は経験的に決まっている．ATAは，妊娠していない患者には初期投与量として10〜20 mg/日，維持量として5〜10 mgの経口投与を推奨している．PTUが選ばれた場合は臨床症状の重症度により，50〜150 mgを1日3回経口投与が初期投与量である（Bahn, 2011）．パークランド病院では，妊婦に対し，最初はPTU300〜450 mg/日，分3投与を行う．ときどき，600 mg/日もしくはそれ以上必要なこともある．われわれは普段，第2三半期にメチマゾールに変更はしない．治療のゴールはチオアミドの最小限量で，TSHを抑制し甲状腺ホルモン値を正常上限付近で維持することである（Bahn, 2011）．血清遊離T_4濃度は4〜6週間ごとに測定する．

甲状腺中毒症のコントロールがついたら，甲状腺亜全摘を行う．この甲状腺亜全摘は妊娠中には滅多に行われないが，治療に反応しない人や薬物療法に毒性がある女性には行われることもある（Stagnaro-Green, 2012a）．手術は第2三半期に行うのが最もよい．甲状腺摘出の潜在的な欠点は，副甲状腺を注意せずに切除したり，反回神経を傷つけることである．

妊娠中の放射性ヨウ素内用療法は禁忌である．これは胎児の甲状腺を破壊する原因になりうる．よって，もし意図せずに行われた場合は，多くの臨床医は妊娠中絶を勧める．曝露した胎児は注意深く経過観察しなければならない．胎児の甲状腺機能低下症の発生率は妊娠週数と放射性ヨウ素量による（Berlin, 2001）．女性が甲状腺機能正常で放射線の影響を消すのに十分時間が経過した場合は，妊娠前の放射性ヨウ素の曝露が胎児奇形の原因になる証拠はない（Ayala, 1998）．国際放射線防護学会（ICRP）は，放射性ヨウ素内用療法後6ヵ月は妊娠を避けることを推奨している（Brent, 2008）．さらに，授乳中は乳房にかなり多くのヨウ素が集まっている．^{131}Iを含むミルク摂取による新生児のリスクと乳房への放射線照射という母体のリスクが問題となるかもしれない．後者のリスクを制限するためには授乳と放射性ヨウ素内用療法との間隔を3ヵ月あけると乳房に関する問題を回避できるであろう．

・妊娠転帰

甲状腺中毒症の女性の妊娠転帰は，代謝のコントロールがついていたかどうかによる．たとえば，T_4過剰であると流産や早産の原因となりうる（Andersen, 2014；Sheehan, 2015）．未治療の場合や治療しているが甲状腺機能亢進状態の場合は，妊娠高血圧腎症，心不全，不運な周産期転帰などが起こることが多い（表58-2）．中国での前向きコホート研究によると，臨床的甲状腺機能亢進症の女性は，難聴の児を出産するリスクが12倍増えるという報告がある（Su, 2011）．

◆胎児および新生児への影響

多くの場合，周産期の甲状腺機能は正常である．しかし，甲状腺腫の有無にかかわらず，甲状腺機能亢進症または低下症が起こることがある（図58-3）．Graves病の女性から生まれた新生児の最大1％が臨床的甲状腺機能亢進症になる（Barbesino, 2013；Fitzpatrick, 2010）．胎児の甲状腺疾患を疑った場合，超音波検査で甲状腺体積を測定することができる（Gietka-Czernel, 2012）．

母体の過剰なT_4に曝露された胎児や新生児は臨床上の特徴がある．まず，**甲状腺腫による甲状腺中毒症**は胎盤を通過できる甲状腺刺激免疫グロブリンが原因である．非免疫性水腫や子宮内胎児死亡は胎児が甲状腺中毒症の症例で報告されてい

表 58-2 顕性甲状腺中毒症妊婦の妊娠転帰

要因	コントロール良好, 甲状腺機能正常[a] n=380	コントロール不良, 甲状腺中毒症[a] n=90
母体の転帰		
妊娠高血圧腎症	40（10％）	15（17％）
心不全	1	7（8％）
死亡	0	1
周産期転帰		
早産	51（16％）	29（32％）
胎児発育不全	37（11％）	15（17％）
死産	0/59	6/33（18％）
甲状腺中毒症	1	2
甲状腺機能低下症	4	0
甲状腺腫	2	0

[a] データは例数（％）で表示されている
（Data from Davis, 1989; Kriplani, 1994; Luewan, 2011; Medici, 2014; Millar, 1994）

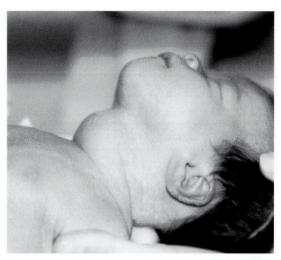

図 58-3　3年間の甲状腺中毒症歴があり，妊娠26週に再発した女性から生まれた甲状腺機能低下症の新生児
母親にはメチマゾール 30 mg/日が経口投与されており，分娩時は甲状腺機能正常であった．

る（Nachum, 2003；Stulberg, 2000）．周産期甲状腺中毒症の最もよい予測因子は TSH 受容体抗体が Graves 病の患者女性に存在しているかどうかである（Nathan, 2014）．特に TSH 受容体抗体の値が正常上限値の 3 倍以上である場合は特に正確である（Barbesino, 2013）．Luton ら（2005）は Graves 病の妊婦 72 人のうち，31 人の低リスク妊婦から生まれた胎児は甲状腺腫を認めず，出生時甲状腺機能は正常であった．第 3 三半期に抗甲状腺薬を投与されていないこと，抗甲状腺抗体が存在しないと低リスクと定義した．逆に，分娩時抗甲状腺薬を服用していた，または甲状腺受容体抗体を保持していた 41 人のうち，妊娠 32 週で胎児 11 人 27％に超音波上甲状腺腫の所見がみられた．残りの 11 人のうち 7 人で甲状腺機能低下症と診断され，胎児は甲状腺機能亢進症のままであった．この結果を受けて，ATA と AACE（2011）は Graves 病の女性では妊娠 22〜26 週の時期に TSH 受容体抗体を測定することを推奨している．ACOG（2017）は結果によって管理は変わらないので推奨していない．胎児に甲状腺中毒症がある場合は，治療は，母体の甲状腺機能が正常範囲であっても母体のチオアミド薬の量を調節することによって行われる（Mestman, 2012）．通常は短い間であるが，新生児甲状腺中毒症に対して短期間の抗甲状腺薬を用いた治療が必要となる（Levy-Sharga, 2014；Narthan, 2014）．

第二の症状は，母体へのチオアミド投与によって胎児が曝露することによる**甲状腺腫性甲状腺機能低下症**である（図 58-3）．理論的には神経学的な問題との関連もあるだろうが，胎児への有害な影響が強調されすぎている．入手可能なデータによると，チオアミドは新生児甲状腺機能低下症の原因になるリスクが極めて小さい（Momotani, 1997；O'Doherty, 1999）．例をあげると，表 58-1 に示した少なくとも 239 人の甲状腺中毒症の女性のうち，相対的に高用量の PTU を母体は投与されていたにもかかわらず，胎児が甲状腺機能低下症であったのは 4 人だけであった．さらに，長期間観察した 4 つの報告では，それらの子どもたちに知的および身体的な発達異常は認めなかった（Mestman, 1998）．母体の甲状腺機能低下症が確認されたら，母体の抗甲状腺薬の量を減量し，必要に応じ羊水中に T_4 を注入することによって胎児は治療可能である．

第三の症状は，経胎盤的に移行した母体の TSH 受容体阻止抗体によって発生した**非甲状腺腫性の甲状腺機能低下症**である（Fitzpatrick, 2010；Gallagher, 2001）．そして最終的に，^{131}I 放射性ヨウ素を用いた母体の甲状腺焼灼後の**胎児甲状腺中毒症**は，経胎盤的な甲状腺刺激抗体が原因かもしれない．胎児期早期に放射性ヨウ素に曝露した症例の報告では，新生児甲状腺研究により母

体からの刺激抗体の移行によって一時的に甲状腺機能亢進症に移行することを示唆された（Tran, 2010）．

- 胎児診断

　胎児の甲状腺機能を評価することはいくらかの議論の余地がある．チオアミド薬を服用している，あるいは甲状腺刺激抗体をもつ女性の胎児の甲状腺の超音波による容積の測定が報告されているが，現在，ほとんどの検者はルーチンでこの検査を行うことは推奨していない（Cohen, 2003；Luton, 2005）．Kilpatrick（2003）は，母体が以前に放射性ヨウ素内用療法を受けていた場合にのみ臍帯血採取と胎児抗体測定を推奨している．胎児の甲状腺機能亢進症または低下症は，胎児水腫，胎児発育不全，甲状腺腫，胎児頻脈の原因となることがあるので，もしこれらがみられたならば，胎児血採取は妥当である（Brand, 2005）．内分泌学会臨床診療ガイドラインでは，臍帯血採取は臨床および超音波からのデータでは胎児の甲状腺疾患の診断が正しくできないときのみ推奨している（Garber, 2012）．診断と治療については第16章で詳しく述べる．

◆ 甲状腺クリーゼ，心不全

　甲状腺クリーゼ，心不全はともに妊娠中に急性発症し生命を脅かす．甲状腺クリーゼは異化亢進状態で妊娠中に起こることはまれである．一方，T_4の心筋への重度の影響によって引き起こされる心筋症から発生する肺高血圧と心不全は，妊娠中によく起こる（Sheffield, 2004）．表58-2に記載のとおり，心不全は90人のコントロールされていない甲状腺中毒症の女性のうちの8％に起こった．これらの女性において心筋症は高心拍出量状態であることが特徴であり，このことが拡張型心筋症をもたらすのであろう（Fadel, 2000；Klein, 1998）．甲状腺中毒症の女性は最小限の心予備能しかもたず，妊娠高血圧腎症，貧血，敗血症またはそれらの組み合わせにより代償不全が起こる．幸いなことに，T_4による心筋症や肺高血圧症の多くは可逆的である（Sheffield, 2004；Siu, 2007；Vydt, 2006）．

- 管　理

　甲状腺クリーゼと心不全の治療は分娩などに関しても特別な治療ユニットをもった集中治療区域で行われるべきである（ACOG, 2017）．図58-4に甲状腺クリーゼおよび甲状腺中毒症に起因した心不全に対する段階的な医学的管理を示す．初回チオアミド投与の1～2時間後にヨウ素が取り込まれ甲状腺からのT_3およびT_4の分泌が抑制される．ヨウ化ナトリウムとして経静脈的にまたは飽和ヨウ化カリウム液（SSKI）やゴール液として経口投与される．ヨウ素によるアナフィラキシーの既往がある女性に対しては炭酸リチウム300 mgを6時間ごとに投与する．デキサメタゾン2 mgを6時間ごとに経静脈的投与も推奨されており，これは末梢でT_4がT_3に変換されるのを阻害する．もし頻脈の治療のためにβ遮断薬が投与されている場合は，心不全への影響を考慮しなければいけない．プロプラノロール，ラベタロール，エスモロールはすべて効果がある．重症妊娠高血圧腎症，感染，貧血が併存している場合は，分娩前に積極的に管理すべきである．

◆ 妊娠悪阻および一過性妊娠甲状腺中毒症

　妊娠初期の女性の2～15％に一過性に甲状腺機能亢進症の生化学的特徴がみられる（Fitzpatrick, 2010）．妊娠悪阻の女性の多くは異常に血清T_4が高く，TSHが低い（第54章参照）．これは妊娠時に通常みられる大量のhCG上昇によるTSH受容体刺激が原因である．この一過性の状態は**妊娠性一過性甲状腺中毒症**と呼ばれている．妊娠悪阻に関係していても，抗甲状腺薬は正当化されない（ACOG, 2017）．hCGの上昇と血清T_4およびTSH値は関連性はなく，妊娠中期までには正常になる（Nathan, 2014；Yoshihara, 2015）．

◆ 甲状腺中毒症と妊娠絨毛性疾患

　奇胎妊娠女性のT_4値の上昇は25～65％に認められる（Hershman, 2004）．前述のごとく異常に高いhCG値はTSH受容体の過剰刺激を導く．現在はこれらの腫瘍は早期に診断されているため臨床的に明らかな甲状腺機能亢進症はあまりみかけなくなってきている．最終的な治療によって血清FT_4値はhCG濃度が下がるに従いふつうは急速に標準化される．これは第20章でさらに述べる．

■ 潜在性甲状腺機能亢進症

　0.002 mU/mLまで分析できる第三世代TSHアッセイによって潜在性甲状腺疾患を同定することが可能である．生化学的に明らかになった極端な値は正常な生物学的多様性を表現するが，極め

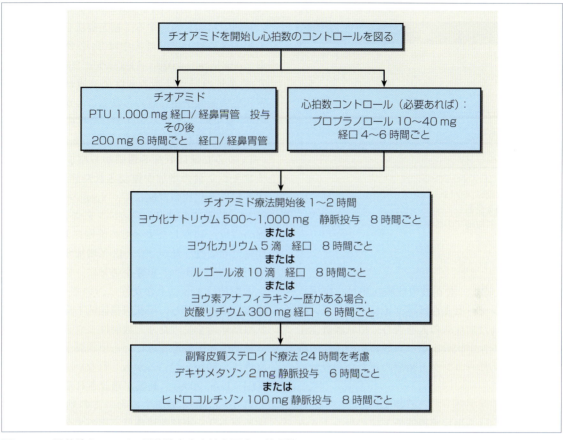

図 58-4　甲状腺クリーゼ，甲状腺中毒症性心不全の管理法

て早期の甲状腺機能異常を予知するかもしれない．**潜在性甲状腺機能亢進症**は T_4 の値は正常の基準範囲であるにもかかわらず，異常に低い血清 TSH 値が特徴である（Surks, 2004）．潜在性甲状腺機能亢進症が持続したことによる長期的な影響として，骨粗鬆症，心血管疾患罹患，顕性甲状腺中毒症や甲状腺不全への進行がある．Casey ら（2006）は妊婦の 1.7 % が潜在性甲状腺機能亢進症であると同定した．重要なことに，潜在性甲状腺機能亢進症と不良な妊娠結果とは関係しないことがわかった．別々に行われた，妊娠中に甲状腺スクリーニングを行った約 25,000 人の妊婦の後ろ向き解析によると，Wilson ら（2012）と Tudela ら（2012）は潜在性甲状腺機能亢進症と妊娠高血圧腎症または妊娠糖尿病に関連性は認めないことを確認した．

抗甲状腺薬が胎児へ影響を与える可能性があるため，妊娠中の潜在性甲状腺機能亢進症に対する治療は是認されない．これらの女性は定期的なチェックのメリットがある可能性があり，約半数が最終的に正常な TSH 濃度を示す．

■ 甲状腺機能低下症

表 58-3 に示すように，顕性または症候性甲状腺機能低下症は 1,000 妊娠に対し 2〜12 症例と報告されている．甲状腺機能低下症は疲労や便秘，寒冷不耐症，こむら返り，体重増加など，潜行性の非特異的な臨床所見が特徴である．病的に肥大した甲状腺は甲状腺機能低下症の原因となり，ヨウ素が欠乏した地域の女性や橋本病の人により起こりやすい．その他の所見として浮腫，乾燥肌，脱毛，深部腱反射の遷延性弛緩期がある．**臨床的または顕性甲状腺機能低下症**は，T_4 の異常低値を伴った血清 TSH の異常高値によって確認される．**潜在性甲状腺機能低下症**は上昇した血清 TSH 値と**正常値**の血清 T_4 によって定義される（Jame-

表 58-3 妊娠中における顕性甲状腺機能低下症の頻度

研究	国	発生率
Wang(2011)[a]	中国	0.3%
Cleary-Goldman (2008)[a]	アメリカ	0.3%
Vaidya(2007)[a]	イギリス	1.0%
Casey(2005)[b]	アメリカ	0.2%
Anderson(2016)[d]	デンマーク	1.2%

[a] 第1三半期にスクリーニング.
[b] 妊娠20週以前にスクリーニング.
[c] 妊娠前の治療を含む.
[d] 妊娠初期とそれ以降での診断.

son, 2015).時折,潜在性甲状腺疾患は,抗甲状腺ペルオキシダーゼまたは抗サイログロブリン抗体が検出された無症状の人を含む.甲状腺機能正常の自己免疫性甲状腺疾患は,妊娠中の甲状腺機能障害のスクリーニングと治療の新たな調査分野である.

◆ 顕性甲状腺機能低下症と妊娠

妊娠中における甲状腺機能低下症の最もよくみられる原因は橋本病であり,自己抗体,特に抗甲状腺ペルオキシダーゼ抗体によって甲状腺が破壊されることが特徴である.他の原因としてはGraves病である.妊娠中に甲状腺機能低下症と臨床的に同定することは,多くの徴候や症状が妊娠でも同様にみられるため特に難しい.甲状腺分析試験は甲状腺疾患の徴候または既往のある女性に行うべきである(ACOG, 2017).妊娠中の**重症甲状腺機能低下症**はまれである.なぜなら,甲状腺機能低下症があれば不妊となり,また自然流産率が増加するためであろう(De Groot, 2012).甲状腺機能低下症の治療を行っても,その女性の体外受精の妊娠に至る率は有意に減少する(Scoccia, 2012).

• 治療

ATAとAACE(2011)は,甲状腺機能低下症に対して,最初はレボチロキシン1〜2μg/kg/日,または約100μgを毎日投与する補充療法を推奨している.甲状腺摘出術や放射性ヨウ素療法によって無甲状腺症となった女性はより多くの量を必要とする.TSH値は4〜6週間間隔で測定され,T_4量はTSH量が正常になるまで25〜50μgの範囲で増加し調節する.補充療法をしている人の約1/3に対して,妊娠中はT_4必要量が増加する(Abalovich, 2010;Alexander, 2004).同様なT_4要求量の増加はエストロゲン補充後の閉経後甲状腺機能低下症に認められることから,妊娠中のT_4要求増加はエストロゲン産生の増加と関連していると信じられている(Arafah, 2001).

T_4の必要量は妊娠5週頃から増加する.レボチロキシン量の増加が確認された妊婦60人に対する無作為化比較試験にて,Yassaら(2010)は第1三半期に血清TSHレベルを<5.0 mU/Lに保つには,観察したすべての妊婦において,1週間当たりの投与量が29〜43%増加することを見いだした.しかし,重要なことに,レボチロキシンの増加は1/3以上の女性においてTSH抑制の原因になる.著しい甲状腺機能低下症は以前に甲状腺摘除術を受けたり,放射性ヨウ素焼灼をしたり補助生殖医療を受けている甲状腺予備能のない女性に早期から起こるかもしれない(Alexander, 2004;Loh, 2009).妊娠が確認される前にあらかじめT_4を25%増加すると,この見込みが減少するだろう.甲状腺機能低下症のすべての女性は妊娠したらTSH測定を受けるべきである.

• 顕性甲状腺機能低下症の妊娠転帰

観察研究によると,限定的ではあるが,顕性甲状腺機能低下症は非常に悪い周産期転帰と関連があることが示唆された(表58-4).たとえば早産率が上昇する(Sheehan, 2015).しかし,適切な補充療法によって,有害事象は増加しないとの多くの報告がある(Bryant, 2015;Matalon, 2006;Tan, 2006).しかし,補充療法を行っていても,ある妊娠合併症のリスクが増加するという反対の報告も存在する(Wikner, 2008).多くの専門家は妊娠中の十分なホルモン補充は,有害事象と合併症の発生リスクを最小化するといっている.

• 胎児および新生児への影響

母体と胎児の甲状腺異常に関連があることは疑いの余地がない.両者ともに甲状腺機能は十分なヨウ素摂取に依存し,妊娠早期のヨウ素欠乏は母体と胎児両方の甲状腺機能低下症の原因となる.そして,前述のごとく母体のTSH受容体遮断抗体は胎盤を通過し,胎児甲状腺機能障害の原因となる.Rovelliら(2010)は自己免疫性甲状腺炎を

表58-4　甲状腺機能低下症女性440人の妊娠合併症

合併症	甲状腺機能低下症(%)	
	顕性 n=112	潜在性 n=328
妊娠高血圧腎症	32	8
常位胎盤早期剥離	8	1
心機能不全	3	2
出生時体重＜2,000 g[a, b]	33	32
死産[c]	9	3[c]

[a] 早産または正期産はAbalovich，2002で報告された結果のみである．
[b] 低出生体重と死産はSu，2011に報告された結果．
[c] 乳児1人は梅毒で死亡．
(Data from Abalovich, 2002; Davis, 1988; Leung, 1993; Männistö, 2009; Su, 2011)

もつ女性から生まれた新生児129人を調べた．そのうち28％の児において生後3，4日目にTSH値が上昇しており，生後15日目では47％の新生児でTPO抗体が確認された．自己抗体は生後6ヵ月で検出感度以下となった．逆説的だが，**新生児に一過性に認める検査所見ではあるが，TPOおよび抗サイログロブリン（TG）抗体は胎児**の甲状腺機能にほとんど，またはまったく影響を及ぼさない（Fisher, 1997）．橋本病の女性から生まれた児の甲状腺機能低下症有病率は180,000新生児当たりわずか1例と推定される（Brown, 1996）．

■ 潜在性甲状腺機能低下症

潜在性甲状腺機能低下症は女性によくみられるが，年齢，人種，食事によるヨウ素摂取，診断に用いられる血清TSHの閾値により発生率はさまざまである（Jameson, 2015）．合計で25,000人以上の妊娠初期の妊婦をスクリーニングした二つの大規模研究によると，潜在性甲状腺機能低下症は2.3％に認められた（Casey, 2005；Cleary-Goldman, 2008）．顕性甲状腺不全に移行する割合はTSH値，年齢，糖尿病などの他疾患，抗甲状腺抗体の存在および濃度に影響される．Diezら（2004）は潜在性甲状腺機能低下症である妊娠していない女性93人の5年間の前向き観察を行い，そのうち1/3はTSHが正常になったと報告している．もう一方の研究では，TSH値が10～15 mU/Lの女性の2/3は顕性甲状腺機能低下症になり，その割合は年間発症率が19/100人であった．TSH値が＜10 mU/Lの女性の顕性甲状腺機能低下症の年間発症率は2/100人であった．

非妊娠時の潜在性甲状腺機能低下症のスクリーニングに関して，アメリカ予防医学専門委員会も，初期のTSH値が10 mU/Lを超えていた患者のほぼ全員が5年以内に顕性甲状腺機能低下症に移行すると報告している（Helfand, 2004；Karmisholt, 2008）．

妊娠早期にスクリーニングされた女性5,805人の20年間の追跡研究では，そのうちの3％のみが甲状腺疾患に発展した．妊娠中に潜在性甲状腺機能低下症と同定された224人の女性のうち，36人（17％）がその後20年で甲状腺疾患に移行し，そのうちのほとんどがTPOまたはTG抗体を妊娠中に有していた（Männistö, 2010）．結果的に妊娠中に顕性甲状腺機能低下症に進展する可能性は健康な潜在性甲状腺機能低下症の女性ではほとんどないようである．

◆ 潜在性甲状腺機能低下症と妊娠

研究の初期には潜在性甲状腺機能低下症は不良な妊娠転帰との関係が示唆されていた．1999年，二つの研究によって，診断未確定の母体甲状腺機能低下症は胎児の神経心理的な発達を損なうかもしれないことに関心が高まった．一つ目の研究は，Popら（1999）が，妊娠早期にFT₄値が＜10パーセンタイルの22人の女性の子どもは精神運動発達障害のリスクが増加することを報告した．もう一つの研究は，Haddowら（1999）が，血清TSH値が＞98パーセンタイルであった未治療女性から生まれた児48人を後ろ向きに調べたところ，幾人かの児は学校の成績，読み取り能力，知的指数（IQ）が低かった．"潜在性甲状腺機能低下症"について記載してはいるが，これらの女性は血清FT₄値の平均が異常に低く，したがって，このうちの多くは**顕性**甲状腺機能低下症かもしれない．

さらに不良な影響を調べると，Caseyら（2005）は，パークランド病院で妊娠中期前にスクリーニングした17,298人の女性の2.3％を潜在性甲状腺機能低下症と同定した．これらの女性は，早産，常位胎盤早期剥離，集中治療室への児の入院の発生率が甲状腺機能正常女性と比較し，小さいが有

意に高率であった．他の 10,990 人が参加した研究で，Cleary-Goldman ら（2008）は不良な産科の転帰と潜在性甲状腺機能低下との間に関連性を見つけられなかった．

他の研究では，潜在性甲状腺機能低下症と産科の転帰との間に関連性を見つけた（Chen, 2017；Maraka, 2016）．妊娠中を通してスクリーニングした 24,883 人の女性の研究で，潜在性甲状腺機能低下症と同定された女性は，重症妊娠高血圧腎症のリスクが約 2 倍増加することが示された（Wilson, 2012）．複数の同じコホート研究の解析で，TSH 値の増加と妊娠糖尿病のリスクとに関連を見いだした（Tudela, 2012）．最終的に Nelson ら（2014）は妊娠中の糖尿病および死産のリスク増加を見いだした．

Lazarus ら（2012）は国際多施設出生前甲状腺スクリーニング（Controlled Antenatal Thyroid Screening：CATS）研究を報告した．妊娠中における潜在性甲状腺機能低下症と単独の甲状腺機能低下症に対する，妊娠中の甲状腺スクリーニングと治療の研究に関する知見である．子どもの 3 歳時の IQ はスクリーニングと治療によっては改善しなかった．

これらの報告にもかかわらず，潜在性甲状腺機能低下症の治療がこれらの報告された不良な結果を少しでも緩和するかどうかは未解決である．Maternal-Fetal Medicine Unit（MFMU）ネットワークは 97,000 人以上の甲状腺疾患を有する妊婦を検査し，3.3 ％ に潜在性甲状腺機能低下症を見つけた．これらの 677 人は無作為化され，T_4 補充療法とプラセボが投与された．Casey ら（2017）は表 58-5 に示すように，5 年間の追跡で産科転帰と子どもの認知機能に差はみられなかったと報告した．1 年の発達スコアと行動および注意欠陥多動性障害の結果も違いはなかった．

・妊娠中におけるスクリーニング

先に述べた 1999 年の研究からの知見によって，ある専門機関は日常的な出生前診断と潜在性甲状腺機能低下症に対する治療を推奨した．しかしながら，Lazarus の研究結果から，ATA および AACE の診療ガイドラインは一様に，妊娠中のリスクが高い人にだけスクリーニングを推奨している（De Groot, 2012；Garber, 2012）．ACOG（2017）でも依然として推奨されている．Casey らの調査結果（2017）は，これらの推奨事項をさらに強調している．

表 58-5 診断され治療に至った甲状腺機能異常群における妊娠および周産期転帰

結果	潜在性甲状腺機能低下症		顕性甲状腺機能低下症	
	T_4	プラセボ	T_4	プラセボ
母体				
在胎週数	39.1±2.5	38.9±3.1	39.0±2.4	38.8±3.1
34 週未満の早産	9.1 ％	10.9 ％	3.8 ％	2.7 ％
常位胎盤早期剥離	0.3 ％	1.5 ％	1.1 ％	0.8 ％
妊娠高血圧腎症	6.5 ％	5.9 ％	3.4 ％	4.2 ％
糖尿病	7.4 ％	6.5 ％	8.0 ％	9.2 ％
周産期・幼児期				
死産	12/1,000	21/1,000	8/1,000	19/1,000
新生児死亡	0	3/1,000	4/1,000	4/1,000
NICU 入院	8.6 ％	6.2 ％	11.8 ％	11.9 ％
出生体重＜10 パーセンタイル	9.8 ％	8.1 ％	8.8 ％	7.8 ％
IQ 中央値（25・75 パーセンタイル）	97（85, 105）	94（85, 107）	94（83, 101）	91（82, 101）

[a] すべての比較で $p < 0.05$.

(Data from Casey, 2017)

■ 単独の母体甲状腺機能低下症

血清 FT_4 低値だが TSH 値は正常範囲である女性は**単独の母体甲状腺機能低下症**と考えられる。発生率は二つの大規模研究で 1.3 〜 2.1 % とされる（Casey, 2007；Cleary-Goldman, 2008）。図 58-2 に示すように、潜在性甲状腺機能低下症とは類似せず、抗甲状腺抗体は低値であった。

甲状腺疾患の知識の発展は潜在性甲状腺機能低下症の知識と類似している。最初の研究の報告は単独の甲状腺機能低下症の女性の神経発達障害についてだった（Kooistra, 2006；Pop, 1999, 2003）。ほかでは Casey ら（2007）は周産期における不良な転帰は甲状腺機能正常女性と比較し増加しないと報告している。また、前述の CATS 研究からは単独の甲状腺機能低下症を T_4 で治療している女性における神経発達の転帰を改善するかどうかはわからなかった（Lazarus, 2012）。

MFMU ネットワークによって行われた無作為化比較試験はまた、これらの疑問を解決するためのデータを提供した。Casey ら（2017）はグループ間での転帰に差がないこと、早期甲状腺治療は効果がないことを報告した（表 58-5）。

■ 甲状腺機能正常な自己免疫甲状腺疾患

TPO およびサイログロブリンなどの自己抗体は生殖可能年齢の女性の 6 〜 20 % にみられる（Thangaratinam, 2011）。これらの抗体が陽性の人のほとんどが甲状腺機能正常である。これらの女性は妊娠初期に流産となるリスクを 2 〜 5 倍保有しているといわれている（Stagnaro-Green, 2004；Thangaratinam, 2011）。甲状腺抗体の存在は早産とも関連がある（Stagnaro-Green, 2009）。TPO 抗体は陽性だが甲状腺機能正常である 115 人に対する無作為治療試験において、Negro ら（2006）はレボチロキシンを用いて治療すると早産率を 22 % から 7 % に驚くほど減少させた。反対に、Abbassi-Ghanavati ら（2010）は TPO 陽性の 1,000 以上の妊娠転帰を調べ、早産に関してのリスクは 16,000 人の抗体を保有していない甲状腺機能正常女性と比較し増加しなかった。しかし、TPO 陽性の妊婦は常位胎盤早期剥離のリスクが 3 倍以上増えることがわかった。

TPO 陽性の妊娠していない女性においても甲状腺疾患への進展および、分娩後甲状腺炎に進展するリスクが増加する（Jameson, 2015；Stagnaro-Green, 2012a）。現在、甲状腺自己抗体の普遍的スクリーニングはどの専門医会でも推奨されていない（De Groot, 2012；Stagnaro-Green, 2011a, 2012a）。

■ ヨウ素欠乏

アメリカにおいて過去 25 年間、食塩やパン類のヨウ素添加が減っていることにより、ときどきヨウ素欠乏が起こっている（Caldwell, 2005；Hollowell, 1998）。重要なことは、最新の国民健康栄養調査によると、アメリカ全体ではヨウ素摂取は足りていることである（Caldwell, 2011）。専門家らはヨウ素摂取は妊婦などにはより重要なので観察を続ける必要があることで意見が一致している。2011 年に NIH の栄養補助食品室はヨウ素研究を優先させるためにワークショップを開催した。参加者は妊婦の尿中ヨウ素の中央値は 125 μg/L に減っており、成長中の胎児に重大な影響があることを強調した（Swanson, 2012）。

妊娠中の食事のヨウ素必要量は、甲状腺ホルモン産生の増加、腎臓からの喪失の増加、胎児のヨウ素要求のため増加する。十分なヨウ素は、受胎後すぐに始まる胎児の神経学的発達のために必要であり、胎児異常は欠乏の程度による。WHO は世界中で年間出生するうちの少なくとも 3,800 万人がヨウ素欠乏による生涯の脳障害のリスクを抱えていると推測している（Alipui, 2008）。

軽度の欠乏が、知的障害の原因となり、ヨウ素の補充により胎児の甲状腺腫を予防できるかは疑わしい（Stagnaro-Green, 2012b）。一方、**重度の欠乏**では典型的に**地方流行のクレチン病**に出くわすことによく関係する（Delange, 2001）。**中等度の欠乏**は中間で多様な影響があると推定される。Berbel ら（2009）は三つの期間、4 〜 6 週、12 〜 14 週、分娩後、で中等度欠乏であった妊婦 300 人以上に毎日の補充療法を始めた。妊娠極早期からヨウ化カリウムを 200 μg 補充していた子どもの神経行動発達スコアが改善したことがわかった。同様に、Velasco ら（2009）は、第 1 三半期に 1 日 300 μg 補充していた女性の子どもの Bayley 精神運動発達スコアが改善したことを報告した。一方、Murcia ら（2011）は、150 μg 以上の毎日の補充をしていた母親からの子どもの 1 歳児

は神経運動スコアが低かったと同定した．インドとタイで行われている軽度～中等度ヨウ素欠乏の妊婦へのヨウ素補充の無作為化比較試験が終了間近である（Pearce, 2016）．

ヨウ素摂取に関してアメリカ医学研究所（IOM, 2001）は，妊娠中は220μg/日，授乳婦は290μg/日のヨウ素摂取を推奨している（第9章参照）．アメリカ内分泌学会（ENDO）は妊娠可能年齢女性には150μg/日，妊娠中および授乳中の女性は250μg/日のヨウ素摂取を推奨している（De Groot, 2012）．ATAは毎日の摂取の平均を達成するために150μgのヨウ素を出生前ビタミンとしてつけ加えることを推奨している（Becker, 2006）．Leungら（2011）によると，アメリカでヨウ素を含んでいる出生前マルチビタミンは51％だった．世界中の母体甲状腺機能低下症のほとんどの症例では，相対的にヨウ素不足が関係していると推測されるので，補充療法はT_4治療を考慮する必要性を未然に防ぐかもしれない（Gyamfi, 2009）．しかし，利益はあるもののヨウ素不足の地域の女性にとってヨウ素ビタミン剤は費用がかさみ，普及は困難である（Pearce, 2016）．

大切なことは，専門家は補充しすぎにも注意している．Tengら（2006）は，300μg/日を越えるヨウ素摂取は潜在的甲状腺機能低下症と自己免疫性甲状腺炎をもたらすかもしれないことを提唱している．ENDOはWHOと一致して，毎日の推奨量の2倍または500μg/日を越えないように勧めている（De Groot, 2012；Leung, 2011）．

■ 先天性甲状腺機能低下症

1974年に普遍的新生児スクリーニングが導入され，すべての州で法律により採用されている（第32章参照）．先天性甲状腺機能低下症は約3,000出生に1の割合で発症し，最も防ぎうる精神遅滞の原因の一つである（LaFranchi, 2011）．甲状腺欠損や低形成などの甲状腺発達障害が先天性甲状腺機能低下症の原因の80～90％を占める．残りは甲状腺ホルモン産生に関する遺伝的欠損が原因である（Moreno, 2008）．

早期かつ積極的なT_4治療は，先天性甲状腺機能低下症の新児にとって重要である．それでも，スクリーニングによって重症先天性甲状腺機能低下症と診断され，即座に治療された新生児の中には思春期に認知障害が現れる子もいる（Song, 2001）．それゆえ，治療のタイミングに加えて，先天性甲状腺機能低下症の重症度は，長期間の認知機能の転帰において重要な要素である．Olivieriら（2002）は1,420人の先天性甲状腺機能低下症の児のうち8％に，他の大きな先天奇形を認めたと報告している．

■ 産褥甲状腺炎

一過性自己免疫性甲状腺炎は分娩後1年以内の女性の約5～10％にみられる（Nathan, 2014；Stagnaro-Green, 2011b, 2012a）．産褥甲状腺機能障害は12ヵ月以内に発症し，甲状腺機能亢進症，甲状腺機能低下症またはその両方を含む．妊娠前に起こる甲状腺炎の傾向は血清抗甲状腺抗体値が増加することと直接関係がある．第1三半期に甲状腺抗体が陽性である女性の50％までが産褥甲状腺炎になる（Stagnaro-Green, 2012a）．オランダの報告によると，82人の1型糖尿病妊婦のうちの16％が産褥甲状腺炎になり，それは一般人口の発生率よりも3倍高かった（Gallas, 2002）．重要なことに，顕性産褥甲状腺炎と診断された人のうちの46％が第1三半期でTPO抗体が陽性であった．

◆ 臨床症状

診療において，産褥甲状腺炎は，典型的には分娩後数ヵ月してから発症し，あいまい，かつ非特異的な症状のため母親のストレスによるものと思われ，まれにしか診断されない（Stagnaro-Green, 2004）．臨床症状はさまざまで，古典的には二つの臨床期が存在し，それが診断に結びつく．最初でかつ最も早いものは，破壊された腺から放出される多量のホルモンが特徴である，**甲状腺破壊により引き起こされた甲状腺中毒症**である．発症は突然であり，小さく無痛性の甲状腺腫が一般にみられる．多くの症状があるが，疲労と動悸は甲状腺中毒症の女性において一般女性と比較しより頻繁にみられる症状である．この甲状腺中毒症期は通常数ヵ月だけ続く．チオアミドは無効であり，症状が重度であった場合はβブロッカーが投与される．第2期そして通常その後に起こるのは，産褥4～8ヵ月に起こり，甲状腺炎から発症する臨床的**甲状腺機能低下症**である．甲状腺肥大や他の症状は共通で甲状腺中毒症期よりもより著明

である．25〜75μg/日のT₄補充が典型的には6〜12ヵ月行われる．

Stagnaro-Greenら（2011b）は妊娠中に甲状腺疾患をスクリーニングされたイタリア人妊婦4,562人の産後経過を統計し報告した．産後6ヵ月と12ヵ月に血清TSH値と抗TPO抗体値を測定した．まとめると，産褥甲状腺炎の女性169人（3.9％）の2/3は甲状腺機能低下症のみ同定された．残りの1/3は甲状腺機能亢進症と診断された．全体の14％のみが前述の"古典的"な2相性の進行を示した．これらの所見は1982〜2008年までの他の20の研究を集計したデータと矛盾しない（Stagnaro-Green, 2012a）．

重要なことに，どの型であれ産褥甲状腺炎に罹患した女性が最終的に慢性の甲状腺機能低下症に発展するリスクは20〜30％あり，1年当たりの発症率は3.6％である（Nathan, 2014）．甲状腺機能低下症に進展するリスクが増加する女性は，最初の甲状腺機能低下症の時期に甲状腺抗体価とTSH値がより高い．他の者は潜在性疾患になるかもしれないが，TPO抗体陽性の産褥甲状腺炎の者の半数は6〜7年以内に慢性の甲状腺機能低下症に進行する（Stagnaro-Green, 2012a）．

産褥甲状腺炎と産褥うつは関連があるといわれているがまだ解決していない．Lucasら（2001）は甲状腺炎の女性の産後6ヵ月における産褥うつの発生率は1.7％であり，コントロール群と同様であったと報告した．Pedersonら（2007）はエジンバラ産後うつ病質問票と妊娠中全体の甲状腺値正常下限であった31人の女性に重要な相関を見いだした．うつと甲状腺抗体との関係は，同様にまだ定まっていない．Kuijpensら（2001）はTPO抗体は甲状腺機能正常女性において産褥うつの指標であると報告している．しかしHarrisら（2002）は無作為化比較試験で，342人のTPO抗体陽性の女性の産褥うつに，レボチロキシンとプラセボ投与群とに差がなかったと報告した．

■ **甲状腺結節疾患**

甲状腺結節は生殖年齢の女性の1〜2％にみられる（Fitzpatrick, 2010）．妊娠中の触知できる甲状腺結節の管理は妊娠週数と腫瘍のサイズによる．超音波検査にて妊娠中に検出される小さな結節は一般的である．たとえば，Kungら（2002）は高解像度の超音波検査にて中国人女性の15％は直径2mm以上の甲状腺結節をもっていることがわかった．約半数の者は多発性であり，妊娠中は適度に大きくなり，産後は消失しない．3ヵ月持続して存在している5mm³より大きい結節を生検すると，通常，結節性の過形成がみられ悪性所見は認めない．多くの研究では単発の結節の90〜95％は良性とされる（Burch, 2016）．

甲状腺結節に対する妊娠中の評価は，妊娠していない患者と同様であるべきである．第46章で述べたように，妊娠中の**放射性ヨウ素によるスキャニングは推奨されない**（ACOG, 2017）．**超音波検査**は5mm以上の結節を見つけることができ，それが固形か嚢胞状のものかも特定できる．AACEによると，悪性と関連のある超音波検査上の特徴は，低エコーパターン，辺縁不整，微小石灰化である（Gharib；2005）．**微細針穿刺吸引（FNA）**は優れた評価方法であり，組織学的腫瘍マーカーと免疫染色は悪性度を診断するのに信頼できる（Hegedüs, 2004）．FNA生検で濾胞領域がみられたら，手術は分娩後まで延期される．

甲状腺癌の評価は集学的な手段を含んでいる（Fagin, 2016）．ほとんどの甲状腺癌は高分化型であり低悪性度の過程をとる．Messutiら（2014）は，これらの腫瘍の持続または再発が妊娠中の女性で，より一般的であるかもしれないと示した．第1または第2三半期に甲状腺の悪性腫瘍が診断された場合は，第3三半期までに甲状腺摘出術を施行してもよい（第63章参照）．高悪性度の甲状腺癌の確証がない，または第3三半期に診断された妊婦は，外科的治療は産褥期早期まで延期することができる（Gharib, 2010）．

■ **副甲状腺疾患**

副甲状腺ホルモン（PTH）の機能は細胞外液中のカルシウム濃度を維持することである．アミノ酸84個からなるこのホルモンは骨と腎臓に直接作用し，ビタミンD（1,25［OH₂］-D）を介して小腸に間接的に作用し，血清カルシウムを増加させる（Potts, 2015）．PTHの分泌は血清中のカルシウムイオン濃度の負のフィードバック機構によって調節されている．**カルシトニンは強力なPTH**であり，生理学的に副甲状腺ホルモンアン

タゴニストとして作用する．これらのホルモンについてのカルシウム代謝と胎児組織で産生される**PTH 関連ペプチド**との相関関係については第 4 章で述べている．

胎児のカルシウム必要量は，糸球体濾過が増大し腎臓からのカルシウム喪失が増加するにしたがって妊娠後期では 300 mg/日になり，計 30 g になる．よって，母体のカルシウム需要も増加する．消化管からのカルシウム吸収が増えることにより，妊娠中は 1,25-dihydroxyvitamin D の血清濃度が 2 倍に上昇する．妊娠中の母体の PTH 値は正常下限か減少しているため，この役割を果たすホルモンはおそらく胎盤や脱落膜由来であろう（Cooper, 2011；Molitch, 2000）．血清アルブミン濃度とともに全体の血清カルシウム値は減るが，カルシウムイオン値は変化しない．Vargas Zapata ら（2004）は，特にカルシウム摂取の少ない母体において，インスリン様成長因子-1（IGF-1）が母体のカルシウムの恒常性や骨代謝に重要な役割を担っていると示唆した．

■ 副甲状腺機能亢進症

高カルシウム血症の原因は 90 ％が副甲状腺機能亢進症か癌である（Potts, 2015）．多くの自動検査システムに血清カルシウム測定が含まれているので，日常のスクリーニングで発見されるようになり，臨床症状というより，スクリーニング検査で副甲状腺機能亢進症がみつかるようになった（Pallan, 2012）．副甲状腺機能亢進症の有病率は女性 1,000 人当たり 2 〜 3 人と報告されているが，無症状の症例も含めると女性 1,000 人当たり 14 人ほどと推測される．約 80 ％は単発性の腺腫が原因であり，15 ％は四つの腺全部の機能亢進が原因である．残りの原因は悪性腫瘍であり血清カルシウム値増加の明らかな原因である．重要なのは，腫瘍から産生された PTH は自然のホルモンと同一ではなく，通常の検査では検出されないかもしれない．

ほとんどの患者では血清カルシウム値は正常上限より 1 〜 1.5 mg/dL 以内で上昇するのみである．症状のある者のうち異常値を示すのは 20 ％の者だけである理由はこのためである（Bilezikian, 2004）．しかし，四分の一の症例は，血清カルシウム値が増加し続けて症状が明らかとなる．

高カルシウム血症クリーゼは，昏睡，吐き気・嘔吐，脱力，倦怠感，脱水が現れる．

症候性副甲状腺機能亢進症のすべての女性は，外科的に治療されるべきである（Potts, 2015）．副甲状腺摘出術の適応は，血清カルシウム値が正常上限を 1.0 mg/dL 以上超える場合，クレアチニンクリアランスが 60 mL/分以下，骨密度の減少，年齢が 50 歳以下のときである（Bilezikian, 2009）．これらの基準に当てはまらない場合は，年 1 回のカルシウムとクレアチニン測定と 1 〜 2 年ごとに骨密度測定を行うべきである（Pallan, 2012）．

◆ 妊娠中における副甲状腺機能亢進症

Schnatz ら（2005）は副甲状腺機能亢進症合併の妊娠 200 弱の症例についてレビューした．妊娠していない患者では，通常，副甲状腺機能亢進症の最も一般的な原因は副甲状腺腫である．妊娠中の異所性副甲状腺ホルモン産生や副甲状腺癌の症例もまれであるが報告されている（Montoro, 2000；Saad, 2014）．妊娠悪阻や脱力，腎結石，精神障害も徴候に含める．時折，膵炎がみられることもある（Cooper, 2011；Hirsch, 2015）．

胎児との著しいカルシウム輸送のシャントが起こり，腎排泄が増加するため，理論上は妊娠によって副甲状腺機能亢進症は改善する（Power, 1999）．しかし，妊娠による"保護作用"がなくなったとき，産後高カルシウム血症の急性発症の著しい危険がある．この生命を脅かす合併症は，血清カルシウム値が 14 mg/dL 以上でみられ，吐き気・嘔吐，振戦，脱水，精神状態変化などが特徴である（Malekar-Raikar, 2011）．

古い報告では副甲状腺機能亢進症合併妊娠での死産や早産の報告もある．より最近の報告では死産や新生児死亡，新生児テタニーの割合は低くなっている（Kovacs, 2011）．他の胎児合併症としては，流産，胎児発育遅延，低出生体重などがある（Chamarthi, 2011）．Schnatz（2005）は妊娠高血圧腎症の発生率は 25 ％と報告している．

・妊娠中の管理

症状のある副甲状腺腫は，外科的切除が好ましい．これにより，胎児・新生児の罹患および産後の副甲状腺クリーゼを防ぐことができる（Kovacs, 2011）．妊娠中の選択的な頸部検査は，第 3 三半期であってもよく行われている（Hirsch, 2015；

Schnatz, 2005；Stringer, 2017）．少なくとも2症例で妊娠中期に縦隔腫瘍を摘出した（Rooney, 1998；Saad, 2014）．

軽度の高カルシウム血症がある無症候性妊婦に対する医学的管理は現在でも適切であろう（Hirsch, 2015）．もしそうであれば，産褥期の高カルシウム血症の急性発症を注意深く観察する．初期の医学管理は，骨からのカルシウム遊離を減少させる**カルシトニン**，または過剰なカルシウムと結合する経口リン酸塩1～1.5 g/日の分割投与による治療となるだろう．血清カルシウム値が危険なほど高い女性，**高カルシウム血症クリーゼ**によって精神的昏迷がみられた女性には，緊急処置が開始される．経静脈的に生理食塩水を投与して尿量は，150 mL/時以上の利尿を促す．**フロセミド**は，尿細管のカルシウムの再吸収を阻止するために通常量を投与する．重要なことは，低カリウム血症と低マグネシウム血症を避けることである．ミスラマイシンを含む補助療法は，骨吸収を抑制する．

・新生児への影響

通常，臍帯血カルシウム値は，母体よりも高い（第7章参照）．母体の副甲状腺機能亢進があると，異常に上昇したPTHによって胎児のホルモン値も上昇し，胎児の副甲状腺の機能をさらにおさえる．このため，出生後，児のカルシウム値が急速に減少し，児の15～25％がテタニーの有無を問わず重度の低カルシウム血症を発症する（Molitch, 2000）．母体の副甲状腺機能亢進症が原因である新生児の副甲状腺機能低下症は，通常一過性であり，カルシウムと1,25-dihydroxyvitamin D_3（カルシトリオール）による治療をすべきである．後者は，低出生体重児には効果的ではないが，それは腸のビタミンD受容体が十分に発現していないためである（Kovacs, 2011）．新生児テタニーや痙攣は，母体の副甲状腺機能亢進症の評価の一つとなるだろう（Beattie, 2000；Ip, 2003）．

■ 副甲状腺機能低下症

低カルシウム血症の最も一般的な原因は副甲状腺機能低下症であり，通常，副甲状腺や甲状腺の手術に引き続いて起こる．副甲状腺機能低下症は全甲状腺摘出術施行例の7％までにみられると推定される（Shoback, 2008）．副甲状腺機能低下症はまれであり，顔面筋の攣縮，筋痙攣，口唇，舌，足の感覚異常が特徴である．これはテタニーと痙攣発作に進行する（Potts, 2015）．慢性的に低カルシウム血症である妊婦は骨格の脱ミネラル化によって新生児期に多発骨折を起こす児をもつ可能性がある（Alikasifoglu, 2005）．

母体の治療は，カルシトリオール，ジヒドロタキステロール，50,000～150,000 U/日の多量のビタミンDを投与，グルコン酸カルシウムや乳酸カルシウムを3～5 g/日投与し低リン酸の食事をとることである．多量のビタミンD摂取が胎児に与える影響は明らかになっていない．副甲状腺機能低下症治療中の効果判定は血中のカルシウム値を管理することである．妊娠中に典型的なカルシウム吸収の増加がカルシウム必要量の低下を起こすか，または胎児のカルシウム需要が母体のカルシウム必要量を増加させる原因となる．妊娠中の治療目標は，カルシウム値を正常範囲内の低値に維持することである．

■ 妊娠関連骨粗鬆症

ほとんどの妊婦では妊娠により著しくカルシウム必要量が増えるが，妊娠が骨減少の原因になるかどうかは定かではない（Kaur, 2003；To, 2003）．Kraemerら（2011）は，200人の妊婦の踵骨の骨量を超音波検査にて定量的に測定し，妊娠中の骨密度の減少を証明した．母乳栄養，双胎を妊娠出産，BMIが低い女性は骨量減少の高リスクであった．この総説より，Thomasら（2006）は妊娠中に骨塩密度が平均3～4％減少すると述べた．授乳も母体の骨の再吸収によって補正される負のカルシウムバランスの期間を有する．Feigenbergら（2008）は，超音波検査を用いて若い初産婦の産褥期と，未妊婦のコントロール群とを比較し，前者の皮質骨量の減少を証明した．まれではあるが，少数の女性は妊娠中や授乳期に特発性骨粗鬆症になる（Hellmeyer, 2007）．

骨粗鬆症の最も一般的な症状は妊娠後期および産褥期における背部痛である．他の症状は一側または両側性の股関節痛，およびほとんど動けなくなるまで体重を支えることが困難となることである（Maliha, 2012）．半数以上の女性は骨粗鬆症の明らかな原因はわかっていない．現在明らかに

なっている原因は，ヘパリン（未分画に限る）の使用，長期臥床，副腎皮質ステロイド療法である（Cunningham, 2005；Galambosi, 2016）．いくつかのケースでは，明らかな顕性副甲状腺機能亢進症または甲状腺中毒症が最終的に発症する．

治療はカルシウムとビタミン D 補充と標準的な疼痛管理である．図 58-5 は妊娠中の一過性骨粗鬆症に対して第 3 三半期にパークランド病院で治療した女性の殿部の X 線像である．妊娠に関連した骨減少症をもつ女性は長期調査にて，骨密度は改善しても，患者およびその子どもは慢性的な骨減少症をもっているかもしれないことが示唆された（Carbone, 1995）．妊婦への 1,000 IU/日のビタミン D 補充は骨塩量を増加させないが，母体のビタミン D は満たされる（Cooper, 2016）．

副腎疾患

妊娠は副腎皮質からの分泌，調整，刺激に大きな影響を与える．この相互関係については Lekarev ら（2011）が概説しており，詳細は第 4 章に述べている．

■ 褐色細胞腫

褐色細胞腫はクロム親和性の腫瘍であり，カテコールアミンを分泌し，通常は副腎髄質に位置するが，10 ％は交感神経節に存在する．褐色細胞腫は約 10 ％が両側性であり，10 ％は副腎外に存在し，10 ％が悪性であるため **10 ％腫瘍** と呼ばれる．褐色細胞腫は神経線維腫症や von Hippel-Lindau 病と同様に常染色体優性または劣性遺伝の **多発性内分泌腫瘍症候群** の一つである甲状腺髄様癌と副甲状腺機能亢進症に合併する（Neumann, 2015）．

これらの腫瘍はおおよそ 5 万妊娠に 1 の割合で発症する（Quartermaine, 2017）．特に，高血圧患者の 0.1 ％が本疾患であることがわかっている（Abdelmannan, 2011）．しかし，まれな臨床経過のため剖検した症例でより多くみられる．症状は通常発作性であり，高血圧緊急症，発作性疾患，不安発作として現れる．高血圧は患者の 60 ％に持続しているが，これらの半数は発作性のクライシスを経験している．発作が起きている間のほかの症状は頭痛，大量の発汗，動悸，胸痛，吐き気・嘔吐，顔面蒼白または紅潮である．

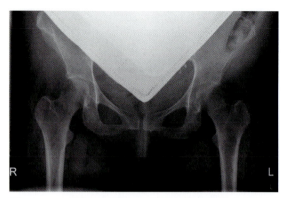

図 58-5　25 歳，妊娠 26 週の患者の前後方向の殿部単純 X 線像
左殿部と膝の痛み，進行する脱力感を訴えていた．一過性左大腿骨の骨粗鬆症であり，3 ヵ月間理学療法とビタミン D とカルシウムの補充を行い改善した．

標準的なスクリーニング検査は 24 時間尿中のメタネフリンとカテコールアミン代謝物の定量である（Neumann, 2015）．診断は 24 時間蓄尿検体に遊離カテコールアミン，メタネフリン，バニリルマンデル酸（VMA）の三つのうち二つを測定することによって診断がつく．血漿カテコールアミン値の測定は最も正確な診断になる．非妊娠患者では副腎の評価は CT や MRI が優れている．ほとんどの症例で腹腔鏡下副腎摘除術がより好まれている（Neumann, 2015）．

◆ 褐色細胞腫合併妊娠

褐色細胞腫はまれな疾患だが，危険な妊娠合併症である．Geelhoed（1983）は 89 例中 43 人の母体が死亡した総説を報告した．母体死亡は腫瘍が分娩前までに診断されていなかった場合（58 ％対 18 ％）により多く発生した．表 58-6 に示すように，母体死亡率は現在はより低くなっているが，それでもまだみられる．Bigger ら（2013）は 77 症例の調査から，分娩前に診断されていることが母体死亡リスクの決定に最も重要であることがわかった．Salazar-Vega ら（2014）は分娩後の診断は予後良好であるとした．

褐色細胞腫の妊娠中の診断は妊娠していない者と同様である．褐色細胞腫は副腎内と副腎外に存在するものとがあるため MRI がより好まれる（図 58-6）．多くの場合，褐色細胞腫による高血圧緊急症と妊娠高血圧腎症を区別することが重要である．Grimbert ら（1999）は，von Hippel-Lindau

表58-6 4世代における褐色細胞腫合併妊娠の転帰

要因	発生率(%)			
	1980〜87 Harper (1989) n=48	1988〜97 Ahlawat (1999) n=42	1988〜2008 Sarathi (2010) n=60	2000〜2001 Biggar (2013) n=78
診断				
分娩前	51	83	70	73
分娩後	36	14	23	28
剖検	12	2	7	
母体死亡	16	4	12	8
胎児死亡	26	11	17	17

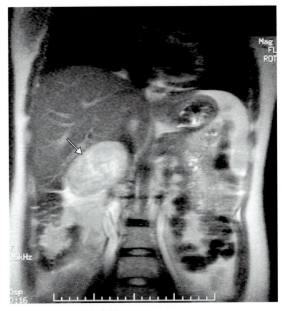

図58-6 MRI冠状断
32週の妊婦に認めた褐色細胞腫（矢印）であり，肝臓の上に位置している．

下での副腎腫瘍摘出が標準になってきた（Miller, 2012；Zuluaga-Gómez, 2012）．もし，診断が妊娠後期であった場合は，帝王切開時の腫瘍切除や産後の腫瘍摘出が適している．

腫瘍の再発は厄介であり，血圧が正常であっても分娩前後に危険な高血圧に移行することがある．妊娠中に褐色細胞腫の再発がわかった3人の女性を管理したことがある．3人とも高血圧はフェノキシベンザミンにて管理した．2人の新生児は健康であったが，3人のうちの1人は大きな腫瘍のためフェノキシベンザミンを100 mg/日投与しており，子宮内胎児死亡となった．3人すべてが産褥期に腫瘍は摘出された．

■ Cushing 症候群

この症候群はまれであり，女性対男性の比率は，3：1である（Arit, 2015）．症例の多くは，長期の副腎皮質ステロイド治療による医原性によるものである．コルチコトロピン産生性の下垂体腺腫によって刺激された両側性の副腎皮質過形成によって起こるのがCushing病である．コルチコトロピンは副腎皮質刺激ホルモン（ACTH）とも呼ばれる．ほとんどの腺腫は微小腺腫で1 cm以下であり，そのうちの半数は5 mm以下である．まれに，視床下部からACTH放出因子の異常な分泌により，副腎皮質過形成が起こる．このような過形成もまた，ACTH放出因子またはACTHに似たポリペプチドを生成する非内分泌性の腫瘍が原因かもしれない．Cushing症候群の症例の1/4以下は，ACTH非依存性であり，ほとんどは副腎腺腫によって起こる．腫瘍は，通常両側性

病に罹患している30人の女性56妊娠のなかから2例の褐色細胞腫を診断した．

◆ 管理

高血圧やその他の症状を，フェノキシベンザミンなどのαアドレナリン遮断薬で即座にコントロールすることは必須である．その量は1回10〜30 mgで，1日2〜4回投与である．α遮断薬が効いてきたら，頻脈に対してβ遮断薬を投与する．妊娠中，多くの症例で外科的検索および腫瘍除去が行われるが，第2三半期に行うのがより好まれる（Bigger, 2013；Dong, 2014）．腹腔鏡

であり，半数は悪性である．時折，アンドロゲン過剰を合併すると，重度の男性化をもたらす．

この典型的な Cushing 様体質は脂肪組織の蓄積が原因であり，**満月様顔貌**，**野牛肩**，**体幹肥満**が特徴的である．易疲労性，脱力感，高血圧，多毛症，無月経症が非妊娠患者の 75～85％にみられる（Hatipoglu, 2012）．人格変化，あざができやすいこと，皮膚線条もよくみられる．最大 60％に耐糖能異常を認める．診断は困難だが，デキサメタゾンで抑制されない高い血漿コルチゾール値または 24 時間尿中の遊離コルチゾール排泄高値によって立証される（Arit, 2015；Loriaux, 2017）．どちらの検査も全体的には正確ではなく，肥満患者について評価するのはさらに難しい．下垂体や副腎の腫瘍や過形成の有無を調べるには血漿コルチコトロピン値，CT および MRI が用いられる．

◆ Cushing 症候群と妊娠

多くの女性は ACTH 依存性 Cushing 症候群なので，アンドロゲン過剰となるために無排卵になるため，妊娠はまれである．Lekarev ら（2011）は妊娠中の Cushing 症候群 140 症例の報告をまとめて発表した．非妊娠女性と比較したところ約半数が ACTH 非依存性の副腎腺腫によるものであった（Kamoun, 2014；Lacroix, 2015）．約 30％の症例が下垂体腺腫であり，10％は副腎癌であった．妊娠によって血清コルチゾール，ACTH，ACTH 放出因子が増加するため診断が難しい．妊娠中には正常でも増加している 24 時間尿中遊離コルチゾール測定が推奨されている．

Cushing 症候群合併妊娠の妊娠転帰を表 58-7 に示す．心不全が妊娠中に多くみられ，母体死亡の主な原因である（Buescher, 1992）．妊娠中の副腎皮質ホルモン過剰症は創傷治癒遅延，骨粗鬆症による骨折，精神疾患合併の原因となる（Kamoun, 2014）．

Cushing 症候群に対する長期に及ぶ治療は無効であるため，確実な治療は下垂体腺腫や副腎腺腫，両側副腎の摘出術などの外科的切除である（Lacroix, 2015；Motivala, 2011）．妊娠中における，軽症な高血圧の管理は分娩時までで十分である．Lindsay ら（2005）は Cushing 症候群の女性 20 人の初期治療を報告した．ほとんどの症例は分娩後の最終的な手術まで**メチラポン**を用いた暫定的な治療が効果的であった．数症例は経口ケトコナゾールを用いて治療した．しかし，この薬剤は精巣からのステロイド産生を阻害するため，胎児が男児の場合の治療は注意が必要である．流産や分娩誘発に使用されるノルエチンドロン誘導体である**ミフェプリストン**は Cushing 症候群の治療に用いられるが，妊娠中には使用するべきではない．必要であれば，下垂体腺腫は経蝶形骨的摘出術を行うべきである（Boscaro, 2001；Lindsay, 2005）．第 3 三半期早期に一側の副腎摘出術を行うことは安全にでき，治療効果も高い（Abdel-mannan, 2011）．

表 58-7 Cushing 症候群合併妊娠の母体および周産期合併症

合併症	発生頻度（％）
母体	
高血圧	68
糖尿病	25
妊娠高血圧腎症	15
骨粗鬆症/骨折	5
精神疾患	4
心不全	3
死亡	2
新生児	
胎児発育不全	21
早産	43
死産	6
新生児死亡	2

（Data from Lindsay, 2005）

■ 副腎機能不全─ Addison 病

症状が出現するためには，90％以上の副腎皮質が破壊される必要があるため，原発性副腎皮質機能不全はまれである．**自己免疫性副腎炎**は先進国において最も頻繁にみられる原因であるが，開発途上国では結核が主な原因である（Arit, 2015；Kamoun, 2014）．ノルウェーでの発生率は 3,000 出生に 1 以上の割合であるとされている（Lekarev, 2011）．アメリカでの有病率は 1 万～2 万妊娠に対して 1 である（Schneiderman, 2017）．橋本病や早期卵巣機能不全，1 型糖尿病，Graves 病との同時発症が増加している．**多腺性自己免疫症候群**は，悪性貧血，白斑，脱毛，非熱帯性下痢，重症筋無力症も含む．

無治療の副腎機能低下症は頻繁に不妊の原因になるが補充療法によって排卵が回復する．未治療

の場合の症状は脱力感，疲労，吐き気・嘔吐，体重減少である．血清コルチゾール値は妊娠中増加するので，コルチゾールが低値の場合は，コシントロピン試験を行い副腎皮質刺激ホルモンへの反応が欠如しているかを確認する（Salvatori, 2005）．

スウェーデンにて，1973～2006年に分娩した1,188人のAddison病の患者と年齢調整をしたコントロール群11,000人以上とを比較した大規模コホート研究が行われた（Björnsdottir, 2010）．分娩の3年以内に副腎機能不全と診断された女性は，早産，低出生体重児の出産が多く，帝王切開もより多かった．他の研究でも同様の結果であった（Quartermaine, 2017）．Addison病の妊婦のほとんどはすでにグルココルチコイドやミネラルコルチコイドの薬剤を服用していた．副腎皮質ステロイドの服用が不十分または過剰でなかったかの評価のためにこれらの女性の経過を観察し続けるべきである（Lebbe, 2013）．陣痛，分娩，産後や手術後は，正常な副腎の反応に似せるために—いわゆる**ストレス量**—副腎皮質ステロイド補充がかなり増加する．ヒドロコルチゾン100 mgが通常経静脈的に8時間ごとに48時間投与される．出血や敗血症などの副腎皮質機能不全によるショックに気づき，迅速に対応することが重要である．

■ 原発性アルドステロン症

高アルドステロン症の原因の約75％は副腎アルドステロン産生腺腫である．副腎癌のまれな症例を除いて，原因不明の両側性副腎皮質過形成症が，残りの原因である（Abdelmannan, 2011；Eschler, 2015）．症状は，高血圧，低カリウム症，筋力低下である．血清または尿中のアルドステロン高値により診断が確定する．

通常の妊娠では，第4章で述べたように，プロゲステロンがアルドステロンの作用を阻害するためアルドステロン値が非常に高くなる（付録I参照）．そのため，妊娠中の高アルドステロン症の診断は難しい．高アルドステロン症の妊婦のレニン値は抑制されているので，血漿アルドステロン・レニン活性比は診断に役立つ（Kamoun, 2014）．妊娠週数が進むにつれて高血圧は悪化するため，カリウム補給と降圧療法を行う．多くの症例で，高血圧に**スピロノラクトン**が効果的だが，スピロノラクトンの潜在的な胎児への抗アンドロゲン作用のため，βブロッカーやカルシウムチャネル遮断薬がより好まれる．Mascettiら（2011）は妊婦における**アミロライド**の使用成功を報告した．ミネラルコルチコイド受容体遮断薬である**エプレレノン**の使用も報告されている（Cabassi, 2012）．腹腔鏡下腫瘍切除は治療に有効である（Eschler, 2015；Miller, 2012）．

下垂体疾患

妊娠中は下垂体が肥大する印象があり，エストロゲン刺激によってプロラクチン産生細胞の過形成が優勢となる（第4章参照）．重症な下垂体異常は妊娠経過を悪化させる．

■ プロラクチノーマ

血清プロラクチン検査が広く利用できるようになったことにより非妊娠女性に腺腫がしばしば見つかるようになった．非妊娠女性では血清レベルが25 pg/mL以下が正常である（Motivala, 2011）．腺腫の症状と所見は，無月経，乳汁漏出，高プロラクチン血症である．腫瘍はCTまたはMRIでサイズを測り分類する．微小腺腫は10 mm以下，巨大腺腫は10 mmを超えるものである．微小腺腫の治療は，ドパミン作動薬で強力なプロラクチン阻害薬であるブロモクリプチンが通常は使用され，高率に排卵が回復する．鞍上巨大腺腫に対しては妊娠を試みる前に外科的な切除が最も推奨される（Araujo, 2015）．

プロラクチノーマの妊婦750人以上の分析では，**微小腺腫**の2.4％だけが妊娠中に症候性に進展した（Molitch, 2015）．**巨大腺腫**においては，症候性への進展はより高率にみられ，その割合はこの分析に含まれる238人の妊婦のうち21％であった．Schlechte（2007）は15～35％の鞍上巨大腺腫は腫瘍が大きくなり，視力障害，頭痛，そして尿崩症を引き起こすと報告した．非機能性腺腫は妊娠中に下垂体拡大による症状を引き起こすことがある（Lambert, 2017）．

微小腺腫の妊婦には定期的な頭痛と視覚症状に関する問診が必要である．巨大腺腫のある妊婦はより厳密にフォローし，三半期ごとに視野検査を受けるべきである．CTやMRIは症状が進展し

たときのみ推奨される（図58-7）．妊娠中は正常でもプロラクチン量が増加しているため定期的な血清プロラクチン値測定はほとんど行われない（付録I参照）．症状のある腫瘍が増大したときはドパミン拮抗薬で直ちに治療されるべきである．妊娠期間中のブロモクリプチンの安全性は十分に確立されている．カベルゴリンの妊娠中の使用の安全性に関してはあまりよく分かっていない．カベルゴリンは非妊婦では，副作用が少なく，より効果的であるため使用頻度が増えている．カベルゴリンの妊娠中の使用は一般的に安全と考えられている（Araujo, 2015；Auriemma, 2013）．Lebbeら（2010）はカベルゴリンを使用した100人の妊婦に副作用はまったくみられなかったと報告している．85人の日本人妊婦での同様の報告がある（Ono, 2010）．手術は薬物療法に反応しない症例に対して推奨されている．

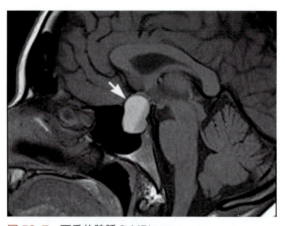

図58-7　下垂体腺腫のMRI
T_1強調像，矢状断で高信号のトルコ鞍および鞍上部腫瘍を示す（矢印）．腫瘍内の液体は，術中に見つかった出血である．
(Used with permission from Dr. April Baily)

■ 末端肥大症

末端肥大症の原因は，通常，好酸性または嫌色素性下垂体腺腫からの成長ホルモンの過剰分泌である．正常妊娠において，胎盤からも分泌されるため下垂体からの成長ホルモン分泌は減少する．診断は血中IGF-1値の上昇により行われる（Katznelson, 2014）．妊娠中の末端肥大症の報告は100症例以下であろう（Cheng, 2012；Dias, 2013；Motivala, 2011）．末端肥大症の女性の約半数は高プロラクチン血症と無排卵であるため，妊娠はおそらくまれである．妊娠中に妊娠糖尿病と高血圧のリスクがわずかに増加する（Caron, 2010；Dias, 2013）．

管理もプロラクチノーマと同様で，腫瘍増大徴候を頻繁に確認することである．ドパミン作動薬による治療は，プロラクチノーマには有効である．経蝶形骨性腫瘍摘出術は非妊娠時は一般的には第1選択であるが，妊娠中では腫瘍が増大しているという症状があることが条件となる（Motivala, 2011）．Guvenら（2006）は，下垂体卒中により，妊娠34週で緊急で経蝶形骨性腺腫摘出術と帝王切開が必要となった症例を報告した．ソマトスタチン受容体リガンドの**オクトレオチド**とGH類似体の**ペグビソマント**を用い妊婦の治療が成功したとの報告がある（Dias, 2013；Fleseriu, 2015）．

■ 尿崩症

尿崩症におけるバソプレシン欠乏は，通常，神経発生学的な欠損または破壊による（Robertson, 2015）．尿崩症は妊娠合併症としてはまれである．

尿崩症の治療はバソプレシンの合成類似体である，1-デアミノ-8-d-アルギニンバソプレシン（DDAVP）である**デスモプレシン**の鼻腔内投与である．Ray（1998）はDDAVPを妊娠中に使用し副作用のなかった53症例をレビューした．ほとんどの女性は胎盤からのバゾプレッシナーゼに刺激され，代謝クリアランス率が増加するため，妊娠中に薬の量が増加した（Lindheimer, 1994）．同じ機序により，**無症候性尿崩症**が症候性になり，**一過性尿崩症**が妊娠中に起こるかもしれない（Bellastella, 2012；Robertson, 2015）．バソプレシンによる尿崩症は100,000妊娠当たり2～4人と推定される（Wallia, 2013）．

われわれの経験では第55章に記載のとおり，一過性の二次性尿崩症は**妊娠中の急性脂肪肝**によく合併する（Nelson, 2013）．これはおそらく，バゾプレッシナーゼのクリアランスが変化したことによるものである．

■ Sheehan症候群

Sheehan（1937）は産科出血が原因で下垂体機能低下症となる下垂体の虚血と壊死を報告した．出血性ショックに対する治療法により，Sheehan症候群は現在ではほとんど遭遇しない（Feinberg,

2005；Pappachan, 2015；Robalo, 2012）．発症した女性は持続的な低血圧，頻脈，低血糖，乳汁分泌不全をきたす．一部または全部の下垂体反応性ホルモンの欠乏は，初期の発作後すべてに発症する可能性があるため，Sheehan 症候群は特異的ではなく何年もの間同定されないかもしれない（Tessnow, 2010）．コスタリカでの Sheehan 症候群の女性 60 人に対するコホート研究があり，診断に至るまでの平均期間は 13 年であった（Gei-Guardia, 2011）．副腎機能不全は最も重篤な合併症なので，Sheehan 症候群を疑った女性には即座に副腎機能を評価すべきである．グルココルチコイド補充の後，甲状腺，性腺，成長ホルモンの検査と補充を考慮すべきである．

■ リンパ球性下垂体炎

まれな自己免疫性下垂体疾患はリンパ球と形質細胞の大量の浸潤による腺の実質的な破壊である．多くの症例は妊娠に伴う一時的なものである（Foyouzi, 2011；Honegger, 2015；Melmed, 2015）．下垂体機能低下症や腫瘍の影響による頭痛や視野欠損などの症状は程度がさまざまである．CT や MRI で腫瘍は見つかる．中等度上昇した血清プロラクチン値—通常 100 pg/mL 未満—はリンパ球性下垂体炎を疑わせる．一方 200 pg/mL 以上の場合はプロラクチノーマである．病因は知られていないが約 30 ％が橋本病や Addison 病，1 型糖尿病，悪性貧血などの自己免疫疾患を合併している．治療は下垂体ホルモンのグルココルチコイド補充である．病気は自然に回復するため，炎症から回復してくる際は，ホルモン補充療法を注意深くやめなくてはならない（Foyouzi, 2011；Melmed, 2015）．

（訳：加藤さや子，野口幸子）

References

Abalovich M, Alcaraz G, Kleiman-Rubinsztein J, et al: The relationship of preconception thyrotropin levels to requirements for increasing the levothyroxine dose during pregnancy in women with primary hypothyroidism. Thyroid 20(10):1175, 2010.

Abalovich M, Gutierrez S, Alcaraz G, et al: Overt and subclinical hypothyroidism complicating pregnancy. Thyroid 12(1):63, 2002.

Abbassi-Ghanavati M, Casey B, Spong C, et al: Pregnancy outcomes in women with thyroid peroxidase antibodies. Obstet Gynecol 116(2, Pt 1):381, 2010.

Abdelmannan D, Aron D: Adrenal disorders in pregnancy. Endocrinol Metab Clin North Am 40:779, 2011.

Ahlawat SK, Jain S, Kumari S, et al: Pheochromocytoma associated with pregnancy: case report and review of the literature. Obstet Gynecol Surv 54:728, 1999.

Alexander EK, Marqusee E, Lawrence J, et al: Timing and magnitude of increases in levothyroxine requirements during pregnancy in women with hypothyroidism. N Engl J Med 351:241, 2004.

Alikasifoglu A, Gonc EN, Yalcin E, et al: Neonatal hyperparathyroidism due to maternal hypoparathyroidism and vitamin D deficiency: a cause of multiple bone fractures. Clin Pediatr 44:267, 2005.

Alipui N: Sustained elimination of iodine deficiency. World Health Organization, 2008. Available at: https://www.unicef.org/publications/files/Sustainable_Elimination_of_Iodine_Deficiency.pdf. Accessed January 7, 2017.

American College of Obstetricians and Gynecologists: Thyroid disease in pregnancy. Practice Bulletin No. 148, April 2015, Reaffirmed 2017.

American Thyroid Association and American Association of Clinical Endocrinologists: Hyperthyroidism and other causes of thyrotoxicosis: management guidelines of the American Thyroid Association and American Association of Clinical Endocrinologists. Endocr Pract 17(3):456, 2011.

Amino N, Izumi Y, Hidaka Y, et al: No increase of blocking type anti-thyrotropin receptor antibodies during pregnancy in patients with Graves' disease. J Clin Endocrinol Metab 88(12):5871, 2003.

Andersen SL, Olsen J, Laurberg P: Maternal thyroid disease in the Danish National Birth Cohort: prevalence and risk factors. Eur J Endocrinol 174(2):203, 2016.

Andersen SL, Olsen J, Wu CS, et al: Severity of birth defects after propylthiouracil exposure in early pregnancy. Thyroid 24(10):1533, 2014.

Arafah BM: Increased need for thyroxine in women with hypothyroidism during estrogen therapy. N Engl J Med 344:1743, 2001.

Araujo PB, Vieira Neto L, Gadelha MR: Pituitary tumor management in pregnancy. Endocrinol Metab Clin North Am 44(1):181, 2015.

Arlt W: Disorders of the adrenal cortex. In Kasper DL, Fauci AS, Hauser SL, et al (eds): Harrison's Principles of Internal Medicine, 19th ed. New York, McGraw-Hill Education, 2015.

Auriemma RS, Perone Y, Di Sarno A, et al: Results of a single-center observational 10-year survey study on recurrence of hyperprolactinemia after pregnancy and lactation. J Clin Endocrinol Metab 98(1):372, 2013.

Ayala C, Navarro E, Rodríguez JR, et al: Conception after iodine-131 therapy for differentiated thyroid cancer. Thyroid 8:1009, 1998.

Bahn RS, Burch HB, Cooper DS, et al: Hyperthyroidism and other causes of thyrotoxicosis: management guidelines of the American Thyroid Association and American Association of Clinical Endocrinologists. Endocr Pract 17(3):456, 2011.

Barbesino G, Tomer Y: Clinical utility of TSH receptor antibodies. J Clin Endocrinol Metab 98(6):2247, 2013.

Beattie GC, Ravi NR, Lewis M, et al: Rare presentation of maternal primary hyperparathyroidism. BMJ 321:223, 2000.

Becker DV, Braverman LE, Delange F, et al: Iodine supplementation for pregnancy and lactation—United States and Canada: recommendations of the American Thyroid Association. Thyroid 16:949, 2006.

Bellastella A, Bizzarro A, Colella C, et al: Subclinical diabetes insipidus. Best Pract Res Clin Endocrinol Metab 26(4):471, 2012.

Berbel P, Mestre JL, Santamaria A, et al: Delayed neurobehavioral development in children born to pregnant women with mild hypothyroxinemia during the first month of gestation: the importance of early iodine supplementation. Thyroid 19:511, 2009.

Berlin L: Malpractice issues in radiology: iodine-131 and the pregnant patient. AJR Am J Roentgenol 176:869, 2001.

Bernal J: Thyroid hormone receptors in brain development and function. Nat Clin Pract Endocrinol Metab 3(3):249, 2007.

Bianchi DW, Romero R: Biological implications of bi-directional fetomaternal cell trafficking summary of a National Institute of Child Health and Human Development-sponsored conference. J Matern Fetal Neonatal Med 14:123, 2003.

Biggar MA, Lennard TW: Systematic review of phaeochromocytoma in pregnancy. Br J Surg 100(2):182, 2013.

Bilezikian JP, Khan AA, Potts JT Jr: Guidelines for the management of asymptomatic primary hyperparathyroidism: summary statement of the Third International Workshop. J Clin Endocrinol Metab 94(2):335, 2009.

Bilezikian JP, Silverberg SJ: Asymptomatic primary hyperparathyroidism. N Engl J Med 350:1746, 2004.

Björnsdottir S, Cnattingius S, Brandt L, et al: Addison's disease in women is a risk factor for an adverse pregnancy outcome. J Clin Endocrinol Metab 95(12):5249, 2010.

Boddy AM, Fortunato A, Wilson Sayres M, et al: Fetal microchimerism and maternal health: a review and evolutionary analysis of cooperation and conflict beyond the womb. Bioessays 37(10):1106, 2015.

Boscaro M, Barzon L, Fallo F, et al: Cushing's syndrome. Lancet 357:783, 2001.

Brand F, Liegeois P, Langer B: One case of fetal and neonatal variable thyroid dysfunction in the context of Graves' disease. Fetal Diagn Ther 20:12, 2005.

Brent GA: Graves' disease. N Engl J Med 358:2594, 2008.

Brown RS, Bellisario RL, Botero D, et al: Incidence of transient congenital hypothyroidism due to maternal thyrotropin receptor-blocking antibodies in over one million babies. J Clin Endocrinol Metab 81:1147, 1996.

Bryant SN, Nelson DB, McIntire DD, et al: An analysis of population-based prenatal screening for overt hypothyroidism. Am J Obstet Gynecol 213(4):565.e1, 2015.

Buescher MA, McClamrock HD, Adashi EY: Cushing syndrome in pregnancy. Obstet Gynecol 79:130, 1992.

Burch HB, Burman KD, Cooper DS, et al: A 2015 survey of clinical practice patterns in the management of thyroid nodules. J Clin Endocrinol Metab 101(7):2853, 2016.

Cabassi A, Rocco R, Berretta R, et al: Eplerenone use in primary aldosteronism during pregnancy. Hypertension 59(2):e18, 2012.

Caldwell KL, Jones R, Hollowell JG: Urinary iodine concentration: United States National Health and Nutrition Examination Survey 2001–2002. Thyroid 15(7):692, 2005.

Caldwell KL, Makhmudov A, Ely E, et al: Iodine status of the U.S. population, National Health and Nutrition Examination Survey, 2005–2006 and 2007–2008. Thyroid 21(4):419, 2011.

Carbone LD, Palmieri GMA, Graves SC, et al: Osteoporosis of pregnancy: long-term follow-up of patients and their offspring. Obstet Gynecol 86:664, 1995.

Caron P, Broussaud S, Bertherat J, et al: Acromegaly and pregnancy: a retrospective multicenter study of 59 pregnancies in 46 women. J Clin Endocrinol Metab 95(10):4680, 2010.

Casey BM, Dashe JS, Spong CY, et al: Perinatal significance of isolated maternal hypothyroxinemia identified in the first half of pregnancy. Obstet Gynecol 109:1129, 2007.

Casey BM, Dashe JS, Wells CE, et al: Subclinical hypothyroidism pregnancy outcomes. Obstet Gynecol 105:38, 2005.

Casey BM, Leveno KJ: Thyroid disease in pregnancy. Obstet Gynecol 108:1283, 2006.

Casey BM, Thom EA, Peaceman AM, et al: Treatment of subclinical hypothyroidism or hypothyroxinemia during pregnancy. N Engl J Med 376:815, 2017.

Chamarthi B, Greene M, Dluhy R: A problem in gestation. N Engl J Med 365(9):843, 2011.

Chen S, Zhou X, Zhu H, et al: Preconception TSH levels and pregnancy outcomes: a population-based cohort study in 184,611 women Clin Endocrinol (Oxf) 86(6):816, 2017.

Cheng S, Grasso L, Martinez-Orozco JA, et al: Pregnancy in acromegaly: experience from two referral centers and systematic review of the literature. Clin Endocrinol (Oxf) 76(2):264, 2012.

Cirello V, Rizzo R, Crippa M, et al: Fetal cell microchimerism: a protective role in autoimmune thyroid diseases. Eur J Endocrinol 173(1):111, 2015.

Cleary-Goldman J, Malone FD, Lambert-Messerlian G, et al: Maternal thyroid hypofunction and pregnancy outcome. Obstet Gynecol 112(1):85, 2008.

Cohen O, Pinhas-Hamiel O, Sivian E, et al: Serial in utero ultrasonographic measurements of the fetal thyroid: a new complementary tool in the management of maternal hyperthyroidism in pregnancy. Prenat Diagn 23:740, 2003.

Cooper C, Harvey NC, Bishop NJ, et al: Maternal gestational vitamin D supplementation and offspring bone health (MAVIDOS): a multicentre, double-blind, randomised placebo-controlled trial. Lancet Diabetes Endocrinol 4:393, 2016.

Cooper MS: Disorders of calcium metabolism and parathyroid disease. Best Pract Res Clin Endocrinol Metabol 25:975, 2011.

Cunningham FG: Screening for osteoporosis. N Engl J Med 353:1975, 2005.

Dashe JS, Casey BM, Wells CE, et al: Thyroid-stimulating hormone in singleton and twin pregnancy: importance of gestational age-specific reference ranges. Obstet Gynecol 107(1):205, 2005.

Davis LE, Leveno KL, Cunningham FG: Hypothyroidism complicating pregnancy. Obstet Gynecol 72:108, 1988.

Davis LE, Lucas MJ, Hankins GD, et al: Thyrotoxicosis complicating pregnancy. Am J Obstet Gynecol 160:63, 1989.

De Groot L, Abalovich M, Alexander EK, et al: Management of thyroid dysfunction during pregnancy and postpartum: an Endocrine Society clinical practice guideline. J Clin Endocrinol Metab 97(8):2543, 2012.

Delange F: Iodine deficiency as a cause of brain damage. Postgrad Med J 77:217, 2001.

De Leo S, Lee SY, Braverman LE: Hyperthyroidism. Lancet 388(10047):906, 2016.

Dias M, Boguszewski C, Gadelha M, et al: Acromegaly and pregnancy: a prospective study. Eur J Endocrinol 170(2):301, 2013.

Diez JJ, Iglesias P: Spontaneous subclinical hypothyroidism in patients older than 55 years: an analysis of natural course and risk factors for the development of overt thyroid failure. J Clin Endocrinol Metab 89:4890, 2004.

Dong D, Li H: Diagnosis and treatment of pheochromocytoma during pregnancy. J Matern Fetal Neonatal Med 27(18):1930, 2014.

Eschler DC, Kogekar N, Pessah-Pollack R: Management of adrenal tumors in pregnancy. Endocrinol Metab Clin North Am 44(2):381, 2015.

Fadel BM, Ellahham S, Ringel MD, et al: Hyperthyroid heart disease. Clin Cardiol 23:402, 2000.

Fagin JA, Wells SA Jr: Biologic and clinical perspectives on thyroid cancer. N Engl J Med 375(11):1054, 2016.

Feigenberg T, Ben-Shushan A, Daka K, et al: Ultrasound-diagnosed puerperal osteopenia in young primiparas. J Reprod Med 53(4):287, 2008.

Feinberg EC, Molitch ME, Endres LK, et al: The incidence of Sheehan's syndrome after obstetric hemorrhage. Fertil Steril 84:975, 2005.

Fisher DA: Fetal thyroid function: diagnosis and management of fetal thyroid disorders. Clin Obstet Gynecol 40:16, 1997.

Fitzpatrick DL, Russell MA: Diagnosis and management of thyroid disease in pregnancy. Obstet Gynecol Clin North Am 37(2):173, 2010.

Fleseriu M: Medical treatment of acromegaly in pregnancy, highlights on new reports. Endocrine 49(3):577, 2015.

Foyouzi N: Lymphocytic adenohypophysitis. Obstet Gynecol Surv 66(2):109, 2011.

Galambosi P, Hilsemaa V, Ulander VM, et al: Prolonged low-molecular-weight heparin use during pregnancy and subsequent bone mineral density. Thromb Res 143:122, 2016.

Gallagher MP, Schachner HC, Levine LS, et al: Neonatal thyroid enlargement associated with propylthiouracil therapy of Graves' diseases during pregnancy: a problem revisited. J Pediatr 139:896, 2001.

Gallas PRJ, Stolk RP, Bakker K, et al: Thyroid function during pregnancy and in the first postpartum year in women with diabetes mellitus type 1. Eur J Endocrinol 147(4):443, 2002.

Garber JR, Cobin RH, Gharib H, et al: Clinical practice guidelines for hypothyroidism in adults: cosponsored by the American Association of Clinical Endocrinologists and the American Thyroid Association. Thyroid 22(12):1200, 2012.

Geelhoed GW: Surgery of the endocrine glands in pregnancy. Clin Obstet Gynecol 26:865, 1983.

Gei-Guardia O, Soto-Herrera E, Gei-Brealey A, et al: Sheehan syndrome in Costa Rica: clinical experience with 60 cases. Endocr Pract 17(3):337, 2011.

Gharib H, Papini E, Paschke R, et al: American Association of Clinical Endocrinologists, Associazione Medici Endocrinologi, and European Thyroid Association medical guidelines for clinical practice for the diagnosis and management of thyroid nodules: executive summary of recommendations. J Endocrinol Invest 33(5):287, 2010.

Gharib H, Tuttle RM, Baskin HJ, et al: Subclinical thyroid dysfunction: a joint statement on management from the American Association of Clinical Endocrinologists, the American Thyroid Association, and The Endocrine Society. J Clin Endocrinol Metab 90:581, 2005.

Gietka-Czernel M, Debska M, Kretowicz P, et al: Fetal thyroid in two-dimensional ultrasonography: nomograms according to gestational age and biparietal diameter. Eur J Obstet Gynecol Reprod Biol 162(2):131, 2012.

Greer LG, Casey BM, Halvorson LM, et al: Antithyroid antibodies and parity: further evidence for microchimerism in autoimmune thyroid disease. Am J Obstet Gynecol 205(5):471, 2011.

Grimbert P, Chauveau D, Richard S, et al: Pregnancy in von Hippel–Lindau disease. Am J Obstet Gynecol 180:110, 1999.

Guven S, Durukan T, Berker M, et al: A case of acromegaly in pregnancy: concomitant transsphenoidal adenomectomy and cesarean section. J Matern Fetal Neonatal Med 19:69, 2006.

Gyamfi C, Wapner RJ, D'Alton ME: Thyroid dysfunction in pregnancy. The basic science and clinical evidence surrounding the controversy in management. Obstet Gynecol 113:702, 2009.

Haddow JE, Palomaki GE, Allan WC, et al: Maternal thyroid deficiency during pregnancy and subsequent neuropsychological development of the child. N Engl J Med 341:549, 1999.

Harper MA, Murnaghan GA, Kennedy L, et al: Pheochromocytoma in pregnancy. Five cases and a review of the literature. Br J Obstet Gynaecol 96:594, 1989.

Harris B, Oretti R, Lazarus J, et al: Randomised trial of thyroxine to prevent postnatal depression in thyroid-antibody-positive women. Br J Psychiatry 180:327, 2002.

Hatipoglu B: Cushing's syndrome. J Surg Oncol 106(5):565, 2012.

Hegedüs L: The thyroid nodule. N Engl J Med 351:1764, 2004.

Helfand M: Screening for subclinical thyroid dysfunction in nonpregnant adults: a summary of the evidence for the U.S. Preventive Services Task Force. Ann Intern Med 140:128, 2004.

Hellmeyer L, Kühnert M, Ziller V, et al: The use of I.V. bisphosphonate in pregnancy-associated osteoporosis—case study. Exp Clin Endocrinol Diabetes 115:139, 2007.

Hershman J: Physiological and pathological aspects of the effect of human chorionic gonadotropin on the thyroid. Best Pract Res Clin Endocrinol Metab 18(2):249, 2004.

Hirsch D, Kopel V, Nadler V, et al: Pregnancy outcomes in women with primary hyperparathyroidism. J Clin Endocrinol Metab 100:2115, 2015.

Hollowell JG, Staehling NW, Hannon WH, et al: Iodine nutrition in the United States. Trends and public health implications: iodine excretion data from National Health and Nutrition Examination Surveys I and III (1971–1974 and 1988–1994). J Clin Endocrinol Metab 83:3401, 1998.

Honegger J, Schlaffer S, Menzel C: Diagnosis of primary hypophysitis in Germany. J Clin Endocrinol Metab 100(10):3841, 2015.

Institute of Medicine: Dietary Reference Intakes for vitamin A, vitamin K, arsenic, boron, chromium, copper, iodine, manganese, molybdenum, nickel, silicon, vanadium, and zinc. Washington, National Academies Press, 2001.

Ip P: Neonatal convulsion revealing maternal hyperparathyroidism: an unusual case of late neonatal hypoparathyroidism. Arch Gynecol Obstet 268:227, 2003.

Jameson JL, Mandel SJ, Weetman AP: Disorders of the thyroid gland. In Kasper DL, Fauci AS, Hauser SL, et al (eds): Harrison's Principles of Internal Medicine, 19th ed. New York, McGraw-Hill Education, 2015.

Kamoun M, Mnif M, Charfi N, et al: Adrenal diseases during pregnancy: pathophysiology, diagnosis and management strategies. Am J Med Sci 347(1):64, 2014.

Karmisholt J, Andersen S, Laurberg P: Variation in thyroid function tests in patients with stable untreated subclinical hypothyroidism. Thyroid 18(3):303, 2008.

Katznelson L, Laws ER Jr, Melmed S, et al: Acromegaly: an Endocrine Society clinical practice guideline. J Clin Endocrinol Metab 99(11):3933, 2014.

Kaur M, Pearson D, Godber I, et al: Longitudinal changes in bone mineral density during normal pregnancy. Bone 32:449, 2003.

Khosrotehrani K, Johnson KL, Cha DH, et al: Transfer of fetal cells with multilineage potential to maternal tissue. JAMA 292:75, 2004.

Kilpatrick S: Umbilical blood sampling in women with thyroid disease in pregnancy: is it necessary? Am J Obstet Gynecol 189:1, 2003.

Kimura M, Seki T, Ozawa H, et al: The onset of antineutrophil cytoplasmic antibody-associated vasculitis immediately after methimazole was switched to propylthiouracil in a woman with Graves' disease who wished to become pregnant. Endocr J 60(3):383, 2013.

Klein I, Ojamaa K: Thyrotoxicosis and the heart. Endocrinol Metab Clin North Am 27:51, 1998.

Kooistra L, Crawford S, van Baar AL, et al: Neonatal effects of maternal hypothyroxinemia during early pregnancy. Pediatrics 117:161, 2006.

Korevaar TI, Muetzel R, Chaker L, et al: Association of maternal thyroid function during early pregnancy with offspring IQ and brain morphology in childhood: a population-based prospective cohort study. Lancet Diabetes Endocrinol 4(1):35, 2016.

Korevaar TI, Schalekamp-Timmermans S, de Rijke YB, et al: Hypothyroxinemia and TPO-antibody positivity are risk factors for premature delivery: the Generation R Study. J Clin Endocrinol Metab 98:4382–90, 2013.

Kovacs CS: Calcium and bone metabolism disorders during pregnancy and lactation. Endocrinol Metab Clin North Am 40:795, 2011.

Kraemer B, Schneider S, Rothmund R, et al: Influence of pregnancy on bone density: a risk factor for osteoporosis? Measurements of the calcaneus by ultrasonometry. Arch Gynecol Obstet 285:907, 2011.

Kriplani A, Buckshee K, Bhargava VL, et al: Maternal and perinatal outcome in thyrotoxicosis complicating pregnancy. Eur J Obstet Gynecol Reprod Biol 54:159, 1994.

Kuijpens JL, Vader HL, Drexhage HA, et al: Thyroid peroxidase antibodies during gestation are a marker for subsequent depression postpartum. Eur J Endocrinol 145:579, 2001.

Kung AWC, Chau MT, LAO TT, et al: The effect of pregnancy on thyroid nodule formation. J Clin Endocrinol Metab 87:1010, 2002.

Lacroix A, Feelders RA, Stratakis CA, et al: Cushing's syndrome. Lancet 386(9996):913, 2015.

LaFranchi SH: Approach to the diagnosis and treatment of neonatal hypothyroidism. J Clin Endocrinol Metab 96(10):2959, 2011.

Lambert K, Rees K, Seed PT, et al: Macroprolactinomas and nonfunctioning pituitary adenomas and pregnancy outcomes. Obstet Gynecol 129:185, 2017.

Lazarus J, Kaklamanou K: Significance of low thyroid-stimulating hormone in pregnancy. Curr Opin Endocrinol Diabetes Obes 14:389, 2007.

Lazarus JH, Bestwick JP, Channon S, et al: Antenatal thyroid screening and childhood cognitive function. N Engl J Med 366(6):493, 2012.

Lebbe M, Arlt W: What is the best diagnostic and therapeutic management strategy for an Addison patient during pregnancy? Clin Endocrinol (Oxf) 78(4):497, 2013.

Lebbe M, Hubinot C, Bernard P, et al: Outcome of 100 pregnancies initiated under treatment with cabergoline in hyperprolactinaemic women. Clin Endocrinol 73:236, 2010.

Lekarev O, New MI: Adrenal disease in pregnancy. Best Pract Res Clin Endocrinol Metab 25(6):959, 2011.

Lepez T, Vandewoesttyne M, Hussain S, et al: Fetal microchimeric cells in blood of women with an autoimmune thyroid disease. PLoS One 6(12):1, 2011.

Leung AM, Pearce EN, Braverman LE: Iodine nutrition in pregnancy and lactation. Endocrinol Metab Clin North Am 40:765, 2011.

Leung AS, Millar LE, Koonings PP, et al: Perinatal outcome in hypothyroid pregnancies. Obstet Gynecol 81:349, 1993.

Levy-Shraga Y, Tamir-Hostovsky L, Boyko V, et al: Follow-up of newborns of mothers with Graves' disease. Thyroid 24(6):1032, 2014.

Lindheimer MD, Barron WM: Water metabolism and vasopressin secretion during pregnancy. Baillieres Clin Obstet Gynaecol 8:311, 1994.

Lindsay JR, Jonklaas J, Oldfield EH, et al: Cushing's syndrome during pregnancy: personal experience and review of literature. J Clin Endocrinol Metab 90:3077, 2005.

Loh JA, Wartofsky L, Jonklaas J, et al: The magnitude of increased levothyroxine requirements in hypothyroid pregnant women depends upon the etiology of the hypothyroidism. Thyroid 19(3):269, 2009.

Loriaux DL: Diagnosis and differential diagnosis of Cushing's syndrome. N Engl J Med 376:1421, 2017.

Lucas A, Pizarro E, Granada ML, et al: Postpartum thyroid dysfunction and postpartum depression: are they two linked disorders? Clin Endocrinol 55:809, 2001.

Luewan S, Chakkabut P, Tongsong T: Outcomes of pregnancy complicated with hyperthyroidism: a cohort study. Arch Gynecol Obstet 283:243, 2011.

Luton D, Le Gac I, Vuillard E, et al: Management of Graves' disease during pregnancy: the key role of fetal thyroid gland monitoring. J Clin Endocrinol Metab 90:6093, 2005.

Malekar-Raikar S, Sinnott B: Primary hyperparathyroidism in pregnancy—a rare case of life-threatening hypercalcemia: case report and literature review. Case Rep Endocrinol 2011:520516, 2011.

Maliha G, Morgan J, Varhas M: Transient osteoporosis of pregnancy. Int J Care Injured 43:1237, 2012.

Männistö T, Vääräsmäki M, Pouta A, et al: Perinatal outcome of children born to mothers with thyroid dysfunction or antibodies: a prospective population-based cohort study. J Clin Endocrinol Metab 94:772, 2009.

Männistö T, Vääräsmäki M, Pouta A, et al: Thyroid dysfunction and autoantibodies during pregnancy as predictive factors of pregnancy complications and maternal morbidity in later life. J Clin Endocrinol Metab 95:1084, 2010.

Maraka S, Ospina NM, O'Keeffe DT, et al: Subclinical hypothyroidism in pregnancy: a systematic review and meta-analysis. Thyroid 26(4):580, 2016.

Mascetti L, Bettinelli A, Simonetti GD, et al: Pregnancy in inherited hypokalemic salt-losing renal tubular disorder. Obstet Gynecol 117(2 Pt 2):512, 2011.

Matalon S, Sheiner E, Levy A, et al: Relationship of treated maternal hypothyroidism and perinatal outcome. J Reprod Med 51:59, 2006.

Medici M, Korevaar TI, Schalekamp-Timmermans S, et al: Maternal early-pregnancy thyroid function is associated with subsequent hypertensive disorders of pregnancy: the Generation R Study. J Clin Endocrinol Metab 99(12):E2591, 2014.

Melmed S, Jameson JL: Hypopituitarism. In Kasper DL, Fauci AS, Hauser SL, et al (eds): Harrison's Principles of Internal Medicine, 19th ed. New York, McGraw-Hill Education, 2015.

Messuti I, Corvisieri S, Bardesono F, et al: Impact of pregnancy on prognosis of differentiated thyroid cancer: clinical and molecular features. Eur J Endocrinol 170(5):659, 2014.

Mestman JH: Hyperthyroidism in pregnancy. Curr Opin Endocrinol Diabetes Obes 19:394, 2012.

Mestman JH: Hyperthyroidism in pregnancy. Endocrinol Metab Clin North Am 27:127, 1998.

Millar LK, Wing DA, Leung AS, et al: Low birth weight and preeclampsia in pregnancies complicated by hyperthyroidism. Obstet Gynecol 84:946, 1994.

Miller MA, Mazzaglia PJ, Larson L, et al: Laparoscopic adrenalectomy for pheochromocytoma in a twin gestation. J Obstet Gynecol 32(2):186, 2012.

Molitch ME: Endocrinology in pregnancy: management of the pregnant patient with a prolactinoma. Eur J Endocrinol 172(5):R205, 2015.

Molitch ME: Pituitary, thyroid, adrenal, and parathyroid disorders. In Barron WM, Lindheimer MD (eds): Medical Disorders During Pregnancy, 3rd ed. St. Louis, Mosby, 2000.

Momotani N, Noh JH, Ishikawa N, et al: Effects of propylthiouracil and methimazole on fetal thyroid status in mothers with Graves' hyperthyroidism. J Clin Endocrinol Metab 82:3633, 1997.

Montoro MN, Paler RJ, Goodwin TM, et al: Parathyroid carcinoma during pregnancy. Obstet Gynecol 96: 841, 2000.

Moreno JC, Klootwijk W, van Toor H, et al: Mutations in the iodotyrosine deiodinase gene and hypothyroidism. N Engl J Med 358(17):1811, 2008.

Morreale de Escobar G, Obregon MJ, Escobar Del Rey F: Role of thyroid hormone during early brain development. Eur J Endocrinol 151:U25, 2004.

Motivala S, Gologorsky Y, Kostandinov J, et al: Pituitary disorders during pregnancy. Endocrinol Metab Clin North Am 40:827, 2011.

Murcia M, Rebagliato M, Iniguez C, et al: Effect of iodine supplementation during pregnancy on infant neurodevelopment at 1 year of age. Am J Epidemiol 173:804, 2011.

Nachum Z, Rakover Y, Weiner E, et al: Graves' disease in pregnancy: prospective evaluation of a selective invasive treatment protocol. Am J Obstet Gynecol 189:159, 2003.

Nathan N, Sullivan SD: Thyroid disorders during pregnancy. Endocrinol Metab Clin North Am 43(2): 573, 2014.

Negro T, Formoso G, Mangieri T, et al: Levothyroxine treatment in euthyroid pregnant women with autoimmune thyroid disease: effects on obstetrical complications. J Clin Endocrinol Metab 91(7):2587, 2006.

Nelson DB, Casey BM, McIntire DD, et al: Subsequent pregnancy outcomes in women previously diagnosed with subclinical hypothyroidism. Am J Perinatol 31(1):77, 2014.

Nelson DB, Yost NP, Cunningham FG: Acute fatty liver of pregnancy: clinical outcomes and expected durations of recovery. Am J Obstet Gynecol 209(5):456.e1, 2013.

Neumann HP: Pheochromocytoma. In Kasper DL, Fauci AS, Hauser SL, et al (eds): Harrison's Principles of Internal Medicine, 19th ed. New York, McGraw-Hill Education, 2015.

O'Doherty MJ, McElhatton PR, Thomas SH: Treating thyrotoxicosis in pregnant or potentially pregnant women. BMJ 318:5, 1999.

Olivieri A, Stazi MA, Mastroiacovo P, et al: A population-based study on the frequency of additional congenital malformations in infants with congenital hypothyroidism: data from the Italian Registry for Congenital Hypothyroidism (1991–1998). J Clin Endocrinol Metab 87:557, 2002.

Ono M, Miki N, Amano K, et al: Individualized high-dose cabergoline therapy for hyperprolactinemic infertility in women with micro- and macroprolactinomas. J Clin Endocrinol Metab 95(6):2672, 2010.

Pallan S, Rahman M, Khan A: Diagnosis and management of primary hyperparathyroidism. BMJ 344:e1013, 2012.

Pappachan JM, Raskauskiene D, Kutty VR, et al: Excess mortality associated with hypopituitarism in adults: a meta-analysis of observational studies. J Clin Endocrinol Metab 100(4):1405, 2015.

Pearce EN, Lazarus JH, Moreno-Reyes R, et al: Consequences of iodine deficiency and excess in pregnant women: an overview of current knowns and unknowns. Am J Clin Nutr 104(Suppl 3):918S, 2016.

Pederson CA, Johnson JL, Silva S, et al: Antenatal thyroid correlates of postpartum depression. Psychoneuroendocrinology 32:235, 2007.

Plowden TC, Schisterman EF, Sjaarda LA, et al: Thyroid-stimulating hormone, anti-thyroid antibodies, and pregnancy outcomes. Am J Obstet Gynecol September 14, 2017 [Epub ahead of print].

Pop VJ, Brouwers EP, Vader HL, et al: Maternal hypothyroxinemia during early pregnancy and subsequent child development: a 3-year follow-up study. Clin Endocrinol 59:282, 2003.

Pop VJ, Kujipens JL, van Baar AL, et al: Low maternal free thyroxine concentrations during early pregnancy are associated with impaired psychomotor development in infancy. Clin Endocrinol 50:149, 1999.

Potts JT, Jüppner H: Disorders of the parathyroid gland and calcium homeostasis. In Kasper DL, Fauci AS, Hauser SL, et al (eds): Harrison's Principles of Internal Medicine, 19th ed. New York, McGraw-Hill Education, 2015.

Power ML, Heaney RP, Kalkwarf HJ, et al: The role of calcium in health and disease. Am J Obstet Gynecol 181:1560, 1999.

Quartermaine G, Lambert K, Rees K, et al: Hormone-secreting adrenal tumours cause severe hypertension and high rates of poor pregnancy outcome; a UK Obstetric Surveillance System study with case control comparisons. BJOG Spetember 5, 2017 [Epub ahead of print].

Ray JG: DDAVP use during pregnancy: an analysis of its safety for mother and child. Obstet Gynecol Surv 53:450, 1998.

Renné C, Lopez ER, Steimle-Grauer SA, et al: Thyroid fetal male microchimerisms in mothers with thyroid disorders: presence of Y-chromosomal immunofluorescencce in thyroid-infiltrating lymphocytes is more prevalent in Hashimoto's thyroiditis and Graves' disease than in follicular adenomas. J Clin Endocrinol Metab 89:5810, 2004.

Robalo R, Pedroso C, Agapito A, et al: Acute Sheehan's syndrome presenting as central diabetes insipidus. BMJ Case Rep Nov 6, 2012.

Robertson GL: Disorders of the neurohypophysis. In Kasper KL, Fauci AS, Hauser SL, et al (eds): Harrison's Principles of Internal Medicine, 19th ed. New York, McGraw-Hill Education, 2015.

Rooney DP, Traub AI, Russell CFJ, et al: Cure of hyperparathyroidism in pregnancy by sternotomy and removal of a mediastinal parathyroid adenoma. Postgrad Med J 74:233, 1998.

Rovelli R, Vigone M, Giovanettoni C, et al: Newborns of mothers affected by autoimmune thyroiditis: the importance of thyroid function monitoring in the first months of life. Ital J Pediatr 36:24, 2010.

Saad AF, Pacheco LD, Costantine MM: Management of ectopic parathyroid adenoma in pregnancy. Obstet Gynecol 124:478, 2014.

Salazar-Vega JL, Levin G, Sansó G: Pheochromocytoma associated with pregnancy: unexpected favourable outcome in patients diagnosed after delivery. J Hypertens 32(7):1458, 2014.

Salvatori R: Adrenal insufficiency. JAMA 294:2481, 2005.

Sarathi V, Lila A, Bandgar T, et al: Pheochromocytoma and pregnancy: a rare but dangerous combination. Endocr Pract 16(2):300, 2010.

Sarkhail P, Mehran L, Askari S, et al: Maternal thyroid function and autoimmunity in 3 trimesters of pregnancy and their offspring's thyroid function. Horm Metab Res 48:20, 2016.

Schlechte JA: Long-term management of prolactinomas. J Clin Endocrinol Metab 92:2861, 2007.

Schnatz PF, Thaxton S: Parathyroidectomy in the third trimester of pregnancy. Obstet Gynecol Surv 60:672, 2005.

Schneiderman M, Czuzoj-Shulman N, Spence AR, et al: Maternal and neonatal outcomes of pregnancies in women with Addison's disease: a population-based cohort study on 7.7 millions births. BJOG 124:1772, 2017.

Scoccia B, Demir H, Kang Y, et al: In vitro fertilization pregnancy rates in levothyroxine-treated women with hypothyroidism compared to women without thyroid dysfunction disorders. Thyroid 22(6):631, 2012.

Sheehan HL: Post-partum necrosis of the anterior pituitary. J Pathol Bacteriol 45:189, 1937.

Sheehan PM, Nankervis A, Araujo Júnior E, et al: Maternal thyroid disease and preterm birth: systematic review and meta-analysis. J Clin Endocrinol Metab 100(11):4325, 2015.

Sheffield JS, Cunningham FG: Thyrotoxicosis and heart failure that complicate pregnancy, Am J Obstet Gynecol 190:211, 2004.

Shoback D: Hypoparathyroidism. N Engl J Med 359:391, 2008.

Siu CW, Zhang XH, Yung C, et al: Hemodynamic changes in hyperthyroidism-related pulmonary hypertension: a prospective echocardiographic study. J Clin Endocrinol Metab 92:1736, 2007.

Song SI, Daneman D, Rovet J: The influence of etiology and treatment factors on intellectual outcome in congenital hypothyroidism. J Dev Behav Pediatr 22:376, 2001.

Stagnaro-Green A: Maternal thyroid disease and preterm delivery. J Clin Endocrinol Metab 94:21, 2009.

Stagnaro Green A: Overt hyperthyroidism and hypothyroidism during pregnancy. Clin Obstet Gynecol 54(3):478, 2011a.

Stagnaro-Green A, Glinoer D: Thyroid autoimmunity and the risk of miscarriage. Baillieres Best Pract Res Clin Endocrinol Metab 18:167, 2004.

Stagnaro-Green A, Pearce E: Thyroid disorders in pregnancy. Nat Rev Endocrinol 8:650, 2012a.

Stagnaro-Green A, Schwartz A, Gismondi R, et al: High rate of persistent hypothyroidism in a large-scale prospective study of postpartum thyroiditis in southern Italy. J Clin Endocrinol Metab 96(3):652, 2011b.

Stagnaro-Green A, Sullivan S, Pearch EN: Iodine supplementation during pregnancy and lactation. JAMA 308(23):2463, 2012b.

Stringer KM, Gough J, Gough IR: Primary hyperparathyroidism during pregnancy: management by minimally invasive surgery based on ultrasound localization. ANZ J Surg 87(10):E134, 2017.

Stulberg RA, Davies GAL: Maternal thyrotoxicosis and fetal non-immune hydrops. Obstet Gynecol 95:1036, 2000.

Su PY, Huang K, Hao JH, et al: Maternal thyroid function in the first twenty weeks of pregnancy and subsequent fetal and infant development: a prospective population-based cohort study in China. J Clin Endocrinol Metab 96(10):3234, 2011.

Surks MI, Ortiz E, Daniels GH, et al: Subclinical thyroid disease: scientific review and guidelines for diagnosis and management. JAMA 291(2):228, 2004.

Swanson CA, Zimmerman MB, Skeaff S, et al: Summary of an NIH workshop to identify research needs to improve the monitoring of iodine status in the United States and to inform the DRI1–3. J Nutr 142:1175S, 2012.

Tan TO, Cheng YW, Caughey AB: Are women who are treated for hypothyroidism at risk for pregnancy complications? Am J Obstet Gynecol 194:e1, 2006.

Teng W, Shan Z, Teng X, et al: Effect of iodine intake on thyroid diseases in China. N Engl J Med 354:2783, 2006.

Tessnow A, Wilson J: The changing face of Sheehan's syndrome. Am J Med Sci 340(5):402, 2010.

Thangaratinam S, Tan A, Knox E, et al: Association between thyroid autoantibodies and miscarriage and preterm birth: meta-analysis of evidence. BMJ 342:d2616, 2011.

Thomas M, Weisman SM: Calcium supplementation during pregnancy and lactation: effects on the mother and the fetus. Am J Obstet Gynecol 194:937, 2006.

Thomas SK, Sheffield JS, Roberts SW: Thionamide-induced neutropenia and ecthyma in a pregnant patient with hyperthyroidism. Obstet Gynecol 122:940, 2013.

Thorpe-Beeston JG, Nicolaides KH, Snijders RJ, et al: Thyroid function in small for gestational age fetuses. Obstet Gynecol 77:701, 1991.

To WW, Wong MW, Leung TW: Relationship between bone mineral density changes in pregnancy and maternal and pregnancy characteristics: a longitudinal study. Acta Obstet Gynecol Scand 82:820, 2003.

Tran P, DeSimone S, Barrett M, et al: I-131 treatment of Graves' disease in an unsuspected first trimester pregnancy; the potential for adverse effects on the fetus and a review of the current guidelines for pregnancy screening. Int J Pediatr Endocrinol 2010:858359, 2010.

Tudela CM, Casey BM, McIntire DD, et al: Relationship of subclinical thyroid disease to the incidence of gestational diabetes. Obstet Gynecol 119(5):983, 2012.

Vaidya B, Anthony S, Bilous M, et al: Detection of thyroid dysfunction in early pregnancy: universal screening or targeted high-risk case finding? J Clin Endocrinol Metab 92(1):203, 2007.

Vargas Zapata CL, Donangelo CM, Woodhouse LR, et al: Calcium homeostasis during pregnancy and lactation in Brazilian women with low calcium intakes: a longitudinal study. Am J Clin Nutr 80:417, 2004.

Velasco I, Carreira M, Santiago P, et al: Effect of iodine prophylaxis during pregnancy on neurocognitive development of children during the first two years of life. J Clin Endocrinol Metab 94:3234, 2009.

Vydt T, Verhelst J, De Keulenaer G: Cardiomyopathy and thyrotoxicosis: tachycardiomyopathy or thyrotoxic cardiomyopathy? Acta Cardiol 61:115, 2006.

Wallia A, Bizhanova A, Huang W, et al: Acute diabetes insipidus mediated by vasopressinase after placental abruption. J Clin Endocrinol Metab 98:881, 2013.

Wang W, Teng W, Shan Z, et al: The prevalence of thyroid disorders during early pregnancy in China: the benefits of universal screening in the first trimester of pregnancy. Eur J Endocrinol 164(2):263, 2011.

Wikner BN, Sparre LS, Stiller CO, et al: Maternal use of thyroid hormones in pregnancy and neonatal outcome. Acta Obstet Gynecol Scand 87(6):617, 2008.

Wilson KL, Casey BM, McIntire DD, et al: Diagnosis of subclinical hypothyroidism early in pregnancy is a risk factor for the development of severe preeclampsia. Clin Thyroidol 24(5):15, 2012.

Yassa L, Marqusee E, Fawcett R, et al: Thyroid hormone early adjustment in pregnancy (the THERAPY) trial. J Clin Endocrinol Metab 95(7):3234, 2010.

Yoshihara A, Noh JY, Mukasa K, at el: Serum human chorionic gonadotropin levels and thyroid hormone levels in gestational transient thyrotoxicosis: is the serum hCG level useful for differentiating between active Graves' disease and GTT? Endocr J 62(6):557, 2015.

Yoshihara A, Noh JY, Yamaguchi T, et al: Treatment of Graves disease with antithyroid drugs in the first trimester of pregnancy and the prevalence of congenital malformation. J Clin Endocrinol Metab 97:2396, 2012.

Zuluaga-Gómez A, Arrabal-Polo MÁ, Arrabal-Martin M, et al: Management of pheochromocytoma during pregnancy: laparoscopic adrenalectomy. Am Surg 78(3):E156, 2012.

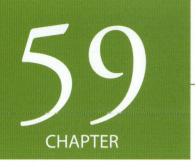

結合組織疾患
Connective-Tissue Disorders
CHAPTER 59

自己免疫性の結合組織疾患	1429
全身性エリテマトーデス（SLE）	1430
抗リン脂質抗体症候群（APS）	1435
関節リウマチ	1440
全身性硬化症（強皮症）	1443
血管炎症候群	1444
炎症性ミオパチー	1445
遺伝性結合組織疾患	1446

Owing to the great vascularity incident to pregnancy, the various pelvic joints always show a somewhat increased motility. In rare instances, particularly when the pelvis is contracted in the lower portion, spontaneous rupture of the symphysis pubis or one or both sacroiliac joints has been observed.

—J. Whitridge Williams (1903)

　Williamsの第1版のなかでは，関節障害に関しては主にくる病による骨盤変形について記述されており，妊娠に合併する関節炎については触れられていない．もちろん免疫に由来する疾患についての詳細な記述はない．

　結合組織疾患は collagen-vascular disorders とも呼ばれ，二つの基礎原因がある．一つ目は，免疫複合体の沈着によって結合組織が障害を受ける**免疫複合体病**である．これらはリウマチ性疾患と呼ばれ，主に皮膚，関節，血管と腎臓などに無菌性の炎症を起こす．これらの免疫複合体病の多くは女性に多くみられ，全身性エリテマトーデス（systemic lupus erythematosus：SLE），関節リウマチなどに代表される．二つ目は骨，皮膚，軟骨，血管，基底膜などを病変とする**遺伝性疾患**である．例として，Marfan 症候群，骨形成不全や Ehlers-Danlos 症候群などがあげられる．

自己免疫性の結合組織疾患

　これらの疾患は，自己抗体形成の有無で分別される．**リウマチ因子（rheumatoid factor：RF）**は，SLE，関節リウマチ，全身性硬化症（強皮症），混合結合組織病，皮膚筋炎，多発筋炎やさまざまな血管炎症候群などをはじめとした多くの自己免疫炎症状態でみられる自己抗体である．**RF 陰性の脊椎関節症**はヒト白血球抗原 B27（human leukocyte antigen B27：HLA-B27）の発現を強く伴っており，強直性脊椎炎，乾癬性関節炎，Reiter 病と他の関節炎症候群などが含まれる．

　妊娠においては胎児と胎盤組織の生着を許容するため免疫が抑制されていることから，結果的にこれらの疾患の活動性を減弱する可能性がある．これらの変化の詳細は第4, 5章を参照されたい．一例として，妊娠時ではサイトカイン産生 T1 ヘルパー細胞より T2 ヘルパー細胞のほうが優位であることがあげられる（Keeling, 2009）．妊娠ホルモン類は免疫細胞も変化させる．エストロゲンは T 細胞反応を上昇させ，アンドロゲンは T 細胞反応を減少させ，プロゲステロンは免疫を抑制する（Cutolo, 2006；Häupl, 2008a；Robinson, 2012）．

　一方で，免疫疾患は産科合併症の原因となる可能性がある．ある縦断研究では，未知の全身性自己免疫性リウマチ性疾患と，妊娠高血圧腎症およ

表 59-1　SLE における主要な自己抗体

自己抗体	陽性率（％）	臨床的意義
抗核抗体	84～98	最も適したスクリーニングテスト，複数の抗体；2 回陰性の場合，SLE は否定的
抗 dsDNA 抗体	62～70	SLE に特異度の高い抗体．疾患の活動性，腎炎を伴う SLE，血管炎を伴う SLE に特異的
抗 Sm 抗体	25～38	SLE に特異的
抗 RNP 抗体	33～40	SLE に非特異的．リウマチ疾患に特異度の高い抗体
抗 Ro（SS-A）抗体	30～49	SLE に非特異的．Sjögren 症候群，抗核抗体陰性ループス，心ブロックを伴う新生児ループス，腎炎リスクの低下
抗 La（SS-B）抗体	10～35	抗 Ro 抗体に関連
抗ヒストン抗体	70	薬剤性ループスに多い
抗リン脂質抗体	21～50	LAC と抗カルジオリピン抗体は血栓症，胎児死亡，血小板減少症，弁疾患と関連．梅毒反応の生物学的偽陽性
抗赤血球抗体	60	直接 Cooms 試験，溶血に進展する可能性がある
抗血小板抗体	30	15％の血小板減少．臨床的検査としては意義に乏しい

（Data from Arbuckle, 2003; Hahn, 2015）

び胎児発育不全の発生リスクの上昇との関連が報告されている（Spinillo, 2016）．この研究では，未知の関節リウマチの発症率は 0.4％であり，SLE，Sjögren 症候群，および抗リン脂質抗体症候群（antiphospholipid syndrome：APS）ではそれぞれ 0.3％であった．

　最後に，いくつかの免疫性疾患は，前回妊娠が原因で発症したり，賦活化される．胎児由来の細胞と free fetal DNA は，妊娠初期から母体血液で検出可能である（Simpson, 2013；Sitar, 2005；Waldorf, 2008）．妊娠後も母体循環内や母体の臓器に胎児細胞が存在し続けることを**胎児細胞のマイクロキメリズム**というが，それらの胎児細胞が母体組織に生着し自己抗体を刺激する．この胎児細胞のマイクロキメリズムと，女性が自己免疫疾患に罹患しやすいことの関連が示唆されている（Adams, 2004）．母体組織への胎児幹細胞の生着と，女性の自己免疫甲状腺炎や全身性硬化症との関連についての報告もその裏づけとなる（Jimenez, 2005；Srivatsa, 2001）．このようなマイクロキメリズムは，SLE と HLA アレル関連性の関節リウマチをもつ女性でも報告されている（da Silva, 2016；Lee, 2010；Rak, 2009a）．一方，母体細胞の生着も，出生児における自己免疫の原因となる可能性が指摘されている（Ye, 2012；Stevens, 2016）．

全身性エリテマトーデス（SLE）

　SLE は，感受性遺伝子と環境要因の相互作用を伴う複雑な病因による複合型自己免疫疾患である（Hahn, 2015）．免疫系異常は，自己抗体産生の原因となる過敏性 B リンパ球を含む．自己抗体または免疫複合体が一つもしくはそれ以上の細胞核の構成要素に対して産生されたときに，組織と細胞破壊を行う（Tsokos, 2011）．それに加えて，制御 T 細胞機能を含む免疫抑制は障害される（Tower, 2013）．SLE 患者は，いくつかの自己抗体を産生する（表 59-1）．

　SLE の約 90％が女性に発症し，出産可能年齢での女性の有病率は，約 500 人に 1 人である（Lockshin, 2000）．したがって，妊娠中の SLE の発症は比較的多い．また，10 年生存率は，70～90％である（Tsokos, 2011）．感染，疾患の活動性再燃，臓器不全，高血圧，脳卒中，心血管疾患が主な死亡原因である．

　二卵性双生児に比較して一卵性双生児の同胞疾患発生率が高いことから（一卵性 25％，二卵性 2％），遺伝の影響もあるとされている．そのうえ，家族歴に同疾患があれば，10％の頻度でそ

表59-2 SLEの臨床症状

臓器	症状	頻度（%）
全身	倦怠感，疲労感，発熱，体重減少	95
筋・骨格系	関節痛，筋肉痛，多発関節炎，筋炎	95
血液	貧血，溶血，白血球減少，血小板減少，LAC，脾腫大	85
皮膚	蝶形紅斑，円形紅斑，光線過敏，口腔内潰瘍，脱毛症，皮膚発疹	80
神経系	認識機能障害，気分障害，頭痛，てんかん発作，脳卒中	60
心臓・肺	胸膜炎，心膜炎，心筋炎，心内膜炎，肺炎，肺高血圧症	60
腎	タンパク尿，円柱上皮，ネフローゼ症候群，腎不全	30〜50
胃腸	吐き気，腹痛，下痢，肝機能障害	40
血管	血栓症；静脈（10%），動脈（5%）	15
眼	結膜炎，Sjögren症候群	15

(Modified from Kasper, 2015)

の家族内で同疾患を発症する．SLE，関節リウマチ，Crohn病と乾癬の素因になる16番染色体上にある自己免疫遺伝子が遺伝していた場合，疾患の相対危険度は増加する．*HLA-A1*，*B8*，*DR3*，*DRB1*と*TET3*のような感受性遺伝子は，疾患の一部が遺伝子の関与を受けていることを説明している（Tsokos, 2011；Yang, 2013）．興味深いことに，胎児遺伝子の母体への曝露によりSLE発症の影響が強くなる．ある症例対照研究では胎児のHLA-DRB1遺伝子型が母体のSLE発症のリスクを増加させるということを明らかにした（Cruz, 2016）．さらに，抗Ro抗体や抗La抗体による自己免疫疾患に罹患している母体への卵子提供により妊娠，出生した乳児において新生児ループスの発症が報告されている（Chiou, 2016）．

■ 臨床診断と診断

よく知られているように，SLEの臨床像，経過および予後は多様である（表59-2）．発症初期には臨床症状は単一の臓器に限定されるが，進行に伴い他臓器にも病変が及ぶ．また，はじめから複数の臓器に病変が生じることもある．臨床所見は，倦怠感，発熱，関節炎，発疹，胸膜炎，心膜炎，光線過敏，貧血と認知機能障害などである．少なくとも，SLE患者の半数が腎障害をきたしている．また，SLEは注意力，記憶力，推理力の低下をきたすといわれている（Hahn, 2015；Kozora, 2008）．

抗核抗体（antinuclear antibodies：ANA）の同定が最も優れたスクリーニング方法であるが，ANAの陽性反応はSLEに特異的ではなく正常者，他の自己免疫疾患，急性のウイルス感染症，慢性的炎症でも弱い陽性反応を示すこともある．また，いくつかの薬剤によっても同様の所見を認める場合がある．二本鎖DNA（dsDNA）とSmith（Sm）抗原に対する抗体はSLEに比較的特異的であるが，ほかは特異的ではない（表59-1）．SLEに関連する数百個の自己抗体が報告されているが，組織を傷害するものは数個にすぎない（Sherer, 2004；Tsokos, 2011）．最近では，マイクロアレイの技術を用いることにより，より正確にSLEが診断されるようになってきた（Putterman, 2016）．

症状として貧血はしばしば認められ，白血球減少や血小板減少を認める場合もある．タンパク尿と尿円柱は，糸球体病変患者の約半数で認められる．ループス腎炎により腎機能障害を認める場合があり，特に抗リン脂質抗体を認める場合はその頻度が高い（Moroni, 2004）．他の検査所見としては，梅毒の生物学的偽陽性反応，APTTの延長やRFの上昇などがある．再燃や感染などでしばしばD-ダイマーが高値となるが，原因不明なD-ダイマーの持続高値は血栓症のリスクと関連している（Wu, 2008）．

SLEの診断基準を表59-3に示す．11の基準のうち四つ以上が連続するか，また同時に存在する

表 59-3　SLE の診断基準

臨床症状
　皮膚症状
　口腔内潰瘍
　脱毛
　滑膜炎
　腎障害：タンパク尿，円柱，生検
　神経障害：てんかん発作，精神疾患，脊髄炎，
　　　　　　ニューロパチー，せん妄
　溶血性貧血
　白血球減少症またはリンパ球減少症
　血小板減少症
免疫学的所見
　抗核抗体
　抗 dsDNA 抗体
　抗 Sm 抗体
　抗リン脂質抗体
　低補体血症
　直接 Coombs 試験

(Data from Hahn, 2015; Hochberg, 1997)

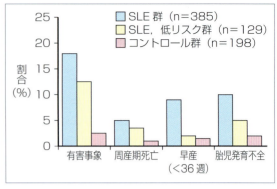

図 59-1　妊娠中の有害事象の頻度
PROMISSE 試験における SLE に罹患するすべての女性を，SLE が低リスクである患者群と SLE に罹患していないコントロール群で比較した．　(Data from Buyon, 2015)

場合 SLE と診断される．種々の薬剤により SLE 様の症状を示すことは重要である．主な原因薬剤にはプロトンポンプ阻害薬，チアジド系利尿薬，抗真菌薬，化学療法薬，スタチン，抗てんかん薬などがある．薬剤性ループスの症状はその薬剤を中止すれば消失し，糸球体腎炎を起こすことはまれである (Laurinaviciene, 2017)．

■ **SLE と妊娠**

2000〜2003 年の間でアメリカではおよそ 1,670 万件の妊娠があり，そのうち，13,555 人が SLE に罹患している．これはおおよそ 1,250 人のうち 1 人の割合である (Clowse, 2008)．妊娠中に，1/3 の患者は SLE が軽快し，1/3 は不変，そして 1/3 は悪化する．このように，どんな妊娠においてでも，臨床症状は増悪したり，警告なしに**再燃**が起こることもある (Hahn, 2015；Khamashta, 1997)．

Petri (1998) は，妊娠中の重篤な合併症を 7 % に認めることを報告した．SLE 合併妊娠女性の 13,555 人を対象としたコホート研究では，母体死亡率と重篤な罹患率は，10 万人当たり 325 人であった (Clowse, 2008)．SLE とループス腎炎についての，17 人の妊産婦死亡を含む 13 の調査のレビューによれば，すべての妊産婦死亡は活動性疾患の患者に起こっていた (Ritchie, 2012)．385 人の女性を対象とした前向きコホート研究の結果を図 59-1 に示す．

ここ数十年間で，SLE 合併妊娠の転帰は著しく改善している．非活動性または軽度〜中等度の SLE に罹患したほとんどの女性に関して，妊娠結果は比較的良好である．皮膚に病変が限局している SLE の女性には通常，有害事象を認めない (Hamed, 2013)．しかしながら，妊娠中に新たに SLE と診断された場合は重症化しやすい (Zhao, 2013)．一般的に，予後が良好であるための条件は以下のとおりである．① SLE が少なくとも妊娠前 6 ヵ月間，寛解状態にあること，②タンパク尿や腎不全などループス腎炎の症状がないこと，③ APS やループスアンチコアグラント (lupus anticoagulant：LAC) がないこと，④加重型妊娠高血圧症候群が発症しないこと (Peart, 2014；Stojan, 2012；Wei, 2017；Yang, 2014)．

◆ **ループス腎炎**

活動性腎炎によって妊娠の予後は不良であったが，これらは著しく改善され，寛解期のときの予後は特に良好である (Moroni, 2002, 2005；Stojan, 2012)．合併症のなかでも，腎障害をもつ女性は，高率で妊娠高血圧症候群や妊娠高血圧腎症を発症する．Lockshin (1989) は 80 人の SLE 合併妊娠について，既存の腎疾患をもつ女性の 63 % が妊娠高血圧腎症を発症するのに対して，腎疾患のない女性ではわずか 14 % しか妊娠高血圧腎症を発症しなかったと報告した．ループス腎炎を患う 309 人の妊娠女性のなかで，30 % は再燃を認め，そして 40 % は腎機能不全をきたした (Moroni, 2005)．また，妊産婦死亡率は 1.3 % で

表 59-4　SLE の悪化と妊娠高血圧腎症の鑑別

因子	SLE	妊娠高血圧腎症
臨床症状	疲労, 頭痛, 腎外徴候（発疹, 漿膜炎, 関節炎）	頭痛, せん妄, 視野障害, 痙攣
血圧	正常〜高値	高値
貧血	溶血性	−
タンパク尿	＋	＋
クレアチニン値	正常〜高値	正常〜高値
トランスアミナーゼ値	正常	正常〜高値
補体	減少	正常

(Data from Andreoli, 2012)

あった．これらの結果はその後の前向き研究でも確認された（Morino, 2016b）．さらに，113 妊娠の 1/3 が早産であった（Imbasciati, 2009；Moroni, 2016a）．Wagner ら（2009）は，58 人の 90 妊娠の妊娠転帰を比較したが，活動性腎炎を罹患している患者において合併症発症率が有意に高く，その割合は 57 ％対 11 ％であった．

妊娠中の腎炎治療のための免疫抑制療法の継続を，ほとんどの人が推奨している．新規の腎炎，あるいは重度の腎炎においては副腎皮質ステロイドの静脈投与は積極的に行われ，免疫抑制薬，あるいは免疫グロブリンの静脈投与も考慮される（Lazzaroni, 2016）．

◆ SLE と妊娠高血圧腎症と子癇

SLE の女性では妊娠時に 30 ％の女性が慢性の高血圧を合併する（Egerman, 2005）．また，前述したように，妊娠高血圧腎症は SLE の患者にはよく起こり，ループス腎炎のある患者や抗リン脂質抗体のある患者ではさらに加重型妊娠高血圧腎症が多くなる（Bertsias, 2008）．妊娠高血圧腎症とループス腎炎は，ともに高血圧，タンパク尿，浮腫，および腎機能低下を合併する．しかしながら，管理方法は異なっており，ループス腎炎は免疫抑制薬での治療が行われるのに対し，妊娠高血圧腎症/子癇では妊娠の終結が必要になる（Lazzaroni, 2016）．また，腎臓のみが障害される場合は，ループス腎炎と重症の妊娠高血圧腎症を鑑別するのは，不可能ではないにしても困難である（Petri, 2007）．SLE による中枢神経系の異常では痙攣発作を認めるが，同様の症状は子癇でも起こる．表 59-4 に SLE と妊娠高血圧腎症の鑑別を示す．妊娠高血圧腎症，子癇の治療方針に関しては第 40 章を参照されたい．

■ 妊娠中の治療

SLE 合併妊娠の管理は基本的に胎児の状態と母体の症状と検査所見を綿密にモニタリングすることである（Lateef, 2012）．妊娠による血小板減少とタンパク尿は SLE 活動性病変時の所見に似ており，そして，SLE 再燃の同定は正常妊娠において増加する顔面および掌側紅斑と混同しやすい（Lockshin, 2003）．

SLE の活動性をモニタリングするためにさまざまな検査方法が推奨されているが，検査結果の解釈は難しい．また，赤沈は妊娠により高フィブリノゲン血症となっているため判断を誤りやすい．血清補体レベルも，通常妊娠中に上昇する（付録Ⅰ参照）．また，補体成分 C_3, C_4, および CH_{50} の低下は疾患の活動性増加と関連するが，これらが高値であっても疾患の活動性がないとはいえない．われわれの経験とその他の研究より，臨床症状と補体レベルの相関は低い（Lockshin, 1995；Varner, 1983）．

頻回に血液検査を施行することによって，病態の活動性の変化を検知することができる．溶血の際は，Coombs 試験陽性，貧血，網状赤血球の増加，非抱合型高ビリルビン血症を認める．また，血小板減少，白血球減少を認めることもある．Lockshin ら（1995）によれば，妊娠初期の慢性血小板減少は，抗リン脂質抗体による場合があるといわれている．後に，血小板減少は妊娠高血圧腎症の指標となる．

尿検査は，新規もしくは悪化傾向のあるタンパク尿を検出するために，しばしば検査される．発育不全や羊水過少などの合併症を検出するため，胎児の綿密な観察が必要である．抗 Ro（SS-A）抗体と抗 La（SS-B）抗体のスクリーニングを推奨していることが多い．それは，後述の胎児合併症と関連がある抗体であるからである．分娩前には，アメリカ産婦人科学会（ACOG）（2016a）のガイドラインに記載され，第 17 章でも解説したように，胎児を監視する必要がある．高血圧がなく，胎児異常や発育不全がなければ，正期産の時期まで妊娠継続が可能である．分娩前後は，以前よりステロイドを投与してきた患者も，最近ステロイドを開始した患者も，ステロイドを一時的に増量し投与する．

◆ 薬物療法

SLE は確実な治療法は確立されておらず，完全治癒はまれである．SLE 合併妊娠患者の約 1/4 は軽度の症状であり，致死的ではないが，痛みと疲労などにより患者に苦痛を与える．関節痛や漿膜炎には，非ステロイド系抗炎症薬（NSAIDs）で対応する．しかし，妊娠中の NSAIDs の長期投与や大量投与は羊水過少や動脈管閉鎖の原因となるため避けるべきである（第 12 章参照）．低用量アスピリンは全妊娠期間を通して投与可能である．重症例に対してはプレドニン 1～2 mg/kg/日の経口投与などの副腎皮質ステロイドを使用する．症状が安定した場合，毎朝 1 回，10～15 mg/日まで漸減する．ステロイド治療により妊娠糖尿病を発症する可能性がある．

活動性病変に対しては，アザチオプリンのような免疫抑制薬が有効である．免疫抑制薬は，通常ループス腎炎やステロイド抵抗性の場合など，他の治療が無効の際に使用されることが多い．また，アザチオプリンは妊娠中も安全に投与可能である（Fischer-Betz, 2013；Petri, 2007）．推奨される投与方法は 2～3 mg/kg/日の経口投与である．催奇形性の観点より投与を避けるべき薬物には，ミコフェノール酸モフェチル，メトトレキサート，シクロホスファミドなどがある（Götestam Skorpen, 2016）．しかしながら，シクロホスファミドは重症例で第 2, 3 三半期での使用が考慮される（Lazzaroni, 2016）．ミコフェノール酸モフェチルを病状の安定化のためやむをえず投与しなければいけない場合がある．そういった場合，胎児リスクに関してのカウンセリングが重要である（第 12 章参照）（Bramham, 2012）．

抗マラリア薬は皮膚炎，関節炎，疲労を減少させる（Hahn, 2015）．抗マラリア薬は胎盤通過性があるが，ヒドロキシクロロキンは，胎児奇形と関係していない．また，抗マラリア薬の半減期は長く，中止すると SLE が増悪する可能性があるため，妊娠中にも継続することが推奨される（Borden, 2001）．

生命を脅かすような重篤な徴候（SLE の再燃）では，高用量の副腎皮質ステロイドが用いられる．Petri（2007）はメチルプレドニゾロン 1,000 mg/日（90 分以上かけて静脈投与）3 日間のパルス療法を行い，可能であればその後，維持量に戻すことを推奨している．

非妊娠者では，降圧療法としてアンジオテンシン変換酵素（angiotensin-converting enzyme：ACE）阻害薬やアンジオテンシン受容体拮抗薬が使用される．妊婦に対しては，カルシウム拮抗薬，αメチルドパ，ラベタロールなどのような胎児にとって安全性の高い薬剤に変更すべきである（Cabiddu, 2016）．

■ 周産期死亡率と周産期罹患率

SLE 合併妊娠では，周産期合併症が有意に増加する．早産，子宮内胎児発育遅延，死産や新生児エリテマトーデスなどがあげられる（Madazli, 2014；Phansenee, 2017）．SLE の再燃，重症なタンパク尿，腎機能障害，高血圧症や妊娠高血圧腎症を伴う場合，さらに悪化する（Lazzaroni, 2016）．神経精神ループスの患者でも合併症の頻度が高い（de Jesus, 2017）．胎児への有害事象が起きる原因として胎盤梗塞や胎盤灌流の減少なども一部関与していると考えられる（Hanly, 1988）．

◆ 新生児エリテマトーデス

新生児エリテマトーデスは，多様な血液学的および全身性の障害を伴うループス皮膚炎といわれる新生児の皮膚病変を特徴とし，時として先天性の心ブロックがみられる疾患である（Hahn, 2015）．皮膚症状は 30～40％にみられ，生後 4～6 週間で症状が出現する（Silverman, 2010）．通常抗 SS-A 抗体，抗 SS-B 抗体が関連し，SLE に罹患した女性の約 40％が陽性を示す（Buyon,

2015). 血小板減少，肝障害は新生児エリテマトーデスの患者の5～10％にみられる．

SLE合併妊婦から出生した91人の乳児に対して経過観察を行ったところ，8人の乳児が罹患している可能性があり，そのうち4人は新生児エリテマトーデスと確定診断され，もう4人は可能性があると診断された（Lockshin, 1988）．一時的にループス皮膚炎，血小板減少，自己免疫性溶血などの症状が認められることがあるが，数ヵ月以内で改善する（Zuppa, 2017）．次に述べる先天性ブロックにおいては，この限りではない．次子の新生児エリテマトーデス発症率は最大25％といわれている（Julkunen, 1993）．

◆ 先天性心ブロック

房室（atrioventricular：AV）結節とヒス束間の部位でのびまん性の心筋炎や線維症が原因となり，先天性心ブロックを引き起こす．先天性心ブロックは抗SS-A抗体や抗SS-B抗体をもった母親から生まれた胎児で起こるといわれている（Buyon, 1993）．これらの抗体が存在しても胎児が心筋炎を起こすのは2～3％にすぎないが，前児に既往があれば20％まで上昇する（Bramham, 2012；Lockshin, 1988）．これらの抗体をもっている妊婦では妊娠18～26週の間で胎児の心臓をモニタリングする．心臓の病変は不可逆的で，一般的にペースメーカが必要である．また，長期予後は不良である．心疾患合併の新生児エリテマトーデスの乳児325人のうち，約20％が死亡し，そのうちの1/3が死産であった（Izmirly, 2011）．

母体へのステロイド投与や血漿交換，免疫グロブリン投与などが先天性心ブロックのリスクを低下させるとの報告はない．先天性心ブロックに対する母体への副腎皮質ステロイド投与の是非に関してはまだ結論が出ておらず，現在は推奨されていない．詳細は第16章を参照されたい．胎児心ブロックの治療についての無作為化比較試験は行われていないが，SLEに対する母体への治療により早期に胎児がステロイドに曝露されると胎児心筋炎を緩和するとの報告もある．Shinoharaら（1999）の報告によると，母親がSLE維持療法として妊娠16週以前から副腎皮質ステロイド治療をしていた26人からの新生児では心ブロックを認めなかった．対照的に，妊娠時にSLEが増悪し妊娠16週以降に副腎皮質ステロイド治療を開始した妊婦から出生した61人の新生児のうち15人が心ブロックを合併していた．

ヒドロキシクロロキン（プラケニル）による母体の治療は胎児心ブロックの発生率を低下させるとの報告がある（Izmirly, 2012）．この分野での研究は現在進行中である．

■ 長期予後と避妊

SLEに罹患した女性の5年生存率は95％，10年生存率は90％，20年生存率は78％である（Hahn, 2015）．一般的にSLEで慢性的な血管病変や腎疾患を有する場合，母体合併症や周産期異常のリスクが高いため家族計画が必要である．二つの大規模な臨床試験でも，混合型経口避妊薬は，SLE再燃の発生率を上昇させなかった（Petri, 2005；Sánchez-Guerrero, 2005）．プロゲスチンの皮下インプラントと注射は有効な避妊法であり，SLEを増悪させない（Sammaritano, 2014）．免疫抑制薬使用中の患者に対して子宮内避妊器具（intrauterine device：IUD）を使用すると感染のリスクが高まるともいわれるが，これはエビデンスに乏しい．抗リン脂質症候群の合併はホルモン療法が禁忌であることは注意が必要である．卵管結紮術は有用であり，産後やSLEの病状が安定しているときに最も安全に行うことができる．

抗リン脂質抗体症候群（APS）

APSは臨床的に頻回の血栓症や不育症を合併する，自己抗体が関連する後天的な血栓形成をきたす疾患である（Moutsopoulos, 2015）．具体的には，APSは，血液検査で持続的に抗リン脂質抗体が陽性で，動静脈血栓あるいは不育症の女性に診断される．抗体には，ループス抗凝固因子 lupus anticoagulant（LAC），抗カルジオリピン抗体（anticardiolipin antibodies：ACAs），抗β_2グリコプロテインI抗体（anti-β_2 glycoprotein-I：β_2-GI）などが含まれる．

リン脂質は，細胞とオルガネラ膜を構成する主な脂質成分である．血漿中には，これらのリン脂質と非共有結合的に結合するタンパク質が存在する．抗リン脂質抗体は，これらのリン脂質またはリン脂質と結合しているタンパク質に対する抗体である（Giannakopoulos, 2013；Tsokos, 2011）．

これらの抗体はIgG，IgM，IgAのクラスなどが単体もしくは複数の組み合わせでグループを形成する．抗リン脂質抗体はSLEや他の結合組織疾患，APSに最も一般的にみられる．しかしながら，一部の正常な女性や男性にも微量の抗体が存在していることがある．

どのように自己抗体の産生が刺激されるかは，不明であるが，おそらく先行感染などの刺激によって産生される可能性がある．APSの病態生理は以下の要因のなかの一つまたは複数に関連し引き起こされる．①さまざまな前凝固系が活性化すること，②アンチコアグラントの不活性化，③補体の活性化，④合胞体栄養膜細胞の分化抑制などがあげられる（Tsokos, 2011）．臨床的には動静脈血栓や不育症を引き起こす．実際には，あらゆる臓器に対して影響を及ぼす．

中枢神経系障害は，最も顕著な臨床症状の一つである．脳血管動静脈の血栓症に加え，精神障害，多発性硬化症などの症状をきたす（Binder, 2010）．腎血管性病変は腎不全に移行し，ループス腎炎との鑑別が困難である（D'Cruz, 2009）．また，末梢および内臓血栓症も，特徴の一つである．たとえば，Ahmedら（2009）は，腸間膜血管の梗塞により自然に虫垂穿孔を起こした産後女性を報告した．産科合併症には，習慣流産や，胎児発育不全，死産，妊娠高血圧腎症，早産に反映される胎盤機能不全が含まれる．アスピリン，抗凝固薬の使用や注意深いモニタリングによりAPS罹患女性の生児出生率は70％以上に上昇する（Schreiber, 2016）．

APSの一部の患者には**劇症型抗リン脂質抗体症候群（catastrophic antiphospholipid antibody syndrome：CAPS）**，あるいは**Asherson症候群**にまで発展する者もいる．これは急速に進行する血栓塞栓障害によって，同時に三つ以上の器官臓器または組織を障害する状態と定義されている（Schreiber, 2016）．サイトカイン放出症候群を誘発し，致死率が高い．半数の症例では，誘因となる出来事が特定されている．

■ 特異的抗リン脂質抗体

前述のように，いくつかのAPSの自己抗体は特異的リン脂質およびタンパク結合したリン脂質に結合すると報告されている．

1. アポリポタンパク質Hとして知られている$β_2$-GIは，血小板内でプロトロンビナーゼ活性を阻害して，血小板凝集を阻害するリン脂質結合性血漿タンパクである（Giannakopoulos, 2013）．したがって，その正常な動きは凝血原結合の阻害であり，それによって凝固カスケード活性化を防止する．理論上，$β_2$-GIに対する抗体は，その抗凝固活性を阻害し，血栓症を促進する．$β_2$-GIは合胞体栄養膜細胞の表面上に高濃度に発現しているため，これは産科学視点から重要である．また補体の活性化もこの病態に関与している可能性がある（Avalos, 2009；Tsokos, 2011）．脱落膜は絨毛間腔血栓を引き起こす血液凝固を防ぐための重要な領域であると思われるため，理にかなっているように思える．また，$β_2$-GIが着床に関与しており，その結果，炎症によって流産を起こす可能性もある（Iwasawa, 2012；Meroni, 2011）．

2. LACはリン脂質結合タンパク質に結合する抗体の一群である．LACは，*in vitro*においてPT，APTTとラッセルクサリヘビ毒試験で凝固時間の延長を認めた．このように，いわゆるアンチコアグラントは名前とは逆に生体内において強い血栓形成傾向を呈する．

3. ACAsはミトコンドリアの膜や血小板に存在する多くのリン脂質カルジオリピンに結合する．

■ 天然抗凝固薬に対する抗体

いくつかの抗リン脂質抗体は天然の抗凝固薬であるプロテインC，Sに直接作用する（Robertson, 2006）．また，合胞体栄養膜細胞で強く発現し抗凝固作用をもつアネキシンVにも結合するものもある（Giannakopoulos, 2013）．それ以外の抗体の検査は推奨されていない（ACOG, 2017）．しかしながら，いくつかの研究では臨床的にAPSの診断基準を満たすが，古典的な抗体が陽性とならない女性において，同定されていない抗リン脂質抗体の存在の可能性を報告している．ある研究では，これらの同定されていない抗体をもつ女性を治療することにより，流産率の低下のようないくつかの利益をもたらしていると報告している（Mekinian, 2016）．

表 59-5 APS の臨床的特徴

静脈血栓―血栓塞栓症，血栓性静脈炎，網状皮斑
動脈血栓―脳卒中，一過性脳虚血発作，Libman-Sacks 心内膜炎，心筋虚血，末梢四肢と内臓の血栓症，壊疽
血　液　系―血小板減少，自己免疫性溶血性貧血
そ　の　他―神経症状，片頭痛，てんかん．腎動脈，静脈または糸球体血栓症．関節炎と関節痛
妊　　　娠―妊娠高血圧腎症，反復流産，早産，胎児発育不全，胎児死亡

(Data from Giannakopoulos, 2013; Moutsopoulos, 2015)

抗リン脂質抗体の検査の適応となる臨床症状を表 59-5 で示した．国際的なコンセンサスによると，APS は表 18-5 にみられる臨床的・検査的診断基準に基づいて診断される．まず，二つの臨床基準（血栓症か不育症）のうちの一つは，存在しなければならない．検査基準では，LAC，ACA，抗 β_2-GI の上昇は 12 週間の間隔で 2 回測定して評価すべきであるとされている．診断は，これらの検査で陽性を示す項目数に基づき層別化することができる（Miyakis, 2006）．

LAC に対する検査は，非特異的凝固試験である．アンチコアグラントは生体外にてプロトロンビンからトロンビンの変換を阻害するので，APTT は通常延長する．最も特異度が高いのは，**希釈ラッセルクサリヘビ毒凝固時間**と**血小板中和試験**である．近年，このどちらがスクリーニングに最も適しているかについてさまざまな論議はあるが，これらの試験のいずれかで陽性を示せば，LAC 陽性と確定する．

Branch ら（2003）は各臨床症状に一致する信頼度の高い検査を何回も繰り返すことで整合性を保つように推奨している．LAC 検査だけでは，APS の患者の約 20 ％しか陽性反応を示さない．したがって ACA の検査には ELISA（enzyme-linked immunosorbent assay）法が施行されるべきである．ACA assay を標準化する努力がなされてきたが，いまだ国際的に標準化されていない（Adams, 2013）．検査会社ごとにさまざまな APS 検査が行われており，市販の検査キット間の一致率は低い．

■ 妊娠と抗リン脂質抗体

上述のように，健康な成人の約 5 ％に低力価の非特異的な抗リン脂質抗体が認められる（Branch, 2010）．Lockwood ら（1989）による健康な妊婦 737 人を対象にした研究では，0.3 ％が LAC 陽性で，2.2 ％が IgM か IgG ACA 抗体高値を示した．その後の研究でも確認されたことだが，4,000 人の健康な妊婦の抗リン脂質抗体の保有率は 4.7 ％であった．これは非妊娠時の抗リン脂質抗体の保有率と同率である（Harris, 1991；Yasuda, 1995）．

ACAs 陽性で特に LAC が陽性であれば，脱落膜の血管疾患，胎盤梗塞，子宮内胎児発育不全，早期発症型の妊娠高血圧腎症，および子宮内胎児死亡の反復などのリスクが上昇する（Saccone, 2017）．SLE など，LAC 陽性患者の一部では，動静脈血栓や脳梗塞，溶血性貧血，血小板減少症，肺高血圧も高率に発症する（ACOG, 2017；Clowse, 2008）．APS で LAC 陰性の女性 191 人において，ACAs と β_2-GI 抗体の両方をもつ女性では，どちらか一方のみをもっている女性に比べ流産率が有意に高かった（Liu, 2013）．高い抗体価を示す女性は，より不良な転帰を示す傾向にある（Hadar, 2017）．

◆ 妊娠病態生理

抗リン脂質抗体がどのように損傷を引き起こすかは正確にわかっていないが，多因子性に作用することが示唆されている．血小板は抗リン脂質抗体によって直接的に，または，血小板凝集を起こす β_2-GI を結合することによって間接的に損傷を受ける可能性がある（Giannakopoulos, 2013）．ある報告によると，内皮細胞または合胞体栄養膜細胞に含まれるリン脂質は，抗リン脂質抗体によって直接的に，または，β_2-GI またはアネキシン V と結合している抗体によって間接的に損傷を受ける可能性があることが示唆されている（Rand, 1997, 1998）．これにより，細胞膜は合胞体栄養膜細胞や内皮細胞を保護できなくなる．その結果基底膜が露出されることとなり，損傷を受けた血小板が付着して血栓を形成することとなる．

Pierro ら（1999）は，抗リン脂質抗体は血管拡張作用のあるプロスタグランジン E_2 の脱落膜から

の産生を減少させたと報告した．プロテインCまたはS活性を減少させ，プロトロンビン活性を上昇させることもその要因となる（Zangari, 1997）．APSによる血栓症は，組織因子経路の活性化によるものであるという報告もある（Amengual, 2003）．最終的に，胎盤において抗リン脂質抗体による補体の活性化が無制御に行われることにより，子宮内胎児死亡や子宮内胎児発育不全を引き起こすこととなる（Holers, 2002）．

APSの合併症は血栓症だけですべてが説明できるわけではない．動物モデルは，血栓症よりもむしろ炎症による作用を示唆している（Cohen, 2011）．一部の研究者は，APS関連の凝固は生来の炎症性免疫応答からの"second hit"によって引き起こされるという仮説を立てている．これらの研究者は抗炎症薬による治療を推奨している（Meroni, 2011）．

◆ 妊娠中の有害事象

全体的にみれば，抗リン脂質抗体は，一般的に胎児死亡率の増加と関係している（第18章参照）．しかしながら，これらの結果についての初期の報告の多くには，有害事象を繰り返した女性が含まれていた．抗体保有と流産は一般的であり，妊娠可能年齢時のAPSの女性は全体の5％であり，妊娠初期の流産率も20％近くにまで及ぶことを思い出してほしい．したがって，妊娠中の有害事象にこれらの抗体が本当に影響しているかどうかを正確に結論づけるには現在のデータは限定的である．しかしながら，妊娠初期の流産よりも子宮内胎児死亡のほうがAPSにおいてより特徴的である（Oshiro, 1996；Roque, 2004）．また，抗体価が高い場合は低い場合と比べ妊娠転帰が不良であることが示された（Hadar, 2017；Nodler, 2009）．

原因不明の胎児死亡についての研究では，さまざまなデータが混在している．ある報告では，胎児死亡を伴う309人の妊婦にACAsの測定をしたが，618人の正常妊婦との間に上昇頻度に差を認めなかった（Haddow, 1991）．不育症の既往歴をもつ女性における他の調査では，抗リン脂質抗体をもつ女性は早産率が高かった（Clark, 2007）．582人の死産児と1,547人の出生児を対象とした症例対照研究では，抗カルジオリピンおよび$β_2$-GIレベルが高値の場合は，死産のリスクは3〜5倍であった（Silver, 2013）．抗リン脂質抗体を有する女性のなかで，有害事象は，①三つの古典的な抗リン脂質抗体をすべてもつ，②SLE，あるいは全身性の自己免疫疾患の併存，③血栓症や習慣性流産の既往がある場合により起こりやすい．ロジスティック回帰分析では，二つ以上の抗リン脂質抗体が存在する場合の流産の確率が93％であるが，一つだけ存在する場合は63％であると報告されている（Rufatti, 2011）．

◆ 妊娠中の血栓予防

研究の不均一性のため，抗リン脂質抗体をもつ女性に対する現在の推奨される治療法は，確立されていない．治療は血栓予防を目的としたものとなる．これまでで述べられたように，抗リン脂質抗体はIgG，IgM，IgAなどの免疫グロブリンからなる．リン脂質と結合する抗リン脂質抗体はそれぞれ，GPL，MPL，APLと呼ばれている．検査では，抗リン脂質抗体は半定量化したリン脂質の結合性単位として報告され，陰性または弱陽性，中等度陽性，強陽性などと表現される（ACOG, 2017）．三つのうち，ACAのGPLとMPLの抗体価のより高い力価のほうが臨床的に重要であるのに対し，弱陽性力価の場合の臨床的な意義は明らかでない．

第52章でも述べられているが，抗リン脂質抗体をもち，血栓塞栓症の既往がある女性は，その後の妊娠でも再発の危険がある．これらの女性では，妊娠全期間を通してのヘパリン投与と，分娩後6週間ではヘパリンまたはワルファリン投与による予防的抗凝固療法が推奨されている（ACOG, 2017）．血栓塞栓症の既往がない場合は，ACOG（2017）やアメリカ胸部学会（ACCP）（Bates, 2012）などが推奨する管理方法は，さまざまであり，表52-6に掲載した．現在許容される方法としては，慎重に母体管理を行いつつ分娩前に予防的あるいは中用量ヘパリン投与を必要に応じて行い，分娩後4〜6週間になんらかの形で抗凝固療法を行うことである．Sciasciaら（2016）はヒドロキシクロロキンでの治療によりプレリミナリーではあるがよい結果を報告している．

いくつかの報告では，血栓症の既往のない抗体をもつ女性に対するヘパリン投与の有用性に関して疑問を呈している（Branch, 2010）．まだ明らかではないが，中等度〜強陽性ACA力価を示す

場合，またはLAC活性がある場合，または以前の妊娠で第2，第3三半期に原因不明の子宮内胎児死亡をきたしたことのある女性には治療を受けるよう勧めている報告もある（Dizon-Townson, 1998；Lockshin, 1995）．いくつかの報告では，妊娠初期の習慣性流産や，中〜強陽性の抗体価のある女性には治療が有用であるという報告がある（Robertson, 2006）．

先に述べたように，致死的なAPSは抗凝固療法，高用量ステロイド療法，血漿交換，免疫グロブリンの静脈投与を行い，積極的に治療する（Cervera, 2010；Tenti, 2016）．必要に応じて，リツキシマブを追加することができる（Sukara, 2015）．

胎児発育障害や死産のリスクがあるため，ACOG（2016a, 2017）では断続的な超音波検査での児の発育の評価，第3三半期間での分娩前検査を推奨している．

◆ 妊娠中に特異的な治療

妊娠中の女性で血栓症の既往のない妊婦を治療するために使用されるその他の薬剤もある．**アスピリン**60〜80 mg/日の経口投与は，アラキドン酸のトロンボキサンA_2への転換を阻害し，一方でプロスタサイクリンの産生を促す．これにより血小板の凝集と血管収縮を起こすトロンボキサンA_2の産生が減少し，それと逆の作用をもつプロスタサイクリンが増加する．低用量アスピリンには，手術操作の際に小血管からの出血がわずかに増加する以外，目立った副作用はほとんど認められない．低用量アスピリンは，臨床所見の基準を満たさない抗リン脂質抗体陽性女性の妊娠中の有害事象を減らさない（Amengual, 2015）．SLE，あるいはAPS罹患女性に対して低用量アスピリンの使用を推奨している（ACOG, 2016b）．

未分画ヘパリンは，12時間ごとに5,000〜1万単位の投薬量で，皮下投与される．また，なかには40 mgのエノキサパリン（Lovenox）1日1回投与のような低分子型ヘパリンを好むものもいる（Kwak-Kim, 2013）．凝固試験はLACの影響を受ける可能性があるので治療用量のヘパリン投与中はヘパリンの血中濃度を測定することを推奨している．ヘパリン療法の理論的根拠は，動静脈血栓形成の予防である．ヘパリン療法は，脱落膜と栄養膜接触面などの微小循環で，血栓症を予防する（Toglia, 1996）．前に触れたように，ヘパリンは，合胞体栄養膜細胞を取り囲むβ_2-GIに結合する．これにより，ACAおよび抗β_2-GI抗体が細胞表面に結合することを防ぎ，細胞性傷害を防止するといわれている（Tsokos, 2011）．ヘパリンは，生体外でも，おそらく，生体内でも抗リン脂質抗体と結合する．アスピリンとヘパリンの併用療法が最も効果的である（de Jesus, 2014）．しかし，ヘパリン療法には，出血，血小板減少，骨減少症や骨粗鬆症などの多くの副作用があることが問題である．各ヘパリンの有害事象などは第52章に述べている．

原発性のAPSは結合組織疾患と関連していないので，治療法として**副腎皮質ステロイド**は一般的には使用されていない．SLE合併や，APSに対して治療を受けながらSLEに進展する患者には副腎皮質ステロイド治療の適応がある（Carbone, 1999）．SLEなどでみられる**続発性のAPS**では，プレドニゾンは妊娠による増悪をおさえる最低限の量で維持するべきである．

免疫グロブリン治療は，CAPS，ヘパリン起因性血小板減少，あるいはその両者を合併し病状が悪化する場合，まだ議論はあるが，考慮される薬剤である（Alijotas-Reig, 2013）．この治療法は他の第1選択の治療法が無効であったとき，特に妊娠高血圧腎症や子宮内胎児発育不全の際に用いる．免疫グロブリン静注療法（intravenous immunoglobulin：IVIG）は0.4 g/kg/日を，5日間（総量2 g/kg）連続で経静脈的に投与する．これを毎月続けるか，あるいは1 g/kgを月に1回投与する．治療は非常に高価であり，1コース1万ドル以上かかる．最近の文献のレビューでは低用量アスピリンや低分子ヘパリンにIVIGを併用しても予後の改善はないと報告されている（Tenti, 2016），コクランレビューでは不育症患者に免疫グロブリン治療を行っても生産率の改善を認めなかった（Wong, 2014）．このような高価で煩雑な治療の適応が広まる前に臨床試験が必要である．

ヒドロキシクロロキンによる**免疫抑制療法**はAPSによる血栓症のリスクを減少させ，APSに罹患する女性の妊娠転帰を改善する可能性がある（Mekinian, 2015；Sciascia, 2016）．ヒドロキシクロロキンは，抗リン脂質抗体とSLEに罹患する女性の治療に低用量アスピリンとともに一般に使用される．

表 59-6　APS の治療を受けた 750 人の女性の妊娠結果（%）（the PREGNANTS study）

結果	三つ陽性 (n=20)	二つ陽性 LAC 陰性 (n=90)	LAC のみ陽性 (n=54)	ACA のみ陽性 (n=458)	β_2-GI 抗体陽性 (n=128)
生児出生	30	43	80	56	48
死産	45	34	7	21	30
妊娠高血圧腎症[a]	55	54	11	34	48

[a] 非重症例のみ．

(Data from Saccone, 2017)

スタチンは内皮の保護作用があるため使用される．胎児発育不全，あるいは妊娠高血圧腎症を発症した 21 人の APS 罹患女性を対象とした小規模試験では，プラバスタチンを低用量アスピリンや低分子ヘパリンに追加することにより，胎盤血流増加，妊娠高血圧腎症の低下，妊娠結果が改善された（Lefkou, 2016）．より大規模な臨床試験が必要である．

◆ 治療効果

抗リン脂質抗体保有の女性では未治療であれば流産を起こすことが多い（Rai, 1995）．治療をしても，反復流産率は，いまだに 20 〜 30 % である（Branch, 2003；Empson, 2005；Ernest, 2011）．表 59-6 は the PREGNANTS study で報告された治療を受けた原発性 APS 罹患女性 750 人の妊娠結果を示している（Saccone, 2017）．登録患者は第 1 三半期から低用量アスピリンと予防的低分子ヘパリンで治療された．重要なことは，SLE と抗リン脂質抗体をもつ一部の女性は，未治療でも正常な妊娠経過をたどることもある．また，LAC と前回の妊娠で不良な妊娠結果を示した女性でも，未治療で何も問題のない新生児を得ることもあることを強調したい．

新生児エリテマトーデスと類似しているが，新生児の 30 % は受動的に後天性抗リン脂質抗体を示し，同様に副作用を引き起こす可能性がある（Nalli, 2017）．ある研究では，これらの小児では学習障害が増加していると報告している（Tincani, 2009）．Simchen ら（2009）は周産期脳卒中が 4 倍増加すると報告している．ヨーロッパで 141 人の新生児を追跡調査したところ，早産児が 16 %，低出生体重が 17 %，後の行動異常が 4 % であった．新生児の血栓は認めなかった（Motta, 2012）．APS に罹患した 26 人の女性の 7 年間での 36 妊娠についての研究では，3 人の自閉症患者が報告されており，そのすべてが新生児において抗 β_2-GI の IgG 抗体が持続的に発現していた（Abisror, 2013）．

関節リウマチ

この慢性炎症性疾患は免疫不全が原因であり，浸潤 T 細胞は，炎症，多発性関節炎と全身症状を引き起こすサイトカインを分泌する．基本的な特徴は，一般に末梢関節を含む炎症性滑膜炎である．またこの疾患は，軟骨破壊，骨破壊と関節変形をきたす傾向がある．運動により増悪する疼痛は，腫脹と圧痛を伴う．関節外症状には，リウマチ小結節，脈管炎，胸膜肺症状などがある．その他の症状としては，倦怠感，食欲不振，うつ病がある．アメリカリウマチ学会（ACR）における関節リウマチの診断基準を表 59-7 に示す．6 点以上を満たせば確定診断となる．

世界で有病率は 0.5 〜 1 % であり，女性は男性の約 3 倍多く，そして，発症年齢は 25 〜 55 歳がピークである（Shah, 2015）．また，遺伝的素因もあるといわれ，遺伝率は 15 〜 30 % と推定される（McInnes, 2011）．ゲノム関連解析（GWAS）によると，関節リウマチ病因に関係する遺伝子座を 30 以上同定した（Kurkó, 2013）．クラス II 主要組織適合遺伝子複合体分子 HLA-DR4 と HLA-DRB1 アレルとの関連を認めた（McInnes, 2011；Shah, 2015）．妊娠は，関節リウマチに対し保護的に働き，これは異種の胎児のマイクロキメリズム HLA に関連があるといわれている（Guthrie, 2010）．その他の因子としては，喫煙によって関節リウマチのリスクが増加する（Papadopoulos, 2005）．

表 59-7　関節リウマチの診断基準

因子	基準	スコア
罹患関節	大関節　1ヵ所—肩，肘，股，膝，足	0
	大関節　2〜10ヵ所	1
	小関節　1〜3ヵ所—MCP，PIP，thumb（親指）IP，MTP，手首	2
	小関節　4〜10ヵ所	3
	最低一つの小関節を含む11ヵ所以上	5
血清反応	RF 陰性かつACPA 陰性	0
	RF もしくは抗CCP 弱陽性	2
	RF もしくは抗CCP 強陽性	3
急性期反応物質	CRP 正常かつESR 正常	0
	CRP，ESR のいずれかが異常	1
症状の持続期間	6 週未満	0
	6 週以上	1

ACPA：抗環状シトルリン化ペプチド抗体，CCP：環状シトルリン化ペプチド，CRP：C 反応性タンパク，ESR：赤沈，IP：指骨間関節，MCP：中手指節関節，MTP：中足趾節関節，PIP：近位指節間関節．
このクライテリアは，ACR と European League Against Rheumatism との合同で作成された．
スコア合計6 点以上で関節リウマチと診断．

(Data from Aletaha, 2010; Shah, 2015)

■ 管　理

治療は疼痛の緩和，炎症の軽減，関節の保護，そして機能の保持を目的とする．物理療法，作業療法，自己管理の指導が必要である．近年までアスピリンや他のNSAIDs が基本的な治療であったが，これらの治療は疾患の進行を遅らせない．Shah ら（2015）によれば，メトトレキサートは寛解導入抗リウマチ薬（disease-modifying antirheumatic drug：DMARD）として好んで使用されるようになった．NSAIDs は補助療法であるが，妊婦にとってメトトレキサートは禁忌であるためNSAIDs は重要である．従来のNSAIDs は，正常な血小板機能に極めて重要な酵素であるシクロオキシゲナーゼ1（cyclooxygenase-1：COX-1）と炎症反応メカニズムを制御するシクロオキシゲナーゼ2（COX-2）の両者を非特異的に阻害する．急性出血を伴う胃潰瘍は，従来のNSAIDs に共通する好まれない副作用であるため，特異的COX-2 阻害薬が推奨されている．しかしながら，長期間使用することで，心筋梗塞や主要な血管疾患のリスクが増加する（Patrono, 2016）．

ある総説では第1 三半期にNSAIDs に曝露されると胎児心奇形の割合が上昇した（Adams, 2012）．また，NSAIDs は妊娠初期の自然流産，胎児動脈管収縮，新生児肺高血圧症などと関連がある．このように，リスクと有用性を考慮した投与が必要である．

低用量〜中等量のグルココルチコイド療法が急速な症状緩和目的で用いられる．これは，疾患が活動性のある場合にプレドニゾン7.5 mg/日の経口投与をはじめの2 年間は連日投与することで，進行性の関節の炎症を軽減させる（Kirwan, 1995；Shah, 2015）．

ACR は関節への障害を緩和したり，避けることのできる可能性があるいくつかのDMARDs の使用を推奨している（Singh, 2016）．メトトレキサートと類似したレフルノミドは催奇形性がある（Briggs, 2015）（第12 章参照）．サラゾスルファピリミジンとヒドロキシクロロキンは，妊娠中に比較的安全に使用される薬剤である（Partlett, 2011）．COX-2 阻害薬と比較的低用量のプレドニゾン（7.5〜20 mg/日投与）の併用療法は，再燃時の治療にしばしば効果的に用いられる．ある薬剤投与の報告によると，関節リウマチの女性の1/4 が妊娠6 ヵ月以内でDMARD を使用していた（Kuriya, 2011）．妊娠期間中に，393 人の妊婦の4％が，カテゴリーD またはX の薬剤を与えられていた．なかでもメトトレキサートが最も多く2.9％であった．

生物学的DMARDs も関節リウマチの治療に改革をもたらしてきた．これらはtumor necrosis factor alpha（TNF-α）阻害薬であり，インフリキ

シマブ，アダリムマブ，ゴリムマブ，セルトリズマブとエタネルセプトなどがある（Shah, 2015）。これらの薬剤の妊娠中の使用はまだ限定的であり，また，胎児への安全性は確立されていない（Makol, 2011；Ojeda-Uribe, 2013）。ある薬剤投与についての報告において，393人の女性の13%が生物学的（biological）サイトカイン抑制薬であるDMARD（エタナーセプト）を投与されていた（Kuriya, 2011）。他の300以上の薬剤投与についての既報告では，曝露による胎児への有害事象は認めなかった（Berthelot, 2009）。38人の女性を対象とした前向き研究でも同様の結果であった（Hoxha, 2017）。妊娠中にアダリムマブを使用した74人の女性のなかで，曝露による有害事象は認めなかった（Burmester, 2017）。IL-1受容体拮抗薬（anakinra）とB細胞CD20抗原に対する拮抗薬（リツキシマブ）の妊娠時使用の影響は，ほとんどわかっていない。

■ 妊娠と関節リウマチ

90%までの関節リウマチ患者は妊娠中に症状が改善する（de Man, 2008）。動物試験では，これは制御性T細胞が変化することによって起こると示唆された（Munoz-Suano, 2012）。しかし，妊娠中に発症したり病状が悪化する女性もいる（Nelson, 1997）。

妊娠中は症状が改善するが，逆に分娩後には再燃することが多い（Østensen, 2007）。これは分娩後に免疫系が変化することによる（Häupl, 2008b）。ある報告では，分娩後の再燃は母乳栄養の場合に，より高かった（Barrett, 2000a）。この報告の著者らは，140人の関節リウマチ患者を分娩後の1〜6ヵ月追跡した（Barrett, 2000b）。分娩後に病勢が軽快したのはわずかであり，完全寛解に至ったのは16%のみであった。また，実際には疾患自体は分娩後悪化しなかったが，炎症を起こした関節の平均個数は有意に増加していた。

妊娠が，新たな関節リウマチの発症に対し保護的に働くという報告がいくつかある。88人を対象とした症例対照研究では，長期的には妊娠は保護的に働くが，分娩直後の3ヵ月間では新たな関節リウマチの発症は6倍にまで増加する可能性が示唆された（Silman, 1992）。Pikwerら（2009）は，12ヵ月以上授乳した女性で，それ以降の関節炎のリスクが有意に減少したと報告した。

これらの所見は，性ホルモンや免疫制御をはじめとした関節炎の病因に関係すると思われるなんらかのプロセスの阻害を反映していると思われる（Häupl, 2008a, b）。まず，Ungerら（1983）は，関節リウマチの改善が，**妊娠に関連する**α_2**-糖タンパク**の血清レベルと相関することを報告した。この合成物には，免疫抑制の特性がある。次にNelsonら（1993）は，疾患が改善するのは，母胎間でのHLAクラスII抗原の不均衡と関連していると報告した。彼らは，父由来のHLA抗原に対する母系性免疫応答が妊娠中の関節炎症状の寛解に関連することを示唆している。単球の活性化に加えて，Tリンパ球の活性化も関係する（Förger, 2008）。

■ 若年性関節リウマチ

この疾患は，小児期の慢性関節炎の原因として最も多く成人期まで持続する。ノルウェーでの若年性関節リウマチ患者51人の76妊娠例では，妊娠は臨床症状に影響を及ぼさなかったが，疾患の活動性は静止もしくは不変であった（Østensen, 1991）。関節リウマチで述べたように，分娩後の再燃は一般的である。関節変形はこれらの女性でしばしば悪化し，20人中15人で，狭骨盤または人工関節のため帝王切開が施行された。若年性関節リウマチのポーランド女性39人の観察でも同様な結果を得られた（Musiej-Nowakowska, 1999）。

若年性関節リウマチが妊娠転帰を悪化させることはほとんどない。早産のリスクは上がるが，後の胎児発育は正常である（Mohamed, 2016；Rom, 2014；Wallenius, 2014）。あるコホート研究では，妊娠初期の疾患の重症度は，早産と胎児発育不全を予測するものであった（Bharti, 2015）。190妊娠の第1三半期から分娩までの経過を追った別の研究では，第1三半期に疾患の活動性が低スコアであった患者は，第3半期においても，疾患の活動性と再発率が低かった（Ince-Askan, 2017）。Remaeus（2017）らは，1,807出生を対象とした研究で，早産と，胎児発育不全，妊娠高血圧腎症の発生率の上昇があると報告した。

症状のある妊娠女性の主な治療は，アスピリンとNSAIDsである。これらを使用するにあたって，第1三半期での影響，止血機構の障害，予定

日超過，動脈管早期閉鎖と肺高血圧症などに注意を払う必要がある．低用量の副腎皮質ステロイドも使用される．金製剤が妊娠中に投与されることがある（Almarzouqi, 2017）．

アザチオプリン，シクロホスファミド，メトトレキサートによる免疫抑制療法は，妊娠中はルーチンには行わない．アザチオプリンだけは妊娠初期の使用を考慮する場合もあるが，それ以外の薬剤には催奇形性があるので，妊娠中には用いない（Briggs, 2015）．前述したように，サラゾスルファピリジンとヒドロキシクロロキンを含む DMARDs の妊娠中の使用は許容される．

脊髄頸部症状がある場合には，妊娠中に特別な配慮が必要である．少なくとも理論的には，妊娠中は関節が弛緩することにより亜脱臼が起こりやすくなる．重要なことは，麻酔時の気管内挿管が懸念されることである．

関節リウマチ，または若年性関節リウマチに罹患した女性では，妊娠後の管理では，避妊カウンセリングにおいて混合型経口避妊薬の使用も検討する．これは，避妊の効果と疾患の改善の可能性の両者から，合理的な選択である（Farr, 2010）．つまり，なんらかの方法で避妊することは適切である．

全身性硬化症（強皮症）

強皮症は，機序不明な慢性の多臓器の結合組織不全の疾患である．微小血管障害，炎症を引き起こす免疫システムの活性化，皮膚や肺，心臓，消化管，腎臓に膠原線維の過剰沈着を特徴とする．まれな疾患であり，5：1で女性に多く，30〜50歳に発症が多い（Meier, 2012；Varga, 2015）．

強皮症が女性に多く，分娩後数年に発症率が高いのは前述したように，**マイクロキメリズム**が病因に関連しているという仮説を支持する（Lambert, 2010）．Artlett ら（1998）は強皮症の女性のほぼ半分に Y 染色体由来の DNA を認めたのに対し，コントロール群では 4 % であったと述べている．Rak ら（2009b）は末梢血単核細胞の男性のマイクロキメリズムを，局所疾患と全身疾患の女性にそれぞれ 20 % と 5 % 認めたと報告している．

■ 臨床症状

この疾患の特徴は正常な膠原線維の過剰産生である．軽症タイプである**限局性強皮症**は進行が緩徐である．**広範な強皮症**は皮膚の肥厚が早く進行し，皮膚線維化に続いて特に遠位食道で消化管線維化が起こる（Varga, 2015）．血管の変化に伴った肺間質の線維化は肺高血圧（15 % の患者に認める）を引き起こす．ANA を患者の 95 % に認め，免疫能がしばしば亢進する．

寒冷下で誘発される指先の虚血を伴う Raynaud 症状を 95 % に認め，四肢遠位部と顔面の腫脹を認めることもある．半数の患者が食道関連の症状，特に満腹感と食道の灼熱感を認める．呼吸器関連症状も頻繁に認め，呼吸苦の原因となる．肺線維症患者の 10 年生存率は 70 % であり，肺動脈性高血圧が死亡原因で最多である（Joven, 2010；Varga, 2015）．**CREST 症候群—皮下石灰沈着，Raynaud 現象，食道運動障害，強指症，毛細血管拡張症**—のような限局性皮膚疾患の女性の症状は軽度である．

オーバーラップ症候群は他の結合組織疾患を特徴とする強皮症に関連している．**混合性結合組織病**は SLE，強皮症，多発筋炎，リウマチ性関節炎などの症状と抗 RNA 抗体の抗体価高値を特徴とする疾患である（表 59-1）．この疾患は**未分化結合組織疾患**ともいわれる（Spinillo, 2008）．

強皮症の根治は不可能であるが，末梢臓器の治療は症状を緩和し，機能を改善する．腎障害と高血圧が多い．催奇形性が知られているが，時に血圧コントロールに ACE 阻害薬が必要となる．**強皮症腎クリーゼ**は 1/4 の患者に発症し，腎皮質の動脈の閉塞性血管炎を特徴とする．その結果腎不全と悪性高血圧になる．間質性拘束性肺障害はよく認められ，頻繁に生命を脅かす．二次性の肺高血圧症はボセンタンやシルデナフィルで治療される（第 49 章参照）．

■ 妊娠と強皮症

強皮症の妊娠中の頻度は約 22,000 妊娠に 1 人である（Chakravatry, 2008）．これらの女性は基礎臓器機能が正常であれば，妊娠中，通常安定している．予測されることは，嚥下障害と逆流性食道炎が妊娠によって悪化するということである（Steen, 1999）．嚥下障害は，神経筋の機能不全に

より食道の嚥下運動が失われるために起こる．食道下部2/3の蠕動波の減少や消失が圧測定器で認められる．逆流に対する治療は第54章に述べられている．

腎不全と悪性高血圧の女性では加重型妊娠高血圧腎症の発症率が上がる．腎不全または心不全が急速に悪化する場合は，妊娠中断を考慮する．上記に述べたように，腎クリーゼは生命の危機であり，ACE阻害薬で治療するが，分娩による改善は認めない（Gayed, 2007）．肺高血圧症では妊娠は禁忌である．

皮膚硬化による軟部組織の肥厚が帝王切開を要する難産を引き起こさなければ，経腟分娩を試みる．強皮症の女性は開口障害を認めるため，全身麻酔の際の気管挿管は注意を要する（Sobanski, 2016）．食道の機能不全のため，吸引にも同様の注意を要するため，硬膜外麻酔がより望ましい．Raynaud現象による循環障害を改善するために，分娩室の温度を上げることや点滴の加温，毛布の追加，靴下や手袋の使用が推奨される．副腎皮質ステロイドを頻用する場合は，ヒドロコルチゾンの一時的な増量が推奨される（Sobanski, 2016）．

母と児のアウトカムは疾患の重症度に相関する．強皮症の214人の女性の妊娠を対象とした研究では45％が全身性であった．腎クリーゼを含む重篤な合併症を3例認め，早産率が高かった（Steen, 1989, 1999）．Chungら（2006）も早産率，胎児発育不全，周産期死亡率の上昇を報告している．25施設からの109人の妊婦を調査した多施設研究では早産，胎児発育不全，極低出生体重児の発症率の上昇を報告した（Taraborelli, 2012）．これらは，脱落膜血管障害，急性塞栓症，梗塞を含む胎盤異常と関連していると思われる（Sobanski, 2016）．

強皮症は受胎率の低下と関連している（Bernatsky, 2008；Lambe, 2004）．妊娠を希望しない女性には，いくつかの避妊法がある．しかしホルモン剤，特に経口避妊薬は，特に肺，心，腎に病変をもつ女性はおそらく使用すべきでない．進行性の強皮症を認める際は，永続的な避妊を検討する．

血管炎症候群

血管の炎症と障害が原発，または他の疾患により起こる．免疫複合体沈着が大半の症例における原因と推測されている（Langford, 2015）．主な症状は，結節性多発動脈炎，側頭動脈炎，巨細胞性動脈炎，高安病，Henoch-Schönlein紫斑病，Behçet病，そして皮膚および過敏性動脈炎などである（Goodman, 2014）．**多発血管性肉芽腫症**や**好酸球性多発血管炎性肉芽腫症**のような小血管炎は白血球細胞質中の顆粒球に含まれるタンパク質に対する抗体—抗好中球細胞質抗体（antineutrophil cytoplasmic antibodies：ANCA）—をもっている（Pagnoux, 2016）．

結節性多発動脈炎

小中の動脈の壊死性血管炎であり，筋肉痛，ニューロパチー，消化管障害，高血圧，腎障害といった臨床症状を特徴とする（Goodman, 2014）．約1/3の症例でB型肝炎抗原血症と関連がある（Langford, 2015）．症状は非特異的で，発熱，体重減少，倦怠感が半数以上の症例でみられる．診断は生検によって行われ，高用量プレドニゾンとシクロホスファミドで治療する．B型肝炎抗原血症による血管炎は抗ウイルス薬，グルココルチコイド，血漿交換が有効である（第55章参照）．

妊娠に関連した結節性多発動脈炎の症例はわずかである．結節性多発動脈炎に罹患した12人の妊婦のなかで，妊娠中の発症を7例に認め，分娩後6週間までに急速に致死的となった（Owen, 1989）．7人中6人は解剖をするまで診断に至らなかった．4人の女性は妊娠を継続し，1人は胎児死亡，3人は良好な妊娠結果だった．

多発血管性肉芽腫症

上部と下部の呼吸器と腎臓の壊死性肉芽腫性小血管炎であり，以前はWegener肉芽腫と呼ばれていた（Pagnoux, 2016）．副鼻腔炎や鼻疾患は90％，肺浸潤，空洞，結節は85％，糸球体腎炎は75％，筋骨格系疾患は65％に起こる（Sneller, 1995）．少なくとも90％は多発性血管炎をもつ（Langford, 2015）．まれな疾患であり，通常は50歳以降に発症する．Koukouraら（2008）による妊娠に関連した36症例について，早産率が上昇

していると報告した．その他の論文では，1/2の症例で肺炎を発症したが，妊娠は疾患の活動性に影響しなかったようである（Pagnoux, 2011）．声門下の狭窄が最大 1/4 に認められることから，分娩前に麻酔科チームに相談するのが理想的である（Engel, 2011）．

副腎皮質ステロイドが標準治療であるがアザチオプリン，シクロスポリン，IVIG も使用されるだろう．第 2 三半期の後半や第 3 三半期での重症疾患ではシクロホスファミドとプレドニゾロンの併用療法も許容される．

■ 高安病

脈なし病ともいわれ，大血管に起きる慢性動脈炎である（Goodman, 2014）．55 歳以降に発症することが多い**側頭動脈炎**と違い，高安病はほとんどが 40 歳未満に発症する．大動脈上部とその主な分岐の血管障害と，上部の末梢血管の脆弱化が関係している．うっ血性心不全か脳血管障害が原因で死に至る．これらの異常は血管炎が重症化する前に CT や MRI で検出可能である．高安病は症候的に副腎皮質ステロイド治療に反応するが，治癒はできない．バイパス手術や血管形成術により生存率が上がる．

重症の腎血管性高血圧，心臓病や肺高血圧の合併は妊娠の予後を悪化させる（Singh, 2015）．高血圧は比較的よく発症し，注意深く管理しなければならない．血圧は下肢で最も正確に測定が可能である．全体では妊娠の予後はよい（Johnston, 2002）．高安病に罹患した 58 人の女性を対象とした研究では，妊娠関連高血圧や妊娠高血圧腎症のリスクは上がるが，全体的に母体と胎児の予後は良好であると報告した（Gudbrandsson, 2017）．52 人を対象にした診断前後の妊娠結果を比較した研究では，診断後の産科合併症の割合が高いことが報告されている．これらには，妊娠高血圧腎症，早産，および胎児発育不全や胎児死亡が含まれていた（Comarnmond, 2015）．腹部大動脈が関連してくると，妊娠予後は悪い（Sharma, 2000）．経腟分娩が望ましく，硬膜外麻酔が陣痛と分娩の際に推奨されている．

■ その他の血管炎

Henoch-Schönlein 紫斑病は小児期以降はまれである．Tayabali ら（2012）はこの紫斑病に罹患した 20 人の妊婦のうち，3/4 に皮膚病変があったと報告している．約半分に関節痛を認めた．**Behçet 病**について，Gungor ら（2014）は 94 人の女性の 298 妊娠について報告し，健常者と比較すると流産率が高く児の出生体重が低いことを報告した．以前は **Churg-Strauss 血管炎**と呼ばれていた好酸球性多発血管炎性肉芽腫症は妊娠中はまれである（Jennette, 2013）．Hot ら（2007）は IVIG 治療に反応した妊娠症例を報告している．Corradi ら（2009）は満期で壊死性血管炎が心臓に発症し，心臓移植を受けた 35 歳女性の症例を報告している．Edwards（2015）は，2 回の妊娠のそれぞれにおいて，好酸球性多発血管炎性肉芽腫症が産後に再発した症例を報告した．

炎症性ミオパチー

これらは後天的で治療可能な骨格筋異常であり，有病率は 10 万人に 1 人の割合である（Dalakas, 2012）．三つの大きなグループがある．多発筋炎，皮膚筋炎，封入体筋炎であり，これらは進行性の非対称性筋力低下を示す．結合組織疾患，悪性疾患，薬物，Crohn 病のような全身性自己免疫性疾患，ウイルス，細菌性，寄生虫感染などさまざまな因子と関係がある．

多発筋炎は亜急性炎症性ミオパチーで，高頻度で自己免疫性結合組織疾患と関連がある．**皮膚筋炎**は筋力低下と同時または先行して，特徴的な発疹を呈す．検査所見は，血清の筋酵素の上昇と異常な筋電図を示す．確定診断は生検で，血管周囲と筋周囲の炎症浸潤，血管炎，筋線維変性を示す．通常単一疾患としてのみ発症するが，強皮症と混合性結合組織疾患とオーバーラップすることもある．

有力な説としては，この症候群はウイルス感染，自己免疫性疾患または両方が原因である．**重要なことは，皮膚筋炎を発症した成人の約 15 %が悪性腫瘍を合併することである**．筋炎と腫瘍発症のタイミングは数年間離れていることもある．悪性腫瘍が最も合併しやすい部位は，乳癌，肺癌，胃癌，卵巣癌である．この疾患は通常高用量ステロイド治療，アザチオプリンやメトトレキサートのような免疫抑制薬，免疫グロブリンに反応する

（Dalakas, 2012；Linardaki, 2011）．

　妊娠中の症例はほとんど症例発表や総説から集められている．Chen ら（2015）は，出生についてのオーストラリア人の人口調査コホート研究のなかで多発筋炎/皮膚筋炎の症例 17 症例を見つけた．これらの女性では，高血圧（23 %），分娩前の出血（11 %），帝王切開（88 %），早産（35 %）を高率に認めた．皮膚筋炎の女性 60 人と多発筋炎の女性 38 人を対象とした別の研究では，80 % の女性で，妊娠は疾患に悪影響を及ぼさなかったと報告した．同様の結果は他の研究でも報告されている（Missumi, 2015；Pinal-Fernandez, 2014）．Rosenzweig ら（1989）は 18 人の多発筋炎—皮膚筋炎の 24 妊娠に関して報告している．これらの妊婦のうち，1/4 は第 2 または第 3 三半期に増悪を認めた．妊娠中に発症した 12 人中 8 人の妊娠の半分が周産期死亡で，1 人の妊婦が分娩後死亡した．彼らの報告から，Doria ら（2004）は妊娠アウトカムは皮膚筋炎の活動性に相関し，新たに発症した疾患は特に重症化すると結論づけた．

遺伝性結合組織疾患

　数多くの遺伝性変異は骨，皮膚，軟骨，血管，基底膜の構造タンパク質をエンコードする遺伝子と関連している．結合組織はエラスチンや 30 以上のプロテオグリカンのような多くの複雑な大分子を含むが，最も頻度の高い構成成分は，コラーゲン type Ⅰ，Ⅱ，Ⅲ である．さまざまな変異による，劣性と優性の遺伝病が Marfan 症候群，Ehlers-Danlos 症候群，骨形成不全，軟骨形成不全，表皮水疱症を含む臨床症状の原因となる．妊娠中の問題は，これらの疾患が大動脈瘤を発症する傾向にあることである（Schoenhoff, 2013）．

■ Marfan 症候群

　これは 3,000 〜 5,000 人に 1 人の割合で発症する，頻度の高い常染色体優性の結合組織疾患である（Prockop, 2015）．Marfan 症候群は男女に等しく発症する．Marfan 症候群は *FBN1* 遺伝子のいくつかの異なる病的変異のいずれかによって，エラスチンの構成成分であるフィブリンに異常を生じることによる（Biggin, 2004）．15q21 染色体上にある *FBN1* 遺伝子は変異率が高く，軽度で無症候性の症例が多い．次世代での疾患の発症リスクが 50 % あるが，子の疾患の重症度を予想することは遺伝子型と表現型の相関がなく，臨床的にも多様性に富むため困難である．現在，着床前診断および出生前診断は *FBN1* 遺伝子の病的変異が見つかっている 80 % の症例に制限されている（Smok, 2014）．

　重症例では，大動脈の中層の弾性層の変性が起きる．この変性は大動脈拡張や大動脈解離の原因となり，妊娠中により発症しやすい（Curry, 2014；Roman, 2016）．妊娠に関連する Marfan 症候群は第 49 章で詳しく述べられている．

■ Ehlers-Danlos 症候群

　この疾患は皮膚の高伸展性を含む，さまざまな結合組織の変化を特徴とする．重症なものでは，いくつかの動脈の破裂により脳梗塞や脳出血を引き起こす．皮膚，関節，その他の結合組織の状態により，いくつかのタイプに分かれる．あるものは常染色体優性，あるものは劣性であり，X 連鎖性のものある（Solomons, 2013）．発症頻度は約 5,000 出生に 1 人である（Prockop, 2015）．タイプⅠ，Ⅱ，Ⅲは常染色体優性遺伝で，それぞれ約 30 % ずつの発症頻度である．タイプⅣはまれであるが，早産，母体の大血管破裂，分娩後出血，子宮破裂になりやすいことで知られている（Pepin, 2000）．大半が分子学的な欠損によりコラーゲンやプロコラーゲンが変化している．

　一般的に，Ehlers-Danlos 症候群の女性は前期破水，早産，分娩前後の出血の頻度が上がる（Volkov, 2006）．それでも，314 人の女性を対象とした最近のコホート研究では，早産も含め妊娠の結果が悪化するリスクはないとの報告もある（Sundelin, 2017）．いくつかの自然子宮破裂の報告もある（Rudd, 1983）．組織のもろさは会陰切開の治癒と帝王切開を難しくする．Hurst ら（2014）は Ehlers-Danlos National Foundation の 1,769 人の回答者を調査し，早産率は 25 %，不妊症率が 44 % であることを報告した．右腸骨動脈の自然破裂による母体と胎児死亡が報告されている（Esaka, 2009）．Bar-Yosef ら（2008）は，Ehlers-Danlos 症候群のタイプⅦ C により先天性の多発頭蓋骨骨折と脳出血を伴う新生児症例を報告した．

■ 骨形成不全

　この疾患は，タイプⅠ骨形成不全は2万妊娠に1人の割合，タイプⅡは6万妊娠に1人の発症頻度をもつ．骨の脆弱性を特徴とし，この疾患の患者は青色強膜，難聴，多発骨折，歯の異常を認める．原因となる遺伝子，臨床像に基づいて軽症例〜重症例まで最大15のサブタイプがある（Van Dijk, 2010）．遺伝学的には常染色体優性遺伝，常染色体劣性遺伝，突然変異のものが存在する．タイプⅠが最も軽症で，*COL1A1* 遺伝子の変異を特徴とする（Sykes, 1990）．タイプⅡは子宮内で致死的である（Prockop, 2015）．

　骨形成不全の女性に最も多いのはタイプⅠで，妊娠も成功することが多い．骨折，肺の拘束性障害を合併した脊柱側弯症，小顎症，脆弱な歯，不安定な頸椎，子宮破裂，児頭骨盤不均衡といった妊娠のリスクはある．骨形成不全の女性295人を対象とした後ろ向きコホート研究では，分娩前の出血，常位胎盤早期剝離，胎児発育不全，先天奇形，早産のリスクが高かった（Ruiter-Ligeti, 2016）．以前に20〜30の骨折をしている女性が妊娠することはめずらしいことではない．骨折の予防と，骨密度減少を減らすためのビスホスホネートを考慮するような治療は，大半の例で最低限必要である．

　骨形成不全のタイプによって，胎児も影響を受け，子宮内もしくは分娩時に骨折をすることもある（第10章参照）．多くの状況で希望があれば出生前診断が可能であり，子宮内の幹細胞治療が研究されている（Couzin-Frankel, 2016）．

（訳：富田圭祐，柳田　聡）

References

Abisror N, Mekinian A, Lachassinne E, et al: Autism spectrum disorders in babies born to mothers with antiphospholipid syndrome. Semin Arthritis Rheum 43(3):348, 2013.

Adams K, Bombardier C, van der Heijde DM: Safety of pain therapy during pregnancy and lactation in patients with inflammatory arthritis: a systematic literature review. J Rheumatol Suppl 90:59, 2012.

Adams KM, Nelson JL: Microchimerism: an investigative frontier in autoimmunity and transplantation. JAMA 291:1127, 2004.

Adams M: Measurement of lupus anticoagulants: an update on quality in laboratory testing. Semin Thromb Hemost 39(3):267, 2013.

Ahmed K, Darakhshan A, Au E, et al: Postpartum spontaneous colonic perforation due to antiphospholipid syndrome. World J Gastroenterol 15(4):502, 2009.

Aletaha D, Neogi T, Silman AJ, et al: 2010 rheumatoid arthritis classification criteria: an American College of Rheumatology/European League Against Rheumatism collaborative initiative. Ann Rheum Dis 69(9):1580, 2010.

Alijotas-Reig J: Treatment of refractory obstetric antiphospholipid syndrome: the state of the art and new trends in the therapeutic management. Lupus 22(1):6, 2013.

Almarzouqi M, Scarsbrook D, Klinkhoff A: Gold therapy in women planning pregnancy: outcomes in one center. J Rheumatol 34:1827, 2007.

Amengual O, Atsumi T, Khamashta MA: Tissue factor in antiphospholipid syndrome: shifting the focus from coagulation to endothelium. Rheumatology 42:1029, 2003.

Amengual O, Fujita D, Otta E, et al: Primary prophylaxis to prevent obstetric complications in asymptomatic women with antiphospholipid antibodies: a systematic review. Lupus 24(11):1135, 2015.

American College of Obstetricians and Gynecologists: Antiphospholipid syndrome. Practice Bulletin No. 132, December 2012, Reaffirmed 2017.

American College of Obstetricians and Gynecologists: Antepartum fetal surveillance. Practice Bulletin No. 145, July 2014, Reaffirmed 2016a.

American College of Obstetricians and Gynecologists: Practice Advisory on low-dose aspirin and prevention of preeclampsia: updated recommendations. July 11, 2016b.

Andreoli M, Nalli FC, Reggia R, et al: Pregnancy implications for systemic lupus erythematosus and the antiphospholipid syndrome. J Autoimmun 38:J197, 2012.

Arbuckle MF, McClain MT, Ruberstone MV, et al: Development of autoantibodies before the clinical onset of systemic lupus erythematosus. N Engl J Med 349:1526, 2003.

Artlett CM, Smith B, Jimenez SA: Identification of fetal DNA and cells in skin lesions from women with systemic sclerosis. N Engl J Med 338:1186, 1998.

Avalos I, Tsokos GC: The role of complement in the antiphospholipid syndrome-associated pathology. Clin Rev Allergy Immunol 34(2–3):141, 2009.

Bar-Yosef O, Polak-Charcon S, Hoffman C, et al: Multiple congenital skull fractures as a presentation of Ehlers-Danlos syndrome type VIIC. Am J Med Genet A 146A:3054, 2008.

Barrett JH, Brennan P, Fiddler M, et al: Breast-feeding and postpartum relapse in women with rheumatoid and inflammatory arthritis. Arthritis Rheum 43:1010, 2000a.

Barrett JH, Brennan P, Fiddler M, et al: Does rheumatoid arthritis remit during pregnancy and relapse postpartum? Results from a nationwide study in the United Kingdom performed prospectively from late pregnancy. Arthritis Rheum 42:1219, 2000b.

Bates SM, Greer IA, Middledorp S, et al: VTE, thrombophilia, antithrombotic therapy, and pregnancy. Chest 141(2 Suppl):e691S, 2012.

Bernatsky S, Hudson M, Pope J, et al: Assessment of reproductive history in systemic sclerosis. Arthritis Rheum 59:1661, 2008.

Berthelot JM, De Bandt M, Goupille P, et al: Exposition to anti-TNF drugs during pregnancy: outcome of 15 cases and review of the literature. Joint Bone Spine 76(1):28, 2009.

Bertsias G, Ionnidis JPA, Boletis J, et al: EULAR recommendations for the management of systemic lupus erythematosus (SLE). Ann Rheum Dis 67(2):195, 2008.

Bharti B, Lindsay SP, Wingard DL, et al: Disease severity and pregnancy outcomes in women with rheumatoid arthritis: results from the Organization of Teratology Information Specialists Autoimmune Diseases in Pregnancy Project. J Rheumatol 42:1376, 2015.

Biggin A, Holman K, Brett M, et al: Detection of thirty novel FBN1 mutations in patients with Marfan syndrome or a related fibrillinopathy. Hum Mutat 23:99, 2004.

Binder WD, Traum AZ, Makar RS, et al: Case 37–2010: a 16-year-old girl with confusion, anemia, and thrombocytopenia. N Engl J Med 363(24):2352, 2010.

Borden M, Parke A: Antimalarial drugs in systemic lupus erythematosus. Drug Saf 24:1055, 2001.

Bramham K, Soh MC, Nelson-Piercy C: Pregnancy and renal outcomes in lupus nephritis: an update and guide to management. Lupus 21(12):1271, 2012.

Branch DW, Gibson M, Silver RM: Recurrent miscarriage. N Engl J Med 363:18, 2010.

Branch DW, Khamashta M: Antiphospholipid syndrome: obstetric diagnosis, management, and controversies. Obstet Gynecol 101:1333, 2003.

Briggs GG, Freeman RK: Drugs in Pregnancy and Lactation. 10th ed. Philadelphia, Wolters Kluwer, 2015.

Burmester GR, Landewe R, Genovese MC, et al: Adalimumab long-term safety: infections, vaccination response and pregnancy outcomes in patients with rheumatoid arthritis. Ann Rheum Dis 76(2):414, 2017.

Buyon JP, Kim MY, Guerra MM, et al: Predictors of pregnancy outcomes in patients with lupus: a cohort study. Ann Intern Med 163(3):153, 2015.

Buyon JP, Winchester RJ, Slade SG, et al: Identification of mothers at risk for congenital heart block and other neonatal lupus syndromes in their children. Comparison of enzyme-linked immunoabsorbent assay and immunoblot for measurement of anti SSA/Ro and anti SSB/La antibodies. Arthritis Rheum 36:1263, 1993.

Cabiddu G, Castellino S, Gernone G, et al: A best practice position statement on pregnancy in chronic kidney disease: the Italian Study Group on Kidney and Pregnancy. J Nephrol 29(3)277, 2016.

Carbone J, Orera M, Rodriguez-Mahou M, et al: Immunological abnormalities in primary APS evolving into SLE: 6 years' follow-up in women with repeated pregnancy loss. Lupus 8:274, 1999.

Cervera R, CAPS Registry Project Group: Catastrophic antiphospholipid syndrome (CAPS): update from the "CAPS Registry." Lupus 19(4):412, 2010.

Chakravarty EF, Khanna D, Chung L: Pregnancy outcomes in systemic sclerosis, primary pulmonary hypertension, and sickle cell disease. Obstet Gynecol 111(4):927, 2008.

Chen JS, Roberts CL, Simpson JM, et al: Pregnancy outcomes in women with rare autoimmune diseases. Arthritis Rheumatol 67(12):3314, 2015.

Chiou AS, Sun G, Kim J, et al: Cutaneous neonatal lupus arising in an infant conceived from an oocyte donation pregnancy. JAMA Dermatol 152(7):846, 2016.

Chung L, Flyckt RL, Colon I, et al: Outcome of pregnancies complicated by systemic sclerosis and mixed connective tissue disease. Lupus 15:595, 2006.

Clark CA, Spitzer KA, Crowther MA, et al: Incidence of postpartum thrombosis and preterm delivery in women with antiphospholipid antibodies and recurrent pregnancy loss. J Rheumatol 34:992, 2007.

Clowse ME, Jamison M, Myers E, et al: A national study of the complications of lupus in pregnancy. Am J Obstet Gynecol 199:127.e1, 2008.

Cohen D, Buurma A, Goemaere NN, et al: Classical complement activation as a footprint for murine and human antiphospholipid antibody-induced fetal loss. J Pathol 225(4):502, 2011.

Comarmond C, Mirault T, Baird L, et al: Takayasu arteritis and pregnancy. Arthritis Rheumatol 67(12):3262, 2015.

Corradi D, Maestri R, Facchetti F: Postpartum Churg-Strauss syndrome with severe cardiac involvement: description of a case and review of the literature. Clin Rheumatol 28(6):739, 2009.

Couzin-Frankel J: The savior cells? Science 352(6283):284, 2016.

Cruz GI, Shao X, Quach H, et al: A child's HLA-DRBl genotype increases maternal risk of systemic lupus erythematosus. J Autoimmun 74:201, 2016.

Curry R, Gelson E, Swan L, et al: Marfan syndrome and pregnancy: maternal and neonatal outcomes. BJOG 121(5):610, 2014.

Cutolo M, Capellino S, Sulli A, et al: Estrogens and autoimmune diseases. Ann N Y Acad Sci 1089:538, 2006.

D'Cruz D: Renal manifestations of the antiphospholipid syndrome. Curr Rheumatol Rep 11(1):52, 2009.

da Silva Florim GM, Caldas HC, Pavarino EC, et al: Variables associated to fetal microchimerism in systemic lupus erythematosus patients. Clin Rheumatol 35(1):107, 2016.

Dalakas MC: Polymyositis, dermatomyositis, and inclusion body myositis. In Longo DL, Fauci AS, Kasper DL, et al (eds): Harrison's Principles of Internal Medicine, 18th ed. New York, McGraw-Hill, 2012.

de Jesus GR, Rodrigues G, de Jesus NR, et al: Pregnancy morbidity in antiphospholipid syndrome: what is the impact of treatment? Curr Rheumatol Rep 16:403, 2014.

de Jesus GR, Rodrigues BC, Lacerda MI, et al: Gestational outcomes in patients with neuropsychiatric systemic lupus erythematosus. Lupus 26:537, 2017.

de Man YA, Dolhain RJ, van de Geijn FE, et al: Disease activity of rheumatoid arthritis during pregnancy: results from a nationwide prospective study. Arthritis Rheum 59:1241, 2008.

Dizon-Townson D, Branch DW: Anticoagulant treatment during pregnancy: an update. Semin Thromb Hemost 24:55S, 1998.

Doria A, Iaccarino L, Ghirardello A, et al: Pregnancy in rare autoimmune rheumatic diseases: UCTD, MCTD, myositis, systemic vasculitis and Behçet disease. Lupus 13:690, 2004.

Edwards MH, Curtis EM, Ledingham JM: Postpartum onset and subsequent relapse of eosinophilic granulomatosis with polyangiitis. BMJ Case Rep 2015:pii: bcr2015210373, 2015.

Egerman RS, Ramsey RD, Kao LW, et al: Hypertensive disease in pregnancies complicated by systemic lupus erythematosus. Am J Obstet Gynecol 193:1676, 2005.

Empson M, Lassere M, Craig J, et al: Prevention of recurrent miscarriage for women with antiphospholipid antibody or lupus anticoagulant. Cochrane Database Syst Rev 2:CD002859, 2005.

Engel NM, Gramke HF, Peeters L, et al: Combined spinal-epidural anaesthesia for a woman with Wegener's granulomatosis with subglottic stenosis. Int J Obstet Anesth 20(1):94, 2011.

Ernest JM, Marshburn PB, Kutteh WH: Obstetric antiphospholipid syndrome: an update on pathophysiology and management. Semin Reprod Med 29:522, 2011.

Esaka EJ, Golde SH, Stever MR, et al: A maternal and perinatal mortality in pregnancy complicated by the kyphoscoliotic form of Ehlers-Danlos syndrome. Obstet Gynecol 113(2):515, 2009.

Farr SL, Folger SG, Paulen ME, et al: Safety of contraceptive methods for women with rheumatoid arthritis: a systematic review. Contraception 82(1):64, 2010.

Fischer-Betz R, Specker C, Brinks R, et al: Low risk of renal flares and negative outcomes in women with lupus nephritis conceiving after switching from mycophenolate mofetil to azathioprine. Rheumatology (Oxford) 52(6):1070, 2013.

Förger F, Marcoli N, Gadola S, et al: Pregnancy induces numerical and functional changes of CD4+CD25 high regulatory T cells in patients with rheumatoid arthritis. Ann Rheum Dis 67(7):984, 2008.

Gayed M, Gordon C: Pregnancy and rheumatic diseases. Rheumatology 46:1634, 2007.

Giannakopoulos B, Krilis SA: The pathogenesis of the antiphospholipid syndrome. N Engl J Med 368:1033, 2013.

Goodman R, Dellaripa PF, Miller AL, et al: An unusual case of abdominal pain. N Engl J Med 370:70, 2014.

Götestam Skorpen C, Hoeltzenbein M, Tincani A, et al: The EULAR points to consider for use of antirheumatic drugs before pregnancy, and during pregnancy and lactation. Ann Rheum Dis 75(5):795, 2016.

Gudbrandsson B, Wallenius M, Garen T, et al: Takayasu arteritis and pregnancy—a population based study on outcome and mother-child related concerns. Arthritis Care Res (Hoboken) 69(9):1384, 2017.

Gungor AN, Kalkan G, Oguz S, et al: Behçet disease and pregnancy. Clin Exp Obstet Gynecol 41(6):617, 2014.

Guthrie KA, Dugowson CE, Voigt LF, et al: Does pregnancy provide vaccine-like protection against rheumatoid arthritis? Arthritis Rheum 62(7):1842, 2010.

Hadar E, Zaffrir-Danieli H, Blickstein D, et al: Antiphospholipid antibodies characteristics and adverse pregnancy outcomes. Abstract No. 748, Am J Obstet Gynecol 216:S434, 2017.

Haddow JE, Rote NS, Dostaljohnson D, et al: Lack of an association between late fetal death and antiphospholipid antibody measurements in the 2nd trimester. Am J Obstet Gynecol 165:1308, 1991.

Hahn BH: Systemic lupus erythematosus. In Kasper DL, Fauci AS, Hauser SL, et al (eds): Harrison's Principles of Internal Medicine, 19th ed. New York, McGraw-Hill, 2015.

Hamed HO, Ahmed SR, Alzolibani A, et al: Does cutaneous lupus erythematosus have more favorable pregnancy outcomes than systemic disease? A two-center study. Acta Obstet Gynecol Scand 92(8):934, 2013.

Hanly JG, Gladman DD, Rose TH, et al: Lupus pregnancy: a prospective study of placental changes. Arthritis Rheum 31:358, 1988.

Harris EN, Spinnato JA: Should anticardiolipin tests be performed in otherwise healthy pregnant women? Am J Obstet Gynecol 165:1272, 1991.

Häupl T, Østensen M, Grützkau A, et al: Interaction between rheumatoid arthritis and pregnancy: correlation of molecular data with clinical disease activity measures. Rheumatology (Oxford) 47(Suppl l):19, 2008a.

Häupl T, Østensen M, Grützkau A, et al: Reactivation of rheumatoid arthritis after pregnancy: increased phagocyte and recurring lymphocyte gene activity. Arthritis Rheum 58(10):2981, 2008b.

Hochberg MC: Updating the American College of Rheumatology revised criteria for the classification of systemic lupus erythematosus. Arthritis Rheum 40:1725, 1997.

Holers VM, Girardi G, Mo L, et al: Complement C3 activation is required for antiphospholipid antibody-induced fetal loss. J Exp Med 195:211, 2002.

Hot A, Perard L, Coppere B, et al: Marked improvement of Churg-Strauss vasculitis with intravenous gamma globulins during pregnancy. Clin Rheumatol 26(12):2149, 2007.

Hoxha A, Calligaro A, Di Poi E, et al: Pregnancy and foetal outcomes following anti-tumor-necrosis factor alpha therapy: a prospective multicentre study. Joint Bone Spine 84(2):169, 2017.

Hurst BS, Lange SS, Kullstam SM, et al: Obstetric and gynecologic challenges in women with Ehlers-Danlos syndrome. Obstet Gynecol 123(3):506, 2014.

Imbasciati E, Tincani A, Gregorini G, et al: Pregnancy in women with pre-existing lupus nephritis: predictors of fetal and maternal outcome. Nephrol Dial Transplant 24(2):519, 2009.

Ince-Askan H, Hazes JM, Dolhain RJ: Identifying clinical factors associated with low disease activity and remission of rheumatoid arthritis during pregnancy. Arthritis Care Res 69(9):1297, 2017.

Iwasawa Y, Kawana K, Fujii T, et al: A possible coagulation-independent mechanism for pregnancy loss involving beta(2) glycoprotein 1-dependent antiphospholipid antibodies and CD1d. Am J Reprod Immunol 67(1):54, 2012.

Izmirly PM, Costedoat-Chalumeau N, Pisoni CN, et al: Maternal use of hydroxychloroquine is associated with a reduced risk of recurrent anti-SSA/Ro-antibody-associated cardiac manifestations of neonatal lupus. Circulation 126(1):76, 2012.

Izmirly PM, Saxena AM, Kim MY, et al: Maternal and fetal factors associated with mortality and morbidity in a multi–racial/ethnic registry of anti-SSA/Ro–associated cardiac neonatal lupus. Circulation 124:1927, 2011.

Jennette JC, Falk RJ, Bacon PA, et al: 2012 revised International Chapel Hill Consensus Conference Nomenclature of Vasculitides. Arthritis Rheum 65(1):1, 2013.

Jimenez SA, Artlett CM: Microchimerism and systemic sclerosis. Curr Opin Rheumatol 17:86, 2005.

Johnston SL, Lock RJ, Gompels MM: Takayasu arteritis: a review. J Clin Pathol 55:481, 2002.

Joven BE, Almodovar R, Carmona L, et al: Survival, causes of death, and risk factors associated with mortality in Spanish systemic sclerosis patients: results from a single university hospital. Semin Arthritis Rheum 39(4):285, 2010.

Julkunen H, Kurki P, Kaaja R, et al: Isolated congenital heart block. Long-term outcome of mothers and characterization of the immune response to SS-A/Ro and to SS-B/La. Arthritis Rheum 36(11):1588, 1993.

Keeling SO, Oswald AE: Pregnancy and rheumatic disease: "By the book" or "by the doc." Clin Rheumatol 28(1):1, 2009.

Khamashta MA, Ruiz-Irastorza G, Hughes GR: Systemic lupus erythematosus flares during pregnancy. Rheum Dis Clin North Am 23:15, 1997.

Kirwan JR, The Arthritis and Rheumatism Council Low-Dose Glucocorticoid Study Group: The effect of glucocorticoids on joint destruction in rheumatoid arthritis. N Engl J Med 333(3):142, 1995.

Koukoura O, Mantas N, Linardakis H, et al: Successful term pregnancy in a patient with Wegener's granulomatosis: case report and literature review. Fertil Steril 89:457.e1, 2008.

Kozora E, Arciniegas DB, Filley CM, et al: Cognitive and neurologic status in patients with systemic lupus erythematosus without major neuropsychiatric syndromes. Arthritis Rheum 59:1639, 2008.

Kuriya B, Hernández-Díaz S, Liu J, et al: Patterns of medication use during pregnancy in rheumatoid arthritis. Arthritis Care Res (Hoboken) 63(5):721, 2011.

Kurkó J, Besenyei T, Laki J, et al: Genetics of rheumatoid arthritis—a comprehensive review. Clin Rev Allergy Immunol 45(2):170, 2013.

Kwak-Kim J, Agcaoili MSL, Aleta L, et al: Management of women with recurrent pregnancy losses and antiphospholipid antibody syndrome. Am J Reprod Immunol 69(6):596, 2013.

Lambe M, Bjornadal L, Neregard P, et al: Childbearing and the risk of scleroderma: a population-based study in Sweden. Am J Epidemiol 159:162, 2004.

Lambert NC: Microchimerism in scleroderma: ten years later. Rev Med Interne 31(7):523, 2010.

Langford CA, Fauci AS: The vasculitis syndromes. In Kasper DL, Fauci AS, Hauser SL, et al (eds): Harrison's Principles of Internal Medicine, 19th ed. New York, McGraw-Hill, 2015.

Lateef A, Petri M: Management of pregnancy in systemic lupus erythematosus. Nat Rev Rheumatol 8(12):710, 2012.

Lauriniaviciene R, Sandholt LH, Bygum A: Drug-induced cutaneous lupus erythematosus: 88 new cases. Eur J Dermatol 27(1):28, 2017.

Lazzaroni MG, Dall'Ara F, Fredi M, et al: A comprehensive review of the clinical approach to pregnancy and systemic lupus erythematosus. J Autoimmun 74:106, 2016.

Lee ES, Bou-Gharios G, Seppanen E, et al: Fetal stem cell microchimerism: natural-born healers or killers? Mol Hum Reprod 16(11):869, 2010.

Lefkou E, Mamopoulos A, Dagklis T, et al: Pravastatin improves pregnancy outcomes in obstetric antiphospholipid syndrome refractory to antithrombotic therapy. J Clin Invest 126(8):2933, 2016.

Linardaki G, Cherouvim E, Goni G, et al: Intravenous immunoglobulin treatment for pregnancy-associated dermatomyositis. Rheumatol Int 31(1):113, 2011.

Liu XL, Xiao J, Zhu F: Anti-beta2 glycoprotein I antibodies and pregnancy outcome in antiphospholipid syndrome. Acta Obstet Gynecol Scand 92(2):234, 2013.

Lockshin M, Sammaritano L: Lupus pregnancy. Autoimmunity 36:33, 2003.

Lockshin MD: Pregnancy does not cause systemic lupus erythematosus to worsen. Arthritis Rheum 32:665, 1989.

Lockshin MD, Bonfa E, Elkon K, et al: Neonatal lupus risk to newborns of mothers with systemic lupus erythematosus. Arthritis Rheum 31:697, 1988.

Lockshin MD, Druzin ML: Rheumatic disease. In Barron WM, Lindheimer JD (eds): Medical Disorders During Pregnancy, 2nd ed. St. Louis, Mosby, 1995.

Lockshin MD, Sammaritano LR: Rheumatic disease. In Barron WM, Lindheimer MD (eds): Medical Disorders During Pregnancy, 3rd ed. St. Louis, Mosby, 2000.

Lockwood CJ, Romero R, Feinberg RF, et al: The prevalence and biologic significance of lupus anticoagulant and anticardiolipin antibodies in a general obstetric population. Am J Obstet Gynecol 161:369, 1989.

Madazli R, Yuksel MA, Oncul M, et al: Obstetric outcomes and prognostic factors of lupus pregnancies. Arch Gynecol Obstet 289:49, 2014.

Makol A, Wright K, Amin S: Rheumatoid arthritis and pregnancy: safety considerations in pharmacological management. Drugs 71(15):1973, 2011.

McInnes IB, Schett G: The pathogenesis of rheumatoid arthritis. N Engl J Med 365(23):2205, 2011.

Meier FM, Frommer KW, Dinser R, et al: Update on the profile of the EUSTAR cohort: an analysis of the EULAR Scleroderma Trials and Research group database. Ann Rheum Dis 71(8):1355, 2012.

Mekinian A, Bourrienne MC, Carbillon L, et al: Non-conventional antiphospholipid antibodies in patients with clinical obstetrical APS: prevalence and treatment efficacy in pregnancies. Semin Arthritis Rheum 46(2):232, 2016.

Mekinian A, Lazzaroni MG, Kuzenko A, et al: The efficacy of hydroxychloroquine for obstetrical outcome in anti-phospholipid syndrome: data from a European multicenter retrospective study. Autoimmun Rev 14(6):498, 2015.

Meroni PL, Borghi MO, Raschi E, et al: Pathogenesis of antiphospholipid syndrome: understanding the antibodies. Nat Rev Rheumatol 7(6):330, 2011.

Missumi LS, Souza FH, Andrade JQ, et al: Pregnancy outcomes in dermatomyositis and polymyositis patients. Rev Bras Reumatol 55(2):95, 2015.

Miyakis S, Lockshin MD, Atsumi T, et al: International consensus statement on an update of the classification criteria for definite antiphospholipid syndrome (APS). J Thromb Haemost 4:295, 2006.

Mohamed MA, Goldman C, El-Dib M, et al: Maternal juvenile rheumatoid arthritis may be associated with preterm birth but not poor fetal growth. J Perinatol 36(4):268, 2016.

Moroni G, Doria A, Giglio E, et al: Fetal outcome and recommendations of pregnancies in lupus nephritis in the 21st century. A prospective multicenter study. J Autoimmun 74:6, 2016a.

Moroni G, Doria A, Giglio E, et al: Maternal outcome in pregnant women with lupus nephritis. A prospective multicenter study. J Autoimmun 74:194, 2016b.

Moroni G, Ponticelli C: Pregnancy after lupus nephritis. Lupus 14:89, 2005.

Moroni G, Quaglini S, Banfi G, et al: Pregnancy in lupus nephritis. Am J Kidney Dis 40:713, 2002.

Moroni G, Ventura D, Riva P, et al: Antiphospholipid antibodies are associated with an increased risk for chronic renal insufficiency in patients with lupus nephritis. Am J Kidney Dis 43:28, 2004.

Motta M, Boffa MC, Tincani A, et al: Follow-up of babies born to mothers with antiphospholipid syndrome: preliminary data from the European neonatal registry. Lupus 21(7):761, 2012.

Moutsopoulos HM, Vlachoyiannopoulos PG: Antiphospholipid syndrome In Kasper DL, Fauci AS, Hauser SL, et al (eds): Harrison's Principles of Internal Medicine, 19th ed. New York, McGraw-Hill, 2015.

Munoz-Suano A, Kallikourdis M, Sarris M, e al: Regulatory T cells protect from autoimmune arthritis during pregnancy. J Autoimmun 38(2–3):J103, 2012.

Musiej-Nowakowska E, Ploski R: Pregnancy and early onset pauciarticular juvenile chronic arthritis. Ann Rheum Dis 58:475, 1999.

Nalli C, Iodice A, Andreoli L, et al: Long-term neurodevelopmental outcome of children born to prospectively followed pregnancies of women with systemic lupus erythematosus and/or antiphospholipid syndrome. Lupus 26:552, 2017.

Nelson JL, Hughes KA, Smith AG, et al: Maternal–fetal disparity in HLA class II alloantigens and the pregnancy-induced amelioration of rheumatoid arthritis. N Engl J Med 329:466, 1993.

Nelson JL, Østensen M: Pregnancy and rheumatoid arthritis. Rheum Dis Clin North Am 23:195, 1997.

Nodler J, Moolamalla SR, Ledger EM, et al: Elevated antiphospholipid antibody titers and adverse pregnancy outcomes: analysis of a population-based hospital dataset. BMC Pregnancy Childbirth 9(1):11, 2009.

Ojeda-Uribe M, Afif N, Dahan E, et al: Exposure to abatacept or rituximab in the first trimester of pregnancy in three women with autoimmune diseases. Clin Rheumatol 32(5):695, 2013.

Oshiro BT, Silver RM, Scott JR, et al: Antiphospholipid antibodies and fetal death. Obstet Gynecol 87:489, 1996.

Østensen M: Pregnancy in patients with a history of juvenile rheumatoid arthritis. Arthritis Rheum 34:881, 1991.

Østensen M, Villiger PM: The remission of rheumatoid arthritis during pregnancy. Semin Immunopathol 29:185, 2007.

Owen J, Hauth JC: Polyarteritis nodosa in pregnancy: a case report and brief literature review. Am J Obstet Gynecol 160:606, 1989.

Pagnoux C: Updates in ANCA-associated vasculitis. Eur J Rheumatol 3(3):122, 2016.

Pagnoux C, Le Guern V, Goffinet F, et al: Pregnancies in systemic necrotizing vasculitides: report on 12 women and their 20 pregnancies. Rheumatology (Oxford) 50(5):953, 2011.

Papadopoulos NG, Alamanos Y, Voulgari PV, et al: Does cigarette smoking influence disease expression, activity and severity in early rheumatoid arthritis patients? Clin Exp Rheumatol 23(6):861, 2005.

Partlett R, Roussou E: The treatment of rheumatoid arthritis during pregnancy. Rheumatol Int 31(4):445, 2011.

Patrono C: Cardiovascular effects of nonsteroidal anti-inflammatory drugs. Curr Cardiol Rep 18(3):25, 2016.

Peart E, Clowse ME: Systemic lupus erythematosus and pregnancy outcomes: an update and review of the literature. Curr Opin Rheumatol 26(2):118, 2014.

Pepin M, Schwarze U, Superti-Furga A, et al: Clinical and genetic features of Ehlers-Danlos syndrome type IV, the vascular type. N Engl J Med 342:673, 2000.

Petri M: Pregnancy in SLE. Baillières Clin Rheumatol 12:449, 1998.

Petri M, Kim MY, Kalunian KC, et al: Combined oral contraceptives in women with systemic lupus erythematosus. N Engl J Med 353:2550, 2005.

Petri M, The Hopkins Lupus Pregnancy Center: Ten key issues in management. Rheum Dis Clin North Am 33:227, 2007.

Phansenee S, Sekararithi R, Jatavan P, et al: Pregnancy outcomes among women with systemic lupus erythematosus: a retrospective cohort study from Thailand. Lupus January 1, 2017 [Epub ahead of print].

Pierro E, Cirino G, Bucci MR, et al: Antiphospholipid antibodies inhibit prostaglandin release by decidual cells of early pregnancy: possible involvement of extracellular secretory phospholipase A2. Fertil Steril 71:342, 1999.

Pikwer M, Bergström U, Nilsson JA, et al: Breast feeding, but not use of oral contraceptives, is associated with a reduced risk of rheumatoid arthritis. Ann Rheum Dis 68(4):526, 2009.

Pinal-Fernandez I, Selva-O'Callaghan A, Fernandez-Codina A, et al: Pregnancy in adult-onset idiopathic inflammatory myopathy: report from a cohort of myositis patients from a single center. Semin Arthritis Rheum 44(2):234, 2014.

Prockop DJ, Bateman JF: Heritable disorders of connective tissue. In Kasper DL, Fauci AS, Hauser SL, et al (eds): Harrison's Principles of Internal Medicine, 19th ed. New York, McGraw-Hill, 2015.

Putterman C, Wu A, Reiner-Benaim A, et al: SLE-key rule-out serologic test for excluding the diagnosis of systemic lupus erythematosus: developing the ImmunArray iCHIP. J Immunol Methods 429:1, 2016.

Rai RS, Clifford K, Cohen H, et al: High prospective fetal loss rate in untreated pregnancies of women with recurrent miscarriage and antiphospholipid antibodies. Hum Reprod 10:3301, 1995.

Rak JM, Maestroni L, Balandraud C, et al: Transfer of the shared epitope through microchimerism in women with rheumatoid arthritis. Arthritis Rheum 60(1):73, 2009a.

Rak JM, Pagni PP, Tiev K, et al: Male microchimerism and HLA compatibility in French women with scleroderma: a different profile in limited and diffuse subset. Rheumatology 48(4):363, 2009b.

Ramaeus K, Johansson K, Askling J, et al: Juvenile onset arthritis and pregnancy outcome: a population-based cohort study. Ann Rheum Dis 76:1809, 2017.

Rand JH, Wu XX, Andree HA, et al: Antiphospholipid antibodies accelerate plasma coagulation by inhibiting annexin-V binding to phospholipids: a "lupus procoagulant" phenomenon. Blood 92:1652, 1998.

Rand JH, Wu XX, Andree HA, et al: Pregnancy loss in the antiphospholipid antibody syndrome—a possible thrombogenic mechanism. N Engl J Med 337:154, 1997.

Ritchie J, Smyth A, Tower C, et al: Maternal deaths in women with lupus nephritis: a review of published evidence. Lupus 21(5):534, 2012.

Robertson B, Greaves M: Antiphospholipid syndrome: an evolving story. Blood Reviews 20:201, 2006.

Robinson DP, Klein SL: Pregnancy and pregnancy-associated hormones alter immune responses and disease pathogenesis. Horm Behav 62(3):263, 2012.

Rom AL, Wu CS, Olsen J, et al: Fetal growth and preterm birth in children exposed to maternal or paternal rheumatoid arthritis. A nationwide cohort study. Arthritis Rheumatol 66:3265, 2014.

Roman MJ, Pugh NL, Hendershot TP, et al: Aortic complications associated with pregnancy in Marfan syndrome: the NHLBI National Registry of Genetically Triggered Thoracic Aortic Aneurysms and Cardiovascular Conditions (GenTAC). J Am Heart Assoc 5(8), 2016.

Roque H, Paidas M, Funai E, et al: Maternal thrombophilias are not associated with early pregnancy loss. Thromb Haemost 91(2):290, 2004.

Rosenzweig BA, Rotmensch S, Binette SP, et al: Primary idiopathic polymyositis and dermatomyositis complicating pregnancy: diagnosis and management. Obstet Gynecol Surv 44:162, 1989.

Rudd NL, Nimrod C, Holbrook KA, et al: Pregnancy complications in type IV Ehlers-Danlos syndrome. Lancet 1(8314–5):50, 1983.

Ruffatti A, Tonello M, Visentin MS, et al: Risk factors for pregnancy failure in patients with anti-phospholipid syndrome treated with conventional therapies: a multicentre, case-control study. Rheumatology 50(9):1684, 2011.

Ruiter-Ligeti J, Czuzoj-Shulman N, Spence AR, et al: Pregnancy outcomes in women with osteogenesis imperfecta: a retrospective cohort study. J Perinatol 36(10):828, 2016.

Saccone G, Maruotti GM, Berghella V, et al: Obstetric outcomes in pregnant women with primary antiphospholipid syndrome according to the antibody profile: the PREGNANTS study. Abstract No. 62, Am J Obstet Gynecol 216:S45, 2017.

Sammaritano LR: Contraception in patients with systemic lupus erythematosus and antiphospholipid syndrome. Lupus 23(12):1242, 2014.

Sánchez-Guerrero J, Uribe AG, Jiménez-Santana L, et al: A trial of contraceptive methods in women with systemic lupus erythematosus. N Engl J Med 353:2539, 2005.

Schoenhoff F, Schmidli J, Czerny M, et al: Management of aortic aneurysms in patients with connective tissue disease. J Cardiovasc Surg 54(1 suppl 1):125, 2013.

Schreiber K, Hunt BJ: Pregnancy and antiphospholipid syndrome. Semin Thromb Hemost 42(7):780, 2016.

Sciascia S, Hunt BJ, Talavera-Garcia E, et al: The impact of hydroxychloroquine treatment on pregnancy outcome in women with antiphospholipid antibodies. Am J Obstet Gynecol 214(2):273.e1, 2016.

Shah A, St. Clair EW: Rheumatoid arthritis. In Kasper DL, Fauci AS, Hauser SL, et al (eds): Harrison's Principles of Internal Medicine, 19th ed. New York, McGraw-Hill, 2015.

Sharma BK, Jain S, Vasishta K: Outcome of pregnancy in Takayasu arteritis. Int J Cardiol 75:S159, 2000.

Sherer Y, Gorstein A, Fritzler MJ, et al: Autoantibody explosion in systemic lupus erythematosus: more than 100 different antibodies found in SLE patients. Semin Arthritis Rheum 34(2):501, 2004.

Shinohara K, Miyagawa S, Fujita T, et al: Neonatal lupus erythematosus: results of maternal corticosteroid therapy. Obstet Gynecol 93:952, 1999.

Silman A, Kay A, Brennan P: Timing of pregnancy in relation to the onset of rheumatoid arthritis. Arthritis Rheum 35:152, 1992.

Silver RM, Parker CB, Reddy UM, et al: Antiphospholipid antibodies in stillbirth. Obstet Gynecol 122(3):641, 2013.

Silverman E, Jaeggi E: Non-cardiac manifestations of neonatal lupus erythematosus. Scand J Immunol 72:223, 2010.

Simchen MJ, Goldstein G, Lubetsky A, et al: Factor V Leiden and antiphospholipid antibodies in either mothers or infants increase the risk for perinatal arterial ischemic stroke. Stroke 40(1):65, 2009.

Simpson JL: Cell-free fetal DNA and maternal serum analytes for monitoring embryonic and fetal status. Fertil Steril 99(4):1124, 2013.

Singh JA, Saag KG, Bridges SL Jr, et al: 2015 American College of Rheumatology Guideline for the management of rheumatoid arthritis. Arthritis Care Res (Hoboken) 68(1):1, 2016.

Singh N, Tyagi S, Tripathi R, et al: Maternal and fetal outcomes in pregnant women with Takayasu aortoarteritis: does optimally timed intervention in women with renal artery involvement improve pregnancy outcome? Taiwan J Obstet Gynecol 54(5):597, 2015.

Sitar G, Brambati B, Baldi M, et al: The use of non-physiological conditions to isolate fetal cells from maternal blood. Exp Cell Res 302:153, 2005.

Smok DA: Aortopathy in pregnancy. Semin Perinatol 38(5):295, 2014.

Sneller MC: Wegener's granulomatosis. JAMA 273:1288, 1995.

Sobanski V, Launay D, Depret S, et al: Special considerations in pregnant systemic sclerosis patients. Expert Rev Clin Immunol 12(11):1161, 2016.

Solomons J, Coucke P, Symoens S, et al: Dermatosparaxis (Ehlers-Danlos type VIIC): prenatal diagnosis following a previous pregnancy with unexpected skull fractures at delivery. Am J Med Genet A 161(5):1122, 2013.

Spinillo A, Beneventi F, Epis OM, et al: The effect of newly diagnosed undifferentiated connective tissue disease on pregnancy outcome. Am J Obstet Gynecol 199(6):632.e1, 2008.

Spinillo A, Beneventi F, Locatelli E, et al: The impact of unrecognized autoimmune rheumatic diseases on the incidence of preeclampsia and fetal growth restriction: a longitudinal cohort study. BMC Pregnancy Childbirth 16(1):313, 2016.

Srivatsa B, Srivatsa S, Johnson K, et al: Microchimerism of presumed fetal origin in thyroid specimens from women: a case-control study. Lancet 358:2034, 2001.

Steen VD: Pregnancy in women with systemic sclerosis. Obstet Gynecol 94:15, 1999.

Steen VD, Conte C, Day N, et al: Pregnancy in women with systemic sclerosis. Arthritis Rheum 32:151, 1989.

Stevens AM. Maternal microchimerism in health and disease. Best Pract Res Clin Obstet Gynecol 31:121, 2016.

Stojan G, Baer AN: Flares of systemic lupus erythematosus during pregnancy and the puerperium: prevention, diagnosis and management. Expert Rev Clin Immunol 8(5):439, 2012.

Sukara G, Baresic M, Sentic M, et al: Catastrophic antiphospholipid syndrome associated with systemic lupus erythematosus treated with rituximab: case report and a review of the literature. Acta Reumatol Port 40(2):169, 2015.

Sundelin HE, Stephansson O, Johansson K, et al: Pregnancy outcome in joint hypermobility syndrome and Ehlers-Danlos syndrome. Acta Obstet Gynecol Scand 96(1):114, 2017.

Sykes B, Ogilvie D, Wordsworth P, et al: Consistent linkage of dominantly inherited osteogenesis imperfecta to the type I collagen loci: COL1A1 and COL1A2. Am J Hum Genet 46(2):293, 1990.

Taraborelli M, Ramoni V, Brucato A, et al: Brief report: successful pregnancies but a higher risk of preterm births in patients with systemic sclerosis: an Italian multicenter study. Arthritis Rheum 64(6):1970, 2012.

Tayabali S, Andersen K, Yoong W: Diagnosis and management of Henoch-Schönlein purpura in pregnancy: a review of the literature. Arch Gynecol Obstet 286(4):825, 2012.

Tenti S, Cheleschi S, Guidelli GM, et al: Intravenous immunoglobulins and antiphospholipid syndrome: how, when and why? A review of the literature. Autoimmun Rev 15(3):226, 2016.

Tincani A, Rebaioli CB, Andreoli L, et al: Neonatal effects of maternal antiphospholipid syndrome. Curr Rheumatol Rep 11(1):70, 2009.

Toglia MR, Weg JG: Venous thromboembolism during pregnancy. N Engl J Med 335:108, 1996.

Tower C, Mathen S, Crocker I, et al: Regulatory T cells in systemic lupus erythematosus and pregnancy. Am J Reprod Immunol 69(6):588, 2013.

Tsokos GC: Systemic lupus erythematosus. N Engl J Med 365(22):2110, 2011.

Unger A, Kay A, Griffin AJ, et al: Disease activity and pregnancy associated beta$_2$-glycoprotein in rheumatoid arthritis. BMJ 286:750, 1983.

Van Dijk FS, Pals G, Van Rijn RR, et al: Classification of osteogenesis imperfecta revisited. Eur J Med Genet 53(1):1, 2010.

Varga J: Systemic sclerosis (scleroderma) and related disorders. In Kasper DL, Fauci AS, Hauser SL, et al (eds): Harrison's Principles of Internal Medicine, 19th ed. New York, McGraw-Hill, 2015.

Varner MW, Meehan RT, Syrop CH, et al: Pregnancy in patients with systemic lupus erythematosus. Am J Obstet Gynecol 145:1025, 1983.

Volkov N, Nisenblat V, Ohel G, et al: Ehlers-Danlos syndrome: insight on obstetric aspects. Obstet Gynecol Surv 62:51, 2006.

Wagner S, Craici I, Reed D, et al: Maternal and foetal outcomes in pregnant patients with active lupus nephritis. Lupus 18(4)342, 2009.

Waldorf KM, Nelson JL: Autoimmune disease during pregnancy and the microchimerism legacy of pregnancy. Immunol Invest 37:631, 2008.

Wallenius M, Salvesen KA, Daltveit AK, et al: Rheumatoid arthritis and outcomes in first and subsequent births based on data from a national birth registry. Acta Obstet Gynecol Scand 93(3):302, 2014.

Wei S, Lai K, Yang Z, et al: Systemic lupus erythematosus and risk of preterm birth: a systematic review and meta-analysis of observational studies. Lupus 26:563, 2017.

Wong LF, Porter TF, Scott JR: Immunotherapy for recurrent miscarriage. Cochrane Database Syst Rev 10:CD000112, 2014.

Wu H, Birmingham DJ, Rovin B, et al: D-dimer level and the risk for thrombosis in systemic lupus erythematosus. Clin J Am Soc Nephrol 3:1628, 2008.

Yang H, Liu H, Xu D, et al: Pregnancy-related systemic lupus erythematosus: clinical features, outcome and risk factors of disease flares—a case control study. PLoS One 9(8):e104375, 2014.

Yang W, Tang H, Zhang Y, et al: Meta-analysis followed by replication identifies loci in or near CDKN1B, TET3, CD80, DRAM1, and ARID5B as associated with systemic lupus erythematosus in Asians. Am J Hum Genet 92(1):41, 2013.

Yasuda M, Takakuwa K, Tokunaga A, et al: Prospective studies of the association between anticardiolipin antibody and outcome of pregnancy. Obstet Gynecol 86:555, 1995.

Ye Y, van Zyl B, Varsani H, et al: Maternal microchimerism in muscle biopsies from children with juvenile dermatomyositis. Rheumatology (Oxford) 51(6):987, 2012.

Zangari M, Lockwood CJ, Scher J, et al: Prothrombin activation fragment (F1.2) is increased in pregnant patients with antiphospholipid antibodies. Thromb Res 85:177, 1997.

Zhao C, Zhao J, Huang Y, et al: New-onset systemic lupus erythematosus during pregnancy. Clin Rheumatol 32(6):815, 2013.

Zuppa AA, Riccardi R, Frezza A, et al: Neonatal lupus: follow-up in infants with anti SSA/Ro antibodies and review of the literature. Autoimmun Rev 16:427, 2017.

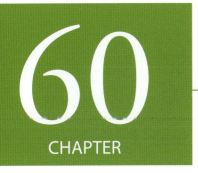

神経疾患
Neurological Disorders

中枢神経系画像診断	1453
頭痛	1454
発作性疾患	1456
脳血管疾患	1458
脱髄性または変性疾患	1463
神経障害	1466
脊髄損傷	1468
特発性頭蓋内圧亢進症	1468
母体の脳室シャント	1469
母体の脳死	1469

> *Epilepsy appears to have no effect on pregnancy, though at the time of labour it may be mistaken for eclampsia by inexperienced observers. If the attacks are frequent the patient should be put upon large doses of potassium bromide and treated just as at other times.*
> —J. Whitridge Williams (1903)

妊娠可能年齢の女性において，いくつかの神経疾患が比較的多く認められるが，「Williams Obstetrics」の第1版では神経疾患に関する記述はわずか2ページにも満たなかった．かつて，神経疾患を患う女性の妊娠は禁止されることもあったが，今日では少数である．妊娠女性が罹患する神経疾患の大多数は，非妊娠女性が罹患するのと同様の頻度だが，少数の神経疾患は妊娠女性に，より頻繁に認められる可能性がある．たとえば，Bell麻痺，特定の脳卒中と良性頭蓋内圧亢進または偽性脳腫瘍などである．神経血管障害は母体死亡の主要因であり，2011～2013年までのアメリカにおける母体死亡件数のうち7％を占める（Creanga, 2017）．

神経疾患の多くが，妊娠前より存在することが多い．慢性神経疾患をもつ多くの妊娠女性が無事に出産を終えるが，疾患のなかには特定のリスクをもつものがある．逆に，妊娠中新たに神経疾患を発症する女性もいるため，妊娠合併症との鑑別が重要である．精神障害もまた認知障害や神経筋障害を生じる場合があり，評価にあたっては考慮すべきである．

中枢神経系画像診断

CTとMRIは，多くの神経疾患や精神疾患の診断，分類，治療において有用である．第46章で考察したように，これらの画像診断法は妊娠中でも安全に使用できる．CTはしばしば迅速な診断が必要な際に用いられ，特に急性期の出血の検出に優れる．MRIは放射線を用いないため，頻繁に使用される．特に脱髄疾患，動静脈奇形，先天性異常と神経系発達異常，後頭蓋窩病変，脊髄疾患などの診断に有益である．いずれの検査を行うときも，低血圧を予防し，画像描出悪化の原因となりうる大動脈拍動を減少させるために，妊婦の腰の下に支えを入れ，体を左側臥位にすべきである．

大腿動脈より造影剤を注入する脳血管造影検査は，血管障害の診断と治療に有益である．蛍光透視法ではより多くの放射線が照射されるが，腹部を遮蔽することにより必要時は実施可能である．PETとfMRIは，妊娠女性への使用に関して，いまだ評価されていない（Chiapparini, 2010）．

表 60-1 頭痛の分類

原発性頭痛
　片頭痛
　緊張型頭痛
　三叉神経性頭痛
　その他
続発性頭痛
　外傷
　血管障害
　薬物乱用
　感染
ホメオスタシスの障害
　頭顔部障害
　精神疾患

(Data from International Headache Society, 2013)

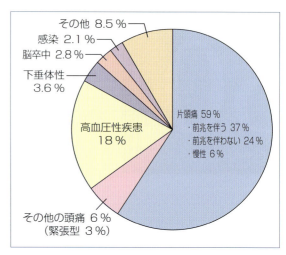

図 60-1　入院中に神経学的コンサルテーションを必要とした 140 人の妊婦における頭痛の原因と発症率
(Data from Robbins, 2015)

頭　痛

　2012 年にアメリカにおいて行われた国の調査で，18 〜 44 歳のうち 17 ％が過去 3 ヵ月以内に強い頭痛または片頭痛を生じた経験があると報告された (Blackwell, 2014)．Burch ら (2015) は，この年代の非妊娠女性の 24 ％に同様の症状があると報告した．神経学的診察を受けた頭痛症状を有する妊娠女性のうち，2/3 が原発性であり，90 ％以上が片頭痛によるものであった．1/3 が続発性であり，半分以上が高血圧性疾患に随伴するものであった (Robbins, 2015)．興味深いことに，Aegidius ら (2009) は，初産婦において妊娠期間中すべてのタイプの頭痛の罹患率が，とりわけ第 3 三半期において低下したと報告した．
　国際頭痛学会 (IHS) (2013) による分類を表 60-1 に示す．妊娠女性において，原発性頭痛は，続発性頭痛より一般的により多く認められる (Digre, 2013；Sperling, 2015)．片頭痛は妊娠に伴うホルモンの変化を最も受けやすい (Pavlovic, 2017)．妊娠女性に認められる強い頭痛の発症率を図 60-1 に示す．

■ 緊張型頭痛

　すべての頭痛のなかで最も頻度の高い頭痛である．筋肉の緊張によって発症し，後頸部および後頭部に生じる軽度〜中等度の疼痛で，数時間程度持続する．一般的に神経障害や吐き気は生じない．疼痛は安静，マッサージ，温熱または冷却療法，抗炎症療法，軽い精神安定薬で軽快する．入院治療が必要になることはめったにない．

■ 片頭痛

　片頭痛は，周期的で，重篤な頭痛や自律神経失調症を伴う発作により，時に日常生活に支障をきたす (Goadsby, 2015)．IHS (2013) は，前兆ならびに慢性化の有無に基づき片頭痛を三つのタイプに分類している．

1. **前兆のない片頭痛**：かつて普通型片頭痛と称されたもので，頭痛は片側性，拍動性であり，随伴症状として悪心・嘔吐または羞明を伴う．
2. **前兆を伴う片頭痛**：かつて古典的片頭痛と称されたもので，視覚の暗点や幻覚などの前駆神経性症状の後に同様な症状を呈する．患者の 1/3 はこの種類の片頭痛であり，最初の前駆徴候で薬物治療を行えば後の症状を回避できることも多い．
3. **慢性片頭痛**：月に少なくとも 15 日以上発症し，それが 3 ヵ月以上続く片頭痛と定義する．

　頭痛の評価と治療のためということが最も一般的な入院理由である．片頭痛の頻度と重症度は，幼児期に始まって思春期にピークに達し，年齢とともに減少する傾向がある．Lipton ら (2007) によると，年間発症率は，女性で 17 ％，男性で 6 ％である．別の研究では，女性の 5 ％は片頭痛

の可能性が高い，つまり一つ以外の診断基準をすべて満たしている（Silberstein, 2007）．片頭痛のリスクを調整する特定の多型が同定された（Chen, 2015；Schürks, 2010）．これらの頭痛はとりわけ若い女性に一般的であり，ホルモン量に関連する（Charles, 2017；Pavlovic, 2017）．そして妊娠期間中によく発症する．

片頭痛に関する感覚感受性は脳幹および視床下部のモノアミン作動性感覚調節系により生じる可能性が高い（Goadsby, 2015）．片頭痛の正確な病態生理は不明であるが，脳皮質血流，血管および髄膜侵害受容器の活性化，三叉神経知覚ニューロンの刺激の減少によりニューロン機能障害が発症することで症状を呈するとされている（Brandes, 2007；D'Andrea, 2010）．症状は後頭部に好発する（Kruit, 2004）．前兆を伴う片頭痛は，特に若い女性での虚血性脳卒中のリスクを増加させる．喫煙，経口避妊薬の使用はそのリスクをより増大させる．

◆ 妊娠中の片頭痛

第1三半期での片頭痛の有病率は2％と報告されている（Chen, 1994）．片頭痛患者の多くに妊娠中の改善が認められる（Kvisvik, 2011）．それでも，通常前兆を伴い，片頭痛が妊娠期間中に初めて出現することがある．片頭痛の既往歴を有する妊婦に他の症状が出現した場合は，より重篤な疾患を疑い，そして新規発症の場合は迅速で十分な評価がなされるべきである（Detsky, 2006；Heaney, 2010）．

従来は，片頭痛が母体や胎児のリスクを増加させることはないと考えられていたが，最近のいくつかの研究でこうした考えが否定された（Allais, 2010）．妊娠高血圧腎症，妊娠高血圧症候群，早産，そして虚血性脳卒中を含む，その他の循環器疾患罹病率が上昇した（Grossman, 2017；Wabnitz, 2015）．Bushnellら（2009）は，片頭痛が10万分娩当たり185例発症すると報告した．片頭痛を有する妊婦において，脳卒中は16倍，心筋梗塞は5倍，心疾患は2倍，深部静脈血栓症は2倍，妊娠高血圧症および妊娠高血圧腎症は2倍と疾患の発症が有意に増加した．

◆ 管理

妊娠中の非薬物療法，たとえばバイオフィードバック療法，鍼治療，経頭蓋磁気刺激法などに関するデータは乏しい（Airola, 2010；Dodick, 2010）．薬物療法ではNSAIDsが有効であり，イブプロフェンやアセトアミノフェン，Midrinなどの鎮痛薬はほとんどの片頭痛に奏効し，特に早期投与が有効である．

重度の片頭痛は本人および介助者にとって非常に厄介なものである．多くの症例で，片頭痛症状の緩和のために多剤併用療法が必要である（Gonzalez-Hernandez, 2014）．頭痛症状に対して，静脈内点滴や非経口制吐薬投与，そしてオピオイドにより積極的に治療することは即効性の緩和効果がある．2gの硫酸マグネシウム点滴投与がここ数年積極的に使用されてきたが，メタアナリシスの結果では効果はないとの結果であった（Choi, 2014）．エルゴタミン誘導体は強力な血管収縮薬であり，子宮収縮作用をもつため妊娠中の使用は避ける（Briggs, 2015）．

トリプタン系薬剤はセロトニン$5\text{-}HT_{1B/2D}$受容体アゴニストであり，頭蓋内血管収縮作用によって頭痛を効果的に緩和させる（Contag, 2010）．また，悪心・嘔吐を寛解させるほか，鎮痛薬の必要性を大幅に軽減する．トリプタンは，経口錠剤，注射剤，坐剤，鼻腔スプレー剤などの各剤形が利用できる．そしてNSAIDsとの併用が最も効果的である（Goadsby, 2015）．最も使用経験がある薬剤はスマトリプタン（イミトレックス）であり，妊娠中の使用に関する研究は少ないが，安全に使用できる可能性が高い（Briggs, 2015, Nezvalová-Henriksen, 2010）．しかし，妊娠中にトリプタンに曝露した子どもを36ヵ月にわたり追跡調査を行った研究で，Woodら（2016）は，情動および活動の問題を含む，神経発達に相違がみられたと報告した．

末梢神経ブロックが効果的な女性もおり，Govindappagariら（2014）は，13人の妊婦に関する使用経験を報告した．頻回に片頭痛を発症する女性に対しては，経口予防薬投与が必要である．アミトリプチン（エラビル）10～175 mg/日，プロプラノロール（インデラル）40～120 mg/日，もしくはメトプロロール（ロプレソール，トップロール）25～100 mg/日の投与が有効であったと報告されている（Contag, 2010；Goadsby, 2015；Lucas, 2009）．

■ 群発性頭痛

このまれな原発性頭痛障害は，自律神経症状および興奮を伴い，顔面および眼窩に放射状に進展する重度かつ片側性の痛みが特徴で，15～180分程度持続する．妊娠による症状の悪化は認めない．既往歴のある女性は，禁煙，禁酒をする必要がある．急性期管理には，100％酸素投与およびスマトリプタン6 mgの皮下投与を行う（Vander-Pluym, 2016）．反復する場合には，カルシウムチャネル遮断薬の予防投与が有用である．

発作性疾患

CDCは，2005年の成人てんかんの発生率は1.65％であることから，生殖年齢女性の100万人が罹患していると報告した（Kobau, 2008）．これは妊娠女性が罹患する神経性疾患のなかで，頭痛に次いで高頻度であり罹病率は200人に1人である（Brodie, 1996；Yerby, 1994）．重要なことは，イギリスにおいて2011～2013年の3年間に発生した母体死亡の5％を占めていたということである（Knight, 2015）．

■ 病態生理

発作性疾患は，意識障害の併発にかかわらず，異常なニューロンの放電を特徴とする，中枢神経系の発作性障害と定義される．若年成人における痙攣性障害の原因としては，頭部外傷，アルコールおよびその他の薬物の離脱症状，中枢神経系の感染症，脳腫瘍，生化学的異常および脳動静脈奇形があげられる．妊娠中に新たに発症するこれらの発作性疾患の鑑別は慎重に行う必要がある．特発性てんかんは鑑別にあげるべき疾患の一つである．

てんかんには，原因不明の反復性発作を起こす他の症候群も含まれる．国際抗てんかん連盟（ILAE）分類・用語委員会は近年，発作性疾患の用語を以下の定義に改訂した（Fisher, 2014）．

◆ 焦点性発作

一ヵ所の局在した脳領域に発症し，部位に応じて局在的神経機能障害を起こす．外傷，膿瘍，腫瘍または周産期要因から生じると考えられているが，病変が特定されることはめったにない．**意識障害のない焦点性発作**は，身体の一部位から始まり，同側支配領域に広がり，筋緊張と間代性の運動を伴う．単純発作は感覚機能を障害し，自律神経機能障害や精神的変化を引き起こすが，意識は損なわれず，迅速な回復が特徴である．**意識障害を示す焦点性発作**は，発症前に突然の行動停止や一点凝視などの前兆を伴う場合が多い．また，拾い上げ動作や舌打ちのような不随意運動も一般的である．

◆ 全身性発作

両側の大脳半球が関係し，突然の意識消失前に前兆を認める．発症には遺伝性素因が強くかかわるといわれている．**全身性強直性-間代性発作**では，意識消失に続いて，筋緊張性収縮と硬直姿勢にすべての四肢の間代性収縮が起こった後，徐々に筋肉が弛緩する．意識は徐々に回復するが，患者は数時間混乱し方向感覚を喪失する場合もある．**小発作**と呼ばれる**欠神発作**も，全身性てんかんの一つであり，筋肉の活動を伴わない短時間の意識消失を起こす．この場合，意識と方向感覚は早期に回復する．

■ 妊娠前カウンセリング

てんかんをもつ女性は，妊娠前にカウンセリングを受けることが推奨される．第8章に必要事項に関して記述してある．妊娠の少なくとも1ヵ月前から0.4 mg/日の葉酸補給を開始する必要があり，抗てんかん薬内服中の女性が妊娠する際には，葉酸の用量を4 mg/日まで増量する必要がある．抗てんかん薬は催奇形性があるため，最少用量での単剤使用を目標として調節を行う必要がある．単剤投与が不可能な場合でも，使用する薬物量を減らし，最低限の有効量での使用を心がけることが重要である（Patel, 2016）．また，2年以上発作がない場合，薬物治療の中止を検討することが可能である．

■ 妊娠中のてんかん

てんかんを合併する妊婦での重大なリスクは，胎児形態異常と発作頻度の増加である．付随する罹病率と死亡率のリスクを回避するために，発作をコントロールすることが最優先事項となる．以前の研究では，妊娠期間中に発作は悪化するとされていたが，現在では効果的な薬剤が増えたことでこの考えは否定されつつある．現在の研究では

妊娠女性の20〜30％程度しか発作頻度の悪化はみられない（Mawer, 2010；Vajda, 2008）．妊娠前に少なくとも9ヵ月間にわたり発作がない女性は，妊娠期間中発作がない可能性が高い（Harden, 2009b）．

発作頻度は，至適治療量以下の抗痙攣薬使用による血清濃度の低下や発作閾値の低下，もしくはその両者の関連により増加する．妊娠による生理的変化によって，結果的に血清濃度が有効域より低下する場合がある．これらには，悪心・嘔吐，胃腸運動の低下，制酸薬使用による薬物吸収の低下，タンパク質結合で補正される妊娠多血，胎盤酵素であるシトクロムオキシダーゼなどの肝酵素の増加による薬物代謝の亢進，糸球体濾過量の増加による薬物クリアランスの増加などがあげられる．また，一部の女性は催奇形性を懸念し薬物治療をやめてしまう場合もある．最後に，発作閾値が，妊娠による睡眠障害ならびに過換気，陣痛により影響を受けうる．

◆妊娠合併症

てんかんを合併する妊婦は，自然流産，出血，高血圧性疾患，早産，胎児発育不全，帝王切開分娩などの妊娠合併症のリスクがわずかに増加する（Harden, 2009b；Viale, 2015）．重要な点は，MacDonald（2015）は母体死亡率が10倍高いことを報告しており，また前述のように，イギリスでは母体死亡の5％をてんかんが占めている．産後うつ病の割合も，てんかんを合併している女性では高いと報告されている（Turner, 2009）．てんかんをもつ女性の子どもがてんかんを発症するリスクは10％程度と考えられている．

◆胎芽・胎児奇形

長年の間，胎児形態異常への影響に関して，てんかん治療による影響か原発性によるものかを区別することは困難であった．第8章での考察のごとく，今日では未治療のてんかんと胎児奇形率の増加には関連がないと考えられている（Thomas, 2008）．しかし，抗痙攣薬治療中のてんかん患者の胎児には先天性胎児形態異常のリスクが明らかに増大する．てんかんの治療において，単剤投与は多剤投与と比較して先天性形態異常症の率が低い．ゆえに，必要に応じて単剤投与の投薬量を増加させることのほうが，他の薬剤を加えるより好ましいとされる（Buhimschi, 2009）．

しかしながら，表60-2で示しているように特定の薬剤を単独投与したとしても，形態異常発生率は高まる（第12章参照）．たとえばフェニトインおよびフェノバルビタールを投与すると，重大な形態異常率が2〜3倍に増加する（Perucca, 2005；Thomas, 2008）．バルプロ酸ナトリウムは特に強力な催奇形性薬物で，用量依存性があり，形態異常発症率が4〜8倍に増加する（Eadie, 2008；Klein, 2014；Wyszynski, 2005）．バルプロ酸ナトリウムはまた，認知能力低下との関連もある（Kasradze, 2017）．一般的に多剤療法では，薬剤の追加とともにリスクが上昇する．31の研究に関してメタアナリシスを行った結果，ラモトリギンとレベチラセタムが形態異常の発症率が最も低かった（Weston, 2016）．

◆妊娠中の管理

アメリカ神経学アカデミー（AAN）やアメリカてんかん学会（AES）は妊婦の治療に関するガイドラインを有している（Harden, 2009a-c）．主な目的は，発作の予防である．そのためには，悪心・嘔吐の治療，発作を誘発するような刺激の回避，薬物治療のコンプライアンスを保つことが重要となる．このため，必要最低限の抗痙攣薬を，最低有効投薬量で投与することが重要である．妊娠中の管理のために，血清薬物濃度を測定する場合もあるが，測定値は変質したタンパク質の結合により参考とならない場合が多い．遊離・非結合薬物濃度の測定は，精度は高いが簡便性が悪く，発作の抑制に対する有効性のエビデンスもない（Adab, 2006）．こうした理由で，薬物濃度測定は服薬コンプライアンスの低下が疑われる場合や，発作後には有益である．

また，内服治療中の患者には，第2三半期の超音波断層法にて胎児スクリーニングを行うことが推奨される．無症候性のてんかんの女性においては特別な胎児評価を追加する必要はないとされている．

母乳育児を希望する女性にとって，種々の抗痙攣薬の安全性に関するデータは非常に限られている．しかし，長期的な認知問題などの明らかな有害な影響は報告されていない（Briggs, 2015；Harden, 2009c）．経口避妊薬の失敗率は，種々の抗痙攣薬の併用，とりわけラモトリギンを使用する際に高くなる．それゆえ，他のより信頼性の高

表 60-2　主要な抗痙攣薬の催奇形性

薬剤（商品名）	観察された形態異常	影　響	胎児胎芽へのリスク[a]
バルプロ酸ナトリウム（デパケン）	神経管欠損症，口唇口蓋裂，心形態異常；精神発達遅滞を伴う	単剤療法で 10 % 多剤療法でより高まる	あり
フェニトイン（Dilantin）	胎児ヒダントイン症候群（以下含む） ・頭蓋顔面形態異常 ・指爪低形成 ・成長障害 ・発達遅滞 ・心形態異常 ・口唇口蓋裂	5〜11 %	あり
カルバマゼピン，オキシカルバマゼピン（テグレトール，trileptal）	胎児ヒダントイン症候群（上述） 二分脊椎症	1〜2 %	あり
フェノバルビタール	口唇口蓋裂 心形態異常 尿路形態異常	10〜20 %	疑わしい
ラモトリギン（ラミクタール）	口唇口蓋裂のリスク上昇（登録データ）	1 %まで（期待値より 4〜10 倍高値）	疑わしい
トピラマート（topamax）	口唇口蓋裂	2〜3 %（期待値より 15〜20 倍高値）	疑わしい
レベチラセタム（keppra）	理論上骨格異常の発生 動物実験における発育障害	調査段階	疑わしい

[a] Risk categories from Briggs, 2015; Food and Drug Administration, 2011; Harden, 2009b; Holmes, 2008; Hunt, 2008.

い方法を検討する必要がある（第 38 章参照）．

脳血管疾患

脳血管の循環異常には，動静脈奇形や動脈瘤など解剖学的異常のほか，虚血性および出血性の脳卒中なども含まれる．脳虚血は数秒以上続く血流の低下によるものである．早期に神経学的症状が出現しうる．そして数分後に，梗塞が続いて生じる．出血性脳卒中は脳の内部，または周囲に直接出血することによって発症する．症状は，出血による mass effect，血液の毒性，頭蓋内圧亢進によって生じる．妊娠女性の脳卒中は，虚血性と出血性がそれぞれ半数を占める（Zofkie, 2018）．

現在アメリカでは肥満の流行により心臓疾患，高血圧および糖尿病が増加し，その結果脳卒中の頻度が増加してきている（CDC, 2012）．生涯の脳卒中のリスクは男性より女性のほうが高く，死亡率ともより強く関連する（Martínez-Sánchez, 2011；Roger, 2012）．妊娠はさらに，虚血性および出血性脳卒中のリスクを増大させる（Jamieson, 2010；Jung, 2010）．

脳卒中は妊娠女性ではまれであり，10 万分娩当たり 10〜40 分娩で発症するが，母体死亡率へ影響を及ぼす要因となる（Leffert, 2016；Miller, 2016；Yoshida, 2017）．妊娠に関連した脳卒中による入院症例数は増加している（Callaghan, 2008；Kuklina, 2011）．重要な点は，たいていの脳卒中が高血圧性疾患や心疾患と関連していることである．アメリカにおける妊娠関連死亡率のうち，6.6 %が脳血管障害により生じ，7.4 %が妊娠高血圧腎症と関連する（Creanga, 2017）．分娩後 42 日以降の母体死亡のうち，9.8 %が脳血管障害によって発症していた．

■ 危険因子

妊娠中の脳卒中のほとんどは，陣痛発来から分娩中，または産褥期に発症する．妊娠に関連する脳卒中2,850件の研究において，10％は分娩前，40％が分娩時，50％が分娩後に発症するとされる（James, 2005）．対照的に，Leffert（2016）は，145人の女性を対象とした研究で，発症の時期が45％が分娩前，3％が分娩中，53％が分娩後であったと報告した．妊娠1,000万件以上の研究では，一般的なリスクとして高齢，片頭痛，高血圧，肥満と糖尿病，心内膜炎，人工弁および卵円孔開存などの心臓疾患，および喫煙があげられている．妊娠に関連するリスクとして，高血圧性障害，妊娠糖尿病，分娩時出血と帝王切開があげられている．**このなかで，最も大きなリスクは，妊娠関連の高血圧性障害である．**脳卒中の1/3が妊娠高血圧と関連しており，高血圧の女性は正常血圧の女性と比較して脳卒中のリスクが3〜8倍高い（Scott, 2012；Wang, 2011）．また，麻酔管理において，妊娠高血圧症候群の女性に全身麻酔を行った場合，脊椎麻酔を行った女性より脳卒中のリスクが高いとされる（Huang, 2010）．産褥性脳卒中に関するもう一つの危険因子は帝王切開であり，普通分娩と比較して1.5倍リスクが高いとされる（Lin, 2008）．

脳血管循環に対する妊娠の影響には，血圧の変化によらず血流を一定に維持する自己調節機能が含まれる（van Teen, 2016）．しかし，脳血流は妊娠中期から妊娠末期にかけて20％**減少**するが，妊娠性高血圧症では有意に**増加**したとの報告がある（Zeeman, 2003, 2004b）．これは，少なくとも直感的には，特定の血管異常を有する女性においては危険であると考えられる．

■ 虚血性脳卒中

頭蓋内血管の急激な閉塞または塞栓形成によって脳虚血が起き，脳組織の壊死に至る疾患である（図60-2）．一般的な虚血性脳卒中の症状と病因を表60-3に示す．**一過性虚血性発作**（transient ischemic attack：TIA）は可逆性虚血によって引き起こされ，通常，その症状の持続時間は24時間未満である．これらの患者のうち約10％が1年以内に脳卒中を発症する（Amarenco, 2016）．脳卒中は，重度頭痛，半身不随または神経学的障害，場合により発作として突発的に発症する．対照的に，前兆を伴う局所性神経性症状は，片頭痛の初回発症エピソードを意味する（Liberman, 2008）．

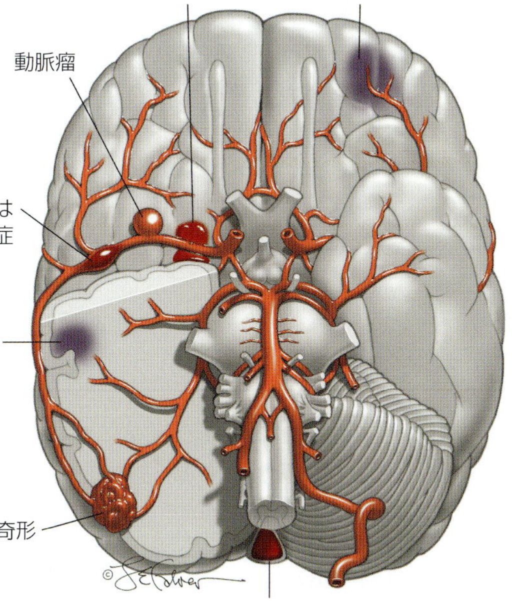

虚血性脳卒中の評価には，心臓超音波断層法およびCT，MRIまたは血管造影による頭蓋画像診断などがある．血清中脂質の値は，正常妊娠によって変動することに注意する（付録I参照）．抗リン脂質抗体やループスアンチコアグラントを検出するために検査を行う．これらは健康な若年女性にもかかわらず，虚血性脳卒中の1/3に検出される（第59章参照）．また，虚血性脳卒中が発症した場合は，鎌状赤血球症の有無もまた評価される（Buonanno, 2016）．

一連の検査により，必ずしも治療に

図60-2 妊娠期間中に認められるさまざまな種類の脳卒中を記載した脳の図
(1) 皮質下梗塞（妊娠高血圧腎症），(2) 高血圧性出血，(3) 動脈瘤，(4) 中大脳動脈の塞栓症もしくは血栓症，(5) 動静脈奇形，(6) 皮質静脈血栓症．

表60-3 妊娠中あるいは産褥期における虚血性，出血性脳卒中に関連する疾患や原因

虚血性脳卒中	出血性脳卒中
妊娠高血圧腎症	慢性高血圧症
動脈血栓症	妊娠高血圧腎症
静脈血栓症	動静脈奇形
ループスアンチコアグラント	嚢胞状動脈瘤
抗リン脂質抗体	血管腫
血栓性素因	コカイン，メタフェタミン
片頭痛	血管疾患
奇異性塞栓症	
心原性塞栓症	
鎌状赤血球症	
大動脈解離	
血管炎	
もやもや病	
コカイン，アンフェタミン	

(From Smith, 2015 ; Yager, 2012)

活用できるとは限らないが，塞栓症のたいていの原因が特定される．これらのなかには心原性塞栓症，脈管炎，もやもや病などの脈管障害などが含まれる（Ishimori, 2006 ; Miyakoshi, 2009 ; Simolke, 1991）．塞栓性脳卒中の予後は良好で非妊娠女性の予後と類似していると報告した（Leffert, 2016）．また，妊娠中の血栓溶解療法に関する報告がある（Tversky, 2016）．

◆ 妊娠高血圧症候群

生殖年齢女性の虚血性脳卒中の大部分が，妊娠高血圧および妊娠高血圧腎症に起因している（Jeng, 2004 ; Miller, 2016）．図60-2で示すように，皮質下血管周囲性浮腫および点状出血の領域は，大脳梗塞へと進行する可能性がある（Aukes, 2007, 2009 ; Zeeman, 2004a）．通常臨床的に子癇発作として症状を示すが，より大きな皮質梗塞により症候的な発作に進行することもある（第40章参照）．

その他，類似する病態としては，**血栓性微小血管障害**（第56章参照），**可逆脳血管収縮症候群**（第40章参照）などがある．後者の病態は**分娩後血管障害**とも呼ばれており，壊死を伴う広汎性脳浮腫や，出血を伴う広域の脳梗塞などを引き起こす可能性がある（Edlow, 2013 ; Katz, 2014 ; Miller, 2016）．

◆ 脳塞栓

脳塞栓は主に中大脳動脈に発症する（図60-2）．この疾患の確定診断には，血栓および出血の除外が必要であり，検査にて塞栓の発生源が特定されれば，診断の精度を上げることができる．しかし，塞栓形成と血栓症の発症後に出血性梗塞を伴うため，出血の可能性の除外は困難な場合がある．奇異性塞栓症については，成人の1/4以上が卵円孔開存にあり，この部位を通じて右側の静脈血栓塞栓が運ばれることを考慮に入れたとしても，それが脳塞栓の原因になることはまれである（Scott, 2012）．このような患者では，卵円孔閉鎖を施行しても予後は改善されない．にもかかわらず，妊娠中にこの手術が行われている（Dark, 2011）．脳卒中の心血管塞栓性原因としては，不整脈，特に心房細動，弁膜症，僧帽弁逸脱，壁性血栓，感染性心内膜炎，産褥性心筋症などがある．

妊娠中の塞栓性脳卒中に対する治療処置は，対症療法と抗血小板療法が中心となる．血栓溶解療法と抗凝固療法については，現時点でもその是非について見解が分かれている（Li, 2012）．

◆ 脳動脈血栓症

血栓性脳卒中のほとんどは高齢者に発症し，特に内頸動脈のアテローム硬化が誘因となる．ほとんどの患者で，1回以上TIAが先行している．**組換え組織プラスミノゲン活性化因子（rt-PA）**を用いた，血栓溶解療法が推奨される．**アルテプラーゼ**は血栓溶解療法に用いる薬剤の一つであり，神経学的所見があり，画像検索で出血が否定された場合のうち，初発から3時間以内のケースで使用される．この組換え酵素は妊娠中に使用可能である．治療の主なリスクは，治療を受けた虚血性脳卒中患者のうち，3～5％に出血病変が生じることである（Smith, 2015 ; van der Worp, 2007）．

◆ 脳静脈血栓症

アメリカにおける研究において，脳静脈血栓症患者の7％が妊娠に関連していた（Wasay, 2008）．しかし，Jamesら（2005）は，Nationwide Inpatient Sample（NIS）で対象となった，800万件以上の分娩症例において，妊娠中の静脈血栓症による脳卒中は脳卒中の原因のなかのわずか2％であったことを報告している（Saposnik, 2011）．数多くの原因があり，妊婦において最大のリスクは妊娠後期と産褥期である．

外側，上矢状方向静脈洞の血栓症は，通常産褥

期および妊娠高血圧腎症，敗血症または血栓性素因に関連して起こる（図60-2）．これは，遺伝性の血栓性素因，抗リン脂質抗体を有する患者で頻度が高い（第52章および第59章参照）．血栓症において頭痛は最も多い症状であり，神経障害も一般的で，患者の1/3に痙攣を伴う（Wasay, 2008）．診断は，MR静脈撮影を用いて行う（Saposnik, 2011）．

管理方法は，発作に対する抗痙攣薬の投与と，多くの場合ヘパリン療法が推奨されているが，その効果に関しては議論の余地がある（Saposnik, 2011；Smith, 2015）．敗血症性血栓性静脈炎がある場合，抗菌薬が投与され，全身抗凝固療法の効果が乏しい患者には線維素溶解療法を行う．妊娠女性の静脈血栓症の急性期予後は，非妊娠女性より良好で，死亡率は10％未満である（McCaulley, 2011）．

静脈血栓症の既往をもつ女性を対象としたシステマティックレビューで217人の妊婦のうち1人に再発を認め，186人の妊婦のうち5人に非脳血管性血栓症を認めた（Aguiar de Sousa, 2016）．脳血栓症の既往歴があり，予防的抗凝固療法を受けている52人の女性を対象とした研究では，血栓症の再発や出血を認めた症例はなかったが，24％が妊娠後期に産科合併症を発症した（Martinelli, 2016）．

◆虚血性脳卒中の再発リスク

虚血性脳卒中の既往歴がある女性は，特定かつ持続的な要因が特定されない限り，次回妊娠時の再発リスクは低い．動脈血栓性脳卒中の既往歴をもつ373人の女性を対象とした5年間の追跡調査において，125人の女性に187回の妊娠があった．そのうち13人の女性が虚血性脳卒中を再発し，このうちの妊娠と関連していたのはわずか2人であった．Lamyらは，脳卒中再発のリスクは低いため，虚血性脳卒中の既往がある女性の妊娠は禁忌ではないと結論した（Lamy, 2000）．1,770人の抗リン脂質関連虚血性脳卒中の既往を有する非妊娠女性を対象とした研究で，ワルファリンもしくはヘパリンによる抗凝固療法が行われている限り，再発リスクに差は生じないと報告した（Levine, 2004）．

現在のところ，脳卒中既往歴を有する妊婦を対象とする予防療法ガイドラインは確立されていな

い（Helms, 2009）．アメリカ心臓協会（AHA）は，高血圧や糖尿病などの危険因子のコントロールが重要であると指摘している（Furie, 2011）．また，第49章および第52章に言及するとおり，抗リン脂質抗体症候群や特定の心臓疾患を認める女性では，予防的な抗凝固療法を考慮すべきである．

■出血性脳卒中

頭蓋内出血は，脳内出血とくも膜下出血の二つに大別される．出血性脳卒中の徴候は，虚血性脳卒中に類似する．この鑑別には，CTまたはMRIが必要となる（Morgenstern, 2010；Smith, 2015）．

◆脳内出血

脳実質への出血の原因で最多なものが，高血圧症による傷害を受けた小血管の自然破裂である（図60-2）．図60-3に示す妊娠関連の出血性脳卒中の一例のように，しばしば，慢性高血圧や加重型妊娠高血圧腎症と強い関連性がある（Cunningham, 2005；Martin, 2005）．こうした脳実質への出血による罹患率および死亡率は，その発生部位のためにくも膜下出血に比べて著しく高い（Smith, 2015）．高血圧により発症する血管の破裂は被殻，視床，白質，脳橋，小脳などへの出血の原因である．Martinら（2005）は28例の脳内出血患者を調べた結果，その半数が死亡し，生存患者の大部分も永続的な身体障害を伴ったとしている．こうした知見から，脳血管性疾患を予防するためには，周産期高血圧，特に収縮期高血圧を適正に管

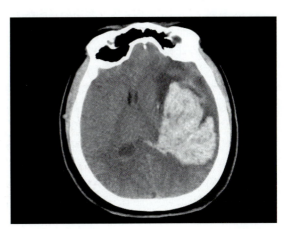

図60-3　正産期の分娩進行中に子癇発作を発症した37歳妊婦
単純CTで撮影した頭部水平断画像で大きな実質内出血を認める．

理することが重要である（第40章参照）．

◆ くも膜下出血

NISを用いた周産期のくも膜下出血患者639例を対象とした研究によれば，同疾患の発病頻度は妊娠10万例当たり5.8例であり，その半数は産褥期に生じている（Bateman, 2012）．日本人女性を対象とした研究においても同様の発症率と報告されている（Yoshida, 2017）．これらの出血は，その他には合併症のない正常な患者において，脳血管奇形によって発症している可能性が高い（図60-2）．くも膜下出血の80％では，囊状または"木の実"状動脈瘤の破裂が誘発原因となる．その他の誘因としては，動静脈奇形の破裂，凝固障害，血管障害，静脈血栓症，感染，薬物濫用，腫瘍，外傷などがあげられる．このような原因はまれであり，動脈瘤破裂または血管腫，奇形血管からの出血は75,000妊娠中1例程度の発症頻度である．この発症頻度は一般人口と比較して同程度であるが，周産期死亡率は35％と高値になると報告されている（Yoshida, 2017）．

● 脳動脈瘤

成人での脳動脈瘤の有病率は約1〜2％である（Lawton, 2017）．幸いなことに，動脈瘤破裂の発生率は低い．10 mm未満の動脈瘤では約0.1％，10 mm以上では約1％である（Smith, 2015）．妊娠期間中に同定された大部分の動脈瘤は，Willis動脈輪から発生し，20％の症例では複数箇所に生じる．妊娠は，動脈瘤破裂のリスクを増悪させない．しかし，有病率の高さから，他の病因と比較して，くも膜下出血の原因となりやすい（Hirsch, 2009；Tiel Groenestege, 2009）．50個の脳動脈瘤を有する44人の妊婦を対象としたシステマティックレビューでは，妊娠中に72％が破裂し，破裂症例の78％が第3三半期に生じた（Barbarite, 2016）．Yoshidaら（2017）も，妊娠後期に破裂しやすいことを報告した．

動脈瘤破裂によるくも膜下出血の重要な症状は，視覚変化，脳神経異常，局所神経学的症状，および意識障害を伴う突然の激しい頭痛である．典型的には，髄膜刺激，悪心・嘔吐，頻脈，一過性高血圧，微熱，白血球増加，タンパク尿などの症状も示す．脳動脈瘤の破裂は，迅速な診断と治療処置を行えば，致死的な合併症を防ぐことが可能である．AHAではMRIのほうが診断に優れる可能性があるが，初回の診断には単純CTを推奨している（Connolly, 2012；Smith, 2015）．

くも膜下出血の治療は安静，鎮痛，および鎮静などであり，神経学的所見のモニタリングと厳密な血圧管理を行う．妊娠中の動脈瘤の治療は，再出血のリスクと外科的治療のリスクを考慮して選択する．少なくとも非妊娠患者において，保存的治療によるその後の出血リスクは，最初の月で20〜30％で，1年で3％である．再出血のリスクは最初の24時間以内が最大で，再発すると70％が死に至る．

最初の出血後の早期治療は，動脈瘤のクリッピングによって行う．胎児の被曝に注意しながら，血管造影を行い血管内コイル塞栓術も可能である．Barbariteら（2016）は，コイル塞栓術はクリッピング術よりも合併症が低いことを報告した．未破裂動脈瘤の場合，外科的治療は未治療と比較して合併症を1/3減らした．分娩まで時間がある妊婦にとって，麻酔による低血圧を生じない治療は最適と考えられる．分娩が近い妊婦にとって帝王切開分娩に引き続いて，脳動脈瘤治療が考慮されており，著者らも数例の成功例がある．

妊娠前または周産期に治療した場合には，出産までに十分な期間があれば，ほとんどの症例で正常分娩が可能で，治療は分娩前2ヵ月以上の時期が推奨されるが，完全治癒とされる期間は不明である．くも膜下出血罹患後の患者で，外科的治療を受けていない患者であれば，著者らはCartlidge（2000）と同様に帝王切開分娩を推奨している．

● 動静脈奇形

動静脈奇形は毛細血管の先天的な欠損により動脈と静脈が直接つながった状態になっている（図60-2）．毛細血管が欠損しており，動静脈シャントを生じる．明らかではないが，妊娠の進行とともに出血のリスクが上昇する可能性がある．動静脈奇形より出血が生じた場合，半数はくも膜下で出血し，残りの半数がくも膜下拡張を伴う脳実質からの出血である（Smith, 2015）．動静脈奇形からの出血は発症頻度が低く，有病率は一般集団において0.01％と推定される．妊娠中に動静脈奇形と診断された65症例のうち，83％が妊娠中，もしくは分娩後に破裂し，破裂症例の80％が第2三半期もしくは第3三半期に生じていた．広範囲の出血は予後不良である（Lu, 2016）．

妊娠期間中に出血する可能性は低い．妊娠期間中にはこれらの奇形はまれであるが，動静脈奇形の出血は出血性脳卒中の 17 ％を占める（Yoshida, 2017）．パークランド病院において 33 年間に出産した約 466,000 件の分娩で，57 人の女性が脳血管障害を発症し，そのうちの 5 人が動静脈奇形の出血によるものであった（Simolkie, 1991；Zofkie, 2018）．

非妊娠患者での動静脈奇形に対する治療は，患者ごとに選択される．病変部を全摘出するかどうかに関しては一致した見解はない．全摘出の可否に関しては，病変部が徴候性であるのか，あるいは偶発的な所見であるのかどうか，解剖学的部位・サイズ，動脈瘤の有無（最大で 60 ％に認められる），出血の有無などを考慮し決定される．動静脈奇形から出血が認められた場合，未治療病変部の再出血リスクは初年度で 6 〜 20 ％，その後は 1 年当たり 2 〜 4 ％と報告されている（Friedlander, 2007；Smith, 2015）．動静脈奇形出血の際の死亡率は 10 〜 20 ％である．妊娠時に手術を施行するかは，脳神経学的に評価したうえで決定されるが，Friedlander（2007）は出血が起こったときはより強い治療指針を勧めている．未摘出病変あるいは手術不可能な病変は，再出血リスクが高いため，著者らはこのような症例に対しては，帝王切開を選択している．

脱髄性または変性疾患

脱髄性疾患は，免疫関与の炎症反応による局所的または部分的なミエリン鞘崩壊を特徴とする神経学的障害である．**変性疾患**は多因子疾患であり，進行性の神経細胞死を伴うことが特徴である．

■ 多発性硬化症

アメリカでは，多発性硬化症（multiple sclerosis：MS）は中年期の成人の神経学的障害の原因として外傷に次いで二番目に多い（Hauser, 2015b）．この疾患は女性が男性よりも 2 倍罹患しやすく，また通常 20 〜 30 歳代に初発する．家族性再発率は 15 ％であり，子孫における出現率は 15 倍に増加する．カリフォルニアにおける研究で，Fong ら（2018）は，2001 〜 2009 年の間で 0.03 ％の分娩に MS を合併していたと報告した．

この疾患の脱髄変化の特徴は，ミエリンを合成する乏突起膠細胞の，主として T 細胞が介在する自己免疫破壊によって発症する．遺伝的感受性および特定の細菌やウイルスへの曝露などの環境的な要因がある可能性が高い．たとえば，肺炎クラミジア，ヒトヘルペスウイルス 6 型，Epstein-Barr（EB）ウイルスなどが関与する（Frohman, 2006；Goodin, 2009）．

MS には四つの臨床タイプがある．

1. **再発寛解型 MS** は罹患者の 85 ％が訴える最初の症状で，通常は，完治するまでに予測不可能な局所性または多発性の神経性機能障害を繰り返すのが特徴である．しかし時間の経過とともに，再発症状が慢性的な障害につながる．
2. **二次性進行型 MS** は再発寛解型疾患であり，再発症状を呈するたびに徐々に増悪していく．すべての患者が最終的にはこのタイプを発症するようである．
3. **一次性進行型 MS** は全症例の 15 ％を占める．診断初期から障害が緩徐進行を示すことが特徴である．
4. **進行再発型 MS** は，明らかな再発を伴う一次性進行型 MS 型である．

MS の古典的な症状には，感覚障害，視神経炎による視覚症状，衰弱，知覚異常，その他多くの神経症状などがある．孤発性視神経炎をもつ女性の約 75 ％が 15 年以内に MS を発症する．臨床診断は，MRI と脳脊髄液分析によって行う．MRI では症例の 95 ％以上において脱髄を示す特徴的な多発性白質病巣を呈する（図 60-4）．この所見は治療効果の判定にはあまり有用ではない．同様に，ミエリン乏突起膠細胞糖タンパクとミエリン塩基性タンパク質に対する血清抗体の同定は，再発性の疾患活動性を予測するものではない（Kuhle, 2007）．

◆ 多発性硬化症に対する妊娠の影響

PRegnancy In Multiple Sclerosis（PRIMS）研究は，MS を合併する 254 人の妊婦を対象としたヨーロッパの前向き多施設共同研究である（Vukusic, 2006）．この研究によると妊娠中は再発のリスクは 70 ％減少するが，産褥期の再発率は有意に上昇するとしている．このことは，妊娠によってヘルパー T リンパ球の数が上昇し，T2/T1 比

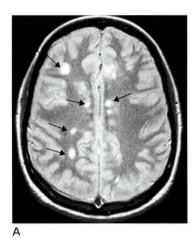
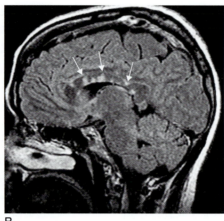

図60-4 多発性硬化症の女性の頭部MR画像

A. T_2強調水平断画像では白質に高信号を認め，多発性硬化症に典型的な画像である．

B. T_2強調FLAIR矢状断画像で，脳梁に多発性硬化症における脱髄性変化を示す高信号を認める．

(Reproduced with permission from Hauser SL, Goodin DS: Multiple Sclerosis and other demyelinating diseases. In Kasper DL, Fauci AS, Hauser SL, et al (eds): Harrison's Principles of Internal Medicine, 19th ed. McGraw-Hill, New York, 2015b)

率が上昇することが関連していると考えられている（Airas, 2008）．MSを合併している1,200人以上の妊婦を対象としたメタアナリシスでは，再発率は，非妊娠時が0.4/年，妊娠中は0.26/年となり，産褥期には0.7/年に上昇する（Finkelsztejn, 2011）．Boveら（2014）は，システマティックレビューを行い同様の結論を出した．産褥期の再発と関連する因子としては，妊娠前の高い再発率，妊娠期間中の再発，MS障害が高スコアであること，などがあった（Portaccio, 2014；Vukusic, 2006）．母乳育児は産褥期再発に明らかな影響を与えない（Hellwig, 2015；Portaccio, 2011）．

◆ **妊娠に対する多発性硬化症の影響**

無症候性疾患では通常，妊娠予後に悪影響を及ぼすことはない（Bove, 2014）．しかし，疲労感を訴えやすくなる患者や，膀胱機能不全から尿感染を起こしやすくなる患者，T_6以上の脊髄病変を有し，自律神経反射異常を生じるリスクが高まる患者などがいる．449件のMS合併妊娠を検討した研究では，分娩誘発率が高くなり，分娩第2期が長くなった（Dahl, 2006）．分娩誘発率と選択的手術が増加し全体的に帝王切開率が上昇した．649人の罹患女性を対象にした研究のなかで，コントロール群と比較して，平均出生体重は低くなるが周産期死亡率は変わらないという結果が報告された（Dahl, 2005）．その他の研究では，周産期にも新生児にも予後に有意な影響を与えないということが報告された（Finkelsztejn, 2011；Fong, 2018）．

◆ **妊娠期と産褥期の管理**

管理の目標は，薬剤により急性および初発の発作を抑え，症状を緩和させることである．なかには妊娠期間中に治療法の変更が必要になる場合がある．急性および初発の発作に対しての治療は，高用量のメチルプレドニゾロン（500～1,000 mg/日）を3～5日間静脈投与し，その後2週間プレドニゾンを経口投与する．場合によって血漿交換も考慮する．鎮痛薬が症状を緩和させることもある．たとえば，カルバマゼピン，フェニトイン，アミトリプチリンなどは神経因性疼痛に，バクロフェンは痙縮に，α_2アドレナリン作動遮断薬は膀胱頸部弛緩に，コリン作動薬および抗コリン作用薬は膀胱収縮を刺激または抑制するために効果がある．

いくつかの治療方法がMSの再発と増悪に対して用いることができる．例としてはインターフェロンβ1a（レビフ），β1b（Betaseron）やグラチラマー酢酸塩（コパキソン）などがあり，再発率を1/3に減少させる（Rudick, 2011）．これらは，妊娠期間中の安全性に関するデータは限られているが，安全に使用できると考えられている（Amato, 2010；Salminen, 2010）．α_4インテグリン拮抗薬であるナタリズマブ（タイサブリ）に関する臨床試験では，とりわけインターフェロンベータ1aと併用したときにMSの再発率が有意に減少した（Polman, 2006；Rudick, 2006）．第1三半期にこれらの薬剤へ曝露した35人の妊婦を対象としたレビューでは，妊娠予後への悪影響は認めなかった（Hellwig, 2011）．これらの薬剤を妊娠中に使

用する場合は，新生児の血小板減少と貧血に注意を払う必要がある（Alroughani, 2016）．

別の免疫抑制薬であるフィンゴリモド（ジレニア）に曝露した89人の胎児に関する研究では，6人の胎児に形態異常を認め，9人の胎児が自然流産となった．この結果および動物実験における催奇形性から，妊娠期間中の使用は推奨されない．薬剤の効果が長引くため，薬剤中止後2ヵ月間は避妊期間を設けることが推奨される（Alroughani, 2016；Karlsson, 2014）．

産褥期の再発予防として，第1週，第6週，第12週目に，免疫グロブリン0.4 g/kgを5日間，経静脈的投与を行う（Argyriou, 2008）．

■ Huntington 舞踏病

この成人発症の神経変性疾患は，4番染色体上のHuntington遺伝子上のCAGリピートの伸長が原因の常染色体優性疾患である．舞踏病アテトーシス様運動，進行性認知障害，および精神症状が特徴である．平均発病年齢は40歳なので，Huntington舞踏病が妊娠に合併することはまれである．出生前診断は第14章に記載した．しかし，通常この疾患は遅発性成人疾患であるので，出生前スクリーニングについては賛否両論であり，十分なカウンセリングが必須である（Schulman, 2015）．

■ 重症筋無力症

この自己免疫介在性神経筋障害は，約7,500人に1人が発症する．女性に多く，発症のピークは20歳代と30歳代である．病因は不明だが，遺伝的要因の関与が考えられている．また多くの患者がアセチルコリン受容体に対しての抗体を有するが，10〜20％の患者は血清学的に陰性である（Drachman, 2015）．後者は，神経筋接合部でアセチルコリン受容体サブユニットの構築を制御する筋特異的チロシンキナーゼ（muscle-specific tyrosine kinase：MuSK）に対する抗体を有することが多い（Pal, 2011）．

重症筋無力症の主要な症状は，顔面，口腔咽頭，眼球，および四肢の筋肉の衰弱と易疲労である．深部腱反射は保持される．頭蓋筋は早期に障害されるため複視と眼瞼下垂がよくみられる．顔面の筋力低下は微笑，咀嚼，会話の困難を引き起こす．患者の85％において筋肉低下が認められる．他の自己免疫疾患の合併する可能性を考慮し，甲状腺機能低下症を除外する必要がある．臨床経過は，特に最初から臨床症状が明白な場合，再燃と寛解を繰り返す．全身性疾患や同時感染，時には情緒不安でさえ，増悪を誘発する可能性があり，寛解は必ずしも完全ではなく，また永続することも減多にない．病状再燃には以下のような三つのタイプがある．

1. **筋無力性クリーゼ**—重度の筋力低下，嚥下困難，呼吸筋麻痺が特徴である．
2. **難治性クリーゼ**—同様の症状であるが，従来の治療に反応しない．
3. **コリン作動性クリーゼ**—過剰なコリン作動性薬物の摂取が嘔吐，筋力低下，腹痛，下痢を招く．

これら3タイプはすべて生命を脅かすことがあり，特に難治性クリーゼは医学的な緊急事態である．なかでも，延髄性筋無力症の場合は，嚥下障害があり，助けを求めることもできないため，特にリスクが高い．

◆ 管理方法

筋無力症は管理することは可能であるが治癒することはない．経口ピリドスチグミンが治療の第1選択薬である．胸腺摘出術が推奨されるが，分娩後まで延期される（Sanders, 2016）．抗コリンエステラーゼ薬は，アセチルコリンの分解を防ぐことにより症状を改善させるが，正常な筋肉機能となることはめったにない．皮肉なことに，筋肉の減弱悪化に対して薬剤摂取を増量した場合，**コリン作動性クリーゼ**による，筋肉萎縮の症状と区別することが難しくなる可能性がある．抗コリンエステラーゼ療法に治療抵抗性の患者の大多数は妊娠中のグルココルチコイド，アザチオプリン，シクロスポリンなどの免疫抑制薬に反応する．外科手術をする際や，筋無力性クリーゼの治療など，短期間で急速な臨床的改善が必要とされる場合においては，高用量の免疫グロブリン投与，または血漿交換が通常有効である（Barth, 2011；Cortese, 2011；Sanders, 2016）．

◆ 筋無力症と妊娠

最も危険性が高いのは診断後1年間であり，その間は妊娠を延期することが望ましい．出産前には十分な休養を与え，迅速な感染症治療を施し，

注意深く経過観察することが重要である（Heaney, 2010；Kalidindi, 2007）．副腎皮質ステロイドまたはアザチオプリンを服用し寛解期にある女性が妊娠した場合は，内服を継続するべきである．難治性症例の患者の胸腺摘出は，妊娠中にも行うことは可能である（Ip, 1986）．筋無力症が急性発症，増悪した場合，迅速な入院管理と治療が必要となる．緊急処置として血漿交換と高用量免疫グロブリン療法も考慮される（Drachman, 2015）．

妊娠は重症筋無力症の臨床経過へ影響を与えることはないようにみえるが，妊娠中の疲労感の悪化，妊娠子宮の増大による呼吸苦の増悪などの可能性がある．母体低血圧や循環血漿流量低下は，クライシスのきっかけとなりうるため可能な限り避ける必要がある．妊娠中の重症筋無力症の臨床経過は予測不可能であり，頻繁に入院することもめずらしくはない．重症筋無力症合併妊娠の患者のうち1/3が妊娠期間中に増悪し，増悪は第1三半期から第3三半期まで同様の割合で生じる（Djelmis, 2002；Podciechowski, 2005）．寛解している女性は，妊娠期間中を通して安定しているが，分娩後の最初の数ヵ月の間に症状が悪化する可能性がある（Sanders, 2016）．

重症筋無力症は妊娠転帰に重大な悪影響を及ぼさない（Wen, 2009）．しかし，硫酸マグネシウムが重度の筋無力性クリーゼを誘発する可能性があるので，妊娠高血圧腎症には注意が必要である（Hamaoui, 2009；Heaney, 2010）．この点に関して，フェニトインの使用も問題であるが，有害事象はより頻度が少ない．そのため，重症妊娠高血圧腎症の女性には神経保護目的に使用されることが多い．

平滑筋障害はないため，ほとんどの女性が正常分娩可能である．オキシトシンも通常の適応にて使用され，帝王切開も通常の産科的適応にて施行される．麻酔薬は呼吸抑制を引き起こすことがあるので，分娩時に使用する際には注意深い観察と呼吸サポートを行う必要がある．クラーレ様薬物，たとえば前述の硫酸マグネシウム，全身麻酔に使われる筋弛緩薬，アミノグリコシドなどの使用は避けるべきである．神経系鎮痛はアミド型局所薬剤を使って行うことができる．麻酔方法は重度の延髄病変または呼吸困難がない限り，部分麻酔法が好ましいとされる（Almeida, 2010；Blichfeldt-Lauridsen, 2012）．また，分娩第2期の微弱陣痛にて器械分娩が必要となるケースも存在する．

◆ 新生児への影響

前述のように，重症筋無力症に罹患している母体の80％が抗アセチルコリン受容体IgG抗体を保有する．これらと抗MuSK抗体は胎盤を経由して胎児に移行し，胎児はその影響を受けることがある．嚥下障害を生じた胎児は羊水過多を引き起こすことがある（Heaney, 2010）．同様に，新生児の10～20％に重症筋無力症症状がみられる（Javandaric, 2016）．一過性の症状として，弱々しい泣き声，哺乳困難，呼吸困難などがあげられる．通常，症状はコリンエステラーゼ阻害薬に反応し，母体のIgG抗体が消失する数週間以内に改善する．

神経障害

末梢神経障害は，あらゆる原因の末梢神経の障害を表す広範囲な用語である．**多発神経障害**は軸索もしくは脱髄に由来し，急性，亜急性，もしくは慢性をとりうる（Amato, 2015）．これらは，糖尿病などの全身性疾患，薬物または環境毒素への曝露，遺伝病に関係する．

単発神経障害は単一の神経幹の局所的な障害であり，妊娠中において比較的多くみられる．これらは，外傷，圧迫，閉鎖などのように局所的原因を意味する．第36章にて述べているように，通常出産の外傷にて外陰，閉鎖，大腿，総腓骨単神経障害が発症する．

ギラン・バレー症候群

ギラン・バレー症候群（Guillain-Barré syndrome：GBS）は，脱髄を伴う急性脱髄性多発神経根筋障害で，症例の75％において臨床経過および血清上で急性感染が確認できる．一般的には，カンピロバクター・ジェジュニ，サイトメガロウイルス，ジカウイルス，およびEBウイルスの感染，および外科的手術，ワクチン接種によって発症する（Haber, 2009；Hauser, 2015a，Pacheco, 2016）．GBSは，非自己抗原に対する抗体の集積による免疫の介在によって発症すると考えられている．脱髄は知覚・運動伝導障害を引き起こ

されるが，ほとんどの症例において髄鞘再生によって回復する．

臨床的症状として，知覚障害の有無によらない，上行する反射反応障害を認める．自律神経機能障害も一般的である．完全に症状が出るには，1～3週間かかる．症例のいくつかは，**慢性炎症性脱髄性多発神経障害**として発症し，われわれの経験では比較的若い女性によく認められた．

GBS は妊娠中の発症は一般的ではなく，臨床経過は非妊娠患者と類似している．潜伏期を経て発症した後，麻痺は上行性に進行し呼吸麻痺を生じうる．管理方法は，静脈血栓症予防，褥瘡予防，経腸栄養などのサポーティブなケアである．増悪期は入院管理を要し，1/4の患者は呼吸管理が必要となる．IVIG もしくは血漿交換療法は，運動症状発症から1～2週間以内に開始された場合は有益だが，死亡率の低下にはつながらない（Cortese, 2011；Gwathmey, 2011；Pritchard, 2016）．初期治療により改善した患者の10％が再燃し，その場合は2 g/kg の IVIG，5日間以上の追加治療が推奨される．ほとんどの患者が数ヵ月～1年以内に完全に回復するが，死亡率は5％にのぼり，その主な理由は呼吸器合併症と不整脈による（Hauser, 2015a；Pacheco, 2016）．

■ Bell 麻痺

通常急性な顔面神経の単発神経障害によって発症し，外観を損なうことがある麻痺で，性成熟期の女性に比較的多く認める（図60-5）．発症頻度は女性に多く，非妊婦と比較して妊婦のリスクは4倍高い（Cohen, 2000；Heaney, 2010）．この病気は顔面神経の炎症を特徴とし，単純ヘルペスウイルスや帯状疱疹ウイルスの再活性化としばしば関連する．

Bell 麻痺は通常突然発症し，疼痛の発生から48時間までに麻痺症状が最大化する．場合によっては，聴覚過敏や味覚損失を麻痺に伴うことがある（Beal, 2015）．治療には，顔面筋マッサージや乾燥による角膜裂傷を予防するための眼球保護などがある．プレドニゾンを1 mg/kg，5日間連日経口投与すると，予後が改善し，回復期間が短縮する（Salinas, 2016；Sullivan, 2007）．抗ウイルス薬投与の効果は明らかではない（de Almeida, 2009；Gagyor, 2015；Quant, 2009）．

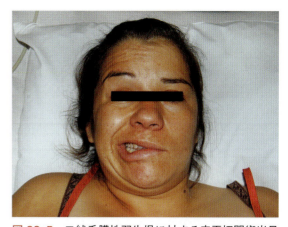

図60-5　二絨毛膜性双生児に対する帝王切開術当日に発症した Bell 顔面神経麻痺の一例
この女性はプレドニゾンと抗ウイルス薬で治療を行い，産後およそ3週間で麻痺が改善した．

妊娠が顔面神経麻痺の予後に影響を与えるかは明らかでない．Gillman ら（2002）は，1年後に満足なレベルに回復したのは非妊娠女性と男性では約80％であったが，妊娠女性ではわずか半数であったということを報告した．不完全回復の予後因子としては，両側性麻痺，後の妊娠における再発，高度な神経機能障害，急速な進行などがあげられる（Cohen, 2000；Gilden, 2004）．Bell 麻痺合併の女性では，妊娠高血圧症候群の発症率が5倍高かったが，それ以外の妊娠有害事象の発症割合は増加しなかった（Katz, 2011；Shmorgun, 2002）．

■ 手根管症候群

この症候群は正中神経の圧迫が原因であり，妊娠期間中に最も頻繁に発症する単発神経障害である（Padua, 2010）．症状としては，片手または両手の内側半分の領域に，灼熱感，痺れ，うずきなどがある．ほかには，手首の痛みと痺れで，前腕に波及し場合によっては肩にまで達する（Katz, 2002）．症状は妊娠女性の80％において両側性で，10％には重篤な脱力症状がみられる（Seror, 1998）．鑑別疾患には，C_6-C_7 の頸部の神経根障害および de Quervain 病があげられ，後者は橈骨遠位端近くの鞘および腱との腫脹に起因する狭窄性腱鞘炎によって生じる．この鑑別において神経伝導の検査が有用である（Alfonso, 2010）．

妊娠中の発生率の報告は，症状に幅があるため，7～43％と大きく異なる（Meems, 2015；

Padua, 2010）．対症療法として，睡眠中に少し曲げた副木を手首に添えると，神経への圧迫を軽減することができる．通常は，症状は我慢できうるものだが，外科的減圧術や副腎皮質ステロイドの注射が必要な場合もある（Keith, 2009；Shi, 2011）．症状は，患者の半数以上が1年間，1/3が3年間継続したという報告がある（Padua, 2010）．

脊髄損傷

National Spinal Cord Injury Statistical Center：NSCISC（2017）によると，毎年約17,000件の脊髄損傷が発生している．平均年齢は42歳で新規受傷例の80％が男性である．脊髄損傷の重症度は短期予後，長期予後，そして妊娠の予後を規定する．女性の多くは性機能が変化し一過性に視床下部の脳下垂体性性腺機能の低下を認める可能性がある．つまり，月経周期が回復すれば妊娠は不可能ではない（Bughi, 2008）．National Spinal Cord Injury（SCI）データベースに登録されている約2,000人の女性のデータでは，過去12ヵ月に2％の女性が妊娠成立していた（Lezzoni, 2015）．

脊髄を損傷した女性は，早産や低出生体重児などの妊娠合併症の頻度が高くなる．非妊娠女性を対象とした最近の研究で，脊髄損傷患者では腟の細菌層が変化することが指摘された（Pires, 2016）．おそらく，たいていの患者が症候性尿路感染症または無症候性細菌尿を有している．半数以上に腸機能障害によって便秘が起き，貧血と褥瘡の発症は一般的である．

脊髄損傷には二つの生命にかかわる重度の合併症がある．第一に，脊髄損傷がT_{10}以上の場合は，咳反射が障害され，呼吸機能を損ない，誤嚥性肺炎が重篤化することがある．肺機能検査がこのリスクを評価すると考えられる．そして妊娠後期や分娩中に呼吸サポートが必要な女性もいる．

第二に，T_5-T_6以上の病変では，**自律神経過反射**のリスクが高い．これにより，脊髄病変以下の麻痺域へのなんらかの刺激によって，交感神経の過剰な興奮を生じる．刺激による突然のカテコールアミン分泌は，血管収縮を引き起こし，重篤な高血圧や拍動性頭痛，顔面潮紅，発汗，徐脈，頻脈，不整脈および呼吸困難などの症状を呈する．自律神経過反射は，尿道カテーテル，尿滞留による膀胱膨張，指診による直腸または頸部の拡張，子宮収縮と子宮頸部拡張，骨盤の触診などのさまざまな刺激によって誘発される〔アメリカ産婦人科学会（ACOG），2016；Krassioukov, 2009〕．ある報告では，自律神経反射異常のある女性15人のうち12人が妊娠期間中に少なくとも1回の上記エピソードを発症したとしている（Westgren, 1993）．

子宮収縮は脊髄病変に影響を受けないため，通常分娩進行はスムーズであり，かつ急遽で，また比較的痛みが少ない．病変がT_{12}以下の場合，子宮収縮は通常に感じられるが，T_{12}以上の病変であれば痛みを感じることができないため院外分娩のリスクが高い．妊婦に子宮収縮の感じ方を教えることで院外分娩のリスクを最小限に抑えることができる．脊髄損傷がある女性の20％に早産を合併するため，この方法を教えることは重要である（Westgren, 1993）．妊娠28〜30週以降，陣痛測定および毎週の内診を推奨する専門家もいる．著者らのパークランド病院では36〜37週での選択的入院を行っている（Hughes, 1991）．

分娩開始とともに脊髄麻酔または硬膜外鎮痛をT_{10}まで行うことで自律神経過反射を予防することができる．硬膜外麻酔の前に重篤な症状がある場合，強い刺激を与えないようにし，ヒドララジンまたはラベタロールのような非経口抗高血圧薬を投与する．自律神経過反射のリスクを抑えるためには，脊髄麻酔または硬膜外麻酔を併用した経腟分娩が望ましい（Kuczkowski, 2006）．器械分娩がしばしば必要である．

特発性頭蓋内圧亢進症

偽性脳腫瘍としても知られるこの障害は，水頭症を伴わない頭蓋内圧亢進が特徴である．原因は不明であるが，脳脊髄液（cerebrospinal fluid：CSF）の過剰生産または，吸収の低下の結果として発症すると考えられている．症状は，少なくとも90％の症例に頭痛があり，また70％で視野や中心視野障害などの視覚障害が確認され，視力障害を引き起こす乳頭浮腫などもみられる（Evans, 2000；Heaney, 2010）．その他，肩凝り，腰痛，拍動性耳鳴，脳神経麻痺がある．

こういった症状は一般に若い女性，特に肥満

や最近体重増加があった女性に多い（Fraser, 2011）．症状とともに，診断基準として，頭蓋内圧の亢進（＞25 cmH₂O），正常な脳脊髄液の組成，正常な頭部CTまたはMRI所見，視神経乳頭の拡大，全身疾患の除外がある．視神経乳頭の拡大がない場合，他の診断基準を用いる必要がある（Friedman, 2013）．

特発性頭蓋内圧亢進症は，通常限定された経過をたどる．視覚障害は，脳脊髄液圧の低下で予防できる．髄液圧を下げる薬剤には，液体の産生を抑えるためのアセタゾラミド，およびフロセミドやトピラマートなどがある．副腎皮質ステロイドは現在ではほとんど使用されていない．時に外科的処置が必要となり，腰椎くも膜下腔腹腔シャントまたは視神経鞘開窓術が行われる．

妊娠が特発性頭蓋内圧亢進症の危険因子であるかは意見の分かれるところである．確かに，妊娠中に新規発症する場合や，既往のある女性に妊娠中に症状が出現することがある．通常は妊娠中期に発症し，産褥期に軽快する．

妊娠により特発性頭蓋内圧亢進症の管理方法が変わることはない．永久的な視力障害を防ぐため，定期的な視野の検査を推奨する専門家もいる．16人の妊婦を対象にした報告では，視野喪失が4人にあり，そのうち1人は失明した（Huna-Baron, 2002）．視野喪失は，ほとんどが乳頭浮腫によって起こり，治療のためにアセタゾラミドが使用される．Leeら（2005）は，12人の妊婦にこの治療が成功したと報告した．腰椎穿刺は非妊娠時に治療として行うことはもはやないが，妊娠期間中には反復して行うことで一時的に症状を軽減できることがある．外科的療法が必要となる妊娠女性もおり，著者は視神経鞘開窓術で症状が改善した例を経験している（Thambisetty, 2007）．

妊娠合併症は，肥満との関連性が大きく，特発性頭蓋内圧亢進症との関連性は低いと考えられる．54人の妊娠女性の検討では，周産期の有害事象発症割合は上昇しなかった（Katz, 1989）．出産方法は産科的適応によって決定するが，伝達麻酔が安全である（Aly, 2007；Karmaniolou, 2011）．

母体の脳室シャント

過去に閉塞性水頭症により脳室シャント術を施行された女性の妊娠予後は通常良好である（Landwehr, 1994）．シャント術は脳室-腹腔，脳室-心房，脳室-胸膜で行われている．シャントの部分閉塞は一般的で，特に妊娠後半に多い（Schiza, 2012）．そのような17人の妊婦を調査した報告によると，13人が神経学的合併症を発症した（Wisoff, 1991）．60％で頭痛，35％で悪心・嘔吐，30％で無気力，20％で運動失調または注視不全麻痺を認めたが，これらの症状の多くは，保存的治療にて改善を認めた．しかしながら，症状がある間のCTスキャンにて急性水頭症の所見があった場合，シャントの管理を行う必要がある．場合によっては外科的緊急処置が必要となる（Murakami, 2010）．

別の方法として，小児または成人の水頭症に対する内視鏡下第3脳室底開窓術がある（de Ribaupierre, 2007）．この手技により，第三脳室の下部に小さな穴をあけ，脳脊髄液を循環させる．この内視鏡手術を受けた5人の妊婦に良好な結果を得たという報告がある（Riffaud, 2006）．しかしながら，これらの女性の生殖機能と流産率は有意に悪いとするレビューがある（Bedaiwy, 2008）．

シャント術を受けた女性は経腟分娩が望ましく，また髄膜脊髄瘤がない限り，伝導無痛法を行うことは可能である．もし，帝王切開または卵管避妊手術で腹膜腔を開腹した場合，抗菌薬による感染予防が必要となる．

母体の脳死

脳死は産科ではまれである．出産までの15週間に生命維持装置と非経口栄養を行った報告がある（Hussein, 2006；Powner, 2003；Souza, 2006）．一部の妊婦は強力な子宮収縮抑制と抗菌薬療法で治療を行った．永続的な植物状態の妊娠女性17人の妊娠予後に関するレビューによると，最低でも5人は出産後に死亡し，残り多くは植物状態が続いていた（Chiossi, 2006）．

規定の死亡判定で，**脳死**と判断された患者で，神経学的に回復した報告はない（Wijdicks, 2010）．妊娠に関する脳死の規則はほとんどない（Lewis, 2016）．延命措置の施行有無から起こる問題は，民事上も刑事上も倫理的，財政的，法的に意味深い（Farragher, 2005；Feldman, 2000）．第

47章で考察されているように，一部の妊婦では死戦期帝王切開を行う場合もある．

（訳：堀川真吾，髙橋　健）

References

Adab N: Therapeutic monitoring of antiepileptic drugs during pregnancy and in the postpartum period: is it useful? CNS Drugs 20:791, 2006.

Aegidius K, Anker-Zwart J, Hagen K, et al: The effect of pregnancy and parity on headache prevalence: the head-HUNT study. Headache 49:851, 2009.

Aguiar de Sousa D, Canhao P, Ferro JM: Safety of pregnancy after cerebral venous thrombosis: a systematic review. Stroke 47(3):713, 2016.

Airas L, Saraste M, Rinta S, et al: Immunoregulatory factors in multiple sclerosis patients during and after pregnancy: relevance of natural killer cells. Clin Exp Immunol 151:235, 2008.

Airola G, Allais G, Castagnoli I, et al: Non-pharmacological management of migraine during pregnancy. Neurol Sci 31(1):S63, 2010.

Alfonso C, Jann S, Massa R, et al: Diagnosis, treatment and follow-up of the carpal tunnel syndrome: a review. Neurol Sci 31:243, 2010.

Allais G, Castagnoli Gabellari I, Borgogno P, et al: The risks of women with migraine during pregnancy. Neurol Sci 31(Suppl 1):S59, 2010.

Almeida C, Coutinho E, Moreira D, et al: Myasthenia gravis and pregnancy: anaesthetic management—a series of cases. Eur J Anaesthesiol 27:985, 2010.

Alroughani R, Altintas A, Al Jumah M, et al: Pregnancy and the use of disease-modifying therapies in patients with multiple sclerosis: benefits versus risks. Mult Scler Int 2016:1034912, 2016.

Aly EE, Lawther BK: Anaesthetic management of uncontrolled idiopathic intracranial hypertension during labour and delivery using an intrathecal catheter. Anaesthesia 62:178, 2007.

Amarenco P, Lavallee PC, Labreuche J, et al: One-year risk of stroke after transient ischemic attack or minor stroke. N Engl J Med 374(16):1533, 2016.

Amato AA, Barohn RJ: Peripheral neuropathy. In Kasper DL, Fauci AS, Hauser SL, et al (eds): Harrison's Principles of Internal Medicine, 19th ed. McGraw-Hill Education, New York, 2015.

Amato MP, Portaccio E, Ghezzi A, et al: Pregnancy and fetal outcomes after interferon-beta exposure in multiple sclerosis. Neurology 75:1794, 2010.

American College of Obstetricians and Gynecologists: Obstetric management of patients with spinal cord injuries. Committee Opinion No. 275, September 2002, Reaffirmed 2016.

Argyriou AA, Makris N: Multiple sclerosis and reproductive risks in women. Reprod Sci 15(8):755, 2008.

Aukes AM, de Groot JC, Aarnoudse JG, et al: Brain lesions several years after eclampsia. Am J Obstet Gynecol 200(5):504.e1, 2009.

Aukes AM, Wessel I, Dubois AM, et al: Self-reported cognitive functioning in formerly eclamptic women. Am J Obstet Gynecol 197:365.e1, 2007.

Barbarite E, Hussain S, Dellarole A, et al: The management of intracranial aneurysms during pregnancy: a systematic review. Turk Neurosurg 26(4):465, 2016.

Barth D, Nouri M, Ng E, et al: Comparison of IVIG and PLEX in patients with myasthenia gravis. Neurology 76:2017, 2011.

Bateman BT, Olbrecht VA, Berman MF, et al: Peripartum subarachnoid hemorrhage. Anesthesiology 116:242, 2012.

Beal MF, Hauser SL: Trigeminal neuralgia, Bell's palsy, and other cranial nerve disorders. In Kasper DL, Fauci AS, Hauser SL, et al (eds): Harrison's Principles of Internal Medicine, 19th ed. McGraw-Hill Education, New York, 2015.

Bedaiwy MA, Fathalla MM, Shaaban OM, et al: Reproductive implications of endoscopic third ventriculostomy for the treatment of hydrocephalus. Eur J Obstet Gynecol Reprod Biol 140(1):55, 2008.

Blackwell DL, Lucas JW, Clarke TC: Summary health statistics for U.S. adults: National Health Interview Survey, 2012. Vital Health Stat (260):1, 2014.

Blichfeldt-Lauridsen L, Hansen BD: Anesthesia and myasthenia gravis. Acta Anaesthesiol Scand 56(1):17, 2012.

Bove R, Alwan S, Friedman JM, et al: Management of multiple sclerosis during pregnancy and the reproductive years: a systematic review. Obstet Gynecol 124(6):1157, 2014.

Brandes JL, Kudrow D, Stark SR, et al: Sumatriptan-naproxen for acute treatment of migraine. JAMA 297:1443, 2007.

Briggs GG, Freeman RK: Drugs in Pregnancy and Lactation, 10th ed. Philadelphia, Lippincott Williams & Wilkins, 2015.

Brodie MJ, Dichter MA: Antiepileptic drugs. N Engl J Med 334:168, 1996.

Bughi S, Shaw SJ, Mahmood G, et al: Amenorrhea, pregnancy, and pregnancy outcomes in women following spinal cord injury: a retrospective cross-sectional study. Endocr Pract 14(4):437, 2008.

Buhimschi CS, Weiner CP: Medication in pregnancy and lactation: part 1. Teratology. Obstet Gynecol 113:166, 2009.

Buonanno FS, Schmahmann JD, Romero JM, et al: Case 10-2016: a 22-year-old man with sickle cell disease, headache, and difficulty speaking. N Engl J Med 374(13):1265, 2016.

Burch RC, Loder S, Loder E, et al: The prevalence and burden of migraine and severe headache in the United States: updated statistics from government health surveillance studies. Headache 55(1):21, 2015.

Bushnell CD, Jamison M, James AH: Migraines during pregnancy linked to stroke and vascular diseases: US population based case-control study. BMJ 338:b664, 2009.

Callaghan WM, MacKay AP, Berg CJ: Identification of severe maternal morbidity during delivery hospitalizations, United States, 1991–2003. Am J Obstet Gynecol 199:133.e1, 2008.

Cartlidge NE: Neurologic disorders. In Barron WM, Lindheimer MD (eds): Medical Disorders During Pregnancy, 3rd ed. St. Louis, Mosby, 2000.

Centers for Disease Control and Prevention: Prevalence of stroke–United States, 2006–2010, MMWR 61:379, 2012.

Chen M, Tang W, Hou L, et al: Tumor necrosis factor (TNF) −308G>A, nitric oxide synthase 3 (NOS 3) +894G>T polymorphisms and migraine risk: a meta-analysis. PLoS One 10(6): e0129372, 2015.

Chen TC, Leviton A: Headache recurrence in pregnant women with migraine. Headache 34:107, 1994.

Charles A: Migraine. N Engl J Med 377(6):553, 2017.

Chiapparini L, Ferraro S, Grazzi L: Neuroimaging in chronic migraine. Neurol Sci 31(Suppl 1):S19, 2010.

Chiossi G, Novic K, Celebrezze JU, et al: Successful neonatal outcome in 2 cases of maternal persistent vegetative state treated in a labor and delivery suite. Am J Obstet Gynecol 195:316, 2006.

Choi H, Parman N: The use of intravenous magnesium sulphate for acute migraine: meta-analysis of randomized controlled trials. Eur J Emerg Med 21:2, 2014.

Cohen Y, Lavie O, Granoxsky-Grisaru S, et al: Bell palsy complicating pregnancy: a review. Obstet Gynecol Surv 55:184, 2000.

Connolly ES JR, Rabinstein AA, Carhuapoma JR: Guidelines for the management of aneurismal subarachnoid hemorrhage: a guideline for healthcare professionals from the American Heart Association/American Stroke Association. Stroke 43:1711, 2012.

Contag SA, Bushnell C: Contemporary management of migraine disorders in pregnancy. Curr Opin Obstet Gynecol 22:437, 2010.

Cortese I, Chaudhry V, So YT, et al: Evidence-based guideline update: plasmapheresis in neurologic disorders. Neurology 76:294, 2011.

Creanga AA, Syverson C, Seed K, et al: Pregnancy-related mortality in the United States, 2011–2013. Obstet Gynecol 130(2):366, 2017.

Cunningham FG: Severe preeclampsia and eclampsia: systolic hypertension is also important. Obstet Gynecol 105:237, 2005.

Dahl J, Myhr KM, Daltveit AK, et al: Planned vaginal births in women with multiple sclerosis: delivery and birth outcome. Acta Neurol Scand Suppl 183:51, 2006.

Dahl J, Myhr KM, Daltveit AK, et al: Pregnancy, delivery, and birth outcome in women with multiple sclerosis. Neurology 65:1961, 2005.

D'Andrea G, Leon A: Pathogenesis of migraine: from neurotransmitters to neuromodulators and beyond. Neurol Sci 31(Suppl 1):S1, 2010.

Dark L, Loiselle A, Hatton R, et al: Stroke during pregnancy: therapeutic options and role of percutaneous device closure. Heart Lung Circ 20:538, 2011.

de Almeida JR, Khabori MA, Guyatt GH, et al: Combined corticosteroid and antiviral treatment for Bell palsy. JAMA 302(9):985, 2009.

de Ribaupierre S, Rilliet B, Vernet O, et al: Third ventriculostomy vs ventriculoperitoneal shunt in pediatric obstructive hydrocephalus: results from a Swiss series and literature review. Childs Nerv Syst 23:527, 2007.

Detsky ME, McDonald DR, Baerlocher MO: Does this patient with headache have a migraine or need neuroimaging? JAMA 296(10):1274, 2006.

Digre KB: Headaches during pregnancy. Clin Obstet Gynecol 56:317, 2013.

Djelmis J, Sostarko M, Mayer D, et al: Myasthenia gravis in pregnancy: report on 69 cases. Eur J Obstet Gynecol Reprod Biol 104:21, 2002.

Dodick DW, Schembri CT, Helmuth M, et al: Transcranial magnetic stimulation for migraine: a safety review. Headache 50:1153, 2010.

Drachman DB, Amato AA: Myasthenia gravis and other diseases of the neuromuscular junction. In Kasper DL, Fauci AS, Hauser SL, et al (eds): Harrison's Principles of Internal Medicine, 19th ed. McGraw-Hill Education, New York, 2015.

Eadie MJ: Antiepileptic drugs as human teratogens. Expert Opin Drug Saf 7:195, 2008.

Edlow JA, Caplan LR, O'Brien K, et al: Diagnosis of acute neurological emergencies in pregnant and post-partum women. Lancet Neurol 12:175, 2013.

Evans RW, Friedman DI: Expert opinion: the management of pseudotumor cerebri during pregnancy. Headache 40:495, 2000.

Farragher RA, Laffey JG: Maternal brain death and somatic support. Neurocrit Care 3:99, 2005.

Feldman DM, Borgida AF, Rodis JF, et al: Irreversible maternal brain injury during pregnancy: a case report and review of the literature. Obstet Gynecol Surv 55:708, 2000.

Finkelsztejn A, Brooks JB, Paschoal FM Jr, et al: What can we really tell women with multiple sclerosis regarding pregnancy? A systematic review and meta-analysis of the literature. BJOG 118:790, 2011.

Fisher RS, Acevedo C, Arzimanoglou A, et al: A practical clinical definition of epilepsy. Epilepsia 55(4):4/5, 2014.

Fong A, Chau CT, Quant C, et al: Multiple sclerosis in pregnancy: prevalence, sociodemographic features and obstetrical outcomes. J Matern Fetal Neonatal Med 31(3):382, 2018.

Food and Drug Administration: FDA drug safety communication: risk of oral clefts in children born to mothers taking Topamax (topiramate). 2011. Available at: http://www.fda.gov/drugs/drugsafety/ucm245085.htm. Accessed June 10, 2017.

Fraser C, Plant GT: The syndrome of pseudotumour cerebri and idiopathic intracranial hypertension. Curr Opin Neurol 24:12, 2011.

Friedlander RM: Arteriovenous malformations of the brain. N Engl J Med 356(26):2704, 2007.

Friedman DI, Lie GT. Digre KB: Revised diagnostic criteria for the pseudotumor cerebri syndrome in adults and children. Neurology 81(13):1159, 2013.

Frohman EM, Racke MK, Raine CS: Multiple sclerosis—the plaque and its pathogenesis. N Engl J Med 354:942, 2006.

Furie KL, Kasner SE, Adams RJ, et al: Guidelines for the prevention of stroke in patients with stroke or transient ischemic attack: a guideline for healthcare professionals from the American Heart Association/American Stroke Association. Stroke 42:227, 2011.

Gagyor I, Madhok VB, Daly F, et al: Antiviral treatment for Bell's palsy (idiopathic facial paralysis). Cochrane Database of Systematic Reviews Issue 11:CD001869, 2015.

Gilden DH: Bell's palsy. N Engl J Med 351:1323, 2004.

Gillman GS, Schaitkin BM, May M, et al: Bell's palsy in pregnancy: a study of recovery outcomes. Otolaryngol Head Neck Surg 126:26, 2002.

Goadsby PJ, Raskin NH: Migraine and other primary headache disorders. In Kasper DL, Fauci AS, Hauser SL, et al (eds): Harrison's Principles of Internal Medicine, 19th ed. McGraw-Hill Education, New York, 2015.

Gonzalez-Hernandez A, Condes-Lara M: The multitarget drug approach in migraine treatment: the new challenge to conquer. Headache 64:197, 2014.

Goodin DS: The causal cascade to multiple sclerosis: a model for MS pathogenesis. PLoS One 4(2):e4565, 2009.

Govindappagari S, Grossman TB, Ashlesha K, et al: Peripheral nerve blocks in the treatment of migraine in pregnancy. Obstet Gynecol 124(6):1169, 2014.

Grossman TB, Robbins MS, Govindappagari S, et al: Delivery outcomes of patients with acute migraine in pregnancy: a retrospective study. Headache 57(4):605, 2017.

Gwathmey K, Balogun RA, Burns T: Neurologic indications for therapeutic plasma exchange: an update. J Clin Apheresis 26:261, 2011.

Haber P, Sejvar J, Mikaeloff Y, et al: Vaccines and Guillain-Barré syndrome. Drug Saf 32(4):309, 2009.

Hamaoui A, Mercado R: Association of preeclampsia and myasthenia: a case report. J Reprod Med 54(9):587, 2009.

Harden CL, Hopp J, Ting TY, et al: Practice parameter update: management issues for women with epilepsy—focus on pregnancy (an evidence-based review): obstetrical complications and change in seizure frequency. Neurology 73(2):126, 2009a.

Harden CL, Meador KJ, Pennell PB, et al: Practice parameter update: management issues for women with epilepsy—focus on pregnancy (an evidence-based review): teratogenesis and perinatal outcomes. Neurology 73(2):133, 2009b.

Harden CL, Pennell PB, Koppel BS, et al: Practice parameter update: management issues for women with epilepsy—focus on pregnancy (an evidence-based review): vitamin K, folic acid, blood levels, and breastfeeding. Neurology 73(2):142, 2009c.

Hauser SL, Amato AA: Guillain-Barré and other immune-mediated neuropathies. In Kasper DL, Fauci AS, Hauser SL, et al (eds): Harrison's Principles of Internal Medicine, 19th ed. McGraw-Hill Education, New York, 2015a.

Hauser SL, Goodin DS: Multiple sclerosis and other demyelinating diseases. In Kasper DL, Fauci AS, Hauser SL, et al (eds): Harrison's Principles of Internal Medicine, 19th ed. McGraw-Hill Education, New York, 2015b.

Heaney DC, Williams DJ, O'Brien PO: Neurology. In Powrie R, Greene M, Camann W (eds): de Swiet's Medical Disorders in Obstetric Practice, 5th ed. Wiley-Blackwell, Oxford, 2010.

Hellwig K, Haghikia A, Gold R. Pregnancy and natalizumab: results of an observational study in 35 accidental pregnancies during natalizumab treatment. Mult Scler 17:958, 2011.

Hellwig K, Rockhoff M, Herbstritt S, et al: Exclusive breastfeeding and the effect on postpartum multiple sclerosis relapses. JAMA Neurol 72(10):1132, 2015.

Helms AK, Drogan O, Kittner SJ: First trimester stroke prophylaxis in pregnant women with a history of stroke. Stroke 40(4):1158, 2009.

Hirsch KG, Froehler MT, Huang J, et al: Occurrence of perimesencephalic subarachnoid hemorrhage during pregnancy. Neurocrit Care 10(3):339, 2009.

Holmes LB, Baldwin EJ, Smith CR, et al: Increased frequency of isolated cleft palate in infants exposed to lamotrigine during pregnancy. Neurology 70(22 Pt 2):2152, 2008.

Huang CJ, Fan YC, Tsai PS: Differential impacts of modes of anaesthesia on the risk of stroke among preeclamptic women who undergo Caesarean delivery: a population-based study. BJA 105(6):818, 2010.

Hughes SJ, Short DJ, Usherwood MM, et al: Management of the pregnant women with spinal cord injuries. BJOG 98:513, 1991.

Huna-Baron R, Kupersmith MJ: Idiopathic intracranial hypertension in pregnancy. J Neurol 249(8):1078, 2002.

Hunt S, Russell A, Smithson WH, et al: Topiramate in pregnancy: preliminary experience from the UK Epilepsy and Pregnancy Register. Neurology 71(4):272, 2008.

Hussein IY, Govenden V, Grant JM, et al: Prolongation of pregnancy in a woman who sustained brain death at 26 weeks of gestation. BJOG 113:120, 2006.

Iezzoni LI, Chen Y, McLain AB: Current pregnancy among women with spinal cord injury: findings from the US national spinal cord injury database. Spinal Cord 53(11):821, 2015.

International Headache Society: The International Classification of Headache Disorders, 3rd ed. (beta version) Cephalalgia 33(9):629, 2013.

Ip MSM, So SY, Lam WK, et al: Thymectomy in myasthenia gravis during pregnancy. Postgrad Med J 62:473, 1986.

Ishimori ML, Cohen SN, Hallegue DS, et al: Ischemic stroke in a postpartum patient: understanding the epidemiology, pathogenesis, and outcome of Moyamoya disease. Semin Arthritis Rheum 35:250, 2006.

James AH, Bushnell CD, Jamison MG, et al: Incidence and risk factors for stroke in pregnancy and the puerperium. Obstet Gynecol 106:509, 2005.

Jamieson DG, Skliut M: Stroke in women: what is different? Curr Atheroscler Rep 12:236, 2010.

Jeng JS, Tang SC, Yip PK: Stroke in women of reproductive age: comparison between stroke related and unrelated to pregnancy. J Neurol Sci 221:25, 2004.

Jovandaric MZ, Despotovic DJ, Jesic MM, et al: Neonatal outcome in pregnancies with auto-immune myasthenia gravis. Fetal Pediatr Pathol 35(3):167, 2016.

Jung SY, Bae HJ, Park BJ, et al: Parity and risk of hemorrhagic strokes. Neurology 74:1424, 2010.

Kalidindi M, Ganpot S, Tahmesebi F, et al: Myasthenia gravis and pregnancy. J Obstet Gynaecol 27:30, 2007.

Karlsson G, Francis G, Koren G, et al: Pregnancy outcomes in the clinical development program of fingolimod in multiple sclerosis. Neurology 82(8):674, 2014.

Karmaniolou I, Petropoulos G, Theodoraki K: Management of idiopathic intracranial hypertension in parturients: anesthetic considerations. Can J Anesth 58:650, 2011.

Kasradze S, Gogatishvili N, Lomidze G, et al: Cognitive functions in children exposed to antiepileptic drugs in utero-study in Georgia. Epilepsy Behav 66:105, 2017.

Katz A, Sergienko R, Dior U, et al: Bell's palsy during pregnancy: is it associated with adverse perinatal outcome? Laryngoscope 121:1395, 2011.

Katz BS, Fugate JE, Ameriso SF, et al: Clinical worsening in reversible vasoconstriction syndrome. JAMA Neurol 71:68, 2014.

Katz JN, Simmons BP: Carpal tunnel syndrome. N Engl J Med 346:1807, 2002.

Katz VL, Peterson R, Cefalo RC: Pseudotumor cerebri and pregnancy. Am J Perinatol 6:442, 1989.

Keith MW, Masear V, Amadio PC, et al: Treatment of carpal tunnel syndrome. J Am Acad Orthop Surg 17:397, 2009.

Klein P, Mathews GC: Antiepileptic drugs and neurocognitive development. Neurology 82(3):194, 2014.

Knight M, Tuffnell D, Kenyon S, et al (eds): Saving lives, improving mothers; care surveillance of maternal deaths in the UK 2011–13 and lessons learned to inform maternity care from the UK and Ireland Confidential Enquiries into Maternal Deaths and Morbidity 2009–13. Oxford, National Perinatal Epidemiology Unit, 2015.

Kobau R, Zahran H, Thurman DJ, et al: Epilepsy surveillance among adults—19 states, behavioral risk factor surveillance system, 2005. MMWR 57:1, 2008.

Krassioukov A, Warburton DE, Teasell R, et al: A systematic review of the management of autonomic dysreflexia after spinal cord injury. Arch Phys Med Rehabil 90:682, 2009.

Kruit MC, van Buchem MA, Hofman PA, et al: Migraine as a risk factor for subclinical brain lesions. JAMA 291:427, 2004.

Kuczkowski KM: Labor analgesia for the parturient with spinal cord injury: what does an obstetrician need to know? Arch Gynecol Obstet 274:108, 2006.

Kuhle J, Pohl C, Mehling M, et al: Lack of association between antimyelin antibodies and progression to multiple sclerosis. N Engl J Med 356:371, 2007.

Kuklina EV, Tong X, Bansil P, et al: Trends in pregnancy hospitalizations that included a stroke in the United States from 1994 to 2007. Stroke 42:2564, 2011.

Kvisvik EV, Stovner LJ, Helde G, et al: Headache and migraine during pregnancy and puerperium: the MIGRA-study. J Headache Pain 12: 443, 2011.

Lamy C, Hamon JB, Coste J, et al: Ischemic stroke in young women. Neurology 55:269, 2000.

Landwehr JB, Isada NB, Pryde PG, et al: Maternal neurosurgical shunts and pregnancy outcome. Obstet Gynecol 83:134, 1994.

Lawton MT, Vates GE: Subarachnoid hemorrhage. N Engl J Med 377:257, 2017.

Lee AG, Pless M, Falardeau J, et al: The use of acetazolamide in idiopathic intracranial hypertension during pregnancy. Am J Ophthalmol 139:855, 2005.

Leffert LR, Clancy CR, Bateman BT, et al: Treatment patterns and short-term outcomes in ischemic stroke in pregnancy or postpartum period. Am J Obstet Gynecol 214(6):723.e1, 2016.

Levine SR, Brey RL, Tilley BC, et al: Antiphospholipid antibodies and subsequent thrombo-occlusive events in patients with ischemic stroke. JAMA 291:576, 2004.

Lewis A, Varelas P, Greer D: Pregnancy and brain death: lack of guidance in U.S. hospital policies. Am J Perinatol 33(14):1382, 2016.

Li Y, Margraf J, Kluck B, et al: Thrombolytic therapy for ischemic stroke secondary to paradoxical embolism in pregnancy. Neurologist 18:44, 2012.

Liberman A, Karussis D, Ben-Hur T, et al: Natural course and pathogenesis of transient focal neurologic symptoms during pregnancy. Arch Neurol 65:218, 2008.

Lin SY, Hu CJ, Lin HC: Increased risk of stroke in patients who undergo cesarean section delivery: a nationwide population-based study. Am J Obstet Gynecol 198:391.e1, 2008.

Lipton RB, Bigal ME, Diamond M, et al: Migraine prevalence, disease burden, and the need for preventive therapy. Neurology 68:343, 2007.

Lu X, Liu P, Li Y: Pre-existing, incidental and hemorrhagic AVMs in pregnancy and postpartum: gestational age, morbidity and mortality, management and risk to the fetus. Interv Neuroradiol 22(2):206, 2016.

Lucas S: Medication use in the treatment of migraine during pregnancy and lactation. Curr Pain Headache Rep 13:392, 2009.

MacDonald SC, Bateman BT, McElrath TF, et al: Mortality and morbidity during delivery hospitalization among pregnant women with epilepsy in the United States. JAMA Neurol 72(9):981, 2015.

Madhok VB, Gagyor I, Daly F, et al: Corticosteroids for Bell's palsy (idiopathic facial paralysis). Cochrane Database Syst Rev 7:CD001942, 2016.

Martin JN Jr, Thigpen BD, Moore RC, et al: Stroke and severe preeclampsia and eclampsia: a paradigm shift focusing on systolic blood pressure. Obstet Gynecol 105:246, 2005.

Martinelli I, Passamonti SM, Maino A, et al: Pregnancy outcome after a first episode of cerebral vein thrombosis. J Thromb Haemost 14(12):2386, 2016.

Martínez-Sánchez P, Fuentes B, Fernández-Domínguez J, et al: Young women have poorer outcomes than men after stroke. Cerebrovasc Dis 31:455, 2011.

Mawer G, Briggs M, Baker GA, et al: Pregnancy with epilepsy: obstetric and neonatal outcome of a controlled study. Seizure 19(2):112, 2010.

McCaulley JA, Pates JA: Postpartum cerebral venous thrombosis. Obstet Gynecol 118:423, 2011.

Meems M, Truijens S, Spek V, et al: Prevalence, course and determinants of carpal tunnel syndrome symptoms during pregnancy: a prospective study. BJOG 122(8):1112, 2015.

Miller EC, Gatollari HJ, Too G, et al: Risk of pregnancy-associated stroke across age groups in New York state. JAMA Neurol 73(12):1461, 2016.

Miyakoshi K, Matsuoka M, Yasutomi D, et al: Moyamoya-disease-related ischemic stroke in the postpartum period. J Obstet Gynaecol Res 35(5):974, 2009.

Morgenstern LB, Hemphill JC 3rd, Anderson C, et al: Guidelines for the management of spontaneous intracerebral hemorrhage: a guideline for healthcare professionals from the American Heart Association/American Stroke Association. Stroke 41:2108, 2010.

Murakami M, Morine M, Iwasa T, et al: Management of maternal hydrocephalus requires replacement of ventriculoperitoneal shunt with ventriculoatrial shunt: a case report. Arch Gynecol Obstet 282:339, 2010.

National Spinal Cord Injury Statistical Center: Spinal cord injury facts and figures at a glance. 2012. Available at: https://www.nscisc.uab.edu. Accessed March 6, 2017.

Nezvalová-Henriksen K, Spigset O, Nordeng H: Triptan exposure during pregnancy and the risk of major congenital malformations and adverse pregnancy outcomes: results from the Norwegian Mother and Child Cohort Study. Headache 50:563, 2010.

Pacheco LD, Saad AF, Hankins GD, et al: Guillain-Barré Syndrome in pregnancy. Obstet Gynecol 128(5):1105, 2016.

Padua L, Di Pasquale A, Pazzaglia C, et al: Systematic review of pregnancy-related carpal tunnel syndrome. Muscle Nerve 42:697, 2010.

Pal J, Rozsa C, Komoly S, et al: Clinical and biological heterogeneity of autoimmune myasthenia gravis. J Neuroimmunol 231:43, 2011.

Patel SI, Pennell PB: Management of epilepsy during pregnancy: an update. Ther Adv Neurol Disord 9(2):118, 2016.

Pavlovic JM, Akcali D, Bolay H, et al: Sex-related influences in migraine. J Neurosci Res 95(1–2):587, 2017.

Perucca E: Birth defects after prenatal exposure to antiepileptic drugs. Lancet Neurol 4:781, 2005.

Pires CVG, Linhares IM, Serzedello F, et al: Alterations in the genital microbiota in women with spinal cord injury. Obstet Gynecol 127(2):273, 2016.

Podciechowski L, Brocka-Nitecka U, Dabrowska K, et al: Pregnancy complicated by myasthenia gravis—twelve years' experience. Neuro Endocrinol Lett 26:603, 2005.

Polman CH, O'Connor PW, Havrdova E, et al: A randomized, placebo-controlled trial of natalizumab for relapsing multiple sclerosis. N Engl J Med 354:899, 2006.

Portaccio E, Ghezzi A, Hakiki B, et al: Breastfeeding is not related to postpartum relapses in multiple sclerosis. Neurology 77:145, 2011.

Portaccio E, Ghezzi A, Hakiki B, et al: Postpartum relapses increase the disability progression in multiple sclerosis: the role of disease modifying drugs. J Neurol Neurosurg Psychiatry 85(8):845, 2014.

Powner DJ, Bernstein IM: Extended somatic support in pregnant women after brain death. Crit Care Med 31:1241, 2003.

Pritchard J, Hughes RA, Hadden RD: Pharmacological treatment other than corticosteroids, intravenous immunoglobulin and plasma exchange for Guillain-Barré syndrome. Cochrane Database Syst Rev 11:CD008630, 2016.

Quant EC, Jeste SS, Muni RH, et al: The benefits of steroids versus steroids plus antivirals for treatment of Bell's palsy: a meta-analysis. BMJ 339:b3354, 2009.

Riffaud L, Ferre JC, Carsin-Nicol B, et al: Endoscopic third ventriculostomy for the treatment of obstructive hydrocephalus during pregnancy. Obstet Gynecol 108:801, 2006.

Robbins MS, Farmakidis C, Dayal AK, et al: Acute headache diagnosis in pregnant women: a hospital-based study. Neurology 85(12):1024, 2015.

Roger VL, Go AS, Lloyd-Jones DM, et al: Heart disease and stroke statistics—2012 update: a report from the American Heart Association. Circulation 125:e2, 2012.

Rudick RA, Goelz SE: Beta-interferon for multiple sclerosis. Exp Cell Res 317:1301, 2011.

Rudick RA, Stuart WH, Calabresi PA, et al: Natalizumab plus interferon beta-1a for relapsing multiple sclerosis. N Engl J Med 354:911, 2006.

Salminen HJ, Leggett H, Boggild M: Glatiramer acetate exposure in pregnancy: preliminary safety and birth outcomes. J Neurol 257:2020, 2010.

Sanders DB, Wolde GI, Benatar M, et al: International consensus guidance for management of myasthenia gravis: executive summary. Neurology 87(4):419, 2016.

Saposnik G, Barinagarrementeria F, Brown RD, et al: Diagnosis and management of cerebral venous thrombosis: a statement for healthcare professionals from the American Heart Association/American Stroke Association. Stroke 42:1158, 2011.

Schiza S, Starnatakis E, Panagopoulou A, et al: Management of pregnancy and delivery of a patient with malfunctioning ventriculoperitoneal shunt. J Obstet Gynaecol 32(1):6, 2012.

Schulman JD, Stern HJ: Low utilization of prenatal and pre-implantation genetic diagnosis in Huntington disease-risk discounting in preventive genetics. Clin Genet 88(3):220, 2015.

Schürks M, Rist PM, Kurth T: STin2 VNTR polymorphism in the serotonin transporter gene and migraine: pooled and meta-analyses. J Headache Pain 11(4): 317, 2010.

Scott CA, Bewley S, Rudd A: Incidence, risk factors, management, and outcomes of stroke in pregnancy. Obstet Gynecol 120:318, 2012.

Seror P: Pregnancy-related carpal tunnel syndrome. J Hand Surg Br 23:98, 1998.

Shi Q, MacDermid JC: Is surgical intervention more effective than non-surgical treatment for carpal tunnel syndrome? A systemic review. J Orthop Surg 6:17, 2011.

Shmorgun D, Chan WS, Ray JG: Association between Bell's palsy in pregnancy and pre-eclampsia. QJM 95:359, 2002.

Silberstein S, Loder E, Diamond S, et al: Probable migraine in the United States: results of the American Migraine Prevalence and Prevention (AMPP) Study. Cephalalgia 27(3):220, 2007.

Simolke GA, Cox SM, Cunningham FG: Cerebrovascular accident complicating pregnancy and the puerperium. Obstet Gynecol 78:37, 1991.

Smith WS, Johnston C, Hemphill JC: Cerebrovascular diseases. In Kasper DL, Fauci AS, Hauser SL, et al (eds): Harrison's Principles of Internal Medicine, 19th ed. McGraw-Hill Education, New York, 2015.

Souza JP, Oliveira-Neto A, Surita FG, et al: The prolongation of somatic support in a pregnant woman with brain-death: a case report. Reprod Health 27:3, 2006.

Sperling JD, Dahlke JD, Huber WJ, et al: The role of headache in the classification and management of hypertensive disorders in pregnancy. Obstet Gynecol 126(2):297, 2015.

Sullivan FM, Swan IR, Donnan PT, et al: Early treatment with prednisolone or acyclovir in Bell's palsy. N Engl J Med 357:1598, 2007.

Thambisetty M, Lavin PJ, Newman NJ, et al: Fulminant idiopathic intracranial hypertension. Neurology 68:229, 2007.

Thomas SV, Ajaykumar B, Sindhu K, et al: Cardiac malformations are increased in infants of mothers with epilepsy. Pediatr Cardiol 29:604, 2008.

Tiel Groenestege AT, Rinkel GJ, van der Bom JG, et al: The risk of aneurysmal subarachnoid hemorrhage during pregnancy, delivery, and the puerperium in the Utrecht population: case-crossover study and standardized incidence ratio estimation. Stroke 40(4):1148, 2009.

Turner K, Piazzini A, Franza A, et al: Epilepsy and postpartum depression. Epilepsia 50(1):24, 2009.

Tversky S, Libman RB, Reppucci ML, et al: Thrombolysis for ischemic stroke during pregnancy: a case report and review of the literature. J Stroke Cerebrovasc Dis 25(10):e167, 2016.

Vajda FJ, Hitchcock A, Graham J, et al: Seizure control in antiepileptic drug-treated pregnancy. Epilepsia 49(1):172, 2008.

VanderPluym J: Cluster headache: Special considerations for treatment of female patients of reproductive age and pediatric patients. Curr Neurol Neurosci Rep 16(1):5, 2016.

van der Worp HB, van Gijn J: Acute ischemic stroke. N Engl J Med 357(6):572, 2007.

Van Teen TR, Panerai RB, Haeri S, et al: Changes in cerebral autoregulation in the second half of pregnancy and compared to non-pregnant controls. Pregnancy Hypertens 6(4):380, 2016.

Viale L, Allotey J, Cheong-See F, et al: Epilepsy in pregnancy and reproductive outcomes: a systematic review and meta-analysis. Lancet 386:1845, 2015.

Vukusic S, Confavreux C: Pregnancy and multiple sclerosis: the children of PRIMS. Clin Neurol Neurosurg 108:266, 2006.

Wabnitz A, Bushnell C: Migraine, cardiovascular disease, and stroke during pregnancy: systematic review of the literature. Cephalalgia 35(2):132, 2015.

Wang IK, Chang SN, Liao CC, et al: Hypertensive disorders in pregnancy and preterm delivery and subsequent stroke in Asian women: a retrospective cohort study. Stroke 42:716, 2011.

Wasay M, Bakshi R, Bobustuc G, et al: Cerebral venous thrombosis: analysis of a multicenter cohort from the United States. J Stroke Cerebrovasc Dis 17:49, 2008.

Wen JC, Liu TC, Chen YH, et al: No increased risk of adverse pregnancy outcomes for women with myasthenia gravis: a nationwide population-based study. Eur J Neurol 16:889, 2009.

Westgren N, Hultling C, Levi R, et al: Pregnancy and delivery in women with a trauma spinal cord injury in Sweden, 1980–1991. Obstet Gynecol 81:926, 1993.

Weston J, Bromley R, Jackson CF, et al: Monotherapy treatment of epilepsy in pregnancy: congenital malformation outcomes in the child. Cochrane Database Syst Rev 11:CD010224, 2016.

Wijdicks EFM, Varelas PN, Gronseth GS, et al: Evidence-based guideline update: determining brain death in adults. Neurology 74:1911, 2010.

Wisoff JH, Kratzert KJ, Handwerker SM, et al: Pregnancy in patients with cerebrospinal fluid shunts: report of a series and review of the literature. Neurosurgery 29:827, 1991.

Wood ME, Frazier JA, Nordeng HM, et al: Longitudinal changes in neurodevelopmental outcomes between 18 and 36 months in children with prenatal triptan exposure: findings from the Norwegian Mother and Child Cohort Study. BMJ Open 6(9):e011971, 2016.

Wyszynski DF, Nambisan M, Surve T, et al: Increased rate of major malformations in offspring exposed to valproate during pregnancy. Neurology 64:961, 2005.

Yager PH, Singhal AV, Nogueira RG: Case 31–2012: an 18-year-old man with blurred vision, dysarthria, and ataxia. N Engl J Med 367:1450, 2012.

Yerby MS: Pregnancy, teratogenesis, and epilepsy. Neurol Clin 12:749, 1994.

Yoshida K, Takahashi JC, Takenobu Y, et al: Strokes associated with pregnancy and puerperium. A nationwide study by the Japan Stroke Society. Stroke 48:276, 2017.

Zeeman GG, Fleckenstein JL, Twickler DM, et al: Cerebral infarction in eclampsia. Am J Obstet Gynecol 190:714, 2004a.

Zeeman GG, Hatab M, Twickler DM: Increased cerebral blood flow in preeclampsia with magnetic resonance imaging. Am J Obstet Gynecol 191:1425, 2004b.

Zeeman GG, Hatab M, Twickler DM: Maternal cerebral blood flow changes in pregnancy. Am J Obstet Gynecol 189:968, 2003.

Zofkie A, Cunningham FG: A 33-year single-center experience with pregnancy-associated strokes. Abstract. Presented at the 38th Annual Meeting of the Society for Maternal-Fetal Medicine. February 1–3, 2018.

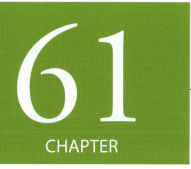

精神障害
Psychiatric Disorders

CHAPTER 61

妊娠に対する心理的調節	1475
気分障害	1478
統合失調症スペクトラム	1483
摂食障害	1484
パーソナリティ障害	1484

The insanity of pregnancy is usually a manifestation of autointoxication, and may be accompanied by melancholic or maniacal symptoms. It usually persists throughout gestation, but disappears shortly after labour, unless the patient has an hereditary tendency to mental derangement.

—J. Whitridge Williams (1903)

精神病は1903年にWilliamsによって簡潔にまとめられ，急性産褥期精神障害は子癇や敗血症の表現型としていた．100年以上経過し，妊娠，および産褥期は非常にストレスが多く精神疾患を引き起こしやすい時期であると認識された．このような疾患は，既往の精神障害の再発や悪化を示したり，新たな疾患発症の原因となりうる．この「Williams Obstetrics」の25版では，精神病の章を記載してまだ2版目である．国民の関心の高まりを強調するために，アメリカ産婦人科学会（ACOG）のGerald F. Joseph Jrは，2009年に問題解決に向けた新たな取り組みとして産後うつ病を宣言した．

妊娠中の精神障害は，出生前のケア不足，薬物乱用，母子の不良転帰と関連し，産後の精神疾患の発生頻度を上昇させる可能性がある（Frieder, 2008）．これらのリスクにもかかわらず，産科従事者は妊娠中の精神的な健康問題に関して対峙したがらなかったり，問題自体を認識しない場合がある．Lyellら（2012）はうつ病の女性の約半分はうつ病の診断がされていないと報告した．しかし周産期の気分障害は，母子関係に悪影響を及ぼすことで母親のメンタルヘルスや社会的機能に多大な影響を及ぼしかねない（Weinberg, 1998）．

アメリカでは，周産期における女性の死因の第1位が自殺であり，大うつ病が自殺企図の最大の予測因子である（Melville, 2010）．2004〜2012年までに，コロラドでは，自傷，自殺，過量服薬が母親の死因の多くを占めていた（Metz, 2016）．Comtoisら（2008）は10年間のワシントン州の入院患者のうち，産後に自殺を図った355人の調査を実施した．自殺のリスクは，薬物乱用で6倍，過去の精神疾患による入院で27倍に増加し，複数回の入院を経験した場合，さらにリスクは増加していた．また，妊娠に関連する自殺の54%が，夫婦間の衝突に関係していた（Palladino, 2011）．

妊娠に対する心理的調節

生化学的な要因と生活上のストレスが，周産期の精神疾患に大きな影響を与える．したがって，妊娠は直接的に精神疾患を悪化させる．つまり，妊娠に伴う性ステロイドとモノアミン神経伝達物質の変化，視床下部-下垂体-副腎系の機能不全，甲状腺機能障害，免疫応答の変化は，すべて気分障害のリスクの増加と関連する（Yonkers, 2011）．これらの変化は，うつ病の家族集積性と

合わせて，妊娠中に単極性大うつ病性障害を発症する可能性があることを示唆している．

女性は，妊娠によるストレス因子にさまざまな形で反応し，胎児の健康，育児，生活習慣の変化，出産の恐怖に対する心配が表面化する．一般的には，不安や睡眠障害，機能障害などを引き起こす（Romero, 2014；Vythilingum, 2008）．しかしLittletonら（2007）によれば，妊娠中の不安症状は，非妊娠女性と同様に心理社会的要因と関連する．知覚ストレスのレベルは，胎児奇形や胎児のハイリスク症例，早産徴候または早産の症例，および他の合併症を有する症例において，著しく高くなる（Alder, 2007；Ross, 2006）．Hippman（2009）らは，胎児の染色体異常のリスクが高い81人の女性に対してうつ病のスクリーニング検査を行ったところ，正常妊娠女性では2.4％が陽性であったのに対し，これらの女性は約半数が陽性であった．

周産期で何か問題があった場合，心理的ストレスを軽減するためにとりうるいくつかのステップがある．たとえばGold（2007）は，死産後の両親が児と触れ合ったり，両親に児の写真や思い出の品を提供することを奨励している．また，睡眠障害に対処することも効果的である（Juulia Paavonen, 2017；Romero, 2014）．

■ 産褥期

産褥期は女性にとって特にストレスの多い時期であり，精神疾患の罹患リスクが高い．最高で15％の女性が分娩6ヵ月以内に非精神病性産後うつ病を発症する（Tam, 2007；Yonkers, 2011）．一部は，産褥期に精神疾患となり，その半数は双極性障害である．抑うつ障害は，重篤な妊娠高血圧腎症や胎児発育不全といった早産の起因となる産科合併症を有する女性に多くみられる．Houstonら（2015）は，出産に対する期待も産後うつのリスクを高めることを示した．

妊娠に直接関連するストレス要因は，周産期うつ病のリスクを上げる．Tarneyら（2015）はWomack軍事病院において，配偶者の軍隊への配置が産後うつ病の因子であると同定した．しかし，もともと双極性障害の既往がある女性においては，これらの要因は躁またはうつ病の進行にあまり影響を及ぼさないようであった（Yonkers, 2011）．

◆ マタニティーブルーズ

産後うつとも呼ばれるこの現象は，一過性に感情が高ぶる反応であり，産後1週間以内に半数の女性が経験する．推定罹病率は，診断基準によって異なるが26〜84％とされる（O'Hara, 2014）．この状態は，一般的に産後4〜5日でピークに達し，10日で正常に戻る（O'Keane, 2011）．

多くの人は幸福感が勝るのに対し，これらの母親は，不眠，涙もろさ，抑うつ，不安感，集中力の低下，苛立ちなどの情緒不安定な状態がみられる．母親は数時間，涙もろい状態となり，その後完全に回復するが翌日にまた繰り返す．支持療法により，この情緒不安定が一過性で生理学的変化によるものであるとわかれば，患者は安心できる．しかし，うつ病やその他の深刻な精神障害へ進行しないか，続けて観察する必要がある．

■ 出生前評価とスクリーニング

ACOG（2016a）とアメリカ予防医学専門委員会は，うつや不安のスクリーニングを周産期に少なくとも一度は受けるよう勧めている（Siu, 2016）．行動や精神の変化は主に妊娠によるものであり，妊娠中の精神障害を同定することは難しい．これらを見分けるために，Yonkers（2011）は集中力の低下といった認知機能の評価を勧めている．子どもが寝ているにもかかわらず過度な不安と不眠を認める場合は，産後うつ病を示唆する．うつ病の要因も検討されていて，本人の既往歴や家族歴も含まれる．

世界中で，うつ病スクリーニングプログラムは進化し続けている（Venkatesh, 2016）．パークランド病院では，初診時にリスクに基づいた簡単な問診票を使って精神疾患のスクリーニングを行い，出産後には産後うつ病の普遍的なスクリーニングを行っている．問診内容は，精神障害，関連する治療，以前または現在の精神疾患の薬物治療，最近の症状などである．性的，身体的もしくは言葉による虐待経験，薬物乱用，パーソナリティ障害もうつ病のリスクを高める（Akman, 2007；Janssen, 2012）．ネグレクトや虐待の既往は，特に若い妊婦のうつ傾向に多大な影響を及ぼす（Meltzer-Brody, 2014）．喫煙やニコチン依存症，肥満も，妊娠中の**すべての**精神障害の増加に

表61-1 うつのスクリーニングツール[a]

スクリーニングツール	質問項目	総所要時間（分）	利用可能なサイト[b]
エジンバラ産後うつ病質問票（EPDS）	10	<5	http://www.fresno.ucsf.edu/pediatrics/downloads/edinburghscale.pdf
こころとからだの質問票（PHQ-9）	9	<5	http://www.integration.samhsa.gov/images/res/PHQ%20-%20Questions.pdf
CES-D うつ病自己評価尺度	20	5〜10	http://www.perinatalweb.org/assets/cms/uploads/files/CES-D.pdf

[a] すべてのうつのスクリーニングツールはスペイン語でも利用可能である。
[b] 無料で利用可能。

関連する（Goodwin, 2007；Molyneaux, 2014）。摂食障害は妊娠によって悪化する可能性があるので，こまめに経過観察する必要がある。

表61-1 に示すさまざまなスクリーニング方法が有効であり，妊娠中や産褥期に使用されている。症状やリスクに基づいたスクリーニングだけでは不十分であるため，これらのどれか一つを使用することが推奨される（ACOG, 2016a）。Cerimele ら（2013）によると，産婦人科医は診療においてうつ病の女性を60%程度見逃している。前述のように，パークランド病院では全患者を対象に，産後初回の診察時にエジンバラ産後うつ病質問票（Edinburgh Postnatal Depression Scale：EPDS）を用いて再度スクリーニングする。17,000人以上の女性のスクリーニング結果の分析によれば，6%の人が軽度もしくは重度の抑うつ状態を示し，このうち12人には自傷の傾向もあった（Nelson, 2013）。同様に Kim ら（2015）は，22,000人以上の女性を対象に妊娠中と産褥期に EPDS を行い，自殺企図について調査した。結果は，産褥期には 3.4% もの女性でうつ病を発症していた。自傷を考えた女性のごく一部に，自殺の計画や意思，手段をもっていた。自殺企図を有する場合，迅速に精神科医に評価と管理について相談する必要がある。

周産期うつ病をスクリーニングしても，その後に適切な治療を行わなければ十分とはいえない（ACOG, 2016a）。つまり，十分な治療を保証するための仕組みが問題である。Nelson ら（2013）は，EPDS スコアが異常高値であった 1,106 人の女性を検討したところ，3/4 以上が正式な精神医学的評価をするための予約を守れなかった。治療の障壁として，治療を受ける難しさ，うつ病である認識，社会的な不名誉などがある（Flynn, 2010；Smith, 2008）。産科と同じ施設の行動保健学の医療提供者を受診した女性は，別の施設を受診した女性と比較し，4倍治療を継続できた（Smith, 2009）。この利点を生かして，パークランド病院では産後のクリニックでメンタルヘルスカウンセラーを配置している。他の産後うつ病に対する取り組みは，家庭訪問や，電話によるピアサポート，対人関係の精神療法がある（Dennis, 2013；Lavender, 2013；Yonemoto, 2017）。Kaiser Permanente は系統的な周産期のメンタルヘルスケアの利益と障壁について記述しているが，ここから周産期のスクリーニングと治療を可能にする将来について読み取ることができる（Avalos, 2016；Flanagan, 2016）。

■ 治療の考慮

多くの精神障害は，カウンセリングと心理療法により改善する。向精神薬が必要な場合もある。治療方針は，医療提供者と患者との間で共有されるのが理想である。特に，向精神薬を服用する女性には，副作用について情報提供する。これらの薬剤については，第12章や ACOG（2016b）の Practice Bulletin No.92 に記載されている。加えて，本章でも論じる。

■ 妊娠転帰

精神疾患と妊娠転帰に関する新たな情報は，母親の精神疾患と早産，低出生体重児，周産期死亡率といった不良転帰と関連がある（Grigoriadis, 2013；Steinberg, 2014；Straub, 2012；Yonkers,

2009).Shaw（2014）らは16,344件の分娩の研究から，心的外傷後ストレス障害と自然早産の関連性を報告した．

家庭内暴力—前述の周産期の精神疾患のリスク因子である—もまた，周産期の不良転帰と関連している（Yost, 2005）．Littletonら（2007）は50の研究をまとめたところ，不安症状は一般的にうつ病と併発するが，周産期における転帰に影響を及ぼさないと結論づけた．

気分障害

「精神障害の診断・統計マニュアル第5版（the Diagnostic and Statistical Manual, Fifth Edition：DSM-5）」は，アメリカ精神医学会（APA）（2013）が出版した最新版である．このマニュアルには，精神障害を分類し，それぞれの診断基準が明示されている．

分類のなかで，うつ病性障害はよくみられる疾患である．アメリカ国立精神衛生研究所（NIMH）（2010）によると，アメリカではうつ病性障害の生涯有病率は21％である．歴史的に，それらには大うつ病である単極性障害と，躁とうつを併せもつ双極性障害である躁うつ病が含まれる．慢性的な軽度うつ病である気分変調性障害も含まれる．

大うつ病

最も一般的なうつ病性障害である．アメリカ人女性で大うつ病エピソードの12ヵ月での有病率は8.2％である（Center for Behavioral Health Statistics and Quality, 2015）．2011～2014年の統計では，アメリカ人女性の16％が過去1ヵ月間に抗うつ薬を使用していた（Pratt, 2017）．表61-2に記載されている症状を基に診断するが，そのすべてが当てはまる患者はほとんどいない．

大うつ病は多因性で，遺伝的および環境要因に影響される．また，罹患者の家族も，アルコール乱用および不安障害を有する．うつ病の契機となる条件には，悲嘆をもたらすライフイベントや薬物乱用，特定の薬の服用，その他の疾患が含まれる．ライフイベントはうつ病の契機となりうるが，そのライフイベントへの反応に遺伝子が影響を及ぼすこともあり，遺伝的要因と環境要因の区別を困難にしている．ある1,200人以上の母親のゲノ

表61-2 うつ病の症状[a]

- 絶望感と/または悲壮感
- 持続的な悲しみ，不安，虚無感
- 罪悪感と/または倦怠感と/または無力感
- 神経過敏，焦燥感
- 性交渉を含む娯楽や趣味などへの興味の喪失
- 疲労，活力の減衰
- 集中，細かい記憶，意思決定の困難
- 不眠，早朝覚醒，もしくは過度の睡眠
- 過食または食思不振
- 自殺念慮や自殺企図
- 治療によって緩和されない持続的な痛みやうずき，頭痛，痙攣，消化器系の問題

[a] すべての患者が同じ症状を経験するものではない．
(Modified with permission from National Institute of Mental Health, 2010)

ムワイド連鎖解析によれば，1番と9番の染色体上の遺伝子変異が，産後気分障害の感受性を上昇させる（Mahon, 2009）．

◆妊娠とうつ

妊娠が抑うつ傾向を悪化・促進させる大きなストレス要因であることは，疑う余地がない．加えて，妊娠はさまざまな事象を誘発する．月経前症候群と更年期うつ病に示されるように，ホルモンは気分に影響を与える．エストロゲンは，セロトニン合成増加・分解減少，およびセロトニン受容体の調節に関与している（Deecher, 2008）．これに合致するように，産後うつ病を経験した女性の多くに，産前のエストロゲン・プロゲステロン値の上昇と，産後の大幅な下降がみられている（Ahokas, 1999）．

Dennisら（2007）は，コクランデータベースを基に，産前うつ病の有病率が平均11％であると報告した．Melvilleら（2010）によると，単一の大学病院で出産前ケアを受けた1,800人以上の女性のうち10％近くに産前うつ病がみられたという．他の報告では，研究規模によって発生率がもっと高いものもある（Gavin, 2005；Hayes, 2012；Lee, 2007）．

◆産後うつ病

大うつ病もしくは小うつ病は，妊産婦の10～20％で産後に発症する（Mental Health America, 2016）．また，単極性大うつ病は，一般女性と比べて褥婦で若干多くみられる（Yonkers, 2011）．母親の若年齢，産前うつ病，未婚，喫煙，集中治

療を要する新生児，妊娠中のストレス因子が産後うつ病と関連している（Ko, 2017；Silverman, 2017）．特に身体的および言語的虐待が産後うつ病の大きなリスクとなる（McFarlane, 2014）．また，児を含めた深刻な産科的な不良転帰も，産後うつ病に強く関連する（Nelson, 2013, 2015）．

うつ病は再発することが多い．過去に産後うつ病を経験した女性のうち最大70％が，それ以降もなんらかの症状を有する．過去に産後うつ病の既往があり，現在"マタニティーブルーズ"である女性は，大うつ病のリスクが非常に高くなる．実際，産後2〜9ヵ月に発症した産後うつ病に対する支援の必要性は，妊娠リスク評価モニタリングシステム（PRAMS）における課題の一つとして，4番目に位置づけられている（Kanotra, 2007）．

産後うつ病は，一般的にあまり認識されず，十分に治療されていない．妊娠中もしくは産後の大うつ病は，その女性本人，子ども，家族に壊滅的な結果をもたらす可能性がある．新米母親の死亡率のうち最も多い理由の一つは自殺であり，精神疾患を有する女性のなかでは最も多い死因である（Koren, 2012；Palladino, 2011）．産後うつ病の女性のうち最大25％は，治療をしなければ1年後にうつ病に進展する．うつ病の期間が長いほど，後遺症や重症度も増す．また，出産から数週間〜数ヵ月間後の母親のうつ病は，子どもの不安定な愛情や行動上の問題につながることがある．

◆うつの治療

妊娠中と産褥期の気分障害の治療は近年めまぐるしい発展を遂げている．Babbittら（2014）とPozziら（2014）は，精神障害を合併する妊婦の出生前と分娩時の治療法に関して解析した．一般的に軽症または中等症のうつ病では，認知行動療法のような心理学的治療がはじめに考慮される（Yonkers, 2011）．妊娠中または産褥期の中等症〜重症のうつ病に対しては，いくつかの心理学的治療に加えて抗うつ薬治療が推奨される（ACOG, 2016b）．

図61-1 に気分障害の治療のアルゴリズムを示す．その治療薬を表61-3 に示す．重症うつ病の女性には，選択的セロトニン再取り込み阻害薬（selective serotonin-reuptake inhibitor：SSRI）

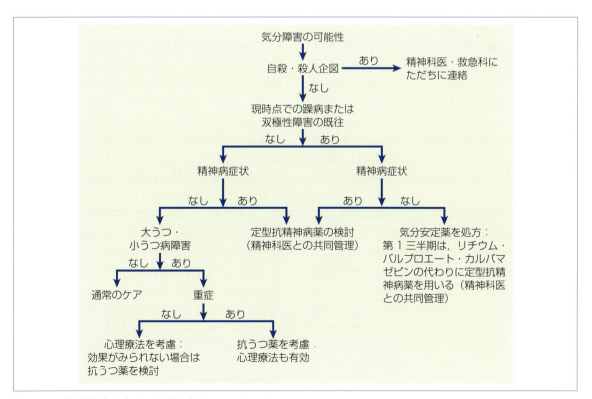

図61-1　気分障害を有する妊婦の治療アルゴリズム

表61-3　妊娠中の主な精神障害に対する治療薬

分　類	薬剤例	備　考
抗うつ薬		
SSRI[a]	シタロプラム，fluoxetine，セルトラリン	心奇形，新生児薬物離脱症候群，肺高血圧症を引き起こす可能性
その他	bupropion，デュロキセチン，nefazodone，venlafaxine	
三環系	アミトリプチリン，desipramine，doxepin，イミプラミン，ノルトリプチリン	現在あまり使用されない 催奇形性の証拠はない
抗精神病薬		
定型	クロルプロマジン，フルフェナジン，ハロペリドール，thiothixene	
非定型	アリピプラゾール，クロザピン，オランザピン，リスペリドン，ziprasidone	
双極性障害		
リチウム[a]	炭酸リチウム	躁病の治療；心臓の催奇形性（エブスタイン奇形）
バルプロ酸[b]		催奇形性あり―神経管障害
カルバマゼピン[b]		抗てんかん薬―ヒダントイン症候群

[a] 第12章参照，[b] 第60章参照．　　　　　　　　　　　　　　　　　　　　（Data from Briggs, 2015; Huybrechts, 2015; Koren, 2012）

をはじめに選択する．現在，三環系抗うつ薬およびモノアミンオキシダーゼ阻害薬はめったに使用されない．最初の6週間でうつ症状が改善された場合，再発防止のために最短6ヵ月間の薬物療法を継続する（Wisner, 2002）．妊娠前に抗うつ薬を服用している女性のうち，少なくとも60％は妊娠中に症状がある．Hayesら（2012）は，妊娠前に抗うつ薬を服用している女性の約3/4は，妊娠前か妊娠初期に中止していた．治療を継続していた女性では約25％が再発していたが，中止した女性では，約70％が再発していた．治療効果が乏しい，もしくは再発が起きた場合は，他のSSRIを使用するか，精神科医との相談を検討する．

さまざまな栄養不足も周産期うつ病と関連があるといわれている（Yonkers, 2011）．これまでに，オメガ3脂肪酸，鉄，葉酸，リボフラビン，ビタミンD，カルシウム，ドコサヘキサエン酸（DHA）といったサプリメントが研究されている（Keenan, 2014；Miller, 2013）．しかし現在，精神障害の予防や改善を目的とした栄養補助食品の使用を支持する根拠は不十分である．

さらに，Huangら（2014）の最近のメタアナリシスから，妊娠中に抗うつ薬を服用した女性は，早産や低出生体重児の発生率が高いことが示され

た．一方で，Rayら（2014）は，妊娠中の抗うつ薬の使用に関するレビューにおいて，相対的な生殖の安全性を示したデータは信頼でき，抗うつ薬はいまだに使用可能なオプションであると結論づけている．新規に産後うつ病エピソードを有した女性の50〜85％は，薬物療法を中止して一定期間の後，再発している．過去に複数回のうつ病の既往がある女性は，より大きなリスクを有する（APA, 2000）．対象症例では，自殺・幼児殺害思考の有無，精神病の出現，治療に対する反応などを観察すべきである．経過中，重症例では入院を要する．

治療における胎児と新生児への影響

表61-3は，治療により胎児・新生児へ影響を与えるとされているもののリストである．これまでの研究より，SSRIが胎児心臓の催奇形リスクを増加させると示唆され，特にパロキセチン（パキシル）が注目されている．学会は，心室中隔欠損（ventricular septal defects：VSD）の原因となるという意見で一致していた．この推定リスクは，曝露された児の1/200人以下と予想される（Koren, 2012）．しかし，ACOG（2016b）は妊婦もしくは妊娠を計画する女性は，パロキセチンの使用を回避するよう推奨している．妊娠初期にパロキセチンに曝露された女性は，胎児心臓超音波

検査の施行を検討すべきである．Jimenez-Solemら（2013）は，SSRI の分析のなかで，妊娠中のSSRI の使用と周産期死亡には関連がないと報告した．Andersen ら（2014）は妊娠初期に SSRIを中止した女性の流産リスクはわずかに上昇するが，妊娠前に SSRI を中止した女性と同等であると報告した．これらを踏まえ，妊娠中の SSRI の治療は，流産を恐れてやめるべきではないと結論づけている．

また，妊娠 20 週以降に SSRI の曝露を受けた児は，新生児遷延性肺高血圧症（persistent pulmonary hypertension of the newborn：PPHN）のリスクが 6 倍上がった（Chambers, 2006）．これは，肺高血圧症全体のリスクで考えると，曝露された児の 1/100 人未満にすぎない（Koren, 2012）．対照的に，北欧諸国における 160 万人の集団コホート研究では，曝露された新生児は PPHN のリスクが 2 倍に増加していた．この推定寄与リスクは，出生 1,000 のうち 2 例であった（Kieler, 2012）．Huybrechts ら（2015）による報告では，12 万人以上の抗うつ薬を内服する妊婦において，PPHN の寄与リスクは出生 1,000 のうち 1 例であった．

要するに，うつ病の治療では，わずかに上昇する周産期リスクよりも妊娠中の SSRI を中止・減量することによる母親のリスクを重要視するべきである（Ornoy, 2017）．セロトニンもしくはノルエピネフリン再取り込み阻害薬による治療を中止した女性は，一般的になんらかの離脱症状が出現する．

当然だが，曝露された新生児の最大 30％に，離脱症状がみられる．症状はオピオイドの離脱に似ているが，一般的に症状はそれよりも軽い．新生児 SSRI 離脱症候群は自然治癒するので，児が新生児室に 5 日以上滞在することはめったにない（Koren, 2009）．現在のところ，このような薬剤の胎児曝露が，長期的に神経行動に影響するという有力な証拠はない（Koren, 2012）．Grzeskowiak ら（2016）は，出生前に抗うつ薬に曝露された 7 歳児において，問題行動を起こすリスクは増加しなかったと報告している．

向精神薬の一部は母乳に移行する．しかしほとんどの場合，その量は非常に少ないか，検出不可である．副作用としては一過性の神経過敏，睡眠障害，および疝痛があげられる．

・電気痙攣療法

電気痙攣療法（electroconvulsive therapy：ECT）はうつ病の治療法で，妊娠中でも薬物療法の効かない女性で必要となる場合がある．ECTを受けた女性は，少なくとも 6 時間絶食する．処置の前には，速効性制酸薬を投与し，誤嚥を避けるため気道を確保する．妊娠中期以降は，大動静脈圧迫による急な低血圧を防ぐため，右股関節の下にウェッジを置く．その他の重要な準備は，頸部の評価，不要な抗コリン薬の中止，子宮および胎児心拍数モニタリング，および経静脈補液である．処置中は，過換気は避けるべきである．ほとんどの場合，処置中の母体および胎児の心拍，血圧，酸素飽和度は正常である．

適切に行えば，母親と胎児へのリスクはそれほど高くないようにみられる（Pinette, 2007）．しかし，ECT を施行した症例で，母児の周産期の不良な転帰についての報告もある．Balki ら（2006）は，ECT によって誘発されたてんかん重積発作の妊婦で，母体の持続的な低血圧が胎児の脳損傷の原因となった可能性について報告している．

妊娠中の ECT の転帰について，少なくとも 2 件のレビューがある．先行のレビューで，Miller（1994）は，300 症例のうち 10％で合併症を認めたと報告している．その内容は胎児不整脈，腟からの出血，腹痛，自然治癒する子宮収縮などであった．処置の準備が不十分であった女性では，誤嚥，大動静脈圧迫，呼吸性アルカローシスのリスクが増加していた．最近のレビューで Andersen ら（2009）が 339 例を報告しているが，先行のレビューとの相同性が示された．ほとんどの症例では，うつ病の治療として ECT が行われ，78％で有効であった．また，ECT に起因する妊産婦合併症が 5％，2 例の胎児死亡を含めた周産期合併症が 3％であった．以上を踏まえて，われわれは Richards（2007）の提案に賛成する．それは，妊娠中の ECT は決して"低リスク"ではなく，積極的な薬物療法に抵抗性を示すうつ病の女性で施行されるべきであるとしている．

双極性および関連障害

NIMH（2010）によれば，躁うつ病の生涯有病率は 3.9％である．これは，妊娠中の女性と妊娠

適齢期の非妊娠女性の間で変わらない（Yonkers, 2011）．双極性障害は強い遺伝的要素を有し，16番染色体と8番染色体上の変異と関連している（Jones, 2007）．一卵性双胎の両方が発病するリスクは40～70％，一親等の発病のリスクは5～10％である（Muller-Oerlinghausen, 2002）．

うつの期間は少なくとも2週間続く．別の期間は，異常に高揚したり，気が大きくなったり，怒りっぽくなるといった躁症状がみられる．躁病の器質的原因としては，薬物乱用，甲状腺機能亢進症，および中枢神経系腫瘍がある．これらは躁うつ病の急性期で除外される．しばしば妊娠により投薬中止が求められ，それが妊娠中の再発リスクを2倍に高めている（Viguera, 2007）．躁うつ病患者の20％が自殺を図る．

◆ 妊娠中の双極性障害

これは，早産といった周産期における不良転帰と関連する（Mei-Dan, 2015）．Di Florioら（2013）は，妊娠合併症を経験した女性は，躁またはうつ状態となる可能性が高いことを示した．また産褥早期に躁病が悪化しやすい．

双極性障害の典型的な治療には，抗精神病薬に加えて，リチウム，バルプロ酸，カルバマゼピンなどの気分安定薬が用いられる（表61-3）．妊娠中の双極性障害の治療は難しく，精神科医との併診が必要である．催奇形性を有する気分安定薬も存在するため，治療の効用とリスクを含めて治療法を決定する必要がある．たとえばリチウムの胎児への曝露は，胎児エブスタイン奇形に関連する．しかし，最近のデータでは，胎児心臓奇形のリスクは以前言及されていたよりも低いと示されている（Micromedex, 2016；Patorno, 2017）．しかしながらリチウムの曝露を受けた胎児に対しては，いまだに心臓超音波検査が推奨されている．数少ないエビデンスではあるが，母乳中のリチウムは，乳児の脱水や未熟性などの理由で排泄が困難であるときに悪影響を与えうる（Davanzo, 2011）．つまり，胎児の状態がよければ，母親のリチウム摂取はある程度安全であると考えられる．他の気分安定薬および抗精神病薬の副作用に関する詳細な議論は，第12章を参照されたい．

◆ 産褥精神病

通常，この重症精神障害は双極性障害であるが，大うつ病に起因している可能性がある（APA, 2013）．発生率は，1,000分娩に1例と推定され，初産や，特に産科合併症を有する女性ではより高くなる（Bergink, 2011；Blackmore, 2006）．多くの場合，症状は産後2週間以内に現れる．初回の精神病エピソードを有する産褥女性を対象とした研究では，症状の発症時期の中央値は産後8日，継続期間の中央値は40日であった（Bergink, 2011）．この基礎疾患をもつ場合，産後に再発するリスクが10～15倍に上るため，綿密な観察が不可欠である．

産褥精神病の最も重要な危険因子は，双極性障害の既往歴である．既往のある女性は，一般的に産後1～2日後など，症状が早期に現れる（Heron, 2007, 2008）．躁病の症状は，興奮や高揚を感じやすく，活動的で精力的，"多弁"，不眠などがある．罹患した女性は，混乱と見当識障害の徴候がみられる一方で，意識清明のエピソードを有することもある．

産後精神病は，次の妊娠時の再発リスクは50％である．このため，Berginkら（2012）は産褥精神病の既往がある女性は，産後すぐにリチウムによる治療を開始することを推奨している．

産褥精神病を伴う双極性障害の臨床経過は，非妊娠女性と同様である．患者は，入院や薬物治療，長期にわたる精神的ケアを必要とする．精神病の女性は，自傷や乳児への傷害につながるような妄想を抱く場合がある．非精神病性うつ病とは異なり，まれに乳児殺害に及ぶこともある（Kim, 2008）．産褥精神病のほとんどの症例は，その後に再発したり，慢性の精神病性躁うつ病を発症する．

■ 不安障害

不安障害は，有病率が18％と比較的よくみられる障害で，パニック発作，パニック障害，社会不安障害，特定の恐怖症，分離不安障害や，全般性不安障害が含まれる．これらは不合理な恐怖，緊張，心配といった症状が特徴であり，震えや吐き気，ほてり・冷え，めまい，呼吸困難，不眠，および頻尿などの生理的変化を伴う（Schneier, 2006）．これらは心理療法や，SSRI，三環系抗うつ薬，モノアミン酸化酵素阻害薬などを用いた薬物療法が適応となる．

◆妊娠中の不安障害

出産適齢期の女性において比較的有病率が高いのにもかかわらず，妊娠中の不安障害に対してほとんど注意が払われていない．ほとんどの報告は，妊娠女性と非妊娠女性の有病率には差がないと結論づけている．また，全般性不安障害を有する妊婦268人を対象とした最近の分析では，妊娠中は症状と重症度ともに軽快していた（Buist, 2011）．

Rossら（2006）のレビューでは，不安障害の一部は，母子関係に重要な影響を及ぼすと結論づけている．また不安障害の一部は，早産や胎児発育不全，神経行動発達の不良とも関連していた（Van den Bergh, 2005）．子宮内で母親の不安障害に曝露した児は，注意欠陥・多動性障害（attention-deficit hyperactivity disorder：ADHD）などの精神神経症状のリスクが高いとされている．Hunterら（2012）は，母親が不安障害である60人の乳児を分析し，特に未治療の女性の子どもにおいて聴覚感覚門（抑制性神経伝達の反射）が損なわれていることを示した．Littletonら（2007）は"不安症状"による妊娠転帰の過度な悪化はみられないとした．ただ例外として，産後うつ病との関連性は認められた（Vythilingum, 2008）．

◆不安障害の治療

不安障害は心理療法，認知行動療法，薬物療法によって，妊娠中も効果的に治療することができる．気分障害と不安障害は，いずれかの障害と診断された女性の半数以上で，もう片方の障害も有する（Frieder, 2008）．表61-3にあげた抗うつ薬は，多くの場合で初期治療となる．

ベンゾジアゼピンは，妊娠前および妊娠中の不安障害やパニック障害の治療に使用される．以前の症例対照研究では，これら中枢神経抑制薬の使用は口唇口蓋裂のリスクを増加させるとされていた．しかし，当該薬を服用した100万人以上の妊婦における最近のメタアナリシスでは，催奇形性のリスクは認められなかった（Enato, 2011）．ベンゾジアゼピンは，妊娠後期に服用する場合は特に，出生後数日～数週間持続する新生児薬物離脱症候群を引き起こす可能性がある．

統合失調症スペクトラム

精神疾患のなかでも重要なこの病態は，成人の1.1％が罹患する（NIMH, 2016）．統合失調症スペクトラムは，妄想，幻覚，まとまりのない思考，混乱，異常な行動，および陰性症状のなかの一つもしくは複数の異常により定義される．陽電子放出断層撮影（positron emission tomography：PET）や機能的磁気共鳴画像（functional magnetic resonance imaging：fMRI）などの脳の画像技術は，統合失調症が脳変性疾患であることを示している．微小な解剖学的異常は早い段階で認められ，時間の経過とともに悪化する．

統合失調症は，遺伝的要素を有しており，一卵性双胎では50％で一致する．片親が統合失調症である場合，子どもの罹患リスクは5～10％である．統合失調症と口蓋心臓顔面症候群の強い関連を示す報告があり，原因遺伝子は22q11染色体上に位置する（Murphy, 2002）．しかし，高度な遺伝子マッピング研究では，統合失調症が単一遺伝子変異に関連しないことを示し，さらに複数のDNA多型が相互作用して統合失調症を引き起こす可能性を示している（Kukshal, 2012）．胎児の将来的な統合失調症に対するその他の危険因子は，母体の鉄欠乏性貧血，糖尿病，母体の急性ストレスである（Insel, 2008；Malaspina, 2008；Van Lieshout, 2008）．しかし，母親のインフルエンザA罹患との関連と同様に，これらはまだ証明されていない．

罹患の徴候は20歳頃に出現し，一般的に作業能力と心理社会的機能は，徐々に悪化する．女性は男性よりも後に発症し，自閉症やその他神経発達異常に罹患しにくい．このため，多くの研究者はエストロゲンに保護作用があると予測している．症状出現の前に結婚し妊娠する場合があるが，適切な治療によって，患者の症状を軽減したり進行を止めたりする．初期徴候から5年以内に，60％は社会的な回復をみせ，50％は雇用されるが，30％は精神障害となり，10％は継続的な入院を要する（APA, 2013）．

■妊娠中の統合失調症

スウェーデンの研究者は，低出生体重児，胎児発育不全，および早産のリスクの増加を指摘して

いるが，ほとんどの研究では，不良な母体転帰はみられていない（Bennedsen, 1999）．Jablenskyら（2005）による 3,000 例以上の統合失調症合併妊娠に関する報告では，胎盤早期剥離が 3 倍に増加したほか，胎児機能不全が（あいまいな定義ではあるが）1.4 倍に増加した．

統合失調症は，薬物療法の中止により再発の可能性が高いため，妊娠中には投薬を継続することが推奨される．表 61-3 に示す "典型的" である定型抗精神病薬が，40 年にわたる服用後も，胎児や母体に不良な転帰を引き起こしたという証拠はない（McKenna, 2005；Robinson, 2012；Yaeger, 2006）．"非定型" 抗精神病薬についてはよく知られていないため，ACOG（2016b）は妊娠・授乳中の女性の使用を推奨していない．有害事象報告を受けて，FDA（2011）は医療従事者に対し，一部の抗精神病薬に関する警告のための安全性情報を発行した．SSRI に曝露された児では，新生児問題行動症候群に似た新生児錐体外路症状や離脱症状が出現した．

摂食障害

摂食障害には，患者が正常な体重を維持することを拒否する，**神経性食思不振症**と，瀉下後や過度の空腹時に起きる，正常な体重を維持するための過食行動である**神経性過食症**がある（Zerbe, 2008）．食行動における障害は，思春期および若年女性に大きな影響を与え，生涯有病率はそれぞれ 2〜3 % である（NIMH, 2016）．

Bulik ら（2009）はノルウェーで，摂食障害とスクリーニングされた約 36,000 人の妊婦において妊娠転帰の研究を行った．約 0.1 %（1,025 人中の 1 例）が神経性食思不振症，0.85 %（120 人中の 1 例）が神経性過食症であった．また 5.1 % は過食性障害と報告された．妊婦有病率の 6 % という数字は，非妊娠女性の 6 ヵ月有病率と類似している（NIMH, 2016）．また過食性障害は，在胎週数に比べて胎児が大きくなるリスクが高まり，付随的に帝王切開率も高まる．摂食障害は皆，やせたいという欲求によって始まり，慢性摂食障害の罹患女性は各サブタイプを行き来することがある（Andersen, 2009）．

■ 妊娠中の摂食障害

妊娠初期の合併症の頻度は，いずれの摂食障害でも妊娠合併症のリスクが増加するが，特に神経性過食症の女性にそれが多くみられる（Andersen, 2009；Hoffman, 2011）．一般的に，摂食障害の症状は妊娠中に改善し，寛解率は 75 % に達する．対照的に，重症妊娠悪阻の典型的な症例は，神経性過食症の新規発症または再燃か，神経性食思不振症の無茶食い排出型である（Torgerson, 2008）．また，食思不振は低出生体重児と関連する（Micali, 2007）．摂食障害に関連するその他のリスクとしては，創傷治癒の遅延や授乳困難があげられる（Andersen, 2009）．少なくとも，摂食障害の既往が疑われる女性では，妊娠中の体重増加を密に観察する必要がある．

これらの女性には産科医，メンタルヘルスプロバイダー，栄養士を含めた他職種チームでケアする必要がある（American Dietetic Association, 2006）．心理療法は摂食障害の治療の基本であり，認知行動療法を含む．神経性食思不振症は，しばしば食事計画による動機づけに反応する（Cardwell, 2013）．摂食障害の女性は産後うつ病にかかりやすい．過食症の女性はボディイメージの認識から出産後に再燃してしまうリスクが特に高い．

パーソナリティ障害

この疾患は，特定の対処方法を慢性的に用いる特徴があり，不適切で型にはまった態度がみられる．柔軟性に欠け頑固な人格特性である．APA（2013）はパーソナリティ障害を三つに分類している．

1. 奇妙さや奇行に特徴づけられる，妄想性，統合失調質，統合失調型パーソナリティ障害
2. 自己中心的で不安定な振る舞いとともに演技的なプレゼンテーションに特徴づけられる，演技性，自己愛性，反社会性，境界性パーソナリティ障害
3. 潜在的な恐怖心や不安に特徴づけられる，回避性，依存性，強迫性，受動攻撃性パーソナリティ障害

これらの障害の出現には，遺伝的および環境要因が関与し，有病率は 20 % に達する．心理療法

で管理するが，ほとんどの罹患者は病識がなく，治療を求めるのはそのうち20％のみである．De Gennaら（2012）は，境界性パーソナリティ障害の女性患者202人の観察研究で，罹患女性が病気の最も深刻な時期においても妊娠をするということを示した．これらは10歳代の意図しない妊娠のリスクを増大させていた．

妊娠中のパーソナリティ障害は，非妊娠時の病状と比べて違いはない．Akmanら（2007）は，回避性，依存性，および強迫性障害が，産後うつ病有病率の増加と関連すると報告した．Magnussonら（2007）は，ある種の**性格特性**（障害ではない）が過度のアルコール消費（必ずしもアルコール中毒や依存症ではない）と関連していることを明らかにした．Conroyら（2010）によると，パーソナリティ障害とうつ病が合併した場合のみ，母親の子どもを世話する能力が著しく下がることが示された．

（訳：松本夏生，高橋有希子）

References

Ahokas A, Kaukoranta J, Aito M: Effect of oestradiol on postpartum depression. Psychopharmacology 146:108, 1999.

Akman C, Uguz F, Kaya N: Postpartum-onset major depression is associated with personality disorders. Compr Psychiatry 48:343, 2007.

Alder J, Fink N, Bitzer J, et al: Depression and anxiety during pregnancy: a risk factor for obstetric, fetal and neonatal outcome? A critical review of the literature. J Matern Fetal Neonatal Med 20:189, 2007.

American College of Obstetricians and Gynecologists: Screening for perinatal depression. Committee Opinion No. 630. May 2015, Reaffirmed 2016a.

American College of Obstetricians and Gynecologists: Use of psychiatric medication during pregnancy and lactation. Practice Bulletin No. 92. April 2008, Reaffirmed 2016b.

American Dietetic Association: Position of the American Dietetic Association: nutritional intervention in the treatment of anorexia nervosa, bulimia nervosa, and other eating disorder. J Am Diet Assoc 106:2073Y2082, 2006.

American Psychiatric Association: Guidelines for the treatment of patients with major depressive disorder (revision). Am J Psychiatry 157:1, 2000.

American Psychiatric Association: The Diagnostic and Statistical Manual of Mental Disorders, 5th ed. (DSM-5). Arlington, American Psychiatric Publishing, 2013.

Andersen AE, Ryan GL: Eating disorders in the obstetric and gynecologic patient population. Obstet Gynecol 114:1353, 2009.

Andersen JT, Andersen NL, Horwitz H, et al: Exposure to selective serotonin reuptake inhibitors in early pregnancy and the risk of miscarriage. Obstet Gynecol 124(4):655, 2014.

Avalos LA, Raine-Bennett T, Chen H, et al: Improved perinatal depression screening, treatment, and outcomes with a universal obstetric program. Obstet Gynecol 127(5):917, 2016.

Babbitt KE, Bailey KJ, Coverdale JH, et al: Professionally responsible intrapartum management of patients with major mental disorders. Am J Obstet Gynecol 210:27, 2014.

Balki M, Castro C, Ananthanarayan C: Status epilepticus after electroconvulsive therapy in a pregnant patient. Int J Obstet Anest 15:325, 2006.

Bennedsen BE, Mortensen PB, Olesen Av, et al: Preterm birth and intra-uterine growth retardation among children of women with schizophrenia. Br J Psychiatry 175:239, 1999.

Bergink V, Bouvy PF, Vervoort JS, et al: Prevention of postpartum psychosis and mania in women at high risk. Am J Psychiatry 169:609, 2012.

Bergink V, van den Berg L, Koorengevel KM, et al: First-onset psychosis occurring in the postpartum period: a prospective cohort study. J Clin Psychiatry 72(11):1531, 2011.

Blackmore ER, Jones I, Doshi M, et al: Obstetric variables associated with bipolar affective puerperal psychosis. Br J Psychiatry 188:32, 2006.

Briggs GG, Freeman RK: Drugs in Pregnancy and Lactation, 10th ed. Philadelphia, Wolters Kluwer, 2015.

Buist A, Gotman N, Yonkers KA: Generalized anxiety disorder: course and risk factors in pregnancy. J Affective Dis 131(1–3):277, 2011.

Bulik CM, Von Holle A, Siega-Riz AM, et al: Birth outcomes in women with eating disorders in the Norwegian mother and child cohort (MoBa). Int J Eat Disord 42(1):9, 2009.

Cardwell MS: Eating disorder during pregnancy. Obstet Gynecol Surv 68(4):312, 2013.

Center for Behavioral Health Statistics and Quality: Behavioral health trends in the United States: results from the 2014 National Survey on Drug Use and Health. HHS Publication No. SMA 15–4927, NSDUH Series H-50, 2015.

Cerimele JM, Vanderlip ER, Croicu CA, et al: Presenting symptoms of women with depression in an obstetrics and gynecology setting. Obstet Gynecol 122(2 Pt 1):313, 2013.

Chambers CD, Hernandez-Diaz S, Van Martin LJ, et al: Selective serotonin-reuptake inhibitors and risk of persistent pulmonary hypertension of the newborn. N Engl J Med 354(6):579, 2006.

Comtois KA, Schiff MA, Grossman DC: Psychiatric risk factors associated with postpartum suicide attempt in Washington state, 1992–2001. Am J Obstet Gynecol 199:120.e1, 2008.

Conroy S, Marks MN, Schacht R, et al: The impact of maternal depression and personality disorder on early infant care. Soc Psychiatry Epidemiol 45(3):285, 2010.

Davanzo R, Copertino M, De Cunto A, et al: Antidepressant drugs and breastfeeding: a review of the literature. Breastfeeding Med 6(2):89, 2011.

Deecher D, Andree TH, Sloan D, et al: From menarche to menopause: exploring the underlying biology of depression in women experiencing hormonal changes. Psychoneuroendocrinology 33:3, 2008.

De Genna NM, Feske U, Larkby C, et al: Pregnancies, abortions, and births among women with and without borderline personality disorder. Women's Health Issues 22(4):e371, 2012.

Dennis CL, Dowswell T: Psychological interventions for preventing postpartum depression. Cochrane Database Syst Rev 2:CD001134, 2013.

Dennis CL, Ross LE, Grigoriadis S: Psychosocial and psychological interventions for treating antenatal depression. Cochrane Database Syst Rev 3:CD006309, 2007.

Di Florio A, Forty L, Gordon-Smith K, et al: Perinatal episodes across the mood disorder spectrum. JAMA Psychiatry 70(2):168, 2013.

Enato E: The fetal safety of benzodiazepines: an updated meta-analysis. J Obstet Gynaecol Can 33(4):319, 2011.

Flanagan T, Avalos LA: Perinatal obstetric office depression screening and treatment: implementation in a health care system. Obstet Gynecol 127(5):911, 2016.

Flynn HA, Henshaw E, O'Mahen H, et al: Patient perspectives on improving the depression referral processes in obstetrics settings: a qualitative study. Gen Hosp Psychiatry 32:9, 2010.

Food and Drug Administration: Antipsychotic drug labels updated on use during pregnancy and risk of abnormal muscle movements and withdrawal symptoms in newborns, 2011. Available at: http://www.fda.gov/Drugs/DrugSafety/ucm243903.htm. Accessed July 12, 2016.

Frieder A, Dunlop AI, Culpepper L, et al: The clinical content of preconception care: women with psychiatric conditions. Am J Obstet Gynecol 199:S328, 2008.

Gavin NI, Gaynes BN, Lohr KN, et al: Perinatal depression: a systematic review of prevalence and incidence. Obstet Gynecol 106:1071, 2005.

Gold KJ, Dalton VK, Schwenk TL: Hospital care for parents after perinatal death. Obstet Gynecol 109:1156, 2007.

Goodwin RD, Keyes K, Simuro N: Mental disorders and nicotine dependence among pregnant women in the United States. Obstet Gynecol 109:875, 2007.

Grigoriadis S, VonderPorten EH, Mamisashvili L, et al: The impact of maternal depression during pregnancy on perinatal outcomes: a systematic review and meta-analysis. J Clin Psychiatry 74(4):e321, 2013.

Grzeskowiak LE, Morrison JL, Henriksen TB, et al: Prenatal antidepressant exposure and child behavioural outcomes at 7 years of age: a study within the Danish National Birth Cohort. BJOG 123(12):1919, 2016.

Hayes RM, Wu P, Shelton RC, et al: Maternal antidepressant use and adverse outcomes: a cohort study of 228,876 pregnancies. Am J Obstet Gynecol 207:49.e1, 2012.

Heron J, Blackmore ER, McGuinnes M, et al: No "latent period" in the onset of bipolar affective puerperal psychosis. Arch Womens Ment Health 10:79, 2007.

Heron J, McGuinness M, Blackmore ER, et al: Early postpartum symptoms in puerperal psychosis. BJOG 115(3):348, 2008.

Hippman C, Oberlander TG, Honer WG, et al: Depression during pregnancy: the potential impact of increased risk for fetal aneuploidy on maternal mood. Clin Genet 75(1):30, 2009.

Hoffman ER, Zerwas SC, Bulik CM: Reproductive issues in anorexia nervosa. Obstet Gynecol 6:403, 2011.

Houston KA, Kaimal AJ, Nakagawa S, et al: Mode of delivery and postpartum depression: the role of patient preferences. Am J Obstet Gynecol 212(2):229.e1, 2015.

Huang H, Coleman S, Bridge JA, et al: A meta-analysis of the relationship between antidepressant use in pregnancy and the risk of preterm birth and low birth weight. Gen Hosp Psychiatry 36(1):13, 2014.

Hunter SK, Mendoza J, D'Anna K: Antidepressants may mitigate the effects of prenatal maternal anxiety on infant auditory sensory gating. Am J Psychiatry 169:616, 2012.

Huybrechts KF, Bateman BT, Palmsten K, et al: Antidepressant use late in pregnancy and risk of persistent pulmonary hypertension of the newborn. JAMA 313(21):2142, 2015.

Insel BJ, Schaefer CA, McKeague IW, et al: Maternal iron deficiency and the risk of schizophrenia in offspring. Arch Gen Psychiatry 65(10):1136, 2008.

Jablensky AV, Morgan V, Zubrick SR, et al: Pregnancy, delivery, and neonatal complications in a population cohort of women with schizophrenia and major affective disorders. Am J Psychiatry 162:79, 2005.

Janssen PA, Heaman MI, Urquia ML, et al: Risk factors for postpartum depression among abused and nonabused women. Am J Obstet Gynecol 207:489.e1, 2012.

Jimenez-Solem E, Andersen JT, Petersen M, et al: SSRI use during pregnancy and risk of stillbirth and neonatal mortality. Am J Psychiatry 170(3):299, 2013.

Jones I, Hamshere M, Nangle JM, et al: Bipolar affective puerperal psychosis: genome-wide significant evidence for linkage to chromosome 16. Am J Psychiatry 164:999, 2007.

Juulia Paavonen E, Saarenpää-Heikkilä O, Pölkki P, et al: Maternal and paternal sleep during pregnancy in the Child-sleepbirth cohort. Sleep Med 29:47, 2017.

Kanotra S, D'Angelo D, Phares TM, et al: Challenges faced by new mothers in the early postpartum period: an analysis of comment data from the 2000 Pregnancy Risk Assessment Monitoring System (PRAMS) Survey. Matern Child Health J 11(6):549, 2007.

Keenan K, Hipwell AE, Bortner J, et al: Association between fatty acid supplementation and prenatal stress in African Americans: a randomized controlled trial. Obstet Gynecol 124(6):1080, 2014.

Kieler H, Artama M, Engeland A, et al: Selective serotonin reuptake inhibitors during pregnancy and risk of persistent pulmonary hypertension in the newborn: population based cohort study from the five Nordic countries. BMJ 344:d8012, 2012.

Kim JH, Choi SS, Ha K: A closer look at depression in mothers who kill their children: is it unipolar or bipolar depression? J Clin Psychiatry 69(10):1625, 2008.

Kim JJ, La Porte LM, Saleh MP, et al: Suicide risk among perinatal women who report thoughts of self-harm on depression screens. Obstet Gynecol 125(4):885, 2015.

Ko JY, Rockhill KM, Tong VT, et al: Trends in Postpartum Depressive Symptoms-27 States, 2004, 2008, and 2012. MMWR 66(6):153, 2017.

Koren G, Finkelstein Y, Matsui D, et al: Diagnosis and management of poor neonatal adaptation syndrome in newborns exposed in utero to selective serotonin/norepinephrine reuptake inhibitors. J Obstet Gynaecol Can 31(4):348, 2009.

Koren G, Nordeng H: Antidepressant use during pregnancy: the benefit-risk ratio. Am J Obstet Gynecol 207:157, 2012.

Kukshal P, Thelma BK, Nimgaonkar VL, et al: Genetics of schizophrenia from a clinical perspective. Int Rev Psychiatry 24(5):393, 2012.

Lavender T, Richens Y, Milan SJ, et al: Telephone support for women during pregnancy and the first six weeks postpartum. Cochrane Database Syst Rev 7:CD009338, 2013.

Lee AM, Lam SK, Lau SM, et al: Prevalence, course, and risk factors for antenatal anxiety and depression. Obstet Gynecol 110:1102, 2007.

Littleton HL, Breitkopf CR, Berenson AB: Correlates of anxiety symptoms during pregnancy and association with perinatal outcomes: a meta-analysis. Am J Obstet Gynecol 196(5):424, 2007.

Lyell DJ, Chambers AS, Steidtmann D, et al: Antenatal identification of major depressive disorder: a cohort study. Am J Obstet Gynecol 207(6):506.e1, 2012.

Magnusson Å, Göransson M, Heilig M: Hazardous alcohol users during pregnancy: psychiatric health and personality traits. Drug Alcohol Depend 89:275, 2007.

Mahon P, Payne JL, MacKinnon DF, et al: Genome-wide linkage and follow-up association study of postpartum mood symptoms. Am J Psychiatry 166:1229, 2009.

Malaspina D, Corcoran C, Kleinhaus KR, et al: Acute maternal stress in pregnancy and schizophrenia in offspring: a cohort prospective. BMC Psychiatry 8:71, 2008.

McFarlane J, Maddoux J, Cesario S, et al: Effect of abuse during pregnancy on maternal and child safety and functioning for 24 months after delivery. Obstet Gynecol 123(4):839, 2014.

McKenna K, Koren G, Tetelbaum M, et al: Pregnancy outcome of women using atypical antipsychotic drugs: a prospective comparative study. J Clin Psychiatry 66:444, 2005.

Mei-Dan E, Ray JG, Vigod SN, et al: Perinatal outcomes among women with bipolar disorder: a population-based cohort study. Am J Obstet Gynecol 212(3):367.e1, 2015.

Meltzer-Brody S: Treating perinatal depression: risks and stigma. Obstet Gynecol 124(4):653, 2014.

Melville JL, Gavin A, Guo Y, et al: Depressive disorders during pregnancy. Obstet Gynecol 116:1064, 2010.

Mental Health America: Postpartum disorders. 2016. Available at: http://www.mentalhealthamerica.net/conditions/postpartum-disorders. Accessed July 12, 2016.

Metz TD, Rovner P, Allshouse AA, et al: Maternal deaths from suicide and drug overdose in Colorado. Am J Obstet Gynecol 214(1):S126, 2016.

Micali N, Simonoff E, Treasure J: Risk of major adverse perinatal outcomes in women with eating disorders. Br J Psychiatry 190:255, 2007.

Micromedex: Lithium. Available at: http://www.micromedexsolutions.com/micromedex2/librarian/PFDefaultActionId/evidencexpert.DoIntegratedSearch. Accessed June 29, 2016.

Miller BJ, Murray L, Beckman MM, et al: Dietary supplements for preventing postnatal depression. Cochrane Database Syst Rev 10:CD009104, 2013.

Miller LJ: Use of electroconvulsive therapy during pregnancy. Hosp Community Psychiatry 45:444, 1994.

Molyneaux E, Poston L, Ashurst-Williams S, et al: Obesity and mental disorders during pregnancy and postpartum: a systematic review and meta-analysis. Obstet Gynecol 123(4):857, 2014.

Muller-Oerlinghausen B, Berghofer A, Bauer M: Bipolar disorder. Lancet 359:241, 2002.

Murphy KC: Schizophrenia and velocardiofacial syndrome. Lancet 359(9304):426, 2002.

National Institute of Mental Health: Spotlight on postpartum depression. 2010. Available at: http://www.nimh.nih.gov/about/director/2010/spotlight-on-postpartum-depression.shtml. Accessed July 12, 2016.

National Institute of Mental Health: The numbers count: mental disorders in America. NIH Publication No. 06–4584, 2016.

Nelson DB, Doty M, McIntire DD, et al: Rates and precipitating factors for postpartum depression following screening in consecutive births. J Matern Fetal Neonatal Med 11:1, 2015.

Nelson DB, Freeman MP, Johnson NL, et al: A prospective study of postpartum depression in 17648 parturients. J Matern Fetal Neonatal Med 26(12):1156, 2013.

O'Hara MW, Wisner KL: Perinatal mental illness: definition, description and aetiology. Best Pract Res Clin Obstet Gynaecol 28(1):3, 2014.

O'Keane V, Lightman S, Patrick K, et al: Changes in the maternal hypothalamic-pituitary-adrenal axis during the early puerperium may be related to the postpartum blues. J Neuroendocrinol 23(11):1149, 2011.

Ornoy A, Koren G: Selective serotonin reuptake inhibitors during pregnancy: do we have now more definite answers related to prenatal exposure. Birth Defects Res 109(12):898, 2017.

Palladino CL, Singh V, Campbell H, et al: Homicide and suicide during the perinatal period: findings from the National Violent Death Reporting System. Obstet Gynecol 118(5):1056, 2011.

Patorno E, Huybrechts KF, Bateman BT, et al: Lithium use in pregnancy and the risk of cardiac malformations. N Engl J Med 376(23):2245, 2017.

Pinette MG, Santarpio C, Wax JR, et al: Electroconvulsive therapy in pregnancy. Obstet Gynecol 110:465, 2007.

Pozzi RA, Yee LM, Brown K, et al: Pregnancy in the severely mentally ill patient as an opportunity for global coordination of care. Am J Obstet Gynecol 210:32, 2014.

Pratt LA, Brody DJ, Gu Q: antidepressant use among persons aged 12 and over: United States, 2011–2014. NCHS Data Brief 283:1, 2017.

Ray S, Stowe ZN: The use of antidepressant medication in pregnancy. Best Pract Res Clin Obstet Gynaecol 28(1):71, 2014.

Richards DS: Is electroconvulsive therapy in pregnancy safe? Obstet Gynecol 110:451, 2007.

Robinson GE: Treatment of schizophrenia in pregnancy and postpartum. J Popul Ther Clin Pharmacol 19(3):e380, 2012.

Romero R, Badr MS: A role for sleep disorders in pregnancy complications: challenges and opportunities. Am J Obstet Gynecol 210:3, 2014.

Ross LE, McLean LM: Anxiety disorders during pregnancy and the postpartum period: a systematic review. J Clin Psychiatry 67:1285, 2006.

Schneier FR: Clinical practice. Social anxiety disorder. N Engl J Med 355(10):1029, 2006.

Shaw JG, Asch SM, Kimerling R, et al: Posttraumatic stress disorder and risk of spontaneous preterm birth. Obstet Gynecol 124(6):1111, 2014.

Silverman ME, Reichenberg A, Savitz DA, et al: The risk factors for postpartum depression: a population-based study. Depress Anxiety 34(2):178, 2017.

Siu AL, US Preventive Services Task Force (USPSTF), Bibbins-Domingo K, et al: Screening for depression in adults: US Preventive Services Task Force recommendation statement. JAMA 315(4):380, 2016.

Smith MV, Busser D, Ganann R, et al: Women's care-seeking experiences after referral for postpartum depression. Qual Health Res 18:1161, 2008.

Smith MV, Howell H, Wang H, et al: Success of mental health referral among pregnant and postpartum women with psychiatric distress. Gen Hosp Psychiatry 31(2):155, 2009.

Steinberg JR, McCulloch CE, Adler NE: Abortion and mental health: findings from the National Comorbidity Survey Replication. Obstet Gynecol 123:263, 2014.

Straub H, Adams M, Kim JJ, et al: Antenatal depressive symptoms increase the likelihood of preterm birth. Am J Obstet Gynecol 207:329.e1, 2012.

Tam WH, Chung T: Psychosomatic disorders in pregnancy. Curr Opin Obstet Gynecol 19:126, 2007.

Tarney CM, Berry-Caban C, Jain RB, et al: Association of spouse deployment on pregnancy outcomes in a U.S. military population. Obstet Gynecol 126(3):569, 2015.

Torgerson L, Von Holle A, Reichborn-Kjennerud T, et al: Nausea and vomiting of pregnancy in women with bulimia nervosa and eating disorders not otherwise specified. Int J Eat Disord 41:722, 2008.

Van den Bergh BR, Mulder EJ, Mennes M, et al: Antenatal maternal anxiety and stress and the neurobehavioural development of the fetus and child: links and possible mechanisms. A review. Neurosci Biobehav Rev 29(2):237, 2005.

Van Lieshout RJ, Voruganti LP: Diabetes mellitus during pregnancy and increased risk of schizophrenia in offspring: a review of the evidence and putative mechanisms. J Psychiatry Neurosci 33(5):395, 2008.

Venkatesh KK, Kaimal A, Nadel H, et al: Implementation of universal screening for depression during pregnancy: feasibility and impact on obstetric care. 215(4):517.e1, 2016.

Viguera AC, Whitfield T, Baldessarini RJ, et al: Risk of recurrence in women with bipolar disorder during pregnancy: prospective study of mood stabilizer discontinuation. Am J Psychiatry 164(12):1817, 2007.

Vythilingum B: Anxiety disorders in pregnancy. Curr Psychiatry Rep 10(4):331, 2008.

Weinberg MK, Tronick EZ: The impact of maternal illness on infant development. J Clin Psychiatry 59:53, 1998.

Wisner KL, Parry BL, Piontek CM: Postpartum depression. N Engl J Med 347:194, 2002.

Yaeger D, Smith HG, Altshuler LL: Atypical antipsychotics in the treatment of schizophrenia during pregnancy and the postpartum. Am J Psychiatry 163:2064, 2006.

Yonemoto N, Dowswell T, Nagai S, et al: Schedules for home visits in early postpartum period. Cochrane Database Syst Rev 8:CD009326, 2017.

Yonkers KA, Vigod S, Ross LE: Diagnosis, pathophysiology, and management of mood disorders in pregnant and postpartum women. Obstet Gynecol 117:961, 2011.

Yonkers KA, Wisner KL, Stewart DE, et al: The management of depression during pregnancy: a report from the American Psychiatric Association and the American College of Obstetricians and Gynecologists. Obstet Gynecol 114:703, 2009.

Yost NP, Bloom SL, McIntire DD, et al: A prospective observational study of domestic violence during pregnancy. Obstet Gynecol 106(1):61, 2005.

Zerbe KJ, Rosenberg J: Eating disorders. Clinical Updates in Women's Health Care. American College of Obstetricians and Gynecologists, Vol VII, No. 1, January 2008.

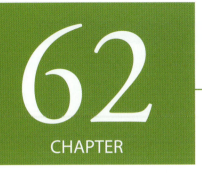

CHAPTER 62 皮膚疾患
Dermatological Disorders

妊娠期特有の皮膚疾患 ……………………… 1489
妊娠に特異的でない皮膚疾患 ……………… 1492
皮膚科学的治療法 …………………………… 1494

> *Herpes Gestationis—This disease, more frequently known as dermatitis herpetiformis is an inflammatory superficially seated multiform herpetiform eruption, which is characterized by erythematous, vesicular, pustular, and bullous lesions.*
> —J. Whitridge Williams (1903)

■ 妊娠期特有の皮膚疾患

妊娠性胆汁うっ滞，妊娠性瘙痒性丘疹（pruritic urticarial papules and plaques of pregnancy：PUPPP），妊娠性痒疹（atopic eruption of pregnancy：AEP），そして妊娠性類天疱瘡（pemphigoid gestationis：PG）といった四つの皮膚疾患が妊娠に特有な疾患としてあげられる（表 62-1）。これらの疾患はあわせて妊婦の 5％で認められる（Chander, 2011）。これらの肉眼所見はみな類似しており，瘙痒感が 4 疾患共通の症状である。妊娠性胆汁うっ滞と PG のみが，胎児の予後に悪影響を与える。

■ 妊娠性胆汁うっ滞

以前は瘙痒性妊娠悪阻と称していて，妊婦の 0.5％に認められる（Wikström Shemer, 2013）。他の妊娠期特有の皮膚疾患と比較して，妊娠性胆汁うっ滞には一般的に明らかな皮膚病変はない。めったに発疹が瘙痒に先行せず，瘙痒は異常な血清中の胆汁酸濃度の上昇と相関があり，肝内アミノトランスフェラーゼもまた軽度に上昇している（Chao, 2011）。こうした状況が，胎児の予後と関連しており，それについては，第 55 章の詳細を参照にされたい。

■ 妊娠性類天疱瘡（PG）

このめずらしい自己免疫性水疱性疾患では，母体や胎児への影響は顕著である。はじめは瘙痒性丘疹と蕁麻疹斑が形成され，そして多くの場合 1 ～ 2 週間後に水疱が出現する。病変は頻繁に臍部周囲に拡散し，そして粘膜や頭皮や顔面を覆っている小さな皮膚表面にもしばしば進展していく（図 62-1）。

以前は**妊娠性疱疹**（herpes gestationis）と称されていたが，ヘルペスウイルスが関与していなかった。母体の免疫グロブリン G（immunoglobulin G：IgG）抗体の初期反応は，羊膜上皮と皮膚の基底膜に認められる XVII コラーゲンに対して行われる（Kelly, 1988；Shimanovich, 2002）。XVII コラーゲンはまた，水疱性類天疱瘡 180（bullous pemphigoid 180：BP180）と称される。羊膜や皮膚内にあって，コラーゲン XVII と結合する自己抗体は，補体を活性化して，基底膜上で抗原-抗体複合体への好酸球の遊走を促進する。好酸球性脱顆粒は，表皮と真皮の接合部にダメージを与えて水疱を形成する（Engineer, 2000）。

◆ 妊　娠

多くの場合，PG は初めての妊娠において発症し，絨毛性疾患とはほとんど関係ない（Matsumo-

表 62-1　妊娠特有の皮膚疾患

疾患名	頻度	臨床的特徴	妊娠への影響	治療法
妊娠性胆汁うっ滞	一般的	原発巣はなく，引っ掻きによるすり傷に続発する．	周産期罹患率の増加	痒み止め，コレスチラミン，ウルソデオキシコール酸
妊娠性瘙痒性丘疹（PUPPP）	一般的	紅斑性の瘙痒性丘疹や斑点．腹部，大腿，殿部に斑状または広汎性に存在し，特に皮膚線条部に出現するが臍部には少ない．	なし	痒み止め，皮膚軟化薬，局所副腎皮質ステロイド薬，症状が深刻なら経口ステロイド薬
妊娠性痒疹（AEP）			なし	
妊娠性湿疹	一般的	乾燥した，鱗状赤色斑．四肢関節，首，顔面にできる．		
妊娠性痒疹	一般的	外表面つまり体幹表面にできる，1〜5 mm 大の瘙痒性赤色丘疹．		
妊娠中の瘙痒性毛包炎	まれ	体幹にある小赤色丘疹，無菌性膿疱．		
妊娠性類天疱瘡（PG）	まれ	紅斑性の丘疹，斑点，小水疱そして水疱．臍部を含む腹部，四肢にできる．	早産，胎児発育不全，一過性新生児疾病	

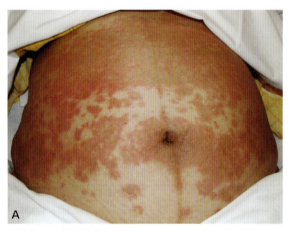 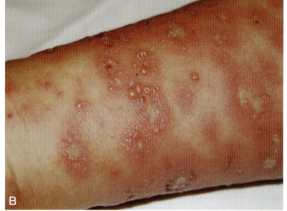

図 62-1　妊娠性類天疱瘡
A. 概して，腹部病変は臍部に及ぶ．
B. 手首と前腕部の水疱．

(Used with permission from Dr. Kara Ehlers)

to, 2013；Takatsuka, 2012). 1 回目の妊娠で発症した場合，次回妊娠でも繰り返すことが多く，通常より早期に発症し，より重症化する（Tani, 2015). 白人女性の頻度は高く，また罹患女性では他の自己免疫疾患がしばしば認められる（Shornick, 1984, 1992).

PG は第 2 三半期または第 3 三半期に発症するが，産後の発症や増悪もある（Lawley, 1978). 分娩前はしばしば増悪寛解する．PG は，特に早期発症や水疱形成がある場合には早産や胎児発育障害に関与する（Al-Saif, 2016；Chi, 2009). 理論的には，これらは IgG による軽度胎盤機能障害と羊膜の基底膜に沿って補体が沈着することにより生じるとされる（Huilaja, 2013). このため，発症した妊婦に対しては詳細な検査を行うことが賢明である．

約 5〜10％の症例で，母体から受動的に移行する IgG 抗体が新生児期に類似皮膚疾患を引き起

こす（Erickson, 2002）．これらの皮疹は創傷ケアのみ必要であり，受動的に移行したIgGレベルが減少していくことで，数週間以内に自然寛解する．分娩後緩徐に，母体にある病変部分は瘢痕なく改善し，多くの女性では6ヵ月後には無病となる（Jenkins, 1999）．しかしながら，なかには回復が遅延する場合や，生理中や経口避妊薬内服中に病変が悪化するような場合もある（Semkova, 2009）．

◆ 診断と治療

水疱形成以前には，これらの病変部分はPUPPPに類似するかもしれない．鑑別疾患として，膿疱性乾癬，ヘルペス状皮膚炎，多形性紅斑，線状IgA水疱性皮膚症，蕁麻疹，アレルギー性接触皮膚炎，水疱性類天疱瘡，そして妊娠期のアトピー性皮膚炎があがる（Lipozenčić, 2012）．薬剤誘発性水疱形成症候群もまた除外されなければならず，なかには致死的なものもある．例としては，Stevens-Johnson症候群や中毒性表皮壊死症があげられる（Stern, 2012）．

皮膚生検や血清抗体価の定量は有益である．皮膚組織の免疫蛍光染色は，診断においてゴールドスタンダードであり，表皮と真皮の間の基底膜に沿って，C3補体や時にIgGが沈着して認められる（Katz, 1976）．また，多くの場合において，患者血清中にコラーゲンXVIIに対する循環IgG抗体を検出できる（Powell, 2005；Sitaru, 2004）．

瘙痒症状は深刻となることもある．初期経過では，局所高力価副腎皮質ステロイドや経口抗ヒスタミン製剤は効果的かもしれない．経口プレドニゾン（0.5～1 mg/kg，連日服用し維持量まで徐々に漸減）が，症状の軽減や新病変の予防のために不可欠になる可能性がある．難治性症例では，血漿交換や高用量静脈内免疫グロブリン（intravenous immunoglobulin：IVIG）療法，またシクロスポリンが施行される（Huilaja, 2015；Ko, 2014；Van de Wiel, 1980）．

■ 妊娠性瘙痒性丘疹（PUPPP）

この比較的一般的な妊娠期特有の皮膚疾患は，蕁麻疹状斑が融合する瘙痒性の強い1～2mmの紅斑性丘疹であることや妊娠期の良性反応であるということにより特徴づけられる．また，**多形妊娠性発疹**として知られており，PUPPPは通常妊

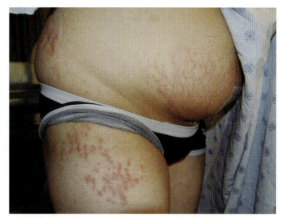

図62-2 妊娠性瘙痒性丘疹（PUPPP）
殿部や大腿近位部，腹部の皮膚線条に小さな丘疹が散見される．

娠期に遅延性に発症する（Rudolph, 2005）．まれではあるが，分娩後に発症することもある（Park, 2013）．罹患女性の97％で，皮疹が腹部と近位大腿部に現れる（図62-2）．病変はしばしば初期には皮膚線条内に形成されるが，臍周囲には少ない．顔面，手掌そして足底にはめったに現れない（High, 2005）．白人初産婦や多胎妊娠や男児妊娠女性において，より頻繁に認められる（Regnier, 2008）．次回妊娠では，めったに発症しない（Ahmadi, 2005）．原因は不明だが，自己免疫性疾患とは関係がない（Lawley, 1979）．

PUPPPは，多くの皮疹と比較される．鑑別疾患は，接触性皮膚炎，薬疹，ウイルス性発疹，昆虫咬傷，疥癬の蔓延，バラ状粃糠疹，そして他の妊娠期特有の皮膚疾患である．また，水疱化する前の初期のPGとも類似していることがある．困難な症例では両者を鑑別するのに，皮膚生検や血清コラーゲンXVII抗体価の陰性が役立つかもしれない．瘙痒は通常経口抗ヒスタミン薬，皮膚軟化薬そして局所副腎皮質ステロイドを用いた治療が奏効するであろう．少数の女性では，深刻な瘙痒を除去するための副腎皮質ステロイドの全身投与が必要になるだろう（Scheinfeld, 2008）．

PUPPPはたいてい，分娩後数日で消失し瘢痕化しない．しかしながら，15～20％の女性では分娩後2～4週間も症状が持続する（Vaughan Jones, 1999）．

■ 妊娠性痒疹（AEP）

こうした包括的な用語は，すべてに当てはまるわけではなく，以前は別々に考えられていた三つの状態—つまり，妊娠中の湿疹，妊娠中の痒疹そして妊娠中の瘙痒性毛包炎—を含んでいる（Ambros-Rudolph, 2006）．AEP罹患女性の2/3は広範囲にわたる湿疹性変化があり，その一方で，残り1/3は丘疹を認める〔アメリカ皮膚科学会（AAD），2011〕．全体として，これらは胎児に有害作用を及ぼさない．アトピーの既往や発疹の特徴が，診断に非常に有用である．

妊娠中の湿疹（妊娠性湿疹）は従来の湿疹の出現と同様であるが，妊娠中に発症するものである．最も一般的な妊娠特有の皮膚疾患であり，病変の皮膚は乾燥，肥厚，鱗状の赤色斑を呈し，四肢関節，乳頭，頸部，顔面にできる．対照的に，妊娠中の痒疹として知られる**妊娠性痒疹**は，一般的に伸筋表面や体幹部に認められる5〜10 mmの大きさで，瘙痒感を伴う，紅斑性丘疹または小結節が特徴である．最後に，**妊娠期の瘙痒性毛囊炎**であるが，まれで，とても小さな紅斑性毛囊性丘疹であり，主に体幹部に認められる無菌性の膿疱である．すべての発症時期は，第2三半期または第3三半期であるが，妊娠性湿疹は他の二つより早期に進行するかもしれない．すべての病変は一般的に分娩とともに改善するが，分娩後3ヵ月まで持続することがある．次回妊娠時の再発はさまざまであるが，一般的である．

診断は，除外診断である．正常妊娠を超えない濃度まで血清胆汁酸値が上昇し，アミノトランスフェラーゼ値は正常値である．PGでの血清学的特徴は認めない．妊娠性湿疹の女性の多くは血清IgE値が上昇するが，一方，残り二つの他のAEP皮膚症ではそれは認められない（Ambros-Rudolph, 2011）．

三つすべての症状には，皮膚病変と瘙痒感は弱いまたは中程度の副腎皮質ステロイド局所投与と経口抗ヒスタミン薬でたいていコントロールできる．重症の湿疹に対しては，第2選択薬として短期的な最強の副腎皮質ステロイドの局所投与があげられる．しかしながら，いくつかの症例では経口副腎皮質ステロイド薬，狭帯域UVBまたはシクロスポリンが，時に必要とされる（Lehrhoff, 2013）．

妊娠に特異的でない皮膚疾患

いくつかの急性または慢性皮膚疾患は，妊娠に併発する．慢性疾患のいくつかを報告する．

■ 尋常性痤瘡

この一般的な慢性皮膚疾患は妊娠により予想外に悪化することがあり，必要なら過酸化ベンゾイル単剤，または局所エリスロマイシンか局所クリンダマイシンとの併用で治療される（Zaenglein, 2016）．これらの組み合わせにおいて，過酸化ベンゾイルは*Propionibacterium acnes*の薬剤抵抗性を最小化する．アゼライン酸はカテゴリーBに属し代替薬となる．局所サリチル酸はカテゴリーCであるが，市販薬の統計から安全であると考えられている（Murase, 2014）．トレチノイン，アダパレンを含む，局所レチノイド薬もまた安全な薬剤にみえるが，カテゴリーCであり，妊娠中特に第1三半期の間では可能なら投与を避けることが最善であろう（Kaplan, 2015；Panchaud, 2012）．局所タザロテンは禁忌である．重症なケースでは，エリスロマイシンやアジスロマイシン，セファゾリンまたはアモキシシリンを含む経口抗菌薬投与を過酸化ベンゾイルとともに投与する．全身性の抗菌薬投与は理想的には第2三半期以降で，投与期間は4〜6週間が望ましい（Chien, 2016）．

■ 乾癬または膿疱性乾癬

この慢性的な皮膚疾患もまた，妊娠期間中さまざまな経過をたどるが，分娩後の再燃は一般的である（Oumeish, 2006）．まず皮膚軟化薬や弱いまたは中程度の副腎皮質ステロイドを局所投与する．治療抵抗性のある場合，強力または最強の局所副腎皮質ステロイド薬が第2，3三半期においては安全と思われる．紫外線B光線療法は次なる治療として使用される．最後に，シクロスポリン，全身性副腎皮質ステロイド投与，またはアダリムマブやエタネルセプト，インフリキシマブなどのtumor necrosis factor（TNF）-αアンタゴニストが妊娠中の第3選択薬となる（Bae, 2012）．全体として，乾癬合併妊娠での有害事象の増加は報告されていない（Bobotsis, 2016）．重症例では，低出生体重児の危険性が若干上昇するといく

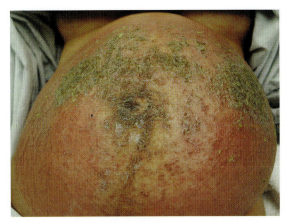

図 62-3　妊娠中の膿疱性乾癬
紅斑性で，しばしば瘙痒性があり，やがて拡大し痂皮化する無菌性膿疱に囲まれた局面で構成される．
（Used with permission from Dr. Paul Slocum）

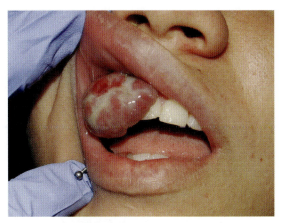

図 62-4　化膿性肉芽腫
有茎性または無茎性である小葉からなる赤色突起物が特徴である．少しの傷でも，これらの血管病変は易出血性である．
（Used with permission from Dr. Abel Moron）

つかの文献で報告されている（Lima, 2012；Yang, 2011）．また，一般的に，乾癬患者はうつ病と高い相関率がある（Bandoli, 2017；Cohen, 2016）．

乾癬では，慢性的な斑点の多様性が最も一般的である．対照的に，**妊娠中の汎発性膿疱性乾癬**では，重症全身症状が進行する可能性がある．以前はヘルペス状膿痂疹といわれていた，このまれな膿疱形成は紅斑性で，しばしば瘙痒性があり，やがて拡大し痂皮化する無菌性膿疱に囲まれた局面で構成される（図 62-3）．初期病変には，間擦性部位が含まれるが，体幹，四肢そして口腔粘膜に及ぶ．全身症状は一般的である．検体検査では低カルシウム血症，赤沈速度上昇，白血球増加症，低アルブミン血症がある（Lehrhoff, 2013）．広範囲にわたる病変は，続発性感染から敗血症に至ったり，循環血液量減少と胎盤機能不全で大量の水分が失われたりする可能性がある．初回治療としては，経口プレドニン，シクロスポリン，インフリキシマブ，局所副腎皮質ステロイド，または局所カルシポトリエンが用いられる（Robinson, 2012）．光線療法は次なる治療である．二次感染に対しては経静脈的抗菌薬投与が用いられる（Huang, 2011）．膿疱性乾癬は，産褥期には即座に改善するが，次の妊娠時や月経出現時や経口避妊薬内服時に再発すると報告されている（Roth, 2011）．

■ 結節性紅斑

紅斑性結節は，妊娠を含む多くの疾患と関係のある皮下脂肪の炎症による皮膚反応である．その他には感染症，サルコイドーシス，薬剤，Behçet症候群，炎症性腸疾患または悪性新生物が原因となっている（Mert, 2007；Papagrigoraki, 2010）．特徴としては，1～6 cm 大の圧痛のある，赤色の，新しい小結節や斑点が四肢伸側に急速に進展する．数日以内に，病変部は平らになり，そして病変の色彩は暗赤紫色から黄緑色まで変化する．全身症状が出現することもある．初期評価や治療は，基礎となっている病因に焦点を当てる．症状は 1～6 週間程度で瘢痕なく，色素沈着を残すことがあるが自然に軽快する（Acosta, 2013）．

■ 化膿性肉芽腫

化膿性肉芽腫は妊娠中にしばしばみられる（図 62-4）．これは，名前としては不適切かもしれないが，化膿性肉芽腫は局所の低刺激や外傷に反応して口や手に出現する一般的な小葉毛細管血管腫である．それらは急速に成長し，ちょっとした刺激で出血する．そこからの活動性出血は，圧迫と棒状の硝酸銀やモンセル液の湿布（次硫酸鉄）でコントロールできる．これらの成長は産後数ヵ月以内にしばしば改善する．しかし分娩前に症候性に増悪したり，分娩後の永続的な病変や診断不明な場合では，縫合やメスを使用した除去，電気外科的搔爬，レーザー光凝固や凍結療法が用いられ

る．口腔内病変については，口腔内の専門家に任せるのが最善であろう．

■ 神経線維腫症

カフェオレ斑，腋窩や鼠径の小斑点，虹彩の良性結節（Lisch 結節），視神経膠腫は良性皮膚神経線維腫に典型的である．神経線維腫症は妊娠中に大きさと数を増加させる（Cesaretti, 2013；Dugoff, 1996）．より一般的な 1 型神経線維腫症では，妊娠高血圧腎症や早産合併妊娠が高率であるとされる（Leppävirta, 2017；Terry, 2013）．2 型神経線維腫症では，いくつかの文献において妊娠高血圧腎症のリスクとなるとされている（Terry, 2015）．出生前遺伝検査は，どちらの型においても可能である（Merker, 2015；Spits, 2007）．

■ その他の皮膚疾患

劇症酒皶様発疹は顔面に出現する膿皮症としても知られている．めったに妊娠時に併発しない顔面にできる膿疱で，癒合性のある排出洞が特徴である．抗菌薬の局所や経口投与は初期治療であるが，外科的ドレナージや副腎皮質ステロイドもまた使用される（Fuentelsaz, 2011；Jarrett, 2010）．

化膿性汗腺炎は妊娠期に軽快するといわれているが，われわれの経験では評価できるほどに変化はない．新規病変を防ぐために，1 日 2 回の 1％クリンダマイシンゲルの 12 週間投与が選択される．病変の伸展を妨げるために経口アモキシシリン・クラブラン酸または経口クリンダマイシンを 7 ～ 10 日投与し補足することもある（Margesson, 2014）．その他の治療法は Perng ら（2017）によってレビューされている．

他の皮膚疾患として多毛症や黒色腫（第 63 章参照），皮膚ループス（第 59 章参照），色素沈着症（第 4 章参照）そして感染症発症時にみられる皮膚病変（第 64 章，第 65 章参照）などがあげられる．

皮膚科学的治療法

局所のスキンケア，経口抗ヒスタミン薬そして局所副腎皮質ステロイド薬は，多くの皮膚疾患に対し一般的に使用される．経口抗ヒスタミン薬は瘙痒に対して使用される．適切な選択としては，第 1 世代薬であるジフェンヒドラミン（Benadryl）を 6 時間ごとに 25 ～ 50 mg を投与したり，またはクロルフェニラミン（Chlor-Trimeton）を 6 時間ごとに 4 mg 投与したりする．第 2 世代薬〔ロラタジン（Claritin）を毎日 10 mg，セチリジン（Zyrtec）を毎日 5 ～ 10 mg〕は眠気を起こす作用も少なく，妊娠中使用もまたカテゴリーBである．

何百という局所副腎皮質ステロイド薬が使用可能であり，アメリカでは効果により七つのグループに分類している．皮膚疾患の初期治療には，弱いまたは中程度の効果をもつ薬剤が選ばれる．弱い効果の薬剤にはグループ 6 や 7 が属し，たとえば 1％のヒドロコルチゾンや 0.05％のデソニド（DesOwen）といったものが含まれる．中程度の薬剤にはグループ 3，4，5 が属し，たとえば 0.1％のトリアムシノロンアセトニド（Aristocort）や 0.1％のフランカルボン酸モメタゾン（Elocon）といったものが含まれる．強力の薬剤には，グループ 2 が属し，たとえば 0.05％のジプロピオン酸ベタメタゾン（Diprolen）といったものが含まれる．最強の薬剤にはグループ 1 が属し，たとえば 0.05％のプロピオン酸クロベタゾール（Temovate）といったものが含まれ，難治性障害の場合に用意され，そして表面に小さく 2 ～ 4 週間のみ使用される．

弱いもしくは中程度のステロイドの薬剤では，妊娠に悪影響を及ぼさない．一方で強力および最強ステロイドの薬剤では，長期使用に限り胎児発育不全のリスクが少しある（Chi, 2013, 2015）．この場合でさえ，副腎皮質ステロイドの全身投与ほどの危険はない．重要なことは，局所投与では治療される皮膚表面が広いこと，表皮のバリアーが損なわれた状態，密閉性のドレッシング，遷延した治療持続期間そして吸収を促進する局所薬の同時投与などで全身吸収が増加することである．

皮膚疾患に用いられるその他の治療薬は幅広い．妊娠中や授乳中において，Murase（2014）と Butler（2014）は，そのほとんどをエビデンスを基に表に編集した．妊娠期を避ける治療薬として，メトトレキサート，ソラーレンを併用した UVA，ミコフェノール酸モフェチル，podophyllin，そしてレチノイド全身投与が含まれる．これらについての詳細は第 12 章を参照にされたい．細菌感染は皮膚疾患の続発性合併症であり，グラム陽性

菌を網羅した経口抗菌薬で即座に治療する．

（訳：小池勇輝，松井仁志）

References

Acosta KA, Haver MC, Kelly B: Etiology and therapeutic management of erythema nodosum during pregnancy: an update. Am J Clin Dermatol 14(3):215, 2013.

Ahmadi S, Powell FC: Pruritic urticarial papules and plaques of pregnancy: current status. Australas J Dermatol 46(2):53, 2005.

Al-Saif F, Elisa A, Al-Homidy A, et al: Retrospective analysis of pemphigoid gestationis in 32 Saudi patients—clinicopathological features and a literature review. J Reprod Immunol 116:42, 2016.

Ambros-Rudolph CM: Dermatoses of pregnancy—clues to diagnosis, fetal risk and therapy. Ann Dermatol 23(3):265, 2011.

Ambros-Rudolph CM, Müllegger RR, Vaughan-Jones SA, et al: The specific dermatoses of pregnancy revisited and reclassified: results of a retrospective two-center study on 505 pregnant patients. J Am Acad Dermatol 54:395, 2006.

American Academy of Dermatology: Learning module: dermatoses in pregnancy. 2011. Available at: https://www.aad.org/education/basic-derm-curriculum/suggested-order-of-modules/dermatoses-in-pregnancy. Accessed May 17, 2016.

Bae YS, Van Voorhees AS, Hsu S, et al: Review of treatment options for psoriasis in pregnant or lactating women: from the Medical Board of the National Psoriasis Foundation. J Am Acad Dermatol 67(3):459, 2012.

Bandoli G, Chambers CD: Autoimmune conditions and comorbid depression in pregnancy: examining the risk of preterm birth and preeclampsia. J Perinatol 37(10):1082, 2017.

Bobotsis R, Gulliver WP, Monaghan K, et al: Psoriasis and adverse pregnancy outcomes: a systematic review of observational studies. Br J Dermatol 175(3):464, 2016.

Butler DC, Heller MM, Murase JE: Safety of dermatologic medications in pregnancy and lactation: Part II. Lactation. J Am Acad Dermatol 70(3):417.e1, 2014.

Cesaretti C, Melloni G, Quagliarini D: Neurofibromatosis type 1 and pregnancy: maternal complications and attitudes about prenatal diagnosis. Am J Med Genet A 161A (2):386, 2013.

Chander R, Garg T, Kakkar S, et al: Specific pregnancy dermatoses in 1430 females from Northern India. J Dermatol Case Rep 5(4):69, 2011.

Chao TT, Sheffield JS: Primary dermatologic findings with early-onset intrahepatic cholestasis of pregnancy. Obstet Gynecol 117:456, 2011.

Chi CC, Wang SH, Charles-Holmes R, et al: Pemphigoid gestationis: early onset and blister formations are associated with adverse pregnancy outcomes. Br J Dermatol 160(6):1222, 2009.

Chi CC, Wang SH, Mayon-White R: Pregnancy outcomes after maternal exposure to topical corticosteroids: a UK population-based cohort study. JAMA Dermatol 149(11):1274, 2013.

Chi CC, Wang SH, Wojnarowska F, et al: Safety of topical corticosteroids in pregnancy. Cochrane Database Syst Rev 10:CD007346, 2015.

Chien AL, Qi J, Rainer B, et al: Treatment of acne in pregnancy. J Am Board Fam Med 29(2):254, 2016.

Cohen BE, Martires KJ, Ho RS: Psoriasis and the risk of depression in the US population: national health and nutrition examination survey 2009-2012. JAMA Dermatol 152(1):73, 2016.

Dugoff L, Sujansky E: Neurofibromatosis type 1 and pregnancy. Am J Med Genet 66(1):7, 1996.

Engineer L, Bhol K, Ahmed AR: Pemphigoid gestationis: a review. Am J Obstet Gynecol 183(2):483, 2000.

Erickson NI, Ellis RL: Neonatal rash due to herpes gestationis. N Engl J Med 347(9):660, 2002.

Fuentelsaz V, Ara M, Corredera C, et al: Rosacea fulminans in pregnancy: successful treatment with azithromycin. Clin Exp Dermatol 36(6):674, 2011.

High WA, Hoang MP, Miller MD: Pruritic urticarial papules and plaques of pregnancy with unusual and extensive palmoplantar involvement. Obstet Gynecol 105:1261, 2005.

Huang YH, Chen YP, Liang CC, et al: Impetigo herpetiformis with gestational hypertension: a case report and literature review. Dermatology 222(3):221, 2011.

Huilaja L, Mäkikallio K, Hannula-Jouppi K, et al: Cyclosporine treatment in severe gestational pemphigoid. Acta Derm Venereol 95(5):593, 2015.

Huilaja L, Mäkikallio K, Sormunen R, et al: Gestational pemphigoid: placental morphology and function. Acta Derm Venereol 93(1):33, 2013.

Jarrett R, Gonsalves R, Anstey AV: Differing obstetric outcomes of rosacea fulminans in pregnancy: report of three cases with review of pathogenesis and management. Clin Exp Dermatol 35(8):888, 2010.

Jenkins RE, Hern S, Black MM: Clinical features and management of 87 patients with pemphigoid gestationis. Clin Exp Dermatol 24(4):255, 1999.

Kaplan YC, Ozsarfati J, Etwel F, et al: Pregnancy outcomes following first-trimester exposure to topical retinoids: a systematic review and meta-analysis. Br J Dermatol 173(5):1132, 2015.

Katz SI, Hertz KC, Yaoita H: Herpes gestationis. Immunopathology and characterization of the HG factor. J Clin Invest 57(6):1434, 1976.

Kelly SE, Bhogal BS, Wojnarowska F, et al: Expression of a pemphigoid gestationis-related antigen by human placenta. Br J Dermatol 118:605, 1988.

Ko BJ, Whang KU: Intravenous immunoglobulin therapy for persistent pemphigoid gestationis with steroid induced iatrogenic Cushing's syndrome. Ann Dermatol 26(5):661, 2014.

Lawley TJ, Hertz KC, Wade TR, et al: Pruritic urticarial papules and plaques of pregnancy. JAMA 241(16):1696, 1979.

Lawley TJ, Stingl G, Katz SI: Fetal and maternal risk factors in herpes gestationis. Arch Dermatol 114(4):552, 1978.

Lehrhoff S, Pomeranz MK: Specific dermatoses of pregnancy and their treatment. Dermatol Ther 26(4):274, 2013.

Leppävirta J, Kallionpää RA, Uusitalo E, et al: The pregnancy in neurofibromatosis 1: A retrospective register-based total population study. Am J Med Genet A 173(10):2641, 2017.

Lima XT, Janakiraman V, Hughes MD, et al: The impact of psoriasis on pregnancy outcomes. J Invest Dermatol 132(1):85, 2012.

Lipozenčić J, Ljubojevic S, Bukvić-Mokos Z: Pemphigoid gestationis. Clin Dermatol 30(1):51, 2012.

Margesson LJ, Danby FW: Hidradenitis suppurativa. Best Pract Res Clin Obstet Gynaecol 28(7):1013, 2014.

Matsumoto N, Osada M, Kaneko K, et al: Pemphigoid gestationis after spontaneous expulsion of a massive complete hydatidiform mole. Case Rep Obstet Gynecol 267268, 2013.

Merker VL, Murphy TP, Hughes JB, et al: Outcomes of preimplantation genetic diagnosis in neurofibromatosis type 1. Fertil Steril 103(3):761, 2015.

Mert A, Kumbasar H, Ozaras R, et al: Erythema nodosum: an evaluation of 100 cases. Clin Exp Rheumatol 25(4):563, 2007.

Murase JE, Heller MM, Butler DC: Safety of dermatologic medications in pregnancy and lactation: part I. Pregnancy. J Am Acad Dermatol 70(3):401.e1, 2014.

Oumeish OY, Al-Fouzan AW: Miscellaneous diseases affected by pregnancy. Clin Dermatol 24:113, 2006.

Panchaud A, Csajka C, Merlob P, et al: Pregnancy outcome following exposure to topical retinoids: a multicenter prospective study. J Clin Pharmacol 52(12):1844, 2012.

Papagrigoraki A, Gisondi P, Rosina P, et al: Erythema nodosum: etiological factors and relapses in a retrospective cohort study. Eur J Dermatol 20(6):773, 2010.

Park SY, Kim JH, Lee WS: Pruritic urticarial papules and plaques of pregnancy with unique distribution developing in postpartum period. Ann Dermatol 25(4):506, 2013.

Perng P, Zampella JG, Okoye GA: Management of hidradenitis suppurativa in pregnancy. J Am Acad Dermatol 76(5):979, 2017.

Powell AM, Sakuma-Oyama Y, Oyama N, et al: Usefulness of BP180 NC16a enzyme-linked immunosorbent assay in the serodiagnosis of pemphigoid gestationis and in differentiating between pemphigoid gestationis and pruritic urticarial papules and plaques of pregnancy. Arch Dermatol 141(6):705, 2005.

Regnier S, Fermand V, Levy P, et al: A case-control study of polymorphic eruption of pregnancy. J Am Acad Dermatol 58(1):63, 2008.

Robinson A, Van Voorhees AS, Hsu S, et al: Treatment of pustular psoriasis: from the Medical Board of the National Psoriasis Foundation. J Am Acad Dermatol 67(2):279, 2012.

Roth MM: Pregnancy dermatoses: diagnosis, management, and controversies. Am J Clin Dermatol 12(1):25, 2011.

Rudolph CM, Al-Fares S, Vaughan-Jones SA, et al: Polymorphic eruption of pregnancy: clinicopathology and potential trigger factors in 181 patients. Br J Dermatol 154:54, 2005.

Scheinfeld N: Pruritic urticarial papules and plaques of pregnancy wholly abated with one week twice daily application of fluticasone propionate lotion: a case report and review of the literature. Dermatol Online 14(11):4, 2008.

Segal D, Holcberg G, Sapir O, et al: Neurofibromatosis in pregnancy. Maternal and perinatal outcome. Eur J Obstet Gynecol Reprod Biol 84(1):59, 1999.

Semkova K, Black M: Pemphigoid gestationis: current insights into pathogenesis and treatment. Eur J Obstet Gynecol Reprod Biol 145(2):138, 2009.

Shimanovich I, Skrobek C, Rose C, et al: Pemphigoid gestationis with predominant involvement of oral mucous membranes and IgA autoantibodies targeting the C-terminus of BP180. J Am Acad Dermatol 47:780, 2002.

Shornick JK, Black MM: Fetal risks in herpes gestationis. J Am Acad Dermatol 26:63, 1992.

Shornick JK, Meek TJ, Nesbitt LT, et al: Herpes gestationis in blacks. Arch Dermatol 120(4):511, 1984.

Sitaru C, Powell J, Messer G, et al: Immunoblotting and enzyme-linked immunosorbent assay for the diagnosis of pemphigoid gestationis. Obstet Gynecol 103(4):757, 2004.

Spits C, De Rycke M, Van Ranst N, et al: Preimplantation genetic diagnosis for cancer predisposition syndromes. Prenat Diagn 27(5):447, 2007.

Stern RS: Exanthematous drug eruptions. N Engl J Med 366:2492, 2012.

Takatsuka Y, Komine M, Ohtsuki M: Pemphigoid gestationis with a complete hydatidiform mole. J Dermatol 39(5):474, 2012.

Tani N, Kimura Y, Koga H, et al: Clinical and immunological profiles of 25 patients with pemphigoid gestationis. Br J Dermatol 172(1):120, 2015.

Terry AR, Barker FG 2nd, Leffert L, et al: Neurofibromatosis type 1 and pregnancy complications: a population-based study. Am J Obstet Gynecol 209(1):46.e1, 2013.

Terry AR, Merker VL, Barker FG 2nd, et al: Pregnancy complications in women with rare tumor suppressor syndromes affecting central and peripheral nervous system. Am J Obstet Gynecol 213(1):108, 2015.

Van de Wiel A, Hart HC, Flinterman J, et al: Plasma exchange in herpes gestationis. BMJ 281:1041, 1980.

Vaughan Jones SA, Hern S, Nelson-Piercy C, et al: A prospective study of 200 women with dermatoses of pregnancy correlating clinical findings with hormonal and immunopathological profiles. Br J Dermatol 141:71, 1999.

Wikström Shemer E, Marschall HU, Ludvigsson JF, et al: Intrahepatic cholestasis of pregnancy and associated adverse pregnancy and fetal outcomes: a 12-year population-based cohort study. BJOG 120(6):717, 2012.

Yang YW, Chen CS, Chen YH, et al: Psoriasis and pregnancy outcomes: a nationwide population-based study. J Am Acad Dermatol 64(1):71, 2011.

Zaenglein AL, Pathy AL, Schlosser BJ, et al: Guidelines of care for the management of acne vulgaris. J Am Acad Dermatol 74(5):945, 2016.

63 腫瘍性疾患
Neoplastic Disorders

妊娠中の癌治療	1498
生殖器系の腫瘍	1500
乳癌	1510
甲状腺癌	1512
リンパ腫	1512
悪性黒色腫	1514
消化器癌	1515
その他の腫瘍	1515

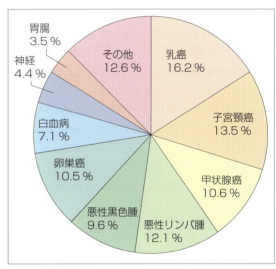

図 63-1　California Cancer Registry の妊娠中または分娩 12 ヵ月以内の女性 485 万人における悪性腫瘍の割合　(Data from Smith, 2003)

> Any excessive enlargement of the abdomen or the appearance of pressure symptoms should always lead one to make a careful examination, and in not a few cases a tumour will be found occupying the pelvic cavity. In rare instances malignant tumours of the rectum may so obstruct the pelvic canal as to render caesarean section imperative.
> 　　　　　　　　　—J. Whitridge Williams (1903)

　いずれの腫瘍も妊娠に合併する可能性があり，本書に記載されているようにしばしば健診で発見される．現在の画像診断により多くの腫瘍が分娩前に発見されている．ほとんどの腫瘍は良性であり，子宮平滑筋腫や卵巣嚢腫が最も頻度が高い．

　妊娠中に悪性腫瘍を発症する頻度はおよそ 1,000 妊娠に 1 例である（Parazzini, 2017；Salani, 2014）．1/3 は妊娠中に診断されるが，それ以外は分娩から 12 ヵ月以内に診断される．妊娠中にみられる悪性腫瘍の内訳を示す（図 63-1）．乳癌は 5,000 妊娠に 1 例，甲状腺癌は 7,000 妊娠に 1 例，子宮頸癌は 8,500 妊娠に 1 例の頻度で認められる（Smith, 2003）．これらと悪性リンパ腫，悪性黒色腫を合わせると妊娠中の悪性腫瘍の約 65 % を占める（Eibye, 2013）．卵巣癌，子宮体癌，乳癌といった悪性腫瘍では，出産歴が多いことが防御因子になると報告されている（Högnäs, 2014）．

　妊娠中の癌の管理は胎児への影響を考慮する必要があるため，治療は個々の症例ごとに選択する必要がある．癌の種類や進行期に加え，治療を変更または遅延させることにより生じるリスクを説明したうえで妊娠継続の意思を確認し，治療方針を決定する必要がある．

妊娠中の癌治療

■ 手術

癌に適応される手術は診断，進行期の決定，治療を目的として行われる．幸いにも生殖器系に干渉しない手術は母体および胎児に十分許容される（第46章参照）．多くの手術は古典的には流産のリスクを最小限にするために妊娠12〜14週まで延期されてきたが，その必要はないと思われる．われわれは母体の健康を優先し，妊娠週数に関係なく手術を行うべきであると考えている．

妊娠と悪性腫瘍はいずれも静脈血栓症（venous thromboembolism：VTE）の危険因子である．Bleauら（2016）の研究では骨髄性白血病，Hodgkin病，子宮頸癌，卵巣癌を合併している妊婦では，合併していない妊婦と比較しVTEを発症する危険性が高かったと報告した．一方，脳腫瘍や甲状腺癌，悪性黒色腫，リンパ性白血病においては血栓の危険性は上がらなかった．しかし現在のガイドラインでは悪性腫瘍手術を受ける妊婦のVTE予防に関する記載はみられない．たとえば予定している手術の内容にもよるが，予防的低分子ヘパリン，弾性ストッキング，間欠的空気圧迫法の併用が望ましいと思われる（第52章参照）．

■ 画像診断

超音波検査は妊娠中において好ましい画像検査である．しかし一方，アメリカ産婦人科学会（ACOG）（2017a）では，ほとんどの放射線画像検査によるX線曝露は非常に少量であり，治療に直接影響する場合は延期するべきではないとしている（第46章参照）．MRIは妊娠中のどの時期においても安全に行うことができるが，第1三半期をすぎてから行われることが多い．ガドリニウム造影剤は第1三半期での使用は避け，その後も有益性がリスクを上回る場合にのみ使用するべきである〔アメリカ放射線医学会（ACR），2016；Kanal，2013〕．CTは電離放射線のために用いられることは少なく，検査に関連した線量は第46章に記載されている．したがってCTは妊娠中の急性期疾患，たとえば肺塞栓症や腸閉塞，閉塞性腎疾患，急性神経学的事象が起こった際の評価に最もよく使用される．CTの精度を上げるために経口や経静脈的コントラストを加えてもよい．これらに既知の胎児への悪影響はなく，授乳を中断する必要はない．最後に，放射性同位体は妊娠中でも比較的安全であり，表46-8に放射性同位体が示されている．

■ 放射線治療

放射線治療は照射量，腫瘍の位置，照射範囲によっては，胎児への放射線曝露が著しくなることがある．潜在的悪影響には胎児奇形や知的障害，成長制限や不妊，発癌が含まれる（Brent，1999；Stovall，1995）．受精後2週間以内の被曝は概して染色体損傷や胎児死亡をもたらす．次に最も影響を受けやすい時期は2〜8週間の器官形成期であり，被曝は奇形の原因となりうる．これらは0.1〜0.2 Gy以上の閾線量で起こりうる．8〜25週の期間は胎児の中枢神経系が特に影響を受けやすい．知的障害をもたらす閾線量は妊娠8〜15週ではおよそ0.06 Gy，妊娠16〜25週ではおよそ0.25 Gyである（Kal，2005；Otake，1996）．妊娠期間の放射線治療の被曝は安全とは考えられていないが，妊娠25週以降では感受性は少なくなる．このように，母体の腹部への照射線治療は禁忌である．しかし，横隔膜より上部の頭頸部癌への照射線治療は腹部を遮蔽することで比較的安全に行うことができる（Amant，2015a）．

■ 化学療法

多様な抗腫瘍薬が初回治療または補助療法として用いられる．化学療法は母体の長期予後を改善することがあるが，なるべく妊娠中の使用は避けたい．奇形や成長制限，知的障害，将来的な小児癌の危険性が胎児への影響として心配される．危険性は主に胎児の曝露された時期によるが，ほとんどの薬剤は器官形成期である第1三半期において潜在的に有害である．実際に主な奇形の14％は，第1三半期に細胞障害性の薬剤にさらされることで生じるという報告がある（National Toxicology program，2013）．

第1三半期をすぎてからは，ほとんどの抗腫瘍薬は直接的に明らかな胎児への有害事象を起こすことはない（Abdel-Hady，2012；Vercruysse，2016）．同様に後期の突然変異誘発効果は限定的なようである（Amant，2015b；Cardonick，2015）．

いつも実行可能なわけではないが，分娩が予想される3週間以内は好中球減少また汎血球減少により母体の感染や出血のリスクがあり化学療法は避けるべきとの意見もある．そのほかに，新生児では抗腫瘍薬代謝物質の肝臓，腎臓での除去能力には限界があることを考慮する必要がある（Ko, 2011）．このためほとんどの細胞障害性の化学療法薬剤は授乳中には禁忌である（Pistilli, 2013）．

■ 分子療法

造血を促す薬剤は癌治療において日常的に使用される．これらには顆粒球コロニー刺激因子フィルグラスチム（Neupogen）やペグフィルグラスチム（Neulasta）が含まれる．もし妊娠中に必要な場合，データには限りがあるがこれらの薬剤の安全性を支持している（Boxer, 2015）．エリスロポエチンアルファ（Procrit）は赤血球を刺激するが，症例報告では妊娠中でも安全と報告されている（Sienas, 2013）．しかしながら母体の高血圧は，既知の潜在的危険因子である．

■ 標的療法

標的療法には，モノクローナル抗体と低分子阻害薬といった主に二つのタイプが存在する．両者とも癌細胞の成長にかかわる特異酵素やタンパクや他の分子の活動を阻害する．これらの薬剤は増え続ける癌に対する治療のために開発され，そのいくつかは後述の特定の腫瘍の項目で解説する．これらの化合物のほとんどがFDAでclass Dに分類され，妊娠中や授乳中の効果に関しては情報が不十分である．

これらの薬剤の多くは，細胞分裂や分化やアポトーシスに関係するシグナル経路を調整する重要な酵素であるチロシンキナーゼを標的としている．第1三半期の使用では胎児毒性や催奇形性はこれらに起因する．したがってこの特定の標的薬剤群は，妊婦への潜在的利益が胎児への潜在的リスクを上回ると考えられる場合にのみ，妊娠中の使用が考慮される（Lodish, 2013）．

他の薬剤のうち，モノクローナル抗体トラスツズマブ（ハーセプチン）は，乳癌が発現するヒト上皮増殖因子受容体2型（human epidermal growth factor receptor type 2：HER2）を阻害する．催奇形性ではないが第2，第3三半期での使用は，羊水過少と関連し，薬物を中止すると可逆的であるようにみえる（Sarno, 2013；Zagouri, 2013b）．他のHER2阻害薬では報告が少ないため，妊娠中には避けたほうがよいと考えられる（Lambertini, 2015）．

■ 化学療法後の妊孕性と妊娠

化学療法や放射線治療後に妊孕性が低下する可能性がある．癌治療の前にカウンセリングが行われることが理想的であり，これに関するガイドラインが作成されている〔アメリカ生殖医学会（ASRM），2013a；Lambertini, 2016；Loren, 2013；Peccatori, 2013〕．治療に先立って胚や卵母細胞を凍結保存することは，妊孕性温存の観点から許容されている（ASRM, 2013b, c）．骨盤照射が計画されている場合は，卵巣の外科的移動が考慮される．この場合，卵巣および卵巣への血液供給は骨盤から行われ，臍から3～4cm上の部位で側腹壁に固定される．ある調査では，放射線療法のタイプによって65～94％の割合で卵巣機能が温存されたと報告されている（Gubbala, 2014）．またこうした卵巣移動では，後の体外受精が計画されている場合，腹腔内の卵子を回収する必要がある（ASRM, 2013a）．

最近の報告によると，性腺刺激ホルモン放出ホルモン作用物質による卵巣機能抑制は有益ではない（Elgindy, 2015）．現時点では，卵巣組織の凍結保存は研究対象と考えられている．これらの方法は現在委託されたセンターに限られている．

癌生存者の報告により，幼児期または成人期の放射線治療や化学療法の薬剤のほとんどは，曝露しても先天的異常や子孫への遺伝病のリスクを有意には増加させないことが示唆されている（Haggar, 2014；Signorello, 2012；Stensheim, 2013；Winther, 2012）．化学療法を受けた児における研究でも，有害な産科的結果に一致する関連性は示せていない（Melin, 2015；Reulen, 2009）．癌の治療を受けた成人に関するデータは限られており，いくつかの研究では早産や帝王切開の出産率が若干高いと報告されている（Haggar, 2014；Stensheim, 2013）．

注目すべきは，従来の腹骨盤放射線治療は新生児の転帰に，より確信的に影響を及ぼすことである．副作用には流産率の上昇，低出生体重児，死

産，早産が含まれる（Signorello, 2006, 2010；Winther, 2008）．放射線は子宮体積の減少，子宮内膜の菲薄化，子宮への血流の減少を引き起こすことで，生殖能力を低下させる可能性がある（Critchley, 1992；Larsen, 2004）．子宮への直接的な放射やより若年での放射線療法で，より強い効果がみられる（Teh, 2014）．

重要なのは，多くの癌生存者は生殖補助医療によって妊娠し，それ自体は産科的危険性を伴うことである．これについては第8章で述べられている．

■ 胎盤転移

腫瘍はまれに胎盤に転移をきたす．第6章で述べられているように，最も起こりやすいのは悪性黒色腫，白血病，悪性リンパ腫そして乳癌である（Al-Adnani, 2007）．これらの疾患と，その他のすべての悪性腫瘍をもつ女性の胎盤は病理学的な評価を行うべきである．腫瘍細胞は絨毛間腔に限局しているため胎児への転移はまれである．

生殖器系の腫瘍

良性腫瘍は一般によくみられ，子宮筋腫，卵巣腫瘍，子宮頸管ポリープが含まれる．これらの器官に発生する癌も妊娠を複雑にする可能性があり，なかでも子宮頸癌が大多数を占める（図63-2）．

■ 子宮頸部

◆ 子宮頸管ポリープ

子宮頸管ポリープは上皮に覆われた良性の子宮頸管間質の過形成である．典型的には子宮頸管から外側に発育するさまざまなサイズの，単一で，赤く，細長い肉厚の腫瘤である．典型的には良性であるが，出血し細胞診の判定が非定型腺細胞（atypical glandular cells of undetermined significance：AGUS）となることがある．これらのポリープの切除および組織学的検査では，最大0.5％で異形成と診断され，最大0.1％の悪性転化がみられる（Esim Buyukbayrak, 2011；Long, 2013）．

妊娠中の管理に関して指導しているデータはほとんどない．小さな無症候性病変は，分娩や産褥期のリモデリングの間は脱落するまで保存的に観察することができる．悪性腫瘍が疑われる場合や出血を伴う場合は，切除や組織学的評価を行うことが望ましい．茎が細いポリープはリングまたはポリープ鉗子で把持し，栄養血管を絞扼させるために基部を繰り返しねじる．繰り返しねじることで基部が細くなり自然に切除される．塩基性硫酸第2鉄のモンセル液は茎断端の止血に押しつけて使用される．茎が太いポリープはしばしば外科的な結紮や切除が妥当である．

◆ 上皮性腫瘍

妊娠は，特に定期検診を受けていない女性に，子宮頸部上皮内腫瘍〔cervical intraepithelial neoplasia（CIN）〕のスクリーニングの機会を提供する．妊婦に対する細胞診スクリーニングでは，妊娠に関連した生理学的変化により解釈が妨げられることがあるため，検査用紙に妊娠状態であることを記載する．これらの変化のいくつかは脱落膜細胞を含み，Arias-Stella反応はあまりみられない．後者は子宮頸管腺過形成の見かけを呈し，異型の腺細胞と正確に区別することは困難である．

妊娠女性にも適応されるスクリーニングガイドラインはアメリカコルポスコピー子宮頸部病理学会（ASCCP）により2012年に更新された．これらでは，①21歳未満はスクリーニングの必要な

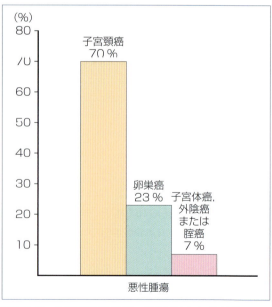

図63-2 生殖器悪性腫瘍—妊婦844人の内訳
(Data from Haas, 1984; Lutz, 1977; Smith, 2003)

し，②21～29歳は3年ごとに細胞診のみ，③30歳以上は5年ごとにヒトパピローマウイルス（human papillomavirus：HPV）および細胞診，または3年ごとに細胞診のみ，としている（Massad, 2013）．子宮頸部腫瘍の高リスク因子には，HIV感染，他の免疫不全状態，ジエチルスチルベストロール（diethylstilbestrol：DES）の子宮内曝露が含まれる．HIV感染女性では，HIVと診断されてから1年以内に細胞診のみによる子宮頸癌スクリーニング検査が行われる（ACOG, 2016b）．

- **ヒトパピローマウイルス**

　このウイルスは子宮頸部上皮に感染する．多くの場合感染は消失するが，少数で良性，前癌性または癌の腫瘍増殖を促進する可能性がある．妊婦のHPV感染率はおよそ15％である（Hong, 2013；Liu, 2014）．100を超える血清型があり，いくつかは高異型度の上皮内病変および浸潤癌と関連している．これらのなかで最も有名なものは16型と18型である．細胞診とハイリスクHPVタイピング検査を組み合わせた子宮頸癌検診は**併用検査**といわれ，30歳以上の女性に適している．特にスクリーニングの新しいパラダイムとして，初期のHPV検査のみが25歳以上の女性に適した唯一の方法であると考えられる（Huh, 2015）．これにより16, 18型が同定された際は迅速にコルポスコピーの評価を行う．

　HPV 6および11型は良性の母体の性器疣贅と関連している．一時的な皮膚への定着によって母体から胎児または新生児へ，垂直感染による先天性HPV感染を起こすことはまれである．しかし出生時や出生後1～3年以内の児に発生する結膜，喉頭，外陰または肛門周囲の疣贅は，これらの母体HPV型へ周産期曝露したことによる可能性が最も高い．これに関しては第65章で詳しく述べられている．重要なのは，帝王切開による娩出は新生児喉頭乳頭腫のリスクを低下させないことである．

　HPV感染と子宮頸部異形成の明確な関連により，三つのワクチンが開発され認可された．これらは妊娠中には投与できないが，授乳中の投与は許容されており，このことは第65章で述べられている．

- **細胞診と組織診の異常**

　妊娠中の子宮頸部細胞診異常の発生率は，少なくとも報告されている非妊娠女性と同じくらいの率である．細胞の異常所見とコンセンサスガイドラインにより推奨されているそれらの管理法は**表63-1**にまとめている．これら多くの細胞診異常はコルポスコピーのきっかけとなり，妊娠中に主に浸潤癌を否定するために行われる．それに伴って高度異形成や癌が疑われる病変は生検が行われる．子宮頸部の外反により移行帯がよく露出されるため妊娠中のコルポスコピーの評価が不十分になることは少ない．コルポスコピーは所見が不十分な場合，6～8週以内に再検される．この期間であれば扁平円柱上皮接合部はより外反してくるため，十分な検査となることが多い．

　妊娠中に病理学的にCINが確定した女性は経腟分娩が可能であり，さらなる評価は分娩後に計画される．CIN 1に対して推奨される管理は分娩後の再評価である．浸潤癌が否定されたCIN 2または3に対しては，出産後少なくとも6週間経ってから再評価をするほうが好ましい．あるいはコルポスコピーと細胞診の評価を12週以上の間隔で繰り返す．再生検は病変の所見が悪化した場合，または細胞診で浸潤癌が示唆された場合にのみ行う（Massad, 2013）．

　CIN病変が妊娠中または産後に退縮することはよくみられる．コルポスコピーの所見と生検の結果が一致した子宮頸部異形成を合併した1,079人の妊婦を対象とした研究で，61％は産後に正常に戻っていた（Fader, 2010）．別の研究で，Yostら（1999）はCIN 2やCIN 3を合併した妊婦の70％が産後に退縮したと報告している．さらにCIN 2合併の7％がCIN 3に進展したが，浸潤癌に進展した病変はみられなかった．妊娠中に上皮内癌（carcinoma in situ：CIS）と診断された77例を対象とした別の研究では1/3が産後に退縮し，2/3がCISにとどまり，2例のみが分娩後の円錐切除で微小浸潤癌を認めた（Ackermann, 2006）．

　上皮内腺癌（adenocarcinoma in situ：AIS）はCIN 3と同様に管理する（Dunton, 2008）．したがって，浸潤癌を疑う所見がみられない場合，産後6週までAISの治療は推奨されない．

- **子宮頸部円錐切除**

　浸潤性の上皮性腫瘍が疑われた場合，円錐切除の適応となり，ループ式電気切除術（loop electro-

表 63-1　妊娠中の上皮性異常細胞の初期管理に関する ASCCP ガイドライン

異　常	25 歳以上の女性	21～34 歳の女性
NILM/HPV 陽性[a]	1 年以内に細胞診；現在の細胞診で 2 度目の NILM/HPV 陽性の場合はコルポスコピー	該当なし
ASC-US		
HPV 陽性	コルポスコピーが推奨．分娩後 6 週まで延期してもよい	1 年以内に細胞診
HPV 陰性	定期的なスクリーニング	定期的なスクリーニング
HPV 不明	1 年以内に細胞診．現在の細胞診で 2 度目の ASC-US の場合はコルポスコピー	
LSIL	コルポスコピーが推奨．分娩後 6 週まで延期してもよい	1 年以内に細胞診
ASC-H, HSIL, SCCA, AGC, AIS, adenoCA	妊娠中にコルポスコピー[b]	

[a] 30 歳以上の女性．
[b] 子宮頸管内膜掻爬と子宮内膜生検は妊娠中は禁忌である．

adenoCA：adenocarcinoma, AGC：atypical glandular cells, ASC-H：atypical squamous cells, cannot exclude high-grade squamous intraepithelial lesion, ASC-US：atypical squamous cells of undetermined significance, HSIL：high-grade squamous intraepithelial lesion, LSIL：low-grade squamous intraepithelial lesion, NILM＝negative for intraepithelial lesion or malignancy；SCCA＝squamous cell carcinoma.

(Adapted from American Society for Colposcopy and Cervical Pathology (ASCCP) 2012 Consensus Guidelines; Massad, 2013. Table summarized and used with permission from Dr. Claudia L. Werner)

surgical excision procedure：LEEP）またはメスを用いた円錐切除が行われる．しかしながら子宮頸管内の上皮とその下の間質を破水のリスクなしに広範囲に切除することはできない．論理上，病変が残存することはめずらしくない．Hacker ら（1982）は 376 例の妊娠中の円錐切除で 43％に残存腫瘍を認めている．加えて，180 例の妊婦のうち 10％近くが円錐切除後に輸血が必要であった（Averette, 1970）．したがって，妊娠中は流産，破水，出血，早産のリスクが高くなるため，可能であれば回避されるのが望ましい．

妊娠前に CIN の治療をした女性も妊娠合併症を起こす可能性がある．第一に，瘢痕性頸管狭窄はそれほど多くないが円錐切除，LEEP，そしてレーザー手術の後に起こる可能性がある．頸管狭窄はほとんどすべてが分娩時に生じる．いわゆる**癒合頸管**は開大することなくほぼ完全な分娩時の展退を起こす．そして子宮頸管組織の菲薄化した層のみによって腟から分離した状態となる．頸管拡張や十字切開が必要となることもあるが，通常は指でしっかりと力を加えることですぐに自然に開大する．

第二に，妊娠前のメスによる円錐切除は頸管の機能不全や早産と関連があるとされている．したがって，早産と LEEP の関連は現在も議論が継続している（Castanon, 2012；Conner, 2014；Stout, 2015；Werner, 2010）．切除組織の大きさは，有害なアウトカムと直接関係しているようである（Weinmann, 2017）．

◆ 浸潤性子宮頸癌

子宮頸部細胞診検査の結果として，アメリカにおいて浸潤性子宮頸癌の発症率は劇的に減少している（ACOG, 2016b）．この癌は約 8,500 妊娠に 1 例みられる（Bigelow, 2017；Pettersson, 2010）．診断はコルポスコピー下生検や円錐切除，または肉眼的に異常な病変から確定される．組織型は扁

平上皮癌が全子宮頸癌の75％を占め，腺癌が残りを占める．癌は外方または内部に発育したり，ポリープ状腫瘍，乳頭状組織，または樽状頸部をなしたり，局所的な潰瘍や壊死を起こしたりして現れる可能性がある．水っぽい化膿性の悪臭のある血性帯下もあるかもしれない．疑わしい病変にはTischler鉗子による生検が推奨される．異常な腫瘍血管により，生検部位の出血が予想以上に多くなることがある．これは通常，Monselペーストと圧迫で止血する．

子宮頸癌は臨床的に進行期が決定され，妊娠中に診断される70〜75％の症例がⅠ期である（Bigelow, 2017 ; Morice, 2012）．妊娠の生理的な変化は正確な進行期決定を妨げる可能性があり，癌の広がりは妊婦では低く見積もられる傾向がある．特に腫瘍が子宮頸部を超えて広がる場合にみられる広間膜基部の硬結は，妊娠により子宮頸部，傍子宮頸部，子宮傍結合組織が柔らかくなることで明らかでなくなる．妊娠中の進行期決定は典型的には内診や腎臓の超音波検査，胸部Ｘ線写真，膀胱鏡，肛門鏡，円錐切除の結果が組み入れられる．MRI画像は正式には臨床進行期決定に必要とは考えられていないが，尿路やリンパ節への浸潤を評価するために，ガドリニウム造影剤を使用せずに行うことができる（図63-3）．

• 管理と予後

妊婦の子宮頸癌の治療は個別化されており，その要因には臨床進行期，胎児の週数，個別の妊娠継続希望がある．進行期ⅠA1期は**微小浸潤癌**で浸潤の深さが3mm以内，広がりが7mm以内と定義される（FIGO Committee on Gynecologic Oncology, 2009）．円錐切除で診断された場合，ガイドラインに沿った治療は上皮性病変の治療と同様である．一般的には妊娠の継続と経腟分娩は安全とされており，産後6週までは最終的な治療は行わない．

対照的に，浸潤癌は比較的迅速な治療が必要となる．妊娠の前半であれば大多数はすぐの治療を勧めるが，これは妊娠を継続するか否かの決断に依存する．妊娠の後半に診断された場合は，胎児の肺の成熟が得られる時期まで妊娠を安全に継続できると大多数の意見が一致している（Greer, 1989）．妊娠20週以降でⅠ期またはⅡA期の癌を合併した妊婦40人を対象とした二つの研究で

は，大きな病変がない女性の治療を遅らせることは妥当であると結論づけられている（Takushi, 2002 ; van Vliet, 1998）．ほかには腹腔鏡を使用してリンパ節郭清を行い，転移が否定されたら治療を延期するという意見もある（Alouini, 2008 ; Favero, 2010）．あるメタアナリシスによると，プラチナ誘導体を使用した術前化学療法は妊娠中の有望な治療である（Zagouri, 2013a）．

手術療法と放射線療法は効果が同等であるが，広汎子宮全摘出術と骨盤リンパ節郭清が浸潤性子宮頸癌Ⅰ期とⅡA期のほとんどの若年女性に推奨される治療である．都合が悪いことに子宮頸癌に対する放射線治療は，卵巣機能や場合によっては性機能を破壊し，しばしば消化管や尿路損傷を引き起こす．49例の子宮頸癌ⅠB期合併妊娠で，手術による重度合併症の発生率が7％であるのに対し，放射線療法では30％であった（Nisker, 1983）．妊娠20週より前に行われる手術では通常，広汎子宮全摘出術が胎児を子宮内に置いたまま行われる．しかしそれより後の妊娠では，子宮切開し，胎児の娩出を最初に行うことが多い．

一般的ではないが，早期子宮頸癌に対する妊孕性温存手術が研究されてきた．Ungárら（2006）は5人の子宮頸癌ⅠB1期妊婦に対し，妊娠20週

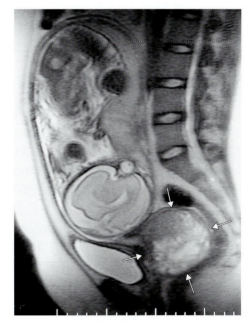

図63-3　巨大子宮頸癌（矢印）合併妊娠の32週MRI T_2 強調画像矢状断

前に腹式広汎子宮頸部切除を行った．Yahata ら (2008) は 16 ～ 23 週の 4 人の子宮頸部腺癌 I A1 期妊婦に対しレーザー円錐切除を行い，すべての症例が正期産している．Van Calsteren ら (2008) も同様の成功を報告している．

放射線治療はより進行した症例で適応される．妊娠初期に行われる外照射後は一般的に自然流産することが多い．もし流産しなければ，掻爬が行われる．第 2 三半期の間は，自然流産がすぐに起こらず，1/4 を超える症例で子宮切開が必要となる可能性がある．これは分娩誘発や拡張および除去を行うことで重大な出血リスクを引き起こす可能性があるため選択される．

妊娠は子宮頸癌の予後に悪影響を及ぼさず，生存転帰は妊娠女性と非妊娠女性において同様である（Amant, 2014；Mogos, 2013）．44 例の子宮頸癌合併妊婦の症例対照研究で，5 年生存率は妊婦もコントロール群の非妊婦もいずれも約 80 ％だった（Van der Vange, 1995）．

・分　娩

子宮頸癌を合併した子宮頸部からの経腟分娩による予後への影響は不明である．このような理由から，特に小さな，早期の病変についての分娩様式は定まっていない．大きなまたはもろい病変の症例では，癌からの著明な出血により経腟分娩が困難になる可能性がある．会陰切開部に腫瘍細胞が"播種"された結果として，瘢痕部の再発も報告されている（Goldman, 2003）．したがって，大多数は帝王切開を好む．

・広汎子宮頸部切除後妊娠

子宮頸癌 I B1 期と I B2 期に対する妊孕性温存広汎子宮頸部切除を受けた女性の妊娠報告が増えている．典型的な経腟操作は内子宮口の高さで子宮頸部を切断し，将来の妊娠を支持する永久的頸管縫縮術を子宮峡部に施す．子宮峡部はそれから腟と再吻合する．永久的な縫縮術のため分娩には古典的帝王切開が必要となる．

Shepherd ら (2006) は自施設で治療した 123 例の女性の結果について報告している．妊娠を希望した 63 人のうち 19 人が 28 人を出産した．全症例が古典的帝王切開をし，1/4 が妊娠 32 週前であった．似たような結果が Kim (2012) と Park ら (2014) により報告されている．

■子　宮
◆子宮筋腫

筋腫として知られ，いくらか誤って**類線維腫**とも呼ばれる子宮平滑筋腫はありふれた良性平滑筋腫瘍である．妊娠中の発生率は約 2 ％で，その頻度は定期的な超音波検査の頻度や集団の背景に依存する（Qidwai, 2006；Stout, 2010）．4,271 人の女性を対象とした研究で，第 1 三半期の平滑筋腫の有病率は黒人で 18 ％と最も高く，白人で 8 ％と最も低かったと報告している（Laughlin, 2009）．

平滑筋腫は発生部位が異なり，粘膜下，漿膜下，筋層内に発育する．それほど頻繁ではないが子宮頸部や広間膜にも発生する．寄生生物のように高度に血管新生した大網のような近接臓器から血液供給を得ることもある．まれな表現型として**播種性腹膜平滑筋腫症**では，いくつもの小さい腹膜下良性平滑腫瘍が癌腫症のようにみえることがある．腫瘍は平滑筋細胞となる多中心下位体腔の間葉細胞のエストロゲン刺激が原因のようである（Bulun, 2015）．しばしばこれらの腫瘍は妊娠後に退行する．

筋腫の発育における妊娠プロゲステロンの刺激効果は予測不能で，印象的である．これらの腫瘍はそれぞれの女性で異なった反応を示し，妊娠中に発育したり，退行したり，大きさが変わらなかったりする場合がある（Laughlin, 2009；Neiger, 2006）．

特に妊娠中の筋腫は付属器腫瘍と混同されることがあり，超音波検査は必要不可欠である（**図63-4**）．超音波所見がはっきりしない女性には第 1 三半期をすぎてからの MRI 検査が必要となることがある．いったん診断がつけば平滑筋腫は合併症が予測されない限り，引き続いての超音波検査を必要としない．

・症　状

ほとんどの平滑筋腫は無症状であるが，急性または慢性疼痛や圧迫が起こる可能性がある．巨大筋腫はしばしば疼痛のために入院を必要とする（Doğan, 2016）．大きな腫瘍の慢性疼痛に対し，非麻薬系鎮痛薬で大概は事足りる．より急性に筋腫が血液供給を超えて大きくなると**赤色**または**肉様変性**と呼ばれる出血性梗塞が起こる．臨床的には急性の局所の腹痛と圧痛があり，時に微熱や白血球増加が起こる．このように子宮筋腫変性は，

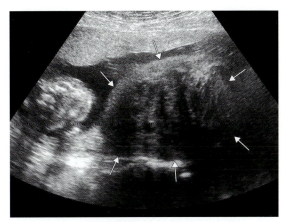

図63-4 巨大子宮筋腫合併妊娠の超音波所見
不均一な腫瘤（矢印）が胎児の傍にあり（横断面にみられる）、妊娠中の平滑筋腫に典型的な所見である。胎盤は前方に位置し、腫瘤は子宮下部後壁から発生し子宮の体積の半分以上を占めている。

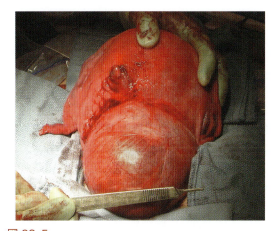

図63-5
子宮下部の巨大子宮筋腫のため帝王切開が行われた。子宮筋腫の左側にみえる古典的子宮縦切開が胎児の娩出に必要であった。

虫垂炎，常位胎盤早期剝離，尿管結石，腎盂腎炎との鑑別が難しいことがある．超音波検査所見が役に立つこともあるが，梗塞性筋腫は基本的には除外疾患なので厳重な経過観察が必要である．関連する炎症により早産が誘発されることもある．

変性筋腫の治療は鎮痛薬投与で，ほとんどで症状は数日中に消失する．深刻な場合は，敗血症性の原因を除外するために注意深く経過観察する必要があるだろう．妊娠中に手術が必要となることはまれであるが，ごく限られた症例で筋腫核出はよい結果をきたしている．23例の報告では妊娠14〜20週で，ほぼ半数が痛みのために手術が行われた（Celik, 2002；De Carolis, 2001）．筋層内筋腫が着床部位と接している場合もある．19週で手術後すぐに子宮内胎児死亡した1例を除いて，ほとんどが満期になってから帝王切開が行われた．

時折，有茎性漿膜下筋腫が壊死性の痛みを伴った茎捻転を起こす．腹腔鏡または開腹で茎を結紮し壊死した腫瘍を切除することができる．しかしわれわれは，手術は容易にクランプと結紮のできる分離した茎をもつ腫瘍に限定するべきと信じている．

• 妊娠合併症

筋腫は早産，常位胎盤早期剝離，胎位異常，分娩停止，帝王切開そして分娩後出血などいくつかの合併症と関連がある．2,065人の筋腫合併女性の妊娠転帰のレビューで，Coronadoら（2000）は常位胎盤早期剝離，骨盤位は4倍，第1三半期の出血，陣痛異常は2倍，帝王切開は6倍と報告している．Salvadorら（2002）はこれらの女性の第2三半期の流産リスクは8倍だと報告している．

妊娠中の症状出現を決定する最も重要な因子は筋腫の数と大きさと位置である（Ciavattini, 2015；Jenabi, 2018；Lam, 2014）．胎盤が平滑筋腫に隣接している場合や筋腫上に付着していた場合に，流産，早産，常位胎盤早期剝離，産後出血はすべて増加する．胎盤付着部直下型筋腫もまた，胎児の発育制限と関連している（Knight, 2016）．子宮頸部または子宮下部の腫瘍は分娩を妨げることがある．その1例を図63-5で示す．これらの合併症にもかかわらずQidwaiら（2006）は10cm以上の筋腫を合併した女性でも経腟分娩率は70％であったと報告している．これらのデータは平滑筋腫に対して行われる経験的な帝王切開に反論しており，われわれは筋腫が産道を明らかに塞いでいない限り試験的な分娩を行っている．帝王切開が適応された場合，子宮の異常回旋は子宮切開の前に除外すべきである．筋腫は一般的に止血困難な出血がない限りは放置する．重要な注意点は，腫瘍により尿管が側方に偏位することで，帝王切開後に子宮を摘出することが技術的に難しいことである．

いくつかの要因により妊娠中に筋腫が原因で出

血することがある．特に一般的なものは流産，早産，前置胎盤，常位胎盤早期剥離に伴う出血である．それほど多くはないが，粘膜下筋腫が子宮から頸管または腟に逸脱することにより出血することもある．これらのまれな症例では重度または持続性の出血により早期の介入が必要となるが，分娩中に腫瘍が剥離することを避けるために，到達可能であれば茎を分娩予定直前に経腟的に縛る．

幸い筋腫に感染が起こることはまれである（Genta, 2001）．感染が起こるのはたいてい産後，特に腫瘍が着床部位のすぐ近くにある場合に多い（Lin, 2002）．感染性流産やゾンデ，拡張器，キュレットによる筋腫穿孔に関連して感染が起こることもある．

- **妊孕性に関して**

若年女性において筋腫の発生率は比較的高いにもかかわらず，流産以外の原因で妊孕性を低下させるかどうかは明確ではない．Pritts（2001）は11研究のレビューで粘膜下筋腫は妊孕性に影響を及ぼすと結論づけている．また子宮鏡下筋腫核出術はこれら女性の妊孕性や早期流産率を改善するとも報告している．実際に不妊に関連している場合，他の部位の筋腫は開腹手術や腹腔鏡下手術での核出術が必要となることがある．

不妊に対するこれらの方法のいくつかは，その後の妊娠に影響を与える可能性がある．たとえば筋腫核出後の妊娠子宮は分娩前または分娩中に破裂する懸念がある（ACOG, 2016a）．管理は個別化され，手術記録を確認することが重要である．手術により子宮内腔に達した場合や子宮内腔のすぐ近くまで達した場合，帝王切開は通常，陣痛が起こる前に行われる．

手術よりは効果的ではないが，筋腫に対する子宮動脈塞栓術も不妊症治療または筋腫の症状に対して行われる（Mara, 2008）．治療後の女性は流産，帝王切開，産後出血の割合が増加する（Homer, 2010）．Society of Interventional Radiologyは筋腫の子宮動脈塞栓は将来妊娠を計画している女性に対し相対的禁忌としている（Stokes, 2010）．

最後に，アメリカ以外では筋腫を退縮させるために，選択的プロゲステロン受容体モジュレーターである ulipristal を使用することができる．その後の妊娠で腫瘍再増殖がみられなかった治療成功例がいくつか報告されている（Luyckx, 2014）．

◆ **子宮内膜病変**

時に子宮内膜が帝王切開の腹部切開創または会陰切開創に移植され，**子宮内膜症**が分娩後にその部位に発症することがある（Bumpers, 2002）．その部位で明瞭な腫瘤を形成し，周期的な限局性の痛みを引き起こす可能性がある．卵巣内の子宮内膜症については次のセクションで述べる．

腺筋症は従来生殖期間の晩期やそれ以降にみられる．その発生には，妊娠中絶のためにしっかり掻爬をした際の子宮内膜と筋層の境界の破壊が，少なくとも部分的には関連している（Curtis, 2002）．症例対照研究で橋本ら（2017）は，第2三半期の中絶，妊娠高血圧腎症，胎位異常，および早産の関連率が有意に高いことを報告した．

子宮内膜癌はエストロゲン依存性腫瘍であり，通常40歳以上の女性にみられる．そのため妊娠に合併することはまれである．妊娠中または産後4ヵ月以内に発見された27例のうちほとんどが，第1三半期の掻爬検体から見つかっている（Hannuna, 2009）．これらはたいてい早期の高分化腺癌で，治療は第一に腹式子宮全摘出術と両側付属器摘出術が行われる．それほど一般的ではないが，癌が流産掻爬検体から同定されたまれな患者に対しては，妊孕性を温存するために，処置後の黄体ホルモン療法の有無にかかわらず掻爬が行われてきた（Schammel, 1998）．

より多くの研究で，子宮体癌と診断された妊孕性温存希望のある，よく選択された**非妊娠女性**に対する保存的治療が報告されている．ある研究で13例の早期高分化型腺癌をプロゲスチンで治療し明らかな寛解後に妊娠した（Gotlieb, 2003）．9人が生児を得て，再発した6人中4人が他の治療に反応した．同様の結果はNiwaら（2005）の12例とSignorelliら（2009）の21例で報告されている．再発例や死亡例が報告されており，保存的治療は標準治療ではない（Erkanli, 2010）．

■ **卵　巣**

妊娠中に卵巣腫瘍が見つかることは比較的よくある．研究において報告されている発生率は，出産前の超音波の頻度，臨床的に重要な腫瘍を決定するために使用される卵巣の大きさの"閾値"，研究機関が三次または一次ケアであるかどうかに

よって異なる．したがって，卵巣腫瘍の発生率が100～2,000妊娠に1例と報告されても驚きではない（Whitecar, 1999；Zanetta, 2003）．卵巣癌のCalifornia Cancer Registryにおける絶対的な発生率は19,000妊娠に1例である（Smith, 2003）．

最も頻度の高い卵巣腫瘍のタイプは黄体囊胞，子宮内膜症性囊胞，良性囊胞腺腫と成熟奇形腫である．妊娠女性は通常若いため，悪性腫瘍や低悪性度腫瘍は比較的まれである．パークランド病院でのわれわれの実績は，9,375例の卵巣腫瘍の1％が明らかな悪性で，1％が低悪性度であったと報告しているLeiserowitzら（2006）の報告と似ている．外科的に切除された腫瘍では，悪性腫瘍の割合がより高く4～13％であり，おそらく癌に対する，術前のより大きな懸念が反映されている（Hoffman, 2007；Sherard, 2003）．

妊娠女性においてほとんどの卵巣腫瘍は無症状である．いくつかは圧迫や慢性疼痛の原因となる．そして急性の腹痛は捻転，破裂，または出血による場合がある．血液量減少の原因となるほどの大量出血はほとんどない．

◆ 診　断

多くの卵巣腫瘍は定期的な出産前の超音波検査中，または症状評価などの別の適応で行われた画像検査で発見される．典型的な超音波検査所見を図63-6に示す．いくつかの症例では複雑な解剖を評価するためにMRIが使用されることがある．

Cancer antigen 125（CA125）は腫瘍マーカーとして使われ，卵巣癌でしばしば上昇する．重要なことに，おそらく脱落膜からの分泌の影響で，妊娠初期と産褥初期のCA125の濃度は通常でも上昇する（Aslam, 2000；Spitzer, 1998）．付録Iで示されているように，第2三半期から満期までは，値は非妊娠女性より通常は高くない（Szecsi, 2014）．しかし重度の妊娠高血圧腎症では，値は異常に上昇する（Karaman, 2014）．妊娠中の診断や治療後の検査として有用でない他の腫瘍マーカーには，ヒト絨毛性ゴナドトロピン（human chorionic gonadotropin：hCG），αフェトプロテインとインヒビンAとB，マルチマーカーのOVA1が含まれる（Liu, 2011）．

◆ 合併症

最も一般的な二つの合併症は捻転と出血である．捻転は通常，吐き気と嘔吐を伴った激しい持続的または間欠的な下腹部の痛みを引き起こす．超音波検査がしばしば診断のために使用される．カラードプラ検査で血流の消失した卵巣腫瘤の存在は捻転と強く関連がある．しかし，最小限または早期の捻転では静脈血流を損なうのみで動脈血流は正常のままのことがある．捻転が疑われた場合は，開腹または腹腔鏡手術の適応となる．以前の知見に反して付属器摘出術は血塊を解放するのに一般的には不要であり，このため捻転を解除することを推奨している（McGovern, 1999；Zweizig, 1993）．救出できる卵巣では短時間でうっ血が解除され，卵巣の体積とチアノーゼは減少する．しかし，チアノーゼが持続する場合は，一般的に壊死した付属器の摘出が適応される．

付属器が健常であれば選択肢がある．第一に腫瘍切除である．しかし，虚血性，浮腫状の卵巣に

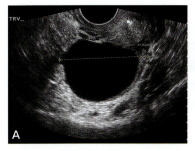 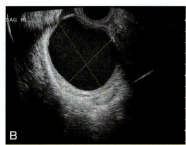 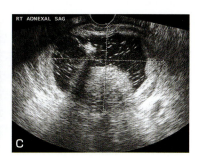

図63-6 妊娠中に多くみられる付属器腫瘤の特徴
A．平滑な壁の無エコー性単純囊胞は生理的な黄体囊胞または良性腺腫の特徴である．
B．内部がびまん性低エコー濃度の囊胞構造は内膜症性囊胞または出血性黄体囊胞を示唆する所見である．
C．成熟囊胞性奇形腫（キャリパでマーク）は縦断面と横断面いずれでも毛髪を表す際立った線と点をもつ付属器囊胞のようにみえる．この囊胞の中心部後方に，壁在結節―Rokitansky結節―がみられる．これらの円形の結節は通常1～4cmで，主に高エコー，囊胞壁から鋭角に発生する．ここには示していないが囊胞奇形腫ではしばしば脂肪による境界面がみられる．

(Used with permission from Dr. Elysia Moschos)

おける卵巣嚢腫摘出は技術的に難しく，付属器摘出が必要な場合がある．第二に，片側または両側の卵巣固定が捻転リスクを最小限にすると報告されている（Djavadian, 2004；Germain, 1996）．固有卵巣索を短縮させる，または固有卵巣索を子宮後壁，側方骨盤壁または円靱帯に固定する方法が記載されている（Fuchs, 2010；Weitzman, 2008）．

　卵巣出血の最も一般的な原因は黄体嚢胞の破裂によるものである．診断が確実で，症状が和らぐ場合は通常，観察と監視で十分である．出血が持続していることが懸念された場合は迅速な外科的評価が行われる．黄体嚢胞を妊娠 10 週以前に摘出した場合，妊娠を維持するために黄体ホルモン補充が推奨される．推奨投与方法は，①微粒子化プロゲステロン（Prometrium）200 mg または 300 mg 経口を 1 日 1 回，②8 ％プロゲステロン経腟ゲル（Crinone）1 製剤を経腟的に毎日投与し，さらに微粒子化プロゲステロン 100 mg または 200 mg 経口を 1 日 1 回，③ 17-カプロン酸ヒドロキシプロゲステロン 150 mg 筋肉投与である．最初の二つのレジメンは，10 週が終了するまで与えられる．最後に，妊娠 8 ～ 10 週であれば手術直後に 1 回だけ注射が必要である．黄体嚢胞が妊娠 6 ～ 8 週で切除された場合は，初回投与から 1 週後と 2 週後に 2 回の追加投与を行うべきである．

◆ **妊娠中の無症候性付属器腫瘍**

　これらのほとんどは偶然に発見されることから，管理で考慮されるのは手術が必要であるか，また，そのタイミングはいつかである．5 cm 未満で嚢胞性の良性所見の腫瘍は妊娠前に追加で観察する必要はない．妊娠初期で黄体嚢胞が疑われる場合は一般的に第 2 三半期早期までには消失する．10 cm 以上の嚢胞では，相当な悪性リスクがあること，捻転または分娩の障害といった理由から外科的切除が妥当である．5 ～ 10 cm の腫瘍はカラードプラを使用した超音波検査や場合によっては MRI 検査で注意深く評価すべきである．単純な嚢胞性の所見であれば超音波検査での観察がなされる（Schmeler, 2005；Zanetta, 2003）．嚢胞が発育した場合，悪性の特性を示した場合，または症状を有した場合に切除が行われる．子宮内膜症または成熟奇形腫の古典的所見を有する患者は，産科的適応のために産後または帝王切開中に切除してもよい．

　一方，隔壁の肥厚，小結節，乳頭状増殖，充実性部分などの癌を示唆する超音波所見を認めた場合は，即時の手術が適応とされる（Caspi, 2000）．563 集団のうちの一つでは，約半数の卵巣腫瘍は単純で，もう半分は複雑であったと報告されている（Webb, 2015）．単純性腫瘍の 1 ％が悪性であり，複雑性腫瘍の 9 ％が癌であった．

　およそ 1,000 人に 1 人の妊娠女性が付属器腫瘍に対して外科的精査を受けている（Boulay, 1998）．一般的に切除は 14 ～ 20 週に計画される．その理由は消失してしまうほとんどの腫瘍はこの時期までに消失しているからである．第 46 章に概説されているように，腹腔鏡下摘出が理想的である（Naqvi, 2015；Sisodia, 2015）．重要なことはいかなる症例でも癌が強く疑われた場合，ACOG（2017b）は婦人科腫瘍専門医に相談することを推奨している．

◆ **妊娠に関連した卵巣腫瘍**

・**妊娠黄体腫**

　一群の付属器腫瘍は卵巣間質における多様な妊娠ホルモンの直接的な刺激効果による結果として生じる．これらには妊娠黄体腫，黄体化過剰反応，卵巣過剰刺激症候群が含まれる．

　これらのうち妊娠黄体腫はまれな良性の卵巣腫瘍で，黄体間質細胞から発生し，古典的にはテストステロン値の上昇を引き起こす（Hakim, 2016；Irving, 2011）．影響を受けた女性の最高 25 ％は男性化し，これらの女性のおよそ半数の女の胎児がある程度の男性化徴候を呈する．しかしほとんどの母体とその胎児は，胎盤が速やかにテストステロンをエストロゲンに変換するため，影響を受けない（Kaňová, 2011）．

　いくつかの症例では，母体の男性化を伴う付属器腫瘍は超音波検査や，テストステロン値と CA125 値の測定を行うきっかけとなる．黄体腫の大きさは顕微鏡的なものから 20 cm を超えるものもある．充実性腫瘍のようにみえ，多発性または両側性で，出血性の部分により複雑なこともある（Choi, 2000）．悪性を疑われた場合 MRI でさらに精査することもある（Kao, 2005；Tannus, 2009）．

　総テストステロン値が上昇するが，注意として通常の妊娠でもかなり上昇する可能性がある（付録 I 参照）．鑑別診断は顆粒膜細胞腫と莢膜細胞

腫，Sertoli-Leydig 細胞腫，Leydig 細胞腫，間質莢膜細胞過形成，そして黄体化過剰反応がある．

一般に黄体腫は捻転，破裂，出血がない限り外科的治療は必要としない（Masarie, 2010）．これらの腫瘍は産後数ヵ月の間に自然に消失し，アンドロゲン値は分娩後 2 週間で急激に下降する（Wang, 2005）．授乳は高アンドロゲン血症のため 1，2 週間延期する（Dahl, 2008）．次の妊娠での再発はまれである．

・黄体化過剰反応

この病態は，典型的には第 1 三半期をすぎた頃に片側または両側卵巣に多発性巨大黄体莢膜嚢胞が発生する．嚢胞は卵胞内膜の黄体化により起こり，そのほとんどが例外的高値の hCG 刺激による反応である（Russell, 2009）．この理由からそれらは妊娠性絨毛性疾患，双胎，胎児水腫，そして胎盤面積の増大する他の状態と合併することが多い．母体男性化が起こることがあるが，胎児の男性化に関する報告はない（Kaňová, 2011；Malinowski, 2015）．

Baxi ら（2014）の報告では，これらの卵巣腫瘍は超音波的に"スポークホイール"パターンを呈する（図 20-3 参照）．診断が確実で捻転や出血を起こさなければ外科的治療は必要ない．これらの腫瘍は分娩後に消失する．その後の妊娠における予測可能な危険性に関するデータはほとんどないが，ある女性が 3 回の妊娠で過剰反応を示したという報告がある（Bishop, 2016）．

・卵巣過剰刺激症候群

これは毛細血管透過性増加を伴う多発性卵胞嚢胞に代表される．最も多いのは不妊症に対する排卵誘発治療の合併症であり，まれではあるが通常妊娠でも起こる．部分胞状奇胎でも報告されている（Suzuki, 2014）．疾患原因は顆粒膜黄体細胞における血管内皮細胞増殖因子（vascular endothelial growth factor：VEGF）発現による hCG 刺激が関与していると考えられている（Soares, 2008）．これは腹水，胸水または心嚢水，急性腎障害を伴う血液量減少，または凝固能亢進につながる血管の透過性亢進を引き起こす．重篤な合併症は腎機能障害，成人性呼吸促迫症候群，出血を伴った卵巣破裂，VTE である．黄体化過敏反応とは異なり，男性化は生じない（Suzuki, 2004）．

管理についての詳細なガイドラインがアメリカ生殖医学会（ASRM）（2016）により概説されている．治療は主に補助的で，血管内ボリュームを維持することに注意することと血栓予防である．重症例では穿刺が役立つ．

◆卵巣癌

卵巣の悪性腫瘍はすべての女性の生殖器癌の主要な死因である〔アメリカ癌協会（ACS），2017〕．それでも若年女性では珍しく，妊娠中の卵巣悪性腫瘍の発生率は 20,000 〜 50,000 分娩に 1 例である（Eibye, 2013；Palmer, 2009）．幸いに，妊娠中に発見されるこれらのうち 75 ％は早期癌で，5 年生存率は 70 〜 90 ％である（Brewer, 2011）．悪性腫瘍のタイプも妊娠女性では高齢女性と比較して明らかに異なる．妊娠女性では頻度の高い順に胚細胞腫瘍，性索間質腫瘍，低悪性度腫瘍，そして上皮性腫瘍である（Morice, 2012）．

妊娠はほとんどの卵巣悪性腫瘍の予後に明らかには影響を与えない．管理は非妊娠女性と同様で，通常は在胎週数により変更することができる．このように，凍結切片の病理組織検査で悪性が確認された場合，観察可能な腹膜と内臓表面を注意深く検査することで外科的病期判定がされる（Giuntoli, 2006）．細胞診のために腹腔内洗浄が行われ，横隔膜表面と腹膜の生検が遂行され，大網切除が行われ骨盤と腎臓より下方の傍大動脈のリンパ節生検が行われる．

進行症例の場合，両側付属器摘出と大網切除を行うことで大部分の腫瘍が減量する．妊娠早期では子宮全摘出や積極的な外科的減量術が選択されることもある．ほかには，前の段落で説明されているような最小限の手術で終了する場合もある．高悪性度または腫瘍容積が大きい疾患では，胎児の肺成熟を待つ妊娠期間中に化学療法が行われることもある．化学療法中の母体血清 CA125 値のモニタリングは，妊娠中は正確ではない（Aslam, 2000；Morice, 2012）．

◆付属器嚢胞

傍卵管・傍卵巣嚢胞はいずれも中腎傍管の膨張した遺残または中皮の封入嚢胞である．ほとんどが 3 cm 以下であるが，時には気になる次元に達することがある．報告されている発生率は大きさによるが，これについて言及した非妊娠女性の剖検報告では 5 ％であった（Dorum, 2005）．最も一般的な傍中腎嚢胞は有茎性で典型的には卵管采

の一つからぶら下がる Morgagni 小胞である．これらの囊胞が合併症を引き起こすことはまれで，ほとんどが通常では帝王切開または産褥不妊手術時に発見される．これらの例では囊胞壁に大きな孔をつくることで，それらを単に切除したり排液させたりすることができる．腫瘍性の傍卵巣囊胞はまれで，超音波検査や組織学的には卵巣起源の腫瘍に似ていて，まれに境界悪性または明らかに悪性である（Korbin, 1998）．

■ 外陰と腟

若年女性の前癌病変である外陰上皮腫瘍（vulvar intraepithelial neoplasia：VIN）と腟上皮内腫瘍（vaginal intraepithelial neoplasia：VAIN）は浸潤性疾患より頻繁にみられ，一般に HPV 感染と関連している．子宮頸部新生物と同様にこれらの前癌状態は分娩後に治療される．

外陰または腟の癌は一般に高齢女性の悪性疾患である．このためこれらが妊娠と関連することはまれである．そうだとしたら疑わしい部分を生検すべきである．治療は進行期や浸潤の深さにより個別化される．23 例の報告で研究者は，第 3 三半期を含めた妊娠中の進行期 I 期に対する広汎手術は許容できる，と結論づけている（Heller, 2000）．

われわれは，妊娠後期における切除の必要性について疑問を呈している．というのも，これらの癌は典型的には進行が遅いため，しばしば根治的治療は遅れるためである（Anderson, 2001）．経腟分娩は，外陰や鼠径の切開部が十分に治癒していれば禁忌ではないようだ．外陰肉腫，外陰黒色腫，腟癌は妊娠中ではまれで，症例の報告があるくらいである（Alexander, 2004；Kuller, 1990；Matsuo, 2009）．

乳 癌

乳癌発生率は 40 ～ 80 歳の間で最も急激に上昇する．しかし女性において全体的に発生率が高いことから，若い女性においても比較的一般的であり，妊娠女性で見つかる最も頻度の高い癌である．Nationwide Inpatient Sample に登録された 1,180 万人出生中，その発生率はおよそ 15,000 人に 1 人である（Maor, 2017）．そしてより多くの女性が出産時期を遅らせる選択をするに従い，関連する乳癌の頻度が増加することは確実である．出産時期が遅くなることは，スウェーデンとデンマークにおける妊娠関連乳癌が増加したことに一部関連があると考えられている（Andersson, 2015；Eibye, 2013）．

いくつかの研究により，乳癌の家族歴がある女性，特に *BRCA1* と *BRCA2* 乳癌遺伝子変異のある女性は，妊娠中に乳癌を発症しやすいことが示されている（Wohlfahrt, 2002）．しかし出産歴がこのリスクに影響を与える可能性がある．すなわち，これらに変異のある 40 歳以上の経産婦は，これらに変異のある未産婦より明らかに癌のリスクは低い（Andrieu, 2006；Antoniou, 2006）．人工妊娠中絶を受けた，または授乳した，*BRCA1* と *BRCA2* 遺伝子変異女性の乳癌リスクは増加しない（Friedman, 2006）．さらに Jernström ら（2004）は，授乳が *BRCA1* 遺伝子変異女性においてこの癌に対する保護的な効果をもたらし，*BRCA2* 遺伝子変異女性ではそれはみられないことを発見した．他の先天的な要因のうち，DES 曝露が乳癌リスクの増加と関連があるかについては議論の余地がある（Hoover, 2011；Titus-Ernstoff, 2006）．

■ 診 断

90 ％以上の乳癌合併妊婦には触知可能な腫瘤があり，80 ％以上は自分で見つけて申告する（Brewer, 2011）．乳腺腫瘍合併妊婦の臨床的評価，診断検査，治療は，通常わずかな遅れが生じる（Berry, 1999）．これは妊娠による乳腺組織が部分的に腫瘤を覆い隠すことが原因となっている可能性がある．

乳腺腫瘍合併妊婦の評価は非妊娠女性となんら変わらない（Loibl, 2015）．したがって，いかなる疑わしい乳腺腫瘤も診断を追求するべきである．現実的には，触知可能な分離した腫瘤は生検または切除することができる．画像は充実性腫瘤と囊胞性病変を区別するのに望ましく，超音波検査は高い感度と特異度をもっている（Navrozoglou, 2008）．マンモグラフィは，適切な遮蔽により胎児への照射リスクが無視できる（0.04 mGy）ため，必要がある場合は適切な検査である（Krishna, 2013）．しかし，妊娠中は乳腺組織が密であるた

め，マンモグラフィの偽陰性率は35〜40％である（Woo, 2003）．生検の決定ができなければ，MRIが使用されることがある．それらの技術により，通常，腫瘍は充実性または囊胞性と判明する．

囊胞性乳腺病変は単純型，複雑型または混合型がある（Berg, 2003）．単純型囊胞は特別な管理または監視は必要としないが，症状がある場合は吸引することもある．複雑型囊胞は超音波で内部エコーを示し，それらはときどき充実性腫瘍と鑑別できない．これらは通常は吸引され，超音波上の異常が完全に消失しなければ，通常は針生検が行われる．混合型囊胞は超音波検査で隔壁または囊胞内腫瘤を認める．乳癌のいくつかは複合型囊胞のことがあるため，通常は切除が推奨される．

充実性乳腺腫瘤に対しては，臨床診察，画像検査，そして針生検の三つのテストで評価を行う．三つすべてが良性病変，または三つすべてが乳癌を示唆する場合，テストは合致しているといわれる．良性と合致した三つのテストは99％以上正確で，この範疇に含まれる乳房腫瘤は臨床診察だけで経過観察される．幸いなことに，ほとんどの妊娠中の腫瘤はこれら三つの安心できる所見を示す．反対に，三つの評価のいずれかでも悪性を示唆する場合は，腫瘤を切除すべきである．

■ 管理

ひとたび乳癌と診断されたら，最も一般的な転移部位の限定的な検索が行われる．ほとんどの女性では，胸部X線写真，肝臓超音波検査，骨MRIが含まれる（Becker, 2016；Krishna, 2013）．

乳癌の治療は，産科医，乳腺外科医，腫瘍内科医からなる集学的チームにより行われる．妊娠継続の意思を前もって話し合う．妊娠中絶は乳癌の進行や予後に影響を与えないことが示されている（Cardonick, 2010）．妊娠を継続した場合，治療は一般的に非妊娠女性と同様である．重要な注意点は，化学療法と手術は第2三半期まで延期し，補助放射線治療は分娩後まで控えることである（Brewer, 2011）．

外科的治療は最終的なものであるだろう．転移病変がない場合では，広範囲切除術，非定型的乳房切除術または乳房全摘出術（それぞれ腋窩リンパ節摘出による進行期決定術を伴う）が行われる

（Rosenkranz, 2006）．センチネルリンパ節生検による進行期決定とテクネシウム99mによるリンパシンチグラフィは安全である．乳房再建を希望した場合，一般に分娩後まで延期される（Viswanathan, 2011）．Caragacianuら（2016）は，乳房切除後ただちに再建を受けた10人の妊婦においてよい結果を示した．

化学療法は通常，リンパ節転移陽性または陰性いずれの乳癌にも行われる．閉経前の女性ではリンパ節転移を認めなくても生存率が改善する．リンパ節転移陽性例に対しては，分娩が数週間以内になければ，多剤化学療法が開始される．シクロホスファミド，ドキソルビシン，シスプラチンが近年使用されている（Euhus, 2016）．ドキソルビシンのようなアントラサイクリン系薬剤が使用される場合，関連する心毒性のため治療前に母体の心エコー検査が行われる（Brewer, 2011）．良好な妊娠および周産期結果が報告されている（Berry, 1999；Hahn, 2006）．

乳癌に対する免疫療法は一般的になっている．トラスツズマブ（ハーセプチン）は浸潤性乳癌のおよそ1/3で認められるHER2/neu受容体のモノクローナル抗体である（Hudis, 2007）．その薬剤は妊娠中には推奨されない．これはHER2/neuが胎児の腎臓上皮に強く発現しており，トラスツズマブが流産，胎児腎不全とそれに関連した羊水過少症，早産と関連があったためである（Amant, 2010；Azim, 2010）．

乳癌の進行における妊娠の影響とその予後は複雑である．乳癌は若い女性のほうがより活動的であることは確かであるが，同じ女性で妊娠時のほうがより活動的であるかは議論の余地がある（Azim, 2014）．臨床的にはほとんどの研究が，妊娠に関連した乳癌と同様の年齢と進行期の非妊娠女性とを比較して，全生存期間にほとんど差がなかったと報告している（Beadle, 2009）．妊娠に関連した乳癌では全生存率が悪かったとの報告もある（Rodriguez, 2008）．しかし，これらの研究者はいずれも妊娠女性において進行例がより多かったと結論づけている．

実際に乳癌は通常，妊娠女性では進行期で見つかることから，全体的な予後は下落するようである（Andersson, 2015）．1990年以降に発行された研究の総計では最大60％の妊娠女性が診断時

に腋窩リンパ節転移を伴っていることになる．そして，同じ進行期であれば妊婦と非妊婦の5年生存率は同等であるが，妊婦では典型的なより進行した症例が予後を悪くしている（Kuo, 2017；Zemlickis, 1992）．

■ 乳癌後の妊娠

乳癌治療後，化学療法は一部の女性の生殖能力をなくし，出産という選択肢は限定される（Kim, 2011）．妊娠した人たちには，長期的な母体生存率に悪い影響はないようである（Averette, 1999；Velentgas, 1999）．10の研究のメタアナリシスでは，早期の乳癌女性には診断から10ヵ月後に起こる妊娠が，実際に，延命効果をもつ可能性があることを示している（Valachis, 2010）．データは，母乳育児が経過に悪影響を与えることを示してはいない．

乳癌治療に成功した女性では，再発が懸念される．治療後すぐに再発することはよくあることなので，経過観察のために2～3年間妊娠を延期するように指示することは妥当に思える．ホルモン避妊法は禁忌であり，銅を含んだ子宮内避妊器具は多くの人にとって，長期に作用する優れた可逆的方法である．したがって，妊娠した女性の生存率が低下することはないようである（Ives, 2006）．とりわけタモキシフェンで治療された女性は，停止後数ヵ月間は先天奇形を合併した児をもつ危険性がある．タモキシフェンは極めて長い半減期をもち，そのため投与終了後最低2ヵ月は妊娠を延期することが推奨される（Braems, 2011）．

甲状腺癌

触診可能な甲状腺結節は人口の4～7％で検出され，約10％は悪性である（Burman, 2015）．臨床的な結節は通常，超音波検査および血清甲状腺刺激ホルモン（thyroid-stimulating hormone：TSH）と遊離サイロキシン値の測定によって評価される．穿刺吸引は疑わしい結節で適応とされる（Alexander, 2017；Gharib, 2016）．

甲状腺癌の診断による妊娠中絶は必要ではない．治療の基本は理想的には第2三半期に行われる甲状腺全摘である．術後にサイロキシンが補充される．ほとんどの甲状腺癌は高分化で緩徐進行性の経過である．このように手術療法を遅らせても通常は予後に影響を与えない（Yazbeck, 2012；Yu, 2016）．

甲状腺癌のなかには初回または術後治療として放射性ヨードが投与されることがある．これは妊娠中と授乳中いずれにおいてもいくつかの理由により禁忌である．第一に，経胎盤的なヨウ素131は多量に胎児甲状腺に取り込まれ，甲状腺機能低下症を引き起こす．第二に，授乳中，乳腺は相当量のヨウ素を濃縮する．これは放射性ヨウ素を含んだミルクの摂取による新生児のリスクと著明な乳腺照射による母体のリスクの問題を提起する．母体の曝露を制限するために，授乳と甲状腺切除を3ヵ月あけることが，より確実な乳腺の退縮を保証する（Sisson, 2011）．最後に，妊娠はヨウ素131による治療を受けた甲状腺癌の女性は，6ヵ月～1年間は妊娠を避けるべきである．この期間は甲状腺機能の安定化を保証し，甲状腺癌の消失を確認する（Abalovich, 2007）．

リンパ腫

■ Hodgkin病

このリンパ腫はおそらくB細胞由来で，細胞学的には他のリンパ腫とReed-Sternberg細胞で区別される．妊娠中の癌のうち，リンパ腫は一般的であり，高齢出産化のために妊娠中の率が上昇している（Horowitz, 2016）．妊婦では非Hodgkinリンパ腫よりもHodgkinリンパ腫が多い．El-Messidiら（2015）は，Nationwide Inpatient Sampleからの790万人の出生に関する調査で，その発生率が12,400人中1人であったと報告している．

70％を超えるHodgkin病症例において，横隔膜より頭側のリンパ節，すなわち腋窩，頸部，または鎖骨下の各部位で無痛性腫大を呈する．およそ1/3の患者は発熱，寝汗，疲労感，体重減少，および瘙痒感といった症状を呈する．診断は病巣リンパ節の組織学的な検査による（Longo, 2015）．

表63-2に示したAnn Arbor分類はHodgkin病と他のリンパ腫に使用される．妊娠中は進行期決定に必要な放射線画像検査の使用は限られるが，最低限の胸部X線写真，超音波またはMRI

表63-2　悪性リンパ腫の Ann Arbor 分類

病期	所見
I	1ヵ所のリンパ節領域または節外性部位（脾臓，胸腺など）に腫れがある
II	横隔膜の上下いずれか一側に2ヵ所以上の腫れがある―縦隔は一つの部位として考える―
III	横隔膜の上下両側に腫れがある 　1. 脾臓，脾門，腹腔，または門脈リンパ節に限定される 　2. 大動脈，腸骨，または腸間膜リンパ節およびIIIの節を含む
IV	リンパ節外臓器（肝臓，骨髄など）への浸潤

サブステージA：無症状，サブステージB：発熱，発汗または体重減少，サブステージE：肝臓，骨髄以外のリンパ節外臓器への浸潤．

を用いた腹部画像検査，骨髄生検は行われる（Williams, 2001）．MRIは胸部と腹部大動脈リンパ節の評価に優れている（Brenner, 2012）．今日，進行期決定のための開腹手術はめったに行われない（Longo, 2015）．

近年では非妊娠例に対して，Hodgkin病のすべての進行期に対して化学療法を行う傾向にある．妊娠例では第1三半期における早期例では12週まで経過観察，第2三半期まではビンブラスチン単剤投与，妊娠中断後は多剤化学療法，頸部または腋窩の孤発病変に対しては放射線単独といった選択肢がある（El-Hemaidi, 2012；Eyre, 2015）．

進行例では，妊娠週数に関係なく化学療法が推奨される．20週未満は治療による流産を考慮するが，中絶が受け入れられなければビンブラスチン後に第2三半期に多剤化学療法が行われる（Eyre, 2015）．第1三半期後に最も進行した症例では，ドキソルビシン，ブレオマイシン，ビンブラスチン，ダカルバジンの周期的投与が行われ，産後に放射線療法が加えられる（Cohen, 2011）．一般的に妊娠後期に診断された場合のみ，胎児が成熟するまで治療を延期することは妥当に思える．

Hodgkinリンパ腫を有する女性は，VTEの発生率が高い（El-Messidi, 2015；Horowitz, 2016）．またわれわれの経験では，Hodgkin病の妊婦は"寛解"後でも，極度に感染や敗血症に陥りやすい．活発な抗腫瘍治療は，この脆弱性を唯一増加させる．

Hodgkinリンパ腫の全体的な予後は良好であり，生存率は70％を超えている．妊娠はこのリンパ腫の経過または妊娠転帰に悪い影響を与えない．特に第1三半期後の化学療法も，縦隔と頸部への放射線照射，いずれも胎児への悪影響は報告されていない（Brenner, 2012；El-Messidi, 2015；Pinnix, 2016）．病気の寛解期の女性では，妊娠によって再発が促されることはない（Weibull, 2016）．

■ 非Hodgkinリンパ腫

非Hodgkinは通常B細胞腫瘍だが，T細胞またはナチュラルキラー細胞腫瘍もありうる．それらの生態学，分類，治療は複雑である（Longo, 2012；O'Gara, 2009）．それらはウイルス感染と関連がある．そしてHIV感染者の5～10％がリンパ腫を発症するため，発生率は少なくとも部分的にははっきりと上昇する．他の関連ウイルスはEpstein-Barrウイルス，C型肝炎ウイルス，ヒトヘルペスウイルス8がある．これらのリンパ腫の一部は急速に進行し，生存率は悪性細胞のタイプにより異なる（Longo, 2015）．

非Hodgkinリンパ腫は，妊娠中はまれである（Brenner, 2012；Pinnix, 2016）．それらもAnn Arbor分類で進行期が決定される．第1三半期に診断された場合，緩徐進行性または早期例でなければ，妊娠中絶後の多剤化学療法が推奨される．進行が遅い症例の場合は，経過観察するか，横隔膜より上部の局所放射線治療で時間をかせぎ，第2三半期に入った時点で完全な治療を行うことがある．これらのリンパ腫が第1三半期後に診断された場合，化学療法とリツキシマブによる免疫療法が行われる（Cohen, 2011；Rizack, 2009）．母体の子宮内でリンパ腫に対する化学療法に曝露した55人の6～29年を追跡した報告で，先天的，神経学的または精神的な異常は認めなかった（Avilés, 2001）．

Burkittリンパ腫はEpstein-Barrウイルス感染に関連した急速に進行するB細胞腫瘍である．予後は不良で，治療は多剤化学療法が行われる．妊娠中にこのリンパ腫を合併した19人の女性のレビューで，17人が診断から1年以内に死亡している（Barnes, 1998）．

■ 白血病

　一般に，これらの悪性腫瘍はリンパ組織—リンパ芽球性またはリンパ球性白血病，または骨髄—骨髄性白血病から発生する．それらは急性的または慢性的に発生する可能性がある．成人性白血病は40歳以降に発生することが多いが，依然として若年女性に最も多い悪性腫瘍である（図63-1参照）．白血病は40,000妊娠中1例に診断されるとCalifornia Cancer Registry（Smith, 2003）により報告されている．妊娠に合併した白血病患者72例の調査で，1975～1988年までに44例が急性骨髄性白血病で，20例が急性リンパ球性白血病，そして8例が慢性白血病の一種であったと報告されている（Caligiuri, 1989）．

　急性白血病はほとんどが末梢血細胞数の著明な異常を引き起こし，しばしば白血球数の増加と，容易に循環性芽球を見つけることができる．診断は骨髄生検により行われる．

　現在の多剤化学療法では，1970年以前は死亡率100％であったのに比較して，妊娠中の寛解も多い．妊娠中絶は予後を改善しないが，妊娠初期では化学療法による催奇形性を避けるために中絶も考慮される．後者の一つの例が，急性前骨髄性白血病に対するトレチノインとして知られている**全トランス型レチノイン酸**を用いた治療である（Carradice, 2002；Sanz, 2015）．この強い催奇形性物質はレチノイン酸症候群の原因となる（第12章参照）．別の例では，急性骨髄性白血病が催奇形性物質であるチロシンキナーゼ阻害薬で治療された（Palani, 2015）．他の症例でも，胎児が生存可能となる前の妊娠中絶は，急性白血病女性の管理を単純にする可能性がある．

　これらの警告以外は，白血病合併妊婦の治療は非妊婦と同様である．急性骨髄性白血病は遅滞なく治療される（Ali, 2015）．化学療法導入後，寛解後維持療法が再発を予防するためには必須で，通常は造血幹細胞移植が行われる．同種造血幹細胞移植の適応となった場合は，早期の分娩を考慮する．慢性白血病の一部では，分娩後まで治療を延期することも可能である（Fey, 2008）．リンパ腫のように，感染と出血は活動性病変のある女性に予想される，重要な合併症である．

　妊娠中の白血病治療に関するほとんどの記述は，単一の症例報告または小さなケースシリーズである（Routledge, 2016；Sanz, 2015）．古い58例の調査では，75％が第1三半期後に診断された（Reynoso, 1987）．半数は化学療法による寛解率75％の急性骨髄性白血病であった．これら妊娠の40％でしか生児が得られなかった（Caligiuri, 1989）．

■ 悪性黒色腫

　これらの悪性腫瘍は既存の母斑と色素産生性メラニン細胞から発生することが最も多い．黒色腫は，色素性病変に輪郭の変化，表面の隆起，変色，痒み，出血，または潰瘍形成を認めた場合に疑われ，その場合は生検を行うべきである（Richtig, 2017）．それらは色白の白人に最も多く，妊娠可能年齢の女性に比較的多く発生する．

　いくつかの集団調査では，黒色腫は妊娠を複雑にする最も頻繁な悪性腫瘍である（Andersson, 2015；Bannister-Tyrrell, 2015）．そのうえ発生率は1,000出生中0.03～2.8例に及ぶと報告されている（Eibye, 2013；Smith, 2003）．一説には，多くが外来患者扱いで，腫瘍登録に入力されていない可能性がある．前述したように，悪性黒色腫は胎盤や胎児に転移することが知られている腫瘍の一つである．分娩後は胎盤転移の評価をするべきである．

　ステージングは臨床的である．Ⅰ期はリンパ節触知なし，Ⅱ期はリンパ節触知あり，Ⅲ期は遠隔転移あり，となる．Ⅰ期の患者では，腫瘍の厚さが単一の最も重要な予後予測因子である．Clark分類は表皮，皮膚と皮下脂肪への浸潤の深さにより五つのレベルに分類される．Breslowスケールは腫瘍の厚さ，大きさに加えて浸潤の深さを測定する．

　悪性黒色腫の初回手術治療は進行期により決定され，局所の広範な切除，時には広範な所属リンパ節切除を行う．Schwartzら（2003）はセンチネルリンパ節マッピングと胎児の照射量が0.014 mSvまたは0.014 mGyと計算される^{99m}テクネチウムコロイドを使用した生検を推奨している．ルーチンの所属リンパ節切除は，微小転移のある非妊婦において生存率を改善することが報告されている（Cascinelli, 1998）．妊婦に対しては局所麻酔下で原発腫瘍を切除するが，分娩後まで

センチネルリンパ節切除を延期させるアルゴリズムが提唱されている（Broer, 2012）．妊娠中の予防的な化学療法または免疫療法は通常は避けられるが，腫瘍の進行期と母体の予後によっては適応されることもある．遠隔転移のある悪性黒色腫のほとんどでは，治療は最善の緩和を行う．現在，悪性黒色腫の進行でのエストロゲン受容体βの役割が研究中であり，将来の治療のターゲットとなる可能性がある（de Giorgi, 2011）．

進行期ごとに，妊婦と非妊婦の生存率は同等である（Driscoll, 2016；Johansson, 2014）．ある研究では，妊娠中の女性の半数がⅢ期またはⅣ期であった（deHaan, 2017）．治療的流産は生存率を改善しないようである．臨床進行期は最も強力な予後因子で，皮膚深部の浸潤または所属リンパ節転移のある女性の予後は最も不良である．およそ60％が2年以内に再発し，90％が5年までに再発する．そのため，多くが手術後3～5年間は妊娠を避けることを推奨している．避妊方法に混合型経口避妊薬が含まれるが，それらは悪い影響を及ぼさないようである（Gandini, 2011）．それと関連して，局所の悪性黒色腫治療後の妊娠は生存率を低下させない（Driscoll, 2009）．

消化器癌

結腸と直腸の癌はアメリカの全世代女性の3番目に多い（ACS, 2016）．妊娠中の発生率は，出産の高齢化のために増加している（Rogers, 2016）．ところが，大腸癌は40歳未満ではまれである．Smithら（2003）はCalifornia Cancer Registryにおいて発生率はおよそ150,000分娩中1例であったと報告している．Danish Registryではおよそ35,000分娩中1例であった（Eibye, 2013）．妊娠中の大腸癌の大多数—80％—は直腸から発生する．あるレビューでは，妊娠中の41例のみが腹膜反転部より上部の結腸癌であった（Chan, 1999）．

大腸癌で最も多くみられる症状は腹痛，腹満，吐き気，便秘，そして下血である．大腸疾患の症状が持続する場合は，直腸診，便潜血検査，軟性S状結腸鏡検査または大腸内視鏡検査が行われる．消化管の悪性腫瘍の一部は，卵巣へ転移したことで発見される．**Krukenberg腫瘍**は他原発性でしばしば胃腸系の腫瘍を含んだ卵巣であり，予後は悪い（Glišić, 2006；Kodama, 2016）．

妊婦の大腸癌の治療は，非妊婦と同様に一般ガイドラインに従う．転移巣がなければ外科的切除が行われるが，ほとんどの妊婦は進行性病変を有している（Al-Ibrahim, 2014）．妊娠前期では子宮摘出は結腸または直腸切除を行ううえで必要ではなく，このため治療的流産は要求されない．妊娠後期では胎児の成熟まで治療を延期することもあるが，腸管出血，腸閉塞または腸穿孔により外科的治療が強いられることがある（Minter, 2005）．

胃癌が妊娠に合併することはまれであり，最も報告が多いのは日本である．Hirabayashiら（1987）は1916～1985年までの70年間における60例の妊婦の転帰についてレビューしている．妊娠中は診断が遅れることが多く，予後は一貫して不良である（Lee, 2009）．食道癌も同様の症状を呈するがまれである（Sahin, 2015）．持続する原因不明の上部消化器症状に対しては，内視鏡的評価をするべきである．

その他の腫瘍

ほかにもさまざまな腫瘍が妊娠中に報告されており，多くは症例報告である．たとえば，上部消化管に発生するカルチノイド腫瘍である（Durkin, 1983）．膵臓癌も肝臓癌も妊娠中はまれである（Kakoza, 2009；Marinoni, 2006；Papoutsis, 2012；Perera, 2011）．別の報告では，広範囲の肝内胆管細胞癌がHELLP症候群と同様の症状を示したと述べている（Bladerston, 1998）．甲状腺癌を除き，頭頸部の悪性腫瘍はまれである（Cheng, 2015）．肺癌もまれである（Boussios, 2013）．中枢神経系の腫瘍は10,000～28,000出生中1例と報告されている（Eibye, 2013；Smith, 2003）．膀胱と尿管癌は妊娠合併例がまれに報告されている（McNally, 2013；Yeaton-Massey, 2013）．最後に，骨の腫瘍が報告されている（Kathiresan, 2011）．

（訳：松田祐奈，竹中将貴）

References

Abalovich M, Amino N, Barbour LA, et al: 2007 management of thyroid dysfunction during pregnancy and postpartum: an Endocrine Society Clinical Practice Guideline. J Clin Endocrinol Metab 92:S1, 2007.

Abdel-Hady ES, Hemida RA, Gamal A, et al: Cancer during pregnancy: perinatal outcome after in utero exposure to chemotherapy. Arch Gynecol Obstet 286(2):283, 2012.

Ackermann S, Gehrsitz C, Mehihorn G, et al: Management and course of histologically verified cervical carcinoma in situ during pregnancy. Acta Obstet Gynecol Scand 85:1134, 2006.

Al-Adnani M, Kiho L, Scheimberg I: Maternal pancreatic carcinoma metastatic to the placenta: a case report and literature review. Pediatr Dev Pathol 10:61, 2007.

Al-Ibrahim A, Parrish J, Dunn E, et al: Pregnancy and maternal outcomes in women with prior or current gastrointestinal malignancies. J Obstet Gynaecol Can 36(1):34, 2014.

Alexander A, Harris RM, Grossman D, et al: Vulvar melanoma: diffuse melanosis and metastases to the placenta. J Am Acad Dermatol 50(20):293, 2004.

Alexander EK, Pearce EN, Brent GA, et al: 2016 guidelines of the American Thyroid Association for the diagnosis and management of thyroid disease during pregnancy and the postpartum. Thyroid 27(3):315, 2017.

Ali S, Jones GL, Culligan DJ, et al: Guidelines for the diagnosis and management of acute myeloid leukaemia in pregnancy. Br J Haematol 170(4):487, 2015.

Alouini S, Rida K, Mathevet P: Cervical cancer complicating pregnancy: implications of laparoscopic lymphadenectomy. Gynecol Oncol 108(3):472, 2008.

Amant F, Deckers S, Van Calsteren K, et al: Breast cancer in pregnancy: recommendations of an international consensus meeting. Eur J Cancer 46(18):3158, 2010.

Amant F, Han SN, Gziri MM, et al: Management of cancer in pregnancy. Best Pract Res Clin Obstet Gynaecol 29(5):741, 2015a.

Amant F, Uzan C, Han SN, et al: Matched cohort study on patients with cervical cancer diagnosed during pregnancy. Ann Oncol 25(suppl 4):iv320, 2014.

Amant F, Vandenbroucke T, Verheecke M, et al: Pediatric outcome after maternal cancer diagnosed during pregnancy. N Engl J Med 373:1824, 2015b.

American Cancer Society: Leading sites of new cancer cases and deaths—2016 estimates. 2016. Available at: https://www.cancer.org/content/dam/cancer-org/research/cancer-facts-and-statistics/annual-cancer-facts-and-figures/2016/leading-sites-of-new-cancer-cases-and-deaths-2016-estimate. Accessed June 11, 2017.

American Cancer Society: What are the key statistics about ovarian cancer? 2017. Available at: https://www.cancer.org/cancer/ovarian-cancer/about/key-statistics.html. Accessed June 11, 2017.

American College of Obstetricians and Gynecologists: Alternatives to hysterectomy in the management of leiomyomas. Practice Bulletin No. 96, August 2008, Reaffirmed 2016a.

American College of Obstetricians and Gynecologists: Cervical cancer screening and prevention. Practice Bulletin No. 168, October 2016b.

American College of Obstetricians and Gynecologists: Guidelines for diagnostic imaging during pregnancy and lactation. Committee Opinion No. 723, October 2017a.

American College of Obstetricians and Gynecologists: The role of the obstetrician-gynecologist in the early detection of epithelial ovarian cancer in women at average risk. Committee Opinion No. 716, September 2017b.

American College of Radiology: ACR manual on contrast media. Version 10.2. Reston, American College of Radiology, 2016.

American Society for Reproductive Medicine: Fertility preservation and reproduction in patients facing gonadotoxic therapies: a committee opinion. Fertil Steril 100(5):1224, 2013a.

American Society for Reproductive Medicine: Prevention and treatment of moderate and severe ovarian hyperstimulation syndrome: a guideline. Fertil Steril 106(7):1634, 2016.

American Society for Reproductive Medicine, Society for Assisted Reproductive Technology: Mature oocyte cryopreservation: a guideline. Fertil Steril 99(1):37, 2013b.

American Society for Reproductive Medicine, Society for Assisted Reproductive Technology: Recommendations for gamete and embryo donation: a committee opinion. Fertil Steril 99(1):47, 2013c.

Anderson ML, Mari G, Schwartz PE: Gynecologic malignancies in pregnancy. In Barnea ER, Jauniaux E, Schwartz PE (eds): Cancer and Pregnancy. London, Springer, 2001.

Andersson TM, Johansson AL, Fredriksson I, et al: Cancer during pregnancy and the postpartum period: a population-based study. Cancer 121(12):2072, 2015.

Andrieu N, Goldgar DE, Easton DF, et al: Pregnancies, breastfeeding, and breast cancer risk in the International BRCA1/2 Carrier Cohort Study (IBCCS). J Natl Cancer Inst 98:535, 2006.

Antoniou AC, Shenton A, Maher ER, et al: Parity and breast cancer risk among BRCA1 and BRCA2. Breast Cancer Res 8:R72, 2006.

Aslam N, Ong C, Woelfer B, et al: Serum CA125 at 11–14 weeks of gestation in women with morphologically normal ovaries. BJOG 107:689, 2000.

Averette HE, Mirhashemi R, Moffat FL: Pregnancy after breast carcinoma: the ultimate medical challenge. Cancer 85:2301, 1999.

Averette HE, Nasser N, Yankow SL, et al: Cervical conization in pregnancy: analysis of 180 operations. Am J Obstet Gynecol 106:543, 1970.

Avilés A, Neri N: Hematological malignancies and pregnancy: a final report of 84 children who received chemotherapy in utero. Clin Lymphoma 2(3):173, 2001.

Azim HA Jr, Azim H, Peccatori FA: Treatment of cancer during pregnancy with monoclonal antibodies: a real challenge. Expert Rev Clin Immunol 6(6):821, 2010.

Azim HA Jr, Partridge AH: Biology of breast cancer in young women. Breast Cancer Res 16(4):427, 2014.

Bannister-Tyrell M, Roberts CL, Hasovits C, et al: Incidence and outcomes of pregnancy-associated melanoma in New South Wales 1994–2008. Aust N Z J Obstet Gynaecol 55(2):116, 2015.

Barnes MN, Barrett JC, Kimberlin DF, et al: Burkitt lymphoma in pregnancy. Obstet Gynecol 92:675, 1998.

Baxi LV, Grossman LC, Abellar R: Hyperreactio luteinalis in pregnancy and hyperandrogenism: a case report. J Reprod Med 59(9–10):509, 2014.

Beadle BM, Woodward WA, Middleton LP, et al: The impact of pregnancy on breast cancer outcomes in women < or = 35 years. Cancer 115(6):1174, 2009.

Becker S: Breast cancer in pregnancy: a brief clinical review. Best Pract Res Clin Obstet Gynaecol 33:79, 2016.

Berg WA, Campassi CI, Loffe OB: Cystic lesions of the breast: sonographic-pathologic correlation. Radiology 227:183, 2003.

Berry DL, Theriault RL, Holmes FA, et al: Management of breast cancer during pregnancy using a standardized protocol. J Clin Oncol 17:855, 1999.

Bigelow CA, Horowitz NS, Goodman A, et al: Management and outcome of cervical cancer diagnosed in pregnancy. Am J Obstet Gynecol 216(3):276.e1–276.e6, 2017.

Bishop LA, Patel S, Fries MH: A case of recurrent hyperreactio luteinalis in three spontaneous pregnancies. J Clin Ultrasound 44(8):502, 2016.

Bladerston KD, Tewari K, Azizi F, et al: Intrahepatic cholangiocarcinoma masquerading as the HELLP syndrome (hemolysis, elevated liver enzymes, and low platelet count) in pregnancy: case report. Am J Obstet Gynecol 179:823, 1998.

Bleau N, Patenaude V, Abenhaim HA: Risk of venous thromboembolic events in pregnant patients with cancer. J Matern Fetal Neonatal Med 29(3):380, 2016.

Boulay R, Podczaski E: Ovarian cancer complicating pregnancy. Obstet Gynecol Clin North Am 25:3856, 1998.

Boussios S, Han SN, Fruscio R, et al: Lung cancer in pregnancy: report of nine cases from an international collaborative study. Lung Cancer 82(3):499, 2013.

Boxer LA, Bolyard AA, Kelley ML, et al: Use of granulocyte colony-stimulating factor during pregnancy in women with chronic neutropenia. Obstet Gynecol 125(1):197, 2015.

Braems G, Denys H, DeWever O, et al: Use of tamoxifen before and during pregnancy. Oncologist 16(11):1547, 2011.

Brenner B, Avivi I, Lishner M: Haematological cancers in pregnancy. Lancet 379:580, 2012.

Brent RL: Utilization of developmental basic science principles in the evaluation of reproductive risks from pre- and postconception environmental radiation exposures. Teratology 59:182, 1999.

Brewer M, Kueck An, Runowicz CD: Chemotherapy in pregnancy. Clin Obstet Gynecol 54:602, 2011.

Broer N, Buonocore S, Goldberg C: A proposal for the timing of management of patients with melanoma presenting during pregnancy. J Surg Oncol 106(1):36, 2012.

Bulun SE, Moravek MB, Yin P, et al: Uterine leiomyoma stem cells: linking progesterone to growth. Semin Reprod Med 33(5):357, 2015.

Bumpers HL, Butler KL, Best IM: Endometrioma of the abdominal wall. Am J Obstet Gynecol 187:1709, 2002.

Burman KD, Wartofsky L: Thyroid nodules. N Engl J Med 373:2247, 2015.

Caligiuri MA, Mayer RJ: Pregnancy and leukemia. Semin Oncol 16:388, 1989.

Caragacianu DL, Mayer EL, Chun YS, et al: Immediate breast reconstruction following mastectomy in pregnant women with breast cancer. J Surg Oncol 114(2):140, 2016.

Cardonick E, Dougherty R, Grana G et al: Breast cancer during pregnancy: maternal and fetal outcomes. Cancer 16:76, 2010.

Cardonick EH, Gringlas MB, Hunter K, et al: Development of children born to mothers with cancer during pregnancy comparing in utero chemotherapy-exposed children with nonexposed controls. Am J Obstet Gynecol 212(5):658.e1, 2015.

Carradice D, Austin N, Bayston K, et al: Successful treatment of acute promyelocytic leukaemia during pregnancy. Clin Lab Haematol 24:307, 2002.

Cascinelli N, Morabito A, Santinami M, et al: Immediate or delayed dissection of regional nodes in patients with melanoma of the trunk: a randomized trial. Lancet 351:793, 1998.

Caspi B, Levi R, Appelman Z, et al: Conservative management of ovarian cystic teratoma during pregnancy and labor. Am J Obstet Gynecol 182:503, 2000.

Castanon A, Brocklehurst P, Evans H, et al: Risk of preterm birth after treatment for cervical intraepithelial neoplasia among women attending colposcopy in England: retrospective-prospective cohort study. BMJ 345:e5174, 2012.

Celik C, Acar A, Cicek N, et al: Can myomectomy be performed during pregnancy? Gynecol Obstet Invest 53:79, 2002.

Chan YM, Ngai SW, Lao TT: Colon cancer in pregnancy. A case report. J Reprod Med 44:733, 1999.

Cheng YK, Zhang F, Tang LL, et al: Pregnancy associated nasopharyngeal carcinoma: a retrospective case-control analysis of maternal survival outcomes. Radiother Oncol 116(1):125, 2015.

Choi JR, Levine D, Finberg H: Luteoma of pregnancy: sonographic findings in two cases. J Ultrasound Med 19(12):877, 2000.

Ciavattini A, Clemente N, Delli Carpini G, et al: Number and size of uterine fibroids and obstetric outcomes. J Matern Fetal Neonatal Med 28(4):484, 2015.

Cohen JB, Blum KA: Evaluation and management of lymphoma and leukemia in pregnancy. Clin Obstet Gynecol 54:556, 2011.

Conner SN, Frey HA, Cahill AG, et al: Loop electrosurgical excision procedure and risk of preterm birth. A systematic review and meta-analysis. Obstet Gynecol 123:752, 2014.

Coronado GD, Marshall LM, Schwartz SM: Complications in pregnancy, labor, and delivery with uterine leiomyomas: a population-based study. Obstet Gynecol 95:764, 2000.

Critchley HOD, Wallace WHB, Shalet SM, et al: Abdominal irradiation in childhood: the potential for pregnancy. BJOG 99(5):392, 1992.

Curtis KM, Hillis SD, Marchbanks PA, et al: Disruption of the endometrial-myometrial border during pregnancy as a risk factor for adenomyosis. Am J Obstet Gynecol 187(3):543, 2002.

Dahl SK, Thomas MA, Williams DB, et al: Maternal virilization due to luteoma associated with delayed lactation. Fertil Steril 90(5):2006.e17, 2008.

De Carolis S, Fatigante G, Ferrazzani S, et al: Uterine myomectomy in pregnant women. Fetal Diagn Ther 16:116, 2001.

de Giorgi V, Gori A, Grazzini M, et al: Estrogens, estrogen receptors and melanoma. Expert Rev Anticancer Ther 11:739, 2011.

de Haan J, Lok CA, de Groot CJ, et al: Melanoma during pregnancy: a report of 60 pregnancies complicated by melanoma. Melanoma Res 27(3):218, 2017.

Djavadian D, Braendle W, Jaenicke F: Laparoscopic oophoropexy for the treatment of recurrent torsion of the adnexa in pregnancy: case report and review. Fertil Steril 82(4):933, 2004.

Doğan S, Özyüncü Ö, Atak Z: Fibroids during pregnancy: effects on pregnancy and neonatal outcomes. J Reprod Med 61(1–2):52, 2016.

Dorum A, Blom GP, Ekerhovd E, et al: Prevalence and histologic diagnosis of adnexal cysts in postmenopausal women: an autopsy study. Am J Obstet Gynecol 192(1):48, 2005.

Driscoll MS, Grant-Kels JM: Nevi and melanoma in the pregnant woman. Clin Dermatol 27(1):116, 2009.

Driscoll MS, Martires K, Bieber AK, et al: Pregnancy and melanoma. J Am Acad Dermatol 75(4):669, 2016.

Dunton CJ: Management of atypical glandular cells and adenocarcinoma in situ. Obstet Gynecol Clin North Am 35(4):623, 2008.

Durkin JW Jr: Carcinoid tumor and pregnancy. Am J Obstet Gynecol 145:757, 1983.

Eibye S, Kjaer SK, Mellemkjaer L: Incidence of pregnancy-associated cancer in Denmark, 1977–2006. Obstet Gynecol 122:608, 2013.

Elgindy E, Sibai H, Abdelghani A, et al: Protecting ovaries during chemotherapy through gonad suppression. A systematic review and meta-analysis. Obstet Gynecol 126:187, 2015.

El-Hemaidi I, Robinson SE: Management of haematological malignancy in pregnancy. Best Pract Res Clin Obstet Gynaecol 26(1):149, 2012.

El-Messidi A, Patenaude V, Hakeem G, et al: Incidence and outcomes of women with Hodgkin's lymphoma in pregnancy: a population-based study on 7.9 million births. J Perinat Med 43(6):683, 2015.

Erkanli S, Ayhan A: Fertility-sparing therapy in young women with endometrial cancer: 2010 update. Int J Gyn Cancer 20:1170, 2010.

Esim Buyukbayrak E, Karageyim Karsidag AY, Kars B, et al: Cervical polyps: evaluation of routine removal and need for accompanying D&C. Arch Gynecol Obstet 283(3):581, 2011.

Euhus DM: Breast disease. In Hoffman BL, Schorge JO, Bradshaw KD, et al (eds): Williams Gynecology, 3rd ed. McGraw-Hill Education, New York, 2016.

Eyre TA, Lau IJ, Mackillop L, et al: Management and controversies of classical Hodgkin lymphoma in pregnancy. Br J Haematol 169(5):613, 2015.

Fader AN, Alward EK, Niederhauser A, et al: Cervical dysplasia in pregnancy: a multi-institutional evaluation. Am J Obstet Gynecol 203:113, 2010.

Favero G, Chiantera V, Oleszczuk A, et al: Invasive cervical cancer during pregnancy: laparoscopic nodal evaluation before oncologic treatment delay. Gynecol Oncol 118:123, 2010.

Fey MF, Surbek D: Leukaemia and pregnancy. Recent Results Cancer Res 178:97, 2008.

FIGO Committee on Gynecologic Oncology: Revised FIGO staging for carcinoma of the vulva, cervix, and endometrium. Int J Gynaecol Obstet 105:103, 2009.

Friedman E, Kotsopoulos J, Lubinski J, et al: Spontaneous and therapeutic abortions and the risk of breast cancer among BRCA mutation carriers. Breast Cancer Res 8:R15, 2006.

Fuchs N, Smorgick N, Tovbin Y, et al: Oophoropexy to prevent adnexal torsion: how, when, and for whom? J Minim Invasive Gynecol 17(2):205, 2010.

Gandini S, Iodice S, Koomen E, et al: Hormonal and reproductive factors in relation to melanoma in women: current review and meta-analysis. Eur J Cancer 47(17):2607, 2011.

Genta PR, Dias ML, Janiszewski TA, et al: *Streptococcus agalactiae* endocarditis and giant pyomyoma simulating ovarian cancer. South Med J 94:508, 2001.

Germain M, Rarick T, Robins E: Management of intermittent ovarian torsion by laparoscopic oophoropexy. Obstet Gynecol 88(4 Pt 2):715, 1996.

Gharib H, Papini E, Garber JR, et al: American Association of Endocrinologists, American College of Endocrinology, and Associazione Medici Endocrinologi medical guidelines for clinical practice for diagnosis and management of thyroid nodules—2016 update. Endocr Pract 22(5):622, 2016.

Giuntoli RL Jr, Vang RS, Bristow RE: Evaluation and management of adnexal masses during pregnancy. Clin Obstet Gynecol 49(3):492, 2006.

Glišić A, Atanacković J: Krukenberg tumor in pregnancy. The lethal outcome. Pathol Oncol Res 12(2):108, 2006.

Goldman NA, Goldberg GL: Late recurrence of squamous cell cervical cancer in an episiotomy site after vaginal delivery. Obstet Gynecol 101:1127, 2003.

Gotlieb WH, Beiner ME, Shalmon B, et al: Outcome of fertility-sparing treatment with progestins in young patients with endometrial cancer. Obstet Gynecol 102:718, 2003.

Greer BE, Easterling TR, McLennan DA, et al: Fetal and maternal considerations in the management of stage I-B cervical cancer during pregnancy. Gynecol Oncol 34:61, 1989.

Gubbala K, Laios A, Gallos I, et al: Outcomes of ovarian transposition in gynaecological cancers: a systematic review and meta-analysis. J Ovarian Res 7:69, 2014.

Haas JF: Pregnancy in association with newly diagnosed cancer: a population-based epidemiologic assessment. Int J Cancer 34:229, 1984.

Hacker NF, Berek JS, Lagasse LD, et al: Carcinoma of the cervix associated with pregnancy. Obstet Gynecol 59:735, 1982.

Haggar FA, Pereira G, Preen D, et al: Adverse obstetric and perinatal outcomes following treatment of adolescent and young adult cancer: a population based cohort study. PLoS One 9(12):e113292, 2014.

Hahn KM, Johnson PH, Gordon N, et al: Treatment of pregnant breast cancer patients and outcomes of children exposed to chemotherapy in utero. Cancer 107:1219, 2006.

Hakim C, Padmanabhan V, Vyas AK: Gestational hyperandrogenism in developmental programming. Endocrinology 14:en20161801, 2016.

Hannuna KY, Putignani L, Silvestri E, et al: Incidental endometrial adenocarcinoma in early pregnancy: a case report and review of the literature. Int J Gynecol Cancer 19(9):1580, 2009.

Hashimoto A, Iriyama T, Sayama S, et al: Adenomyosis and adverse perinatal outcomes: increased risk of second trimester miscarriage, preeclampsia, and placental malposition. J Matern Fetal Neonatal Med 23:1, 2017.

Heller DS, Cracchiolo B, Hameed M, et al: Pregnancy-associated invasive squamous cell carcinoma of the vulva in a 28-year-old, HIV-negative woman: a case report. J Reprod Med 45:659, 2000.

Hirabayashi M, Ueo H, Okudaira Y, et al: Early gastric cancer and a concomitant pregnancy. Am Surg 53:730, 1987.

Hoffman MS, Sayer RA: A guide to management: adnexal masses in pregnancy. OBG Management 19(3):27, 2007.

Högnäs E, Kauppila A, Pukkala E, et al: Cancer risk in women with 10 or more deliveries. Obstet Gynecol 123(4):811, 2014.

Homer H, Saridogan E: Uterine artery embolization for fibroids is associated with an increased risk of miscarriage. Fertil Steril 94(1):324, 2010.

Hong Y, Li SQ, Hu YL, et al: Survey of human papillomavirus types and their vertical transmission in pregnant women. BMC Infect Dis 13:109, 2013.

Hoover RN, Hyer M, Pfeiffer RM, et al: Adverse health outcomes in women exposed in utero to diethylstilbestrol. N Engl J Med 365:1304, 2011.

Horowitz NA, Lavi N, Nadir Y, et al: Haematological malignancies in pregnancy: an overview with an emphasis on thrombotic risks. Thromb Haemost 116(4):613, 2016.

Hudis CA: Trastuzumab—mechanism of action and use in clinical practice. N Engl J Med 357:39, 2007.

Huh WK, Ault KA, Chelmow D, et al: Use of high-risk human papillomavirus testing for cervical cancer screening: interim clinical guidance. Obstet Gynecol 125(2):330, 2015.

Irving JA, Clement PB: Nonneoplastic lesions of the ovary. In Kurman RJ, Ellenson LH, Ronnett BM (eds): Blaustein's Pathology of the Female Genital Tract, 6th ed. New York, Springer, 2011.

Ives A, Saunders C, Bulsara M, et al: Pregnancy after breast cancer: population based study. BMJ 334(7586):194, 2006.

Jenabi E, Khazaei S: The effect of uterine leiomyoma on the risk of malpresentation and cesarean: a meta-analysis. J Matern Fetal Neonatal Med 31(1):87, 2018.

Jernström H, Lubinski J, Lynch HT, et al: Breast-feeding and the risk of breast cancer in BRCA1 and BRCA2 mutation carriers. J Natl Cancer Inst 96(14):1094, 2004.

Johansson AL, Andersson TM, Plym A, et al: Mortality in women with pregnancy-associated malignant melanoma. J Am Acad Dermatol 71(6):1093, 2014.

Kakoza RM, Vollmer CM Jr, Stuart KE, et al: Pancreatic adenocarcinoma in the pregnant patient: a case report and literature review. J Gastrointest Surg 13(3):535, 2009.

Kal HB, Struikmans H: Radiotherapy during pregnancy: fact and fiction. Lancet Oncol 6(5):328, 2005.

Kanal E, Barkovich AJ, Bell C, et al: Expert panel on MR safety. ACR practice guideline for imaging pregnant or potentially pregnant adolescents and women with ionizing radiation. J Magn Reson Imaging 37:501, 2013.

Kaňová N, Bičíková M: Hyperandrogenic states in pregnancy. Physiol Res 60(2):243, 2011.

Kao HW, Wu CJ, Chung KT, et al: MR imaging of pregnancy luteoma: a case report and correlation with the clinical features. Korean J Radiol 6(1):44, 2005.

Karaman E, Karaman Y, Alkis I, et al: Maternal serum CA-125 level is elevated in severe preeclampsia. Pregnancy Hypertens 4(1):29, 2014.

Kathiresan AS, Johnson JN, Hood BJ, et al: Giant cell bone tumor of the thoracic spine presenting in late pregnancy. Obstet Gynecol 118(2 Pt 2):428, 2011.

Kim CH, Abu-Rustum NR, Chi DS, et al: Reproductive outcomes of patients undergoing radical trachelectomy for early-stage cervical cancer. Gynecol Oncol 125(3):585, 2012.

Kim SS, Klemp J, Fabian C: Breast cancer and fertility preservation. Fertil Steril 95(5):1535, 2011.

Knight JC, Elliott JO, Amburgey OL: Effect of maternal retroplacental leiomyomas on fetal growth. J Obstet Gynaecol Can 38(12):1100, 2016.

Ko EM, Van Le L: Chemotherapy for gynecologic cancers occurring during pregnancy. Obstet Gynecol Surv 66(5):291, 2011.

Kodama M, Moeini A, Machida H, et al: Feto-maternal outcomes of pregnancy complicated by Krukenberg tumor: a systematic review of literature. Arch Gynecol Obstet 294(3):589, 2016.

Korbin CD, Brown DL, Welch WR: Paraovarian cystadenomas and cystadenofibromas: sonographic characteristics in 14 cases. Radiology 208(2):459, 1998.

Krishna I, Lindsay M: Breast cancer in pregnancy. Obstet Gynecol Clin N Am 40:559, 2013.

Kuller JA, Zucker PK, Peng TC: Vulvar leiomyosarcoma in pregnancy. Am J Obstet Gynecol 162:164, 1990.

Kuo K, Caughey AB: Optimal timing of delivery for women with breast cancer, according to cancer stage and hormone status: a decision-analytic model. J Matern Fetal Neonatal Med September 27, 2017 [Epub ahead of print].

Lam SJ, Best S, Kumar S: The impact of fibroid characteristics on pregnancy outcome. Am J Obstet Gynecol 211(4):395.e1, 2014.

Lambertini M, Del Mastro L, Pescio MC, et al: Cancer and fertility preservation: international recommendations from an expert meeting. BMC Med 14:1, 2016.

Lambertini M, Peccatori FA, Azim HA Jr: Targeted agents for cancer treatment during pregnancy. Cancer Treat Rev 41(4):301, 2015.

Larsen EC, Schmiegelow K, Rechnitzer C, et al: Radiotherapy at a young age reduces uterine volume of childhood cancer survivors. Acta Obstet Gynecol Scand 83:96, 2004.

Laughlin SK, Baird DD, Savitz DA, et al: Prevalence of uterine leiomyomas in the first trimester of pregnancy: an ultrasound-screening study. Obstet Gynecol 113(3):630, 2009.

Lee HJ, Lee IK, Kim JW, et al: Clinical characteristics of gastric cancer associated with pregnancy. Dig Surg 26(1):31, 2009.

Leiserowitz GS, Xing G, Cress R, et al: Adnexal masses in pregnancy: how often are they malignant? Gynecol Oncol 101:315, 2006.

Lin YH, Hwang JL, Huang LW, et al: Pyomyoma after a cesarean section. Acta Obstet Gynecol Scand 81:571, 2002.

Liu J, Zanotti K: Management of the adnexal mass. Obstet Gynecol 117:1413, 2011.

Liu P, Xu L, Sun Y, et al: The prevalence and risk of human papillomavirus infection in pregnant women. Epidemiol Infect 142(8):1567, 2014.

Lodish MB: Clinical review: kinase inhibitors: adverse effects related to the endocrine system. J Clin Endocrinol Metab 98(4):1333, 2013.

Loibl S, Schmidt A, Gentillini O, et al: Breast cancer diagnosed during pregnancy: adapting recent advances in breast cancer care for pregnant patients. JAMA Oncol 1(8):1145, 2015.

Long ME, Dwarica DS, Kastner TM, et al: Comparison of dysplastic and benign endocervical polyps. J Low Genit Tract Dis 17(2):142, 2013.

Longo DL: Malignancies of lymphoid cells. In: Kasper DL, Fauci AS, Hauser SL, et al (eds): Harrison's Principles of Internal Medicine, 19th ed. New York, McGraw-Hill Education, 2015.

Loren AW, Mangu PB, Beck LN, et al: Fertility preservation for patients with cancer: American Society of Clinical Oncology clinical practice guideline update. J Clin Oncol 31(19):2500, 2013.

Lutz MH, Underwood PB Jr, Rozier JC, et al: Genital malignancy in pregnancy. Am J Obstet Gynecol 129:536, 1977.

Luyckx M, Squifflet JL, Jadoul P, et al: First series of 18 pregnancies after ulipristal acetate treatment for uterine fibroids. Fertil Steril 102(5):1404, 2014.

Malinowski AK, Sen J, Sermer M: Hyperreactio luteinalis: maternal and fetal effects. J Obstet Gynaecol Can 37(8):715, 2015.

Maor GS, Czuzoj-Shulman N, Spence AR, et al: Maternal and neonatal outcomes of pregnancy associated breast cancer. Abstract No. 802, Am J Obstet Gynecol 216:S461, 2017.

Mara M, Maskova J, Fucikova Z, et al: Midterm clinical and first reproductive results of a randomized controlled trial comparing uterine fibroid embolization and myomectomy. Cardiovasc Intervent Radiol 31(1):73, 2008.

Marinoni E, Di Netta T, Caramanico L, et al: Metastatic pancreatic cancer in late pregnancy: a case report and review of the literature. J Matern Fetal Neonatal Med 19(4):247, 2006.

Masarie K, Katz V, Balderston K: Pregnancy luteomas: clinical presentations and management strategies. Obstet Gynecol Surv 65(9):575, 2010.

Massad LS, Einstein MH, Huh WK, et al: 2012 updated consensus guidelines for the management of abnormal cervical cancer screening tests and cancer precursors. Obstet Gynecol 121(4):829, 2013.

Matsuo K, Eno ML, Im DD, et al: Pregnancy and genital sarcoma: a systematic review of the literature. Am J Perinatol 26(7):507, 2009.

McGovern PG, Noah R, Koenigsberg R, et al: Adnexal torsion and pulmonary embolism: case report and review of the literature. Obstet Gynecol Surv 54(9):601, 1999.

McNally L, Osmundson S, Barth R, et al: Urachal duct carcinoma complicating pregnancy. Obstet Gynecol 122:469, 2013.

Melin J, Heinävaara S, Malila N, et al: Adverse obstetric outcomes among early-onset cancer survivors in Finland. Obstet Gynecol 126:803, 2015.

Minter A, Malik R, Ledbetter L, et al: Colon cancer in pregnancy. Cancer Control 12(3):196, 2005.

Mogos MF, Rahman S, Salihu HM, et al: Association between reproductive cancer and fetal outcomes: a systematic review. Int J Gynecol Cancer 23(7):1171, 2013.

Morice P, Uzan C, Gouy S, et al: Gynaecological cancers in pregnancy. Lancet 379:558, 2012.

Naqvi M, Kaimal A: Adnexal masses in pregnancy. Clin Obstet Gynecol 58(1):93, 2015.

National Toxicology Program: NTP monograph: developmental effects and pregnancy outcomes associated with cancer chemotherapy use during pregnancy. NTP Monogr 2:1, 2013.

Navrozoglou I, Vrekoussis T, Kontostolis E et al: Breast cancer during pregnancy: a mini-review. Eur J Surg Oncol 34:837, 2008.

Neiger R, Sonek JD, Croom CS, et al: Pregnancy-related changes in the size of uterine leiomyomas. J Reprod Med 51:671, 2006.

Nisker JA, Shubat M: Stage IB cervical carcinoma and pregnancy: report of 49 cases. Am J Obstet Gynecol 145:203, 1983.

Niwa K, Tagami K, Lian Z, et al: Outcome of fertility-preserving treatment in young women with endometrial carcinomas. BJOG 112:317, 2005.

O'Gara P, Shepard J, Yared K, et al: Case 39–2009L: a 28-year-old pregnant woman with acute cardiac failure. N Engl J Med 361:2462, 2009.

Otake M, Schull WJ, Lee S: Threshold for radiation-related severe mental retardation in prenatally exposed A-bomb survivors: a re-analysis. Int J Radiat Biol 70:755–63, 1996.

Palani R, Milojkovic D, Apperley JF: Managing pregnancy in chronic myeloid leukaemia. Ann Hematol 94 Suppl 2:S167, 2015.

Palmer J, Vatish M, Tidy J: Epithelial ovarian cancer in pregnancy: a review of the literature. BJOG 116:480, 2009.

Papoutsis D, Sindos M, Papantoniou N, et al: Management options and prognosis of pancreatic adenocarcinoma at 16 weeks' gestation: a case report. J Reprod Med 57:167, 2012.

Parazzini F, Franchi M, Tavani A, et al: Frequency of pregnancy related cancer: a population based linkage study in Lombardy, Italy. Int J Gynecol Cancer 27(3):613, 2017.

Park JY, Kim DY, Suh DS, et al: Reproductive outcomes after laparoscopic radical trachelectomy for early-stage cervical cancer. J Gynecol Oncol 25:9, 2014.

Peccatori FA, Azim HA Jr, Orecchia R, et al: Cancer, pregnancy and fertility: ESMO clinical practice guidelines for diagnosis, treatment and follow-up. Ann Oncol 24 Suppl 6:vi160, 2013.

Perera D, Kandavar R, Palacios E: Pancreatic adenocarcinoma presenting as acute pancreatitis during pregnancy: clinical and radiologic manifestations. J La State Med Soc 163:114, 2011.

Pettersson BF, Andersson S, Hellman K, et al: Invasive carcinoma of the uterine cervix associated with pregnancy: 90 years of experience. Cancer 116:2343, 2010.

Pinnix CC, Osborne EM, Chihara D, et al: Maternal and fetal outcomes after therapy for Hodgkin or non-Hodgkin lymphoma diagnosed during pregnancy. JAMA Oncol 2(8):1065, 2016.

Pistilli B, Belletini G, Giovannetti E, et al: Chemotherapy, targeted agents, antiemetics and growth-factors in human milk: how should we counsel cancer patients about breastfeeding? Cancer Treat Rev 39(3):207, 2013.

Pritts EA: Fibroids and infertility: a systematic review of the evidence. Obstet Gynecol Surv 56:483, 2001.

Qidwai II, Caughey AB, Jacoby AF: Obstetric outcomes in women with sonographically identified uterine leiomyomata. Obstet Gynecol 107:376, 2006.

Reulen RC, Zeegers MP, Wallace WH, et al: Pregnancy outcomes among adult survivors of childhood cancer in the British Childhood Cancer Survivor Study. Cancer Epidemiol Biomarkers Prev 18(8):2239, 2009.

Reynoso EE, Shepherd FA, Messner HA, et al: Acute leukemia during pregnancy: the Toronto Leukemia Study Group experience with long-term follow-up of children exposed in utero to chemotherapeutic agents. J Clin Oncol 5:1098, 1987.

Richtig G, Byrom L, Kupsa R, et al: Pregnancy as driver for melanoma. Br J Dermatol 177(3):854, 2017.

Rizack T, Mega A, Legare R, et al: Management of hematological malignancies during pregnancy. Am J Hematol 84(12):830, 2009.

Rodriguez AO, Chew H, Cress R, et al: Evidence of poorer survival in pregnancy-associated breast cancer. Obstet Gynecol 112(1):71, 2008.

Rogers JE, Dasari A, Eng C: The treatment of colorectal cancer during pregnancy: cytotoxic chemotherapy and targeted therapy challenges. Oncologist 21(5):563, 2016.

Rosenkranz KM, Lucci A: Surgical treatment of pregnancy associated breast cancer. Breast Dis 23:87, 2006.

Routledge DJ, Tower C, Davies E, et al: Successful management of acute myeloid leukaemia in a twin pregnancy—a case report. Br J Haematol October 21, 2016 [Epub ahead of print].

Russell P, Robboy SJ: Ovarian cysts, tumor-like, iatrogenic and miscellaneous conditions. In Robboy SJ, Mutter GL, Prat J, et al (eds): Robboy's Pathology of the Female Reproductive Tract, 2nd ed. London, Churchill Livingstone, 2009.

Sahin M, Kocaman G, Özkan M, et al: Resection of esophageal carcinoma during pregnancy. Ann Thorac Surg 99(1):333, 2015.

Salani R, Billingsley CC, Crafton SM: Cancer and pregnancy: an overview for obstetricians and gynecologists. Am J Obstet Gynecol 211(1):7, 2014.

Salvador E, Bienstock J, Blakemore KJ, et al: Leiomyomata uteri, genetic amniocentesis, and the risk of second-trimester spontaneous abortion. Am J Obstet Gynecol 186:913, 2002.

Sanz MA, Montesinos P, Casale MF, et al: Maternal and fetal outcomes in pregnant women with acute promyelocytic leukemia. Ann Hematol 94(8):1357, 2015.

Sarno MA, Mancari R, Azim HA, et al: Are monoclonal antibodies a safe treatment for cancer during pregnancy? Immunotherapy 5(7):733, 2013.

Schammel DP, Mittal KR, Kaplan K, et al: Endometrial adenocarcinoma associated with intrauterine pregnancy: a report of five cases and a review of the literature. Int J Gynecol Pathol 17:327, 1998.

Schmeler KM, Mayo-Smith WW, Peipert JF, et al: Adnexal masses in pregnancy: surgery compared with observation. Obstet Gynecol 105:1098, 2005.

Schwartz JL, Mozurkewich EL, Johnson TM: Current management of patients with melanoma who are pregnant, want to get pregnant, or do not want to get pregnant. Cancer 97(9):2130, 2003.

Shepherd JH, Spencer C, Herod J, et al: Radical vaginal trachelectomy as a fertility-sparing procedure in women with early-stage cervical cancer—cumulative pregnancy rate in a series of 123 women. BJOG 113:719, 2006.

Sherard GB III, Hodson CA, Williams HJ, et al: Adnexal masses and pregnancy: a 12-year experience. Am J Obstet Gynecol 189:358, 2003.

Sienas L, Wong T, Collins R, et al: Contemporary uses of erythropoietin in pregnancy: a literature review. Obstet Gynecol Surv 68(8):594, 2013.

Signorelli M, Caspani G, Bonazzi C, et al: Fertility-sparing treatment in young women with endometrial cancer or atypical complex hyperplasia: a prospective single-institution experience of 21 cases. BJOG 116(1):114, 2009.

Signorello LB, Cohen SS, Bosetti C, et al: Female survivors of childhood cancer: preterm birth and low birth weight among their children. J Natl Cancer Inst 98:1453, 2006.

Signorello LB, Mulvihill JJ, Green DM, et al: Congenital anomalies in the children of cancer survivors: a report from the childhood cancer survivor study. J Clin Oncol 30(3):239, 2012.

Signorello LB, Mulvihill JJ, Green DM, et al: Stillbirth and neonatal death in relation to radiation exposure before conception: a retrospective cohort study. Lancet 376:624, 2010.

Sisodia RM, Del Carmen MG, Boruta DM: Role of minimally invasive surgery in the management of adnexal masses. Clin Obstet Gynecol 58(1):66, 2015.

Sisson JC, Freitas J, McDougall IR, et al: Radiation safety in the treatment of patients with thyroid diseases by radioiodine [131]I: practice recommendations of the American Thyroid Association. Thyroid 21(4):335, 2011.

Smith LH, Danielsen B, Allen ME, et al: Cancer associated with obstetric delivery: results of linkage with the California cancer registry. Am J Obstet Gynecol 189:1128, 2003.

Soares SR, Gómez R, Simón C, et al: Targeting the vascular endothelial growth factor system to prevent ovarian hyperstimulation syndrome. Hum Reprod Update 14(4):321, 2008.

Spitzer M, Kaushal N, Benjamin F: Maternal CA-125 levels in pregnancy and the puerperium. J Reprod Med 43:387, 1998.

Stensheim H, Klungsøyr K, Skjaerven R, et al: Birth outcomes among offspring of adult cancer survivors: a population-based study. Int J Cancer 133(11):2696, 2013.

Stokes LS, Wallace MJ, Godwin RB, et al: Quality improvement guidelines for uterine artery embolization for symptomatic leiomyomas. J Vasc Interv Radiol 21(8):1153, 2010.

Stout MJ, Frey HA, Tuuli MG, et al: Loop electrosurgical excision procedure and risk of vaginal infections during pregnancy: an observation study. BJOG 122(4):545, 2015.

Stout MJ, Odibo AO, Graseck AS, et al: Leiomyomas at routine second-trimester ultrasound examination and adverse obstetric outcomes. Obstet Gynecol 116(5):1056, 2010.

Stovall M, Blackwell CR, Cundiff J, et al: Fetal does from radiotherapy with photon beams: report of AAPM Radiation Therapy Committee Task Group No. 36. Med Phys 22(1):63, 1995.

Suzuki H, Matsubara S, Uchida S, et al: Ovary hyperstimulation syndrome accompanying molar pregnancy: case report and review of the literature. Arch Gynecol Obstet 290(4):803, 2014.

Suzuki S: Comparison between spontaneous ovarian hyperstimulation syndrome and hyperreactio luteinalis. Arch Gynecol Obstet 269(3):227, 2004.

Szecsi PB, Anderson MR, Bjørngaard B, et al: Cancer antigen 125 after delivery in women with a normal pregnancy: a prospective cohort study. Acta Obstet Gynecol Scand 93(12):1295, 2014.

Takushi M, Moromizato H, Sakumoto K, et al: Management of invasive carcinoma of the uterine cervix associated with pregnancy: outcome of intentional delay in treatment. Gynecol Oncol 87:185, 2002.

Tannus JF, Hertzberg BS, Haystead CM, et al: Unilateral luteoma of pregnancy mimicking a malignant ovarian mass on magnetic resonance and ultrasound. J Magn Reson Imaging 29(3):713, 2009.

Teh WT, Stern C, Chander S, et al: The impact of uterine radiation on subsequent fertility and pregnancy outcomes. Biomed Res Int 2014:482968, 2014.

Titus-Ernstoff L, Troisi R, Hatch EE, et al: Mortality in women given diethylstilbestrol during pregnancy. Br J Cancer 95:107, 2006.

Ungár L, Smith JR, Pálfavli L, et al: Abdominal radical trachelectomy during pregnancy to preserve pregnancy and fertility. Obstet Gynecol 108:811, 2006.

Valachis A, Tsali L, Pesce LL, et al: Safety of pregnancy after primary breast carcinoma in young women: a meta-analysis to overcome bias of healthy mother effect studies. Obstet Gynecol Surv 65:786, 2010.

Van Calsteren K, Hanssens M, Moerman P, et al: Successful conservative treatment of endocervical adenocarcinoma stage Ib1 diagnosed early in pregnancy. Acta Obstet Gynecol Scand 87(2):250, 2008.

van der Vange N, Weverling GJ, Ketting BW, et al: The prognosis of cervical cancer associated with pregnancy: a matched cohort study. Obstet Gynecol 85:1022, 1995.

van Vliet W, van Loon AJ, ten Hoor KA, et al: Cervical carcinoma during pregnancy: outcome of planned delay in treatment. Eur J Obstet Gynecol Reprod Biol 79:153, 1998.

Velentgas P, Daling JR, Malone KE, et al: Pregnancy after breast carcinoma: outcomes and influence on mortality. Cancer 85:2424, 1999.

Vercruysse DC, Deprez S, Sunaert S, et al: Effects of prenatal exposure to cancer treatment on neurocognitive development, a review. Neurotoxicology 54:11, 2016.

Viswanathan S, Ramaswamy B: Pregnancy-associated breast cancer. Clin Obstet Gynecol 54(4):546, 2011.

Wang YC, Su HY, Liu JY, et al: Maternal and female fetal virilization caused by pregnancy luteomas. Fertil Steril 84:509.e15, 2005.

Webb KE, Sakhel K, Chauhan SP, et al: Adnexal mass during pregnancy: a review. Am J Perinatol 32(11):1010, 2015.

Weibull CE, Eloranta S, Smedby KE, et al: Pregnancy and the risk of relapse in patients diagnosed with Hodgkin lymphoma. J Clin Oncol 34(4):337, 2016.

Weinmann S, Naleway A, Swamy G, et al: Pregnancy outcomes after treatment for cervical cancer precursor lesions: an observational study. PLoS One 12(1):e0165276, 2017.

Weitzman VN, DiLuigi AJ, Maier DB, et al: Prevention of recurrent adnexal torsion. Fertil Steril 90(5):2018.e1, 2008.

Werner CL, Lo JY, Heffernan, et al: Loop electrosurgical excision procedure and risk of preterm birth. Obstet Gynecol 115:605, 2010.

Whitecar MP, Turner S, Higby MK: Adnexal masses in pregnancy: a review of 130 cases undergoing surgical management. Am J Obstet Gynecol 181:19, 1999.

Williams SF, Schilsky RL: Neoplastic disorders. In Barron WM, Lindheimer MD (eds): Medical Disorders During Pregnancy, 3rd ed. St. Louis, Mosby, 2001.

Winther JF, Boice JD Jr, Svendsen AL, et al: Spontaneous abortion in a Danish population-based cohort of childhood cancer survivors. J Clin Oncol 26(26):4340, 2008.

Winther JF, Olsen JH, Wu H, et al: Genetic disease in the children of Danish survivors of childhood and adolescent cancer. J Clin Oncol 30(1):27, 2012.

Wohlfahrt J, Olsen JH, Melby M: Breast cancer risk after childbirth in young women with family history. Cancer Causes Control 13:169, 2002.

Woo JC, Yu T, Hurd TC: Breast cancer in pregnancy. Arch Surg 138:91, 2003.

Yahata T, Numata M, Kashima K, et al: Conservative treatment of stage IA1 adenocarcinoma of the cervix during pregnancy. Gynecol Oncol 109(1):49, 2008.

Yazbeck CF, Sullivan SD. Thyroid disorders during pregnancy. Med Clin No America 96:235, 2012.

Yeaton-Massey A, Brookfield KF, Aziz N, et al: Maternal bladder cancer diagnosed at routine first-trimester obstetric ultrasound examination. Obstet Gynecol 122:464, 2013.

Yost NP, Santoso JT, McIntire DD, et al: Postpartum regression rates of antepartum cervical intraepithelial neoplasia II and III lesions. Obstet Gynecol 93:359, 1999.

Yu SS, Bischoff LA: Thyroid cancer in pregnancy. Semin Reprod Med 34(6):351, 2016.

Zagouri F, Sergentanis TN, Chrysikos D, et al: Platinum derivatives during pregnancy in cervical cancer: a systematic review and meta-analysis. Obstet Gynecol 121:337, 2013a.

Zagouri F, Sergentanis TN, Chrysikos D, et al: Trastuzumab administration during pregnancy: a systematic review and meta-analysis. Breast Cancer Res Treat 137(2):349, 2013b.

Zanetta G, Mariani E, Lissoni A, et al: A prospective study of the role of ultrasound in the management of adnexal masses in pregnancy. BJOG 110:578, 2003.

Zemlickis D, Lishner M, Degendorfer P, et al: Maternal and fetal outcome after breast cancer in pregnancy. Am J Obstet Gynecol 166:781, 1992.

Zweizig S, Perron J, Grubb D, et al: Conservative management of adnexal torsion. Am J Obstet Gynecol 168(6 Pt 1):1791, 1993.

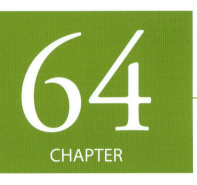

64 感染症

Infectious Diseases

- 母体，胎児の免疫能 ……………………… 1522
- ウイルス感染 ……………………………… 1523
- 細菌感染症 ………………………………… 1535
- 原虫感染症 ………………………………… 1542
- 真菌感染症 ………………………………… 1545
- 妊娠中の渡航に関する注意点 …………… 1545
- バイオテロ ………………………………… 1545

> *According to many authorities, influenza exerts a very pernicious influence upon pregnancy. It would appear that the effects of influenza must vary with the severity of the epidemic, and more particularly with the frequency of pneumonic complications. As a rule, any septic condition offers a worse prognosis in pregnancy. Several instances have been reported of transmission of the offending bacteria to the foetus.*
> ―J. Whitridge Williams (1903)

感染症は古くから今日21世紀に至るまで，母体，胎児の死亡率，合併症の原因の多くを占めてきた．特異的な胎児―母体間の血行動態は時として胎児を病原体から防御する効果をもつ．しかし一方では，母体から胎児への感染をもたらす原因の一つにもなりうる．母体の血清学的な状況や，感染が起こった週数，感染経路，母体や胎児の免疫能などのすべてが感染の予後にかかわる．

母体，胎児の免疫能

■ 妊娠による免疫能の変化

研究が進んだ現代においても母体が妊娠に対し，免疫学的にどのように適応しているかについては不明瞭な点が多い．妊娠により，インターロイキンなどTh2型サイトカインを分泌するCD4$^+$のTリンパ球が増加する（Fragiadakis, 2016）．インターフェロンガンマ，IL2などのTh1型サイトカイン産生はやや抑制され，**Th2優位**に傾いた免疫状態となる．臨床的な意義に関しては不明であるが，妊娠中はこのTh2優位な状態によって細胞内の病原体が確実に素早く除去される（Kourtis, 2014；Svensson-Arvelund, 2014）．大事なことは，Th2による液性免疫反応は損なわれていないことである．また，NK細胞とCD8$^+$のTリンパ球により反応を起こした絨毛外性栄養膜がヒト白血球抗原（human leukocyte antigen：HLA）-Cを発現する（Crespo, 2017）．

感染の表現として，**水平感染**は感染源が一個体から別のもう一個体へ広がることを意味する．**垂直感染**は病原体が母体からその胎児へ陣痛中や分娩中に胎盤を介して，もしくは授乳により移行することを示す．前期破水や遷延分娩，産科処置によって新生児への感染のリスクは上昇する（CDC, 2010）．表64-1に感染の経路や時期が特異的なものの一覧を示す．二次発病率とは，感染者と接触した際にどれくらいの率で感染が起こるかということである．

■ 胎児および新生児の免疫能

胎児や新生児は，乳幼児や大人と比較して易感染性状態にあるといえる．このことは胎児の細胞性および液性免疫能が妊娠9〜15週から発達を開始することからもいえる（Warner, 2010）．胎

表64-1　胎児および新生児への感染症の特異的な要因

子宮内
　経胎盤的
　　ウイルス：水痘・帯状疱疹ウイルス，コクサッキーウイルス，ヒトパルボB19ウイルス，風疹ウイルス，CMV，HIV，ジカウイルス
　　細菌：リステリア，梅毒，ボレリア
　　原虫：トキソプラズマ症，マラリア
　上行性感染
　　細菌：B群溶血性レンサ球菌，大腸菌属
　　ウイルス：HIV
分娩中
　母体への曝露
　　細菌：淋菌，クラミジア，B群溶血性レンサ球菌，結核菌，マイコプラズマ
　　ウイルス：HSV，HPV，HIV，B型肝炎ウイルス，C型肝炎ウイルス，ジカウイルス
　外部からの混入
　　細菌：ブドウ球菌属，大腸菌属
　　ウイルス：HSV，水痘・帯状疱疹ウイルス
新生児
　ヒトを介した感染：ブドウ球菌属，HSV
　呼吸器もしくはカテーテル関連の感染：ブドウ球菌属，大腸菌属

CMV：サイトメガロウイルス，HIV：ヒト免疫不全ウイルス，HPV：ヒトパピローマウイルス，HSV：単純ヘルペスウイルス．

児の感染が起きた場合，初期に反応するのは免疫グロブリンM（immunoglobulin M：IgM）であり，受動的な免疫は胎盤を介するIgGの輸送によってもたらされる．16週までにこのIgGの輸送が活発になり，26週までに母体と同程度のIgG濃度に達する．出生後は授乳により一定の感染は防御されるが，生後2ヵ月でこの機能は減退してくる．現在，WHO（2013）では，生後6ヵ月間は完全に母乳栄養のみを行い，その後，母乳育児を2歳までは断続的に続けることを推奨している．

特に初期の新生児の感染症は臨床症状を欠くこともあるため診断が困難なことがある．もし子宮内で胎児への感染が起きていた場合，分娩時のアシドーシスや徐脈が特に誘因なく起きる．新生児では哺乳力低下や嘔吐，腹部膨満を認め，特発性呼吸窮迫症候群のような呼吸機能低下を認める．また，傾眠傾向や痙攣が起こることもあり，敗血症の症状として高体温ではなく低体温を認めることが多く，総白血球数や好中球数の低下が起こる．

ウイルス感染

■ サイトメガロウイルス

いくつかのウイルスは母体に重篤な感染を引き起こし，また胎児にも強い感染を引き起こす．サイトメガロウイルス（cytomegalovirus：CMV）はいたるところに常在するDNAヘルペスウイルスでありほとんどの人間に感染する．先進諸国では最も多く胎児感染する．具体的には，すべての新生児のうち0.2～2.2％は胎児感染しているという報告がいくつかある〔アメリカ産婦人科学会（ACOG），2017〕．ウイルスはすべての身体から分泌される体液中に排出され，ウイルスを含んだ唾液や精液，尿，血液，鼻汁，頸管粘液によってヒトからヒトへと感染が媒介される．胎児へは胎盤を経由して感染が起こると考えられ，新生児では分娩時または授乳時に感染する．さらに，感染は長期にわたり持続する．たとえば，保育所は発生頻度の高い感染場所である．Revelloら（2008）は，血中CMV-DNA陽性妊婦の羊水穿刺による胎児への医原的な感染は起こらないと報告している．

社会経済的に弱いバックグラウンドをもつ女性の群では85％に及ぶ女性が妊娠までに血清学的に陽性となる．一方で，高所得群の女性では半数にとどまる．CMV以外のヘルペスウイルス同様に，CMVの初回感染が起こるとその後，ウイルスは潜伏感染し，周期的にウイルス排出を伴った再活性化を引き起こす．これは，抗CMV-IgGが血清学的に高値を示していたとしても起こる．これらの抗体は母体の再発や再活性化，再感染を防ぐことができず，さらに胎児や新生児の感染を防止することができない．

◆ 母体感染

妊娠前に血清学的に抗体が陰性で妊娠中に初回のCMV感染が起こった女性は，胎児感染の高リスク群である．アメリカでは25％の先天性CMV感染が母体の初回感染によって起こっていると推測されている（Wang, 2011）．ほとんどのCMV感染は臨床的に無症候であり，セロコンバージョンにより同定できる．セロコンバージョンは年間1～7％に起こる（Hyde, 2010）．逆に，初回でないCMV感染の診断は難しい（Picone, 2017）．

妊娠していることで母体のCMV感染リスクや

CMV感染による重症度は上昇しない．ほとんどの感染は無症候性であるが，感染した成人の10〜15％では，発熱や咽頭炎，リンパ節腫脹，多関節炎などの伝染性単核球症様症状をきたす．易感染性状態にある女性の場合，心筋炎や肺炎，肝炎，網膜炎，胃腸炎，髄膜脳炎をきたすこともある．Nigroら（2003）は，初回感染をきたした女性のほとんどで血清中のアミノトランスフェラーゼの上昇やリンパ球の増加を認めると報告している．再活性化した場合では，ウイルスの排出が行われているにもかかわらず，通常は無症状であることが多い．

母体がCMV初感染した場合，第1三半期では30〜36％，第2三半期では34〜40％，第3三半期では40〜72％で胎児への感染を認める（ACOG，2017；Picone，2017）．一方で，母体の感染が再活性化した場合，胎児への感染は0.15〜1％にとどまる．妊娠中の自然獲得免疫によって将来の妊娠における先天性CMV感染のリスクは70％減少する（Fowler，2003；Leruez-Ville，2017）．しかし前述したように，母体の免疫能があっても再感染のリスクは減少せず，母体の抗体は胎児への感染を防げない（Ross，2011）．

◆胎児への感染

子宮内のCMV感染による続発症状を有する新生児を，**症候性CMV感染**と呼ぶ．先天性の感染は発育不全や小頭症，頭蓋内石灰化，脈絡網膜炎，精神発達遅滞，運動発達遅滞，感音性難聴，肝脾腫，黄疸，溶血性貧血，血小板減少性紫斑病などを起こす症候群である（Cheeran，2009）．脳室石灰化の例が図64-1に示されている．感染をきたした4万人の新生児を毎年調べたところ，上記の症状をきたす新生児は5〜10％程度であった（Fowler，1992）．感染をきたした新生児はほとんどが出生時には無症状であるが，一部が遅発性の続発症をきたす．症状として，難聴や神経障害，脈絡網膜炎，精神運動発達遅滞，学習障害などがある．二絨毛性の双子での感染では程度はほとんど一致しない（Egana-Ugrinovic，2016）．

◆出生前診断

〔アメリカ周産期学会（SMFM），2016〕はルーチンのCMVの血清学的なスクリーニング検査を推奨していない．管理のアルゴリズムを図64-2に示す．伝染性単核球症様症候群をきたした妊婦

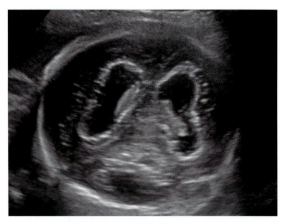

図64-1 先天性サイトメガロウイルス感染症の新生児の頭蓋内超音波断層画像（冠状断）
脳室周囲に多発性の石灰化がある．

や，超音波検査で先天性の感染が疑わしい場合にCMV感染について検査すべきである．初感染の診断は，急性期および回復期のペア血清によるCMV特異的IgG測定が用いられる．IgM抗体価は1年以上持続して上昇し，セロコンバージョンのタイミングを正確には反映しないため診断には用いられない（Stagno，1985）．さらに，CMV-IgMは再活性化をきたした場合や異なるウイルス株への感染をきたした場合にも認められる．したがって，特異的CMV-IgGの結合力（アビディティ）が初期のCMV感染を診断するうえで有効である．CMV-IgGの結合力（アビディティ）高値は6ヵ月以上前の母体への初感染を示唆する（Kanengisser-Pines，2009）．最終的な診断においては，ウイルスの培養が有用であるが，感染を否定するためには，少なくとも21日を要する．

いくつかのCMV感染に伴う胎児異常は，超音波やCT，MRIで検出される．出生前に行うルーチンの超音波スクリーニング検査で異常が見つかることもあるが，CMV感染をきたした女性に対して特異的に行った診察により認められることもある．小頭症や脳室拡大，脳内石灰化，腹水，肝脾腫，腸管の高輝度エコー像，羊水過少などの所見がある（SMFM，2016）．超音波上の異常所見と胎児血や羊水中の陽性所見を組み合わせることで，およそ75％の先天性感染を予測することができる（Enders，2001）．

羊水のCMV核酸増幅（nucleic acid amplification testing：NAAT）が胎児の感染を診断する最

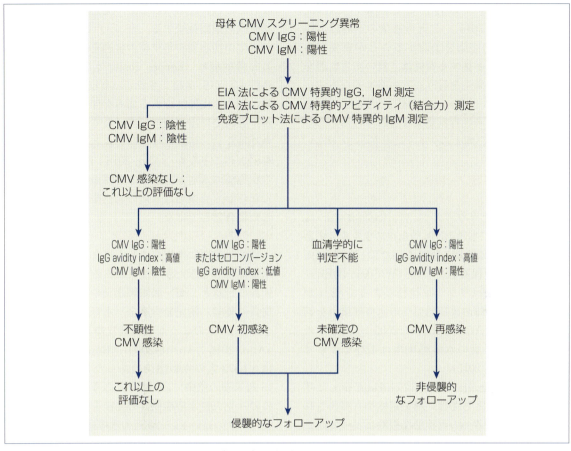

図64-2 妊娠中のサイトメガロウイルス（CMV）の初感染が疑われる場合の診断アルゴリズム
EIA：酵素免疫測定法，IgG：免疫グロブリンG，IgM：免疫グロブリンM.

も標準的な方法となっており，感度は70〜99％で，羊水穿刺を行うタイミングに依存する．母体感染の少なくとも6週以降，妊娠21週以降に羊水穿刺が行われた場合に感度は最も高くなる（Azam, 2001；Guerra, 2000）．羊水のPCR検査が陰性であっても胎児への感染を除外することはできず，胎児への感染が疑わしい場合には繰り返し検査を行う必要がある．

◆ 管理と予防

免疫能が正常な女性のCMV初感染もしくは再感染の治療は対症療法のみとなる．最近CMV初感染したことが確定している場合には，羊水検査が推奨される．初感染が指摘された妊娠週数により，胎児の転帰に関するカウンセリング内容は異なってくる．妊娠期間前半の初感染による感染率は高いが，ほとんどの胎児は正常に発育する．しかし，妊娠中絶が選択肢となる症例もある．

一般に，CMV感染に対する確立した治療法はない（SMFM, 2016）．Leruez-Villeら（2016）は，平均妊娠25.9週から感染胎児へのバラシクロビル8 g/日の内服治療を開始して，11人のうち8人の症状が明らかに軽減したと報告している．それ以前にもKimberlinら（2015）は，症候性の中枢神経障害をきたしている新生児に対して6週間の静脈内バルガンシクロビル投与を行い，生後6ヵ月以降の難聴の発生が予防できる可能性を示した．初感染を起こした妊婦に対するCMV特異的高力価免疫グロブリンによる受動免疫は先天的CMV感染のリスクを下げる可能性がある（Nigro, 2005, 2012；Visentin, 2012）．The Maternal-Fetal Medicine Units Network（MFMUネットワーク）は，現在この治療の無作為化比較試験を行っている．

いくつかの臨床試験が行われているが，CMV

に対するワクチンは存在していない（Arvin, 2004；Schleiss, 2016）．先天性感染の予防は，特に妊娠初期の初感染を予防することが重要である．特に乳幼児と接する女性は，良い衛生状態を保つことや手指衛生を行うなどの基本的な方法が推奨されている（Fowler, 2000）．感染しているパートナーからの性行為感染は起こりうるが，予防戦略の有効性に関するデータは存在していない．

■ 水痘・帯状疱疹ウイルス
◆ 母体への感染

水痘・帯状疱疹ウイルス（varicella-zoster virus：VZV）は二本鎖DNAヘルペスウイルスである．ほとんどが幼少期に感染をきたし，ほぼ90％の成人が抗体を保有している（Whitley, 2015）．成人の水痘感染はワクチン接種によって82％がおさえられ，母体および胎児への水痘感染率を低下させている（ACOG, 2017）．2003〜2010年の間で770万の妊婦の水痘感染率は1.21人/1万であった（Zhang, 2015）．

初感染（varicellaもしくはchicken poxと呼ばれる）の経路としては，経気道感染も報告されているが，感染者への直接的な接触によって起こることが多い．潜伏期間は10〜21日であり，免疫のない女性で曝露後に感染が成立する確率は60〜95％である（Whitley, 2015）．初期の水痘感染は，1〜2日間の感冒様症状に始まる．その後，瘙痒感を伴う水疱性病変が出現し3〜7日で痂皮化する．成人への感染のほうが重症化する傾向がある（Marin, 2007）．感染した患者は発疹出現の1日前から痂皮化するまで感染性をもつ．

水痘感染による肺炎が死亡の原因として最多であり，肺炎は成人の感染，特に妊娠中に重症化する傾向がある．水痘感染による肺炎はもっと多いと思われていたが，実際には2〜5％の水痘感染妊婦にしか起こらない（Marin, 2007；Zhang, 2015）．肺炎発症の危険因子は喫煙と皮膚病変が100ヵ所を越す場合である．母体の肺炎による死亡率は1〜2％に低下している（Chandra, 1998）．

通常では，肺炎症状は水痘感染の3〜5日までの間に認められ，発熱，頻呼吸，乾性咳嗽，呼吸困難，胸膜痛などが症状として認められる．結節性浸潤影は他のウイルス性肺炎と類似している（第51章参照）．肺炎症状の軽快は皮膚の病変の改善とともに認められるが，発熱や肺の易感染性状態は数週間持続する．

水痘の初感染が年単位の経過を経て再活性化すると帯状疱疹（herpes zosterもしくはshinglesと呼ぶ）が引き起こされる（Whitley, 2015）．一側に起こる皮節性のある痛みを伴う皮疹を認めるが，妊婦では出現頻度は高くなく重症化する例も多くはない．帯状疱疹はほとんど先天性水痘感染を引き起こさない（Ahn, 2016；Enders, 1994）．帯状疱疹の水疱が自潰すると感染性を有するようになるが，感染力は水痘の初感染での水疱が自潰した場合ほどではない．

◆ 胎児および新生児への感染

妊娠前半期に水痘感染した場合，胎児が**先天性水痘症候群**をきたす可能性がある．先天性水痘症候群の症状として，脈絡網膜炎や小眼球症，大脳皮質の萎縮，胎児発育不全，水腎症，四肢形成不全，図64-3のような瘢痕性皮膚病変などがある（Ahn, 2016；Auriti, 2009）．Endersら（1994）は，1,373人の水痘感染のあった妊婦を調べた．13週未満の感染では，472人のうち2人（0.4％）にのみ先天性水痘症候群の発症を認めた．最も発症リスクの高い13〜20週の水痘感染では，351人のうち7人（2％）に先天性水痘感染を認めた．しかし，特に20週以降では，先天性感染は認められず，先天性水痘症候群の発症は認めなかった．Ahn（2016）らも最近同様の報告をしている

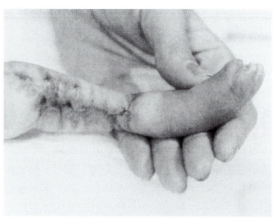

図64-3　第1三半期の水痘・帯状疱疹ウイルス感染による胎児の骨欠損と瘢痕を伴う下肢の萎縮

(Reproduced with permission from Paryani SG, Arvin AM: Intrauterine infection with varicella zoster virus after maternal varicella, N Engl J Med. 1986 Jun 12; 314(24): 1542-1546)

とはいうものの，いくつかの論文では，妊娠21～28週の感染と胎児の中枢神経障害および皮膚病変の関係性が報告されている（Lamont, 2011a；Marin, 2007）.

胎児や新生児が分娩前または分娩中に曝露された場合，母体の抗体が産生されていないため，新生児が深刻な脅威にさらされることになる．発病率は25～50％に及び，死亡率は30％に至る．致死的な病変が播種性に内臓や中枢神経に広がった症例の報告も散見される．このため分娩5日前から分娩2日後までに水痘の臨床的症状を呈した母体の新生児には**水痘・帯状疱疹免疫グロブリン**（varicella-zoster immune globulin：VariZIG）を投与すべきである．

◆ 診 断

通常，母体の水痘感染は臨床的に診断される．感染は水疱液のNAAT検査で確認され，非常に検出感度がよい．ウイルスは初感染でみられる水疱を擦過し，塗抹標本を用いる方法（Tzanckテスト）や，培養および直接抗体染色を行うことによっても単離される．先天性水痘症候群の診断として羊水を用いたNAAT検査が行われるが，陽性例と先天性感染の発症例との相関は十分ではない（Mendelson, 2006）．母体感染の5週間以降で超音波断層法を用いて形態異常を検索する方法もあるが，感度は高くない（Mandelbrot, 2012）．

◆ 管 理

・母体のウイルス曝露

妊婦のウイルス曝露や感染の管理にはいくつかの段階がある．水疱既往のない妊婦がウイルスに曝露された場合，VZV血清検査を受けるべきである．検査を行った女性の少なくとも70％は抗体陽性で免疫を有する．抗体をもっていない女性に対してはVariZIGを投与する必要がある．曝露後96時間以内の投与が推奨されているが，水痘感染予防および症状緩和のため曝露後10日以内までは投与が認められている（CDC, 2012, 2013d）．受動免疫が大いに効果的であるといわれている（Jespersen, 2016）．水痘既往のある女性にはVariZIGは推奨されない．

・母体感染

妊婦は水痘・帯状疱疹の初感染と診断を受けた患者から隔離されなければならない．肺炎は症状がほとんど認められないこともあり，胸部X線撮影を行うことが広く推奨されている．ほとんどの患者に対しては対症療法のみが行われるが，補液を要する場合もあれば，肺炎に対して入院を要する場合もある．入院の対象となる患者に対しては，アシクロビルの静脈注射（500 mg/m^2 もしくは，10～15 mg/kgを8時間ごと）を行う場合もある．

・ワクチン

水痘感染のない思春期～成人に対してVZV生ワクチンが推奨されている．2回のVarivaxを4週間もしくは8週間をあけて投与することにより，98％にセロコンバージョン（抗体陽転化）を認める（Marin, 2007）．ワクチンによって誘導される免疫が長い期間を経て減弱し，感染が起こる確率は10年間で約5％である（Chaves, 2007）．**ワクチン接種は妊婦やワクチン接種から1ヵ月以内に妊娠を予定している女性には推奨されない**．しかし，1,000人以上のワクチン接種を行った妊婦を調べると，先天性水痘症候群やその他の先天的な奇形の発生率は有意に上昇しなかった（Marin, 2014；Wilson, 2008）．ワクチンの弱毒化されたウイルスは母乳へは移行せず，授乳を理由にワクチン接種を延期すべきではない（ACOG, 2016c）．

■ インフルエンザウイルス

オルトミクソウイルス科によって引き起こされる呼吸器感染症である．**インフルエンザA型とB型は一本鎖RNA**からなり，季節流行性の感染症を起こす（Cohen, 2015b）．インフルエンザA型ウイルスはさらにウイルス表面の赤血球凝集素（「H」と省略される）とノイラミニダーゼ（「N」と省略される）によって細分類される．インフルエンザの大流行は毎年みられ，最も最近の流行は2016～2017年の間にインフルエンザA/H$_3$N$_2$型によって引き起こされた（Shang, 2016）．

◆ 母体，胎児への感染

母体のインフルエンザ感染では，発熱，乾性咳嗽と全身に広がる症状を認める．通常の健康な成人への感染は重篤にはならないが，妊婦への感染はより重症な合併症を引き起こす可能性が高く，とりわけ呼吸器の合併症が多い（Cohen, 2015b；Mertz, 2017；Rasmussen, 2012）．重症感染の場合，母体死亡率は1％に及ぶ（Duryea, 2015）．

2009〜2010年の間に流行したインフルエンザA型の妊婦への感染は，母体死亡の12％を引き起こした（Callaghan, 2015）．

インフルエンザAウイルス感染によって先天奇形が発生するとのエビデンスはない（Irving, 2000；Zerbo, 2017）．逆に，Lynbergら（1994）は，妊娠初期にインフルエンザの感染を認めた妊婦から出生した新生児には神経管の形成不全を認めたと報告したが，これは母体発熱の結果生じた可能性がある．インフルエンザウイルスによるウイルス血症はまれであり，胎盤を通して新生児にウイルスが移行する例は非常に少ない（Rasmussen, 2012）．死産や早産，第1三半期の流産の発生率は妊婦への感染の重症度に相関するとの報告がある（CDC, 2011；Fell, 2017；Meijer, 2015）．

インフルエンザウイルスは通常は上咽頭のスワブを用いてウイルス抗原迅速検出アッセイで検出する（表64-2）．施設によって施行に制限があるが，逆転写PCR法（reverse transcriptase-polymerase chain reaction：RT-PCR法）を用いてより感度，特異度の高い検出が可能である（Cohen, 2015b）．一方で，迅速インフルエンザ検査（rapid influenza diagnostic tests：RIDTs）の感度は少なくとも40〜70％である．**抗ウイルス薬の投与や化学的予防法は臨床症状と疫学的な要素に基づいて判断することが必要である**．特に，治療の開始は，検査の結果を待つべきではない（CDC, 2017e）．

◆管理

現在使用可能な抗ウイルス薬は二つに分類される．ノイラミニダーゼ阻害薬は初期のインフルエンザA型，B型感染症に対して高い効果をもち，**オセルタミビル**（タミフル）経口で投与され，治療および予防に用いられる．**ザナミビル**（リレンザ）は吸入薬で治療に用いられる．**ペラミビル**（ラピアクタ）は経静脈投与される．

アダマンタンにはアマンタジンとリマンタジンが含まれ，これらは何十年もの間，インフルエンザA型の治療と予防に用いられてきた．しかし，2005年にアメリカで90％のインフルエンザA型ウイルスにアダマンタンへの耐性が見つかり，アダマンタンの使用は現在では推奨されていない．さらなるウイルス変異が起きた場合に，再びこれらの薬剤が有効となる可能性がある．耐性のパターンはcdc.gov/flu参照．

これらの薬剤の妊婦に対する使用経験は限られている（Beau, 2014；Beigi, 2014；Dunstan, 2014）．FDAではカテゴリーC（有益性が使用リスクを上回る場合に使用可能）に分類されている．パークランド病院では，症状出現後48時間以内にオセルタミビル（75 mgの経口投与，1日2回を5日間）の使用を開始する．早期の投与により入院期間が減少する（Meijer, 2015；Oboho, 2016）．明らかな曝露があった妊婦に対しては，予防目的として，75 mgの経口投与を1日1回，7日間が推奨される．二次性の細菌性肺炎が疑われた場合には抗菌薬による治療の追加を検討する必要がある（第51章参照）．

◆ワクチン

有効性のあるワクチンの開発が毎年行われている．インフルエンザ流行期間に妊娠をする女性に対するワクチン接種はインフルエンザの感染流行期間を通して行われるが，CDC（2013a）とACOG（2016b）が推奨している至適投与期間は10〜11月である．特に重要なのは，ワクチン接種は糖尿病や心疾患，喘息，HIV感染などの慢性疾患をもつ人に影響を及ぼすということである．健康成人への不活化ワクチン投与によって70〜90％の割合で感染を防げる．催奇形性や，母体や胎児への有害事象の報告はないことが重要である（Chambers, 2016；Fell, 2017；Kharbanda, 2017；Polyzos, 2015；Sukumaran, 2015）．さらに，在胎中にインフルエンザワクチンを接種した母体から出生した生後6ヵ月までの新生児において，インフルエンザウイルスの感染の割合が減少したといういくつかの報告がある（Nunes, 2017；Stein-

表64-2　外来でのインフルエンザA型およびB型ウイルス検査の方法

方法[a]	所要時間
ウイルス培養法	3〜10日
迅速培養法	1〜3日
直接/間接蛍光抗体染色法	1〜4時間
逆転写PCR法や他の分子学的分析方法	1〜6時間
インフルエンザ迅速検査キット	30分以内

[a] 鼻咽頭または喉ぬぐい液．

（Data from Centers for Disease Control and Prevention, 2017e） hoff, 2012；Zaman, 2008）．また，妊婦への三価不活化インフルエンザワクチンの免疫原性は，非妊婦のものと同等である．吸入による弱毒生インフルエンザワクチンは存在するが妊婦への投与は，推奨されていない（Cohen, 2015b）．

■ ムンプス

ムンプスはRNAパラミクソウイルスによって引き起こされる感染症であり，成人への感染はまれである．成人の90％は小児期に獲得した免疫能によって血清学的に免疫陽性となる（Rubin, 2012）．初感染では唾液腺だけでなく性腺や髄膜，膵臓，その他の臓器にも感染する．呼吸器系の分泌物，唾液による直接感染もしくは媒介物により感染が拡散する．たいていの感染は耳下腺炎の起こる5日前以内に起こるため，この期間は患者の隔離が推奨される（Kutty, 2010）．治療は対症療法であり，妊婦への感染は非妊婦と重症度に変わりはない．

妊娠の第1三半期のムンプス感染は，自然流産のリスクを上昇させる．妊娠中の感染と先天性の奇形との関連性はなく，胎児への感染はまれである（McLean, 2013）．

弱毒生ワクチン（Jeryl-Lynnワクチン）はMMRワクチン（麻疹おたふくかぜ風疹混合ワクチン）に含まれており，妊婦への投与はCDCでは禁忌とされている（McLean, 2013）．MMRワクチンの妊婦への接種による催奇形性は報告されていないが，ムンプスワクチン接種後30日間は妊娠を避けるよう推奨されている．一方，ワクチン接種は免疫のない分娩後の女性に投与されることがあり，授乳は禁忌とはならない．

■ 麻疹

麻疹は感染性の高いRNAパラミクソウイルスによって引き起こされる感染症であり，ヒトにのみ感染を認める．毎年，冬の終わりから春の初めにかけて流行を認め，飛沫感染によって伝播し，二次発病率は90％を超える（Rainwater-Lovett, 2015）．麻疹感染の再燃がワクチン接種をあえて行っていない集団に起こっている（Fiebelkorn, 2010；Phadke, 2016）．発熱やカタル様症状，結膜炎，咳嗽などが典型的症状である．顔面や頸部に特徴的な斑状丘疹状皮疹が急速に広がり，しだいに背部や体幹，四肢へ広がる．口腔内に認められる紅いふちどりのある白斑は**コプリック斑**と呼ばれる．麻疹による早期または晩期の神経学的症状はさまざまなかたちで現れるが，診断は難しい（Buchanan, 2012；Chiu, 2016）．急性感染の診断は血清IgM抗体によって行われることが最も多いが，RT-PCR法による診断も可能となっている．治療は対症療法となる．

麻疹に対する免疫能をもたない妊婦は400 mg/kgの免疫グロブリンの静注投与を行うべきである（CDC, 2017d）．妊娠中の予防接種は行われないが，免疫能をもたない場合には分娩後のワクチン接種が可能であり，接種後の授乳も禁忌とされていない（Ohji, 2009）．

ウイルスは催奇形性を示さない（Siegel, 1973）．しかし，流産や早産，低出生体重児のリスクが増加すると報告されている（Rasmussen, 2015）．分娩の直前の感染によって，特に早産児では新生児期の感染を引き起こすリスクが上昇する．

■ 風疹

一般的に，妊娠中以外でのRNAトガウイルスの一つである風疹ウイルス感染はあまり重要視されない．**しかし，第1三半期の風疹感染は流産や先天奇形の明らかなリスクとなる**．風疹ウイルスは鼻咽頭の分泌物を介して伝染し，免疫能をもたない場合の感染率は80％に及ぶ．流行期は冬の終わりから春にかけてである（Lambert, 2015）．

母体の風疹感染は，通常は軽症であることが多く，顔面に始まり体幹や四肢へと広がる斑状丘疹状皮疹を伴う発熱が認められる．しかし25～50％の感染は無症候である．他の症状は，関節痛や関節炎，頭部・頸部のリンパ節腫脹，結膜炎である．潜伏期間は12～23日である．ウイルス血症は，通常は臨床症状出現の1週間ほど前に先行して起こり，成人では，感染性をもつのはウイルス血症の期間から発疹出現後7日の間である．ウイルス血症は胎児の重篤な感染を引き起こす可能性があるにもかかわらず，半分の妊婦は無症状で経過する（McLean, 2013）．

◆ 診 断

風疹ウイルスは発疹の出現後2週間まで尿，血液，鼻咽頭，髄液から分離される．しかし，通常は血清学的な分析により診断が行われる．ある研

究では風疹の免疫のない女性の6％は妊娠中に風疹抗体陽性となっていた（Hutton, 2014）．症状出現の4〜5日に酵素結合免疫測定法（ELISA）を用いた特異的IgM抗体の検出が可能であり，発疹出現後6週間まで検出が可能である．重要なことは，風疹の再感染によって一過性の特異的IgM抗体の軽度上昇が引き起こされることである．このことで胎児に感染が起こることはほとんどなく，胎児への有害な影響は報告されていない．血清IgG抗体価の上昇は発疹出現の1〜2週間後にピークを認める．このように急速に抗体が上昇するため，発疹出現の数日間で検体が採取されている場合を除いては血清診断は困難となる．たとえば，もし発疹出現から10日目以降に初回の検体採取が行われた場合，IgG抗体価の上昇は，最近起こった感染なのか，それとも以前の感染の免疫能が持続しているのかを区別できない．IgGのアビディティ（結合力）試験は上記の血清学的試験と同時に行われる．IgGアビディティ高値は少なくとも2ヵ月以前の感染を意味する．

◆胎児への影響

風疹ウイルスは最も重度の催奇形性をもつウイルスの一つであり，特に器官形成期に感染した場合にその影響は重症となる（Adams Waldorf, 2013）．妊娠12週までに風疹感染および発疹の出現を認めた妊婦では90％以上に胎児の先天的な感染が生じる（Miller, 1982）．妊娠13〜14週の感染では50％となり，第2三半期の終了前では25％となる．20週以降の感染で異常をきたすことはまれである．胎児診断で発見できる先天性風疹症候群の特徴は心中隔欠損，肺動脈弁狭窄，白内障，小頭症，小眼球症，肝脾腫である（Yazigi, 2017）．他の異常としては感音性難聴，知的障害，新生児紫斑，放射線透過性骨障害である．**先天性風疹症候群の新生児は出生後もウイルス排出が持続するため，他の新生児や感受性のある成人へ感染する危険性がある．**先天性風疹症候群の晩期症候としてまれではあるが，進行性の全脳炎，インスリン依存性糖尿病，甲状腺機能障害がある（Sever, 1985；Webster, 1998）．

◆管理と予防

風疹に対する特異的な治療は存在せず，発疹出現後7日間の飛沫予防策が推奨されている．ウイルス曝露後のポリクローナル免疫グロブリンを用いた受動免疫は曝露から5日以内であれば効果がある可能性がある（Young, 2015）．

アメリカでは大規模な風疹の流行はワクチン接種の推進によって実質的に消滅しているが，免疫能を有していない女性は10％にのぼる．1990年代の集団的な感染は主にアメリカ以外で出生した人に認められたことから示されるように，先天性風疹症候群は開発途上国ではいまだ一般的な問題である（CDC, 2013f）．風疹の根絶およびCRSの予防の包括的なアプローチとして成人へのワクチン接種が推奨されている（Grant, 2015）．

免疫能を有しない出産可能年齢の非妊婦の女性へのMMRワクチン接種を医療機関受診のたびに勧める必要がある．風疹患者や妊婦と接触する機会のある免疫能を有しないすべての病院職員に対して，ワクチン接種を行うことが重要である．風疹ワクチンは弱毒生ワクチンであるため，妊娠前1ヵ月間および妊娠中の風疹ワクチン接種は避けるべきである．ワクチン接種と先天奇形の関連についてのエビデンスはないが，理論上の奇形発生率は2.6％以内である（McLean, 2013；Swamy, 2015）．そのため，妊娠中のMMRワクチン接種は妊娠中絶の適応とはならない．

出生前の風疹抗体価の血清学的スクリーニングはすべての妊婦に行われ，免疫能を有さない場合には分娩後にワクチン接種を行う必要がある．

■ 呼吸器感染ウイルス

200を超える抗原性の異なる型をもつ呼吸器感染ウイルスは，感冒や咽頭炎，喉頭炎，気管支炎，肺炎を引き起こす．ライノウイルスやコロナウイルス，アデノウイルスは感冒を引き起こす原因となる主なウイルスである．RNAをもつライノウイルスとコロナウイルスは，鼻漏やくしゃみ，鼻閉を特徴とする軽微で，感染性のない症状を引き起こす．DNAをもつアデノウイルスは咳嗽や肺炎などの下気道の症状をより引き起こしやすい．

呼吸器感染ウイルスによる催奇形性に関してはいまだ議論がなされている．Finnish Register of Congenital Malformationsにおける393人のコホート研究では，妊娠中の感冒の発症が無脳症の発生リスクを4〜5倍に増加させた（Kurppa, 1991）．別の集団研究で，Shawら（1998）は1989〜1991年にカリフォルニアで出生した児を

調べ，妊娠初期の多くの疾患と神経管欠損の発生との関連性は低いと報告した．Adams ら（2012）は染色体分析の目的で羊水検査を行った 1,191 人の女性に，羊水中の各種ウイルスの PCR 検査を同時に行った結果，6.5％でなんらかのウイルスが陽性となり，なかでもアデノウイルスが最も高頻度に検出された．アデノウイルス感染は胎児発育不全や非免疫性胎児水腫，四肢の奇形，神経管欠損と関連があるとされている．アデノウイルス感染は小児期に心筋炎を引き起こす原因となることが知られている．Towbin ら（1994）と Forsnes ら（1998）はウイルス同定のために PCR 法を用い，胎児の心筋炎，非免疫性胎児水腫とアデノウイルスを関連づけている．

■ ハンタウイルス属

これらの RNA ウイルスはブニヤウイルス科に属する．このウイルスはげっ歯類が感染巣となり，それらの尿や排泄物に排出されたウイルスを吸入することで伝播される．2017 年に Sin Nombre ウイルスおよび Seoul ウイルスを含むハンタウイルスの大流行がアメリカで発生した（CDC, 2017b）．ハンタウイルス属はグループにより率は変動するが，胎盤感染する確率は少ない．Howard ら（1999）は，母体死亡，胎児死亡，早産を引き起こす**ハンタウイルス呼吸器症候群**を報告した．しかし原因となったシンノンブレ（Sin Nombre）ウイルスの垂直感染の証拠は見つけられなかった．

■ エンテロウイルス属

これらのウイルスは RNA ピコルナウイルスの主要な群であり，ポリオウイルス，コクサッキーウイルス，エコーウイルスなどが含まれる．これらは腸上皮内で増殖し，母体，胎児，新生児の中枢神経系や皮膚，心臓，肺などに感染が広がる．母体への感染は無症候性であっても，胎児や新生児に対して致死的な影響を与えることがある（Tassin, 2014）．A 型肝炎ウイルスはエンテロウイルスに属するが，詳細は第 55 章で述べる．

コクサッキー A 型および B 型ウイルス感染は無症状であることが多い．特に症状を呈するのは B 型のほうであり，無菌性髄膜炎やポリオ様疾患，手足口病，発疹，呼吸器障害，胸膜炎，心膜炎，心筋炎を引き起こす．治療法やワクチンによる予防法は確立されていない（Cohen, 2015a）．コクサッキーウイルスは妊娠中に抗体陽性となった母体の半数で，分娩時に母体の分泌物によって胎児へと感染する（Modlin, 1988）．その他，経胎盤感染もこれまでに報告されている（Ornoy, 2006）．

コクサッキーウイルス感染が血清学的に証明されている母体から出生した児の先天奇形率は軽度上昇するとの報告がある（Brown, 1972）．ウイルス血症は胎児の肝炎や皮膚病変，心筋炎，脳脊髄炎を引き起こし，時として致死的になりかねない．いくつかの研究は，心奇形が発生する可能性があると報告した．また，低出生体重や早産，胎児発育不全をも引き起こす（Chen, 2010；Koro'lkova, 1989）．母体胎児感染は多量のフィブリン沈着や胎児死亡に関連している（Yu, 2015）．さらに，確率としては高くないが，母体のコクサッキーウイルス感染と，児の 1 型糖尿病の関連も報告されている（Viskari, 2012）．

ポリオウイルスは高い伝染性をもつが，ウイルス感染による症状はほとんどが無症候性もしくは軽症である．中枢神経系で増殖し，麻痺性の脊髄灰白質炎を引き起こす（Cohen, 2015a）．Siegel（1955）は，妊婦はポリオウイルスに感染しやすいだけでなく，死亡率が高くなることを報告した．出生時の感染は特に母体が第 3 三半期に感染したときに起こる（Bates, 1955）．ポリオに対して感受性のある妊婦に対する不活化ポリオ皮下注射ワクチンの接種は，流行地域に行く場合や，ポリオ感染のリスクの高い場合に推奨されている．経口生ポリオワクチンは妊娠中の集団接種に用いられ，胎児への悪影響は認められていない（Harjulehto, 1989）．

■ パルボウイルス

ヒトパルボ B19 ウイルスは**伝染性紅斑**，いわゆる**第五病（fifth disease）**を引き起こす．この B19 ウイルスは小さな一本鎖 DNA ウイルスであり，赤芽球のような増殖の速い細胞内で増殖する（Brown, 2015）．これらは胎児にまず貧血を引き起こす．膜のグロボシドに P 抗原がある赤血球をもっていると感染しやすい．重度の溶血性貧血，たとえば鎌状赤血球症などの女性ではパルボウイルス感染が骨髄無形性クリーゼを引き起こすこと

がある．

パルボウイルスの主要な感染経路は，飛沫感染もしくは手から口などへの接触感染であり，春季に流行する傾向がある．母体感染のリスクが高いのは，学童期の児童がいる家庭の女性や保育所に接する機会のある女性で，学校教員に限らない．ウイルス血症はウイルスへの曝露後4～14日で認められ，正常な免疫能の場合，皮疹が出たときにはすでに感染性は失われている．成人期においては，40％の女性が免疫能を有していない．流行シーズンの間はセロコンバージョンする割合が10％以上であるが，年間を通して1～2％である（Brown, 2015）．二次発病率はおよそ50％である．

◆ 母体への感染

20～30％の成人は感染しても無症状である．ウイルス血症の後半になると発熱，頭痛，感冒様症状が出現し，数日後には，顔面の紅皮症を伴った鮮やかな紅斑が認められるようになり，頬を平手打ちされたような様相を呈する．紅斑は網状となり，体幹や四肢に広がる．成人では，しばしば紅斑は軽度であり，数週間持続する両側対称性な多関節炎を認めることがある．Mayamaら（2014）は妊婦においてB19感染が血球貪食症候群に関連していると述べている．パルボウイルス感染の重症度が妊娠によって変化するというエビデンスはない．回復に伴って，感染後7～10日でIgM抗体の産生が開始し，3～4ヵ月持続する．IgM産生が行われた数日後にIgG抗体が検出可能となり，自然免疫として持続する（ACOG, 2017）．

◆ 胎児への感染

母体のパルボウイルス感染の1/3で胎児への垂直感染が認められる（de Jong, 2011；Lamont, 2011b）．胎児への感染は，流産，非免疫性胎児水腫，死産と関連がある（Lassen, 2012；Mace, 2014；McClure, 2009）．ACOG（2017）によると，血清学的にパルボウイルス感染がわかっている胎児の死亡率は20週未満で8～17％，中期以降では2～6％である．現在では，母体の無症候性パルボウイルス感染と胎児死亡の関連を示唆する確かなエビデンスは存在しない．

胎児水腫はパルボウイルスに感染した妊婦のおよそ1％のみで認められる（ACOG, 2017；Pasquini, 2016；Puccetti, 2012）．しかしいまだパルボウイルス感染は非免疫性胎児水腫での死産で剖検した際に最も多く認められる感染症である（Rogers, 1999）．胎児水腫は通常，妊娠前半期の感染で起こる．ある研究では，胎児水腫は80％以上が第2三半期に認められ，平均妊娠22～23週に起こると報告している（Yaegashi, 2000）．少なくとも85％の胎児への感染は母体への感染の10週以内に起こっており，平均で6～7週に起こる．母体の感染が胎児水腫をきたす決定的な週数は，13～16週と推測され，胎児の肝臓での赤血球産生が盛んな時期と合致する．

◆ 診断と管理

母体のパルボウイルス感染の診断アルゴリズムを図64-4に示す．診断は一般的に母体の血清学的検査にて特異的IgMとIgGを検出して行う（Bonvicini, 2011；Brown, 2015）．ウイルスのDNAは母体血清のPCR検査で検出することができ，その期間は前駆症状出現の間に始まり，感染後数ヵ月～数年まで持続する．胎児への感染は，羊水中のB19ウイルスのDNAもしくは臍帯穿刺によって胎児の血清中のIgMを検出することで診断が可能である（de Jong, 2011；Weiffenbach, 2012）．胎児と母体のウイルス量によって胎児の死亡率，合併症の発生率を予測することは不可能である（de Haan, 2007）．

パルボウイルスでの胎児水腫はほとんどが感染後10週間で進行する．したがって，感染を起こした女性に対しては2週間ごとの超音波による観察を行うことが重要である（図64-4）．中大脳動脈（middle cerebral artery：MCA）のドプラを調べることで，胎児貧血の程度を知ることができる（第10章参照）（Chauvet. 2011）．胎児血採取は，胎児水腫がある場合に胎児貧血の程度を評価するために認められている．感染に伴う心筋炎も貧血によるものほどではないが胎児水腫を引き起こすことがある．

妊娠週数によっては，胎児水腫に対する輸血療法で新生児予後を改善できるという報告がいくつか認められる（Enders, 2004）．胎児水腫に対して輸血を施行しない場合，死亡率は30％に及ぶと報告されている．輸血療法を行うと，胎児水腫の94％は6～12週間以内に改善を認め，全死亡率は10％未満となる．感染の寛解とともに赤血球の産生が再開するため，ほとんどの胎児は1回の輸血療法のみで改善を認める．血小板減少が同時

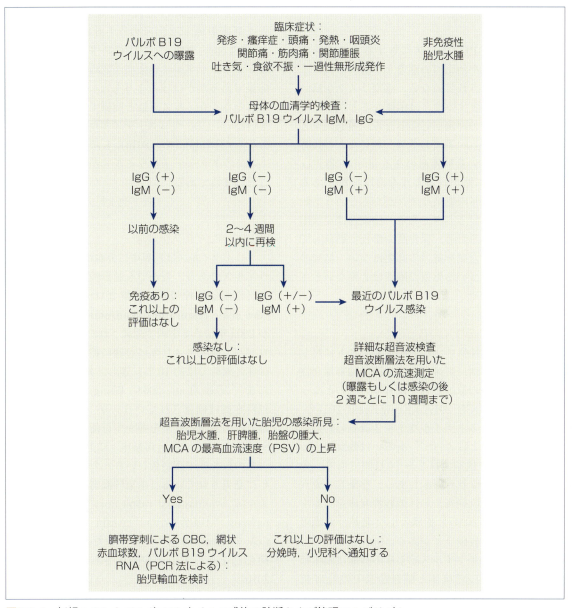

図 64-4　妊婦へのヒトパルボ B19 ウイルス感染の診断および管理アルゴリズム
CBC：全血算，IgG：免疫グロブリン G，IgM：免疫グロブリン M，MCA：中大脳動脈，PCR：核酸増幅法，RNA：リボ核酸．

に起こる場合は予後が悪くなる（Melamed, 2015）．

◆ 長期予後

　パルボ B19 ウイルスの感染による貧血に対して輸血療法を行った児の神経学的予後に関しての報告はさまざまある．24 例の胎児水腫に対して輸血を行った研究では，16 人の生存症例のうち 5 例（32％）に生後 6 ヵ月～8 年後の範囲で神経学的な発達異常を認めた（Nagel, 2007）．この研究では新生児予後と胎児貧血の程度，アシデミアの重症度に相関がなかったことから，彼らは感染そのものが神経への障害を引き起こしているとの予測を述べている．胎児輸血を受けた 28 人の児の研究では，平均 5 歳の時点で，11％の児に神経発達障害を認めた（de Jong, 2012）．逆に，Dembinski（2003）は，重症の胎児貧血をきたした症例においても明らかな神経発達遅延は認めなかったと

の報告を行った．

◆ 予 防

　ヒトパルボB19ウイルスに対するワクチン療法はなく，母体や胎児への感染を予防する抗ウイルス療法も確立されていない．感染リスクが高い業務を避けようとすることは困難なことが多いため，曝露リスクの評価が必要となる．頻繁に児との接触がないcasual群では5％，教員などの長時間勤務中に児との接触曝露のあるintense群では20％，住宅内に児がいるような濃厚接触があるclose群では50％の感染リスクがあるという情報提供を妊婦は受けるべきである．感染力は症状出現前が最大であるため，保育所や学校に勤務している者が発症した児を避ける必要はない．結局のところ，感染している児童の隔離は必要ないとされている．

■ ウエストナイルウイルス

　蚊媒介性のRNAフラビウイルスでヒトに対し神経病原性をもつ．アメリカでの節足動物媒介性ウイルス性脳炎の原因として最も多いものとなってきている（CDCP, 2017f；Krow-Lucal, 2017）．典型的にはウエストナイルウイルスは夏の終盤に蚊に刺されることによって，あるいは輸血によって感染する．潜伏期間は2〜14日間であり，大部分の感染は無症状か軽症である．感染した成人の1％未満が髄膜脳炎や急性弛緩性麻痺を発症する（Granwehr, 2004）．症状として発熱，意識障害，筋力低下，昏睡などがある（Stewart, 2013）．

　ウエストナイルウイルス感染症の診断は臨床症状や血清IgG，IgM抗体と脳脊髄液中のIgM抗体を用いる．有効な抗ウイルス薬は判明しておらず治療は対症療法である．妊娠中の曝露予防はまずN,N-ジエチル-m-トルアミド（DEET）を含んだ虫よけを使用することである．妊娠中の使用は安全と考えられている（Wylie, 2016）．屋外行動や水たまりを避け予防的な衣類の着用も推奨されている．

　ウエストナイルウイルス血症が妊娠にどのような悪影響を及ぼすのかはよくわかっていない．動物データでは胎児は影響を受けやすく，妊娠27週で胎児感染し網脈絡膜炎，側頭葉と後頭葉の重度脳軟化症を発症した症例報告がある（Alpert, 2003；Julander, 2006）．妊娠中の母体ウエストナイルウイルス感染77登録例のうち4例流産，2例人工妊娠中絶，72出産のうち6％が早産であった（O'Leary, 2006）．72人の新生児中3人にウエストナイルウイルス感染症が認められたが先天性感染であったかははっきりしない．3人の大奇形はおそらくウイルス感染と関係するが確定はできていない．CDCウエストナイルウイルス登録例を分析したPridjianら（2016）も同様に結論づけている．ウエストナイルウイルスが経母乳感染することはまれである．

（訳：池永晃大，堀谷まどか）

■ コロナウイルス感染症

　コロナウイルスは世界中に分布する一本鎖DNAウイルスである．なかでも強毒性のコロナウイルス〔重症急性呼吸器症候群コロナウイルス（severe acute respiratory syndrome：SARS-CoV）〕が2002年初めて中国で認識された．アジア，ヨーロッパ，南北アメリカに急速に拡大した．死亡率は非妊娠時では約10％に達し，妊娠時には25％にまで及ぶ（Lam, 2004；Wong, 2004）．2004年以降症例は確認されていないが，CDC（2013b）は人々の健康と安全を脅かす可能性があるとしてSARS-CoVを"指定病原体"に選定している．

　他の致死率の高い新しいコロナウイルスが2012年に発見されている〔中東呼吸器症候群コロナウイルス（Middle East respiratory syndrome coronavirus：MERS-CoV）〕（Arabi, 2017）．MERS-CoVの妊娠中の感染例は少数だが，母体・周産期死亡を起こすことが報告されている（Assiri, 2016）．

■ エボラウイルス感染症

　RNAウイルスであるフィロウイルスに属するエボラウイルスは人と人の直接接触により感染する（Kuhn, 2015）．著明な免疫不全と播種性血管内凝固症候群（disseminated intravascular coagulopathy：DIC）を伴う重症の出血熱を発症する．治療は対処療法で，死亡率はおよそ50％である．

　妊娠中のエボラウイルス感染症に関するデータは乏しい（Beigi, 2017；Money, 2015；Oduyebo, 2015）．CDCは妊婦は重症化と死亡率が増加すると結論づけている（Jamieson, 2014）．また，妊婦がエボラウイルスに罹患しやすいという証拠は

ないとしている．栄養膜細胞への感染を認めた一報告がある（Muehlenbachs, 2017）．

■ ジカウイルス感染症

このフラビウイルスに属する RNA ウイルスは蚊を媒介した初の重大な催奇形性ウイルスであることが近年認識された（Rasmussen, 2016）．ジカウイルスは主に蚊を媒介して感染するが，性行為でも感染しうる．ウイルスは急性感染後，数ヵ月体液中に存在する可能性がある（Hills, 2016；Joguet, 2017；Paz-Bailey, 2017）．

◆ 母体-胎児感染

1960 年代の風疹の流行を連想させるように，成人におけるジカウイルス感染症は無症状であったり，数日間の発疹，発熱，頭痛，関節痛，結膜炎といった軽度な症状しか現れない．典型的にはウイルスは発症時期に血液中に検出され，妊婦では数日～数ヵ月存在する（Driggers, 2016；Meaney-Delman, 2016）．血清 IgM 抗体は発症後 2 週間以内に検出可能となり，平均 4 ヵ月持続する（Oduyebo, 2017）．まれに Guillain-Barré 症候群を発症することもある（da Silva, 2017；Parra, 2016）．

母体の症状の有無にかかわらず，胎児感染は起こりうる．Honein ら（2017）は胎児感染率は 6％と報告した．RT-PCR 陽性の 134 症例の報告では胎児死亡率は 7％であった（Brasil, 2016）．出生児において奇形率は，ジカウイルス感染疑い症例で 5％，第 1 三半期での感染確定例で 15％であった（Reynold, 2017）．先天性ジカウイルス感染症の最重症例では小頭症，滑脳症，脳室拡大，頭蓋内石灰化，眼疾患，先天性関節拘縮が認められている（Honein, 2017；Moore, 2017；Soares de Oliveira-Szejnfeld, 2016）．ジカウイルス感染胎児の超音波画像を図 64-5 に示す．

◆ 診断と管理

妊婦においてこの感染症は血液または尿中ジカウイルス RNA の検出，血清学的検査により診断される．PCR 法によるジカウイルス RNA が検出されれば確定診断となる．抗ジカウイルス IgM 抗体検査は他のフラビウイルスと交差反応を示すことがあるため，陽性の場合，他のウイルス特異的な中和抗体を用いた検査を行う（Oduyebo, 2017）．症状のある妊婦や無症状だが，現に曝露するリスクのある妊婦に対して推奨される検査や

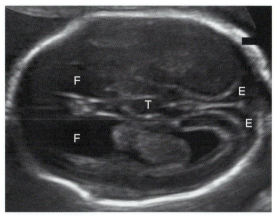

図 64-5　先天性ジカウイルス感染症胎児の頭部横断面

E：菲薄化した大脳皮質，脳実質外腔の拡大，F，T：脳室拡大，透明中隔欠損．
(Reproduced with permission from Driggers RW, Ho CY, Korhonen EM, et al: Zika virus infection with prolonged maternal viremia and fetal brain abnormalities, N Engl J Med. 2016 Jun 2; 374(22): 2142–2151)

結果判定基準も整ってきた．曝露リスクには感染が多い地域に居住している，旅行に行くことが含まれる．旅行者関連のジカウイルス感染症のハイリスク女性を抽出する大規模スクリーニングが計画されている（ADhikari, 2017）．

現在，数種類のワクチンが開発中ではあるが，ジカウイルスに対する特定の治療やワクチンはない（Beigi, 2017；WHO, 2017）．感染予防法は防護ネットや虫よけスプレー，曝露後の相手との性行為を避けることなどである．CDC は妊娠ホットライン（770-488-7100）とジカウイルス感染や感染曝露の管理に不安のある医師のため，アメリカジカウィルス妊娠登録（ZikaPregnancy@cdc.gov）を設立している．

細菌感染症

■ A 群溶血性レンサ球菌

妊娠中の A 群溶血性レンサ球菌（化膿性レンサ球菌）感染症は重要である．急性咽頭炎の最も頻度の高い原因菌であり，全身性感染症や皮膚軟部組織感染症も起こしうる．A 群溶血性レンサ球菌による局所・全身反応は多数の毒素や酵素が原因であり，化膿性外毒素を生産するタイプは通常重症型と関連する（Shinar, 2016；Wessels, 2015）．咽頭炎，猩紅熱，丹毒はほとんどの場合

生命の危険はない．通常，治療にはペニシリンが使用され，妊娠・非妊娠時ともに同様である．

アメリカにおいてはA群溶血性レンサ球菌による産褥感染症はまれである．しかしなお世界的には重症母体産褥感染とそれによる死亡の第一の原因であり，頻度は増加している（Deutcher, 2011；Hamilton, 2013；Wessels, 2015）．産褥感染については第37章で詳しく解説する．1990年代初め，A群溶血性レンサ球菌敗血症による低血圧，発熱，多臓器不全を呈する毒素性ショック症候群の増加がみられた．A群溶血性レンサ球菌産褥敗血症の20％は重症合併症を併発する（Shinar, 2016）．死亡率は約30％，罹患率・死亡率は早期診断により改善する．治療にはクリンダマイシンとペニシリンの併用，外科的壊死組織の除去がしばしば必要となる（第47章参照）．A群溶血性レンサ球菌に有効なワクチンは市販されていない．

■ B群溶血性レンサ球菌

Streptococcus agalactiae はB群溶血性レンサ球菌であり，10～25％の妊婦が腸管や泌尿生殖器に保菌している（Kwatra, 2016）．妊娠中，B群溶血性レンサ球菌（group B *Streptococcus*：GBS）の保菌状態は一時的・間欠的・持続的といったパターンをとる．保菌者には菌が存在するのだが，その保菌状態は常に一定であるとは限らない．

◆ 母体および新生児感染

母体，胎児におけるGBS感染は無症候性から敗血症にまで及ぶ．*Streptococcus agalactiae* は切迫早産，前期破水，臨床的・潜在性絨毛羊膜炎，胎児感染といった妊娠合併症との関連が示唆されている（Randis, 2014）．さらにGBSは母体細菌尿，腎盂腎炎，骨髄炎，産褥乳腺炎，産褥感染症を起こしうる．アメリカにおいて乳児の感染症による罹患率・死亡率の最大の原因菌である（CDC, 2010；Schrag, 2016）．

新生児敗血症は予後不良であり，有効な予防法があることから注目されてきた．生後7日未満の発症は**早発型**と定義され，出生1,000人に0.21人の頻度である（CDC, 2015）．多くの研究者たちは出生後72時間未満の発症であればほぼ分娩時感染であろうと考えている（Stoll, 2011）．われわれも含めGBS感染による予想外の分娩時胎児死亡を数例経験している（Nan, 2015）．Tudelaら（2012）は早発型GBS感染症の児では分娩・出生時に胎児期の感染徴候がしばしばみられることを報告している．

多数の症例で呼吸窮迫，無呼吸発作，低血圧などの敗血症の重篤な症状は通常，生後6～12時間以内に出現する．よって初期の段階で早産児のサーファクタント不足による呼吸窮迫症候群（第34章参照）と鑑別しなくてはならない．早発型感染の死亡率は約4％に低下しているが，特に早産児に多い．

GBSによる**遅発型**感染症は出生1,000人に0.32人にみられ，生後1週間～3ヵ月に通常髄膜炎として発症する（CDC, 2015）．遅発型髄膜炎の死亡率は早発型敗血症ほど高くはない．残念なことに早発型，遅発型感染の生存児には著明な神経学的後遺症が少なくない．

◆ 分娩時感染の予防法

新生児GBS感染症は1970年代初頭から注目され，分娩時抗菌薬投与が普及する以前の早発型感染率は出生1,000人に2～3人であった．この感染率を受け，2010年には妊娠35～37週の妊婦全員に腟直腸の細菌培養検査を行い，GBS保菌者に分娩時予防的抗菌薬の投与を行う方針となった．GBS検出の検査基準は発達し，前前期破水時・切迫早産妊婦に対するスクリーニングと分娩時予防投与・ペニシリンアレルギーについてはアルゴリズムが改定され，ペニシリンGの新しい投与量も記載された．これらの変更後，新生児早発型GBS感染症の頻度は2015年には出生1,000人に0.21人に減少した（CDC, 2015）．

このようにして過去30年間，新生児GBS感染症予防に関していくつかの方法が試案されてきた．全例の培養結果による予防法がよいのか，リスク因子による予防法がよいのかは，無作為化試験によって比較検討されてはいない（Ohlsson, 2014）．アメリカではこれらの方法が採用されてきたが，ヨーロッパではすべての国にガイドラインがあるわけではない（Di Renzo, 2015）．

• 培養結果に基づく予防法

2010年CDCは図64-6のように培養結果による方法を推奨している．ACOG（2016e）もそのプロトコルに賛成している．この方法は分娩時どの妊婦に予防的抗菌薬を投与すべきかを見極めるこ

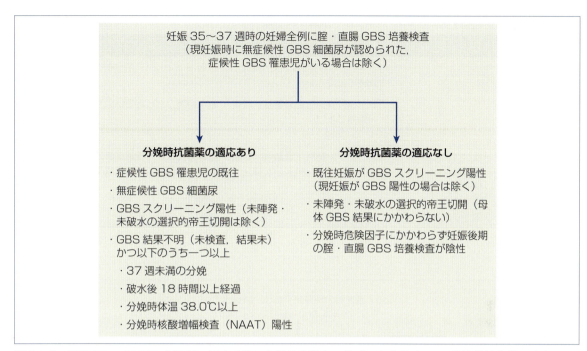

図64-6　妊娠35〜37週の全妊婦に対する腟・直腸培養検査に基づいた分娩時GBS予防的抗菌薬の適応
(From Centers for Disease Control and Prevention, 2010)

とにある．妊婦は妊娠35〜37週にGBSの保菌者か否か検査を受け，腟直腸培養検査結果が陽性であれば分娩時に抗菌薬が投与される．GBS専用培地を用いて前培養を行うことで検出率が向上する．さらにDNAプローブや核酸増幅を用いたより迅速な方法も開発中である（Helali, 2012）．以前にGBS感染症の児がいる場合，妊娠中にGBS細菌尿が発見された場合も予防的抗菌薬の適応である．

- **危険因子の有無による予防法**

　危険因子の有無に基づく予防法は分娩時にGBS培養検査の結果が不明である妊婦に推奨される．新生児GBS感染の分娩時危険因子の有無によって管理する方法である．以下のうち一項目でもある場合，分娩時予防的抗菌薬の適応である．妊娠37週未満の分娩，破水後18時間以上経過している場合，分娩時の母体体温が38.0℃以上の場合．妊娠中すでにGBS保菌者であることが判明している場合，以前に早発型GBS感染児がいる場合も適応となる．

　ガイドラインが発行される以前の1995年まで，パークランド病院では危険因子による方法を採用していた．さらに重要なことに分娩時の予防的抗菌薬を投与されなかった満期新生児には分娩室でペニシリンG5〜6万単位を筋注していた．早発型GBS敗血症は出生1,000人に0.4〜0.66人に減少した（Stafford, 2012；Wendel, 2002）．早発型非GBS敗血症は出生1,000人に0.66人から0.24人に減少した（Stafford, 2012）．このように，この危険因子に基づく予防法にはCDCが推奨する培養結果に基づく方法（2010）と同様の効果がある．

◆ **B群溶血性レンサ球菌ワクチン**

　血清型特異的抗体濃度は新生児GBS感染症と臨床的な相関がある．抗体産生ワクチンが検証されてはいるが，臨床的に使用できるものはない（Donders, 2016；Kobayashi, 2016；Madhi, 2016）．

◆ **分娩時予防的抗菌薬投与**

　投与後4時間以上経過して分娩した場合，効果が高い（Fairlie, 2013）．スクリーニング方法によらずペニシリンが第1選択薬である．代わりにアンピシリンも使用可能である（表64-3）．ペニシリンアレルギーがあるがアナフィラキシーを起こしたことがない場合は，セファゾリンを投与する（Briody, 2016）．アナフィラキシーを起こす可能性が高い場合は，クリンダマイシンの感受性検査

表64-3 分娩時における新生児GBS感染予防の抗菌薬投与法

レジメン	治療
推奨される方法	ペニシリンG 初回5百万単位静注，以後2.5～3.0百万単位 4時間ごと分娩終了まで
その他	アンピシリン初回2g静注，以後1g 4時間ごと あるいは2g 6時間ごと分娩終了まで
ペニシリンアレルギー	
アナフィラキシー低リスク	セファゾリン初回2g静注，以後1g 8時間ごと分娩終了まで
アナフィラキシー高リスク　クリンダマイシン感受性	クリンダマイシン初回2g静注，以後1g 8時間ごと分娩終了まで
アナフィラキシー高リスク　クリンダマイシン耐性か感受性不明	バンコマイシン1g，12時間ごと分娩終了まで

(Data from the Verani, 2010)

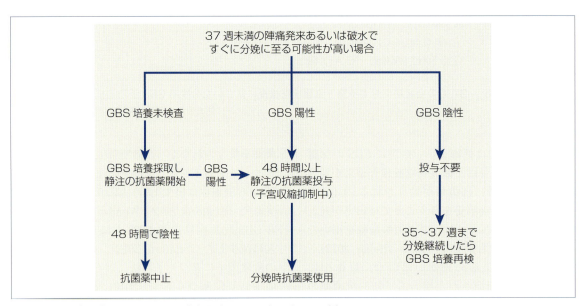

図64-7 切迫早産におけるGBS感染予防のアルゴリズムの一例
この方法が唯一の方法ではなく，患者や施設の条件で対応することが適切である．

(Adapted from Centers for Disease Control and Prevention, 2016a)

をしておくべきである．クリンダマイシン感受性，エリスロマイシン耐性菌の場合は，誘導性交差耐性の確認にD-zone試験を行う必要がある．クリンダマイシンの交差耐性が誘導された場合はバンコマイシンを使用すべきである．**エリスロマイシンはペニシリンアレルギー患者には今後使用しない．**

自然早産，切迫早産，前期破水の管理を**図64-7**に示す．破水のない未陣発の帝王切開の場合，GBS陽性であっても妊娠37週未満でも抗菌薬は必要ない．

■ **メチシリン耐性黄色ブドウ球菌**

黄色ブドウ球菌は化膿性グラム陽性菌でありブドウ球菌のなかで最も毒性が高いと考えられる．主に鼻腔，皮膚，生殖組織，口腔咽頭内に定着する．健常人の約20%が持続的な保菌者であり，30～60%が間欠的な保菌者，20～50%が非保菌者である（Gorwitz, 2008）．感染症の最大の危険因子は保菌していることである（Marzec, 2016；Sheffield, 2013）．メチシリン耐性黄色ブドウ球菌（MRSA）は成人のわずか2%が保菌者であるが，医療負担の重大な原因である（Gorwitz, 2008）．

MRSA 感染症はメチシリン感受性ブドウ球菌（MSSA）感染に比べ，医療費増大や死亡率増加と関連する（Beigi, 2009；Butterly, 2010）．

外来患者や典型的な危険因子のない入院後 48 時間以内の患者の感染症を市中感染型 MRSA（CA-MRSA）感染症と診断する．典型的な危険因子とは MRSA 感染症の既往，入院，透析，1 年以内の手術歴，カテーテル・医療器具挿入中であることなどである（Dantes, 2013）．院内感染型 MRSA（HA-MRSA）は院内での感染である．妊娠中の MRSA 感染症はほとんどが CA-MRSA である．

◆ MRSA と妊娠

妊婦の 10 〜 25 ％が腟肛門周囲にブドウ球菌を保菌している（Top, 2010）．妊娠中の MRSA 感染症は皮膚軟部組織感染が最多である（図 64-8）．乳腺炎は妊娠関連の MRSA 感染症の多くて 1/4 といわれている（Laibl, 2005；Lee, 2010）．陰部膿瘍，腹部・会陰切開創部感染，絨毛膜羊膜炎も MRSA が原因菌となる場合がある（Pimentel, 2009；Thurman, 2008）．骨髄炎の報告例もある（Nguyen, 2015；Tanamai, 2016）．

新生児集中治療室や新生児室において CA-MRSA が増加しているといわれている．これらの感染症は，母親や医療従事者の皮膚感染症や，感染した母乳を介してしばしば感染する．垂直感染はあってもまれである（Jimenez-Truque, 2012；Pinter, 2009）．

◆ 管理

アメリカ感染症学会（IDSA）は MRSA 感染症の治療ガイドラインを発行した（Liu, 2011）．単純性の皮膚感染症はドレナージと局所処置で治療する．今まで強調されていなかったが，小さな膿瘍の切開・ドレナージに加え抗菌薬の有効性が最近では示されている（Daum, 2017；Forcade, 2012）．特に局所処置で改善しない，あるいは内科的合併症のある症例の重症皮膚感染症には抗 MRSA 薬を使用する．化膿性蜂窩織炎は培養結果が得られるまで CA-MRSA をまず考慮して治療すべきである．

大部分の CA-MRSA の菌種は ST 合剤とクリンダマイシンに感受性がある（Miller, 2015；Talan, 2016）．リファンピンはすぐに耐性になりやすく単独で使用すべきではない．リネゾリドは

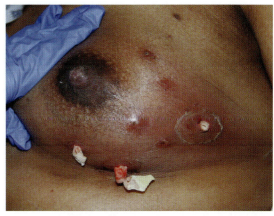

図 64-8　培養で MRSA が同定された，分娩前に発症した多発微小膿瘍

(Used with permission from Dr. Stephan Shivvers)

MRSA に有効ではあるが高価で，妊娠中の使用に関してデータがほとんどない．ドキシサイクリン，ミノサイクリン，テトラサイクリンは有効ではあるが妊娠中に使用すべきではない．バンコマイシンが依然，重症 HA-MRSA の第 1 選択薬である．

CA-・HA-MRSA の感染管理と予防は適切な手指衛生，皮膚や創部ドレッシング材との接触を避けることにある．最適な衛生処置にもかかわらず皮膚感染を繰り返す症例や家族内・濃厚接触により今現在感染が進行している場合にのみ除菌を考慮する（Liu, 2011）．除菌法にはムピロシン鼻腔内塗布，クロルヘキシジン入浴，除菌失敗例にはリファンピン内服がある．産科領域での全例の除菌は有効性が示されていない．妊娠中 CA-MRSA 感染と培養検査で診断した場合，われわれは帝王切開と 4 度会陰裂傷には通常の予防的 β-ラクタムにバンコマイシンの追加投与を 1 回行っている．このような症例では母乳は禁止する必要はないが，適切な衛生処置と軽度の皮膚の損傷にも注意を払う必要がある．

■ リステリア感染症

Listeria monocytogenes はまれであるが診断されていない新生児敗血症の原因菌である（Kylat, 2016）．この通性細胞内グラム陽性桿菌は 1 〜 5 ％の成人糞便から検出される．ほぼすべてのリステリア感染症は食物を媒介した感染である．生野菜，コールスロー，アップルサイダー，メロン，

牛乳，メキシコチーズ，魚燻製，パテ・フランクフルト・調理肉などの加工食品からアウトブレイクが発生している（CDC, 2013e）．

リステリア感染症は老人，若年者，妊婦，免疫抑制患者に多い．妊娠中の頻度は一般人口の頻度の100倍にまで増加すると推定されている（Kourtis, 2014；Rouse, 2016）．2009～2011年に報告された1,651例のうち14％が妊婦であったとCDCは報告した（Silk, 2013）．なぜ妊婦が報告例の重大な数を占めるのか理由ははっきりしない．一つの理由として妊婦は細胞性免疫が低下するためではないかと考えられている（Baud, 2011）．

◆ 母体胎児感染

妊娠中のリステリア感染は無症状あるいはインフルエンザ，腎盂腎炎，髄膜炎に似た症状を起こしうる（CDC, 2013e）．通常，血液培養が陽性となるまで診断ははっきりしないことが多い．無症候性，症候性感染は陣痛を誘発する．胎児感染では変色した茶色や胎便混濁のある羊水が早産であってもしばしば認められる．母体リステリア感染は胎児感染に特徴的な微小膿瘍を伴う全身性肉芽腫を起こす（図64-9）．絨毛膜羊膜炎は母体感染でよく認められ，胎盤には多発性境界明瞭な膿瘍病変がみられる．新生児早発性，遅発性感染はGBS敗血症と同様である．222例のレビューでは，20％は流産・死産となり，生存児の68％に敗血症が認められた（Mylonakis, 2002）．一つの大規模な前方視的コホート研究では24％が流死産となったが，29週以降では認められなかった（Charlier, 2017）．しかし，新生児死亡率は21％とも報告されている（Sapuan, 2017）．

治療は通常アンピシリンとゲンタマイシン併用が，リステリアに対する相乗効果から推奨される（Rouse, 2016）．ST合剤はペニシリンアレルギー患者に投与可能である．多くの場合母体の治療は，胎児感染にも有効である（Chan, 2013）．ワクチンはなく予防法は生野菜を洗うこと，生食品はすべて加熱すること，前述した食品を避けることである（ACOG, 2016d）．

■ サルモネラ感染症

サルモネラ種感染は食物媒介感染症の主たる原因である（Peques, 2012）．アメリカではサルモネラ亜種 *typhimurium* と *enteritidis* を含む6菌

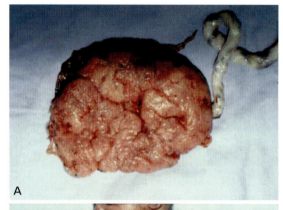
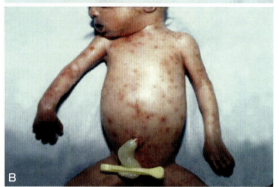

図64-9　母体リステリア感染による蒼白色の胎盤（A）と死産児（B）

種がほとんどの原因となっている．非チフス型サルモネラ胃腸炎は汚染された食品を介して感染する．曝露後6～48時間で非血性下痢，腹痛，発熱，悪寒，吐き気，嘔吐の症状が出現する．診断は便検査による（第54章参照）．脱水に対し晶質液輸液を投与する．抗菌薬は罹病期間を短縮せず，回復期の保菌期間を延長する可能性があるため単純性感染には投与しない．胃腸炎から菌血症を合併すれば下記のような抗菌薬を投与する．サルモネラ菌血症が流産の原因となった症例報告がある（Coughlin, 2002）．

腸チフスは *Salmonella typhi* による感染で，アメリカではまれであるが世界的な健康問題である．汚染された食品，水，牛乳を経口摂取することで感染が広がる．妊婦では流行期やHIV感染者により多くみられる（Hedriana, 1995）．以前は妊娠中の腸チフスは流産，早産，母体・胎児死亡の原因となっていた（Dildy, 1990）．

フルオロキノロンと第三世代セファロスポリンがよい治療である．腸チフスでは耐性菌の出現の

ため抗菌薬感受性検査が重要である（Crump, 2015）．腸チフスワクチンは妊娠に有害な影響はないようであり，流行期や風土病地域に旅行する前に投与すべきである．

■ 赤　痢

赤痢菌による細菌性赤痢は比較的よくみられ，成人の感染性の強い炎症性滲出性下痢症である．赤痢は託児所に通う子どもにより多く，糞口経路で感染する．臨床症状は軽度の下痢から重症赤痢，血便，腹痛，テネスムス，発熱，全身中毒状に及ぶ．赤痢は自然に軽快するが，重症例では脱水の改善に注意しなくてはならない．われわれは1日10Lを超える滲出性下痢の妊婦を管理したことがある．抗菌薬は必須で，妊娠中有効であるのはフルオロキノロン，セフトリアキソンかアジスロマイシンである．薬剤耐性が急速に発現しており，適切な抗菌薬の選択に感受性検査が役立つ（CDC, 2016）．赤痢は子宮収縮を誘発し，早産の原因となりうる（Parisot, 2016）．

■ ハンセン病

らい病という名称でも知られているが，この慢性感染症はらい菌が原因でアメリカではまれである．診断はPCRで確定する．ダプソン，リファンピン，クロファジミンの多剤治療が推奨されており，妊娠中使用は通常安全である（Gimovsky, 2013；Ozturk, 2017）．Duncan（1980）は妊婦の感染により低出生体重児が増加したと報告した．胎盤は感染せず新生児感染は明らかに皮膚接触感染か飛沫感染である（Duncan, 1984）．無治療の妊婦では垂直感染がよく起こる（Moschella, 2004）．

■ ライム病

ライム病はスピロヘータ Borrelia burgdorferi が原因菌であり，アメリカで最も多い生物媒介疾患である（CDC, 2017）．マダニに刺咬された結果，Borrelia burgdorferi 感染が起こる．感染には三段階あり，早期限局期（stage 1）には**遊走性紅斑**という特徴的な局所皮膚病変がみられ，インフルエンザ様症状や局所リンパ節腫大を伴うことがある．治療しなければ数日〜数週間で全身性（stage 2）に発展する．多臓器に及ぶことが多いが，皮膚病変，関節痛・筋肉痛，心筋炎，髄膜炎が主体である．さらに数週間〜数ヵ月間放置されるとおそらく半数の患者に晩期あるいは持続感染（stage 3）が現れる．自然免疫ができ，10％で慢性的となる．一部の患者は無症状だが，慢性期の患者にはさまざまな皮膚，関節，神経的な症状が現れる（Shapiro, 2014）．

血清学的検査やPCRは欠点も多く，臨床診断が重要である（Steere, 2015）．早期感染期に血清IgG, IgM抗体検査は勧められ，次いでウェスタンブロットにて確認する．理想的には急性期と回復期の血清学的評価が行われるとよい．しかし，偽陽性・偽陰性率が高い．

IDSA（Sanchez, 2006）によりライム病の最適な治療法が提示された．妊娠中ドキシサイクリンは通常避けられるが，早期感染期にはドキシサイクリン，アモキシシリンあるいはセフロキシムを14日間投与が推奨される．髄膜炎，心筋炎，全身性感染などを合併した初期感染には14〜28日間のセフトリアキソン，セフォタキシムあるいはペニシリンGの静脈投与が行われる．慢性関節痛とライム病治療後症候群は経口薬，静脈投与を延長して治療するがあまり有効ではない（Steere, 2015）．

ワクチンは市販されていない．ライム病が風土病になっている地域，その地域でマダニに咬まれないようにすることが最も有効な予防方法である．自分で調べて，皮膚に付着して36時間以内にまだ充血していないうちに取り除くことで感染リスクは減少する（Hayes, 2003）．刺咬後72時間以内に気がつき，ドキシサイクリン200mg単回経口投与によって感染成立が減少する．

妊娠中のライム病の報告はあるが，多数例の報告はない．経胎盤感染は確認されているが，明らかな母体ライム病の胎児への影響は確認されていない（Sahapiro, 2014；Walsh, 2006）．早期感染を迅速に治療することで，多くの妊娠合併症を防止できるはずである（Mylonas, 2011）．

■ 結　核

妊娠中の結核の診断，治療は第51章で詳しく論じる．

原虫感染症

■ トキソプラズマ症

偏性細胞内寄生体である *Toxoplasma gondii* の生活環には異なる二段階がある（Kim, 2015）．**ネコの体内段階**は最終宿主であるネコとその獲物の体内で起こる．胞子未形成オーシストが糞便中に排泄される．**ネコの体内以外**の段階では緩増虫体を含んだ組織中のシストあるいはオーシストが人間をはじめとした中間宿主に摂取される．胃酸によりシストが分解され，緩増虫体が放出され，それが腸管上皮に感染する．上皮内で急増虫体に変化し，宿主の細胞に感染する．宿主の液性，細胞性免疫によりほとんどが排除されるが，組織内シストは増殖できる．その持続感染が慢性トキソプラズマ症である．

生や加熱不足の肉の組織内シストを摂取したり，ネコの糞に汚染された藁，土，水にいるオーシストに接触した結果，ヒトに感染する．過去の感染は血清学的検査により確認され，その頻度は地理的場所と寄生虫の遺伝子型による．アメリカでは10～19歳における抗体保有率は5～30％であり，50歳以上では60％を超える（Kim, 2015）．よってアメリカ国内の妊婦の多くが感染しうることになる．先天性トキソプラズマ症の児が生まれる妊娠中の感染はアメリカでは出生1万人に0.8人，フランスでは出生1万人に10人と差がある（Cook, 2000）．アメリカでは年間400～4,000例の先天性トキソプラズマ感染症が診断されている（Jones, 2014）．

◆ 母体，胎児感染

急性母体感染のほとんどが無症状であり，妊娠中あるいは新生児の血清学的検査によって診断される．母体症状として疲労感，発熱，頭痛，筋肉痛，時に斑状丘疹，後頸部リンパ節腫大がみられる症例がある．免疫が正常な成人では初回感染で免疫が成立し，妊娠前に感染していれば垂直感染のリスクはまずない．しかし，免疫不全女性での感染は重症化することがあり再活性化により脳炎，網脈絡膜炎，占拠性病変を起こしうる．母体感染により37週以前の早産率は4倍になる（Freeman, 2005）．

胎児トキソプラズマ感染症の頻度，重症度は母体が感染した週数による．胎児感染は週数が遅いほど確率は上昇する．メタアナリシスでは妊娠13週では15％，26週で44％，36週で71％と推定される（SYROCOT Study Group, 2007）．逆に胎児感染の重症度は妊娠初期に感染するほど高く，症候性である確率が高い（ACOG, 2017）．

重要なことは大部分の感染児は出生時トキソプラズマ症の身体的特徴を示さないことである．症候性感染児には通常低出生体重児，肝脾腫，黄疸，貧血とした全身症状がみられる．脳内石灰化や水頭症，小頭症による神経学的症状を主とする症例もある（Dhombres, 2017）．多くの症例は最終的には網脈絡膜炎，学習障害を示す．網脈絡膜炎，脳内石灰化，水頭症の典型的三徴候がそろうとしばしば痙攣を伴う．症候性の児ほど長期合併症を起こしやすい（Abdoli, 2014；Wallon, 2014）．

◆ スクリーニングと診断

妊娠前にIgG抗体が確認できれば，先天感染のリスクはない．ACOG（2017）はアメリカなどの低頻度の地域ではトキソプラズマ症のスクリーニングを推奨していない．HIVを含めた免疫不全のある妊婦にはスクリーニングを行うべきである．フランスやオーストリアなどの高頻度の地域ではルーチンのスクリーニングにより先天感染は減少した（Kim, 2015；Wallon, 2013）．

トキソプラズマ感染が疑われる妊婦は検査すべきである．トキソプラズマは組織や体液からはまず検出されない．感染後2～3週間で抗トキソプラズマIgG抗体が出現し，1～2ヵ月でピークとなり時には高抗体価のまま通常生涯持続する．IgM抗体は感染後10日で出現し通常3～4ヵ月で消失するが，長年持続することもある．よってIgM抗体のみで急性感染を診断すべきではない（Dhakal, 2015）．Palo Alto Medical Foundation Research InstituteのToxoplasma Serologic Profile（www.toxolab@pamf.org）が最善の検査精度である．トキソプラズマIgG抗体アビディティは時間とともに上昇する．したがって，IgGアビディティが高値であれば，この3～5ヵ月の感染は否定される．アビディティ高値であれば既往感染を100％証明する検査キットが多数市販されている（Villard, 2013）．

先天性トキソプラズマ感染では超音波検査で水頭症，脳内石灰化，肝石灰化，腹水，胎盤肥厚，腸管高輝度，発育不全といった所見から疑われ

る．出生前診断は羊水中のトキソプラズマ DNA の PCR 検査により行われる（Filisetti, 2015；Montoya, 2008）．PCR の感度は週数とともに増加し，18 週未満で最低となる（Romand, 2001）．

◆ 管 理

先天性感染にリスクを減少させる治療の効果，有効性を評価した無作為化比較試験は行われていない．治療が行われた 1,438 妊娠のシステマティックレビューでは早期治療は先天性感染のリスクを減少させるという弱い証拠が得られた（SYROCOT Study Group, 2007）．重篤な神経学的後遺症と新生児死亡の減少と治療との関連が報告されている（Cortina-Borja, 2010）．

治療法は二つの方法が基準である．スピラマイシン単独あるいはピリメサミン-スルホンアミドとフォリン酸の併用である（ACOG, 2017）．この二つの方法は連続して使われることもある（Hotop, 2012）．どちらの方法が優れているというデータはなく（Montazeri, 2017；Valentini, 2015），大部分の専門家は，妊娠初期の急性感染に胎児感染を予防するためにスピラマイシンを使用するであろう．スピラマイシンは胎盤を通過しないため，胎児感染の治療に使用することはできない．ピリメサミン-スルホンアミドとフォリン酸の併用は，妊娠 18 週以降の感染か胎児感染が疑われる症例に選択される．

◆ 予防法

トキソプラズマにはワクチンはないため先天性感染の予防には，母体感染を回避する必要がある．①安全な温度まで肉は加熱する，②果物，野菜は皮をむくかよく洗う，③生肉，鳥肉，海産物，洗浄されていない野菜，果物が接触した面や道具を清潔にする，④ネコの敷き藁を取り換えるときは手袋をするか，ほかの人に代わってもらう，⑤ネコに生，加熱不足の肉を与えない，屋外に出さない．これらの予防措置が勧められているが有効性を示すデータはない（ACOG, 2017；Di Mario, 2015）．

■ マラリア

マラリア原虫感染は，依然として世界的に重大な健康問題であり，連日 2,000 人の死者の原因となっている（White, 2015）．マラリアはヨーロッパ，北アメリカでは効果的に廃絶され，世界的な死亡率は 25％以上低下した．アメリカでは大部分のマラリアは帰国した軍人などから持ち込まれたものである（Mace, 2017）．ハマダラカにより媒介され，**熱帯熱**，**三日熱**，**卵形 2 種**，**四日熱**，**サルマラリア**の 6 種の**マラリア原虫**がヒト感染症を起こす．

◆ 妊娠中のマラリア

妊娠中はマラリアに罹患しやすくなる（Kourtis, 2014）．原虫の表面抗原 VAR2CSA に対する抗体が感染赤血球の胎盤での蓄積に関与し，マラリアの合併症の原因となっている（Mayor, 2015）．この機序を通して分娩ごとに免疫が蓄積され，**妊娠特異的抗マラリア免疫**と呼ばれる．マラリア感染の治療はこの免疫を減弱させてしまい，モザンビークでは妊娠中の再発が報告されている（Mayor, 2015）．

◆ 母体，胎児感染

臨床症状として発熱，悪寒，頭痛や筋肉痛，吐き気などのインフルエンザ様症状が周期的に現れる．再発症状は初発症状より軽症である．マラリアでは貧血，黄疸がみられることがあり，**熱帯熱マラリア**では腎不全，昏睡，死亡にも至る．マラリアが風土病である地域では，多くの健康な成人は感染しても無症状である．妊婦はしばしば無症状であるが，特徴的な症状が出現しやすいといわれている（Desai, 2007）．

症状の有無にかかわらず，妊娠中のマラリア感染は周産期罹患率，死亡率を上昇させる（Menéndez, 2007；Nosten, 2007）．有害事象には死産，早産，低出生体重児，母体貧血があり，最後の二つが最もよく報告されている（Machado Filho, 2014；McClure, 2013）．母体感染は 14％で低出生体重児となる（Eisele, 2012）．これらの周産期有害事象は胎盤中の原虫量が多いことと関連している（Rogerson, 2007）．胎盤中の高寄生虫血症は感染した赤血球，単球，マクロファージが胎盤血管周囲に蓄積して生じる（図 64-10）．**熱帯マラリア原虫**の感染が最も重症で，妊娠初期の感染は流産のリスクが上昇する．マラリアは第 2・3 三半期間，分娩後に有意に多い（Diagne, 2000）．先天性マラリア感染は母体感染例の 5％未満に認められる．

◆ 診断と治療

診断は厚層，薄層血液塗抹標本の顕鏡による虫

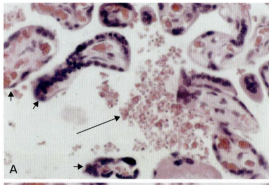
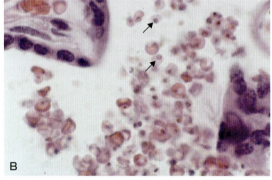

図64-10　マラリア感染の胎盤顕微鏡写真
A. 多数の感染赤血球（長黒矢印）が絨毛間腔に認められる．多数の絨毛の断面がみられ，3ヵ所に印をつけている（短矢印）．
B. （A）の強拡大　多数の感染赤血球が認められ，2ヵ所に印をつけた（矢印）．

体の確認がゴールドスタンダードである．しかし虫体量が少ない場合，顕微鏡による感度は低い．マラリア特異抗原が迅速診断に用いられている．妊娠中の感度に問題があるだけでなく，常に入手できるわけではない（Kashif, 2013；White, 2015）．

治療として最も頻繁に使用される抗マラリア薬は妊娠中禁忌ではない．WHOはマラリア風土病地域に住むか，そこから帰国したすべての熱帯マラリア感染者に対しアルテミシニンを中心に治療すべきであると推奨している（Tarning, 2016）．CDC（2013c）はアトバクオノン・プログアニルやアルテメテル・ルメファントリンは他の方法がない場合や許容できない場合にのみ推奨している．

CDC（2013c）は単純性の三日熱マラリア，四日熱マラリア，卵形マラリア，クロロキン感受性熱帯熱マラリアと診断された妊婦にはクロロキンかハイドロクロロキンを投与すべきと推奨している．多剤耐性熱帯熱マラリアには非妊娠時ではアルテメテル・メルファントリンが第1選択薬となる．アルテスネートとメフロキンまたはアルテスネートとジヒドロアルテミニシン-ピペラキンの組み合わせが選択肢となる（White, 2015）．PREGACT研究グループ（2016）は近年3,428例の妊娠中の熱帯マラリア症例において，アルテミニシンを基本とした4剤を比較し，重篤な母体・周産期合併症はなかったことを報告した．第2選択としてはアルテスネートまたはキニンとテトラサイクリン，ドキシサイクリン，クリンダマイシンのいずれか，アトバクオノン・プログアニルがある．クロロキン抵抗性三日熱マラリアにはメフロキンを使用すべきである．クロロキン感受性三日熱マラリアと卵形マラリアは妊娠中はクロロキン，分娩後はプリマキンを使用する．最近加えられたアルテミシニンの合剤までもすべての抗マラリア薬耐性も報告されている．

妊娠中の単純性重症マラリアに対する治療法はwww.cdc.gov/malaria/diagnosis_treatment. に詳しく載っている．CDCはさらにマラリア治療指針緊急回線を用意している（855-856-4713）．

◆予防法と予防薬

マラリア風土病地域に渡航または居住する場合，マラリアのコントロール，予防は予防的抗マラリア薬投与になる．媒介する蚊の制御も重要である．マラリア風土病地域では防虫剤加工ネット，ピレトロイド殺虫剤，DEET防虫剤はマラリア感染率を減少させる．これらは妊娠中にも使用可能である（Menéndez, 2007）．渡航が必要なときは予防的抗マラリア薬投与が勧められる．

クロロキン，ヒドロキシクロロキンは妊娠中安全に使用可能である．クロロキン耐性のない地域では無症候性感染妊婦における胎盤感染を20％から4％に減少させる（Cot, 1992）．クロロキン耐性**熱帯**マラリア地域に渡航する場合，メフロキンが推奨される予防的抗マラリア薬である（Freeman, 2016）．妊娠中のサルファドキシン・ピリメサミンとジヒドロキシアルテミニシン・ピペラキンによる予防を比較した一つの研究では，後者がより有効であった（Kakuru, 2016）．プリマキンとドキシサイクリンは妊娠中禁忌であり，アトバクオノン・プログアニルに関しては現在データが不十分である．最新の妊娠中の予防的抗マラリア薬投与に関する情報はCDC **Traveler's Health** ウェブサイト（http://www.cdc.gov/malariatravelers/

drugs.html）から入手可能である．またCDCはHealth Information for International Travel（「The Yellow Book」，www.cdc.gov/yellowbook）も発行している．マラリア風土病地域に居住する女性には，間欠的な検査と治療よりも，間欠的な予防薬投与のほうが優れている（Desai, 2015）．

■ アメーバ症

全世界の10％は**赤痢アメーバ**に感染し，大部分の人々は無症状である（Andrade, 2015）．しかし，アメーバ赤痢は妊娠中発熱，腹痛，血便を伴い重篤な経過をとる可能性がある．肝膿瘍を合併した場合予後は不良である．診断は便中に**赤痢アメーバ**の嚢胞あるいは栄養体を確認することである．妊娠中の治療は非妊時同様で，アメーバ性大腸炎，侵襲性赤痢アメーバではメトロニダゾールかチニダゾールが望ましい．非侵襲性感染ではヨードキノールかパロモマイシンで治療してよいかもしれない．

真菌感染症

間質性肺炎を主とした妊娠中の播種性真菌感染症はコクシジオイデス症，ブラストミセス症，クリプトコックス症，ヒストプラズマ症ではまれである．それらの診断，治療については第51章で扱う．

妊娠中の渡航に関する注意点

妊娠中の渡航は産科的リスク，一般的な医学的リスク，渡航先の危険性を伴う．渡航情報に関するいくつかの情報源がある（Freedman, 2016）．国際旅行医学会（ISTM）から総合的な情報がhttp://www.istm.orgより入手可能であり，国際旅行医学会（ISTM）はwww.istm.org/bodyofknowledge.で渡航情報を公開している．CDCによるThe Yellow Bookには，妊娠中や授乳中の渡航に関する詳細な情報が記載されている．

バイオテロ

細菌，ウイルスその他の感染性病原体を意図的に放出し，疾病を発生させ死亡に至らしめることをいう．自然に存在する病原体を感染性や治療耐性を増加させるように改良している．医師は呼吸器症状や一般的な疾患に関連しない発疹をもった発熱患者の増加に注意していなければならない．現情報と推奨法を得るため州保健局やCDCに急いで連絡をしなくてはならない．ACOG（2016a）は産科医に対し災害対策について言及した．そこには病院としての対策と産科医療に特異的な対処法の両方が記載されている．

■ 天然痘

天然痘ウイルスは高い感染性と30％の致死率のため重大な兵器と考えられている．アメリカでは1949年に最後の症例が報告され，世界的には1977年のソマリアが最後の症例であった．Nishiura（2006）は天然痘による重篤な新生児感染と母体罹患率，死亡率についてレビューしている．妊婦がワクチンを接種していない場合，妊娠中の死亡率は61％である．天然痘により死産，流産，切迫早産，早産新生児死亡の有意な増加が認められる．

天然痘ワクチンは種痘ウイルスから製造されるため接種後4週間は妊娠を避けるべきである．まれだが重篤である胎児牛痘のリスクから一般的には妊娠中には投与しない．妊娠中に意図せず投与されたとしても催奇形性や早産との関連はない（Badell, 2015）．さらに第二世代の天然痘ワクチンでは胎児牛痘例はない．妊娠中の天然痘ワクチン接種に関する登録は現在も行われており，ワクチン接種者の登録はDOD.NHRC-birthregistry@mail.milにて行われている．

■ 炭疽菌

炭疽菌はグラム陽性，芽胞形成好気性桿菌である．炭疽は臨床的に肺炭疽，皮膚炭疽，腸炭疽の3種類のタイプがある（CDC, 2017a）．生物テロリストが2001年肺炭疽を利用した（Inglesby, 2002）．芽胞を吸入すると肺胞に吸着する．その芽胞はマクロファージに貪食され縦隔リンパ節で増殖する．潜伏期は通常1週間以内であるが2ヵ月に及ぶこともある．発症後1〜5日以内に突然重症呼吸不全と高熱を発症し第二段階となる．縦隔炎，出血性胸部リンパ節炎はよくみられ，胸部X線では縦隔の拡大が認められる．肺炭疽の死

亡率は集中的な抗菌薬や対症法を行っても高率である（Holty, 2006）．

妊娠中の炭疽症とその治療について，近年Meaney-Delmanら（2012, 2013）がレビューを行った．20人の妊婦，褥婦について報告した．全体として母体死亡率は80％，60％で胎児，新生児死亡を伴っていた．注意すべき点は，大部分の症例は，有効な抗菌薬使用以前の報告であることである．

炭疽曝露後予防的投与は2ヵ月行う．CDCは炭疽菌に確実に曝露した妊婦，授乳婦に対し予防的にシプロフロキサシン500 mg 1日2回内服を60日間推奨している（Hendricks, 2014；Meaney-Delman, 2013）．菌に感受性があればアモキシシリン500 mg 1日3回内服でも代用可能である．シプロフロキサシンアレルギー，ペニシリンアレルギーや耐性の場合，ドキシサイクリン100 mg 1日2回内服を60日間投与する．ドキシサイクリンの胎児に対するリスクよりも炭疽症によるリスクのほうがはるかに高いためである（Meaney-Delman, 2013）．

炭疽ワクチン（AVA）は無細胞性不活化ワクチンで28日間に3回投与が必要である．安全性に関するデータが限定されているため一般的には妊娠中は投与されない．妊娠中に意図的でなくAVAが投与されても胎児奇形や流産は増加しないと報告されている（Conlin, 2015；Ryan, 2008）．AVAは抗菌薬に加え，曝露後予防の重要な補足手段であり，妊娠時にも有用である（Wright, 2010）．

■他の生物テロ病原体

その他の生物テロカテゴリーA病原体には野兎病（*Francisella tularensis*），ボツリヌス症（*Clostridium botulinum*），ペスト（*Yersinia pestis*）やエボラ，マールブルグ，ラッサ，マチュポなどの出血熱ウイルスがある．それらの病原体に関するガイドラインは改定されていてCDC生物テロウェブサイト（http://www.emergency.cdc.gov/bioterrorism/index.asp）に詳しく載っている．

（訳：小竹　譲）

References

Abdoli A, Dalimi A, Arbabi M, et al: Neuropsychiatric manifestations of latent toxoplasmosis on mothers and their offspring. J Matern Fetal Neonatal Med 27(13):1368, 2014.

Adams LL, Gungor S, Turan S, et al: When are amniotic fluid viral PCR studies indicated in prenatal diagnosis? Prenat Diagn 32(1):88, 2012.

Adams Waldorf KM, McAdams RM: Influence of infection during pregnancy on fetal development. Reproduction 146(5):R151, 2013.

Adhikari EH, Nelson DF, Johnson KA, et al: Infant outcomes among women with Zika virus infection during pregnancy: results of a large prenatal Zika screening program. Am J Obstet Gynecol 216:292.e1, 2017.

Ahn KH, Park YJ, Hong SC, et al: Congenital varicella syndrome: a systematic review. J Obstet Gynaecol 36(5):563, 2016.

Alpert SG, Fergerson J, Noël LP: Intrauterine West Nile virus: ocular and systemic findings. Am J Ophthalmol 136(4):733, 2003.

American College of Obstetricians and Gynecologists: Hospital disaster preparedness for obstetricians and facilities providing maternity care. Committee Opinion No. 555, March 2013, Reaffirmed 2016a.

American College of Obstetricians and Gynecologists: Influenza vaccination during pregnancy. Committee Opinion No. 608, September 2014, Reaffirmed 2016b.

American College of Obstetricians and Gynecologists: Integrating immunizations into practice. Committee Opinion No. 661, April 2016c.

American College of Obstetricians and Gynecologists: Management of pregnant women with presumptive exposure to Listeria monocytogenes. Committee Opinion No. 614, December, 2014, Reaffirmed 2016d.

American College of Obstetricians and Gynecologists: Prevention of early-onset group B streptococcal disease in newborns. Committee Opinion No. 485, April 2011, Reaffirmed 2016e.

American College of Obstetricians and Gynecologists: Cytomegalovirus, parvovirus B9, varicella zoster, and toxoplasmosis in pregnancy. Practice Bulletin No. 151, June 2015, Reaffirmed 2017.

Andrade RM, Reed SL: Amebiasis and infection with free-living amebas. In Kasper DL, Fauci AS, Hauser SL, et al (eds): Harrison's Principles of Internal Medicine, 19th ed. New York, McGraw-Hill, 2015, p. 1363.

Arabi YM, Balkhy HH, Hayden FG, et al: Middle East respiratory syndrome. N Engl J Med 376(6):584, 2017.

Arvin AM, Fast P, Myers M, et al: Vaccine development to prevent cytomegalovirus disease: report from the National Vaccine Advisory Committee. Clin Infect Dis 39:233, 2004.

Assiri A, Abedi GR, Al Masri M, et al: Middle East respiratory syndrome coronavirus infection during pregnancy: a report of 5 cases from Saudi Arabia. Clin Infect Dis 63(7):951, 2016.

Auriti C, Piersigilli F, De Gasperis MR, et al: Congenital varicella syndrome: still a problem? Fetal Diagn Ther 25(2):224, 2009.

Azam AZ, Vial Y, Fawer CL, et al: Prenatal diagnosis of congenital cytomegalovirus infection. Obstet Gynecol 97:443, 2001.

Badell ML, Meaney-Delman D, Tuuli MG, et al: Risks associated with smallpox vaccination in pregnancy: a systematic review and meta-analysis. Obstet Gynecol 125(6):1439, 2015.

Bates T: Poliomyelitis in pregnancy, fetus and newborn. Am J Dis Child 90: 189, 1955.

Baud D, Greub G: Intracellular bacteria and adverse pregnancy outcomes. Clin Microbiol Infect 17:1312, 2011.

Beau AB, Hurault-Delarue C, Vial T, et al: Safety of oseltamivir during pregnancy: a comparative study using the EFEMERIS database. BJOG 121(7):895, 2014.

Beigi RH: Emerging infectious diseases in pregnancy. Obstet Gynecol 129(5):896, 2017.

Beigi RH, Bunge K, Song Y, et al: Epidemiologic and economic effects of methicillin-resistant Staphylococcus aureus in obstetrics. Obstet Gynecol 113:983, 2009.

Beigi RH, Venkataramanan R, Caritis SN: Oseltamivir for influenza in pregnancy. Semin Perinatol 38(8):503, 2014.

Bonvicini F, Puccetti C, Salfi NC, et al: Gestational and fetal outcomes in B19 maternal infection: a problem of diagnosis. J Clin Microbiol 49(10):3514, 2011.

Brasil P, Pereira JP, Moreira ME, et al: Zika virus infection in pregnant women in Rio de Janeiro. N Engl J Med 375(24):2321, 2016.

Briody VA, Albright CM, Has P, et al: Use of cefazolin for group B streptococci prophylaxis in women reporting a penicillin allergy without anaphylaxis. Obstet Gynecol 127(3):577, 2016.

Brown GC, Karunas RS: Relationship of congenital anomalies and maternal infection with selected enteroviruses. Am J Epidemiol 95:207, 1972.

Brown KE: Parvovirus infections. In Kasper DL, Fauci AS, Hauser SL, et al (eds): Harrison's Principles of Internal Medicine, 19th ed. New York, McGraw-Hill, 2015.

Buchanan R, Bonthius DJ: Measles virus and associated central nervous system sequelae. Semin Pediatr Neurol 19:107, 2012.

Butterly A, Schmidt U, Wiener-Kronish J: Methicillin-resistant Staphylococcus aureus colonization, its relationship to nosocomial infection, and efficacy of control methods. Anesthesiology 113:1453, 2010.

Callaghan WM, Creanga AA, Jamieson DJ: Pregnancy related mortality resulting from influenza in the United States during the 2009–2010 pandemic. Obstet Gynecol 126(3):486, 2015.

Centers for Disease Control and Prevention: Prevention of perinatal group B streptococci disease. Revised guidelines from the CDC. MMWR 59(10):1, 2010.

Centers for Disease Control and Prevention: Maternal and infant outcomes among severely ill pregnant and postpartum women with 2009 pandemic influenza A (H1N1)—United States, April 2009-August 2010. MMWR 60(35):1193, 2011.

Centers for Disease Control and Prevention: FDA approval of an extended period for administering VariZIG for postexposure prophylaxis of varicella. MMWR 61(12):212, 2012.

Centers for Disease Control and Prevention: Prevention and control of seasonal influenza with vaccines: recommendations of the Advisory Committee on Immunization Practices—United States, 2013–2014. MMWR 62(7):1, 2013a.

Centers for Disease Control and Prevention: Severe acute respiratory syndrome (SARS). 2013b. Available at: https://www.cdc.gov/sars/index.html. Accessed October 7, 2017.

Centers for Disease Control and Prevention: Treatment of malaria: guidelines for clinicians (United States). Part 3: Alternatives for pregnant women and treatment of severe malaria. 2013c. Available at: http://www.cdc.gov/malaria/diagnosis_treatment/clinicians3.html. Accessed October 7, 2017.

Centers for Disease Control and Prevention: Updated recommendations for use of VariZIG—United States. MMWR 62(28):574, 2013d.

Centers for Disease Control and Prevention: Vital signs: listeria illnesses, deaths, and outbreaks—United States, 2009–2011. MMWR 62(22):148, 2013e.

Centers for Disease Control and Prevention (CDC): Rubella and congenital rubella syndrome control and elimination—global progress, 2000–2012. MMWR 62(48)983, 2013f.

Centers for Disease Control and Prevention: Active Bacterial Core surveillance (ABCs): group B Streptococcus, 2015. Available at: http://www.cdc.gov/abcs/reports-findings/survreports/gbs15.pdf. Accessed October 6, 2017.

Centers for Disease Control and Prevention: Shigella–shigellosis. 2016. Available at: https://www.cdc.gov/shigella/general-information.html. Accessed October 7, 2017.

Centers for Disease Control and Prevention: Anthrax. 2017a. Available at: https://www.cdc.gov/anthrax/index.html. Accessed October 7, 2017.

Centers for Disease Control and Prevention: Hantavirus. 2017b. Available at: https://www.cdc.gov/hantavirus./ Accessed October 7, 2017.

Centers for Disease Control and Prevention: Lyme disease: data and statistics. 2017c. Available at: https://www.cdc.gov/lyme/stats/index.html. Accessed October 7, 2017.

Centers for Disease Control and Prevention: Measles (rubeola): for healthcare professionals. 2017d. Available at: https://www.cdc.gov/measles/hcp/index.html. Accessed October 7, 2017.

Centers for Disease Control and Prevention: Seasonal influenza (flu): guidance for clinicians on the use of rapid influenza diagnostic tests. 2017e. Available at: http://www.cdc.gov/flu/professionals/diagnosis/clinician_guidance_ridt.htm. Accessed October 7, 2017.

Centers for Disease Control and Prevention: West Nile virus. 2017f. Available at: https://www.cdc.gov/westnile/index.html. Accessed October 7, 2017.

Chambers CD, Johnson DL, Xu R, et al: Safety of the 2010–11, 2011–12, 2012–13, and 2013–14 seasonal influenza vaccines in pregnancy: birth defects, spontaneous abortion, preterm delivery, and small for gestational age infants, a study from the cohort arm of VAMPSS. Vaccine 34(37):4443, 2016.

Chan BT, Hohmann E, Barshak MB, et al: Treatment of listeriosis in first trimester of pregnancy. Emerg Infect Dis 19:839, 2013.

Chandra PC, Patel H, Schiavello HJ, et al: Successful pregnancy outcome after complicated varicella pneumonia. Obstet Gynecol 92:680, 1998.

Charlier C, Perrodeau E, Leclercq A, et al: Clinical features and prognostic factors of listeriosis: the MONALISA national prospective cohort study. Lancet Infect Dis 17:510, 2017.

Chauvet A, Dewilde A, Thomas D, et al: Ultrasound diagnosis, management and prognosis in a consecutive series of 27 cases of fetal hydrops following maternal parvovirus B19 infection. Fetal Diagn Ther 30(1):41, 2011.

Chaves SS, Gargiullo P, Zhang JX, et al: Loss of vaccine-induced immunity to varicella over time. N Engl J Med 356:1121, 2007.

Cheeran MC, Lokensgard JR, Schleiss MR: Neuropathogenesis of congenital cytomegalovirus infection: disease mechanisms and prospects for intervention. Clin Microbiol Rev 22(1):99, 2009.

Chen YH, Lin HC, Lin HC: Increased risk of adverse pregnancy outcomes among women affected by herpangina. Am J Obstet Gynecol 203(1):49.e1, 2010.

Chiu MH, Meatherall B, Nikolic A, et al: Subacute sclerosing panencephalitis in pregnancy. Lancet Infect Dis 16(3):366, 2016.

Cohen JI: Enterovirus, parechovirus and reovirus infection. In Kasper DL, Fauci AS, Hauser SL, et al (eds): Harrison's Principles of Internal Medicine, 19th ed. New York, McGraw-Hill, 2015a.

Cohen YZ, Dolin R: Influenza. In Kasper DL, Fauci AS, Hauser SL, et al (eds): Harrison's Principles of Internal Medicine, 19th ed. New York, McGraw-Hill, 2015b.

Conlin AM, Bukowinski AT, Gumbs GR, et al: Analysis of pregnancy and infant health outcomes among women in the National Smallpox Vaccine in Pregnancy Registry who received anthrax vaccine adsorbed. Vaccine 33(36):4387, 2015.

Cook AJ, Gilbert RE, Buffolano W, et al: Sources of toxoplasma infection in pregnant women: European multicentre case-control study. BMJ 321:142, 2000.

Cortina-Borja MTan HK, Wallon M, et al: Prenatal treatment for serious neurological sequelae of congenital toxoplasmosis: an observational prospective cohort study. PLoS Med 7(10):1, 2010.

Cot M, Roisin A, Barro D, et al: Effect of chloroquine chemoprophylaxis during pregnancy on birth weight: results of a randomized trial. Am J Trop Med Hyg 46:21, 1992.

Coughlin LB, McGuigan J, Haddad NG, et al: Salmonella sepsis and miscarriage. Clin Microbiol Infect 9:866, 2002.

Crespo AC, van der Zwan A, Ramalho-Santos J, et al: Cytotoxic potential of decidual NK cells and CD8+ T cells awakened by infections. J Reprod Immunol 119:85, 2017.

Crump JA, Sjolund-Karlsson M, Gordon MA, et al: Epidemiology, clinical presentation, laboratory diagnosis, antimicrobial resistance, and antimicrobial management of invasive salmonella infections. Clin Microbiol Rev 28(4):901, 2015.

da Silva IRF, Frontera JA, Bispo de Filippis AN, et al: Neurologic complications associated with the Zika virus in Brazilian adults. JAMA Neurol 74(10):1190, 2017.

Dantes R, Mu Y, Belflower R, et al: National burden of invasive methicillin-resistant Staphylococcus aureus infections, United States, 2011. JAMA Intern Med 173(21):1970, 2013.

Daum RS, Miller LG, Immergluck L: A placebo-controlled trial of antibiotics for smaller skin abscesses. N Engl J Med 376:2345, 2017.

de Haan TR, Beersman MF, Oepkes D, et al: Parvovirus B19 infection in pregnancy: maternal and fetal viral load measurements related to clinical parameters. Prenat Diagn 27:46, 2007.

de Jong EP, Lindenburg IT, van Klink JM, et al: Intrauterine transfusion for parvovirus B19 infection: long-term neurodevelopmental outcome. Am J Obstet Gynecol 206:204.e1, 2012.

de Jong EP, Walther FJ, Kroes AC, et al: Parvovirus B19 infection in pregnancy: new insights and management. Prenat Diagn 31(5):419, 2011.

Dembinski J, Eis-Hübinger AM, Maar J, et al: Long term follow up of serostatus after maternofetal parvovirus B19 infection. Arch Dis Child 88:219, 2003.

Desai M, Gutman J, L'Ianziva A, et al: Intermittent screening and treatment or intermittent preventive treatment with dihydroartemisinin-piperaquine versus intermittent preventive treatment with sulfadoxine-pyrimethamine for the control of malaria during pregnancy in western Kenya: an open-label, three-group, randomised controlled superiority trial. Lancet 386(10012):2507, 2015.

Desai M, ter Kuile F, Nosten F, et al: Epidemiology and burden of malaria in pregnancy. Lancet Infect Dis 7:93, 2007.

Deutscher M, Lewis M, Zell ER, et al: Incidence and severity of invasive Streptococcus pneumoniae, group A Streptococcus, and group B Streptococcus infections among pregnant and postpartum women. Clin Infect Dis 53(2):114, 2011.

Dhakal R, Gajurel K, Pomares C, et al: Significance of a positive toxoplasma immunoglobulin M test result in the United States. J Clin Microbiol 53(11):3601, 2015.

Dhombres F, Friszer S, Maurice P, et al: Prognosis of fetal parenchymal cerebral lesions without ventriculomegaly in congenital toxoplasmosis infection. Fetal Diagn Ther 41(1):8, 2017.

Diagne N, Rogier C, Sokhna CS, et al: Increased susceptibility to malaria during the early postpartum period. N Engl J Med 343:598, 2000.

Dildy GA III, Martens MG, Faro S, et al: Typhoid fever in pregnancy: a case report. J Reprod Med 35:273, 1990.

Di Mario S, Basevi V, Gagliotti C, et al: Prenatal education for congenital toxoplasmosis. Cochrane Database Syst Rev 10:CD006171, 2015.

Di Renzo GC, Melin P, Berardi A, et al: Intrapartum GBS screening and antibiotic prophylaxis: a European consensus conference. J Matern Fetal Neonatal Med 28(7):766, 2015.

Donders GG, Halperin SA, Devlieger R, et al: Maternal immunization with an investigational trivalent group B streptococcal vaccine: a randomized controlled trial. Obstet Gynecol 127(2):213, 2016.

Driggers RW, Ho CY, Korhonen EM, et al: Zika virus infection with prolonged maternal viremia and fetal brain abnormalities. N Engl J Med 374(22):2142, 2016.

Duncan ME: Babies of mothers with leprosy have small placentae, low birth weights and grow slowly. BJOG 87:461, 1980.

Duncan ME, Fox H, Harkness RA, et al: The placenta in leprosy. Placenta 5:189, 1984.

Dunstan HJ, Mill AC, Stephens S, et al: Pregnancy outcome following maternal use of zanamivir or oseltamivir during the 2009 influenza A/H1N1 pandemic: a national prospective surveillance study. BJOG 121(7):901, 2014.

Duryea EL, Sheffield JS: Influenza: threat to maternal health. Obstet Gynecol Clin North Am 42(2):355, 2015.

Egaña-Ugrinovic G, Goncé A, Garcia L, et al: Congenital cytomegalovirus infection among twin pairs. J Matern Fetal Neonatal Med 29(21):3439, 2016.

Eisele TP, Larsen DA, Anglewicz PA, et al: Malaria prevention in pregnancy, birthweight, and neonatal mortality: a meta-analysis of 32 national cross-sectional datasets in Africa. Lancet Infect Dis 12:942, 2012.

Enders G, Bäder U, Lindemann L, et al: Prenatal diagnosis of congenital cytomegalovirus infection in 189 pregnancies with known outcome. Prenat Diagn 21:362, 2001.

Enders G, Miller E, Cradock-Watson J, et al: Consequences of varicella and herpes zoster in pregnancy: prospective study of 1739 cases. Lancet 343:1548, 1994.

Enders M, Weidner A, Zoellner I, et al: Fetal morbidity and mortality after acute human parvovirus B19 infection in pregnancy: prospective evaluation of 1018 cases. Prenat Diagn 24:513, 2004.

Fairlie T, Zell ER, Schrag S: Effectiveness of intrapartum antibiotic prophylaxis for prevention of early-onset Group B streptococcal disease. Obstet Gynecol 121(3):570, 2013.

Fell DB, Savitz DA, Kramer MS, et al: Maternal influenza and birth outcomes: systematic review of comparative studies. BJOG 124(1):48, 2017.

Fiebelkorn AP, Redd SB, Gallagher K, et al: Measles in the United States during the postelimination era. J Infect Dis 202(10):1520, 2010.

Filisetti D, Year H, Villard O, et al: Contribution of neonatal amniotic fluid testing to diagnosis of congenital toxoplasmosis. J Clin Microbiol 53(5):1719, 2015.

Forcade NA, Wiederhold NP, Ryan L, et al: Antibacterials as adjuncts to incision and drainage for adults with purulent methicillin-resistant Staphylococcus aureus (MRSA) skin infections. Drugs 72:339, 2012.

Forsnes EV, Eggleston MK, Wax JR: Differential transmission of adenovirus in a twin pregnancy. Obstet Gynecol 91:817, 1998.

Fowler KB, Stagno S, Pass RF, et al: The outcome of congenital cytomegalovirus infection in relation to maternal antibody status. N Engl J Med 326:663, 1992.

Fowler KB, Stagno S, Pass RF: Maternal immunity and prevention of congenital cytomegalovirus infection. JAMA 289:1008, 2003.

Fowler SL: A light in the darkness: predicting outcomes for congenital cytomegalovirus infections. J Pediatr 137:4, 2000.

Fragiadakis GK, Baca QJ, Gherardini PF, et al: Mapping the fetomaternal peripheral immune system at term pregnancy. J Immunol 197(11):4482, 2016.

Freedman DO, Chen LH, Kozarsky PE: Medical considerations before international travel. N Engl J Med 375(3):247, 2016.

Freeman K, Oakley L, Pollak A, et al: Association between congenital toxoplasmosis and preterm birth, low birthweight and small for gestational age birth. BJOG 112:31, 2005.

Gimovsky AC, Macri CJ: Leprosy in pregnant woman, United States. Emerg Infect Dis 19:10, 2013.

Gorwitz RJ, Kruszon-Moran D, McAllister SK: Changes in the prevalence of nasal colonization with Staphylococcus aureus in the United States, 2001–2004. J Infect Dis 197:1226, 2008.

Grant GB, Reef SE, Dabbagh A, et al: Global progress toward rubella and congenital rubella syndrome control and elimination—2004–2014. MMWR 64(37):1052, 2015.

Granwehr BP, Lillibridge KM, Higgs S, et al: West Nile virus: where are we now? Lancet Infect Dis 4:547, 2004.

Guerra B, Lazzarotto T, Quarta S, et al: Prenatal diagnosis of symptomatic congenital cytomegalovirus infection. Am J Obstet Gynecol 183:476, 2000.

Hamilton SM, Stevens DL, Bryant AE: Pregnancy-related Group A streptococcal infections: temporal relationship between bacterial acquisition, infection onset, clinical findings, and outcome. Clin Infect Dis 57:870, 2013.

Harjulehto T, Aro T, Hovi T, et al: Congenital malformations and oral poliovirus vaccination during pregnancy. Lancet 1:771, 1989.

Hayes EB, Piesman J: How can we prevent Lyme disease? N Engl J Med 348: 2424, 2003.

Hedriana HL, Mitchell JL, Williams SB: Salmonella typhi chorioamnionitis in a human immunodeficiency virus–infected pregnant woman. J Reprod Med 40:157, 1995.

Helali NE, Giovangrandi Y, Guyot K, et al: Cost and effectiveness of intrapartum Group B streptococcus polymerase chain reaction screening for term deliveries. Obstet Gynecol 119(4):822, 2012.

Hendricks KA, Wright ME, Shadomy SV, et al: Centers for Disease Control and Prevention expert panel meetings on prevention and treatment of anthrax in adults. Emerg Infect Dis 20(2):1, 2014.

Hills SL, Russell K, Hennessey M, et al: Transmission of Zika virus through sexual contact with travelers to areas of ongoing transmission-Continental United States. MMWR 65(8):215, 2016.

Holty JE, Bravata DM, Liu H, et al: Systemic review: a century of inhalational anthrax cases from 1900 to 2005. Ann Intern Med 144:270, 2006.

Honein MA, Dawson AL, Petersen EE, et al: Birth defects among fetuses and infants of US women with evidence of possible Zika virus infection during pregnancy. JAMA 317(1):59, 2017.

Hotop A, Hlobil H, Gross U: Efficacy of rapid treatment initiation following primary Toxoplasma gondii infection during pregnancy. Clin Infect Dis 54(11):1545, 2012.

Howard MJ, Doyle TJ, Koster FT, et al: Hantavirus pulmonary syndrome in pregnancy. Clin Infect Dis 29:1538, 1999.

Hutton J, Rowan P, Greisinger A, et al: Rubella monitoring in pregnancy as a means for evaluating a possible reemergence of rubella. Am J Obstet Gynecol 211(5):534.e1, 2014.

Hyde TB, Schmid DS, Cannon MJ: Cytomegalovirus seroconversion rates and risk factors: implications for congenital CMV. Rev Med Virol 20:311, 2010.

Inglesby TV, O'Toole T, Henderson DA, et al: Anthrax as a biological weapon, 2002. JAMA 287:2236, 2002.

Irving WL, James DK, Stephenson T, et al: Influenza virus infection in the second and third trimesters of pregnancy: a clinical and seroepidemiological study. BJOG 107:1282, 2000.

Jamieson DJ, Uyeki TM, Callaghan WM, et al: What obstetrician-gynecologists should know about Ebola: a perspective from the Centers for Disease Control and Prevention. Obstet Gynecol 124(5):1005, 2014.

Jespersen C, Helmuth IG, Krause TG: Varicella-zoster immunoglobulin treatment in pregnant women in Denmark from 2005 to 2015: descriptive epidemiology and follow-up. Epidemiol Infect August 18, 2016 [Epub ahead of print].

Jimenez-Truque N, Tedeschi S, Saye EJ, et al: Relationship between maternal and neonatal Staphylococcus aureus colonization. Pediatrics 129:e1252, 2012.

Joguet G, Mansuy JM, Matusali G, et al: Effect of acute Zika virus infection on sperm and virus clearance in body fluids: a prospective observational study. Lancet Infect Disease August 21, 2017 [Epub ahead of print].

Jones JL, Parise ME, Fiore AE: Neglected parasitic infections in the United States: toxoplasmosis. Am J Trop Med Hyg 90(5):794, 2014.

Julander JG, Winger QA, Rickords LF, et al: West Nile virus infection of the placenta. Virology 347:175, 2006.

Kakuru A, Jagannathan P, Muhindo MK, et al: Dihydroartemisinin-Piperaquine for the prevention of malaria in pregnancy. N Engl J Med 374(10):928, 2016.

Kanengisser-Pines B, Hazan Y, Pines G, et al: High cytomegalovirus IgG avidity is a reliable indicator of past infection in patients with positive IgM detected during the first trimester of pregnancy. J Perinat Med 37:15, 2009.

Kashif AH, Adam GK, Mohammed AA, et al: Reliability of rapid diagnostic test for diagnosing peripheral and placental malaria in an area of unstable malaria transmission in Eastern Sudan. Diagn Pathol 8:59, 2013.

Kharbanda EO, Vasquez-Benitez G, Romitti PA, et al: First trimester influenza vaccination and risks for major structural birth defects in offspring. J Pediatr 187:234, 2017.

Kim K, Kasper LH: Toxoplasma infections. In Kasper DL, Fauci AS, Hauser SL, et al (eds): Harrison's Principles of Internal Medicine, 19th ed. New York, McGraw-Hill, 2015.

Kimberlin DW, Sanchez PJ, Ahmed A, et al: Valganciclovir for symptomatic congenital cytomegalovirus disease. N Engl J Med 372(10):933, 2015.

Kobayashi M, Schrag SJ, Alderson MR, et al: WHO consultation on group B streptococcus vaccine development: report from a meeting held on 27–28 April 2016. Vaccine December 22, 2016 [Epub ahead of print].

Koro'lkova EL, Lozovskaia LS, Tadtaeva LI, et al: The role of prenatal coxsackie virus infection in the etiology of congenital heart defects in children. Kardiologiia 29:68, 1989.

Kourtis AP, Read JS, Jamieson DJ: Pregnancy and infection. N Engl J Med 370(23):2211, 2014.

Krow-Lucal E, Lindsey NP, Lehman J, et al: West Nile virus and other nationally notifiable diseases—United States. MMWR 66(2):51, 2017.

Kuhn JH: Ebolavirus and marburgvirus infections. In Kasper DL, Fauci AS, Hauser SL, et al (eds): Harrison's Principles of Internal Medicine, 19th ed. New York, McGraw-Hill, 2015.

Kurppa K, Holmberg PC, Kuosma E, et al: Anencephaly and maternal common cold. Teratology 44:51, 1991.

Kutty PK, Kyaw MH, Dayan GH, et al: Guidance for isolation precautions for mumps in the US: a review of the scientific basis for policy change. Clin Infect Disease 50(112):169, 2010.

Kwatra G, Cunnington MC, Merrall E, et al: Prevalence of maternal colonization with group B streptococcus: a systematic review and meta-analysis. Lancet Infect Dis 16(9):1076, 2016.

Kylat RI, Bartholomew A, Cramer N, et al: Neonatal listeriosis: uncommon or misdiagnosed? J Neonatal Perinatal Med 9(3):313, 2016.

Laibl VR, Sheffield JS, Roberts S, et al: Clinical presentation of community-acquired methicillin-resistant Staphylococcus aureus in pregnancy. Obstet Gynecol 106:461, 2005.

Lam CM, Wong SF, Leung TN, et al: A case-controlled study comparing clinical course and outcomes of pregnant and non-pregnant women with severe acute respiratory syndrome. BJOG 111:771, 2004.

Lambert N, Strebel P, Orenstein W: Rubella. Lancet 385:2297, 2015.

Lamont RF, Sobel JD, Carrington D, et al: Varicella-zoster virus (chickenpox) infection in pregnancy. BJOG 118:1155, 2011a.

Lamont RF, Sobel JD, Vaisbuch E, et al: Parvovirus B19 infection in human pregnancy. BJOG 118(2):175, 2011b.

Lassen J, Jensen AK, Bager P, et al: Parvovirus B19 infection in the first trimester of pregnancy and risk of fetal loss: a population-based case-control study. Am J Epidemiol 176(9):803, 2012.

Lee IW, Kang L, Hsu HP, et al: Puerperal mastitis requiring hospitalization during a nine-year period. Am J Obstet Gynecol 203:332.e1, 2010.

Leruez-Ville M, Ghout I, Bussières L, et al: In utero treatment of congenital cytomegalovirus infection with valacyclovir in a multicenter, open-label, phase II study. Am J Obstet Gynecol 215(4):462.e1, 2016.

Leruez-Ville M, Magny JF, Couderc S, et al: Risk factors for congenital cytomegalovirus infection following primary and nonprimary maternal infection: a prospective neonatal screening study using polymerase chain reaction in saliva. Clin Infect Dis 65(3):398, 2017.

Liu C, Bayer A, Cosgrove SE, et al: Clinical practice guidelines by the Infectious Diseases Society of America for the treatment of methicillin-resistant Staphylococcus aureus infections in adults and children. Clin Infect Dis 52:e18, 2011.

Lynberg MC, Khoury MJ, Lu X, et al: Maternal flu, fever, and the risk of neural tube defects: a population-based case-control study. Am J Epidemiol 140:244, 1994.

Mace KE, Arguin PM: Malaria Surveillance—United States, 2014. MMWR 66(12):1, 2017.

Mace G, Sauvan M, Castaigne V, et al: Clinical presentation and outcome of 20 fetuses with parvovirus B19 infection complicated by severe anemia and/or fetal hydrops. Prenat Diagn 34(11):1023, 2014.

Machado Filho AC, da Costa EP, da Costa EP, et al: Effects of vivax malaria acquired before 20 weeks of pregnancy on subsequent changes in fetal growth. Am J Trop Med Hyg 90(2):371, 2014.

Madhi SA, Cutland CL, Jose L, et al: Safety and immunogenicity of an investigational maternal trivalent group B streptococcus vaccine in healthy women and their infants: a randomised phase 1b/2 trial. Lancet Infect Dis 16(8):923, 2016.

Mandelbrot L: Fetal varicella—diagnosis, management, and outcome. Prenat Diagn 32(6):511, 2012.

Marin M, Güris D, Chaves SS, et al: Prevention of varicella: recommendations of the Advisory Committee on Immunization Practices (ACIP). MMWR 56(4):1, 2007.

Marin M, Willis ED, Marko A, et al: Closure of varicella-zoster virus-containing vaccines pregnancy registry—United States. MMWR 22:63, 2014.

Marzec NS, Bessesen MT: Risk and outcomes of methicillin-resistant Staphylococcus aureus (MRSA) bacteremia among patients admitted with and without MRSA nares colonization. Am J Infection Control 44:405, 2016.

Mayama M, Yoshihara M, Kokabu T, et al: Hemophagocytic lymphohistiocytosis associated with a parvovirus B19 infection during pregnancy. Obstet Gynecol 124(Pt 2 Suppl 1):438, 2014.

Mayor A, Bardajf A, Macete E, et al: Changing trends in P. falciparum burden, immunity, and disease in pregnancy. N Engl J Med 373(17):1607, 2015.

McClure EM, Goldenberg RL: Infection and stillbirth. Semin Fetal Neonatal Med 14(4):182, 2009.

McClure EM, Goldenberg RL, Dent AE, et al: A systematic review of the impact of malaria prevention in pregnancy on low birth weight and maternal anemia. Int J Gynaecol Obstet 121:103, 2013.

McLean HQ, Fiebelkorn AP, Temte JL, et al: Prevention of measles, rubella, congenital rubella syndrome, and mumps, 2013: summary recommendations of the Advisory Committee on Immunization Practices (ACIP). MMWR 62(4):1, 2013.

Meaney-Delman D, Oduyebo T, Polen KN, et al: Prolonged detection of Zika virus RNA in pregnant women. Obstet Gynecol 128(4):724, 2016.

Meaney-Delman D, Rasmussen SA, Beigi RH, et al: Prophylaxis and treatment of anthrax in pregnant women. Obstet Gynecol 122(4):885, 2013.

Meaney-Delman D, Zotti ME, Rasmussen SA, et al: Anthrax cases in pregnant and postpartum women. Obstet Gynecol 120(6):1439, 2012.

Meijer WJ, van Noortwijk AG, Bruinse HW, et al: Influenza virus infection in pregnancy: a review. Acta Obstet Gynecol Scand 94(8):797, 2015.

Melamed N, Whittle W, Kelly EN, et al: Fetal thrombocytopenia in pregnancies with fetal human parvovirus-B19 infection. Am J Obstet Gynecol 212:793.e1, 2015.

Mendelson E, Aboundy Y, Smetana Z, et al: Laboratory assessment and diagnosis of congenital viral infections: rubella, cytomegalovirus (CMV), varicella-zoster virus (VZV), herpes simplex virus (HSV), parvovirus B19 and human immunodeficiency virus (HIV). Reprod Toxicol 21:350, 2006.

Menéndez C, D'Alessandro U, ter Kuile FO: Reducing the burden of malaria in pregnancy by preventive strategies. Lancet Infect Dis 7:126, 2007.

Mertz D, Geraci J, Winkup J, et al: Pregnancy as a risk factor for severe outcomes from influenza virus infection: a systematic review and meta-analysis of observational studies. Vaccine 35(4):521, 2017.

Miller E, Cradock-Watson JE, Pollock TM: Consequences of confirmed maternal rubella at successive stages of pregnancy. Lancet 2:781, 1982.

Miller LG, Daum RS, Creech CB, et al: Clindamycin versus trimethoprim-sulfamethoxazole for uncomplicated skin infections. N Engl J Med 372(12):1093, 2015.

Modlin F: Perinatal echovirus and group B coxsackievirus infections. Clin Perinatol 15:233, 1988.

Money D, Infectious Disease Committee Members, Yudin MH, et al: SOBC committee opinion on the management of a pregnant woman exposed to or infected with Ebola virus disease in Canada. J Obstet Gynaecol Can 37(2):182, 2015.

Montazeri M, Sharif M, Sarvi S, et al: A systematic review of in vitro and in vivo activities of anti-toxoplasma drugs and compounds (2006–2016). Front Microbiol 8(25):1, 2017.

Montoya JG, Remington JS: Management of Toxoplasma gondii infection during pregnancy. Clin Infect Dis 47:554, 2008.

Moore CA, Staples JE, Dobyns WB, et al: Characterizing the pattern of anomalies in congenital Zika syndrome for pediatric clinicians. JAMA Pediatr 171(3):288, 2017.

Moschella SL: An update on the diagnosis and treatment of leprosy. J Am Acad Dermatol 51:417, 2004.

Muehlenbachs A, de la Rosa Vazquez O, Bausch DG, et al: Ebola virus disease in pregnancy: clinical, histopathologic, and immunohistochemical findings. J Infect Dis 215(1):64, 2017.

Mylonakis E, Paliou M, Hohmann EL, et al: Listeriosis during pregnancy. Medicine 81:260, 2002.

Mylonas I: Borreliosis during pregnancy: a risk for the unborn child? Vector Borne Zoonotic Dis 11(7):891, 2011.

Nagel HT, de Haan TR, Vandenbussche FP, et al: Long-term outcome after fetal transfusion for hydrops associated with parvovirus B19 infection. Obstet Gynecol 109(1):42, 2007.

Nan C, Dangor Z, Cutland CL: Maternal group B streptococcus-related stillbirth: a systematic review. BJOG 122(11):1437, 2016.

Nguyen LN, Lopes C, Folk JJ: vertebral osteomyelitis in pregnancy from a methicillin-resistant Staphylococcus aureus vulvar abscess. A case report. J Reprod Med 60(7–8):362, 2015.

Nigro G, Adler SP, La Torre R, et al: Passive immunization during pregnancy for congenital cytomegalovirus infection. N Engl J Med 353:1350, 2005.

Nigro G, Adler SP, Parruti G, et al: Immunoglobulin therapy of fetal cytomegalovirus infection occurring in the first half of pregnancy—a case-control study of the outcome in children. J Infect Dis 205:215, 2012.

Nigro G, Anceschi MM, Cosmi EV, et al: Clinical manifestations and abnormal laboratory findings in pregnant women with primary cytomegalovirus infection. BJOG 110:572, 2003.

Nishiura H: Smallpox during pregnancy and maternal outcomes. Emerg Infect Dis 12:1119, 2006.

Nosten F, McGready R, Mutabingwa T: Case management of malaria in pregnancy. Lancet Infect Dis 7:118, 2007.

Nunes MC, Cutland CL, Jones S, et al: Efficacy of maternal influenza vaccination against all-cause lower respiratory tract infection hospitalizations in young infants: results from a randomized control trial. Clin Infect Disease May 29, 2017 [Epub ahead of print].

O'Leary DR, Kuhn S, Kniss KL, et al: Birth outcomes following West Nile virus infection of pregnant women in the United States: 2003–2004. Pediatrics 117:e537, 2006.

Oboho IK, Reed C, Gargiullo P, et al: Benefit of early initiation of influenza antiviral treatment to pregnant women hospitalized with laboratory-confirmed influenza. J Infect Dis 214(4):507, 2016.

Oduyebo T, Pineda D, Lamin M, et al: A pregnant patient with Ebola virus disease. Obstet Gynecol 126(6):1273, 2015.

Oduyebo T, Polen KD, Walke HT, et al: Update: interim guidance for health care providers caring for pregnant women with possible Zika virus exposure—United States (including U.S. Territories), July 2017. MMWR 66(29):781, 2017.

Ohji G, Satoh H, Satoh H, et al: Congenital measles caused by transplacental infection. Pediatr Infect Dis J 28(2):166, 2009.

Ohlsson A, Shah VS: Intrapartum antibiotics for known maternal Group B streptococcal colonization. Cochrane Database Syst Rev (6):CD007467, 2014.

Ornoy A, Tenenbaum A: Pregnancy outcome following infections by coxsackie, echo, measles, mumps, hepatitis, polio and encephalitis viruses. Reprod Toxicol 21:446, 2006.

Ozturk Z, Tatliparmak A: Leprosy treatment during pregnancy and breastfeeding: a case report and brief review of literature. Dermatol Ther 30(1):1, 2017.

Parisot M, Jolivet A, Boukhari R, et al: Shigellosis and pregnancy in French Guiana: obstetric and neonatal complications. Am J Trop Med Hyg 95(1):26, 2016.

Parra B, Lizarazo J, Jimenez-Arango JA, et al: Guillain-Barré syndrome associated with Zika virus infection in Colombia. N Engl J Med 375(16):1513, 2016.

Paryani SG, Arvin AM: Intrauterine infection with varicella zoster virus after maternal varicella. N Engl J Med 314:1542, 1986.

Pasquini L, Seravilli V, Sisti G, et al: Prevalence of a positive TORCH and parvovirus B19 screening in pregnancies complicated by polyhydramnios. Prenat Diagn 36(3):290, 2016.

Paz-Bailey G, Rosenberg ES, Doyle K, et al: Persistence of Zika virus in body fluids—preliminary report. N Engl J Med February 14, 2017 [Epub ahead of print].

Peques DA, Miller SI: Salmonellosis. In Longo DL, Fauci AS, Kasper DL, et al (eds): Harrison's Principles of Internal Medicine, 18th ed. New York, McGraw-Hill.

Phadke VK, Bednarczyk RA, Salmon DA, et al: Association between vaccine refusal and vaccine-preventable diseases in the United States. JAMA 315(11):1149, 2016.

Picone O, Grangeot-Keros L, Senat M, et al: Cytomegalovirus non-primary infection during pregnancy. Can serology help with diagnosis? J Matern Fetal Neonatal Med 30(2):224, 2017.

Pimentel JD, Meier FA, Samuel LP: Chorioamnionitis and neonatal sepsis from community-acquired MRSA. Emerg Infect Dis 15:2069, 2009.

Pinter DM, Mandel J, Hulten KG, et al: Maternal-infant perinatal transmission of methicillin-resistant and methicillin-sensitive Staphylococcus aureus. Am J Perinatol 26:145, 2009.

Polyzos KA, Konstantelias AA, Pitsa CE, et al: Maternal influenza vaccination and risk for congenital malformations: a systematic review and meta-analysis. Obstet Gynecol 126(5):1075, 2015.

PREGACT Study Group, Pekyi D, Ampromfi AA, et al: Four artemisinin-based treatments in African pregnant women with malaria. N Engl J Med 374(1):913, 2016.

Pridjian G, Sirois PA, McRae S, et al: Prospective study of pregnancy and newborn outcomes in mothers with West Nile illness during pregnancy. Birth Defects Res A Clin Mol Teratol 106(8):716, 2016.

Puccetti C, Contoli M, Bonvicini F, et al: Parvovirus B19 in pregnancy: possible consequences of vertical transmission. Prenat Diagn 32(9):897, 2012.

Rainwater-Lovett K, Moss WJ: Measles (rubeola). In Kasper DL, Fauci AS, Hauser SL, et al (eds): Harrison's Principles of Internal Medicine, 19th ed. New York, McGraw-Hill, 2015.

Randis TM, Gleber SE, Hooven TA: Group B streptococcus beta-hemolysin/cytolysin breaches maternal-fetal barriers to cause preterm birth and IUFD in vivo. J Infect Dis 210:65, 2014.

Rasmussen SA, Jamieson DJ: What obstetric health care providers need to know about measles and pregnancy. Obstet Gynecol 126(1):163, 2015.

Rasmussen SA, Jamieson DJ, Honein MA, et al: Zika virus and birth defects—reviewing the evidence for causality. N Engl J Med 374(20):1981, 2016.

Rasmussen SA, Jamieson DJ, Uyeki TM: Effects of influenza on pregnant women and infants. Am J Obstet Gynecol 207(3 Suppl):S3, 2012.

Revello MG, Furione M, Zavattoni M, et al: Human cytomegalovirus (HCMV) DNAemia in the mother at amniocentesis as a risk factor for iatrogenic HCMF infection of the fetus. J Infect Dis 197:593, 2008.

Reynolds MR, Jones AM, Peterson EE, et al: Vital signs: Update on Zika virus-associated birth defects and evaluation of all U.S. infants with congenital Zika virus exposure—U.S. Zika pregnancy registry, 2016. MMWR 66(13):366 2017.

Rogers BB: Parvovirus B19: twenty-five years in perspective. Pediatr Dev Pathol 2:296, 1999.

Rogerson SJ, Hviid L, Duffy PE, et al: Malaria in pregnancy: pathogenesis and immunity. Lancet Infect Dis 7:105, 2007.

Romand S, Wallon M, Franck J, et al: Prenatal diagnosis using polymerase chain reaction on amniotic fluid for congenital toxoplasmosis. Obstet Gynecol 97(2):296, 2001.

Ross SA, Novak Z, Pati S, et al: Mixed infection and strain diversity in congenital cytomegalovirus infection. J Infect Dis 204:1003, 2011.

Rouse DJ, Keimig TW, Riley LE, et al: Case Records of the Massachusetts General Hospital. Case 16–2016. A 31-year-old pregnant woman with fever. N Engl J Med 374(21):2076, 2016.

Rubin S, Carbone KM: Mumps. In Longo DL, Fauci AS, Kasper DL, et al (eds): Harrison's Principles of Internal Medicine, 18th ed. New York, McGraw-Hill, 2012.

Ryan MA, Smith TC, Sevick CJ: Birth defects among infants born to women who received anthrax vaccine in pregnancy. Am J Epidemiol 168:434, 2008.

Sanchez E, Vannier E, Wormser GP, et al: Diagnosis, treatment, and prevention of Lyme disease, human granulocytic anaplasmosis, and babesiosis: a review. JAMA 315(16):1767, 2016.

Sapuan S, Kortsalioudaki C, Anthony M, et al: Neonatal listeriosis in the UK 2004–2014. J Infect 74(3):236, 2017.

Schleiss MR: Cytomegalovirus vaccines under clinical development. J Virus Erad 2(4):198, 2016.

Schrag SJ, Farley MM, Petit S: Epidemiology of invasive early-onset neonatal sepsis, 2005–2014. Pediatrics 138(6):e20162013, 2016.

Sever JL, South MA, Shaver KA: Delayed manifestations of congenital rubella. Rev Infect Dis 7(1):S164, 1985.

Shang M, Blanton L, Kniss K, et al: Update: influenza activity—United States, October 2–December 17, 2016. MMWR 65(5051):1439, 2016.

Shapiro ED: Lyme disease. N Engl J Med 370(18):1724, 2014.

Shaw GM, Todoroff K, Velie EM, et al: Maternal illness, including fever, and medication use as risk factors for neural tube defects. Teratology 57:1, 1998.

Sheffield JS: Methicillin-resistant Staphylococcus aureus in obstetrics. Am J Perinatol 30(2):125, 2013.

Shinar S, Fouks Y, Amit S, et al: Clinical characteristics of and preventative strategies for peripartum group A streptococcal infections. Obstet Gynecol 127(2):227, 2016.

Siegel M: Congenital malformations following chickenpox, measles, mumps, and hepatitis: results of a cohort study. JAMA 226:1521, 1973.

Siegel M, Goldberg M: Incidence of poliomyelitis in pregnancy. N Engl J Med 253:841, 1955.

Silk BJ, Mahon BE, Griffin PM, et al: Vital signs: Listeria illness, deaths, and outbreaks—United States, 2009–2011. MMWR 62(22):448, 2013.

Soares de Oliveira-Szejnfeld P, Levine D, Melo AS, et al: Congenital brain abnormalities and Zika virus: what the radiologist can expect to see prenatally and postnatally. Radiology 281(1):203, 2016.

Society for Maternal-Fetal Medicine (SMFM), Hughes BL, Gyamfi-Bannerman C: Diagnosis and antenatal management of congenital cytomegalovirus infection. Am J Obstet Gynecol 214(6):B5, 2016.

Stafford IA, Stewart RD, Sheffield JS, et al: Efficacy of maternal and neonatal chemoprophylaxis for early-onset group B streptococcal disease. Obstet Gynecol 120(1):123, 2012.

Stagno S, Tinker MK, Elrod C, et al: Immunoglobulin M antibodies detected by enzyme-linked immunosorbent assay and radioimmunoassay in the diagnosis of cytomegalovirus infections in pregnant women and newborn infants. J Clin Microbiol 21(6):930, 1985.

Steere AC: Lyme borreliosis. In Kasper DL, Fauci AS, Hauser SL, et al (eds): Harrison's Principles of Internal Medicine, 19th ed. New York, McGraw-Hill, 2015.

Steinhoff MC, Omer SB: A review of fetal and infant protection associated with antenatal influenza immunization. Am J Obstet Gynecol 207(3 Suppl): S21, 2012.

Stewart RD, Bryant SN, Sheffield JS: West Nile virus infection in pregnancy. Case report. Infect Dis 2013:351872, 2013.

Stoll BJ, Hansen NI, Sanchez PJ, et al: The burden of group B streptococcal and E. coli disease continues. Pediatrics 127(5):817, 2011.

Sukumaran L, McCarthy NL, Kharbanda EO, et al: Safety of tetanus toxoid, reduced diphtheria toxoid and acellular pertussis and influenza vaccinations in pregnancy. Obstet Gynecol 126(5):1069, 2015.

Svensson-Arvelund J, Ernerudh J, Buse E, et al: The placenta in toxicology. Part II: systemic and local immune adaptations in pregnancy. Toxicol Pathol 42(2):327, 2014.

Swamy GK, Heine RP: Vaccinations for pregnant women. Obstet Gynecol 125(1):212, 2015.

SYROCOT (Systematic Review on Congenital Toxoplasmosis) Study Group: Effectiveness of prenatal treatment for congenital toxoplasmosis: a meta-analysis of individual patients' data. Lancet 369:115, 2007.

Talan DA, Mower WR, Krishnadasan A, et al: Trimethoprim-sulfamethoxazole versus placebo for uncomplicated skin abscess. N Engl J Med 374(9):823, 2016.

Tanamai VW, Seagle BL, Luo G: Methicillin-resistant Staphylococcus aureus intracranial epidural abscess with osteomyelitis during pregnancy: a case report. J Reprod Med 61(5–6):295, 2016.

Tarning J: Treatment of malaria in pregnancy. N Engl J Med 374(1):981, 2016.

Tassin M, Martinovic J, Mirand A, et al: A case of congenital echovirus 11 infection acquired early in pregnancy. J Clin Virol 59:71, 2014.

Thurman AR, Satterfield RM, Soper DE: Methicillin-resistant Staphylococcus aureus as a common cause of vulvar abscesses. Obstet Gynecol 112:538, 2008.

Top KA, Huard RC, Fox Z, et al: Trends in methicillin-resistant Staphylococcus aureus anovaginal colonization in pregnant women in 2005 versus 2009. J Clin Microbiol 48:3675, 2010.

Towbin JA, Griffin LD, Martin AB, et al: Intrauterine adenoviral myocarditis presenting as nonimmune hydrops fetalis: diagnosis by polymerase chain reaction. Pediatr Infect Dis J 13:144, 1994.

Tudela CM, Stewart RD, Roberts SW, et al: Intrapartum evidence of early-onset group B streptococcus. Obstet Gynecol 119(3):626, 2012.

Valentini P, Buonsenso D, Barone G, et al: Spiramycin/cotrimoxazole versus pyrimethamine/sulfonamide and spiramycin alone for the treatment of toxoplasmosis in pregnancy. J Perinatol 35(2):90, 2015.

Villard O, Breit L, Cimon B, et al: Comparison of four commercially available avidity tests for Toxoplasma gondii-specific IgG antibodies. Clin Vaccine Immunol 20(2):197, 2013.

Visentin S, Manara R, Milanese L, et al: Early primary cytomegalovirus infection in pregnancy: maternal hyperimmunoglobulin therapy improves outcomes among infants at 1 year of age. Clin Infect Dis 55(4):497, 2012.

Viskari H, Knip M, Tauriainen S, et al: Maternal enterovirus infection as a risk factor for type 1 diabetes in the exposed offspring. Diabetes Care 35(6):1328, 2012.

Wallon M, Garweg JG, Abrahamowicz M, et al: Ophthalmic outcomes of congenital toxoplasmosis followed until adolescence. Pediatrics 133(3):e601, 2014.

Wallon M, Peyron F, Cornu C, et al: Congenital toxoplasma infection: monthly prenatal screening decreases transmission rate and improves clinical outcome at age 3 years. Clin Infect Dis 56(9):1223, 2013.

Walsh CA, Mayer EQ, Baxi LV: Lyme disease in pregnancy: case report and review of the literature. Obstet Gynecol Surv 62:41, 2006.

Wang C, Zhang X, Bialek S, et al: Attribution of congenital cytomegalovirus infection to primary versus non-primary maternal infection. Clin Infect Dis 52:e11, 2011.

Warner MJ, Ozanne SE: Mechanisms involved in the developmental programming of adulthood disease. Biochem J 427:333, 2010.

Webster WS: Teratogen update: congenital rubella. Teratology 58:13, 1998.

Weiffenbach J, Bald R, Gloning KP, et al: Serological and virological analysis of maternal and fetal blood samples in prenatal human parvovirus B19 infection. J Infect Dis 205(5):782, 2012.

Wendel GD Jr, Leveno KJ, Sánchez PJ, et al: Prevention of neonatal group B streptococcal disease: a combined intrapartum and neonatal protocol. Am J Obstet Gynecol 186:618, 2002.

Wessels MR: Streptococcal infections. In Kasper DL, Fauci AS, Hauser SL, et al (eds): Harrison's Principles of Internal Medicine, 19th ed. New York, McGraw-Hill, 2015.

White NJ, Breman JG: Malaria infections. In Kasper DL, Fauci AS, Hauser SL, et al (eds): Harrison's Principles of Internal Medicine, 19th ed. New York, McGraw-Hill, 2015.

Whitley RJ: Varicella-zoster virus infections. In Kasper DL, Fauci AS, Hauser SL, et al (eds): Harrison's Principles of Internal Medicine, 19th ed. New York, McGraw-Hill, 2015.

Wilson E, Goss MA, Marin M, et al: Varicella vaccine exposure during pregnancy: data from 10 years of the pregnancy registry. J Infect Dis 197(Suppl 2): S178, 2008.

Wong SF, Chow KM, Leung TN, et al: Pregnancy and perinatal outcomes of women with severe acute respiratory syndrome. Am J Obstet Gynecol 191:292, 2004.

World Health Organization: Long-term effects of breastfeeding: a systematic review, 2013. Available at: http://www.who.int/maternal_child_adolescent/documents/breastfeeding_long_term_effects. Accessed October 9, 2017.

World Health Organization: WHO vaccine pipeline tracker, 2017. Available at: www.who.int/immunization/research/vaccine_pipeline_tracker_spreadsheet/en./ Accessed September 10, 2017.

Wylie B, Hauptman M, Woolf AD: Inset repellants during pregnancy in the era of the Zika virus. Obstet Gynecol 128(5):1111, 2016.

Yaegashi N: Pathogenesis of nonimmune hydrops fetalis caused by intrauterine B19 infection. Tohoku J Exp Med 190:65, 2000.

Yazigi A, De Pecoulas AE, Vauloup-Fellous C, et al: Fetal and neonatal abnormalities due to congenital rubella syndrome: a review of literature. J Matern Fetal Neonatal Med 30(3):274, 2017.

Young MK, Cripps AW, Nimmo GR, et al: Post-exposure passive immunization for preventing rubella and congenital rubella syndrome. Cochrane Database Syst Rev 9:CD010586, 2015.

Yu W, Tellier R, Wright JR J: Coxsackie virus A16 infection of placenta with massive perivillous fibrin deposition leading to intrauterine fetal demise at 36 weeks gestation. Pediatr Dev Pathol 18(4):331, 2015.

Zaman K, Roy E, Arifeen SE, et al: Effectiveness of maternal influenza immunization in mothers and infants. N Engl J Med 359(15):1555, 2008.

Zerbo O, Qian Y, Yoshida C, et al: Association between influenza infection and vaccination during pregnancy and risk of autism spectrum disorder. JAMA Pediatr 171(1):e163609, 2017.

Zhang HJ, Patenaude V, Abenhaim HA: Maternal outcomes in pregnancies affected by varicella zoster virus infections: population-based study on 7.7 million pregnancy admissions. J Obstet Gynaecol Res 41(1):62, 2015.

性感染症
Sexually Transmitted Infections

梅　毒	1554
淋　菌	1559
クラミジア感染症	1561
単純ヘルペスウイルス	1562
軟性下疳	1566
ヒトパピローマウイルス	1567
腟　炎	1568
ヒト免疫不全ウイルス	1570

Syphilis is one of the most important complications of pregnancy, as it is one of the most frequent causes of abortion or premature labour. Syphilis is the most common cause of foetal death in the later months of pregnancy, and may be maternal or paternal in origin.
—J. Whitridge Williams (1903)

　本書の第1版では梅毒と淋菌は胎児発育への悪影響を伴うことから強く言及された．Williamsは議論をこれら二つの感染症に限定したが，今日，性感染症（sexually transmitted disease：STD）はクラミジア感染症やトリコモナス感染症，B型肝炎ウイルスやHIV，単純ヘルペスウイルス（herpes simplex virus：HSV），ヒトパピローマウイルス（human papilloma virus：HPV）のようなウイルス感染症を含んでいる．何らかの形で，これらSTDは母体や胎児に有害である可能性があり，積極的に発見，治療されるべきである．多くの場合CDCのガイドラインにより推奨される治療が提供され，それらは，この章に記載されている．
　垂直感染は，陣痛や分娩中に経胎盤的に病原体が母体から胎児に移行する．もしくは授乳を介して移行するといわれている．ほとんどのSTDの治療は妊娠予後の改善と周産期死亡の予防に強く関連している．必然的に教育，スクリーニング検査，治療，そして予防は妊婦健診において必要不可欠な要素となる．

梅　毒

　何十年も適切な治療が行われてきたにもかかわらず，梅毒は現在も母体，胎児の双方にとって重要な問題となっている．2001年から2015年までの期間において第1期，第2期梅毒の割合はほぼ毎年上昇を続けている（CDC, 2016c）．2015年のアメリカでは第1期梅毒と第2期梅毒の両者の割合は10万人中1.8人であった（de Voux, 2017）．先天性梅毒の割合は2012年に最低となった後に，再度年々増加傾向となり2015年には10万出生当たり12.4例まで達した．リスクに関しては不適切な妊婦健診や黒人やヒスパニック，治療不足が先天性梅毒の高い発症率と関連している（Su, 2016）．同様に梅毒は世界規模の重大な問題であり，多くの国で新規感染が多数報告されている（Newman, 2015；WHO, 2012）．

◼ 疫学と感染経路

　梅毒は梅毒トレポネーマ（*Treponema pallidum*）によって引き起こされる．微小な腟粘膜の剝離部位が侵入経路となる．子宮頸管の外翻，充血，脆弱性は感染リスクを増加させる．スピロヘータは自ら複製し，リンパ管を伝い数時間〜数日以内に拡散する．潜伏期間は3〜4週間であ

り，宿主因子と曝露の程度に依存する．

初期の梅毒は第1期梅毒，第2期梅毒，そして初期の無症候梅毒を含み，これらはスピロヘータ量と関連があり，パートナーの感染率は約30〜60％に及ぶ（Garnett, 1997；Singh, 1999）．後期では曝露量が減少するために，感染率はやや低くなる．

母体への梅毒感染は胎児感染を種々の経路によって引き起こす．スピロヘータは容易に胎盤全体に広がり，先天感染を引き起こす．経胎盤的な感染経路が最も頻度が高いが，新生児感染は分娩時のスピロヘータとの接触または胎盤の膜を通しての接触に続き起こるとされている．未治療の初期梅毒の50％以上，後期無症候性梅毒の10％において，胎児感染を発症する（Fiumara, 1975；Hollier, 2001）．

■ 臨床症状
◆ 母体の梅毒感染

臨床症状と罹病期間により，ステージが分けられる．

1. **第1期梅毒**は特徴的な硬性下疳によって診断される．菌が接触し，増殖する部位である．硬性下疳は孤発性に無痛性の病変であり，典型的には隆起性で境界は硬結を伴い，基部は平滑で発赤を伴う明らかな膿を認めない潰瘍を形成する（図65-1）．非化膿性のリンパ節腫大にまで進展する可能性もある．硬性下疳は無治療であっても2〜8週でたいてい自然軽快する．多発病変を見つけた場合，HIV-1の重複感染であることが多い．

2. **第2期梅毒**はスピロヘータが播種し，多臓器系統へ影響を与えたときに診断される．症状は硬性下疳出現後，4〜10週で現れ，皮膚病変が出現する女性は90％にも及ぶ．びまん性の斑状皮疹，足底と手掌の標的病変，斑状脱毛症，粘膜斑がみられる（図65-2）．扁平コンジローマは会陰，肛門周囲に認められる新鮮色の丘疹，結節性病変である（図65-3）．これらの丘疹にはスピロヘータが充満してお

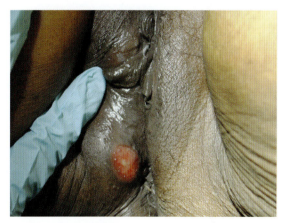

図 65-1 第1期梅毒
硬性下疳の写真で，隆起性，赤色調の辺縁が平滑，硬結している．

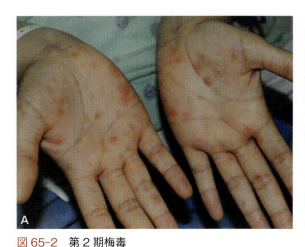

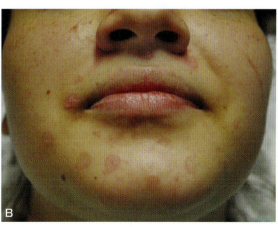

図 65-2 第2期梅毒
A．手掌の標的病変．
B．口と鼻周囲の粘膜斑．

(Used with permission from Dr. Devin Macias)

り，感染性が高い．第2期梅毒のほとんどの女性は発熱，倦怠感，頭痛，筋肉痛などの全身症状を訴える．肝炎，腎症，眼症状，前部ぶどう膜炎，骨髄炎にも進展することがある．
3. **無症候性梅毒**は第1期，第2期梅毒が治療されなかった場合に発症し，臨床症状は消失しており血清学的検査によって特徴づけられる．**初期の無症候性梅毒**は感染から12ヵ月以内に診断されたものであり，感染から12ヵ月を超えて診断された場合は**後期の無症候性梅毒または期間不明の無症候性梅毒**と診断される．
4. **第3期梅毒**は複数の臓器系に影響を与えながら緩徐に進行するが，生殖可能年齢の女性にはめったにみられない．

◆ **先天性梅毒**

スクリーニング検査と治療を行わなければ，梅毒感染妊婦の約70％が妊娠にとって不利益となる転帰をたどるとされている（Hawkes, 2011）．母体感染は早産，死産，胎児発育不全，胎児感染を引き起こす可能性がある（Gomez, 2013）．妊娠中期より以前は免疫不全状態であるため，胎児は一般的に免疫学的な炎症反応の特徴を示さない（Silverstein, 1962）．しかしながら一度先天梅毒が進行すると，連続的に臨床症状を引き起こす．胎児肝障害に続き，貧血や血小板減少，腹水，胎児水腫を引き起こす（Hollier, 2001）．死産は，代表的な合併症のままである（Lawn, 2016；Su, 2016）．先天性梅毒の新生児は点状出血や紫斑などの皮膚病変を伴った黄疸，リンパ節腫脹，鼻炎，肺炎，心筋炎，腎症，そして長管骨の病変が起こる可能性がある（図65-4）．

梅毒感染状態では，胎盤は腫大し，蒼白化する（図65-4）．顕微鏡的に絨毛は特徴的な樹状構造を失い，棍棒状に厚くなる．Sheffieldら（2002c）はそのような巨大絨毛を梅毒感染胎盤の60％以上に認めると報告している．血管は著しく数が減少しており，特に進行症例では動脈内膜炎，間質

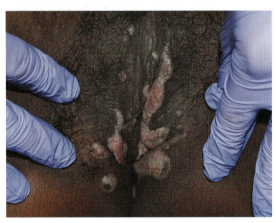

図65-3 扁平コンジローマ
（Reproduced with permission from Horsager R, Roberts S, Roger V, et al (eds): Williams Obstetrics 24th Edition Study Guide, New York, McGraw Hill Education, 2014; Photo contributor: Dr. Jonathan Willms）

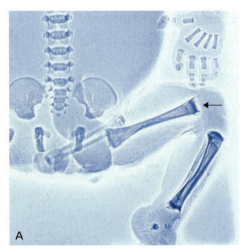
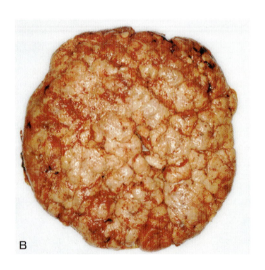

図65-4 先天性梅毒
A. 梅毒感染した死産児が虫食い様の大腿骨像を示しているフェトグラム（矢印）．
B. 梅毒感染により腫大，水腫化した胎盤．

細胞の増殖の結果としてほとんどが消失している．Lucasら（1991）が梅毒感染妊婦において子宮動脈と臍帯動脈の血管抵抗の増加があることを示しており，関連が示唆されている．臍帯は感染の証拠を示す可能性がある．25例の未治療妊婦における研究においてSchwartzら（1995）は，壊死性臍帯炎が1/3に存在すると報告している．

■ 診 断

アメリカ予防医学専門委員会（USPSTF）はすべての妊婦に対し，先天梅毒を予防・治療するためにスクリーニング検査を推奨している（Wolff, 2009）．スクリーニング検査は初回の外来受診時に行われるべきとされている．梅毒の有病率が高い集団の場合は第3三半期と分娩時に再度血清学的検査が行われるべきである（Workowski, 2015）．

梅毒トレポネーマは臨床検体から培養することはできない．しかしながら病変からの滲出液や組織，体液からの初期病変の確定診断は暗視野検査，PCR法，トレポネーマの直接蛍光抗体検査（direct fluorescent antibody tests for *Treponema pallidum*：DFA-TP）によって行われる（Tsang, 2015）．これらの方法は広く利用されておらず，血液検体に比べて感度も低い（Grange, 2012；Henao-Mertínez, 2014）．以上より，実際には主に臨床所見と血清学的検査を用いて診断される．

血清学的検査は診断のため，またはスクリーニング検査目的に行われ二つのタイプがある．もし一つ目の検査が陽性であった場合はもう一つの検査も実施される．この組み合わせで感染の診断と病期を分類する．従来の一つ目の検査は**トレポネーマ抗原を用いないタイプ**であり，アメリカ性病研究所（VDRL）法または迅速血漿レアギン（rapid plasma reagin：RPR）法などが選択される．いずれの検査も感染した宿主細胞とおそらくトレポネーマ自体からも産生されている抗カルジオリピンIgM，IgG抗体を測定している．注目すべきことに，これらの抗体は直近のワクチン接種や発熱性疾患，妊娠などの急性期事象や薬物乱用や全身性エリテマトーデス（systemic lupus erythematosus：SLE），加齢，Hansen病，悪性腫瘍などの慢性状態への反応でも産生される．このようにこれらすべての検査は偽陽性となる可能性がある（Larsen, 1995）．対照的に約3週間で血清転換（セロコンバージョン）が起こるが，6週間かかることもある（Peeling, 2004）．このように極めて初期の第1期梅毒では最初は血清学的検査では偽陰性が起こりうる．

トレポネーマ抗原を用いないこれらの検査が陽性であった場合，検査結果は定量化され，力価として表現される．力価は疾患の病勢を反映するため，初期梅毒の期間から増加し，第2期梅毒においてはしばしば1：32を超える．第1期梅毒，第2期梅毒の治療後，3ヵ月，6ヵ月の時点での血清学的検査ではVDRLまたはRPRの力価が1/4に下がっていることを確認する（Rac, 2014）．VDRLの力価はRPRの力価と一致しないため，同じ検査での継続的な評価が推奨される．治療不成功や再感染の場合は予想したよりも下降がみられない場合がある．重要なのは治療が成功した症例でもいくつかは持続的に低い力価で陽性となる場合があり，「serofast」と呼ばれる．この状態は高齢の症例や初回の抗体価が低い症例，後期梅毒の症例によくみられる（Seña, 2015）．

もう一つの検査は**梅毒トレポネーマに特異的な検査**であり，梅毒トレポネーマに特異的な患者抗体を調べるものである．トレポネーマ抗原を用いない検査よりもトレポネーマを用いた検査において抗体が2～3週間早く発見された（Levett, 2015）．これらの検査には梅毒トレポネーマ蛍光抗体吸収試験（fluorescent treponemal-antibody absorption tests：FTA-ABS），*Treponema pallidum* passive particle agglutination（TP-PA）法やさまざまな免疫アッセイ法がある（Association of Public Health Laboratories, 2015）．注意することは，**これらの梅毒トレポネーマ特異検査は一般的に生涯陽性のままである．**

血清学的検査はどれも偽陽性や偽陰性のような限界がある．従来からアメリカでは，非梅毒トレポネーマ特異検査はスクリーニングとして用いられ，梅毒トレポネーマ特異検査で結果を確かめている．いくつかの研究室では近年，従来のスクリーニングとは逆のアルゴリズム，すなわち梅毒トレポネーマを検出するためのスクリーニング検査が行われている（Binnicker, 2012；CDC, 2011）．正確なスクリーニング，フォローアップ，治療が行われれば，いずれの方法も効果的である．

これらの検査とは対照的に「point-of-care（臨

表 65-1 梅毒に感染した妊婦の推奨治療

分類	治療
初期梅毒[a]	ベンザチンペニシリン G，240 万単位筋肉注射，単回投与．場合により初回投与 1 週間後に 2 回目の投与が推奨
1 年以上経過したもの[b]	ベンザチンペニシリン G，240 万単位筋肉注射を毎週 1 回，3 週間投与

[a] 第 1 期梅毒，第 2 期梅毒，および初期の無症候性梅毒で持続期間は 1 年未満．
[b] 感染期間不明，あるいは 1 年以上の無症候性梅毒，第 3 期梅毒．
妊婦において投与漏れは許容されない．少量でも投与漏れがある場合は全治療が再度行われなければならない．

(Data from Workowski, 2015)

床段階ですぐに対応できる：POC）」といわれる血液または血清を用いた迅速梅毒トレポネーマスクリーニング検査が発達してきている（Singh, 2015；Tucker, 2010）．これらの検査は一部の限られた女性には出生前ケアとして優れている可能性がある．ほとんどの POC 検査は梅毒トレポネーマに特異的な検査であり，検査陽性は研究室で行われる非梅毒特異的な検査によって確定される．医療が十分に行き届いていないいくつかの国々では，POC の結果が陽性の場合は即座に治療を行っている．しかし，過去に治療を受けたが持続性のトレポネーマ抗体をもつ女性に対して過剰な治療を行ってしまう危険性がある．これらの制限は，非トレポネーマとトレポネーマ抗体を同時に測る新しい POC 二重検査によって克服する可能性がある（Causer, 2015）．

母体の診断後，妊娠 20 週を超えると先天性梅毒の徴候を確認するために超音波検査での評価を行う．Rac ら（2014b）は，妊娠 18 週以降に診断された 31 ％の梅毒患者に超音波検査での胎児の異常所見を認めたと述べている．肝腫大，胎盤の肥厚，羊水過多，腹水，胎児水腫，中大脳動脈の血流速度の上昇は胎児感染を示唆している．妊娠 20 週以前は治療の成功率が高く，超音波検査で異常所見を認めることは珍しいとされている（Nathan, 1997）．

生存可能週数において，胎児に超音波検査で異常を認める場合は，治療前に胎児心拍モニタリングが推奨されている．自然発生した遅発一過性徐脈や nonreactive 状態は，極度に状態のよくない胎児状況を反映しており，後述する Jarisch-Herxheime 反応に耐えられない可能性がある．このような極度の状態不良例では治療の延期や分娩を行い，保育器で管理することに関して，新生児科医へのコンサルトが考慮される（Wendel, 2002）．

■ 治療

妊娠中の梅毒治療は母体の感染を根治させ，先天梅毒を予防，治療するために行われる．妊娠期間中のどのステージにおいてもペニシリン G の非経口投与が推奨治療となる（表 65-1）．妊娠期間中はベンザチンペニシリン G を初回投与から 1 週間後に追加投与する方法を推奨している．これらの治療は HIV 感染合併の場合も行われる（Workowski, 2015）．

ベンザチンペニシリン G は初期の母体感染に非常に有効であることが示されている．上記の治療を受けた 340 人の妊娠女性において 1.8 ％に当たる 6 症例で先天梅毒を認めたと Alexander ら（1999）は報告した．これらの 6 人の新生児のうち 4 人が，75 人の第 2 期梅毒のグループから生まれた児であった．残りの 2 人は，初期から無症候性梅毒であった 102 人のグループから生まれた．一般的に先天梅毒は妊娠 26 週以降に治療された母体からの新生児に限定され，胎児の感染期間や重症度と関連があると考えられる．Sheffield ら（2002b）は母体の血清学的検査の高値，早産，治療後短期間での分娩，これらすべてが新生児感染予防の失敗リスクであると報告している．

妊娠期間中におけるペニシリン治療に代わるエビデンスのある治療は存在しない．エリスロマイシンやアジスロマイシンは母体には効果があるが，胎盤通過性が限られているため，必ずしも先天梅毒を予防できるわけではない（Berman, 2004；Wendel, 1988；Zhou, 2007）．さらにいくつかの国々ではマクロライド耐性の梅毒トレポネーマが流行している（Stamm, 2015）．セファロスポリンも有効である可能性が示唆されているが，

データが少ない（Liang, 2016）．ドキシサイクリンを含むテトラサイクリン系は梅毒治療には効果的であるが，胎児の歯牙黄染のリスクがあるので，一般的には妊娠女性には推奨されない．

すべての梅毒感染女性はカウンセリングとHIVやその他のSTDスクリーニング検査を受ける必要がある．梅毒治療後の治療不成功例を発見するための血清学的検査を治療後3ヵ月と6ヵ月に行い，通常はVDRLまたはRPRの力価が1/4となっていることを確認する．妊娠中は再感染リスクの高い女性では血清学的な力価を毎月確認する（Workowski, 2015）．

いくつかの症例では症状を認めないが，梅毒患者と性的接触をもっている場合がある．その場合，患者は臨床的検査と血清学的検査を受けるべきである．もし患者のパートナーが梅毒と診断されてから90日以内の性的接触がある場合は，仮に血清学的検査が陰性であっても初期梅毒として治療される．これは血清転換より前の初期の感染の可能性を示唆しているためである．性的接触が90日より以前であった場合，治療は血清学的検査の結果に基づいて行われる（Workwoski, 2015）．

◆ ペニシリン反応

ペニシリンアレルギーの既往のある女性では経口でのペニシリンの段階的な投与を行うか，またはIgEを介したアナフィラキシー反応のリスクを確認するために皮膚試験を行うべきである．確認が可能であるならば，表65-2のようにペニシリンの脱感作を行い，脱感作後にベンザチンペニシリンGによる治療が推奨されている（Wendel, 1985）．

アレルギー反応とは異なり，第1期梅毒のほとんど，第2期梅毒のおよそ半数においてペニシリン治療に引き続きJarisch-Herxheimer反応が引き起こされる．この反応により子宮収縮，軽度の母体発熱，胎動減少や遅発一過性徐脈を伴うことがある．治療は解熱剤を使用した保存治療であり，必要に応じて補液，酸素投与を行う（Klein, 1990）．Maylesら（1998）はベンザチンペニシリンの投与を受けた50人の梅毒感染妊婦を対象とした臨床試験において，Jarisch-Herxheimer反応が40％にみられたと報告した．モニター管理を行った31人のうち，42％に規則的な子宮収縮を認め，39％に変動一過性徐脈を認めた．すべての

表65-2 ペニシリンアレルギー—皮膚試験陽性患者における内服の脱感作プロトコル

ペニシリンV溶解液[a]	投与量[b] (単位/mL)	mL	単位	総投与量 (単位)
1	1,000	0.1	100	100
2	1,000	0.2	200	300
3	1,000	0.4	400	700
4	1,000	0.8	800	1,500
5	1,000	1.6	1,600	3,100
6	1,000	3.2	3,200	6,300
7	1,000	6.4	6,400	12,700
8	10,000	1.2	12,000	24,700
9	10,000	2.4	24,000	48,700
10	10,000	4.8	48,000	96,700
11	80,000	1.0	80,000	176,700
12	80,000	2.0	160,000	336,700
13	80,000	4.0	320,000	656,700
14	80,000	8.0	640,000	1,296,700

[a] 投与間隔：15分．経過時間：3時間45分．累積投与量：130万単位．観察期間：ペニシリン非経口投与前30分．
[b] 約30 mLの水で希釈したものを投与量とし，経口的に投与した．

(From Wendel, 1985, with permission)

子宮収縮は治療開始後24時間以内に消失した．さらに胎外生活が可能な胎児の場合は，陣痛時と分娩時に初期投与量の抗菌薬投与を行うことと，少なくとも24時間の持続的な胎児心拍モニタリングを行うことを推奨している人もいる（Rac, 2017）．超音波検査で胎児感染が疑われた場合のみにこれらの対応を推奨する人もいる（Duff, 2014；Wendel, 2002）．これらの治療が選択された場合は，患者に対してJarisch-Herxheimer反応の症状についてカウンセリングと，もし症状があれば，受診を促す．

淋菌

淋菌は*Neisseria gonorrhoeae*の感染により引き起こされる，アメリカで2番目に多い届け出義務のあるSTDと報告されている．アメリカでの淋菌の発症率は2009年から上昇し続け，2015年には10万人当たり124例であった（CDC, 2016c）．

どの人種においても最も高い割合であったのは 15 〜 24 歳であった．妊娠女性において有病率は約 0.6 ％であった（Blatt, 2012）．ほとんどの妊婦では感染部位は子宮頸管，尿道，尿道周囲や前庭腺のような下部生殖器官に限定される．急性付属器炎は妊婦では珍しいが，妊婦では播種性の淋菌感染が不釣り合いに多くの割合を占める（Bleich, 2012）．

淋菌感染は妊娠期間中のどの時期においても有害である．未治療の淋菌性頸管炎と感染性流産または自然流産後の感染との間に関連があるといわれている（Burkman, 1976）．早産，前期破水，絨毛膜羊膜炎，産後感染などが *N. gonorrhoeae* 感染で起こりやすいと報告されている（Alger, 1988；Johnson, 2011）．

淋菌の垂直感染は主に分娩期間中の腟からの感染に胎児が接触することが原因である．主な後遺症は淋菌性新生児眼炎であり，角膜瘢痕，穿孔，失明を起こしうる．感染率は高く約 40 ％とされている（Laga, 1986）．第 32 章で述べられているように，新生児には眼炎に対する予防処置が行われる（Mabry-Hernandez, 2010）．

■ スクリーニング検査と治療

有病率の高い地域に住んでいる場合や淋菌感染リスクが高い症例では妊婦は第 1 三半期にスクリーニング検査を受けるべきである．危険因子として 25 歳未満，淋菌感染の既往，他の STD，売春，不特定多数との性交渉，薬物使用，黒人，ヒスパニック，アメリカインディアン，またはアラスカの原住民など人種，不適切なコンドームの使用などがあげられる〔アメリカ小児科学会（AAP），2017〕．梅毒，クラミジア，HIV のスクリーニング検査陽性であった女性は可能であれば治療を優先するべきである．淋菌感染はクラミジア感染が併発しているかどうかのマーカーとなる．したがってもしクラミジア感染の検査ができない場合は，淋菌治療後の女性に対してクラミジアの推定治療を行う．

淋菌のスクリーニング検査は培養または核酸増幅検査（nucleic acid amplification tests：NAATs）によって行われる．NAATs はほとんどの研究所において培養にとって代わる検査となっており，腟や子宮頸管，尿路からの特定の検体に対して検査キットを使用することができる．腟や子宮頸管からの検体は尿路からの検体と比較し 10 ％ほど感染の同定率が低いとされている（Papp, 2014）．仮に尿路からの検体を使用する場合は中間尿よりも初回尿が使用される．NAATs は直腸または咽頭の診断に推奨されているが，利用している検査室は CLIA（Clinical Laboratory Improvement Amendments）の要求する適性検査を受けなければならない．上記の解剖学的な感染部位からの培養も利用されている．淋菌の迅速 POC 検査も利用されているが，培養検査や NAAT ほどの感度や特異度には到達しておらず，妊婦では厳密に研究されてはいない（Herbst de Cortina, 2016）．

淋菌治療は *N. gonorrhoeae* が迅速に抗菌薬耐性を獲得することもあり，この 10 年間で発展を遂げた．最新の合併症のない妊婦への淋菌感染の治療はセフトリアキソン 250 mg 筋肉内投与に加えて 1 g のアジスロマイシンが経口投与される（Workowski, 2015）．アジスロマイシンはセフトリアキソンと別の機序で淋菌に作用し，さらにクラミジアの同時感染も治療する．患者は患者自身とそのパートナーの治療が完了してから 7 日間は性交渉を控えるよう指導される．他の治療レジメンとしてセフィキシム 400 mg 単回投与に加えて，アジスロマイシン 1 g の投与法があり，セフトリアキソンが無効の場合に考慮されるべきである．セファロスポリンに対してアレルギーがある場合はゲンタマイシン 240 mg の筋肉内投与がアジスロマイシン 2 g の経口投与と併用される．第 1 三半期に治療を行った妊婦や未感染ではあるが淋菌感染ハイリスク症例では，第 3 三半期で繰り返し検査を行うことが推奨されている（AAP, 2017）．

性的接触に関しても治療が推奨される．注射製剤での治療が好まれるため後述されている expedited therapy は多くは期待されていない．

■ 播種性淋菌感染症

淋菌感染はびまん性の点状出血や膿疱性の皮膚病変，関節痛，化膿性関節炎のような播種性の感染を引き起こす可能性がある．化膿性関節炎の治療に関して，CDC はセフトリアキソン 1 g を 24 時間ごとに筋注または静注に加え，アジスロマイシン 1 g の経口投与を推奨している（Workowski,

2015).治療は症状改善後も24～48時間は継続し,それから内服薬へ変更し1週間は継続するべきである.妊娠中でも迅速な判断と抗菌薬治療により,たいていよい転帰をたどる(Bleich, 2012).ごくまれに髄膜炎や心内膜炎を合併することもあるが,その場合致死的になることもある(Bataskov, 1991；Burgis, 2006).淋菌性の**心内膜炎**ではセフトリアキソン1～2gの12時間ごとの静脈投与が少なくとも4週間,**髄膜炎**では10～14日継続されるべきである.アジスロマイシン1gの経口単回投与もクラミジアとの同時感染の場合は行われる(Workowski, 2015).

クラミジア感染症

Chlamydia trachomatis は細胞内寄生細菌であり,さまざまな型が存在し,鼠径リンパ節肉芽腫を引き起こすタイプもある.最も頻繁に遭遇する種は円柱または移行上皮に付着するもので子宮頸部の感染を引き起こす.クラミジアはアメリカでは最も多く報告されている感染症であり,女性における全クラミジア感染の割合は2015年には10万人当たり646人であった(CDC, 2016c).

妊娠中はほとんどが無症候性であるが,1/3は尿道症候群,尿道炎,バルトリン腺感染を引き起こす(Peipert, 2003).粘液性膿性子宮頸管炎はクラミジア,淋菌,またはその同時感染によって起こる.他のクラミジア感染は通常,妊娠中はみられないが,子宮内膜炎,付属器炎,反応性関節炎,Reiter症候群がある.

妊娠合併症におけるクラミジア感染の関与には議論の余地がある.*C. trachomatis* と流産の関連を直接示した研究は少なく,ほとんどが関係ないと示されている(Baud, 2011；Coste, 1991；Paukku, 1999).未治療の頸管感染が早産,前期破水,低出生体重児,そして周産期死亡率リスクを増加させるかが論争となっている(Andrews, 2000, 2006；Blas, 2007；Johnson, 2011；Moodley, 2017；Silva, 2011).クラミジア感染症は絨毛膜羊膜炎や帝王切開後の骨盤内感染の増加とは関係ないとされている(Berman, 1987；Gibbs, 1987).反対にHoymeら(1986)によって遅発性の産褥子宮内感染はクラミジア感染症と関連があるといわれている.産後2～3週間で起こるその症候群は産後早期の子宮感染とは明らかに異なり,腟からの出血や分泌物,微熱,下腹部痛,子宮の圧痛が特徴である.

母体よりも新生児への感染リスクが高く,感染母体からの経腟分娩で出生した新生児へ8～44％の垂直感染が存在する(Rosenman, 2003).新生児感染では結膜炎の頻度が最も高く(第32章参照),肺炎を引き起こすこともある.

■ スクリーニング検査と治療

現在,USPSTF(LeFevre, 2014)とAAP,アメリカ産婦人科学会(ACOG)(2017)はすべての女性に対して第1三半期の受診時にスクリーニング検査を推奨している.これらの団体はさらに第1三半期に治療を行った妊婦,25歳以下のすべての女性,25歳以上の淋菌感染のリスクとなる行動因子をもつ女性に対して第3三半期での検査を提案している.反復するクラミジア感染に関するレビューではクラミジアの再感染率は14％であり,そのほとんどは最初の8～10ヵ月以内に再発していると報告している(Hosenfeld, 2009).

診断の大部分は培養またはNAATによってなされる.培養はNAATsに比較しより高価で,正確性が劣っている(Greer, 2008).NAATの検体に関して腟からの検体と頸管からの検体が適しているとされ,尿からの検体では感染の同定率が10％低いとされている(Papp, 2014；Wiesenfeld, 2017).しかし,Robertsら(2011)は2,000以上の妊婦で頸管分泌物と尿とでNAATを行い,それらの結果が同等であったとしている.淋菌感染を伴う場合は排尿の最初の部分を収集する.

現在推奨されているクラミジア治療のレジメンを表65-3に示す.アジスロマイシンは第1選択の治療薬であり,妊娠中でも安全かつ効果的であることがわかっている.フルオロキノロンとドキシサイクリンは妊娠中の使用は通常避けられる.同様にエリスロマイシンエストレートは薬剤性肝障害の可能性があり避けられる.治療終了後3～4週間と3ヵ月後にクラミジア再検査が推奨されている.ハイリスク症例では第3三半期に再スクリーニング検査が推奨されている(Workowski, 2015).

表65-3　妊娠中の *C. trachomatis* の経口治療法

レジメン	薬剤と投与量
第1選択	アジスロマイシン 1,000 mg 経口投与 1 回
他の選択肢	アモキシシリン 500 mg を 1 日 3 回 7 日間 または エリスロマイシン 500 mg 経口, 1 日 4 回 7 日間 または エリスロマイシンエチルコハク酸 800 mg 経口 1 日 4 回 7 日間 または エリスロマイシン 250 mg 経口 1 日 4 回 14 日間 または エリスロマイシンエチルコハク酸 400 mg 経口 1 日 4 回 14 日間

(Data from Workowski, 2015)

◆ Expedited partner therapy（迅速なパートナーへの治療）

　STD 感染を予防するために迅速なパートナーへの治療 (expedited partner therapy：EPT) に関するガイドラインが CDC（2006a）によって作成され，ACOG より支持されている（2015）．EPT では診断を受けた患者本人へパートナー分の処方も医学的な検査や専門家のカウンセリングを受けることなく提供するものである．他の STD ではスクリーニング目的で紹介受診するようになっており，EPT は，この従来のやり方にとって代わるものではない．

　EPT はクラミジア感染を伴う性的接触の治療は許容される．セフトリアキソンの注射投与を推奨する新しいガイドラインと照らし合わせると，淋菌感染に対しての EPT はパートナーに他の治療法がみつからない限りは推奨されない（CDC, 2016a）．トリコモナスに関しては EPT を評価するだけのデータはほとんどない（Kissinger, 2006；Schwebke, 2010）．EPT は梅毒には推奨されていない（Workowski, 2015）．

　EPT は CDC によって認可されているが，いくつかの州では法的なものにはなっていない．さらに法的なものか不明瞭な場合やコミュニティーにおける実施基準から公式に外れる場合において，有害事象があった場合の訴訟のリスクは上昇する可能性がある（CDC, 2006a）．EPT に関するアメリカの 50 州それぞれにおける法的な状況は http://www.cdc.gov/std/ept/legal/default.htm. で確認することができる．

■ 鼠径リンパ肉芽腫

　L_1, L_2, L_3 は *C. trachomatis* の型であり**鼠径リンパ肉芽腫**（lymphogranuloma venereum：LGV）を引き起こす．初期の性器感染は一過性であり，めったに認識されず，胎児への垂直感染とは関連はない．軟性下疳と混同してしまうことがある．古典的には片側の鼠径リンパ節炎が鼠径靭帯まで進展し，グローブサインがみられる可能性がある．時には鼠径リンパ節炎が化膿することもある．最終的に下部生殖器官と直腸周囲組織のリンパ管まで進展することもある．硬化症と線維症は外陰部の象皮症や重度の直腸狭窄を引き起こすことがある．直腸や会陰，外因の瘻孔形成も進行する．

　妊娠中の治療に関してエリスロマイシンの 500 mg 経口 1 日 4 回，21 日間投与が行われる（Workowski, 2015）．治療効果に関するデータは乏しいが，アジスロマイシン（原文は szithromycin となっているが，azithromycin の間違いと考えアジスロマイシンで訳している．）を 1 週間に 1,000 mg 経口投与 1 回，3 週間投与を推奨する専門家もいる．

単純ヘルペスウイルス

　このウイルスは不均衡に母体よりも新生児への感染リスクが高い．そのため妊娠中の管理目標は垂直感染を抑制することとなる．

■ 成人疾患

単純ヘルペスウイルスは免疫学的な違いから二つの型に分けられる．しかし二つのウイルスはDNA配列の相同性が高いため，一方の過去の感染がもう一方の初感染を減弱させる．HSV-2はほとんどが生殖器に存在しており，通常性的接触により感染する．HSV-1のほとんどが生殖器感染以外の感染であり典型的には幼少期に感染をしている．しかしながら性器ヘルペスの新規感染例の半数以上は思春期から若年成人であり，HSV-1感染によって引き起こされる（Bernstein, 2013）．HSV-1による性器ヘルペスの有病率の増加は口腔性交の増加によると考えられている．生活環境や公衆衛生の改善の結果として幼少期のHSV-1感染が減少している（Bradley, 2014；Xu, 2007）．過去にこれらに曝露されていない場合，HSV-1抗体のない若い人々がHSV-1またはHSV-2の**性器感染**のリスクが高い．

性器ヘルペスは思春期から成人において5,000万人が感染していると想定されている（Workowski, 2015）．ほとんどの女性は感染に気づかないが，HSV-2の血清学的な有病率はアメリカの非ヒスパニック系白人夫人では2007〜2010年で15.3％であり，黒人夫人では53％であった（Fanfair, 2014；Schulte, 2014）．2000〜2010年までの約16,000人を対象とした研究では，HSV-2の血清学的な有病率は16％であり，HSV-1は66％であった（Delaney, 2014）．血清学的に抗体が陰性の妊婦では妊娠中のHSV-1またはHSV-2の感染率リスクは4〜5％である（Brown, 1997；Kulhanjian, 1992）．HSV-1抗体をもつ場合はHSV-2への感染リスクはおよそ2％である（Brown, 1997）．

◆ 臨床症状

いったん性器または口腔性交により感染したHSV-1，HSV-2は侵入部位で増殖する．皮膚粘膜感染に続きウイルスは感覚神経を逆行性に移動する．その後，脳神経または脊髄背側の神経節に潜伏するが，再発しやすい．HSV感染は3つのグループに分類される．

初感染初回発症はHSV-1またはHSV-2が病変から分離され，HSV-1またはHSV-2の抗体上昇を伴わない状態である．典型的な潜伏期間は6〜8日間（1〜26日の範囲）であり，その後瘙

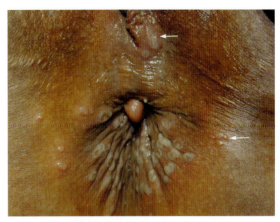

図65-5　初感染，初回発症の単純ヘルペスウイルスの性器感染

小水疱とナイフで切ったような病変が矢印で示されている．小潰瘍が肛門を縁取り，同様の病変が典型的には外陰部にもみられる．

痒感やちくちくした痛みを伴う丘疹で特徴づけられ，痛みを伴う水疱を形成する．その後，丘疹は外陰部や会陰部に多発し癒合することもあり，やがて潰瘍化する（図65-5）．鼠径リンパ節腫脹は高度にみられることがある．多くの女性では典型的な症状は認めない．その代わりに瘙痒感や痛みを伴う擦過傷やナイフで切ったような傷が見つかるかもしれない．子宮頸部病変もよくみられるが，臨床的に明らかでない．一過性のインフルエンザ様の全身症状がよくみられ，おそらくこれはウイルス血症によるものと考えられる．一部の症例では重篤であり，入院管理を要することもある．肝炎，脳炎，肺炎を発症することもあるが，播種性病変はまれである．2〜4週間ですべての感染徴候や症状は消失する．これらの典型的な症状ではなく，無症候性のHSV-2による性器ヘルペスの初回感染割合は90％にまで及ぶ可能性がある（Fanfair, 2013）．

非初感染の初回発症は別の型のHSV抗体をもっている女性から，また別のHSV抗体が分離されたときに診断される．一般的に初感染と比較し，病変が少なく，全身症状も乏しく，疼痛も軽度，病変出現期間やウイルスが減少していくのも短期間であるのが特徴である．これはたとえば幼少期にHSV-1に感染し，獲得した抗体の交差反応による免疫で起こっているのかもしれない．

再燃とは生殖器官から以前と同じ型の血清抗体

であるHSV-1またはHSV-2が単離されることである．潜伏期間中にウイルス粒子は神経節に存在し，再燃は頻繁で刺激が何によって起こるのかわかっていないが，さまざまなときに再燃する．病巣は一般的に数も少なく，痛みも弱く，ウイルス放出期間が初感染と比較して短い．典型的には同じ位置に再発する．性器病変はHSV-1感染と比較してHSV-2感染のほうがより頻回に再燃する．再発は最初の感染から1年以内に最も頻繁に起こり，数年間で徐々に再発率は低下していく（Benedetti, 1999）．性器ヘルペスの既往がわかっている妊婦ではしばしば再燃を経験する（Sheffield, 2006）．

潜在的なウイルス放出は臨床所見を認めないことで定義される．ほとんどのヘルペス感染女性は間欠的にウイルスを長期間にわたり放出している．パートナーへのHSV感染のほとんどはこれらの潜在的なウイルス放出期間に起こっている．

■ 垂直感染

ヘルペスウイルスは胎児や新生児に以下の3つの経路で感染することがある．(1) 分娩前後が85％，(2) 出生後が10％，(3) 子宮内が5％である（James, 2015）．18章で論じているが，HSV感染と流産の関連を示唆する明らかな根拠は存在しない（Zhou, 2015）．

分娩前後の感染は最もよく起こりうる感染経路であり，胎児は下部生殖器または頸管から流出しているウイルスにより感染する．ウイルスは破水に引き続き子宮内へ侵入するか分娩時に胎児と接触することで感染する．新生児への感染が主であるが，子宮内膜炎による感染が珍しい症例として報告されている（Hollier, 1997；McGill, 2012）．新生児ヘルペス感染は症状が多岐にわたる．第一に約40％の症例で皮膚，眼，口に感染が限局している（SEM）．第二に脳炎を含む中枢神経障害が30％の症例にみられる．最後に，主要臓器に多発して起こる播種性のヘルペス感染症が32％に起こる．限局した感染は良好な転帰をたどるが，反対にアシクロビルによる治療を行っても播種性の感染では30％近くの死亡率となる（Corey, 2009；Kimberlin, 2011）．重要なことに播種性または脳への感染を伴って生存した児の20～50％に重篤な発達障害や中枢神経障害がみられる．

アメリカにおける新生児への感染率は10,000出生当たり0.5～1人である（Flagg, 2011；Mahnert, 2007）．感染した児のほとんどはHSV感染既往がない母親から生まれる（Gardella, 2010）．新生児感染のリスクは性器でのヘルペスウイルスの存在，HSVの型，侵襲的な産科処置，母体感染のステージと関連がある（Brown, 2005, 2007）．たとえば，分娩日の付近で性器ヘルペスに罹患した場合は，児に30～50％の感染リスクがある．これはウイルス量がより多いことと経胎盤的な中和抗体が不足することによる（Brown, 1997, 2000）．再発の場合は新生児感染のリスクは1％以下である（Pasternak, 2010；Prober, 1987）．

産後のヘルペス感染の頻度は低く，感染した母体や家族，医療従事者との接触により新生児へ感染する．臨床症状は分娩前後の感染があったことを表している．

HSV-1またはHSV-2の**子宮内感染**は頻度が低く，TORCH（トキソプラズマ，その他，風疹，サイトメガロウイルス，ヘルペスウイルス）の一部である．子宮内の単純ヘルペスウイルス感染は従来，皮膚（水疱，瘢痕），中枢神経系（水頭症，小頭症，頭蓋内石灰化），または眼（網脈絡膜炎，小眼球症）への症状を引き起こす（Hutto, 1987）．骨や内臓にも症状は起こりうる（Marquez, 2011）．もし超音波検査を行い，所見を認めた場合は直ちに血清学的ウイルス検査を行うべきである．羊水検査によるPCR検査は役に立つ可能性がある別の手法である（Diguet, 2006）．

■ 診　断

ACOGやUSPDTFは無症状の妊婦に対してHSVのスクリーニング検査を行わないことを推奨している（ACOG, 2016b；Workowski, 2015；USPDTF, 2016）．しかしながら，臨床的に疑わしい感染部位がある場合は検査を行い，診断を確定するべきであるとしている．利用可能なHSV検査にはウイルス学的検査またはウイルスの型に特異的な血清学的検査がある．

ウイルス学的検査は皮膚粘膜病変の検体で行われる．細胞の培養やPCRが検査の選択肢としてある．この2つのうち，PCRアッセイはより感度が高く，結果も通常は1～2日でわかり，検体の取り扱いも容易である．対照的にウイルス培養

は，水疱病変が潰瘍化し，そして痂皮化するにつれて，HSV の分離の感度は相対的に低くなる．ウイルス分離の結果は時折，1〜2 週間かかる（Strick, 2006）．どの検査が行われたとしても，HSV ウイルスの型は区別されるべきである（LeGoff, 2014）．重要なことは培養結果または PCR 結果が陰性であっても，感染を除外することはできない．一方で，偽陽性はまれである．

血清学的検査は HSV 糖タンパクと G1 と G2 に対する抗体を検出することができる．これらのタンパクは HSV-1，HSV-2 に感染したときにそれぞれに特異的な抗体反応を引き起こし，それらを確実に区別することができる．IgG 抗体は通常，感染から 1〜2 週間で検出することができる．これにより無症候性の臨床的な感染の診断とキャリアの同定が可能になる．血清学的検査を行う場合，医療提供者は，ウイルス種に特異的な糖タンパク G に基づいたアッセイをオーダーするべきである．感度は 90〜100 %，特異度は 99〜100 % に達する（Wald, 2002）．IgM 抗体を検出することは有益ではない．

■ 管　理

アシクロビル，バラシクロビル，ファムシクロビルによる抗ウイルス治療は非妊婦における初回発症の性器ヘルペスの治療に用いられる．経口，非経口薬での抗ウイルス治療は臨床症状を軽減し，ウイルスの排出期間を減少させる．ウイルスの抑制的治療は再発も制限し，異性間の伝播も減少させる（Corey, 2004）．

妊娠中のアシクロビルの使用は安全とされている（Briggs, 2015）．アシクロビルやバラシクロビルの製造業者は 1999 年より妊娠中にこれらの薬を使用した転帰を登録し続けている．第 1 三半期に治療を受けた 700 以上の新生児が評価され，有害事象増加の報告はなかった（Stone, 2004）．現在妊娠の登録は継続して行われているが，ファムシクロビルの使用に関するデータは不十分である（1-888-669-6682）．

妊娠中に初回発症した女性は罹病期間とウイルス排出期間を減少させるために抗ウイルス治療を行ったほうがよいとされる（表 65-4）．HIV 同時感染の女性はより長期の治療期間を要する．重篤なまたは播種性の HSV 感染者は臨床症状が改善するまでアシクロビルを 5〜10 mg/kg，8 時間ごとに静脈投与を 2〜7 日間行う．その後，10 日間は経口の抗ウイルス薬の投与を行う（Workowski, 2015）．不快感が強い場合は経口鎮痛薬や局所の麻酔薬が症状を和らげる可能性があり，尿閉は膀胱留置カテーテルで治療を行う．

妊娠中の再発は症状緩和のみを目的として治療を行う（表 65-4）．あまり一般的ではないがアシ

表 65-4　妊娠中のヘルペスウイルス感染症に対する経口抗ウイルス治療[a]

適　応	妊婦への推奨
初発または初回発症	アシクロビル 400 mg 経口投与 1 日 3 回，7〜10 日間 または バラシクロビル 1 g 経口投与 1 日 2 回，投与 7〜10 日間
症状を伴う再発 （エピソード治療）	アシクロビル 400 mg 経口投与 1 日 3 回，5 日間 または アシクロビル 800 mg 経口投与 1 日 2 回，5 日間 または アシクロビル 800 mg 経口投与 1 日 3 回，2 日間 または バラシクロビル 500 mg 経口投与 1 日 2 回，3 日間 または バラシクロビル 1 g 経口投与 1 日 1 回，5 日間
Daily suppression	アシクロビル 400 mg 経口投与 1 日 3 回，36 週から分娩まで または バラシクロビル 500 mg 経口投与 1 日 2 回，36 週から分娩まで

[a] ファムシクロビルは安全性を示すデータが少ないため妊娠中の使用は推奨されない．

(Data from Workowski, 2015)

クロビル抵抗性が報告されており，また HSV-2 感染で，免疫不全患者である（Andrei, 2013）．

妊娠中の羊水穿刺，経皮的臍帯血サンプリング，経腹的な絨毛検査は活動的な性器病変がある場合でも行われる可能性がある．しかし，活動的な病変がある場合は陣痛中の子宮内電気モニタリングは推奨されていない．経頸管的処置は病変が軽快するまでは見合わせるべきである（ACOG, 2016b）．

■ 分娩前後におけるウイルス放出予防

垂直感染のリスクを減少させるために活動性の性器病変や前駆症状を認める女性は帝王切開が勧められる（ACOG, 2016b）．妊娠中の再発を認める妊婦への妊娠36週におけるアシクロビルまたはバラシクロビルでの抑制治療開始は正期産における HSV の発症を減少させ，結果として帝王切開を減少させるという報告がいくつかある．治療目標は帝王切開を減少させることである（Hollier, 2008）．このようなウイルス抑制治療はウイルス放出期間も減少させる（Scott, 2002；Shefield, 2006；Watts, 2003）．妊娠中の再発を伴う妊婦への妊娠36週から分娩までのアシクロビルによる予防に関するシステマティックレビューが Sheffield ら（2003）によって報告されている．Sheffield らは分娩時のウイルス抑制療法は臨床的な HSV 再発，HSV 再発による帝王切開，HSV 発生数，無症候性のウイルス排出の割合を著しく減少させたと報告している．バラシクロビルを用いた抑制療法の研究でも同様の結果を示した（Andrews, 2006；Sheffield, 2006）．これらの研究結果を踏まえて ACOG（2016b）は妊娠36週以降の初発の性器ヘルペスまたは活動性の再発をきたした女性に対して抗ウイルス治療を推奨している．ウイルス抑制治療が妊娠前に発症し，妊娠中は発症していない女性に必要かどうかははっきりしていない．母体へのウイルス抑制治療を行ったにもかかわらず，新生児ヘルペスを発症した非典型的な症例報告もいくつか存在している（Pinninti, 2012）．

分娩に際して，HSV の既往のある女性は外陰部の灼熱感または瘙痒感のような前駆症状に関して問診されるべきである．外陰部，腟，頸管の注意深い診察が行われるべきであり，性器病変がない女性は分娩を進めてもよい．児頭への電極の使用は感染リスクを上昇させるが，電極の設置は活動性の病変がない場合は必要があれば許容される（ACOG, 2016b）．

疑わしい病変は培養，または PCR 法を行うべきである．活動性の性器病変や前駆症状を認める女性は帝王切開が勧められる．分娩時に活動性の性器病変がなく，HSV 感染既往があるのみの女性に関しては帝王切開は推奨されない．さらに性器以外の部位の活動性病変は帝王切開の要因にならない．その代わりに，閉鎖式の被覆材を使用していれば経腟分娩が許可される．

前期破水患者において，外部の病変が胎児への上行感染を引き起こす証拠はない．Major ら（2003）は妊娠31週未満の前期破水患者29人に関して待機的管理について述べている．新生児 HSV 感染症例は認めず，感染リスクは最大で10％と計算された．抗ウイルス治療が推奨されている．分娩時において臨床的に再発している女性に関して，胎児が帝王切開のほうが利益にならない絶対的な破水の期間というのはない（ACOG, 2016d）．

活動性の HSV 感染のある女性は乳房に HSV の活動性病変がなければ母乳栄養が許容される．厳密な手洗いが要求される．アシクロビルやバラシクロビルは症候性病変に対して授乳中も使用することが可能であり，母乳中の薬物濃度は低い．アシクロビルの濃度は，新生児の治療量のたった2％ほどであるという報告もある（Sheffield, 2002a）．

軟性下疳

Haemophilus ducreyi は軟性下疳と定義される有痛性，非硬結性，性器潰瘍を引き起こし，時折有痛性の鼠径リンパ節腫脹を伴う．いくつかの開発途上国ではよくみられるが，2015年のアメリカでは11症例が報告されたのみである（CDC, 2016c）．正確な対処法は広く知れわたっておらず，FDA-cleared PCR 試験は今後，利用可能になる．その代わりに，有痛性潰瘍があり，スピロヘータ，ヘルペス感染のスクリーニング検査がともに陰性であった場合に，診断が推定される．妊娠中の推奨治療はアジスロマイシン1g経口単回投与，エリスロマイシン500 mg 1日3回経口投

与を7日間，またはセフトリアキソン250mg単回筋注投与とされている（Wokowski, 2015）．

ヒトパピローマウイルス

HPVは40種類以上存在する，最もよくみられる性感染症の一つであり，生殖器へと感染する．2005～2006年のアメリカにおける14～59歳女性における全HPV感染の有病率は40%であった（Lin, 2016）．有病率はより若年の群において最も高くなっている．血清有病率のいくらかはこの年代においてHPVワクチンの影響を反映している（Brouwer, 2015）．生殖可能年齢のほとんどの女性が，生殖活動が活発になり始めた最初の数年以内に感染するが，ほとんどの感染は無症状かつ一過性である．HPV16型，18型は癌原性，またはそのハイリスクであり，子宮頸部異形成と関連がある．第63章で議論されている．粘膜皮膚の外陰部疣贅は尖圭コンジローマと表現され，通常HPV6型，11型によって引き起こされる．

原因ははっきりしないが，妊娠中の外陰部疣贅はしばしば数と大きさが増すことが多い．これらの病変がしばしば膣や会陰いっぱいに広がり，経膣分娩や会陰切開を困難にすることがある．母体のHPV感染と早産との関係は明らかにはなっていない（Subramaniam, 2016）．

■ 尖圭コンジローマの治療

妊娠期間中の性器疣贅の根治は通常必要ない．治療は母体と胎児への毒性を最小限にし，症状のある陰部疣贅を可能な限り切除することを目的とする．利用可能な薬剤はいくつか存在するが，それぞれの優位性を示す証拠はない（Workowski, 2015）．妊娠中は治療への反応が不十分である可能性があるが，一般的に病変は分娩後に急速に改善する．

外陰部疣贅に対しては80～90%の**トリクロロ酢酸やジクロロ酢酸**を毎週塗布することが効果的な治療法である．**凍結療法やレーザー焼灼**，また**外科的切除**を好む臨床医もいる．母体や胎児に影響するために妊娠中の使用が推奨されないものにポドフィリンレジン，0.5%ポドフィロックス液またはジェル，イミキモドクリーム，sinecatechinsがある．

長期の予防を目的とした利用可能なワクチンが三つある．ガーダシル（HPV4）はHPV6, 11, 16, 18に対する4価ワクチンである．これはHPV4に加えて31, 33, 45, 52, 58型から保護作用のあるガーダシル9（HPV9）にとって代わられている．サーバリックス（HPV2）はHPV16と18型に対しての2価ワクチンである．これらのうちの一つが選択され，15～26歳において初回投与，1～2ヵ月後，6ヵ月後の3回投与が行われる．9～14歳の場合は初回投与とその6～12ヵ月後に投与を行う2回投与が推奨されている（Meites, 2016）．これらのワクチンは9～26歳の女性に対して使用が認められており，接種の目標年齢は11～12歳である．これらは妊娠中には不用意な曝露となるため投与が推奨されていない．ワクチンに関連した不利益な妊娠転帰は認めなかったと述べた（Moreira, 2016；Panagiotou, 2015；Vichnin, 2015）．もし，ワクチン接種を開始後に，妊娠が発覚した場合は，残りの接種は分娩後に行うべきである（ACOG, 2017a）．母乳栄養中の女性はワクチンを接種可能である．

■ 新生児感染

HPVの垂直感染率は極めて低いものである．若年発症し，再発を繰り返す呼吸器へのパピローマ病変（juvenile-onset recurrent respiratory papillomatosis：JoRRP）は珍しく，咽頭にできる良性の過形成病変である．子どもに嗄声や呼吸障害を引き起こす可能性があり，しばしばHPV6型，11型が原因となる．母体性器感染と長時間の陣痛は新生児感染のリスクである（Niyibizi, 2014）．多くの新生児がHPVにさらされている可能性があるが，JoRRPを発症する症例は少数である（Silverberg, 2003；Smith, 2004；Tenti, 1999）．例えば，2006年のアメリカにおけるJoRRPの全国発生率は10万児当たり0.5～1であった（Marsico, 2014）．

帝王切開が感染率を減少させるかに関してははっきりしておらず，現在HPV感染予防のために帝王切開をすることは勧められていない（Workowski, 2015）．HPVワクチンは将来的にJoRRPの発症率を大きく減少させる可能性がある（Matys, 2012）．

腟炎

妊娠中はしばしば腟分泌物が増加する．それらは生理学的な分泌物（第4章参照）かもしれないが，妊娠中にしばしばみられる症候性の腟炎とは区別されるべきである．幸いなことに正常腟細菌叢は，腟が感染を起こすのを部分的に防いでいる．さらにこれらを理解するために，正常腟細菌叢の構成と機能の解明が現在，ヒト微生物叢プロジェクトとともに進行中である（Huang, 2014）．

■ 細菌性腟症
◆ 診 断

細菌性腟症（bacterial vaginosis：BV）は通常の意味では感染ではなく，正常腟細菌叢の不均衡である．細菌性腟症では乳酸桿菌の減少と嫌気性菌の過度の増加がみられる．嫌気性菌は，*Gardnerella*，*Prevotella*，*Mobiluncus*，*Bacteroides* 属（*Atopobium vaginae*）とBV関連バクテリアを含み，BV関連バクテリアは，暫定的に，BVAB1，BVAB2，BVAB3と命名されている．これら最後の3つは，細菌性腟症の女性から発見された菌として新しく認識されている（Fredricks, 2005）．

分子リボソームRNAの遺伝子配列技術が**腟内細菌叢**と呼ばれる腟内フローラ叢の理解に大いに役立っている．腟内細菌叢には5種類のタイプが存在し，**community state type（CSTs）**と呼ばれる．女性は腟内細菌叢の構成に基づき五つのCSTsのうちの一つに分類される（Ravel, 2011）．研究者らはこれらのCSTsを用いて細菌性腟症のリスクの定量化を始めている．とりわけ，CSTs Ⅰ，Ⅱ，Ⅲ，Ⅴ群は乳酸桿菌が豊富である．対照的にCST Ⅳ群は偏性嫌気性菌を含む異種の細菌叢であり，細菌性腟症と関連がある．CSTsは人種による変化がみられ，CST Ⅳ群は無症候性の健康な黒人女性に広くみられる（Fettweis, 2014）．腟内細菌叢における妊娠関連の変化も定義されており，細菌性腟症に関連した有害な妊娠転帰の鍵を握る可能性があり，引き続き議論されている（Romero, 2014）．

アメリカの妊娠可能年齢女性の約30％が細菌性腟症であるとされている．黒人女性において有病率はおよそ50％にまで及ぶ（Allsworth, 2007）．ほとんどの女性は無症状であるが，腟から悪臭のする薄い分泌物が典型的な主訴となる．腟症のリスクファクターとして腟の洗浄，複数のパートナー，喫煙そして宿主免疫の変化があげられる（Desseauve, 2012；Koumans, 2007；Murphy, 2016）．

細菌性腟症の臨床診断は次の四つの基準のうち三つを満たすことである．（1）腟内 $pH > 4.5$，（2）うすい乳白色の非炎症性腟分泌物，（3）顕微鏡において clue cells を20％以上認める，（4）腟分泌物に10％水酸化カリウムを加えると魚臭がする（Amsel, 1983）．（4）は"whiff test"陽性と表現される．同様に性交後や生理による精液や血液のアルカリ性は悪臭の原因となる．Clue cellは多くの細菌の付着を伴う腟内の上皮細胞であり，辺縁不明瞭な点状の細胞境界を作り出す（図65-6）．腟内の強アルカリは乳酸桿菌による酸性の産生物の減少に由来する．同様に *Trichomonas vaginalis* 感染も嫌気性菌の過剰増殖とアミンの変化の結果に関係がある．したがって，細菌性腟症と診断された女性は顕微鏡でトリコモナスの有無を確認するべきではない（図65-6参照）．

Nugentスコアは臨床よりも研究で主に使用される．細菌性腟症を診断するときに用いられるものである（Nugent, 1991）．腟分泌物をグラム染色で顕微鏡的に観察し，細菌の染色と形態を評価することでスコアが計算される．

◆ 治 療

早産や破水，産後の子宮内膜炎などが妊娠に関連した細菌性腟症の関わるいくつかの有害な転帰である（Hillier, 1995；Leitich, 2003；Watts, 1990）．また，HIVを含むSTDへの感受性が増加する（Atashili, 2008；Brotman, 2010）．しかし早産リスクの低い女性にとって細菌性腟症の治療は早産率を減少させない（Brocklehurst, 2013；Carey, 2000）．リスクの高い女性にとっては議論が分かれている．現在はACOG（2016c），CDC，USPDTFは早産のリスクが高いにしても低いにしても，早産を予防するために無症状の妊婦全例に対しての細菌性腟症のスクリーニング検査を勧めていない（Nygren, 2008；Workowski, 2015）．

治療は症状のある女性に対して行われる．メトロニダゾール500 mgを1日2回経口投与1週間，メトロニダゾール0.75％ゲルを1回分経腟投与5日間，またはクリンダマイシン2％クリーム

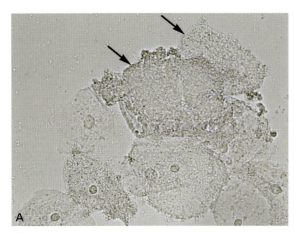
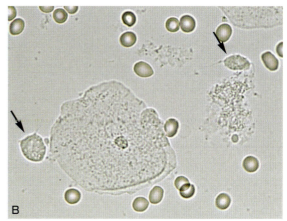

図 65-6
A. 細菌性腟症．いくつかの扁平上皮細胞が細菌とともに広く点在している様子が顕微鏡で確認できる．Clue cell は細胞の境界が不鮮明であり核が見えないほどに覆われている（矢印）．
B. トリコモナス（矢印）．
（Reproduced with permission from McCord E, Rahn DD, Hoffman BL: Gynecologic infection. In Hoffman BL, Schorge JO, Bradshaw KD, et al (eds): Williams Gynecology, 3rd ed. New York, McGraw Hill Education, 2016. Photo contributors: Lauri Campagna and Mercedes Pineda, WHNP）

を1回分夜間経腟投与1週間が推奨されている．代替治療としてクリンダマイシン 300 mg を 1 日 2 回経口投与 1 週間，またはクリンダマイシン 100 mg 腟坐剤を夜間経腟投与 3 日間行う（Workowski, 2015）．細菌性腟症が性交渉で感染するかどうかはいまだに議論がされている．しかし，男性パートナーの治療は再発率を下げるとは考えられていない（Amaya-Guio, 2016）．

■ トリコモナス
◆ 診　断

腟トリコモナス（*Trichomonas vaginalis*）による腟炎は多く認められ，アメリカにおける有病率は妊婦や非妊婦において約 3 ％である（Allsworth, 2009；Satterwhite, 2013）．有病率は 30 歳以上で高くなる．危険因子として黒人，腟の洗浄，多くの性交渉のパートナーがあげられる（Sutton, 2007）．好発部位は尿道，子宮頸管，腟である．症状を伴う腟炎は黄色膿性帯下，瘙痒感，外陰部の紅斑，"strawberry cervix" と呼ばれる斑状の腟炎によって特徴づけられ，これはまばらな斑状紅斑をもつ子宮頸腟部を反映している（Wølner-Hanssen, 1989）．

トリコモナス原虫は有鞭性で洋梨型の運動性をもち，白血球よりはやや大きめである．これらは顕微鏡下で生食を混ぜた検体を活発に動くのが容易に観察できる．腟分泌物の迅速な検査はトリコモナスが冷却することで動きが鈍くなるため利点がある．時折，トリコモナスは子宮頸部細胞診において偶発的に発見されることがある．これらの顕微鏡的な診断はいずれも感度が約 60 ％と低い（Krieger, 1988；Wiese, 2000）．子宮頸部細胞診での診断は偽陽性を引き起こす可能性がある．子宮頸部細胞診でのトリコモナスの所見は顕微鏡による湿性の腟分泌物検査（wet-prep）や他の検査での診断を保証する（ACOG, 2017c）．他の検査について培養検査は高価で時間を要し，感度は 75 ～ 95 ％である（Association of Public Health Laboratories, 2016；Huppert, 2007）．検査室では腟や子宮頸管，尿検体からの NAAT 検査が実施可能であり，数分～数時間の間で感度は 95 ～ 100 ％と優れている（Schwebke, 2011；Van Der Pol, 2014）．迅速 POC 検査も利用可能であるが，検査速度のために感度を犠牲にしている可能性がある．OSOM トリコモナス迅速検査は 10 分以内に結果がわかり，診療所での使用に適しており，感度は 88 ～ 98 ％に及ぶ（Herbst de Cortina, 2016）．

◆ 治　療

メトロニダゾール 2 g の 1 回経口投与がトリコモナス根治に効果的である．

HIV 感染を伴う患者の場合はメトロニダゾー

ル 500 mg 経口投与 1 日 2 回 7 日間の治療が効果を改善する．トリコモナスの治療を行った女性では再感染率が高いため，性的活動があるすべての女性は初回治療から 3 ヵ月以内の再検査が推奨される（Workowski, 2015）．

メトロニダゾールは FDA 分類 B であり，催奇形性や胎児毒性は認めないが，いくつかの発癌性が動物実験で示されている（Briggs, 2015；Czeizel, 1998）．そのため，製造業者は第 1 三半期での使用に反対している（Pfizer, 2016）．チニダゾールはカテゴリー C に分類され，よりデータが少なく，メトロニダゾールの使用が好まれる．メトロニダゾールとチニダゾールは同様の化学構造を有しており，メトロニダゾールへのアレルギー反応はチニダゾールでも同様に起こる可能性がある．アレルギーを有する患者にとって，メトロニダゾールの脱感作は有効であり，Helms ら（2008）の研究によって概要が示されている．製造会社の添付文書によると，メトロニダゾールの最終経口摂取から 24 時間は授乳を遅らせるとしている．チニダゾールは 72 時間遅らせるとしている．

産道での直接的な接触による分娩前後のトリコモナス感染はまれであるが，新生児の呼吸器または性器感染を引き起こす可能性がある（Bruins, 2013；Trintis, 2010）．いくつかの研究ではトリコモナス感染と早産を関連づけている．他の少数の研究ではトリコモナス感染と前前期破水や SFD（small-for-gestational）児を関連づけている（Silver, 2014）．しかし，Klebanoff ら（2001）による無作為化比較試験ではトリコモナス治療は早産を減少させなかった．またこの研究では，治療群の方が早産率が高い結果になったが，Mann ら（2009）では，早産率は変わらなかった．

要約すると，症状を有する場合は上記に述べた治療は妥当である．妊娠中の多くを占める無症候性女性へのスクリーニングは推奨されていない．しかし，HIV 感染を伴う場合は妊娠後の初回受診のスクリーニングや迅速な治療が勧められる．なぜなら，HIV を伴う妊婦のトリコモナス感染は HIV の垂直感染のリスク因子の可能性があるからである（Gumbo, 2010；Workowski, 2015）．

■ カンジダ

Candida albicans またその他のカンジダ種は約 20 ％の妊娠女性の腟培養から同定される．カンジダ感染と早産の関係は強いものではない（Cotch, 1998；Kiss, 2004；Roberts, 2015）．症状がない場合は治療を必要としないが，カンジダは瘙痒感を伴う多量の分泌物を産生する可能性がある．

症状を伴う場合は 100 mg ミコナゾール腟坐剤または 2 ％ブトコナゾール，1 ％クロトリマゾール，2 ％ミコナゾール，そして 0.4 ％テルコナゾールクリームを毎日 7 日間使用するのが有効な治療とされている．2 ％クロトリマゾール，4 ％ミコナゾール，または 0.8 ％チオコナゾールクリームまたは 200 mg ミコナゾールまたは 80 mg テルコナゾール坐剤 3 日間の短期間投与レジメンがある（Workowski, 2015）．妊娠中に再発し，治療を繰り返すような女性もいる．このような症例では通常，妊娠後，症状を伴う感染は弱まる（Sobel, 2007）．治療に関して ACOG（2017c）や CDC は経口アゾール系薬よりも局所療法を推奨している．12 章で述べられているように経口フルコナゾールは一般的に催奇形性があると考えられていないが，2016 年に FDA は流産と関連がある可能性について安全警報を発表した（Mølgaard-Nielsen, 2016）．

ヒト免疫不全ウイルス

■ 疾病原因と疫学

AIDS の原因物質は RNA レトロウイルスであり，**ヒト免疫不全ウイルス（human immunodeficiency viruses），HIV-1，HIV-2** と称されている．世界中でのほとんどの感染は HIV-1 感染によって起こっている．感染は性的接触が主な経路である．ウイルスは血液や血液に汚染された物質でも感染し，感染した母親から陣痛中や分娩中に胎児へも感染する可能性がある．また母乳によっても感染する．HIV-1 感染の主な決定因子は血清 HIV-1 ウイルス量である．

性的感染は粘膜の樹状細胞が HIV エンベロープと結合したときに起こる．これらの樹状細胞はウイルス分子を T リンパ球へと送る．これらのリンパ球は表現型上，CD4 糖タンパク表面抗原によって定義される．CD4 領域はウイルスの受容体の役割をする．一度感染が起こると CD4 陽性 T リンパ球は死滅し，臨床的に AIDS となった場合の共通点は重篤な免疫不全であり，日和見感染や

過形成を伴う．

CDC（2016c）は 2013 年のアメリカで 120 万人以上が HIV 感染し，新規感染数は 39,000 以上と推定している．アメリカでは毎年 HIV に感染した約 8,500 人が分娩を行っている．しかし周産期における推定の HIV 感染例は過去 20 年間において劇的に減少しており，2013 年における周産期での感染率は 1.8 ％であった（CDC, 2016b, 2017）．これは主に出生前の HIV 検査や母体や児への抗レトロウイルス治療（antiretroviral therapy：ART）のためである．

■ 臨床症状

ウイルスへの曝露から臨床的な発症までの潜伏期間は数日～数週間であり，平均は 3～6 週間である．急性の HIV 感染は他の多くのウイルス感染症と類似し，通常，症状が続くのは 10 日以内である．頻度の高い症状は発熱，倦怠感，皮疹，頭痛，リンパ節腫脹，咽頭炎，筋肉痛，吐き気，下痢である．症状が軽快した後に，通常，ウイルス血症のレベルは一定のセットポイントまで減少する．ウイルス量が非常に多い場合はより急速に AIDS へと進行し，死亡する（Fauci, 2007）．CDC によると AIDS は CD4 陽性細胞が 200 個未満である場合，全リンパ球のなかで CD4 陽性 T 細胞を構成する割合が 14 ％未満，AIDS を定義しているいくつかの疾患のうちの一つによって定義される（Schneid, 2008；Selik, 2014）．感染経路，感染したウイルス株の病原性，初回のウイルス接種，宿主の免疫状態すべてが進行速度に影響を与える．

■ 出生前 HIV スクリーニング検査

CDC（2006b），ACOG（2016e）は opt-out approach を用いた HIV の出生前のスクリーニング検査を推奨した．これは，HIV 検査は包括的な出生前検査の一部に含まれるが，拒否することもできることを意味する．女性は HIV 検査に関して情報は与えられるが，特定の同意は必要ない．このような opt-out 戦略を通して，HIV の検査率は上昇している．スクリーニングに関する州の法律は多岐にわたり，www.cdc.gov/hiv/policies/law/states/testing.html で確認できる．

すべての妊婦に対して第 3 三半期での，特に妊娠 36 週以前での再検査が**考慮される**．HIV の発症率が年間 1,000 人に 1 人以上の地域また，妊娠期間中の HIV 感染ハイリスク女性においては第 3 三半期での再検査を**推奨している**（Workowski, 2015）．ハイリスク因子には薬物注射，売春，HIV 感染または感染が疑わしい性的パートナー，複数の性的パートナー，他の STD などがあげられる（ACOG, 2016e）．

初回の HIV スクリーニング検査は HIV-1，HIV-2 に対する抗体と HIV-1 p24 抗原を同定する抗原抗体免疫測定法である（CDC, 2014）．HIV 抗体は感染後 1 ヵ月以内の患者のほとんどで検出されるが，血清中の抗体検査では初期の感染は除外できない．急性の初期感染はウイルスのコア p24 抗原またはウイルスの RNA によって診断することが可能である．初回の免疫測定法で陰性であり，既知の HIV 感染が起こっていない限り，追加の検査は行わない．

図 65-7 に示されるよう抗原抗体同時免疫測定法で結果が "reactive" すなわち陽性であった場合には HIV-1 抗体と HIV-2 抗体を区別する検査をすべきである．HIV-1 と HIV-2 を区別する免疫測定法は HIV-1 抗体，HIV-2 抗体，区別されなかった HIV 抗体に対して陽性または陰性の結果となる．仮にこれらの連続した免疫測定法の結果が一致しなかった場合は HIV RNA の定性的または定量的検査である HIV-1 NAAT が行われる（CDC, 2014）．

分娩時に HIV 感染の有無について検査データがない場合は第 4 世代の HIV 抗原抗体スクリーニング検査を血液検査で行うべきである．スクリーニング検査が陰性であった場合，確認は必要ない．しかし，時間が経っていない最近の HIV への曝露があった場合は HIV 検査結果が陰性にもかかわらず，周産期感染を減少させるための分娩前後の介入が考慮される．このような場合，初回スクリーニング同定されなかったごく初期の感染を除外するために，間欠的な検査の繰り返しが推奨される．第 4 世代に HIV スクリーニングが陽性であった場合，周産期感染を減少させるために分娩前後と新生児への介入が開始される．母乳は確認のための検査がわかるまでは保存しておいたほうがよいかもしれないが，介入には授乳を避けることも含まれる．確認目的の検査が陰性であった場合は介入を継続するべきではない．初回

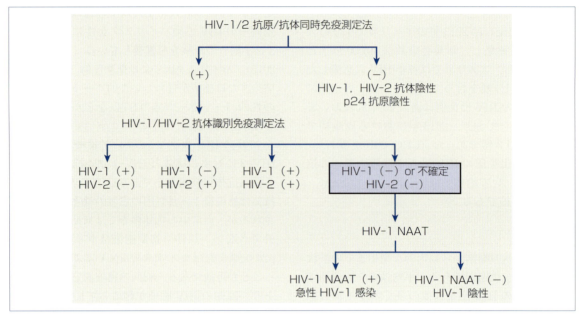

図 65-7　HIV 検査アルゴリズム
水色の経路では初回の抗原抗体同時免疫測定法において reactive であった検体で HIV-1 抗体と HIV-2 抗体識別免疫測定法において nonreactive もしくは不確定となった検体において核酸増幅検査（NAAT）が実施される．HIV-1 NAAT 陽性と HIV-1/HIV-2 抗体識別免疫測定法が nonreactive であった場合は急性 HIV-1 感染の臨床的証拠となる．HIV-1 NAAT 陽性と HIV-1/HIV-2 抗原抗体識別免疫測定法において不確定であった場合は HIV-1 NAAT により HIV-1 感染が示される．HIV-1 NAAT が陰性であった場合は HIV-1/HIV-2 抗原抗体識別免疫測定法で nonreactive または不確定であった場合は初回の抗原抗体免疫測定法による偽陽性を示している．
（Reproduced with permission from Centers for Disease Control and Prevention, 2014）

の HIV 検査から陽性結果を確認するために，図 65-7 に示される検査アルゴリズムを使用し，抗原抗体同時免疫測定法を用いて開始するべきである．

■ 垂直感染

ウイルス量と新生児感染率は直接関連する．あるコホート研究では新生児感染は 400 コピー/mL 未満は 1 ％，母体のウイルス RNA 量が 30,000 コピー/mL 以上では 23 ％ であった（Cooper, 2002）．抗ウイルス療法を妊娠前と妊娠中に受けた母体より出生した 2,615 人の幼児では母体のウイルス量が 50 コピー/mL 未満の母体からは垂直感染は認めなかった（Mandelbort, 2015）．しかし，HIV 感染の伝播はどの HIV RNA レベルにおいてもみられ，それは現在のアッセイを使用しても感知することのできない程度を含む．経胎盤的 HIV 感染は妊娠初期から起こっており，人工妊娠中絶の検体からウイルスが同定されている（Lewis, 1990）．Kourtis ら（2001）は感染の 20 ％ が垂直感染を起こし，50 ％ が分娩前数日以内，そして 30 ％ が分娩中に起こっていると述べた．母乳による感染率は 30 ～ 40 ％ であり，全身のウイルス量に関連する（Kourtis, 2006, 2007；Slyker, 2012）．非妊娠女性において，他の STD の同時感染者と水平感染には関連がある．垂直感染は合併する STD に伴って増加するかもしれないというエビデンスも存在する（Schulte, 2001；Watts, 2012）．

■ 分娩前ケア

妊娠中の HIV 感染患者は特別に注意が必要であり，とりわけこの分野に造詣の深い内科医へコンサルテーションを行う．追加情報として The National Perinatal HIV Hotline（国立周産期 HIV ホットライン）（1-888-448-8765）は政府により設立されたものであり，医療従事者が産前，分娩中，産後のいずれに関しても自由に相談することができるサービスである．パークランド病院では HIV 感染妊婦への初期評価として下記を含む．
・標準の出生前の検査に血清クレアチニン，血

算，そして細菌尿スクリーニングが含まれる．
・血漿 HIV RNA の定量化―ウイルス量，$CD4^+$ T リンパ球数，抗レトロウイルス薬抵抗性テスト．
・血清肝アミノ酸変換酵素のレベル．
・HSV-1，HSV-2，サイトメガロウイルス，トキソプラズマ，B 型，C 型肝炎の血清学的スクリーニング検査．
・基準となる胸部 X 線．
・精製ツベルクリン（PPD）を用いたツベルクリン反応検査またはインターフェロンγ放出アッセイ．
・肺炎球菌，B 型肝炎，A 型肝炎，3 種混合ワクチン，インフルエンザワクチンの必要性の評価．
・妊娠週数を決定するための超音波評価．

抗ウイルス療法を受けた患者における妊娠中の HIV 感染のリスクは，羊水検査または他の侵襲的な診断的手技を受けることで増加するかは明らかではない（Floridia, 2017）．抗ウイルス療法を受けていない女性の場合はリスクがおよそ 2 倍に上昇する（Mandelbrot, 1996）．羊水検査を行う場合は胎盤を穿刺しないよう努める（Panel on Treatment of HIV-Infected Pregnant Women and Prevention of Perinatal Transmission, 2016）．

◆抗ウイルス治療

概要としてはウイルス量を減少させ，HIV の垂直感染を最小化する理想的な戦略は以下を含む．(1) 妊娠前の抗ウイルス治療，(2) 分娩前の抗ウイルス治療，(3) 分娩中に分娩前からの経口抗ウイルス治療薬の継続に加えてジドブジンの静脈投与を行う，(4) 新生児への予防的な抗ウイルス治療．治療は HIV に感染したすべての妊娠女性に推奨されており，可能な限り早期に行われるべきである．治療を行うことで $CD4^+$ T 細胞数や HIV RNA 量にかかわらず周産期の感染リスクを減少させる．抗ウイルス薬への耐性化のリスクを減少させるため投薬の遵守は必須である．非妊婦への治療と同様に妊婦も少なくとも 3 回の抗ウイルス薬の投与が必要である．

The Panel on Treatment of HIV-Infected Pregnant Women and Prevention of Perinatal Transmission (2016) は，妊娠中の四つの状況における具体的な管理についてガイドラインを刊行している（表 65-5）．次の段落でこれらの推奨を要約する．

第一に，妊娠成立時にすでに抗ウイルス療法を受けている女性の場合はウイルス抑制が適切に行われていればそのレジメンを継続することが推奨される．ジダノシン，スタブジン，極量のリトナビル（リトナビルブーストの低い方とは異なる）は妊娠毒性のため除外されるが，催奇形性はない．

第二に，抗レトロウイルス治療を受けたことがない女性（*antiretroviral naïve*）は妊娠の時期にかかわらず抗ウイルス治療を受ける．一般的に初回レジメンは二つのヌクレオシド逆転写酵素阻害薬にリトナビルブーストプロテアーゼ阻害薬またはインテグラーゼ阻害薬を加える．

第三に以前に抗レトロウイルス治療を受けたことがあるが，現在は投薬を行っていない女性は，抗レトロウイルス薬の抵抗性が増大しているリスクがあるため，HIV 抵抗性テストを受けるべきである．典型的にはこれらの抵抗性の検査結果がわかる前に抗ウイルス治療を開始する．このような場合は初回の抗ウイルス治療薬の選択は以前の薬剤抵抗性検査の結果に基づくべきである．可能ならば，以前の治療レジメンや現在の妊娠中の抗ウイルス療法ガイドライン（現在のものは *antiretroviral naïve* のためのものであるが）を参考にする．

これらの分娩前に抗ウイルス療法を受ける女性の三つのカテゴリーに対する治療サーベイランスのアウトラインが表 65-5 に掲載されている．適切なウイルス反応を示すほとんどの症例では治療開始後から 1〜4 週間以内に少なくとも 1 log のウイルス量の減少がみられる．ウイルス量が 1 log ほど減少しなかった症例では，薬剤抵抗性の研究結果のレビューや薬剤コンプライアンスの確認，抗ウイルス治療の修正を考慮し治療選択をする．

分娩進行中では薬剤の経口投与は少量の水で行われる．さらにジドブジンが HIV RNA 量が 1,000 コピー/mL 以上または分娩前後においてウイルス量が不明である症例において経静脈的に投与される．パークランド病院では分娩中にウイルス量に関係なくすべての HIV 陽性患者にジドブジンの静脈投与が行われている．分娩中はジドブジンを 2 mg/kg で 1 時間以上かけて投与され，その後 1 mg/kg/時で投与される．分娩前に経口ジド

表 65-5　妊娠期間中の HIV への抗ウイルス薬使用に関する指針

臨床経過	推奨治療
抗レトロウイルス治療を受けている HIV 感染妊娠女性	ウイルスの抑制が適切であり，患者が治療に耐えられるならば現在の治療を継続させる
抗レトロウイルス治療を受けたことのない HIV 感染女性	初回の抗ウイルス療法：二つの NRTI を組み合わせ，一方はリトナビルブーストプロテアーゼ阻害薬またはインテグラーゼ阻害薬を用いる ―二つの NRTI の組み合わせが好まれる：アバカビル，ラミブジン，テノホビルジソプロキシルフマル酸（TDF），エムトリシタビンまたは TDF，ラミブジン．もしアバカビルが使用される場合は HLA-B*5701 試験を実施し，過敏症反応の可能性を同定しておく ―使用が好まれるプロテアーゼ阻害薬：アタザナビル/リトナビルまたはダルナビル/リトナビル ―使用が好まれるインテグラーゼ阻害薬：ラルテグラビル
以前抗レトロウイルス治療を受けたことがあるが現在は治療をしていない HIV 感染女性	以前の治療歴と抵抗性テスト結果に基づいたレジメンで抗ウイルス療法を開始する
抗レトロウイルス治療を受けたことのない陣痛中の HIV 感染女性	分娩中はジドブジンの経静脈投与を開始する（分娩中のケアを参照）
分娩前のケア	分娩前のスクリーニング検査一覧を参照 抗ウイルス療法は母体適応があるならば可能な限り早く開始するべきである HIV RNA レベルが 500～1,000 コピー/mL 以上の症例では HIV 抗レトロウイルス薬抵抗性検査を依頼するが，結果を待つことで抗ウイルス治療が遅延してはならない 抗ウイルス治療薬開始（変更）後 2～4 週間は繰り返し HIV RNA レベルを測定する 毎月 RNA レベルが検出感度以下となるまでずっと，少なくとも 3 ヵ月ごとに検査を確認すること，最終的には妊娠 34～36 週で分娩計画となる CD4$^+$ 細胞数は初回受診から 3～6 ヵ月ごとにモニターされるべきである
分娩中のケア	HIV RNA レベルが 1,000 コピー/mL 以上または，陣痛・破水前にコピー数がわからない場合，38 週で，予定帝王切開 HIV RNA レベルが 1,000 コピー/mL 以上または不明で，陣痛や破水がすでに起こっている場合は帝王切開の利点は不明であり，分娩計画は個別化される HIV RNA レベルが 1,000 コピー/mL 以下の場合は経腟分娩は許可される．ルーチンの帝王切開は推奨されない HIV RNA レベルが 1,000 コピー/mL 以上であり分娩が近いまたは分からない場合はジドブジンの静脈投与を開始する 　用量は 2 mg/kg を 1 時間以上かけて静脈投与する．分娩中は 1 mg/kg/分で投与を行う 　ジドブジン静脈投与は予定帝王切開の 3 時間前に投与されるべきである 　経口の抗ウイルス薬を産前に投与している例では，少量の水で陣痛中もこれを投与するべきである

NRTI：ヌクレオシド逆転写酵素阻害薬．
(Adapted from the Panel on Treatment of HIV-Infected Pregnant Women and Prevention of Perinatal Transmission, 2016, Department of Health and Human Services)

ブジンを服用している妊婦例では，経口投与を継続することができ，その後，静脈投与が代わりに実施される．予定帝王切開を受けている HIV 感染女性はジドブジンを初回投与量で経静脈的投与を行い，その後 2 時間以上維持療法を行うべきである．ジドブジンは計 3 時間で静脈投与される．

第四のグループは治療を受けていない陣痛中の妊婦である．彼女らは分娩中に経静脈的にジドブ

ジンが投与される.

■ 分娩計画

陣痛中は人工破膜，児頭への電極設置，会陰切開，外科的な器械分娩は明確な産科的適応のもと行われる（Mandelbrot, 1996；Peters, 2016）．陣痛促進はさらなる感染リスクを減少させ，陣痛間隔を短縮する必要がある場合に行われる．早産児における臍帯結紮遅延は許容される．脊髄くも膜下麻酔や硬膜外麻酔は適している．産後出血はオキシトシンやプロスタグランジン類縁体でコントロールされるのがよい．**メチルエルゴメトリン（メテルギン）や他の麦角アルカロイドは逆に逆転写酵素やプロテアーゼ阻害薬と相互作用を起こし重篤な血管収縮を引き起こす.**

いくつかの症例では帝王切開はHIVの周産期の感染を減少させる（The European Mode of Delivery Collaboration, 1999；the International Perinatal HIV Group, 1999）．ACOG（2017b）はHIV-1 RNA量が1,000コピー/mLを超えるHIV感染女性に予定帝王切開が行われるべきであるかは議論され，推奨されるべきであると結論づけている．予定帝王切開は自然陣痛発来を避け，妊娠38週が推奨されている．

HIV RNAレベルが1,000コピー/mL未満の女性に対するそのような利点を評価するデータは不十分であるが，すでに抗ウイルス治療を受け，ウイルス抑制が達成された場合，予定帝王切開がさらなるリスクの減少を引き起こす可能性は低い（Briand, 2013；Jamieson, 2007；Read, 2005）．この集団において経腟分娩が選択されるかもしれないが，帝王切開はよくカウンセリングを受けたうえで，妊娠39週で実施されるべきである．同様に産科的適応で低ウイルス量の症例に対して帝王切開が行われる場合は，可能な限り妊娠39週で行われるべきである．

■ 産後ケア

垂直感染は母乳栄養によって増加し，一般的にアメリカではHIV陽性女性では推奨されていない（Read, 2003）．WHO（2016）は感染症や栄養失調が乳幼児死亡の主原因になる栄養状態の悪い国々に住む女性の児に対しては最初の6〜12ヵ月は完全母乳栄養を推奨した.

Panel on Treatment of HIV-Infected Pregnant Women and Prevention of Perinatal Transmission（2016）では抗ウイルス療法のレジメンは産後に終了するのではなく，ウイルス抑制の利点がある間は生涯継続することを強く推奨している．理想的にはすべての妊娠計画において抗ウイルス治療を受けており，妊娠前にウイルス量が検出感度以下になるようにするべきである．一つの利点として妊娠期間中のウイルス抑制は次回妊娠における垂直感染の減少に関連があると述べている（French, 2014；Mandelbrot, 2015；Stewart, 2014；Townsend, 2014）．幸いなことに次回妊娠を考えている女性にとって，抗ウイルス療法が利用可能であるとき，HIV感染を伴う健康女性における続けての妊娠は病勢の進行に大きな影響を及ぼさない（Calvert, 2015）．産後の総合的なHIVケアに関しては，ウイルス量の減少が極めて重要である（Swain, 2016）．

非HIV感染であるが，パートナーが血清学的に陽性である場合は，現在の指針では感染したパートナーへのHAART療法の使用（予防的な治療）が支持されており，HIV陰性パートナーへは曝露前の抗ウイルス薬の予防投与が考慮される．十分にカウンセリングを受けたカップルの場合は不妊治療として排卵前後でのコンドームを使用しない性交渉や人工授精，精子洗浄後の体外受精（in vitro fertilization：IVF）が考慮される（Brooks, 2017；Kawwass, 2017）．

逆に妊娠を望まない場合は効果的な避妊が議論される（第38章参照）．カウンセリングは感染を予防するためにリスクの高い性的活動を減少させる教育や他のSTDの減少も含まれる．同様に，HIV感染女性は性器腫瘍などの特別な注意を要する婦人科特有の問題を抱えている（ACOG, 2016a；Werner, 2016）．

（訳：笠原佑太）

References

Alexander JM, Sheffield JS, Sanchez PJ, et al: Efficacy of treatment for syphilis in pregnancy. Obstet Gynecol 93:5, 1999.

Alger LS, Lovchik JC, Hebel JR, et al: The association of *Chlamydia trachomatis, Neisseria gonorrhoeae,* and group B streptococci with preterm rupture of the membranes and pregnancy outcome. Am J Obstet Gynecol 159:397, 1988.

Allsworth JE, Peipert JF: Prevalence of bacterial vaginosis: 2001–2004 National Health and Nutrition Examination Survey data. Obstet Gynecol 109(1):114, 2007.

Allsworth JE, Ratner JA, Peipert JF: Trichomoniasis and other sexually transmitted infections: results from the 2001–2004 National Health and Nutrition Examination Surveys. Sex Transm Dis 36(12):738, 2009.

Amaya-Guio J, Viveros-Carreño DA, Sierra-Barrios EM, et al: Antibiotic treatment for the sexual partners of women with bacterial vaginosis. Cochrane Database Syst Rev 10:CD011701, 2016.

American Academy of Pediatrics and American College of Obstetricians and Gynecologists. Guidelines for Perinatal Care, 8th ed. Washington, 2017.

American College of Obstetricians and Gynecologists: Expedited partner therapy in the management of gonorrhea and chlamydial infection. Committee Opinion No. 632, June 2015.

American College of Obstetricians and Gynecologists: Gynecologic care for women and adolescents with human immunodeficiency virus. Practice Bulletin No. 167, October 2016a.

American College of Obstetricians and Gynecologists: Management of herpes in pregnancy. Practice Bulletin No. 82, June 2007, Reaffirmed 2016b.

American College of Obstetricians and Gynecologists: Prediction and prevention of preterm birth. Practice Bulletin No. 130, October 2012, Reaffirmed 2016c.

American College of Obstetricians and Gynecologists: Premature rupture of membranes. Practice Bulletin No. 172, October 2016d.

American College of Obstetricians and Gynecologists: Prenatal and perinatal human immunodeficiency virus testing: expanded recommendations. Committee Opinion No. 635, June 2015, Reaffirmed 2016e.

American College of Obstetricians and Gynecologists: Human papillomavirus vaccination. Committee Opinion No. 704, June 2017a.

American College of Obstetricians and Gynecologists: Scheduled cesarean delivery and the prevention of vertical transmission of HIV infection. Committee Opinion No. 234, May 2000, Reaffirmed 2017b.

American College of Obstetricians and Gynecologists: Vaginitis. Practice Bulletin No. 72, May 2006, Reaffirmed 2017c.

Amsel R, Totten PA, Spiegel CA, et al: Nonspecific vaginitis. Diagnostic criteria and microbial and epidemiologic associations. Am J Med 74(1):14, 1983.

Andrei G, Snoeck R: Herpes simplex virus drug-resistance: new mutations and insights. Curr Opin Infect Dis 26(6):551, 2013.

Andrews WW, Goldenberg RL, Mercer B, et al: The Preterm Prediction Study: association of second-trimester genitourinary chlamydia infection with subsequent spontaneous preterm birth. Am J Obstet Gynecol 183:662, 2000.

Andrews WW, Klebanoff MA, Thom EA, et al: Midpregnancy genitourinary tract infection with *Chlamydia trachomatis*: association with subsequent preterm delivery in women with bacterial vaginosis and *Trichomonas vaginalis*. Am J Obstet Gynecol 194:493, 2006.

Association of Public Health Laboratories: Advances in laboratory detection of Trichomonas vaginalis (Updated). Silver Spring, APHL, 2016.

Association of Public Health Laboratories: Suggested Reporting Language for Syphilis Serology Testing. Silver Spring, APHL, 2015.

Atashili J, Poole C, Ndumbe PM, et al: Bacterial vaginosis and HIV acquisition: a meta-analysis of published studies. AIDS 22(12):1493, 2008.

Bataskov KL, Hariharan S, Horowitz MD, et al: Gonococcal endocarditis complicating pregnancy: a case report and literature review. Obstet Gynecol 78:494, 1991.

Baud D, Goy G, Jaton K, et al: Role of *Chlamydia trachomatis* in miscarriage. Emerg Infect Dis 17(9):1630, 2011.

Benedetti J, Zeh J, Corey L. Clinical reactivation of genital herpes simplex virus infection decreases in frequency over time. Ann Intern Med 131: 14, 1999.

Berman SM: Maternal syphilis: pathophysiology and treatment. Bull World Health Organ 82:433, 2004.

Berman SM, Harrison HR, Boyce WT, et al: Low birth weight, prematurity, and postpartum endometritis. Association with prenatal cervical *Mycoplasma hominis* and *Chlamydia trachomatis* infections. JAMA 257(9):1189, 1987.

Bernstein DI, Bellamy AR, Hook EW 3rd, et al: Epidemiology, clinical presentation, and antibody response to primary infection with herpes simplex virus type 1 and type 2 in young women. Clin Infect Dis 56(3):344, 2013.

Binnicker MJ, Jespersen DJ, Rollins LO: Direct comparison of the traditional and reverse syphilis screening algorithms in a population with a low prevalence of syphilis. J Clin Microbiol 50(1):148, 2012.

Blas MM, Canchihuaman FA, Alva IE, et al: Pregnancy outcomes in women infected with *Chlamydia trachomatis*: a population-based cohort study in Washington state. Sex Transm Infect 83:314, 2007.

Blatt AJ, Lieberman JM, Hoover DR, et al: Chlamydial and gonococcal testing during pregnancy in the United States. Am J Obstet Gynecol 207(1):55.e1, 2012.

Bleich AT, Sheffield JS, Wendel GD, et al: Disseminated gonococcal infection in women. Obstet Gynecol 119(3)597, 2012.

Bradley H, Markowitz LE, Gibson T, et al: Seroprevalence of herpes simplex virus types 1 and 2—United States, 1999–2010. J Infect Dis 209(3):325, 2014.

Briand N, Jasseron C, Sibiude J, et al: Cesarean section for HIV-infected women in the combination ART era, 2000–2010. Am J Obstet Gynecol 209(4):335.e1, 2013.

Briggs GG, Freeman RK: Drugs in Pregnancy and Lactation, 10th ed. Baltimore, Williams & Wilkins, 2015.

Brocklehurst P, Gordon A, Heatley E, et al: Antibiotics for treating bacterial vaginosis in pregnancy. Cochrane Database Syst Rev 1:CD000262, 2013.

Brooks JT, Kawwass JF, Smith DK, et al: Effects of antiretroviral therapy to prevent HIV transmission to women in couples attempting conception when the man has HIV infection—United States, 2017. MMWR 66(32):859, 2017.

Brotman RM, Klebanoff MA, Nansel TR, et al: Bacterial vaginosis assessed by gram stain and diminished colonization resistance to incident gonococcal, chlamydial, and trichomonal genital infection. J Infect Dis 202:1907, 2010.

Brouwer AF, Eisenberg MC, Carey TE, et al: Trends in HPV cervical and seroprevalence and associations between oral and genital infection and serum antibodies in NHANES 2003–2012. BMC Infect Dis 15:575, 2015.

Brown EL, Gardella C, Malm G, et al: Effect of maternal herpes simplex virus (HSV) serostatus and HSV type on risk of neonatal herpes. Acta Obstet Gynecol 86:523, 2007.

Brown ZA: HSV-2 specific serology should be offered routinely to antenatal patients. Rev Med Virol 10(3):141, 2000.

Brown ZA, Gardella C, Wald A, et al: Genital herpes complicating pregnancy. Obstet Gynecol 106:845, 2005.

Brown ZA, Selke SA, Zeh J, et al: Acquisition of herpes simplex virus during pregnancy. N Engl J Med 337:509, 1997.

Bruins MJ, van Straaten IL, Ruijs GJ: Respiratory disease and *Trichomonas vaginalis* in premature newborn twins. Pediatr Infect Dis J 32(9):1029, 2013.

Burgis JT, Nawaz H 3rd: Disseminated gonococcal infection in pregnancy presenting as meningitis and dermatitis. Obstet Gynecol 108:798, 2006.

Burkman RT, Tonascia JA, Atienza MF, et al: Untreated endocervical gonorrhea and endometritis following elective abortion. Am J Obstet Gynecol 126:648, 1976.

Calvert C, Ronsmans C: Pregnancy and HIV disease progression: a systematic review and meta-analysis. Trop Med Int Health 20(2):122, 2015.

Carey JC, Klebanoff MA, Hauth JC, et al: Metronidazole to prevent preterm delivery in pregnant women with asymptomatic bacterial vaginosis. National Institute of Child Health and Human Development Network of Maternal-Fetal Medicine Units. N Engl J Med 342:534, 2000.

Causer LM, Kaldor JM, Conway DP, et al: An evaluation of a novel dual treponemal/nontreponemal point-of-care test for syphilis as a tool to distinguish active from past treated infection. Clin Infect Dis 61(2):184, 2015.

Centers for Disease Control and Prevention: Expedited partner therapy in the management of sexually transmitted diseases. Atlanta, U.S. Department of Health and Human Services, 2006a.

Centers for Disease Control and Prevention: Revised recommendations for HIV testing of adults, adolescents, and pregnant women in health-care settings. MMWR 55(14):1, 2006b.

Centers for Disease Control and Prevention: Discordant results from reverse sequence syphilis screening—five laboratories, United States, 2006–2010. MMWR 60(5):133, 2011.

Centers for Disease Control and Prevention: Quick reference guide—laboratory testing for the diagnosis of HIV infection: updated recommendations. 2014. Available at: https://stacks.cdc.gov/view/cdc/23446. Accessed March 27, 2017.

Centers for Disease Control and Prevention: Guidance on the use of expedited partner therapy in the treatment of gonorrhea. 2016a. Available at: https://www.cdc.gov/std/ept/gc-guidance.htm. Accessed March 23, 2017.

Centers for Disease Control and Prevention: Monitoring selected national HIV prevention and care objectives by using HIV surveillance data—United States and 6 dependent areas, 2014. HIV Surveillance Supplemental Report 21(No. 4), 2016b. Available at: http://www.cdc.gov/hiv/library/reports/ surveillance./ Accessed April 3, 2016.

Centers for Disease Control and Prevention: Sexually Transmitted Disease Surveillance, 2015. Atlanta, U.S. Department of Health and Human Services, 2016c.

Centers for Disease Control and Prevention: HIV among pregnant women, infants, and children. 2017. Available at: https://www.cdc.gov/hiv/group/gender/pregnantwomen./ Accessed March 26, 2017.

Cooper ER, Charurat M, Mofenson L, et al: Combination antiretroviral strategies for the treatment of pregnant HIV-1-infected women and prevention of perinatal HIV-1 transmission. J Acquir Immune Defic Syndr 29:484, 2002.

Corey L, Wald A: Maternal and neonatal herpes simplex virus infections. N Engl J Med 361(14):1376, 2009.

Corey L, Wald A, Patel R, et al: Once-daily valacyclovir to reduce the risk of transmission of genital herpes. N Engl J Med 350:11, 2004.

Coste J, Job-Spira N, Fernandez H: Risk factors for spontaneous abortion: a case-control study in France. Hum Reprod 6:1332, 1991.

Cotch MF, Hillier SL, Gibbs RS, et al: Epidemiology and outcomes associated with moderate to heavy *Candida* colonization during pregnancy. The Vaginal Infections and Prematurity Study Group. Am J Obstet Gynecol 178(2):374, 1998.

Czeizel AE, Rockenbauer M: A population based case-control teratologic study of oral metronidazole treatment during pregnancy. BJOG 105:322, 1998.

Delaney S, Gardella C, Saracino M, et al: Seroprevalence of herpes simplex virus type 1 and 2 among pregnant women, 1989–2010. JAMA 312(7):746, 2014.

Desseauve D, Chantrel J, Fruchart A, et al: Prevalence and risk factors of bacterial vaginosis during the first trimester of pregnancy in a large French population-based study. Eur J Obstet Gynecol Reprod Biol 163(1):30, 2012.

de Voux A, Kidd S, Grey JA, et al: State-specific rates of primary and secondary syphilis among men who have sex with men—United States, 2015. MMWR 66(13):349, 2017.

Diguet A, Patrier S, Eurin D, et al: Prenatal diagnosis of an exceptional intrauterine herpes simplex type 1 infection. Prenat Diagn 26(2):154, 2006.

Duff P: Maternal and fetal infections. In Creasy RK, Resnik R, Iams JD, et al (eds): Creasy and Resnik's Maternal-Fetal Medicine: Principles and Practice, 7th ed. Philadelphia, Saunders, 2014.

European Mode of Delivery Collaboration: Elective caesarean-section versus vaginal delivery in prevention of vertical HIV-1 transmission: a randomized clinical trial. Lancet 353(1):1035, 1999.

Fanfair RN, Zaidi A, Taylor LD, et al: Trends in seroprevalence of herpes simplex virus type 2 among non-Hispanic blacks and non-Hispanic whites aged 14 to 49 years—United States, 1988 to 2010. Sex Transm Dis 40(11):860, 2013.

Fauci AS: Pathogenesis of HIV disease: opportunities for new prevention interventions. Clin Infect Dis 45:S206, 2007.

Fettweis JM, Brooks JP, Serrano MG, et al: Differences in vaginal microbiome in African American women versus women of European ancestry. Microbiology 160(Pt 10):2272, 2014.

Fiumara NJ: Syphilis in newborn children. Clin Obstet Gynecol 18:183, 1975.

Flagg EW, Weinstock H: Incidence of neonatal herpes simplex virus infections in the United States, 2006. Pediatrics 127(1):e1, 2011.

Floridia M, Masuelli G, Meloni A, et al: Amniocentesis and chorionic villus sampling in HIV-infected pregnant women: a multicentre case series. BJOG 124(8):1218, 2017.

Food and Drug Administration: FDA drug safety communication: FDA to review study examining use of oral fluconazole (Diflucan) in pregnancy. 2016. Available at: https://www.fda.gov/Drugs/DrugSafety/ucm497482.htm. Accessed March 26, 2017.

Fredricks DN, Fiedler TL, Marrazzo JM: Molecular identification of bacteria associated with bacterial vaginosis. N Engl J Med 353:1899, 2005.

French CE, Thorne C, Tariq S, et al: Immunologic status and virologic outcomes in repeat pregnancies to HIV-positive women not on antiretroviral therapy at conception: a case for lifelong antiretroviral therapy? AIDS 28(9):1369, 2014.

Gardella C, Huang ML, Wald A, et al: Rapid polymerase chain reaction assay to detect herpes simplex virus in the genital tract of women in labor. Obstet Gynecol 115(6):1209, 2010.

Garnett GP, Aral SO, Hoyle DV, et al: The natural history of syphilis. Implications for the transmission dynamics and control of infection. Sex Transm Dis 24(4):185, 1997.

Gibbs RS, Schachter J: Chlamydial serology in patients with intraamniotic infection and controls. Sex Transm Dis 14:213, 1987.

Gomez GB, Kamb ML, Newman LM, et al: Untreated maternal syphilis and adverse outcomes of pregnancy: a systematic review and meta-analysis. Bull World Health Organ 91(3):217, 2013.

Grange PA, Gressier L, Dion PL, et al: Evaluation of a PCR test for detection of *Treponema pallidum* in swabs and blood. J Clin Microbiol 50(3):546, 2012.

Greer L, Wendel GD: Rapid diagnostic methods in sexually transmitted infections. Infect Dis Clin North Am 22:601, 2008.

Gumbo FZ, Duri K, Kandawasvika GQ, et al: Risk factors of HIV vertical transmission in a cohort of women under a PMTCT program at three peri-urban clinics in a resource-poor setting. J Perinatol 30:717, 2010.

Hawkes S, Matin N, Broutet N, et al: Effectiveness of interventions to improve screening for syphilis in pregnancy: a systematic review and meta-analysis. Lancet Infect Dis 11:684, 2011.

Helms DJ, Mosure DJ, Secor WE, et al: Management of *Trichomonas vaginalis* in women with suspected metronidazole hypersensitivity. Am J Obstet Gynecol 198(4):370.e1, 2008.

Henao-Martínez AF, Johnson SC: Diagnostic tests for syphilis: New tests and new algorithms. Neurol Clin Pract 4(2):114, 2014.

Herbst de Cortina S, Bristow CC, et al: A systematic review of point of care testing for *Chlamydia trachomatis*, *Neisseria gonorrhoeae*, and *Trichomonas vaginalis*. Infect Dis Obstet Gynecol 2016:4386127, 2016.

Hillier SL, Nugent RP, Eschenbach DA, et al: Association between bacterial vaginosis and preterm delivery of a low-birth-weight infant. The Vaginal Infections and Prematurity Study Group. New Engl J Med 333:1737, 1995.

Hollier LM, Harstad TW, Sanchez PJ, et al: Fetal syphilis: clinical and laboratory characteristics. Obstet Gynecol 97:947, 2001.

Hollier LM, Scott LL, Murphree SS, et al: Postpartum endometritis caused by herpes simplex virus. Obstet Gynecol 89(5 Pt 2):836, 1997.

Hollier LM, Wendel GD: Third-trimester antiviral prophylaxis for preventing maternal genital herpes simplex virus (HSV) recurrences and neonatal infection. Cochrane Database Syst Rev 1:CD004946, 2008.

Horsager R, Roberts S, Roger V, et al (eds): Williams Obstetrics 24th Edition Study Guide, New York, McGraw-Hill Education, 2014.

Hosenfeld CB, Workowski KA, Berman S, et al: Repeat infection with *Chlamydia* and gonorrhea among females: a systematic review of the literature. Sex Transm Dis 36(8):478, 2009.

Hoyme UB, Kiviat N, Eschenbach DA: The microbiology and treatment of late postpartum endometritis. Obstet Gynecol 68:226, 1986.

Huang B, Fettweis JM, Brooks JP, et al: The changing landscape of the vaginal microbiome. Clin Lab Med 34(4):747, 2014.

Huppert JS, Mortensen JE, Reed JL, et al: Rapid antigen testing compares favorably with transcription-mediated amplification assay for the detection of *Trichomonas vaginalis* in young women. Clin Infect Dis 45(2):194, 2007.

Hutto C, Arvin A, Jacobs R, et al: Intrauterine herpes simplex virus infections. J Pediatr 110(1):97, 1987.

International Perinatal HIV Group: The mode of delivery and the risk of vertical transmission of human immunodeficiency virus type 1: a meta-analysis of 15 prospective cohort studies. N Engl J Med 340:977, 1999.

James SH, Kimberlin DW: Neonatal herpes simplex virus infection: epidemiology and treatment. Clin Perinatol 42(1):47, 2015.

Jamieson DJ, Read JS, Kourtis AP, et al: Cesarean delivery for HIV-infected women: recommendations and controversies. Am J Obstet Gynecol 197: S96, 2007.

Johnson HL, Ghanem KG, Zenilman JM, et al: Sexually transmitted infections and adverse pregnancy outcomes among women attending inner city public sexually transmitted diseases clinics. Sex Transm Dis 38(3):167, 2011.

Kawwass JF, Smith DK, Kissin DM, et al: Strategies for preventing HIV infection among HIV-uninfected women attempting conception with HIV-infected men—United States. MMWR 66(21):554, 2017.

Kimberlin DW, Whitley RJ, Wan W, et al: Oral acyclovir suppression and neurodevelopment after neonatal herpes. N Engl J Med 365(14):1284, 2011.

Kiss H, Petricevic L, Husslein P: Prospective randomised controlled trial of an infection screening programme to reduce the rate of preterm delivery. BMJ 329(7462):371, 2004.

Kissinger P, Schmidt N, Mohammed H, et al: Patient-delivered partner treatment for *Trichomonas vaginalis* infection: a randomized controlled trial. Sex Transm Dis 33:445, 2006.

Klebanoff MA, Carey JC, Hauth JC, et al: Failure of metronidazole to prevent preterm delivery among pregnant women with asymptomatic *Trichomonas vaginalis* infection. N Engl J Med 345(7):487, 2001.

Klein VR, Cox SM, Mitchell MD, et al: The Jarisch–Herxheimer reaction complicating syphilotherapy in pregnancy. Obstet Gynecol 75:375, 1990.

Koumans EH, Sternberg M, Bruce C, et al: The prevalence of bacterial vaginosis in the United States, 2001–2004: associations with symptoms, sexual behaviors, and reproductive health. Sex Transm Dis 34:864, 2007.

Kourtis AP, Bulterys M, Nesheim SR, et al: Understanding the timing of HIV transmission from mother to infant. JAMA 285:709, 2001.

Kourtis AP, Jamieson DJ, de Vincenzi I, et al: Prevention of human immunodeficiency virus-1 transmission to the infant through breastfeeding: new developments. Am J Obstet Gynecol 197:S113, 2007.

Kourtis AP, Lee FK, Abrams EJ, et al: Mother-to-child transmission of HIV-1: timing and implications for prevention. Lancet Infect Dis 6:726, 2006.

Krieger JN, Tam MR, Stevens CE, et al: Diagnosis of trichomoniasis. Comparison of conventional wet-mount examination with cytologic studies, cultures, and monoclonal antibody staining of direct specimens. JAMA 259(8):1223, 1988.

Kulhanjian JA, Soroush V, Au DS, et al: Identification of women at unsuspected risk of primary infection with herpes simplex virus type 2 during pregnancy. N Engl J Med 326(14):916, 1992.

Laga M, Plummer FA, Nzanze H, et al: Epidemiology of ophthalmia neonatorum in Kenya. Lancet 2(8516):1145, 1986.

Larsen SA, Steiner BM, Rudolph AH: Laboratory diagnosis and interpretation of tests for syphilis. Clin Microbiol Rev 8:1, 1995.

Lawn JE, Blencowe H, Waiswa P, et al: Stillbirths: rates, risk factors, and acceleration towards 2030. Lancet 387(10018):587, 2016.

LeFevre ML, U.S. Preventive Services Task Force: Screening for Chlamydia and gonorrhea: U.S. Preventive Services Task Force recommendation statement. Ann Intern Med 161(12):902, 2014.

LeGoff J, Péré H, Bélec L: Diagnosis of genital herpes simplex virus infection in the clinical laboratory. Virol J 11:83, 2014.

Leitich H, Brunbauer M, Bodner-Adler B, et al: Antibiotic treatment of bacterial vaginosis in pregnancy: a meta-analysis. Am J Obstet Gynecol 188(3):752, 2003.

Levett PN, Fonseca K, Tsang RS, et al: Canadian Public Health Laboratory Network laboratory guidelines for the use of serological tests (excluding point-of-care tests) for the diagnosis of syphilis in Canada. Can J Infect Dis Med Microbiol 26 Suppl A:6A, 2015.

Lewis SH, Reynolds-Kohler C, Fox HE, et al: HIV-1 in trophoblastic and villous Hofbauer cells, and haematological precursors in eight-week fetuses. Lancet 335:565, 1990.

Liang Z, Chen YP, Yang CS, et al: Meta-analysis of ceftriaxone compared with penicillin for the treatment of syphilis. Int J Antimicrob Agents 47(1):6, 2016.

Liu G, Markowitz LE, Hariri S, et al: Seroprevalence of 9 human papillomavirus types in the United States, 2005–2006. J Infect Dis 213(2):191, 2016.

Lucas MJ, Theriot SK, Wendel GD: Doppler systolic diastolic ratios in pregnancies complicated by syphilis. Obstet Gynecol 77:217, 1991.

Mabry-Hernandez I, Oliverio-Hoffman R: Ocular prophylaxis for gonococcal ophthalmia neonatorum: evidence update for the U.S. Preventive Services Task Force reaffirmation recommendation statement. AHRQ Publication No. 10–05146. Rockville, Agency for Healthcare Research and Quality, 2010.

Mahnert N, Roberts SW, Laibl VR, et al: The incidence of neonatal herpes infection. Am J Obstet Gynecol 196:e55, 2007.

Major CA, Towers CV, Lewis DF, et al: Expectant management of preterm rupture of membranes complicated by active recurrent genital herpes. Am J Obstet Gynecol 188:1551, 2003.

Mandelbrot L, Mayaux MJ, Bongain A, et al: Obstetric factors and mother-to-child transmission of human immunodeficiency virus type 1: the French perinatal cohorts. SEROGEST French Pediatric HIV Infection Study Group. Am J Obstet Gynecol 175(3 Pt 1):661, 1996.

Mandelbrot L, Tubiana R, Le Chenadec J, et al: No perinatal HIV-1 transmissions from women with effective ART starting before conception. Clin Infect Dis 61(11):1715, 2015.

Mann JR, McDermott S, Zhou L, et al: Treatment of trichomoniasis in pregnancy and preterm birth: an observational study. J Womens Health (Larchmt) 18(4):493, 2009.

Marquez L, Levy ML, Munoz FM, et al: A report of three cases and review of intrauterine herpes simplex virus infection. Pediatr Infect Dis J 30(2):153, 2011.

Marsico M, Mehta V, Chastek B, et al: Estimating the incidence and prevalence of juvenile-onset recurrent respiratory papillomatosis in publicly and privately insured claims databases in the United States. Sex Transm Dis 41(5):300, 2014.

Matys K, Mallary S, Bautista O, et al: Mother-infant transfer of anti-human papillomavirus (HPV) antibodies following vaccination with the quadrivalent HPV (type 6/11/16/18) virus-like particle vaccine. Clin Vaccine Immunol 19(6):881, 2012.

McCord E, Rahn DD, Hoffman BL: Gynecologic infection. In Hoffman BL, Schorge JO, Bradshaw KD, et al (eds): Williams Gynecology, 3rd ed. New York, McGraw-Hill Education, 2016.

McGill AL, Bavaro MF, You WB: Postpartum herpes simplex virus endometritis and disseminated infection in both mother and neonate. Obstet Gynecol 120(2 Pt 2):471, 2012.

Meites E, Kempe A, Markowitz LE: Use of a 2-dose schedule for human papillomavirus vaccination—updated recommendations of the Advisory Committee on Immunization Practices. MMWR 65(49):1405, 2016.

Mølgaard-Nielsen D, Svanström H, Melbye M, et al: Association between use of oral fluconazole during pregnancy and risk of spontaneous abortion and stillbirth. JAMA 315(1):58, 2016.

Moodley D, Sartorius B, Madurai S, et al: Pregnancy outcomes in association with STDs including genital HSV-2 shedding in a South African cohort study. Sex Transm Infect 93(7):460, 2017.

Moreira ED Jr, Block SL, Ferris D, et al: Safety profile of the 9-valent HPV vaccine: a combined analysis of 7 phase III clinical trials. Pediatrics 138(2): pii:e20154387, 2016.

Murphy K, Mitchell CM: The interplay of host immunity, environment and the risk of bacterial vaginosis and associated reproductive health outcomes. J Infect Dis 214 Suppl 1:S29, 2016.

Myles TD, Elam G, Park-Hwang E, et al: The Jarisch–Herxheimer reaction and fetal monitoring changes in pregnant women treated for syphilis. Obstet Gynecol 92:859, 1998.

Nathan L, Bohman VR, Sanchez PJ, et al: In utero infection with Treponema pallidum in early pregnancy. Prenat Diagn 17:119, 1997.

Newman L, Rowley J, Vander Hoorn S, et al: Global estimates of the prevalence and incidence of four curable sexually transmitted infections in 2012 based on systematic review and global reporting. PLoS One 10(12):e0143304, 2015.

Niyibizi J, Rodier C, Wassef M, et al: Risk factors for the development and severity of juvenile-onset recurrent respiratory papillomatosis: a systematic review. Int J Pediatr Otorhinolaryngol 78(2):186, 2014.

Nugent RP, Krohn MA, Hillier SL: Reliability of diagnosing bacterial vaginosis is improved by a standardized method of Gram stain interpretation. J Clin Microbiol 29:297, 1991.

Nygren P, Fu R, Freeman M, et al: Screening and treatment for bacterial vaginosis in pregnancy: systematic review to update the 2001 U.S. Preventive Services Task Force Recommendation. Rockville, Agency for Healthcare Research and Quality, 2008.

Panagiotou OA, Befano BL, Gonzalez P, et al: Effect of bivalent human papillomavirus vaccination on pregnancy outcomes: long term observational follow-up in the Costa Rica HPV Vaccine Trial. BMJ 351:h4358, 2015.

Panel on Treatment of HIV-Infected Pregnant Women and Prevention of Perinatal Transmission: Recommendations for use of antiretroviral drugs in pregnant HIV-1-infected women for maternal health and interventions to reduce perinatal HIV transmission in the United States. 2016. Available at: http://aidsinfo.nih.gov/contentfiles/lvguidelines/PerinatalGL.pdf. Accessed June 3, 2017.

Papp JR, Schachter J, Gaydos CA, et al: Recommendations for the laboratory-based detection of Chlamydia trachomatis and Neisseria gonorrhoeae—2014. MMWR 63(0):1, 2014.

Pasternak B, Hviid A: Use of acyclovir, valacyclovir, and famciclovir in the first trimester of pregnancy and the risk of birth defect. JAMA 304(8):859, 2010.

Paukku M, Tulppala M, Puolakkainen M, et al: Lack of association between serum antibodies to Chlamydia trachomatis and a history of recurrent pregnancy loss. Fertil Steril 72:427, 1999.

Peeling RW, Ye H: Diagnostic tools for preventing and managing maternal and congenital syphilis: an overview. Bull World Health Organ 82(6):439, 2004.

Peipert JF: Clinical practice: genital chlamydial infections. N Engl J Med 18: 349, 2003.

Peters H, Francis K, Harding K, et al: Operative vaginal delivery and invasive procedures in pregnancy among women living with HIV. Eur J Obstet Gynecol Reprod Biol 210:295, 2016.

Pfizer: Flagyl (metronidazole tablets). 2016. Available at: http://www.labeling.pfizer.com/ShowLabeling.aspx?id = 570. Accessed March 21, 2017.

Pinninti SG, Angara R, Feja KN, et al: Neonatal herpes disease following maternal antenatal antiviral suppressive therapy: a multicenter case series. J Pediatr 161(1):134, 2012.

Prober CG, Sullender WM, Yasukawa LL, et al: Low risk of herpes simplex virus infections in neonates exposed to the virus at the time of vaginal delivery to mothers with recurrent genital herpes simplex virus infections. N Engl J Med 316:240, 1987.

Rac M, Bryant S, Cantey J, et al: Maternal titers after adequate syphilotherapy during pregnancy. Am J Obstet Gynecol 210:S233, 2014a.

Rac M, Bryant S, McIntire DD, et al: Progression of ultrasound findings of fetal syphilis following maternal treatment. Am J Obstet Gynecol 210:S26, 2014b.

Rac MW, Revell PA, Eppes CS: Syphilis during pregnancy: a preventable threat to maternal-fetal health. Am J Obstet Gynecol 216(4):352, 2017.

Ravel J, Gajer P, Abdo Z, et al: Vaginal microbiome of reproductive-age women. Proc Natl Acad Sci U S A 108 (Suppl 1):4680, 2011.

Read JS, Committee on Pediatric AIDS: Human milk, breastfeeding, and transmission of human immunodeficiency virus type 1 in the United States. Pediatrics 112:1196, 2003.

Read JS, Newell MK: Efficacy and safety of cesarean delivery for prevention of mother-to-child transmission of HIV-1. Cochrane Database Syst Rev 4:CD005479, 2005.

Roberts CL, Algert CS, Rickard KL, et al: Treatment of vaginal candidiasis for the prevention of preterm birth: a systematic review and meta-analysis. Syst Rev 4:31, 2015.

Roberts SW, Sheffield JS, McIntire DD, et al: Urine screening for *Chlamydia trachomatis* during pregnancy. Obstet Gynecol 117(4):883, 2011.

Romero R, Hassan SS, Gajer P, et al: The composition and stability of the vaginal microbiota of normal pregnant women is different from that of non-pregnant women. Microbiome 2(1):4, 2014.

Rosenman MB, Mahon BE, Downs SM, et al: Oral erythromycin prophylaxis vs watchful waiting in caring for newborns exposed to *Chlamydia trachomatis*. Arch Pediatr Adolesc Med 157(6):565, 2003.

Satterwhite CL, Torrone E, Meites E, et al: Sexually transmitted infections among US women and men: prevalence and incidence estimates, 2008. Sex Transm Dis 40(3):187, 2013.

Schneider E, Whitmore S, Glynn KM, et al: Revised surveillance case definitions for HIV infection among adults, adolescents, and children aged <18 months and for HIV infection and AIDS among children aged 18 months to <13 years-United States, 2008. MMWR 57(10):1, 2008.

Schulte JM, Bellamy AR, Hook EW 3rd, et al: HSV-1 and HSV-2 seroprevalence in the United States among asymptomatic women unaware of any herpes simplex virus infection (Herpevac Trial for Women). South Med J 107(2):79, 2014.

Schulte JM, Burkham S, Hamaker D, et al: Syphilis among HIV-infected mothers and their infants in Texas from 1988 to 1994. Sex Transm Dis 28: 316, 2001.

Schwartz DA, Larsen SA, Beck-Sague C, et al: Pathology of the umbilical cord in congenital syphilis: analysis of 25 specimens using histochemistry and immunofluorescent antibody to *Treponema pallidum*. Hum Pathol 26:784, 1995.

Schwebke JR, Desmond RA: A randomized controlled trial of partner notification methods for prevention of trichomoniasis in women. Sex Transm Dis 37(6):392, 2010.

Schwebke JR, Hobbs MM, Taylor SN, et al: Molecular testing for *Trichomonas vaginalis* in women: results from a prospective U.S. clinical trial. J Clin Microbiol 49(12):4106, 2011.

Scott LL, Hollier LM, McIntire D, et al: Acyclovir suppression to prevent recurrent genital herpes at delivery. Infect Dis Obstet Gynecol 10:71, 2002.

Selik RM, Mokotoff ED, Branson B, et al: Revised surveillance case definition for HIV infection-United States, 2014. MMWR 63(3):1, 2014.

Seña AC, Zhang XH, Li T, et al: A systematic review of syphilis serological treatment outcomes in HIV-infected and HIV-uninfected persons: rethinking the significance of serological nonresponsiveness and the serofast state after therapy. BMC Infect Dis 15:479, 2015.

Sheffield JS, Fish DN, Hollier LM, et al: Acyclovir concentrations in human breast milk after valacyclovir administration. Am J Obstet Gynecol 186:100, 2002a.

Sheffield JS, Hill JB, Hollier LM, et al: Valacyclovir prophylaxis to prevent recurrent herpes at delivery: a randomized clinical trial. Obstet Gynecol 108:141, 2006.

Sheffield JS, Hollier LM, Hill JB, et al: Acyclovir prophylaxis to prevent herpes simplex virus recurrence at delivery: a systematic review. Obstet Gynecol 102:1396, 2003.

Sheffield JS, Sanchez PJ, Morris G, et al: Congenital syphilis after maternal treatment for syphilis during pregnancy. Am J Obstet Gynecol 186:569, 2002b.

Sheffield JS, Sanchez PJ, Wendel GD Jr, et al: Placental histopathology of congenital syphilis. Obstet Gynecol 100:126, 2002c.

Silva MJ, Florencio GL, Gabiatti JR, et al: Perinatal morbidity and mortality associated with chlamydial infection: a meta-analysis study. Braz J Infect Dis 15(6):533, 2011.

Silver BJ, Guy RJ, Kaldor JM, et al: *Trichomonas vaginalis* as a cause of perinatal morbidity: a systematic review and meta-analysis. Sex Transm Dis 41(6):369, 2014.

Silverberg MJ, Thorsen P, Lindeberg H, et al: Condyloma in pregnancy is strongly predictive of juvenile-onset recurrent respiratory papillomatosis. Obstet Gynecol 101:645, 2003.

Silverstein AM: Congenital syphilis and the timing of immunogenesis in the human fetus. Nature 194:196, 1962.

Singh AE, Chernesky MA, Morshed M, et al: Canadian Public Health Laboratory Network laboratory guidelines for the use of point-of-care tests for the diagnosis of syphilis in Canada. Can J Infect Dis Med Microbiol 26 Suppl A):29A, 2015.

Singh AE, Romanowski B: Syphilis: review with emphasis on clinical, epidemiologic, and some biologic features. Clin Microbiol Rev 12(2):187, 1999.

Slyker JA, Chung MH, Lehman DA, et al: Incidence and correlates of HIV-1 RNA detection in the breast milk of women receiving HAART for the prevention of HIV-1 transmission. PLoS One 7(1):e29777, 2012.

Smith EM, Ritchie JM, Yankowitz J, et al: Human papillomavirus prevalence and types in newborns and parents. Sex Transm Dis 31:57, 2004.

Sobel JD: Vulvovaginal candidosis. Lancet 369:1961, 2007.

Stamm LV: Syphilis: antibiotic treatment and resistance. Epidemiol Infect 143(8):1567, 2015.

Stewart R, Wells CE, Roberts S, et al: Benefit of inter-pregnancy HIV viral load suppression on subsequent maternal and infant outcomes. Am J Obstet Gynecol 210:S14, 2014.

Stone KM, Reiff-Eldridge R, White AD, et al: Pregnancy outcomes following systemic prenatal acyclovir exposure: conclusions from the International Acyclovir Pregnancy Registry, 1984–1999. Birth Defects Res A Clin Mol Teratol 70:201, 2004.

Strick LB, Wald A: Diagnostics for herpes simplex virus: is PCR the new gold standard? Mol Diagn Ther 10(1):17, 2006.

Su JR, Brooks LC, Davis DW, et al: Congenital syphilis: trends in mortality and morbidity in the United States, 1999 through 2013. Am J Obstet Gynecol 214(3):381.e1, 2016.

Subramaniam A, Lees BF, Becker DA, et al: Evaluation of human papillomavirus as a risk factor for preterm birth or pregnancy-related hypertension. Obstet Gynecol 127(2):233, 2016.

Sutton M, Sternberg M, Koumans EH, et al: The prevalence of *Trichomonas vaginalis* infection among reproductive-age women in the United States, 2001–2004. Clin Infect Dis 45(10):1319, 2007.

Swain CA, Smith LC, Nash D, et al: Postpartum HIV care among women diagnosed during pregnancy. Obstet Gynecol 128(1):44, 2016.

Tenti P, Zappatore R, Migliora P, et al: Perinatal transmission of human papillomavirus from gravidas with latent infections. Obstet Gynecol 93(4):475, 1999.

Townsend CL, Byrne L, Cortina-Borja M, et al: Earlier initiation of ART and further decline in MTCT, 2000–2011. AIDS 28(7):1049, 2014.

Trintis J, Epie N, Boss R, et al: Neonatal *Trichomonas vaginalis* infection: a case report and review of literature. Int J STD AIDS 21(8):606, 2010.

Tsang RS, Morshed M, Chernesky MA, et al: Canadian Public Health Laboratory Network laboratory guidelines for the use of direct tests to detect syphilis in Canada. Can J Infect Dis Med Microbiol 26 Suppl A):13A, 2015.

Tucker JD, Bu J, Brown LB, et al: Accelerating worldwide syphilis screening through rapid testing: a systematic review. Lancet Infect Dis 10(6):381, 2010.

U.S. Preventive Services Task Force, Bibbins-Domingo K, Grossman DC, et al: Serologic screening for genital herpes infection: US Preventive Services Task Force recommendation statement. JAMA 316(23):2525, 2016.

Van Der Pol B, Williams JA, Taylor SN, et al: Detection of Trichomonas vaginalis DNA by use of self-obtained vaginal swabs with the BD ProbeTec Qx assay on the BD Viper system. J Clin Microbiol 52:885, 2014.

Vichnin M, Bonanni P, Klein NP, et al: An overview of quadrivalent human papillomavirus vaccine safety: 2006 to 2015. Pediatr Infect Dis J 34(9):983, 2015.

Wald A, Ashley-Morrow R: Serological testing for herpes simplex virus (HSV)-1 and HSV-2 infection. Clin Infect Dis 35:S173, 2002.

Watts D: Mother to child transmission of HIV—another complication of bacterial vaginosis? J Acquir Immune Defic Syndr 60(3), 2012.

Watts DH, Brown ZA, Money D, et al: A double-blind, randomized, placebo-controlled trial of acyclovir in late pregnancy for the reduction of herpes simplex virus shedding and cesarean delivery. Am J Obstet Gynecol 188:836, 2003.

Watts DH, Krohn MA, Hillier SL, et al: Bacterial vaginosis as a risk factor for postcesarean endometritis. Obstet Gynecol 75:52, 1990.

Wendel GD Jr: Gestational and congenital syphilis. Clin Perinatol 15:287, 1988.

Wendel GD Jr, Sheffield JS, Hollier LM, et al: Treatment of syphilis in pregnancy and prevention of congenital syphilis. Clin Infect Dis 35(Suppl 2):S200, 2002.

Wendel GD Jr, Stark BJ, Jamison RB, et al: Penicillin allergy and desensitization in serious infections during pregnancy. N Engl J Med 312:1229, 1985.

Werner CL, Griffith WF: Preinvasive lesions of the lower genital tract. In Hoffman BL, Schorge JO, Bradshaw KD, et al (eds): Williams Gynecology, 3rd ed. New York, McGraw-Hill Education, 2016.

Wiese W, Patel SR, Patel SC, et al: A meta-analysis of the Papanicolaou smear and wet mount for the diagnosis of vaginal trichomoniasis. Am J Med 108(4):301, 2000.

Wiesenfeld HC: Screening for Chlamydia trachomatis infections in women. N Engl J Med 376(8):765, 2017.

Wolff T, Shelton E, Sessions C, et al: Screening for syphilis infection in pregnant women: evidence for the U.S. Preventive Services Task Force reaffirmation recommendation statement. Ann Intern Med 150(10):710, 2009.

Wølner-Hanssen P, Krieger JN, Stevens CE, et al: Clinical manifestations of vaginal trichomoniasis. JAMA 261(4):571, 1989.

Workowski KA, Bolan GA, Centers for Disease Control and Prevention: Sexually transmitted diseases treatment guidelines, 2015. MMWR 64(3):1, 2015.

World Health Organization: Global incidence and prevalence of selected sexually transmitted infections—2008. Geneva, WHO, 2012.

World Health Organization, United Nations Children's Fund: Guideline: updates on HIV and infant feeding: the duration of breastfeeding, and support from health services to improve feeding practices among mothers living with HIV. Geneva, WHO, 2016.

Xu F, Lee FK, Morrow RA, et al: Seroprevalence of herpes simplex virus type 1 in children in the United States. J Pediatr 151(4):374, 2007.

Zhou P, Qian Y, Xu J, et al: Occurrence of congenital syphilis after maternal treatment with azithromycin during pregnancy. Sex Transm Dis 34:472, 2007.

Zhou Y, Bian G, Zhou Q, et al: Detection of cytomegalovirus, human parvovirus B19, and herpes simplex virus-1/2 in women with first-trimester spontaneous abortions. J Med Virol 87(10):1749, 2015.

付　録
Appendix

付録 I　血清・血液成分
血液学的検査

	非妊婦[a]	第1三半期	第2三半期	第3三半期	References
エリスロポエチン[b]（U/L）	4～27	12～25	8～67	14～222	7, 10, 47
フェリチン[b]（ng/mL）	10～150[d]	6～130	2～230	0～116	7, 10, 39, 42, 45, 47, 62, 70
赤血球葉酸（ng/mL）	150～450	137～589	94～828	109～663	45, 46, 72
血清葉酸（ng/mL）	5.4～18.0	2.6～15.0	0.8～24.0	1.4～20.7	7, 43, 45, 46, 53, 58, 72
ハプトグロビン（mg/mL）	25～250	130±43	115±50	135±65	26A
ヘモグロビン[b]（g/dL）	12～15.8[d]	11.6～13.9	9.7～14.8	9.5～15.0	10, 45, 47, 58, 62
ヘマトクリット値[b]（%）	35.4～44.4	31.0～41.0	30.0～39.0	28.0～40.0	6, 7, 10, 42, 45, 58, 66
総鉄結合能（TIBC）[b]（µg/dL）	251～406	278～403	報告なし	359～609	62
血清鉄[b]（µg/dL）	41～141	72～143	44～178	30～193	10, 62
平均赤血球ヘモグロビン量（MCH）（pg/cell）	27～32	30～32	30～33	29～32	42
平均赤血球容積（MCV）（×m³）	79～93	81～96	82～97	81～99	6, 42, 45, 58
血小板数（×10⁹/L）	165～415	174～391	155～409	146～429	4, 6, 16, 42, 45
平均血小板容積（MPV）（µm³）	6.4～11.0	7.7～10.3	7.8～10.2	8.2～10.4	42
赤血球数（RBC）（×10⁶/mm³）	4.00～5.20[d]	3.42～4.55	2.81～4.49	2.71～4.43	6, 42, 45, 58
赤血球容積粒度分布幅（RDW）（%）	<14.5	12.5～14.1	13.4～13.6	12.7～15.3	42
白血球数（WBC）（×10³/mm³）	3.5～9.1	5.7～13.6	5.6～14.8	5.9～16.9	6, 9, 42, 45, 58
好中球（×10³/mm³）	1.4～4.6	3.6～10.1	3.8～12.3	3.9～13.1	4, 6, 9, 42
リンパ球（×10³/mm³）	0.7～4.6	1.1～3.6	0.9～3.9	1.0～3.6	4, 6, 9, 42
単球（×10³/mm³）	0.1～0.7	0.1～1.1	0.1～1.1	0.1～1.4	6, 9, 42
好酸球（×10³×mm³）	0～0.6	0～0.6	0～0.6	0～0.6	6, 9
好塩基球（×10³×mm³）	0～0.2	0～0.1	0～0.1	0～0.1	6, 9
トランスフェリン（mg/dL）	200～400[c]	254～344	220～441	288～530	39, 42
非鉄結合トランスフェリン（%）	22～46[b]	報告なし	10～44	5～37	47
鉄結合トランスフェリン（%）	22～46[b]	報告なし	18～92	9～98	47

凝固・線溶検査

	非妊婦[a]	第1三半期	第2三半期	第3三半期	References
アンチトロンビンIII（%）	70〜130	89〜114	78〜126	82〜116	15, 16, 39A
Dダイマー（μg/mL）	0.22〜0.74	0.05〜0.95	0.32〜1.29	0.13〜1.7	16, 25, 25C, 35, 39A, 41A, 51
第V因子（%）	50〜150	75〜95	72〜96	60〜88	40
第VII因子（%）	50〜150	100〜146	95〜153	149〜2110	16
第VIII因子（%）	50〜150	90〜210	97〜312	143〜353	16, 40
第IX因子（%）	50〜150	103〜172	154〜217	164〜235	16
第XI因子（%）	50〜150	80〜127	82〜144	65〜123	16
第XII因子（%）	50〜150	78〜124	90〜151	129〜194	16
フィブリノゲン(mg/dL)	233〜496	244〜510	291〜538	301〜696	16, 25, 25C, 39A, 41A, 42, 51
フィブロネクチン(mg/dL)	290±85	377±309	315±295	334±257	27A
ホモシスチン（μmol/L）	4.4〜10.8	3.34〜11	2.0〜26.9	3.2〜21.4	43, 45, 46, 53, 72
活性化部分トロンボプラスチン時間（aPTT）（秒）	26.3〜39.4	23.0〜38.9	22.9〜38.1	22.6〜35.0	15, 16, 41A, 42
プロトロンビン時間（PT）（秒）	12.7〜15.4	9.7〜13.5	9.5〜13.4	9.6〜12.9	16, 41A, 42
国際標準化比（PT-INR）	0.9〜1.04[g]	0.86〜1.08	0.83〜1.02	0.80〜1.09	15, 41A
プロテインC活性（%）	70〜130	78〜121	83〜133	67〜135	15, 24, 40
総プロテインS（%）	70〜140	39〜105	27〜101	33〜101	16, 24, 40
遊離プロテインS（%）	70〜140	34〜133	19〜113	20〜65	24, 40
プロテインS活性（%）	65〜140	57〜95	42〜68	16〜42	40
トロンビン時間（TT）（秒）	17.7±2.8	16.1±1.5	15.4±2.7	16.5±2.4	27A
トロンボモジュリン（ng/mL）	2.7±3.1	4.3±1.3	4.2±1.2	3.6±1.3	27A
組織プラスミノーゲン活性化因子（ng/mL）	1.6〜13[h]	1.8〜6.0	2.36〜6.6	3.34〜9.20	15, 16, 25C
組織プラスミノーゲン活性化抑制因子-1（ng/mL）	4〜43	16〜33	36〜55	67〜92	16, 25C
von Willebrand病					
von Willebrand因子抗原(%)	75〜125	62〜318	90〜247	84〜422	39A, 44A, 73
von Willebrand切断酵素（ADAMTS-13）（%）	40〜170[i]	40〜160	22〜135	38〜105	39A, 44A

生化学検査

	非妊婦[a]	第1三半期	第2三半期	第3三半期	References
アラニンアミノトランスフェラーゼ（ALT）(U/L)	7～41	3～30	2～33	2～25	5, 39, 42, 70
アルブミン (g/dL)	4.1～5.3[d]	3.1～5.1	2.6～4.5	2.3～4.2	3, 5, 26, 29, 39, 42, 72
アルカリフォスファターゼ (U/L)	33～96	17～88	25～126	38～229	3, 5, 39, 42, 70
α1アンチトリプシン (mg/dL)	100～200	225～323	273～391	327～487	42
アルファフェトプロテイン (ng/mL)	—	—	～130～400	～130～590	39B
アンモニア (μM)	31±3.2	—	—	27.3±1.6	31A
アミラーゼ (U/L)	20～96	24～83	16～73	15～81	32, 39, 42, 68
アニオンギャップ (mmol/L)	7～16	13～17	12～16	12～16	42
アスパラギン酸アミノトランスフェラーゼ(AST)(U/L)	12～38	3～23	3～33	4～32	5, 39, 42, 70
重炭酸塩(mmol/L)	22～30	20～24	20～24	20～24	42
総ビリルビン (mg/dL)	0.3～1.3	0.1～0.4	0.1～0.8	0.1～1.1	5, 39
非抱合型ビリルビン (mg/dL)	0.2～0.9	0.1～0.5	0.1～0.4	0.1～0.5	5, 42
抱合型ビリルビン (mg/dL)	0.1～0.4	0～0.1	0～0.1	0～0.1	5
胆汁酸 (μmol/L)	0.3～4.8[j]	0～4.9	0～9.1	0～11.3	5, 14
CA-125 (μg/mL)	7.2～27	2.2～268	12～25.1	16.8～43.8	3A, 30A, 67A
イオン化カルシウム(mg/dL)	4.5～5.3	4.5～5.1	4.4～5.0	4.4～5.3	26, 42, 48, 56
総カルシウム (mg/dL)	8.7～10.2	8.8～10.6	8.2～9.0	8.2～9.7	3, 29, 39, 42, 48, 56, 63
セルロプラスミン (mg/dL)	25～63	30～49	40～53	43～78	42, 44
クロライド (mEq/L)	102～109	101～105	97～109	97～109	20, 39, 42
クレアチニン (mg/dL)	0.5～0.9[d]	0.4～0.7	0.4～0.8	0.4～0.9	39, 42, 45
γ-グルタミルトランスペプチダーゼ（GGT）(U/L)	9～58	2～23	4～22	3～26	5, 42, 39, 70
乳酸脱水素酵素（LDH）(U/L)	115～221	78～433	80～447	82～524	42, 29, 39, 70
リパーゼ (U/L)	3～43	21～76	26～100	41～112	32
マグネシウム (mg/dL)	1.5～2.3	1.6～2.2	1.5～2.2	1.1～2.2	3, 26, 29, 39, 42, 48, 63
重量モル浸透圧濃度 (mOsm/kg H$_2$O)	275～295	275～280	276～289	278～280	17, 63
リン酸塩 (mg/dL)	2.5～4.3	3.1～4.6	2.5～4.6	2.8～4.6	3, 26, 33, 39, 42
カリウム (mEq/L)	3.5～5.0	3.6～5.0	3.3～5.0	3.3～5.1	20, 26, 29, 39, 42, 63, 66
プレアルブミン (mg/dL)	17～34	15～27	20～27	14～23	42
総タンパク (g/dL)	6.7～8.6	6.2～7.6	5.7～6.9	5.6～6.7	26, 29, 42
ナトリウム (mEq/L)	136～146	133～148	129～148	130～148	17, 26, 29, 39, 42, 63, 66
尿素窒素 (mg/dL)	7～20	7～12	3～13	3～11	20, 39, 42
尿酸 (mg/dL)	2.5～5.6[d]	2.0～4.2	2.4～4.9	3.1～6.3	17, 39, 42

代謝・内分泌系

	非妊婦[a]	第1三半期	第2三半期	第3三半期	References
アルドステロン（ng/dL）	2〜9	6〜104	9〜104	15〜101	21, 34, 69
アンジオテンシン変換酵素（ACE）（U/L）	9〜67	1〜38	1〜36	1〜39	20, 54
コルチゾール（μg/dL）	0〜25	7〜19	10〜42	12〜50	42, 69
ヘモグロビン A_{1c}（%）	4〜6	4〜6	4〜6	4〜7	48, 49, 59
副甲状腺ホルモン（pg/mL）	8〜51	10〜15	18〜25	9〜26	3
副甲状腺ホルモン関連タンパク（pmol/L）	< 1.3[e]	0.7〜0.9	1.8〜2.2	2.5〜2.8	3
血漿レニン活性（ng/mL/時）	0.3〜9.0[e]	報告なし	7.5〜54.0	5.9〜58.8	20, 34
甲状腺刺激ホルモン（TSH）（μIU/mL）	0.34〜4.25	0.60〜3.40	0.37〜3.60	0.38〜4.04	39, 42, 57
サイロキシン結合性グロブリン（mg/dL）	1.3〜3.0	1.8〜3.2	2.8〜4.0	2.6〜4.2	42
遊離サイロキシン（fT_4）（ng/dL）	0.8〜1.7	0.8〜1.2	0.6〜1.0	0.5〜0.8	42, 57
総サイロキシン（T_4）（μg/dL）	5.4〜11.7	6.5〜10.1	7.5〜10.3	6.3〜9.7	29, 42
遊離トリヨードサイロニン（fT_3）（pg/mL）	2.4〜4.2	4.1〜4.4	4.0〜4.2	報告なし	57
総トリヨードサイロニン（T_3）（ng/dL）	77〜135	97〜149	117〜169	123〜162	42

ビタミン・ミネラル

	非妊婦[a]	第1三半期	第2三半期	第3三半期	References
銅（μg/dL）	70〜140	112〜199	165〜221	130〜240	2, 30, 42
セレン（μg/L）	63〜160	116〜146	75〜145	71〜133	2, 42
ビタミンA（レチノール）（μg/dL）	20〜100	32〜47	35〜44	29〜42	42
ビタミンB_{12}（pg/mL）	279〜966	118〜438	130〜656	99〜526	45, 72
ビタミンC（アスコルビン酸）（mg/dL）	0.4〜1.0	報告なし	報告なし	0.9〜1.3	64
1,25-ジヒドロキシビタミンD（pg/mL）	25〜45	20〜65	72〜160	60〜119	3, 48
24,25-ジヒドロキシビタミンD（ng/mL）	0.5〜5.0[e]	1.2〜1.8	1.1〜1.5	0.7〜0.9	60
25-ヒドロキシビタミンD（ng/mL）	14〜80	18〜27	10〜22	10〜18	3, 60
ビタミンE（α-トコフェロール）（μg/dL）	5〜18	7〜13	10〜16	13〜23	42
亜鉛（μg/dL）	75〜120	57〜88	51〜80	50〜77	2, 42, 58

自己免疫・炎症性メディエータ

	非妊婦[a]	第1三半期	第2三半期	第3三半期	References
補体C3（mg/dL）	83〜177	62〜98	73〜103	77〜111	42
補体C4（mg/dL）	16〜47	18〜36	18〜34	22〜32	42
C反応性タンパク（CRP）（mg/dL）	0.2〜3.0	報告なし	0.4〜20.3	0.4〜8.1	28
赤沈（ESR）（mm/時）	0〜20[d]	4〜57	7〜47	13〜70	71
IgA（mg/dL）	70〜350	95〜243	99〜237	112〜250	42
IgG（mg/dL）	700〜1700	981〜1267	813〜1131	678〜990	42
IgM（mg/dL）	50〜300	78〜232	74〜218	85〜269	42

性ホルモン

	非妊婦[a]	第1三半期	第2三半期	第3三半期	References
デヒドロエピアンドロステロンサルフェート（DHEAS）（μmol/L）	1.3〜6.8[e]	2.0〜16.5	0.9〜7.8	0.8〜6.5	52
エストラジオール（pg/mL）	<20〜443[d,f]	188〜2497	1278〜7192	6137〜3460	13, 52
プロゲステロン（ng/mL）	<1〜20[d]	8〜48		99〜342	13, 52
プロラクチン（ng/mL）	0〜20[d]	36〜213	110〜330	137〜372	3, 13, 38, 49
性ホルモン結合グロブリン（nmol/L）	18〜114[d]	39〜131	214〜717	216〜724	1, 52
テストステロン（ng/dL）	6〜86[d]	25.7〜211.4	34.3〜242.9	62.9〜308.6	52
17-ヒドロキシプロゲステロン（nmol/L）	0.6〜10.6[d,e]	5.2〜28.5	5.2〜28.5	15.5〜84	52

脂質

	非妊婦[a]	第1三半期	第2三半期	第3三半期	References
総コレステロール（mg/dL）	<200	141〜210	176〜299	219〜349	8, 18, 31, 42
HDL-コレステロール（mg/dL）	40〜60	40〜78	52〜87	48〜87	8, 18, 31, 42, 55
LDL-コレステロール（mg/dL）	<100	60〜153	77〜184	101〜224	8, 18, 31, 42, 55
VLDL-コレステロール（mg/dL）	6〜40[e]	10〜18	13〜23	21〜36	31
トリグリセリド（mg/dL）	<150	40〜159	75〜382	131〜453	8, 18, 31, 39, 42, 55
アポリポタンパクA-1（mg/dL）	119〜240	111〜150	142〜253	145〜262	18, 39, 49
アポリポタンパクB（mg/dL）	52〜163	58〜81	66〜188	85〜238	18, 39, 49

心臓系

	非妊婦[a]	第1三半期	第2三半期	第3三半期	References
心房性ナトリウム利尿ペプチド（ANP）（pg/mL）	報告なし	報告なし	28.1〜70.1	報告なし	11
脳性ナトリウム利尿ペプチド（BNP）（pg/mL）	22±10	22±10	32±15	31±21	12A
クレアチンキナーゼ（U/L）	39〜238[d]	27〜83	25〜75	13〜101	41, 42
クレアチンキナーゼ-MB（U/L）	<6[k]	報告なし	報告なし	1.8〜2.4	41
脳性ナトリウム利尿ペプチド前駆体N端フラグメント（NT-pro-BNP）（pg/mL）	50±26	60±45	60±40	43±34	12A
トロポニンI（ng/mL）	0〜0.08	報告なし	報告なし	0〜0.064（分娩時）	36, 65

血液ガス

	非妊婦[a]	第1三半期	第2三半期	第3三半期	References
重炭酸塩（HCO_3^-）（mEq/L）	22〜26	報告なし	報告なし	16〜22	23
P_{CO_2}（mm Hg）	38〜42	報告なし	報告なし	25〜33	23
P_{O_2}（mm Hg）	90〜100	93〜100	90〜98	92〜107	23, 67
pH	7.38〜7.42 （動脈血）	7.36〜7.52 （静脈血）	7.40〜7.52 （静脈血）	7.41〜7.53 （静脈血） 7.39〜7.45 （動脈血）	23, 26

腎機能検査

	非妊婦[a]	第1三半期	第2三半期	第3三半期	References
有効腎血漿流量（mL/分）	492〜696[d, e]	696〜985	612〜1170	595〜945	19, 22
糸球体濾過率（GFR）（mL/分）	106〜132[d]	131〜166	135〜170	117〜182	19, 22, 50
濾過率（％）	16.9〜24.7[f]	14.7〜21.6	14.3〜21.9	17.1〜25.1	19, 22, 50
尿 オスモル濃度（mOsm/kg）	500〜800	326〜975	278〜1066	238〜1034	61
24時間アルブミン排泄量（mg/日）	<30	5〜15	4〜18	3〜22	27, 61
24時間カルシウム排泄量（mmol/日）	<7.5[e]	1.6〜5.2	0.3〜6.9	0.8〜4.2	66
24時間クレアチニンクリアランス（mL/分）	91〜130	69〜140	55〜136	50〜166	22, 66
24時間クレアチニン排泄量（mmol/日）	8.8〜14[e]	10.6〜11.6	10.3〜11.5	10.2〜11.4	61
24時間カリウム排泄量（mmol/日）	25〜100[e]	17〜33	10〜38	11〜35	66
24時間タンパク排泄量（mg/日）	<150	19〜141	47〜186	46〜185	27
24時間ナトリウム排泄量（mmol/日）	100〜260[e]	53〜215	34〜213	37〜149	17, 66

[a] 他の指定のない限り，すべての基準値は「Harrison's Principles of Internal Medicine 第17版」による[37]．
[b] 鉄補充の有無を含む．
[c] 基準値は「Laboratory Reference Handbook」，Pathology Department, Parkland Hospital, 2005．
[d] 基準の正常範囲は女性へ特化したものである．
[e] 基準値は「Harrison's Principles of Internal Medicine 第15版」による[12]．
[f] 範囲は閉経前女性のためのものであり，月経周期の時期によって異なる．
[g] 基準値は Cerneca et al: Coagulation and fibrinolysis changes in normal pregnancy increased levels of procoagulants and reduced levels of inhibitors during pregnancy induce a hypercoagulable state, combined with a reactive fibrinolysis[15]．
[h] 基準値は Cerneca et al and Choi et al: Tissue plasminogen activator levels change with plasma fibrinogen concentrations during pregnancy[15,16]．
[i] 基準値は Mannucci et al: Changes in health and disease of the metalloprotease that cleaves von Willebrand factor[44A]．
[j] 基準値は Bacq et al: Liver function tests in normal pregnancy: a prospective study of 102 pregnant women and 102 matched controls[5]．
[k] 基準値は Leiserowitz et al: Creatine kinase and its MB isoenzyme in the third trimester and the peripartum period[41]．
[l] 基準値は Dunlop: Serial changes in renal haemodynamics during normal human pregnancy[19]．

（Appendix courtesy of Dr. Mina Abbassi-Ghanavati and Dr. Laura G. Greer）

付録Ⅱ　母体心臓超音波計測

左心室	妊娠			産褥
	第1三半期	第2三半期	第3三半期	
形状				
IVS$_d$ (mm)	7.3 ± 1.0	7.4 ± 1.1	7.8 ± 1.2	7.1 ± 0.9
LVEDD (mm)	45 〜 47.8	47 〜 48.9	47 〜 49.6	46 〜 48.8
LVESD (mm)	28 - 30	20 - 30.1	30 - 30.8	28 - 30.6
PW$_d$	6.3 ± 0.7	6.6 ± 0.7	6.9 ± 1.0	6.1 ± 0.6
RWT	0.26 〜 0.36	0.27 〜 0.37	0.28 〜 0.38	0.25 〜 0.35
LV mass (g)	111 〜 121	121 〜 135	136 〜 151	114 〜 119
LV mass (g/m^2)	66 ± 13	70 ± 12	76 ± 16	67 ± 11
収縮期機能				
FS (%)	37 〜 38	76 〜 78	80 〜 85	67 〜 69
SW thickening (%)	47 ± 17	53 ± 16	51 ± 15	54 ± 19
PW thickening (%)	66 ± 16	72 ± 16	74 ± 16	71 ± 14
VCFC (circ/秒)	1.15 〜 0.3	1.18 〜 0.16	1.18 〜 0.12	1.18 〜 0.12
ESS (g/cm^2)	59 ± 9	53 ± 11	52 ± 11	66 ± 12
拡張期機能				
心拍数	75 〜 76	76 〜 78	80 〜 85	67 〜 69
僧帽弁 E 波 (m/秒)	0.85 ± 0.13	0.84 ± 0.16	0.77 ± 0.15	0.77 ± 0.11
僧帽弁 A 波 (m/秒)	0.5 ± 0.09	0.5 ± 0.1	0.55 ± 0.1	0.46 ± 0.1
減速時間 (ms)	176 ± 44	188 ± 40	193 ± 33	201 ± 48
IVRT (ms)	90 ± 19	79 ± 18	72 ± 16	69 ± 10
E 波持続期間 (ms)	263 ± 50	276 ± 43	282 ± 37	288 ± 48
E・A 波持続期間 (ms)	454 ± 121	412 ± 79	375 ± 63	523 ± 88

値は範囲または平均±SD.
Circ＝円周，d＝拡張期，ESS＝収縮末期壁応力，FS＝短縮率，IVRT＝等容性弛緩時間，IVSd＝拡張期心室中隔，LV＝左心室，LVEDD＝左室拡張終末期径，LVESD＝左室収縮終末期径，PW＝後壁，RWT＝相対的左室壁厚，SW＝中隔壁，VCFC＝心拍数補正後の平均心筋収縮速度.
(Data from Savu (62A) and Vitarelli (71A))

付録Ⅲ　胎児超音波計測
表Ⅲ-1　月経周期から算出した平均胎囊径，頭殿長

月経周期日数（日）	月経周期週数（週）	胎囊径（mm）	頭殿長（cm）
30	4.3		
32	4.6	3	
34	4.9	5	
36	5.1	6	
38	5.4	8	
40	5.7	10	0.2
42	6.0	12	0.35
44	6.3	14	0.5
46	6.6	16	0.7
48	6.9	18	0.9
50	7.1	20	1.0
52	7.4	22	1.2
54	7.7	24	1.4
56	8.0	26	1.6
58	8.3	27	1.8
60	8.6	29	2.0
62	8.9	31	2.2
64	9.1	33	2.4
66	9.4	35	2.6
68	9.7	37	2.9
70	10.0	39	3.1
72	10.3	41	3.4
74	10.6	43	3.7
76	10.9	45	4.0
78	11.1	47	4.2
80	11.4	49	4.6
82	11.7	51	5.0
84	12.0	53	5.4

(Data from Nyberg, 1992; Hadlock, 1992; Robinson; 1975; Daya, 1991)

表Ⅲ-2 頭殿長（CRL）から算出した平均妊娠週数パーセンタイル値

CRL (mm)	妊娠週数（週） パーセンタイル値			CRL (mm)	妊娠週数（週） パーセンタイル値		
	5th	50th	95th		5th	50th	95th
10	6+5	7+3	8	30	9+5	10+2	11
11	6+6	7+4	8+2	31	9+5	10+3	11+1
12	7+1	7+5	8+3	32	9+6	10+4	11+2
13	7+2	8	8+4	33	10	10+5	11+2
14	7+3	8+4	8+6	34	10+1	10+6	11+3
15	7+4	8+2	9	35	10+2	10+6	11+4
16	7+5	8+3	9+1	36	10+2	11	11+5
17	8	8+4	9+2	37	10+3	11+1	11+6
18	8+1	8+5	9+3	38	10+4	11+2	11+6
19	8+2	8+6	9+4	39	10+5	11+2	12
20	8+3	9	9+5	40	10+5	11+3	12+1
21	8+4	9+1	9+6	41	10+6	11+4	12+1
22	8+5	9+2	10	42	11	11+4	12+2
23	8+6	9+3	10+1	43	11	11+5	12+3
24	8+6	9+4	10+2	44	11+1	11+6	12+3
25	9	9+5	10+3	45	11+2	11+6	12+4
26	9+1	9+6	10+4	46	11+2	12	12+5
27	9+2	10	10+5	47	11+3	12+1	12+5
28	9+3	10+1	10+5	48	11+4	12+1	12+6
29	9+4	10+2	10+6	49	11+4	12+2	13

表Ⅲ-3　妊娠週数別の胎児推定体重パーセンタイル値

妊娠週数（週）	胎児推定体重パーセンタイル値（g）				
	3rd	10th	50th	90th	97th
10	26	29	35	41	44
11	34	37	45	53	56
12	43	48	58	68	73
13	54	61	73	85	92
14	69	77	93	109	117
15	87	97	117	137	147
16	109	121	146	171	183
17	135	150	181	212	227
18	166	185	223	261	280
19	204	227	273	319	342
20	247	275	331	387	415
21	298	331	399	467	500
22	357	397	478	559	599
23	424	472	568	664	712
24	500	556	670	784	840
25	586	652	785	918	984
26	681	758	913	1068	1145
27	787	876	1055	1234	1323
28	903	1005	1210	1415	1517
29	1029	1145	1379	1613	1729
30	1163	1294	1559	1824	1955
31	1306	1454	1751	2048	2196
32	1457	1621	1953	2285	2449
33	1613	1795	2162	2529	2711
34	1773	1973	2377	2781	2981
35	1936	2154	2595	3026	3254
36	2098	2335	2813	3291	3528
37	2259	2514	3028	3542	3797
38	2414	2687	3236	3785	4058
39	2563	2852	3435	4018	4307
40	2700	3004	3619	4234	4538
41	2825	3144	3787	4430	4749
42	2935	3266	3934	4602	4933

(Adapted with permission from Hadlock, 1991)

表Ⅲ-4　二絨毛膜性双胎における正常出生体重パーセンタイル値

妊娠週数（週）	正常出生体重パーセンタイル値				
	5th	10th	50th	90th	95th
23	477	513	632	757	801
24	538	578	712	853	903
25	606	652	803	962	1018
26	684	735	906	1085	1148
27	771	829	1021	1223	1294
28	870	935	1152	1379	1459
29	980	1054	1298	1554	1645
30	1102	1186	1460	1748	1850
31	1235	1328	1635	1958	2072
32	1374	1477	1819	2179	2306
33	1515	1630	2007	2403	2543
34	1653	1778	2190	2622	2775
35	1781	1916	2359	2825	2989
36	1892	2035	2506	3001	3176
37	1989	2139	2634	3155	3339
38	2079	2236	2753	3297	3489
39	2167	2331	2870	3437	3637
40	2258	2428	2990	3581	3790
41	2352	2530	3115	3731	3948

(Reproduced with permission from Ananth, 1998)

表Ⅲ-5　一絨毛膜性双胎における正常出生体重パーセンタイル値

妊娠週数（週）	正常出生体重パーセンタイル値				
	5th	10th	50th	90th	95th
23	392	431	533	648	683
24	456	501	620	753	794
25	530	582	720	875	922
26	615	676	836	1017	1072
27	713	784	970	1178	1242
28	823	904	1119	1360	1433
29	944	1037	1282	1559	1643
30	1072	1178	1457	1771	1867
31	1204	1323	1637	1990	2097
32	1335	1467	1814	2205	2325
33	1457	1601	1980	2407	2537
34	1562	1716	2123	2580	2720
35	1646	1808	2237	2719	2866
36	1728	1899	2349	2855	3009
37	1831	2012	2489	3025	3189
38	1957	2150	2660	3233	3408
39	2100	2307	2854	3469	3657
40	2255	2478	3065	3726	3927
41	2422	2661	3292	4001	4217

(Reproduced with permission from Ananth, 1998)

表Ⅲ-6　妊娠週数別の胎児胸囲計測値（cm）

妊娠週数（週）	症例数	推定パーセンタイル値								
		2.5	5	10	25	50	75	90	95	97.5
16	6	5.9	6.4	7.0	8.0	9.1	10.3	11.3	11.9	12.4
17	22	6.8	7.3	7.9	8.9	10.0	11.2	12.2	12.8	13.3
18	31	7.7	8.2	8.8	9.8	11.0	12.1	13.1	13.7	14.2
19	21	8.6	9.1	9.7	10.7	11.9	13.0	14.0	14.6	15.1
20	20	9.6	10.0	10.6	11.7	12.8	13.9	15.0	15.5	16.0
21	30	10.4	11.0	11.6	12.6	13.7	14.8	15.8	16.4	16.9
22	18	11.3	11.9	12.5	13.5	14.6	15.7	16.7	17.3	17.8
23	21	12.2	12.8	13.4	14.4	15.5	16.6	17.6	18.2	18.8
24	27	13.2	13.7	14.3	15.3	16.4	17.5	18.5	19.1	19.7
25	20	14.1	14.6	15.2	16.2	17.3	18.4	19.4	20.0	20.6
26	25	15.0	15.5	16.1	17.1	18.2	19.3	20.3	21.0	21.5
27	24	15.9	16.4	17.0	18.0	19.1	20.2	21.3	21.9	22.4
28	24	16.8	17.3	17.9	18.9	20.0	21.2	22.2	22.8	23.3
29	24	17.7	18.2	18.8	19.8	21.0	22.1	23.1	23.7	24.2
30	27	18.6	19.1	19.7	20.7	21.9	23.0	24.0	24.6	25.1
31	24	19.5	20.0	20.6	21.6	22.8	23.9	24.9	25.5	26.0
32	28	20.4	20.9	21.5	22.6	23.7	24.8	25.8	26.4	26.9
33	27	21.3	21.8	22.5	23.5	24.6	25.7	26.7	27.3	27.8
34	25	22.2	22.8	23.4	24.4	25.5	26.6	27.6	28.2	28.7
35	20	23.1	23.7	24.3	25.3	26.4	27.5	28.5	29.1	29.6
36	23	24.0	24.6	25.2	26.2	27.3	28.4	29.4	30.0	30.6
37	22	24.8	25.5	26.1	27.1	28.2	29.3	30.3	30.9	31.5
38	21	25.9	26.4	27.0	28.0	29.1	30.2	31.2	31.9	32.4
39	7	26.8	27.3	27.9	28.9	30.0	31.1	32.2	32.8	33.3
40	6	27.7	28.2	28.8	29.8	30.9	32.1	33.1	33.7	34.2

(*Reproduced with permission from Chitkara, 1987*)

表Ⅲ-7　妊娠週数別の胎児長管骨長（mm）（超音波計測値）

週	上腕骨 パーセンタイル			尺骨 パーセンタイル			橈骨 パーセンタイル			大腿骨 パーセンタイル			脛骨 パーセンタイル			腓骨 パーセンタイル		
	5	50	95	5	50	95	5	15	95	5	50	95	5	50	95	5	50	95
15	11	18	26	10	16	22	12	15	19	11	19	26	5	16	27	10	14	18
16	12	21	25	8	19	24	9	18	21	13	22	24	7	19	25	6	17	22
17	19	24	29	11	21	32	11	20	29	20	25	29	15	22	29	7	19	31
18	18	27	30	13	24	30	14	22	26	19	28	31	14	24	29	10	22	28
19	22	29	36	20	26	32	20	24	29	23	31	38	19	27	35	18	24	30
20	23	32	36	21	29	32	21	27	28	22	33	39	19	29	35	18	27	30
21	28	34	40	25	31	36	25	29	32	27	36	45	24	32	39	24	29	34
22	28	36	40	24	33	37	24	31	34	29	39	44	25	34	39	21	31	37
23	32	38	45	27	35	43	26	32	39	35	41	48	30	36	43	23	33	44
24	31	41	46	29	37	41	27	34	38	34	44	49	28	39	45	26	35	41
25	35	43	51	34	39	44	31	36	40	38	46	54	31	41	50	33	37	42
26	36	45	49	34	41	44	30	37	41	39	49	53	33	43	49	32	39	43
27	42	46	51	37	43	48	33	39	45	45	51	57	39	45	51	35	41	47
28	41	48	52	37	44	48	33	40	45	45	53	57	38	47	52	36	43	47
29	44	50	56	40	46	51	36	42	47	49	56	62	40	49	57	40	45	50
30	44	52	56	38	47	54	34	43	49	49	58	62	41	51	56	38	47	52
31	47	53	59	39	49	59	34	44	53	53	60	67	46	52	58	40	48	57
32	47	55	59	40	50	58	37	45	51	53	62	67	46	54	59	40	50	56
33	50	56	62	43	52	60	41	46	51	56	64	71	49	56	62	43	51	59
34	50	57	62	44	53	59	39	47	53	57	65	70	47	57	64	46	52	56
35	52	58	65	47	54	61	38	48	57	61	67	73	48	59	69	51	54	57
36	53	60	63	47	55	61	41	48	54	61	69	74	49	60	68	51	55	56
37	57	61	64	49	56	62	45	49	53	64	71	77	52	61	71	55	56	58
38	55	61	66	48	57	63	45	49	53	62	72	79	54	62	69	54	57	59
39	56	62	69	49	57	66	46	50	54	64	74	83	58	64	69	55	58	62
40	56	63	69	50	58	65	46	50	54	66	75	81	58	65	69	54	59	62

(*Reproduced with permission from Jeanty, 1983*)

表Ⅲ-8　妊娠週数別の眼周囲の測定値

妊娠週数 (週)	外眼窩間距離（mm）			内眼窩間距離（mm）			眼球直径（mm）		
	5th	50th	95th	5th	50th	95th	5th	50th	95th
15	15	22	30	6	10	14	4	6	9
16	17	25	32	6	10	15	5	7	9
17	19	27	34	6	11	15	5	8	10
18	22	29	37	7	11	16	6	9	11
19	24	31	39	7	12	16	7	9	12
20	26	33	41	8	12	17	8	10	13
21	28	35	43	8	13	17	8	11	13
22	30	37	44	9	13	18	9	12	14
23	31	39	46	9	14	18	10	12	15
24	33	41	48	10	14	19	10	13	15
25	35	42	50	10	15	19	11	13	16
26	36	44	51	11	15	20	12	14	16
27	38	45	53	11	16	20	12	14	17
28	39	47	54	12	16	21	13	15	17
29	41	48	56	12	17	21	13	15	18
30	42	50	57	13	17	22	14	16	18
31	43	51	58	13	18	22	14	16	19
32	45	52	60	14	18	23	14	17	19
33	46	53	61	14	19	23	15	17	19
34	47	54	62	15	19	24	15	17	20
35	48	55	63	15	20	24	15	18	20
36	49	56	64	16	20	25	16	18	20
37	50	57	65	16	21	25	16	18	21
38	50	58	65	17	21	26	16	18	21
39	51	59	66	17	22	26	16	19	21
40	52	59	67	18	22	26	16	19	21

（パーセンタイル）

（Adapted with permission from Romero R, 1988）

表Ⅲ-9　妊娠週数別の小脳横径測定値

妊娠週数（週）	小脳径（mm）					
	10	25	50	75	90	（パーセンタイル）
15	10	12	14	15	16	
16	14	16	16	16	17	
17	16	16	17	17	18	
18	17	17	18	18	19	
19	18	18	19	19	22	
20	18	19	19	20	22	
21	19	20	22	23	24	
22	21	23	23	24	24	
23	22	23	24	25	26	
24	22	24	25	27	28	
25	23	21.5	28	28	29	
26	25	28	29	30	32	
27	26	28.5	30	31	32	
28	27	30	31	32	34	
29	29	32	34	36	38	
30	31	32	35	37	40	
31	32	35	38	39	43	
32	33	36	38	40	42	
33	32	36	40	43	44	
34	33	38	40	41	44	
35	31	37	40.5	43	47	
36	36	29	43	52	55	
37	37	37	45	52	55	
38	40	40	48.5	52	55	
39	52	52	52	55	55	

（*Adapted with permission from Goldstein, 1987*）

表Ⅲ-10　臍帯動脈ドプラ計測のための参考値

妊娠週数（週）	パーセンタイル					
	5th		50th		95th	
	抵抗指数（RI）	収縮期/拡張期比（S/D ratio）	抵抗指数（RI）	収縮期/拡張期比（S/D ratio）	抵抗指数（RI）	収縮期/拡張期比（S/D ratio）
16	0.70	3.39	0.80	5.12	0.90	10.50
17	0.69	3.27	0.79	4.86	0.89	9.46
18	0.68	3.16	0.78	4.63	0.88	8.61
19	0.67	3.06	0.77	4.41	0.87	7.90
20	0.66	2.97	0.76	4.22	0.86	7.30
21	0.65	2.88	0.75	4.04	0.85	6.78
22	0.64	2.79	0.74	3.88	0.84	6.33
23	0.63	2.71	0.73	3.73	0.83	5.94
24	0.62	2.64	0.72	3.59	0.82	5.59
25	0.61	2.57	0.71	3.46	0.81	5.28
26	0.60	2.50	0.70	3.34	0.80	5.01
27	0.59	2.44	0.69	3.22	0.79	4.76
28	0.58	2.38	0.68	3.12	0.78	4.53
29	0.57	2.32	0.67	3.02	0.77	4.33
30	0.56	2.26	0.66	2.93	0.76	4.14
31	0.55	2.21	0.65	2.84	0.75	3.97
32	0.54	2.16	0.64	2.76	0.74	3.81
33	0.53	2.11	0.63	2.68	0.73	3.66
34	0.52	2.07	0.62	2.61	0.72	3.53
35	0.51	2.03	0.61	2.54	0.71	3.40
36	0.50	1.98	0.60	2.47	0.70	3.29
37	0.49	1.94	0.59	2.41	0.69	3.18
38	0.47	1.90	0.57	2.35	0.67	3.08
39	0.46	1.87	0.56	2.30	0.66	2.98
40	0.45	1.83	0.55	2.24	0.65	2.89
41	0.44	1.80	0.54	2.19	0.64	2.81
42	0.43	1.76	0.53	2.14	0.63	2.73

(Adapted with permission from Kofinas AD, 1992)

（訳：日向　悠）

Appendix References

1. Acromite MT, Mantzoros CS, Leach RE, et al: Androgens in preeclampsia. Am J Obstet Gynecol 180:60, 1999.
2. Álvarez SI, Castañón SG, Ruata MLC, et al: Updating of normal levels of copper, zinc and selenium in serum of pregnant women. J Trace Elem Med Biol 21(S1):49, 2007.
2A. Ananth CV, Vintzileos, Shen-Schwarz S, et al: Standards of birth weight in twin gestations. Obstet Gynecol 91:917, 1998.
3. Ardawi MSM, Nasrat HAN, BA'Aqueel HS: Calcium-regulating hormones and parathyroid hormone-related peptide in normal human pregnancy and postpartum: a longitudinal study. Eur J Endocrinol 137:402, 1997.
3A. Aslam N, Ong C, Woelfer B, et al: Serum CA 125 at 11–14 weeks of gestation in women with morphologically normal ovaries. BJOG 107(5): 689, 2000.
4. Aziz Karim S, Khurshid M, Rizvi JH, et al: Platelets and leucocyte counts in pregnancy. J Pak Med Assoc 42:86, 1992.
5. Bacq Y, Zarka O, Bréchot JF, et al: Liver function tests in normal pregnancy: a prospective study of 102 pregnant women and 102 matched controls. Hepatology 23:1030, 1996.
6. Balloch AJ, Cauchi MN: Reference ranges for haematology parameters in pregnancy derived from patient populations. Clin Lab Haematol 15:7, 1993.
7. Beguin Y, Lipscei G, Thourmsin H, et al: Blunted erythropoietin production and decreased erythropoiesis in early pregnancy. Blood 78(1):89, 1991.
8. Belo L, Caslake M, Gaffney D, et al: Changes in LDL size and HDL concentration in normal and preeclamptic pregnancies. Atherosclerosis 162:425, 2002.
9. Belo L, Santos-Silva A, Rocha S, et al: Fluctuations in C-reactive protein concentration and neutrophil activation during normal human pregnancy. Eur J Obstet Gynecol Reprod Biol 123:46, 2005.
10. Bianco I, Mastropietro F, D'Aseri C, et al: Serum levels of erythropoietin and soluble transferrin receptor during pregnancy in non-β-thalassemic and β-thalassemic women. Haematologica 85:902, 2000.
11. Borghi CB, Esposti DD, Immordino V, et al: Relationship of systemic hemodynamics, left ventricular structure and function, and plasma natriuretic peptide concentrations during pregnancy complicated by preeclampsia. Am J Obstet Gynecol 183:140, 2000.
12. Braunwald E, Fauci AS, Kasper DL, et al (eds): Appendices. In Harrison's Principles of Internal Medicine, 15th ed. New York, McGraw-Hill, 2001, p A-1.
12A. Burlingame J, Hyeong JA, Tang WHW: Changes in cardiovascular biomarkers throughout pregnancy and the remote postpartum period. Am J Obstet Gynecol 208:S97, 2013.
13. Carranza-Lira S, Hernández F, Sánchez M, et al: Prolactin secretion in molar and normal pregnancy. Int J Gynaecol Obstet 60:137, 1998.
14. Carter J: Serum bile acids in normal pregnancy. BJOG 98:540, 1991.
15. Cerneca F, Ricci G, Simeone R, et al: Coagulation and fibrinolysis changes in normal pregnancy increased levels of procoagulants and reduced levels of inhibitors during pregnancy induce a hypercoagulable state, combined with a reactive fibrinolysis. Eur J Obstet Gynecol Reprod Biol 73:31, 1997.
15A. Chitkara J, Rosenberg J, Chervenak FA, et al: Prenatal sonographic assessment of the fetal thorax: normal values. Am J Obstet Gynecol 156:1069, 1987.
16. Choi JW, Pai SH: Tissue plasminogen activator levels change with plasma fibrinogen concentrations during pregnancy. Ann Hematol 81:611, 2002.
17. Davison JB, Vallotton MB, Lindheimer MD: Plasma osmolality and urinary concentration and dilution during and after pregnancy: evidence that lateral recumbency inhibits maximal urinary concentrating ability. BJOG 88:472, 1981.
18. Desoye G, Schweditsch MO, Pfeiffer KP, et al: Correlation of hormones with lipid and lipoprotein levels during normal pregnancy and postpartum. J Clin Endocrinol Metab 64:704, 1987.
19. Dunlop W: Serial changes in renal haemodynamics during normal human pregnancy. BJOG 88:1, 1981.
20. Dux S, Yaron A, Carmel A, et al: Renin, aldosterone, and serum-converting enzyme activity during normal and hypertensive pregnancy. Gynecol Obstet Invest 17:252, 1984.
21. Elsheikh A, Creatsas G, Mastorakos G, et al: The renin-aldosterone system during normal and hypertensive pregnancy. Arch Gynecol Obstet 264:182, 2001.
22. Ezimokhai M, Davison JM, Philips PR, et al: Non-postural serial changes in renal function during the third trimester of normal human pregnancy. BJOG 88:465, 1981.
23. Fadel HE, Northrop G, Misenhimer HR, et al: Acid-base determinations in amniotic fluid and blood of normal late pregnancy. Obstet Gynecol 53:99, 1979.
24. Faught W, Garner P, Jones G, et al: Changes in protein C and protein S levels in normal pregnancy. Am J Obstet Gynecol 172:147, 1995.
25. Francalanci I, Comeglio P, Liotta AA, et al: d-Dimer concentrations during normal pregnancy, as measured by ELISA. Thromb Res 78:399, 1995.
25A. Goldstein I, Reece A, Pilu, et al: Cerebellar measurements with ultrasonography in the evaluation of fetal growth and development. Am J Obstet Gynecol 156:1065, 1987.
25B. Hadlock FP, Harrist RB, Marinez-Poyer J: In utero analysis of fetal growth: a sonographic weight standard. Radiology 181:129, 1991.
25C. Hale SA, Sobel B, Benvenuto A, et al: Coagulation and fibrinolytic system protein profiles in women with normal pregnancies and pregnancies complicated by hypertension. Pregnancy Hypertens 2(2):152, 2012.
26. Handwerker SM, Altura BT, Altura BM: Serum ionized magnesium and other electrolytes in the antenatal period of human pregnancy. J Am Coll Nutr 15:36, 1996.
26A. Haram K, Augensen K, Elsayed S: Serum protein pattern in normal pregnancy with special reference to acute phase reactants. BJOG 90(2):139, 1983.
27. Higby K, Suiter CR, Phelps JY, et al: Normal values of urinary albumin and total protein excretion during pregnancy. Am J Obstet Gynecol 171:984, 1994.
27A. Hui C, Lili M, Libin C, et al: Changes in coagulation and hemodynamics during pregnancy: a prospective longitudinal study of 58 cases. Arch Gynecol Obstet 285:1231, 2012.
28. Hwang HS, Kwon JY, Kim MA, et al: Maternal serum highly sensitive C-reactive protein in normal pregnancy and preeclampsia. Int J Gynaecol Obstet 98:105, 2007.
29. Hytten FE, Lind T: Diagnostic Indices in Pregnancy. Summit, CIBA-GEIGY Corporation, 1975.
30. Ilhan N, Ilhan N, Simsek M: The changes of trace elements, malondialdehyde levels and superoxide dismutase activities in pregnancy with or without preeclampsia. Clin Biochem 35:393, 2002.
30A. Jacobs IJ, Fay TN, Stabile I, et al: The distribution of CA 125 in the reproductive tract of pregnant and non-pregnant women. BJOG 95(11):1190, 1988.
30B. Jeanty P: Fetal limb biometry. Radiology 147:602, 1983.
31. Jimenez DM, Pocovi M, Ramon-Cajal J, et al: Longitudinal study of plasma lipids and lipoprotein cholesterol in normal pregnancy and puerperium. Gynecol Obstet Invest 25:158, 1988.

31A. Jóźwik M, Jóźwik M, Pietrzycki, et al: Maternal and fetal blood ammonia concentrations in normal term human pregnancies. Biol Neonate 87:38, 2005.
32. Karsenti D, Bacq Y, Bréchot JF, et al: Serum amylase and lipase activities in normal pregnancy: a prospective case-control study. Am J Gastroenterol 96:697, 2001.
33. Kato T, Seki K, Matsui H, et al: Monomeric calcitonin in pregnant women and in cord blood. Obstet Gynecol 92:241, 1998.
34. Kim EH, Lim JH, Kim YH, et al: The relationship between aldosterone to renin ratio and RI value of the uterine artery in the preeclamptic patient vs. normal pregnancy. Yonsei Med J 49(1):138, 2008.
35. Kline JA, Williams GW, Hernandez-Nino J: d-Dimer concentrations in normal pregnancy: new diagnostic thresholds are needed. Clin Chem 51:825, 2005.
35A. Kofinas AD, Espeland MA, Penry M, et al: Uteroplacental Doppler flow velocimetry waveform indices in normal pregnancy: a statistical exercise and the development of appropriate references values. Am J Perinatol 9:94, 1992.
36. Koscica KL, Bebbington M, Bernstein PS: Are maternal serum troponin I levels affected by vaginal or cesarean delivery? Am J Perinatol 21(1):31, 2004.
37. Fauci A, Braunwald E, Kasper D, et al (eds): Appendics. In Harrison's Principles of Internal Medicine, 17th ed. New York, McGraw-Hill, 2001, PA-I.
38. Larrea F, Méndez I, Parra A: Serum pattern of different molecular forms of prolactin during normal human pregnancy. Hum Reprod 8:1617, 1993.
39. Larsson A, Palm M, Hansson L-O, et al: Reference values for clinical chemistry tests during normal pregnancy. BJOG 115:874, 2008.
39A. Lattuada A, Rossi E, Calzarossa C, et al: Mild to moderate reduction of a von Willebrand factor cleaving protease (ADAMTS-13) in pregnant women with HELLP microangiopathic syndrome. Haematologica 88(9): 1029, 2003.
39B. Leek AE, Ruoss CF, Kitau MG, et al: Maternal plasma alphafetoprotein levels in the second half of normal pregnancy: relationship to fetal weight, and maternal age and parity. BJOG 82:669, 1975.
40. Lefkowitz JB, Clarke SH, Barbour LA: Comparison of protein S functional and antigenic assays in normal pregnancy. Am J Obstet Gynecol 175:657, 1996.
41. Leiserowitz GS, Evans AT, Samuels SJ, et al: Creatine kinase and its MB isoenzyme in the third trimester and the peripartum period. J Reprod Med 37:910, 1992.
41A. Liu XH, Jiang YM, Shi H, et al: Prospective, sequential, longitudinal study of coagulation changes during pregnancy in Chinese women. Int J Gynaecol Obstet 105(3):240, 2009.
42. Lockitch G: Handbook of Diagnostic Biochemistry and Hematology in Normal Pregnancy. Boca Raton, CRC Press, 1993.
43. López-Quesada E, Vilaseca MA, Lailla JM: Plasma total homocysteine in uncomplicated pregnancy and in preeclampsia. Eur J Obstet Gynecol Reprod Biol 108:45, 2003.
44. Louro MO, Cocho JA, Tutor JC: Assessment of copper status in pregnancy by means of determining the specific oxidase activity of ceruloplasmin. Clin Chim Acta 312:123, 2001.
44A. Mannucci PM, Canciani MT, Forza I, et al: Changes in health and disease of the metalloprotease that cleaves von Willebrand factor. Blood 98(9): 2730, 2001.
45. Milman N, Bergholt T, Byg KE, et al: Reference intervals for haematological variables during normal pregnancy and postpartum in 434 healthy Danish women. Eur J Haematol 79:39, 2007.
46. Milman N, Byg KE, Hvas AM, et al: Erythrocyte folate, plasma folate and plasma homocysteine during normal pregnancy and postpartum: a longitudinal study comprising 404 Danish women. Eur J Haematol 76:200, 2006.
47. Milman N, Graudal N, Nielsen OJ: Serum erythropoietin during normal pregnancy: relationship to hemoglobin and iron status markers and impact of iron supplementation in a longitudinal, placebo-controlled study on 118 women. Int J Hematol 66:159, 1997.
48. Mimouni F, Tsang RC, Hertzbert VS, et al: Parathyroid hormone and calcitriol changes in normal and insulin-dependent diabetic pregnancies. Obstet Gynecol 74:49, 1989.
49. Montelongo A, Lasunción MA, Pallardo LF, et al: Longitudinal study of plasma lipoproteins and hormones during pregnancy in normal and diabetic women. Diabetes 41:1651, 1992.
50. Moran P, Baylis PH, Lindheimer, et al: Glomerular ultrafiltration in normal and preeclamptic pregnancy. J Am Soc Nephrol 14:648, 2003.
51. Morse M: Establishing a normal range for D-dimer levels through pregnancy to aid in the diagnosis of pulmonary embolism and deep vein thrombosis. J Thromb Haemost 2:1202, 2004.
51A. Nyberg DA, McGahan JP, Pretorius DH, et al (eds): Diagnostic Imaging of Fetal Anomalies, 2nd ed. Philadelphia, Lippincott Williams & Wilkins, 2003, p 1015.
52. O'Leary P, Boyne P, Flett P, et al: Longitudinal assessment of changes in reproductive hormones during normal pregnancy. Clin Chem 35(5):667, 1991.
53. Özerol E, Özerol I, Gökdeniz R, et al: Effect of smoking on serum concentrations of total homocysteine, folate, vitamin B_{12}, and nitric oxide in pregnancy: a preliminary study. Fetal Diagn Ther 19:145, 2004.
54. Parente JV, Franco JG, Greene LJ, et al: Angiotensin-converting enzyme: serum levels during normal pregnancy. Am J Obstet Gynecol 135:586, 1979.
55. Piechota W, Staszewski A: Reference ranges of lipids and apolipoproteins in pregnancy. Eur J Obstet Gynecol Reprod Biol 45:27, 1992.
56. Pitkin RM, Gebhardt MP: Serum calcium concentrations in human pregnancy. Am J Obstet Gynecol 127:775, 1977.
57. Price A, Obel O, Cresswell J, et al: Comparison of thyroid function in pregnant and non-pregnant Asian and western Caucasian women. Clin Chim Acta 208:91, 2001.
58. Qvist I, Abdulla M, Jägerstad M, et al: Iron, zinc and folate status during pregnancy and two months after delivery. Acta Obstet Gynecol Scand 65:15, 1986.
59. Radder JK, Van Roosmalen J: HbA1c in healthy, pregnant women. Neth J Med 63:256, 2005.
60. Reiter EO, Braunstein GD, Vargas A, et al: Changes in 25-hydroxyvitamin D and 24,25-dihydroxyvitamin D during pregnancy. Am J Obstet Gynecol 135:227, 1979.
61. Risberg A, Larsson A, Olsson K, et al: Relationship between urinary albumin and albumin/creatinine ratio during normal pregnancy and preeclampsia. Scand J Clin Lab Invest 64:17, 2004.
61A. Romero R, Pilu G, Jeanty P, et al: Prenatal diagnosis of congenital anomalies. Norwalk, Appleton & Lange, 1988, p 83.
62. Romslo I, Haram K, Sagen N, et al: Iron requirement in normal pregnancy as assessed by serum ferritin, serum transferrin saturation and erythrocyte protoporphyrin determinations. BJOG 90:101, 1983.
62A. Savu O, Jurcuţ R, Giușcă S, et al: Morphological and functional adaptation of the maternal heart during pregnancy. Circ Cardiovasc Imaging 5:289, 2012.
63. Shakhmatova EI, Osipova NA, Natochin YV: Changes in osmolality and blood serum ion concentrations in pregnancy. Hum Physiol 26:92, 2000.

64. Sharma SC, Sabra A, Molloy A, et al: Comparison of blood levels of histamine and total ascorbic acid in pre-eclampsia with normal pregnancy. Hum Nutr Clin Nutr 38C:3, 1984.
65. Shivvers SA, Wians FH, Keffer JH, et al: Maternal cardiac troponin I levels during labor and delivery. Am J Obstet Gynecol 180:122, 1999.
66. Singh HJ, Mohammad NH, Nila A: Serum calcium and parathormone during normal pregnancy in Malay women. J Matern Fetal Med 8:95, 1999.
67. Spiropoulos K, Prodromaki E, Tsapanos V: Effect of body position on Pao_2 and $Paco_2$ during pregnancy. Gynecol Obstet Invest 58:22, 2004.
67A. Spitzer M, Kaushal N, Benjamin F: Maternal CA-125 levels in pregnancy and the puerperium. J Reprod Med 43(4):387, 1998.
68. Strickland DM, Hauth JC, Widish J, et al: Amylase and isoamylase activities in serum of pregnant women. Obstet Gynecol 63:389, 1984.
69. Suri D, Moran J, Hibbard JU, et al: Assessment of adrenal reserve in pregnancy: defining the normal response to the adrenocorticotropin stimulation test. J Clin Endocrinol Metab 91:3866, 2006.
70. Van Buul EJA, Steegers EAP, Jongsma HW, et al: Haematological and biochemical profile of uncomplicated pregnancy in nulliparous women: a longitudinal study. Neth J Med 46:73, 1995.
71. van den Broek NR, Letsky EA: Pregnancy and the erythrocyte sedimentation rate. BJOG 108:1164, 2001.
71A. Vitarelli A, Capotosto L: Role of echocardiography in the assessment and management of adult congenital heart disease in pregnancy. Int J Cardiovasc Imaging 27(6):843, 2011.
72. Walker MC, Smith GN, Perkins SL, et al: Changes in homocysteine levels during normal pregnancy. Am J Obstet Gynecol 180:660, 1999.
73. Wickström K, Edelstam G, Löwbeer CH, et al: Reference intervals for plasma levels of fibronectin, von Willebrand factor, free protein S and antithrombin during third-trimester pregnancy. Scand J Clin Lab Invest 64:31, 2004.

日本語索引

①日本語索引の用語は五十音順に配列した．
②頭文字が時計数字，算用数字の用語は，外国語索引の冒頭に収載した．
③頭文字が欧文の場合は，以降に日本語が混ざっていても，すべて外国語索引に収載した．
④見出し語中のダッシュ（2字分の線）は，その上の用語と同じ語句を受ける意味とした．

あ

- あえぎ 408
- ──呼吸 582, 795
- 亜鉛 207
- アカゲザル 368
- アカラシア 1310
- 悪性黒色腫 1514
- アクチン 495
- アザラシ肢症 256, 300
- アシデミア 753
- アシトレチン 299
- アセチルコリンエステラーゼ 340
- アディポカイン 1057, 1171
- アディポサイトカイン 1170
- アディポネクチン 59, 66
- アテローム（性）動脈硬化症 1211
- アドレナリン受容体阻害薬 1225
- アプガースコア 751, 768
- アミノグリコシド 294
- アミノ酸 167, 168
- アムロジピン 1228
- アメーバ症 1545
- アメジスト 852
- アラビンペッサリー 1108
- アリアス・ステラ反応 60
- アルコール 199, 425
- ──性肝硬変 1338
- アルドステロン 85, 890
- アルブミン/クレアチニン比 79
- アレル異質性 323
- アロプリノール治療 766
- アンジオテンシン1-7 890
- アンジオテンシンⅡ 512, 890
- ──受容体拮抗薬 293
- ──投与試験 897
- アンジオテンシン受容体拮抗薬 1226
- アンジオテンシン変換酵素阻害薬 293, 1226
- 安静時分時換気量 75
- アンチトロンビンⅢ 1156
- アンチトロンビン欠乏症 1257
- アンドロゲン 85
- ──過剰 46
- ──合成障害・作用異常 45
- ──不応症候群 46
- アンドロステンジオン 98
- ──値 85
- アンフェタミン 301

い

- 医学的適格性基準 839
- 胃癌 1515
- 医原性のTAPS 1100
- 異好抗体 195
- 異骨症 254
- 異質性 322
- 異常胎児心拍数波形 766
- 異常ヘモグロビン症 1356
- 異食症 214
- 胃食道逆流症 1310
- 異所性妊娠 456, 843
- 異数性 311
- ──スクリーニング 329, 333
- イソソルビドモノニトラート 625
- イソトレチノイン 299
- 一塩基多型 330
- 一児死亡 1103
- ──の徴候 1105
- 一次性無呼吸 748
- 一絨毛膜性双胎における正常出生体重パーセンタイル値 1593
- 一絨毛膜双胎 1096
- 一次卵胞 98
- 一羊膜双胎 1092
- 一卵性双胎 1081
- 一過性虚血性発作 1459
- 一過性妊娠甲状腺中毒症 1408
- 一過性頻脈 565, 571
- 一酸化窒素 75, 625, 884
- 遺伝 1084
- ──カウンセリング 353
- ──学的コピー数多型 317
- 遺伝子組換え活性型プロテインC 1156
- 遺伝子座の異質性 322
- 遺伝性球状赤血球症 367
- 遺伝性血小板減少症 1362
- 遺伝性赤血球膜異常 1354
- 遺伝的異質性 322
- 遺伝的血栓性素因 1257
- 移動式子宮モニタリング 1016
- 胃内容排出時間 80
- 違法薬物 199
- 医療過誤訴訟 10
- 陰圧吸引 748
- 陰圧閉鎖療法 828
- 陰核 18, 19
- 陰茎背側神経ブロック 758
- インジゴカルミン 358
- 飲酒 185
- 陰唇 18
- ──陰嚢隆起 43
- インスリン治療 1395
- インスリン抵抗性 65, 1172
- 陰性的中率 343
- 陰部神経 25
- ──管 25
- ──ブロック 602
- インプラノン 848
- インプラント 839
- インプリンティング 327
- インフルエンザ 1242
- ──ウイルス 1527
- ──肺炎 1242

う

ウエストナイルウイルス　1534
ウォルフ管　38
右室流出路断面　244
ウテロトニン　492, 501
運動　186, 209
　——失調　765

え

栄養　1084
　——過多　64
　——所要量　205
　——膜　103, 106
会陰　21
　——感染　832
会陰切開術　652
　——の修復　654
会陰損傷ケア　656
会陰裂傷　654, 947
　——発生率　536
エコー源性腸管　352
壊死性筋膜炎　829
壊死性腸炎　786
エジンバラ産後うつ病質問票
　　　　　　　　　　1477
エストラジオール　98
エストロゲン　97, 100, 492
エトノゲストレルインプラント
　　　　　　　　　　848
エピネフリン　750
エファビレンツ　296
エブスタイン奇形　298
エボラウイルス　1534
エルゴタミン誘導体　942
遠位肢節短縮症　255
塩基過剰　753
塩基欠乏　754
エンジェルダスト　303
炎症性腸疾患　1313
炎症性ミオパチー　1445
炎症マーカー　70
円錐体心奇形　319
塩喪失副腎クリーゼ　388
エンテロウイルス属　1531
エンドセリン　75, 886
エンドセリン-1　511
エンドトキシン誘発性肺胞障害
　　　　　　　　　　1286
塩分制限　899

お

横位　517, 519, 555
横隔膜ヘルニア　1310
黄色肉芽腫性腎盂腎炎　1288
黄体化　99
　——過剰反応　60, 1509
黄体機能不全　432
黄体刺激ホルモン　97
黄体除去術　60
黄体ホルモン製剤　1018
横定位　526
横紋筋性括約筋　23
横紋筋性尿道括約筋複合体　23
オーバーシュート　575
オーバーラップ症候群　1443
オーバーラップ法　654
オキシトシン
　　　82, 510, 626, 736, 810, 942
　——受容体　501
　——チャレンジテスト　408
　——投与法　627
　——投与量　627
オバマケア　8
オピオイド　11, 302
悪露　806
音響刺激　412, 578

か

ガーダシル　1567
外陰　1510
外回旋　524
外回転術　677, 735
外肛門括約筋　25, 651
回収式自己血輸血　984
外傷　1156
　——の管理　1160
外測計　588
外測法　562
回腸子宮瘻　1299
外毒素　1151
開腹直視下胎児手術　391
改変リトゲン操作　691
開放性二分脊椎　234
潰瘍性大腸炎　1314
下顎骨折　777
化学療法　1498
過期妊娠　1044
可逆性後頭葉白質脳症　894
可逆性脳血管攣縮症候群　921
可逆脳血管収縮症候群　1460
過強刺激　623
過強収縮　623
額位　518, 555
核医学検査法　1134
核黄疸　161, 771
拡散テンソル画像　265

核磁気共鳴胆管膵管造影　1342
拡張域　528
拡張型心筋症　1203
拡張期のノッチ　259
確定的影響　1129, 1130
確率的影響　1129, 1131
加重型妊娠高血圧腎症
　　　　879, 881, 1219, 1221,
　　　　　　1223, 1228, 1381
過熟症候群　1046
過剰受胎　1083
過少捻転　143
過剰発育　1064
過食症　186
下垂体　81, 165
　——ゴナドトロピン　1084
ガストリン放出ペプチド　1009
画像診断　1498
　——，妊娠中の　1138
加速期　529
家族計画サービス　10
家族性高インスリン血症　356
過体重　1170
下大静脈フィルタ　1273
片親性ダイソミー　327
割球生検　361
褐色細胞腫　1418
活性型プロテインC　71
カテーテル動脈塞栓術　986
ガドリニウム　262
　——キレート構成体　1136
過妊娠　1083
過粘稠　771
過捻転　143
化膿性汗腺炎　1494
化膿性筋炎　816
化膿性肉芽腫　1493
過排卵　1084
カフェイン　211, 425
鎌状異常ヘモグロビン症　355
鎌状赤血球形成形質　1359
鎌状赤血球症候群　1357
鎌状赤血球貧血　203
鎌状赤血球ヘモグロビン異常症
　　　　　　　　　　1356
可溶性fms様チロシンキナーゼ-1
　　　　　　　59, 315, 884
可溶性エンドグリン　886
カリウム　66
　——濃度　207
顆粒膜細胞　98
カルシウム　207
　——拮抗薬　1033
　——チャネル阻害薬　1225
カルシトニン　84

カルバマゼピン　292
カロリー　205
肝　80
顔位　518, 553
肝移植　1340
眼感染予防　755
換気血流肺スキャン　1133
環境曝露　186
癌原遺伝子　323
肝硬変　1338
鉗子　688
　——分娩　688
カンジダ　1570
間質部妊娠　466
眼周囲の測定値，妊娠週数別の
　　　　　　　　　　1596
環状染色体　321
間接クームス検査　368
間接的産科死亡　4
関節リウマチ　1440
乾癬　1492
完全型アンドロゲン不応症候群
　　　　　　　　　　46
肝腺腫　1340
　——，良性の　854
感染性血栓性静脈炎　831
感染性心内膜炎　1206
完全房室ブロック　1207
感染流産　429
完全流産　426
肝臓　164
貫通外傷　1160
嵌頓子宮　53
嵌入　522
　——胎盤　967
肝嚢胞　1291
肝斑　62
陥没乳頭　813
顔面神経麻痺　776
間葉性異形成胎盤　138

き

奇異性塞栓　1198
　——症　1460
偽陰性率　342
キウィ・オムニカップ　694
既往肩甲難産　642
既往帝王切開妊婦の適応　734
期外収縮　386
器械分娩の試み　687
気管支食道瘻　250
気管支肺異形成症　784
気管支肺分画症　241
気管挿管失敗　613

気管閉塞術　396
器具紛失　843
奇形　255
　——学　285
偽結節　145
偽サイヌソイダル　570
希釈ラッセルクサリヘビ毒凝固時間
　　　　　　　　　　1437
基靱帯　28
偽陣痛　494, 527
偽性結腸閉塞　1318
偽性脳腫瘍　1468
偽性モザイク　321
キセノン-127　1134
キセノン-133　1134
基線　564
　——細変動　565, 566
基礎体温法　858
偽胎嚢　195
喫煙　185, 198
基底脱落膜　103
気道確保　750
気道コンダクタンス　75
キナクリンの顆粒製剤　872
機能的残気量　75
気分障害　1478
逆流性腎症　1287, 1288
吸引装置　694
吸引掻爬術　440
吸引分娩　694
吸気量　75
急産　550
休止期脱毛症　63
吸湿性頸管拡張材　626
吸収不良手術　1180
弓状子宮　52
急性B型肝炎　1333
急性C型肝炎　1335
急性アセトアミノフェン中毒
　　　　　　　　　　1339
急性ウイルス性肝炎
　　　　　　　1326, 1328, 1331
急性黄色肝萎縮　1329
急性気管支炎　1239
急性呼吸窮迫症候群　1146, 1286
急性脂肪変性　1329
急性周産期損傷　686
急性腎盂腎炎　1285
急性腎炎症候群　1291
急性腎障害　959, 1297
急性腎不全　1297
急性膵炎　1331, 1342
急性損傷のメカニズム　686
急性胆嚢炎　1341
急性尿細管壊死　892

急性妊娠性脂肪肝
　　　　　　　893, 1297, 1329
急性肺水腫　1145
急性肺損傷　1147
急性ビリルビン　771
偽有窓性　688
急速眼球運動　405
急速進行性糸球体腎炎　1292
吸入麻酔薬　614
境界型 AFI　282
境界型羊水過少　282
仰臥位低血圧　73
胸郭　264
胸腔シャント　397
供血児　1097
凝固　70
　——・線溶検査値　1584
胸骨圧迫　750
狭窄　145
偽陽性　342
強皮症　1443
　——腎クリーゼ　1443
胸部CTスキャン　1133
胸壁の動き　407
莢膜細胞　98
共優性遺伝子　323
極期　529
局所副腎皮質ステロイド薬　1494
局所麻酔の全身毒性　602
局所レチノイド　300
極体解析　361
虚血性心疾患　1210
虚血性脳卒中　1459
巨細胞性動脈炎　1444
拒食症　186
巨赤芽球性貧血　1352
巨大児　168, 1050, 1071, 1393
巨大絨毛　1556
巨大絨毛膜大血腫　140
巨大胎盤　138
巨大乳房　62
巨大膀胱短小結腸腸管蠕動不全症候
　　群　281
ギラン・バレー症候群　1466
極めて未成熟な児における罹病率
　　　　　　　　　　1004
近位肢節短縮症　255
緊急治療的頸管縫縮術　434
緊急避妊法　859
筋骨格障害　816
筋細胞の配列　58
近親（婚）　324
筋組織の損傷　777
緊張型頭痛　1454

く

区域麻酔　601
腔水症　380
くも膜下出血　1461
グラーフ卵胞　99
クラミジア感染症　1561
クラミジア結膜炎　755
クリオプレシピテート　983
グルコース　167
グルコース-6-リン酸脱水素酵素欠損症　367
グルココルチコイド投与，肺成熟に対する　1108
グレイ　1129
グレイベビー症候群　294
クレチン病　83
グレリン　66
クロージングボリューム　75
クローズ・コール　7
クロラムフェニコール　294
群発性頭痛　1456

け

計画的分娩誘発　620
頸管開大度　533
頸管拡張　440
　――，吸引による　440
　――と除去　444
　――と摘出　446
頸管熟化処置　621
　――，分娩誘発前の　621
頸管熟化不良　621
頸管妊娠　469
頸管粘液法　858
頸管の位置　533
頸管の結合組織　502
頸管の硬度　533
頸管の熟化　501, 619
頸管の展退　533
頸管の軟化　500
頸管縫縮術　1017
頸管無力症　433
経頸管カテーテル　625
経頸管的不妊手術　872
経頸静脈的肝内門脈静脈ステント短絡術　1339
経験的出生体重　1072
経口血糖降下薬　1395
経口抗ヒスタミン薬　1494
経口避妊薬　850
警告出血　963
経産婦　196
経静脈的腎盂尿管造影　1287

痙性四肢麻痺　766
　――型　765
痙性両麻痺　765
経腟的プロゲステロン　1107
経腟分娩の既往　734
頸椎脱臼　777
軽度腎盂拡大　351
経妊婦　196
経皮的結石破砕術　1289
経鼻的持続陽圧呼吸療法　749
経皮輸送　273
頸部嚢胞性リンパ管腫　239
稽留流産　427
痙攣　605
　――性疾患　770
外科的人工妊娠中絶　438, 442
劇症型抗リン脂質抗体症候群　1436
劇症肝炎　1332
劇症酒皶様発疹　1494
血圧　73
血液ガスの検査値　1588
血液疾患　770
血液透析　1297
血液濃縮　889
血液量　67
結核　1065, 1244
血管　146
血管炎症候群　1444
血管拡張薬　1226
血管障害　1064
血管造影　1132
血管内皮増殖因子　59, 886
血管吻合　1096
月経　102
　――前不快気分障害　854
　――変化　844
結合双胎　1094
結紮術　215
欠失　317
血腫　140
血小板　71
　――活性化因子拮抗物質　1156
血小板減少　889
　――症　772, 1362
血小板製剤　982
血小板増加症　1364
血小板中和試験　1437
血小板特異抗原　376
楔状変化　231
欠神発作　1456
血清学的 weak D 表現型　374
血清・血液成分の検査値　1583
血清統合型スクリーニング検査　347

結節　145
　――性硬化症　246
　――性紅斑　1247, 1493
　――性多発動脈炎　1444
　――性羊膜　142
血栓形成症候群　1339
血栓性血小板減少性紫斑病　1364
血栓性素因　71
血栓性微小血管障害　1460
血中ヒト絨毛性ゴナドトロピン　194
血尿　78
血友病　1366
血流再分配　1060
ケトレー指数　1170
ゲノミクス　309
ケメリン　59
下痢症　1312
厳格な血圧管理　1227
限局性結節性過形成　854, 1340
肩甲位　519
肩甲難産　641
　――治療指針　645
肩甲の娩出　638
原始卵胞　97
減数分裂　99
顕性甲状腺機能低下症　1410
減速期　529
原発性 RPL　430
原発性アルドステロン症　1421
原発性糸球体腎炎　1292
健忘反応　371
巻絡　145

こ

抗 β_2 グリコプロテイン I 抗体　1064, 1435
抗 D 抗体　170
抗 D 免疫グロブリン　367, 430, 817
抗 La 抗体　1434
抗 Ro 抗体　1434
抗 SS-A 抗体　1434
抗 SS-B 抗体　1434
降圧薬　1225
高位脊髄麻酔　604
高インスリン血症　168
後会陰三角　24
高エコー　196
抗炎症薬　293
口蓋裂　239
硬化療法　215
抗カルジオリピン抗体　1064, 1435

後期新生児死亡　3
後期正期産児　3
後期早産　1002
抗菌薬　1014, 1025, 1029
口腔顎肢発育不全症候群　360
航空旅行，妊娠管理における　210
後頸三角　21
後頸部透亮像　344
後頸部浮腫　351
抗痙攣薬　292
高血圧　1091
　──合併妊娠　879
　──症，軽度または中程度　1227
　──予備群　1221
抗甲状腺抗体　166
抗好中球細胞質抗体　1406
後在肩甲の娩出　642
好酸球性多発血管炎性肉芽腫症　1444, 1445
高酸性　615
好酸性乳酸桿菌　61
膠質浸透圧　379
甲状腺　82, 165
　──癌　1512
　──機能検査　83
　──機能亢進症　1405
　──機能低下症　1409, 1414
　──クリーゼ　1408
　──結節　1415
　──刺激自己抗体　1404
甲状腺刺激ホルモン　82
　──放出ホルモン　82
甲状腺刺激免疫グロブリン　1404
甲状腺中毒症　1406, 1408
甲状腺ペルオキシダーゼ　1404
抗真菌薬　293
口唇口蓋裂　238
後陣痛　806
硬性下痢　1555
抗精神病薬　299
合成非ステロイド系エストロゲンの
　ジエチルスチルベストロール　52
梗塞　140
後続児頭鉗子　674
後続児の経腟分娩　1112
拘束性心筋症　1205
交通外傷　1157
後頭位　518, 519
後頭横位　639, 693
孔脳症　237
広汎性子宮全摘術　700
広範性肺動脈血栓塞栓症　1270

高比重タンパク　65
高ビリルビン血症　771, 1382
高頻度振動換気法　784, 1148
後不正軸進入　523
後部尿道弁　254, 281, 397
後方後頭位　524, 691
合胞体栄養膜細胞　170
合法的嗜好品　425
高ホモシスチン血症　1260
硬膜外自己血注入療法　605
硬膜外麻酔　603, 606, 737
　──の禁忌　610
硬膜穿刺後頭痛　605
抗ミュラー管ホルモン　43
肛門括約筋複合体　25
肛門管　24
肛門挙筋　23
高用量オキシトシン　649
抗利尿ホルモン　82
抗リン脂質抗体　431
　──症候群　431, 1064, 1261, 1435
高齢妊娠　340
誤嚥　614
コカイン　302
呼気終末二酸化炭素分圧　749
呼気終末陽圧　1149
呼吸器系　161
呼吸窮迫　762
　──症候群　161, 783, 1002, 1286, 1381
呼吸性アシデミア　752, 753
呼吸様運動　407
黒線　62
極低出生体重児　3
黒内障　896
枯死卵　226
国家人口動態統計局　3
骨形成異常　255
骨形成不全　255, 1447
　──症　255
骨重積　526
骨髄移植後妊娠　1355
骨折　777
骨軟骨異形成症　254
骨盤　33
　──の関節　33
骨盤位　518, 665, 1005, 1112
骨盤域　528
骨盤横径　34
骨盤隔膜　23
骨盤峡部　34
骨盤骨折　552
骨盤臓器脱　61
骨盤底疾患　685

骨盤底損傷　557
骨盤底変化　517
骨盤出口　34
骨盤内炎症性疾患　844
骨盤内感染　823
骨盤部再建術の既往　647
骨盤蜂巣炎を含む内膜炎　824
古典的切開法　707
古典的帝王切開　713
ゴナドトロピンサージ　99
ゴナドトロピン放出ホルモン　47
コピー数多型　310
コリン　1061
コルチゾール　84
コロイド浸透圧　1149
　──/楔入圧勾配　1150
コロナウイルス　1534
混合型避妊薬　839
混合性呼吸代謝アシデミア　752
混在型性腺形成不全　45
コンピューター断層撮影法　1132

さ

サーバリックス　1567
サービカルキャップ　858
サーファクタント　161, 505, 747, 784
　──欠乏　762
催奇形性　285
　──薬剤　1065
細菌性骨髄炎　817
細菌性腟症　1014, 1568
再生不良性貧血　1355
砕石位　636
臍帯　118
　──圧迫　573
　──炎　142, 757
　──下垂　146
　──狭窄　145
　──クランプ　639, 747
　──血液ガス測定の推奨　755
　──血管内血栓　146
　──血腫　146
　──血の酸塩基測定　752
　──血バンク　215
　──巻絡　146
　──静脈瘤　146
　──真結節　145
　──脱出　536, 668
臍帯動脈　258
　──血液ガス　769
　──血流速度測定　415
　──ドプラ計測のための参考値　1598

臍帯動脈
　　──瘤　146
臍帯捻転　142
最大呼気流量　75
最大垂直羊水ポケット　275
最大投与量　628
サイトカイン　1011
サイトテック　426, 624
サイトメガロウイルス　166, 1523
　　──感染症　1065
サイヌソイダルパターン
　　　　　　　565, 569
細変動　409
細胞遺伝学的解析　330
サイロキシン結合グロブリン　82
サイロトロピン　82
酢酸ウリプリスタル　859
酢酸デポトメドロキシプロゲステロン　855
サクシニルコリン　613
索状性腺　44
坐骨肛門窩　24
鎖骨骨折　777
鎖骨切断術　644
左室流出路断面　244
左心低形成症候群　246, 1200
殺精子剤　858
サラセミア　184, 355
　　──症候群　1360
サリドマイド　300
サルコイドーシス　1246
サルタトリパターン　575
サルモネラ　1540
酸・塩基平衡　77
産科真結合線　34
産科的肛門括約筋損傷　651
産科的集中治療　1144
産科的神経障害　816
産科的中等度ケアユニット　1144
残気量　75
産後うつ　1476
　　──病　1478
産後の管理　1230
三種混合ワクチン　211
産褥　512
　　──期子宮摘出術　700
　　──血腫　948
　　──甲状腺炎　1414
　　──心筋症　82, 1204
　　──精神病　1482
　　──熱　823
酸素運搬　76
酸素ヘモグロビン解離曲線　1149
残存子宮筋層　734
産徴　60

産道　541
　　──裂傷　650
三倍体　424
三半期　198
産瘤　526, 774

し

痔　80
シーベルト　1129
ジエチルスチルベストロール
　　　　　　　48, 296, 433
　　──関連の生殖管異常　52
ジエノゲスト　851
ジカウイルス　182, 1535
痔核　215
ジカ熱　755
子癇　878, 909
　　──発作予防　918
磁気共鳴画像法　1135
子宮　25, 57
　　──の屈位　53
　　──の収縮性　58
子宮圧迫縫合　985
子宮移植　11
子宮円靱帯　28
子宮角妊娠　467
子宮下節横切開　707
子宮下部横切開　707
子宮筋　1008
　　──の収縮関連タンパク　1008
子宮筋緊張亢進　623
子宮筋腫　1504
子宮筋伸展誘導性カリウムチャネル
　　　　　　　1009
子宮頸管　59
　　──の展退　507
子宮頸管長測定　1016
子宮頸管長の評価　230
子宮頸管変化　1015
子宮頸管縫縮術　1030, 1108
子宮頸管ポリープ　1500
子宮頸管裂傷　947
子宮頸部　27, 1500
　　──の機能不全　1009
子宮頸部円錐切除　1501
子宮頸部細胞診　200
子宮広間膜　28
子宮後屈　53
子宮弛緩　941
子宮収縮負荷試験　408
子宮収縮薬　649, 942
子宮収縮抑制　1030
子宮切開　732
　　──創部の検査　737

子宮切開
　　──部位の縫合方法　733
　　──方法　732
子宮前屈　53
子宮穿孔　442, 843
糸球体疾患　1291
糸球体腎炎　1291
糸球体内皮症　1282
子宮胎盤機能　409
子宮胎盤循環　572
糸球体濾過率　1282
糸球体濾過量　77, 1282
子宮底長　202, 1066
子宮動脈　259, 416
　　──結紮　985
　　──ドプラ血流測定　898
子宮内感染症　824
子宮内腔検査　50
子宮内胎児死亡　976
子宮内胎児発育不全　1001
子宮内反　648
　　──症　941, 945
子宮内膜癌　1506
子宮内膜周期　100
子宮内膜増殖期　100
子宮内膜病変　1506
子宮破裂　728, 737, 950, 1160
　　──の管理方法　738
　　──の既往　734
子宮頻収縮　623
子宮平滑筋腫　431
子宮傍結合組織蜂窩織炎　829
子宮膨満　1008
子宮卵管造影検査　50
子宮離開　731
四腔断面　244
シクロホスファミド　295, 1511
ジクロロジフェニルトリクロロエタン　425
死後帝王切開　700
自己免疫・炎症性メディエータの検査値　1587
自己免疫性溶血性貧血　1352
死産既往　799
死産の危険因子　796
死産の評価　797
死産率　800
四肢欠損　256, 360
　　──症　777
脂質代謝　65
脂質の検査値　1587
歯周病　1013
視床断面　224
　　──像　232
刺傷での毒物注入　1164

矢状縫合　523
シスプラチン　1511
雌性3倍体　315
死戦期帝王切開　700, 1163, 1470
自然早産　1008
自然流産　1089
持続性後方後頭位　640
持続的気道陽圧　784
持続腰部硬膜外ブロック　606
自宅分娩　10, 646
市中感染性メチシリン耐性種
　　　　　　　　　　　　1151
膝蓋腱反射　913
児頭圧迫　571
児頭骨盤不均衡　541, 550
児頭刺激　577
自動車　210
児頭大横径　224
児頭の変形　526
ジヒドロエピアンドロステロン硫酸
　塩値　85
ジヒドロテストステロン　43
自閉症　770
　──様行動　326
脂肪酸酸化酵素欠損　1329
死亡診断書　2
斜位　517
若年性関節リウマチ　1442
斜頸　777
シャム双生児　1094
縦位　517
周郭胎盤　138
重金属　169
周産期アウトカム　1127
周産期合併症　686
周産期ケアガイドライン　620
周産期子宮摘出術　700, 714
周産期死亡率　3, 4, 732
周産期心筋症　1203
周産期罹患率　1125
収縮期-拡張期比　258
収縮期最大血流速度　259
収縮輪　557
周術期抗菌薬投与　827
重症急性呼吸器症候群　1244
重症筋無力症　1465
重症高血圧症　1226
重症疾患関連副腎皮質機能不全
　　　　　　　　　　　　1155
週数が早い児の管理　1070
重積発作　910
縦断の四肢欠損　256
集中治療　1143
重度の低栄養　204
十二指腸閉鎖　250

重複　317
　──子宮　51
絨毛癌　484
絨毛間腔　137, 170
絨毛間血栓　139
絨毛血管腫　141
絨毛検査　359
絨毛周囲フィブリン沈着　139
絨毛腫瘍　141
絨毛膜　107, 109, 492
　──外性胎盤　138
　──下フィブリン沈着　139
　──絨毛　107
　──羊膜炎　142, 549, 767
絨毛有毛部　359
受血児　1097
手根管症候群　85, 1467
手術創感染　704
手掌紅斑　62
受精　105
　──卵の決定　1085
主席卵胞　99
出血性脳卒中　1458, 1461
出血の定量　376
出生証明書　2
出生体重の分布　1072
出生前の胎児評価　1106
出生率　3
手動真空吸引　440
授乳　757, 811
主要組織適合遺伝子複合体分子
　　　　　　　　　　　　　69
循環器系　157
循環血漿量　67
循環副腎皮質刺激ホルモン　84
純粋型性腺形成不全　45
準備域　528
常位胎盤早期剝離
　　　　　　952, 1224, 1297
小陰唇　19
消化器癌　1515
小顎症　238, 400
消化性潰瘍　1311
笑気　601
上行性胆管炎　1342
症候性胆石　1341
症候体温法　858
紙様児　1103
上室性頻拍　247, 1207
上室性頻脈　386, 387
床上安静　1030, 1107
常染色体トリソミー　311
常染色体モノソミー　424
常染色体優性　322
　──遺伝　323

常染色体優性
　──囊胞腎　254
常染色体劣性　322
　──遺伝　323
　──遺伝性多囊胞性腎　281
　──囊胞腎　254
焦点性発作　1456
小脳横径　232
小脳横径測定値，妊娠週数別の
　　　　　　　　　　　　1597
小脳断面像　232
小脳虫部下部欠損　237
小脳虫部欠損　236
消費性凝固障害　958, 972
上部消化管出血　1311
小発作　1456
静脈管　260, 416
静脈内輸液　535, 1149
静脈瘤　215
生薬療法　301
上腕骨骨折　777
上腕神経叢障害　669
食事　1105
食道癌　1515
食道静脈瘤　1339
食道閉鎖　250
食道裂孔ヘルニア　1310
初産婦　196
処女膜　19, 20, 48
　──輪　39
女性器再生　647
女性性器切除　647
女性用コンドーム　856
ショック肝　892
初乳　62, 809
初妊婦　196
徐脈性不整脈　386, 387, 1207
腎　77
腎移植後の妊娠　1289
腎盂腎炎　1283
腎盂尿管移行部狭窄　251
心奇形　329
腎機能検査　78
　──値　1588
腎機能の評価　1282
心筋梗塞　1210
心筋症　1202, 1382
真菌性肺炎　1243
真空吸引　440
神経管欠損　203, 233, 329, 1387
　──症　178, 182
神経性過食症　1484
神経性食思不振症　1484
神経線維腫症　1494
神経分布　30

心血管系への影響　853
腎血漿流量　77, 1282
腎結石症　1288
心原性　1145
人工肛門造設術　1317
人口参考値　1058
人口統計　2
人工妊娠中絶　437
　──後の避妊　447
　──における合併症　442
人工破膜　1053
進行流産　428
人工流産　4
審査腹腔鏡手術　442
心室性頻拍　1208
心室中隔欠損症　1198
滲出期　1147
腎障害　1064
尋常性痤瘡　1492
腎生検　1282
新生児一過性多呼吸　732, 747
新生児エリテマトーデス　1434
新生児黄疸　757
新生児仮死　764
新生児禁断症候群　303, 770
新生児呼吸窮迫症候群　762
新生児死亡率　3
新生児スクリーニング　756
新生児遷延性肺高血圧症　1481
新生児蘇生　711, 748
新生児低血糖　1393
新生児適応不全　298
新生児頭蓋内出血の予防　1034
新生児同種免疫性血小板減少症　376
新生児脳症　764
新生児の外傷　772
新生児の出血性疾患　772
新生児発達の長期予後　1092
新生児離脱症候群　11
新生児リチウム毒性　298
真性多血症　1356
真性囊胞　143
真性モザイク　321
新鮮凍結血漿　982
心臓　71
　──の可塑性　72
腎臓　251
　──の大きさ　77
心臓横紋筋腫　246
心臓カテーテル治療　399
心臓系の検査値　1587
心臓弁膜疾患　1291
迅速血漿レアギン法　1557
身体的虐待　1156

診断用放射線　1132
陣痛　527, 1033
　──収縮　506
　──促進　626, 1110
浸透率　323
シンドローム X　1338
心内エコー源性像　351
心内膜床欠損症　246
侵入奇胎　484
心肺蘇生　1163
心拍出量　72
腎皮質壊死　892
深部静脈血栓症　1263
心不全　1205
心房細動　1208
心房性期外収縮　247, 386
心房性ナトリウム利尿ペプチド　74, 890
心房性二段脈　386
心房粗動　387, 1208
心房中隔形成術　399
心房中隔欠損症　1198
親密なパートナーからの暴力　200
腎無形成　252

す

膵炎　1342
水銀　297
髄質索　40
水腎症　1287
膵臓　164
水中分娩　646
推定された妊娠週数　1058
推定妊娠週数　1044
水痘肺炎　1243
水痘・帯状疱疹ウイルス　1526
水分代謝　63
髄膜腫　234
睡眠　86
睡眠-覚醒のサイクル　405
スガマデクス（ブリディオン）　613
スタチン製剤　900
スタンダードデイズ法　858
頭痛　214, 1454
ステーション　508, 533
ステロイドスルファターゼ欠損症　347
ストレス　1009
スラッジ　231
スルホンアミド　294

せ

生化学検査値　1585
精管切除　872
性感染症　1554
正期産　1002
　──における前期破水　549
正期正期産児　3
制御タンパク質　70
性決定　47
　──領域　43
性交　210
精査超音波検査　340
脆弱 X 関連振戦・失調症候群　326
脆弱 X 症候群　326
正常出生体重　1058
生殖器の先天奇形　431
生殖結節　40
生殖腺の性別　43
生殖補助医療　185
性腺形成不全　44
性染色体異常　316
性腺モザイク　321
精巣形成不全　44
精巣決定因子　43
精巣索　40
精巣退縮　45
生存閾値　1003
正中口唇裂　239
正中縦切開　706
正中切開　653
正中側切開　653
正中中央裂症候群　239
成長ホルモン　81
性的暴行　1156
成乳　809
性分化　43
　──異常　43
性別不明性器　44
性ホルモンの検査値　1587
生理的黄疸　771
赤色　1504
脊髄くも膜下硬膜外併用麻酔　611
脊髄（くも膜下）麻酔　603
脊髄髄膜瘤　234
　──手術　391
脊髄性筋萎縮症　354
脊髄損傷　775, 1468
赤痢　1541
赤血球酵素欠損　1354
赤血球沈降速度　70
赤血球同種免疫　368
赤血球濃厚液　982

索引（日本語）

絶食　614
摂食障害　1484
楔入胎盤　967
切迫早産治療　1030
切迫流産　425
線維化期　1147
線維芽細胞成長因子軟骨異形成症
　　255
線維増殖期　1147
浅会陰隙　22
前会陰三角　22
全エキソームシークエンス　333
遷延一過性徐脈　575
遷延性徐脈　565
遷延性肺高血圧症　298
遷延分娩　541, 543
浅外陰動脈　16
前期破水の管理，早産期の　1022
腺筋症　1506
尖圭コンジローマ　1567
前頸三角　21
全ゲノムシークエンシング
　　333, 348
仙骨形成不全　238
仙骨子宮靱帯　28
全骨盤位牽出　675
潜在性甲状腺機能亢進症　1408
潜在性甲状腺機能低下症　1411
前在の鎖骨骨折　644
全子宮破裂　731
腺腫様　241
染色体異常，両親の　431
染色体異数性スクリーニング
　　341
染色体逆位　320
染色体構造異常　317
染色体数の異常　311, 423
染色体性卵精巣性 DSD　45
染色体選択　348
染色体転座　319
染色体マイクロアレイ解析
　　310, 330, 357, 798
染色体モザイク　321, 360
全身性エリテマトーデス
　　1292, 1430
全身性強直性－間代性発作　1456
全身性硬化症　1443
全身性発作　1456
全脊髄麻酔　604
前前期破水　1109
全前脳胞症　236
喘息　1235
　――重積状態　1239
選択的遺伝学的スクリーニング
　　203

選択的減胎　1114
選択的人工妊娠中絶　447
選択的人工破膜　630
選択的セロトニン再取り込み阻害薬
　　298
選択的中絶　1114
選択的帝王切開　1074
　――の分娩時期　703
選択的反復帝王切開　730
選択的プロゲステロン受容体モジュ
　レーター　1506
選択的または意図的な妊娠中絶
　　437
選択的レーザー凝固法　395
前置血管　144, 939, 962
前置胎盤　446, 961
センチネル事象　765
仙腸関節　33
浅腸骨回旋動脈　16
穿通胎盤　967
前庭　19
先天奇形　1065, 1090
先天性横隔膜ヘルニア　240, 395
先天性奇形の損傷　777
先天性甲状腺機能低下症　1414
先天性上気道閉塞症候群
　　242, 400
先天性心疾患　1198
先天性心ブロック　387, 1435
先天性水痘症候群　1526
先天性嚢胞性腺腫様奇形　389
先天性嚢胞性腺腫様肺奇形　241
先天性肺気道形成異常　389
先天性梅毒　1556
先天性副腎過形成　46, 388
先天性マラリア　1065
先天代謝異常　324
前頭位　518
全トランス型レチノイン酸　1514
全肺活量　75
仙尾部奇形腫　237, 393
潜伏期　529
　――の遷延　529
全複殿位　675
浅腹壁動脈　16
前不正軸進入　523
前方後頭位　522, 637
全胞状奇胎　477
線溶　70
線量　1129

そ

造影剤　1136
双角子宮　52

総カルシウム濃度　67
早期新生児死亡　3
早期正期産　1002
　――児　3
早期早産　1002
臓器不全　1152
早期目標指向型治療　1153
早期羊水穿刺　359
双極性障害　1482
造血　159
相互転座　319
早産　1001, 1008, 1092
　――の既往　1014
早産期の前期破水　1012
創始者効果　353
双手圧迫　943
双胎間輸血症候群
　　277, 394, 1092, 1096
双胎後続児の待機的分娩　1109
相対的実効線量　1129
双胎の発育の不均衡　1102
双胎貧血多血症　1096, 1100
双胎貧血多血症候群　395
総動脈幹症　1200
総排泄腔　38
　――遺残症　281
　――外反症　249
　――膜　40
掻爬術　440
早発一過性徐脈　565, 571
僧帽弁逸脱症　1196
僧帽弁狭窄症　1195
僧帽弁閉鎖不全症　1196
瘙痒性毛包炎　1492
増量間隔　628
足位　518
足極　518
側頭動脈炎　1444, 1445
側方切開　653
鼠径リンパ肉芽腫　1562
組織因子経路阻害薬　1156
組織抵抗性　84
組織プラスミノゲンアクチベーター
　　70
蘇生の中止　751
ソマトトロピン　81
ソロモン・テクニック　395
存続絨毛症　465

た

ターゲットシークエンス　348
第XIII因子　70
第1期梅毒　1555
第1極体　99

第1三半期染色体異数性スクリーニング　344
第2期梅毒　1555
第2三半期染色体異数性スクリーニング　345
第2三半期の不明な異常値　346
第3期梅毒　1556
ダイアフラム　857
胎位　517, 735
　――の評価　1110
大陰唇　19
大うつ病　1478
体温調節不全　608
体外式膜型人工肺　400
体外衝撃波破砕術　1289
体外膜型酸素化装置　1149
体外膜型肺　764
胎芽期　286
対角結合線　34
胎芽発育　152
大血管置換術　1199
胎向　519
胎児　348
　――の大きさ　735
　――の下降　508
　――の酸塩基生理学　752
　――の状態　409
胎児一過性頻脈　409
胎児 well-being　571
胎児過剰発育　1062, 1071
胎児期　286
胎児機能不全　580
胎児胸囲計測値, 妊娠週数別の　1594
胎児鏡下気管閉塞術　396
胎児鏡下胎盤吻合血管レーザー凝固術　394
胎児鏡手術　394
胎児共存奇胎　1101
胎児腔水症　378
胎児血小板減少症　376
胎児甲状腺中毒症　390
胎児採血　360
胎児細胞のマイクロキメリズム　1430
胎児酸素化　1149
胎児児頭血　577
胎児死亡　735, 1158
　――の原因　796
胎児循環　157
　――系　112
胎児心音　202
胎児新生児同種免疫性血小板減少症　376
胎児新生児溶血性疾患　367

胎児心電図　579
胎児心拍数モニタリング　1161
胎児心拍パターン　564, 580
胎児水腫　276, 378
胎児性アルコール症候群　199, 291
胎児性アルコールスペクトラム障害　291
胎児性別診断　334
胎児(性)ヘモグロビン　1149
胎児赤芽球症　128, 367
胎児損傷　1158
胎胎盤アロマターゼ欠損症　128
胎胎盤スルファターゼ欠損症　128
胎児中大脳動脈最高血流速度　1100
胎児超音波計測値　1590
胎児長管骨長, 妊娠週数別の　1595
胎児治療　265
体質的に小さい母体　1063
胎児適応　1137
胎児洞性頻脈　387
胎児脳障害　1098
胎児発育　153
胎児発育不全　1001, 1049, 1059, 1062
　――の診断　1066
胎児パルスオキシメトリー　578
胎児評価　1103, 1229
胎児貧血　367
胎児フィブロネクチン　1016
胎児副腎　126
　――皮質形成不全　128
胎児プログラミング　204
胎児ヘモグロビン　160
胎児モニタリング　534
代謝・内分泌系の検査値　1586
代謝性アシデミア　752, 754
代謝性変化　852
体重増加　63, 203
胎児輸血　372
胎勢　518
胎性甲状腺機能低下　390
大前庭腺　19
大腿骨骨折　777
大腿骨長　224
胎動　405
　――の減少　406
胎動カウント　406
大動脈解離　1209
大動脈縮窄症　1209, 1210
大動脈弁狭窄症　1197

大動脈弁形成術　399
大動脈弁閉鎖不全症　1197
胎囊　195
胎盤　109, 265
　――と卵膜の娩出　509
胎盤アロマターゼ　47
胎盤異常　1061
胎盤機能不全　1046
胎盤限局モザイク　321
胎盤絨毛血管腫　141
胎盤診断　1087
胎盤性成長ホルモン　81
胎盤性モザイク　1066
胎盤早期剝離　952, 974
　――, 外傷性の　954
胎盤増殖因子　59
胎盤損傷　1159
胎盤転移　1500
胎盤部トロホブラスト腫瘍　484
胎盤ポリープ　807
胎盤ホルモン　118
胎盤モザイク　360
胎盤輸送　170
胎盤用手剝離　650, 941
胎便　163
　――吸引症候群　163, 582, 763, 1047, 1053
ダイラパンS　439
多因子遺伝　327
唾液過多　214
高安病　1444, 1445
多血症　771, 1356
多指症　254
多臓器の障害　765
多胎妊娠　277, 735, 1065, 1090
　――, 三胎以上の　1114
　――の性差　1085
　――の帝王切開　1113
多胎の診断　1087
脱髄性疾患　1463
脱落膜　103, 491, 499
脱落膜変化　60
ダナゾール　296
タナトフォリック骨異形成症　255
多乳頭症　813
多囊胞性異形成腎　253
多囊胞性腎症　1291
多囊胞性卵巣症候群　432
タバコ　303
多発筋炎　1445
多発血管炎性肉芽腫症　1444
多発神経障害　1466
多発性硬化症　1463
多発性囊胞腎　254

索引（日本語）

タモキシフェン　295, 1512
単一臍帯動脈　143
単一最大羊水ポケット　275
単角子宮　50
短肢症　255
胆汁うっ滞性肝炎　1326
胆汁性うっ滞　1341
単純子宮全摘術　715
単純ヘルペスウイルス　1562
炭水化物代謝　65
男性用コンドーム　856
炭疽菌　1154, 1545
端々（吻合）法　654
単殿位　518, 665, 677
短頭蓋　224
胆嚢　80
　——炎　1341
　——疾患　1341
タンパク/クレアチニン比　79
タンパク質　169, 206
タンパク代謝　64
タンパク同化ステロイド　296
タンパク尿　78, 891
単発神経障害　1466

ち

チアノーゼ性心疾患　1199
チオペンタール　613
恥丘　18
逐次型スクリーニング検査　347
逐次条件型スクリーニング検査　348
逐次段階型スクリーニング検査　348
恥骨炎　817
恥骨結合　33
　——切開　644, 675
恥骨上圧迫　642
父親の高年齢　323
腟　20, 1510
腟頸管瘻　1299
腟細菌叢　1011
腟式頸管縫縮術　434
腟縦中隔　49
腟上部切除術　700, 715
腟前庭　20
腟内細菌叢　1568
腟壁裂傷　947
腟リング　855
知的障害　770
遅発一過性徐脈　565, 571
着床　106
着床前遺伝子診断　361

着床前受精卵遺伝子スクリーニング　361
着床前診断　184, 362
着床前スクリーニング　362
中位鉗子　686
中隔子宮　52
中間肢節短縮症　255
中期流産　432
中腎管　38
虫垂炎　1318
中枢神経系　156, 263
中絶比　437
中絶率　437
中大脳動脈　259, 416
　——速度計測　371
中毒性巨大結腸症　1314
超音波検査　202, 227, 1103, 1105
　——による計測　1066
　——法　1135
超音波診断，双胎の　1088
超音波断層法　222
長期作用型可逆的避妊　817
長期新生児合併症　686
長期予後　1230
超低出生体重児　3, 1001
超低比重リポタンパク　65
長頭蓋　224
重複尿路　252
腸閉塞　1317
腸腰筋膿瘍　830
直接的産科死亡　4
直腸瘤　61
貯血式自己血輸血　984
治療的頸管縫縮術　1108
治療的妊娠中絶　437
治療用放射線　1131

て

帝王切開　700, 1161, 1163
　——の回数　733
　——，患者希望による　702
帝王切開鉗子　710
帝王切開既往妊娠　702
帝王切開後経腟分娩　701, 728
帝王切開後試験分娩　729
帝王切開後の妊娠間隔　734
帝王切開術後の経腟分娩　1113
帝王切開瘢痕部妊娠　468
帝王切開分娩　446
低カルシウム血症　1382
低形成貧血　1355
低血圧　608
低血糖　1382, 1387

低酸素性虚血性脳症　732, 754, 764
　——の基準　765
低出生体重　1090
　——児　3, 1001
低置胎盤　962
ディノプロストン　620, 623
低比重タンパク　65
低分子量ヘパリン　1267
低ホスファターゼ血症　255
デオキシコルチコステロン　85, 890
テストステロン　296
　——値　85
テスラ　261
鉄　206
　——の代謝　68
鉄欠乏性貧血　1350
鉄需要　68
デブリ　231
デルタ肝炎　1335
デルタ高血圧　879
テルブタリン　388, 1031
電解質代謝　66
てんかん　180, 1456
電気痙攣療法　1481
電撃性紫斑病　979
電撃損傷　1162
伝染性紅斑　1531
電動真空吸引　440
天然痘　1545
電離放射線　1129

と

頭位　518
頭位-頭位　1111
頭位-非頭位　1111
頭蓋外出血　774
頭蓋骨骨折　775
頭蓋骨縫合早期癒合症　224
頭蓋損傷　773
頭蓋内出血　773
銅含有子宮内避妊器具　859
頭極　518
頭血腫　527, 774
糖原病Ⅰ型　356
統合型スクリーニング検査　347
統合失調症スペクトラム　1483
橈骨欠損血小板減少症候群　256
等尺性運動試験　897
導出静脈　774
同種免疫性血小板減少症　376, 772
動静脈奇形　1462

動静脈血酸素較差　76
透析，妊娠中の　1297
洞腔球　39
頭頂位　518, 519
トゥデイ　858
頭殿長から算出した平均妊娠週数
　　パーセンタイル値　1591
糖尿肥満　1376
糖尿病　180, 277, 1074
　──合併妊娠　1064, 1377
　──食　1394
　──性ケトアシドーシス　1384
　──性神経障害　1384
　──性腎症　1383
　──性網膜症　1382, 1384
銅付加型子宮内器具　840
動物咬傷　1164
動物実験　1130
動脈管　259
　──開存　1199
頭葉型　236
同腕染色体　319
トキシックショック　833
トキソプラズマ　166, 1542
　──原虫　1065
ドキソルビシン　1511
特異度　342
毒素性ショック症候群毒素-1
　　　1151
特発性肝硬変　1338
特発性冠動脈解離　1211
特発性てんかん　1456
特発性頭蓋内圧亢進症　1468
特発性羊水過多症　278
トピラメート　292
ドプラ血流速度　415
ドプラ速度計測　1068
ドメスティック・バイオレンス
　　　200
トラクトグラフィ　265
トラスツズマブ　295, 1499, 1511
トラネキサム酸　983
トランスコバラミン　208
トランスコルチン　84
トリグリセリド　168
トリコモナス　1569
　──原虫　1569
トリソミー　423
努力性呼吸　795
トルエン　303
　──胎芽病　303
ドロスピレノン　851
トロフォブラスト　103, 106
トロンボエラストグラフィ　983
トロンボエラストメトリー　983

鈍的外傷　1158

な

内回旋　523
内回転術　1113
内科的人工妊娠中絶
　　　442, 443, 446
内肛門括約筋　25, 651
内視鏡検査　1305
内視鏡脊髄髄膜瘤修復　396
内視鏡的逆行性胆管膵管造影
　　　1342
内診　522
内臓錯位　387
内測計　588
内測法　561
内腸骨動脈結紮　986
内反足　255
内部細胞塊　153
ナトリウム　66
　──補正　1226
鉛　210, 297
　──中毒　210
ナルブフィン　600, 604
ナロキソン　600
軟骨無形成症　255
難産　541
軟性下疳　1566
軟部組織の損傷　777

に

ニア・ミス　7
肉様変性　1504
二次性 RPL　430
二次性多血症　1356
二次性無呼吸　748
二絨毛膜性双胎における正常出生体
　　重パーセンタイル値　1593
二次卵胞　98
ニトロ化合物　1032
ニトログリセリン　625
ニトロフラントイン　294
ニフェジピン　916, 1033
二分脊椎　234
入院管理　1022
乳癌　1510
　──後の妊娠　1512
乳酸エタクリジン　446
乳児死亡　5
乳汁分泌過多　813
乳清　810
乳腺炎　813, 833
乳頭刺激　409

乳び胸水　397
乳房　62
　──うっ滞　813
　──外乳房　813
　──膿瘍　835
ニューモシスチス肺炎　1243
乳瘤　813
尿管　33, 79
尿生殖堤　38
尿生殖洞　38
尿生殖路瘻　1299
二葉胎盤　137
尿タンパク量　1282
尿中タンパク/クレアチニン比
　　　891
尿糖　78
尿道　23
尿道圧迫筋　23
尿道炎　1285
尿道括約筋　23
尿道憩室　1299
尿道口　19
尿道腟括約筋　23
尿道閉塞症　281
尿道無形成　281
尿閉　815
尿崩症　1422
尿路感染症　1283
尿路シャント　397
尿路性敗血症　1283
二卵性双胎　1081
人魚体奇形　238, 281
妊産婦死亡　5
　──率　4
妊産婦発熱　608
妊娠黄体腫　1508
妊娠悪阻　214, 1307, 1384
妊娠間隔　1014
妊娠検査薬　195
妊娠後期の血流力学機能　73
妊娠高血圧　879
　──症候群　1460
妊娠高血圧腎症
　　　772, 878, 879, 902, 1383
　──の管理，早期発症の　1229
妊娠黒皮症　62
妊娠週数　151, 198
　──別の胎児推定体重パーセンタ
　　イル値　1592
妊娠性黄疸　1327
妊娠性血小板減少症　1362
妊娠性湿疹　1492
妊娠性絨毛性疾患　477
妊娠性絨毛性腫瘍　477, 483
妊娠性瘙痒性丘疹　1491

妊娠性胆汁うっ滞　1326, 1489
妊娠性同種異系肝疾患　1337
妊娠性反復性黄疸　1326
妊娠性溶血　1353
妊娠性痒疹　1492
妊娠性類天疱瘡　1489
妊娠線　62
妊娠瘙痒症　81
妊娠中の明らかな糖尿病　1378
妊娠中の血行動態の変化　1145
妊娠中の体重増加と栄養　1063
妊娠糖尿病　203, 1389
妊娠に関連した卵巣腫瘍　1508
妊娠によって悪化する高血圧　1228
妊娠の転帰　1125
妊娠部位不詳　459
妊娠率　3, 4
妊娠レジストリ　288
認知発達　1382

ね

熱傷　1162
ネフローゼ症候群　1292
粘液膿性子宮頸管炎　1285
粘弾性分析　983

の

脳虚血　1458
脳血管疾患　1458
脳死　1469
脳室拡大　235
脳室周囲白質軟化症　788, 789
脳室断面像　232
脳室内出血　264, 788
脳出血　377
脳症，軽度の　765
脳症，高度の　765
脳症，中等度の　765
脳障害　764
脳静脈血栓症　1460
脳性ナトリウム利尿ペプチド　74
脳性麻痺　764, 789
脳塞栓　1460
脳卒中　1458
脳動脈血栓症　1460
脳動脈瘤　1462
脳内出血　1461
脳ナトリウム利尿ペプチド　1146
膿疱性乾癬　1492
嚢胞性線維症　354, 1247
膿瘍形成　844
脳瘤　233

脳梁欠損　235
ノボセブン　983
ノメゲストロール酢酸エステル　851
ノルエピネフリン再取り込み阻害薬　298
ノンストレステスト　409

は

ハーセプチン　1499, 1511
パーソナリティ障害　1484
ハーデス　285
パーマー点　1128
肺炎　1240
敗血症　978
　——症候群　1150
　——性ショック　1151
　——性流産　844
肺高血圧症　1201
肺呼吸への移行　746
肺コンプライアンス　75
倍数性　311
倍数体　315
肺成熟の促進　1062
肺塞栓症　1270
肺抵抗　75
肺動脈カテーテル　1145
肺動脈閉鎖　246
肺動脈弁狭窄症　1198
肺動脈弁形成術　399
梅毒　1065, 1554
梅毒トレポネーマ　1554
　——蛍光抗体吸収試験法　1557
パイパー鉗子　674
胚盤胞　105
　——の生検　362
背部痛　214
肺分画症　241
肺面積頭囲比　395
肺葉外　241
　——肺分画症　397
肺葉内　241
白線　62
曝露　1129
播種性血管内凝固　958
播種性腹膜平滑筋腫症　1504
播種性淋菌感染症　1560
破水　532, 536
バソプレシン　890
破綻出血　850
発育不全　1056
発癌　854
抜管　614
白血球　70

白血球
　——アルカリホスファターゼ値　70
白血病　1514
発露　637
バナナサイン　234
バルーンタンポナーデ　944
パルスドプラ　258
パルトグラム　537
バルトリン腺　19
バルプロ酸　292
　——ナトリウム　1457
パルボウイルス　1531
パロキセチン　298
半身麻痺　765
ハンセン病　1541
ハンタウイルス属　1531
半頭葉型　236
　——全前脳胞症　236
バンドルの病的収縮輪　557
汎発性膿疱性乾癬　1493
反復帝王切開　702, 739
反復流産　430

ひ

非 Hodgkin リンパ腫　1513
非アルコール性脂肪性肝炎　1172, 1338
非アルコール性脂肪性肝疾患　1172, 1338
ビーヤーズ　851
比較ゲノムハイブリダイゼーション　330
微細欠失症候群　317
微細重複症候群　317
非産褥期卵管不妊手術　870
微弱陣痛　542, 619
微小血管内溶血　890
微小浸潤癌　1503
ビショップスコア　533, 621
非心原性　1145
ビスファチン　59, 66
ビスフェノール A　425
脾臓　71
肥大型心筋症　1203
ビタミン　169, 207
　——の検査値　1586
ビタミン A　208, 300
ビタミン B_6　208
ビタミン B_{12}　208
　——欠乏　1352
ビタミン C　208
ビタミン D　208
ビタミン K　756

ビタミンK
　——欠乏　1308
ヒダントイン症候群　292
ヒト絨毛性ゴナドトロピン
　　　　　　　　99, 118
ヒト上皮増殖因子受容体2型
　　　　　　　　1499
ヒト胎盤性ラクトゲン　121, 167
ヒト脳性ナトリウム利尿ペプチド前
　駆体N端フラグメント　888
ヒトパピローマウイルス
　　　　　　　　1501, 1567
ヒト免疫不全ウイルス　1570
ヒドララジン　915, 1226
ヒドロキシクロロキン　388
泌尿器系　164
　——の変化，妊娠による　1281
避妊作用　842
非妊産婦死亡　4
避妊スポンジ　858
避妊方法　850
皮膚　62
　——のケア　756
皮膚筋炎　1445
尾部退行症候群　238, 1379
被包脱落膜　103
肥満　186, 1170
　——遺伝子　1057
　——手術　1180
　——女性　1174
びまん性メサンギウム糸球体腎炎
　　　　　　　　1292
非免疫性胎児水腫　379
表現型の異質性　323
表現度　323
表在性静脈血栓症　1270
標的療法　1499
微量金属　169
ピルビンキナーゼ欠損症　367
貧血　770, 1064, 1349
ビンブラスチン単剤投与　1513
頻脈性不整脈　386, 387

ふ

不安障害　1482
ファンネンスティール切開法
　　　　　　　　706
部位不明妊娠　423
フィブリノゲン減少症候群　958
フィブリノゲン濃縮製剤　983
フィブリン安定因子　70
風疹　1065, 1529
封入体筋炎　1445
フェニトイン　292, 1457

フェニルケトン尿症　183, 324
フェノバルビタール　292, 1457
フェロポルチン　68
フェンサイクリジン　303
フェンタニル　600
フォーク状付着　144
フォークヘッドボックスタンパク質3
　　　　　　　　69
腹圧性尿失禁　61
腹囲　225
腹腔鏡下手術　1126
腹腔鏡下調節可能胃バンド手術
　　　　　　　　1180
腹腔鏡検査　1306
腹腔鏡手術手技，妊娠中の　1127
腹腔内妊娠　470
副甲状腺　83
　——機能亢進症　1416
　——機能低下症　1417
　——ホルモン　83, 1415
複合ヘテロ接合性変異　354
腹式頸管縫縮術　436
副腎　84
副腎皮質ステロイド　163, 297
　——による胎児の肺成熟　1026
　——療法　241
副胎盤　137
腹直筋離開　62, 808
複殿位　518, 665
副乳　813
腹部横切開法　706
腹壁破裂　226, 248
腹膜透析　1297
不正軸進入　523
不整脈　386, 1207
不全子宮破裂　731
不全複殿位　665, 675
不全流産　426
付属器嚢胞　1509
フタラート　425
フッ化物　207
復古不全　806
舞踏病アテトーシス型　766
ブトルファノール　600
不妊症　1064
不妊治療　1084
ブピバカイン　602
部分型性腺形成不全　45
部分胞状奇胎　477
ブルーズモーレ　140
フルコナゾール　293
フルニエ壊疽　1155
プロカルシトニン　70
プロゲスチンインプラント法におけ
　る特有の副作用　848

プロゲスチン単独避妊法　849
プロゲスチン単独ピル　856
プロゲスチン単独法　859
プロゲスチン単独薬　839
プロゲスチン注射用避妊薬　855
プロゲステロン　97, 100, 492, 500
　——の筋肉内投与　1107
　——分泌　98
プロ心房性ナトリウム利尿ペプチド
　　　　　　　　890
プロスタグランジン
　　　75, 102, 492, 511, 736, 886, 943
プロスタグランジンE_1　624
プロスタグランジンE_2　623
プロスタグランジンシンターゼ
　　　　　　　　1032
プロスタグランジン阻害薬　1032
プロテインC欠乏症　1258
プロテインS欠乏症　1258
プロトロンビンG20210A変異
　　　　　　　　1260
プロピルチオウラシル　1405
プロポフォール　613
ブロメタジン　599
プロラクチノーマ　1421
プロラクチン　81, 810
　——フラグメント　82
分時最大換気量　75
分子療法　1499
分泌期　101
分娩　1034, 1229
　——の開始　506
分娩管理　537
分娩機序　517
分娩経路　1111
分娩後血管障害　1460
分娩時外傷　668
分娩時期　1110
分娩時不妊手術　868
分娩準備　636
分娩遷延　530
分娩前子癇　910
分娩促進　619
分娩第1期　528
　——の管理　534
分娩第2期　531
　——の管理　536
分娩第3期　648
分娩中に考慮すること　1229
分娩停止　530, 543
分娩誘発　619, 626, 1023, 1110

##

平均胎嚢径　427

閉塞性腎障害　1298
ペースメーカ　1207
壁在結節　1507
ベキサロテン　299
壁側脱落膜　103
ヘキソサミニダーゼA　356
ペッサリー　61, 1030, 1108
ヘテロ接合性の喪失　331
ヘテロ接合体軟骨無形成症　255
ヘテロプラスミー　325
ヘパリン起因性血小板減少症　1269
ヘパリン起因性骨粗鬆症　1269
ヘプシジン　68
ヘモグロビンC　1359
ヘモグロビンE　1359
ヘモグロビンF　160
ベルリン定義　1147
変曲点　695
変形　255
娩出物　541
娩出力　541, 548
片頭痛　1454
変性疾患　1463
変動一過性徐脈　565, 572
便秘　1312
扁平コンジローマ　1555
弁膜症　1194
片麻痺　766
　　——の脳性麻痺　765

ほ

保因者　353
　　——スクリーニング　352
傍頸管ブロック　603
剖検　799
膀胱　33, 79
　　——炎　1283, 1285
　　——下尿道閉塞　281
　　——機能障害　605
膀胱頸管瘻　1299
膀胱子宮瘻　1299
膀胱腟瘻　1299
膀胱出口部閉塞　254
膀胱尿管逆流　1282
　　——症　251
膀胱瘤　61
房室管欠損症　246
房室中隔欠損症　246, 1199
放射性ヨウ素　297
放射線治療　1498
放射線被曝の概要，胎児の　1130
胞状奇胎　477
帽状腱膜下血腫　774, 775

胞状卵胞　98
傍尿道腺　19
ポーランドシークエンス　303
母児感染　608
　　——予防法　1334
母児間輸血　375
　　——症候群　1162
母児同室　758
補体C3　70
補体C4　70
母体因子　424
母体血清AFP値の上昇　346
母体血清エストリオール低値　347
母体血清中のαフェトプロテイン　963
母体血中胎児DNA　333
母体死亡率　731
　　——，麻酔関連の　597
母体循環系　113
母体床の梗塞　139
母体心臓超音波計測値　1589
母体・胎児感染　1065
母体胎児手術　390
母体適応　1136
母体年齢　1083
母体肥満　735
母体モニタリング　534
発作性疾患　1456
発作性夜間血色素尿症　1353
ポップオフ（pop off）　696
母乳血漿薬剤濃度比　812
ホモ接合性変異　354
ホモプラスミー　325
ポリ塩化ビフェニル　425
ポリオウイルス　1531
本態性血尿　1282

ま

膜型人工肺　241
膜貫通輸送　273
膜修復　1026
膜性糸球体腎炎　1292
膜性診断　1085
　　——，超音波検査における　1086
膜内輸送　273, 274
マグネシウム　207
　　——中毒　913
　　——濃度　67
麻疹　1529
麻酔導入　613
麻酔と鎮痛　1111
麻酔薬　302

マスク換気　749
マタニティーブルーズ　815, 1476
末梢神経障害　1466
末梢神経損傷　776
末端動原体染色体　319
末端肥大症　1422
マトリックスメタロプロテーゼ　1011
麻薬　185
マラリア　1543
マリファナ　303
マルチパラメトリックMRI　266
満期に近い胎児の管理　1070
慢性B型肝炎　1333
慢性C型肝炎　1328, 1336
慢性炎症性脱髄性多発神経障害　1467
慢性肝炎　1332
慢性肝疾患　1326
慢性糸球体腎炎　1292
慢性腎臓病　1294
慢性腎不全　1295
慢性胎盤早期剝離　281, 954
慢性低酸素　1064

み

ミオシン　495
ミコフェノール酸モフェチル　297
ミコフェノール胎芽病　297
未産婦　196
未熟児出産　1001
未熟児網膜症　787
水中毒　629
ミソプロストール　426, 440, 443, 620, 624, 650, 943
ミトコンドリア遺伝　325
ミニピル　856
未妊婦　196
ミネラル代謝　66
ミネラルの検査値　1586
未分画ヘパリン　1266
未分化結合組織疾患　1443
脈管の変化　62
脈なし病　1445
脈絡叢　235
ミュラー・インヒビター　43
ミュラー管遺残症候群　46
ミュラー管異常　48
ミュラー管抑制因子　43

む

無エコー性中心　196

無菌性子宮内炎症　1010
無形無心体　1100
ムコリピドーシスIV　356
無肢症　256
無症候性細菌尿　1283
無症候性胆石　1341
無症候性梅毒　1556
無症候性付属器腫瘍，妊娠中の
　　　1508
無心体双胎　399, 1097, 1100
無胎芽流産　423
無頭蓋症　233
無頭無心体　1100
無頭葉型　236
無頭葉型全前脳胞症　226, 236
無乳汁分泌症　813
胸やけ　80
無脳症　226, 233
無有害作用量　1130
無羊水症　279
ムンプス　1529

め

メイラード切開法　706
メープルシロップ尿症　356
メサドン維持療法　199
メタボリックシンドローム
　　　1172, 1221, 1397
メチシリン耐性黄色ブドウ球菌
　　　1538
メチマゾール　1405
メチルエルゴメトリン　650
メチル水銀毒性　206
メチルドパ　1225
メチレンブルー　358
メディケイド　8
メトトレキサート　295, 443, 460
メトホルミン　901
メドロキシプロゲステロン酢酸エス
　テル　839
メペリジン　599
免疫機能　69
免疫グロブリン大量点滴静注療法
　　　377, 432
免疫性血小板減少症　377, 772
免疫性血小板減少性紫斑病　1363
免疫性胎児水腫　378
メンデル遺伝病　322

も

モノソミー　315
モンセル液　1500
モンテビデオ単位　543, 588

門脈圧亢進症　1339

や

薬剤性溶血性貧血　1353
薬物相互作用　852
薬用化粧品　300
ヤッペ法　859

ゆ

有核赤血球　769
雄核発生　478
有効陣痛　529
雄性3倍体　315
有窓性　688
有窓胎盤　138
有胎芽流産　423
誘発分娩　1051
遊離脂肪酸　168
輸血関連急性肺障害　985, 1147
癒着胎盤　446, 650, 964, 966

よ

溶血　890
　──性貧血　1352
葉酸　156, 181, 207
　──欠乏　1352
羊水インデックス　229, 274, 275
羊水過少　229, 279
　──症　1047, 1049
　──症候群　281
羊水過多　229, 275
　──症　1381
羊水混濁　582, 1053
羊水スペクトル分析　372
羊水穿刺　357
羊水穿刺による感染の検出　1026
羊水塞栓症　974, 976
羊水注入　1053
　──，分娩時の　763
羊水補充療法　584
羊水量　229
陽性的中率　343
ヨウ素　67, 206
　──欠乏　83, 1413
　──の動態　83
腰痛　609
羊膜　115, 491
　──外生理食塩水注入　625
　──下血腫　140
　──索症候群　142, 234, 777
　──シート　142
翼状頸　316

予備呼気量　75
予防接種　181, 211
予防的頸管縫縮術　433
予防的子宮収縮抑制薬　1107
予防的分娩誘発　1074
四倍体　424

ら

雷撃損傷　1162
ライム病　1541
ラウフェーパイパー鉗子　674
ラケット状胎盤　144
ラジオ波凝固術　399
ラジオ波焼灼術　1101
らせん動脈　102, 110
ラベタロール　915, 1225, 1228
ラミナリア　438
ラムダパターン　575
ラモトリギン　1457
卵黄嚢　196
卵管　32, 61
　──の粘膜上皮　61
卵管異常　52
卵管開口術　465
卵管摘出術　465
卵管不妊手術，非分娩時の　868
卵管不妊手術の撤回　871
卵管卵巣膿瘍　844
卵丘複合体細胞　99
卵精巣性　44
卵巣　32, 60, 1506
　──の外科的移動　1499
卵巣過剰刺激症候群　1509
卵巣癌　1509
卵巣周期　97
卵巣妊娠　471
卵巣膿瘍　829
卵巣分化異常　46
卵祖細胞　40
卵胞期　97
卵胞刺激ホルモン　96
卵胞膜黄体嚢胞　60
卵母細胞　97
卵膜剝離　630, 1050

り

リウマチ因子　1429
リステリア　1539
リチウム　298
リツキシマブ　1513
リトドリン　1031
利尿薬　1226
リバビリン　296

硫酸マグネシウム　911, 1032
　──による胎児の神経保護
　　　　　　　　　　1028
流涎症　214
両側腎無形成　280
両側多囊胞性異形成腎　280
両大血管右室起始症　1200
両麻痺　766
リラキシン　60, 77
淋菌　201, 1559
淋菌感染　755
リン酸値　67
臨床的意義不明のコピー数多型
　　　　　　　　　　331
臨床的絨毛膜羊膜炎　1025
輪状軟骨圧迫（セリック手技）
　　　　　　　　　　613
隣接遺伝子症候群　317
リンパ管　30
リンパ球　70, 769
　──性下垂体炎　1423
リンパ腫　1512

る

類上皮性トロホブラスト腫瘍
　　　　　　　　　　485

ループスアンチコアグラント
　　　　　　　　　　1064
ループス抗凝固因子　1435
ループス腎炎　1292, 1432

れ

レーザー　394
レオポルド触診法　519
レシスチン　59
レスキュー療法　1028
レチノイド　299
レチノイン酸受容体関連オーファン
　受容体　69
レチノイン酸胎芽症　299
裂傷　685
裂脳症　237
レナリドミド　300
レニン　890
レプチン　59, 66, 168, 1057
レフルノミド　294
レベチラセタム　1457
レベルⅠ超音波検査　339
レベルⅡ超音波検査　339
レボノルゲストレルインプラント
　　　　　　　　　　848

レボノルゲストレル徐放型子宮内器
　具　839
レミフェンタニル　600, 613
レモンサイン　234
連続波ドプラ装置　258

ろ

ロイシンアミノペプチダーゼ　80
ロールオーバー検査　897
ロクロニウム　613
ロゼット試験　374
肋骨骨折　777
ロバートソン転座　319

わ

ワルダイエル卵巣窩　32
ワルファリン　301, 1268
　──胎芽病　301
腕間逆位　320
腕神経叢障害　776
腕神経叢損傷　641

外国語索引

数字

1塩基多型の解析　348
1回換気量　75
1型糖尿病　1376
1相性ピル　851
2型糖尿病　1376
2相性ピル　851
3相性ピル　851
3度裂傷　651
　──の修復　654
4相性ピル　851
4度裂傷　651, 654
5p-欠失　317
13トリソミー　236, 314
17α-ヒドロキシプロゲステロンカプロン酸塩　9
18トリソミー　313, 1066
20%脂肪乳剤　602
21トリソミー　128, 312
22q11.2欠失症候群　243
22q11.2微細欠失症候群　318
39週ルール　800, 1002
45,X　316
46,XX/46,XYモザイク　1085
46,XX DSD　46
46,XY DSD　45
46,XY性腺形成不全　45
47,XXX　316
47,XXY　44, 316
47,XYY　317
50gグルコースチャレンジテスト　1389
75 gOGTT　1390
2016 Physicians' Desk Reference　1225
76811試験　227

A

α-サラセミア　203, 355
α-フェトプロテイン　141, 339, 1387
A型肝炎　1333
A群β溶血性レンサ球菌　429, 824, 1154
A群溶血性レンサ球菌　1535
a波　260
abdominal circumference (AC)　225
abnormal fetal heart rate (FHR) tracing　766
ABO式血液型不適合　368, 370
abortion　422
accelerated starvation　65
ACE阻害薬胎児症　293
acute kidney injury (AKI)　959, 1297
acute renal failure　1297
acute respiratory distress syndrome (ARDS)　1146
Addison病　1420
Adiana　872
adrenocorticotropic hormone (ACTH)　84
advanced maternal age (AMA)　340
AEP　1492
Affordable Care Act (ACA)　8
ALARA (as low as reasonably achievable)　223
all-fours法　643
alloimmune thrombocytopenia (AIT)　376
amaurosis　896
American Health Care Act (AHCA)　10
amnestic response　371
amniotic fluid index (AFI)　229, 274
Amselの診断基準　1014

androgen-insensitivity syndrome (AIS)　46
Angelman症候群　327
anti-β_2 glycoprotein-I (β_2-GI)　1435
anticardiolipin antibodies (ACAs)　1435
antimüllerian hormone (AMH)　43
antineutrophil cytoplasmic antibodies (ANCA)　1406
antiphospholipid syndrome (APS)　431, 1435
Antley-Bixler症候群　293
appropriate for gestation age　1001
Arabinペッサリー　1030
Arnold-Chiari奇形　234
ARRIVE　620
Ascherman症候群　431, 442
Asherson症候群　1436
asymmetrical　1060
　──な発育不全　1060
Atosiban　1033
atrial natriuretic peptide (ANP)　74, 890
　──変換酵素　1061
atypical glandular cells of undetermined significance (AGUS)　1500
autosomal dominant polycystic kidney disease (ADPKD)　254
autosomal recessive polycystic kidney disease (ARPKD)　254

B

β-アドレナリン受容体作動薬　1031
β-サラセミア　203, 356, 1361

βヒト絨毛性ゴナドトロピン　　458
B-Lynch 法　986
B 型肝炎　1333
　——予防接種　755
B 群溶血性レンサ球菌　1536
　——感染　203
B リンパ球　167
Bandl 収縮輪　507
Barker 仮説　204
base excess（BE）　753
beat-to-beat variability　562
Beckwith-Wiedemann 症　249
Behçet 病　1444, 1445
Bell 麻痺　1467
Bendectin　286
Berger 病　1292
berry 動脈瘤　1291
Bill 牽引軸装置　690
biophysical profile　408, 413
Bioteque カップペッサリー　1108
biparietal diameter（BPD）　224
BK ウイルス　1290
Blackfan-Diamond 貧血　367
Bloom 症候群　356
BMI　1170
body stalk anomaly　249
Boerhaave 症候群　1308, 1312
Bohr 効果　77
brain natriuretic peptide（BNP）　74, 1146
brain sparing　259, 416, 1060, 1061
Braunwald の心室機能　72
Braxton Hicks 収縮　58, 494, 526, 588, 1015
Breslow スケール　1514
Breus mole　140
bronchopulmonary dysplasia（BPD）　784
Bryant sign　777
Burkitt リンパ腫　1513

C

C-β サラセミア　1359
C 型肝炎　1335
C 反応性タンパク濃度　70
CA-MRSA　1151
CAG リピート　1465
Camper 筋膜　16
Cantrell 五徴症　249
catastrophic antiphospholipid antibody syndrome（CAPS）　1436
CCAM-volume ratio（CVR）　389
CDE（Rh）式血液型不適合　368
cell-free DNA　170, 333, 1090
　——スクリーニング　348
Cephalic index　224
cervical intraepithelial neoplasia（CIN）　1500
cesarean hysterectomy　700
Chadwick 徴候　61
Charcot 三徴　1342
Chiari II 型奇形　232
Chiari III 型奇形　233
Chlamydia trachomatis　201, 1561
Chorioangioma　141
chorionic villus sampling（CVS）　357
chromosomal microarray analysis（CMA）　357, 798
chronic abruption-oligohydramnios sequence（CAOS）　281, 954
chronic hypertension　879
Churg-Strauss 血管炎　1445
cis 配列　355
Clark 分類　1514
Clostridium difficile 感染症　1312
Clostridium perfringens 菌　430
clue cells　1568
COL1A1 遺伝子　1447
cold phase　1152
colloid oncotic pressure（COP）　1149
combination hormonal contraceptives（CHCs）　839
combinedspinal-epidural analgesia（CSEA）　611
complete androgen-insensitivity syndrome（CAIS）　46
confined placental mosaicism（CPM）　1066
congenital adrenal hyperplasia（CAH）　46
congenital high airway obstruction sequence（CHAOS）　242, 400
congenital pulmonary airway malformation（CPAM）　241
Consortium on Safe Labor　629
contraction-associated proteins（CAPs）　1008
contraction stress testing　408
Cooley 貧血　356
copper intrauterine devices（Cu-IUDs）　840
copy number variant　310
cotyledon　1097
Couvelaire　958
CPAP　749, 784
CREST 症候群　1443
cri du chat 症候群　317
critical illness-related corticosteroid insufficiency（CIRCI）　1155
Crohn 病　1314
Cunningham and Gilstrap's Operative Obstetrics　1113
Cunningham and Gilstrap's Operative Obstetrics, 3rd edition　693
Cushing 症候群　1419
Cycle Beads　858
cyllosoma　250
CYP19 遺伝子変異　47
CYP21A2 遺伝子　389
cystic fibrosis conductance transmembrane regulator（CFTR）遺伝子　323, 354

D

$\Delta F508$　354
D&E　444
D 型肝炎　1335
D 同種免疫の予防　373
Dandy-Walker variant　237
Dandy-Walker 奇形　236
depot medroxyprogesterone acetate（DMPA）　839, 855
dichlorodiphenyltrichloroethane（DDT）　425
Diclegis　286
diethylstilbestrol（DES）　48, 433
dihydrotestosterone（DHT）　43
dilation and curettage（D&C）　440
dilation and extraction（D&X）　446
disseminated intravascular coagulation（DIC）　958, 972
domestic violence（DV）　200
double-bubble サイン　250
Down 症候群　312
Duchenne 麻痺　776
Dührssen 切開　675
Duke 診断基準　1206
Duncan 様式　510, 941

E

E 型肝炎　1336

Eagle-Barrett 症候群　397
early pregnancy loss　423
eclampsia　878
Edwards 症候群　313
Ehlers-Danlos 症候群　1446
Eisenmenger 症候群　1200
elective repeat cesarean delivery（ERCD）　730
electric vacuum aspiration（EVA）　440
endoscopic retrograde cholangio-pancreatography（ERCP）　1342
EPDS　1477
Epi-No 腟内バルーン　637
episiotomy　652
Epstein-Barr ウイルス　1513
Erb 麻痺　550, 776
erythrocyte sedimentation rate（ESR）　70
Essure　872
EUROCAT ネットワーク　228
ex-utero intrapartum treatment（EXIT）　238, 400
EXIT-ECMO　400
external anal sphincter（EAS）　25, 651
external cephalic version（ECV）　677
External Parasitic Twins　1095
extra-amnionic saline infusion（EASI）　625
extracorporeal membrane oxygenation（ECMO）　241, 400, 764, 1149

F

Fallot 四徴症　246, 1199
Fanconi 貧血　356, 367
FAST scan　1161
FBN1 遺伝子　1446
FC2 Female Condom　856
FemCap　858
femur length（FL）　224
Ferguson 反射　506
fetal and neonatal alloimmune thrombocytopenia（FNAIT）　376
fetal endoscopic tracheal occlusion（FETO）　396
Fetal Inteligent Navigation Echocardiography（FINE）　257
fetogram　798
Fetus-in-Fetu　1096

fibroblast growth factor receptor 2（*FGFR2*）遺伝子　323
fluorescence *in situ* hybridization（FISH）　330
fluorescent treponemal-antibody absorption tests（FTA-ABS）　1557
flying fetus　666
follicle-stimulating hormone（FSH）　96
Fontan 手術　1200
forkhead box protein-3（FOXP3）　69
fragile X mental retardation 1（*FMR1*）遺伝子　326
fragile X tremor ataxia syndrome（FXTAS）　326
Frankenhäuser 神経叢　440
Fraser 症候群　243
Friedman　528
functional residual capacity（FRC）　75
funneling　231, 433
furcate insertion　144

G

G 型肝炎　1336
Gardnerella vaginalis　1011
Gaskin 法　643
gastrin-releasing peptides（GRPs）　1009
Gaucher 病　356
Gene Reviews　309
Genetic Testing Registry（GTR）　309, 353
Genetics Home Reference（GHR）　310
gestational hypertension　879
gestational trophoblastic diseases（GTD）　477
gestational trophoblastic neoplasia（GTN）　477, 483
glomerular filtration rate（GFR）　77, 1282
GLUT　168
gonadotropin-releasing hormone（GnRH）　47
Gonzales 対 Carhart　438
Goodpasture 症候群　1292
grandmother effect or theory　369
Graves 病　390
Gravida　196

Guillain-Barré syndrome（GBS）　1466

H

hadegen　285
Haemophilus ducreyi　1566
half-Fourier acquisition single-shot turbo spin echo（HASTE）　262, 1138
hamartin（*TSC1*）　246
Haultain 切開　946
Hegar　440
HELLP 症候群　890, 892, 893, 1297, 1326
hemolytic disease of the fetus and newborn（HDFN）　367
Henderson-Hasselbalch　752
Henoch-Schönlein 紫斑病　1292, 1444, 1445
Herly-Werner-Wunderlich 症候群　51
Hesselbach 三角　17
high-density lipoproteins（HDLs）　65
high-dependency care unit（HDU）　1144
high-frequency oscillatory ventilation（HFOV）　784, 1148
Hodgkin 病　1512
Hofbauer 細胞　111
Homans 徴候　1263
Horner 症候群　776
human chorionic gonadotropin（hCG）　99, 118, 194
human epidermal growth factor receptor type 2（HER2）　1499
human immunodeficiency viruses（HIV）　1570
human placental lactogen（hPL）　121, 167
human platelet antigen（HPA）　376
human wedge　1163
Hunger Winter　1063
Hunk　440
Huntington 遺伝子　1465
Huntington 手術　946
Huntington 舞踏病　1465
hydramnios　229, 275
hypoxic ischemic encephalopathy（HIE）　732, 764
Hyrtl 吻合　143
hysterosalpingography（HSG）　50

I

IgA　166
　——糸球体腎炎　1292
　——腎症　1292
IgG　166
IgM　166
induced abortion　422
internal anal sphincter（IAS）　651
intracranial hemorrhage（ICH）　377
intravenous immunoglobulin（IVIG）　377, 432
intraventricular hemorrhage（IVH）　264, 788
IOM　203
IUD 装着　845
　——に伴う妊娠　844
　——による特有の副作用　843

J

J 字切開　708
Jarisch-Herxheimer 反応　1559
Joel-Cohen 法　713
Joubert 症候群　356

K

Kell 抗体　370
Kell 同種免疫　370
keyhole サイン　254
Kielland 鉗子　639, 693
Kleihauer-Betke 試験　375
Kleihauer-Betke 染色　798, 1160
Klinefelter 症候群　44, 316
Klumpke 麻痺　776
Krukenberg spindles　86
Krukenberg 腫瘍　1515

L

Lactmed　289
LARC　817
large for gestational age　1001
LCHAD 欠損　1329
Leiden 変異　1259
levonorgestrel-releasing intrauterine system（LNG-IUS）　840
Libman-Sacks 心内膜炎　1196
limb-body wall complex　142, 249
local anesthetic systemic toxicity（LAST）　602
longitudinal defect　256

Long term variability　566
low-density lipoproteins（LDLs）　65, 168
lupus anticoagulant（LAC）　1435
luteinizing hormone（LH）　97
lying down adrenal sign　252
lymphogranuloma venereum（LGV）　1562

M

M/P 比　812
Mackenrodt 靱帯　29
macrocystic　241
magnetic resonance angiography（MRA）　58
magnetic resonance cholangiopancreatography（MRCP）　1342
major histocompatibility complex（MHC）　69
Mallory-Weiss 症候群　1308, 1312
maloccurrence 訴訟　10
Management of Myelomeningocele Study（MOMS）　391
manual vacuum aspiration（MVA）　440
March of Dimes　313
Marfan 症候群　1209, 1446
mask of pregnancy　62
maternal serum alpha-fetoprotein（MSAFP）　141, 963
Mauriceau 法　673
Mayer-Rockitansky-Küster-Hauser（MRKH）症候群　48
Maylard 切開　17
McDonald　434
McRoberts 体位　642
MDCT　1133
mean sac diameter（MSD）　427
Mechanical Index（MI）　223
Meckel-Gruber 症候群　234, 315
Medical Eligibility Criteria　839
Mersilene　434
MFMU ネットワーク　739
microcystic　241
middle cerebral artery-peak systolic velocity（MCA-PSV）　1100
mifepristone　440, 443
mirror image twin　1094
Mirror 症候群　380, 393
miscarriage　422
Misgav-Ladach 法　713
MMP　1011
MMR ワクチン　211

Modified Biophysical Profile　414
Monro-Kellie の法則　605
Montgomery 腺　62
morning sickness　214
MR. SOPA　749
MR spectroscopy（MRS）　765
MRI　260, 765
MRSA 感染症　294
MTX　460
Mueller-Hills 手技　553
müllerian inhibiting substance（MIS）　43
multigravida　196
Multipara　196
multiple sclerosis（MS）　1463
MURCS　48
myocardial performance index（MPI）　1099
myelacephalus（髄脳）無心体　1100
Mytivac Mystic　694

N

Nabothian 囊胞　200
Naegele 概算　198
National Down Syndrome Congress　313
National Down Syndrome Society　313
Neagele 法　152
needle-through-needle 法　611
Neisseria gonorrhoeae　1559
neonatal alloimmune thrombocytopenia（NAIT）　376
Neonatal behavioral syndrome　298
Nexplanon　848
　——の装着手法　849
Niemann-Pick 病　356
Nitabuch 層　104
no-scalpel vasectomy（NSV）　872
non-reassuring　580
nonalcoholic fatty liver disease（NAFLD）　1172, 1338
nonalcoholic steatohepatitis（NASH）　1172, 1338
noninvasive prenatal testing（NIPT）　1090
Noonan 症候群　239
NSAIDs　293
Nt pro-BNP　888
nuchal arm　673

nuchal translucency（NT） 226, 344
Nugent スコア 1014, 1568
Nulligravida 196
Nullipara 196
NuvaRing 855
NYHA の分類 1189

O

Ob/Gyn hospitalist 10
obstetrical anal sphincter injuries（OASIS） 651
obstructed hemivagina and with ipsilateral renal agenesis（OHVIRA） 51
Ogilvie 症候群 1318
ologohydramnios 229, 279
Online Mendelian Inheritance in Man（OMIM） 310
OPPTIMUM 試験 1021
oromandibular limb hypogenesis 360
Ortho Evra 854
ovotesticular 44

P

Pap test 200
Parkland 法 870
Patau 症候群 314
pelvic inflammatory disease（PID） 844
pemphigoid gestationis（PG） 1489
perimortem cesarean delivery 1163
perineotomy 652
periventricular leukomalacia（PVL） 788
persistent müllerian duct syndrome（PMDS） 46
Pfannenstiel 16
PGI_2/トロンボキサン比 75
PIEB 606
pitting edema 64
PKD1 遺伝子 1291
PKD2 遺伝子 1291
placental growth factor（PlGF） 59, 383, 1092
polyhydramnios 229
polyhydramnios-oligohydramnios（poly-oli）症候群 1098
polyomavirus hominis 1 1290
Pomeroy 法 870

positive end-expiratory pressure（PEEP） 1149
posterior axilla sling traction 法 643
posterior reversible leukoencephalopathy syndrome（PRES） 894
Potter シークエンス 253
Potter 症候群 253
PPHN 298
Prader-Willi 症候群 327
Prader score 46
Prague 法 675
Pratt 拡張器 440
preeclampsia 878
preeclampsia superimposed on chronic hypertension 879
pregnancy-associated plasma protein A（PAPP-A） 1090
pregnancy of unknown location（PUL） 423, 426, 459
preimplantation genetic diagnosis（PGD） 361
preimplantation genetic screening（PGS） 361
premature atrial contractions（PACs） 247
premenstrual dysphoric disorder（PMDD） 854
Prepidil 623
preterm premature rupture of membranes（PPROM） 1109
primigravida 196
Primipara 196
PROBAAT 試験 625
progestin-only pills（POPs） 839
propylthiouracil（PTU） 1405
prune belly 症候群 397
pruritic urticarial papules and plaques of pregnancy（PUPPP） 1491
PTH 関連タンパク 84
puerperium 804
Purtscher 網膜症 896

Q

QT 延長症候群 1208
Quintero 分類 394

R

radiofrequency ablation（RFA） 1101

rapid acquisition with relaxation enhancement（RARE） 262
rapid eye movement（REM） 405
rapid plasma reagin（RPR） 1557
reassuring 405, 580
recall bias 287
Recurrent pregnancy loss 423
Reprotox 289
respiratory distress syndrome（RDS） 762, 783, 1002
retinoic acid embryopathy 299
retinoic acid receptor-related orphan receptors（RORs） 69
Reye 様症候群 1329
RhD の遺伝子型評価 334
rhesus 368
rheumatoid factor（RF） 1429
Ritgen 変法 637
Robert 症候群 256
Roe 対 Wade 437
Rohr 線 104
Rokitansky 結節 1507
Roux-en-Y 法胃バイパス術 1180
RPR 法 1557

S

S/D 比 258
sacrococcygeal teratoma（SCT） 393
saline infusion sonography（SIS） 50
Sampson 動脈 29
SARS 1244
Scarpa 筋膜 16
Schultze 様式 510, 941
selection window 98
selective FGR 1102
Seminars in Pediatric Surgery 1095
sEng 886
sex determining region（SRY） 43
sexually transmitted disease（STD） 1554
sFlt-1 886
sFlt-1/PlGF 比 1092
Sheehan 症候群 810, 959, 1422
Shepard's Online Catalog 289
Shirodkar 434
Short T1 inversion recovery images（STIR） 263
Short term variability 566
shoulder 573

silent oscillatory pattern 411
Simpson 鉗子 639
single-shot fast spin echo（SSFSE）
　　　　　　　　262, 1138
small for gestational age 1001
Smith-Lemli-Opitz 症候群 347
soluble fms-like tyrosine kinase-1
　（sFlt-1） 383, 884, 1092
soluble vascular endothelial growth
　factor receptor-1（sVEGFR-1）
　　　　　　　　383
Sopher 鉗子 445
spatiotemporal image correlation
　（STIC） 257
spontaneous abortion 423
Stabler sign 777
stargazing fetus 665
stress urinary incontinence（SUI）
　　　　　　　　61
stretch marks 62
stuck twin 1098
supraventricular tachycardia
　（SVT） 247, 386, 387
surgical site infection（SSI） 704
survival motor neuron 遺伝子
　　　　　　　　354
Surviving Sepsis Campaign 1153
Swyer 症候群 45
symmetrical 1060
　──な発育不全 1060
systemic lupus erythematosus
　（SLE） 1430

T

T sign 1086
T 字切開 709
T リンパ球 167
Tay-Sachs 病 203, 356
Tei index 1099
teratogen 285
TERIS 289
testis-determining factor（TDF）
　　　　　　　　43
The Fetal Medicine Foundation
　　　　　　　　352
The National Birth Defects Prevention Study 288
The National Partnership for Maternal Safety 7
The Newborns' and Mothers' Health Protection Act of 1996 759
The Perinatal Quality Foundation's Nuchal Translucency Quality Review Program 352

Thermal Index（TI） 223
thyroid-binding globulin（TBG）
　　　　　　　　82
thyroid-stimulating hormone
　（TSH） 82
thyroid-stimulating immunoglobulins（TSIs） 1404
thyroid peroxidase（TPO） 1404
thyrotropin-releasing hormone
　（TRH） 82
tissue inhibitors of matrix metalloproteinases（TIMPs） 1012
tissue plasminogen activator（tPA）
　　　　　　　　70
Toll 様受容体 1010
TORCH 1564
toxic shock syndrome toxin-1
　（TSST-1） 1151
trans 配列 355
transfusion-related acute lung
　injury（TRALI） 1147
transient ischemic attack（TIA）
　　　　　　　　1459
transjugular intrahepatic portosystemic stent shunting（TIPSS）
　　　　　　　　1339
transversus abdominis plane
　（TAP） 615
TREK-1 1009
Treponema pallidum 1554
Treponema pallidum passive
　particle agglutination（TP-PA）
　法 1557
trial of labor after cesarean section
　（TOLAC） 703, 729
Trichomonas vaginalis 1569
trophogen 285
tuberin（*TSC2*） 246
Tucker-McLane 鉗子 639
Turner 症候群
　　　　　　　　44, 239, 316, 380, 424
twin anemia-polycythemia sequence
　（TAPS） 395, 1100
twin-twin transfusion syndrome
　（TTTS） 277, 1092, 1097
twin peak sign 1086
Twin reversed-arterial-perfusion
　シークエンス 1100
two-gonadotropin, two-cell 説 98
Type 2 バイアス 884

U

U 字切開 709

UK Obstetric Surveillance System
　（UKOSS） 7
ulipristal 1506
umbilical coiling index（UCI）
　　　　　　　　142
UPJ 閉塞 252
Ureaplasma urealyticum 1011
Usher 病 356

V

vacuum extractor 694
vaginal birth after cesarean
　（VBAC） 701, 728
Vaginal squeeze 747
VAS テスト 262
vascular endothelial growth factor
　（VEGF） 59, 886
ventouse 694
very low-density lipoproteins
　（VLDLs） 65
vesicoureteral reflux（VUR）
　　　　　　　　251
von Willebrand 病 1367

W

Wandering Baseline 566
warm phase 1152
Wegener 肉芽腫 1444
Weigert-Meyer の法則 252
Werdnig-Hoffmann 354
Wernicke 脳症 1308
Whole Woman's Health 対
　Hellerstedt 438
Willis 動脈輪 1210
Wilson 病 1337
Wolf-Chaikoff 効果 67
Wolff-Parkinson-White 症候群
　　　　　　　　1208
Woods のコークスクリュー法
　　　　　　　　643

X

X 線撮影用造影剤 1134
X 染色体連鎖 322
　──性魚鱗癬 347
X 線線量測定法 1131
X 線透視撮影 1132
X 連鎖・Y 連鎖遺伝疾患 325

Y

Y 染色体連鎖 322

YAG レーザー 394
Yaz 854

Z

Zavanelli 法　644, 675, 776

ウィリアムス産科学　原著25版

2015年 7月15日　1版1刷（原著24版）　　©2019
2019年 5月 1日　2版1刷（原著25版）

監修者　　**監訳者**
おかもとあいこう　さむら おさむ　たねもとともひろ　かみ で たいざん
岡本愛光　　佐村　修　　種元智洋　　上出泰山

翻訳者
東京慈恵会医科大学産婦人科学講座
「Williams OBSTETRICS」翻訳委員会

発行者
株式会社　南山堂　代表者　鈴木幹太
〒113-0034　東京都文京区湯島4-1-11
TEL 代表 03-5689-7850　　www.nanzando.com

ISBN 978-4-525-33102-3　　定価（本体 38,000 円＋税）

JCOPY ＜出版者著作権管理機構 委託出版物＞
複製を行う場合はそのつど事前に(一社)出版者著作権管理機構(電話03-5244-5088,
FAX 03-5244-5089, e-mail: info@jcopy.or.jp)の許諾を得るようお願いいたします。

本書の内容を無断で複製することは，著作権法上での例外を除き禁じられています．
また，代行業者等の第三者に依頼してスキャニング，デジタルデータ化を行うことは
認められておりません．